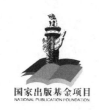

中医良方大典

总 主 编 严世芸

副总主编 王庆其

胡鸿毅

【外科卷】

本卷主编 刘 胜

ZHONGYI
LIANGFANG DADIAN

上海科学普及出版社

中医良方大典编辑委员会

中医良方大典·外科卷
编辑委员会

序言 | Preface

习近平总书记指出，中医药学是中国古代科学的瑰宝，也是打开中华文明宝库的钥匙，凝聚着深邃的哲学智慧和中华民族几千年的健康养生理念及其实践经验。中医药学是中华优秀文化的学术结晶和杰出代表，传承和发扬中医药学的丰富遗产，守正创新，是建设健康中国，维护人民健康的重要内容。

方剂是中药临床应用的最基本方式，是中医基础与临床的桥梁课程。作为一门讲求经验性、感悟性的学科，方剂是集历代医家临床经验之大成者，是中医研究成果最为直观的表现。古今就方剂药物的籍著不下数千种，方剂数以万计。随着现代科学技术的迅猛发展，中医药研究方法和研究手段推陈出新，方剂学从基础到临床也有了长足的进步和提高。

遣方用药是中医取效的关键之一。丰富的临床实践，总结出了众多的有效方剂和用药经验。为了记录中医方药研究新成果，推广、应用和研究经验良方，上海科学普及出版社集聚上海中医界大师、领军人才、教授和博导，组成了一支实力雄厚的编写队伍。这些专家学者在各自的研究领域均为学科带头人，教学、临床科研双肩挑，术有专攻，成果丰硕，有口皆碑。由总主编严世芸领军，副总主编王庆其、胡鸿毅统稿，隆重推出《中医良方大典》（全六卷）。分设肿瘤卷、内科一卷、内科二卷、外科卷、妇科卷和儿科卷，总字数 600 余万字，涵盖 900 余个病种，收入方剂 2 万余则。

《中医良方大典》（全六卷）对 1949—2018 年间我国中医类、中西医结合类杂志以及医学论文专刊等资料中的临床治疗经验和所刊方药进行系统梳理，通过归类比较，去粗存精，选出良方，编纂成书。以改革开放后的中医研究成果为重点，彰显现代；从文献学角度、中西医结合角度等多方面展开论述；其书资料翔实、内容宏富、脉络清晰、重点突出；综概之其科学性、系统性、权威性和实用性汇聚一身，尤为可贵。编著以临床现代医学病名设置体例，以中医期刊、中医专著、中医年鉴为参阅，词条以现代西医病名体现。每一病症原则上分为概述、辨证施治、单方、经验方、中成药、预防用药等六部分。深入阐述，追根溯源；一病多方，选择性强；理法方药，逻辑性强；重点突出，实用性强；集治法大成，可读性强。以方引方，以方出药，以方带法，以方讲病，以方述理，引领读者传承中医良方,弘扬中医药精髓,领略中医药的博大神奇。

  中医药是一门虽然古老却历久弥新、学术长青的学科,至今仍发挥着重要防病治病,养生保健的作用。2020年在抗击新冠肺炎疫情中又发挥了重要作用,成为中国方案的亮点,产生了重大海内外学术影响。作为一部综合性的大型方剂参考丛书,囊括内科、外科、妇科、儿科、伤科等中医学各学科,可谓学术百花齐放,文采多姿多彩。其内容丰富,融辨证施治、单方、经验方、中成药、预防用药,分类清晰,操作性强。该宏著不仅是广大中医药工作者和普通读者查阅参考的现代工具书,为临床医疗、教学、科研和养生保健提供了便利,也是全国各大图书馆的必备馆藏。"良方"在手,释难解惑,启迪后学;"大典"在案,用之于民,惠之于民。希望丛书的问世,能成为广大读者朋友的良师益友,以推动我国中医药文化事业健康科学地发展。

中国工程院 院 士

天津中医药大学 校 长 张伯礼

中国中医科学院 名誉院长

庚子年暑月于天津团泊湖畔

前言 | Foreword

　　中医外科学是以中医药理论为指导，研究外科疾病发生、发展及其防治规律的一门临床学科。其内容丰富，包括外科感染、甲状腺疾病、常见体表肿瘤、急腹症、病毒性皮肤病、肛肠疾病、鼻部疾病及外科其他疾病等。在历史上，金刀刀伤、跌打损伤、耳鼻喉眼口腔等疾病曾统属于外科范畴，随着医学的发展，部分分化归属于其他有关专科。中医药是我国人民长期与自然相适应过程中总结出来的医学体系。中医药在数千年的临床实践中，积累的防病治病理论和方法，在防治重大疾病、慢性疾病、新发传染病等方面有着明显的临床优势。传承中医药传统理论和方法，阐明其科学内涵，有助于推动中医药事业的健康发展。中医外科学历史悠久，几千年来经历了起源、形成、发展、逐渐成熟等不同阶段，取得了巨大的成就。党的十八大以来，习近平总书记站在坚定文化自信、增强民族自信的战略高度对中医药工作进行了诸多重要论述，大力推动了中医药文化的传承发展。

　　中医药学是中国古代科学的瑰宝，也是打开中华文明宝库的钥匙。千百年来，中医药坚持传承精华、守正创新，为人类抗击疾病作出了重大贡献。中医外科学有其独特的理论体系和诸多验之有效的内治法、外治法，其特点是强调用人体内外统一的理论去认识疾病的发生和发展，重视辨病与辨证相结合及局部辨证，用全身治疗和局部治疗相结合的方法防治疾病。几千年来，中医药生生不息，离不开承前启后、代代相传。"传承不泥古，创新不离宗"，是中医药长盛不衰的秘诀。所谓"传承不泥古"，就是要领悟和把握中医药的精髓，不拘泥于经典，不死记方药，而是举一反三、灵活应用，不断超越古人的局限。所谓"创新不离宗"，就是在守住中医根本的基础上，与时俱进，大胆创新，正确处理变与不变的关系，使古老的中医药焕发新光彩。

　　中医经验良方承载着中华文化的基因，流淌着中华文化的血液，蕴藏着中华民族的哲学思想和生存智慧。我国现存的中医古籍在全部古籍中占有很大比重，是打开中华文明宝库的钥匙。中医药学不仅在理论上继承了"天人合一"的思想，而且在实践中发展了"天人合一"的思想，将顺应自然、和合共生等理念运用到具体诊疗中，提倡因时制宜、因地制宜、因人制宜，坚持同病异治、异病同治。同时，中医提出"医乃仁术""大医精诚""人命至重"等观念，体现了中华民族厚德载物、以人为本的人文主义精神。因此，加强中医外科学有效处方的整理和利用，有利于弘扬中华优秀传统文化，也有利于坚定我们的文化自信。感其资料零碎，缺少系统性的归纳整理与更新，总主编、国医大师严世芸教授为了进一步推动中医药古籍文献和特色技术传承，启动实施了《中医良方大典》（全六卷）的编撰工作。外科卷是继承、补充、发展与完善，记录中医方药研究新成果，推广、应用和研究经验良方；囊括了中医外科常见病、多发病及疑难病症的临床治疗成果。本卷病名规范，突出中医特色；同时与临床紧密结合，资料丰富、翔实，理论系统。编写体例与丛书其他各卷保持一致，各词条内容依次分为概述、辨证施治、经验方、单方、中成药、预防用药等部分，力求体现中医外科学的新进展。

中医药学是中华民族原创的医学科学，是中华文明的杰出代表，数千年来为中华民族的繁衍昌盛作出了重要贡献。推进中医药现代化，推动中医药走向世界，切实把中医药这一祖先留给我们的宝贵财富继承好、发展好、利用好，在建设健康中国、实现中国梦的伟大征程中，谱写新的篇章。为了实现这一目标，发掘中医药宝库精华尤为重要。中医良方是中医药传承精华的源头活水，也是中医药守正创新的核心资源。目前，我国中医外科良方"家底"尚不明晰，有的保存不善，有的散落民间，有的流失海外。这些稀世珍品若有损毁，不仅是祖国医学的损失，也是中华文化的损失。因此，推进中医良方整理编撰工作，把祖国宝贵的文化遗产保护好、传承好、发展好，对于赓续中华文脉、弘扬民族精神、增强国家文化软实力具有重要意义。中医药作为我国独特的卫生资源、潜力巨大的经济资源、具有原创优势的科技资源、优秀的文化资源和重要的生态资源，在经济社会发展中发挥着重要作用。当前，中医药振兴发展迎来天时、地利、人和的大好时机，中医外科方剂整理工作面临着新要求、迎来了新机遇。希望本卷的刊印出版，能使中医外科医师在为医疗、科研、教学寻找资料时更便捷、更准确。

在本卷编撰过程中，得到了众多中医外科医师的大力支持，得到了上海科学普及出版社各位编辑及编审专家的精心指导、严格把关，于此，向上述诸位致以衷心感谢。虽几经编审，仍难免存在不足之处，敬请各位同道不吝指正，以兹再版时精益求精。

刘　胜

2022 年 11 月

凡例 | General Statements

一、《中医良方大典》分为《中医良方大典·肿瘤卷》《中医良方大典·内科一卷》《中医良方大典·内科二卷》《中医良方大典·外科卷》《中医良方大典·妇科卷》和《中医良方大典·儿科卷》六卷，系统梳理了 1949—2018 年间的中医药临床成果。各卷均以现代医学病症为条目，从中医期刊、中医专著中收集良方。每一条目内容分为概述、辨证施治、经验方、单方、中成药、预防用药等六方面。

二、《中医良方大典》遵循去粗存精之原则，收录病症 900 余种，方剂 2 万余则。方剂从组成、治疗方法、临床观察等方面进行详细阐述，均有文献可依。

三、《中医良方大典》中，"单方""经验方"按药味数量区分："单方"指包含 3 味药及以下的方剂，"经验方"指包含 3 味药以上的方剂。

四、《中医良方大典》收录的临床病例一般以常见而资料又较全者为主，某些少见而确有参考价值的特殊病例亦予以收录。

五、《中医良方大典》收录的无方名方剂，采用"某某经验方"或"某某病方"命名的原则。如果此类方剂有多则，在"某某经验方""某某病方"后加上"1""2""3"等序号，依次排列。

六、《中医良方大典》引用的文献中，凡未说明方剂的煎服法，均为常规煎服法，即每日 1 剂，水煎服，分 2 次服用。书中未说明煎服法的方剂，不再一一说明。

七、《中医良方大典》收录的中药材，一般根据《中国药典》的命名；为体现道地药材，则保留原文献的写法，如广木香、云茯苓、川黄连等。凡列入国家保护动物名录的动物药材，均改用药效相似的其他药材替代，或说明"现禁用"。

八、《中医良方大典》中的剂量均使用现行的法定计量单位，原文献中的"钱""两"已换算成"克"（1 钱＝3 克，1 两＝30 克）。剂量单位均使用汉字表述，如"mmHg"为"毫米汞柱"、"ml"为"毫升"、"cm"为"厘米"等。

九、《中医良方大典》参考文献的著录格式如下：

（一）期刊类

1. 作者一名,著录格式为:

第一作者.文献题名[J].期刊名,年,卷(期):起止页码.

2. 作者多名,且同时注明通讯作者的文献,著录格式为:

第一作者,通讯作者,等.文献题名[J].期刊名,年,卷(期):起止页码.

3. 作者多名,但未注明通讯作者的文献,著录格式为:

第一作者,等.文献题名[J].期刊名,年,卷(期):起止页码.

文献的作者包括单位名或组织名。

(二) 专著类

1. 主编一名,著录格式为:

主编.书名[M].出版地:出版单位,出版年:起止页码.

2. 主编多名,著录格式为:

主编,等.书名[M].出版地:出版单位,出版年:起止页码.

(三) 论文集

著录格式为:第一作者,等.文献题名[C].出版地:出版单位,出版年:起止页码.

(四) 学位论文

著录格式为:第一作者,等.文献题名[D].出版地:出版单位,出版年:起止页码.

(五) 专利文献

1. 专利申请者或所有者一名,著录格式为:

专利申请者或所有者.专利题名:专利国别,专利号[P].公告日期或公开日期.

2. 专利申请者或所有者多名,著录格式为:

专利申请者或所有者,等.专利题名:专利国别,专利号[P].公告日期或公开日期.

目录 | Contents

外科感染

疖 病

概 述

疖病多见于20~40岁的青壮年男性,好发于项后发际、背部、臀部。临床常见两种类型。一种是在一定的部位,即在原发疖肿处或附近,继续延生,几个到几十个,反复发作,缠绵不休,经年不愈,如星状罗布。一种是在身体各处,散发疖肿,几个到几十个,一处将愈,他处续发,或间隔周余、月余再发。患消渴、习惯性便秘、肾病以及年老、体虚者容易发生。可伴有大便干结,小便黄赤,舌苔薄黄腻,脉滑数;或口干唇燥,舌质红,舌苔薄,脉细数。

疖名首出晋代《肘后备急方》。隋代《诸病源候论》对渴利后发生多发性疖的原因有所阐述。明代以后医家对本病的病因病机、临床特征及治疗原则的论述更全面,清代《医宗金鉴》对"发际疮""坐板疮"的发病部位、病因病理、临床表现有详细描述。遍体或特定部位反复发作,缠绵难愈,其生于发际处又称"发际疮",生于臀部又称"坐板疮",一般较难治。素体禀赋不足、体质虚弱者,由于皮毛不固,外邪易于侵袭肌肤而发病。若伴消渴、肾病、便秘等慢性病以致阴虚内热,或脾胃气虚者,容易染毒发病,病久反复,耗气伤阴,正气易虚,更难托毒,毒又聚结,如此恶性循环,日久不瘥。

辨 证 施 治

阙华发分2证

(1) 阴虚内热、体虚毒恋证 症见疖肿常此起彼伏,不断发生。散发全身各处或固定在一处,疖肿较大,易转变成有头疽;伴口干唇燥等;舌质红,舌苔薄,脉细数。治宜养阴清热解毒。方用防风通圣散合增液汤加减:防风、荆芥、连翘、麻黄、薄荷、川芎、当归、白芍、白术、栀子、大黄、芒硝、石膏、玄参、麦冬、生地黄等。

(2) 脾胃气虚、体虚毒恋证 症见疖肿泛发全身各处,溃脓,收口时间较长,脓水稀薄;伴面色萎黄,神疲乏力,纳少便溏等;舌质淡,或边有齿痕,舌苔薄腻,脉濡。治宜健脾和胃、清热化湿。方用防风通圣散合参苓白术散加减:防风、荆芥、连翘、麻黄、薄荷、川芎、当归、白芍、白术、栀子、大黄、芒硝、石膏、人参、淮山药、砂仁、薏苡仁等。[1]

经 验 方

1. 连菖定鼎汤 生地黄15克、黄精10克、枸杞子15克、甘草6克、黄芪15克、白术10克、茯苓15克、桑白皮10克、枇杷叶10克、黄芩10克、苦参12克、白鲜皮15克、白花蛇舌草15克、黄连3克、石菖蒲3克。每日1剂,水煎服。方立曙等将94例糖尿病疖病患者随机分为治疗组48例和对照组46例。治疗组在常规治疗的基础上口服连菖定鼎汤,对照组常规治疗,观察2周后的疗效,并随访3个月。结果:有效率治疗组为93.8%,对照组为78.3%($P<0.05$),复发率分别为8.7%和42.1%($P<0.05$)。[2]

2. 仙方活命饮化裁 金银花30克、蒲公英30克、赤芍30克、连翘15克、当归15克、紫花地丁15克、天花粉10克、土贝母10克、郁金10克、皂

① 阙华发.医师考核培训规范教程中医外科分册[M].上海:上海科学技术出版社,2016:45.
② 方立曙,等.连菖定鼎汤治疗糖尿病疖病48例[J].中国中西医结合外科杂志,2014,20(6):632-634.

角刺 10 克、甲片 10 克、白芷 6 克、防风 6 克。赵保平将 90 例疖肿患者随机分为治疗组 60 例和对照组 30 例。治疗组内服仙方活命饮化裁，每日 1 剂，水煎服，15 剂为 1 个疗程；外敷自拟疖肿膏，每日换药 1 次。对照组内服防风通圣散加减，外敷市售疖肿膏，疗程同治疗组。结果：治疗组治愈 33 例，占 55％；好转 22 例，占 36.7％；未愈 5 例，占 8.3％。总有效率 91.7％。①

3. 养血活血通络解毒汤　当归 15 克、赤芍 12 克、甲片 12 克、金银花 12 克、皂角刺 12 克、熟地黄 20 克、丝瓜络 30 克、生黄芪 30 克。每日 1 剂，水煎分 2 次服，10 日为 1 个疗程。张翠月将 55 例疖病患者随机分为治疗组 36 例和对照组 19 例。治疗组内服自拟养血活血通络解毒汤，对照组予服红霉素片 0.375 克，每日 3 次，10 日为 1 个疗程。两组均治疗 10 日比较疗效。结果：治疗组总有效率为 94.4％，痊愈率为 83.3％；对照组总有效率为 78.9％，痊愈率为 42.1％。②

4. 清热利湿中药　黄芩 15 克、黄连 6 克、黄柏 12 克、金银花 15 克、苦参 15 克、徐长卿（后下）30 克、紫草 12 克、牡丹皮 12 克、赤小豆 30 克、生黄芪 15～30 克。随症加减：暑天发作者，加清水豆卷、青蒿梗；成脓期，加皂角刺、甲片、当归；缓解期，加玄参、生地黄、麦冬，去黄连、黄柏、徐长卿。每日 1 剂，水煎服。至原发疖肿消退，无新疖发作停药。王耀萍等使用内服清热利湿中药加用疖病菌苗注射治疗 224 例反复发作疖病患者，疗效满意。③

5. 九味羌活汤加减　羌活 10 克、独活 10 克、防风 10 克、白芷 10 克、苍术 10 克、生地黄 15 克、黄芩 10 克、栀子 10 克、蒲公英 15 克、鱼腥草 15 克、生甘草 3 克。沈国伟采用九味羌活汤加减治疗 57 例疖病患者，疗效满意。④

6. 疖病方　荆芥 15 克、黄芪 15 克、黄芩 15

克、栀子 15 克、连翘 25 克、川芎 12 克、薄荷 12 克、海藻 20 克、昆布 20 克、桔梗 20 克。章正兴采用内服疖病方治疗 43 例疖病患者，每日 1 剂，分 2～3 次煎服，小儿用量酌减。结果：经治疗痊愈（疖肿消散或溃破而敛，半年内无复发）32 例，好转（疖肿消散或溃破而敛，半年内有少量复发）6 例，无效（治疗期间只有部分疖肿消散或溃破而敛，停药后又发，或转他处治疗）5 例。疗程在 15 日以下者 13 例，16～25 日者 17 例，26～40 日者 8 例，41～50 日者 3 例，50 日以上者 2 例。⑤

中 成 药

1. 清开灵软胶囊　组成：牛黄、水牛角、黄芩、栀子、板蓝根、金银花、珍珠粉。临床应用：谢德孟将 168 例小儿疖病患者随机分为治疗组和对照组各 84 例。两组均使用中药五味消毒饮内服外用，治疗组另加用清开灵胶囊内服外用。结果：对照组痊愈率为 71.43％，治疗组痊愈率为 90.48％，治疗组疗效显著高于对照组。⑥

2. 南通蛇药片　组成：七叶一枝花、蟾蜍皮、蜈蚣、地锦草等。用法用量：按每 1.5 岁 1 片的剂量口服（最多不超过 10 片），每日 2 次。临床应用：胡献国研究发现对抗生素治疗无效的小儿疖肿，可试用本品治疗。同时将本品适量研为细末，用清水适量调为稀糊状，外涂患处，每日 3～5 次，连续 5～7 日，可清热解毒。⑦

3. 六神丸　组成：人工麝香、雄黄、蟾酥等 6 味。临床应用：胡献国研究发现取六神丸 10 粒、鱼石脂软膏适量，将六神丸研为细末，与鱼石脂软膏混合均匀备用。局部常规清洗后，将六神药膏糊涂抹于患处，每日 1 次，3 日为 1 个疗程，连续 1～2 个疗程，可清热解毒、消痈散结。⑧

① 赵保平.仙方活命饮化裁治疗疖病 60 例[J].河南中医,2008,28(10)：84.
② 张翠月.自拟养血活血通络解毒汤治疗疖病 36 例[J].四川中医,2003,21(8)：76－77.
③ 王耀萍,樊建开.中药内服外敷合菌苗注射治疗疖病 224 例[J].上海中医药杂志,2000(6)：33.
④ 沈国伟.九味羌活汤治疗疖病 57 例[J].中国民间疗法,1996(6)：37－38.
⑤ 章正兴.加味疖病方临床疗效观察[J].湖北中医杂志,1994,26(1)：21.
⑥ 谢德孟.清开灵软胶囊治疗小儿疖病 84 例疗效观察[J].环球中医药,2015,8(S2)：162.
⑦～⑧ 胡献国.外科病证的中成药治疗（一）——疖病[J].中国实用乡村医生杂志,2008(1)：48.

皮肤浅表脓肿

概　述

皮肤浅表脓肿是一种发生于体表皮肉之间的急性化脓性疾患。本病常继发于各种化脓性感染，亦可由远处原发病灶经血循环或淋巴管转移而来，也可发生在局部损伤的血肿和异物停留处，亦有因注射治疗而发生者。其临床特点是病位浮浅，局部光软无头，红肿疼痛（少数初起皮色不变），结块范围多在6～9厘米，发病迅速，易肿、易脓、易溃、易敛，或伴有恶寒、发热、口渴等全身症状，一般不致损伤筋骨，也不易造成陷证。

本病属中医"痈"范畴。外感六淫邪毒，或皮肤受外来伤害感染毒邪，或过食膏粱厚味，聚湿生浊，邪毒湿浊留阻肌肤，郁结不散，可使营卫不和，气血凝滞，经络壅遏，化火成毒，而成痈肿。

如内有湿热蕴结，再复感六淫之邪或外来伤害者，多易发病。五气皆能化热生火，痈之成，火热之毒是主要原因。按发病部位的不同，常有各种不同的兼夹病变。在上部者，多风温、风热；在中部者，多气郁、火郁；在下部者，多湿火、湿热。

辨证施治

阙华发分3证

（1）火毒凝结证　症见局部突然肿胀，光软无头，迅速结块，表皮焮红，少数病例皮色不变，到酿脓时才转为红色，灼热疼痛。日后逐渐扩大，变成高肿发硬。轻者，无全身症状，经治疗后，肿消痛减，变软而消散；重者，可有恶寒发热，头痛，泛恶，口渴，舌苔黄腻，脉弦滑、洪数等。治宜疏风清热、行瘀活血。方用仙方活命饮加减：金银花、天花粉、防风、白芷、皂角刺、乳香、没药、赤芍、贝母、当归、陈皮等。

（2）热胜肉腐证　症见红肿明显，肿势逐渐高突，疼痛剧烈，痛如鸡啄，溃后脓出肿痛消退。舌质红，舌苔黄，脉数。治宜和营清热、透脓托毒。方用仙方活命饮合透脓散加减：金银花、天花粉、防风、白芷、皂角刺、乳香、没药、赤芍、贝母、当归、陈皮、川芎、黄芪等。

（3）气血两虚证　症见脓水稀薄，疮面新肉不生，新肌色淡红而不鲜或暗红，愈合缓慢。伴面色㿠白，神疲乏力，纳差食少，舌质淡胖，舌苔少，脉沉细无力。治宜气血双补、托毒生肌。方用托里消毒散加减：人参、川芎、当归、白芍、白术、金银花、茯苓、白芷、皂角刺、黄芪等。[1]

经验方

仙方活命饮加减　黄芩15克、栀子15克、皂角刺15克、浙贝母15克、天花粉15克、牛膝15克、炙甲片20克、连翘12克、当归12克、赤芍12克、甘草6克。每日1剂，水煎服。贺承华使用仙方活命饮加减内服配合中药外敷治疗108例浅表脓肿患者，治愈率为100%。[2]

单　方

蜂蜜　组成：成熟蜂蜜。制备方法：过滤后，γ

---

① 阙华发.医师考核培训规范教程中医外科分册[M].上海：上海科学技术出版社，2016：57.
② 贺承华.中药内服外敷治疗浅表脓肿108例[J].四川中医，2000，18（11）：50-51.

射线照射 60 分钟，细菌培养，确认无细菌生长，制成蜂蜜敷料。利凡诺纱条由天津医科大学宝坻临床学院生产（津药制字 H20070388 号）。将纱条放于容器高压蒸汽灭菌后，倒入适量利凡诺溶液制成纱条。临床应用：耿爱香等将 65 例脓肿切开患者随机分为蜂蜜组 33 例和传统组 32 例。蜂蜜组使用蜂蜜敷料填塞切口，传统组使用利凡诺纱条填塞切口，直至切口愈合。结果：第 3 日及第 7 日切口部位的渗液量蜂蜜组少于传统组，第 21 日的疗效评价蜂蜜组优于传统组；蜂蜜组换药时的疼痛程度[(2.12±0.96)分]轻于传统组[(2.91±1.55)分]，两

组比较差异有统计学意义（$P<0.05$）；愈合时间蜂蜜组[(17.55±3.82)日]短于传统组[(20.69±5.03)日]，两组比较差异有统计学意义（$P<0.01$）。两组患者的总有效率均为 100%，均无不良反应发生。[①]

中 成 药

黄连软膏　组成：黄连面 30 克、祛湿药膏（或凡士林）270 克。制备方法：上药混匀成膏。功效主治：清热解毒，消肿止痛；适用于脓肿等外科疾病。[②]

① 耿爱香,胡芳.蜂蜜敷料促进浅表脓肿切口愈合的研究[J].天津医药,2012,40(8)：835－836.
② 北京中医医院.赵炳南临床经验集[M].北京：人民卫生出版社,2006：377.

痈

概　　述

痈是发生于肌肤间的急性化脓性疾病。本病是多个相邻的毛囊及其所属皮脂腺或汗腺的急性化脓性感染，或由多个疖融合而成。常有一个毛囊底部起病，经由阻力较弱的皮下脂肪柱蔓延至皮下组织，且沿深筋膜扩散，侵及邻近的脂肪组织，再上行波及毛囊群而形成，常见的致病菌为金黄色葡萄球菌。

痈的临床特点是初起皮肤上即有粟粒样脓头，焮热红肿热痛，迅速向深部及周围扩散，脓头相继增多，溃后状如莲蓬、蜂窝，范围常超过9～12厘米，大者可至30厘米以上。好发于项后、背部等皮肤厚韧之处，多见于中老年人，尤其兼有消渴证者，易出现"陷证"。

有头疽在古代文献中常以疽和发共同命名，根据发病部位、发病原因等不同有多种病名。我国现存最早的医书《五十二病方》中就已有"肉疽倍黄芪"的记载。晋代《刘涓子鬼遗方》对发背的病因、症状、特征、治疗以及预后等方面作了概括性论述。元代《外科精义》沿用金代《河间六书》中的"托里，疏通和荣卫"三大治则，在外治上正式提出局部排脓引流原则。明代《外科正宗》将发背分为五种，论述了脑疽的病因、预后、论治，并指出因消渴病并发此证的症状及预后。《外科证治全书》强调素体虚弱是发生有头疽不可忽视的因素。正气虚弱，热毒的轻重，是有头疽顺逆、陷与不陷转归的决定因素。

辨　证　施　治

阙华发分5证

(1) 火毒凝结证　症见局部红肿高突，灼热疼痛，根脚收束，脓液稠黄，能迅速化脓脱腐；伴发热，口渴，尿赤；舌苔黄，脉数有力。治宜清热泻火、和营托毒。方用黄连解毒汤合仙方活命饮加减：黄连、黄芩、黄柏、栀子、皂角刺、当归尾、金银花、赤芍、乳香、没药、天花粉、陈皮、贝母、白芷、防风等。

(2) 湿热壅滞证　局部症状与火毒凝结相同；伴全身壮热，朝轻暮重，胸闷呕恶；舌苔白腻或黄腻，脉濡数。治宜清热化湿、和营托毒。方用仙方活命饮加减：金银花、皂角刺、当归尾、赤芍、乳香、没药、天花粉、陈皮、防风、贝母、白芷等。

(3) 阴虚火炽证　多见于消渴病患者。症见肿势平塌，根脚散漫，皮色紫滞，脓腐难化，脓水稀少或带血水，疼痛剧烈；伴发热烦躁，口渴多饮，饮食少思，大便燥结，小便短赤；舌质红，舌苔黄燥，脉细弦数。治宜滋阴生津、清热托毒。方用竹叶黄芪汤加减：人参、黄芪、煅石膏、炙半夏、麦冬、白芍、川芎、当归、黄芩、生地、竹叶、灯心草等。

(4) 气虚毒滞证　多见于年迈体虚、气血不足患者。症见肿势平塌，根脚散漫，皮色灰暗不泽，化脓迟缓，腐肉难脱，脓液稀少，色带灰绿，闷肿胀痛，易成空腔；伴高热，或身热不扬，小便频数，口渴喜热饮，精神萎靡，面色少华；舌质淡红，舌苔白或微黄，脉数无力。治宜扶正托毒。方用托里消毒散加减：人参、黄芪、当归、川芎、芍药、白术、陈皮、茯苓、金银花、连翘、白芷、甘草等。

(5) 气血两虚证　症见溃后疮面愈合迟缓，新肌不生，色淡红而不鲜或暗红，脓出稀薄；伴面色无华，神疲乏力，纳少；舌质淡胖，舌苔少，脉细。治宜益气养血、托里生肌。方用八珍汤加减：人参、白术、茯苓、当归、川芎、白芍、熟地黄、甘草等。[1]

经 验 方

1. 托毒消疽方　生黄芪 50 克、蒲公英 50 克、紫花地丁 50 克、党参 20 克、当归 20 克、皂角刺 25 克、金银花 25 克、生地黄 15 克、白芍 15 克、川芎 10 克、乳香 10 克、没药 10 克、丹参 30 克、生甘草 6 克。每日 1 剂,水煎服。关力将 80 例有头疽患者随机分为治疗组和对照组各 40 例。对照组给予静脉滴注或口服有效的抗生素,同时外敷西药百多邦软膏治疗;治疗组采用上述中药口服加外用水调散治疗。两组均以 30 日为 1 个疗程,治疗 1 个疗程。结果:平均痊愈时间治疗组为(18.51 ± 10.32)日,对照组为(28.33 ± 12.96)日,两组比较差异有显著性意义($P<0.05$);两组总有效率比较,差异也有显著性意义($P<0.05$);治疗组治疗第 10 日、20 日、30 日的疮面愈合面积累计百分比均高于对照组,差异均有显著性意义($P<0.05$)。[2]

2. 扶正托毒清热活血方　生黄芪 30 克、皂角刺 12 克、生地黄 15 克、赤芍 15 克、丹参 30 克、金银花 15 克、蒲公英 30 克、生甘草 6 克。阙华发等收治 62 例糖尿病合并有头疽患者,以扶正托毒清热活血方为内治基本方,配合中医外治法。结果:临床痊愈 51 例,好转 11 例,痊愈率 82.3%;痊愈时间 21～103 日,平均(63.56 ± 47.21)日。[3]

3. 复方苍耳虫油膏　苍耳虫、大黄、蒲公英、乳香、没药、赤芍、冰片等,辅以基质麻油。周亮等将 64 例有头疽患者(溃后期)随机分成治疗组和对照组各 32 例。治疗组予复方苍耳虫油膏外敷,对照组予象皮生肌膏外敷疮面。两组均以 28 日为 1 个疗程,观察疗效。结果:治疗组疮面脓液培养转阴例数明显多于对照组($P<0.05$);治疗组疮面愈合面积累积百分比明显大于对照组($P<0.05$);治疗组疗效明显优于对照组($P<0.05$)。[4]

单 方

1. 油调膏　组成:黄柏 400 克、煅石膏 500 克。制备方法:上药共研细末,过 100 目筛,混合均匀,用香油调成膏状,即为油调膏。临床应用:黄景华使用油调膏外敷治疗 96 例有头疽患者。结果:治愈率为 100%,治愈时间最短为 10 日,最长为 80 日,平均为 45 日。[5]

2. 露蜂房　组成:露蜂房。用法用量:以露蜂房焙焦黄研末,香油调敷患处。临床应用:陈红梅使用露蜂房治疗有头疽,疗效显著。[6]

中 成 药

云南白药与红霉素软膏　临床应用:李伍品应用云南白药与红霉素软膏外敷治疗 55 例痈患者,效果明显。[7]

---

① 阙华发.医师考核培训规范教程中医外科分册[M].上海:上海科学技术出版社,2016:74.
② 关力.中医药内外合用治疗有头疽临床观察[J].新中医,2011,43(5):80-82.
③ 阙华发,等.扶正托毒清热活血法治疗糖尿病合并有头疽 62 例[J].中西医结合学报.2008,6(10):1065-1067.
④ 周亮,等.复方苍耳虫油膏外治有头疽(溃后期)64 例临床观察[J].中医药导报,2006,12(1):45-46.
⑤ 黄景华.油调膏外敷治疗有头疽 96 例[J].辽宁中医杂志,2010,37(5):855-856.
⑥ 陈红梅.露蜂房治疗有头疽[J].中国民间疗法,2002,10(6):63.
⑦ 李伍品.云南白药与红霉素软膏外敷治疗痈的效果观察[J].解放军护理杂志,2003,20(6):33.

急性蜂窝织炎

概　述

急性蜂窝织炎是皮下、筋膜下、肌间隙或深部疏松组织的一种弥漫性急性化脓性炎症,由皮肤、软组织损伤后感染或肠道细菌污染引起,也可能为化脓性病灶的直接蔓延或经血行、淋巴播散所致。最常见致病菌为溶血性链球菌,也可为金黄色葡萄球菌或厌氧菌。多为皮肤损伤后感染所引起,亦可由局部感染灶直接蔓延或经淋巴、血循环扩散而发生。其特点是初起无头、红肿蔓延成片,中心明显,四周较淡,边界不清,灼热疼痛,有的3～5日后中心色褐腐溃,周围湿烂,有的中心虽软而不溃,全身症状明显。

本病属中医"发"范畴,发者,痈疽毒邪聚于肌腠,突然向四周散发而成;或痈、疽(有头疽)、疖、疔,毒邪未能控制,向四周发展所致。故"痈疽之大者,谓之发"。风温外袭、饮食不节、情志内伤、外伤染毒是发的诱发因素,气血瘀滞、热盛肉腐为发的病机特点。发病与湿热、火毒关系最为密切。其发于上者,多风温、风热;发于中部者,多气郁、火郁;发于下者,多湿火、湿热。《灵枢·痈疽》篇中言"发于足上下,名曰四淫,其状大痈",可能是对本病的最早记载。《刘涓子鬼遗方》中称"足跗发"。依病位不同,分为锁喉痈、臀痈、手发背和足发背。其中锁喉痈来势暴急,初起结喉处红肿绕喉,根脚散漫,坚硬灼热疼痛,范围较大,肿势蔓延至颈两侧、腮颊及胸前,可连及咽喉、舌下,并发喉风、重舌甚至痉厥等险症。

辨　证　施　治

1. 湿热下注证　症见足背红肿弥漫,灼热疼痛,肉腐成脓;伴寒战高热,纳呆,甚至泛恶;舌质红,舌苔黄腻,脉滑数。治宜清热解毒、和营利湿。方用五神汤合萆薢渗湿汤加减:茯苓、金银花、牛膝、车前子、紫花地丁等。[①]

2. 锁喉痈分3证

(1)痰热蕴结证　症见红肿绕喉,坚硬疼痛,肿势散漫,壮热口渴,头痛项强,大便燥结,小便短赤;舌质红绛,舌苔黄腻,脉弦滑数或洪数。治宜散风清热、化痰解毒。方用普济消毒饮加减:黄芩、黄连、陈皮、玄参、连翘、板蓝根、马勃、僵蚕、升麻、柴胡等。

(2)热胜肉腐证　症见颈部肿势限局,按之中软应指,脓出黄稠,热退肿减;舌质红,舌苔黄,脉数。治宜清热化痰、和营托毒。方用普济消毒饮合透脓散加减:黄芩、黄连、陈皮、玄参、连翘、板蓝根、马勃、金银花、生黄芪、当归、白芷、皂角刺。

(3)热伤胃阴证　症见溃后脓出稀薄,疮口有空壳,或脓从咽喉溢出,收口缓慢,胃纳不香,口干少液;舌质光红,脉细。治宜清养胃阴。方用益胃汤加减:沙参、麦冬、生地黄、玉竹、忍冬藤等。[②]

3. 臀痈分3证

(1)湿火蕴结证　症见臀部红肿热痛,先痛后肿,或湿烂溃脓,脓泄不畅;伴恶寒发热,头痛骨楚,食欲不振;舌苔黄或黄腻,脉数。治宜清热解毒、和营化湿。方用黄连解毒汤合仙方活命饮加

① 阙华发.医师考核培训规范教程中医外科分册[M].上海:上海科学技术出版社,2016:62-67.
② 陆德铭,等.实用中医外科学[M].2版.上海:上海科学技术出版社,2010:108-109.

减:黄芩、黄连、黄柏、栀子、金银花、天花粉、防风、白芷、皂角刺、乳香、没药、赤芍、贝母、当归、陈皮等。

(2)湿痰凝滞证 症见局部漫肿不红,结块坚实,进展缓慢,多无全身症状;舌苔薄白或白腻,脉缓。治宜和营活血、利湿化痰。方用桃红四物汤合仙方活命饮加减:金银花、防风、白芷、皂角刺、乳香、没药、赤芍、贝母、当归、陈皮、苍术、土茯苓、桃仁、红花、泽兰等。

(3)气血两虚证 症见溃后腐肉大片脱落,疮口较深,形成空腔,出脓稀薄,收口缓慢;伴神疲乏力,纳谷不香,面色萎黄;舌质淡,舌苔薄白,脉细。治宜补益气血、托里生肌。方用八珍汤加减:人参、白术、茯苓、当归、白芍、地黄、川芎、甘草等。[1]

4.手发背分3证

(1)风热证 症见手背红肿热痛,肉腐为脓,溃后脉静身凉,疮口易敛;发热,怕冷,口干;舌质红,舌苔黄,脉浮数。治宜疏风清热、消肿解毒。方用仙方活命饮加减:金银花、天花粉、防风、白芷、皂角刺、乳香、没药、赤芍、贝母、当归、陈皮等。

(2)湿热壅阻证 症见手背漫肿,微红微热,疼痛彻骨,肉腐为脓,溃脓较难,身壮热恶寒,头身疼痛,溃后则皮肤湿烂,损筋伤骨,疮口难愈;舌苔黄腻,脉数。治宜清热解毒、和营化湿。方用五味消毒饮合仙方活命饮加减:金银花、紫背天葵、野菊花、蒲公英、紫花地丁、天花粉、防风、白芷、皂角刺、乳香、没药、赤芍、贝母、当归、陈皮等。

(3)气血不足证 症见日久肿势不趋局限,溃后出脓稀薄,收口缓慢;伴神疲乏力,纳谷不香,面色萎黄;舌质淡,舌苔薄白,脉细。治宜补益气血、托里生肌。方用八珍汤加减:人参、白术、茯苓、甘草、当归、白芍、地黄、川芎。[2]

5.尹作文等分3型

(1)热毒炽盛型 此型多见于中壮年正实邪盛患者,其特点是起病急,发展快,成脓迅速。药

用黄芪40克、皂角刺30克、当归30克、紫花地丁30克、黄芩15克、丹参15克、连翘20克、姜半夏12克,加金银花、牡丹皮。

(2)阴虚火炽型 多见于患有糖尿病的患者,该型起病急,发展快,同时有明显的口干,两颧发红,大便干结,午后潮热等阴虚表现。药用黄芪40克、皂角刺30克、当归30克、紫花地丁30克、黄芩15克、丹参15克、连翘20克、姜半夏12克,加生地黄、白芍、葛根。

(3)气血两虚型 多见于年老体弱患者。药用黄芪40克、皂角刺30克、当归30克、紫花地丁30克、黄芩15克、丹参15克、连翘20克、姜半夏12克,酌加四君汤、四物汤。

临床观察:尹作文等用上方辨证治疗60例急性蜂窝织炎患者。结果:全部治愈,疗程14~32日者27例,33~56日者25例,57~70日者5例,70日以上者3例。[3]

经 验 方

白芷四黄散 白芷、紫草、当归、甘草等。刘船等收治43例急性蜂窝织炎患者,经用白芷四黄散,针对不同皮肤损伤程度敷贴患处,按照疗效评价标准,进行治疗效果评价。结果:皮肤未破溃者34例,显效29例,占85.3%;有效5例,占14.7%。皮肤破溃且有脓液者9例,显效7例,占77.8%;有效1例,占11.1%;无效1例,占11.1%。总有效率97.7%。[4]

单 方

1.天然蜂蜜 组成:蜂蜜。临床应用:谢佩珠等将60例早期急性蜂窝组织炎患者随机分为治疗组和对照组各30例。两组均给予抗生素静脉滴注,治疗组另给予天然蜂蜜外敷,对照组另给

① 陆德铭,等.实用中医外科学[M].2版.上海:上海科学技术出版社,2010:109-110.
② 陆德铭,等.实用中医外科学[M].2版.上海:上海科学技术出版社,2010:110-111.
③ 尹作文,章正兴.中药治疗急性蜂窝织炎60例[J].湖北中医杂志,1996(3):16.
④ 刘船,等.白芷四黄散治疗急性蜂窝织炎43例[J].齐鲁药事,2009(5):309.

予50%硫酸镁持续湿敷,观察两组治疗效果及症状减轻时间、治愈时间。结果:治疗组总有效率明显高于对照组($P<0.05$),症状减轻时间和治愈时间也明显少于对照组($P<0.05$)。[1]

2. 王洁伟经验方　组成:冰片、芒硝。制备方法:取冰片、芒硝按1∶10的比例混合拌匀,研成细末,放干燥阴凉处备用。用法用量:应用时局部常规消毒,视疮面的大小将冰片、芒硝均匀置于敷料上(厚度约3毫米),贴于患处,敷料四周用胶布固定即可。隔日换药1次。临床应用:王洁伟使用冰片和芒硝治疗60例急性蜂窝织炎患者。结果:治愈38例,占63%;显效10例,占17%;有效8例,占13%;无效4例,占7%。总有效率93%。疗程最长者10日,最短者5日,平均7日。[2]

3. 五倍子　组成:五倍子。制备方法:取五倍子100克研细末,加入蜂蜜30克,调成硬膏。临床应用:郭瑞使用五倍子治疗19例急性蜂窝织炎患者,疗效显著。[3]

4. 消炎酊　组成:黄芩、黄柏、黄连各等份。用法用量:上药加入75%乙醇内浸泡,2周后备用,外用于患处持续湿敷。临床应用:韩国兴等用上方治疗320例急性蜂窝织炎患者,患者用药后疼痛及红肿均减轻,最短治愈时间2日,最长治愈时间7~8日、平均5~6日。对于少数大面积的蜂窝织炎患者,除局部治疗外,全身加用抗生素,临床治愈率为100%。[4]

中 成 药

双黄连粉针　组成:连翘、金银花、黄芩。临床应用:朱振兴等以双黄连粉针为主治疗44例急性蜂窝织炎患者。结果:痊愈39例,有效4例,无效1例,总有效率97.7%。[5]

① 谢佩珠,等.天然蜂蜜外敷治疗急性蜂窝织炎的效果[J].广东医学,2014,35(14):2300-2301.
② 王洁伟.冰片芒硝治疗蜂窝织炎60例[J].中国民间疗法.2006,14(12):14.
③ 郭瑞.五倍子治疗体表急性软组织炎症[J].中国社区医师,2003,19(5):35.
④ 韩国兴,王淑娟.自制消炎酊治疗急性蜂窝织炎[J].空军医高专学报,1994,16(1):48.
⑤ 朱振兴,朱爱菊.双黄连粉针为主治疗急性蜂窝织炎44例[J].实用中医药杂志,2005,21(5):272.

丹　毒

概　述

丹毒是皮肤突然发红、色如涂丹的一种急性感染性疾病。本病是由溶血性链球菌经由皮肤或黏膜细小创口，引起皮肤及其网状淋巴管的急性炎症。其临床特点是病起突然，恶寒壮热，局部皮肤忽然变赤，色如丹涂脂染，焮热肿胀，迅速扩大，边界清楚，发无定处，数日内可逐渐痊愈。每多复发。本病发无定处，好发于颜面、腿足。

早在《黄帝内经》就有记载，隋代《诸病源候论》对本病的临床症状和失治的预后描述较详。《疮疡经验全书》对丹毒的临床表现、预后和治疗论述颇详，根据发病部位与年龄的不同分类论治。《疡科心得集》对丹毒的认识更为明确，按其常见的发病部位分篇论述，辨证论治更详细具体。根据其发病部位的不同又有不同的名称，如生于胸腹腰胯部者，称内发丹毒；发于头面部者，称抱头火丹；发于小腿足部者，称流火、腿游风；新生儿多生于臀部，称赤游丹毒。西医也称丹毒，又称急性网状淋巴管炎。病情严重者，红斑处可伴发紫癜、瘀点、瘀斑、水疱，偶有化脓或皮肤坏死。亦有一面消退，一面发展，连续不断，缠绵数周者。患处附近臀核可发生肿痛。发于腿胫部者，容易复发，常因反复发作，皮肤粗糙增厚，下肢肿胀而形成大脚风。新生儿丹毒，常游走不定，多有皮肤坏死，全身症状严重。

辨证施治

1. 阙华发分4证

（1）风热毒蕴证　发于头面部，皮肤焮红灼热，肿胀疼痛，甚至发生水疱，眼胞肿胀难睁；伴恶寒发热，头痛，舌质红，舌苔薄黄，脉浮数。治宜疏风清热解毒。方用普济消毒饮加减：黄芩、黄连、陈皮、玄参、连翘、板蓝根、马勃、牛蒡子、薄荷、僵蚕、升麻、柴胡、桔梗、甘草等。

（2）肝脾湿火证　发于胸腹腰胯部，皮肤红肿蔓延，按之灼手，肿胀疼痛；伴口干口苦；舌质红，舌苔黄腻，脉弦滑数。治宜清肝泻火利湿。方用龙胆泻肝汤或化斑解毒汤加减：生地黄、当归、柴胡、黄芩、栀子、牛蒡子、连翘、升麻、石膏、黄连、知母、玄参、龙胆草、泽泻、木通、车前子等。

（3）湿热毒蕴证　发于下肢，局部红赤肿胀、灼热疼痛，或见水疱、紫斑，甚至结毒化脓或皮肤坏死；可伴轻度发热，胃纳不香；舌质红，舌苔黄腻，脉滑数；反复发作，可形成象皮腿。治宜利湿清热解毒。方用五神汤合萆薢渗湿汤加减：金银花、茯苓、牛膝、车前子、紫花地丁、萆薢、薏苡仁、黄柏、赤茯苓等。

（4）胎火蕴毒证　发生于新生儿，多见于臀部，局部红肿灼热，常呈游走性；或伴壮热烦躁，甚则神昏谵语、恶心呕吐；舌质红绛，舌苔薄，脉数。治宜凉血清热解毒。方用犀角地黄汤合黄连解毒汤加减：水牛角、生地黄、牡丹皮、芍药、黄芩、黄连、黄柏、栀子等。[1]

---

① 阙华发.医师考核培训规范教程中医外科分册［M］.上海：上海科学技术出版社，2016：74.

2. 蔡惠群分 2 期

（1）急性感染期　治宜清热利湿、活血通络。药用黄柏 9 克、牛膝 12 克、金银花 12 克、连翘 12 克、蒲公英 30 克、土茯苓 30 克、忍冬藤 30 克、虎杖 15 克、赤芍 12 克、牡丹皮 12 克、丝瓜络 6 克、甘草 6 克。中药外用熏洗清热利湿、活血解毒，药用金银花 12 克、蒲公英 30 克、白头翁 30 克、马齿苋 30 克、七叶一枝花 15 克、红花 15 克、薄荷 15 克。外敷金黄膏清热解毒、消肿止痛，若过敏则改用黛柏膏外敷清热燥湿。

（2）恢复肿胀期　治宜利湿消肿、活血通络。药用黄柏 9 克、牛膝 12 克、蒲公英 30 克、生薏苡仁 15 克、车前子 15 克、忍冬藤 30 克、虎杖 15 克、赤芍 12 克、牡丹皮 12 克、丝瓜络 6 克、干地龙 12 克、甘草 6 克。外用中药熏洗利湿通络消肿，药用黄柏 15 克、黄连 15 克、马齿苋 30 克、明矾 30 克、路路通 30 克、苍术 15 克、红花 15 克。外敷金黄膏清热解毒、消肿止痛，若过敏则改用黛柏膏外敷清热燥湿，局部僵肿用微波治疗消肿散结，下肢肿胀用海伦镇压仪治疗促进淋巴回流。

临床观察：蔡惠群将 153 例丹毒患者随机分为治疗组 102 例和对照组 51 例。两组均予相同的西医治疗方案，治疗组另予中药内服和外洗。结果：治疗组的治愈率优于对照组（P<0.05），病情愈合时间明显短于对照组。[1]

3. 万春发分 3 证

（1）风热客于高巅证　发于头面部，皮色潮红，形如浮云，灼热疼痛，头痛骨楚，蔓延迅速，波及眼睑，目肿如桃，上延头顶，肿大如斗，恶寒发热，口渴咽干，小溲短赤，大便干结，苔黄腻，舌质红，脉洪数。治宜散风清热解毒。方用普济消毒饮合牛蒡解肌汤加减：牛蒡子 10 克、薄荷 3 克、桔梗 6 克、板蓝根 15 克、黄连 3 克、黄芩 6 克、金银花 15 克、连翘 10 克、赤芍 10 克、牡丹皮 10 克。

（2）湿热下注证　发于下肢，腿肿红赤成片，表面光亮，游走蔓延，表皮时发水疱，溃烂疼痛，胯下臀核，步履不便，恶寒发热，苔黄腻，脉濡数。治宜活血化瘀、清热利湿。方用五神汤加味：当归 10 克、赤芍 10 克、牛膝 10 克、泽兰 15 克、桃仁 10 克、黄柏 10 克、茯苓 10 克、赤小豆 15 克、金银花 15 克、甘草 6 克。

（3）肝脾湿热证　发于胁下腰胯，肿发赤色，游走不定，痛若火灼，恶寒发热，口渴且干，小溲黄赤，大便秘结，苔黄腻，舌红，脉弦数。治宜清肝泄热、利湿解毒。方用柴胡清肝汤化裁：柴胡 3 克、牡丹皮 10 克、栀子 10 克、黄芩 6 克、金银花 15 克、连翘 10 克、川芎 3 克、龙胆草 6 克、生地黄 15 克、牛蒡子 10 克。

临床观察：万春发分部论治 63 例丹毒患者，结果：痊愈 57 例，占 90.48%；显效 6 例，占 9.52%；无效 0 例。总有效率为 100%。疗程最短 3 日，最长 24 日，平均 8.4 日。[2]

经 验 方

1. 中药方　内服方：紫花地丁 30 克、忍冬藤 18 克、生地黄 18 克、连翘 9 克、赤芍 9 克、川牛膝 9 克、牡丹皮 10 克、茯苓 15 克、虎杖 15 克、薏苡仁 20 克、紫背浮萍 3 克。外用熏蒸方：金银花 30 克、蒲公英 12 克、黄柏 12 克、知母 12 克、川贝母 12 克、天花粉 12 克、白及 12 克、乳香 12 克、皂角刺 9 克、牡丹皮 10 克。黄子慧将 62 例下肢丹毒患者随机分为对照组和治疗组各 31 例。对照组给予西医常规治疗，治疗组给予清火解毒法中药治疗。结果：总有效率治疗组为 100%，对照组为 80.6%，两组比较差异有非常显著性意义（P<0.01）。两组治疗后症状积分与治疗前比较，差异均有非常显著性意义（均 P<0.01）；两组间治疗后比较，差异也有非常显著性意义（P<0.01）。两组治疗后急性炎症各项指标与治疗前比较，差异均有非常显著性意义（均 P<0.01）；两组间治疗后比较，差异也有非常显著性意义（P<0.01）。[3]

① 蔡惠群.中西医结合治疗丹毒 102 例疗效观察［J］.辽宁中医杂志,2010,37(3)：496－497.
② 万春发.分部论治丹毒 63 例［J］.辽宁中医杂志,1994,21(9)：414－415.
③ 黄子慧.清火解毒法治疗下肢丹毒 31 例疗效观察［J］.新中医,2010,42(12)：47－48.

2. 外敷方和内服方 （1）铁箍散：大青叶10克、芙蓉叶10克、黄连10克、大黄5克、黄柏5克、明矾5克、五倍子5克、铜绿5克、没药5克、黄丹5克、乳香5克、胆矾5克、川楝子5克、花椒2.5克、蜂蜡40克。（2）止痛膏：浙贝母12.5克、白芷7.5克、大黄7.5克、樟脑2.5克、冰片2.5克、麝香2.5克、薄荷脑1.25克、广木香1.25克。每日换药1次。（3）中药内服方：金银花20克、野菊花20克、紫花地丁15克、蒲公英15克、连翘15克、牛膝15克、车前子15克、赤小豆15克、薏苡仁15克、丹参12克、赤芍12克、大黄（后下）6克。每日1剂，水煎服，分2次服。郭宏珺采用上法配合西药及微波照射治疗32例下肢丹毒患者，并设对照组30例。对照组予西药及微波照射，并湿敷50%硫酸镁。结果：治疗组治愈率为93.75%，总有效率为100%；对照组治愈率为73.33%，总有效率为90%。[1]

3. 五味消毒饮加味方 金银花20克、连翘12克、蒲公英15克、紫花地丁12克、野菊花15克、牡丹皮20克、赤芍12克、生大黄6克、生地黄10克、牛膝20克。每日1剂，水煎服。局部外用五黄液（大黄、黄芩、黄柏、黄连、雄黄等量，高度白酒浸泡1周后使用）湿敷，7日为1个疗程。原焕勇将100例丹毒患者随机分为治疗组和对照组各50例。治疗组予五味消毒饮加味内服和五黄液外敷治疗；同时，两组均予相同的西医治疗方案。两组均连续观察14日，随访6个月。结果：治疗组的治愈率和总有效率均优于对照组（P＜0.05）。[2]

4. 消丹汤 金银花30克、蒲公英30克、忍冬藤20克、野菊花15克、川牛膝12克、薏苡仁12克、淡竹叶10克、枳壳12克、厚朴12克、牡丹皮12克、丹参20克、当归12克。每日1剂，水煎服。王久明将150例丹毒患者随机分为治疗组80例和对照组70例。对照组西医治疗，青霉素400万

单位静脉滴注，每日2次。发热超过38.5℃给予双氯酚酸钠塞肛，治疗组加用中药自拟"消丹汤"内服，外敷如意金黄散。两组均连续观察14日，随访6～12个月。结果：两组治愈率、治愈时间相比有显著差异（P＜0.05），治疗组优于对照组。[3]

5. 萆薢渗湿汤 萆薢15克、薏苡仁30克、牡丹皮12克、黄柏12克、茯苓15克、泽泻10克、滑石10克、通草10克。每日1剂，水煎服。王殿荣收治120例下肢丹毒患者，内服药以清热利湿为主的萆薢渗湿汤为基本处方。初期阳热症状明显，内服药酌加清热解毒凉血之品，外敷药用金黄膏；中后期，阳热症状渐消，症转半阴半阳，内服药酌加清热利湿活血之品，外敷药用冲和膏。结果：显效32例，有效88例，总有效率100%。[4]

6. 解湿热1号方 黄柏15克、金银花15克、牛膝15克、黄连5克、蒲公英30克、川石斛15克、大腹皮15克、车前草30克、牡丹皮15克、丹参15克、泽兰12克、桃仁12克、白术15克、忍冬藤20克。每日1剂，水煎服。黄美琴用清热解毒、和营利湿中药治疗68例下肢丹毒患者（治疗组），与西药普鲁卡因青霉素治疗的30例进行对照（对照组）。结果：治疗组发热、患肢红肿热痛的消失明显优于对照组，治疗组总有效率为100%，对照组总有效率为93%（P＜0.05）。[5]

7. 萆薢渗湿汤合五神汤 萆薢15克、薏苡仁30克、牡丹皮12克、黄柏12克、茯苓15克、泽泻10克、滑石10克、通草10克。每日1剂，水煎服。王慧穆将60例下肢丹毒患者随机分为治疗组和对照组各30例。对照组予抗生素治疗；治疗组在静脉滴注青霉素的基础上加用中药萆薢渗湿汤合五神汤。结果：治疗组痊愈27例，好转3例，总有效率100%；对照组痊愈20例，好转4例，无效6例，总有效率80%。两组总有效率比较差异有显著性意义（P＜0.05）。[6]

① 郭宏珺,等.铁箍散与止痛膏配合中药内服治疗下肢丹毒32例[J].陕西中医,2007,28(8):1035-1037.
② 原焕勇.中西医结合治疗丹毒50例[J].四川中医,2007,25(3):90.
③ 王久明,等.自拟"消丹汤"内服配合中药外敷治疗丹毒150例[J].时珍国医国药,2007,18(3):683.
④ 王殿荣.中药内服外敷治疗下肢丹毒120例[J].辽宁中医杂志,2006,33(7):842.
⑤ 黄美琴.解湿热1号方治疗下肢丹毒疗效观察[J].辽宁中医杂志,2004,31(2):142.
⑥ 王慧穆.中西医结合治疗下肢丹毒30例疗效观察[J].新中医,2003,35(7):44.

8. 清解汤　金银花30克、蒲公英30克、紫花地丁30克、土茯苓30克、板蓝根30克、赤芍30克、牡丹皮15克、牛膝15克、薏苡仁20克、苍术20克、黄柏15克、生甘草10克。每日1剂,水煎服。张桂芳用清解汤治疗83例丹毒患者,结果:治愈64例,有效15例,无效4例,总有效率95.2%。①

9. 中药方　川萆薢10克、泽泻10克、六一散(包)10克、牡丹皮10克、赤芍10克、王不留行10克、丝瓜络10克、忍冬藤30克、虎杖30克。俞圭田使用利湿通络法治疗68例下肢丹毒患者(治疗组),并设青霉素治疗的52例作对照观察(对照组)。结果:治疗10日后,治疗组痊愈39例,好转27例,无效2例;对照组痊愈19例,好转31例,无效2例。治疗组疗效明显优于对照组(P<0.05)。②

10. 治丹汤　金银花9克、忍冬藤30克、黄柏9克、栀子9克、大黄9克、生地黄12克、牡丹皮9克、川牛膝12克、虎杖12克、生薏苡仁30克、茯苓9克、泽泻9克、萆薢9克、车前子(包)9克。每日1剂,水煎服。钱耀明将84例下肢丹毒患者随机分为中医组46例和西医组38例。中医组应用治丹汤;西医组则用普鲁卡因青霉素80万单位肌内注射,每日2次,5日为1个疗程。结果:中医组显效19例,有效27例,停药后复发1例;西医组显效22例,有效15例,无效1例。停药后复发5例。总有效率中医组为100%,西药组为97%(P>0.05)。③

单　方

苍术泽泻膏　组成:苍术1 500克、泽泻750克。制作方法:上药加水适量,煎2次取汁,约为4 000毫升,用文火浓煎,待筷子搅拌至稍稠,约2 000毫升时,加入蜂蜜500克,调制成膏,低温存贮。每次20毫升,每日2次。连服60日为1个疗程。临床应用:朱波用苍术泽泻膏治疗26例复发性丹毒患者,经1个疗程治疗后,治愈22例,好转2例,无效2例,治愈率84.6%。④

中　成　药

牛黄醒消丸　组成:人工牛黄、乳香、雄黄、麝香、没药。临床应用:沈雷将83例下肢丹毒患者随机分为治疗组53例和对照组30例。治疗组使用牛黄醒消丸治疗,对照组用西药抗生素静滴、硫酸镁湿敷治疗。结果:治疗组与对照组的总有效率分别为88.68%、66.67%,两组比较有显著差异(P<0.05)。⑤

① 张桂芳.清解汤治疗丹毒83例疗效观察[J].山东中医杂志,2002,21(3):152-153.
② 俞圭田.利湿通络法治疗下肢丹毒68例[J].浙江中医杂志,1998(5):230.
③ 钱耀明.治丹汤治疗下肢丹毒[J].辽宁中医杂志,1995,22(11):510.
④ 朱波.苍术泽泻膏治疗复发性丹毒26例[J].浙江中医杂志,1999,34(7):293.
⑤ 沈雷.牛黄醒消丸治疗下肢丹毒的临床观察[J].上海中医药杂志,2000(7):34.

气 性 坏 疽

概 述

气性坏疽是发生于皮肉之间、病势暴急的急性化脓性疾病。本病多由梭状芽孢杆菌经伤口进入受伤组织,在厌氧环境中生长繁殖,并释放毒素、胶原酶、透明质酸酶和溶纤维酶,引起组织液化,蛋白质和糖类分解,产生大量气体,造成组织肿胀、缺血、坏死,病变扩散,病情恶化。临床特点是起病急骤,局部焮热,胀裂样剧痛,进行性肿胀,皮色暗红,然后稍黑或有白斑,疮形略带凹形(如匙面),范围甚大,皮肉迅速腐烂,轻按患处有捻发音,溃后流臭秽污血,易并发走黄,危及生命。中医文献中称水疔、卸肉疔、脱靴疔等。

本病属中医"烂疔"范畴。唐代《备急千金要方》首载"烂疔",简要指出烂疔疮形凹如匙面的局部形态变化特点。清代《外科真诠》《增订治疗汇要》《疡科纲要》等描述了本病好发部位及发病特点,并对本病病机、症状及治则有系统的阐述。本病易并发走黄。

辨 证 施 治

1. 阙华发分2证

(1)湿火炽盛证 初起患肢有沉重和紧束感,以后逐渐出现胀裂样疼痛,创口周围皮肤呈红色、肿胀发亮,按之陷下,迅速蔓延成片。1～2日后肿胀剧烈,可出现水疱,皮肉腐烂,持续高热;舌质红,舌苔薄白或黄,脉弦数。治宜清热泻火、解毒利湿。方用黄连解毒汤合三妙丸加减:黄连、黄芩、黄柏、栀子、苍术等。

(2)毒入营血证 症见局部胀痛,疮周高度水肿发亮,迅速呈暗紫色,间有血疱,肌肉腐烂,溃流血水,脓液稀薄,混有气泡,气味恶臭,伴壮热头痛,神昏谵语,气促,烦躁不安,呃逆呕吐;舌质红绛,舌苔薄黄,脉洪滑数。治宜凉血解毒、清热利湿。方用犀角地黄汤合黄连解毒汤合三妙丸加减:水牛角、生地黄、牡丹皮、赤芍、黄连、黄芩、黄柏、栀子、苍术等。[1]

2. 孙亚峰分4证

(1)气营两燔证 症见寒颤高热,头痛烦躁,汗出口渴,恶心呕逆,肢体发麻,便结溲黄;舌质鲜红,苔黄糙,脉弦数而大。治宜清气泻热、解毒凉营。方用白虎汤加清营汤,重用石膏,酌加健脾养胃之品。

(2)毒入营血证 症见壮热不退,躁扰不宁,或神识昏蒙,或神昏谵语,或痉厥抽搐,或皮肤发斑;舌质红绛,苔少而干,脉细数。治宜清营凉血。方用犀角地黄汤加五味消毒饮,酌加健脾养胃之品。

(3)壮热亡阴证 症见身热烦躁,神志恍惚,大汗淋漓,呼吸气喘,渴喜冷饮;舌红而燥,苔黄而焦,脉细数无力。治宜生阴固津、凉血解毒。方用清营汤加竹叶黄芪汤去川芎、连翘,或犀角地黄汤加参麦散,酌加健脾养胃之品。

(4)气血两虚证 症见身热渐退,脉静身凉,少气懒言,胃纳不香,创面苍白;舌淡苔白,脉细数无力。治宜补益脾胃、温通气血。方用十全大补汤加减,酌加健脾养胃之品。

临床观察:孙亚峰以上方辨证结合西药治疗16例急性坏死性筋膜炎患者。结果:全部治愈,

---

① 阙华发.医师考核培训规范教程中医外科分册[M].上海:上海科学技术出版社,2016:55.

其中 14 例逐渐愈合，2 例因皮肤出现坏死皮肤缺损大行植皮术而愈合。治愈时间 34～83 日，平均 63.7 日。[1]

3. 刘宝生等分 3 证

(1) 热毒炽盛证　症见初起恶寒发热，患处局部肿胀疼痛，皮色紫红呈点状，从中心点迅速向四周扩散，疮顶色灰黑，切开后脓浊秽，味臭难闻，痛剧不止，伴热毒炽盛表现。治宜清热解毒、凉血降火。方用抗坏 1 号汤剂：生地黄 30 克、牡丹皮 15 克、水牛角粉 20～30 克、当归 15 克、赤芍 20 克、金银花 30～60 克、连翘 15 克、白花蛇舌草 30～60 克、紫花地丁 30 克、天花粉 15 克、桃仁 12 克、红花 12 克、黄芩 20 克、甘草 10 克。

(2) 阴液不足证　症见发热畏寒，疮部疼痛难忍，切开伤面坏死筋膜色灰暗，脓似粉浆污水，气味恶臭，脓腐难脱或肉芽淡红，脓水清稀，疮面久不敛口，伴阴液不足表现。治宜补肾养阴、和营解毒。方用抗坏 2 号汤剂：石斛 30 克、玄参 30～60 克、当归 20 克、党参 30 克、牛膝 20 克、丹参 30 克、金银花 30 克、紫花地丁 30 克、连翘 20 克、白芍 45 克、白花蛇舌草 40 克。

(3) 气血两虚证　症见寒颤高热，局部肿不明显，皮色不红而暗淡，疮口切开，脓水剧臭，疼痛轻微，伴气血两虚表现。治宜补益气血、固托解毒。方用抗坏 3 号汤剂：生黄芪 60～90 克、人参 10 克(党参 30 克)、甲片 30 克、皂角刺 60 克、茯苓 15 克、白术 10 克、当归 20 克、川芎 6 克、白芍 40 克、生地黄 30 克、肉桂 5 克、白花蛇舌草 40 克、金银花 40 克、连翘 20 克、紫花地丁 30 克。

临床观察：刘宝生等以上方辨证结合西药治疗 32 例急性坏死性筋膜炎患者。结果：29 例治愈 (90.7%)，截肢 1 例(3.1%)，死亡 2 例(6.2%)。[2]

4. 康泰通等分 3 证

(1) 火毒炽盛、湿热内蕴证　症见皮肤破损处肿胀灼痛，伤周暗红，迅速成片蔓延，状如丹毒，局部发一大污水疮，伴恶寒高热，烦渴，头身疼痛，食欲不振，溲赤便秘，舌红苔黄，脉洪滑数。治宜清热解毒，兼祛湿邪。方用五味消毒饮、黄连解毒汤、四妙散加减。外治采用茅花烧灼法制止其腐烂。另以葱腐合剂外敷，以退黄解毒、理气消肿。

(2) 邪热伤津、耗液证　症见局部疮破，疮呈紫黑色或浅黄色，死肌，溃烂迅速扩大成片，流出棕污色浆水，味臭，甚至皮肉成块脱落，筋骨暴露，身热不退，甚至神昏谵语，舌质红绛，脉沉细。治宜凉血护阴。方用黄连解毒汤、银花甘草汤、犀角地黄汤加石斛、沙参等。外治采用剪除死肌，泄毒外出，伤口腐肉掺九一丹以提脓去腐。

(3) 气血两虚证　症见腐脱肿消，新肉渐生，全身症状消失。治宜补益气血。方用八珍汤、十全大补汤、人参养营汤等。外治采用生肌散掺疮口，八宝膏外贴以助生肌收口。

临床观察：康泰通等以上方辨证治疗 56 例烂疗患者。结果：全部治愈。疗程最长者 88 日，最短者 10 日，平均 19.5 日。[3]

经 验 方

1. 象皮膏　生象皮 360 克、紫草 150 克、生地黄 600 克、当归 450 克、地骨皮 300 克、马钱子 150 克、大黄 450 克、甘草 45 克、白蜡 300 克、黄蜡 300 克、香油 7 500 克。谢长宏等用自制象皮膏治疗 2 126 例烂疗患者。结果：治愈 1 984 例(93.32%)，好转 137 例(6.44%)，未愈 5 例(0.24%)。创面较小用药 1～2 周可治愈；外露肌腱且创面大于 3 厘米×3 厘米，须植皮手术才能封闭创面。[4]

2. 加参四妙汤和化腐生肌定痛散　加参四妙汤：人参 10 克、黄芪 45 克、金银花 30 克、当归 30 克、甘草 15 克。化腐生肌定痛散：硼砂 18 克、朱砂 5 克、滑石 50 克、琥珀 5 克、冰片 3 克、甘草 12 克。先用硼砂、朱砂共研极细，再与其他研细的几

① 孙亚峰.中西医结合治疗急性坏死性筋膜炎[J].中国中西医结合外科杂志,2007,13(1)：49-50.
② 刘宝生,等.中西医结合治疗急性坏死性筋膜炎的临床研究[J].天津中医,2001,18(5)：4-6.
③ 康泰通,等.烂疗 56 例治验[J].福建中医药,1994,25(1)：35.
④ 谢长宏,杨军锋,等.自制象皮膏外用治疗烂疗 2 126 例回顾性分析[J].中国中医药科技 2017,24(2)：240-250.

味和之,即中医所谓套色,最后装瓶备用。使用时先用过氧化氢、生理盐水冲洗创面,消毒棉签拭净后,均匀撒于创面,后用拧干的生理盐水纱条填塞,松紧适度,干纱垫包扎固定,10日以后换药,可不必冲洗,用棉签拭净后直接撒药面,再隔日换药1次,直至完全愈合。配合加参四妙汤内服。刘根才等用彻底清创加化腐生肌定痛散和加参四妙汤内服治疗20例重症气性坏疽患者,其中大小腿重症感染10例,臀部6例,脚背2例,胸前胸后各1例。结果:临床治愈16例,占80.00%;显效2例,占10.00%;有效1例,占5.00%,无效1例,占5.00%。总有效率95.00%。[1]

中 成 药

安宫牛黄丸 组成:牛黄、水牛角浓缩粉、人工麝香、珍珠、朱砂、雄黄、黄连、黄芩、栀子、郁金、冰片。临床应用:文俊用安宫牛黄丸治疗火毒炽盛、迫入营血、热犯心包之特大型烂疔患者,疗效显著。[2]

① 刘根才,等.彻底清创加化腐生肌定痛散治疗重症气性坏疽20例[J].中医外治杂志,2011,20(4):22-23.
② 文俊.特大型烂疔治验[J].湖南中医药导报,1997,3(4):65.

脓 毒 症

概 述

脓毒症是由于感染引起宿主反应失调导致的危及生命的器官功能障碍,是严重创伤、烧伤和战伤,以及休克、感染、外科大手术等过程中常见并发症,是因各类感染而引起的全身炎症性反应。脓毒症的表现主要有三类:(1)原发感染灶的症状和体征;(2)系统性炎症反应综合征的表现;(3)脓毒症进展后出现的休克及进行性多器官功能不全表现。

本病属中医"走黄""内陷"等范畴,为阳证疮疡疾病过程中因火毒炽盛,或正气不足,导致毒邪走散,内攻脏腑引起的危急重证,是严重的全身性化脓性外科疾患。相当于西医的毒血症、败血症、脓血症等全身性化脓性感染。继发于疔疮的称为走黄;因疽毒或疔疮以外的其他疮疡引起的称为内陷。"疔疮走黄"始于明代《疮疡经验全书》,"内陷"之名则首见于《温热经纬》。高秉钧的《疡科心得集》又有三陷之说:"三陷变局,谓之火陷、干陷、虚陷也。"走黄是疔疮火毒炽盛,早期失治,毒势未能及时控制,毒邪走散,毒入血分,内攻脏腑而引起的一种全身性危急重证。又名癀走。其特点是疮顶忽然陷黑无脓,肿势迅速扩散,伴见高热烦躁,甚则神昏谵语等。凡是疔疮,均可发展为走黄,然颜面部疔疮因其所生之处经脉众多,又头为诸阳之会;烂疔因其病势急暴凶险,故尤易发生走黄。内陷为疮疡阳证过程中,因正气亏虚,正不胜邪,毒不外泄,反陷入里,客于营血,内传脏腑的一种危急重证。其临床特点是肿疡疮顶忽然内陷,或溃疡脓腐未净忽然干枯无脓,或脓净红活的疮面忽变光白板亮,同时伴邪盛热极或正虚邪盛或阴阳两竭的全身证候。

辨 证 施 治

阙华发分5证

(1)毒盛入血证 见于走黄。原发病灶处忽然疮顶陷黑无脓,肿势弥漫,迅速向周围扩散,边界不清,皮色转为暗红;伴寒颤、高热,头痛,烦躁,胸闷,四肢酸软无力,病情严重者,可出现神昏谵语、痉厥等症状;舌质红绛,舌苔黄燥,脉洪数或弦滑数。治宜凉血清热解毒、养阴清心开窍。方用五味消毒饮、黄连解毒汤、犀角地黄汤三方合并加减:金银花、蒲公英、紫花地丁、天葵子、野菊花、黄连、黄芩、黄柏、栀子、犀角、生地黄、牡丹皮、赤芍等。

(2)邪盛热极证 多发生于疽证1~2候的毒盛期。局部疮顶不高,根盘散漫,疮色紫滞,疮口干枯无脓,灼热剧痛;全身出现壮热口渴,便秘溲赤,烦躁不安,神昏谵语,或胁肋偶有隐痛;舌质红绛,舌苔黄糙,脉洪数或弦滑数。治宜凉血清热解毒、养阴清心开窍。方用清营汤合黄连解毒汤、安宫牛黄丸或紫雪丹或紫雪散:水牛角、生地黄、玄参、竹叶、金银花、连翘、黄连、丹参、麦冬、黄芩、黄柏、栀子等。

(3)正虚邪盛证 多发生于疽证2~3候溃脓期。局部脓腐,脓少而薄,疮色灰暗,肿势平塌,散漫不聚,微痛不适;全身发热或恶寒,神疲食少,自汗胁痛,神昏谵语,气息粗促;或体温反而不高,肢冷便溏,小便频数;舌淡,苔灰腻,脉沉细或细数。治宜补益气血、托毒透邪,佐以清心安神。方用托里消毒散合安宫牛黄丸加减:人参、黄芪、当归、川芎、白芍、皂角刺、桔梗、金银花、连翘、白芷等。

（4）脾肾阳衰证 多发生于疽证4候收口期。局部肿势已退，疮口腐肉已尽，而脓水稀薄色灰，新肉不生，状如镜面，光白板亮，不知疼痛；全身出现虚热不退，形神萎顿，纳食日减，或腹痛便泄，自汗肢冷，气息低促；舌质淡红，苔薄白或无苔，脉沉细或虚大无力。治宜温补脾肾。方用附子理中汤加减：附子、人参、干姜、白术、甘草等。

（5）阴伤胃败证 多发生于疽证4候收口期。局部肿势已退，疮口腐肉已尽，而脓水稀薄色灰，新肉不生，状如镜面，光白板亮，不知疼痛；全身虚热不退，盗汗，口舌生糜，纳少口干；舌红绛，舌光如镜，脉细数。治宜养阴生津益胃。方用益胃汤加减：人参、麦冬、生地黄、玉竹、冰糖等。[1]

经 验 方

1. 桃核承气汤 桃仁12克、大黄12克、桂枝6克、芒硝6克、甘草6克。每日早晚各1次，每次100毫升，疗程为1周。逐瘀泻热。兰万成将60例脓毒血症（血瘀腑实证）患者随机分为试验组32例和对照组28例。对照组采用常规血流动力学支持、抗生素、机械通气、局部病灶处理、营养支持及抑制过度炎症等综合治疗，治疗组在此基础上配合桃核承气汤。用酶联免疫吸附法（ELISA）检测两组病例治疗前及治疗第7日血清TNF-α、IL-1β、IL-6水平。结果：试验组治疗第7日血清炎症因子TNF-α、IL-1β、IL-6水平均较用药前降低（$P<0.05$），与对照组比较，TNF-α、IL-6水平明显下降，差异有统计学意义（$P<0.05$）。[2]

2. 益气通腑逐瘀方 黄芪、生地黄、大黄、枳实、桃仁、丹参、当归、赤芍、牡丹皮、川芎、红花。益气养阴，解毒泄热，活血化瘀。鲁召欣等将126例脓毒症患者随机分为治疗组和对照组各63例，均给予西医常规治疗，治疗组加用益气通腑逐瘀方灌肠，对照组加用等量生理盐水灌肠。治疗2

个疗程后比较两组患者的愈显率及有效率。结果：治疗组的愈显率及有效率均高于对照组，28日死亡率低于对照组。[3]

3. 清瘟败毒饮 生石膏30克、水牛角30克、生地黄15克、黄连10克、知母15克、玄参30克、栀子15克、桔梗15克、黄芩15克、赤芍30克、连翘15克、牡丹皮10克、鲜竹叶15克、甘草10克。每次100毫升，每日3次。适用于气营两燔证。冷建春等将49例脓毒症患者随机分为治疗组25例和对照组24例。两组的西医治疗方法参照《2008国际严重脓毒症及感染性休克治疗指南》和我国卫生部2004年制定的《抗生素临床应用指导原则》，治疗组同时加用中药清瘟败毒饮口服。结果：两组总疗效比较无差异，但治疗组临床控制率优于对照组（$P<0.05$）；两组患者与本组治疗前比较，中医症状积分和急性生理学及慢性健康状况评分系统Ⅱ（APACHEⅡ）评分分值均明显下降（$P<0.05$，$P<0.01$），但同期比较治疗组优于对照组（$P<0.05$）；两组患者与本组治疗前比较，IgG、IgA、IgM、C3、CRP、TNF-α水平（值）均降低（$P<0.05$，$P<0.01$），但治疗组同期优于对照组（$P<0.05$）。[4]

4. 黄连解毒汤 黄连、黄芩、黄柏、栀子。清热，泻火，解毒，为清热解毒法的经典代表方。适用于各类实热火毒、三焦热盛之证，相当于现代医学范畴的微生物感染引起的多种急性感染性疾病，特别是败血症和脓毒血症。赵军艳等用清热燥湿中药治疗内科急性炎症患者，疗效满意。[5]

单 方

1. 黄芪 组成：黄芪。临床应用：沈丽娟等收治60例脓毒症患者，随机分为常规治疗组（20例，常规西医治疗）、低剂量黄芪组（20例，在常规西医治疗基础上加用黄芪颗粒1.5克，每日1次）、

① 阙华发.医师考核培训规范教程中医外科分册[M].上海：上海科学技术出版社，2016：80.
② 兰万成.桃核承气汤对脓毒症（血瘀腑实证）患者血清炎症因子水平的影响[J].时珍国医国药，2013，24（4）：885-886.
③ 鲁召欣，宋东庆.益气通腑逐瘀方灌肠疗法治疗脓毒症临床观察[J].中国中医急症，2012，12（5）：703-704.
④ 冷建春，等.清瘟败毒饮对脓毒症的疗效及对部分血清免疫学指标的影响[J].中华中医药杂志，2012，27（3）：248-250.
⑤ 赵军艳.清热燥湿中药在急性炎症中的运用[J].中国中医基础医学杂志，2005，11（11）：847-848.

高剂量黄芪组(20 例,在常规西医治疗基础上加用黄芪颗粒 3.0 克,每日 1 次),5 日为 1 个疗程。结果:不同剂量黄芪组的 B 淋巴细胞、总 T 细胞、CD4+/CD8+等指标回升,而 NK 细胞以及 T 抑制淋巴细胞指标下降,效果优于常规治疗组,可以呈现出剂量依赖性。[1]

2. 生大黄 组成:生大黄。用法用量:生大黄鼻饲,每日 3 次。临床应用:黄伟等将 86 例脓毒症相关性免疫麻痹患者随机分为对照组和治疗组各 43 例。对照组给予常规综合治疗,治疗组在常规综合基础疗法上辅以生大黄鼻饲,持续 1 周。结果:治疗后 7 日,治疗组的血清 NF-κB 和 IL-10 均低于对照组,差异具有统计学意义($P<0.05$);且治疗组的 APACHE Ⅱ 评分和 SOFA 评分均低于对照组,差异具有统计学意义($P<0.05$)。[2]

中 成 药

1. 血必净注射液 组成:红花、赤芍、川芎、丹参、当归,其化学成分中含有红花黄色素 A、川芎嗪、丹参素、阿魏酸、芍药苷等 21 种化合物。功效:活血化瘀,疏通经络,溃散毒邪。血必净注射液在脓毒症的治疗上表现出很好的临床疗效,得到广泛的认可,并有大量的相关研究。临床应用:周仙仕等对血必净降低脓毒性休克患者病死率的系统评价中发现血必净注射液可以降低脓毒性休克患者不同时点的病死率。其中 7 日病死率降低 39%～46%,14 日病死率降低 2%～47%,28 日病死率降低 39%～49%。[3]

2. 扶正败毒颗粒 组成:人参、生大黄、水牛角、生地黄、麦冬、玄参、石膏、知母、黄连、冰片等。功效主治:解毒降浊,益气化瘀;适用于正气亏虚、浊毒内蕴、络脉瘀滞之脓毒症。临床应用:王丁超等用常规治疗加上扶正败毒颗粒治疗 15 例脓毒症患者,结果显示扶正败毒颗粒可减轻脏器的损害,改善预后,降低患者死亡率。[4]

3. 参附注射液 组成:红参、附片。功效主治:回阳救逆,益气固脱;适用于阳气暴脱的厥脱症(感染性、失血性、失液性休克等)。用法用量:100 毫升加入 250 毫升 5%葡萄糖注射液中静脉滴注,每日 1 次,持续 7 日。临床应用:邱泽亮等将 68 例严重脓毒症患者随机分为对照组 32 例和治疗组 36 例。对照组给予常规治疗,治疗组在常规治疗基础上给予参附注射液静脉滴注。结果:两组患者治疗后血 ALT、AST、BUN、Cr、IL-6 水平以及 APACHE Ⅱ、多器官功能障碍综合征(MODS)评分均呈下降趋势;治疗 7 日后,治疗组上述指标明显下降,与对照组比较差异有统计学意义。相反,治疗后,两组患者外周血 T 细胞亚群水平有不同程度的升高,治疗组在治疗 7 日明显回升,与对照组比较差异有统计学意义。[5]

① 沈丽娟,王倩.不同剂量黄芪对脓毒症患者免疫功能和血小板活化因子的干预研究[J].南京中医药大学学报,2019,35(2):135-138.
② 黄伟,陈肖.单味生大黄辅助治疗脓毒症相关性免疫麻痹的效果及临床机制观察[J].中国地方病防治杂志,2017,32(9):1034,1037.
③ 周仙仕,李俊.血必净降低脓毒性休克患者病死率的系统评价[J].中华中医药学刊,2016(9):2161.
④ 王丁超,等.扶正败毒颗粒治疗脓毒症 15 例[J].中国中医急症,2011,20(2):305-306.
⑤ 邱泽亮,等.参附注射液对严重脓毒症患者肝肾功能的保护作用[J].中药药理与临床,2013,29(4):155-157.

急性淋巴管炎

概　述

急性淋巴管炎是发于四肢,皮肤呈红丝显露,迅速向上走窜的急性感染性疾病。可伴恶寒发热等全身症状。其主要临床表现为好发于四肢内侧,常有手足部生疗或皮肤破损等病史。多先在手足生疗部位或皮肤破损处见红肿热痛,继则在前臂或小腿内侧皮肤上起红丝一条或多条,迅速向躯干方向走窜,上肢可停于肘部或腋部,下肢可停于腘窝或胯间。腋窝或腘窝、腹股沟部常有臖核肿大作痛。轻者红丝较细,无全身症状,1~2日可愈;重者红丝较粗,伴有恶寒发热、头痛、乏力等全身症状。有的还可出现结块,一处未愈,他处又起,有的2~3处相互串连。病变在浅部的皮色较红;病变在深部的皮色暗红,或不见"红丝",但患肢出现条索状肿块和压痛。如结块不消而化脓者,则肿胀疼痛更剧,化脓在发病后7~10日,溃后一般容易收口,若二三处串连贯通,则收口缓慢。

本病属中医"红丝疗"范畴,又称"红线疗""血箭疗""赤疗""红演疗"等。《外科启玄》云:"红丝疗,其形赤缕缕如丝线,周身缠绕,如手足上则入心即死。"《证治准绳》云:"红丝疗一名血箭疗,一名赤疗,一名红演疗,生于舌根下或生头面或生手足骨节间,其证最急。"《外科正宗》云:"红丝疗起于手掌节间,初起形似小疮,渐发红丝上攻手膊,令人多作寒热,甚则恶心呕吐,迟者红丝至心,常能坏人。"本病外因手足部生疗,或足癣糜烂,或有皮肤破损感染毒邪,内有火毒凝聚,以致毒流经脉,向上走窜而继发红丝疗。若火毒走窜,内攻脏腑,可成走黄之证。

辨　证　施　治

1. 阙华发分2证

(1) 火毒入络证　症见患肢红丝较细,红肿而痛,全身症状较轻,舌苔薄黄,脉濡数。治宜清热解毒。方用五味消毒饮加减。

(2) 火毒入营证　症见患肢红丝粗肿明显,迅速向近端蔓延;伴寒颤高热,烦躁,疼痛,口渴,舌苔黄腻,脉洪数。治宜凉血清营、解毒散结。方用犀角地黄汤、黄连解毒汤、五味消毒饮加减。[1]

2. 热毒证　症见发于下肢,局部红赤肿胀,灼热疼痛,甚至化脓,可伴发热,胃纳不香;舌红,苔黄腻,脉滑数。方用金银花30克、连翘15克、防风10克、白芷10克、当归10克、牡丹皮10克、赤芍10克、贝母10克、天花粉10克、生甘草6克、黄柏10克、丹参10克。每日1剂,水煎分3次服用。临床观察:叶晓霞将81例下肢急性淋巴管炎患者随机分为治疗组45例和对照组36例。两组均应用β-内酰胺类药物(青霉素类或头孢菌素类),常规剂量静脉滴注,红外线理疗,治疗组在此基础上加用中医药辨证施治。结果:治疗组治愈率为66.7%,有效率为95.6%,对照组分别为44.4%、77.7%。经统计学处理,两组间有效率比较有显著差异($P<0.05$)。[2]

---

① 阙华发.医师考核培训规范教程中医外科分册[M].上海:上海科学技术出版社,2016(1):54.
② 叶晓霞.下肢急性淋巴管炎45例辨证施护体会[J].中医药临床杂志,2010,22(9):822-823.

经 验 方

1. 青敷膏　大黄 240 克、姜黄 240 克、黄柏 240 克、白及 180 克、白芷 120 克、赤芍 120 克、天花粉 120 克、青黛 120 克、生甘草 120 克。张年文等将 60 例急性淋巴管炎患者分为治疗组 40 例和对照组 20 例。对照组接受常规抗生素治疗；治疗组在常规使用抗生素(青霉素)基础上局部外敷青敷膏。结果：对照组治愈 9 例，治愈率 45.0%；治疗组治愈 38 例，治愈率 95.0%。两组之间的差异有统计学意义(P<0.01)。①

2. 加味金芙膏　组成：金黄散(天花粉 50 克、大黄 25 克、姜黄 25 克、黄柏 25 克、白芷 25 克、天南星 10 克、厚朴 10 克、陈皮 10 克、生甘草 10 克、苍术 10 克)65%、芙蓉叶 15%、七味内消膏 20%(肉桂 12 克、公丁香 12 克、生天南星 12 克、樟脑 12 克、山奈 12 克、牙皂 6 克、白胡椒 3 克)。将加味金芙膏加蜂蜜或醋调成糊状，冬日结块时可在微波炉中高火加热 10 秒使其软化。均匀涂在双层纱布上，外敷范围超过红肿 1~2 厘米即可，每日更换 1 次。贡献宇用加味金芙膏治疗 20 例急性淋巴管炎患者，7 日为 1 个疗程。结果：经治疗 1 个疗程，20 例中治愈 18 例；好转 1 例，继续敷药 5 日治愈；无效 1 例，经切开排脓后换药治愈。②

3. 五味消毒饮加减　金银花 50 克、蒲公英 30 克、紫花地丁 30 克、野菊花 20 克、天葵子 10 克、黄连 10 克、牡丹皮 10 克。每日 1 剂，水煎服，早晚各服 1 次。韩雨顺用五味消毒饮加减治疗 35 例红丝疔患者，疗效满意。③

4. 地丁饮　紫花地丁 30 克、金银花 90 克、白矾 10 克、生甘草 10 克。每日 1 剂，加水 2 碗，煎成 1 碗，一次顿服，每日 2 次，连服 2 日。周国安用此方治 5 例红丝疔患者(相当于现代医学的急性淋巴管炎)。结果：用药后 1~2 日，痛止红肿消退，全部治愈，无一例走黄。④

5. 千锤膏　蓖麻籽(去壳)7 粒、杏仁 7 枚、当归 6 克、红花 3 克、朱砂 1 克、鲜桑白皮(干、根白皮均可)9 克、冰片(用量是前 6 味药总重的 2/3)、生桐油适量。上药除生桐油外，余药置于光滑的石板上用锤打和(入石臼内杵打更佳)，待药物打碎时，兑入适量生桐油，继续打和，若干再加桐油，直至成泥状的药膏，置室外露 1 宿，装瓶备用。因本膏易霉变，不宜久贮，若急用时现配后不经夜露疗效亦可。随症加减：患部红肿焮热重时，膏内加入红糖少许，以增腐蚀之功；若走黄(除脓毒败血症)时，膏内加入砒砂、硼砂各适量。临床视患部范围大小，取药膏适量，捏作 1 毫米厚的药饼(比病灶略大些)敷于患处，外用太乙膏盖贴，若病情严重者，将药膏用白酒浸湿后捏饼敷用。蒋艺芹用千锤膏治疗急性淋巴管炎患者，疗效满意。⑤

单 方

1. 中药方　组成：马齿苋 60 克、苍术 10 克。用法用量：上药加水 600 毫升，煎成 300 毫升，一次顿服，药渣捣碎敷患处，每日 1 剂，连服 2 剂。临床应用：兰友明等以马齿苋为主治疗 50 例红丝疔患者。结果：全部治愈，无一例走黄，用药后一般当日止痛，3 日红肿消退。⑥

2. 消疔简便方　组成：白矾、葱心。用法用量：取拇指大白矾 1 块，葱心 7 个，共捣一起，余下葱茎叶洗净，煎取葱汤半碗，待温送下上药，然后盖被发汗，会饮酒者加服半两热酒，以助发汗。临床应用：戚魁邦用中药内服治疗 203 例红丝疔患者，并取患侧厥阴俞(即第 4 胸椎棘突下旁开 4.5

① 张年文，等.青敷膏治疗急性淋巴管炎疗效观察[J].陕西中医，2014，35(4)：427-428.
② 贡献宇.加味金芙膏治疗急性淋巴管炎经验[J].实用中西医结合临床，2012，12(3)：78-79.
③ 韩雨顺.五味消毒饮加减治疗红丝疔 35 例疗效观察[J].黑龙江中医药，2008(1)：39.
④ 周国安.地丁饮治疗红丝疔[J].内蒙古中医药，1993(1)：39.
⑤ 蒋艺芹.千锤膏治疗急性淋巴管炎[J].中国社区医师，1992(12)：23.
⑥ 兰友明，等.以马齿苋为主治疗红丝疔[J].中医杂志，2005，46(7)：496.

寸),消毒后,用三棱针向背脊方向点刺,挤出1~2滴血,再拔火罐,15分钟起罐,可拔出黑紫色血1~3毫升,起罐擦拭干净,外涂龙胆紫。经上法处置后,一般红丝疔可在第2天消退。结果:203例患者治愈最短时间为3日,最长时间为6日,平均4~5日治愈。[1]

① 戚魁邦.针刺放血拔罐配合中药内服治疗红丝疔203例[J].中医外治杂志,2002(4):34.

急性淋巴结炎

概　述

急性淋巴结炎是发生于颈部两侧的急性化脓性疾病。具有儿童多见，冬春季易发，发病前多有乳蛾、口疳、龋齿或头面疮疖，附近有皮肤黏膜破伤病史。多生于颈旁两侧，也可发生于耳后、颌下、颏下等特点。临床主要表现为初起结块形如鸡卵，皮色不变，肿胀，灼热，疼痛，活动度不大，逐渐漫肿坚实，焮热疼痛。伴有寒热、头痛、项强等症状。若4～5日后发热不退，皮色渐红，肿势高突，疼痛加剧如鸡啄，伴口干、便秘、溲赤等症状，是欲成脓。至7～10日按之中软而有波动感者，为脓已成。溃后脓出黄白稠厚，肿退痛减，10～14日可以愈合。若火毒炽盛或素体虚弱，病变可向对侧蔓延，或压迫结喉，形成锁喉痈，甚则危及生命。部分病例因大量使用抗生素或苦寒药物治疗，形成慢性迁延性炎症者，结块质地较坚硬，需1～2个月后才能消散，如不能控制病情也会再次出现红肿热痛而化脓。

本病属中医"颈痈"范畴。俗称"痰毒"，又称"时毒"。《疡科心得集（辨颈痈锁喉痈论）》云："颈痈生于颈之两旁，多因风温痰热而发，盖风温外袭，必鼓动其肝木，而相火亦因之俱动，相火上逆，脾中痰热随之。颈为少阳络脉循行之地，其循行之邪至此而结，故发痈也。"故本病的发生多由外感风温、风热之邪，内伤情志，气郁化火，以致外邪内热夹痰蕴结于少阳、阳明经络，气血凝滞，热胜肉腐而成，或因患乳蛾、口疳、龋齿或头面疮疖毒邪流窜至颈部而成。

辨　证　施　治

周锦玲等分4证

（1）风热痰毒证　症见颈部淋巴结肿大，肿胀疼痛，伴发热，头痛，项强，寐欠安，小便黄，大便干，舌苔薄白，脉滑。治宜解肌清热、化痰消肿。方用银翘散加减：金银花15克、连翘9克、炒牛蒡子9克、薄荷3克、夏枯草15克、桔梗9克。随症加减：兼有寐欠安者，可加用炒酸枣仁安神定志。

（2）热毒炽盛证　症见颈部淋巴结肿大，灼热疼痛，口干口渴，头痛，大便秘结或排便困难，小便短黄，舌苔黄腻，脉数大。治宜清热解毒、祛瘀消肿。方用五味消毒饮合仙方活命饮加减：金银花15克、野菊花9克、紫花地丁15克、蒲公英15克、桃仁9克、赤芍8克、丹参9克、川芎9克、白芷9克。

（3）肝郁痰火证　症见颈部淋巴结肿大，肿胀疼痛，伴咽喉不适，咯痰不爽，舌红，苔黄，脉弦数。治宜清肝散结、养血化毒。方用柴胡清肝汤加减：柴胡9克、黄芩9克、生地黄30克、赤芍9克、连翘9克、法半夏9克、半枝莲30克、夏枯草15克、路路通15克、茯苓15克。

（4）阳虚痰凝证　症见颈部淋巴结肿大，皮色不显，疼痛无热，神疲乏力，口不渴，排便量少或无力，舌淡苔白，脉沉细。治宜温阳通滞、消痰散结。方用阳和汤加减：肉桂12克、黄芪30克、鹿角胶10克、炮姜3克、熟地黄30克、制陈皮10克。

临床观察：周锦玲等以上方辨证治疗颈部淋巴结炎患者，疗效满意。①

①　周锦玲，魏开建.魏开建治疗颈部淋巴结炎临床经验［J］.浙江中西医结合杂志，2019,29(6)：20－521.

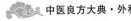
经 验 方

1. 急淋颗粒　牛蒡子 10 克、牡丹皮 12 克、赤芍 10 克、栀子 10 克、荆芥 10 克、薄荷 6 克、玄参 10 克、夏枯草 10 克、金银花 20 克、连翘 10 克、蒲公英 15 克、桂枝 6 克、白芷 12 克、生甘草 6 克。每日 1 剂，分 2 次早晚用开水冲开，温服，15 日为 1 个疗程。徐大成等用急淋颗粒治疗 200 例颈部淋巴结炎患者。结果：治愈 179 例，占 89.5%；好转 19 例，占 9.5%；未愈 2 例，占 1%。①

2. 软坚消痈饮　金银花 12 克、野菊花 12 克、紫花地丁 10 克、蒲公英 15 克、牛蒡子 12 克、山豆根 6 克、漏芦 10 克、皂角刺 10 克、炙甲片 6 克、浙贝母 10 克、丝瓜络 18 克、川牛膝 10 克、生石膏 30 克、大黄 6 克、鱼腥草 12 克、生甘草 6 克。每日 1 剂，水煎服，早晚分服。郑新生用软坚消痈饮治疗 32 例颈痈患者。结果：治愈 28 例，好转 2 例，无效 2 例，总有效率 87.5%。②

3. 普济消毒饮　黄芩 10 克、黄连 6 克、连翘 15 克、板蓝根 30 克、牛蒡子 6 克、僵蚕 3 克、玄参 10 克、马勃 3 克、升麻 3 克、桔梗 3 克、柴胡 6 克、陈皮 6 克、生甘草 3 克。随症加减：热毒炽盛者，加金银花 15 克、紫花地丁 30 克、牡丹皮 10 克、生大黄 6 克；气虚者，加生黄芪 15 克。每日 1 剂，水煎，早晚各服 1 次。金淳民用普济消毒饮治疗 56 例颈痈患者。结果：痊愈（局部肿块消失或直径不超过 0.5 厘米，无压痛，体温、血象均正常）42 例，好转（局部肿块明显缩小，压痛减轻，体温、血象均正常）12 例，无效（症状、体征无明显变化或局部肿块化脓）2 例，总有效率 96.6%。治疗时间最长者 15 日，最短者 3 日，平均 7 日。③

4. 仙方活命饮内服和如意金黄散外敷　仙方活命饮：金银花 15 克、防风 6 克、白芷 6 克、浙贝母 6 克、皂角刺 6 克、当归尾 3 克、陈皮 3 克、甲片 3 克、赤芍 9 克、天花粉 9 克、乳香 2 克、没药 2 克、生甘草 2 克。随症加减：发热甚者，加石膏、葛根；局部肿痛明显者，加蒲公英、延胡索；大便秘结者，加大黄、芒硝。每日 1 剂，水煎 2 次取 200 毫升，分 2 次服，8 岁以下患儿用量酌减。如意金黄散：姜黄 20 克、大黄 20 克、黄柏 20 克、白芷 20 克、苍术 10 克、厚朴 10 克、陈皮 10 克、生甘草 10 克、生天南星 10 克、天花粉 30 克。上药研末过筛，混匀制成的金黄散与蜂蜜调拌成软膏，购置自粘贴涂上软膏即成如意金黄贴。用时敷贴患处，每日 1 贴，每次贴敷 12 小时。王永红将 64 例小儿急性淋巴结炎患者随机分成治疗组和对照组各 32 例。治疗组采用仙方活命饮加减口服及如意金黄贴外敷，对照组采用注射用头孢硫脒、热毒宁注射液静脉滴注及对症治疗。结果：治愈率治疗组为 87.5%，对照组为 84.4%，治疗后治疗组治疗费用、疼痛缓解时间均明显少于对照组，两组比较差异有统计学意义（$P<0.05$）。④

单 方

五倍子粉热醋调膏　组成：五倍子粉 100 克。制备方法：取五倍子烘干粉碎过筛，备用。取适量食醋煮沸后倒入五倍子粉末混合，加入适量淀粉以增加黏稠度。取牛皮纸，将成糊状的药膏涂抹在上面，控制厚度约 3 毫米，涂抹面积视患者颈痈面积而定。用法用量：趁热将热膏敷于患者颈痈病变部位，用纱布固定。每日早晚各 1 次。临床应用：覃同昌将 90 例糖尿病颈痈患者随机分为治疗组和对照组各 45 例。治疗组给予五倍子粉热醋调膏外敷结合黄连解毒汤治疗，对照组给予黄连解毒汤治疗。结果：治疗组治疗后患者在疼痛改善及治愈率方面均明显优于对照组，两组比较差异有统计学意义。⑤

① 徐大成,等.急淋颗粒治疗颈部淋巴结炎 200 例[J].辽宁中医药大学学报,2010,12(3)：129-130.
② 郑新生.软坚消痈饮治疗颈痈 32 例[J].山东中医杂志,1994,13(6)：258.
③ 金淳民.普济消毒饮治疗颈痈 56 例[J].江苏中医,2000(3)：25.
④ 王永红.仙方活命饮配合如意金黄贴治疗小儿急性淋巴结炎疗效观察[J].新中医,2015,47(8)：179-180.
⑤ 覃同昌.五倍子粉热醋调膏外敷结合黄连解毒汤治疗糖尿病颈痈 90 例疗效观察[J].中医临床研究,2013,5(22)：59-60.

慢性淋巴结炎

概　述

慢性淋巴结炎是发生在皮肉之间局部肿痛的肿块。临床特点是多发于颈部、腋下、腹股沟等处,局部结块,肿胀疼痛,很少化脓。临床主要表现为可发生于任何年龄段人群。发病前多数有明显的感染灶(乳蛾、口疳、龋齿或皮肤生痈疖疔疮等)、昆虫叮咬、皮肤黏膜破损或劳累史。发病部位以颌下、颏下、颈部、腋下、腹股沟等处淋巴结为主,尤以颈部多见。浅表局限性淋巴结肿大,疼痛或不痛,质地中等,边界清楚,表面光滑,活动度好,轻度压痛。肿大淋巴结的数目及大小不一,多长期存在而无变化。劳累后则肿大明显,疼痛加剧。重者局部常有红肿、发热、疼痛,但很少化脓。肿大的部位取决于原发感染病灶的位置。头部感染常引起枕后、耳后淋巴结肿大,口腔、咽喉和耳部感染引起颈部淋巴结肿大,手或手臂感染常引起腋下淋巴结肿大,下肢、会阴部感染常引起腹股沟淋巴结肿大。一般无全身症状,部分可有畏寒、发热、头痛、乏力、全身不适及食欲减退等。

本病属中医“臖核”范畴。多因毒邪流窜,破损染毒,正气不足所致。治宜益气健脾、活血化痰、软坚消肿。大部分患者经治疗后病情向愈,预后较好。

辨　证　施　治

1. 痰瘀血凝证　症见颈部结节数目大小不一,多为蚕豆到拇指大小。结节可有压痛,活动度大,边界清楚;舌质红或紫暗,舌苔黄腻。脉滑或涩。方用消核膏:大黄160克、黄柏160克、姜黄160克、天花粉320克、夏枯草160克、天南星60克、皂角刺60克、蒲公英60克、紫花地丁60克、白花蛇舌草60克、甘草60克。将上药打粉,过筛,用蜂蜜调成膏状。化瘀散结散:赤芍、桃仁、海藻、昆布、山慈菇、蜂房、夏枯草、全瓜蒌、苍耳子、辛夷、白芷、薄荷、黄芩、栀子等。随症加减:气虚,可加黄精、白术以补气健脾;水湿停聚,可加薏苡仁、车前子以利水渗湿;肿块较硬者,加莪术、制南星;质软者,加蒲公英、金银花等。临床用量随患儿年龄加减变化。临床观察:陈希将72例儿童腺样体肥大伴颈部淋巴结肿大患儿(痰凝血瘀证)随机分为治疗组和对照组各36例。治疗组给予消核膏颈部外敷配合化瘀散结散口服,对照组给予化瘀散结散口服。结果:治疗组和对照组在用药前后具有明显差异,有统计学意义。单纯口服化瘀散结与化瘀散结散联合消核膏外敷,均具有一定的疗效。但在治疗腺样体肥大伴颈部臖核方面,化瘀散结散联合消核膏应用比单纯服用化瘀散结散有较好的疗效。①

2. 阴虚痰凝型　主症:颈部淋巴结肿大,咽干,舌红,苔少,脉细数;次症:痰少难咯,手足心热,心烦失眠,午后潮热,头晕耳鸣。方用消瘰丸:玄参、浙贝母、煅牡蛎。每次6克,每日2次。临床观察:吴佳庆等将60例阴虚痰凝型颈部慢性淋巴结炎患者分为消瘰丸组和头孢地尼组各30例。消瘰丸组口服消瘰丸;头孢地尼组口服头孢地尼胶囊,每次0.1克,每日3次,均连续治疗15日。结果:治疗后消瘰丸组和头孢地尼组淋巴结大小

---

① 陈希.消核膏治疗腺样体肥大伴颈部臖核的临床研究[D].长春:长春中医药大学,2018:17.

分别为(0.90±0.80)厘米、(1.17±0.82)厘米,均比治疗前明显缩小;治疗后两组视觉模拟评分(VAS)分值分别为(0.67±0.80)分、(0.80±0.89)分,与治疗前比较均显著降低。两组淋巴结大小和VAS分值治疗前后比较,以及治疗后组间比较差异均有统计学意义($P<0.05$)。消瘰丸组总有效率为90%,高于头孢地尼组的70%,但组间比较差异无统计学意义($P>0.05$)。[1]

3. 杨云明分4型

(1)热毒蕴结型 症见颈部肿块疼痛,胸闷烦躁,口苦咽干,喜喝冷饮,食欲不振,大便秘结,小便短赤;舌质红,苔薄黄,脉弦数。治宜清热泻火、软坚散结。方用凉膈散加减:大黄6克、栀子6克、连翘15克、竹叶9克、海藻15克、射干12克、昆布15克、鳖甲(先煎)18克、浙贝母9克、黄芪20克。

(2)脾虚痰湿证 症见颈部肿块疼痛,按之加剧,食欲不振,时有恶心,神疲乏力,伴低热,易汗出,舌淡胖,边有齿印,苔白而厚,脉细无力。治宜健脾益气、祛湿消结。方用六君子汤合玉屏风散加减:党参24克、黄芪24克、防风6克、白术9克、茯苓12克、陈皮6克、半夏6克、连翘12克、枳实9克、鳖甲(先煎)18克、昆布15克、海藻15克。

(3)气滞血瘀证 症见颈部肿块疼痛,胸闷心悸,烦躁难寐,口苦咽干,大便秘结;舌暗红,边有紫斑,苔薄黄,脉细涩。治宜益气活血、祛瘀散结。方用桃红四物汤加味:桃仁9克、红花6克、当归尾15克、赤芍15克、白芍15克、川芎9克、生地黄12克、全瓜蒌18克、薤白12克、牡丹皮9克、丹参18克、黄芪24克、大枣7枚、生甘草3克。

(4)痰火郁结型 症见颈部肿块疼痛,颈部活动略受限,伴口苦咽干,喜饮凉饮,大便秘结;舌红,苔黄厚,脉数。治宜清热化痰、软坚散结。药

用玄参12克、生地黄12克、麦冬12克、大黄4克、百合30克、桔梗9克、连翘12克、全瓜蒌18克、枳实6克、鳖甲(先煎)18克、昆布15克、海藻15克。

临床观察:杨云明用上方辨证治疗28例慢性淋巴结肿大患者,疗效满意。[2]

经 验 方

1. 消肿散结方 金银花20克、蒲公英15克、紫花地丁15克、赤芍10克、白芷6克、防风6克、知母10克、浙贝母10克、天花粉10克、当归10克、夏枯草10克、玄参10克、皂角刺6克、乳香6克、生甘草3克。每日1剂,水煎分早晚2次温服。杨春睿收治30例慢性淋巴结炎患者,予中药消肿散结方口服。结果:痊愈(触诊及B超检查均无肿大淋巴结)19例,显效(触诊淋巴结明显缩小,质软,无压痛,B超可见0.8厘米以内肿大淋巴结)11例,未见无效病例。[3]

2. 化瘀散结汤 生黄芪30克、炒白术30克、赤芍30克、玄参30克、浙贝母30克、生牡蛎30克、山慈菇15克、炮甲片10克、蜈蚣(焙干,研末冲服)2条、陈皮10克。随症加减:淋巴结肿大较重伴有局部红肿者,加蒲公英、皂角刺、黄芩以清热解毒、消肿散结;伴有午后潮热者,加地骨皮以退阴虚火动、除骨蒸劳热;大便干结者,加大黄以通腑泄热。刘荔用上方加减治疗颈部淋巴结肿大患者,疗效满意。[4]

3. 黄乌散 大黄30克、芒硝30克、生川乌15克、生草乌15克。上方研细过120目筛,用60%乙醇配10%丙二醇调成糊状,敷患处(大于肿块边缘)包扎。待干后再用60%乙醇配10%丙二醇调敷,每日保证6~12小时,病愈为止。邢元喜等将136例慢性淋巴结炎患者分为治疗组72例和对照组64例。治疗组予上方;对照组予50%硫酸镁湿

① 吴佳庆、陈德轩,等.消瘰丸治疗阴虚痰凝型颈部慢性淋巴结炎的临床观察[J].浙江中医药大学学报,2018,42(7):561-563,567.
② 杨云明.慢性颈淋巴结肿大辨证施治体会[J].福建中医药,1993(6):39-40.
③ 杨春睿.消肿散结方治疗颈部慢性淋巴结炎[J].黑龙江中医药,2015,44(3):13.
④ 刘荔.化瘀散结汤治颈部淋巴结肿大[N].中国中医药报,2014-12-5(1).

热敷患处,每日 2 次,每次 2 小时以上,病愈为止。结果:治疗组 7 日治愈 64 例(88.9%),6 日治愈 58 例(80.6%),5 日治愈 48 例(66.7%),4 日治愈 30 例(41.7%);显效 8 例(11.1%);随访 1 年无复发。对照组 7 日治愈 50 例(78.1%),显效 8 例(12.5%),有效 6 例(9.4%);随访 1 年复发 10 例(15.63%)。治疗组疗效优于对照组($P<0.05$)。①

4. 射干全虫煎　僵蚕(捣粗颗粒)6 克、全蝎(去足焙干、揉碎)9 克、射干(打粗末)8 克、黄柏(打粗末)9 克。每日 1 剂,水煎服。相鲁闽用上方治疗急慢性淋巴结肿患者,疗效满意。②

5. 消肿散结汤　皂角刺 15～30 克、甲片 10 克、当归 10 克、赤芍 10 克、红花 10 克、僵蚕 10 克、牡蛎 30 克、金银花 30 克、连翘 10 克、半枝莲 15 克、蒲公英 30 克、玄参 12 克、浙贝母 10 克、生甘草 6 克。随症加减:红肿高大者,加紫花地丁、牡丹皮;疼痛甚者,加乳香、没药、延胡索;腮腺炎者,加大青根;乳腺炎初起,去半枝莲、玄参、牡蛎,加香附、柴胡、王不留行;胸闷者,加枳壳、桔梗;便秘者,加大黄;结块坚硬难消者,加蜈蚣(研末冲服)1 条。成人每日 1 剂,小儿 2～3 日 1 剂,水煎服。袁爱斌收治 376 例急慢性淋巴结炎患者,用上方配合松胶膏外贴治疗。结果:急性淋巴结炎患者治愈 214 例,有效 22 例,无效 18 例;慢性淋巴结炎患者治愈 101 例,有效 21 例,无效 0 例。③

6. 黄芪枯草汤　黄芪 10～30 克、连翘 10～30 克、夏枯草 10～15 克、浙贝母 10～15 克、陈皮 6～10 克、甲片 6～10 克、清半夏 6～10 克、煅牡蛎 10～20 克、煅龙骨 10～20 克、白及 10～12 克、皂角刺 3～10 克。随症加减:颈部淋巴结肿大者,加柴胡、青皮;质软者,加蒲公英、金银花;质硬者,加三棱、莪术、丹参;体虚者,加大黄芪用量。每日 1

剂,水煎服。乔成林等用上方加减治疗 32 例慢性淋巴结肿大患者。结果:痊愈(症状体征全部消失,有关化验检查正常)23 例,显效(症状消失,肿大的淋巴结缩小三分之二以上)6 例,有效(症状好转,肿大的淋巴结较治疗前缩小)3 例。服药 1 个月内治愈 3 例,2 个月内治愈 15 例。④

7. 消痛汤　金银花 15 克、防风 9 克、白芷 9 克、当归尾 9 克、赤芍 12 克、乳香 6 克、没药 6 克、浙贝母 6 克、天花粉 9 克、陈皮 12 克、炙甲片 9 克、皂角刺 9 克、生甘草 6 克。每日 1 剂,水煎服。将药渣捣烂蜜调局部外敷。冯广告用上方治疗 79 例面颈部慢性淋巴结炎患者。结果:痊愈(触诊淋巴结恢复正常)28 例,显效(触诊淋巴结轻度肿大,质软,无压痛)36 例,有效(触诊淋巴结肿大,质软,有轻度压痛)13 例,无效(治疗前后无明显变化)2 例。⑤

单　方

1. 消瘰丸　组成:玄参、浙贝母、煅牡蛎。用法用量:每次 6 克,每日 2 次。临床应用:吴佳庆等将 60 例阴虚痰凝型颈部慢性淋巴结炎患者分为消瘰丸组和头孢地尼组各 30 例。头孢地尼组口服头孢地尼胶囊,每次 0.1 克,每日 3 次;消瘰丸组予消瘰丸。两组均连续治疗 15 日。结果:消瘰丸组的总有效率为 90%,高于头孢地尼组的 70%。⑥

2. 鹿角霜　组成:鹿角霜 90 克。用法用量:研极细末,每次取 10 克,用麻油调涂患处,敷料包扎,每日换药 1 次。临床应用:宋新安用上法治疗 10 余例慢性淋巴结炎患者,均收到良效。⑦

3. 中药方　组成:蜈蚣、鲜鸡蛋。制备方法:取蜈蚣 4 条、鲜鸡蛋 2 枚,先将蜈蚣焙干研末,分 2

① 邢元喜,韩翠荣.黄乌散外敷治疗慢性淋巴结炎临床研究[J].中国临床医生,2003(3):44.
② 相鲁闽.畲医效验方射干全虫煎治急慢性淋巴结肿[J].中国民族民间医药杂志,2001(4):242-243.
③ 袁爱斌.消肿散结汤治疗急慢性淋巴结炎 376 例[J].江西中医药,1996(S2):111-112.
④ 乔成林,聂丹丽.黄芪枯草汤治疗慢性淋巴结肿大 32 例[J].浙江中医杂志,1994(11):509.
⑤ 冯广告.消痛汤内服外用治疗面颈部慢性淋巴结炎 79 例[J].中医研究,1994(1):38-39.
⑥ 吴佳庆,等.消瘰丸治疗阴虚痰凝型颈部慢性淋巴结炎的临床观察[J].浙江中医药大学学报,2018,42(7):561-563,567.
⑦ 宋新安.鹿角霜治疗慢性淋巴结炎[J].中医杂志,2003(4):252.

份,再将鸡蛋一端打一孔,倒出蛋清少许,搅匀鸡蛋内容物,每蛋纳入蜈蚣粉1份,搅匀鸡蛋内容物,搅匀后用湿纸封口置锅内隔水蒸熟。用法用量:去壳食蛋,早晚空腹各服1枚,用夏枯草10克煎汤送服。上述为成人日用,儿童蜈蚣用量酌减,小于8岁,日用1条;9~13岁,日用2条;大于14岁,日用3条。用法同上,连服15日为1个疗程。临床应用:吴建华收治60例慢性淋巴结炎肿块患者,用上法治疗。结果:痊愈51例,有效7例,无效2例,总有效率96.67%。①

中 成 药

1. 西黄丸 组成:牛黄或体外培育牛黄、麝香或人工麝香、乳香(醋制)、没药(醋制)。用法用量:每次3克,每日2次。临床应用:王自辉将56例慢性淋巴结炎患者随机分为治疗组24例和对照组32例。治疗组给予西黄丸口服,疗程为7日;对照组给予头孢呋辛酯0.25克,每日2次,疗程同为7日。结果:治疗组痊愈12例,有效9例,显效2例,无效1例,与对照组比较具有统计学意义($P<0.05$)。②

2. 梅花点舌丹 组成:黄白梅花、蟾酥、乳香、没药、血竭、冰片、朱砂、雄黄、石决明、硼砂、沉香、葶苈子、牛黄、熊胆、麝香、珍珠。用法用量:梅花点舌丹1支,取出3~5粒研末,装于3钱酒杯中,倒入白酒调匀,用棉球棒或手蘸取溶液涂于患处,每日4~6次。临床应用:刘克奇等用梅花点舌丹外敷治疗100例儿童慢性淋巴结炎患者,全部治愈。③

① 吴建华.蜈蚣蛋治疗颈部慢性淋巴结炎性肿块60例[J].四川中医,1995(9):49.
② 王自辉.西黄丸治疗慢性淋巴结炎观察[A].西黄丸临床研究论文集[C].中华中医药杂志,2009:121.
③ 刘克奇,高燕飞.梅花点舌丹外敷治疗儿童慢性淋巴结炎100例[J].内蒙古中医药,2000(S1):27-28.

甲 沟 炎

概　述

甲沟炎是指生于指(趾)甲甲沟(甲两旁)或其周围组织的化脓性感染性疾病,是细菌通过甲旁皮肤的微小破损侵袭至皮下并发生繁殖引起的,临床特点为甲沟旁红肿疼痛、压痛,逐渐加重并形成脓肿或甲下积脓为特征。临床表现为初起时多局限于指(趾)甲一侧边缘的近端处,有轻微的红肿疼痛,2～3日成脓;若不及时治疗,红肿可蔓延到对侧而形成指(趾)甲周围炎;若脓毒浸淫指(趾)甲下,可形成甲下脓肿,指(趾)甲背面显黄白色或灰白色的脓液积聚阴影,甲床溃空或有胬肉突出,甚至指(趾)甲脱落。急性甲沟炎常发生在受伤或轻微创伤后,特征表现为伴有疼痛的化脓性感染,慢性甲沟炎常由反复轻微创伤以及暴露在水、刺激物和过敏物质中引起皮炎,继而发生酵母菌定植,继发细菌感染,其临床特征是近端甲皱襞的炎症,表现为痛性红斑、水肿,甲小皮缺失,甲床损伤导致甲板表面异常。

本病属中医"蛇眼疔"范畴,蛇眼疔之名见于明代《外科大成》,古代文献中又称虾眼疔。明代《疡科准绳》云:"代指者,先肿焮热痛,色不暗,缘爪甲边结脓,剧者,爪皆脱落,但得一物冷药汁溻渍之,佳。爪者,筋之余,筋赖血养,血热甚注于指端,故指肿热,结聚成脓,甚则爪甲脱落。"本病多由湿热火毒凝结或外伤染毒而成。内因脏腑火毒炽盛,外因手足部外伤染毒,两邪相搏,以致毒邪阻于皮肉间,留于经络之中,血凝毒滞,经络阻塞,热胜肉腐而成。

辨 证 施 治

1. 阙华发分3证

(1) 火毒凝结证　症见局部红肿热痛,麻痒相兼;伴畏寒发热舌质红,舌苔黄,脉数。治宜清热解毒。方用五味消毒饮合黄连解毒汤加减:金银花、蒲公英、野菊花、紫花地丁、天葵子、黄连、黄芩、黄柏、栀子、生甘草等。

(2) 热胜肉腐证　症见局部红肿明显,疼痛剧烈,痛如鸡啄,肉腐为脓,溃后脓出肿痛消退;若溃后脓泄不畅,肿痛不退,胬肉外突,可能是损伤筋骨;舌质红,舌苔黄,脉数。治宜清热和营、托毒消肿。方用五味消毒饮合黄连解毒汤加味:金银花、蒲公英、野菊花、紫花地丁、天葵子、黄连、黄芩、黄柏、栀子、甲片、皂角刺、生甘草等。

(3) 湿热下注证　症见足底部红肿热痛;伴恶寒,发热,头痛,纳呆;舌质红,舌苔黄腻,脉滑数。治宜清热解毒利湿。方用五神汤合萆薢渗湿汤加减:苍术、丹参、黄柏、赤芍、萆薢、薏苡仁、泽兰、泽泻、滑石、通草、茯苓、车前子、紫花地丁、金银花、牛膝、生甘草等。[①]

2. 陈红风分2证

(1) 火毒蕴结证　症见局部焮热疼痛、肿胀、麻木作痒;伴恶寒发热、周身不适等症;舌红,苔黄,脉弦数。治宜清热解毒。方用五味消毒饮或黄连解毒汤加减:金银花、蒲公英、野菊花、紫花地丁、天葵子、黄连、黄芩、黄柏、栀子、生甘草等。

(2) 脓毒蕴结证　症见患处肿势增大,红肿显著,疼痛剧烈如鸡啄,患部中软而应指,功能受

---

① 阙华发.医师考核培训规范教程中医外科分册[M].上海:上海科学技术出版社,2016:48-52.

限;伴恶寒发热,食少纳呆,大便秘结,小便黄;舌红,苔黄,脉数。治宜清热解毒透脓。方用五味消毒饮合透脓散加减:金银花、蒲公英、野菊花、紫花地丁、天葵子、生黄芪、甲片、川芎、当归、皂角刺、生甘草等。[1]

经 验 方

1. 柴胡桂枝干姜汤 柴胡 30 克、桂枝 15 克、干姜 15 克、生牡蛎 10 克、天花粉 10 克、黄芩 15 克、炙甘草 10 克、苍术 20 克、独活 20 克。随症加减:火毒凝结型,加野菊花 20 克、蒲公英 40 克;热胜肉腐型,加皂角刺 25 克、甲片 15 克。每日 1 剂,早晚各煎服 1 次,7 日 1 个疗程。连续治疗 2 个疗程。清除病甲及甲沟脓性物,取适量自拟蜈矾散(主要成分为蜈蚣、白矾、雄黄、冰片各等份研末),用凡士林调制均匀成膏状,将药敷于红肿处,无菌纱布包扎,每日更换 1 次。杜志春将 103 趾拇趾甲沟炎患者随机分为两组,其中治疗组 52 趾采用柴胡桂枝干姜汤配合蜈矾散治疗;对照组 51 趾采用鱼石脂软膏外用治疗。结果:总有效率治疗组为 98.08%,对照组为 84.31%,治疗组优于对照组(P<0.05)。[2]

2. 藏药 二十五味大汤散:红花、诃子、毛诃子、余甘子、藏木香、木香、波棱瓜子、渣驯膏、石榴子、豆蔻、木瓜等。五味麝香丸:麝香、诃子、黑草乌等。八味主药散:牛黄、檀香、红花等。早饭后服二十五味大汤散,每日 1 次,每次 2 克口服;午饭后服五味麝香丸,每日 1 次,每次 5 粒口服;晚饭后服八味主药散,每日 1 次,每次 1 克口服。藏药外敷:取生大黄,捡净,烘干,研末备用。临用时,以醋调均(如系小儿可将醋稀释使用)外敷于

患处,每日或隔日清洗后更换。夏若吉等用藏药口服结合外敷治疗 15 例甲沟炎患者。结果:治疗 1 周痊愈 8 例,2 周痊愈 5 例,痊愈率 86.7%;另 2 例因病程较长,嵌甲治疗 1 周,拔甲后治愈。[3]

单 方

1. 凤仙花梗煎液 组成:凤仙花茎叶 150 克。用法用量:加水 2 500 毫升左右,煎煮 10 分钟,取液 1 500 毫升左右,待药液温时浸洗患指,每日 2 次,连用 3 日。如甲沟炎出现红肿、疼痛,一般洗后即可痛止,2~3 日可痊愈。不过甲沟炎如出现化脓溃破,则不宜用上法。[4]

2. 新鲜仙人掌 组成:新鲜仙人掌 45 克。制备方法:洗净去除刺后捣为糊状,加入食盐 3 克,正红花油 6~8 滴,调匀倒入容器中。用法用量:取适量调好的药糊外敷于患处,并以纱布包扎,每日早晚各换药 1 次。一般 1~2 日后红肿消退,疼痛减轻,3~4 日后炎症消失而获痊愈。临床应用:丁树栋用上方治疗甲沟炎患者,疗效满意。注意事项:药液需当日使用当日配制。[5]

3. 木鳖子油 组成:木鳖子 1 枚。制备方法:木鳖子 1 枚在 50 克麻油中浸泡 24 小时,文火加热至木鳖子炸枯,取出木鳖子,麻油中加入少许蜂蜡,即成。用法用量:使用时将木鳖子油涂抹患处,每日 2 次,一般 3~5 日炎症消退。若形成脓肿,应及时切开引流。临床应用:张海燕用木鳖子油治疗甲沟炎患者,疗效满意。[6]

4. 黄连液 组成:黄连 70 克。制备方法:黄连略捣碎,置烧瓶里加水 2 000 毫升,煮沸 3 次,不去渣倒入无菌容器中备用;另把纱条放入敷料缸内高压灭菌后倒入黄连溶液,制成黄连纱

① 陈红风.中医外科学[M].上海:上海科学技术出版社,2016:54-57.
② 杜志春.柴胡桂枝干姜汤配合蜈矾散内外合治拇趾甲沟炎 50 例[J].陕西中医药大学学报,2016,39(6):82-84.
③ 夏若吉,等.藏药口服结合外敷治疗甲沟炎[J].中国民族医药杂志,2015(1):49,51.
④ 蒲昭和.凤仙花梗治甲沟炎[N].上海中医药报,2019-5-10(004).
⑤ 丁树栋.治甲沟炎验方[A].中国中西医结合学会皮肤性病专业委员会.2018 全国中西医结合皮肤性病学术年会论文汇编[C].中国中西医结合学会皮肤性病专业委员会,2018:73.
⑥ 张海燕.木鳖子油治疗甲沟炎[J].中国民间疗法,2017(10):53-53.

条备用。用法用量：将患指（趾）用生理盐水棉球清洗后放入大小合适的无盖小搪瓷杯中，内装刚好淹没甲床的黄连溶液，每次浸泡 1 小时，每日 2 次。每次浸泡后用黄连纱条（以不滴水为准）覆盖在甲床上，无菌敷料包扎，7 日为 1 个疗程。对于增生的肉芽组织，消毒后用刮匙刮除肉芽，然后用黄连液浸泡（如有出血，先压迫止血后再泡）。临床应用：匡玉琴等将 180 例甲沟炎患者随机分为治疗组和对照组各 90 例。对照组采用 0.5% 碘伏外敷治疗，治疗组采用黄连液浸泡和黄连纱条换药治疗。结果：观察组治愈率和总有效率均高于对照组。[①]

中 成 药

复方三七胶囊 组成：三七、土鳖虫、乳香、没药、白芷、川芎、当归、红花等。临床应用：于红将 59 例甲沟炎患者随机分成治疗组 29 例和对照组 30 例。治疗组先用三棱针点刺脓肿处后，外敷复方三七胶囊粉剂进行治疗，观察其临床疗效。对照组用三棱针点刺后，碘伏消毒处理进行治疗。结果：治疗组（治愈 20 例，有效 9 例，无效 0 例）优于对照组（治愈 10 例，有效 8 例，无效 12 例），复方三七胶囊联合三棱针外治甲沟炎疗效较好。[②]

① 匡玉琴,等.黄连液浸泡治疗甲沟炎的疗效观察[J].现代中西医结合杂志,2012(16)：1770 - 1771.
② 于红.复方三七胶囊联合三棱针外治甲沟炎[J].吉林中医药,2014(3)：305 - 307.

脓性指头炎

概　述

脓性指头炎是手指末节掌面的皮下化脓性感染，多由刺伤引起，致病菌多为金黄色葡萄球菌。脓性指头炎可形成压力很高的脓腔，不仅可以引起剧烈的疼痛，还能压迫指骨的滋养血管，引起指骨缺血、坏死，如脓液直接侵及指骨，可引起骨髓炎。通常由甲沟炎加重或指尖、手指末节皮肤受伤后继发性感染引起。临床表现主要为多有外伤史，初起指端麻痒而痛，继而刺痛，灼热肿胀，色红不明显，随后肿势逐渐扩大；中期手指末端呈舌头状肿胀，红肿显著，压力增高，疼痛剧烈。当指动脉受压，疼痛转为搏动性跳痛，患肢下垂时加重，剧痛使患者烦躁不安，彻夜难眠。多伴有畏寒、发热、食欲减退等全身症状。后期部分患者因神经末梢受压和营养障碍而麻痹，指头疼痛反而减轻；局部皮肤由红转白，提示局部可能发生坏死，常导致创口延迟愈合，一般10～14日成脓。溃后脓出黄稠，逐渐肿消痛止，趋向痊愈；若未及时切开，溃后脓水臭秽，肿痛不消，或胬肉突出者，多是损骨。

本病属中医"蛇头疔"范畴，古代文献中有天蛇毒、天蛇头等记载，明代《疡科准绳》云："天蛇毒即天蛇头，不拘何指，焮赤结毒肿痛有脓，裂开有口唇，如舌头状，是以名焉。又名发指，属手厥阴心包络积热所致。虽黑色顽麻溃烂脱指者，亦不死。"明代《外科正宗》曰："天蛇毒，即蛇头疔，乃心火旺动攻注而成，其指头肿若蛇头，赤肿焮痛，疼及连心，甚者寒热交作，肿痛炎上。"清代《疡医大全》认识到蛇头疔易伤骨，曰"天蛇头患久有出骨者"。本病多因外伤染毒，导致经络阻隔，气血凝滞，火毒郁结而成。脓毒积聚浸淫筋骨，易损伤筋骨。

辨　证　施　治

1. 阙华发分2证

（1）火毒凝结证　症见局部红肿热痛，麻痒相兼；伴畏寒发热；舌质红，舌苔黄，脉数。治宜清热解毒。方用五味消毒饮合黄连解毒汤加减：金银花、蒲公英、野菊花、紫花地丁、天葵子、黄连、黄芩、黄柏、栀子、生甘草等。

（2）热胜肉腐证　症见局部红肿明显，疼痛剧烈，痛如鸡啄，肉腐为脓，溃后脓出肿痛消退；若溃后脓泄不畅，肿痛不退，胬肉外突，可能是损伤筋骨；舌质红，舌苔黄，脉数。治宜清热和营、托毒消肿。方用上方加甲片、皂角刺。[①]

2. 陈红风分2证

（1）火毒蕴结证　症见局部焮热疼痛、肿胀、麻木作痒；伴恶寒发热、周身不适等症；舌红，苔黄，脉弦数。治宜清热解毒。方用五味消毒饮或黄连解毒汤加减：金银花、蒲公英、野菊花、紫花地丁、天葵子、黄连、黄芩、黄柏、栀子、生甘草等。

（2）脓毒蕴结证　症见患处肿势增大，红肿显著，疼痛剧烈如鸡啄，患部中软而应指，功能受限；伴恶寒发热，食少纳呆，大便秘结，小便黄；舌红，苔黄，脉数。治宜清热解毒透脓。方用五味消毒饮合透脓散加减：金银花、蒲公英、野菊花、紫花地丁、天葵子、生黄芪、甲片、川芎、当归、皂

---

① 阙华发.医师考核培训规范教程中医外科分册[M].上海：上海科学技术出版社，2016：48-52.

角刺、生甘草等。①

经 验 方

1. 六神祛腐汤　桑枝 25 克、黄芪 25 克、黄柏 25 克、野菊花 25 克、槐角 25 克、大青盐 25 克。加水 1 000 毫升煎制成 300～500 毫升药液，直接浸泡伤口患处或反复外敷患处。每次外用 1 小时以上为宜，每日 2～3 次，可根据患者病情反复应用。亦可根据脓肿情况可适当切开引流。刘向龙等用上方治疗 32 例化脓性指头炎患者。结果：32 例中用药 1 日治愈 2 例，2 日治愈 14 例，3 日治愈 12 例，4 日治愈 4 例，全部有效。②

2. 雄黄烟他霜　雄黄 5 克、烟油（抽烟用烟袋内的油灰，一般用 2 支烟袋内的油灰即够）3 克、地肤草炭粉 1.5 克、百草霜 1.5 克、鸡蛋 1 个。先将雄黄、地肤草炭粉和百草霜研细粉，再放入烟油搅匀。将鸡蛋打开一孔，孔的大小根据患者指头粗细而定，去蛋黄，蛋清仍留于蛋壳内，加入上药，搅匀。将患指插入鸡蛋内固定好，防止药物溢出。每日换药 1 次。一般用药 1 次即可见效，2～4 次可获愈。临床应用：杨功渠用雄黄烟他霜治疗 112 例脓性指头炎患者。结果：痊愈 89 例，好转 18 例，无效 5 例，总有效率 95.5%。③

单 方

1. 蜈蚣散　组成：蜈蚣。制备方法：取蜈蚣 1 条，熏干、研末后用适量猪胆汁（或鱼胆汁）调成糊状。用法用量：患指常规消毒后均匀敷涂，用无菌纱布包扎，间隔 24～36 小时换药 1 次。临床应用：赵爱文用蜈蚣散外敷治疗 42 例化脓性指头炎患者。结果：用药 1 次治愈 2 例，2 次治愈 21

例，3 次治愈 14 例，4 次治愈 5 例；治愈率 100%；未出现不良反应，治疗效果良好。④

2. 木鳖子油　组成：木鳖子 1 个。制备方法：木鳖子 1 个，入麻油 60 克中浸 24 小时，然后文火熬枯即成。用法用量：用时将油温热，熏洗患指，每日 1～2 次，每次 30 分钟，一般 3～7 日可愈。临床应用：刘元梅用木鳖子油治疗脓性指头炎患者，疗效满意。⑤

3. 猪苦胆　组成：猪苦胆。用法用量：用较新鲜的保存好的猪胆，将胆管口用剪刀扩大致容纳入一患指，将患指全部套猪胆内，适当结扎胆管开口，并防止胆汁不外漏，于 48～72 小时后取出。套入胆颈部结扎松紧要适宜，不能影响指头血运。临床应用：范东轶用猪苦胆治疗 128 例脓性指头炎患者。结果：在套入 4～6 小时后一般症状消失，2～3 日后炎症消退，疗效良好。⑥

4. 大黄粉　组成：大黄。制备方法：以生大黄研成粉末，经筛后备用。用法用量：取大黄粉末 30 克，放入适量 75% 乙醇调成糊状敷患指，用纱布包扎，外面用一次性使用输液器袋包扎；或取大黄粉末 30 克放入一次性使用输液器袋内，加入适量 75% 乙醇调成糊状，将患指伸入袋内药糊中用纱布绷带包扎固定，患指握入另一手心中或适当热敷。临床应用：陈显等用大黄粉外敷治疗 16 例脓性指头炎患者。结果：敷药 2 日疼痛减轻，3～4 日疼痛消失，患指肿胀减轻，皮肤呈黄褐色角化干瘪，角化皮层下见粉红色嫩皮，其中 4 例脓肿破溃自行引流、减压，一周后治愈，12 例患指未见脓汁溢出，而干瘪角化的皮肤逐渐脱落。⑦

中 成 药

季德胜蛇药片　组成：七叶一枝花、蟾蜍皮、

① 陈红风.中医外科学[M].上海：上海科学技术出版社，2016：54 - 57.
② 刘向龙,等.自拟六神祛腐汤治疗化脓性指头炎 32 例[J].中国中医急症，2008,17(9)：1306 - 1306.
③ 杨功渠.雄黄烟他霜治疗脓性指头炎 112 例疗效观察[J].中国民间疗法，2000,8(3)：21 - 22.
④ 赵爱文.蜈蚣散外敷治疗化脓性指头炎 42 例[J].人民军医，2004,47(1)：59.
⑤ 刘元梅.木鳖子油治疗脓性指头炎[J].中国民间疗法，2002(10)：19.
⑥ 范东轶.猪苦胆治疗脓性指头炎 128 例[J].中国社区医师，2001(4)：32.
⑦ 陈显,等.大黄粉外敷治疗脓性指头炎[J].中国骨伤，2000,13(4)：253.

蜈蚣、地锦草等。用法用量：季德胜蛇药片适量，研末，用白酒调成稠糊状，清洗手指头后外涂局部，外裹塑料纸或套，每日换4～5次，全身症状重者可配口服、注射抗生素。临床应用：刘成顺等用蛇药片外敷治疗140例手指急性化脓性感染患者。结果：73例未化脓者经治疗3～4次，疼痛及红肿均明显减轻，连续治疗2～3日均痊愈。已化脓者治疗3～5日脓液多已吸收；没有吸收者用三棱针轻挑侧方，挤尽脓液继续用药2～3日，同时配合口服或注射抗生素即愈。①

① 刘成顺，等.蛇药片外用治疗手指急性化脓性感染140例[J].实用中医药杂志，1994(4)：37.

急性化脓性腱鞘炎

概　　述

急性化脓性腱鞘炎是指一种较常见的手部急性化脓性感染。常见于指屈肌腱，发病迅速，整个患指疼痛剧烈、肿胀明显。多因深部刺伤感染后引起，也可由于指掌面皮下感染蔓延或脓肿切开误伤腱鞘引起。致病菌以金黄色葡萄球菌为最常见，其次为链球菌、大肠埃希菌等。临床特点是一般往往有外伤史；发病快、发展迅速，除手指末节外，1～2日整个患指红肿热痛，甚则延及手掌、腕部和前臂，疼痛逐渐加重，皮肤极度紧张、发亮；肿胀呈圆柱状，压痛明显，患指轻度屈曲，任何伸指动作均可引起剧烈疼痛，一般7～10日成脓，溃后脓成黄稠，症状逐渐减轻；如损坏筋膜，则愈合缓慢，并影响手部屈伸功能。

本病属中医"蛇肚疔"范畴，因其肿胀如蛇肚者，故名。古文献中有泥鳅疔、鳅肚疔、泥鳅痈，如明代《疡科准绳》云："鳅肚疔即中节疔，生中指节绝骨之处，由辛热风湿之毒，上干心经，故发此毒。"《东垣十书》曰："生在中指，一指通肿，色紫形如泥鳅，辛热，痛连肘臂，由火毒凝结而成。"本病多由火毒凝结或外伤染毒，以致气血凝滞，经络阻隔，进而热盛肉腐而成，脓不溃则烂筋，筋烂则伤骨。

辨　证　施　治

1. 阙华发分2证

（1）火毒凝结证　症见局部红肿热痛，麻痒相兼；伴畏寒发热，舌质红，舌苔黄，脉数。治宜清热解毒。方用五味消毒饮合黄连解毒汤加减：金银花、蒲公英、野菊花、紫花地丁、天葵子、黄连、黄芩、黄柏、栀子、生甘草等。

（2）热胜肉腐证　症见局部红肿明显，疼痛剧烈，痛如鸡啄，肉腐为脓，溃后脓出肿痛消退；若溃后脓泄不畅，肿痛不退，胬肉外突，可能是损伤筋骨；舌质红，舌苔黄，脉数。治宜清热和营、托毒消肿。方用上方加甲片、皂角刺。[1]

2. 陈红风分2证

（1）火毒蕴结证　症见局部焮热疼痛、肿胀、麻木作痒；伴恶寒发热、周身不适等症；舌红，苔黄，脉弦数。治宜清热解毒。方用五味消毒饮或黄连解毒汤加减：金银花、蒲公英、野菊花、紫花地丁、天葵子、黄连、黄芩、黄柏、栀子、生甘草等。

（2）脓毒蕴结证　症见患处肿势增大，红肿显著，疼痛剧烈如鸡啄，患部中软而应指，功能受限；伴恶寒发热，食少纳呆，大便秘结，小便黄；舌红，苔黄，脉数。治宜清热解毒透脓。方用五味消毒饮合透脓散加减：金银花、蒲公英、野菊花、紫花地丁、天葵子、生黄芪、甲片、川芎、当归、皂角刺、生甘草等。[2]

经　验　方

1. 黑虎丹　炉甘石30克、五倍子15克、甲片15克、乳香15克、没药15克、轻粉15克、儿茶15克、全蝎20只、炙蜘蛛40只、蜈蚣20只、雄黄粉40克、冰片7.5克、麝香7.5克。吴海洋等研究发

---

① 阙华发.医师考核培训规范教程中医外科分册[M].上海：上海科学技术出版社，2016：48－52.
② 陈红风.中医外科学[M].上海：上海科学技术出版社，2016：54－57.

现使用黑虎丹治疗指屈肌腱腱鞘炎,可以迅速缓解疼痛症状,而且能够避免手术等有创治疗。[①]

2. 骨炎膏 组成:黄芪、土茯苓、紫草、红花、大黄、虎杖、当归、商陆(醋炙)、甘遂(醋炙)、大戟(醋炙)、白芷、龙骨、黄芩、连翘等(河南省洛阳正骨医院制剂号:Z20120264)。用法用量:患指温水清洗干净,根据局部红肿范围,取足量骨炎膏,均匀涂于患指周围,范围要大于红肿区域,选用一次性薄膜手套套入患手所对应的手指,将其剪掉不宜套入部分,指根部用纸胶布松紧适度缠绕封口,防止药物有效成分蒸发及干结。临床应用:王新江等以上法收治40例手指感染患者。结果:痊愈12例,显效18例,有效5例,无效5例,总有效率87.5%。[②]

3. 中药方 紫花地丁16克、金银花12克、野菊花12克、皂角刺10克、生山楂10克、连翘9克、黄芩9克、半枝莲10克、车前草10克、甘草3克。每日水煎3次混合取滤液1 000毫升分3次饮用。创面消毒,外敷药渣每日换药1次,3~10日为1个疗程。[③]

5. 中药方 马钱子90克、乳香90克、没药90克、生甘草90克、生麻黄120克。上药共研细末,放入加热熔化的480克凡士林内搅匀,均匀摊于纱布上外敷患处,每3日换敷1次。姜兆俊等以上方治疗23例腱鞘炎患者。结果:痊愈16例,好转6例,无效1例。对腱鞘炎效果较好。[④]

单　方

鲜马齿苋 组成:鲜马齿苋。用法用量:取鲜马齿苋洗净晾干去根,放入干净容器中捣成泥状,再取少量食盐调匀敷患处,用纱布覆盖,宽胶布固定,使其保持湿润状态,每日换药2~3次,至热退肿消。临床应用:马宏用鲜马齿苋食盐捣泥外敷治疗196例急性手部化脓性感染患者。结果:外敷治疗1日热退、肿消者86例,治疗2日热退、肿消者49例,治疗3日热退、肿消者45例,无效者16例,总有效率91.8%。[⑤]

① 吴海洋,等.黑虎丹在骨伤科疾病治疗中的应用[J].中医正骨,2020(5):49-51.
② 王新江,等.骨炎膏治疗手指感染疗效观察[J].陕西中医,2015(4):468-470.
③ 李直.身边的天然药品紫花地丁[J].医药世界,2008(1):86-87.
④ 徐晓月.马钱子临床应用概况[J].浙江中医杂志,2000(6):274-276.
⑤ 马宏.鲜马齿苋食盐捣泥外敷治疗急性手部化脓性感染196例[J].中国民康医学,2006(24):975.

髂窝部脓肿

概　　述

髂窝部脓肿是指髂窝淋巴结及其周围的疏松结缔组织发生急性化脓性感染,脓液向后穿破髂腰筋膜形成的感染,较少见。其原发感染灶多在外阴部或患侧下肢,以血行或淋巴途径转移至髂窝后腹膜疏松组织间隙形成脓肿。髂窝部脓肿仅发于髂窝部一侧。初起患侧大腿突然拘挛不适,步履呈跛行,伴恶寒发热、头痛、无汗或微汗、纳呆倦怠。2~3日后局部疼痛,大腿即向上收缩,略向内收,不能伸直,妨碍行走,但膝关节仍能伸屈。倘用手将患肢拉直,则可引起剧烈疼痛,痛牵腰部,腹部前突,脊柱似弓状。7~10日后,在髂窝部可触到一长圆形肿块,质较硬,有压痛。1个月左右可以成脓,因病位较深则见皮色如常,按之中软,波动感不甚明显。可在髂窝部或腰部破溃,溃后20日左右可以收口。溃后患侧大腿仍然屈曲难伸,往往要经过1~2个月才能恢复正常。

本病属中医"髂窝流注"范畴,明代汪机在《外科理例》中指出:"大抵流注之症多由郁结,或暴怒,或脾虚湿盛逆于肉理,或腠理不密,寒邪客于经络,或闪扑……"本病总因正气不足,邪毒流窜,使经络阻隔、气血凝滞而成。可由会阴、肛门、外阴、下肢有破损或生疮疖,或附近脏器染毒,邪毒流窜,阻滞经络而成。大部分患者经治疗后病情向愈,预后较好。愈后功能障碍者应做适当的下肢伸屈功能锻炼。

辨　证　施　治

1. 陈红风分3证

(1) 余毒攻窜证　发病前有疔疮、痈、疖等病史,局部漫肿疼痛;伴有壮热、口渴,甚则神昏谵语;舌苔黄,脉洪数。治宜清热解毒、凉血通络。方用黄连解毒汤合犀角地黄汤加减:黄连、黄芩、黄柏、栀子、水牛角、生地黄、芍药、牡丹皮。随症加减:脓成者,加当归、皂角刺,去生地黄;神昏谵语者,加安宫牛黄丸化服,或紫雪散吞服;胸胁疼痛、咳喘痰血者,加象贝母、天花粉、鲜竹沥、鲜茅根、鲜芦根等。

(2) 暑湿交阻证　多发于夏秋之间,局部漫肿疼痛;初起伴恶寒发热,头胀,胸闷,呕恶,周身骨节酸痛;舌苔腻,脉滑数。治宜解毒清暑化湿。方用清暑汤加减:连翘、天花粉、赤芍、金银花、甘草、滑石、车前草、泽泻。随症加减:结块质硬者,加当归、丹参;热重者,加连翘、紫花地丁;脓成者,加皂角刺。

(3) 瘀血凝滞证　发病较缓,初起一般无全身症状或全身症状较轻,化脓时出现高热;舌苔薄白或黄腻,脉涩或数。治宜和营活血、祛瘀通络。方用活血散瘀汤加减:川芎、当归尾、赤芍、苏木、牡丹皮、枳壳、瓜蒌仁、桃仁、槟榔、大黄。随症加减:跌打损伤者,加参三七;脓成者,加皂角刺。①

2. 热毒蕴结证　初起恶寒发热,头痛,纳呆倦怠;成脓时高热不退;溃后身热渐退。治宜清热解

---

① 陈红风.中医外科学[M].北京:中国中医药出版社,2016:77-79.

毒、理气通络。方用舒筋活血汤。①

3. 朱庆生等分3期

（1）早期　此期约10日。临床表现为恶寒发热，髂窝部作痛，腿渐上缩；舌苔白腻，脉浮数。治宜疏风散邪、和营通络、化湿清解。药用荆芥10克、防风10克、羌活6克、红花6克、桃仁10克、连翘10克、川厚朴10克、当归12克、赤芍15克、金银花15克、炙蜈蚣2条、全蝎5只。

（2）中期　此期约30～40日。临床表现为发热（体温38℃～39℃），或身热不扬；大腿挛缩，髂凹部可触及条索肿块，不消不溃。并伴有明显阳虚症状者。治宜助阳化湿、温经通络、和营解毒。药用鹿角霜10克、川桂枝10克、炙甲片10克、桃仁10克、薏苡仁10克、连翘10克、川厚朴10克、淡芩10克、牛膝10克、当归12克、泽兰12克、金银花15克、赤芍15克、虎杖15克、红花6克。随症加减：肾阳不足者，加巴戟天10克、肉苁蓉10克、淫羊藿10克、肾气丸10克；舌苔黄腻者，加苍术10克，陈皮6克；已有酿脓倾向者，加皂角刺10克、制乳香6克、制没药6克；体虚者，加黄芪15克、党参15克。

（3）后期　局部酿脓。如可触及波动者，即可切开排脓，内服四妙汤，药用黄芪、忍冬叶、当归、炙甘草补托解毒。随症加减：阴虚者，加太子参20克、生地黄20克、石斛15克、麦冬10克。

临床观察：朱庆生等收治32例髂窝脓肿患者，用上法辨证施治。结果：单纯中药治疗13例，中西医结合治疗19例，全部痊愈。②

4. 王炜分3期

（1）早期　病变部位初起大多皮色如常，漫肿或结块肿起，有单发，有接连患生数处，按之微热疼痛，恶寒发热或高热不解，热势稽留。治宜清热解毒、消肿散结。方用仙方活命饮加减：金银花、连翘、黄芩、紫花地丁、赤芍、丹参、防风、白芷、陈皮、贝母。

（2）成脓期　症见肿痛渐增，按之波动或局部透红，为内脓已成。治宜清热托毒排脓。方用托里消毒散化裁：金银花、连翘、黄芩、生黄芪、皂角刺、甲片、白芷、桑寄生。

（3）溃后期　溃后身热不退，为余邪留恋，流注串发之征。有虚证表现者宜补气养血，用八珍汤益气养血以扶正；黄芪、天花粉托毒生津。随症加减：兼湿者，加藿香、佩兰、生薏苡仁等祛湿；兼瘀血者，加桃仁、红花、三棱、莪术等活血化瘀；毒邪攻心，神昏谵语者，用安宫牛黄丸1粒（化服）或紫雪散3克（分2次吞）清心开窍；病位在髂窝及下肢，可加车前子、滑石利水渗湿。

临床观察：王炜采用上法辨证施治104例流注患者，全部治愈。③

经 验 方

1. 大黄牡丹汤　生大黄10克、芒硝10克、牡丹皮10克、赤芍10克、桃仁10克、冬瓜仁30克、蒲公英30克、白花蛇舌草30克、败酱草30克、郁金15克、金银花15克、黄连6克。每日1剂，水煎服，7日为1个疗程。1～3剂后，若寒热退，大便通，疼痛减，方中去黄连，生大黄改为6克，1个疗程后，视病情可复服1个疗程以巩固疗效。郑天贵等收治13例髂窝脓肿患者，予大黄牡丹汤。结果：13例患者治疗后诸症消失，患肢伸直自如，B超提示肿物消失，治愈率100%。④

2. 葱蜜白红膏　大葱根须、辛红、生蜂蜜、白矾。取食用大葱根须一大把，洗净，石臼内杵如泥，加入生蜂蜜、白矾适量，继捣如糊状；掺入辛红少许（0.3～1.0克）搅匀，贮瓶备用。温开水洗净患处，擦干；用净木或竹片，取所制膏敷在肿块上，略大于肿块，1厘米许厚；橡皮膏覆盖，周围大出1～2厘米，边缘压实，勿令脱落。杨源用葱蜜白红膏治疗108例肿疡患者。结果：痊愈92例，显效

① 唐汉钧.中医外科学常见病证辨证思路与方法[M].北京：人民卫生出版社，2007：78.
② 朱庆生,黄礼.辨证治疗髂窝脓肿32例[J].河北中医药学报，2000(2)：19－20.
③ 王炜.中医药治疗流注104例临床总结[J].安徽中医学院学报，1990(2)：41－42.
④ 郑天贵,等.大黄牡丹汤治疗髂窝脓肿13例[J].新疆中医药，2001(2)：66.

9例,好转4例,无效3例,有效率97.1%。[1]

3. 内服外敷方 内服五神消注饮:金银花30克、白头翁30克、车前子12克、紫花地丁12克、赤茯苓12克、川牛膝12克、当归尾10克、赤芍10克、甲片10克、皂角刺10克、连翘10克、白芷10克、陈皮10克、甘草6克。每日1~2剂。随症加减:湿重者,酌加滑石、薏苡仁、佩兰;夹瘀者,酌加丹参、红花、桃仁;热毒炽盛者,酌加黄连、黄柏、蒲公英。外敷仙冰散:仙人掌叶180克、大蒜仁30克、冰片15克、芒硝30克。先以前2味捣成糊状,摊在纱布上,再将后2味研末撒上面,敷贴患处,每日换药2~3次。李建萍以上法治疗33例髂窝流注患者,后期髋关节屈曲挛缩畸形者,可配合患肢皮牵引。结果:痊愈31例,2例因病程长达1个月余而疗效不佳转手术治疗,治愈率94%。[2]

① 杨源.葱蜜白红膏治疗肿疡108例[J].河南中医,1999(2):3-5.
② 李建萍.内外合治髂窝流注33例[J].四川中医,1988(1):37.

褥　疮

概　述

褥疮是指长期卧床不起的患者,由于躯体的重压与摩擦而引起的皮肤溃烂。临床主要表现为多见于半身不遂,下肢瘫痪,久病重病卧床不起,长时间昏迷的患者,尤其是伴有消渴病者,好发于易受压和摩擦部位,如骶尾部、髋部、足跟部、脊背部。轻者经治疗护理可痊愈,重者局部溃烂,渗流脓水,经久不愈。初起受压部位皮肤出现暗红,渐趋暗紫,迅速变成黑色坏死皮肤,痛或不痛,坏死皮肤与周围形成明显分界,周围肿势平塌散漫。后期,坏死皮肤与正常皮肤分界处逐渐液化溃烂,脓液臭秽,腐烂自创面四周向坏死皮肤下方扩大,坏死皮肤脱落后,形成较大溃疡面,可深及筋膜、肌层、骨膜。褥疮迁延难愈,甚至脓毒走窜、内传脏腑,引起败血症而危及生命。

本病属中医"席疮"范畴。申斗垣在《外科启玄》中云:"席疮乃久病着床之人,挨擦磨破而成。"《疡医大全·席疮门主论》云:"席疮乃久病著床之人,挨擦磨破而成,上而背脊,下而尾间,当用马勃软衬,庶不致损而又损。"本病内因久卧伤气,气虚而血行不畅,外因躯体局部连续长期受到压迫及摩擦,导致气虚血瘀,局部肌肤失养,皮肉坏死。中医外治为主,配合内治,加强护理,积极治疗全身疾病,并予支持疗法,注意饮食营养。

辨　证　施　治

1. 张春芳分 3 型

(1) 气滞血瘀型　症见局部皮肤出现褐色红斑,继而紫暗红肿,或有破损,舌脉随原发病而异。治宜益气化瘀、透脓止痛。方用托里透脓汤加减:党参、黄芪、当归、白术、甲片、皂角刺、白芷、青皮、鸡血藤、伸筋草、天花粉、紫花地丁、甘草。外用以艾灸局部或用自制的红花酒精按摩,每日 1～2 次。红肿者外敷金黄膏,破溃者外涂美宝湿润烧伤膏。

(2) 蕴毒腐溃型　症见局部皮肤呈紫黑色,压疮溃烂,腐肉及脓水较多,或有恶臭,重者溃烂可深及筋骨,四周漫肿,伴有发热,口苦且干,形神萎靡,不思饮食,舌红,苔少,脉细数。治宜清热解毒、凉血和营。方用清营汤加减:水牛角、生地黄、玄参、竹叶心、麦冬、丹参、黄连、金银花、连翘。外用美宝湿润烧伤膏,疮面将坏死组织彻底清除,脓成者切开引流。

(3) 气血两虚型　症见创面腐肉难脱,或腐肉虽脱,新肌色淡,愈合缓慢,伴有面色㿠白,神疲乏力,纳差食少,舌质淡,苔少,脉沉细无力。治宜补益气血、通络润肤。方用八珍汤加减:当归、川芎、白芍、熟地黄、人参、白术、茯苓、炙甘草。

临床观察:张春芳采用上方辨证治疗及护理 34 例患者的 56 处压疮。结果:56 处压疮中痊愈 48 处,好转 5 处,无效 3 处。[1]

2. 杨建香分 4 期

(1) 初期　症见受压表面皮色转为紫红,皮肤因水肿变薄而出现水疱。治宜补气通络解毒。药用黄芪 30 克、三七 10 克、金银花 30 克。上药煮水饮用。疮面用 0.5% 活力碘消毒局部,用生理盐水湿敷疮口。

(2) 疮面化脓坏死期　症见疮面分泌物较

---

[1] 张春芳,等.压疮的辨证治疗及护理体会[J].湖南中医杂志,2014,30(6):114-115.

多,清稀而腥,肉芽暗淡。治宜益气补血、托毒排毒、化腐生肌。药用生黄芪 30 克、当归 10 克、生甘草 10 克、肉桂 5 克、天花粉 30 克。煎水饮或加牛肉煲汤饮。疮面用生理盐水彻底清创后用愈创膏(黄连 100 克、乳香 100 克、没药 100 克、炉甘石 800 克、煅石膏 800 克、冰片 80 克等磨成细粉末,加入医用凡士林 450 克、液体石蜡 150 克,中小火熬成膏状备用)均匀涂抹于无菌纱布上,覆盖于伤口。

(3)病久气血双亏期 压疮日久体质虚弱者,气血俱亏。治以补益为主。药用黄芪 30 克、党参 10 克、当归 10 克、牛肉 200 克。煲汤饮服。疮口予敷愈创膏。

(4)水肿期 压疮日久不愈者,分泌物适度,肉芽水肿过长。治宜补益气血、健脾化湿。药用生黄芪 30 克、当归 10 克、薏苡仁 30 克、茯苓 30 克。

临床观察:杨建香采用上方辨证治疗 16 例压疮患者。结果:治愈 13 例,未发生不良反应。[1]

3. 傅文娟分 2 型

(1)气滞血瘀型 皮肤表现为受压后局部发红,去除受压因素后会消退,如受压情况继续存在,则局部皮肤出现瘀血,呈青紫色或褐色。治宜行气活血。方用愈溃灵:丹参、制草乌、紫荆皮、独活、赤芍、白芷、乳香、没药、肉桂。

(2)毒蕴肉腐型 症见皮肤局部出现水疱,可大可小或局部形成溃疡疼痛,创面渗出较多,甚者黑痂形成。治宜泻火解毒、祛腐生肌。方用溃疡膏:蜂房、蜈蚣、蝉蜕、乌梅、三七、血竭。

临床观察:傅文娟将 60 例压疮患者随机分为治疗组和对照组各 30 例。对照组予常规方法护理,治疗组压疮Ⅰ期在对照组的基础上加用愈溃灵,Ⅱ、Ⅲ期在对照组的基础上用溃疡膏对局部进行涂擦。结果:治疗组痊愈 24 例,显效 3 例,无效 3 例,总有效率 90%;对照组痊愈 16 例,显效 5 例,无效 9 例,总有效率 70%。[2]

4. 林巧梅分 3 型

(1)气滞血瘀型 症见局部皮肤出现褐色红斑,或紫暗红肿,或有破损,感觉减退或麻木,轻触痛,舌质红,苔薄白,脉弦,多为浅度溃疡患者。治宜活血化瘀。方用四君子汤合血府逐瘀汤,并予药膳党参三七汤、当归山楂汤。已破皮者予甘草油(甘草 50 克、香油 500 克浸泡一昼夜,文火将药炸至焦黄,去渣候冷备用)外涂并用敷料固定。

(2)蕴毒腐溃型 症见局部皮肤肌肉腐烂坏死,甚则有黄绿色脓液流出,质稠气臭,重则溃烂深及筋骨,四周漫肿无边,舌质绛红,苔黄腻,脉细数,多为深度溃疡患者。治宜解毒祛腐、生肌敛疮。内服桃红四物汤合托里透脓汤,予药膳绿豆薏苡仁汤。外治先在溃疡处常规消毒,剪去大部分腐肉,再用甘草油清洁疮面,根据脓腐的多少,选用九一丹或八二丹各适量,香油调敷疮面以祛腐,外加敷料固定。

(3)气虚肉腐型 症见疮面呈淡紫色,腐肉难脱,渗液清稀或脓液稀白,气腥臭,愈合缓慢,舌质红,苔少,脉沉细无力,均为深度溃疡患者。治宜补气养血生肌。内服内补黄芪汤并予药膳当归羊肉羹、黄精、党参、米蒸鸡、黄芪、桂圆、童子鸡作汤等。外用甘草油清洗疮面,再予生肌玉红膏和象皮生肌膏各适量调敷疮面以生肌。

临床观察:林巧梅采用上法辨证施治 86 例压疮患者。结果:气滞血瘀型治疗 41 例,痊愈 19 例,显效 13 例,好转 8 例,无效 1 例;蕴毒腐溃型治疗 24 例,痊愈 10 例,显效 7 例,好转 4 例,无效 3 例;气虚肉腐型治疗 21 例,痊愈 8 例,显效 6 例,好转 5 例,无效 2 例。[3]

5. 苏亮珍等分 4 型

(1)气滞血瘀型 局部皮肤受压后,出现暂时性的血液循环障碍,局部皮肤出现褐色红斑,继而紫暗红肿,表现为红、肿、热、触痛,舌苔薄,舌边有瘀紫,脉弦。治宜活血化瘀、补益气血。以 TDP 理疗灯照射改善患部血运为主,每次照射约 30 分

① 杨建香.中药内服外敷治疗压疮的效果观察[J].吉林医学,2011,32(34):7348-7349.
② 傅文娟.中药涂擦在压疮中的辨证施护[J].浙江中医药大学学报,2011,35(4):599-600.
③ 林巧梅.中风压疮患者的辨证护理体会[J].中医药导报,2010,16(8):106-107.

钟,照射时随时调节距离,照射距离以患者感觉皮肤温热为宜,每日 2 次,每 2 小时翻身 1 次,避免患部再次受压,保持皮肤干燥清洁。针刺合谷、血海配以电针。

(2) 湿热蕴结型 局部红肿部分向外扩大、变硬,皮肤转为紫红色,肿痛加剧,常有水疱形成,水疱破裂后,潮湿、红润、清洁的创面,舌苔黄,舌质红,脉弦。治宜清热利湿解毒。此期忌用 TDP 理疗灯照射。若患者身上未出现水疱时,外涂湿润烧伤膏;若患者身上出现水疱时,未破的小水疱用厚层滑石粉包扎,大水疱可用碘伏消毒后,用注射器抽出疱内液体,然后涂以湿润烧伤膏,再以无菌纱布包扎。若水疱已破,要将水疱皮肤剪除,暴露创面,要保持创面清洁,用贝复剂外敷促进肉芽生长,暴露 10 分钟后涂以百多邦,再以无菌纱布包扎,1~2 日更换 1 次,直到创面愈合为止。针刺三阴交、阴陵泉配以电针。

(3) 蕴毒腐溃型 表现为水疱继续扩大、破溃,溃疡形成,继发感染者,见溃疡面脓苔附着,溃疡周围皮肤发红,有灼热感,口苦口干,纳欠佳,舌质红,苔黄,脉滑数。治宜清热解毒、祛腐生肌。仍忌用 TDP 理疗灯照射。外用予过氧化氢和生理盐水清洗创面,忌用油剂,给予优索纱布覆盖创面,无菌纱布包扎,每日更换 1 次。待肉芽新鲜后,宜选用利凡诺纱布上药。创面分泌物减少且干净时,换药改用油剂,如凡士林纱布,或外敷生肌散、湿润烧伤膏促进肉芽生长。肉芽水肿可用 50% 硫酸镁纱布湿敷,每日 2 次。创面脓苔过多或肉芽生长不平整时,须修剪后清洗、上药。针刺三阴交、阴陵泉、足三里。

(4) 气血两虚、邪毒内蕴型 症见溃疡创面腐肉难脱,坏死组织继续向深部扩展,可达肌层、骨膜及骨质,愈合缓慢,伴有发热或低热,神疲乏力,纳少,舌质淡,苔黄,脉沉细无力。治宜气血双补、托毒生肌。内服中药托里消毒饮,外治宜积极先行扩创,去除坏死组织,至创面见新鲜肉芽。换药时以过氧化氢、生理盐水清洗,贝复剂外用,

深者纱布条引流,保持创面引流通畅,创面换药每日 1~2 次。每次换药前,TDP 理疗灯照射患部以改善局部血液循环。予针刺足三里、血海、三阴交、阴陵泉。

临床观察:苏亮珍等用上法辨证治疗 30 例压疮患者。结果:患者经治疗和护理后,治愈 20 例,好转 9 例,无效 1 例,总有效率 90.67%;痊愈时间为 7~60 日。[1]

6. 王世平分 3 型

(1) 瘀血阻络型(早期) 症见受压皮肤苍白或灰白,继而成暗红色斑片,境界清楚,中央颜色深暗,有的红斑上可发生水疱。治宜活血化瘀。外用局部可用红花酒涂抹按摩,以改善血液循环。方用红花酒方:红花 15 克、桃仁 15 克、血竭 15 克、儿茶 15 克、乳香 6 克、没药 6 克。上药砸碎放入 500 毫升 50 度白酒或 75% 乙醇中浸泡 3 日去渣备用。用时先行擦浴,再用脱脂棉球蘸药液涂抹红斑处,并用指腹或手掌轻轻按摩,药酒干后可再涂抹,时间约 30 分钟,之后扑上滑石粉。每日以 2~3 次为宜。若见水疱,大者可在无菌操作下抽出疱液,再涂 2% 龙胆紫或用红花酒纱布湿敷,小者可暂不处理。

(2) 瘀毒久蕴型(疮成期) 溃疡形成尚未感染或感染轻微,或是溃疡伴发感染。溃疡未感染时可见疮面有黑色腐肉,四周皮肤肿势平塌散漫,无脓液,自觉疼痛或不痛;伴感染时则见溃疡处痒痛,脓液较多且有异味,发热,身困乏力。治宜清热解毒、祛腐生肌。若未感染,方用褥疮散方:海螵蛸 10 克、滑石 10 克、冰片 2 克、炉甘石 10 克。4 药共研细末,混匀。以生理盐水清洗疮面,除去坏死组织和异物,撒上药粉,外用敷料包扎,每日早晚各 1 次。渗液少时也可用上等花生油调上药粉敷患处。若感染时,除抗感染内治外,另用抗感染外洗方煎水以外洗:黄芩 20 克、黄连 15 克、黄柏 20 克、苦参 20 克、艾叶 20 克、川椒 1 克、生甘草 20 克、金银花 20 克。每日可洗 2~3 次。

① 苏亮珍,等.30 例压疮的疗效观察与护理[J].福建中医药,2007,38(2):61.

（3）气血两虚型（后期） 一是患者虽久病然正气尚盛，溃疡经治逐渐收口，肉芽随之新生；其二是患者久病气血暗耗，肌肤失养，经治腐肉虽去，但新肉迟迟不长。治宜补益气血。方用八珍汤、十全大补汤。外用生肌玉红膏。

临床观察：王世平采用上法辨证治疗 67 例褥疮患者。结果：痊愈 59 例，有效 6 例，无效 2 例，总有效率 97%；痊愈时间 14～34 日。①

经 验 方

1. 湿润烧伤膏 组成：黄芩、黄柏、黄连等。用法用量：采用无菌生理盐水冲洗局部创面，将压疮表面均匀涂抹美宝湿润烧伤膏，厚度 1～2 毫米，涂敷范围超过压疮创面边缘 2 厘米，随后进行 TDP 照射，照射距离 10～20 厘米，照射时间为 30 分钟，皮肤表面温度控制在 38℃～46℃，照射结束后，用多爱肤水胶体敷料敷贴创面，每日换药、照射 2 次。临床应用：袁蕊等将 92 例压疮患者随机分为干预组 56 例和对照组 36 例。干预组予 TDP 照射联合美宝湿润烧伤膏及多爱肤水胶体敷料治疗，对照组予多爱肤水胶体敷料治疗。结果：干预组有效率为 92.3%，对照组有效率为 74.1%，两组有效率比较差异显著（P＜0.05）。②

2. 溃疡油 黄芪 20 克、当归 20 克、生大黄 20 克、紫草 10 克、红花 10 克、黄柏 20 克、五倍子 20 克、植物油（茶籽油或花生油）1 000 毫升。将上药浸入 1 000 毫升植物油中 24 小时后，用文火加热至 120℃～130℃，边加热边搅拌，文火维持 10～15 分钟，冷却，过滤，用清洁、干燥玻璃输液瓶装，密封，置于 100℃流通蒸汽灭菌 30 分钟后，备用。创面常规清洗或消毒后，用无菌纱布浸上溃疡油贴覆于创面，用胶布固定，视具体情况决定换药频率。覃洁临床使用溃疡油治疗褥疮患者，疗效满意。③

3. 褥疮膏（粉） 滑石 30 克、乳香 15 克、没药 15 克、当归 15 克、血竭 12 克、三七 12 克、银朱 6 克、轻粉 3 克、冰片 2 克。上药共为细末过 200 目筛后装瓶，用凡士林搅拌即成褥疮膏。褥疮创面清创处理后，生理盐水擦拭，再用无菌纱布拭干，将褥疮膏摊平于消毒纱布上，厚 0.3～0.5 厘米，面积大于创面 2～3 厘米，覆盖于创面上，若为巨大深腔褥疮，可用褥疮粉直接均匀撒入腔内，包扎固定，每日换药 1 次。史巧英等用褥疮膏治疗 400 例褥疮患者。结果：以 20 日为 1 个疗程统计，治愈率 57.5%，显效率 32.5%，有效率 9.25%，无效率 0.75%，总有效率 99.25%。④

4. 疮疡平软膏 当归、甘草、川芎、乳香、没药、青黛、鳖甲、炉甘石、血竭、鸡内金。创面常规消毒清创，用生理盐水冲洗，将疮疡平软膏均匀敷于创面，厚 0.2～0.5 厘米，包扎固定。如为洞穴状伤口，以 3%过氧化氢和生理盐水冲洗干净后，将无菌油纱条敷上药膏，填塞于伤口内，尽量使创面完全接触药膏，以无菌敷料覆盖、固定，每日换药 1～2 次。许斌等将 116 例褥疮患者随机分为治疗组 60 例（78 处）和对照组 56 例（69 处）。治疗组予疮疡平软膏外敷，对照组予一效膏外敷。结果：治疗组治愈 67 处，显效 6 处，有效 4 处，无效 1 处，换药时间（20.46±17.30）小时；对照组治愈 28 处，显效 18 处，有效 12 处，无效 11 处，换药时间（38.36±31.73）小时。治疗组疗效及其他相关指标均优于对照组。⑤

5. 一效散 滑石、炉甘石、冰片、朱砂等。Ⅰ期褥疮生理盐水冲洗患处，拭干后将药涂抹患处，可加以按摩。Ⅱ期、Ⅲ期褥疮先用无菌换药法处理疮面，取大小适中的无菌纱布 4～5 层，内垫 1 层无菌凡士林油纱布，取一效散适量，敷在油纱布上，范围大于褥疮面积边缘 1～2 厘米，厚度为

① 王世平.67 例褥疮辨证施护小结[J].国医论坛.1994(4)：36.
② 袁蕊,古满利.TDP 照射联合美宝湿润烧伤膏及多爱肤防治老年痴呆患者Ⅰ期压疮的临床研究[J].激光杂志,2016,37(5)：134-135,138.
③ 覃洁.溃疡油的制备及临床应用[J].中国医院药学杂志,2006,26(4)：484-485.
④ 史巧英,等.褥疮膏治疗褥疮 400 例体会[J].四川中医,2006,24(6)：84.
⑤ 许斌,等.疮疡平软膏治疗褥疮疗效观察[J].辽宁中医杂志,2005,32(5)：422-423.

0.3~0.5厘米,包扎,每日1~2次。李艳敏用一效散治疗15例褥疮患者,疗效满意。[1]

6. 治褥灵 白及30克、大黄50克、甲片粉30克、藏红花50克、冰片5克、皂角刺40克、贝母40克、金银花40克、血竭40克、天花粉50克。将上述药研成粗末放入容器内加1000毫升70%乙醇浸泡,密封,浸泡15日过滤,装入消毒瓶备用。用药前以灭菌生理盐水或过氧化氢清洗创面,用无菌镊子或剪刀清除坏死腐烂组织。用无菌棉签蘸取治褥灵轻轻涂抹创面,涂抹面积应大于创面2厘米,或用纱布湿敷,根据创面的大小、深度,每日3~5次。黄丽华等将180例褥疮患者随机分为治疗组118例和对照组62例。治疗组予治褥灵外涂;对照组予0.5%碘伏纱布持续湿敷。治疗2周。结果:治疗组治愈113例,好转5例,治愈率95.8%;对照组治愈33例,好转25例,未愈4例,治愈率53.2%。[2]

7. 平肌饮 凤尾草15克、金银花15克、炙黄芪20克、当归10克、白芷10克。每日1剂,水煎服。韦国勇用平肌饮治疗6例褥疮患者,疮口先用凤尾草100克、金银花叶50克,水煎清洗伤口(如伤口干净、新鲜则不需清洗),再外敷平肌散(凤尾草50克、炉甘石50克、熟石膏50克、钟乳石50克、琥珀12克、人工牛黄12克、珍珠末15克、血竭15克、朱砂6克、冰片6克),覆盖纱块固定,3日换药1次。结果:全部治愈。[3]

8. 褥疮Ⅰ号 乳香20克、没药20克、紫草50克、黄连50克、黄柏60克、黄芩50克、白芷60克、连翘60克。将上8味药浸于1000克麻油内,72小时后用文火煎至呈干焦样,过滤去渣,再将珍珠粉40克、血竭40克、鼠肉油500克置入,继续文火煎至15分钟,过滤备用。刘珍用中药褥疮Ⅰ号治疗138例褥疮患者。结果:20日为1个疗程,治愈率60.87%,显效率34.78%,有效率3.62%,无效率0.07%,总有效率99.27%。[4]

9. 炎痛宁喷雾液 大黄、侧柏叶、黄柏、泽兰、薄荷。Ⅰ、Ⅱ期褥疮可直接喷在患处(可湿敷)。如Ⅱ期褥疮表皮松解、剥脱,先按常规消毒创面后喷药,湿润整个患部,稍干后再喷1次,暴露患部,每日喷药4次。Ⅲ期创面常规消毒,清除浅表坏死组织后,湿敷炎痛宁,每日换药1次。辛少芳等用炎痛宁喷雾液治疗49例褥疮患者。结果:10日内痊愈Ⅰ期褥疮13例达100%,Ⅱ期褥疮17例达77.2%,Ⅲ期褥疮7例达50%;15日内显效Ⅱ期褥疮4例达18.2%,Ⅲ期褥疮6例达42.9%,Ⅱ期及Ⅲ期褥疮无效各1例。[5]

10. 双料喉风散 牛黄、珍珠、冰片、黄连、甘草、青黛、山豆根等药物研末。Ⅱ期褥疮直接喷涂,每日3~4次,至痂皮形成。局部如有水疱,无菌下抽吸水疱,并用0.9%生理盐水棉签轻擦局部,再涂双料喉风散。Ⅲ期褥疮创面换药后喷涂药物,每日4~6次。曲云用双料喉风散治疗20例褥疮患者。结果:Ⅱ期褥疮喷涂双料喉风散1~2日痂皮形成,5~7日痂皮脱落;Ⅲ期褥疮7~10日痂皮形成,10~15日痂皮脱落。[6]

单 方

1. 凤凰衣 组成:凤凰衣。临床应用:王燕萍等将61例褥疮患者随机分为治疗组33例和对照组28例。治疗组采用凤凰衣、胰岛素加庆大霉素外用治疗,对照组常规护理及治疗。结果:两组患者二期、三期褥疮治疗后疗效比较,差异均有统计学意义(均$P<0.05$);两组患者二期、三期褥疮创面治愈时间比较,差异均有统计学意义(均$P<0.05$)。[7]

① 李艳敏.一效散治疗褥疮[J].辽宁中医杂志,2005,32(5):442-443.
② 黄丽华,等.治褥灵治疗褥疮的疗效观察[J].辽宁中医杂志,2004,31(4):310.
③ 韦国勇.中医药治疗皮肤软组织缺损16例[J].新中医,2003,35(8):67-68.
④ 刘珍.中药褥疮Ⅰ号治疗褥疮的护理[J].中华护理杂志,2001,36(8):63-64.
⑤ 辛少芳,等.治疗褥疮的新药——炎痛宁喷雾液[J].中华护理杂志,1997,32(8):475.
⑥ 曲云.双料喉风散治疗褥疮[J].中华护理杂志,1997,32(4):245.
⑦ 王燕萍,等.凤凰衣加胰岛素外用治疗褥疮临床疗效观察[J].中国全科医学,2012,15(6):682-683.

2. 地榆炭 组成：地榆。制备方法：将经过炮制的地榆炭用打磨机加工成粉状，再用细筛过滤除去较大颗粒，装入清洁容器即可。用法用量：用碘伏消毒擦洗压疮创面后，将地榆炭外用于疮面，至疮面全部覆盖一层，暴露疮面，无需包扎，也可在疮面盖上清洁的纱布或棉制隔垫，每日 1～2 次，至疮面愈合。临床应用：顾爱英等将 95 例压疮患者随机分为对照组 45 例和治疗组 50 例。对照组采用常规治疗和护理，治疗组则采用中药地榆炭外用治疗。结果：治疗组 14 日内治愈 46 例，显效 4 例；对照组 14 日内治愈 30 例，显效 5 例，好转 6 例。[①]

3. 全蝎膏 组成：全蝎、蜈蚣、冰片。用法用量：对尚未破溃压疮，采用局部外擦法，每日 2～4 次；对破溃压疮用全蝎膏制成油纱条直接贴敷填塞，换药次数根据伤口情况，每日 1 次到 3～4 日 1 次不等。临床应用：刘建芳等将 60 例压疮患者随机分为治疗组 40 例和对照组 20 例。治疗组采用自制全蝎膏换药治疗，对照组使用龙血竭粉剂换药治疗。结果：治疗组有效率为 100%，治愈率为 100%；对照组有效率为 80%，治愈率为 50%。两组比较差异均有统计学意义（均 $P < 0.01$）。[②]

4. 鲜蜂王浆加鸡蛋内膜 组成：鲜蜂王浆、鸡蛋内膜。用法用量：外敷。临床应用：齐宝琴等将 56 例压疮患者随机分为治疗组 30 例和对照组 26 例。治疗组中，Ⅱ期压疮、有水疱者，在无菌技术操作下用注射器抽出疱内液体，剪去分离的皮肤，水疱自行破溃者也剪去分离的皮肤，充分暴露创面；Ⅲ期压疮分泌物多时，用生理盐水反复清洗，对感染创面有脓性分泌物及坏死组织者，用 3% 过氧化氢清洗创面后再用生理盐水反复清洗；Ⅳ期压疮分期剪除黄色、黑色坏死组织，清洗方法同感染创面。根据创面分期Ⅱ期压疮涂鲜蜂王浆 1.0～2.0 毫米厚；Ⅲ期、Ⅳ期压疮将创面填充鲜蜂王浆与皮肤平，然后将新鲜鸡蛋打开，清洁双手撕

下鸡蛋内膜贴敷在创面上，蛋膜面积小于创面者可重叠拼接覆盖范围超出创面 0.5～1 厘米。创面面积 ＞2 厘米×2 厘米，且渗液少者，蛋膜不脱落无须更换；若创面面积 ＞2 厘米×2 厘米，或渗出较多者，在蛋膜外包扎普通纱布，根据渗液情况给予换药。对照组中，用生理盐水清洗创面，Ⅱ期压疮外贴康惠尔溃疡贴，从外观看溃疡贴吸收渗液变为乳白色时给予更换。Ⅲ、Ⅳ期压疮创面为黄或黑者，先涂康惠尔系列清创胶，坏死组织较多时剪除黄色、黑色坏死组织，再涂康惠尔系列清创胶，外贴康惠尔渗液吸收贴，根据渗液情况给予换药，疮面变为红色后用溃疡糊局部填充略低于皮肤表面，外贴渗液吸收贴、溃疡贴。结果：两组总有效率皆为 100%，但治疗组治愈时间较对照组短。[③]

5. 芦荟 组成：芦荟。制备方法：取 2 年生以上库拉索芦荟或斑纹芦荟叶片，先将芦荟叶片清水洗净，根据褥疮创面大小，部分割下，再用无菌刀片削去外层，使其露出带有芦荟凝胶的内层。用法用量：用备好的芦荟叶片将凝胶物质直接涂于创面，保持局部湿润，干后再涂，每日 4 次。临床应用：张勤梅等将 87 例褥疮患者随机分为治疗组 27 例和对照组 56 例。治疗组用鲜芦荟汁水凝胶湿性疗法。对照组用百多邦软膏外敷加红外线照射。结果：治疗组总有效率为 95.1%，对照组总有效率为 77.3%，两组总有效率比较有显著性差异（$P < 0.05$）。[④]

6. 白芷 组成：白芷。制备方法：取中药白芷 20 克，放入容器内捣碎，用细纱布过滤后即可使用。用法用量：使用前先用 0.5% 碘伏彻底消毒褥疮部位，然后用棉签或棉球蘸取白芷粉涂于患处。临床应用：张宇慈等用中药白芷外敷治疗 14 例褥疮患者，浅度溃疡（4～6 厘米）×（3～5 厘米）者，不分昼夜每 4～6 小时涂 1 次。深度溃疡渗出物较多者，可不分昼夜每 2～3 小时涂 1 次。结果：治愈率为 100%；治愈时间最短为 3 日，最

① 顾爱英,等.单味地榆治疗压疮的疗效观察[J].护士进修杂志,2011,26(11)：1028－1029.
② 刘建芳,等.自制全蝎膏在治疗Ⅱ～Ⅳ度压疮中的疗效观察[J].浙江中医药大学学报,2011,35(4)：595－596.
③ 齐宝琴,等.蜂王浆加鸡蛋内膜外敷湿式治疗Ⅱ期以上压疮 30 例分析[J].齐鲁护理杂志,2009,15(5)：125.
④ 张勤梅,等.鲜芦荟汁水凝胶湿性疗法治疗褥疮临床观察[J].实用中医药杂志,2007,23(1)：42－43.

长为 15 日。①

7. 中药方 1 组成：紫草、冰片。制备方法：取紫草洗净切碎加麻油淹没，加热至 100℃，不断搅拌，浸渍 30 分钟，倾出油液，再加适量麻油于残渣中，同法煎煮第二次，两次浸出油液合并。用无菌纱布过滤，待温度降至 60℃ 以下，加入冰片，搅拌溶解，即得。临床应用：王建华用紫草油治疗 12 例褥疮患者，全部治愈。②

8. 中药方 2 1 号搽剂：乌梅 500 克、石榴皮 500 克。制备方法：上药加清水 8 升，煎煮 1 小时后过滤，二煎加 5 升水煎煮 1 小时，合并两次药液，文火浓缩煎至 3 升。冷却至 60℃ 时，加入冰片 0.1 克搅拌均匀过滤，装瓶消毒。2 号搽剂：虎杖 1 000 克、金银花 800 克、黄连 200 克。制备方法：加清水 8 000 毫升，将上药煎煮 1 小时后过滤，向滤渣中加水 5 000 毫升，再煎煮 1 小时后过滤。合并两次滤液，以文火浓缩至 2 000 毫升。最后过滤装瓶密封，消毒备用。用法用量：如果褥疮形成，表面泛有水疱，可先用一次性注射器，按无菌操作程序抽出水疱内的液体，再在局部涂擦 1 号搽剂，每日 3 次。若表皮脱落，出现湿润创面时，用 1 号搽剂浸泡纱布，然后敷盖在创面上，每日或间日换药 1 次。伤口组织如有坏死出现，以致发生局部感染，可先用 0.9% 生理盐水冲洗伤口，再将 2 号搽剂浸泡纱布，然后敷盖创面，每日 1～2 次，视具体情况而定，不必换药过勤。一旦感染和组织坏死现象得到改善，即可改用 1 号搽剂换药。必要时，将 1 号搽剂和 2 号搽剂间日交替更换药。临床应用：彭汉光等临床使用外搽剂治疗褥疮患者，疗效满意。③

中 成 药

1. 马应龙龙珠软膏 临床应用：钱玮将 90 例褥疮患者随机分为三组各 30 例。所有患者入组当天予以外科清创，祛除坏死组织或痂皮（之后不再清创）。A 组给予马应龙龙珠软膏，B 组给予胰岛素＋硫酸阿米卡星，C 组给予过氧化氢及聚维酮碘溶液消毒创面。结果：平均治愈时间 A 组为 55.6 日，B 组为 69.1 日，C 组为 103.3 日。A 组与 B 组、C 组比较，有明显的优势，差异均有统计学意义（均 $P<0.05$）。④

2. 龙血竭粉胶囊 组成：龙血竭。用法用量：对 Ⅱ 期压疮疮面及周围皮肤，先用 5% 碘伏消毒，有水疱的先抽去水疱内的液体。将龙血竭粉适量敷于患处，或用黄酒调敷患处，每日 2 次；Ⅲ 期压疮者，先清除坏死组织，过氧化氢清洗，又用生理盐水冲洗后，再取龙血竭粉外敷包扎，每日 2 次。临床应用：孟琴秋收治 36 例 Ⅱ 期、Ⅲ 期压疮患者，所有患者均避免疮面受压，并定时更换体位，用药时间 5～15 日。结果：Ⅱ 期压疮 30 处，治愈 19 处，有效 7 处，无效 4 处，总有效率 87%；Ⅲ 期压疮 7 处，治愈 3 处，有效 3 处，无效 1 处，总有效率 86%。⑤

3. 生肌玉红膏 组成：当归、白芷、白蜡、轻粉、甘草、紫草、血竭、麻油 [北京同仁堂（集团）有限责任公司生产，国药准字 Z11021309] 用法用量：3 级创面，用 0.02% 呋喃西林清洁创面，再用生肌玉红膏纱布（按需制裁规格不等的纱布，与生肌玉红膏放置于消毒贮藏盒内，经高温消毒，浸透制成）外敷，无菌纱布覆盖。4 级创面，用 3% 过氧化氢和 1:5 000 高锰酸钾隔日交替清洁创面，用剪刀除去腐肉及痂皮直至暴露健康组织，再用生肌玉红膏纱布填塞，无菌纱布覆盖。临床应用：陈佩仪等将 35 例压疮患者随机分为治疗组 18 例和对照组 17 例。治疗组予生肌玉红膏，对照组不使用生肌玉红膏，使用 0.5% 甲硝唑外敷。结果：治疗组痊愈 12 例，显效 4 例，有效 2 例，无效 0 例，

① 张宇慈，等.中药白芷外敷治疗褥疮 14 例 [J].吉林中医药,2006,26(11)：30.
② 王建华.紫草油治疗褥疮 [J].基层医学论坛.2004,8(6)：555.
③ 彭汉光，等.褥疮的外搽剂的制备及应用 [J].陕西中医,1995,16(6)：283.
④ 钱玮.3 种方法治疗老年褥疮疗效比较 [J].医药导报,2013,32(4)：490－491.
⑤ 孟琴秋.龙血竭粉治疗 Ⅱ 期、Ⅲ 期压疮 36 例 [J].浙江中医杂志,2009,44(1)：17.

总有效率100%;对照组痊愈2例,显效6例,有效2例,无效7例,总有效率58.9%。[1]

4. 京万红软膏　组成:黄连、黄芩、黄柏、地榆、金银花、红花、罂粟壳、紫草等30余味中草药。临床应用:魏贤芹等将76例褥疮患者随机分为对照组和治疗组各38例。对照组采用常规清创护理方法换药,治疗组除采用常规清创护理方法外,加用京万红软膏换药。结果:治疗组治愈23例,显效13例,有效2例,无效0例,总有效率100%;对照组治愈13例,显效12例,有效3例,无效10例,总有效率73.68%。[2]

5. 西瓜霜喷剂　组成:西瓜霜、煅硼砂、黄柏、黄连、山豆根、射干、浙贝母、青黛、冰片、无患子果(炭)、大黄、黄芩、甘草、薄荷脑。临床应用:刘燕等将90例褥疮患者随机分为治疗组51例和对照组39例。治疗组联合应用西瓜霜喷剂与呋喃西林,对照组用常规方法治疗。结果:治疗组治愈36例,好转12例,未愈3例,有效率94%,平均治愈时间(21.51±2.56)日;对照组治愈8例,好转19例,未愈12例,有效率69%,平均治愈时间(36.87±8.12)日。[3]

6. 马应龙麝香痔疮膏　组成:麝香、牛黄、珍珠、琥珀、硼砂、冰片、炉甘石。用法用量:首先用0.5%碘伏棉球消毒褥疮周围皮肤,以无菌生理盐水清洗创面,用无菌剪刀剪除褥疮表面坏死组织,再用0.5%碘伏棉球消毒创面。用无菌干棉签将马应龙麝香痔疮膏均匀地涂于褥疮创面。用无菌敷料覆盖创面并包扎,松紧适宜,每日换2次,7日为1个疗程。临床应用:周雪云等将38例褥疮患者随机分为观察组和对照组各19例。对照组予常规护理操作,观察组常规护理操作基础上加用马应龙麝香痔疮膏。结果:观察组治愈14例,显效3例,有效2例,无效0例,愈合时间(11.2±

1.3)日;对照组治愈6例,显效7例,有效5例,无效1例,愈合时间(19.3±2.8)日。[4]

7. 云南白药　用法用量:Ⅰ期褥疮治疗将白药粉溶于75%乙醇中调成稀糊状,用棉签蘸取涂擦患处,每日3～4次;Ⅱ期褥疮如有水疱,按无菌操作抽出疱中液体,将白药粉撒于破溃处,无菌敷料包扎;Ⅲ褥疮如有局部破溃感染,溃疡形成,有脓性分泌物及坏死组织。用过氧化氢或生理盐水局部冲洗,去掉坏死组织。敷上白药,无菌纱布覆盖,隔日换药1次。临床应用:徐兴妹等用云南白药治疗20例褥疮患者。结果:使用云南白药痊愈18例,配用抗生素治愈2例,总有效率100%。[5]

8. 双黄连粉针剂　组成:金银花、黄芩、连翘提取物。用法用量:局部皮肤清创消毒后,采用双黄连粉针剂0.6克均匀涂在褥疮溃疡面,然后盖以无菌纱布,胶布固定,每日换药1次,10～14日为1个疗程。临床应用:孙武用上法治疗30例褥疮患者。结果:痊愈29例,有效1例,总有效率100%。[6]

预防用药

1. 中药方　组成:冰片、赤芍、枯矾、硼砂等量。制备方法:上药加75%乙醇浸泡10日后,取上清液过滤,制成10%的浸泡擦剂。临床应用:陈立军等将104例急性脑血管病患者随机分为治疗组55例和对照组49例。对照组以5%樟脑酒精按摩患者身体骨突出部位,然后揉抹滑石粉。治疗组先用中药擦剂按摩患者身体,每个部位按摩不少于10秒钟,然后以乳没六一散揉抹。皮肤溃破部位不宜使用中药擦剂。结果:治疗组无1例发生褥疮,对照组有4例发生褥疮。[7]

① 陈佩仪,等.外敷生肌玉红膏治疗压疮18例疗效观察[J].新中医,2008,40(6):45-46.
② 魏贤芹,等.京万红软膏在褥疮疮面换药中的应用[J].中医杂志,2006,47(1):44.
③ 刘燕,等.西瓜霜喷剂联合呋喃西林治疗褥疮的疗效观察[J].现代中西医结合杂志,2005,14(6):739.
④ 周雪云,等.马应龙麝香痔疮膏治疗褥疮的临床观察[J].实用医技杂志,2004,11(12):2698-2699.
⑤ 徐兴妹,等.云南白药治疗褥疮疗效观察[J].中国医院药学杂志,1995,15(8):379.
⑥ 孙武.双黄连粉针剂治疗褥疮30例观察[J].中国中西医结合杂志,1993(11):696.
⑦ 陈立军,等.中药外用预防褥疮55例[J].中国民间疗法,1995(5):45.

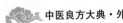

2. 红花酒　组成：红花 30 克、当归尾 30 克。制备方法：将上药浸泡在 1 000 毫升 50％乙醇内，浸泡 1 个月后取清液备用。用法用量：温水擦浴后使用红花酒按摩 3～5 分钟，按摩后扑以滑石粉或爽身粉，每日 4～6 次。临床应用：罗小燕外用红花酒预防褥疮，疗效满意。①

---

① 罗小燕.外用红花酒预防褥疮［J］.云南中医杂志,1994(4)：19.

窦　　道

概　　述

窦道是一种只有外口而无内孔相通的病理性盲管。其特点为管道由深部组织通向体表,有1个或多个外口,管道或长或短、或直或弯,一般不与内脏有腔脏器相通。临床表现为局部有一疮口,常有脓性分泌物流出,疮周皮肤可呈潮红、丘疹、糜烂等表现,瘙痒不适;若外口暂时闭合,脓液引流不畅,可发生局部红肿疼痛,或伴有发热等症状。部分患者因反复破溃,数年不愈,疮周皮肤色紫暗,疮口胬肉突起。探查窦道,形态多样,或细而长,或外端狭窄、内腔大,甚至呈哑铃状。窦道因部位不同深浅不一,管道数目也多少不一。窦道失治误治日久,脓液积留,异物无法排出,感染加重,或窦道假性愈合,病情反复。

本病属中医"漏"范畴。《诸病源候论·诸瘘候》中提出"脓血不止,谓之漏也""诸瘘者,谓瘘病初发之由不同,至于瘘成,形状各异,有以一方而治者,故名诸瘘,非是诸病共成一瘘也"。《千金要方》云:"痈之后脓汁不止,得冷即是鼠瘘。"《外科精要》言:"疮疡为漏,皆因元气不足,营气不从,逆于内里,或寒气相搏,稽留血脉,溃腐既久,阳气虚寒,外邪乘虚下陷,即成是患。"本病多因手术创伤,或局部残留异物,或兼有邪毒侵袭,导致局部气血凝滞,蕴蒸化脓,溃破成漏。

辨　证　施　治

1. 王永灵等分2型

(1) 余毒未尽型　多见于祛腐阶段。疮口脓水淋漓,疮周红肿疼痛,或瘙痒不适;可伴轻度发热等;苔薄黄或黄腻,脉数。治宜清热化湿、和营托毒。方用托里消毒散加减:人参、黄芪、当归、川芎、芍药、白术、茯苓、白芷、金银花、甘草等。外治将八二丹、九一丹等脱腐药物加入0.9%生理盐水或0.5%甲硝唑中,混合物呈悬浊液后注入管腔。

(2) 气血两虚型　多见于生肌阶段。疮口脓水量少不尽,肉芽色淡不泽;伴面色萎黄,神疲倦怠,纳少寐差;舌质淡,苔薄,脉细。治宜益气养荣、和营托里生肌。方用十全大补汤加减:党参、白术、茯苓、炙甘草、当归、川芎、熟地黄、白芍、黄芪、肉桂等。将生肌散加入0.9%生理盐水或康复新溶液中,混合物呈悬浊液后注入管腔等,或直接注入复黄愈创生肌油等。配合外敷法、药线引流法、拖线法、垫棉法、扩创疗法、挂线疗法等。

临床观察:王永灵等采用祛腐生肌滴灌法配合上法辨证治疗184例体表复杂性窦瘘患者。结果:痊愈98例,显效35例,有效33例,无效18例,其中痊愈率53.26%,显效率19.02%,有效率17.93%。[1]

2. 蒋国鹏等分3型

(1) 热毒炽盛型　症见窦道长期不愈合,持续渗出脓液,脓液量多、色黄质稠。治宜清热解毒。药用金银花20克、野菊花30克、皂角刺9克、蒲公英12克、白花蛇舌草25克、紫花地丁12克、连翘10克、玄参15克、土鳖虫15克、赤芍9克、甘草3克、天龙1.5克、炙全蝎3克、天花粉15克、黄连10克。

(2) 痰瘀互结型　症见窦道无脓液渗出,或

① 王永灵,阙华发,等.祛腐生肌滴灌法为主治疗体表复杂性窦瘘的临床研究[J].中医外治杂志,2018,27(4):3-4.

渗出量少。治宜化痰祛瘀。药用金银花20克、野菊花15克、皂角刺9克、蒲公英12克、白花蛇舌草25克、紫花地丁12克、连翘10克、玄参15克、土鳖虫15克、赤芍9克、甘草3克、天龙1.5克、炙全蝎3克、白芥子15克、胆南星10克、法半夏10克。

（3）气阴两虚型 症见窦道脓液量稀薄，创面颜色为粉红色。治宜益气滋阴。药用金银花20克、野菊花15克、皂角刺9克、蒲公英12克、白花蛇舌草25克、紫花地丁12克、连翘10克、玄参15克、土鳖虫15克、赤芍9克、甘草3克、天龙1.5克、炙全蝎3克、黄芪30克、生地黄15克、麦冬15克。

临床观察：蒋国鹏等用上法辨证治疗慢性骨髓炎患者，疗效满意。[1]

3. 向寰宇等分3型

（1）湿热毒盛型 窦道的感染期，局部红肿热痛，脓水量多，味臭秽者，舌质暗红或红绛，舌苔黄腻或光薄少苔，脉弦数或滑数。治宜清热化湿、透脓托毒。药用生地黄、赤芍药、牡丹皮、当归、玄参、金银花、黄连、黄柏、苍术、鹿含草、牛膝、蒲公英、生黄芪、皂角刺。并配合清开灵或莲必治注射液等中药制剂静脉滴注。

（2）正虚毒滞型 窦道的好转期，红肿疼痛不明显，或隐痛绵绵，脓水量少或清稀者，舌苔薄白或腻，脉细数或弦。治宜益气活血、和营解毒。药用生黄芪、太子参、苍白术、茯苓、当归、桃仁、丹参、生地黄、赤芍药、忍冬藤、白花蛇舌草、黄柏、薏苡仁、怀牛膝等。并配合丹参或脉络宁注射液等中药制剂静脉滴注。

（3）气血两虚型 窦道的恢复期，局部无红肿热痛，脓腐已尽，疮孔经久不敛，伴神疲倦怠，纳少，舌质淡胖或暗红，舌苔薄腻，脉虚细。治宜益气养荣、养血生肌。药用生黄芪、党参、白术、茯苓、山药、黄精、山茱萸、陈皮、姜半夏、当归、桃仁、丹参、仙鹤草、薏苡仁、牛膝等。并配合黄芪或丹

参注射液等中药制剂静脉滴注。配合外治法如冲洗疗法、滴注疗法、垫棉绑缚法、拖线法、切开扩创法、药线引流法、外敷法、热烘法。

临床观察：向寰宇等以中医蚀管祛腐化瘀生肌法为主治疗103例复杂性窦瘘患者，内外治并用，分阶段辨证用药。结果：窦道完全愈合，临床症状消失77例；窦道深度变浅75％以上，临床症状缓解18例；窦道深度变浅25％以上，临床症状缓解5例；窦道深度变浅不足25％，临床症状未改善3例。[2]

4. 翟亚春等分2期

（1）Ⅰ期 病程长，窦道深、壁厚腐甚。治宜化管祛腐。方用Ⅰ号药捻（纯升丹粉末），隔日换药1次。待管壁软化，脓腐渐脱，更以Ⅱ号药捻（升丹粉、煅石膏粉各半，即五五丹）；若疮面新鲜，肉芽渐出，偶见脓腐，以Ⅲ号药（10％升丹粉，90％煅石膏粉，即九一丹）换药，每日1次，至肉芽红活，脓腐渐尽。

（2）Ⅱ期 疮面日益清洁，肉芽生长良好。治宜生肌敛疮。疮面覆以生肌玉红油纱布或黄连油膏纱布，外叠纱布或棉垫，以绷带加压包扎，视情况2～3日换药。

临床观察：刘再朋以上法辨证施治68例窦道患者。结果：痊愈59例，中断3例，无效6例；愈合时间7～52日，平均时间22.4日。[3]

经 验 方

1. 加味阳和汤 熟地黄20克、鹿角胶15克、肉桂3克、麻黄5克、白芥子10克、姜炭5克、甘草9克。随症加减：皮温高者，去白芥子、姜炭，加生地黄10克、金银花15克；疼痛难忍者，加赤芍10克、川芎15克；脓液清稀、肉芽不新鲜、面色白者，加黄芪30克、当归15克、山药15克、川续断10克。王影等将60例开放性骨折术后顽固性窦道患者随机分为对照组和治疗组各30例。对照

① 蒋国鹏，谢兴文.慢性骨髓炎辨治体会[J].中医杂志，2016，57（16）：1426-1427.
② 向寰宇，等.祛腐生肌法为主治疗复杂性窦瘘103例[J].上海中医药杂志，2005（4）：34-36.
③ 翟亚春，汤中华.刘再朋治窦道经验（附68例临床小结）[J].江西中医药，1992，23（4）：13，23.

组采用西医常规治疗,治疗组在对照组基础上加用加味阳和汤治疗。两组均以3周为1个疗程,治疗3～4个疗程后观察比较两组疗效。结果:治疗组痊愈24例,有效4例,无效2例,总有效率93.3%;对照组痊愈15例,有效8例,无效7例,总有效率76.7%。两组总有效率比较差异有统计学意义($P < 0.05$)。①

2. 中药方 蟾蜍线熏灸:蟾蜍、雄黄、麝香。将麻线扎成3厘米左右的线团,将蟾蜍倒挂,把扎好的线团放入蟾蜍口中并将嘴缝合,使其唾液将线团浸透,取出线团,将适量雄黄粉、麝香拌匀后撒在麻线上,晾干。将制好的药线点燃,但无火焰,持药线在患处周围熏灸,以不烫伤皮肤为度,每次5～10分钟。内服瘘管消方:党参20克、炮甲片20克、黄芪30克、连翘30克、当归15克、白芍15克、熟地黄15克、皂角刺15克、制乳香15克、没药15克、川芎10克。随症加减:脓水多,加大党参、黄芪用量;久不收口,加白蔹15克;肉芽增生水肿,加乌梅15克。李银述用上法治疗56例难治性窦道瘘管患者,外用金素膏或拔毒生肌散。结果:56例全部愈合,愈合时间21日至半年,平均愈合时间42日。②

3. 解毒祛瘀方 银花藤18克、蒲公英18克、夏枯草18克、漏芦18克、鱼腥草24克、连翘9克、炒赤芍12克、炒牡丹皮12克、生谷芽24克。周华君以上方治疗25例窦道患者,同时外治,先常规处理疮面,用复方碘仿油纱(松溜油、碘仿、蓖麻油)外贴,红肿疼痛用水晶丹(芒硝50克、大黄20克、白矾10克、红花5克)热敷患处,待疮口不流脓时用黄氧化汞药捻插入窦道,外敷水晶丹,每日换药1次。结果:治愈23例,2例中途停药改西医治疗,用药时间2～95日,平均38日。③

4. 温柔膏 制乳香20克、制没药20克、生大

黄20克、广丹30克、赤石脂30克、血竭10克、轻粉10克、象牙屑(现禁用)5克、冰片5克、煅石膏60克、蜂蜜120克、葱白(打碎取汁)140克。将前药研末与蜂蜜、葱汁搅匀成膏备用,用时摊在干净黑布上,胶布固定,每日换药1次。汪道忠等以上法治疗48例窦道患者。结果:48例均痊愈,愈合时间20～60日。④

5. 腐蚀拔毒膏 白砒10克、巴豆10克、斑蝥10克、硫黄5克、雄黄27克。上药研末成粉末,取25克粉末于75克凡士林调成膏。局部消毒后在无菌纱条上涂一层腐蚀拔毒膏,并将其插入窦道内,每日1次,共3日。待无分泌物后用0.1%新洁尔灭溶液浸泡的纱布引流,每日1次,共3日。再用三黄凡士林引流条(大黄、黄连、黄柏等份以1:3配成软膏)换药3日。刘爱兰以上法治疗42例窦道患者。结果:治愈39例,无效3例。⑤

单 方

1. 窦愈灵 组成:5%的大蒜素麻油、冰片、乙醇适量。用法用量:窦愈灵5～15毫升经皮灌注入窦道内,窦口用凡士林纱条堵塞,隔日1次。临床应用:孔晓海等收治95例慢性结核性窦道患者,影像学检查发现有脓肿、死骨者先行病灶清除、死骨摘除,用窦愈灵。结果:随访5～58个月,平均31个月,治愈93例,复发2例,治愈率97.5%。⑥

2. 柏椿膏 组成:侧柏叶5 000克、椿叶5 000克。制备方法:上药加水煎,文火收膏,贮于瓷罐,视情况每日换药1～2次。临床应用:许履和用柏椿膏治疗窦道患者,疗效满意。⑦

3. 蜈蚣、全蝎 组成:蜈蚣10克、全蝎5克。制备方法:上药共研细末,消毒后备用。用法用量:患处常规消毒后,先用过氧化氢冲洗窦道,然

① 王影,曹建雄.加味阳和汤治疗开放性骨折术后顽固性窦道30例[J].湖南中医杂志,2013,29(11):70-71.
② 李银述.蟾蜍线熏灸疗法为主治疗难治性窦道瘘管56例疗效观察[J].湖北中医杂志,1997,19(1):14-15.
③ 周华君.内外合治治疗窦道25例疗效观察[J].四川中医,1995(7):46.
④ 汪道忠,朱玉莲.温柔膏治窦道[J].新中医,1993(5):51.
⑤ 刘爱兰.腐蚀拔毒膏治疗"窦道"42例[J].湖南中医杂志,1992(4):40-41.
⑥ 孔晓海,等.窦愈灵治疗慢性结核性窦道的临床研究[J].现代中西医结合杂志,2002,11(13):1207-1208.
⑦ 皇甫予苏,许履和用柏椿膏治疗窦道的经验[J].浙江中医杂志,1997(8):342.

后取油纱条蘸二虫粉适量,塞入窦道,外敷纱布固定,2日换药1次。临床应用:吴庆福用二虫油纱条治疗12例慢性骨髓炎窦道患者。结果:12例患者均痊愈,愈合时间在2～3周。[1]

中 成 药

1. 拨云锭　组成:煅炉甘石、冰片、麝香、乳香、没药、龙胆浸膏、硼砂、明矾、芒硝、玄明粉。用法用量:首次处理窦道时先用大小合适的刮匙刮除窦道壁的瘢痕组织、深部的游离死骨碎片直至底部,要刮至有鲜血流出,再分别用过氧化氢和生理盐水冲洗,直至冲出液变清,然后将拨云锭1支送入窦道顶端,干纱块覆盖。换药时皮肤用75%乙醇或0.5%碘伏消毒,窦道内只能用生理盐水冲洗或擦拭,绝对不能使用任何外用消毒剂,以免腐蚀新生的肉芽组织。再置入拨云锭1支。如窦道内逐渐停止渗出,药锭凝结成干痂时,则停止用药,隔日用0.5%碘伏消毒痂面1次,无菌敷料保护即可,直至痂下愈合。临床应用:杨松华用拨云锭治疗6例慢性骨髓炎术后难愈性窦道患者。结果:6例患者随访时间6个月至7年,全部治愈。[2]

2. 白降丹　组成:白降丹粉。制备方法:(1)白降丹药条,取白降丹粉7份、面粉3份、水适量,药与面调匀后加水,揉搓成直径0.2～0.4厘米大小的药条,长5～8厘米,阴干。(2)凡士林纱条:规格0.5厘米×10厘米,将凡士林纱条均匀裹上白降丹粉,即裹即用。用法用量:使用前,窦道口常规消毒,用过氧化氢冲洗管道2～3次,再用生理盐水冲洗,吸干管道内液,将白降丹药条置入管道内。管道外口周围覆盖凡士林纱条,干纱布覆盖包扎。3日换药1次。临床应用:肖廷刚用白降丹药条治疗28例窦道患者,全部治愈。[3]

① 吴庆福.二虫油纱条愈合慢性骨髓炎窦道[J].山东中医药杂志,1995,14(5):228.
② 杨松华,等.拨云锭治疗慢性骨髓炎术后难愈性窦道[J].中国骨伤,2001,14(11):57.
③ 肖廷刚.白降丹药条治疗窦道28例[J].陕西中医,2000,21(3):105-106.

类 丹 毒

概　述

　　类丹毒是发生于猪的丹毒病原菌侵入人体皮肤伤口后,引起的人的丹毒样皮肤损害性、急性感染性疾病。主要见于经营家畜、鱼类、禽鸟的人或屠宰工作,制革工人及兽医等人群,是经外伤的皮肤感染致病,有时发生于洗鱼、切猪肉时,操作者的手被割伤或刀伤均可引起感染。临床特点是多发生于手部的肿胀性紫红色红斑,向四周缓慢扩散、中心减退,一般分为局限型、弥漫型及败血症型。局限型,多局限于单个手指,局部先起一个疼痛性点状红斑,压痛,逐渐扩大成边缘清楚的紫红色水肿性斑片,周围高起而中心渐消,重者可有水疱,灼热瘙痒,但不化脓、不破溃,皮疹有游走性,可逐渐移走于邻近其他手指,亦可累及手掌、手背等,一般无全身症状,不治亦可于数周或数月后自然痊愈。弥漫型,紫红色斑片散见于全身,伴发热及关节症状。败血症型,全身泛发紫红色斑片,可伴有出血、心肾等内脏受累。后两者较为少见。

　　类丹毒在中医文献中记录较少,与"伤水疱"相似。明代申斗垣的《外科启玄》中有关"伤水疮"的描述:"误被竹木签破皮肤,又因生水洗之,溃而疼痛,或鱼刺诸骨刺伤……"与类丹毒颇为相似。清代陈士铎的《洞天奥旨》中就也有"伤水疮者,因误被竹木签破皮肤,又生水洗之,溃而疼痛;或鱼刺诸骨破伤,久而不愈"的记载。此患因外受毒邪、壅遏肌肤、气血凝滞、营气不从、经络阻塞、素有肌肤之湿,湿蕴化热,邪毒与湿热相搏郁于肌肤而发。由于其病机要点为邪毒壅遏于肌肤不得外

泄,因此治疗关键在于凉血解毒、散结化斑,同时兼顾滋阴清热、健脾利湿。

辨 证 施 治

　　1. 阙华发分2证

　　(1) 热毒蕴结证　局部一个疼痛性点状红包,压痛,呈游走性,逐渐扩大成边缘清楚的紫红色水肿性斑块,周边高起而中心渐消;舌质红,舌苔黄,脉数。治宜清热解毒。方用五味消毒饮、黄连解毒汤加减:金银花、蒲公英、紫花地丁、天葵子、野菊花、黄连、黄柏、黄芩、栀子。

　　(2) 火毒炽盛证　全身可见大小不等、形色各异的紫红色斑片,或全身泛发紫红色斑片;舌质红,舌苔黄腻,脉洪数。治宜凉血泻火解毒。方用犀角地黄汤、黄连解毒汤、五味消毒饮:犀角(水牛角代)、生地黄、赤芍、牡丹皮、黄连、黄柏、黄芩、栀子、金银花、蒲公英、紫花地丁、天葵子、野菊花等。[①]

　　2. 宋兆友等分2证

　　(1) 湿热毒邪证　手指局部发生绿豆大小红点,继则局部肿胀,渐向周围扩大,可自愈,经一至数天后,可见特征性的境界清楚的紫红色斑块,周围肿胀,表面可有水疱或大疱,周围色泽较深,中央则较平,色较淡;舌质红,舌苔黄腻,脉数。治宜清热解毒、活血消肿。方用五味消毒饮加减:蒲公英、金银花、七叶一枝花、紫花地丁、野菊花、当归、赤芍、浙贝母、玄参、连翘、桑枝、赤小豆。

　　(2) 毒陷营血证　症见皮损呈弥漫及全身分布,常伴有发热及关节症状;舌质红,舌苔黄腻,脉洪数。治宜清热凉血。方用清瘟败毒饮加减:连

① 阙华发.医师考核培训规范教程中医外科分册[M].上海:上海科学技术出版社,2016:75.

翘、玄参、大青叶、黑山栀、黄连、黄芩、赤芍、牡丹皮、生地黄、生石膏、绿豆壳、莲子心、琥珀、水牛角粉。加服安宫牛黄丸1粒。[①]

经 验 方

1. **疮毒消肿丹** 蟾酥、飞月石、没药、青木香、生大黄、冰片、雄黄、血竭、乳香、人工牛黄、葶苈子、朱砂、淀粉。取疮毒消肿丹适量加少量白酒调成糊状,每日2次外涂。王华将58例类丹毒患者随机分为对照组22例和治疗组36例。对照组患者给予先锋霉素6号口服,每次0.5克,每日4次,红霉素软膏每日2次外涂,5日为1个疗程,共3个疗程;治疗组患者口服五味消毒饮加减,外用疮毒消肿丹,5日为1个疗程,共3个疗程。结果:治疗组总有效率为94.4%,对照组总有效率为77.3%,两组比较差异有统计学意义($P < 0.05$)。[②]

2. **黄连解毒汤加味** 黄连6克、黄芩10克、黄柏12克、栀子10克。随症加减:热痛甚,加连翘20克、生石膏(先煎)20克、七叶一枝花10克;斑块赤甚,加赤芍10克、牡丹皮10克、大青叶15克;便结溲黄,加生大黄10克、蒲公英20克、土茯苓10克。每日1剂,水煎2次,取汁200毫升,分2次服用。汤忠华治疗23例类丹毒患者,内治予黄连解毒汤加味,外治予内服药第3煎药汁外洗或浸泡患处,每次15分钟。并予青敷膏(大黄150克、姜黄150克、黄柏150克、白芨180克、白芷120克、赤芍药120克、天花粉120克、青黛120克,共研细末,蜂蜜调成糊状)敷患处,每日1次。结果:痊愈18例,显效4例,无效1例。[③]

3. **三黄膏** 大黄、黄芩、黄柏。以0.5%聚维碘酮溶液消毒患指皮损处,用经过消毒处理的梅花针叩刺,强度以患者能耐受为宜,以红肿痒痛较重部位为叩刺重点,以针孔广泛渗血为度,盐水棉球擦净渗血,将三黄膏涂在纱布上,敷于皮损处,再包扎固定,隔日换药1次。郑武用梅花针结合三黄膏为主治疗125例类丹毒患者。结果:治愈120例,好转5例,其中1周治愈103例,2周治愈17例。好转5例均为在治疗期间未能忌水洗患处。[④]

4. **四物消风饮** 生地黄18克、赤芍9克、当归9克、川芎9克、荆芥9克、防风9克、白鲜皮15克、蝉衣3克、薄荷(后入)3克、独活9克、柴胡3克、红枣15克。每日1剂,水煎分2次服。吴胜利等将70例类丹毒患者随机分为治疗组42例和对照组28例。治疗组予四物消风饮内服,治疗1周。对照组用青霉素80万单位肌内注射,每日2次;对青霉素过敏者,用四环素0.5克,每日4次口服,治疗1周。结果:治疗组痊愈39例,其中病程在1周内的全部治愈;有效2例;无效1例。对照组痊愈16例,其中病程在1周内的全部治愈;有效2例;无效10例。[⑤]

5. **解毒消斑汤** 野菊花30克、土茯苓15克、忍冬藤15克、赤芍10克、牡丹皮10克、嫩桑枝15克、透骨草15克。每日1剂,兑水浓煎,待凉后浸泡患指15分钟,于敷药前半小时进行。朱晨用解毒消斑汤与益黄膏外用治疗60例类丹毒患者。结果:治疗时间均不超过1周。其中痊愈53例,占88.3%;好转6例,占10%;无效1例,占1.7%。总有效率98.3%。[⑥]

6. **益黄膏** 益母草、大黄、黄柏、姜黄。每日用益黄膏外敷患指1次,连续2周。章士美用益黄膏治疗58例类丹毒患者。结果:痊愈43例,占74.14%;有效13例,占22.41%;无效2例,占3.45%。[⑦]

① 宋兆友,唐宁枫,宋宁静.现代皮肤病性病学[M].北京:中国标准出版社,2000:138-139.
② 王华.五味消毒饮加减合疮毒消肿丹治疗类丹毒的药学疗效[J].中国药物经济学,2014,9(12):202-204.
③ 汤忠华.黄连解毒汤配合青敷膏外敷治疗类丹毒23例[J].河北中医,2002(6):446-447.
④ 郑武.梅花针结合三黄膏为主治疗类丹毒125例[J].河北中医,2001(10):727.
⑤ 吴胜利,施捷.四物消风饮治疗类丹毒42例疗效观察[J].江苏中医,1998(8):3-5.
⑥ 朱晨.解毒消斑汤与益黄膏外用治疗类丹毒60例[J].中医外治杂志,1997(2):35.
⑦ 章士美.益黄膏治疗类丹毒58例临床观察[J].新疆中医药,1997(1):18.

急性化脓性腮腺炎

概　述

急性化脓性腮腺炎是由化脓性致病菌感染引起的腮腺的急性化脓性炎症，最常见的致病菌是金黄色葡萄球菌，临床上最多见于患有系统性疾病或外科手术后的老年患者，所以又称为手术后腮腺炎，属于严重并发症之一。由于抗生素应用的发展并注意维持正常出入量及水、电解质平衡，目前已少见。除此情况外，腮腺的急性炎症患者仍时有所见。感染源可来自口腔内的脓性病灶，例如慢性扁桃体炎和牙齿感染，诱发因素包括营养不良、脱水，口腔肿瘤，服用抑制唾液分泌的药物（如地西泮）、抗组胺药和利尿药等。当各种因素导致唾液分泌减少或停止时，腮腺导管系统缺乏机械的冲洗，抗菌能力降低，如患者全身抵抗力低下，病原菌便顺腮腺导管上行至腮腺，引起急性化脓性腮腺炎。

初起颐颌之间发生疼痛及紧张感，轻微肿胀，张口稍感困难。继则肿胀逐渐显著，并延及耳之前后，以耳垂下部最为显著。如压迫局部，在口内颊部导管开口处有黏稠的分泌物溢出，此时张口困难，唾液分泌大为减少，并可出现暂时性口眼歪斜之症。发病7～10日腮腺部疼痛加剧，呈现跳痛，皮色发红，肿胀更甚，肿势可波及同侧眼睑、颊部、颈部等处，压痛明显，按压局部有波动感，同时口内颊部导管开口处能挤出混浊黄稠脓性分泌物。若不及时切开，脓肿可在颐颌部皮肤或口腔黏膜处溃破，脓出臭秽。

本病属中医"发颐"范畴，多由外感或手术后，汗出不畅，余邪热毒未能外达结聚于颐颌之间的急性化脓性疾病。以颐颌部肿胀疼痛，张口受限，伴高热为特征。明代王肯堂在《证治准绳·发颐》篇中云"问颧骨之下，腮颐之上，耳前一寸三分发疽，何如？曰：此名发颐。古云不治之症，属阳明经热毒上攻……若治不得法，延及咽嗌溃烂穿口不食者死"，说明预后严重。本病多由于外感风寒、风温之邪，或热病后遗毒于内，或情志郁结、饮食不节，郁热内生，致使火热不能外达而结聚于少阳、阳明之络，气血凝滞而成本病。中医分期辨证、内外合治，能加速疮面愈合，减少瘢痕形成。大部分患者经治疗后病情向愈，预后较好。如溃疡损骨或发生癌变，则预后较差。中医分期辨证、内外合治，能加速疾病好转，预后较好。若患者极度衰弱，或失于调治，或因过投寒凉攻伐之品，常可使肿势漫及咽喉而见痰涌气塞、汤水难下、神志昏迷等毒邪内陷之证。

辨 证 施 治

1. 陈红风分4证

（1）热毒蕴结证　症见颐颌之间结块疼痛，张口不利，继则肿痛渐增，检查口内颊部导管开口处常现红肿，压迫局部有黏稠的分泌物溢出；伴身热恶寒，口渴，小便短赤，大便秘结；舌苔薄腻，脉弦数。治宜清热解毒。方用普济消毒饮加减：黄芩、黄连、陈皮、甘草、玄参、柴胡、桔梗、连翘、板蓝根、马勃、牛蒡子、薄荷、僵蚕、升麻。

（2）毒盛酿脓证　症见颐颌之间结块肿痛逐渐增大，甚至肿势延及面颊和颈项，焮红灼热，张口困难，继之酿脓应指，口内颊部导管开口处能挤出脓性分泌物；伴有高热口渴；舌苔黄腻，脉弦数。治宜清热解毒。方用普济消毒饮加皂角刺、白芷等。

（3）热毒内陷证　症见颐颌间肿胀平塌散

漫,肿势延及面颊和颈项,焮红灼热,疼痛剧烈,汤水难咽;壮热口渴,痰涌气粗,烦躁不安,甚至神昏谵语;舌质红绛,苔少而干,脉弦数。治宜清营解毒、化痰泄热、养阴生津。方用清营汤合安宫牛黄丸加减:水牛角、生地黄、金银花、连翘、玄参、黄连、竹叶心、丹参、麦冬等。

(4)余毒未清证　患者多有数月以至数年的反复发作病史,发作时颐颌部肿痛,触之似有条索状物,进食时更为明显。在两次发作的间歇期,患者口内常有臭味,晨起后挤压腮腺部可见口内颊部导管开口处有黏稠的涎液或脓液溢出;舌苔薄黄或黄腻,脉滑。治宜清脾泄热、化瘀散结。方用化坚二陈丸加减:陈皮、半夏、茯苓、僵蚕、黄连、甘草、夏枯草、连翘、黄芩、玄参、莪术。[1]

2.唐汉钧分2期

(1)初期(热毒蕴结型)　症见颐颌之间结块疼痛,张口不利,继则肿痛渐增,内颊部导管开口处常现红肿,压迫局部有黏稠的分泌物溢出。全身症状:身热恶寒,口渴,小便短赤,大便秘结,舌苔薄黄,脉弦数。治宜清热解毒。方用普济消毒饮。外治用金黄膏或者玉露膏外敷。

(2)溃脓期(毒盛酿脓型)　症见颐颌之间结块疼痛渐增,甚至肿势延及面颊部及颈部,焮红灼热,张口困难,继之酿脓应指,口内颊部导管开口处能挤出脓性分泌物。全身症状:高热口渴,舌苔黄腻,脉弦数。治宜清热解毒透脓。方用普济消毒饮加皂角刺、白芷等。外治脓成切开排脓,先用八二丹药线引流,外敷金黄膏,口腔黏膜出脓处用青吹口散外擦,脓尽改用生肌散、红油膏外敷。[2]

经 验 方

1.止痛如神汤　苍术9克、黄柏9克、秦艽9克、防风9克、当归尾8克、桃仁8克、泽泻10克、槟榔6克、皂角刺9克、板蓝根20克、大青叶20克、牛蒡子9克、桔梗9克、甘草3克。夏殷用止痛如神汤治疗急性化脓性腮腺炎患者,疗效满意。[3]

2.中药方　柴胡葛根汤:柴胡9克、葛根9克、生石膏9克、天花粉9克、黄芩9克、甘草9克、牛蒡子9克、连翘9克、升麻9克、大青叶9克、栀子9克。随症加减:口渴、便秘者,煅石膏改用生石膏,加大黄以求表里同清;肿不消,钝痛不减,或脓未破者,加甲片、皂角刺、黄芪以促脓溃。大青梅丹:大黄100克、青黛100克、面粉100克、乌梅肉50克、蜂蜜10克。前3味研细末,加面粉入蜂蜜,用清水调稠糊状。厚敷患部,外用纱布胶布固定,每日换2次。颜景照等用柴胡葛根汤内服加自制大青梅丹外敷治疗急性化脓性腮腺炎患者,疗效满意。[4]

3.腮腺炎膏　生南星3克、生半夏3克、狼毒3克、五倍子3克、川贝母3克、黄药子1.5克、白药子1.5克、白矾10克、蜂蜜39克、大葱液(全颗带须根,每毫升含大葱3.5克)33毫升。制成药膏。王景报等用腮腺炎膏治疗100例腮腺炎患者,每日1次涂患处。结果:经治1~4次,痊愈98例,有效2例(配用他用治愈),总有效率100%。[5]

4.仙方活命饮加减　板蓝根20克、蒲公英20克、连翘壳15克、金银花10克、野菊花15克、牡丹皮10克、赤芍药10克、香白芷10克、全瓜蒌15克、生甘草10克、大黄4克。潘碧轩用仙方活命饮加减治疗发颐患者1例,外用金黄散1袋(30克)加血竭10克、冰片15克,共研为末,茶水调敷患处。疗效满意。[6]

单 方

中药方　组成:露蜂房、猪胆汁。制备方法:

① 陈红风.中医外科学[M].北京:中国中医药出版社,2005:79.
② 唐汉钧.中医外科常见病证辨证思路与方法[M].北京:人民卫生出版社,2007:83.
③ 夏殷.止痛如神汤临证应用体会[J].中国中医急症,2014,23(5):989-990.
④ 颜景照,张苹.柴胡葛根汤治疗发颐、痄腮验案[J].新疆中医药,1999,17(1):62-63.
⑤ 王景报,等.腮腺炎膏的制备及临床应用[J].中国中药志,1993,18(9):570.
⑥ 潘碧轩.仙方活命饮加减治疗发颐[J].四川中医,1986(4):47.

将露蜂房（即马蜂窝）用锅炒至黄黑存性，研成细末。把猪胆汁加一倍水煮沸凉后待用。取蜂房粉20克、猪胆汁液3毫升，将两药调匀，再加凡士林30克配成软膏。功效：露蜂房味甘平，功能为祛风、解毒、杀虫，外用能治疗疥疮痈肿，有清热解毒、消肿止痛的功效；猪胆汁苦寒无毒，外用能治疗毒恶疮，两者同伍外用，对体表化脓性的疮痈肿毒有较好疗效。临床应用：张连和用露蜂房软膏治疗30例痈疮肿毒患者。结果：治愈29例，1例因异物刺伤化脓无效。[①]

中 成 药

1. 板蓝根冲剂　组成：板蓝根。用法用量：每次1袋，每日3次。功效主治：清热解毒，凉血利咽，消肿；适用于热毒壅盛之咽喉肿痛、扁桃体炎、腮腺炎等。可与银黄口服液鉴别：两药均治病毒性感冒，但板蓝根颗粒治疗轻症和有预防作用；银黄口服液可治疗重症。[②]

2. 犀黄丸　组成：牛黄、麝香、乳药、没药。功效主治：清热解毒，活血祛瘀，消肿散坚；适用于急性化脓性腮腺炎。临床应用：吴眉用犀黄丸治疗急性化脓性腮腺炎患者，疗效满意。[③]

3. 银黄口服液　组成：金银花提取物100克、黄芩提取物40克。功效主治：清瘟解毒，消炎止痛；适用于急性扁桃体炎、咽炎等上呼吸道感染，并对感冒初期及感冒引起的咳嗽有较好的疗效，也可以用于急性化脓性腮腺炎。临床应用：高希章用银黄口服液治疗急性化脓性腮腺炎患者，疗效满意。[④]

① 张连和.露蜂房软膏治疗痈疮肿毒[J].赤脚医生杂志,1974(3):21.
② 板蓝根颗粒临床应用解析[J].中国社区医师,2009,25(12):20.
③ 吴眉.犀黄丸临床应用举隅[J].中国民间疗法,2007,15(11):32-33.
④ 高希章.银黄口服液临床应用[J].中国农村医学,1994(12):51.

慢性化脓性腮腺炎

概　　述

慢性化脓性腮腺炎为腮腺的慢性化脓性感染，病期较长，呈间歇性、反复性发作。发作时腮腺区疼痛、肿胀、腮腺导管口有脓性分泌物溢出。本病可见于任何年龄，但以青壮年多见。起病隐匿、缓慢，多无急性期。病期由数月至数十年不等。患者多在发作期就诊。发作时主要出现腮腺区疼痛、肿胀、腮腺导管口溢出脓性物，分泌物主要以混浊的雪花状或黏稠的蛋清样唾液为主要表现，呈间歇复发性，发作时患者全身感染症状不明显，但患者可因有其疾病的高热史。目前临床上病因不明，可能与口腔卫生不良、感染有关。

西医的治疗方法目前有腮腺导管灌洗、理疗和全身抗感染三联综合治疗等。治疗目的是清除病灶，包括抗生素治疗、物理治疗、导管内碘油注入治疗、手术切除治疗等。一般早期行非手术治疗，晚期行腺叶或全腺体切除。

慢性化脓性腮腺炎因其病发于颐颌之间，属中医"慢性发颐"范畴。足阳明胃经、足少阳胆经之络循行于面颊或耳前。温热病后，余邪未清，热毒不能外达，结聚少阳、阳明之络，蕴于颐颌之间发为腮颊肿痛；或饮食膏粱厚味，火毒内生，脾胃积热上蕴，阻于少阳、阳明之络，气血凝滞，聚于腮部，发为颐肿。中医分期辨证、内外合治，往往能取得较好的疗效。大部分患者经治疗后病情向愈，预后较好。但如伴有严重的原发病，热毒内陷，则预后较差。

辨 证 施 治

1. 脾热瘀结型　多见于迁延期。发作间歇，晨起后挤压腮部可见口内颊部导管开口处有黏稠的液体或者脓液溢出，发作时颐颌部肿痛，触之似有条索状物，进食时更加明显。在发作间歇期内口内常有臭味，舌苔薄黄或者黄腻，脉滑。治宜清脾泻热、化瘀散结。药用夏枯草、连翘、黄芩、生栀子、金银花、莪术、鲜芦根等。患处发作时外敷金黄膏。[①]

2. 胡北平等分4型

(1) 湿热型　症见腮腺区肿胀且有压痛、导管口有脓性或黏冻样分泌物溢出。每逢季节变化易发作，张口受限，胃纳较差，大便干燥，舌苔薄黄腻，脉滑数。治宜清热利湿。方用黄芩滑石汤合平胃散加减：鲜或干藿香15克、鲜或干佩兰15克、制半夏9克、黄芩9克、六一散（包）12克、制苍术9克、泽泻12克、板蓝根20克、蒲公英（包）15克、茵陈15克、野菊花9克、赤芍9克、夏枯草12克、炙僵蚕9克。随症加减：发作时腮腺区如有肿胀压痛，加荆芥9克、防风9克、桑叶9克、清水豆卷12克；苔薄腻者，去苍术，加陈皮6克；大便干燥者，加瓜蒌仁12克、杏仁9克。

(2) 风邪痰热型　症见腮腺肿胀，导管口有米汤样分泌物溢出，恶寒发热，咽喉疼痛，咳痰黏稠，舌苔白腻，舌体胖，脉滑数。治宜祛风化痰、清热利湿。方用牛蒡解肌汤合甘露消毒丹加减：熟牛蒡子12克、荆芥9克、连翘12克、栀子9克、牡丹皮12克、黄芩9克、白蔻仁（后下）3克、藿香12克、佩兰12克、薄荷（后下）3克、夏枯草15克、玄

① 唐汉钧.中医外科常见病证辨证思路与方法［M］.北京：人民卫生出版社，2007：83.

参 9 克、石菖蒲 9 克、炙僵蚕 9 克、赤苓 12 克、猪苓 12 克。随症加减：恶寒发热，加清水豆卷 12 克、桑叶 9 克；咽痛，加苦桔梗 6 克、赤芍 9 克；咳痰黏稠，加陈皮 6 克、象贝母 8 克。

（3）气虚型　临床表现为易感外邪诱发腮腺肿胀，导管口有稀薄样黏稠分泌物溢出，疼痛，大便溏薄，纳谷不馨，面黄，舌质淡胖，苔薄，脉细弱。治宜健脾益气、化痰软坚。方用玉屏风散合四君子汤加减：黄芪 9 克、炒党参 9 克、炒白术 9 克、荆芥 9 克、防风 9 克、蔓荆子 9 克、炙僵蚕 9 克、夏枯草 15 克、板蓝根 20 克、赤苓 12 克、猪苓 12 克、生甘草 3 克。随症加减：腮腺区肿胀，加广郁金 9 克、赤芍 9 克、牡丹皮 9 克、丹参 9 克；发热头痛，加桑叶 9 克、清水豆卷 12 克；咽痛，加薄荷（后下）6 克、熟牛蒡子 9 克；胃纳差，加陈皮 6 克、炒谷芽 12 克、炒麦芽 12 克。

（4）气阴两虚型　症见腮腺区肿胀、质软、肿势弥散，导管口分泌物尚清，但主诉有咸味，口干而黏，舌质红少津，苔少，脉细数。治宜益气养阴。方用六味地黄汤合四君子汤加减：知母 9 克、生地黄 12 克、玄参 9 克、石斛 12 克、太子参 30 克、黄芪 12 克、枸杞子 9 克、天花粉 15 克、黄芩 9 克、赤苓 12 克、猪苓 12 克、生甘草 3 克。随症加减：腮腺区肿胀，加桑叶 9 克、炙僵蚕 9 克、熟牛蒡子 9 克；口内有咸味，加煅牡蛎（先煎）30 克、陈皮 6 克；大便溏薄，加炒白术 12 克；大便干燥，加瓜蒌仁 12 克。

临床观察：胡北平等采用上方辨证治疗 20 例慢性化脓性腮腺炎患者，疗效满意。[1]

经 验 方

1. 消瘰汤　牡蛎 20 克、紫花地丁 20 克、蒲公英 20 克、夏枯草 20 克、海藻 15 克、知母 15 克、生地黄 15 克、海浮石 15 克、昆布 15 克、山慈菇 15

克、当归 15 克、紫背天葵 10 克、玄参 10 克、土鳖虫 10 克、浙贝母 10 克、钩藤 10 克。每日 1 剂，水煎之后分 3~4 次服，7 日为 1 个治疗疗程。王桂丽将 60 例慢性化脓性腮腺炎患者随机分为治疗组和对照组各 30 例。对照组予常规西药进行治疗，治疗组在对照组基础上予消瘰汤治疗。结果：治疗组的总有效率为 96.7%，明显高于对照组的 80.0%。[2]

2. 如意金黄散　大黄、厚朴、姜黄、陈皮、黄柏、生天南星、甘草、苍术、白芷、天花粉。取适量如意金黄散用陈醋或凡士林调制成糊状后敷于患处，每日 1 次。金艳红将 118 例慢性化脓性腮腺炎患者随机分为治疗组和对照组各 59 例。两组均采用导管内注射抗生素治疗，治疗组另给予如意金黄散。结果：治疗组的总有效率为 94.92%，高于对照组的 74.58%。[3]

3. 消腮茶联合熏蒸方　消腮茶：金银花、板蓝根、黄芩、蒲公英、天花粉、柴胡、赤芍、薄荷、陈皮、甘草等。每次 10 克，每日 2 次。中药熏蒸方：生大黄 15 克、紫花地丁 15 克、黄连 15 克、黄柏 15 克、白蔹 15 克、甘草 15 克、制乳香 6 克、没药 6 克。水煎取药液后备用，每日 1 剂，加水至 800 毫升倒入中药熏蒸仪中，调整蒸汽喷口与皮肤之间的距离为 25~30 厘米，温度保持在 55℃ 左右，患者取坐位，每日 30 分钟。许费昀等将 76 例慢性化脓性腮腺炎患者随机分为治疗组和对照组各 38 例。对照组予西医常规治疗，治疗组予消腮茶联合中药熏蒸治疗。结果：治疗组总有效率为 97.37%，优于对照组的 84.21%；治疗组复发率为 5.41%，显著低于对照组的 37.5%。[4]

4. 人参败毒散加减　人参 30 克、柴胡 15 克、前胡 15 克、羌活 12 克、独活 12 克、桔梗 12 克、茯苓 12 克、薄荷 9 克、甘草 9 克、昆布 9 克、桃仁 9 克、枳壳 9 克。随症加减：气虚甚者，加黄芪 30 克；腮腺肿胀甚者，加牡蛎 12 克、玄参 12 克、红花

① 胡北平，等.慢性化脓性复发性腮腺炎的辨证施治[J].上海中医药杂志，1984(4)：17-18.
② 王桂丽.消瘰汤加减治疗慢性化脓性腮腺炎疗效观察[J].四川中医，2015,33(8)：144-145.
③ 金艳红.如意黄金散佐治慢性化脓性腮腺炎 59 例[J].中国中医药现代教育，2014,12(3)：40.
④ 许费昀，黄子慧.消腮茶联合熏蒸方治疗慢性化脓性腮腺炎 38 例[J].陕西中医，2012,33(11)：1504-1505.

3克;脓液多者,加白花蛇舌草12克、半枝莲9克等。黎文德用上方加减治疗36例慢性化脓性腮腺炎患者。结果:痊愈25例,有效11例。[①]

中 成 药

板蓝根注射液 组成:板蓝根、甘露醇。用法用量:先用生理盐水在腮腺导管内冲洗,触摸、挤压后用板蓝根注射液冲洗,并让其滞留于腮腺内。每日冲洗1次。临床应用:段昌华等将15例慢性化脓性腮腺炎患者随机分为对照组7例和观察组8例。观察组予板蓝根注射液冲洗,7次为1个疗程;对照组也先采用生理盐水冲洗后用庆大霉素注射液冲洗,并让其滞留于腮腺内。结果:观察组局部肿胀明显减轻,导管口分泌物的浑浊度明显减低,随访1年未见复发。[②]

① 黎文德.人参败毒散加减治疗慢性化脓性腮腺炎36例[J].成都中医药大学学报,1997,20(2):26-27.
② 段昌华,等.板蓝根治疗慢性化脓性腮腺炎的临床分析[J].口腔颌面外科杂志,2001(11):143.

乳房疾病

急性乳腺炎

概　述

乳腺炎是乳房常见的急性化脓性感染性炎症,妇女哺乳期易患此病。临床主要表现:患者初感排乳不畅,乳房肿胀疼痛;患处出现具有压痛的硬块,局部皮肤红热;同时可有高热、恶寒、脉搏加快等全身性表现。炎症继续发展,乳房红肿增大,疼痛呈搏动性,局部变硬,患者出现高热、寒颤等。患侧的腋淋巴结常有肿大,继则变软化脓。白细胞计数增高。

本病属中医"乳痈""乳发""乳节"等范畴。其发病机制是因肝郁气滞,乳汁瘀积,阳明蕴热,复感邪毒,气血瘀败,热毒聚而不散所致。

辨　证　施　治

1. 汤鲁霞分3型

(1) 炎症型和脓肿型初期　方用龙胆泻肝汤加减:柴胡10克、黄芩10克、牡丹皮10克、泽泻10克、金银花30克、蒲公英30克、连翘15克、瓜蒌15克、赤芍15克、车前草15克、益母草15克、甘草5克。

(2) 脓肿型(局部溃脓)　上方去黄芩、连翘、蒲公英,加甲片、皂角刺。随症加减:腋淋巴结肿痛明显,加夏枯草;局部肿消热退,创口周围有硬结,去黄芩、连翘,加三棱、浙贝母。每日1剂,水煎2次,分2次服。

(3) 单纯炎症型　局部用金黄膏或青敷膏外

敷;脓肿型切开排脓,用五五丹或七三丹药条引流,外盖红油膏,脓尽用生肌散;漏管型,用红升丹或白降丹药线纳入窦道,待窦道壁脱落,创口基底部及周围肉芽组织新鲜时,用生肌散。愈合后局部有硬结者用金黄膏外敷。

临床观察:汤鲁霞以上法辨证治疗30例乳腺导管扩张症患者。结果:痊愈25例,占83.3%;有效4例;无效1例。总有效率96.6%。[1]

2. 韩恩俊等分3型

(1) 气滞热壅型　方用消痈汤Ⅰ号:黄芪15克、瓜蒌15克、王不留行15克、当归15克、金银花15克、防风10克、白芷10克、陈皮10克、甘草10克、浙贝母10克、天花粉10克、乳香10克、没药10克、甲片10克、皂角刺10克、橘叶10克。

(2) 热毒酿脓型　方用Ⅱ号:橘叶10克、柴胡10克、青皮10克、陈皮10克、焦栀子10克、川芎10克、黄芩10克、甘草10克、甲片10克、石膏15克、连翘15克、王不留行15克。

(3) 正虚毒恋型　方用Ⅲ号:党参15克、黄芪15克、生地黄15克、鹿角霜15克、桂枝10克、甘草10克、炮姜10克、白芥子10克、甲片10克、皂角刺10克、麻黄6克。

外敷消肿膏。临床观察:韩恩俊等以上法辨证治疗3 000例乳痈患者。结果:服药1~10剂,痊愈2 870例,好转130例。[2]

3. 王保忠分2期

(1) 硬结期　治宜舒肝清热、和营通络。方用复元通气散加味:青皮12克、陈皮12克、瓜蒌9克、金银花9克、连翘9克、炮甲片6克、甘草3

① 汤鲁霞.中医治疗乳腺导管扩张症30例[J].江苏中医,1994,15(3):10.
② 韩恩俊,等.中药治疗乳痈3 000例临床总结[J].新疆中医药,1993(3):22.

克。酿脓期宜透脓托毒，上方加皂角刺、黄芪。

（2）酿脓期　治宜透脓托毒。方用上方加皂角刺、黄芪。溃后当补气血兼清余邪，方用八珍汤加金银花、陈皮。传囊乳痈治法同酿脓期；若见内陷，当急以凉血解毒清热，佐以清心开窍，方用清营汤合五味消毒饮及黄连解毒汤，加服安宫牛黄丸。[1]

4. 施梓桥分 3 型

（1）表热型　药用荆芥、牛蒡子、大豆卷、连翘、紫苏梗、蒲公英、王不留行、路路通、通草等。水煎服。外敷如意膏：黄柏、大黄、姜黄、白芷、厚朴、陈皮、甘草、苍术、天南星。

（2）胃热型　药用生石膏、黄芩、蒲公英、芦根、丹参、赤芍、红梅消、皂角刺等。水煎服。外敷冲和膏：炒紫荆皮、炒独活、炒赤芍、白芷、石菖蒲。上药为细末，葱煎汤或热酒调敷患处。

（3）郁热型　药用柴胡、紫苏梗、秦皮、川芎、王不留行、橘叶、丝瓜络、当归、丹参、蒲公英等。水煎服。外敷消散膏。

临床观察：施梓桥采用上法辨证治疗 1 050 例乳痈患者，全部治愈。治愈时间最短为 1 日，最长为 7 日。[2]

5. 余坤甫分 3 期

（1）初期

① 肿胀型　常见于发病后 2～3 日，以患乳胀满，乳汁阻滞不能吮出，乳房内出现梭形硬结为特征。常伴恶寒发热，胸闷欲呕，脉浮，苔薄等症。治以"通"法为主，施以挑塞挤揉手法。操作时医者先用消毒针头将阻塞乳头之输乳管的结痂或分泌物挑除，然后再以左手固定患乳，右手的数个手指稍散开，用指腹握住患乳内肿胀的硬结基底部的边缘，边挤压按揉，边向乳头方向移动，用力要由轻到重，动作要缓慢，以患者能忍受为度。挤揉至患乳内阻塞之输乳管通畅，乳汁流出为止，随后用吸乳器将阻滞之乳汁吸尽。本手法每日早上及下午各施行 1 次。一般施行 2～3 次，患乳内硬结即可缩小或消散。方用蒲公英熏洗方：蒲公英 60

克、野苦菜 45 克、香附 30 克。每日水煎熏洗患乳 8 次。

② 红肿型　常见于发病后 4～6 日，以患乳焮红、灼热、肿痛为特征。伴高热，口渴，溲黄，便结，苔黄，脉弦数等症。治以"消"法为主。方用仙方活命饮：甲片 6 克、白芷 6 克、皂角刺 6 克、当归尾 6 克、甘草 6 克、赤芍 6 克、防风 6 克、浙贝母 6 克、金银花 15 克、天花粉 12 克、乳香 4.5 克、没药 4.5 克、陈皮 4.5 克。外敷消痈散：蒲公英 30 克、川黄连 25 克、生南星 20 克、生半夏 20 克、大黄 20 克、栀子 20 克、金果榄 20 克、草河车 20 克、天仙子 20 克、藤黄 10 克。以上药物共研细末，临用时以米醋调 60 克药粉为糊膏状，分成 2 份，每份敷患乳 1 小时，2 份药轮换使用。换下的药糊将米醋浸泡以备再用。

（2）成脓期　常见于发病后 7～10 日，以患乳焮红、肿胀继续增大，乳房内硬结，出现剧痛或持续性跳痛，按之应指为特征。伴持续高热，头胀痛甚则神昏谵语，苔黄腻，脉弦滑而数等症。治以"泄"法为主。内服加味仙方活命饮。外敷溃脓散：了哥王 25 克、苎麻根 20 克、黄蜀葵花 20 克、红芽大戟 20 克、生黄豆 1 粒。用于乳痈将溃者，须先将黄豆研碎敷于脓应指处，然后再将其他各药捣烂敷于生黄豆之处；用于乳痈脓已成溃者，去黄豆将其他药物捣烂敷于患处。

（3）溃脓后期　本期乳痈之脓毒已穿溃排出，身热消退，肿痛减轻，舌苔薄，脉渐和缓，疮口逐渐生肌直至愈合为特征。若患处余毒未清或患者正气内虚则可见疮口排脓不畅，身热不退，肿痛仍存，舌苔薄黄，脉数或见疮口久不愈合，脓液清稀，苔薄，脉弱。治以扶正祛余毒为主。内服加味仙方活命饮。外敷溃脓散（同前）。

临床观察：余坤甫采用上法辨证治疗 4 例外吹乳痈患者（4 型各举病案 1 例），均痊愈。[3]

6. 杜汉镒等分 3 期

（1）炎症期　方用五味消毒饮加减：金银花、

[1]　王保忠.内外合治乳疽 33 例[J].陕西中医,1989,10(8)：348.

[2]　施梓桥.论乳痈之消散[J].福建中医药,1986(1)：39.

[3]　余水生.余坤甫老中医治疗外吹乳痈的经验[J].广西中医药.1983(4)：1.

野菊花、蒲公英、紫花地丁、紫背天葵。外敷如意金黄散：天花粉、黄柏、大黄、姜黄、白芷、厚朴、陈皮、甘草、苍术、天南星。

（2）成脓期　方用五味消毒饮（同前）合托里透脓汤加减：人参、土炒白术、炒甲片、白芷、升麻、甘草、炒青皮、当归、黄芪、皂角刺。外敷九华软膏或黄连软膏。

（3）溃脓期　方用托里排脓汤加清热解毒药：白芍、人参、土炒白术、茯苓、连翘、金银花、浙贝母、黄芪、陈皮、肉桂、甘草、生姜。并用火针穿刺排脓后，上红升丹（朱砂、雄黄、水银、白矾、硝石、皂矾）药捻扩创引流，外敷九华软膏。待脓排尽后，上十三太保散、外敷九华软膏或黄连软膏。

临床观察：杜汉镒等采用上法辨证治疗76例乳痈患者。结果：痊愈（症状消失，乳房肿块消散，创口愈合，白细胞总数正常）76例，治愈率100%。疗程最长61日，最短5日，平均15日。[1]

7. 杨吉相分3型

（1）乳头破糜型　由乳头糜烂或婴儿咬伤乳头诱发。初期乳头肿痛，哺乳痛甚。以后逐渐浸向乳房，在乳头周围形成硬块，或大或小，红肿胀痛，排乳不畅，伴有发热、头痛。脉滑数或弦数，舌质红，苔黄腻。内服麝香解毒丸（王品三老中医祖传方）：麝香2克、雄黄87.5克、乳香125克、没药125克、冰片25克、枯矾72.5克。共研细末，蜜丸，每丸7.5克。每次服1丸，每日2～4次，凉开水送下。清热解毒汤：金银花25克、蒲公英25克、连翘15克、牛蒡子15克、桔梗15克、天花粉15克、柴胡15克、黄芩15克、知母10克、薄荷10克、甘草10克。每日2次，水煎服。外治方用一效膏（王品三老中医祖传方）：滑石粉500克、煅炉甘石150克、朱砂50克、冰片50克、淀粉100克。上药共研极细末，香油调成膏状，外敷患处，每日换药1～2次。

（2）乳房肿块型　由情志不畅，或挤压积乳诱发，初期乳房形成一个肿块，皮色不变，焮热胀痛，逐渐向四周扩大，4～5日之后，局部隆起，皮色变红，如治不当，很快酿脓。内服麝香解毒丸（同前）。逍遥散加减：柴胡15克、黄芩15克、当归15克、赤芍15克、露蜂房15克、瓜蒌15克、金银花25克、蒲公英10克、甘草10克。每日2次，水煎服。外治方用水调散（王品三老中医祖传方）：黄柏500克、煅石膏400克。共研极细末，凉开水调成糊状，外敷患处，见干更换。

（3）乳房疖肿型　此种类型临床较少见。在乳房或乳晕处起一疖肿，其疖之毒侵及乳房，在乳房内形成肿块。有的疖肿虽消，但乳房逐渐肿大，伴有发热畏寒。内服麝香解毒丸（同前）或雄黄解毒丸。外治方用水调散（同前），用香油调成膏状，敷于患处，每日1～2次。

临床观察：杨吉相用上法辨证治疗61例乳痈患者。结果：痊愈（全身及局部症状消失，肿块消散，创面愈合，观察1周无变化）48例，治疗几次中断13例，无法统计。疗程最短1周，最长3个月。[2]

8. 北京市中医医院外科分4期

（1）硬结期　症见憎寒壮热，头晕口苦，胸闷烦急，胃纳不佳，乳房出现硬结，皮色微红，乳汁不通；舌苔薄白，脉弦。治宜理气和胃、解毒通乳。内服复元通气散加减：青皮、陈皮、瓜蒌仁、甲片、连翘、甘草、金银花。外敷芙蓉膏：芙蓉叶240克、大黄240克、泽兰叶240克、黄柏240克、黄连180克、黄芩180克、冰片6克。以上药物共研细末，过重箩，加入凡士林，调配成膏。或化毒散膏：马齿苋180克、草红花30克、薄荷300克、紫花地丁300克、败酱草300克、大黄300克、雄黄30克、生石膏240克、绿豆粉500克、白及60克、赤芍150克、乳香60克、没药60克、贝母60克、川黄连60克、天花粉120克、甘草45克、牛黄12克、冰片15克。前11味药物共研细末，每次取30克。后8味药物共研细末，每次取6克。每次取以上两方药粉共36克，混合均匀，加入凡士林，调匀配制成膏。以汤剂药渣热敷局部。

① 杜汉镒，等.清热活血法治疗乳痈76例临床观察[J].湖北中医杂志，1981(6)：36.
② 杨吉相.治疗乳痈61例疗效分析[J].新中医，1980(3)：41－43.

（2）红肿期 症见高热口渴，头晕作呕，大便秘结，小溲短赤；乳房焮肿，疼痛增剧，表皮发红；舌苔黄腻，脉洪数。治宜清热解毒、活血散瘀。内服瓜蒌牛蒡汤加减：瓜蒌仁、牛蒡子、天花粉、淡黄芩、生栀子、净连翘、炒皂角刺、金银花、生甘草、青皮、陈皮、北柴胡。外敷芙蓉膏、化毒散膏（两方同前）。

（3）化脓期 症见高热不退，纳食不佳，夜寐不安，周身乏力，乳部疼痛难忍，肿块焮赤，按之应指；舌苔黄，脉弦滑而数。治宜托里排脓。内服托里透脓汤加减：人参、炒白术、炒甲片、香白芷、升麻、甘草、全当归、生黄芪、皂角刺、青皮。外敷铁箍散膏：生南星、生半夏、生川乌、生草乌、肥白及、南白蔹、白芷、土贝母、南薄荷、荆芥、川黄柏、川大黄、广姜黄、枯黄芩、猪牙皂。以上药物各等份，共研细末，每次取 30 克、蜂蜜 15 克、陈醋少许，调配成膏，使聚毒外出，适当配合小切口引流，切开后可根据脓腔的大小用甲字提毒药捻（京红粉 30 克、轻粉 30 克、血竭 12 克、朱砂 9 克、冰片 6 克、麝香 1.5 克、琥珀 6 克）。

（4）溃破期 症见溃后正气大伤，自汗，盗汗，午后低热，疮形晦暗，脓水清稀；舌质淡苔薄，脉细微。治宜补正排脓。内服八珍汤加减：人参、茯苓、炒白术、炙甘草、全当归、熟地黄、川芎、白芍药。痈溃后用甲字提毒药捻，外敷芙蓉膏。

临床观察：北京市中医医院外科以上法辨证治疗 500 例乳痈（乳腺炎）患者。结果：内消痊愈 190 例，占 38%；自溃而愈 97 例，占 19.4%；经小切口引流而愈 213 例，占 42.6%。平均总疗程为 25.2 日。[①]

9. 林扶东等分 3 型

（1）肝郁胃热型（肿疡期） 属阳证，治宜疏风清热解毒。方用银翘散加减：金银花 15 克、蒲公英 15 克、连翘 12 克、龙胆草 12 克、葛根 9 克、黄芩 9 克、薄荷 6 克、桔梗 6 克、通草 6 克、荆芥 7.5 克、石膏 21 克、生甘草 3 克。随症加减：渴甚，加天花粉。若见寒轻热重，方用清瘟败毒散加减：

石膏 21 克、生地黄 15 克、知母 12 克、连翘 12 克、赤芍 9 克、玄参 9 克、黄芩 9 克、栀子 9 克、牡丹皮 9 克、竹叶 9 克、桔梗 6 克、紫花地丁 30 克，或蒲公英、金银花等。外治方用三黄散（大黄 21 克、黄芩 15 克、黄柏 15 克）或用洪宝散（大黄 21 克、天花粉 30 克、赤芍 15 克、香白芷 21 克、粘香适量）调冷茶或凉开水敷患处，每日 1 次，并经常用凉开水湿润，保持湿度，以增加药物渗透，清凉消炎，凉血解毒作用。属阴证，治宜疏肝理气、通乳和营。方用通乳汤（《经验方》）：浙贝母 9 克、当归 9 克、瓜蒌 9 克、赤芍 9 克、皂角刺 9 克、陈皮 7.5 克、王不留行 7.5 克、乳香 6 克、没药 6 克、炒甲片 15 克、通草 6 克、甘草 3 克。随症加减：产后者，加黄芪 9～15 克。若产后气血亏虚，复受外邪感触而成痈者，方用柴胡汤合四物汤加减：柴胡 6 克、半夏 6 克、川芎 6 克、王不留行 6 克、黄芩 7.5 克、熟地黄 7.5 克、党参 9 克、当归 9 克、白芍药 9 克、炒甲片 9 克、生姜 3 片、大枣 5 粒。外治方用如意金黄散（天花粉、黄柏、大黄、姜黄、白芷、厚朴、陈皮、甘草、苍术、天南星）或消风散（羌活 9 克、独活 9 克、五加皮 9 克、天花粉 9 克、陈皮 12 克、赤芍 12 克、黄柏 12 克、天南星 6 克、防风 6 克、桂枝 6 克、甘草 6 克、大黄 15 克，合研细末）以葱汤或酒、冷开水各半调敷，每日 1 剂，亦常用冷开水湿润之。

（2）热毒蕴聚、瘀乳化脓型（成脓期） 属阳证，治宜清热解毒、托排脓。方用仙方活命饮加减：炒甲片 9 克、赤芍 9 克、天花粉 9 克、浙贝母 9 克、白芷 9 克、连翘 9 克、皂角刺 7.5 克、当归尾 7.5 克、甘草 3 克、乳香 6 克、没药 6 克、金银花 15 克、蒲公英 15 克。若属阴证，治宜托里排脓。方用透脓散加减：甲片 15 克、皂角刺 9 克、当归 9 克、生黄芪 9 克、浙贝母 9 克、白芷 9 克、金银花 12 克、桔梗 6 克、甘草 3 克。外治可切口引流或穿刺抽脓。患处周围皮肤用棉花蘸黄连浸剂敷贴，并保持湿润。

（3）正虚脓毒未尽型（溃疡期） 属阳证，治宜清解余毒、排脓。方用仙方活命饮：炒甲片、白

---

① 北京市中医医院外科.乳痈 500 例治疗分析[J].中医杂志，1965（3）：17.

芷、天花粉、炒皂角刺、当归尾、甘草、赤芍、乳香、没药、防风、浙贝母、陈皮、金银花。若气血虚弱，可适当选用四物汤（熟地黄、白芍药、川芎、全当归）或四君子汤（人参、茯苓、白术、甘草）加入金银花、桔梗、黄芩、蒲公英、浙贝母、白芷等。自溃泄脓或切口引流排脓或穿刺抽脓，疮口均以冰片软膏（冰片 30 克、生石膏 120 克，合研细末，调凡士林而成）贴敷，周围用棉花蘸黄连浸剂（黄连 60 克、黄芩 90 克、黄柏 90 克，加水 4 000 毫升，煎至 3 000 毫升，过滤去渣后，即可应用）敷贴，每日 1 次，并用白酒、冷开水各半湿润，以保持湿度。属阴证，治宜扶养气血排脓。方用四君子汤、四物汤、圣愈汤、八珍汤、内补黄芪汤，并加入行滞排脓药物。外治疮口用冰片软膏敷贴，周围皮肤用棉花蘸黄连浸剂敷贴。

临床观察：林扶东等用上法辨证治疗 219 例乳痈患者。结果：痊愈 200 例，占 91.9%；不明者（未再复诊）19 例，占 8.1%。①

10. 重庆市第二中医院分 3 期

（1）初期　治宜疏导乳腺、化坚消肿。药用全瓜蒌、蒲公英、王不留行、浙贝母、漏芦、炒牛蒡子、当归尾、橘叶、草河车。

（2）脓肿而未溃穿期　治宜补正托毒。药用生黄芪、党参、皂角刺、炒甲片、当归、生地黄、炒白术、云茯苓、制乳香、制没药、炙甘草。

（3）中毒期　治宜清热解毒、凉血消炎。药用金银花、连翘、栀子、牡丹皮、赤芍、龙胆草、淡黄芩、六一散。

外治乳腺炎初期，局部结硬，用消肿膏，局部红肿热用消炎膏。脓肿则以雄托膏外敷，促其外溃，如疮口周围结硬不消，应用铁箍软膏，创口排脓不畅等，上 2 号提脓粉。脓毒排净疮口用小消炎粉。临床观察：重庆市第二中医院以上法辨证治疗 48 例乳痈（乳腺炎）患者，痊愈 28 例，好转 9 例，无效 3 例，不明 8 例（中断治疗）。②

经　验　方

1. 银青消痈汤　青皮 12 克、白芷 12 克、柴胡 12 克、天花粉 12 克、生地黄 12 克、浙贝母 9 克、当归 9 克、连翘 9 克、甘草 9 克、金银花 30 克。随症加减：乳痈初期，加防风 9 克；热毒甚者，加蒲公英 30 克；溃破，加生黄芪 12 克、党参 12 克。每日 1 剂，水煎 2 次，分 2 次服。迟郁文等用自拟银青消痈汤治疗 112 例乳痈患者。结果：痊愈 76 例，显效 21 例，好转 9 例，无效 6 例，总有效率 94.6%。③

2. 仙方活命饮加味　金银花 20 克、浙贝母 20 克、醋柴胡 20 克、防风 10 克、白芷 10 克、天花粉 10 克、炒乳香 10 克、炒没药 10 克、黄芩 10 克、王不留行 10 克、醋香附 12 克。随症加减：发热恶寒局部红肿，加七叶一枝花 20 克、虎杖 20 克；肝郁气滞疼痛严重，加郁金 10 克、延胡索 12 克、川楝子 10 克；便秘，加大黄 6 克；阴虚，加女贞子 10 克、墨旱莲 10 克；自行溃破，重用生黄芪 60 克。每 1.5 日 1 剂，分 3 次服。另用纱布包药渣热敷局部，患乳用三角巾吊起。崔建中等用仙方活命饮加味治疗 108 例急性乳腺炎患者。结果：痊愈 82 例，占 75.92%；好转 15 例，占 13.89%；有效 10 例（配合青霉素静滴），占 9.26%；无效（切开排脓）1 例，占 0.93%。④

3. 当归半夏乳没散　当归 25 克、半夏 25 克、乳香 25 克、没药 25 克。上药共研细末，过 120 目筛，提取细粉，用温开水调成糊状，敷于患处。敷药干后，可换药或喷温水。刘金荣用当归半夏乳没散治疗 45 例急性乳腺炎患者，全部治愈。⑤

4. 通腑康乳汤　大黄 10～25 克、芒硝（烊化）5 克、枳实 10 克、连翘 10 克、青皮 10 克、王不留行 10 克、蒲公英 20 克、牡丹皮 6 克、荆芥 4 克。每日 1 剂，水煎 2 次，分 2 次服。庞保珍用自拟通腑康

① 林扶东，等.治疗乳痈 219 例的疗效介绍［J］.福建中医药，1965（2）：29.
② 重庆市第二中医院.48 例乳痈（乳腺炎）的疗效观察［J］.中医杂志，1957（4）：188.
③ 迟郁文.等.自拟银青消痈汤治疗乳痈 112 例［J］.中医函授通讯，1994，13（2）：37.
④ 崔建中，等.仙方活命饮加味治疗急性乳腺炎 108 例［J］.内蒙古中医药，1994，13（2）：7.
⑤ 刘金荣，等.自拟当归半夏乳没散外敷治疗急性乳腺炎 45 例［J］.内蒙古中医药，1994，13（4）：28.

乳汤治疗61例乳痛患者。结果：服药1~8日后，痊愈42例，显效9例，有效5例，无效4例，恶化1例，总有效率91.8%。①

5.中药方1　桔梗15克、黄芩15克、连翘20克、柴胡6克、川芎10克、白芍10克。随症加减：发热及炎症明显者，加栀子、生石膏、金银花；便秘，加大黄、芒硝；体弱乏力，加茯苓、党参。每日1剂，水煎2次，分2次服。曾幼莲等采用中西医结合疗法治疗138例急性乳腺炎患者。结果：服药4~6剂后，痊愈132例，有效、无效各3例。②

6.防风通圣散加减　防风10克、荆芥10克、当归10克、白芍10克、赤芍10克、栀子10克、连翘15克、大黄(后下)9克、芒硝(冲服)9克、薄荷9克、川芎9克、白术9克、桔梗9克、滑石60克、生石膏(先煎)60克、麻黄5克、金银花30克、蒲公英30克、甘草6克、黄芩12克。随症加减：不恶寒发热者，去麻黄；乳汁不畅者，加王不留行、漏芦、甲片、皂角刺；大便稀，体质弱者，大黄、芒硝剂量减半。每日1剂，水煎2次。张富山用防风通圣散加减治疗113例急性乳腺炎患者。结果：痊愈97例，显效9例，好转3例，无效4例，有效率96.5%。③

7.中药方2　柴胡10克、白芍10克、牡丹皮10克、黑山栀15克、鹿角霜15克、生黄芪15~20克、蒲公英20~30克。随症加减：热盛者，加金银花、半枝莲；乳头溢液，加生薏苡仁、泽泻；肿块硬伴触痛，加甲片、皂角刺、莪术、三棱。每日1剂，水煎2次，分2次服。乳头凹陷或有积乳脓肿者用乳头拔出器，每次拔吸10~15分钟，每日2~3次。谈坚明用上方加减治疗16例浆细胞性乳腺炎患者，全部治愈(手术治疗5例)。④

8.柴赤汤加减　柴胡20克、当归20克、川芎20克、赤芍60克、蒲公英30克、陈皮30克、金银花30克、甘草15克、杏仁10克。随症加减：乳汁

不通者，加漏芦10克。每日1剂，水煎早晚空腹服。服药后出微汗，勿使汗出过多。张国元用柴赤汤加减治疗71例急性乳腺炎患者。结果：痊愈(症状及体征完全消失，白细胞总数恢复正常)52例，显效(乳房肿胀疼痛基本消失，肿胀明显缩小，乳汁分泌通畅，白细胞总数接近正常)11例，好转(乳房肿胀疼痛减轻，肿块缩小不明显，乳汁分泌较前好转，白细胞总数仍高于正常)3例，无效5例，总有效率92.82%。⑤

9.陈支埃经验方　内服瓜蒌牛蒡汤加减：全瓜蒌30克、蒲公英30克、金银花30克、连翘30克、王不留行10克、甲片10克、天花粉10克、青皮10克、陈皮10克、赤芍10克、生地黄10克、白芷10克、牛蒡子15克、甘草6克、木通6克。随症加减：乳房结块不大不深者，去甲片；便秘，加大黄；若肿块坚硬，加贝母、皂角刺以溃坚破滞，通经开壅；气郁，加橘叶或橘核仁；恶露未尽，加当归尾、益母草、川芎；发热重，加石膏、黄芩；肿痛甚者，加赤芍、没药、乳香；若欲回乳，加山楂、大麦芽。若成脓宜排脓托毒，通乳，用五味消毒饮(金银花9克、野菊花3.6克、蒲公英3.6克、紫花地丁3.6克、紫背天葵子3.6克)合四妙汤(黄芪150克、忍冬叶150克、当归36克、炙甘草240克)或用透脓散加味。每日1剂，水煎2次，分早晚2次服。外敷方：鲜橘核仁30克、白明矾10克、冰片1克。共捣粉碎，以75%乙醇适量调和如糊状，再用干净纱布包裹，贴敷于局部，令患者平卧，每半小时更换1次。针刺法：取阳明经、厥阴经穴为主，足三里、梁丘、期门、内关、肩井。毫针泻法，针后不灸。陈支埃用内治、外敷、针刺结合法治疗20例早期急性乳腺炎患者。结果：3日内痊愈12例，5日内痊愈8例，无1例化脓。⑥

10.中药方3　(1)内服温通方：炙麻黄6克、炙甘草6克、熟地黄12克、白芥子12克、昆布

① 庞保珍，等.自拟通腑康乳汤治疗乳痛61例临床观察[J].贵阳市中医学院学报，1994，16(1)：26.
② 曾幼莲，等.中西医结合治疗急性乳腺炎138例[J].河北中医，1993，15(4)：26.
③ 张富山，等.防风通圣散加减治疗急性乳腺炎113例[J].中医研究，1992，5(2)：38.
④ 谈坚明.浆细胞性乳腺炎治验[J].上海中医杂志，1992(11)：7.
⑤ 张国元.柴赤汤加减治疗急性乳腺炎71例[J].河南中医，1991(6)：33.
⑥ 陈支埃.急性乳腺炎的综合疗法[J].河南中医，1991(1)：37.

12克、炮姜炭4克、鹿角片18克、路路通15克、王不留行15克、煅瓦楞子15克、炙甲片(先煎)15克、皂角刺30克、姜半夏9克。(2)外用清凉膏：当归、紫草。按比例混合研细末用麻油调匀敷患处；乳头皲裂者用清热解毒丸和锡类散研粉末调抹患处。陈英等以上法治疗100例早期急性乳腺炎患者。结果：用药7日后，痊愈80例，有效15例，无效5例，总有效率95%。①

11. 疏肝活血汤　柴胡15克、丹参15克、赤芍12克、枳实12克、全瓜蒌12克、青皮12克、蒲公英30克、甘草6克。随症加减：乳房肿大或化脓者，加金银花30克、连翘15克；大便干结者，加大黄10克；乳汁不通者，通草10克或刺猬皮6克。每日1剂，水煎分2次温服。刘雅蓉等用疏肝活血汤治疗急性乳腺炎患者，疗效满意。②

12. 五味消毒饮加减　金银花20克、蒲公英20克、紫花地丁15克、黄芩15克、当归12克、甘草5克。随症加减：热盛，肿块增大，压痛明显者，加赤芍15克、天花粉15克、浙贝母12克、柴胡12克、连翘12克(每日1剂，水煎服，外用红灵丹贴太乙膏，敷如意金黄散)；乳房脓肿溃后窦道形成者，加牛蒡子12克、白芷10克、青皮10克、黄芪30克(每日1剂，水煎服，外用三味散掺药线插入，贴太乙膏，敷如意金黄散)。谭家荣等以上法治疗2例急性乳腺炎患者，均痊愈。③

13. 复方大黄汤　大黄12～30克、赤芍60克、丹参10克、川芎10克、黄芪10～15克、金银花30克、蒲公英30克、生甘草30克。每日1剂，水煎2次，分2次服。除个别患者因病情严重用抗生素外，一般不用西药治疗。服药期间，患侧乳房停哺乳，以吸乳器吸出乳汁。吴乙青用复方大黄汤治疗150例急性乳腺炎患者。结果：痊愈138例(92.0%)，显效7例(4.7%)，有效3例(2.0%)，无

效2例(1.3%)，总有效率98.7%。④

14. 清肝解郁汤　当归10克、赤芍10克、白芍10克、金银花10克、生地黄12克、柴胡9克、牡丹皮9克、栀子9克、北沙参9克、天花粉9克、甘草9克、制乳香6克、制没药6克、蒲公英30克。每日1剂，水煎2次，分2次服。外敷醋仙膏(鲜仙人掌60～100克，拌陈醋捣汁如泥)，外敷患处。苏多祥以上方治疗1例乳痈(乳腺炎)患者，治愈。⑤

15. 金凤汤　鲜凤尾草60克、金银花15克、当归尾15克、丝瓜络18克、赤芍12克。随症加减：发热盛者，加紫花地丁；乳汁滞结甚者，加青皮；热退而乳房结块不消者，清热解毒药减量，加制乳香、制没药。每日1剂，水煎2次，分2次服。王明义等用金凤汤治疗50例急性乳腺炎患者，全部治愈。⑥

16. 加减仙方活命饮和鹿角酒　鹿角酒：鹿角片20克、封缸糯米酒50克(也可用白谷酒)。加减仙方活命饮：生大黄12克、蒲公英12克、金银花12克、当归尾12克、天花粉12克、广陈皮6克、粉甘草6克、制乳香6克、制没药6克、炒甲片6克、赤芍9克、香白芷9克、北防风9克、浙贝母9克、皂角刺3克。随症加减：发热重，用金银花30克、北防风12克；便秘，重用大黄(后下)20克；已成脓，去皂角刺。先服加减仙方活命饮，10分钟后温服鹿角酒，半小时后用毛巾热敷患侧乳房，慢慢揉挤，使乳汁挤空。也可用吸乳器吸空乳汁，每日2次。服药期间，禁服辛辣，鸡鱼肉酒面食等发物。陈少军用加减仙方活命饮和鹿角酒治疗35例急性乳腺炎患者。结果：痊愈(服药1～3剂症状消失)31例，有效(服药4～6剂症状消失)3例，无效(服药后症状不减或溃破者)1例。⑦

17. 消乳方　生鹿角30克、生黄芪20克、夏

① 陈英,等.温通法治疗早期急性乳腺炎[J].浙江中医学院学报,1991,15(3)：27.
② 刘雅蓉,等.自拟疏肝活血汤加减治疗急性乳腺炎[J].山西中医,1990,6(5)：23.
③ 谭家荣,等.急性乳腺炎治验[J].四川中医,1990(11)：42.
④ 吴乙青.复方大黄汤治疗急性乳腺炎150例疗效观察[J].中西医结合杂志,1990(12)：719.
⑤ 苏多祥.乳病治验二则[J].四川中医,1989(11)：44.
⑥ 王明义,等.金凤汤治疗急性乳腺炎[J].四川中医,1989(12)：87.
⑦ 陈少军.加减仙方活命饮合鹿角酒治疗急性乳腺炎35临床观察[J].湖北中医杂志,1989(5)：8.

枯草 15 克、制没药 9 克。随症加减：热毒重者，加金银花 15 克、连翘 15 克、牡丹皮 9 克、黄芩 9 克；肿痛较甚者，加野菊花 20 克、蒲公英 20 克、七叶一枝花 9 克；乳腺有块或乳核者，加瓜蒌 15 克、青皮 9 克、海藻 9 克、昆布 9 克；乳汁阻塞不通者，加丝瓜络 8 克、路路通 8 克、通草 6 克。每日 1 剂，水煎 2 次，分 2 次服。刘康平用消乳方治疗 40 例乳痈患者。结果：痊愈（全身和局部症状消失，随访 3 个月以上无复发者）32 例，显效（全身和局部症状消失，但乳房内尚有残留未完全消散的硬核）6 例，有效（全部症状消失，局部红、肿、热、痛明显减轻，停药后有复发者）2 例。[1]

18. 柴芍公英汤　柴胡 20 克、黄芩 20 克、蒲公英 20 克、赤芍 15 克、金银花 16 克、青皮 10 克、皂角刺 10 克、王不留行 15 克、生甘草 6 克。随症加减：肿痛明显者，加甲片 10 克、丹参 20 克、当归 15 克、夏枯草 15 克；高热，加石膏 30 克、知母 15 克、葛根 15 克、天花粉 15 克；热毒壅盛，加生地黄 15 克、牡丹皮 15 克、紫花地丁 15 克、鱼腥草 30 克；体虚，加黄芪 20 克、党参 20 克、当归 10 克、川芎 10 克。每日 1 剂，水煎 2 次，早晚各服 1 次。部分患者用仙人掌捣成糊状，加冰片少许，外敷。王敏聪用自拟柴芍公英汤治疗 38 例急性乳腺炎患者。结果：服药 2～4 剂痊愈 12 例，5～7 剂痊愈 16 例，8～11 剂痊愈 9 例，1 例因脓肿形成中转手术，并加用抗生素治愈。[2]

19. 中药方 4　（1）内服仙方活命饮：金银花 20 克、白芷 10 克、当归 10 克、川贝母 10 克、防风 10 克、甘草 10 克、皂角刺 10 克、陈皮 10 克、天花粉 10 克、乳香 6 克、没药 6 克。每日 1 剂，水煎 2 次，分 3 次服。每次饮烧酒一小盅，7 日为 1 个疗程。（2）外敷法：用硝黄液冷敷，大黄 60 克、芒硝 60 克，加水至 8 000 毫升，煎熬 40 分钟，取药液待凉后用纱布冷敷，3 小时 1 次，每次 30 分钟。秦书

勤等以上法治疗 30 例乳痈患者。结果：服药 1 个疗程获痊愈 26 例，服药 2 个疗程获痊愈 3 例。1 例切开引流，配服他方而愈。[3]

20. 中药方 5　金银花 30 克、瓜蒌 30 克、赤芍 30 克、蒲公英 20 克、皂角刺 15 克、青皮 10 克、陈皮 10 克、甘草 10 克、柴胡 6 克。每日 1 剂，水煎分 2 次服，连服 3 剂。粟兵科用上方治疗急性乳腺炎患者，同时刺血，在患者背部同侧或对侧的 1～12 胸椎、脊柱旁开 1.5～3 寸寻找反应点。特点为隆起粟状，粉红或紫红色，散在数个不高出于皮肤的丘疹。以三棱针点刺出血或挤出少许血。注意术前消毒，预防感染，针刺 1 次即可。疗效满意。[4]

21. 阳和汤加减　鹿角霜 20～30 克、生黄芪 20～30 克、肉桂 10 克、姜半夏 10～15 克、皂角刺 10～15 克、白芥子 10～20 克、瓜蒌 30 克、麻黄 3～6 克。黄鹏等用阳和汤加减治疗 32 例慢性哺乳期乳腺炎患者。结果：经服药后全部病例消块迅速，疗效满意。[5]

22. 大剂蒲银汤　金银花 60 克、蒲公英 60 克、白芷 20～30 克、生甘草 20～30 克。开始每日 2 剂，水煎 2 次，6 小时服 1 次，中病后日 1 剂。随症加减：乳汁不通者，加漏芦、山楂、王不留行、通草、柴胡 1～3 味；体虚者，加党参、当归；恶露多者，加当归、益母草、丹参。周显菊用大剂蒲银汤治疗 40 例乳痈患者。结果：服药 2 日痊愈 7 例，3 日痊愈 24 例，4 日以上痊愈 9 例。[6]

23. 清热消痈通络汤　金银花 30 克、蒲公英 30 克、全瓜蒌 30 克、连翘 15 克、紫花地丁 15 克、王不留行 15 克、甲片 12 克、路路通 12 克、皂角刺 6 克、鹿角霜 6 克、生甘草 6 克。随症加减：伴恶寒重、肢节酸痛者，加白芷、荆芥；壮热口渴者，加生石膏、天花粉；大便秘结者，加熟大黄；寒热往来者，加柴胡、黄芩；肿块发硬、皮色焮红、扪之灼热

① 刘康平.消乳方治疗乳痈 40 例[J].陕西中医,1989,10(8):366.
② 王敏聪.自拟柴芍公英汤治急性乳腺炎 38 例[J].河北中医,1989,11(4):3.
③ 秦书勤,等.仙方活命饮治疗乳痈 30 例[J].陕西中医.1989,10(8):366.
④ 粟兵科.针药治疗急性乳腺炎[J].四川中医,1989(3):43.
⑤ 黄鹏,等.温热药治疗慢性哺乳期乳腺炎[J].中医杂志,1988(9):21.
⑥ 周显菊.大剂蒲银汤治疗乳痈 40 例[J].陕西中医,1988,9(4):174.

者,加牡丹皮、赤芍药;热势不退,肿痛根深而坚者,重用皂角刺;热已退尽而肿块难消者,去蒲公英、紫花地丁,加青皮、陈皮、橘核。焦彦平用自拟清热消痈通络汤治疗1例外吹乳痈患者,疗效满意。[1]

24. 麻丹散 炙麻黄6克、生甘草6克、丹参12克、川芎12克、青皮12克、蒲公英24克。随症加减:如有表热者,加牛蒡子、连翘;乳汁壅滞者,加王不留行;气郁肿胀者,加制香附;红肿热重者,加野菊花;败乳酿脓时,加生麦芽回乳;成脓溃时,加生黄芪托里排脓。外治:可根据患侧乳房大小,先缝成较之稍大些的纱布袋,然后将玄明粉约500～1 000克装入袋内,封口。患处用温水洗净擦干,再置药袋,其厚度以1厘米左右为宜。每日更换2～3次。饶广欣用麻丹散加减配合玄明粉外敷治疗99例急性乳腺炎患者。结果:临床治愈63例,基本治愈18例,好转12例,无效6例,总有效率94%。[2]

25. 中医综合疗法 (1)内服方:蒲公英20克、金银花30克、连翘12克、青皮10克、陈皮10克、当归尾10克、生甘草6克。随症加减:热盛者,加黄芩;肿块硬结者,加皂角刺、甲片;疼痛甚者,加香附、金铃子;大便干结,加大黄。(2)针刺:涌泉穴,取卧位,皮肤用酒精消毒后,快速进针,手法以强刺激震颤约2分钟,留针10分钟,拔针后用吸乳器将乳汁吸尽。(3)局部处理:取鲜蒲公英150～200克洗净,捣烂成泥糊状,外敷患处,每日2～3次,用于乳痈早期硬结阶段。红肿硬结不消,可用安福消肿膏或金黄散外敷。脓肿成熟,及时切开排脓引流。徐昌陵用中医综合疗法治疗104例乳痈患者。结果:治愈75例,自溃而愈者19例,经切开排脓而愈者10例。[3]

26. 中药方6 菊叶三七根50克、内风消30克、见肿消30克、马鞭草10克、蛇含草20克(上5味用鲜品)、50度白酒10克、冰片(研细末)5克。

将上药洗净,分别用刀切细,碾烂再加入冰片粉5克、50度白酒10克和匀,外敷乳腺炎肿胀部位,12小时换药1次。毛焱初用本方治疗乳腺炎患者,疗效满意。[4]

27. 麻黄附子细辛汤 麻黄、附子、细辛。随症加减:常加桂枝、川芎温经活血,通草、甲片通络散结,干姜散寒。本方加味适用于素体阳虚寒邪侵袭肝肾经络,有明显表证无热象的乳腺炎患者。邓光武用麻黄附子细辛汤加减治疗20余例乳腺炎患者,疗效满意。[5]

28. 青柴汤 柴胡、青皮、瓜蒌仁、通草、当归、金银花、连翘、丝瓜络、炮甲片、大黄、甘草。随症加减:如表证重者,加荆芥、防风、牛蒡子;肝气郁结者,加枳壳、佛手;乳房肿痛甚、乳汁不畅者,加橘络、刺猬皮、木通;即将成脓者,加皂角刺;若系断乳后乳汁壅胀者,去甲片、通草、丝瓜络、当归,加当归尾、桃仁,并重用炒黄麦芽以回乳;若产妇恶露未净者,可加天花粉、益母草;若火毒不甚,大便通畅或正气较虚者,大黄可少用或不用。邓光武用上方加减治疗哺乳期乳痈患者,经10年临床应用,效果较好,肿胀期轻症1剂即愈,重症3剂,未见1例成脓。[6]

29. 五通散 木通12克、通草12克、血通(即鸡血藤)12克、木香11克、香通(即香樟树根)20克。随症加减:乳滞硬结期,加柴胡10克、枳壳10克、白芍20克、夏枯草20克、当归15克、丝瓜络15克;炎变期,加当归15克、瓜蒌壳15克、赤芍20克、牡丹皮20克、夏枯草20克、柴胡10克、枳壳10克、七叶一枝花10克、金银花12克;感染脓肿期,加千里光20克、野菊花20克、金银花20克、七叶一枝花20克、薏苡仁20克、红花6克、桔梗15克。每日1剂,水煎2次,分2次温服。李德麒用五通散加减治疗乳腺炎患者,疗效满意。[7]

① 焦彦平.中药治疗外吹乳痈[J].河北中医,1988(5):17.
② 饶广欣.麻丹散、玄明粉治疗急性乳腺炎99例[J].江苏中医杂志,1987(11):10.
③ 徐昌陵.中药和针刺治疗乳痈104例[J].江苏中医杂志,1987(11):13.
④ 毛焱初.乳腺炎外敷方[J].湖南中医杂志,1987(4):18.
⑤～⑥ 邓光武.湖南中医杂志,1986(1):56.
⑦ 李德麒.五通散治乳腺炎和乳腺增生[J].四川中医.1986(11):45.

30. 中药方 7　蒲公英 30 克、桔梗 20 克、柴胡 15 克、黄芩 15 克、当归 15 克、赤芍 15 克、金银花 15 克、瓜蒌壳 15 克、丹参 15 克、甘草 10 克。赵文生以上方治疗 1 例乳痈患者。结果：服药 3 剂后肿块缩小，按之仅微痛等，原方加炮甲片 10 克研末冲服，服药 7 剂后痊愈。[①]

31. 公英芍药汤　蒲公英 30 克、赤芍 30 克、青皮 10 克、王不留行 10 克、甘草 6 克。每日 1 剂，水煎服。蒲永海等用公英芍药汤治疗 108 例早期乳腺炎患者。结果：除 11 例因脓肿形成中转手术并加用抗生素治疗外，其余全部治愈（红、肿、热、痛消失，体温、白细胞降至正常，无全身不适等症）。服药 2 剂而愈 62 例；服药 3 剂而愈 26 例；服药 3 剂以上而愈 20 例，总治愈率 90%。[②]

32. 血府逐瘀汤加味　生地黄 10 克、赤芍 10 克、当归 12 克、桃仁 5 克、红花 5 克、川牛膝 5 克、桔梗 5 克、甘草 5 克、川芎 8 克、柴胡 6 克、枳壳 6 克、蒲公英 50 克、野菊花 15 克。每日 1 剂，水煎 2 次，分 2 次服。李年春用血府逐瘀汤加味治疗 12 例急性乳腺炎患者，全部治愈。服药最少者 2 剂，最多者 7 剂。[③]

33. 复方桑蜂膏　桑白皮 30 克、露蜂房 45 克、血余炭 40 克、白矾 9 克、生陈猪油 90 克。以上药物研细末，过 40 目筛，用生猪油调成软膏，装瓶备用。按病变部位面积大小，将药膏涂于消毒纱布上，贴患处，隔日换药 1 次。李士文用复方桑蜂膏治疗 50 余例乳腺炎、疖肿和化脓性伤口患者，疗效满意。[④]

34. 急朴蟾皮散（编者拟）　急性子 25 克、朴硝 50 克、鲜蟾皮 1 张、白酒 1 盅、炒面适量（寒结重者可加入姜汁少许）。将前 3 味药捣烂成泥，加入白酒及炒面拌调成干糊状，然后摊在纱布上敷患处，四周围以棉条，上盖敷料及油纸，胶布固定。

敷药后如觉痒甚可取下，隔日加白酒重调，再敷。王乃山用上法治疗 49 例急性乳腺炎（未成脓者）患者。结果：除 3 例全身症状较重、有化脓趋势者配以内服中药煎剂外，其余均在敷药 3 日内治愈。[⑤]

35. 柴胡白虎汤加减　柴胡 10 克、知母 10 克、石膏 15 克、天花粉 6 克、青皮 6 克、黄芩 8 克、白芷 8 克、甘草 3 克、蒲公英 20 克。随症加减：乳房结块肿大者，加三棱 6 克、莪术 6 克。每日 1 剂，水煎服。郑致中用自拟柴胡白虎汤加减治疗 33 例急性乳腺炎患者。结果：痊愈 32 例，1 例未追访。[⑥]

36. 乳痈汤　赤芍药 30 克、蒲公英 15 克、生甘草 15 克、柴胡 10 克、鹿角片 10 克。每日 1 剂，水煎 2 次，药液兑入适量白酒。服药后覆被卧床休息 30 分钟，取微汗出为度。一般服 2～4 剂即可告愈。赵荣胜用乳痈汤治疗 23 例乳腺炎患者，疗效满意。[⑦]

37. 中药方 8　（1）患者体温高者，内服乳痈汤：知母 25 克、金银花 15 克、丹参 15 克、连翘 9 克、天花粉 9 克、白芷 6 克、甲片 6 克、瓜蒌 30 克。随症加减：高热者，方中加玄参 15～30 克、生地黄 15 克。每日或隔日 1 剂。脓肿破溃，体温正常后停服。若乳头不通，乳汁排出不畅，积滞成块时，可徒手按摩乳房，同时用通乳汤（甲片 9 克、川续断 9 克、漏芦 9 克、甘草 9 克、路路通 6 克、乳香 6 克、木通 6 克、陈皮 6 克、王不留行 15 克、金银花 15 克、连翘 12 克、橘络 3 克、蒲公英 30 克）1～2 剂，奶通后停药。（2）外敷法：将红珠膏（甲片 6 克、乳香 6 克、净轻粉 6 克、上冰片 6 克、红升丹 6 克、明雄黄 6 克、上银珠 15 克、炒章丹 15 克、炉甘石 15 克、炒铅粉 15 克、硼酸粉 15 克，以上诸药共为细末，加凡士林 373 克，调成膏外用）涂于消毒

① 赵文生.乳痈[J].四川中医,1986(11)：46.
② 蒲永海,等.公英芍药汤治疗早期乳腺炎——附 108 例疗效分析[J].湖南中医杂志,1986(1)：15.
③ 李年春.血府逐瘀汤加味治急性乳腺炎[J].四川中医,1985(5)：22.
④ 李士文.复方桑蜂膏治乳腺炎、疖肿[J].四川中医,1985(5)：23.
⑤ 王乃山.中药外敷治疗乳腺炎 49 例[J].广西中医药,1985,8(4)：30.
⑥ 郑致中.急性乳腺炎治验[J].黑龙江中医药,1985(3)：42.
⑦ 赵荣胜.浙江中医杂志,1984(1)：39.

纱布上,敷于乳房灶病处,一般每日换药 1 次。伤口脓汁减少,肉芽生长良好时可酌情隔日或数日换药 1 次。急性期、破溃初期,均用红珠膏;脓肿破溃后,不用药捻,不用引流条。每日换药时,先用手轻轻按摩乳房,使脓汁排出,然后敷药;若伤口面积太大,第一次排脓后,应用绷带压迫,以防脓腔渗出物瘀积。伤口即将愈合时,改用乳痈膏〔高丽参 60 克、五倍子 60 克、明矾 60 克、血余炭 15 克、对花椒(去籽)30 对、铅粉 500 克、人指甲 30 克(洗净)、槐枝 3 枝约 180 克、好香油 1 500 克。除明矾、铅粉外,其他 6 味药,过油炸至焦黄色,去渣,将油过滤后,上明矾细面,以温水熬油。夏天熬至药能滴水成珠,冬天熬至滴水成片,离火后,以槐枝 2 条边搅拌边上铅粉,膏药全附于槐枝上,试之有黏性后,放于冷水中浸凉,最后置铁锅中备用〕。用小布 1 块,放少许膏药敷患处,4～5 日换药 1 次即可。另外,乳房病灶有波动时,不切开,只以 18 号注射器头穿刺吸脓,明确脓腔位置后,行火针穿刺,以促脓肿早日破溃。一般 24 小时破溃,个别延长至 48 小时;乳房剧痛时,可针刺患者冲阳穴(在足背最高处,解溪前 1 寸 5 分)强刺激,留针 20～30 分钟,可止痛 8～12 小时。治疗期间,以吸奶器吸奶,不退奶。除高热期(38℃以上)外,均可继续哺乳。中药治疗期间,禁用理疗,如超声波等。体温在 39℃以上重症患者,可酌情加用抗生素。陕西医学院第一附属医院妇产科中西医组以上法临床治疗 44 例急性乳腺炎患者,痊愈(体温正常,红肿消退,伤口愈合)42 例,另 2 例因故出院,治愈率 95.5%。[1]

38. 乳痈内消散 鹿角粉、连翘、赤芍、蒲公英、全瓜蒌、生香附、橘叶、莲房、王不留行。随症加减:若瘀血积滞,加当归尾、牡丹皮;肿块不消,加炒甲片、桃仁;肝气郁结,加柴胡、川楝子、小青皮;湿火炽盛,加川黄柏、川黄连、生大黄;断奶乳

多,加生麦芽、生山楂。每日 1 剂,水煎 2 次,分 2 次服。吴仲馨用自拟乳痈内消散治疗 9 例乳痈患者,均获痊愈。[2]

39. 银核天丁散加味 金银花 15 克、橘核 15 克、荔枝核 15 克、蒲公英 15 克、当归 15 克、鹿角霜 15 克、连翘 10 克、皂角刺 30 克。随症加减:发热者,加荆芥 12 克、防风 15 克。每日 1 剂,水煎 2 次,代茶频频热饮。张开学用银核天丁散加味治疗 250 例急性乳腺炎患者,疗效满意,一般病程 1 日 2 剂获愈,2～7 日 4 剂获愈。[3]

40. 中药方 9 金银花 90 克、生甘草 15 克、皂角刺 12 克、复加鹿角片 10 克。上药加水入白酒 50 毫升,煎煮 40～45 分钟。每剂 2 煎,每日 2 次温服。刘强用上方治疗 32 例急性乳腺炎患者。结果:痊愈(乳房肿胀、肿块消失,乳汁通畅,或伤口愈合)31 例,无效(病程长而不坚持服药,破溃后自转外科治疗)1 例。[4]

41. 中药方 10 天丁汤:皂角刺、橘核、荔枝核、鹿角片、赤芍、乳香、没药、蒲公英、甲片。随症加减:毒剧脓甚者,加野菊花、金银花、连翘、丝瓜络等;大便干结者,加大黄。每日 1 剂,水煎 2 次,分 2 次服。外敷加味金黄散:金黄散 30 克、雄黄 15 克、核桃隔(焙干研细末)15 克、麝香 1 克。以上药物混匀,用蛋清或麻油适量,调成糊状,敷患处。以加强清热解毒活血散结之功效。朱红杰等以上法治疗乳痈硬肿未溃患者,疗效满意。[5]

42. 中药方 11 太子参 30 克、路路通 30 克、全瓜蒌 30 克、蒲公英 30 克、生黄芪 20 克、漏芦 20 克、白芷 10 克、当归 15 克、小蓟 15 克、大青叶 15 克、生甘草 9 克。随症加减:邪实高热者,加防风 10 克、薄荷(后下)9 克、金银花 30 克、连翘 12 克;恢复期有慢性炎性硬块时,加泽兰 15 克、夏枯草 15 克活血软坚散结。每日 1 剂,水煎得药液 450 毫升,分 3 次温服。[6]

① 山西医学院第一附属医院妇产科中西医组.山西医学杂志,1984,13(5):293.
② 吴仲馨.中医药治疗乳痈 9 例[J].浙江中医杂志,1983(1):34.
③ 张开学.湖北中医杂志,1983(4):16.
④ 刘强.浙江中医杂志,1983(2):63.
⑤ 朱红杰,等.湖北中医杂志,1983(6):15.
⑥ 王涛.插管冲洗配合中药治疗乳腺脓肿[J].中西医结合杂志,1983,3(4):224.

43. 乳块散　牛蒡子、软柴胡、川桂枝、全瓜蒌、制香附、泽兰叶、牡丹皮、炒赤芍、蒲公英、忍冬藤。除桂枝 15 克外，余药均为常用量。每日 1 剂，水煎 2 次，分 2 次服。随症加减：肿块较长时间不消辨证为痰浊凝滞者，加僵蚕 10～30 克、白芥子 10～30 克；病程较长，体质较差，肿块不散者，加党参 15～30 克、黄芪 15～30 克。一般不用外敷药，但急性期红肿热痛明显者可外敷玉露膏和金黄膏。初期乳汁不畅者可用葱熨法，即鲜葱 60 克，切 1 寸长，压扁后用纱布包敷于患处，纱布外压上温热水袋，1 日数次，每次 15～30 分钟。徐志璋等用自拟乳块散治疗 30 例乳腺炎患者。结果：急性型 18 例，显效 16 例，有效 2 例；亚急性型 7 例，显效 4 例，有效 2 例，无效 1 例；术后型 5 例，显效 4 例，有效 1 例。总有效率 96.7%。①

44. 加味五物汤　瓜蒌壳 15～30 克、金银花 20～30 克、蒲公英 30～60 克、浙贝母 9～12 克、乳香 6～10 克、没药 6～10 克、皂角刺 30～50 克、当归尾 9～15 克、青皮 9 克、甘草 6～10 克。随症加减：发热甚者，加鱼腥草、栀子、紫花地丁；乳汁滞结者，加甲片、路路通、露蜂房；热退而乳房结块不消者，减少清热解毒药剂量，加三棱、莪术；阴道流血尚不明显者，没药减至 6 克以下。视病情每日 1 剂或每日 2 剂，水煎 2 次，分 3 次服。服药时禁忌辛辣刺激食物。此外，服药前配合使用热湿敷，吸乳器械或缓慢均匀轻柔地挤压乳房，以助乳汁流出（不可过于用力）。周瑞金用加味五物汤治疗 40 例乳痈（急性乳腺炎）患者。结果：经服中药后，2～3 日痊愈 26 例，4～6 日痊愈 14 例，无 1 例手术。②

45. 立效散　当归 10 克、青皮 10 克、瓜蒌仁 10 克、制乳香 6 克、制没药 6 克、生甘草 6 克。每日 1 剂，水煎 2 次，分 2 次服。随症加减：热毒蕴滞之初期乳痈，加黄芩 12 克、生栀子 12 克、天丁 10 克；成脓期乳痈，去当归，加赤芍 12 克、炮甲片

12 克；乳痈溃破，伤口紫黑色，流脓腥臭，大便干燥，尿黄等，立效散合银芪汤（金银花 15 克、黄芪 15 克、当归 24 克、甘草 1 克），加天丁 12 克、生大黄 12 克（另包泡服）每日 1 剂，水煎服。外用九一丹纱条（熟石膏 9 克，红升丹 1 克，研细末），每日换药 1 次。亢荣华用立效散加减治疗 224 例急性乳腺炎患者。结果：平均治疗 4.2 日，全部获愈。③

46. 蒲公英陈皮汤　蒲公英 62 克、金银花 2 克、紫花地丁 15 克、连翘 9 克、赤芍 9 克、陈皮 9 克、甘草 9 克、青皮 6 克。随症加减：成脓者，加皂角刺 9～12 克。每日 1 剂，水煎 2 次，分 2 次服。药渣捣烂敷患处。严重者可日服 2 剂。何鼎铭用蒲公英陈皮汤加减治疗 26 例急性乳腺炎患者。结果：23 例在 13 日内局部症状完全消失，1 例半个月痊愈，2 例脓盛者于 40 日内痊愈。④

47. 加味清空膏　川芎 6 克、黄芩 6 克、荆芥 6 克、甘草 3 克、北柴胡 10 克、黄连 5 克、羌活 5 克、防风 5 克、白芷 5 克、金银花 20 克、连翘 12 克。每日 1 剂，水煎 2 次，分 2 次服。吴威仪用加味清空膏治疗乳痈患者，疗效满意。⑤

48. 中药方 12　橘叶、瓜蒌、当归尾、赤芍、川芎、王不留行、路路通、青皮、陈皮、蒲公英、生甘草。随症加减：若伴有热盛者，酌加连翘、金银花或黄芩、牛蒡子；肿块硬者，加甲片、皂角刺、七叶一枝花或夏枯草；有明显热象者，酌加生石膏、大黄，或生栀子；伴肝郁气滞者，酌加香附、金铃子等。每日 1 剂，水煎服。赵永昌以上方结合外治法治疗 110 例乳痈患者。如乳孔被阻而影响排乳者，使用清水或淡酒清洁乳头部位，并轻轻顺乳头方向按摩，从而使乳汁得以排出；乳痈初期未成脓阶段取仙人掌洗净，拔去刺，捣烂成泥糊状，再加入适量冰片调匀，外敷患处，每日换 2 次；若红肿不消，或成脓初期阶段则敷用四黄膏或玉露膏；如已破溃或有创面者，则外用玉红膏纱条换药，直到创面愈合。若伴有慢性窦道者，则先用化腐生肌

① 徐志璋，等.湖南中医药杂志，1982(6)：53.
② 周瑞金.云南中医杂志，1982(3)：13.
③ 亢荣华.立效散加减治疗急性乳腺炎 224 例[J].湖北中医杂志，1982(3)：43.
④ 何鼎铭.蒲公英陈皮汤治疗急性乳腺炎 26 例[J].湖北中医杂志，1981(4)：封面 4.
⑤ 吴威仪.加味清空膏治疗乳痈（乳腺炎）[J].福建中医药杂志，1980(1)：50.

药捻,待不健康肉芽脱落后再改用玉红膏纱条换药。结果:全部治愈,其中消散者48例,经自溃或切开排脓后而治愈者共62例。①

49. 柴胡疏肝散加味 柴胡、陈皮、川芎、枳壳、白芍、香附、炙甘草、生麦芽、甲片、王不留行、当归、路路通。每日1剂,水煎2次,分2次服。钱天相以上方治疗1例急性乳腺炎患者,双侧乳房红肿胀痛,服药9剂后,肿块全消而愈。②

50. 银花公英汤 金银花24克、紫花地丁12克、蒲公英15克、连翘9克、青皮6克、陈皮6克、甘草6克。随症加减:大便秘结者,加牛蒡子、瓜蒌仁。每日1剂,水煎2次,重者可每日服2剂。项仁龙用银花公英汤加减治疗43例急性化脓性乳腺炎患者,全部治愈(局部炎症消散,全身症状消失)。③

51. 乳痛汤加减 金银花30克以上、连翘9克、蒲公英15克、生甘草6克。随症加减:头痛,发热恶寒者,加防风9克、荆芥9克;热重者,加生石膏30克;乳汁壅滞者宜通乳,加鹿角霜15克、漏芦9克;有肿块者宜和营,加当归9克、赤芍9克、川芎6克;将化脓者宜透托,加炮甲片9克、皂角刺9克;断乳后乳房肿胀宜回乳者,加炒麦芽30克;偏于气郁者宜理气,加逍遥散(当归9克、白芍9克、柴胡9克、白术9克、茯苓15克、甘草6克、薄荷6克、煨姜6克)或金铃子15克;新产妇瘀露未尽者宜祛瘀,应减少凉药,加当归尾9克、桃仁9克、益母草15克、红花6克;若乳痛破溃后,久不收口,宜调补气血,加八珍汤(当归9克、熟地黄9克、杭白芍9克、川芎6克、甘草6克、党参30克、白术1克、茯苓15克)或黄芪18克。张琪祥以上方加减治疗10例急性乳腺炎患者,同时予局部处理,早期湿热敷,吸出乳汁,红肿热痛显著及乳痛未破溃者,可用鲜蒲公英120克捣烂敷患处。已有脓肿形成者,及时施行切开引流术,切口应循乳管方向作放射状,至乳晕处停止。若有数个脓肿

存在,应将脓腔间的间隔切开,必要时作数个切口,脓腔引流用阔橡皮片最宜。创口漏乳者,可用20%黄连液注入创口内,外以油纱布盖好,再加棉垫压紧。亦可加用西药抗菌药物。结果:平均5日治愈。④

52. 中药方13 蒲公英9克、当归9克、乳香9克、没药9克、甘草6克、天花粉6克、连翘6克、桔梗6克、青皮4.5克、柴胡4.5克、白芷4.5克、瓜蒌仁15克。每日1剂,水煎早晚分服。随症加减:已形成脓肿而未穿破者,加甲片4.5克、皂角刺9克。经服药至脓肿穿破后,用山大颜叶、杨桃叶煎药液外洗疮面。洗净脓液后,用煎过的山大颜嫩叶敷贴伤口,每日洗1~2次(视脓液多少而定)至伤口痊愈。广东省惠阳县淡水医院妇产科以上方治疗急性乳腺炎111例,追踪观察92例,其中单纯急性乳腺炎64例全部治愈;乳腺脓肿28例,服药穿破排脓愈合25例;显效(用药后脓肿穿破,但伤口小,进行了外科扩创而治愈)2例;无效(脓肿过大,仅服药2次未穿破而切开排脓治愈)1例。⑤

53. 蒲王汤 蒲公英15克、王不留行15克、金银花9克、连翘9克、甲片9克、生地黄9克、柴胡6克、牛蒡子6克、赤芍4.5克、甘草3克。随症加减:气虚者,加党参、黄芪;痛甚者,加乳香、没药;热甚口渴者,加黄芩、天花粉、栀子。每日1剂,水煎2次,分2次服。林如金用蒲王汤加减治疗37例乳痛患者。结果:除1例因已化脓转外科手术切开排脓外,其余36例均服药治愈。⑥

54. 中药方14 内服消毒饮:青皮6克、当归6克、浙贝母6克、鹿角霜6克、白芷4.5克、柴胡9克、天花粉9克、金银花12~24克、僵蚕3克、甘草梢2克、蒲公英9~30克。随症加减:初起憎寒壮热,加荆芥、防风;红肿身热重者,重用金银花、蒲公英、天花粉;乳汁不通,加通草、甲片、麦芽;脓

① 赵永昌,等.乳痛110例的治疗体会[J].中医杂志,1980(7):39.
② 钱天相.浙江中医杂志,1979(6):201.
③ 项仁龙.银花公英汤治疗急性化脓性乳腺炎[J].新医药学杂志,1977(3):21.
④ 张琪祥.以乳痛汤为主中西医结合治疗急性乳腺炎[J].天津医药,1976(8):385.
⑤ 广东省惠阳县淡水医院妇产科.中草药治疗急性乳腺炎111例疗效观察[J].新中医,1973(4):32.
⑥ 林如金.蒲王汤治疗乳痛三十七例[J].福建中医药,1964(1):44.

已成,加黄芪、甲片、皂角刺;溃后,重用当归、黄芪、浙贝母。外治方:初起无红,可用艾叶隔葱灸以温热助消散;红肿疼痛者,用生石膏2份、野菊花1份(或家菊花);脓已成欲使溃者,则以野菊花2份、石膏1份,或再加葱白,蚯蚓亦可,捣细后加蜜适量使成糊状,即可外敷;如溃后疮口可用万桃花叶刺数孔(以便排脓),以米泄汤泡后取出候凉贴上。邱京仁用上法治疗6例乳痈患者,全部痊愈。①

55. 瓜姜散 瓜姜24克、蒲公英15克、金银花9克、白芷6克、当归尾4.5克、乳香4.5克、没药4.5克、甘草2.5克。每日1剂,水煎2次,分2次服。外用酒水各半敷患处。叶永云用瓜姜散治疗10例急性乳腺炎患者。结果:痊愈8例,2例局部切开后用之,伤口亦很快愈合。②

56. 中药方15 消毒饮:青皮、白芷、当归、柴胡、浙贝母、天花粉、金银花、僵蚕、甘草。神效瓜蒌散:瓜蒌、生甘草、当归、乳香、没药。一味蒲公英饮:蒲公英。随症加减:发热、恶寒、头晕、身痛者,加金银花15克、连翘15克、菊花6克、薄荷6克、蒲公英9克以发汗、解热;乳房肿硬如石者,加甲片3~6克、皂角刺3~6克以软坚消肿;乳痈肿消迟缓者,可酌加赤芍6克、桃仁3克以活血而速消;疼痛甚者,加乳香3~6克、没药3~6克以活血止痛;口渴者,加天花粉6~9克以生津止渴;大便秘结者,加大黄4.5克、瓜蒌15克(延胡索6克同捣)以通便、润燥。孙煦初采用上法治疗50例乳痈(乳腺炎)患者。结果:早期治疗未化脓者46例,治疗较晚已化脓4例,均全部治愈。③

57. 中药方16 蒲公英12克、浙贝母9克、炒当归尾9克、苦楝子9克、炒甲片6克、炒延胡索6克、赤芍6克、制乳香6克、制没药6克、制香附6克、酒炒怀牛膝6克、桃仁泥6克、广木香2.1克、橘皮4.5克、橘络2.1克、柴胡2.1克。每日1剂,

水煎2次,分2次服。祝恒顺用上方治疗21例乳房炎患者,全部治愈。④

单 方

1. 治乳便用方 组成:蒲公英60~100克、连须葱10枚、白酒60毫升。用法用量:加水1 000毫升,煎煮至600毫升,分2次温服。药渣趁热布包敷熨患处。服药后须覆被取汗为佳。每日1剂。临床应用:张子惠用治乳便用方治疗百例急性乳腺炎患者,疗效满意。⑤

2. 凤尾蛋 组成:鲜鸡蛋2个、鲜凤尾草茎14根、生大黄30克。制备方法:先将鸡蛋一头打一孔,凤尾草留茎(约鸡蛋长度),每个鸡蛋孔内插入7根,用纸封口,然后用生大黄水煮熟后去壳食蛋。用法用量:每日2次。随症加减:高热甚,加生石膏30克、知母15克、葛根15克、天花粉15克;毒热盛,加生地黄15克、紫花地丁15克、牡丹皮15克、鱼腥草30克。与药蛋同煮。临床应用:王明义等用凤尾蛋加减治疗113例急性乳腺炎,均在6日内痊愈。⑥

3. 海金沙全草煎 组成:海金沙全草(鲜品)250克、黄酒250毫升。用法用量:将海金沙全草洗净放入锅中,加黄酒,然后加清水,水量以浸过药面为度,武火急煎15分钟,过滤去药渣,药液1次服完,每日2剂,一般2剂可愈。临床应用:李楠用海金沙全草煎治疗36例急性乳腺炎患者。结果:全部有效,其中用药1次治愈8例,2次治愈10例,3次治愈14例,4次以上治愈4例。⑦

4. 蒲仙矾合剂 组成:鲜蒲公英、鲜仙人掌(去刺)。用法用量:上药按5:2比例,切碎捣烂成泥,放入少量明矾末,用鸡蛋清调敷患处,每日2~3次。随症加减:疼痛剧烈者,加大黄、乳香

① 邱京仁.消毒饮治疗乳痈六例[J].福建中医药,1964(1):44.
② 叶永云.瓜姜散治疗急性乳腺炎的初步观察[J].福建中医药,1960(10):42.
③ 孙煦初.治疗50例乳痈(乳腺炎)的疗效观察[J].江苏中医,1958(10):19.
④ 祝恒顺.上海中医杂志,1957(7):23.
⑤ 张子惠.治乳便用方治疗急性乳腺炎[J].四川中医,1993,11(3):39.
⑥ 王明义,等.凤尾蛋治疗急性乳腺炎113例[J].江苏中医,1993,14(1):9.
⑦ 李楠.酒煎海金沙全草治急性乳腺炎36例[J].江西中医药,1992,23(8):50.

粉。临床应用：朴元才用蒲仙矾合剂治疗 38 例初期乳痛患者。结果：外敷药 3 日后，痊愈 31 例，好转 5 例，无效 2 例。①

5. 赤芍甘草汤 组成：赤芍 50 克、甘草 50 克。用法用量：每日 1 剂，水煎 2 次，分 2 次饭后服，3 日为 1 个疗程。随症加减：局部脓性分泌物较多者，加黄芪 30 克；局部湿疹瘙痒者，加地肤子 20 克；乳房结核伴乳腺炎者，加甲片 10 克、昆布 20 克。临床应用：贺方礼用赤芍甘草汤治疗 102 例急性乳腺炎患者。结果：均在短期内治愈（症状消失，局部无红肿，皮肤恢复正常），服药最多者 7 剂，最少者 2 剂。②

6. 奇效乳痛煎 组成：赤芍 60 克、甘草 20 克。随症加减：回奶所致，酌加生麦芽、神曲；乳汁流不畅，乳房胀痛明显，可佐王不留行、路路通等；乳房红肿发热严重，加金银花、蒲公英、白芷；大便秘结，加大黄、芒硝。临床应用：郑宣伦等用奇效乳痛煎治疗急性乳腺炎患者，疗效满意。③

7. 塞鼻散 组成：生半夏 10 克、辽细辛 30 克、斑蝥 3 克。制备方法：以上药物共研和匀，装瓶备用。用法用量：取少许药棉摊开，厚薄均匀无洞，取 1 克左右药粉裹在其中，如枣核状，塞入鼻孔，每次 1 枚。病在左乳房塞右鼻孔，至鼻腔有灼热感时取出，间隔 10 分钟左右继续使用，每日 2 枚，停用其他药物。临床应用：张建如用塞鼻散治疗 68 例乳痛患者。结果：痊愈 49 例，好转 13 例，无效 6 例。④

8. 野艾煎 组成：野艾根 9 条、鸡蛋 1～2 个。用法用量：将野艾根（鲜品）洗净切片或打碎，加水 2 碗煎取药液 1 碗。煎鸡蛋 1～2 个，与药液 1 次服完，每日 1 剂。亦可单用野艾根。临床应用：石玉能用野艾煎治疗 30 例急性乳腺炎初

期患者，全部治愈，无任何不良反应。⑤

9. 祖传验方 组成：红花 15 克、蒲公英 18 克、食醋 200 毫升。用法用量：将以上 2 味药物放入醋中泡半小时后捞出，直接敷于患侧乳房，并保持湿润。一般 3 小时后解除敷药，1 次未愈者，次日可原方重复应用。临床应用：曹学溪以上方外敷治疗 108 例急性乳腺炎患者。结果：痊愈 106 例（98.1%），无效 2 例。⑥

10. 陈皮煎 组成：陈皮 70 克。用法用量：每日 1 剂，水煎 2 次，分 2 次服。15 日为 1 个疗程。临床应用：刘志诚用陈皮煎治疗 45 例急性乳腺炎患者。结果：经 1 个疗程治疗，痊愈 38 例，显效 6 例，无效 1 例，总有效率 98%。⑦

11. 决明草煎 组成：决明草（为秋季成熟时采收，全草入药）30～40 克。用法用量：煎汤 150 毫升，1 次服完。服药时微发其汗。临床应用：刘敏等用决明草煎治疗 35 例急性乳腺炎患者，疗效满意。⑧

12. 马兰 组成：鲜马兰 120 克、白糖适量。用法：取鲜马兰捣烂取汁，加白糖适量口服，每日 3 次。药渣局部外敷，干后可取药捣烂再敷。若无鲜品，可取马兰干品 60 克，加水 500 毫升煎至 300 毫升，分 3 次服，药渣捣烂外敷患处。临床应用：胡献国等用马兰治疗 120 例急性乳腺炎患者。结果：痊愈 81 例（郁乳期 53 例，酿脓期 26 例，溃脓期 2 例），好转 35 例（郁乳期 11 例，酿脓期 20 例，溃脓期 4 例），无效 4 例（酿脓期 1 例，溃脓期 3 例）。⑨

13. 三七叶 组成：鲜土三七叶 100 克、砂糖适量。用法用量：将鲜土三七叶切碎，加入砂糖捣泥，外敷患处，每日换药 1 次。功效：行血化瘀，软坚散结，和营解郁。临床应用：王永茂以上方

① 朴元才.浙江中医杂志,1991(8)：56.
② 贺方礼.赤芍甘草汤治疗急性乳腺炎 102 例报告[J].湖南中医杂志,1990(5)：17.
③ 郑宣伦,等.奇效乳痛煎治疗急性乳腺炎[J].四川中医,1990(10)：46.
④ 张建如.浙江中医杂志,1990(11)：452.
⑤ 石玉能.野艾鸡蛋治急性乳腺炎[J].新中医,1990(1)：33.
⑥ 曹学溪.祖传验方三则[J].中医临床与保健,1989,1(3)：45.
⑦ 刘志诚,等.唐山医药,1989(2)：128.
⑧ 刘敏,等.单味决明草治疗急性乳腺炎 35 例[J].中医临床与保健,1989(4)：18.
⑨ 胡献国,等.马兰治疗急性乳腺炎 120 例报告[J].中药通报,1988,13(7)：52.

治疗 23 例急、慢性乳痛患者。结果：痊愈 19 例，显效 3 例，无效 1 例，总有效率 95.65％，用药次数最多 7 次，少者 2 次，一般者 3～4 次即可痊愈。①

14. 全蝎散 组成：全蝎 2 只、馒头 1 个。用法用量：全蝎研末，用馒头将全蝎粉包入，饭前吞服。临床应用：胡勤柏用全蝎散治疗 365 例乳腺炎患者。结果：用全蝎单方治疗 308 例，痊愈 307 例，治愈率为 99.9％；用青霉素治疗 57 例，痊愈 48 例，治愈率为 84.2％。②

15. 槐蚤散 组成：槐花米 30 克、七叶一枝花 15 克、生甘草 15 克。用法用量：上诸药为 1 日剂，先烘干，研细末，以水、酒冲服，每次 30 克，早晚服。酒因人而异，一般为半汤匙。配合以患处热敷。临床应用：李兆鼎用槐蚤散治疗 32 例急性乳腺炎患者，全部治愈。③

16. 大血藤煎 组成：大血藤 60～90 克。用法用量：每日 1 剂，水煎 2 次，每次 30 分钟，早晚各服 1 次。临床应用：杨中学用大血藤煎治疗 24 例早期急性乳腺炎患者。结果：药后 2～4 日痊愈 18 例，4～6 日痊愈 3 例，好转 2 例，无效 1 例。④

17. 陈皮甘草汤 组成：广陈皮 30 克、生甘草 6 克。随症加减：热肿红肿疼痛明显者，加金银花 9 克、栀子 6 克。用法用量：每日 1 剂，分 2 次服。临床应用：吴德强用陈皮甘草汤治疗 19 例急性乳腺炎患者。结果：均全部治愈（体温恢复正常，局部红肿热痛消失，能正常授乳）；服药最少 2 剂，多者 7 剂。⑤

18. 鹿角霜蒲公英合剂 组成：鹿角霜 20～30 克、蒲公英（切细，鲜者更佳，量加倍）36 克、黄酒适量。用法用量：每日 1 剂，水煎 2 次，药液加入适量热黄酒，分 2 次服；并以药渣捣细外敷。临床应用：邹日梯用鹿角霜蒲公英合剂治疗 20 例乳痛（外吹 19 例，内吹 1 例）患者。结果：经内服外敷药 3～5 日后，痊愈 16 例，进步 2 例，无效 2 例。⑥

19. 露蜂房散 组成：露蜂房。制备方法：露蜂房撕碎，放入锅内加热焙至焦黄，取出，研极细末，过筛，装瓶备用。用法用量：每次服 3 克，每 4 小时服 1 次，一昼夜可服 5～6 次。每次服药时，以黄酒 30 毫升加热冲服。3 日为 1 个疗程，若服 3 日有明显进步而未全部消散者，可再服 1 个疗程。若连服 3 日无明显进步者，出现化脓应配合手术治疗。临床应用：杨中学等以上方治疗 26 例急性乳房炎患者。结果：痊愈 23 例，进步 1 例，无效 2 例，治愈率 88.4％，有效率 92.3％。⑦

20. 乌脚毛草煎 组成：乌脚毛草（根及茎）30 克。用法用量：水煎分 3 次服。临床应用：蓝义方用乌脚毛草煎治疗 14 例急性乳腺炎患者，外用十字草和白曲捣烂敷于患处，每日换药 1 次。结果：服药 1～2 剂后，症状消失，红肿消退而愈。但对成脓者无效。⑧

① 王永茂.23 例乳痛治验小结[J].四川中医,1988(2)：41.
② 胡勤柏.全蝎治疗乳腺炎 365 例临床观察[J].中医杂志,1986(1)：40.
③ 李兆鼎.槐蚤散治疗急性乳腺炎[J].陕西中医,1985(4)：174.
④ 杨中学.大血藤治疗早期急性乳腺炎 24 例[J].中医杂志,1984(8)：27.
⑤ 吴德强.陈皮甘草汤治疗急性乳腺炎 19 例[J].福建中医药,1966(2)：38.
⑥ 邹日梯.断江中医杂志,1964(11)：17.
⑦ 杨中学,等.露蜂房治疗 26 例急性乳房炎疗效观察[J].中医杂志,1963(11)：7.
⑧ 蓝义方.乌脚毛草治疗急性乳腺炎十四例[J].福建中医药,1960(10)：41.

乳 头 皲 裂

概　述

　　发生于乳头和乳晕部的大小不等的皲裂，又称为乳头破碎，俗称乳癣。明代《外科心法》言其由肝经郁火所致。清代高秉钧在《疡科心得集》中对其临床表现、病因及治疗均做了详细论述"乳头风，乳头干燥而裂，痛如刀刺，或揩之出血，或流黏水，或结黄脂。此由暴怒抑郁，肝经火邪不能施泄所致，胎前产后俱有之""内服加味逍遥散；外以白芷末，乳汁顿熟调敷"。多发于初产妇的哺乳期，是引起乳痈、乳发的重要原因。本病常伴有乳头内陷或乳头过短。好发于乳头及乳颈部，亦可延及乳晕部，可见乳头表皮剥离，形成大小不等的裂口。有的裂口形如刀削，小儿吮吸时痛不可忍。裂口中分泌物干燥则结成黄色痂皮，湿性发炎则乳头溃烂，引起乳晕部湿疹，脂水淋漓，痒痛交作，喂奶时痛如刀割，愈后往往复发，常至停止哺乳后才能痊愈。

　　乳头破碎的病因属肝经郁火与阳明湿热互结，患者素体阳盛，复因恚怒，致肝火不得疏泄，与阳明湿热相结而发。并与产妇乳汁不足或乳头内缩而吮吸过度；或因乳汁过多流溢皮肤，加之产妇乳头皮肤柔嫩，致浸淫湿烂；或小儿出牙，吮乳咬破乳头等因素有关。

　　本病预防护理十分重要。乳头破碎后，应停止让婴儿直接吮乳，可改用吸奶器吸出乳汁喂养。只要提早预防、及时调护，就可以有效地防治疾病复发，或在疾病的早期阶段治愈乳头破碎后，应停止婴儿直接吮乳。先天性乳头凹陷的产妇，产前3个月，应常用75%乙醇棉球擦洗和牵拉乳头，使乳头拉长引出，乳头内陷若程度不重，只要坚持，完

全可以通过手法牵拉或矫正器达到治愈的效果。若不能完全矫正，哺乳时乳头仍然凹陷的，可用吸奶器吸出乳汁喂养婴儿。授乳时须把乳头全部塞入婴儿口中，以免咬破乳头。授乳后宜清洗乳头，保持干燥，并避免擦伤。轻者可在哺乳后涂药，在哺乳前揩去，或左右乳房交替喂乳。

　　一般单纯外治方法即可治愈，若病情较重，或反复发作，单纯外治无效时，可配合内治，常分肝郁化火证和肝经湿热证两型治疗。（1）肝郁化火证：症见乳头皮肤破裂，干燥裂痛，揩之出血；舌质尖红，苔薄黄，脉弦数。治以清肝解郁为法，可使用丹栀逍遥散加减。（2）肝经湿热证：症见乳头皮肤糜烂，脂水淋漓，或结黄痂，疼痛剧烈，并发乳晕皮肤湿疮；舌质红，苔黄腻，脉弦数。治宜泻肝利湿，方用龙胆泻肝汤加减。

经　验　方

　　1. 滴乳石散　滴乳石30克、青黛5克、黄连7.5克、飞月石30克、煅人中白30克、人造牛黄9克、川贝母30克、儿茶30克、琥珀7.5克、香白芷20克、冰片5克。以上药物除冰片外，混合入粉碎机粉碎，过80目筛，然后入球磨机间断球磨10小时，取出放入研钵，加入冰片研细，过100目筛，红外线照射30分钟杀菌，入瓷瓶密闭保存。蛋黄油制备：取4枚鸡蛋煮熟，去壳取蛋黄，入铁勺中以文火加热，待水分蒸发后即熬出蛋油，熬至蛋黄成黑炭为止，过滤，取出蛋黄油，放入消毒玻璃瓶中密闭保存。取滴乳石散10克，放入小玻璃杯中，加入8毫升蛋黄油调成糊状，即成滴乳石油剂。张金华等将89例乳头破碎患者随机分为对照组39例和治疗组50例。对照组予红霉素软膏外涂，

治疗组予滴乳石油剂外涂。结果：两组均获痊愈，但治疗组疗程显著较对照组短。①

2. 乳润膏　苦参 10 克、白及 15 克、红花 10 克、白鲜皮 15 克、甘草 10 克。将上药研细末过 120 目筛加入凡士林，调匀配成软膏备用。治疗时先用无菌纱布蘸温水洗患部，每次 15～20 分钟，然后用乳润膏外擦患部，每日 3 次。黄价传等用乳润膏治疗 86 例乳头皲裂患者。结果：治愈 78 例，治愈率 90.7％。②

3. 乳风散　乳香 12 克、没药 12 克、白芷 12 克、黄柏 12 克、三七 6 克、枯矾 6 克、蜈蚣 3 条。将上药各研成极细末，搅匀，贮瓶内备用。用时先用生理盐水洗净患处，用药棉擦干，后将药粉撒于皲裂处，每日 3 次，7 日为 1 个疗程。梁兆松用乳风散治疗百余例乳头皲裂患者，疗效满意。③

4. 刘耀驰经验方　内服方：金银花 30 克、当归 30 克、生石膏 30 克、连翘 20 克、柴胡 12 克、牡丹皮 12 克、赤芍 12 克、天花粉 5 克、黄芩 5 克、薄荷 5 克。每日 1 剂，水煎 2 次，分 2 次服。外用方：核桃（火上炙干）2 个、大秋茄子（火上炙干）2 个、冰片 2 克、麝香 0.3 克。共研细末，香油调糊外抹，每日 3 次。刘耀驰采用内服加外用法治疗 1 例乳头皲裂患者，5 日后症状好转，内服方去生石膏，当归减量。又用 3 日痊愈。④

5. 中药方　外用硝磺液：大黄 60 克、芒硝 60 克。加水至 8 000 毫升，煎熬 60 分钟，取药液得凉后用纱布冷敷，3 小时 1 次，每次 30 分钟。内服中药仙方活命饮：金银花 20 克、白芷 10 克、当归 10 克、川贝母 10 克、防风 10 克、甘草 10 克、乳香 6 克、没药 6 克、皂角刺 10 克、天花粉 10 克、陈皮 10 克。内服 7 日为 1 个疗程。秦书勤等用仙方活命饮内服加外用硝磺液治疗 30 例乳痈患者，痊愈者占 96％。⑤

单　方

1. 蛋黄油　组成：蛋黄。制备方法：用新鲜鸡蛋 2 枚，去清，将蛋黄放入铜勺内炒，炒至蛋黄焦黑色，闻及响声即出，收入瓶内备用。用法用量：将患处常规消毒，每日用蛋黄油涂擦 3～4 次。临床应用：甘同杰用蛋黄油治疗 40 例乳头破碎患者，疗效满意。⑥

2. 中药方　组成：白芷 10 克、儿茶 7.5 克、冰片 2.5 克。用法用量：将上药捣碎为细末。患处干裂、无溃烂者，作药面中加入适量香油，调擦患处，患处溃烂、有脓血者，用药面擦干患处。小儿哺乳时可将患处药洗去，哺乳后继续用药，每日用 2～3 次。临床应用：姜贵智等用上法治疗乳头破碎患者，疗效满意。⑦

3. 甘鹿膏　组成：鹿角霜 9 克、甘草 10 克、鸡蛋黄 1 个。制备方法：把鹿角霜和甘草研磨成粉过 80 目筛；鸡蛋黄放入勺中炼焦成油，将上药入油调成糊状即可。涂药膏前先用 1/1 000 新洁尔灭溶液洗净乳头，去痂结后涂药。每日涂 3～4 次，每次涂药后 2～3 小时不予哺乳，2～3 日即愈。功效：解毒，生肌，燥湿，收敛，抗炎。临床应用：白建兰等用甘鹿膏治疗 14 例乳头皲裂性湿疹患者，全部治愈。⑧

---

① 张金华，等.滴乳石油剂治疗乳头破碎 50 例［J］.中医外治杂志,2003(5)：18 - 19.
② 黄价传，等.乳润膏治疗乳头皲裂 86 例［J］.中国民间疗法,2000(4)：48.
③ 梁兆松.“乳风散”治疗乳头皲裂症［J］.辽宁中医,1991(7)：35.
④ 刘耀驰.乳头破裂案［J］.四川中医,1990(1)：44.
⑤ 秦书勤,肖冰莲.仙方活命饮治疗乳痈 30 例［J］.陕西中医,1989(8)：366.
⑥ 甘同杰.蛋黄油治疗乳头破碎［J］.江西中医药,1994(2)：60.
⑦ 姜贵智,等.乳头破碎治验［J］.中医函授通讯,1993(2)：44.
⑧ 白建兰,等.甘鹿膏治疗乳头皲裂性湿疹 14 例［J］.中西医结合杂志,1991(7)：414.

浆细胞性乳腺炎

概　述

浆细胞性乳腺炎属于非哺乳期乳腺炎一种，是一组发生在女性非哺乳期、病因不明、良性、非特异性炎症性疾病，又称乳腺导管扩张症。特点是好发于生育年龄、经产的妇女，大多在6年内有生育史，以乳晕处集合管明显扩张、管周纤维化、炎性细胞特别是浆细胞浸润为特征的病变复杂而多样化的慢性良性非细菌性乳腺化脓性疾病。

本病常伴以非周期性乳痛、乳头溢液、乳晕下肿块、乳晕旁脓肿及乳晕部瘘管等特征，一般为单侧，且患者通常伴有先天性乳头凹陷。初起肿块多位于乳晕部，化脓溃破后脓中夹有脂质样物质，易反复发作，形成瘘管，经久难愈，全身炎症反应较轻，目前临床分为溢液期、肿块期、成脓期和瘘管期。

目前浆细胞性乳腺炎的病因及发病机制尚不明确，一般认为其发病可能与乳头的先天性凹陷、乳腺导管的阻塞和扩张、药物引起的乳头溢液或外伤、自身免疫、服用避孕药、吸烟、内分泌紊乱等因素有关。乳腺导管扩张是本病的病理学基础，故本病也被称为乳腺导管扩张症。其主要病理过程是各种原因导致的乳腺导管上皮碎屑脱落、脂质分泌物堆积，阻塞导管导致其扩张，同时刺激导管壁及周围组织，引发无菌性炎症反应和脂肪坏死因。根据其临床表现，有学者将本病分为急性期、亚急性期和慢性期。本病在国内由顾伯华首次发现，并报道用传统的挂线疗法治愈12例；1985年顾伯华将其收录到其主编的《实用中医外科学》中命名为"粉刺性乳痈"。中医认为，女子乳头属肝，乳房属胃。浆细胞性乳腺炎从乳头旁的导管扩张开始（溢液期），沿导管逐渐漫及整个乳房，先为难消之肿块（肿块期），热盛肉腐而成脓肿（成脓期），脓肿破溃后在乳晕部留下瘘管（瘘管期），如此反复，恶性循环。

另有一类非哺乳期乳腺炎为肉芽肿性小叶性乳腺炎，与本病部分症状较为类似，当加以区分。肉芽肿性小叶性乳腺炎病变以乳腺小叶为中心，其病变部位在乳腺小叶的末梢导管或腺泡，不同于浆细胞性乳腺炎病变以乳管为中心，其病变部位在扩张的导管。肉芽肿性小叶性乳腺炎发病在于异常激素导致乳汁分泌至腺泡后，不能从乳腺小叶正常排入输乳管，从而引起乳汁在小叶内淤积，使脂质类物质分解产物在小叶局部发生超敏反应和免疫反应，最终形成小叶肉芽肿炎症。好发于生育年龄、经产的妇女，大多在6年内有生育史。肉芽肿性小叶性乳腺炎多以乳腺肿块就诊，无痛或轻微痛，乳头溢液不常见。常发生于单侧乳腺，除乳晕区外的其他部位均可发生，但患者在发病初期还常常伴有四肢的结节红斑，疼痛明显，严重者影响行走，治疗与本病大有不同。

辨　证　施　治

潘立群分3期

（1）病变初期　治宜疏肝和胃、化痰散结。方用逍遥蒌贝散：柴胡、当归、白芍、茯苓、白术、瓜蒌、贝母、半夏、南星、生牡蛎、山慈菇。

（2）胃中瘀结化热期　症见肿块增大，变为不规则型，甚则隆起，变硬，表皮微红。治宜化瘀散结透脓。方用开郁散合透脓散加减：柴胡、当归、茯苓、香附、郁金、天葵草、全蝎、白芥子、生黄芪、生甘草、金银花、连翘、甲片、皂角刺。

（3）胃热腐肉化脓期 症见乳房肿块进一步增大隆起，红肿热痛，局部变软。治宜清热解毒、透脓外出。方用透脓散合瓜蒌牛蒡汤加减：生黄芪、生甘草、金银花、连翘、当归、甲片、皂角刺、瓜蒌、牛蒡子、栀子、黄芩、柴胡、蒲公英。[①]

经 验 方

1. 水调散和浆乳方 水调散：煅石膏、黄柏、芒硝等。以水调之，敷于患处，可使红肿逐渐消散，同时防止邪毒向周围扩散，加重病情，从而起到清热解毒、消肿止痛的功效。浆乳方：柴胡12克、黄芩12克、莪术15克、赤芍15克、王不留行15克、栀子9克、白花蛇舌草15克、虎杖12克、郁金12克、牡丹皮9克、青皮12克、蒲公英15克、皂角刺15克。王慧鑫等用水调散外敷联合浆乳方治疗浆细胞性乳腺炎初期患者，疗效满意。[②]

2. 疏肝解毒汤和芙黄膏 疏肝解毒汤：醋柴胡10克、丹参10克、醋香附10克、没药10克、猪苓10克、茯苓10克、生牡蛎60克、僵蚕10克、炒黄芩10克、焦栀子10克、蒲公英300克、金银花10克、连翘10克、生麦芽30克、全瓜蒌10克、青皮10克、陈皮10克。局部红肿明显者，予芙黄膏局部外敷。将膏药均匀涂于纱布，厚度为2～3毫米，面积超过肿块边缘2～3厘米，贴敷于患处，隔日更换1次。张允申等将80例浆细胞性乳腺炎急性肿块期患者随机分为对照组和治疗组各40例。两组均予广谱抗生素、类固醇激素、抗厌氧菌治疗，治疗组另加服疏肝解毒汤、外敷芙黄膏，比较两组临床症状、体征积分、总有效率及复发率。结果：治疗后两组乳房疼痛、肿块大小、皮肤红肿积分均降低，且治疗组积分低于对照组，组间差异有统计学意义（$P<0.05$）；总有效率治疗组为97.4%，对照组为84.6%，组间差异有统计学意义

（$P<0.05$）；复发率治疗组为7.7%，对照组为20.5%，两组差异有统计学意义（$P<0.05$）。[③]

3. 六神丸和普济消毒饮 六神丸外敷：将20粒六神丸压成粉末，与白醋混合调成糊状，用无菌棉签蘸取药糊，涂于乳腺肿胀处，再用无菌纱布覆盖，胶布固定，每日换药1次，连续外敷1周。普济消毒饮：酒黄连15克、酒黄芩15克、牛蒡子10克、陈皮10克、柴胡10克、玄参15克、桔梗15克、升麻15克、板蓝根30克、马勃12克、连翘10克、僵蚕10克、薄荷（后下）10克、甘草片8克。将上述药物用2500毫升，清水浸泡30分钟，用武火急煎至水开，再改为文火煎20分钟，浓煎至500毫升。于经期结束后第3日开始服药，分早中晚冷服，治疗1周。秦见君将46例浆液性乳腺炎患者随机分为对照组和治疗组各23例。对照组采用抗生素、激素等方案治疗；治疗组在对照组基础上采用六神丸外敷联合普济消毒饮内服治疗，比较两组临床疗效。结果：治疗组治疗总有效率为91.3%，高于对照组的78.2%，两组比较差异有统计学意义（$P<0.05$）。[④]

4. 丹参化瘀汤 丹参30克、赤芍30克、川芎30克、三棱30克、莪术30克、甲片30克、皂角刺20克。随症加减：乳房红肿者，加柴胡、金银花、蒲公英等；乳头溢液者，加仙鹤草、大蓟等；乳房化脓者，在进行细针穿刺术后添加当归、白术、黄芪、地黄等。将上述的药物用清水进行煎煮后去药渣、取药液，让患者分早晚2次温服，每日服1剂，共服用6个月。马娟将67例浆细胞性乳腺炎患者随机分为治疗组34例和对照组33例。对两组患者均进行对症治疗。在此基础上，对治疗组患者采用丹参化瘀汤进行治疗。结果：治疗组患者治疗的总有效率为97.06%，对照组患者治疗的总有效率为72.73%，两组总有效率比较有统计学差异（$P<0.05$）。[⑤]

5. 浆乳方 柴胡12克、黄芩12克、虎杖12

① 张珺．潘立群运用托法治疗浆细胞性乳腺炎的经验[J]．山东中医药大学学报，2011，35（3）：229．
② 王慧鑫，秦晔．水调散外敷联合浆乳方治疗浆细胞性乳腺炎初期临床体会[J]．亚太传统医药，2020，16（2）：85 - 87．
③ 张允申，龚旭初，等．疏肝解毒汤结合芙黄膏治疗浆细胞性乳腺炎急性肿块期40例[J]．江西中医药，2020，51（1）：42 - 45．
④ 秦见君．六神丸外敷联合普济消毒饮治疗浆细胞性乳腺炎的临床观察[J]．中国民间疗法，2020，28（6）：53 - 55．
⑤ 马娟．丹参化瘀汤治疗浆细胞性乳腺炎的效果观察[J]．当代医药论丛，2019，17（22）：183 - 184．

克、青皮12克、郁金12克、牡丹皮9克、栀子花9克、莪术15克、白花蛇舌草15克、蒲公英15克、赤芍15克、皂角刺15克、王不留行15克。将上述药材碾碎混合后,用200毫升的清水煎煮,然后去渣取汁。周曼娜将56例浆细胞性乳腺炎患者随机分为治疗组和对照组各28例。对照组患者单用浆乳方进行治疗,治疗组患者联用浆乳方和中医外治法进行治疗。结果:治疗组患者治疗的总有效率为96.4%,高于对照组的78.6%;治疗后,治疗组患者的中医症状积分低于对照组患者(P<0.05)。①

6. 乳管扩张方 柴胡、郁金、香附、当归、赤芍、生山楂、丹参、炮甲片、薏苡仁、虎杖、七叶一枝花、白花蛇舌草。随症加减:溢液期,加用收敛止血或利湿之药仙鹤草、茜叶炭、泽泻、茯苓;肿块期,加活血化瘀、消块散结之药莪术、桃仁等;伴有明显红肿热痛症状,加用蒲公英、半枝莲等药物。王军生将60例浆细胞性乳腺炎患者随机分为对照组和治疗组各30例。治疗组使用内服中药乳管扩张方配合中医外治法,对照组予抗菌药物治疗。结果:乳管扩张方联合中医外治法治疗浆细胞性乳腺炎总有效率为93.33%,复发率为6.67%,均明显优于对照组。②

7. 消痈散结汤和黄金膏 消痈散结汤:丹参15克、柴胡15克、黄芩15克、赤芍15克、夏枯草13克、香附12克、山楂12克、郁金12克、蒲公英12克、金银花12克、桃仁10克、当归10克、甘草9克。随症加减:红、肿、痛严重者,可加半枝莲8克、金银花8克;舌淡胖、苔白者,可加茯苓10克、泽泻10克、白术10克、薏苡仁12克;若肿块较硬者,可加刘寄奴12克、王不留行12克。每日1剂,水煎服,分别于早晚各服1次。黎剑将60例浆细胞性乳腺炎患者随机分为对照组和治疗组各30例。对照组予西医对症治疗;治疗组在对照组治疗的基础上给予自拟消痈散结汤治疗,肿块

不严重者可采用黄金膏治疗,敷于患处,每日换1次药。此外,可用纱布包裹好药渣对乳房进行外敷,每日2次。两组患者均治疗2个疗程,15日为1个疗程。结果:治疗组有效率为93.3%,对照组有效率为80.0%,治疗组优于对照组,两组比较差异具有统计学意义(P<0.05);治疗组治疗后症状改善情况明显优于对照组,两组比较差异有统计学意义(P<0.05)。③

8. 刺络拔罐放血法 常规消毒乳房肿块疼痛点表面皮肤,用三棱针刺络放血后,将火罐吸附于肿块表面,留罐1~5分钟,待流出血液由暗红转为鲜红后取罐,取罐后予金黄散外敷。丘平等将60例肿块期浆细胞性乳腺炎患者随机分为治疗组和对照组各30例。治疗组予刺络拔罐放血疗法和加味血府逐瘀汤内服、金黄散外敷治疗,对照组予加味血府逐瘀汤内服和金黄散外敷治疗。结果:总有效率治疗组为90.0%,对照组为63.3%,两组比较差异有统计学意义(P<0.05)。治疗组复发1例,复发率为3.3%;对照组复发2例,复发率为10.5%,两组复发率比较差异无统计学意义(P>0.05)。④

9. 化瘀解毒法 赤芍10克、柴胡10克、山慈菇10克、陈皮10克、丹参10克、夏枯草10克、土茯苓10克、黄芪10克、甘草10克、蛇舌草15克、猫爪草15克、连翘15克。每日1剂,水煎服,分早晚2次服用。并配合芙蓉膏外敷,清热解毒消肿。刘雄飞等将90例浆细胞性乳腺炎患者随机分为对照组和治疗组各45例。对照组采用奥硝唑进行抗厌氧菌治疗联合中医外治法治疗4周,治疗组采用化瘀解毒法联合中医外治法治疗4周。结果:治疗组和对照组的总有效率分别为84.44%、55.56%(P<0.05)。⑤

10. 仙方活命饮加减 金银花15克、当归尾12克、赤芍12克、乳香10克、没药10克、陈皮12克、皂角刺15克、防风10克、浙贝母30克、三七

① 周曼娜.浆乳方联合中医外治法治疗浆细胞性乳腺炎的疗效观察[J].当代医药论丛,2018,16(24):80-82.
② 王军生."乳管扩张方"结合中医外治法治疗浆细胞性乳腺炎30例临床观察[J].山西中医学院学报,2018,19(1):49-50.
③ 黎剑.消痈散结汤内服联合黄金膏外敷治疗浆细胞性乳腺炎30例[J].河南中医,2018,38(12):1876-1878.
④ 丘平,等.刺络拔罐放血疗法联合中药内服外敷治疗肿块期浆细胞性乳腺炎疗效观察[J].新中医,2017,49(11):115-117.
⑤ 刘雄飞,等.化瘀解毒法联合中医外治法治疗浆细胞性乳腺炎(肝经郁热型)的效果评价[J].海峡药学,2017,29(8):106-107.

粉 10 克、甘草 10 克、天花粉 15 克。每日 1 剂,水煎,分 2 次服用。以 2 周为 1 个疗程,服用 1 个疗程后停服 3 日,再继续服用。杨争等将 50 例肿块型浆细胞性乳腺炎患者随机分成对照组和治疗组各 25 例。对照组采用如意金黄散外敷治疗,治疗组在对照组治疗基础上内服仙方活命饮加减治疗,比较两组间治疗效果。结果:总有效率治疗组为 96.0%,对照组为 76.0%,两组比较差异有统计学意义($P<0.05$);两组主要症状体征治疗后组间比较,差异有统计学意义($P<0.01$)。[1]

11. 小柴胡汤加减　柴胡 10 克、黄芩 10 克、生黄芪 30 克、红景天 10 克、金银花 20 克、连翘 15 克、牛蒡子 12 克、甲片 12 克、皂角刺 12 克、生牡蛎 20 克、木瓜 12 克、瓜蒌 15 克、夏枯草 20 克、土贝母 15 克、白花蛇舌草 15 克、山慈菇 15 克。无论是否破溃,均外用十味金黄膏,每日 2 次。随症加减:恢复期(瘘管、硬结期),患者乳晕区及其周围局部红肿退,皮色暗红或暗紫,仍留有瘘管,大小不等硬结,边界不清,质韧硬,舌质淡红,苔薄黄或白,脉沉细,生牡蛎加至 30 克、夏枯草 30 克、三棱 10 克、莪术 10 克。陈丽伊等采用小柴胡汤加减并外敷金黄膏治疗 30 例浆细胞性乳腺炎患者。全程配合使用平消胶囊,每次 6 粒,每日 3 次,治愈后继服 1 个月,全程采用十味金黄膏外敷,每日 1 次。结果:30 例患者全部治愈。[2]

12. 除癖消溢散　紫丹参颗粒 20 克、赤芍颗粒 10 克、牡丹皮颗粒 10 克、白芍颗粒 10 克、当归颗粒 10 克、春柴胡颗粒 6 克、皂角刺颗粒 10 克、路路通颗粒 12 克、广郁金颗粒 10 克、薏苡仁颗粒 30 克、莪术颗粒 10 克、甘草颗粒 6 克。沸水冲泡 400 毫升,每次 200 毫升早晚分服。随症加减:若有乳头溢液者,加用仙鹤草颗粒 20 克、茜草颗粒 10 克。徐金华将 63 例浆细胞性乳腺炎患者随机分为除癖消溢散组和对照组,两组均给予西医对症治疗。除癖消溢散组患者术前加用除癖消溢散

方治疗 3～4 周。结果:除癖消溢散组患者乳腺组织和血清 IL－6、TNF－α 水平均明显下降。[3]

13. 柴胡清肝汤加减　柴胡 9 克、黄芩 9 克、连翘 9 克、栀子 9 克、赤芍 9 克、夏枯草 15 克、皂角刺 15 克、当归 12 克、生地黄 12 克。随症加减:肿痛明显者,加蒲公英 30 克、金银花 12 克、白花蛇舌草 30 克;并发结节性红斑者,加牡丹皮 9 克、乌梅 9 克、忍冬藤 15 克;肿块质地硬者,加川芎 12 克、桃仁 15 克、鹿角片 6 克:大便干结难解者,加枳实 9 克;乳头内或脓液有较多脂质样物,加生山楂 15 克、王不留行 9 克;脓腐脱尽后,加黄芪 12 克、茯苓 9 克、党参 12 克。每日 2 次口服,每次 150 毫升,餐后半小时服用。陈豪等治疗 60 例浆细胞乳腺炎患者,药用柴胡清肝汤加减,配合中医切开扩创术、拖线等中医外治法,观察此方法治疗浆细胞乳腺炎的疗效。结果:总有效率为 100%,复发 2 例,复发率为 3.33%。[4]

14. 清消法　浆乳方:柴胡 6 克、当归 12 克、赤芍 9 克、白花蛇舌草 30 克、生山楂 15 克、丹参 30 克、鹿衔草 30 克、郁金 12 克、香附 12 克、蒲公英 15 克、虎杖 15 克、茶树根 30 克、茵陈 15 克。每日 1 剂,水煎取汁,早晚分 2 次温服。并配合金黄膏外敷,清热解毒、散结消肿、止痛,若对金黄膏过敏则可外用涂擦复方黄柏液。待脓成后必要时小切口切开排脓,插药线引流。孙霓平等将 108 例肝郁化火夹浊型浆细胞性乳腺炎女性患者随机分为治疗组 73 例和对照组 35 例。治疗组给予清消法治疗,对照组给予切开"祛腐生肌"内外合治法治疗。结果:治疗 3 个月及 9 个月时,两组痊愈率比较差异无统计学意义($P>0.05$);治疗 6 个月时,治疗组痊愈率高于对照组($P<0.05$)。在整个治疗期间,两组复发情况比较,差异无统计学意义($P>0.05$)。治疗结束时,治疗组瘢痕面积明显小于对照组($P<0.05$)。[5]

15. 浆乳 1 号方　金银花 15 克、蒲公英 20

① 杨争,胡金辉,等.清热解毒法治疗肿块型浆细胞性乳腺炎 25 例临床观察[J].湖南中医杂志,2016,32(5):68－69.
② 陈丽伊,王新佩,等.小柴胡汤加减治疗浆细胞性乳腺炎 30 例[J].河南中医,2016,36(2):202－203.
③ 徐金华,李志峰,等.除癖消溢散对浆细胞性乳腺炎患者 TNF－α、IL－6 的影响[J].辽宁中医杂志,2016,43(2):318－319.
④ 陈豪,等.疏肝清热法结合外治法治浆细胞乳腺炎 60 例[J].陕西中医,2014,35(2):194－195.
⑤ 孙霓平,刘胜,等.清消法治疗浆细胞性乳腺炎的临床观察[J].上海中医药大学学报,2014,28(4):34－36.

克、紫花地丁 10 克、天葵子 10 克、白花蛇舌草 15 克、半枝莲 15 克、当归 10 克、赤芍 15 克、连翘 15 克。每日 1 剂，水煎分早晚 2 次口服，7 日为 1 个疗程。王鸿林等将 40 例急性期浆细胞性乳腺炎患者随机分为观察组和对照组各 20 例。两组均给予金黄散外敷治疗，观察组加服浆乳 1 号方，7 日为 1 个疗程，2 个疗程后观察疗效。结果：总有效率观察组为 90.0%，对照组为 50.0%，两组比较差异有统计学意义(P＜0.05)。①

16. 柴芩乳康汤　柴胡 10 克、黄芩 10 克、皂角刺 15 克、蒲公英 15 克、金银花 15 克、青皮 10 克、莪术 10 克、甲片 10 克、全瓜蒌 15 克、薏苡仁 10 克。疏肝解郁，软坚散结排脓。适用于乳痈脓成或未成。莫兴群等用柴芩乳康汤治疗浆细胞性乳腺炎患者，疗效满意。②

17. 升阳益胃汤合阳和汤　党参、黄芪、归身、川芎、羌活、独活、干姜、川黄连、枳壳、甘草、荆芥、熟地黄、肉桂。水煎 2 次，混合后共 600 毫升，分 2 次服，中药内服贯穿病程治疗的全过程。柴好等用升阳益胃汤合阳和汤加减配合手术治疗 60 例难治性浆细胞性乳腺炎患者。结果：服药治愈 28 例，占 46.67%，无需手术治疗，随访无复发；余 32 例，占 53.33%，经手术和中药治疗全部康复，总有效率 100%。③

18. 阳和汤加减　熟地黄、当归、炮姜、鹿角片、炙麻黄、王不留行、白芥子、路路通等。随症加减：局部皮肤潮红者，另加连翘、天花粉清热解毒；肿块较硬者，加皂角刺、煅瓦楞等软坚散结。薛晓红采用上法治疗浆细胞性乳腺炎患者，疗效满意。④

19. 乳炎平　金银花 15 克、野菊花 30 克、赤芍 10 克、甲片 10 克、当归 10 克、紫花地丁 30 克、陈皮 8 克、炮附子 3 克等。每日 1 剂，2 煎内服。5 日为 1 个疗程，共服 1～2 个疗程。茅正义等用乳炎平治

疗 78 例乳腺炎性疾病患者，总有效率为 94.87%。⑤

20. 泄肝清胃法　柴胡 10 克、牡丹皮 10 克、桃仁 10 克、甲片 10 克、王不留行 10 克、橘络 10 克、黄连 6～10 克、白芷 6～10 克、金银花 30 克、蒲公英 30 克、全瓜蒌 20 克、路路通 20 克。随症加减：红、肿、热痛甚者，加野菊花 30 克、白花蛇舌草 30 克；乳头溢血，去桃仁、王不留行，加黄芩炭 15 克、生地榆 15 克；乳头溢乳如水样，加薏苡仁 30 克、茯苓 30 克；后期肿块不消，去黄连，加莪术 10 克、夏枯草 13 克、生牡蛎 30 克；成脓者配合外科切开排脓；脓肿破溃不愈或有瘘管者，去路路通、桃仁、王不留行，加黄芪 30 克、当归 10 克。每日 1 剂，水煎服。方秀兰用泄肝清胃法为主治疗 35 例浆细胞性乳腺炎患者，总有效率为 97.14%。⑥

21. 阳和汤加减　熟地黄 12 克、白芥子 12 克、鹿角片(先煎)12 克、肉桂 3 克、炮姜炭 12 克、炙麻黄 6 克、炙甲片(先煎)12 克、皂角刺 15 克、姜半夏 9 克、陈皮 9 克、生甘草 3 克。每日 1 剂，水煎取汁。楼丽华以上方治疗 55 例浆细胞性乳腺炎患者，总有效率为 94.2%。⑦

22. 中药方　柴胡 9 克、当归 12 克、赤芍 9 克、青皮 9 克、生山楂 15 克、丹参 12 克、白花蛇舌草 30 克、虎杖 30 克、蒲公英 80 克、金银花 9 克、半枝莲 30 克。随症加减：乳头有溢液呈血性者，加茜草炭 9 克、生地榆 12 克、仙鹤草 30 克；溢液呈水样者，加生薏苡仁 16 克、泽泻 9 克、茯苓 12 克；脓成未熟者，加皂角针 9 克、甲片 12 克。顾伯华以上方治疗浆细胞性乳腺炎患者，疗效满意。⑧

中 成 药

西黄胶囊　组成：人工牛黄、人工麝香、制没药、制乳香。功效：解毒散结，消肿止痛。临床应

① 王鸿林,吕钢,等.清热活血法治疗急性期浆细胞性乳腺炎疗效观察[J].实用中医药杂志,2014,30(10)：915－916.
② 莫兴群,胡金辉.柴芩乳康汤治疗浆细胞性乳腺炎浅析[J].中国中医药现代远程教育,2014,12(6)：112－113.
③ 柴好,等.升阳益胃汤合阳和汤加减配合手术治疗难治性浆细胞性乳腺炎临床观察[J].中国民族民间医药,2013,22(10)：81.
④ 赵磊,等.薛晓红治疗浆细胞性乳腺炎临证经验[J].光明中医,2013,28(10)：2018－2019.
⑤ 茅正义,等.乳炎平治疗乳腺炎性疾病 78 例[J].南京中医药大学学报(自然科学版),2002(1)：59.
⑥ 方秀兰.泄肝清胃法为主治疗浆细胞性乳腺炎 35 例[J].实用中医药杂志,2001(12)：35－36.
⑦ 楼丽华.温阳散结法治疗浆细胞性乳腺炎[J].浙江中医学院学报,1996,20(5)：24.
⑧ 陆德铭.著名中医外科专家顾伯华诊治浆细胞性乳腺炎[J].上海中医药杂志,1983(2)：15－17.

用：漆兰将60例浆细胞性乳腺炎患者随机分为治疗组和对照组各30例。对照组采用单一传统西医治疗，治疗组在对照组治疗基础上联合西黄胶囊治疗。结果：治疗组临床获益率为86.66%，高于对照组的60.00%（$P<0.05$）；治疗组局部溃烂感染等不良症状发生率为73.33%，低于对照组的96.66%（$P<0.05$）；治疗组复发率为26.67%，低于对照组的63.33%（$P<0.05$），病程短于对照组。[1]

① 漆兰.西黄胶囊治疗浆细胞性乳腺炎60例临床研究[J].江西医药，2017,52(6)：518-519.

乳房结核

概　述

乳房结核多继发于肺结核、肠结核或肠系膜淋巴结核,是经血行传播至乳房所引起的结核。

本病属中医"乳痨"范畴。乳痨是发生在乳房部的慢性化脓性疾病,因其病变后期常有虚痨表现,故名乳痨。因溃后脓液稀薄如痰,故又名乳痰。临床特点是病程进展缓慢,初起乳房内有一个或数个结块如梅李,边界不清,皮肉相连,日久破溃,脓出稀薄,常伴有阴虚内热之证。

辨　证　施　治

陆德铭等分 3 证

(1) 气滞痰凝证　多见于初起阶段。乳房肿块形如梅李,不红不热,质地硬韧,不痛或微痛,推之可动;或伴心情不畅,胸闷胁胀;苔薄腻,脉弦滑。

治宜疏肝解郁、滋阴化痰。方用开郁散合消瘰丸加减:当归、生地黄、柴胡、半夏、茯苓、贝母、丹参、夏枯草、连翘、香附等。随症加减:疼痛明显者,加川楝子、栀子;结块肿硬者,加百部、黄芩、瓜蒌、生牡蛎。

(2) 正虚邪恋证　多见于化脓或溃后阶段。乳房结块渐大,皮色暗红,肿块变软,溃后脓水稀薄并夹有败絮状物质,日久不敛,伴有窦道;伴面色白、神疲乏力,食欲不振;舌淡,苔薄白,脉虚无力。治宜托里透脓。方用托里消毒散加减:生黄芪、白术、白芷、皂角刺、川芎、当归、丹参、赤芍、黄芩、百部等。随症加减:红肿明显者,加金银花、连翘;纳呆者,加半夏、陈皮。

(3) 阴虚痰热证　溃后脓出稀薄,夹有败絮状物质,形成窦道,久不愈合;伴潮热颧红,干咳痰红,形瘦食少;舌质红,苔少,脉细数。方用六味地黄汤合清骨散加减:生地黄、熟地黄、茯苓、泽泻、牡丹皮、青蒿、地骨皮、银柴胡、鳖甲等。随症加减:干咳者,加桔梗、甘草、玄参。[①]

---

① 陆德铭,等.实用中医外科学[M].2 版.上海:上海科学技术出版社,2010:310 - 311.

乳腺增生

概　述

乳腺增生是乳腺组织的既非炎症也非肿瘤的良性增生性疾病。临床特点是单侧或双侧乳房疼痛并出现肿块，乳痛和肿块与月经周期及情志变化密切相关。乳房肿块大小不等，形态不一，边界不清，质地不硬，活动度好。本病好发于 25～45 岁的中青年妇女，其发病率约占乳房疾病的 75%，是临床上最常见的乳房疾病。

历代文献中有"乳癖""乳中结核""乳痞"等病名。明代龚居中在《外科活人定本·卷之二》中指出："乳癖，此症生于正乳之上，乃厥阴、阳明经之所属也……何谓之癖，若硬而不痛，如顽核之类。"首次将乳癖定义为乳房肿块。《医宗金鉴·外科心法要诀·胸乳部》称之为乳中结核，并阐述了其辨证论治，曰："初起气实者宜清肝解郁汤，气虚者宜香贝养荣汤。若郁结伤脾，食少不寐者，服归脾汤，外俱用木香饼灸法消之甚效。"

辨证施治

陆德铭等分 2 证

（1）肝郁痰凝证　多见于青壮年妇女，乳房肿块，质韧不坚，胀痛或刺痛，症状随喜怒消长；伴有胸闷胁胀，善郁易怒，失眠多梦，心烦口苦；苔薄黄，脉弦滑。治宜疏肝解郁、化痰散结。方用逍遥蒌贝散加减：柴胡、郁金、当归、白芍、茯苓、瓜蒌、半夏、贝母等。随症加减：乳房胀痛明显者，加延胡索、川楝子、八月札；心烦易怒者，加栀子、牡丹皮、黄芩等。

（2）冲任失调证　多见于中年妇女，乳房肿块月经前加重，经后减缓，乳房疼痛较轻或无疼痛；伴有腰酸乏力，神疲倦怠，月经失调，量少色淡，或闭经；舌淡，苔白，脉沉细。治宜调摄冲任、和营散结。方用二仙汤合四物汤加减：淫羊藿、仙茅、当归、知母、丹参、象贝母、半夏、夏枯草、香附、郁金等。随症加减：肿块较硬者，加生牡蛎、海藻、莪术等；伴有乳头溢液者，加白花蛇舌草、黄芩、蒲公英等；月经不调、腰膝酸软者，加菟丝子、女贞子、益母草等。[1]

经　验　方

1. 乳腺增生方　柴胡 9 克、薤白 9 克、枳壳 10 克、香附 10 克、郁金 10 克、莪术、甘草 6 克、白芍 15 克、白僵蚕 15 克、连翘 15 克、青皮 15 克、全瓜蒌 12 克、蒲公英 30 克。随症加减：经前乳房胀痛，加淫羊藿、当归；烦躁易怒，加生栀子；肿块硬、痛甚，加生牡蛎；乳房下垂、体倦乏力及久病久治所致体弱，可加白术、茯苓、黄芪。每日 1 剂，水煎 200 毫升，早晚分服。伍星将 80 例乳腺增生症患者随机分为对照组和治疗组各 40 例。对照组采用乳癖消片口服，治疗组采用乳腺增生方治疗，观察两组患者的临床疗效及复发率。结果：治疗组有效率为 92.50%，对照组有效率为 80.00%，两组患者临床疗效比较，差异具有统计学意义（$P < 0.05$）。[2]

2. 通络散结汤　炮甲片（先煎）10 克、王不留

① 陆德铭，等.实用中医外科学［M］.2 版.上海：上海科学技术出版社，2010：310 - 311.
② 伍星.乳腺增生方治疗乳腺增生症 40 例［J］.河南中医，2016，36(8)：1434 - 1436.

行 10 克、瓜蒌 15 克、漏芦 15 克、浙贝母 5 克、鸡内金 10 克、昆布 10 克、海藻 8 克、皂角刺 6 克、鹿角霜(烊化)15 克、合欢皮 10 克、丹参 15 克、柴胡 8 克、白芍 30 克、陈皮 8 克、青皮 8 克、炙甘草 6 克。随症加减:心烦易怒、肝郁甚者,加醋香附 15 克、牡丹皮 10 克;痛甚者,加川楝子 15 克、桃仁 15 克、鸡血藤 15 克;眠差者,加夜交藤 15 克、栀子 8 克、远志 6 克。以上药物 1 剂浸泡 30 分钟后,先煎炮甲片 30 分钟,后入他药共煎汁 250～300 毫升,每日 1 剂。姜楠将 131 例乳腺增生患者随机分为对照组 65 例和治疗组 66 例。对照组给予乳癖消颗粒,治疗组给予通络散结汤口服治疗。结果:对照组有效率为 78.4%,治疗组有效率为 92.4%,两组有效率比较差异有统计学意义($P<$ 0.05)。①

3. 补肾疏肝活血散结汤　熟地黄 30 克、枸杞子 15 克、女贞子 15 克、菟丝子 10 克、白术 10 克、茯苓 15 克、当归 15 克、郁金 10 克、柴胡 10 克、香附 10 克、甲片 3 克、夏枯草 30 克、山慈菇 10 克、三棱 10 克、莪术 10 克、海藻 10 克、昆布 10 克、浙贝母 10 克、生牡蛎 20 克。每日 1 剂,水煎服。每次 250 毫升,每日 2 次。崔红海等将 60 例乳腺增生患者随机分为治疗组和对照组各 30 例。治疗组以补肾疏肝活血散结汤为主治疗,根据月经周期加减用药,或根据兼证不同加减用药;对照组服用乳癖消治疗。两组均治疗 3～4 个月经周期后判定疗效。结果:治疗组有效率为 93.3%,对照组有效率为 73.3%。②

4. 自拟方　当归 10 克、川芎 15 克、浙贝母 10 克、夏枯草 15 克、赤芍 30 克、桔梗 10 克、香附 15 克、丹参 20 克、莪术 15 克、生牡蛎 30 克、白芍 30 克、甘草 10 克。加水 1 500 毫升,浸泡 30 分钟后,加热煎取 300 毫升,每次 10 毫升,每日 3 次,饭前温服。随症加减:肝气郁结型,加柴胡、青皮行气解郁,疏理肝气之郁结;痰瘀互结型,加瓜蒌、半夏散瘀化痰,消坚肿;冲任失调型,加仙茅、淫羊藿调摄冲任。吴永坤将 120 例乳腺增生患者随分为治疗组和对照组各 60 例。治疗组采用中医辨证施治,对照组服用乳癖消片治疗。结果:治疗组总有效率为 91.66%,对照组总有效率为 73.33%。③

5. 消散汤　柴胡 10 克、香附 10 克、当归 10 克、赤芍 10 克、白术 10 克、陈皮 10 克、枳壳 6 克、云茯苓 10 克、夏枯草 15 克、橘络 6 克、青皮 6 克、皂角刺 10 克、甲片 5 克、王不留行 5 克。随症加减:乳房包块结节较大较多者,加山慈菇、昆布;特别严重者,加用鹿角片;气郁甚者,加合欢皮、郁金。水煎服,早晚各服 1 次,经期停用。刘佳鑫等将 64 例乳腺增生患者随机分为治疗组和对照组各 32 例。治疗组予自拟消散汤加减口服,对照组予常规治疗。结果:治疗组总有效率为 93.75%,对照组总有效率为 59.37%。④

6. 乳癖康汤　柴胡 10 克、白芍 15 克、当归 10 克、麸炒青皮 5 克、党参 10 克、夏枯草 15 克、三七 5 克、浙贝母 10 克、瓜蒌皮 15 克、盐橘核 10 克、蒲公英 15 克、山慈菇 10 克、白术 10 克、茯苓 10 克。随症加减:肝郁较重者,加佛手、香橼、枳实;痰湿较重者,加泽泻、苍术、厚朴、砂仁。每日 1 剂,水煎取汁 300 毫升,分早晚各 1 次口服。张琦等将 180 例乳腺增生病患者随机分为治疗组 120 例和对照组 60 例。治疗组辨证使用乳癖康汤加减内服配合月经周期用药,对照组予口服乳癖消片。结果:治疗组总有效率为 96.67%,对照组总有效率为 78.33%,治疗组的总有效率明显优于对照组($P<0.01$)。⑤

① 姜楠.通络散结汤治疗乳腺增生 66 例[J].河南中医,2016,36(8):1448－1449.
② 崔红海,等.补肾舒肝活血散结汤治疗乳腺增生临床研究[J].中医学报,2015,30:1502－1503.
③ 吴永坤.自拟中药方治疗乳腺增生病的疗效观察[J].内蒙古中医药,2014,33(15):18.
④ 刘佳鑫,等.消散汤治疗肝郁气滞型乳腺增生 32 例[J].江西中医药,2013(27):33.
⑤ 张琦,等.乳癖康汤治疗乳腺增生病 120 例临床观察[J].四川中医,2010,28(6):92－93.

乳腺纤维瘤

概　述

　　乳腺纤维腺瘤是由腺上皮和纤维组织两种成分混合组成的良性肿瘤，好发于青年女性，与患者体内性激素水平失衡有关。乳腺纤维瘤中医称之为"乳核"。临床特点是好发于20～25岁青年妇女，乳中结核，形如丸卵，边界清楚，表面光滑，推之活动。

　　本病属中医"乳痞""乳中结核"等范畴。

辨　证　施　治

　　陆德铭等分2证

　　（1）肝气郁结证　症见肿块较小，发展缓慢，不红不热，不觉疼痛，推之可移；伴胸闷、喜叹息；苔薄白，脉弦。治宜疏肝解郁、化痰散结。方用逍遥散加减：柴胡、当归、白芍、郁金、瓜蒌、半夏、贝母等。随症加减：肿块坚韧者，加三棱、莪术、生牡蛎、石见穿等。

　　（2）血瘀痰凝证　症见肿块较大，坚硬木实，重坠不适；伴胸胁牵痛，烦闷急躁，或月经不调、痛经等症；舌质暗红，苔薄腻，脉弦滑或弦细。治宜疏肝活血、化痰散结。方用逍遥散合桃红四物汤加山慈菇、海藻。常用柴胡、白芍、半夏、郁金、香附、当归、桃仁、丹参、川芎、山慈菇、海藻等。随症加减：月经不调者，加仙茅、淫羊藿等。[1]

经　验　方

　　1. 自拟方　柴胡10克、当归12克、白芍15克、露蜂房10克、猫爪草10克、鳖甲10克、生牡蛎10克、海藻10克、郁金10克、瓜蒌15克、浙贝母10克、粉王碹30克、白芥子10克、路路通25克、丹参15克、鹿角霜30克、生山药30克、云党参15克。随症加减：对经前乳房胀刺痛较甚者，加没药6克；痛经者，加桃仁10克、菟丝子10克、红花10克、泽兰12克；睡眠差者，加夜交藤30克、合欢皮12克；口干、口苦、急躁易怒者，加龙胆草6克。每日1剂，水煎服，早晚分服，连用3个月经周期。曾艺文等采用上法治疗122例乳腺纤维瘤患者，总有效率为91.8%。[2]

　　2. 软坚散结颗粒剂　海藻10克、昆布10克、制鳖甲10克、浙贝母10克、三棱10克、夏枯草10克、神曲10克、焦山楂10克、茯苓10克、莪术10克、水蛭3克、生甘草3克、生牡蛎25克、柴胡6克、厚朴6克、黄柏6克。胡思荣等用上方治疗205例乳腺纤维瘤患者，疗效满意。[3]

　　① 陆德铭，等.实用中医外科学[M].2版.上海：上海科学技术出版社，2010：310－311.
　　② 曾艺文，等.中草药治疗乳腺纤维瘤临床观察[J].当代医学，2010，16（26）：159－160.
　　③ 胡思荣，等.软坚散结颗粒剂治疗乳腺纤维瘤205例[J].湖北中医学院学报，1999，1（2）：38－39.

乳腺导管内乳头状瘤

概　　述

乳腺导管内乳头状瘤又称囊内乳头状瘤、大导管乳头状瘤,是发生于乳头及乳晕区大导管的良性乳头状瘤。肿瘤由多个细小分支的乳头状新生物构成,常为孤立、单发,少数亦可累及几个大导管。该病病程长,少数可以发生癌变。临床表现主要为乳头溢液,查体可见挤压肿瘤所在区域,乳头出现血性或其他性质的溢液。

本病属中医"乳衄"范畴。"乳衄"之名见于《疡医大全乳衄门主论》:"乳衄乃忧思过度,肝脾受伤,肝不藏血,脾不统血,肝火亢盛,血失统藏,所以成衄也。"中医认为发病的原因主要是肝郁化火,迫血妄行,肝气犯脾,脾虚失统所致。

辨 证 施 治

祝君逵分4型

(1)肝热气滞型　症见乳头溢血鲜红或暗红,量较多,经前胸闷乳胀,小腹胀痛,烦躁易怒,小便黄少;苔薄黄,脉弦数有力。治宜疏肝解郁、凉血止血、散瘀止痛。药用柴胡、当归、白芍、焦白术、茯苓、橘核、藕节、茜草、侧柏炭、大蓟、小蓟、龙胆草、夏枯草、栀子、牡丹皮。

(2)血瘀气滞型　症见乳头溢血暗紫量少,局部结块胀痛,刺痛压痛,经行后期,量少色紫有块,少腹疼痛;舌质紫有瘀点,脉沉弦或涩。治宜活血止血、调经止痛、祛瘀散结。药用柴胡、当归、白芍、焦白术、茯苓、橘核、藕节、茜草、侧柏炭、大

蓟、小蓟、乳香、没药、三七、生大黄、马钱子。

(3)脾胃气虚型　症见乳头溢血暗淡,或流黄水,月经先后不定期,量多少不一,色淡清稀,伴神倦乏力,面色无华,饮食减少,大便溏泻;舌质胖淡,舌苔薄白,脉虚细缓。治宜补脾益气、止血调经。药用柴胡、当归、白芍、焦白术、茯苓、橘核、藕节、茜草、侧柏炭、大蓟、小蓟、黄芪、党参、山药、芡实。

(4)肝肾不足型　病情一般较长,乳头溢血暗淡,常因劳倦而作,伴月经不调,带下不育,腰酸背痛,偏阴虚者经色鲜红,淋漓不清,潮热盗汗,头晕目眩,口干咽燥,舌红苔少,脉细数;偏阳虚者,经色浅或暗,持续不断,自汗气促,四肢不温,小便清长,舌淡苔薄,脉沉细。治宜滋阴助阳、益精养血、通调冲任、凉血止血。药用柴胡、当归、白芍、焦白术、茯苓、橘核、藕节、茜草、侧柏炭、大蓟、小蓟。随症加减:肝肾阴虚,加生地黄、枸杞子、天冬、麦冬;肾阳不足,加仙茅、淫羊藿、巴戟天、菟丝子。

临床观察:祝君逵用上法辨证论治乳衄患者,疗效满意。[1]

经 验 方

1. 理肝解忧汤加减　当归15克、白芍15克、白术15克、云茯苓15克、牡丹皮12克、香附10克、郁金10克、青皮10克、陈皮10克、黑栀子10克、娑罗子10克、桔梗10克。每日1剂,水煎服。随症加减:出血过多者,加黑荆芥10克、红旱莲15克以引血归经而止血;若有硬核坚而不消者,

① 祝君逵.浙江中医杂志,1984(7):306.

加海藻 10 克、昆布 10 克以软坚散结而消瘤；失眠多梦、善怒多忧者，加酸枣仁 13 克、合欢皮 13 克以安神解忧；胃满不欲食者，加川厚朴 10 克、焦二仙各 10 克以降胃气、助消化；月经错后量少者，去牡丹皮，加枸杞子 15 克、怀牛膝 15 克以补肝肾、通经。史巧英以上方治疗 106 例乳衄患者。结果：治愈 51 例，显效 48 例，无效 6 例，总有效率 93.4%。①

2. 龙胆泻肝汤加减　黄芩 15 克、栀子 15 克、龙胆草 15 克、泽泻 12 克、当归 12 克、木通 12 克、车前子(包煎)12 克、生地黄 10 克、柴胡 10 克、甘草 3 克。每日 1 剂，水煎 2 次，分 2 次服。丁文正以上方治疗 1 例乳衄患者，痊愈。②

3. 中药方 1　西党参 15 克、北黄芪 15 克、白术 10 克、鹿角霜 10 克、炙甘草 5 克、半夏 5 克、陈皮 5 克、酸枣仁 5 克、薏苡仁 12 克、丹参 12 克、麦芽 12 克、炙远志 3 克、鸡内金 3 克。每日 1 剂，水煎 2 次，分 2 次服。刘炳凡以上方治疗 1 例乳衄患者，治愈。③

4. 中药方 2　党参 15 克、黄芪 15 克、当归 12 克、仙鹤草 15 克、丹参 15 克、乌贼骨 12 克、茜草 10 克、甘草 6 克、三七粉 6 克、白及 15 克、荆芥炭 15 克。李灏以上方治疗 1 例老年妇女乳衄患者，后复方加减，痊愈。④

5. 丹栀逍遥散加减　柴胡 5 克、牡丹皮 5 克、白芍 15 克、赭石 15 克、全当归 10 克、黑栀子 10 克、白蒺藜 10 克、佛手柑 10 克、制香附 10 克、川楝子 10 克、炒白术 9 克。每日 1 剂，水煎 2 次，分 2 次服。许柏泉以上方治疗 1 例乳衄患者，痊愈。⑤

6. 清肝达郁汤加减　生地黄 12 克、麦芽 12 克、白芍 10 克、全当归 10 克、川牛膝 10 克、黑栀子 10 克、黄芩 10 克、川楝子 10 克、生石决明 24 克、钩藤 15 克、侧柏叶炭 15 克、牡丹皮 6 克、生甘草 3 克。每日 1 剂，水煎 2 次，分 2 次服。许柏泉以上方治疗 1 例乳衄患者，痊愈。⑥

7. 中药方 3　柴胡 14 克、生地黄 14 克、仙鹤草 14 克、当归 12 克、香附 12 克、白茅根 12 克、牡丹皮 10 克、白芍 10 克、郁金 10 克、金铃子 10 克、黑栀子 6 克、木香 6 克、龙胆草 6 克、黄芩 6 克、青皮 9 克。每日 1 剂，水煎 2 次，分 2 次服。杨烈彪使以上方治疗 1 例乳衄患者，痊愈。⑦

8. 中药方 4　柴胡 15 克、当归 15 克、白术 15 克、墨旱莲 15 克、香附 15 克、山楂 15 克、白芍 20 克、郁金 12 克、栀子 12 克、云茯苓 12 克、牡丹皮 12 克、甘草 6 克。每日 1 剂，水煎 2 次，分 2 次服。张建华以上方治疗 1 例乳衄患者，痊愈。⑧

9. 丹栀逍遥散加减　牡丹皮 10 克、栀子 10 克、当归 10 克、黄芩 10 克、赤芍 10 克、白芍 10 克、茜草 10 克、郁金 10 克、柴胡 6 克、生白术 8 克、牛膝 8 克、丹参 15 克、代赭石 20 克。每日 1 剂，水煎服。范文亚以上方治疗 1 例乳衄患者，痊愈。⑨

10. 丹逍遥散加减　焦栀子 5 克、柴胡 3 克、川黄连 3 克、当归 10 克、白术 10 克、香附 10 克、炒杏仁 10 克、白芍 30 克、白茅根 30 克、丹参 30 克、紫苏 30 克、茯苓 18 克、三七(研末冲服)6 克。每日 1 剂，水煎服。方仁三等以上方治疗 1 例乳衄患者，治愈。⑩

11. 中药方 5　黄芪 24 克、当归 10 克、煅龙骨 10 克、远志 10 克、续断 12 克、酸枣仁 12 克、侧柏叶炭 15 克、鹿角末 15 克、阿胶(烊化)15 克、人参 6 克。每日 1 剂，水煎服。李风翔以上方治疗 1 例乳衄患者，获痊愈。⑪

12. 中药方 6　柴胡 10 克、金铃子 10 克、白芍 10 克、牡丹皮 10 克、茜草根 10 克、白术 10 克、茯

① 史巧英.理肝解忧汤治疗"乳衄"106 例[J].陕西中医,2006,27(6)：684.
② 丁文正.乳衄治验[J].四川中医,1990(3)：36.
③ 刘炳凡.乳衄治验[J].四川中医,1989,(12)：29.
④ 李灏.补脾调肝治愈 1 例老妇乳头溢血[J].中医杂志,1988(7)：58.
⑤~⑥ 许柏泉.乳衄 2 例治验[J].中医杂志,1986(12)：49.
⑦ 杨烈彪.乳衄[J].广西中医药,1982(6)：31.
⑧ 张建华.乳衄验案一则[J].黑龙江中医药,1985(5)：141.
⑨ 范文亚,浙江中医杂志,1984(7)：307.
⑩ 方仁三,等.乳衄治验[J].四川中医,1983(6)：447.
⑪ 李风翔.乳衄治验[J].上海中医药杂志,1982(12)：15.

苓 10 克、生地黄 15 克、茅根 12 克、甘草 5 克。每日 1 剂，水煎服。刘宝善以上方治疗 1 例乳衄患者，痊愈。①

13. 中药方 7　柴胡 3 克、生甘草 3 克、炒牡丹皮 6 克、白芍 6 克、青皮 6 克、橘叶 10 克、黑栀子 10 克、夏枯草 10 克、当归 10 克、制香附 10 克、侧柏叶 10 克、藕节炭 10 克。每日 1 剂，水煎服。清

泄肝火，理气开郁，凉血止血。许履和以上方治疗 10 余例乳衄患者，全部治愈。②

14. 中药方 8　当归 9 克、白芍 9 克、阿胶（烊化）9 克、陈艾叶 9 克、川芎 15 克、丝瓜络 15 克、乳香 6 克、没药 6 克、丹参 6 克、延胡索 6 克、甘草 3 克。每日 1 剂，水煎 2 次，分 2 次服。朱允宗以上方治疗 1 例乳头出血患者，痊愈。③

---

①　刘宝善.乳衄[J].广西中医药,1981(5)：313.
②　徐福松.许履和老中医治疗乳房病的经验[J].中医杂志,1980(5)：21.
③　朱允宗.用辨证论治法则治愈妇女的乳头出血症[J].江苏中医,1958(5)：41.

男性乳房发育症

命门。

概　述

男性乳房发育症为男子一侧或双侧乳房形如女性乳房样发育、肥大，甚则有乳汁样的分泌物排出，但其组织结构却不同于女性乳房，因为它没有乳房小叶存在，所以仅有乳管增生扩大，并有纤维组织及脂肪组织增生。本病亦可见于睾丸机能不全的患者，如因肝脏机能受损或维生素 B 族缺乏及睾丸炎症、睾丸外伤、睾丸肿瘤等导致睾丸机能障碍引起等。临床表现可见乳晕中央有肿块，质中等或坚硬，边缘清楚，表面光滑，推之能移，有隐痛感，压痛明显，局部皮肤正常，并有心烦易怒，胸闷胁痛，饮食减少等。

本病属中医"乳疬"范畴。病理特点为肝气郁结，湿痰内蕴，气滞瘀阻。临床辨证分为四型。(1) 痰气郁结型：形体偏胖，性情急躁易怒，乳房一侧或双侧肥大，胀痛，胸闷胁痛，嗳气不舒，口干不欲饮，食少；舌质暗红，苔薄白或白腻，脉弦或滑。治宜疏肝理气解郁、化痰散结通络。(2) 肝郁血虚型：症见情志忧郁消沉。胸胁苦满或胁肋胀痛，一侧或双侧乳房肥大，体弱消瘦，四肢乏力，不寐多梦，心悸，食少；舌质淡，苔薄白，脉弦细。治宜养血疏肝、活血通络。(3) 肝肾亏虚型：患者一侧或双侧乳房肥大，伴腰酸膝软，两眼干涩，遗精乏力，五心烦热；舌红苔少，脉细数。治宜补益肝肾、化痰消积。(4) 肾阳虚衰型：患者一侧或双侧乳房肥大，表情淡漠，性欲减退，甚则胡须脱落，声音变尖，伴腰膝冷痛，手足不温；舌质淡，苔薄或滑，脉沉迟。治宜温肾壮阳、补益

辨 证 施 治

1. 沈国良分 2 型

(1) 肝郁痰瘀型　方用逍遥散加味：柴胡、茯苓、当归、白术、白芍、苍术、海藻、甲片、川楝子、甘草、郁金、延胡索、姜半夏、天竺黄、地龙、浙贝母、生牡蛎(先煎)。

(2) 肝肾阴虚型　方用六味地黄汤加味：山药、山茱萸、熟地黄、柴胡、茯苓、当归、菟丝子、淫羊藿、仙茅、白术、附子、肉桂、陈皮、牛膝、夏枯草、昆布、黄芪。随症加减：阴虚火旺，去附子、肉桂、仙茅，加枸杞子、女贞子、何首乌等。症状改善配服还精煎，以巩固疗效。

以上两型用药均每日 1 剂，水煎 2 次，分 2 次服。临床观察：沈国良以上法辨证治疗 39 例男性乳房异常发育症患者。结果：痊愈 25 例，显效 12 例，好转 2 例。[①]

2. 胡杰峰分 3 型

(1) 气滞血瘀、肝郁化火型　方用丹栀逍遥散：栀子 12 克、牡丹皮 15 克、赤芍 15 克、白芍 15 克、柴胡 10 克、当归 10 克、郁金 10 克、橘核 30 克、蒲公英 20 克、甘草 3 克。

(2) 脾虚痰凝型　方用理中化痰汤：党参 20 克、橘核 20 克、白术 12 克、姜半夏 12 克、干姜 10 克、广陈皮 10 克、郁金 10 克、鹿角霜 6 克、甘草 3 克。可酌加炮甲片 10 克、海藻 10 克、昆布 10 克、煅牡蛎 30 克、淫羊藿 15 克。

(3) 肾阳不足、痰凝肝络型　方用赞育丹化

---

① 沈国良.男子乳房异常发育症 39 例临床观察[J].上海中医药杂志，1994(6)：193.

裁：熟地黄 20 克、山茱萸 10 克、人参 10 克、肉苁蓉 15 克、淫羊藿 15 克、枸杞子 15 克、巴戟天 12 克、阳起石（包煎）30 克、赤小豆 30 克、炙甘草 3 克。

以上各型用药均每日 1 剂，水煎 2 次，分 2 次服。临床观察：胡杰峰以上法辨证治疗多例男性乳房发育症患者，分别服药 30～60 剂后，乳房肿块消失，疗效满意。①

3. 宋新家等分 4 型

（1）痰气郁结型　方用自拟加味二皮汤：青皮 15 克、陈皮 15 克、当归 15 克、赤芍 15 克、天花粉 15 克、王不留行 15 克、全瓜蒌 30 克、丹参 30 克、柴胡 12 克、川贝母 10 克。

（2）肝郁血虚型　方用自拟养血疏肝饮：丹参 30 克、何首乌 30 克、山楂 30 克、当归 15 克、白芍 15 克、赤芍 15 克、郁金 15 克、陈皮 15 克、香附 15 克、柴胡 12 克。

（3）肝肾亏虚型　方用加减地黄汤：熟地黄 30 克、山药 30 克、丹参 15 克、云茯苓 15 克、当归 15 克、杜仲 15 克、菟丝子 15 克、青皮 12 克、陈皮 12 克、川芎 12 克、瓜蒌 12 克、甲片 10 克、川贝母 10 克。

（4）肾阳虚衰型　方用加味右归饮：熟地黄 30 克、山药 30 克、巴戟天 10 克、杜仲 10 克、淫羊藿 10 克、阳起石 10 克、党参 10 克、制附子 10 克、肉桂 6 克、甘草 6 克。

以上各方均每日 1 剂，水煎 2 次，分 2 次服。临床观察：宋新家等以上法辨证治疗 24 例男性乳房发育症患者。结果：痊愈 17 例，显效 5 例，无效 2 例，总有效率 91.67%。②

4. 施裕新分 2 型

（1）肾阳亏虚型　药用仙茅 12 克、淫羊藿 12 克、丝瓜络 12 克、当归 10 克、白芍 10 克、法半夏 10 克、橘核 10 克、橘叶 10 克、巴戟天 9 克、肉桂（后下）2 克。

（2）肝郁痰凝型　药用醋柴胡 5 克、青皮 6 克、当归 10 克、白芍 10 克、郁金 10 克、制半夏 10 克、浙贝母 10 克、制香附 10 克、丝瓜络 10 克、橘叶 10 克、橘核 10 克。

以上两方均每日 1 剂，水煎 2 次，分 2 次服。临床观察：施裕新以上法辨证治疗 12 例男性乳腺异常发育症患者。结果：痊愈 8 例，好转 2 例，无效 2 例。③

5. 陈惠华等分 2 型

（1）肝火郁滞型　方用逍遥散加减：柴胡 4.5 克、郁金 4.5 克、当归 6 克、白芍 9 克、白术 9 克、茯苓 9 克、甘草 3 克、青皮 3 克、陈皮 2 克。

（2）痰气凝聚型　方用十六味流气饮：当归 3 克、川芎 3 克、白芍 3 克、人参 3 克、黄芪 3 克、厚朴 3 克、桂皮 3 克、桔梗 3 克、甘草 3 克、青皮 3 克、桂枝 2.4 克、枳壳 15 克、槟榔 15 克、紫苏叶 4.5 克、防风 4.5 克、乌药 6 克。并间服小金丹。

以上用药均每日 1 剂，水煎分 2 次服。初起乳晕部中央有结块者，外敷化核膏；局部有疼痛者，外敷冲和膏。临床观察：陈惠华等以上法治疗 52 例男子女性乳房发育症患者。结果：治愈及显著进步 47 例，无变化 5 例。④

经　验　方

1. 消癖汤　三棱 10 克、莪术 10 克、青皮 10 克、陈皮 10 克、柴胡 10 克、延胡索 10 克、海藻 15 克、昆布 15 克、白芍 15 克、赤芍 15 克、生麦芽 30 克、焦山楂 10 克、仙茅 12 克、淫羊藿 12 克、鹿角胶 10 克、枸杞子 12 克、菟丝子 12 克。水煎服。30 日为 1 个疗程。汤鲁霞等以上方结合西药治疗 48 例男性乳房异常发育症患者。结果：治愈 36 例，有效 10 例，无效 2 例，治愈率 75.0%，总有效率 95.8%。⑤

2. 金匮肾气丸加减　肉桂 6 克、赤芍 15 克、

① 胡杰峰.男性乳房发育症治验举隅[J].江西中医药,1988(3)：22.
② 宋新家.等.男性乳房发育症辨治浅探[J].中医杂志,1988(9)：39.
③ 施裕新.辨证分型治疗男性乳腺异常发育症 12 例[J].江苏中医杂志,1988(9)：21.
④ 陈惠华,等.治疗男子女性乳房发育症临床初步总结[J].福建中医药,1986,4(1)：29.
⑤ 汤鲁霞,等.中西医结合治疗男性乳房异常发育症 48 例[J].中国中西医结合杂志,,2004(4)：298.

白芍15克、丹参15克、熟地黄30克、淮山药12克、山茱萸12克、茯苓10克、牡丹皮10克、柴胡10克、制附子10克。随症加减：乳房胀痛明显，加香附、川楝子、郁金；肿块大而硬，加夏枯草、浙贝母、玄参；腰膝酸软，阳事不举，加鹿角霜、续断、桑寄生；食欲不佳，舌苔厚腻，加砂仁、神曲、槟榔。每日1剂，水煎2次，分2次服。服药期间忌食生冷、辛辣之品，保持心情舒畅，并用热淡盐水毛巾湿敷患侧乳房。20日为1个疗程。马新生以上方加减治疗32例男性乳房发育症患者，用药观察3个疗程。结果：显效23例，好转7例，无效2例，总有效率93.7%。①

3. 逍遥散加味 炙甘草15克、生牡蛎15克、枸杞子15克、墨旱莲15克、柴胡10克、当归10克、白术10克、白芍10克、黄药子10克、法半夏10克、薄荷3克。随症加减：压痛，胀感明显，加延胡索、郁金、薤白；乳肿硬者，加三棱、莪术、猫爪草。每日1剂，水煎2次，分2次服，1个月为1个疗程。邹定华以上方加减治疗62例男性乳房发育症患者。结果：痊愈52例，显效7例，无效3例，总有效率95.2%。②

4. 中药方1 (1)内服消乳方：当归10克、丹参10克、柴胡10克、莪术10克、田七10克、女贞子10克、泽兰10克、熟地黄12克、淫羊藿12克、肉苁蓉9克、枸杞子9克、甲片9克、䗪虫9克、炒韭菜子6克、仙茅6克、肉桂3克、川楝子15克、淮山药30克、鸡血藤30克。随症加减：肾阳虚甚者，加附子、黄精、黄芪。每日1剂，水煎2次，分2次服。(2)外用化瘀消积膏：桃仁30克、芒硝30克、莱菔子30克、当归30克、琥珀30克、山楂30克、红花20克、地龙20克、神曲50克、麦芽50克。捣烂，去粗渣，加凡士林适量拌匀备用。用时取适量敷在积块处，24小时后换1次药，15日为1个疗程。朱宝贵以上法治疗22例男性乳房发育症

患者。结果：显效15例，有效5例，无效2例。③

5. 中药方2 (1)内服药：赤芍15克、当归15克、川芎10克、桃仁10克、桔梗10克、瓜蒌实10克、夏枯草10克、浙贝母10克、柴胡10克、枳壳10克、牛膝10克、甘草5克。每日1剂，水煎服，7日为1个疗程。(2)外用方：天仙子150克、桃仁150克、橘叶250克。上药共研细末，过100目筛，醋调如糊状，外敷患处，每日换药1次，3日用完。罗次星以上法治疗25例男性乳房发育症患者。结果：痊愈12例，好转8例，无效5例，总有效率80%。④

6. 消痞汤 橘叶9克、橘皮9克、柴胡9克、当归9克、赤芍9克、仙茅9克、瓜蒌24克、菟丝子30克、海藻30克、三棱12克、莪术12克、川贝母12克、荔枝核15克、鳖甲15克。随症加减：肿块稍硬，加玄参、生牡蛎、夏枯草、山慈菇；压痛或胀痛明显者，加郁金、川楝子、刺猬皮；偏阳虚，加淫羊藿、肉苁蓉；偏阴虚，加熟地黄、山茱萸、枸杞子；阴阳俱虚者，加用鹿角片、紫河车、龟甲等。每日1剂，水煎2次，取300毫升，分2次服用。王袭祚以上方加减治疗45例男性乳房发育症患者，同时予白芷粉蜂蜜调糊外敷或阳和解凝膏外敷，1周换药1次。结果：痊愈16例，占35.5%；有效27例，占60%；无效2例，占4.5%。总有效率95.5%。⑤

7. 中药方3 (1)内服神效瓜蒌散：柴胡15克、延胡索15克、玄参15克、海藻15克、昆布15克、瓜蒌25克、浙贝母(捣碎)10克、当归20克、连翘20克、乳香7.5克、没药7.5克。每日1剂，水煎服。(2)外敷水调散：石膏50克、芒硝50克、黄柏100克。上药共研细末，水调，局部外敷，24小时换药1次。秦玉杰以上方治疗28例男性乳房增生症患者，全部治愈。⑥

8. 麝香回阳膏 乳香30克、没药30克、红花30克、全蝎30克、大黄100克、三七100克、蒲公

① 马新生.金匮肾气丸加减治疗男性乳房发育症32例[J].新中医,1994,26(2):313.
② 邹定华.逍遥散加味治疗男性乳房发育症[J].甘肃中医,1994,7(6):353.
③ 朱宝贵.中药内服外敷治疗男性乳房发育症22例[J].浙江中医杂志,1994,29(8):45.
④ 罗次星.男性乳房发育症25例[J].湖南中医杂志,1990(4):45.
⑤ 王袭祚.中医治疗男子乳房发育症45例报告[J].中医杂志,1990(8):38-39.
⑥ 秦玉杰.神效栝蒌散加味治疗男性乳房增生症28例[J].河北中医,1989(4):36.

英 100 克、血余炭 100 克、白鲜皮 50 克、白芷 50 克、地丁草 50 克、栀子 50 克、天花粉 50 克、黄柏 50 克、甘草 50 克、白及 50 克、马钱子 50 克、䗪虫 50 克、川乌 50 克、草乌 50 克、雄黄 25 克、松香 25 克、川续断 25 克、轻粉 15 克、蜈蚣 50 条。上述药物共研细粉，将豆油 4 000 克烧开后，先将樟丹 2 000 克倒入油锅内，搅拌熬至滴水成珠状，然后取上药倒入锅内，慢慢搅拌均匀；最后将冰片 20 克、麝香 1 克、血竭 30 克均研末加入药中，搅拌后倒入冷水盆中浸泡 7 日，然后再切成直径 1 厘米大小的膏药块，外撒 1 层滑石粉，使用时将药膏块捏软敷于患处，每 6 日换药 1 次。刘成等以上法治疗 127 例乳房发育异常症患者，其中男性 84 例。结果：痊愈 78 例，好转 6 例；女性 43 例，全部治愈。[1]

9. 化积汤　核桃壳 30 克、海藻 20 克、拔葜 20 克、丝瓜络 15 克、莪术 15 克、香附 15 克、天葵子 15 克、鸡内金(研末冲服)15 克、山楂 10 克、茜根 10 克、夏枯草 10 克、甲片 10 克、鲜柑子叶 5 克。随症加减：痰浊内盛者，酌加法半夏、川贝母、全瓜蒌、制南星、石菖蒲等；肝郁脾虚者，酌加柴胡、白芍、茯苓、白术、炒麦芽、谷芽、黄精、紫苏叶、薄荷等；肝经实热者，酌加虎杖、龙胆草、栀子、黄芩、车前子(包煎)、泽泻等；津亏热结者，酌加玄参、天花粉、麦冬、女贞子、生地黄等；肝郁血瘀者，酌加延胡索、广虫、丹参、鳖甲、全蝎等；周身瘙痒者，酌加刺蒺藜、白鲜皮、蝉蜕、白僵蚕、鸡血藤等；局部红肿热痛者，酌加蒲公英、金银花、野菊花、板蓝根、白花舌蛇草、知母等。上方甲片、丝瓜络、核桃壳先用 150 毫升水煎煮 15 分钟后加入海藻、山楂、茜草根、莪术、夏枯草、香附、天葵子、拔葜，加水覆盖药物为度；以武火煮沸后，入鲜柑子叶，再用文火煮 15 分钟，将药液滤出。每日 1 剂，分 2 次煎服，连服 15 日为 1 个疗程。孟丹石以上方结合西药治疗 34 例男性乳房增生肥大患者。结果：痊愈 24 例，好转 6 例，无效 4 例。[2]

10. 柴胡疏肝散加减　柴胡 10 克、白芍 10 克、枳壳 10 克、郁金 10 克、台乌药 10 克、丝瓜络 10 克、香附 6 克、川芎 6 克、陈皮 6 克、甘草 6 克、青皮 6 克。每日 1 剂，水煎服。随症加减：肿块有触痛者，加三棱 10 克、莪术 10 克。疏肝解郁，行气活血。汤承全以上方加减治疗 1 例男子乳房发育症患者，服药 35 剂后，获痊愈。[3]

11. 中药方 4　柴胡 6 克、郁金 10 克、川楝子 10 克、白术 10 克、瓜蒌皮 10 克、法半夏 10 克、香橼皮 10 克、黄芩 10 克、夏枯草 10 克、青皮 8 克、陈皮 8 克、栀子 8 克、石菖蒲 8 克。每日 1 剂，水煎 2 次，分 2 次温服。沈光等以上方治疗 1 例单侧乳房发育症患者，获痊愈。[4]

12. 自拟方　香附 12 克、瓜蒌 12 克、菟丝子 12 克、柴胡 10 克、青皮 10 克、陈皮 10 克、当归 10 克、赤芍 10 克、浙贝母 10 克、三棱 10 克、莪术 10 克、白芥子 10 克、法半夏 10 克、杜仲 15 克。每日 1 剂，水煎服。病情好转后，可加大中药剂量，蜜水泛丸，巩固疗效。盛德甫等以上方治疗 60 例男子乳癖患者。结果：服药 5 剂后即见效，病程最短 12 日，最长 2 个月，均获不同程度的效果。[5]

13. 血府逐瘀汤　当归、牛膝、红花、生地黄、桃仁、枳壳、赤芍、柴胡、甘草、桔梗、川芎。每日 1 剂，水煎 2 次，分 2 次服。罗国章用上方治疗 1 例男性乳房发育症患者。结果：3 剂获效，守原方 3 剂巩固疗效，随访 7 年未复发。[6]

中　成　药

1. 逍遥丸　组成：柴胡、白芍、当归、白术、茯苓、薄荷、甘草、生姜。用法用量：制成丸剂，每日 3 次，每次 9 克(100～110 粒)，饭后温开水送服。3 个月为 1 个疗程。临床应用：谢昭安等

① 刘成,等.浙江中医杂志,1989(1);18.
② 孟丹石.新中医,1989(2);25.
③ 汤承全.老年男子乳房发育症[J].湖南中医杂志,1988(4);30.
④ 沈光,等.男性乳房病验案 2 则[J].浙江中医杂志,1988(6);2743.
⑤ 盛德甫,等.浙江中医杂志,1988(11);4933.
⑥ 罗国章.北京中医杂志,1985(4);62.

以上方治疗 35 例男子乳房发育症患者,治愈率为 89%。[1]

2. 逍遥丸和黑归脾丸 功效:疏肝解郁,气血双调,益气补血,健脾养心。用法用量:同服,每日 2 次,成人每次各 10 克,儿童每次各 6 克,开水送服。临床应用:朱加客以上法治疗 20 例乳房异常发育症患者。结果:均获痊愈,乳房结核全部消散。[2]

① 谢昭安,等.逍遥丸治疗男子乳房发育症 35 例[J].中西医结合杂志,1988(2):86.
② 朱加客.浙江中医杂志,1987(2):160.

甲状腺疾病

单纯性甲状腺肿

概　述

甲状腺肿是指良性甲状腺上皮细胞增生形成的甲状腺肿大。单纯性甲状腺肿也称为非毒性甲状腺肿，是指非炎症和非肿瘤原因，不伴有临床甲状腺功能异常的甲状腺肿。单纯性甲状腺肿患者约占人群的5%，女性发病率是男性的3~5倍。如果一个地区儿童中甲状腺肿的患病率超过10%，称之为地方性甲状腺肿。临床表现为甲状腺常呈现轻、中度肿大，表面光滑，质地较软。重度肿大的甲状腺可引起压迫症状，出现咳嗽、气促、吞咽困难或声音嘶哑等。胸骨后甲状腺肿可使头部、颈部和上肢静脉回流受阻。除有压迫症状者可手术治疗外，甲状腺肿本身一般不需要治疗，主要是改善碘营养状态。食盐加碘是目前国际上公认的预防碘缺乏病的有效措施。

本病属中医"气瘿"范畴。俗称"大脖子病"。隋代《诸病源候论》载："瘿者由忧患气急所生，亦有饮沙水，沙随气入于脉中，搏颈下而成之……"又云"诸山水黑土中出泉水者，不可久居，常饮食令人作瘿病，动气增患"。《吕氏春秋》曰："轻水所于瘿人。"综各家所述，气瘿的形成，外因平素饮水或食物中含碘不足，内因情志不畅，忧怒无节，气化失调，升降失司，营运阻塞，此外，产后肾气亏虚，外邪乘虚而入，导致气滞痰凝结于颈部而生此病。

辨　证　施　治

1. 谭双分5型

（1）气郁痰凝　症见颈粗瘿肿，精神抑郁或急躁易怒，胸闷心烦，饮食减少，或恶心嗳气，大便溏泄；舌苔白腻，脉弦或弦滑。此型常见于本病早期。

（2）肝火亢盛　症见颈前轻度或中度肿大，柔软光滑无结节；心烦易怒，恶热自汗，面部烘热，口苦口干，食欲亢进，目突，手抖，大便量多；舌质红，苔黄燥，脉弦数。

（3）心肝阴虚　症见颈前肿块或大或小，质软光滑；心悸不宁，心烦少寐，目眩手颤，易饥能食，消瘦，口咽干燥；舌质红，苔薄黄或少苔，或无苔，脉细数。

（4）心肾阴虚　症见颈前肿大，目突手颤，口干目涩，心悸心慌，消谷善饥；女子月经不调或闭经，男子阳痿，性欲减退，腰膝无力；舌红，无苔或少苔，脉沉细数。

（5）脾肾阳虚　此型少见，常见于高年龄患者，表现为瘿肿质软，表情淡漠甚或神呆，神疲乏力，畏寒肢冷，纳差，腹胀便溏，头晕目眩，腰膝酸软，或面浮足肿；舌边有齿印，苔薄白或薄腻，脉沉细弱或沉迟。

临床观察：谭双等用上法辨证治疗单纯性甲状腺肿患者，疗效满意。[①]

2. 陈红风分2证

（1）肝郁痰凝证　症见颈部弥漫性肿大或伴有结节，随喜怒消长，颈部憋闷，急躁易怒，善太息；舌淡红苔薄白，脉弦或滑。治宜疏肝解郁、理气化痰、软坚散结。方用四海舒郁丸加减：海藻、海带、昆布、海螵蛸、海蛤壳、木香、陈皮、郁金、夏枯草、半夏、白芥子等。随症加减：气短、便溏者，加黄芪、党参、白术、茯苓等益气健脾；有结节者，

① 谭双. 符晓敏教授治疗甲状腺机能亢进症的经验[J]. 中医临床研究，2015，7(28)：20-21.

加莪术、山慈菇、黄药子等活血散结。

（2）肝郁肾虚证　症见颈部肿块皮质软，伴有腰酸头晕，神疲乏力，月经不调；舌质淡脉沉细。治宜疏肝补肾、调摄冲任。方用四海舒郁丸合右归饮加减：海藻、昆布、木香、陈皮、夏枯草、土贝母、菟丝子、山茱萸、当归、鹿角胶等。[1]

3. 肝郁气滞证　症见颈前弥漫性肿大，边缘不清，皮色如常，质地柔软，按之不痛，肿块随吞咽动作而上下移动，有时能随喜怒而消长；舌质淡红，舌苔薄，脉弦。治宜疏肝解郁、理气消肿。方用四海疏郁丸加减：柴胡、木香、陈皮、制香附、昆布、海藻、海带、海螵蛸、海蛤壳、黄药子等。[2]

4. 张忠会分3型

（1）肝气郁积　治宜疏肝理气、化痰消积，稍佐清火。方用小柴胡汤加减。

（2）肝火内动　治宜平肝息风、清泄肝火，佐以和血养阴。方用珍珠母汤加减。

（3）肝肾阴亏，气阴两虚　治宜双补气阴、滋补肝肾。方用生脉散加味。

临床观察：张忠会用上法辨证治疗单纯性甲状腺肿患者，疗效满意。[3]

经 验 方

1. 柴夏牡蛎汤　柴胡15克、夏枯草30克、牡蛎50克、陈皮15克、半夏15克、木香10克、白芥子15克、郁金25克、莪术25克、连翘20克、白芍15克、皂角刺10克。李彩霞将68例良性单纯性甲状腺结节患者随机分为治疗组和对照组各34例。治疗组予柴夏牡蛎汤口服，对照组予夏枯草颗粒口服，同时配合基础治疗，共治疗3个月。结果：与对照组相比，治疗组能显著缩小良性单纯性甲状腺结节患者的结节大小及改善中医证候。[4]

2. 参麦夏贝汤　党参、麦冬、五味子、夏枯草、浙贝母、栀子、半枝莲、淮山药、法半夏、白蒺藜、甘草。刘有宏将60例单纯性甲状腺肿患者随机分为治疗组和对照组各30例。对照组予西医常规治疗，治疗组在此基础上加用参麦夏贝汤口服。结果：治疗组在中医证候方面，可明显改善临床症状；在西医指标方面，能稳定心率、增加体重、改善甲状腺激素水平、缓解甲状腺肿大的情况，并且无肝肾功能损害。两组比较差异有统计学意义（$P<0.05$）。[5]

单 方

斗米虫　组成：斗米虫。用法用量：烘干研末吞服，或用菜叶包裹活吞效果更好，每日1条；10日后加斗米虫2条为1个疗程。一般连续治疗4～6个疗程。临床应用：葛孝甫用中药加本单方治疗5例单纯性甲状腺肿患者。结果：3例痊愈，2例肿块明显缩小，有效率为100％。[6]

中 成 药

小金丸　组成：麝香、草乌、乳香、没药、木鳖子、五灵脂、当归、地龙等。功效：散结消肿，化瘀止痛。用法用量：每次1.2～1.8克，每日2次。还可选用夏枯草制剂口服。[7]

① 陈红风.中医外科学[M].北京：人民卫生出版社,2012,147－148.
② 陆德铭,等.实用中医外科学[M].2版.上海：上海科学技术出版社,2010,179－181.
③ 张忠会.中医药治疗甲亢的临床进展[J].河南中医,1994(2)：119－122.
④ 李彩霞.柴夏牡蛎汤治疗良性单纯性甲状腺结节（气郁痰阻型）的临床疗效观察[D].哈尔滨：黑龙江中医药大学,2017.
⑤ 刘有宏.参麦夏贝汤治疗桥本甲亢气阴两虚、肝火痰凝证临床研究[D].南京中医药大学,2015.
⑥ 葛孝甫.中药加单方治疗单纯性甲状腺肿5例体会[J].中国乡村医药,1999(2)：3－5.
⑦ 陈红风.中医外科学[M].北京：人民卫生出版社,2012,147－148.

甲状腺结节

概　述

甲状腺结节是临床常见疾病。流行病学调查显示，一般人群中通过触诊的检出率为3%～7%，借助高清晰超声的检出率为20%～67%，女性和老年人群更为多见。5%～15%的甲状腺结节为甲状腺癌，受年龄、性别、放射线接触史、家族史和其他因素影响。甲状腺结节的评估重点是鉴别其良恶性。

良性甲状腺结节的主要病因：良性腺瘤，局灶性甲状腺炎，多结节性甲状腺肿，甲状腺、甲状旁腺囊肿或甲状腺舌管囊肿，单叶甲状腺发育不全导致对侧叶增生，手术后或[131]I治疗后甲状腺残余组织的瘢痕和增生等。绝大部分的甲状腺结节并无临床症状。体格检查集中于甲状腺和颈部淋巴结。

良性的甲状腺结节相当于中医"肉瘿"范畴。肉瘿是发生于结喉正中附近的半球形肿块，能随吞咽动作而上下移动的良性肿瘤。临床特点是颈前结喉一侧或双侧无痛性肿块，柔韧而圆，如肉如团，触之随吞咽动作上下移动，生长缓慢。本病多发于中青年人，女性多于男性。本病约占甲状腺疾病的60%，有一定的恶变可能。肉瘿病名首见于宋代《三因极一病证方论》，明代《外科正宗》有"皮肉不变曰肉瘿"的记载。中医认为肉瘿的病因为忧思郁怒，气滞、痰浊、瘀血凝结而成。因情志抑郁，肝失调达，遂使肝旺气滞，肝旺侮土，脾失健运，饮食入胃，不能化生精微，痰浊内蕴，气郁痰浊随经络而行，留注于任督之脉所辖之结喉部位，气血为之壅滞，积久聚而成形，乃成肉瘿。

辨　证　施　治

1. 陈红风分2证

（1）气滞痰凝证　颈部一侧或两侧圆形或卵圆形肿块，质稍硬或软，随吞咽上下移动；舌苔薄腻，脉弦滑。治宜理气解郁、化痰软坚。方用海藻玉壶汤加减：海藻、陈皮、贝母、连翘、昆布、半夏、青皮、川芎、当归、海带、夏枯草、黄药子、三棱、莪术等。

（2）气阴两虚证　颈部肿块柔韧，随吞咽上下移动；常伴急躁易怒，怕热，易汗，心悸，失眠多梦，乏力，消瘦，手部震颤；舌红，苔黄，脉弦或弦细数。治宜益气养阴、软坚散结。方用生脉散合海藻玉壶汤加减：党参、麦冬、五味子、玄参、贝母、牡蛎、白芍、当归、陈皮、龟甲、鳖甲、莪术。随症加减：失眠，加茯神、珍珠母等镇心安神；急躁、手抖，加生石决明、钩藤等平肝息风。[①]

2. 陆德铭等分2证

（1）肝郁痰凝证　颈前结喉一侧或两侧无痛性肿块，质地柔软，随吞咽动作上下移动；一般无明显全身症状，舌苔薄腻，脉弦。治宜疏肝解郁、化痰散结。方用海藻玉壶汤加减：柴胡、白芍、茯苓、半夏、陈皮、木香、香附、夏枯草、海藻、昆布、海浮石、象贝母、牡蛎、山慈菇、黄药子等。随症加减：因出血而肿块迅速增大者，加赤芍、丹参；胸闷不舒，性情急躁，呼吸困难，声音嘶哑，加制香附、川楝子、郁金、桔梗等；易汗，心悸脉数，加生地黄、麦冬、五味子、党参、柏子仁等；性情急躁，眼球

① 陈红风.中医外科学[M].北京：人民卫生出版社，2012：147－148.

突出,手部震颤,加白芍、生石决明、钩藤、白蒺藜、桑椹;能食善饥,加知母、生石膏、黄芩;消瘦、乏力、脱发,加党参、黄芪、白术、山药、丹参;月经不调,加熟地黄、首乌、菟丝子、肉苁蓉、益母草。

(2) 痰凝血瘀证 颈前肿块,质地坚韧,随吞咽动作上下移动;一般无明显全身症状,舌苔薄,舌质暗红有瘀斑,脉细涩。治宜疏肝活血、化痰散结。方用海藻玉壶汤合桃红四物汤加减:柴胡、当归、赤芍、丹参、三棱、莪术、桃仁、红花、香附、昆布、海藻、海浮石、象贝母、牡蛎、山慈菇、黄药子等。①

3. 张颖分 2 型

(1) 脾虚痰凝型 性情躁忿,消瘦多食,怕热,容易出汗,少寐,胸闷,善叹息,舌红薄白或薄黄苔,弦细或细数脉。治宜健脾化痰、软坚散结。药用陈皮 8 克、姜半夏 8 克、胆南星 8 克、党参 10 克、焦白术 10 克、白芥子 10 克、冰球子 10 克、茯苓 15 克、丹参 20 克、牡蛎 25 克。

(2) 气阴两亏型 颈前结节,心跳快,心慌,气短,容易感到疲倦,汗多,胃口不好,经常腹泻,大便稀,舌苔薄白。治宜益气养阴、软坚散结。药用生甘草 5 克、山慈菇 8 克、太子参 10 克、生地黄 10 克、夏枯草 10 克、连翘 10 克、赤芍 10 克、玄参 15 克、昆布 15 克、牡蛎 30 克、珍珠母 30 克。

临床观察:张颖采用上法辨证治疗 60 例甲状腺腺瘤囊性变患者,疗效满意。②

4. 刘邦民等分 4 型

(1) 气滞痰凝型 症见颈部肿块,质地坚韧,表面光滑,局部胀闷不适,情志偶有不舒,兼之平素多痰,肿块能随吞咽而动,舌淡红苔薄白,脉弦滑。治宜疏肝行气、化痰散结。方用四逆散合二陈汤加减:柴胡、白芍、枳实(枳壳)、陈皮、香附、郁金、法半夏、茯苓、夏枯草、白芥子、淡昆布、淡海藻、山慈菇、合欢皮、甘草。实者用枳实,虚者用枳壳,且用量最多 6 克。随症加减:月经不调,加鹿角片、菟丝子、益母草。

(2) 肝阳上亢型 症见颈部肿块,伴有心烦易怒、失眠多梦、口干口苦、食欲亢进等症状,舌质红苔黄,脉弦数。治宜疏肝泻火、化痰散结。方用丹栀逍遥散合二陈汤加减:柴胡、白芍、牡丹皮、栀子、白术、茯苓、法半夏、陈皮、合欢皮、杭菊花、黄芩、淡海藻、淡昆布、甘草。随症加减:心悸易汗,加茯神、玉竹、酸枣仁;消谷善饥,加石膏、知母。

(3) 气滞夹瘀型 症见发病日久,肿块中等硬度,情志不畅,舌边有瘀点,脉弦涩。治宜疏肝行气、活血散结。方用逍遥蒌贝散加减:柴胡、白芍、当归、茯苓、玄参、白术、瓜蒌、浙贝母、法半夏、胆南星(先煎 15 分钟)、生牡蛎、山慈菇、淡海藻、淡昆布、白芥子、生黄芪。

(4) 血瘀毒聚型 症见肿块日久,中等硬度,活动,表面欠光滑或触之有结节,舌质淡红,苔薄白,脉弦涩。治宜活血化瘀、解毒散结。方用海藻玉壶汤加减:淡海藻、淡昆布、陈皮、浙贝母、玄参、生牡蛎、法半夏、炒青皮、川芎、当归、连翘、桃仁、红花、生黄芪。

临床观察:刘邦民等采用上法辨证治疗甲状腺腺瘤患者,疗效满意。③

经 验 方

1. 活血消肿散结汤 黄芪 20 克、夏枯草 20 克、半夏 15 克、厚朴 20 克、枳壳 15 克、浙贝母 15 克、连翘 15 克、青皮 15 克、陈皮 15 克、牡蛎 15 克、郁金 15 克、莪术 10 克、三七 10 克、甘草 6 克。每日 1 剂,水煎服。焦国平等将 104 例结节性甲状腺肿患者随机分为对照组和治疗组各 52 例。对照组单纯予左甲腺素钠片治疗,治疗组在对照组基础上加用活血消肿散结汤。结果:治疗组患者的总有效率为 90.38%,明显高于对照组的 73.08%,两组比较差异有统计学意义($P < 0.05$)。④

① 陆德铭,等.实用中医外科学[M].2 版.上海:上海科学技术出版社,2010:179-181.
② 张颖.中医辨证分型治疗甲状腺腺瘤囊性变的激素水平及疗效研究[J].世界中西医结合杂志,2016,11(4):531-533,543.
③ 刘邦民,等.艾儒棣教授治疗甲状腺腺瘤经验[J].四川中医,2006(12):7-8.
④ 焦国平,焦计凯.活血消肿散结汤联合左甲腺素钠片治疗结节性甲状腺肿的疗效观察[J].湖南中医药大学学报,2019,39(2):270-273.

2. 夏陈散结饮　夏枯草颗粒 20 克、陈皮颗粒 15 克、党参颗粒 15 克、柴胡颗粒 10 克。晏和国将 60 例良性甲状腺结节患者随机分为治疗组和对照组各 30 例。对照组不予特殊治疗,治疗组予夏陈散结饮配方颗粒,开水冲服 200 毫升,每日 1 剂,早晚各温服 1 次,观察 12 周。结果:甲状腺结节缩小方面,治疗组总有效率为 82.14%,对照组总有效率为 15.38%,两组总有效率比较存在明显差异($P<0.01$);中医证候积分疗效判定,治疗组总有效率为 75%,对照组总有效率为 15.38%,两组总有效率比较存在明显差异($P<0.01$);治疗后组间甲状腺结节恶化高危因素积分比较,治疗组积分明显低于对照组,差异有统计学意义($P<0.05$)。[1]

3. 内消连翘丸　连翘、射干、天花粉、黄芪、白芍、桃仁、夏枯草、沙参、泽兰、漏芦等。每次 6 克,每日 2 次,连续服用 3 个月。范建雷将 60 例甲状腺腺瘤患者随机分为治疗组 40 例和对照组 20 例。对照组予海藻玉壶汤(海藻 10 克、昆布 10 克、海带 10 克、陈皮 12 克、青皮 12 克、当归 12 克、半夏 12 克、独活 12 克、连翘 20 克、浙贝母 20 克、炙甘草 10 克。水煎服,每日 1 剂,分 2 次口服,连续服用 3 个月)。治疗组予内消连翘丸治疗,3 个月后评价疗效。结果:治疗组显效率为 55%,对照组显效率为 25%,治疗组明显高于对照组($P<0.01$)。[2]

4. 化痰散结消瘿方　郁金 10 克、柴胡 6 克、香附 10 克、青皮 6 克、海藻 10 克、牡蛎 20 克、夏枯草 10 克、半夏 10 克、昆布 10 克。李国辉等将 68 例甲状腺腺瘤患者随机分为治疗组 38 例和对照组 30 例。对照组予西药左甲状腺素钠片每日 100 微克治疗,治疗组予化痰散结消瘿方治疗。以 1 个月为 1 个疗程,连续观察 2～3 个疗程。结果:治疗组总有效率为 92.1%,对照组总有效率为 60.0%,两组比较治疗组疗效明显优于对照组($P<0.01$)。[3]

5. 化瘤汤　青皮、海藻、山慈菇、浙贝母、三棱、莪术、煅牡蛎、白花蛇舌草。蒋红玉等将 63 例甲状腺囊肿患者随机分为治疗组 33 例和对照组 30 例。对照组予内服甲状腺素片,治疗组内服化瘤汤及局部外敷化瘤膏。结果:总有效率治疗组为 93.9%,对照组为 60.0%,两组比较差异有统计学意义($P<0.01$)。[4]

中 成 药

1. 夏枯草颗粒　组成:主要成分夏枯草。夏枯草颗粒是以夏枯草为主要成分的中成药,夏枯草是历代治疗瘿病的要药,味辛苦,性寒。功效:散结消肿,清热解毒,凉肝明目。《中华本草》谓其"清痰火,散郁结,舒畅气机",适用于痰火蕴结、肝胆气郁之瘿瘤、瘰疬、甲状腺肿大、淋巴结结核等病。马淑芳将 53 例单纯性甲状腺结节患者随机分为试验组 27 例和对照组 26 例。试验组按要求服用消瘿散结方颗粒(柴胡 6 克、白术 10 克、茯苓 10 克、当归 10 克、赤芍 10 克、郁金 10 克、麦芽 12 克、丹参 10 克、浙贝母 10 克、全瓜蒌 15 克、夏枯草 6 克、玄参 15 克),对照组选用夏枯草颗粒,两组的观察周期均为 3 个月。结果:总有效率试验组为 88.89%,对照组为 59.26%,两组比较差异具有统计学意义($P<0.01$)。[5]

2. 逍遥丸　组成:柴胡、白芍、当归、白术、茯苓、薄荷、炙甘草等。功效主治:疏肝解郁,清热调经;适用于甲状腺结节兼见肝郁化火型,临床表现为急躁易怒,全身烘热,口苦口干,纳食不馨,大便黏腻或者干结,排便不畅,女子可见经前乳房胀痛、发热、经期小腹胀痛等。[6]

3. 小金丸　组成:麝香、草乌、乳香、没药、木鳖子、五灵脂、当归、地龙等。功效主治:散结消肿,化瘀止痛;适用于甲状腺结节。[7]

4. 通络散结丸　组成:柴胡、郁金、海藻、昆

① 晏和国.夏陈散结饮治疗良性甲状腺结节疗效评价的临床研究[D].昆明:云南中医学院,2018.
② 范建雷.内消连翘丸治疗甲状腺腺瘤疗效观察[J].北京中医药,2011,30(8):615-617.
③ 李国辉,等.化痰散结消瘿方治疗甲状腺腺瘤 38 例临床观察[J].辽宁中医杂志,2010,37(10):1985-1987.
④ 蒋红玉,等.化瘤汤加局部外敷治疗甲状腺囊肿 33 例[J].湖南中医学院学报,2003(6):50-51.
⑤～⑦ 马淑芳.消瘿散结方治疗良性单纯性甲状腺结节阴虚痰火瘀结证的临床研究[D].北京:北京中医药大学,2019.

布、丹参、川芎等。功效主治：疏肝解郁，化痰散结，理气通络，调理冲任；适用于甲状腺结节。[1]

5. 消瘰丸　组成：牡蛎、玄参、浙贝母、夏枯草、海藻、昆布、党参、鳖甲、连翘、山茱萸等。功效主治：清热养阴，化痰散结；适用于甲状腺结节肝肾亏虚，痰火上炎，痰火内炽证，临床表现可见颈前肿块，质地较硬，舌红有裂纹，苔薄黄，脉弦数，或者弦细数。[2]

———————
①~②　马淑芳.消瘿散结方治疗良性单纯性甲状腺结节阴虚痰火瘀结证的临床研究[D].北京：北京中医药大学,2019.

慢性淋巴细胞性甲状腺炎

概　　述

慢性淋巴细胞性甲状腺炎又称桥本甲状腺炎，是一种以自身甲状腺组织为抗原的慢性自身免疫性疾病，以淋巴细胞等浸润甲状腺组织为主要病理表现，为临床中最常见的甲状腺炎症。慢性淋巴细胞性甲状腺炎多见于中年人，但任何年龄组均可累及。女性发病率显著高于男性，好发年龄为40～50岁。起病隐匿而缓慢，常在无意间发现甲状腺肿大，中等大小，少数患者可有局部不适甚至疼痛，易与亚急性甲状腺炎混淆。甲状腺肿大多呈对称性，伴有锥体叶的肿大，腺体表面可呈分叶状，质坚韧如橡皮，甲状腺功能多正常，但有的患者可伴有甲亢，见于年轻患者，称为桥本甲亢，后期可出现甲减症，少数呈黏液性水肿。该病早期甲状腺细胞被淋巴细胞入侵破坏出现一过性甲亢，随着甲状腺细胞的破坏加重，甲状腺细胞的储备功能降低，后期出现甲减。

根据其临床特点，可归属于中医"瘿病""虚劳"等范畴。关于慢性淋巴细胞性甲状腺炎的病因病机，古代医籍对此早有相关论述。如《吕氏春秋》中"轻水所，多秃与瘿人"，《诸病源候论》指出"瘿者，由忧恚气结所生"，"诸山水黑土中，出泉流者……常食令人作瘿病，动气增患"等说明本病的发病与饮食、水土失宜、情志等因素相关。《严氏济生方》曰："夫瘿瘤者，多由喜怒不节，忧思过度……气凝血滞，为瘿为瘤"提出瘿病"气血凝滞"的病机。《古今医统大全·瘿瘤候》中"瘿瘤之病，乃足阳明之经与任脉二经气血凝滞……倘喜怒不节，忧思过度，调摄失宜，以致气滞血凝，而成瘿瘤"则从经络气血循行理论深入阐述

本病乃气血凝滞所致。《外科正宗·瘿瘤论》云"夫人生瘿瘤之症……乃五脏瘀血、浊气、痰滞而成"，指出瘿病的基本病机是气滞、痰凝、血瘀壅结颈前。《圣济总录·瘿瘤门》亦载"妇人多有之，缘忧郁有甚于男子也"，女子以肝为先天，经、带、胎、产、乳等生理特征"数脱其血"，肝血不足，气血生化乏源，肝失所养，易出现肝气郁滞，气血运行不畅，脾失健运，聚生痰湿，故女子较男子更易患此病。

辨　证　施　治

1. 王高元等分3期

（1）早期　主要病机为肝郁火旺，瘀热伤阴。治宜清热养阴、理气和血。方用清肝泻心汤：黄芩10克、夏枯草20克、赤芍15克、生地黄10克、牡丹皮10克、茯苓10克、白芍10克、麦冬10克、五味子10克、玉竹10克、灵芝15克、夜交藤20克、甘草5克。

（2）中期　属气滞血瘀、痰瘀互结证。治宜行气活血、化痰散结。方用桃红四物汤合二陈汤：桃仁10克、红花10克、当归10克、赤芍10克、川芎10克、法半夏15克、茯苓10克、陈皮6克、山慈菇15克、麻黄10克、夏枯草20克、汉防己10克、三棱10克、莪术10克、甘草5克。

（3）后期　多有甲减症状，为脾肾阳虚、痰瘀互结证。治宜温肾健脾、化痰祛瘀。方用扶正消瘿方：炙麻黄10克、鹿角片10克、熟地黄15克、干姜10克、制附子10克、汉防己10克、桃仁10克、雷公藤10克、法半夏10克、夏枯草10克、白芥子10克、茯苓10克、陈皮6克、丹参15克、党参10克、甘草5克。

临床观察：王高元等用上述辨证治疗桥本甲状腺炎患者，疗效满意。[1]

2. 陆德铭等分7证

(1) 肝郁气滞证　症见性情躁忿，消瘦多食，怕热，容易出汗，少寐，胸闷，善叹息，舌红薄白或薄黄苔，脉弦细或细数。治宜疏肝理气、消瘿散结。方用四海舒郁丸合消瘿丸：青木香、陈皮、海蛤粉、海带、海藻、昆布、海螵蛸、浙贝母、桔梗、夏枯草等。

(2) 肝郁脾虚证　症见颈部胀闷、精神抑郁、食少纳呆，善太息，倦怠乏力，腹部胀满，大便时干时稀与情绪变化有关系，舌淡红，舌体胖大有齿痕，苔薄白，脉弦或细或濡。治宜健脾疏肝、化痰消瘿。方用逍遥散加减：当归、茯苓、白芍、白术、柴胡等。

(3) 血瘀痰凝证　颈前结块肿大，质韧或硬、时刺痛、固定不移，渴不欲饮，咯痰不爽或痰中夹有血块，面色萎黄，胸闷，纳呆，舌暗或有斑点或紫，苔白腻或薄白，脉滑或涩或弦。治宜健脾化痰、活血化瘀。方用桃红四物汤合二陈汤加减：桃仁、红花、赤芍、川芎、当归、熟地黄、陈皮、半夏等。

(4) 气郁痰阻证　症见肢体浮肿，少气懒言，动作迟缓，精神萎靡，昏昏欲睡，或有肢体酸痛不适，舌体胖，苔白薄腻，脉沉或滑。治宜疏肝理气、化痰散结。方用柴胡疏肝散合四海舒郁丸加减：柴胡、赤芍、香附、郁金、川芎、黄芩、当归、栀子、牡丹皮等。

(5) 阴虚内热证　症见颈前肿大，耳鸣健忘，头晕目眩，口燥咽干，烦热易怒，腰膝酸软，多汗，手指震颤，多食消瘦，失眠多梦，舌红，少苔或苔薄黄，脉弦数或细弦。治宜养阴清热、软坚散结。方用杞菊地黄丸：枸杞子、菊花、熟地黄、山茱萸、山药、泽泻、牡丹皮、茯苓等。

(6) 脾肾阳虚证　症见颈前肿大，腰膝酸软，畏寒怕冷，倦怠乏力，腹胀纳呆，记忆力减退，下肢浮肿，月经不调或阳痿，便溏或五更泻，小便清长，舌淡或胖，苔白，脉沉或弱或细。治宜温补脾肾、软坚散结。方用《金匮要略》肾气丸加软坚散结药：地黄、山药、山茱萸、茯苓、牡丹皮、泽泻、桂枝、附子、牛膝、车前子等。

(7) 气阴两虚证　症见颈前结块肿大，少气懒言，乏力，口干咽燥，自汗盗汗，耳鸣，眠差多梦，便秘，舌淡红或淡白，苔花剥或薄白，脉细或细数。治宜益气养阴。方用生脉散加减：生地黄、麦冬、五味子等。[2]

经 验 方

1. 消瘿合剂　黄芪、玄参、党参、夏枯草、浙贝母、炒白芍、北沙参、海浮石、土茯苓、白芥子、制香附。周绍荣等将100例桥本甲状腺炎患者随机分为治疗组和对照组各50例。治疗组每日早晚饭后服用消瘿合剂30毫升，对照组早晚饭后服用硒酵母片100微克。两组均连续治疗12周。结果：治疗组、对照组的总有效率分别为79.55%、33.33%，治疗组总有效率高于对照组，两组比较差异有统计学意义（$P<0.05$）。[3]

2. 卜献春经验方　黄芪、女贞子、太子参、生地黄、蒲公英、夏枯草、石斛、麦冬、茯苓、山药、甘草。益气养阴，清热散结。卜献春用上方治疗桥本甲状腺炎患者，疗效满意。[4]

3. 消瘿散结方　生黄芪、黄精、地黄、枸杞子、女贞子、墨旱莲、菟丝子、沙苑子、灵芝、麦冬、香附、八月札、贝母、白芥子、牡蛎。以补为主，标本兼顾，调补肝肾、扶助正气为根本，配合理气化痰、祛瘀软坚以消瘿散结。朱良争用上方治疗慢性淋巴细胞性甲状腺炎患者，疗效满意。[5]

4. 玄夏消瘿汤　玄参、夏枯草、青皮、陈皮、当归、川芎、半夏、桔梗、麦冬、牡丹皮。疏肝理气，软

① 王高元，费忠东，许芝银治疗桥本氏甲状腺炎的经验[J].江苏中医药，2015,47(10)：16-17.
② 陆德铭，等.实用中医外科学[M].2版.上海：上海科学技术出版社，2010：186-187.
③ 周绍荣，等.消瘿合剂治疗桥本甲状腺炎临床研究[J].山东中医杂志，2020,39(2)：153-156.
④ 肖莉，卜献春.卜献春治疗桥本甲状腺炎经验[J].湖南中医杂志，2019,35(1)：27-28.
⑤ 蔡浦玉，朱良争.朱良争治疗慢性淋巴细胞性甲状腺炎经验[J].上海中医药杂志，2014,48(7)：15-16,36.

坚散结,补脾益肾。马建用上方治疗桥本甲状腺炎患者,疗效满意。①

单　方

隔附子饼灸　组成:附子。用法用量:取穴分两组,膻中、中脘、关元,大椎、肾俞、命门。取穴方法参考全国中医院校针灸专业六版教材《经络输穴学》。采用隔附子饼灸,每个附子饼外径为1.8厘米,内径为1.3厘米,直径为3厘米,重为10克。两组穴位每次交替,轮流施灸。每次每穴3壮,每壮含纯艾绒2克,隔日治疗1次,共治疗1个月。临床应用:张育瑛等将100例桥本甲状腺炎患者随机分为对照组和治疗组各50例。对照组采用单纯药物治疗(每日晨起空腹口服左甲状腺素钠片25微克,每日1次,共治疗1个月)。治疗组采用隔附子饼灸配合药物治疗。结果:治疗后抗甲状腺过氧化物酶抗体(TPOAb)、抗甲状腺球蛋白抗体(TGAb)有效率治疗组分别为74.0%、90.0%,对照组分别为12.0%、28.0%,两组比较差异具有统计学意义($P<0.05$)。②

中 成 药

1. 百令胶囊　组成:蝙蝠蛾多毛孢真菌经采用微生物深层液体培养法精制而成的发酵虫草菌丝体制剂(杭州中美华东制药有限公司生产,0.2克/粒)。用法用量:口服,每次2粒,每日3次。临床应用:张玮将56例桥本氏甲状腺炎患者随机分为对照组和治疗组各28例。对照组仅予低碘饮食的生活方式干预,治疗组在此基础上给予百令胶囊。结果:治疗24周后,治疗组TGAb、TPOAb明显下降,与治疗前及对照组比较差异均有统计

学意义(均$P<0.01$)。③

2. 青黛膏　组成:靛玉红等。用法用量:颈前甲状腺投射区域局部外敷青黛膏治疗,疗程6个月。临床应用:张毅等将65例桥本甲状腺炎患者随机分为治疗组33例和对照组32例。两组甲状腺功能亢进、甲状腺功能减退者每日分别予甲巯咪唑片10毫克、左甲状腺素片25~50微克控制甲状腺功能,稳定2周后,治疗组在此基础上于颈前甲状腺投射区域局部外敷青黛膏治疗,疗程6个月。结果:治疗组能明显改善患者的中医证候,降低甲状腺自身免疫性抗体TPOAb、TGAb水平,与对照组相比差异具有统计学意义($P<0.05$)。④

3. 芪夏消瘿颗粒　组成:黄芪、玄参、炒白芍、生甘草、桔梗、夏枯草。临床应用:李玲等将60例桥本甲状腺肿患者随机分为对照组和治疗组各30例。对照组采用纯西药治疗,治疗组在中药治疗基础上联合耳穴埋豆法治疗。结果:治疗组总有效率为93.33%,对照组总有效率为63.33%,治疗组疗效优于对照组。⑤

4. 夏枯草胶囊　组成:夏枯草、红糖等(北京协和康友制药有限公司生产,国药准字Z19991033,0.35克/粒)。用法用量:每次2粒,每日2次,连续治疗2个月。临床应用:刘婧茹等将45例桥本甲状腺炎患者随机分为治疗组23例和对照组22例。对照组予口服左甲状腺素钠片(德国默克公司生产,50微克/片),开始剂量25~50微克,每日1次,根据甲状腺功能调整优甲乐剂量至甲状腺功能正常,维持服用。治疗组在对照组基础上口服夏枯草胶囊。结果:治疗组血清TPOAb、TGAb水平明显下降,且下降幅度优于对照组,治疗组Th17细胞百分率较治疗前显著下降,与对照组相比有显著性差异($P<0.01$)。⑥

① 刘明慧,马建,等.马建教授诊治桥本甲状腺炎经验总结[J].辽宁中医药大学学报,2014,16(1):193-194.
② 张育瑛,何金森,等.隔附子饼灸对桥本氏甲状腺炎血清特异抗体与甲状腺功能的相关性分析[J].上海针灸杂志,2013,32(1):25-27.
③ 张玮.百令胶囊对桥本氏甲状腺炎患者过氧化物酶抗体的影响[J].实用临床医学,2015,16(4):23-24.
④ 张毅,等.外用青黛治疗桥本甲状腺炎疗效及其对甲状腺自身免疫性抗体的影响[J].中国中医药信息杂志,2014,21(11):24-27.
⑤ 李玲,陈晓雯.耳穴埋豆法治疗桥本甲状腺肿30例[J].江西中医药大学学报,2013,25(2):37-39.
⑥ 刘婧茹,王清.夏枯草胶囊对桥本甲状腺炎患者自身抗体及Th17细胞的影响[J].中国老年学,2012,32(24):5413-5415.

5. 补元胶囊　组成：黄芪、党参、山药、熟地黄、当归、杜仲、山茱萸、枸杞子、炙甘草（补元胶囊由潍坊市中医院药剂科制剂中心按照严格制剂工艺加工而成，每粒含生药 0.5 克）。用法用量：每日 3 次，每次 2.5 克。临床应用：曹莹等将 40 例桥本甲状腺炎患者随机分为治疗组和对照组各 20 例。两组均予左甲状腺素钠片 50 微克口服，每日 1 次；治疗组另加服补元胶囊。结果：治疗组在症状改善程度、甲状腺激素水平疗效、抗体下降均优于对照组（均 $P < 0.05$）。[1]

① 曹莹，等.补元胶囊治疗桥本甲状腺炎（脾肾阳虚证）的临床观察[J].实用中医内科杂志，2011，25(3)：89-91.

亚急性甲状腺炎

概　　述

亚急性甲状腺炎(SAT)又称为肉芽肿性甲状腺炎、(假)巨细胞甲状腺炎、亚急性非化脓性甲状腺炎、移行性甲状腺炎、DeQuervain甲状腺炎、亚急性肉芽肿性甲状腺炎等,是一种自限性非化脓性甲状腺炎性疾病,病因与病毒感染有关,本病约占甲状腺疾病的5%,男女发生比例为1:6～1:3,以40～50岁女性最多见。

临床表现:(1)上呼吸道感染前驱症状,如不明原因发热,头痛,肌肉疼痛,咽喉疼痛,吞咽困难,倦怠疲劳等;(2)甲状腺区特征性疼痛;(3)甲状腺肿大;(4)甲状腺功能变化相关临床表现,即分为甲状腺毒症、甲减、甲功恢复三个阶段。

从中医角度来看,亚急性甲状腺炎之归属病名已形成统一共识,总体上认为该病可归属"瘿痈""瘿肿""瘿瘤""瘿痛""瘿毒""结喉痈",中医命名皆围绕其发病时颈前结节结块、疼痛为主要依据,其中《中医外科学》教材中将SAT替换为"瘿痈",但其临床不化脓的特点与"痈"的定义相违背,不能正确体现其病因病机。通过对"毒"的认识与中医疾病命名原则相结合,认为将亚急性甲状腺炎命名为中医的"瘿毒"更符合精准医学要求。

亚急性甲状腺炎病程较长,符合毒邪重浊胶黏的特点:本病起病前多有上呼吸道感染前驱症状,外感热毒;气机不畅会影响气血运行和水液代谢,而产生瘀血和痰浊,痰浊和瘀血阻碍气血津液运行,相互影响。外感热毒之邪入里与痰浊、瘀血相搏产生有形实邪,进一步影响局部气血运行和加重痰浊瘀血积聚,则出现甲状腺肿大和疼痛。

辨　证　施　治

1.段富津分3期

(1)早期　治宜疏风清热、理气散结。药用连翘、金银花、夏枯草、浙贝母、半夏、柴胡、黄芩、牡丹皮等。

(2)中期　治宜疏肝理气、化痰消瘿。药用柴胡、香附、郁金、赤芍、生牡蛎、浙贝母、半夏、夏枯草。

(3)后期　治宜理气活血、化痰消瘿。药用郁金、赤芍、生牡蛎、浙贝母、半夏、茯苓、海藻、昆布等。

临床观察:段富津采用上法辨证治疗亚急性甲状腺炎患者,疗效满意。①

2.陆德铭等分3证

(1)外感风热证　多由外感风温热毒引发,以实证为主,可兼有气虚的表现。外感风温邪毒位于卫分或渐入气分,病在上焦,以肺或肺胃为主。起病多急骤,见发热,甲状腺部可有疼痛和轻度肿大,疲乏无力和食欲不振等症状。治宜疏散风热、消肿止痛。方用银翘散或普济消毒饮加减:黄芩、黄连、牛蒡子、板蓝根、连翘、玄参、夏枯草、川贝母、桔梗、柴胡、僵蚕、升麻。

(2)肝郁热毒证　热毒入里,阻滞络脉,络气亏虚,血络循环障碍,津凝为痰,血滞为瘀,痰瘀郁积日久,化生热毒。临床可见甲状腺疼痛、压痛加重,肿大坚硬,常向颌下、耳后或颈部等处放射,伴

---

① 回雪颖,段富津,等.国医大师段富津教授治疗亚急性甲状腺炎验案[J].中医药学报,2018,46(3):62-64.

有面赤、心悸、低热多汗，情志抑郁或急躁易怒、健忘失眠，胁肋胀痛或窜痛等表现。治宜清肝活血、化瘀止痛。方用小柴胡汤合金铃子散加减：柴胡、半夏、人参、甘草、黄芩、生姜、大枣、川楝子、延胡索等。

（3）阳虚痰凝证　阳气亏虚，脏腑组织失于温煦濡养。临床可见甲状腺出现小结节，可反复发作，伴有神疲乏力、少气懒言、腹胀、便秘或腹泻、四肢不温等阳气不足症状。治宜温阳化痰、活血止痛。方用阳和汤加减：熟地黄、肉桂、白芥子、姜炭、生甘草、麻黄、鹿角胶等。①

经　验　方

1. 柴胡牛蒡汤　柴胡10克、牛蒡子12克、连翘12克、板蓝根15克、黄芩10克、玄参12克、蒲公英15克、金荞麦12克、夏枯草12克、赤芍10克、羌活6克、天花粉15克。随症加减：患者退热后，去天花粉、柴胡、黄芩；患者出现甲减时，加黄芪、法半夏、云茯苓；甲状腺结节疼痛时，加当归、陈皮、甲片。每日1剂，水煎服，每日2次，4周为1个疗程，连用2个疗程。张红玉将68例亚急性甲状腺炎患者随机分为对照组和治疗组各34例。对照组予泼尼松治疗，治疗组予柴胡牛蒡汤加减治疗。结果：治疗组总有效率为94.12%，明显高于对照组的79.41%，两组比较差异具有统计学意义（P<0.05）；治疗组不良反应发生率为8.82%，复发率为2.94%，均明显低于对照组的26.47%、26.47%，两组比较差异有统计学意义（P<0.05）。②

2. 消毒贴　金银花15克、野菊花12克、蒲公英12克、紫花地丁12克、紫背天葵12克。杨明丽等将68例亚急性甲状腺炎患者随机分为治疗组和对照组各34例。对照组予醋酸泼尼松片口服，治疗组予内服普济消毒饮配合外敷解毒贴（五味消毒饮）治疗。两组疗程均为2个月。结果：治

疗组的生化指标与对照组相比差异无统计学意义。随访一年后发现，治疗组的复发率为6.25%，明显低于对照组的37.5%。③

3. 亚甲方　白花蛇舌草30克、金银花9克、蒲公英30克、紫花地丁15克、赤芍15克、玄参15克、桃仁15克、炙鳖甲15克、青蒿30克。每日1剂，水煎服。黄洋等将70例亚急性甲状腺炎患者随机分为治疗组与对照组各35例。对照组予醋酸泼尼松片口服，每次10毫克，每日3次；治疗组予中药亚甲方口服。疗程为2个月。结果：治疗组治愈15例，显效9例，有效3例，无效3例，总有效率90%；对照组治愈3例，显效9例，有效10例，无效8例，总有效率73.33%。两组总有效率比较差异有统计学意义（P<0.05）。④

4. 解毒消瘿散　金银花25克、连翘20克、半边莲25克、黄连15克、夏枯草15克、半夏10克、山慈菇15克、浙贝母10克、柴胡10克、延胡索10克、乳香10克、没药10克。将药物共研成末，掺入黄酒，调成糊状贴敷于受试者颈部。韩笑等将60例亚急性甲状腺炎患者随机分为治疗组和对照组各30例。两组均予双氯芬酸二乙胺乳胶剂，每次3克，每日1次，外涂颈部。治疗组另加用解毒消瘿散外敷，每次15分钟，每日1次。两组均以4周为1个疗程，治疗1个疗程。结果：治疗组显效9例，有效19例，无效2例，有效率93.33%；对照组显效4例，有效20例，无效6例，有效率80.00%。两组有效率对比差异有统计学意义（P<0.05）。⑤

5. 夏枯草消瘿散　夏枯草、牛蒡子、三棱、香附、黄药子、牡蛎按3∶1∶1∶2∶1∶2的比例混合调制而成。周卫惠等将60例亚急性甲状腺炎患者随机分为治疗组和对照组各30例。对照组与治疗组均口服醋酸泼尼松片治疗，治疗组另加用夏枯草消瘿散外敷。结果：治疗组的总有效率为93.3%，明显高于对照组的66.7%，且疼痛缓解时间、甲状

① 陆德铭，等.实用中医外科学[M].2版.上海：上海科学技术出版社，2010：184-185.
② 张红玉.柴胡牛蒡汤加减治疗亚急性甲状腺炎34例临床观察[J].中国民族民间医药，2016，25(3)：62.
③ 杨明丽，等.普济消毒饮配合解毒贴治疗亚急性甲状腺炎临床观察[J].陕西中医，2015，36(12)：1629-1630.
④ 黄洋，李红.亚甲方治疗血热夹瘀型亚急性甲状腺炎临床随机对照研究[J].上海中医药杂志，2015，49(1)：51-54.
⑤ 韩笑，等.解毒消瘿散联合双氯芬酸二乙胺乳胶剂外敷治疗亚急性甲状腺炎30例[J].中医研究，2014，27(9)：18-19.

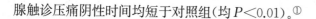

腺触诊压痛阴性时间均短于对照组(均 $P<0.01$)。[1]

中 成 药

金黄散　组成：大黄、黄柏、姜黄、白芷、天南星、天花粉等。用法用量：金黄散均匀外敷，层厚3～5毫米，范围超出肿块边缘2厘米，药膏上加盖塑料纸，塑料纸周围用宽胶布密封，以免药外漏，其上再用敷料覆盖，用胶布固定。每日更换1次，疗程1周。[2]

① 周卫惠,等.加用夏枯草消瘿散外敷治疗亚急性甲状腺炎疗效观察[J].广西中医药,2008(5)：15-16.
② 吕志杨.瘿消解毒汤联合如意金黄散外敷治疗亚急性甲状腺炎(热毒壅盛型)临床研究[D].武汉：湖北中医药大学,2021.

常见体表肿瘤

多发性脂肪瘤

概　述

脂肪瘤由分化良好的脂肪组织构成,多发生于皮下。瘤周有一层薄的结缔组织包囊,内有被结缔组织束分成叶状成群的正常脂肪细胞。有的脂肪瘤在结构上除大量脂肪组织外,还含有较多结缔组织或血管,即形成复杂的脂肪瘤。单个称为孤立型脂肪瘤,两个或两个以上的称为多发性脂肪瘤。多发性脂肪瘤的瘤体较小,直径约1厘米,确诊后一般不需处理,单发较大脂肪瘤宜行手术切除。临床上脂肪瘤可发于身体各部,好发于肩、背、腹、臀及前臂皮下。大小不一,边界清楚,皮色不变,生长缓慢,触之柔软,呈扁平团块状或分叶状,推之可移动,基底较广阔,一般无疼痛。多发者常见于四肢、胸或腹部,呈多个较小的圆形或卵圆形结节,质地较一般肉瘤略硬,压之轻度疼痛。

本病属中医"肉瘤"范畴。《外科正宗·瘿瘤论》云:"肉瘤者,软若绵,肿似馒,皮色不变,不紧不宽。"临床特点是瘤体质地柔软似棉,外观肿形似馒,用力可以压扁,推之可以移动,与皮肤无粘连,瘤体表面皮肤如常,亦无疼痛,生长缓慢。此病多因思虑过度或饮食劳倦伤脾,脾失运化,痰湿内生,脾气不行,痰气郁结,发为肉瘤;或郁怒伤肝,失于疏泄,木旺侮土,气痰阻滞,逆于肉理,乃生本病。

辨　证　施　治

1. 气郁痰凝证　肿块多为单个,少数为多发,大小不一,瘤体柔软如绵,推之可移动,皮色不变,生长缓慢,舌淡,苔白,脉滑。治宜理气健脾、化痰散结。方用化坚二陈丸合十全流气饮加减:陈皮、半夏、茯苓、僵蚕、黄连、甘草、乌药、川芎、当归、白芍、香附、青皮、木香、生姜、大枣。随症加减:心烦易怒、口干口苦者,加赤芍、牡丹皮、生地黄以清泻肝火。[①]

2. 林国通分4型

(1) 痰凝气聚型　以涤痰散结、行气导滞为基本治法。药用昆布20克、海藻20克、牡蛎18克、海浮石16克、玄参16克、贝母14克、白芥子14克、法半夏12克、桔梗12克、陈皮12克、甘草6克。每日1剂,水煎服,早晚温服。针灸处方:临床选用1.5寸毫针针刺双侧丰隆、合谷、肝俞、脾俞、肺俞,留针30分钟,治疗期间每隔10分钟行针1次,瘤块周围病变区域行散刺针法同时配合艾灸以加强刺激,或行点刺法不留针。

(2) 气滞血瘀型　以活血祛瘀、软坚散结为基本治法。药用生地黄18克、五灵脂16克、黄芪12克、桃仁12克、川芎12克、红花12克、怀牛膝12克、甲片10克。每日1剂,水煎服。针灸处方:选用适当长度的毫针针刺双侧血海、尺泽、三阴交、脾俞、胃俞及大椎,留针30分钟,每隔10分钟行针1次以加强刺激。

(3) 气虚郁结型　以疏肝散结、行气解郁为基本治法。药用香附16克、郁金16克、牡蛎16克、何首乌14克、柴胡10克、赤芍10克、青皮6克、甘草6克。每日1剂,水煎服。针灸处方:针刺三阴交、神门、阳陵泉、合谷、肝俞、期门,留针30分钟,可用皮肤针轻扣瘤块,或点刺不留针。

---

① 赵金凤,陈明岭,等.化坚二陈丸加味治疗皮肤病验案4则[J].长春中医药大学学报,2013,29(1):80-81.

（4）湿热蕴结型 以清热燥湿、行气宽中为基本治法。药用盐黄柏30克、生地黄20克、山慈菇20克、土茯苓16克、蒲公英16克、牛膝12克、桔梗12克、知母10克、泽泻10克。每日1剂，水煎服。针灸处方：分别用适当长度的毫针针刺足三里、合谷、关元、八髎、肾俞，以患者感到局部酸胀感为宜并留针30分钟。

临床观察：林国通采用上法辨证治疗40例脂肪瘤患者。结果：痊愈26例，显效8例，好转5例，无效1例，总有效率95%。①

经 验 方

1. 小针刀疗法结合注射器抽吸 先在瘤体局部消毒，将注射器抽取肿胀麻醉液先注射于瘤体正中，再向瘤体周围多个方向注射，接着在瘤体小范围内刺入小针刀，可反复数次但必须控制针刺深度，可在病变局部轻轻拍打5～10分钟，拔出针和注射器后立即在病变周围加压包扎3小时。卢临生等将115例脂肪瘤患者随机分为治疗组60例和对照组55例。治疗组采用小针刀疗法结合注射器抽吸，对照组予手术治疗。结果：2周后，治疗组瘤体局部皮下已无瘀斑硬结及疼痛感，瘤体组织已完全消失，后期随访未见任何不良反应及并发症；对照组手术后2周复查瘤体消失，局部有硬结，无疼痛，无感觉丧失，仅3例瘤体小且位于无张力皮肤松弛部位未见明显瘢痕，1例瘤体巨大

局部出现血肿，给予抽吸后加压包扎，痊愈。②

2. 祛脂化瘤汤 生牡蛎、蛇六谷、泽泻、决明子、茯苓、丹参、白术、香附。随症加减：痰湿偏盛者，加半夏、陈皮；肝郁气滞者，加柴胡、枳壳；湿热甚者，加黄芩、蒲公英；血瘀明显者，选用桃仁、红花。每日1剂，分2次温服，4周为1个疗程。史荣康用上方加减治疗16例脂肪瘤患者。结果：所有患者服药后复查1平方厘米以下的脂肪瘤组织全部消失，2平方厘米左右的基本消失，一部分显著缩小，且不易触及，服药期间均未发生不良反应。③

单 方

薏苡仁 组成：薏苡仁。用法用量：取薏苡仁50克煮粥食用。临床应用：成荣生用单药薏苡仁治疗1例皮下脂肪瘤患者，患者连续服药15日治愈，后随访2年未见复发。④

中 成 药

小金丹 组成：麝香、白胶香、木鳖子、草乌、地龙、乳香、没药、当归、五灵脂、墨炭等。《中华人民共和国药典》改为丸，或制成片剂。原用于"流注初起，及一切痰核、瘰疬、乳岩、横痃……"等证。临床应用：谢谋华等用小金丹临床治疗1例多发性脂肪瘤患者，患者服药1年多，多发性脂肪瘤消失，未有复发。⑤

① 林国通.中药加针灸治疗良性肿瘤40例的临床观察[J].福建中医药,1981,1(2)：28-30.
② 卢临生,等.小针刀疗法结合注射器抽吸治疗脂肪瘤60例[J].基层医学论坛,2015,19(32)：4542-4543.
③ 史荣康.祛脂化瘤汤治疗皮下脂肪瘤16例[J].浙江中医杂志,2006,41(4)：223.
④ 成荣生.薏苡仁治疗皮下脂肪瘤[J].中医杂志,2008,49(1)：59.
⑤ 谢谋华,路翠棉.小金丹临证新用[J].辽宁中医杂志,2009,36(5)：829.

皮样囊肿

概　述

皮样囊肿属先天性疾患，是一种错构瘤，常位于皮下，偶见于黏膜下或体内器官。囊肿位置不同，囊肿内可包含不同的成分，如牙齿、指甲和软骨样或骨样结构。本病发病年龄早，多见于婴儿。皮损为直径1～4厘米的皮下结节，其表面皮肤可活动，但基底常粘连固定，质较软，有波动或面团样感。一般增长缓慢。最常见部位为眼周。少见于成年人，但文献也有个别报道见于成年男性的骶尾部及阴囊。女性部分卵巢内的皮样囊肿易误诊为卵巢囊肿。是一种良性肿瘤。

本病属中医"瘤"范畴。本病的确诊以病理为准，常选择手术治疗，易误诊误治。

皮 脂 腺 囊 肿

概　述

皮脂腺囊肿主要由于皮脂腺排泄管阻塞，皮脂腺囊状上皮被逐渐增多的内容物膨胀所形成的潴留性囊肿。特点为缓慢增长的良性病变。可发生于任何年龄，但以青壮年多见，好发于头面、颈项和胸背部。皮脂腺囊肿突出于皮肤表面，一般无自觉症状，如继发感染时可有疼痛、化脓。

本病属中医"脂瘤""粉瘤"范畴。凡瘀血、浊气、痰滞停留于人体组织之中，聚而成形结成块物者称为瘤。本病随处可生，多发于皮肉筋骨之内。常发于头面、项背、臀部等处，小的似豆，大的如鸡蛋，生长缓慢，软而不硬，皮色淡红，推之可移动，顶端常有稍带黑色的小口，可挤压出有臭味的豆腐渣状物质。《外科证治全书·瘿瘤》载粉瘤"乃腠理津沫，偶有所滞，聚而不散渐成此瘤也，治宜针破挤出脂粉……然每有愈而复发者乃内有脬囊，化净膏贴，生肌自愈"。明代《外科正宗·瘿瘤论》曰："粉瘤，粉红色，多生于耳项前后，亦有生于下体者，全是痰气凝结而成；宜披针破去脂粉，以三品一条枪插入，数次以净内膜自愈"。

辨 证 施 治

陆德铭等分2期

1. 无感染期

气郁痰凝证　肿块多为单个，多发于好发于头面、颈项和胸背部，瘤体突出于皮肤表面，皮色不变，扪之碍手，生长缓慢，舌淡，苔白，脉滑。治宜理气健脾、化痰散结。方用化坚二陈丸合十全流气饮加减：陈皮、半夏、茯苓、僵蚕、黄连、甘草、乌药、川芎、当归、白芍、香附、青皮、木香、生姜、大枣。随症加减：心烦易怒、口干口苦者，加赤芍、牡丹皮、生地黄以清泻肝火。

2. 感染期

（1）火毒凝结证　症见局部突然肿胀，光软无头，迅速结块，皮肤焮红，灼热疼痛，日后逐渐扩大，变成高肿发硬；重者可伴有恶寒发热，头痛，泛恶，口渴，舌苔黄腻，脉弦滑或洪数。治宜清热解毒、行瘀活血。方用仙方活命饮加减：金银花、连翘、贝母、天花粉、当归尾、赤芍、甘草、乳香、没药等。随症加减：发于上部，加牛蒡子、野菊花；发于中部，加龙胆草、黄芩、栀子；发于下部，加苍术、黄柏、川牛膝。

（2）热胜肉腐证　症见红热明显，肿势高突，疼痛剧烈，痛如鸡啄，溃后脓出则肿痛消退，舌红，苔黄，脉数。治宜和营清热、透脓托毒。方用仙方活命饮合五味消毒饮加减：金银花、贝母、天花粉、蒲公英、野菊花、紫花地丁、当归尾、赤芍、甘草、皂角刺、乳香、没药等。

（3）气血两虚证　症见脓水稀薄，疮面新肉不生，色淡红而不鲜或暗红，愈合缓慢；伴面色无华，神疲乏力，纳少，舌质淡胖，苔少，脉沉细无力。治宜益气养血、托毒生肌。方用托里消毒散加减：人参、川芎、当归、白术、金银花、皂角刺、甘草、桔梗、黄芪等。[①]

经 验 方

1. 火针疗法　（1）阿是穴：根据囊肿所在的

---

① 陆德铭,等.实用中医外科学[M].2版.上海：上海科学技术出版社,2010：193-194.

部位让患者采取合适的体位。先用 0.2％安尔碘对囊肿局部进行常规消毒，将点燃的酒精灯放置在右前方，左手固定瘤体，右手用拇指、食指、中指捏持火针（针柄、针身均长 4 厘米，直径为 0.8 毫米的贺氏钨锰合钢中粗火针，面部采用针柄、针身均长 4 厘米，直径为 0.5 毫米的贺氏钨锰合钢细火针），将火针针尖烧至红炽，然后准确迅速向囊肿中心刺入，针下有落空感即拔出火针，并根据囊肿大小在囊肿旁刺 1～3 针，用消毒棉球将囊内分泌物挤压排出，并用消毒止血钳（长 14 厘米、弯无钩、有齿的普通止血钳）将露在外面的包膜夹出，用无菌纱布垫压，弹力绷带加压固定 3 日，3 日后若局部无分泌物溢出，即不用再固定，若有则用上法再加压固定 3 日，直至无分泌物溢出。若囊肿较大，分泌物可能较多，宜每日换药 1 次，以利分泌物排出。（2）配穴：让患者采取坐位或卧位，定好穴位后，将万花油均匀涂抹在穴位上，左手持点燃的酒精灯，右手用拇指、食指、中指捏持火针（针柄、针身均长 4 厘米，直径为 0.5 毫米的贺氏钨锰合钢细火针），将火针针尖烧至红炽，快速、准确地点刺穴位，不留针，深度约 0.5 毫米，每穴点 3 次，每次点 3 下，并再次涂抹万花油。卢立宏将 62 例皮脂腺囊肿患者随机分为治疗组和对照组各 31 例。治疗组采用火针疗法，痰凝气结型配肩井穴、足三里穴以健脾行气化痰，湿毒积聚型配大椎穴、腰俞穴以清热化湿解毒。囊肿局部阿是穴火针 1 次，配穴每周火针点刺 1 次，连续 4 周为 1 个疗程。对照组采用常规手术切除囊肿。治疗后 3 个月随访。结果：治疗组的火针疗效与对照组相当，均可改善囊肿状态，但治疗组在术口恢复方面优于对照组（$P<0.05$）。[①]

2. 中药方 消瘰丸合五味消毒饮加减：金银花 20 克、连翘 20 克、野菊花 20 克、浙贝母 30 克、玄参 30 克、牡蛎 20 克、莪术 10 克、山楂 30 克、夏枯草 30 克、淡海藻 20 克、淡昆布 20 克、甘草 6 克。每日 1 剂，水煎服。1 周后复诊，患者面部囊肿略有缩小，压痛不明显，舌淡红，苔白，脉弦。方用消瘰丸合二陈汤：陈皮 15 克、法半夏 10 克、茯苓 20 克、厚朴 20 克、浙贝母 30 克、玄参 30 克、牡蛎 20 克、白芥子 30 克、莪术 10 克、山楂 30 克、夏枯草 30 克、淡海藻 20 克、淡昆布 20 克、甘草 6 克。每日 1 剂，水煎服。2 周后患者肿块明显缩小，无特殊不适。予消瘰丸加味：浙贝母 20 克、玄参 10 克、牡蛎 20 克、白芥子 20 克、山慈菇 6 克、莪术 8 克、夏枯草 20 克、山楂 20 克、淡海藻 15 克、淡昆布 15 克、甘草 6 克。每日 1 剂，水煎服。3 周后肿块不明显，上方继服一周。季艳芳等使用上方治疗 1 例面部皮脂腺囊肿患者。结果：治疗 3 周面部肿块已不明显，随访半年无复发。[②]

3. 内外共治法 （1）十字切开：清洁囊肿局部皮肤，铺孔巾后，用碘伏或酒精棉球对周围皮肤常规消毒，以 2％利多卡因、灭菌注射用水 5 毫升加少许肾上腺素做囊肿周围局部浸润麻醉，沿脓肿波动感最明显处做"十"字切口，切口至病灶边缘，切开皮下组织及囊壁，清除腔内脓液，再用刮匙搔爬腔内白色囊壁组织及炎性肉芽组织，适当修剪皮瓣。（2）祛腐蚀囊：前期创面脓腐、囊壁未尽之时，用九一丹棉嵌，紧塞于创口内，使丹药与创面充分接触以拔毒蚀囊；对于创面较大且深者、脓腐及囊壁难以脱落者，可采用"蚕食法"分批逐步地清除松动的脓腐和囊壁白色组织。外以金黄膏或青黛膏盖贴以清热解毒。（3）敛疮生肌：后期创面脓腐已尽，新肉未生之际，用生肌散薄撒创面以敛疮生肌；对于创面较大，形成皮下空腔者，可采用"垫棉法"加压以促进皮下空腔粘连、闭合。外以红油膏或白玉膏盖贴以生肌收口。内治法服用清热败毒饮（上海中医药大学附属龙华医院院内制剂）20 毫升，每日 3 次。对于年老体虚或创面较大者，可辨证施予中药内服。祛腐阶段多为湿热蕴结，症见创面脓腐较多，创周皮肤红肿灼热，伴有发热，口苦口干，大便秘结，小便短赤，

① 卢立宏.火针治疗皮脂腺囊肿临床疗效观察[D].广州：广州中医药大学.2017.
② 季艳芳,等.中药治疗皮脂腺囊肿 1 例[J].光明中医 2014,29（3）：595.

舌红,苔黄腻,脉滑数。治宜清热利湿、和营托毒。方用犀角地黄汤、四妙丸加减。生肌阶段多为气血两虚,症见创面肉芽组织色淡红,脓液清稀,伴面色苍白,神疲乏力,食少懒言,舌淡,苔薄,脉沉细。治宜益气养荣、托里生肌。方用十全大补汤。刘安民等用上法治疗159例皮脂腺囊肿感染患者。结果:痊愈率为100%;随访6个月,无1例复发。[1]

---

① 刘安民,等.中医外治为主治疗皮脂腺囊肿感染159例[J].中医外治杂志,2012(1):30.

神经纤维瘤

概　述

神经纤维瘤是一种由于神经嵴细胞过度增生导致的多系统损害为主的常染色体显性遗传病，常见于皮肤或皮下组织，单发或多发，肿块呈结节状，沿神经走向分布，硬韧而有弹性。典型特征为皮肤组织的牛奶咖啡斑和神经纤维瘤，临床表现多种多样，病变可累及人体多个系统和部位，包括皮肤、周围神经及中枢神经系统。现代医学治疗主要是针对单个巨大瘤体，以及引起疼痛、机能障碍和趋于恶性病变的肿瘤群，进行对症手术治疗及激光处理，但多为改善外形与功能，难以根治。

本病属中医"气瘤""瘤赘""痰核""痹证""痰证"等范畴。《薛氏医案》曰："若劳伤肺气，腠理不密，外邪所搏而壅肿者，其自皮肤肿起，按之浮软，名曰气瘤。"本病多由先天缺陷或劳伤肺气，腠理不密，外邪所搏，气血不和，阻滞经络而发于皮肤。主要责之于肺，肺主气，主一身之表，由于元气不足，肺气失于宣和，以致气滞痰凝，营卫不和，痰气凝聚肌表，积久成形，发为气瘤。其次在脾、肾，病机核心在于本虚标实，虚实夹杂，肺脾肾虚为本，痰浊瘀血凝滞为标，治疗时应攻补兼施，以祛痰散瘀解毒为主，益气扶正为辅。

辨　证　施　治

李勇等分 3 型

（1）痰气壅滞型　患者皮肤神经纤维瘤结节数目较多，质稍韧，皮损色泽较为晦暗，舌淡，苔白腻或滑，脉沉滑或弦滑。治宜涤痰散结、健脾活血。药用半夏、胆南星、白芥子、贝母、天花粉、蜈蚣、全蝎、海藻、昆布虫、桔梗、枳壳、党参、茯苓等。

（2）肝郁脾虚型　患者皮肤神经纤维瘤的大小随情志波动有所变化，质地柔软，伴性格急躁、口苦咽干或口黏无味、腹胀便溏，舌红苔薄白，脉弦细。治宜疏肝健脾、化痰活血。药用柴胡、枳实、青皮、香附、乌药、茯苓、陈皮、木香、半夏、川贝母、海藻、昆布、白芍、当归、川芎等。

（3）痰瘀互阻型　患者皮肤结节质韧，皮损色紫或暗，时觉疼痛、麻木不适，伴面色晦暗无华，舌淡或紫暗，或有瘀点瘀斑、舌底络脉曲张，苔薄，脉沉涩或弦紧。治宜活血化瘀、涤痰。药用红花、桃仁、三棱、莪术、鬼箭羽、昆布、海藻、紫苏子、葶苈子、半夏、黄芪、桂枝、党参、茯苓、枳壳、桔梗等。

临床观察：李勇等用上方辨证治疗多发性神经纤维瘤患者，疗效满意。[①]

经　验　方

1. 二陈汤合三子养亲汤加减　白芥子 12 克、紫苏子 12 克、莱菔子 12 克、法半夏 10 克、茯苓 20 克、炒白术 12 克、陈皮 15 克、厚朴 12 克、浙贝母 15 克、竹茹 12 克、当归 15 克、川芎 15 克、赤芍 12 克、桃仁 12 克、红花 10 克、生甘草 6 克。每日 1 剂，水煎 400 毫升，分早晚服用，嘱患者清淡饮食，禁食辛辣刺激之品。叶梦怡等用上方治疗 1 例多发性神经纤维瘤患者，疗效满意。[②]

① 李勇，等.理气涤痰化瘀法治疗多发性神经纤维瘤体会[J].河南中医，2011，31(8)：940－941.
② 叶梦怡，牛阳.牛阳教授运用中医药治疗多发性神经纤维瘤病 1 例[J].中国民族民间医药，2017，26(2)：85－86.

2. 自拟方　三棱 15 克、莪术 15 克、玄参 15 克、生牡蛎 30 克、浙贝母 30 克、陈皮 10 克、茯苓 30 克、半夏 15 克。每日 1 剂,水煎服。升角丸 1 丸口服,每日 3 次。王俊志等用上法治疗 1 例皮肤神经纤维瘤病患者,疗效满意。[1]

3. 陈可平经验方　茯苓 10 克、炙何首乌 15 克、生地黄 15 克、熟地黄 15 克、墨旱莲 30 克、菟丝子 15 克、当归 10 克、焦三仙各 30 克、枳壳 10 克、益母草 30 克、北柴胡 10 克、续断 15 克、杜仲 15 克、桑白皮 15 克、冬瓜皮 30 克、陈阿胶(烊化)10 克。每日 1 剂,水煎服。陈可平用上方治疗 1 例神经纤维瘤患者,疗效满意。[2]

4. 桂枝茯苓丸　桂枝 8 克、茯苓 15 克、当归尾 15 克、败酱草 15 克、甘草 15 克、白芍 30 克、牛膝 10 克、牡丹皮 10 克、桃仁 6 克。随症加减:气虚者,加黄芪、党参;血瘀者,加三棱、莪术。每日 1 剂,水煎分 4 次服。连服 1 周,休息 3 日,共用 3 个月。韦曙平用上方治疗 17 例神经纤维瘤患者。结果:5 例服药后肿瘤基本消失;8 例肿瘤缩小,疼痛、麻木症状缓解;4 例服药 3 个月无效或失访。[3]

① 王俊志,等.中医药治疗皮肤型神经纤维瘤病 1 例[J].中外医学研究,2013,11(27):41.
② 叶姝,陈可平.多发性神经纤维瘤中医治验[J].中国中医药信息杂志,2009,16(2):82.
③ 韦曙平.桂枝茯苓丸治疗神经纤维瘤 17 例[J].实用中医药杂志,2001,17(6):14.

血 管 瘤

概 述

血管瘤是指体表血络扩张，纵横交集而形成的肿瘤。临床特点是可发生于身体任何部位，大多数为先天性；病变局部色泽鲜红或紫，可呈局限性柔软肿块状，边界清或尚清，触之或如海绵。常见的有毛细血管瘤和海绵状血管瘤。毛细血管瘤多在出生后1～2个月内出现，部分在5岁左右自行消失。多发生在颜面、颈部，可单发，也可多发。多数表现为皮肤红色丘疹或小的红斑，逐渐长大，界限清楚，大小不等，质软可被压缩，色泽鲜红或紫红，压之可退，抬手复原。海绵状血管瘤质地柔软似海绵，常呈局限性半球形或扁平、高出皮面的隆起物，有很大的伸缩性，可因体位下垂而充盈，或随患肢抬高而缩小；瘤内可扪及颗粒状的静脉石硬结，外伤出血、继发感染后可形成慢性出血性溃疡。

本病属中医"血瘤""红丝瘤"范畴。唐代王焘在《外台秘要》首次明确提出血瘤的病名，并详细描述本病发病症状，言："发肿都软，血瘤也，都软者此为有血，皮肉中突肿起，初如梅李，渐长大，不痒不痛，又不坚强，按之柔软，此血瘤也。"《外科正宗·瘿瘤论》曰："血瘤者，微紫微红，软硬间杂，皮肤隐隐，缠若红丝，擦破血流，禁之不住；治当养血凉血，抑火滋阴，安敛心神，调和血脉，芩连二母丸是也。"血瘤主要责之于血，血分实热、阴虚血热、气血瘀滞均可发病。

中医认为血瘤发病与心、肝、肾、脾生理功能异常关系密切，或因肾伏虚火，两精相搏，以气相传，因禀受父母肾中之伏火可迫血结瘤，或因心火妄动，肾水不能上济心火，致心火旺盛，煎熬阴血，凝聚成瘤；或因肝火燔灼，郁怒伤肝，肝火内动，必燔阴血，阴血沸腾，相搏成瘤；或因脾失统血，脾气亏虚，统摄失司，血液可以离经，脾虚运化失职，水湿凝聚生痰，离经之血与痰相结而成瘤。

辨 证 施 治

陆德铭等分3证

（1）心肾火毒证 肿块大小不一，色泽鲜红，边界不清，不痛不痒；伴面赤口渴，口舌生疮，尿黄便干，舌质红，苔薄黄，脉细数。治宜清心泻火解毒。方用芩连二母丸合凉血地黄汤加减：黄芩、黄连、知母、贝母、川芎、当归、白芍、生地黄、熟地黄、蒲黄、羚羊角、地骨皮、甘草、地榆、槐花、天花粉等。随症加减：口舌生疮者，加淡竹叶、玄参以清泻心火。

（2）肝经火旺证 多发于头面或胸胁，肿块呈丘疹或结节状，表面色红，易出血；伴心烦易怒，咽干口苦，舌质红，苔微黄，脉弦数。治宜清肝泻火解毒。方用丹栀逍遥散合清肝芦荟丸加减：牡丹皮、栀子、柴胡、当归、白芍、茯苓、白术、生姜、薄荷、甘草、川芎、生地黄、青皮、芦荟、昆布、黄连等。

（3）脾失统血证 瘤体不大，边界尚清，表面紫红，好发于下肢，质地柔软易出血，无疼痛；伴纳呆便溏，舌质淡，苔白或白腻，脉细。治宜健脾化湿解毒。方用顺气归脾丸加减：陈皮、贝母、香附、乌药、当归、白术、茯神、黄芪、酸枣仁、远志、党参、木香、甘草等。[1]

经 验 方

1. **中药膏** 山慈菇、水蛭、甲片、桃仁、红花、牡丹皮、黄连、冰片。上药碾为细末,过 40 目筛,以少量芝麻油调成糊状,外敷于肿瘤表面,范围以超过肿瘤边界 1 厘米为宜,厚度约 1 毫米。郑新等将 120 例血管瘤患者随机分为对照组和观察组各 60 例。对照组采用西医方法治疗,观察组在此基础上采用中医外敷治疗。结果:观察组的有效率为 95%,明显高于对照组的 80%,两组比较差异有统计学意义($P<0.05$);观察组疼痛、紫癜及水肿发生率明显低于对照组,两组比较差异有统计学意义($P<0.05$);观察组色素异常、疤痕形成、局部组织坏死等不良反应明显低于对照组,两组比较差异有统计学意义($P<0.05$)。[①]

2. **消红液** 山慈菇、水蛭、当归、红花、黄连、冰片各等份。上药筛洗干净后放入煎药罐。加入清水浸泡 1 小时,水面以高出药材 1.5 厘米为佳,再用文火炖熬 1 小时,趁热滗入隔有双层纱布的陶罐内,置于阴凉处备用(常温下保存 1 周左右)。需要时每日倒 1 小杯出来,用医用棉签蘸药液外擦患处,除眼内、口腔等部位外,均可涂抹,每日数次,疗效与擦药次数呈正比。要求涂擦至血管瘤消失后 2 个月左右,以达到彻底治愈。谢足仔用外擦消红液结合注射盐酸平阳霉素、口服普萘洛尔等治疗 386 例血管瘤患者。结果:痊愈 312 例,占 80.8%;好转 58 例,占 15.0%;无效 16 例,占 4.1%。总有效率 95.9%。[②]

3. **中药外敷** 水蛭、桃仁、红花、黄连、冰片各适量。充分暴露皮肤病损部位,将药材碾碎成细末,掺入适量芝麻油调成糊状外敷于病损表面,注意应覆盖病损边缘 1 厘米左右的范围。李凤棉等采用上述中药外敷联合 ^{32}P 治疗 486 例婴幼儿皮肤血管瘤患者。采用 ^{32}P 放射性核素局部近距离照射治疗不同年龄组的婴幼儿,总吸收剂量 10~25 戈瑞,间隔 3 个月为 1 个治疗周期。结果:总有效率约为 95%;与大于 1 岁患儿相比,小于 1 岁患儿的总有效率显著增高。[③]

4. **血瘤康Ⅰ号糖浆联合化瘤膏** 血瘤康Ⅰ号糖浆具有益气养阴、清热解毒、凉血行瘀、软坚散结等功效。化瘤膏有活血祛瘀、软坚散瘤的作用。血瘤康Ⅰ号糖浆成人每次 30 毫升,每日 3 次口服,儿童酌减。3 个月为 1 个疗程。汪文杰等将 156 例海绵状血管瘤患者随机分为中药内服组 27 例、中药外敷组 53 例和中药内服外敷组 76 例。中药内服外敷组患者内服血瘤康Ⅰ号糖浆,外敷化瘤膏,血管瘤局部消毒后,用化瘤膏外敷至局部药物吸收,每日换药 1 次,预防感染。单个瘤体,外敷一次即可,多个瘤体或面积较大的可分数次外敷;中药外敷组患者仅外敷化瘤膏;中药内服组患者仅内服血瘤康Ⅰ号糖浆。结果:中药外敷组、中药内服外敷组均有很好疗效。中药外敷组、中药内服外敷组的治愈率分别为 73.6%、82.9%,与中药内服组的 25.9% 比较,有极显著性差异($P<0.001$);总有效率有显著性差异($P<0.05$);中药内服外敷组与中药外敷组的治愈率有显著性差异($P<0.05$)。[④]

5. **消瘤散** 大戟、甘遂、芫花、红花、甘草、冰片各等份。上药研极细末备用。根据瘤体大小,取适量消瘤散,以冷开水、醋各半调成糊状,现调现用,外敷患处,2 日 1 换,15 次为 1 个疗程,连用 2 个疗程无效者停用。温建余用自拟消瘤散治疗 15 例血瘤患者。结果:1 个疗程治愈 4 例,好转 2 例;2 个疗程治愈 5 例,好转 3 例,无效 1 例。总有效率 93.3%。[⑤]

① 郑新,等.中西医结合疗法在血管瘤患者中应用及疗效观察[J].辽宁中医药大学学报,2016,18(2):161-162.
② 谢足仔.中西医结合治疗血管瘤的疗效观察[J].中国民间疗法,2014,22(10):57-58.
③ 李凤棉,陈龙华,等.中药外敷联合 ^{32}P 治疗婴幼儿皮肤血管瘤 486 例[J].陕西中医,2012,33(3):293-294.
④ 汪文杰,等.中药内服外敷治疗海绵状血管瘤的疗效观察[J].湖北中医学院学报,2003,5(2):51.
⑤ 温建余.自拟消瘤散治疗血瘤 15 例[J].广西中医药,1997,20(1):28.

周围血管疾病

下肢静脉曲张

概　　述

下肢静脉曲张是大隐静脉、小隐静脉主干及其属支的血管扩张性疾病,早期患者感觉患肢坠胀不适和疼痛,站立时明显,行走或平卧时消失。患肢浅静脉逐渐怒张,小腿静脉盘曲如条索状,色带青紫,甚则状如蚯蚓,瘤体质地柔软,抬高患肢或向远心方向挤压可缩小,但患肢下垂放手顷刻充盈回复。静脉曲张后,下肢静脉血液淌流、回流减慢受阻导致下肢淤血,血液含氧量降低,毛细血管壁通透性增加,红细胞、纤维蛋白原等渗入组织间隙,毛细血管周围纤维组织堆积,静脉壁结构劣化,引起淋巴超负荷和再吸收障碍,导致下肢水肿。蛋白质和红细胞渗出,皮肤及皮下组织缺氧及营养障碍,导致纤维增生和皮肤色素沉着。若下肢静脉曲张经久不愈,可逐渐进展为静脉性溃疡,不仅严重影响患者的生活质量及身体健康,且会加重患者的医疗负担。

本病属中医"筋瘤"范畴,因其以筋脉色紫,盘曲突起,状如蚯蚓,形成团块为主要表现而得名。最早记载于《灵枢·刺节真邪》:"虚邪之入于身也深,寒与热相搏,久留而内著……有所疾前筋,筋屈不得伸,邪气居其间而不反,发为筋瘤。"《外科正宗·瘿瘤论》云:"筋瘤者,坚而色紫,垒垒青筋,盘曲甚者,结若蚯蚓。"

本病或由于长期从事站立负重工作,劳倦伤气,或多次妊娠,气滞血瘀,血壅于下,结成筋瘤;或骤受风寒或涉水淋雨,寒湿侵袭,凝结筋脉,筋挛血瘀,成块成瘤;或因外伤筋脉,瘀血凝滞,阻滞筋脉络道而成。若出现条索状红肿、灼热、压痛等症多为伴发青蛇毒,经治疗后则条索状肿胀较为坚韧。瘤体如被碰破,流出大量瘀血,经压迫或缝扎后方能止血。病程久者皮肤萎缩,颜色褐黑,易伴发湿疮和臁疮。

辨　证　施　治

陆德铭等分4证

(1)劳倦伤气证　久站久行或劳累时瘤体增大,下坠不适感加重;常伴气短乏力,脘腹坠胀,腰酸,舌淡,苔薄白,脉细缓无力。治宜补中益气、活血舒筋。方用补中益气汤加减:白术、陈皮、升麻、柴胡、党参、当归、台乌药、忍冬藤、丹参、黄柏、车前子等。

(2)寒湿凝筋证　瘤色紫暗,喜暖,下肢轻度肿胀;伴形寒肢冷,口淡不渴,小便清长,舌淡暗,苔白腻,脉弦细。治宜暖肝散寒、益气通脉。方用暖肝煎合当归四逆汤加减:当归、小茴香、乌药、沉香、茯苓、桂枝、白芍、细辛、川芎、黄芪等。

(3)外伤瘀滞证　青筋盘曲,状如蚯蚓,表面色青紫,患肢肿胀疼痛,舌有瘀点,脉细涩。治宜活血化瘀、和营消肿。方用活血散瘀汤加减:当归、赤芍、地龙、川芎、桃仁、怀牛膝、枳壳、丹参等。

(4)火旺血燥证　下肢青筋盘曲,瘤体灼热;伴五心烦热,口干,舌红,苔黄,脉细数。治宜清肝泻火、养血生津。方用清肝芦荟丸加减:当归、生地黄、芍药、川芎、丹参、芦荟、黄连、枳壳、牛膝、忍冬藤等。随症加减:出现局部红肿灼热硬结者,加蒲公英、黄柏、金银花等清热解毒;肢体肿胀者,可加泽兰、防己等利湿消肿。[①]

---

① 陆德铭,等.实用中医外科学[M].2版.上海:上海科学技术出版社,2010:246-249.

经 验 方

1. 桃红四物汤加味　当归 15 克、熟地黄 15 克、白芍 15 克、桃仁 10 克、川芎 10 克、红花 6 克、水蛭 10 克。上药用水煎制后取药汁每日分 3 次服下，每日 1 剂，连续用药 20 日，若女性患者处于经期则停止服药，经期过后恢复用药。崔鹤将 106 例下肢静脉曲张患者随机分为治疗组和对照组各 53 例。对照组予火针放血治疗，治疗组予桃红四物汤加味联合火针放血治疗。结果：治疗组的临床治疗总有效率为 96.23%，明显高于观察组的 75.47%（P＜0.05）。①

2. 通脉消瘀汤　桑枝 100 克、桃根 100 克、炙黄芪 60 克、草乌 40 克、川乌 40 克、地龙 30 克、红花 30 克、细辛 30 克、木通 30 克、大黄 20 克、甘草 20 克。上药加 4 000 毫升水，用温火煎 30 分钟，用纱布将药液过滤，过滤后药液外洗患处，药温不高于 40℃，日 1 剂，分 2 次外洗，每次 20～30 分钟。15 日为 1 个疗程，连用 4 个疗程。唐月红将 96 例下肢静脉曲张患者随机分成对照组和治疗组各 48 例。对照组用医用弹力袜，治疗组用通脉消瘀汤熏洗。结果：总有效率观察组为 89.58%，对照组为 77.08%，两组比较差异有统计学意义（P＜0.05）。②

3. 四妙勇安汤　玄参 90 克、金银花 90 克、当归 60 克、甘草 30 克。王平东等将 100 例湿热下注型下肢静脉曲张患者随机分为对照组和观察组各 50 例。对照组予经皮静脉腔内激光闭合术治疗，观察组予四妙勇安汤联合经皮静脉腔内激光闭合术治疗。结果：术后 1.5 个月、3 个月，观察组的 VCSS 评分均低于对照组，两组比较差异均有统计学意义（均 P＜0.05）；术后 3 个月，观察组并发症发生率为 6.0%，低于对照组的 22.0%，两组差异有统计学意义（P＜0.05）。③

4. 中药内服联合中药泡足　（1）中药内服方：黄芪 30 克、党参 20 克、白术 15 克、当归 12 克、川芎 12 克、赤芍 12 克、地龙 10 克、水蛭 10 克、三棱 20 克、莪术 20 克、丝瓜络 15 克、伸筋草 10 克、川牛膝 15 克、甘草 3 克。每日 1 剂，水煎取汁 400 毫升，分早晚 2 次温服。根据患者情况适当加减，连服 7 日停药 1 日，连续治疗 8 周。（2）中药泡足：桃仁 15 克、红花 15 克、生地黄 30 克、当归 20 克、赤芍 15 克、金银花 10 克、桂枝 20 克、白鲜皮 10 克、花椒 10 克、川牛膝 20 克、枳壳 10 克、防己 20 克。将以上中药粉碎至细粉，加入 2 000 毫升水煎煮 30 分钟后倒入足浴盆（高度大于 20 厘米）。先用热气熏蒸足部 5～10 分钟，待水温降至 38℃～42℃时浸泡双足，药液没过脚踝 10 厘米以上，浸泡过程中保持药液温度为 40℃。浸泡时患者用双手顺着肌群方向进行按摩推拿，手法轻柔，强度以局部感觉酸痛为宜。每次至少 20 分钟，每日 1 次，连续治疗 8 周。要求患者每周去医院检查 1 次，根据患者的病情进行方药调整。王志彬将 66 例下肢静脉曲张患者随机分为治疗组和对照组各 33 例。对照组给予医用循序减压弹力袜治疗，治疗组在对照组治疗方法的基础上给予中药内服联合中药泡足治疗。结果：总有效率治疗组为 93.94%，对照组为 72.73%，两组比较差异有统计学意义（P＜0.05）。④

5. 舒筋通络方　党参 30 克、黄芪 30 克、白术 15 克、桃仁 10 克、红花 6 克、丹参 30 克、三七 10 克、三棱 6 克、莪术 6 克、川芎 10 克、当归 10 克、酸枣仁 30 克、阿胶 6 克、怀牛膝 10 克、伸筋草 15 克、炙甘草 6 克。取 600～800 毫升冷水将上述中药，除阿胶外浸泡 30 分钟后开始熬药，熬至沸腾后再用文火煮 25 分钟，滤出药液约 300 毫升，放入 600～800 毫升冷水继续煎煮至沸腾后再用文火熬 15 分钟，滤出药液约 300 毫升，将两次所得药液混匀，分早晚 2 次，兑入烊化后的阿胶各 3

① 崔鹤.桃红四物汤加味配合火针治疗下肢静脉曲张的效果评价[J].当代医学,2020,26(26)：155－156.
② 唐月红.中药外洗治疗下肢静脉曲张临床观察[J].实用中医药杂志,2020,36(7)：948－949.
③ 王平东,等.四妙勇安汤联合经皮静脉腔内激光闭合术对湿热下注型下肢静脉曲张患者的疗效[J].河南医学研究,2020,29(17)：3210－3211.
④ 王志彬.中医内外结合疗法治疗下肢静脉曲张 33 例临床观察[J].甘肃中医药大学学报,2019,36(3)：58－62.

克,餐后喝完,连续使用 15 日;用药期间忌食生冷、辛辣、油腻香燥等食物。廉凯楠将 160 例下肢静脉曲张气虚血瘀证患者随机分为治疗组 72 例和对照组 88 例。对照组与治疗组均予西医治疗,治疗组另加服舒筋通络方。结果:治疗组治疗总有效率为 94.44%,高于对照组的 82.95%。治疗组的总体疗效优于对照组,两组差异有统计学意义($P < 0.05$)。[1]

中 成 药

1. 金黄散　用法用量:取适量金黄散、芝麻油放入碗中充分调匀,将调匀的金黄散平铺于纱布上,再盖上一层纱布;将制作好的纱布贴敷于患者静脉曲张部位,在纱布外面铺上一层保鲜膜,随后再予胶布固定。临床应用:吴静等用上法治疗下肢静脉曲张患者,疗效满意。[2]

2. 血府逐瘀胶囊　用法用量:血府逐瘀胶囊(天津宏仁堂药业有限公司生产)每次 6 粒,每日 2 次,饭后口服。临床应用:丁为国等用血府逐瘀胶囊治疗 23 例下肢静脉曲张患者,共治疗 2 个月,治疗期间停用其他活血化瘀类中药。结果:治疗前后的血流变、血脂比较有统计学差异($P < 0.05$,$P < 0.01$)。[3]

① 廉凯楠.舒筋通络方在下肢静脉曲张气虚血瘀证治疗中的应用价值[J].血管与腔内血管外科杂志,2019,5(3):264 - 268.
② 吴静,吴高鑫.中医内外结合疗法治疗下肢静脉曲张病案举隅[J].现代医学与健康研究电子杂志,2020,4(2):181 - 182.
③ 丁为国,等.血府逐瘀胶囊治疗下肢静脉曲张的临床观察[J].北京中医药,2008,27(6):452 - 453.

下 肢 溃 疡

概　述

　　下肢溃疡是外科临床常见病、多发病,特别是慢性下肢溃疡更属于疑难病症,具有病程长,发病前多有静脉曲张或外伤史,溃疡经久难以收口,或虽经收口,每因损伤而诱发,少数尚有癌变可能等特点。临床主要表现为多见于久立、久行、久坐,负重工作者,好发于小腿部,内侧多于外侧,多有下肢静脉曲张史,多因外伤而诱发或加剧。早期初起时多先痒后痛,或痛痒相兼,焮红漫肿,继则溃破或糜烂,滋水淋漓,形成溃疡。溃疡多表浅。部分患者因染毒,局部疮面迅速扩展,上覆腐肉,脓水臭秽,疮周红肿灼热,或并发下肢丹毒或发。后期,日久不愈,溃疡疮口凹陷,边缘形如缸口,疮面肉色灰白或暗红或灰黄,疮周皮肤灰黑僵硬。可伴有湿疮,色素沉着,下肢肿胀,或可触及条索状硬索,红肿作热,压痛明显。溃疡经久不敛,可损及血管,可引起急性出血。偶有少数溃疡,可出现骨膜反应,甚至骨质破坏;或疮面呈菜花状,可能发生癌变。

　　本病属中医"臁疮"范畴。俗称"老烂脚""裙边疮""裤口疮"。《外科正宗》云:"臁疮者,风热湿毒相聚而成,有新久之别,内外之殊。外臁多服四生丸,内臁多服肾气丸。"《医宗说约》云:"臁疮,红者多热,肿者多湿,痒者多风,痛者属实,早宽而暮肿者属气虚下陷"。

　　本病多因先天禀赋素虚,脾胃不足,中气下陷,致使筋脉弛缓薄弱;加之后天失养,或久行、久立、久坐等,或久负重物,劳倦伤气,或素患筋瘤,致使气血运行不畅,瘀血阻络,肌肤失养;瘀久化火,加之气虚津液不化,或脾失运化,湿浊内生,湿性下趋,湿热瘀阻,复因局部损伤(皮肤搔抓、碰伤、虫咬、烫伤、湿疹等)染毒,湿热蕴结于下,热盛肉腐而成。中医分期辨证、内外合治,能加速疮面愈合,减少瘢痕形成。大部分患者经治疗后病情向愈,预后较好。如溃疡损骨或发生癌变,则预后较差。

辨 证 施 治

　　1. 陆德铭等分 2 证

　　(1) 湿热瘀阻证　症见疮面色暗,腐肉较多,或脓水淋漓,或秽臭难闻,疮周红肿灼热,或伴湿疮,局部痒痛兼作;甚者恶寒发热,口干口苦,小便黄赤,大便秘结,舌苔黄腻,脉数。治宜清热利湿、和营消肿。方用四妙丸合草薢渗湿汤加减:苍术、黄柏、薏苡仁、草薢、土茯苓、虎杖、当归、赤芍、丹参、葛根、忍冬藤、生黄芪、皂角刺、牛膝、生甘草等。

　　(2) 气虚血瘀型　症见溃疡日久,疮面腐肉已尽,起白色厚边,肉芽色暗淡不鲜,脓水清稀,新肌难生或不生,四周肤色暗黑,板滞木硬;或有神疲乏力,面色不华,舌质淡紫,或有瘀斑,舌苔白腻,脉细。治宜益气健脾、活血生肌。方用补阳还五汤合四妙丸加减:生黄芪、党参、白术、茯苓、当归、赤芍、丹参、桃仁、葛根、制附子、淫羊藿、熟地黄、牛膝、炙甘草等。[1]

　　2. 张秀英等分 3 型

　　(1) 湿热瘀阻型　症见患肢红肿、灼热、疼

---

① 陆德铭,等.实用中医外科学[M].2 版.上海:上海科学技术出版社,2010:246-249.

痛,疮面渗出较多。药用黄柏 15 克、红花 15 克、牛膝 15 克、紫花地丁 30 克、薏苡仁 30 克、土茯苓 30 克、连翘 20 克、金银花 50 克。

(2)气滞血瘀型 症见疮面经久不愈,肉芽暗红色水肿,疮周质硬,色紫暗,患处刺痛。药用川芎 15 克、红花 15 克、连翘 15 克、地龙 15 克、没药 15 克、牛膝 15 克、鸡血藤 20 克、防己 20 克。

(3)气虚血瘀型 症见疮面经久不愈,肉芽淡红,脓液清稀,下肢沉重无力。药用黄芪 25 克、鸡血藤 25 克、党参 20 克、丹参 20 克、连翘 20 克、泽泻 15 克、玄参 15 克、茯苓 30 克。

临床观察:张秀英等用上方辨证治疗 284 例臁疮腿患者,结合局部熏洗(独活 30 克、苍术 30 克、透骨草 50 克、桂枝 20 克、红花 25 克、黄柏 25 克。煎水 4 000 毫升趁热熏洗患肢),如分泌物多者,先用甲硝唑液湿敷后,创面外敷九一膏。溃疡愈合或接近愈合时,患肢用弹力绷带,或穿弹力袜,促进溃疡愈合。结果:治愈 197 例,好转 81 例,无效 6 例,总有效率 97.9%。[1]

3.陈蕾等分 2 型

(1)寒凝型 患肢肿胀发凉,肉芽水肿色不鲜。药用当归 15 克、黄芪 50 克、丹参 10 克、制附子 10 克、肉桂 10 克、赤芍 10 克、茯苓 10 克、白术 10 克、路路通 10 克、土茯苓 10 克、防风 15 克、炙甘草 10 克。

(2)虚损型 溃烂面较大或为深在性溃疡,久不愈合,乏力气短。药用黄芪 50 克、白术 10 克、陈皮 10 克、升麻 10 克、路路通 10 克、土茯苓 10 克、制附子 10 克、党参、当归、桂枝 15 克、丹参 20 克。

以上两方均每日 1 剂,水煎 2 次,分早晚 2 次口服。临床观察:陈蕾等将 105 例慢性小腿溃疡患者随机分为治疗组 55 例和对照组 50 例。对照组予常规治疗,内服抗生素,外用 0.1%雷佛奴尔液湿敷或威氏油等换药,每日 1 次。治疗组采用上方辨证治疗配合艾灸治疗。采用清艾条施行温和灸,将艾条点燃后用熏灸架固定,置溃疡面周围

施行温和灸,热力以舒可耐受为度。每日灸 2 次,每次 30 分钟。结果:治疗组痊愈 47 例,无效 8 例,痊愈时间为 18～103 日;对照组痊愈 30 例,无效 20 例,痊愈时间为 22～96 日。治疗组痊愈率优于对照组(P<0.05)。[2]

4.黄继诚等分 3 型

(1)湿热壅滞型 热重于湿,疮面肉芽红赤、肿胀,流溢黏稠脓液,疮周肿胀高突,红肿热痛。外用 1 号药液(乌梅、五味子等),消毒纱布湿敷疮面,每日 1 次;内服五味消毒饮合黄连解毒汤加减。湿重于热,疮面肉芽水肿,渗液较多,疮周皮肤潮红、糜烂、瘙痒。外用枯矾药液(枯矾的饱和溶液)纱布湿敷疮面,每日 1 次,或用枯矾粉掺于疮面;内服三妙丸合草薢渗湿汤加减。

(2)寒凝血瘀型 疮面色泽晦暗或苍白,疮周皮肤紫黑,患肢怕冷,刺痛。外用生肌散撒于疮面上,局部敷盖生肌玉红膏纱布,1～2 日换药 1 次。换药前先用艾条熏灸疮口;口服补阳还五汤加味。

(3)气血两虚型 疮面腐肉不脱或虽脱新肉不生,脓水清稀灰薄,疮周皮肤苍白、暗黑。外用生肌散撒于疮面,再外盖黄连油膏或生肌玉红膏纱布;内服八珍汤加味。

临床观察:黄继诚等用上方辨证治疗 47 例下肢慢性溃疡患者。结果:痊愈 33 例,显效 7 例,好转 5 例,有效 2 例,总有效率 95.74%。[3]

经 验 方

1.复黄生肌愈创油膏 大黄、蛋黄油、血竭、珍珠粉、紫草。按传统工艺制备成油膏制剂。用 5%乙醇棉球消毒创周皮肤,再用 1:5 000 呋喃西林棉球轻轻拭净创面分泌物;外用复黄生肌愈创油膏,用一块纱布敷于创面上,再外用无菌干纱布盖贴,包扎固定,每日换药 1 次。徐杰男等将 96 例下肢慢性溃疡患者随机分为治疗组和对照组各 48 例。治疗组用上法治疗;对照组用西医常规外

① 张秀英,田庆华.中医治疗臁疮腿 284 例[J].中医药信息,1999,16(6):36.
② 陈蕾,李杰.中药加艾灸对照治疗慢性小腿溃疡 105 例[J].中医研究,1994,7(1):36.
③ 黄继诚,王朝晖.辨证论治臁疮 47 例[J].南京中医学院学报,1992,8(1):47-48.

治疗法,用5%乙醇棉球消毒创周皮肤,再用1:5 000呋喃西林棉球轻轻拭净创面分泌物,外用贝复剂(每次以150微克/平方厘米喷涂于溃疡面),用一块凡士林纱布敷于创面上,再外用无菌干纱布盖贴,包扎固定,每日换药1次。结果:治疗组总有效率为95.45%,痊愈显效率为79.55%;对照组总有效率为68.89%,痊愈显效率为55.56%(P<0.01,P<0.01)。①

2. 溃疡油 大黄、白芷、川芎等。经芝麻油泡制1日后,小火熬制1小时晾凉后过滤药渣。生理盐水清洗创面,将熬制后的药油浸润纱布进行局部外敷,每日1次。王刚等将100例下肢臁疮患者随机分为治疗组和对照组各50例。对照组使用乳酸依沙吖啶湿敷,治疗组采用自制中药溃疡油外敷。结果:在同等时间内症状评分及总有效率治疗组均明显高于对照组,TNF-α及血管内皮生长因子(VEGF)浓度第14、28、60日治疗组均较对照组明显改善(均P<0.05)。②

3. 内服外治法 (1)内治法:治以益心阳健脾土、除寒湿为主。药用山药30克、白术15克、煅龙骨15克、茯苓15克、煅龙齿15克、远志9克、半夏9克、桂枝9克。每日1剂,分早晚2次温服。(2)外治法:予自制生肌膏(乳香75克、没药75克、冰片10克、血竭50克、白芷100克、当归30克、白蜡300克、轻粉6克、大黄50克、血余150克、甘草150克、紫草50克、麻油2 500克)。先将当归、乳没、白芷、大黄、血余、甘草、紫草等药入油内浸2日,后用大勺慢火熬微枯,纱布滤清,复入勺内煎滚,入血竭、冰片化尽,次入白蜡,文火化开,取出装罐,浸入凉水中,候片刻,下研细轻粉,2日后火气渐去,分盒装,每盒20克。疮面先用0.9%氯化钠注射液冲洗干净,用无菌棉球擦干,根据疮面大小将生肌膏均匀涂在无菌纱布上,厚度约0.5厘米,敷于疮面,无菌敷料包扎,弹力绷带外固定。每日换药1次,2周为1个疗程。陈

海峰等用上方法治疗300例臁疮患者。结果:治愈246例,好转54例,总有效率100%。③

4. 复方虎杖敛疮液 虎杖1 000克、黄柏1 000克、苦参1 000克、紫花地丁1 000克、金银花、七叶一枝花1 000克、当归800克、丹参800克、没药800克、冰片300克。以上药混合水煎成药液,经过滤、沉淀及酒精醇沉到一定浓度后制得原液,药液外观性状为深棕黄色透明液体,气味芳香,无沉淀及絮状物,玻璃输液瓶封装后高压消毒备用,每瓶装原液200毫升,每日1次疮面外用,如疮面坏死组织较多,或异味重,则用过氧化氢或0.1%新洁尔灭清洗,并以生理盐水彻底清洗残余药液,疮面清洁者用复方虎杖敛疮液纱布浸润后湿敷并包扎伤口,疮面溃烂者需经以上步骤清疮处理后使用,每日1次,需要时可多次使用。根据创面的分期及清洁程度应用不同浓度(25%~75%)的原液稀释液换药。李智等用上法治疗268例静脉性下肢溃疡患者。结果:痊愈219例,显效28例,有效21例,总有效率100%。④

单 方

1. 马齿苋 组成:马齿苋。用法用量:取鲜马齿苋25克左右,加水500~1 000毫升煮沸(不宜久煎),待水温降至40℃左右时,用无菌纱布蘸药液溻洗患处,每日早晚各1次,每次20~40分钟。临床应用:石玲采用上法治疗臁疮患者,马齿苋药液溻洗完毕,将溃疡面上坏死组织清除干净,TDP照射30分钟,再取鲜马齿苋200克左右(用量视溃疡面大小而定),洗净放臼中捣烂,摊于无菌纱布上,敷于患处,胶布固定,待下次溻洗时除去。对糜烂、渗出的皮损经用该法,平均3~5日渗出停止,上皮新生,一般1个月左右溃疡愈合。疗效满意。⑤

2. 蛋黄油 组成:鸡蛋黄油。制备方法:将

① 徐杰男,等."祛瘀补虚煨脓长肉"外治疗法治疗下肢慢性溃疡临床研究[J].辽宁中医杂志,2018,45(9):1882-1887.
② 王刚,杨博华,等.中药溃疡油治疗下肢臁疮100例临床观察[J].中国中医基础医学杂志,2016,22(4):563-564,576.
③ 陈海峰,等.益心脾除寒湿方配合生肌膏外用治疗臁疮300例[J].河北中医,2011,3(6):831-832.
④ 李智,等.复方虎杖敛疮液治疗静脉性下肢溃疡268例[J].陕西中医,2009,30(5):566-567.
⑤ 石玲.马齿苋治臁疮有奇效[J].国医论坛,2003,18(3):23.

鸡蛋煮熟,去皮及蛋白,将蛋黄放入炒匀内,炼出油,即得蛋黄油。用法用量:将疮面用花椒水洗净,再涂上蛋黄油,每日1次。临床应用:唐春芹用上法治疗5例臁疮患者,皆获痊愈。[①]

中 成 药

1. **复方黄柏液** 组成:黄柏、连翘、金银花、蒲公英、蜈蚣。临床应用:李星星等将84例下肢静脉性溃疡患者随机分为治疗组43例和对照组41例。对照组在常规换药的基础上采用碘伏纱条湿敷治疗,治疗组在常规换药基础上采用复方黄柏液湿敷治疗,同时两组联合中药汤剂内服。结果:治疗后两组患者临床疗效、疮面分泌物细菌培养情况比较差异具有统计学意义,治疗组疗效优于对照组($P<0.05$)。[②]

2. **康复新液** 组成:美洲大蠊。用法用量:冲洗伤口,再用甲硝唑液冲洗,消毒伤口周围皮肤,用一块与伤口大小一样的康复新液纱布湿敷创面,再用无菌敷料包扎,每日更换1次,7日为1个疗程,连续2～3个疗程。临床应用:郭芝侠等将32例慢性下肢溃疡患者随机分为观察组和对照组各16例。对照组给予常规清创换药治疗。

观察组给予常规清创,湿敷康复新液治疗。结果:观察组疗效明显优于对照组。[③]

3. **湿润烧伤膏** 组成:黄连、黄柏、黄芩、地龙、罂粟壳。用法用量:均匀平整地涂于创面1～2毫米,再用消毒凡士林纱布及外敷料覆盖于湿润烧伤膏外面包扎并固定,每日换药1次。临床应用:龚蓬将160例下肢静脉曲张性溃疡患者随机分为治疗组和对照组各80例。先剪除坏死组织,生理盐水棉球蘸去分泌物。治疗组用湿润烧伤膏治疗,对照组用凡士林纱布盖创面。结果:治疗组总有效率为95%,优于对照组的77.5%($P<0.05$),其愈合时间明显缩短。[④]

4. **橡皮生肌膏** 组成:橡皮、血余炭、龟甲、地黄、当归、石膏、蜂蜡、炉甘石。用法用量:局部外涂患处,每日1次,用药后每周复诊1次,持续3周。临床应用:任岳等将87例下肢慢性溃疡患者随机分为治疗组44例和对照组43例。对照组使用重组人表皮生长因子(rhEGF)金因肽喷剂局部喷洒;治疗组使用橡皮生肌膏局部外涂,根据创面大小,将适量药膏涂抹患处,每日1次。用药后每周复诊1次,持续3周。结果:两组间疗效结果无统计学意义($P>0.05$),两组间费用效果分析差异有统计学意义($P<0.05$)。[⑤]

① 唐春芹.蛋黄油治疗臁疮[J].中国民间疗法,2003,11(6):62.
② 李星星,王志华,等.复方黄柏液治疗下肢静脉性溃疡疗效观察[J].亚太传统医药,2017,13(2):135-137.
③ 郭芝侠,等.康复新液治疗慢性下肢溃疡的疗效观察[J].中国社区医师,2009,11(205):78.
④ 龚蓬.湿润烧伤膏治疗下肢静脉曲张性溃疡的临床体会[J].中成药,2006,28(10):1556-1558.
⑤ 任岳,等.橡皮生肌膏与重组人表皮生长因子治疗下肢慢性溃疡的疗效及费用效果分析[J].中国药师,2003,6(9):564-566.

血栓性深静脉炎

概　述

　　血栓性深静脉炎是静脉壁的急性非化脓性炎症和管腔内血栓形成为特征的静脉疾病。好发于下肢，临床症见肢体肿痛、行走时加剧、肿胀、皮温升高和浅静脉扩张等局部症状。在发病初期血栓未机化易上下发展，引起病情变化，且临床表现为肿、胀、痛、热等实热证之象，而在慢性阶段炎症稳定不发展，血栓已机化，临床表现为肿、胀、乏力为主的征象。

　　本病属中医"脉痹""股肿""水肿"等范畴。清代《血证论》曰："瘀血流注，亦发肿胀者。"本病多因术后、产后、外伤等久卧而伤气，气伤而血行不畅，以致瘀血阻于络道，脉络滞塞不通，营血回流受阻，水津外溢，聚而为湿，流注下肢而成。正虚是本病之根源，因虚而致热邪壅滞脉络或风、寒、湿等邪侵入脉络，郁滞化热，血热壅盛，煎熬血液而形成血瘀，血液瘀结而成瘀血，其中虚是本，邪是标，瘀是变，故出现疼痛、肿胀、皮温升高等症。所以血热壅滞、络损瘀阻是发生本病的关键所在。本病最大的危害是静脉血栓脱落后引起肺梗死或肺栓塞。

辨　证　施　治

1. 侯玉芬分3型

　　(1) 湿热下注型　多见于早期，症见患肢明显肿胀，按之凹陷，疼痛，压痛明显，皮色暗红而热，浅表静脉扩张，伴发热，口渴不欲饮，小便短赤，大便秘结；舌质红，苔黄腻，脉滑数。治宜清热利湿、活血通络。方用消栓通脉汤加减或四妙勇安汤加味：茵陈、金银花、赤小豆、桃仁、黄柏、红花、赤芍、栀子、水蛭、苍术、牛膝、当归、甘草。

　　(2) 血瘀湿重型　多见于中期，症见患肢肿胀疼痛，肢体沉重，皮色暗红，浅静脉扩张，活动后加重；舌质暗红，有瘀斑或瘀点，苔白腻，脉沉细或沉涩。治宜活血化瘀、化湿通络。方用茵陈赤小豆汤或活血通脉饮加减：茵陈、赤小豆、苍术、黄柏、川牛膝、当归、红花、丹参、薏苡仁、泽泻、防己、土茯苓、苦参、佩兰、白豆蔻、甘草。

　　(3) 脾肾阳虚型　多见于后期，症见患肢肿胀，沉重胀痛，朝轻暮重，伴腰酸畏寒，疲乏无力，纳差，患肢皮肤暗褐，溃疡经久不愈，肉芽灰白，脓水清稀；舌质淡胖，苔薄白，脉沉细。方用温肾健脾汤加减：党参、黄芪、黄精、茯苓、白术、当归、薏苡仁、怀牛膝、鸡血藤、续断、木瓜、泽泻。

　　临床观察：侯玉芬用上方辨证治疗下肢深静脉血栓患者，疗效满意。[1]

2. 陈柏楠等分4型

　　(1) 湿热下注型　多属下肢深静脉血栓形成急性期，血管炎症反应明显，或后遗症阶段患肢并发瘀滞性皮炎、皮肤溃疡者。主要病机为湿热流注于下肢血脉经络，经脉瘀阻。症见患肢广泛性肿胀、胀痛或剧痛，浅静脉怒张，皮肤微血管扩张，伴有发热；或患肢皮炎、溃疡并发感染，或并发血栓性浅静脉炎，红肿热痛；舌质红绛，舌苔白腻或黄腻，脉滑数或洪数。治宜清热利湿、活血化瘀。方用四妙勇安汤加味。

　　(2) 血瘀湿重型　多属于急性下肢深静脉血

① 王银中,等.侯玉芬教授辨证治疗下肢深静脉血栓形成经验[J].中华中医药学刊,2007,25(11)：2229－2230.

栓形成炎症消退之后,血栓形成,静脉阻塞。主要病机为肢体瘀血,血脉阻塞,瘀湿蕴结。症见患肢广泛性肿胀,轻度胀痛、沉重,浅静脉和皮肤微小血管扩张,不发热;舌质红绛或有瘀斑,舌苔白腻,脉沉涩。治宜活血化瘀、利湿通络。方用丹参活血汤或活血通脉饮加味。

(3)痰瘀互结型 属于下肢深静脉血栓形成综合征(下肢静脉功能不全)。主要病机为肢体血脉瘀阻,瘀血久积,痰瘀蕴结。症见患肢肿胀、胀痛较轻,浅静脉曲张,股静脉呈硬索条状,胀痛,压痛;小腿皮肤色素沉着,呈棕褐色或青黑色,皮肤和皮下组织纤维性硬化,坚韧紧硬,舌质红绛或紫暗,舌苔白,脉弦涩。治宜活血通络、软坚散结。方用舒脉汤。

(4)脾肾阳虚型 多属于下肢深静脉血栓形成综合征。主要病机为肢体瘀血日久,脏腑虚寒,脾肾两虚。症见身体虚弱,倦怠无力,肢体肿胀、沉重、胀痛,晨轻晚重,腰酸畏寒;或小腿皮肤溃疡,创面肉芽淡白,脓液清稀,胃纳减退,不思饮食,口不渴;舌质淡,苔薄白,脉沉细。治宜温肾健脾、利湿通络。方用温阳健脾汤加减、补肾活血汤等。

临床观察:陈柏楠等用上方辨证治疗下肢深静脉血栓患者,疗效满意。[1]

3. 金星等分3型

(1)湿热下注型 多见于早期,症见肢体粗肿、胀痛,伴有发热(体温38℃～39℃),"股三角"或腓肠肌压痛,霍夫曼征(+);舌质红,舌苔黄或黄腻,脉弦滑数。治宜清热利湿、活血消肿。方用四妙散加味:苍术、牛膝、黄柏、薏苡仁、丹参、泽泻、紫草等。

(2)气滞血瘀型 症见下肢肿胀、沉重感,平卧或抬高下肢时减轻,立卧位加重;一般无疼痛;浅静脉曲张;舌质暗或舌边有瘀斑,脉弦涩。治宜活血消肿、化瘀通脉。方用活血通脉饮加减:丹

参、牛膝、金银花、鸡血藤、川芎等。

(3)脾肾阳虚型 多见于后期,遗留下肢深静脉功能不全者。症见患肢肿胀,有沉重感,乏力,朝轻暮重,伴四肢倦怠,腰膝酸软,或出现广泛色素沉着、瘀积性皮炎等;舌质淡,苔薄白,脉沉细无力。治宜温肾健脾、活血利湿。方用温肾阳健脾汤加减:黄芪、党参、白术、丹参、牛膝、鸡血藤、薏苡仁、茯苓等。

临床观察:金星等用上方辨证治疗206例下肢深静脉血栓患者。结果:临床治愈97例,显效45例,好转48例,无效16例,临床总有效率92.24%。[2]

经 验 方

1. 益气活血方 黄芪40克、当归10克、川芎10克、三棱10克、莪术10克、甘草10克、白芍20克、地龙15克、巴戟天15克、杜仲15克、熟地黄15克、淫羊藿15克、骨碎补15克、山茱萸12克、红花5克、蜈蚣3条。每日1剂,加水500毫升煎至150毫升温服,持续10日。周剑鹏等将90例行髋关节置换术后深静脉血栓患者随机分为中医组、肝素组和对照组各30例。中医组服用补肾益气活血方加腓股肌康复穴位按摩,肝素组皮下注射依诺肝素,对照组服用阿司匹林肠溶片。结果:中医组患者术后肢体肿胀消退率明显优于对照组和肝素组($P<0.01$)。血小板、D-二聚体、凝血酶原时间、部分凝血酶活化时间术后1日三组比较,差异无统计学意义;术后10日中医组和对照组比较,差异呈显著性($P<0.01$),中医组和肝素组比较差异无显著性。中医组发生深静脉血栓1例(3.33%),肝素组发生深静脉血栓1例(3.33%),对照组发生深静脉血栓6例(20.0%),中医组术后深静脉血栓发生率明显低于对照组($P<0.01$)。[3]

2. 通络散 炙黄芪、当归尾、地龙、厚朴、酒大黄、红花、桃仁、三七、蒲公英、丹参、泽漆、牡丹皮

① 陈柏楠,等.下肢深静脉血栓形成的中医辨证论治[J].中国中西医结合外科杂志,2006,12(5):437-438.
② 金星,等.中医辨证治疗下肢深静脉血栓206例临床观察[J].中医杂志,2000(1):38-39.
③ 周剑鹏,夏虹.腓股肌康复配合补肾益气活血方防治老年髋部骨折术后深静脉血栓形成[J].中国实验方剂学杂志,2015,21(6):195-198.

等。由医院制剂室制备,浓煎后干燥、研粉,装0.5克胶囊备用。每次3粒,每日3次,连用2周。杨子函等将264例骨科术后患者随机分为治疗组156例和对照组108例。治疗组口服通络散,对照组皮下注射低分子肝素钙。结果:治疗组在临床疗效、临床积分和术后刀口引流量等方面均优于对照组,特别在改善临床积分($P<0.01$)和减少术后刀口引流量($P<0.01$)两方面效果更为显著。[1]

中 成 药

四通胶囊 组成:蜈蚣、全蝎、地龙、土鳖虫等量。制备方法:粉碎成细粉,过筛,混匀,装入胶囊,每粒0.25克。用法用量:每次4粒,每日3次,连续10日。临床应用:赵龙等将136例关节镜术后患者随机分为A组(四通胶囊治疗组)47例、B组(低分子肝素钙治疗组)44例和C组(空白对照组)45例。A组术后第1日起口服四通胶囊。B组术后12小时后皮下注射低分子肝素钙0.4毫升,连续使用10日。C组术后未使用抗凝药物及四通胶囊。所有病例术后即刻给予足底静脉泵辅助治疗,口服氨酚双氢可待因。术后麻醉药物失效后即开始手术关节周围肌肉主动屈伸活动。下肢关节镜患者术后48小时后下地负重。所有发生深静脉血栓患者明确诊断后转入周围血管外科做规范化溶栓治疗。结果:与C组比较,A、B组深静脉血栓发生率及有阳性体征深静脉血栓发生率降低($P<0.05$);A组有阳性体征深静脉血栓发生率低于B组($P<0.05$)。[2]

① 杨子函,韩书明,等.通络散预防骨科术后下肢深静脉血栓形成的临床研究[J].北京中医药大学学报,2010(8):71-74.
② 赵龙,等.四通胶囊预防关节镜术后下肢深静脉血栓的临床研究[J].中国中西医结合杂志,2019.

血栓性浅静脉炎

概　述

血栓性浅静脉炎是位于人体体表的可视静脉的急性非化脓性炎症,常伴有血栓形成。是一种血管血栓性疾病,病变主要累及四肢浅静脉。血栓与炎症互为因果。本病与感染、外伤、静脉内长期置管、注射高渗溶液和硬化剂、长期卧床者、术后恢复期患者、血液凝固性增高等因素有关。位于小腿的浅静脉离心较远,壁较薄,静脉曲张严重,血栓性浅静脉炎多见于下肢。好发于青壮年,以20～40岁男性多见。多发于寒冷季节或常在寒冷季节加重,常先一侧下肢发病,继而累及对侧,少数患者可累及上肢。患者多有受冷、受潮湿、嗜烟、外伤等病史。本病病程较长,易复发。

本病的基本病机是血脉瘀阻,在内由于脾肾阳气不充、气血虚亏或肝肾阴虚,在外则由于烟毒及寒湿损伤。病理产物有瘀血、痰饮、寒浊及热毒。脾肾阳气不足,不能温养四肢,复受寒湿之邪,则气血凝滞,经络阻塞;脾虚生湿酿痰,痰湿重浊黏腻,最易损伤阳气,阻遏气机,致血运失其畅达,久则湿邪化热,湿痰热互结,亦可瘀阻经脉,使血脉滞而不通;肝肾亏虚,阴虚热盛津伤可致血脉涩滞;气血不足则血行无力致血脉瘀阻。血脉瘀阻,四肢气血不充,失于濡养则皮肉枯槁,坏死脱落。总之,本病的发生以脾肾亏虚为本,寒湿外伤为标,气血凝滞、经脉阻塞为其主要病机。本病的发生还与长期吸烟、饮食不节、环境、遗传及外伤等因素有关。

辨　证　施　治

陆德铭等分5证

(1) 寒湿阻络证　症见患趾(指)喜暖怕冷,麻木,酸胀疼痛,多走则疼痛加剧,稍歇痛减,皮肤苍白,触之发凉,趺阳脉搏动减弱,舌淡,苔白腻,脉沉细。治宜温阳散寒、活血通络。方用阳和汤加减:熟地黄、麻黄、鹿角胶、白芥子、肉桂、生甘草、炮姜炭等。随症加减:阳虚甚者,可加制附子、肉桂。慎用麻黄、川草乌。

(2) 血脉瘀阻证　症见患趾(指)酸胀疼痛加重,夜难入寐,步履艰难,患趾(指)皮色暗红或紫暗,下垂更甚,皮肤发凉干燥,肌肉萎缩,趺阳脉搏动消失,舌暗红或有瘀斑,苔薄白,脉弦涩。治宜活血化瘀、通络止痛。方用桃红四物汤加减:当归、川芎、赤芍、延胡索、牛膝、制乳没、蜈蚣、全蝎、土鳖虫等。可加活血破瘀、通络止痛效果较强的虫类药。

(3) 湿热毒盛证　症见患肢剧痛,日轻夜重,局部肿胀,皮肤紫暗,浸淫蔓延,溃破腐烂,肉色不鲜;身热口干,便秘溲赤,舌红,苔黄腻,脉弦数。治宜清热利湿、解毒活血。方用四妙勇安汤加减:金银花、玄参、当归、甘草。随症加减:水肿明显者,加冬瓜皮、猪苓、防己;痛剧者,加全蝎、蜈蚣、土鳖虫止痛。本证宜用甘寒解毒清热之品,慎用苦寒清热解毒之品。

(4) 热毒伤阴证　症见皮肤干燥,毫毛脱落,趾(指)甲增厚变形,肌肉萎缩,趾(指)呈干性坏疽;口干欲饮,便秘溲赤,舌红,苔黄,脉弦细数。治宜清热解毒、养阴活血。方用顾步汤加减:黄芪、石斛、当归、牛膝、紫花地丁、太子参、金银花、蒲公英、野菊花。活血慎用桃仁、红花类温燥之品。

（5）气阴两虚证　病程日久，坏死组织脱落后疮面久不愈合，肉芽暗红或淡而不鲜；倦怠乏力，口渴不欲饮，面色无华，形体消瘦，五心烦热，舌淡尖红，少苔，脉细无力。治宜益气养阴。方用黄芪鳖甲汤加减：人参、生地黄、赤芍、黄芪、炙甘草、桑白皮、鳖甲、秦艽、茯苓、地骨皮、柴胡等。[1]

经 验 方

1. 消炎膏　芙蓉叶 24 克、生天南星 2 克、升麻 3 克、大黄 6 克。以上各药加入 100 克香油中浸透、炸枯、过滤，趁热加入凡士林 10 克，冷却后搅匀备用外敷。王琳等将 180 例血栓性浅静脉炎患者随机分为治疗组 120 例和对照组 60 例。两组均使用中药神妙汤加减、丹参注射液静脉滴注，治疗组在此基础上使用消炎膏外敷，对照组使用芒硝外敷。观察 10 日。结果：对照组治愈率为 58.3%，总有效率为 90.0%；治疗组治愈率为 71.7%，总有效率为 99.2%。治疗组的疗效优于对照组（$P<0.05$）。[2]

2. 五味消毒饮合活络效灵丹化裁　金银花 30 克、野菊花 15 克、蒲公英 30 克、紫花地丁 15 克、紫背天葵 10 克、连翘 15 克、当归 10 克、丹参 45 克、生乳香 10 克、生没药 10 克、川牛膝 15 克、炒大黄（后下）10 克。李贺明采用上方治疗 24 例下肢血栓性浅静脉炎患者。结果：痊愈 21 例，占 87.50%；显效 2 例，占 8.33%；有效 1 例，占 4.17%。总有效率 100%。[3]

3. 活血通脉汤　丹参 25 克、鸡血藤 30 克、王不留行 25 克、路路通 15 克、三棱 10 克、莪术 15 克、川芎 10 克、红花 10 克、连翘 30 克、泽兰 10 克、黄柏 15 克。丁玉梅等将 80 例血栓性静脉炎患者随机分为治疗组 42 例和对照组 38 例。对照组予 5% 葡萄糖注射液 250 毫升加丹参注射液 40 毫升，每日静脉滴注 1 次；治疗组予活血通脉汤口服并用红外线灯照射患处 30 分钟，每日 1 次，10 日为 1 个疗程，治疗 1～3 个月。结果：总有效率治疗组为 95.2%，对照组为 73.7%，两组疗效比较差异具有统计学意义（$P<0.05$）。[4]

4. 花栀通脉饮　金银花 30 克、马齿苋 30 克、当归 15 克、赤芍 15 克、生地黄 15 克、板蓝根 15 克、栀子 12 克、黄柏 12 克、牛膝 12 克、牡丹皮 12 克、苍术 12 克、生甘草 10 克。随症加减：病位在上肢，去黄柏、牛膝，加桑枝、姜黄；病位在胸腹壁，去黄柏、牛膝，加柴胡、青皮、黄芩。每日 1 剂，水煎服，早晚各 1 次，20 日为 1 个疗程。配合消炎液：黄连、马钱子等。将上药放入 75% 乙醇内浸泡 7 日后，外涂患处，每日 3～5 次。刘政等用上法治疗 62 例血栓性浅静脉炎患者。结果：显效 51 例，有效 6 例，好转 5 例，总有效率 100%。[5]

① 陆德铭，等.实用中医外科学[M].2 版.上海：上海科学技术出版社，2010：249-251.
② 王琳，等.消炎膏外用治疗血栓性浅静脉炎 120 例[J].中医杂志，2003(6)：446.
③ 李贺明.五味消毒饮合活络效灵丹治疗下肢血栓性浅静脉炎 24 例[J].时珍国医国药，2002,13(10)：637-638.
④ 丁玉梅，等.活血通脉汤治疗血栓性静脉炎 42 例[J].中医杂志，2004,45(12)：923.
⑤ 刘政，等.内外合治血栓性浅静脉炎 62 例[J].辽宁中医杂志，2000,27(4)：30-31.

血栓闭塞性脉管炎

概　　述

血栓闭塞性脉管炎是一种全身性慢性周围血管疾病,其病因目前尚不十分明了。患者以青壮年居多,主要侵犯四肢远端的中、小动静脉血管,尤以下肢足部多见;当肢端动脉和静脉呈现周期性、阶段性的慢性炎症病变,引起血管闭塞时,可导致患肢出现组织缺血、疼痛、间歇性跛行,最后并发肢体溃疡及坏死,造成终身残疾。该病具有病程长、疗效差、复发率高、疼痛难忍等特点,是血管性疾病的重症之一。

从本病的临床症状看来,其早期症状似属中医"痹证"之类,后期的许多症状则与中医外科中所说的"脱疽"相似。病理特点为脉络闭塞、气血凝滞。

辨 证 施 治

1. 阳虚型　症见患肢畏寒怕冷,特别惧凉水浴,患者皮温低,局部皮肤苍白或紫红,创面色白或暗红,迟迟不愈;舌苔薄白,舌质淡,脉沉细而迟。此乃经脉受寒邪侵袭,气虚血寒凝结所致。治宜温经散寒、通络止痛。方用阳和汤、麻黄细辛附子汤、当归四逆汤等加味:熟地黄、黄芪、鸡血藤、丹参、当归、牛膝、肉桂、白芥子、鹿角胶、制附子、炙甘草、麻黄、炮姜炭、细辛等。临床观察:曹烨民用上方治疗血栓闭塞性脉管炎患者,疗效满意。[1]

2. 热毒型　症见患肢溃疡,继有感染红肿热痛,溃后脓液腥臭,或有寒热,大便燥结,小溲浑浊,面色晦暗;舌质红绛,苔黄腻,脉数或弦细数。此乃血瘀化热,阴液不足,阳邪有余。治宜清热解毒、活血化瘀。方用四妙勇安汤:金银花90克、玄参90克、当归60克、甘草30克。每日1剂,水煎服,分2次服用。临床观察:黄群等将86例血管闭塞性脉管炎患者随机分为对照组和治疗组各43例。对照组给予常规西药治疗,治疗组则在对照组基础上加用四妙勇安汤治疗。两组均以30日为1个疗程,连续治疗2个疗程。结果:治疗后两组患者临床症状有所善,治疗组的总有效率为86.05%,对照组的总有效率为74.42%,治疗组的总有效率明显优于对照组,两组比较差异有统计学意义($P < 0.05$)。[2]

3. 血瘀型　症见患肢或患趾呈现固定性持续性疼痛,静止性疼痛,运动后疼痛加剧,患肢趾(指)端呈紫红、暗红或青紫色,或有瘀血斑点,皮肤干燥,趾甲增厚;舌质红绛或有瘀斑,舌苔薄白,脉沉细涩。此为血瘀脉阻所致。治宜活血化瘀。方用桃红四物汤加赤芍:桃仁9克、红花6克、当归15克、熟地黄15克、川芎8克、白芍10克、赤芍10克。临床观察:庄丽华等将78例早中期血栓闭塞性脉管炎患者随机分为治疗组和对照组各39例。两组均给予生理盐水加前列腺素E1(凯时)10微克静脉滴注和瑞潘通(己酮可可碱缓释片)口服。治疗组另加用桃红四物汤加赤芍治疗,30日为1个疗程,共2个疗程。结果:治疗组总有效率为97.44%,疗效优于对照组的79.49%($P < 0.05$);治疗组疼痛评分、间歇跛行距离和踝

①　张国奇,曹烨民,等.曹烨民扶阳同上法为主治疗血栓闭塞性脉管炎经验[J].上海中医药杂志,2017,51(3):23-25.
②　黄群,冷玉杰.四妙勇安汤治疗血管闭塞性脉管炎的临床中药学研究[J].中医药信息,2016,33(5):73-76.

肱指数（ABI）优于对照组，两组比较有统计学意义（$P<0.05$）。[1]

4. 湿热型　症见患肢趾端潮红，紫红肿胀，酸困沉痛，压痛明显，足背动脉波动微弱或消失，患肢发凉、怕冷较轻，小腿及足部反复出现小结节或条索状结节；舌质红，苔黄腻，脉弦滑数。此为湿热夹瘀，郁阻肌肤所致。治宜清热化湿、活血化瘀。方用四妙散加减：苍术、黄柏、牛膝、薏苡仁、当归、玄参、金银花、甘草、乳香、没药、丹参、土茯苓。随症加减：若临床见气血瘀滞，经脉阻塞痛剧者，加毛冬青以畅通血脉，加全蝎、蜈蚣镇痛解毒，痛稍减轻，去土茯苓，加黄芪益气，辅以桂枝通阳则奏效更著。临床观察：刘彩云用上述清热利湿法治疗 14 例湿热型血栓闭塞性脉管炎患者，总有效率为 92.8%。[2]

5. 黄学阳等分 4 型

（1）肾虚寒湿型　症见间歇性跛行，伴有患肢麻木、痹痛、遇冷加重，皮色苍白，皮温较低，疮面稍潮红或色暗，有少许清稀分泌物，跗阳脉搏动沉细或消失；舌质淡红，苔白薄，脉沉细或沉迟。治宜温肾祛寒、活血通络。方用阳和汤加减：熟附子 20 克、肉桂 1.5 克、炮姜 9 克、当归 30 克、鹿角霜 10 克、炙麻黄 9 克、赤芍 18 克、川芎 10 克、炙甘草 6 克、北黄芪 15 克、淫羊藿 15 克。随症加减：腰膝酸软、遗精、早泄者，加仙茅、巴戟天、杜仲；小腿胀痛、间歇性跛行明显，加葛根、海桐皮、益母草。

（2）血瘀阻络型　症见静息痛持久剧烈，日夜抱膝而坐，患肢发凉、麻木，足部皮肤紫绀，或疮周暗红，溃疡面多见干性；跗阳脉搏动沉弱或消失；舌淡红，边有瘀斑，苔薄白，脉细涩。治宜活血祛瘀、通络止痛。方用桃红四物汤加减：当归 30 克、川芎 15 克、赤芍 15 克、生地黄 15 克、桃仁 9 克、红花 6 克、田七末（冲）3 克、牛膝 12 克、丹参 25 克、甘草 6 克、穿破石 20 克。随症加减：患部肤色暗红，伴有环状瘀斑者，加水蛭、全蝎；疼痛剧烈者，加乳香、没药；伴有静脉炎者，加天龙、血竭。

（3）毒热互结型　症见肢端坏疽，溃烂腐臭，五趾相传，上攻脚面，疮周红肿，边界不清，肿痛剧烈，入夜尤甚，难以安卧；伴有发热，心悸烦躁，口渴喜饮，大便燥结，小便短赤，跗阳脉搏动消失；舌红，苔黄，脉细数。治宜清热解毒、利湿通络。方用四妙勇安汤加减：当归 30 克、玄参 20 克、银花 30 克、甘草 6 克、毛冬青 60 克、防己 20 克、泽泻 30 克、救必应（又名白木香、铁冬青）30 克、赤芍 15 克、王不留行 15 克。随症加减：热毒较盛，局部肿痛明显，伴见高热，大便秘结者，加夏枯草、蒲公英、大黄以清热解毒；湿重者，加车前子、生薏苡仁、泽泻、赤小豆；若症见短气怕冷，肌肉颤动，疮面分界未清，舌淡，苔白，脉沉细者，为气虚毒滞，加北黄芪、党参、甲片、陈皮以补气健脾破瘀。

（4）气血两虚型　症见面色萎黄，精神疲倦，气短懒言，胃纳欠馨，大便稀溏；患肢肌肉萎缩，疮口经久不愈，溃疡面肉芽色淡不鲜；舌淡，苔白，脉沉细。治宜补气活血、和营通络。方用八珍汤加味：北黄芪 30 克、党参 20 克、白术 15 克、云茯苓 15 克、炙甘草 6 克、当归 20 克、川芎 9 克、熟地黄 15 克、鸡血藤 20 克、白芍 10 克。随症加减：面色白，体倦自汗，喜暖怕冷，伤口经久不愈者，重用北黄芪，并加桂枝、大枣；气虚面色少华，指（趾）甲苍白者，加何首乌、阿胶（烊化）、干地黄；脾虚者纳差、便溏，伤口肉芽灰白，加淮山药、扁豆、薏苡仁。

临床观察：黄学阳等用上方辨证结合西医治疗 47 例血栓闭塞性脉管炎Ⅲ期患者，同时局部外敷生肌膏等，结合"蚕食清创法"及针灸治疗。西药以祛聚、抗炎、扩张血管及支持疗法为主。结果：临床治愈 25 例，占 53.2%，总有效率 89.4%。[3]

经 验 方

1. 心痛Ⅱ号　赤芍、黄芪、丹参、红花、山楂等 12 味。武拥等将 120 例血栓闭塞性脉管炎患者随

① 庄丽华,胡家才,等.桃红四物汤加赤芍治疗早中期血栓闭塞性脉管炎 78 例疗效评估[J].中西医结合心脑血管病杂志,2015,13(5)：697-698.
② 刘彩云.清热利湿法治疗湿热型血栓闭塞性脉管炎临床观察[J].内蒙古中医药,2005,24(2)：3.
③ 黄学阳,等.综合治疗血栓闭塞性脉管炎Ⅲ期 47 例临床观察[J].上海中医药杂志,1999(5)：33-35.

机分为治疗组 65 例和对照组 55 例。对照组采用常规治疗方法,治疗组用中药心痛Ⅱ号治疗。治疗 8 周后观察患者症状改善情况。结果:治疗组症状改善总有效率为 93.8%,高于对照组的 47.3%,两组比较差异有统计学意义($P<0.01$)。①

2. 黄芪通脉汤　黄芪 50 克、丹参 20 克、川芎 15 克、当归 12 克、白芍 12 克、桂枝 8 克、细辛 5 克、水蛭 10 克、熟地黄 15 克、怀牛膝 15 克、山茱萸 12 克、甘草 4 克、大枣 5 枚。每日 1 剂,水煎取汁,分 2 次温服。焦守岗将 90 例下肢血栓闭塞性脉管炎患者随机分为治疗组和对照组各 45 例。治疗组服用自拟黄芪通脉汤治疗,对照组给予降纤酶静脉滴注治疗。两组均治疗 15 日为 1 个疗程,治疗 1 个疗程。结果:治疗组总有效率为 88.9%,对照组总有效率为 76.7%,两组总疗效比较差异有统计学意义($P<0.05$);两组治疗后足背动脉血管内径、血流速度及血流量与本组治疗前比较差异均有统计学意义($P<0.01,P<0.05$),两组治疗后比较差异均有统计学意义(均$P<0.01$),治疗组改善优于对照组;两组中医证候改善比较差异有统计学意义($P<0.05$)。②

3. 血脉通散　大黄 8 克、黄柏 10 克、苍术 10 克、独活 5 克、桑枝 10 克、牛膝 10 克、薏苡仁 30 克、秦艽 10 克、威灵仙 10 克、川芎 10 克、丹参 30 克、红花 10 克、川木瓜 10 克、土茯苓 30 克、毛冬青 10 克、地龙 10 克、琥珀 3 克。散剂为过滤膜袋装,每袋 20 克,每次 2 包,热开水泡服,早晚各 1 次。陈志光等将 72 例血栓闭塞性脉管炎患者随机分为治疗组和对照组各 36 例。治疗组给予血脉通散治疗,对照组采用经临床广泛应用证实有一定疗效的前列腺素 E_1 治疗(有溃烂发热等感染症状者加用抗生素)。14 日为 1 个疗程,连续治疗 2 个疗程。结果:总有效率治疗组为 97.2%,对照组为 86.1%;治愈率治疗组为 58.3%,对照组为 30.6%。两组的总体治疗效果及治愈率差异均有

统计学意义(均$P<0.05$)。③

4. 金青玄七丸(散、膏)　金银花 90 克、毛冬青 90 克、玄参 90 克、当归 60 克、甘草 30 克、三七 15 克、五加皮 15 克等。上药研细为末,过 100 目筛,水炼为丸,每粒约 0.2 克,每次 30～40 粒,每日 2 次口服。散剂以上方中 1/5 的药量研末装入纱袋中放入开水浸泡待水温适合后洗浴 40 分钟;膏药以蟾酥粉和凡士林为膏外敷,每日换药 1 次,以疮口愈合为度。白生海等将 74 例血栓闭塞性脉管炎患者随机分为治疗组 54 例和对照组 20 例。治疗组使用金青玄七丸(散、膏)进行内服、外浴、外敷的方法治疗,30 日为 1 个疗程,共治疗 2 个疗程。对照组采用四妙勇安汤,每日 1 剂,水煎服,分早晚各 1 次,同时静脉滴注复方丹参注射液 20 毫升加入 5% 葡萄糖注射液 250 毫升,每日 1 次。结果:总有效率治疗组为 92.59%,对照组为 75%。④

5. 温阳通脉汤　炮附片 12 克、白芍 15 克、白术 18 克、茯苓 18 克、生姜 12 克、潞党参 18 克、甘草 6 克、丹参 30 克、红花 6 克、水蛭 18 克、当归 15 克、黄芪 30 克。每日 1 剂,水煎服。唐文生等将 168 例血栓闭塞性脉管炎患者随机分为治疗组 112 例和对照组 56 例。对照组采用西医常规疗法,治疗组在此基础上加用温阳通脉汤口服。结果:总有效率治疗组为 85.71%,对照组为 75.00%,两组疗效差异有显著意义($P<0.05$);治疗组治愈率为 42.85%,对照组治愈率为 33.92%,两组对比差异有显著意义($P<0.05$)。⑤

6. 通脉汤　黄芪 30 克、人参 30 克、鹿角胶 10 克、当归 20 克、川芎 20 克、红花 20 克、鸡血藤 20 克、血竭 20 克、牛膝 15 克、肉桂 20 克、延胡索 20 克、金银花 20 克。每日 1 剂,水煎服。邢有东将 83 例血栓闭塞性脉管炎随机分为治疗组 42 例和对照组 41 例。两组患者均采用丹参、脉络宁、维生素 C,每日 1 次静脉滴注;继发感染时用青霉素类、头孢类、甲硝唑等抗生素治疗;对于久病虚弱、

① 武拥,等.中药"心痛Ⅱ号"治疗血栓闭塞性脉管炎疗效观察[J].临床合理用药,2011,4(3):44-45.
② 焦守岗.黄芪通脉汤治疗下肢血栓闭塞性脉管炎的临床观察[J].湖南中医药大学学报,2011,31(7):57-59.
③ 陈志光,等.血脉通散治疗湿热瘀阻型血栓闭塞性脉管炎 36 例临床观察[J].中医中药,2011,20(7):159-161.
④ 白生海,等.金青玄七丸(散、膏)对 54 例血栓闭塞性脉管炎疗效观察[J].中国社区医师,2009,11(16):146.
⑤ 唐文生,等.温阳通脉汤治疗血栓闭塞性脉管炎疗效观察[J].四川中医,2009,27(8):112-113.

创面愈合不佳者可输血或静滴白蛋白；对于创面较大、肉芽生长较好者，应及早植皮治疗。治疗组在常规治疗的基础上加用自拟通脉汤随症加减治疗。结果：在不同时期治疗组和对照组的治疗效果皆有明显差别（$P<0.05$）。[1]

7. 五花五藤汤 红花 10 克、鸡冠花 15 克、月季花 10 克、山茶花 10 克、凤仙花子 6 克、鸡血藤 20 克、络石藤 20 克、茜草藤 15 克、天仙藤 10 克、红藤 20 克。每日 1 剂，水煎服。王福兰用自拟五花五藤汤治疗 50 例血栓闭塞性脉管炎患者。结果：治愈 10 例，显效 16 例，好转 20 例，总有效率 92%。[2]

单　方

鲜水蛭外敷 组成：水蛭、大蒜。用法用量：将采集到的成虫活水蛭放入泥水盆中，用镊子将水蛭取出，放入 75% 乙醇溶液中浸泡 30 分钟，取出后每 10 条加生大蒜 1 瓣，共捣成酱泥，将水蛭蒜肉泥加入适量鸡蛋清，调匀后涂擦患处。临床应用：李密峰等用上法治疗 60 例血栓闭塞性脉管炎患者，疗效满意。[3]

中 成 药

1. 雷公藤多苷片 组成：雷公藤提取物。用法用量：0.5 毫克/（千克·天）分 2 次口服，45 日为 1 个疗程。临床应用：张建勇等用雷公藤多苷片治疗 30 例血栓闭塞性脉管炎患者。结果：雷公藤多苷片能抑制 CD4＋升高及 CD4＋/CD8＋比值，从而调控免疫功能。[4]

2. 脉络宁注射液 组成：牛膝、玄参、石斛、金银花等。用法用量：脉络宁注射液 40 毫升加入 5% 葡萄糖注射液 250 毫升，每日 1 次静脉注射，20 日为 1 个疗程。临床应用：罗淑梅等将 60 例血栓闭塞性脉管炎患者随机分为治疗组和对照组各 30 例。治疗组应用脉络宁注射液。对照组应用右旋糖苷 40% 葡萄糖注射液 500 毫升，静脉注射，20 日为 1 个疗程。观察 2 个疗程。结果：总有效率治疗组为 90%，对照组为 80%，两组疗效比较差异有显著性（$P<0.05$）。[5]

3. 逐瘀通脉胶囊 组成：水蛭、虻虫、桃仁、大黄（哈药集团三精千鹤制药有限公司生产）。用法用量：每粒 0.2 克，每次 2 粒，每日 3 次。临床应用：王江等将 80 例血栓闭塞性脉管炎患者随机分为治疗组和对照组各 40 例。治疗组予逐瘀通脉胶囊口服；对照组予复方丹参注射液 30 毫升加入生理盐水 250 毫升中静脉滴注，每日 1 次。4 周为 1 个疗程，治疗 1 个疗程。结果：总有效率治疗组为 95%，对照组为 87.5%，两组比较差异具有统计学意义（$P<0.05$）。[6]

4. 脉炎康胶囊 组成：当归、红花、金银花、川芎、延胡索、水蛭等。用法用量：每次 3 粒，每日 3 次，温开水送服，2 周为 1 个疗程。临床应用：高香菊用脉炎康胶囊治疗 50 例血栓闭塞性脉管炎患者。结果：3 个疗程后，治愈 30 例，显著好转 15 例，进步 4 例，总有效率 98%。[7]

5. 五虫通脉胶囊 组成：水蛭、蜈蚣、土鳖虫、地龙、僵蚕、当归、黄芪、毛冬青、牛膝等。用法用量：1 日 2 次，每次 10 克，30 日为 1 个疗程。临床应用：王旭等用五虫通脉胶囊治疗 135 例血栓闭塞性脉管炎患者。结果：治愈 75 例，好转 49 例，未愈 11 例，总有效率 91.9%。[8]

① 邢有东.自拟通脉汤治疗血栓闭塞性脉管炎 83 例[J].辽宁中医杂志,2008,35(2)：249-250.
② 王福兰.五花五藤汤治疗血栓闭塞性脉管炎 50 例[J].实用中医内科杂志,2003,17(2)：109.
③ 李密峰,等.鲜水蛭外敷治疗血栓闭塞性脉管炎 60 例[J].辽宁中医杂志,2000,8(20)：244.
④ 张建勇,等.雷公藤多苷片对血栓闭塞性脉管炎患者的免疫调节作用[J].中国老年学杂志,2010,30(5)：690-691.
⑤ 罗淑梅,等.脉络宁治疗血栓闭塞性脉管炎 60 例[J].中国伤残医学,2009,17(6)：82-83.
⑥ 王江,等.逐瘀通脉胶囊治疗血栓闭塞性脉管炎临床观察[J].湖北中医杂志,2007,29(7)：39.
⑦ 高香菊.脉炎康胶囊治疗血栓闭塞性脉管炎 50 例临床观察[J].现代中西医结合杂志,2004,13(21)：2854.
⑧ 王旭,等.五虫通脉胶囊治疗血栓闭塞性脉管炎 135 例研究[J].吉林中医药,2004,24(10)：9-10.

下肢动脉硬化闭塞症

概　　述

下肢动脉硬化闭塞症（ASO）是全身性动脉粥样硬化在肢体的局部表现，是由于脂质代谢紊乱等因素使动脉内膜发生粥样改变，管壁增厚弹性降低，进而导致管腔狭窄、闭塞，发生的肢体血液循环障碍，进而导致肢体缺血、缺氧，甚至溃疡或坏疽。此病多见于 40 岁以上的中老年人，男性多于女性。

ASO 属中医"脱疽""脉痹"范畴。中医对本病的认识源远流长。"脉痹"首见于《黄帝内经》，《素问·平人气象论》载："脉涩曰痹。""脱疽"首见于《灵枢·痈疽》篇："发于足指，名曰脱疽。其状赤黑，死不治，不赤黑，不死。不衰，急斩之，不则死矣。"首先记载了脱疽的发病部位、颜色以及预后情况。隋代巢元方在《诸病源候论》曰"疽者，五脏不调所生也……故积聚成疽……发于足趾，名曰脱疽"，认为脱疽病因为正虚后感受寒邪，元代齐德之沿袭此说。明代陈实功在《外科正宗》曰"夫脱疽者，外腐而内坏也"，认为脱疽病机为外腐内坏。明代申斗垣在《外科启玄》曰"脱疽，是脾经积毒下注而然"，认为脱疽病因为脾经积毒下注。

辨 证 施 治

1. 寒凝血瘀证　肢体明显发凉、冰冷、疼痛，颜色苍白，伴有间歇性跛行，舌质淡红，苔薄白，脉细涩。得温则减，遇寒则重。方用阳和汤加减：熟地黄 30 克、鹿角胶 10 克、炮姜炭 10 克、肉桂 10 克、麻黄 5 克、白芥子 10 克、甘草 10 克。可随症加减川芎 15 克、桃仁 15 克、赤芍 15 克、牛膝 10 克等。每日 1 剂，水煎 2 次，取汁 300 毫升，分早晚 2 次，空腹温服。15 日为 1 个疗程，用药 1 个疗程。临床观察：石光煜等将 68 例下肢动脉硬化闭塞症患者随机分为治疗组 35 例和对照组 33 例。对照组采用前列地尔治疗，治疗组在对照组基础上加阳和汤加减治疗。结果：治疗组疗效优于对照组（$P<0.05$）；治疗后治疗组血浆纤维蛋白原明显降低，踝肱指数明显增高，足背温度明显增高，肢体发凉、疼痛、间歇跛行明显改善，效果均明显优于对照组（$P<0.05$）。[1]

2. 血脉瘀阻证　患者患肢脚趾酸胀疼痛感加重，步履沉重无力，活动困难。患趾颜色由苍白变为暗红，下垂时尤为明显，抬高时为苍白色。疼痛持续加重，夜不能寐。舌质暗红或伴有瘀斑，舌苔白，脉弦或者涩，跌阳脉消失。方用桃红四物汤：熟地黄 15 克、当归 15 克、川芎 15 克、白芍 15 克、桃仁 15 克、红花 15 克。临床观察：张耀泽将 60 例血脉瘀阻型下肢动脉硬化闭塞症患者随机分为治疗组和对照组各 30 例。所有患者均给予综合干预，包括降低患者每日盐的摄入量、合理控制体质量、戒烟限酒、科学饮食、规律运动、开展相应的心理干预和确保患者心理平衡等。对照组在此基础上给予前列地尔注射液 10 微克加入 0.9%氯化钠注射液 20 毫升静脉推注，每日 1 次；阿司匹林片 100 毫克，口服，每日 1 次；阿托伐他汀钙片 20 毫克，口服，每日 1 次。治疗组在对照组的基础上口服桃红四物汤，每日 1 剂。7 日为 1 个疗程，两组均连续治疗 2 个疗程。结果：治疗组临床总有

---

① 石光煜，吕勃川，等.阳和汤加味治疗下肢动脉硬化闭塞症 35 例临床观察[J].中国中医药科技，2016，23（1）：75－76.

效率为 96.67%，对照组总有效率为 76.67%，两组比较有统计学差异（$P<0.05$）。治疗组和对照组治疗后中医临床症状体征积分、跛行距离、足背皮温、ABI 指数、Buerger 时间、血液流变学指标、血脂水平及下肢超声检查相关指标与本组治疗前比较，差异均有统计学意义（均 $P<0.05$）；且治疗组治疗后上述指标改善情况与对照组治疗后比较，差异有统计学意义（$P<0.05$）。①

3. 湿热瘀毒证　症见患肢肿胀，皮肤发红，局部肤温高，甚则烫手，时有灼热疼痛，舌质红，苔黄厚或黑苔，脉数大。治以清热祛湿、化瘀解毒为主。方用四妙勇安汤：金银花 30 克、玄参 30 克、当归 20 克、生甘草 10 克、黄柏 15 克、苍术 15 克、薏苡仁 20 克、赤芍 15 克、川牛膝 15 克、地龙 15 克、水蛭 3 克。每日 1 剂，以水煎成 200 毫升，分 2 次温服。临床观察：范利锋等将 80 例急性发作期下肢动脉硬化闭塞症患者随机分为治疗组和对照组各 40 例。对照组给予拜阿司匹林片、辛伐他汀片口服治疗，治疗组在对照组基础上加用加味四妙勇安汤内服治疗。两组均以 15 日为 1 个疗程，连续治疗 4 个疗程后进行评价。结果：治疗组的总有效率明显高于对照组（$P<0.05$）；治疗后两组症状和体征较治疗前均有明显改善（均 $P<0.05$），且治疗组改善程度明显优于对照组（$P<0.05$）；治疗后两组踝肱指数均较治疗前明显升高（均 $P<0.05$），且治疗组升高程度优于对照组（$P<0.05$）。②

4. 气血亏虚证　症见患肢冷痛，平素畏寒，少气懒言，心悸气短。方用八珍汤：当归（酒拌）10 克、川芎 5 克、白芍 8 克、熟地黄（酒拌）15 克、人参 3 克、白术（炒）10 克、茯苓 8 克、炙甘草 5 克。③

经 验 方

1. 通痹膏　黄芪 30 克、鸡血藤 30 克、当归 12 克、川芎 12 克、赤芍 12 克、地龙 12 克、玄参 12 克、生地黄 12 克、麦冬 12 克、地龙 12 克、茯苓 15 克、猪苓 15 克、三七 3 克、水蛭 5 克、甘草 6 克。另加入木糖醇 500 克收膏。分早晚 2 次口服，每次 20 克。疗程 3 个月。宋道飞等将 64 例糖尿病下肢动脉硬化闭塞症患者随机分为对照组与治疗组各 32 例。对照组予通塞脉片，治疗组予以通痹膏膏方口服。两组疗程均为 3 个月。结果：治疗组、对照组的临床总有效率分别为 90.63%、68.75%，两组临床疗效比较差异有统计学意义（$P<0.05$）。治疗前后组内比较，两组踝肱指数比较差异有统计学意义（$P<0.05$）；组间治疗前后踝肱指数差值比较差异有统计学意义（$P<0.05$）。治疗前后组内比较，治疗组足背动脉的血管内径、峰值流速、血流量水平比较差异有统计学意义（$P<0.05$）。两组治疗后比较，足背动脉的血管内径、峰值流速、血流量水平比较差异有统计学意义（$P<0.05$）。治疗前后组内比较，治疗组总胆固醇（TC）、三酰甘油（TG）、低密度脂蛋白胆固醇（LDL－C）、高密度脂蛋白胆固醇（HDL－C）及纤维蛋白原（FIB）水平比较差异有统计学意义（$P<0.05$）；组间治疗后比较，TC、TG、LDL－C、HDL－C 及 FIB 水平比较差异有统计学意义（$P<0.05$）。④

2. 通痹方　生黄芪 30 克、鸡血藤 15 克、金银花藤 15 克、白芍 15 克、蒲公英 15 克、赤芍 10 克、桂枝 10 克、川芎 10 克、怀牛膝 10 克、桃仁 10 克、生甘草 6 克。水煎 300 毫升，每日 1 剂，分早晚温服。15 日为 1 个疗程，连用 2 个疗程，疗程间可休息 3～4 日。赵杼沛等将 200 例糖尿病下肢动脉硬化症患者随机分为治疗组 120 例和对照组 80 例。两组均给予常规治疗，治疗组另加服通痹方。两组疗程均为 4 周。结果：治疗后总有效率对照组为 76.3%，治疗组为 90.8%，治疗组疗效优于对照组（$P<0.05$）。⑤

3. 温阳活血汤　水蛭 3 克、酒大黄（后下）9 克、桃仁 9 克、附子 9 克、生黄芪 30 克、桂枝 12

① 张耀泽.桃红四物汤治疗下肢动脉硬化闭塞症(脱疽)血脉瘀阻证的临床疗效观察[J].中医药信息,2019,36(5):97-101.
② 范利锋,等.从"湿热瘀毒证"论治下肢动脉硬化闭塞症急性发作期的临床研究[J].现代中西医结合杂志,2015,24(13):1404-1406.
③ 陆德铭,等.实用中医外科学[M].2 版.上海:上海科学技术出版社,2010:236-239.
④ 宋道飞,陈锋.通痹膏膏方治疗糖尿病下肢动脉硬化闭塞症的临床研究[J].上海中医药杂志,2016,50(1):41-44.
⑤ 赵杼沛,赵莉娟,等.通痹方对糖尿病下肢动脉硬化症患者血清内皮素的影响[J].世界中西医结合杂志,2016,11(1):67-69.

克、炒白芍 12 克、当归 12 克、干姜 15 克、葛根 15 克、丹参 18 克。水煎至 300 毫升,每日 1 剂,分早晚 2 次饭后温服,疗程 8 周。高彤将 60 例阳气亏虚、瘀血内阻证的糖尿病下肢动脉硬化闭塞症患者随机分为治疗组和对照组各 30 例。治疗组和对照组均给予相同的饮食、运动等基本指导和西药口服。对照组另加用糖脉康颗粒,治疗组则给予温阳活血汤。两组均治疗 8 周。结果:治疗组在改善患者中医临床症状方面效果显著优于对照组($P<0.01$),治疗组、对照组的有效率分别是 90%、33%;两组在降低血糖方面皆有效,但是治疗组效果好于对照组($P<0.05$);此外发现,治疗组对于降低患者总胆固醇效果亦优于对照组($P<0.05$)。[1]

中 成 药

1. **疏血通注射液 1** 组成:水蛭、地龙提取物。用法用量:疏血通注射液 6 毫升加入 0.9%氯化钠注射液 250 毫升中静脉滴注。临床应用:林大伟将 100 例糖尿病下肢动脉硬化闭塞症患者随机分为观察组和对照组各 50 例。对照组采用前列地尔注射液进行治疗,观察组采用疏血通注射液。结果:观察组中患者治疗总有效率为 94%,对照组总有效率为 82%,两组比较差异有统计学意义($P<0.05$)。[2]

2. **参芪注射液和脉络宁注射液** 参芪注射液组成:党参、黄芪等提取物(丽珠集团利民制药厂生产,国药准字 Z19990065)。脉络宁注射液组成:玄参、牛膝、金银花、党参等提取物(金陵药业股份有限公司南京金陵制药厂生产,国药准字 Z32021102)。用法用量:静脉滴注 250 毫升参芪注射液和 10 毫升脉络宁注射液,每日 1 次。临床应用:姚玉红将 70 例糖尿病下肢动脉硬化闭塞症

患者随机分为治疗组和对照组各 35 例。治疗组予参芪注射液和脉络宁注射液治疗,对照组予前列地尔注射液治疗。结果:治疗 4 周后,总有效率治疗组为 97.14%,对照组为 82.86%,两组比较差异显著($P<0.05$)。[3]

3. **疏血通注射液和当归四逆汤加味** 疏血通注射液(牡丹江友搏药业有限责任公司生产,国药准字 Z20010100)。当归四逆汤加味组成:当归 15 克、桂枝 15 克、赤芍 15 克、细辛 12 克、通草 12 克、炙甘草 12 克、大枣 12 枚、川楝子 30 克、延胡索 30 克。用法用量:疏血通注射液 6 毫升加入 0.9%氯化钠注射液 250 毫升中静脉滴注;当归四逆汤每日 1 剂,水煎取汁 400 毫升,分早晚 2 次口服。临床应用:杨荣阁等将 96 例 2 型糖尿病下肢动脉硬化闭塞症患者随机分为治疗组 49 例和对照组 47 例。两组均予糖尿病基础治疗,治疗组另予当归四逆汤加味联合疏血通注射液治疗,对照组另予前列地尔注射液治疗。两组均治疗 3 周。结果:总有效率治疗组为 95.9%,对照组为 80.9%,两组比较差异有统计学意义($P<0.05$)。两组治疗后踝肱指数(ABI)、凝血酶原时间(PT)、FIB、TG、TC 等指标均改善,治疗组治疗前后比较差异有统计学意义($P<0.05$),治疗组治疗后 PT、FIB、TG、TC 与对照组比较差异有统计学意义($P<0.05$),治疗组疗效优于对照组。[4]

4. **疏血通注射液 2** 组成:主要成分为水蛭、地龙提取物(牡丹江友搏药业有限责任公司生产)。用法用量:疏血通注射液 8 毫升加入 5%葡萄糖注射液 250 毫升及重组人胰岛素 R 4 单位中静脉滴注,每日 1 次。临床应用:冯琨等将 260 例 2 型糖尿病下肢动脉硬化闭塞症患者随机分为治疗组 180 例和对照组 80 例。治疗组给予疏血通注射液。对照组给予前列地尔(主要成分为前列腺素 E1,北京泰德制药有限公司提供)10 微克加

① 高彤.温阳活血汤干预糖尿病下肢动脉硬化闭塞症的临床研究[D].济南:山东中医药大学,2016:8-11.
② 林大伟.疏血通注射液治疗糖尿病下肢动脉硬化闭塞症临床观察[J].糖尿病新世界,2015,35(7):11.
③ 姚玉红.参芪与脉络宁注射液联用对 35 例糖尿病下肢动脉硬化闭塞症患者动脉硬化、血流动力学及炎症的影响[J].华西药学杂志,2015,30(4):2.
④ 杨荣阁,张永萍.当归四逆汤加味联合疏血通注射液治疗 2 型糖尿病下肢动脉硬化闭塞症 49 例疗效观察[J].河北中医,2014,36(9):1335-1337.

入 0.85%生理盐水 100 毫升中静脉滴注,每日 1 次。两组均治疗 4 周。结果:治疗组总有效率为 94.4%,优于对照组的 85.0%($P<0.01$);多普勒超声检查,治疗组治疗后股浅动脉、胫后动脉及足背动脉的血管内径增大、血流量明显增加($P<0.01$),并优于对照组($P<0.05$)。[1]

5. 丹红注射液 组成:丹参、红花等提取物。用法用量:丹红注射液 30 毫升加入生理盐水中静滴,每日 1 次,连用 21 日。临床应用:刘志伟采用丹红注射液治疗 68 例 2 型糖尿病下肢动脉硬化闭塞症患者,采用口服降糖药或胰岛素治疗,将血糖控制在良好水平。在此基础上给予丹红注射液。对溃疡坏死者给予敏感抗生素及外科清创处理。结果:显效 28 例,良好 24 例,改善 12 例,无效 4 例,总改善率 94%。患者疼痛、麻木、发凉、间歇性跛行等临床症状明显改善;下肢动脉管径增宽、血流峰时速度减慢、血流量增加,尤以足背动脉最明显;血液黏度及血脂均明显降低,血流动力学改善。[2]

① 冯琨,等.疏血通注射液治疗糖尿病下肢动脉硬化闭塞症临床观察[J].中国中西医结合杂志,2009,29(3):255-256.
② 刘志伟.丹红注射液治疗 2 型糖尿病下肢动脉粥样硬化闭塞症 68 例疗效观察[J].山东医药,2007,47(28):107-108.

糖尿病性足病

概　述

糖尿病性足病是糖尿病患者的慢性并发症之一，又称糖尿病性肢端坏疽、糖尿病性动脉闭塞症，临床以肢体末端疼痛、感染、溃疡、坏疽为主要表现，是中晚期糖尿病患者致残、致死的重要原因。

本病属中医"脱疽""消渴脱疽"范畴。发于消渴之上，其人足末端麻木无知觉、疼痛、发凉或干黑，或破溃及筋骨者，称之脱疽，本病以脾肾亏虚为本、寒湿外伤为标，具有"本虚标实、毒浸迅速、腐肉难去、新肌难生"之特点。

辨　证　施　治

陆德铭等分5证

（1）气虚血瘀证　症见肢体无力麻木如有蚁行，肢末时痛，多呈刺痛，下肢为主，入夜痛甚，神疲倦怠，气短懒言，动则汗出，腹泻或便秘；舌质淡暗或有瘀点，苔薄白，脉细涩。治宜补气活血、化瘀通痹。方用补阳还五汤。

（2）痰瘀阻络证　症见肢体麻木刺痛，常有定处，或肌肤紫暗，肿胀，肢体困倦，头重如裹，昏蒙不清，体多肥胖，口黏乏味，胸闷纳呆，腹胀不适，大便黏滞，舌质紫暗；舌体胖大有齿痕，苔白厚腻，脉沉滑或沉涩。治宜化痰活血、宣痹通络。方用血府逐瘀汤。

（3）肝肾亏虚证　症见肢体关节屈伸不利，痿软无力，甚者肌肉萎缩，腰膝酸软，骨松齿摇，头晕耳鸣；舌质淡，少苔或无苔，脉沉细无力。治宜滋补肝肾、益精填髓。方用独活寄生汤。

（4）阳虚寒凝证　症见肢体麻木不仁，肢末冷痛，得温痛减，遇寒痛增，下肢为著，入夜更甚，神疲懒言，腰膝乏力，畏寒怕冷；舌质暗淡或有瘀点，苔白滑，脉沉紧。治宜温经散寒、通络止痛。方用当归四逆汤。

（5）湿热阻络证　症见肢体灼热疼痛，或重着乏力，麻木不仁，脘腹痞满，口腻不渴，心烦口苦，面色晦垢，大便黏滞，小便黄赤；舌红苔黄腻，脉滑数。治宜清热利湿、活血通络。方用当归拈痛汤、三妙丸、萆薢渗湿汤加减：苍术、黄柏、薏苡仁、土茯苓、当归、生地黄、赤芍、丹参、桃仁、葛根、忍冬藤、牛膝、虎杖、生黄芪、皂角刺、生甘草。[①]

中　成　药

1. 脉血康胶囊　组成：水蛭提取物水蛭素。用法用量：取10微克前列地尔静冲与100毫升生理盐水静点治疗，并给患者脉血康胶囊治疗，每次2粒，每日3次。持续治疗14日为1个疗程。临床应用：（1）苏宇将96例糖尿病足患者随机分为治疗组和对照组各48例。对照组与治疗组均实施基础治疗，治疗组另加用前列地尔与脉血康胶囊联合治疗。观察两组效果。结果：与对照组相比，治疗组患者治疗后的血清学各项指标改善效果显著，且临床疗效明显较高，两组的数据比较具有差异性（$P < 0.05$）。（2）崔智宇等将86例糖尿病足病坏疽患者随机分为治疗组和对照组各43例。两组均采用常规清洁创面及用药，治疗组另加用脉血康胶囊，对照组另加用安慰剂。观察两

---

① 陆德铭，等.实用中医外科学[M].2版.上海：上海科学技术出版社，2010：243－245.

组术后创面愈合程度。结果：治疗组平均疗效得分为(3.11±0.76)分，对照组为(2.60±1.00)分，两组比较差异有统计学意义($P<0.05$)；创面愈合面积缩小幅度治疗组为(25.9±5.3)平方毫米，对照组为(19.7±7.8)平方毫米($P<0.05$)。研究表明，水蛭中水蛭素可以改善微循环障碍。[1][2]

2. 糖足康洗剂　组成：川芎、桃仁、红花、白芍、赤芍、当归、桂枝、熟地黄、柴胡、木瓜、乳香等(南京海源中药饮片有限公司生产)。用法用量：加温水配成1000毫升用于足部熏洗进行治疗，以足浴按摩器进行足熏洗，水温40℃～45℃，熏洗30分钟，每日2次。临床应用：卞荣蓉等将126例糖尿病足患者随机分成治疗组、安慰组及对照组各42例。研究过程中脱落5例，剔除1例，最终有效病例120例，治疗组、安慰组及对照组各40例。对照组予基础治疗，同时予前列地尔注射液，每日2毫升加入100毫升生理盐水中静滴，14日为1个疗程。治疗组予基础治疗加用糖足康洗剂进行足熏洗。安慰组在基础治疗上以温白开水加入色素进行足熏洗。结果：治疗组的总有效率为80.0%，明显高于安慰组的52.5%和对照组的32.5%，差异有统计学意义($P<0.01$)；治疗组的ABI值较前升高($P<0.05$)，安慰组和对照组稍降低，无统计学意义($P>0.05$)；三组血管内皮生长因子(VEGF)水平均较前升高($P<0.01$)，治疗组更优($P<0.05$)；三组内源性一氧化氮(NO)水平较均前升高，治疗组和安慰组比较有统计学意义($P<0.01$)，治疗组更优($P<0.05$)；三组血管内皮素-1(ET-1)水平均较前降低($P<0.01$)，三组之间比较无统计学意义($P>0.05$)。[3]

3. 益气活络生肌汤　红花15克、当归15克、桂枝15克、川芎12克、赤芍12克、地龙12克、桃仁10克、细辛10克、透骨草10克、海桐皮10克、乳香10克、没药10克、吴茱萸8克、独活8克、鸡血藤5克。水煎后，分早晚2次温服。林立英等将108例气虚血瘀型糖尿病足溃疡分为治疗组和对照组各54例。两组均采用西药常规治疗，治疗组另加用上方。两组均以14日为1个疗程，均治疗2个疗程。结果：治疗组的总有效率为88.89%，高于对照组的74.07%($P<0.05$)；治疗组不同等级的足部溃疡面(Ⅱ、Ⅲ、Ⅳ)肉芽组织开始出现的时间均较对照组短，且较对照组早(均$P<0.05$)；治疗组治疗后尺神经、胫神经和腓神经传导速度较对照组明显加快($P<0.05$)。[4]

① 苏宇.前列地尔联合脉血康胶囊对糖尿病足治疗的临床探讨[J].临床医药文献电子杂志,2020,7(21)：173.
② 崔智宇,等.脉血康胶囊对糖尿病足截趾术后创面的影响[J].世界最新医学信息文摘,2018,18(A5)：210-211.
③ 卞荣蓉,等.糖足康洗剂足熏洗对早期糖尿病足血管内皮功能的影响[J].中医临床研究,2020,12(9)：38-40,49.
④ 林立英,等.益气活络生肌汤促糖尿病足溃疡面的愈合作用研究[J].中华中医药学刊,2020,38(4)：255-258.

多发性大动脉炎

概　　述

多发性大动脉炎是一种主要累及主动脉及其重要分支的慢性、多发性、非特异性炎症，造成管腔狭窄及闭塞多，引起病变动脉组织的临床缺血性表现。由于受累的动脉不同而产生不同病症。其中以头和臂部动脉受累引起的上肢无脉症为多见，其次为降主动脉、腹主动脉受累的下肢无脉症和肾动脉受累引起的肾动脉狭窄性高血压。多发生于女性，病因不明。近年来多认为本病属于自身免疫性结缔组织疾病。临床常表现为胸部憋闷、气短、眩晕，肢麻以及桡动脉摸不到等。本病起病缓慢，病程长，重者可危及生命。

本病属中医"伏脉""脉痹""胸痹"等范畴。病理特点为阳虚寒凝、脉道不通等。

辨　证　施　治

何庆勇等分9型

（1）风寒湿邪，闭阻经脉　多见于本病初期，由于风寒湿闭阻脉络，气血运行不畅，故有恶寒发热，周身乏力，关节酸痛或有肌肉疼痛，肌肤出现红斑，四肢发凉，脉细弱或沉细而缓，甚或无脉，舌尖淡，苔薄白。治宜散寒祛湿、益气活血通脉。方用柴葛解肌汤合黄芪桂枝汤加减：柴胡10克、葛根10克、黄芩10克、羌活10克、白芷10克、赤芍10克、白芍10克、生黄芪15克、桂枝8克、苍术10克、生薏苡仁10克、防风10克、青风藤12克、海风藤12克、蝉蜕10克、川芎10克、鸡血藤10克、炙甘草6克。随症加减：头晕眼花，加野菊花12克、连翘12克；口干口渴少津，加石斛10克、生石膏（先下）20克；四肢疼痛明显，加络石藤12克、虎杖12克；脉沉细似有似无或无脉，加丹参15克、太子参15克。

（2）湿热痹阻，血瘀脉闭　多见于本病的活动期，由于外感风寒湿邪，闭阻经脉，郁而化热，湿热交阻，闭塞脉道，故见身热，正邪相争，寒热起伏，身重困倦，四肢酸楚，关节红肿、疼痛，无脉或微数，舌质红，微腻苔。治宜清热化湿、活血通脉。方用宣痹汤合下瘀血汤加减：大黄（后入）9克、桃仁10克、土鳖虫9克、羌活12克、独活12克、防风12克、姜黄12克、当归12克、黄芪15克、赤芍15克、白芍15克、连翘12克、金银花12克、炙甘草6克。随症加减：热重，加生石膏（先下）30克、淡竹叶12克；头痛头晕，加白蒺藜12克、川芎12克、蔓荆子12克；关节痛重，加海风藤15克、青风藤15克、牡丹皮12克、延胡索12克。

（3）瘀毒交盛，内犯营血　多见于急性活动期，高热不退，持续数周，全身肌肉疼痛，皮疹红斑，肢体酸楚无力，关节红肿热痛，头痛，心烦失眠，焦躁，口干喜冷饮，大便干小便黄，甚至神昏谵语，舌尖红绛，苔黄腻，脉微细数或无脉。治宜清热凉血、解毒通脉。方用犀角地黄汤合三黄石膏汤加减：犀角6克（水牛角10克代）、生地黄12克、生石膏（先下）30克、黄芩12克、赤芍12克、牡丹皮10克、川黄连10克、黄柏10克、金银花10克、连翘12克、白茅根12克、丹参15克、芦根12克、生甘草6克。随症加减：邪热不退，心慌气短者，去芦根，加西洋参12克、麦冬12克、北沙参15克；或加紫雪散、羚羊角15克；昏厥抽动，加安宫牛黄丸；头痛明显者，加白蒺藜12克、川芎12克、蔓荆子12克；小便赤涩者，加猪苓12克、泽泻12克；全身疼痛，加全蝎10克、虎杖12克；斑疹，加玄参 12 克、麦冬 12 克、茜草 10 克；神昏谵语，加安宫牛黄丸、天竺黄 12 克、生地黄 12 克、石菖蒲 12 克。

(4) 气滞痰浊，闭阻心窍　病程持久，缠绵不愈，血瘀痹浊内生，闭阻心窍，故有精神抑制，或精神失常，甚则昏厥神昏，痰浊闭阻清阳，则头晕目眩，头痛眼花，视力减退，视物不清如雾中看花，或有上肢酸胀，麻木，胸闷，善太息，面色无华，舌体胖大，舌质淡，脉沉细弱，或无脉。治宜益气涤痰、开窍通络。方用蠲痹汤合通窍活血汤加减：羌活 12 克、姜黄 10 克、防风 12 克、当归 12 克、黄芪 15 克、赤芍 12 克、白芍 12 克、茯苓 12 克、法半夏 12 克、桔梗 10 克、川芎 10 克、桃仁 12 克、红花 12 克、降香(加酒浸后适量水煎)12 克、生晒参 15 克、乌梢蛇 10 克、地龙 12 克、炙甘草 6 克。随症加减：精神抑郁者，加柴胡 12 克、香附 12 克、郁金 12 克；口干舌燥者，加黄芩 12 克、川黄连 8 克、玉竹 12 克；失眠者，加炒栀子 12 克、夜交藤 12 克；胁痛者，加青陈皮各 10 克；眩晕者，加珍珠母(先下)30 克、天麻 12 克、野菊花 12 克；急躁易怒者，加天麻 12 克、钩藤 10 克、草决明 12 克；胃胀痛者，加淡竹茹 12 克、枇杷叶 10 克、法半夏 10 克、茯苓 12 克。

(5) 阳虚阴盛，寒凝中脘　腹部血脉闭阻，气血不能运转行于腹中，则腹胀腹痛，四肢血少，无以润养肌肤，下肢无血则酸软无力，肢厥畏寒，或麻木疼痛；或间接跛行，腰酸膝软；或有头晕头痛失明，舌质淡，寸口脉或趺阳脉微欲绝，或无脉。治宜温阳散寒、化瘀通脉。方用黄芪桂枝五物汤合血府通瘀汤加减：炙黄芪 30 克、桂枝 10 克、赤芍 15 克、白芍 15 克、川芎 10 克、桃仁 12 克、红花 12 克、制附子(先下)8 克、当归 12 克、生地黄 15 克、川牛膝 12 克、桔梗 10 克、柴胡 10 克、枳壳 12 克、炙甘草 6 克。随症加减：面色不华，气虚乏力，加人参 10 克、太子参 10 克；余热未清，加生地黄 12 克、玄参 15 克；关节疼痛，加威灵仙 12 克、羌活 12 克、青风藤 12 克、海风藤 12 克。

(6) 脾肾阳虚，脉失血养　面色白，头目晕眩，两目畏光，耳鸣，腰酸膝软，心烦易怒，周身乏力，四肢厥冷，倦怠嗜睡，神疲，腹胀便溏，尿少浮肿，下肢沉重，举步维艰，月经延后，或闭经，舌质淡，舌体胖有齿痕，薄白苔，脉微沉细欲绝，或无脉，足趺阳脉绝。治宜健脾补肾、温阳通脉。方用阳和汤合附子汤合膈下逐瘀汤加减：鹿角片(先煎)3 克、熟地黄 15 克、制附子(先下)10 克、桂枝 10 克、生晒参 10 克、制黄芪 15 克、赤芍 12 克、白芍 12 克、川芎 10 克、当归 12 克、牡丹皮 12 克、桃仁 12 克、红花 10 克、乌药 12 克、延胡索 12 克、枳壳 12 克。随症加减：腰酸痛重者，加炒杜仲 12 克、川牛膝 12 克、补骨脂 12 克；肢冷浮肿、尿少者，加茯苓 12 克、猪苓 12 克、泽泻 10 克、车前子(包)12 克；唇青舌紫者，加汉三七 1 克、蒲黄 10 克、五灵脂 10 克；纳呆，加鸡内金 10 克；肢冷疼痛者，加甲片粉 8 克、土鳖虫 10 克；便溏者，加肉豆蔻 12 克、苍术 10 克。

(7) 肝肾阴虚，血亏不生脉　病程日久，血不灌脉，阴血暗耗而致肝肾阴虚。多见腰酸膝软，肢体麻木无力，口干咽燥，五心烦热，两颧发赤，失眠健忘，耳鸣耳聋，头晕目眩，视物不清，午后潮热，面色无华，面容憔悴，自汗或盗汗，妇人月经量少，色暗，或闭经，舌质红，少苔，脉细数而微，或无脉，足趺阳脉摸不到。治宜滋营补肾、益精血通血脉。方用左归丸加减：熟地黄 15 克、山药 12 克、山茱萸 12 克、枸杞子 12 克、川牛膝 12 克、菟丝子 12 克、鹿角胶(烊化)12 克、龟板胶(烊化)12 克、青风藤 12 克、制首乌 12 克、丹参 15 克、当归 12 克、川芎 10 克、石菖蒲 12 克、远志 12 克、茯苓 12 克。随症加减：若阴虚，阳亢头晕目眩，加天麻 12 克、钩藤 12 克、石决明(先下)20 克；急躁易怒，加夏枯草 12 克、白芍 12 克、香附 12 克；视物不清，加野菊花 12 克、茺蔚子 12 克；筋脉拘急、抽搐，加天麻 12 克、僵蚕 12 克、全蝎 10 克；心烦失眠，加茯神 12 克、夜交藤 12 克、炒柏子仁 12 克；盗汗，加五味子 10 克、覆盆子 12 克、生龙骨 30 克、生牡蛎 30 克。

(8) 气滞血瘀，络脉瘀阻　病程持续，元气渐衰，大经空虚，则络脉瘀阻，气血瘀滞于络，故有肌肤色暗，四肢肿胀或有瘀斑，面色黧黑，面部肿胀，下肢肿胀，胸闷多痰，四肢倦怠，关节疼痛，屈伸不利,或有肢麻,舌体胖大,有齿痕,苔白厚腻,脉弦细而涩,或脉弦细而微,或无脉。治宜活血化瘀、疏经通络。方用补阳还五汤合复元活血汤加减:炙黄芪30克、党参15克、当归12克、赤白芍各15克、地龙12克、川芎10克、红花12克、桃仁12克、柴胡10克、天花粉12克、甲片10克、酒大黄(后入)6克、炙甘草6克。随症加减:短气乏力者,去甲片,加人参5克、炒白术12克、麦冬12克;胸闷,心前区疼痛,加瓜蒌12克、薤白15克、丹参15克;四肢畏寒,去大黄,加制附子8克、细辛3克;腹胀尿少,加大腹皮12克、车前子(包)12克;关节疼痛者,加络石藤12克、青风藤12克、海风藤12克;上肢肩重,加威灵仙12克、片姜黄10克;四肢颤动,加僵蚕12克、蜈蚣3条、蝉蜕12克。

(9)元气虚弱,气血双亏 本病处于长期不愈,危重时期,气血双亏,元气暗耗,面色白,神疲乏力,精神萎靡,肢体麻木,四肢厥冷,心悸气短,呼吸困难,胸闷,头晕目眩,动则尤甚,失眠多梦,舌质淡,少苔,脉微欲绝,或无脉。治宜回本扶元、双补气血。方用十全大补汤合龟鹿二仙加减:制黄芪30克、肉桂8克、人参(另煎)10克、炒白术12克、茯苓12克、川芎10克、当归12克、杭白芍药15克、熟地黄15克、枸杞子12克、鹿角胶(烊化)12克、龟板胶(烊化)12克、阿胶(烊化)12克、菟丝子12克、制首乌12克。随症加减:失眠心烦者,去熟地黄,加远志12克、炒柏子仁12克、酸枣仁12克;腹胀便溏者,去熟地黄、白芍,加大腹皮12克、肉豆蔻10克;周身酸痛者,去熟地黄,加地龙12克、络石藤12克、虎杖10克;食少纳呆,加鸡内金12克、焦三仙各12克。[①]

经 验 方

1.补肾活血方 黄芪45克、熟地黄30克、赤芍30克、当归15克、鸡血藤15克、防风10克、牛膝10克、威灵仙10克、山药15克、丹参10克、茯苓15克、桑寄生15克、干姜10克、地龙10克、川芎15克、延胡索15克、水蛭5克、甲片5克、三棱15克、莪术15克。随症加减。每日1剂,水煎分早晚2次服。安喆等将68例多发性大动脉炎患者分为观察组与对照组各34例。两组均采用中西医结合基础治疗,观察组另加用上方。两组均连续治疗4周。结果:两组临床疗效比较,观察组临床有效率明显高于对照组($P<0.05$);观察组和对照组治疗后血沉、CRP水平均显著降低($P<0.05$),观察组降低程度较对照组更为明显($P<0.05$)。[②]

2.中药方 补阳还五汤合黄芪桂枝五物汤加味:黄芪50克、桂枝10克、白芍20克、当归20克、丹参30克、鸡血藤30克、川芎10克、桃仁10克、红花10克、地龙15克、秦艽15克、大枣5枚、生姜10克。每日1剂,水煎服。四妙勇安汤加味:金银花40克、玄参30克、当归15克、蒲公英30克、川芎10克、鸡血藤30克、秦艽8克、生地黄30克、龟甲30克、北沙参30克、茯苓10克、地龙12克、桂枝6克、生甘草10克。[③]

3.补阳还五汤加味 黄芪60克、当归尾15克、赤芍15克、地龙10克、川芎10克、桃仁10克、川红花6克、川牛膝15克、白芍15克、鸡血藤20克、丹参15克、鳖甲20克。每日1剂,水煎分2次早晚温服。林斌等将16例多发性大动脉炎患者随机分为治疗组10例和对照组6例。两组均予西医常规治疗,治疗组另加服上方。两组均以3周为1个疗程,观察治疗1个疗程,随访半年。结果:治疗组、对照组的有效率分别为80.0%、66.7%,两组有效率比较差异有统计学意义($P<0.05$);两组对C-反应蛋白水平的影响比较差异有统计学意义($P<0.05$)。[④]

① 何庆勇,王师菡,等.多发性大动脉炎的辨证论治体会[J].中华中医药杂志,2008(9):784-786.
② 安喆,陈文阁,等.补肾活血方治疗多发性大动脉炎的临床观察[J].中医药学报,2020,48(11):46-49.
③ 章新根,蔡海英.多发性大动脉炎中医治疗方剂用药规律挖掘分析及临床应用举隅[J].中国中药杂志,2016,41(9):1754-1758.
④ 林斌,等.中西医结合治疗多发性大动脉炎的临床研究[J].中医学报,2014,29(2):293-294.

淋 巴 水 肿

概 述

淋巴水肿是淋巴回流障碍导致淋巴液在皮下组织持续积聚，甚则引起纤维组织增生的一种慢性进展性疾病。临床特点为好发于四肢，以下肢最常见；表现为肢体肿胀，后期皮肤增厚、粗糙、坚如象皮，故又称象皮肿，并可继发感染，形成溃疡，少数可恶变。

淋巴水肿临床分为原发性淋巴水肿和继发性淋巴水肿，引起淋巴水肿的原因不同，临床表现亦各有特点。根据水肿的程度分三度。轻度：肢体水肿呈凹陷性，抬高肢体后减轻或消失，无明显皮肤改变。中度：非凹陷性水肿，抬高肢体水肿不能缓解，皮肤明显纤维化。重度：肢体不可逆性水肿，反复感染，皮肤及皮下组织纤维化，出现象皮肿样皮肤变化。

本病属中医"大脚风""象皮腿"范畴。本病的发生主要由于摄水不慎，久居湿地，寒湿之邪入侵，留恋不去，日久化热，流注下肢，阻塞经络；或脾虚水停，阻遏气机，经络阻塞不通，气血瘀滞不行所致。《乾斋医案》记载："凡水乡农人，多患脚肿，俗名大脚风……此因伤络瘀凝，气血阻痹，风湿热杂合之邪袭人而不能出也。"总之，本病初期多为寒湿阻络，湿热蕴滞，病程日久，则多为痰湿阻络，气滞血瘀。患者多有外伤、丹毒、丝虫病、肿瘤放射治疗或手术广泛切除等病史。本病为慢性进展性疾病，尚缺乏很快治愈的药物和治疗方法。中医认为其基本病机为络脉受损、瘀血、湿热阻滞。临床上应根据病程的不同阶段，分清湿、热、瘀之轻重，早期宜温阳散寒、化湿通络；合并感染以清热利湿为主，辅以活血通络；后期宜采用理气活血、化痰通络为法。

辨 证 施 治

王万春分3证

（1）寒湿阻络证　症见患肢肿胀，皮色不变，按之凹陷，走路时肢体沉重，肿胀加重，休息或抬高患肢后可减轻，伴形寒肢冷疼痛，纳食欠佳；舌质淡，苔白腻，脉沉濡。治宜温阳散寒、化湿通络。方用阳和汤合萆薢渗湿汤加减：萆薢、薏苡仁、茯苓、白术、泽泻、陈皮、丝瓜络、炮姜、肉桂、赤芍、牛膝。随症加减：若肿胀明显者，加木瓜、木通等。

（2）湿热下注证　症见患肢皮肤焮红灼热，边界清楚，肿胀、疼痛，伴有寒战、发热、骨节酸痛；舌质红，苔黄腻，脉滑数。治宜清热利湿、活血消肿。方用萆薢渗湿汤合五神汤加减：茯苓、金银花、牛膝、车前子、紫花地丁、萆薢、薏苡仁、黄柏、赤茯苓、牡丹皮、泽泻、滑石、通草。随症加减：若患肢红肿热痛，且恶寒发热者，加蒲公英、连翘、金银花等。

（3）痰瘀阻滞证　症见患肢肿胀，增粗变硬，皮肤增厚，粗糙，随按即起，状如象皮；或伴有慢性溃疡，久不愈合；可伴有胸胁胀痛或面色少华，乏力，舌质淡暗或有瘀斑，苔薄白，脉弦涩或沉涩。治宜健脾化痰、活血通络。方用桃红四物汤合四君子汤加减：桃仁、红花、当归、川芎、丹参、党参、白术、茯苓、夏枯草、地龙。随症加减：若患肢粗肿坚硬较重者，加皂角刺、昆布、海藻等；伴有气虚明显者，加黄芪、人参等。[1]

---

① 王万春.血管疾病的血瘀与化瘀治疗［M］.北京：人民卫生出版社,1994.

经 验 方

1. 四子散 白芥子 120 克、紫苏子 120 克、莱菔子 120 克、吴茱萸 120 克。将上药均匀加热到 50℃左右，然后将药包敷在患者的病患部位，时间控制在半小时以内，同时坚持每日 2 次，连敷 1 周。高城闻等将 68 例乳腺癌术后上肢淋巴水肿患者随机分为对照组和治疗组各 34 例。对照组主要采用物理疗法如肢体气压治疗仪、弹力袖套、功能锻炼、手法按摩、抬高患肢等方法进行医治。治疗组主要使用中西医结合物理方法，采用四子散对病患部位进行热敷。两组均治疗 4 周。结果：两组临床症状均有不同程度的改善，总有效率治疗组为 94.1%，对照组为 67.6%，两组比较差异有统计学意义($P<0.05$)。[①]

2. 逐水散 泽兰 20 克、牵牛子 20 克、黄芪 10 克、麻黄 10 克、桂枝 10 克、络石藤 10 克、三棱 10 克、莪术 10 克、艾叶 10 克、桑枝 10 克、冰片 5 克。将药物加工成 80 目细末，每次取药末 25 克加入温水 100 毫升调匀，水温 42℃～45℃，将纱布浸泡药液湿敷患肢水肿部位，同步微波治疗，再继以配合局部艾灸。程思等将 60 例乳腺癌术后上肢淋巴水肿患者随机分为对照组和治疗组各 30 例。对照组与治疗组均先以微波艾灸治疗，再施以局部艾灸治疗，取穴主要有阿是穴、肩髃、外关、曲池、肩髎、臂臑、列缺、水分、阴陵泉（根据患者情况选择以上 5～6 个穴位）。治疗组另给予逐水散湿敷患肢水肿部位。两组均每日 1 次，连续治疗 10 次。结果：对照组和治疗组的中医症状积分分别为（14.63±2.31）分、（10.67±2.62）分；治疗组的肿胀、疼痛、麻木、皮肤紧绷或按之凹陷症状的改善程度均优于对照组，总有效率为 93.33%，高于对照组的 73.33%。[②]

3. 消肿汤 桃仁 15 克、红花 15 克、透骨草 20 克、鸡血藤 30 克、威灵仙 20 克、桂枝 10 克、老鹳草 20 克、细辛 10 克。先将上药浸泡于 4 000 毫升的水中约 30 分钟，煎至剩余药液 2 000 毫升，趁热先将患肢放药液盆上熏蒸 10 分钟，待药液的温度适宜浸泡时，再将患肢浸泡于药液盆中 30 分钟，每日 1 剂，早晚各熏洗 1 次。吕素君等将 60 例乳腺癌术后上肢淋巴水肿患者随机分为治疗组和对照组各 30 例。对照组与治疗组均佩戴弹力袖套并配合局部功能锻炼，治疗组另加用上方进行中药外洗。两组疗程均为 14 日。结果：治疗组患者上肢肿胀疗效、上臂周径及生活质量改善均优于对照组，两组比较差异具有统计学意义（均 $P<0.05$），且未见明显不良反应。[③]

① 高城闻,等.四子散外敷结合理疗治疗乳腺癌术后上肢淋巴水肿的临床研究[J].实用妇科内分泌电子杂志,2019,6(25)：55,58.
② 程思,胡陵静,等.逐水散联合微波艾灸治疗乳腺癌术后上肢淋巴水肿的临床研究[J].中国中医急症,2018,27(3)：442－445.
③ 吕素君,等.活血通络消肿中药治疗乳腺癌术后上肢淋巴水肿的临床研究[J].中华中医药杂志,2017,32(12)：5702－5704.

雷 诺 病

概　述

雷诺病是一种肢端动脉痉挛性疾病。寒冷或者情绪激动时肢端动脉阵发性痉挛，手指、足趾颜色间歇性苍白、发绀和潮红，是周围血管疾病中少见而且难治的病。

本病多见于 30 岁以下的女青年，男女发病的比例约为 1:10，常于寒冷季节发病。典型临床表现：多侵犯四肢端（主要是手指），为对称性两手或两足苍白、青紫、潮红、发凉、怕冷、麻木，针扎样疼痛和酸胀不适，病情缠绵不愈。

在中医历代文献中，对本病没有明确的记载，但从临床分析，雷诺病可归属中医"血痹""寒痹""四肢厥寒"等范畴。病理特点为寒凝、血瘀、气滞等。本病的病因尚不十分明确。寒冷刺激、情绪刺激、情绪激动或者精神紧张是主要诱发因素。相当多的患者患有结缔组织疾病。本病有妊娠期减轻、月经期加重倾向，可能与性腺功能有关。

辨 证 施 治

陆德铭等分 9 型

(1) 阴寒型　症见肢冷发凉，轻则麻木，重则疼痛，喜暖怕凉，遇冷则皮色苍白、青紫，继而潮红，得暖后症状缓解；舌质淡，舌体胖，边有齿痕，苔薄白，脉沉细迟。此乃阴寒之邪阻于经脉所致。治宜温经散寒。

(2) 血瘀型　症见遇冷肢端苍白、青紫、潮红、疼痛，情绪激动时症状加重，呈持续性，患部轻度肿胀；舌苔薄白，舌质暗或有瘀斑，脉弦细而涩。此乃血脉淤阻所致。治宜活血通脉。

(3) 血热型　患病日久，发作频繁而持续时间较长，肢端肿胀，皮色常呈青紫，怕凉而患部有热感、溃疡或坏疽，疼痛剧烈；苔黄或黄腻，舌质偏红，脉数或滑数。此乃寒湿之邪久而化热所致。治宜清热养阴。

(4) 阳虚痰瘀互结型　症见全身畏寒，四肢不温，腰膝酸软，下腹冷痛，双手指阵发性苍白，继则发紫，伴冷麻刺痛，胀硬；舌质暗，边有瘀斑，苔白腻，脉沉细滑。此乃阳气亏损，痰瘀互结，凝滞经脉所致。治宜温补肾阳、化痰祛瘀。

(5) 血虚寒凝型　症见双手青紫、苍白、发凉，双手桡动脉摸之较弱，面色不华，头晕；舌淡苔薄白，脉沉迟细。此乃血虚寒凝，瘀阻脉络所致。治宜养血通脉、温经散寒。

(6) 气虚寒凝型　每因劳累后发病，两指苍白，继而变紫，伴疼痛、麻木、发冷，倦怠乏力，休息后减轻；舌淡，苔薄白，脉沉细。此乃气虚血弱，血行不畅所致。治宜益气通阳、和营化瘀。

(7) 气滞阳郁型　情绪激动时出现手指肤色变白，继而发紫，并有冷、麻、胀、痛，精神紧张或情绪不安时病情加重，善太息，脘闷胁胀，或月经不畅，少腹胀刺而痛；苔薄白，脉弦。此乃肝气郁结，阳气内郁，血行不畅而致。治宜通阳达郁、理气活血。

(8) 气虚湿阻型　症见双脚趾（或手指）对称性发冷、麻木、刺痛，伴头晕肢乏、口黏，纳食无味，双脚趾（或手指）疲紫；舌质暗红，苔白而厚腻，脉弦细。此乃气虚血密，湿困中焦所致。治宜补气活血、温通燥湿。

(9) 脾肾阳虚型　症见两手指或脚趾麻木疼痛，遇冷更甚，伴畏寒肢冷，腰膝酸软，食少神疲，面色晦暗；舌淡苔薄有瘀点，脉细迟无力。此乃脾肾阳虚，血滞而不流所致。治宜温补脾肾、通利血脉。[①]

经　验　方

1. 当归四逆汤　当归 15 克、桂枝 15 克、白芍 25 克、通草 10 克、黄芪 30 克、细辛 5 克、炙甘草 10 克、生姜 15 克、白芥子 10 克、鹿角胶 15 克、王不留行 10 克、肉桂 10 克、柴胡 10 克。水煎服，150 毫升，每日 2 次，口服。药渣加水适量煮沸后熏洗患处（溃疡患者禁用）。郭伟光等将 40 例雷诺病患者随机分为对照组和治疗组各 20 例。对照组与治疗组均应用西药硝苯地平 10 毫克，每日 3 次，口服。治疗组另加用上方。15 日为 1 个疗程，连续治疗 2 个疗程。结果：总有效率治疗组为 90%，对照组为 55%，两组总有效率比较差异有统计学意义（P＜0.01）。[②]

2. 四逆散合四逆汤　白芍 15 克、柴胡 10 克、枳实 10 克、附子 10 克、干姜 10 克、甘草 10 克。随症加减：上肢病变者，加桑枝；下肢病变者，加牛膝。每日 1 剂，水煎服，分早晚服用，治疗 1 个月。赵知荣将 54 例雷诺病患者随机分为治疗组和对照组各 27 例。治疗组使用四逆散合四逆汤治疗，对照组单用四逆散治疗（剂量与方法同治疗组）。结果：对照组有效率为 63.0%，治疗组有效率为 92.5%。两组患者病情控制效果组间比较差异有统计学意义（P＜0.05）；治疗组患者肢端痉挛症状消失时间和治疗方案实施总时间明显短于对照组（P＜0.05）；治疗后治疗组的病情复发率明显低于对照组（P＜0.05）。两组治疗期间未出现药物不良反应。[③]

3. 血府逐瘀汤　当归 9 克、生地黄 9 克、桃仁 12 克、红花 9 克、枳壳 6 克、赤芍 6 克、柴胡 3 克、甘草 6 克、桔梗 4.5 克、川芎 4.5 克、牛膝 9 克。随症加减：气虚者，加黄芪 20 克、白术 12 克；血虚者，加熟地黄 10 克、何首乌 12 克；阳虚形寒者，加桂枝 10 克、补骨脂 15 克；瘀重痛甚，丹参 20 克。每日 1 剂，每剂煎 2 次，共煎 300 毫升，分早晚 2 次温服。张勇将 30 例雷诺病患者随机分为治疗组和对照组各 15 例。对照组予硝苯地平 10 毫克，每日 1 次，口服治疗；治疗组予上方加减治疗。两组均以 15 日为 1 个疗程，共服用 2 个疗程。结果：有效率治疗组为 93.33%，对照组为 60%，两组有效率比较差异有统计学意义（P＜0.01）。[④]

4. 阳和汤　肉桂 12 克、麻黄 10 克、鹿角胶 10 克、白芥子 6 克、熟地黄 10 克、当归 10 克、川芎 10 克、地龙 10 克、炮姜炭 6 克。每日 1 剂，水煎服，分早晚 2 次服用，连续服药 20 剂。温阳补血，散寒通滞。王继平用上方治疗 16 例雷诺病患者。结果：治愈 13 例，显效 3 例，总有效率 100%。[⑤]

5. 黄芪桂枝五物汤　黄芪 60 克、豨莶草 20 克、当归 20 克、桂枝 9 克、芍药 9 克、大枣 10 枚、鸡血藤 30 克、桑枝 15 克、全蝎 6 克、生姜 6 克、生甘草 6 克。随症加减：气虚甚者，黄芪每周加 30～120 克；血虚甚，加当归 30～60 克；痛甚，加川乌 10 克、生甘草 10 克、白芍 15～20 克；寒甚者，加干姜 10 克、制附子 10 克；肝郁气滞，加柴胡 10 克、郁金 10 克、香附 10 克、丝瓜络 6 克；郁火者，加栀子 6 克、竹叶 6 克；痰湿甚者，加防己 10 克、半夏 10 克；瘀血疼痛者，加桃仁 10 克、红花 10 克、血竭（冲服）6 克。杨治萍等用上方加减治疗 70 例雷诺综合征患者。结果：治愈 46 例，好转 20 例，无效 4 例，有效率 94.2%。[⑥]

6. 通脉四逆汤加味　生附子 10 克、干姜 6 克、炙甘草 6 克、葱白 3 段、黄芪 30 克、红花 8 克、乌梢蛇 12 克、路路通 10 克、桂枝 6 克。随症加减：因情绪激动诱发者，加柴胡、当归、赤芍、香附以疏肝解郁；急躁易怒者、少寐多梦者，加石决明、

①　陆德铭,等.实用中医外科学[M].2 版.上海：上海科学技术出版社,2010：256－258.
②　郭伟光,等.中西医结合治疗雷诺氏病临床观察[J].中外医学研究,2013,11(2)：110.
③　赵知荣.四逆散联合四逆汤治疗雷诺病的临床价值分析[J].中医临床研究,2013,5(20)：73.
④　张勇.血府逐瘀汤加减辅助治疗雷诺病 30 例临床分析[J].中国医药指南,2012,10(14)：283－284.
⑤　王继平.阳和汤加减治疗雷诺病 16 例观察[J].中医中药,2012,10(4)：234－235.
⑥　杨治萍,等.黄芪桂枝五物汤加味来治疗雷诺综合征 70 例[J].新疆中医药,2011,29(4)：122－123.

远志、钩藤以平肝潜阳、清肝宁神;伴有头痛、头晕者,加菊花、枸杞子以育阴潜阳;伴有表虚汗出者,加桂枝、白术,与黄芪共奏通阳益气固表之功;伴有四肢关节疼痛者,加桑枝、独活、海风藤以祛风散寒、除湿通络;双手有刺痛感觉者,加赤芍、桃仁以增活血化瘀之功;双手瘙痒者,加防风、赤芍以活血祛风。每日1剂,水煎2次,混匀后分3次口服。2周为1个疗程,必要时休息一周后再进行第2个疗程,结束后根据病情,将上方加减制成散剂,每次6克,每日2次,服用半年后观察疗效。李才元用上方加减治疗36例雷诺病患者。结果:临床治愈率44.44%,有效率94.44%。[1]

7. 四妙勇安汤 当归60克、玄参90克、金银花90克、甘草30克。随症加减:剧痛者,加乳香、没药;肿胀者,加车前子、泽泻、薏苡仁;紫绀较重者,加桃仁、川芎;体质虚弱者,加党参、炒白术;麻木痹痛者,加苍术、川牛膝等。上药加水500毫升煎至200毫升,每日1剂,早晚各服100毫升。清热解毒,活血通络。王意兰将57例雷诺病患者随机分为治疗组29例和对照组28例。两组给予相同的基础治疗,予利血平、参麦注射液、硝苯地平等常规药物治疗。治疗组另加用四妙勇安汤加减治疗。结果:总有效率治疗组为96.6%,对照组为82.14%,两组总有效率比较差异有统计学意义($P<0.05$)。[2]

8. 活血止痛散 熏洗法适用于无合并溃疡者,将活血止痛散药物装纱布袋内扎好口,放不锈钢盆内,加水煎煮30分钟,然后分别将手、足架于盆上,用布将患肢和盆口包裹严密,进行熏蒸,待药液温度降低,患者能够耐受时,分别将手、足浸泡在药液中。如有创口,需严格按照无菌操作,以防感染;包扎部位熏洗时,应去掉敷料,熏洗完毕后更换无菌敷料,全部物品严格消毒,分别放置,以防交叉感染。[3]

9. 补阳还五汤 当归尾、川芎、黄芪、桃仁、地龙、赤芍、红花、桂枝。每日1剂,水煎服。随症加减:阳虚明显者,加熟附片5克、细辛5克、干姜10g;伴汗出不止者,加龙骨15克、牡蛎15克;气血不足者,加人参15克、熟地黄15克、白芍10克;下肢症状严重者,加怀牛膝15克;上肢症状严重者,加片姜黄6克、桑枝10克。头汁煎取250毫升,每晚睡前煎服;二汁煎取250毫升,次日早晨服用;三汁用于外洗,每次30分钟,每日2次。益气活血,改善微循环。适用于缺血性心脑血管疾病的治疗。王艳馨用上方加减治疗50例雷诺病患者。结果:治愈28例,显效19例,无效3例,有效率94%。[4]

10. 桃红四物汤加桂枝 桃仁12克、桂枝9克、红花6克、白芍12克、当归12克、熟地黄15克、川芎6克。每日1剂,水煎,早晚温服,每次200~300毫升,1个月为1个疗程。逐瘀通络,活血止痛。龙宽斌用上方治疗44例雷诺病患者。结果:30~60日治愈35例,60~80日治愈6例,4个月以上治愈3例,治愈率100%,随访1年未见复发。[5]

① 李才元.通脉四逆汤加味治疗雷诺病36例[J].中国社区医师,2011,13(277):189.
② 王意兰.四妙勇安汤加减辅助治疗雷诺病56例临床分析[J].吉林医学,2010,31(18):2838-2839.
③ 陆德铭,等.实用中医外科学[M].2版.上海:上海科学技术出版社,2010:256-258.
④ 王艳馨.补阳还五汤治疗雷诺病50例[J].河南中医,2008,28(11):85.
⑤ 龙宽斌.桃红四物汤治疗雷诺氏病44例[J].中国民间疗法,2006,14(10):34-35.

化学物理中毒
所致疾病

冻　伤

概　述

冻伤是人体遭受低温侵袭所引起的全身或局部性的损伤。轻者仅局部肿胀麻木,痛痒青紫,或破烂成疮,重者可发生肢体坏死,甚而导致四肢僵直,阳气绝而死亡。主要发生于手足、耳郭、面颊和鼻尖等暴露部位,同一部位常反复发作。冻疮多发于冬季,儿童、妇女或末梢血循环不良者易发病。冻疮局部可出现红色或紫红色肿块,界线不清,感觉灼痒、胀痛,受热后局部肿胀更为显著,经触压红色可消退。冻疮患处皮温降低,遇热可见显著充血,并出现灼热、瘙痒或疼痛感,严重者患处可出现水疱,疱液为淡黄色血性浆液,水疱破裂后形成糜烂及不易愈合的溃疡,伴有疼痛,愈合后可遗留色素沉着及萎缩性瘢痕。其中,Ⅰ度冻伤伤及表皮层,局部红、肿、痒、痛、热;Ⅱ度冻伤伤及真皮层,红、肿、痛、痒较明显,局部起水疱;Ⅲ度冻伤深达皮下组织,早期红肿并有大水疱,皮肤由苍白变成蓝黑色,知觉消失,组织呈干性坏死;Ⅳ度冻伤伤及肌肉和骨骼,常发生干性和湿性坏疽。

冻疮病名始见于《诸病源候论》。局部冻疮常根据受冻部位的不同,分别称为"水浸足""水浸手""战壕足""冻烂疮"等。中医早有"冻疮"记载,如《外科启玄》曰:"冻疮多受其寒冷,致令面耳手足初痛次肿,破出脓血,遇暖则发热。亦有元气弱之人,不耐其冷者有之"。这说明冻疮是一般受寒冷的侵袭所致,另外则与身体的体质衰弱、气血凝滞有关。《石室秘录》载:"冻疮耐人不耐寒,而肌肤受冷,骤用火烘,乃成冻疮,至于耳上冻疮,必是用手温之,反成此累也。"这一部分说明冻疮是由于受寒冷之后,骤加温暖所致。故中医认为,冻疮是皮肤肌肉受严寒侵袭、气血运行不畅致血凝,或平素气血衰弱、疲劳过度、暴冻着热、暴热着冻均可促使冻伤生成。

辨 证 施 治

陆德铭等分 4 证

(1) 阴盛阳衰证　症见四肢厥冷,恶寒蜷卧,极度疲乏,昏昏欲睡,呼吸微弱;苔白,脉沉微细。治宜回阳救逆、温通血脉。方用四逆汤加人参汤加减:人参、附子、干姜、甘草。

(2) 血虚寒凝证　症见形寒肢冷,局部疼痛,喜暖;舌淡而暗,苔白,脉沉细。治宜补养气血、温通血脉。方用人参养荣汤加减:党参、白术、黄芪、陈皮、肉桂心、当归、熟地黄、五味子、茯苓、远志、白芍、甘草。

(3) 气血两虚证　症见头晕目眩,少气懒言,四肢倦怠,面色苍白或萎黄,创口不敛;舌淡苔白,脉细弱或虚大无力。治宜补养气血。方用八珍汤加减:熟地黄、当归、白芍、川芎、人参、白术、茯苓、甘草。

(4) 瘀滞化热证　症见发热口干,患处暗红微肿,疼痛喜冷;或患处红肿灼热,溃烂腐臭,脓水淋漓,筋骨暴露;舌暗红,苔黄,脉数。治宜清热解毒、活血止痛。方用四妙勇安汤加减:金银花、当归、玄参、甘草。[1]

---

[1]　陆德铭,等.实用中医外科学[M].2版.上海:上海科技技术出版社,2010:224.

经 验 方

1. **阳和汤** 熟地黄 30 克、鹿角胶(烊)9 克、白芥子 6 克、麻黄 1.5 克、炮姜 1.5 克、肉桂 3 克、甘草 3 克。随症加减:破溃流水者,加半边莲;病久者,加黄芪。水煎服,每剂煎 2 次,早晚 2 次分服,鹿角胶分 2 次烊化服之。王际和用上法治疗 30 例局部冻伤患者,属 Ⅰ 度者 19 例,服药 3 剂治愈者 6 例,4 剂者 3 例,6 剂者 10 例;属 Ⅱ 度者 11 例,6 剂治愈者 4 例,9 剂者 5 例,15 剂者 2 例。[①]

2. **冻疮泡洗方** 桂枝 30 克、川椒 30 克、川乌 30 克、草乌 30 克、附子 30 克、干姜 30 克、鸡血藤 30 克、当归 30 克、红花 30 克、肉桂 30 克、麻黄 30 克、细辛 30 克。随症加减:若冻疮已溃烂渗出,则将上方减去川椒、干姜、麻黄、细辛,加白及 30 克、甘草 30 克、苍术 30 克、黄柏 30 克。将上药加水半盆,煎煮 30 分钟。滤出药渣后,趁热熏蒸患处,待水温能耐受时则浸泡,每次 30 分钟,每日 2 次。丁华用上方加减治疗 236 例冻疮患者,189 例治愈无复发,39 例第 2 年复发后用药全部治愈。[②]

3. **冻疮乳膏** 细辛 25 克、川椒 25 克、桂枝 25 克、秦艽 25 克、白芷 25 克、三七 25 克、生大黄 25 克、丹参 25 克、生甘草 50 克、樟脑 50 克。上药制成乳膏,涂于患处,并反复揉搓 3～5 分钟,每日 3 次。吴亚旭用上方治疗 36 例冻疮患者,均获痊愈。[③]

4. **桂苏酒** 桂枝 100 克、苏木 100 克、细辛 60 克、艾叶 60 克、当归 60 克、生姜 60 克、花椒 60 克、樟脑 30 克、辣椒 6 枚。上药用适量酒精浸泡 7 日。无皮损者,外擦,每日 3 次,平均 4 日为 1 个疗程。黄兴川用上方治疗 93 例冻疮患者,全部治愈。[④]

5. **中药方** 透骨草 30 克、伸筋草 30 克、海桐皮 30 克、络石藤 30 克、艾叶 30 克、苏木 20 克、红花 20 克、鸡血藤 20 克、延胡索 20 克、五灵脂 20 克。随症加减:上肢冻疮,加桑枝 20 克、姜黄 20 克;下肢,加独活 20 克、川牛膝 20 克。上药加水 2 000 毫升浸 30 分钟,然后置中等火焰上熬煮 20 分钟。取汁 1 000 毫升熏后浸洗,每次 30 分钟,每日 2 次,5 日为 1 个疗程。张致等用上方加减治疗 300 例冻疮患者,全部治愈。[⑤]

6. **红灵酒** 当归 60 克、肉桂 60 克、红花 30 克、花椒 30 克、干姜 30 克、樟脑 15 克、细辛 15 克。上药用适量酒精浸泡 7 日。每日擦于患处,并按摩 5 分钟,6 日为 1 个疗程。刘成华等将 150 例冻疮患者随机分为治疗组 100 例和对照组 50 例。治疗组予红灵酒外涂,对照组予冻疮膏外涂。结果:在除疮、止痒、消肿、退斑方面,治疗组与对照组比较差异显著($P<0.05$)。[⑥]

7. **六味冻疮酊** 生姜 20 克、胡椒 15 克、朝天椒 10 克、黄柏粉 15 克、葱白 10 克、茄根 10 克、茄茎 10 克、茄叶粉 10 克。上药用 75% 乙醇浸泡 15 日,擦于患处。杨应成用上方治疗 106 例冻疮患者,全部治愈。[⑦]

8. **自拟方** 红花、花椒、赤芍、白鲜皮。膏剂:取上 4 味药分别研末过 100 目筛后,各取 25 克混匀,再加 333 克凡士林搅拌分装,治疗时外擦皮损处,1 日 3 次。酊剂:取上 4 味药各 150 克,浸于 2 000 毫升 95% 乙醇内 7 日,去渣分装,治疗时外擦皮损处,1 日 3 次。煎剂:取上 4 味药各 15 克,加水 2 000 毫升,沸后小火煎 20 分钟,去渣,待水温适中将患处浸入药液 20 分钟,每日 2 次,每日 1 剂。吴燕阳等将 115 例冻疮患者随机分为膏剂组 33 例、酊剂组 32 例和煎剂组 50 例,三组分别使用上方的不同剂型。结果:膏剂组痊愈 9 例,显效

① 王际和.阳和汤治疗 Ⅰ、Ⅱ 度局部冻伤 30 例观察[J].社区中医药,2004,20(5):1.
② 丁华.中药泡洗治疗冻疮 236 例[J].中医外治杂志,1999,8(4):20.
③ 吴亚旭.冻疮乳膏治疗冻疮体会[J].中医外治杂志,1999,18(6):30.
④ 黄兴川.桂苏酒治疗冻疮 93 例临床疗效观察[J].黑龙江中医药,1998,(6):25.
⑤ 张致,等.中药熏洗治疗冻疮 300 例[J].中医外治杂志,1997,6(1):38.
⑥ 刘成华,等.红灵酒治疗冻疮 100 例[J].浙江中医杂志,1997,32(9):406.
⑦ 杨应成.六味冻疮酊外擦治疗冻疮 106 例[J].中医外治杂志,1997,6(10):38.

11 例,好转 11 例,无效 2 例;酊剂组痊愈 12 例,显效 9 例,好转 7 例,无效 4 例;煎剂组痊愈 29 例,显效 10 例,好转 10 例,无效 1 例。煎剂组治愈率与其他两组相比有显著性差异。[①]

9. 黄芪当归四逆汤 黄芪 30 克、当归 10 克、白芍 10 克、桂枝 10 克、细辛 10 克、炙甘草 6 克、通草 6 克、大枣 7 枚。小火煎,分 3 次服用,7 日为 1 个疗程。饶永安等用上方治疗 204 例冻疮患者,疗效满意。[②]

10. 消冬灵软膏 当归、芍药、木通、炙甘草、桂枝、细辛、乳香、没药。前 4 味药合一器,桂枝、细辛用另器盛放,分别用麻油适量浸润 24 小时;再用麻油将前 4 味药炸黑后加入桂枝、细辛,待油成棕色时,用双层纱布过滤,得药油;然后将乳香、没药研成细末,过 80 目筛,加入药油溶化;再加入白蜡,熔化后,撤离火源,不停搅拌,收膏,得棕黄色软膏。根据工作性质,选择合适的时间,用温水将患处洗净,每日涂抹本膏 5～6 次,直至痊愈。蔡学龙等用上法治疗 31 例冻伤患者,均获治愈。[③]

11. 冻疮酊 当归 30 克、红花 30 克、王不留行 30 克、川芎 30 克、桂枝 20 克、徐长卿 20 克、补骨脂 20 克、细辛 10 克。上药加 95％乙醇浸泡 30 日后制得冻疮酊使用。顾渭臣用上方治疗 76 例冻疮患者,均获痊愈。[④]

12. 冻康灵 鲜姜 40 克、桂枝 40 克、红花 40 克、当归 40 克、肉桂 10 克、苍术 10 克、辣椒 70 克、白芍 10 克、苦参 10 克、甘草 10 克、附片 20 克、樟脑 25 克、薄荷脑 25 克、鸡血藤 20 克、70％乙醇适量。配制 2 000 毫升,每 100 毫升相当于生药 20 克。制备方法:鲜姜 40 克剁成末,乙醇浸泡后捣烂取汁备用。将桂枝、红花、当归、肉桂、苍术、辣椒低温干燥后碾成 3 号粗末,用 70％乙醇 7 倍量浸泡 24 小时,以每分钟 3～5 毫升滴速渗滤

48 小时,初渗液 500 毫升另存,其余渗液蒸馏浓缩至一定体积备用。将白芍、苦参、甘草、附片、鸡血藤用 70％回流提取 4 小时,过滤,滤液与上备用液合并备用。将樟脑、薄荷脑共溶物溶入提取的备用液中,用 70％乙醇适量加至 2 000 毫升,冷藏 24 小时,过滤即得冻康灵。马俊玲等用上方治疗未破溃冻伤患者 120 例,有效率为 100％。[⑤]

13. 冻疮霜 鲜夹竹桃叶 1 000 克、当归 100 克、延胡索 100 克、红花 50 克、樟脑 10 克、冰片 10 克、醋酸地塞米松 0.1 克、盐酸苯海拉明 10 克、霜基质加至 1 000 克。将当归、红花、延胡索洗净后用 75％乙醇浸泡 15 日取上清液,滤过后取滤液在水浴上浓缩至 40 毫升备用。另取鲜夹竹桃叶 1 000 克,用蒸馏水煎煮 2 次,过滤,浓缩至 375 毫升备用(作为水相)。按霜剂的配制方法配制。使用时,先用温水洗患处,然后涂药,轻轻按摩至霜剂消失,每日 2～3 次。竺忠英用上法治疗 80 例冻疮患者,总有效率为 97.5％。[⑥]

单　方

1. 甘草桂枝桔皮汤 组成:甘草 30 克、桂枝 15 克、桔皮 5 个。用法用量:上药加水 2 000 毫升,煎煮 30 分钟,待温热时熏洗患处,每次 30 分钟,每晚 1 次,3 剂为 1 个疗程,连用 1～2 个疗程。临床应用:刘艳用上方外洗治疗 153 例冻伤患者,总有效率为 98％。[⑦]

2. 甘草桂枝汤 组成:生甘草 30 克、桂枝 15 克。用法用量:2 味药投入暖水瓶中,加入沸开水,灌满为度,2 小时后立即可使用。于晚临睡前半小时倒入脸盆内,先熏洗后泡洗患处,至水温下降后取出,用干净毛巾拭干。重者中午加洗 1 次,轻者每晚熏洗 1 次,1 剂可重复加水使用 2 次,

① 吴燕阳,等.中药治疗冻疮 115 例临床观察[J].长春中医学院学报,1996,12(2):19.
② 饶永安,等.黄芪当归四逆汤治疗冻疮 204 例[J].河北中医,1996,18(1):17.
③ 蔡学龙,等.消冻灵软膏治疗冻伤 31 例[J].人民军医,1996,1(4):28.
④ 顾渭臣.冻疮酊治疗冻疮 76 例疗效观察[J].中级医刊,1994,29(12):47.
⑤ 马俊玲,等.冻康灵的制备及应用[J].中草药,1993(5):276.
⑥ 竺忠英.中药冻疮霜的制备及疗效观察[J].人民军医,1990,(1):54.
⑦ 刘艳.甘草桂枝桔皮汤外洗治疗冻伤 153 例[J].中国民间疗法,1999(12):17.

3剂为1个疗程。临床应用：吴观运等用上方治疗137例冻伤患者。结果：1个疗程愈合者113例，2个疗程愈合者24例，其中8例水疱破溃经2个疗程治疗未见感染。137例全部临床治愈。[1]

中 成 药

1. 活血止痛膏　安徽省安庆市制药厂生产。用法用量：将活血止痛膏剪成比冻伤稍大一点的面积，晚上用热水洗过手足后贴上。每1～2日换1次，如白天脱掉应立即补贴，至痊愈。贴敷过程中如出现水疱者停用。临床应用：葛尊友用活血止痛膏治疗30例冻伤患者，总有效率为97.5％。[2]

2. 复方红花软膏　组成：主要含红花、当归、紫草粗提物（中国医学科学院皮肤病研究所配制）。适用于未溃或已溃之冻疮。临床应用：韩国柱等将194例冻疮患者分为A组94例和B组100例。A组用冻疮膏（含樟脑加少量紫草作调色）作为对照组，B组用复方红花软膏治疗。结果：A组痊愈率为61.7％，B组痊愈率为78.0％，两组比较有显著差异（$P < 0.05$）。[3]

①　吴观运，等.甘草桂枝汤治疗冻伤[J].河南中医，1996，16(1)：19.
②　葛尊友.活血止痛膏贴敷治疗冻伤30例[J].医学理论与实践，1993，6(8)：25－26.
③　韩国柱，等.复方红花软膏治疗冻疮疗效观察[J].中华皮肤科杂志，1986，19(6)：347.

毒 蛇 咬 伤

概　述

目前已知全世界有毒蛇 600 种左右,我国有毒蛇 47 种,临床常见五步蛇、烙铁头蛇(龟壳花蛇)、竹叶青蛇(赤尾蛇)、金银环蛇(种蛇)、眼镜蛇、眼镜王蛇、蝮蛇、圆斑蝰蛇(蛙蛇)咬伤而致中毒,毒蛇咬人时毒腺分泌毒液注入人体,致淋巴管吸收或直接注入血管,毒液中主要含有神经毒素和血循环毒素,神经毒素的毒理主要是阻断神经肌肉接头的兴奋传递过程,血循环毒素主要引起溶血、出血、凝血、心肌损害等毒性反应,致使心、肝、肾功能衰竭。蛇毒作用于人体后,发病急变化快,病势凶猛,临床症状错综复杂,一般为伤口红种,局部紫色或青白色,疼痛、溃烂、肢体灼热发麻,发热,头昏目眩,头痛,腹胀,发冷,口渴;重者口鼻诸窍出血,牙关紧闭,呼吸困难,四肢抽搐,神志昏迷,甚者死亡。

本病属中医“衄血”“闭证”“脱证”等范畴。病因病机是蛇毒内侵肌肤,壅滞经脉,气血亏虚。血出清窍或气受结,上逆心包,耗劫真阳,气机逆乱等。

辨 证 施 治

毒蛇咬伤致中毒后,首先清洗伤口,挤压排毒,抗感染治疗,然后进行中医辨证治疗。

1. 李登瑜等分 2 型

(1)风毒型　神经蛇毒所致,多见于银环蛇、金环蛇咬伤。此类毒蛇毒素吸收快,1～2 小时就开始出现全身症状,症见头晕,眼花,眼睑下垂或复视,呕吐,腹痛,肌肉关节酸痛,恶风寒,甚则抽搐,神志不清,舌苔白腻或黄腻脉弦,局部症状不明显,无血肿热痛。治宜通关开窍、驱风散寒、宣肺通腑。方用麻黄治汤合三黄汤加减:麻黄、桂枝、防风、黄连、黄芩、大黄、白芷、桔梗、枳壳。水煎分服。取蛇伤急救散适量吹入鼻腔内,每日 4 次,以打喷嚏为准。应用蛇伤急救酊滴入舌下 1～2 滴。即服蛇伤解毒片或福建蛇药。局部处理予清洗消毒、扩创排毒液,外敷复方黄芩液纱布或蛇伤急救散。西医予输液、抗炎、兴奋剂、给氧等对症治疗。

(2)火毒型　血循环蛇毒所致,多见于竹叶青蛇、五步蛇咬伤。此类蛇毒所致症状明显,潜伏期短,发病急,伤口局部很快出现肿胀疼痛如刀割,伤口出血或流血不止,或见瘀斑、水疱、血疱。患肢肿胀向上发展,甚则组织坏死溃烂。全身症状见恶寒发热,全身肌肉疼痛,小便短赤,大便干结,咽干,面红目赤,甚则神昏谵语,衄血,尿血,呕血,舌红苔黄燥,脉数。治宜泻火解毒、凉血止血、通腑泻实。方用三黄承气汤合犀角地黄汤加减:黄连、黄芩、大黄、天竹黄、玄明粉、枳实、水牛角、牡丹皮、赤芍、生地黄、金银花、半边莲。水煎分服。即服蛇伤解毒片或福建蛇药。局部予扩创排毒处理。

临床观察:李登瑜等用上法治疗 25 例蛇伤危重症患者。结果:治愈 24 例,死亡 1 例。[①]

2. 迫血上溢、蒙蔽心窍型　症见全身漫肿,头痛发烧,胸闷腹胀,呼吸急促,憋闷烦躁,心前区隐痛,咯痰带鲜血,二便不通,神志昏蒙,口唇发绀。

---

① 李登瑜,赵竞成,等.中西医结合治疗蛇伤危重症 25 例[J].福建中医药,1989,20(3):4.

治宜清热解毒、荡涤泄实。药用川黄连9克、黄芩（炒）9克、川黄柏9克、生大黄（后下）9克、黑玄参9克、连翘心9克、栀子（焦）9克、全瓜蒌9克、泽泻9克、金银花15克、野菊花12克、山慈菇6克、生甘草6克。临床观察：徐旭初用上方治疗1例蛇咬伤中毒重症患者。结果：患者服药1剂，热退神清，二便通利。原方加莱菔子9克、陈皮5克，去瓜蒌、玄参、山慈菇。又服1剂，全身浮肿消退，二便调和，神情已安，再予原方加减，调治2日告愈。①

3. 舒普荣等分6型

（1）风毒型　伤口红肿疼痛不明显，局部麻木，头晕眼花，眼睑下垂或复视，恶风寒，甚则四肢麻木或抽搐，烦躁，神志不清等。治宜祛风解毒。药用防风12克、制胆南星10克、白芷10克、僵蚕8克、羌活8克、金银花20克、连翘15克、大青叶15克。随症加减：抽搐频繁者，加全蝎、蜈蚣、钩藤等。

（2）火毒型　伤口局部红肿灼痛，起血疱，瘀点，面红目赤，头痛，咽干口渴，大便结，衄血，尿血，小便短赤甚则神昏谵语；舌红，苔黄燥，脉数有力。治宜泻火解毒。药用黄连12克、黄芩12克、黄柏12克、龙胆草15克、连翘15克、大黄15克、金银花20克、栀子10克、生石膏50克。随症加减：热极生风、目睛上视、四肢抽搐、角弓反胀者，加羚羊角、钩藤等；烦躁谵语、便秘腹胀者，重用大黄或加厚朴、枳实。

（3）风火毒型　症见全身灼热，有散在瘀点、瘀斑，剧痛，头晕目眩，周身疼痛，甚则手足躁动，口鼻诸窍出血，神志昏聩；舌绛苔焦黄，脉弦数。治宜祛风解毒、泻火解毒。药用生石膏50克、犀角（水牛角代）1克、栀子8克、黄连10克、黄芩10克、知母10克、牡丹皮10克、赤芍10克、玄参15克、连翘15克、生地黄15克。随症加减：风症偏重者，加钩藤、全蝎、僵蚕；血热妄行，出血症状明显者，加田三七等化瘀止血。

（4）火毒夹湿型　伤口局部肿胀严重，多有水疱、血疱，创口腐溃，坏疽，蔓延迅速，头晕重，体困倦，身热久羁，脘腹胀满，小便短赤；舌红苔黄腻或秽浊，脉滑数。治以清热解毒、化浊利湿为主。药用滑石15克、茵陈15克、金银花15克、连翘15克、石菖蒲10克、黄芩10克、茯苓10克、川贝母10克、白芷10克。随症加减：伤口局部红肿严重或腐溃者，加紫花地丁、蒲公英、野菊花以解毒消肿；胸腹胀满者，加藿香、白豆蔻以化浊醒脾。

（5）阴虚毒盛型　症见局部皮肤褐暗，伤口久溃不愈，或有腐肉，脓质清稀，日晡潮热，五心发热，心烦，气短，盗汗，口唇干燥；舌质红，苔干少津，脉细数无力。治宜养阴解毒。药用太子参20克、金银花20克、大青叶20克、麦冬15克、连翘15克、生地黄15克、生黄芪15克、五味子10克。随症加减：口渴明显者，加石斛、天花粉。

（6）蛇毒内陷型　蛇毒特重，处理失时、失当，蛇毒不得外泄，毒气攻心。所见症状，又有闭证、脱证之分。闭证症见火毒内攻心包，神昏谵语，狂躁不安，惊厥。治宜芳香开窍。方用安宫牛黄丸。脱证症见伤口由红肿突然变为紫暗，面色苍白，神志昏迷，大汗出，四肢厥冷；舌降紫，脉微欲绝。治宜固本救逆。正气耗散者投生脉散（人参15克、麦冬9克、五味子9克。水煎服）。

临床观察：舒普荣等用上方加减辨证治疗441例毒蛇咬伤致中毒患者。结果：治愈438例，占99.32%；死亡3例，占0.68%。②

4. 心阳受损、痰浊中阻型　症见心悸，胸闷，脘痞，不欲食，口腻而干，苔薄腻，脉迟缓。治宜温补心阳、化痰宣浊。药用川桂枝20克、甘草（炙）12克、生黄芪15克、潞党参10克、石菖蒲10克、制半夏10克、炒苍术6克、广陈皮6克。临床观察：华浩明用上方治疗1例蛇毒性窦性心动过缓患者。结果：服药3剂，患者胸闷心悸除，心率提高至每分钟70次。巩固疗效，继服8剂痊愈。③

① 徐旭初.中医杂志,1986,(11)：24.
② 舒普荣,等.蛇伤治疗体会[J].浙江中医杂志,1985(9)：1401.
③ 华浩明.蛇毒性窦性心动过缓验案[J].上海中医药杂志,1985(5)：26.

经 验 方

1. 六月寒散 外用六月寒散Ⅰ号方：六月寒10克、白花蛇舌草10克、蛇难爬5克、侧耳根5克、水竹扁5克、虎杖5克、七叶一枝花5克、山慈菇5克、见肿消5克、满天星5克、半边莲5克、金银花5克、栀子5克。上药共研细末，酒水各半调敷患处，每日1次。内服六月寒散Ⅱ号方：六月寒10克、半边莲10克、黄柏10克、栀子10克、金银花10克、七叶一枝花10克、蒲公英10克、车前草10克、白芷10克、白茅根10克、大黄3克、鸦胆子根皮5克、黄连6克。每日1剂，每日服4次。随症加减：发热，加生地黄10克、金银花10克、连翘10克；热盛伤津，加玄参10克、天冬10克、麦冬10克；出血，加三七粉10克、仙鹤草10克、墨旱莲10克、藕节10克；痛甚，加青木香10克、延胡索10克；喉痛，加射干10克、山豆根5克；痰多，加贝母10克、法半夏10克；恶心呕吐，加竹茹10克、生姜10克；四肢厥冷、脉细沉微等阳气衰微者，加人参10克、附片10克、黄精10克、甘草5克，可输生脉注射液。龚桂烈用上方加减治疗39例毒蛇咬伤患者。结果：治愈36例，有效2例，无效1例。[1]

2. 陈根财经验方 （1）局部治疗：① 早期结扎，结扎应在咬伤2～3分钟内完成。此后每隔15分钟放扎1～2分钟，以免被结扎肢体因血循环受阻而发生坏死；② 冲洗伤口，可用清水、冷开水或盐水冲洗伤口，有条件的可用过氧化氢，或1∶5000呋喃西林，或1∶5000高锰酸钾溶液冲洗更佳；③ 刀刺排毒，用干净的利器，如小苗刀、三棱针、小手术刀片等挑破伤口，被蛇咬手指、手背部者挑刺八邪穴，被蛇咬足背者挑刺八风穴进行排毒。同时由上而下地不断挤压，使毒液排出体外。④ 局部草药外敷，可采用鲜莫莽适量加红糖捣烂外敷伤口及肿胀部，同时用鲜马牙半边莲捣汁加少量食盐外擦伤及肿胀处。促使排毒消肿，同时还可以防止感染及促进创口闭合。（2）全身治疗：可适当给予内服解毒药，且在解毒药中加入攻下药。陈根财治疗121例毒蛇咬伤患者，采用早期结扎、冲洗伤口、针刺排毒、局部草药外敷等方法，结合清热解毒内治，全部治愈。[2]

3. 蛇伤酒 山扁豆、瓜子金、一支箭、两面针果。按比例取上药共研为细末，加入米酒浸泡2周后即可服用。首次量以微醉为度，以后每3小时1次，每次10～15毫升，儿童酌减，病情控制后改为每日服3次。症状严重者内服清热解毒中药：田基黄30克、紫花地丁15克、子刁竹15克、金银花15克、蒲公英15克、野菊花15克、白茅根15克、细辛3克、防风10克、吴茱萸10克、甘草10克。上药水煎取400毫升，分2～4次服，每日1剂。随症加减：大便不通，酌加生大黄（后下）15克、枳壳10克、厚朴10克、芒硝（冲服）5克；小便不利或量少，加黄芪30克、白茅根15克；心律不齐，加野菊花30克、甘草15克、党参15克。危重患者必须中西医结合抢救。同时扩创、拔火罐排毒，1‰高锰酸钾溶液冲洗伤口。并用芙蓉叶、金盏银盘、马樱丹等鲜品适量捣烂外敷伤口周围，每日换药1次。邓辛贵用上法治疗156例毒蛇咬伤患者。结果：痊愈153例，好转2例，死亡1例。[3]

4. 海马拔毒散 海马、炮甲片、全蝎、蜈蚣、生大黄、黄柏、生甘草、广丹、冰片、麝香。先把前7味药烘干研成极细粉末过百孔筛后，再加入广丹、冰片研极细粉末，最后把麝香研细末加入。全药搅拌和匀，贮装不泄气的瓷瓶收藏备用。在严格无菌操作下，清除腐烂组织。创面用优琐溶液洗涤干净，将此药粉撒布于溃烂面，覆盖凡士林纱布，以防粉末脱落和局部干燥影响新皮生长，外用消毒纱布扎包。每隔2～3日更换1次，7～10日为1个疗程。陈康德用上法治疗104例蛇伤创口溃烂患者。结果：治愈101例，占97.1%；致残

① 龚桂烈.六月寒散治疗毒蛇咬伤39例[J].四川中医，2004(9)：84-85.
② 陈根财.毒蛇咬伤治疗121例小结[J].浙江中医杂志，1993(17)：10-11.
③ 邓辛贵.蛇伤酒治疗毒蛇咬伤156例[J].广西中医药，1991，14(1)：4.

3 例,占 2.9%。①

5. 余培南经验方 （1）内服方：溃疡初期,局部红肿热者以黄连解毒汤（黄连 90 克、黄柏 160 克、黄芩 60 克、栀子 14 枚,水煎分 2 次服）为主;中期邪盛正虚不能化毒成脓者用透脓散化裁;后期用当归补血汤、参苓白术散等辨证论治。（2）外洗方：小叶三点金草 100 克、六棱菊 60 克、鸡骨香 60 克、风沙藤 100 克、两面针 60 克。水煎熏洗 1～2 次,每日 1 剂。（3）外敷药。珠甲散：豪猪刺、猪爪甲各等份,烧灰存性各取 30 克;冰片 3 克、轻粉 2 克、麝香 1 克、地牯牛干品 10 克、珍珠末 2 瓶。上药共研细末,瓶装密封。苦木膏：苦木叶干品 30 克、冰片 5 克、轻粉 2 克。上药共研细末,调凡士林 68 克备用。雪胆膏：雪胆干品 42 克、冰片 5 克、轻粉 3 克。上药共研细末,调眼镜蛇油 50 克备用。（4）输氧、补液等西医医疗。先用外洗方将创面浸洗,将坏死的组织、血管、肌腱切除,然后撒上珠甲散,3～6 小时后再以苦木膏（交替使用雪胆膏更好）覆盖在创面上。日撒（敷）药 1～2 次。伤口异臭者,用外洗方加紫苏叶 50 克或 1‰高锰酸钾溶液浸洗局部;肉芽水肿者,用白纱布浸生理盐水湿敷。肉芽组织覆盖创面后可进行植皮,植皮前用维生素 B_1 和庆大霉素混合液湿敷创面 3 日,术后内服黄连解毒汤或使用抗生素。余培南用上法治疗 114 例眼镜蛇咬伤溃疡患者,全部治愈。②

6. 阮绍坤经验方 （1）局部治疗：扩创、排毒液;创面上方用 0.5%～1% 普鲁因环行封闭 1 圈;将季德胜蛇药片用温开水调成糊状,敷于创口周围;针刺八风穴、八邪穴加速排毒。（2）全身治疗：口服季德胜蛇药片 10 片,隔 6 小时服 1 次;注射抗蛇毒血清、破伤风抗毒血清;酌情静推速尿、抗生素、输液等西医对症治疗。阮绍坤等用上法治疗 128 例毒蛇咬伤患者。结果：治愈 126 例,死亡 2 例。③

7. 白芷败毒散 白芷 12～15 克、党参 10 克、茯苓 10 克、柴胡 10 克、桔梗 10 克、枳壳 10 克、川芎 6 克、羌活 6 克、独活 6 克、甘草 6 克。每日 1 剂,水煎 3 次,分 3 次服。同时外用灵雄散：五灵脂 2 份、雄黄 1 份。上药研末装瓶备用。毒蛇咬伤患者,一律急服米醋 1 碗,用醋调灵雄散糊状,外敷患肢肿达处,以截断毒液蔓延,伤口暴露,牙痕处水疱或血疱用消毒针挑破,使毒液排除;同时服白芷败毒散。张道诚用上法治疗 32 例毒蛇咬伤患者,有效率为 100%。④

8. 蛇伤解毒汤 半边莲、金银花、白花蛇舌草、白菊花、香白芷、赤芍、生地黄、七叶一枝花、六一散、生大黄、玄明粉、鲜带子车前草。每日 1 剂,水煎分服。结合脏器所损辨证加减。（1）穿刺扩创排毒,并取 30% 七叶一枝花酊涂擦患肢,每日 5～6 次。（2）内服季德胜蛇药片 10 片,每日 4 次,首剂加倍。呕吐或昏迷者,磨细水鼻饲,1 周为 1 个疗程。（3）给予补液、抗生素、呼吸兴奋剂等西医对症治疗。孙爱珠等用上法治疗 72 例蝮蛇咬伤并发多脏器功能损害患者。结果：治愈 65 例,死亡 6 例（因急性肾衰竭、呼吸衰竭）,转院 1 例。⑤

9. 蛇药胶囊 半边莲 500 克、白芷 500 克、木芙蓉叶 500 克、木芙蓉花 500 克。上药清洗后煎熬去渣,制成膏剂冷却后干燥箱中干燥,然后加入适量淀粉装入 2 号空心胶囊,每粒相当生药 3 克,装瓶备用。轻型患者每次 6～8 粒,每日 4 次,用时口服维生素 C、复合维生素 B 等;重危型患者每次 6 粒,每日 4 次,同时用精制单价抗蛇毒血清 4 000～10 000 单位和地塞米松 20～40 毫克静脉滴注;伴有感染症状者用抗生素治疗;如并发休克、大失血、弥散性血管内凝血（DIC）、呼吸衰竭和肾功能衰竭者,采用中西医抢救治疗。祛瘀散：金果榄、白芷、黄柏、川芎、黄药子等。上药研细末,水调外敷。伤口局部清洗,扩创、排毒,外敷上

① 陈康德.海马拔毒散治疗蛇伤创口溃烂 104 例[J].浙江中医院学报,1991(6)：21.
② 余培南.中药治疗眼镜蛇咬伤溃疡 114 例报告[J].中医杂志,1991,(8)：38.
③ 阮绍坤,等.浙江中医杂志,1991(12)：559.
④ 张道诚.中药治疗蛇咬伤[J].四川中医,1990(5)：44.
⑤ 孙爱珠,等.中西医结合救治蝮蛇咬伤并发多脏器功能损害 72 例[J].福建中医药,1990,21(5)：10.

方,每日1次。汪国和等用上法治疗272例毒蛇咬伤患者,全部治愈。[1]

10.泉州蛇药1　分冲剂和片剂两种规格。冲剂由野芥菜1 500克、土半夏2 000克加工制成1 000包,每包含生药15克,每次服1包,每日3～4次;片剂由黄连30克、黄芩30克、黄柏30克、金银花1 000克、白芷500克、甘草100克加工制成1 000片,每片含生药0.3克,每次服8～10片,每日3～4次,一般用药3～5日。随症加减:伴呕吐者,用枳椇子20克、山楂肉20克、陈皮10克、半夏10克,水煎服;火毒灼伤脉络、迫血妄行者,用生地黄20克、栀子炭15克、牡丹皮15克、紫珠草30克、墨旱莲30克,水煎服,每日1剂;高热、神昏、烦躁不安者,用犀角地黄汤及安宫牛黄丸每次1粒,每日2次。危重型伴有休克、肾功能衰竭、心力衰竭及心电图改变者,部分患者用地塞米松10～15毫克,每日1次,用1～3日;同时使用输液、抗生素、呼吸兴奋剂、利尿剂、吸氧、输血等治疗。伤口局部清洗、扩创、排毒,外敷三黄散。徐延新用上法治疗35例毒蛇咬伤致心肌损害患者。结果:除74岁高龄左室肥厚患者和高血压病伴左室高电压患者2例未治愈外,其余33例痊愈。[2]

11.蛇伤Ⅰ号　半边莲30克、半枝莲30克、白花蛇舌草30克、七叶一枝花15克、生大黄(后下)10～20克、青木香20克、车前草10克、白芷10克、万年青10克。随症加减:呕吐重,加竹茹、半夏、生姜;咽喉肿痛,吞咽困难,加山豆根、射干;热盛伤津,加玄参、天冬。水煎2次,汁混合,分2次服,轻型每日1剂,中、重型每日1.5～2剂。并用南通蛇药片或紫金锭研细末以醋调敷,每日1次。同时扩创、针刺排毒。王炜用上法治疗25例毒蛇咬伤患者,全部治愈。[3]

12.荀建宁经验方　方一:金银花20克、白芷12克、威灵仙12克、雄黄1克、细辛5克、八角莲15克、寮刁竹15克、小叶三点金15克。上药水煎,分4次鼻饲,每日1剂。同时给予氧气吸入;静注50％葡萄糖注射液60毫升,地塞米松20毫克,654－2 10毫克同时补液,并每15分钟吸痰1次。并用新斯的明1毫克双侧足三里局封,每小时1次,1％普鲁卡因5毫升加胰蛋白酶3 000单位在伤口周围浸润注射;辅以抗生素预防感染。荀建宁用上法治疗1例危重型银蛇咬伤患者,获痊愈。方二:金银花20克、白芷15克、寮刁竹15克、八角莲15克、小叶三点金15克、雄黄1克、半边莲30克、田基黄30克、细辛5克。水煎,鼻饲,每日1剂。同时予吸氧、吸痰、补液、红霉素预防感染;阿托品0.5毫克肌注,每日2次;静注地塞米松每日40毫克、维生素C每日4克。予新斯的明1克双侧足三里局封,每小时1次,连用9次。荀建宁用上法治疗1例危重型银环蛇咬伤患者,治疗3日告愈。[4]

13.三黄木香解毒汤　黄连9～12克、黄芩9～12克、黄柏9～12克、牡丹皮9～12克、青木香10～15克、广木香10～15克、白芷10克、天花粉12～15克、板蓝根12～15克,糖、酒、雄黄少许为引。随症加减:视物模糊或复视,重用板蓝根、青木香;抽搐者,加蜈蚣(去头足)1～3条;脱证而正气耗散者,合生脉散;脱证而心阳衰微者,合参附汤;鼻衄者,加鲜茅根16～30克;咯血者,加白及10克、地榆15～20克;恶心呕吐者,加陈皮10克、法半夏9克、砂仁6克;小便短赤,加前仁15克、木通9克;气血虚者,加党参15～30克、黄芪15～30克、当归12～15克;伤口感染,加金银花15～30克、蒲公英15～30克;功能活动障碍者,加红花6克、川木香12克、牛膝12克、茜草12克、木通1克、桂枝6克或桑枝15克。每日1～2剂,水煎服。外洗排毒:取琴叶榕煎水浸泡,用纱布蘸药液自上至下淋洗患肢,每次不少于30分钟,每日1～2次。伤口溃疡发炎或患肢灼热,加冬青叶、九里光;伤口及患肢瘙痒加小槐花同煎外洗。外敷

① 汪国和,等.蛇药胶囊治疗蛇咬伤272例疗效观察[J].中西医结合,1990(7):435.
② 徐延新.中药为主治疗毒蛇咬伤致心肌损害35例[J].中西医结合杂志,1990(6):375.
③ 王炜.中医药治疗毒蛇咬伤25例报告[J].中医临床与保健,1989,1(2):17.
④ 荀建宁.中西医结合抢救危重型银环蛇咬伤二例报告[J].广西中医药,1989,12(4):1-2.

拔毒：外洗后立即外敷，前3日取宁麻兜粉6克、白芷3克、南星粉3克、青木香粉6克、广木香粉6克、雄黄少许，冷开水调成泥状，外敷伤口；后3日取消炎粉（大黄、黄柏、黄芩、生地榆各等份）6克、紫薇叶粉3克、雄黄少许调敷伤口，每日1～2次。支持疗法：危重患者以补液、血、给氧等对症抢救。陈庚生用上法治疗14例蛇伤DIC患者，全部治愈。[1]

14. 祛瘀散 金果榄、白芷、黄柏、川芎、黄药子等。上药研末，水调外敷，范围超过肿胀肢体5厘米，每日换药1次。局部治疗：伤口周围肿胀部位消毒，用1%普鲁卡因（皮试阴性）10毫升加3%过氧化氢5毫升混合，由深至浅浸润注射；感染者加庆大霉或四环素等局部注射。全身治疗：抗五步蛇毒血清（皮试阴性）4 000～6 000单位，加0.9%氯化钠注射液30毫升，静脉缓注或滴注1次；祁门蛇药注射液30毫升静脉缓注，每日2～3次，5日为1个疗程；祁门蛇药片8片，每日4次，7日1个疗程；庆大霉素、四环素等抗感染治疗。黄坤成等用上法治疗65例五步蛇咬伤致伤口伤肢溃烂患者，全部治愈。[2]

15. 蛇伤方 金银花、大黄、威灵仙、黄芩、七叶一枝花、穿心莲、当归、红花、乳香等。内服装胶丸，每丸0.5克，首次服20丸，以后每次10丸，每日3次。外敷装塑料袋，每袋15克。吞咽困难者，用鼻饲法灌服。随症加减：尿少便秘，烦躁不安者，加服清热解毒、利尿通便中药煎剂；复视者，加蜈蚣5克。2日1剂，水煎分4次服。局部清洗、扩创、挤压排毒液，并外敷蛇伤方药散，每日换2次。肿胀甚者，八风、八邪穴位放血。酌情用抗毒血清、补液和西药对症治疗。宁再安用上法治疗18例南京蝮蛇咬伤患者，全部治愈。[3]

16. 倪印山经验方 （1）青黄解毒汤：青木香30克、大黄20克、七叶一枝花20克、半夏10克、南星10克、木通10克、甘草10克。每日1剂。

伤口局部清洗、排毒。采用鲜黄荆尖500克、青木香60克、白辣蓼100克、蒲公英100克、半边莲200克捣碎外敷，每日换药1次。适当输液。倪印山用上法治疗2例重型毒蛇咬伤患者，均获痊愈。

（2）搜风解毒汤：白芷15克、白薇15克、徐长卿20克、酸枣仁20克、青木香20克、伸筋草30克、僵蚕10克、大黄10克、蜈蚣3条。伤口局部清洗、排毒。药用鲜黄荆尖500克、青木香50克、天南星50克、威灵仙50克、草乌20克、皮硝500克煎水外洗，每日3次。倪印山用上法治疗1例金环蛇咬伤患者，获痊愈。[4]

17. 解毒清肝汤 黄连5～10克、黄芩10～15克、黄柏10～15克、郁金10克、姜黄10克、玄参10克、龙胆草5克、半边莲10～30克、钩藤（后下）30克、全蝎5～10克、生地黄30～50克、麦冬20克、太子参20～30克。随症加减：便秘，加大黄（后下）10克；呕吐，去龙胆草，加生姜3片；咽痛，加山豆根10克；见瘀斑，加阿胶（烊）15克、仙鹤草15克；血尿，加白茅根30克、大蓟10克、小蓟10克；尿少，加车前草30克、泽泻10克；烦躁，加石菖蒲10克、干地龙10克；神昏，加安宫牛黄丸1粒（磨冲）。水煎，轻型患者分2次服，每日1剂；中型患者分3次服，每日1.5剂；重型患者分4次服，每日2剂；或每小时鼻饲1次。并频饮鲜凤仙花全草（捣）汁或煎汁；予3%过氧化氢反复冲洗伤口，扩创排毒刀刺或针刺八邪穴或八风穴，然后遍涂行水解毒丹：雄黄、五灵脂、江滨丹各等份，研末混匀，用50%乙醇调成糊状；10%葡萄糖注射液1 000～1 500毫升，加用庆大霉素24万单位或青霉素480万单位、地塞米松10毫克或氢化可的松200毫升静滴。金许洪等用上法治疗50例蝮蛇咬伤患者，全部治愈。[5]

18. 自拟方1 溃疡初期，局部红肿热痛者，方用黄连解毒汤：黄连6克、黄芩9克、黄柏9克、栀子9克。随症加减：舌苔黄腻者，加土茯苓30

[1] 陈庚生.中草药为主治疗14例蛇伤DIC的报告[J].江西中医药,1988(6)：33.
[2] 黄坤成,等.五步蛇咬伤致伤口伤肢溃烂65例的治疗[J].中西医结合杂志,1988,8(5)：290.
[3] 宁再安.治愈南京蝮蛇咬伤18例报告[J].广州中医学院学报,1987,4(1)：36-37.
[4] 倪印山.中草药治愈重型毒蛇咬伤3例[J].湖南中医杂志,1987(4)：29-31.
[5] 金许洪,等.中医药治疗蝮蛇咬伤50例[J].江苏中医杂志,1987(8)：33.

克、茵陈 20 克;小便短小者,加小叶三点金草 100 克;大便秘结者,先用生大黄 30 克,水煎沸 5 分钟,冲芒硝 10 克内服。中后期邪盛正虚不能化毒成脓者,方用透脓散:生黄芪 12 克、川芎 9 克、当归 6 克、牛蒡子 6 克、甲片 3 克、皂角刺 45 克、白芷 10 克、金银花 15 克。随症加减:舌苔白黄而腻者,加土茯苓 20 克、黄柏 15 克;局部肿胀疼痛者,加东风菜 30 克、风沙藤 30 克;小便黄者,加小叶三点金草 60 克;气血虚弱者,酌加红参 510 克。每日 1 剂,水煎分 2～3 次服。外洗方采用小叶三点金草 100 克、风沙藤 100 克、六棱菊 60 克、鸡骨香 60 克、两面针 60 克,每日 1 剂,水煎熏洗 1～2 次。外用方如下。(1)珠甲散:箭猪刺(烧灰存性)15 克、猪脚甲(烧灰存性)15 克、冰片 3 克、轻粉 2 克、麝香 1 克、珍珠末 2 瓶。(2)苦木膏:干苦木叶 30 克研粉与凡士林 70 克调和而成。先用外洗方将创口浸洗后撒上珠甲散,经 3～6 小时后再以苦木膏覆盖在创面上。每日 1～2 次,直至腐肉全部脱落,肉芽组织基本覆盖创面为止。余培南用上法辨证治疗 54 例蛇伤性溃疡患者,全部愈合。[1]

19. 泉州蛇药 2　冲剂:野芥菜 1500 克、土半夏 2400 克,加工制成 1000 包,每包含生药 1.5 克,每次服 1 包,每日 3～4 次;片剂:黄连 300 克、黄芩 300 克、黄柏 300 克、金银花 1000 克、白芷 500 克、甘草 100 克,加工制成 1000 片,每片含生药 0.3 克,每次服 8～10 片,每日 3～1 次,一般用药 3～4 日。频繁呕吐者,温开水溶化后保留灌肠给药。局部伤口按常规冲洗,挤压排毒,继用泉州蛇药冲剂调冷开水涂敷伤口周围及肿胀肢体;伤口溃烂者可用 10%黄连煎液纱布湿敷;伤口坏死,除去坏组织后用中药生肌油膏换药。林金长用上法治疗 117 例圆斑蝰蛇咬伤患者。结果:治愈 116 例,死亡 1 例。[2]

20. 祛毒消炎片　大黄 60 克、朴硝 60 克、大戟 60 克、七叶一枝花 10 克、山慈菇 10 克、川黄连 10 克、白芷 10 克、山豆根 10 克、冰片 6 克。上药共研细末机压成片,每片 0.5 克,首次剂量 16～18 片,3 小时 1 次,连服 2 次,未泻者可重复 1 次,以泻下为度,而后视病情改善逐日减量,每次 8～10 片,每日 3 次,小儿剂量减半。同时消毒、扩创、排毒后,将片剂研末,加入蜂蜜或油类调成软膏,直接敷在伤口及肿胀处。泻火解毒,利水通便,消肿止痛,通窍行表,疏败风湿。梁映寰用上法治疗 32 例各种毒蛇咬伤患者。结果:痊愈 31 例,显效 1 例。[3]

21. 蛇药汤　小叶三点金草 200 克、石柑子 30 克、东风菜 30 克、红背丝绸 20 克、通城虎 15 克。水煎 200 毫升。伤口局部扩创排毒,并用梧州蛇药酒湿敷局部,加用细辛、异叶天南星等药外敷肿胀处。经胃管投安宫牛黄丸 1 只,同时每 30～60 分钟从胃管给梧州蛇药酒及蛇药汤各 20 毫升。并予 10%葡萄糖注射液 500 毫升、地塞米松 6 毫克、氢化可的松 20 毫克静滴。余培南用上法治疗 1 例眼镜王蛇咬伤致昏迷患者,获痊愈。[4]

22. 参香急救散　红参 10 克、青藤香 6 克、麝香 1 克、地胆 3 克。上药研末,每次服药末 5 克,4 小时服 1 次。另服银翘散加减:金银花 30 克、连翘 20 克、桔梗 20 克、黄芩 20 克、大黄(后下)1 克、荆芥 1 克、甘草 3 克。上药加水 800 毫升,煎至 480 毫升,间隔 2 小时服 120 毫升。外治:(1)取患肢合谷、曲池、肩髃三穴,强刺激,不留针。(2)在伤口外作"一"字形切口,深达皮下组织,有水疱刺破;取桐油 50 克、泉水 300 毫升,混合调匀浸泡患肢,用手浇起桐油液,从伤肢自上而下挤压出毒液,每分钟约 10 次,连续 25 分钟。(3)用细辛 10 克、生南星 10 克、黄柏 20 克、川乌 15 克、草乌 15 克、全蝎 9 克、甘草 3 克研末,调生蜂蜜敷患处,每日换药 1 次。李阳光等用上法治疗 1 例眼镜蛇咬伤患者,外治泻毒于外,服参香急救散以急救排毒,饮银翘散加减以解毒祛风于里,

---

① 余培南.中药为主治疗蛇伤性溃疡 54 例[J].广西中医药,1986,9(6):13-15.
② 林金长.泉州蛇药治疗圆斑蝰蛇咬伤 117 例的疗效观察[J].中医杂志,1986(9):42.
③ 梁映寰.毒蛇咬伤治验摘介[J].新中医,1986(6):22.
④ 余培南.治愈眼镜王蛇咬伤一例[J].广西中医药,1985,8(4):23-24.

患者麻木疼痛减轻,伤口颜色变红,予当归六黄汤加减(当归20克、僵蚕20克、黄芪30克、滑石30克、地黄25克、熟地黄25克、黄柏12克、黄连12克、黄芩15克、全蝎10克、甘草5克。每日1剂,水煎服)以凉血解毒,3剂后患肢麻木疼痛已除,继用四君子汤加黄芪、僵蚕、全蝎、钩藤、蝉蜕以扶正祛邪。结果:患者调治6日痊愈。①

23. 中药方1 (1)半边莲、截叶铁扫帚、杠板归、三叶鬼针草、红乌臼、盐肤木、六耳棱、红花地桃花、满天星、鹅不食草等。取其中3~5味各50~100克洗净捣烂加醋适量,调匀榨汁内服,药渣可外敷伤口周围。(2)半边莲30克、金银花30克、鸦胆子9克、七叶一枝花9克、威灵仙9克、蒲公英15克、甘草6克。每日1~2剂,水煎服。随症加减:局部肿痛剧烈者,加吴茱萸、白芷、川芎、七叶莲;出血者,加生地黄、墨旱莲、仙鹤草。或服南通蛇药片。冲洗伤口并扩创、挤压或拔火罐排尽毒液;然后选用木芙蓉、冬青叶、九里明、虎杖、大叶紫珠、毛浆果、雾水葛、古钩藤等,取其中3~5味外洗。在伤口上方5~10厘米处用0.25%~0.5%普鲁卡因10~12毫升环形封闭,或胰蛋白酶5~10毫克局部注射,出现伤口坏死,可洗去腐肉后撒敷拔毒生机散(冰片1份、轻粉1份、青黛1份、朱砂1份、炉甘石5份、煅石膏5份、煅龙骨5份)。李振光用上法治疗44例蛇咬伤患者,采用中西医急救措施,患者全部告愈。②

24. 二灵汤 五灵脂15克、威灵仙15克、茯苓15克、吴茱萸10克、细辛10克、白芷10克、连翘(带心)10克、制半夏10克、秦艽10克、甘草10克、雄黄(研末分2次冲服)10克。随症加减:局部严重肿胀者,加蝉蜕、车前子、泽泻;伤口紫黑者,加生地黄、赤芍、红花、牡丹皮、当归尾、金银花、紫花地丁;痛甚者,加两面针;痰多者,加天南星、白前,甚者加白矾1~3克涂冲服;恶寒发热者,加柴胡;有抽搐者,加镇痉散(全蝎、蜈蚣);上

肢伤者,加桂枝或桑枝、羌活或姜黄;下肢伤者,加牛膝或独活。症状改善后即减去雄黄、细辛,吴茱萸减至1.5~6克,五灵脂、威灵仙减至10克,水煎。轻型者每日1剂,分2次服;重型者每日2剂,分4~6次服。局部处理:伤口周围用0.9%氯化钠注射液冲洗并扩创排毒,轻型者用0.25%或0.5%普鲁卡因于局部环形封闭;重型者加入地塞米松5克。外用药:五灵脂30克、雄尾黄10克共研细末,用冷开水或口服药液拌匀敷患处周围及痛肿处。针灸:反复针刺八风穴、八邪穴,点刺阿是穴,如能放出含毒血液效果更佳。庞恩文等用上法治疗52例毒蛇咬伤患者,全部治愈。③

25. 自拟方2 连翘12克、泽泻12克、半边莲3克、白花蛇舌草3克、黄柏9克、路路通9克、玄参15克、野菊花15克、泽兰叶24克,并酌加大黄10~30克、芒硝10~30克。少量频服,一般每日1剂,重者首日2剂。对于不能进食者,需适当补液;心、肝、肾、脑功能损害者,宜采用中西药综合治疗。卢立创用上法治疗27例蝮蛇咬伤患者,全部痊愈。④

26. 蛇科Ⅰ号 紫花地丁60克、金银花3克、麦冬3克、生甘草10克。每日1剂,水煎服,重症加倍。随症加减:发热,加连翘、大青叶;头痛,加钩藤、白芷;痰多、呕吐,加竹如、法半夏;复视,加野菊花、决明子;四肢抽搐,加全蝎、僵蚕;二便不通,加大黄、风化硝、车前草;出血者,加仙鹤草、白茅根。毒蛇咬伤部位清创、挤压、拔火罐排毒液。针刺八风穴、八邪穴放血。外敷方:采新鲜鱼盆草、东风菜、半枝莲、白花蛇舌草、紫花地丁、万年青等1~2味,适量捣烂,外敷伤口周围,每日换药1~2次。危重患者配合西医对症治疗。南京市长乐路卫生院蛇咬科用上法治疗746例蝮蛇咬伤患者,全部治愈。⑤

27. 蛇伤散和蛇伤片 蛇伤散:细辛10克、冰片10克、黄柏10克、白芷10克、雄黄5克、蜈

① 李阳光,等.眼镜蛇咬伤一例治验[J].四川中医,1985(8):48.
② 李振光.中草药为主治疗蛇咬伤44例体会[J].广西中医药,1985,8(3):16-17.
③ 庞恩文,等.二灵汤治疗毒蛇咬伤52例临床观察[J].广西中医药,1983,6(4):22-23.
④ 卢立创.蝮蛇咬伤治验[J].江苏中医杂志,1982(2):28.
⑤ 南京市长乐路卫生院蛇咬科.治疗腹蛇咬伤经验介绍[J].江苏中医,1982(3):64.

蚣 10 条。上药共研细末,瓶封备用。每日熏洗后,用白(黄)酒调蛇伤散敷于伤口周围,外用纱布、橡皮膏固定,每日换药 1 次。蛇伤片:当归 15 克、菊花 15 克、车前子 15 克、生甘草 15 克、黄连 7 克、黄柏 10 克、白芷 10 克、麦冬 20 克、生大黄 20 克、蜈蚣 10 条。上药共研细末,制成片剂,每片 0.5 克,成人每次 8 片,重型者每次 10 片,儿童依年龄酌服 3～6 片,每日 2 次。用碘酒将伤处局部消毒后,以三棱针刺破皮肤,并配刺八邪穴或八风穴。后用一盆盐开水熏患处,使局部见汗,当盐水降温后,以其冲洗伤口,边洗边挤压,或用火罐把毒汁排尽。何永祥用上法治疗 25 例各类毒蛇咬伤患者,均获痊愈。①

28. **蛇咬丸** 雄黄 2 份、白芷 4 份、细辛 2 份。上药共研细末,水泛为丸。每次 3 克,首次加倍,每日 3～4 次。儿童减半;母草,又名四方草,取 30～60 克,水煎 20 毫升,分 2 次服。或将母草捣烂冲入冷开水 150 毫升,去渣取药汁内服。局部伤口清洗、消毒扩创排毒液;取蛇咬丸 10～20 克用冷开水调成糊状,涂敷伤口周围及肿胀处,每日 3～4 次;肿胀明显者,用五色花 500 克煎水外洗。伤口溃烂者加绿矾 30 克;伤口感染者选用青链霉素等抗生素。酌情补液等西医对症治疗。徐富业用上法治疗 22 例毒蛇咬伤患者,均获痊愈。②

29. **苍芷蜈蚣汤** 苍术 50 克、白芷 50 克、蜈蚣 2 条、七叶一枝花 40 克、金银花 25 克、连翘 20 克、天花粉 20 克、玄参 20 克、防风 15 克、甘草 10 克。水煎 2 次,分 3 次服,严重者可服 4 次。蛇伤解毒汤:苍术 50 克、白芷 50 克、蒲公英 50 克、紫花地丁 50 克、连翘 20 克、防风 20 克、荆芥 20 克、川椒 30 克、黄柏 30 克、七叶一枝花 30 克。上药水煎熏洗伤肢患处。同时消毒、扩创排毒,然后用浓茶调雄黄末外敷。朱兴振用上法治疗 120 例毒蛇咬伤患者。结果:痊愈 119 例,死亡 1 例。③

30. **祛腐生肌散** 朱砂 3 克、净扫粉 3 克、枯矾 3 克、熟石膏 12 克、铅粉 9 克、广丹 6 克、雄黄 4.5 克、冰片 1.5 克。每日用高锰酸钾或呋喃西林溶液泡洗,然后撒上祛腐生肌散。杨延龄用上法治疗 12 例五步蛇咬伤患者,均获痊愈。④

31. **陈广淦经验方** 一点红、白花蛇舌草、七叶一枝花、千里光、蜈蚣、乌蔹莓、大蓟、八角莲、三叶刺针草、矮冷水花等 10 味干品各等份。上药共研细末。内服时每次 9～15 克,每日 3 次,首次加倍;外用时用上述药末适量,与水调成糊状,外涂于伤口周围。随症加减:伴有蛇毒攻心(胸闷、胸痛、呼吸困难失语等)者,加鲜白菊花叶 60 克捣烂取汁内服;对咽喉肿痛、吞咽困难者,加万年青叶 5～7 片捣烂取汁内服;对高热不退、神昏失语者,加蒲公英 18 克、连翘 9 克、金银花 9 克、黄芩 9 克,水煎服;对出血明显者,加紫花地丁 30 克、夏枯草 30 克、大蓟 30 克、白茅根 30 克、仙鹤草 30 克,水煎服;对昏迷不醒者,加生半夏或石胡婆(鹅不食草)捣烂捏成花生米大小的药丸轮换塞一鼻孔;对伤口感染伴有明显组织坏死者,用上述 10 味鲜品水煎外洗或用鱼腥草、乌蔹莓、一点红鲜品捣烂外敷,每日 2～3 次。陈广淦用上法治疗 127 例毒蛇咬伤患者。结果:除 1 例转院治疗外,其余治愈或基本治愈。⑤

32. **蛇药酒** 大黄 30 克、防己 60 克、救必应 60 克、青蒿 60 克、半边旗 60 克、七星草(又名满山香)60 克、寮刁竹 15 克、生半夏 15 克、生南星 15 克、生川乌 15 克、生草乌 15 克、麻黄 15 克、山慈菇 15 克、半边莲 15 克、生细辛 7.5 克、雄黄 22.5 克、七叶一枝花 22.5 克、五灵脂 22.5 克。上药浸米酒 2 500 毫升,密封备用。成人每次 50 毫升,每日 3 次,冷开水冲服同时用药酒涂擦伤口周围。兴宁县石马公社卫生院用上方治疗 40 余例各种毒蛇咬伤患者,全部治愈。⑥

① 何永祥."蛇伤片""蛇伤散"治疗毒蛇咬伤 25 例临床观察[J].吉林中医药,1982(2):39.
② 徐富业.中草药治疗毒蛇咬伤 22 例小结[J].广西中医药,1982(3):26-27.
③ 朱兴振.苍芷蜈蚣汤治疗毒蛇咬伤[J].辽宁中医杂志,1982(2):18.
④ 杨延龄.中西医结合治疗五步蛇咬伤 20 例[J].朝南中医学院学报,1980(1):34.
⑤ 陈广淦.中草药治疗毒蛇咬伤 127 例疗效观察[J].新医药学杂志,1978(8):46-47.
⑥ 兴宁县石马公社卫生院.蛇药酒治疗毒蛇咬伤临床观察[J].新中医,1973,(2):40.

33. 中药方2　小叶三点金草100克、通城虎15克、东风菜30克、红背丝绸30克、石柑子30克。每日1剂，水煎分2次服。严重者同时口服梧州蛇药片10片、蛇药酒15毫升。生异叶天南星和生墨旱莲捣烂局部外敷。症状减轻后用两面针100克、六棱菊100克、风沙藤100克、木人参100克、飞龙掌血100克、鸡骨香100克水煎外洗。谭爱群用上法治疗5例蝰蛇咬伤患者。结果：服药最少3剂，最多10剂；5例均治愈。[①]

34. 半雄散　半边莲3克、雄黄3克、白矾3克、青蒿3克、陈皮3克、地骨皮3克、牡丹皮3克、升麻3克、血竭3克、蛇床子3克、白及3克、白芷3克。上药共研细末，装瓶密封备用。取药末30克，加米醋1两，调成稀状，涂于毒蛇咬伤处及肿痛部位，4小时涂药1次。刘超举用上方治疗蛇咬伤患者，疗效满意。[②]

35. 中药方3　鼻饲清热解毒剂：黄连3克、甘草3克、大黄9克、金银花9克、石菖蒲9克、野菊花6克、黄柏6克、栀子6克、槟榔6克、牡丹皮6克、赤芍6克、车前子6克、连翘6克、生地黄6克、全蝎2只、蜈蚣2条，水煎；继用息风定惊祛瘀剂：牡丹皮6克、蝉蜕6克、石菖蒲6克、射干6克、赤芍6克、白僵蚕10克、金银花10克、贝母10克、当归尾10克、半边莲15克、黄连3克、甘草3克，水煎，牛黄0.6克改用育阴消瘀剂：贝母9克、当归9克、麦冬9克、地黄9克、五灵脂9克、玄参6克、桔梗6克、白芷6克、槟榔6克、车前子6克。水煎，雷氏六冲丸10粒，吞服。舌及两侧头部扩创，用电动吸引器吸毒液，并外敷止痛消肿剂：细辛3克、黄柏3克、贝母3克、冰片3克、黄芩3克、白芷3克、乳香3克、雄黄1.5克、朱砂0.9克、蜈蚣1条，研细，油调涂肿胀区。另鼻饲维生素、注射抗生素、抗组胺激素及破伤风预防用血清等，并给予补液。徐仲亮用上法治疗1例蝮蛇咬伤舌头引起严重中毒患者，获痊愈。[③]

36. 中药方4　黄连9克、黄芩9克、黄柏9克、金银花9克、山慈菇9克、白芷9克、甘草3克。每日1剂，水煎1杯，分数次服。随症加减：孕妇，加白术9克、桑寄生15克；饮药酒后呕吐频繁，加枳椇子150克、山楂肉150克；大便秘，腹胀，拒按，胸塞喘急，衄血，牙床出血，加大黄150克、芒硝9克(孕妇忌用)；小便不通，加泽泻9～15克；酒已退，但呕逆不止，加半夏7克；高热，四肢抽搐，加清心牛黄丸，每次1粒。蛇药酒：一粒红90克、观音竹150克、白花蛇舌草30克。浸入35度地瓜酒1 000毫升中待用。每次100～200克，分数次徐徐灌服。此药酒为急救之用，防毒内攻。青草药：臭头苦薯120克、山慈菇6克。以鲜草全株洗净，捣烂绞汁，分数次灌服。外治：局部以冷开水或冷茶水冲洗，用白花蛇舌草数叶，口中嚼烂擦创口，并将上述青草药渣敷之。傅若谦等用上法治疗27例毒蛇咬伤患者，均获痊愈。[④]

37. 草芍秘方　醉鱼草30克、一点红30克、蔊菜30克、一枝黄花30克、丝瓜叶30克、苦瓜叶30克、黄鹌菜30克、蟛蜞菊30克。将上药合捣烂，在局部肿处由上而下擦10余次，然后将渣敷于伤部，每日换药1次。禁酒、鱼等并禁房事。陶春生用上法治疗62例蛇咬伤患者。结果：治愈55例，好转4例，无变化3例。[⑤]

38. 自拟方3　内服方：(1) 鲜鬼针草60克，水煎服，渣再煎代茶服。(2) 鲜半边莲120克，水煎服。(3) 解毒散：山苋菜90克、鬼针草60克，共研细末备用。每次1.2克。醋或开水送服。(4) 白芷9克、生大黄9克、川芎9克、天竹根30克、五灵脂15克、甘草24克。水煎服。又方：川芎9克、当归尾9克、赤芍9克、生大黄9克、夏枯草9克、元精石9克、连翘9克、木瓜9克、白芷9克、蝉蜕9克、僵蚕9克、蜈蚣3条、甘草24克。水煎服。冲洗伤口、扩创排毒液，选用鬼针草、山苋菜、半边莲、木芙蓉等捣烂敷贴。急救可用白菊

---

① 谭爱群.中药治疗蝰蛇咬伤5例[J].广西中医药，1968，11(5)：27.
② 刘超举.半雄散治疗蛇咬伤[J].上海中医药杂志，1966(5)：197.
③ 徐仲亮.浙江中医杂志，1965(5)：32.
④ 傅若谦，等.福建中医药，1963(3)：6.
⑤ 陶春生.草药治疗蛇伤六十二例[J].福建中医药，1960(6)：24.

花9克、万年青5叶捣烂绞汁灌服;咽肿呼吸困难者,加醋同灌服;昏迷牙关紧闭患者,用通关散(皂角刺1.5克、白芷1.5克、麝香0.6克、黄药散6克,研细末备用),吹鼻使打喷嚏;危重者中西医结合抢救。酌情予葡萄糖注射液、维生素、青霉素等静滴。黄守林等用上法治疗51例毒蛇咬伤患者。结果:痊愈率为68.63%,显著好转率29.41%,死亡1例。[1]

39. **雄黄合剂** 雄黄9克、白芷9克、吴茱萸12克、贝母12克、威灵仙12克、细辛2.4克、五灵脂12克。上药共研细末,用酒并开水送服,如能受得酒量,用白酒送下亦可,每次以50~100毫升为度。每次9克,每日3次。体温38℃以上者,加川黄连6克、羌活4.5克、柴胡9克、荆芥3克水煎送服上药散。同时以雄黄合剂药末9~15克调酒外擦伤口附近。并扩创、排毒。玉生等用上法治疗1例毒蛇咬伤患者,获痊愈。[2]

40. **毒蛇咬伤特效方** 取水苋菜、荩草、佛甲草、酢浆草、地锦草的全草,七叶一枝花、沿阶草的根茎和根各等量榨取其汁,和霉麦及蟾酥、蛇、蜈蚣、守宫、露蜂房等之炙灰,搅调黏适度,捏成如算盘珠大扁圆饼,阴干罐贮备用(注意防潮)。毒蛇咬伤后,用上述药饼蘸唾液,涂敷伤口周围;有头晕眼花,可服1饼。丁志遵等用上法治疗毒蛇咬伤患者,疗效满意。[3]

单 方

1. **自拟方1** 组成:鲜苍耳草1000克、鲜墨旱莲1000克。用法用量:将上药用冷开水洗干净后混合捣烂取汁500毫升,用桂林三花酒适量配入药液中,首服200毫升,以后每4小时100毫升。同时配合输液、利尿药和局部对症治疗。临床应用:洪颜用上法治疗7例毒蛇咬伤患者,全部

治愈。[4]

2. **毛萝摩** 组成:毛萝摩。用法用量:轻、中型毒蛇咬伤者,毛萝摩每日30~50克,每日1剂,水煎分2次服;危重型者,毛萝摩量加大量至50~60克,每日1剂,水煎分2次服,好转后减至轻、中型剂量。片剂:每片0.5克,每次10片,每日2~4次,小儿剂量酌减。针剂:轻、中型患者肌注每次2毫升,每日2次;危重型患者每日增至4~6次,每次4毫升,同时进行扩创排毒,然后敷呋喃西林纱布条,伤口周围用鲜毛萝摩叶捣烂或片剂调敷,依病情可给予输液输血、抗生素、激素、维生素等。临床应用:梁映寰用上法治疗293例毒蛇咬伤患者。结果:治愈286例,治愈率为97.6%。[5]

3. **余氏蛇药方** 组成:小红藤(小叶三点金草)65克、雄黄15克、红芽大戟15克。功效:解毒止痛,祛瘀消肿。用法用量:先在蛇咬伤处用火罐吸出毒液、恶血,然后用以上中药水煎外洗,浸泡伤口,消除伤口周围残留蛇毒。另以上1剂切细加入白酒200毫升,搅拌10分钟即可服用,1次50~100毫升,视酒量而定,以不醉为度,每日1~2次。临床应用:余坤甫用上方治疗蛇咬伤患者,疗效满意。[6]

4. **山乌龟** 组成:新鲜山乌龟。制备方法:取新鲜山乌龟(别名千金藤,5~8月采块根入药)300克、米泔水500毫升,共捣取汁备用。用法用量:伤口上方以布带结扎,每半小时放松1次,迅速以冷开水洗净伤口,以牙痕为中心,取消毒三棱针将伤口向四周扩大0.5厘米,令其微微见血,用冷开水时时冲洗,勿使伤口因血液凝固而封闭,随即使手或足下垂,由上而下,从外向内,反复轻轻按摩、挤压冲洗伤口,令毒液溢出,然后口含冷开水,对准伤口吸取毒液,随吸随吐(口腔溃烂者勿含勿吸),吸毕,取灯心草2克,覆盖伤口周围,将捣烂的山乌龟汁敷灯心草,并以绷带轻轻包扎,随

① 黄守林,等.毒蛇咬伤五十一例临床观察[J].福建中医药,1960(6):22-24.
② 玉生,等.毒蛇咬伤治疗经验介绍[J].中医杂志,1958(5):331.
③ 丁志遵,等."毒蛇咬伤特效方"中的七种药草[J].上海中医药杂志,1957(2):41-44.
④ 洪颜.毒蛇咬伤[J].广西中医药,1991,14(3):142.
⑤ 梁映寰.毒蛇咬伤治验摘介[J].新中医,1986(6):20-23.
⑥ 余水生.余氏蛇药方治疗竹叶青咬伤[J].云南中医杂志,1982(6):44.

即解除伤口上方结扎的布带。若伤口周围肿胀，可拔火罐吸出毒液，出现水疱者用注射器抽出液体，引流排毒。每晚按上法换药1次，重者早晚各换药1次。临床应用：黄仁生用上法治疗18例毒蛇咬伤患者。结果：痊愈12例，显效3例，3例因故无法追踪观察。[1]

5. 薯草 组成：薯草（别名千条蜈蚣、花牡丹、飞天蜈蚣、一支蒿、千条蜈蚣赶蛇）。用法用量：取鲜薯草60～120克洗净，捣汁分2次冲服，每日1剂；干品30～60克，水煎服，每日1剂，重症者可每日2剂。同时配合局部治疗：① 扩创排毒，伤口周围酒精消毒，以牙痕为中心纵形切开，深0.2～0.3厘米，拔火罐吸毒，然后用0.1％高锰酸钾溶液反复冲洗，并同时从四周向伤口方向挤压排毒10～15分钟；② 外敷薯草，取适量鲜薯草，嚼烂或捣烂（以嚼烂为佳），药液敷于伤口周围，每日换药1～2次，药汁可擦伤肢肿胀处，每日3～4次。临床应用：陈武用上法治疗106例蝮蛇咬伤患者，均治愈。[2]

6. 自拟方2 组成：败柑子根皮、鲜六叶荷、龙葵。用法用量：用败柑子根皮水煎外洗伤口，然后将鲜六叶荷、龙葵各等量，捣烂如泥敷患处。临床应用：江西金溪县医院草药门诊部用上法治疗7例竹叶青眼镜蛇咬伤后伤口溃烂患者，均获痊愈。[3]

7. 五灵脂雄黄合剂 组成：五灵脂、雄黄末。用法用量：蛇咬伤中毒者，先饮醋适量，在咬伤部位消毒、局麻，将青皮切除，拔火罐吸毒，取2/3五灵脂、1/3雄黄末（简称雄灵末）9克，酒冲服，不善饮者茶调服，余渣敷创口，每日3次。临床应用：费明本用上法治疗10例毒蛇咬伤患者，均获痊愈。[4]

8. 草药秘方 组成：飞离花根15克、生乌药15克、车叶根15克。用法用量：先用酒50毫升磨乌药，将磨出药液和其余2味草药共捣烂如泥，再将患者头顶百会穴处头发剃光如杯口大，把上药敷在该处，包扎固定，2日换药1次。伤口局部冲洗、消毒，用石菖蒲适量煎水洗之。临床应用：伍秉台用上法治疗113例毒蛇咬伤患者。结果：痊愈110例，死亡3例。[5]

9. 自拟方3 内服方组成：① 山苋菜、鬼针草等份为散冲服1.5克；② 山苋菜60克、鬼针草90克，每日1剂，水煎服；③ 单用针鬼草根90克，水煎服，小儿减半。外用方组成：① 紫花地丁、木芙蓉；② 野半夏、暗目草；③ 山苋菜、地门根；④ 野半夏、鬼针草；⑤ 紫花地丁、山苋菜。随便选择1组药捣烂敷伤口，每日换药2次（外用无定量）。福建省中医研究所蛇伤治疗研究小组用上法治疗31例蛇伤患者，均获痊愈。[6]

10. 民间单方 组成：鼠尾红一把、向天盏一把、一叶红3～7叶。用法用量：3味草药绞汁，泡白酒50毫升或酌量，口服，余药渣外敷伤口。临床应用：颜克宁用上法治疗2例毒蛇咬伤患者，均获痊愈。[7]

11. 自拟方4 组成：一叶红3～7叶，或粉剂1.5～3克。用法用量：上药浸泡在50毫升酒中或酌量口服。以一叶红7～10叶或粉剂3克调江南香（帮助黏性）外敷伤口。临床应用：颜克宁用上法治疗2例毒蛇咬伤患者，均获痊愈。[8]

12. 蛇东莞 组成：蛇东莞60克。用法用量：蛇东莞切成碎片，加水300毫升煎成150毫升，冲酒60毫升，以一半内服，一半外擦伤口周围。每日2剂。同时扩创、排毒。并以生田基黄60克、生落地金牛（又名黄瓜核）60克、白花蛇舌草60克捣碎外敷患处，须留1小孔创口液体能流出，每日换敷1次。临床应用：玉生等用上法治疗

① 黄仁生.山乌龟治疗毒蛇咬伤18例疗效观察[J].湖北中医杂志,1982(3)：40.
② 陈武.薯草治疗蝮蛇咬伤106例报告[J].新中医,1975(3)：40.
③ 江西金溪县医院草药门诊部.新医药资料（江西）,1973(1)：15.
④ 费明本.江苏中医,1965(11)：33.
⑤ 伍秉台.草药秘方治疗青竹蛇咬伤有卓效[J].福建中医药,1960(6)：24.
⑥ 福建省中医研究所,福建省人民医院蛇伤治疗研究小组.治疗蛇伤三十一例初步总结[J].福建中医药,1959(7)：17.
⑦～⑧ 颜克宁.福建中医药,1959(7)：18.

1 例毒蛇咬伤患者,获痊愈。①

13. 节节花　组成:节节花 180～240 克。用法:取节节花加入三花酒及清水各 500 毫升(约 600 毫升),煎 30 分钟滤去药渣,再冲入 200 毫升白酒,以一半内服,一半外擦患部。重症每剂分 2 次服,3 小时服 1 次;轻症每剂分 3 次服,每日 2 剂。同时扩创、排毒,并用田基黄、黄瓜核或芙蓉叶捣碎外敷。临床应用:玉生等用上法治疗 1 例毒蛇咬伤患者,获痊愈。②

中 成 药

1. 蛇伤灵注射液　组成:徐长卿、豨莶草等(用现代科学方法提取有效成分,除去杂质,由南平市中医院精制成茶黄色的液明灭菌溶液,供肌注)。功效:利水,消肿,祛风湿,活血镇痛,清热解毒。用法用量:每次 4 毫升,轻型每日 2 次,中型、重型(按 1972 年广州《全国蛇伤会议》统一分型标准分型)每日 2～3 次,并配合中西医抢救治疗。临床应用:陈美英等用上法治疗 52 例蛇伤患者,全部治愈。③

2. 红卫蛇药片　江西黎明制药厂生产。功效:消炎解毒,强心利尿,止血散瘀。用法用量:每次 6 片,每日 4 次,首次加倍。(1) 常规治疗:内服红卫蛇药片;以氢化可的松 300～600 毫克或地塞米松 15～30 毫克加入 5％葡萄糖注射液或生理盐水静滴,每日 1 次,连用 1～3 日;危重患者酌情用中西医抢救。(2) 神经毒毒蛇咬伤:取胰蛋白酶 6 000～10 000 单位用 0.25％～0.5％普鲁卡因 20～60 毫升稀释,以伤口为中心,在基底部及其周围作环状浸润注射。咬伤 30 分钟以内者,可同时超伤口一关节作环行封闭;30 分钟～4 小时以内者,应再超一关节加作一道环行封闭;超过 4 小时者,只在伤口基底部及其周围作环状浸润,如出现呼吸肌或肠麻痹症状,加用新斯的明。(3) 血循

毒或混合毒毒蛇咬伤:用胰蛋白酶加普鲁卡因环状浸润注射同上,并在肿胀上界和伤口之间的 1/2 处及肿胀上界各作一道环行封闭,1～3 日注射 1 次。同时每日以石菖蒲、三叉剑、车前草、野菊花各适量水煎沸,先熏肿胀部位,后将肿胀部位漫浴,每次 15 分钟,每日 2～4 次。(4) 局部溃烂者:取胰蛋白酶 8 000～12 000 单位用 0.25％～0.5％普鲁卡因 40～80 毫升稀释,分别在各个烂灶周围及基底部作环状浸润注射,并在肿胀上界作环行封闭,1～3 日 1 次;应用大剂量广谱抗生素,并每日以马齿苋、大青叶、千里光、穿心莲各适量水煎去渣,温洗创面,剪除坏死组织,外敷止痛消炎膏并包扎。临床应用:杨东镇用上法治疗 314 例毒蛇咬伤患者,无一例使用抗蛇毒血清,全部治愈。④

3. 武夷山蛇药和福建蛇药　用法用量:武夷山蛇药有粉剂和针剂两种,针剂每支 2 毫升,含生药 5 克,首次 4～8 毫升,以后每次 2～4 毫升,4～6 小时肌注 1 次。粉剂首次口服 6 克,以后每次 3 克,4～6 小时 1 次。一般轻型患者以口服为主,中型以上患者应用注射针剂;福建蛇药,首次口服 0.6～1 克,3～4 小时 1 次。(1) 局部治疗:冲洗伤口、排毒;针刺八风穴、八邪穴;然后以武夷山蛇药或福建蛇药(均用粉剂)适量,用蜜调敷伤口及周围,每日换药 1～2 次;若组织坏死,按外科方法清创。(2) 全身治疗予武夷山蛇药或福建蛇药。(3) 重、危患者给予输液、抗生素、激素等西医对症治疗及中西医结合抢救。临床应用:赵竟成等用上法治疗 111 例五步蛇咬伤患者。结果:治愈 105 例,死亡 6 例。⑤

4. 群生蛇药　组成:蒲公英、大蓟根、马齿苋、五灵脂、商陆(商陆的干燥根)。用法用量:有片剂、针剂两种剂型。片剂,首次 8 片,以后每次 4～6 片,每日 4 次;针剂,每次 2 毫升,每日 2～4 次服注。(1) 冲洗创口,扩创排毒,外敷草药。(2) 普鲁卡因 0.5～0.9 克放入 10％生理盐水 500

①～②　玉生,等.毒蛇咬伤治疗经验介绍[J].中医杂志,1958(5):331 - 332.
③　陈美英,等.蛇伤灵注射液治疗蛇伤 52 例疗效观察[J].福建中医药,1990,21(4):17.
④　杨东镇.红卫蛇药与胰蛋白酶为主治疗毒蛇咬伤 314 例[J].中西医结合杂志,1988,8(5):300 - 301.
⑤　赵竟成,等.中西医结合治疗五步蛇咬伤 111 例报告[J].中医杂志,1981(6):33 - 35.

毫升静滴;危重患者酌情给氧、洛贝林肌注等中西医结合抢救。6912 蛇药研究协作组用上法治疗 424 例毒蛇咬伤患者,有效率为 97.4%。[1]

5. 胰蛋白酶　组成:胰蛋白酶。用法用量:用 1000 单位胰蛋白酶合加 0.5%普鲁卡因 4～20 毫升稀释后,以牙痕为中心,从伤口基底部及周围作浸润注射,一般 1～2 次,但可依病情重复使用,必要时配合速尿等利尿剂及氢化可的松等综合治疗。临床应用:株洲县八斗医院用上法治疗 6 例毒蛇咬伤患者,均获痊愈。[2]

6. 红卫蛇药　组成:黄药子 180 克、七叶一枝花 18 克、八角莲 18 克、雄黄 18 克。用法用量:有片剂、针剂两种剂型。片剂,用生药粉直接压片(称一号片),片重 0.4 克,每次服 15 片;浸膏片用生药水煎 2 次浓缩压片(称二号片);浓缩片用生药经醇提浓缩压片(称三号片),每片相当于 4 片生药片,每次 5 片,每日 3～6 次,用米酒或白酒少许送服。针剂,前方去雄黄制成针剂,每支 2 毫升(相当生药 2 克),每次 2 支,每日 3～4 次肌注。8 岁以下为成人量 1/3,9～12 岁为成人量 1/2;13～16 岁为成人量 2/3,17 岁以上为成人量。局部治疗:冲洗伤口、消毒排毒。重症患者用红卫蛇药针 1～2 支加入普鲁卡因 60～80 毫升,在肿胀上缘作套式封闭;取石菖蒲、野南瓜(鼻盘子树)根或加鹅掌金星适量煎水,热熏温洗,每日 1～2 次;生天南星、雄黄按 5∶1 研末,白酒调擦抹溃烂肿胀上肢,每日 2～3 次;伤口溃烂可尽早煎除坏死组织,创面撒上生肌拔毒散或珍珠八宝丹加 1/10 生天南星粉。危重患者予葡萄糖、盐水、维生素 C、激素等中西医结合抢救。临床应用:景德镇市卫生局用上法治疗 282 例各种毒蛇咬伤患者。结果:治愈 273 例,死亡 9 例。[3]

7. 巳戌丹　组成:麝香、牛黄、炉甘石(制)、梅片、芒硝、腰黄、石膏(煅)。用法用量:上药各 0.3 克,共研极细末,每次 0.15 克,每日 1 次内服,并用本药点两眼内眦,每日 6 次。(1)冲洗伤口、排毒;针刺八邪穴(左);把季德胜蛇药片温水调敷伤口周围。(2)在左上臂用 0.25%普鲁卡因 60 毫升作环行封闭。(3)葡萄糖注射液 1000 毫升、抗坏血酸 500 毫克静滴。(4)季德胜蛇药片 5 片、解毒片 4 片内服。临床应用:陈永昌用上法治疗 1 例毒蛇咬伤患者,获痊愈。[4]

① 佚名.群生蛇药的药理实验与临床观察[J].中草药,1976(9):33-34.
② 株洲县八斗医院.湖南医药杂志,1977(3):34.
③ 景德镇市卫生局.中草药通讯,1973(2):34.
④ 陈永昌.巳戌丹配合季德胜蛇药片治疗蛇咬伤一例报告[J].上海中医药杂志,1960(5):233.

烧　伤

概　述

烧伤多由热力、电流、化学物质、放射物质、烟雾及有害气体等作用机体而引起,《中医外科学》将烧伤定义为:热力(火焰、灼热气体、液体或固体)、电能、化学物质、放射线等作用于人体而引起的局部或全身急性损伤。烧伤是一种常见、多发性创伤,可发生在各人群。根据世界卫生组织(WHO)统计,烧伤发生率在所有损伤中排列第 4 位,高于肺结核与人类免疫缺陷病毒 HIV 感染发生率之和。烧伤不仅仅会造成皮肤和(或)邻近组织的损伤,还可能会影响到内脏器官,严重者可导致患者发生感染、休克,甚至是死亡。是临床上非常常见的一种疾病,发病人群以老年人和儿童多见。

中医最早称烧伤为"水火烫伤""烫火疮""汤火冻",还有的称"火烧伤""汤火伤""火烧疮""汤烫疮"等。早在晋代就有关烧伤治疗的记载,如葛洪的《肘后备急方》指出:"汤火灼伤使用年久石灰敷之,或加油调"。病理特点是热毒蕴结气血瘀阻,内攻脏腑、营血、阴伤、阴阳失调。如陈士铎在《洞天奥旨》中所言:"汤烫疮……轻则害在皮肤,重则害在肌肉,尤甚者害在脏腑,故治火烧之症,必须内外同治,则火毒易解也。"

目前临床上有多种分法,最常用的是三度四分法,即Ⅰ°、Ⅱ°(又分为浅Ⅱ°和深Ⅱ°)、Ⅲ°。其中Ⅰ°和浅Ⅱ°烧伤一般称为浅度烧伤,深Ⅱ°和Ⅲ°烧伤则属深度烧伤。

1. Ⅰ°烧伤(红斑性烧伤)

仅伤及表皮(角质层),生发层健在,再生能力强。表面呈红斑状,干燥无渗出,有灼烧感,3～7日痊愈,短期内可有色素沉着。

2. 浅Ⅱ°烧伤(水疱性烧伤)

伤及表皮的生发层、真皮乳头层。局部红肿明显,有薄壁大水疱形成,内含淡黄色澄清液体,水疱皮如被剥脱,可见创面红润、潮湿,疼痛明显。如不发生感染,1～2 周内愈合,一般不留瘢痕,多有色素沉着。

3. 深Ⅱ°烧伤(水疱性烧伤)

伤及皮肤的真皮深层,深浅不尽一致,尚残留皮肤附件。也可以有水疱,但去疱皮后创面微湿,红白相间,痛觉较迟钝。如不发生感染,3～4 周可愈合,常有瘢痕形成。

4. Ⅲ°烧伤(焦痂性烧伤)

为全层皮肤烧伤,甚至到皮下、肌肉或骨骼。创面无水疱,呈蜡白或焦黄色,甚至炭化,痛觉消失,局部温度低,皮层凝固性坏死后形成焦痂,触之如皮革,痂下可见树枝状栓塞的血管,一般均需植皮才能愈合,愈合后有瘢痕,常形成畸形,甚则难以治愈。

辨　证　施　治

1. 林斌分 5 型

(1) 火热伤津型　症见口干舌燥,发热,小便赤黄,便秘,舌苔红或黄糙,脉细数。治宜清热养阴。方用清营汤、黄连解毒汤加减。

(2) 气血两伤型　症见不热或温热,面色无华,食欲不振,形体消瘦,盗汗,夜卧不宁,舌苔薄黄,脉数。治宜补血益气。方用托里消毒散、黄芪加八珍汤。

(3) 阴伤阳脱型　症见神志恍惚,表情淡漠,嗜睡,恒温,四肢发凉,舌苔灰黑,脉细弱。治宜固护阴液、扶阳救逆。方用四逆汤、参附汤等。

（4）脾胃虚弱型 症见口舌糜烂，纳差，腹胀，返气，稀便，舌无苔，脉细弱。治宜调理胃脾。方用参苓白术汤、益胃汤加减。

（5）火毒内陷型 症见躁动不安，烦渴多饮，唇焦舌黄，小便赤黄，大便干结，弦脉。治宜凉血解毒。方用清瘟败毒汤、地黄汤、黄连解毒汤加减。

临床观察：林斌将 208 例烧伤患者随机分为观察组 126 例和对照组 82 例。两组患者入院后均给予烧伤常规治疗，观察组另予中医辨证治疗。结果：观察组烧伤创面疼痛的持续时间明显少于对照组，两组比较差异具有统计学意义（$P<0.05$）；观察组烧伤创面感染的发生率、瘢痕的发生率、休克的发生率均低于对照组，且差异均具有统计学意义（均 $P<0.05$）。[1]

2. 王大刚分 4 期

（1）初期 小面积浅Ⅱ°患者不必内服药，大面积烧伤患者需内服生元薏仁汤以防止休克，外敷榆炭白蔹膏。深Ⅰ°、Ⅱ°伤筋骨，火毒深居，皮焦肉腐，证属阳盛。本期相当于体液渗出急性感染期。48 小时内服用防休克汤，补充血容量，调理体液，纠正电解质紊乱。适当应用抗生素，症状缓解后服生元薏仁汤，随症加减。外敷牛黄脱腐膏，加胆白二石散，5～7 日后焦腐脱落，露出新鲜肉芽组织。防休克汤：生地黄 50 克、玄参 30 克、人参 20 克、芦根 10 克、黄芪 25 克、薏苡仁 30 克、麦冬 20 克、天花粉 20 克、甘草 20 克、五味子 15 克、赤芍 25 克、当归 12 克、石斛 30 克、延胡索（醋炒）15 克、柏子仁 12 克、炒酸枣仁 20 克。生元薏仁汤：生地黄 60 克、薏苡仁 50 克、玄参 60 克、芦根 100 克、当归 10 克、金银花 30 克、蒲公英 30 克、连翘 20 克、赤芍 20 克、焦山楂 20 克、甘草 20 克、天花粉 25 克、黄芩 15 克、黄柏 15 克、板蓝根 20 克、丹参 20 克、醋炒延胡索 20 克、牡丹皮 20 克、紫花地丁 30 克、泽兰叶 30 克、赤小豆 30 克、栀子 12 克。随症加减：高热，加石膏 40 克、莲子心 12 克；焦腐脱腐缓慢，加生黄芪 20 克、甲片 12 克；失眠，加炒酸枣仁 20 克；大便秘结，加大黄 9 克；创面化

脓，加黄连 10 克、鱼腥草 20 克；阴囊部重者，加龙胆草 10 克；多尿者，减赤小豆、泽兰叶，薏苡仁改炒。榆炭白蔹膏：侧柏叶 30 克、紫草 30 克、甘草 30 克、白鲜皮 30 克、鸡骨炭 30 克、地榆 60 克、白蔹 60 克、虎杖 60 克、地榆炭 60 克、凤凰衣 10 克、蜂蜡 90 克、麻油 750 克、冰片 6 克。牛黄脱腐膏：地榆 15 克、白蔹 15 克、虎杖 15 克、黄芩 15 克、白蔹 15 克、马齿苋 15 克、黄柏 15 克、赤芍 10 克、天花粉 10 克、蒲公英 10 克、金钱草 10 克、络石藤 6 克、地骨皮 6 克、板蓝根 6 克、大黄 6 克、米壳 6 克、栀子 6 克、甘草 6 克、麻油 1 000 克、蜂蜡 110 克。胆白二石散：牛胆黄柏粉 15 克、天花粉 15 克、生石膏 15 克、寒水石 15 克、白蔹 10 克、大黄 30 克、白鲜皮 10 克、冰片 6 克。Ⅰ° 2 日即愈，浅Ⅱ° 8 日即愈，一般不进入第二期。

（2）第二期 深Ⅱ°约 1 周后，Ⅱ°创面约 2 周后，深伤筋骨约 3 周，即进入本期。此期属阳中之阴证，创面肉芽组织鲜红凸凹颗粒状，生长较快，脓性分泌物减少，疼痛已减。治疗内服生元薏仁汤，随症加减，外用三七生肌膏、烧伤生肌散交替使用，达清余热泻火毒、生肌长肉之效。三七生肌膏：当归 15 克、大黄 15 克、黄柏 15 克、侧柏根皮 15 克、地榆 18 克、紫草 18 克、白蔹 20 克、红花 6 克、木鳖子 6 克、黄芩 6 克、牡丹皮 6 克、赤芍 9 克、白芷 12 克、米壳 10 克、麻油 1 000 克。烧伤生肌散：煅龙骨 10 克、煅石膏 15 克、煅炉甘石 15 克、煅滑石 15 克、制乳香 6 克、没药 6 克、土茯苓 6 克、儿茶 3 克、朱砂 3 克、血竭 3 克、琥珀 3 克、松香 3 克、轻粉 3 克、煅海螵蛸 3 克、冰片 3 克。

（3）第三期 深Ⅱ°约 2 周后，Ⅱ°创面约 3 周后，深伤筋骨约 5 周后，证属阴平阳秘。肉芽组织已满，色红，坚韧致密，无明显凹凸之处，基本无脓液，点状长出皮，生长较快。治疗以扶正固本、滋阴养胃生津、生肌长皮为主。内服八珍汤加石斛、麦冬、沙参、玄参、赤芍、焦山楂、白蔹。外治用七皮蛋油膏、烧伤生肌散、固皮液交替使用。深Ⅱ° 18 日左右痊愈，Ⅲ° 28 日左右痊愈。七皮蛋油膏：

① 林斌.中医辨证治疗烧伤 104 例［J］.中国中医药现代远程教育，2016，14（17）：60－62.

当归15克、红花9克、米壳9克、白蔹45克、大黄15克、赤芍15克、生地黄15克、紫草15克、甘草15克、柳叶15克、槐树皮15克、柏根皮15克、白芷6克、丹参6克、血余炭6克、麻油1 000克、蜂蜡110克。固皮液：地榆120克、白蔹120克、松树120克、当归60克、赤芍15克、红花15克、黄柏15克、白及15克、柏叶100克、炒枣树皮100克、甘草100克、柳叶90克。

（4）第四期　深伤筋骨、大面积Ⅲ°烧伤创面残留顽固性溃疡，病程长，证属阳衰阴盛，阴性创面，循环较差，肉芽组织苍白，无颗粒，生长缓慢，一般不用内服药，年老体质衰弱者可用八珍汤加黄芪补气血，加赤芍活血改善微循环，加白蔹生肌长皮。外敷七皮蛋油膏、银朱散交替使用，生肌长皮促使创面愈合，减少瘢痕。深伤筋骨8周左右痊愈。银朱散：银朱10克、狗头骨炭10克、铅丹6克、凤凰衣6克、土茯苓6克、乳香6克、制没药6克、冰片6克、煅石膏20克、煅珍珠2克。

临床观察：王大刚采用上方加减辨证治疗139例烧烫伤患者。结果：烧伤总面积占11%～49%的125例，治愈123例，占98.2%；烧伤总面积占50%～62%的14例，治愈11例，占78.6%。总治愈134例，占96.4%；死亡5例，占3.6%。5例均死于败血症，其中成人1例，烧伤总面积55%，其中Ⅲ°占40%；小儿4例，总面积30%～62%，不能服中药。[①]

经 验 方

1. 五黄烧伤油　黄芩500克、黄连500克、黄柏500克、黑山栀500克、生大黄500克、冰片100克、炉甘石100克、麻油2 000毫升。首先将前5味药物各自研为粉末，过100目筛，麻油文火煎沸，再将所研细末依次加入沸油中炸枯，滤去渣，稍降温后加入冰片和炉甘石，充分搅拌，待凉后分装于灭菌容器内，将医用网眼纱布剪成20厘米×

10厘米规格，放入方盘中，最后将五黄烧伤油渗入纱布内，挤压纱布条有药液溢出即可行高压灭菌后备用，一般有效消毒期为7日，过期需重新消毒。使用时在创面处外敷三层五黄烧伤油纱布。邓建光将120例深Ⅱ°烧伤患者随机分为治疗组80例和对照组40例。两组患者均用1‰新洁尔灭消毒创面，再用生理盐水冲洗干净，且均常规使用破伤风抗毒素、青霉素预防感染。对大面积烧伤者需进行补液和抗休克治疗，并视创面分泌物细菌培养和药敏试验而采用敏感抗生素。治疗组在一般治疗的基础上加用五黄烧伤油纱布治疗。对照组在一般治疗基础上创面处敷一层10%磺胺嘧啶银混悬液纱布。结果：两组患者全部痊愈，愈合时间治疗组为(18±3.4)日，对照组为(24±3.6)日，两组愈合时间比较有统计学意义(P<0.01)。[②]

2. 金黄散加减　黄芩1 000克、黄连1 000克、黄柏1 000克、大黄1 000克、赤小豆500克、石菖蒲500克、苍术500克、白芷500克、南星500克、葛根500克、陈皮250克、野菊花250克、芙蓉花250克。上药共碾细末，用开水调成糊状，摊平于纱布块上，贴敷在烧伤部位(清洗消毒清除坏死组织，并用生理盐水冲洗干净)并加压包扎。刘玥华用上法治疗22例烧伤感染患者。结果：除2例因感染严重而加用抗生素治疗外，其余全部有效。[③]

3. 烧伤涂抹酊剂　黄连15克、黄芩15克、黄柏15克、儿茶30克、冰片10克、乙醇200毫升。按一定比例称取儿茶、黄连、黄芩、黄柏，制成粗颗粒状，用85%乙醇浸泡，每日搅拌2次，2周后过滤，倾取上清液，加冰片溶解过滤，分装备用(不需灭菌)。方佛友用上法治疗116例烫伤患者，全部病例在基础麻醉下予1∶1 000新洁尔灭行清创术，注意保护未破溃水疱和残存的上皮细胞，创面涂擦烧伤涂抹酊剂后不加包扎，暴露创面，住无菌病房，由责任护士每10分钟擦药1次，直至痂壳

① 王大刚.中医药治疗烧烫伤139例[J].辽宁中医杂志,1993(11)：26－27.
② 邓建光.五黄烧伤油纱布治疗深Ⅱ度烧伤80例[J].湖南中医杂志,2003,19(5)：40.
③ 刘玥华.金黄散加减外敷治疗烧伤感染22例[J].四川中医,1998,16(3)：43.

形成,保持创面干燥,避免局部受压;休克患者进行抗休克、抗感染及支持疗法;Ⅲ°烧伤3周左右即切痂植皮。结果:115例痊愈,死亡1例;浅Ⅱ°烧伤7~10日痂下愈合,深Ⅱ°烧伤14~21日痂下愈合,不遗留瘢痕,Ⅲ°烧伤均有不同程度痂下积脓,清除分泌物后用药,仍然有效。[1]

4. 东方烧伤药膜 防己10克、木瓜10克、地榆10克、延胡索10克、郁金10克、白及10克、苍术10克、黄柏10克、冰片2克、煅石膏20克、炉甘石10克、聚乙烯醇150克、蒸馏水500毫升、甘油10克。燥湿敛疮,祛腐生肌。适用于烧伤、烫伤及其他化脓性伤口、慢性溃疡久不愈合、褥疮等。沈烈行等将100例烧伤、褥疮患者随机分为治疗组和对照组各50例。治疗组使用自制东方烧伤药膜,对照组使用东方Ⅰ号软膏。结果:治疗组和对照组的治愈率分别为60.7%、37.4%,好转率分别为39.3%、62.58%,总有效率均为100%,治疗组的治愈率明显优于对照组(P<0.05)。[2]

5. 烧伤喷剂 黄芩100克、黄柏100克、儿茶100克、冰片500克。上药加入80%乙醇1 000毫升,冰片后下2日,浸泡1周,滤过后分瓶备用。刘学讲将212例烧伤患者随机分为对照组56例和治疗组156例。治疗组首先彻底清创,用烧伤喷剂,以手工或小喷雾器将药喷洒创面,采用暴露法,加烤灯,每日3~4次(请注意保护眼耳鼻)。Ⅰ°创面2~3日为1个疗程,结痂后不再喷药,自行愈合。Ⅱ°创面5~7日为1个疗程,创面结痂后,痂下无渗液渗出后停止喷药,如痂下有渗出积液,清除后继续喷药,直到干燥为止,早期切痂植皮。对照组清创后局部涂烧伤宁乳膏,方法与治疗组相同。两组均予抗感染、输液、支持治疗等方法。结果:痊愈140例,占89.7%;好转16例,占10.3%。对照组痊愈43例,占76.8%;好转13例,占23.2%。两组治愈率比较差异显著(P<0.05)。

治疗组Ⅱ°和Ⅲ°烧伤痊愈率为91%,明显高于对照组的69.2%(P<0.01)。[3]

6. 复方黄柏酊剂 虎杖、白及、枣树皮、地榆、黄柏。上药加入80%乙醇浸泡48小时,滤出即可使用或装瓶备用,长期保存不失药效。闫云用上法治疗150例各类烧烫伤患者,疗效满意。[4]

7. 槐石剂 生石灰、槐枝、白蔹、芝麻油等。上药混合制成乳剂直接涂抹创面,药物在创面形成半透明保护膜,减少创面渗出。杨栋用上法治疗30例Ⅱ°烧伤患者。结果:14日内痊愈者占70%,依据具体情况可同时酌情内服黄连解毒汤,效果更好。[5]

8. 特效灵 榆树皮3份、黄柏1份、地榆3份、紫草3份。上药烘干,共研为粗末。以80%乙醇浸泡1周后,用4层纱布过滤,药渣再用50%乙醇重复浸泡,两次滤液混合后装瓶备用。常规清创后喷洒患处。陈新等用上法治疗300例烧烫伤患者。结果:痊愈无瘢痕者267例,占89%;痊愈后有少许瘢痕而不影响功能25例,占8.3%;痊愈后有瘢痕而轻微影响功能者8例,占2.7%。[6]

中 成 药

1. 烧伤止痛膏 组成:地榆炭、黄连、鸡血藤、虎杖、人参等。功效:活血化瘀,镇静镇痛,清热燥湿。临床应用:王敏虎将76例浅Ⅱ°烧伤患者随机分为研究组和对照组各38例。研究组给予烧伤止痛膏治疗并对创面进行中医处理,对照组采用磺胺嘧啶银治疗。对比观察两组的临床效果。结果:创面愈合时间比较,研究组明显早于对照组,两组差异具有显著性(P<0.05);创面愈合率比较,研究组明显高于对照组,两组差异具有显著性(P<0.01);临床疗效比较,研究组明显优于对照组,两组差异具有显著性(P<0.01);疼痛

① 方佛友.中药烧伤涂抹酊剂治疗烧烫伤创面116例[J].安徽中医临床杂志,1996,8(3):144.
② 沈烈行,等.东方烧伤药膜的配制及临床应用[J].中医药研究,1995(3):51.
③ 刘学讲.烧伤喷剂治疗烧伤156例——附西药对照组56例[J].辽宁中医杂志,1995,22(6):272.
④ 闫云.复方黄柏酊剂治疗烧烫伤150例临床观察[J].河北中医,1994,16(5):5.
⑤ 杨栋.槐石剂治疗Ⅱ°烧伤30例[J].中成药,1992,14(8):18.
⑥ 陈新,等.特效灵治烧烫伤[J].四川中医,1991,9(11):40.

程度比较,研究组仅有轻微疼痛,对照组为明显的疼痛,两组比较差异具有显著性($P<0.01$)。[1]

2. 烧烫宁软膏 组成:金银花、紫草、虎杖、连翘、黄芩、大黄、当归、黄柏、地榆、川椒、苦参、五倍子、蒲黄、冰片、薄荷脑、芝麻油、蜂蜡等。临床应用:王喜庆等治疗 638 例烧伤患者,浅Ⅱ°小面积烧伤单用烧烫宁软膏即可,深Ⅱ°或面积较大者酌情予口服或静脉输抗生素。结果:463 例单用烧烫宁软膏而获痊愈,其余 175 例采用创面涂药外加抗生素、补液等综合治疗,创面全部愈合,疗效满意。[2]

3. 肤奇平酊剂 组成:黄芩 100 克、黄连 100 克、黄柏 100 克、栀子 60 克、白蔹 80 克、刘寄奴 80 克、丹参 50 克、地龙 60 克、乳香 40 克、炉甘石 150 克、老鹳草 200 克、葵花瓣 200 克。用法用量:将以上药物粉碎成粗粉,过 40 目筛,每 100 克粗粉加 25% 乙醇 300 毫升,浸渍 72 小时,过滤,药渣压榨汁与滤液合并,静置 48 小时,过滤,自滤器上添加 25% 乙醇适量,成为 335 毫升,搅匀,分装瓶内,每瓶 100 毫升。每 30 分钟局部用药一次,及时观察全身及局部病情变化,20 日为 1 个疗程。临床应用:张跃英等用肤奇平酊剂治疗 30 例小面积烧伤患者。结果:痊愈 26 例,好转 3 例,无效 1 例,创面愈合率 97%。[3]

① 王敏虎.中医治疗浅Ⅱ度烧伤的疗效观察[J].世界最新医学信息文摘,2015,15(37):24-25.
② 王喜庆,等.烧烫宁软膏治疗烧伤 638 例[J].中国中西医结合外科杂志,2003,9(4):331.
③ 张跃英,等.肤奇平酊剂治疗小面积烧伤 30 例[J].中医外治杂志,2001,10(4):47.

蝎螫伤

概　述

蝎子尾部的末端有锐利的弯钩与毒腺相通，毒腺含有酸性的液体，当蝎子刺螫时，毒腺中酸性液体通过锐利的弯钩侵入人体而致病。葛洪《肘后备急方》中记载蝎螫入验方有："乌头末少许，头醋调，傅之"；"取半夏以水研，涂之立止"；"以醋磨附子傅之"。清代《外科证治全书》治蝎螫伤方有"用大蜗牛一个捣烂涂之，其痛立止。如一时不得蜗牛，则用胆巩末，醋和敷伤处"。《医宗金鉴·外科心法要诀》指出："将螫处挤去毒水，急用膏药拷热贴之，亦能止痛。"临床主要表现为局部可出现大片红肿，有时可发生水疱，患者自感剧烈疼痛，或痒痛间作并伴有灼热感，亦可伴发红丝疔，局部出现界核。轻者无明显全身症状，严重者有寒战高热，恶心呕吐等全身症状，甚至可因呼吸麻痹而死亡。

辨证施治

陆德铭等分3型

（1）轻度　症见局部疼痛，红斑，风团，奇痒，无全身症状。

（2）中度　除上述表现外，局部出现水肿、瘀血，感觉过敏或麻木，全身不适，烦躁不安，流泪，流涕，流涎，出汗，恶心，呕吐等。

（3）重度　除中度表现外，出现嗜睡，呼吸急促，血压下降，消化道出血，心衰，心律不齐，昏迷，继而抽搐等。

有全身中毒症状者，可服黄连解毒汤合五味消毒饮加减，亦可服南通蛇药片，每次 10 片，每日 3 次。[1]

单　方

1. 碳酸氢钠溶液或食醋　临床应用：顾京育等治疗 62 例蜂蝎螫伤患者，（1）充分暴露螫伤部位，于肿胀中心寻找伤口和毒刺，若有毒刺，尽快用针镊取出；（2）取三棱针在肿胀部位均匀扎上针眼，针眼间隔 0.5～1 厘米，深度 0.5～1 厘米，使渗出液和血液流出；（3）火罐尽可能覆盖针眼，留罐 5～10 分钟；（4）用消毒棉球擦净拔出来的毒液，消毒纱布覆盖螫伤处，并用碳酸氢钠溶液（如为大黄蜂螫伤，用食醋）湿敷 30 分钟。一般治疗 1～3 次即可痊愈。结果：治愈率为 100％。[2]

2. 蜗牛　组成：活蜗牛。用法用量：局部被蜂、蝎螫伤或虫类咬伤后，立即挤出毒汁，取活蜗牛 2～3 个捣烂敷患处。临床应用：潘理达用上法治疗 19 例蜂、蝎螫伤及虫类咬伤患者，疗效满意。[3]

3. 泽漆蜡锭　组成：泽漆汁、黄蜡。用法用量：取乳白色的泽漆汁 5 毫升，置器皿中在通风处晾干，取白色结晶物收瓶备用。另取黄蜡 5 克，加热待溶化后加入泽漆结晶物充分搅拌。可搓成似火柴棒大小之蜡条，每遇蜂蝎螫伤将泽漆蜡条加热溶化滴于螫伤点上 2～3 滴。临床应用：李优龙

① 陆德铭，等.实用中医外科学[M].2版.上海科学技术出版社，2010：310 - 311.
② 顾京育，等.点刺放血拔火罐治疗蜂蝎螫伤 62 例[J].人民军医，2002，45（8）：493.
③ 潘理达.蜗牛外敷治疗蜂、蝎螫伤及虫类咬伤[J].辽宁中医，1978（2）：55.

用上法治疗蜂蝎螫伤患者,疗效满意。①

中 成 药

1. 六神丸　组成:牛黄、麝香、蟾酥、冰片、珍珠等。功效:清热解毒,消肿止痛。用法用量:取六神丸10粒,以少许凉开水溶化、调匀后外敷患处,每日1~2次。一般用药2~3日后即可痊愈。临床应用:张建霞等用上法治疗蜂蝎蛰伤患者,疗效满意。②

2. 麻黄素注射液＋复方奎宁注射液　用法用量:局部注射麻黄素注射液0.5毫升、复方奎宁注射液0.1~0.3毫升。局部处理:迅速拔除毒针,在螫伤处肢体的上方上止血带,挤压局部使毒液溢出;局部冷敷降温。临床应用:李树兴用上法治疗37例蝎螫伤患者。结果:全部痊愈。③

3. 复方奎宁注射液　用法用量:75％乙醇局部灭菌后,取复方奎宁注射液0.1~0.3毫升(最多不超过0.5毫升)沿螫伤处作皮下注射,15~30分钟后疼痛逐渐减轻消失,或仅存轻微麻胀痛。临床应用:梁安东等用上法治疗蝎螫、蜈蚣咬伤患者,疗效满意。④

4. 麻黄素注射液　用法用量:遇蝎(或蜂)螫伤者,若用氨水、石灰水、苏打水或死蝎酒精液局部涂擦仍不能止痛时,可用麻黄素注射液0.5毫升,由被螫处注入皮下,即可见效。临床应用:李俊用上法治疗75例蜂刺、蝎螫患者,疗效满意。⑤

① 李优龙.泽漆蜡锭治疗蜂蝎螫伤[J].新医学,1975(4):216.
② 张建霞,等.六神丸治疗蜂蝎蛰伤[J].中国民间疗法,2003,11(4):46.
③ 李树兴.蝎螫伤37例报告[J].临沂医专学报,1986,8(2):68,75.
④ 梁安东,等.治疗蜂刺、蝎螫、蜈蚣咬伤的经验[J].中级医刊,1966(5):310-311.
⑤ 李俊.治疗蜂刺、蝎螫、蜈蚣咬伤的经验[J].中级医刊,1966(5):310-311.

蜈 蚣 咬 伤

概　述

蜈蚣是多足的小动物,俗称百足、天龙,在两前足各具有一对毒爪与其体内毒腺相通,其毒爪刺入皮肤时放出毒汁而致病。葛洪的《肘后备急方》言"割鸡冠血,涂之","用蜗牛接取汁滴入咬处",《外科正宗》治蜈蚣咬伤方"用给部拼磨浓涂伤处,粗纸捻蘸麻油点火,用烟焰熏之,疼痛自消,或用雄鸡粪擂水涂之,或用头垢擦伤处,以捻焰熏之俱效"。临床主要表现为咬伤处有两个瘀点,周围红肿,有剧痒,或其痛彻骨,可继发红丝疔,局部并可有臖核出现,轻者可无全身症状,严重者浑身麻木,发热头痛,眩晕呕恶,甚至心悸脉数,谵语抽搐;偶有过敏性休克,严重者可致死亡。儿童被咬伤,症状多为严重,亦有危及生命者。病程较短,一般数日后症状可以消失。

经　验　方

1. 五味消毒饮加减　野菊花 15 克、蒲公英 15 克、金银花 30 克、紫花地丁 12 克、紫背天葵子 12 克、赤芍 12 克、牡丹皮 12 克。每日 1 剂,复煎,混合取汁约 200 毫升,分 2 次口服。另伤口处需要切开引流,南通蛇药片捣烂以凡士林调成糊状,均匀涂于敷料上,覆盖于左臂肿胀之处,隔天更换敷料 1 次,伤口每日清洗消毒;清开灵注射液 40 毫升加入 5% 葡萄糖注射液 250 毫升中静脉滴注,每

日 1 次。张细球用上法经治疗 1 例蜈蚣咬伤中毒患者,获痊愈。[①]

2. 自拟方　五灵脂 15 克、白芷 15 克、威灵仙 15 克、吴茱萸 15 克、防己 15 克、细辛 8 克、浙贝母 10 克、半边莲 25 克(鲜者 100 克)。上药于蜈蚣咬伤后,用水 500 毫升,冲入低度米酒 100 毫升,煎沸 10 分钟,待稍温后,先服一半,4 小时后再服余下的一半。药后宜安静休息,忌食辣椒、咖喱、糯米、生冷瓜果等,以免阻滞药物吸收,影响疗效。潘文昭用上法治疗蜈蚣咬伤患者,疗效满意。[②]

单　方

1. 乌卜洗剂　组成:主要成分为卜芥的根茎和乌柏木的枝叶等。功效:解蛇毒,消肿胀,止灼痛。用法用量:蜈蚣咬伤后,予乌卜洗剂湿敷,并口服复方穿心莲片 10 粒,每日 2 次,静滴能量合剂、复方丹参注射液 20 毫升等,1 小时后灼痛即可大减。临床应用:庞卫国等用上法治疗 4 例蜈蚣咬伤患者,疗效满意。[③]

2. 独头蒜　组成:新鲜独头蒜。用法用量:取独头蒜 1 枚(新鲜独头蒜尤佳),剥去蒜衣,切除蒜皮一层。即将独蒜截面对咬伤处及周围 2～3 厘米处反复擦之。每一小时擦 1 次,每次擦 10～15 分钟,直至痛止肿消为止。一般外擦 3 次,最多 10 次,多可获愈。临床应用:程爵棠用上法治疗蜈蚣咬伤患者,疗效满意。[④]

3. 苎麻叶　组成:鲜苎麻叶 100 克。用法用

① 张细球.中医药治疗蜈蚣咬伤中毒 1 例[J].新中医,2013,45(2):197.
② 潘文昭.治蜈蚣咬伤方[J].农村新技术,1998(8):57.
③ 庞卫国,等.乌卜洗剂治疗蜈蚣咬伤 4 例报告[J].中国《蛇志》杂志,1996,8(4):54.
④ 程爵棠.大蒜外擦可治蜈蚣咬伤症[J].新中医,1991,6(3):6.

量：取鲜苎麻叶捣烂取汁，擦患处，一般在用药后2～3小时内肿痛消失。若肿痛特别厉害，可将捣烂苎麻叶包扎在伤口处，至肿痛消失为止。临床应用：余明德用上法治疗蜈蚣咬伤患者，疗效满意。①

4. 松树梢　组成：松树梢。用法用量：取新鲜松树梢（指油松又叫云南松）捣成浆糊状敷于患处，半小时换1次，3次即可痊愈。临床应用：何平贵用上法治疗蜈蚣咬伤患者，疗效满意。②

5. 红薯藤　组成：新鲜红薯藤尖。用法用量：摘新鲜红薯藤的尖端7～10个，清水洗净，紧急时可不洗，然后用嘴嚼烂或捣烂如泥状，敷于咬伤处，外盖薯叶或纱布，用绷带或胶布固定。临床应用：唐志初用上法治疗3例蜈蚣咬伤患者，疼痛立即减轻，数分钟或半小时后疼痛全部消除，数小时后肿胀消退。疗效满意。③

6. 自拟方1　组成：五灵脂9克、甘草12克、金银花12克。用法用量：五灵脂用口嚼细末，外敷患处，然后用纱布包好；内服甘草、金银花。临床应用：张昌锡用上法治疗蜈蚣咬伤患者，疗效满意。④

7. 自拟方2　组成：雄黄、枯矾各等量。用法用量：雄黄和枯矾混合研成粉末，装入瓶内置通风干燥处贮存。用时先用冷开水洗净伤口，再用

浓茶或土烧酒将药末调匀，由上至下敷布于伤口即可。临床应用：刘熨堂等用上法治疗蜈蚣咬伤患者，疗效满意。⑤

8. 马齿苋　组成：马齿苋。用法用量：取马齿苋数株，洗净后和红糖捣烂，敷在咬伤处，可以起到止痛消肿的效果。临床应用：郭学汉用上法治疗蜈蚣咬伤患者，疗效满意。⑥

中　成　药

1. 季德胜蛇药片　组成：七叶一枝花、蟾蜍皮、蜈蚣、地锦草等。用法用量：成人每次10片，每6小时服1次，首次加倍；儿童减半服用。临床应用：王景祥等治疗60例蜈蚣咬伤患者，采用中西医结合疗法，肿胀明显者局部刺络放血，伤处可行火罐者用火罐拔出局部伤口的毒液，全身症状明显者可内服季德胜蛇药片。结果：治愈57例，好转3例。⑦

2. 南通蛇药片　用法用量：伤口处切开引流，将南通蛇药片捣烂以凡士林调成糊状，均匀涂于敷料上，覆盖于肿胀处，隔天更换敷料1次，每日清洗消毒伤口；并辅以五味消毒饮加减口服。临床应用：张细球用上法治疗1例蜈蚣咬伤中毒患者，获痊愈。⑧

① 余明德.治蜈蚣咬伤方[J].医学文选,1991(3)：83.
② 何平贵.松树梢治蜈蚣咬伤[J].云南中医杂志,1990,11(6)：37.
③ 唐志初.红薯藤治疗蜈蚣咬伤[J].人民军医,1981(4)：5.
④ 张昌锡.治蜈蚣咬伤祖传验方[J].江苏中医,1966(6)：42.
⑤ 刘熨堂,等.治疗蜂刺、蝎螫、蜈蚣咬伤的经验[J].中级医刊,1966(5)：310-311.
⑥ 郭学汉.马齿苋治疗蜈蚣咬伤[J].中医杂志,1965,10(34)：47.
⑦ 王景祥,等.中西医综合治疗蜈蚣咬伤60例[J].中医药临床杂志,2014,26(3)：260-261.
⑧ 张细球.中医药治疗蜈蚣咬伤中毒1例[J].新中医,2013,45(2)：197.

蜂螫伤

概　述

蜂螫伤在国际范围内尚无明确定义,螫人蜂属膜翅目昆虫,包括蜜蜂科(蜜蜂)及胡蜂科(胡蜂、黄蜂、马蜂)。各种蜂的峰尾均生有毒刺,并与毒腺相通连,当蜂刺螫时,毒腺中毒液通过毒刺注入人体而致伤。大黄蜂刺螫后,症情较重,而土蜂螫人机会较少。蜜蜂螫人后,其毒刺常留于皮内。葛洪的《肘后备急方》记载蜂螫人的验方有:"《千金方》治蜂螫人用露蜂房末,猪膏和,傅之";《外科证治全书》治蜂螫伤方有:"才伤即用小便浸洗,拭去以香油涂之愈。又方,米醋磨雄黄涂之。又方,用井水调蚯蚓粪涂立止痛。"临床主要表现为螫伤处有痛痒,并有灼热感,多见于颜面、手背等暴露部位。局部轻者出现中心有瘀点的红斑、丘疹;重者伤处一片潮红及肿胀,往往有水疱形成。并可发生头晕、恶心呕吐、恶寒发热、脉细弱、血压下降等全身症状,甚至危及生命。

经　验　方

1. 自拟方　金银花 15 克、紫花地丁 15 克、蒲公英 15 克、野菊花 15 克、半边莲 15 克、生甘草 15 克、生大黄(后下)20 克、赤芍 15 克、丹参 15 克。根据中毒症状的不同随症加减。野蜂螫伤应首先拔除各伤口的蜂刺,尽早采用 4 000 单位糜蛋白酶注射液加 10 毫克地塞米松、10~20 毫升 0.25% 普鲁卡因,在各伤口周围进行封闭,即可阻止人体对蜂毒的吸收。部分重型病例和危重型病例,结合上方治疗。凡是野蜂螫伤,均可内服外擦南通蛇药片,至全身中毒症状消失、肿胀消退为止,局部可将南通蛇药片研细末加适量温开水调成糊状外擦肿胀部位。吴孝慎用上法治疗 30 例野蜂螫伤患者,疗效满意。[1]

2. 清营汤　生地黄 15 克、玄参 12 克、竹叶 15 克、牡丹皮 10 克、赤芍 10 克、木通 10 克、板蓝根 15 克、甘草 8 克。随症加减:若心烦、口干、谵语神昏,斑疹出血,舌红绛,脉弦数,加水牛角 30 克、金银花 15 克、连翘 15 克;伴口苦、心烦、易怒胁胀及头晕者,加丹参 10 克、川芎 10 克、黄芩 10 克、柴胡 10 克、青蒿 10 克;出血者,加麦冬 10 克、栀子 10 克、生荷叶 10 克;见尿量少、大便干结者,加大黄 8 克、牛黄(冲服)1 克。每日 1 剂,水煎,分早、中、晚 3 次服。方省等治疗 9 例黄蜂螫伤患者,首先采用食醋洗净患处,外涂氨水及内服南通蛇药片,不能口服者需输液、利尿、抗休克等全身用药,如肌注扑尔敏,静推葡萄糖酸钙,静滴维生素 C,同时加用上方加减煎服,每 3 剂为 1 个疗程,小儿用量酌减。结果:疗效满意。[2]

单　方

1. 鲜芦荟叶　组成:鲜芦荟叶。临床应用:郄凤岐等将 156 例蜂螫伤患者随机分为治疗组 106 例和对照组 50 例。治疗组选用人工栽培的芦荟,摘取叶片一段,用清水洗净表面后拭干切段,以覆盖肿块表面为度,并削去叶片段一面的表皮,

---

① 吴孝慎.以清热解毒为主联用西药治疗野蜂螫伤 30 例[J].中国社区医师,2004(3):38.
② 方省,等.中药治疗黄蜂螫伤 9 例[J].广西中医药,1996(1):9.

削去表皮的一面覆盖肿块处,以手指上适当的力度按擦大于肿块周围直径 2 厘米的区域,叶段无叶汁时再取一段继续按擦至肿块消失。对照组中蜜蜂螫伤患者用 5%碳酸氢钠溶液纱条敷贴;胡蜂、马蜂螫伤患者先用食醋纱条敷贴,均继用 3%依米丁注射液 1 毫升加注射用水 5 毫升局部注射 3 毫升。结果:治愈率治疗组为 95.3%,对照组为 30.0%,治疗组的治愈率优于对照组,两组比较有非常显著性差异($P<0.01$)。[1]

2. 蟾酥 组成:新鲜蟾酥。用法用量:用树枝等物在活蟾背上敲打,取其表面上流出的液体直接涂在伤口,一般 1 次消肿,2~3 次痊愈。临床应用:马东阳等用上法治疗蜂螫伤患者,疗效满意。[2]

3. 大醋浸液 组成:大黄 200 克、大蒜 150 克、白醋 750 毫升。用法用量:上药混合浸泡 2 周后备用。先局部冲洗,再用大醋浸液涂患处,每隔半小时浸涂 1 次,连涂 4 次。4 小时后症状未缓解者,续用上述方法浸涂。临床应用:刘小艳等用上法治疗 11 例蜂螫伤患者,疗效满意。[3]

4. 马齿苋 组成:马齿苋鲜品 350 克或干品 150 克。用法用量:取马齿苋水煎服,每日 3 次,并用鲜马齿苋捣碎外敷局部,每日 3 次。临床应用:冯国民将 214 例蜂螫伤患者随机分为马齿苋组 114 例和对照组 100 例。马齿苋组用上方,有 2 例重型患者使用西药。对照组用食醋、柠檬直接洗涂被螫伤口,每日 3 次;并用 0.25%~0.5%盐酸普鲁卡因 4 毫升作伤口周围封闭,每日 1 次;予西药对症处理。结果:总有效率马齿苋组为 93.86%,对照组为 77%,两组总有效率比较,马齿苋组优于对照组($P<0.005$)。两组均无不良反应发……

5. 天龙膏 组成:天龙 1 条、碱 10 克、鸡蛋

60 克。制备方法:将上药共装入瓶内,密封,待天龙完全溶化后,即可应用。用法用量:取本品少许涂擦处。蜂螫伤者,应先检查皮内有无毒刺,如有则应先挑出毒刺,挤出毒汁。临床应用:丁文学用上法治疗蝎、蜂螫伤患者,疗效满意。[5]

6. 萝藦藤浆 组成:萝藦藤。功效:补肾强壮,通乳,解毒。用法用量:被蜂螫伤后将浆汁涂于黄蜂螫处,两小时 1 次,肿痛消失为止。如出现全身中毒症状,可用萝藦藤 60 克煎服,一日 3 次。一般就诊早、症状较轻、螫伤数少可单独涂浆汁治疗,严重者可配合内服及西药治疗。临床应用:王庭兆用上法治疗黄蜂螫伤患者,疗效满意。[6]

7. 野甘草 组成:野甘草。用法用量:采野甘草鲜叶或嫩茎搓汁,蘸擦患部,每隔 5~10 分钟 1 次。中毒较严重者,可给予野甘草汁内服,每次服 1 汤匙(小儿酌减),一小时 1 次,日夜不断,直至痊愈为止。为了使用方便,可在野甘草开花期采其叶及嫩茎 1 斤,捣碎后放于手掌中,用两手压出药汁,边压边用冷开水冲下,压至无黏质为止,取得药汁 500 毫升,再加入 5 毫升 2%安息香,贮瓶内备用。临床应用:戴德善用上法治疗 8 例蜂刺伤患者,疗效满意。[7]

8. 瓦松 组成:瓦松(俗名瓦花,是一种生长在屋瓦上的苔类植物,色淡杠,叶厚,内有胶汁样黏液,味酸性)。用法用量:取瓦松洗净捣碎,去渣存汁,用棉花蘸涂于患处,即可止痛消肿。临床应用:夏永理用上法治疗蜂刺伤患者,疗效满意。[8]

中 成 药

1. 季德胜蛇药片 组成:七叶一枝花、蟾蜍皮、蜈蚣、地锦草等。临床应用:张秋梅将 68 例蜂

[1] 郄凤岐,等.鲜芦荟叶治疗蜂螫伤后局部肿痛观察[J].基层医学论坛,2011(15):740-741.
[2] 马东阳,等.蟾酥治蜂螫伤[J].中国民间疗法,2008(2):62.
[3] 刘小艳,等.大醋浸液治疗蜂螫伤 11 例[J].湖南中医杂志,2006,16(5):49.
[4] 冯国民.马齿苋治疗黄蜂螫伤 114 例[J].中国中西医结合杂志,1994(9):554.
[5] 丁文学.天龙膏治疗蝎、蜂螫伤[J].时珍国药研究,1992,3,(3):136.
[6] 王庭兆.萝藦藤浆治疗黄蜂螫伤[J].赤脚医生杂志,1975(2):45.
[7] 戴德善.治疗蜂刺、蝎螫、蜈蚣咬伤的经验[J].中级医刊,1966(5):310-311.
[8] 夏永理.治疗蜂刺、蝎螫、蜈蚣咬伤的经验[J].中级医刊,1966(5):310-311.

螫伤患者随机分为治疗组和对照组各 34 例。对照组予常规西医治疗；治疗组在对照组基础上加季德胜蛇药片，将药片碾成粉末，用适量 0.9%生理盐水调匀，均匀涂于患处，每日 1 次，同时口服季德胜蛇药片，首次服用 20 片，每隔 6 小时 1 次，每次 10 片，病情重者适当加量。疗程 1～6 日。结果：治疗组有效率为 93.10%，显著高于对照组的 72.41%（$P<0.05$）；对照组的痊愈时间、红肿消退时间、疼痛消失时间和白细胞恢复正常时间分别为（4.62±1.37）日、（2.69±0.31）日、（2.46±0.34）日、（3.32±1.02）日，而治疗组分别为（2.57±1.21）日、（1.30±0.25）日、（1.16±0.21）日、（1.34±0.91）日，两组比较差异均具有统计学意义（均 $P<0.05$）。两组无明显不良反应。[1]

2. 复方蛇鳞草膏　组成：蛇鳞草、三角草、独行千里等（粤 Z20070536，软膏剂，每盒 20 克）。功效：清热解毒，消肿止痛止痒。临床应用：广明亮等将 97 例蜂螫伤患者随机分为观察组 49 例和对照组 48 例。对照组常规处理；观察组常规处理后，采用复方蛇鳞草膏均匀涂抹于皮肤红肿处，药量根据红肿面积调整。结果：总有效率观察组为 95.9%，对照组为 87.5%，两组比较有统计学差异（$P<0.05$）；观察组红肿消退时间显著缩短，与对照组比较有显著性差异（$P<0.05$）。[2]

3. 血必净注射液　组成：赤芍、川芎、丹参、红花、当归等。用法用量：100 毫升血必净注射液静脉滴注，每日 2 次，连用 12 日。临床应用：韩遵华等治疗 15 例群蜂螫伤患者，首先对局部伤口进行简单处理，排毒刺及毒囊，用针排法将毒刺排出避免用钳取防挤压，伤口呈小"+"字切开，引流毒素，给予季德胜蛇药片与水调和成的稀糊剂外敷创面，抗生素及激素软膏外涂，另外蜜蜂螫伤用碳酸氢钠溶液湿敷，黄蜂螫伤外涂食醋，然后用 4～6 毫克/（千克·天）氢化可的松或换用等效剂量的地塞米松静脉滴注抗过敏治疗。用血必净注射液静脉滴注，进行多脏器功能损害的治疗。结果：痊愈 10 例，好转 4 例，死亡 1 例。[3]

4. 麻黄素注射液　用法用量：遇蝎（或蜂）螫伤者，若用氨水、石灰水、苏打水或死蝎酒精液局部涂擦仍不能止痛时，可用麻黄素注射液 0.5 毫升，由被螫处注入皮下，即可见效。临床应用：李俊用上法治疗 75 例蜂刺、蝎螫患者，疗效满意。[4]

① 张秋梅.季德胜蛇药治疗黄蜂蜇伤的疗效观察[J].江汉大学学报,2019,47(1)：92-96.
② 广明亮,等.复方蛇鳞草膏外敷在轻度蜂蜇伤的应用及护理[J].广西中医药大学学报,2018,21(1)：90-91.
③ 韩遵华,等.血必净在群蜂螫伤中的救治体会[J].现代医药卫生,2009,25(15)：2349-2350.
④ 李俊.治疗蜂刺、蝎螫、蜈蚣咬伤的经验[J].中级医刊,1966(5)：310-311.

鼠 咬 中 毒

概　述

鼠咬中毒是因扑打或捕捉鼠类而咬伤引起中毒。伤口潮红肿胀，极为疼痛，可成水疱或组织坏死成硬结下疳样溃疡，上有黑色痂皮。或伴全身性或局限性淋巴管炎、淋巴结炎（鼠疬），或出现倦怠、头痛、肌痛、发热恶寒，体温可达 40℃以上（鼠咬热）。重者出现恶心、呕吐、便血、复视、谵妄、昏迷，以至死亡。

经　验　方

螳螂鱼石脂膏　秋季捕捉螳螂，置瓦上微火焙干（勿烧焦），研极细末，瓶装备用，用时配成 50％鱼石脂软膏敷患部，外覆纱布以胶布粘固。对新鲜伤口，一般敷药 1 次即可止痛愈合，无需再度换药。陈旧伤口，每日换药 1 次，连续 2～5 次。有发热恶寒，淋巴结肿大（鼠疬）者，内服荆防败毒汤和蒲公英合剂。无发热恶寒，只有淋巴结肿大或寒热不著者，服蒲公英合剂〔蒲公英 9 克、红花 6 克、马兜铃 6 克、黑丑花粉 6 克、生地黄 6 克、血竭 6 克、山慈菇 6 克、三棱 6 克、连翘 6 克、木瓜 6 克、茵陈 6 克、泽兰 4.5 克、木通 4.5 克、木贼 4.5 克、莪术 3 克、麝香（研末冲服）0.5 克〕。李英南用上法治疗 7 例鼠中毒患者，获痊愈。[1]

---

[1]　李英南.外敷螳螂鱼石脂膏治疗鼠咬伤七例疗效观察[J].广东中医,1963(1)：32 - 33.

蚂蟥中毒

概　述

水蛭民间称蚂蟥,吸血时分泌水蛭素,使被咬伤者中毒,伤口处血液失凝,出血不止。

单　方

蜂蜜　组成:蜂蜜。功效:收敛,营养,生肌和促进伤口愈合。用法用量:让患者取膀胱截石位,用灭菌导尿管或塑料软管插入阴道,用注射器吸取 20～30 毫升蜂蜜经导管缓缓注入阴道内,静卧观察 5～30 分钟,待血止后患者方可起身活动,阴道内蜂蜜任其自然流出。临床应用:龙筱梅用上法治疗 10 例水蛭咬伤阴道出血患者。结果:10 分钟止血者 2 例,20 分钟止血者 4 例,30 分钟止血者 3 例;有 1 例 8 小时仍未完全止血,后辅以压迫止血,5 分钟即止血。[1]

① 龙筱梅.蜂蜜治疗水蛭咬伤阴道出血[J].中医杂志,1989(9):31.

斑 蝥 中 毒

概 述

斑蝥临床用途较广，但使用不当易致中毒。斑蝥的主要有毒成分为斑蝥素，系斑蝥酸的内酐。斑蝥中毒量约为 1 克，致死量约为 3 克；斑蝥素致死量为 30 毫克。一般皮肤接触者局部灼痛、潮红，形成水疱和溃疡。内服可引起口腔咽喉灼烧感，恶心、呕吐，腹部绞痛及便血、尿频、尿急、排尿困难和血尿，头痛头晕，肢体瘫痪，甚者高热，休克及肾衰竭死亡。

本病属中医"腑结""血热"等范畴。病因病机是邪毒内蕴，阴虚内热，化热亡阴。

辨 证 施 治

1. 肾阴亏虚、毒邪内停型 症见口流痰涎，恶心，呕吐，尿血，小腹、腰部胀痛，头晕乏力，神疲，面色萎黄，舌质稍红，苔薄黄，脉沉细无力。治宜滋肾解毒。药用生地黄 20 克、山茱萸 10 克、淮山药 10 克、牡丹皮 10 克、茯苓 10 克、泽泻 10 克、金银花 15 克、连翘 15 克、小蓟 15 克、甘草 6 克。每日 1 剂，水煎服。临床观察：陈勇用上方治疗 1 例斑蝥中毒患者，服 6 剂，尿血消失，唯腰酸痛，头晕乏力。改用六味地黄汤加枸杞子、女贞子，调治 14 日告愈。[1]

2. 毒邪内蕴化热、血热妄行型 症见血尿，尿少而痛，眼睑浮肿，面色微红，发热，多汗，舌红苔黄，脉数。治宜清热利湿、凉血止血。方用小蓟子饮加减：小蓟 20 克、生地黄 20 克、黄芪 20 克、生蒲黄 10 克、滑石 10 克、当归 10 克、竹叶 5 克、木通 5 克、甘草 5 克、栀子 7.5 克。每日 1 剂，水煎服。临床观察：朱红赤采用上方治疗 1 例急性斑蝥中毒患者，服 3 剂后，肉眼血尿转为镜下血尿，尿蛋白（＋），尿少而痛之症明显减轻，眼睑浮肿消失。但舌红而干，脉细数，兼有阴虚内热之象。上方去生蒲黄、木通、栀子，加用知柏地黄丸，每次 1 丸，每日 2 次，又进 3 剂告愈。[2]

经 验 方

1. 三黄汤和二豆解毒汤 三黄汤：黄连 15 克、黄柏 15 克、黄芩 15 克。水煎，每日 5 次温敷。二豆解毒汤：绿豆 60 克、赤小豆 60 克、滑石 60 克、甘草 30 克、白茅根 30 克、车前子 15 克、延胡索 12 克。上药煎汤代茶频饮，每日 1 剂。庄庭芳等治疗 1 例斑蝥外用导致肾脏损害患者，先清疮，去除疱皮及疱面附着物。温开水流动冲洗疮面，然后以三黄汤温敷。同时内服二豆解毒汤。服药 2 剂，疼痛缓解，继服 2 剂，尿液转清，镜检尿液红细胞（一）。持续治疗 1 周疮面愈合，痊愈。[3]

2. 六一散 滑石 180 克、甘草（炙）30 克。解毒通腑。张润轩等治疗 1 例斑蝥中毒患者，给予六一散 30 克，2 剂后排出赭色尿液 500 余毫升。神安，但尿仍痛涩不利，又 2 剂，诸症告愈。[4]

3. 知柏地黄汤 山药 120 克、山茱萸 120 克、

---

① 陈勇.斑蝥中毒[J].湖南中医杂志,1988(2)：50.

② 朱红赤.中药治疗急性斑蝥中毒一例[J].辽宁中医杂志,1988(5)：19.

③ 庄庭芳,等.斑蝥外用导致肾脏损害一例[J].中国中药,1990,15(11)：56.

④ 张润轩,等.六一散解斑蝥中毒[J].上海中医药杂志,1985(1)：36.

牡丹皮 90 克、茯苓 90 克、泽泻 90 克、黄柏(盐水炒)90 克、知母(盐水炒)90 克、熟地黄 240 克。送服三七粉 10 克,分 3 次服。王明跃用上方抢救 1 例斑蝥中毒引起上消化道出血患者,并大量补液以维持水、电解质平衡。结果:服药 45 剂告愈。①

4. 自拟方 生地黄 12 克、瓜蒌仁 12 克、桑寄生 12 克、党参 15 克、白蒺藜 15 克、砂仁 6 克、女贞子 30 克。永和县人民医院治疗 1 例斑蝥中毒患者,中西医结合治疗。补液予 0.9%氯化钠注射液、10%葡萄糖注射液、5%碳酸氢钠溶液、维生素 C 6 克。内服活性碳 4 克、六一散 24 克,黑豆 1 斤煎汁频饮。患者连服自拟方 10 剂,病情逐渐好转,治疗 3 周痊愈。②

5. 解毒方 川黄连 3 克、黑料豆 30 克、葱白 4 枚、茶叶 9 克、大黄 9 克、甘草 9 克、滑石 30 克、琥珀(分吞)3 克。李飞治疗 1 例急性斑蝥中毒患者,静脉注入 10%葡萄糖氯化钠注射液 1 000 毫升,并急煎上方。连续治疗 18 日痊愈。③

① 王明跃.知柏地黄汤送服三七粉抢救斑蝥中毒引起上消化道出血 1 例[J].中医药学报,1984(5):66.
② 永和县人民医院.斑蝥中毒一例[J].山西医药杂志,1977(2):65.
③ 李飞.急性斑蝥中毒一例报告[J].江苏中医,1962(3):41.

河豚鱼中毒

概　述

河豚鱼肉质鲜美,其卵巢、肝、肠等均含毒素,且毒性稳定,不易破坏。在我国长江南北沿海一带误食河豚鱼卵和肝引起中毒较为常见。目前已知,河豚鱼含有河豚毒素、河豚酸等毒素。其中毒机制目前认为,河豚毒素对胃肠道有局部刺激作用,吸收后迅速地作用于神经末梢和神经中枢,使神经传导障碍,它能使神经轴索膜对钠离子不起透过作用,阻碍神经呈麻痹状态。首先是感觉神经麻痹,以后运动神经麻痹及脑干麻痹,导致呼吸循环衰竭。一般中毒表现为面色灰白,全身青色,上腹不适,恶心欲吐,头晕,口唇、舌尖及全身麻木,四肢无力,呼吸急促浅表,睁眼困难,重者四肢不温,神志昏迷不醒,甚者死亡。

单　方

1. **肉桂**　组成:肉桂9克。用法用量:上药研末,冲服,每日3次。临床应用:陈维圣治疗2例河豚鱼急性中毒患者,用1∶5 000高锰酸钾10 000毫升洗胃,冲服肉桂,输液、静滴激素,肌注维生素B族。结果:2例患者均获治愈。[1]

2. **南天竹子**　组成:南天竹子10克。用法用量:加水300毫升水煎,插入鼻胃管,注入50毫升南天竹子煎剂,4小时1次,同时注入鸡蛋2个。临床应用:李志如用上法联合静滴50%葡萄糖注射液100毫升及维生素C 500毫克治疗1例河豚中毒致神志昏迷患儿。结果:治疗16小时后患儿苏醒告愈。[2]

[1] 陈维圣.肉桂治疗河豚鱼急性中毒二例报告[J].福建中医学院校友笔会,1985(7):33-34,56.
[2] 李志如.箭江中医杂志,1959(11):46.

草鱼胆中毒

概　　述

临床常见误食草鱼胆而引起中毒，表现为阵发性畏寒，恶心、呕吐，便黄色水样，腹泻、腹痛、小便少，下肢浮肿，重者致急性肾炎、肾功能衰竭。

经　验　方

木香槟榔丸加减　木香 12 克、槟榔 12 克、枳壳 12 克、黄柏 12 克、莪术 10 克、川牛膝 10 克、大黄（后下）10 克、陈皮 10 克、黄连 6 克、芒硝（冲服）8 克、紫苏叶 30 克。每日 1 剂，水煎服。西药予 500 毫升 10％葡萄糖注射液、2 克维生素 C 静脉滴注。后以六君子汤调理。杨德明用上法治疗 1 例草鱼胆中毒致急性肾功能衰竭患者，获痊愈。[1]

---

[1]　杨德明.中西医结合治疗鱼胆中毒致急性肾功能衰竭 1 例［J］.江西中医药,1990(1)：46.

鲢鱼胆中毒

概　述

临床常见误食鲢鱼胆引起中毒,一般表现为头晕,嗜睡,神志昏蒙,恶心呕吐,面色晦暗,泄泻,巩膜黄染,肾功能损害等。

经　验　方

1. 真武汤加减　附子(炙)7.5克、桂枝7.5克、白术15克、茯苓15克、泽泻15克、白芍10克、黄芪(炙)20克、生姜5片(10克)。水煎服。西药予抗生素、葡萄糖注射液、维生素C静滴。后用香砂六君子汤加炮姜10克、鸡内金10克、藿香叶15克调理脾胃。又用金匮肾气丸每日2丸。孙德本等用中西医结合疗法抢救1例鲢鱼胆中毒患者,获痊愈。[1]

2. 自拟方　大黄15克、栀子15克、知母15克、半夏15克、赤芍15克、泽泻20克、冬瓜皮20克、丹参20克。缓解阶段,药用人参25克、黄芪25克、生地黄15克、茯苓15克、山药15克、当归15克、牛膝15克、丹参20克。随症加减。肾功能损害严重、服药困难者,药用大黄25克、附子20克、黄芩20克、甘草15克,水煎100毫升,每日1～2次保留灌肠。西医予清水洗胃,硫酸镁导泻;静滴葡萄糖注射液、维生素C、呋塞米、地塞米松等。肖淑春用中西医结合方法治疗12例鲢鱼胆中毒患者,全部治愈。[2]

① 孙德本,等.真武汤加减抢救鱼胆中毒一例[J].中医药信息,1988(2):35.
② 肖淑春.中西医结合治疗鲢鱼胆中毒12例[J].中西医结合杂志,1988,8(2):11.

花身鱼中毒

概　述

在汕头地区沿海捕鱼区，常见捕获花身鱼，其状似花胶鱼，但嘴短，5～8寸，全身有一点一点的黑色花斑，因而被当地渔民叫为"花身鱼"。由于人的体质不同，有些人食用后引起轻微中毒，表现为口干、头晕等现象；少数人引起严重中毒，表现为口干、头晕、视物模糊、胸闷、全身皮肤红色（如丹毒状）等现象。其中毒机制可能是花身鱼肉质中含有某种特异蛋白质，使人吃后引起一种严重的过敏反应。

单　方

生甘草汤和绿豆汤　生甘草汤组成：生甘草适量。绿豆汤组成：绿豆、红糖各适量。功效：清热，和中，解毒。用法用量：分别煎汤各为300毫升，将红糖30克放入绿豆汤内。先服用生甘草汤300毫升，服后约40分钟后吐出大量食物，吐后较舒；随后服用绿豆汤300毫升。临床应用：李祥云用上法治疗花身鱼中毒患者，疗效满意。[1]

---

① 李祥云.奇难怪病治愈集［M］.北京：中国中医药出版社，2008：231.

青鱼胆中毒

概　述

青鱼胆在《本草纲目》中有记载："苦寒有毒，入肝肾经，泄热明目，治目赤肿痛，翳障，喉痹，热疮。"书中所述并非生用，而是经制成丸、膏剂大多外用。现代药理研究提示，最小致死量为 2 枚 1 千克重的青鱼胆。青鱼胆口服吸收入血，以胃肠道、肾、肝、心等为靶器官，可直接损伤肾小管导致急性肾小管坏死而引发急性肾功能衰竭。

青鱼胆中毒起病较急，多在服鱼胆后 1～3 小时发病，最短 30 分钟，最长 14 小时，潜伏期为 0.5～12 小时。误服青鱼胆致中毒，临床表现为上腹不适，腹痛，腹泻，呕吐，眼睑浮肿，精神萎软，腰酸，胸闷头昏，重者致肝肾功能损伤。合并肾损伤致肾出血是临床上少见的急症之一，若出现休克征象，则需迅速给予抢救，尽量减少并发症和后遗症的发生。

辨　证　施　治

金益强等分 3 型

（1）邪毒犯胃，胃失和降　多见于轻度中毒型，表现为急性胃肠炎，可持续数天，呕吐频繁，腹胀痛，可阵发加剧，腹泻多为黄色水样大便，无脓血，体征不明显，舌苔腻，脉弦。肝、肾功能无明显损害。治宜解毒和胃。方用银花三豆汤加味：绿豆 30 克、黑豆 30 克、赤小豆 30 克、甘草 15 克、金银花 20 克、紫苏叶 30 克、陈皮 10 克、法半夏 10 克、白芍 10 克、生姜 6 克。

（2）邪毒内陷，湿阻中焦　多见于中度中毒型，除上述症状外，表现为中毒型肝炎，肝肿大，右胁隐痛，压痛明显，可见黄疸，血清谷丙转氨酶活性升高；中毒性肾病，腰痛，肾区叩击痛，尿化验有蛋白、红细胞、白细胞及管型；舌苔腻，脉滑数。治宜清利湿热、解毒和胃。选用上方加茯苓 20 克、泽泻 10 克、茵陈 10 克、芦根 20 克。意在解毒祛邪为基础，加强健脾利湿，清热退黄，使其湿去热除。

（3）湿热壅塞三焦，损及命门　多见于重度中毒型，除上述胃肠、肝、肾损害的表现外，病情急剧加重，短期内出现急性肾功能衰竭，常在中毒后三至四天尿量显著减少或完全无尿，血中非蛋白氮显著升高，血钾增高。可同时合并中毒性心肌炎、中毒性脑病。本型属中医"关格""癃闭"险证。《证治汇补》载："关格者……既关且格，必小便不通，旦夕之间，陡增呕恶，此因浊邪壅塞三焦，正气不得升降，所以关应下而小便闭，格应上而生呕吐，阴阳闭绝，一日即死，最为危候。"治宜扶正祛邪。药用人参 8 克、黄芪 30 克、白术 15 克、当归 10 克、茯苓 15 克、泽泻 10 克、茵陈 10 克、黄连 10 克、法半夏 10 克、陈皮 10 克、甘草 10 克。随症加减：胃肠积热，腑气不通便结者，加大黄 12 克；神志模糊者，加石菖蒲 8 克、远志 10 克。本方中人参、黄芪、白术、当归益气养血以扶正；茵陈、黄连、茯苓、泽泻等清热除湿以祛邪；大黄泻下积热、凉血解毒；石菖蒲、远志醒神。

临床观察：金益强等采用上法辨证治疗 5 例鱼胆中毒患者，均获痊愈。[1]

---

① 　金益强，等.中西医结合抢救鱼胆中毒的探讨[J].湖北医学院学报,1980,5(4)：353-355.

经 验 方

黄连温胆汤加味　大黄15克、泽泻15克、陈皮10克、半夏10克、竹茹10克、枳实10克、车前子30克、芦根30克、茯苓12克、黄连6克等。随症加减：血尿明显者，加白茅根；腹胀者，加厚朴；呕吐频繁者，加紫苏叶、生姜；气虚者，加太子参、生黄芪；热毒盛者，加蒲公英、紫花地丁；气壅者，加桑白皮、葶苈子。进入多尿期用《金匮要略》中的肾气丸加

味，温阳益气、固涩止遗，并加冬虫夏草粉冲服以提高机体的免疫能力。中药保留灌肠，药用大黄30克、黄芪30克、蒲公英30克、煅牡蛎15克。浓煎取汁100毫升，每日2次。一般治疗予抗感染，高能量，维持水、电解质平衡，纠酸。少尿期控制水分摄入，扩管，利尿，防止肺水肿及高血容量。多尿期都有严重脱水、血浆渗透压升高，予以补充低渗液体，配合冻干血浆或新鲜血浆、白蛋白等，积极防治各种并发症及合并症。赵书文等用上法治疗8例青鱼胆中毒致急性肾功能衰竭患者，有效率为100%。①

① 赵书文,等.中西医结合治疗青鱼胆中毒致急性肾功能衰竭[J].湖北中医杂志,1994(2)：10－11.

急腹症

胆 囊 结 石

概　述

胆囊结石是指原发于胆囊内的结石所引起的各种胆囊病理改变,病变程度有轻有重,有的可无临床症状,即无症状胆囊结石。有症状胆囊结石其临床主要表现与结石的大小、部位,是否合并感染、梗阻及胆囊的功能有关。常见表现有右上腹不适、隐痛,食后上腹部饱胀、嗳气、呃逆等。症状多在进食油腻食物后出现。气候变化剧烈时,症状发作较频繁。其中胆囊结石的典型表现是胆绞痛,多由胆囊收缩、睡眠时体位改变,结石在胆囊内移动并嵌顿胆囊颈部或胆囊管,致胆囊排空胆汁受阻,胆囊内压力增高,胆囊剧烈收缩而发生,主要表现为右上腹或剑突下剧烈疼痛,呈持续性、阵发性加剧,可向右侧肩胛部或腰背部放射,多伴有恶心、呕吐、发热、畏寒。在胆囊无明显急性炎症时,腹部检查多无明显的体征;当出现胆囊炎时,则可有右上腹部或剑突下压痛、Murphy 征阳性,有时可触及肿大的胆囊。部分胆囊结石除胆绞痛外,还可以引起胆囊内或胆囊外的严重并发症,甚至可引起胆囊癌变。目前腹腔镜胆囊切除术已基本取代传统的胆囊切除术,成为胆囊切除的金标准。本病一般预后良好,出现胆囊癌变、胆囊外并发症的高龄患者预后欠佳。

中医无胆囊结石之名,但是有大量类似本病的记载。中医认为胆附于肝,与肝相为表里,肝经属肝络胆,胆经属胆络肝。肝性条达、主疏泄,胆汁是"借肝之余气,溢入于胆,积聚而成"。"胆为中清之腑",输胆汁而不传化水谷与糟粕,它的功能以通降下行为顺,致病因素影响它的"中清不

浊"和"通降下行",即可导致发病。如《灵枢·胀论》载:"胆胀者,胁下痛胀,口中苦,善太息。"《灵枢·邪气脏腑病形》曰"胆病者……呕宿汁……其寒热者"则是对胆道疾病并发胃肠道症状和全身症状的描述。肝胆失疏,湿热内蕴,气血瘀滞,蕴久成石是胆囊结石的主要病机。本病可参照中医"胆胀""胁痛""黄疸"等病证治疗。

辨 证 施 治

1. 陈红风分 5 证

(1) 肝胆气郁证　多见于疾病静止期,多因情志不适而发病。症见右胁肋疼痛时作,疼痛呈胀闷窜痛;疼痛随情绪变化而增减;喜叹息或嗳气;腹胀,饮食减少;可伴乳房胀痛或月经不调;舌质淡红,苔薄白或薄白腻或薄黄,脉平或弦。治宜疏肝利胆、行气解郁。方用柴胡疏肝散加减:柴胡 6 克、陈皮 6 克、川芎 5 克、香附 5 克、枳壳 5 克、白芍 5 克、炙甘草 3 克。随症加减:疼痛甚者,加当归 9 克、郁金 9 克、乌药 6 克等;肝郁化火者,加栀子 9 克、川楝子 12 克;脾胃虚弱者,加太子参 15 克、生黄芪 15 克。

(2) 肝阴不足证　多见于疾病静止期,多见于老年人或者阴液损伤患者。症见右胁疼痛,悠悠不止,遇劳加重;头晕眼花,目眩;两目干涩,视力减退;颧红,五心烦热;口干咽燥;月经量少或色淡;舌红少苔或光剥苔,脉弦细或细数。治宜养阴柔肝、疏肝利胆。方用一贯煎加减:北沙参 9 克、麦冬 9 克、当归 9 克、生地黄 18 克、枸杞子 15 克、川楝子 9 克。随症加减:腰酸肾虚者,加桑寄生 12 克、续断 12 克、杜仲 12 克;口苦咽干者,加白茅根 15 克、芦根 15 克、石斛 9 克;乏力自汗者,加生

黄芪 15 克、太子参 12 克。

（3）肝胆蕴热证　多见于疾病发作期，以邪实为主。症见胁肋灼痛或刺痛，胁下拒按或痞块，畏寒发热，口干口苦，恶心呕吐，身目微黄，大便干结；舌质微红，苔薄白或微黄，脉平或弦微数。本型可出现阴液损伤的表现，在临床辨证治疗过程中应重视顾护阴液。治宜疏肝解郁、清热利胆。方用大柴胡汤合金铃子散加减：柴胡 12 克、枳实 9 克、延胡索 9 克、川楝子 9 克、白芍 9 克、黄芩 9 克、生大黄（后入）6 克、姜半夏 9 克、生姜 15 克、大枣 21 克。随症加减：黄疸明显者，加茵陈 15 克；发热明显者，加生栀子 12 克、生大黄（后下）9 克。

（4）肝胆湿热证　本型多见于急性发作期，以邪实为主。可由肝胆蕴热发展而来。症见胁肋胀痛，身目发黄，发热，纳呆呕恶，小便黄，胁下痞块拒按，便溏或大便秘结；舌质红，苔黄厚腻，脉滑数。本型已经在热的基础上出现了湿，因此在清热的同时，注意兼顾化湿。治宜清热利胆、化湿通下。方用大柴胡汤合茵陈汤加减：柴胡 12 克、黄芩 9 克、茵陈 18 克、栀子 9 克、生大黄（后入）6 克、白芍 9 克、姜半夏 9 克、生姜 15 克、炙枳实 9 克、大枣 9 克。随症加减：胁脘痛剧者，加川楝子 12 克、延胡索 12 克；右上腹有肿块者，加三棱 9 克、莪术 9 克；热盛伤阴见口干，舌光红，脉细数者，加生地黄 12 克、石斛 12 克。

（5）肝胆热毒证　本型属于本病病情较为危重的类型，以邪实为主。症见胁胀灼痛，壮热，身目深黄，烦渴引饮，胁下痞块，烦躁不安，面赤潮红，大便秘结或热结旁流；舌质干红或绛红或有瘀斑，苔黄厚或焦黑或无苔，脉洪数。在本型临床辨证和治疗中，在泻火解毒的同时，仍然需要强调顾护阴液。治宜泻火解毒、养阴利胆。方用黄连解毒汤合茵陈汤加减：黄连 9 克、黄芩 9 克、黄柏 9 克、栀子 12 克、茵陈 12 克、大黄（后入）9 克。随症加减：便秘者，加芒硝 6～9 克；吐血、衄血、发斑者，加玄参 12 克、生地黄 12 克、牡丹皮 9 克；胁痛

甚者，加川楝子 15 克；湿邪偏甚者，加茯苓 12 克、泽泻 12 克、猪苓 12 克。[1]

2. 杨洁等分 3 型

（1）气滞型　症见右胁窜痛或绞痛，口苦咽干，食少头晕等症，舌尖微红，苔薄白或微黄，脉弦细或弦紧。无寒热及黄疸。治宜疏肝理气，佐以通里攻下。方用清清胆行气汤：柴胡 10 克、黄芩 10 克、半夏 10 克、枳壳 10 克、香附 10 克、郁金 10 克、木香 10 克、延胡索 10 克、大黄（后下）12 克、白芍 15 克。每日 1 剂，水煎服。

（2）湿热型　症见右胁持续性灼痛，多畏冷发热，身黄，目黄，尿黄便秘，舌红，苔黄腻或厚，脉弦滑或洪数。此型多为炎症。治宜疏胆理气、清热利湿、通里攻下。方用清胆利湿汤：柴胡 10 克、黄芩 10 克、半夏 10 克、郁金 10 克、木香 10 克、猪苓 10 克、泽泻 10 克、绵茵陈 30 克、生大黄（后下）30 克。每日 1～2 剂，水煎服。

（3）火毒型　症见右胁持续性胀痛或灼痛，口苦咽干，寒战高热，腹胀而满，尿短赤，大便燥结，舌红或绛，苔黄燥有芒刺，脉弦滑或洪数。多属梗阻性化脓性胆囊炎胆结石。治宜疏肝理气、清热泻火。方用清胆泻火汤加减：柴胡 30 克、黄芩 30 克、绵茵陈 30 克、半夏 10 克、木香 10 克、郁金 10 克、栀子 10 克、板蓝根 25 克、生大黄（后入）30 克、芒硝（冲服）15～30 克、龙胆草 9 克。每日 1～2 剂，水煎服。

随症加减：热重者，加石膏（先煎）、板蓝根 30 克、金银花 30 克、连翘 15 克；气滞重者，加川楝子 10 克、何首乌 10 克；便秘者，加重生大黄、芒硝、厚朴用量；呕逆者，加代赭石 30 克、淡竹茹 10 克；瘀血者，加桃仁 10 克、红花 10 克、川芎 10 克、赤芍 10 克；食欲不振者，加木香 10 克、佩兰 10 克、炒麦芽 20 克、焦山楂 20 克、神曲 12 克。针刺治疗：配用耳穴用脉冲式胆道治疗仪，将磁棒放于交感、胰胆、十二指肠、耳迷根穴各 10～15 分钟，每日 1 次，两耳交替使用。配穴有内分泌、大肠、小肠、胆等。临床观察：杨洁等采用上法辨证治疗

① 陈红风.中医外科学［M］.4 版.北京：中国中医药出版社，2016：710－714.

380 例胆囊结石患者。结果：好转 380 例，有效率 100%。[1]

经 验 方

1. 柴芍利胆散　柴胡 180 克、白芍 150 克、金钱草 100 克、郁金 90 克、鸡内金 90 克、黄芩 70 克、蒲公英 60 克、五灵脂 60 克、莪术 60 克、甘草 40 克。随症加减：肝胆气郁者，加牡丹皮 90 克、香附 90 克；肝阴不足者，加沙参 90 克、麦冬 90 克。上药共研末，每次 15 克口服，每日 2 次。石广灿将 120 例胆石症患者随机分为治疗组和对照组各 60 例。对照组予溶解胆固醇结石药物治疗，治疗组予柴芍利胆散加减治疗。结果：治疗组的总有效率为 98.33%，明显优于对照组的 81.67%（P<0.01）。[2]

2. 柴胡溶石颗粒　柴胡 10 克、黄芩 12 克、法半夏 12 克、北沙参 12 克、炒枳壳 12 克、白芍 18 克、虎杖 18 克、炒鸡内金 30 克、炙甘草 18 克、九香虫 10 克、金钱草 30 克、郁金 18 克、硝石 10 克、熊胆粉 0.6 克、琥珀 6 克、黄连 10 克、瓜蒌皮 18 克等。上药混匀分早、中、晚 3 次饭后冲服。董必文将 120 例胆石症患者随机分为治疗组和对照组各 60 例。对照组予胆石利通片，每次 6 片，每日 3 次，口服。治疗组予柴胡溶石颗粒冲服。疗程均为 3 个月。结果：治疗组痊愈 26 例，显效 25 例，有效 6 例，无效 3 例，总有效率 95.00%；对照组痊愈 13 例，显效 21 例，有效 18 例，无效 8 例，总有效率 86.67%。两组总有效率比较，差异具有显著性意义（P<0.01）。两组治疗前后证候积分变化情况比较，与治疗前比较，两组均有非常显著性差异（均 P<0.01）；治疗后，治疗组与对照组比较有非常显著性差异（P<0.01）。不同部位排

石有效率比较，治疗组的胆结石、胆总管结石的有效率与对照组比较均有非常显著性差异（均 P<0.01）。[3]

3. 温中化湿通滞汤　附子（久煎）15 克、白术 30 克、炒薏苡仁 25 克、柴胡（醋制）12 克、郁金 12 克、枳壳 10 克、金钱草 12 克、山楂 10 克、路路通 15 克、蒲黄（生、炒各半）18 克、大黄 10 克。每日 1 剂，水煎服。分早、晚空腹饭前 30 分钟服下。取芒硝 60 克外敷胆囊疼痛之处。于仲甲等用上法治疗 100 例胆结石患者，总有效率为 96%。[4]

4. 四金威灵汤　金钱草 20 克、海金沙（包）15 克、鸡内金 15 克、郁金 10 克、威灵仙 12 克、甘草 3 克。每日 1 剂，水煎服，第 1 遍用 500 毫升水煎取 200 毫升，第 2 遍用 250 毫升水煎取 100 毫升，混合后分 3 次服。方连顺等用上法治疗 60 例胆石症患者。结果：治愈 38 例，显 12 例，有效 6 例，总有效率 93.3%。[5]

5. 利胆排石汤　金钱草 30～50 克、川郁金 20 克、生鸡内金 25 克、海金沙（包煎）30 克、虎杖根 25 克、川黄连 6 克、生大黄 6～10 克、生黄芪 25 克、党参 10 克、炒枳壳 10 克、青皮 10 克、陈皮 10 克、赤芍 10 克、白芍 10 克、川牛膝 20 克、茯苓 12 克。高丹枫用上方治疗 40 例胆石症术后结石患者。结果：治愈 17 例，显效 6 例，有效 11 例，总有效率 85%。[6]

6. 朱氏养阴柔肝汤　太子参、生地黄、枸杞子、何首乌、茯苓、甘草、陈皮、黄芪。随症加减：呕恶者，加竹茹、半夏；阴虚者，加南沙参、北沙参；肝气郁结者，加绿萼梅、佛手；食少者，加谷麦芽、生山楂；大便干结者，加生大黄、莱菔子。每日 1 剂，水煎分早、晚服。郑培永等用上方加减治疗 56 例胆囊结石患者。结果：显效 18 例，有效 37 例，无效 1 例，总有效率 98.21%。[7]

① 杨洁，等.中西医结合治疗胆囊结石 380 例[J].医学理论与实践，2011,24(15)：1812-1813.
② 石广灿.柴芍利胆散分型辨证加减治疗胆石症 60 例分析[J].中国中医基础医学杂志，2013,19(6)：705,709.
③ 董必文.柴胡溶石颗粒治疗胆石症临床研究[J].亚太传统医药，2012,8(1)：65-67.
④ 于仲甲，等.中药内外同治胆石症的临床疗效[J].中国实验方剂学杂志，2011,17(12)：298-299.
⑤ 方连顺，等.四金威灵汤治疗胆石症 60 例[J].福建中医药，2010,41(6)：61.
⑥ 高丹枫.利胆排石汤治疗胆石症术后结石 40 例临床观察[J].中医杂志，2004(8)：597-598.
⑦ 郑培永，等.朱氏养阴柔肝汤治疗胆囊结石[J].湖北中医杂志，2002,24(1)：11-12.

单　方

大黄末　组成：大黄末。用法用量：气滞型，用大黄末 180 克加郁金末 100 克（4 日剂量），饭后开水冲服；实火型，用大黄末 180 克加栀子末 180 克（4 日剂量），开水冲服；湿热型，用大黄末 180 克加茵陈末 240 克、虎杖末 180 克（4 日剂量），开水冲服。三型中的患者均给予 20 毫升清开灵注射液稀释于 500 毫升 5% 葡萄糖注射液中静脉滴注，每日 1 次，7 日为 1 个疗程。针刺治疗：一般治疗选主穴阳陵泉、支沟、足三里、胆囊穴、丘墟透照海，备穴内关、章门、期门、胆俞。呕吐甚，加上脘；疼痛重，加中脘；背痛，加肝俞、胆俞；高热，加曲池、合谷、大椎；黄疸，加至阴、阳纲；便秘，加大肠俞、天枢；心烦，加郄门。强刺激留针，以泻为主。针刺主穴不见轻者，加用备穴。针刺排石：取穴胆俞、中脘、足三里，每日 1 次，强刺激，一般针刺中脘后右胁部出现明显痛点，第二日以后每次改针刺中线旁开 1.5 寸与前一天痛点平行的阿是穴，胆俞、足三里不变。7 日为 1 个疗程，一般 2 个疗程后可排出结石。临床应用：欧阳楚瞻用上法治疗 160 例急性胆囊炎、胆石症患者。结果：治愈 104 例，好转 44 例，无效 12 例，总有效率 92.5%。[1]

中 成 药

1. 胆清胶囊　组成：虎耳草、凤尾草、大黄、牛胆汁。临床应用：赵亮等将 126 例胆囊结石患者随机分为治疗组和对照组各 63 例。对照组口服熊去氧胆酸胶囊，每次 250 毫克，每日 1 次；治疗组在对照组基础上口服胆清胶囊，每次 3～5 粒，每日 3 次。两组均连续治疗 2 个月。结果：治疗后，对照组和治疗组的总有效率分别为76.19%、93.65%，两组比较差异具有统计学意义（$P<0.05$）。治疗后，两组右上腹疼痛评分、不思饮食评分、恶心呕吐评分、口苦咽干评分、总评分均显著降低，同组治疗前后差异有统计学意义（$P<0.05$）；治疗后，治疗组右上腹疼痛评分、不思饮食评分、恶心呕吐评分、口苦咽干评分、总评分均显著低于对照组，两组比较差异具有统计学意义（均 $P<0.05$）。治疗后，两组结石直径均明显缩小，VAS 评分均明显降低，同组治疗前后差异有统计学意义（$P<0.05$）；治疗后，治疗组结石直径、VAS 评分均显著低于对照组，两组比较差异具有统计学意义（均 $P<0.05$）。[2]

2. 胆舒胶囊　组成：薄荷素油（0.45 克/粒，国药准字号 Z20026078）。功效：疏肝利胆，理气止痛。临床应用：张印纲等将 144 例胆石症（肝胆郁结、湿热胃滞证）患者按 3∶1 比例随机分为治疗组 108 例和对照组 36 例。治疗组给予胆舒胶囊和胆舒胶囊模拟剂，每次各 2 粒，每日 3 次口服；对照组给予胆乐胶囊，每次 4 粒，每日 3 次口服。两组疗程均为 4 周。结果：在疼痛 VAS 评分（疼痛程度）和疼痛发作次数的主要疗效指标中，治疗组疗效优于对照组，两组比较差异有统计学意义（$P<0.05$）；在中医证候改善方面，治疗组的愈显率和总有效率分别为 69.44%、90.70%，对照组的愈显率和总有效率分别为 19.44%、75.00%，治疗组优于对照组，两组比较差异有统计学意义（$P<0.05$）。[3]

3. 金钱胆通口服液 1　组成：连钱草、金钱草、茵陈、虎杖、柴胡等（广东汕头制药厂生产）。功效：清利湿热，疏通肝胆，止痛排石。用法用量：每日 4 次，早、中、晚和临睡前服用，第 1 次服 20 毫升，后 3 次每次各 10 毫升，服用时均匀倒出，用温开水洗净瓶内药液一并服用。临床应用：张亚声等将 150 例胆石症患者随机分为治疗组 98 例和对照组 52 例。治疗组予金钱胆通口服液；对照组予金胆片，每日 3 次，每次 5 片，温开水送服。两组疗程均为 3 周。结果：治疗组的总有效率为89.79%，对照组的总有效率为 55.77%，治疗组疗

---

① 欧阳楚瞻.单味大黄末配合清开灵注射液针刺治疗急性胆囊炎、胆石症 160 例[J].中医临床研究,2011,3(9):59-60.
② 赵亮,苏洋,等.胆清胶囊联合熊去氧胆酸胶囊治疗胆囊结石的疗效观察[J].现代药物与临床,2017,32(12):2451-2455.
③ 张印纲,张磊.胆舒胶囊治疗胆石症 108 例[J].陕西中医,2015,36(5):531-533.

效明显优于对照组($P<0.01$)。[1]

4. 金钱胆通口服液2 用法用量：服用时摇均匀，每日4次，可安排在8、12、16、20时各1次，第1次20毫升，后3次每次10毫升，每日总量50毫升。临床应用：林炳辉等将480例胆石症患者随机分为治疗组330例和对照组150例。对照组予利胆排石片口服，同时给安慰剂口服液，用法用量同金钱胆通口服液；治疗组予金钱胆通口服液，同时给安慰剂片剂，每次10片，每日2次口服。两组疗程均为3周。结果：治疗组总有效率为90.9%，对照组总有效率为80.7%，治疗组疗效优于对照组($P<0.01$)。[2]

5. 肝胆消石片 组成：牛胆汁浸膏、鸡内金、大黄（四川旭华制药有限公司生产，0.5克/片）。用法用量：口服，每次6片，每日3次。临床应用：张瑞明等将90例胆道结石患者随机分为治疗组60例和对照组30例。治疗组予肝胆消石片，每次6片，每日3次；对照组予爱活胆通胶囊，每粒100毫克，每次1粒，每日3次。结果：总有效率

治疗组为96.67%，对照组为90.00%，两组疗效相当；治疗组在改善中医证候方面优于对照组，其治疗后中医证候积分较对照组有明显改善($P<0.01$)。[3]

6. 胆宁片 组成：大黄、虎杖、青皮、陈皮等。功效主治：疏肝利胆，通下清热；适用于肝郁气滞型慢性胆囊炎、胆囊结石、慢性胆管炎、胆总管结石、肝胆管结石、术后胆管结石属湿热未清者。临床应用：朱培庭等将429例慢性胆道感染、胆石病患者随机分为胆宁片治疗组182例、胆通治疗组120例和熊去氧胆酸治疗组127例。胆宁片治疗组予胆宁片，每日6片，分3次饭后服用；胆通治疗组每日服胆通6片，分3次饭后服用；熊去氧胆酸治疗组按每千克每日10毫克给药，临睡前顿服。三组疗程均为9个月。结果：总有效率胆宁片治疗组为90.60%，胆通治疗组为72.5%，熊去氧胆酸治疗组为51.18%。三组治疗效果经统计学分析存在显著性差异($P<0.01$)，胆宁片治疗组的临床疗效最优。[4]

① 张亚声,等.金钱胆通口服液和金胆片治疗胆石症疗效对照研究[J].中国中西医结合消化杂志,2003(3)：160-162.
② 林炳辉,等.金钱胆通口服液与利胆排石片治疗胆石症的对照研究[J].中国新药杂志,2002,11(4)：310-312.
③ 张瑞明,等.肝胆消石片治疗胆道结石随机对照、平行试验的临床研究[J].华西医学,2001(4)：389-391.
④ 朱培庭,等.胆宁片、胆通、熊去氧胆酸治疗慢性胆道感染、胆石病的临床疗效对照研究[J].中国中西医结合外科杂志,1995,1(4)：205-209.

肝内胆管结石

概　述

　　肝内胆管结石是指肝管分权部以上的肝胆管结石,有时亦简称为肝胆管结石。主要分为胆色素结石和混合性结石,多属于原发性胆管结石。肝内胆管结石可广泛分布于两叶肝内胆管,或局限于某叶胆管,其中以左外叶和右后叶多见。肝内胆管结石的生成与胆道感染、胆汁停滞、胆道寄生虫病的关系密切,而感染因素居于首位。肝内胆管结石合并肝外胆管结石时,其临床表现与肝外胆管结石相似。不合并肝外胆管结石者,左肝多见,多年无症状或仅有肝区和胸背部胀痛不适。发病时主要症状是不明原因的寒战高热,一般不出现明显黄疸。可有不对称性肝肿大,肝区有压痛及叩击痛。出现并发症可有相应表现。如发生梗阻和继发感染则出现寒战或高热,甚至出现急性梗阻性化脓性胆管炎表现。

　　中医无肝内胆管结石之名。中医认为胆附于肝,与肝相为表里,肝经属肝络胆,胆经属胆络肝。肝性条达,主疏泄,胆汁是"借肝之余气,溢入于胆,积聚而成"。"胆为中清之腑",输胆汁而不传化水谷与糟粕,它的功能以通降下行为顺,任何致病因素影响它的"中清不浊"和"通降下行",即可导致发病。如《灵枢·胀论》曰:"胆胀者,胁下痛胀,口中苦,善太息。"《灵枢·邪气脏腑病形》所言"胆病者……呕宿汁……其寒热者"则是对胆道疾病伴发胃肠道症状和全身症状的记载。因此,肝内胆管结石中医临床可参照"胆胀""胁痛""黄疸""结胸"等的治疗。

辨　证　施　治

1. 朱培庭分 2 期

(1) 静止期

① 肝胆气郁型　症见右胁肋疼痛时作,疼痛呈胀闷窜痛;疼痛因情绪变化而增减,喜叹息或嗳气,腹胀,饮食减少,乳房胀痛或月经不调;舌质淡红,苔薄白或薄白腻或薄黄,脉平或弦。治宜疏肝利胆、行气止痛。方用柴胡疏肝散加减:柴胡 6克、陈皮 6 克、川芎 5 克、香附 5 克、枳壳 5 克、白芍 5 克、甘草 3 克。随症加减:痛甚者,酌加当归、郁金、乌药等;肝郁化火者,可加栀子、川楝子;脾胃虚弱者,可酌加太子参、黄芪。

② 肝阴不足型　症见右胁疼痛,悠悠不止,遇劳加重,头晕眼花,目眩,两目干涩,视力减退,颧红,五心烦热,口干咽燥,月经量少或色淡;舌红少苔或光剥苔,脉弦细或细数。治宜养阴柔肝、疏肝利胆。方用一贯煎加减:北沙参 9 克、麦冬 9克、当归 9 克、生地黄 18～30 克、枸杞子 9～18克、川楝子 5 克。随症加减:腰酸肾虚者,加桑寄生、续断、杜仲以益肾强筋;口苦咽干者,加茅芦根、石斛;乏力自汗者,加黄芪、太子参。

(2) 发作期

① 肝胆蕴热型　症见胁肋灼痛或刺痛,胁下拒按或痞块,畏寒发热,口干口苦,恶心呕吐;身目微黄,大便干结;舌质微红,苔薄白或微黄,脉平或弦微数。治宜疏肝解郁、清热利胆。方用大柴胡汤合金铃子散加减:柴胡 12 克、枳实 9 克、延胡索9 克、川楝子 9 克、白芍 9 克、黄芩 9 克、生大黄(后入)6 克、半夏 9 克、生姜 15 克、大枣 21 克。随症加减:黄疸明显者,加茵陈;发热明显者,加生栀

子、生大黄。

②肝胆湿热型　症见胁肋胀痛,身目发黄,发热,纳呆呕恶,小便黄,胁下痞块拒按,便溏或大便秘结;舌质红,苔黄厚腻,脉滑数。治宜清热利胆、化湿通下。方用大柴胡汤合茵陈汤加减:柴胡12克、黄芩9克、茵陈18克、栀子9克、生大黄(后入)6克、白芍9克、半夏9克、生姜15克、炙枳实9克、大枣9克。随症加减:胁脘痛剧者,可加川楝子、延胡索以行气活血止痛;右上腹有肿块者,加三棱、莪术以消肿散结;热盛伤阴见口干,舌光红,脉细数者,加生地黄、石斛以养阴益胃。

③肝胆热毒型　症见胁胀灼痛,壮热,身目深黄,烦渴引饮,胁下痞块,烦躁不安,面赤潮红,大便秘结或热结旁流;舌质干红或绛红或有瘀斑,苔黄厚或焦黑或无苔,脉洪数。治宜泻火解毒、养阴利胆。方用黄连解毒汤合茵陈汤加减:黄连9克、黄芩9克、黄柏9克、栀子12克、茵陈12克、大黄(后入)9克。随症加减:便秘者,加大黄以泻下通便;吐血、衄血、发斑者,加玄参、生地黄、牡丹皮以清热凉血;胁痛甚者,加川楝子以疏肝理气;湿邪偏甚者,加茯苓、泽泻、猪苓以利水渗湿。

临床观察:朱培庭用上方加减辨证治疗胆道感染、胆石病患者,疗效满意。[①]

经 验 方

1. 利胆排石汤　鸡内金30克、金钱草30克、茵陈30克、郁金30克、乌梅30克、虎杖30克、威灵仙20克、白芍15克、赤芍15克、制大黄9克、木香(后下)12克、海金沙20克、黄芩12克、郁金12克。龚立荣等将86例肝内胆管结石患者随机分为对照组49例和治疗组37例。对照组予取石手术及术后常规对症治疗等,治疗组在对照组治疗的基础上予利胆排石汤辅助治疗。两组均治疗

4周。结果:治疗组的胆结石残留、胆管狭窄、胆结石复发率以及术后住院时间和住院花费均明显低于对照组(均$P<0.05$);两组治疗后各项评分均较治疗前降低,且治疗组中医症状积分降低程度明显大于对照组($P<0.05$);治疗组的临床总有效率(92.00%)明显高于对照组(80.00%),两组比较差异显著($P<0.05$);两组的不良反应发生率比较无统计学意义($P>0.05$)。[②]

2. 自拟方1　金钱草15克、茵陈15克、鸡内金10克、枳壳12克、柴胡15克、黄芩15克、赤芍10克、大黄5克、炙甘草6克。每日1剂,水煎200毫升,分早晚2次服。覃杰锋将80例肝内胆管结石患者随机分为治疗组和对照组各40例。两组均行手术治疗,对照组未服用中药,治疗组术后服用上述中药。1个月为1个疗程,2个疗程结束后比较两组的临床疗效、复发率和残石率。结果:治疗组的临床总有效率高于对照组,复发率低于对照组,两组比较差异均有统计学意义(均$P<0.05$);两组的术后结石残余率差异无统计学意义($P>0.05$)。[③]

3. 三联消石法　(1)补气健脾、疏肝理气中药:黄芪、党参、白术、茯苓、莱菔子、鸡内金、柴胡、芍药、枳壳、陈皮、佛手等。(2)通里攻下、清热利湿中药:大黄、茵陈、栀子、黄芩、柴胡、龙胆草、金钱草、海金砂等。延壮波等将600例肝胆管结石患者分为治疗组500例和对照组100例。治疗组在常规西医治疗基础上予补气健脾、疏肝理气中药煎剂口服2周,再服通里攻下、清热利湿中药2周,同时配合电子穴位刺激和超声下推拿,隔日1次。对照组常规中西医治疗,中医以疏肝利胆为主,西医予抗感染及对症处理。结果:治疗组排石率为91.2%,对照组排石率为79.0%,两组比较有统计学意义($P<0.05$)。[④]

4. 激浊排石汤　金钱草30克、郁金30克、鸡内金30克、茵陈30克、虎杖30克、乌梅30克、赤

① 朱培庭.胆道感染胆石病的防治[J].上海中医药杂志,1989(4):28-31.
② 龚立荣,等.利胆排石汤辅助取石手术治疗肝内胆管结石37例疗效观察[J].四川中医,2018,36(5):108-111.
③ 覃杰锋.中西医结合治疗肝内胆管结石[J].右江民族医学院学报,2014,36(3):449-450.
④ 延壮波,等."三联消石法"治疗肝胆管结石500例[J].光明中医,2010,25(7):1183-1184.

芍 15 克、白芍 15 克、姜黄 10 克、威灵仙 20 克、木香(后下)10 克、枳壳 10 克、制大黄 10 克。上药先用冷水 1 500 毫升浸泡 30 分钟,再用文火煎 30 分钟,得药汁约 800 毫升,待冷却后装瓶分 2 次服用,每次 400 毫升,每日 1 剂,每剂煎 2 次。阎羽临等用上方治疗 32 例肝内胆管结石患者。结果:治愈 20 例,好转 7 例,总有效率 84.38%。[①]

5. 自拟方 2 赤芍 15 克、栀子 15 克、大黄 10 克(1 周后改为 6 克)、郁金 10 克、枳壳 10 克、木香 10 克、牛膝 15 克、茵陈 15 克、金钱草 30 克、茯苓 30 克、生地黄 15 克、鸡内金 10 克。水煎服,每日 1 次。林志智等将 91 例肝内胆管结石合并肝内胆汁淤积患者随机分为治疗组 56 例和对照组 35 例。治疗组采用内服中药,服中药 90 分钟后将 10 毫升 25% 硫酸镁注射液加 500 毫升 10% 葡萄糖注射液静脉滴注,5 日为 1 个疗程,每周进行 1 个疗程。对照组采用西医内科治疗。两组均治疗 6 个疗程。结果:总有效率治疗组为 85.71%,对照组为 28.57%,治疗组疗效明显优于对照组($P<$ 0.01)。[②]

中 成 药

金石散 组成:硝石、矾石、郁金等(衍化于古方硝石矾石散,由大连医科大学中西医结合急腹症研究所提供,每粒含生药 1.02 克)。功效:疏肝利胆,理气活血,散结消石。用法用量:每次 5 粒,每日 3 次,饭后服,末次于临睡前服用。临床应用:兑丹华等用上法治疗 70 例胆石症患者,连续服用 3 个月为 1 个疗程。根据病情变化,可继续服用 2~4 个疗程。治疗前及每个疗程结束后,用 B 超检查结石的大小、多少及分布情况。结果:非手术患者 53 例中胆囊结石 17 例,服药后结石变化不大,但症状可明显缓解;肝内胆管结石 36 例,结石消失 8 例,变小或减少 14 例,无效 14 例。总有效率 61.1%。手术患者 17 例中服药后见胆汁中胆红素沉淀或胆砂石均消失,其中 5 例为术后再发胆总管结石,随访 4 年未再发。[③]

① 阎羽临,侯正军,苏美云.自拟激浊排石汤治疗肝内胆管结石 32 例临床观察[J].中医杂志,2009,50(S1):183-184.
② 林志智,等.中药治疗肝内胆管结石合并肝内胆汁淤积 56 例疗效观察[J].中医杂志,2002(1):38-39,4.
③ 兑丹华,等.金石散溶解胆石 70 例疗效分析[J].遵义医学院学报,2000,23(1):38-39.

肝 脓 肿

概　述

肝脓肿是细菌、真菌或溶组织阿米巴原虫等多种微生物引起的肝脏化脓性病变。肝脓肿分为三种类型，其中细菌性肝脓肿常为多种细菌所致的混合感染，以葡萄球菌和大肠埃希菌最为多见，约占80%；阿米巴性肝脓肿是肠道阿米巴感染的并发症，约占10%，而真菌性肝脓肿低于10%。临床主要表现为不规则的脓毒性发热，尤以细菌性肝脓肿更显著。右上腹持续性疼痛，不能右侧卧，疼痛随深呼吸及体位移动而加重。体征有触痛及叩击痛。细菌性肝脓肿常见白细胞及中性粒细胞升高。B超及肝穿刺可确认本病。一旦确诊本病，应积极治疗。若不积极治疗，死亡率可高达10%～30%。

本病属中医"肝痈""胁痛"范畴。肝痈属于内痈，《素问·大奇论》记载："肝痈，两胠满，卧则惊，不得小便。"《灵枢·痈疽》篇记载："寒邪客于经脉之中则血泣，血泣则不通，不通则卫气归之，不得复反，故痈肿。寒气化为热，热胜则腐肉，肉腐则为脓。"本病多因七情过度、饮食劳倦、痰饮、瘀血，或者外邪伤害人体，毒邪乘虚内侵，蕴结于肝脏，致使营卫不和，经络阻遏，气血为毒邪壅滞，腐而成脓肿，着于胁下，发为肝痈；或肝郁化火热结血瘀于肝，诱发肝叶溃疡而成肝痈。故热毒瘀血是本病的主要病因。

辨 证 施 治

1. 陆德铭等分3证

（1）肝郁胆热证　多见于肝痈早期。症见寒热往来，胸闷口苦，右胁微肿隐痛，吸气时疼痛加重，脉弦而数。治宜清肝利胆、理气解郁。方用柴胡清肝汤合金铃子散加减：柴胡、黄芩、牛蒡子、栀子、当归、白芍、川芎、生地黄、连翘、金银花、生甘草、天花粉、延胡索、川楝子等。随症加减：若偏于痰湿者，加白术、陈皮、枳壳，去黄芩、栀子；偏于瘀血者，加苏木屑、参三七末（吞）1.5克，去黄芩、栀子。

（2）火毒蕴盛证　多见于肝痈中期化脓阶段。症见高热，口渴，便秘，溲赤，右胁肿痛明显，或有跳痛，皮肤呈现红紫，脉滑数或洪数。治宜泻火解毒，佐以透脓。方用黄连解毒汤合大柴胡汤加减：柴胡、栀子、生大黄、枳实、黄芩、赤芍、黄连、黄柏、金银花、紫花地丁、半边莲、连翘、皂角刺、薏苡仁、败酱草。

（3）正虚毒恋证　多见于肝痈后期。症见午后潮热，自汗盗汗，面色少华，纳谷不馨，右胁刺痛，创口流脓。随症加减：气血两虚者，用加味四妙汤补气血而化毒；肝肾不足者，用六味地黄汤补肝肾而解毒；脾胃虚弱者，用香砂六君子汤加减而调理脾胃。三者之中均可加鱼腥草、败酱草、黄柏等解毒之品；内膜穿透者，又当配以琥珀蜡矾丸解毒护膜。[①]

2. 刘家磊等分3期

（1）脓肿蕴结期　主要表现畏寒或寒战，发热，右上腹痛，胸胁疼痛拒按；血象白细胞总数明显增高，B超示有不同面积的低回声区。治宜清肝解毒、化瘀祛痛。方用白虎金连汤：生地黄30克、蒲公英30克、金银花30克、生石膏30克、赤芍30克、连翘30克、紫花地丁30克、柴胡15克、

① 陆德铭，等.实用中医外科学［M］.2版.上海：上海科学技术出版社，2010：263－265.

知母 15 克、黄芩 15 克、延胡索 10 克、牡丹皮 10 克、细辛 10 克、生大黄 10 克。随症加减：恶心呕吐，加姜半夏、炒竹茹；剧痛，加川楝子、路路通；肝火甚，加龙胆草；大便溏，生大黄改用制大黄。

（2）化腐成脓期　主要表现畏寒或寒战，发热，右上腹或胸胁有固定疼痛点，疼痛拒按；舌红，苔黄腻，脉弦滑或数。B 超示脓肿有部分液化，血象白细胞总数升高。前方去大黄，加桔梗、甲片、皂角刺、桃仁等。

（3）脓肿吸收期　主要表现发热退，疼痛消失；血象白细胞数基本正常，B 超示液平消失，脓肿范围明显缩小；患者常出现神疲乏力，面色萎黄，消瘦纳少，口干，舌红或淡，苔少或薄白，脉细数或细弱。治宜补气托脓、活血散瘀。方用补气散脓汤：黄芪 30～50 克、党参 30 克、生龙牡各 30 克、紫河车 30 克、当归 10 克、白芍 10 克、炮甲片 10 克、赤芍 10 克、桃仁 10 克、天花粉 10 克、甘草 5 克。随症加减：阴虚，加沙参、鳖甲；脾虚，去天花粉，加白术、山药。

临床观察：刘家磊等治疗 62 例肝脓肿患者，在纠正电解质紊乱、抗生素及激素治疗的同时，使用上方加减辨证治疗，以上各方均每日 1 剂，水煎 2 次，分 2 次服。结果：均获临床治愈。[1]

3.曾庆骅分 4 期

（1）早期

① 湿热下注型　多见于阿米巴肝脓肿前期，多发于夏秋季节，有菌痢接触史或饮食不洁史。可见腹部疼痛，下痢脓血或红白软冻大便，肛门灼热，有里急后重感。热重于湿者，治宜清热解毒，方用白头翁汤或葛根芩连汤加金银花、赤芍、牡丹皮、地榆、苦参等。湿重于热者，治宜清热燥湿，方用胃苓汤。

② 热毒蕴肝型　多见于细菌性肝脓肿前期，往往继发于胆道感染或其他化脓性疾病，如烧伤、痈肿疮疖、热毒、疫毒、蛇毒，毒邪炽盛，在人体脏腑功能低下，正不胜邪、热毒蕴结于肝而发。多见高热寒战，痈疮局部红肿热痛，口苦咽干，面红目赤，肝区胀满灼热，右期门穴处隐隐作痛，或见黄疸，便结尿黄，舌质红，苔黄，脉弦数。治宜清肝火、解热毒。方用柴胡疏肝散合五味消毒饮。随症加减：若热重者，加黄连 6 克、金银花 6 克；黄疸明显者，加茵陈 15 克、龙胆草 15 克。

（2）成痈期　本期的特点是热毒壅盛兼夹瘀血。表邪不解，内传入里，或病久气血阻滞，化火生热，热壅血瘀于肝，蕴酿成痈，脓肿开始形成。临床多见寒战，大热不止，右胁肋饱满、隆起，疼痛拒按，触之痛不可忍，甚至呼吸不利，肝脏肿大，食欲减退，口干舌燥，小便黄赤，舌质红，苔黄腻，脉滑数或弦数。治宜透脓托毒。方用透脓散合大柴胡汤加减加败酱草、紫花地丁。随症加减：呕吐加重者，加法半夏 6 克、竹茹 3 克；纳少者，加白术 12 克、淮山药 12 克。

（3）溃疡期　本期主要特点是热毒瘀血俱盛，肝脓肿由脓未成进入脓已成阶段。临床多见右胁肋部明显隆起，右上腹持续钝痛或胀痛，按则痛剧，转侧不能，肝脏肿大，甚则咳吐脓血，便血，高热不退，口渴引饮，不欲饮食，神疲乏力，小便短赤，大便干结，舌质暗红或有瘀斑，苔黄腻，脉弦数有力。治宜活血化瘀、解毒排脓。方用复元活血汤加皂角刺、鱼腥草、败酱草、蒲公英。随症加减：腹痛甚者，加延胡索、广木香；脓液多者，加薏苡仁、冬瓜仁、桔梗；口渴欲饮者，加天花粉、石斛。

（4）恢复期　本期脓液逐渐排净，脓腔缩小或消失，热毒瘀血渐除，病情趋于好转，但因热毒内蕴，瘀血阻滞经络，日久大多耗气伤阴。气阴亏虚，正虚瘀毒未净，是恢复阶段中常见的证型。

① 气阴耗伤型　高热渐退，胁肋痛虽减未止，形体消瘦，少气懒言，腹胀纳差，手足心热，自汗，盗汗，失眠，口干，舌红少苔，脉细数无力。治以益气养阴为主，佐以解毒清余邪。方用生脉散加金银花、蒲公英。随症加减：偏于气虚者，加黄芪、党参；偏于阴虚者，加生地黄、麦冬。

② 正虚瘀毒未净型　多见于肝脓肿后期。症见面色苍白或萎黄，肌肤甲错，神疲气短，纳谷

---

① 刘家磊，等.中西医结合治疗肝脓肿 62 例［J］.甘肃中医学院学报,1994,11(2)：17.

不馨,右胁肋隐痛或刺痛,甚则期门处皮肤暗红,舌质淡暗,苔薄白,脉细涩或细软。治宜培补气血,佐以祛痰解毒。方用八珍汤加生黄芪、黄芩、金银花、柴胡、薏苡仁、桃仁。

临床观察:曾庆骅将 64 例肝脓肿患者随机分为中西医结合治疗组和对照组各 32 例。两组均予西医常规治疗,中西医结合治疗组另加用上述中医辨证治疗。结果:中西医结合治疗组疗效优于对照组(P<0.05)。[①]

经 验 方

1. 黄连解毒汤合大柴胡汤加减 黄连 15 克、黄芩 15 克、黄柏 15 克、栀子 15 克、柴胡 20 克、大黄 10 克、枳实 15 克、赤芍 10 克、半夏 10 克、败酱草 10 克、蒲公英 10 克。每日 1 剂,水煎剂,分 2 次服用。曹明溶等将 36 例细菌性肝脓肿患者随机分为对照组 10 例和治疗组 26 例。两组均采用引流和抗生素治疗,治疗组另配以上方治疗,停用抗生素后继续服用至痊愈,一般 15～20 日。结果:两组治愈天数比较,治疗组优于对照组(P<0.05)。[②]

2. 柴胡清肝汤加减 柴胡 10 克、黄芩 10 克、栀子 10 克、赤芍 10 克、龙胆草 10 克、桔梗 10 克、连翘 15 克、败酱草 30 克、金银花 30 克、冬瓜仁 30 克。随症加减:肝区疼痛者,加延胡索、川楝子;高热,加生石膏;多汗,加黄芪。每日 1 剂,水煎液 200 毫升,分 2～3 次服完。张丰楼等治疗 37 例细菌性肝脓肿患者,在西医治疗的基础上(肝穿刺及抗生素治疗)予上方加减治疗。结果:治愈 35 例,

好转 2 例,治愈率 94.6%。[③]

3. 清肝托脓汤 败酱草 30 克、薏苡仁 30 克、皂角刺 15 克、金钱草 50 克、延胡索 10 克、合欢皮 15 克。随症加减:热盛,加三石汤(石膏 30 克、寒水石 30 克、滑石 30 克);便秘,加大黄 12 克。每日 1 剂,水煎服。曾云生等将 103 例肝脓肿患者随机分为治疗组 92 例和对照组 11 例。对照组予抗炎治疗,治疗组用清肝托脓汤加减治疗。结果:治疗组显效 70 例,有效 12 例,无效 10 例;对照组显效 9 例,有效 1 例,无效 1 例。两组疗效比较无统计学差异(P>0.05)。[④]

4. 银花三黄汤 金银花 60 克、月季花 60 克、黄芩 20 克、黄连 10 克、大黄 12 克、猪胆汁 2 毫升。随症加减:实热,加龙胆草、茵陈;腹满燥实,加厚朴、枳实;痛甚,加延胡索、乌药;气虚,加黄芪、党参;血虚,加当归。每日 1 剂,水煎 2 次,分 2 次服。儿童酌情减量。早期配合抗生素治疗。王明义等用上法治疗 47 例肝脓肿患者。结果:痊愈 32 例,好转 13 例,无效 2 例,总有效率 95.7%;退热时间为 2～23 日,肝区疼痛消失时间为 4～33 日。[⑤]

5. 自拟方 柴胡 12 克、赤芍 12 克、白芍 12 克、乌药 12 克、枸橘李 12 克、川楝子 12 克、当归 15 克、猪苓 15 克、茯苓 15 克、丹参 30 克、生薏苡仁 30 克、白毛藤 30 克。每日 1 剂,水煎 2 次,分 2 次服。张文尧用上方治疗 1 例肝囊肿患者,服药 5 剂后,脘腹胀痛减轻,便秘,胃纳欠佳,苔、脉如前,上方加羊蹄根 24 克、降香 10 克。治疗 4 个月,其间用过天花粉、莪术、海藻等。脘腹胀痛消失,腹部隆起消除,随访 2 年未曾复发。[⑥]

① 杨香生,等.曾庆骅论治肝脓肿的经验[J].北京中医杂志,1993(2):6-7.
② 曹明溶,等.经皮肝穿刺置管引流配合中药治疗细菌性肝脓肿[J].中国中西医结合杂志,2004,24(5):473-474.
③ 张丰楼,等.中药配合治疗细菌性肝脓肿 37 例[J].中医杂志,2000,41(5):311-312.
④ 曾云生,等.清肝托脓汤治疗肝脓肿 92 例[J].湖北中医杂志,1995,17(116):14-15.
⑤ 王明义,等.甘肃中医,1992,5(3):23.
⑥ 张文尧.上海中医药杂志,1989(5):13.

急性胆囊炎

概　述

急性胆囊炎是胆囊发生的急性细菌性炎症。临床主要表现往往是腹痛,常在饱餐、进食油腻食物后出现,疼痛部位以右上腹为主,常放射至右肩部、肩胛部和背部,疼痛呈持续性并阵发性加剧,伴恶心、呕吐、厌食等,常有轻度发热,通常无畏寒,可出现轻度黄疸。临床体征有右上腹部可有不同程度、不同范围的压痛、反跳痛及肌紧张,墨菲征阳性。常可扪及肿大而有触痛的胆囊。胆囊发生坏死、穿孔者,可出现弥漫性腹膜炎表现。结石性胆囊炎以胆绞痛为主,非结石性胆囊炎以右上腹部持续性闷痛为主,多无明显胆绞痛。胆囊管梗阻及细菌感染是引发急性胆囊炎的两大重要因素。胆囊管梗阻多由结石引起,约95%的患者合并有胆囊结石;引起胆囊管梗阻的原因多是结石,其他因素包括胆道蛔虫、胆道良恶性肿瘤、胆囊管本身狭窄及扭转等。若胆囊管梗阻解除,炎症逐渐消退。如反复发作,胆囊壁纤维组织增生,瘢痕化,胆囊黏膜消失,呈慢性胆囊炎改变,甚至胆囊萎缩。急性胆囊炎时胆囊内脓液可进入胆管和胰管,引起胆管炎或胰腺炎。急性胆囊炎按是否由于胆石梗阻引起可分为急性结石性胆囊炎和急性非结石性胆囊炎;按炎症程度可分为急性单纯性胆囊炎、急性化脓性胆囊炎和急性坏疽性胆囊炎。急性胆囊炎大多预后良好,高龄患者或伴有其他严重并发症者预后欠佳。

本病可归属中医“胆胀”“胁痛”“黄疸”“结胸”“厥逆”等范畴。《灵枢·胀论》云:“胆胀者,胁下疼痛,口中苦,善太息。”《灵枢·邪气脏腑病形》篇云“胆病者,善太息,口苦,呕宿汁……其寒热者”,所以肝胆气郁是急性胆囊炎的主要病机。气郁致气血运行不畅,则“不通则痛”,故脘胁部疼痛是本病的最常见症状。同时,其病机亦存在转化,如气郁则血瘀,瘀则化热,热与脾湿蕴结而成肝胆湿热之证,胆汁不循常道而泛溢肌肤成黄疸;气郁、血瘀与湿热瘀结不散,致使血败肉腐,蕴而成脓,乃呈肝胆脓毒。火毒侵入营血,可致“亡阴”“亡阳”;若湿热内蕴,日久不除,或失治误治,则伤阴损阳,迁延难愈,留下宿根,或反复发作,或转为慢性。

辨证施治

朱培庭等分3证

(1) 肝胆蕴热证　多见于疾病早期,以邪实为主。本型经治不愈,可以向肝胆湿热型转化。症见胁肋灼痛或刺痛,胁下拒按或痞块,畏寒发热,口干口苦,恶心呕吐,身目微黄,大便干结,舌质微红,苔薄白或微黄,脉平或弦微数。治宜疏肝解郁、清热利胆。方用大柴胡汤合金铃子散加减:柴胡、枳实、延胡、川楝子、白芍、黄芩、生大黄(后入)、姜半夏、生姜、大枣。随症加减:若黄疸明显者,加茵陈;若发热明显者,加生栀子。常用中成药有消炎利胆片。

(2) 肝胆湿热证　多见于疾病中期,可由肝胆蕴热转化而来,仍以邪实为主。症见右胁胀痛,身目发黄,发热,纳呆呕恶,小便黄,胁下痞块拒按,便溏或大便秘结,舌质红,苔黄厚腻,脉滑数。本证在热的病机基础上已经出现湿的病机,所以在治疗上应随证加入化湿方药。治宜清热利胆、化湿通下。方用大柴胡汤合茵陈汤加减:柴胡、黄芩、茵陈、栀子、生大黄、白芍、姜半夏、生姜、炙枳实、大枣。随症加减:若胁脘痛剧者,加川楝子、延胡索；右上腹有肿块者，加三棱、莪术；热盛伤阴见口干，舌光红，脉细数者，加生地黄、石斛。常有中成药有双黄连口服液。

（3）肝胆热毒证　本证以火热毒邪、郁滞肝胆为病机，可由肝胆湿热转化而来。症见胁胀灼痛，壮热，身目深黄，烦渴引饮，胁下痞块，烦躁不安，面赤潮红，大便秘结或热结旁流，舌质干红或绛红或有瘀斑，苔黄厚或焦黑或无苔，脉洪数。本证属于该病较为严重的一型，应及早干预，防止其传变。治宜泻火解毒、养阴利胆。方用黄连解毒汤合茵陈汤：黄连、黄芩、黄柏、栀子、茵陈、生大黄。随症加减：若便秘者，加芒硝；若吐血、衄血者，加生地黄、玄参、牡丹皮；若胁痛甚者，加川楝子；若湿邪偏甚者，加茯苓、猪苓、泽泻。常用中成药有清开灵口服液。[①]

经 验 方

1. 加味大柴胡汤　柴胡 15 克、黄芩 15 克、芍药 10 克、法半夏 15 克、生姜 15 克、枳实 15 克、大黄（后下）10 克、甘草 6 克、茵陈 30 克、金钱草 30 克、蒲公英 20 克。随症加减：呕吐甚者，加竹茹 10 克、陈皮 10 克；湿重者，加薏苡仁 30 克、苍术 15 克；热甚者，加黄连 10 克、栀子 15 克；腹胀满者，加厚朴 10 克、芒硝 30 克；痛甚者，加延胡索 15 克。每日 1 剂，每剂煎煮 2 次，每次煎煮成 250 毫升，两次药液混合后分 2 次早晚口服，每次 250 毫升。邓玉红等将 86 例急性胆囊炎患者随机分为治疗组与对照组各 43 例。两组均给予常规西医治疗，治疗组另给予上方加减治疗。所有患者均治疗 4 周。结果：治疗组的总有效率为 93.02%，明显高于对照组的 79.07%（$P<0.05$）；中医证候（腹痛腹胀、纳差、恶心呕吐、发热）缓解时间，治疗组明显低于对照组（$P<0.05$）；治疗后两组的 C 反应蛋白（CRP）、白细胞（WBC）、中性粒细胞百分比

（NEUT%）均较治疗前降低，且治疗组的改善程度明显优于对照组（$P<0.05$）。[②]

2. 大青膏　大青叶 100 克、大黄 50 克、黄连 50 克、黄柏 50 克、乳香 50 克、没药 50 克、芙蓉叶 50 克、五倍子 50 克、铜绿 50 克、白矾 50 克、胆矾 50 克、铅丹 50 克。基质：白凡士林 400 克、香油 350 克。将处方中大青叶、大黄、黄柏、黄连煎煮浓缩，将乳香、没药、芙蓉叶、五倍子、铅丹、白矾、胆矾研成细末，取上述备用药物混合后搅拌成均匀的稠膏；将香油、白凡士林置铜锅内加热、熔化，再加入上述备用稠膏搅拌 30 分钟即可。取适量大青膏涂抹于医用纱布上，面积约 15×15 平方厘米，厚度 2～3 毫米，将大青膏覆盖于患者右肋下胆囊区，用胶布外固定，每 24 小时换药 1 次。欧阳兆云将 60 例急性胆囊炎患者随机分为治疗组和对照组各 30 例。对照组予单纯西医治疗，治疗组予大青膏外敷结合西医治疗。结果：治疗组疗效明显优于对照组（$P<0.05$）。[③]

3. 柴金利胆汤　蒲公英 30 克、金钱草 30 克、白芍 15 克、郁金 12 克、延胡索 12 克、柴胡 12 克、栀子 10 克、黄芩 10 克。随症加减：恶心呕吐者，加黄连 5 克、法半夏 10 克；伤阴者，加石斛 15 克、生地黄 20 克；大便秘结，加大黄（后下）10 克。每日 1 剂，分 2 次温服。杨清清将 83 例急性胆囊炎患者随机分为西医组 41 例和中医组 42 例。两组均给予控制感染、解痉止痛、调节水电解质平衡、酸碱平衡等西医治疗，中医组另给予上方加减治疗。结果：中医组比西医组的总有效率更高，两组比较差异显著（$P<0.05$）；中医组比西医组的退热时间、退黄时间、腹痛消失时间、住院时间更短（$P<0.05$）。[④]

4. 四黄水蜜　大黄、黄连、黄柏、黄芩等各等量，磨成粉剂。使用时将 125 克四黄粉加凉开水及蜂蜜调成糊状，平摊在薄胶纸上，四周用干棉花围住，以免药膏外漏污染患者衣被。入院后 1～3

① 朱培庭，等.实用中医胆病学[M].北京：人民卫生出版社，1999：121－128.
② 邓玉红，陈锦锋，等.加味大柴胡汤治疗急性胆囊炎（胆腑郁热证）的临床研究[J].中国中医急症，2018，27(3)：462－464.
③ 欧阳兆云.大青膏外敷治疗急性胆囊炎的临床研究[D].济南：山东中医药大学，2018.
④ 杨清清.柴金利胆汤加味治疗急性胆囊炎 42 例效果评价[J].中国医药指南，2017，15(26)：190－191.

小时内即给予外敷右上腹部,每日2次,每次敷4～6小时。曾晶芙等将61例急性胆囊炎患者随机分为治疗组34例和对照组27例。对照组采用西医常规治疗和护理,治疗组在对照组基础上加四黄水蜜外敷治疗和中医护理。结果:治疗24小时后,两组体温比较差异有统计学意义($P<0.05$),但治疗72小时以后,两组体温比较差异无统计学意义($P>0.05$);治疗24小时后和72小时后,两组的白细胞计数、VAS疼痛评分比较差异均有统计学意义(均$P<0.05$)。[1]

5. **龙胆泻肝汤** 龙胆草6克、生甘草6克、当归8克、黄芩9克、车前子9克、木通9克、栀子9克、柴胡10克、泽泻12克、生地黄20克。每日1剂,早晚各1次。姜凯等将70例急性胆囊炎患者随机分为实验组和对照组各35例。两组均予乳酸左氧氟沙星、阿托品、头孢菌素等西药常规治疗,2周为1个疗程;实验组另加用上方,2周为1个疗程。结果:① 治疗后两组的血中白细胞计数均下降,两组相比具有统计学差异($P<0.05$);中性粒细胞比例实验组较对照组明显下降,两组比较差异有统计学意义($P<0.05$)。② 治疗后两组的胆囊、胆管壁变薄、光滑,胆汁回流造成的胆囊积液减少,影像学各指标均有所改善,且治疗后实验组优于对照组,两组比较差异有统计学意义($P<0.05$)。③ 治疗后两组患者的腹部疼痛、胀满纳呆、心下痞满等中医症状有所改善,且实验组总有效率为88.57%,优于对照组的74.28%,两组比较差异有统计学意义($P<0.05$)。[2]

6. **开泄复方** 薤白25克、瓜蒌25克、黄芩15克、川楝子15克、茵陈12克、枳实12克、郁金12克、栀子12克、半夏10克、生大黄5克。每日2剂,水煎服,每次200毫升。李应明将60例肝胆湿热证急性胆囊炎患者随机分为对照组与试验组各30例。对照组予常规西药治疗,试验组予上方治疗。两组在治疗期间均注意多卧床休息,并给

予营养支持、纠正酸碱失衡、纠正水电解质紊乱等治疗。比较分析两组患者的临床疗效及临床症状体征消失时间。结果:试验组的治愈率明显高于对照组($P<0.05$);两组发热、恶心呕吐、肋痛消失的时间比较,试验组均较对照组明显缩短(均$P<0.05$)。[3]

7. **柴胡利胆汤** 柴胡10克、郁金10克、黄芩15克、茵陈30克、大黄10克、甘草6克、金钱草30克、延胡索15克、枳壳15克、蒲公英20克。随症加减:热炽盛者,加黄连、栀子;湿重者,加薏苡仁、厚朴;呕吐甚者,加半夏、竹茹;腹痛甚者,加白芍;胆道蛔虫者,加乌梅、槟榔。一般1日1剂,水煎分2次服,重症痛者1日2剂,每6小时服药1次。李志文用上方加减治疗30例急性胆囊炎患者。结果:显效21例,有效7例,无效2例,总有效率93.3%。[4]

8. **消炎利胆汤** 金钱草15克、郁金12克、鸡内金10克、炒白芍10克、生大黄(后下)15～20克、木香10克。随症加减:热重者,加川黄连10克、栀子10克;便秘者,加玄明粉10克、虎杖10克;腹胀者,加枳壳10克、厚朴10克、威灵仙10克;黄疸者,加茵陈30克。每日1剂,分2次服,7日为1个疗程,重症加量。吕丽雅等将181例急性胆囊炎患者随机分为三组。中医治疗组用上方煎服,西医治疗组用氨苄青霉素加甲硝唑静滴,中西医结合治疗组为上述两种方法同时使用。7日为1个疗程。结果:中西医结合治疗组的总有效率(93.1%)与中医治疗组(81.3%)、西医治疗组(64.4%)比较,有显著性差异($P<0.05$,$P<0.01$)。[5]

9. **基本方** 柴胡、黄芩、大黄、法半夏。随症加减:肝郁气滞者,加延胡索、郁金、川楝子;湿热内蕴者,加茵陈、厚朴、栀子、金钱草;脓毒炽盛者,加白花蛇舌草、败酱草、蒲公英、芒硝、厚朴。每日1剂,水煎服。傅志雄等用上方加减治疗114例急性胆囊炎患者。结果:治愈82例,好转17例,无

① 曾晶芙,等.四黄水蜜外敷结合中医护理干预对急性胆囊炎的效果观察[J].湖南中医杂志,2016,32(8):143-145.
② 姜凯,等.龙胆泻肝汤对急性胆囊炎患者治疗效果的临床研究[J].辽宁中医杂志,2015,42(6):1255-1257.
③ 李应明.开泄复方治疗肝胆湿热型急性胆囊炎30例临床观察[J].中国民族民间医药,2014,23(21):46.
④ 李志文.柴胡利胆汤治疗急性胆囊炎30例临床观察[J].中药材,2004(5):389-390.
⑤ 吕丽雅,等.中西医结合治疗急性胆囊炎的疗效观察[J].广东药学,2001,11(5):42-44.

效 15 例,总有效率 86.8%。①

10. 协定方 柴胡 10 克、黄芩 10 克、白芍 10 克、大黄 3～10 克、茵陈 30 克、郁金 10 克、制半夏 10 克、木香 10 克、全瓜蒌 30 克、紫花地丁 30 克、七叶一枝花 15 克。每日 1 剂,重症每日 2 剂。戴建良将 343 例急性胆囊炎患者随机分为观察组 202 例、对照组 98 例和中西医结合组 43 例。观察组予上方口服,对照组予抗生素及解痉止痛剂静滴或肌注,中西医结合组为中西药同时使用。结果:观察组的总有效率明显高于对照组,两组比较差异有显著性(P＜0.05)。②

11. 清热利胆汤 金银花 30 克、连翘 30 克、茵陈 30 克、赤芍 30 克、蒲公英 30～50 克、柴胡 10 克、姜半夏 10 克、大黄 10 克、生甘草 9 克。随症加减:内热炽热者,加黄连、栀子;肝胆实热者,加龙胆草、芦荟、栀子;腹满燥实者,加川厚朴、枳实、皮硝;大便干燥,加皮硝;痛甚,加九香虫、延胡索,赤芍改为白芍;湿偏重者,加苍术、薏苡仁;气虚者,原方去大黄,加黄芪、党参;血虚者,原方去大黄,加黄芪、当归。每日 1 剂,水煎分 2 次服,病情重者每日 2 剂,每 6 小时服药 1 次。吴洪章用上方加减治疗 110 例急性胆囊炎患者,总有效率为 95.4%。③

单　方

1. 大黄末 组成:大黄末。用法用量:气滞型,用大黄末 180 克加郁金末 100 克(4 日剂量),饭后开水冲服;实火型,用大黄末 180 克加栀子末 180 克(4 日剂量),开水冲服;湿热型,用大黄末 180 克加茵陈末 240 克、虎杖末 180 克(4 日剂量),开水冲服。三型中的患者均给予 20 毫升清开灵注射液稀释于 500 毫升 5‰葡萄糖注射液中静脉滴注,每日 1 次,7 日为 1 个疗程。针刺治疗:一般治疗选主穴阳陵泉、支沟、足三里、胆囊穴、丘墟透照海,备穴内关、章门、期门、胆俞。呕吐甚,加上脘;疼痛重,加中脘;背痛,加肝俞、胆俞;高热,加曲池、合谷、大椎;黄疸,加至阴、阳纲;便秘,加大肠俞、天枢;心烦,加郄门。强刺激留针,以泻为主。针刺主穴不见轻者,加用备穴。针刺排石:取穴胆俞、中脘、足三里,每日 1 次,强刺激,一般针刺中脘后右胁部出现明显痛点,第二日以后每次改针刺中线旁开 1.5 寸与前一日痛点平行的阿是穴,胆俞、足三里不变。7 日为 1 个疗程,一般 2 个疗程后可排出结石。临床应用:欧阳楚瞻用上法治疗 160 例急性胆囊炎、胆石症患者。结果:治愈 104 例,好转 44 例,无效 12 例,总有效率 92.5%。④

2. 芙蓉散 组成:芙蓉叶。功效:疏通气血、消散包块、减轻疼痛。用法用量:秋芙蓉叶研为细末,烘干备用。使用时以黄酒调和,搅烂成浓糊状,涂抹于右上腹与脐周,后用绷带包扎。每日换药 1 次。临床应用:符文澍用上法治疗急性胆囊炎患者,疗效满意。⑤

①　傅志雄,等.114 例急性胆囊炎中医治疗观察[J].新中医,2001,33(2):25-26.
②　戴建良.343 例急性胆囊炎治法探讨与分析[J].河北中医,1998,20(2):67-68.
③　吴洪章.中西医结合治疗急性胆囊炎 110 例[J].中国中西医结合杂志,1994(增刊):304.
④　欧阳楚瞻.单味大黄末配合清开灵注射液针刺治疗急性胆囊炎、胆石症 160 例[J].中医临床研究,2011,3(9):59-60.
⑤　符文澍.中医药辨治急性胆囊炎经验拾萃[A]//中国中西医结合学会(CAIM)//世界中西医结合大会论文摘要集[C].中国中西医结合学会,1997:1.

急性阑尾炎

概　述

急性阑尾炎指阑尾的急性化脓性感染，是外科最常见的急腹症。临床主要表现为转移性右下腹疼痛，发热伴恶心、呕吐，右下腹局限性压痛。

本病中医属"肠痈"范畴。"肠痈"之名，首见于《黄帝内经》，《素问·厥论》中有"少阳厥逆，机关不利，机关不利者，腰不可以利，项不可以顾……"古代医籍中有不少关于该病的论述，《素问·厥论》中有云"发肠痈不可治，惊者死"；《石室秘录》中云"人腹中疼甚，手不可按，右足屈而不伸，谁知大肠生痈乎"；《外科大成·内痈总论》载"大肠痈之发，必先天枢穴隐痛不已，右边痛甚，脉则右寸洪数"。《外科正宗》中还将"肠痈"分为"初起""已成""已溃"。总的病机为气滞，血瘀，湿阻，热壅，最后导致瘀滞积热不散，血肉腐败而成痈肿。肠痈的病理基础可概括为肠道气滞血瘀，病理环节为化热，热邪的大小、正气的盛衰是决定病理发展的关键。若病情进一步发展，腹痛可加重，体温升高，腹部压痛范围可增大，甚至波及全腹，但仍以右下腹为甚。部分病例可出现一些变证，主要包括：腹部包块，在发病4～5日后，身热不退，腹痛不减，右下腹出现压痛性包块（阑尾周围脓肿），或在腹部其他部位出现压痛性包块（肠间隙、膈下或盆腔脓肿），是湿热瘀结、热毒结聚而成。

辨　证　施　治

1. 蕴热证　相当于急性单纯性阑尾炎梗阻期或阑尾周围脓肿炎症消散的后期。有转移性右下腹痛，呈持续性或阵发性加剧，右下腹局限性压痛或拒按，腹肌紧张不明显，有时可扪及局限性的肿块；伴有脘腹胀闷、恶心、嗳气、纳呆、大便秘结、小便清或黄，可有发热（体温38℃左右）；舌淡红，苔薄白腻，脉濡数或滑数。治宜行气活血、通腑泻热。方用大黄牡丹汤加减：生大黄、牡丹、桃仁、冬瓜子、芒硝。随症加减：热毒较重者，加蒲公英、金银花、紫花地丁、败酱草；血瘀较重者，加赤芍、乳香、没药。

2. 湿热证　相当于急性阑尾炎炎症反应期或急性阑尾炎并发局限性腹膜炎或阑尾周围脓肿。可见腹痛加剧，右下腹压痛、反跳痛，腹皮挛急；右下腹可摸及包块；壮热（体温38℃以上）、纳呆，恶心呕吐，便秘或腹泻；舌红苔黄腻，脉弦数或滑数。在通腑泻热的同时，应随症加入利湿解毒等方药。治宜通腑泻热、利湿解毒。方用大黄牡丹汤合红藤煎加味：生大黄、牡丹皮、桃仁、冬瓜子、芒硝、红藤、金银花、紫花地丁、连翘、乳香、没药、延胡索、败酱草、蒲公英。随症加减：若出现阳明腑实证（痞、满、燥、实），加枳实，厚朴；若血瘀较重者，加桃仁，红花。

3. 热毒证　相当于急性阑尾炎并发症期，如并发局限性或弥漫性腹膜炎、由腹膜炎引起肠麻痹，盆腔脓肿，感染性休克及阑尾周围脓肿扩散等并发症。腹痛剧烈，全腹压痛、反跳痛，腹皮挛急；高热不退或恶寒发热（体温多在39℃左右），时时汗出，烦渴，恶心呕吐，腹胀，便秘或似痢不爽；舌红绛而干，苔黄厚干燥、黄糙或黄厚腻，脉滑数、洪数或细数。本期在通腑的同时，应兼顾透脓排脓和养护津液。治宜通腑排脓、养阴清热。方用大黄牡丹汤合透脓散加减：生大黄、牡丹、桃仁、冬瓜子、芒硝、生黄芪、甲片、川芎、当归、皂角针。随症加减：若出现口渴严重,加白茅根、生地黄。[1]

经 验 方

1. 清热消痈汤　金银花 10 克、连翘 10 克、蒲公英 8 克、板蓝根 10 克、紫花地丁 6 克、败酱草 6 克、生大黄 4 克、马勃 10 克、甘草 6 克。诸药以水煎煮至 300 毫升,分 3 次温服,每次 100 毫升,每日 3 次。清热泻火解毒,行气散瘀止痛除湿热。中药灌肠组方：大黄 10 克、牡丹皮 10 克、红花 10 克、桃仁 10 克、当归 15 克、芒硝 10 克、金银花 15 克、连翘 15 克。以上诸药煎至 150 毫升,温度趋于体温,操作前嘱患者排空二便,侧卧体位,将灌肠管缓慢插入肛门 15～25 厘米,药液缓慢注入,操作完毕后嘱患者臀部抬高,卧床休息,使得药物充分吸收,每日 2 次,每次 30 分钟,疗程为 4 周。吴晓兵等将 100 例急性单纯性阑尾炎患者随机分为对照组和治疗组各 50 例。对照组予以甲硝唑注射液及氨苄西林注射液；治疗组在对照组基础上给予中药灌肠联合清热消痈汤治疗。两组患者均治疗 4 周。结果：临床总有效率治疗组为 86.00%,对照组为 50.00%,治疗组较对照组改善显著,两组比较具有显著差异($P<0.05$)；治疗组治疗后血清 CRP 及肿瘤坏死因子(TNF－α)水平较对照组降低明显,两组比较具有显著差异($P<0.05$)；治疗组治疗后患者体温恢复正常时间、腹痛及压痛减轻时间均短于对照组,两组比较具有显著差异($P<0.05$)；治疗组患者白细胞计数及中性粒细胞百分比降低较对照组明显,两组比较具有显著差异($P<0.05$)。[2]

2. 金黄膏　黄柏、大黄、天花粉、姜黄、苍术、白芷、天南星、陈皮、厚朴、甘草等。上药共为细末,醋调至糊状,敷于 B 超定位的病灶处,厚 0.5～1 厘米,外敷范围应超出病变部位 2 厘米为宜,药膏上加保鲜膜覆盖,以免药外漏,其上再用敷料覆盖,用胶布固定。每日 1 次,至包块消失。内服大黄牡丹汤合薏苡附子败酱散加减：生大黄(后下) 10 克、桃仁 10 克、败酱草 30 克、红藤 30 克、蒲公英 30 克、紫花地丁 30 克、金银花 30 克、牡丹皮 10 克、赤芍 15 克、薏苡仁 30 克、附子(先煎) 5～10 克、甘草 6 克等。每日 1 剂,水煎 2 次取汁 400 毫升,分 3～4 次口服。随症加减：发热者,去附子；伴有腹泻者,去桃仁,减少大黄用量至 5 克；气虚乏力者,加黄芪 15 克。罗波将 80 例阑尾周围脓肿患者随机分为治疗组和对照组各 40 例。两组均给予大剂量的青霉素加甲硝唑静脉滴注治疗,治疗组另加用金黄散外敷和中药内服治疗。结果：总有效率治疗组为 97.5%,对照组为 85.0%,两组比较差异有统计学意义($P<0.05$)；治疗组的腹痛缓解时间、肿块消失时间、血象恢复正常时间、住院时间较对照组明显减少,两组比较差异有统计学意义($P<0.05,P<0.01$)。[3]

单 方

1. 吊钟花和红砂糖　组成：吊钟花、红砂糖。用法用量：将吊钟花和红砂糖按 2：1 比例混合捣烂成糊状后外敷于阑尾区皮肤,每次 7 小时,早晚各 1 次。临床应用：邱柏程等将 96 例非手术急性阑尾炎患者随机分为对照组和实验组各 48 例。实验组采用吊钟花和红砂糖外敷及西医基础治疗,对照组仅采用西医基础治疗。两组疗程均为 7 日。结果：实验组的临床治愈率为 74.5%,优于对照组的 49.5%,两组比较差异有显著性($P<0.05$)；实验组的并发症发生率为 2.08%,低于对照组的 16.67%,两组比较差异有显著性($P<0.05$)。[4]

2. 冰芒散　组成：冰片、芒硝。用法用量：冰片与芒硝按 1：10 比例研细末混合,装入薄布袋置于右下腹肿块相应的腹壁上或将药末直接置于腹壁,再盖以纱垫,四周用胶布粘贴固定封闭严

① 陈红风.中医外科学[M].4 版.北京：中国中医药出版社,2016：345－347.
② 吴晓兵,王佳禾.中药保留灌肠联合清热消痈汤治疗急性单纯性阑尾炎临床疗效观察[J].辽宁中医药大学学报,2018,20(9)：127－130.
③ 罗波.金黄散外敷合中药内服治疗阑尾周围脓肿临床观察[J].辽宁中医药大学学报,2012,14(3)：171－172.
④ 邱柏程,罗大卿.吊钟花联合红砂糖外敷治疗非手术急性阑尾炎的疗效观察[J].蛇志,2018,30(1)：15－17.

密,待药物完全潮解后再重复更换至痊愈。临床应用:戢运宏等将 194 例阑尾周围脓肿患者随机分为冰芒组 114 例和对照组 80 例。对照组予抗生素联合中药大黄牡丹皮汤加减,冰芒组在对照组基础上予冰芒散外敷。结果:冰芒组的治愈率为 97.36%,对照组的治愈率为 67.5%,冰芒组疗效明显优于对照组;与对照组相比,冰芒组的体温恢复、疼痛缓解、包块消失时间都有明显缩短。[1]

---

① 戢运宏,等.冰芒散外敷治疗阑尾周围脓肿临床观察[J].四川中医,2002,20(8):44-45.

急性胰腺炎

概　述

急性胰腺炎（AP）是常见的外科急腹症之一，绝大多数的急性胰腺炎病情较轻，经非手术疗法可以治愈，但10%～20%的患者病情较危重，如治疗不及时，死亡率高达80%。按照病因，可分为酒精性胰腺炎、胆源性胰腺炎、高脂血症性胰腺炎、损伤性胰腺炎、药物性胰腺炎、妊娠性胰腺炎等。按照病理可分为急性水肿性胰腺炎、急性坏死性胰腺炎。

本病属中医"腹痛""脾心痛""胰瘅"等范畴。中医认为，主要病因包括胆石、虫积、素体肥胖、饮食不节等；次要病因包括情志失调、素体亏虚、外感六淫之邪等。病理性质为本虚标实，以里、实、热证为主。基本病机为腑气不通，各种致病因素引起气机不畅，脾胃运化失司，痰湿内蕴，郁久化热，久则血瘀、浊毒渐生，有形实邪阻滞中焦。

辨　证　施　治

1. 彭飞燕分5证

（1）肝郁气滞证　症见腹部阵痛或窜痛，或向左季肋部、左背部窜痛、呃逆、矢气后则舒；恶心或呕吐；腹胀，可无发热；急躁易怒，情志抑郁，善太息；嗳气呃逆，食少纳呆；舌淡红，苔薄白或薄黄，脉弦紧或弦数。治宜疏肝散郁、理气通下。方用柴胡疏肝散合小承气汤加减：柴胡6克、陈皮6克、川芎4.5克、香附4.5克、枳壳4.5克、白芍4.5克、大黄12克（后下）、厚朴6克、枳实9克、炙甘草3克。随症加减：口苦咽干或咽中有异物感者，加乌梅9克；苔腻夹痰湿者，加薏苡仁15克、泽泻

12克。

（2）肝胆湿热证　症见腹胀痛拒按；腹满胁痛；倦怠；身目俱黄，黄色鲜明；舌质红，苔薄黄或黄腻，脉弦数或滑数。治宜清肝利胆、通腑泻下。方用茵陈汤合龙胆泻肝汤加减：茵陈30克、栀子15克、大黄（后下）9克、龙胆草（酒炒）6克、黄芩（酒炒）9克、栀子（酒炒）9克、泽泻12克、木通9克、车前子9克、当归（酒炒）3克、生地黄9克、柴胡6克、生甘草6克。随症加减：便秘严重者，加芒硝9克；腹胀痛严重者，加郁金12克、青皮9克、川楝子15克。

（3）腑实热结证　症见腹痛剧烈，甚者从心下至少腹痛满不可近；有痞、满、燥、实征象；大便不通；舌红，苔黄厚腻或燥。治宜清热通腑。方用大柴胡汤合大承气汤加味：柴胡15克、黄芩9克、白芍9克、姜半夏9克、枳实9克、生大黄（后下）12克、厚朴15克、枳实12克、芒硝9克、生姜15克、大枣5枚。随症加减：口干口苦者，加白茅根15克、芦根15克；腹胀明显者，加大腹皮15克、青皮9克、陈皮9克。

（4）瘀热互结证　症见腹部刺痛拒按，痛有定处；或有包块；或见出血，皮肤青紫有瘀斑；舌质红或有瘀斑；脉弦数或涩。治宜清热泻火、祛瘀通腑。方用泻心汤合膈下逐瘀汤加减：大黄（后下）6克、黄连3克、黄芩3克、五灵脂9克（炒，包煎）、当归9克、川芎6克、桃仁9克（研泥）、牡丹皮6克、赤芍6克、乌药6克、延胡索3克、香附3克、红花9克、枳壳5克、生甘草9克。随症加减：痰多者，加瓜蒌根15克、桔梗9克；口苦心烦者，加龙胆草12克；恶心呕吐者，加半夏（姜）9克、竹茹9克。

（5）内闭外脱证　症见脐周剧痛；面色苍白，肢冷搐搦；喘促；大便不通，小便量少甚或无尿，舌

淡胖,苔白滑,脉微细。治宜通腑逐瘀、回阳救逆。方用小承气汤合四逆汤加味:大黄12克(后下)、厚朴6克、枳实9克、附子10克、干姜9克、炙甘草6克。随症加减:恶寒蜷卧,脉微而复自下利者,加人参5克。①

2. 中国中西医结合学会消化系统疾病专业委员会分2期

(1)早期

① 肝郁气滞证 症见右中上腹痛,两胁胀痛、矢气则舒;次症见抑郁易怒,善太息,恶心呕吐,嗳气呃逆,大便不畅。舌淡红,苔薄白或薄黄,脉弦紧或弦数,左关脉明显。治宜疏肝理气。方用柴胡疏肝散合清胰汤加减:醋柴胡、枳壳、泽泻、川芎、陈皮、法半夏、厚朴、郁金、丹参、白芍、大黄、生甘草。

② 肝胆湿热证 症见胁肋胀痛,口苦泛恶;次症见身目发黄,大便不调,小便短黄,乏力纳差。舌质红,苔黄腻或薄黄,脉弦数或弦滑数,左关脉为主。治宜清利肝胆湿热。方用茵陈汤合龙胆泻肝汤或清胰汤加减:茵陈、龙胆草、大黄(后下)、栀子、柴胡、枳实、木香(后下)、黄连、延胡索、黄芩、车前子、通草、生地黄、当归。

③ 结胸里实证 症见胸胁上腹硬满疼痛拒按,胸胁苦满;次症见寒热往来,心烦喜呕,小便短赤涩痛,大便秘结。舌红苔黄腻或黄厚而燥,脉滑数或沉紧、沉数有力。治宜通里攻下、理气活血。方用清胰汤合大陷胸汤加减:柴胡、黄芩、枳实、厚朴、牡丹皮、延胡索、川楝子、大黄(后下)、芒硝(冲服)、甘遂末等。

④ 瘀热(毒)互结证 症见腹部刺痛拒按,痛处不移,出血,皮肤青紫瘀斑;次症见发热夜甚,小便短赤,大便燥结,腹部可扪及包块。舌质红或有瘀斑,脉弦数或涩。治宜清热泻火、祛瘀通腑。方用泻心汤或大黄牡丹汤合膈下逐瘀汤加减:大黄(后下)、黄连、黄芩、当归、川芎、桃仁、红花、赤芍、延胡索、生地黄、丹参、厚朴、炒五灵脂、牡丹皮、芒硝(冲服)。毒热重者酌情加用黄连解毒汤、犀角

地黄汤、清胰解毒汤、安宫牛黄丸。

⑤ 内闭外脱证 症见寒战发热,烦渴多汗,呼吸喘促,烦躁不宁;次症见恶心呕吐,神志不清,皮肤花斑,二便不通。舌质干绛,苔灰黑而燥,或苍老无苔,脉沉细而弱或细数。治宜通腑逐瘀、回阳救逆。方用小承气汤合四逆汤加减:大黄(后下)、厚朴、枳实、熟附子、干姜、葛根、赤芍、红花、生晒参(另炖)、甘草。

(2)后期

① 脾气虚证 症见腹胀纳差,少气懒言,神疲乏力;次症见恶心呕吐,呕吐清水,大便稀溏,面色萎黄或㿠白。舌淡红,苔薄白,脉沉弱,右关弱而无力,或双寸沉弱无力,尺脉不弱。治宜益气健脾。方用补中益气汤加减:黄芪、人参、当归、橘皮、升麻、柴胡、白术、丹参、炙甘草。随症加减:中焦阳虚明显,可加理中汤;脾虚湿盛者,可与参苓白术散加减。

② 气阴两伤证 症见少气懒言,潮热盗汗;次症见短气自汗,口干舌燥,五心烦热,食欲不振。舌淡或舌红少苔,左脉细,或双寸脉细或细数。治宜益气养阴。方用生脉散合益胃汤加减:人参、麦冬、五味子、生地黄、玄参、玉竹、北沙参。

③ 中焦虚寒证 症见腹部拒急疼痛,喜温喜按;次症见心悸虚烦,虚怯少气,面色无华,乏力纳差。舌淡或舌红少苔,左脉细,或寸脉微弱而涩,尺脉紧弦,或石脉沉弱,左脉细弦而紧。治宜温中补虚、和里缓急。方用小建中汤加减:饴糖、桂枝、白芍、生姜、大枣、丹参、炙甘草。

④ 寒热错杂痞满证 症见心下痞满不痛,呕吐下利;次症见口干口苦,纳差,少气懒言,呃气频频。舌淡,舌苔黄白相间或黄厚腻、干,右关轻取浮滑,沉取无力。治宜寒热平调、消痞散结。方用半夏泻心汤加减:半夏、人参、黄连、黄芩、干姜、丹参、大枣。

⑤ 瘀血阻滞证 症见腹部包块,影像学发现腹腔积液,假性囊肿,包裹性坏死;次症见口干不欲饮,局部刺痛,局部压痛,皮下瘀斑。舌淡暗,紫

① 彭飞燕.急性胰腺炎的中医证候分布规律及中医药治疗的临床研究[D].南宁:广西中医药大学,2020.

暗,苔薄白或黄白,脉沉弦或涩。治宜活血化瘀、行气止痛。方用血府逐瘀汤加减:桃仁、红花、当归、生地黄、牛膝、川芎、桔梗、赤芍、枳壳、柴胡、甘草。随症加减:若瘀血阻滞于左侧腹,可与桂枝茯苓丸加减;瘀血阻滞于小腹,可与桃核承气汤加减;瘀血阻滞于右侧腹,可与奔豚汤加减;瘀血水湿阻滞于脐周者,可与当归芍药散加减。[1]

3.中华中医药学会脾胃病分会分2期

(1)急性期

① 肝郁气滞证 症见脘腹胀痛,腹胀得矢气则舒;次症见善太息,恶心或呕吐,嗳气,大便不畅。舌淡红,苔薄白或薄黄,脉弦紧或弦数。治宜疏肝解郁、理气通腑。方用柴胡疏肝散加减:陈皮(醋)、柴胡、川芎、香附、枳壳(麸炒)、白芍、炙甘草。随症加减:因胆道蛔虫病引起者,加乌梅、苦楝根皮;痛甚,加青皮、佛手、延胡索;大便干结者,加芦荟、芒硝。

② 肝胆湿热证 症见脘腹胀痛,大便黏滞不通;次症见胸闷不舒,发热,烦渴引饮,小便短黄,身目发黄。舌质红,苔黄腻或薄黄,脉弦数。治宜清热化湿、利胆通腑。方用茵陈汤合龙胆泻肝汤加减:茵陈、大黄(后下)、栀子、龙胆草(酒炒)、黄芩(酒炒)、栀子(酒炒)、泽泻、木通、车前子、当归、生地黄、柴胡、甘草。随症加减:黄疸热重者,加蒲公英、败酱草、紫花地丁;大便黏滞不爽者,加滑石、薏苡仁。

③ 腑实热结证 症见腹满硬痛拒按,大便干结不通;次症见日晡潮热,胸脘痞塞,呕吐,口臭,小便短赤。舌质红,苔黄厚腻或燥,脉洪大或滑数。治宜清热通腑、内泻热结。方用大柴胡汤合大承气汤加减:柴胡、枳实、半夏、黄芩、大黄(后下)、芒硝(冲服)、白芍、栀子、连翘、桃仁、红花、厚朴、黄连。随症加减:呕吐重者,加紫苏梗、竹茹。

④ 瘀毒互结证 症见腹部刺痛拒按,痛处不移,大便燥结不通;次症见躁扰不宁,皮肤青紫有瘀斑,发热,小便涩短。舌质红或有瘀斑,脉弦数

或涩。治宜清热泻火、祛瘀通腑。方用泻心汤或大黄牡丹汤合膈下逐瘀汤加减:大黄、黄连、黄芩、当归、川芎、桃仁、红花、赤芍、延胡索、生地黄、丹参、厚朴、炒五灵脂、牡丹皮、水牛角(先煎)、芒硝(冲服)。随症加减:便血或呕血者,加三七粉、茜草根;瘀重者,加三棱、莪术。

⑤ 内闭外脱证 症见意识模糊不清,大便不通;次症见肢冷抽搐,呼吸喘促,大汗出,小便量少甚或无尿。舌质干绛,苔灰黑而燥,脉微欲绝。治宜通腑逐瘀、回阳救逆。方用小承气汤合四逆汤加减:大黄(后下)、厚朴、枳实、熟附子、干姜、葛根、赤芍、红花、生晒参(另炖)、代赭石(先煎)、生牡蛎(先煎)、炙甘草。随症加减:大便不通者,加芒硝;汗多亡阳者,加煅龙骨、煅牡蛎。

(2)恢复期

① 肝郁脾虚证 症见胁腹胀满,便溏;次症见纳呆,恶心,善太息。舌苔薄白或白腻,脉弦缓。治宜疏肝健脾、和胃化湿。方用柴芍六君子汤加减:人参、炒白术、茯苓、陈皮、姜半夏、柴胡、炒白芍、钩藤、炙甘草。随症加减:食积者,加焦三仙、莱菔子;腹胀明显者,加莱菔子、木香。

② 气阴两虚证 症见少气懒言,胃脘嘈杂;次症见神疲,口燥咽干,饥不欲食,大便干结。舌淡红少苔或无苔,脉细弱。治宜益气生津、养阴和胃。方用生脉散或益胃汤加减:人参、五味子、沙参、麦冬、生地黄、玉竹、冰糖。随症加减:口渴明显者,加玄参、天花粉。[2]

4.朱培庭分4型

(1)胃肠热结型 症见腹痛剧烈,腹胀,痞满拒按,手不可近,便结,发热,口干渴,恶心呕吐频繁,舌红苔白或黄,脉弦或紧、数。治宜通里攻下、理气通腑。方用加味锦红汤:生大黄(后下)9克、红藤30克、蒲公英15克、厚朴9克、生地黄9克、胡黄连9克、生山楂12克。

(2)肝胆湿热型 症见胁肋及上腹疼痛如挚如绞,拒按,手不可近,发热或往来寒热,口苦咽

① 中国中西医结合学会消化系统疾病专业委员会.急性胰腺炎中西医结合诊疗共识意见(2017年)[J].中国中西医结合消化杂志,2017,25(12):901-909.
② 中华中医药学会脾胃病分会.急性胰腺炎中医诊疗专家共识意见(2017)[J].临床肝胆病杂志,2017,33(11):2052-2057.

干,恶心呕吐,不思饮食,有时可见颜面及全身黄似橘色,便秘溲赤,舌红苔黄腻,脉滑或滑数。治宜清热利胆、化湿通下。方用加味锦红汤加砂仁6克、白豆蔻6克、半夏9克、薏苡仁15克。

(3)热毒血瘀型 症见腹痛、腹胀减轻,但上腹仍疼痛,伴有压痛,高热,潮红,口干渴甚,汗出,舌质红,紫暗或有瘀斑,苔黄。治宜清热解毒、凉血活血。方用加味锦红汤加水牛角(先煎)60克、牡丹皮9克、赤芍9克。

(4)饮停胸胁型 症见胸腹硬满,痛不可近,大便秘结,日晡潮热,短气烦躁,口干舌燥,舌质红,苔黄,少津,脉沉紧。治宜泻热通下、攻逐水饮。方用加味锦红汤合大陷胸汤:生大黄(后下)9克、红藤30克、蒲公英15克、厚朴9克、生地黄9克、胡黄连9克、生山楂12克、芒硝(冲服)9克、甘遂(研末)3克。

临床观察:朱培庭用上方加减辨证治疗重症急性胰腺炎患者,临床疗效良好。[1]

经 验 方

1. 清胰活血汤 大黄6克、黄芩15克、黄连10克、桃仁15克、牡丹皮10克、人参15克、麦冬15克、川芎10克、延胡索15克、黄芪15克、当归15克、赤芍10克、丹参10克、泽泻15克、车前子10克、甘草15克。每日1剂,水煎浓缩400毫升,早晚各服1次,每次口服200毫升。灌肠药用大黄10克、枳实30克、地榆20克、甘草20克。每晚睡前排便后将100毫升灌肠液加热至38℃,注入后嘱患者保持平卧位。刘毅等将78例急性胰腺炎患者随机分为治疗组与对照组各39例。两组均给予西医疗法,治疗组另加自拟清胰活血汤与中药灌肠剂进行治疗。两组均以7日为1个疗程,治疗2个疗程。结果:两组在中医证候评分方面,各个疗程后与对照组相比,治疗组均有较大幅度的降低($P<0.01$),在改良CT严重指数

(MCTSI)评分、胃肠道功能(GSRS)评分方面,治疗组与对照组相比均有所降低($P<0.05$);两组临床相关生化指标与血清炎性细胞因子均有不同程度的改善($P<0.05$或$P<0.01$),且治疗组的改善程度更为显著($P<0.05$);治疗组的总有效率为94.87%,高于对照组的64.10%($P<0.05$)。[2]

2. 通腑化瘀清胰汤 通腑化瘀清胰汤1号方:生大黄(后下)30克、芒硝(冲服)20克、枳实30克、厚朴20克、生白术30克、红藤30克、虎杖30克、蒲公英30克、大腹皮30克、丹参20克、郁金20克。浓煎200毫升,分2次肛门插管作结肠高位保留灌肠;同时用纱布袋装500克芒硝外敷脐周,每次持续2小时,每日2次(纱布袋变硬后重新更换)。通腑化瘀清胰汤2号方:生大黄(后下)15克、芒硝(冲服)9克、枳实30克、厚朴15克、生白术30克、红藤15克、虎杖15克、蒲公英30克、大腹皮15克、丹参15克、郁金15克。浓煎200毫升,分2次服用。禁食期使用通腑化瘀清胰汤1号方,开放饮食后予通腑化瘀清胰汤2号方口服或鼻饲序贯治疗。李珍等将64例急性胰腺炎患者分为治疗组和对照组各32例。两组常规禁食、胃肠减压;应用质子泵抑制剂及生长抑素抑制胰腺分泌;补液并纠正水、电解质、酸碱失衡;给予足够的营养支持等治疗。治疗组另用通腑化瘀清胰汤联合芒硝外敷序贯治疗。结果:治疗组的总有效率为96.9%,高于对照组的93.7%($P<0.05$)。[3]

3. 加味柴芍承气汤 生大黄(后下)15克、芒硝10克、柴胡10克、白芍10克、枳实10克、厚朴10克、黄芩10克、丹参10克、木香10克。每日1剂,水煎成400毫升,分2次从鼻饲管内注入,夹管2小时,以轻度腹泻为宜。朱颖玲等将80例急性胰腺炎患者随机分成治疗组和对照组各40例。两组均采取禁食、胃肠减压、静脉营养支持、抗感染、维持水电平衡及内环境稳定等综合治疗。两组均使用生长抑素(奥曲肽)0.1毫克皮下注射抑

① 顾宏刚,等.朱培庭治疗重症急性胰腺炎的经验[J].上海中医药杂志,2005,39(12):33-34.
② 刘毅,周建波,等.自拟清胰活血汤联合中药灌肠剂治疗急性胰腺炎的疗效观察[J].中国中医急诊,2020,29(2):317-320.
③ 李珍,傅志泉,等.通腑化瘀清胰汤联合芒硝外敷序贯治疗急性胰腺炎的临床研究[J].重庆医学,2019,48(23):3974-3977.

制胰酶分泌,每8小时1次。治疗组另加用加味柴芍承气汤胃管鼻饲。两组均治疗7日为1个疗程。结果:治疗组的白细胞、血淀粉酶、尿淀粉酶、肠鸣音、排气、排便恢复时间及腹痛、腹胀消失时间和住院时间等各项指标均明显短于对照组($P<0.05$);治疗组的总有效率明显优于对照组($P<0.05$)。①

4. 大承气汤加味 大黄30克、厚朴30克、枳实25克、芒硝18克、柴胡20克、延胡索25克、赤芍25克、黄连12克、丹参30克、红藤20克。上药加水煎取600毫升,分别经空肠营养管分次注射,后夹闭胃肠减压管1小时。董耀等将56例急性胰腺炎患者随机分为常规治疗组和中药治疗组各28例。两组均给予禁食、禁水、胃肠减压、补液、肠外营养支持、防治感染、抑制胃酸及胰腺分泌等常规治疗。中药治疗组另加经空肠营养管注入大承气汤加味治疗,疗程10~40日,直至腹痛腹胀症状缓解。结果:两组患者的血清淀粉酶(AMY)、WBC、CRP、TNF-α、IL-1水平治疗后均低于治疗前($P<0.05$),其中中药治疗组的上述指标治疗后明显低于常规治疗组($P<0.05$)。中药治疗组患者AMY恢复时间、腹胀缓解时间、住院费用、住院天数明显低于常规治疗组($P<0.05$或$P<0.01$)。中药治疗组的腹腔感染率、胰腺假性囊肿形成率、严重腹胀发生率均低于常规治疗组(均$P<0.05$)。两组的白蛋白、前白蛋白、转铁蛋白治疗后均高于治疗前($P<0.05$),中药治疗组患者的上述指标治疗后明显高于常规治疗组($P<0.05$)。②

5. 大柴胡汤加减 柴胡15克、黄芩10克、木香10克、延胡索20克、白芍15克、生大黄(后下)15克、芒硝(冲服)9克。水煎500毫升,从胃管中注入熬制好的中药,每日4次,每次80~100毫升,注入后夹管30分钟。梅礼强等将47例急性重症胰腺炎患者随机分为治疗组25例和对照组22例。对照组予常规治疗,治疗组予上方加常规治疗。结果:治疗组存活23例,死亡2例;对照组存活17例,死亡5例。治疗组在继发感染并发症、血清淀粉酶及白细胞恢复正常时间、住院时间和费用上均少于对照组,两组比较均有显著性差异(均$P<0.05$)。③

6. 清胰汤 生大黄(后下)15克、芒硝(冲服)15克、厚朴10克、枳实10克、木香10克、白芍10克、栀子10克、牡丹皮10克、丹参10克、延胡索10克。加水500毫升,煎至200~300毫升,分1~2次自胃管注入,夹管2小时,以轻度腹泻为度,每日1次。罗明等将98例重症急性胰腺炎患者随机分为治疗组46例和对照组52例。两组均采用常规治疗,治疗组另加用上方治疗。结果:治疗组10日的总体临床效果明显优于对照组,且并发多脏器功能衰竭、中转手术治疗及死亡率均低于对照组(均$P<0.05$)。④

7. 四妙勇安汤加减 金银花90克、玄参90克、当归60克、生甘草30克。随症加减:肝郁气滞型,加柴胡10克、川楝子10克、白芍10克;胃肠实热型,加大黄(后下)15克、厚朴15克、芒硝(冲服)10克;湿热蕴结型,加厚朴15克、茵陈20克、代赭石30克、龙胆草9克。每日1剂,煎2次,早晚分服。周国立等将80例急性胰腺炎患者随机分为对照组30例和治疗组50例。两组患者均禁食1~2日,并常规给予输液等支持疗法。治疗组予四妙勇安汤加减口服,对照组用3克氨苄青霉素加入500毫升10%葡萄糖注射液静脉滴注,每日2次。疼痛剧烈者加阿托品或强痛定等镇静止痛针。结果:总有效率治疗组为96%,对照组为76.7%,治疗组疗效显著优于对照组($P<0.01$)。⑤

8. 清胰驱蛔汤 大黄20克、黄芩15克、茵陈15克、栀子10克、枳实10克、柴胡15克、白芍10克、当归10克、乌梅30克、川椒15克、肉桂10克、黄连10克、苦楝皮10克。每日口服3~4次,每次100毫升,连用5日为1个疗程。李建平等

① 朱颖玲,等.鼻饲加味柴芍承气汤治疗急性胰腺炎40例[J].南京中医药大学学报,2014,30(4):329-331.
② 董耀,等.大承气汤加味联合西药治疗急性胰腺炎28例临床观察[J].中医杂志,2012,53(21):1827-1830.
③ 梅礼强,岳红.大柴胡汤加减方治疗急性重症胰腺炎25例[J].世界华人消化杂志,2011,19(4):407-409.
④ 罗明,等.清胰汤治疗重症急性胰腺炎46例[J].中国中西医结合外科杂志,2010,16(6):646-648.
⑤ 周国立,等.四妙勇安汤治疗急性胰腺炎疗效观察[J].辽宁中医杂志,2004,31(10):860.

用上方治疗 25 例胆道蛔虫引起的急性胰腺炎患者。结果:痊愈 18 例,好转 6 例,无效 1 例,总有效率 96%。[①]

9. **胰胆汤** 茵陈 15 克、生大黄(后下)30 克、柴胡 10 克、栀子 10 克、枳实 10 克、芒硝(冲服)30 克、厚朴 10 克。煎煮 200 毫升,每日 1 剂,药后应得泻 4~8 次,若 4 小时内不泻,再服 1 剂,除第 1 日禁食外,一旦得泻,第 2 日即可饮水和给予无油流质或半流质饮食,中药剂量以保持每日大便 3~5 次为宜。彭培初等将 62 例急性胆源性胰腺炎患者随机分为中医组和西医组各 31 例。中医组予胰胆汤口服;西医组禁食至腹痛及尿、血淀粉酶恢复正常为止,并予西咪替丁 800 毫克,每日 1 次(或洛赛克 20 毫克,每日 1 次)、善得定 200 微克(或抑肽酶 1 万单位)、抗生素(氧氟沙星 200 毫克,每日 1 次;甲硝唑 500 毫克,每日 1 次)联合治疗。禁食期间的肠外营养用葡萄糖和脂肪乳加多种维生素(7%凡命和 10%英脱利匹特按 4:1 比例),每日总补液量 2 000~3 000 毫升。两组均以 7 日为 1 个疗程,连用 2~4 个疗程。结果:中医组治愈 28 例,显效 2 例,有效 1 例,无效 0 例;西医组治愈 10 例,显效 6 例,有效 12 例,无效 3 例。组间治愈率比较,差异有非常显著性意义($P<0.01$);两组的血尿淀粉酶 7 日内恢复正常例数、腹痛缓解时间比较,差异有非常显著性意义(均 $P<0.01$);两组的住院天数比较差异亦有显著性($P<0.05$)。[②]

10. **胰炎灵冲剂** 大黄、败酱草、柴胡、黄芩、枳实、厚朴。李运伦等将 368 例急性胰腺炎患者随机分为治疗组和对照组各 184 例。治疗组用胰炎灵冲剂(由江苏省中医院药剂科生产),每瓶 10 克,每次 20 克,1 日 4 次,溶入 30 毫升温水中,口服或经胃管注入。对照组用抑肽酶 10 万单位加入生理盐水 500 毫升静脉滴注,每日 1 次。两组基础治疗均行胃肠减压、禁食,以输液维持水电解质及酸碱平衡,控制继发感染等。7 日为 1 个疗程,

共治疗 1 个疗程。结果:愈显率治疗组为 91.3%,对照组为 80.34%,两组愈显率具有显著性差异($P<0.01$)。[③]

11. **加味复元活血汤** 桃仁 12 克、天花粉 12 克、甲片 12 克、红花 10 克、当归 10 克、胡黄连 10 克、厚朴 10 克、大黄(后下)15 克、柴胡 15 克、赤芍 15 克、延胡索 15 克、甘草 6 克。随症加减:湿热重者,加黄芩 15 克、茵陈 30 克;腹胀甚腑气不通者,加芒硝(冲服)10 克、枳实 10 克;热毒甚者,加小红藤 30 克、败酱草 30 克。加水煎至 500 毫升,分 3 次口服或胃管内注入,每日 2 次。罗晓萍等用上方加减治疗 52 例急性胰腺炎患者。结果:治愈 46 例,有效率 96.1%。[④]

12. **清肝利胆汤** 党参 15 克、黄芪 20 克、焦白术 12 克、柴胡 15 克、黄芩 20 克、黄精 15 克、连翘 20 克、茵陈 12 克、郁金 12 克、栀子 12 克、牡丹皮 15 克、当归 12 克、茯苓 12 克、虎杖 20 克、板蓝根 10 克、丹参 15 克、金钱草 20 克、泽泻 12 克、大黄 6 克。水煎煮 250 毫升,每日 1 剂,分 2 次口服。每日腹泻 5 次以上者,减大黄用量。[⑤]

单 方

1. **生大黄内服与芒硝外敷** 组成:生大黄 50 克、芒硝 500 克。用法用量:(1)大黄鼻饲法。在 200 毫升开水中加入 50 克生大黄浸泡 30 分钟,然后进行冷却处理,控制好温度,一般以 37℃左右为宜,过滤出浸泡液,用 50 毫升注射器抽吸后缓慢注入胃管,注入后夹闭管道 30 分钟,每日 3 次。(2)芒硝外敷法。用棉布缝制一个 25 厘米×35 厘米的布袋,将 500 克芒硝研碎后装入布袋内并封口,对患者的中上腹或者上腹胰腺投影区进行外敷,掌握好药物厚度,一般≤5 毫米,用保鲜膜进行固定,待芒硝吸水凝集成块状时更换,外敷时注意观察腹部皮肤情况,避免腐蚀或保鲜膜加压

① 李建平,等.自拟清胰驱蛔汤治疗胆道蛔虫引起急性胰腺炎 25 例[J].辽宁中医杂志,2004,31(5):402.
② 彭培初,等.胰胆汤治疗急性胆源性胰腺炎 31 例[J].上海中医药杂志,2003,37(7):12-13.
③ 李运伦,等.胰炎灵冲剂治疗急性胰腺炎 184 例临床观察[J].中医杂志,2003,44(7):512-513.
④ 罗晓萍,等.加味复元活血汤治疗急性胰腺炎 52 例[J].四川中医,2001,19(7):44.
⑤ 黄培乐,等.中药清肝利胆汤在重症急性胰腺炎治疗中的作用[J].中国中西医结合杂志,2001,21(6):461-462.

过大形成损伤。临床应用：徐良峰等将74例重症急性胰腺炎患者随机分为对照组和研究组各37例。对照组实行常规综合治疗，给予禁食、胃肠减压、抑酸、抑制胰液分泌、抑制胰酶活性、抗感染、液体复苏等治疗，以患者实际情况酌情给予肠外营养、肠内营养。研究组在常规综合治疗基础上给予生大黄鼻饲与芒硝外敷联合治疗。结果：研究组症状改善时间均优于对照组，两组比较具有较大差异（$P<0.05$）。治疗前，两组 TNF-α 和 CRP 指标无显著差异（$P>0.05$）；治疗后，研究组指标均比对照组低，两组比较具有明显差异（$P<0.05$）。对照组并发症发生率明显比研究组高，两组比较差异较大（$P<0.05$）。[1]

2. 甘遂　组成：甘遂粉。用法用量：甘遂粉 0.7～1 克加入 500 毫升生理盐水配制成混悬液，经胃管注入，夹闭胃管 30～60 分钟，6～8 小时 1 次，每日 2～3 次，至出现腹泻后减量或停药。临床应用：吕新生等将 108 例重症急性胰腺炎患者随机分为甘遂组和对照组各 54 例。两组均予常规西医治疗，甘遂组另予甘遂粉经胃管注入。结果：甘遂组患者的病情缓解时间、腹部症状体征转阴率、血尿淀粉酶恢复时间、并发症发生率、住院时间均明显优于对照组（$P<0.01$，$P<0.05$）。[2]

中　成　药

1. 香砂六君子丸　组成：木香、砂仁、陈皮、制半夏、党参、白术、茯苓、炙甘草。功效主治：益气健脾，理气和胃；适用于脾虚气滞的治疗。[3]

2. 理中丸　组成：人参、白术、干姜、甘草。功效主治：温中散寒，健脾和胃；适用于脾胃虚寒，呕吐泄泻，胸满腹痛及消化不良见上述证候者。[4]

3. 桂枝茯苓丸　组成：桂枝、茯苓、牡丹皮、赤芍、桃仁。功效主治：活血，化瘀，消癥；适用于血瘀证，瘀血积液积聚阻滞于左侧者。[5]

4. 血府逐瘀口服液（片）　组成：桃仁、红花、当归、川芎、生地黄、赤芍、牛膝、柴胡、枳壳、桔梗、炙甘草。功效主治：活血化瘀，行气止痛；适用于瘀血内阻证。[6]

5. 柴胡疏肝丸　组成：陈皮、柴胡、川芎、香附、枳壳、芍药、甘草。功效主治：疏肝理气，消胀止痛；适用于肝气不舒证。[7]

6. 龙胆泻肝丸　组成：龙胆、柴胡、黄芩、炒栀子、泽泻、木通、车前子（盐炒）、当归（酒炒）、地黄、炙甘草。功效：清利肝胆湿热；适用于肝胆湿热证。[8]

7. 消炎利胆片　组成：穿心莲、溪黄草、苦木。功效主治：清热祛湿利胆；适用于肝胆湿热证。[9]

8. 胆石通胶囊　组成：蒲公英、水线草、茵陈、金钱草、溪黄草、大黄、枳壳、柴胡、黄芩、鹅胆粉。功效主治：清热利湿，利胆排石；适用于肝胆湿热证。[10]

9. 大黄利胆胶囊　组成：大黄、手掌参、余甘子。功效主治：清热利湿，解毒退黄；适用于肝胆湿热证。[11]

10. 茵栀黄颗粒　组成：茵陈提取物、栀子提取物、黄芩苷、金银花提取物。功效主治：清热解毒，利湿退黄；适用于肝胆湿热证。[12]

① 徐良峰，等.生大黄与芒硝内服外敷治疗重症急性胰腺炎的临床疗效分析[J].黑龙江医药，2020,33(5)：1114-1116.
② 吕新生，等.甘遂治疗重症急性胰腺炎[J].中国普通外科杂志，2004,13(6)：401-404.
③～⑥ 中国中西医结合学会消化系统疾病专业委员会.急性胰腺炎中西医结合诊疗共识意见(2017 年)[J].中国中西医结合消化杂志，2017,25(12)：901-909.
⑦～⑫ 中华中医药学会脾胃病分会.急性胰腺炎中医诊疗专家共识意见(2017)[J].临床肝胆病杂志，33(11)：2052-2057.

慢 性 胆 囊 炎

概 述

慢性胆囊炎是指胆囊在致病因素的刺激下出现慢性炎症性改变的疾病。临床主要表现是右中上腹或剑突下反复性疼痛（右胁肋部），少数可发生于胸骨后或左上腹。疼痛程度可轻可重，轻者几乎无疼痛，重者可出现较为剧烈的疼痛，可表现为胀痛、窜痛、闷痛、刺痛、灼痛、空痛、牵掣痛等，可放射至肩背部、腰部或肝区，疼痛多在进食油腻食物或饱餐后诱发或加重，夜间出现较多，或与情绪变化有关。多数慢性胆囊炎合并胆囊结石，称慢性结石性胆囊炎。另有部分病例，胆囊内并无结石存在的证据，称为慢性非结石性胆囊炎，病理改变与慢性结石性胆囊炎相似。引起慢性胆囊炎的原因有结石、胆囊管的部分梗阻、胆囊长时间胆汁滞留、细菌或病毒感染、胰液的返流、寄生虫感染、药物等。大多数慢性胆囊炎慢性起病，也可由急性胆囊炎症反复发作而来。若治疗不当，亦可诱发急性胆囊炎、胆管炎，甚至引起胆源性胰腺炎。同时，胆囊受长期慢性炎症刺激，可导致胆囊上皮不典型增生，最终演变成胆囊癌。慢性胆囊炎一般预后良好，除非出现胆囊癌变或其他严重并发症。

本病属中医"胁痛""胃脘痛""胃痞"范畴。《黄帝内经》《金匮要略》及后世众多医著中均有类似本病症状的阐述。中医认为，胆附于肝，有经脉相互络属，肝胆互为表里；胆汁由肝之精气所化生，胆汁的化生和排泄由肝的疏泄功能控制和调节；胆为六腑之一，以通为顺。肝失疏泄，胆汁化生失常、排泄不畅，淤滞日久，可聚而成石。

辨 证 施 治

朱培庭分 2 型

（1）肝胆气郁型　症见右中上腹时有隐隐作痛，食入作胀，胃纳不馨，嗳气便秘。症状发作多与情绪变化有关。口不干，舌苔薄腻，脉平或弦。治宜疏肝利胆、健脾和胃。方用胆宁汤（经验方）：茵陈、虎杖、生大黄、青皮、陈皮、郁金等。

（2）肝阴不足型　症见胁下胀满或隐痛，头目眩晕，口舌咽干欲饮，纳谷不馨，食入胀甚，妇女经少色淡，舌尖红刺或有裂纹或见光剥，脉细弦。治宜养肝柔肝、疏肝利胆。方用养肝利胆汤（经验方）：生地黄、何首乌、枸杞子、茵陈、虎杖、生大黄、生山楂、鸡内金、麦芽、玫瑰花、佛手、绿萼梅等。[1]

经 验 方

1. 疏肝利胆汤　柴胡 12 克、白芍 20 克、枳壳 12 克、香附 12 克、青皮 10 克、延胡索 12 克、生大黄 6 克、丹参 15 克、垂盆草 15 克、茵陈 30 克、金钱草 30 克、炒麦芽 30 克、甘草片 6 克。随症加减：恶心呕吐者，加半夏 10 克、陈皮 10 克、竹茹 15 克；右胁刺痛、舌有瘀斑者，加郁金 12 克；急性发作，出现发热者，加金银花 30 克、龙胆草 6 克；伴胆结石者，加地龙 10 克、鸡内金 15 克。每日 1 剂，水煎分 2 次口服。桑希河用上方加减治疗 76 例慢性胆囊炎患者。结果：治愈 23 例，显效 32

① 张静喆.胆病从肝论治·朱培庭学术经验精髓[M].北京:科学出版社,2008:24.

例,有效 19 例,总有效率 97.4%。①

2. 大柴胡汤　丹参 30 克、姜半夏 10 克、炒白术 5 克、赤芍 10 克、姜黄 8 克、金钱草 10 克、青皮 9 克、枳实 10 克、大黄 9 克、黄芩 10 克、柴胡 15 克。随症加减:有结石者,加海金沙 30 克、威灵仙 30 克、鸡内金 10 克、芒硝 10 克;小便短赤者,加茵陈 30 克、车前子 15 克;如果便秘者,则加芒硝 10 克、大黄 5 克;便溏次数多者,则加炒薏仁 30 克、茯苓 30 克、炒山药 30 克、莲子 15 克,去除大黄、枳实;大便干结者,加芒硝 10 克、川厚朴 15 克;如果患者黄疸者,加茵陈 30 克、秦艽 15 克、栀子 10 克;纳呆腹胀者,加山楂 20 克、炒麦芽 20 克、砂仁 10 克、鸡内金 10 克;恶心呕吐者,加生姜 10 克、竹茹 10 克、藿香 9 克。曾志泉等将 200 例慢性胆囊炎患者随机分为治疗组和对照组各 100 例。治疗组予大柴胡汤加减治疗,对照组予消炎利胆片口服。结果:总有效率治疗组为 95%,对照组为 80%,两组比较差异有统计学意义(P<0.05)。②

3. 柴金化瘀方　柴胡 15 克、郁金 12 克、醋青皮 12 克、金钱草 30 克、海金沙 30 克、鸡内金 30 克、蒲公英 15 克、茯苓 12 克、厚朴 15 克、黄芩 12 克、白芍 20 克、薏苡仁 30 克、茵陈 15 克。随症加减:胁痛甚者,加川楝子、延胡索;口苦心烦重者,加栀子、黄芩、龙胆草;伴肠鸣腹泻者,加白术、茯苓、薏苡仁;伴便秘、腹胀者,加大黄、芒硝以泻热通便存阴;伴胁肋积块且正气未衰者,加三棱、莪术、甲片以破瘀散结;伴恶心、呕吐者,加半夏、竹茹、陈皮。每日 1 剂,水煎取汁 400 毫升,分早晚 2 次服。赵润元等将 130 例慢性胆囊炎患者随机分为治疗组和对照组各 65 例。治疗组予柴金化瘀方加减治疗,对照组予消炎利胆片口服。结果:总有效率治疗组为 89.23%,对照组为 76.92%,治疗组疗效优于对照组(P<0.05)。③

4. 排石利胆汤　柴胡 15 克、白芍 15 克、川芎 15 克、川楝子 10 克、枳壳 10 克、香附 15 克、虎杖 15 克、金钱草 30 克、大黄 10 克、郁金 10 克、甘草 5 克。每日 1 剂,水煎,取汁 400 毫升,早晚 2 次分服。孔悟华等将 72 例慢性胆囊炎患者随机分为治疗组和对照组各 36 例。两组均予常规治疗,治疗组予另加用上方治疗。结果:治疗组总有效率 91.67%,对照组总有效率为 75%,治疗组疗效优于对照组(P<0.05)。④

5. 安胆汤　龙胆草 3 克、黄芩 6 克、栀子 6 克、泽泻 10 克、通草 3 克、车前子 10 克、当归 6 克、生地黄 10 克、醋柴胡 6 克、鸡内金 10 克、金钱草 20 克、海金沙(包煎)12 克、延胡索 10 克、厚朴 10 克、姜半夏 10 克、炙甘草 6 克。每日 1 剂,水煎,早饭和晚饭后温服。王红霞等将 110 例肝胆湿热证慢性胆囊炎患者随机分为治疗组和对照组各 55 例。治疗组患者服用安胆汤治疗,对照组患者服用熊去氧胆酸片联合复方阿嗪米特肠溶片治疗。两组均以 2 周为 1 个疗程,连续治疗 2 个疗程。结果:治疗组患者的胁肋胀痛、口苦口干、身重困倦、脘腹胀满、小便短黄和大便不调等中医症状改善情况优于对照组,两组比较差异具有统计学意义(P<0.05);胆囊彩超总有效率治疗组为 94.55%,对照组为 85.55%,治疗组优于对照组(P<0.05);综合临床总有效率治疗组为 92.73%,对照组为 81.82%,治疗组优于对照组(P<0.05)。⑤

6. 半夏泻心汤　半夏 12 克、黄芩 9 克、黄连 5 克、干姜 9 克、炙甘草 6 克、大枣 4 枚、党参 15 克、柴胡 15 克、白术 10 克、茯苓 10 克、厚朴 10 克、大腹皮 10 克。随症加减:伴气滞腹胀者,加青皮 10 克、香附 10 克;伴气虚者,加黄芪 30 克;伴双目干涩者,加生地黄 15 克、枸杞子 15 克;伴结石者,加金钱草 15 克、鸡内金 15 克;伴血瘀者,加郁金 10 克。每日 1 剂,水煎 2 次,取汁 200 毫升,分早晚各服用 1 次。郑文艳将 116 例慢性胆囊炎患者随机分为治疗组和对照组各 58 例。两组均采用常规西医治疗,治疗组另给予半夏泻心汤加减治疗。结

① 桑希河.疏肝利胆汤治疗慢性胆囊炎 76 例[J].中国民间疗法,2018,26(8):35.
② 曾志泉,等.慢性胆囊炎采用中医治疗的临床疗效[J].深圳中西医结合杂志,2018,28(12):63-64.
③ 赵润元,杨倩,等.柴金化瘀方治疗慢性胆囊炎临床观察[J].时珍国医国药,2018,29(6):1388-1390.
④ 孔悟华,郑太昌.排石利胆汤治疗慢性胆囊炎临床研究[J].河南中医,2018,38(6):920-922.
⑤ 王红霞,等.安胆汤治疗慢性胆囊炎肝胆湿热证临床研究[J].黑龙江中医药,2018,47(3):21-23.

果:治疗组总有效率为96.55%,高于对照组的81.03%,两组比较差异有统计学意义($P<0.05$);治疗组治疗后右上腹疼痛、腹胀、胆区不适或叩击痛等症状积分均低于对照组($P<0.01$);治疗组治疗后胆囊长径、胆囊短径、胆囊壁厚度较对照组明显改善($P<0.01$)。[1]

7. 利胆排石汤 柴胡12克、川楝子9克、川芎10克、白芍12克、甘草9克、香附10克、枳壳9克、大黄9克、虎杖15克、郁金15克、金钱草30克。每日1剂,常规水煎煮2次,分早晚2次内服。张洁靖等将120例慢性胆囊炎患者随机分为治疗组和对照组各60例。张洁靖等将120例慢性胆囊炎患者随机分为治疗组和对照组各60例。两组均在急性发作期采用硝酸甘油片0.5毫克舌下含服,每4小时1次;盐酸异丙嗪片口服,每次2片,每日2次;消化不良者应用复方阿嗪米特肠溶片,每次2片,每日3次;抗感染采用注射用哌拉西林钠他唑巴坦钠,每次4.5克,用250毫升5%葡萄糖注射液稀释,静脉滴注,每日2次;甲硝唑片,每次3片,每日3次,口服。治疗组另加用利胆排石汤治疗。两组均治疗4周。结果:治疗组治疗后中医临床症状积分均明显低于对照组($P<0.01$);临床总有效率治疗组为93.1%,对照组为76.27%,治疗组优于对照组($P<0.05$);治疗组治疗后胆囊收缩功能显著高于对照组,而胆囊壁厚度明显低于对照组($P<0.01$);治疗后治疗组血清瘦素(LEP)和TNF-α水平均明显低于对照组,两组比较差异均有统计学意义(均$P<0.01$)。[2]

8. 综合疗法 (1)内治法:① 肝胆气滞证,方用柴胡疏肝散(北柴胡9克、香附6克、川芎9克、陈皮9克、枳壳6克、白芍9克、木香6克、甘草6克);② 肝胆湿热证,方用龙胆泻肝汤(龙胆草9克、黄芩6~9克、北柴胡9克、生地黄12克、车前子12克、泽泻12克、通草9克、当归9克、大黄6克、甘草6克);③ 瘀血阻络证,方用复元活血汤

(北柴胡9克、天花粉9克、当归9克、炮甲片6克、桃仁9克、红花9克、酒大黄6克、甘草6克);④ 肝阴不足证,方用一贯煎(生地黄15克、北沙参15克、当归12克、枸杞子15克、麦冬12克、川楝子6克、白芍15克、甘草6克)。每日1剂,水煎服,早晚分服。(2)针灸治疗:选穴肝俞、胆俞、期门、阳陵泉、足三里。肝胆气滞证、肝胆湿热证、瘀血阻络证用泻法,肝阴不足证用补法。(3)外敷治疗:① 十香止痛贴(科室自制):丁香、沉香、檀香、木香等。以茶水(或醋、甘油、麻油、茶油)搅拌成膏,外敷胆囊区。每日1~2次,1次贴8小时后取下,3日为1个疗程,可反复使用,适用于右上腹痛者。② 七味消胀贴(科室自制):槟榔、莱菔子、枳实、厚朴等。取适量以茶水(或醋、甘油、麻油、茶油)搅拌成膏,外敷胆囊区。每日1~2次,1次贴8小时后取下,3日为1个疗程,可反复使用,适用于腹胀者。张海鸥等将240例慢性胆囊炎患者随机分为治疗组和对照组各120例。治疗组以上述中医综合疗法治疗,对照组以西药常规用药治疗。两组疗程均为1个月。结果:治疗后两组临床症状积分、PRO量表积分均降低,且治疗组优于对照组,两组比较差异有统计学意义($P<0.05$);治疗组B超改善情况优于对照组($P<0.05$)。[3]

9. 疏肝利胆汤 柴胡15克、枳壳12克、香附10克、川楝子12克、青蒿12克、黄芩12克、金钱草15克、生山楂15克、陈皮10克。随症加减:大便干结者,加生大黄10克;恶心呕吐者,加竹茹12克;伴有结石者,加海金沙30克、鸡内金20克。每日1剂,每剂煎服3次。詹其用上方加减治疗206例慢性胆囊炎患者。结果:治愈29例,显效102例,好转62例,总有效率93.69%。[4]

单　方

磁石 组成:煅磁石。用法用量:取煅磁石

① 郑文艳.半夏泻心汤加减辅治慢性胆囊炎的临床效果观察[J].临床合理用药杂志,2017,10(29):42-44.
② 张洁靖,等.利胆排石汤保守治疗慢性胆囊炎的临床分析[J].中国实验方剂学杂志,2016,22(7):187-190.
③ 张海鸥,等.中医综合治疗慢性胆囊炎116例[J].福建中医药,2015,46(6):11-13.
④ 詹其.疏肝利胆汤治疗慢性胆囊炎206例[J].甘肃中医学院学报,1997,14(2):18-19.

60 克煎煮 1 小时，煎取 500 毫升或以上当茶喝，并吞服清宁丸 6 克，1 日 2 次。临床应用：颜永潮用上方治疗 43 例慢性胆囊炎患者。结果：治愈 12 例，好转 27 例，总有效率 90.7%。①

中 成 药

1. **大柴胡颗粒** 组成：柴胡、黄芩、芍药、半夏、枳实、大黄、生姜、大枣比例为 5∶3∶3∶3∶3∶2∶5∶2。用法用量：口服，每次 1 袋，每袋 10 克，每日 3 次。临床应用：陈静等将 600 例慢性胆囊炎患者随机分为试验组 360 例、安慰剂组 120 例和利胆片组 120 例。试验组、安慰剂组、利胆片组患者分别口服大柴胡颗粒及利胆片模拟剂、大柴胡颗粒模拟剂及利胆片模拟剂、大柴胡颗粒模拟剂及利胆片。7 日后进行疗效及安全性评价。结果：① 中医证候综合疗效，右上腹部疼痛记分减少分布情况及消失率，患者对右上腹疼痛缓解的评价，症状总积分，口苦、口渴、大便秘结、小便黄记分减少分布情况及阳性症状消失率、呕吐症状消失率、超声莫菲氏征变化，试验组与阳性药组无差异，试验组、阳性药组均优于安慰剂组（P<0.01～0.05）。② 发热、恶心治疗后记分减少分布情况及阳性症状消失率，呕吐记分减少分布情况，试验组、阳性药组与安慰剂组无显著性差异。③ 安全性良好。结果表明大柴胡颗粒能有效改善慢性胆囊炎肝胆郁热证患者的症状、体征，无明显不良事件及不良反应，安全有效，可应用于临床。②

2. **胆石片** 组成：牛胆汁、火硝、鸡内金、枳壳、香附、木香、延胡索、黄连、白术、吴茱萸、高良姜、山楂、建曲、青皮（四川旭华制药有限公司生产，0.5 克/片）。用法用量：每次 6 粒，每日 3 次。临床应用：高文艳等将 120 例不伴有结石的慢性胆囊炎患者分为试验组和对照组各 60 例。试验组、对照组分别采用胆石片及胆石片安慰剂（每次 6 粒，每日 3 次）进行为期 4 周的治疗。结果：两组的主要疗效、次要疗效及影像学疗效中痊愈率、显效率、有效率、无效率及总有效率比较差异均有统计学意义（均 P<0.01）。③

3. **胆舒胶囊** 组成：薄荷素油。用法用量：每日 3 次，每次 2 粒。临床应用：时建华等将 328 例肝胆郁结、湿热胃滞证慢性胆囊炎患者按 3∶1 比例随机分为治疗组 246 例和对照组 82 例。治疗组患者口服胆舒胶囊和胆舒胶囊模拟剂，每次各 2 粒，每日 3 次；对照组患者口服胆乐胶囊，每次 4 粒，每日 3 次。两组均治疗 4 周。结果：两组患者的视觉模拟评分（VAS）和疼痛发作次数均较治疗前显著改善，且治疗组改善更明显（P<0.05）；在中医证候改善方面，治疗组的愈显率和总有效率分别为 55.69%、91.46%，均显著高于对照组的 45.12%、82.93%（均 P<0.05）。④

4. **血府逐瘀口服液和大黄䗪虫丸** 血府逐瘀口服液组成：桃仁、红花、当归、生地黄、牛膝、川芎、桔梗、赤芍、枳壳、甘草、柴胡（吉林敖东延边药业股份有限公司生产，国药准字 Z10950063）。用法用量：口服，每日 2 次，每次 20 毫升。大黄䗪虫丸组成：大黄、䗪虫、桃仁、干漆、蛴螬、水蛭、虻虫、黄芩、杏仁、生地黄、芍药、甘草（北京同仁堂股份有限公司同仁堂制药厂生产，国药准字 Z11020002）。用法用量：口服，每日 2 次，每次 2 丸。1 个月为 1 个疗程。临床应用：丁海群用上方治疗 90 例慢性胆囊炎患者。结果：治愈 49 例，好转 37 例，总有效率 95.56%。⑤

5. **十味蒂达胶囊** 组成：蒂达、洪连、榜嘎、波棱瓜子、角茴香、苦荬菜、金腰草、小檗皮、木香、熊胆粉（西藏诺迪康药业股份有限公司生产，国药准字 Z20020047，0.45 克/粒）。功效：疏肝理气，清

① 颜永潮.磁石为主治疗慢性胆囊炎、胆石症[J].中国中药杂志,1995,20(5):309,317.
② 陈静,沈洪,等.大柴胡颗粒治疗慢性胆囊炎肝胆郁热证的临床研究[J].南京中医药大学学报,2017,33(4):354-358.
③ 高文艳,林一帆,等.胆石片治疗不伴有胆囊结石的慢性胆囊炎(肝胆气郁证)的随机双盲对照临床试验研究[J].世界中西医结合杂志,2015,10(10):1405-1408.
④ 时建华,等.胆舒胶囊治疗慢性胆囊炎 246 例[J].中国药业,2015,24(20):126-127.
⑤ 丁海群.血府逐瘀口服液合大黄䗪虫丸治疗慢性胆囊炎 90 例[J].中国民间疗法,2015,23(7):51-53.

热解毒,利胆溶石。用法用量:口服,1次2粒,1日3次。临床应用:王兰君将304例慢性胆囊炎患者随机分为试验组228例和对照组76例。试验组服用十味蒂达胶囊,同时口服十味蒂达胶囊模拟剂,1次2粒,每日3次;对照组口服胆康胶囊,1次4粒,每日3次。两组疗程均为1个月。结果:主要疗效(疾病综合疗效、影像学疗效、中医证候疗效)方面,试验组和对照组比较差异有统计学意义($P<0.05$);次要疗效(单项症状)方面,试验组和对照组比较差异也有统计学意义($P<0.05$)。[1]

6. 清肝利胆干粉合剂 组成:茵陈、金银花、栀子等。用法用量:每瓶15克,加温开水或凉开水至药瓶刻度约100毫升处,振摇使溶解,倒入特制量杯内口服,每次20毫升,每日3次。临床应用:张金楠等将60例慢性胆囊炎患者随机分为试验组和对照组各30例。试验组予清肝利胆干粉合剂,对照组予清肝利胆口服液。结果:两组疗效无显著性差异($P>0.05$)。[2]

7. 胆宁片 组成:大黄、虎杖、青皮、白茅根、陈皮、郁金、山楂。用法用量:1次5片,1日3次,饭后口服。临床应用:戴维正等用上方治疗200例胆囊炎、胆石症或胆囊切除综合症患者。结果:显效63例,有效119例,无效18例,总有效率91%。[3]

预 防 用 药

小麦秸秆茶 组成:小麦秸秆。适用于防治胆囊炎。用法用量:取新鲜嫩小麦秸秆100克(春天麦田中采取已灌浆、尚未成熟的小麦),白糖少许。小麦秸秆洗净,放入砂锅内,加适量冷水,放到火上,先用大火煮开,再用小火煎半小时。放入白糖,每日3次,代茶饮服。[4]

① 王兰君.十味蒂达胶囊治疗慢性胆囊炎的临床观察[J].中国医院用药评价与分析,2012,12(7):635-637.
② 张金楠,等.清肝利胆干粉合剂治疗慢性胆囊炎的临床研究[J].中西医结合肝病杂志,1998(增刊上):150-152.
③ 戴维正,等.胆宁片治疗胆囊炎胆石症200例[J].辽宁中医杂志,1998,25(10):475.
④ 韩斐.民间疗法防治慢性胆囊炎[J].药物与人,1996(4):21.

盆 腔 脓 肿

概　　述

盆腔脓肿是腹腔内炎性渗出物或脓液积聚于盆腔的膀胱直肠窝或子宫直肠窝而形成的脓肿。以急性阑尾炎穿孔及盆腔炎引起的最为多见。由于盆腔腹膜面积小，吸收毒素能力较弱，因此全身中毒症状较轻。临床主要表现为腹痛、发热、分泌物异常，大便频繁，伴尿频、尿急、尿痛、排尿困难。实验室检查可见白细胞总数增高，中性粒细胞比率增高。腹部平片下脓肿常呈圆形或椭圆形，周围常有充气的肠曲包绕，时有短小液平面形成。

本病属中医“肠痈”“癥瘕”范畴。可由肠痈（急性阑尾炎）等内溃，脓液外溢所致；或正气不足，湿浊之邪阻滞下焦，郁而化热，气机不畅，血行不利，大肠传导失司，膀胱气化受阻而致；或湿热瘀滞，恙乃经期生活不卫生，或者会阴部不洁，致湿毒上行，郁结于肠间或胞宫，血气凝聚，以致瘀热郁结不散而成。临床以抗感染治疗及手术治疗为主。在盆腔感染和脓肿形成初期，可以用中药辨证施治。

辨 证 施 治

向东方等分2型

（1）湿热蕴毒与瘀互结型　治宜通腑泻热、解毒化瘀止痛。方用黄连解毒汤合大黄牡丹皮汤加减：大黄（后下）10克、牡丹皮15克、桃仁15克、黄柏10克、川厚朴15克、枳实15克、丹参15克、赤芍15克、川草薢15克等。每日1～2剂，水煎服。

（2）脾虚湿瘀互结型　治宜健脾利湿、化瘀止痛。药用党参20克、白术15克、薏苡仁20克、泽泻15克、车前子15克、丹参15克、赤芍15克、延胡索15克、川厚朴15克。

临床观察：向东方等在西医抗感染治疗基础上，遵循辨证治疗41例盆腔脓肿患者，同时用毛冬青灌肠液（广州中医药大学第二临床医学院制剂室提供）保留灌肠，每日1次。用四黄散（广州中医药大学第二临床医学院制剂室提供）调成糊剂热敷下腹，每次1贴，1日2次。对于肠麻痹或肠梗阻患者灌肠液改用大承气汤，每日2～3次；电针双足三里，吴茱萸炒粗盐协同行气通腑，促进肠功能的恢复。结果：41例手术过程顺利，合并子宫肌瘤、子宫腺肌瘤者顺利施行全宫切除手术，术后肠功能多于3～4日均恢复正常，其中1例出现肠梗阻，经针刺双足三里、大承气汤灌肠、中药行气通腑处理，6日后肠功能恢复正常。[1]

经 验 方

1. 薏苡附子败酱散合锦红汤加减　制大黄、制川厚朴、红藤、败酱草、生薏苡仁、蒲公英、白花蛇舌草、广木香、地锦草、牡丹皮、黄连。随症加减：热甚者，加板蓝根、金银花、黄芩；尿频、尿急、尿痛者，加车前草、萹蓄草、凤尾草、瞿麦；下痢频繁，里急后重，肢冷汗出者，加附子、干姜、茯苓、焦白术；伤阴者，加玄参、麦冬。清热利湿，和营排脓。[2]

① 向东方，等.41例盆腔脓肿围手术期的中西医结合处理分析[J].辽宁中医杂志，2006，33(4)：448－449.
② 陆德铭，等.实用中医外科学[M].2版.上海：上海科学技术出版社，2010：310－311.

2. 中药方 1　毛冬青 20 克、败酱草 15 克、白花蛇舌草 15 克、大黄(后下)9 克、川厚朴 10 克、丹参 15 克、赤芍 10 克、延胡索 12 克、黄柏 10 克。随症加减:若大便不通者,可加枳实、桃仁;治疗后期热象消退,出现脾虚症状者,可酌加太子参、云茯苓、白术。治疗后期还可适当加用三棱、莪术等活血消瘾之品。外治法予复方毛冬青液(院内制剂)灌肠及四黄水蜜外敷下腹部。陈颐等用中西医结合治疗 30 例急性盆腔脓肿患者,西医采用喹诺酮类或头孢类与硝唑类二联用药,中医予上方加减治疗。结果:痊愈 10 例,显效 16 例,有效 4 例。①

3. 中药方 2　金银花 15 克、连翘 15 克、蒲公英 15 克、败酱草 30 克、白花蛇舌草 15 克、大黄 10 克、牡丹皮 10 克、赤芍 10 克、赤小豆 12 克、冬瓜子 15 克、甲片 6 克、皂角刺 9 克。水煎 2 次,共得药液 300 毫升,早、午、晚分服,便秘者大黄后下。西药选择对革兰氏阴性杆菌有效的抗生素,如氨苄青霉素、氨基糖苷类、喹诺酮类等。赵冰清等上法治疗 33 例盆腔脓肿患者,总有效率为 90.91%。②

4. 消痈汤　大黄、赤芍、牡丹皮、薏苡仁、金银花、连翘、蒲公英、败酱草。每日 1 剂,水煎 2 次。鲁海峰用上方联合氨苄青霉素、甲硝唑及庆大霉素治疗 15 例盆腔脓肿患者,全部痊愈。③

5. 大黄牡丹汤　大黄(便秘后下)5～10 克、芒硝 5～10 克、牡丹皮 15 克、桃仁 15 克、冬瓜子 20～30 克。随症酌加黄连、黄芩、郁金、金银花、连翘、败酱草、蒲公英、白花蛇舌草等。每日 1 剂,水煎分 3 次服。杨玉明等用上方加减治疗 20 例盆腔脓肿患者。结果:痊愈 10 例,显效 8 例,无效 2 例。④

6. 膈下逐瘀汤　当归 15 克、桃仁 10 克、红花 10 克、枳实 10 克、赤芍 10 克、牡丹皮 10 克、乌药 10 克、延胡索 10 克、川芎 10 克、五灵脂 10 克、香附 10 克、甘草 3 克。每日 1 剂,水煎服。随症加减:里急后重,加木香 10 克,改赤芍为白芍;体温 38℃以上者,重用牡丹皮至 28 克,加大黄 10 克;脓样便者,加黄连 15 克。丁秩用上方加减治疗 10 例盆腔脓肿患者,均痊愈。⑤

7. 银虎膏　金银花 500 克、见山虎叶 500 克、白芷 250 克、黄柏 250 克。上药共炒黄研成细末备用。上述药粉取各半,先将凡士林加入锅内煮沸,再将药粉放入,调成膏即成。用时先将患处常规消毒,然后将药膏均匀涂在消毒纱布上敷于患处,再用胶布固定,每日换药 1 次。谭位善用上方治疗 368 例化脓性脓肿患者,其中初期患者 308 例,治愈 297 例,治愈率为 80.7%;中期患者 42 例,全部治疗,占 11%;后期患者 20 例,全部治愈,占 6%;无效 9 例,占 2%。总有效率 98%。⑥

单　方

中药灌肠方　组成:金黄散 30 克、山芋粉或藕粉 1 勺。用法用量:加水 200 毫升,调煮成糊状,微冷后(50℃～60℃)作保留灌肠,每日 1～2 次。⑦

① 陈颐,黄健玲.时珍国医国药,2006,17(12):2640 - 2641.
② 赵冰清,等.中西医结合治疗盆腔脓肿 33 例[J].辽宁中医,1998,25(1):29.
③ 鲁海峰.中西医结合治疗腹盆腔脓肿 15 例[J].中国中西医结合杂志,1994(S1):2.
④ 杨玉明,吴红铃.大黄牡丹汤治疗盆腔脓肿[J].福建中医药,1992,23(4):2.
⑤ 丁秩.膈下逐瘀汤治疗盆腔脓肿 10 例[J].河北中医,1992,14(1):22.
⑥ 谭位善.银虎膏治疗化脓性脓肿 368 例[J].湖南中医杂志,1988(1):47.
⑦ 陆德铭,等.实用中医外科学[M].2 版.上海:上海科学技术出版社,2010:310 - 311.

胃十二指肠溃疡急性穿孔

概　述

胃十二指肠溃疡急性穿孔是溃疡病常见的严重并发症之一。穿孔后，胃十二指肠内容物如胃酸、食物、胆汁等流入腹腔，形成急性弥漫性腹膜炎。病情严重，如不及时治疗，可因腹膜炎、感染、中毒性休克而危及生命。发病年龄多在 30～50 岁，其中十二指肠溃疡穿孔以男性患者较多，胃溃疡穿孔则多见于老年妇女。临床主要表现为突发上腹部刀割样剧烈疼痛，迅速波及全腹部，呈持续性疼痛或者阵发性加重。部分患者因穿孔漏出的胃肠液从右侧结肠旁沟流向右下腹，引起剧烈的右下腹痛。由于腹痛剧烈难忍，早期常常出现面色苍白、汗出肢冷、烦躁不安、脉搏细数、血压下降等休克症状。腹痛减轻，休克症状可以得到缓解。但是，形成化脓性腹膜炎后转化为感染性中毒性休克，休克症状可以再度出现并加重。同时，多数患者可以伴有恶心、呕吐、脱水、发热等全身症状。主要临床体征有腹部压痛、腹肌强直及腹腔内积气积液。

本病属中医"胃脘痛""心腹痛""厥心痛""厥逆""食厥"及"结胸"等范畴。《素问·至真要大论》记载："厥心痛，汗出呕吐、饮食不下……"《医学心悟》记载："醉饱过度，或着恼怒，以致饮食填塞胸中，胃气不行，卒然昏倒……"《景岳全书》记载："厥逆为病也，足暴青，胸若将裂，肠若将以刀切之烦，而不能食，脉大小皆涩。"发病与脾胃素疾累发不愈密切相关。复因饮食不节、寒温失调、多度劳累损伤脾胃，亦或因情志不调、肝失调达而横逆反胃，胃肠传导失职，脾胃素疾加重，而诱发导致穿孔变证。此后，胃肠内容物从穿孔处流入腹腔，壅滞中焦，气机闭塞不通，不通则痛。气闭于内则阳气不能运行，则出现面色苍白、肢冷汗出、气促及脉细数等气脱证候。气血凝滞化热，则出现发热、腹满疼痛拒按、大便干结、小便热赤，舌苔黄脉数等证候。热盛肉腐化脓，则出现持续发热、腹痛拒按及腹部肿块。热盛伤阴、阴损及阳，则出现中毒性休克的热厥证候。

辨　证　施　治

陆德铭等分 3 期

1. 第一期（穿孔期）　本期治疗目的在于促进穿孔闭合、减少消化液外溢、减轻疼痛、增强机体抗病能力。通过胃肠减压、禁食、输液、防治感染为主。本期起病急，临床多见剧痛难忍，发自胃脘，迅速波及全腹，腹肌硬紧，拒按拒动，伴恶心呕吐，甚至出现面色苍白、肢冷汗出，舌淡苔薄白，脉细弦；或有发热、便秘、尿少而赤，舌淡苔红薄黄，脉细弦。治宜疏通气血、缓急止痛。本期不宜口服中药，以防加重病情，但可选用通腑汤灌肠。常用中药如生大黄、芒硝、厚朴、枳壳、川楝子、炒莱菔子、蒲公英、当归、白芍、木香、败酱草、连翘。制备浓煎液 200 毫升保留灌肠。

2. 第二期（闭孔期）　第一期经过治疗，腹痛明显缓解，腹部外科体征明显减轻，肠鸣音恢复或者出现排气排便，则进入本期。本期治疗主要目的是清除腹腔渗液和感染，促进胃肠道功能恢复。本期主要表现为持续性腹痛，由胃脘部逐渐波及肚脐周围、右下腹、下腹部乃至全腹部，腹部紧如板，伴便秘或大便闭结，发热，恶心呕吐，尿短赤，舌苔黄腻，脉洪数。治宜清热解毒、通腑泄热。方用复方大柴胡汤加味：柴胡 12 克、黄芩 9 克、枳壳

9克、川楝子9克、大黄9克、延胡索10克、白芍各10克、蒲公英15克、木香6克、丹参6克、甘草6克。第1剂中药常用胃管分次注入,夹管观察2～4小时,观察有无不适反应。若未见不适反应,即可拔除胃管,改为口服。

3. 第三期(康复期) 经第二期治疗后演变而来。本期炎症已经消失,治疗目的在于修复溃疡。本期可以应用中医辨证治疗,主要分为4种证型。

(1)肝胃不和证 症见胃脘胀痛,两胁闷胀,嗳气泛酸,可因情志不畅而诱发,舌苔薄白,脉弦。治宜疏肝理气、和胃止痛。方用逍遥散合金铃子散加减:炙甘草15克、当归30克、茯苓30克、白芍30克、白术30克、柴胡30克、川楝子30克、延胡索30克。

(2)脾胃虚寒证 症见脘腹隐痛或者冷痛,遇冷加重,得热则减,或者饥时痛甚,食后痛减,伴畏寒肢冷,舌淡苔薄白,脉濡缓或沉细无力。治宜温中散寒、健脾和胃。方用黄芪建中汤加减:黄芪15克、桂枝3克、白芍6克、生姜3克、炙甘草2克、大枣12克、饴糖10克。

(3)肝胃郁热证 症见脘腹胀满灼痛,攻窜不定,泛酸嘈杂,遇怒加重,或者食后作痛,伴口干口苦,烦渴喜冷饮,小便短赤,舌红苔黄腻,脉弦或数。治宜疏肝泄热、理气和胃。方用化肝煎合左金丸加减:青皮6克、陈皮6克、芍药6克、牡丹皮4.5克、炒栀子4.5克、泽泻4.5克、土贝母6～9克、黄连18克、吴茱萸3克。

(4)胃腑血瘀证 症见脘腹闷胀,疼痛加剧,固定不移,痛处拒按或者伴有呕血、黑便,眼周晦暗,舌苔暗,边有瘀斑或呈青紫色,脉弦或迟涩。治宜活血化瘀、理气和胃。方用膈下逐瘀汤加减:五灵脂6克、当归9克、川芎6克、桃仁9克、牡丹皮6克、赤芍6克、乌药6克、延胡索3克、甘草9克、香附4.5克、红花9克、枳壳4.5克。①

---

① 陆德铭,等.实用中医外科学[M].2版.上海:上海科学技术出版社,2010:310-311.

急性肠梗阻

概　述

　　肠梗阻是一种常见的外科急腹症,典型特征是腹痛、腹胀、呕吐、停止排气排便等。由于该病病情变化快,需要早期做出诊断和处理。按照病因可分为如下四大类:1. 机械性肠梗阻;2. 动力性肠梗阻(又称麻痹性肠梗阻);3. 血运障碍性肠梗阻;4. 原因不明的假性肠梗阻。其中动力性肠梗阻与假性肠梗阻适合采用中医药治疗,部分机械性非完全性肠梗阻运用中医药治疗也有一定疗效,血运障碍性肠梗阻容易出现肠段坏死、穿孔、弥漫性腹膜炎等严重并发症,因此需要及时外科干预。

　　本病属中医"肠结""关格"等范畴。多因饮食不节、劳累过度、内虚外寒、阳明热结、脾湿积滞、气滞瘀阻、饮食内停、虫疾内扰等因素诱发。

辨　证　施　治

1. 陆德铭等分6型

　　(1) 寒邪内阻　症见腹痛拘急,遇寒痛甚,得温痛减,口淡不渴,形寒肢冷,小便清长,大便清稀或秘结;舌质淡,苔白腻,脉沉紧。治宜散寒温里、理气止痛。方用良附丸合正气天香散:高良姜15克、醋香附12克、乌药60克、陈皮30克、紫苏叶30克、干姜30克。随症加减:腹中冷痛兼身体冷痛甚者,加川桂枝9克;腹痛拘急大便不通者,加生大黄(后下)9克、制附子12克、细辛3克。

　　(2) 湿热壅滞　症见腹痛拒按,烦渴引饮,大便秘结,或溏滞不爽,潮热汗出,小便短黄;舌质红,苔黄燥或黄腻。治宜泄热通腑、行气导滞。方

用大承气汤:生大黄(后下)12克、厚朴15克、枳实12克、芒硝9克。随症加减:燥结不甚,湿热较重者,加栀子12克、黄芩12克、黄柏12克;两胁胀痛者,加柴胡12克、黄芩12克、姜半夏9克。

　　(3) 饮食积滞　症见脘腹胀满,疼痛拒按,嗳腐吞酸,恶食呕恶,痛而欲泻,泻后痛减,或大便秘结;舌苔厚腻,脉滑。治宜消食导滞、理气止痛。方用枳实导滞丸:大黄(后下)30克、枳实9克、六曲9克、茯苓9克、黄芩9克、黄连9克、白术9克、泽泻6克。随症加减:食积严重者,加木香9克、莱菔子15克;恶心明显者,加姜半夏9克。

　　(4) 肝郁气滞　症见腹痛胀闷,痛无定处,痛引少腹,或痛窜两胁,时作时止,得嗳气或矢气则舒,遇忧思恼怒则剧;舌质红,苔薄白,脉弦。治宜疏肝解郁、理气止痛。方用柴胡疏肝散:柴胡6克、陈皮6克、川芎4.5克、香附4.5克、枳壳4.5克、白芍4.5克、炙甘草3克。随症加减:胁肋胀痛者,加川楝子15克、郁金12克;痛引少腹者,加橘核9克、川楝子9克、荔枝核6克。

　　(5) 瘀血内停　症见腹痛较剧,痛如针刺,痛处固定,经久不愈;舌质紫暗,脉细涩。治宜活血化瘀、和络止痛。方用少腹逐瘀汤:炒小茴香1.5克、炒干姜3克、延胡索3克、当归9克、川芎3克、肉桂3克、赤芍6克、蒲黄(包煎)9克、炒五灵脂(包煎)6克。随症加减:疼痛加剧者,加桃仁9克、红花9克;大便不通者,加大黄(后下)9克。

　　(6) 中虚脏寒　症见腹痛绵绵,时作时止,喜温喜按,形寒肢冷,神疲乏力,气短懒言,胃纳不佳,面色无华,大便溏薄;舌质淡,苔薄白,脉沉细。治宜温中补虚、缓急止痛。方用小建中汤:桂枝9克、大枣6枚、白芍18克、生姜9克、饴糖30克、炙甘草6克。随症加减:下肢浮肿者,加泽泻15

克、猪苓 15 克;神疲乏力加重者,加生黄芪 15 克、茯苓 12 克、人参 9 克、白术 12 克。[①]

2. 孙连云等分 3 型

(1)气结型　多见于早期单纯性肠梗阻和早期麻痹性肠梗阻。证属气滞腹实。症见阵发性腹痛,腹部膨胀,时见肠型,腹软,轻度压痛,肠鸣阵作,胸腹胀闷,时有恶心呕吐,便秘,矢气,面容痛苦;舌质红,苔薄白,脉沉弦。方用复方大承气汤加减:大黄(后下)15 克、芒硝(冲服)9 克、枳实 15 克、枳壳 15 克、木香 15 克、厚朴 30 克、炒莱菔子 30 克、乌药 9 克。

(2)瘀结型　包括早期绞窄性肠梗阻和初期血运障碍性肠梗阻。证属阳明实热或湿热蕴结。症见腹痛剧烈,腹部中度膨胀,可见明显肠型,无大便,无矢气,发热尿黄;舌质红,甚或紫绛,苔黄腻,脉弦数或洪数。方用治瘀通结汤加减:厚朴 30 克、炒莱菔子 30 克、枳壳 9 克、桃仁 12 克、赤芍 15 克、大黄(后下)20 克、芒硝(冲服)9 克、木香 9 克、乌药 9 克。

(3)疽结型　多见于晚期绞窄性肠梗阻,肠坏死伴弥漫性腹膜炎、中毒性肠麻痹等。证属热厥证。症见脘腹胀痛,痞满,腹胀如鼓,全腹硬痛拒按,肠鸣音减弱或消失;舌质红赤紫绛,苔黄腻,黄糙或灰黑少津,脉沉细数。应及时手术干预。

临床观察:孙连云等用上方辨证治疗 406 例肠梗阻患者,治愈率为 99.26%。[②]

3. 吴信受分 7 证

(1)气滞证　症见腹满胀痛,胀重于痛,部位不定,时痛时止,气聚痛二见形,气散平而无迹,气逆呕吐频繁,腹部叩之如鼓,无排便矢气;舌苔薄白,舌质淡,脉弦细。治宜行气除满、通里攻下。方用厚朴三物汤加减:厚朴 10 克、枳实 10 克、大黄 10 克、木香 10 克、炒莱菔子 30 克、当归 10 克、桃仁 10 克、仙人头 30 克、沉香末(冲服)3 克。

(2)血瘀证　症见腹部刺痛,痛重于胀,痛有定处,胀无休止,局部拒按,或可触及痛性包块,或

吐、便咖啡样物;舌质暗红,或见瘀斑,舌苔薄黄,脉弦或涩。治宜活血破瘀、通里攻下。方用血府逐瘀汤加减:桃仁 10 克、红花 10 克、鸡血藤 30 克、当归 10 克、枳壳 10 克、赤芍 10 克、牛膝 10 克、大黄 10 克、玄明粉(冲服)10 克。

(3)寒凝证　症见骤发腹痛,阵阵加剧,得热稍缓,遇寒加重,面色青晦,腹胀痞满,呕吐频作,腹凉拒急,肢凉畏寒,无排便矢气;舌苔薄白,舌质淡,脉沉迟或沉弦紧。治宜温经散寒、通里攻下。方用三物备急丸加味:生巴豆 1 粒(0.2~0.3 克,去皮捣碎)、干姜 10 克、附子 10 克、大黄 10 克、当归 10 克、桃仁 10 克、木香 10 克。

(4)热结证　症见腹痛阵作,呕吐腐秽,腹胀痞满,腹皮微急,拒按,发热,口渴唇燥,小便黄赤,无排便矢气,重者神昏谵语;舌苔黄燥,舌质红,脉洪数。治宜活血清热、通里攻下。方用大承气汤加味:厚朴 10 克、枳实 10 克、大黄 10 克、芒硝 10 克、桃仁 10 克、红花 10 克、赤芍 10 克、木香 10 克、炒莱菔子 30 克。

(5)湿阻证　症见腹痛阵作,恶心呕吐,腹鸣辘辘有声,按之如囊裹水,口渴而不欲饮,无排便矢气,尿少;舌苔白腻,脉弦滑或滑数。治宜攻水逐饮、通里攻下。方用甘遂通结汤:生甘遂末(冲服)0.6~0.9 克、大黄 15 克、厚朴 10 克、赤芍 10 克、桃仁 10 克、木香 10 克、牛膝 10 克。

(6)食积证　进黏腻食品过量或饱餐后剧烈运动,突发腹痛,坐卧不宁,腹胀呕吐,无排便矢气;舌苔黄厚腻,脉滑而实。治宜消食导滞、通里攻下。方用消导承气汤加减:焦三仙各 30 克、鸡内金 10 克、厚朴 10 克、枳壳 10 克、炒莱菔子 30 克、大黄 10 克、芒硝 10 克、陈皮 10 克、生甘草 10 克。

(7)蛔结证　症见腹痛绕脐阵作,烦躁不安,可吐蛔虫,腹部可扪及绳索状团块,压之变形,腹胀,无排便矢气;舌苔薄白,舌质可见虫点,脉弦数。治宜安蛔驱虫、通里攻下。方用乌梅丸与大承气汤合方加减:乌梅 60 克、细辛 3 克、川椒 10

① 陆德铭,等.实用中医外科学[M].2 版.上海:上海科学技术出版社,2010:284-285.
② 孙连云,等.中西医结合治疗肠梗阻 406 例[J].山东中医杂志,1999,18(7):315-316.

克、黄连 10 克、厚朴 10 克、枳壳 10 克、木香 10 克、大黄 10 克、芒硝 10 克。[1]

经 验 方

1. **真武汤加减** 炮附子 12 克、白术 15 克、茯苓 15 克、枳实 15 克、厚朴 15 克、干姜 10 克、白芍 10 克、莱菔子 30 克。煎煮后,分 2 次自胃管内注入,每日 2 剂。症见腹部胀满并持续性胀痛,饮入即吐,吐后腹胀痛减轻,肛门无排便排气或有溢出少许水样便,伴小便不利,四肢厥冷,舌暗淡,苔白或白腻。谢晓华等将 33 例老年腹部术后麻痹性肠梗阻患者随机分为治疗组 18 例和对照组 15 例。两组均给予急性肠梗阻常规基础治疗,如禁食、胃管减压、输液维持水电解质酸碱平衡,必要时给予完全肠道外营养支持疗法;治疗组在常规治疗同时予真武汤加减治疗。结果:治疗组胃肠功能恢复及并发症发生情况均明显优于对照组($P < 0.01$)。[2]

2. **平胃散** 厚朴 10 克、陈皮 10 克、枳实 10 克、枳壳 10 克、炮姜 6 克、生地黄 15 克、苍术 10 克、麦冬 10 克、木香 10 克、枇杷叶 10 克、炒谷芽 10 克、炒麦芽 10 克、茯苓皮 20 克、南沙参 15 克、焦神曲 10 克、生山楂 30 克、槟榔 10 克、地骷髅 15 克、生甘草 6 克。浓煎为 200 毫升,每次口服 100 毫升,每日 2 次。敷脐药用芒硝 5 克,将芒硝打粉敷于神阙穴,每日 1 次,持续 24 小时。张玉等将 80 例晚期肿瘤不全性肠梗阻患者随机分为 4 组各 20 例。对照组仅给予一般治疗,治疗组 1 在对照组基础上予单纯平胃散治疗,治疗组 2 在对照组基础上予单纯中药敷脐治疗,治疗组 3 在对照组基础上予平胃散和中药敷脐治疗。结果:对照组的治疗有效率明显低于其他三组($P < 0.05$),其中治疗组 3 相较于治疗组 1 或治疗组 2,肠梗阻症状、中医症状、生活质量的改善更明显($P < 0.05$)。[3]

3. **通肠散** 木香 12 克、厚朴 18 克、莱菔子 12 克、枳实 18 克、赤芍 12 克、冰片 3 克。用法用量:上药研成细末用醋调成糊状,外敷双侧足三里穴,以塑料薄膜封包外固定,每日更换 1 次,1 周为 1 个疗程。宋易华等将 54 例术后胃瘫综合征炎性肠梗阻患者随机分为治疗组 28 例和对照组 26 例。对照组采用常规西医治疗,治疗组在常规西医治疗的基础上进行足三里穴通肠散敷贴治疗。治疗 14 日后观察比较两组的总有效率。结果:在 2 个疗程内治疗组的总有效率为 92.9%,对照组的总有效率为 80.8%,两组比较差异有统计学意义($P < 0.05$)。[4]

4. **通腑泻热方** 大黄(后下)30 克、龙胆草 30 克、栀子 30 克、芒硝(冲服)20 克、莱菔子 20 克、忍冬藤 60 克、地胆头 60 克、虎杖 60 克。煎药后,内服,每日 2 次。李刚等将 30 例术后早期炎性肠梗阻患者随机分为治疗组和对照组各 15 例。在西医常规治疗的基础上,治疗组给予上方胃管灌入,对照组给予生理盐水治疗。结果:治疗组的肠鸣音、排气、排便恢复时间及住院时间均少于对照组,两组比较差异有显著性或非常显著性意义($P < 0.05$,$P < 0.01$)。治疗后第 1、7 日两组的 TNF-α 降低幅度比较,差异无显著性意义($P > 0.05$),第 3 日降低幅度治疗组明显优于对照组($P < 0.01$);治疗后第 1、7 日两组的 IL-6 降低幅度比较,差异无显著性意义($P > 0.05$),第 3 日降低幅度治疗组明显优于对照组($P < 0.01$)。[5]

5. **中医三联疗法** 灌肠方用通腑泻热灌肠合剂:大黄、虎杖、芒硝、栀子、苦地胆、金银花、莱菔子、龙胆草。煎煮后冷却至常温,以每分钟 20 毫升左右速度滴入直肠,维持 10~15 分钟。外敷方用双柏散:侧柏叶、大黄、黄柏、薄荷、泽兰。水蜜调制温热后外敷腹部,每次持续 30 分钟,每日上下午各 1 次。陈育忠等将 80 例术后粘连性肠梗阻患者随机分为治疗组和对照组各 40 例。两组

① 吴信受.肠梗阻[J].北京中医药大学学报,1994,17(6):63-66.
② 谢晓华,等.温阳利水法治疗老年腹部术后麻痹性肠梗阻[J].新中医,2020,32(9):26-27.
③ 张玉,潘宇,等.平胃散及中药外敷治疗晚期肿瘤不全性肠梗阻的临床疗效[J].中国老年学杂志,2018,38(14):3370-3372.
④ 宋易华,李录花,等.通肠散敷贴治疗炎性肠梗阻临床观察[J].中国中医基础医学杂志,2013,19(5):593,596.
⑤ 李刚,等.通腑泻热方辅助治疗术后早期炎性肠梗阻的临床观察[J].新中医,2011,43(4):38-39.

均行常规西医治疗,治疗组另采用中药制剂通腑泻热灌肠合剂灌肠、双柏散外敷腹部及针刺双侧足三里治疗。结果:总有效率治疗组为90.0%,对照组为75.0%,两组比较差异有显著性意义($P<0.05$);两组的腹胀消失时间、排便时间分别比较,差异均有显著性意义(均$P<0.05$)。①

6. 灌肠方1 大黄10克、厚朴10克、枳实10克、芒硝5克、牡丹皮15克、桃仁15克、冬瓜仁10克、茯苓10克、泽泻10克。煎后采用低压保留灌肠,每次100毫升。孟强等将40例术后早期炎性肠梗阻患者随机分为治疗组和西药组各20例。西药组常规应用生长抑素、地塞米松、肠动力药,治疗组给予自制中药方剂灌肠。结果:两组均无中转手术者。治疗组治愈17例,好转2例,无效1例,西药组分别为19例、1例、0例,两组疗效相比无统计学差异($P>0.05$);治愈者用药时间治疗组为(22.4 ± 7.2)日,西药组为(24.8 ± 9.7)日,两组用药时间相比无统计学差异($P>0.05$)。中药保留灌肠的疗效与西药相仿。②

7. 健脾通腑汤 大黄(后下)15克、芒硝15克、枳实15克、厚朴15克、白术15克、茯苓15克、莱菔子30克、大腹皮30克、木香10克、太子参10克、红藤50克、藤梨根50克、菝葜50克、野葡萄根50克、炙甘草30克。随症加减:热毒盛者,加败酱草30克、七叶一枝花30克;血瘀盛者,加桃仁10克、赤芍15克。每日1剂,水煎,每剂浓煎至150毫升,药液温度以30℃~40℃为宜,行肛滴,药液滴完后1小时内,患者尽量少活动以减少药液排出,使药液尽可能吸收。黄振步等将60例癌性不完全性肠梗阻患者随机分为观察组和对照组各30例。对照组采用现代医学常规治疗为主,观察组在对照组治疗的基础上加用健脾通腑汤肛滴。结果:总有效率观察组为56.67%,对照组为26.67%,两组总有效率比较差异有显著性意

义($P<0.05$)。③

8. 加味导气饮 莪术10克、三棱10克、陈皮10克、赤芍10克、皂角刺10克、厚朴10克、枳壳10克、地榆10克、当归10克、槟榔15克、吴茱萸5克。随症加减:腹痛明显者,加延胡索、木香;呕吐严重者,加旋覆花、法半夏;伴发热者,加黄芩、连翘、大黄;体质虚弱者,加党参、白术。煎至250毫升,分早晚2次服用,或分2~4次从胃管注入,每日1剂,疗程为2~4日。邱崇怡等将216例粘连性肠梗阻患者随机分为治疗组和对照组各108例。两组患者在治疗期间均给予胃肠减压,纠正水电解质紊乱和酸碱失衡,防治感染等常规治疗;治疗组另加中药加味导气饮口服。结果:治疗组的总有效率为96.3%,对照组的总有效率为80.6%,两组治愈率、总有效率比较差异均有显著性(均$P<0.05$)。④

9. 温脾汤加减 制附子10克、干姜10克、焦白术10克、陈皮10克、党参10克、黄芪10克、制半夏10克、砂仁(后下)5克、甘草5克。另予沉香末1克冲服,一日3次。温补脾阳,温中降逆。唐子云用上法治疗1例麻痹性肠梗阻证属手术前失血、气血两亏、脾胃阳虚患者,疗效满意。⑤

10. 灌肠方2 苦楝皮18克、槟榔18克、全瓜蒌20克、茵陈20克、番泻叶15克、陈皮15克、莱菔子18克。煎取150~300毫升,每次滴入100~150毫升保留灌肠,每日2次,2日为1个疗程。黄品信等用上法治疗12例小儿蛔虫性肠梗阻患者。结果:1个疗程均获痊愈。⑥

11. 柴胡疏肝散加味 青皮10克、陈皮10克、赤芍10克、白芍10克、炒柴胡10克、枳实15克、香附12克、川芎10克、法半夏15克、厚朴15克、大黄(后下)12克、槟榔12克、延胡索12克、姜黄12克、生甘草6克。煎煮后,由胃管内分8次注入。王明浩用上方治疗1例粘连性肠梗阻患

① 陈育忠,郝蕾,等.中医三联疗法治疗术后粘连性肠梗阻疗效观察[J].新中医,2011,43(12):56-57.
② 孟强,等.自制中药方剂灌肠治疗术后早期炎性肠梗阻疗效观察[J].山东医药,2011,51(38):63-64.
③ 黄振步,等.健脾通腑汤肛滴治疗癌性不完全性肠梗阻30例疗效观察[J].新中医,2010,42(12):76-77.
④ 邱崇怡,等.中药导气饮辅助治疗粘连性肠梗阻108例[J].中国中西医结合杂志,2002,22(11):870.
⑤ 唐子云.肠梗阻辨治心得[J].浙江中医杂志,1995(10):468.
⑥ 黄品信,等.中药保留灌肠治疗小儿蛔虫性肠梗阻12例[J].湖北中医杂志,1995,17(119):9.

者,症见神差懒言,脘腹部胀痛拒按,呕吐食物及苦水,尿短赤,脉弦紧,苔白舌质红。疗效满意。[1]

单　方

1. 大黄汤　组成:大黄。用法用量:将大黄单药煎煮后,自胃管内注入,并夹闭胃肠减压管30分钟,同时静脉滴注奥曲肽等配合用药措施。临床应用:冯浩等将52例术后早期炎性肠梗阻患者随机分为治疗组28例和对照组24例。两组均予禁食、胃肠减压、营养支持、维持水电解质平衡等保守治疗措施;治疗组在加用中药大黄汤胃肠减压管内灌注。结果:治疗组在腹胀、腹痛、便秘、呕吐等临床表现上明显比对照组缓解迅速,肠鸣音恢复活跃时间明显缩短,X线阳性征象消失时间明显缩短(均$P<0.05$)。[2]

2. 麝香　组成:麝香。用法用量:以麝香少许外敷神阙穴(肚脐)。临床应用:王东芝等用上法治疗21例小儿重症肺炎合并麻痹性肠梗阻患者。结果:4小时肠鸣音恢复2例,8小时内肠鸣音恢复15例,12小时内肠鸣音恢复4例,在肠鸣音恢复的同时,患者肛门排气、腹胀消失。[3]

[1]　王明浩.疏肝法的临床应用[J].云南中医杂志,1994,15(2):19.
[2]　冯浩,等.中药大黄联用奥曲肽等药物配合治疗术后早期炎性肠梗阻52例[J].实用医学杂志,2009,25(15):2578-2579.
[3]　王东芝,等.麝香外敷治疗小儿重症肺炎麻痹性肠梗阻[J].黑龙江中医药,1994(3):42.

病毒性皮肤病

单纯疱疹

概　述

单纯疱疹是由人类单纯疱疹病毒（HSV）引起的皮肤、黏膜感染性疾病。该病毒分为 HSV‐Ⅰ型及 HSV‐Ⅱ型。Ⅰ型病毒主要见于青少年，常引起口唇部单纯疱疹；Ⅱ型病毒主要见于成年人，发为生殖器疱疹，为性传播疾病之一。单纯疱疹多在热病后或体弱抗病力减退时发病，皮损好发于皮肤黏膜交界处，如唇缘、鼻孔周围、眼睑及外生殖器等部位。典型皮损初为红斑，继而出现群集性丘疹，继以成群小水疱，四周红晕，疱液澄清，破裂后露出糜烂面，逐渐干燥结痂脱落为愈，脱痂后留有轻度色素沉着。患者自觉局部有轻微瘙痒及灼热感，一般无全身症状。皮损常经 1～2 周自行消退，但在机体抵抗力下降或应激情况下病毒基因组可被激活而繁殖，导致单纯疱疹复发，其症状相对原发感染要轻。

特殊类型的单纯疱疹主要包括发生于口腔黏膜的口腔疱疹、发生于阴道壁的疱疹性阴道炎、发生于皮肤和（或）黏膜外伤处的接触性单纯疱疹、发生于特应性皮炎损害处的疱疹性湿疹、经产道感染的新生儿疱疹、发生于手指的疱疹性瘭疽、与疱疹相关的复发性轻型多形红斑、发生于外阴的生殖器疱疹、病毒播散所致的播散性单纯疱疹、发生于角膜的疱疹性角膜炎等多种类型。

本病属中医"热疮""火燎疮"等范畴。多由风热邪毒侵袭于肺胃两经，蕴蒸于皮肤而发生；或由素体肝胆湿热，湿热下注，蕴蒸于阴部而成；或因反复发作，热邪伤阴，阴虚内热所致。初期以湿热火毒为主，后期属正虚血瘀兼夹湿邪为患。

辨　证　施　治

1. **阴虚内热型**　方用增液汤加减：生地黄 15 克、玄参 10 克、麦冬 10 克、马齿苋 15 克、大青叶 15 克、生薏仁 10 克、甘草 6 克、白芍 10 克、金银花 15 克、知母 6 克。随症加减：疱疹在面部者，加黄芩；在外阴部者，加黄柏。[①]

2. **肺胃热盛型**　症见皮损色微红，其上有簇集丘疱疹，水疱结痂，破后糜烂，自觉痒痛相兼；常发于热病后或抵抗力低时，易反复发作；皮损多好发于口唇、皮肤黏膜交界处，如鼻孔周围，面颊及外生殖器等部位。治宜疏风、清热、解毒。方用辛夷清肺饮加减：辛夷 6 克、黄芩 10 克、栀子 10 克、知母 10 克、百合 6 克、石膏 20 克、枇杷叶 6 克、升麻 3 克、板蓝根 15 克、金银花 15 克、连翘 10 克、甘草 3 克。随症加减：咽痛明显，加射干 10 克、牛蒡子 10 克；发热明显，加羚羊角粉 6 克冲服；大便秘结，加生大黄 6 克后下；反复发作，加黄芪 10 克、生地黄 10 克。每日 1 剂，早晚各服 1 次，每次取汁 200 毫升，连服 6 日为 1 个疗程。临床观察：景红梅用上方加减治疗 46 例面部单纯疱疹患者。结果：服药 1 个疗程后，痊愈 21 例，好转 23 例，无效 2 例，总有效率 95.7%。[②]

3. **湿热下注型**　症见热毒郁于肌肤并下注阴部，则起水疱，疱基底红晕，局部灼热刺痒疼痛。方用龙胆泻肝汤加减：龙胆草 10 克、黄芩 9 克、栀

① 李斌.中西医结合皮肤性病学［M］.北京：中国中医药出版社，2017：104.
② 景红梅.辛夷清肺饮加减治疗单纯疱疹 46 例［J］.黑龙江中医药，2007(6)：22.

子 9 克、生地黄 9 克、车前子 9 克、泽泻 9 克、木通 9 克、柴胡 6 克、当归 6 克、蝉蜕 9 克、桑叶 10 克、菊花 10 克、蛇床子 10 克、地肤子 10 克、苦参 10 克、甘草 6 克。每日 1 剂，水煎服，忌辛辣腥腻。服 1 剂后痛痒止；2 剂后水疱萎缩，基底红晕退；服 3 剂后疱疹结而干缩。①

经 验 方

1. 抗毒明目汤　黄连 5 克、蝉蜕 6 克、荆芥 12 克、金银花 10 克、防风 10 克、蒲公英 10 克、柴胡 6 克、赤芍 10 克、木贼 10 克、鱼腥草 5 克、冬凌草 15 克、山香圆叶 10 克、谷精草 10 克、红芪 10 克、甘草 10 克。随症加减：兼夹湿热型患者，加车前子 8 克、泽泻 8 克；肝胆火炽型患者，加栀子 10 克、龙胆草 12 克；阴虚型患者，加山茱萸 8 克、熟地黄 15 克。每日 1 剂，清水煎熬，分早晚口服。1 个疗程 5～7 日，共治疗 2 个疗程。张新彦等用上方加减治疗 19 例单纯疱疹病毒性角膜炎患者，显效 8 例，有效 10 例，总有效率 94.74%。②

2. 清肝明目汤　龙胆草 10 克、蝉蜕 10 克、车前子 10 克、栀子 10 克、大黄 10 克、香附 10 克、赤芍 10 克。内服，每日 1 剂，分 2 次服用，持续 4 周，联合中药熏洗治疗。熏洗方：秦皮 15 克、防风 15 克、野菊花 30 克、金银花 30 克、大青叶 30 克、菊花 30 克。水煎后行湿热熏服，每日 2 次。并用阿昔洛韦滴眼液滴眼治疗。李楠楠等用上法治疗 43 例单纯疱疹病毒性角膜炎患者，显效 24 例，有效 16 例，有效率 93.02%。③

3. 秦皮汤　秦皮 12 克、秦艽 10 克、防风 12 克、黄芪 12 克、白术 9 克、柴胡 10 克、黄芩 9 克、大青叶 10 克、赤芍 12 克、牡丹皮 12 克、菊花 9 克、蔓荆子 12 克。每日 1 剂，水煎服，分为早晚 2 次服用。联合局部予 0.1% 更昔洛韦眼药水滴眼，

每 2 小时 1 次；0.5% 更昔洛韦眼用凝胶滴眼，每晚 1 次，点患眼抗病毒治疗，伴有角膜基质水肿、内皮皱褶、房水闪辉时则酌情给予对症处理。江丹等用上方治疗 42 例单纯疱疹病毒性角膜炎患者，1 个疗程为 2 周，连续服用 2 个疗程，随访 1 年，治愈 10 例，显效 12 例，有效 18 例，总有效率 95.2%。④

4. 孙小雁经验方　桑叶 10 克、野菊花 20 克、金银花 20 克、连翘 15 克、蒲公英 20 克、紫花地丁 20 克、黄连 10 克、黄芩 10 克、栀子 10 克、大青叶 20 克、板蓝根 10 克、贯众 10 克、鱼腥草 30 克、谷精草 12 克、茺蔚子 12 克。每日 1 剂，水煎服，14 日为 1 个疗程，间隔 7 日，再行下 1 个疗程，共治疗 3 个疗程。祛风散热，清热解毒，退翳明目。孙小雁治疗 45 例单纯疱疹病毒性角膜炎患者。先予阿昔洛韦眼药水，每小时 1～2 次；口服阿昔洛韦片 2 片，每日 1 次；治疗 2 周后予上方。结果：痊愈 41 例，好转 3 例，无效 1 例，有效率 98%。⑤

5. 扶正解毒汤　生黄芪 30 克、大青叶 30 克、女贞子 15 克、赤芍 15 克、南沙参 15 克、紫草 15 克、白茅根 15 克、白花蛇舌草 15 克、墨旱莲 15 克、生地黄 20 克、玄参 12 克、牡丹皮 10 克、连翘 10 克、柴胡 10 克。每日 1 剂，以 3 个月为 1 个疗程。孙晶用上方治疗 34 例复发生殖器疱疹患者，观察病例治疗后 6 个月的复发率及复发次数，总有效率为 85.3%。⑥

6. 解毒消疹汤　马齿苋 18 克、白花蛇舌草 15 克、金银花 15 克、土茯苓 15 克、生地黄 12 克、赤芍 12 克、女贞子 12 克、黄芪 15 克、苍术 10 克、薏苡仁 15 克、柴胡 10 克、板蓝根 12 克、甘草 3 克。随症加减：腰骶部酸痛者，加牛膝；局部灼痛明显者，加延胡索、香附；局部渗出多者，去生地黄，加白芷；伴小便不利者，加车前子、泽泻；大便秘结者，加大黄；心烦不眠者，加栀子、夜交藤。每日 1 剂，水煎，早晚分服；盐酸伐昔洛韦片 0.3 克，每日

① 焦爱萍，王秀英.龙胆泻肝汤加味治疗单纯性疱疹[J].吉林中医药，1994，28(5)：26.
② 张新彦，等.抗毒明目汤治疗单纯疱疹病毒性角膜炎临床效果观察[J].中国实用医药，2018，13(18)：102-103.
③ 李楠楠.单纯疱疹病毒性角膜炎中药内服熏洗治疗的临床护理观察[J].海峡药学，2018，30(4)：229-230.
④ 江丹，刘新泉，等.秦皮汤治疗初发性单纯疱疹病毒性角膜炎的疗效观察[J].中国中医眼科杂志，2018，28(2)：92-96.
⑤ 孙小雁.中西医结合治疗单纯疱疹病毒性角膜炎疗效及复发率观察[J].中国药物与临床，2018，18(7)：1179-1180.
⑥ 孙晶.扶正解毒汤治疗复发性生殖器疱疹效果观察[J].中国地方病防治杂志，2016，31(3)：350.

2 次,饭前口服;外用日舒安直接外敷。苏华用上方加减治疗 30 例生殖器疱疹患者,痊愈 15 例,显效 9 例,有效 4 例,总有效率 93.33%。[1]

7. 贯防汤加味　贯众 15 克、防风 15 克、七叶一枝花 15 克、郁金 12 克、葛根 15 克、前胡 15 克、灵芝 15 克、芦根 15 克、连翘 15 克、金银花 15 克、桑叶 12 克、板蓝根 15 克、大青叶 12 克、蜈蚣 2 条。随症加减:反复发作者,可酌加车前子、陈皮、苍术、竹叶等药。以上均为成人用药剂量,小儿剂量根据年龄、病情酌减。每日 1 剂,水煎服,7 日为 1 个疗程,治疗 2 个疗程,联合中药局部外洗。外洗方:马齿苋 30 克、板蓝根 30 克、紫草 30 克、败酱草 30 克。煎水待凉,用纱布叠 5～6 层蘸水凉湿敷,每次 20 分钟,每日 2～3 次。赵红梅用上方加减治疗 170 例单纯疱疹患者,临床痊愈 162 例,有效 8 例,总有效率 100%。[2]

8. 败毒消疹汤　桑叶 12 克、菊花 12 克、金银花 30 克、大青叶 15 克、黄芩 12 克、连翘 12 克、龙胆草 12 克、栀子 10 克、甘草 10 克。每日 1 剂。王历菊等用上方治疗 6 例单纯疱疹患者,痊愈 6 例。[3]

9. 复方疱疹合剂　虎杖、金银花、紫花地丁、板蓝根、薏苡仁、黄芪、晒参、甘草。每日 3 次,每次 30 毫升,水煎服,7 日为 1 个疗程。李德如等用上方治疗 59 例生殖器疱疹患者,服药 1 个疗程后,痊愈 39 例,显效 12 例,好转 8 例,痊愈率 66.10%,总有效率 86.44%。[4]

10. 复方龙胆洗液　龙胆草 30 克、黄芩 30 克、生栀子 30 克、夏枯草 30 克、金银花 30 克、马齿苋 30 克、威灵仙 30 克、徐长卿 30 克、僵蚕 30 克、枯矾 30 克。每日 1 剂,水煎外洗和坐浴,每日 1～2 次,每次 10～15 分钟,7 日为 1 个疗程;并服西药泛昔洛韦片 250 毫克,每日 2 次,共用 7 日。

樊冬香等用上方治疗 15 例生殖器疱疹患者,痊愈 12 例,显效 3 例,总有效率 100%。[5]

11. 复方三黄油　大黄 15 克、黄柏 15 克、黄芩 15 克、虎杖 15 克、紫草 15 克、地榆 15 克、冰片 3 克。将上述诸药加入 300 克香油内浸泡 3 日,文火煎熬,待药枯黄,滤渣贮藏备用。每日 3 次。侯秀俊用上方治疗 38 例颜面单纯疱疹患者,均痊愈,疗效满意。[6]

12. 中药坐浴方　苦参 60 克、马齿苋 60 克、蒲公英 60 克、败酱草 60 克、大黄 30 克、龙胆草 30 克、土茯苓 30 克。冷水浸泡 1 小时,煎 20 分钟,每剂药煎 2 次,合并药液约 3 000 毫升,以不烫皮肤为度,早晚各坐浴 1 次。7 日为 1 个疗程。杨广静用上方治疗 23 例生殖器疱疹患者,多数患者 1 个疗程后即痊愈,疗效满意。[7]

单　方

1. 冰片青黛酊　组成:青黛 5 克、冰片 1 克。制备方法:以 75% 乙醇 50 毫升配成酊剂外用。用法用量:视皮损大小,每日涂药 2 次,1～2 周为 1 个疗程。联合左旋咪唑,视年龄大小每次口服 25～50 毫克,每日 2～3 次,每周连服 2 日,1～2 周为 1 个疗程。临床应用:王瑞杰用上方治疗 50 例面口部单纯疱疹患者,治愈 33 例,有效 15 例。注意事项:用药期间禁食辛辣刺激性食物。[8]

2. 火毒丹　组成:雄黄 500 克、明矾 500 克。制备方法:上药共为细末,10 克为 1 份,密封保存,备用。用法用量:取火毒丹 1 份,加凉开水适量,外涂于患处即可,每日 2 次,2 周为 1 个疗程;联合内服阿昔洛韦片,每次 0.2 克,每日 5 次,2 周为 1 个疗程。临床应用:张贯高等用上方治疗 164 例皮肤疱疹病毒感染患者,治愈 125 例,显效

① 苏华.中西医结合治疗复发性生殖器疱疹 30 例临床观察[J].中国性科学,2009,18(4):34,40.
② 赵红梅.中医治疗单纯疱疹 170 例疗效观察[J].云南中医中药杂志,2005,26(3):14.
③ 王历菊,等.败毒消疹汤治疗病毒性疱疹和痤疮的疗效观察[J].中国学校卫生,2002,23(6):497.
④ 李德如,等.复方疱疹合剂治疗生殖器疱疹临床观察[J].中国皮肤性病学杂志,2001,15(2):102.
⑤ 樊冬香,等.复方龙胆洗液合泛昔洛韦治疗生殖器单纯疱疹 15 例[J].中医杂志,2001,42(8):504-505.
⑥ 侯秀俊.复方三黄油治疗颜面单纯疱疹 38 例[J].辽宁中医杂志,2000,27(6):280.
⑦ 杨广静.中药坐浴法治疗生殖器疱疹 23 例[J].中医外治杂志,1996(1):20.
⑧ 王瑞杰.左旋咪唑内服与冰片青黛酊外用治疗面口部单纯疱疹 50 例[J].中国乡村医药,2006,13(10):51.

39 例,总有效率 100%。①

3. 三七叶外用　组成:三七叶。用法用量:取新鲜三七叶片于器皿内捣烂成糊状备用。先用清水、生理盐水清洁病损处,疱疹较大者可用消毒针头刺破,放出渗液,保留疱皮;立即用消毒棉签蘸取三七叶糊直接点在病损的组织上,无需包扎。可根据药力的渗透快慢重复数次,一般以每日涂抹 3～4 次为佳。临床应用:张富春用上法治疗 50 例单纯疱疹患者。结果:涂抹三七叶糊后即感局部凉爽舒适,5～10 分钟病损部位疼痛、灼热、痒感可减轻,随着药液的吸收与散发炎性渗出物渐减少,2～3 日后局部肿胀消退,继而结痂愈合,且不易合并其他细菌感染。治愈率 98%,明显缩短了病程。②

4. 冬青薄荷膏　组成:冬青、薄荷。用法用量:75% 乙醇局部消毒后,将冬青薄荷膏涂在唇周疱疹上,15 分钟后再用 75% 乙醇将冬青薄荷膏全部擦掉,保持皮损处清洁干燥,每日 2 次,可随早晚刷牙时间同时进行。临床应用:徐虹用上方治疗 60 例唇周单纯疱疹患者,3 日内显效 7 例,有效 47 例,有效率 90%。③

5. 荆黄散　组成:荆芥 10 克、黄连 10 克、青黛 6 克。制备方法:前 2 味研末,加入青黛粉调匀,装瓶备用。用法用量:临用时取药粉适量,香油调糊敷患处,每日换药 1 次,连用 2～3 次。临床应用:刘天骥用上方治疗 36 例单纯疱疹患者。痊愈 29 例,其中 2 日痊愈 13 例,3 日痊愈 16 例;显效 4 例;有效 2 例;无效 1 例。有效率 97.2%。④

中 成 药

1. 新癀片　组成:九节茶、三七、牛黄、珍珠粉(厦门中药厂生产)。制备方法:适量研细末,

取其药粉用冷开水调成糊状。用法用量:药量根据皮疹大小调整,均匀涂于疱疹部位上,自然晾干,每日 2 次。临床应用:赖旭峰用上方治疗 39 例颜面单纯疱疹患者,痊愈 22 例,显效 15 例,无效 2 例,总有效率 94.87%。⑤

2. 美宝湿润烧伤膏　组成:黄连、黄柏、黄芩、地龙、罂粟壳。功效:清热解毒,止痛,生肌,抗病毒、抗炎、抗过敏、抑制病毒、止痛、促进损伤组织修复。用法用量:清洁创面,避免使用刺激性液体。早期特别是在水疱形成期创面均匀涂抹上方,厚度约 1 毫米,涂药次数不限,以保持创面湿润有药为原则。水疱较大者,可先用消毒针头挑破,用棉签清除分泌物;已形成结痂者,直接以美宝湿润烧伤膏外涂,待软化后去除,继续用药直至创面愈合。临床应用:赵亚军等用上方治疗 50 例口唇单纯疱疹患者,同时予口服清热解毒、抗病毒药物,清淡饮食,多饮水等支持对症治疗。结果:所有患者在 7～10 日内痊愈,无色素沉着、瘢痕,疗效满意。⑥

3. 七叶皂苷钠　组成:七叶皂苷钠(无锡凯夫制药有限公司生产)。用法用量:用 20 毫升灭菌注射用水或生理盐水稀释成水溶液,用消毒小纱布或棉片在药液中浸湿,外敷于疱疹处,每次 20～30 分钟,每日 3～5 次;如局部灼痛、肿胀明显,水疱较大,几个或十几个成簇时,先用无菌注射器抽吸疱内液体,再用药液外敷治疗。一般用药 1～3 日,至疱疹局部瘙痒、灼痛、肿胀明显好转,水疱缩小干涸即可停药。临床应用:邵宇等用上法治疗 32 例颜面单纯疱疹患者,经局部外敷治疗 2～3 次后,瘙痒、肿胀改善,24～48 小时后疼痛症状明显好转,疱疹开始缩小干涸、结痂,3～5 日后全部结痂脱痂后皮肤恢复正常。⑦

4. 苍耳子软膏　组成:苍耳子提取物(深圳

---

① 张贯高,等.火毒丹治疗皮肤疱疹病毒感染 164 例[J].中国中医药科技,2005,12(5):312.
② 张富春.三七叶外用治疗单纯疱疹 50 例[J].河南中医,2001,21(5):65-66.
③ 徐虹,等.冬青薄荷膏治疗唇周单纯疱疹临床研究[J].浙江中西医结合杂志,2001,11(3):168-169.
④ 刘天骥.单纯疱疹验方[J].时珍国药研究,1994,5(4):36.
⑤ 赖旭峰.新癀片外用治疗颜面单纯疱疹的临床观察[J].中国中西医结合杂志,2010,30(8):893-894.
⑥ 赵亚军,等.美宝湿润烧伤膏治疗口唇单纯疱疹 50 例临床体会[J].中国烧伤创疡杂志,2009,21(4):276-277.
⑦ 邵宇,等.注射用七叶皂苷钠外敷治疗颜面单纯疱疹[J].江苏中医药,2006,27(1):34-35.

市横岗人民医院制剂室研制)。功效主治:散风,通鼻窍,祛风湿止痛;适用于鼻渊头痛,风湿痹痛,对疱疹病毒有显著的抑制作用。用法用量:每日外涂患处,早晚各 1 次,7 日为 1 个疗程。临床应用:易恒安等用上方治疗 62 例生殖器疱疹患者,痊愈 36 例,显效 21 例,好转 5 例,有效率 91.94%。[1]

5. 白敬宇眼膏 组成:炉甘石、冰片、硼砂、无水硫酸铜、硫酸氢黄连素、白芷浸膏(南京白敬宇制药厂生产)。功效:收敛,防腐,抑菌,止痛,消肿。用法用量:外涂于局部患处,每日 4～5 次。临床应用:周美儿用上法治疗 81 例复发性单纯疱疹患者,全部痊愈。[2]

6. 山宝皮宁 组成:七叶一枝花、草乌、艾叶等(贵州山宝药业有限公司生产,黔卫药准字 100184)。用法用量:外擦患处皮肤(黏膜除外),每日 2 次,共 7 日;联合病毒唑(利巴韦林)0.1 克,每日 2 次肌注治疗。临床应用:宋守荣等用上法治疗 85 例单纯疱疹患者,总有效率 95%。[3]

7. 鱼腥草注射液 组成:鲜鱼腥草提取的挥发油(深圳南方制药厂生产)。用法用量:鱼腥草注射液 60～100 毫升加入 5% 葡萄糖注射液 250～500 毫升中静点,14 日为 1 个疗程;局部予鱼腥草注射液原液点眼,每日 4～6 次,每次 2 滴。临床应用:马冰松用上法治疗 88 例单纯疱疹性角膜炎患者,痊愈 65 例,好转 18 例,无效 5 例。[4]

8. 板蓝根注射液 组成:板蓝根提取物。用法用量:局部用生理盐水清洁后,用每安瓿 2 毫升内含生药 1 克的板蓝根注射液反复轻擦患处,每

日 4～6 次。临床应用:张敬武等用上法治疗 42 例单纯疱疹患者,用药 2～3 日治愈 32 例,4～6 日治愈 7 例,7 日治愈 3 例。[5]

9. 双黄连粉针剂 组成:连翘、金银花、黄芩等(哈尔滨中药二厂生产)。用法用量:用生理盐水或注射用水配成 1% 的溶液置于常温下待用。将 4～5 层消毒纱布用药液浸湿置于患处持续湿敷,每日湿敷 2～4 小时,无湿敷条件者则每日外擦药液 8～10 次,7 日为 1 个疗程,治疗 2 个疗程。损害消退后,继续每日外擦药液 3～4 次,连续 7～10 日。临床应用:廖传德用上法治疗 100 例生殖器疱疹患者。结果:痊愈 89 例,显效 6 例,好转 5 例,无效 0 例。[6]

10. 复方大青叶注射液 组成:大青叶、金银花、羌活、大黄。功效:退热,解毒,消炎,消肿,抗病毒。用法用量:用复方大青叶注射液反复轻擦患处,每日 3～4 次,病程较长、疱疹较多者可适当用药液湿敷患处。临床应用:刘永明用上法治疗 45 例单纯疱疹患者,2～3 日痊愈 26 例,4～5 日痊愈 14 例,6～7 日痊愈 5 例。[7]

11. 肤阴洁 组成:地肤子、千里光、黄柏、岗松油、大叶桉油、满山香油、蛇床子油。功效:清热解毒,消炎,抗病毒,除湿止痒,祛风,活血止痛。用法用量:局部清洁后,使用肤阴洁原液反复涂擦患处,每日 6～10 次,对疱疹较多、病程较长(2 日以上)者可用药液湿敷患处。临床应用:李景芳用上法治疗 113 例单纯疱疹患者,治疗 1 日痊愈者 20 例,2 日痊愈者 48 例,3 日痊愈者 32 例,4 日痊愈者 13 例。[8]

---

① 易恒安,黄捷.苍耳子软膏治疗生殖器疱疹的临床观察[J].中国药房,2006,17(11):842-843.
② 周美儿.白敬宇眼膏治疗复发性单纯疱疹 81 例[J].实用中医药杂志,2005,21(5):285.
③ 宋守荣,等.中药山宝皮宁治疗单纯疱疹临床及实验研究[J].贵阳医学院学报,2004,29(3):224-226.
④ 马冰松.鱼腥草注射液治疗单纯疱疹性角膜炎 88 例[J].辽宁中医杂志,1998(12):583.
⑤ 张敬武,等.板蓝根注射液局部涂擦治疗单纯疱疹 42 例疗效观察[J].中国学校卫生,1995,16(1):12.
⑥ 廖传德.中药双黄连粉针剂外用治疗生殖器疱疹 100 例[J].中国皮肤性病学杂志,1994,8(4):234.
⑦ 刘永明.外用复方大青叶注射液治疗单纯疱疹 45 例报告[J].华西口腔医学杂志,1993,11(2):147.
⑧ 李景芳.肤阴洁液治疗单纯疱疹 113 例疗效观察[J].中药材,1993,16(10):44-45.

带状疱疹

概　述

带状疱疹是由水痘-带状疱疹病毒引起的一种疱疹性皮肤病。初次感染表现为水痘或隐性感染,此后病毒潜伏于脊髓后神经根中,在某些诱发因素或机体免疫力低下的情况下,病毒被激活而发病。此病常好发于中老年人,春秋季易发病,潜伏期平均为7~14日。发病前可出现发热、乏力、全身不适等表现,2~5日后出现皮疹,最多见于肋间神经及三叉神经的部位,呈带状分布,一般不超过正中线。基本损害为红斑基础上群集粟粒至绿豆大小的水疱,一簇或多簇,簇间皮肤一般正常,疱壁紧张,疱内容物初期清澈或呈淡黄色,5~7日后转为浑浊,病情严重时疱液可为血性,破溃后形成糜烂面,表面结痂。疼痛为本病的特征之一,往往年龄愈大疼痛越重,部分患者在皮疹完全消退后仍遗留神经疼痛,可达数月之久。全病程为2~3周,愈后一般不复发。

临床亦可见特殊类型的带状疱疹,包括具有神经痛而无皮损的无疱型带状疱疹、局部组织坏死的坏死型带状疱疹、只有红斑而无水疱的顿挫型带状疱疹、水疱较大的大疱型带状疱疹、水疱为血性的出血型带状疱疹、多神经或双侧发疹的多发型带状疱疹、发生于角膜的眼带状疱疹、带状疱疹性脑膜炎以及伴有面瘫、耳聋、耳鸣的耳带状疱疹等。

本病属中医"缠腰火丹""蛇串疮""蜘蛛疮""火带疮"等。多因情志不遂,郁久化火,而致肝胆火盛而生;或饮食不节,脾失健运,而致脾湿内生,湿热内蕴,外溢皮肤而生;或人体正气虚弱兼感毒邪,以致湿热火毒蕴积肌肤而成。初期以湿热火毒为主,后期属正虚血瘀兼夹湿邪为患。

辨 证 施 治

1. 气血两虚型　治宜扶正补虚。方用八珍汤加减:茯苓15克、人参15克、白芍15克、白术12克、当归12克、川芎12克、生姜9克、熟地黄9克、炙甘草6克、红枣6颗。随症加减:郁热明显者,加栀子;疼痛剧烈者,加全蝎、蜈蚣;皮肤刺痛者,加延胡索、牡蛎、当归。每日1剂,水煎服,每日3次,每日三餐前服用,7日为1个疗程。临床观察:王业坤用上方加减治疗39例气血两虚型带状疱疹患者,总有效率为94.87%。[①]

2. 肝经郁热型　症见皮损多为绿豆(0.2厘米)大小的丘疱疹,簇集成群,疱壁紧张,基底色红,常单侧,沿神经分布,排列成带状;严重者皮损可表现为出血性,或可见坏疽性损害。皮损发于头面部者,病情往往较重;皮疹出现前,常先有皮肤针刺样痛或烧灼感,可伴有周身轻度不适、发热;自觉疼痛明显,可有难以忍受的剧痛,或皮疹消退后遗疼痛。方用龙胆泻肝汤加减。内服方:龙胆草10克、黄芩10克、焦栀子10克、柴胡12克、生地黄15克、车前子10克、泽泻10克、当归12克、生甘草6克、板蓝根15克、大青叶10克、玄参20克、麦冬20克、金银花20克、焦麦芽10克。每日1剂,每日2次,取5~10剂。外敷方:龙胆草20克、黄芩20克、焦栀子20克、柴胡20克、板蓝根20克、大青叶20克、金银花30克、玄参30

---

① 王业坤.中医扶正补虚法治疗气血两虚型带状疱疹的临床效果[J].中国农村卫生,2018(24):1.

克、生甘草 20 克。每剂水煎 1 000 毫升，温水，41℃左右，湿敷患处 15～20 分钟，每日 2 次，取 5～10 剂。临床观察：张菡用上方治疗 120 例带状疱疹患者，配合西医抗病毒和营养神经治疗 5～7 日。结果：用药 5 剂痊愈 10 例，占 8.33％；6～7 剂痊愈 100 例，占 83.33％；8～10 剂痊愈 10 例，占 8.33％。治愈率 100％。①

3. 气滞血瘀型　症见带状疱疹皮疹消退后局部疼痛不止；舌暗，苔白，脉弦细。治宜活血化瘀、通络止痛。方用桃红四物汤加减：桃仁 15 克、红花 15 克、当归 15 克、川芎 15 克、白芍 20 克、生地黄 30 克、丹参 30 克、制乳香 8 克、制没药 8 克、路路通 15 克、地龙 15 克、蜈蚣 2 条、延胡索 30 克、甘草 6 克。每日 1 剂，水煎服，每日 3 次。临床观察：张少波用上方治疗 42 例带状疱疹后遗神经痛患者，2 周为 1 个疗程，4 周后判定疗效。结果：治疗 4 周后，痊愈率为 45.24％，显效率为 30.95％。②

4. 脾虚湿蕴型　症见疱疹多色黄白，水疱大小不一，流水，疼痛甚。方用除湿胃苓汤加减：苍术 12 克、厚朴 12 克、陈皮 10 克、赤茯苓 15 克、白术 10 克、栀子 10 克、木通 6 克、泽泻 12 克、生地黄 12 克、金银花 30 克、赤芍 15 克、桃仁 10 克、滑石 12 克、防风 10 克。每日 1 剂，水煎服。临床观察：杨秀金等用上方治疗 38 例带状疱疹患者。结果：5 日内痊愈 5 例，7 日内痊愈 10 例，其余均在 15 日内痊愈。③

经 验 方

1. 清热利湿饮　生地黄 15 克、泽泻 10 克、黄芩 8 克、龙胆草 18 克、柴胡 10 克、生甘草 6 克、当归 15 克、车前子 10 克、栀子 12 克、郁金 10 克、延胡索 10 克。10 袋 200 毫升袋装药汁，每次 1 袋，每日 2 次，午饭及晚饭后服用，5 日后根据症状不同，加减药物剂量，总药味数不变。联合针灸治疗。杨剑等用上方治疗 42 例带状疱疹患者，总效率为 95.2％。④

2. 解毒泻肝汤　龙胆草 15 克、生地黄 15 克、当归 15 克、延胡索 15 克、泽泻 15 克、黄芩 20 克、金银花 20 克、鱼腥草 20 克、全瓜蒌 20 克、白芍 10 克、连翘 10 克、薄荷 10 克、柴胡 10 克、川楝子 10 克、羌活 10 克、甘草 10 克、栀子 10 克。随症加减：疼痛甚者，加乳香、没药；渗出多者，加苦参；大便干燥者，加大黄等。每日 1 剂，水煎取汁 300～400 毫升，分早晚 2 次温服。蒋守森等用上方加减治疗 35 例带状疱疹患者。结果：治愈 27 例，好转 6 例，未愈 2 例，总有效率 94.29％。⑤

3. 加味不二散　蜈蚣（瓦焙）3 条、雄黄 10 克、青黛 10 克、大黄 10 克、冰片 3 克。上药共研成细末混匀，治疗时用浓茶水将药末调成糊状，直接涂于患处，以不露出疱疹为度，每日 3 次；干燥者可用麻油调和外擦。湛先荣用上方治疗 60 例带状疱疹患者。结果：均于用药当天疱壁开始萎缩，红肿退缩，疼痛减轻，次日疱液干涸，3 日后开始脱痂，疼痛消失，无新发皮疹，平均 4.8 日治愈，无 1 例感染或遗留神经痛。其中痊愈 55 例，显效 5 例。⑥

4. 排毒活血汤　金银花 15 克、连翘 15 克、蒲公英 15 克、龙胆草 9 克、大青叶 20 克、柏子仁 10 克、当归 15 克、赤芍 20 克、板蓝根 50 克、紫草 15 克、乳香 10 克、制没药 10 克、甲片 6 克、太子参 30 克、茯神 15 克、甘草 15 克。每日 1 剂，水煎服，10 日为 1 个疗程。清热解毒，利湿活血，化瘀止痛。刘慕松等用上方治疗 82 例带状疱疹患者。结果：痊愈 48 例，显效 16 例，有效 12 例，无效 6 例，总有效率 92.1％。⑦

① 张菡.加味龙胆泻肝汤内服、外敷治疗带状疱疹 120 例[J].中医杂志，2010，51(S2)：205－206.
② 张少波.加味桃红四物汤治疗带状疱疹后遗神经痛 84 例临床观察[J].中国中西医结合皮肤性病学杂志，2006，5(3)：169－170.
③ 杨秀金，等.除湿胃苓汤加减治疗带状疱疹[J].山东中医杂志，1999，18(4)：182.
④ 杨剑，张永刚.自拟清热利湿饮配合针灸治疗带状疱疹临床研究[J].陕西中医药大学学报，2018，41(5)：77－79.
⑤ 蒋守森，等.解毒泻肝汤治疗带状疱疹 35 例[J].新中医，2009，41(6)：81－82.
⑥ 湛先荣.加味不二散治疗带状疱疹 60 例疗效分析[J].中国学校卫生，2005，26(9)：749.
⑦ 刘慕松，等.排毒活血汤治疗带状疱疹 82 例疗效观察[J].四川中医，2005，23(10)：84－85.

5. **蒲虎解毒汤** 蒲公英30克、虎杖20克、生地黄20克、土茯苓20克、赤芍15克、牡丹皮15克、蝉蜕10克、荆芥10克、生甘草8克。随症加减：兼发热头痛者，加金银花15克、连翘15克、菊花15克；疱疹在胸胁者，加葛根15克、川楝子15克。每日1剂，水煎2次，分2次服，每日煎取汁150～200毫升；并用5%炉甘石洗剂外擦，每日3～5次。解毒祛湿，清热凉血。毛治辉用上方加减治疗50例带状疱疹患者，全部治愈。经治疗后疱疹结痂脱落，无遗留皮肤疤痕。其中5日治愈34例，7日治愈14例，10日治愈2例（因继发细菌感染）。①

6. **复方徐长卿合剂** 徐长卿30克、黄柏30克、露蜂房30克、苦参30克、人工牛黄2克、冰片2克。前4味用水60毫升煎至20毫升，将人工牛黄、冰片溶于上述药液中。用调好药涂于患处，每日4～6次，天气冷可加温涂擦，药液当天用完，不用内服药。5日为1个疗程，共治2个疗程。谢跃藩等用上方治疗40例带状疱疹患者，治疗5日改善率为87.5%，治疗第10日改善率为90.3%。②

7. **消疹饮** 大青叶30克或板蓝根30克、金银花30克、生薏苡仁20克、连翘10克、赤芍10克、生地黄10克、当归10克、车前子（包煎）10克、泽泻10克、香附10克、川黄连6克、牡丹皮6克、生甘草6克。随症加减：肝经火热之象明显，自觉灼热刺痛，小便黄赤，苔黄脉数者，加龙胆草、黑栀子、黄芩；伤津伤阴，口干舌燥者，重用生地黄30克，加芦根；大便秘结者，加大黄；湿盛明显，水疱糜烂渗出者，加赤茯苓、滑石、木通；疼痛剧烈者，加川楝子、延胡索；皮损暗红，或透发不显，属气滞血瘀者，加柴胡、薄荷、广郁金、丹参；发于头面部者，去香附，加升麻、野菊花、苦丁茶，择一二味即可；发于下肢者，去香附，加怀牛膝。每日2次，水煎服，每次约300毫升，5～9为1个疗程。鲍正飞用上方

加减治疗93例带状疱疹患者。结果：经1个疗程治疗，治愈89例，未愈4例，治愈率95.7%。③

8. **朱黄冰膏** 朱砂10克、雄黄10克、硫黄10克、冰片5克。上药研极细末后，加入医用凡士林100克中调匀；使用时，再加入2%碘酊2毫升，在软膏板上调匀即成；将调制的软膏涂于患处皮肤，每日1～2次，无须加盖敷料。徐敦玉用上方治疗50例带状疱疹患者，均于用药2～3日后获临床治愈（局部疼痛消失，皮损处脱痂，仅留暂时性色素沉着）。④

9. **加味升降散** 生大黄（后下）10克、广姜黄10克、白僵蚕10克、生地黄10克、赤芍10克、生栀子5克、黄连5克、大青叶15克。每日1剂。随症加减：若得快利后则大黄减量同煎；发热者，加生石膏；痛甚者，加乳香；疱面溃烂者，加蒲公英、苍术；发于面部者，加升麻；发于四肢者，加忍冬藤。茅国荣用上方加减治疗112例带状疱疹患者。结果：痊愈（皮损消退，疼痛消失）98例，显效（皮损消退，疼痛减轻）7例，有效（皮损及疼痛减轻）5例，无效（治疗前后症情无变化）2例，治愈率87.5%，总有效率98.2%。⑤

单　方

1. **朱功新经验方** 组成：取蜈蚣（瓦焙）2条、雄黄9克、朱砂3克。用法用量：共研磨成细粉，与白酒调和成稀糊状，敷于患处，每日4次，连续用药至患处结痂，其间不用抗病毒药、止痛药或麻醉药。临床应用：朱功新用上方治疗13例带状疱疹患者，有效率为84.6%。⑥

2. **青黄散** 组成：青黛、雄黄。制备方法：上药各等份，以食醋调成稀糊状备用。用法用量：局部用3%过氧化氢洗净拭干，用小毛笔将调好之青黄散涂抹于局部，每日2～3次，无论有无合并

① 毛治辉.蒲虎解毒汤治疗带状疱疹50例[J].新中医,2003,35(5)：63-64.
② 谢跃藩,等.复方徐长卿合剂外治带状疱疹40例疗效观察[J].新中医,2002,34(9)：27-28.
③ 鲍正飞.自拟消疹饮治疗带状疱疹93例[J].四川中医,1998,16(7)：41.
④ 徐敦玉.朱黄冰膏外治带状疱疹50例[J].江苏中医,1996,17(9)：22.
⑤ 茅国荣.加味升降散治疗带状疱疹112例[J].江苏中医,1992(9)：14.
⑥ 朱功新.中药单方外用治疗带状疱疹[J].医学理论与实践,2007,20(11)：1304.

感染均可应用，一般无需覆盖敷料。临床应用：顾玉明等用上方治疗 78 例带状疱疹患者，全部治愈。注意事项：若有合并感染而分泌物较多者，可用无菌敷料覆盖。①

3. 地龙浸出液 组成：活地龙 10 条。制备方法：用清水洗净后置杯中，加白糖 60 克轻轻搅拌，放置 24 小时后制取黄色地龙浸出液备用。用法用量：以棉签将制取液涂于疱疹表面，每日 5～6 次，5 日为 1 个疗程。临床应用：陶云卿用上法治疗 32 例带状疱疹患者。结果：经 1 个疗程治愈 12 例，2 个疗程治愈 16 例，3 个疗程治愈 4 例；经治疗后疼痛消失时间平均 6 日，皮损恢复时间平均 9 日。②

4. 三味败毒散 组成：雄黄 10 克、白矾 10 克、蜈蚣 1 条。用法用量：用时将上药共研成粉，以适量的香油或植物油调成高浓度溶液，用消毒棉签蘸取药液涂擦患处，每日 5～10 次。临床应用：杨树成用上方治疗 57 例带状疱疹患者。结果：所有患者在第 1 次涂擦药后，自觉患处灼热疼痛减轻，5～10 次后部分疱疹开始抽浆，一般 4 日内皮损处便完全吸收结痂。最迟不超过 7 日，自觉状全部消失。57 例中有 7 例伴发热、口苦咽干、溲赤便秘等症，配合内服龙胆泻肝汤加减外，其余都是单纯用外用药，且均无不良反应和后遗神经痛。③

5. 二味拔毒散 组成：雄黄、白矾。制备方法：等份研细末，以凉开水调成高浓度溶液。用法用量：以棉签蘸取药液涂擦患处，每日至少涂 5 次，除 7 例伴有口苦咽干、便秘溲赤，配以龙胆泻肝丸常规量口服外，余均不配用其他任何药物治疗。临床应用：汤秀珍用上方治疗 67 例带状疱疹患者。结果：所有患者均在第 1 次涂药后自觉患处灼热疼痛减轻，涂 3～5 次后部分疱疹开始抽

浆，一般 3 日内皮损处便完全吸收结痂，最迟不超过 5 日，自觉症状全部消失，在 67 例患者中未出现不良反应。④

6. 鲜蛇莓叶 组成：鲜蛇莓叶。用法用量：将鲜蛇莓叶洗净后捣烂取汁或直接外敷，鲜汁外擦每日 4 次（早中晚及临睡前各 1 次），捣烂后直接外敷者应用纱布包于患处以免脱落，每日换药 1 次。临床应用：葛昌清用上法治疗 100 例带状疱疹患者，第 1 日治愈 26 例，第 2 日治愈 49 例，第 3 日治愈 21 例，第 4 日治愈 2 例，第 5 日治愈 2 例，治愈率 100%。⑤

7. 菟丝子 组成：菟丝子 50～100 克。制备方法：上药焙干研细粉末，加小麻油调成膏状。用法用量：用药前，先用生理盐水棉球洗净患处，遂将菟丝子膏涂上。每日早晚各涂药 1 次。临床应用：牛晃明等用上法治疗 98 例带状疱疹患者。结果：全部治愈，皮损消退，症状消失，其中涂药 2 日治愈 10 例，经 3 日治愈 45 例，4 日治愈 39 例，5 日愈者 4 例。⑥

8. 土鳖虫胶囊 组成：土鳖虫。制备方法：将土鳖虫用 40% 左右乙醇浸提两次，浓缩成调膏，加适量辅料制粒，干燥整粒后装成胶囊即可供患者服用。用法用量：患者每日早晚各服 1 次，每次 4 粒，3 日为 1 个疗程。临床应用：李其生等用上法治疗 32 例带状疱疹患者。结果：1 个疗程治愈 27 例，2 个疗程治愈 3 例，3 个疗程治愈 2 例，总治愈率 100%。治愈后观察 28 日，无一例复发。⑦

中 成 药

1. 云南白药 组成：三七、麝香、草乌等（云南白药集团股份有限公司生产，国药准字 Z53020798）。用法用量：患者用云南白药进行口服治疗，每次

---

① 顾玉明，等.自拟青黄散外治带状疱疹 78 例[J].四川中医，2002，20(4)：64.
② 陶云卿.地龙浸出液治疗带状疱疹疗效观察[J].中医杂志，1999，36(7)：399.
③ 杨树成.三味败毒散外搽治疗带状疱疹 57 例[J].四川中医，1996，14(2)：45.
④ 汤秀珍.二味拔毒散治带状疱疹 67 例[J].江西中医药，1995(S1)：127.
⑤ 葛昌清.鲜蛇莓治疗带状疱疹 100 例疗效观察[J].湖南中医杂志，1995，11(5)：57.
⑥ 牛晃明，等.单味菟丝子治疗带状疱疹 98 例[J].四川中医，1993(7)：38.
⑦ 李其生，等.土鳖虫胶囊治疗带状疱疹 32 例疗效观察[J].中成药，1993，15(8)：45.

0.25克,每日3次,5日1个疗程,同时需要将云南白药用1∶10000比例的新洁尔灭(苯扎溴铵)溶液调成糊状,均匀涂在患处。临床应用:王磊等用上方治疗14例带状疱疹患者,总有效率为100％。[1]

2. 丹参酮胶囊 组成:丹参根部乙醇提取物。用法用量:口服丹参酮胶囊0.5克(2粒),每日3次;另外取1粒丹参酮胶囊内粉末(0.25克)加入10毫升蒸馏水配成混悬液,浸湿无菌纱布后湿敷皮损处30分钟,每日3次,7日为1个疗程。临床应用:陈慧君用上法治疗43例带状疱疹患者,第1周治愈9例,第2周治愈22例,第3周治愈7例,3周后治愈5例,仅2例后遗神经痛。[2]

3. 清开灵注射液 组成:牛黄、水牛角、黄芪、金银花、栀子等(北京中医药大学药厂生产)。用法用量:清开灵注射液20～30毫升加入0.9％氯化钠注射液250毫升中静脉滴注,每日1次。临床应用:陈红等用上法治疗62例带状疱疹患者。结果:结痂时间平均为4.3日,疼痛减轻时间平均为5.1日,痊愈时间为8.6日。表明清开灵注射液治疗带状疱疹有较好疗效,并能控制带状疱疹后遗神经痛的发生。[3]

4. 六神丸 组成:人工麝香、雄黄、蟾酥等6味(苏州雷允上制药厂生产,国药准字Z32020481)。用法用量:六神丸内服外敷治疗。轻症者成人每次含服10粒,每日2次;重症者成人每次含服15粒,每日3次,并辅以温水研化数十粒外涂敷于患处,每日1次;小儿患者每次含服5～6粒。5日为1个疗程。临床应用:武运喜等用上方治疗44例带状疱疹患者,痊愈(治疗后皮损全部消退,疼痛消失)36例,显效(治疗后皮损大部分消退,疼痛轻微)6例,好转(治疗后皮损基本消退,疼痛减轻)2例。注意事项:治疗期间保持心情舒畅,忌食烟酒。[4]

5. 穿琥宁注射剂 组成:穿心莲提取物(哈尔滨三联药业有限公司生产)。用法用量:注射用穿琥宁40毫克加入5％葡萄糖注射液或生理盐水250毫升中静滴,每日2次,共6日。临床应用:李莲花等用上方治疗30例带状疱疹患者。结果:止疱时间平均为5.57日,止痛时间平均为11.32日,结痂时间平均为19.57日,病程平均为14.06日。表明穿琥宁注射液治疗带状疱疹能明显止疱、止痛、结痂,见效快。[5]

6. 板蓝根注射液 组成:板蓝根提取物。用法用量:将板蓝根注射液4～6毫升加维生素B_{12}注射液500微克混合,由疱疹周围向内行皮下注射,边进针边推药,每日1次,3日为1个疗程。临床应用:王岩红等用上方治疗20例带状疱疹患者,治愈18例,显效1例,好转1例,总有效率100％。[6]

7. 独一味 组成:藏药独一味(甘肃独一味药品有限公司生产)。用法用量:口服独一味,每次3粒,每日3次,疗程为2周。临床应用:龚磊用上法治疗30例带状疱疹患者,痊愈12例,显效14例,好转2例,无效2例,总有效率93.3％。[7]

8. 黄芪注射液 用法用量:黄芪注射液200毫升加入5％葡萄糖注射液500毫升中静滴,每日1次,7日为1个疗程,间隔2日再行第2个疗程,共2～3个疗程。临床应用:苏晓杰用上法治疗30例带状疱疹患者,止疱开始吸收天数、止痛开始天数及结痂开始天数都明显缩短。[8]

9. 双黄连粉针剂 组成:连翘、金银花、黄芩等(哈尔滨中药二厂生产)。用法用量:每千克体重60毫克加入生理盐水500毫升中缓慢静脉滴注,每日1次。临床应用:周先成用上法治疗45例带状疱疹患者,用药后新水疱停发天数平均2.10日,水疱干涸天数平均4.84日,完全止痛天数平均7.78日,用药天数(疼痛基本消失即停止用

① 王磊,等.带状疱疹的中成药治疗[J].大家健康(学术版),2014,8(1):54.
② 陈慧君.丹参酮内服外敷治疗带状疱疹疗效观察[J].中国皮肤性病学杂志,2008,22(10):627.
③ 陈红,等.清开灵注射液治疗带状疱疹62例[J].新中医,2002,34(6):51.
④ 武运喜,等.六神丸内服外敷治疗带状疱疹44例[J].新中医,2001,33(7):50-51.
⑤ 李莲花,等.穿琥宁治疗带状疱疹疗效观察[J].中国皮肤性病学杂志,2001,15(3):162.
⑥ 王岩红,等.板蓝根注射液治疗带状疱疹20例[J].新中医,2001,33(10):55-56.
⑦ 龚磊.藏药独一味治疗带状疱疹30例[J].临床皮肤科杂志,2001,30(2):95.
⑧ 苏晓杰,等.黄芪注射液治疗带状疱疹疗效观察[J].临床皮肤科杂志,1998,27(5):346.

药)平均8.0日。[1]

10. 西黄丸 组成：牛黄、麝香、乳香(醋制)、没药(醋制)。用法用量：每次2克，每日2次，口服。临床应用：李桂秋等用上方治疗30例带状疱疹患者。结果：其中10例在用药后第2日患处红斑变浅，肤色接近正常；18例在第3日疱疹干燥、结痂，疼痛消失；最重1例大片出血性患者，第5日成簇丛集疱疹消失，肤色接近正常。用药后显效29例，有效1例，有效率100%。[2]

11. 鸦胆子油口服乳液 组成：鸦胆子油、豆磷脂。用法用量：鸦胆子油口服乳液20毫升，每日2~3次，连续服药7日观察疗效。临床应用：胡萌等用上方治疗43例带状疱疹患者，7日内全部痊愈，平均治愈天数4日。[3]

① 周先成.双黄连粉针剂治疗带状疱疹的疗效观察[J].中国皮肤性病学杂志,1996,10(4)：236.
② 李桂秋,等.西黄丸治疗带状疱疹[J].中成药,1995(3)：48.
③ 胡萌,等.中药鸦胆子油口服乳液治疗带状疱疹的临床研究——附43例临床分析[J].临床皮肤科杂志,1994(5)：283.

传染性软疣

概　述

传染性软疣又名皮脂性软疣、传染性上皮瘤、上皮软疣。系由感染传染性软疣病毒所致,通过直接或间接的自体接种和性接触传染,人是该病毒唯一自然宿主。本病常见于儿童及青少年,皮损可发生于除掌跖外的任何部位。临床潜伏期1周~6个月,典型皮损为米粒至绿豆大小、半球形丘疹,呈灰白微红或正常皮肤色,表面有蜡样光泽,中央有脐窝,初期质较硬,成熟后变软,并可挤出灰白色乳酪样物,称为软疣小体。皮损数目多少不定,一般无明显自觉症状或微痒。本病易继发感染,局部红肿并发脓疱,或在损害周围继发湿疹样损害。病程慢性,愈后不留瘢痕,可自行消失。

本病属中医"鼠乳",俗称"水瘊子",多由风毒湿热,搏于肌肤而生;或由怒动肝火,肝旺血燥,筋气不荣,气血凝滞,郁于肌表而生。治宜清热解毒散结。

辨 证 施 治

1. 风热蕴肤型　方用消风散化裁加减:防风10克、荆芥10克、苦参10克、菊花10克、败酱草15克、板蓝根30克、大青叶15克、马齿苋20克、夏枯草10克、薏苡仁20克、甘草5克。随症加减:局部皮损红肿者,加金银花、蒲公英以清热解毒;苔黄腻者,加黄芩以清热解毒燥湿。[①]

2. 气壅痰聚型　症见皮损位于皮里膜外,视而可见,触而有形,少红鲜热,疣表光滑,挤之见白色乳酪样物(软疣小体)外出,病程较长,缠绵不愈;舌苔多白腻或黄腻,脉多滑或濡。治宜疏通经络、软坚散结。方用自拟二陈加味汤加减:清半夏15克、陈皮15克、茯苓12克、炙甘草6克、白芥子9克、香附9克、丹参15克、生牡蛎30克。每日1剂,水煎服,小儿酌减,3周为1个疗程,通常服药1个疗程即可。[②]

3. 肝郁血瘀型　方用凉血五根汤化裁加减:板蓝根30克、白茅根15克、生地黄15克、紫草根15克、桃仁10克、红花10克、莪术10克、柴胡10克、木贼草15克、夏枯草15克、当归10克、薏苡仁20克、香附10克、甘草5克。随症加减:伴有瘙痒者,加防风;皮疹较大者,可加生牡蛎、甲片软坚散结。[③]

经 验 方

1. 除疣酊　鸦胆子、骨碎补、马齿苋、大风子、乌梅、薏苡仁、香附、生大黄、桃仁、紫草等。放入75%乙醇浸泡;使用无菌针灸针划破疣体表面后用上方点涂疣体表面,要求疣体半球均涂满药液。每日1次,2周为1个疗程,共用药8周;如疗程中间疣体脱落可终止涂药,未全部脱落继续用药。李云峰等用上法共治疗36例传染性软疣患者,有效率为88.57%。[④]

2. 牛蒡解肌汤　牛蒡子15克、薄荷15克、牡

①　陈志伟.外阴肛周皮肤病中西医特色治疗[M].杭州:浙江科学技术出版社,2013:51.
②　秦亮,等.传染性软疣从痰论治[J].辽宁中医药大学学报,2012,14(8):98-99.
③　北京中医医院.赵炳南临床经验集[M].北京:人民卫生出版社,2006:345-346.
④　李云峰,姚春海,等.自拟除疣酊外涂治疗传染性软疣的临床观察[J].内蒙古中医药,2017(19):107.

丹皮 10 克、栀子（碾细）10 克、石斛 15 克、连翘 10 克、板蓝根 20 克、金银花 10 克、玄参 15 克、夏枯草 15 克、桔梗 10 克、天花粉 20 克、皂角刺 10 克、生姜 3 片。随症加减：肝虚血燥伴瘙痒者，加生地黄 20 克、当归 10 克、防风 10 克；饮食欠佳，舌淡胖，边有齿痕者，加山药 20 克、薏苡仁（碾细）20 克、木香 10 克、炒麦芽 20 克。以上诸药开水浸泡 30 分钟，煮沸 10 分钟即可，每日 3 次，每次服 200 毫升。2 周为 1 个疗程，用药 2 个疗程。彭诗宇等用上方加减治疗 58 例传染性软疣患者，总有效率为 81.03%。①

3. 祛疣汤　大青叶 20 克、香附 20 克、板蓝根 20 克、蛇床子 20 克、木贼 20 克、败酱草 20 克、白鲜皮 20 克、紫草 15 克、红花 10 克。清热解毒消疣。每日 2 次，水煎外洗，可减少痛苦，预防复发。②

4. 外洗方 1　木贼草 20 克、香附子 20 克、大青叶 20 克、板蓝根 20 克、夏枯草 10 克、茯苓 12 克、牡丹皮 10 克、桔梗 10 克、白鲜皮 15 克。加适量水，煮沸后文火煎煮 20 分钟，待水微温时外洗患处或用纱布外敷 20～30 分钟，每日 2 次，每 2 日换 1 剂，3 剂为 1 个疗程，连用 2 个疗程。王晓丽等用上方治疗 40 例传染性软疣患者，治愈 34 例，显效 3 例，有效 2 例，无效 1 例，总有效率 97.5%。③

5. 消疣汤　木贼草 20 克、大青叶 20 克、板蓝根 20 克、苍耳子（捣碎）20 克、贯众 20 克、七叶一枝花 20 克。上药凉水浸泡 30 分钟，武火煮沸 10 分钟，待温度适宜，每次取液 200 毫升，用无菌医用敷料块浸药液外擦疣部，以疣部皮肤略红、药液可透入为度。每洗 1 次需煮沸药液 20 分钟，更换新敷料块，每剂药用 2 日，每日 2 次。连用 4 剂药即 8 日为 1 个疗程。刘长海用上法治疗 56 例传染性软疣患者，治疗 1 个疗程后停药 7 日判断疗效，总有效率为 100%。④

6. 燥湿化痰方　陈皮 15 克、清半夏 9 克、茯苓 12 克、炙甘草 9 克、芥子 9 克。随症加减：皮损红赤者，加牡丹皮 9 克、赤芍 12 克；并发感染者，加蒲公英 20 克、败酱草 20 克；瘙痒甚者，加荆芥 9 克、防风 9 克；舌苔黄腻明显者，加黄芩 12 克、黄连 9 克。每日 1 剂，水煎取汁 300 毫升，分早晚 2 次服，小儿酌减。秦亮等用上方加减治疗 100 例传染性软疣患者，痊愈 97 例。⑤

7. 外洗方 2　木贼草 40 克、香附 40 克、金银花 40 克、夏枯草 40 克、山豆根 30 克、板蓝根 30 克。加适量水，煮沸后再用文火煎煮 20 分钟，待水微温时外洗患处或用纱布外敷 20～25 分钟，每日 2 次，每 2 日 1 剂，3 剂为 1 个疗程，连用 3 个疗程。刁爱玲用上方治疗 79 例传染性软疣患者，临床痊愈 46 例，显效 19 例，好转 10 例，无效 4 例，总有效率 82.28%。⑥

8. 传染性软疣方　黄芪（炙）12 克、败酱草 12 克、白蒺藜 20 克、马齿苋 20 克、大青叶 20 克、露蜂房 9 克、紫草 9 克、木贼 9 克、三七粉（冲服）2 克、红花 7 克、香附 7 克、薏苡仁（生）25 克。以上为 12 岁儿童剂量，小儿酌减。每日 1 剂，水煎 2 次，煎取药汁约 300 毫升，上、下午各口服 150 毫升，4 周为 1 个疗程。牛朝志用上方治疗 32 例 12 岁以下传染性软疣患儿。结果：痊愈 25 例，显效 4 例，总显效率 90.6%。⑦

9. 消疣方　金银花 10～20 克、黄芩 5～15 克、大青叶 10～20 克、板蓝根 10～30 克、木贼草 5～15 克、香附 5～10 克、薏苡仁 10～30 克、马齿苋 10～30 克、垂盆草 5～20 克、黄芪 10～30 克。药量轻重，视其年龄及体质情况，在上方药量内而定。煎煮 15～20 分钟，共煎 2 次，取汁 250～450 毫升，早中晚各口服 1 次。药渣可用来涂擦患部，早晚各 1 次。蒲和平用上方治疗 166 例传染性软

① 彭诗宇,何云长.牛蒡解肌汤加减治疗传染性软疣 58 例临床观察[J].中国民族民间医药,2016,25(24)：105-106.
② 崔丹凤.祛疣汤处洗治疗外阴传染性软疣[J].中国民间疗法,2016,24(8)：97.
③ 王晓丽,等.中药外洗治疗传染性软疣及感染的预防效果[J].中华医院感染学杂志,2014,24(14)：3594-3596.
④ 刘长海.自拟消疣汤外洗治疗传染性软疣 56 例[J].中国民间疗法,2012,20(11)：23.
⑤ 秦亮,等.燥湿化痰法治疗传染性软疣 100 例临床观察[J].河北中医,2012,34(1)：37-38.
⑥ 刁爱玲.中药外洗治疗传染性软疣 79 例疗效观察[J].中国当代医药,2010,17(8)：63.
⑦ 牛朝志.中药治疗面部传染性软疣 32 例[J].安徽中医学院学报,2009,28(6)：27.

疣患者。结果：治愈 148 例，好转 13 例，总有效率 96.9%。①

10. **会厌逐瘀汤** 桃仁 10 克、红花 6 克、生地黄 12 克、桔梗 10 克、当归 12 克、赤芍 10 克、玄参 12 克、土茯苓 30 克、板蓝根 15 克、连翘 12 克、蒲公英 15 克、甘草 5 克。随症加减：声嘶者，加石菖蒲 15 克。每日 1 剂，水煎 2 次，早晚分服，疗程为 1 个月。清热解毒，活血化瘀，消肿散结。江永忠用上方加减治疗 4 例咽喉部传染性软疣患者。结果：治愈 3 例，好转 1 例。②

11. **狼毒散** 川椒 10 克、白矾 10 克、防风 10 克、地肤子 10 克、蛇床子 10 克、木鳖子 10 克、大枫子 10 克、荆芥 10 克、白鲜皮 10 克、雄黄 10 克、狼毒 15 克。每日 1 剂，水煎外洗，每日洗 2 次，一般洗 3~6 日。张新平等用上方治疗 200 例传染性软疣患者。结果：治愈 120 例，有效 80 例。③

12. **自拟方** 生牡蛎 30 克、薏苡仁 30 克、板蓝根 15 克、紫草 10 克、黄芩 10 克、桑叶 10 克、赤芍 10 克、川芎 10 克。随症加减：月经不调，气滞血瘀者，加丹参 20 克、当归 10 克、香附 10 克、柴胡 6 克；肝旺血燥者，加玄参 10 克、生地黄 10 克、白芍 10 克、生龙骨 30 克；脾虚湿盛者，加茯苓 20 克、白术 20 克。每日 1 剂，水煎服，5 剂为 1 个疗程。黄增强等用上方加减治疗 32 例传染性软疣患者。结果：服 1 个疗程痊愈 10 例，显效 20 例；2 个疗程痊愈 20 例，无效 2 例。痊愈率 93.7%。随访 1 年均未复发。④

13. **解毒清疣汤** 金银花 25 克、板蓝根 30 克、薏苡仁 30 克、老鹳草 20 克、徐长卿 15 克、苍术 15 克、贯众 10 克、露蜂房 10 克、白芥子 9 克、荆芥 9 克、防风 9 克。每日 1 剂，水煎分服；再将药渣水煎后趁热外洗局部，每日 1 次。一般连续用药 1~5 周。孙月霞等用上方治疗 52 例传染性软疣患者。结果：治愈 31 例，好转 17 例，无效 4 例。⑤

14. **参芪活血酒** 黄芪 60 克、党参 30 克、当归 15 克、延胡索 15 克、草乌 15 克、丹参 50 克、川芎 12 克、桃仁 12 克、红花 9 克、香附 9 克、全蝎 6 克、甘草 5 克。上药加 38 度食用白酒 1 500 毫升，浸泡 7 日后过滤备用。成人每次服 5 毫升，每日 3 次；儿童酌减或一次每千克体重 0.1 毫升，每日 3 次。饭后服用，15 日为 1 个疗程。王东海等用上方治疗 46 例传染性软疣患者。结果：治愈 34 例，好转 9 例，未愈 3 例，总有效率 93.5%。治愈病例除 4 例外，均随访 2~5 个月未见复发。⑥

15. **中药方** 大枫子 25 克、鸦胆子 25 克、香附 50 克、木贼 50 克、板蓝根 50 克、薏苡仁 50 克、甲片 50 克、全蝎 50 克、苦参 50 克、苍术 50 克、露蜂房 50 克。先将大枫子、鸦胆子、甲片捣碎，然后将所有药物浸入 75% 乙醇中，使酒精越过药物平面 10 厘米，密封浸泡 40 日即可过滤备用，每日擦患处 4~6 次。魏素华等用上方治疗 50 例传染性软疣患者，全部痊愈（皮损完全消退，仅留部分色素沉着），用药 4 日皮疹开始消退，治愈时间 12~27 日，平均 18.2 日。⑦

16. **软疣液** 地肤子 20 克、狗脊 10 克、白鲜皮 20 克、板蓝根 20 克、木贼草 10 克、甘草 5 克。将上药用 500 毫升水煎 20 分钟，取药液外洗，每日 2~3 次。雷文炳等用上方治疗 50 例传染性软疣患者，当日见皮疹萎缩变平，病期长、皮疹大者，连洗 5~7 次可愈，未见不良反应。⑧

17. **除疣汤** 生薏苡仁 30 克、大青叶 30 克、板蓝根 30 克、牡蛎粉 30 克、败酱草 15 克、夏枯草 15 克、赤芍 10 克。局部消毒，用小绞咀钳直接夹住疣体，快速拔除，疣体大者可先在基底剥离，用消毒纱布止血，避免感染；伴服上方，每日 1 剂，水煎服，服 5~7 剂。何同国用上法治疗 300 例传染

① 蒲和平.自拟消疣方治疗传染性软疣（鼠乳）166 例〔J〕.中国现代药物应用,2009,3(7)：135.
② 江永忠.中西医结合治疗咽喉部传染性软疣 4 例〔J〕.湖南中医杂志,2004,20(5)：31－32.
③ 张新平,等.狼毒散治疗传染性软疣 200 例〔J〕.新疆中医药,2003(6)：63.
④ 黄增强,等.中西医结合治疗传染性软疣 32 例〔J〕.四川中医,2003,21(12)：71.
⑤ 孙月霞,等.解毒清疣汤治疗传染性软疣 52 例〔J〕.浙江中医杂志,2000(9)：390.
⑥ 王东海,等.参芪活血酒治疗传染性软疣 46 例〔J〕.新中医,1997(12)：54.
⑦ 魏素华,等.中药治疗传染性软疣 50 例〔J〕.中国皮肤性病学杂志,1996,10(3)：184.
⑧ 雷文炳,等.软疣液外治传染性软疣 50 例〔J〕.中国皮肤性病学杂志,1994,8(4)：255.

性软疣患者,全部治愈。[1]

单　方

1. 野菊花　组成:野菊花。用法用量:每日5克,用250～300毫升开水冲泡后代茶饮。临床应用:舒友廉等用上方治疗49例传染性软疣患者,总有效率为87.76%。[2]

2. 鸦胆子　组成:鸦胆子10枚。制备方法:取鸦胆子碾碎(家庭可用蒜臼捣碎)加水500～1000毫升(自来水即可)搅拌均匀后置于炉灶上加温,煮沸后继续加热5分钟,然后取下冷却,待降低到合适温度(用手插入药液中不感觉烫手为宜)。用法用量:取干净毛巾或纱布一块浸入药液中,用浸入药液的毛巾或纱布在患处反复擦洗。每日可擦洗1～3次(药液凉时可再加温),当日洗完后将药液弃之,第2日再取鸦胆子10枚,重复上述配制过程及用法,3日为1个疗程。临床应用:傅朝辉用上法治疗37例传染性软疣患者,第1个疗程治愈33例,占89.2%,其余4例在第2个疗程全部治愈。[3]

3. 薏米仁水　组成:薏苡仁50克。用法用量:加水2000毫升,煎至1000毫升,连同薏苡仁每日分3次口服,15日为1个疗程,治疗后停药20日复查。临床应用:宋树玲等用上法治疗30例儿童传染性软疣患者。结果:治愈(皮损消失,无痕迹)15例(1个疗程);显效(皮损未增多增大)13例,继续按上法再服1个疗程后治愈;无效(皮疹增多增大)2例,给予挑疣后,按上方服用10日治愈。观察2个月,30例患儿无一例复发。[4]

中 成 药

1. 龙珠软膏　组成:人工麝香、人工牛黄、珍珠、琥珀、硼砂、冰片、炉甘石(马应龙药业集团股份有限公司生产,国药准字Z10950017)。功效主治:清热解毒,消肿止痛,祛腐生肌;适用于疮疖,红、肿、热、痛及轻度烫伤。用法用量:涂抹一薄层,不封包,每日2次。临床应用:鲁巧云等用上方治疗35例小儿传染性软疣患者。结果:痊愈23例,显效5例,好转4例,总有效率91.43%。[5]

2. 复方鸦胆子液　组成:鸦胆子、板蓝根、鱼腥草、大青叶等(北京普威生技术研究所研制)。用法用量:取用10毫升药液,用牙签或小棉签蘸取药液点于疣体,每次停留1分钟,数分钟后穿衣,以免药液触及正常皮肤,18岁以上每日2次,18岁以下每日1次,直至疣体出现炎症反应和溃疡或疣体脱落为止。每周复诊1次,观察皮损消退情况及不良反应发生情况。临床应用:孔岩用上法治疗46例传染性软疣患者,总有效率为97.83%,治疗最长疗程3周。[6]

3. 五妙水仙膏　组成:黄柏、紫草、五倍子、碳酸钠、生石灰。用法用量:(1)对针尖大及粟粒大的坚实丘疹,用尖扁头的探针蘸上药直接涂在软疣上,待自然干燥并呈灰白色后,再涂药1次,直至表面形成黑色结痂,周围有红晕,即可停止。1周后让患者淋浴,将其快要脱落的坏死病损组织用水冲掉,或待其自然脱落。(2)对绿豆大的扁平或半球形,有蜡样光泽、边界清楚的丘疹,连续点上药2次,待药完全干燥后,用盐水棉球将其痂皮擦去,此时表皮浅层组织也随之脱落,成为一个半固体的、乳酪状的白色小栓,然后用环形刮匙轻轻将软疣小栓从囊中完整剥出。临床应用:李媛媛等用上法治疗116例传染性软疣患者,其中(1)类软疣2416个,治疗后有2150个脱落,一次治愈率为89%,剩余266个未脱落者经再次涂药治疗后全部治愈;(2)类软疣1848个,治疗后全部脱落,一次治愈率为100%。[7]

① 何同国.传染性软疣300例疗效观察[J].河北中医,1992,14(3):23.
② 舒友廉,等.冲泡野菊花治疗传染性软疣91例分析[J].实用中医内科杂志,2003,14(4):320.
③ 傅朝辉.鸦胆子外用治疗大学生传染性软疣37例临床观察[J].中国学校卫生,1997,18(4):301.
④ 宋树玲,等.薏米仁水煎服治疗儿童传染性软疣30例[J].中国皮肤性病学杂志,1996,10(3):184.
⑤ 鲁巧云,田丁丹.龙珠软膏治疗小儿传染性软疣的疗效观察[J].世界中西医结合杂志,2018,13(7):1016-1018.
⑥ 孔岩.复方鸦胆子液治疗传染性软疣疗效观察[J].中国基层医药,2004,11(11):1374.
⑦ 李媛媛,等.五妙水仙膏治疗传染性软疣116例[J].第四军医大学学报,1993,14(1):74.

疣

疣是由人类乳头瘤病毒选择性地感染皮肤或黏膜上皮所引起的表皮良性赘生物。疣具有感染性，因其皮损形态及发病部位不同而有不同的名称。临床上常见寻常疣、扁平疣、跖疣等三型。

寻 常 疣

概 述

寻常疣是由人类乳头瘤病毒选择性感染皮肤所引起的反应性良性传染性上皮肿瘤，好发于手指、手背、足背亦可见头面部，多见于儿童和青年人。初起小如粟米，渐大如赤豆，突出表面，呈半球形或多角形隆起，色灰褐或污黄，表面蓬松枯槁，状如花蕊，质地坚硬，少者1～2个，多者数十个，可呈群集状。有时原发的母疣治愈后，其周围续发的小疣能自行消失或脱落。大多数无自觉不适，用两手指挤之则疼痛，碰撞或摩擦后易出血。

本病属中医"千日疮""疣目"范畴，民间俗称"瘊子"。中医认为，本病多系素体先天不足，感受外邪，湿毒内蕴，气血不和，凝聚肌肤所致，治宜化湿解毒、活血散结。自身接种为病毒播散，是皮损数目增多的重要途径。若发现疣目，勿自行捏掐，以免播种。加强体育锻炼，提高自身免疫力，可预防或减少本病的发生。

经 验 方

1. 蜂房透骨草煎液　露蜂房6克、板蓝根30克、磁石30克、透骨草20克、夏枯草20克、大青叶20克、枯矾20克、木贼20克、蛇床子20克、香附20克。上药加水1 000毫升，煎煮至500毫升，待药温适宜时，擦洗浸泡患处，每次20分钟，早晚各擦洗浸泡1次。2周为1个疗程，连用2个疗程。[①]

2. 疣洗方　马齿苋、细辛、苦参、蛇床子、露蜂房、苍术、白芷、陈皮。加水2 000～2 200毫升，浸泡1～2小时，武火煮沸，文火煎熬40～50分钟，去渣得汤1 200～1 500毫升，趁热先用药汤熏洗患处，待汤温度下降至可以将手浸入时，根据不同部位患处置入药汤内浸泡30分钟内，每晚熏洗1次，每次熏洗后用毛巾擦干患处，然后用维A酸乳膏外涂，连续使用不少于6周，连续3个月。陈丽华等用上法治疗60例寻常疣患者，总有效率为90.0%。[②]

3. 紫黄祛疣汤　桑叶9克、赤芍9克、黄柏4.5克、紫草9克、薏苡仁9克、生牡蛎30克、煅牡蛎30克等。每日2次，口服，4周为1个疗程。联合液氮冷冻治疗。万建伟等用上法治疗40例寻常疣患者，总有效率为87.5%。[③]

4. 冰硼散　冰片、硼砂、朱砂、玄明粉。将疣体表面及周围皮肤常规消毒后，取冰硼散少许掺于疣体上，用弯嘴止血钳在疣体四周推刮3～5分钟，以患者感觉局部发热为度。然后用止血钳夹住疣体轻轻一拔，疣体脱落，仔细清除伤口内的红丝后再掺以少许冰硼散，外盖消毒敷料或创可贴2～3日后伤口愈合不留瘢痕。罗新媛等用上方治疗31例寻常疣患者。结果：痊愈19例，显效11

① 胡佑志.蜂房透骨草煎液治多发性寻常疣[J].蜜蜂杂志,2018(4)：49.
② 陈丽华,等.疣洗方联合维A酸乳膏治疗寻常疣的疗效观察[J].广西医学,2017,39(2)：255-257.
③ 万建伟,等.紫黄祛疣汤联合液氮冷冻治疗寻常疣的临床效果观察[J].广西医学,2016,38(11)：1511-1512,1528.

例,总有效率 96.8%。①

5. 马蜂汤 马齿苋 15～30 克、露蜂房 15～30 克、明矾 15～30 克、蜈蚣 1～2 条。将 4 味药物进行合煎,第一遍煎煮 30 分钟,第二遍煎煮 20 分钟,第三遍煎煮 10 分钟,三煎后将药液混合在一起,根据患者皮损部位的角质化程度使用适量的药液为其进行擦洗,每日擦洗 2 次。在一般情下,每剂汤药可擦洗 3～5 日。联合二氧化碳激光疗法治疗。彭利芬用上法治疗 52 例寻常疣患者,临床疗效判定等级为痊愈的患者有 38 例,有效的有 12 例,治疗总有效率为 96%。②

6. 外敷方 川乌、附子、半夏、南星、川芎、荜茇、麻黄、细辛等。粉碎外敷。吴俊涛等用上方共治疗 103 例寻常疣患者。结果:痊愈 86 例,显效 6 例,有效 6 例,总有效率 95.15%。③

7. 薏苡仁汤 薏苡仁 30 克、马齿苋 30 克、板蓝根 30 克、大青叶 30 克、紫草 20 克、红花 10 克、赤芍 10 克。上述药加水 2 000 毫升,浸泡 20～30 分钟后水煎 2 次,每次煮沸 5～10 分钟,取汁后先熏后泡洗,每晚熏泡 30～60 分钟,每 3 日 1 剂,15 日为 1 个疗程。2～5 个疗程即愈。段菊锋等用上方治疗 48 例寻常疣患者。结果:治愈 26 例,显效 14 例,有效 6 例,总有效率 96.2%。④

8. 花香叶汤配合龙木膏 花香叶汤:香附 30 克、花椒 15 克、艾叶 30 克、地肤子 15 克。将上述中草药加水 2 000～2 200 毫升,浸泡 1～2 小时,用武火煮沸,文火煎熬 40～50 分钟,去渣得汤药 1 200～1 500 毫升。趁热先用药汤熏洗患处,待药汤温度下降至可以将手浸入时,可根据不同部位将患处置入药汤内浸泡,或用纱布蘸取药汤浸洗患处。熏洗患处皮损 15～20 分钟后,皮损变薄软化。配合龙木膏:地龙 10 克、木贼 12 克、五倍子 7 克、白

胡椒 10 克、薄荷 6 克。上药研碾成药粉,过 120 目筛,装瓶备用。按照皮损部位的大小,数目,取药粉 20～50 克,放入无菌弯盘内,用白米醋调成膏状,将调配好的龙木膏外涂于熏洗后擦干的皮损处,厚约 5 毫米,用敷贴固定。每日 1 剂。每日熏洗 1～2 次,第二次熏洗前须先将药汤加热。5 周为 1 个疗程。王永珍等用上法治疗 69 例多发性寻常疣患者。结果:治愈 49 例,好转 18 例,总有效率 97.1%。⑤

9. 消疣药酒方 鸦胆子 50 克、陈皮 30 克、红花 50 克、生牡蛎 80 克、龙胆草 50 克、白芍 30 克、夏枯草 30 克、柴胡 20 克。干品研成粉末后加入白酒 1 500 毫升浸泡,2 周后取出浸液外擦于皮肤损害处,擦药范围较皮损稍大,擦药时棉签向皮损稍加压,反复擦药 3～5 遍,每日 4～6 次,疣体较大者先用温水泡软,用刀将顶端削平后再擦药,4 周为 1 个疗程,连续治疗 2 个疗程。丘柏荣用上方治疗 25 例寻常疣患者。结果:痊愈 11 例,显效 8 例,有效 4 例,总有效率 88%。⑥

10. 败毒汤 板蓝根 15 克、大青叶 15 克、马齿苋 15 克、败酱草 15 克、紫草 15 克、夏枯草 15 克、木贼 6 克、薏苡仁 30 克、白瓜子 30 克、陈皮 9 克、香附 15 克、白芍 15 克。每次 150 毫升,每日 2 次,治疗 8 周。杨洪军等用上方治疗 94 例寻常疣患者,有效率为 87.23%。⑦

11. 祛疣方 露蜂房 6 克、板蓝根 30 克、透骨草 20 克、夏枯草 20 克、磁石 30 克、大青叶 20 克、枯矾 20 克、木贼 20 克、蛇床子 20 克、香附 20 克。加水 1 000 毫升,煎至 500 毫升,待温度约 45℃时擦洗浸泡患处,每次 40 分钟,每日 1 次,2 周为 1 个疗程,2 个疗程后观察并判定疗效。孔宇虹等用上方治疗 40 例多发性寻常疣患者。结果:痊愈 21 例,显效 11 例,有效 5 例,总有效率 80%。⑧

① 罗新媛,等.冰硼散治疗寻常疣 31 例疗效观察[J].基层医学论坛,2016,20(2):232.
② 彭利芬.用马蜂汤外洗与二氧化碳激光疗法治疗寻常疣的效果对比[J].当代医药论丛,2015,13(14):32-33.
③ 吴俊涛,等.不同中药方剂治疗灰指甲、寻常疣、扁平疣的临床效果评价[J].内蒙古中医药,2015,34(4):12.
④ 段菊锋,等.自拟薏苡仁汤加减熏洗治疗寻常疣 48 例疗效观察[J].辽宁医学杂志,2014,28(5):260.
⑤ 王永珍,等.中药熏洗配合龙木膏外涂治疗多发性寻常疣 69 例[J].中国民间疗法,2014,22(9):32-33.
⑥ 丘柏荣.自拟消疣药酒方治疗寻常疣的临床研究[J].光明中医,2014,29(6):1223-1224.
⑦ 杨洪军,等.自拟"败毒汤"治疗寻常疣、扁平疣 314 例[J].光明中医,2014(12):2567-2569.
⑧ 孔宇虹,等.祛疣方治疗多发性寻常疣 40 例疗效观察[J].中医临床研究,2014,6(24):63-64.

12. 消疣煎 山豆根 30 克、板蓝根 30 克、红花 30 克、马齿苋 30 克、紫草 20 克、莪术 20 克。每日 1 剂，水煎 2 次，分 2 次使用，取汁 1 000 毫升，保持药温在 50℃ 左右（一般以个人能耐受的最高温为标准）泡脚 30 分钟。1 周为 1 个疗程，1 个疗程或 2 个疗程后判定疗效。高启旭等用上方治疗 42 例多发性跖疣患者。结果：1 个疗程痊愈 12 例，2 个疗程痊愈 16 例，明显减少者 10 例，无明显变化者 4 例；总有效率 90.5%，治愈率 66.7%。①

13. 消疣汤 三棱 20 克、莪术 20 克、桃仁 20 克、川芎 20 克、红花 20 克、王不留行 20 克、灵磁石 20 克、生牡蛎 20 克、木贼 30 克、香附 30 克、板蓝根 30 克、大青叶 30 克、龙胆草 30 克。将上药加水浸过药面 3 厘米浸 4～5 小时，然后煮沸后文火 20 分钟，取滤液后再加水浸过药渣面 2 厘米，再次煮沸后文火 20 分钟，合并两次滤液，每 500 毫升药液约加 100 克食盐备用。取已制备好的药液浸泡疣体，温度以 30℃～40℃ 为宜。每日 2 次、每次 1 小时，或每日 1 次、每次 1.5 小时，2 周为 1 个疗程，2 周后观察疗效。治疗期间将浸软疣体表层角质修剪，以不出血为度。兰岩菊用上方治疗 120 例寻常疣患者。结果：痊愈 85 例，显效 20 例，有效 8 例，总有效率 94.2%。②

单　方

1. 马齿苋配合仙人掌 组成：鲜马齿苋、仙人掌。用法用量：取鲜马齿苋和仙人掌（去刺）等量，将二药洗净，捣糊，直接敷于疣体上，然后用纱布、胶布固定好，晚上敷，早上揭去，每日 1 次。7 次为 1 个疗程。临床应用：刘建文用上法治疗 1 例寻常疣患者，第 7 日疣体脱落，不留瘢痕。③

2. 炮甲片 组成：甲片。制备方法：将炮制后的甲片研成细末。用法用量：每次 10 克用生米酒汁 50 毫升调成糊状后于清晨空腹吞服，连服 7～10 日为 1 个疗程。临床应用：李琼华等用上法治疗 45 例寻常疣患者。结果：治愈 26 例，显效 12 例，有效 5 例，无效 2 例，总有效率 84.44%。④

3. 马鞭草 组成：马鞭草。制备方法：将马鞭草鲜品晾干，洗净捣汁备用；或晒干切碎，用适量 75% 乙醇浸泡 7 日后过滤取汁备用。用法用量：用药汁直接涂擦疣体，每日 2 次，直至疣体萎缩脱落消失为止。临床应用：高宗丽等用上法治疗 23 例寻常疣患者。结果：疗程最短 7 日，最长 50 日，总有效率为 100%。随访 1 年未复发。⑤

4. 艾叶 组成：艾叶。制备方法：将新鲜艾叶清洗干净备用。用法用量：先将患处清洗干净，后取适量新鲜艾叶擦拭患处，每日 3～5 次，至疣自行脱落为止。临床应用：应慧群用上法治疗 23 例寻常疣患者，其中 5 例 3 日脱落，其余均在 10 日内自行脱落。⑥

5. 鸡内金 组成：鸡内金。用法用量：新鲜鸡内金洗净，晾干；如鸡内金是干的，可用温水浸软。先将鸡内金和疣及周围皮肤用 75% 乙醇常规消毒，再用无菌针头将疣表面挑破，直至出血，尽可能深，如疣表面的角质层较厚，可用剪刀或刀片削去，然后用鸡内金摩擦局部 2 分钟或 3 分钟，摩擦的力度适中即可，摩擦的方向，横、竖、环形均可。每日 1 次，也可隔日 1 次，治疗 2 次或 3 次即可，7～10 日治愈。此外还可在疣局部摩擦后，将部分鸡内金制成碎末，敷于创口，以创可贴包扎。临床应用：李少霞等用上法治疗 8 例寻常疣患者。结果：均在 7～10 日后痂体脱落，不留瘢痕，无色

① 高启旭，等.自拟消疣煎泡脚治疗多发性跖疣 42 例[J].山西中医学院学报，2008,9(1)：37.
② 兰岩菊.外用消疣汤治疗寻常疣 120 例疗效观察[J].浙江中西医结合杂志，2004,14(3)：177－178.
③ 刘建文.马齿苋和仙人掌局部敷贴治疗寻常疣[C]//李俊德，等.中华中医药学会民间特色诊疗技术研究分会第十次学术年会暨上海市中医药学会第六次民间传统诊疗技术研究学术年会大会论文集.上海：中华中医药学会，2017：122.
④ 李琼华，等.单验方炮山甲治疗寻常疣临床疗效观察[C]//中华医学会.中华医学会第十八次全国皮肤性病学术会.北京：中华医学会，2012：647.
⑤ 高宗丽，等.马鞭草外用治疗寻常疣 23 例[J].云南中医中药杂志，2008,29(7)：74.
⑥ 应慧群.艾叶治疗寻常疣的疗效观察[J].实用中西医结合临床，2005,5(4)：41.

素沉着,其中 5 例只摩擦 1 次便治愈。①

6. **鲜芝麻花** 组成:鲜芝麻花。用法用量:揉搓患处,每日 2～3 次,每次 3～5 分钟,如数目较多者分批分次进行。一般在治疗 3 日后疣自行脱落,8 日后疣全部消失,不留瘢痕。临床应用:杨剑用上法治疗 8 例寻常疣患者,20 多个疣目全部痊愈,治愈率 100%,且无不良反应。②

7. **紫硇砂** 组成:紫硇砂 30 克。制备方法:选纯净无杂质的紫硇砂研极细末,装瓶备用。用法用量:使用时选 1 枚最大的疣体洗净擦干,取硇砂粉 0.5 克敷于疣体上,然后用胶布固定。1 周为 1 个疗程。临床应用:官世芳用上法治疗 89 例寻常疣患者,均治愈。注意事项:敷后不可与水接触,忌食辛辣燥热之品,治时只需敷 1 枚最大的疣,其他疣可自行痊愈。③

8. **白蒺藜蔓泥** 组成:鲜白蒺藜蔓(带叶)。用法用量:将上药捣泥涂抹于患处,用手指反复擦拭至有灼热和微痛感。擦前用水洗净患处,擦后不要用水洗患处,每日 1 次或隔日 1 次。临床应用:史大曾用上法治疗 119 例寻常疣患者。结果:3～10 日疣体消失,外擦次数最多者 4 次,最少者 1 次,治愈率 100%。④

中 成 药

1. **薏翘颗粒** 组成:连翘、薏苡仁、香附、夏枯草、木贼、露蜂房、马齿苋、板蓝根(三九医药股份有限公司生产)。功效:行气散结,祛风散热,清热解毒。用法用量:每日 1 剂,共 1 个月。临床应用:孙丽伟等用上法治疗 1 例手部多发寻常疣患者,联合艾拉光动力疗法,每周 1 次,共 3 次。结果:治疗 1 个月后,皮疹显著缩小,逐渐脱落至完全清除。治疗后随访 3 个月,皮疹未复发;于治疗前后行皮肤镜检查,结果显示治疗后疣体清除干净。⑤

2. **六神丸** 组成:人工麝香、雄黄、蟾酥等 6 味(苏州雷允上制药厂生产,国药准字 Z32020481)。用法用量:用温水洗净患部,以 75% 乙醇局部消毒,用镊子将花芯状乳头样小棘拔除,或用手术刀将其表面角质层刮破,将六神丸 5～10 粒碾碎,撒于患处,胶布固定,不易固定处用手指压迫片刻,血止即可,一般用药后 5～7 日患部结痂脱落。临床应用:卢守贞等用上法治疗 30 例寻常疣患者,疗效满意。⑥

扁 平 疣

概 述

扁平疣是临床常见的赘生性皮肤病,为感染人类乳头瘤病毒(HPV)所致,多累及面部、手背及前臂等暴露部位。因其好发于青少年,又称为青年扁平疣。皮损呈米粒至黄豆大,圆形或椭圆形扁平丘疹,质硬,表面光滑;可多发;搔抓后皮损沿抓痕呈串珠状排列,即自体接种反应或称为科布内现象。本病多骤然发生,慢性病程,在所有临床型 HPV 感染中,扁平疣自发缓解率最高,可在数周或数月后突然消失。

本病属中医"扁瘊"范畴,病机多为气血失调、卫表不固、热毒凝聚。宜针对扁平疣不同病因病机辨证施治,或祛风化湿、活血化瘀,或软坚散结、益气健脾,以达到调整阴阳的目的。

辨 证 施 治

1. 王莉分 4 型

消疣饮:大青叶 20 克、马齿苋 20 克、连翘 20 克、板蓝根 30 克、香附 15 克、夏枯草 15 克、川芎

① 李少霞,等.鸡内金外用治疗寻常疣[J].护理研究,2004,18(8):1477.
② 杨剑.鲜芝麻花治愈寻常疣 8 例[J].皮肤病与性病,1992,14(4):39.
③ 官世芳.妙治"寻常疣"[J].中国初级卫生保健,1988(9):46.
④ 史大曾.中草药白蒺藜蔓泥擦治[J].新医学,1976,7(11):555.
⑤ 孙丽伟,等.艾拉光动力疗法联合薏翘颗粒治疗手部多发寻常疣 1 例[J].中国中西医结合皮肤性病学杂志,2017,16(6):543-544.
⑥ 卢守贞,等.六神丸外用治寻常疣[J].四川中医,1988(3):11-12.

10 克、薏苡仁 30 克、木贼草 15 克、甘草 15 克。

（1）风热克表型　发病时间短，症见皮疹色淡红，常伴有瘙痒感；舌质淡红，苔薄黄，脉浮数。治宜疏风清热、解毒消疹。方用消疣饮加桑叶 15 克、菊花 15 克、金银花 15 克。

（2）肝火旺盛型　症见面部泛发皮疹，色红，常伴口苦咽干，胸胁胀满，烦躁不寐，眩晕头痛，易怒、面红耳赤；舌质红，脉弦数。治宜清肝泻火、解毒消疹。方用消疣饮加生地黄 20 克、牡丹皮 15 克、柴胡 15 克、黄芩 15 克、刺蒺藜 15 克。

（3）肝虚血燥型　症见皮疹日久不消，数目较多，色淡褐或深褐，常伴有面色不华，咽干口燥，心烦，夜寐多梦；舌质干红，少苔，脉弦细弱。治宜养血柔肝、活血散结。方用消疣饮加当归 15 克、白芍 20 克、丹参 15 克、何首乌 15 克。

（4）脾胃虚弱型　治宜益气健脾、解毒利湿。方用黄芪 30 克、党参 15 克、茯苓 20 克、白术 10 克。

以上各方均每日 1 剂，水煎服，早晚各 1 次，每次 150 毫升。同时皮损处外敷伊可尔。临床观察：王莉用上方辨证治疗 69 例扁平疣患者，有效率为 91.3%。[1]

2. 热瘀互结型　主症：皮损触摸觉硬，红色较深或显褐色，大小不同；兼症：口渴想嗽不想咽，大便干，小便黄；舌暗红，苔薄黄或黄腻，脉沉弦或弦数。治宜清热解毒散结。方用桃红四物汤加减：生地黄 10 克、当归 10 克、白芍 10 克、川芎 6 克、桃仁 6 克、鸡血藤 10 克、牡丹皮 10 克、赤芍 10 克、板蓝根 15 克、大青叶 15 克、昆布 10 克、生甘草 10 克。每日 1 剂，水煎服。临床观察：姚佩等用上方治疗 43 例热瘀互结型扁平疣患者，疗效满意。[2]

3. 气虚湿蕴型　主症：皮损多为淡褐色的扁平丘疹，大小呈米粒至黄豆不等，数目较多，多见于面颈部、前臂及手背，病程较长；兼症：偶可伴

自觉瘙痒，搔抓后可有新皮损出现，易疲劳乏力，失眠多梦，心烦不舒，大便时溏；舌质淡，苔薄白腻，脉沉细。治宜扶助正气、利湿解毒。方用优正散加减：黄芪 30 克、虎杖 10 克、生白术 10 克、防风 10 克、猪苓 10 克、黄精 30 克、桔梗 10 克、生晒参 5 克、木贼 10 克、香附 10 克、薏苡仁 30 克、甘草 6 克。每日 1 剂，水煎服。[3]

4. 肝血血燥型　治宜清热解毒、疏风平肝、散结。方用祛疣润燥汤加减：薏苡仁 30 克、板蓝根 20 克、马齿苋 15 克、白花蛇舌草 10 克、七叶一枝花 10 克、麦冬 10 克、玉竹 10 克、冬桑叶 5 克、生甘草 5 克。临床观察：朱琛瑶用上方治疗 45 例扁平疣患者，总有效率为 84.44%。[4]

5. 肝郁血瘀型　治宜补血和血、清热解毒、清热除湿。方用加味四物汤加减：熟地黄 15 克、薏苡仁 15 克、当归 10 克、白芍 10 克、板蓝根 10 克、紫草 8 克、红花 8 克、川芎 5 克。配合去疣擦剂（苍耳子 10 克加 75% 乙醇 200 毫升浸泡 10 日，取液备用）分早晚 2 次用棉棒擦疣体，以皮肤潮红为度。临床观察：卢京林等用上方治疗 106 例扁平疣患者。结果：治愈 98 例，好转 6 例，未愈 2 例，总有效率 98%。[5]

6. 风热毒聚型　方用祛疣汤加减：大青叶 30 克、苦参 30 克、薏苡仁 30 克、土茯苓 30 克、鸡内金 30 克、鸡血藤 30 克、香附 15 克、木贼 15 克、苍耳子 15 克、黄芪 15 克、苍术 10 克、白芷 10 克、地肤子 10 克。每日 1 剂，水煎服。[6]

经 验 方

1. 四石祛疣汤　牡蛎（先煎）30 克、龙骨（先煎）15 克、磁石（先煎）15 克、代赭石（先煎）15 克、马齿苋 40 克、板蓝根 30 克、生薏苡仁 40 克、大青叶 20 克、白鲜皮 30 克、土茯苓 30 克、露蜂房 15

---

① 王莉.消疣饮联合伊可尔治疗扁平疣的临床观察[J].光明中医,2018,33(16):2420-2422.
② 姚佩,刘涛峰.桃红四物汤加减方治疗热瘀互结型扁平疣临床观察[J].中医药临床杂志,2018,30(11):2103-2105.
③ 吴祖兰,等.平头火针联合优正散治疗气虚湿蕴型扁平疣临床观察[J].四川中医,2018,36(3):199-200.
④ 朱琛瑶."祛疣润燥汤"联合阿维A治疗扁平疣45例临床观察[J].江苏中医药,2012,44(6):44-45.
⑤ 卢京林,等.加味四物汤合去疣擦剂治疗扁平疣106例[J].内蒙古中医药,2011(8):55-56.
⑥ 欧阳吉.中药祛疣汤治疗面部扁平疣疗效观察[J].中国中医药咨讯,2011,3(19):145.

克、木贼 15 克、络石藤 30 克、金银花藤 20 克。随症加减：皮损发于颜面部及上肢为主者，加桑叶 10 克；发于下肢为主者，加黄柏 10 克。每日 1 剂，水煎服，分早晚饭后 2 次温服。每 2 周观察 1 次，4 周为 1 个疗程，共 2 个疗程。赵平安等用上方治疗 48 例扁平疣患者，联合上臂三角肌皮下注射转移因子注射液 4 毫升，每周 2 次，外用重组人干扰素 α - 2b 乳膏涂患处并用棉签按摩 3 分钟，早晚各 1 次。结果：总有效率为 95.8%。[1]

2. **四逆散加减** 柴胡 10 克、枳实 10 克、白芍 10 克、甘草 10 克、香附 20 克、鸡内金 30 克、板蓝根 30 克、蝉蜕 10 克、生薏苡仁 30 克、红花 10 克。每日 1 剂，分 2 次口服。结合外用 0.05% 维 A 酸软膏每日 2 次，疗程为 1 个月。肖华用上方治疗 20 例扁平疣患者。结果：痊愈 10 例，显效 7 例，总有效率 85%。[2]

3. **解毒散结汤** 生龙骨 30 克、生牡蛎 30 克、磁石 30 克、路路通 10 克、夏枯草 10 克、香附 10 克、露蜂房 10 克、川芎 10 克、莪术 10 克、马齿苋 10 克、大青叶 10 克、板蓝根 10 克、木贼草 10 克。将上述药物换算成配方颗粒，总重量为 10 克，将其加入 80 毫升蒸馏水融化，共计 100 毫升，加入瓶中以备应用。每次取药膏用力刮涂扁平疣，以皮损不痛、药物均匀覆盖皮损、稍红为度，每日刮涂 2 次，连续治疗 14 日。活血化瘀，清热解毒，软坚散结。张慧用上方治疗 19 例扁平疣患者，有效率为 84.2%。[3]

4. **麻黄附子细辛汤** 麻黄 10 克、附子 10 克、细辛 5 克、甘草 10 克、生薏苡仁 30 克、蝉蜕 10 克、板蓝根 30 克、红花 10 克、香附 20 克、鸡内金 30 克、白芍 20 克、生地黄 15 克。每日 1 剂，分 2 次口服。结合外用电灼术每 3 周 1 次灼除疣体，分别治疗。20 日为 1 个疗程，治疗 1~2 个疗程。

温阳通络，散寒除湿，清热散结。肖华用上方治疗 10 例扁平疣患者，总有效率为 85%。[4]

5. **去疣饮联合皮外 6 号外洗方** 去疣饮：生地黄、牡丹皮、刺蒺藜、蜈蚣、贯众、板蓝根、桃仁、红花、麻黄、杏仁、薏苡仁。每 3 日 1 剂，冷水泡药 1 小时，煎沸 10 分钟，取汁 180 毫升，饭后温服，每日 2 次。清热解毒，调和气血，活血软坚。皮外 6 号外洗方：败酱草、地肤子、香附、木贼草。每 3 日 1 剂，冷水泡药 1 小时，煎沸 10 分钟，置温，加山西老陈醋 20 毫升，泡洗或湿敷患处 15~30 分钟，每日 2 次。潘莉虹等用上方治疗 79 例扁平疣患者。结果：痊愈 42 例，好转 31 例，总有效率 92.5%。[5]

6. **许百轩经验方** 内服方：磁石 20 克、牡蛎 20 克、白芷 10 克、紫草 15 克、板蓝根 15 克、赤芍 10 克、大青叶 15 克、夏枯草 12 克、香附 10 克、桃仁 10 克。每 2 日 1 剂，水煎服，每日 2 次，20 日为 1 个疗程。外洗方：乌梅 20 克、大青叶 20 克、板蓝根 20 克、生香附 20 克、木贼草 20 克、贯众 20 克、苍耳子 30 克、七叶一枝花 15 克。煎水取用 200 毫升，待温度适宜，以纱布或干净棉布浸药液反复敷于患处，以皮肤微红为度，每日 1 次，每次数分钟，1 剂反复加温用 4 日。[6]

7. **解毒活血汤** 地肤子 30 克、防风 15 克、金银花 15 克、连翘 15 克、薄荷 15 克、蝉蜕 10 克、升麻 15 克、焦栀子 15 克、当归 15 克、牡丹皮 15 克、红花 10 克、赤芍 15 克、黄连 10 克、苍术 15 克。每日 1 剂，分 3 次口服，连服 30 剂。彭焕钦用上方治疗 31 例扁平疣患者，总有效率为 87.10%。[7]

8. **去疣汤** 板蓝根 30 克、贯众 15 克、生地黄 15 克、牡丹皮 15 克、刺蒺藜 15 克、蝉蜕 10 克、薏苡仁 30 克、桃仁 15 克、红花 10 克、当归 15 克、夏枯草 20 克、甘草 5 克。随症加减：兼有气虚者，加黄芪、白术；痒甚，加白鲜皮、地肤子；病程日久者，

① 赵平安，等.中西医结合治疗扁平疣疗效观察[J].实用中医药杂志,2018,34(12)：1507-1508.
② 肖华.四逆散加减治疗 20 例面部扁平疣的疗效观察[J].临床医药文献杂志,2018,5(44)：174,176.
③ 张慧.解毒散结汤外治扁平疣临床疗效分析[J].中国卫生标准管理,2016,7(22)：127-128.
④ 肖华.麻黄附子细辛汤加减治疗 20 例面部扁平疣的疗效观察[J].黑龙江中医药,2016(5)：22-23.
⑤ 潘莉虹，等.去疣饮内服并皮外 6 号外洗治疗扁平疣 79 例[J].临床医药文献杂志,2014,1(9)：1587.
⑥ 佚名.许百轩老中医应用中药内服外洗治疗扁平疣经验方[J].中医药通报,2013,12(4)：17.
⑦ 彭焕钦.解毒活血汤治疗扁平疣 31 例[J].光明中医,2011,26(1)：169.

加生牡蛎 30 克。每日 1 剂,分 2 次口服,并配合蘸取少许药汁涂抹于皮损处,10 日为 1 个疗程。清热解毒,活血祛疣。张红芬用上方加减治疗 60 例扁平疣患者,治疗 2 个疗程后,有效率为 88.33%,治愈病例 1 年后随访均无复发。[①]

9. 祛疣汤 板蓝根 30 克、大青叶 30 克、鸦胆子 6 克、地肤子 30 克、枯矾 6 克、红花 15 克、黄柏 30 克、补骨脂 30 克、墨旱莲 30 克、苦参 30 克、五倍子 30 克、夏枯草 30 克。两次各加水 2 500 毫升煎药,去渣后取汁 1 500 毫升,两次药液混合,早晚外洗皮损处,每日 1 剂,取汁后先趁热气熏蒸皮疹处,待降温后用药液轻揉面部皮疹处,使药液尽量渗入皮下,以揉红为度。7 日为 1 个疗程,连用 1~3 个疗程后观察疗效。补益正气,疏风清热,解毒除湿,疏肝活血,散结消瘀。邢纪霞等用上方治疗 150 例扁平疣患者。结果:显效 138 例,有效 7 例,无效 5 例,总有效率 96.7%。[②]

10. 马齿苋合剂加减 马齿苋 30 克、紫草 15 克、败酱草 10 克、大青叶 15 克、红花 10 克、赤芍 10 克、黄芪 10 克、薏苡仁 20 克。随症加减:风热甚者,加黄芩 10 克、木贼草 20 克;热瘀明显者,加丹参 15 克、桃仁 10 克。每日 1 剂,早晚分 2 次空腹口服,每次 200 毫升。江渊将 44 例扁平疣患者随机分为治疗组 24 例和对照组 20 例。治疗组用上方加减治疗;对照组予转移因子,每日 2 次空服口服,每次 10 毫升。结果:治疗组总有效率为 87.50%;对照组总有效率为 65.00%。两组间比较无显著性差异($P>0.05$)。进一步对两组各型扁平疣的疗效比较中发现,轻中度患者治疗后的总有效率比较显示无显著性差异($P>0.05$),但在重度患者的疗效比较中发现治疗组总有效率(93.75%)高于对照组(62.50%),两组间存在显著性差异($P<0.05$)。[③]

11. 平疣饮 生薏苡仁 60 克、板蓝根 20 克、紫草根 20 克、野菊花 15 克、赤芍 10 克、桃仁 6 克、红花 6 克、当归 10 克、珍珠母 30 克、生牡蛎 30 克、灵磁石 30 克、陈皮 10 克。随症加减:瘙痒者,加白鲜皮、蝉蜕、白蒺藜;失眠、心烦者,加酸枣仁、生龙骨、夜交藤等。每日 1 剂,水煎分 2 次服,1 周为 1 个疗程,共 4 个疗程。何慧英用上方加减治疗 60 例扁平疣患者。结果:痊愈 27 例,显效 18 例,有效 7 例,无效 8 例,总有效率 86.7%。[④]

12. 治瘊汤 磁石 30 克、代赭石 30 克、牡蛎 30 克、桑叶 6 克、白芍 9 克、板蓝根 30 克、金银花 12 克。随症加减:舌胖者,改白芍为赤芍 9 克;湿重皮疹顽固者,加薏苡仁 20 克;色素沉着不退者,加白扁豆 30 克、生山药 30 克。1 个月为 1 个疗程。王琦用上方加减治疗 30 例扁平疣患者,疗效满意。[⑤]

单 方

1. 外敷方 组成:马齿苋 30 克、生地榆 30 克、积雪草 30 克。制备方法:煎取药液 100 毫升。用法用量:湿敷于面部皮损处,每次 20 分钟,湿敷后采用 LED-IB 红光光动力治疗仪,红光波长为(633 ± 10)纳米,功率密度 20~100 毫瓦/平方厘米。初始剂量为 60 毫瓦/平方厘米,下次照射时若无红斑或起疱,则增加 5~10 毫瓦/平方厘米。每周治疗 3 次,每治疗 3 次评估 1 次治疗效果并记录不良反应。1 个疗程为 4 周。临床应用:叶静静等用上法治疗 30 例扁平疣患者,治愈 15 例,有效 15 例。[⑥]

2. 鲜鼠妇虫 组成:鲜鼠妇虫。功效:破血止痛,利水解毒。制备方法:将鲜鼠妇虫放入 75% 乙醇中消毒 2 小时,沥干后在研钵中研成浆液待用。用法用量:患者经 75% 乙醇消毒患部皮肤后,用鲜鼠妇虫浆液局部均匀涂抹,干后再涂,

① 张红芬.自拟去疣汤治疗扁平疣 60 例[J].四川中医,2011,29(3):108.
② 邢纪霞,等.中药祛疣汤外洗治疗扁平疣临床观察[J].中国中西医结合皮肤性病学杂志,2007(1):32.
③ 江渊.马齿苋合剂加减方治疗扁平疣的临床观察[D].南京:南京中医药大学,2007.
④ 何慧英.中药平疣饮治疗扁平疣 60 例[J].中国中西医结合杂志,2000,20(10):792.
⑤ 王琦.中药治瘊汤治疗扁平疣疗效分析[J].第四军医大学学报,1996,17(3):231.
⑥ 叶静静,等.新型中药光敏剂湿敷联合 PDT 治疗面部扁平疣 30 例[J].浙江中医杂志,2018,53(10):766.

涂时可用纱布或毛巾在患处稍微用力搓,以促使药物向疣组织内渗透,连续多次至疣表面微红。临床应用:吕小兰等用上方治疗50例扁平疣患者,总有效率为82%。[1]

3.鲜石韦 组成:鲜石韦。用法用量:取新鲜石韦500克切碎放入75%乙醇1000毫升内浸泡1周,用棉棒蘸药水后反复在疣体上进行螺旋式涂擦15~20秒,每日3次,连续治疗10日为1个疗程。临床应用:沈庆毅用上方治疗60例扁平疣患者,经1个疗程治愈16例,2个疗程治愈30例,3个疗程治愈14例。[2]

4.鲜芝麻花 组成:鲜芝麻花10朵。用法用量:依次在疣体上反复擦拭,用力要均匀,不可过快、过猛,以10朵鲜花擦完疣体及其周围皮肤微红为度。每日3次,7日为1个疗程,停止3日。10日内疣体脱落,皮损治愈。1个疗程不愈者,再擦拭1个疗程。擦拭后擦拭区半小时内不要清洗。临床应用:顾伟祥用上方治疗42例疣患者,1个疗程痊愈25例,2个疗程痊愈13例,无效4例,治愈率90.5%。[3]

5.斑蝥擦剂 组成:斑蝥。制备方法:去头足的斑蝥1份浸泡于95%乙醇9份,经1周后取滤出液。用法用量:将疣所在的皮损处,按常规消毒后外涂斑蝥擦剂,表面暴露,注意保护。4~5小时后涂药处即出现小水疱。待1周后水疱中液体吸收,疣体随表皮脱落。治疗用药前1周停止一切内外治疗扁平疣的药物。临床应用:周虎荣等用上法治119例扁平疣患者,治疗后10日观察,治愈116例,显效3例,有效率100%。注意事项:若患者皮损主要在颜面部,在面部用药前须根据患者的外伤史,了解其是否为瘢痕体质,如无外伤病史,不能确定时则须在患者前臂,同常规治疗方法,用斑蝥擦剂点涂正常皮肤,1周后观察结果。若涂药1周后,炎症反应明显,红肿较

剧,并有扩大趋势,则患者为瘢痕体质,即禁用此方法治疗。[4]

中成药

1.红花平疣颗粒 组成:红花、板蓝根、三棱、莪术、赤芍、川芎、黄芪、制香附、地黄、百部、蜜麸炒僵蚕、砂炒干蟾(上海市皮肤病医院研制)。功效:化瘀散结,解毒祛风。用法用量:红花平疣颗粒每次20克,每日2次,口服。联合每周1次的无痛火针治疗。临床应用:上海市皮肤病医院中西医结合科用上方治疗31例扁平疣患者,总有效率为90.3%。[5]

2.防风通圣散 组成:白芍、白术、薄荷、川芎、大黄、当归、防风、蜂蜜、甘草、滑石、黄芩、荆芥穗、桔梗、连翘、麻黄、芒硝、石膏、栀子、麻黄碱(北京同仁堂科技发展股份有限公司制药厂生产,国药准字Z11020246)。用法用量:每次6克,早晚各1次,共4周。临床应用:王倩用上方联合火针疗法治疗30例扁平疣患者,总有效率为96.55%。[6]

3.玉屏风颗粒 组成:黄芪、白术(炒)、防风。功效主治:益气,固表,止汗;适用于表虚不固,自汗恶风,面色㿠白,或体虚易感风邪者。用法用量:每次1包,每日3次。随症加减:若患者证属风热蕴结,则加木贼草8克、板蓝根8克、败酱草13克;若患者证属热瘀互结,则加桃仁13克、当归13克、薏苡仁13克、板蓝根10克、红花3克;若患者证属肝郁血燥,则加当归8克、生地黄8克、香附8克;若患者伴有瘙痒,则加地肤子8克、蛇床子8克。共治疗20日。临床应用:王晓峰等用上方联合火针治疗50例扁平疣患者,总有效率为98%。[7]

4.贞芪扶正胶囊 组成:黄芪、女贞子(甘肃扶正药业科技股份有限公司生产)。用法用量:每次4粒,每日2次,连续治疗4周。临床应用:

① 吕小兰,等.鼠妇虫治疗扁平疣的疗效[J].实用临床医学,2011,12(4):58-59.
② 沈庆毅.石韦外治扁平疣60例疗效观察[J].现代中西医结合杂志,2003,12(10):1078.
③ 顾伟祥.鲜芝麻花外擦治疣[J].中国社区医师,2003,19(1):38.
④ 周虎荣,等.斑蝥擦剂治疗扁平疣119例[J].中华医学美容杂志,2000,6(6):333.
⑤ 郑淇,姜文成,张玲琳,等.红花平疣颗粒联合无痛火针治疗扁平疣的随机对照研究[J].世界临床药物,2019,40(2):101-104.
⑥ 王倩.防风通圣散联合火针治疗扁平疣疗效观察[J].临床合理用药杂志,2018,11(8A):94-95.
⑦ 王晓峰,等.玉屏风颗粒加减联合火针疗法治疗扁平疣100例[J].系统医学,2018,3(15):102-104.

李静用上方治疗 53 例扁平疣患者,联合异维 A 酸胶丸,每次 10 毫克,每日 2 次。结果:痊愈 14 例,显效 24 例,有效 9 例,总有效率 88.68%。①

5. 金叶败毒颗粒 组成:金银花、大青叶、蒲公英、鱼腥草(武汉中联药业股份有限公司生产)。用法用量:口服,每日 3 次,每次 10 克,疗程 2 周。临床应用:童辉等用上方联合火针治疗 50 例扁平疣患者,总有效率为 94%。②

6. 五妙水仙膏 组成:黄柏、紫草、五倍子等(江苏福邦药业有限公司生产)。用法用量:患者先用生理盐水局部清洁,后将药物用探针均匀涂于皮损处,等药自然干燥后进行局部擦除,反复 2～3 次。几分钟后待病变周围略红肿、隆起,与正常皮肤之间出现明显的白色分界线时可立即用生理盐水擦去药物,结束治疗。连续治疗 4 次(第 1、7、14、21 日)。若治疗 1～3 次观察皮损脱落不再继续治疗。临床应用:吴一菲等用上方治疗 43 例扁平疣患者。结果:痊愈 9 例,显效 24 例,有效 6 例,无效 4 例,总有效率 76.74%。③

跖 疣

概 述

跖疣是发生在足底的寻常疣,可发生于足底任何部位,但以足部压力点,特别是跖骨中部区域为多,外伤、摩擦、足部多汗可促进其发生。初起为角质小丘疹,此后逐渐增大,因受压形成淡黄色或褐黄色胼胝样斑块或扁平丘疹,表面粗糙,中央微凹。患者挤压痛明显,也可无任何症状。临床上可有孤立疣、镶嵌疣、增殖疣及巨大疣等。部分跖疣去除角质层后,下方有疏松角质软芯,可见毛细血管破裂出血形成的小黑点,若含有多个角质软芯,称为镶嵌疣。中医认为,本病属气血失和,腠理不密,外感毒邪,凝聚肌肤而成,故多以清热解毒、调和气血、平肝潜阳、活血软坚为原则。

辨 证 施 治

风热毒蕴型 症见结节疏松,色灰或褐;舌暗红,苔薄白,脉细。治宜清热解毒、益肾散结、腐蚀赘疣。方用清疣汤:板蓝根 30 克、大青叶 30 克、苦参 30 克、黄柏 30 克、补骨脂 30 克、墨旱莲 30 克、夏枯草 30 克、五倍子 30 克、红花 15 克、鸦胆子 6 克、枯矾 6 克、地肤子 30 克。每日 1 剂,头煎加水 1 500 毫升,先武火煎煮,待药液煮沸后,改为文火继续煎煮 30 分钟,倒出药液;二煎再加水 800 毫升,先武火煎煮,待药液煮沸后,改为文火继续煎煮 15 分钟,倒出药液。两次药液混合,早晚外洗皮损处。取汁后先趁热气熏蒸皮疹处,待降温后用药液轻揉皮肤疣体处,以揉红为度。临床观察:邢继华等上方治疗 100 例热毒蕴结型跖疣患者,疗效满意。④

经 验 方

1. 中药烫洗方 大青叶 30 克、木贼 30 克、板蓝根 30 克、马齿苋 30 克、灵磁石 30 克、珍珠母 30 克、红花 15 克、三棱 15 克、莪术 15 克。将中药放入大砂锅浸泡 30 分钟后,再加水至 2 000 毫升,武火煮沸后再用文火煎 30 分钟,待药液与药渣温度降至 45℃ 左右时(以水温可耐受为度)烫洗 20～30 分钟,每日 2 次。每次烫洗后立即修剪发白的疣体角质表层(以不出血为度),修剪后外用 5‰咪喹莫特软膏。吴盟用上法治疗 30 例跖疣患者,有效率为 93.33%。⑤

2. 祛疣方 木贼 30 克、香附 30 克、板蓝根 30

① 李静.贞芪扶正胶囊联合异维 A 酸胶丸治疗扁平疣的疗效观察[J].现代药物与临床,2017,32(4):690-692.
② 童辉,石年,等.金叶败毒颗粒联合火针治疗扁平疣的临床观察[J].中国中西医结合皮肤性病学杂志,2017,16(5):425-426.
③ 吴一菲,等.五妙水仙膏治疗扁平疣疗效分析[J].航空航天医药,2009,20(12):80.
④ 邢继华,等.清疣汤外洗治疗热毒蕴结型跖疣 100 例[J].中医研究,2013,26(10):22-24.
⑤ 吴盟.中药烫洗联合咪喹莫特软膏治疗跖疣疗效观察[J].河南中医,2018,38(12):1870-1872.

克、山豆根 30 克、乌梅 15 克、五倍子 15 克、白矾 15 克。上述药物加水约 2 000 毫升浸泡约 30 分钟,武火煮开后,小火继续煮 20 分钟。倒出,待温度适宜后泡足约 20 分钟,每日 1 次,1 个月为 1 个疗程。魏晓燕等用上方联合火针治疗 30 例跖疣患者,总有效率为 96.67%。①

3. 消疣汤 板蓝根 40 克、牡蛎 30 克、紫草 30 克、马齿苋 30 克、葛根 30 克、蒲公英 30 克、苦参 30 克、香附 20 克、木贼草 20 克、大青叶 20 克、黄柏 20 克、苍术 20 克、苍耳子 20 克、红花 15 克、桃仁 15 克。每日 1 剂,水煎外洗,待药液煎好后趁热取汁 3 000 毫升,保持水温在 42℃~45℃,避免因水温过高而造成皮肤软组织烫伤,浸泡患处,每次取 1 500 毫升药液,浸泡 30 分钟,除每次光动力治疗后出现明显水疱肿胀或破溃期予以停止中药泡洗外,其他情况均每日进行 1 次泡洗,共治疗 3 个月。行气活血,清热祛湿,解毒散结。徐艳艳等用上方联合光动力疗法治疗 30 例顽固性跖疣患者,总有效率为 90.00%。②

4. 解毒散结除疣汤 大青叶 15 克、七叶一枝花 15 克、板蓝根 15 克、苦参 10 克、荆芥 15 克、三棱 9 克、没药 9 克、紫草 15 克、生牡蛎 10 克、甘草 3 克。每日 1 剂,水煎内服。1 个月为 1 个疗程,共进行 3 个疗程。清热解毒,软坚散结。陈彩飞用上方联合局部注射聚肌胞注射液治疗 50 例多发性跖疣患者,总有效率为 94.0%。③

5. 消疣药酒方 鸦胆子 50 克、陈皮 30 克、红花 50 克、生牡蛎 80 克、龙胆草 50 克、白芍 30 克、夏枯草 30 克、柴胡 20 克。上药干品研成粉末后浸酒外擦,每日 4~6 次,4 周为 1 个疗程,连续治疗 2 个疗程。丘柏荣用上方治疗 25 例寻常疣患者。结果:痊愈 11 例,显效 8 例,有效 4 例,无效 2 例,总有效率 88%。④

6. 寻常疣洗方 七叶一枝花 10 克、赤芍 10 克、金银花 10 克、乌梅 10 克、延胡索 10 克、皂角刺 10 克、百部 10 克、虎杖根 15 克、生大黄 15 克、土茯苓 15 克、白花蛇舌草 15 克、紫花地丁 15 克(所有药品均为中药浓缩颗粒剂)。加开水 1 000~1 500 毫升冲泡溶解取药液,待水温适宜,即可浸泡患处,每日熏洗 1~2 次,每剂可用 3 日,45 日为 1 个疗程。程祖耀用上方治疗 52 例寻常疣患者。结果:治愈(病灶完全消退)20 例,好转(病灶消退 30% 以上)24 例,无效(病灶消退不足 30% 或无变化)8 例,总有效率 84.62%。⑤

7. 消疣一号 马齿苋 30 克、苍术 9 克、木贼 10 克、苦参 10 克、细辛 6 克、陈皮 6 克、露蜂房 10 克、蛇床子 12 克、白芷 9 克、木贼草 10 克、香附 9 克。将上药加凉水 2 000 毫升,浸 2~3 小时,武火煮沸后文火再熬 10 分钟,即热蒸汽熏 15~20 分钟,然后将药液倒入容器中,用 4~6 层毛巾浸入热的药液中拧至不滴水为度,趁热先敷于患处,待毛巾冷后再浸入热的溶液中重复数次,累计 15~20 分钟,每日 2 次,1 周为 1 个疗程,共治疗 3 周。治疗期间将浸软疣体表层角质修剪,以不出血为度,温度 40℃~42℃。清热,解毒,行气,活血,化瘀除疣。张雪梅等用上方治疗 158 例寻常疣患者。结果:痊愈 79 例,显效 38 例,有效 31 例,无效 10 例,显效率 74.05%。⑥

8. 祛毒化疣汤 威灵仙 30 克、木贼 15 克、贯众 10 克、紫草 15 克、板蓝根 30 克、地榆 25 克、地肤子 20 克、白芷 15 克、红花 10 克。上药用清水 2 500 毫升煎至 1 200 毫升,加食醋 150 毫升,再煎 10 分钟,煎液温热泡足 45 分钟。每日 2 次,2 周为 1 个疗程。吴少鑫用上方治疗 563 例足跖疣患者,2 个疗程后治愈 57 例,显效 355 例,有效 122 例,无效 29 例,总有效率 89.87%。⑦

① 魏晓燕,等.火针联合祛疣方治疗跖疣的临床观察[J].云南中医中药杂志,2018,39(11):64 - 65.
② 徐艳艳,等.消疣汤联合光动力疗法治疗顽固性跖疣临床研究[J].新中医,2018,50(4):143 - 146.
③ 陈彩飞.解毒散结除疣汤联合局部注射聚肌胞治疗多发性跖疣的临床观察[J].中国中医药科技,2018,25(2):261 - 263.
④ 丘柏荣.自拟消疣药酒方治疗寻常疣的临床研究[J].光明中医,2014,29(6):1223 - 1224.
⑤ 程祖耀.寻常疣洗方治疗多发性掌跖疣 52 例疗效观察[J].浙江中医杂志,2013,48(2):114.
⑥ 张雪梅,佟立,等.消疣一号治疗寻常疣的疗效观察[J].内蒙古民族大学学报:自然科学版,2012,27(2):220 - 221.
⑦ 吴少鑫.中药祛毒化疣汤治疗足跖疣 563 例[J].现代中西医结合杂志,2011,20(3):337.

9. 除疣酊　板蓝根 50 克、贯众 50 克、骨碎补 50 克、生玉米 50 克、槟榔 50 克、大黄 50 克、紫草 50 克、苍术 50 克、灵磁石 50 克、丹参 50 克、香附 50 克、乌梅 50 克、黄芩 50 克、花椒 40 克、土贝母 40 克、鸦胆子 40 克、大枫子 25 克。上药放入密封度较好的器皿内，先放大枫子、鸦胆子、骨碎补、槟榔、土贝母等，再放其他药，加入高浓度烧酒（也可用 50%～70% 乙醇代替），酒量以高出药平面 10 厘米左右为宜，密封放阴凉干燥处，浸泡 40～50 日，去渣滤出药液贮存备用。使用方法以外涂为主，每日 5 次，涂药时用力涂抹疣体，在指趾末端且皮损较少者也可用浸泡法，每日 2 次，每次 20 分钟。因部分药物有毒，故仅限于皮肤外用。2 周为 1 个疗程，3 个疗程后判断疗效。郝清香用上方治疗 13 例跖疣患者。结果：痊愈 7 例，显效 2 例，有效 1 例，无效 3 例，有效率 76.9%。[1]

单　方

1. 狼毒煎液　组成：狼毒。用法用量：狼毒 100 克煎汤熏洗患处，每次 30 分钟，每日 1 次，4 周为 1 个疗程，3 个疗程后判定疗效。临床应用：何翔等用上方治疗 44 例多发性掌跖疣患者。结果：痊愈 26 例，显效 8 例，有效 8 例，无效 2 例，总有效率 77.27%。[2]

2. 斑蝥膏　组成：斑蝥。制备方法：将斑蝥碾成粉末，在容器内取透皮剂及乙醇充分搅拌制成膏剂。用法用量：采用小刀把疣体表面角质层刮除，把制作好的膏剂摊在患处，用创可贴固定。12～16 小时后，如贴药处灼痛明显可取下创可贴，此时可见疣部表皮下出现水疱，表面张力大，局部皮温略高，红肿。如有自然破裂、渗液，用乙醇棉球擦去；如果水疱未破，用消毒针挑破，用乙醇棉球擦去。临床应用：欧阳山用上方治疗 56 例

跖疣患者，总有效率为 96.5%。[3]

3. 芒硝威灵仙合剂　组成：芒硝 60 克、威灵仙 30 克。用法用量：加水 2 000 毫升，煎成 1 000 毫升，趁热浸洗患处，温度以可以耐受不造成烫伤为度，适当辅以手搓揉足跖，每日浸洗 1 次，每次 30 毫升，同时叮嘱患者勤换、晾鞋袜，尽量给足跖创造宽松、干燥、舒适的环境。3 周为 1 个疗程。随症加减：伴足跖多汗者，加麻黄根 30 克；合并真菌感染者，加夏枯草 15 克、荆芥穗 10 克；合并胼胝者，芒硝用量稍加。临床应用：赵宏宇用上方加减治疗 40 例跖疣患者。结果：1 个疗程结束后痊愈 7 例，显效 12 例，有效 21 例，有效率 100%；2 个疗程结束后痊愈 18 例，显效 15 例；3 个疗程结束后全部痊愈。[4]

4. 补骨脂酊　组成：补骨脂。制备方法：在 100 毫升乙醇内加入 30 克粉碎的补骨脂浸泡。用法用量：使用时用火柴梗蘸少许补骨脂酊滴在疣体表面，每日数次，至痊愈止。临床应用：厉慧等用上方治疗 10 例跖疣患者。结果：痊愈 8 例，好转 2 例。[5]

中　成　药

1. 鸡眼膏　组成：沙参、丹参、半夏、冰片、乌梅等。用法用量：温水浸泡患者足部 20 分钟，待疣体软化后，选择最大或最早出现的疣体，用剪刀去除疣体表面硬的角质部分，外敷适量鸡眼膏，用保鲜膜覆盖后，再用医用纱布包裹 2 日，每 2 日换 1 次药，3 日后去除纱布，用温热水浸泡 20 分钟并洗掉红色药膏，7 日为 1 个疗程，共治疗 3 个疗程。临床应用：庞贵秀用上方治疗 45 例多发性跖疣患者，有效率为 100%。[6]

2. 苦参素注射液　组成：苦参素（山东新华制药股份有限公司生产，国药准字 H20031119）。

①　郝清香.除疣酊治疗疣 94 例［J］.实用中医药杂志,2010,26(12)：859.
②　何翔,张慧敏,等.中药狼毒外治多发性掌跖疣疗效观察［J］.国际中医中药杂志,2014,36(4)：349-350.
③　欧阳山,等.斑蝥外敷治疗军人跖疣疗效观察［J］.人民军医,2014,57(11)：1170-1171.
④　赵宏宇.芒硝威灵仙合剂外洗治疗跖疣 40 例［J］.北京中医药,2010,29(7)：529.
⑤　厉慧,等.补骨脂酊治疗寻常疣、跖疣 42 例［J］.吉林中医药,1999(5)：43.
⑥　庞贵秀.鸡眼膏治疗多发性跖疣中"母疣"的疗效观察［J］.中国实用医药,2018,13(21)：140-142.

用法用量：冷冻后穴位注射苦参素注射液，在患侧找准足三里穴及太溪穴，用碘酒常规消毒，再以75%乙醇脱碘。用5毫升一次性注射器抽取药品2毫升（每个穴位2毫升），分别刺入足三里穴和太溪穴，稍作提插，有酸、麻、胀或闪电样传导等针感时，针稍退出，回抽针筒无回血，即将2毫升药液全部注入穴位后起针。以起针后患足有"踩棉感"者效佳。每5日注射1次，8次为1个疗程。临床应用：葛进满用上方治疗63例多发性跖疣患者，愈显率为88.89%。[1]

3. 白芍总苷胶囊　组成：白芍总苷（宁波立华制药有限公司生产，国药准字H20055058）。用法用量：每次0.6克，每日3次。联合自拟祛疣汤（伸筋草、透骨草、莪术、牡蛎、香附、木贼草、紫草、板蓝根、灵磁石、大黄），每日1剂水煎浸泡患足，每次30分钟，疣体发白后用小剪刀轻轻修剪去疣体表面白皮组织，以不出血或轻微点状出血为度。临床应用：董文启用上述方法治疗30例多发性跖疣患者，总有效率为86.67%。[2]

4. 六灵解毒丸　组成：人工牛黄、珍珠、石菖蒲等（雷允上药业有限公司生产，国药准字Z32020915）。用法用量：首先将热水浸泡患足约10分钟，再用手术刀片削除部分角质层，以不出血为度，将10粒六灵解毒丸均匀放置于1个鸡眼膏内混合均匀，将鸡眼膏的中央位置对准跖疣处粘贴，再用大于鸡眼膏的医用胶布再粘贴，每封包24小时，重复换药1次，保持鸡眼膏内药物的湿润，有利于药物的吸收，连续治疗3～5次，当疣体变软，呈深棕色瘀血状，停止治疗。临床应用：刘必庆等用上方治疗63例跖疣患者。结果：痊愈49例，显效9例，有效5例，总有效率100%。注意事项：治疗期间如有灼热疼痛感，即可停止用药。[3]

5. 鸦胆子软膏　组成：鸦胆子30克、冰片2克。制备方法：采取炒制去壳取仁的鸦胆子研为细末，加冰片和50克凡士林，调制成鸦胆子软膏。用法用量：每日用鸦胆子软膏外涂患处4～6次。临床应用：易恒安等用上方治疗65例跖疣患者。结果：治愈18例，显效21例，有效20例，无效6例，总有效率90.77%。[4]

6. 六神丸　组成：人工麝香、雄黄、蟾酥等6味。用法用量：用75%乙醇或清洁剂轻拭皮损，以清洁的指甲刀或剪刀将皮损剪成小凹，放置六神丸，用麝香壮骨膏敷贴固定。嘱患者常按压患处，每4日换药1次，为1个疗程。1～5个跖疣者，皮损小的用六神丸1粒，大的不超过5粒，一般采用3～5粒即可；6～10个跖疣选其中最大的5个按上述方法治疗；10个跖疣以上者选最大者与其次者，总共不得超过30粒。患处忌接触水，有疼痛时复诊。临床应用：蔡东华用上述方法治疗106例跖疣患者，均于1～3个疗程内脱落痊愈。其中10例有疼痛感，减少六神丸用量，均缓解，不影响治疗。[5]

① 葛进满.苦参素穴位注射联合液氮冷冻治疗多发性跖疣63例临床观察[J].中国中西医结合皮肤性病学杂志,2018,17(3)：252-253.
② 董文启.白芍总苷联合自拟祛疣汤治疗多发性跖疣的疗效观察[J].中国继续医学教育,2018,10(36)：103-105.
③ 刘必庆,等.六灵解毒丸联合鸡眼膏治疗跖疣疗效分析[J].皮肤病与性病,2010,32(4)：33.
④ 易恒安,等.鸦胆子提取物治疗跖疣65例的疗效观察[J].广西医学,2008,30(5)：681-682.
⑤ 蔡东华.六神丸与麝香壮骨膏敷贴治疗跖疣疗效分析[J].中国皮肤性病学杂志,2002,16(4)：274.

细菌性皮肤病

脓 疱 疮

概 述

脓疱疮是一种常见的、具有传染性的细菌感染性皮肤病，主要由金黄色葡萄球菌或溶血性链球菌感染皮肤所致，可通过直接接触传染，容易在儿童中流行。以发生水疱、脓疱，易破溃结脓痂为特征。根据临床表现不同，分为大疱性脓疱疮、非大疱性脓疱疮、深脓疱疮、新生儿脓疱疮四种类型。皮疹好发于头面、四肢等暴露部位，也可蔓延全身。皮损初起为红斑，或为水疱，约为黄豆、豌豆大小，经 1～2 日后，水疱变为脓疱，界限分明，四周有轻度红晕，疱壁极薄，内含透明液体，逐渐变混浊。脓疱较大者，疱壁由紧张渐弛缓，由于体位关系，疱内脓液沉积为脓清和脓渣两层，形成半月状坠积性脓疱。疱壁破裂后，显出湿润而潮红的糜烂疱面，流出黄水，干燥后结成脓痂，痂皮逐渐脱落而愈，愈后不留瘢痕。脓液流溢之处又常引起新的脓疱发生。皮损处自觉瘙痒，破后形成糜烂时疼痛，常可引起附近淋巴结的肿痛。一般无全身症状，或轻度不适；重者可有发热、口渴等全身症状。病程长短不一，少数可延至数月，入冬后病情减轻或痊愈。重者易并发严重疾病，如败血症、肺炎、急性肾炎等，甚至危及生命。

本病属中医"黄水疮""滴脓疮""天疱疮"等范畴，深脓疱疮中医称之为"脓窝疮""水豆疮"等。本病多因夏秋季节，气候炎热，湿热交蒸，暑湿邪袭于肌表，以致气机不畅，疏泄障碍，熏蒸皮肤而成；或小儿机体虚弱，肌肤娇嫩，腠理不固，汗多湿重，暑邪湿毒侵袭，更易发病。反复发病者，邪毒久羁，可造成脾气虚弱。

辨 证 施 治

1. **脾虚湿滞型** 方用参苓白术散加减：人参 20 克、白术 15 克、茯苓 20 克、甘草 6 克、桔梗 6 克、莲子 15 克、白扁豆 9 克、砂仁 6 克、山药 30 克、薏苡仁 30 克。随症加减：食滞不化者，加槟榔 6 克、焦三仙各 6 克。[①]

2. **热毒蕴结型** 治宜清热解毒、燥湿止痒。方用银甘方洗剂加减：金银花 30 克、甘草 10 克、蒲公英 15 克、防风 10 克、黄柏 15 克、地肤子 15 克。称取处方药材加水至浸没药材，浸泡 20 分钟左右，煎煮 2 次（每次 20～25 分钟），合并滤液，煎至约 2 500 毫升药液。先用无菌针头刺破患儿患处脓疱，放脓。患儿哺乳后 1 小时，室温调节至 28℃，将煎好的药液倒入浴盆中保持温度在 38℃～40℃，将患儿缓慢放入浴盆，使患处浸入药液中，浸泡时间为 15～30 分钟，每日 1 剂，每日 2 次，连续洗浴 3～5 日。临床观察：杨国平等用上方治疗 41 例新生儿脓疱疮病患者。结果：显效 19 例，有效 20 例，无效 2 例，总有效率 95.12％。[②]

3. **暑湿热蕴型** 症见脓疱周围有炎性红晕，破后结黄痂，伴发热、口渴，大便干，小便黄，舌红苔黄腻，脉滑数。方用五味消毒饮加减：金银花 15 克、蒲公英 15 克、紫花地丁 10 克、连翘 9 克、野菊花 15 克、黄芩 6 克、土茯苓 15 克、赤芍 6 克、六一散（包煎）20 克。随症加减：高热、苔黄腻者，加

① 李斌，等.中西医结合皮肤性病学［M］.北京：中国中医药出版社，2017：123.
② 杨国平，等.中药银甘方洗剂与甲硝唑混合液对治疗热毒蕴结型新生儿脓疱疮病患者的疗效比较［J］.抗感染药学，2015，12(3)：454－455.

黄连 6 克;胸闷纳呆者,加藿香 10 克、佩兰 10 克、陈皮 6 克、白扁豆 6 克;心烦、口舌生疮者,加栀子 9 克、莲子心 9 克、板蓝根 15 克;大便干结者,加大黄(后下)6 克、枳壳 9 克。治疗 10 日为 1 个疗程,一般治疗 1~2 个疗程后评定疗效。临床观察:梁尚财等用上方加减治疗 122 例脓包疮患者。结果:经治疗后治愈 90 例,显效 20 例,好转 11 例,无效 1 例,总有效率 99.17%。①

经 验 方

1. 中药熏蒸方　金银花 20 克、赤芍 20 克、蒲公英 20 克、苦参 40 克、紫草 20 克、黄柏 20 克、马齿苋 40 克、甘草 10 克。将上述中药水煎,取煎液 1 000 毫升,加入中药熏蒸仪中,预热 10 分钟,时间设定 20 分钟,至有蒸气均匀喷出。将病变部位置于距喷头 20~30 厘米处,对患处熏蒸 20 分钟,每日 1 次,部分年龄较小、依从性较差患者熏蒸时间缩短至 10 分钟,每日 2 次。胡晶晶等用上方治疗 50 例儿童脓疱疮患者,总有效率为 96.0%。②

2. 中药沐浴方　生黄芩 8 克、甘草 8 克、黄柏 18 克、苦参 8 克、马齿苋 8 克。以热水(38℃~40℃)冲泡,然后再对患处进行洗浴。汤蕙霞用上方治疗 30 例新生儿脓疱疮患者,总有效率为 100%。③

3. 五味消毒饮　金银花 30 克、蒲公英 30 克、野菊花 30 克、紫背天葵 30 克、紫花地丁 30 克。每日 1 剂,加水 800 毫升,煎至 200 毫升,去渣取液装袋备用。在 3 000 毫升温清水(38℃)中加入一袋中药液,患儿进行泡浴,每次 15 分钟左右,每日 1 次,连续 5 日被视作 1 个疗程。欧彩香等用上方治疗 22 例新生儿脓疱疮患儿,总有效率为 81.8%。④

4. 复方紫草油　紫草 9 克、黄连 6 克、紫花地丁 15 克、刺蒺藜 9 克、白鲜皮 9 克、僵蚕 15 克、防风 15 克、大黄 9 克。用清水浸透 20 分钟文火煮沸,过滤去渣后加入菜油 400 毫升混匀,制成每瓶 50 毫升装的紫草油备用。用生理盐水冲洗患处,以无菌干棉签将紫草油均匀涂于创面,每日 2~3 次,对大脓疱需用无菌针头刺破排出分泌物,再涂紫草油。5 日为 1 个疗程。文芳用上方治疗 40 例新生儿脓疱疮患者,总有效率为 92.5%。⑤

5. 小儿化湿饮联合苦菊硝矾散、紫草油　小儿化湿饮:金银花 9 克、连翘 9 克、蒲公英 6 克、黄芩 9 克、苍术 9 克、白术 12 克、陈皮 9 克、山药 12 克、茯苓 9 克、白鲜皮 12 克、滑石 9 克、苦参 9 克、生黄芪 12 克、党参 9 克、甘草 6 克。上药加水 600 毫升后充分浸泡 1 小时,用武火煎至沸腾,后改为文火煎煮 15 分钟,每剂水煎 2 次,共取汁 300 毫升,分早中晚 3 次于饭后 30 分钟温服。连续服用 1 周为 1 个疗程。联合苦菊硝矾散:马齿苋 12 克、生大黄 9 克、黄柏 12 克、生栀子 12 克、生百部 16 克、野菊花 16 克、败酱草 9 克、明矾 12 克、芒硝 12 克、硼砂 9 克。水煎,湿敷。用纱布 6~8 层,在已经放凉的药液中充分浸透,然后取出稍加挤拧至不滴水为度,覆盖于患处,隔 10 分钟换 1 次,连续湿敷 30 分钟,每日 3 次。并联合紫连油外擦。刘力用上法治疗 60 例儿童脓疱疮患者,总愈显率为 91.67%。⑥

6. 抑菌煎剂　蒲公英 30 克、马齿苋 30 克、苦参 15 克、地肤子 15 克、虎杖 15 克、黄柏 15 克、地榆 15 克、紫草 30 克、炉甘石 20 克。每日 1 剂,每次煎煮 15 分钟,煎煮 2 次,放冰箱冷藏至温度 3℃~5℃备用。用纱布蘸药水,拧至不滴水为度,在患处冷敷,每次 20 分钟,每日 2 次。擦拭过程中注意不要弄破脓疱。冷敷 30 分钟后,外涂夫西地酸乳膏,每日 2 次。7 日为 1 个疗程。王海亮等用上法治疗 48 例儿童脓疱疮患者,总有效率为 85.4%。⑦

① 梁尚财,等.中医辨证治疗脓疱疮 122 例[J].吉林中医药,2006,26(7):27.
② 胡晶晶,等.中药熏蒸治疗儿童脓疱疮临床观察[J].中国中西医结合皮肤性病学杂志,2018,17(4):355-357.
③ 汤蕙霞.中药熏洗治疗新生儿脓疱疮的临床护理[J].中国中医药现代远程教育,2018,16(14):147-148.
④ 欧彩香,等.五味消毒饮治疗新生儿脓疱疮的临床研究[J].中医临床研究,2018,10(18):98-100.
⑤ 文芳.复方紫草油治疗新生儿脓疱疮的疗效观察[J].基层医学论坛,2018,22(18):2593-2594.
⑥ 刘力.中医综合疗法治疗儿童脓疱疮的临床观察[J].中国民间疗法,2018,26(1):40-42.
⑦ 王海亮,景瑛,等.抑菌煎剂联合夫西地酸乳膏治疗儿童寻常型脓疱疮的疗效探讨[J].中国中医药现代远程教育,2017,15(24):58-60.

7. 中药洗剂1 大黄10克、黄柏10克、黄芩10克、苦参10克、炉甘石10克、连翘10克、金银花10克、白鲜皮10克。自然擦干后以2‰莫匹罗星软膏均匀外擦患处,每日2次。治疗5日。李建设等用上法治疗40例小儿脓疱疮患者,总有效率为95.00%。[1]

8. 中药洗剂2 马齿苋30克、紫花地丁30克、野菊花30克、金银花20克、蒲公英20克、苦参20克、黄柏10克、地肤子12克、白鲜皮15克、防风10克、白芷10克、薄荷10克、冰片5克。每日1剂,加入2 000毫升水煎至1 000毫升,两煎合一,用纱布蘸药水全身反复外擦外洗,促进皮肤尽量多吸收,擦拭过程中注意不要弄破脓疱,每日2次,7日为1个疗程。联合莫匹罗星软膏适量涂于患处,每日3次。林皆鹏用上法治疗100例儿童寻常型脓疱疮患儿,总有效率为95%。[2]

9. 复方苦参洗液 苦参、黄芩、黄连、百部、蛇床子。将上述药物按生药的5倍量加水浸泡1小时,煮沸1小时,取滤液后再加入生药量的3倍水,煮沸0.5小时,合并2次滤液,加赋形剂、防腐剂、灌封。直接外擦于皮损处,每日1~2次,皮损广泛者还可用洗液稀释后湿敷或沐浴。邬成霖等用上方治疗84例脓疱疮患者,2周后总有效率为92.9%。[3]

10. 清解化湿方 黄连10克、黄芩20克、黄柏20克、熟大黄20克、蒲公英30克、紫花地丁30克、野菊花30克、鲜荷叶30克、鲜丝瓜叶30克、生甘草30克。将上药加水至浸没药面后置旺火煎开,文火煎熬约半小时,待药汁耗至30~50毫升,滤出装瓶备用。用于涂擦创面,每日2次。药渣继加水1千克煎熬半小时,滤出入浴盆,加温水适量,让患儿洗浴,每日2次。朱志义以自拟清解化湿方洗浴法治疗脓疱疮患者数十例,取得良好疗效。一般7日之内即可治愈。[4]

单 方

1. 青蒿白矾煎 组成:青蒿鲜品150克、白矾(或食盐)10克。制备方法:取青蒿加水煎取药液800~1 000毫升,药液趁热加白矾(或食盐)。用法用量:每日1剂,药液凉后,用消毒药棉签或纱布,蘸液外洗疮面。每日早晚各1次,连用3日。一般2~3日后起效,患者自觉疼痛、瘙痒减轻,黄水减少,脓疱逐渐结痂,连洗数日其痂皮脱落而愈。[5]

2. 千里光 组成:新鲜千里光500克或晒干千里光300克。制备方法:洗净后装入清洁的布袋中,放入3 000~3 500毫升的水中加热至沸腾,沸腾后15分钟将其倒出,去渣。用法用量:当水温降至40℃时,将患儿全身仰卧浸于药液中,并托住其颈部能够呼吸,继而使用毛巾蘸药液淋于患儿未浸着部位约10分钟,并保持水温以免过热或过冷。2~4日为1个疗程,每日1~2次。临床应用:何翠雯用上方治疗40例新生儿脓疱疮患者,总有效率为92.5%。[6]

中 成 药

1. 黄连素 组成:黄连、黄柏、三颗针等提取物。功效:清热解毒,泻火凉血。用法用量:对重型及炎性指标明显升高的患儿均给予静脉点滴抗生素抗感染及对症治疗;对大于5毫米的脓疱,局部碘伏消毒后用无菌注射器刺破并排除脓液。10片黄连素碾成粉末状,溶于2 000~3 000毫升温水中,水温38℃~39℃。将新生儿浸泡于此药液中5~10分钟,擦干皮肤后在皮疹部位均匀喷洒洁悠神,每日1~2次。临床应用:叶乐荣等用上方治疗30例新生儿脓疱疮患儿,总有效率为100%。[7]

① 李建设,等.中药洗剂联合莫匹罗星软膏治疗小儿脓疱疮疗效观察[J].哈尔滨医药,2017,37(3):277-278.
② 林皆鹏.自拟中药洗剂联合莫匹罗星治疗儿童寻常型脓疱疮的效果及安全性[J].中国当代医药,2017,24(8):154-156.
③ 邬成霖,等.复方苦参洗液治疗脓疱疮等小儿皮肤病的临床疗效观察[J].中国皮肤性病学杂志,1997,11(4):237,240.
④ 朱志义.自拟清解化湿方洗浴治疗小儿传染性脓疱疮[J].四川中医,1993(11):40.
⑤ 蒲昭和.青蒿白矾煎洗治脓疱疮[N].中国中医药报,2018-8-8(5).
⑥ 何翠雯.千里光煎水外洗治疗及预防新生儿脓疱疮[J].大家健康(学术版),2013,7(4):56-57.
⑦ 叶乐荣,等.黄连素药浴联合洁悠神喷洒治疗新生儿脓疱疮疗效观察[J].基层医学论坛,2018,22(28):4040-4041.

2. **康复新液** 组成：美洲大蠊干燥虫体提取物。用法用量：把康复新液倒到 6 层纱布上湿敷 10 分钟，然后涂抹百多邦软膏，每日湿敷涂抹 3 次，连续涂抹 1 周。临床应用：叶丽霞用上方治疗 134 例脓疱疮患者，总有效率为 100%。[1]

3. **四味黄连洗剂** 组成：大黄、黄柏、黄芩、苦参（皖药制字 Z20090014）。用法用量：运用 0.5% 碘伏外涂皮肤待干后外用四味黄连洗剂。患儿沐浴后在皮肤清洁干燥下进行操作，用无菌针将脓疱刺破时采用无菌棉签吸干脓疱内的脓液，再涂上适量的四味黄连洗剂。临床应用：王娟等用上方治疗 35 例新生儿脓疱疮患儿。结果：有效 33 例，无效 2 例，总有效率 94.2%。[2]

4. **清热化毒丸** 组成：连翘、青黛、黄连、黄芩、大黄、菊花、龙胆、天花粉、玄参、茯苓、桔梗、甘草、朱砂、冰片、水牛角浓缩粉。功效：辛散清凉，去毒敛疮。用法用量：清热化毒丸 3 克，每日 2 次，温开水送服；磺胺嘧啶银粉 1 克与生理盐水 1 毫升混合后适量涂于患处，每日 1 次。临床应用：杨道秋等用上法治疗 60 例小儿脓疱疮患者。结果：治愈 48 例，占 80.0%；好转 10 例，占 16.7%；无效 2 例，占 3.3%。总有效率 96.7%。[3]

5. **云南白药粉** 用法用量：取碘伏消毒液 100 毫升、复方地塞米松乳膏 20 克、云南白药粉 3 克。每次先用棉棒蘸碘伏消毒液涂擦患处，将脓疱疮痂清除干净，然后在患处涂上一层复方地塞米松乳膏，再将云南白药粉粉末均匀洒在患处，无须包扎，每日早晚各 1 次，连用 10 日。如病损处不多，面积不大，无需再用其他方法治疗。如病损面积多、大并伴有其他临床症状，可适当加用抗生素治疗。临床应用：玄秋香等用上法治疗 106 例脓疱疮患者，总有效率为 97.2%。[4]

6. **除湿止痒洗液** 组成：蛇床子、黄连、黄柏、白鲜皮、苦参、虎杖、紫花地丁、地肤子、萹蓄、苍术、茵陈、花椒、冰片（四川省通园制药有限公司生产）。功效主治：清热除湿，祛风止痒；适用于湿疹。用法用量：每日早晨用清洁水全身沐浴，擦干，然后用除湿止痒洗液外涂患处及其周围正常皮肤 2～3 厘米范围，每日 3 次，共 3 日。临床应用：黄文钦等用上方治疗 51 例新生儿脓疱疮患儿，显效率为 84%。[5]

7. **复方黄柏液** 组成：连翘、黄柏、金银花（山东汉方制药有限公司生产）。用法用量：给予足量的抗生素静脉滴注基础上，采用复方黄柏液湿敷患处。新生儿用温开水 4 000 毫升沐浴，护士戴无菌手套，用消毒毛巾配合洗净患儿；用消毒好的浴巾擦干，先用碘伏棉签消毒患处，再使用 3 层消毒纱布用复方黄柏液浸湿敷于患处，有糜烂面直接敷于上面，有较大脓疱者，用 5 号无菌针头刺破，消毒棉签挤出脓液后再湿敷；将患儿放在预先消毒好的温箱内，尽量暴露患处。轻者每日 1 次，重者每日 2 次。临床应用：吴玲玲用上方治疗 20 例新生儿脓疱疮患儿，总有效率为 100%。[6]

8. **热毒宁注射液** 组成：青蒿、金银花、栀子（江苏康缘药业股份有限公司生产，国药准字 Z20050217）。用法用量：2～5 岁患者，6 毫升热毒宁注射液加入 5% 葡萄糖注射液或 0.9% 氯化钠注射液 50～100 毫升，每分钟 30～40 滴；6～10 岁患者，10 毫升热毒宁注射液加入 5% 葡萄糖注射液或 0.9% 氯化钠注射液 100～200 毫升，每分钟 30～60 滴；11～13 岁患者，15 毫升上药加入 5% 葡萄糖注射液或 0.9% 氯化钠注射液 200～250 毫升，每分钟 30～60 滴。每日 1 次，静滴。临床应用：施伏永用上方治疗 120 例儿童脓疱疮患儿。结果：痊愈 82 例，有效 30 例，总有效率 93.33%。[7]

[1] 叶丽霞.小儿脓疱疮的治疗探讨[J].基层医学论坛,2018,22(1)：47-48.
[2] 王娟,等.中药外涂治疗新生儿脓疱疮的临床观察[J].实用临床护理学电子杂志,2018,3(42)：103,110.
[3] 杨道秋,等.清热化毒丸联合磺胺嘧啶银粉治疗小儿脓疱疮疗效观察[J].人民军医,2016,59(7)：725-726.
[4] 玄秋香,等.复方地塞米松乳膏联合云南白药粉综合外治脓疱疮临床研究[J].社区医学杂志,2015,13(17)：51-52.
[5] 黄文钦,等.除湿止痒洗液治疗新生儿脓疱疮疗效观察[J].吉林医学,2014,35(13)：2800-2801.
[6] 吴玲玲.复方黄柏液湿敷治疗新生儿脓疱疮效果观察[J].临床合理用药,2013,6(2中)：50.
[7] 施伏永.热毒宁治疗儿童脓疱疮与阿洛西林钠等效性随机平行对照研究[J].实用中医内科杂志,2013,27(6上)：91-92.

9. 新癀片合六神丸　制备方法：将新癀片 24 片、六神丸 60 粒共研成粉状。取干净玻璃瓶 1 个，倒入药粉，加冷开水 50 毫升，拧紧瓶盖，酌加摇匀即成。用法用量：用棉签蘸药液涂擦患处，每日 3 次，7 日为 1 个疗程，一般 2 个疗程以上。

临床应用：陈铸等用上方治疗 80 例脓疱疮患者。结果：显效 47 例，占 58.75%；有效 27 例，占 33.75%；无效 6 例；占 7.5%。总有效率 92.5%。[1]

① 陈铸，等.新癀片合六神丸治疗脓疱疮 80 例［J］.中成药，1994(8)：56.

化脓性汗腺炎

概　述

化脓性汗腺炎是一种顶泌汗腺慢性化脓性炎症,主要发生于腋下、外生殖器及肛周等处。多发生于青年和中年妇女,可能与女性汗腺较发达有关。本病与聚合性痤疮、脓肿性穿掘性毛囊炎可同时存在,称为毛囊闭锁三联症,为常染色体显性遗传病。

腋窝汗腺炎初起为一个或多个小的硬性皮下结节,以后有新疹陆续成批出现,排列成条索状,或群集融合成大片斑块。其结节表面可无明显的化脓现象,偶尔其顶端出现一小脓疱,自觉疼痛及压痛,全身症状轻微。约经几周或数月后结节深部化脓,向表面破溃,形成广泛的瘘道及较大的潜行性不规则溃疡。如不治疗,可时好时发,呈慢性过程。两侧腋窝同时受累者约占20%。

外生殖器、肛周汗腺炎多与腋窝汗腺炎同时并发或随后发生,但亦可首发。多见于男性,且常伴有聚合性痤疮。初在腹股沟、阴囊、股部或臀部、肛周发生豌豆大小的硬性结节,很快破溃,形成潜行性溃疡,且有瘘道互相连接,可向肛门壁穿破而形成肛瘘。女性乳晕亦可受累,在腋窝、肛门或生殖器部位可见多数黑头粉刺,此具有诊断意义。其病程比腋窝汗腺炎更顽固,可持续多年。

化脓性汗腺炎在中医无明确对应病名,是一种本虚标实、虚实夹杂的疾病,肾虚为本,湿热瘀结为标。本病属于常染色体显性遗传病,肾为先天之本,先天缺陷,故肾虚,以肾阴虚为主。湿性重着黏滞,故本病病程缠绵反复。湿之由来,有先天不足、禀赋不耐邪侵而外感湿邪,亦有肾病及脾,脾失运化,湿由内生,内外合邪,湿邪壅滞肌肤,久而化热。热盛肉腐而成脓,虚火内炽炼液聚湿成痰,故见毛囊周围脓疱、囊肿、结节、窦道、瘢痕等。脓为气血所化,脾胃为气血生化之源,肾为气之根,主藏精,精血同源,脾肾失调,气血虚弱,热灼营血而生瘀滞,湿热瘀结而发本病。[①]

辨 证 施 治

1. **痰湿热蕴型**　症见偶有头身困重,倦怠乏力,食欲不佳,大便黏腻,舌质偏红,苔黄腻,脉滑。治宜清热解毒、利湿祛痰。方用五味消毒饮合三仁汤加减:金银花15克、生薏苡仁15克、杏仁9克、茵陈9克、皂角刺9克、蒲公英9克、连翘6克、紫花地丁6克、野菊花6克、厚朴6克、半夏3克、白蔻仁(后下)3克、甘草3克。每日1剂,每日2次,连服半个月。配合生肌玉红膏油纱每日换药。[②]

2. **肝胆湿热型**　症见肛周反复出现肿痛,渗液流脓,不能正坐,最近肿痛加重,时有恶寒发热,呈慢性病容,体胖,舌红,苔黄腻,脉滑数。方用龙胆泻肝汤:龙胆草6克、炒黄芩12克、栀子12克、泽泻12克、柴胡6克、当归6克、车前子9克、生地黄9克、木通3克、生甘草6克。随症加减:初期局部红肿疼痛明显,排脓不畅,加紫花地丁、金银花、皂角刺、薏苡仁等清热解毒之品。每日1剂,水煎服。在临床症状消失后继续服用1个月,以巩固疗效,减少复发。临床观察:李杨春等用

---

① 赵元辰,贾建东,等.中西医结合治疗会阴、肛周化脓性大汗腺炎[J].长春中医药大学学报,2014,30(1):84-85.
② 许秀丽,路永超.中西医结合治疗化脓性大汗腺炎反复发作验案1则[J].世界最新医学信息文摘,2018,18(88):275.

上方加减治疗 1 例复发性肛周化脓性汗腺炎患者,疗效满意。[1]

经 验 方

1. **清热消肿药方联合中药坐浴方** 清热消肿药方:白芷 20 克、贝母 15 克、防风 15 克、赤芍 15 克、当归尾 20 克、甘草 15 克、皂角刺(炒)15 克、甲片(炙)3 克、天花粉 20 克、乳香 10 克、没药 10 克、金银花 30 克、陈皮 15 克。100 毫升,每日 3 次,口服。联合中药熏洗坐浴方:五倍子 60 克、黄芩 60 克、黄柏 30 克、芒硝 20 克、荆芥 20 克、朱砂 20 克、白及 20 克、明矾 20 克、百部 20 克、金银花 30 克、野菊花 30 克。煎液 300 毫升,兑开水 2 升,先熏,待水温适宜时坐浴 15～20 分钟。切除病变皮肤后的创面应用一效膏(朱砂、煅炉甘石、冰片、滑石粉)掺入八二丹外用。侯俊杰等用上法治疗 1 例臀部化脓性大汗腺炎患者,4 个月后患者痊愈。[2]

2. **祛毒汤** 苦参、黄柏、芒硝、地榆、苍术、防风、生甘草等。术后予抗生素类药物输液治疗,换药时给予碘伏溶液外用消毒创面,祛毒汤外洗,换药时给予玉红膏纱条外敷于创面,30 日为 1 个疗程。贾菲等用上法治疗 10 例肛周化脓性汗腺炎患者,总有效率为 90%。[3]

3. **痔痛消洗剂** 金银花 30 克、黄柏 30 克、蒲公英 20 克、黄芩 10 克、花椒 10 克、苍术 10 克、黄连 6 克、五倍子 10 克、枳壳 10 克、侧柏叶 10 克、防风 10 克、玄明粉 30 克、明矾 10 克、甘草 15 克。每剂药煎药液 400 毫升,分 2 袋包装发给患者,嘱患者术后首次便后将痔痛消洗剂 200 毫升加 20～25 倍开水稀释,趁药液温度较高时先熏蒸肛门切口,待药液温度降至 37℃左右再行肛门坐浴 10～

15 分钟,每日 2～3 次,每次便后及睡前均做肛门切口熏洗,熏洗完毕后常规中药龙珠软膏纱条换药。冯六泉等用上法治疗 24 例肛周化脓性汗腺炎患者,治愈率为 83.33%。[4]

4. **托里消毒散合龙胆泻肝汤加减** 白花蛇舌草、白芍、白芷、柴胡、炒白术、车前子、泽泻、当归、苦紫花地丁、茯苓、蒲公英、黄芩、连翘、龙胆草、生地黄、生栀子、小通草、金银花、玄参、皂角刺。扶正托里,和营解毒,泻肝胆实火,清下焦湿热。魏巍等用上方治疗 1 例会阴部化脓性汗腺炎患者,疗效满意。[5]

中 成 药

1. **如意金黄散** 组成:天花粉、黄柏、大黄、姜黄、白芷、紫厚朴、陈皮、苍术、天南星、甘草(湖南中医药大学第二附属医院研制)。功效:清热解毒,燥湿化痰,散结消肿。用法用量:将上药研成细末,清洁皮肤后外敷患处,配合中药坐浴熏洗。临床应用:肖戈等用上方治疗 1 例复发性肛周化脓性汗腺炎患者 3 个月余,疗效满意。[6]

2. **黄连膏配合生肌膏** 用法用量:行手术治疗,术后予托里消毒散加减,术后前 3 日使用黄连膏纱条引流,其后使用生肌膏纱条引流。临床应用:陆洪宁等用上法治疗 1 例化脓性肛周汗腺炎患者近 3 个月,伤口基本愈合。[7]

3. **复方珍珠生肌散配合黄连紫草膏** 用法用量:术后收敛生肌后期以复方珍珠生肌散配合黄连紫草膏外敷伤面。临床应用:屈海涛用上法治疗 1 例臀部化脓性大汗腺炎患者,另口服健脾益气、补血养阴中药口服约 3 周,创面基本愈合。[8]

4. **复方芩柏颗粒** 功效:清热燥湿,行气活

① 李杨春,贾建东.龙胆泻肝汤加减治疗复发性肛周化脓性汗腺炎 1 例[J].吉林中医药,2013,33(3):310.
② 侯俊杰,等.中西医结合治疗臀部化脓性大汗腺炎 1 例[J].中国中西医结合外科杂志,2016,22(6):627-628.
③ 贾菲,曲牟文,等.选择性顶端切除外置术结合中药外用治疗肛周化脓性汗腺炎疗效评价[J].现代中西医结合杂志,2015,24(25):2788-2789.
④ 冯六泉,等.顶端切除旷置加中药治疗肛周化脓性汗腺炎探讨[J].中华中医药杂志,2013,28(8):2486-2487.
⑤ 魏巍,贾建东.中西医结合治疗会阴部化脓性汗腺炎 1 例报告[J].湖南中医杂志,2013,29(10):91-92.
⑥ 肖戈,王真权.如意金黄散外敷治疗复发性肛周化脓性汗腺炎 1 例[J].湖南中医杂志,2016,32(2):113-114.
⑦ 陆洪宁,贾建东,等.化脓性肛周汗腺炎中医诊治 1 例[J].吉林中医药,2012,32(12):1277-1278.
⑧ 屈海涛.中西医联合治疗臀部化脓性大汗腺炎 1 例[J].中国中医药现代远程教育,2011,9(17):92-93.

血,止血镇痛,通利二便。用法用量:术后复服方芩柏颗粒剂6克,开水冲服,每日3次,另取12克溶于1000毫升开水中,先熏后洗,每日1～2次,每次10～15分钟,再用1.2％复方芩柏颗粒剂溶液湿敷伤口至伤口愈合。临床应用:罗学军将28例肛周化脓性汗腺炎患者随机分为治疗组15例和对照组13例。两组患者均予激光切开排脓,治疗组术后予上药,对照组术后予1∶5000高锰酸钾粉溶液冲洗伤口,外敷无菌敷料直至伤口愈合。结果:手术至痊愈时间治疗组为(15.43±3.60)日,对照组为(24.72±9.58)日,治疗组治愈时间明显短于对照组($P<0.01$)。[1]

① 罗学军.激光与中药联合运用治疗肛周化脓性汗腺炎[J].湖南中医学院学报,1998,18(4):49.

毛 囊 炎

概 述

毛囊炎是临床常见的皮肤病,分为化脓性与非化脓性两种类型。化脓性毛囊炎主要是由葡萄球菌侵入毛囊所致的毛囊或毛囊周围的炎症,在临床上多表现为脓疱疮、丘疹、丘疹性脓疱等症状,不清洁、搔抓及机体抵抗力低下可为本病的诱因。

初起病发于毛囊口,呈炎性红色丘疹,微有痒感,很快变成小脓疱;甚者由毛囊侵入深部组织,常破坏毛乳头,使毛发脱落不再生长。毛囊炎造成皮下感染,使人体分泌大量中性粒细胞、淋巴样细胞等,毛囊内因有大量排泄不出的代谢产物和炎性物质堆积,形成脓肿,重者致使毛囊、皮脂腺破坏,甚至累及其他皮肤附属器官。在成人主要发生于多毛的部位,在小儿则好发于头部,其皮疹有时可互相融合,愈后可留有小片状秃发斑。

本病属中医疮疡性疾病,因其病症不同,分为"疔疮""疖""痈"等范畴,归属的病名虽多,但其共同点为毛囊的化脓性感染。该病多因外感风热、火毒,湿热蕴结,七情郁结,脏腑蕴热而发;或因七情内伤、膏粱厚味、醇酒炙博、火毒郁积而成。

辨 证 施 治

杜桂营分3证

(1)阳证 症见皮疹以多发丘疹、脓疱为主,部分有囊肿,皮疹多为大米、绿豆或蚕豆大小,色红,疹发表浅,触痛明显,易化脓,易溃破,破后易愈;小便黄,大便易干,舌红,苔薄黄或黄厚,脉滑

数。治宜清热解毒、透脓敛疮。药用金银花30克、连翘15克、蒲公英15克、紫花地丁15克、半边莲10克、半枝莲10克、露蜂房10克、当归10克、丹参30克、皂角刺10克、白芷10克、夏枯草30克、白花蛇舌草30克、全瓜蒌10克、桔梗10克、炒麦芽15克、炒谷芽15克。水煎口服。

(2)半阴半阳证 症见皮疹以囊肿为主,色暗红,不易化脓,不易溃破,脓液较稀,色暗红或黑红,痛不剧烈,皮温稍高,可伴有少许丘疹;小便正常或稍黄,大便正常或偏干,舌质偏红,苔薄白或薄黄,脉细数或弦滑。治宜清热解毒、补益气血、托毒外出。药用金银花30克、防风10克、白芷10克、当归10克、赤芍10克、浙贝母30克、皂角刺10克、黄芪15克、半边莲10克、半枝莲10克、露蜂房10克、全瓜蒌10克、炒麦芽20克、炒谷芽20克。水煎口服。

(3)阴证 症见皮疹以皮色囊肿为主,漫肿,无明显疼痛,脓液清稀或为清水,不能自行破溃,难以自行消退,运用各种清热解毒药物及抗生素疗效欠佳;毛囊炎愈后头部遗留的皮色硬结、肿块久不消退;二便常,舌质偏淡,苔薄少,脉细弦、细数或沉细。治宜扶正祛邪、托毒溃脓。药用黄芪30克、当归10克、丹参10克、夏枯草30克、生牡蛎30克、浙贝母30克、玄参10克、半边莲10克、半枝莲10克、露蜂房6克、全瓜蒌10克、桔梗10克、炒麦芽20克、炒谷芽20克。水煎口服。[①]

经 验 方

1.赤苋方 蒲公英15克、防风15克、当归15

---

① 杜桂营.头部毛囊炎的中医诊疗思路[J].光明中医,2018,33(3):426-427.

克、紫花地丁 15 克、连翘 15 克、金银花 15 克、丹参 20 克、拳参 15 克、川芎 15 克、赤芍 15 克、牡丹皮 20 克、甘草 15 克、皂角刺 15 克。每日 1 剂,水煎口服,每日 2 次,每次 200 毫升,早晚各 1 次。同时联合夫西地酸乳膏外擦,每日 2 次,早晚各 1 次。罗仙鹤用上方治疗 45 例热毒蕴结型毛囊炎患者,经 4 周治疗后,总有效率为 95.45%,半年后随访无复发。①

2. 防风通圣散　防风 6 克、麻黄 6 克、荆芥 3 克、薄荷叶 6 克、大黄 6 克、芒硝 6 克、滑石 20 克、栀子 3 克、石膏 12 克、桔梗 12 克、黄芩 12 克、连翘 6 克、川芎 6 克、当归 6 克、芍药 6 克、甘草 10 克、白术 3 克。每日 1 剂,水煎 400 毫升,分早晚各 1 次餐后 30 分钟温服;外用 2% 莫匹罗星软膏适量涂于患处,每日 3 次。姚红艳等用上方治疗 36 例细菌性毛囊炎患者,总有效率为 88.89%。②

3. 中药方 1　内服方:黄芩 9 克、黄连 6 克、马尾连 9 克、牡丹皮 9 克、赤芍 9 克、黑栀子 9 克、川厚朴 6 克、七叶一枝花 9 克、金银花 9 克、连翘 9 克、生甘草 6 克。每日 1 剂,水煎 2 次分服,10 剂为 1 个疗程,共 2 个疗程。外洗方:苍耳子 60 克、苦参 30 克、黄柏 30 克、紫草 30 克、王不留行 60 克、明矾 30 克。每日 1 剂,煎水半盆,用小毛巾蘸水反复洗患处,每次 10~15 分钟,每日 1 次。联合大环内酯类抗生素罗红霉素胶囊,成人口服每次 0.3 克,每日 3 次。外用杀菌、止痒和保护的药物莫匹罗星软膏每日 2 次。③

4. 中药方 2　内服方:黄芩 9 克、黄连 6 克、马尾连 9 克、牡丹皮 9 克、赤芍 9 克、黑栀子 9 克、川厚朴 6 克、七叶一枝花 9 克、金银花 9 克、连翘 9 克、生甘草 6 克。每日 1 剂,水煎 2 次分服,10 剂为 1 个疗程,共 2 个疗程。外洗方:苍耳子 60 克、苦参 30 克、黄柏 30 克、紫草 30 克、王不留行 60 克、明矾 30 克。每日 1 剂,煎水半盆,用小毛巾蘸水反复洗患处,每次 10~15 分钟,每日 1 次。马宏民等用上法治疗 30 例毛囊炎患者,总有效率为 93.3%。④

5. 自拟方　防风 12 克、白鲜皮 12 克、丹参 30 克、牡丹皮 12 克、苦参 12 克、蝉蜕 12 克、僵蚕 12 克、蒲公英 12 克、紫花地丁 12 克、浮萍 12 克、黄芪 30 克、土茯苓 30 克、荆芥 12 克、白芷 12 克、白花蛇舌草 12 克、黄芩 12 克、丹参 30 克、紫苏叶 12 克。每日 1 剂,水煎分 3 次早、中、晚服,7 日为 1 个疗程;药渣再加水 3 000 毫升煮沸后,温洗并湿敷患处 20 分钟,每日晚间 1 次。联合火罐隔日 1 次,6 次为 1 个疗程。高茂盛等用上方治疗 108 例多发性毛囊炎患者,其中 105 例痊愈未复发。⑤

6. 收湿解毒汤　明矾 30 克、黄柏 30 克、苦参 30 克、蒲公英 90 克。先将头部毛发剃净,将前药加水 2 500 毫升,煎 40 分钟,不过滤,待药液降温至 40℃左右时,取一条干净白毛巾,浸药液湿敷患处,稍干或凉时则重浸药液。每日湿敷 4~6 次,每次 30 分钟,复用药液时再加温,每日更换 1 剂。秦国进用上方治疗 48 例毛囊炎患者,全部治愈。⑥

单　方

苦瓜藤黄酒　组成:藤黄 15 克、苦参 10 克。制备方法:上药共研细末,置容器中,加入 200 毫升 75% 乙醇,密封浸泡 5~7 日。用法用量:用时震荡药液,以药棉球蘸药涂擦患处。干后再涂,重复 4 次。每日涂擦 2~3 次。⑦

中 成 药

1. 黄连素　用法用量:成年人每次取黄连素 3 片,口服,每日服用 3 次,连续服用 3~5 日;结合外洗治疗,每次取黄连素 1 片,研成细粉,并加入

①　罗仙鹤.清热凉血法治疗热毒蕴结型毛囊炎临床疗效观察[D].武汉:湖北中医药大学,2018.
②　姚红艳,等.防风通圣散联合莫匹罗星软膏治疗细菌性毛囊炎 36 例临床观察[J].湖南中医杂志,2016,32(11):68-69.
③~④　马宏民,等.中草药口服和外洗在治疗慢性毛囊炎中的疗效观察[J].中国疗养医学,2015,24(3):273-274.
⑤　高茂盛,等.药罐治疗多发性毛囊炎 108 例[J].内蒙古中医药,1995(4):32.
⑥　秦国进.自拟收湿解毒汤治疗脓疱性毛囊炎 48 例[J].辽宁中医杂志,1990(10):36-37.
⑦　蒲昭和.苦瓜藤黄酒治毛囊炎[J].农家之友,2011(5):51.

温水 2 500 毫升,将毛巾放入黄连素药液中,反复用浸湿毛巾洗浴头颈部和背部,每次 10 分钟左右,每日洗浴 1 次,最好连续洗浴 3～5 日。注意事项:洗浴时要避免擦破疱皮,洗浴后将身体轻轻揩干。[①]

2. 银蒲解毒片　组成:金银花、蒲公英、野菊花、紫花地丁、夏枯草(广西玉林制药集团有限公司生产)。用法用量:每日 3 次,每次 4 片。联合局部治疗,苦参 30 克、蒲公英 30 克、野菊花 30 克、紫花地丁 30 克、地榆 30 克,煎汤 1 000 毫升,取少量温热湿敷于皮损处,每日 2 次,每次 30 分钟。中药湿敷后外涂夫西地酸软膏适量,每日 2～3 次。连续用药 6 周。临床应用:刘波等用上法治疗 29 例毛囊炎患者,总有效率为 97%。[②]

3. 夏枯草片　组成:夏枯草(成都森科制药有限公司生产)。用法用量:夏枯草片 6 片,每日 2 次口服;结合 2% 莫匹罗星软膏适量局部涂于患处,每日 3 次。临床应用:胡燕等用上法治疗 62 例细菌性毛囊炎患者,总有效率为 96.77%。[③]

4. 蒲地蓝消炎口服液　组成:蒲公英、苦紫花地丁、黄芩、板蓝根等(江苏济川制药有限公司生产)。用法用量:蒲地蓝消炎口服液 10 毫升,每日 3 次口服,服用 2 周。同时皮肤表面涂擦复方氯霉素酊,每日 2 次,使用 2 周。临床应用:郭英军用上法治疗 60 例细菌性毛囊炎患者,总有效率为 81.7%。[④]

5. 紫金锭　用法用量:每日 1 支(即 3 克)分 3 次服用,温白开水冲下。外加用冰硼散 1 支,兑温水清洗患处。临床应用:余载西用上法治疗 1 例毛囊炎患者,7 日而愈,随访 5 年未见复发。[⑤]

① 田成.黄连素内服外洗治毛囊炎[J].农村百事通,2017(22):46.
② 刘波,等.银蒲解毒片联合夫西地酸软膏治疗穿凿脓肿性头部毛囊炎疗效观察[J].现代中西医结合杂志,2014,23(15):1657-1659.
③ 胡燕,等.夏枯草片联合莫匹罗星软膏治疗细菌性毛囊炎疗效观察[J].实用中医药杂志,2014,30(9):847-848.
④ 郭英军.中西医结合治疗细菌性毛囊炎疗效观察[J].湖南中医药大学学报,2013,33(10):64,66.
⑤ 邓晓舫.紫金锭治疗毛囊炎[J].四川中医,1986(6):43.

头部脓肿性穿掘性毛囊周围炎

概　述

头部脓肿性穿掘性毛囊周围炎又称头部毛囊周围炎，是一种少见的头顶部慢性化脓性皮肤病，系多数聚集的毛囊炎及毛囊周围炎在深部融合后相互贯穿形成的脓肿。本病是否与细菌感染直接有关尚有争议，因内服糖皮质激素有效，推测其可能为一种自身免疫性疾病。

本病多发生于成年男性，初起头皮，尤其是头后部。皮损最初发生时为数个毛囊炎和毛囊周围炎，炎症向深部发展形成半球状结节，表面的头发容易脱落，结节软化而形成脓疱，破溃后成为多数瘘孔，有脓汁流出；由于深部皮下组织侵蚀破坏形成窦道，相互贯通，因此压迫结节可在相接近或距离较远的瘘孔中排出脓汁。病程缓慢，长年不愈，常一处病损痊愈留有萎缩性瘢痕和不规则的秃发斑，但他处又发生新的病损。

本病属中医"蝼蛄疖""蟮拱头"等范畴。中医认为多因素体虚弱，复感风湿热邪，蕴结肌肤，郁久生脓而成此病。故本病属本虚标实之证，其本在于气血虚，蕴湿不化，兼感毒邪，而标在于湿毒郁久化热。

辨 证 施 治

1. **外感毒邪型**　治宜清热祛湿、凉血解毒。药用黄芩 15 克、赤芍 15 克、丹参 15 克、连翘 15 克、鬼箭羽 10 克、白花蛇舌草 20 克、泽泻 10 克、瓜蒌 20 克、茵陈 20 克、牡丹皮 10 克、野菊花 20 克、土茯苓 20 克、虎杖 10 克、紫花地丁 10 克、生甘草 10 克、生薏苡仁 20 克、郁金 10 克、珍珠母 20 克、生牡蛎 20 克。每日 1 剂，水煎服，分早晚饭后温服。[1]

2. **王晓红等分 4 型**

(1) 气滞痰凝型（初期）　青壮年好发，症见皮损常以枕部为主，可分布于头皮各部；无明显疼痛或有轻度疼痛；大多为黄豆至花生仁大小结节，质地较韧，类似囊肿样变；多无全身表现；舌淡红，苔薄白或薄白腻，脉平或滑。治宜理气化痰、软坚散结。方用通气散坚丸加减：陈皮、制半夏、胆南星、白茯苓、当归、川芎、天花粉、黄芩、蒲公英、浙贝母、海藻、香附、石菖蒲。

(2) 气滞血瘀型（中期）　脑力劳动者易患，症见皮损可遍及头皮各部，为大小不等之结节、囊肿、脓肿；脓液稠厚、清稀不等，分泌不多；肉芽欠新鲜，创面肿胀不甚，易出血；脓肿常相互穿通，表面有瘘孔，挤压有脓性分泌物流出；舌紫暗或带紫气，苔薄白或腻，脉细或细涩。治宜活血化瘀、消肿解毒。方用通窍活血汤加减：赤芍、川芎、桃仁、老葱、生姜、当归尾、青皮、香附、王不留行、黄芩、浙贝母、海藻、石菖蒲。

(3) 气血虚弱、余毒不尽型（后期）　体质本弱，病久失养，常伴有其他全身疾病；或由于过于忌口，日久伴有全身营养不良，症见头皮散在大小不等的结节、囊肿、脓疱等；软化后形成脓肿，破溃有脓汁溢出，脓液多较清稀，或有死骨；脓肿间相互沟通，挤压呈筛状溢脓；肉芽不鲜；病损处有瘢痕及毛发脱落；伴有食少纳呆，神疲乏力，口干；舌淡白，苔白腻，脉弦滑。治宜补气益血、扶正托毒。

---

① 刘敏，张池金，等.中药治疗头部脓肿性穿掘性毛囊周围炎 1 例[J].亚太传统医药，2018,14(9)：121-122.

方用托里透脓汤加减：党参、白术、炮甲片、白芷、升麻、当归尾、甘草、生黄芪、皂角刺、青皮、金银花、连翘、薏苡仁。

（4）阳虚寒凝、余毒未清型（后期）　患者常受累数年，病程日久，耗伤气血，气虚及阳，症见局部头皮散在大小不等的结节、囊肿、脓肿、溃疡等，溃口内溢脓不多，脓液清稀，常有死骨；肉芽苍白不鲜；病损处有瘢痕及毛发脱落；伴有神倦乏力、少气懒言，腰膝酸软，畏寒肢凉等全身症状；舌质淡白，苔薄白，脉沉细无力。治宜温阳散寒、托毒外出。方用阳和汤加减：熟地黄、炙麻黄、鹿角霜、白芥子、肉桂、生甘草、炮姜、皂角刺、炙黄芪、炮甲片、当归尾。

配合膏药敷贴法，主要用于病变初期，囊肿质较硬，未成脓破溃时，局部皮损可表现灼热红肿。将患处毛发剪净，中药青敷膏（江苏省中医院制剂，主要成分为青黛）敷贴患处，每12小时更换1次，直至囊肿缩小甚至消退。如果成脓或破溃则应选用中药湿敷或手术清创。中药湿敷法主要用于创面成脓、溃疡，脓性分泌物较多而稠厚，异味较重时。方用五味消毒饮加味：金银花、野菊花、蒲公英、紫花地丁、紫背天葵、黄连、黄芩、生大黄、苦参。将上药煎得药液待凉至肤温以下，以干净毛巾浸透药液后外敷于创面，每3～5分钟将毛巾重新在药液中浸泡，外敷于患处。每次20～30分钟，每日2次。也可使用患者所口服的中药方剂，在煎完口服中药后用所剩药渣再次煎熬得湿敷药液，使用方法同前。在上述处理后使用中药纱布包扎法，随症加减：创面脓液较多时，用疮灵液（江苏省中医院制剂，主要成分为大黄、红花等）纱布外敷；创面脓液较少，肉芽欠鲜时，用黄连油纱布外敷；创面分泌物少，肉芽较鲜时，用生肌玉红膏油纱布等。[①]

3. 刘玉兰分2型

（1）湿热内蕴型（初期）　治宜清火解毒。方用清热解毒汤：金银花18克、七叶一枝花6～9克、赤芍10克、黄芩10克、黄连10克、牡丹皮10克、栀子6克、生甘草6克。随症加减：大便干燥者，再加生大黄6～9克、大青叶15～30克。

（2）病久体虚型（后期）　治宜清火解毒、托毒活血。药用金银花18克、天花粉18克、白芷4克、甘草2克、赤芍10克、贝母6克、当归尾6克、陈皮6克、乳没各3克、防风5克、生黄芪15克。[②]

经 验 方

1. 丹黄消炎液　黄芪、丹参、皂角刺、当归、金银花、大黄、关黄柏等。术后每日换药，先将无菌纱布用丹黄消炎液浸湿（以不滴水为宜），敷于头部患处。15～20分钟后取下，将生肌橡皮膏覆于创面并且填充头皮下的潜行腔隙，切忌填塞过满。再将金黄膏涂于头部囊肿、结节及皮肤红肿处，厚度约2毫米。王惠园等用上法治疗1例头部脓肿性穿掘性毛囊周围炎患者，术后2周，创面明显好转，头枕部创面已渐平，开始纤维化，头顶部创面肉芽生长良好，色淡红，脓性分泌物较前明显减少，头部囊肿结节渐小。[③]

2. 葛根汤合五味消毒饮　葛根30克、麻黄15克、桂枝15克、白芍15克、金银花20克、野菊花20克、蒲公英20克、紫花地丁20克、紫背天葵子20克、生姜10克、大枣10克、甘草10克。每日1剂，每日3次，4周为1个疗程。程晓春等用上方治疗30例头部脓肿性穿掘性毛囊周围炎患者，2个疗程后观察疗效。结果：治愈12例，显效10例，有效6例，无效2例，总有效率93.33%。[④]

3. 仙方活命饮加减配合如意金黄膏　仙方活命饮加减：金银花30克、防风6克、白芷12克、连翘15克、浙贝母15克、当归15克、皂角刺15克、益母草30克、赤芍12克、明乳香6克、甘草6克、明没药6克、陈皮10克。随症加减：阴虚火旺者，

①　王晓红，等.蝼蛄疖内、外治法选用体会[J].江苏中医药，2008，40(3)：72-73.
②　刘玉兰.内外合治头部穿掘性毛囊炎106例[J].中医药信息，1997(4)：38.
③　王惠园，王军，等.中医外治法治疗头部脓肿性穿掘性毛囊周围炎1例[J].中国中西医结合外科杂志，2019，25(1)：98-99.
④　程晓春，等.葛根汤合五味消毒饮治疗头部脓肿性穿掘性毛囊周围炎疗效观察[J].四川中医，2015，33(11)：145-146.

加制首乌、生地黄、牡丹皮；热毒盛者，加栀子、黄连、桑白皮；便秘者，加生大黄、瓜蒌仁。每日1剂，水煎服，分早晚2次服，10日为1疗程。如意金黄膏：天花粉500克、姜黄250克、白芷250克、苍术100克、胆南星100克、甘草100克、大黄250克、黄柏250克、厚朴100克、陈皮100克、冰片10克等。将上药粉碎成粉末，过100目筛后加赋形剂医用凡士林调。治疗时局部皮肤先用生理盐水棉球清洁，然后用75%乙醇棉球消毒创面周围，外敷如意金黄膏，厚度约1毫米，其外再用纱布覆盖，面积以稍大于疼痛范围为宜，胶布固定，如意金黄膏外用持续使用时间不少于每日12小时，根据情况每日换药1次，持续治疗7日为1个疗程。席菊兰等用上方加减治疗34例蝼蛄疖患者，经过2个疗程的治疗，痊愈26例，好转5例，总有效率91.18%。①

4. 扶正祛邪方 党参15克、白术15克、茯苓15克、甘草10克、黄芪10克、当归10克、炒皂角刺10克、白芷10克、白花蛇舌草20克、虎杖20克、忍冬藤20克。随症加减：气虚，黄芪加至30克；血虚，加鸡血藤20克；热盛，加黄芩10克、栀子10克；湿盛，加薏苡仁20克、土茯苓20克；痛痒，加苦参15克、白鲜皮15克；大便秘结，加大黄5克。扶正固本，清热解毒祛湿，活血化瘀通络。王伟志等用上方加减治疗11例脓肿性穿掘性毛囊周围炎患者，配合外科切开排脓，治愈7例，显效3例。②

5. 自拟方 金银花15克、连翘15克、白芷15克、皂角刺15克、赤芍15克、蒲公英20克、车前草20克、薏苡仁30克、黄芪30克、当归10克、陈皮10克、甘草10克。1个月为1个疗程，至少观察2个疗程。石丽莉用上方治疗28例头部脓肿性穿掘性毛囊周围炎患者，同时配合外用化毒散膏（黄连、黄柏、贝母、天花粉、乳香、没药、赤芍、白

芷、川椒、冰片）。结果：治愈20例，显效6例，无效2例，总有效率92.8%。③

6. 中药外敷方 鸡子黄4枚、冰片6克、蟾酥2克、儿茶5克、炉甘石6克。将鸡子黄熬取蛋黄油，与药物混合成糊状外敷患处。田增署等用上方治疗27例头部脓肿性穿掘性毛囊周围炎患者。结果：痊愈20例，显效4例。④

7. 大黄䗪虫丸加减 大黄15克、土鳖虫15克、赤芍15克、生地黄30克、黄芩15克、桃仁15克、杏仁15克、水蛭10克、蒲公英30克、紫花地丁30克、当归15克、黄芪30克、甘草10克。随症加减：疖肿坚硬，肿势局限，脓溃不消，疼痛较甚者，加金银花、菊花、桔梗、白芷；若疖肿平软，溃脓不畅，脓液稀少，口不收敛者，加党参、贝母、甲片、皂角刺、升麻。配合鱼石脂软膏调二味拔毒散外敷。王六银用上方加减治疗12例穿掘性头部毛囊周围炎患者，疗效满意。⑤

8. 解毒生肌汤 透骨草9克、蛇床子9克、白芷9克、当归9克、红花9克、金银花9克、连翘9克、地肤子9克、地骨皮9克、泽兰叶9克、威灵仙6克、乳香6克、没药6克、苍术6克、赤芍6克、防风6克、牡丹皮3克、芥穗子3克。取上药1剂加水1500毫升，煎熬15分钟，过滤去渣。剪短患处头发，温洗湿敷头部患处，每次20分钟，洗后擦干暴露，每日2次。清热解毒，活血化瘀，通络消肿，止痛止痒生肌。孙东民等用上方治疗20例头部脓肿性穿掘性毛囊周围炎患者，5~12日全部治愈，平均治愈天数8.7日。⑥

9. 托里消毒散 党参10克、白术10克、黄芪15克、炒甲片6克、炒皂角刺9克、当归10克、桔梗6克、白芷9克、紫花地丁15克、蒲公英20克、甘草6克。随症加减：第1~2周，重用金银花、苦紫花地丁、蒲公英、野菊花的药量，或酌情加清热解毒药；第3~4周，重用皂角刺、甲片、红花、丹参

① 席菊兰，贾颖.如意金黄膏外敷治疗蝼蛄疖34例临床观察[J].中医外治杂志,2015,24(4)：3-4.
② 王伟志，朱忠才，等.中西医结合治疗脓肿性穿掘性毛囊周围炎临床体会[J].吉林中医药,2010,30(3)：228-229.
③ 石丽莉.扶正清热解毒法治疗头部脓肿性穿掘性毛囊周围炎28例[J].中国中西医结合皮肤性病学杂志,2006,5(3)：160.
④ 田增署，等.中药外敷治疗头颈部穿掘性毛囊周围炎27例[J].河北中医,2000,22(4)：275.
⑤ 王六银.大黄䗪虫丸加减治愈穿掘性头部毛囊周围炎12例[J].河南中医,1999,19(1)：18.
⑥ 孙东民，等.解毒生肌汤治疗头部脓肿性穿掘性毛囊周围炎20例[J].浙江中医杂志,1997(6)：258.

的药量,或酌加活血化瘀药;第4周以后,重用党参、黄芪、白术、当归、熟地黄的药量,或酌加补益气血药。陈淦清用上方加减治疗4例穿掘性头部毛囊周围炎患者,全部治愈。[①]

单 方

1. 火把根片 用法用量:用5毫升针管将囊肿内的脓液抽干净后,取下针管,再将盛有头孢曲松钠的针管接在留在囊内的针头上,推注药液0.2～0.5毫升,每周1次,一般3～4次,最多6次,每次将所余的头孢曲松钠液250～500毫克肌注,同时口服火把花根片3～5片,每日2～3次,治疗1个月。临床应用:胡平用上方治疗5例头部脓肿性穿掘性毛囊周围炎患者,均治愈,随访6个月无复发。[②]

2. 白花蛇舌草煎剂 组成:白花蛇舌草30克。制备方法:取白花蛇舌草放一较大煎锅内(一般用铝锅或钢精锅),加水约3000毫升浸泡45～60分钟后,温火煎至水剩约500毫升,将其滤

于缸内备服。再向煎锅内加水约3000毫升,温火煎至水剩约1500毫升,将药渣滤掉。头遍药液每日分2次口服,二遍药液则以湿敷方式外洗患处,亦每日2次,连续用药28日。在给予白花蛇舌草煎剂治疗的同时,常规条件下再采用外科手术的方法,分批、逐个地将较大脓肿切开引流。临床应用:刘华昌等用上方联合手术治疗11例脓肿性穿掘性毛囊周围炎患者,均于4周后判定疗效。结果:治愈7例,有效4例。[③]

中 成 药

雷公藤多甙和米诺环素胶囊 用法用量:雷公藤多甙片(湖北黄石飞云制药有限公司生产)20毫克,米诺环素胶囊(惠氏—百宫制药有限公司生产)100毫克,每日2次。用药2周,皮损好转后,雷公藤多甙片减为10毫克,每日2次;米诺环素胶囊减为50毫克,每日3次;连续用药4～6周。临床应用:庞晓文等用上法治疗3例头部脓肿性穿掘性毛囊周围炎患者,疗效满意。[④]

① 陈淦清.托里消毒散加减治疗脓肿性穿掘性头部毛囊周围炎四例[J].广西中医药,1986,9(4):22-23.
② 胡平.头孢曲松钠联合火把花根片治疗头部脓肿性穿掘性毛囊周围炎5例[J].皮肤病与性病,2004,26(4):26-27.
③ 刘华昌,等.白花蛇舌草煎剂联合手术治疗脓肿性穿掘性毛囊周围炎临床疗效观察[J].中国麻风皮肤病杂志,2003,19(4):397-398.
④ 庞晓文,等.米诺环素联合雷公藤多甙治疗头部脓肿性穿掘性毛囊周围炎三例[J].中华皮肤科杂志,2003,36(4):231-232.

麻　风

概　述

麻风是由麻风杆菌引起的一种慢性接触性传染病。以青壮年发病者为多，潜伏期平均2～5年，最长可超过10年。该病症状变化多，主要临床表现为局限或传播性增生性皮损和肉芽肿样改变，周围神经功能受损，导致严重四肢畸残和面部损毁。临床表现随类型不同而异。（1）结核样型：皮损局限，数量少，不对称，边界清楚，病情稳定。典型的皮损为红色斑块，有时隆起，表面干燥，毳毛脱落或有鳞屑，皮损附近常可摸到粗硬而不规则的皮神经。除面部外都有明显的感觉障碍。部分病例无皮损，仅表现为单发性神经痛，耳大神经粗大，腓总神经粗大，或兼有感觉消失，或感觉过敏，肌无力等。少数可自愈，经治疗消退快，一般预后好。（2）界线类偏结核样型：皮损为边界清楚的斑疹或斑块，色红或淡黄，部分中央有明显的空白区，形成明显的环状，有鳞屑。损害多发，大小不一，散在或呈卫星状分布。除面部外，感觉障碍明显，神经有损害，但没有结核样型粗硬和不规则。预后一般较好，发生麻风反应时易产生畸形失能。（3）中间界线型：皮损为多颜色，多形态，变化很多，可有斑疹、斑块、浸润性损害等。颜色有葡萄酒色、橘黄色、黄褐色或红色。神经损害比结核样型轻，比瘤型重，轻度麻木。（4）界线类偏瘤型：可有斑疹、斑块、浸润、丘疹和结节，分布广泛。皮损多，但不完全对称，皮疹出现时间不长，有的中央有"空白区"或"打洞区"，内缘清楚，外缘模糊，不太光亮。晚期可形成"狮面"，伴眉毛、睫毛脱落，内脏也可受侵犯。神经损害对称，质软，较均匀一致。（5）瘤型：按病期、轻重、范围分2期。早期以斑疹为主，伴有浅在性浸润损害，边缘模糊不清，眉毛轻度稀疏，周围神经受累轻，无畸形，浅淋巴结肿大，无明显内脏损害为主，伴少数结节。皮损广泛，头发、眉毛、睫毛、鼻毛可全部脱光。鼻黏膜充血，有浸润或结节。周围神经普遍受累，伴感觉障碍，运动障碍，畸形，足底溃疡。浅淋巴结、肝、脾、睾丸可中度肿大。后期以弥漫性浸润或结节性为主，损害多遍及全身。面部结节和深在性浸润可形成"狮面"，口唇肥厚，耳垂肿大，鼻梁塌陷，鼻中隔穿孔。口腔、悬雍垂、喉头可有浸润或结节；眼部损害可致失明；全身毛发脱落，神经损害严重，以致面瘫，手足运动障碍，畸形，溃疡，指趾挛缩，变细，下肢水肿。淋巴结和各内脏器官受累较重。预后差，若能早治疗则较好。（6）未定类：以浅色斑为多见，椭圆形或不规则形，大小不一，钱币到掌大，单个或数个，边缘清楚或不太清楚，毳毛可脱落。损害处轻度至中度感觉障碍，浅神经粗大。预后较好，部分可自愈，有的转为结核样型，少数变为界线类或瘤型。不论何型，在慢性过程中若突然症状加重，出现急性或亚急性病变，新皮损增多，伴有恶寒，发热，纳呆，全身不适等症状者，称为麻风反应。

本病属中医"大风""疠风""诸癞"等范畴。本病多因体虚或经常接触患者及其污染之厕所、床、被、衣服用具等，感染疠气（麻风杆菌）内侵血脉而成。隋代《诸病源候论·卷一·恶风须眉堕落候》中指出"夫风病，须眉堕落者，皆从风湿冷得之……或体痒搔之，渐渐生疮，终年不瘥，即成风疾。八方之风，皆能为邪。邪客于经络，久而不去，与血气相干，则使荣卫不利，淫邪散溢，故面色败，皮肤伤，鼻柱坏，须眉落"，意指麻风病的发生与恶风致病十分密切。

辨 证 施 治

1. **外感疠风型**　症见局部炎症特点如红斑、水肿、结节、疼痛、神经痛、关节痛，突然发生，变化快，造成畸残，反复发作。药用苦参、金银花、连翘、黄芩、白花蛇舌草、紫草、茯苓、茵陈、牡丹皮、丹参、赤芍、伸筋草、红藤、羌活、防风。临床观察：陈代仁用上方治疗10例难治性麻风反应患者，服药5～10剂，临床症状消失，皮损消退，全部有效，不再复发。[①]

2. **马炎坤分6型**

(1) **血热血瘀型**　症见皮损色泽鲜红，光滑，有厚实感或较硬。以斑疹、斑块损害为主；常伴发结节红斑反映，此起彼伏。浅神经粗大，疼痛，口苦，咽干；舌质红，可见如粟粒状红色痰点，苔薄白或薄黄，脉浮数或弦数。治宜清热凉血，佐以化瘀。方用清解汤：金银花、连翘、蝉蜕、荆芥、黄芩、赤芍、地龙、白蒺藜、紫草、生地黄、甘草。

(2) **湿热壅滞型**　症见皮损色红而带淡褐或黄而暗滞，以结节、斑块及弥漫性浸润为主；常见皮损糜烂、肿胀、肢端水肿或象皮肿，浅神经肿胀，灼痛，伴有疲倦，胸闷，纳呆，口苦，干渴而不多饮，尿黄赤、便秘；舌质红或灰暗，苔黄白而黏腻或白厚而干，脉滑数或濡数。治宜清热利湿，佐以化瘀通络。方用东垣当归拈痛汤加减：羌活、绵茵陈、苍术、白术、葛根、升麻、知母、黄芩、桑白皮、牡丹皮、茯苓、泽泻、丹参、大腹皮、甘草。随症加减：若湿热毒盛，皮损广泛液化糜烂，可用五味消毒饮，酌加生石膏、土茯苓、大青叶、薏苡仁等泻火、利湿、解毒之品。

(3) **阴虚湿热型**　症见皮损潮红或暗红，以大片浸润性红斑、斑块、结节等损害为主。肢端红肿，浅神经粗大，伴有心烦，低热，唇红，咽干，口苦，尿短赤，大便秘结；舌质红或红绛，苔少或白黄苔，脉细数或滑数。若阴虚夹湿，可见皮损肿胀，破溃糜烂，舌苔黄白而腻。若见气短乏力，头晕，咽干，口苦，失眠，多梦，午后潮热或低热，自汗或盗汗；舌质嫩红或光红无苔或薄白苔，或舌有裂纹，脉细数或沉细无力，为气阴两虚。若伴有五心烦热，腰酸，耳鸣，潮热，盗汗，月经不调，男子遗精，梦泄；舌质淡红或红，裂纹明显，苔少，脉细数或沉细，为肾阴亏损。治宜养阴清热，佐以化瘀。方用犀角地黄汤、化斑汤或升麻葛根汤化裁。药用甘草、大生地黄、玄参、牡丹皮、赤芍、升麻、鳖甲、紫草、葛根、连翘、黄芩、知母、生石膏。随症加减：若热毒盛者，加犀角（水牛角代）0.3克冲服，再酌加大青叶、金银花、蒲公英、紫花地丁之类；夹湿肿胀糜烂，加薏苡仁、泽泻、土茯苓；若气阴两虚，宜益气养阴，佐以清热化瘀，选用参麦散合加减葳蕤汤化裁。或药用党参（或沙参）、麦冬、五味子、葳蕤仁（或玉竹）、石斛、玄参、白薇、豨莶草、夏枯草、知母、牡丹皮、地骨皮、糯稻根。随症加减：若肾阴亏损，加二至丸（女贞、墨旱莲）、熟地黄、枸杞子、首乌或选魏氏一贯煎法加减，以滋肾柔肝。

(4) **肝郁血滞型**　症见皮损紫褐或暗红带紫，色泽晦暗，以结节、斑疹及弥漫性浸润损害为主。肢体肿胀厚实，唇色黑褐；舌质淡紫或见紫蓝色瘀斑，苔白黄或带腻，脉细或弦涩。治宜疏肝理气，佐以活血化瘀。方用疏肝达郁汤：赤白芍、柴胡、郁金、川芎、枳壳、丹参、升麻、葛根、苍术、三棱、莪术、茯苓、生大黄、香附、泽兰、茵陈、甘草。

(5) **气血虚弱型**　症见皮损淡褐或棕褐色，色泽晦暗，多见于晚期或失治病例。常见皮肤营养障碍性损害，如鱼鳞样或苔藓样变，皮肤弹性差，面色萎黄或苍白，头晕，目眩，气短，神倦或有下肢浮肿或手足冷；舌质淡而胖嫩，边有齿印，夹瘀者可见淡紫瘀斑，苔灰白润，脉细弱或沉细无力。治宜益气养血，佐以化瘀。方用当归饮子加减：当归、白芍、川芎、熟地黄、首乌、党参、北黄芪、丹参、桂枝、怀牛膝、炒甲片、白蒺藜、香附、泽兰、甘草。

(6) **气滞血瘀型**　症见皮损暗红带紫，质地较硬实，皮肤营养障碍明显，肌肤甲错，色素沉着，

① 陈代仁.中医中药治疗难治性麻风反应10例[J].中国麻风皮肤病杂志,2001,17(1):67.

浅神经粗大,质硬、灼痛或刺痛,伴有肢体疼痛或麻木或肢端冷冻;舌质暗红,瘀斑明显,苔灰白润,脉沉涩或弦细。临床上可见偏寒偏热两个类型,偏寒者肢端冷木,偏热者灼痛肿胀。治宜行气活血、通络止痛。方用张锡纯活络效灵丹加减:当归、丹参、乳香、没药、生蒲黄、炒五灵脂、炒甲片、泽兰、广木香、甘草。随症加减:若偏寒者,可加制川乌、桂枝、干姜、细辛;偏热者,可加蒲公英、黄芩、紫花地丁、牡丹皮、生石膏、地龙、金银花藤;病在上肢,加羌活、威灵仙、桑枝;病在下肢,加牛膝、木瓜、防己、秦艽等。

临床观察:马炎坤用上方辨证加减治疗6例麻风患者,疗效满意。[1]

3. 谢义达等分6型

(1)血热壅盛型　多见早期患者。除血热壅盛的一般见症外,症见关节酸痛、浅神经粗大、疼痛。皮损以斑疹、斑块为主,鲜红光亮,质实而硬。皮肤麻木、闭汗,常伴结节性红斑反应。治宜清热解毒、活血化瘀、祛风通络。方用清热活血祛风汤:丹参、赤芍、生地黄、玄参、黄芩、穿心莲、鱼腥草、白花蛇舌草、腊梅花、金银花、僵蚕、白蒺藜、甘草、黄连。开水送服白仙丸或加减补气泻营丸。

(2)肺肾阴虚型　见于早或中期患者。除肺肾阴虚的一般见症外,症见肢端红肿或紫绀,浅神经粗大痹痛,皮损以大片浸润、红斑、斑块、结节等活动性损害为主,色暗红,皮肤麻木,眉目脱落,并伴慢性麻风反应。治宜益气养阴、滋补肺肾,佐以活血化瘀通络。方用滋肾补肺和血汤:太子参、黄精、玄参、灵芝、牡丹皮、地骨皮、生地黄、白花蛇舌草、丹参、鳖甲、枸杞子、女贞子、墨旱莲、甘草、赤芍。开水送服滋补肺肾和血丸、益气健脾补肾康复丸。

(3)肝肾阴虚型　多见中期患者。除肝肾阴虚的一般见症外,症见肢冷麻木,浅神经粗大抽搐。皮损以结节、斑疹及弥漫性损害为主,色紫褐或暗红。皮肤麻木,合并营养性溃疡。治宜滋补肝肾、和血化瘀、舒筋活络。方用杞菊地黄丸合左归饮化裁:鸡血藤、丹参、牡丹皮、何首乌、生地黄、熟地黄、女贞子、墨旱莲、枸杞子、菟丝子、沙苑子、续断、僵蚕、蜈蚣、全蝎、甘草,并水送服白仙丸或益气健脾补肾康复丸。

(4)脾肾阳虚型　多见晚期患者。除脾肾阳虚的一般见症外,尚可见肢端浮肿,浅神经粗大麻痹,皮损淡褐色或棕褐色,皮肤弹性差,常出现鱼鳞病样改变,或合并营养性溃疡。治宜益气活血、健脾补肾、搜剔经络风毒。方用益气健脾补肾汤:黄芪、党参、丹参、当归、何首乌、白术、锁阳、淫羊藿、鹿角胶、菟丝子、巴戟天、全蝎、僵蚕、蕲蛇、甲片。开水送服白仙丸或益气健脾补肾康复丸。

(5)阴阳两虚型　多见晚期患者。除阴阳两虚的一般见症外,症见下肢水肿,浅神经肿大刺痛,皮损暗红带紫,质地较硬,皮肤营养障碍明显,肌肤甲错,色素沉着,皮肤麻木,闭汗,眉毛脱落。治宜温阳益气、养血滋阴、化瘀通络。方用十全大补汤合龟鹿二仙汤化裁:黄芪、党参、参三七、何首乌、当归、鸡血藤、熟地黄、丹参、巴戟天、淫羊藿、蕲蛇、鹿角胶、龟甲、全蝎、蜈蚣、甘草。开水送服白仙丸或益气健脾补肾康复丸。

(6)正虚邪恋型　多见晚期患者、耐药患者及复发后转瘤型患者。症见面色苍白或暗晦,口苦咽干,溲长便溏,腰酸腿软,手足拘挛变形。男子阳痿,女子闭经,鼻梁崩塌,眼弦断裂,唇翻声嘶,男子女性化,女子男性化,指趾挛缩,合并营养性溃疡;舌绛红,边有瘀斑,舌苔黑而生芒刺,脉沉微细带涩。下肢浮肿,浅神经肿大压痛。皮损以深在性弥漫性浸润较多,色紫红,干燥,色素沉着。治宜扶正祛邪、培补脾肾、和血化瘀、搜剔经络。方用人参再造丸、海马三肾丸和益气健脾补肾康复丸。

部分病例应用针灸、药灸、激光照射足三里、内关、三阴交等穴位,以求提高机体免疫功能。临床观察:谢义达等用上方辨证治疗160例麻风病患者,疗效满意。[2]

① 马炎坤.辨证分型治麻风——附:麻风病疑难验案6则[J].成都中医学院学报,1993,16(1):13-19.
② 谢义达,等.160例麻风病的临床治疗[J].上海中医药杂志,1989(2):17-19.

4. 火毒血热型　症见皮肤、肌肉、经络、肢端骨节间皮肤斑损、肌肤麻木、经脉肿痛、肌肉萎缩、枯槁、溃烂，进而指趾蜷曲、肢节脱落吸收等。治宜驱风祛湿攻毒、扶正、通经活血、实肌、润肤。因虚而招风邪者，以扶元为主，佐以驱风利湿、清热解毒、活血通络之药，最后以补中益气汤、四物汤、八珍汤加减收功；由虚而风动者，育阴为主，佐以解毒、息风之品，最后以甘寒柔润之品收功。[①]

经 验 方

1. 内补黄芪汤　黄芪、当归、熟地黄、川芎、白芍、人参、茯苓、甘草、麦冬、肉桂、远志、生姜、大枣。补益气血，滋阴养血生肌。邹明华等用上方治疗20例麻风溃疡患者，总疗程12周。结果：痊愈8例，显效10例，有效1例，总有效率95%。[②]

2. 溃疡丸联合溃疡散　溃疡丸：茯苓、白术、黄芪、熟地黄、白蒺藜、鹿角霜、水蛭、血竭、全当归、炙甘草、红参。每次6克，每日2次。溃疡散：煅石膏、地榆、枯矾、白芷、炒黄柏。首先对患者的溃疡面用每升100克的硫酸镁或是高锰酸钾进行清理，同时需要将患者的腐肉以及渗出液进行相应的清洁，若患者的渗出较为严重，也可以直接将溃疡散覆盖在患者的溃疡表面，并使用消毒敷料对患者实施无菌包扎。同时对患者实施抗生素治疗。若患者在临床上出现了溃疡深入骨骼的情况，也可以对患者实施摘除死骨的治疗，然后对患者实施换药。陈丽雯用上法治疗50例麻风病患者，总有效率为98%。[③]

3. 中药洗剂　金银花30克、蒲公英30克、当归30克、苦参20克、黄柏20克、乳香20克、没药20克、连翘20克、大黄20克、玄参20克、甘草15克。煎煮去渣后约1500毫升，每日浸泡麻风溃疡处清洁1次，每次半小时，洗后无菌敷料包扎，每周2次。邹明华等用上方治疗31例麻风溃疡患者(共43处溃疡)。结果：痊愈24处，显效7处，有效8处，无效4处，总有效率90.70%。[④]

4. 慢性溃疡洗剂　金银花30克、当归30克、白蔹30克、苦参15克、黄柏15克、乳香15克、没药15克、赤芍15克、煅石决明15克、连翘15克、大黄15克、甘草15克。卢庆芳等用上方治疗28例麻风溃疡患者，疗效较好，无任何不良反应。[⑤]

5. 复方菥草丸　菥草(花籽)250克、乌韭250克、五指草250克、白花蛇舌草250克、虎杖45~150克、干葛根45克、茯苓45克。将菥草(花籽)、茯苓研末，其余加水煎熬浓缩成浸膏，混合压片。成人按上处方量分30日服，每日3次，服3个月后增半量为维持剂量。袁观清用上方治疗5例麻风患者，皮损大部分消退，且见效快，无毒，不激发麻风反应，不加重致残，能增加患者食欲，增加体重。[⑥]

6. 新首乌酒　何首乌120克、当归60克、炙甲片30克、蕲蛇30克、熟地黄30克、地龙30克、生地黄30克、侧柏叶12克、赤芍12克、五加皮12克、制何首乌12克、制川乌12克、黄酒5000克。将诸药装入纱布袋内，扎口，用黄酒同药袋入坛内封固，浸半个月后备用。每晚临睡前服30毫升，半年后加至50毫升。同时服用氨苯砜50~150毫升。星期天停药。福建省宁北县皮肤病防治院用上方治疗7例晚期瘤型麻风患者，临床症状均有不同程度的进步，细菌指数均有所下降，平均下降率为53.48%；血色素升高4例。[⑦]

7. 藏药方　水银十八味：水银90克、肉豆蔻90克、草果90克、滑石粉500克、草红花500克、白芸香500克、麻仁500克、广木香500克、黑乌头500克、公丁香120克、小豆蔻120克、安息香1250克、水菖蒲560克、麝香4.5克。作成小丸子

① 江用盛.我对中医关于麻风病的病机和治法的认识与体会[J].皮肤病防治,1983(Z1)：62-66.
② 邹明华,林悦芹,等.内补黄芪汤治疗麻风溃疡的效果[J].广东医学,2018,39(14)：2230-2231.
③ 陈丽雯.溃汤丸内服合溃疡散外敷治疗麻风病营养性溃疡的临床疗效[J].世界最新医学信息文摘,2015,15(24)：173-174.
④ 邹明华,等.中药洗剂治疗麻风足底溃疡31例[J].岭南皮肤性病科杂志,2003,10(2)：122.
⑤ 卢庆芳,等.慢性溃疡洗剂治疗麻风溃疡28例[J].中医外治杂志,1998,7(4)：18.
⑥ 袁观清.临床皮肤科杂志,1982(2)：103.
⑦ 福建省宁北县皮肤病防治院.皮肤病防治研究通讯,1977(2)：83.

（每丸约 1 克），每日口服 2～4 粒。联合久如二十五味：久如热 650 克、紫草 650 克、诃子 650 克、干扎嘎日 650 克、纤毛婆婆纳 500 克、唐古特青兰 500 克、黄连根叶 500 克、紫草茸 500 克、毛诃子 500 克、沙棘（软膏）500 克、芫荽叶果 240 克、绿绒蒿 240 克、翼首草根 240 克、有瓜石鲜 240 克、微梗虎耳草 240 克、五灵脂 210 克、草红花 590 克、红檀香 1 000 克、茜草 560 克、穆种马兜铃 180 克、皮氏拢牛儿苗根 180 克、牛黄 60 克。西藏自治区江曲医院用上法治疗 1 例瘤型麻风患者，服药一年零四个月，完全控制麻风反应，瘤型消退改变，细菌转阴。[1]

8. 麻风丸 大胡麻 135 克、小胡麻 135 克、白菊花 135 克、制首乌 135 克、白术（土炒）135 克、当归 135 克、木瓜 135 克、太子参 135 克、土茯苓 135 克、蕲蛇 135 克、怀牛膝 36 克、荆芥 36 克、防风 36 克、羌活 36 克、独活 36 克、秦艽 36 克、钩藤 36 克、蝉蜕（去足）36 克、赤芍 36 克、栀子 36 克、薏苡仁 36 克、甘草 36 克、白芷 36 克、萆薢 36 克、知母 36 克、白蒺藜 36 克、苦参 2 500 克、苍耳子 1 250 克、浮萍草 500 克。前 26 味药除白术土炒外，都生晒压粉，再以苦参、苍耳子、浮萍草煎水泛为丸，晒干待用。每日 3 次，每次 6～15 克。适用于瘤型、结核样型麻风和麻风反应神经痛。江苏建湖县东医院革命委员会用上方治疗 10 例瘤型麻风患者。结果：痊愈 3 例，其余 7 例查菌指数逐步减少，局部转阴，临床症状显著改善，无不良反应。[2]

9. 草决明合剂 草决明根 50 克、磨盘草（全株）50 克、马缨丹根 50 克、苦参（或丹参）50 克、川黄连 3 克（可用黄连 9 克代）。每日 1 剂，上药加水过面共煎 2 次，弃渣，过滤，共浓缩为 100 毫升，于早饭后 1 次顿服，逢星期天停药。广东省惠阳县白路医院用上方治疗 34 例各型麻风病患者，服药 8～21 个月。结果：临床治愈 9 例（其中瘤型 4 例，结核样型 2 例，界线类 3 例），占 26.5%；明显

进步 5 例（瘤型 3 例，界线类 2 例），占 14.7%；进步 19 例（瘤型 15 例，界线类 4 例），占 55.8%；无效 1 例（瘤型，原服砜类药治愈复发病例），占 3%。[3]

10. 灭风丸系列方 Ⅰ号：苦参 3 000 克、何首乌 500 克、皂角刺 1 000 克、甘草 500 克。Ⅱ号：苍耳子 10 000 克、何首乌 500 克、松毛 1 000 克、甘草 500 克。上药分别研为细末，打成水丸，Ⅰ、Ⅱ号丸药，每 2 个月交换服，每次服 6 克，每日 2 次（12 克）。杨仁炳用上法治疗 22 例麻风患者（瘤型 18 例，结核样型 4 例），均获得不同程度的疗效，瘤型中有 15 例临床症状有显著进步，结核样型有 3 例效果满意。[4]

11. 驱风丸 苦参 500 克、当归 120 克、大枫子（去壳油）120 克、小胡麻 30 克、明天麻 30 克、荆芥 60 克、白蒺藜（去刺）60 克、白术 60 克、防风 60 克、威灵仙 60 克、白芷 60 克、大胡麻（去油）240 克、黄连 15 克。上药照配三料，分甲、乙、丙三号。甲号用当归头，乙号用当归身，丙号用当归尾。上药研细，水泛为丸，放置干燥箱内备用。一般成人开始剂量为 9 克，每日 3 次，服至第 6 日，如无恶心、呕吐、头晕等反应，即可徐徐增加剂量，至每日最高量为 66 克，甲号早饭前，乙号中饭前，丙号晚饭前服用。服时用开水泡陈茶叶吞服。章立宸用上方治疗 6 例结核样型麻风患者。结果：痊愈 4 例，显效 1 例，1 例服药 1 个月多无效而停用。注意事项：忌食发物，如无鳞鱼、猪头肉、牛肉、羊肉、公鸡、芋艿，辛辣刺激物如辣椒、韭菜，及含异味的青菜类如芹菜、蒿菜等。[5]

12. 自拟方 大枫子 1 750 克、苍术 60 克、白附子 60 克、桂枝 60 克、当归 60 克、西秦艽 60 克、追地风 60 克、白芷 60 克、草乌 60 克、威灵仙 60 克、川芎 60 克、钩藤 60 克、木瓜 60 克、菟丝子 60 克、肉桂 60 克、天麻 60 克、川牛膝 60 克、何首乌 60 克、千年健 60 克、礞石 60 克、川乌 60 克、知母

① 西藏自治区江曲医院.皮肤病防治研究通讯,1973(1)：29.
② 江苏建湖县东医院革命委员会.皮肤病防治研究通讯,1972(1)：24.
③ 广东省惠阳县白路医院,等.皮肤病防治研究通讯,1972(4)：326.
④ 杨仁炳.性病麻风防研通讯,1960(2)：112.
⑤ 章立宸.中药"驱风丸"治疗麻风的疗效[J].中华皮肤科杂志,1958,6(4)：318.

60 克、栀子 60 克、苦参 120 克、白蒺藜 120 克、小胡麻 120 克、苍耳子 120 克、防风 120 克、蕲蛇 30 克、玉米 240 克、荆芥 240 克。上药混合研为细末,水泛成细为丸,放置干燥箱内备用。成人开始量是 6 克,每日 2 次。服 2~3 日后,如无反应,即可徐徐增加剂量,每次以 2 克为限,至第 8 日后改每日 3 次,最大剂量增加至每日 60 克。均饭前用陈茶叶泡开水吞服。章立宸用上方治疗 5 例类结核型麻风患者,效果良好。注意事项:服药期间忌食鱼类、鸡、猪、鹅、牛羊肉、毛笋、芥菜、菜油、海味、芋艿、辣姜等。[①]

单　方

1. 大蒜浸液　组成:大蒜(去皮)150 克。制备方法:无菌操作,一切用具均须事先消毒。先配制好 4% 盐酸普鲁卡因(以注射用水配制,蒸气灭菌 30 分钟,冷后备用)。选择优质大蒜去皮称重后用软皂水轻轻洗净,用自来水冲洗,再用蒸馏水冲洗,浸入 70% 乙醇内 3 分钟作表面消毒。用镊子夹取乙醇内的大蒜放入消毒烧杯内,用静注生理盐水冲洗 3 次,放入乳钵内捣成蒜泥。把蒜泥放入量杯内,加 4% 盐酸普鲁卡因液至 100 毫升,浸泡 4 小时后搅拌倾取上层滤过液,滤液内加 0.5% 碳酸作抑菌防腐,用无菌注射器装入 5 毫升的无菌安瓿内熔封后,置入冰箱内备用。用法:每周肌内注射 1 次或 2 次,或每月 3 次,每次用量 1 安瓿(含大蒜量 2.5 克)。临床应用:刘坤等用上方治疗 9 例麻风患者(瘤型 3 例,结核样型 5 例,未定类 1 例),除 1 例瘤型患者自行中断治疗外,其他 8 例中显著进步 5 例(结核样型 4 例,未定种 1 例),进步 3 例(瘤型 2 例,结核样型 1 例)。[②]

2. 蝮蛇酒　组成:蝮蛇。制备方法:(1)以 60 度高粱烧酒 1 000 毫升,放入大的活蝮蛇(6~7 年)1 尾,醉死浸泡,并加入人参 15 克,封塞后置于

冷藏处,3 个月后取酒应用。每日口服 1~2 次,每次 5~10 毫升。(2)用 60 度高粱烧酒 100 毫升,用薄玻璃皿引取活蝮蛇之毒液,加入酒中,1 个月后取酒应用,每日口服 1~2 次,每次 2~3 毫升。(3)以 60 度高粱烧酒 5 000 毫升,放入大的活蝮蛇 1 尾,醉死浸泡,封塞后经 1 年后取酒使用。(4)用 2 000 毫升旅顺产的黄酒(12 度),泡鲜活蝮蛇 1 尾,加入人参 15 克,使活蛇于酒中多次分泌毒液,浸泡 3 个月后取酒使用,每日入睡前服用 1 次,每次口服 5.0 毫升,发汗就寝。(5)将活蝮蛇 1 尾杀死,置入于干燥箱干燥 12 小时后,研成粉末浸泡于 60 度高粱酒 500 毫升,浸泡 1~3 个月后取酒使用,每日 2 次,每次 5~10 毫升,或取粉末 5 克用黄酒 100 毫升 1 次送下。结果:金巩用上方治疗 47 例各型麻风患者(瘤型 39 例,似结核型 6 例,未定型 2 例),效果较好,患者口服后 1~2 周,损害开始好转,随后消没。对于晚期瘤型麻风患者的硬性大结节,服酒以后可以软化吸收,对于不适应砜类药物治疗的瘤型麻风患者也有良效。[③]

中　成　药

1. 参鹿补气生肌丸　用法用量:每次 20 丸,每日 2 次,饭后服,每服药 3 周停药休息 1 周,疗程 4 个月。同时外敷柏石敛疮生肌散,先常规消毒溃疡表面(碘伏、75% 乙醇),并将 10~30 克柏石敛疮生肌散药粉直接撒于溃疡表面,用凡士林油纱布、纱布块、绷带依次包扎,换药时将药粉残留物用生理盐水清洗干净即可,根据渗出液的多少,每周换药 2~3 次,疗程 12 个月。临床应用:李志诚等用上法治疗 40 例麻风溃疡患者,治愈 26 例。[④]

2. 美宝湿润烧伤膏　组成:黄芩、黄柏、黄连。用法用量:治疗时先对每个溃疡灶用 1% 碘伏消毒周围皮肤,3% 过氧化氢液清洗创面,继以

① 章立宸.中药治疗麻风病的疗效附五例病案报告[J].中华皮肤科杂志,1956(1):5.
② 刘坤,等.性病麻风研究通讯,1960(5):150.
③ 金巩.蝮蛇酒治疗麻风病之初步报告[J].中华皮肤科杂志,1958,6(1):21.
④ 李志诚,格鹏飞,等.中药治疗麻风溃疡 40 例临床观察[J].西部中医药,2015,28(1):63-65.

无菌生理盐水清洗,同时清除创面坏死组织,以无明显渗出血为度,再以无菌生理盐水清洗1次,然后用无菌纱布蘸干创面。于溃疡创面上均匀涂布1～2毫米厚度的湿润烧伤膏,初始时药膏表面覆盖纱布包扎,抬高患肢,每日换药1次,待坏死组织开始液化时改为暴露疗法,不包扎,涂药厚度不超过1毫米,每日换药2次,发现坏死组织要及时清除。临床应用:卢海洪用上方治疗30例麻风溃疡患者,有效率为100%。[1]

3. 云南白药粉 用法用量:在清洁换药的基础上覆以药粉(云南白药粉4克、利福平3克、复方新诺明4.8克、青霉素3.8克),并用石膏绷带固定,每周换药1次,3次为1个疗程。临床应用:冯国强等用上方共治疗100例麻风溃疡患者,有效率为68%。[2]

4. 生肌红玉膏 组成:当归、紫草、血竭、白芷、甘草、轻粉等(江苏省中医院制药厂生产)。功效主治:活血祛腐,解毒镇痛,润肤生肌收口;适用于一切溃疡腐肉未脱、新肉未生者,或日久不能收口者。制备方法:按照传统工艺制备成油膏制剂。用法用量:按换药常规对创面周围皮肤进行消毒,用生理盐水棉球清洗创面,去除污物和坏死组织,创面覆以生肌玉红膏纱布,隔日换药1次,总疗程12周。临床应用:石秀艳等共治疗19例麻风足底溃疡患者,总有效率为68.42%。[3]

5. 生清散 组成:碘、碘化钾、明矾、玄明粉、雄黄、伏龙肝等(江苏海安康福化工厂生产)。溃疡面用生理盐水清洗后,以1:10比例的肤泰液进行二次清洗,用生清散均匀地撒在溃疡面上,以模糊见到基底组织为宜,纱布包扎,每日1次,治疗8个月。临床应用:徐怀生等用上方治疗29例麻风溃疡患者,总有效率为96.55%。[4]

6. 穿心莲 用法用量:穿心莲注射液肌内注射,每日4～5毫升;口服穿心莲胶囊,每日6～24粒,每粒0.3克。临床应用:广东省新会县皮防院等用上方治疗12例麻风患者(瘤型11例,界线类偏瘤型1例),另合用氨苯砜(合用6例)、三桠苦(合用5例)。结果:显著进步4例,进步6例,无进步2例。[5]

7. 榄核莲 用法用量:榄核莲片剂口服剂量初期每日16～24片,后期每日24～48片,分4次服(每片含榄核莲原生药1克);榄核莲注射液每日注射0.5克(即0.5%氯仿提取物100毫升);榄核莲钾盐每日注射320毫克。[6]

① 卢海洪.美宝湿润烧伤膏治疗麻风溃疡疗效分析[J].中国麻风皮肤病杂志,2013,29(10):671-672.
② 冯国强,等.石膏绷带加中西药粉治疗麻风溃疡100例疗效观察[J].中国麻风皮肤病杂志,2013,29(5):333.
③ 石秀艳,姚昶,等.生肌玉红膏促进麻风足底溃疡肉芽生长及愈合的临床观察[J].中国临床研究,2011,24(9):786-787.
④ 徐怀生,等.生清散与肤泰联合治疗麻风溃疡的疗效观察[J].中国麻风皮肤病杂志,2002,18(4):427-428.
⑤ 广东省新会县皮防院,等.皮肤病防治研究通讯,1972(1):39.
⑥ 中国人民解放军第卅一野战医院,等.皮肤病防治研究通讯,1972(3):192.

颜面粟粒性狼疮

概　述

颜面粟粒性狼疮又称颜面播散性粟粒性狼疮、毛囊性粟粒性狼疮、粟粒狼疮样结核症或颜面播散性粟粒性结核。为颜面部散在的圆形的不破溃的丘疹，愈后留有萎缩性瘢痕。过去认为本病是一种经血行播散的皮肤结核，是寻常性狼疮的一种变型或结核疹。组织学改变虽然是典型的结核结构，但是患者的一般健康状况良好，大多数患者常不伴有其他结核，病损中也不能找到结核杆菌，结核菌素试验常呈阴性，抗结核治疗大多无效，因此认为本病与结核无关。本病真正病因尚未确定。本病好发于成年人面部，特别是眼睑、鼻附近及口腔周围和颊部，重者累及整个面部，少数病例皮损可对称发生于耳朵、颈部、肩胛部及四肢。损害为直径2～3厘米大小的圆形丘疹或结节，淡红色或红褐色，呈半透明状；用玻片按压时呈苹果酱色；结节表面光滑，柔软，少数结节可破溃，覆以痂皮，愈后留凹陷性瘢痕。结节分批出现，数目不定，可达数十个或数百个，孤立或簇集，无任何自觉症状。病程慢性，数月或数年后结节渐渐消退，遗留与结节同等大小的萎缩性瘢痕。成人颜面部对称性红色结节，无自觉症状，结合病理检查可确诊。部分本病患者可自然痊愈。外用糖皮质激素可使症状减轻。口服糖皮质激素、氨苯砜氯喹及维A酸药物也有效。抗结核药物（如异烟肼和链霉素）治疗通常无效。

此病名在中医文献中没有明确记载，部分医家认为皮损发于颜面多为风热毒邪侵犯肺胃，透于肌表所致。也有医家认为，本病多因体弱气虚，虚火妄动，耗伤津血，痰湿郁结，结聚肌肤而发。

辨　证　施　治

魏道雷分2型

（1）阴虚火旺型　症见体质消瘦，心烦寐差，口干舌燥，手足心热，月经提前、量多；舌体小质红，苔少，脉细数。治宜滋阴清热、凉血。方用黄连阿胶汤：黄连10克、牡丹皮10克、黄芩9克、赤芍9克、白芍9克、阿胶（烊化）9克、青蒿20克、玄参20克、紫草30克、生地黄15克、鸡子黄（冲服）1枚。每日1剂，水煎服，外用淘米水外洗局部。临床观察：魏道雷用上方治疗1例阴虚火旺型颜面播散性粟粒样狼疮患者，药后心烦大减，已能入眠，皮抓无发展，原方加白茅根30克、丹参20克，每日1剂，水煎服。三诊睡眠正常，面部皮肤平坦变暗，部分结痂，原方加减再服，15剂皮损全消，遗留萎缩性瘢痕，嘱服知柏地黄丸善后。

（2）气血两燔型　症见全身发热，口渴，心烦鼻衄；舌苔薄，脉数。治宜清热、凉血、解毒。方用清瘟败毒饮加减：生石膏50克、黄连6克、甘草6克、黄芩10克、栀子10克、知母10克、赤芍10克、牡丹皮10克、白芷10克、桔梗10克、生地黄30克、水牛角30克、连翘20克。每日1剂，水煎服。外用炉甘石洗剂，每日2次涂局部。临床观察：魏道雷用上方治疗1例气血两燔型颜面播散性粟粒样狼疮患者，3剂后热退，口渴心烦减，鼻衄止，面部皮损不红，个别丘疹上有结痂，效不更方，继服3剂后，眼鼻周围、后背的皮损消退大半，遗留表浅萎缩性瘢痕，不渴，心烦轻，原方去石膏、知母、水牛角，加石斛15克、南北沙参各30克、太子参15克、麦冬15克，服5剂后皮损全消，留下表浅的萎缩性瘢痕，后随访未见复发。方药随症加减,配合外用药物,取得较满意的疗效。[①]

经 验 方

1. **自拟方1** 菊花10克、连翘10克、茵陈10克、滑石10克、夏枯草15克、醋青皮6克、陈皮6克、浙贝母10克、通草6克、郁金10克、醋香附10克、当归10克、赤芍10克、甘草6克、防风6克。每日1剂,水煎服。祛湿解毒,理气散结。师小萌等用上方治疗1例颜面播散性粟粒性狼疮患者,每次复诊均根据前方及现症进行药物加减,丘疹结节消退,留淡红褐色色素沉着,复7剂巩固病情。[②]

2. **自拟方2** 黄芩15克、赤芍15克、丹参10克、牡丹皮10克、瓜蒌15克、夏枯草15克、鬼箭羽10克、泽泻10克、凌霄花10克、白僵蚕10克、白花蛇舌草15克、野菊花15克、天花粉15克、茵陈20克、生龙骨20克、佛手10克、甘草10克。每日1剂,水煎服。早晚饭后温服。滋阴清热解毒,凉血活血化瘀,软坚化痰散结。戴倩倩等用上方治疗1例颜面播散性粟粒性狼疮患者,每次复诊均根据前方及现症进行药物加减,2个月后皮损基本皮色。[③]

3. **补中益气汤加减** 生黄芪15克、党参15克、当归10克、白术10克、茯苓10克、鸡血藤15克、红花10克、夏枯草15克、土贝母10克、连翘10克、陈皮6克、甘草10克。随症加减:如有骨蒸潮热、手足心热、盗汗等症,可加龟甲、鳖甲、地骨皮、五味子养阴清虚热。配合中成药、外敷药和西医治疗。益气养血,软坚化痰。[④]

4. **自拟方3** 水牛角、槐花、大黄、红花、生地黄、当归、皂角刺、川芎、升麻、黄芩、金银花、防风、羌活、白附子、白芷、苍术、甘草。清热凉血,散瘀通络,解毒散结。[⑤]

5. **凉血活血方** 金银花15克、连翘15克、赤芍15克、茯苓15克、瓜蒌15克、玄参15克、鬼箭羽15克、刘寄奴15克、丹参15克、蒲公英30克、败酱草30克、薏苡仁30克、野菊花10克、白术10克、夏枯草10克、僵蚕10克。无感染皮损用黄连膏与去炎松霜等量混合外用,感染皮损外用化毒散软膏。李德等用上方治疗1例颜面播散性粟粒样狼疮患者,1个月后皮损渐退。[⑥]

6. **扶正消毒饮** 黄芪30克、当归12克、野菊花15克、蒲公英15克、紫花地丁12克、连翘12克、金银花20克。每日1剂,煎服,连服2～3周。王承顾用上方联合强的松(泼尼松)共治疗17例颜面播散性粟粒性狼疮患者。结果:痊愈13例,显效2例,有效1例。[⑦]

7. **自拟方4** 生地黄12克、玄参10克、知母10克、连翘12克、丹参15克、鸡血藤30克、当归12克、川芎10克、熟地黄15克、野菊花15克、茯苓10克、甘草6克。每日1剂,水煎服。联合四环素,转移因子2毫升肌注,每周1～2次,共5次,局部紫外线照射。庞钟瑞等用上法治疗2例颜面播散性粟粒性狼疮患者,均愈合。[⑧]

8. **软坚清肝饮** 青蒿10克、柴胡10克、黄芩10克、牡丹皮10克、赤芍10克、橘叶10克、枳壳10克、浙贝母10克、海藻15克、生牡蛎30克、瓦楞子30克、凌霄花30克。每日1剂,每次复诊均根据现症进行药物加减。程淳夫等用上方治疗1例颜面播散性粟粒性狼疮患者,10个月后愈合。[⑨]

9. **散风退疹方** 蝉蜕10克、茵陈12克、菊花12克、潼白蒺藜各15克、炙杷叶15克、沙参15克、功劳叶15克、当归15克、赤芍12克、牡丹皮12克、红花10克、百合10克、石斛15克。庞洪茹用

① 魏道雷.辨证治疗颜面播散性粟粒样狼疮[J].新中医,1990(11):40.
② 师小萌,等.中药治疗颜面播散性粟粒性狼疮1例[J].皮肤病与性病,2018,40(1):141-142.
③ 戴倩倩,张池金.中医药治疗颜面播散性粟粒样狼疮临床观察一例[J].中医临床研究,2018,10(31):68-69.
④ 周涛,等.颜面播散性粟粒性狼疮的治疗[N].中国中医药报,2015-8-28(5).
⑤ 王俊志,等.颜面播散性粟粒性狼疮的中医药治疗体会[J].中医药信息,2008,25(6):56-57.
⑥ 李德,等.中医药治愈颜面播散性粟粒性狼疮1例[J].中国皮肤性病学杂志,1996,10(5):304.
⑦ 王承顾.中西医结合治疗颜面粟粒性狼疮[J].山东医药,1992(1):54.
⑧ 庞钟瑞,等.中西医结合治愈颜面粟粒性狼疮2例报告[J].中西医结合杂志,1988(2):126.
⑨ 程淳夫,等.中药治愈颜面播散性粟粒性狼疮一例[J].湖北中医杂志,1984(1):10.

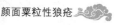

上方治疗 1 例颜面播散性粟粒性狼疮患者,每次复诊均根据现症进行药物加减,2 个月后愈合。[①]

单　方

1. 颠倒散　组成:大黄、硫磺。功效主治:清热化毒,活血化瘀;外用有助于狼疮结节的消退。用法用量:上药各等份,用奶液调糊状,晚间外涂,宜薄不宜厚。[②]

2. 大黄　组成:生大黄 10～15 克。用法用量:加水 150 毫升,煎沸后,再煎 5 分钟将药渣滤出后,煎出液分 2 次服,使大便为稀软便,每日 1～2 次为宜,大便次数多时减量或停服。联合口服四环素片,第 1 周,每次 0.5 克,每日 4 次,以后每周递减至每日维持 0.25 克;口服强地松片,第 1 周每次 10 毫克,每日 3 次,以后每周递减至每日维持 5 毫克。并服维生素丙,每次 0.2 克,每日 3 次。临床应用:黄祖银用上法治疗 13 例颜面播散性粟粒性狼疮患者,7 例服药 7 周,4 例服药 9 周,2 例服药 10 周后,皮疹渐消退,且无色素沉着和疤痕。[③]

中　成　药

1. 自拟方　用法用量:内消连翘丸 30～50 丸,每日 1 次;夏枯草膏 9 克,每日 2 次;八珍丸 6 克,每日 2 次;人参养荣丸 1 丸,每日 2 次。[④]

2. 火把花根片　用法用量:维胺脂胶囊 25 毫克,每日 3 次;火把花根 5 片,每日 3 次;强的松(泼尼松)5 毫克,每日 2 次;替硝唑 0.25 克,每日 2 次;迪维霜涂抹患处,每晚 1 次。临床应用:郭秀霞用上法治疗 1 例颜面播散性粟粒性狼疮患者,10 日后无新皮损出现,原发皮损逐渐消退,20 日后皮损大部分消退,强的松(泼尼松)改为 5 毫克,每日 1 次,皮损全部消退,并遗留凹陷性瘢痕。维胺脂、替硝唑继续用两周。[⑤]

① 庞洪茹.中药治愈颜面粟粒性狼疮一例报告[J].河北中医,1980(3):62-63,67.
② 王俊志,等.颜面播散性粟粒性狼疮的中医药治疗体会[J].中医药信息,2008(6):56-57.
③ 黄祖银.中西医结合治疗颜面播散性粟粒性狼疮 13 例报告[J].井冈山医专学报,1999,6(4):75.
④ 周涛,等.颜面播散性粟粒性狼疮的治疗[N].中国中医药报,2015-8-28(5).
⑤ 郭秀霞.维胺脂、火把花根、替硝唑联合治疗颜面粟粒性狼疮 1 例[J].皮肤病与性病,2006(2):63.

类丹毒

概　述

类丹毒是由猪红斑丹毒丝菌引起的急性感染性皮肤病。此菌可引起猪等动物的急性传染性疾病,也可传染给人。损害为边界清楚的局限性肿胀,红或紫红色,边际稍隆起,中间稍下陷,向周边发展,可伴低热。偶有水疱、坏死,局部灼痛或痒感,伴淋巴结肿大。全身型少见,败血症更少见,可致死亡。好发于手指及手腕部位,与接触鱼、肉并有小外伤感染有关,潜伏期2～7日,最短8小时,极少超过1周。治疗首选青霉素,也可用其他抗生素。

根据临床症状可分为三型:局限型类丹毒较常见,好发于手部,感染后1～2日局部皮肤暗红肿胀,逐渐形成境界清楚的紫红色斑,中央部分消退,边缘隆起向周边扩展,偶有水疱和坏死,可有局部淋巴结肿大、局部灼痛和瘙痒,一般无全身症状,不治亦可于数周或数月后自然痊愈;弥漫型类丹毒皮损弥漫或泛发,伴发热及关节症状;败血症型类丹毒皮损更多,全身症状更重,可出现心内膜炎,甚至致死。后两型很少见。

本病属中医"丹毒""伤水疮"等范畴。清代陈士铎所著《洞天奥旨》中就有"伤水疮者,因误被竹木签破皮肤,又生水洗之,溃而疼痛;或鱼刺诸骨破伤,久而不愈"的记载。多因肌肤破损染毒,而致局部气血凝滞、经络郁阻。

经　验　方

1. 疮毒消肿丹联合五味消毒饮加减　疮毒消

肿丹:蟾酥30克、飞月石15克、没药15克、青木香15克、生大黄15克、冰片30克、雄黄15克、血竭15克、乳香15克、人工牛黄30克、葶苈子15克、朱砂30克、淀粉适量。先将葶苈子用铁船研磨后牛皮纸加压去油。将青木香、葶苈子、生大黄研细过100目筛。将乳香、没药分别入铁锅煅至溶化,取出晾干、敲碎。再将乳香、乳药、蟾酥、雄黄、飞月石、血竭、人工牛黄混合,入粉碎机粉碎,加入冰片研钵中研细,用上方物拌匀后加入5%淀粉,入磁瓶保存备用。用时取适量加入白酒调成糊状,每日2次外涂,5日为1个疗程。五味消毒饮加减:金银花15克、野菊花10克、紫花地丁10克、天葵15克、蒲公英15克、川桂枝6克、牡丹皮10克、赤芍10克、土茯苓15克、皂角刺15克。随症加减:如胃纳欠佳,加炒白术15克、西砂仁(后入)3克。用上方物头煎加水600毫升,浸泡0.5小时,文火煎开后15分钟,取汁300毫升;二煎加水400毫升,文火煎开后20分钟,取汁300毫升,二汁混合,早晚2次分服。王华用上法治疗22例类丹毒患者,总有效率为94.4%。[①]

2. 黄连解毒汤联合青敷膏　黄连解毒汤:黄连6克、黄芩10克、黄柏12克、栀子10克。随症加减:热痛甚,加连翘20克、生石膏(先煎)20克、七叶一枝花10克;斑块赤甚,加赤芍10克、牡丹皮10克、大青叶15克;便结溲黄,加生大黄10克、蒲公英20克、土茯苓10克。每日1剂,水煎2次,取汁200毫升,分2次服用。外用青敷膏:大黄150克、姜黄150克、黄柏150克、白及180克、白芷120克、赤芍120克、天花粉120克、青黛120克。上药共研细末,蜂蜜调成糊状,敷于患处,每

① 王华.五味消毒饮加减合疮毒消肿丹治疗类丹毒的药学疗效[J].中国药物经济学,2014,9(12):202-204.

日1次。汤忠华用上法治疗23例类丹毒患者。结果：痊愈18例，显效4例，无效1例。[①]

3. 梅花针结合中药内服外治　三黄膏：黄柏、黄芩、大黄。用经过消毒处理的梅花针叩刺，强度以患者能耐受为宜，以红肿痒痛较重部位为叩刺重点，以针孔广泛渗血为度，盐水棉球擦净渗血，将三黄膏涂在纱布上，敷于皮损处，再包扎固定，隔日换药1次。复诊时，如患指红肿痒痛有消退，关节活动可，可不必用梅花针叩刺，而直接外敷三黄膏。1周为1个疗程，必要时可重复1个疗程。如伴有发热，关节酸痛，屈伸不利，舌质红，苔薄黄，脉弦数等，则可加用五味消毒饮：金银花30克、蒲公英30克、野菊花30克、紫花地丁15克、赤芍15克、白芍15克、牡丹皮15克、透骨草15克、路路通15克、桑枝15克、生甘草6克。每日1剂，水煎，分早、晚2次服。如周围血白细胞总数和中性粒细胞明显升高，则首选青霉素静脉点滴或注射，对青霉素过敏者可改用罗红霉素口服。郑武用上法治疗125例类丹毒患者。结果：治愈120例，好转5例。其中1周治愈103例，2周治愈17例；好转5例均为在治疗期间未能忌水洗患处。[②]

4. 银蒲合剂联合益黄膏、浸泡方　银蒲合剂：金银花、蒲公英、黄芩、紫花地丁、土茯苓等。每次40毫升，每日3次。外敷益黄膏：益母草、大黄、黄柏、姜黄、白芷等。上药共研细末，调制成膏状备用。浸泡方：野菊花20克、土茯苓15克、透骨草15克、路路通19克、桑枝20克、石菖蒲20克、黄柏10克。煎水，待冷后，浸泡患指（手）15分钟左右，每日1次。梁卫平等用上法治疗76例类丹毒患者，总有效率为97.3％。[③]

5. 四物消风饮　生地黄18克、赤芍9克、当归9克、川芎9克、荆芥9克、防风9克、白鲜皮15克、蝉蜕3克、薄荷（后入）3克、独活9克、柴胡3克、红枣15克。每日1剂，水煎，分2次服。吴胜

利等用上方治疗23例类丹毒患者，治愈20例，有效2例，无效1例。[④]

6. 梅花针联合解毒化斑汤　益黄膏：益母草、大黄、黄柏、姜黄、白芷等。上药共研细末，调制成膏状备用。每日1次，使用时加入少许冰片搅拌均匀后敷于患处，再用纱布或绷带包扎即可。解毒化斑汤：野菊花30克、土茯苓15克、忍冬藤15克、京赤芍10克、粉牡丹皮10克、透骨草15克、嫩桑枝15克。浓煎待温后，浸泡患指（手）15分钟左右，于敷药前半小时进行。每日1次，每剂可煎泡3次。结合叩刺，患指皮损处常规消毒后用梅花针在局部做雀啄样叩刺，中等刺激。用力宜均匀，以患处潮红、渗血如珠为度。叩刺结束，用干棉球拭净。每3日叩刺1次。朱晨用上法治疗60例类丹毒患者，治疗时间均不超过12日。结果：痊愈53例，占88.3％；好转6例，占10.0％；无效1例，占1.7％。总有效率98.3％。[⑤]

7. 解毒消斑汤　土茯苓30～60克、野菊花15～30克、忍冬藤15～30克、虎杖15～30克、透骨草15～30克。随症加减：肿胀明显者，加赤芍、牡丹皮，甚者加白鲜皮、防风；屈伸不利者，加桑枝、络石藤。上方加水400毫升，煎煮至150毫升，取汁去渣，待药液适温后，将患指没入其中浸泡熏洗20分钟，早晚各1次，每日1剂。用药期间嘱患者注意患处局部清洁卫生。益黄膏：益母草1份、金黄散2份。将洗净晒干之益母草研成碎末，加水文火浸煮2～3小时，待其冷却后备用。使用时加入冰片少许搅拌成膏样，敷贴于患处，用纱布包扎即可，每日1次。朱晨用上法治疗60例类丹毒患者，总有效率为98.3％。[⑥]

8. 白郡符经验方　水牛角25克、大青叶25克、黄柏20克、生石膏10克、生地黄15克、知母15克、麦冬15克、玄参15克、茯苓15克、苍术15克、地骨皮15克、大黄10克、赤芍10克、牡丹皮

①　汤忠华.黄连解毒汤配合青敷膏外敷治疗类丹毒23例[J].河北中医,2002,24(6)：446-447.
②　郑武.梅花针结合三黄膏为主治疗类丹毒125例[J].河北中医,2001,23(10)：727.
③　梁卫平,等.中西医结合治疗类丹毒的临床观察[J].黑龙江中医药,2000(2)：18-19.
④　吴胜利,等.四物消风饮治疗类丹毒42例疗效观察[J].江苏中医,1998,19(8)：26.
⑤　朱晨.梅花针配合中药外治类丹毒60例[J].中国针灸,1997(5)：266.
⑥　朱晨.解毒消斑汤与益黄膏外用治疗类丹毒60例[J].中医外科杂志,1997(2)：36.

10克、甘草10克。每日1剂,嘱患者忌用生水洗患处。白郡符用上方治疗1例弥漫型类丹毒患者,复诊随症加减,共治疗10个月痊愈,随访未见复发。[1]

9. 自拟方　生大黄20克、土茯苓10克、金钱草15克、穿心莲15克、贯众10克。文火煎,水开后10～15分钟,取汁约200毫升洗患处,每次10～20分钟以上,每日2次。张容用上方治疗51例类丹毒患者,疗程7～10日。结果:治愈42例,无效9例。[2]

① 杨松堤.白郡符治验弥漫型类丹毒一例[J].中医药学报,1993(4):44-45.
② 张容.类丹毒的中药外洗治疗(附51例分析)[J].天津中医,1989(1):27-28.

真菌性皮肤病

头　癣

概　述

　　头癣是由皮肤癣菌侵犯头皮、毛发引起的慢性传染性疾病。常见类型有黄癣、白癣、黑点癣和脓癣。

　　黄癣多在儿童期发病。特征性表现为碟状黄癣痂、永久性秃发伴有鼠尿味。皮损初起为毛囊周围黄红色斑点，覆盖黄色薄痂，痂渐变厚，边缘翘起，中心微凹而成碟状；病发内部真菌生长，因此干燥无光，变脆易折断，毛囊破坏引起毛发脱落，愈后遗留萎缩性瘢痕，形成永久性脱发；病变区域嗅之有鼠尿味。白癣多见于学龄期儿童，男性多于女性。特征性皮损为"母子斑"、菌鞘，青春期自愈。皮损初起为群集性红色小丘疹，很快发展成圆形或椭圆形，上覆灰白色鳞屑，继而周围出现较小相同皮损；病发于出头皮2～4毫米处折断，残根包绕由真菌寄生发干而形成的灰白色套状鳞屑。不留瘢痕。病程慢性。黑点癣较少见，儿童和成人均可发病。特征性皮损为鳞屑性灰白色斑片、毛囊性黑点、点状萎缩性瘢痕。皮损初期灰白色鳞屑性斑片，病发出皮即断（低位断发），断端呈黑点状。本型属发内感染，如不及时治疗，毛囊可破坏，愈后留局灶性脱发和点状萎缩性瘢痕。病程慢性，长期不愈。脓癣常由亲动物性皮肤癣菌引起，常并发于白癣和黑点癣，是机体对真菌的严重变态反应。特征性皮损为毛囊炎性肿块、毛发松动易拔、淋巴结肿痛、永久性脱发和瘢痕。皮损初起为毛囊炎性丘疹，逐渐融合成肿块，质软，表面蜂窝状排脓小孔，可挤出脓液；耳后、颈、枕淋巴结肿痛，继发细菌感染后形成脓肿，也可引起癣菌疹。本型破坏毛囊，愈后留永久性脱发和瘢痕。

　　黄癣属中医"赤秃""肥疮"等范畴，白癣属中医"白秃"范畴。本病外由剃头理发，腠理洞开，风毒外袭，气血不潮，而致皮干发枯；内由脾胃积热上攻头皮，蕴湿生虫，而致发枯脱落。

辨 证 施 治

　　李斌等分3证

　　（1）血虚风燥证　方用四物消风饮加减：生地黄15克、当归15克、赤芍12克、荆芥10克、防风10克、川芎12克、白鲜皮15克、薄荷10克、蝉蜕12克、独活15克、柴胡12克。

　　（2）湿热毒聚证　方用苦参汤加减：苦参15克、蛇床子10克、白芷12克、金银花15克、野菊花12克、黄柏12克、地肤子15克、石菖蒲10克。

　　（3）风湿热毒证　方用消风散加减：荆芥12克、防风12克、当归12克、生地黄15克、苦参12克、苍术15克、蝉蜕12克、胡麻仁6克、牛蒡子12克、知母12克、石膏15克、甘草6克。

　　以上各方均每日1剂，水煎服，分2次服用。[①]

经 验 方

　　1. 黄柏洗剂　黄柏60克、蛇床子25克、苍术25克、百部25克、白鲜皮25克、苦参25克。上药加入至2 000毫升水中，浸泡30分钟后煮沸15～20分钟，滤渣对小儿头皮给予清洗，每日2次，每次持续20分钟，联合外涂复方酮康唑软膏，每日2

---

①　李斌，等.中西医结合皮肤性病学[M].北京：中国中医药出版社，2017：130-133.

次,7日为1个疗程,连续治疗3个疗程。张立欣等用上方治疗40例头癣患儿,满意度为90％。①

2. 复方土荆皮酊剂　土荆皮80克、野菊花30克、苦参30克、花椒30克、地肤子30克、蛇床子30克、黄柏20克、百部20克、白矾20克。全药共为粗末,加入45％的医用乙醇1 000毫升,冬天浸泡14日,夏天浸泡8日,用渗漉法制得滤出液备用,渗漉时以较慢的速度从下方收集滤液,同时从上方添加45％的医用乙醇,共制得滤液1 000毫升。临床应用时以此药液直接外擦病损处,每日2次,每次20分钟,同时剃光头发,与此同时,患儿所用的枕巾、手帕、帽子等用具定期煮沸灭菌。每10日为1个疗程,治疗2～4个疗程。孙晓莉等用上法治疗85例小儿头癣患者。结果:治愈64例,好转19例,无效2例,总有效率97.6％。治愈患者用药2个疗程有31例,3个疗程有26例,4个疗程有7例;好转病例用药均在2个疗程以上。②

3. 中药外洗剂　金钱草、土大黄、墨旱莲、栀子、苦参、白鲜皮、土茯苓、百部、蒲公英、紫花地丁、土荆皮、蛇床子。随症加减:如有丘疹性脓疱疹,可加黄柏、地榆。每1日半1剂(每剂熬3次),每次煎药液700毫升左右洗头,每次洗加敷共30分钟,每日2次,共8周。洗后外擦联苯卞唑乳膏,如有炎性毛囊丘疹者,加用氯碘羟喹乳膏,炎性毛囊丘疹消退后继续用联苯卞唑乳膏外擦,共8周。王建荣用上法治疗37例头癣患者,治愈率为100％。③

4. 雄百散　雄黄8克、苦参15克、蛇床子20克、白鲜皮15克、薄荷5克、百部5克等。将上药研细末过筛,用凡士林和匀,装入干净玻璃瓶中备用。将患部用0.9％生理盐水洗净,然后用药膏涂抹患处,每日1次,6日为1个疗程。在涂抹过程中患者忌食辛辣刺激之物。杨衍增用上方治疗10

例头癣患者,总有效率为100％。④

5. 硫楝松枣膏　升华硫12克、川楝末12克、松香12克、红枣炭12克、枯矾1.5克、广丹1.5克、花椒2克。上药共为细末混匀装瓶备用,用时根据疮面大小取适量药面以凡士林调匀。外涂时从外向内螺旋涂擦(在发际部使用,以发际为限)。治疗前最好先剃去头发,以便治疗,敷药前先用热水肥皂洗头,以加速去除头皮上的鳞屑、痂及病发,使所敷药膏效果更好,每日1次。韩永胜用上方治疗66例头癣患者。结果:痊愈61例,好转4例。⑤

6. 复方苦百洗方　苦参45克、百部45克、明矾45克、雄黄10克、艾叶15克、川椒15克、硫黄15克、黄芩15克、黄柏15克、黄连15克。每剂加水2 000毫升,浸泡15分钟后煮沸5～10分钟,取液待温外洗,每日2次,每次30分钟,每剂药可洗2～3次。同时可剃光头发(女孩可剪去皮损周围头发),枕巾、手帕、帽子等用具定期煮沸灭菌。10日为1个疗程。谢正平用上方治疗225例小儿头癣患者。结果:治愈140例,显效60例,有效21例,无效4例,总有效率99.4％;治愈病例用药2个疗程有80例,3个疗程有60例,显效及有效病例用药均在2个疗程以上。⑥

7. 外洗方　苦参100克、茵陈60克、黄连15克、百部30克、明矾30克、硫黄粉30克、甘草30克。加水约2 000毫升,煎30分钟左右,取汁稍浓缩趁热洗头,洗至药汁不热,用塑料帽罩头,每晚1次,第二日用清水洗去药垢。用药前需将头发剪短,再洗净头上的分泌物。每剂药可洗2日,7日为1个疗程。周强中用上方治疗44例头癣患者。结果:显效26例,有效14例,总有效率90.9％。⑦

8. 复方土荆皮洗剂　土荆皮30克、苦参30克、野菊花30克、生百部30克、蛇床子30克、白

①　张立欣,等.复方酮康唑软膏联合黄柏洗剂治疗小儿头癣40例[J].中国药业,2015,24(22):195-196.
②　孙晓莉,等.中药酊剂外搽治疗小儿头癣85例疗效观察[J].临床合理用药杂志,2011,4(12A):91.
③　王建荣.中西药外用治疗头癣的临床疗效[J].中国现代医生,2009,47(25):155,157.
④　杨衍增.自拟雄百散治疗头癣10例[J].中医外治杂志,2007,16(1):46.
⑤　韩永胜.硫楝松枣膏外涂治疗小儿头癣66例[J].中医外治杂志,2004,13(4):50-51.
⑥　谢正平.自拟苦百洗方治疗小儿头癣225例[J].中国乡村医药,1997,4(1):25-26.
⑦　周强中.自拟外洗方治疗头癣44例疗效观察[J].新疆中医药,1995(3):17-18.

矾20克、苍术20克、雄黄10克。每剂加水2千克,浸泡15分钟,后煮沸5～10分钟,取液待温外洗,每日2次,每次30分钟,每剂药可洗2～3次,洗后涂擦克霉唑癣药水,每日3次。同时剃光头发,枕巾、手帕、帽子等用具定期煮沸灭菌。10日为1个疗程。韩世荣等用上方治疗124例小儿头癣患者。结果:治愈89例,显效27例,有效5例,无效3例,总有效率97.4%。治愈病例用药2个疗程有41例,3个疗程有36例,4个疗程有12例;显效及有效病例用药均在2个疗程以上。[①]

9. **二号癣药** 内服方:荆芥9克、防风9克、菊花12克、何首乌15克、白芷9克、海桐皮9克、炒苍耳子9克、炒蛇床子9克、皂角刺9克。每日服1剂。外用方:白矾30克、炒五倍子30克、煅石决明30克。上药共为细末,用生棉油调擦,每日擦3次。内服方与外用方同时应用。[②]

单 方

1. **川楝子** 组成:川楝子(去核、焙干)20克、熟猪油50克。制备方法:川楝子研细末,用熟猪油调成膏状。用法用量:先清洗头发,用10%明矾水洗去痂皮,拭干,涂上药膏后用力摩擦,每日洗擦1次,不要戴帽或包扎头部。对患者的生活用具进行消毒处理,防止感染。一般治疗7～10日即可见效,轻者3～5日即治愈,重者约半个月治愈。[③]

2. **外敷方** 组成:川黄连50克、花椒25克。制备方法:上药装入瓶内加75%乙醇浸泡5日后备用。用法用量:治疗时用棉棒将药液均匀涂于患部,每日3～4次,连续10日为1个疗程,不愈者可继续用药1～2个疗程。临床应用:王玉莲等用上方治疗24例头癣患者,用药1～2个疗程后

痊愈15例,2～3个疗程后治愈6例,余3例患者自觉局部痒感减轻,渗出明显减少并开始结痂,局部头发多变长。[④]

3. **龙眼树皮煎剂** 组成:新鲜或干龙眼树皮约500克。制备方法:加清水3升浸泡30分钟,煮沸后用文火煎30分钟,每剂煎3次,药液倾入脸盆待凉备用。用法用量:用肥皂水清洗头皮后,取温热药液浸洗头皮(温度以患者可耐受为度,儿童患者不宜超过50℃),每次浸洗20分钟,每隔3～5日浸洗1次,3～5次为1个疗程,共3周。临床应用:黎小冰等用上方治疗18例头癣患者。结果:治愈17例,显效1例,总有效率100%。[⑤]

4. **芦荟蟾酥膏** 组成:芦荟30克、蟾酥5克。制备方法:酒浸切细,加水200毫升,文火熬如饴状即成,待冷备用。用法用量:剃去患者头发,外擦患处,每日3次,次日用肥皂洗净再擦,连用10日。临床应用:蒲宗煦用上方治疗1例白癣患者,疗效满意。[⑥]

5. **大蒜汁** 组成:紫皮独头大蒜若干。用法用量:去皮洗净,捣烂成浆,过滤取汁,患者剃头后,用温水肥皂洗头,揩干,由癣区四周向内涂擦大蒜汁,每日早晚各1次。临床应用:郭筱宝用上方治疗35例白癣患者。结果:痊愈29例,显效4例;治愈时间45～55日。[⑦]

6. **单用城经验方** 组成:密陀僧30克、轻粉9克。用法用量:上药共研极细末,加凡士林调成30%软膏。将头发剃光、刮净,在患处涂一层薄而均匀的药膏,再用艾条烘烤患处。每日2次,每次30分钟,7～10日为1个疗程,2个疗程即可治愈。临床应用:单用城用上方治疗6例患者,均痊愈。[⑧]

7. **蜂矾散** 组成:露蜂房、明矾。制备方法:

① 韩世荣,等.中西医结合治疗小儿头癣124例[J].陕西中医,1993,14(9):398.
② 邢补姓,等.二号癣药治头癣[J].河南赤脚医生,1979(3):59.
③ 曲国俊,等.川楝子治疗头癣[J].中国民间疗法,2018,26(2):43.
④ 王玉莲,等.中药外敷法治疗头癣24例[J].中国民间疗法,2004,12(1):17-18.
⑤ 黎小冰,等.应用龙眼树皮煎剂外洗治疗头癣[J].中华护理杂志,2002,37(6):464.
⑥ 蒲宗煦.河南中医,1984(6):48.
⑦ 郭筱宝.大蒜治疗头皮白癣[J].中医杂志,1984(11):73.
⑧ 单用城.介绍一种头癣疗法[J].山东医药,1978(1):54.

先将明矾末纳满所有露蜂房的孔眼内（内有幼蜂为最好），后将蜂矾放在瓦片上，或放铁锅内烘焙至焦黑色，取出凉透再研末，贮瓶备用。用法用量：用前必将患部洗净，头癣患者必须把头发剃去洗涤，后将此散加菜油调成糊状，每日敷 1 次，亦可连敷 2～3 次后将陈药洗去，再换上新药。①

① 周荣.蜂矾散治头癣[J].江苏医药,1976(2)：40.

体癣和股癣

概　述

体癣是指发生于平滑皮肤的浅部真菌病，临床特征为面、颈、躯干、四肢出现大小不定的鳞屑性红斑，境界清楚，中央向愈，边缘部微呈堤状隆起，自觉瘙痒。体股癣具有强烈的传染性，可蔓延至体表任何部位，是热带地区常见的皮肤病。体股癣可通过直接接触患者和生癣动物或间接接触被患者污染的衣物用具传播，也可由自身感染，也可通过性生活传播，故体股癣也被列入性传播性疾病之中。引起体股癣的病原体主要是毛癣菌属的红色毛癣菌和石膏样毛癣菌，表皮癣菌属的絮状表皮癣菌以及少数白色念珠菌。

中医称为"圆癣""铜钱癣"。体癣发生于腹股沟处者，称为股癣，可蔓延至股部、臀部、会阴及肛门周围等处。股癣属中医"阴癣"范畴。体癣和股癣的发生总由外感风、湿、热、虫之邪，客于肌肤而致；亦可由鹅掌风、脚湿气传染而发。

辨　证　施　治

李斌等分 2 证

（1）风湿蕴肤证　方用消风散加减：荆芥 12 克、防风 12 克、当归 12 克、生地黄 15 克、苦参 12 克、苍术 15 克、蝉蜕 12 克、胡麻仁 6 克、牛蒡子 12 克、知母 12 克、石膏 15 克、甘草 6 克。

（2）湿热虫蕴证　方用萆薢渗湿汤加减：萆薢 30 克、薏苡仁 30 克、赤茯苓 15 克、黄柏 15 克、牡丹皮 15 克、泽泻 15 克、滑石 30 克、通草 6 克。

以上各方均每日 1 剂，水煎服，分 2 次服用。[①]

经　验　方

1. 杀虫去癣汤　青蒿 10 克、狼毒 10 克、枯矾 10 克、花椒 20 克、土荆皮 20 克、蒲公英 20 克、蛇床子 20 克、白鲜皮 60 克。置 3 000 毫升清水中，采用武火煮沸后换文火煎煮 30 分钟，晾温后外洗患处 20 分钟，每日 2 次。洗完后涂抹盐酸特比萘芬乳膏，治疗 4 周。乔瑞景用上法治疗 45 例体股癣患者，总有效率为 93.3%。[②]

2. 龙胆泻肝汤加减联合蛇床子洗剂　龙胆泻肝汤加减：龙胆草 15 克、赤芍 15 克、车前子 15 克、金银花 15 克、牡丹皮 15 克、黄芩 9 克、皂角刺 9 克、栀子 9 克、当归 10 克、泽泻 10 克、浙贝母 10 克、木通 10 克、甘草 3 克。随症加减：发于头面者，加野菊花 8 克、牛蒡子 8 克；血疱者，加牡丹皮 8 克、水牛角粉 10 克；疼痛明显者，加没药 10 克、乳香 5 克；大便干结者，加大黄 5 克；口渴欲饮者，加石膏 20 克、知母 6 克。每日 1 剂，水煎服，早晚 2 次服用，连服 14 日。蛇床子洗剂：蛇床子、百部、雄黄、鹤虱、苦参。取适量局部冲洗皮损处，每日 2 次，连用 14 日。曾永华用上法治疗 100 例股癣患者，总有效率为 95.0%。注意事项：治疗期间忌食辛辣刺激性食物，皮损处避免挠抓或热水烫洗。[③]

3. 中药内服外敷　内服剂：胡麻仁 20 克、苦参 15 克、蒺藜子 20 克、地肤子 20 克、威灵仙 20 克、露蜂房 15 克、牡丹皮 20 克、生地黄 20 克、赤

① 李斌，等.中西医结合皮肤性病学[M].北京：中国中医药出版社，2017：140.

② 乔瑞景.杀虫去癣汤联合盐酸特比萘芬乳膏治疗体股癣患者的临床效果[J].中国药物经济学，2016，11(1)：90-91.

③ 曾永华.龙胆泻肝汤加减内服结合自拟蛇床子洗剂治疗股癣疗效观察[J].亚太传统医药，2015，11(5)：131-132.

小豆 20 克、土茯苓 30 克、蝉蜕 10 克、僵蚕 20 克、防风 15 克、夏枯草 25 克、黄芩 20 克、红藤 30 克。每 2 日 1 剂,水煎服,每日 3 次。外搽剂:百部 50 克、蛇床子 50 克、石菖蒲 50 克、花椒目 50 克、冰片 10 克、白矾 50 克。水煎去渣取浓汁 500 克装入瓶内存储,每晚沐浴后取汁涂擦患处,7 日为 1 个疗程,共治 1～4 个疗程。何志伦用上述方法内外合治 18 例体癣患者。结果:痊愈 12 例,显效 6 例。[1]

4. 巴豆蜂蜡膏　当归、巴豆仁、蜂蜡、轻粉、香油。先把香油置锅内,将当归片和巴豆仁放入其中,渐加温至沸,待上二味药煎炸成炭,过滤,趁热在滤液中先放入蜂蜡溶解,再将轻粉加入,充分搅匀,冷后装瓶备用。将患处用清水洗净,取药膏适量,均匀涂于局部,然后用艾条熏,使皮肤感觉发热,每日 1～3 次,每涂擦 3～4 日后清洗癣面,再继续涂擦。赵德文等用上方治疗 31 例体癣患者。结果:痊愈 26 例,显效 4 例,好转 1 例,治愈率 96.7%。[2]

5. 黄蜂粉油膏　轻粉 5 克、雄黄 50 克、露蜂房 20 克、冰片 2 克、蛋黄油(适量)。将前 4 味药物研细粉,混合均匀后装瓶备用,注意密封,临用时炼取新鲜蛋黄油适量,将所制药粉调成稠膏状,涂于皮损局部,每日 2 次,10 日为 1 个疗程。吴明记等用上方治疗 33 例体癣患者,除 2 例因故未坚持治疗外,其余病例均于 2 个疗程内治愈。[3]

6. 癣快好药液　丁香、大黄、百部、冰片等。每日 4 次,外擦患处。1 周为 1 个疗程,共治疗 2 个疗程。潘琪龙等用上方治疗 108 例体癣或股癣患者。结果:痊愈 65 例,显效 29 例,有效 11 例,显效率 87%,有效率 97.2%。[4]

7. 治癣 2 号洗剂　苦参 60 克、生百部 30 克、艾叶 20 克、白鲜皮 20 克、土荆皮 20 克、透骨草 30 克、蛇床子 30 克、小苏打粉 20 克。上药加水 1 500 毫升浸泡 30 分钟后微火煮沸 20 分钟,剩余药渣重复使用 1 次。10 日为 1 个疗程,连续使用 1～3 个疗程。吴栋华用上方治疗 45 例慢性体癣、股癣患者。结果:治愈 38 例,显效 3 例,有效 2 例,总有效率 95%。[5]

8. 复方土荆皮酊　土荆皮 100 克、蜈蚣 50 克、冰片 50 克、明矾 50 克、硫黄 100 克、雄黄 50 克、大风子 30 克、乌梅 50 克。体癣、股癣患者用棉球蘸药水涂擦,每日 4 次。一般用药 3 日可缓解症状,20～40 日可基本治愈。[6]

9. 归雄膏　当归 15 克、川芎 15 克、天花粉 15 克、雄黄 6 克、轻粉 6 克。上药共研细末,将猪油 30～60 克加热融化后,倒入器皿中,温后放入药末搅匀备用(配药使应避免油太热而使药物变性)。使用时将药膏外擦患处,每日 1～8 次,每次外擦量不宜过多。陈武华用上方治疗 11 例体癣患者,全部一次性治愈,治疗时间最长半年,最短 2 周。[7]

10. 三皮酊　土荆皮 620 克、紫荆皮 310 克、苦参 310 克、大枫子 310 克、樟脑 310 克、苦楝皮 150 克、生地榆 150 克、千金子 50 克、斑蝥 18 克、蜈蚣 28 克。上药浸入 75% 乙醇 8 000 毫升半个月,取滤出液 85 毫升,加入碘酊 15 毫升、苯甲酸 6 克、水杨酸 6 克。使用时用小毛笔蘸药液外涂患处,每日 3～4 次,至愈为度。朱永先用上方治疗 50 例体癣和股癣患者,全部治愈。[8]

单　方

1. 铁锈大蒜　组成:大蒜。用法用量:取大蒜头肉放在生铁锈的刀上磨成褐色蒜蓉,直接敷于皮损上,每日 2 次。临床应用:张启勤用上方治

① 何志伦.中药治疗"体癣"18 例[J].内蒙古中医药,2009,28(7):13.
② 赵德文,等.巴豆蜂蜡膏治疗体癣[J].现代中西医结合杂志,1999,8(11):1880-1881.
③ 吴明记,等.黄蜂粉油膏治疗体癣 33 例[J].中医外治杂志,1999,8(6):49.
④ 潘琪龙,等.癣快好药液治疗体癣、股癣 108 例临床观察[J].成都医药,1998,24(4):236-237.
⑤ 吴栋华.治癣 2 号洗剂治疗慢性体癣、股癣 45 例[J].中医外治杂志,1997(6):38.
⑥ 佘守荣.复方土荆皮酊治疗手足癣、体癣、股癣 350 例[J].甘肃中医,1995,8(3):9.
⑦ 陈武华.自拟归雄膏治疗体癣 11 例报告[J].医学理论与实践,1991,4(3):37-38.
⑧ 朱永先.三皮酊治疗体癣和股癣分析(附 50 例报告)[J].中医临床与保健,1989,1(3):17.

疗 18 例体癣患者,全部获效,瘙痒及皮疹消失。其中 2 日获愈 13 例,5 日获愈 5 例,随访 1 年未见复发。[1]

2. 土荆芥　组成:干品土荆芥 60 克(或鲜品 100 克)。用法用量:煎水坐浴 10～15 分钟,每日 2 次,每日 1 剂。7 日为 1 个疗程。临床应用:杨福龙等用土荆芥煎水坐浴治疗 114 例股癣患者。结果:3 个疗程后总体有效率为 95.61%,真菌清除率为 92.11%。[2]

3. 白花丹　组成:新鲜白花丹叶 30～50 克、80% 乙醇 70 毫升。根据病灶大小剂量酌情加减。用法用量:先将白花丹叶洗净,刮除癣屑,用叶蘸酒精均匀用力擦患处,范围要超过病灶 2 厘米,以感到患处有烧灼感即可。较顽固、多年未愈的癣,还可将叶捣烂加酒精少许后外敷患处 15 分钟左右,若有灼痛感立即除掉。每日 2 次,连用 4 日,停 3 日为 1 个疗程,1～3 个疗程即可。临床应用:赵辉等用上方治疗 62 例体股癣患者,总有效率为 100%。[3]

4. 白及调醋　组成:白及、白醋。制备方法:将白及微火烘烤,研为细末,加适量白醋调成糊状。用法用量:用消毒刀片将病灶上的鳞屑轻轻刮去,涂上药糊,每日早晚各 1 次,5 日为 1 个疗程。临床应用:熊玉钟用上方治疗 410 例体癣患者。结果:显效 250 例,有效 120 例,总有效率 90.24%。[4]

5. 冰片蛋黄油　组成:熟蛋黄 10 个、冰片 2.5 克、水杨酸粉 1.5 克。制备方法:熟蛋黄炼油约 7.5 克调糊,将冰片、水杨酸粉加入蛋黄油内。用法用量:患者局部剪剃毛发,洗净,每日涂 2 次,直至痊愈。[5]

6. 竹油　组成:竹油(鲜竹沥)。制备方法:

取鲜竹竿约 40 厘米长,两端去节,劈成两片,两头架起,中部用火徐徐烧烤,两端即有液汁流出,以容器盛之,过滤即得。用法用量:将液汁涂擦患处,每日 3 次,连用 1 周为 1 个疗程。临床应用:张仁安用此法治疗 35 例体癣患者,均获良效。[6]

7. 腊梅树叶　组成:腊梅树嫩叶 4～5 幅。用法用量:洗净,用手掌揉碎发潮后,在患部涂擦即可,每日 1～2 次,直至痊愈。临床应用:张长用上方治疗 2 例体股癣患者,疗效满意。[7]

中 成 药

1. 利夫康洗剂　组成:苦参、黄柏、白鲜皮、黄连、花椒、地肤子、板蓝根、蛇床子、赤芍、土茯苓、何首乌(西安太极药业有限公司生产,国药准字 Z20026455)。功效主治:清热燥湿,杀虫止痒;适用于由湿热下注所导致的带下量多、瘙痒、外阴炎,滴虫性阴道炎,霉菌性阴道炎等症状。用法用量:取 10 毫升的利夫康洗剂与 90 毫升水进行混合,使用外擦的方式进行清洗。每日清洗 1～2 次,7 日为 1 个疗程,共使用 2 个疗程;取适量萘替芬酮康唑乳膏,将其涂抹于患处与周围的皮肤组织,每日涂抹 3 次,7 日为 1 个疗程,共使用 2 个疗程。临床应用:唐华用上法治疗 30 例股癣患者,总有效率为 93.33%。[8]

2. 复方蛇床子搽剂　组成:蛇床子、苦参、白鲜皮、地肤子、薄荷脑、冰片(解放军 205 医院研制)。功效:清热泻火,祛风燥湿,抑菌杀虫,止痒止痛。用法用量:外用复方蛇床子搽剂,每日 2 次,2 周为 1 个疗程。临床应用:王宝剑等用上方治疗 147 例体股癣患者,总有效率为 93.2%。[9]

3. 百癣夏塔热片　组成:地锦草、诃子肉、毛

① 张启勤.铁锈大蒜巧治体癣[J].农家之友,2015(12):46.
② 杨福龙,等.土荆芥洗浴治疗股癣的疗效观察[J].中国社区医师:综合版,2004,6(6):48.
③ 赵辉,等.白花丹治疗体、股癣 62 例[J].中医外治杂志,2003,12(3):47.
④ 熊玉钟.白及调醋治疗体癣 410 例[J].中国民间疗法,1999(11):18.
⑤ 吴耀春,等.治头癣体癣股癣验方[J].中国民间疗法,1998(6):61.
⑥ 张仁安.竹油治疗体癣[J].四川中医,1992(5):59.
⑦ 张长.腊梅树叶治疗体癣、股癣[J].新中医,1980(3):10.
⑧ 唐华.利夫康洗剂联合萘替芬酮康唑乳膏治疗股癣[J].深圳中西医结合杂志,2018,28(12):38-40.
⑨ 王宝剑,苑振亭,等.复方蛇床子搽剂治疗体股癣 296 例临床研究[J].临床军医杂志,2017,45(3):316-317.

诃子肉、西青果、芦荟、司卡摩尼亚脂（陕西东泰制药有限公司生产，国药准字 Z20053495，每片 0.3 克）。用法用量：口服百癣夏塔热片 3 片，每日 3 次；外用联苯苄唑乳膏（美克乳膏）涂于患处，每日 1 次，面积超出皮损边界 1 厘米，轻揉 1～2 分钟，疗程 2 周。临床应用：任强强等用上法治疗 66 例股癣患者，总有效率为 98.49%。[①]

4. 顽癣净 组成：紫荆皮、苯甲酸、水杨酸等。用法用量：在晚上睡觉前，先用清水将其患处清洗干净，擦干，用顽癣净涂擦患病部位，并用保鲜纸外包患处，次日早上清洁患处，每日 2 次，疗程 2 周。临床应用：周洪等军用上方治疗 76 例股癣、体癣患者。结果：治愈 52 例，其中 1 个疗程治愈 32 例，2 个疗程治愈 13 例，3 个疗程治愈 7 例；显效 17 例，其中 1 个疗程 13 例，2 个疗程 2 例，3 个疗程 2 例。总有效率 100%。[②]

5. 冰黄肤乐软膏 组成：大黄、姜黄、硫磺、黄芩、甘草、冰片、薄荷（西藏芝芝药业有限公司生产，15 克/支）。用法用量：用时将适量药膏薄涂于皮损处并超过边缘 2 毫米，轻轻揉搓 3～5 分钟，使药物均匀透入皮肤，每日 2 次，疗程 3 周。临床应用：李进忠用上方治疗 50 例股癣患者。结果：痊愈 38 例，显效 8 例，有效 4 例，有效率 92%。[③]

① 任强强,张虹,等.百癣夏塔热片联合联苯苄唑乳膏治疗股癣疗效观察[J].中国麻风皮肤病杂志,2013,29(4)：263-264.
② 周洪军,等.顽癣净治疗股癣、体癣 76 例疗效观察[J].黑龙江医药,2010,23(2)：233-234.
③ 李进忠,等.冰黄肤乐膏治疗股癣 50 例疗效观察[J].光明中医,2008,23(1)：81.

手癣和足癣

概　述

手癣、足癣指皮肤癣菌侵犯指间、手掌、掌侧平滑皮肤或足趾间、足跖、足侧缘和足跟引起的浅部真菌感染性疾病。根据临床特点不同，手足癣可分为三种类型：水疱鳞屑型、浸渍糜烂型和鳞屑角化型。水疱鳞屑型好发于指（趾）间、掌心、足跖及足侧。特征性皮损表现为瘙痒剧烈的深在性水疱及领圈状脱屑。皮损可表现为厚壁水疱、脓疱，有时可见裂隙；损害可由趾间区向周围蔓延，疱液吸收干燥后形成环状脱屑；也可因继发感染而伴发淋巴结炎、淋巴管炎，此型易继发癣菌疹。浸渍糜烂型多见于指（趾）缝，足癣尤以第 3～4 和 4～5 趾间多见，特征性表现为指（趾）间浸渍发白、糜烂伴裂隙、瘙痒明显。多见于手足多汗、浸水、长期穿胶鞋者，夏季多发。鳞屑角化型好发于掌跖部及足跟。特征性皮损为糠状鳞屑、角化过度。冬季易发生皲裂及出血可伴疼痛。病程慢性，常伴发甲真菌病。

手癣和足癣属中医"鹅掌风""脚湿气"等范畴。多由外感湿热之邪，凝聚手足皮肤而成。或水中工作，或鞋袜闷热，或公用脚盆、拖鞋等，外染湿热毒邪，蕴积手足皮肤而成；病久湿热化燥，气血不潮，皮肤失去濡养，以致皮肤燥裂。

辨证施治

李斌等分 3 证

（1）风湿蕴肤证　方用消风散加减：荆芥 12 克、防风 12 克、当归 12 克、生地黄 15 克、苦参 12 克、苍术 15 克、蝉蜕 12 克、胡麻仁 6 克、牛蒡子 12 克、知母 12 克、石膏 15 克、甘草 6 克、黄柏 12 克、川牛膝 15 克、土茯苓 15 克、金银花 12 克、紫花地丁 15 克。

（2）湿热毒聚证　方用五味消毒饮合三妙丸：金银花 15 克、野菊花 12 克、蒲公英 15 克、紫花地丁 12 克、紫背天葵子 6 克、黄柏 12 克、苍术 15 克、川牛膝 12 克。

（3）血虚风燥证　方用四物消风饮加减：生地黄 15 克、当归 15 克、赤芍 12 克、荆芥 10 克、防风 10 克、川芎 12 克、白鲜皮 15 克、薄荷 10 克、蝉蜕 12 克、独活 15 克、柴胡 12 克、刺蒺藜 10 克、鸡血藤 15 克、何首乌 10 克、百部 6 克。

以上各方均每日 1 剂，水煎服，分 2 次服用。[①]

经　验　方

1. 中药浸洗方　黄柏 10 克、苦参 30 克、茵陈 30 克、乌梅 30 克、川椒 10 克、丁香 10 克、细辛 10 克、蛇床子 30 克、淫羊藿 30 克、地肤子 30 克。水煎，浸泡患病部位，每日 30 分钟，治疗 4 周。刘祖芳用上方治疗 120 例角化过度型手足癣患者，总有效率为 95.85%。[②]

2. 中药外洗剂　苦参 60 克、蛇床子 30 克、金银花 30 克、紫草 30 克、白芍 20 克、土荆皮 15 克、黄精 15 克、丹参 15 克、大黄 15 克、川芎 15 克、肉桂 10 克。2 500 毫升清水浸泡 30 分钟后，文火煎汤取汁，再加清水 2 000 毫升文火煎汤取汁，将两

① 李斌，等.中西医结合皮肤性病学［M］.北京：中国中医药出版社，2017：133-135.
② 刘祖芳.中药浸洗方治疗角化过度型手足癣的临床效果分析［J］.世界最新医学信息文摘，2018，18（103）：189.

次煎取的药汁混合装入保温瓶内。每日取汁加热至适当温度后浸泡足部，以浸没脚部为宜，将剩下药汁分次加入盆内，以保证温度的稳定。每日泡脚1次，每次30～50分钟，以10日为1个疗程，连续给药治疗2个疗程；配合1%硝酸咪康唑软膏外用治疗，每日2次，以10日为1个疗程，连续给药2个疗程。刘灵用上法治疗120例角化鳞屑型足癣患者，总有效率为90.83%。①

3. 蠲癣浸泡方　全蝎20克、生百部20克、当归20克、白及20克、黄柏20克、甘草10克。随症加减：湿热重者，加大黄柏剂量；皮肤干裂出血，加大当归、白及剂量；如感染，加金银花等。以食醋1500～2000毫升浸泡上药10小时左右，将药物有效成分浸出，用文火煎药，开锅后煮5分钟即可，待药液温度适宜时浸泡患处，每次浸泡30～60分钟，泡后自然晾干，不能用清水清洗以免影响药效。每日浸泡1～2次，连续浸泡，每次泡前先温药，1剂药可反复应用，一般浸泡2～3周可痊愈或好转，病情严重者治疗时间要延长。邓小蕾用上方加减治疗1678例手足癣患者，有效率为100%。②

4. 复方荆参溶液　大枫子9克、花椒9克、五加皮9克、地骨皮12克、苦参15克、大黄30克、土荆皮15克等。上药加醋浸泡，分装，将手或足浸泡于药液中，每日1次，每次30～60分钟，10日为1个疗程，共治疗2个疗程。蔡希等用上方治疗59例手足癣患者。结果：痊愈率为30.5%，好转率为64.4%。③

5. 克癣汤　黄柏15克、苦参20克、地肤子15克、白鲜皮15克、百部10克、土荆皮10克、花椒6克。水煎20分钟后，待水温时将手或足放入浸泡30分钟，每日1次，连续治疗7日为1个疗程，治疗2个疗程。秦丽用上方治疗30例湿热型手足癣

患者。结果：治愈21例，好转8例，未愈1例。④

6. 藿黄浸剂　藿香30克、黄精12克、大黄12克、皂矾12克、醋500克。将上药碾碎，入醋中浸泡，每日震荡数次，5～7日滤去药渣即成，装瓶备用。将患病手足浸泡于藿黄浸剂中，每日1次，每次1小时左右，30日为1个疗程，治疗3个疗程。单敏洁等用上方治疗40例角化型手足癣患者，总有效率为93%。⑤

7. 复方乌梅苦参汤　乌梅15克、苦参15克、黄芩10克、黄连10克、地肤子10克、蛇床子10克、白鲜皮10克。随症加减：水疱型，加明矾9克。将上药加水1000～1500毫升，浸泡1小时后煮沸，再用文火煮15分钟，过滤药液进行第二次煮沸，将两次药液混合后待温度不烫为度。浸泡皮损处至药液冷却。每日浸泡1次，每剂药浸泡1日。待皮损完全消退，自觉症状消失，真菌镜检阴性后再继续用药2个疗程。李银兰等用上方加减联合美克霜治疗120例手足癣患者，有效率为86.7%。⑥

8. 癣得乐擦剂　苦参30克、苍术30克、乌梅30克、射干30克、大蒜30克、冰片1克、枯矾20克、白醋80毫升。净选诸药，将苦参、乌梅、射干、苍术用净水500毫升浸泡2～3小时，再煎煮1小时后加入蒜泥拌匀煎10分钟过滤，再反复煎煮2次，三次共收318毫升，精滤后加入白醋、冰片，晾冷加入氮酮1克（渗透剂），拌均匀后即可得相当于原生药料42.5%的癣得乐擦剂。早晚各1次擦患处，7日为1个疗程。王步礼用上方治疗82例手足癣患者。结果：痊愈68例，显效7例，有效3例，无效4例，总有效率95.12%。⑦

9. 加味地黄丸　熟地黄240克、山茱萸120克、淮山药90克、牡丹皮90克、云茯苓90克、泽泻90克、白芍90克、当归90克、麦冬90克、柴胡

① 刘灵.中药外洗剂联合1%硝酸咪康唑软膏治疗角化鳞屑型足癣的临床疗效观察[J].双足与保健,2018,27(11):17-18.
② 邓小蕾.自拟蠲癣浸泡方治疗手足癣[J].中国民间疗法,2015,23(2):38.
③ 蔡希,等.复方荆参溶液治疗手足癣的临床研究[J].辽宁中医杂志,2012,39(6):1069-1070.
④ 秦丽.自拟克癣汤治疗湿热型手足癣30例疗效观察[J].工企医刊,2008,21(5):50-51.
⑤ 单敏洁,等.藿黄浸剂治疗角化型手足癣、甲癣的临床观察[J].四川中医,2004,22(6):74-76.
⑥ 李银兰,等.复方乌梅苦参汤治疗手足癣疗效观察[J].光明中医,2004,19(6):29-30.
⑦ 王步礼.癣得乐擦剂治疗手足癣82例临床观察[J].四川中医,2003,21(2):63-64.

30克、肉桂30克、石菖蒲15克。此为1个疗程量。上药研末蜜丸,丸重10克,早晚各服1次,每次1丸。刘恒一用上方治疗100例鹅掌风患者。结果:经1个疗程治疗,痊愈85例,好转12例,无效3例,有效率97%。[①]

10. **搓掌丸** 大枫子肉500克、核桃仁60克、猪脂60克、白砒9克、水银6克。先将大枫子肉及核桃仁碾碎,然后与其余的药调合成棕黑色稠膏。每30克为1份,用细绸分包成1丸备用。患者可以照常用肥皂及水洗手。每日7~10次将搓掌丸置双掌之间,合掌搓之。使损害的整个面积涂上药物。每日搓的次数愈多愈好。也可将药直接涂于损害上,合掌搓之,结果无差别。曹松年等用上方治疗34例手癣患者。结果:24例可追查结果。以5个月为疗效标准时间,有疗效者15例,其中痊愈1例,显著4例,进步10例;无效2例,7例治疗时间不足,尚不能肯定效果。[②]

单　方

1. **干葛洗剂** 组成:葛根配方颗粒6克(相当于临床使用量30克饮片)、枯矾配方颗粒15克(相当于临床使用量15克饮片)、水1000毫升。用法用量:煮沸20分钟,待温后备用;浸泡足部或擦拭皮损区。干葛洗剂浸泡或擦拭后,依次间隔外涂盐酸特比奈芬乳膏及银锌霜皮肤黏膜抗菌剂,每日2次。临床应用:肖波等用上法治疗79例趾间糜烂型足癣患者。结果:痊愈69例,显效7例,好转2例,有效率96.20%。[③]

2. **杏仁陈醋** 组成:苦杏仁100克、陈醋300毫升。制备方法:上药入搪瓷容器内煎沸后,文火续煮15~20分钟(使药液浓缩至150毫升为宜),冷却后装瓶密封备用。用法用量:用时先将患处用温开水洗净晾干,再涂药液即可,每日3次。[④]

3. **香鳞毛蕨** 组成:香鳞毛蕨500克。制备方法:上药研粉末,然后将药粉分别加水煮2次,每次2500毫升,合并煎煮液浓缩至1000毫升,密封后使用。用法用量:将患手(足)浸泡于药液或将药液涂于患处,每日1次,每次30分钟,连续用药21日。临床应用:殷先君用上方治疗48例难治性手足癣患者。结果:治疗1周后,临床治愈30例,真菌镜检及培养阴性27例,临床和真菌学治愈率分别为62.5%、56.3%;第3周后随访,临床治愈44例,真菌镜检及培养阴性43例,治愈率分别为91.7%、89.6%。[⑤]

4. **黄连** 组成:黄连25克。用法用量:上药研成粉末,加1000毫升浸泡10分钟,以大火煎5分钟,候温浸泡患部以及鞋、袜、鞋垫,每次10分钟,连泡2~3日。临床应用:罗林钟等用上方治疗6例足癣患者,全部治愈,3个月后随访无复发。[⑥]

5. **复方苦参酊** 组成:苦参15克、芫花15克。制备方法:先将苦参、芫花加入95%乙醇100毫升中浸泡1周,去渣取汁,然后放入水杨酸3克、苯甲酸6克备用。用法用量:用时外涂患处,每日1~2次,1周为1个疗程。临床应用:邱桂仙用上方治疗50例手足癣患者。结果:痊愈38例,显效8例,好转4例,总有效率100%。[⑦]

6. **马齿苋** 组成:马齿苋鲜品500克。用法用量:上药加水适量,煮沸20分钟后,晾至温度适宜,倒入盆中,将患肢浸于药液中,泡30分钟,每日2次。临床应用:张丽华等用上方治疗108例手足癣患者,均获效,其中痊愈94例,明显好转14例。一般浸泡2日即可见效,1~2周痊愈,或有明显好转。[⑧]

① 刘恒一.加味地黄丸治疗鹅掌风100例[J].湖北中医杂志,1984(6):7.
② 曹松年,等.用搓掌丸治疗手癣的初步报告[J].上海中医药杂志,1959(2):40.
③ 肖波,尚进,等.干葛洗剂联合抗真菌药物治疗趾间糜烂型足癣疗效观察[J].皮肤病与性病,2018,40(4):605-606.
④ 蒋荣鑫.杏仁陈醋治足癣[J].农家之友,2017(4):49.
⑤ 殷先君.香鳞毛蕨治疗48例难治性手足癣的疗效观察[J].现代药物与临床,2013,28(1):57-58.
⑥ 罗林钟,等.黄连治手足癣有良效[J].农村新技术,2012(7):44.
⑦ 邱桂仙.复方苦参酊治疗手足癣50例[J].四川中医,2008,26(3):94.
⑧ 张丽华,等.马齿苋治疗手足癣108例[J].中国民间疗法,1999(9):44-45.

7. 矾石汤 组成：白矾 40 克（研末）、浆水 3 000 克。随症加减：溃烂，渗水不止者，浸后用黄连研末外敷；抓破出血，浸后撒云南白药；奇痒难忍，浸后撒食盐末少许；湿郁化热，小溲短涩，服龙胆泻肝丸加二妙散、土茯苓、金银花等；若腰膝无力，少腹不仁者，浸后服肾气丸；若营血不足，浸后服地黄、芍药、当归、川芎之属；若寒湿凝滞，浸后服鸡鸣散加减。用法用量：空煮数沸，投矾于内，搅化，倾入盆中，乘热浸洗脚半小时许，每日 1 次。临床应用：王恒照用上方治疗 1 例脚气患者，3 剂治愈。①

8. 新方鹅掌风浸泡剂 组成：黄柏粉 50 克、樟脑 5 克、水杨酸粉 45 克、食用醋适量。用法用量：前 3 味药研末过筛，用塑料袋分装（每袋 22 克）备用。用时加食醋 250 毫升，将患手浸泡于内，袋口于手腕外扎好，约 5 小时即可。临床应用：严学群用上方治疗 363 例鹅掌风患者。结果：痊愈 345 例，好转 16 例，无效 2 例，总有效率 99.5%。②

9. 马钱子药油 组成：生马钱子。制备方法：放入香油锅中，炸至鼓起，切开呈黄色即可，滤后用其药油。用法用量：先将手足洗净待干后，再将药油涂于患处，边搓边用火烤，隔日 1 次，擦后 1 小时内勿洗手足，忌入口内。使用 5 次为 1 个疗程。临床应用：杨忠用上方治疗 64 例手足癣患者。结果：1 次明显好转 36 例，1 个疗程内治愈 48 例，2 个疗程内治愈 12 例，共占 93.75%；好转 4 例，占 6.25%。如有复发，再用此药仍可治愈。③

10. 红油煎 组成：砒霜 12 克、麻油 120 克。制备方法：将砒霜敲细如曲，入油煎至砒枯烟尽为度，去砒留油。用法用量：每日擦患部 2～3 次。切忌入口。临床应用：丰明德用上方治疗 1 例鹅掌风患者，20 日治愈。④

11. 东矾散 组成：生明矾 10 份、飞东丹 1 份。用法用量：上药共为细末，和匀。取东矾散 24 克，加米醋 500 克，放磁盆中加热近沸，待温时擦浸患处，每日 3 次，每次 50 分钟。冬天浸毕 3 次后涂东丹油膏（飞东丹 1.5 克、凡士林 30 克调匀）。12 次为 1 个疗程。⑤

中 成 药

1. 癣湿药水 组成：土荆皮、蛇床子、大枫子仁、百部、防风、当归、透骨草、侧柏叶、吴茱萸、花椒、蝉蜕、斑蝥等。用法用量：外用，擦于洗净的患处，每日 3～4 次；治疗灰指甲应先除去空松部分，使药易渗入。切忌入口，严防触及眼、鼻、口腔等黏膜处。⑥

2. 复方透骨草溶液 组成：透骨草、花椒、明矾、皂荚、木鳖子、米醋（上海中医药大学附属岳阳中西医结合医院研制，沪药制字 Z05050583）。用法用量：500～1 000 毫升浸泡患足，每日 1 次，每次 1～2 小时，连续 14 日。临床应用：向延卫等用上方治疗 72 例角化过度型足癣患者，总有效率为 87.5%。⑦

3. 一号癣药水 组成：蛇床子、百部、土荆皮、苦参、明矾等（上海中医药大学附属曙光医院研制）。用法用量：取 400 毫升药水，嘱患者自行加入等量的米醋，每日浸泡 1 小时，睡前浸泡，擦干后不要马上冲洗。连续浸泡 10 日为 1 个疗程。临床应用：丁佳频等用上方治疗 280 例手足癣患者，10 日后已有 52 例达到临床痊愈（18.57%），20 日后临床痊愈共 124 例（44.28%），显效 96 例（34.28%），有效 57 例（20.36%），总有效率 98.92%。⑧

① 王恒照.矾石汤治脚气冲心[J].四川中医,1990(2)：44.
② 严学群.新方鹅掌风浸泡剂治疗鹅掌风 363 例[J].江苏中医杂志,1986(7)：11.
③ 杨忠.马钱子药油治疗手足癣 64 例[J].陕西中医,1986,7(4)：174.
④ 丰明德.鹅掌风治验[J].中医药学报,1982(3)：31.
⑤ 徐国光.浙江中医杂志,1960(1)：34.
⑥ 佚名.手足癣的中成药外治——癣湿药水[J].湖南中医杂志,2018,34(2)：41.
⑦ 向延卫,范斌,等.复方透骨草溶液治疗角化过度型足癣临床观察[J].湖南中医药大学学报,2015,35(7)：38-39,59.
⑧ 丁佳频,等.一号癣药水浸泡治疗手足癣 280 例[J].上海中医药杂志,2005,39(7)：42.

甲 癣

概 述

甲癣是指由皮肤癣菌感染所致的甲病,皮肤癣菌包括红色毛癣菌、须癣毛癣菌、絮状表皮癣菌,其中红色毛癣菌占首位。临床表现为甲板浑浊、增厚、分离、变色、萎缩、脱落、翘起、表面凹凸不平、钩甲及甲沟炎等,一般有手足癣发病史,指(趾)甲远端及侧缘、甚者全部指(趾)甲失去光泽,增厚变脆,凹凸不平,呈褐色或灰白色,实验室镜检可见真菌菌丝。本病初起于1~2个指(趾)甲,严重时累及所有指(趾)甲,病程缠绵。

本病属中医"灰指甲""鹅爪风"等范畴,夏季症状减轻或暂时消失,冬季症情明显。总由虫淫、湿阻,肝血不足,虫毒乘虚而入所致,或由鹅掌风或脚湿气日久不愈,湿毒内聚,蔓延甲板,或外感虫邪,湿阻脉络,血不荣甲,或肝血亏虚,爪甲失养,甲病发生。

辨 证 施 治

1. 湿热蕴结型 治宜养血润燥止痒、清热燥湿解毒。方用苦参芩连方加减:苦参60克、土茯苓30克、黄柏30克、黄连30克、黄芩30克、玄参24克、紫花地丁24克、板蓝根24克、连翘20克、牡丹皮18克、大腹皮18克、栀子18克、龙胆草18克、防风18克、柴胡18克、蒲公英18克、大青叶18克、茵陈18克、金银花18克、野菊花18克、桔梗15克、金钱草15克、白鲜皮15克、蝉蜕9克、甘草30克。用5千克醋泡3日取出使用,每次250毫升,每日2次,持续泡灰指甲30分钟,持续治疗6周。临床观察:王孝良等用上方结合西药治疗50例灰指甲患者,有效率为88%。[1]

2. 血燥失养型 治宜收清热燥湿、祛风止痒、解毒杀菌。方用醋泡方加减:苦参30克、生大黄30克、地肤子30克、黄柏30克、土茯苓80克、赤芍15克、土鳖虫5克。中药碾碎后加入食醋1500毫升,浸泡5日后待用。用时将醋泡液放在火炉上微煮,待温热后患手(足),每晚浸泡1次,每次浸泡30分钟,每剂浸泡7日。临床观察:李艳平用上方治疗36例甲癣患者。结果:治愈24例,好转10例,未愈2例。[2]

经 验 方

1. 苦参芩连方 苦参60克、土茯苓30克、当归30克、黄芩30克、黄柏30克、黄连30克、蛇床子30克、白鲜皮15克、金银花12克、连翘18克、紫花地丁18克、防风18克、菊花12克、甘草30克。以白醋5000克浸泡3日后使用。每次取200毫升药液加入2000毫升60℃热水中泡手(足)30分钟,将病甲泡软后用修脚刀尽量刮除,每日2次,连续使用3个月。刘国华用上方治疗80例甲癣患者。结果:痊愈67例,有效13例,总有效率100%。[3]

2. 加减醋泡方 荆芥20克、防风20克、当归20克、地骨皮20克、透骨草30克、蛇床子30克、明矾30克。上药加白醋1500毫升,浸泡5日后

① 王孝良,等.中药苦参芩连方醋泡外治灰指甲100例疗效观察[J].世界最新医学信息文摘,2017,17(93):172,175.
② 李艳平.糖醋泡中药治疗甲癣36例[J].中国民间疗法,1999(3):17-18.
③ 刘国华.中药苦参芩连方联合伊曲康唑在灰指甲患者中的应用效果及对复发率的影响研究[J].双足与保健,2017,26(23):179-180.

使用。每晚泡脚 30 分钟,泡后患者自行尽量修除坏甲。药液泡后密封保存,每剂药可使用 2 周,4 个月为 1 个疗程。裘宇光等用上方联合激光治疗 46 例趾甲癣患者,总有效率为 91.9%。[①]

3. 中药洗剂　蒲公英 20 克、紫花地丁 20 克、苦参 20 克、连翘 20 克、赤芍 20 克、大黄 20 克、丁香 20 克。将中药用布包,放入煎药容器内,加水浸泡 30 分钟后,文火煎煮 20 分钟,将药取出另置;待药温适宜泡洗患处,浸洗 20 分钟左右,然后修剪已坏死的病甲,以不出血为宜,外涂达克宁软膏治疗。中药包可反复煎煮 4 次。鹿繁修用上方治疗 80 例甲癣患者。结果:治愈 35 例,有效 31 例,好转 12 例。[②]

4. 甲癣洗剂　丁香 10 克、川椒 25 克、辣椒 10 克、当归 15 克、蛇床子 30 克、黄连 20 克、紫草 20 克、射干 30 克、地肤子 30 克、生姜 50 克、大蒜 30 克、葱白 25 克。浸泡 0.5 小时后,放入自动煎药机中煎煮分装,每次中药煎煮 2 袋(约 300 毫升)。甲癣洗剂浸泡患甲,每日 1 次,时间 20 分钟。将两袋中药倒入塑料袋中,加一倍的开水(温度不烫手,约 45℃),将病甲放入袋中,热水宜覆盖双手(药袋放入盛有热水的盆中,以维持温度)。用药前可用甲锉或刀片修剪指(趾)甲,每周 1 次。靶甲为指甲的甲真菌病患者用药 3 个月,靶甲为趾甲的甲真菌病患者用药 4 个月。周春英等用上方联合伊曲康唑治疗 35 例甲癣患者,真菌转阴率为 71.4%。[③]

5. 外治方　香蕉皮 50 克、百部 30 克、黄连 30 克、黄柏 30 克。上药粉碎成粗粉,同鞣酸 60 克、烟丝 40 克混匀,装入玻璃瓶中加 95% 乙醇至 500 毫升,密封 7 日以上。治疗时先把指甲用刀片刮薄,晚上将配好的药粉和烟丝均匀敷于指甲上,上罩薄膜,再用纱布包好,敷一夜,次日晨去除外敷物,7 日为 1 个疗程。王锦兰用上方治疗 21 例

灰指甲患者,治疗 4 个疗程以上后全部获效,显效 15 例,有效 6 例。[④]

6. 藿黄浸剂　藿香 30 克、黄精 12 克、大黄 12 克、皂矾 12 克、醋 500 克。将上药碾碎,入醋中浸泡,每日振荡数次,5～7 日后滤去药渣即成,装瓶备用。将患者患病手足或指(趾)甲浸泡于藿黄浸剂中,每日 1 次,每次 1 小时左右。润肤软坚,杀虫止痒。单敏洁等将 70 例甲癣患者随机分为治疗组 40 例和对照组 30 例。对照组用 10% 冰醋酸,将患病手足或指(趾)甲浸泡其中,每日 1 次,每次 1 小时左右。治疗组用上方治疗。两组治疗均以 30 日为 1 个疗程,浸泡期间忌用皂碱。以伏天浸泡为佳,共 3 个疗程。结果:停药时有效率治疗组为 75%,对照组为 47;停药 1 个月后有效率治疗组为 75%,对照组为 43%。两组间比较差异均具有统计学意义(均 $P < 0.05$)。[⑤]

7. 苦黄酊　苦参 90 克、黄连 30 克、花椒 30 克、白矾(枯矾)30 克。上药加入冰醋酸 100 毫升、月桂氮卓酮 50 毫升,共制成 1 000 毫升。灰指甲需把病甲削掉,用适量的苦黄酊溶液浸泡患处,一般将药液浸过病甲为宜。每日 1～2 次,每次 20～30 分钟,10～15 日为 1 个疗程。许向阳等用上方治疗 27 例甲癣患者,总有效率为 92.59%。[⑥]

8. 中药浸泡方　大枫子 30 克、海桐皮 25 克、白鲜皮 25 克、土荆皮 45 克、蛇床子 25 克、牙皂 15 克、蜈蚣 3 条、露蜂房 20 克、浮萍 15 克、明矾 15 克、斑蝥 4 只。上方药用醋两斤浸泡煎煮,烧开用文火烧 10 分钟,将药液泌出,药液冷后将病手放入装有药液的塑料袋内将口扎好,每日浸泡 7～10 小时,次日将药液放到药渣内再煎,醋少可酌情添加,不加水。每剂药重复使用 3 次,7～10 日为 1 个疗程,连续治疗 2 个疗程,治疗期间患处不能下水,若洗澡可用橡皮手套扎好。冯克中用上方治疗 154 例甲癣患者,均取得

① 裘宇光,等.醋泡方合激光治疗趾甲癣 46 例[J].浙江中医杂志,2015,50(10):738.
② 鹿繁修.自拟外用中药洗剂治疗甲癣的疗效对照观察[J].中国初级卫生保健,2014,28(4):104－105.
③ 周春英,等.温阳通络法治疗全甲营养不良型甲真菌病临床研究[J].山东中医杂志,2009,28(6):375－376.
④ 王锦兰.外治方治疗灰指甲 21 例[J].中国民间疗法,2008(9):18.
⑤ 单敏洁,等.藿黄浸剂治疗角化型手足癣、甲癣的临床观察[J].四川中医,2004,22(6):74－76.
⑥ 许向阳,等.苦黄酊的制备与临床应用[J].中成药,2004,26(8):附 19－20.

较好疗效。①

9. 中药浸泡　枯矾 30 克、白矾 30 克、地骨皮 60 克、猪牙皂 15 克、侧柏叶 15 克、花椒 15 克、雄黄 15 克、冰醋酸 10 毫升（或米醋 50 毫升）。先将猪牙皂、地骨皮、侧柏叶、花椒加水 1 000 毫升，煎至 600 毫升，滤液取渣，再煎取 400 毫升，将两次滤液加热投入枯矾、白矾、雄黄、冰醋酸搅溶。待温浸泡 20～30 分钟。刘淑敏等用上方联合削甲术和整形固定治疗 100 例甲癣患者。结果：痊愈 96 例，好转 3 例，无效 1 例。②

10. 二黄醋　黄精 12 克、大黄 12 克、皂矾 12 克、藿香 120 克。上药浸泡于 500 克镇江香醋内，1 周后使用。每日浸 6～8 小时，连续 2～3 日为 1 个疗程。邵继棠用上方治疗 12 例甲癣患者，用药 1～2 个疗程后均痊愈。③

单　方

1. 生姜　组成：生姜 100 克。用法用量：将病甲用刀刮，使其变薄后，取新鲜生姜切片，用高度白酒 300 毫升浸 48 小时后，每日 3 次，涂擦病甲数分钟。临床应用：李雅玲等用上方治疗 25 例甲癣患者，涂擦 1 周后，可见病甲变黑，2 周内病损消退，均临床治愈。④

2. 凤仙草合雄黄解毒散　组成：新鲜的凤仙草（花、叶、茎）、雄黄解毒散。用法用量：用凤仙草加入配好的雄黄解毒散各等份，捣烂成泥，外敷甲部，用布包好，每晚包 8 小时左右，连续用 7 日为 1 个疗程。临床应用：冯栓萍用上方治疗 123 例甲癣患者。结果：痊愈 92 例，有效 22 例，好转 9 例。⑤

3. 川楝子　组成：川楝子 10 枚。用法用量：川楝子去皮，加水浸泡至软，手捏成浆糊状，浸泡患部 1 小时以上，每日 1 次；亦可用川楝子捣膏，加适量凡士林调匀，厚涂患甲，用纱布胶布固定，2 日后更换，直到痊愈⑥

4. 羊蹄根　组成：羊蹄根 180 克。用法用量：上药研碎置于 75％乙醇内，浸泡 7 昼夜，去渣过滤，以毛刷蘸药水外擦患处，每日数次。⑦

5. 鸦胆子　组成：鸦胆子。用法用量：先将病趾或指甲用温热盐水浸泡 20～30 分钟，使其发软，再用小刀将趾（指）甲的萎缩松软部分刮净，揩干后将鸦胆子去壳取仁放在病甲上，并用手拇指、食指隔以塑料薄膜捏住鸦胆子仁，用力挤压，使之压出油来涂敷在病甲上，外用胶布或伤湿膏固定，每甲 1～2 粒，每日 1 次，治疗 2～3 个月后观察疗效。治疗中注意不要用手直接接触鸦胆子仁，勿使药物触及眼、口、鼻部。临床应用：张小丽等用上方治疗 6 例甲癣患者，痊愈 4 例。⑧

6. 食醋　组成：食醋。用法用量：食醋适量装入容器，将患部浸入其中 30 分钟，每日 2 次。甲癣应在浸泡前将病甲刮薄，食醋可反复使用。一般手足癣 3～4 日可明显好转，1 周左右可治愈。甲癣经浸泡后，逐渐长出健康指甲。⑨

7. 复方黄连皮酊　组成：黄连、苦楝皮、大枫子等。用法用量：每次浸泡 20～30 分钟，每日 2～3 次。同时削除肥厚病甲至甲床，外用纱布或胶布固定，每周 1～2 次，削甲后用硬塑指甲套保护至新甲长出。临床应用：蔡三金等用上方治疗 12 例甲癣患者，有效率为 91.67％。⑩

8. 凤矾糊　组成：鲜红凤仙花（去掉花瓣根部较硬部分）30 克、白矾 1 块（7～10 克）。制备方法：以白矾块捣凤仙花瓣至烂如糊状，然后取缝衣针 1 枚，用针尖挑药糊敷于患甲上，将患甲敷满为止。药糊厚度 1～2 毫米，待药糊晾干后除去即

① 冯克中.中药外治手足癣、甲癣、角化型湿疹疗效观察[J].中国自然医学杂志,2000,2(2)：105.
② 刘淑敏,等.中药浸泡剥甲整形术治甲癣[J].黑龙江医药,1999,12(4)：225.
③ 邵继棠."二黄醋"浸洗灰指甲[J].中医药,1991,13(7)：47.
④ 李雅玲,等.生姜治疗甲癣 25 例[J].中国民间疗法,2014,22(6)：50.
⑤ 冯栓萍.凤仙草合雄黄解毒散治疗甲癣 123 例[J].中国医药指南,2008,6(24)：354－355.
⑥～⑦ 郭振东.治除癣病有新招[J].开卷有益·求医问药,2006(11)：33.
⑧ 张小丽,等.鸦胆子外敷治疗灰指甲[J].中国民间疗法,2003,11(6)：26.
⑨ 黄霞,等.食醋浸泡法治疗手足癣及甲癣[J].中国民间疗法,2001,9(8)：54.
⑩ 蔡三金,等.复方黄连皮酊治疗皮肤癣症的临床观察[J].湖北中医杂志,2001,23(7)：30－31.

可。用法用量：每日敷药 1 次，连敷 3 日后停敷药 2 周，继续敷 3 日后停敷药，20 日共敷药 6 次为 1 个疗程。临床应用：吴崇典用上方治疗 30 例甲癣患者。结果：治愈 9 例，有效 18 例，无效 3 例，总有效率 90%。[1]

中 成 药

大蒜素胶囊　用法用量：成人每次 2 粒，每日 4 次，儿童酌减。[2]

① 吴崇典.凤矾糊治疗甲癣 30 例临床观察[J].浙江中医杂志,2000(9)：391.
② 李斌,等.中西医结合皮肤性病学[M].北京：中国中医药出版社,2017：138.

花 斑 癣

概　述

花斑癣又称花斑糠疹，是由马拉色菌侵犯皮肤角质层引起的浅部真菌病。常无症状，好发于胸、腹、上臂及背部。表现为黄豆到钱币大小的浅白、褐色斑，有细小糠秕样鳞屑，热带地区较为多见。本病好发于青壮年男性，以颈侧、前胸、上臂、腋窝等皮脂腺丰富部位多发。皮损特点为细碎棕色糠秕状鳞屑斑。初起表现为以毛孔为中心、境界清楚的点状淡红色斑疹，渐增大融合成不规则形状，表面覆以糠秕状鳞屑；色渐转深，变为淡棕色，在黑色皮肤或棕黄色皮肤的患者，皮损色淡，可变为色素脱失。一般无自觉症状，病程慢性，冬轻夏重，如不治疗，可持续多年。

本病属中医"紫白癜风"范畴，俗称"夏日斑""汗斑"。病因病机为风湿所侵，郁于皮肤腠理；或外感暑湿，兼之汗液蕴积，浸渍毛窍而成。

经　验　方

1. 黄苦洗方　黄连 6 克、生大黄 10 克、苦参 15 克、藿香 10 克、明矾 6 克、黄柏 10 克、千里光 15 克。上药加水 1 500 毫升浸泡 30 分钟，随后大火煮沸文火再煎 20 分钟，取药液 400 毫升，冷却后取澄清液冰箱冷藏，每剂药使用 3 日。每日取药液外洗患处，早晚各 1 次，疗程 4 周。王春梅等用上方治疗 41 例花斑癣患者，真菌清除率为 100%。[1]

2. 肤癣洗剂　苍耳子 15 克、蛇床子 15 克、土荆皮 15 克、地肤子 15 克、百部 15 克、苦参 15 克、土茯苓 15 克、大黄 15 克。每日 1 剂，水煎 2 次，每次 500 毫升。湿敷或浸泡，每部位 15～20 分钟，疗程 4 周。罗小军等用上方治疗 17 例花斑癣患者。结果：治愈 12 例，显效 3 例，好转 2 例，总有效率 88.23%。[2]

3. 复方汗斑酊剂　土荆皮、黄柏、百部、黄芩、黄连等。用 75% 乙醇浸泡制成酊剂，装瓶备用，振荡摇匀后用药棉蘸药涂患处。张晶将 178 例复发性泛发性花斑癣患者随机分为伊曲康唑组 44 例、二硫化硒组 45 例、汗斑酊剂组 47 例、对照组 42 例。伊曲康唑组口服伊曲康唑；二硫化硒组外用二硫化硒洗剂；汗斑酊剂组外用复方汗斑酊剂，每周 2 次；对照组不做处理。均维持治疗 6 个月，停药观察 6 个月。结果：脱失病例 8 例。经治后，伊曲康唑组、二硫化硒组、汗斑酊剂组、对照组的总有效率分别为 92.5%、69.8%、93.2%、53.7%。三个治疗组与对照组比较差异均有统计学意义（均 $P<0.05$）；伊曲康唑组、汗斑酊剂组分别与二硫化硒组和对照组对比，差异有统计学意义（$P<0.05$）；伊曲康唑组和汗斑酊剂组的总有效率对比差异无统计学意义（$P>0.05$）；二硫化硒组和对照组总有效率对比差异无统计学意义（$P>0.05$）。[3]

4. 新肤愈散　黄芩、黄连、黄柏、大黄、百部、苦参、土荆皮、蛇床子、防风、白鲜皮。散剂 1 包（每包 30 克）用茶包袋装好后，放入 1 000 毫升沸水中浸泡直至水温冷却至皮肤接触无刺激，外洗

① 王春梅，等.黄苦洗方治疗花斑癣疗效观察[J].实用中医药杂志，2017，33(3)：295-296.
② 罗小军，等.中药肤癣洗剂治疗浅部真菌病临床疗效与安全性的随机对照试验[J].中华中医药杂志，2016，31(3)：987-990.
③ 张晶.复方汗斑酊剂对花斑癣的抗复发治疗作用[J].辽宁中医杂志，2016，43(1)：96-97.

皮损处10分钟,每日2次,连用2周。清热燥湿,杀虫消斑。张艳晖等用上方治疗39例花斑癣婴幼儿,总有效率为92.30%。①

5. 外用方 苦参30克、百部20克、地肤子20克、蛇床子20克、甘草10克、花椒15克、黄柏30克、黄精20克、白鲜皮30克、大黄30克。水煎取液外洗患处,每日2次。治疗2周为1个疗程。联合2%酮康唑乳膏(金达克宁)外用,每日用温水清洁患处后外涂并轻揉,每日2次。黄妹等用上方治疗41例花斑癣患者,总有效率为95%。②

6. 祛癣方 硫磺6克、蛇床子6克、土荆皮20克、百部20克、苦参20克、枯矾3克。上药浸入75%乙醇200毫升中浸泡1周后,外涂皮肤,每日2次,连用4周。邢继华等将178例花斑癣患者随机分为治疗组和对照组各89例。两组治疗期间停服其他药物。治疗组予上方治疗。对照组予盐酸特比萘芬乳膏,适量外抹,每日2次,连用4周。结果:经治后,治疗组中痊愈76例,显效12例,好转1例,痊愈率85.4%,总有效率100%;对照组中痊愈57例,显效23例,好转9例,痊愈率64.0%,总有效率100%。③

7. 祛风除湿杀虫煎剂 苦参30克、百部30克、土荆皮30克、大风子30克、白鲜皮30克、蛇床子30克、黄柏30克、地肤子30克。上药加水1000毫升,煮沸后再用文火煎煮20分钟即可,待微温时用药汁外洗患处,每日1次,疗程为3周。刘涛峰等将60例花斑癣患者随机分为对照组和治疗组各30例。治疗组用上方治疗。对照组患处外擦联苯苄唑软膏,每日1次,疗程3周。结果:经治后,治疗组痊愈9例,显效15例,好转5例,无效1例,总有效率80.0%;对照组痊愈11例,显效14例,好转3例,无效2例,总有效率83.3%。④

8. 祛斑液 黄连30克、龙胆草30克、土荆皮30克、白鲜皮15克、地肤子15克。将其水煎液1000毫升直接熏洗患部,每日2次,每次30分钟。郭盾等将62例花斑癣患者随机分为治疗组与对照组各31例。治疗组用上方治疗。对照组外涂市售克霉唑癣药水,每日2次。均嘱两组患者将内衣、被褥、枕巾煮沸消毒,7日为1个疗程,2周后统计疗效。结果:经治后,治疗组痊愈26例,显效3例,好转2例,总有效率100%;对照组痊愈11例,显效12例,好转3例,无效5例,总有效率83.9%。⑤

9. 香莲复方制剂 丁香、藿香、黄连、龙胆草、百部、枯矾、薄荷脑、冰片等。由广东省中医医院皮肤科制剂室制成外洗液(含生药100%)、外用霜(含生药30%)和喷雾剂(含生药30%)三种剂型。范瑞强等将19例花斑癣患者随机分为对照组4例和治疗组15例。治疗组予30%香莲喷雾剂直接喷射皮损处,每日2~3次。对照组予60%乙醇喷雾剂直接喷射皮损处,每日2次。结果:经治后,治疗组痊愈0例,显效2例,有效10例,无效3例,总有效率80%;对照组痊愈0例,显效1例,有效0例,无效3例,总有效率25%。⑥

单 方

1. 硼砂黄瓜汁 组成:硼砂50克、黄瓜100克。制备方法:将黄瓜切成片后,同硼砂一起放入容器内稍搅拌。放置3~4小时后,过滤出汁液将其装入瓶内,并放于冰箱内备用。用法用量:清洁皮肤后,使用浸蘸汁液的消毒纱布涂擦患处,每日3次,7日为1个疗程。临床应用:卢海峰等用上方治疗13例花斑癣患者,全部治愈。⑦

2. 自拟方 组成:硫磺、雄黄、鲜茄子。制备方法:硫磺、雄黄等份研末,将鲜茄子横断,以切面蘸硫磺、雄黄末在患处反复摩擦,每日2~3次,

① 张艳晖,等.新肤愈散治疗婴幼儿花斑癣39例[J].江西中医药,2012,43(12):33-34.
② 黄妹,等.中西医结合治疗花斑癣的疗效观察[J].现代中西医结合杂志,2011,20(12):1492-1493.
③ 邢继华,等.自制中药祛癣方治疗花斑癣的临床疗效观察[J].中外医学研究,2011,9(18):16-17.
④ 刘涛峰,等.祛风除湿杀虫煎剂治疗花斑癣疗效观察[J].安徽中医学院学报,2010,29(4):15-16.
⑤ 郭盾,等.祛斑液治疗花斑癣62例[J].中医外治杂志,1997(2):39.
⑥ 范瑞强,等.香莲复方制剂治疗体股癣、花斑癣疗效观察[J].中国中西医结合杂志,1994,14(10):614-615.
⑦ 卢海峰,等.外用硼砂黄瓜汁治疗花斑癣13例[J].人民军医,2011,54(4):321.

每次约半小时,10 日为 1 个疗程。临床应用:谷杰法用上方治疗数例花斑癣患者,皆在 10 日内痊愈,疗效满意。[1]

3. 野苎麻叶　组成:清晨带有露水的新鲜野苎麻叶适量。用法用量:先用两手掌将药搓一搓,而后以其反复摩擦病损部位,按病损范围大小,每次 10～30 分钟,每日 1 次,持续用药 7 日。未愈者再进行第 2 个疗程。临床应用:夏道恒等用上方治疗 75 例花斑癣患者,全部治愈。[2]

4. 良姜酒　组成:高良姜 5 克、75％乙醇 250 毫升。用法用量:混合浸泡 7 日备用。涂擦患处,每日 2 次。涂擦后有隐刺痛感觉,几分钟后自行消失。[3]

5. 紫皮蒜　组成:紫皮蒜 2 枚。用法用量:紫皮蒜捣泥弄汁,擦拭患处,每日 1 次,3 日为 1 个疗程。临床应用:郝斌峰用上方治疗 17 例花斑癣患者,全部治愈。[4]

中成药

1. 润肌皮肤膏　组成:大枫子 160 克、红粉 160 克、樟脑 160 克、核桃仁 160 克、蓖麻子 160 克、松香 10 克、蜂蜡 70 克等(杨凌东科麦迪森制药有限公司生产)。用法用量:使用时用纱布包药擦患处,用药品时无痛,直接涂于患处,略加按摩,治疗 7 日。每晚使用 1 次。疗程 2 周。临床应用:曲光萍等用上方治疗 32 例花斑癣患者,总有效率为 90.6％。[5]

2. 除癣喷雾剂　组成:密陀僧、海螵蛸、硫黄、胡椒、藿香、黄连等(广东省梅州市梅州中医院制剂室研制)。用法用量:将药液外喷于患处,每日数次。临床应用:李智忠等将 276 例花斑癣患者随机分为治疗组 150 例与对照组 126 例。对照组用 2％克霉唑霜外涂患处,每日 2 次。治疗组用上方治疗。两组用药面积均比皮损边缘向外扩大 1 厘米,1 周为 1 个疗程,1 个疗程未愈者再继续治疗 1 个疗程,患者所着汗衫、裤均煮沸消毒。两组均以 2 个疗程判定疗效。结果:经治后,治疗组痊愈 128 例,好转 11 例,未愈 11 例,总有效率 92.67％;对照组痊愈 56 例,好转 12 例,未愈 58 例,总有效率 53.97％。[6]

① 谷杰法.茄子佐治花斑癣[J].中国民间疗法,2001,9(5):62.
② 夏道恒,等.新鲜野苎麻叶摩擦法治疗花斑癣[J].中国乡村医药,1999(3):29.
③ 王宪清.良姜酒治花斑癣[J].河南中医,1986(6):38.
④ 郝斌峰.紫皮蒜治疗花斑癣[J].四川中医,1985(7):54.
⑤ 曲光萍,等.润肌皮肤膏治疗花斑癣临床疗效观察[J].工业卫生与职业病,2006,32(4):204.
⑥ 李智忠,等.除癣喷雾剂治疗花斑癣 150 例疗效观察[J].湖南中医杂志,2001,17(3):20.

糠秕孢子菌性毛囊炎

概　述

糠秕孢子菌性毛囊炎又称为马拉色菌毛囊炎，是由糠秕（球形）马拉色菌引起的毛囊性皮肤真菌病。多见于中青年，男性多于女性。好发于皮脂腺丰富的部位，如背上部、胸前、双肩、颈部，少数见于前臂、小腿和面部，腹部有时亦会发生，多呈对称性。皮损特征为成批出现的圆顶状毛囊红色小丘疹，其间有毛囊性小脓疱，可挤出粉状物，周边有红晕。自觉不同程度瘙痒。常见于多汗证、油性皮肤，可合并花斑糠疹和脂溢性皮炎。南方热带和亚热带炎热潮湿地区多见。

本病的发生与外感或内生风、湿、热邪密切相关。过食肥甘辛辣刺激之物，致脾胃运化失常，湿热内生，外溢肌肤；或因暑热高温，素体多汗、多脂，浸渍肌肤，兼与风邪相搏，郁于肌肤而致。

辨 证 施 治

李斌等分 2 型

（1）肺胃热盛型　方用枇杷清肺饮加减：枇杷叶 10 克、桑白皮 10 克、黄芩 10 克、栀子 10 克、野菊花 10 克、黄连 6 克、赤芍 10 克、白茅根 30 克、生槐米 15 克、苦参 10 克。随症加减：面红、口渴、口腔异味，可加知母、石膏、淡竹叶；大便干结不畅，可加枳实、全瓜蒌、生大黄；皮脂溢出较多，舌苔黄腻，可加茶树根、茵陈、侧柏叶等。

（2）暑湿毒蕴型　方用清暑汤加减：连翘 15克、金银花 15 克、赤芍 12 克、天花粉 12 克、飞滑石 12 克、车前子 9 克、泽泻 9 克、生甘草 3 克。随症加减：皮疹色红灼热者，加牡丹皮、蒲公英、黄芩；脓疱较多者，加紫花地丁、皂角刺；身热而烦，口渴自汗者，加麦冬、玄参、青蒿。[1]

经 验 方

1. 蒲地苋洗液　蒲公英 20 克、紫花地丁 20克、马齿苋 30 克、藿香 20 克、苦参 30 克、大黄 20克、百部 20 克、白鲜皮 25 克、地肤子 20 克。加水3～4 升，浸泡 2 小时左右火煎，煮沸 30 分钟后倒入盆中，待药液稍适冷却后，浸泡患处，反复搓洗以微热为度。每日 1 剂，每日晚上睡前 1 次，每次约 15 分钟。1 周为 1 个疗程，共 4 个疗程。谭锦辉等用上方联合远红外线物理治疗法治疗 90 例糠秕孢子菌毛囊炎患者，总有效率为 96.7%。[2]

2. 清肺散结汤　金银花 21 克、连翘 21 克、蒲公英 16 克、野菊花 16 克、陈皮 16 克、苦参 12 克、苍术 12 克、黄芩 16 克、辛夷 16 克、夏枯草 12 克、赤芍 12 克、白芷 12 克、皂角刺 16 克、牡丹皮 12克、当归 12 克、黄芪 16 克、炒白术 16 克、甘草 9克。随症加减：瘙痒明显者，加白鲜皮 20 克、地肤子 20 克、海桐皮 20 克；心烦失眠者，加茯神 12克、夜交藤 12 克、合欢皮 12 克。上药加水 1 000毫升，充分浸泡 1 小时，用武火煎至沸腾，后改为文火煎煮 15 分钟，每剂水煎 2 次，共取汁 600 毫升，分早晚 2 次于饭后半小时温服。连续服用 2周。联合火针治疗，每周治疗 2 次，共治疗 2 周。

① 李斌，等.中西医结合皮肤性病学［M］.北京：中国中医药出版社，2017：143－145.
② 谭锦辉，等.自拟蒲地苋洗液熏洗联合远红外线治疗糠秕孢子菌毛囊炎的临床疗效和安全性分析［J］.四川中医，2018，36（2）：146－149.

刘力用上方加减治疗43例马拉色菌毛囊炎患者，愈显率为88.37%。[①]

3. 外洗方1　茵陈20克、紫花地丁20克、苦参20克、蒲公英20克、大黄20克、千里光20克、土茯苓20克、地肤子20克、苍耳子20克、白鲜皮20克。水煎外洗，每日1次，共用4周。联合口服伊曲康唑胶囊200毫克，每日1次，连用14日、停药16日为1个疗程。范华等用上法治疗36例毛囊炎患者，总有效率为83%，复发2例。[②]

4. 消节汤　丹参、黄芩、蒲公英、土茯苓、生地黄、牡丹皮、侧柏叶、墨旱莲。随症加减：肺经风热型，加石膏、金银花；脾胃湿热型，加厚朴、陈皮、生薏苡仁等以健脾理湿；脾胃湿热夹瘀型，加赤芍、槐花等；兼阴虚证见舌绛光剥者，加玄参、沙参、麦冬。每日1剂，水煎服。1周为1个疗程，观察1~2个疗程。周兰等用上方加减治疗60例糠秕孢子菌性毛囊炎患者。结果：痊愈30例，显效23例，有效7例，有效率88.33%。[③]

5. 外洗方2　苦参30克、皂角刺30克、地骨皮15克、百部15克、黄精15克、花椒10克、明矾10克、防风10克、荆芥10克、红花10克。水和米醋各半煎煮滤汁，温洗患处，然后外用1%联苯苄唑凝胶（必伏），每日1次。付宏伟用上法治疗50例糠秕孢子菌毛囊炎患者，总有效率为76.0%。[④]

6. 藿黄浸剂　藿香30克、大黄30克、黄精30克、枯矾30克。煎水外洗，每日2次，连续用药4周。林少健等用上方治疗30例毛囊炎患者，总有效率为93%。[⑤]

单　方

复方三黄散　组成：大黄3克、黄连3克、黄芩3克。制备方法：上药结合氟康唑100毫克碾粉。用法用量：清洁局部皮肤，冷喷机冷喷蒸馏水10分钟，用75%乙醇棉球局部皮肤消毒后，用痤疮针清除皮损内容物，较小丘疹用痤疮针尖挑破，后用复方三黄散约10克，加适量蒸馏水调成糊状，均匀涂于患部，勿使干燥，干后水湿润之，约30分钟后擦拭去除。每周1~2次，每日患者自行涂药1次，连续治疗1个月。临床应用：曹志翔等用上法治疗75例糠秕孢子菌毛囊炎患者，总有效率为100%。[⑥]

中 成 药

1. 姜黄消痤擦剂　组成：姜黄、七叶一枝花、杠板归、一枝花、土荆芥、绞股蓝、珊瑚姜等（舒美达制药公司生产）。用法用量：外擦，每日2~3次，用药6周。临床应用：宋兆友用上方治疗50例糠秕孢子菌毛囊炎患者，总有效率为96%。[⑦]

2. 皮肤康洗液　组成：金银花、蛇床子、龙胆草、土茯苓、蒲公英等（北京华洋奎龙药业有限公司生产）。功效：清热解毒，凉血除湿，杀虫止痒。用法用量：用棉签蘸取皮肤康原液涂在皮疹上，每日3次。临床应用：郑名振等将100例糠秕孢子菌性毛囊炎患者随机分为治疗组60例和对照组40例。治疗组用上方治疗；对照组用特比萘芬乳膏涂于皮疹上并轻轻按摩，每日2次。两组均连续用药3周。结果：经治后，治疗组痊愈46例，显效3例，好转8例，无效3例，有效率81.67%；对照组痊愈15例，显效12例，好转7例，无效6例，有效率67.50%。治疗组中6例患者皮疹周围红痒、脱屑，对照组中3例患者局部红斑瘙痒，患者均能忍受。[⑧]

3. 苦参素注射液　组成：苦豆子提取物（宁夏沙赛制药有限公司生产）。用法用量：每日肌

① 刘力.清肺散结汤联合火针治疗马拉色菌毛囊炎的临床观察[J].中国民间疗法,2017,25(12)：55-56.
② 范华,等.伊曲康唑联合中药外洗治疗马拉色菌毛囊炎36例[J].现代中西医结合杂志,2011,20(33)：4247.
③ 周兰,等.中医药治疗糠秕孢子菌性毛囊炎疗效观察[J].中国麻风皮肤病杂志,2008,24(9)：739.
④ 付宏伟.中西医结合治疗糠秕孢子菌毛囊炎疗效观察[J].中国中医药信息杂志,2007,14(2)：67.
⑤ 林少健,等.藿黄浸剂治疗糠秕孢子菌性毛囊炎50例[J].四川中医,2005,23(4)：84.
⑥ 曹志翔,等.中西医结合外治法治疗糠秕孢子菌毛囊炎75例临床观察[J].江苏中医药,2006,27(8)：35-36.
⑦ 宋兆友.姜黄消痤擦剂治疗糠秕孢子菌毛囊炎疗效观察[J].皮肤病与性病,2012,34(4)：248.
⑧ 郑名振,等.皮肤康洗液治疗糠秕孢子菌性毛囊炎60例疗效观察[J].岭南皮肤性病科杂志,2006,13(2)：119,121.

注苦参素注射液 0.2 克；同时外涂氯柳酊搽剂，每日 3～4 次；口服维生素 B_6，每次 30 毫克，每日 3 次；伴有瘙痒者加服异丙嗪 25 毫克，每晚 1 次。连用 7 日为 1 个疗程。临床应用：祝向东等用上法治疗 30 例糠秕孢子菌毛囊炎患者，总有效率为 90%。[1]

① 祝向东，等.苦参素治疗糠秕孢子菌毛囊炎 30 例观察[J].宁夏医学杂志，1999(8)：462.

念珠菌病

概　述

念珠菌病是由念珠菌属,特别是白色念珠菌引起的急性或亚急性皮肤、黏膜或内脏疾病。本节主要介绍皮肤及黏膜损害。(1)黏膜念珠菌病:可发于口腔、阴道、尿道口、龟头部。发生于口腔黏膜可见乳白色薄膜,状如鹅口,故名鹅口疮,揭去此膜可见红色湿润基底,严重者可致黏膜溃疡及坏死。多见于儿童、老人、慢性消耗性疾病患者及免疫功能低下者;在阴道可有黏膜剥脱、溃疡、糜烂面,形成阴道炎,白带增多,自觉痒甚;在龟头,可形成糜烂,有分泌物。(2)皮肤念珠菌病:常见为红斑、丘疹性损害,相互融合成片,表面浸润,边界清楚,向四周扩展,有时又水疱、脓疱,炎症明显,或湿疹样改变,多从幼年发病。(3)念珠菌性间擦疹:可于腋下、乳房下、腹股沟、肛门、指(趾)缝间发生明显的炎症浸润,在红斑基础上形成水疱或脓疱,摩擦后破裂形成红色湿润性损害,边缘不规则,皮损周围常有散在丘疹、脓疱疹,称卫星状损害。(4)甲及甲廓部:多见甲廓炎,嵌于甲上,表面红肿、脱屑,甚者有脓性分泌物,甲沿增厚,甲板变形,甲板与甲床分离。

发生于口腔黏膜者属中医"鹅口疮"。病因病机主要由于口腔不洁,感受邪热,染毒而发,过食辛辣,心脾热气熏发于口,或久病久泻,伤及元气,脾胃虚弱,运化失职,湿浊内停,上泛于口等,在辨证论治上应多采用清心脾积热兼去湿或者养阴清热、淡渗利湿、健脾益胃、养阴生津。

辨证施治

1. 心脾积热型　治宜清心泻脾。方用清热泻脾散加减:黄连3克、灯心草3克、甘草3克、栀子6克、黄芩9克、生石膏10克、生地黄10克、淡竹叶10克。随症加减:大便秘结者,加大黄通腑泄热;口干喜饮者,加石斛、玉竹养阴生津;湿热重者,加藿香、佩兰、滑石清热化湿。每日1剂,以水400毫升煎至100~150毫升,取适量清洗、擦拭口腔黏膜,每日4次;余下汤剂分2~3次服用(服药剂量随年龄大小和病情轻重予适当调整)。临床观察:胡根彪用上方加减治疗72例鹅口疮患儿。结果:治愈64例,好转6例,无效2例。[1]

2. 湿热下注型　主症:外阴瘙痒或疼痛,带下量增多,色黄或黄白相间,质稠厚如豆腐渣样,有臭气;次症:下腹作胀或疼痛,口苦口腻,小便黄赤。舌质红,舌苔黄腻或厚腻,脉滑或滑数。治宜清肝利湿、杀虫止痒。

(1)龙胆泻肝汤加减　龙胆草6克、栀子10克、生地黄15克、当归10克、黄芩9克、柴胡6克、泽泻10克、车前子(包煎)20克、通草6克、生甘草5克、川牛膝15克、苦参10克、鸡冠花15克、白芷10克。随症加减:经期,加益母草15克、丹参15克;白带多者,加薏苡仁30克、土茯苓30克;局部灼热较甚者,加忍冬藤15克、黄柏10克、萆薢10克;痒甚者,加白鲜皮15克、地肤子15克;脾虚偏重,加白术15克、茯苓15克、补骨脂15克。每日1剂,水煎服,分2次服,第三煎药汁分早晚2次熏洗。月经前1周连服5剂,3个月经周

---

[1]　胡根彪.清热泻脾散加减治疗心脾积热型鹅口疮效果观察[J].中国乡村医药,2018,25(7):30.

期为1个疗程。临床观察：赖双玲用上方加减治疗78例湿热下注型外阴阴道念珠菌病患者。结果：治愈44例，显效20例，有效9例，无效5例，总有效率93.59％。注意事项：用药期间注意情志调摄，忌食辛辣、油腻之品及海鲜。[1]

（2）止带方　猪苓10克、车前子10克、泽泻10克、赤芍10克、牡丹皮10克、黄柏10克、栀子10克、牛膝10克、茯苓15克、茵陈15克。配合点穴治疗，选穴为中极、阴陵泉，每日点穴1次，每次2分钟，刺激穴位，自初始治疗开始避开经期，每日1次，治疗6个月。初始治疗加用克霉唑栓每次150毫克，每日1次塞阴道深部，连用7日，同时服止带方，每日1剂，水煎分2次服，共7日；维持治疗于经后3日开始予克霉唑栓，每次500毫克塞阴道，同时服用止带方3日。每周1次。临床观察：聂莹用上方治疗50例复发性外阴阴道念珠菌病患者。结果：临床痊愈21例，显效26例，有效3例，总有效率94.0％。[2]

经　验　方

1. 除湿清热汤　炙黄芪15克、茯苓9克、泽泻9克、黄连9克、滑石6克、苦参6克、升麻6克、甘草3克。随症加减：心脾积热证，加栀子9克、生石膏9克、灯心草9克；虚火上炎证，加熟地黄12克、山药9克、知母9克；剂量随年龄调整，其中3个月～1岁（不包含1岁）患儿使用上述剂量的1/3，1～3岁患儿使用上述剂量的2/3，大于等于3岁的患儿使用上述剂量。每日1剂，早晚2次用开水冲服，疗程10日。联合5％碳酸氢钠溶液20毫升与温开水1∶1进行配比，将纱布浸泡其中，使用浸泡的纱布对患儿进行口腔护理，每次擦洗口腔黏膜3分钟，每日2次；擦洗后再将制霉菌素

片25万单位研成粉末，用棉签蘸取药末反复涂抹患处，每日2次。口腔护理后1小时内禁止进食，疗程10日。张来英等用上法治疗41例鹅口疮患儿，总有效率为95.2％。[3]

2. 逍遥散　柴胡、白术、白芍、茯苓、当归、甘草、生姜、薄荷。月经前1周连服6剂，3个月经周期为1个疗程。配合硝呋太尔制霉菌素阴道软胶囊，每晚1粒，于临睡前放在阴道深处，1个疗程为6日，治疗3个疗程。罗秋红等用上方治疗30例复发性外阴阴道念珠菌病患者，总有效率为93.33％。[4]

3. 自拟方1　蛇床子10克、白术8克、车前子8克、黄柏15克、苦参20克、百部20克、川椒10克、茯苓20克、知母10克、墨旱莲15克、女贞子15克、牡丹皮10克、熟地黄15克。每日1剂，水煎服，连续服用2周；配合达克宁栓（硝酸咪康唑栓）进行治疗，阴道洗净后将栓剂置入阴道深处，每次1枚，每晚1次，7日为1个疗程，连续使用2个疗程；口服伊曲康唑，每次2片，每日1次，连续服用7日。王福君用上法治疗56例外阴阴道念珠菌病患者，总有效率为96.43％。[5]

4. 香莲栓　丁香、黄连、龙胆草、百部等。每日清洁外阴后，将香莲栓塞入阴道内。强化治疗阶段每日1次，连续6日；巩固治疗阶段，每月月经干净后，每日1次，连续3日，共6个月。清热燥湿，杀虫止痒。范瑞强等用上方治疗116例外阴阴道念珠菌病患者，总有效率为84.2％。[6]

5. 五白方　白鲜皮60克、白芷24克、白僵蚕48克、白花藤24克、白及36克、苦参36克。上方水煎取液，饭后含漱，每次约15毫升，口中保留10分钟后吐出；每日3次，连续14日。同时予0.9％氯化钠注射液漱口，加氟康唑胶囊口服。杨菁菁等用上法治疗27例口腔念珠菌病患者。结果：治愈2例，好转21例，未愈4例，总有效率85.19％。[7]

① 赖双玲.龙胆泻肝汤加减治疗湿热型室女外阴阴道念珠菌病78例[J].北京中医药,2014,33(8)：621－622.
② 聂莹.中西医结合治疗复发性外阴阴道念珠菌病疗效观察[J].新中医,2014,46(6)：143－145.
③ 张来英,等.中西医结合治疗鹅口疮疗效观察[J].山西中医,2018,34(8)：33－34.
④ 罗秋红,等.逍遥散治疗气郁质RVVC患者临床对照观察[J].大众科技,2017,19(12)：42－43,48.
⑤ 王福君.中西医结合治疗复发性外阴阴道念珠菌病疗效观察[J].内蒙古中医药,2016,35(8)：66－67.
⑥ 范瑞强,等.香莲栓治疗复发性外阴阴道念珠菌病的前瞻双盲多中心随机对照研究[J].中华中医药杂志,2016,31(2)：696－700.
⑦ 杨菁菁,范媛,等.中药五白方漱口联合氟康唑治疗口腔念珠菌病临床观察[J].上海中医药杂志,2015,49(7)：53－55.

6. 完带汤　白术 10 克、苍术 10 克、陈皮 10 克、太子参 15 克、车前子 10 克、薏苡仁 12 克、柴胡 10 克、淮山药 10 克、黑芥穗 10 克、白芍 10 克、甘草 6 克、地肤子 10 克、白鲜皮 10 克。于月经干净后水煎服，每日 1 剂，水煎服，早晚分服，连服 6 个月经周期；配合克霉唑栓剂 1 粒用手指套将药物放入到阴道深部后穹窿部，隔日 1 次，月经前后各用 1 周，连续应用 6 个月经周期；同时口服伊曲康唑，每日 200 毫克顿服，从月经第 1 日开始，7 日为 1 个疗程，连服 6 个月经周期。郑婵用上法治疗 160 例外阴阴道念珠菌病患者，总有效率为 100%。[①]

7. 中药汤剂　黄连 5 克、竹叶 10 克、白茅根 12 克、连翘 10 克。水煎 2 次，取汁。依据患儿的年龄大小分 4～8 毫升，饭后温服，每日 4 次。均用 2% 碳酸氢钠溶液彻底清洁口腔患处，然后进行中医汤剂治疗，治疗周期是 4 日。孙文军用上法治疗 32 例婴幼儿鹅口疮患者。结果：治愈 20 例，显效 9 例，无效 3 例，临床总有效率 90.6%。[②]

8. 自拟方 2　川黄连、黄芩、柴胡、白芍、郁金、陈皮、三棱、莪术、半枝莲、白花蛇舌草、生薏苡仁。随症加减。每日 1 剂，水煎温服。配合常规抗菌药治疗，将 100 万单位制霉菌素片溶于 100 毫升生理盐水中，取 15 毫升溶液漱口，每日 3 次。汪欣等用上法治疗 50 例口腔念珠菌病患者，总有效率为 92%。[③]

9. 三黄洗剂　黄芩 15 克、黄柏 15 克、大黄 15 克、苦参 15 克。每日 1 剂，加水 1 000 毫升煎煮。煎出药液待冷却后外洗患处，每日 2 次，连用 2 周。殷发用上方治疗 40 例皮肤念珠菌病患儿。结果：经治后，痊愈 36 例，显效 3 例，有效 1 例，痊愈率 90.00%。[④]

10. 中药癣洗剂　黄柏 30 克、黄芩 30 克、藿香 10 克、紫荆皮 30 克、花椒 30 克、石榴皮 30 克、蛇床子 10 克、苦参 30 克、白鲜皮 30 克、地肤子 10 克、千里光 15 克、羌活 10 克。随症加减：热盛者，加地榆、紫草、大青叶；有脓疱者，加野菊花、蒲公英、紫花地丁、鱼腥草；糜烂渗液较甚者，加苍术、土茯苓、枯矾。小儿用量酌减。每日 1 剂，加水 1 500～2 500 毫升，煮沸后煎煮 15～20 分钟。取药液，待水温降至 15℃～20℃时浸洗患处，药渣复煎，每日 2 次，每次 20～30 分钟，浸洗擦干后局部扑粉。治疗 7 日为 1 个疗程。清热燥湿，杀虫止痒。宋广英用上方加减治疗 106 例皮肤念珠菌病患者。结果：治愈 89 例，显效 9 例，好转 5 例，无效 3 例，总有效率 97.17%。[⑤]

单　　方

1. 黄连　组成：黄连 30 克。用法用量：上药加入适量清水，进行半小时浸泡，之后煎煮 20 分钟，收集 300 毫升药汁，冷却后进行过滤、装袋（每袋 100 毫升），每次含漱使用 1 袋，在三顿饭后分别含漱 1 次，每次含漱持续时间要在半分钟以上，持续治疗 1 周。配合伊曲康唑胶囊，每次服 100 毫克，每日 1 次，持续治疗 1 周。临床应用：徐力用上方治疗 60 例口腔念珠菌病患者，总有效率为 76.67%。[⑥]

2. 鹅口疮散　组成：五倍子 40 克、儿茶 20 克、冰片 10 克。用法用量：患者日餐后以生理盐水清洁口腔，先使用 2% 碳酸氢钠溶液涂擦患处，然后敷以药粉，每日 3 次，涂药后均禁食水 30 分钟，以 5 日为 1 个疗程。临床应用：张佩佩等用上方治疗 43 例鹅口疮患儿，总有效率为 95.3%。[⑦]

3. 中药外用方　大黄煎剂组成：每毫升含 1 克大黄。中药粉剂组成：白矾 3 份、黄连 2 份、冰

① 郑婵.中西医结合治疗复发性外阴阴道念珠菌病 160 例临床观察[J].中国民族民间医药,2015,24(7)：53,55.
② 孙文军.中西医结合治疗婴幼儿鹅口疮的疗效观察[J].北方药学,2015,12(7)：194-195.
③ 汪欣,等.中西医联合治疗口腔念珠菌病的临床研究[J].中国医药指南,2014,12(34)：297-298.
④ 殷发.三黄洗剂治疗小儿皮肤念珠菌病 40 例[J].辽宁中医杂志,2007,34(1)：57.
⑤ 宋广英.中医外治皮肤念珠菌病 106 例[J].中医外治杂志,2006,15(6)：21-22.
⑥ 徐力.伊曲康唑联合中药黄连治疗口腔念珠菌病的临床疗效[J].中国医药指南,2018,16(25)：144-145.
⑦ 张佩佩,等.自制鹅口疮散与制霉菌素治疗小儿鹅口疮的效果比较[J].中国乡村医药,2018,25(2)：43-44.

片1份。用法用量：采用大黄煎剂轻轻擦拭口腔黏膜患处，中药粉剂涂布患处，每日4～6次。治疗过程中均嘱患儿注意饮食卫生和消毒饮食用具，伴发热者口服布洛芬混悬滴剂，疗程5日。临床应用：宋红艳等用上方治疗31例鹅口疮患儿，总有效率为95.12%。①

4. 口疮协定方 组成：败酱草40克、白花蛇舌草30克、鹿角片25克。用法用量：用2%碳酸氢钠清洁口腔后，予上方浓煎成液，涂于患处口腔黏膜，每日4次。临床应用：戴咏肖等用上方治疗32例鹅口疮患儿。结果：显效20例，有效9例，无效3例，总有效率90.6%。②

中 成 药

1. 喉剑喷雾剂 组成：薄荷脑、蝉蜕、山豆根、八爪金龙。用法用量：儿童型喉剑喷雾剂，每日3～4次，每次1～2喷，在用药后半小时内严禁进食及饮水，以防冲掉口腔内的药物；配合氟康唑片口服治疗，每次1片，每日3次。5日为1个疗程。临床应用：张晓等用上方治疗116例鹅口疮患儿，总有效率为93.96%。③

2. 六味地黄丸 组成：茯苓、熟地黄、山药、泽泻、山茱萸、山药等（太原大宁堂药业有限公司生产，国药准字Z14021444）。用法用量：每次72克，每日3次，持续治疗3个月；配合制霉菌素片治疗，口服50～100万单位，每日3～4次，服药前，督促患者于口腔内含化药物后，吞服，完毕后，用浓度为3%碳酸氢钠溶液漱口处理。坚持3周。临床应用：夏延锡用上法治疗40例口腔念珠菌病患者，总有效率为95%。④

3. 大蒜素胶囊 用法用量：大蒜素胶囊（新疆华世丹药业有限公司生产）与10毫升维生素AD滴剂调和。在每餐餐后及睡前用0.9%氯化钠溶液清洗口腔，棉签蘸取大蒜素混合液涂抹于病变处及其周围黏膜，疗程为3～5日。临床应用：杨安等用上方治疗67例鹅口疮患儿，总有效率为94.03%。⑤

4. 消糜颗粒 组成：甘草5克（相当于生药15克，下同）、清半夏1克（6克）、黄芩1.5克（10克）、党参4克（20克）、黄连2克（6克）、黄芪2克（20克）、薏苡仁2克（10克）、紫草1克（10克）。采用三九医药股份有限公司中药配方颗粒，每袋合计18.5克，相当于生药97克。用法用量：每日1袋，分2次开水冲服。同时外用制霉菌素混悬液漱口，每次5毫升，含5分钟，每日3次。1周为1个疗程，连续观察2周。临床应用：姜枫等用上方治疗40例HIV/AIDS患者伴口腔念珠菌病患者。结果：经治后，痊愈15例，显效16例，好转5例，无效4例，总有效率90.0%。⑥

① 宋红艳，等.中药外用治疗婴幼儿鹅口疮的疗效观察[J].实用口腔医学杂志,2015,31(1)：125-126.
② 戴咏肖，等.中西医结合治疗鹅口疮32例观察[J].浙江中医杂志,2007,42(7)：413.
③ 张晓，等.中西医结合治疗小儿鹅口疮的疗效观察[J].临床医药文献杂志,2016,3(3)：502-503.
④ 夏延锡.制霉菌素片联合六味地黄丸治疗老年口腔念珠菌病临床疗效观察[J].深圳中西医结合杂志,2015,25(9)：50-51.
⑤ 杨安，等.大蒜素联合维生素AD滴剂治疗鹅口疮临床效果研究[J].临床口腔医学杂志,2015,31(8)：492.
⑥ 姜枫，卫淑华，等.消糜颗粒治疗HIV/AIDS患者口腔念珠菌病40例疗效观察[J].中国中西医结合杂志,2009,29(12)：1117-1119.

节肢动物引起的皮肤病

虫咬性皮炎

概　述

虫咬性皮炎是指由螨虫、蚊、蝶、臭虫、跳蚤、蜂等昆虫叮咬或毒汁刺激引起。临床表现以损害部位水肿性丘疹、风团或瘀点为多见，偶尔有丘疱疹或水疱。有痒感或刺痛感。如继发感染，可见局部淋巴肿大等。严重程度与昆虫种类、数量和患者敏感性相关。共同特点是皮损处可见针尖大小咬痕，自觉瘙痒。

本病属中医"虫咬性皮炎"范畴。病因病机为人体肌肤被昆虫叮咬接触其毒液，或接触虫体的有毒毛刺，邪毒侵入肌肤，与气血相搏；或秉性不耐，过敏而成本病。

单　方

1. **七叶一枝花酊**　组成：七叶一枝花 10 克、黄连 10 克、冰片 5 克。制备方法：上药加入于 75% 的乙醇 1 000 毫升放入密闭玻璃容器中，将七叶一枝花、黄连放入乙醇中，浸泡 2 周，滤过，取滤液，加入冰片，搅拌溶解后，分装于喷雾瓶中备用。用法用量：先用清水或 0.9% 生理盐水将干净叮咬部位，待皮肤干燥后将七叶一枝花酊均匀喷涂于患部，每日 2 次，一般治疗 3 日。临床应用：李刚用上方治疗 225 例虫咬皮炎患者。结果：痊愈 175 例，显效 32 例，有效 12 例，无效 6 例，总有效率 97.3%。[①]

2. **马齿苋汁**　组成：新鲜马齿苋 10 克。用法用量：洗净后捣敷于伤处，并用手反复揉搓，外

敷于皮损处。临床应用：李华用上方治疗 15 例虫咬皮炎患者，有效率 100%，皮损红肿与疼痛减轻明显，短则 4 分钟，长则 15 分钟，疗效显著。[②]

3. **鲜毛牵牛叶汁**　组成：鲜毛牵牛叶适量。用法用量：用手将牵牛叶揉烂，挤汁，轻轻涂于患处。临床应用：张民安用上方治疗 100 余例蚊叮虫咬皮炎患者，均收到良好疗效。[③]

中　成　药

1. **蛇黄散凝胶剂**　组成：蛇鳞草、大黄、三角草、独行千里、山芝麻（广州中医药大学附属中山医院制剂）。用法用量：外涂，每日 2 次涂于患处。临床应用：周岁锋等将 416 例虫咬皮炎患者随机分为治疗组 231 例和对照组 185 例。治疗组以蛇黄散凝胶剂外涂；对照组予地塞米松软膏外涂，涂于患处，每日 2 次。治疗 7 日。结果：有效率治疗组为 92.21%，对照组为 78.92%。[④]

2. **复方樟脑乳膏**　组成：樟脑、薄荷脑等。用法用量：外涂，每日 2 次涂于患处。临床应用：林利虹等将 120 例虫咬皮炎患者随机分为治疗组 64 例和对照组 56 例。治疗组予上药治疗，对照组采用炉甘石洗剂和无极膏早晚外涂患处。两组均接受 12 日的治疗。结果：有效率治疗组为 90.6%，对照组为 76.8%。[⑤]

3. **季德胜蛇药片**　用法用量：将季德胜蛇药片用水或醋适量调匀成糊状，涂于皮肤患处，每日 2~3 次，7 日为 1 个疗程；配合赛庚啶 2~4 毫克，每日 2~

① 李刚.七叶一枝花酊治疗官兵虫咬性皮炎 225 例[J].人民军医,2016,59(11)：1121.
② 李华.马齿苋捣敷治疗虫咬皮炎 15 例[J].实用中医内科杂志,1994(3)：20.
③ 张民安.毛牵牛叶治疗虫咬皮炎[J].陕西中医,1987,8(6)：267.
④ 周岁锋,等.蛇黄散凝胶剂治疗虫咬皮炎临床观察[J].中国中医急症,2013,22(12)：2116 - 2117.
⑤ 林利虹,等.复方樟脑乳膏治疗虫咬皮炎的疗效观察[J].内蒙古中医药,2011,30(23)：10.

3次。对于刺蛾幼虫螫伤病例在用药前,先用橡皮硬膏反复粘揭,清除皮损处的毒刺毛。临床应用:陈海亭等用上方治疗68例虫咬皮炎患者。结果:痊愈51例,显效10例,无效7例,总有效率89.7%。[①]

预防用药

驱疫香囊　组成:松香、百部、艾叶、雄黄、葫芦巴、木香、石菖蒲、冰片等。制备方法:将药物碾为细末后过80目筛,每20克装一布袋。用法用量:每次使用2袋,1袋挂于颈前(或装在内衣袋内),另1袋置于床上。经常松动袋内药面,使其香味充分播放,2个月左右换药1次。临床应用:李秀敏用上方治疗30例虫咬皮炎患者,其中2周内痊愈11例,2周内有效9例,无效5例,总有效率83%。[②]

①　陈海亭,等.季德胜蛇药片外用治疗虫咬皮炎136例疗效观察[C]//2003中国中西医结合皮肤性病学术会议.2003中国中西医结合皮肤性病学术会议论文汇编.杭州:中国中西医结合学会,2003:498-499.
②　李秀敏.驱疫香囊预防虫咬疗效观察[J].北京医学院学报,1986,9(3):21.

虱 病

概 述

虱叮咬皮肤所致的等传染病的媒介。常见虱病有三种,分为头虱、体虱和阴虱,分别寄生在人的头发、内衣和阴毛上。这三种人虱均以刺器刺入皮肤吸吮血液维持生活,多见于个人卫生不良者。在人群中可通过直接接触或通过头巾、帽子、衣服、被褥间接传播。阴虱主要通过性接触传播。临床表现因人而异,一般均有轻重不等的瘙痒和皮疹。主要引起局部瘙痒、红丘疹、皮炎,重者出现继发感染。

中医认为病因病机是虱子叮咬,皮肤损伤,邪毒入侵,阻于肌肤所致。

经 验 方

中药方 苦参30克、百部30克、地肤子30克、艾叶30克、川椒10克。水煎外洗,每日2次,每次30分钟。此方对阴部瘙痒剧烈者有效。[①]

单 方

1. 百部 组成:百部30克。用法用量:加入500毫升水中煎至100毫升,待温后以纱布直接湿敷于患处,每日2次,连用3~7日,可以起到较好的治疗效果。[②]

2. 百部酊 组成:百部。制备方法:取百部25克和50克,分别装入广口瓶中,倒入65%~70%医用酒精各100毫升,浸泡1周,滤去药渣,留液待用。用法用量:第1次先用少量的25%百部酊棉球涂擦大腿内侧皮肤上3~5分钟,观察皮肤是否有过敏反应。如无反应,再进行治疗。第2次为观察患者疗效及症状改善情况,若阴虱成虫全部死亡脱落,采用50%百部酊局部涂药。第3次为预防性全面涂擦25%百部酊,特别在阴毛、肛门、发际、腋毛、大腿与小腿处毛发上少量涂擦一遍。[③]

3. 丁香罗勒乳膏 组成:丁香罗勒油。用法用量:局部去毛涂药,每日2次,连用3日。临床应用:李秀芳等用上法治疗31例阴虱病患者,治疗有效率为100%。随访半个月无复发。部分患者开始用药时,局部有轻度灼热感,均在半小时内消失,不影响治疗。注意事项:在治疗期间,每日更换贴身衣物、被褥,并消毒处理,禁止洗澡、他人密切接触等。[④]

中 成 药

风油精 组成:薄荷脑、桉叶油、丁香粉、樟脑等。使用方法:用棉签蘸取风油精直接涂于有虱的附近皮肤上,每日早晚2次,3日为1个疗程,未愈者重复1个疗程,1周后复查。临床应用:孙大鹏用上方治疗72例阴部虱病患者,治疗2个疗程后,总治疗有效率为100%,且治疗过程中未发现任何不良反应。[⑤]

①～② 贺曦.中药外洗治疗虱病[J].医药养生保健报,2006(13):45-47.
③ 邢建新,等.中药百部酊治疗阴虱病50例[J].上海中医药杂志,2003,37(3):36-37.
④ 李秀芳,等.丁香罗勒乳膏治疗阴虱病31例[J].中华皮肤科杂志,1997,30(3):204.
⑤ 孙大鹏.风油精治疗阴虱72例[J].社区医学杂志,2007,5(22):29.

预 防 用 药

百部酒精浸出液　组成：百部 30 克。制备方法：95％乙醇 500 毫升浸泡 36 小时后取用。用法用量：预防阴虱的最佳方法，是讲究卫生，杜绝不洁性交。一旦发现症状，及时到正规医院治疗。先要剃去阴毛，用热水擦肥皂清洗，然后局部用百部酒精浸出液涂擦阴毛处，以湿润不滴下为宜，待其自然干燥后，留药 3 日，阴虱即可杀死。如局部皮肤有继发感染，可以用适量抗生素软膏涂抹患处。受污染的衣物要煮沸消毒以杀灭阴虱及其虫卵。如配偶尚未受到感染，应暂停性生活，直到彻底杀灭阴虱为止。[①]

---

① 杨志波,等.中医皮肤性病学[M].北京：中国中医药出版社,2010：146.

疥 疮

概 述

疥疮是疥螨寄生于皮肤所致的传染性皮肤病。可因直接接触疥疮患者,或使用患者用过而未经消毒的衣裤、被单、枕套、被褥用品等而传染,或被疥虫寄生的动物传染。病变部位多见于指缝,腕屈面,腋窝前缘,肘部屈侧,股内侧,女子乳房下、小腹、臀部、会阴等处。临床主要症状初起为针尖大小丘疱疹和疱疹,疏散分布,丘疱疹微红,疱疹发亮。典型者可见微弯曲的线条状疥虫隧道,自觉奇痒,遇热及夜间尤甚,全身遍布抓痕、血痂、黑色斑点、湿疹样变,甚至引起脓疮。

在公元前 4 世纪,古代医书《管子》一书就有"寡有疥骚"的记载。中医认为疥疮的病因系风热湿虫郁于皮肤而成。

辨 证 施 治

1. 干疥型　症见皮疹呈针头或高粱米大小不等丘疹,多为红色或半透明。一般不会溃破流滋水,局部仅搔痕血痂。只有半透明丘疹者稍加挤压可挤出少许滋水。此型多以上身为重,指缝间常见到疥虫隧道。证属虫毒蕴结肌肤,复感风毒所致。治宜散风清热、燥湿杀虫。方用洗疥药方:白芷 10 克、薄荷 20 克、苦参 20 克、地肤子 20 克、川椒 20 克、石榴皮 20 克、陈皮 15 克。煎水沐浴洗澡,一般洗 15 分钟左右即可。①

2. 湿疥型　症见初起丘疹即为水疱,因瘙痒抓破,滋水淋沥,状如脱皮,每与内衣黏附一起,痒痛难剥。以下身为甚。证属肌表虫湿两毒相搏而成。治宜清热渗湿、杀虫止痒。方用硫磺擦剂:硫磺 9 克、雄黄 6 克、枯矾 6 克、芒硝 6 克、轻粉 3 克。以凡士林 100 克调膏外擦。每日早晚各 1 次,一般 3～4 日愈。若与洗浴疗法结合运用,则每日于洗浴后外擦 1 次也可。②

3. 脓疥型　症见初起丘疹焮红痒痛,继而破流脓水。多有继发感染。以泛发性为主,严重者附近有脊核肿大。证属虫毒蕴阻肌表,热毒化火生脓。治宜凉血清热、解毒杀虫。方用洗疥如神方:荆芥 20 克、防风 20 克、马鞭草 20 克、花椒 20 克、苦参 20 克、野菊花 20 克。煎水兑入枯矾 20 克,沐浴洗澡。③

经 验 方

1. 自拟方　苦参 15 克、黄柏 15 克、苍术 15 克、乌梅 15 克、威灵仙 15 克、皂角刺 15 克、防风 15 克、百部 30 克、马齿苋 15 克、蛇床子 15 克。每日 1 剂,加水 2 000 毫升,头煎文火煎药 40 分钟,复煎加水 1 000 毫升,文火煎药 30 分钟,两次药液混匀,每日晚上温洗全身(除头面部)7～10 分钟,擦干后用 10％硫软膏均匀涂擦全身,每晚 1 次,3 日为 1 个疗程,共用 2 个疗程。王志武用上方治疗 42 例疥疮患者,有效率为 97.78％。④

2. 灭疥酊　白矾 20 克、百部 100 克、苦参 80

① 中国民间中医医药研究开发协会,等.当代中药外治临床精要[M].北京:中国中医药出版社,1993:782.
② 程爵棠.百病中医熏洗熨擦疗法[M].北京:学苑出版社,1993:1-558.
③ 龚廷贤.寿世保元[M].上海:上海科学技术出版社,1963:1-365.
④ 王志武.中药外洗联合硫软膏治疗疥疮 45 例临床观察[J].基层医学论坛,2014,18(17):2258-2259.

克、白鲜皮 80 克、花椒 30 克、樟脑 10 克、冰片 6 克。上药分别碾细,浸泡于 75%乙醇 1 500 毫升(或 60 度白酒)5 日后,过滤,收集药汁,贮瓶密封备用。待干后,再用干净的药棉蘸药酊擦遍患部,早、中、晚各 1 次。连擦 7 日,疥疮即愈。邓朝纲用上方治疗 600 余例疥疮患者,收效显著。①

3. 疥疮外用膏 硫磺 50 克、大枫子 30 克、木鳖子 20 克、苦参 20 克、川椒 15 克、水银 12 克、槟榔 12 克、蜈蚣 3 条、生猪油适量。除水银、生猪油外,上药分别研为极细末,过筛后混合入水银续研至不见水银星为度。将药末与猪油共捣擦于患处,每日早晚各擦 1 次,连续 3 日为 1 个疗程。擦药期间不洗澡,待第 4 日洗澡,换洗衣被,一般擦药 1～2 个疗程即愈。郭正杰用上方治疗数十例疥疮患者,疗效满意。②

4. 复方苦参洗药 苦参 30 克、蛇床子 30 克、百部 30 克、千里光 30 克。每日 1 剂,加水约 2 000 毫升,煎汤去渣,趁热先熏后洗,早晚各 1 次,每次约 30 分钟。张志明用上方治疗 50 例疥疮结节患者,病程为 7 日～2 个月,结节均为 5 个以上的多发者,一般用药 7～10 剂,结节即消退。注意事项:治疗期间避免搔痒和热水烫洗,否则会影响疗效。③

5. 洗疥方 藜芦 20～30 克、大枫子 20～30 克、蛇床子 20～30 克、硫磺 20～30 克、川椒 8～10 克。随症加减:有感染而成脓疱者,去川花椒,加鱼腥草 20～30 克、蒲公英 20～30 克;有结节者,加皂角刺 20～30 克、白蒺藜 20～30 克。每剂加水约 4 000 毫升,煎 2 次得药液 3 000 毫升左右。先洗净患处,用药液擦洗患处,稍用力以致将皮疹擦破,每次约洗 20 分钟,每日 1 次,一般连洗 2～4 日即可见效。愈后及时换洗衣服、被褥、床单,并煮沸灭虫。曾庆发用上方加减治疗 68 例疥疮患

者。结果:治愈 62 例,好转 5 例,无效 1 例。④

6. 三黄酒 黄连 5 克、冰片 5 克、栀子 10 克、黄柏 10 克、樟脑 10 克、柳酸粉 10 克、苦参 20 克、蛇床子 30 克、地肤子 30 克。上药以 75%乙醇 200 毫升,浸泡 1～2 日,同时先将患处用肥皂洗净,再用棉球蘸酒液涂擦,每日 1～2 次。适用于疥疮、黄水疮、绣球风等。⑤

7. 止痒杀虫洗浴剂 百部 30 克、苦参 30 克、黄柏 30 克、大枫子 30 克、花椒 30 克、蛇床子 30 克。每晚 1 剂,煎水洗浴,每次洗浴时间不短于 15 分钟,冬天可置于浴罩内洗浴,一般浴后当晚止痒,如在浴后涂擦 10%硫磺软膏,则效果更佳。谢宏炯用上方治疗 231 例疥疮患者。结果:单用止痒杀虫洗浴剂治疗者,治愈率为 86%;配合 10%硫磺软膏外用者,治愈率为 97%。⑥

8. 石膏浮萍汤 生石膏(先煎)、浮萍、牡丹皮、连翘、苍耳子、白鲜皮、生地黄、蝉蜕、赤芍、甘草、黄芩、栀子。每日 1 剂,水煎 2 次,分 2 次服。丁荣川用上方加减治疗 2 例疥疮患者,疗效满意。⑦

单 方

1. 疥疮膏 组成:硫磺粉 100 克、樟脑 25 克、冰片 25 克。制备方法:上药均先用少量酒精溶解,调入凡士林 500 克即成。用法用量:用时将药膏直接涂擦患处并轻轻按摩,每晚 1 次。临床应用:鲁荣岐用上方治疗 455 例疥疮患者,经治 1～7 日均获愈,无复发。⑧

2. 三黄拔毒散 组成:黄连、黄柏、硫磺。制备方法:二味拔毒药(黄连、黄柏)与硫磺粉各等量,加水适量,摇匀后取澄清液,外擦患处,或上药加凡士林作成油膏外用。临床应用:高皑用上方治疗 46 例疥疮患者,2～3 日显效,6～7 日痊愈,总有效

① 邓朝纲.灭疥酊治疗疥疮[J].四川中医,1989(7):42.
② 郭正杰.疥疮外用膏介绍[J].四川中医,1989(9):49.
③ 张志明.复方苦参洗药治疗疥疮结节[J].中国初级卫生保健,1988(4):29.
④ 曾庆发.自拟洗疥方治疗疥疮 68 例[J].广西中医药,1987,10(4):3.
⑤ 刘启武.三黄酒外治疥疮、黄水疮[J].四川中医,1985(1):56.
⑥ 谢宏炯.止痒杀虫洗浴剂治疗疥疮 231 例[J].新医学,1984,15(5):227.
⑦ 丁荣川.石膏浮萍汤治疗疥疮的经验[J].中医杂志,1965(12):35.
⑧ 鲁荣岐.疥疮膏治疗疥疮 455 例[J].辽宁中医杂志,1991(11):40.

率为100%。注意事项：治疗期间停止洗澡。[1]

3. 止痒洗剂 组成：石灰、硫磺。制备方法：将石灰、硫磺按1:1放入锅内，加水适量。然后用水煮熬，使石灰、硫磺混合成橘黄色的液体，盛入容器内，澄清过滤，冷却后装入玻璃瓶内。用法用量：将液体每次200毫升倒入盆内和开水混匀，浑身淋洗，对疥疮部位加重淋洗，每日1次，严重者可每日2次。连续淋洗5～7日后，恶痒停止，水疱消失。临床应用：吴仲安用上方治疗1000余例疥疮患者，治愈率为98%。[2]

4. 双黄油 组成：熟蛋黄15个、明雄黄7.5克、血竭3.5克。制备方法：将熟蛋黄压碎，放入铜勺，用文火熬炼至糊状，加入碎细的明雄黄、血竭、搅拌至油出。药渣呈黑黄色时即成，去渣装瓶备用。用法用量：治疗时以热水肥皂浴后，用本品反复擦患处，隔晚1次。药后更换衣服被褥煮沸消毒。临床应用：张跃祖用上方治疗30例疥疮患者，均于用药1～5次后痊愈。注意事项：治疗期忌食辛辣油腻之物。[3]

5. 巴豆擦剂 组成：巴豆仁30克、香油5克、酸醋10毫升。制备方法：先将巴豆仁研极细末，放瓶内与香油充分拌匀后，加入酸醋进一步搅拌成糊状即可。用法用量：使用时，取药2～3克，放置在双手掌心内，深吸药气3次，随后将药涂于双侧膝部，并以手掌揉擦至双膝皮肤潮红，发热。每晚1次，5～7次为1个疗程。若合并皮肤化脓感染者，可用蒲公英20克、紫花地丁20克、苦参20克、金银花20克、野菊花20克水煎外洗。临床应用：陶子迷用上方加减治疗47例疥疮患者，全部治愈。用药1个疗程痊愈30例，2个疗程痊愈17例。经随访2个月，无一例复发。[4]

6. 菖蒲擦剂 组成：白菖蒲鲜全草150～200克。用法用量：洗净，煎水外洗患处，连用2～3

日，可痊愈。治疗疥疮，收效甚捷。[5]

中 成 药

1. 肤舒止痒膏 组成：苦参、土茯苓、人参、淫羊藿、玉竹、天冬、麦冬、黑芝麻、冰片等（贵州科福丽康制药有限公司生产）。用法用量：外涂，每日2次涂于患处。临床应用：李庆研等将46例疥疮患者随机分为对照组和治疗组各23例。对照组用清水洗浴全身后再予丁香罗勒油乳膏外涂，遍擦药膏于全身四肢，早晚各擦1次，连用2日，停药2日，共连续3个循环，每个循环间需要煮沸消毒接触患者的衣物和被褥；治疗组用肤舒止痒膏外涂，按摩5～10分钟后冲洗干净，再予丁香罗勒油乳膏外涂。每日对瘙痒进行VAS评分。结果：从治疗第1日开始至治疗第9日时，治疗组VAS评分均低于对照组，差异均有统计学意义。[6]

2. 丁香罗勒乳膏（易舒特） 组成：丁香罗勒油（杭州天城药业有限公司生产）。用法用量：温水洗澡后将皮疹部位均匀涂药一遍，早晚各擦1次，连用2日，停药2日，自第5日起重复上述用药方法1次，而后彻底消毒被褥，皮肤糜烂感染处禁用。临床应用：吴涛用上方治疗128例感染疥疮患者，痊愈率为92.97%，好转率为3.91%，有效率为1.56%，仅有2例无效。[7]

预 防 用 药

蜈黛软膏 组成：蜈蚣、蛇床子、硫磺、白矾、浙贝母、青黛、黄柏、山慈菇、五倍子、冰片、荆芥、莪术等。功效：清热解毒，祛风除湿止痒。用法用量：外用，每日2次。临床应用：段爱军将91例疥疮患者随机分为治疗组46例和对照组45

① 高皑.三黄拔毒散治疗疥疮46例[J].辽宁中医杂志,1991(10):33.
② 吴仲安.止痒洗剂治疗疥疮1000例疗效显著[J].中成药,1990(2):44.
③ 张跃祖.双黄油治疗疥疮30例[J].浙江中医杂志,1990,25(1):3.
④ 陶子迷.巴豆擦剂治疗疥疮47例[J].广西中医药,1987(6):24.
⑤ 孙开林.白菖蒲煎水洗疥疮[J].四川中医,1986(7):53.
⑥ 李庆研,于建斌,等.肤舒止痒膏联合丁香罗勒油乳膏治疗疥疮瘙痒疗效观察[J].中国皮肤性病学杂志,2013,27(4):431-432.
⑦ 吴涛.丁香罗勒乳膏治疗128例疥疮疗效观察[J].中国麻风皮肤病杂志,2002,18(3):273.

例。治疗组使用蜈黛软膏,连用4周;卤米松乳膏每晚1次,用1周停1周。对照组液氮冷冻治疗1次,2周后,可根据情况再冷冻1次。分别于2、4周观察疗效并记录不良反应。结果:第4周时治疗组有效率为97.8%,明显高于对照组的68.9%。蜈黛软膏联合0.05%卤米松乳膏外用治疗疥疮结节起效快、疗效好,而且无疼痛、感染等并发症,未发现皮肤萎缩、毛细血管扩张等不良反应,操作方便,为非创性治疗疥疮结节的有效方法之一。①

① 段爱军.蜈黛软膏与卤米松乳膏联合治疗疥疮结节疗效观察[J].长治医学院学报,2013,27(3):221-223.

隐 翅 虫 皮 炎

概 述

隐翅虫皮炎亦称线状皮炎,是由于隐翅虫在人体暴露部位(如面、颈、四肢等)爬行时被打死或捏死时释放出的毒液接触到皮肤,引起局部皮肤瘙痒、疼痛和烧灼感,皮损多为条索状或片状的水肿性红斑,部分患者可出现水疱及脓疱等,皮损与正常皮肤之间界限清楚。本病季节性、时间性较强,以夏秋季发病为主,特别是降雨前后,发病率会明显增高,可能与气温高、湿度大、气压低等有密切的关系。患病初期局部皮肤表现为点、片状或条索状红斑,随后红斑呈不规则状,表面出现大小不一的水疱或脓疱,皮损中央呈灰褐色坏死,自觉灼痛感、瘙痒较为明显。如果不及时治疗,皮损会加重,增加感染的风险。另外,如果处理不当,患者用接触虫体的手指触摸其他部位皮肤,可增加皮损面积,导致间接感染。皮损 24 小时左右出现水疱、脓疱溃烂的变化。常因搔抓而继发细菌感染,一般无全身症状。

本病属中医"恶虫叮咬""虫咬伤"等范畴。《外科正宗》云:"恶虫乃各禀阴阳毒邪而去……如蜈蚣用钳,蝎蜂用尾……自出有意附毒害人……"临床特点是皮肤呈丘疹样风团,上有针头大的瘀点、丘疹或水疱,呈散在性分布。

经 验 方

1. **黄连解毒汤** 黄连 9 克、黄芩 6 克、黄柏 6克、栀子 9 克。上药水煎,待冷后湿敷局部,每日 3~4 次,每次 10~15 分钟,每日 1 剂。张丽丽用上方治疗 42 例隐翅虫皮炎患者。结果:治愈 35 例,好转 7 例,总有效率 100%。随访 1 个月,均治愈无复发。所有患者均未出现明显不良反应。①

2. **五味消毒饮** 金银花 20 克、蒲公英 20 克、野菊花 20 克、紫花地丁 20 克、天葵子 20 克。邓向阳将 112 例隐翅虫皮炎患者随机分为治疗组 58 例和对照组 54 例。治疗组采用中药五味消毒饮,同时外擦麻油调季德胜蛇药片。对照组单用季德胜蛇药片治疗。结果:治疗组全部治愈,有效率 100%;对照组有效率为 83.3%。②

3. **苦参汤** 苦参 25 克、忍冬藤 25 克、薄荷 10 克、赤芍 10 克、芒硝 10 克。每日 1 剂,水煎,待冷后湿敷局部,每 2~3 小时 1 次,每次 10~15 分钟。曾庆洲等用上方治疗 41 例隐翅虫皮炎患者,均在 2~4 日后皮损逐渐恢复,治愈率为 100%。③

4. **地丁解毒汤** 紫花地丁 60 克、苦参 15 克、金银花 15 克、白花蛇舌草 30 克、野菊花 30 克、泽泻 10 克、牡丹皮 10 克、丹参 10 克、生甘草 10 克、延胡索 24 克等。随症加减:红斑明显者,加生地黄 20 克、七叶一枝花 15 克;脓疱增多者,加蒲公英 15 克、生大黄 10 克;疼痛明显者,加制乳香 5 克、没药 5 克。配合疱疹糊剂(生大黄、冰片、明矾、硫磺、黄柏等),每日 2 次,外涂患处。司在和用上法治疗 200 例隐翅虫皮炎患者。结果:痊愈 102 例,有效 94 例,无效 4 例。④

5. **如意金黄膏** 大黄 30 克、黄柏 30 克、姜黄

① 张丽丽.黄连解毒汤联合季德胜蛇药片治疗隐翅虫皮炎 42 例[J].光明中医,2011,26(5):967.
② 邓向阳.五味消毒饮合季德胜蛇药片治疗隐翅虫皮炎 58 例临床观察[J].中医药导报.2007.13(1):39,49.
③ 曾庆洲,等.苦参汤湿敷治疗隐翅虫皮炎 41 例[J].中医药信息,2001,18(4):4.
④ 司在和.地丁解毒汤治疗隐翅虫皮炎 200 例[J].中医临床与保健,1992,4(1):22.

30 克、白芷 30 克、天南星 12 克、陈皮 12 克、苍术 12 克、厚朴 12 克、甘草 12 克、天花粉 60 克。将上方药物在 60℃～80℃下烘干,混合粉碎,过 100～200 目细箩,取凡士林 1 760 克加热熔化,待温后加入上述各药细粉,拌匀即成,冬季可加少量甘油或液体石蜡以便保存,局部有搔烂渗出者,常规消毒后,将药膏均匀地涂在消毒纱布上,以敷盖皮损为度;若无渗出,可将涂有药膏的纱布直接敷于患处,用胶布固定,每 1～2 日换药 1 次。武学文等用上法治疗 29 例隐翅虫皮炎患者,用药后第 2 日干涸结痂者 9 例,第 3 日干涸结痂者 20 例;结痂脱落最短者 4 日,最长者 7 日。①

单　方

1. 马齿苋　组成:马齿苋。用法用量:先用碱性肥皂水反复清洗患处,持续清洗 3～5 分钟,再取鲜马齿苋茎叶洗净捣烂与适量米泔水拌成糊状外涂于患处,每日 1～2 次。临床应用:段丛勇用上方治疗 23 例隐翅虫皮炎患者,平均病程 4～5 日,患处干燥结痂脱落后痊愈,1～2 个月后患处皮肤色素沉着逐渐消退。②

2. 雄冰涂膜剂　组成:雄黄粉 5.0 克、冰片 1.0 克。用法用量:涂膜基质加至 100.0 克,用棉签蘸雄冰涂膜剂涂擦皮损处,每日 3 次,总疗程不超过 7 天。临床应用:吴广侠等用上方治疗 41 例隐翅虫皮炎患者,痊愈率为 90％。③

3. 莲黄苏打液　组成:半边莲、藤黄。制备方法:将藤黄置于高压锅内,于 126℃蒸 0.5 小时后取出,在烤箱内 80℃烘干,取干品 30 克,加半边莲干品 30 克碾碎成粉,混匀,过 100 目筛后浸泡于 100 毫升 75％乙醇溶液中,用玻璃棒搅拌 0.5 小时,形成混悬液,静置 24 小时后滴加 50 毫升

5％小苏打液,即成稍带黏稠感的莲黄苏打液,装瓶,密闭,置于阴凉背光处。用法用量:用棉签取适量药液外涂于皮损处,每日 4 次;大面积皮损处则用敷料取药液湿敷,每日 4 次,每次 30 分钟。临床应用:刘彦等用上方治疗 394 例隐翅虫皮炎患者,平均痊愈天数为 8.75 日。④

4. 苍柏玄洗剂　组成:苍术 15 克、黄柏 15 克、玄明粉 10 克。用法用量:上药煎汤,待冷却后用消毒纱布湿敷患处,每日 3～4 次。临床应用:杨辉煌用上方治疗 45 例隐翅虫皮炎患者。结果:5 日内症状完全消失者为显效,有 40 例,占 88.9％;7 日内症状完全消失者为有效,有 5 例,占 11.1％。总有效率 100％。⑤

5. 紫草油　组成:紫草 50 克、黄柏 12 克、大黄 10 克。制备方法:用水冲洗后晾干,放入消毒干燥后的大瓶内,然后加入生菜籽油 500 毫升,浸泡 2 周后,过滤去渣,用瓶分装备用。用法用量:直接用消毒棉签蘸药涂擦患处,涂擦面积以略超出患处为宜,每日 2～3 次,直至患处干燥结痂为止。临床应用:王刚等用上方治疗 26 例隐翅虫皮炎患者,全部在用 1 日后水疱、脓疱塌陷,用药第 2 日水疱、脓疱开始干涸结痂,3～4 日痂皮脱落而愈。⑥

6. 藤黄酊　组成:藤黄 30 克。制备方法:将藤黄研碎成粉,浸泡于 95％乙醇溶液 70 毫升中,配成略带黏稠之藤黄酊。由于部分藤黄末完全溶解而沉淀于瓶底,故用时先要摇均。用法用量:再用棉签蘸取适量药液外擦皮损处,每日 3～4 次。临床应用:赵秀华等用上方治疗 84 例隐翅虫皮炎患者。结果:全部患者擦药 2～3 日痊愈,痊愈率为 100％,无一例发生不良反应。一般擦药 1～3 分钟疼痛开始缓解,1～2 日疼痛消失,并且脓疱开始干涸结痂,2～3 日脱痂或大部分结痂脱落。⑦

7. 白矾溶液　组成:白矾。临床应用:黄之

① 武学文,等.如意金黄膏治疗隐翅虫皮炎 29 例报告[J].皖南医学院学报,1991,10(2):122.
② 段丛勇.马齿苋外用治疗隐翅虫皮炎 23 例疗效观察[J].东南国防医药,2008,10(2):115.
③ 吴广侠,等.雄冰涂膜剂治疗隐翅虫皮炎 41 例疗效观察[J].中国皮肤性病学杂志,2005,19(12):760-761.
④ 刘彦,等.莲黄苏打液治疗隐翅虫皮炎的疗效观察[J].衡阳医学院报,2000,28(6):633-634.
⑤ 杨辉煌.自拟苍柏玄洗剂治疗隐翅虫皮炎 45 例[J].福建中医药,1999,30(1):43.
⑥ 王刚,等.紫草油外擦治疗隐翅虫皮炎[J].中医外治杂志,1999,8(3):54.
⑦ 赵秀华,等.藤黄酊外用治疗隐翅虫皮炎 86 例疗效观察[J].皮肤病与性病,1998(4):34.

奇采用5％白矾溶液湿敷治疗43例隐翅虫皮炎患者,其中湿敷1日治愈5例,2日治愈6例,3日治愈16例,4日治愈14例,5日治愈2例,平均治愈天数为3.09日。[1]

8.珠黄散　组成:珍珠、牛黄。用法用量:用量可视患处范围大小酌定,取适量食醋或凉开水与该散调成糊状,涂皮肤患处,每日4次。临床应用:张观荣用上方治疗31例隐翅虫皮炎患者,疗程为1~4日,治愈率为93.5％,总有效率为100％。[2]

9.二黄煎液　组成:生大黄10克、生黄柏10克。用法用量:加水300~500毫升煎后待冷,患处湿敷,每次20分钟,每日2次,连用5日为1个疗程。临床应用:吴凤初等用上方治疗70例隐翅虫皮炎患者,其中64例在1个疗程以内痊愈,6例治疗2个疗程痊愈。[3]

10.黄柏水　组成:黄柏3~5克、玄明粉3克。用法用量:每日1剂,煎水,待冷,湿敷局部,每日4~6次。临床应用:刘益群用上方治疗34例睑部隐翅虫皮炎患者,均于3日后皮损消失而逐渐恢复。[4]

11.半边莲　组成:半边莲干品60~100克。用法用量:上药加水1000毫升,煎煮半小时浸洗患处或用以湿敷,病损范围小的则用半边莲粉加花生油适量调成糊状外涂,每日2~3次。临床应用:岑桂芹用上方治疗35例隐翅虫皮炎患者,治愈34例,无效1例。[5]

中　成　药

1.痰热清注射液　组成:黄芩、连翘、金银花、山羊角、熊胆粉。用法用量:患者取适当体位,皮损常规消毒后,局部行皮肤针叩刺,至皮肤潮红、散在出血为度,随后将痰热清注射液与0.9％氯化钠注射液按1:10比例调和,取无菌纱布敷于患者皮疹处,用注射器抽吸药液,持续均匀洒在纱布上。每次湿敷15~20分钟,每日2次,连敷7日。临床应用:刘萍等用上法治疗30例隐翅虫皮炎患者,总有效率为96.67％。[6]

2.九味消肿拔毒散　组成:七叶一枝花30克、雄黄8克、天南星8克、川芎8克、黄柏10克、白芷10克、明矾8克、芒硝10克等9种药物(江西中医药大学附属医院研制)。用法用量:加少许食醋以消毒纱布外敷患部,每日早中晚各1次。临床观察:邱礼国等用上方治疗30例隐翅虫皮炎患者,显愈率为93.33％。[7]

3.季德胜蛇药片组成　金银花、半边莲、七叶一枝花、蟾蜍皮、蜈蚣、地锦草等(江苏省南通精华制药有限公司生产)。功效:清热,解毒,消肿止痛。用法用量:每100毫升炉甘石洗剂加季德胜蛇药片10片,研末混合外擦。病情轻仅有单个皮疹的仅用外涂药;病情较重合并全身症状的则加服季德胜蛇药片,每次10片(幼儿酌减)。临床应用:樊仲强用上方治疗152例隐翅虫皮炎患者。结果:治疗10日后,痊愈133例,显效17例,有效2例,治愈率87.8％,总有效率100.0％。[8]

4.肤痔清软膏　组成:山慈菇、冰片、熊胆(贵州绿太阳制药有限公司生产)。功效:清热解毒,除湿止痒,消炎止痛。用法用量:每日早晚各1次擦于患处。临床应用:杨克健等用上方治疗35例隐翅虫皮炎患者,治愈率为74.3％,总有效率94.3％。[9]

5.藿香正气水　组成:苍术、厚朴、白芷、甘草、紫苏叶油、藿香等。用法用量:藿香正气水和

[1] 黄之奇.白矾治疗隐翅虫皮炎43例[J].中国皮肤性病学杂志,1994,8(1):49.
[2] 张观荣.珠黄散治疗隐翅虫皮炎31例[J].新医学,1992(4):208.
[3] 吴凤初,等.二黄煎液治疗隐翅虫皮炎70例[J].冶金医药情报,1991,8(4):220.
[4] 刘益群.黄柏水湿敷治疗睑部隐翅虫皮炎34例[J].安徽中医学院学报,1988,7(2):26.
[5] 岑桂芹.半边莲外用治疗隐翅虫皮炎[J].新医学,1987,18(2):72-73.
[6] 刘萍,等.皮肤针叩刺联合痰热清注射液治疗隐翅虫皮炎30例[J].中国中医药现代远程教育,2018,16(11):104-105.
[7] 邱礼国,等.九味消肿拔毒散治疗隐翅虫皮炎30例[J].中国中医急症,2014,23(8):1545-1546.
[8] 樊仲强.季德胜蛇药片治疗隐翅虫皮炎152例的临床体会[J].中医现代医生,2009,47(3):88.
[9] 杨克健,等.肤痔清软膏治疗隐翅虫皮炎疗效观察[J].岭南皮肤性病科杂志,2003,10(2):119.

庆大霉素按 1∶1 比例配制,外用涂擦,每日 1～2 次,连续用药直至治愈,其余不加用任何药物。临床应用:刘文秀等用上方治疗 90 例隐翅虫皮炎患者,全部治愈,一般轻者 2～3 日,重者 7～10 日即治愈,有 3 例脱痂后留有色素沉着。[①]

6. 炉甘石洗剂 组成:炉甘石 15 克、氧化锌 5 克。用法用量:将炉甘石洗剂振荡后直接涂抹患处,每日 4 次,2 日观察 1 次,4 日为 1 个疗程,共观察 2 个疗程。临床应用:王亚妹等用上方治疗 78 例隐翅虫皮炎患者。结果:治愈 55 例,其中 1 个疗程治愈 42 例,2 个疗程治愈 13 例;显效 15 例;有效 8 例。总有效率 100％。[②]

7. 冰硼散 用法用量:根据皮损范围,用冰硼散与 0.25％ 利多卡因注射液调合成糊状,随即擦在病变部位,并略超出皮疹,每日 2～3 次。临床应用:肖桂兰等用上方治疗 100 例隐翅虫皮炎患者,其中擦药 1 日后痊愈 45 例,2～3 日后痊愈 55 例,总有效率为 100％。[③]

8. 六神丸 用法用量:用生理盐水清洗患处后,取六神丸适量研细末,滴入数滴清水,徐徐搅拌均匀,使之呈稀糊状即可。用时将药糊均匀地涂于皮损表面,不须包扎。每日早晚各 1 次,一般 3～5 日即结痂痊愈。临床应用:徐保来等用上方治疗 1 例隐翅虫皮炎患者,疗效满意。[④]

① 刘文秀,等.藿香正气水和庆大霉素外涂治疗隐翅虫皮炎 90 例临床观察[J].工企医刊,2001,14(2):54.
② 王亚妹,等.炉甘石洗剂治疗隐翅虫皮炎疗效观察[J].农垦医学,2001,23(3):191.
③ 肖桂兰,等.冰硼散治疗隐翅虫皮炎 100 例疗效观察[J].临床皮肤科杂志,1999,28(4):250.
④ 徐保来,等.六神丸外用治疗隐翅虫皮炎[J].中国社区医师,1992(7):13.

变态性皮肤病

接触性皮炎

概　述

接触性皮炎是接触某些外源性物质后，在皮肤黏膜接触部位发生的急性或慢性的炎症反应。临床表现为接触部位或扩展到身体其他部位的肿胀、瘙痒、红斑、丘疹、烧灼及胀痛，甚则起水疱或大疱以至坏死溃疡等，有的并伴有无力、头痛、头胀等全身症状。

中医认为本病系风毒袭表，湿热内蕴，热毒壅遏，气血失和而成。治宜疏风散邪、清热解毒、利湿止痒。

辨　证　施　治

1. 李日庆分3证

（1）风热蕴肤证　治宜疏风清热止痒。方用消风散加紫荆皮、僵蚕：当归6克、生地黄6克、防风6克、蝉蜕6克、知母6克、苦参6克、胡麻6克、荆芥6克、苍术6克、牛蒡子6克、石膏6克、紫荆皮6克、僵蚕6克、甘草3克、木通3克。

（2）湿热毒蕴证　治宜清热祛湿、凉血解毒。方用龙胆泻肝汤加减：龙胆草（酒炒）6克、黄芩（酒炒）9克、栀子（酒炒）9克、泽泻12克、木通9克、车前子9克、当归（酒炒）8克、生地黄20克、柴胡10克、生甘草6克。

（3）血虚风燥证　治宜养血润燥、祛风止痒。方用当归饮子合消风散加减：当归30克、白芍30克、川芎30克、生地黄30克、白蒺藜30克、防风30克、荆芥30克、何首乌15克、黄芪15克、甘草15克、蝉蜕6克、知母6克、苦参6克、胡麻6克、苍术6克、牛蒡子6克、石膏6克，木通3克。

以上各方均每日1剂，水煎服，分早晚2次服用。[1]

2. 热毒炽盛证　症见头部皮肤出现红斑、丘疹或小水疱，局部肿胀伴灼热感，部分患者出现眼睑水肿，双眼难于开合。治宜疏风清热解毒。方用清热解毒汤：荆芥10克、蝉蜕8克、白鲜皮12克、生地黄15克、金银花30克、蒲公英30克、连翘20克、生甘草5克。随症加减：局部嫩红、血热明显者，加赤芍10克、牡丹皮10克；局部红肿或水疱密集者，加茯苓20克、泽泻10克、黄芩10克。每日1剂，水煎分2次服。停其他药物。临床观察：朱胜美用上方加减治疗36例染发所致接触性皮炎患者，用药3～6剂，疗效满意。[2]

3. 热入营血证　症见痛苦面容，身热瘙痒，夜卧不安，口干不欲饮，恶心呕吐，纳差便血，舌质红绛少苔，脉数。治宜清营凉血、疏风清热。方用清营汤加减：水牛角30克、牡丹皮10克、连翘10克、知母10克、赤芍10克、玄参10克、黄连9克、栀子9克、竹叶9克、全蝎9克、黄芩12克、黄柏6克、生地黄（酒炒）8克、金银花15克、石膏24克。每日1剂，水煎服。临床观察：高正星用上方加减治疗1例接触性皮炎患者，服4剂后，颈胸部皮肤开始剥脱，新组织嫩红；原方增生地黄为15克，加减连服16剂而愈。1个月后追访，未复发。[3]

① 李日庆.中医外科学［M］.北京：中国中医药出版社,2007：185－186.
② 朱胜美."清热解毒汤"治疗染发剂所致接触性皮炎36例［J］.江苏中医,1995,16(6)：21.
③ 高正星.清营汤加减治疗接触性皮炎［J］.四川中医,1990(2)：44.

经 验 方

1. **复方三黄汤** 黄连 6 克、黄柏 12 克、黄芩 9 克、地肤子 15 克、滑石 12 克、蒲公英 15 克、苍术 10 克、苦参 15 克。加清水 500 毫升，中火煎 20～25 分钟，取汁 200 毫升，冷却后放冰箱冷藏，使用时用 4～6 层纱布浸透药液后湿敷，每日 2 次，每次 30 分钟。清热燥湿敛疮，杀菌消炎止痒，能快速消退红肿、水疱、渗出。季梅等用上方 43 例化妆品接触性皮炎患者，治疗 2 周后总有效率为 93.02％，使用过程中患者无明显的面部不适。[①]

2. **变通白虎汤** 生石膏 30 克、知母 15 克、生地黄 12 克、牡丹皮 12 克、赤芍 10 克、紫草 10 克、水牛角 15 克、浮萍 10 克、白鲜皮 15 克、茯苓皮 12 克、白茅根 15 克、红花 6 克、凌霄花 12 克、鸡冠花 12 克、芦根 12 克、醋鳖甲 10 克。每日 1 剂，水煎 2 次，早晚饭后 1 小时温服。田黎明等将 65 例面部接触性皮炎患者随机分为治疗组 33 例和对照组 32 例。治疗组予口服上方联合外用类人胶原蛋白敷料；对照组予口服盐酸左西替利嗪片联合外用类人胶原蛋白敷料。治疗 1 周后进行症状体征、疗效比较。同时采用 VISIA 皮肤图像分析仪分析患者治疗前后面部红斑率。结果：治疗组有效率为 87.88％，明显高于对照组的 65.63％。[②]

3. **自拟方** 大黄、黄柏、黄芩、苦参、五倍子、冰片等。大黄、黄柏、黄芩、苦参打成粉，取等量混合备用（简称三黄）。取五倍子 500 克，用 75％乙醇 2 000 毫升浸泡 12 小时左右，使五倍子的有效治疗成分析出，再倒入蒸馏水使乙醇浓度达 20％～25％，放置在密封瓶中备用。取三黄、五倍子粉、滑石粉各 20 克等量混合后，倒入适量甘油（约 20 毫升）搅拌均匀，再放入 5 克医用冰片，倒入 500 毫升。蒸馏水稀释后装瓶，温度为 25℃～30℃。每日 2 次，治疗 6 日后观察效果。王安秀等用上法治疗 36 例面部接触性皮炎患者，总有效率为 80.5％。[③]

4. **紫草油** 紫草 250 克、白芷 250 克、金银藤 250 克、冰片 12.8 克。将上药物加入花生油 4 000 克、蜂蜡 62 克制成紫草油。用前先用 2％硼酸溶液进行开放性冷敷 30 分钟，然后涂擦本品，每日 2 次。王桂珍用上法治疗 24 例接触性皮炎患者，用药 1 周全部有效，渗出停止，糜烂面愈合。[④]

5. **麻蝉饮** 麻黄 10 克、蝉蜕 10 克、连翘 10 克、石膏 30 克、红浮萍 30 克、赤小豆 18 克、白茯苓 18 克、甘草 6 克。随症加减：若瘙痒甚者，加地肤子、荆芥祛风止痒；渗出液多者，加泽泻、车前子利湿；大便干燥者，加大黄通腑泻热；血热者，加牡丹皮、赤芍凉血活血。适用于接触性皮炎属风毒所致者。吴应辉用上方加减治疗 1 例接触性皮炎患者，用药 1 剂症减，2 剂而愈。[⑤]

单 方

1. **新鲜芦荟外敷** 组成：新鲜芦荟。用法用量：用无菌刀片将其从中间剖开，取其内面备用。先用 0.5％聚维酮碘对疮面进行清洗，存在水疱者先用 0.5％聚维酮碘进行消毒，然后用 1 毫升无菌注射器在水疱下方穿刺，抽吸水疱内液体，后用 0.5％聚维酮碘进行消毒。将新鲜芦荟叶片外敷创面，外面覆盖纱布并固定，每日 3 次，每次 20 分钟。临床应用：江金燕用上方治疗 30 例医用橡皮膏引起接触性皮炎的患者，治疗有效率为 100％。[⑥]

2. **四季青煎剂** 组成：四季青。用法用量：水煎 2 次，药液外擦患处。临床应用：安徽省宣城县麻风病医院用上方治疗 1 例杂草及松毛接触性

① 季梅,等.复方三黄汤湿敷治疗化妆品接触性皮炎 43 例疗效观察[J].中国中西医结合皮肤性病学杂志,2017,16(4)：338-339.
② 田黎明,等.变通白虎汤联合类人胶原蛋白敷料治疗面部接触性皮炎[J].吉林中医药,2016,36(9)：901-904.
③ 王安秀,等.中药制剂治疗面部湿疹及接触性皮炎 180 例的效果及护理[J].解放军护理杂志,2012,29(3B)：48-50.
④ 王桂珍.紫草油治疗急性湿疹与接触性皮炎 44 例临床观察[J].中华皮肤科杂志,1991,24(3)：192.
⑤ 吴应辉.麻蝉饮治疗接触性皮炎[J].北京中医学院学报,1988(3)：43.
⑥ 江金燕.新鲜芦荟外敷治疗接触性皮炎的临床疗效[J].护士进修杂志,2009,24(2)：184-185.

皮炎患者,疗效显著。[1]

中 成 药

1. 康复新洗液　用法用量:外涂,每日3次。临床应用:刘颖用上方治疗60例接触性皮炎患者,使用康复新液7日后,痊愈22例,显效17例,有效13例,无效8例,总有效率86.67%。[2]

2. 裸花紫珠胶囊　用法用量:口服,每日3次,每次3片。临床应用:刘丹等将70例接触性皮炎患者随机分为治疗组36例和对照组34例。对照组仅给予依匹斯汀片每次10毫克,每日1次;治疗组在此基础上加用裸花紫珠胶囊。疗程为2周。观察两组患者治疗第5日和第10日时的疗效,并进行比较。结果:治疗后第10日,治疗组对患者临床症状和体征的改善程度显著优于对照组;有效率治疗组为94.44%,对照组为88.23%,两组比较差异有统计学意义($P<0.01$)。[3]

3. 复方黄柏液　组成:黄柏、连翘、金银花、全蝎、蒲公英等。功效:清热解毒,燥湿,消肿祛腐。用法用量:外涂,每日2次涂于患处。临床应用:李莉将40例儿童接触性皮炎患者随机分为治疗组和对照组各20例。治疗组用复方黄柏液湿敷创面,分别观察24小时、48小时、72小时的皮疹恢复情况;对照组给予保持局部干燥,脱离过敏原,观察时间同治疗组。结果:24小时、48小时、72小时的总有效率治疗组分别为75%、90%、95%,均优于对照组(均$P<0.05$)。复方黄柏液对儿童接触性皮炎有较好的临床疗效,且无明显不良反应。[4]

---

① 安徽省宣城县麻风病医院.四季青煎剂治疗杂草及松毛接触性皮炎1例[J].皮肤病防治研究通讯,1973(2):140.
② 刘颖.康复新液治疗接触性皮炎临床疗效[J].中国校医,2015,29(6):447,450.
③ 刘丹,等.裸花紫珠胶囊联合依匹斯汀片治疗接触性皮炎疗效观察[J].中医临床研究,2014,6(31):71-72.
④ 李莉.复方黄柏液治疗儿童接触性皮炎的疗效观察[J].实用药物与临床,2012,15(4):252.

自身敏感性皮炎

概　述

自身敏感性皮炎，简称自敏性皮炎，是患者对自身组织或自身皮肤病变部位的变性物质，经体液免疫和细胞免疫而形成的变应性炎症。患者往往先有钱币形湿疹、接触性皮炎、瘀积性皮炎、慢性溃疡、血肿等原发病灶，治疗不当或因物理或化学刺激、细菌感染等，以及局部蛋白分解产物形成抗原，引起自体敏感。本病多见于中老年人。临床上较常见的症状是患者在发病前有如小腿湿疹或某些部位的湿疹等。自身超敏反应一旦发生，可以全身泛发水疱、丘疹，为明显的湿疹样变皮疹；有时在接触性皮炎中，由于接触性皮炎部位炎症反应的表皮细胞损伤物质起自身抗原作用，导致自身敏感，可引起其他部位乃至全身泛发湿疹样变皮疹，如丘疹、丘疱疹、水疱、糜烂渗液等，皮疹可对称密集融合成片；有时创伤产生的血肿也可起自身抗原作用，导致自身超敏，以致全身泛发以水疱为主的湿疹样变皮疹。

本病属中医"浸淫疮""癞风"等范畴。病理特点为湿热蕴阻，外感邪毒，营卫不和，热毒浸淫，气血阻滞。治宜清热利湿、解毒止痒。

经　验　方

1. 龙胆泻肝汤合草薢渗湿汤合二妙丸加减　龙胆草 15 克、黄芩 10 克、牡丹皮 15 克、金银花 20 克、连翘 15 克、苦参 10 克、苍术 10 克、白术 10 克、草薢 10 克、黄柏 10 克、茵陈 15 克、生甘草 6 克。每日 1 剂，水煎服，分 2 次服。[1]

2. 自拟方　当归 10 克、黄芩 10 克、牡丹皮 10 克、升麻 10 克、生地黄 30 克、苦参 20 克、白鲜皮 20 克。随症加减：热重于湿者，加知母 10 克、石膏 20 克、茵陈 10 克；湿重于热者，加苍术 10 克、黄柏 10 克、牛膝 10 克。用法用量：每日 1 剂，水煎 2 次，分 2 次服。徐风声等用上方加减治疗 40 例自敏性皮炎患者。结果：治愈 34 例，有效 4 例，无效 2 例；多数患者服药 6 剂后瘙痒减轻，皮疹由红色变褐色，渗出减少；治愈者最少用药 8 剂，最多 45 剂，平均 13.4 剂；治疗中未发现不良反应。[2]

单　方

1. 车前子　组成：车前子草。用法用量：煎服，糖调味。[3]

2. 地肤子　组成：地肤子 6～12 克。用法用量：水煎服。[4]

3. 黄柏溶液　组成：10%黄柏溶液。用法用量：渗出多时用 10%黄柏溶液，煎汤待温后湿敷，每日 2 次。[5]

4. 车前草　组成：车前草。用法用量：煎水洗患处。[6]

5. 苦瓜　组成：苦瓜(鲜茎、叶)100 克。用法用量：捣烂敷患处。[7]

6. 虎耳草　组成：鲜虎耳草 15 克。用法用量：切碎加水适量煎煮，取药汁擦洗患处，每日

---

① 赵勤奋.自身敏感性皮炎的预防与治疗[J].医学信息(中旬刊),2010,5(5)：1192-1193.
② 徐风声,等.中药治疗自敏性皮炎 40 例[J].山东中医杂志,1983(3)：20-21.
③～⑦ 赵勤奋.自身敏感性皮炎的预防与治疗[J].医学信息(中旬刊),2010,5(5)：1192-1193.

3次。①

7. 黄柏　组成：黄柏。制备方法：将黄柏研末，放在麻油内用火熬焦。用法用量：用该药汁外涂患处，每日2～3次。②

8. 外用粉剂1　组成：苦参60克、白鲜皮30克、冰片3克。用法用量：上药共研末装瓶（冰片待临用时加研混入）。用粉扑蘸药末，均匀扑于患部出水糜烂刺痒处；全身或病变局部用温盐水浸浴，每日1～2次，15次为1个疗程。③

9. 外用粉剂2　组成：滑石、甘草、黄柏。用法用量：上药各等份，研成极细末，患处洗净，将药掺上，每日1次。④

10. 马齿苋　组成：马齿苋干品60克或鲜品250克。用法用量：洗净加水2 000克，煎煮20分钟（鲜品10分钟），弃渣，用净纱布6～7层蘸药水湿敷患处，每日2～3次，每次20～40分钟。⑤

11. 大黄　组成：大黄粉适量。用法用量：撒敷局部或用菜油调敷患处。⑥

12. 外用方　组成：猪胆汁、黄柏末。用法用量：用猪胆汁拌黄柏末，晒干，再研细，外擦患处。⑦

13. 连翘　组成：连翘。用法用量：上药研成粉末，加菜油调成糊状，文火烤热，用鸡毛或棉签蘸药涂患处，每日3次。⑧

①～⑧　赵勤奋.自身敏感性皮炎的预防与治疗[J].医学信息（中旬刊），2010,5(5)：1192－1193.

药 物 性 皮 炎

概　述

药物性皮炎，又称药疹，是指药物通过口服、注射、皮肤黏膜用药等途径进入人体所引起的皮肤黏膜的急性炎症反应。男女老幼均可发病。随着新药不断增加，种类不断增多，任何一种药物在一定条件下，都有引起本病的可能，但临床上常见的有抗生素类、磺胺类、解热镇痛类、催眠药、镇静药与抗癫痫药、中草药或异种血清制剂及疫苗等。

本病症状多样，表现复杂，但基本上都具有以下特点：（1）发病前有用药史，原因排除易于治愈；（2）有一定的潜伏期，第一次发病多在用药后5～20日内，重复用药常在24小时内发生，短者甚至在用药后瞬间或数分钟内发生；（3）发病突然，自觉灼热瘙痒，重者伴有发热，倦怠，全身不适，纳差，大便干，小便黄赤等全身症状；（4）皮损分布除固定型药疹外，多呈全身性、对称性，且有由面颈部迅速向躯干四肢发展的趋势，皮损形态多样。

临床上常见以下类型：荨麻疹样型、麻疹样或猩红热样型、固定型药疹、多形性红斑型、湿疹皮炎样型、剥脱性皮炎型、大疱性表皮松解型。除上述类型外，本病还可出现紫癜型，皮损类似于紫癜；痤疮样型，皮损类似于痤疮；系统性红斑狼疮样反应；天疱疮样皮损及假性淋巴瘤综合征等。

本病属中医"药毒"范畴，总由禀赋不耐药毒内侵所致，或风热之邪侵袭腠理，或湿热蕴蒸，郁于肌肤；或外邪郁久化火，血热妄行，溢于肌肤；或火毒炽盛，燔灼营血，外发于皮肤，内攻于脏腑。

久而导致阴液耗竭，阳无所附，浮越于外，病重而危殆。

辨 证 施 治

1. 陆德铭等分2证

（1）湿热蕴肤证　方用萆薢渗湿汤加减：萆薢 30 克、薏苡仁 30 克、赤茯苓 15 克、黄柏 15 克、牡丹皮 15 克、泽泻 15 克、滑石 30 克、通草 6 克。每日 1 剂，水煎服，每日 2 次。

（2）气阴两虚证　方用增液汤合益胃汤加减：玄参 30 克、麦冬 24 克、生地黄 24 克、沙参 9 克、麦冬 15 克、冰糖 3 克、玉竹 4.5 克。每日 1 剂，水煎服，每日 2 次。[①]

2. 刘纳文分3型

（1）风热型　症见皮损为丘疹、红斑、压之褪色，来势快，多在上半身，燋热作痒，伴高热，头痛，口干，咳嗽等，舌红苔薄，脉数而浮。治宜清热凉血。方用犀角地黄汤加金银花、连翘、黄连清热解毒以透邪热，适当佐以玄参、麦冬等养阴清热之品。

（2）湿热型　症见皮肤肿胀、燋红，可见水疱、糜烂，尤以下半身为甚，伴有高热，胸闷，纳呆，大便溏薄，小便短少色黄，舌红苔腻，脉滑而数。治宜清热凉血。方用犀角地黄汤加泽泻、茯苓、木通、车前子等以清热利湿。

（3）热毒型　症见全身泛发，皮肤多为斑丘疹，颜色鲜艳，多数皮损结集成片，伴有高热，寒战，口腔、阴部黏膜糜烂，部分患者甚至出现神昏谵语，舌多红绛少苔，脉洪数或细数。治宜清热凉

① 陆德铭，等.实用中医外科学(2 版)[M].上海：上海科学技术出版社,2010：493 - 494.

血。方用犀角地黄汤加黄连、黄芩、栀子清热解毒,通泻三焦火热,并可加生石膏、知母以清热保津。

随症加减:尿血,加大蓟、小蓟、侧柏叶、白茅根;便秘,加大黄;痒甚,加白鲜皮、苦参;口干,加沙参、石斛、天花粉。临床观察:刘纳文用上方辨证加减治疗 25 例药物性皮炎患者。结果:显效 21 例,有效 3 例,无效 1 例,有效率 96%;平均皮疹消退时间为 5.7 日。[1]

3. 黄惠萍分 3 证

(1)风热证 多属初起阶段,症见皮疹限于上半身,尤以头面部为主,皮疹虽红,但不艳红,面部灼热作痒较甚,并有恶寒发热、头痛、鼻塞、咳嗽等表证。治宜疏风解表、清热解毒。药用荆芥、防风、桑叶、桔梗、黄芩、连翘、金银花、青天葵等。

(2)血热证 症情来势较急剧,症见皮疹密布于四肢、躯干,热潮红,压之部份褪色,小便短赤,大便干结,甚则眼结膜、咽喉充血,舌红,苔黄腻,脉弦数。治宜清热解毒,佐以凉血。药用生地黄、赤芍、牡丹皮、金银花、黄芩、黄柏、大黄、蒲公英等。

(3)湿热证 症见皮肤肿胀、潮红,压之褪色,搔抓容易出水或糜烂,作痒较甚,精神疲倦,胃纳欠佳,小便黄。治宜清热解毒、健脾祛湿。药用蒲公英、黄柏、金银花、川草薢、薏苡仁、车前子等。[2]

4. 热毒入营证 症见皮肤剥脱、溃烂、色紫黑、皮肤斑疹等;临床上所见该病起病急骤,身热谵语,烦躁不安,口咽糜烂,眼、生殖器溃烂,气味腥臭,苔黄稍腻,舌绛而干,脉细数。治宜清营解毒、养阴生津。方用清营汤:广角粉(一次性冲服)10 克、生地黄 20 克、玄参 20 克、麦冬 20 克、丹参 20 克、黄连 9 克、金银花 9 克、连翘 9 克、竹叶心 9 克。每日 1 剂,水煎服,每日 2 次。配合外用生大黄粉、滑石粉干燥皮肤。临床观察:史红庭等用上法治疗 22 例重症药物性皮炎患者。结果:

治愈 18 例,占 81.8%;显效 3 例,占 13.6%;有效 1 例,占 4.6%。总有效率 100.0%。[3]

5. 朱志强等分 4 证

(1)阳明风热证 症见口干,怕冷,大便溏稀,全身风团伴瘙痒,脉滑少力,舌薄黄白苔。治宜解表透疹、清阳明里热。方用加减升麻葛根冲剂:升麻、葛根、杭芍、荆芥、防风、浮萍、甘草等。

(2)风热证 方用皮炎 1 号冲剂:荆芥、防风、黄柏、连翘、生地黄、生石膏、苦参、白鲜皮、升麻、黄芩、甘草等。

(3)气血风热证 方用皮炎 2 号冲剂:生地黄、玄参、白芍、生石膏、知母、茅根、牛蒡子、荆芥、防风、金银花、升麻、甘草等。

(4)脾胃寒湿证 方用加减胃苓冲剂:桂枝、白术、苍术、半夏、陈皮、泽泻、猪苓、茯苓、黄芩、栀子、甘草等。

大部分患者配以大椎穴、华佗夹脊穴刺络拔罐及大椎穴、神厥穴透皮给药等。临床观察:朱志强等用上方辨证治疗 63 例痢特灵药疹患者,全部治愈,治疗时间 2~80 日,平均 17 日,无一遗留后遗症。[4]

6. 单立真等分 4 证

(1)药毒内陷、湿热伤营证 治宜清热解毒、除湿消肿。药用金银花 30 克、连翘 15 克、大青叶 15 克、川黄连 9 克、栀子 9 克、生地黄 15 克、牡丹皮 9 克、当归 9 克、赤芍 9 克、茯苓 12 克、车前子 9 克、木通 6 克。水煎服,每日 2 次服。并外用松花粉散敷。

(2)湿热炽盛、热重伤阴证 治宜滋阴清营、凉血解毒。药用生玳瑁 9 克、生地黄 26 克、金银花 3 克、连翘 15 克、牡丹皮 9 克、赤芍 9 克、白茅根 3 克、天花粉 15 克、甘草 9 克、羚羊粉 7.5 克。水煎前药,每日 2 次配以羚羊粉冲服。

(3)余毒未清、气阴两虚证 症见脉弦细,舌质绛,舌体胖,苔薄白。治宜滋阴清营、健脾利湿。

① 刘纳文.清热凉血法治疗药物性皮炎 25 例[J].河南中医,2001(2):55.
② 黄惠萍.药疹的辨证论治[J].江西中医药,1999,30(5):20.
③ 史红庭,等.清营汤结合外敷大黄滑石粉治疗重症药物性皮炎 22 例疗效观察[J].中西医结合实用临床急救,1996,3(6):244-245.
④ 朱志强,等.中西医结合治疗痢特灵药疹 63 例临床分析[J].天津中医,1995,12(6):2-3.

药用金银花 30 克、天花粉 15 克、槐花 15 克、赤芍 9 克、牡丹皮 9 克、当归 12 克、生地黄 15 克、茯苓 15 克、白术 9 克。水煎服,每日 2 次。

(4)病情好转、气虚血亏证 治宜滋阴养血、健脾利湿。药用当归 12 克、泽泻 15 克、生地黄 15 克、白术 12 克、茯苓 15 克、山药 12 克、扁豆 9 克、薏苡仁 15 克、甘草 9 克。水煎,每日 2 次。

临床观察:单立真等用上方辨证治疗 57 例重症药疹患者,皮损全部恢复正常。其中疗程最短 15 日,最长 60 日,平均 32 日。①

经 验 方

1. 五味消毒饮加减 蒲公英 15 克、野菊花 15 克、金银花 15 克、天葵子 15 克、紫花地丁 15 克、连翘 10 克。上述药加水后充分浸泡 1 小时,水量以没过药物为宜,先用大火煮 15 分钟,再文火继续煎煮 2 小时,滤除药渣后倒入清洁容器,清洁面部后取压缩面膜纸置于容器内(温度控制在 40℃左右),直到面膜纸膨胀到不能吸收药液,取出面膜,打开,敷于面部或身体出现药疹皮肤处即可。每次 1 小时左右,每日 3～4 次,3 日为 1 个疗程,连用 4 个疗程共 12 日。彭韵用上方治疗 24 例厄洛替尼所致药疹患者。结果:治愈 17 例,有效 5 例,无效 2 例,总有效率 91.6%。②

2. 槐花生地汤 槐花 30 克、土茯苓 30 克、生地黄 10 克、黄芩 10 克、赤芍 10 克、牡丹皮 10 克、紫草 10 克、茜草 10 克、车前子 10 克、甘草 10 克。每日 1 剂,水煎,每日 2 次。第 3 次煎取汁 500 毫升,兑温水外洗全身。7 日为 1 个疗程。陈训军用上方治疗 51 例药疹患者。结果:治愈(皮疹消退,临床体征消失)38 例,好转(皮疹消退 50% 以上)8 例,无效(皮疹及体征未消退,甚至加剧)5 例,总有效率 92%。③

3. 生苦黄颗粒剂 生地黄、生石膏、赤芍、黄芩、苦参。每日 2 次,每次 20 克,白水冲服,1 周为 1 个疗程。李景云等用上方治疗 40 例药物性皮炎与接触性皮炎患者。结果:治疗 3 日,治愈 28 例,显效 10 例,有效 2 例,治愈率 90.5%;治疗 7 日,治愈 8 例,显效 4 例,有效 0 例,治愈率 90.3%。④

4. 地黄皮炎口服液 生地黄 30 克、石膏 30 克、白茅根 30 克、赤芍 20 克、牡丹皮 20 克、黄芩 20 克、苦参 10 克、金银花 10 克、连翘 10 克、知母 10 克、蝉蜕 10 克、生甘草 10 克、法半夏 10 克。上方药物由成都中医药大学附属医院药剂科采取水煎醇沉浓缩成 2∶1 药液,分装为每安瓿 10 毫升。1 剂生药 220 克,可制成 12 安瓿口服液。口服,每次 30 毫升(身高体质壮实者 40 毫升),每日 3 次。江海燕等用上方治疗 39 例药物性皮炎患者。结果:痊愈 23 例,显效 10 例,有效 5 例,无效 1 例,显效率 84.62%,总有效率 97.44%。⑤

5. 升降散 大黄 26 克、僵蚕 13 克、蝉蜕 7 克、姜黄 3 克。上药研粉,每次 6～9 克,每日 2 次,加黄酒 200 克、蜂蜜 15 克调服。随症加减:瘙痒明显者,加侧柏叶 12 克浓煎兑服;药疹密集、色紫,或皮肤潮红明显者,加水牛角 20～50 克、生石膏 20～100 克、牡丹皮 12 克,浓煎与前方药末兑服,可去黄酒不用。花山等用上方加减治疗 26 例药疹患者。结果:痊愈 21 例,有效 4 例,无效 1 例,总有效率 96.2%。⑥

6. 疏风清热饮加减 荆芥 10 克、防风 10 克、牛蒡子 10 克、薄荷 3 克、浮萍 10 克、蝉蜕 4 克、生地黄 15 克、牡丹皮 6 克、赤芍 15 克、连翘 10 克、金银花 10 克、野菊花 15 克、玄参 12 克。每日 1 剂,水煎,分 2 次服用。冯国民用上方治疗 75 例药物性皮炎患者。结果:有效 68 例,无效 9 例,总

① 单立真,等.中西医结合治疗重症药疹 57 例临床分析[J].中医药研究,1994(4):17.
② 彭韵.五味消毒饮外敷干预厄洛替尼所致药疹的效果观察[J].湖南中医杂志,2017,33(6):120-122.
③ 陈训军.槐花生地汤治疗药疹[J].湖北中医杂志,2001,23(12):36.
④ 李景云,等.生苦黄颗粒剂治疗药物性皮炎与接触性皮炎临床观察[J].天津药学,2001,13(2):39-40.
⑤ 江海燕,等.地黄皮炎口服液治疗 4 种变态反应性皮肤病的观察[J].成都中医药大学学报,2000,23(4):13-14,17,59.
⑥ 花山,等.升降散治疗药疹的体会[J].中国基层医学,1998,5(5):314-315.

有效率 94.08%。[1]

7. 消风散　荆芥 9 克、防风 9 克、当归 9 克、苦参 9 克、苍术 9 克、蝉蜕 9 克、胡麻仁 9 克、牛蒡子 9 克、知母 9 克、生地黄 12 克、石膏 12 克、木通 6 克、甘草 6 克。每日 1 剂,水煎分 2 次服。王佩茂等用上方治疗 26 例氨苄青霉素所致药物性皮炎患者,全部治愈。服药 6 剂治愈 16 例,6～12 剂治愈 10 例;一般服药 3～5 剂多可取效。[2]

中 成 药

1. 玉屏风颗粒　组成:黄芪、白术、防风(广东环球制药有限公司生产,国药准字 Z10930036)。用法用量:每次口服 1 包,每日 3 次,温开水冲服,连续服用 10 日。临床应用:丁天红等用上方治疗 43 例正清风痛宁关节腔注射后迟发过敏患者,能减少迟发过敏反应的发生率,对缓解局部瘙痒、药疹有明显疗效。[3]

2. 雷公藤多甙片　用法用量:每次 10 毫克,每日 3 次,饭后服,7 日为 1 个疗程,1 个疗程后判断疗效。临床应用:胡随报用上方治疗 78 例药物性皮炎患者,全部痊愈,治愈率 100%。注意事项:仅少数患者使用雷公藤多甙片后有恶心、上腹部不适等不良反应,停药后自然消失。[4]

① 冯国民.疏风清热饮加减治疗药物性皮炎 152 例[J].吉林中医药,1996(5):17 - 18.
② 王佩茂,等.消风散治疗氨苄青霉素所致药物性皮炎 26 例[J].四川中医,1993(12):50 - 51.
③ 丁天红,等.玉屏风颗粒防治正清风痛宁关节腔注射后迟发过敏 43 例[J].现代中医药,2017,37(4):42 - 45.
④ 胡随报.雷公藤治疗药物性皮炎 78 例[J].皮肤病与性病,2007,29(4):33 - 34.

特应性皮炎

概　述

特应性皮炎（AD）又称异位性皮炎、特应性湿疹，是一种与遗传过敏因素有关的慢性炎症性皮肤病，多发生于婴幼儿、儿童及青少年，常同时有过敏性鼻炎、哮喘等过敏性疾患。皮损表现为全身皮肤较干燥，屈侧皮肤出现瘙痒、红斑、渗出、苔藓样变、色素沉着，病情常反复，迁延日久。

本病属中医"奶癣""四弯风""胎敛疮"等范畴。一般认为该病多由于先天禀赋不足，胎儿素体偏热，后天喂养不当，饮食失调，脾虚湿从内生，复外感风湿热等邪，郁于皮肤腠理而发病，疾病反复发作，易伤津耗血，久致脾虚血燥，肌肤失养。

辨　证　施　治

1. 湿热蕴结　病程较短，发展迅速，症见皮损表现以红疹、水疱、糜烂结痂为主，可伴有渗出，胸闷、头身困重，尿黄，大便溏稀，舌红，苔黄腻，脉滑数。治宜祛风清热、健脾利湿。

（1）清热利湿宣肺汤　白鲜皮 6 克、徐长卿 6克、黄连 3 克、防风 6 克、白芷 6 克、辛夷 6 克、桑白皮 6 克、山药 10 克、白术 6 克、甘草 3 克。随症加减：瘙痒剧烈者，加地肤子 5 克、苦参 3 克；渗出较多者，加萆薢 6 克、薏苡仁 6 克。每日 1 剂，分 2 次口服。临床观察：欧阳政洁等用上方加减治疗 30例湿热蕴结型儿童期特异性皮炎患者。结果：痊愈

18 例，显效 7 例，有效 5 例，总有效率 83.3%。[①]

（2）萆薢渗湿汤加减　萆薢 10 克、薏苡仁 10克、黄芩 10 克、苍术 10 克、生地黄 12 克、玄参 10克、地龙 10 克、地肤子（包）10 克、土茯苓 10 克、乌梢蛇 10 克、白蒺藜 10 克、白鲜皮 10 克、生甘草 3 克。[②]

（3）麻黄连翘赤小豆汤　麻黄 3 克、连翘 10克、赤小豆 15 克、防风 6 克、蝉蜕 6 克、苍术 6 克、白鲜皮 10 克。随症加减：伴有渗出或小片湿烂者，加紫草 6 克；兼腹泻者，加车前子 15 克；兼大便干结者，加熟大黄 3 克。每日 1 剂，加水 200 毫升，取汁 80 毫升，分 3～4 次温服。临床观察：李会霞用上方加减治疗 32 例奶癣患儿。结果：治愈21 例，好转 8 例，无效 3 例，总有效率 90.6%。[③]

（4）龙胆泻肝汤加减　生地黄、牡丹皮、龙胆草、黄芩、栀子、茯苓皮、泽泻、木通、车前子、六一散。配合外治，渗水多时用地榆 30 克、马齿苋 30克煎水取汁，置于盆中待凉，用 6～7 层纱布浸汁，稍拧，湿敷于皮损上，每 10 分钟重复 1 次，每次共30 分钟，每日 2～3 次。然后用祛湿粉（黄柏、白芷、煅石膏）香油调擦或湿疹膏（青黛、黄柏、煅石膏、氧化锌、凡士林）外擦。[④]

（5）清热除湿汤　龙胆草 15 克、黄芩 10 克、白茅根 30 克、大青叶 15 克、车前草 15 克、生石膏30 克、生地黄 15 克、六一散（布包）30 克。配合中药外洗方（黄柏 15 克、苦参 30 克、皂角 10 克、马齿苋 30 克），每日 1 剂，煎药水浓缩至约 100 毫升，擦洗患处（皮肤无破损），每日 2～3 次，7 日为

---

① 欧阳政洁,陈其华,等.清热利湿宣肺汤治疗湿热蕴结型儿童期特异性皮炎 30 例总结[J].湖南中医杂志,2017,33(3)：16－18.
② 王文革.汪受传教授治疗异位性皮炎的经验[J].中华中医药杂志,2008,23(8)：703－704.
③ 李会霞.麻黄连翘赤小豆汤加味治疗奶癣[J].四川中医,2007,25(4)：80.
④ 邢华.朱仁康治疗异位性皮炎的经验[J].中华中医药学刊,2007,25(2)：229－230.

1个疗程。①

（6）萆薢渗湿汤合消风导赤散加减 黄柏、木通、薄荷、生地黄、黄芩、滑石、赤茯苓、泽泻、地肤子、白鲜皮、甘草等。婴儿以健脾除湿为主，方用参苓白术散加减：茯苓、苍术、白术、泽泻、黄芩、陈皮、扁豆、车前子、滑石、白鲜皮等。随症加减：若伴发热、口苦者，加用金银花、连翘、黄连；由于搔抓后继发感染，加紫花地丁、败酱草、大青叶；瘙痒较甚者，加蝉蜕、露蜂房；渗液较多，加龙胆草、薏苡仁、车前子。②

2. 风邪湿热 症见胸脘痞满，身重乏力，皮肤潮红，瘙痒剧烈，抓痕糜烂渗出，伴神倦便溏，舌淡苔薄腻，脉弦滑。治宜清热利湿、祛风止痒。

（1）消风散加减 牛蒡子6克、荆芥6克、防风6克、蝉蜕3克、黄芩9克、山药12克、薏苡仁15克、白鲜皮15克、苦参12克、苍术9克、当归9克、生地黄9克、生甘草3克、地肤子、车前子、黄柏。每日1剂，水煎400毫升，分2次，饭后半小时温服。③

（2）苦芩煎剂 苦参10克、黄芩10克、萆薢15克、白鲜皮15克、地肤子10克、防风6克、生甘草6克。④

（3）自拟方 苦参15克、白鲜皮15克、牡丹皮10克、紫草10克、生地黄10克、蝉蜕10克、地肤子10克、防风10克、泽泻10克、淡竹叶6克。每日1剂，分2次煎服，10日为1个疗程，连服3个疗程。在第1、2个疗程中，每晚睡前半小时服用苯海拉明糖浆。配合外用三黄汤（黄连3克、黄柏9克、黄芩9克），煎水，冷敷。临床观察：张林用上法治疗78例渗出型特应性皮炎患者，总有效率为100％。⑤

（4）消风导赤汤 生地黄5～10克、牡丹皮5～10克、白鲜皮5～10克、防风5～10克、茯苓5～10克、蝉蜕5～10克、牛蒡子2～5克、木通2～5克、甘草2～5克、白术10～20克、薏苡仁10～15克、金银花10～15克、黄芩2～5克、连翘5～10克、大青叶5～10克。每日1剂，水煎分3次服。4周为1个疗程。⑥

3. 心脾积热 湿热证即渗出型，症见患儿多较肥胖，初起于两颊，发生红斑，境界不清，红斑上密集针尖大丘疹、丘疱疹、水疱和渗液，渗液干燥后，则形成黄色厚薄不一的痂皮，常因剧痒、搔抓、摩擦而致部份痂皮剥脱，显露有较多渗液的鲜红糜烂面，大便干结，小便短黄，脉滑数；胎热证即干燥型，常见于瘦弱的婴儿，症见淡红色或暗红色斑片，密集小丘疹而无水疱，皮肤干燥，无明显渗出，表面附有灰白色糠状鳞屑，部分患儿合并消化不良，大便稀溏或完谷不化，舌质淡红苔少，脉缓。治宜镇静止痒、清解毒热。方用三心导赤饮：连翘心6克、栀子心3克、莲子心3～6克、灯心草3扎、木通6克、淡竹叶6克、生地黄10克、车前子10克、甘草4克。随症加减：渗液多，加黄芩6克、炒黄柏6克、赤小豆15克、藿香10克、茯苓皮10克；干燥型，酌加玄参6克、蝉蜕6克；伴消化不良，大便稀溏，加山药10克、白术10克、炒谷芽10克、麦芽10克。每日1剂，浓煎至100毫升，分3次口服。如为母乳喂养，可由其母每日口服2次，患儿服1次，通过哺乳使患儿获得药效。5剂为1个疗程，可连续服用2～3个疗程。临床观察：陈金兰用上方加减治疗80例婴儿湿疹患儿。结果：显效44例，有效33例，无效3例，总有效率96.25％。⑦

4. 脾虚湿蕴 多病程较久，易反复发作，症见偏食、纳食不香，身体肥胖或瘦弱，大便干结或溏泄，舌质淡红，苔腻，脉滑，或舌淡，苔白腻，脉缓。治宜调脾胃、健脾消导、清热化湿。

① 任众.中医辨证治疗异位性皮炎32例体会[J].甘肃中医,2005,18(9)：25－26.
② 李正才.分型辨治特应性皮炎[J].辽宁中医杂志,2003,30(11)：911－912.
③ 傅佩骏.消风散加减治疗异位性皮炎疗效观察[J].中成药,2013,35(12)：2762－2764.
④ 姚春海.中医辨治特应性皮炎体会[J].中国中西医结合杂志,2008,28(8)：682.
⑤ 张林.中医辨证治疗异位性皮炎110例[J].四川中医,2003,21(12)：76.
⑥ 关小红,等.消风导赤汤治疗儿童异位性皮炎50例[J].辽宁中医杂志,2000,27(6)：264.
⑦ 陈金兰.三心导赤饮治疗婴儿湿疹80例[J].辽宁中医杂志,2002,29(9)：536.

（1）小儿化湿汤　茯苓9克、白术9克、炒莱菔子9克、黄芩9克、滑石12克、陈皮6克、焦槟榔6克、鸡内金6克、生地黄6克、牡丹皮6克、甘草6克。每日1剂，分3～5次服完。随症加减：皮疹鲜红，或有渗出者，予马齿苋60克，净水洗净后，用水2千克煎煮20分钟，过滤去渣，用六层纱布蘸药水湿敷患处，每日2～3次，每次20～30分钟；皮肤色淡、干燥、脱屑者，予青鹏软膏外涂，每日2次。每周复诊1次，4周为1个疗程，1个疗程后观察结果。临床观察：宋晓莉等用上方加减治疗56例脾虚湿蕴型儿童湿疹患者。结果：治愈40例，显效8例，有效3例，无效5例，总有效率71.4%。①

（2）健脾润肤汤　党参10克、茯苓10克、苍术10克、白术10克、当归10克、生地黄10克、丹参10克、鸡血藤10克、赤芍10克、白芍10克、陈皮10克。水煎取汁400毫升，分2次于早、晚饭后1小时温服。儿童用量酌减。临床观察：朱慧婷等将45例脾虚证特应性皮炎患者随机分为治疗组27例和对照组18例。治疗组用上方治疗；对照组口服自拟健肤汤药（生白术15克、陈皮15克、茯苓15克、淡竹叶6克、龙胆草3克、黄芩10克、马齿苋10克、生地黄10克、当归10克、生甘草6克等），水煎取汁400毫升，分2次于早、晚饭后1小时温服。儿童用量酌减。两组患者均外用凡士林或维生素E乳膏外涂患处。疗程为4周。结果：治疗组显效5例，有效6例，无效16例，总有效率40.74%；对照组显效3例，有效3例，无效12例，总有效率33.33%。②

（3）参苓白术散合除湿胃苓汤加减　萆薢、薏苡仁、赤苓、白术、苍术、厚朴、陈皮、泽泻、白鲜皮、地肤子等。随症加减：鳞屑较多，加用当归、生地黄、熟地黄、芍药；饮食欠佳，腹胀便溏，加扁豆、山药、砂仁、枳壳。临床观察：李正才用上方

加减治疗1例1岁脾虚湿蕴型特应性皮炎患者，疗效满意。③

5. 血虚风燥　症见皮肤干燥肥厚，皮损色暗，或苔藓样变，瘙痒剧烈，伴抓痕、血痂，易复发；次证为食后腹胀，面色㿠白，失眠等；舌脉，舌淡胖，苔白，脉细滑。治宜养血祛风润燥。

（1）健脾养血祛风汤　黄芪30克、制何首乌30克、刺蒺藜30克、白术15克、当归15克、防风20克、蜈蚣10克。武火烧开后再以文火煎熬20分钟，取出药液150毫升，再加水500毫升以相同方法煎煮至150毫升左右，两次药液加起来共300毫升左右，每日1剂，分早晚2次，餐后0.5小时温热后服用，连续治疗4周后观察疗效，随访6个月。临床观察：王丽芬等用上方配合凡士林外涂治疗66例血虚风燥型特应性皮炎患者。结果：治愈12例，显效15例，有效29例，无效10例，总有效率84.85%。④

（2）参归煎剂　当归10克、玄参8克、生地黄10克、熟地黄10克、丹参15克、何首乌15克、白鲜皮15克、白蒺藜15克。随症加减：皮损糜烂，渗液较多，可加茯苓、生薏苡仁、泽泻等甘淡渗湿药物；若渗液淋漓，或处暑气候，可加用藿香、佩兰、砂仁、鸡内金等；若瘙痒剧烈，影响睡眠者，可加生龙骨、生牡蛎、酸枣仁等。⑤

（3）当归饮子　当归15克、熟地黄15克、白芍15克、防风10克、白鲜皮10克、知母10克、桃仁10克、川芎10克、黄芪15克、荆芥10克、白蒺藜15克、牡丹皮10克、甘草5克。李菲等用上方治疗44例特应性皮炎患者。结果：治愈20例，显效12例，有效10例，无效2例，总有效率95.46%。⑥

（4）活血祛风汤　当归15克、白鲜皮10克、知母10克、桃仁10克、川芎10克、黄芪15克、荆芥10克、白蒺藜15克、牡丹皮10克、甘草5克。

① 宋晓莉，等.小儿化湿汤治疗脾虚湿蕴型儿童湿疹56例临床观察[J].浙江中医杂志，2017，52（9）：657.
② 朱慧婷，曲剑华，等.健脾润肤汤治疗特应性皮炎脾虚证全身症状临床疗效观察[J].时珍国医国药，2016，27（10）：2455-2457.
③ 李正才.分型辨治特应性皮炎.辽宁中医杂志，2003，30（11）：911-912.
④ 王丽芬，叶建州，等.健脾养血祛风汤治疗血虚风燥型特应性皮炎患者临床疗效及对患者皮肤屏障功能的影响[J].中国实验方剂学杂志，2018，24（13）：178-182.
⑤ 姚春海.中医辨治特应性皮炎体会[J].中国中西医结合杂志，2008，28（8）：682.
⑥ 李菲，等.中西医结合治疗特应性皮炎44例总结[J].湖南中医杂志，2006，22（4）：20-21.

随症加减：兼阴虚者,加熟地黄15克、黄精10克；兼湿盛者,去知母,加车前子(包煎)15克、黄柏10克。每日1剂,水煎,分早晚2次服。临床应用：周智敏用上方加减配合西药口服及外用洗剂治疗41例异位性皮炎患者,以4周为1个疗程。结果：治愈12例,显效16例,有效9例,无效4例,总有效率90.24%。[①]

6. 脾虚血燥 症见皮损粗糙肥厚,有明显瘙痒,表面可有抓痕、血痂,颜色暗或呈色素沉着；舌质淡体胖,苔白,脉沉缓或滑。治宜健脾燥湿、养血润肤。方用润肤止痒汤：苍术30克、当归15克、丹参15克、鸡血藤30克、陈皮15克、焦白术10克、生薏苡仁30克、白鲜皮15克、苦参30克、生地黄20克、地肤子15克、生甘草10克。每日1剂,每剂药煎2次,分次内服,小儿酌情减量。[②]

7. 陈达灿等分4证

(1) 心脾积热证 本型常见于婴儿期。症见红斑、丘疹、脱屑或头皮黄色痂皮,伴糜烂渗液,有时蔓延到躯干和四肢,哭闹不安,可伴有大便干结,小便短赤；指纹呈紫色达气关或脉数。治宜清心导赤。方用三心导赤饮加减：连翘3克、栀子3克、莲子心3克、玄参3克、生地黄5克、车前子5克、蝉蜕3克、灯心草3克、甘草3克、茯苓5克。随症加减：面部红斑明显,酌加黄芩、白茅根、水牛角(先煎)；瘙痒明显,酌加白鲜皮；大便干结,酌加火麻仁、莱菔子；哭闹不安,酌加钩藤、牡蛎。

(2) 心火脾虚证 本型常见于儿童反复发作的急性期。症见面部、颈部、肘窝、腘窝或躯干等部位反复发作的红斑、水肿,或丘疱疹、水疱,或有渗液,瘙痒明显,烦躁不安,眠差,纳呆；舌尖红,脉偏数。治宜清心培土。方用清心壤土方加减：淡竹叶10克、连翘10克、灯心草10克、生地黄10克、白术10克、山药15克、薏苡仁15克、钩藤10克、牡蛎(先煎)15克、防风10克、甘草5克。随症加减：皮损鲜红,酌加水牛角(先煎)、栀子、牡丹皮；瘙痒明显,酌加苦参、白鲜皮、地肤子；眠差,酌

加龙齿(先煎)、珍珠母(先煎)、合欢皮。

(3) 脾虚蕴湿证 常见于婴儿和儿童反复发作的稳定期。症见四肢或其他部位散在的丘疹、丘疱疹、水疱,倦怠乏力,食欲不振,大便溏稀,舌质淡,苔白腻,脉缓或指纹色淡。治宜健脾渗湿。方用小儿化湿汤加减：苍术10克、茯苓10克、炒麦芽10克、陈皮3克、泽泻10克、滑石10克、甘草3克、炒白术10克、炒薏苡仁10克。随症加减：皮损渗出,酌加萆薢、茵陈、马齿苋；纳差,酌加鸡内金、谷芽、山药；腹泻,酌加伏龙肝、炒黄连。

(4) 血虚风燥证 常见于青少年和成人期反复发作的稳定期。症见皮肤干燥,肘窝、腘窝常见苔藓样变,躯干、四肢可见结节性痒疹,继发抓痕,瘙痒剧烈,面色苍白,形体偏瘦,眠差,大便偏干,舌质偏淡,脉弦细。治宜养血祛风。方用当归饮子加减：黄芪10克、生地黄10克、熟地黄10克、白芍10克、当归10克、川芎5克、何首乌10克、白蒺藜10克、荆芥10克、防风10克。随症加减：皮肤干燥明显,酌加沙参、麦冬、石斛；情绪急躁,酌加钩藤、牡蛎(先煎)；眠差,酌加龙齿(先煎)、珍珠末(冲服)、百合。

配合推拿治疗,发作期基本手法：清天河水,揉中脘,沿两侧膀胱经抚背；缓解期基本手法：摩腹,捏脊,揉按足三里。配合外治法,潮红、丘疹、丘疱疹、无渗液的皮损,可选用黄精15克、金银花15克、甘草15克,加水2 000毫升,水煎至1 500毫升,待冷却后取适量外洗；红肿、糜烂、渗出的皮损,可选用黄精15克、金银花30克、甘草15克,加水2 000毫升,水煎至1 500毫升,待冷却后取适量外洗和间歇性开放性冷湿敷；糜烂、渗出明显时,可选用清热解毒收敛的中药如黄柏、生地榆、马齿苋、野菊花等,水煎作间歇性开放性冷湿敷。湿敷间隔期可外擦5%～10%甘草油、紫草油或青黛油。[③]

8. 杨志波分3期

(1) 婴儿期 患儿常在出生后1～6个月发

① 周智敏.中西医结合治疗异位性皮炎41例临床研究[J].湖南中医药导报,2003,9(3)：34-35.
② 任众.中医辨证治疗异位性皮炎32例体会[J].甘肃中医,2005,18(9)：25-26.
③ 中华中医药学会皮肤科专业委员会.特应性皮炎中医诊疗方案专家共识[J].中国中西医结合皮肤性病学杂志,2013,12(1)：60-61.

病,其皮损好发于额头、耳郭、头皮及双侧面颊部,四肢和全身也可发生。症见初起时皮肤局部出现急性红斑,而后在红斑的基础上形成针尖至粟粒大小的丘疹及丘疱疹,可密集成片,搔抓后形成糜烂、渗出,后形成血痂,头部可呈现黄色脂溢性痂块,一般此病在 2 岁内会逐渐痊愈,少数延续到儿童期。由于患儿年龄过小,全身脏器发育不完全,故一般不予药物口服,外用青黛散或者解毒片研成粉末状,以麻油调成糊状进行外擦,每日 3～4 次。

(2)儿童期 此时期的特应性皮炎可由婴儿湿疮发展而来,或于婴儿湿疮痊愈后 1～2 年内发生,或在 2 岁之后首次发病。好发于四肢伸侧或屈侧,常局限在双上肢肘窝及双下肢腘窝等处。主要皮损可分为 2 型:其一为湿疹型,症见局部皮肤出现丘疹、丘疱疹,融合成片伴有浸润肥厚及苔藓样变,抓破后有糜烂、渗出及结痂,对称分布,时轻时重;其二为痒疹型,症见皮损为黄豆大小,丘疹颜色多为正常肤色或棕褐色,皮肤表面粗糙,干燥,易脱屑,且质地坚硬,伴有附近臀核肿大。治宜祛风止痒、利湿健脾。方用荆防止痒汤:荆芥 3 克、防风 3 克、黄芩 3 克、苦参 3 克、白鲜皮 3 克、生地黄 5 克、赤芍 6 克、山药 6 克、金银花 6 克、茯苓 6 克、甘草 2 克、白花蛇舌草 6 克。除中药汤剂内服外,结合中药外敷,同时配合抗组胺药口服。

(3)青年及成人期 在 12 岁以后,或由于儿童时期未治愈发展而来。皮损多发于面部、颈部、四肢及眼眶周围,症见皮损类似于播散性牛皮癣,多数呈密集小丘疹,且常融合成片,苔藓样变及皮肤肥厚明显,其上偶尔附有细薄鳞屑。除此之外,患者皮肤干燥缺水,常伴有鱼鳞病,面色较为苍白,眼眶周围轻度色沉,呈现淡褐色,皮肤钝刮后可出现白色划痕,并因冷热或情绪刺激而使病情加重,有 60%～70% 患者伴有支气管哮喘及过敏性鼻炎史。辨证论治分 2 证:风湿蕴肤证,症见皮肤潮红,瘙痒剧烈,抓之渗出糜烂,伴神疲,便溏,舌淡嫩,苔薄腻,治宜清热利湿、祛风止痒,方用消

风散加减;血虚风燥证,若患者皮肤瘙痒且干燥肥厚,搔抓易结血痂,食后腹胀,便秘,舌质淡,苔白,脉滑,方用当归引子加减以养血润燥。随症加减:若患者夜寐不安,可加茯神、夜交藤、酸枣仁以安神定志;若食少便溏,可加茯苓、山药、白术以利水化湿;若气郁不舒,可加柴胡、香附、佛手以理气疏肝。配合口服抗组胺药物以止痒,必要时配合糖皮质激素软膏以减轻皮损。[1]

9. 张志礼分 3 型

(1)湿热内蕴型 多发生在 1 岁以内的婴儿。往往出生后不久或数月开始发病,症见先从面颊、前额发生潮红,表面起红色粟米大丘疹,病重时皮肤水肿表面可起密集小水疱,破溃后呈糜烂渗出,继而融合成大片,结蜡黄色痂皮,严重病例可波及四肢、躯干。患儿大便燥结不通,不思饮食,哭闹不安,难以入睡。脉微数,舌质红苔腻。治宜清热除湿、健脾消导。药用黄连、黄芩、马齿苋、白鲜皮、生白术、枳壳、生薏苡仁、焦栀子、焦槟榔、鸡内金等加减。水煎服,每次 20 毫升,每日服 2～3 次。渗出时用马齿苋 30 克加水 3 000 毫升煮沸10 分钟,滤过冷却后湿敷患部。每次持续 1 小时(其中 20 分钟更换一次敷料),每日 3～4 次。湿敷间隔时可外用祛湿散(大黄 30 克、黄芩 30 克、寒水石 30 克、青黛 3 克)研末,甘草油调敷。连续2～3 日渗出停止后,可外涂黄连膏(黄连 10 克、凡士林 90 克)。

(2)脾虚湿盛型 多发生在 2～10 岁的儿童。临床表现常有 3 种情况:最多见的是四肢屈侧、肘窝、腘窝部起红斑丘疹小水疱,有轻度渗出结痂;或呈现慢性肥厚的色素沉着,表面苔藓样变化;另一种是头面、躯干、四肢、口周有散在的不规则的斑块状皮损,呈亚急性或慢性变化,皮肤增厚,轻度苔藓化,抓后常有轻微的糜烂渗出;也有在四肢伸侧发生高粱至小米大丘疹结节,大便常先干后稀或常有溏便,饮食不规律,喜食零食。舌质淡,舌体胖有齿痕,苔白略腻,脉多缓。治宜健脾除湿、消导止痒。药用白术、茯苓、薏苡仁、枳壳、白

---

① 蔡静,杨志波.杨志波治疗特应性皮炎经验[J].湖南中医杂志,2018,34(4):46-48.

鲜皮、苦参、车前子、泽泻、焦槟榔、焦三仙、鸡内金、炒莱菔子等加减。局部外用药除同上述湿热内蕴型外，对粗糙皮损者可用黄连膏加5%黑豆馏油软膏，对肥厚苔藓化者可加5%水杨酸软膏混匀外用。

（3）脾虚血燥型　多见于青少年或成人。由于多年来湿疹缠绵，症见头面、四肢或躯干泛发皮疹，皮肤干燥脱屑、色素加深，特别是四肢伸屈侧、颈项部呈对称性皮肤增厚，表面轻度苔藓化，可见抓痕及血痂，自觉不定时阵发性瘙痒，夜晚或入睡时更明显。面部常是一种特殊的面容，口周略发白，前额、眉间脱屑明显，眉毛稀疏；皮肤可出现白色划痕征。大便不干，时有腹胀满，舌质淡有齿痕，苔白或腻，脉沉细缓。女子白带清稀或有痛经等症。治宜健脾养血，祛风除湿止痒。药用白术、茯苓、薏苡仁、枳壳、厚朴、当归、夜交藤、赤芍、白芍、白蒺藜、白鲜皮、苦参、防风。局部外用黄连膏。[1]

经　验　方

1. 外洗方　马齿苋20克、黄柏20克、枯矾20克、艾叶10克、苦参20克、白鲜皮20克、金银花20克。每日2次，煎水后待其稍冷却，用蘸药的湿毛巾敷于局部皮损处以控制渗出，每次15～20分钟，切记不能入眼。[2]

2. 地芍玄乌汤　生地黄20克、生白芍15克、玄参10克、制首乌10克、苦参10克、黄芩10克、白鲜皮10克、蝉蜕10克、地肤子15克、白蒺藜15克、丹参10克、生甘草6克。王金玲用上方治疗45例异位性皮炎患者。结果：治愈39例，好转5例，未愈1例，总有效率97.8%。[3]

3. 消异止痒汤　太子参10～15克、黄芪10克、白术5～10克、茯苓10克、白芍10～15克、龙

骨15～30克、炒薏苡仁10克、生薏苡仁10克、莲子10～15克、甘草5克。随症加减：湿郁化热皮损以红斑、丘疹为主者，去黄芪，加泽泻5～10克、灯心草5～10克、赤芍5～10克、牡丹皮5～10克；瘙痒甚者，加白蒺藜5～10克、徐长卿5～10克、煅牡蛎15～30克；血虚风燥，以皮肤干燥、苔藓样变、抓痕为主者，加熟地黄5～10克、当归5～10克、黄精5～10克、麦冬5～10克。每日1剂，水煎分2次服用，疗程3个月。杨爱荣用上方加减治疗45例患者。结果：痊愈13例，显效20例，有效9例，无效3例。[4]

4. 三花汤　阴地蕨（小春花）3～5克、金银花3～5克、野菊花3～5克、金线莲3～5克、苍术3～5克、石菖蒲3～5克、紫草3～5克、防风3～5克、生地黄4～6克、白鲜皮4～6克、甘草2～4克。李少春等用上方治疗38例婴儿湿疮患儿，2周后治愈18例，好转16例，总有效率89.5%。[5]

5. 龙牡汤　生龙骨30克、煅牡蛎30克、骨碎补10克、生地黄10克、地肤子10克。内服药时成人及12岁以上儿童用量按原剂量，7～12岁儿童用量为原剂量的1/2，2～6岁儿童用量为原剂量的1/3；外用龙牡汤冷湿敷或外洗患处，每次10～30分钟，每日2次。郎娜等用上方治疗32例特应性皮炎患者，疗程8周。结果：痊愈2例，显效8例，有效16例，无效6例，总有效率81.25%。[6]

6. 柏倍湿疹散　黄柏、苦参、五倍子、蛇床子。按黄柏1倍于其他3味药的比例共研细末，用时取麻油适量调和，均匀涂抹患处，每日3次。蔡晓玲用上方治疗50例婴儿湿疹患者，10日后痊愈36例，好转11例，总有效率94%。[7]

7. 苍苡汤加减　苍术15克、薏苡仁40克、赤芍9克、黄芩15克、蒺藜30克、苦参20克、白鲜皮20克、地肤子20克、忍冬藤30克、白茅根30

① 张芃,等.张志礼治疗异位性皮炎经验[J].中医杂志,1998,39(7)：402-404.
② 蔡静,杨志波.杨志波治疗特应性皮炎经验[J].湖南中医杂志,2018,34(4)：46-48.
③ 王金玲.自拟地芍玄乌汤治疗异位性皮炎45例[J].基层医学论坛,2016,20(30)：4260-4261.
④ 杨爱荣.消异止痒汤加减治疗儿童期特应性皮炎45例[J].中国实验方剂学杂志,2015,21(5)：206-209.
⑤ 李少春,等.三花汤治疗婴儿湿疹38例临床观察[J].中医儿科杂志,2013,9(6)：29-30.
⑥ 郎娜,黄尧洲,等.龙牡汤治疗特应性皮炎的临床疗效评价[J].中国中西医结合皮肤性病学杂志,2011,10(6)：356-358.
⑦ 蔡晓玲.柏倍湿疹散治疗婴儿湿疹疗效观察[J].中医儿科杂志,2011,7(3)：37-39.

克、紫草 30 克、甘草 6 克。儿童用量酌减。随症加减：心火炽盛，口干心烦，口舌生疮，失眠，易惊者，加莲子心、黄连、黄柏、龙齿；胃火炽盛，口苦口臭、唇干裂、大便干结者，加大黄、栀子、石膏；渗液多者，加车前子、泽泻、猪苓、冬瓜皮；皮疹表现以潮红干燥为主者，加水牛角、生地黄、玄参、牡丹皮；皮疹以苔藓样变为主，面白，舌淡苔薄白者，去黄芩、忍冬藤、紫草、白茅根，减苦参、白鲜皮、地肤子用量，加秦皮、皂角刺、当归、丹参、桃仁、泽泻；痒甚者，加珍珠母、牡蛎、生地黄、徐长卿。配合外用青黛油膏治疗，每日 3 次；渗出者用黄柏 30 克、金银花 30 克，煎水冷湿敷，然后外涂青黛油膏。1 个月为 1 个疗程，2 个疗程后观察疗效。刘汉长用上方加减治疗 92 例特应性皮炎患者，治愈率为 80.4%，复发率为 28.4%。[1]

8. 苦参薏苡黄连汤　苦参 3 克、炒僵蚕 3 克、川萆薢 3 克、地肤子 3 克、蛇床子 3 克、薏苡仁 5 克、土茯苓 5 克、黄连 1.5 克、生甘草 1.5 克、荆芥 2 克、蝉蜕 1 克。每日 1 剂，水煎数次分服，连服 5 日。叶金芳用上方治疗 38 例 1.5 个月～6 个月奶癣患儿，5 日后治愈 21 例，好转 15 例，无效 2 例，总有效率 95%。[2]

9. 蜈蚣方　蜈蚣 1～2 条、延胡索 9 克、蝉蜕 9 克、羌活 18 克、钩藤 12 克、当归 9 克。随症加减：皮肤红、水疱、糜烂，有渗出，剧痒，苔黄腻，脉滑数者，加黄芩 12 克、滑石 15 克、茵陈 15 克、刺蒺藜 20 克；皮损肥厚苔藓化明显者，加黄精 18 克、半夏 10 克。每日 1 剂，水煎 2 次，取汁 400 毫升，分 3 次温服。大黄粉 20 克、冰片 6 克，研细末，渗出者干撒患处；肥厚苔藓化者，把上药与 10% 蛇床子酊 100 毫升共调外擦患处，每日 2 次。李斌用上法治疗 31 例异位性皮炎患者。结果：痊愈 22 例，好转 9 例，总有效率 100%。注意事项：治疗期间忌食辛辣、鱼腥等发物，忌搔抓、肥皂、热水烫洗。[3]

①　刘汉长.中医内外合治特应性皮炎疗效观察［J］.世界中西医结合杂志,2006,1(3)：166－167.
②　叶金芳.苦参薏苡黄连汤治疗奶癣 38 例［J］.浙江中医杂志,2002(7)：297.
③　李斌.蜈蚣方治疗异位性皮炎 31 例［J］.吉林中医药,1999(4)：52.

湿　疹

概　述

湿疹是由多种内外因素引起的真皮浅层及表皮炎症。根据病程可分为急性、亚急性、慢性三类。临床上急性期皮损以丘疱疹为主，有渗出倾向，慢性期以苔藓样变为主，易反复发作。湿疹具有对称分布、多形损害、剧烈瘙痒、有湿润倾向、反复发作、易成慢性等特点。

本病属中医"湿疮"范畴，如"浸淫疮""旋耳疮""奶癣""燕窝疮""肾囊风（绣球风）""四弯风""湿癣""黄水疮""血风疮"等。病因病机多为湿热内蕴，外感风湿热邪，内外相搏，充于腠理，浸淫肌肤，或血虚风燥所致。

辨　证　施　治

1. 姜燕生分 3 证

（1）湿热内蕴、热重于湿证　发病急，变化快，症见患处皮损鲜红焮热，肿胀明显，且粟疹成片或水疱密集，渗液流津，中央重周围轻，瘙痒剧烈，发生快，消除也快，常间隔性发作，伴有身热口渴，大便干燥，小便短赤，心烦口苦，舌质红，苔黄或腻，脉滑数。治宜清热除湿、凉血止痒。方用清热凉血汤加减：黄芩、栀子、黄连、牡丹皮、赤芍、白茅根、板蓝根、冬瓜皮、地骨皮。

（2）湿热内蕴、湿热并重证　由急性期皮损减轻或拖延而成，症见皮损淡红，轻度肿胀，可见粟疹成片，上覆细碎鳞屑及很少的小水疱，搔抓后方见渗出糜烂，伴有口渴不欲饮，身烦热，瘙痒时轻时重，搔抓不止，纳食不香，大便时干，舌质红，苔白或腻，脉滑。治宜除湿止痒，佐以清热。方用清湿热汤加减：茵陈、苍术、萆薢、马齿苋、小蓟、车前子、白鲜皮、地肤子、佩兰。

（3）湿热内蕴、湿重于热证　病程迁延，症见皮损肥厚呈暗红色，粗糙有鳞屑，无水疱及渗出，伴有纳呆，便溏，疲乏无力，瘙痒不重但缠绵难止，腹胀反酸，舌质稍暗，苔薄，脉缓。治宜燥湿祛浊、行气润肤。方用祛湿养血汤加减：薏苡仁、石菖蒲、陈皮、豆蔻、赤小豆、香附、鸡血藤、合欢皮、蒺藜。①

2. 崔应珉分 3 证

（1）风热蕴肤证　发病迅速，症见皮损潮红灼热，痒甚，皮疹为疏松或密集性丘疱疹，常抓破出血，黄色渗液淋漓，味腥而黏，结痂后如淡黄色琥珀状；在寒冷、干燥、多风的条件下，可使症状明显加重；伴有口唇干燥，口苦，咽痒，急躁易怒，便干溲赤，舌质红，苔薄黄或黄腻，脉弦滑数。治宜清热利湿、祛风止痒。方用消风导赤散合神仙止痒方、升降散加减：防风 10 克、荆芥 10 克、炒苍术 15 克、知母 12 克、炒牛蒡子 15 克、土茯苓 30 克、生地黄 30 克、赤芍 15 克、车前子 15 克、焦栀子 15 克、徐长卿 30 克、白鲜皮 30 克、威灵仙 30 克、石菖蒲 12 克、蒸首乌 18 克、火麻仁 15 克、苦参 12 克、蝉蜕 10 克、僵蚕 30 克、姜黄 10 克、生大黄 10 克、甘草 6 克。随症加减：湿热盛者，加地肤子以清热利湿；瘙痒剧烈者，加钩藤、全蝎息风止痒；口渴心烦者，加生石膏、知母以滋阴清热除烦。

（2）脾虚湿蕴证　症见皮损淡红，瘙痒，脱屑，或局部暗红粗糙肥厚伴有结痂，颜色暗红或呈色素沉着，有时可见红色粟粒大丘疹或小水疱，瘙

① 姜燕生.湿疹辨证论治规律初探[J].中国中医药信息杂志,2015,22(8)：103-104.

痒时作,抓后浸淫流水,时轻时重,日久不愈;伴纳差腹胀,口中黏腻,神疲乏力,大便溏薄,舌质淡,舌体胖嫩,中有裂纹,苔白腻,脉濡缓。治宜健脾除湿。方用除湿胃苓汤合二妙散加减:猪苓15克、茯苓15克、泽泻15克、桂枝10克、陈皮10克、川厚朴15克、甘草6克、炒苍术15克、炒白术15克、盐黄柏12克。随症加减:食欲不振,纳差者,加焦三仙、鸡内金、草豆蔻以健脾助运;腹胀便溏者,加白扁豆、炒山药以健脾止泻;夜间瘙痒剧烈影响睡眠者,加夜交藤养血安神,生龙骨、生牡蛎、珍珠母以重镇安神,止痒。

(3)血虚风燥证 症见患病日久,皮肤粗糙,有大量糠秕状脱屑,皮损处色暗或色素沉着,自觉手心发热,痒痛相兼;伴口干不欲饮,纳差腹胀,大便干,舌质淡,苔少或苔光,脉细数或沉数。治宜滋阴养血、祛风润燥。方用滋阴除湿汤加减:生地黄10克、白芍15克、当归15克、茯苓30克、泽泻15克、白鲜皮30克、蛇床子30克、丹参15克、玄参10克、地骨皮15克、黄芩15克、蝉蜕10克、苦参12克、川芎15克。随症加减:皮损浸润肥厚者,加皂角刺、地龙、乌梢蛇活血化瘀、通络搜风;大便干结,加大黄通腑导滞;纳少口干者,加麦冬、玉竹、石斛等以养阴生津。[1]

3. 唐志坤分4型

(1)风热蕴结型 风湿热之病理变化均见于皮肤,以风热之表现为主,多见于发病初期,全身或局部迅速出现皮肤潮红,继以密集或散在分布的红色丘疹,伴皮肤灼热感,明显瘙痒。方用Ⅰ号方:金银花21克、连翘15克、黄芩15克、栀子9克、生地黄15克、赤芍15克、牡丹皮15克、紫草9克、浮萍15克、白鲜皮15克、菊花15克、荆芥12克、甘草6克。

(2)湿热俱盛型 疾病进展,出现以湿热为主的病理变化。红丘疹渐变为红丘疱疹、小水疱,其周红晕,或见肿胀,经或未经搔抓疱壁破溃渗出,糜烂,渗水淋漓,浸淫成片,伴剧痒。方用Ⅱ号方:金银花21克、连翘21克、黄芩15克、苦参9克、茵陈15克、木通6克、土茯苓15克、车前子12克、薏苡仁30克、苍术12克、地肤子21克、白鲜皮21克、荆芥12克、甘草6克。

(3)风湿热瘀型 风湿热蕴结于肌肤,经久不愈,或湿阻经络,或血受热煎成瘀,见局部或全身皮肤肿胀、肥厚、痂皮、色素沉着、瘀斑、阵发瘙痒,呈风湿热并见之势,病势缓慢,病程漫长。方用Ⅲ号方:金银花21克、连翘15克、生地黄15克、牡丹皮15克、赤芍15克、当归12克、丹参15克、苍术12克、白鲜皮15克、土茯苓15克、荆芥9克、白芷9克、甘草9克。

(4)血虚风燥型 风湿热瘀久蕴肌肤,长期渗出伤阴化燥,风热耗血及血瘀阻络致血虚风燥,久之皮肤见干燥、粗糙、肥厚、脱屑,甚者角化、皲裂、阵发瘙痒。方用Ⅳ号方:金银花15克、生地黄15克、牡丹皮15克、当归15克、丹参9克、黄芪15克、白芷15克、白鲜皮15克、地肤子15克、甘草6克。

临床观察:唐志坤用上方辨证治疗118例湿疹患者。2周为1个疗程,共观察4个疗程评定疗效。结果:痊愈50例,显效25例,好转31例,总有效率89.83%。用药期间少数患者见腹痛、腹泻,无其他不良反应,治疗后复查血、尿常规及肝功能未见异常。[2]

4. 张志礼分3型

(1)湿热互结、热重于湿型 急性发作,症见皮肤局部掀红肿胀、灼热痒痛,表面有密集的红色粟疹或粟粒大小水疱,严重时可有糜烂,津水渗出不止。患者常有心烦不适,口渴思饮,胸脘痞闷,身重懒言,小便黄赤而少,大便燥结或数日不行,脉弦滑或数,舌质红,舌苔黄腻或白腻。治宜清热凉血、利水消肿止痒。药用生石膏、栀子、黄芩、龙胆草、生地黄、牡丹皮、车前草、车前子、冬瓜皮、马齿苋、六一散。局部治疗可用马齿苋30克、黄柏30克加水3000毫升,煮沸后冷却,进行湿敷。待

① 王丽鸽.崔应珉教授治疗手部湿疹经验[J].世界中西医结合杂志,2012,7(9):749-750.
② 唐志坤.湿疹辨证论治规律的研究[J].山东中医药大学学报,1998,22(2):122-125.

皮损稍干燥时,则可用祛湿散、花椒油或甘草油调成糊状,涂患处。

(2)脾虚湿盛、湿蕴肌肤型　症见皮肤瘙痒、脱皮屑,或局部皮肤肥厚、色素加深,皮损表面常有粟粒大丘疹或小水疱,有时有轻度糜烂和结痂,时轻时重,反复缠绵发作。常自觉有胃脘满闷,食纳欠佳,口中黏腻,不思饮食,大便多不成形或先干后溏,脉缓,舌质淡,舌体常胖嫩而有齿痕,舌苔厚腻。治宜健脾除湿、养血润肤。药用白术、苍术、薏苡仁、枳壳、厚朴、车前子、泽泻、茯苓皮、冬瓜皮、猪苓、马齿苋、苦参、当归、丹参、赤芍、白芍。局部外用黄连软膏、5%～10%黑豆馏油软膏等。

(3)阴虚血燥、气血瘀滞型　症见皮肤粗糙,甚则肌肤甲错,自觉痒甚,皮损有时呈大片融合形成红皮,有大量秕糠状脱屑,有时亦可见红色粟粒大丘疹或小水疱,病程缠绵,日久不愈。自觉有手足心发热,有时亦可有颧部发红或午后潮热,口干不思饮,大便干,脉细数或沉细,舌质红或淡,苔少。治宜育阴滋燥、养血润肤、除湿止痒。药用生地黄、熟地黄、天麦冬、女贞子、墨旱莲、玄参、当归、赤芍、白芍、桃仁、红花、丹参、首乌、白鲜皮、泽泻、茯苓、苦参。局部外用黄连膏、清凉膏等。[①]

经　验　方

1. 参柏汤　苦参 10 克、炒黄柏 10 克、生地黄 15 克、炒白术 10 克、怀山药 15 克、茯苓 15 克、白鲜皮 15 克、白花蛇舌草 10 克、虎杖 15 克、车前草 10 克、炙甘草 3 克。随症加减:瘙痒剧烈,加乌梢蛇 10 克、全蝎 3 克;大便干结,加制大黄 15 克、熟地黄 10 克;大便不成形或腹泻,加芡实 10 克、砂仁 3 克;肢体肿胀,加冬瓜皮 15 克、大腹皮 10 克。每日 1 剂,分早晚 2 次服用。李红兵等用上方加减治疗 50 例亚急性期湿疹患者。结果:有效 6 例,显效 24 例,基本痊愈 17 例,总有效率 82%。[②]

2. 泡洗法　苦参 30 克、黄柏 30 克、白鲜皮 30 克、地榆 30 克、马齿苋 30 克、地肤子 30 克、土茯苓 30 克、牡丹皮 30 克、赤芍 30 克。先用水浸泡 20 分钟后,文火煎煮 20 分钟,滤出煎液,晾凉后泡洗,每日 2 次。清热燥湿,祛风止痒,凉血解毒。吴春雁用上方治疗 68 例手部湿疹急性期患者。结果:治愈 13 例,显效 33 例,有效 16 例,无效 6 例,总有效率 91.18%。[③]

3. 止痒方　苦参 30 克、土茯苓 30 克、白鲜皮 30 克、冰片 3 克、炉甘石 10 克、白矾 12 克。煎煮后待水温适宜(38℃～55℃)时浸泡患处 30 分钟。如皮损位于肘窝、乳房等其他身体部位时可行药浴治疗,每日 1 次。7 日为 1 个疗程,共治疗 2 个疗程。施斌等用上方治疗 90 例慢性湿疹患者。结果:痊愈 68 例,显效 11 例,有效 9 例,无效 2 例,总有效率 97.8%。[④]

4. 清热化浊利湿方配合外洗方　清热化浊利湿方:白鲜皮 30 克、徐长卿 30 克、泽泻 20 克、茵陈 20 克、竹叶 20 克、灯心草 20 克、生地黄 15 克、赤茯苓 15 克、黄芩 15 克、栀子 15 克、生白术 12 克、枳壳 12 克、甘草 12 克。随症加减:胃脘闷满纳呆者,加砂仁 8 克、藿香 10 克;渗出较多者,加薏苡仁 20 克、滑石 20 克。每日 1 剂,水煎服,每日服 2 次。外洗方:黄芩 20 克、马齿苋 20 克、连翘 20 克、薏苡仁 20 克、紫草 20 克、地榆 10 克、荆芥 10 克、防风 10 克、黄柏 10 克、苍术 10 克、苦参 10 克、生地黄 10 克。每日 2 次,每 2 日 1 剂。田艳等用上方加减治疗 50 例湿疹患者,治愈率为 60%,总有效率为 96%。[⑤]

5. 五皮汤外洗方联合二妙散　五皮汤:地骨皮 30 克、细辛 9 克、川椒 30 克、当归 15 克、海桐皮 30 克、土荆皮 30 克、白鲜皮 30 克、牡丹皮 30 克。每日 1 剂,煎 3 次,共取汁 1 000 毫升,每日多次擦洗。二妙散:苍术 20 克、黄柏 20 克。每日 1 剂,水煎 3 次,共取汁约 500 毫升,饭后服用。内服

①　张志礼.湿疹辨证论治的经验介绍[J].中医杂志,1987(2):15-16.
②　李红兵,等."参柏汤"治疗亚急性湿疹 50 例临床研究[J].江苏中医药,2012,44(7):26-27.
③　吴春雁.中药外洗治疗掌跖部湿疹 68 例[J].中国药业,2012,21(16):101-102.
④　施斌,穆迎涛,等.止痒方治疗慢性湿疹 90 例临床观察[J].河北中医,2012,34(3):361-362.
⑤　田艳,等.清热化浊利湿中药配伍治疗湿疹疗效观察[J].陕西中医,2012,33(4):455-456.

外用联合治疗4日为1个周期,间隔1日后继续治疗,4周为1个疗程,观察1个疗程。刘韬等用上法治疗30例慢性湿疹患者。结果:痊愈21例,显效4例,有效1例,无效4例,总有效率86.6%。[1]

6. 针药结合 针灸取穴:上肢取曲池、外关、合谷;下肢取血海、三阴交、太冲、复溜、太溪、足三里;奇穴一重穴在外踝骨尖直上三寸向前横开1寸,二重穴在一重穴直上2寸,三重穴在二重穴直上2寸。针灸时患者仰卧位,常规消毒后针曲池、外关、合谷、血海、三阴交、太冲、复溜、太溪、足三里、三重穴,以毫针直刺0.5～1.0寸,平补平泻,留针30分钟。针刺每日治疗1次,每周5日。芩珠凉血合剂:黄芩、珍珠母、紫草、磁石、牡蛎、防风、甘草等。每次30毫升,每日2次口服,1个月为1个疗程。徐蓉等将60例湿疹患者随机分为针药组和药物组各30例。针药组用上述方法治疗,药物组只予芩珠凉血合剂口服。结果:针药组在改善临床症状积分方面优于药物组($P<0.05$)。[2]

7. 祛湿止痒方 黄柏20克、马齿苋20克、龙胆草20克、生地榆20克、白及15克、白鲜皮15克、地肤子15克、苦参15克。随症加减:面积较大、斑片较红、皮温较高者,加黄芩10克、荷叶15克;瘙痒较严重者,加蛇床子15克;斑疹浮肿渗出较多、浸润明显者,加五倍子10克、枯矾6克;斑疹上有脓头者,加蒲公英15克、败酱草15克;湿疹恢复期、皮肤干燥脱屑较重者,加楮桃叶15克、麦冬10克;皮损面积较小者,可只用黄柏20克、马齿苋20克。每日1剂,加水2000毫升,浸泡30分钟,先用武火煎沸,改文火煎20分钟,取药液1000～1500毫升。待药液温度至15℃左右时,根据皮损面积,用纱布(或棉布)浸入药液,敷于患处,每隔3～5分钟更换1次,更换时取下湿敷纱布,重新浸入药液中,重复使用,每次湿敷约20分钟,湿敷完后不得再用清水洗。每日2次,5日为1个疗

程,治疗2个疗程。张志荣用上方加减治疗52例湿疹急性期患者。结果:痊愈37例,占71.15%;好转10例,占19.23%;未愈5例,占9.62%。总有效率90.38%。[3]

8. 自拟方1 苦参30克、黄柏30克、白鲜皮30克、蒲公英30克、黄连20克、百部20克、乌梅20克、花椒20克、明矾20克、冰片10克、白及20克、血竭15克、青黛10克。煎汤1000毫升,先熏后洗,泡洗10分钟,每日1～2次,7日为1个疗程。李仙用上方治疗18例双手湿疹患者。结果:治愈17例,无效1例,治愈率94.4%。[4]

9. 湿疹洗剂 黄柏12克、苦参15克、地榆30克、甘草6克、金银花24克、荆芥12克。每日1剂,加清水浸泡30～60分钟,煮沸后改用文火煎煮约20分钟,去渣取汁1000～1500毫升,温度以不烫伤皮肤为度,外洗、坐浴30分钟,每日2次,7日为1个疗程。王占威用上方治疗40例肛门湿疹患者,总有效率为100%。[5]

10. 祛湿汤 土茯苓30克、白鲜皮30克、地肤子30克、连翘20克、金银花20克、野菊花20克、马齿苋20克、金钱草20克、苍术15克、生地黄15克、桃仁15克、红花15克、丹参15克、防风15克、荆芥20克、黄柏15克、黄连15克、黄芩15克、生甘草15克、苦参30克。随症加减:皮损较厚者,加三棱15克、莪术15克、威灵仙20克、皂角刺20克。上药加水1000～2000毫升,水煎3次混合,滤渣后取药汁热开后改为文火,将手足患处分别置于蒸汽上方熏蒸,以温湿不烫舒适为宜,熏蒸20～30分钟,熏蒸完毕待药汁温度降至适宜后用消毒纱布蘸药汁外洗,并浸泡手足,每次20～30分钟,每日1～2次。李炫谕用上方加减联合外用药膏治疗80例慢性手足湿疹患者,总有效率为90%。[6]

11. 活血止痒汤 苦参30克、黄柏30克、黄

① 刘韬,徐武清,等.五皮汤外洗方和二妙散联合运用治疗慢性湿疹的疗效观察[J].宁夏医科大学学报,2012,34(7):743-744.
② 徐蓉,李斌,等.针药结合治疗亚急性湿疹的随机对照研究[J].中国中西医结合皮肤性病学杂志,2011,10(3):165-167.
③ 张志荣.祛湿止痒方湿敷治疗婴儿湿疹52例[J].实用中医药杂志,2011,27(12):855-856.
④ 李仙.中药熏洗治疗双手湿疹18例[J].云南中医中药杂志,2010,31(12):85-86.
⑤ 王占威.中药外洗治疗肛门湿疹40例临床观察[J].中国现代药物应用,2010,4(9):128.
⑥ 李炫谕.祛湿汤熏洗联合外用药膏治疗慢性手足湿疹疗效观察[J].实用中西医结合临床,2010,10(1):34-35.

芩 20 克、地肤子 20 克、刺蒺藜 20 克、桃仁 30 克、生地黄 30 克、牡丹皮 30 克。上药 1 剂,每日 2 次,湿敷于患处,每次 20～30 分钟,湿敷过程中注意保持敷料的湿润以不流淌药汁为度,7 日为 1 个疗程。角质层明显增厚有皲裂倾向者可在湿敷结束后,于患处少量外擦糖皮质激素软膏。刘桂卿等用上方治疗 30 例慢性湿疹患者。结果:痊愈 18 例,显效 6 例,有效 4 例,无效 2 例,总有效率 93.33%。①

12. 消炎止痒喷雾剂 苦参、地榆、蛇床子、野菊花、地肤子、白矾、黄柏、大黄、荆芥、甘草。郑雄彦用上方观察治疗 48 例肛周湿疹患者,采用蒸气吸入器作为喷雾器,喷嘴对准皮损部位,距离 15～20 厘米,每次喷洒 60 毫升药液,每日 2 次,7 日为 1 个疗程。结果:总有效率为 89.58%。②

13. 湿疹油浸剂 黄连 50 克、苦参 50 克、黄柏 50 克、蛇床子 50 克、地肤子 50 克、生地黄 100 克、荆芥 50 克、白芷 50 克、蝉蜕 30 克。入黑芝麻油 750 毫升浸泡 2 日,文火同炸至黑色,药渣捞出后用双层消毒纱布过滤油质部分;取蜂蜡 125 克水飞去杂质后入油质内,加热熔化;将医用氧化锌 70 克研为极细末,待油温降至 35℃ 左右时放入油内搅匀备用(适量),每日晨起及便后用温水清洗后涂抹患处。王延峰等用上方治疗 112 例慢性肛门湿疹患者,总有效率为 98.2%。③

14. 湿疹膏 大黄 30 克、黄柏 30 克、苍术 30 克、白芷 15 克、蛇床子 20 克、枯矾 10 克、天花粉 10 克。上药共研末,放入香油 500 克,加热后调和,先以 3% 过氧化氢清洗患处,拭干,再把药膏均匀地抹于患耳,每日早晚各 1 次。李玮用上方治疗 108 例外耳湿疹患者。结果:显效 63 例,有效 34 例,无效 11 例。④

15. 健脾养血汤 黄芪 15 克、党参 12 克、白术 10 克、茯苓 10 克、当归 10 克、赤芍 12 克、丹参 12 克、鸡血藤 15 克、苦参 10 克、白鲜皮 10 克、防风 9 克、蝉蜕 6 克等。随症加减:风盛者,加僵蚕 10 克、桑叶 12 克;热重者,加黄芩 10 克;湿重者,加茵陈 15 克;血燥者,加熟地黄 15 克、黄精 12 克;阴虚者,加地骨皮 10 克、银柴胡 10 克;瘙痒重者,加白蒺藜 15 克、地肤子 10 克;睡眠不佳者,加酸枣仁 12 克、合欢皮 8 克。每日 1 剂,水煎 2 次,早晚分服。局部外涂冰黄肤乐软膏(大黄、硫黄、冰片等),每日 2 次,适量涂于皮损处。黄国坚等用上方加减配合西药治疗 100 例慢性湿疹患者,显效率为 92%。⑤

16. 湿疹净喷雾剂 雷公藤、苦参、冰片、薄荷脑等。首次用药前用温盐水清洗患处,再喷以湿疹净喷雾剂,每日 3 次。具有抗菌消炎、止痒、止痛、收敛和局部免疫调节作用。李军等用上方治疗 1 987 例湿疹患者,10 日为 1 个疗程,治疗期间不合并使用其他药物。结果:总有效率为 96.33%。⑥

17. 硼硫散 硼砂 20 克、硫磺 100 克、枯矾 6 克、樟脑 10 克、冰片 15 克、朱砂 10 克、黄连 30 克、滑石粉 30 克、雄黄 5 克。上药共研极细末备用,亦可将上药末再加氟轻松软膏或凡士林调和制成膏剂用。用消毒针头挑破湿疹水疱,撒上药末,早晚各 1 次。陈进荣用上方治疗 500 例慢性湿疹患者,总有效率为 98.5%。⑦

18. 皮炎酊 鲜川楝皮 100 克、七叶一枝花 30 克、龙骨 30 克、炉甘石 30 克、土茯苓 25 克、苦参 25 克、地肤子 25 克、虎杖 25 克、黄连 20 克、黄芩 20 克、黄柏 20 克、生大黄 20 克、白鲜皮 20 克、花椒 20 克、地榆 20 克、赤小豆 15 克、百药煎 15 克、刘寄奴 15 克、牡丹皮 15 克、车前子(包煎)10 克、冰片 10 克。上药加 75% 乙醇适量浸泡密封 10 日,滤渣后外擦患处。易道龙用上方治疗 165 例

① 刘桂卿,等.中药湿敷治疗慢性湿疹 30 例[J].中医外治杂志,2009,18(1):34.
② 郑雄彦.消炎止痒喷雾剂治疗肛周湿疹 48 例疗效观察[J].护理研究,2009,23(25):2307-2308.
③ 王延峰,等.湿疹油浸剂治疗慢性肛门湿疹 112 例[J].河北医药,2009,31(3):352-353.
④ 李玮.自拟湿疹膏治疗外耳湿疹 108 例[J].浙江中医杂志,2008,43(2):74.
⑤ 黄国坚,等.中西药内服外用治疗慢性湿疹 100 例临床分析[J].中医药临床杂志,2007,19(5):476-477.
⑥ 李军,等.湿疹净喷雾剂治疗湿疹的效果[J].实用医学杂志,2003,20(3):198.
⑦ 陈进荣.硼硫散治急慢性湿疹 1 173 例[J].中国民间疗法,1996(2):37-38.

湿疹患者。结果:治愈 126 例,显效 23 例,有效 13 例,无效 3 例,总有效率 98%。注意事项:治疗期间停用内服药,忌烟酒,辣腥味之品。①

19. 除湿止痒剂 土茯苓 30 克、薏苡仁 30 克、白鲜皮 30 克、黄柏 30 克、地肤子 30 克、苦参 30 克、五倍子 30 克、白矾 30 克。随症加减:急性湿疹色潮红热盛,加生地榆 30 克;亚急性、慢性湿疹皮损肥厚,加皂角刺 30 克、三棱 30 克。水煎约 1 500 毫升,待稍温泡洗或频洗患处。每次 30 分钟,每日 1~2 次,3 日用药 1 剂。马建国用上方加减治疗 67 例湿疹患者。结果:痊愈 53 例,显效 14 例。②

20. 复方四皮洗液 桃树嫩皮 100 克、花椒树嫩皮 100 克、苦楝树嫩皮 90 克、白鲜皮 60 克、苦参 60 克、葛根 60 克、硫磺(冲服)3 克、明矾(冲服)30 克。5 日 1 剂,前 6 味加开水 2 000 毫升,水煎 30 分钟待温度降至 30℃时加入硫磺、明矾。每次用前加热至 30℃,用药液外洗患处,每日 1 次,10 日为 1 个疗程。马美吉用上方治疗 34 例湿疹患者,经治 6~10 日后,痊愈 33 例,好转 1 例。③

21. 养血止痒润肤汤 地肤子 15 克、桑白皮 15 克、川芎 15 克、苍耳子 12 克、茯苓皮 12 克、蝉蜕 12 克、皂角刺 12 克、牡丹皮 12 克、苍术皮 20 克、白鲜皮 20 克、赤芍 20 克、生地黄 20 克、苦参 20 克、生姜皮 10 克、当归 10 克、防风 10 克、羌活 10 克、甘草 10 克。每日 1 剂,水煎 2 次,分 2 次服。药渣再煎 1 次,药液熏洗患处。张子平用上方治疗 84 例湿疹患者,小儿视年龄酌情减量,不论病程长短,一般 3 剂取效,最多不超过 15 剂。④

22. 除湿汤加减 生黄芪 60 克、大枫子 5 克、黄柏 30 克、生大黄 15 克、胡黄连 14 克、防风 9 克、全蝎 5 条、蛇蜕 5 条。随症加减:渗液已吸收,皮肤有轻度色素沉着或粗糙者,加赤芍、桃仁;病

在上肢,加桂枝;在下肢者,加牛膝;渗液多者,加苦参。每日 1 剂,水煎 2 次,分 2 次服。李广业等用上方加减治疗 30 例湿疹患者。结果:痊愈 26 例,其中治愈后 3 个月复发 2 例,继用中药治疗获效;中途转诊 4 例。⑤

23. 复方地肤子油糊剂 地肤子 60 克、蛇床子 60 克、蝉蜕 30 克、樟脑 2 克、氧化锌粉 20 克、甘油 5 克。先将地肤子、蛇床子、蝉蜕研细,再加入樟脑、氧化锌粉、甘油混合均匀,最后加入食用植物油,调成糊状待用。把地肤子油糊剂敷于湿疹处,每日 2~3 次。如果患处有渗液先用 2% 黄连素液或 1∶5 000 高锰酸钾溶液湿敷,待渗液停止后再用该药。疗程因人而异,至皮肤治愈为止。赵生富用上法治疗 25 例湿疹患者。结果:治愈 24 例,好转 1 例。⑥

24. 香连膏 黄柏 250 克、黄连 250 克、紫花地丁 250 克、炉甘石 250 克、生地榆 250 克、白鲜皮 250 克、地肤子 250 克、冰片 50 克、乳香 50 克、薄荷 100 克。将诸药分别碾为细末,和匀;用麻油适量,加热至八成熟,再倒入药末,边搅边加热。待药末搅成糊状,冷却后装入瓶中备用。将香连膏均匀涂在皮损部位,覆盖无菌敷料,包扎固定。每日换药 1 次,敷药前用生理盐水清洗糜烂创面;用药期间不食辛、腥、辣味食物,保持大便通畅。叶端庄用上法治疗 68 例皮肤湿疹患者。结果:痊愈 64 例,好转 4 例。一般换药 1 次,痒痛即可减轻;换药 2 次,患处渗液减少;9 次可获痊愈。⑦

25. 浮萍汤 浮萍 30 克、薄荷 10 克、紫苏叶 12 克、生甘草 15 克、土茯苓 30 克、萆薢 20 克。随症加减:发热、痒甚者,加蝉蜕 12 克;湿热毒盛,患处分泌物增多者,酌加金银花 20 克、连翘 15 克、黄芩 10 克、黄柏 10 克、黄连 10 克、苦参 12 克。每日 1 剂,水煎 2 次,分 2 次服。宋广振用上方加

① 易道龙.皮炎酊外擦治疗湿疹 165 例[J].四川中医,1994(3):49.
② 马建国.除湿止痒洗剂治疗湿疹 67 例临床小结[J].贵阳中医学院学报,1992(3):31.
③ 马美吉.复方四皮洗液治疗湿疹 34 例[J].云南医药,1991,12(1):64.
④ 张子平.自拟养血止痒润肤汤治疗湿疹 84 例[J].内蒙古中医药,1991(1):8-9.
⑤ 李广业,等.湿疹 30 例治验[J].河南中医,1989(2):18.
⑥ 赵生富.复方地肤子油糊剂治疗湿疹 25 例[J].成都医药,1988(1):48.
⑦ 叶端庄.香连膏治皮肤湿疹 68 例[J].湖北中医杂志,1988(6):49.

减治疗 81 例湿疹患者。结果：痊愈(皮损完全消退,无复发)41 例,显效(皮损明显好转,渗出液明显减少)24 例,有效(皮损稍好转,渗出液有所减少)10 例,无效(治疗前后无变化)6 例。[①]

26. 地归乌药荆防汤　荆芥 6 克、防风 6 克、生地黄 12 克、当归 12 克、乌药 12 克、白蒺藜 12 克、白鲜皮 12 克。随症加减：皮疹密集红片状,重用生地黄；体弱气虚,皮肤苍白,皮疹不红,加黄芪；皮肤搔抓后感染化脓,加蒲公英、紫花地丁、黄芩；婴幼儿烦躁不安,加僵蚕、蝉蜕、黄芩；老年血虚型皮疹,加熟地黄、党参、黄芪、紫草；大便秘结,加生大黄。每日 1 剂,水煎 2 次,分 2 次服。胡中权用上方加减治疗 168 例皮肤湿疹患者(过敏性皮疹 68 例,婴幼儿湿疹 15 例,渗出性传染性湿疹 77 例,老年血虚型皮疹 8 例),经平均治疗 5.5 日后,痊愈 142 例,愈后复发 14 例,症状改善 7 例,无效 5 例。[②]

27. 四黄油　大黄、黄连、黄芩、黄柏。上药各等量,研细末,浸入于 3 倍药物重量的油菜籽油内,一般浸 3～7 日,浸泡时间长则更好。用棉棒蘸油外擦患处,每日 3～4 次,直至痊愈为止。黄骏用上方治疗 2 例湿疹患者,疗效较好。[③]

28. 氤氲汤　黄豆卷 30～60 克、佩兰 10 克、藿香 9 克、青蒿 6～9 克、焦栀子 10 克、连翘 12 克、郁金 12 克、滑石 18 克、细通草 6 克、石菖蒲 6 克。每日 1 剂,水煎 2 次,分 3 次服。芳香清化,透邪渗湿,宣畅气机,分消上下内外湿热。适用于湿热壅遏所致肌肤病变。宋子华用上方治疗 33 例湿疹患者,单纯内服者 23 例,内服该方结合外敷法 10 例。外用黄柏 30 克研细末,入热豆渣 60 克和匀敷患处,1 日数次。结果：痊愈 29 例,占 87.8%；好转 4 例,占 12.2%。治疗最短者 4 日,平均 22.3 日。[④]

29. 加味青冰散　青黛 15 克、滑石 9 克、冰片 1.5 克、炉甘石 15 克。上药加入土霉素 0.25 克×8 片,研末,混匀备用。先将患处用淡盐水洗净拭干,然后将药粉扑患处,早晚各 1 次。王伯其用上方治疗 32 例湿疹患者,全部治愈。[⑤]

30. 自拟方 2　荆芥 6 克、防风 3 克、蝉蜕 6 克、当归 6 克、红花 6 克、胡麻 9 克、苦参 6 克、牛蒡子 6 克、生地黄 6 克、桃仁 6 克、金银花 3 克、连翘 9 克、薄荷 3 克、甘草 6 克。每剂煎成药液 200 毫升(首次煎成药液 100 毫升,各半分装入 2 个瓶内,再次煎渣时再煎成药液 100 毫升,仍然各半分装入原药液之两个瓶内)。每日 1 剂,早饭前及晚饭后各内服 1 次,每次服 100 毫升。服前将药瓶加温。孙迅用上方治疗 12 例泛发性湿疹患者。结果：临床治愈 9 例,进步 3 例。[⑥]

31. 保肤膏　煅石膏 60 克、白及面 30 克、密陀僧 21 克、上轻粉 15 克、枯白矾 9 克。以上 5 味药共为极细末,慢性湿疹加红粉 1 克研细。临用时以香油或凡士林调成 50% 软膏涂抹疮上,如有脓水淋漓者可用药粉干撒疮面。每日涂擦 3～5 次。忌用温水或肥皂水洗涤。刘柏龄用上方治疗 40 例湿疹患者。结果：一般涂药 3～5 次(1 日),渗出液显著减少,瘙痒显著减轻。在 3 日以内治愈 14 例,占 35%；4～7 日治愈 22 例,占 55%；8～16 日治愈 4 例,占 10%。注意事项：因本方剂中含有毒药品,故在大面积及长期使用时宜谨慎,在使用过程中宜随时注意观察。[⑦]

32. 湿痒油膏　三黄末 12 克、紫金锭 1.8 克、青黛 6 克、无名异 6 克、东丹 6 克、密陀僧 6 克、铜绿 6 克、烟胶 6 克、煅石膏 15 克、寒水石 6 克、枯矾 9 克、制炉甘石 9 克、老材香 9 克、冰片 0.6 克。上药共研细末,以麻油或菜油调成糊状备用。先将患部痂盖除净,后以此油膏直接涂布,每日 1

① 宋广振.浮萍汤加减治疗湿疹 81 例[J].湖北中医杂志,1987(6)：35.
② 胡中权.地归乌药荆防汤治疗皮肤湿疹 168 例疗效观察[J].浙江中医杂志,1984(3)：135.
③ 黄骏.四黄油外搽治疗湿疹[J].中医杂志,1984(7)：42.
④ 宋子华.氤氲汤治疗湿疹的临床体会[J].四川中医,1983(1)：45.
⑤ 王伯其.加味青冰散治疗湿疹 32 例[J].湖南医药杂志,1978(5)：29.
⑥ 孙迅.中医药治疗泛发性湿疹 12 例[J].上海中医药杂志,1965(10)：26.
⑦ 刘柏龄.保肤膏治疗 40 例湿疹的临床观察报告[J].中医杂志,1962(10)：27.

次,第2次换药前须将厚药揩去(忌用水洗),涂上新药。如患在头面露出部位,可采用暴露疗法,若在躯干四肢者,涂药后覆以消毒敷料,以胶布或绷带固定。吴震西用上方治疗50例湿疹患者。结果:痊愈42例,进步8例,痊愈率84%。①

单 方

1.**复方甘草甜素** 组成:甘草活性物质。用法用量:每日2次,每次3片,4周为1个疗程。临床应用:尤立平用上方治疗慢性湿疹15例。结果:痊愈2例,显效7例,有效4例,无效2例,总有效率60%。②

2.**乌桕叶** 组成:鲜乌桕叶或干乌桕叶。制备方法:鲜乌桕叶适量,捣碎取汁;或干品50克,加水200毫升,煎汁浓缩后取药液100毫升。用法用量:直擦患部,每次2~3遍。若患处渗液较多,擦后用乌桕散(乌桕叶适量焙干,研极细末)直接外敷;若患处干燥结痂,有皲裂或鳞屑,则擦后用乌桕叶油(乌桕散30克,置于100克香油中浸泡24小时后,以陶器存袋,文火煮沸15分钟,冷却备用)外涂。每日换药1~3次,8日为1个疗程。临床应用:龙德时用上方治疗84例各类湿疹患者。结果:痊愈68例,好转13例,无效3例(均为慢性湿疹)。③

3.**灯笼草** 组成:鲜灯笼草适量。用法用量:将灯笼草果洗净挤破擦患处,或将叶捣烂擦患处,若擦后20分钟瘙痒未减轻,可擦第2次。临床应用:李汝泉等用上方治疗53例湿疹患者。结果:35例在擦药15分钟后,瘙痒减轻,4~12小时湿疹全部消退;17例在擦药后30分钟瘙痒减轻,12~24小时湿疹全部消退。总有效率98.1%。④

4.**蒲黄** 组成:生蒲黄。制备方法:将生蒲黄过筛,去其杂质,留药粉备用。用法用量:将蒲黄粉直接撒在皮损上,渗液湿透药粉时,再继续撒布,外面可覆盖纱布。再用药时方法同上,勿将原来已干燥的药粉去掉或洗去。临床应用:祝化民用上方治疗30例渗液性湿疹患者。结果:当日止痒25例,第2日止痒5例;6例在当日无渗液,14例在第3日无渗液,10例在第5日无渗液。全部患者均在6~15日内皮损干燥而愈。其中合并感染者6例,亦未加其他药物治疗,与湿疹同时治愈。⑤

5.**黄连油** 组成:黄连。制备方法:黄连研细末,混以蓖麻油,比例为黄连粉1份加蓖麻油3份混合均匀后即可使用。用法用量:轻轻涂布患处。涂布范围应与损害范围一致为宜。如损害在暴露部位上,涂布即可待其自然干燥;如损害在覆盖部或其他易于摩擦的部位,涂布之后,盖几层消毒纱布后再用胶布固定。每日涂换1次,直到治愈为止。临床应用:阎伯令等用上方治疗20例湿疹患者。结果:痊愈12例,进步5例,不明3例。注意事项:黄连油搁置时间过久,易沉底,需搅拌均匀。⑥

中 成 药

1.**青鹏软膏** 组成:由棘豆、亚大黄、铁棒锤、诃子、毛诃子、余甘子、安息香、宽筋藤、麝香等(西藏奇正藏药股份有限公司生产)。功效主治:活血化瘀,消炎止痛;适用于慢性湿疹。用法用量:外用,每日2次,涂抹于患处。临床应用:唐苏为等用上方治疗34例湿疹患者,总有效率为94.11%。⑦

2.**肤舒止痒膏** 组成:苦参、土茯苓、淫羊藿、人参、天冬、麦冬等(贵州科福丽康制药有限公

① 吴震西.湿痒油膏治疗50例湿疹的临床观察报告[J].江苏中医,1960(6):44-46.
② 尤立平.复方甘草甜素治疗亚急性、慢性湿疹疗效观察[J].中国药房,2003,14(1):37.
③ 龙德时.乌桕叶治疗湿疹[J].新中医,1991(2):17.
④ 李汝泉,等.治疗湿疹的良药——天泡子[J].四川中医,1986(10):58.
⑤ 祝化民.蒲黄治疗渗液性湿疹[J].新医药学杂志,1977(9):22.
⑥ 阎伯令,等.用中药黄连治疗湿疹的初步临床观察[J].中华皮肤科杂志,1955(4):251.
⑦ 唐苏为,汪青良,等.青鹏软膏封包治疗慢性湿疹疗效观察[J].世界临床药物,2016,37(1):38-41,66.

司生产)。功效主治:清热燥湿,养血止痒;适用于阴虚血燥所致的皮肤瘙痒。用法用量:外用,取本品 5 克,于温毛巾上抹擦皮肤,揉摩 5～10 分钟,用清水冲净即可,每日 1 次。临床应用:陈重用上方配合外涂地奈德乳膏治疗 60 例婴儿湿疹患儿。结果:痊愈 24 例,显效 31 例,好转 4 例,无效 1 例,总显效率 91.7%。[1]

3. 金蝉止痒胶囊　组成:金银花、栀子、黄芩、苦参、黄柏、龙胆草、白芷、白鲜皮、蛇床子、蝉蜕、连翘、地肤子、地黄、青蒿、广藿香、甘草等(重庆希尔安药业生产,国药准字 Z20090396)。功效主治:清热解毒,燥湿止痒;适用于湿热浸淫型湿疹。用法用量:每次 6 粒,口服,每日 3 次,饭后服用。临床应用:欧柏生等将 193 例湿热型湿疹患者随机分为治疗组 98 例和对照组 95 例。对照组口服马来酸氯苯那敏片 4 毫克,每日 2 次;外用 0.1% 糠酸莫米松乳膏,每夜 1 次;渗出部位用 0.1% 乳酸依沙吖啶溶液冷湿敷。治疗组在此基础上加服金蝉止痒胶囊。结果:治疗组治愈 30 例,占 30.6%;显效 60 例,占 61.2%;好转 5 例,占 5.1%;无效 3 例,占 3.1%。总有效率 91.8%。对照组治愈 15 例,占 15.8%;显效 40 例,占 42.1%;好转 33 例,占 34.7%;无效 7 例,占 7.4%。总有效率 57.9%。[2]

4. 湿毒清胶囊　组成:生地黄、当归、丹参、蝉蜕、苦参、白鲜皮、甘草、黄芩、土茯苓等(广西玉林制药有限公司生产,国药准字 Z45021731)。功效主治:养血润燥,化湿解毒,祛风止痒;适用于阴虚血燥型湿疹。用法用量:每次 3～4 粒,口服,每日 3 次。临床应用:高西将 100 例慢性湿疹患者随机均分为治疗组和对照组各 50 例。对照组 50 例予氯雷他定口服,每次 10 毫克,每日 1 次。治疗组在此基础上加用湿毒清胶囊治疗。采用 EASI 评分法按 4 级评分标准评判疗效。结果:治疗 8 周后,治疗组总有效率为 86.00%,明显高于对

照组的 72.00%,两组比较差异显著($P<0.05$)。[3]

5. 蜈黛软膏　组成:蜈蚣、青黛、浙贝母、山慈菇、五倍子、硫磺、冰片等(清华紫光古汉生物制药股份有限公司生产)。功效主治:清热燥湿,祛风止痒;适用于风湿热邪所致亚急性、慢性湿疹。用法:外用每日 2 次,薄涂于患处。临床应用:黄尾全等用上方治疗 36 例手部湿疹患者,总有效率为 69.44%。[4]

6. 除湿止痒软膏　组成:蛇床子、苦参、黄连、黄柏、白鲜皮、虎杖、紫花地丁、地肤子、萹蓄、茵陈、苍术、花椒、冰片等(四川同仁泰药业有限公司生产)。功效主治:清热除湿,祛风止痒;适用于急性、亚急性湿疹证属湿热或湿阻型。用法用量:外用每日早晚各 1 次,涂抹于患处,共治疗 21 日,对于渗出较多者,先予 3% 硼酸溶液冷湿敷,无明显渗出后再涂软膏,用药期间禁止外用其他治疗皮炎湿疹的药及系统应用抗组胺药及糖皮质激素。临床应用:王乖娟等用上法治疗 42 例湿疹患者,总有效率为 73.8%。[5]

7. 消风止痒颗粒　组成:防风、蝉蜕、苍术(炒)、地黄、地骨皮、当归、荆芥、亚麻子、石膏、木通等。功效主治:消风清热,除湿止痒;适用于风热蕴肤型湿疹、皮肤瘙痒症。用法用量:每次 30 克,口服每日 3 次。临床应用:高晖等用上法治疗 40 例急性期湿疹患者,总有效率为 77.5%。[6]

8. 润燥止痒胶囊　组成:生地黄、何首乌、制何首乌、苦参、桑叶、红活麻(贵州同济堂药业有限公司生产)。功效主治:养血滋阴,祛风止痒,润肠通便;适用于阴虚血燥型湿疹。用法用量:每次 4 粒,口服,每日 3 次。临床应用:杨柳依等将 80 例慢性湿疹患者随机分为治疗组和对照组各 40 例。对照组口服咪唑斯汀缓释片 10 毫克,外用复方薄荷脑软膏,每日 2 次;治疗组在此基础上加用上方治疗。两组均连续治疗 4 周,根据评分标

① 陈重.肤舒止痒膏联合地奈德乳膏治疗婴儿湿疹效果观察[J].中国乡村医药,2014,21(15):36.
② 欧柏生,等.金蝉止痒胶囊治疗湿热型湿疹 98 例[J].中国实验方剂学杂志,2013,19(19):323-325.
③ 高西.湿毒清胶囊联合氯雷他定治疗慢性湿疹 50 例[J].中国药业,2013,22(12):146-147.
④ 黄尾全,等.蜈黛软膏治疗慢性湿疹疗效观察[J].中国医学文摘(皮肤科学),2012,29(4):203,205.
⑤ 王乖娟,等.除湿止痒软膏治疗湿疹临床疗效观察[J].中国中西医结合皮肤性病学杂志,2011,10(6):366-367.
⑥ 高晖,等.消风止痒颗粒治疗急性湿疹疗效观察[J].中国麻风皮肤病杂志,2011,27(4):239.

准进行疗效比较。结果：有效率治疗组为 87.5%，对照组为 67.5%，两组有效率比较差异有显著性（$P<0.05$）。[1]

9. 祛风止痒口服液　组成：赤芍、白芍、地龙、地肤子、防风、苍耳子、青蒿、甘草等（四川泰华制药有限公司生产，国药准字 B20020371）。用法用量：每日 3 次，每次 10 毫升，10 日为 1 个疗程。临床应用：杜宇等用上法治疗 38 例湿疹患者，总有效率为 89.47%。[2]

10. 丹皮酚软膏　组成：丹皮酚（长春普华制药股份有限公司生产）。用法用量：每日 2 次，均匀涂于皮损处，连续用药 1～4 周。临床应用：冯丹红等用上法治疗 12 例慢性湿疹患者，总有效率为 75%。[3]

11. 消炎癣湿药膏　组成：升药底、升华硫、蛇床子、樟脑、冰片等。功效主治：杀菌，收湿，止痒；适用于慢性湿疹。用法：外用每日 2～3 次，涂抹于患处，连用 3 周。临床应用：李振等用上法治疗 53 例亚急性期湿疹患者，总有效率为 90.6%。[4]

12. 黄柏胶囊　组成：黄柏茎皮（贵阳新天药业有限公司生产）。用法用量：每日 3 次，每次 3 粒，1 周为 1 个疗程。临床应用：张旭用上方治疗 60 例湿疹患者，总有效率为 93.3%。[5]

13. 龙胆泻肝丸　组成：龙胆草、柴胡、黄芩等。功效主治：清利肝胆湿热；适用于湿热浸淫型湿疹。用法用量：每次 1 包（9 克），口服，每日 3 次，15 日为 1 个疗程。临床应用：黄和平用上方配合华佗膏外用治疗 27 例会阴部慢性湿疹患者（治疗组）；设参照组 22 例，采用克敏内服，令适肤原液或 1/2 稀释液涂擦患部，复方达克宁霜剂外用。结果：治疗组有效率为 100%，治疗时间短，痊愈率高，且复发率低于参照组。[6]

[1] 杨柳依,曹煜,等.润燥止痒胶囊联合咪唑斯汀缓释片治疗慢性湿疹疗效观察[J].中国皮肤性病学杂志,2009,23(9)：609-610.
[2] 杜宇,等.祛风止痒口服液治疗湿疹的疗效及机制分析[J].中国皮肤性病学杂志,2009,23(7)：437-439.
[3] 冯丹红,等.丹皮酚软膏治疗湿疹、皮炎 64 例疗效观察[J].中国实用医药,2008,3(33)：147-148.
[4] 李振,等.消炎癣湿药膏治疗亚急性慢性湿疹皮炎疗效观察[J].中国现代医药杂志,2006,8(8)：91-92.
[5] 张旭.黄柏胶囊治疗湿疹 60 例[J].中医杂志,2003,44(1)：57.
[6] 黄和平,等.龙胆泻肝丸内服华佗膏外用治会阴部慢性湿疹 27 例观察护理[J].时珍国医国药,1999(8)：98.

汗 疱 疹

概　　述

汗疱疹是对称发生在掌跖、指趾屈侧皮肤的复发性水疱性皮肤病，常伴手足出汗。本病的病因和发病机制尚不完全清楚，可能是一种发生在皮肤的湿疹样超敏反应。精神因素、感染病灶、局部过敏刺激、过敏性体质及神经系统失调都可能与本病的发生有关。好发于掌跖和指趾侧缘。表现为针尖至粟粒大小的圆形小水疱，周围无红晕，内含清澈浆液或变浑浊，水疱可以融合成大疱，但一般不会自行破裂，干涸后形成衣领状脱屑。伴有不同程度的瘙痒或烧灼感。于春末夏初发病或加剧，秋冬季可自愈。

本病与中医"田螺疱"相似。治宜清热燥湿、杀虫解毒、活络止痒。中医认为其发病不外虚实两因，实证责之为湿热、血热之邪，虚证则为心脾两虚、湿邪内困所致。治疗用清热、利湿、凉血等法。

辨 证 施 治

脾虚湿蕴　症见位于表皮深处的小水疱，米粒大小，略高于皮面，分散或成群发生于手掌、手指侧面及指端，干涸后形成脱皮，有不同程度的瘙痒及烧灼感，每年定期发作，反复不已；口干，纳一般，乏力，大便有不尽感，每日 1 次，质溏；舌红苔黄根部略腻，脉滑数。治宜宣上畅中渗下，使气畅湿行、肺脾协调。方用三仁汤：杏仁 8 克、薏苡仁

10 克、淡竹叶 10 克、白豆蔻 5 克、制半夏 5 克、川厚朴 7 克、滑石 9 克、通草 3 克、甘草 3 克。随症加减：热盛者，加金银花 12 克；气虚者，加党参 10 克、茯苓 10 克。水煎，第一煎口服，第二煎熏洗双手。5 剂为 1 个疗程。临床观察：李婷等用上方加减治疗 38 例汗疱疹患者。结果：治疗 1 个疗程后，痊愈 35 例，有效 2 例，无效 1 例，总有效率 97.4%。[①]

经 验 方

1. **薏苡竹叶散**　薏苡仁 15 克、淡竹叶 10 克、滑石 15 克、川木通 10 克、连翘 10 克、茯苓 15 克、甘草 5 克。随症加减：苔腻，加白豆蔻 5～10 克；手部汗疱疹者，加桑枝 10 克；足部汗疱疹者，加川牛膝 10 克。每日 1 剂，水煎分 3 次温服。黄琼远等用上方加减治疗 60 例急性期手足汗疱疹患者。治疗 7 日。疗程结束后 8 周时评价疗效，2 年后评价复发率。结果：有效率为 91.66%，复发率为 18.18%。薏苡竹叶散加减治疗汗疱疹远期疗效较好，复发率低，无明显不良反应。[②]

2. **清化收敛汤**　葛根 30 克、明矾 10 克、王不留行 30 克、金银花 30 克、生地黄 30 克、知母 20 克、黄柏 20 克。每日 1 剂，水煎取药汁约 1 000 毫升，分 2 次浸泡患处，每次 15 分钟，连用 7 日。清热燥湿，通利血脉，收敛止汗。陈红路用上方治疗 62 例汗疱疹患者，治疗 7 日后，痊愈 50 例，显效 12 例，无效 0 例。[③]

3. **二白三地汤**　土茯苓 30 克、苦参 20 克、地

① 李婷,等.三仁汤治疗汗疱疹 38 例[J].四川中医,2004,22(9):80.
② 黄琼远,张毅,等.薏苡竹叶散加减治疗手足汗疱疹 60 例疗效观察[J].四川中医,2015,33(10):137-138.
③ 陈红路.自拟清化收敛汤治疗汗疱疹 62 例[J].广西中医药,2009,32(1):42.

肤子 20 克、紫草 20 克、白鲜皮 30 克、地榆 30 克、生地黄 20 克、白及 15 克、王不留行 30 克、明矾 10 克。每剂以水煎煮 1 小时,去渣取汁待水温适中时进行浸泡,每日 2 次,以浸泡后手部皮肤浸渍变白而皱缩为度。1 周为 1 个疗程。殷新将 60 例汗疱疹患者随机分为治疗组和对照组各 30 例。治疗组用上方治疗,对照组予炉甘石洗剂与尿素霜治疗。两组均治疗 2 周。结果:总有效率治疗组为 83%,对照组为 60%;治疗组在症状尺度评分方面优于对照组。①

4. 汗疱糊剂 紫草 20 克、连翘 20 克、土茯苓 20 克、赤小豆 40 克、食醋 100 毫升。将前 3 味中药研末过 50 目筛,加入食醋搅拌均匀即配制成汗疱糊剂。取 6～10 克糊剂搓手,使糊剂均匀敷布于手掌及手指侧两缘(手背部不必搓擦),并随时收拢搓擦到手掌缘外的糊剂。由于水分的蒸发,应在搓擦的过程中随时加入 1～2 毫升水或食醋(症状重者加食醋,轻者加水),连续缓慢搓擦 60～90 分钟后,用清水洗去药糊(禁用肥皂、香皂等),每日晚间 1 次或闲暇时进行。连续 15～20 日为 1 个疗程,一般每年仅治 1 个疗程。李超美用上方治疗 29 例汗疱疹患者,总有效率为 100%。②

5. 硫矾膏联合硫矾酊 硫矾膏:升华硫 5 克、枯矾 3 克、水杨酸 3 克、大黄 3 克、芒硝 3 克、黄柏 3 克、苦参 3 克、紫草 3 克、地榆 3 克、当归 3 克、白芍 3 克、炉甘石 3 克、冰片 1 克、樟脑 1 克。各药研细末和匀,凡士林加至 100 克,加热 70℃ 趁热搅拌成膏,瓷瓶收藏,放于阴凉处备用。硫矾酊:黄芩 10 克、黄连 5 克、黄柏 10 克、苦参 10 克、金银花 20 克、升华硫、枯矾、樟脑、冰片、水杨酸、薄荷脑、冰醋酸。前 5 味以 75% 乙醇 200 毫升浸泡 1 个月,滤去药渣,取上清液,每 100 毫升加升华硫 5 克、枯矾 4 克、樟脑 1 克、冰片 1 克、水杨酸 3 克、薄荷脑 1 克、冰醋酸 4 克,棕色玻璃瓶收藏,

放于阴凉处,密闭保存备用,用时需震荡。日用硫矾酊,毛笔涂擦,每日 2 次～3 次;晚用硫矾膏,涂敷均匀。10 日为 1 个疗程。黄有彬用上法治疗 45 例汗疱疹患者,总有效率为 100%。③

6. 中药冷敷 麻黄根 30 克、瘪桃干 30 克、糯稻根 30 克、煅牡蛎 30 克、乌梅 10 克。每日 1 剂,浸泡 30 分钟,头煎加水 1 000 毫升,取汁 500 毫升,二煎加水 500 毫升,取汁 200 毫升,两煎混合过滤,凉至常温,以 3～4 层纱布浸药汁后湿敷患处,使局部保持湿润而不使药汁下滴为度,每 3～5 分钟更换 1 次药纱布。王晓红等用上方治疗 78 例汗疱疹患者,治疗 10 日后,总有效率为 87.2%。④

7. 乌蛇蝉衣汤加减 乌梢蛇 10 克、蝉蜕 8 克、荆芥 10 克、赤芍 10 克、牡丹皮 10 克、佩兰 10 克、土茯苓 30 克、苦参 10 克、藿香 10 克、薏苡仁 15 克、牡蛎 20 克。随症加减:心烦、失眠,加栀子、竹叶、茯神;大便秘结,加生大黄、芒硝;瘙痒明显,加白鲜皮、地肤子。内服结合外洗,每日 1 剂,每日 2 次,分早晚 2 次温服,再煎液浸泡外洗。程晓平用上方加减治疗 36 例汗疱疹患者,总有效率为 94%。⑤

8. 复方土茯苓洗剂 土茯苓 60 克、白鲜皮 30 克、地肤子 30 克、黄柏 30 克、薏苡仁 30 克、白矾 30 克、生地榆 30 克。2 日用药 1 剂,水煎 1 500～2 000 毫升,待温,浸泡患处,每次 30 分钟,每日 2 次。马建国等用上方治疗 56 例汗疱疹患者,总有效率为 100%。⑥

9. 蛇床子汤 蛇床子 15 克、当归尾 15 克、苦参 15 克、威灵仙 15 克。每日 1 剂,上方药物加水 300 毫升煎煮 30 分钟,去渣取汁趁热熏蒸皮损部位,待药液变温后再浸泡,每次 30 分钟,熏洗 2 次,7～10 日为 1 个疗程。用药观察期间停用其他药物。万新区用上方治疗 33 例汗疱疹患者。结果:显效(用药 1 个疗程,双侧皮损完全消失,瘙痒

① 殷新.二白三地汤浸泡治疗汗疱疹[J].现代中西医结合杂志,2008,17(15):2348－2349.
② 李超美.汗疱糊剂外用治疗手汗疱疹 29 例[J].光明中医,2007,22(4):87－88.
③ 黄有彬.自拟硫矾膏和硫矾酊治疗汗疱疹 124 例[J].中医外治杂志,2006,15(3):9.
④ 王晓红,等.中药冷湿敷治疗汗疱疹 78 例[J].福建中医药,2004,35(1):38.
⑤ 程晓平.乌蛇蝉衣汤加减治疗汗疱疹 36 例[J].甘肃中医,1999,12(3):26－27.
⑥ 马建国,等.复方土茯苓洗剂治疗汗疱疹 56 例[J].中医外治杂志,1997(1):28－29.

消失)23例,有效(用药1个疗程以上,双侧皮损消失伴瘙痒减轻)9例,无效1例。[1]

单 方

1. 侧柏叶　组成:侧柏叶300克。用法用量:每晚用侧柏叶煎汁、先熏,待汁稍温浸泡患处。15分钟后移出患处,加温药物,再熏、浸泡、擦干。4日为1个疗程。临床应用:薛晓凤用上方治疗119例汗疱疹患者。结果:治疗4日后,95%患者指缝间汗疱疹消退,其他患处疱疹减退。皮肤皲裂愈合,疼痛减轻,鳞屑脱落。部分病例皲裂较重的,多增加治疗时间,至1～3个疗程。总有效率为98.4%,治愈率为90%,显效率为8.4%,无效占1.6%。仅2例因反复发作合并他症无效。[2]

2. 鸡蛋清　用法用量:生鸡蛋打碎取其蛋清,外涂在汗疱疹处,配合按摩,每6～8小时用1次,连用1～2日。临床应用:沙剑虹等用上方治疗36例新生儿汗疱疹患者,全部治愈,局部无感染,无明显不良反应。[3]

3. 自拟方　组成:王不留行30～40克、明矾9～10克。制备方法:于搪瓷盆中,加水约500毫升,用武火煎至王不留行胀裂为度;亦可先煎王不留行,待胀裂时加入明矾碎块,熔化即可。用法用量:离火放至温度适宜时浸泡双手,每次30分钟,每日2次,每剂可用2日,用前加热。注意事项:应用时注意明矾用量不宜过大。浸泡后手部皮肤浸渍变白而皱缩为正常现象,无须处理。但偶有少数患者获效心切,盲目加大药量并延长浸泡时间,以致在连续浸泡治疗多次之后,掌指间缝皮肤出现较密集的微红色小丘疹伴瘙痒,这可能是明矾浓度过高引起的皮肤刺激,一般于停药后2～3日即可消失。临床应用:王民荣等用上方治疗117例汗疱疹患者。结果:浸泡2剂后痊愈39例;浸泡3剂后痊愈76例,有效2例。总有效率100%。[4]

中 成 药

皮肤康洗液　组成:金银花、蒲公英、蛇床子、大黄等(北京华洋奎龙药业有限公司生产)。用法用量:患手经五层无菌纱布包敷后,用以凉开水稀释10倍皮肤康洗液淋湿,湿度以药液不下滴为宜并用上稀释液维持纱布湿润,持续2小时,连续7日。临床应用:王慧丽等以患者左右手自身随机对照方式观察57例汗疱疹患者。两组均外涂卤米松或三氯生乳膏,每日1次;同时口服盐酸曲普利啶胶囊5毫克,每日1次。治疗侧(治疗组)在此基础上加用上药湿敷。连续治疗7日。结果:总有效率治疗组为100%,对照组为87%。皮肤康洗液湿敷治疗小水疱型汗疱疹疗效肯定。[5]

---

[1] 万新区.蛇床子汤熏洗治疗汗疱疹33例[J].湖北中医杂志,1991,13(6):52.
[2] 薛晓凤.侧柏叶治疗汗疱疹[J].光明中医,2011,26(6):1274－1275.
[3] 沙剑虹,等.鸡蛋清外敷治疗新生儿汗疱疹36例[J].中国民间疗法,2006,14(3):55.
[4] 王民荣,等.中药浸泡治疗汗疱疹117例[J].实用中医药杂志,2005,21(5):288.
[5] 王慧丽,等.皮肤康洗液治疗手部小水疱型汗疱疹临床疗效观察[J].现代中西医结合杂志,2010,19(24):3053－3054.

荨 麻 疹

概 述

荨麻疹是一种变态反应性皮肤病,分急性和慢性,现一般认为病程超过 6 周即可诊断为慢性荨麻疹。慢性荨麻疹病因较为复杂,且反复发作,迁延难愈,给患者造成了极大的痛苦。

在我国古代文献中,春秋战国时期称为"风疹",汉代称为"瘾疹",隋唐时期称为"风瘭瘾疹""赤疹""白疹",元代称为"疫疙瘩",明代称为"白婆瘭""逸风",清代称为"风疹块""鬼饭疙瘩"等。荨麻疹主要表现为皮肤瘙痒,中医认为是风邪作祟,《诸病源候论·风瘙身体瘾疹候》曰:"邪气客于皮肤,复逢风寒相折,则起风瘙瘾疹。"可见该病主要是气血不固,邪风入体导致。本病多见于季节交替时,春初、冬初为该病的高发期。春、冬两季天气干燥,腠理不固,津液损耗,风邪易侵,临床表现为皮肤干燥,风团面积小而不固定,上肢、面部较多,瘙痒时作,口渴,舌红苔薄白,脉浮而细。也有部分患者病发于夏、秋交替之际,长夏多湿,湿邪困脾,导致津液代谢失常,加之外感风邪,发为本病,临床表现为风团面积较大,痒处固定,腰部及下肢较多,舌质红苔厚,脉浮而洪大。

辨 证 施 治

1. 风寒束表证 好发于冬春季节,症见风团色白或淡,遇寒加重,得热则缓。治宜调和营卫、小发其汗。方用桂枝麻黄各半汤:桂枝 15 克、麻黄 10 克、杏仁 10 克、芍药 15 克、甘草 10 克、生姜 6 片、大枣 6 枚。临床观察:韩耀军等用上方治疗 72 例急性荨麻疹患者。结果:治愈 56 例,显效 14 例,无效 2 例,总有效率 97%。[①]

2. 风热犯表证 好发于夏秋季节,发病急骤,症见风团色鲜红,灼热剧痒,遇热加重,得寒则减。治宜疏风活血、清热除湿。方用消风散加减:当归 10 克、生地黄 10 克、防风 10 克、蝉蜕 10 克、知母 10 克、苦参 10 克、胡麻 10 克、荆芥 10 克、苍术 10 克、牛蒡子 10 克、石膏 20 克、甘草 6 克、木通 6 克。随症加减:顽固难愈之荨麻疹,加赤芍 12 克、白僵蚕 10 克、皂角刺 10 克;红疹隐隐,痒而不易外透者,加升麻 10 克、桔梗 6 克、刺蒺藜 10 克。临床观察:王全来用上方加减治疗 35 例荨麻疹患者。结果:治愈 29 例,好转 5 例,无效 1 例,总有效率 97%。[②]

3. 胃肠湿热证 症见全身泛发红色风团,瘙痒剧烈,隐退缓慢,风团出现与饮食不节有关。治宜疏风解表、清热泻下。方用防风通圣散加减:防风 20 克、荆芥 20 克、连翘 15 克、麻黄 9 克、薄荷 15 克、川芎 15 克、当归 15 克、白芍 15 克、白术 15 克、栀子 15 克、大黄 15 克、芒硝 15 克、石膏 20 克、黄芩 15 克、桔梗 15 克、甘草 15 克、滑石 20 克。随症加减:疹块以头面、胸腹及四肢为甚,疹色发白或淡红,瘙痒难忍,两便正常,舌红苔薄白者,加生地黄、玄参、牡丹皮、紫草、蝉蜕,去大黄、芒硝、石膏、川芎、当归、白术以疏风解表、清热凉血;疹色鲜红,灼热瘙痒,伴有大便秘结,舌苔厚腻,脉滑数者,加生地黄、玄参、郁金、姜黄;头痛剧

① 韩耀军,等.王玉玺教授运用桂枝麻黄各半汤治疗急性荨麻疹 72 例[J].辽宁中医药大学学报,2010,12(3):110.
② 王全来.消风散治疗荨麻疹 35 例[J].工企医刊,2010,23(3):46.

烈,面红目赤者,可酌加菊花、桑叶以疏风清热,除湿解毒。每日 1 剂,水煎服。临床观察:赵春雨等用上方加减治疗 15 例慢性荨麻疹患者,治疗 10～30 日,总有效率为 93.3%。[1]

4. 李日庆分 4 证

(1)肺脾气虚证　症见风团色淡红伴神疲乏力,气短,纳呆,便溏,舌质淡红,苔薄白,脉缓。方用玉屏风散合四君子汤补益脾肺。

(2)血虚风燥证　瘾疹日久,或治疗用药过于辛散疏风、清热利湿,以致耗伤阴血,损及肝肾,阴虚生风。症见肌肤干燥,全身散布抓痕,脱屑,面、颈、胸背可见多处疹块,皮疹骤起骤消,色呈淡红色,皮肤划痕征阳性,伴头痛、头晕,烦躁,舌红少苔,脉虚细。治宜祛风止痒、养血润燥、滋阴生津。方用周宝宽自拟祛风养血汤:荆芥 10 克、蝉蜕 10 克、浮萍 10 克、当归 10 克、胡麻仁 10 克、麦冬 10 克、天冬 10 克、白芍 10 克、生地黄 10 克、炒枣仁 10 克、夜交藤 10 克、生甘草 10 克。

(3)血络瘀阻证　病程日久,症见皮疹色红或紫,瘙痒或伴神疲乏力,口渴不欲饮,舌质紫暗或有瘀斑,苔薄白或薄黄,脉涩。方用四逆散合桃核承气汤化裁:柴胡、枳实、白芍、桃仁、大黄、桂枝、芒硝、火麻仁、白蒺藜、夜交藤、鸡血藤,酌加全蝎、僵蚕疏风通络。

(4)冲任失调证　症见风团色淡,发无定处,常于经前皮损增多,经后渐渐消失,以腹腰骶、大腿内侧为多,至下次月经前又发作。治宜调摄冲任。方用二仙四物汤加减:仙茅、淫羊藿、柴胡、防风、荆芥、当归、生地黄、赤芍、丹参、蝉蜕、川芎、甘草。随症加减:伴体虚乏力头昏者,加党参、黄芪、茯苓、白术;腰膝酸软、月经量少者,加熟地黄、肉苁蓉、杜仲。[2]

5. 禤国维分 6 型

(1)卫气不固　治宜益气固表、祛风散寒。方用玉屏风散加味:黄芪 15 克、白术 10 克、防风 10 克、炙麻黄 10 克、蝉蜕 10 克、浮小麦 10 克、甘草 10 克。

(2)胃肠失调　治宜调理胃肠。方用保和丸加减:山楂 30 克、麦芽 30 克、神曲 15 克、茯苓 15 克、绵茵陈 15 克、紫苏叶 15 克、黄芩 15 克、枳实 12 克、白术 12 克、法半夏 9 克、陈皮 6 克。

(3)气血瘀滞　治宜活血祛瘀、调血祛风。方用血府逐瘀汤加减:生地黄 15 克、赤芍 15 克、桃仁 15 克、秦艽 15 克、当归 10 克、红花 10 克、川芎 6 克、地龙 12 克、川蜈蚣(焙干研末冲服)2 条、甘草 9 克、枳壳 9 克。

(4)肺肾不足　治宜滋补肺肾。方用六味地黄汤加减:山茱萸 15 克、淮山药 15 克、茯苓 15 克、熟地黄 15 克、牡丹皮 15 克、泽泻 15 克、乌梅 15 克、首乌 15 克、白蒺藜 15 克、五味子 10 克、甘草 9 克。

(5)冲任失调　治宜调摄冲任。方用丹栀逍遥散加减:牡丹皮 15 克、白芍 15 克、茯苓 15 克、夜交藤 15 克、寮刁竹 15 克、当归 10 克、白术 10 克、柴胡 10 克、栀子 10 克、甘草 10 克。

(6)气血两虚　治宜补气血、益心脾。方用当归饮子加减:生地黄 15 克、白芍 15 克、首乌 15 克、白蒺藜 15 克、夜交藤 15 克、当归 12 克、防风 12 克、黄芪 12 克、白术 12 克、乌梅 12 克、甘草 10 克、川芎 9 克。

以上各方均为每日 1 剂,水煎服,15 剂为 1 个疗程。临床观察:禤国维等用上方辨证治疗 93 例慢性荨麻疹患者。结果:痊愈 53 例,好转 39 例,无效 1 例。[3]

6. 张作舟分 4 型

(1)表虚不固,营卫失和　治宜固卫和营,佐以酸敛。方用固卫御风汤:北黄芪、防风、白术、党参、桂枝、白芍、白鲜皮、秦艽、白芥子、乌梅、五味子。

(2)血虚气弱,风从内生　治宜养血息风、内外同治。方用养血熄风汤:当归、黄芪、何首乌、白芍、五味子、乌蛇、全蝎、白鲜皮、羌活。

① 赵春雨,等.防风通圣散加减治疗慢性荨麻疹 15 例临床观察[J].长春中医药大学学报,2010,26(6):927.
② 李日庆.中医外科学[M].北京:中国中医药出版社,2007:185-186.
③ 范瑞强,等.禤国维教授治疗慢性荨麻疹的经验[J].中医药研究,1999,15(5):27-28.

（3）阴虚内热　治宜滋阴清热、潜阳息风。方用养阴宁荨汤：生地黄、白芍、女贞子、黄芪、五味子、地骨皮、牡丹皮、生牡蛎、珍珠母、白鲜皮、秦艽。

（4）肠胃湿热　治宜清热理脾、宣化湿浊。方用平胃散加味：苍术、厚朴、茯苓、茵陈、青蒿、黄芩、藿香、佩兰、白鲜皮、刺蒺藜。[①]

7. 周百川分4型

（1）血虚受风　症见疹块色淡红，头晕恶风，下午或入夜尤甚，舌淡红，苔薄白，脉细弦而缓。治宜养血疏风。方用四物汤合麻黄连翘赤小豆汤加减：生地黄12克、当归12克、川芎9克、赤白芍各12克、麻黄6克、连翘12克、赤小豆30克、防风9克、黄芪18克、杏仁12克、甘草3克。

（2）血热受风　症见疹块色红，心烦恶热，瘙痒异常，尿黄，舌红苔薄，脉细弦而数。治宜疏风凉血、清热解毒。方用荆防消风散：浮萍9克、防风9克、荆芥9克、生地黄18克、牡丹皮12克、赤芍18克、紫荆皮30克、金银花15克、连翘15克、蝉蜕9克、刺蒺藜30克。

（3）表虚营卫不和　症见疹块色淡红，头晕神疲，恶风畏寒，吹风受冷则甚，舌淡红，苔薄白，脉细缓。治宜益气固表、调和营卫。方用玉屏风散加减：黄芪30克、白术12克、防风9克、桂枝9克、白芍12克、炙甘草6克、大枣12枚、生姜9克、当归12克。

（4）中虚兼风寒　症见疹块淡红，腹痛便溏，口不渴，面色青黄不泽，恶风畏寒，舌淡红，苔薄白，脉沉细弦。治宜温中散寒、升阳解毒。方用小建中汤合升麻葛根汤加减：黄芪30克、桂枝9克、白芍18克、炙甘草6克、生姜9克、大枣12枚、饴糖30克、当归12克、升麻9克、葛根12克。[②]

经 验 方

1. 疏风消疹饮　黄芪20克、川芎15克、荆芥15克、生地黄15克、防风15克、白芍15克、金银花15克、白蒺藜10克、蝉蜕10克、僵蚕10克、牡丹皮10克、凌霄花10克、紫草10克、生甘草10克、苦参10克。随症加减：针对瘙痒明显者，可以加地肤子与白鲜皮治疗；针对便秘者，可以加大黄治疗；针对失眠者，可以加远志、酸枣仁治疗；针对发热与口渴者，可以加玄参、牛蒡子治疗。每日1剂，水煎服，分早晚2次服用，连续用药4周。黄丽坤用上方加减治疗30例慢性荨麻疹患者，总有效率为93.3％。[③]

2. 灭荨汤　黄芪30克、云茯苓25克、当归15克、蝉蜕15克、太子参10克、红花10克、桃仁10克、防风10克、荆芥10克、生地黄10克、白鲜皮10克、地肤子10克、徐长卿10克、川芎9克、全蝎6克。上述诸药浸泡40分钟后武火烧开文火取汁后，添水没过药物，再文火煎以取汁，将两次药汁充分混匀，每日1剂，分早晚2次服用，连续口服14日。宋红娟等用上方治疗150例慢性荨麻疹患者，临床有效率为94.00％。[④]

3. 益肾固卫汤　生黄芪30克、炙黄芪30克、熟地黄30克、白术20克、怀牛膝30克、炒续断15克、炒菟丝子15克、炒杜仲15克、淫羊藿15克、当归15克、乌梅15克、防风15克、白鲜皮30克、地肤子30克、陈皮15克、生甘草10克。上方药物加冷水1 000毫升浸泡1小时，煮沸10分钟，取汁250毫升，再加水煮沸10分钟，取汁200毫升，两煎混合，共450毫升，每日服3次，每次150毫升。李璨宇用上方治疗35例慢性荨麻疹表虚证患者，以4周为1个疗程，共治疗2个疗程。结果：愈显率为33.33％，总有效率为84.85％。[⑤]

4. 活血祛风汤　丹参20克、赤芍20克、牡丹皮12克、白蒺藜15克、僵蚕10克、蕲蛇15克、桔梗10克、甘草3克。随症加减：风寒，加麻黄9克、桂枝9克；风热型，加金银花15克、菊花15克；脾胃型，加白术15克、麦芽15克、六曲15克；

① 张大萍.张作舟老中医治疗慢性荨麻疹经验介绍[J].新中医,2013,45(7)：200－201.
② 郑卫琴.老中医周百川治疗荨麻疹经验总结[J].云南中医中药杂志,1997,18(2)：32－33.
③ 黄丽坤.疏风消疹饮联合艾灸疗法治疗慢性荨麻疹的临床疗效观察[J].中国疗养医学,2019,28(3)：267－269.
④ 宋红娟,等.灭荨汤联合抗组胺药物治疗慢性荨麻疹疗效及安全性评价[J].中华中医药学刊,2018,36(6)：1515－1519.
⑤ 李璨宇.益肾固卫汤治疗慢性荨麻疹表虚证的临床研究[D].昆明：云南中医学院,2018.

气血虚型,加黄芪 30 克、党参 20 克、制首乌 20 克;血瘀型,加桃仁 15 克、红花 12 克、川芎 9 克。罗江林用上方加减治疗 56 例慢性荨麻疹患者,7 日为 1 个疗程。结果:治疗 4 个疗程后,总有效率为 96%。①

5. 加减麻黄汤 麻黄 10 克、桂枝 15 克、赤芍 10 克、柴胡 15 克、五味子 10 克、蝉蜕 10 克、刺蒺藜 15 克、生龙骨 20 克、珍珠母 20 克、附子(先煎) 10 克、黄芪 20 克、白术 15 克、防风 15 克、甘草 10 克、生姜 3 片、大枣 2 枚。每日 1 剂,水煎早晚分服。注意饮食宜清淡,避免刺激及易致敏食物。李朝辉等用上方治疗 126 例急性荨麻疹患者,总有效率为 91.27%。②

6. 加味桂枝汤 黄芪 45 克、桂枝 20～30 克、白芍 20 克、荆芥 15 克、细辛 5 克、当归尾 20 克、制乳香 10 克、大枣 10 枚、甘草 15 克、生姜 10 克。随症加减:瘙痒剧烈者,加蜈蚣 2 条、乌梢蛇 30 克、白鲜皮 30 克;腑气不通,加生大黄 15 克、枳实 15 克;肠燥便秘者,加生何首乌 30 克、桃仁 20 克;腹痛者,加郁金 20 克、青皮 15 克;痰湿中阻,见头痛如裹、胸闷恶心、苔腻者,合二陈汤等健脾化痰药;痰阻气机,郁而化热,苔黄腻,脉弦滑者,加川黄连 10 克、厚朴 20 克、黄芩 30 克;面色苍白、唇甲不华、心悸少寐者,合四君子汤。7 日为 1 个疗程,2 个疗程后统计疗效。金玲等用上方加减治疗 66 例慢性荨麻疹患者。结果:治愈 57 例,显效 4 例,进步 3 例,无效 2 例,总有效率 97%。③

7. 玉屏风散加味 黄芪 15 克、白术 15 克、防风 10 克、白僵蚕 10 克、当归 10 克、蝉蜕 10 克、制何首乌 12 克、荆芥 12 克、牡蛎(先煎) 30 克、川芎 6 克、甘草 6 克。随症加减:风团鲜红、遇热皮疹加重者,加生地黄 20 克、紫草 15 克、牡丹皮 12 克;风团淡红或苍白色、遇冷风加重、得热稍减者,加麻黄 6 克、桂枝 10 克、白芍 10 克;痒甚,加地肤

子 15 克、白鲜皮 15 克、蛇床子 15 克。每日 1 剂,水煎分 2 次服。1 周为 1 个疗程,4 个疗程后统计疗效。施向红用上方加减治疗 56 例慢性荨麻疹患者。结果:治愈 35 例,有效 18 例,无效 5 例,总有效率 94.6%。④

8. 当归四逆汤加味 当归 20～40 克、桂枝 10～20 克、木通 3～5 克、细辛 3～6 克、赤芍 10～20 克、炙甘草 6～10 克、大枣 5 枚、地龙 9～20 克、地肤子 20～30 克、蝉蜕 6～12 克。随症加减:伴有鼻痒、喷嚏者,加辛夷 6～9 克、白芷 6～10 克;伴腹痛泻泄者,赤芍改白芍,加白术 20～30 克;以风团块为主症者,重用散风寒药;以皮肤划痕为主症者,重用养血药;如伴有其他不适,可随症加减。每日 1 剂,汤剂温服,早晚各服 1 次。张雅兰等用上方加减治疗 42 例慢性荨麻疹患者。结果:痊愈 20 例,显效 18 例,好转 4 例。⑤

9. 防风通圣散 防风 10 克、荆芥 9 克、连翘 10 克、麻黄 9 克、薄荷 6 克、当归 10 克、川芎 9 克、炒白芍 10 克、白术 10 克、栀子 10 克、酒大黄 15 克、芒硝 15 克、生石膏 30 克、黄芩 10 克、桔梗 10 克、滑石 30 克、甘草 6 克。随症加减:若恶寒、头痛等表证不重时,荆芥、麻黄、防风等解表药可酌减;若风火蕴郁于中、上二焦,症见头痛、灼热、面红目赤、舌红、脉浮数者,去当归、白芍、白术,加牛蒡子、羌活;无便秘者,改用制大黄,去芒硝;腹泻者,去大黄、芒硝,黄芩改为黄芩炭,加金银花炭;皮损肿胀明显者,加车前草、茯苓皮等。每日 1 剂,水煎取汁 600 毫升,早、晚 2 次温服,7 日为 1 个疗程。张怀田等用上方加减治疗 58 例慢性荨麻疹患者,有效率为 89.66%。⑥

10. 加味六味地黄汤 山药 15 克、蒺藜 15 克、赤芍 15 克、熟地黄 15 克、防风 10 克、蝉蜕 10 克、山茱萸 10 克、泽泻 10 克、牡丹皮 9 克、茯苓 12 克、全蝎(冲) 6 克。随症加减:若夹湿热者,加土

① 罗江林.自拟活血祛风汤治疗慢性荨麻疹 56 例[J].中国中医药现代远程教育,2010,8(18):25－26.
② 李朝辉,等.加减麻黄汤治疗急性荨麻疹 126 例[J].山东中医杂志,2010,29(6):386－387.
③ 金玲,等.加味桂枝汤治疗慢性荨麻疹 66 例临床观察[J].云南中医中药杂志,2008,29(12):27－28.
④ 施向红.玉屏风散加味治疗慢性荨麻疹 56 例[J].浙江中医杂志,2007,42(11):642.
⑤ 张雅兰,等.当归四逆汤治疗慢性荨麻疹 42 例[J].现代中西医结合杂志,2004,13(5):610.
⑥ 张怀田,等.防风通圣散加减治疗慢性荨麻疹 58 例临床观察[J].河南中医,2003,23(4):56.

茯苓 30 克、白鲜皮 30 克、薏苡仁 30 克、苦参 15 克;阴虚内热者,加地骨皮 15 克、知母 15 克、黄柏 10 克;受热即发者,加牛蒡子 15 克、紫草 30 克;受风寒即发者,加桂枝 10 克、苍耳子 15 克、蛇床子 30 克;便秘者,加大黄(后下)8 克。每日 1 剂,水煎,早、晚温服,1 个月为 1 个疗程。陈双彪用上方加减治疗 30 例慢性荨麻疹患者。结果:治愈 22 例,显效 5 例,有效 2 例,无效 1 例,总有效率 96.67%。[①]

11. 当归饮子 当归 20 克、川芎 10 克、熟地黄 30 克、白芍 20 克、何首乌 20 克、黄芪 30 克、刺蒺藜 30 克、麻黄 6 克、防风 6 克、荆芥 6 克、生甘草 10 克。每日 1 剂,煎取汁 400 毫升,早晚 2 次顿服。杜芙萍用上方加减治疗 32 例慢性荨麻疹患者,经过 3 周治疗,总有效率为 96.7%。[②]

12. 阳和汤 麻黄 5～10 克、熟地黄 30 克、肉桂 5～10 克、鹿角胶 10 克、白芥子 10～15 克、当归 10 克、苦参 10～30 克、防风 10～30 克、荆芥 10～20 克、蝉蜕 10 克、黑芝麻 20 克、甘草 10 克。随症加减:偏气虚者,加白术 10～30 克、茯苓 10～30 克;舌苔白厚或白腻偏湿者,改熟地黄为生地黄,加苍术 10～30 克、白鲜皮 15 克;妇女经前出现冲任不调者,加仙茅 10 克、淫羊藿 10 克。每日 1 剂,水煎早晚分服,7 日为 1 个疗程,治疗 1～4 个疗程。治疗期间停服其他相关药物,嘱忌食辛辣食物及海鲜鱼腥。王少龙等用上方加减治疗 39 例慢性荨麻疹患者,总有效率为 97.4%。[③]

13. 清热利湿饮 金银花 21 克、土茯苓 30 克、地肤子 21 克、生地黄 15 克、连翘 15 克、牡丹皮 15 克、车前子 15 克、龙胆草 9 克、黄芩 9 克、栀子 9 克、柴胡 9 克、当归 9 克、泽泻 9 克、甘草 6 克。每日 1 剂,水煎 2 次,合并药液,分早、晚 2 次饭后半小时温服。张敏采用上方配合神阙穴拔罐法治疗 74 例风热型慢性荨麻患者,观察治疗 4 周后,总有效率为 94.59%。[④]

单 方

1. 紫草膏 组成:紫草、露蜂房等。用法用量:每日 2 次,涂抹皮疹处及周围后用手按摩 2 分钟,直至药物完全吸收,疗程为 7 日。临床应用:罗宏宾等用上方治疗 36 例儿童丘疹型荨麻疹患者,总有效率为 80.56%。[⑤]

2. 鱼腥草 组成:新鲜鱼腥草(以茎叶完整,鱼腥味浓者为佳)50～100 克。用法用量:在容器中捣出鱼腥草汁,或洗净双手,在手中揉出汁,用力挤出鱼腥草汁,将鱼腥草汁直接擦于风团处。病程短者,擦后即愈,病程长者,可每日擦 3 次,2 日为 1 个疗程。临床应用:黄琼用上方配合食疗治疗 35 例瘾疹患者。结果:治愈 25 例,占 71.4%;好转 10 例,占 28.6%。总有效率 100%。[⑥]

3. 芦荟 组成:新鲜库拉索芦荟叶。用法用量:首先去除致病原,然后做芦荟皮肤过敏试验。将新鲜芦荟叶洗净,横断切成长 5 厘米左右(视芦荟叶大小而定),再用刀纵切成 2 片,取芦荟肉质面直接将汁涂在上肢前臂内侧皮肤上。20 分钟后观察局部皮肤反应及患者有无不适感,若局部无红肿、瘙痒、水疱及不适主诉为芦荟过敏试验阴性,即直接将芦荟汁涂在发疹的皮肤上,自然干燥,每日 2～4 次。急性荨麻疹患者予 3 日为 1 个疗程,慢性者予 7 日为 1 个疗程。临床应用:石斐用上方治疗治疗 32 例荨麻疹患者,有效率为 93.8%。[⑦]

4. 百部膏 组成:百部。用法用量:取中药百部成品用低浓度医用酒精或白酒浸泡后备用,用时取浸泡液外擦患部,每日 2～3 次,3 日为 1 个疗程。临床应用:魏庭骏用上方治疗 30 例急性荨

① 陈双彪.加味六味地黄汤治疗慢性荨麻疹 30 例[J].新中医,2001,33(1):65-66.
② 杜芙萍.当归饮子治疗慢性荨麻疹 32 例[J].山东中医杂志,2000,19(8):466.
③ 王少龙,等.阳和汤加减治疗慢性荨麻疹 39 例[J].山东中医杂志,2000,19(6):336.
④ 张敏.清热利湿饮配合神阙穴拔罐法治疗风热型慢性荨麻疹的临床研究[D].济南:山东中医药大学,2010.
⑤ 罗宏宾,等.紫草膏治疗儿童丘疹性荨麻疹 36 例[J].浙江中西医结合杂志,2016,26(9):844-846.
⑥ 黄琼.鱼腥草外搽配合食疗治疗瘾疹 35 例疗效观察[J].云南中医药杂志,2007,28(2):22.
⑦ 石斐.芦荟汁外敷治疗荨麻疹 32 例[J].浙江中西医结合杂志,2007,17(10):647-648.

麻疹患者,痊愈 25 例,有效 5 例,最短者 1 次治愈,最长者 2 个疗程。注意事项:治疗期间忌食鱼、虾等海味及辛辣刺激食物,忌饮酒类。①

5.复方丹参注射液　组成:丹参、降香等。功能:活血化瘀,理气止痛。用法用量:注射曲池穴,每穴 2～3 毫升,每日 1 次,10 次为 1 个疗程。临床应用:田增光用上方治疗 60 例慢性荨麻疹患者。结果:治愈 35 例,显效 22 例,总有效率为 95%。②

6.苦参酒　组成:苦参 30 克、紫苏 15 克、防风 15 克。用法用量:用 50 度白酒浸泡 8～12 小时后用。以干棉球蘸药酒外涂患处,每日 2～3 次,涂后室内保温、避风。待药液用到近半再加入白酒 250 毫升,浸泡 12 小时待用。临床应用:阎摘白用上方治疗 205 例风寒型荨麻疹患者。结果:痊愈 131 例,好转 69 例,总有效率 97.6%。注意事项:忌内服,涂药期间忌食腥、辛食物。③

中成药

1.贞芪扶正颗粒　组成:黄芪、女贞子(修正药业集团股份有限公司生产)。用法用量:每次 15 克,每日 2 次,口服。临床应用:杨敏芳用上方配合盐酸左西替利嗪胶囊治疗 45 例慢性荨麻疹患者,总有效率为 96.6%。④

2.荆肤止痒颗粒　组成:处方由荆芥、地肤子、防风、野菊花、鱼腥草、茯苓、炒焦山楂(四川光大制药有限公司研制生产)。用法用量:开水冲服,1 岁以下每次 0.5 袋,每日 2 次;1～2 岁每次 0.5 袋,每日 3 次;3～5 岁每次 1 袋,每日 2 次;6～14 岁每次 1 袋,每日 3 次。临床应用:赵晶等用上方治疗 162 例丘疹性荨麻疹风热证患者,愈显率为 82.72%,总有效率为 96.30%。⑤

3.血府逐瘀胶囊　组成:当归、桃仁、红花、赤芍、柴胡、枳壳、桔梗、牛膝、生地黄等(天津宏仁堂药业有限公司生产,国药准字 Z12020223)。用法用量:空腹口服,每日 3 次,每次 4 粒。临床应用:高翔等用上方治疗 30 例慢性荨麻疹患者。结果:治愈 16 例,显效 10 例,有效 3 例,无效 1 例,总有效率 96.67%。⑥

4.消风止痒颗粒　组成:防风、蝉蜕、地骨皮、苍术、亚麻子、当归、地黄、木通、荆芥、甘草、石膏。临床应用:孙丽男用上方治疗 60 例慢性荨麻疹患者,连续服用 4 周。结果:痊愈率 50 例(83.3%),显效 6 例(10%)。⑦

5.花藤子颗粒　组成:夜交藤、地肤子、金银花、槐花等(第四军医大学药物研究所生产)。用法用量:成人每日 3 次,每次 1 包,温开水冲服。临床应用:缪珊等用上方治疗 310 例急性荨麻疹患者,总有效率为 83.9%。⑧

6.肤痒颗粒　组成:苍耳子、地肤子、川芎、红花、白英等(四川三精升和制药有限公司生产)。功效:祛风活血,除湿止痒。用法用量:每袋 9 克,每次 1 袋,每日 3 次。临床应用:李海等用上方配合西药治疗 60 例慢性荨麻疹患者,总有效率为 93.33%。⑨

7.乌蛇止痒丸　组成:乌梢蛇、防风、当归、人参、黄柏、苍术、牡丹皮、苦参、人工牛黄、蛇胆汁、蛇床子(广州中药一厂研制生产)。用法用量:每日 3 次,每次 20 粒,口服。临床应用:梁海清等用上方治疗 120 例急性荨麻疹患者,总有效率为 90.83%。⑩

8.固卫御风颗粒加减　组成:炙黄芪 2 袋、

① 魏庭骏.百部外擦治疗急性荨麻疹[J].中医外科杂志,1999,8(4):9.
② 田增光.曲池穴注射复方丹参液治疗慢性荨麻疹 60 例[J].辽宁中医杂志,1994,21(2):89.
③ 阎摘白.苦参酒外涂治疗风寒型荨麻疹 205 例[J].长春中医学院学报,1992,8(1):37.
④ 杨敏芳.贞芪扶正颗粒联合盐酸左西替利嗪胶囊治疗慢性荨麻疹疗效观察[J].实用中医药杂志,2014,30(4):295-296.
⑤ 赵晶,胡思源,等.荆肤止痒颗粒治疗丘疹性荨麻疹风热证临床研究[J].长春中医药大学学报,2013,29(2):207-209.
⑥ 高翔,等.血府逐瘀胶囊治疗慢性荨麻疹 30 例疗效分析[J].北京中医药,2010,29(4):298.
⑦ 孙丽男.消风止痒颗粒治疗慢性荨麻疹 60 例临床观察[C]//2008 全国中西医结合皮肤性病学术会议.全国中西医结合皮肤性病学术会议论文汇编.厦门:中国中西医结合学会,2008:156.
⑧ 缪珊,等.花藤子颗粒治疗急性荨麻疹 310 例临床观察[J].中医药导报,2008,18(4):58-59,61.
⑨ 李海,等.肤痒颗粒联合左西替利嗪治疗慢性荨麻疹疗效观察[J].中国中西医结合皮肤性病学杂志,2007,6(4):232-233.
⑩ 梁海清,等.乌蛇止痒丸治疗急性荨麻疹及皮肤瘙痒症的临床研究[J].中药新药与临床药理,2002,13(3):141-143.

防风2袋、荆芥2袋、炒白术2袋、桂枝2袋、白芍2袋、细辛1袋、蝉蜕2袋、浮萍2袋、蒺藜2袋、生姜2袋、大枣2袋、甘草1袋。用法用量：每日1剂，每剂水冲服2次，每剂水冲300毫升，每次150毫升，分早、晚饭后30分钟温水冲服。临床应用：郑楠用上方治疗43例风寒束表型荨麻疹患者。结果：痊愈8例，显效26例，有效5例，无效4例，总有效率79.07%。[1]

① 郑楠.固卫御风颗粒加减治疗风寒束表型荨麻疹的临床研究[D].哈尔滨：黑龙江省中医药科学院,2014.

激素依赖性皮炎

概　述

糖皮质激素依赖性皮炎又名皮质类固醇激素依赖性皮炎、激素性皮炎等,是指由于长期外用含糖皮质激素制剂,停药后导致原有皮肤病复发、加重,迫使患者重复使用糖皮质激素的一类疾病,简称激素依赖性皮炎。不能正确选择或长期外用糖皮质激素、面部使用中强效及含氟的糖皮质激素、长期使用含有激素的化妆品等都可导致本病发生。临床表现为皮肤变薄、潮红伴毛细血管扩张;痤疮样皮炎,粉刺、丘疹及脓疱;色素沉着;皮肤老化,皮肤干燥、脱屑、粗糙,甚至萎缩;毳毛增粗变长。自觉有灼热、瘙痒、疼痛及紧绷感。根据皮损发生部位可分为三型。(1)口周型:皮损主要分布于口周离唇3～5毫米的区域。(2)面部中央型:皮损主要分布于双面颊、下眼睑、鼻部及额部,通常口唇周围皮肤正常。(3)弥散型:皮损分布于整个面部、额部和口周皮肤。

中医对本病无明确记载,根据其病因及临床表现可归为中医"中药毒""火毒疮""面游风""面疮"等范畴。《医宗金鉴·外科心法要诀》可查:"此证由于肺经血热而成。每发于面鼻,起碎疙瘩,形如黍屑,色赤肿痛,破出白粉汁,日久皆成白屑。"中医认为其病因病机多可归纳为因外感风寒、风热、风湿郁于局部颜面,加之食用过量辛辣油腻食物,胃肠积蓄湿热,外感药毒与血热内蕴相合,蒸蒸于肺,蕴阻于面,生成炎症。

辨证施治

1. 王俊志分3证

(1)热毒炽盛、阴虚血燥证　患者长期外用辛燥之糖皮质激素,症见面部红斑、丘疹,毛细血管扩张,局部灼热感,紧绷感,时有瘙痒,患者口干口苦,大便干,小便黄,舌红,苔黄,脉数。治宜清热凉血、解毒润燥。方用皮炎汤(朱仁康)加减:生地黄30克、牡丹皮15克、赤芍15克、知母15克、生石膏20克、金银花15克、连翘15克、竹叶15克、青蒿15克、地骨皮15克、茜草15克、仙鹤草30克、生甘草10克。随症加减。每日1剂,水煎服,早晚分服。

(2)肾阳亏虚、虚火浮越证　症见皮肤潮红,自感面热,丘疹有少许清水渗出,瘙痒不重,患者畏寒肢冷,神疲体倦,小便清长,大便稀,心烦失眠,舌淡红,水滑苔,脉沉迟弱。治宜温补肾阳、潜降虚火。方用潜阳封髓丹加减:黄柏15克、砂仁15克、附子(先煎)15克、龟甲15克、肉桂5克、凌霄花15克、生牡蛎30克、生甘草10克。随症加减。每日1剂,水煎服,早晚分服。

(3)寒饮内停、郁热上冲证　症见面红,发热,干燥脱屑,瘙痒,患者伴有手脚冰凉,身体困重,喜食热物,咳清稀白痰,大便难,舌暗红,苔薄白,脉沉滑。方用苓甘五味加姜辛半杏大黄汤加减:茯苓30克、五味子15克、干姜10克、细辛5克、法半夏15克、杏仁10克、酒大黄10克、牡丹皮10克、赤芍15克、炙甘草15克。随症加减。每日1剂,水煎服,早晚分服。[1]

---

① 张海龙,刘畅.王俊志教授治疗激素依赖性皮炎的临证经验[J].中医药信息,2018,35(1):87-89.

2.隋克毅分 4 型

(1)热毒炽盛型　主要在急性发作期,症见面部红斑肿胀,伴有脓包、丘疹;大便干,小便黄赤;口中异味;舌质红,舌苔黄或黄腻,脉弦或脉弦滑。治宜清热解毒。药用金银花 15 克、野菊花 15 克、黄柏 15 克、凌霄花 15 克、槐花 20 克、苍术 15 克、蒲公英 15 克、紫花地丁 10 克、生地黄 20 克、牡丹皮 10 克。

(2)阴虚火旺型　急性发作期过后,皮肤仍有红肿,皮肤干燥,脱皮;大便干,小便正常;舌质红,苔薄白,脉细弦。治宜养阴清热。药用水牛角 20 克、生地黄 20 克、牡丹皮 10 克、玄参 15 克、麦冬 15 克、凌霄花 15 克、当归 10 克、赤芍 15 克。

(3)上热下寒型　症见面部红斑肿胀,伴或不伴有脓包、丘疹,或红斑肿胀消退留有轻度色沉或毛细血管扩张;四肢发冷,易上火;舌质红,舌苔薄白,脉细。治宜清上温下。药用柴胡 15 克、桂枝 15 克、干姜 6 克、天花粉 10 克、黄芩 10 克、牡蛎 15 克、甘草 6 克、凌霄花 15 克、槐花 15 克、红花 6 克。

(4)阳虚型　在发作期或缓解期均可出现,症见畏寒肢凉,大便溏薄,舌质淡,舌苔白,脉细或沉。治宜温阳散寒。方用潜阳封髓丹加减:黄柏 30 克、砂仁 18 克、制附子(先煎)10～30 克、龟甲 10 克、炙甘草 9 克、凌霄花 15 克、鸡冠花 15 克。[1]

3.陈达灿分 2 期

(1)急性发病期　症见皮肤红斑、丘疹、毛细血管扩张、肿胀,伴灼热痒痛感。治宜疏风清热、凉血解毒。方用桑菊饮合犀角地黄汤加减:桑叶、菊花、防风、白蒺藜、蝉蜕、水牛角、赤芍、生地黄、牡丹皮、五味子、牡蛎。随症加减:面部脓疱者,加蒲公英、金银花;肿胀者,加白茅根、桑白皮、薏苡仁、淡竹叶或芦根。

(2)慢性迁延期　多为正虚毒恋期,若症见皮损潮红,表皮菲薄,干燥或伴有绷紧感,伴心烦,治宜滋阴清热,佐以解毒,方用二至丸合青蒿鳖甲汤加减;若症见皮损暗红色,干燥脱屑、毛细血管扩张、瘙痒,治宜养血润燥、祛风止痒,方用四物消风饮加减。随症加减:色素沉着者,加三七末冲服;眠差者,加珍珠母、龙齿、合欢花养心安神。[2]

4.心火血热炽盛,阴液耗伤　症见红斑、灼热、瘙痒、疼痛,用药后原发病症迅速改善,但不能根治,一旦停用,皮肤上很快出现灼热、瘙痒、疼痛,并伴有毛细血管扩张,反复不止,遇热加重,遇冷减轻。治宜清心凉血、滋养肾阴。方用凉血消风散加减:水牛角粉、生地黄、牡丹皮、紫荆皮、僵蚕、龙骨、灵磁石、地骨皮、地肤子、白鲜皮、生甘草等。[3]

5.中国医师协会皮肤科分会美容专业组分 4 型

(1)风热客肤型　症见皮肤潮红、丘疹,伴瘙痒、轻微灼热,常见舌红,苔薄黄。治宜疏风散热止痒。方用桑菊饮或枇杷清肺饮加减。随症加减:瘙痒明显,可加青蒿、防风、蝉蜕。痤疮样皮损宜选枇杷清肺饮。

(2)热毒蕴结型　症见皮肤红肿、丘疹、脓疱,伴灼热、痒痛,可有烦躁易怒等,常见舌红,苔黄,脉数。治宜清热解毒凉血。方用凉血解毒汤或清营解毒汤加减。随症加减:皮损鲜红,可加水牛角、大青叶;肿胀明显,可加白茅根、生薏仁、白鲜皮;脓疱较多,可加野菊花、蒲公英。

(3)阴虚内热型　症见皮肤潮红、干燥,表皮菲薄、发亮,或有烘热、紧绷感,多伴心烦不安、口干欲饮,常见舌红少苔,脉细数。治宜养阴透热降火。方用青蒿鳖甲汤或大补阴丸加减。随症加减:表皮菲薄明显,可加天冬、石斛、枸杞子;毛细血管扩张、色红,可加红条紫草、槐花。

(4)血虚风燥型　症见皮损暗红、干燥,毛细血管扩张、色素沉着或色素减退,或瘙痒,可伴眩晕、失眠,常见舌淡苔薄白,脉细。治宜养血润燥祛风。方用四物消风饮或当归饮子。随症加减:失眠,可加酸枣仁、五味子、龙齿;毛细血管扩张、色暗,可加用丹参、红花;色素沉着,可

① 隋克毅.中西医结合治疗激素依赖性皮炎 105 例[J].实用中医药杂志,2018,34(3):322.
② 刘俊峰,等.陈达灿治疗激素依赖性皮炎经验[J].中华中医药杂志,2017,32(11):4985-4987.
③ 张晓华,艾儒棣,等.艾儒棣对激素依赖性皮炎的辨治思路[J].内蒙古中医药,2012,31(16):124-125.

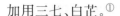

加用三七、白芷。①

6.蔡希分3期

（1）进展期　热毒壅盛,症见皮损色红、毛细血管扩张明显,伴面部肿胀、灼热、疼痛、瘙痒剧烈。治宜清热凉血。药用荆芥、防风、蝉蜕、生地黄、金银花、大青叶、赤芍、牡丹皮、仙鹤草、白鲜皮、地肤子等。随症加减:如有肝胆湿热时,加龙胆草、栀子清肝胆湿热;瘙痒重,加用祛风止痒药,如薄荷、苦参、刺蒺藜、僵蚕;肺胃热盛时,用石膏、黄芩、黄连、野菊花等清胃泻热利湿;血管扩张潮红,加玫瑰花、鸡冠花、紫草等清热凉血。

（2）缓和期　症见皮肤色暗红、干燥、脱屑,患者自觉面部有紧绷感、瘙痒及毛细血管扩张等症。治宜滋阴清热。药用生地黄、沙参、丹参、玫瑰花、石斛、地骨皮等。随症加减:面部有色素沉着,加赤芍、黄芪、白术等益气活血;皮肤干燥、脱屑较多,用当归、丹参、何首乌、生地黄、蝉蜕、防风养血润燥。

（3）恢复期　加用活血化瘀药物,能改善血液循环,增加局部组织的血液供应,从而促进营养供给和废物排泄,利于皮肤细胞的更新代谢。②

7.王玉玺等2期

（1）进展期（血热毒盛）　症见皮肤红斑、肿胀、灼热、瘙痒以及毛细血管扩张明显且较重。治宜凉血清热、解毒消肿。方用皮炎1号:生地黄、牡丹皮、赤芍、白茅根、金银花、连翘、黄芩、紫草、大青叶、白鲜皮、蝉蜕、生甘草。

（2）恢复期　症见皮肤干燥、脱屑,失于津液滋润濡养的症状明显,并伴有热灼阴伤的舌苔及脉象。治宜滋阴清热、润肤止痒。方用皮炎2号:生地黄、北沙参、玄参、石斛、丹参、牡丹皮、金银花、连翘、蝉蜕、地龙。③

8.张理梅等分3期

（1）急性期（风热外侵）　治宜清热祛风、凉血消肿。方用消风散加减:荆芥、防风、紫背浮萍、白僵蚕、刺蒺藜、金银花、连翘、生石膏、知母、苦参、生薏苡仁、土茯苓、白鲜皮、地肤子、生甘草。随症加减:若口苦咽干,可加焦栀子、炒黄芩;若面部潮红较甚,可加鸡冠花、生槐花、生地黄、牡丹皮;若心烦易怒,可加柴胡、郁金、青皮;若瘙痒较甚,可加灵磁石、珍珠母、徐长卿;若大便干燥数日不下,服用前方后效果仍不佳,可用生大黄、虎杖、瓜蒌仁;若夜寐欠安,加用炙远志、合欢皮、柏子仁等。第三煎冷湿敷,每日2次,每次15～20分钟。

（2）亚急性期（热毒蕴积）　治宜清热解毒、祛风止痒。方用化斑解毒汤:升麻、石膏、连翘、牛蒡子、知母、黄连、玄参、生地黄、牡丹皮、蒲公英、苦参、白鲜皮、地肤子、徐长卿、生甘草。外治法同上。

（3）慢性期（血虚风燥）　患病时间长久及外用激素较久有些症状难以逆转,如毛细血管扩张、某些色素沉着及色素减退斑,其余症状在治疗中可以逐渐恢复。治宜清热祛风、养血润燥。方用当归饮子合消风散加减:荆芥、防风、蝉蜕、牛蒡子、白蒺藜、当归、生地黄、生白芍、玄参、麦冬、南沙参、北沙参、何首乌、地肤子、白鲜皮、生甘草。若有紫癜及色素沉着可加用丹参、红花、桃仁等。配合麻油外擦面部,每日2次。④

经　验　方

1.皮炎冲剂　水牛角30克、白茅根30克、生地黄30克、牡丹皮30克、黄芩15克、生石膏30克、珍珠母30克、莲子心15克、麦冬30克、浮萍10克、白鲜皮15克、地肤子15克、徐长卿10克。每日1剂,早晚饭后冲服,治疗8周。张玲用上方治疗55例血热型面部激素依赖性皮炎患者。结果:痊愈14例,显效20例,有效15例,无效6例,总有效率89.09%。⑤

①　中国医师协会皮肤科分会美容专业组.激素依赖性皮炎诊治指南[J].临床皮肤科杂志,2009,38(8):549-550.
②　蔡希.激素依赖性皮炎辨治体会[J].新中医,2006,38(8):81-82.
③　王玉玺,等.皮质类固醇激素依赖性皮炎[J].中国皮肤性病学杂志,2004,18(9):570-572.
④　张理梅,等.颜面部激素依赖性皮炎的中医辨证治疗探析[J].中国医药学报,2003,18(4):250-251.
⑤　张玲.皮炎冲剂治疗血热型面部激素依赖性皮炎的临床研究[J].世界中西医结合杂志,2017,12(8):1109-1111.

2. 消风散加减　苦参15克、牛蒡子10克、荆芥10克、知母10克、防风10克、当归10克、苍术10克、胡麻仁10克、蝉蜕10克、生地黄10克、甘草6克、石膏(先煎)20克。随症加减：心烦失眠者,加远志、酸枣仁;便秘者,加大黄(后下);瘙痒剧烈者,加地肤子、白鲜皮。每日1剂,煎水300毫升,分早晚2次口服。1周为1个疗程,共治疗2周。王俊伟等用上方配合修复霜外涂治疗35例面部激素依赖性皮炎患者。结果：治愈6例,显效10例,有效13例,无效6例,总有效率82.9%。①

3. 清热除湿汤　龙胆草9克、白茅根30克、地黄15克、大青叶15克、车前草15克、生石膏(先煎)30克、黄芩9克、六一散(包煎)15克。水煎取汁400毫升,分2次于早晚餐后1小时温服。朱慧婷等用上方治疗67例面部激素依赖性皮炎湿热证患者,配合外用3%硼酸溶液湿敷患处,每日1次,每次30分钟,湿敷后配合维生素E乳膏外涂患处,4周后痊愈25例,显效18例,有效15例,无效9例,总有效率86.57%。②

4. 加减逍遥散　生地黄10克、玄参10克、麦冬10克、茯苓10克、山药10克、山茱萸10克、泽泻12克、白芍12克、牡丹皮12克。随症加减：皮肤灼热疼痛、干燥脱屑者,加石斛、玄参、麦冬、沙参;明显瘙痒者,加地肤子、荆芥、防风、蝉蜕;潮红、面部毛细血管扩张、色素沉着、口干口苦、多梦者,加红花、杏仁、莪术;伴痤疮样皮损者,加桑白皮、枇杷叶、黄柏。每日1剂,水煎,分早晚服用。10日为1个疗程,共3个疗程。彭红华用上方加减治疗50例面部激素依赖性皮炎患者。结果：痊愈24例,显效17例,好转7例,无效2例,总有效率82%。③

5. 连花清肤饮　生地黄20克、牡丹皮15克、黄芩15克、金银花20克、连翘15克、黄连10克、知母15克、赤芍10克、薄荷10克、甘草6克。每日1剂,分2次服,连服2个月。王远红等用上方治疗38例面部激素依赖性皮炎患者。结果：治愈16例,显效15例,有效5例,无效2例,总有效率81.58%。④

6. 自拟方　生地黄15克、丹参15克、紫草15克、玄参15克、赤芍15克、地骨皮30克、连翘15克、野菊花10克、黄芩10克、栀子10克、蝉蜕6克、僵蚕6克、薄荷6克、大黄6克。随症加减：瘙痒重,加荆芥、防风;肿胀甚,加茯苓皮、防己;丘疹、结节明显,加牡丹皮、牡蛎、夏枯草、浙贝母;脓疱重,加黄连、黄柏、青黛、肉桂;大便干,加大黄。每日1剂。水煎取汁分服分2次服。配合中药外敷,黄芩、黄柏、生石膏各等量,研细末过100目筛,每晚以香油或酸奶调敷患处40分钟。不能马上停用激素者,可用此药调敷原来含激素膏(霜)按1:2、1:1.5、1:1、1:0.5、1:0,依周次递减,直到停用激素,全部用中药面外敷。外敷次数视病情逐渐延长停药时间,直至痊愈。孟陇南用上法治疗122例激素依赖性皮炎患者。结果：治愈85例,显效31例,无效6例,总有效率95.08%。⑤

7. 养阴清热汤　青蒿15克、知母10克、生地黄15克、牡丹皮10克、徐长卿15克、金银花10克、黄芩10克、丹参15克、生甘草6克。随症加减：肿胀明显,加车前草15克、冬瓜皮20克;便秘腹胀,加制大黄10克、枳壳6克;瘙痒明显,加防风10克、蝉蜕6克;皮肤潮红、毛细血管扩张,加生石膏15～30克、水牛角片15克;伴丘疹、脓疱,加蒲公英30克、紫花地丁15克、半枝莲15克;干燥脱屑明显,加当归10克;脾胃虚寒,去生地黄、知母,加茯苓15克、薏苡仁30克。内服,每日1剂,水煎取汁,早晚分服。采用超声雾化机冷喷患处,每日1次,每次20分钟;同时采用蓝科肤宁湿敷患处,每日2次,每次20分钟。胡燕等用上法治疗76例面部激素依赖性皮炎患者。

① 王俊伟,等.消风散联合外用药膏治疗面部激素依赖性皮炎疗效观察[J].陕西中医,2017,38(2)：184-185.
② 朱慧婷,蔡念宁,等.清热除湿汤治疗面部激素依赖性皮炎湿热证疗效分析[J].北京中医药,2015,34(6)：430-433.
③ 彭红华.加减逍遥散改善面部激素依赖性皮炎患者皮肤屏障功能的临床研究[J].世界科学技术(中医药现代化),2013,15(3)：539-542.
④ 王远红,等.自拟连花清肤饮治疗面部激素依赖性皮炎76例临床观察[J].中国中医药科技,2013,20(5)：574.
⑤ 孟陇南.中医药治疗激素依赖性皮炎122例[J].中国中医急症,2011,20(8)：1337.

结果：痊愈28例，显效39例，有效6例，无效3例，愈显率88.16％。①

8. 疏风凉血汤　白茅根30克、生地黄30克、牡丹皮15克、荆芥穗15克、防风10克、黄芩15克、连翘15克、栀子10克、赤芍10克、僵蚕10克、地肤子15克、茯苓15克、生甘草10克。每日1剂，水煎服，治疗4周。白永晟等用上方治疗76例激素依赖性皮炎患者。结果：痊愈22例，显效36例，有效14例，无效4例，愈显率76.32％，有效率94.74％。②

9. 加减五花汤　野菊花15克、槐花10克、红花10克、玫瑰花10克、鸡冠花10克、青蒿10克、生地黄30克、炙甘草6克。每日1剂，水煎，分早晚2次口服。同时口服抗组胺药物左西替利嗪5毫克，每日1次。治疗30日。凉血解毒祛风，滋阴润燥。陈书悦等用上方治疗38例面部糖皮质激素依赖性皮炎患者。结果：失访5例，总有效率为69.7％。③

10. 皮炎汤　生地黄30克、牡丹皮15克、赤芍20克、紫草15克、荆芥15克、防风15克、连翘15克、白茅根30克、生石膏30克、黄芩15克、知母15克、玄参15克。水煎服，每日2次，每次150毫升；将上述药渣加水1000毫升，煮沸后文火煎30分钟，滤出药渣后冷湿敷面部，每日2次，每次15分钟。治疗2周为1个疗程。杨克勤用上方治疗47例面部激素依赖性皮炎患者。结果：基本治愈18例，显效21例，进步7例，无效1例，有效率82.98％。④

11. 枇杷清肺饮　枇杷叶12克、桑白皮12克、黄芩12克、金银花12克、连翘12克、黄连5克、生石膏30克、栀子10克、白鲜皮10克、甘草6克。随症加减：丘疹、脓疱较多者，加蒲公英30克、紫花地丁15克；皮肤潮红、遇热症状加重明显

者，加青蒿15克、地骨皮10克；渗出明显者，加黄柏30克、薏苡仁30克；干燥脱屑明显者，加当归10克、夜交藤15克。每日1剂，分2次服。并患者饮食宜清淡，忌食辛辣食物，避免日晒。配合低温冷喷治疗1个月。王海瑞等用上方加减治疗20例激素依赖性皮炎患者。结果：临床治愈（面部皮损、自觉症状完全消失，无反跳）14例，显效（皮损消退70％以上，基本无自觉症状，或偶有轻微症状）5例，有效（皮损消退30％，有轻度瘙痒症状）1例，总有效率95％。⑤

12. 爽肤汤　荆芥10克、防风10克、蝉蜕10克、僵蚕10克、黄连6克、黄芩15克、生甘草6克、生地黄15克、牡丹皮12克、玄参15克、苦参10克、白鲜皮15克、野菊花15克、白花蛇舌草20克。随症加减：色素沉着，加女贞子、墨旱莲、菟丝子；糜烂渗出，加土茯苓、马齿苋、茵陈；干燥脱屑，加当归、白芍、制首乌；脓疱结节，加浙贝母、桔梗、白芷；瘙痒较重，加刺蒺藜、白鲜皮；病久不愈，加牡丹皮、三棱、生黄芪。疏风清热除湿，凉血解毒止痒。江燕用上方加减治疗40例激素依赖性皮炎患者。结果：治疗1～2周后，痊愈35例，有效4例，无效1例。⑥

13. 中药冷敷方　桑叶30克、枇杷叶30克、牡丹皮30克、生地榆30克。随症加减：皮疹以炎性结节为主者，加蒲公英30克、紫花地丁30克；渗出明显者，加黄柏30克、马齿苋30克。加水1200毫升，煎至500毫升，第一煎的药渣用上法再煎1次，两煎药液混合备用，每日早晚各取500毫升药液做面部冷湿敷，每次10～15分钟，每剂药用1日。连续用药4周。赵延海等用上方加减治疗108例面部激素依赖性皮炎患者。结果：治愈83例，显效7例，好转12例，无效6例，总有效率83.33％。⑦

① 胡燕,等.养阴清热汤联合蓝科肤宁治疗面部激素依赖性皮炎疗效观察[J].中国中西医结合杂志,2010,30(4)：438-440.
② 白永晟,周春英,等.疏风凉血汤辅助治疗激素依赖性皮炎临床观察[J].中国中西医结合杂志,2008,28(12)：1121-1123.
③ 陈书悦,宋为民,等.加减五花汤改善面部糖皮质激素依赖性皮炎患者皮肤屏障功能的临床观察[J].中国中西医结合杂志,2008,28(5)：410-413.
④ 杨克勤.皮炎汤治疗面部激素依赖性皮炎疗效观察[J].辽宁中医杂志,2008,35(7)：1053.
⑤ 王海瑞,等.枇杷清肺饮结合超声低温冷喷治疗激素依赖性皮炎20例[J].新中医,2007,39(1)：77.
⑥ 江燕.中药内服外用治疗激素依赖性皮炎40例分析[J].四川中医,2005,23(11)：78-79.
⑦ 赵延海,等.中药冷敷治疗面部激素依赖性皮炎108例[J].中国皮肤性病学杂志,2005,19(6)：377-378.

14. 中药方 生石膏 30 克、白茅根 30 克、马齿苋 30 克、生地黄 20 克、车前草 20 克、金银花 15 克、野菊花 15 克、大青叶 15 克、龙胆草 10 克、黄芩 10 克、牡丹皮 10 克、赤芍 10 克、泽泻 10 克。取上述中药 1 剂水煎 2 次，分早晚各 1 次口服；加水 1 000 毫升于上述药渣中，煮沸后文火煎 15 分钟，倾倒于盆，冷却后湿敷于面部，每日 1 次，每次 20 分钟。治疗 2 周为 1 个疗程，超过 3 个疗程病情无改善者停止治疗。赵庆利等用上法治疗 39 例面部激素依赖性皮炎患者。结果：基本痊愈 15 例，显效 18 例，进步 6 例，总有效率 84.61%。①

15. 凉血清肺饮 黄芩 20 克、桑白皮 20 克、生栀子 15 克、金银花 15 克、菊花 15 克、生地黄 15 克、牡丹皮 15 克、赤芍 15 克、生石膏 30 克、蝉蜕 15 克、白鲜皮 30 克、甘草 10 克。每日 1 剂，水煎 2 次，混匀煎液分 3 次口服；用凉血清肺饮 2 剂，制成浓缩药液 500 毫升防腐备用，患者温水洁面后，取备用药液 50 毫升加冷膜粉适量，调成糊状，施面部倒膜，20～30 分钟取下，每周做 2 次。以上内服外治 1 周为 1 个疗程，共治疗 4 个疗程。张兴苹用上方治疗 36 例激素依赖性皮炎患者。结果：治愈 19 例，有效 16 例，无效 1 例，总有效率 97.2%。②

16. 外洗方 三亚苦 30 克、漆大姑 30 克、黑面神 30 克、苦参 30 克、野菊花 30 克、蛇床子 30 克、荆芥 30 克、布渣叶 6 克、白鲜皮 20 克等。每次用水煎至 1 000～1 500 毫升外洗，每日 3～4 次，每剂可反复煎煮 3～4 次。连续治疗 2 周。林挺等用上方治疗 126 例面部激素依赖性皮炎患者。结果：痊愈 85 例，显效 31 例，有效 5 例，无效 5 例，总有效率 96.03%。③

单　方

1. 马齿苋提取液 组成：新鲜马齿苋茎叶 500 克。制备方法：新鲜马齿苋茎叶洗净后晾干，置于榨汁机内榨粗汁约 400 毫升，后用超声细胞破碎仪处理后得到浅绿色马齿苋提取液，盛放于玻璃瓶内，置于 7℃ 保存，后进行安全性检测后方可使用。制作和安全性检测过程中所有涉及物品全部消毒后应用。用法用量：治疗时取新鲜马齿苋提取液用蒸馏水按 1∶10 稀释，装入喷雾机喷雾治疗，每日 1 次，每次 20 分钟，连续用药 4 周。临床应用：薛晓芹等用上法联合吡美莫司乳膏治疗 49 例激素依赖性皮炎患者。结果：治愈 23 例，显效 18 例，有效 6 例，无效 2 例，有效率 85.71%。④

2. 马齿苋洗剂 组成：马齿苋 300 克。制备方法：清水 1 000 毫升浸泡 20 分钟后，用自动煎药机煎煮 200 毫升。用法用量：冷却后用 6～8 层纱布蘸适量药液拧至半干敷患处皮肤，每日 1 次，每次 15 分钟。治疗 4 周。配合 LED 红光照射，疗效显著。⑤

3. 盐酸黄连素油 组成：黄连素、芝麻油。用法用量：进展期给硼酸溶液冷敷，与盐酸黄连素油交替外擦，每日 5 次，恢复期给盐酸黄连素油每日 3 次，硅霜每日 2 次。同时口服盐酸咪唑斯汀片，每日 10 毫克，连服 7 日。临床应用：肖云等用上法治疗 86 例面部激素依赖性皮炎患者。结果：有效 18 例，显效 62 例。⑥

4. 甘草煎剂 组成：甘草 60 克。制备方法：水浸泡 20 分钟，温水煎 20 分钟，取汁 200 毫升，原药加水再煎 20 分钟，共取汁 500 毫升，混合过滤。用法用量：冷湿敷，每次湿敷 15～20 分钟，每日 1 剂，每日 2 次，10 日为 1 个疗程。治疗期间均不使用其他药物，观察 1 个月评定疗效。临床应用：戴丽用上方治疗 90 例面部皮质激素依赖性皮炎患者。结果：有效 84 例，无效 6 例，总有效率 93.3%。⑦

① 赵庆利，等.三种方法治疗面部激素依赖性皮炎疗效比较[J].中国皮肤性病学杂志，2004，18(2)：105-106.
② 张兴苹.自拟凉血清肺饮治疗激素依赖性皮炎[J].中国医药学报，2000，15(6)：78.
③ 林挺，等.中药外洗治疗面部激素依赖性皮炎[J].中国皮肤性病学杂志，1996，10(3)：132.
④ 薛晓芹，叶金标.马齿苋提取液冷喷联合吡美莫司乳膏治疗激素依赖性皮炎效果观察[J].皮肤病与性病，2018，40(5)：702-703.
⑤ 翟燕，等.LED红光联合马齿苋及他克莫司治疗糖皮质激素依赖性皮炎疗效观察[J].中国美容医学，2017，26(12)：94-96.
⑥ 肖云，等.盐酸黄连素油治疗面部激素依赖性皮炎84例近期疗效观察[J].云南中医中药杂志，2015，36(1)：46-47.
⑦ 戴丽.甘草煎剂湿敷治疗面部皮质激素依赖性皮炎疗效观察[J].山西职工医学院学报，2005，15(2)：37-38.

5. 雷公藤多甙片　用法用量：每次 20 毫克，每日 3 次，连服 4 周，后改为 20 毫克每日 2 次口服，治疗 1～2 月。同时配合消炎汤（黄芩 30 克、茯苓 30 克、防风 30 克、菊花 30 克、蒲公英 30 克、黄柏 30 克），水煎后每日 2 次，冷敷面部，每次 30 分钟。临床应用：王俊伟用上述方法治疗 38 例面部激素依赖性皮炎患者。结果：痊愈 15 例，显效 11 例，有效 6 例，无效 6 例，总有效率 68.4%。①

中　成　药

1. 积雪苷霜软膏　组成：积雪草（上海现代制药股份有限公司生产，国药准字 Z31020564）。用法用量：在患处皮肤涂上一薄层，每次 0.5～2 克，早中晚各 1 次。治疗 4 周。临床应用：王卫兰用上方 44 例激素依赖性面部皮炎患者。结果：治愈 14 例，显效 9 例，有效 13 例，无效 8 例，总有效率 81.8%。②

2. 肤痒颗粒　组成：苍耳子、地肤子、川芎、红花、白英（江西博士达药业有限公司生产）。功效：祛风活血，除湿止痒。用法用量：每次 12 克，每日 3 次。外用他克莫司软膏，每日 2 次。4 周为 1 个疗程。临床应用：李玉良用上方治疗 45 例面部激素依赖性皮炎患者。结果：痊愈 29 例，显效 11 例，好转 4 例，无效 1 例，有效率 88.89%。③

3. 青鹏软膏　组成：棘豆、亚大黄、铁棒锤、诃子、毛诃子、余甘子、安息香、宽筋藤、人工麝香等（西藏奇正藏药股份有限公司生产）。用法用量：递减替代丁酸氢化可的松乳膏法治疗，根据患者皮肤病情变化每 7～10 日减量 1 次，于第 5 周能够使用青鹏软膏完全替代，未使用激素的其余期间则使用青鹏软膏滋润，每日 2 次。连续治疗 8 周。45 例患者在第 5 周使用青鹏软膏完全替代尤卓尔继续治疗，观察近 1 个月，患者未出现明显皮损加重。④

4. 肤痒霜　组成：白鲜皮、黄柏（江西盖天灵药业有限公司生产）。用法用量：外用，每日 2 次，疗程 4 周。临床应用：裴宝林用上方治疗 30 例激素依赖性皮炎患者。结果：治愈 13 例，显效 14 例，有效 3 例，有效率 90%。⑤

5. 火把花根片　用法用量：每日 3 次，每次 4 片，连服 4 周。后改为每日 2 次，每次 4 片，根据病情需要服药 1～2 个月。配合赛庚啶片、维生素 C 片口服及 1‰硼酸水冷湿敷，共治疗 3 个月。临床应用：张昕用上方治疗 71 例面部激素依赖性皮炎患者，痊愈 35 例，显效 15 例，有效 11 例，无效 10 例，总有效率 70.4%。⑥

6. 功劳去火胶囊　组成：功劳叶、黄柏、黄芩、栀子。用法用量：口服，每次 5 粒，每日 3 次，疗程为 4 周。临床应用：乔少华等用上法治疗 94 例面部激素依赖性皮炎患者。结果：痊愈 70 例，显效 12 例，好转 6 例，无效 6 例，总有效率 87.24%。⑦

7. 复方青黛胶囊　组成：青黛、土茯苓、紫草、白芷、丹参等（陕西省天宁制药有限责任公司生产）。用法用量：每次 4 粒，每日 3 次，治疗 2 周为 1 个疗程，超过 3 个疗程病情无改善者停止治疗。临床应用：赵庆利等用上法治疗 37 例面部激素依赖性皮炎患者。结果：基本痊愈 12 例，显效 16 例，进步 7 例，无效 2 例，总有效率 75.68%。⑧

8. 清热化毒丸　组成：朱砂、冰片、水牛角、连翘、大黄、朱砂、青黛（辽宁本溪中药厂生产）。

① 王俊伟.雷公藤多甙联合消炎汤治疗面部激素依赖性皮炎疗效观察[J].中国皮肤性病学杂志,2005,19(2)：114,121.
② 王卫兰.积雪苷霜软膏与他克莫司软膏对激素依赖性面部皮炎的疗效评价[J].现代实用医学,2017,29(11)：1523－1524.
③ 李玉良.他克莫司软膏联合肤痒颗粒治疗面部激素依赖性皮炎疗效观察[J].中国中西医结合皮肤性病学杂志,2012,11(3)：166－167.
④ 蔡磊,蒋艺,等.青鹏软膏治疗面部激素依赖性皮炎疗效观察[J].现代医学,2012,40(6)：691－693.
⑤ 裴宝林.肤痒霜治疗激素依赖性皮炎 30 例效果观察[J].时珍国医国药,2011,22(12)：3037.
⑥ 张昕.中西医结合治疗面部激素依赖性皮炎疗效观察[J].重庆医学,2008,37(12)：1284－1285.
⑦ 乔少华,等.功劳去火胶囊治疗面部激素依赖性皮炎 94 例临床观察[J].中国皮肤性病学杂志,2006,20(9)：546－547.
⑧ 赵庆利,等.三种方法治疗面部激素依赖性皮炎疗效比较[J].中国皮肤性病学杂志,2004,18(2)：105－106.

用法用量：停用激素类药膏，改清热化毒丸口服，每次 2 丸，每日 3 次，同时每晚洗净面部后用鸡蛋清涂抹，停留 20 分钟后洗去，服药 15 日后复诊。

临床应用：赵莉等用上法治疗 100 例面部激素性依赖性皮炎患者。结果：痊愈 72 例，显效 27 例，好转 1 例，总有效率 99%。[1]

---

① 赵莉,等.清热化毒丸治疗面部激素性依赖性皮炎 100 例[J].中医药学刊,2001,19(2):165.

痒 疹

概 述

痒疹是一组以风团样丘疹、结节、奇痒为特征的炎症性皮肤病。好发于四肢伸侧。根据临床表现不同，痒疹可分为急性痒疹、慢性痒疹、妊娠痒疹。

1. 急性痒疹

（1）丘疹性荨麻疹：又称为急性单纯性痒疹。由于昆虫叮咬所致的过敏反应，多在春夏秋季发病。皮疹为棱形的风团或丘疱疹，病程短，无淋巴结肿大。

（2）成人痒疹：又称一过性或暂时性痒疹。好发于中青年，以 30 岁以上女性多见。发病多与胃肠道功能障碍和神经精神因素有关。皮疹为孤立的圆形丘疹，绿豆至豌豆大小，丘疹顶部有微小的水疱，疱破后表面留有浆液性结痂。皮疹分批出现，引起剧烈瘙痒，由于长期搔抓可出现抓痕、苔藓化及色素沉着，少数病例愈后留有点状瘢痕。好发于四肢伸侧及躯干、臀部等部位。损害在短期内自然消失，但有时会复发。

2. 慢性痒疹

（1）小儿痒疹：又称 Hebra 痒疹、早发性痒疹。多在儿童期发病，皮损开始主要为红色丘疹，粟粒至绿豆大小，也可以是风团或丘疹样荨麻疹样皮疹。以后成为孤立结节性丘疹或小结节损害。由于搔抓可以出现抓痕、血痂或湿疹样改变。四肢伸侧为常见部位，但背部、头面部等均可发生。自觉症状瘙痒剧烈，皮疹消退后留有色素沉着。也可以反复发作。少数患者一直延续至成年。腋窝与腹股沟淋巴结可肿大。初起类似于中医所称"粟疮"，多因脾运不健，湿热内生，复受外风，风湿热之邪熏蒸肌肤所致。日久不愈，则为风湿之邪久蕴不泄，化热化火，伤阴耗血，血燥生风，肌肤失养而致。

（2）结节性痒疹：又称疣状顽固性荨麻疹、结节性苔藓。皮疹初起为淡红色或红色丘疹，很快变成为圆顶形坚实结节，由豌豆到指甲大小，一般呈灰褐色或红褐色。皮疹表面角化，粗糙，呈疣状，触之有坚实感。自觉剧烈瘙痒，可自行消退并遗留色素沉着或瘢痕，也可因搔抓致结节顶部出现血痂、抓痕和苔藓样变。常发生在四肢，尤其以小腿伸侧多见，也可以发生在背部或其他部位。结节有沿着肢体排列纵列的趋向。

3. 妊娠痒疹

常发生在第二次妊娠的妇女，损害出现在妊娠早期的第 3～4 个月，或妊娠期的最后两个月。一般产后 3～4 周自行消失。皮疹多为风团样丘疹，有时为丘疱疹，瘙痒剧烈，搔抓后可出现抓痕、血痂及色素沉着等改变。好发于躯干上部及四肢近端。

单纯性痒疹属于中医"血风疮""风痒疹"等范畴，中医认为其发生多因外感风毒或虫咬，风热血热蕴于肌肤，不能疏泄或血虚肝旺致生风生燥、肌肤失养所致。结节性痒疹中医称之为"顽湿聚结""马疥"，大多有夏秋季被毒蚊、小虫等虫咬而起；妇女可由忧思郁怒，七情所伤，冲任不调，营血不足，脉络瘀阻，肤失所养而致。

辨 证 施 治

1. 丁素先分 4 证

（1）瘀证兼表证 症见瘙痒无度，经久不愈，色素沉着性皮损，脉浮滑，舌淡苔薄白。治宜祛风除湿、活血化瘀。方用永安止痒汤加减：苍术 10

克、赤芍 10 克、当归 10 克、桃仁 10 克、红花 10 克、麻黄 6 克、荆芥 6 克、防风 6 克、薄荷 6 克、僵蚕 6 克、甘草 6 克。

（2）瘀证兼里证　症见胸腹满闷，胸痛如压重物，皮肤瘙痒，可见色素沉着，脉多沉滑或弦滑有力，舌质紫暗有瘀斑。治宜活血化瘀、理气宽胸。方用血府逐瘀汤加减：柴胡 10 克、当归 10 克、赤芍 10 克、生地黄 10 克、牛膝 10 克、红花 10 克、枳壳 10 克、桃仁 6 克、桔梗 6 克、川芎 6 克、甘草 6 克。

（3）瘀证兼实证　症见结节性丘疹，苔藓样变，色素沉着，奇痒，口干，遇热瘙痒加重，迁延难愈，心烦，失眠，脉沉滑或弦滑有力，舌质红，苔黄腻或薄黄腻。治宜清热活血化瘀。方用痒疹方加减：生地黄 30 克、土茯苓 30 克、白蒺藜 30 克、金银花 20 克、赤芍 20 克、三棱 15 克、莪术 15 克、荆芥 10 克、防风 10 克。随症加减：结节坚硬，经久不愈，加全蝎 9 克、鸡血藤 30 克；女性月经不调，加益母草 30 克、泽兰 15 克；上肢重，加姜黄 15 克；下肢重，加川牛膝 25 克；情志不舒，加柴胡 9 克、玫瑰花 9 克；热盛加连翘 15 克、栀子 9 克；便秘，加生大黄 9 克。

（4）瘀证兼寒证　症见肢端青紫、发凉、结节瘙痒、遇冷加重，冬季尤甚，脉沉细或沉滑，舌质紫暗，苔薄白。治宜温通驱寒、活血化瘀。方用桂枝红花汤加减：桂枝 15 克、红花 15 克、当归 15 克、威灵仙 15 克、赤芍 20 克、牛膝 30 克、鸡血藤 30 克、干姜 6 克、甘草 6 克、细辛 3 克。[1]

2. 王和平等分 2 证

（1）脾虚湿盛证　症见双下肢散在红褐色丘疹伴结节，结节大小不一，粟粒到红豆大小不等，用指甲挤压，结节会有淡褐色液体渗出，伴瘙痒，夜间痒甚；大便稀溏，时有黏腻不爽，小便时黄，舌质淡，苔白腻，脉滑。治宜健脾祛湿。方用参苓白术散化裁：黄芪 30 克、党参 20 克、炒白术 15 克、茯苓 15 克、薏苡仁 30 克、泽泻 15 克、陈皮 15 克、白扁豆 15 克、防风 15 克、荆芥 15 克、车前子 15 克、甘草 15 克。随症加减。每日 1 剂，水煎服，早晚饭后温服。

（2）血虚风燥证　症见周身散在大小不等的暗红色丘疹，伴结节，皮肤干燥脱屑；部分皮肤可见因搔抓导致的增生及血痂，瘙痒难忍，夜间尤甚，抓破流血后瘙痒缓解。患者平素大便稀溏，每日 2～3 次，小便正常；面色晦暗无华，目无光泽；舌质淡，少苔，脉细弱。治宜健脾养血、破血逐瘀。方用八珍汤化裁：炙黄芪 30 克、党参 15 克、炒白术 15 克、茯苓 15 克、熟地黄 15 克、当归 15 克、川芎 15 克、白芍 15 克、五味子 15 克、陈皮 15 克、白蒺藜 15 克、鸡血藤 30 克、夜交藤 30 克、炙甘草 15 克。随症加减。每日 1 剂，水煎服，早晚饭后温服。[2]

3. 湿热风毒证　方用全虫方加减：全蝎 6 克、皂角刺 10 克、刺蒺藜 15 克、威灵仙 10 克、苦参 10 克、白鲜皮 15 克、黄柏 10 克、土贝母 10 克、夏枯草 15 克、当归 10 克、川芎 10 克、槐花 15 克。每日 1 剂，水煎服。临床观察：杜晓航等用上方治疗治疗 60 例结节性痒疹患者。结果：痊愈 20 例，显效 32 例，好转 7 例，无效 1 例，总有效率 86.67%。[3]

4. 周宝宽等分 3 证

（1）湿热毒蕴结肌肤证　症见面色萎黄，纳呆，便溏，四肢尤其伸侧散在半球形皮损、色红，触之坚实，布满抓痕及血痂、渗出；舌质红，苔薄黄，脉滑数。治宜清热解毒、健脾利湿、消疹止痒。方用解毒利湿散结汤：知母 20 克、生石膏 20 克、蝉蜕 20 克、金银花 20 克、连翘 20 克、白花蛇舌草 20 克、蒲公英 20 克、夏枯草 20 克、泽泻 20 克、车前子（包煎）20 克、白术 20 克、茯苓 20 克、生地黄 20 克、当归 20 克、山慈菇 20 克、猫爪草 20 克、乌梢蛇 20 克、蜈蚣 20 克、全蝎 20 克、甘草 20 克。水煎外洗及浴足，每日 2 次，每次 20 分钟。交替使用散结止痒酊：白矾 10 克、蛇床子 10 克、露蜂房 10 克、土荆皮 10 克、苦参 10 克、白鲜皮 10 克、马齿苋 10 克、夏枯草 10 克、赤芍 10 克、山慈菇 10

① 徐嵩淼，张玉环，等.丁素先治疗结节性痒疹临床经验[J].陕西中医，2017，38(2)：252－253.
② 王和平，等.从脾论治结节性痒疹[J].中医药学报，2015，43(3)：98－99.
③ 杜晓航，等.全虫方加味治疗结节性痒疹疗效观察[J].浙江中西医结合杂志，2014，24(1)：61－62.

克、当归 10 克、何首乌 10 克、三棱 10 克、莪术 10 克、甘草 10 克。将上药用 75％乙醇浸泡 10 日过滤，每 100 毫升过滤液中加水杨酸与苯甲酸各 5 克，溶解后备用。每日 2 次，外涂患处。

（2）肝郁气滞、毒瘀互结证 症见急躁易怒，胁肋胀痛，双上肢散在半球状坚实结节，紫红色，皮损干燥粗糙，剧痒，夜重，失眠；舌暗，苔薄白，脉弦涩。治宜疏肝理气、解毒化瘀、散结止痒。方用疏肝化瘀散结汤：柴胡 10 克、郁金 10 克、枳实 10 克、木香 10 克、香附 10 克、三七 10 克、桃仁 10 克、红花 10 克、菊花 10 克、蒲公英 10 克、紫花地丁 10 克、夏枯草 10 克、蜈蚣 10 克、全蝎 10 克、露蜂房 10 克、蛇床子 10 克、升麻 10 克、甘草 10 克。水煎外洗及浴足，每日 2 次，每次 20 分钟。交替使用化瘀散结止痒膏：乳香 10 克、没药 10 克、延胡索 10 克、姜黄 10 克、香附 10 克、郁金 10 克、当归 10 克、何首乌 10 克、白芍 10 克、白鲜皮 10 克、刺蒺藜 10 克、夏枯草 10 克、猫爪草 10 克、山慈菇 10 克、地肤子 10 克、蛇床子 10 克、白矾 10 克、蜈蚣 10 克、全蝎 10 克、川芎 10 克、甘草 10 克。将上药粉为细末过筛，用白凡士林为基质，配成 40％软膏，每日外涂 2 次。

（3）阴虚内热、毒瘀互结证 症见腰背及双侧小腿均散在暗灰色半球状隆起之丘疹，质硬，可见抓痕、渗出、血痂，剧痒，五心烦热，腰膝酸软，多痰，肢麻；舌紫暗，苔薄，脉细数。治宜滋阴清热、祛痰化瘀、解毒散结。方用滋阴解毒化瘀汤：山药 10 克、山茱萸 10 克、熟地黄 10 克、猫爪草 10 克、陈皮 10 克、制半夏 10 克、白鲜皮 10 克、金银花 10 克、白花蛇舌草 10 克、当归 10 克、三七 10 克、丹参 10 克、桃仁 10 克、红花 10 克、蛇床子 10 克、白矾 10 克、甘草 10 克。水煎外洗及浴足，每日 2 次，每次 30 分钟。配合散结止痒酊每日 2 次，外涂患处；化瘀散结止痒膏每日 2 次，外涂患处。①

5. 血瘀风燥证 方用乌蛇荣皮汤加减：生地黄、当归、桂枝、赤芍、川芎、桃仁、红花、牡丹皮、紫草、白蒺藜、白鲜皮、乌梢蛇、甘草。每日 1 剂，水煎服。②

6. 蒋秀彩等分 3 证

（1）血热血瘀证 症见皮疹固定，呈结节状或疣状增生，且有色素沉着；舌质红，苔黄腻，脉沉滑。治宜清热利湿、祛风止痒、活血化瘀。方用痒疹方：生地黄、金银花、土茯苓、荆芥、防风、红花、赤芍、三棱、莪术、刺蒺藜。

（2）血瘀兼风证 症见怕冷恶寒，遇冷瘙痒无度，皮肤有色素沉着；舌苔薄白或舌质青紫，脉浮。治宜祛风理湿、活血化瘀。方用永安止痒汤：麻黄、苍术、僵蚕、荆芥、防风、薄荷、红花、赤芍、当归尾、桃仁、甘草。

（3）脾虚寒凝证 患者怕冷，症见皮疹渗出伴水疱；舌质胖淡，脉浮滑无力。治宜健脾利湿、祛痰通阳。方用加减胃苓汤：桂枝、苍术、白术、厚朴、陈皮、茯苓、泽泻、生姜、红枣、猪苓、半夏、黄芩、甘草。

上述中药均制成颗粒，每次 6 克，每日 2 次，餐后 1 小时温开水冲服；12 岁以下剂量减半。配合中药熏洗：野菊花 15 克、金银花 15 克、黄柏 12 克、川芎 12 克、红花 12 克、苍术 10 克、五倍子 10 克、赤芍 10 克、地肤子 30 克、白鲜皮 30 克、桑枝 9 克、明矾 9 克。水煎后先熏后洗，每日 1 次，每次约 30 分钟；然后局部涂卤米松乳膏。配合针刺及拔罐：沿脊柱两侧太阳膀胱经取肺俞、心俞、膈俞、肝俞、脾俞等穴位，先针刺后拔罐，每周 2 次，每次 10～15 分钟。临床观察：蒋秀彩等用上法辨证治疗 63 例痒疹患者。结果：痊愈 31 例，显效 17 例，有效 15 例，总有效率 76％。③

经 验 方

1. 茵陈连翘赤豆饮加味 茵陈 15 克、赤小豆 15 克、土茯苓 15 克、蒲公英 15 克、连翘 10 克、黄

① 周宝宽，周探.结节性痒疹外治验案[J].河南中医，2013，33(6)：974－975.
② 陆德铭，等.实用中医外科学[M].2 版.上海：上海科学技术出版社，2010：500.
③ 蒋秀彩，等.中医辨证治疗痒疹 63 例临床观察[J].山东医药，2010，50(21)：74.

芩 10 克、白鲜皮 10 克、苦杏仁 10 克、桑白皮 10 克、牡丹皮 10 克、防风 6 克、炙甘草 6 克。每日 1 剂,水煎服,早晚各 1 次,每次服用 150 毫升。王卫兰等用上方治疗 34 例湿热蕴结型妊娠痒疹患者。结果:痊愈 7 例,显效 18 例,有效 6 例,无效 3 例,总有效率 91.2%。①

2. **重镇活血汤** 灵磁石 20 克、代赭石 20 克、生龙骨 20 克、生牡蛎 20 克、珍珠母 20 克、生石决明 20 克、乌蛇 10 克、秦艽 10 克、漏芦 10 克、桃仁 10 克、红花 10 克、三棱 10 克、莪术 10 克。每日 1 剂,水煎 400 毫升,早晚 2 次空腹温服。祝华用上方治疗 30 例结节性痒疹患者。结果:基本治愈 22 例,显效 4 例,好转 2 例,无效 2 例,治愈率 73.3%,总有效率 86.6%。②

3. **参卿止痒方** 苦参 10 克、徐长卿 10 克、两面针 10 克、川楝子 10 克、槟榔 10 克、蛇床子 10 克、野菊花 10 克、紫花地丁 10 克、金银花 10 克、桑白皮 10 克、夏枯草 10 克、大黄 10 克,甘草 6 克。汽疗,每次治疗时间 30 分钟,隔日 1 次,2 周为 1 个疗程。吴波等用上方联合西药内服外敷治疗 70 例结节性痒疹患者。结果:痊愈 36 例,显效 22 例,好转 10 例,无效 2 例,总显效率 82.8%。③

4. **除疣汤** 生薏苡仁 50 克、香附 30 克、木贼 30 克、牡蛎 30 克、大青叶 30 克、紫草 25 克、浙贝母 15 克、白芷 10 克。随症加减:瘀象显著者,加三棱 10 克、莪术 10 克;痒甚者,加白鲜皮 15 克、白蒺藜 15 克。加水 2 000 毫升浸泡 30 分钟,煎或浓缩液过滤提取,每 1 000 毫升加氟尿嘧啶注射液(0.25 克/10 毫升),配制后 10～20 毫升分瓶装备用。每日 1 瓶,外涂患处 3～5 次。徐炽友等用上方加减治疗 120 例结节性痒疹患者。结果:治愈 58 例,显效 42 例,好转 20 例,总有效率 88%。痊愈患者 1 年随访中无复发。④

5. **萆薢渗湿汤加味** 萆薢 15 克、薏苡仁 30 克、黄柏 10 克、茯苓 10 克、牡丹皮 10 克、泽泻 10 克、滑石(包)15 克、通草 3 克、地龙 25 克、全蝎 5 克、紫草 15 克、大青叶 15 克、鸡血藤 20 克、皂角刺 15 克、白术 15 克。每日 1 剂,水煎 2 次取汁 500 毫升,分早晚 2 次口服。张学军等用上方治疗 40 例结节性痒疹患者。结果:治愈 29 例,有效 8 例,无效 3 例,总有效率 92.50%。⑤

6. **当归饮子加味** 当归 10 克、白芍 20 克、川芎 10 克、生地黄 30 克、白蒺藜 20 克、防风 10 克、荆芥 10 克、何首乌 15 克、黄芪 30 克、䗪虫 6 克、乌蛇 10 克、苦参 15 克、甘草 6 克。每日 1 剂,水煎,早晚分服。汤勇军等用上方配合西药内服外敷治疗 30 例结节性痒疹患者。结果:痊愈 8 例,显效 16 例,有效 6 例,显效率 80%。⑥

7. **三黄洗剂** 黄芩、黄连、黄柏、苦参、甘草。取生药机械粉碎,过 20 目筛后,按每剂剂量取末分装备用,用前加蒸馏水 150 毫升配成洗剂。每日 4～6 次涂擦患处(有渗出者用本洗剂冷湿敷持续每次 20 分钟),2 周为 1 个疗程。曹玉忠用上方治疗 53 例妊娠痒疹患者。结果:痊愈 32 例,显效 12 例,有效 6 例,无效 3 例,总显效率 83.02%,总有效率 94.34%。⑦

8. **紫连搽剂** 大黄 100 克、黄连 80 克、黄柏 80 克、防风 60 克、蝉蜕 60 克、生地黄 60 克、紫草 50 克、赤芍 20 克、百部 60 克、冰片 10 克。取大黄、紫草粉碎成粗颗粒,用 70% 乙醇浸泡 2 次,第 1 次取 500 毫升振摇后浸泡 3 日,第 2 次取 300 毫升浸泡 2 日,分别过滤,合并滤液,密闭放置。除冰片外其他药材,加水煎煮 3 次,第 1 次加药量 8 倍量水,煎煮 1.5 小时,第 2、3 次分别加药量 6 倍量水煎煮各 1 小时,合并煎液,过滤、浓缩至 500 毫升。取上述浓缩液不断搅拌下并加入 95% 乙醇

① 王卫兰,刘姣.茵陈连翘赤豆饮加减联合炉甘石洗剂治疗湿热蕴结型妊娠痒疹疗效观察[J].新中医,2017,49(12):101-103.
② 祝华.重镇活血汤治疗结节性痒疹疗效观察[J].中医临床研究,2014,6(19):84-85.
③ 吴波,等.参卿止痒方汽疗联合西药治疗结节性痒疹 70 例[J].中国中西医结合皮肤性病学杂志,2014,13(2):106-107.
④ 徐炽友,等.中西医结合治疗结节性痒疹 120 例临床分析[J].中国医疗前沿,2013,8(19):73.
⑤ 张学军,等.中医治疗结节性痒疹的疗效观察[J].中国现代医生,2012,50(27):92,96.
⑥ 汤勇军,等.当归饮子加味联合西药治疗结节性痒疹及对 T 淋巴细胞亚群的影响[J].湖北中医杂志,2011,33(9):17-18.
⑦ 曹玉忠.三黄洗剂治疗妊娠性痒疹疗效观察[J].中国现代医药杂志,2008,10(2):106-107.

至含醇量达 70%,静置 24 小时,滤取上清液,加入冰片溶解后,加入大黄、紫草醇浸液,加 70%乙醇至 2 500 毫升,搅匀,过滤,分装成每瓶 30 毫升。涂抹患处,每日 3 次。赵炳康等用上法治疗 160 例痒疹患者。结果:治愈 109 例,有效 47 例,无效 4 例,总有效率 97.50%。①

9. 自制酊剂 狼毒 10 克、斑蝥 15 克、乌梢蛇 10 克、鸦胆子 20 克。加入盛有 75%乙醇 1 000 毫升广口瓶中,密封浸泡 1 周后,滤出药渣,再将广口瓶密封,即制成外用酊剂。每日涂擦 4 次,每 3 小时 1 次,3 周为 1 个疗程。雷泉芝用上方治疗 36 例结节性痒疹患者。结果:显效 26 例,占 72.2%;好转 7 例,占 19.5%;无效 3 例,占 8.3%。总有效率 91.7%。②

10. 柴胡加龙骨牡蛎汤加减 柴胡、黄芩、半夏、茯苓、生龙骨、生牡蛎、蝉蜕、合欢皮、生姜、大枣、甘草。随症加减:皮损以双下肢为主,加牛膝、地龙、鸡血藤;皮损发于双上下肢,加桑枝、姜黄;皮损痒甚不得寐者,加珍珠母、灵磁石、防风、白蒺藜;皮损坚硬如豆,加大贝母、连翘、没药;皮肤感染,加金银花、龙胆草;有蚊虫叮咬史,加紫花地丁、七叶一枝花、野菊花、马齿苋;月经不调,酌情加当归、首乌、白芍、川芎等;正值更年期者,可结合加味逍遥散加减。每日 1 剂,水煎服,以 1 个月为 1 个疗程。穆祥琴用上方加减治疗 28 例结节性痒疹患者。结果:第 1 个疗程治愈 10 例,好转 10 例,未愈 8 例,总有效率 71.4%;第 2 个疗程治愈 18 例,好转 8 例,未愈 2 例,总有效率 92.8%。③

单 方

艾叶煎液 组成:艾叶 20 克。用法用量:加 500 毫升水煎煮 10 分钟,湿敷患处 15 分钟,每日 3 次,1 周为 1 个疗程。临床应用:卢颖州等用上方治疗 60 例妊娠痒疹患者。结果:痊愈 49 例,显效 6 例,效果不明显 2 例,愈显率 91.7%。④

中 成 药

1. 血府逐瘀片 组成:当归、川芎、赤芍、桃仁、红花、牛膝、柴胡、桔梗、生地黄(山东省潍坊中狮制药有限公司生产,国药准字 Z20050827)。功效:活血化瘀,行气止痛。用法用量:每次 6 片,每日 2 次,7 日为 1 个疗程,连用 4 个疗程。临床应用:叶静静用上药结合西药口服和液氮冷喷治疗 40 例结节性痒疹患者。结果:痊愈 8 例,有效 16 例,显效 14 例,无效 2 例,总有效率 95.0%。⑤

2. 清毒胶囊 组成:由党参、黄芪、苍术、绞股蓝、黑蚂蚁、穿心莲、砂仁等。用法用量:每次 4 粒(1.5 克),每日 3 次;配合外用氟替卡松乳膏。临床应用:刘振威等用上方治疗 56 例 HIV 感染合并痒疹患者。结果:治愈 3 例,显效 16 例,有效 29 例,无效 8 例,总有效率 85.71%。⑥

3. 消风止痒颗粒 组成:防风、蝉蜕、苍术(炒)、地黄、地骨皮、当归、荆芥、亚麻子、石膏、汁草、木通等(陕西华西制药股份有限公司生产)。用法用量:2~4 岁患儿每日 2 袋,5~9 岁患儿每日 3 袋,10~18 岁患儿每日 4 袋,均每日 3 次,治疗 2 周。临床应用:程颖用上方治疗联合常规疗法治疗 65 例儿童痒疹患儿。结果:痊愈 13 例,显效 33 例,有效 17 例,无效 2 例,总有效率 71%。⑦

4. 姜黄消痤搽剂 组成:姜黄、七叶一枝花、杠板归、一枝黄花、土荆芥、绞股兰、珊瑚姜等(贵州双升制药有限公司生产)。用法用量:每日外用 2 次,分别在午餐后和睡前薄涂于皮损处,8 日

① 赵炳康,等.紫连搽剂的制备及临床应用[J].中医外治杂志,2008,17(5):59-60.
② 雷泉芝.自制酊剂外搽配合治疗结节性痒疹及护理[J].护理学杂志,2008,23(9):48.
③ 穆祥琴.柴胡加龙骨牡蛎汤加减治疗结节性痒疹 28 例[J].天津中医,1999,16(2):39-40.
④ 卢颖州,等.艾叶煎液治疗妊娠痒疹疗效观察[J].中国妇产科临床杂志,2013,14(5):451-452.
⑤ 叶静静.血府逐瘀片结合液氮冷喷治疗结节性痒疹疗效观察[J].山西中医,2015,31(5):12-13.
⑥ 刘振威,邓鑫,等.清毒胶囊配合外用药治疗 HIV 感染者合并痒疹的临床观察[J].广西医学,2015,37(1):65-66.
⑦ 程颖.消风止痒颗粒联合常规疗法治疗儿童痒疹疗效观察[J].现代中西医结合杂志,2013,22(6):639,673.

为1个疗程。临床应用：李凯等用上方治疗31例成人痒疹患者。结果：痊愈3例，显效18例，有效8例，无效2例，总有效率67.74%。[①]

5. 祛风止痒口服液 组成：赤芍、地龙、白芍、甘草、地肤子、防风、青蒿、苍耳子（四川泰华堂制药有限公司生产）。用法用量：每次10毫升，每日3次。临床应用：董达科等用上方联合糠酸莫米松乳膏治疗85例单纯性痒疹患者。结果：治疗4周后治愈40例，显效33例，有效12例，有效率85.88%。[②]

6. 肤痒颗粒 组成：苍耳子、地肤子、川芎、红花、白英等（四川三精升和制药有限公司生产）。用法用量：每包9克，每次1包，每日3次；联合局部液氮冷冻治疗。临床应用：梁丽山等用上方治疗55例结节性痒疹患者。结果：痊愈20例，显效19例，有效14例，无效2例，总有效率70.9%。[③]

7. 雷公藤多甙片 组成：雷公藤去皮根提取物（浙江得恩德制药有限公司生产，国药准字Z33020422）。用法用量：每次20毫克，每日3次。临床应用：顾仲明用上方配合西药内服外敷治疗26例结节性痒疹患者。结果：痊愈16例，显效5例，有效2例，无效3例，痊愈率61.5%。[④]

8. 润燥止痒胶囊 组成：苦参、生地黄、何首乌、制何首乌、桑叶、红活麻（贵州同济堂制药股份有限公司生产）。用法用量：每次4粒，每日3次。临床应用：刘宏新用上方治疗39例痒疹患者，其中慢性单纯性痒疹有效率为71.43%，结节性痒疹有效率为55.56%。[⑤]

9. 肤痒冲剂 组成：苍耳子、地肤子、川芎、红花、白英（甘肃金昌金丹药业有限公司生产）。用法用量：冲服1包，每日2次；配合火把花根片3片，每日3次；外用海普林软膏，每日3次。临床应用：梁玉华用上述方法治疗35例结节性痒疹患者。结果：痊愈11例，显效15例，好转8例，无效1例，有效率74%。[⑥]

10. 季德胜蛇药片 用法用量：小儿每次1/2～2片，每日2次；成人每次2～4片口服，每日3次。同时并用蛇药片研末调醋外涂，每日5～6次。如有明显血热生风之象，如发红风团丘疹，继而出现坚实结节，瘙痒剧烈，口干渴饮，大便秘结，小便短赤，舌红，苔黄，脉数等症状者，加服凉血止痒搜风之药；如有明显血虚风燥，表现为病程长，皮疹散在，孤立、坚实，呈暗褐色小结节或结节瘙痒，难以入眠，舌淡红，苔薄，脉细弱等，加服养血润燥搜风之中药。临床应用：黄鹤群等用上方治疗32例痒疹患者。结果：治愈27例，好转5例。[⑦]

① 李凯，曹煜，等.姜黄消痤搽剂治疗瘙痒性皮肤病210例疗效观察[J].贵州医药，2010,34(4)：340-341.
② 董达科，等.祛风止痒口服液联合糠酸莫米松乳膏治疗单纯性痒疹疗效观察[J].中国皮肤性病学杂志，2009,23(4)：253.
③ 梁丽山，等.肤痒颗粒联合液氮冷冻等治疗结节性痒疹疗效观察[J].中国中西医结合皮肤性病学杂志，2009,8(1)：39.
④ 顾仲明.雷公藤多甙片配合治疗结节性痒疹26例[J].中国中西医结合皮肤性病学杂志，2005,4(1)：26.
⑤ 刘宏新.润燥止痒胶囊治疗慢性瘙痒性皮肤病疗效观察[J].山东医药，2009,49(12)：97.
⑥ 梁玉华.肤痒冲剂联合火把花根治疗结节性痒疹[J].中国皮肤性病学杂志，2005,19(11)：加页1.
⑦ 黄鹤群，等.蛇药片治疗痒疹疗效观察[J].中国民间疗法，1998(6)：50.

漆 性 皮 炎

概　述

漆性皮炎是指在生产、加工和应用生漆的过程中所发生的急性接触性皮炎。漆的主要成分是漆酚。据报道,0.001 毫克纯漆酚即可使接触者发生皮炎。皮损多发生于面、颈及前臂等暴露部位,甚至累及全身。由于感受或接触了漆液、漆树和生漆制品,甚至仅闻及其气味便可发病,说明个体对漆品之不耐是一个重要的内在因素。生漆既具有一定刺激性,同时也具有高度的致敏性。

本病属中医"漆疮"范畴,亦有称为"湿毒疡"。如《诸病源候论·漆疮候》记载:"漆有毒,人有禀性畏漆,但见漆便中其毒,喜面痒,然后胸壁汜皆悉瘙痒,面为起肿,绕眼微赤,诸所痒处,以手搔之,随手辇展,起赤……消已,生细粟疮甚微。"中医认为,本病因外受漆毒,由于禀赋不耐,皮毛腠理不密,毒热蕴于肌肤而发病。

辨 证 施 治

1. 湿毒外袭、肌肤蕴热型　治宜清热、凉血、解毒。方用清热除湿汤加减:龙胆草 10 克、黄芩 10 克、白茅根 30 克、生地黄 30 克、车前草 15 克、蒲公英 15 克、大青叶 15 克、甘草 10 克。随症加减:大便干者,加大黄;湿盛者,加泽泻、茵陈;发烧者,加生石膏。[1]

2. 内热炽盛、湿蕴不化型　症见红肿热痛,剧烈瘙痒,滋水淋漓,口干舌燥,溲赤便干,舌红苔黄腻,脉滑数。治宜清热、凉血、祛湿。药用生石膏(先煎)60 克、黄芩 10 克、白鲜皮 15 克、土茯苓 10 克、大青叶 15 克、生地黄 30 克、紫草 10 克、牡丹皮 10 克、马齿苋 30 克、薏苡仁 30 克、六一散(包煎)10 克。随症加减:身热烦躁、舌红绛者,加水牛角粉;水肿明显、滋水淋漓、水疱多者,加车前草;瘙痒剧烈者,加苦参片、蛇床子、地肤子;过敏者,加七叶一枝花、紫花地丁、蒲公英、绿豆;日晒重者,加青蒿、地骨皮;发于上部者,宜加桑叶、菊花、蝉蜕;发于中部者,宜加黄连、龙胆草;发于下部者,宜加牛膝、车前子。水煎 2 次,早晚分服,以内服汤药第三煎,放凉后湿敷患处。临床观察:赵明等用上方辨证治疗 4 例漆疮患者。结果:显效 3 例,有效 1 例。[2]

3. 热毒炽盛型　症见面颈部灼热疼痛、瘙痒难忍,继之红肿,起丘疹及小水疱,糜烂,有黄水渗出,发热,舌质红,苔薄黄,脉洪数。治宜清热、解毒、燥湿。

(1) 石坚经验方　金银花 20 克、连翘 15 克、土茯苓 20 克、苍术 10 克、苦参 15 克、生石膏(后下)20 克、赤芍 10 克、牡丹皮 10 克、甘草 5 克。每日 1 剂,水煎服。配合外用药冰片及土霉素等份研粉,撒在患处,每日 3 次。临床观察:石坚用上法治疗 1 例漆疮患者,2 日后热退,局部灼热疼痛减轻,红肿渐消,渗液明显减少;3 日后丘疹基本消退,水疱全部结痂。[3]

(2) 解毒至神汤联合三白散　解毒至神汤:乌玄参 12 克、知母 12 克、连翘 12 克、大力子 12 克、生石膏 30 克、生大黄(后下)6 克、生甘草 6 克、

① 周涛.接触性皮炎的治疗[N].中国中医药报,2015(5).
② 赵明,等.清热凉血除湿法治疗湿疹皮炎 20 例[J].吉林中医药,2004,24(8):27.
③ 石坚.漆疮治验[J].云南中医杂志,1987(3):48.

枳壳 5 克、川黄连 3 克、淡竹叶 20 片。三白散：铅粉 20 克、尿浸石膏 16 克、黄柏 12 克、轻粉 5 克。上药共研极细粉末，贮瓶备用；以韭菜根汁调擦患处，每日数次。临床观察：周明道用上法治疗 1 例漆疮患者，口服 3 剂汤药后，二诊调整用药，再进 3 剂，继擦三白散，3 日而愈。①

经 验 方

1. 紫草汤　紫草 24 克、白蒺藜 24 克、红花 12 克、蝉蜕 12 克。罗显荣用上方治疗 16 例漆疮患者，小儿用量减半，疗效满意。②

2. 朴黄洗剂　千里光 60 克、朴硝 60 克、大黄 60 克、生山楂 60 克。每日 1 剂，煎水 3 000 毫升外洗或湿敷患处，每次洗 15 分钟左右。龚景林以朴黄洗剂治疗 69 例漆疮患者，收到良好效果。③

3. 复方二针散　松树叶(炒炭研细)20 克、杉树叶(炒炭研细)20 克、虎杖根(研粉)40 克、筋骨草粉(浓缩五倍)20 克、冰片(研细末)5 克。混合即成，使用时用麻油调敷。金国丹用上方治疗 18 例漆疮患者，轻者 1～2 日，重者 3～5 日即可痊愈，均未配合西药治疗。④

4. 杷叶三黄汤　枇杷叶 45～60 克、黄芩 6 克、黄连 6 克、黄柏 6 克。将上方药物加水 1 500 毫升，煎至 1 000 毫升左右，滤出药汁，一半内服，一半外用(用药棉蘸洗患处)。通过临证实践证明，对于漆性皮炎有效，尤其对初起患者疗效更佳，多数患者 1 剂即能告愈，较重的患者 1 剂显效，2 剂即愈。⑤

单 方

1. 千里光汤液　组成：鲜千里光全药 2 000

克。制备方法：切成 5 厘米块状，加水 3 000 毫升，煮开后用文火煎 30 分钟，弃渣，滤液盛入玻璃器皿，待药液温度降至 35℃时取 150 毫升(剩余药液置冰箱冷藏，每次治疗时加热后使用)。用法用量：用无菌纱布蘸取药液湿敷患处，每日 2 次。配合复方甘草酸胺注射液肌内注射或静脉滴注，治疗 5～7 日为 1 个疗程，可根据不同病情给予其他支持和对症治疗。临床应用：李跟时等用上方治疗 100 例漆树皮炎患者。结果：服药后 30 分钟灼热及刺痒感即显著减轻 85 例，1 个疗程后皮肤红斑及丘疱疹全部消失，皮肤颜色基本恢复正常；其余 15 例治疗 2 周后上述皮肤损害基本消失，但遗有局部瘙痒，经继续治疗后痊愈。⑥

2. 土家药蒴藋　组成：蒴藋全草鲜品 10 克。用法用量：兑沸水 1 000 毫升(1∶100 比例)，待水温降低至 40℃以下开始用此水浸泡外洗患部，每日 2 次。临床应用：肖一宾等用上方治疗 50 例漆疮患者，观察治疗 1 周，观察治疗期间不适用其他任何药物。结果：治愈 40 例，好转 9 例，无效 1 例，总有效率 98%。所有患者均无任何不良反应。⑦

3. 苦紫花地丁　组成：苦紫花地丁用量 100～200 克。用法用量：每次用量根据患者疮面大小而定，水煎外洗擦患处，每日数次。临床应用：宋根福采用上法治疗 100 例漆疮患者。结果：治愈 98 例，好转 2 例，有效率 100%，治愈率 98%。⑧

4. 孙祖斌经验方　组成：生大黄 8～12 克、芒硝(冲)6～9 克。用法用量：武火煎生大黄 5～10 分钟，药液过滤后应有 500 毫升，将芒硝溶于药液中，等药凉后分 3 次服完。每日 1 剂，分 3 次口服，轻症 1～2 剂，重症 3～4 剂，中病即止。临床应用：孙祖斌用上法治疗 100 例漆性皮炎患者。结果：痊愈 67 例，占 67%；显效 19 例，占 19%；好

①　周明道.漆疮(生漆过敏性皮炎)[J].浙江中医学院学报,1984(3)：54.
②　罗显荣.紫草汤治疗漆疮[J].四川中医,1985,3(7)：58.
③　龚景林.朴黄洗剂治疗漆疮 69 例[J].广西中医药,1985,8(1)：36.
④　金国丹.复方二针散治疗漆疮[J].中国农村医学,1983(1)：20.
⑤　朱培亭.杷叶三黄汤治疗漆性皮炎[J].陕西中医,1981(6)：34.
⑥　李跟时,等.中西医结合治疗漆树皮炎 100 例分析[J].人民军医,2010,53(6)：458.
⑦　肖一宾,等.土家药蒴藋治疗漆疮 50 例[J].中国民族医药杂志,2001,7(1)：44.
⑧　宋根福.单味苦地丁治疗漆疮的疗效初探[J].中医药学报,1998(5)：34.

转 11 例，占 11%；无效 3 例，占 3%。总有效率 97%。[1]

5. 杉木　组成：带皮杉木碎块 500 克。用法用量：取煎 3 小时以出浓汁为度熏洗患处。在熏洗时患者感觉立刻止痒周身凉爽便能正常入睡。每日熏洗 2 次，共洗 4 日即告痊愈。共治疗 6 日就使红斑丘疹水疱均除。[2]

6. 芒硝冲剂　组成：芒硝 20～100 克。用法用量：用量可根据皮炎面积的大小而定，先将芒硝放在大小适当的容器内，以适量开水冲搅溶化，用干毛巾浸湿熏洗患部，每日 3～4 次，第一次药液可留下加温再用。一般熏洗 2 次可见皮疹收敛消肿，最多连用 3 日患部皮肤可完全恢复正常。[3]

7. 查黄汤　组成：生山楂 40 克、生大黄 30 克。随症加减：对红肿热甚者，加芒硝 20 克；有水疱或糜烂渗液者，加明矾 15 克；伴化脓感染者，加蒲公英 30 克。用法用量：每日 1 剂，水煎湿敷或外洗，每日洗 2～3 次，每次约 15 分钟。漆性皮炎轻者用 1 剂可愈，重者用 2～3 剂红肿、丘疱疹即可消失。[4]

8. 鲜桂花树叶　组成：鲜桂花树叶 500～1 000 克。用法用量：加水 2 000 毫升，煎至黑色为宜，用小纱布蘸水趁热烫洗患处（不要烫伤皮肤），同一药水可以加热复用，每日 1 剂，每日 3～4 次，3 剂可愈合。临床应用：林华年用上方治疗 3 例漆疮患者，疗效满意。[5]

中 成 药

硝黄胶囊　组成：生大黄、芒硝等（贵阳中医学院第二附属医院制剂）。用法用量：每日口服 3 次，每次 4 粒；连服 3 日为 1 个疗程。按皮损情况适当外用贵阳中医学院第二附属医院自制的炉甘石洗剂外涂。临床应用：孙祖斌等用上方治疗 30 例漆性皮炎患者。结果：痊愈 19 例，显效 7 例，有效 4 例，总有效率 100%。[6]

①　孙祖斌.以生大黄为主治疗漆性皮炎 100 例小结[J].贵阳中医学院学报,1997,19(2)：27－28.
②　郑子东.杉木煎汤洗漆疮奇效[J].中国社区医师,1994(2)：36.
③　王家升.芒硝冲剂外洗治疗漆性皮炎[J].河南中医,1987,7(3)：48.
④　刘克耀.查黄汤湿敷治漆性皮炎[J].中医杂志,1983(8)：39.
⑤　林华年.鲜桂花树叶治疗漆疮[J].新中医,1983(1)：23.
⑥　孙祖斌,等.硝黄胶囊治疗漆性皮炎临床观察[J].中国中医急症,2013,22(7)：1197－1198.

水 母 皮 炎

概　述

水母皮炎系由水母蜇伤所致（又名海蜇皮炎），每年6～10月为水母皮炎的高发季节，本病地域性、季节性较强。水母皮炎临床上最大的特点是，因水母触手很长，接触部位的皮疹呈鞭痕状排列。基本病理改变是急性炎症与变态反应，但水母刺丝囊释放出酸性有毒物质种类复杂，包括类蛋白、多肽、四氨络物、强麻醉剂、致痛剂、5-羟色胺、组胺等，可引起中毒和变态反应。当人们下海捕捞或游泳时，若被水母蜇伤，经3～5分钟，局部即感到刺痒、麻痛或烧灼感，之后局部发生红斑、丘疹或荨麻疹样皮疹，重者可有出血性损害，并可于1～2日内形成水疱或大疱。一般不妨碍工作，但因剧痒，可影响睡眠，一般历时1～2周可痊愈。如全身被蜇面积较大，则可有倦怠、肌肉痛及不安等感觉，还可出现呼吸困难、胸闷、口渴、出冷汗等症状，对毒素敏感者，可于被刺后2小时左右即口吐白色或粉红色泡沫，并出现呼吸困难、肺水肿和血压下降，甚至死亡。

本病属中医"虫兽之毒"范畴。中医认为，人体接触水母的特殊之毒后，邪毒入侵肌肤，与气血相搏，化为风、湿、热、毒，致使蜇伤局部气血不畅，脉络阻塞。表现为接触水母之毒后，灼痛、瘙痒、迅速起红斑或风团、丘疹、水疱，甚至出血、糜烂。

经　验　方

1. 芪柏塌渍制剂　盐黄柏、生黄芪、当归、三七、冰片、硼砂等。共为粉末，过120目筛，并用蜂蜜调成膏状，高温灭菌备用；先以5%～10%碳酸氢钠溶液冲洗患处，再以芪柏塌渍制剂外敷0.5小时以上。洪月光等用上方治疗72例海蜇蜇伤性皮炎患者。结果：完全缓解59例，明显缓解13例，完全缓解率81.9%。[1]

2. 中药内服外敷　内服方：马齿苋（新鲜者更佳）60～100克，穿心莲10～20克。水煎当茶水饮用。外敷方：马齿苋100～200克、穿心莲30～40克、明矾20克、龙胆草40克。煮沸并过滤冷却后湿敷，每日3～6次，每次湿敷不低于60分钟。治疗前首先清除残留于皮肤上的触手及刺丝囊，及时用饮料水或炉甘石洗剂冲洗，并用上法内服外敷。结合西药静注10%葡萄糖酸钙注射液每次10毫升，每日2次；地塞米松20～40毫克口服，连续用4～5日后停药；适量使用抗生素，滴注能量极化液；静滴1,6二磷酸果糖（FDP）5克，每18小时1次；补充液体维持电解质平衡；中、重度均需要进行高压氧治疗，每日30～50分钟。向美丽等用上法治疗90例海月水母蜇伤患者，疗效明显。[2]

3. 中药冷敷方　苦参15～20克、黄芩15～20克、黄柏15～20克、大黄15～20克、薄荷脑15～20克。沸水冲开后放入冰箱凉透，用3～5层纱布浸湿，外敷20～30分钟，每日2次。治疗前首先用无菌纱布擦去黏附在皮肤上的触手及毒液，用5%～10%碳酸氢钠溶液于蜇伤处冷敷；口服氯雷他定10毫克，每日1次；外用派瑞松每日2次，同时再辅以中药冷湿敷治疗。治疗共7日。嘱患者忌用热水、肥皂水烫洗，避免搔抓。刘晓用上法治

①　洪月光,等.中药芪柏制剂外敷对海蜇蜇伤性皮炎疗效影响的分析[J].河北中医药学报,2018,33(6)：22-23,58.
②　向美丽,等.中西医结合治疗海月水母蜇伤的临床研究[J].中国农村卫生,2013(10)：66-67.

疗 40 例水母皮炎患者。结果：痊愈 8 例，显效 16 例，有效 14 例，无效 2 例，有效率 95.0%。[1]

中 成 药

1. 季德胜蛇药片　用法用量：10～15 片口服，或用季德胜蛇药片 20 片捣碎用醋酸调和后外敷患处，起到一定解毒作用。[2]

2. 解毒止痒凝胶　组成：苦参、黄芩、黄柏、大黄（山东省青岛市黄岛区中医院制剂）。用法用量：患处局部外涂，每日 5 次，治疗 4 日。临床应用：周春英等用上法治疗 40 例水母皮炎患者。结果：痊愈 8 例，显效 16 例，有效 14 例，无效 2 例，总有效率 95%。[3]

---

① 刘晓.中药冷湿敷辅助治疗水母皮炎疗效观察[J].光明中医,2009,24(1)：82－83.
② 姜志高,刘卫兵.水母蜇伤的防治[J].中国麻风皮肤病杂志,2009,25(8)：609－610.
③ 周春英,等.解毒止痒凝胶治疗水母皮炎的临床研究[J].辽宁中医药大学学报,2008,10(7)：82－83.

物理性皮肤病

夏 季 皮 炎

概　述

夏季皮炎又称夏令皮炎、夏令苔藓，是一种季节性皮肤病，由于夏季气温高，空气潮湿闷热，加上皮肤出汗多，不能及时蒸发，汗液中代谢物与粉尘的堆积易造成毛囊口堵塞，从而引发炎症。发病多在6~8月份，该病可发生于任何年龄，其典型症状为四肢伸侧（尤其是两小腿前方）对称发病。初起为潮红斑片，继则发出针头至粟米大小、比较密集的红斑、丘疹或丘疹水疱，瘙痒难忍，并伴有灼烧感。由于痒甚而搔抓，引起较多线条状抓痕、血痂及淡褐色素沉着。无继发感染，至秋凉后可自行消退。

本病属中医"夏疥""暑热疮"范畴。发病机制为夏月淫雨，天暑下迫，地湿上蒸，湿热之邪相因为患，故暑多夹湿；暑湿伤人，客于肌表，发为暑热疮。因湿性重浊、黏腻，故本病多自下肢发病，易反复发作。

辨 证 施 治

1. 暑热夹湿　治宜清暑化湿。药用佩兰15克、地骨皮15克、蒲公英15克、青蒿9克、藿香9克、黄芩9克、白扁豆9克、香薷6克、薄荷6克、甘草6克、滑石粉（包煎）20克。随症加减：热盛口渴者，加生地黄15克、芦根10克、荷叶10克；湿盛胸闷纳呆者，加苍术10克、冬瓜皮10克、西瓜皮10克；痒甚者，加地肤子10克、珍珠母（先煎）20克。上药共煎3次混合药液，分早、中、晚3

次服用。临床观察：朱时祥用上方加减治疗560例夏季皮炎患者，均获良效。[1]

2. 王微等分2型

加味六一散：六一散（滑石6：甘草1）18克、黄柏10克、苍术10克、陈皮10克、地肤子15克、苦参10克、白鲜皮15克。

（1）湿热内蕴　患者素体血热，或嗜食辛辣腥发，症见皮损焮红作痒，粟疹、水疱密集成片，瘙痒难耐，身热汗出，心烦口渴，小便短赤，舌红苔黄腻，脉滑数。治宜清暑利湿。方用加味六一散加牡丹皮、地榆、马齿苋。

（2）暑湿困阻中焦　若患者素体脾虚湿盛，暑热之季贪凉饮冷，症见丘疹、水疱迭起，淫淫作痒，胸闷脘胀，溲赤便溏，舌淡苔白或白腻，脉濡数。治宜清暑利湿。方用加味六一散加藿香、佩兰、半夏、茯苓。

各方均每日1剂，水煎至300毫升，早晚分2次冲服六一散。外涂以炉甘石洗剂，每日3~6次。7日为1个疗程，观察2个疗程。临床观察：王微等用上方辨证治疗72例夏季皮炎患者。结果：治愈61例，有效11例，总有效率100%；随访观察1年，复发率为39.3%。[2]

3. 暑热湿邪，营卫不和　治宜清暑利湿、和营止痒。方用夏季皮炎汤：金银花、菊花、绿豆衣、白茅根、藿香、白鲜皮、地肤子、牡丹皮、生地黄。随症加减：暑热甚者，可加生石膏。每日1剂，分三次煎，前两次煎汁内服，早晚各1次，第三次煎时加双倍水量，煎开后取汁加枯矾10克，搅拌使其完全溶解，冷却后外擦患处数次。3日后可痊愈。[3]

---

① 朱时祥.中药治疗夏季皮炎效果好[N].上海中医药报，2013－07－26(2).
② 王微，等.加味六一散治疗夏季皮炎临床观察[J].辽宁中医杂志，2005,32(11)：1159.
③ 屠福汉.夏季皮炎汤治疗夏季皮炎[J].福建中医药，1998,29(6)：41.

经 验 方

1. 龙胆泻肝汤合二妙散加减　龙胆草15克、炒栀子10克、黄芩12克、柴胡10克、木通6克、生地黄20克、泽泻15克、车前仁10克、地肤子10克、苍术15克、薏苡仁15克、白鲜皮15克、蝉蜕12克。随症加减：大便干结，加大黄6克；口干，加知母6克、石膏15克；下肢肿胀，加大腹皮15克、茯苓皮15克。每日1剂，水煎分2次口服。黄渝翰等用上方加减治疗39例夏季皮炎患者。结果：治疗4周后，治愈33例，显效4例，好转2例，治愈率84.6%。①

2. 四黄散洗剂　生大黄150克、黄柏150克、胡黄连150克、生黄芩150克、枯矾100克、薄荷60克、苦参150克、牙皂100克、艾叶15克。将上方药物粉碎成粗末，混匀，分成10份；每份用水2500毫升，纱布包煎，煎煮两次，去渣、合并滤液、搅匀，分成3份，供早、中、晚3次外用擦洗患处，持续治疗2周。沈永权等用上方60例夏季皮炎患者，治愈46例，有效10例，无效4例，总有效率93.3%。②

3. 新加香薷饮加减　青蒿10克、藿香15克、佩兰15克、金银花10克、连翘15克、香薷10克、白扁豆15克、茯苓10克、六一散(包)15克。每日1剂，水煎服，分2次服用。③

4. 自拟方　五味消毒饮合连翘15克、生石膏30克、六一散20克、香薷6克、荆芥6克、浮萍15克。每日1剂，水煎服。④

5. 中药方　内服方：黄芩10克、黄柏10克、黄连10克、生地黄10克、牡丹皮10克、栀子10克、连翘30克、紫草10克、玄参10克、蒺藜30克、生甘草12克。每2日1剂，水煎，每日服3次，每次150～200毫升。外敷方：枯矾50克、芦荟50克、三黄片20片。碾粉凉开水适量调成稀糊状外敷患处，每日3次。王仁荣等用上述方法治疗58例复发性夏季皮炎患者。结果：治愈54例，好转3例，无效1例，总有效率98.3%。⑤

6. 外洗方　黄柏15克、苍术15克、地肤子30克、苦参30克、鱼腥草30克、土茯苓15克、川椒6克、明矾15克、蛇床子30克、甘草10克。上药加水3000毫升，先浸泡30分钟，再煎煮，大火煎开后，文火再煎煮20分钟，过滤去渣，待药温热时局部外洗。泛发者加水至洗澡需要量进行药浴。洗浴后不必用清水清洗，毛巾蘸干即可，每日1～2次，每次10～15分钟，3日为1个疗程。梁育翠用上方治疗35例夏季皮炎患者。结果：经1～3个疗程治愈28例，占80%；好转7例，占20%。有效率100%。⑥

7. 抗炎Ⅰ号冲剂　黄芩、柴胡、牡丹皮、汉防己、白花蛇舌草等。每包10克，成人每次2包，每日3次，温开水冲服。2周为1个疗程。朱金土等用上方治疗48例夏季皮炎患者，3日后有效率为75%，疗程结束时总有效率为100%。⑦

8. 止痒洗剂　荆芥10克、防风10克、生地黄15克、升麻10克、蝉蜕15克、苍术15克、地肤子15克、明矾30克、皮硝30克、侧柏叶15克。用时将上药置锅中，加水4000毫升左右，煎取药液3000毫升左右，待温洗浴患处15分钟，每日2次。张建如用上方治疗560例夏季皮炎患者。结果：用药5日，治愈446例，好转68例，无效46例，总有效率91.79%。⑧

9. 皮炎药水　薄荷脑5克、龙脑4克、冰片2克、液体酚1毫升、维生素B_1粉2克、桉叶油5毫升、炉甘石150克、75%乙醇200毫升。蒸馏水加至1000毫升。取炉甘石置乳钵内，加适量蒸馏

① 黄渝翰，等.龙胆泻肝汤合二妙散加减治疗夏季皮炎疗效观察[J].四川中医,2011,29(2)：106.
② 沈永权，等.四黄散洗剂治疗夏季皮炎的疗效观察[J].黑龙江医药,2011,24(4)：610-611.
③～④ 李萍.夏季，学会给皮肤"散热"[N].上海中医药报,2016-08-19(7).
⑤ 王仁荣，等.中药内服外敷治疗复发性夏季皮炎的临床观察[J].四川中医,2006,24(4)：71-72.
⑥ 梁育翠.中药外洗治疗夏季皮炎35例[J].中医外治杂志,2001,10(3)：4.
⑦ 朱金土，等.抗炎Ⅰ号治疗湿疹皮炎类皮肤病的疗效观察[J].浙江临床医学,2001,3(5)：321-322.
⑧ 张建如.止痒洗剂治疗夏季皮炎560例[J].中医外治杂志,2000,9(6)：52.

水,研至糊状,为Ⅰ组;取薄荷脑、冰片、龙脑,加入75%乙醇,溶解后再依次加入液体酚、维生素B₁粉、桉叶油,边加边搅,使其充分溶解,为Ⅱ组。将Ⅰ组加入Ⅱ组,边加边搅拌,使其充分混匀。再加入适量的吐温-80,充分溶解即得。喷于患处,轻轻抹擦,每日3次。万筑岭用上药水治疗蚊虫叮咬、夏季皮炎,燥湿止痒,效果较好。[1]

10. 夏季皮炎方 藿香10克、佩兰6克、薄荷6克、青蒿10克、生地黄15克、金银花12克、蒲公英15克、绿豆衣10克、党参12克、六一散12克、白鲜皮12克、地肤子15克、天花粉10克。每日1剂,加水煎服,7日为1个疗程。倪晓等用上方治疗36例夏季皮炎患者。结果:痊愈6例,显效10例,有效14例,无效6例,总有效率83.3%。[2]

11. 人参白虎汤加减 生石膏15克、沙参10克、藿香10克、佩兰10克、寒水石10克、知母10克、生地黄12克、牡丹皮6克、细辛3克、六一散(荷叶包煎)30克。随症加减:若有感染者,加蒲公英30克、连翘30克、野菊花30克。水煎取汁,每日早晚各服1次。刘水炳用上方加减治疗100例夏季皮炎患者。结果:在服药3～5日后,患者瘙痒减轻,皮损好转,一周后皮疹消退。[3]

12. 蛇黄汤 乌梢蛇10克、生大黄(后下)10克、生地黄10克、牡丹皮10克、赤芍10克、白鲜皮10克、地肤子10克、蝉蜕10克、紫草10克。随症加减:热重,加栀子10克;痒甚,加荆芥6克、防风6克;湿重,加车前子10克、浮萍草10克。每日1剂,水煎服。仇正南用上方加减治疗20例顽固性夏季皮炎患者,均取得较好效果,无复发。[4]

单 方

1. 青寒散 组成:青黛120克、寒水石180

克、冰片3克。制备方法:上药研细末,用纱布包裹药散。用法用量:扑撒患处,用手轻抚,使之分布均匀,每日3次。临床应用:陈笃铭用上方治疗28例夏季皮炎患者。结果:治愈21例,好转5例,无效2例,治愈率75%,总有效率92.86%。[5]

2. 雷公藤 组成:雷公藤去皮干根25克。用法用量:每日1剂,煎服,连服3日,观察期间不给其他(包括外用)药物。临床应用:张君坦用上方治疗83例夏季皮炎患者,其中皮肤过敏后诱发者44例,环境变化、住处热致者35例,其他诱因致者4例,分别为1、2、3组。结果:第1组治愈23例,有效20例,无效1例;第2组治愈8例,有效22例,无效5例;第3组治愈1例,有效2例,无效1例。总有效率91.57%。[6]

3. 斑蝥酊 组成:斑蝥全虫10克。制备方法:加95%乙醇100毫升,密封浸泡2周,取其上清液即为斑蝥酊。用法用量:治疗时,取直径1.5～1.8厘米的滤纸片2张,蘸过斑蝥酊后,贴于一侧前臂内侧皮肤上,外覆盖一片稍大于滤纸的塑料片或有机玻璃。加压固定3小时后,皮肤有灼热感,除去覆盖物,可见皮肤发红、起皱,用纱布轻轻包好以防破裂。36～48小时后形成一完整的皮疱。用消毒针筒沿水疱边缘抽出全部疱液。抽毕,涂少许龙胆紫于针眼处,用消毒纱布包好,防止感染。48小时以后表皮逐渐结痂脱落。一般一次发泡即见效,如效果不显可连续发泡,但短期内勿超过3次。孕妇禁忌。临床应用:姜蕙馨等用此法治疗25例夏季皮炎患者。结果:治愈14例,显效8例,好转2例,无效1例,总有效率96%。[7]

中 成 药

1. 儿肤康擦剂 组成:芦荟、苦参、当归、黄

① 万筑岭.皮炎药水治疗夏季皮炎[J].湖北预防医学杂志,1999,10(2):49.
② 倪晓,等.夏季皮炎方治疗夏季皮炎疗效观察[J].临床皮肤科杂志,1994(1):46-47.
③ 刘水炳.中药治疗夏季皮炎100例[J].湖北中医杂志,1991,13(4):11.
④ 仇正南.自拟蛇黄汤治疗夏季皮炎[J].南京中医学院学报,1988(3):60.
⑤ 陈笃铭.青寒散(油)在皮肤科的应用[J].中国中医药信息杂志,2003,10(7):48.
⑥ 张君坦.雷公藤治疗夏季皮炎83例简结[J].福建中医药,1987(1):6.
⑦ 姜蕙馨,等.斑蝥酊发泡疗法治疗夏季皮炎[J].上海中医药杂志,1981(8):22.

柏、白芷、白鲜皮、苍耳子、地肤子、皂角刺、石菖蒲、艾叶等。用法用量：按照1∶50温水稀释儿肤康擦剂原液，洗患处，每日2～3次；配合健儿清解液每次3～7毫升，每日3次，口服。临床应用：刘爱花用上述方法治疗93例夏季皮炎患者。结果：痊愈63例，显效15例，有效13例，无效2例，总有效率83.87%。注意事项：治疗期间保持室内通风，保持患处清洁。[①]

2. 清血糖浆　组成：生地黄80克、金银花104克、连翘52克、茯苓80克、赤芍52克、黄芩52克、当归52克、牡丹皮52克、甘草26克等（华中科技大学同济医学院附属荆州医院研制，鄂药制字Z20110843）。用法用量：口服，每次50毫升，每日3次，连用2周。临床应用：丁小珍用上方治疗78例夏季皮炎患者。结果：痊愈57例，显效19例，好转2例，总有效率97.44%。[②]

3. 新癀片　组成：肿节风、三七、人工牛黄、猪胆粉、珍珠层粉、水牛角浓缩粉等（厦门中药厂生产）。功效：清热解毒，活血化瘀，消肿止痛。用法用量：每次2～4片，每日3次，治疗2周。临床应用：宋秋荷等用上方治疗68例夏季皮炎患者，随访观察1个月。结果：痊愈38例，显效18例，好转9例，无效3例，有效率95.58%。[③]

4. 维C银翘片　功效：辛凉解表，清热解毒，化湿。用法用量：每次2片，每日3次，5日为1个疗程。临床应用：邱汉华用上方治疗30例夏季皮炎患者。结果：临床治愈27例，好转3例，总有效率100%。3例有效者继续治疗3日，亦治愈。[④]

5. 夏炎灵糖浆　组成：藿香、青蒿、金银花、苦参、黄柏、地骨皮等（浙江省中医院自制）。用法用量：每次30毫升，每日2次，7日为1个疗程。临床应用：庄亦仁等用上方治疗60例夏季皮炎患者。结果：1个疗程后，痊愈47例，显效5例，有效3例，无效5例，总有效率91.66%。[⑤]

① 刘爱花.儿肤康擦剂联合健儿清解液治疗小儿夏季皮炎的疗效观察[J].广东医学,2016,37(S1)：234-235.
② 丁小珍.清血糖浆治疗夏季皮炎的疗效观察[J].中国中西医结合皮肤性病学杂志,2015,14(3)：185-186.
③ 宋秋荷,熊晓刚,等.新癀片辅助治疗夏季皮炎68例疗效观察[J].中国中西医结合杂志,2009,29(4)：334.
④ 邱汉华.维C银翘片治疗夏季皮炎的疗效观察[J].中国社区医师(综合版),2005,7(4)：54-55.
⑤ 庄亦仁,等.夏炎灵糖浆治疗夏季皮炎60例[J].中国中西医结合杂志,1999,19(9)：565.

痱

概　述

痱，俗称痱子，又名汗疹、红色粟丘疹。多发于夏季，由于外界气温过高、湿度大，出汗过多不易蒸发，汗液使表皮角质层浸渍，致使汗腺导管口闭塞，汗腺导管内汗液潴留后因内压增高而发生破裂，外溢的汗液渗入并刺激周围组织而于汗孔处出现丘疹、丘疱疹和小水疱。常常急性发病，为婴幼儿夏季常见疾病。临床表现为初起时皮肤发红，继而出现密集的针尖大小丘疹，或丘疱疹，周围绕以红晕，皮疹密集但不融合，自觉轻度瘙痒灼热感。根据汗管损伤和汗液溢出部位的不同可分为四种类型：（1）白痱，又称为白疹或水晶疹，好发于颈部、腋窝、腰部、躯干等部位，表现为针头样大小的水疱，壁薄微亮，无炎性红晕，易擦破，干燥后有细微的鳞屑，常见于高热且出汗量大、长期卧床和过度虚弱者。（2）红痱，又称红色粟粒疹，最为常见，发病急，多见于夏季，好发于手背、腋窝、肘窝、颈部、胸部、背部、乳房、臀部及婴幼儿的头面部等，表现为针头大小密集的血疹或血疱疹，成批出现，对称分布，伴有轻度红晕，自觉轻度烧灼感及瘙痒感，消退后有轻度脱屑。（3）脓痱，又称脓疱性粟粒疹，多见于夏季，闷热或情绪急躁时感觉奇痒，其顶端有针头大小浅表性小脓疱，内部无细菌或有非致病球菌，多发于四肢两侧、会阴部、头部和颈部等。（4）深痱，又称深部粟粒疹，汗管在真皮上层特别是表皮与真皮分界处破裂，形成与汗孔密度一致的非炎性皮肤色水疱，无光泽，刺

破后有透明的浆液溢出。

本病属中医"痤痱""热疮"等范畴，亦称作"痱子疮""痱瘰""痱瘤"。《广韵·去韵》提道："痱，热疮。扶沸切。"《正字通·疒部》曰："痱，夏月烦热所发。"病因病理为夏日蕴湿，复感暑邪，熏蒸皮肤闭于毛窍汗出不畅而致，或有食滞、外感暑热之邪而发。

经　验　方

1. 外洗方　千里光、金银花、枯矾。随症加减：如痱子密集、渗出，有脓点感染趋势，加苦参、野菊花、紫花地丁；如瘙痒不耐，加乌梢蛇、蛇床子。将上药煎煮、浓缩，晾凉后装瓶放冰箱里备用。每日洗澡时倒入适量在沐浴水中，洗浴，每日1～2次，每次10～15分钟，对于年长儿可适当延长药浴时间。洪佳璇用上方加减治疗1例红痱患儿，疗效满意。[1]

2. 自拟方　鲜马齿苋500克、地肤子30克、豨莶草20克、明矾10克、冰片（后下）5克。马齿苋捣烂备用，其余3味煎汤半盆后，放入备用马齿苋及冰片，待水温适度后，反复洗患处，每次洗15分钟，每日2次，药液凉后加温再用，每剂药用2日。李宜君等用上方治疗126例痱子患者。结果：全部痊愈，其中2～4日痊愈109例，占86.51%；5～7日痊愈17例，占13.49%。[2]

3. 地肤双黄连洗剂　地肤子30克、金银花30克、黄芩30克、连翘30克、马齿苋30克。上药用开水适量煎煮5分钟或浸泡30分钟后，去渣待

① 洪佳璇.外洗法在儿童"汗疹"中的应用体会［J］.浙江中医杂志，2011，46（8）：603.
② 李宜君，等.中药外洗治疗痱子126例［J］.中医外治杂志，2003，12（1）：52.

温,取汁擦浴,剩余药液倒入药渣中,下次用药前再加温,每日3～4次,3日为1个疗程。杨敬博等用上方治疗23例婴幼儿红痱患儿。结果:治愈19例,好转3例,无效1例,总有效率95.6％。注意事项:治疗期间,忌穿化纤类衣物,保持皮肤清洁和干燥,少进辛辣刺激饮品,忌搔抓及用力擦搓,适当饮用金银花露等。①

4. 加味小儿痱子洗剂 樟脑3克、薄荷脑1克、黄柏40克、黄芩40克、千里光40克。取黄柏、黄芩、千里光分别加工成粗粉,装入有盖的容器中以适量75％乙醇拌匀。密闭,放置4小时湿润后装入底部铺有滤材的渗滤器中,加乙醇浸渍48～72小时,按渗滤法制备。收集渗滤液;另取樟脑、薄荷脑,加95％乙醇适量溶解后,缓缓加入以上渗滤液中,边加边搅拌,总量不足300毫升加75％乙醇至300毫升,再加蒸馏水至总量1 000毫升,边加边搅拌,搅匀即得,外擦皮肤患处,每日4～6次,擦前用温水洗净患处(忌用肥皂),治疗期间注意防暑。邵辉用上方治疗30例痱子患儿,所有患者在3～5日患处红肿、痒痛即消退。②

5. 复方苦参汤 苦参20克、升麻20克、白鲜皮20克、生地黄20克、土茯苓15克、野菊花15克、黄柏15克、蛇床子15克、栀子12克、荆芥12克、防风12克、蝉蜕6克。将上药用布包好,加水2 500毫升,煎沸15分钟,过滤外洗敷患处(温度以皮肤耐受为宜),自上而下,每日2～3次,每次30分钟,每剂可反复温煎使用2～3次。徐桂和用上方治疗32例痱子患者,全部治愈,其中复发者3例仍按上方治疗,亦收到良效而愈。③

6. 消疖解毒灵 黄芪、白术、当归、川芎、金银花、连翘、皂角刺、荆芥、蒲公英、紫花地丁、甘草。随症加减:暑热甚,选加青蒿、香薷、扁豆花、夏枯草;烦躁不宁,加钩藤、蝉蜕、竹叶。每日1剂,水

煎第一次口服,第二次外洗。李俊彪等用上方加减治疗91例小儿疖疮及痱子感染患者。结果:治愈72例,好转9例,无效10例,有效率88.9％,平均治疗天数为12.7日。④

7. 参冰三黄酊 苦参20克、生大黄20克、冰片10克、雄黄10克、黄连10克。加75％乙醇300毫升,浸泡2～3日即可。用消毒棉花蘸药汁擦患处,每日3～4次,防止入眼内。刘心德用上方治疗1例痱子患者,2日告愈。⑤

单 方

1. 消痱汤 组成:黄柏1份、熟石膏6份、侧柏叶2份。用法用量:熬制成中汤剂,每日消痱汤200毫升与温开水100毫升混匀,擦浴2次,每次15～30分钟,1周为1个疗程。临床应用:郝爱丽等用上方治疗30例卧床并发痱子患者,有效率为96.7％,舒适度为93.3％。⑥

2. 鲜薄荷 组成:鲜薄荷15～30克。用法用量:用温水将患儿皮肤擦洗干净,然后取鲜薄荷捣烂成汁,取汁涂于患处,早晚各1次,涂汁处皮肤略有清凉感,经3～5分钟自然吸收,治疗3日为1个疗程。临床应用:桑雅清等用上方治疗68例小儿红痱患者,显效49例,有效15例,无效4例,显效率72.06％,总有效率94.12％。⑦

3. 鲜马齿苋 组成:马齿苋。用法用量:(1)鲜马齿苋200克,洗净,捣成泥糊状敷患处,外加纱布固定,每日3次。(2)鲜马齿苋200克洗净捣碎,或药店买干马齿苋50克,加水1 000～1 500毫升,于无油的器皿中煮沸3～5分钟,取汁。待水温降至40℃左右,毛巾蘸药液湿洗患处;或将汤汁兑到平日洗澡水中,泡澡(不用任何洗浴液)20～30分钟,每日3次。临床应用:王永伟用上方治疗

① 杨敬博,等.地肤双黄连洗剂治疗婴幼儿红痱23例[J].湖北中医杂志,2002(10):44－45.
② 邵辉,等.加味小儿痱子洗剂的研制[J].安徽中医学院学报,2001,20(3):50.
③ 徐桂和,等.复方苦参汤外用治疗痱子32例[J].中医外治杂志,1998,7(4):36.
④ 李俊彪,等.消疖解毒灵治疗小儿疖疮及痱子感染91例[J].中医杂志,1992(7):36.
⑤ 刘心德.参冰三黄酊治疗痱子[J].四川中医,1983(4):43.
⑥ 郝爱丽,等.消痱汤擦浴在治疗卧床患者并发痱子中的效果观察[J].中国医药指南,2015,13(29):202－203.
⑦ 桑雅清,等.鲜薄荷外用治疗小儿红痱疗效观察[J].浙江中西医结合杂志,2014,24(6):554－555.

16 例红痱患儿,擦洗 1～2 日皮疹完全消退;3 例白痱患儿 3～4 日小水疱消失,不留瘢痕。[1]

4. **盐酸小檗碱** 组成:盐酸小檗碱 0.1 克。用法用量:盐酸小檗碱溶于 5 毫升 0.9% 生理盐水注射液中,皮疹局部点涂,每 6 小时 1 次。临床应用:李江兰等用上方治疗 37 例新生儿脓痱子患儿。结果:用药 4 次后,显效 26 例,有效 8 例,总有效率 91.89%。[2]

5. **金银花** 组成:金银花 20～25 克。用法用量:用金银花煮水,水沸后再煮 10 分钟,让金银花完全出味,过滤,冷却至合适温度后给新生儿冲凉。临床应用:陈秋兰用上方治疗 100 例皮肤有痱子的新生儿(其中 6 例并有脓疱疮;30 例并有臀部湿疹;8 例皮肤有轻微糜烂,少许渗液),每日 1 次,其中有脓疱疮和臀部皮肤有糜烂渗液者每日 2 次,用柔软的毛巾吸干新生儿身上的水分,然后扑爽身粉。结果:2～3 日后红疹明显好转 98 例,显效率 98%,4～5 日红疹完全消退 77 例,6～7 日后完全消退 23 例,总有效率 100%。[3]

6. **冰黄酒** 组成:冰片 10 克、黄连 10 克。用法用量:放入 100 毫升 75% 乙醇中浸泡 1 周后,外擦患处,每日 3～4 次。若受暑热较甚者可用金银花 30 克、绿豆 50 克,煎水代茶饮之。临床应用:杨金珊用上方治疗 95 例痱子患者。结果:痊愈 90 例,无效 5 例,总有效率 94.7%。[4]

7. **盐酸小檗碱炉甘石洗剂** 组成:盐酸小檗碱 10 克、炉甘石 150 克。制备方法:取炉甘石加氧化锌 50 克、甘油 50 克和适量纯水共研成糊状,另取羧甲基纤维素钠 2.5 克加纯水溶胀后,分次加入上述糊状液中,随加随搅拌并加纯水至 1 000 毫升,搅匀后缓缓加入经 100 目过筛的小檗碱,加完搅匀分装,即得。用法用量:皮肤患处清洁后局部涂擦本品每日 3～4 次,3 日为 1 个疗程,共 1～2 个疗程。临床应用:温云贵等用上方治疗 143 例痱子患儿,有效率为 99%,平均治愈时间为 (3.2±1.2) 日。[5]

8. **芒硝** 组成:芒硝 100～200 克。用法用量:取芒硝用热水溶化后加入洗澡盆中,水量 10～20 升,水温以不烫手为宜,冲洗皮肤,每日 1 次,每次 10 分钟,一般 3 次即可治愈。[6]

9. **败酱草** 组成:败酱草 50 克。用法用量:败酱草加水 1 000 毫升小火煎熬 15 分钟,过滤去渣,以药液外用清洗患处。临床应用:马绿珍等用上方治疗 50 例脓疱疹及痱子患儿,疗效显著。[7]

10. **艾子煎剂** 组成:艾叶 50 克。用法用量:艾叶加水 1 000 毫升,煮沸 10 分钟,待温度适宜后清洗患儿皮肤。每日 1 剂。注意切勿浸润脐部,动作轻柔,避免损伤皮肤。用药外洗最少 2 剂,最多 5 剂,一般用药 3 日后临床症状消失。临床应用:李惠等用上方经治疗 67 例痱子患儿,均痊愈,总有效率 100%。[8]

中 成 药

1. **儿肤康搽剂** 组成:芦荟、苦参、当归、黄柏、白芷、苍耳子、地肤子、白鲜皮等。功效主治:祛风除湿,清热解毒,止痒;适用于儿童瘙痒性皮肤病辨证属风热、湿热者。用法用量:取 5 瓶盖儿肤康搽剂原液兑 500 毫升温水洗患处,每日 2～3 次,要求家长保持患儿患处通风透气,局部清洁干燥,1 周后进行疗效评价,同时观察不良反应与耐受性。临床应用:李巍等用上方治疗 86 例痱子患儿,年龄 2 个月～3 岁。结果:痊愈 42 例,显效 30 例,有效 8 例,总有效率 83.72%。[9]

① 王永伟.马齿苋治疗小儿痱子 19 例[J].中国民间疗法,2011,19(9):20.
② 李江兰,等.盐酸小檗碱外涂治疗新生儿脓痱子疗效观察[J].中国现代医学杂志,2010,20(13):2067,2070.
③ 陈秋兰.金银花用于新生儿皮疹中的体会[J].齐齐哈尔医学院学报,2007,28(8):937.
④ 杨金珊.冰黄酒治疗痱子 95 例[J].实用中医药杂志,2004,20(1):32.
⑤ 温云贵,等.盐酸小檗碱炉甘石洗剂的制备及临床应用[J].药学实践杂志,2003,21(1):23-24.
⑥ 李云龙.单味芒硝外洗治痱子[J].新中医,2001,33(5):11.
⑦ 马绿珍,等.败酱草佐治新生儿脓疱疹及痱子疗效观察[J].中国儿童保健杂志,2000,8(4):243.
⑧ 李惠,等.艾子煎剂治疗新生儿痱子、脓疱疮[J].山东中医杂志,1998,17(2):91.
⑨ 李巍,钱华,等.儿肤康搽剂治疗婴幼儿痱子临床疗效观察[J].儿科药学杂志,2014,20(7):32-33.

2. 藿香正气水　用法用量：用温水稀释后洗浴患处，根据病灶分布的广泛程度不同，每次用10～20毫升放入适量温水中反复洗浴患处约20分钟，5日为1个疗程。临床应用：刘岚丹用上方治疗79例痱子患者，初治第1个疗程全部治愈。后有35例复发，复发后治疗1个疗程仍全部治愈。①

3. 川百止痒洗剂　组成：苦参、蛇床子、艾叶、川芎、荆芥、百部、露蜂房、西河柳、白芷等。用法用量：将川百止痒洗剂用温开水稀释4倍后，轻擦患处，每日2次，1周为1个疗程。临床应用：谷红霞等用上方治疗117例婴幼儿痱子患儿。结果：治愈51例，显效39例，有效21例，无效6例，总有效率76.92%。②

4. 三棵针中草药牙膏　组成：三棵针、金银花、野菊花、薄荷。用法用量：将适量牙膏涂于患处，每日2次，每次涂抹前用温水将患处清洗干净后再涂抹。临床应用：杨晨霞用上方治疗32例小儿痱子患儿，止痒效果明显，2～3日痱子即消退。③

5. 健儿清解液　组成：金银花、菊花、连翘、杏仁、山楂、陈皮等（深圳市中药总厂生产）。用法用量：口服，小于6个月者每次5毫升，大于6个月者每次10毫升，每日3次。临床应用：储风等用上方治疗60例红痱患者。结果：痊愈52例，显效6例，有效1例，无效1例，总有效率98.3%。④

预 防 用 药

苦瓜叶　组成：新鲜苦瓜叶。用法用量：新鲜苦瓜叶揉碎取汁，将汁液涂抹在痱子处，或者将苦瓜切片擦拭痱子，也可以把苦瓜瓤熬水后擦拭。可用于预防、治疗痱子，每日3～6次，1～2日可见效。⑤

① 刘岚丹.藿香正气水温水沐浴治疗痱子[C]//中国中西医结合学会皮肤性病专业委员会.2014全国中西医结合皮肤性病学术年会论文汇编.南昌：2014全国中西医结合皮肤性病学术年会，2014：177.
② 谷红霞,张晓茹,等.川百止痒洗剂治疗婴幼儿痱子疗效观察[J].中国医药指南,2012,10(8)：565-566.
③ 杨晨霞.三棵针中草药牙膏治疗小儿痱子效果好[J].护理学报,2007,14(2)：7.
④ 储风,等.健儿清解液治疗婴幼儿湿疹红痱的疗效[J].中国新药杂志,1998,7(3)：219-220.
⑤ 佚名.苦瓜的妙用[J].军事文摘,2017(16)：62.

植物日光皮炎

概　述

　　植物日光皮炎是指患者过多服用或直接接触了具有光敏性的植物，再经受长期日晒后引起的以光毒反应为主要表现的皮肤病变，故皮疹以面部和手背等暴露部位为主，表现为局部皮肤红肿、丘疹、水疱、血疱或坏死等。多发生于春夏季节。临床表现特点：面部和手背发生显著的非凹陷性水肿，表面紧张发亮，质较坚实。双侧眼睑肿胀，使眼睑闭合，不能睁开，口唇外翻，张口受限，皮肤呈弥漫性轻度潮红或呈紫红色，有瘀点或瘀斑、丘疹、水疱等。后者可相互融合成大疱，内容澄清或呈淡黄色，或为血性。疱破裂后，出现糜烂面，或溃疡、坏死等。溃疡愈合后出现瘢痕，遗留色素沉着。偶可并发远端指节坏疽。好发于颜面突出部如眉弓、颧部、鼻背、前臂、手足背、颈和指甲，对称分布。多数患者在日晒后一日内即发病，短者数分钟局部皮肤即开始发痒。女性在月经前常易发病。为自限性，整个病程轻者1周即可消退，重者往往需2～3周或更长时间方能痊愈。患者自觉灼热、麻木、紧张、蚁走感、胀痛、刺痛或瘙痒，少数患者可有全身不适、发热、头昏、头痛、食欲不振、恶心、呕吐、腹泻，甚或谵语、昏迷或精神错乱等全身症状，老年体弱者临床表现更加严重。

　　本病类似于中医"赤面风""红花草疮"，民间俗称"风毒"。本病由于禀赋不耐，血热内蕴，进食发物，脾胃失调，湿热内生，复因日晒，光毒暴照，热毒袭肤，突然而发。病因病机为禀赋不耐、血热内蕴为内因，进食发物、感受光毒为外因，其中大量进食或接触某些植物为诱因，经受日光暴晒、感受光毒为最主要的发病因素。因此，对本病应注意预防，春季避免进食及接触光敏性植物，如荠菜、灰菜、苋菜、苦菜、马齿苋、刺槐花、野生油菜、野木耳等，或少量食用后避免日晒3～5日。

辨　证　施　治

　　1. 热毒蕴肤型　症见日晒后面部曝光部位皮肤红斑、水肿、水疱、糜烂，红肿热痛，溃烂流脓，或皮肤焮红、灼热、糜烂，口渴便秘，舌红，苔黄，脉数。药用水牛角30克、夏枯草10克、淡竹叶4克、焦栀子9克、炒黄芩9克、青蒿9克、绞股蓝9克、金银花15克、生地黄15克、生甘草6克。随症加减：瘙痒明显者，加白鲜皮12克、徐长卿12克、白蒺藜9克；红斑明显者，加赤芍9克、牡丹皮12克；灼热明显者，加生石膏30克、知母9克；便秘者，加制大黄9克、厚朴9克、枳壳6克。每日1剂，每次200毫升，分早晚2次温服。临床观察：方一妙等用上方加减治疗60例面部日光性皮炎患者，联合氯雷他定片口服及鱼腥草滴眼液稀释湿敷，治疗7日为1个疗程。结果：治疗2个疗程后，临床治愈28例，显效19例，有效10例，无效3例，总有效率78.33%。①

　　2. 腠理不密，外受暑毒　症见成片斑丘疹，轻度浸润，或成片红色粟粒疹，舌质红，苔白，脉弦数。治宜凉血清热、解毒祛暑。方用皮炎汤加减：生地黄30克、牡丹皮10克、栀子10克、金银花15克、连翘10克、赤芍10克、竹叶10克、枇杷叶10克、生甘草6克。每日1剂，水煎服。临床观察：

---

① 方一妙，马丽俐，等.清热凉血中药口服联合鱼腥草滴眼液湿敷治疗面部日光性皮炎临床观察[J].新中医，2018，50(4)：154-157.

李继端用上方治疗1例日光性皮炎患者,服3剂后,面部皮疹即大部消退,瘙痒亦明显缓解。效不更方,继用前方5剂巩固疗效。半个月后随访,患者诉皮炎已痊愈,曾游泳日晒1次亦未见复发。①

3. **暑湿毒热,蕴蒸肌肤** 症见局部出现红斑瘙痒、水肿水疱,灼热瘙痒,口苦心烦,头晕,舌红,苔黄腻,脉滑数。治宜清热除湿、清暑解毒、化瘀凉血。方用龙胆泻肝汤加减:金银花20克、龙胆草20克、栀子10克、藿香10克、佩兰10克、连翘10克、生地黄10克、滑石10克、鸡血藤10克、紫花地丁10克、蒲公英10克、当归10克、白鲜皮10克、甘草10克、乌梅10克、防风10克、细辛6克。每日1剂,水煎,分2次服。临床观察:何炳元用上方治疗1例日光性皮炎患者,诸症痊愈。②

4. **禀赋不耐,血热内蕴** 急性起病,皮肤损害主要发生在颜面、耳垂、手背等暴露部位,早期自觉面部灼热紧张、痒痛、刺痛、胀痛或蚁行感,随后出现肿胀,坚实光亮,皮肤潮红或紫红,出现瘀点、瘀斑,色紫红甚至发黑,严重者眼睛难以睁开,口唇外翻,甚至出现水疱、血疱、糜烂渗出。治宜清热凉血解毒。方用犀角地黄汤、白虎汤或化斑解毒汤加减。配合外用方:蒲公英、生地榆、生石膏、生甘草等。煎水冷湿敷。一般病情较轻者1周可消退,重者可能需要2~3周甚至更长时间。③

经 验 方

1. **青蒿化光合剂** 青蒿15克、地榆15克、赤芍15克、黄芩15克、苦参15克、地骨皮20克、茵陈15克。每剂煎煮2次,取汁300毫升,每次150毫升,早晚饭后30分钟温服。配合外用美宝湿润烧伤膏,每日3次,3周为1个疗程。刘畅等用上方治疗28例日光性皮炎患者。结果:痊愈7例,显效14例,有效5例,无效2例,总有效率75%。④

2. **清热除湿方联合湿润烧伤膏** 清热除湿方:黄芩9克、黄连3~6克、青蒿6~15克、生石膏20克、生地黄15~20克、茯苓15克、薏苡仁15~20克、连翘10克、白鲜皮10~15克、炙甘草6克。随症加减:心烦者,加栀子6~10克;小便短赤者,加白茅根10~15克;大便干燥者,加生大黄3~5克;皮损炎症明显者,加大清热解毒药物用量,连翘增至15克。清洁创面后,将湿润烧伤膏均匀涂抹于创面,厚约1毫米,暴露创面,每日换药4次(疱皮缺失或糜烂的创面,可适当增加换药次数),直至创面愈合;同时,于治疗前5日口服上方,每日1剂,水煎服。乔宏等用上述方法治疗30例日光性皮炎患者,疗程为2周,均基本痊愈,时间最短为5日,最长为14日,平均痊愈时间为11.5日。所有患者在治疗期间均无不适。⑤

3. **青蒿鳖甲汤加减** 青蒿20克、鳖甲10克、生地黄20克、知母10克、牡丹皮15克、水牛角20克、竹叶15克、麦冬15克、石膏15克、金银花20克、连翘15克。每日1剂,水煎,每次150毫升,每日2次饭后温服。冯悦龙等用上方治疗38例日光性皮炎患者1周后,痊愈17例,显效11例,有效9例,无效1例,总有效率97.36%。注意事项:服药期间停用其他一切药物。忌食辛辣、鱼腥等腥发之品,戒酒。⑥

4. **自拟方** 桑叶6克、白菊花9克、蝉蜕6克、栀子10克、牡丹皮15克、赤芍15克、玄参20克、地肤子12克、白鲜皮15克、薏苡仁30克、冬瓜仁20克、甘草7克。每日1剂,水煎服,用药2周。配合中药外敷,500毫升纯净水中加入鱼腥草滴眼液8毫升,每日患处喷雾20分钟。顾丽萍用上法治疗1例日光性皮炎患者。结果:效果显著,1周瘙痒及炎症减轻,渗出明显减少;2周皮损消退明显;1个月后面部皮疹基本消退完全。注意事项:忌光敏性食物,如螺类、油菜、芒果、菠萝

① 李继端.皮炎汤治疗急性皮肤病案3则[J].中国中医急症,2012,21(1):159.
② 李廷保.何炳元教授运用龙胆泻肝汤治疗皮炎类皮肤病验案3则[J].新中医,2010,42(1):98-99.
③ 张云璧,等.浅谈植物日光性皮炎的中医证治[J].中医杂志,2007,48(2):187.
④ 刘畅,安月鹏,等.青蒿化光合剂联合湿润烧伤膏治疗日光性皮炎临床研究[J].山东中医杂志,2015,34(11):835-837.
⑤ 乔宏,等.自拟中药汤剂联合湿润烧伤膏治疗日光性皮炎的临床疗效观察[J].中国烧伤创疡杂志,2015,27(5):380-382.
⑥ 冯悦龙,刘瑛琦.青蒿鳖甲汤加减治疗日光性皮炎72例观察[J].实用中医药杂志,2014,30(9):822-823.

等,避免烈日下外出,使用防晒用品等防护。①

5. 泻黄散加味 石膏30克、栀子12克、防风12克、藿香20克、甘草6克、生地黄15克、麦冬15克、紫草15克、蝉蜕15克、菊花12克、女贞子12克、墨旱莲25克。煎服,每日3次,每次150毫升,服药4~8日(2~4剂);外用丁酸氢化可的松乳膏,每日2次。刘志强用上方治疗78例女性日光性皮炎患者。结果:痊愈47例,显效22例,无效9例,总有效率88.45%。②

6. 越婢加术汤 麻黄10克、生石膏50克、苍术12克、生甘草12克、生姜3片、大枣7枚。涂纪昌用上方治疗6例蔬菜日光性皮炎患者。结果:服上药5剂痊愈(症状全部消失,随访2月未复发)3例,好转(症状明显减轻)2例,无效1例,有效率83.3%。③

单 方

1. 马齿苋 组成:马齿苋适量。制备方法:煎煮15分钟后取汁500毫升,待其冷却后,放入冰箱冷冻,药液降至0℃冰水后使用。用法用量:可用6~8层厚纱布巾浸入药水中拧至不滴水,敷于面部,每5分钟将纱布巾取下重复上述方法,交替4~5次,待30分钟后用负离子冷喷机对患处喷雾10分钟,然后用纱布轻轻拭去面部水蒸气即可,每日2次。同时口服氯雷他定胶囊,每粒10毫克,每日1次,每次1粒。临床应用:谭静等用上法治疗230例日光性皮炎患者,所有患者每周复诊1次,2周为1个疗程,1个疗程结束时判定疗效。结果:治愈115例,占50%;显效90例,占39.1%;有效20例,占8.7%;无效5例,占2.2%。总有效率97.8%。④

2. 小孩拳外洗方 组成:鲜小孩拳500克(或干品250克)。制备方法:截为小段后加水煮沸10分钟。用法用量:每日用药1剂。待汤液温度降至40℃时用以洗患处,每次30分钟,洗后自然晾干。每日3~4次。临床应用:隋冠华等用上方治疗78例植物日光性皮炎患者。结果:治愈76例,好转2例;疗程2~7日,平均5日。⑤

3. 甘草 组成:甘草。制备方法:将甘草烘干,研细过筛制成甘草霜。用法用量:将甘草霜每日3次涂于患处,10日为1个疗程,治疗期间停用其他一切治疗。临床应用:王银华用上方治疗65例日光性皮炎患者,失访4例,有61例完成治疗,其中痊愈23例,显效30例,无效8例,总有效率86.9%。⑥

4. 芦荟 组成:芦荟30克。用法用量:将皮肤洗干净,把新鲜的芦荟叶片去皮用其肉质均匀涂擦于皮肤上,每日3次,连续使用3日。临床应用:张丽用上方治疗2例日光性皮炎患者,疗效满意。注意事项:使用芦荟期间禁用碱性及其他化妆品。⑦

中 成 药

1. 复方苦黄喷雾剂 组成:苦参、黄柏、蒲公英、地榆、虎杖、冰片。功效:清热解毒,消肿止痛。用法用量:每4~6小时给药1次,给药前用棉签将创面渗出物清除,以保证创面洁净、湿润,不浸渍。以暴露治疗为主,不宜包扎。疗程均为10日。临床应用:刘龙友等用上方治疗106例日光性皮炎患者,取得良好疗效。⑧

2. 京万红烫伤膏 组成:地榆、大黄、黄芩、紫草、冰片等34味。功效:活血解毒,消肿止痛,

---

① 顾丽萍.中西医结合治疗日光性皮炎体会[J].内蒙古中医药,2014,33(5):34-35.
② 刘志强.泻黄散加味联合外用西药治疗女性日光性皮炎78例[J].内蒙古中医药,2013,32(21):103-104.
③ 涂纪昌.越婢加术汤治疗蔬菜日光性皮炎6例[J].河北中医,1991,13(1):9.
④ 谭静,等.中药塌渍负离子冷喷并用治疗日光性皮炎[J].新疆中医药,2009,27(2):46-47.
⑤ 隋冠华,等.小孩拳外洗治疗植物日光性皮炎78例[J].中国民间疗法,2001,9(5):29.
⑥ 王银华.甘草外用治疗日光性皮炎、接触性皮炎的疗效观察[J].临床皮肤科杂志,2001,30(3):169.
⑦ 张丽.芦荟外擦治疗日光性皮炎[J].实用中医内科杂志,1998,12(4):29.
⑧ 刘龙友,等.复方苦黄喷雾剂治疗日光性皮炎的临床研究[J].西北国防医学杂志,2013,34(3):258.

去腐生肌。用法用量：用3%硼酸溶液或炉甘石洗剂冷、湿敷，后涂京万红烫伤膏于患部。临床应用：李兴俊用上方治疗24例日光性皮炎患者，涂药后0.5～1小时可止痛，24小时停止渗出，5～7日痊愈，有效率为98.34%。[1]

3.马应龙麝香痔疮膏　用法用量：用棉签将马应龙麝香痔疮膏涂抹于晒伤部位，敷药层厚薄以隐见皮肤为度。对直径大于0.2厘米的水疱，先用酒精棉球消毒，穿刺水疱下部放出疱液，以消毒干棉球拭净，再行涂药。另外，对易晒伤但尚未受损部位，涂药防晒。涂药时间最好在早晨日出前。每日涂药1～2次，保留全天。临床应用：龚雯等以上药治疗31例日光性皮炎患者。结果：涂药1次后，全部患者痛痒症状明显减轻，皮肤潮红减退，水疱缩小；涂药2日后，痛痒症状消失，皮肤炎症消退，水疱基本吸收。防护部位无新晒伤发生。[2]

① 李兴俊.中西药结合治疗日光性皮炎36例[J].沈阳部队医药,2010,23(4)：248.
② 龚雯,等.马应龙麝香痔疮膏防治日光性皮炎31例[J].云南中医中药杂志,2001,22(4)：28.

多形性日光疹

概　述

多形性日光疹(PLE)是最常见的一种光线性皮肤病，是一种进展缓慢、病程持续的光敏性疾病。本病好发于青年女性，阳光暴晒 30 分钟或 1～3 日后发病，曝光部位出现红斑、丘疹、结节、水疱、糜烂、结痂、鳞屑或苔藓样变等多形性损害，伴有明显瘙痒，7～10 日后病情缓解。本病好发于春季或夏初，女性较多见，常累及曝光部位。皮疹形态多样，目前病因及发病机制尚不完全清楚，可能与遗传、免疫、致病光谱、环境、氧化损伤及内分泌等因素有关。

多形性日光疹的临床表现比较复杂，但因其诱因为日晒，故中医称之为"日晒疮"。明代申斗垣的《外科启玄》载："日晒疮，三伏炎天，勤苦之人，劳于任务，不惜身命，受酷日晒曝，先疼后破，而成疮者，非血气所生也。内宜服香茹饮加芩连之类，外搽金黄散制柏散青黛等药治之则自安矣。"强调本病病因主要是由于禀赋不耐，皮毛腠理不密，或脾失运化，湿热内蕴，外受阳光毒热之邪，内外合邪而成湿毒，郁于肌肤所致。故治宜凉血解毒、清热除湿。

辨　证　施　治

1. 脾虚阴亏　症见日光暴晒之后，身体裸露皮肤鲜红灼热刺痛或瘙痒，血疹集簇或表面光亮，甚则肿胀明显；或日光暴晒之后，见水疱集簇，局部糜烂结痂。口渴，小便短赤，舌红苔薄白或黄，脉滑数。治宜祛风解毒、健脾滋阴。药用青蒿 30 克、藿香 10 克、茯苓 10 克、茵陈 10 克、生石膏 30 克、知母 10 克、羌活 10 克、玄参 10 克、忍冬藤 30 克、赤芍 15 克、牡丹皮 15 克、生地黄 15 克、僵蚕 10 克、蝉蜕 6 克、豨莶草 30 克、生甘草 10 克。随症加减。每日 1 剂，水煎 2 次，每次煎取 200 毫升，混合后分 2 次于早餐及晚餐后 30 分钟温服。4 周为 1 个疗程，在治疗期间停用其他治疗多形性日光疹的药物，避光防晒，渗液期间外用硼酸溶液湿敷，红肿干燥期间冷开水湿敷。临床观察：原丽琼用上方治疗 31 例多形性日光疹患者。结果：治愈 27 例，显效 2 例，有效 1 例，无效 1 例，总有效率 97%。[①]

2. 黑玉英等分 3 型

(1) 血热壅肤型　症见暴露部位红肿，丘疹集簇成片，瘙痒，口干渴饮，大便干或正常，小便短黄，舌红，苔黄薄，脉数。治宜清热解毒凉血。方用皮炎汤加减：生地黄 15 克、白茅根 20 克、生石膏 30 克、牡丹皮 10 克、地骨皮 10 克、金银花 15 克、连翘 15 克、大青叶 15 克、茵陈 15 克、青蒿 15 克、天花粉 15 克、薏苡仁 30 克、甘草 10 克。随症加减：瘙痒甚者，加刺蒺藜、白芷；口干渴，加麦冬、玉竹；小便黄，加木通。

(2) 湿热蕴阻型　症见潮红肿胀皮肤上出现丘疱疹、水疱、糜烂、渗出，舌红苔腻或苔微黄，脉沉濡或滑数。治宜清热利湿。方用龙胆泻肝汤加减：生地黄 30 克、黄芩 10 克、龙胆草 10 克、茯苓 10 克、泽泻 10 克、车前子 10 克、木通 6 克、六一散 10 克、茵陈 12 克、青蒿 12 克、薏苡仁 30 克。随症加减：若水疱密集或糜烂，加马齿苋；若食欲不

---

① 原丽琼.中药祛风解毒、健脾滋阴法治疗多形性日光疹疗效观察[J].现代中西医结合杂志,2015,24(35)：3940－3942.

振,加藿香、绿豆衣。

（3）脾虚血燥型　症见皮肤红肿伴角化浸润肥厚的斑片,脱屑,舌质淡,苔白腻,脉沉或缓,纳呆,便溏。治宜散风清热、凉血益气、活血化瘀。药用生地黄15克、青蒿15克、苦参10克、茯苓11克、生栀子15克、生黄芪12克、玄参12克、金银花12克、茵陈15克、白花蛇舌草15克、当归15克、红花15克、赤芍12克、柴胡15克、淡竹叶10克、五味子15克、荆防各12克、甘草6克。

随症加减:皮损红肿瘙痒者,外擦三黄洗剂（黄连、黄芩、大黄）;水疱渗出糜烂者,可用地榆、马齿苋水煎冷湿敷患处。临床观察:黑玉英等用上方加减辨证治疗20例多形性日光疹患者。结果:痊愈3例,显效13例,好转1例,无效3例,总有效率80%。[1]

3. 湿热内蕴型　好发于中青年女性,春夏发病,秋冬缓解,反复发作,持续多年。症见暴露部位发生多形性皮疹,与日晒有关。治宜清热除湿、凉血解毒。方用清热除湿汤:青蒿30克、知母12克、大青叶15克、金银花30克、白鲜皮15克、黄芩12克、薏苡仁30克、紫草12克、牡丹皮15克、生甘草10克。随症加减:若热毒重,加生石膏、蒲公英、紫花地丁、连翘;湿热重,加龙胆草、茵陈、车前子、冬瓜仁;血热突出者,加生地黄、白茅根;瘙痒明显者,加丹参、秦艽活血祛风止痒。每日1剂,水煎3次,早、中、晚餐后30分钟分服,10日为1个疗程。配合清热除湿液:马齿苋60克、黄柏60克、地榆60克。以上诸药用纱布袋封装,加水2 000毫升,浸泡1小时,然后煮开20分钟,待药液冷却后备用,将浸透药液的毛巾稍拧干后冷湿敷于皮损部位,每次30分钟,每日3次,10日为1个疗程。每剂外用药可使用2～3日,次日再用前加温煮沸冷却后方可使用。临床观察:王淑艳用上方加减治疗23例多形性日光疹患者,经过3个疗程的治疗后,判定疗

效。结果:痊愈18例,显效3例,好转2例,总有效率100%。[2]

经 验 方

1. 藿朴夏苓汤　半夏10克、茯苓10克、泽泻6克、藿香15克、厚朴10克、白豆蔻10克、滑石10克、白花蛇舌草30克、蒲公英30克、土茯苓30克、丹参30克、白鲜皮30克、甘草10克。每日1剂。赵平安用上方治疗1例多形性日光疹患者,服药5剂后皮损瘙痒减轻,未有新发皮疹,原皮疹仍存在,前方见效,二诊调整用药,配合外用（生大黄30克、千里光30克、五倍子30克、马齿苋30克、皂角刺30克,水煎）冷湿敷患处,7剂皮损基本消退,瘙痒缓解;三诊效不更方,继服5剂痊愈。[3]

2. 消风散　金银花15克、生地黄12克、蝉蜕6克、白蒺藜9克、赤芍9克、苦参15克、生石膏20克、青蒿30克、紫草15克、野菊花15克、茵陈15克、甘草3克。随症加减:伴红肿者,加赤芍9克、牡丹皮15克;便秘者,加生大黄6克;恶心呕吐者,加佩兰9克、白蔻仁9克;口苦口干者,加龙胆草15克、玄参9克;皮损苔藓化者,加首乌9克。水煎服,每日2次,每次煎汁200毫升,早晚饭后半小时温服。外用炉甘石擦剂,每日3次。糜烂渗出者以马齿苋30克、土茯苓30克煎汁50毫升凉药湿敷。2周为1个疗程。景红梅用上方加减治疗40例多形性日光疹患者。结果:痊愈11例,显效9例,好转11例,无效9例,总有效率77.8%。[4]

3. 银翘芩菊颗粒　金银花30克、生石膏30克、生地黄30克、刺蒺藜30克、连翘15克、菊花15克、当归15克、牡丹皮15克、黄芩10克、防风10克、蝉蜕10克等。由广州一方药业有限公司制成单味中药颗粒剂,每日1剂,冲服;同时交替外

① 黑玉英,等.中药治疗多形性日光疹[J].内蒙古中医药,2007(3):11-12.
② 王淑艳.中药内服外敷并用治疗多形性日光疹23例[J].实用中医内科杂志,2007,21(10):69.
③ 赵平安,靳萱.藿朴夏苓汤临证治验[J].养生保健指南,2018(41):323.
④ 景红梅.中西医结合治疗多形性日光疹40例[J].中国中医药科技,2014,21(6):653.

擦黄连膏、止痒酊(土荆皮、苦参、白鲜皮、刺蒺藜等),每日2次。马利斌用上法治疗75例多形日光疹患者。结果:痊愈50例,显效6例,有效10例,无效9例,总有效率88.00%。①

4. 自拟方1　青蒿30克、生地黄30克、玄参30克、白茅根30克、紫草30克、大青叶30克、牡丹皮15克、地肤子15克、金银花15克、野菊花15克、薏苡仁15克、地骨皮15克、茵陈20克。随症加减:红斑型,加生石膏30克;湿疹型(皮损呈苔藓样变)及痒疹型,加丹参15克、秦艽10克、蜈蚣10克、乌蛇10克、白鲜皮9克。每日1剂,4周为1个疗程。延晓伟用上方加减治疗102例多形性日光疹患者。结果:3个疗程后,痊愈73例,显效19例,好转8例,无效2例,总有效率98.04%。②

5. 苋菊苦甘汤　马齿苋50克、苦参30克、野菊花30克、甘草20克。随症加减:中医辨证以斑块样皮肤损害为主症者,加大黄20克、赤芍10克以加强凉血活血、祛瘀消斑;以多形红斑样皮肤损害为主症者,加防风10克、地肤子15克、蝉蜕10克以加强祛风燥湿止痒;以湿疹样皮肤损害为主症者,加黄柏10克、黄芩10克以加强清热除湿;以痒疹样皮肤损害为主症者,加白鲜皮15克、蛇床子15克、丹参15克、栀子10克以加强祛风止痒、活血散瘀。加水500~1 000毫升,水煎直接浸泡洗净后的中药。根据病变情况及皮肤损害面积大小,在涂擦中药汁之前,先将皮肤病变部位用温开水清洗,再以消毒棉签蘸取75%乙醇消毒2~3遍,然后用消毒手指并蘸取食醋盐颗粒(取市售食醋10~30毫升,将食醋内加入粉洗盐5~15克不等,进行混合)轻轻不断反复搓擦按摩患处,直到患处瘙痒感觉减轻舒适,皮肤轻度充血发红为止,每日3次。对大面积红斑、糜烂、渗出、水肿的急性光感性炎症性皮肤病,自觉瘙痒难忍、灼痛感明显,伴全身症状者,用食醋盐颗粒外涂、按摩搓擦患处,以0.9%生理盐水冲洗破损面后,以消毒纱

布块蘸取苋菊苦甘汤中药汁浴洗、涂擦、湿敷患处。每次20~30分钟,每日早、中、晚各1次,2周为1个疗程。吕学业等用上法治疗34例多形性日光疹患者。结果:痊愈25例,显效6例,好转3例,总有效率100%。③

6. 抗敏汤　野菊花10克、赤小豆20克、大青叶15克、连翘10克、青蒿10克、白茅根30克、石膏15克、蒲公英10克、牡丹皮15克、甘草6克。随症加减:水疱密集、糜烂者,加马齿苋10克、苍术10克;皮损肥厚、苔藓化者,加桃仁9克、鸡血藤30克;痒甚,加白鲜皮30克、苦参15克;高热者,加羚羊角粉0.6克或水牛角粉10克吞服;热盛伤阴者,加生地黄15克、天花粉15克、沙参15克。每日1剂,水煎2次内服。1个月为1个疗程,共治疗2个疗程。治疗期间均停用其他一切内服、外用药物。任众用上方加减治疗30例多形性日光疹患者。结果:治愈18例,占60.0%;显效10例,占33.3%;无效2例,占6.7%。总有效率93.3%。④

7. 自拟方2　野菊花30克、青蒿30克、生地黄30克、白茅根30克、薏苡仁30克、白鲜皮30克、大青叶30克、牡丹皮15克、地骨皮15克、茵陈20克。随症加减:红斑型,加生石膏30克;湿疹型(皮损呈苔藓样变)及痒疹型,加丹参15克、秦艽10克。10日为1个疗程。石丽莉用上方加减治疗50例多形性日光疹患者。结果:3个疗程后,痊愈37例,显效8例,好转5例,总有效率100%。⑤

8. 自拟方3　青蒿30克、紫草30克、生地黄30克、牡丹皮30克、玄参30克、地肤子30克、金银花30克、虎杖30克、黄芩30克、白茅根30克。随症加减:红斑型,加生石膏;湿疹型及痒疹型,加丹参、秦艽、白鲜皮、蛇床子。每日1剂,浓煎250毫升,分2次服,疗程为1个月。邝宁子用上方加减治疗36例多形性日光疹患者。结果:治愈27例,

① 马利斌.银翘苓菊颗粒配合外用药治疗多形日光疹疗效观察[J].陕西中医,2011,32(12):1620-1621.
② 延晓伟.中药治疗多形性日光疹102例[J].陕西中医,2010,31(3):320-322.
③ 吕学业,等.苋菊苦甘汤外敷治疗多形性日光疹34例疗效观察[J].宁夏医学杂志,2007,29(8):746-747.
④ 任众.抗敏汤治疗多形性日光疹30例[J].河北中医,2005,27(10):738.
⑤ 石丽莉.中药治疗多形性日光疹疗效观察[J].北京中医,2003,22(1):17-18.

显效 5 例,好转 3 例,无效 1 例,总有效率 97.2%。①

9. 青蒿紫草汤 青蒿、地肤子、紫草、金银花、蜈蚣、乌蛇、玄参、牡丹皮、生地黄。皮损为急性期潮红肿胀、有渗出者,外用 3‰硼酸液湿敷;干燥红斑丘疹及肥厚皮损外用恩肤霜。用药观察 4 周为 1 个疗程,正常者继续第 2 个疗程,一般治愈需 2～3 个疗程。曹红用上法治疗 51 例多形性日光疹患者。结果:治愈 37 例,显效 4 例,有效 7 例,无效 3 例,总有效率 94.1%。②

10. 自拟方 4 白鲜皮 30 克、生地黄 20 克、地肤子 15 克、紫草 15 克、青蒿 15 克、牡丹皮 10 克、乌蛇 10 克、荆芥 10 克、防风 10 克、蜈蚣 1 条。每日 1 剂,冷水浸泡 30 分钟,水煎服,5 日为 1 个疗程。杨怀珠用上方治疗 36 例多形日光疹患者,连用 1～2 个疗程观察疗效。结果:痊愈(皮损完全消退半年内未复发) 33 例,显效(皮损消退≥60%)3 例,总有效率 100%。③

11. 普济消毒饮加减 酒炒黄芩 10 克、酒炒黄连 10 克、牛蒡子 12 克、连翘 12 克、板蓝根 15 克、薄荷 10 克、白僵蚕 10 克、玄参 15 克、升麻 10 克、甘草 6 克、牡丹皮 10 克、木通 10 克、车前草 30 克。每日 1 剂,水煎分 3 次服用,4 周为 1 个疗程。施天宁等用上方配合西药治疗 54 例多形性日光疹。结果:痊愈 46 例,显效 4 例,好转 2 例,无效 2 例,总有效率 96.30%。④

12. 夏季皮炎洗方 金银花 30 克、蒲公英 15 克、防风 12 克、牛蒡子 15 克、薄荷 6 克、白鲜皮 15 克、地肤子 15 克、苦参 10 克、紫草 15 克、牡丹皮 10 克、生甘草 6 克。随症加减:伴红肿热痛者,加大青叶、野菊花;伴渗液多者,加苍术、萹蓄;瘙痒重者,加木贼。每日 1 剂,将中药加水 1 500 毫升,水煎 15 分钟,待温后洗浴患处,每日 2 次,5 剂为 1 个疗程,并酌情配以外用药物治疗。郗文珺用上方加减治疗 20 例多形性日光疹患者。结果:痊愈 12 例,好转 6 例,无效 2 例,总有效率 90%;用药最少为 1 剂,最多为 8 剂,平均 4.9 剂。⑤

单 方

中药代茶饮 组成:青蒿 6 克、茵陈 9 克、甘草 3 克。用法用量:共置于杯中,以沸水浸泡 20 分钟代茶饮用,每日 1 剂,每剂服 3～4 次,连服 21 剂。临床应用:乔建华等用上方治疗 37 例多形性日光疹患者。结果:痊愈率为 35.16%,总有效率为 86.51%。⑥

中 成 药

1. 抗敏合剂 组成:青蒿、赤芍、苦参、牡丹皮(上海先灵葆雅制药有限公司生产)。用法用量:每日 50 毫升,每日 2 次。同时予 3‰硼酸洗液湿敷,每日 2 次,每次 10 分钟。14 日为 1 个疗程。临床应用:徐佳等用上法治疗 62 例多形性日光疹患者。结果:失访 2 例,痊愈 23 例,显效 18 例,有效 15 例,无效 4 例。⑦

2. 青蒿琥酯 用法用量:每日 60 毫克,先用 5%碳酸氢钠溶液溶解后加生理盐水 6 毫升静脉注射,每日 1 次。首次剂量加倍,治疗 10 日为 1 个疗程。有渗出时采用 3‰硼酸溶液冷湿敷,无渗出外用硫酸铜锌霜。临床应用:余其斌等用上法治疗 50 例多形性日光疹患者。结果:痊愈 36 例,显效 8 例,有效 6 例,总有效率 100%。⑧

① 邝宁子.中药治疗多形性日光疹 68 例疗效观察[J].西部医学,2003,1(4):345-346.
② 曹红.中药治疗多形性日光疹 51 例疗效观察[J].广东医学院学报,2003,21(3):273-274.
③ 杨怀珠.中药治疗多形日光疹 36 例[J].中国皮肤性病学杂志,1999,13(2):114.
④ 施天宁,等.普济消毒饮加减治疗多形性日光疹 54 例[J].中国中西医结合杂志,1998,18(10):630-631.
⑤ 郗文珺.中药夏季皮炎洗方治疗多形性日光疹 20 例[J].中国中西医结合杂志,1993(11):695-696.
⑥ 乔建华,等.中药代茶饮用治疗多形性日光疹[J].中华医学美容杂志,1998,4(4):215.
⑦ 徐佳,曲剑华,等.抗敏合剂治疗多形性日光疹的临床研究[J].中华中医药杂志,2013,28(2):523-525.
⑧ 余其斌,等.青蒿琥酯治疗多形性日光疹 50 例[J].中华皮肤科杂志,1999,32(1):55-56.

尿 布 皮 炎

概　述

尿布皮炎又称臀部红斑,为婴儿肛门周围及臀部等尿布遮盖部位发生的接触性皮炎。临床以臀部、阴部等尿布包裹部位起红斑、丘疹、水疱、浸渍、糜烂、流滋为特征。

本病类似于中医"湮尻疮""猴子疳"。

经　验　方

1. 黄连油　紫草 108 克、黄柏 144 克、生地黄 72 克、当归 72 克、虎杖 30 克、大黄 45 克、五倍子 30 克、姜黄 30 克、茶油 1 500 克、凡士林 300 克、蜂蜡 210 克。采用浸煎法。将以上中药饮片加入茶油中,浸泡 1 周,然后加热煎煮,待药略焦,滤掉药渣,熔入凡士林、蜂蜡而成。用温水清洗皮肤,并用棉布擦干,后外涂薄层黄连油于患处,范围比受损皮面略大一些,并轻柔按摩片刻,每日 4 次,疗程 6 日。施为民等用上方治疗 120 例婴幼儿尿布皮炎患者。结果:痊愈 120 例,总有效率 100%。[①]

2. 玉红膏　白芷、紫草、血竭、苦参、乳香、麻油等。涂擦患处,用手指使药物均匀覆盖病变处,全部渗入皮肤,轻度每日 2～3 次,中、重度每日 4～5 次,5 日为 1 个疗程。韩娟等用上方治疗 60 例小儿尿布皮炎患者。结果:痊愈 56 例,显效 3 例,有效 1 例,总有效率 100%。[②]

3. 复方五倍子散　五倍子 50 克、炉甘石 50 克、氧化锌 50 克、薄荷脑 0.75 克、樟脑 0.75 克。取五倍子于 105℃烘 4 小时粉碎成细粉,过 100 目筛,炉甘石、氧化锌分别过 100 目筛;另取薄荷脑、樟脑研磨共熔,将炉甘石、氧化锌、五倍子混合均匀后,用等量递加法加入上述共熔物中,混匀,分装即得。患儿每次上药前均用温水清洗擦干后外用药物,复方五倍子散每次均匀扑于患处,每日 3 次,疗程为 1 周。黄龙用上法治疗 53 例婴儿尿布皮炎患者。结果:痊愈 25 例,显效 18 例,有效 8 例,无效 2 例,总有效率 81.13%。[③]

4. 加味五味消毒饮　金银花 6 克、蒲公英 6 克、菊花 6 克、夏枯草 6 克、紫花地丁 6 克、苦参 6 克、地肤子 6 克、百部 6 克、薄荷 3 克、甘草 3 克。以水 400 毫升煎至 100 毫升服用,每日 1 剂。复渣后洗臀部皮疹,每日 1 次,疗程为 4 日。徐雯用上方治疗 40 例小儿尿布皮炎患者。结果:显效 19 例,有效 18 例,无效 3 例,总有效率 92.5%。[④]

5. 解毒方　蒲公英 6 克、紫花地丁 3 克、川椒 3 克、侧柏叶 3 克、槐花 2 克、芒硝 6 克、苍术 1 克、荆芥 1 克。每次 1 剂,开水闷泡 20～30 分钟,外洗患处。用药前用温开水清洗患处轻轻擦干。每日 3～5 次,连续 3～5 日。韩蕾等用上方治疗 38 例新生儿尿布皮炎患者。结果:痊愈 26 例,有效 12 例,总有效率 100%。[⑤]

6. 复方柏榆散　黄柏 50 克、地榆炭 50 克、陈皮炭 50 克、大黄 50 克。上药碾细,过筛,去渣存末,贮瓶备用。外洗,先用 3‰硼酸溶液清洗患处后用复方柏榆散外擦患处,或将粉末撒在尿布与

① 施为民,等.黄连油治疗婴幼儿尿布皮炎 120 例[J].福建中医药,2015,46(6):59-60.
② 韩娟,等.玉红膏治疗小儿尿布皮炎 60 例临床观察[J].中医儿科杂志,2014,10(1):57-58.
③ 黄龙.复方五倍子散治疗婴儿尿布皮炎 53 例[J].中医外治杂志,2014,23(3):22-23.
④ 徐雯.加味五味消毒饮内外合治小儿尿布皮炎 40 例[J].中医研究,2006,19(2):22-23.
⑤ 韩蕾,等.自拟解毒方治疗新生儿尿布皮炎 38 例[J].中国中医急症,2005,14(5):461.

患处接触处,再将尿布包裹,每日2～3次,疗程为5日。刘福美等用上方治疗123例新生儿尿布皮炎患者。结果:痊愈123例,总有效率100%;疗程最长5日,最短2日,平均3日;复发7例,经沿用上方治疗2～3日,又获治愈。①

单 方

1. 青黛 组成:青黛。用法用量:用温开水局部清洁创面,擦干,用青黛适量撒于创面上,每次大小便后均可应用,次数不限;若创面有溃疡或脓包,可在撒青黛前用红霉素软膏涂于创面,不必用纱布贴敷。5日为1个疗程。临床应用:魏玉姣用上法治疗84例尿布皮炎患者。结果:痊愈69例,好转10例,总有效率94.05%。②

2. 紫草油 组成:紫草100克。制备方法:放置于含芝麻油100克的锅内加热,将紫草炸至焦炭状,取出紫草,将油放入无菌广口瓶中备用。用法用量:用温水清理臀部,擦干,再涂紫草油,或将紫草油涂于消毒纱布上敷盖创面,消毒纱布包扎,每日3次或大小便后外涂。每日3～5次,3日为1个疗程,连用1～3个疗程。临床应用:孔卫华等用上方治疗74例尿布皮炎患者。结果:痊愈70例,好转3例,无效1例,总有效率98.6%。③

3. 海螵蛸 组成:墨鱼骨。用法用量:每次用药前用温开水清洗臀部待干爽后将墨鱼骨研末(或用小匙、刀片刮下呈粉末状),清洗双手后取少量均匀轻涂抹于患处,置换干净、柔软、通气性好的棉布尿布包裹,不用塑料布、化纤类布及市售一次性尿布,轻者每日1～2次,重者每日2～3次,疗程3日。临床应用:杨东明用上方治疗20例新生儿尿布皮炎患者。结果:痊愈20例,总有效率100%。④

4. 马齿苋水剂联合复方甘草油 马齿苋水剂组成:马齿苋30克。用法用量:加水1 000毫升,煮沸后取汁冷却备用。复方甘草油组成:甘草10克、地榆10克。制备方法:上药加植物油100毫升,浸泡一昼夜,文火煎至焦枯,离火滤过,去渣冷却备用。用法用量:于每次换尿布前先用马齿苋水剂外洗局部,后用棉签蘸复方甘草油涂于患处。临床应用:李艳玲用上法治疗82例尿布皮炎患者,疗程为1周。结果:痊愈72例,有效10例,总有效率100%。⑤

5. 松花粉合滑石粉 组成:松花粉60克、滑石粉40克。制备方法:将两药粉掺匀,存放一洁净的医用容器中,治疗时先将患侧洗净、擦干,再用干棉花球蘸取配制好的药粉,拍打外擦患处(有糜烂破损部位应适当多涂),以患处全部拍打外擦为止。每日3～4次,疗程为3日。临床应用:金建明等用上方治疗72例尿布皮炎患者。结果:痊愈65例,有效5例,无效2例,总有效率97.22%。全部病例均未发生不良反应。⑥

6. 三子油 组成:山茶子、蛇床子、苍耳子。制备方法:取上药各适量,按植物油的提取方法提取,过滤,取上清液装瓶备用。用法用量:以温水洗净创面后拭干,用棉签蘸三子油均匀涂抹创面,以后每次小便或大便后即用温水洗净涂抹三子油1次,3日为1个疗程。临床应用:何仁亮用上方治疗121例婴儿尿布皮炎和肛周皮炎患者。结果:痊愈119例,显效2例,总有效率100%。⑦

中 成 药

1. 川百止痒洗剂 组成:苦参、西河柳、蛇床子、艾叶等16味(北京贞玉民药业有限公司生产)。用法用量:患儿保持患处干燥、清洁,每次

① 刘福美,等.复方柏榆散加3%硼酸液治疗新生儿尿布皮炎123例[J].安徽中医临床杂志,2003,15(2):94.
② 魏玉姣.青黛外敷治疗尿布皮炎84例[J].中医外治杂志,2010,20(6):31.
③ 孔卫华,王茹慧.紫草油治疗尿布皮炎74例疗效观察[J].山西中医,2005,21(2):54.
④ 杨东明.海螵蛸外用治疗新生儿尿布皮炎20例[J].中国社区医师,2002(8):42.
⑤ 李艳玲.中药治疗尿布皮炎82例[J].新中医,2001,35(11):56-57.
⑥ 金建明,等.松花粉合滑石粉外用治疗尿布皮炎[J].中医外治杂志,2000,9(5):51.
⑦ 何仁亮.三子油治疗婴儿尿布皮炎和肛周皮炎121例[J].湖南中医杂志,1998,14(6):57.

大小便后及时用温水清洗外阴及臀部、擦干皮肤，及时更换透气性好的干净尿布。稀释8倍后涂抹在患处，每日2次，5日为1个疗程；再外用炉甘石洗剂，最后外用复方龙胆紫糊。临床应用：汪春蕾等用上方治疗72例婴儿尿布皮炎患者。结果：痊愈48例，显效21例，有效3例，总有效率95.83%。①

2. 冰黄肤乐软膏　组成：大黄、姜黄、硫磺、黄芩、甘草、冰片、薄荷脑(西藏芝芝药业有限公司生产)。功效：清热解毒，杀菌消炎，止痒润燥。用法用量：所有患者每次大小便后用温水清洗臀部，使皮肤保持干燥清洁，将冰黄肤乐软膏均匀涂于患处皮肤上，轻轻揉搓、按摩，每日3次，疗程为1周。临床应用：尹国红等以上方治疗64例婴儿尿布皮炎患者。结果：痊愈38例，显效14例，有效10例，无效2例，总有效率81.3%；起效时间一般为3日，大部分患儿1个疗程取得满意疗效。②

3. 湿润烧伤膏　组成：黄连、黄柏、黄芩、地龙、罂粟壳等(汕头市美宝制药有限公司生产)。功效：清热解毒，祛腐生肌，止痛。用法用量：用1‰新洁尔灭(苯扎溴铵)溶液局部消毒创面，无菌纱布沾干，以无菌棉棒将湿润烧伤膏均匀涂于创面，厚度薄于1毫米，后用单层纱布贴敷，每日3次。每次换药前，需将创面上的药物和液化物拭去，用1‰新洁尔灭溶液消毒后，暴露创面用药。5日为1个疗程。临床应用：孙笃玲等以上法治疗28例尿布皮炎患者。结果：痊愈20例，好转7例，无效1例，总有效率96.43%。注意事项：因新生儿皮肤薄嫩，故涂抹时动作要轻柔，以免损伤皮肤。③

4. 马应龙麝香痔疮膏　组成：麝香、牛黄、珍珠、琥珀、硼砂、冰片、炉甘石等。功效：清热解毒，祛腐生肌。用法用量：患儿每次大小便后，用清水清洗患处，并用柔软纱布或毛巾吸干水分，将马应龙麝香痔疮膏直接涂于患处，每日3～4次，连续用药3日为1个疗程。临床应用：杨增芳等用上方治疗120例小儿尿布皮炎患者。结果：痊愈118例，显效2例，治愈率98.3%。④

5. 京万红烫伤膏　组成：地榆、栀子、大黄、冰片等。功效：清热解毒，消炎止痒，生肌。用法用量：患处洗净擦干，然后均匀涂擦京万红烫伤药膏一层，覆盖皮损面，每日换药1次。注意勤换尿布，保持局部干燥。疗程为1周。临床应用：吉水合用上方治疗30例新生儿尿布皮炎患者。结果：痊愈30例，轻症需1～3日，重症需5～7日，总有效率100%。⑤

① 汪春蕾,等.川百止痒洗剂联合复方龙胆紫糊治疗婴儿尿布皮炎疗效观察[J].湖北中医杂志,2015,37(8)：37-38.
② 尹国红,等.冰黄肤乐软膏治疗婴儿尿布皮炎64例疗效观察[J].光明中医,2009,24(11)：2136.
③ 孙笃玲,等.湿润烧伤膏治疗尿布皮炎28例[J].中医外治杂志,2008,17(4)：33.
④ 杨增芳,等.马应龙麝香痔疮膏治疗小儿尿布皮炎120例[J].陕西中医,2005,26(3)：224-225.
⑤ 吉水合.京万红烫伤膏外敷治疗新生儿尿布皮炎30例[J].中医外治杂志,1998,7(2)：36.

鸡　眼

概　述

鸡眼俗称肉刺，是足部皮肤局限性圆锥状角质增生性损害，《诸病源候论》中称本病为"肉刺"，是皮肤科常见的疾病，多发生于长久站立或行走的人群中，摩擦及压迫为诱因。临床表现角质增生产生硬结，大多生于足底，色黄白，在站立或行走时有疼痛感。

该病目前常见的疗法有物理治疗（CO_2激光或冷冻）、腐蚀性药物治疗以及外科手术切除等，各种治疗方法有各自的优点及缺点。如用水杨酸治疗时，患处疼痛较为剧烈并伴有腐蚀正常皮肤等表现，效果不理想，易复发；物理治疗及外科手术治疗设备及费用要求较高，创面较大，恢复时间长。

鸡眼在中医属于皮肤病的范畴，而中医治疗鸡眼以中医理论及经络循行为依据，选择相应的药物及穴位，从而达到行气疏滞、活血止痛、化瘀软坚、清热利湿化痰的作用，配合中药、针灸治疗，疗效显著。

经　验　方

针刺结合外敷　局部常规消毒，用1寸毫针快速刺进鸡眼中心，捻转数下，留针30分钟。起针后取鲜葱白10克捣烂外敷患处，包扎固定。5次为1个疗程。李慧霞等用上法治疗26例鸡眼患者。结果：治愈23例，好转3例，有效率100%。[1]

单　方

1. 鸦胆子仁　组成：鸦胆子仁。用法用量：温水浸泡患处，将患处软化角质层剥除，鸦胆子仁碾碎敷上。2～3日更换1次，5～7次即可。[2]

2. 红地粉　组成：藏红花、地骨皮。用法用量：磨粉混合，治疗时，用食用醋或小麻油将红地粉末调成糊状，患处常规消毒后，用调制好的红地糊外敷鸡眼处，最后用敷贴胶布固定，每日更换1次。7日为1个疗程，治疗2个疗程，最长4个疗程后评价治疗效果。临床应用：陈津津等用上方治疗34例鸡眼患者。结果：痊愈17例，有效9例，无效8例，总有效率76.47%。[3]

3. 鼠妇　组成：鼠妇。用法用量：先将患部以热水浸泡，用刀刮去表皮的角质层，然后将洗净的鼠妇大者1个、小者数个直接贴在患部，爪朝下，背朝上，用玻璃纸及胶布固定，每日换药3～4次。临床应用：田学等用上方治疗102例鸡眼患者。结果：痊愈43例，好转50例，无效9例，总有效率91.18%。[4]

4. 蜂胶　组成：蜂胶。用法用量：先用热水将患处浸泡约30分钟，浸泡过程中不断加入热水以维持温度，待患处皮肤软化后，先采用常规方法刮削鸡眼的外部角质层，然后用消毒棉擦净并晾干患处，将事先准备好的蜂胶捏成比患处略大的蜂胶饼，饼厚2～3毫米，敷贴在刮削去外部角质层的患处，再用纱布固定蜂胶饼进行敷贴治疗，3～5更换1次，连续使用3～5次。临床应用：

① 李慧霞，等.中蒙医结合治疗鸡眼26例[J].中国民族医药杂志，2015(5)：36.
② 姜秋英，等.治疗鸡眼验方[J].中国民间疗法，2018,26(7)：7.
③ 陈津津，等.红地粉外敷治疗鸡眼的临床疗效观察[J].中西医结合研究，2014,6(3)：153,155.
④ 田学，等.鼠妇外敷治疗鸡眼106例[J].河南中医，2012,32(5)：627.

王启发等用上方治疗 17 例鸡眼患者。结果：痊愈 17 例,总有效率 100%。注意事项：敷贴治疗期间,患处不能沾水。[①]

5.蜈蚣粉　组成：蜈蚣粉。制备方法：蜈蚣数条焙干,研成细粉,装玻璃瓶内,密封瓶口备用。用法用量：用 45℃～50℃温水泡足 15～20 分钟,水温以不烫足为好,水温下降应更换热水,用刀除去硬加角质层,使鸡眼露出,撒上蜈蚣粉少许,再抹上凡士林,直接贴上胶布,7 日为 1 个疗程,7 日后剥去胶布,用热水将足浸泡擦洗,即可脱落,或用镊子拔去或用刀除去即可。临床应用：朱振堃用上方治疗 35 例鸡眼患者。结果：痊愈 33 例,显效 2 例,总有效率 100%。[②]

中 成 药

樟丹膏　组成：樟脑、柳酸、普鲁卡因、酒精。用法用量：外敷患处 3～7 日,周围正常组织用胶布保护,药物以尽能遮盖鸡眼部,用胶布加压固定。敷药次数视局部情况而定,一般 3～4 日更换,2～4 次后待其脱落。临床应用：刘连芳用上方治疗 5 例鸡眼患者,总有效率为 100%。[③]

① 王启发,等.蜂胶治疗鸡眼 17 例[J].时珍国医国药,2008,19(9)：2277－2278.
② 朱振堃.蜈蚣粉治疗鸡眼 35 例临床分析[J].中国临床医生,2006,34(3)：50.
③ 刘连芳.樟丹膏治疗疣及鸡眼 20 例[J].江西中医药,2006(12)：26.

冻　疮

概　述

　　冻疮是因长时间承受寒冷刺激而引致,其症多见于手足、颜面等暴露部位,患处先呈苍白,渐见红色至紫红色的斑疹、丘疹或斑块,自觉烧灼痒痛,甚则局部瘙痒麻木,被记载名为冻风,冻瘃。随着人们生活水平的日益提高,其发病率已明显下降。寒冷时节,寒区人民易出现冻疮。注意冻疮出现后不要立刻用热水浸泡,以免发生烫伤,应该使用温水37℃(接近体温温度)。浸泡后,应该避免再次暴露在寒冷及潮湿的环境中发生二次损伤,尽可能保持在温暖的空气中(如有空调或暖气的房间)。

　　本病属中医"冻风""冻裂烂""冻疮"等范畴。发生于受寒后,易发于手足、面颊、耳郭等末梢部位。皮损表现为边缘鲜红,中央青紫,触之冰冷,压之褪色,去压后恢复较慢,自觉局部有胀感、瘙痒,遇热后更甚,严重者可有水疱,破溃后形成溃疡、经久不愈。病因病机为寒邪或夹湿邪,客于肌表,超出人体适应能力,影响肌表气血运行,致气血凝滞,气血循环失职,瘀血留滞。

辨　证　施　治

1. 胡献国分4型

　　(1)气滞血瘀型　症见患处红肿、胀痒、质硬,夜卧遇热尤甚,肢端不温;舌红,苔薄白,脉沉细。治宜温经散寒、活血通络。方用当归四逆汤加味:当归10克、桂枝10克、白芍10克、干姜10克、党参10克、白术10克、制附片10克、姜黄10克、炙甘草5克、细辛5克、通草5克、吴茱萸5

克、艾叶5克、大枣5个。每日1剂,水煎服。取上药药渣,再次水煎取汁,放入浴盆中,加温水适量浸洗患处,每日2次。配合红灵酒:当归10克、肉桂10克、红花5克、川椒5克、细辛5克、干姜5克。上等白酒或75%乙醇100毫升,密封浸泡1周后即成,洗浴后取适量,用棉签蘸药液外擦患处,每日2次。

　　(2)寒凝血瘀型　症见形寒肢冷,颜色苍白,继而红肿,有灼痛或瘙痒,麻木,或出现水疱、肿块,皮色紫暗,感觉迟钝或消失;舌淡苔白,脉弦细。治宜温阳散寒、调和营卫。方用荆芥苏叶桂枝汤:荆芥50克、紫苏叶15克、桂枝15克。或用葱须茄根汤:葱须120克、茄根120克。每日1剂,将诸药择净,加水2 000~3 000毫升,浸泡5~10分钟后,再用文火煮沸3~5分钟后,去渣取汁,置浴盆中,先熏洗患处,待温度适宜时足浴,每日1~2次,连续使用1周。

　　(3)寒盛阳衰型　症见寒战,四肢厥冷,倦怠,嗜睡,呼吸微弱;舌淡苔白,脉沉细弱。治宜回阳救逆、温通血脉。方用桂附煎剂:桂枝50克、附子20克、红花20克、荆芥20克、紫苏叶20克。或用干姜附桂汤:干姜15克、附子15克、肉桂15克。每2日1剂,诸药择净,放入浴盆中,加水3 000毫升,水煎取汁,候温时足浴,每日2次,10日为1个疗程,连续2个疗程。

　　(4)瘀滞化热型　症见患处暗红肿胀,甚则灼如腐溃,脓水淋漓;恶寒,发热,口干;舌红,苔黄,脉弦数。治宜清热解毒、理气活血。方用加味四妙勇安汤:玄参90克、金银花90克、当归60克、甘草30克、黄芪15克、紫花地丁15克、蒲公英15克、延胡索15克、乳香15克、没药15克。或用二丹红花汤:牡丹皮30克、紫丹参30克、红花 30 克、延胡索 30 克、金银花 30 克、白花蛇舌草 30 克、七叶一枝花 30 克。每日 1 剂,将诸药择净,放入药罐中,加清水适量,浸泡 5～10 分钟后,水煎取汁,待温度适宜时足浴,每日 2 次,每次 20～30 分钟。7 日为 1 个疗程,连续使用 1～2 个疗程。[1]

2. 万海超等分 3 证

本病初起以寒凝血瘀证为主,破溃则寒化热毒证多见,溃久不敛为气血不足证。

(1) 寒凝血瘀证 治宜温经散寒、养血通脉。方用当归四逆汤加减:当归 9 克、桂枝 9 克、白芍 15 克、细辛 3 克、炙甘草 6 克、通草 3 克、生姜 9 克、红枣 15 克。随症加减:血瘀甚者,可加黄芪、丹参、红花。

(2) 寒盛阳衰证 治宜回阳救脱、散寒通脉。方用四逆加人参汤加味:制附子(先煎)15 克、干姜 9 克、人参 6 克、炙甘草 6 克。

(3) 寒凝化热证 治宜清热解毒、活血止痛。方用四妙勇安汤加味:金银花 18 克、玄参 15 克、当归 12 克、甘草 6 克。随症加减:热重者,加黄柏、知母、泽泻;血瘀明显者,加桃仁、红花、虎杖。[2]

经 验 方

1. 补阳还五汤加减 黄芪 45 克、赤芍 30 克、当归 12 克、川芎 9 克、桃仁 9 克、红花 6 克、川牛膝 12 克、浙贝母 9 克。随症加减:平素畏寒肢冷者,加桂枝 9 克、生姜 6 克;有水疱,甚则溃烂者,加皂角刺 15 克、苍术 15 克、紫草 15 克。每日 1 剂,水煎,分 2 次早晚饭后半小时服,3 日为 1 个疗程,用药 1～3 个疗程。岑迎东用上方加减治疗 34 例冻疮患者。结果:治愈 26 例,好转 6 例,未愈 2 例,总有效率 94.1%。[3]

2. 中药搽剂 当归 9 克、花椒 6 克、肉桂 3

克、红花 3 克、樟脑 3 克、细辛 3 克、干姜 3 克。一同加入 500 毫升 75%乙醇中密封泡 3 个月以上备用。治疗时,取少许浸泡液外擦患处,轻揉局部致皮肤潮红为止,每日 3～4 次,3～4 周为 1 个疗程。可连续 1～2 个疗程。胡田桂用上方治疗 126 例冻疮患者。结果:102 例治愈,好转 16 例,无效 8 例,总有效率 93.66%。[4]

3. 自拟方 丁香 50 克、肉桂 50 克、细辛 15 克、五倍子 50 克、冰片 25 克。加 75%乙醇 250 毫升,浸泡 5 日备用。用药液涂擦患处,以使局部皮肤发热为度,冻疮如有溃破,亦可使用,但只涂不擦。每日 3 次,5 日为 1 个疗程。Ⅱ度以上患者,可加用山莨菪碱注射液涂擦患处,每日 1 次。温经通络,消肿止痛。吴文花等用上方治疗 295 例冻疮患者。结果:治疗 1 个月,痊愈 164 例,显效 93 例,有效 32 例,无效 6 例,总有效率 98%;1 年后随访 245 例中复发 16 例,以Ⅱ度冻疮复发率为高。[5]

4. 中药冲剂 肉桂 10 份、麦芽 10 份、花椒 3 份、细辛 1 份、艾叶 10 份、黄柏 3 份、明矾 3 份、甘草 8 份、樟脑 2 份。上药烘干研末,每包 30 克,每次取 1 包加沸水 2 000 毫升搅匀,先将患部置水上方熏,待水温在 60℃左右时,将患肢浸泡到药液中 20～30 分钟,每日 2 次,7 日为 1 个疗程。谢满生等用上方治疗 182 例冻疮患者。结果:痊愈 102 例,好转 76 例,无效 4 例,总有效率 97.8%。[6]

5. 当归四逆汤加减 当归 10 克、芍药 10 克、桂枝 6～10 克、细辛 3～8 克、木通 6 克、炙甘草 6 克、大枣 15 克。随症加减:伴胃寒、手足冰冷和青紫明显者,加吴茱萸 6～10 克、干姜 6～10 克、附子 6～10 克;伴冻疮斑块、结节或冷性脂膜炎者,加鸡血藤 10～15 克、丹参 10～15 克、夜交藤 10～15 克;有水疱、红肿溃烂者,加野菊花 10～15 克、马勃 10～15 克、生薏苡仁 10～15 克、白术 10～15

① 胡献国.寒冬至冻疮生,内服外用效果显[J].医师在线,2018(35):39-40.
② 万海超,等.中医对冻疮的辨证论治[J].亚太传统医药,2010,6(6):52-53.
③ 岑迎东.补阳还五汤化裁治疗冻疮 34 例[J].实用中医药杂志,2006,22(11):682.
④ 胡田桂.中药搽剂防治冻疮 126 例疗效分析[J].中国实用乡村医生杂志,2005(12):44.
⑤ 吴文花,等.中西医结合治疗冻疮 295 例[J].中国民间疗法,2000,8(12):11-12.
⑥ 谢满生,等.中药冲剂熏泡治疗冻疮 182 例[J].人民军医,1992(10):66.

克;痒剧,加白鲜皮 12 克、刺蒺藜 12 克;病变位于下肢,加防己 22 克、牛膝 22 克。每日 1 剂,早晚各煎服 1 次,每次 150～250 毫升。药渣加水 2 000 毫升煎后热敷或洗涤患处,每日 2 次,每次 15～20 分钟。除溃烂处涂擦抗生素软膏外,一般不再内服和外用其他药物。7 剂为 1 个疗程。可连服 1～4 个疗程,每个疗程判定疗效 1 次。谭升顺等用上方加减治疗 54 例冻疮患者,总治愈率为 85.2%,总有效率为 100%。复发者于来年天气转冷前服用当归四逆汤,可预防本病的复发或减轻复发症状。[1]

6. 桂枝汤加减　川桂枝 10 克、赤白芍各 10克、炙甘草 6 克、生姜 6 片、大枣 12 枚、黄酒(后入)15 克。随症加减:寒重局部痒痛甚者,加麻黄、细辛;气虚神疲乏力,加生黄芪;阳虚畏寒者,加附子、细辛,并重用川桂枝至 20 克;血瘀重,局部紫暗者,加丹参、红花;溃烂者,兼用麻油调马勃粉外敷。以 5 剂为 1 个疗程。每剂煎三汁,一、二汁内服,第三汁浸洗患处(已溃破者洗擦疮口周围)。黄景等用上方加减治疗 43 例冻疮患者。结果:治疗 1 个疗程痊愈 13 例,2 个疗程痊愈 24例,3 个疗程痊愈 5 例,另 1 例因疮面较大,溃烂严重,于 5 个疗程获愈。[2]

单　方

大黄甘草液　组成:甘草 50 克、大黄 50 克。用法用量:加水 4 000 毫升,煎沸 30 分钟后,去药渣,取药液,冷却 50℃～60℃。将病灶部位先用温水洗净,然后再用上方浸泡病灶 20 分钟,每晚 1次。每剂药液使用 1 周。马文秀用上方治疗 100例冻疮患者。结果:Ⅰ度冻疮 59 例,均在 10 日内治愈;Ⅱ度冻疮 32 例,均在 15 日内治愈;Ⅲ度冻疮 9 例,均在 25 日内治愈。[3]

① 谭升顺,等.当归四逆汤加减治疗冻疮 54 例[J].陕西中医,1986,7(12):550-551.
② 黄景,等.桂枝汤加减治疗冻疮 43 例[J].四川中医,1985(1):20.
③ 马文秀.大黄甘草液治疗冻疮 100 例临床观察[J].中国农村医学,1987(12):33.

手 足 皲 裂

概　述

手足皲裂是较为多见的一种皮肤病，每在冬季气候干燥时易发，天气渐暖逐渐痊愈，有些地区称裂口或龟裂。多因手足部常受机械性或化学性刺激，加之冬季气候寒冷，外界湿度较低，跖部皮肤无皮脂腺分泌而导致皮肤干燥；同时皮肤角质层增厚，角质层内水分降低，当人们运动时手足极易发生皲裂。手足皲裂易发于室外工作者、以水浸泡手足作业者和老年人，此外，手足部患有真菌（手足癣）感染、湿疹者也易罹患。本病好发于手足、指尖、手掌、足跟或足外缘处，尤以拇指、食指多见，有时指关节面、肘后亦可见到。轻者表现为皮肤干燥和增厚，且增厚的皮肤上顺皮纹方向出现深浅、长短不一的裂纹，但不觉疼痛；严重者裂纹加深，直至皮下组织，疼痛剧烈，并在碰撞后出血，有时可继发感染。足跟皲裂较深时，疼痛难忍，有时会影响行动。皲裂按其轻重可分为三度：Ⅰ度皮肤有皲裂，但仅达表皮，无出血及疼痛；Ⅱ度皮肤干燥，裂隙由表皮深入真皮，有轻度刺痛，但不出血；Ⅲ度皮肤干燥，裂隙由表皮深入真皮和皮下组织，有出血、触痛和灼痛。

手足皲裂病名源于《诸病源候论》，又名"皲裂疮""裂口疮""手足破裂""干裂疮"等。中医认为，本病的发生主要是由于肌肤被风寒所逼，凝滞血脉或素体血虚，肌肤荣润不足，复感风寒燥冷之气而致血脉阻滞，肌肤失养，皮肤枯槁而成。《诸病源候论·手足皲裂候》记载"皲裂，肌肉破也，言冬时触冒风寒，手足破，故谓之皲裂"。

辨 证 施 治

1. 血虚风燥证　症见皮肤干燥，掌跖角化过度，增厚，皲裂，疼痛，出血，舌质淡红，苔薄白，脉细缓涩。治宜活血通络、温经散寒、养肌润燥。

（1）愈皲凝胶　人参、白及、甘草。按照1∶1∶1的比例混合，将上药烘干研细末，过120目筛，加入卡波姆适量作为辅料，加热搅拌调成凝胶。先以温热水洗泡手足局部5～10分钟，然后将愈皲凝胶轻轻涂抹至皲裂局部，每日3次，涂抹药物后皲裂局部尽量减少摩擦，并避免接触酸、碱、有机溶剂。以上用药方法连续用药2周为1个疗程，共观察2个疗程。临床观察：苏宪英等用上方治疗31例血虚风燥证手足皲裂症患者。结果：痊愈12例，显效10例，有效7例，无效2例，总有效率93.55%。[①]

（2）自拟方　当归20克、生地黄20克、牡丹皮15克、赤芍15克、麦冬15克、蝉蜕15克、黄柏15克、防风15克、荆芥15克、地肤子20克、苦参15克、白鲜皮25克、僵蚕10克、甘草10克。每日1剂，水煎，早晚温服。7日为1个疗程，连续观察4个疗程，4个疗程后评价其临床疗效。治疗期间均需忌辛辣腥发刺激饮食，勿接触香皂、洗衣粉、柴油、汽油、洗衣液、胶皮类制品。临床观察：马林用上方治疗60例血虚风燥证手足皲裂症患者。结果：治愈25例，显效28例，无效7例，总有效率88.34%。[②]

① 苏宪英,等.愈皲凝胶治疗手足皲裂症31例临床观察[J].中国民族民间医药,2015,24(24):61-62.
② 马林.自拟中药汤剂治疗手足皲裂症60例临床观察[C]//中华中医药学会外科分会.2011年中医外科学术年会论文集.上海:中华中医药学会,2011:396-398.

2.血滞阻脉,肤失濡养 治宜活血通络、祛风解毒。方用紫草润肌膏:当归500克、紫草100克、黄精500克、冰片20克、白凡士林30千克。先用白凡士林油炸当归、紫草,去渣后加入冰片。可擦于患部,每日1～3次。临床观察:杜仲用上方治疗114例血滞阻脉、肤失濡养手足皲裂患者。结果:治愈70例,有效38例,无效6例,治愈率61.42%,总有效率94.74%。[①]

3.气滞血瘀型 治宜祛风散寒。药用羌活150克、防风150克、荆芥150克、白芷90克、细辛15克、白鲜皮150克、山奈150克、威灵仙30克、生首乌120克、当归180克、生甘草60克、肉桂20克。上药混合粉碎,过80目筛,用药时先用热水适量浸泡双侧手或足30分钟后,将手或足擦干,取药粉30克,以凡士林烊化调和均匀,外擦患处,每日1次,连用10日为1个疗程。临床观察:李品金用上方治疗109例气滞血瘀型手足皲裂患者。结果:治疗1个月后,治愈52例,有效47例,无效10例,总有效率90.1%。[②]

4.风寒凝滞,兼感湿邪 症见肌肤失养,皮肤枯槁,兼感湿邪者,湿性重浊,侵于肌表则秽浊不清,致肥厚、角化。治宜养血收敛、生肌祛湿。方用白及汤:白及30克、川槿皮30克、苦参30克、川椒30克、白鲜皮30克、川黄连10克、蛇床子30克、鸡血藤10克。以上药温泡手足,每次15分钟,每日2次,7日为1个疗程。临床观察:王曦等用上方治疗40例风寒凝滞兼感湿邪手足皲裂患者。结果:治愈28例,显效8例,无效4例,总有效率90%。其中Ⅰ度16例全部治愈,Ⅱ度13例中治愈10例、显效2例、无效1例,Ⅲ度11例中治愈2例、显效6例、无效3例。[③]

5.血虚寒凝型 症见手足厥寒,脉细。方用当归四逆汤:当归、桂枝、白芍、细辛、通草、大枣、炙甘草。水煎取450毫升左右,分早午晚温服。临床观察:郭丕春用上方治疗54例血虚寒凝型皲裂患者。结果:治愈50例,无效3例,终止治疗1例,治愈率93%;平均连续用药为9剂。[④]

经 验 方

1.润肤防裂膏 白及5克、白芷5克、白鲜皮5克、硫黄10克、黄蜡10克、地骨皮10克、冰片10克。上药研细末,用猪脂(肥肉)半斤煎化后,与药末搅拌均匀,放凉后装瓶备用。使用时将患处用温水洗净擦干,然后以药膏涂擦患处,用火微烤,每日1～2次,一般连用3～5日可愈。[⑤]

2.活血祛风润肤汤1 明矾9克、柏子仁30克、皂角刺15克、五加皮30克、地骨皮20克、红花30克、荆芥15克、防风15克。取水1000毫升煎汁至500毫升外洗,每次外洗时间约为30分钟,每日2次,14日为1个疗程。治疗过程中,禁止接触刺激性溶液,忌辛辣食物。刘丽云用上方治疗50例手足皲裂患者。结果:治愈26例,显效14例,有效7例,无效3例,总有效率94%。[⑥]

3.皲裂润肤汤配合针灸 红花20克、金银花20克、荆芥9克、防风9克、苦参30克、当归20克、桃仁10克、秦艽10克、徐长卿10克。上药加水3000～4000毫升,浸泡半小时,大火烧开改文火煎煮20分钟,待温,再倒入盆中泡洗患部,每日2次,每次20～30分钟,每剂用2日。另外配合针灸,进针得气后,采用平补平泻手法,取穴主要是肺经和阳明经穴,然后再配合其他经辨证取穴,如尺泽、曲池、合谷、足三里、太溪、太渊、三阴交等。每日1次,10日为1个疗程,一般1个疗程即愈,严重的需要2～3个疗程,愈后不复发。每次取4～5穴,疗程间隔3～4日。马萍等用上法治疗

① 杜仲.紫草润肌膏治疗手足皲裂症114例报告[C]//第四次全国民间传统诊疗技术与验方整理研究学术会.第四次全国民间传统诊疗技术与验方整理研究学术会论文集.开封:中华中医药学会,2011:149.
② 李品金.自制方治疗手足皲裂[J].湖北中医杂志,2010,32(5):78.
③ 王曦,等.自拟白及汤治疗手足皲裂40例疗效观察[J].中国临床医生,2008,36(11):61.
④ 郭丕春.当归四逆汤治疗皲裂54例[J].时珍国医国药,2005,16(12):1286.
⑤ 郭旭光.润肤防裂膏治手足皲裂[J].江苏卫生保健,2018(11):27.
⑥ 刘丽云.活血祛风润肤汤外洗治疗手足皲裂疗效分析[J].实用中医药杂志,2016,32(5):399-400.

41例手足皴裂患者。结果：治愈35例,好转6例,有效率100％。[1]

4. 中药洗剂　陈皮30克、金毛狗脊30克、五倍子15克、苍耳子1克、金钱草15克。加适量水,煎后取汁,待温后泡洗患处,每次20分钟,每日2次。洗后早上外涂复方乳酸乳膏,晚上外涂肝素钠乳膏。2周为1个疗程。侯兆明用上法治疗60例手足皲裂患者。结果：痊愈36例,显效19例,好转5例,总有效率91.67％。[2]

5. 中药熏洗方　透骨草30克、红花10克、威灵仙30克、王不留行30克、白及30克、黄精30克、乌梅20克。每日1剂,将上述药物用3 000毫升的水浸泡30分钟,武火煮沸后改用文火煎至药液剩至1 000毫升,滤渣倒入盆中,嘱患者先趁热熏蒸病变部位,待药液温度降至38℃～41℃时将手、足放入盆中浸泡15～20分钟,早晚各1次。熏洗后外擦尿素软膏。何斌用上法治疗48例手足皲裂患者5日。结果：治愈37例,好转11例,总有效率100％。[3]

6. 自制方　羌活150克、防风150克、荆芥150克、白芷90克、细辛15克、白鲜皮150克、山奈150克、威灵仙30克、生首乌120克、当归180克、生甘草60克、肉桂20克。上药烘干混合粉碎,过80目筛后,将药粉装入瓶中备用。用时先用热水适量浸泡双侧手或足30分钟后,将手或足擦干,取药粉30克,以凡士林烊化调和均匀,外擦患处。每日1次,连用10日为1个疗程。李品金用上法治疗109例手足皲裂。结果：治愈52例,有效47例,无效10例,总有效率90.1％。[4]

7. 金黄散改良方　姜黄粉5克、大黄粉5克、黄柏粉5克、白芷粉5克、陈皮粉2克、甘草粉2克、苍术粉2克、川厚朴粉2克、天花粉10克、地龙15克。使用时将药粉用纱布包好,放入装100

克凡士林的容器,加热2小时,放冷均匀涂在患处,每日2次,7日为1个疗程。曾珠等用上法治疗59例皮肤皲裂患者。结果：痊愈44例,显效14例,无效1例,总有效率98.3％。[5]

8. 玉竹汤　玉竹50克、白及20克、红花10克、当归20克、艾叶10克等。随症加减：伴手足癣,加苦参30克、蛇床子20克、白鲜皮15克、枯矾15克;伴湿疹,加苦参30克、薏苡仁20克;掌跖角化病,加侧柏叶15克;痒,加百部30克。加水2 000毫升,煎开后文火煎20分钟,将药汁倒入盆中,放温后浸泡病损处10分钟,外涂白及膏(自制),每日1次,药渣第2日复煎1次,3剂为1个疗程。孙文娥等用上方加减治疗54例皲裂患者。结果：痊愈34例,好转18例,未愈2例。[6]

9. 中药浸泡联合白草油　外用方：白及20克、苦参30克、白鲜皮30克、土茯苓30克、鸡血藤30克。加水2 000毫升浸泡20分钟,文火煮20分钟,温洗手足,每次15分钟。白草油：甘草50克、白及20克。共研成粗粉末,放置瓶中加75％乙醇浸泡7日,滤出,加入等量纯甘油混匀,贮瓶备用;除去污垢,剪去硬皮,拭干,然后涂上白草油,每日3次,10日为1个疗程。Ⅰ度患者治疗1～2个疗程,Ⅱ度患者治疗2～3个疗程,Ⅲ度患者均治疗3个疗程以上。王丽冬等用上方治疗50例手足皲裂患者。结果：治愈35例,显效13例,无效2例,总有效率96％。[7]

10. 外洗方　龙胆草30克、白鲜皮30克、苦参30克、土茯苓30克、黄柏20克。水煎煮40分钟,去渣取汁待水温适中时,进行浸泡外洗25分钟,每日1～2次。15日为1个疗程,连用2～3个疗程。钟惠军等用上方治疗31例手足皲裂患者。结果：30日后治愈22例,好转3例,无效6例,总有效率81％。[8]

① 马萍,等.中药外洗配合针灸治疗手足皴裂41例[J].中医临床研究,2012,4(5)：47-48.
② 侯兆明.中药外洗联合复方乳酸乳膏和肝素钠乳膏外涂治疗手足皲裂60例[J].中国中西医结合皮肤性病学杂志,2012,11(3)：177.
③ 何斌.中药熏洗治疗手足皲裂48例疗效观察[J].湖南中医杂志,2012,28(4)：67-68.
④ 李品金.自制方治疗手足皲裂[J].湖北中医杂志,2010,32(5)：78.
⑤ 曾珠,等.金黄散改良方治疗皮肤皲裂的临床观察[J].现代医院,2009,9(11)：45-46.
⑥ 孙文娥,等.玉竹汤外洗治疗皲裂的疗效观察[J].辽宁中医杂志,2006,33(1)：72.
⑦ 王丽冬,等.中药浸泡白草油外擦治疗手足皲裂50例[J].四川中医,2006,24(9)：85.
⑧ 钟惠军,等.中药外洗方治疗汗疱疹手足皲裂性皮肤病108例探讨[J].新疆中医药,2005,23(6)：17-18.

11. 外敷方1 当归 20 克、白芍 20 克、丹参 20 克、桃仁 15 克、红花 15 克、赤芍 15 克、薏苡仁 20 克、金银花 20 克、白鲜皮 20 克、甘草 10 克、公英 30 克、首乌 20 克、苦参 20 克、百部 20 克。加水 1 500 毫升，煎取 1 000 毫升，再加水 1 000 毫升，煎取 500 毫升，将两次煎液混合，分为 3 份，每份用 1 次。将患处浸泡于温热的药液中 20～30 分钟，每日 1 次，10 日为 1 个疗程，共治疗 2 个疗程。活血养血润肤。崔鸿峥用上方治疗 33 例手足皲裂患者。结果：痊愈 28 例，好转 4 例，无效 1 例，痊愈率 84.8%，总有效率 96.97%。①

12. 活血祛风润肤汤2 防风 15 克、荆芥 15 克、红花 30 克、地骨皮 20 克、五加皮 30 克、皂角刺 15 克、柏子仁 30 克、明矾 9 克。水煎外洗，每次 30 分钟，每日 2 次，2 周为 1 个疗程。伴发真菌感染者可选用达克宁霜（硝酸咪康唑霜）外擦，每日 2 次；皲裂较重者外用复方水杨酸软膏，每日 1 次；皮肤粗糙者外用尿素软膏，每日 2 次。1～2 个疗程后停药观察 1 年以确定疗效。段振宁等用上法治疗 81 例手足皲裂患者。结果：痊愈 21 例，显效 44 例，有效 10 例，好转 3 例，无效 3 例，总有效率 93.58%。②

13. 养血润肤汤联合麦白膏 养血润肤汤：黄芪 15 克、生地黄 15 克、熟地黄 15 克、当归 12 克、川芎 12 克、麦冬 12 克、刺蒺藜 30 克、夜交藤 30 克、白芍 10 克、桂枝 10 克、甘草 9 克。随症加减：阴津亏甚者，加黄精 10 克、枸杞子 12 克；阳虚气弱者，加党参 15 克、淫羊藿 15 克。每日 1 剂，水煎服，10 日为 1 个疗程。药渣煮过后浸泡手足 20～30 分钟，浅表霉菌感染者洗药中加入地肤子 30 克、皂角刺 30 克。麦白膏：麦冬 30 克、白及粉 30 克、白矾粉 30 克、紫草油 10 克。麦冬浸泡变软后捣烂，加白及粉、白矾粉、紫草油，混入凡士林 80 克，调成糊状，制好备用。待皮损处用药液浸泡后

均匀涂抹，纱布固定，再用一次性手套或脚套封包，每晚更换 1 次。孙通华用上方加减治疗 42 例手足皲裂患者。结果：治疗时间最短 1 个疗程，最长 4 个疗程，平均 2.2 个疗程；治愈 25 例，好转 13 例，无效 4 例，总有效率 90.5%。③

14. 外敷方2 荆芥 9 克、防风 9 克、桃仁 9 克、红花 9 克、当归 9 克。上药用猪油 250 克煎枯去渣即成，均匀敷涂患处，敷涂次数随机。严重者先用热水浸泡，再用刀片削薄过厚的角质层，然后涂药。李莉等用上方治疗 45 例手足皲裂患者。结果：用药 3 日痊愈 21 例，4～5 日痊愈 12 例，7 日痊愈 8 例，好转 4 例，有效率 100%。④

15. 皲裂汤 红花 20 克、金银花 50 克、地骨皮 50 克、苍术 50 克、桃仁 20 克、牡丹皮 20 克、苦参 30 克、白术 30 克、芦荟 20 克。上药用水煎 20 分钟，取药液 500 毫升浸泡手足皮损处，每次 20 分钟，每日早晚各 1 次，连续治疗 7 日为 1 个疗程。用药期间避免使用碱性肥皂、洗洁精及汽油等物质。朱惠军用上方治疗 42 例手足皲裂症患者。结果：治愈 12 例，显效 15 例，好转 10 例，无效 5 例，总有效率 88.1%。⑤

16. 中药浸泡联合白及膏 外用方：桂枝 15 克、王不留行 30 克、红花 20 克、白及 15 克。共同煎取 1 000 毫升左右溶液，浸泡患处，水温 35℃左右，时间 20～30 分钟，稍干后立即擦上白及膏（白及粉、凡士林按 1∶4 比例调制，先将凡士林加热熔化，放入白及粉搅拌均匀，冷却备用）。每日 2 次，5 日为 1 个疗程。胡阳用上法治疗 110 例手足皲裂患者。结果：痊愈 77 例，好转 29 例，无效 4 例，总有效率 96.36%。⑥

单 方

1. 双红膏 组成：血竭 2.5 克、红景天 2.5

① 崔鸿峥.中药外敷治疗手足皲裂 33 例[J].皮肤病与性病,2005,27(1)：30.
② 段振宁,等.活血祛风润肤汤外洗治疗手足皲裂 81 例临床观察[J].河北中医,2004,26(8)：593.
③ 孙通华.养血润肤汤加麦白膏治疗手足皲裂 42 例[J].山东中医杂志,2003,22(1)：23-24.
④ 李莉,等.用中药外敷治疗手足皲裂 45 例[J].黑龙江医药,2001,14(3)：224.
⑤ 朱惠军.皲裂汤治疗手足皲裂症 42 例[J].中国中西医结合杂志,2001,21(9)：713.
⑥ 胡阳.中药浸泡合白及膏外搽治疗手足皲裂 110 例[J].中医外治杂志,2000,9(4)：54.

克、羊毛脂 27 克、凡士林 68 克。用法用量：用药时先以温热水（38.5℃～40℃）泡手（或足）部 5～10 分钟，次即轻巧剪去翘起的硬皮，再将药膏涂入裂隙中，每日 2～3 次，连续用药 7 日为 1 个疗程。临床应用：陈金兰等用上方治疗 249 例手足皲裂患者。结果：痊愈 168 例，显效 56 例，好转 22 例，无效 3 例，总有效率 98.8%。[1]

2. 陈幼明经验方 1　组成：安息香、猪油。用法用量：97% 猪油和 3% 安息香配成油脂外涂。[2]

3. 陈幼明经验方 2　组成：黄蜡 50 克、植物油 10 克。适用于皲裂较深者。用法用量：放在瓷碗内加热熔化，微温时，将药膏滴入皲裂缝中，再用油纸封之，换药每日 1 次。[3]

4. 松香膏　组成：松香 200 克、凡士林 100（如无凡士林，以植物油代之）。制备方法：将凡士林放入锅内，用文火熬至表面黄沫消失，用筷子蘸油滴入水中成珠不散，再加松香（细末）入油内共熬成膏状。用法用量：先用温水将患处洗净，再取松香膏适量涂布裂口，加纸贴之，换药每日 1 次。[4]

5. 草药单方 1　组成：白及。用法用量：白及研粉，麻油调涂。[5]

6. 草药单方 2　组成：生地黄 25 克、黄蜡 100 克、凡士林 50 克。用法用量：先把芝麻油 100 克放在小锅内烧开，然后加入生地黄块，待浓煎后，滤掉生地黄渣滓，再同时加入黄蜡、凡士林同煎，直至完全溶化为度，外涂。[6]

7. 草药单方 3　组成：黄柏、白蔹。制备方法：上药各等量，先研成细末，再用花生油调成糊状后外用。[7]

8. 干姜擦剂　组成：干姜。制备方法：20% 干姜酊 30 毫升（干姜 20 克，80% 乙醇溶液加至 100 毫升，取两次滤液合并而得）、干姜粉 5 克、氯化钠 0.5 克、甘油 30 毫升、香精 3 滴，水加至 100

毫升。用法用量：使用前震荡均匀，局部涂药后按摩 2～3 分钟，每日 2～3 次，对Ⅲ度患者要求先用热水浸泡患处 10～15 分钟，用刀削去过厚角质层后再涂药，治疗 7 日为 1 个疗程。临床应用：廖晖等用上法治疗 70 例手足皲裂患者。结果：治愈 46 例，显效 16 例，无效 8 例，总有效率 88.6%。[8]

中 成 药

1. 除湿止痒软膏　组成：黄柏、蛇床子、黄连、苦参、冰片等 13 味（成都明日制药有限公司生产，国药准字 Z20103068）。用法用量：外用涂抹，薄敷在患处按摩至吸收，每日 3～4 次。临床应用：赖家伟将 92 例手部角化皲裂性湿疹患者随机分为治疗组和对照组各 46 例。对照组予依巴斯汀片吞服，根据患者情况调整用药，每日 10～20 毫克。治疗组在此基础上加用上药。结果：经治疗后治疗组皮损、皲裂、瘙痒与角化的症状积分和药物不良反应发生率均明显低于对照组。[9]

2. 白当巴乳膏　组成：白及溶胶、当归浸膏、霍霍巴油、乳化硅油。用法用量：每日早、晚用温水浸泡皲裂部位约 15 分钟，清洁皲裂部位，用毛巾拭干水，以手指将白当巴乳膏涂于皲裂处，涂药量以湿润、不堆积、不粘手为宜，涂药时适当用手指揉搓、按压皲裂部位，手指关节、足跟处皲裂严重或有出血的部位适当多涂药膏，用弹性胶布缠敷。涂药后皲裂部位尽量不接触冷水，手部戴轻薄软质手套防护，足部穿棉袜隔离防护。20 日为 1 个疗程。临床应用：常明泉等用上药治疗 53 例手足皲裂患者。结果：治愈 50 例，有效 3 例。[10]

3. 紫精膏　组成：紫草、黄精、芦荟等。用法用量：每日 3 次外涂。临床应用：刘冷等用上方治疗 35 例皮肤皲裂患者的 55 处皲裂。结果：痊愈 30 处，有效 21 处，无效 4 处，痊愈率 55%，总有

① 陈金兰,等.双红膏治疗手足皲裂临床观察[J].湖北中医杂志,2009,31(6)：44.
②～⑦ 陈幼明.中西结合防治手足皲裂的临床体会[J].时珍国医国药,2007,18(5)：1273.
⑧ 廖晖,等.干姜擦剂治疗手足皲裂 70 例[J].中国中西医结合杂志,2001,21(6)：469.
⑨ 赖家伟.依巴斯汀片联合除湿止痒软膏治疗手部角化皲裂性湿疹的临床疗效及安全性[J].海峡药学,2018,30(6)：121－123.
⑩ 常明泉,陈芳,等.白当巴乳膏治疗手足皲裂的疗效观察[J].药学实践杂志,2015,33(3)：272－274.

效率93%。①

4. 复方白及乳膏 组成：白及溶胶、尿囊素、霍霍巴油、乳化硅油、纯化水。用法用量：每日早、晚用温水浸泡皲裂部位约15分钟，清洁皲裂部位，用毛巾拭干水后以手指将所用药膏涂于皲裂处，涂药量以湿润、不堆积、不粘手为宜，涂药时适当用手指揉搓、按压皲裂部位。手指关节、足跟处龟裂严重或有出血部位适当多涂药膏，用弹性胶布缠敷，涂药后皲裂部位尽量不接触冷水，手部戴轻薄软质手套防护，足部穿棉袜隔离防护。20日为1个疗程。临床应用：何秀丽等用上药治疗32例手足皲裂患者，其中皲裂程度Ⅰ型13例，Ⅱ型9例，Ⅲ型10例。结果：1个疗程内治愈30例，有效2例。②

5. 瑰及乳膏 组成：当归、白及等。制备方法：取当归，粉碎过10目筛，用75%乙醇浸泡30分钟，回流提取3次，过滤，滤液蒸发回收乙醇，将药液浓缩至与原药材比例为1∶3；称取白及，粉碎，过10目筛，用适量纯化水浸泡60分钟而后煎煮120分钟，过滤，同法提取2次，滤液加入乙醇70%沉淀，过滤，滤液浓缩至与原药材比例为1∶3；取霍霍巴油、乳化硅油、甘油水浴加热融化保温80℃做油相；另取十二烷基硫酸钠、轻苯乙醋加入适量纯化水加热溶解，保温80℃做水相，在每分钟200转搅拌速度下将油相缓缓加入水相中使之充分乳化，待温度降至50℃时依次加入当归提取物、白及胶、碳酸二辛醋及香精，搅拌至室温即得。用法用量：外擦患处，每日2次，用药前使用温水清洗患处。疗程为4周，用药期间停用其他药物。临床应用：曾静等用上法治疗23例手足皲裂症患者。结果：痊愈14例，显效7例，好转2

例，有效率91.3%。③

6. 尿素软膏 用法用量：将手足洗净，用热水浸泡5分钟，擦干，均匀涂抹尿素软膏，涂后立即用干净塑料袋或保鲜膜将手足罩住，避免空气介入，时间为15分钟，除去塑料袋后不必洗净，可将药膏慢慢渗透。每日1次，临睡前使用，7日为1个疗程，2个疗程之间停用2日。临床应用：马春梅等用上方治疗9例手足皲裂患者，全部治愈。④

7. 马应龙痔疮膏 组成：人工麝香、人工牛黄、珍珠、炉甘石、硼砂、冰片、琥珀。用法用量：晚上睡前，洗净双手，擦干，将痔疮膏涂于裂口处，用创可贴或胶布覆盖，以免药膏污染被褥，晨起去除覆盖物，裂口愈合，将周边陈旧角质修剪即可。此法也可白天运用，时间达到6～8小时即可。⑤

8. 皲裂膏 组成：当归、白芷、白及、甘草、黑豆馏油、凡士林等（黑龙江省中医研究院药剂室研制）。用法用量：局部涂药后轻轻按摩2～3分钟，每日2～3次。对Ⅲ度患者要求先用热水浸泡10～15分钟，用刀削去过厚角质层后再涂药。7日为1个疗程，治疗3个疗程后判定疗效。临床应用：马林等用上方治疗120例手足皲裂症患者，取得较满意的疗效。注意事项：治疗期间均忌鱼虾海鲜、辛辣刺激食品，不接触香皂、肥皂、碱性物质及汽油等有机物。⑥

9. 复方人参乳膏 组成：人参、当归、柴胡、甘草等。用法用量：用药前用温水清洗患处，将药物均匀涂于患处，每日早晚各外用1次。4周为1个疗程。临床应用：李晓波等用上药治疗62例手足皲裂患者，4周后客观指标的有效率为100%，主观指标的有效率为96.8%，综合主、客观指标总有效率为100%。⑦

① 刘冷，孟宏，等.紫精膏治疗皮肤皲裂疗效观察[J].现代中西医结合杂志,2014,23(6)：634-635.
② 何秀丽，常用泉，等.复方白及乳膏治疗手足皲裂的疗效观察[J].药学与临床研究,2013,21(6)：648-650.
③ 曾静，王刚，等.新型防皲裂剂瑰及乳膏治疗手足皲裂症临床观察[J].中国麻风皮肤病杂志,2012,28(5)：377-378.
④ 马春梅，等.尿素软膏治疗手足皲裂[J].中国民间疗法,2010,18(11)：19.
⑤ 陈美燕，栗江霞.马应龙痔疮膏在手指皲裂中的应用[J].护理研究,2008,22(S1)：208.
⑥ 马林，等.皲裂膏治疗手足皲裂症120例[J].中医外治杂志,2008,17(5)：27-28.
⑦ 李晓波，等.复方人参乳膏治疗手足皲裂临床治疗观察[J].时珍国医国药,2006,17(9)：1747-1748.

神经精神性皮肤病

神经性皮炎

概　述

神经性皮炎即慢性单纯性苔藓，是一种常见的以阵发性剧痒和皮肤苔藓样变为特征的慢性炎症性皮肤病。本病的病因尚不清楚，一般认为与大脑皮质兴奋和抑制功能失调有关，可能与神经精神因素（如紧张、思虑过度、劳累）、胃肠功能障碍、内分泌失调、饮食（饮酒、辛辣刺激及鱼虾等）、局部刺激（硬质衣领、化学物质、感染病灶、汗水浸渍）等诸多因素有关。瘙痒和慢性摩擦可能是主要诱因或加重因素，病程中形成"瘙痒—搔抓—瘙痒"恶性循环，造成本病发展并导致皮肤苔藓样变。

本病按照受累范围的大小可分为局限性和播散性。局限性多见于中青年，好发于颈部、双肘屈侧、腰骶部、阴部及肛周等易搔抓部位。可局限一处也可对称分布。皮损为针头至米粒大小的多角形扁平丘疹，淡红、淡褐色为主，质地较硬而有光泽，表面可覆有少量糠皮状鳞屑，日久逐渐融合扩大，形成苔藓样变，皮损边缘可见散在扁平丘疹，境界清楚，可为圆形、类圆形或不规则形；播散性好发于老年人，皮损分布广泛，可见于眼睑、头皮、躯干、四肢等处，多呈苔藓样变，皮损周围可见血痂或抓痕，瘙痒呈阵发性，多于局部刺激、精神烦躁时加剧，夜间明显。本病病程慢性，常年不愈或反复发作。

本病属中医"牛皮癣""摄领疮""顽癣"等范畴。本病初期多以风湿热之邪阻滞肌肤，或遇热后颈项多汗、硬领摩擦等所致；久病耗伤阴血，营血不足，血虚生风生燥，皮肤失于濡养而成，肝火

郁滞，情志不遂，郁闷不舒，或紧张劳累，心火上炎，以致气血运行失职，凝滞肌肤，每易成为诱发的重要因素，且致病情反复。

辨　证　施　治

1. 风湿蕴肤型　症见皮损粗厚，通常为片状，呈现淡褐色，往往出现严重瘙痒感，夜间比较显著，舌质呈现淡红色，苔薄或白腻，脉濡。治宜清热、除湿、祛风、止痒。方用胜癣汤加减：荆芥 10 克、防风 10 克、秦艽 15 克、豨莶草 10 克、苦参 15 克、苍术 15 克、陈皮 10 克、茵陈 10 克、威灵仙 15 克、白鲜皮 15 克、炒蒺藜 20 克、黄芩 10 克、生地黄 10 克、当归 10 克、炙甘草 10 克。随症加减：如患者瘙痒剧烈，则加地肤子、僵蚕、全蝎、蜈蚣，利于祛风通络止痒；如患者皮损肥厚，则加桃仁、红花、皂角刺、三棱、莪术，可达到活血通络散结的效果；如患者失眠，可加牡蛎、夜交藤、柏子仁、酸枣仁，可养心安神；如患者出现严重的颈背部皮损，可加蔓荆子；如下肢更为严重，可加黄柏、泽兰、泽泻，可实现祛风除湿止痒的目的。每日 1 剂，以水煎至 300 毫升，分成早晚 2 次服用，饭后 30 分钟温服，持续使用 6 周。临床观察：王莉用上方加减治疗 39 例风湿蕴肤型神经性皮炎患者。结果：治疗结束后，痊愈 6 例，显效 22 例，有效 8 例，无效 3 例，总有效率 92.31%。[①]

2. 血虚风燥型　症见皮损灰白，抓如枯木，肥厚粗糙如牛皮，心悸怔忡，失眠健忘，女子月经不调，舌质淡，脉沉细。治宜滋阴养血、祛风止痒、活血化瘀。方用当归饮子加味：当归 30 克、白芍 30

---

① 王莉.胜癣汤治疗风湿蕴肤型神经性皮炎的临床观察［J］.世界最新医学信息文摘,2018,18(90)：146－147.

克、川芎 30 克、生地黄 30 克、白蒺藜 30 克、防风 30 克、荆芥 30 克、牡丹皮 30 克、何首乌 15 克、黄芪 15 克、大黄 6 克、甘草 6 克、水蛭 3 克。每日 1 剂，分早晚温服，2 周为 1 个疗程，共 2 个疗程。临床观察：开雁用上方治疗 65 例血虚风燥型神经性皮炎患者。结果：治愈 18 例，显效 30 例，有效 14 例，无效 3 例，总有效率 95.38%。①

3. 肝郁化火型　症见皮损色红，心烦易怒，口苦咽干，失眠多梦，眩晕心悸，舌边尖红，脉弦数。方用丹栀逍遥散加减：柴胡 10 克、栀子 10 克、牡丹皮 10 克、生地黄 15 克、当归 15 克、赤白芍各 10 克、何首乌 30 克、龙胆草 10 克、钩藤 15 克。随症加减：皮损色鲜红者，加大生地黄用量，并加桃仁、红花；年老体弱，伴头晕失眠者，加黄芪、夜交藤、酸枣仁；伴皮肤感染者，加金银花、连翘；伴月经不调者，加益母草。每日 1 剂，水煎服，连用 14 日。临床观察：梁和平用上方加减配合去炎松霜治疗 98 例肝郁化火型神经性皮炎患者。结果：治愈 62 例，好转 29 例，无效 7 例，总有效率 93.0%。②

经　验　方

1. 土茯苓苦参芩连方酒剂　土茯苓 60 克、苦参 30 克、当归 30 克、黄芩 15 克、黄连 15 克、黄柏 15 克、蝉蜕 6 克、牡丹皮 9 克、大腹皮 9 克、白鲜皮 12 克、玄参 15 克、柴胡 9 克、防风 9 克、龙胆草 6 克、金钱草 9 克、栀子 6 克、连翘 9 克、茵陈 12 克、板蓝根 9 克、大青叶 12 克、蒲公英 12 克、紫花地丁 15 克、荆芥 9 克、桔梗 9 克、金银花 12 克、野菊花 15 克、甘草 18 克。按量称取以上药物，用 50 度以上白酒 3 000 毫升，浸泡 3 日后即可使用。用消毒棉签蘸取，擦拭皮损部位 5 遍，每日 4 次。之后予除湿止痒软膏外涂。10 日为 1 个疗程，共治疗 2 个疗程，疗程间间隔 2 日。马玉燕用上方治疗 300 例

神经性皮炎患者。结果：临床治愈 162 例，显效 101 例，有效 37 例，治愈率 54%，总有效率 100%。③

2. 灭癣膏　樟脑 300 克、冰片 250 克、金钱白花蛇 100 克、苦参 150 克、水杨酸 200 克、枯矾 250 克、水飞雄黄 250 克、硼砂 300 克。取炮制要求合格药材，研极细末过 100 目细筛，每 50 克药面加凡士林 120 克调匀。外涂患处每日 3 次，15 日为 1 个疗程，一般 1～3 个疗程。卢俊芳等用上方治疗 128 例神经性皮炎患者。结果：用药 3 个疗程后，痊愈 82 例，显效 32 例，有效 12 例，无效 2 例，总有效率 98%。④

3. 中药醋剂联合蜂王浆　黄柏 15 克、苦参 15 克、地肤子 15 克、芒硝 15 克、枯矾 15 克、百部 15 克、蛇床子 15 克、白鲜皮 15 克、野菊花 15 克。上述中药与 500 毫升食醋加入陶瓷或玻璃容器中，密封 1 周后去渣备用，用脱脂棉签分别蘸取中药醋剂和蜂王浆外涂患处，以药液浸透皮损为度，两者间隔时间为 20～30 分钟。每日早晚各 2 次，疗程共 2 周。徐一平等用上方治疗 60 例神经性皮炎患者。结果：脱失 1 例，痊愈 25 例，显效 20 例，有效 7 例，无效 7 例。⑤

4. 四物汤加味　生地黄 15 克、熟地黄 15 克、当归 10 克、川芎 10 克、白芍 15 克、白鲜皮 30 克、鸡血藤 30 克、刺蒺藜 30 克。随症加减：如皮肤瘙痒可配荆芥、防风；痒不解加全蝎；如皮损肥厚、肌肤甲错，可加丹参、三棱、莪术等；如心烦失眠，加夜交藤、珍珠母、石菖蒲、合欢皮等；烦躁口渴，加沙参、麦冬、玉竹；便干，加大黄、麻仁。每日 1 剂，早晚水煎服；配合外用艾洛松软膏，每日 1 次。2 周为 1 个疗程。崔文利用上法治疗 40 例神经性皮炎患者。结果：2 个疗程后治愈率为 75%，总有效率为 97.5%。⑥

5. 舒肝解毒汤　茵陈 30 克、栀子 10 克、柴胡 15 克、当归 15 克、白芍 15 克、牡丹皮 15 克、紫草

① 开雁.当归饮子加味治疗血虚风燥型神经性皮炎 65 例[J].中国实验方剂学杂志,2010,16(18)：230.
② 梁和平.丹栀逍遥散加减治疗神经性皮炎 98 例[J].湖南中医杂志,1999,15(1)：39,46.
③ 马玉燕.土茯苓苦参芩连方酒剂外治神经性皮炎 300 例[J].河北中医,2017,39(8)：1199-1201,1249.
④ 卢俊芳,等.中药治疗神经性皮炎 128 例疗效观察[J].世界最新医学信息文摘,2016,16(53)：174.
⑤ 徐一平,等.中药醋剂联合蜂王浆外用治疗神经性皮炎疗效观察[J].安徽中医药大学学报,2016,35(5)：35-38.
⑥ 崔文利.四物汤加味治疗神经性皮炎 40 例临床观察[J].中国实用医药,2014,9(21)：177-178.

10克、白鲜皮15克、白芷12克、防风12克、鸭舌草30克、蛇床子30克、百部10克、甘草10克、苦参12克、黄柏10克、白术15克、郁金12克、大黄3克、薄荷（后下）10克。每日1剂，煎服，早晚分服，每次约300毫升。刘本善等用上方治疗450例神经性皮炎患者。结果：痊愈311例，好转139例，总有效率100%。①

6. 黄连解毒汤合五味消毒饮　黄连9克、黄芩12克、黄柏12克、栀子12克、蒲公英15克、紫花地丁15克、野菊花15克、紫背天葵15克、金银花30克。随症加减：湿毒偏盛，加苦参30克、薏苡仁30克；脓毒甚者，加皂角刺15克、白芷12克；热毒甚者，加七叶一枝花10克、虎杖15克；血瘀成毒者，加丹参18克、泽兰15克；瘙痒明显者，加地肤子30克、白鲜皮30克；瘙痒剧烈者，加蝉蜕10克、全蝎6克。每日1剂，除水煎汤分3次餐前内服外，尚需留一小杯供外擦之用，并将药渣再煎温水洗浴，先洗后擦，每日2次，10日为1个疗程。杨先礼用上方加减治疗30例播散性神经性皮炎患者。结果：经治后，治愈23例，好转5例，未愈2例，总有效率93.33%。②

7. 防风汤　煅龙骨（先煎）20克、煅牡蛎（先煎）20克、何首乌15克、柴胡10克、防风10克、荆芥10克、白鲜皮10克、僵蚕10克、枳壳10克、浮萍10克、乌梅10克、五味子10克、牡丹皮10克、地骨皮10克、当归6克。随症加减：肝郁化火者，加郁金10克、香附10克；风湿蕴肤者，加地肤子10克、苦参10克、蛇床子10克；血虚风燥者，加生地黄10克、鸡血藤10克。每日1剂，分早、中、晚3次服。外擦自制紫草油（江西中医药高等专科学校附属医院院内制剂），每日3次，每次适量外涂皮疹处。周强等将101例神经性皮炎患者随机分为治疗组52例和对照组49例。治疗组口服防风汤水煎，外擦紫草油。对照组口服盐酸西替利嗪，外用哈西奈德乳膏，每日3次，每次适量外擦

皮疹处。两组均以4周为1个疗程。结果：4周后治疗组痊愈29例，显效6例，有效14例，无效3例，总有效率94.23%；对照组痊愈16例，显效10例，有效11例，无效12例，总有效率75.51%。两组比较差异有显著性。③

8. 血府逐瘀汤　柴胡6克、蝉蜕6克、白蒺藜10克、生地黄10克、桃仁10克、红花10克、当归10克、赤芍10克、川芎10克、怀牛膝10克、生蒲黄10克、五灵脂10克、甘草5克。随症加减：瘙痒剧烈、风邪盛者，加苦参10克、白鲜皮10克、防风10克；舌红尿赤、火热重者，加黄芩10克、焦栀子10克、知母10克、石膏30克；舌苔黄腻、湿热重者，加黄连3克、土茯苓30克、槐花20克、车前子15克；情绪抑郁、脉弦、气滞明显者，加枳实10克、路路通10克；舌淡脉细、血虚者，加鸡血藤30克、夜交藤30克、女贞子20克、墨旱莲20克；疲乏气虚者，加黄芪10克、党参10克；舌红口干、头晕失眠等阴虚阳亢者，加龙骨30克、牡蛎30克、熟地黄15克、五味子10克；皮疹在头面部者，加葛根10克、升麻10克、藁本10克；发于颈项者，加葛根10克、羌活10克；在四肢者，加伸筋草15克、枳实10克、白芍10克、路路通10克；在上肢者，加羌活10克、忍冬藤15克；在下肢者，加茜草10克、王不留行10克、防己10克；在外阴者，加黄柏10克、车前子15克、土茯苓15克、地肤子15克。每日1剂，水煎2次，取400毫升，分早晚温服。熊洁勤用上方加减治疗40例神经性皮炎患者28日，总有效率为92.5%。④

9. 二白止痒丸　白蒺藜30克、白芍20克、乌梢蛇6克、当归10克、羌活10克、茯苓10克、蝉蜕10克、柴胡10克、合欢皮30克等。制备成水丸，每次6克，每日2次，2周为1个疗程，连服3个疗程。王娟等将286例神经性皮炎患者随机分为治疗组和对照组各143例。治疗组口服上方；对照组口服肤痒颗粒，每次3.5克，每日2次。

① 刘本善，等.自拟舒肝解毒汤治疗神经性皮炎450例[J].中国民间疗法,2013,21(12):38.
② 杨先礼.黄连解毒汤与五味消毒饮加减治疗播散性神经性皮炎30例[J].陕西中医,2013,34(9):1175-1176.
③ 周强，等.防风汤联合紫草油治疗神经性皮炎疗效观察[J].中国中医药信息杂志,2012,19(9):74-75.
④ 熊洁勤.血府逐瘀汤加减治疗神经性皮炎40例临床观察[J].浙江中医杂志,2012,47(6):427.

2周为1个疗程,连服3个疗程。结果:3个疗程后,治疗组治愈66例,显效41例,有效25例,无效11例,总有效率92.3%;对照组治愈48例,显效32例,有效32例,无效11例,总有效率78.32%。两组对比差异有显著性。[①]

10. 清热活血方 丹参30克、鸡血藤30克、赤芍10克、当归10克、川芎10克、莪术10克、牡丹皮10克、黄芩10克、生地黄10克、苦参10克、栀子10克、生甘草3克。水煎2次,共400毫升,每日2次温服。孙剑虹等将62例神经性皮炎患者随机分为治疗组32例和对照组30例。对照组口服盐酸西替利嗪片,每次10毫克,每日1次;外用曲安奈德乳膏。治疗组在此基础上加服上方。4周为1个疗程,疗程中均停用其他药。结果:治疗组痊愈13例,显效15例,有效4例,愈显率87.5%;对照组痊愈7例,显效15例,有效6例,无效2例,愈显率73.33%。两组平均治愈时间治疗组为(21.05±7.45)日,对照组为(28.85±8.75)日,两组比较差异有统计意义($P<0.05$)。[②]

11. 黄柏苦参方 黄柏30克、生地黄30克、苦参10克、金银花10克、野菊花10克、土茯苓15克、地肤子15克、蛇床子15克、赤芍15克、麦冬15克、生甘草5克。每日1剂,水煎分2次口服。宋书仪等用上方治疗68例神经性皮炎患者,4周后总有效率为92.65%。[③]

12. 四妙散 苍术15克、生薏苡仁20克、川牛膝15克、黄柏15克、蜈蚣2条、乌梢蛇30克、全蝎6克。随症加减:皮损色红者,加水牛角粉、赤芍、牡丹皮;有渗液者,加土茯苓;月经不调者,加女贞子、墨旱莲;睡眠差者,加夜交藤、合欢皮、酸枣仁;肝郁者,加香附、郁金;痒剧者,加全蝎、紫草、白鲜皮、地肤子。每日1剂,水煎2次,分3次服用。配合复合维生素B2片口服,每日3次;外用醋泡鸡蛋1周,经去壳搅匀外涂皮损处,每日数

次;皮损肥厚者,可用核桃枝、叶煎汁外涂或用汁液直接外涂,每日1次。王昭敏等用上方加减治疗15例神经性皮炎患者。结果:显效8例,占53.3%;有效6例,占40%;无效1例,占6.7%。总有效率93.3%。[④]

13. 银蛇解毒汤 金银花20克、乌梢蛇15克、当归15克、苦参15克、白蒺藜30克、生地黄30克、制何首乌30克、焦山楂30克、黄芩20克、川芎10克、苍术10克、红花10克。随症加减:血热明显者,去苍术、川芎,加牡丹皮、紫草;瘙痒剧烈、心烦不寐者,加栀子、夜交藤、珍珠母、生石决明;皮损肥厚者,加蜈蚣、丹参、全蝎;病程长、体虚乏力者,加黄芪、太子参、黄精;皮损在颈部者,加葛根;在上部者,加羌活;在下部者,加牛膝。每日1剂,水煎分2次服。配合铜青膏:铜碌、青黛、枯矾、密佗僧、梅片、黄蜡、麻油。浸制成膏,每日2~3次,外擦皮损部。王巧霞用上法加减治疗54例神经性皮炎患者。结果:治愈34例,显效14例,有效5例,无效1例,有效率98%。[⑤]

14. 九味止痒汤 白蒺藜30克、白芍20克、乌蛇6克、当归10克、羌活10克、茯苓10克、蝉蜕10克、柴胡10克、合欢皮30克。随症加减:便秘者,加大黄6克。每日1剂,水煎服,1周为1个疗程,连服3个疗程。赵连皓等用上方加减治疗88例神经性皮炎患者,总有效率为97.7%。[⑥]

15. 白鲜皮饮 白鲜皮15~30克、赤芍15克、丹参15克、黄芩9克、蝉蜕9克、当归9克、苍术9克、荆芥9克、防风9克、甘草6克。随症加减:疹痒明显者,加全蝎9克、刺蒺藜15克;失眠多梦者,加酸枣仁15克、夜交藤15克;皮损暗红、明显肥厚者,加桃仁9克、红花9克;皮损干燥脱屑者,加何首乌15克、黄芪15克。每日1剂,水煎服,治疗3周。配合去炎松尿素软膏外涂患处,每日3~4次。宋业强用上方加减治疗40例神经

① 王娟,等.二白止痒丸治疗神经性皮炎143例[J].陕西中医,2010,31(6):706-707.
② 孙剑虹,等.中西医结合治疗神经性皮炎32例临床观察[J].浙江中医杂志,2008,43(2):95.
③ 宋书仪,等.黄柏苦参方治疗神经性皮炎68例[J].四川中医,2008,26(6):101.
④ 王昭敏,等.四妙散加减治疗15例神经性皮炎的体会[J].四川省卫生管理干部学院学报,2007,26(2):120,135.
⑤ 王巧霞.银蛇解毒汤治疗神经性皮炎54例[J].河南中医,2006,26(9):50.
⑥ 赵连皓,等.九味止痒汤治疗神经性皮炎88例[J].陕西中医,2005,26(6):525-526.

性皮炎患者,有效率为95.0%,治愈率为85%。①

16. 养血祛风汤　当归15克、白芍15克、生地黄15克、丹参15克、苦参10克、秦艽10克、苍耳子10克、黄芩12克、栀子12克、白鲜皮12克、生甘草10克。随症加减:初发神经性皮炎,加牡丹皮10克、赤芍10克;病史长久,皮损浸润较肥厚者,加白蒺藜10克、红花10克;若病史较长而皮损弥漫性浸润肥厚面积大者,加乌梢蛇10克、羌活10克、白芷10克。每日1剂,水煎服,每日3次,饭前服用。张昌华用上方加减治疗136例神经性皮炎患者。结果:痊愈83例,显效36例,好转10例,无效7例,总有效率94.8%。②

单　方

1. 茅膏菜搽剂　组成:茅膏菜粉100克。制备方法:浸于75%乙醇1000毫升,1周后过滤备用。用法用量:擦皮损处每日1~2次,7日为1个疗程,皮损消退后继续治疗1~2周,以免复发。临床应用:罗光富用上方治疗150例神经性皮炎患者,总有效率为96%,治愈率为90%。③

2. 火麻仁馏油　组成:火麻仁。制备方法:采用减压干馏—减压分馏工艺方法,制取200℃~300℃馏分,配制成3%的火麻仁馏油涂膜剂。涂膜剂的基质为松香乙醇溶液。使用方法:每日早晚2次外涂皮损处,7日为1个疗程,共4个疗程。临床应用:杨素华等用上方治疗116例神经性皮炎患者,局限型治疗有效率为80.5%,泛发型治疗有效率为73.5%。④

3. 紫草　组成:紫草、麻油。制备方法:紫草末加麻油,以1:2的比例浸泡15日滤汁取油。用法用量:涂于患处,每日3~6次。临床应用:王文利等用上方治疗11例局限性神经性皮炎患

者,用药4个月。结果:本治法对颈后、外阴、双臀部病变疗效好,用药1个月,阵发性剧痒开始减轻,扁平丘疹及苔藓样变开始消退,治疗2~2.5个月,病变皮肤转为正常,瘙痒消失。肘尖及膝盖处病变治疗1~1.5个月开始好转,3~4个月痊愈。⑤

4. 食醋糊剂　组成:食醋500克、苦参10克、花椒5克。制备方法:取食醋文火煮沸浓缩至50克,糊状,倒入干净容器内,将苦参、花椒洗净后放入糊剂内,浸泡1周。浸泡时间越长疗效越好。用法用量:患处用温水洗净,消毒棉签蘸糊剂涂擦病变部位,每日早晚各1次。临床应用:郭莜宝用上方治疗72例神经性皮炎患者,痊愈65例,显效5例,因患者未坚持治疗而无效2例,一般擦药4~5次见效,最多16次痊愈。⑥

中成药

1. 苦豆子油搽剂　组成:苦豆子(新疆希望制药有限公司生产,国药准字Z20026077)。功效:清热解毒,消除异常黏液质,收敛,抗炎,止痛,抗菌。用法用量:外用,早晚各1次,治疗2周。临床应用:袁小英等用上药治疗73例神经性皮炎患者,有效率为71.2%。⑦

2. 甘石青黛膏(简称青黛膏)　组成:青黛、煅石膏、滑石粉、黄柏、煅炉甘石等(东方医院院内制剂室制备,国药准字Z20053131)。用法用量:每日2次,每次取药2平方厘米,轻轻按摩2分钟,以不黏腻为度。临床应用:孙占学等将129例神经性皮炎患者随机分为治疗组66例和对照组63例。治疗组外用甘石青黛膏,对照组外用丁酸氢化可的松乳膏。两组疗程均为2周。结果:2周后,治疗组痊愈14例,显效32例,有效10例,无效10例,总有效率69.7%;对照组痊愈13例,显效34

① 宋业强.白鲜皮饮治疗神经性皮炎40例[J].河南中医,1999,19(6):59.
② 张昌华.养血祛风汤治疗泛发性神经性皮炎136例[J].北京中医,1995(2):51-52.
③ 罗光富.茅膏菜搽剂治疗神经性皮炎150例疗效观察[J].云南中医中药杂志,2004,25(5):59.
④ 杨素华,等.火麻仁馏油治疗116例神经性皮炎临床观察[J].临床皮肤科杂志,1997(1):28-29.
⑤ 王文利,等.紫草治疗神经性皮炎有特效[J].中医杂志,1996,37(9):518-519.
⑥ 郭莜宝.食醋糊剂外搽治疗神经性皮炎72例[J].陕西中医,1991(11):510.
⑦ 袁小英,张国强,等.苦豆子油搽剂治疗神经性皮炎临床观察[J].河北中医,2013,35(3):412-413.

例,有效 9 例,无效 7 例,总有效率 74.6%。两组间差异无统计学意义。①

3. 蜈黛软膏 组成:蜈蚣、蛇床子、硫磺、浙贝母、青黛、黄柏、山慈菇、五倍子、冰片、荆芥、莪术等(清华紫光古汉生物制药股份有限公司生产)。功效:清热燥湿,杀虫止痒,软坚散结,活血祛风,抗炎抑菌。用法用量:外用,每日 2 次,用药不超过 3 周。临床应用:王文惠等以上方治疗 60 例神经性皮炎患者,愈显率为 88.33%。②

4. 羌月乳膏 组成:月见草油、羌活提取物(每支 10 克,武汉健民药业集团有限公司生产)。用法用量:将药物涂于患处,轻揉片刻,每日早、晚各 1 次。临床应用:张旭等将 80 例慢性单纯性苔藓患者随机分为观察组和对照组各 40 例。观察组予羌月乳膏,对照组予卤米松乳膏。每周复诊 1 次,总疗程为 2 周。结果:治疗后,观察组基本痊愈 20 例,显效 13 例,好转 5 例,无效 2 例,总有效率 82.5%;对照组基本痊愈 24 例,显效 11 例,好转 4 例,无效 1 例,总有效率 87.5%。两组基本痊愈率和总有效率比较,差异无统计学意义。③

5. 冰黄肤乐软膏 组成:大黄、硫磺、冰片等。功效:清热解毒,杀菌消炎,止痒润燥。用法用量:患处外涂冰黄肤乐软膏适量,涂擦范围大于病变范围 1 厘米,每日 3 次,连续使用 3 周为 1 个疗程。临床应用:张颖用上方治疗 96 例神经性皮炎患者。结果:治疗三周后痊愈 70 例,显效 18 例,好转 8 例,痊愈率为 72.9%,有效率为 91.7%;起效时间最短 1 日,最长 6 日,平均 4.5 日。④

① 孙占学,等.甘石青黛膏治疗神经性皮炎 66 例临床疗效观察[J].中华中医药杂志,2010,25(11):1849-1851.
② 王文惠,等.蜈黛软膏治疗神经性皮炎 60 例[J].湖南中医杂志,2008,24(2):71-72.
③ 张旭,等.羌月乳膏治疗慢性单纯性苔藓的临床观察[J].中国中西医结合杂志,2007,27(12):1126-1128.
④ 张颖.冰黄肤乐软膏治疗神经性皮炎 96 例[J].皮肤病与性病,2006,28(4):28-29.

瘙 痒 病

概 述

瘙痒病是指临床上无原发性皮肤损害而以瘙痒为主的皮肤病。多先以皮肤瘙痒剧烈起病，经反复搔抓后可引起抓痕、血痂、皮肤肥厚甚至苔藓样变等继发性皮损。本病可分为皮肤源性瘙痒（由皮肤炎症或损伤导致，如皮炎）、神经病性瘙痒（感觉神经通路病理变化引起，如带状疱疹后遗神经病变引起者）、神经源性瘙痒（无神经损伤而在神经系统中产生的瘙痒，如淤积性黄疸）、心源性瘙痒（心理异常所引发者）以及混合型瘙痒（上述两种及以上者）。临床上依据皮肤瘙痒的范围及部位不同分为全身型和局限型两种类型。(1) 全身型：诱因多为年老皮脂腺功能减退、季节气温变化及全身性疾病等。瘙痒可开始为全身性，或最初局限于一处，继而扩展至全身。瘙痒成阵发性，尤以夜间为甚。饮酒后，情绪变化、潮热及搔抓摩擦，甚至某些暗示都可促使瘙痒发作或加重。发作时除患处瘙痒外，无原发性皮肤损害，常继发抓痕、血痂、色素沉着，甚至出现苔藓样变、淋巴管炎等。(2) 局限型：多局限于身体某些部位，尤其好发于肛门、阴囊、女阴和小腿等部位。发于肛周的，男女均可发病，多与情绪及压力有关，也可由真菌、阴虱、外痔等诱发。女阴瘙痒多见于停经之后，瘙痒部位主要在大阴唇和小阴唇，常伴有外阴与肛门的瘙痒。

本病属中医"风瘙痒"范畴。病因病机多由饮食不节，恣食辛辣肥甘或饮酒嗜好，损脾失健，湿热内蕴，外泛肌肤而成；亦可因阴血不足，生风化燥，肌肤失养而发本病。

辨 证 施 治

李斌等分3型

(1) 风热血热型　方用消风散合四物汤加减。随症加减：风甚者，加全蝎 6 克、蜈蚣 2 条等息风通络止痒；血热者，加牡丹皮 20 克、浮萍 12 克等清热凉血；夜间痒甚者，加龙骨 30 克、牡蛎 30 克、珍珠母 30 克等平肝潜阳、镇心安神。

(2) 湿热内蕴型　方用龙胆泻肝汤加减。随症加减：兼血热者，加牡丹皮 20 克、白茅根 15 克等清热凉血；大便燥结者，加生大黄 6 克泻热通便。

(3) 血虚肝旺型　方用当归饮子加减。随症加减：年老体虚者，加黄芪 15 克益气生血；瘙痒甚者，加白鲜皮 12 克、蜈蚣 1~2 条等祛风止痒；皮损肥厚者，加阿胶 9 克、丹参 15 克等养血活血润燥；夜寐不安者，加酸枣仁 15 克、五味子 9 克等宁心安神。[①]

经 验 方

1. 止痒合剂　防风 9 克、当归 9 克、夜交藤 30 克、苦参 15 克、白鲜皮 30 克、刺蒺藜 30 克。随症加减：血虚风燥皮肤干燥、变厚而作痒者，加生熟地黄、赤白芍、黄芪、丹参、浮萍、生甘草；风盛走窜无定、遍身作痒者，加荆芥、蝉蜕、牡丹皮、黄芩、浮萍、生甘草；湿盛皮肤增厚、痒势缠绵不愈者，加全蝎、炒皂角刺、泽泻、滑石块、浮萍、生甘草；若见剧

① 李斌，等.中西医结合皮肤性病学（新世纪第三版）[M].北京：中国中医药出版社，2017：198.

痒、心烦失眠者,酌加珍珠母(先煎)、生龙牡(先煎)。每日1剂,水煎2次,早晚分服;第三煎放温后洗患处。7日为1个疗程,共6周。王同庆用上方加减治疗70例老年性瘙痒病患者。结果:痊愈38例,显效15例,有效9例,无效8例,总有效率89%;疗程最短者2周,最长者6周,平均22日。[①]

2.**复方顽痒煎** 当归9克、川芎9克、白芍9克、赤芍9克、紫草9克、荆芥9克、防风9克、何首乌9克、车前子9克、金银花6克、生地黄12克、白蒺藜30克、白鲜皮30克。每日1剂,水煎服,每剂煎3次,前2次早晚分服,第三次煎出后,用棉花蘸药液,在临睡前涂擦在瘙痒处皮肤上。10日为1个疗程。张波用上方治疗72例老年性皮肤瘙痒病患者。结果:皮肤瘙痒完全消失,随访半年无复发者23例,占31.6%;瘙痒基本消失,偶尔可有轻微症状者30例,占41.7%;瘙痒明显改善,发作次数和程度较治疗前减轻者13例,占18.1%;治疗前后无明显变化者6例,占8.3%。总有效率91.7%。[②]

3.**当归饮子** 当归15克、川芎15克、生黄芪15克、荆芥15克、白蒺藜(盐炒去刺)15克、何首乌(酒蒸)30克、防风6克、生甘草6克。随症加减:热重者,加黄柏、黄芩、薏苡仁;寒重者,加桂皮、附子;阴虚者,加玄参、麦冬;有血瘀之症,加丹参;风盛者,加蝉蜕、白鲜皮;阳虚,加淫羊藿、仙茅。配合外用方:苦参、蛇床子、石菖蒲、地肤子、百部、川椒、艾叶等。煎汤熏洗。唐光辉用上方加减治疗82例老年性皮肤瘙痒病患者,经3周治疗后总有效率为97.56%。[③]

4.**补肾益元汤** 仙茅8克、淫羊藿8克、墨旱莲12克、女贞子12克、玄参15克、紫草8克、茯神8克、生甘草5克。随症加减:夜寐多梦者,加百合、夜交藤;夜尿多者,加益智仁、金樱子;怕冷而脉沉迟者,加淫羊藿、菟丝子。每日1剂,水煎后分早晚,2次口服,2周为1个疗程。期间联合每日口服维生素E 200毫克。吴波用上法治疗42例老年瘙痒病患者。结果:2个疗程治疗后,显效23例,有效10例,总有效率78.57%。[④]

5.**地肤饮** 地肤子15克、丹参15克、生地黄15克、白鲜皮15克、苦参9克、蛇床子9克、土鳖虫6克、地龙6克、蝉蜕3克、蚕蜕3克。随症加减:风热者,加浮萍、牛蒡子;风寒者,加桂枝、荆芥、防风;血热者,加赤芍、牡丹皮、紫草;湿热者,加龙胆草、黄芩、茵陈;气血不足者,加当归、黄芪、白术;阴虚肝旺明显者,加天冬、山茱萸。每日1剂,水煎早晚分服。药渣煎水外洗患处。6日为1个疗程,一般治疗2～3个疗程。丁履伸用上方加减治疗36例瘙痒病患者,治愈率为88.89%,总有效率为100%。[⑤]

6.**苦参消痒汤** 生地黄20克、苦参12克、蝉蜕12克、枸杞子12克、荆芥10克、刺蒺藜10克、乌梅10克、枳壳10克、汉防己10克、生大黄(后下)6克、生甘草3克。随症加减:气虚者,加党参12克、黄芪12克;血虚,加当归10克、熟地黄20克;阳虚,加仙茅12克、肉桂(后下)3克;火盛,加栀子10克、黄芩10克;血瘀,加牡丹皮10克、赤芍12克。每日1剂,水煎服,一般连服6～15剂,可取的较好疗效。[⑥]

中 成 药

1.**丹皮酚软膏** 组成:丹皮酚、丁香油(合肥立方制药有限公司生产)。用法:外用,每日2次,均匀涂于患处并按摩2分钟。临床应用:潘政等用上药治疗60例瘙痒病患者,连续用药4周后有效率为88.3%。[⑦]

① 王同庆.止痒合剂加味治疗老年性瘙痒病70例[J].北京中医药,2005,24(2):102－103.
② 张波.复方顽痒煎治疗老年性皮肤瘙痒病72例[J].四川中医,2002,20(7):66.
③ 唐光辉.中医药治疗老年性皮肤瘙痒病82例[J].四川中医,1998,16(10):38－39.
④ 吴波.补肾益元汤治疗老年瘙痒病疗效观察[J].皮肤病与性病,1998,20(1):25.
⑤ 李秀芳,等.丁履伸运用地肤饮治疗瘙痒病的经验[J].新疆中医药,1998,16(1):56－57.
⑥ 张广修.苦参消痒汤治疗慢性皮肤瘙痒病[J].四川中医,1992(3):37.
⑦ 潘政,等.丹皮酚软膏治疗瘙痒病60例[J].中国中西医结合皮肤性病学杂志,2011,10(4):244－245.

2.润燥止痒胶囊　组成:生地黄、何首乌、制何首乌、桑叶、苦参、红活麻等(贵州同济堂制药有限公司生产)。功效:养血滋阴,祛风止痒。用法用量:内服,每次4粒,每日3次,温开水送服。患者均于15日后判定治疗效果。临床应用:奚延宁用上药治疗50例老年性瘙痒病患者,总有效率为94%。[1]

3.消银颗粒　组成:地黄、牡丹皮、赤芍、金银花、玄参、苦参、防风、白鲜皮、当归、红花等13味。功效:清热凉血,养血润燥,祛风止痒。用法用量:口服,每次3.5克,每日3次,15日为1个疗程。临床应用:杨永超用上药治疗35例皮肤瘙痒病患者。结果:疗程结束后痊愈22例,显效6例,有效5例,总有效率80%。[2]

4.花蛇解痒胶囊　组成:漆大姑、乌梢蛇、金银花、地肤子、蛇床子、连翘、荆芥、防风、苍术、皂角刺、黄芪、全蝎、黄柏、牡丹皮、赤芍、甘草等16味(广西梧州三鹤有限公司生产)。功效主治:祛风清热,凉血止痒;适用于血热风盛证之风瘙痒(皮肤瘙痒病)。用法用量:每日3次,每次3粒,连服15日为1个疗程。临床应用:张东红用上方治疗41例冬季皮肤瘙痒病患者,1个疗程后总有效率为51.2%。[3]

5.皮肤康洗液　组成:金银花、蒲公英、蛇床子等(北京华洋奎龙药业公司生产)。用法用量:1∶200至1∶20的稀释比例湿敷或坐浴20分钟,每日1次,10日为1个疗程。临床应用:张珩波用上药治疗150例限局性瘙痒病患者,痊愈率为52.0%,总有效率为94.0%。[4]

① 奚延宁.润燥止痒胶囊治疗老年性瘙痒病疗效观察[J].中国实用医药,2008,3(24):153－154.
② 杨永超.消银颗粒治疗皮肤瘙痒病疗效观察[J].广西医学,2004,26(9):1371－1372.
③ 张东红.花蛇解痒胶囊治疗冬季皮肤瘙痒病41例疗效观察[J].中国中西医结合皮肤性病学杂志,2003,2(1):44.
④ 张珩波.皮肤康洗液治疗限局性瘙痒病150例疗效观察[J].上海中医药杂志,1999(8):44.

结节性痒疹

概　述

　　结节性痒疹又称疣状固定性荨麻疹或结节性苔藓,是一种慢性炎症性皮肤病。病因病机尚不清楚,多与超敏反应密切相关,部分患者具有家族性过敏史,伴有哮喘、鼻炎等。此外昆虫叮咬,胃肠功能紊乱,内分泌代谢障碍及神经、精神因素有关。本病常见于中年女性。皮损好发于四肢,也可见于腰臀部,最多见于小腿伸侧,以剧痒和结节性损害为特征,面部、掌跖较少累及。皮损特征多为坚硬的圆形、红褐色或黑褐色丘疹或结节,表面粗糙,瘙痒剧烈。初起为淡红色丘疹,迅速变成半球形结节,顶部逐渐成疣状外观,皮肤周围有色素沉着或苔藓样变。

　　本病属中医疥类的"马疥",《巢氏病源·疥候》中有"马疥者,皮肉隐嶙,起作根,搔之不知痛"的概括。多与素体蕴湿、外感风毒、虫叮等致使湿邪风毒聚结肌肤等有关。

辨　证　施　治

　　1. 湿热风毒型　症见高出皮肤的豌豆至樱桃大褐黑色硬结节,表面粗糙,角化明显,附有浅灰色鳞屑,不易剥落,多数散在,少见融合,皮损处可继发色素沉着及苔癣样变,奇痒难忍。治宜搜风解毒、除湿止痒。

　　(1) 全虫方加减　全蝎 9 克、皂角刺 15 克、当归尾 9 克、赤芍 9 克、柴胡 9 克、莪术 9 克、苦参 9

克、白鲜皮 15 克、刺蒺藜 12 克、威灵仙 12 克、炒枳壳 9 克、黄柏 9 克、甘草 6 克。每日 1 剂,分早晚 2 次服,连续服用 4 周。联合火针治疗,视结节大小选用钨钢三头火针或中粗火针,每处皮损点刺 3～5 下,深度以不突破皮损基底部为度。火针完毕后嘱患者针眼处 24 小时内禁止沾水,视皮损恢复情况,每周治疗 1 次,连续治疗 4 周。临床观察:胡凤鸣等用上法治疗 60 例结节性痒疹患者。结果:治愈 40 例,显效 12 例,好转 6 例,无效 2 例,有效率 86.7%。[①]

　　(2) 乌蛇祛风汤加减联合止痒洗方　乌蛇祛风汤加减:乌蛇 9 克、羌活 9 克、白芷 9 克、防风 9 克、荆芥 9 克、马尾连 9 克、黄芩 9 克、金银花 9 克、桃仁 9 克、红花 6 克、蝉蜕 3 克、炒三棱 9 克、炒莪术 9 克。每日 1 剂,水煎,分 2 次服。止痒洗方:透骨草 30 克、苦参 30 克、红花 15 克、雄黄 15 克、明矾 15 克。水煎带渣外洗,每日 4 次,每次 15 分钟。9 日为 1 个疗程,治疗 3 个疗程。临床观察:李成泰等用上法治疗 25 例结节性痒疹患者。结果:治愈 19 例,好转 6 例,总有效率 100%。随访 6 个月无复发。[②]

　　2. 丁素先分 4 证

　　(1) 瘀证兼表证　症见瘙痒无度,经久不愈,见色素沉着性皮损,脉浮滑,舌淡苔薄白。治宜祛风除湿、活血化瘀。方用永安止痒汤加减:苍术 10 克、赤芍 10 克、当归 10 克、桃仁 10 克、红花 10 克、麻黄 6 克、荆芥 6 克、防风 6 克、薄荷 6 克、僵蚕 6 克、甘草 6 克。

　　(2) 瘀证兼里证　症见胸腹满闷,胸痛如压

①　胡凤鸣,等.火针联合全虫止痒方治疗结节性痒疹的临床研究[J].江西中医药,2018,49(11):50-51.
②　李成泰,等.中药内服及外洗治疗结节性痒疹 25 例[J].人民军医,2005,48(4):247.

重物,皮肤瘙痒,可见色素沉着,脉多沉滑或弦滑有力,舌质紫暗有瘀斑。治宜活血化瘀、理气宽胸。方用血府逐瘀汤加减:柴胡 10 克、当归 10 克、赤芍 10 克、生地黄 10 克、牛膝 10 克、红花 10 克、枳壳 10 克、桃仁 6 克、桔梗 6 克、川芎 6 克、甘草 6 克。

(3)瘀证兼实证　症见结节性丘疹,苔藓样变,色素沉着,奇痒,口干,遇热瘙痒加重,迁延难愈,心烦,失眠,脉沉滑或弦滑有力,舌质红,苔黄腻或薄黄腻。治宜清热活血化瘀。方用痒疹方加减:生地黄 30 克、土茯苓 30 克、白蒺藜 30 克、金银花 20 克、赤芍 20 克、三棱 15 克、莪术 15 克、荆芥 10 克、防风 10 克。随症加减:结节坚硬,经久不愈,加全蝎 9 克、鸡血藤 30 克;女性月经不调,加益母草 30 克、泽兰 15 克;上肢重,加姜黄 15 克;下肢重,加川牛膝 25 克;情志不舒,加柴胡 9 克、玫瑰花 9 克;热盛,加连翘 15 克、栀子 9 克;便秘,加生大黄 9 克。

(4)瘀证兼寒证　症见肢端青紫、发凉,结节瘙痒,遇冷加重,冬季尤甚,脉沉细或沉滑,舌质紫暗,苔薄白。治宜温通驱寒、活血化瘀。方用桂枝红花汤加减:桂枝 15 克、红花 15 克、当归 15 克、威灵仙 15 克、赤芍 20 克、牛膝 30 克、鸡血藤 30 克、干姜 6 克、甘草 6 克、细辛 3 克。①

经 验 方

1. 化结止痒方　皂角刺 15 克、豨莶草 15 克、威灵仙 15 克、刺蒺藜 15 克、徐长卿 15 克、半枝莲 15 克、当归 12 克、苦参 10 克、川芎 10 克、郁金 10 克、赤芍 10 克、三棱 10 克。随症加减:瘙痒难忍者,加全蝎、乌梢蛇;皮损顽固坚硬者,加生牡蛎、夏枯草;皮损暗紫色、舌紫暗色者,加丹参、桃仁;皮损有渗出、舌苔厚腻者,加薏苡仁、藿香;老年人、儿童,需加茯苓、炒白术等顾护胃气;便秘患

者,加柏子仁、决明子润肠通便。每日 1 剂,加水煎煮至 200 毫升,早、晚饭后服用,每次 100 毫升。同时予枸地氯雷他定胶囊口服,每次 1 片,每日 1 次;地奈德乳膏外擦患处,采用间歇冲击疗法,疗程 2 个月。孙洪波用上法治疗 32 例结节性痒疹患者。结果:治愈 13 例,好转 15 例,无效 4 例。②

2. 青蒿鳖甲汤加减　青蒿 10 克、鳖甲(炙)12 克、知母 12 克、生地黄 12 克、牡丹皮 10 克、地骨皮 8 克、连翘 10 克、淡竹叶 10 克、牛膝 6 克、黄芩 12 克、红花 4 克、春柴胡(醋制)6 克、白芍 10 克。每日 1 剂,随症加减,7 剂水煎服,早晚分服,可取得良好效果。③

3. 化湿散结汤　威灵仙 20 克、白蒺藜 20 克、薏苡仁 30 克、白术 10 克、炒苍术 10 克、桃仁 10 克、红花 10 克、柴胡 10 克、羌活 10 克、独活 10 克、甘草 6 克。每日 1 剂,水煎 400 毫升,早晚 2 次分服。田优德将 80 例湿热毒瘀型结节性痒疹患者随机分为对照组和观察组各 40 例。对照组予西替利嗪及多虑平口服,观察组在此基础上加服上方。两组均连续用药 1 个月后评定疗效。结果:观察组总有效率为 92.5%,痊愈率为 37.5%;对照组总有效率为 75.0%,痊愈率为 22.5%。两组疗效比较差异有统计学意义($P<0.01$)。④

4. 全虫方加味　全蝎 6 克、皂角刺 10 克、刺蒺藜 15 克、威灵仙 10 克、苦参 10 克、白鲜皮 15 克、黄柏 10 克、土贝母 10 克、夏枯草 15 克、当归 10 克、川芎 10 克、槐花 15 克。每日 1 剂,水煎 500 毫升,分早晚 2 次服,每次 250 毫升;配合复松霜(杭州市第三人民医院皮肤科制剂,主要成分为曲安奈德和樟脑),每日 2 次外用。杜晓航等用上法治疗 60 例结节性痒疹患者,经过 2 周治疗后治愈率为 33%,有效率为 86.67%。⑤

5. 清热活血汤　生地黄 30 克、红花 15 克、赤芍 9 克、三棱 9 克、莪术 9 克、金银花 15 克、土茯苓 30 克、大贝母 15 克、丹参 30 克、刺蒺藜 15 克、

① 徐嵩森,张玉环,等.丁素先治疗结节性痒疹临床经验[J].陕西中医,2017,38(2):252 - 253.
② 孙洪波,等.化结止痒方治疗结节性痒疹 62 例临床观察[J].安徽中医药大学学报,2018,37(4):37 - 40.
③ 杨刚,谭城.谭城用青蒿鳖甲汤加减治疗结节性痒疹临床经验[J].辽宁中医杂志,2016,43(9):1837 - 1839.
④ 田优德.自拟化湿散结汤治疗湿热毒瘀型结节性痒疹 40 例临床观察[J].湖南中医药大学学报,2015,35(4):51 - 52.
⑤ 杜晓航,等.全虫方加味治疗结节性痒疹疗效观察[J].浙江中西医结合杂志,2014,24(1):61 - 62.

夏枯草30克、甘草3克。随症加减：结节坚硬，经久不愈，加全蝎9克、鸡血藤30克、甲片15克；女性月经不调，加益母草30克、泽兰9克；发于上肢者，加姜黄9克；发于下肢，加川牛膝9克；情志不舒，加柴胡9克、玫瑰花6克；热盛者，加连翘15克、栀子9克；大便秘结者，加生大黄（后下）6克。每日1剂，早晚2煎，每次煎汁200毫升饭后温服；配合每晚口服氯雷他定10毫克；外用皮炎露和尿素霜外擦，每日3次。10日为1个疗程。景红梅用上法治疗36例结节性痒疹患者。结果：给予30日治疗后，痊愈15例，好转18例，未愈3例，总有效率91.7%。①

6. 萆薢渗湿汤加味　萆薢15克、薏苡仁30克、黄柏10克、茯苓10克、牡丹皮10克、泽泻10克、滑石（包）15克、通草3克、地龙15克、全蝎5克、紫草15克、大青叶15克、鸡血藤20克、皂角刺15克、白术10克。每日1剂，水煎2次，取汁400毫升分早、晚2次口服；联合鸦胆子（去壳）用橡皮膏固定于皮疹之上，每日更换1次，每次可选3～5个皮疹作为治疗目标，若皮损发红破溃或有感染倾向则以碘伏消毒，并暂时停止治疗，待皮损平复，即可进行别处治疗。治疗10日后观察疗效。单鹏翼用上法治疗30例结节性痒疹患者。结果：治愈27例，有效2例，无效1例，总有效率96.7%。②

7. 重镇活血搜风汤　三棱10克、莪术10克、桃仁10克、红花10克、乌蛇10克、秦艽10克、漏芦10克、七叶一枝花10克、夏枯草15克、昆布10克、灵磁石20克、代赭石20克、生龙骨20克、生牡蛎20克、珍珠母20克、生石决明20克。共治疗4周。沈冬等用上方治疗21例结节性痒疹患者。结果：显效率为9.52%，总有效率为80.96%。③

8. 皂刺止痒方　刺蒺藜15克、皂角刺15克、荆芥10克、苦参15克、防风10克、白鲜皮15克、

当归15克、赤芍15克、白芍15克、红花15克、车前子15克、泽泻10克、夏枯草15克。每日1剂，水煎2次取汁300毫升，每日早晚分服，连续用药2周。杨瑾等用上方治疗65例结节性痒疹患者。结果：痊愈16例，显效20例，好转13例，无效16例，总有效率为75.4%；痊愈患者在1年内的随访中无复发，患者在治疗后查血、尿常规及肝、肾功能均无明显变化；患者在治疗过程中均未出现明显不良反应。④

9. 蜈蛇止痒汤　乌梢蛇、大蜈蚣、僵蚕、蛇蜕、苦参、牛蒡子、当归、丹参、莪术、首乌、生地黄、麦冬、黄芪、生甘草。每日1剂，水煎分早中晚服用，蜈蚣研末冲服或蜈蛇解毒丸6克。每日3次口服，服药30日为1个疗程。都群等用上方治疗39例结节性痒疹患者3个疗程。结果：治愈25例，好转13例，未愈1例，总有效率97.44%。⑤

10. 凉血息风止痒汤　白花蛇舌草30克、黄芩15克、黄连10克、黄柏10克、金银花15克、连翘10克、牡丹皮10克、白茅根30克、紫草19克、白鲜皮30克、地肤子10克、蒺藜10克、防风10克。随症加减：剧痒者，加水牛角粉10克冲服，或熊胆粉；下肢皮损结节瘀斑多，舌苔白腻，脉濡缓，表现为湿盛者，加苦参、土茯苓；夜寐不安者，加茯神、远志、夜交藤、合欢皮。水煎2次，药液相混合后，分早晚2次空腹口服。配合中药外洗方：川椒15克、黄柏15克、蛇床子15克、百部15克、川芎15克、丹参15克、苍术15克、枯矾10克。每日1剂，水煎后药液待凉洗患处，每日洗3次。康景华用上法治疗25例结节性痒疹患者。结果：痊愈4例，显效6例，好转12例，无效3例，总有效率88%。⑥

11. 柴胡加龙骨牡蛎汤　柴胡、黄芩、半夏、茯苓、生龙骨、生牡蛎、蝉蜕、合欢皮、生姜、大枣、甘草。随症加减：皮损以双下肢为主，加牛膝、地

① 景红梅.清热活血汤治疗结节性痒疹36例[J].中医临床研究,2014,6(26)：77-78.
② 单鹏翼.萆薢渗湿汤加味内服联合鸦胆子外敷治疗结节性痒疹30例[J].河北中医,2010,32(3)：337.
③ 沈冬,等.重镇安神止痒法对结节性痒疹患者瘙痒程度改善的观察[J].中国临床医生,2009,37(1)：46-48.
④ 杨瑾,等.皂刺止痒方治疗结节性痒疹疗效观察[J].大理学院学报,2009,8(2)：89-90.
⑤ 都群,等.蜈蛇止痒汤治疗结节性痒疹临床观察[J].辽宁中医杂志,2007,34(1)：71.
⑥ 康景华."凉血息风止痒汤"治疗结节性痒疹25例[J].江苏中医,2001,22(9)：33-34.

龙、鸡血藤;皮损发于双上下肢,加桑枝、姜黄;皮损痒甚不得寐者,加珍珠母、灵磁石、防风、白蒺藜;皮损坚硬如豆,加大贝母、连翘、没药;皮肤感染,加金银花、龙胆草;有蚊虫叮咬史,加紫花地丁、七叶一枝花、野菊花、马齿苋;月经不调酌情,加当归、首乌、白芍、川芎等;正值更年期者,可结合加味逍遥散加减。1个月为1个疗程。穆祥琴用上方加减治疗28例结节性痒疹患者2个月。结果:第1个疗程后治愈10例,好转10例,未愈8例,总有效率71.4%;第2个疗程治愈18例,好转8例,未愈2例,总有效率92.8%。[①]

12. 搜风消结汤 乌梢蛇24克、全蝎10克、炙甘草10克、蜈蚣2条、昆布20克、威灵仙15克、白芥子15克、丹参15克、皂角刺12克、红花12克、广地龙12克、鸡血藤30克、灵磁石(先煎)30克。随症加减:瘙痒甚者,加露蜂房15克、白鲜皮60克、徐长卿24克;烦躁不安,夜寐欠佳者,加川黄连5克、远志10克、柏子仁10克;结节坚硬,加三棱12克、莪术12克、炮甲片10克、风化硝(冲服)6克;皮损于下肢者,加川牛膝30克、制苍术10克、苍耳子10克;皮肤干粗糙,血痂遍布者,加大胡麻12克、小胡麻12克、首乌12克、玄参12克。配合消结膏:血竭10克、冰片10克、硫磺10克、藤黄15克、石榴皮15克、紫草15克。上药为细末,以凡士林适量调成软膏,外涂患处,外用塑料薄膜覆盖,一天后换药。司在和用上法治疗60例结节性痒疹患者。结果:痊愈

36例,显效15例,有效7例,无效2例,总有效率97%。[②]

中 成 药

1. 昆明山海棠片 用法用量:口服昆明山海棠片(广东省博罗先锋药业生产),每次2片,每日3次,连续用药4周。联合康宁克通注射液局部封闭治疗,每月1次。临床应用:余嘉明等用上法治疗42例结节性痒疹患者。结果:治疗后的第2、4周的总有效率分别为47.62%、88.10%。[③]

2. 通心络胶囊 用法用量:口服通心络胶囊0.9克,每日3次。配合地氯雷他定5毫克,每日1次;卤米松乳膏外擦,每日早晚各1次。临床应用:张强等用上法治疗35例结节性痒疹患者。结果:治疗4周后痊愈2例,显效23例,有效10例,有效率71.4%。[④]

3. 雷公藤多甙片 组成:雷公藤的去皮根提取物(浙江得恩德制药有限公司生产,国药准字Z33020422)。功效:清热解毒,祛风除湿,活血消肿。用法用量:口服,每次20毫克,每日3次。同时口服地氯雷他定片,每次5毫克,每日1次;酮替芬片,每次1毫克,每日2次;局部皮疹外涂去炎松尿素软膏,每日3~4次。1周为1个疗程,给予3周治疗。临床应用:顾仲明用上法治疗26例结节性痒疹患者,痊愈16例,显效5例,有效2例,无效3例,痊愈率61.5%。[⑤]

① 穆祥琴.柴胡加龙骨牡蛎汤加减治疗结节性痒疹28例[J].天津中医,1999,16(2):39-40.
② 司在和.搜风消结汤治疗结节性痒疹60例[J].四川中医,1993(6):44.
③ 余嘉明,等.昆明山海棠片联合康宁克通注射液局部封闭治疗结节性痒疹的临床效果[J].中国当代医药,2015,22(35):28-30.
④ 张强,等.通心络胶囊治疗结节性痒疹临床观察[C]//第十届国际络病学大会.络病学基础与临床研究(10).北京:疑难病杂志,2014:500-501.
⑤ 顾仲明.雷公藤多甙片配合治疗结节性痒疹26例[J].中国中西医结合皮肤性病学杂志,2005,4(1):26.

红斑丘疹鳞屑性皮肤病

银 屑 病

概 述

银屑病是皮肤科常见的一种由多种免疫细胞参与的慢性复发性炎症性皮肤病，全世界患病率为1%～2%。银屑病临床分四种类型，包括寻常型、红皮病型、脓疱型和关节病型，其中以寻常型最常见，占全部患者的97%以上。主要病理表现为表皮角质化过度及角化不全、棘层细胞肥厚、淋巴细胞浸润及血管扩张等，该疾病的发病机制并不完全清楚，与遗传、感染、免疫及精神等相关，但T细胞介导的免疫反应异常在银屑病发病中起重要作用。银屑病患者不仅有皮肤和关节受损，还常伴发糖尿病等代谢综合征、肥胖、心血管疾病等，治疗过程漫长，且效果差，易反复，给患者的精神和身体造成重大压力和痛苦，严重影响患者生活水平。

本病属中医"白疕""松皮癣""干癣""蛇虱""白壳疮""银钱风"等范畴。中医认为本病主要由于素体热盛，复因外感六淫邪毒，或过食辛发酒酪，或七情内伤等因素，使内外合邪，内不得疏泄，外不能透达，化火生热，热壅血络，怫郁肌肤而成。"火盛者，必有毒"（《重订通俗伤寒论》），毒为热盛所致，热聚而成毒，由热生毒、热壅毒盛是本病发病的主要病机，毒邪贯穿本病的始终，初期多以热毒为主，久病则为瘀毒。因此本病的中医治疗原则为：血热证宜清热凉血解毒，血燥证宜养血润燥解毒，血瘀证宜活血化瘀解毒。

辨 证 施 治

1. 血热型　症见新出皮疹不断增多，迅速扩大，皮损潮红，舌质红，舌苔薄白，脉弦滑或数，溲黄。治宜清热、凉血、祛瘀。

（1）青槐红花汤　大青叶30克、红花15克、紫草15克、玄参12克、夜交藤15克、鸡血藤15克、漏芦12克、生地黄15克、竹叶10克、生槐花30克、蝉蜕10克、赤芍15克、荆芥12克、当归15克、鬼箭羽15克、黄柏10克。每日1剂，由自动煎药机煎成2袋，每袋150毫升，早晚饭后30分钟各1袋口服。临床观察：程振忠等用上方治疗28例血热证银屑病患者。结果：治愈6例，显效14例，好转4例，无效4例，愈显率71.0%。[①]

（2）凉血解毒汤加减　土茯苓30克、槐花15克、紫草10克、七叶一枝花9克、生地黄15克、白鲜皮10克、赤芍10克。每日1剂，浓煎后分2次服用，疗程为8周。临床观察：王莒生用上方治疗78例血热证寻常型银屑病患者。结果：临床痊愈4例，占5.13%。显效29例，占37.18%；有效21例，占26.92%；无效24例，占30.77%。总有效率69.23%。[②]

2. 血瘀型

（1）桂枝麻黄各半汤加减　炙麻黄、桂枝、白芍、杏仁、生姜、炙甘草、大枣等。每日1剂，水煎，取汁300毫升，每次150毫升，每日2次，饭后温服，疗程为4周。王远红等用上方治疗44例寻常型银屑病血瘀型患者。结果：痊愈13例，显效19

①　程振忠,李志鸿,等.自拟青槐红花汤治疗寻常型血热证银屑病56例临床观察[J].中医药学报,2018,46(1)：118-120.
②　周冬梅.王莒生学术思想与临床经验总结及辨血为主论治寻常型银屑病的临床研究[D].北京：北京中医药大学,2011.

例,有效 10 例,无效 2 例,总有效率 95.45%。①

(2)活血散瘀消银汤 三棱 10 克、莪术 10 克、桃仁 10 克、红花 10 克、鸡血藤 30 克、鬼箭羽 30 克、白花蛇舌草 30 克、丹参 30 克、陈皮 30 克。每日 1 剂,水煎,分 2 次口服,1 个月为 1 个疗程。邱实等用上方治疗 32 例寻常型银屑病血瘀证患者。结果:临床痊愈 15 例,显效 9 例,无效 3 例,痊愈率 46.88%,总有效率 90.62%。②

3. 血燥型 症见皮损淡红,原有皮损部分消退;舌质淡,舌苔少或薄白,脉缓或沉细,口干咽燥。方用养血解毒汤加减:丹参 15 克、当归 15 克、生地黄 15 克、麦冬 10 克、玄参 15 克、鸡血藤 15 克、土茯苓 30 克、七叶一枝花 9 克、板蓝根 15 克、车前子 15 克。每日 1 剂,水煎,分 2 次口服,疗程为 8 周。临床观察:王莒生用上方治疗 79 例血燥型寻常型银屑病患者。结果:临床痊愈 5 例,占 6.33%;显效 25 例,占 31.65%;有效 23 例,占 29.11%;无效 26 例,占 32.91%。总有效率 67.09%。③

4. 风热血燥型 治宜清热凉血解毒,佐以活血化瘀、祛风养血润燥。方用凉血解毒方药物加减:水牛角 40 克、生地黄 30 克、丹参 30 克、土茯苓 30 克、白花蛇舌草 30 克、白蒺藜 20 克、七叶一枝花 20 克、牡丹皮 12 克、赤芍 12 克、当归 10 克、莪术 6 克、甘草 6 克、青黛 3 克。随症加减:血热盛者,去当归,加羚羊骨 15 克;服药后腹泻者,加白术 15 克。每日 1 剂,水煎服。临床观察:曹雪辉等用上方加减治疗 86 例寻常型银屑病患者。结果:治愈 53 例,好转 28 例,未愈 5 例,总有效率 94.2%。④

经 验 方

1. 丹芍消银煎 牡丹皮 12 克、赤芍 12 克、生地黄 30 克、丹参 30 克、紫草 9 克、大青叶 30 克、白鲜皮 15 克、槐花 20 克、忍冬藤 30 克、山豆根 9 克、生甘草 6 克。随症加减:病程日久,耗伤阴血,或素体虚弱,斑疹呈淡红色,辨证兼血虚,加当归 15 克、阿胶 10 克;病程日久,血热壅滞不退,热久成瘀,脉络阻滞,斑疹呈暗红色或紫红色,兼血瘀,加莪术 10 克、桃仁 10 克、红花 9 克活血化瘀;皮损呈蛎壳状,兼湿邪,加薏苡仁 30 克、泽泻 15 克渗利湿热。每日 1 剂,水煎 2 次取汁 300 毫升,早晚 2 次服,治疗 2 个月。配合糠酸莫米松乳膏,每晚 1 次涂患处,连续 10 日,皮损好转后停用。牛朝志用上方加减治疗 126 例寻常型银屑病患者。结果:治愈 80 例,好转 32 例,未愈 14 例,总有效率 88.9%。⑤

2. 蜈蚣败毒饮 蜈蚣 3 克、乌蛇 20 克、紫草 30 克、鬼箭羽 30 克、土茯苓 30 克、甘草 10 克。每日 1 剂,每剂水煎 2 次,取汁 200 毫升,分早晚 2 次餐后半小时温服,每次 100 毫升,疗程为 8 周。杨素清用上方治疗 73 例寻常型银屑病(风热证)患者。结果:痊愈 1 例,显效 54 例,有效 18 例。⑥

3. 凉血活血复方 大青叶 15 克、生地黄 30 克、黄芩 12 克、紫草 9 克、丹参 12 克、赤芍 6 克、牡丹皮 9 克、当归 12 克、土茯苓 30 克、白鲜皮 9 克、荆芥 6 克、金银花 20 克。每日 1 剂,水煎,分 2 次口服,每次 100 毫升,疗程为 8 周。周梅娟等用上方治疗 35 例进展期银屑病患者。结果:治疗 4 周后的有效率为 3.7%,治疗 8 周后的有效率为 57.6%。常见的不良反应为稀便或大便次数增多。⑦

4. 凉血解毒汤加减 槐花 30 克、白茅根 30 克、紫草 15 克、赤芍 15 克、生地黄 15 克、牡丹皮 15 克、丹参 15 克、板蓝根 30 克、大青叶 30 克、金银花 15 克、连翘 12 克、白鲜皮 15 克。每日 1 剂,

① 王远红,等.桂枝麻黄各半汤加减治疗寻常型银屑病 84 例临床观察[J].中国中医药科技,2014,21(2):173.
② 邱实,等.活血散瘀消银汤治疗寻常型银屑病血瘀证的临床研究[J].中药材,2005,28(5):442-444.
③ 周冬梅.王莒生学术思想与临床经验总结及辨血为主论治寻常型银屑病的临床研究[D].北京:北京中医药大学,2011.
④ 曹雪辉,等.凉血解毒方治疗风热血燥型寻常型银屑病 86 例[J].新中医,2001,33(7):58.
⑤ 牛朝志.丹芍消银煎治疗寻常型银屑病 126 例临床观察[J].河北中医,2013,35(9):1313-1314.
⑥ 杨素清.蜈蚣败毒饮治疗寻常型银屑病的临床观察及对血清 ET-1 的影响[J].中医药学报,2012,40(2):114-115.
⑦ 周梅娟,刘晓明,等.凉血活血复方治疗进展期银屑病疗效及安全性评价[J].中国中西医结合皮肤性病学杂志,2012,11(3):152-154.

水煎,每次 150 毫升,每日 2 次口服,疗程为 2 个月。马民凯等用上方治疗 41 例急性期银屑病患者。结果:痊愈 10 例,显效 17 例,有效 8 例,无效 6 例,总有效率 85.37%。①

5. 中药汤剂　土茯苓 30 克、槐花 15 克、虎杖 20 克、白花蛇舌草 20 克、生地黄 10 克、玄参 10 克、炙地龙 10 克、甘草 5 克。随症加减:咽喉肿痛者,加板蓝根、山豆根;大便秘结者,加生大黄;瘙痒明显者,加白鲜皮、乌梢蛇;鳞屑较多者,加白芍、当归;皮疹经久不愈者,加三棱、莪术。每日 1 剂,水煎,分 2 次口服,疗程 8 周。同时联合 NB－UVB 照射治疗。徐萍等用上法治疗 30 例寻常型银屑病患者。结果:治疗 4 周时的有效率为 23.3%,治疗 8 周时的有效率为 76.7%。②

6. 中药方　当归 10 克、生地黄 30 克、天冬 15 克、麦冬 15 克、丹参 15 克、鸡血藤 30 克、土茯苓 30 克、白术 10 克、白鲜皮 15 克。每 2 日 1 剂,水煎服,每日 2 次,疗程为 4 周。同时配合 NB－UVB 全身照射治疗。陆茂等用上法治疗 36 例血燥型银屑病患者。结果:痊愈 22 例,显效 9 例,有效 3 例,无效 2 例,总有效率 94.44%。③

7. 凉血活血汤加减　生槐花 30 克、白茅根 30 克、生地黄 30 克、紫草根 15 克、牡丹皮 15 克、茜草 15 克、丹参 15 克、鸡血藤 30 克、板蓝根 30 克、白鲜皮 15 克。随症加减:大便干燥明显者,加大黄;瘙痒甚者,加地肤子;伴咽痛者,加连翘、黄芩;皮疹进展迅速者,加羚羊角粉冲服。每日 1 剂,水煎后分 2 次口服,1 个月为 1 个疗程。王亚斐用上方加减治疗 132 例进行期寻常型银屑病患者。结果:2 个疗程后痊愈 52 例,显效 40 例,有效 24 例,无效 16 例,总有效率 87.9%。常见的不良反应为轻度腹泻。④

8. 凉血活血解毒方　紫草 15 克、茜草根 15 克、板蓝根 30 克、白茅根 30 克、生地黄 15 克、赤芍 15 克、丹参 15 克、白花蛇舌草 15 克、鸡血藤 30 克、土茯苓 15 克、生槐花 15 克、羚羊角粉(冲服) 0.6 克。随症加减:因咽炎、急性扁桃体炎诱发或加重者,加山豆根 6 克,玄参 15 克;风盛痒甚者,加白鲜皮 30 克、白蒺藜 30 克、防风 10 克;夹湿邪者,加薏苡仁 30 克、防己 10 克、茵陈 15 克;大便燥结者,加大黄(后下)6 克。每日 1 剂,水煎,分 2 次口服,疗程为 40 日。清热解毒,凉血活血。同时配合 NB－UVB 全身照射治疗。李长江用上法治疗 43 例血热型寻常性银屑病患者,痊愈 18 例,显效 22 例,进步 3 例,总有效率 93.02%。⑤

9. 土苓饮　金银花 21 克、土茯苓 21 克、炒槐米 15 克、生地黄 15 克、牡丹皮 15 克、赤芍 15 克、紫草 15 克、丹参 15 克、板蓝根 30 克、白鲜皮 21 克、地肤子 21 克、甘草 6 克。每日 1 剂,水煎,分 2 次口服,饭后半小时服,疗程为 8 周。张春红用上方治疗 52 例进行期寻常型银屑病患者。结果:愈显率为 76.74%,总有效率为 95.35%,且复发率低、不良反应小。⑥

10. 消银汤　生地黄、鸡血藤、槐花、紫草、赤芍、白茅根、丹参、牡丹皮、白鲜皮。每日 1 剂,水煎,分 2 次口服,疗程 2 个月。赵延明用上方治疗 45 例银屑病患者。结果:治愈 30 例,好转 9 例,未愈 6 例,总有效率 86.67%。⑦

单　方

菝葜合土茯苓　组成:菝葜 60 克、土茯苓 60 克(或菝葜 30～60 克、土茯苓 30～60 克等)。用法用量:将干药置煎药器皿中加 1 000～1 500 毫升水浸泡 10 小时左右,煎沸 40～50 分钟,去渣将药液分为 2 份,早晚各服 1 份,连续 30 日为 1 个

① 马民凯,等.凉血解毒汤治疗急性期银屑病 41 例临床观察[J].中国中医急症,2012,21(6):968.
② 徐萍,等.中药联合窄谱中波紫外线治疗寻常型银屑病疗效观察[J].新中医,2011,43(10):66－68.
③ 陆茂,等.窄谱中波紫外线联合中药治疗血燥型银屑病的疗效观察[J].四川中医,2009,27(12):102－103.
④ 王亚斐.凉血活血汤加减治疗进行期寻常型银屑病疗效观察[J].湖南中医药大学学报,2007,27(5):73,75.
⑤ 李长江.中药联合窄谱中波紫外线治疗血热型寻常性银屑病疗效观察[J].中国中医急症,2006,15(7):730－731.
⑥ 张春红.土苓饮治疗进行期寻常型银屑病的临床研究及对 TNF－α、IL－8 水平的影响[D].济南:山东中医药大学,2003.
⑦ 赵延明.自拟消银汤治疗银屑病的临床研究[D].哈尔滨:黑龙江中医药大学,2002.

疗程,治疗期间不用其他药物。临床应用:孙佑勤用上方治疗 108 例银屑病患者,临床痊愈 64 例,显著好转 14 例,好转 13 例,无效 17 例,总有效率 84.3%;在有效病例中多数用药 10 剂左右生效,在痊愈病例中,最少服 6 剂,最多服 180 剂,平均服 48.2 剂痊愈。①

中 成 药

1. 银屑灵片 用法用量:每次 5 片,每日 3 次,持续服用 2 个月。临床应用:冶娟以上药治疗 25 例寻常型银屑病患者,有效率为 92%。②

2. 润燥止痒胶囊 组成:何首乌、制何首乌、生地黄、桑叶、苦参、红活麻(贵州同济堂制药有限公司生产)。功效主治:养血滋阴,祛风止痒,润肠通便;适用于血虚风燥所致的皮肤瘙痒,痤疮,便秘。用法用量:口服,每次 4 粒,每日 3 次,2 周为 1 个疗程;联合窄谱中波紫外线,每周 3 次。临床应用:周晴等用上方治疗 31 例寻常型银屑病血虚风燥证患者。结果:治愈 8 例,显效 18 例,好转 5 例,有效率 83.87%。③

3. 丹参注射液 功效主治:活血化瘀,通脉养心;适用于偏重于血瘀型银屑病。用法用量:根据患者不同年龄、体重及病情轻重给予静脉滴注,每次 10~20 毫升(用 5%葡萄糖注射液 500 毫升稀释后使用),每日 1 次,15 日为 1 个疗程。临床应用:朱本锋用上方治疗 36 例寻常型银屑病患者。结果:经过 3 个疗程的治疗,痊愈 20 例,显效 8 例,好转 5 例,无效 3 例,总有效率 91.7%。④

4. 郁金银屑片 组成:秦艽、郁金(醋制)、莪术(醋制)、当归、桃仁、红花、马钱子粉、土鳖虫、乳香(醋制)、香附(酒制)、大黄、木鳖子(去壳砸碎)、雄黄、石菖蒲、玄明粉、青黛、黄柏、硇砂(白)。功效:疏通气血,软坚消积,清热解毒,燥湿杀虫。用法用量:口服,每次 3~6 片,每日 2~3 次。⑤

5. 复方青黛胶囊(丸或片) 组成:马齿苋、土茯苓、白鲜皮、白芷、青黛、紫草、丹参、蒲公英、贯众、粉萆薢、乌梅、五味子、山楂、建曲(陕西天宁制药有限责任公司生产)。功效主治:清热解毒,消斑化瘀,祛风止痒;适用于进行期银屑病。用法用量:口服,每次 4 粒(6 克或 4 片),每日 3 次。⑥

6. 昆明山海棠 功效主治:抗炎镇痛,免疫调节,改善血流,抗菌和杀虫作用;主要剂型有单味药、糖浆、冲剂、片剂;适用于寻常型、红皮病型、掌跖脓疱型和关节病型银屑病。⑦

7. 喜炎平注射液 组成:穿心莲等提取物(江西青峰有限公司生产,国药准字 Z20026249)。功效主治:清热解毒,止咳止痢;适用于银屑病有热证表现者。用法用量:肌内注射,成人每次 50~100 毫克,每日 2~3 次,小儿酌减或遵医嘱;或静脉滴注,成人每日 250~500 毫克,儿童每日按体质量每千克 5~10 毫克(0.2~0.4 毫升),最高剂量不超过 250 毫克,以 5%葡萄糖注射液或 0.9%氯化钠注射液 100~250 毫升稀释后静脉滴注,每日 1 次。15 日为 1 个疗程,连用 2 个疗程。临床应用:燕陶然等以上方治疗 34 例寻常型银屑病患者。结果:痊愈 12 例,显效 12 例,进步 5 例,无效 5 例,总有效率 84.3%。不良反应较少。⑧

8. 消银颗粒(胶囊或片) 组成:地黄、牡丹皮、赤芍、当归、苦参、金银花、牛蒡子、蝉蜕、白鲜皮、防风、大青叶、红花。功效主治:清热凉血,养血润燥,祛风止痒;适用于血热风燥型和血虚风燥型白疕。用法用量:开水冲服(或口服),每次 3.5 克(5~7 粒或片),每日 3 次,1 个月为 1 个疗程。

① 孙佑勤.菝葜、土茯苓治疗银屑病 108 例疗效观察[J].北镇医学院学报,1982(1):46-50.
② 冶娟.银屑灵片治疗寻常型银屑病的临床观察[J].中国医院药学杂志,2016,9(36):302.
③ 周晴,等.润燥止痒胶囊联合窄谱中波紫外线治疗寻常型银屑病血虚风燥证的临床观察[J].中国中西医结合皮肤性病学杂志,2016,15(3):174-176.
④ 朱本锋.丹参注射液治疗寻常型银屑病 36 例疗效观察[J].中国现代药物应用,2015,9(18):147-148.
⑤ 中国医师协会皮肤科医师分会中西医皮肤科亚专业委员会.中成药治疗寻常性银屑病专家共识(2014)[J].中华皮肤科杂志,2014,47(3):215-216.
⑥ 王强,等.复方青黛胶囊在皮肤科的应用及其评价[J].中国中西医结合皮肤性病学杂志,2014,13(4):241-243.
⑦ 广东省质量技术监督局.寻常型银屑病中西医结合诊疗指南(广东省地方标准)[S].2014.
⑧ 燕陶然,等.喜炎平注射液治疗寻常型银屑病 67 临床观察[J].中国民族民间医药,2012,21(2):85-86.

临床应用:周富林等用上药治疗30例寻常型银屑病患者。结果:痊愈10例,显效16例,好转4例,总有效率86.67%。①

9. 青鹏膏剂　组成:棘豆、诃子、毛诃子、余甘子、宽筋藤、安息香、人工麝香等(奇正藏药集团公司生产)。用法用量:外涂,每日2次;联合紫外光皮肤照射,每周3次,总计8周。临床应用:陈少君等用上法治疗35例寻常型银屑病患者。结果:治疗4周时,治愈8例,显效15例,进步11例,无效1例,有效率65.71%;治疗8周时,治愈11例,显效20例,进步4例,有效率88.57%。②

10. 雷公藤多苷片　组成:雷公藤多苷。功效:祛风解毒,除湿消肿,舒筋通络,有抗炎及抑制细胞免疫和体液免疫等作用。用法用量:每日30～60毫克,每日3次。③

11. 冰黄肤乐软膏　组成:大黄、姜黄、硫黄、黄芩、甘草、冰片和薄荷脑。功效:清热燥湿,活血祛风,止痒消炎。用法用量:外用,每日3次,15日为1个疗程,连用3个疗程。临床应用:王鹏等以上方治疗32例银屑病患者,疗程结束及治疗后4周时观察疗效。结果:治愈29例,显效2例,进步1例,有效率96.88%。④

12. 清开灵注射液　组成:胆酸、珍珠母、猪去氧胆酸、栀子、水牛角、板蓝根、黄芩、金银花。功效主治:清热解毒,镇静安神;适用于血热证银屑病。用法用量:按患者体重每千克10毫升,加入5%葡萄糖注射液或氯化钠注射液中静脉滴注;配合土槐饮加减内服,每日1剂,分2次服;加味黄芩膏外用,每日2次。临床应用:石学波用上法治疗20例进行期寻常型银屑病患者。结果:痊愈5例,显效12例,好转2例,无效1例,总有效率95%。⑤

13. 火把花根片　功效:祛风除湿,舒筋活络,清热解毒。用法用量:口服,每次4片,每日3次;配合外擦10%尿素软膏,每日3次。60日为1个疗程。临床应用:李红兵等用上方治疗50例寻常型银屑病患者。结果:基本痊愈19例,显效15例,有效10例,无效6例,总有效率88%。⑥

14. 克银丸　组成:土茯苓、白鲜皮、山豆根、拳参。功效主治:清热解毒,祛风止痒;适用于皮损基底红,便秘,尿黄属血热风燥证银屑病。用法用量:口服,每次100粒(1袋),每日2次。⑦

① 周富林,等.消银颗粒联合复方甘草酸苷片治疗寻常型银屑病[J].皮肤病与性病,2011,33(6):350.
② 陈少君,宋艳丽,等.窄谱中波紫外线联合青鹏膏剂外用治疗寻常型银屑病近期疗效观察[J].当代医学,2010,16(30):5-6.
③ 詹庆霞.等.雷公藤治疗银屑病的系统评价[J].中国中西医结合皮肤性病学杂志,2007,6(3):192-196.
④ 王鹏,等.冰黄肤乐软膏治疗银屑病疗效观察[J].中国皮肤性病学杂志,2006,20(12):774-775.
⑤ 石学波.清开灵注射液对进行期寻常型银屑病患者外周血CD3+、CD4+、CD8+T细胞的影响[D].南京:南京中医药大学,2004.
⑥ 李红兵,等.火把花根治疗寻常型银屑病50例临床疗效观察[J].临床皮肤科杂志,2002,31(12):773-774.
⑦ 顾伯华.实用中医外科学[M].上海:上海科学技术出版社,1985:490.

玫 瑰 糠 疹

概　述

玫瑰糠疹是一种与感染和免疫因素等相关的红斑、丘疹、鳞屑性急性炎症性皮肤病。皮损以被覆糠秕状鳞屑的玫瑰色斑丘疹为特征。本病多发于青年人或中年人，多于春秋季发病，多见于躯干和四肢近端。皮损特点为椭圆形或环状玫瑰色斑疹，上覆糠秕样鳞屑，皮疹长轴与皮纹平行。皮损初发为孤立性，称为母斑，1~2周后陆续出现与母斑相似较小的红斑，称为子斑。伴不同程度瘙痒。本病有自限性，病程一般6~8周，少数迁延数月甚至数年不愈，但一般愈后不复发。可伴有不同程度的瘙痒。少数患者的皮损仅限于头颈部或四肢部位发生。

临床可见不典型的玫瑰糠疹，包括：仅有母斑表现无继发斑发生的顿挫型；皮损局限于下腹、乳房、颈部、腋窝、头皮、腹股沟或掌跖等部位的局限型；皮损主要集中在面部和四肢远端等外周部位，躯干部受累极少的反向型；皮损仅限于身体的一侧的不对称型；在母斑周围出现较大的斑片和丘疹的巨大型糠疹，大量的毛囊性微小丘疹广泛分布于躯干，可无鳞屑的丘疹型；在水疱区域内同时存在或稍后出现典型玫瑰糠疹皮损，可有渗出和结痂，无鳞屑的水疱型；在发病前数天内出现酷似急性荨麻疹的皮损，随后风团仅局限于皮损边缘，并倾向于融合的荨麻疹型；皮损上有微小的紫癜出现，不一定伴有鳞屑形成的紫癜型；皮损有渗出倾向，常伴有明显瘙痒的渗出型；以及大疱型、脓疱型、多形红斑型、苔藓样型等。

本病属中医"风热疮""子母癣""血疳""风癣"等范畴。清代陈士铎在《洞天奥旨》云："风热疮，多生于四肢胸胁，初起如疙瘩，痒而难忍，爬之少快，多爬久搔，未有不成疮者，甚者鲜血淋漓，似疥非疥。"本病多因内有血热蕴结，外则兼感风邪，内外合邪郁久化热而为病。治疗以疏风清热、养血活血、滋阴除湿为主。

辨 证 施 治

1. **风热蕴肤型**　症见发病急骤，皮损呈圆形或椭圆形淡红色斑片，中心有细微皱纹，表面有少量糠秕状鳞屑；心烦口渴，大便干，尿微黄；舌红，苔白或薄黄，脉浮数。治宜疏风清热、凉血止痒。方用消风散加减：生地黄15克、防风10克、蝉蜕10克、知母10克、生石膏20克、当归10克、苦参10克、胡麻仁10克、荆芥10克、苍术10克、牛蒡子15克、甘草6克、牡丹皮10克、栀子10克、金银花10克、连翘10克。随症加减：有发热症状者，加野菊花20克；瘙痒甚者，加徐长卿12克。以上药物洗净，加3 000毫升清水煎至200毫升，早晚饭后半小时各服100毫升，7日为1个疗程，持续用药2个疗程。临床观察：陈芳用上方加减治疗60例风热蕴肤型玫瑰糠疹患者。结果：痊愈43例，显效7例，好转6例，无效4例，痊愈率71.67%，总有效率93.33%，疗效显著。[①]

2. **风热血燥型**　症见斑片鲜红或紫红，鳞屑较多，瘙痒较剧，伴有抓痕血痂，舌红，苔少，脉弦数。方用四物消风饮：生地黄15克、当归10克、赤芍10克、荆芥10克、薄荷6克、蝉蜕10克、柴

---

① 陈芳.消风散加减治疗风热蕴肤型玫瑰糠疹临床观察[J].亚太传统医药,2016,12(20)：137-138.

胡 10 克、川芎 10 克、黄芩 10 克、生甘草 6 克。随症加减：热盛便秘，加大黄；瘙痒剧烈，加防风、白鲜皮；风热较甚，加金银花、连翘；血分热甚，加紫草、牡丹皮。每日 1 剂，水煎取汁 400 毫升，分早、晚 2 次温服。配合基础治疗，每日予糠酸莫米松乳膏联合紫龙膏（紫草、当归、地龙、冰片，广州中医药大学第一附属医院制剂）外擦。将 2 种药膏按 1∶1 的比例均匀混合后，用棉签将药膏均匀涂抹患处，每日 2 次。第 2 次用药前需用棉签蘸取植物油将上一次所涂药膏擦去，然后再涂抹。14 日为 1 个疗程。临床观察：江海滨等用上法治疗 40 例风热血燥型玫瑰糠疹患者。结果：治愈 32 例，好转 7 例，未愈 1 例，治愈率 80％。①

3. 外感风热型 发病急骤，症见皮疹淡红色，皮肤干燥，脱细碎鳞屑，有轻重不同的痒感，常有心烦、口渴、急躁、大便干燥、小便微黄；舌尖红，苔白或薄黄，脉浮数。治宜清热解毒、凉血消斑。方用银翘散合化斑汤加减：金银花 9 克、连翘 9 克、桔梗 6 克、薄荷 6 克、竹叶 4 克、生甘草 10 克、荆芥穗 5 克、淡豆豉 5 克、牛蒡子 9 克、生石膏（先下）30 克、知母 12 克、玄参 10 克、生地黄 15 克、牡丹皮 10 克、粳米 9 克。随症加减：热甚，加黄芩 10 克；咽喉疼痛，加板蓝根 15 克、金银花 10 克；大便干燥，加大黄 6 克；瘙痒甚加，蝉蜕 6 克、白蒺藜 9 克。每日 1 剂，每次 200 毫升，每日 2 次，连续 3 周。临床观察：王素梅等用上方加减治疗 40 例玫瑰糠疹患者。结果：痊愈 25 例，显效 11 例，有效 2 例，总有效率 95％。②

4. 血热内蕴型 治宜清热凉血、散风止痒。方用清热解毒汤加减：金银花 30 克、板蓝根 15 克、黄芪 12 克、生地黄 12 克、白鲜皮 12 克、玄参 12 克、荆芥 10 克、白蒺藜 10 克、赤芍 10 克、防风 10 克、甘草 10 克、牡丹皮 10 克、野菊花 10 克。随症加减：心烦，加栀子 12 克；大便干燥，加大黄 3 克；口渴者，生地黄增至 30 克。每日 1 剂，水煎早晚分服，配合外用炉甘石洗剂，2 周为 1 个疗程。临床观察：郑方容用上法治疗 50 例玫瑰糠疹患者。结果：痊愈 45 例，显效 2 例，有效 2 例，总有效率 94％。③

5. 血热风盛型 症见胸部起红色丘疹，表面见有糠秕样细小鳞屑，有轻微痒感。无全身症状，口苦咽干，溲赤，舌质红，苔薄黄，脉弦数。治宜清热凉血消风。方用消风凉血汤加减：紫草 10 克、防风 10 克、赤芍 10 克、连翘 12 克、牡丹皮 12 克、生地黄 12 克、生石膏 15 克、板蓝根 30 克、蒲公英 30 克、生甘草 6 克。随症加减：血虚风燥者，去连翘、生石膏、紫草，加当归 10 克、白蒺藜 10 克、制首乌 10 克、白芍 12 克、玄参 12 克、白鲜皮 15 克、鸡血藤 30 克。治疗 10 日为 1 个疗程。临床观察：梁尚游等用上方加减治疗 104 例玫瑰糠疹患者。结果：治愈 85 例，显效 12 例，好转 5 例，无效 2 例，总有效率 98.06％。④

经 验 方

1. 复方白鲜皮汤 白鲜皮 30 克、地肤子 30 克、黄芩 9 克、苦参 9 克、金银花 15 克、连翘 12 克、牡丹皮 15 克、赤芍 15 克、丹参 15 克、当归 9 克、生地黄 15 克、甘草 9 克。水煎 300 毫升，分早、晚餐后 30 分钟各温服 150 毫升，每日 1 剂；外用炉甘石洗剂，每日 2 次。王莎莎等用上法治疗 45 例玫瑰糠疹患者。结果：痊愈 15 例，显效 21 例，有效 5 例，总有效率 91.1％。⑤

2. 祛玫汤 紫草 9 克、牡丹皮 15 克、玄参 10 克、生槐花 10 克、金银花 9 克、黄芩 9 克、茯苓 30 克、板蓝根 10 克、甘草 10 克、徐长卿 6 克、苦参 6 克等。随症加减：对于风热蕴肤证患者，加地肤子、白鲜皮；对于风热血燥证患者，加艾叶、鸡血藤、白芍等。每日 1 剂，用水煎服，每日 3 次；外用甘霖洗剂，每日 1 次。1 周为 1 个疗程，4 周后进

① 江海滨,等.四物消风饮加减治疗风热血燥型玫瑰糠疹 40 例疗效观察[J].河北中医,2015,37(4)：559-560,576.
② 王素梅,等.银翘散合化斑汤治疗玫瑰糠疹疗效观察[J].北京中医药,2012,31(8)：601-603.
③ 郑方容.清热解毒法治疗玫瑰糠疹的临床观察[J].荆楚理工学院学报,2010,25(11)：37-38,45.
④ 梁尚游,等.消风凉血汤治疗玫瑰糠疹临床观察[J].吉林中医药,2007,27(10)：31.
⑤ 王莎莎,宋业强.复方白鲜皮汤治疗玫瑰糠疹 45 例临床观察[J].湖南中医杂志,2017,33(12)：59-60,64.

行疗效评价。王俊兴等用上法治疗 63 例玫瑰糠疹患者,总有效率为 87.3%。①

3. 凉血五花汤加味 红花 10 克、玫瑰花 10 克、鸡冠花 10 克、牡丹皮 10 克、赤芍 10 克、连翘 10 克、金银花 15 克、白鲜皮 15 克、秦艽 15 克、凌霄花 6 克。每日 1 剂,加清水浸药 1 小时,水煎 2 次,两次煎液混合,分早晚 2 次温服。15 日为 1 个疗程,治疗 1 个疗程后观察疗效。宋鲁成用上方治疗 30 例玫瑰糠疹患者。结果:痊愈 12 例,显效 9 例,有效 7 例,无效 2 例,总有效率 93.3%。②

4. 三皮消玫汤 桑白皮 15 克、牡丹皮 15 克、地骨皮 15 克、黄芩 15 克、生地黄 20 克、白花蛇舌草 30 克、板蓝根 30 克、白茅根 30 克、甘草 3 克。随症加减:瘙痒甚,加蒺藜 30 克、僵蚕 15 克;病程迁延、睡眠差者,加当归 15 克、鸡血藤 30 克、夜交藤 30 克;皮损鲜红、舌质红者,加赤芍 30 克。每日 1 剂,水煎取汁 300 毫升,分 3 次口服;外用糠酸莫米松软膏涂患处,每日 2 次。廉凤霞等用上法治疗 33 例玫瑰糠疹患者 2 周,总有效率为 84.85%,痊愈率为 36.36%,显效率为 30.30%。③

5. 凉血活血汤 紫草根 15 克、白茅根 30 克、生地黄 15 克、牡丹皮 10 克、赤芍 10 克、生槐花 15 克、白鲜皮 15 克、地肤子 10 克、防风 10 克。随症加减:剧痒者,加刺蒺藜、苦参;心烦口渴者,加生玳瑁、天花粉;病程长者,加丹参、鸡血藤、夜交藤。每日 1 剂,加水 1 000 毫升,浸泡 10 分钟,武火煎沸,文火煎取药液 200 毫升,第二煎加水 400 毫升,煎取药液 200 毫升,将两次药液混合,分 2 次温服;外用保护性止痒剂炉甘石洗剂治疗,每日 3 次。14 日为 1 个疗程。曹为将 41 例玫瑰糠疹患者随机分为治疗组 21 例和对照组 20 例。治疗组按上述方法治疗,对照组予口服扑尔敏(氯苯那敏)及外用炉甘石洗剂治疗。结果:两组总有效率比较,治疗组疗效明显优于对照组($P<0.05$)。④

6. 皮炎汤 生地黄 30 克、牡丹皮 10 克、赤芍 10 克、生石膏(先下)30 克、知母 10 克、金银花 10 克、连翘 10 克、竹叶 10 克、生甘草 10 克。随症加减:病变红斑显著,加板蓝根 10 克、紫草 10 克;瘙痒,加僵蚕 10 克、白蒺藜 10 克;病变后期,红斑淡化脱屑,舌红少苔者,去金银花、连翘,加麦冬 15 克、石斛 10 克、天花粉 10 克;大便干燥者,加生大黄末(冲服)2 克。孙永建用上方加减治疗 75 例玫瑰糠疹患者。结果:经过 4 周观察,平均痊愈时间为 15.6 日,4 周总治愈率为 93.3%。⑤

7. 清瘟败毒饮合土槐饮 水牛角 30 克、石膏 15 克、生地黄 15 克、槐花 15 克、土茯苓 15 克、赤芍 15 克、黄芩 10 克、栀子 10 克、知母 10 克、牡丹皮 10 克、陈皮 10 克、甘草 6 克。随症加减:瘙痒明显者,可加蝉蜕、乌梢蛇、白僵蚕、蜈蚣、全蝎等虫类搜风止痒药;舌苔黄腻者,可加龙胆草、茵陈、黄柏等清热利湿药。每日 1 剂,水煎服,每日 2 次。徐刚将 164 例热郁血分型玫瑰糠疹患者随机分为治疗组 89 例和对照组 75 例。治疗组用上方加减治疗;对照组予口服西可韦(盐酸西替利嗪)、外用止痒洗剂治疗。结果:总有效率治疗组为 80.90%,对照组为 58.66%。⑥

8. 凉血消疹方 金银花 15 克、连翘 15 克、荆芥穗 10 克、蝉蜕 10 克、生地黄 20 克、红紫草 15 克、水牛角 15 克、青天葵 15 克、牡丹皮 12 克、赤芍 10 克。随症加减:瘙痒明显者,加白蒺藜 12 克、薄荷(后下)10 克;咽痛者,加土牛膝 12 克、射干 12 克;便秘者,加枳壳 12 克、大黄(后下)6 克。每日 1 剂,水煎分 2 次服。清热凉血,疏风止痒,透疹消斑。配合除湿止痒洗剂(蛇床子、黄连、黄柏、白鲜皮、苦参、冰片等)外洗,外擦炉甘石洗剂,6 日为 1 个疗程,共治疗 2 个疗程。周丽丽等将 70 例血热风盛型玫瑰糠疹患者随机分为观察组和对照组各 35 例。观察组用上法治疗。对照组予氯雷

① 王俊兴,等.祛玫汤治疗玫瑰糠疹 63 例临床观察[J].中国卫生标准管理,2015,6(8):75-76.
② 宋鲁成.凉血五花汤加味治疗玫瑰糠疹 46 例[J].陕西中医,2012,33(10):1356-1357.
③ 廉凤霞,等.三皮消玫汤联合外用软膏治疗玫瑰糠疹 33 例疗效观察[J].新中医,2011,43(1):55-56.
④ 曹为.凉血活血汤加减治疗玫瑰糠疹 41 例临床观察[J].北京中医,2007,26(9):600-601.
⑤ 孙永建.皮炎汤加减治疗玫瑰糠疹 75 例[J].中国中西医结合皮肤性病杂志,2006,5(4):226.
⑥ 徐刚.清热凉血法治疗热郁血分型玫瑰糠疹 89 例[J].安徽中医学院学报,2006,25(5):15-16.

他定10毫克,每日1次;维生素C 0.2克,每日3次;阿昔洛韦0.2克,每日5次;配合外用除湿止痒洗剂和炉甘石洗剂。结果:经1个疗程治疗,有效率观察组为68.57%,对照组为40%;经2个疗程治疗,有效率观察组为94.29%,对照组为71.43%。两组疗效比较差异有统计学意义($P<0.05$)。[①]

单 方

1. 苦参浴 组成:苦参50克。用法用量:加入适量水煎30分钟后取汁1 000毫升放入浴桶,要求患者全身浸入38℃～40℃苦参浴液浸泡15～20分钟,然后照射NB-UVB,10日为1个疗程。临床应用:李志国等用上法治疗52例玫瑰糠疹患者。结果:痊愈29例,显效21例,有效2例,总有效率96.15%。[②]

2. 双草汤 组成:紫草30克、甘草30克。用法用量:每日1剂,分早晚煎服,2周为1个疗程,联合NB-UVB配合西药常规治疗。临床应用:孙蔚斌等用上方治疗72例玫瑰糠疹患者。结果:痊愈58例,显效11例,有效3例,总有效率95.83%。[③]

3. 紫草煎 组成:紫草15～30克。用法用量:每日1剂,水煎分2次服,7日为1个疗程,2周后评价疗效,治疗期间停用其他内服及外用药物。临床应用:刘军用上方治疗56例玫瑰糠疹患者。结果:服药5～7日,患者瘙痒减轻,皮损色泽变淡,开始吸收变薄,咽痛、低热等伴随症状随皮疹减退而消失,无一例发生不良反应;痊愈44例,显效6例,有效4例,无效2例,总有效率82.29%。[④]

中 成 药

1. 消银颗粒 组成:地黄、牡丹皮、赤芍、当归、苦参、金银花、玄参、牛蒡子、蝉蜕、白鲜皮、大青叶、红花、防风(陕西康惠制药公司生产,国药准字Z20000019)。用法用量:每次3.5克,每日3次。配合盐酸左西替利嗪片,每次5毫克,每日1次口服。临床应用:陈晴燕等用上法治疗50例玫瑰糠疹患者。结果:治疗第2周和第4周,患者瘙痒症状、皮疹程度及中医证候(即口干舌燥、心烦易怒、大便干、小便赤、舌脉象)均有明显改善。[⑤]

2. 裸花紫珠胶囊 组成:裸花紫珠。用法用量:每次3粒,每日3次。临床应用:黄丽晖等将65例血热证玫瑰糠疹患者随机分为治疗组35例和对照组30例。对照组给予依巴斯汀片治疗,每次10毫克,每日1次。治疗组在对照组治疗的基础上采用裸花紫珠胶囊治疗。观察两组患者治疗第15、第30日和第45日时的疗效和不良反应。结果:治疗组临床症状和体征的改善程度明显优于对照组,两组比较差异有统计学意义。[⑥]

3. 清开灵片 组成:黄芩、金银花、栀子、水牛角粉、胆酸等。用法用量:每次1克,每日3次;同时口服复方甘草酸苷片50毫克,每日3次;外用复方醋酸地塞米松软膏,每日1次。连用1周为1个疗程,未愈者再用1个疗程。临床应用:孙明翠等以上法治疗40例玫瑰糠疹患者。结果:痊愈25例(62.5%),显效12例,有效3例,总有效率87.5%。[⑦]

4. 银屑平丸 组成:生地黄、墨旱莲、紫草、半枝莲、牡丹皮、丹参、白花蛇舌草、女贞子、大青叶、白鲜皮、赤芍、甘草(湖南省中医药大学第一附属医院院内制剂)。用法用量:口服,每次15克,每日3次,每1周(7日)作为1个疗程,严格嘱咐患者,在服药期间清淡饮食,忌食辛辣鱼腥,忌用热水资洗,保情绪舒畅。临床应用:鲍秋羽用上方治疗30例血热风盛型玫瑰糠疹患者。结果:痊

① 周丽丽,等.自拟凉血消疹方治疗血热风盛型玫瑰糠疹35例[J].广东医学,2006,27(6):934-936.
② 李志国,等.苦参浴联合NB-UVB治疗玫瑰糠疹疗效评价[J].中国麻风皮肤病杂志,2015,31(4):225-226.
③ 孙蔚斌,等.双草汤联合窄谱中波紫外线治疗玫瑰糠疹72例[J].中国中西医结合皮肤性病学杂志,2011,10(4):251.
④ 刘军.紫草煎治疗玫瑰糠疹56例[J].皮肤病与性病,2006,28(4):28.
⑤ 陈晴燕,等.消银颗粒治疗玫瑰糠疹50例临床疗效观察[J].中国中西医结合皮肤性病学杂志,2017,16(6):535-536.
⑥ 黄丽晖,等.裸花紫珠胶囊联合依巴斯汀片治疗玫瑰糠疹血热证35例[J].河南中医,2016,36(11):1957-1959.
⑦ 孙明翠,等.清开灵片合复方甘草酸苷片治疗玫瑰糠疹疗效观察[J].光明中医,2016,31(16):2348-2349.

愈 7 例,显效 11 例,有效 9 例,总有效率 90%。①

5. 皮敏消胶囊　组成:防风、荆芥、苍术、苦参、白蒺藜、白鲜皮、苍耳子、蜈蚣、蛇床子、青黛、紫花地丁、黄芩、蒲公英、黄柏、地黄、黄连、牡丹皮、紫草、地骨皮、蝉蜕、西河柳。功效主治:清热解毒,祛风除湿,凉血止痒,消肿散结;适用于荨麻疹、银屑病、湿疹等。用法用量:每日 3 次,每次 4 片;配合口服依巴斯汀片,每日 1 次,每次 10 毫克。连续治疗 2 周为 1 个疗程。临床应用:王康生用上法治疗 40 例玫瑰糠疹患者。结果:痊愈 26 例,显效 11 例,有效 2 例,总有效率 92.5%。②

6. 复方青黛胶囊　组成:青黛、紫草、丹参(陕西医药控股集团天宇制药有限责任公司生产)。用法用量:口服,每次 4 粒,每日 3 次;配合窄谱中波紫外治疗,2 周为 1 个疗程。临床应用:徐晶晶等用上法治疗 42 例玫瑰糠疹患者。结果:痊愈 24

例,显效 14 例,有效 4 例,总有效率 90.5%。③

7. 一清胶囊　组成:大黄、黄连、黄芩。用法用量:口服每次 2 粒,每日 3 次;同时口服氯雷他定分散片 10 毫克,每晚 1 次;外用维生素 E 霜,每日 2 次。10 日为 1 个疗程。临床应用:刘霞等用上法治疗 57 例玫瑰糠疹患者。结果:痊愈 39 例,显效 11 例,有效 6 例,无效 1 例,有效率 87.72%。④

8. 复方甘草酸苷　组成:甘草酸苷(日本米诺发源制药株式会社生产)。用法用量:每片 25 毫克,每日 75 毫克,每日 3 次;配合外用复方酮康唑乳膏,每日 2 次。2 周后复查,观察皮损变化,并详细记录不良反应。临床应用:朱敏刚用上法治疗 56 例玫瑰糠疹患者。结果:痊愈 42 例,显效 7 例,有效 4 例,无效 3 例,总有效率 87.5%,痊愈率 75%。⑤

① 鲍秋羽.银屑平丸治疗血热风盛型玫瑰糠疹的临床研究[D].长沙:湖南中医药大学,2015.
② 王康生.依巴斯汀片联合皮敏消胶囊治疗玫瑰糠疹的疗效观察[J].吉林医学,2014,35(10):2068-2069.
③ 徐晶晶,等.复方青黛胶囊配合窄谱中波紫外线治疗玫瑰糠疹的临床观察[J].实用药物与临床,2014,17(6):792-793.
④ 刘霞,等.一清胶囊联合氯雷他定治疗玫瑰糠疹疗效观察[J].中国皮肤性病学杂志,2012,26(9):865-866.
⑤ 朱敏刚,等.复方甘草酸苷治疗玫瑰糠疹 56 例[J].医药导报,2006,25(3):224-225.

扁平苔藓

概　述

扁平苔藓又称扁平红苔藓，是一种发生于皮肤、黏膜、毛囊和指（趾）甲的慢性炎症性皮肤病。扁平苔藓有其特异的临床表现和病理特征，皮损特征为紫红色多角形扁平丘疹，界限清楚，一些丘疹有一个腺管开口或毛囊口而略微凹陷，表面附有鳞屑，干燥发亮，常伴瘙痒，皮损表面用液状石蜡涂拭可见灰白色、有光泽小点或浅细的网状条纹，好发于四肢，躯干、颈部、肛门附近也可发生。一般治疗疗效较差，病情易缠绵反复，少数病例可迁延2年以上甚至20年以上，给患者日常生活带来了严重的影响。

西医认为扁平苔藓的发病机制较为复杂，主要与自身免疫、感染、精神神经、遗传、药物、代谢和内分泌等因素有关。治疗以对症治疗为主，多采用糖皮质激素类药物、维A酸、免疫抑制剂等药物，同时配合外用或物理治疗、心理干预疗法、外科手术等进行治疗。

本病属中医"紫癜风""松皮癣""干癣""风癣""乌癞风"等范畴。发病是由于风、湿、热、瘀、虚等致病因素共同作用，其中风湿蕴肤证最常见，多为饮食不节，脾失健运，湿蕴不化，兼因外感风热，以致风湿蕴聚，阻滞经络，发于肌肤；或因情志不畅，气滞血瘀，阻于肌肤而致；或因素体阴血不足，肝肾亏虚，阴虚内热，虚火上炎于口所致。在治疗上，目前尚无特效治疗方法，多采用综合治疗。中医内治以祛风、利湿、清热、化瘀、滋阴为主要治则，在长期的治疗中积累了大量行之有效的方剂，疗效确切，且无明显不良反应。外治法则手段众多，其中火针疗法、中药搽剂、刺络放血、中药敷贴、中药熏洗等方法对扁平苔藓皮损改善均有良效。

辨　证　施　治

1. 湿热蕴脾型　症见疼痛感，粗糙感，口干舌燥，味觉异常，口中黏腻不爽，口舌生疮，口臭，腹胀纳呆，胃脘部嘈杂，小便黄，大便干燥，大便溏泄，失眠多梦，情志不舒，舌苔黄，脉滑数。方用自制苔藓饮颗粒：百合12克、知母12克、茵陈12克、露蜂房12克、细辛3克、土茯苓10克、升麻10克、藿香12克。患者温水送服。配合中药草本凝胶：苦参、黄柏、蛇床子、冰片、薄荷脑、硫磺。苦参100克、黄柏100克、蛇床子200克加入10升水，浸泡1小时，加热1小时后获得提取物，多次煎煮待提取物，合并每次煎煮的滤液，获得中药提取液，将复方中药提取液减压浓缩至约300毫升，制备成1.25%卡波姆凝胶，用处方量甘油溶解冰片、薄荷脑，加入上述凝胶中，并取硫磺100克加入少许的凝胶基质研匀，再按等量递增加至全量1000克，搅匀即得中药草本凝胶。2周为1个疗程，连用6个疗程。临床观察：黄小瑾等用上法治疗75例湿热蕴脾型口腔扁平苔藓患者。结果：6周后痊愈25例，显效30例，有效16例，有效4例，总有效率94.67%。①

2. 张秋华等分5证

（1）心肝郁火证　症见口腔黏膜呈白色或灰白色条纹，网状分布，或散在灰白色斑点、斑块、丘

① 黄小瑾,等.中医药内外兼治对125例湿热蕴脾型口腔扁平苔藓患者临床疗效观察[J].中华中医药杂志,2019,34(2)：841-844.

疹或水疱,其间黏膜充血,或见溃疡、糜烂,伴有舌部灼痛,自觉黏膜粗糙,舌尖鲜红,舌质红苔薄黄,脉弦数。治宜清心泻肝。药用牡丹皮 10 克、栀子 10 克、生地黄 10 克、黄连 5 克、赤芍 10 克、白芍 10 克、一枝黄花 15 克、白术 10 克、生甘草 6 克。每日 1 剂,每日 2 次,水煎服,糜烂者配合含漱康复新液。临床观察:张秋华等用上法治疗 30 例心肝郁火证口腔扁平苔藓患者。结果:治疗 3 个月后痊愈 4 例,显效 13 例,有效 11 例,无效 2 例,总有效率 93.33%。

(2) 湿热蕴结证 症见口腔黏膜呈灰白色条纹,网状分布,或呈散在灰白色斑点、斑块、丘疹或水疱,其间黏膜色较暗红,舌红苔黄腻,脉滑数。治宜清热化湿。药用黄芩 9 克、连翘 15 克、茵陈 10 克、木通 5 克、六一散 15 克、藿香 9 克、佩兰 9 克、车前子 10 克。每日 1 剂,每日 2 次,水煎服,糜烂者配合含漱康复新液。临床观察:张秋华等用上法治疗 32 例湿热蕴结证口腔扁平苔藓患者。结果:治疗 3 个月后痊愈 4 例,显效 7 例,有效 18 例,无效 3 例,总有效率 90.63%。

(3) 阴虚内热证 口腔黏膜呈白色条纹,网状分布,或散在性斑块、丘疹,其间黏膜暗红,或黏膜糜烂溃疡,或条纹增粗,舌红少苔,脉细或细数。治宜滋阴清热。方用知柏地黄汤加减:知母 10 克、黄柏 10 克、生地黄 15 克、山茱萸 10 克、山药 10 克、牡丹皮 10 克、茯苓 10 克、川牛膝 10 克、泽泻 9 克。每日 1 剂,每日 2 次,水煎服,糜烂者配合含漱康复新液。临床观察:张秋华等用上法治疗 36 例阴虚内热证口腔扁平苔藓患者。结果:治疗 3 个月后痊愈 5 例,显效 15 例,有效 11 例,无效 5 例,总有效率为 86.11%。

(4) 气血亏虚证 症见口腔黏膜呈白色条纹,网状分布,或散在斑块、丘疹,黏膜色苍白或淡白,或黏膜溃疡、糜烂,舌淡红苔薄,脉细无力。治宜益气养血。方用八珍汤加减:党参 10 克、白术 10 克、白芍 10 克、茯苓 10 克、熟地黄 10 克、当归 10 克、川芎 6 克、鸡血藤 15 克、甘草 6 克。每日 1 剂,每日 2 次,水煎服,糜烂者配合含漱康复新液。临床观察:张秋华等用上法治疗 30 例气血亏虚证口腔扁平苔藓患者。结果:治疗 3 个月后痊愈 2 例,显效 10 例,有效 10 例,无效 8 例,总有效率 73.33%。

(5) 毒瘀互结证 症见口腔黏膜呈白色条纹,网状分布,或散在性斑块、丘疹,其间黏膜暗紫色,或黏膜溃疡糜烂,自觉黏膜粗糙,有紧绷感,舌质紫暗或夹有瘀斑,或舌下静脉怒张,色紫而粗,苔薄或黄或腻,脉滑或涩。治宜化瘀解毒。药用金银花 10 克、蒲公英 15 克、紫花地丁 10 克、黄连 4 克、地龙 10 克、红花 10 克、桃仁 10 克、炙僵蚕 10 克、甘草 6 克。每日 1 剂,每日 2 次,水煎服,糜烂者配合含漱康复新液。临床观察:张秋华等用上法治疗 31 例毒瘀互结证口腔扁平苔藓患者。结果:治疗 3 个月后痊愈 2 例,显效 10 例,有效 15 例,无效 4 例,总有效率 87.10%。[1]

经 验 方

1. **乌蛇祛风汤** 乌梢蛇 30 克、蝉蜕 10 克、荆芥 10 克、防风 10 克、白芷 10 克、金银花 20 克、连翘 20 克、黄芩 15 克、黄连 10 克、羌活 10 克、甘草 6 克。随症加减:大便干结者,加胡麻仁;大便溏薄者,加炒白术、陈皮;瘙痒明显者,加地肤子、白鲜皮;浸润肥厚者,加三棱、莪术;上肢严重者,加桑枝、姜黄;下肢严重者,加川牛膝。每日 1 剂,每剂水煎 300 毫升,分早晚饭后 30 分钟各 150 毫升温服;同时配合每周 2 次火针疗法。4 周为 1 个疗程,连续使用 2 个疗程。王随天用上法治疗 33 例扁平苔藓(风湿蕴肤证)患者。结果:临床治愈 4 例,显效 18 例,有效 7 例,无效 4 例,总有效率 87.88%。[2]

2. **天王补心汤合五味消毒饮加减** 丹参 10 克、人参 10 克、玄参 10 克、茯苓 10 克、土茯苓 10

① 张秋华,张琪.中医规范化治疗口腔扁平苔藓 159 例[J].长春中医药大学学报,2014,30(6):1137-1139.
② 王随天.乌蛇驱风汤联合火针治疗扁平苔藓(风湿蕴肤证)的临床观察[D].哈尔滨:黑龙江中医药大学,2017.

克、麦冬 10 克、天冬 10 克、茵陈 10 克、生地黄 15 克、金银花 15 克、野菊花 6 克、蒲公英 6 克。随症加减：凡胃寒者，可减少甚至不用金银花、野菊花。每日 1 剂，水煎，每日 2 次；同时予中药浸液（生甘草 3 克、白鲜皮 5 克，每日 1 剂，加 100 毫升开水浸泡 1 小时）漱口，每日 5 次。连续使用 3 周。滋阴降火，健脾利湿。中药漱口可直达患处，迅速缓解疼痛，内外联合，收效甚佳。罗强用上法治疗 59 例口腔扁平苔藓患者。结果：显效 40 例，有效 15 例，无效 4 例，总有效率 93.3%。[1]

3. 中医汤剂　熟地黄 10 克、生地黄 10 克、山茱萸 15 克、石斛 12 克、麦冬 15 克、女贞子 9 克、墨旱莲 9 克、天冬 10 克、牡丹皮 8 克、茵陈 20 克、郁金 15 克、黄芩 15 克、栀子 6 克、白茅根 10 克、薏苡仁 15 克、黄芪 20 克、当归 10 克、鸡血藤 10 克、生甘草 6 克。随症加减：伴有瘀血阻络者，加丹参 12 克、赤芍 9 克；情志不畅者，加柴胡 9 克、白芍 15 克、合欢皮 10 克；热甚者，加连翘 15 克。每日 1 剂，水煎服；配合康复新液含漱治疗，每次 10 毫升，每日 3 次。以 15 日为 1 个疗程，均连续用药 2 个疗程。高琪等用上法治疗 46 例口腔扁平苔藓患者。结果：显效 36 例，有效 6 例，无效 4 例，总有效率 91.3%。[2]

4. 补中益气汤加味　黄芪 15 克、当归 12 克、陈皮 6 克、升麻 3 克、柴胡 5 克、党参 12 克、白术 10 克、炙甘草 6 克、生薏苡仁 30 克、桃仁 10 克、香附 6 克、生地黄 10 克。上述药物每日 1 剂，水煎 300 毫升，分早晚 2 次服用。连续治疗 4 周为 1 个疗程。段成钢用上方治疗 40 例糜烂型口腔扁平苔藓患者。结果：显效 25 例，有效 12 例，无效 3 例，复发 1 例，总有效率 92%。[3]

5. 活血化瘀方　生地黄 10 克、山茱萸 10 克、山药 15 克、牡丹皮 10 克、黄连 5 克、泽泻 10 克、黄柏 10 克、桃仁 10 克、知母 10 克、红花 10 克、丹参 15 克、川芎 10 克。每日 1 剂，每日 2 次，连续使用 30 日。清热泻火，滋补阴液，补益肝肾，活血化瘀。杨淑琴等用上方治疗 48 例口腔糜烂型扁平苔藓患者。结果：显效 26 例，有效 20 例，无效 2 例，总有效率 95.83%。[4]

6. 滋阴清热方加减　生地黄、山茱萸、赤芍、玄参、山药、麦冬、地骨皮、北沙参、黄芩、木瓜、天花粉、知母等。随症加减：胸胁胀满、烦躁、失眠，肝气不舒者，加柴胡、郁金、浙贝母、厚朴；心悸气短、乏力，舌质暗红，气虚兼血瘀者，加桃仁、红花、当归、地龙；面色萎黄、纳呆、便溏，脾胃虚弱者，加茯苓、扁豆、砂仁、炒白术。每日 1 剂，水煎服，早晚饭后服药，10 日为 1 个疗程，连续服用 3 个疗程。张帅等用上方加减治疗 30 例口腔扁平苔藓患者。结果：痊愈 6 例，显效 19 例，有效 4 例，无效 1 例，总有效率 96.67%。对于伴有形体消瘦、五心烦热、口干不欲饮、咽痛等属于肝肾不足、阴虚火旺的患者，疗效显著。[5]

7. 消藓汤　黄芪 30 克、黄精 15 克、生地黄 15 克、山茱萸 15 克、山药 15 克、合欢皮 15 克、菟丝子 20 克、桑椹 20 克、制何首乌 20 克、当归 10 克。以上药物放入砂锅中以水浸泡 15 分钟后，以文火头煎 25 分钟，二煎 20 分钟，合取汁 450 毫升，分 3 次口服，每日 1 剂，连续使用 8 周；配合雾化治疗，同时给予雾化吸入，在 40 毫升生理盐水中加入 α-糜蛋白酶 2 毫升和地塞米松注射液 4 毫克，药液加入雾化器中，让患者吸入雾化，每次 20 分钟，隔日 1 次。高鸣芬等用上法治疗 31 例口腔扁平苔藓萎缩型患者。结果：显效 17 例，有效 9 例，无效 5 例，总有效率 83.87%。[6]

8. 苔藓冲剂　生石膏 30 克、白芷 5 克、丹参 10 克、佛手 10 克、牡丹皮 15 克、生地黄 15 克、青黛 10 克、当归 10 克、陈皮 8 克、白茅根 30 克、车前草 30 克、山豆根 5 克、薏苡仁 30 克、黄连 5 克、

① 罗强.天王补心汤合五味消毒饮内服联合中药漱口治疗口腔扁平苔藓临床观察[J].新中医,2016,48(8)：205-207.
② 高琪,等.中医辨证治疗联合康复新液含漱治疗口腔扁平苔藓患者的临床研究[J].辽宁中医杂志,2016,43(8)：1649-1651.
③ 段成钢.补中益气汤加味联合西药治疗糜烂型口腔扁平苔藓疗效观察[J].现代中西医结合杂志,2015,24(36)：4020-4022.
④ 杨淑琴,蔡剑,等.活血化瘀方治疗口腔糜烂型扁平苔藓的临床观察[J].口腔医学,2014,34(4)：288-290.
⑤ 张帅,等.清热滋阴法治疗口腔扁平苔藓 30 例临床观察[J].吉林中医药,2012,32(8)：806-807.
⑥ 高鸣芬,等.消藓汤治疗口腔扁平苔藓萎缩型 31 例疗效观察[J].新中医,2011,43(12)：66-67.

赤芍10克。疗前行龈上洁治术,继服上药每日1剂,每日2次,水煎服,分早晚2次服用;配合局部使用金喉健喷雾剂,每日4次,饭后睡前喷涂。15日为1个疗程,连续服用2个疗程。疏肝理气,健脾除湿,化瘀止痛。李佳瑜等用上法治疗18例糜烂型口腔扁平苔藓患。结果:显效1例,有效11例,无效6例,总有效率66.67%。[1]

9. 凉血祛风汤加减　生地黄24克、石膏20克、苦参15克、知母15克、当归10克、荆芥10克、防风10克、蝉蜕6克、赤芍15克、红花10克、黄芪15克、丹参20克、甘草10克。随症加减:有卫表不固症状者,加白术、牡蛎;易怒、肝阳偏亢者,加白蒺藜、牡蛎;湿热者,加龙胆草、黄连;有兼脾虚、肾虚症状者,加白术、茯苓或熟地黄、杜仲等。每日1剂,水煎,分3次口服。配合外用中药:土大黄24克、枯矾16克、冰片9克。研细末和匀,用5%醋＋10%乙醇调敷患处,每日2次。10日为1个疗程,连续使用3个疗程。曾昭武等用上法治疗30例皮肤型扁平苔藓患者。结果:痊愈16例,好转11例,无效3例,总有效率90.0%。[2]

单　方

1. 三七粉　组成:三七粉。用法用量:取蜂蜜调和三七粉局敷方法涂抹,每日2次,疗程为4周。临床应用:潘茜等以上方治疗45例糜烂型口腔扁平苔藓患者。结果:主观指标疗效评价显效15例,有效23例,无效7例,总有效率84.4%;客观指标疗效评价显效17例,有效24例,无效4例,总有效率91.1%。[3]

2. 甘草油　组成:甘草。用法用量:每日使用4～6次,直接涂抹患处,连续使用1个月。临床应用:解昱等以上方治疗31例糜烂型扁平苔藓

患者。结果:显效1例,有效17例,无效13例,有效率58%。无不良反应。[4]

中 成 药

1. 口炎清颗粒　组成:麦冬、甘草、天冬、金银花、玄参等(广州白云山和记黄埔中药有限公司生产,10克/袋)。用法用量:每日2次,每次1袋;同时在病灶黏膜基底部给予醋酸曲安奈德注射液,10毫克溶于2%利多卡因2.5毫升中,每周1次。临床应用:应明等以上法治疗39例口腔扁平苔藓患者。结果:基本痊愈17例,显效12例,有效9例,总有效率97.44%。[5]

2. 白芍总苷胶囊　组成:白芍提取物。用法用量:予局部注射曲安奈德,在此基础上口服白芍总苷胶囊,每日3次,每次2粒,4周为1个疗程,连续服用2个疗程。临床应用:叶菲用上方治疗50例口腔扁平苔藓患者。结果:显效25例,好转15例,无效10例,总有效率80%。[6]

3. 一清胶囊　组成:大黄、黄连、黄芩等(成都康弘制药有限公司生产,国药准字Z19991047,0.5克/粒)。用法用量:每次1克,每日2次。连续服用14日。临床应用:党宏涛等用上方治疗52例口腔扁平苔藓患者。结果:显效25例,有效18例,无效9例,总有效率82.69%。[7]

4. 复方甘草酸苷片　用法用量:每日3次,每次2粒,口服;辅以B族维生素口服及复方氯己定液口腔局部含漱。持续用药4周。临床应用:金早蓉等用上方治疗40例口腔扁平苔藓患者。结果:显效24例,有效9例,无效7例,总有效率82.5%。[8]

5. 养阴益气合剂　组成:北沙参、黄精、玄参、黄芪、党参、紫草等(北京中医院研制)。用法

① 李佳瑜,等.苔藓冲剂治疗糜烂型口腔扁平苔藓临床观察[J].北京中医药大学学报,2010,17(4):10-12.
② 曾昭武,等.凉血祛风汤加减配合中药外用治疗皮肤型扁平苔藓30例临床观察[J].湖南中医药导报,2004,10(9):22-23.
③ 潘茜,等.三七粉治疗糜烂型口腔扁平苔藓[J].中国实验方剂学杂志,2011,17(17):244-245.
④ 解昱,等.甘草油治疗糜烂型扁平苔藓的临床疗效观察[J].中国医药指南,2010,8(32):243-244.
⑤ 应明,等.口炎清颗粒联合曲安奈德治疗口腔扁平苔藓的临床研究[J].现代药物与临床,2016,31(6):882-885.
⑥ 叶菲.白芍总苷治疗口腔扁平苔藓的疗效研究[J].中药药理与临床,2015,31(2):178-179.
⑦ 党宏涛,等.一清胶囊联合免疫调节剂治疗口腔扁平苔藓52例[J].中国药业,2015,24(2):87-88.
⑧ 金早蓉,等.复方甘草酸苷治疗口腔扁平苔藓的临床疗效观察及免疫机制研究[J].齐齐哈尔医学院学报,2013,34(9):1276-1277.

用量：口服，每日 3 次，每次 10 毫升，连服 3 个月。临床应用：关晓兵等用上方治疗 40 例阴虚血瘀证口腔扁平苔藓患者，总有效率为 87.5％。中药养阴益气合剂可能通过调节 Th1/Th2 免疫平衡和阻断 NF-κB 信息通路的激活而发挥其治疗作用。[1]

6. 姜黄消痤搽剂　组成：姜黄、七叶一枝花、杠板归、一枝黄花、土荆芥、绞股蓝、珊瑚姜等。用法用量：每日外擦 2 次，分别在午餐后和睡前薄涂于皮损处，每次用药不超过体表面积的 10％，不封包，8 为 1 个疗程。临床应用：李凯等用上方治疗 210 例瘙痒性皮肤病患者，除结节性痒疹（用药 1 个疗程后，停药 3 日，重复 1 个疗程）病例外均观察 1 个疗程，观察疗效得出对瘙痒性皮肤病的总有效率为 79.52％，具有疗效肯定、起效快、不良反应小、患者容易接受等优点。[2]

7. 刺五加黄芪片　组成：刺五加、黄芪（华中科技大学同济医学院附属同济医院药厂生产，鄂药制字 2001.0028）。用法用量：每日 3 次，每次 3 片，口服，连续服用 8 周。临床应用：张延琳等以上方治疗 36 例口腔扁平苔藓患者。结果：显效 29 例，有效 5 例，无效 2 例，总有效率 94.4％。[3]

8. 雷公藤片　用法用量：每日 3 次，总量为 0.5 毫克/（千克·天），连续服用 8 周。临床应用：张延琳等用上方治疗 31 例口腔扁平苔藓患者。结果：显效 15 例，有效 12 例，无效 4 例，总有效率 87.1％。[4]

9. 复方苦参含漱液　组成：苦参 20 克、白芷 6 克、苍术 15 克、栀子 18 克（上海交通大学医学院附属第九人民医院院内制剂）。制备方法：加水使其完全浸润，煎煮 2 次，合并煎液，滤过，滤液浓缩，加入乙醇，滤过，滤液回收乙醇，加蒸馏水至 200 毫升，制成复方苦参含漱液，密封包装，冷藏。用法用量：每次饭后含漱苦参含漱液 20 毫升，每次 3 分钟，嘱试验期间避免吃辛辣食物。临床应用：吴岚等用上方治疗 30 例糜烂型扁平苔藓患者，用药 1 周后，患者疼痛指数显著下降，糜烂型扁平苔藓患者口腔内细菌总检出率、检出量减少，葡萄球菌的检出量显著减少。[5]

① 关晓兵,孙正,等.中药养阴益气合剂对口腔扁平苔藓相关细胞因子影响的研究[J].北京口腔医学,2011,19(4)：212-3369.
② 李凯,曹煜,等.姜黄消痤搽剂治疗瘙痒性皮肤病 210 例疗效观察[J].贵州医药,2010,34(4)：340-341.
③～④ 张延琳,等.刺五加黄芪片治疗口腔扁平苔藓患者的临床观察[J].中国医院药学杂志,2008,28(13)：1091-1093.
⑤ 吴岚,周曾同,等.复方苦参含漱液治疗口腔扁平苔藓的临床及细菌学研究[J].上海口腔医学,2008,17(2)：118-120.

毛发红糠疹

概　述

毛发红糠疹又称毛发糠疹，是一种慢性鳞屑性炎症性皮肤病，临床表现为以特征性毛囊角化性丘疹为主的红斑鳞屑性皮损。本病病因至今不明，除遗传因素外，维生素 A 缺乏、内分泌功能障碍、角化障碍和肝功能不良也可能是起病的因素。青年和儿童发病较多。皮损为圆形尖顶角化性毛囊丘疹，淡红至暗红色，质硬，中有毛发，密集，融合成大小片状，基底发红。病在头皮、面部时常伴有脂溢性皮炎表现，掌、跖伴角化过度和增厚；严重者可发展至全身，形成红皮病。指甲也往往混浊，增厚，表现高低不平。病程漫长难愈。

本病属中医"狐尿刺"范畴，此病名出自《千金翼方》卷二十，又名"狐狸刺"，《外台秘要》及《圣济总录》二书均记载为"狐尿刺"。其病机主要是正虚邪实、肝郁血虚。特点是素体血热、脾胃虚弱为主，邪实内阻为辅，兼见情志发病。

辨　证　施　治

1. 气虚夹湿型　症见暗红色鳞屑性红斑及毛囊角化性丘疹，剧烈瘙痒，舌质淡红，苔白腻，脉沉细。治宜清热解毒、除湿通络、健脾益气。

（1）苓桂术甘汤合五皮饮加减　茯苓 12 克、茯苓皮 12 克、桂枝 9 克、苍术 90 克、炙甘草 6 克、生黄芪 30 克、炙黄芪 30 克、桑白皮 12 克、地骨皮 12 克、大腹皮 9 克、陈皮 6 克、泽兰 12 克、路路通 9 克。每日 1 剂，水煎服，连服 7 剂。[1]

（2）参苓白术散加减　太子参 30 克、淮山药 30 克、薏苡仁 30 克、茯苓 12 克、白术 12 克、蝉蜕 12 克、牡丹皮 12 克、陈皮 10 克、白鲜皮 20 克、马齿苋 20 克、紫荆皮 15 克、甘草 6 克。辅以鱼腥草注射液每日 40 毫升静脉注射。[2]

2. 风湿热型　症见全身皮肤潮红、干燥、糠秕样脱屑，自觉皮肤发紧、少汗或无汗。治宜解热降温。方用汗法：桂枝 6 克、浮萍 6 克、麻黄 6 克、防风 10 克、当归 6 克、鸡血藤 10 克、赤芍 10 克、白花蛇舌草 15 克。随症加减：血分蕴热、外感毒邪者，加牡丹皮 10 克、白茅根 30 克、板蓝根 30 克；血虚风燥、肌肤失养者，加丹参 10 克、白芍 10 克、白鲜皮 30 克。每日 1 剂，水煎服，疗程为 3 个月。临床观察：杨岚等用上方加减治疗 13 例毛发红糠疹患者。结果：治愈 7 例，好转 6 例，总有效率 100%。[3]

3. 血虚风燥型　症见丘疹覆有鳞屑，瘙痒灼痛，夜间更剧，烦躁不寐，口干少饮，食纳乏味，小度短赤，大便如珠；舌质嫩红无苔，脉细数。治宜养阴润燥、凉血活血。

（1）当归饮子加减　当归 30 克、白芍 15 克、川芎 15 克、生地黄 15 克、白蒺藜 15 克、荆芥穗 15 克、防风 15 克、何首乌 12 克、黄芪 12 克、玄参 9 克、当归 9 克、甘草 6 克。每日 1 剂，煎服；配合维生素 A 酸胶囊（迪维胶囊）20 毫克，每日 3 次；外用复方维 A 酸乳膏（维他松乳膏），每日 3 次。临床观察：宋宁静等用上方治疗 15 例毛发红糠疹患者。结果：痊愈 9 例，有效 3 例，无效 3 例，痊愈率

① 丁敬远，等.苓桂术甘汤合五皮饮治疗皮肤病验案 3 则[J].中医药临床杂志，2004，16（1）：31－32.
② 陈明岭，等.中西医结合治疗毛发红糠疹伴发皮肌炎 1 例[J].四川中医，2002，20（3）：63.
③ 杨岚，等.汗法治疗毛发红糠疹[J].北京中医，2003，22（4）：36.

和有效率分别为 60％、80％。①

（2）清营汤加减　水牛角粉（分冲）1 克、生地黄 15 克、牡丹皮 9 克、金银花 10 克、连翘 9 克、何首乌 10 克、甘草 10 克、白鲜皮 10 克。早晚水煎服。②

4. 王萍等分 2 型

（1）毒热炽盛型　见于急性发作者，症见全身弥漫潮红、脱屑，烦躁，口干渴，大便秘结；舌质红，苔黄厚或少苔，脉细数。治宜清热解毒、凉血护阴。方用解毒清营汤加减。

（2）肌肤失养型　见于皮损限局者及毒热炽盛型治疗后期。症见鳞屑性斑块，毛囊角化性丘疹，掌跖角化过度、皲裂，伴乏力、纳差；舌质淡，苔薄白，脉沉缓。治宜健脾益气、养血润肤。方用健脾润肤汤加减。

皮损以外用普连膏、黄连膏、凡士林等安抚为主。角化过度处用 5％水杨酸软膏、复方苯甲酸软膏。临床观察：王萍等用上方辨证治疗 12 例毛发红糠疹患者，4 周为 1 个疗程，治疗 2 个疗程。结果：痊愈 2 例，显效 6 例，好转 4 例，总显效率 67％。③

5. 气血瘀滞型　治宜宣肺活血。药用当归 10 克、赤芍 10 克、桔梗 10 克、桃仁 12 克、前胡 12 克、黄芪 12 克、路路通 12 克、荆芥 12 克、黄芩 18 克、白芷 10 克、大黄 6 克。随症加减：血虚风燥，肌肤失养，伴头晕失眠，舌淡苔白，脉沉细者，加生地黄、白芍、枸杞子；湿热内蕴，丘疹渗液，口干苦，舌淡苔腻者，加萆薢、薏苡仁、通草；风热侵表，皮肤干痒，伴口干，心烦，便秘，舌红，脉浮数者，加玄参、知母、白茅根等。临床观察：于荣用上方加减治疗 39 例毛发红糠疹患者，疗程为 8 周。结果：治愈 18 例，好转 16 例，无效 5 例，总有效率 87.18％。④

经　验　方

1. 三皮止痒汤　炙桑白皮 15 克、地骨皮 15 克、紫荆皮 15 克、白鲜皮 15 克、地肤子 15 克、牡丹皮 15 克、生地黄 10 克、红芪 10 克、薏苡仁 20 克、生甘草 6 克。每日 1 剂，水煎，分 3 次服，每次 150 毫升。高渝用上方治疗 1 例毛发红糠疹肺经风热型患者。二诊头面部鳞屑较前明显减少，面红肿较前明显缓解，躯干红斑颜色变淡，四肢仍有较多角化性丘疹。四肢皮肤发红、睡眠不佳，口中黏腻，二便正常。在上方基础上减生地黄，加用紫草 15 克、玄参 15 克、合欢皮 15 克、磁石 20 克。复用 7 剂。三诊可见患者手臂部丘疹大部分消退，留有扁平苔藓样皮损，全身脱屑较前明显减少，双腿皮疹仍消散较慢，诉近 2 日突发皮肤瘙痒加剧，受热尤甚，舌淡红苔白，脉沉。在上方基础上去红芪，加用桂枝 15 克、防风 15 克、麻黄 5 克、当归 10 克。复用 14 剂。四诊时患者诉已无瘙痒不适，躯干皮损红斑基本消退，头面部无鳞屑覆盖，四肢丘疹、红斑消退。前方去麻黄、桂枝，嘱连服 14 剂。⑤

2. 润燥汤　熟地黄、当归、白芍、川芎、丹参、麦冬、玉竹、枸杞子、山药、五味子、甘草等。⑥

3. 凉血解毒祛风汤加减　地榆炭 30 克、牡丹皮 20 克、白茅根 20 克、金银花 30 克、连翘 20 克、知母 20 克、生石膏 20 克、荆芥 20 克、防风 20 克、麦冬 20 克、紫草 15 克。随症加减：便结者，加酒大黄 15 克；心烦不宁者，加钩藤 20 克、夜交藤 30 克；下肢浮肿者，加茯苓 20 克、泽泻 20 克。水煎服，每剂煎 3 次，每日 3 次口服，每次 100 毫升。⑦

4. 六味地黄汤加味　生地 30 克、首乌 30 克、淮山药 30 克、女贞子 25 克、苦参 25 克、丹参 25 克、枣皮 20 克、土茯苓 20 克、蒲公英 20 克、云茯

① 宋宁静，宋兆友，等.毛发红糠疹的中西结合疗法探讨[J].皮肤病与性病，1998，20(4)：35 - 36.
② 马健民，张玉芬.毛发红糠疹[J].山东中医杂志，1993，12(5)：49.
③ 王萍，等.中药治疗毛发红糠疹 12 例[J].中华皮肤科杂志，1996，29(4)：281.
④ 于荣.宣肺活血法治疗毛发红糠疹 39 例[J].四川中医，1995(8)：49.
⑤ 高渝.中药治疗毛发红糠疹验案 1 则[J].山西中医，2018，34(12)：20.
⑥ 王丹青，张燚，等.田素琴教授辨治皮肤病经验撷菁[J].辽宁中医药大学学报，2015，17(6)：116 - 118.
⑦ 金恒锐，田素琴.中药治愈毛发红糠疹并发红皮病 2 例[J].中华现代皮肤科学杂志，2005(3)：256 - 257.

苓 15 克、泽泻 15 克、七叶一枝花 15 克、泽兰 15 克、生甘草 5 克。水煎服。配合外用首乌 150 克、白鲜皮 100 克、七叶一枝花 100 克、泽兰 50 克。煎水洗涤患处,洗后再用丹参粉、蜂蜜、雪花膏适量混合外擦皮损处。[①]

加减:瘙痒甚者,加白鲜皮、地肤子、苦参;血热偏重者,加生地黄、牡丹皮、赤芍;病位偏下者,加焦黄柏、薏苡仁、土牛膝;大便难解者,加生首乌;小便短赤者,加淡竹叶;病情日久不愈者,可酌情加蜈蚣、水蛭。[②]

单 方

三豆饮　组成:绿豆、黑豆、红饭豆。功效:补益中气,健脾除湿,解毒止痒,疏风润燥。随症

中 成 药

炎琥宁注射液　用法用量:400 毫克,每日 1 次静滴。[③]

① 杨树成.毛发红糠疹治验[J].四川中医,1995(6):46.
② 周静芳,张建波.自拟三豆饮治愈毛发红糠疹 1 例[J].云南中医杂志,1994,15(1):27.
③ 金恒锐,田素琴.中药治愈毛发红糠疹并发红皮病 2 例[J].中华现代皮肤科学杂志,2005(3):256 - 257.

多形性红斑

概　　述

多形红斑又名多形性渗出性红斑，为急性皮肤炎症疾患，多发于春秋冬季，可能与遗传、植物神经紊乱、病灶部位感染（细菌、病毒）、循环障碍、药物、寒冷、过敏反应等有关。现代医学认为本病系由于寒冷刺激使一些冷敏感者产生异常的免疫球蛋白（如血冷球蛋白、血冷纤维蛋白原、冷凝集抗体等），而寒冷又使它们在血管内凝集、沉淀，损伤了皮肤血管，造成局部的血栓瘀血皮疹所致。分轻、重两型。轻型：临床主要表现为皮疹分布广泛、对称，多见于裸露部位及伸侧部位。皮疹形态颇似多形渗出性红斑，有风团、丘疹、红斑、水疱、紫癜。黏膜部位如口唇、口腔黏膜、眼结膜和外生殖器官处亦可累及。患处瘙痒、烧灼胀痛。常无全身症状等。重型：起病急骤，有较重的前驱症状如高热、头痛、咽痛、肌痛、关节痛、乏力，全身症状严重。皮损广泛，躯干其他部位出现水肿性红斑、丘疹、水疱、大疱。常有瘀血、血疱、表皮分离等。黏膜损害严重，口唇、舌、鼻、咽、眼、尿道、肛门等黏膜发生大片水疱，溃疡糜烂。甚至累及内脏病变，出现高热、寒战、气促、腹泻、昏迷等严重毒血症状。

本病属中医"雁候疮""猫眼疮"等范畴。多因素体阳气不足，卫外不固，腠理不密，风、寒、湿邪侵袭肌肤，与气血相搏，以致营卫不和而成。或因饮食不节，脾失健运，湿热内生，兼因风邪外袭，内外合邪郁于皮肤为病。先天禀赋不耐，火毒药毒内攻脏腑，毒热炽盛，燔灼营血，蕴结肌肤亦可发

病。治宜清热化湿、凉血解毒、调和营卫。

辨 证 施 治

1. 吕培文分 3 型

（1）湿热型　大多患病初期发病急，症见在小腿及足踝部出现皮损鲜红，红色斑丘疹或瘀斑，灼热疼痛，甚者局部漫肿，关节痛，大便干、小便黄赤，舌红苔黄或微黄，脉弦滑。治宜清热利湿、通络止痛。方用凉血五根汤加藤类药如板蓝根、天花粉、茜草根、鸡血藤、夜交藤、苍术、茯苓等。

（2）气血不和、湿热内蕴型　病变转入慢性期，症见皮损表现暗红或紫癜样，上有血疱或溃烂，压痛明显，肢体肿胀，伴有刺痛，红斑消退后留有褐色萎缩瘢痕；伴烦躁失眠，口干舌燥、营养不良，月经不调，面色无华，下肢酸沉、怕凉，舌淡暗，脉沉细。治宜健脾利湿、调和气血。方用四藤二红汤加四君子汤：天仙藤、金银藤、鸡血藤、钩藤、桃仁、红花、丝瓜络、丹参、红娘子。

（3）寒湿型　症见丘疹、水疱暗红，反复发作，经久不愈，皮肤可出现慢性溃疡，关节疼痛，遇寒加重，下肢沉重乏力，手足发凉，大便不干或溏，小便清长，舌质淡有齿痕，苔薄白，脉细弱。治宜健脾燥湿、补肝肾、通经络。方用独活寄生汤加二术：杜仲、桑寄生、牛膝、独活、茯苓、当归、白芍、苍术、白术、鸡血藤等。[1]

2. 湿热蕴结型
症见散在鲜红色或紫红色斑丘疹，圆形或不规则形，微微肿起，部分皮疹中心有水疱，瘙痒、疼痛，阳光暴晒后加重，口苦，口黏，手足心热，出汗，便干，舌红苔黄腻，脉滑数。治宜

---

① 王弦聪，吕培文.吕培文辨证论治多形性红斑临床经验[J].中国中医药现代远程教育，2014，12(15)：23-24.

清热利湿、疏风止痒。

(1) 当归拈痛汤加减　当归 12 克、羌活 10 克、升麻 12 克、茵陈 20 克、猪苓 15 克、泽泻 12 克、黄芩 15 克、葛根 20 克、苍术 15 克、白术 15 克、苦参 15 克、知母 10 克、车前子(包煎)10 克、防风 10 克、甘草 6 克。每日 1 剂,水煎服,早晚饭后温服。无瘙痒者,方用三妙散加减。①

(2) 五味消毒饮合黄连解毒汤加减　金银花、连翘、紫花地丁、野菊花、黄连、黄芩、黄柏、栀子、土茯苓、白花蛇舌草等。②

(3) 萆薢渗湿汤　萆薢 15 克、赤茯苓 15 克、黄芩 10 克、生地黄 15 克、金银花 30 克、泽泻 15 克、木通 10 克、白茅根 30 克、荆芥 10 克、防风 10 克、蝉蜕 10 克、甘草 3 克。随症加减:面颈部,加菊花 6 克、荆芥 6 克;上肢,加升麻 6 克;下肢,加牛膝 6 克;热盛,加石膏 30 克;便秘,加大黄 6 克。③

3. 寒湿阻络型　症见类圆形暗红色斑丘疹多片、如钱币大小,中央起水疱如虹彩样,伴有瘙痒、疼痛,畏寒,手足凉,大便两三日一行、不干,舌质淡红,苔薄白,脉沉细,女性患者可见痛经,月经量少。治宜温经散寒、活血通络。

(1) 当归四逆合吴茱萸生姜汤加减　当归 15 克、桂枝 15 克、白芍 15 克、细辛 5 克、通草 15 克、吴茱萸 10 克、鸡血藤 30 克、炙甘草 10 克、路路通 15 克、徐长卿 30 克。每日 1 剂,水煎,早晚饭后温服。④

(2) 当归四逆汤　当归 10 克、白芍 12 克、桂枝 10 克、防风 10 克、蝉蜕 6 克、细辛 3 克、川乌 6 克、通草 10 克、车前草 15 克、白鲜皮 15 克、甘草 6 克。每日 1 剂,水煎内服,连服 2 周,同时可用本方煎液浸泡手足。临床观察:李焕铭用上方辨证治疗 16 例寒冷型多形性红斑患者,10 例患者服用

中药 1 周后,丘疹、水疱、虹膜状红斑全部消失,继服中药 1 周以巩固疗效;显效 4 例,服用中药 2 周后皮损消失 80% 以上,仅存少许丘疹;无效 2 例,服用中药 2 周后皮损无明显改变。⑤

4. 热毒炽盛型　症见皮肤出现大片水肿性红斑、瘀斑、水疱或血疱,或鼻腔、口腔糜烂,甚则泛发全身,伴有高热、乏力,关节疼痛,舌质红绛,苔黄,脉数滑或细数。治宜清营凉血、解毒利湿。

(1) 清瘟败毒饮加减　紫草、白茅根、大青叶、板蓝根、泽兰、泽泻、连翘、茜草、桃仁、红花、三七。⑥

(2) 犀角地黄汤合黄连解毒汤加减　水牛角、生地黄、牡丹皮、赤芍、黄连、黄芩、黄柏、栀子、白花蛇舌草、土茯苓、金银花、板蓝根、大青叶等。随症加减:偏于风热者,加牛蒡子、防风、桔梗、白僵蚕;偏于风寒者,加姜黄、九香虫;偏于寒湿者,加秦艽、独活、防己、木瓜;壮热者,加玳瑁、生石膏;偏于血热者,加茜草根、白茅根、板蓝根;关节痛者,加豨莶草、秦艽、老鹳草;手足冷者,加吴茱萸、干姜、制附片;反复发作者,加黄芪、白术、防风等。⑦

5. 司在和分 3 型

(1) 脾虚湿滞型　症见手背、足背、指缘、颜面等处皮肤出现红斑、丘疹、风团、水疱,部分丘疹中心呈现重叠性水疱,形成特殊的彩虹状,破溃后局部渗水、糜烂,自觉瘙痒。全身症状为食欲不振,胸闷气滞,四肢酸软无力,疲乏,大便溏泄,苔白腻,舌质胖嫩,脉濡滑。治宜健脾化湿、活血通络。方用参苓白术散合桃红四物汤加减:党参 12 克、淮山药 12 克、羌活 12 克、独活 12 克、云茯苓 12 克、扁豆 10 克、炒白术 10 克、红花 10 克、炙甘草 10 克、当归 10 克、黄芪 30 克、川芎 30 克、生薏苡仁 15 克、鸡血藤 15 克。

① 陈丽娜,王玉玺.王玉玺治疗多形性红斑经验[J].实用中医药杂志,2013,29(2):117.
② 陶春蓉,艾儒棣,等.多形性红斑的宏观与微观证治规律探讨[J].中国中医急症,2005,14(3):245,251.
③ 叶飞,汪黔蜀.辨证分型治疗多形性红斑 66 例疗效观察[J].云南中医中药杂志,2003,24(4):7.
④ 陈丽娜,王玉玺.王玉玺治疗多形性红斑经验[J].实用中医药杂志,2013,29(2):117.
⑤ 李焕铭.当归四逆汤加减治疗寒冷型多形性红斑 16 例[J].实用中医药杂志,1993(2):28.
⑥ 陈丽娜,王玉玺.王玉玺治疗多形性红斑经验[J].实用中医药杂志,2013,29(2):117.
⑦ 陶春蓉,艾儒棣,等.多形性红斑的宏观与微观证治规律探讨[J].中国中医急症,2005,(3):245,251.

（2）阳虚寒凝型　症见每遇寒冷侵袭，皮疹成批出现，以暴露部位为主，多见于手背、足背、手掌及其侧缘、颜面等处，呈对称性分布，皮疹表现为水肿性红斑、丘疹、风团，初为鲜红色，渐转为紫红色，甚则出现紫癜、瘀斑等。全身症状可有恶寒怕冷，肢端发凉，腰酸，喜温热饮，舌淡苔薄，脉沉迟。治宜温肾助阳、活血化瘀通络。方用当归四逆汤合桂枝汤：桂枝 10 克、白芍 10 克、附子 10 克、干姜 10 克、麻黄 10 克、当归 10 克、陈皮 10 克、金毛狗脊 10 克、熟地黄 10 克、黄芪 30 克、川芎 30 克、细辛 3 克、肉桂 3 克、生姜 5 片、大枣 5 枚。

（3）热毒炽盛型　多由上述两型未能及时治疗郁而化热形成。症见手足、臀、面部等处出现红斑、水疱、糜烂、出血、结痂；口腔、阴部黏膜破溃糜烂；全身伴有高热、畏寒、头痛、胸痛、咽痛、口干等；舌质红，苔黄，脉洪数。治宜清热解毒、活血凉血。方用清瘟败毒饮加味：水牛角 30 克、生石膏 30 克、板蓝根 30 克、地肤子 30 克、牡丹皮 15 克、大青叶 15 克、丹参 10 克、赤芍 10 克、紫草 10 克、桃仁 10 克、路路通 10 克、生甘草 10 克。[1]

6. 闫殿菊分 2 型

（1）湿热蕴结型　多发于春秋季，以青壮年为多。起病较快，症见斑呈现鲜红色带有水肿，水疱性损害较多，有剧烈瘙痒及灼热感，重者口舌糜烂，可伴有轻度发热、口渴、心烦、便干溲黄，舌红苔黄腻，脉多滑或数。治宜清热利湿，佐以祛风。方用萆薢渗湿汤合土槐饮加减：萆薢、土茯苓、生薏苡仁、生槐花、泽泻、生地黄、牡丹皮、黄柏、生大黄、蝉蜕、牛蒡子、防风、生甘草等。

（2）寒凝血瘀型　多见于儿童及青少年，每于寒冷季节发病或症状加重。症见皮疹多呈暗红或紫红色，痒痛交加，伴形寒肢冷，溲清便溏，舌淡苔薄白，脉多濡缓。治宜温经散寒、活血化瘀。方用当归四逆汤合附子理中汤加减：当归、桂枝、

附子、炒白术、干姜、细辛、川芎、党参、鸡血藤、赤芍、红花。[2]

经 验 方

1. 消风散加减　当归 15 克、生地黄 15 克、防风 10 克、蝉蜕 10 克、苦参 10 克、黑芝麻 15 克、荆芥 10 克、牛蒡子 9 克、炙甘草 10 克、地肤子 15 克、白鲜皮 15 克。随症加减：风湿热证，加苍术 15 克、石膏 30 克、知母 15 克；虚寒证，加附子 10 克、干姜 10 克、桂枝 10 克；大便秘结者，加大黄 10 克、芒硝（冲服）10 克；腹胀者，加厚朴 10 克、枳壳 10 克；合并感染者，加金银花 20 克、败酱草 30 克；痒重者，加浮萍 15 克、蛇床子 15 克；过敏反应者，加徐长卿 20 克；伴血瘀者，加丹参 20 克、红花 10 克、赤芍 10 克；伴关节疼痛者，加独活 10 克、羌活 10 克、鸡血藤 20 克。15 日为 1 个疗程，治疗 2 个疗程后评定疗效。孙明哲用上方加减治疗 45 例多形性红斑患者。结果：治愈 25 例，好转 20 例。[3]

2. 解毒泻心汤加减　牛蒡子、防风、薄荷、蝉蜕、黄芩、金银花、连翘、石膏、玄参、生地黄、木通、滑石。清热，祛风，利湿。[4]

3. 中医塌渍方联合凉血活血汤　中医塌渍方：鲜马齿苋 100 克、地榆 30 克。洗净捣碎，加水 1 000～1 500 毫升，煮沸，不宜久煎，待水温降至 40℃ 左右时，用 5 层纱布制成湿敷垫，浸入药液后取出，拧至不滴水为宜，然后敷于皮疹处，每 10 分钟更换 1 次，连续更换 3 次，共 30 分钟，每日 2～3 次。凉血活血汤：牡丹皮 20 克、生地黄 15 克、白茅根 30 克、鸡血藤 15 克、金银花 10 克、大青叶 15 克、升麻 1 克、紫草 15 克、赤芍 15 克、蝉蜕 10 克、僵蚕 6 克、琥珀 10 克、防风 12 克。随症加减：便秘者，加火麻仁（打碎）30 克、酒大黄 6 克；伴高热者，可加羚羊角粉 0.6 克；上肢关节疼痛者，加片姜黄 3 克、桑枝 9 克；下肢关节疼痛者，加秦艽 10

① 司在和.辨证治疗多形性红斑 100 例［J］.国医论坛，1997，12（2）：33.
② 闫殿菊.多形性红斑临床辨治的体会［J］.四川中医，1996，14（3）：47－48.
③ 孙明哲.消风散加减治疗多形性红斑［J］.吉林中医药，2018，38（5）：556－559.
④ 杨鹏斐，王思农.王文春治疗多形性红斑经验［J］.实用中医药杂志，2013，29（4）：284－285.

克、牛膝 6 克。每日 1 剂，水煎至 400 毫升，分 2 次口服。15 日为 1 个疗程，1 个疗程后观察疗效。赵文雁等用上法治疗 29 例血热型多形性红斑患者。结果：痊愈 26 例，好转 3 例。①

4. 中药方　苍术、黄柏、黄芩、甘草、苦参、地肤子、蒲公英、栀子、生地黄、牡丹皮、赤芍、连翘。随症加减：若热甚，加金银花、紫花地丁、黄连；湿甚，加薏苡仁、滑石；痒甚，加白鲜皮、徐长卿；瘀滞，加丹参；咽痛，加玄参；关节痛，加木瓜、秦艽；发热，加石膏、知母。水煎 150 毫升，每日 2 次口服。1 周为 1 个疗程。雍校军用上方加减治疗 26 例多形性红斑，全部治愈。②

5. 中药内服外治　内服方：金银花 30 克、连翘 12 克、蒲公英 30 克、生地黄 30 克、玄参 30 克、牡丹皮 12 克、赤芍 12 克、紫草 12 克、黄芩 10 克、黄连 10 克、天花粉 12 克、知母 12 克、麦冬 15 克、大黄(后入)15 克、芒硝(后入)12 克、木通 6 克、滑石 10 克、甘草 6 克。每日 1 剂，水煎服。复方消炎渗湿洗剂：苦参粉 10 克、黄连粉 10 克、炉甘石粉 10 克、氧化锌粉 6 克、青黛粉 4 克、蒸馏水 100 毫升。混匀后外擦，每日 3 次。马建国等用上法治疗 1 例特发型多形性红斑患者，配合 5％葡萄糖注射液 500 毫升、地塞米松磷酸钠注射液 10 毫克、维生素 C 注射液 2 克、葡萄糖酸钙注射液 10 毫升静脉注射，每日 1 次。为预防感染口服利君沙 0.375 克，每日 3 次。唇及口腔内用黄柏煎液漱口，每日数次。结果：疗效满意。③

6. 自拟方 2　生地黄 15～30 克、当归 10～20 克、赤芍 10 克、金银花 15～30 克、苍术 10 克、黄柏 10 克、栀子 5～10 克、木通 10 克、生甘草 6 克、薄荷(后下)10 克。随症加减：热盛烦渴者，加生石膏、竹叶；便秘者，加大黄；关节痛者，加秦艽、鸡血藤或老鹳草；气虚明显者，加生黄芪、党参；发于

上肢者，加姜黄；发于下肢者，加木瓜；小便通后，可去木通。清热化湿，补气健脾，凉血解毒。张俊府等用上方加减治疗 30 例多形性红斑，配合全身支持治疗和局部治疗，1 周内痊愈 9 例，1～2 周痊愈 18 例，3 周痊愈 3 例，全部治愈。④

7. 自拟方 3　防风 15 克、白芷 15 克、羌活 15 克、当归 15 克、丹参 15 克、藁本 15 克、荆芥 20 克、甘草 10 克。随症加减：面颈部，加川芎；上肢，加桂枝；下肢，加独活、牛膝；四肢，加桑枝；纳差，加砂仁、木瓜；失眠，加远志；瘙痒，加蝉蜕；风湿热型，加制附子、干姜、肉桂；在上述两型的前提下，若有重症之象，则需加用党参、麦冬、五味子。每日 1 剂，水煎，每日 3 次，每次 100 毫升，温服。裴凝才用上方加减治疗 165 例多形性红斑患者。结果：治愈 165 例，总有效率 100％。⑤

8. 自拟方 1　全当归、川芎、红花、赤芍、桃仁、丹参、桂枝、制乳香、制没药、生黄芪。上药各等份，水泛为丸。每次服 10 克，每日 3 次。赵文立等用上方治疗 40 例多形红斑患者。结果：痊愈 21 例(52.5％)，显效 8 例，有效 10 例，无效 1 例。⑥

中 成 药

1. 青蒿琥酯　组成：青蒿提取物(广西桂林第二制药厂生产)。用法用量：成人每日 60 毫克，小儿每日千克 1.2 毫克。先用 5％碳酸氢钠溶液溶解后，加 6 毫升生理盐水静脉注射，每日 1 次，首量加倍，14 日为 1 个疗程。治疗过程中不另加任何口服药物。临床应用：余其斌等用上法治疗 8 例多形红斑患者。结果：痊愈 5 例，显效 2 例，有效 1 例。⑦

2. 活血化瘀针剂　丹参 240 克、红花 240 克、

① 赵文雁,等.中医塌渍配合凉血活血汤治疗血热型多形性红斑 30 例[J].中医研究,2011,24(12)：40-41.
② 雍校军.自拟中药方治疗多形性红斑 26 例[J].实用中医内科杂志,2007,21(6)：49.
③ 马建国,等.中西医结合治愈特发型多形性红斑 1 例报告[J].吉林中医药,2004,24(2)：31.
④ 张俊府,等.中西医结合治疗多形性红斑 30 例[J].河北中医,1994,16(5)：45.
⑤ 裴凝才.多形性红斑中医分型治疗 165 例[J].北京中医,1993(4)：28.
⑥ 赵文立,等.中药治疗寒冷性多形红斑的疗效观察[J].中医杂志,1984,25(11)：37.
⑦ 余其斌,等.青蒿琥酯治疗皮肤病 90 例临床分析[J].蚌埠医学院学报,1997,22(5)：309-310.

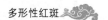

赤芍 240 克、川芎 240 克。制备方法：按《中华人民共和国药典》规程制成注射剂，每毫升相当于原生药 1 克。用法用量：每日每次 4 毫升肌内注射。临床应用：冯光大等用上方治疗 100 例多形红斑患者，15 日内治愈 82 例，显效 11 例，好转 3 例，无效 4 例，总有效率 96%。对其中 50 例于治疗前后进行甲皱微循环观察，结果表明治疗后甲皱微循环有明显改善。[1]

---

① 冯光大，等.活血化瘀针剂治疗寒冷性多形红斑 100 例及甲皱微循环观察报告[J].四川中医，1987，5(6)：9.

剥 脱 性 皮 炎

概　　述

剥脱性皮炎又名红皮病,是一种严重超敏反应性皮肤病。本病有原发与继发之分,原发损害占11%~46%,继发损害可由某些炎症性皮肤病、药物过敏及淋巴网状内皮系统恶性肿瘤等诱发。临床表现特点为全身皮肤弥漫性潮红、浸润、肿胀、脱屑,皮损受累面积达到整个皮肤的90%,黏膜、皮肤附属器、淋巴结甚至内脏均有受累。可发生于任何年龄,尤以中老年男性多见。急性期皮肤鲜红色、水肿、渗出较为明显。慢性期深暗红色,以浸润为主,脱屑明显。数周后可有毛发脱落,指趾萎缩、反翘、脱落,淋巴结肿大,肝脾肿大、发热等症状,临床死亡率较高。

中医没有剥脱性皮炎直接对应的病名,其临床表现与中医古籍记载的"溻皮疮"较为相似。病因病机为邪毒侵犯营血,血热毒盛,脉络生风,皮肤脱落所致。本病属中医"蛇风"范畴。治疗重用凉血解毒之品,佐以清热息风。病理特点是因禀性不耐,素体血热,或误中药毒,或由风火热毒侵袭肌肤,或是其他疾病毒邪蕴积,走窜入里、燔灼营血,损其脏腑,耗其气伤阴而致。

辨 证 施 治

王瑜琴分3型

(1)气营两燔型　症见周身弥漫性潮红,是为热重之象,且病情发展迅速,伴发热或高热,舌红,苔黄,脉数。治宜清营凉血。方用清瘟败毒饮加减:生地黄、牡丹皮、黄芩、黄连、栀子、生石膏、玄参、桔梗、连翘、知母、赤芍、竹叶、水牛角、生甘草。

(2)湿毒血热型　症见周身皮肤焮红肿胀,腋下、颈项部、腹股沟等皮肤皱褶部位或压迫部位大量渗液,舌红,苔黄腻,脉滑数。治宜燥湿解毒。方用萆薢渗湿汤合龙胆泻肝汤加减。

(3)阴伤血燥型　症见皮肤干燥、粗糙,上覆较多糠秕状鳞屑,手足可呈袜套状脱屑,伴口干,余邪未清,则皮肤表现为淡红或暗红,舌淡苔少或苔燥,脉细数或细弱。治宜育阴清热。方用当归六黄汤合增液汤加减:当归、生地黄、熟地黄、黄芪、玄参、麦冬、黄柏、茯苓、山药。[1]

经 验 方

1. 犀角地黄汤　水牛角10~50克、生地黄15~30克、赤芍20克、牡丹皮10克、石斛10克、麦冬10克。随症加减:夹湿者,加薏苡仁、泽泻;基础病是银屑病、毛发红糠疹者,加凉血活血汤(生槐花10~30克、白茅根10~30克、紫草15克、丹参15~30克、鸡血藤30克);原发病是湿疹、脂溢性皮炎者,加清热除湿汤(龙胆草5~10克、黄芩10克、生石膏10~30克、白茅根30克、大青叶15克、车前草30克、六一散30克、白鲜皮30克、徐长卿20克、路路通15克)。每日1剂,水煎服,每剂煎水200毫升,每次服100毫升,每日2次。赵雅梅等用上方加减治疗35例红皮病患者,配合支持疗法,总有效率为84%。[2]

---

① 王瑜琴.红皮病的中医辨证施治[J].新中医,2010,42(3):16-17.
② 赵雅梅,等.犀角地黄汤治疗红皮病35例[J].中医杂志,2010,51(8):720.

2. **万应紫金汤** 防风 8 克、金银花 12 克、当归 10 克、赤芍 10 克、秦艽 10 克、连翘 10 克、僵蚕 10 克、没药 10 克、苍术 10 克、甘草 10 克、黄芩 15 克、荆芥 6 克、蝉蜕 6 克、天南星 6 克、白芷 6 克。水煎服。郭训龙用上方治疗 1 例难治性全身剥脱性皮炎型药疹患者，内服上药加外洗后，全身皮疹渗液结痂，躯干、四肢部分皮肤脱屑，剥脱，皮肤瘙痒明显减轻。继续服用上药加外洗，10 余剂而愈。忌用氨苄西林类药物，随访 2 年，未见复发。①

3. **再造散加减** 炒麦芽 30 克、炒莱菔子 30 克、黄芪 30 克、党参 20 克、神曲 20 克、白芍 20 克、干姜 10 克、荆芥 10 克、蝉蜕 10 克、厚朴 10 克、桂枝 10 克、制附子 10 克、羌活 10 克、防风 10 克、川芎 10 克、细辛 3 克、甘草 6 克、大枣 5 枚。每日 1 剂，水煎 2 次，早晚温服。刘建英用上方治疗 1 例红皮病患者，患者共服 9 剂，明显好转。②

4. **益气活血败毒汤** 太子参、红花、丹参、赤芍、牡丹皮、黄芩、紫花地丁、半枝莲、甘草。每日口服 1 剂，7 日为 1 个疗程。胡节惠等用上方治疗 32 例红皮病患者。结果：痊愈 21 例，显效 6 例，有效 2 例，无效 3 例，总有效率 90.6%。③

5. **加味四物汤** 生地黄 10 克、当归 10 克、白芍 10 克、红花 10 克、桃仁 10 克、秦艽 10 克、蝉蜕 10 克、荆芥 10 克、防风 10 克、僵蚕 10 克、川芎 6 克。随症加减：若气虚表不固或脱屑脱皮无度，加黄芪 30 克；痒甚者，加薄荷 6 克、白蒺藜 10 克、赤芍 10 克、苦参 10 克；风盛血燥，加何首乌 15 克、鸡血藤 30 克、胡麻仁 10 克；糜烂或溃水浸淫者，加滑石 18 克、木通 10 克、竹叶 10 克、黄柏 10

克、苦参 10 克、黄连 6 克；继发感染发热，加金银花 30 克、生石膏 30 克、连翘 20 克、羚羊粉 1 克；皮色紫暗，心神不宁，有邪毒内陷倾向者，加牡丹皮 15 克、玄参 15 克、黄连 10 克、羚羊粉 1 克。每日 1 剂，水煎 2 次，分 2 次早晚服。配合外治方（苦杏仁 30 克、猪脂膏 30 克，视皮损面积大小可按比例增减药量，共捣如膏，布包，火上烤热擦患处，每日 2～3 次）。扁平苔藓另用黄连 25 克研细粉，蓖麻油 75 毫升调匀涂患处，每日 1～2 次。刘友和用上法治疗 18 例剥脱性皮炎患者，基本在 25 日内治愈，全部病例无后遗症及复发。④

中成药

1. **复方甘草酸苷注射液联合丹参酮ⅡA注射液** 用法用量：复方甘草酸苷注射液每日 60 毫升联合丹参酮ⅡA注射液每日 20 毫克静脉滴注。临床应用：刘越阳等将 76 例继发于皮炎湿疹的红皮病患者随机分为治疗组 36 例和对照组 40 例。治疗组用上述方法治疗，对照组应用地塞米松每日 5～10 毫克静脉滴注。结果：治疗组用药 3～10 日后起效，总有效率为 83.33%，与对照组相比有统计学意义；且随访半年，治疗组复发率较低。⑤

2. **清开灵注射液** 用法用量：清开灵注射液 40 毫升加入 10% 葡萄糖注射液 500 毫升中，静脉滴注每日 1 次，10 日为 1 个疗程。临床应用：潘藩用上方治疗 8 例红皮病患者，6 例皮损全部消退，2 例热退痒止红皮基本消退。⑥

① 郭训龙.万应紫金汤加减的临床应用[J].新疆中医药,2008,26(4)：97-98.
② 刘建英.再造散治疗红皮病 1 例[J].陕西中医,2004,25(6)：565-566.
③ 胡节惠,等.益气活血败毒汤治疗红皮病 32 例[J].中华皮肤科杂志,2001,34(1)：68.
④ 刘友和.加味四物汤治疗剥脱性皮炎的经验[J].新中医,1994(5)：41.
⑤ 刘越阳,等.复方甘草酸苷联合丹参酮ⅡA治疗继发于皮炎湿疹的红皮病疗效观察[J].中华皮肤科杂志,2011,44(6)：443.
⑥ 潘藩.清开灵治疗红皮病 8 例[J].陕西中医,1995,16(4)：172.

疱疹性皮肤病

天 疱 疮

概　述

天疱疮是表皮内棘层细胞的棘刺松解所致的慢性、复发性皮肤黏膜大疱性皮肤病,发病与自身免疫有关。临床表现为在正常的皮肤上出现大小不一的浆液性水疱和大疱,疱壁薄,松弛易破,尼氏征阳性,疱壁破后呈潮红糜烂面,渗出浆液,凝结成污秽痂壳,引起疼痛并可继发感染,大多数天疱疮患者可通过直接和间接免疫荧光检测到 IgG 抗体。天疱疮可分成两大类:寻常型及增殖型,水疱位于基层上,其中增殖型水疱不明显;落叶型及红斑型,水疱位于表皮上部,即角质层内或颗粒层内。常见并发症有肾病、股骨头坏死、高血压、糖尿病、肺结核、消化道疾病、精神症状等,临床常伴有发热、口燥、口渴、易出血、饮食减少、乏力等全身症状。本病多见于中年人。

天疱疮类似中医"淫浸疮""火赤疮"。本病多因湿热侵肤,脾肺受邪,或外感酷暑,心火内动,累及心脾肺经所致;或因复感风热毒邪,内外火毒相煽,发于肌肤;或因心火与脾湿相互交阻,湿热熏蒸于肌肤而病;或因嗜食肥甘厚味,郁久化热、湿热内蕴,外犯肌肤而病;或因热毒与湿热日久,流滋无度,耗伤气阴,肌肤失养而病。

辨 证 施 治

1. 周冬梅等分4型

(1) 毒热炽盛型　治宜清热解毒、凉血清营。方用犀角地黄汤合黄连解毒汤加减:水牛角30克、生地黄炭 10 克、金银花炭 10 克、莲子心 10 克、黄连 10 克、白茅根 30 克、天花粉 10 克、栀子 10 克、生石膏 30 克、紫花地丁 10 克、甘草 10 克。随症加减:高热者,加玳瑁;大便干燥者,加大黄。

(2) 心火脾湿型　治宜泻心凉血、清脾除湿。方用清脾除湿饮加减:茯苓皮 15 克、白术 10 克、黄芩 10 克、栀子 6 克、泽泻 10 克、茵陈 15 克、枳壳 10 克、生地黄 12 克、麦冬 10 克。随症加减:心火炽盛者,加黄连、莲子心;口腔糜烂者,加金莲花、金雀花、藏青果、金果榄;大便干燥者,加大黄。

(3) 脾虚湿蕴型　治宜清热解毒、健脾除湿。药用茵陈 15 克、猪苓 30 克、车前草 30 克、茯苓皮 15 克、黄芩 10 克、冬瓜皮 15 克、泽泻 10 克、黄柏 10 克、枳壳 10 克。随症加减:皮损色红者,加牡丹皮、赤芍;大便干结者,加大黄;痒甚者,加白鲜皮。

(4) 气阴两伤型　治宜益气养阴、清解余毒。药用南沙参 15 克、北沙参 15 克、玄参 30 克、佛手参 30 克、天冬 10 克、麦冬 10 克、玉竹 10 克、金银花 15 克、蒲公英 15 克、石斛 6 克、丹参 15 克、西洋参(另煎兑服)3 克。随症加减:痒甚者,可加刺蒺藜、当归。[①]

2. 脾虚湿盛型　症见皮肤生红斑,起水疱,水疱疱液清亮继而混浊,破裂形成糜烂易出血,黏膜部位以糜烂面常见,自觉瘙痒和疼痛,结合组织病检即可诊断。组织病理显示棘细胞层下方产生水疱,疱液中可发现棘层松解细胞。治宜健脾益气、养阴除湿、和胃解毒。方用参苓白术散加减:人

---

① 周冬梅,等.天疱疮中医诊疗指南[J].中医杂志,2017,58(1):86-90.

参 10 克、白术 10 克、山药 15 克、茯苓 15 克、苍术 10 克、黄连 10 克、蒲公英 30 克、车前子(包)15 克、猪苓 15 克、赤小豆 15 克、金银花 15 克、生黄芪 15 克。随症加减：神志不清,加安宫牛黄丸加犀角地黄汤;腹胀呕吐,加厚朴、陈皮、木香;胸闷纳呆,加鸡内金、陈皮、麦芽;有乳头状增殖,加夏枯草、丹参、牡蛎;红斑,加牡丹皮、生栀子;感染,加半枝莲、土茯苓;阴伤明显,加生地黄、麦冬、沙参。病情较重可适当配合强的松(泼尼松)口服,待病情缓解立即停药。每日 1 剂,水煎服。配合外用药。予高锰酸钾湿敷;或黄芩 10 克、黄连 10 克、生大黄 15 克、生白矾 15 克、焦栀子 10 克、生甘草 10 克,水煎外洗;或外擦三黄膏。临床观察：朱强伟用上方加减治疗 88 例天疱疮患者。结果:治愈 83 例,复发后治愈 3 例,显效后死亡 2 例。[1]

3. 心火脾湿证　治宜泻心凉血、清脾除湿。方用清脾除湿汤加减：茯苓 15 克、生地黄 15 克、生白术 10 克、黄芩 10 克、黄连 10 克、栀子 10 克、泽泻 10 克、茵陈 10 克、枳壳 10 克、竹叶 10 克、莲子心 10 克、灯心草 6 克。每日 1 剂,水煎服,分 2 次服,每次 150 毫升。治疗 4 周为 1 个疗程,共治 2 个疗程。临床观察：刘蠡等将 40 例心火脾湿证天疱疮患者随机分为治疗组和对照组各 20 例。对照组予强的松(泼尼松)治疗,治疗组在此基础上加用上方治疗。结果:治疗组皮损控制时间及皮损控制时最高激素用量均明显低于对照组,治疗 2 个疗程后的激素用量也明显低于对照组。[2]

4. 孟丽分 4 型

(1)热毒炽盛型　发病急骤,症见水疱迅速扩展或增多,糜烂面鲜红,身热口渴,便干溲赤,舌质红绛,苔少或黄,脉弦滑或数。治宜清营解毒、透热养阴。方用清营汤加减：羚羊角粉或水牛角粉 2 克、生地黄炭 30 克、金银花炭 30 克、莲子心 10 克、白茅根 30 克、天花粉 15 克、紫花地丁 15 克、生栀子 10 克、黄连 10 克、生石膏 30 克。随症加减：高烧者,加生玳瑁;便秘者,加生槐米或生

大黄。

(2)湿热蕴结型　症见糜烂面大,渗出较多,口渴不欲饮或恶心呕吐,舌质红,苔黄腻,脉滑数。治宜清热除湿、凉血解毒。方用清解除湿饮加减：茯苓 15 克、白术 12 克、苍术 9 克、黄芩 9 克、生地黄 20 克、麦冬 12 克、茵陈 12 克、大青叶 30 克、生薏苡仁 30 克、白茅根 30 克、车前草 15 克、滑石 15 克、生甘草 10 克。

(3)脾虚湿蕴型　症见水疱簇聚或结痂,较厚而不易脱落,或疱壁紧张,潮红不著,倦怠无力,腹胀便溏,舌淡胖,苔白腻,脉沉缓。治宜健脾除湿,佐以清热。方用除湿胃苓汤加减：苍术 10 克、炒白术 15 克、生薏苡仁 30 克、生扁豆 15 克、茯苓 15 克、山药 15 克、猪苓 12 克、黄柏 15 克、竹叶 9 克、六一散 10 克。随症加减：有继发感染者,加蒲公英、金银花、败酱草;脾虚明显者,加党参。

(4)气阴两伤型　症见病程日久,无水疱出现,倦怠乏力,气短懒言,或五心烦热,舌质淡红,苔少或剥,脉沉细。治宜益气养阴、清解余毒。方用解毒养阴汤加减：南北沙参各 30 克、石斛 9 克、生黄芪 15 克、玄参 10 克、黄精 10 克、阿胶珠 30 克、麦冬 15 克、天冬 15 克、丹参 20 克、金银花 15 克、蒲公英 15 克、车前草 15 克、生甘草 6 克。[3]

5. 张志礼等分 3 型

(1)毒热炽盛、气血两燔型　多为急性发作期,水疱迅速发展增大,疱周有时有潮红,口腔黏膜常有水疱或溃烂,患者可有身热、口渴、大便燥结、小便赤少,情绪烦躁,舌质红绛舌苔白腻或黄腻,脉象弦滑或数,常伴有体温升高、白细胞增高等症。治宜清营凉血解毒。方用清营解毒汤加减：生玳瑁 10 克、白茅根 30 克、生石膏 30 克、大青叶 30 克、生地黄炭 15 克、紫花地丁 10 克、莲子心 10 克、生栀子 10 克、天花粉 15 克、黄连 5 克、生甘草 5 克。随症加减：水肿明显者,加车前草 30 克、六一散 30 克;痒甚者,加白鲜皮 30 克、苦参

①　朱强伟.参苓白术散加减治疗各型天疱疮 88 例[J].中医药管理杂志,2006,14(5):23.
②　刘蠡,等.清脾除湿汤加减方配合强的松治疗天疱疮心火脾湿证 20 例[J].新中医,2005,37(8):73 - 74.
③　孟丽.中西医结合治疗天疱疮 45 例[J].四川中医,2003,21(6):70 - 71.

15 克。

(2) 湿热内蕴、脾虚湿盛型 多见于急性发作期或亚急性期,遍身水疱多数破溃,津水浸淫,湿烂成片,或见口舌糜烂,胸腹胀满,大便先干后溏或便不成形,女性患者常见白带多而稀,舌质微红或淡,舌苔白腻或厚腻,脉象沉缓或弦滑,有的病例初诊即为此型。治宜清热健脾除湿。方用清脾除湿饮加减:山药 30 克、白扁豆 10 克、生薏苡仁 30 克、萆薢 15 克、生枳壳 10 克、生芡实 10 克、茵陈 15 克、黄芩 10 克、茯苓皮 15 克、冬瓜皮 15 克、车前子 15 克。随症加减:热象较明显者,加牡丹皮 10 克;痒甚者,加苦参 15 克。

(3) 毒热伤津、气阴两伤型 此型多见于本病后期,病程日久,机体抵抗力较低,水疱仍有少数出现,有时有午后潮热,或体温并不升高,但患者常自觉身热,口渴而不欲饮,气短懒言,周身无力,五心烦热等,大便干少或数日不行,脉象沉细微数,舌质淡红,舌苔白干或无苔,或见剥离苔。治宜益气养阴、清热解毒。方用养阴解毒汤加减:沙参 30 克、石斛 15 克、玄参 15 克、天麦冬各 10 克、生黄芪 15 克、生地黄 15 克、金银花 15 克、天花粉 15 克、蒲公英 15 克、牡丹皮 10 克、连翘 10 克、黄连 5 克。配合西药及局部治疗,服用 2 周。

临床观察:张志礼等用上方加减辨证治疗 30 例天疱疮患者。结果:痊愈 18 例,显效 9 例,总有效率 90%。①

经 验 方

1. 清热解毒利湿去疱汤 土茯苓 30 克、生地黄 30 克、连翘 30 克、茵陈 10 克、黄芩 10 克、栀子 10 克、泽泻 10 克、白术 10 克、淡竹叶 10 克、生甘草 10 克。随症加减:便秘者,加大黄(后下)10 克、玄明粉(冲)10 克;火毒较盛者,加苍术,加黄连 10 克、生石膏(先煎)30 克。每日 1 剂,水煎服,

配合醋酸泼尼松片、环磷酰胺注射液联合治疗,1 个月为 1 个疗程,疗程间休息 2 日。代立永等用上方加减 30 例心脾湿热型天疱疮患者。结果:治疗 1 个疗程后,痊愈 22 例,显效 4 例,有效 2 例,无效 2 例,总有效率 93.33%。②

2. 健脾益气除湿方加减 白术 10 克、芡实 10 克、黄柏 10 克、牡丹皮 10 克、枳壳 6 克、薏苡仁 15 克、萆薢 12 克、茵陈 12 克、金银花 12 克、茯苓皮 12 克。每剂煎成 400 毫升,每日分 2 次口服,1 个月为 1 个疗程,连续服用 2 个疗程。陈昌鹏等将 61 例寻常型天疱疮患者随机分为对照组 29 例和中药组 32 例。对照组予强的松(泼尼松)治疗,治疗组在此基础上加用上方治疗。结果:治疗后,治疗组处于静止期患者例数多于对照组,强的松每日用量撤减变化治疗组显著优于对照组。③

3. 解毒祛湿汤联合消炎解毒粉 解毒祛湿汤:苦参、白鲜皮、野菊花、土黄连、滑石、忍冬藤、黄柏、水杨梅、赤芍。消炎解毒粉:滑石、黄柏、黄芩、黄连、白及、枯矾、苦参等。解毒祛湿汤制成溶液,置于药浴室搪瓷浴缸内,调节水温至 37℃～40℃,让患者全身浸泡于药液中,每次药浴时间为 30 分钟,每日 1 次,10 次为 1 个疗程,浴后用自制消炎解毒粉敷于皮损部创面。覃琛媛用上法治疗 25 例天疱疮患者。结果:1 个疗程后,治愈 12 例,好转 9 例,未愈 1 例,死亡 3 例,有效率 84%。④

4. 黄连解毒汤合甘露消毒丹加味 黄连 3 克、黄芩 9 克、黄柏 9 克、栀子 9 克、生薏苡仁 30 克、桃仁 9 克、当归 12 克、白鲜皮 30 克、牡丹皮 12 克、赤芍 12 克、薄荷 3 克、生甘草 9 克、甘露消毒丹 30 粒。王左用上方治疗 1 例天疱疮患者。每日 1 剂,3 剂后去白鲜皮,加乌梢蛇 9 克、生地黄 12 克。再服 3 剂,症状减轻,续服 1 周,水疱全无,创面结痂,基本痊愈。⑤

5. 三两三 金银花 30 克、野菊花 10 克、生黄芪 30 克、当归 30 克、生甘草 9 克、蒲公英 20 克、

① 张志礼,等.中西医结合治疗天疱疮 30 例临床分析[J].中西医结合杂志,1985,5(3):155－157,131.
② 代立永,等.清热解毒利湿去疱汤联合西药常规治疗心脾湿热型天疱疮 30 例[J].西部中医药,2012,25(7):69－70.
③ 陈昌鹏,等.中西医结合治疗寻常型天疱疮 32 例临床观察[J].新中医,2007,39(1):75－76.
④ 覃琛媛.中药药浴结合激素治疗天疱疮的护理[J].现代中西医结合杂志,2007,16(28):4224－4225.
⑤ 李文涛.王左验案 4 则[J].辽宁中医杂志,2002,29(11):686－687.

蜈蚣1条、紫花地丁15克、赤小豆30克、薏苡仁30克、天葵子15克、何首乌15克、生地黄15克。每日1剂,水煎服。房定亚用上方治疗1例天疱疮患者,经加减治疗月余,临床症状消除。[1]

6. 犀苓解毒汤 水牛角粉0.3克、猪苓30克、土茯苓30克、山楂30克、生黄芪15克、怀山药30克、地骨皮10克、生石膏(先煎)30克、生大黄(后下)10克、生栀子10克、陈皮10克、泽泻30克。随症加减:神志不清者,加安宫牛黄丸;红斑明显者,加牡丹皮、赤芍;有继发感染者,加七叶一枝花、金银花、半枝莲;腹胀呕吐者,加厚朴、姜半夏;失眠多梦,加夜交藤、炒酸枣仁;大便溏泄者,去大黄、泽泻。配合中药外涂:滑石30克、炉甘石5克、寒水石20克、生石膏30克、薄荷冰1克、樟脑2克、外用1号(河南省中医院院内制剂)。研细末,加生理盐水500毫升,调成稀糊状,涂患处。内服外涂配合每日治疗2次,10日为1个疗程,治疗2~6个疗程。周国秀等用上法治疗35例天疱疮患者。结果:痊愈20例,占57.14%;显效8例,占22.86%;好转5例,占14.26%;无效2例,占5.7%。总有效率94.29%。内服药及外用药均无不良反应。[2]

单 方

1. 祛湿散 组成:大黄、黄柏、黄连。用法用量:将祛湿散淋撒于破损的皮肤创面上,配合服用皮质类固醇激素和常规治疗护理,每日2~3次。临床应用:张雅丽用上法治疗44例天疱疮患者。结果:治愈31例,好转10例,未愈3例,总有效率93.2%。[3]

2. 雷公藤 用法用量:雷公藤制剂每毫升制剂含生药1克,每日3次,每次15毫升;病情控制后改为每日2次,每次10~15毫升。再加激素联合治疗。临床应用:王月华等用上方治疗75例天疱疮患者,总有效率为74.7%。[4]

① 樊相军.房定亚用"三两三"治疗疑难病经验[J].中医杂志,2001,42(11):654,660.
② 周国秀,等.自拟"犀苓解毒汤"治疗天疱疮35例疗效观察[J].河南中医药学刊,1995,10(1):37-38.
③ 张雅丽.祛湿散在天疱疮患者中的应用[J].中国民康医学,2012,24(3):333.
④ 王月华,等.雷公藤合并皮质激素在治疗天疱疮、类天疱疮中的作用[J].华中医学杂志,2001,25(2):65-66.

类 天 疱 疮

概　述

类天疱疮是以表皮下水疱形成和表皮下基底膜带处 C3 或 IgG 沉积和血清中或有抗基底膜带抗体为特征的自身免疫疾病,多发生于老年人。病发初起黏膜损害常累及口腔,而鼻、咽、食管、尿道及眼结膜等亦可累及。皮损分布四肢屈面、足、掌、躯干、头皮、颈项、耳后等部位。主要表现为正常皮肤发生风团样损害或水肿性红斑基础上发生水疱,散在或成群分布,尼氏征(表皮分离征)阴性或假阳性,有不同程度瘙痒或烧灼感,水疱破裂后有少量渗出液,糜烂面易愈合,并留下色素沉着,亦可留下或不留下瘢痕等。

本病类似中医"天疱疮""火赤疮""蜘蛛疮"等。病因病机大致与天疱疮类似。多因脾虚失运,湿热内生,蕴积肌肤所致;或因感受温毒之邪,热毒熏蒸,气营两燔,疱自内生,发于肌肤而致;或因老年体弱,脾胃虚弱,水湿内停,停久化热,湿热内蕴,外犯肌肤,复感邪毒而发;或因脾虚生湿,血热内生,燔灼肌肤出现红斑,夹湿致水疱而生。

辨 证 施 治

1. 李学英等分 2 证

(1) 毒热炽盛证　此型为重型,症见遍身大疱,苔黄,脉数。治宜清热利湿。方用清瘟败毒饮加减:黄连、黄芩、金银花、大青叶、玄参、白鲜皮、茯苓、木通、甘草等。

(2) 脾虚湿盛证　水疱较少,肢体乏力,舌胖苔白,脉细而缓。治宜滋阴利湿。药用当归、熟地黄、白芍、陈皮、柴胡、知母、泽泻、地骨皮、甘草、生姜等。

临床观察:李学英等用上方辨证治疗 32 例类天疱疮患者,联合地塞米松静脉滴注,待病情稳定后,激素缓慢递减,再投服中药,直至临床治愈。结果:30 例达到临床治愈,但其中 2 例出现激素不良反应,2 例高龄患者病情难以控制,激素维持治疗。[①]

2. 脾虚湿盛型　症见散发数十枚直径 1～1.5 厘米大小不等的透明水疱,边缘清楚,高出皮肤约 0.5 厘米,疱疮呈穿顶样。自觉疼痛较剧,痒感较轻,伴有搔抓后糜烂面,呈湿疹样变。治宜健脾渗湿化毒。方用四君子汤合除湿胃苓汤加减:党参 24 克、白术 24 克、茯苓 30 克、萆薢 24 克、土茯苓 30 克、白鲜皮 20 克、薏苡仁 30 克、土木香 15 克、土贝母 15 克、没药 12 克、桔梗 10 克、甘草 10 克。临床观察:徐淑仁等用上方治疗 1 例大疱性类天疱疮患者,患者用药 7 剂后而愈。[②]

经 验 方

1. 金豉清口液　金银花 30 克、淡豆豉 25 克、大青叶 25 克、桔梗 25 克、竹茹 20 克、板蓝根 30 克、甘草 15 克。温开水含漱 30 秒,然后吐掉,反复进行 3～5 次,每次漱口用的漱口水总量约 100 毫升,每日 3 次,分别于早、中餐前及晚餐后进行。高雪华用上方治疗 20 例大疱性类天疱疮患者,有效率为 98%。[③]

---

① 李学英,等.中西医结合治疗类天疱疮 32 例[J].中医药信息,1999(3):47-48.
② 徐淑仁,等.健脾渗湿法治愈大疱性类天疱疮[J].中医药研究,1993(6):42.
③ 高雪华.金豉清口液用于大疱性类天疱疮患者口腔护理的临床护理研究[J].卫生职业教育,2011,29(4):142.

2.**黄柏洗剂** 黄柏30克、黄芩30克、苦参30克、甘草30克、金银花20克、黄连6克。上药加水煎,冷却后应用。用无菌棉球蘸中药水先清洗皮损处,避免损伤,然后用无菌纱布4～6层在中药中浸泡后贴敷于皮损处,保持敷料湿润平整,敷治30～45分钟,每日2次。李成芳等用上方治疗40例大疱性类天疱疮患者,取得良好疗效。①

3.**消疱汤** 金银花20克、连翘20克、萆薢20克、土茯苓20克、牡丹皮10克、苦参10克、黄芩10克、茯苓皮30克、茵陈30克、大黄6克、黄连6克。李秋梅等用上方治疗5例类天疱疮患者,全部治愈。②

4.**中药方** 三妙饮加枯矾煎出液:川黄柏、怀牛膝、苍术、枯矾。四黄液:川黄柏、黄芩、黄连、大黄。用法按常规清创后,以三妙饮加枯矾煎出液泡洗患肢5～10分钟,用消毒纱布擦干,再以四黄液浸湿纱布外敷较大的溃烂面,每日3次。对全身散在性疱疹用四黄液浸湿棉签外擦,每日3～4次,再联合抗生素控制感染。凌建英等用上法治疗3例糖尿病并发类天疱疮患者,均

于治疗3日后全身散在疱疹干燥结痂,1周后溃烂面结痂。③

单 方

雷公藤 用法用量:雷公藤制剂每毫升制剂含生药1克,每日3次,每次15毫升;病情控制后改为每日2次,每次10～15毫升。再加激素联合治疗。临床应用:王月华等用上方治疗25例类天疱疮患者,总有效率为68.0%。④

中 成 药

金匮肾气丸 用法用量:每次9克,每日2次口服,联合泼尼松0.75毫克/(千克·天),早晨8时顿服,再加以复方炉甘石洗剂、牡丹皮酚乳膏外涂,并口服维生素C、氯雷他定片等。临床应用:李志英等用上法治疗15例大疱性类天疱疮患者,治疗12周后,每日新发水疱数、全身总水疱数均减少。⑤

① 李成芳,等.黄柏洗剂辅助治疗大疱性类天疱疮[J].中国民间疗法,2010,18(9):79.
② 李秋梅,等.消疱汤治疗类天疱疮[J].河南中医,2003,23(10):73.
③ 凌建英,等.中药外用治疗糖尿病并发的类天疱疮[J].浙江中西医结合杂志,2001,11(11):717.
④ 王月华,等.雷公藤合并皮质激素在治疗天疱疮、类天疱疮中的作用[J].华中医学杂志,2001,25(2):65-66.
⑤ 李志英,刘保国,等.金匮肾气丸与糖皮质激素配伍治疗大疱性类天疱疮临床疗效观察[J].中成药,2012,34(4):605-607.

疱疹样皮炎

概　述

疱疹样皮炎是一种慢性复发性丘疹水疱性皮肤病。常具有小肠病变和瘙痒性皮肤损害。病因可能是与肤质及自体抗原的免疫功能异常有关。本病多发生于22～55岁，也可发生于儿童和老年人。起病急缓不一，瘙痒甚剧，有热痛感。皮损好发于腋后、肩胛部、臀部、肘膝和四肢伸侧，呈多形性、对称样分布，有红斑丘疹、风团、水疱等，以水疱为主要损害。水疱常聚集成群或排列成环形、地图形，大小不等，最大直径为1～2厘米，水疱紧张饱满，周围有红晕，疱壁较厚，不易破裂，尼氏征阴性。疱破后糜烂结痂，皮疹消退后留下色素沉着斑和色素减退斑。可由于搔抓继发感染、湿疹样变及苔藓化。口腔和阴部黏膜损害少见。本病病程长，加剧及缓解交替，预后良好。

本病属中医"火赤疮"范畴，多由湿邪内蕴，心火偏盛，相互搏结，郁蒸肌肤所致。治宜清营分热、健脾燥湿、凉血解毒。

辨证施治

湿热蕴脾型　症见口腔黏膜多处溃疡，融合成片，疼痛剧烈，脓苔，伴出血，全身皮肤多处溃疡，伴色素沉着、痒，3～4日未进食，眠差，小便少，大便多日未行，舌红，部分剥苔、脓苔出血，脉滑。治宜健脾利湿、清热泻火。

（1）六君子汤合玉女煎汤加减　太子参30克、茯苓30克、薏苡仁30克、黄芪30克、石膏30克、炒白术12克、炒苍术12克、生地黄12克、川牛膝12克、牡丹皮12克、栀子12克、白鲜皮12克、蛇床子12克、清半夏9克、莲子心9克、知母15克、麦冬15克、甘草6克。每日1剂，水煎服。张慧等用上方加减治疗1例火赤疮患者，疗效满意。①

（2）除湿胃苓汤加减　白术10克、厚朴10克、陈皮9克、猪苓15克、茯苓15克、生地黄12克、黄芪12克、防风10克、栀子10克、黄连10克、黄芩12克、连翘10克、生石膏30克、生甘草10克。每日1剂，水煎服。郑媛等用上方联合西药治疗1例重症疱疹样皮炎伴皮肤溃疡继发皮肤感染患者，治愈。②

经验方

中药熏洗方　白鲜皮15克、苦参12克、蛇床子12克、蝉蜕12克、川芎12克、红花12克、川椒12克、艾叶12克、透骨草12克、大飞扬草30克、大黄12克、槐枝12克。上药加水适量，水开后约10分钟即可，水热时以之熏蒸患处，水温后浸泡患处，每日2次，每次20～30分钟，浸泡时间长者效果更佳，4日为1个疗程。李仕金等用上方治疗5例疱疹样皮炎患者。结果：治愈4例，显效1例。③

① 张慧，张兴彩，等.火赤疮治验1例［J］.山西中医，2016，32（6）：50.
② 郑媛，等.除湿胃苓汤联合抗生素氢可的松治疗重症疱疹样皮炎伴皮肤溃疡继发皮肤感染1例［J］.临床军医杂志，2002，30（4）：130.
③ 李仕金，等.中药熏洗治疗瘙痒性皮肤病159例［J］.中国民间疗法，1997（3）：17-18.

家族性良性慢性天疱疮

概　述

家族性良性慢性天疱疮为常染色体显性遗传的表皮缺陷所致的慢性皮肤病，有家族性发病史，又称黑利—黑利病。多见于儿童及青春期。好发于颈项部、腋窝和腹股沟，少见于肛周、乳房下、腘窝和躯干等部位。基本损害是成群小疱或大疱在外观正常皮肤上或红斑上发生。疱液早期澄清，很快混浊，破裂后留有糜烂面和结痂，中心渐愈，周边又出现新皮疹，可呈环形，也可呈扁平柔软、湿润增殖面，常有瘙痒，并伴有腥臭。有时自觉疼痛，特别是发生裂隙时。夏天易加重。组织病理为基底层上裂隙形成和大部分表皮内出现部分性或完全性棘层松解，后者呈塌砖墙样外观。本病病程较长，预后良好，50岁后病情常减轻，但痊愈者少见。

本病属中医"浸淫疮""火赤疮""湿疮"等范畴。近代中医家把本病称为"皱褶疱疮"，多由脾湿内蕴、湿郁化热所致。治宜清利湿热、活血化瘀。

辨　证　施　治

肝经郁热型　症见患者舌红，苔黄腻，脉滑数，平素略有口苦，小便黄。治宜清肝泻火、除湿化痰。方用龙胆泻肝汤加减：龙胆草9克、栀子10克、黄芩9克、柴胡9克、生地黄10克、车前草6克、泽泻9克、木通草9克、当归10克、陈皮10克、焦三仙各10克、甘草9克。每日1剂，水煎服。王杰等用上方治疗1例慢性家族性良性天疱疮患者，配合强力霉素（多西环素）0.1克口服，每日2次；复春散外用患处，每日1次；3%硼酸溶液湿敷患处。结果：治疗7日，疗效满意。①

经　验　方

1. 除湿胃苓汤加减　苍术10克、厚朴10克、陈皮10克、炒白术10克、猪苓10克、茯苓10克、泽泻10克、防风10克、栀子10克、黄连10克、车前子10克、黄柏10克、滑石20克、生薏苡仁20克、白鲜皮20克、白蒺藜20克、合欢皮20克、蛇床子20克、生甘草6克。健脾除湿，清热祛风。每日1剂，水煎服，早晚分服；煎汤湿敷患处，每日2次。配合枸地氯雷他定1片，每日1次口服；复方多粘菌素B乳膏涂于患处，每日2次。刘勇等用上法治疗1例慢性家族性良性天疱疮患者，经治疗后糜烂和瘙痒减轻，无渗液，患者出院。患者继服本方10剂，皮损明显消退。随访3个月，病情无反复。②

2. 中药内服外洗　内服方：龙胆草10克、茵陈30克、黄芩10克、黄柏10克、黄连6克、泽泻15克、车前草20克、滑石15克、甘草10克、薏苡仁10克。每日1剂，水煎服，分早晚2次服用。外洗方：龙胆草20克、黄柏40克、苍术40克、蒲公英40克。每日1剂，水煎外洗。何英等用上法治疗2例家族性良性慢性天疱疮患者，疗效满意。③

① 王杰,杜华,等.龙胆泻肝汤加减治疗慢性家族性良性天疱疮1例及其家族谱系调查[J].中医药导报,2015,21(3)：96-97.
② 刘勇,闫小宁.除湿胃苓汤加减治疗慢性家族性良性天疱疮1例及文献回顾[J].皮肤科学通报,2019,36(1)：149-152.
③ 何英,刘学伟.中医药治疗家族性良性慢性天疱疮2例[J].河南中医,2010,30(2)：199-200.

色素障碍性皮肤病

雀　斑

概　述

雀斑,中医又称为雀儿斑、雀子等。主要表现为面部皮肤浅褐色或暗褐色斑点,针尖至米粒大小,绿豆大小样、呈圆形、卵圆形或不规则形,边界清楚,直径一般在 2 毫米左右,表面光滑,孤立而不融合,分布疏密不一。无任何自觉症状。具有多发性,好发在鼻梁部及眶下。雀斑的发病,通常在 5 岁左右出现皮损,青春期前后常加重。皮损常发生在暴露部位,特别是面部,尤以鼻和颊最为常见,重者可累及手背、颈、肩、背上方等部位。具有遗传性,且与日晒关系明显,其色素斑点的数目、大小、颜色取决于吸收日光的量及个体对日光的耐受性,夏季雀斑的数目多、形体大,为深褐色,冬季则减轻。除有碍美容以外,并无任何主观。受气温影响,夏天颜色深,数目增多;冬天颜色变浅,数目减少。

中医很早对雀斑就有认识,如《医宗金鉴》即有"雀斑淡黄碎点形"的描述,认为是肾水不足,虚火上炎,郁于孙络血分;风邪外搏,肝肾阴虚,阴不制阳,以至亢盛于上,发为本病。明代陈实功在《外科正宗·雀斑》中提到"雀斑乃肾水不能荣华于上,火滞结而为斑"。故中医认为本病属肝肾亏虚,精血不足,瘀血停滞,积聚面部;或由肾精亏损,水亏不能制火,日晒热毒内蕴,火郁于经络之血分所致,或因禀赋素弱,肾水不足,不能上荣于面,虚火滞血而为斑或素禀血热内滞之体,触犯风邪,血热及风邪相搏阻于孙络,不能荣润肌肤,则生雀斑。

辨 证 施 治

陈红风分 6 型

(1) 风火外袭型　症见皮损呈针尖至粟米大小黄褐色斑点,以颜面、前臂、手背暴露部位多见,在被日晒后色素加重,舌脉如常。治宜祛风泻火。方用犀角升麻汤加减:水牛角(先煎)30 克、升麻 10 克、羌活 10 克、防风 12 克、绿豆衣 18 克、白附子 5 克、川芎 10 克、红花 10 克、生地黄 10 克、黄芩 10 克、知母 10 克、冬瓜仁 12 克、甘草 6 克。随症加减:兼气滞血瘀者,去黄芩、知母,加丹参、当归;久治疗效不显者,加连翘、夏枯草、桃仁;兼肝郁气滞者,去掉黄芩、知母、生地黄,加柴胡、白芍、枳壳。

(2) 肾阴不足型　本型从小发病,有家族史,症见皮疹色淡褐色,以鼻为中心,对称性散在分布,夏季加重增多,舌质淡,苔少,脉细数。治宜滋阴补肾。方用六味地黄丸加减:熟地黄 30 克、山茱萸 16 克、牡丹皮 10 克、茯苓 15 克、巴戟天 10 克、山药 12 克、升麻 10 克、白附子 5 克、知母 10 克、甘草 6 克。随症加减:兼肝阴虚者,加枸杞子、女贞子、桑椹、制首乌;兼肾阳不足者,加肉桂、附子;兼虚火上炎,去掉巴戟天,加知母、黄柏。

(3) 阴虚火旺型　症见脸部雀斑,头晕腰酸、耳鸣潮热、五心烦躁、梦遗失精、失眠多梦,舌红无苔或少苔,脉细数。方用知柏地黄丸加减:熟地黄 15 克、山茱萸 9 克、牡丹皮 9 克、泽泻 9 克、知母 9 克、黄柏 9 克、当归 9 克、茯苓 12 克、僵蚕 12 克。

(4) 血虚生风型　症见脸部雀斑,患处瘙痒、头晕乏力,舌淡白,苔薄白,脉细无力。药用丹参

30克、浮萍30克、鸡血藤30克、生地黄20克、连翘15克、红花10克、川芎10克、荆芥10克、生甘草10克。

（5）气虚血瘀型 症见脸部雀斑，神倦乏力、脘闷纳呆、头晕、口唇淡白，舌淡红有瘀点，苔薄白，脉细涩。药用当归15克、生地黄15克、北沙参15克、白芍15克、红花15克、香附15克、党参15克、白术6克、川芎6克、广木香6克、茯苓6克。

（6）血热妄行生风型 症见脸部雀斑，皮肤下有出血点，口干口苦（半夜更甚），小便黄，大便结，舌鲜红或绛红，苔薄黄，脉数有力。药用升麻12克、赤芍12克、生地黄12克、防风9克、茜草9克、麦冬9克、玄参9克、丹参9克、红花9克、黄芩9克、牡丹皮15克、生甘草6克。

以上各方均每日1剂，水煎服，30日为1个疗程。连服1～3个疗程。①

经 验 方

1. 六味地黄汤 熟地黄20克、山茱萸15克、牡丹皮10克、山药15克、茯苓12克、泽泻15克、鸡血藤20克、当归15克、黄芪20克、白蒺藜12克。每日1剂，水煎2次早晚服。王艳用上方治疗1例雀斑患者，服药20剂后面部斑点颜色开始变淡，斑点开始减少。嘱患者继续坚持服药15剂后，面部斑点开始明显消退。②

2. 中药内服外敷 犀角升麻丸加减：水牛角18克、升麻8克、羌活8克、白附子3克、生地黄8克、红花3克、防风8克、白芷4克、川芎3克、黄芩3克、甘草2克。随症加减：病程在5年以上者，红花加至4克，川芎加至5克，白附子加至4.5克；虚炎旺者，加山茱萸5克、枸杞子8克。每日1剂，水煎2次早晚服，15日为1个疗程。每服1个疗程，间隔3日后再服第2个疗程。面部外敷散

剂：蒲公英20克、皂角刺30克、紫花地丁20克、白梅肉30克、地癣皮10克、紫背浮萍30克、樱桃枝30克。上方焙干，粉细为末，过100目筛，与100克滑石粉混匀，每日早晚取少许加凉开水及少许蜂蜜调成浓糊状，薄敷于面部，15分钟后用温开水洗净。外敷散剂与内服汤剂配合使用。黄勇用上法治疗42例雀斑患者。结果：治愈32例，显效6例，无效4例。总有效率90.5％。③

3. 桃红圣愈祛斑汤 桃仁12克、红花12克、党参25克、黄芪25克、当归20克、熟地黄20克、白芍20克、川芎15克、白术15克、白附子12克、白僵蚕15克、白及9克、白芷9克、茯苓15克、丹参25克、益母草25克。每日1剂，水煎服，于每月月经期第5日开始服用，连服7日为1个周期，连续用药5个周期为1个疗程。结合自制桃花酒内服外敷，并常规给予口服维生素E、维生素C、维生素A。胡卫东等用上方治疗15例雀斑患者。结果：好转5例。④

4. 消斑方 生黄芪30克、生地黄12克、玄参12克、麦冬12克、黄芩9克、炙麻黄10克、桑白皮12克、生山楂30克。每日1剂，常规煎煮2次，混匀分2次口服，第3煎多加水致沸腾，蒸气熏脸，稍冷却后反复拍洗面部，每日1次，每次10分钟。3个月为1个疗程。吴菊生等用上方治疗105例雀斑患者。结果：痊愈69例，显效23例，有效8例，无效5例，总有效率95.2％。⑤

5. 祛斑软膏 牡丹皮25克、当归10克、红花5克、紫草5克。用温水洗净面部后，取祛斑软膏1～2克均匀涂擦于面部，轻轻按摩3分钟，斑点明显处略加长按摩时间，以促进血液循环，利于局部吸收；每日早晚各1次，连续使用30日。养血活血，化瘀祛斑。适用于雀斑、黄褐斑（蝴蝶斑）、青春期面部粉刺、日光性皮炎等色素障碍性皮肤病。楼冠峰用上方治疗66例雀斑患者。结果：治愈27例，显效18例，有效17例，无效4例，

① 陈红风.中医外科学[M].2版.上海：上海科学技术出版社，2021.
② 王艳.六味地黄丸加减治疗色素障碍性皮肤病治验[J].现代中医药，2008，28(5)：65.
③ 黄勇.中草药内服外敷治疗雀斑42例报告[J].咸宁学院学报，2006，20(6)：529.
④ 胡卫东，等.桃红圣愈祛斑汤周期性用药治疗面部色斑125例[J].江西中医药，2005，36(7)：39-40.
⑤ 吴菊生，等.消斑方内服外熏治疗雀斑105例[J].上海中医药杂志，2005，39(8)：47.

总有效率 93.94%。[1]

单　方

1. 醋浸白术方　组成：米醋、白术。用法用量：用米醋（白醋）浸白术，7 日后用浸泡过白术的醋擦有雀斑的面部，日久可退。[2]

2. 陀僧当归乳膏　组成：精炼蜜陀僧、当归。制备方法：采用精炼蜜陀僧研末，当归煎汁，用优质护肤膏作基质，制成陀僧当归乳膏备用。用法用量：应用前用洗面奶或温水清洁患部，用 0.5～1 克乳膏涂于患部，色素斑较深的部位要多涂一些乳膏，然后按摩 1～3 分钟，每日早晚各 1 次，忌日光直射，多吃富含维生素 C 的食物。临床应用：刘国仁用上方治疗 50 例雀斑患者。结果：治愈 15 例，有效 34 例，无效 1 例，总有效率 98%。起效时间最短者 1 周，年龄越小，见效越快。[3]

中　成　药

复方木尼孜其颗粒　组成：香茅、菊苣子、骆驼蓬子、茴芹果、茴香根皮、蜀葵子、甘草等（新疆维吾尔药业有限责任公司生产，国药准字 Z65020166）。用法用量：口服，每次 6 克，每日 3 次，连续用药 3 个月。临床应用：帅茂圣用上方治疗 30 例雀斑患者，配合涂抹 2% 氢醌霜，总有效率为 83.33%。[4]

① 楼冠峰.祛斑软膏的研制及临床应用[J].中国药师,2005,8(10)：883-884.
② 葛洪,等.肘后备急方[M].北京：中国中医药出版社,2016.
③ 刘国仁,等.陀僧当归乳膏治疗雀斑 50 例小结[J].湖南中医杂志,1996,12(1)：31.
④ 帅茂圣,等.复方木尼孜其颗粒联合氢醌霜治疗雀斑 30 例疗效观察[J].中国美容医学,2013,22(16)：1721-1722.

黄 褐 斑

概　述

黄褐斑常表现为颜面部对称而局限性的淡褐色至深褐色斑片。皮损多发生于面颊部、前额、口鼻四周等处，呈黄褐色大小不等，形态各异，一般多呈蝴蝶形，以鼻为中心，分布在面颊两侧，经过缓慢，无自觉症状。主要发生在青春期后，好发于20～40岁的女性，病情可有季节性，多夏重冬轻。本病是临床常见而又难以治愈的皮肤病之一，近年来发病率有逐年增加的趋势。患者虽无明显不适，但因有碍美观，给患者心理造成很大压力，严重者可影响工作与生活。近年来，国内外许多学者对黄褐斑的广泛研究都提示，妊娠，口服避孕药，紫外线辐射，氧化自由基、铜蓝蛋白升高，雌激素、孕激素水平升高，情绪长期不佳，化妆品使用不当等都是黄褐斑形成的重要因素。

《素问·至真要大论》中称本病为"面尘"，历代医家又有"肝斑""黧黑斑""褐黄斑""蝴蝶斑"等称谓。本病多与肝、脾、肾三脏关系密切，其中肝郁、脾湿、肾虚是发病之因，气机不畅、气血瘀滞、颜面失于濡养为致病之理。[1]

辨 证 施 治

1. *脾虚湿蕴型*　症见面部黄褐色或灰黑色斑片，不高出皮肤，对称分布，日晒后加重，多见于孕妇或月经不调的妇女。治宜益气健脾、调理气血。方用参苓白术散加减：党参10克、白茯苓12克、

白术12克、山药30克、白扁豆12克、桔梗10克、薏苡仁30克、砂仁10克、莲子肉12克、白芷8克、白僵蚕12克、炙甘草10克。随症加减：如精神萎顿，四肢乏力者，加炙黄芪、升麻；白带量多者，加苍术、芡实、白蔻仁；白带黄且臭秽者，加土茯苓、败酱草；外阴瘙痒者，加白鲜皮、苦参、蛇床子；腹胀痛者，加香附、艾叶；经前烦躁易怒、乳房胀痛者，加香附、瓜蒌、枳壳、香橼；心悸、眩晕、失眠者，加阿胶（烊化）、龙眼肉、酸枣仁、夜交藤；腰膝酸软者，加杜仲、金毛狗脊、怀牛膝、桑寄生；月经失调者，加仙茅、淫羊藿、菟丝子等。上方加水煎煮2次，共取汁约600毫升，分早中晚3次服。临床观察：孙治安等运用参苓白术散加减治疗65例黄褐斑患者。结果：治愈32例，好转18例，未愈15例，有效率76.92%。注意事项：保持心情舒畅，忌忧思郁怒，禁食辛辣刺激之品，面部不用或少用化妆品。[2]

2. *肝郁气滞型*　症见脸面部色素沉着斑，形状不规则，大小不定，颜色深浅不一，呈淡褐色或淡黑色斑，主要对称分布在面部眼睛周围、两侧颧部、口周，亦可见于额、眉、颊、鼻、上唇部位，边界清楚，通常对称性分布，压之不褪色，无炎症表现及鳞屑，无痒痛感，日晒后加剧。好发于中青年女性，无明显自觉症状；可有季节性变化，常夏重冬轻。治宜补益肝肾、健脾消斑、疏肝解郁。方用加味逍遥散加减：丹参20克、阿胶（烊化）15克、牡丹皮10克、栀子10克、柴胡10克、当归10克、茯苓10克、白术10克、益母草10克、川芎10克、桃仁10克、红花10克。随症加减：肝郁者，加郁金

---

① 周鸿飞，等.黄帝内经素问[M].郑州：河南科技技术出版社，2017.
② 孙治安，等.参苓白术散加减治疗黄褐斑65例疗效观察[J].国医论坛，2015，30（2）：41.

10 克、三棱 10 克;肺热者,加黄芩 10 克;脾虚者,加薏苡仁 10 克、黄芪 10 克;肾虚明显者,加女贞子 15 克、墨旱莲 15 克。每日 1 剂,水煎 2 次,头煎 40 分钟,二煎 20 分钟,混合早晚温服,1 个月为 1 个疗程,轻症患者 1～2 个疗程,中重症患者 3～5 个疗程。临床观察:周垒用上方加减治疗 19 例黄褐斑患者,有效率为 93.33%。[1]

3. 肝肾不足型　症见斑色褐黑,面色晦暗;伴头晕耳鸣,腰膝酸软,失眠健忘,五心烦热,舌红少苔,脉细。治宜滋补肝肾、活血化瘀。方用六味地黄汤加减:熟地黄 24 克、益母草 20 克、丹参 20 克、当归 15 克、山药 15 克、山茱萸 15 克、川芎 10 克、白芷 10 克、牡丹皮 9 克、茯苓 9 克、泽泻 9 克。每日 1 剂,水煎 2 次,混匀,分早晚 2 次服。临床观察:黄宁申等用上方治疗 51 例黄褐斑患者,配合口服维生素 C 和维生素 E,4 周为 1 个疗程。结果:治疗 2 个疗程,总有效率为 92.16%。[2]

4. 气滞血瘀型　症见面部色素沉着呈深褐色,每当情绪波动、日晒和月经来潮前加重,伴有痛经,腰背酸楚,少腹胀痛,月经量多,色暗并见血块,且平素性急易怒,大便干燥,舌质暗红,尖边有瘀斑,苔黄腻,脉弦滑。方用桃红四物汤加减:桃仁 10 克、红花 10 克、赤芍 10 克、枳壳 10 克、生地黄 20 克、当归 20 克、黄芪 20 克、丹参 20 克、合欢皮 12 克、川芎 15 克、益母草 15 克。随症加减:伴有情志失调者,加香附 12 克;兼有神疲乏力、气短懒言、经行量少色淡、唇舌色淡等气血虚弱表现者,酌加党参 12 克、阿胶(烊化)9 克;兼有胸胁胀满、情志抑郁、经前乳房胀痛、行经不畅等肝气郁滞者,酌加柴胡 9 克、木香 6 克;兼有心烦易怒、口苦咽干、便秘等肝郁化火表现者,酌加牡丹皮 9 克、栀子 9 克、白菊花 10 克;兼有腰膝酸软、手足心热、口咽干燥等肾阴不足表现者,酌加女贞子 12 克、山茱萸 12 克、墨旱莲 15 克、地骨皮 20 克;湿热积聚者,加黄柏 10 克、苍术 10 克、薏苡仁 30 克;瘀滞日久者,加甲片(冲服)10 克、皂角刺 15 克。每日 1 剂,水煎服,每日 2 次温服。临床观察:延晓伟采用上方加减治疗 100 例黄褐斑患者。结果:痊愈 70 例,好转 26 例,无效 4 例,总有效率 96.0%。[3]

5. 丛春雨分 4 型

(1) 肾阴虚衰型　方用自拟滋阴益肾消斑汤:生地黄 15 克、生山药 15 克、山茱萸 10 克、粉牡丹皮 12 克、茯苓 10 克、枸杞子 12 克、泽泻 9 克、黄柏 9 克、菟丝子 15 克、女贞子 9 克、蒺藜 10 克、墨旱莲 9 克、白芷 4.5 克。

(2) 肾阳虚衰型　方用自拟温阳补肾消斑汤:熟地黄 12 克、炒山药 15 克、枸杞子 12 克、淫羊藿 30 克、巴戟肉 30 克、菟丝子 30 克、仙茅 10 克、黄柏 10 克、鹿角霜 15 克、炮附子(先煎)4.5 克、白芷 4.5 克、刺蒺藜 9 克。

(3) 肝脾不和型　方用自拟舒肝和脾消斑汤:柴胡 12 克、薄荷 6 克、杭白芍 12 克、当归 10 克、土炒白术 15 克、茯苓 10 克、醋香附 9 克、益母草 15 克、橘叶 9 克、蒺藜 9 克、白芷 4.5 克、炙甘草 6 克。

(4) 劳伤脾土型　方用自拟温阳运脾化斑汤:半夏 9 克、橘红 12 克、茯苓 12 克、苍术 10 克、薏苡仁 30 克、炒山药 15 克、白术 15 克、党参 15 克、白芷 4.5 克、醋香附 9 克、生姜 3 片、桂枝 6 克、白通草 1 克。

对以妇科病为主兼有面部黄褐斑的患者,也常选用一些经典方加减治疗:如以白带异常为主者,常以完带汤为主加减;以月经不调为主者,常以桃红四物汤为基础方加减;以血热为主者,常用犀角地黄汤为基础方加减。随症加减:有肝郁者,常用醋香附、麸炒台乌药、醋青皮、盐小茴香、凌霄花、玫瑰花、合欢花、蒺藜等;有宫寒者,常选盐吴茱萸、盐菟丝子、盐黄柏、鹿角霜等。[4]

[1] 周垒.加味逍遥散加减治疗黄褐斑的临床观察[J].湖南中医药大学学报,2013,33(4):71-72.
[2] 黄宁申,等.六味地黄汤加味治疗黄褐斑 51 例临床观察[J].新中医,2009,41(3):35-36.
[3] 延晓伟.加味桃红四物汤治疗颜面部黄褐斑 100 例[J].陕西中医,2009,30(11):1486-1487.
[4] 齐会英,丛春雨.丛春雨老师治疗黄褐斑经验[J].甘肃中医,2005,18(8):17-18.

6. 曾宁分3型

（1）气郁痰凝型 症见面部斑呈黄褐色，分布于颧部、鼻部、唇周，边界尚清，伴胁肋胀痛，烦躁易怒，脘痞胸闷，呕恶，舌质淡红苔薄白，脉弦滑。妇女经期症状明显，多见于早期初发。治宜疏肝解郁、化痰通滞。方用逍遥散合二陈汤：柴胡、陈皮、白术、茯苓、半夏、白芍、当归、川芎、丹参。

（2）气阴两虚型 症见面部斑呈淡褐色，以鼻部为中心对称分布于颜面，形状不规则，伴头晕耳鸣，气短乏力，少寐健忘、口干，男子遗精，女子不孕，舌红少苔，脉沉细无力。治宜滋阴益肾、补气活血。方用首乌地黄汤合二至丸加减：何首乌、熟地黄、秦皮、女贞子、墨旱莲、黄芪、黄精、党参、陈皮、当归、川芎。

（3）血瘀型 症见面部斑呈黑褐色，以颧部、额部、唇周为主，对称分布，边界清楚。伴面色秽暗，唇组，妇女多伴月经不调，经色暗有块。舌质微紫，有瘀斑、瘀点，脉沉弦或沉涩。治宜活血化瘀、理气通滞。方用桃红四物汤加减：桃仁、红花、当归、川芎、熟地黄、赤芍、白芍、黄芪、枳壳。[1]

经 验 方

1. 圣愈汤加减 黄芪、南沙参、制首乌、当归、川芎、白芍、菟丝子、泽泻。程英杰等用上方治疗1例气血亏虚型黄褐斑患者，服药1个月后黄褐斑明显减淡，继续用原方加减治疗，服药同时嘱患者调整情绪，保持心情舒畅，避免日晒，睡眠充足；服药3个月后面部黄褐斑消退，随访未复发。[2]

2. 祛斑养颜汤 当归15克、白芍20克、川芎10克、茯苓15克、白术15克、香附10克、女贞子20克、墨旱莲20克。每日1剂，每日2次，每次150毫升，早晚饭后30分钟温服。李志鸿等用上方治疗35例黄褐斑患者，总有效率为82.86%。[3]

3. 七白颗粒 白术300克、白芷300克、茯苓90克、附子90克、白蔹300克、白及150克、白僵蚕150克、细辛90克。经40℃烘箱烘干至恒重后使用球磨机粉碎至100目，(150±6.6)微米，再将粉碎后的七白颗粒粉碎至300目，得到七白颗粒微粉。患者平卧后使用毛巾将头发包严，离子喷雾面部5分钟，之后取出七白颗粒微粉使用蛋清调和均匀后迅速涂于面部色斑部位。涂药面积要稍大于色斑面积，涂药时避免药物进入口、眼、鼻。待30分钟自然干燥后使用清水洁面并涂抹润肤霜。每周2次，4周为1个疗程，连续治疗2个疗程。梁伟等用上方治疗66例黄褐斑气滞血瘀证患者，总有效率为87.88%。[4]

4. 化斑汤配合白冰膏 化斑汤：柴胡12克、当归15克、白芍15克、白术9克、茯苓12克、生地黄15克、熟地黄30克、山茱萸15克、牡丹皮9克、丹参15克、白僵蚕9克、白芷9克、炙甘草6克。随症加减：肝郁气滞者，加香附、枳壳；气滞血瘀者，加桃仁、红花；肾虚精亏者，加女贞子、墨旱莲。每日1剂，水煎分2次服，1个月为1个疗程。白冰膏：白附子60克、白芷60克、冰片2克。上药共研极细末，乳钵内研极细末，至无声为度，加入白甘油适量调成糊状装瓶，每日擦面2次。李丽用上方加减治疗50例黄褐斑患者。结果：基本治愈31例，显效17例，好转2例，有效率100%。[5]

5. 归脾汤 黄芪30克、北沙参30克、白术10克、茯苓30克、当归20克、川芎10克、桃仁10克、红花10克。随症加减：伴头晕耳鸣，腰膝酸软者，加女贞子15克、墨旱莲30克、山茱萸10克、枸杞子10克；伴胸胁胀满，月经不调，经前乳房胀痛者，加郁金10克、益母草30克、丹参30克、菟丝子15克；伴失眠多梦者，加合欢皮15克、炒酸枣仁10克。每日1剂，水煎分3次服，1周为1个疗程。邱倩好等用上方加减治疗57例女性黄褐斑患者。结果：3个疗程后，治愈41例，显效8

① 曾宁.黄褐斑证治探讨[J].四川中医,1994(9)：6-7.
② 程英杰,郭静,等.艾儒棣圣愈汤加减治疗女性气血亏虚型黄褐斑经验总结[J].中华中医药杂志,2018,33(2)：564-566.
③ 李志鸿,李志岭.祛斑养颜汤治疗黄褐斑[J].长春中医药大学学报,2018,34(3)：547-550.
④ 梁伟,等.七白颗粒对女性黄褐斑气滞血瘀证患者抗氧化作用及性激素水平的影响[J].中国实验方剂学杂志,2017,23(20)：163-168.
⑤ 李丽.化斑汤和白冰膏内外合治黄褐斑50例[J].中国民间疗法,2014,22(2)：49.

例,好转2例,无效6例,总有效率89.5%。[①]

6. 血府逐瘀汤加味 当归1包(10克)、生地黄2包(20克)、川芎1包(6克)、桃仁1包(10克)、红花1包(5克)、赤芍1包(10克)、白芍1包(10克)、白芷1包(6克)、白僵蚕1包(10克)、枳壳1包(6克)、牛膝1包(10克)、桔梗1包(10克)、柴胡1包(6克)、甘草2包(6克)。每日1剂,分2次冲服,28日为1个疗程,3个疗程后观察疗效。李向阳用上方治疗54例黄褐斑患者。结果:治愈18例,好转26例,未愈10例,有效率81.5%。[②]

7. 桃红四物合六味地黄汤加减 桃仁12克、红花12克、当归20克、川芎15克、白芷9克、熟地黄15克、山茱萸12克、山药15克、白茯苓15克、僵蚕15克、赤芍9克、牡丹皮9克、益母草15克、女贞子12克等。随症加减:月经前,于上方酌量增加桃仁、红花之用量,瘀滞重者,加至当归30克、桃仁24克、红花24克;经期停用药物;经后,加何首乌12克、黄精12克,滋补肝肾;兼有湿热者,加栀子9克、薏苡仁9克;兼气虚者,加党参15克、黄芪15克。每日1剂,水煎服,配合外用3%氢醌霜,每日2次。郑彩慧等用上方加减治疗110例黄褐斑患者。结果:治愈37例,显效41例,好转25例,无效7例,总有效率93.6%。[③]

8. 加味逍遥散 丹参20克、阿胶(烊化)15克、牡丹皮10克、栀子10克、柴胡10克、当归10克、茯苓10克、白术10克、益母草10克、川芎10克、桃仁10克、红花10克。随症加减:肝郁者,加郁金、三棱;肺热者,加黄芩;脾虚者,加薏苡仁、黄芪。每日1剂,水煮2次,头煎40分钟,二煎20分钟,混合早晚温服,10剂为1个疗程,轻症患者1~2个疗程,中重症患者3~5个疗程,并嘱患者畅情志,忌辛辣,洁面部肌肤,保持大便通畅。董

菊萍等用上方加减治疗56例黄褐斑患者。结果:治愈22例,显效18例,有效11例,无效5例,总有效率91.1%。[④]

9. 四物汤 当归10克、赤芍9克、熟地黄9克、川芎9克。随症加减:情志抑郁、肝郁化火者,加生地黄、柴胡、香附、白术、栀子、黄芩;肾亏血虚者,加女贞子、阿胶、枸杞子;风邪伤于营卫、气血不和者,加益母草、泽兰、白芷、羌活;肝脾不和、火燥郁滞者,加柴胡、白芍、茯苓、白术、龙胆草、甘草;脾虚湿浊者,加党参、生地黄、黄芩、白术。每日1剂,水煎分2次服。陈静用上方加减治疗40例黄褐斑患者。结果:基本治愈30例,显效6例,好转2例,无效2例,总有效率95%。[⑤]

10. 疏肝化瘀消斑汤 柴胡10克、藁本5克、僵蚕10克、刺蒺藜10克、当归10克、玉竹10克、天冬10克、丹参10克、红花10克。随症加减:若胸胁胀痛者,酌加川楝子、延胡索;若口苦咽干者,酌加牡丹皮、栀子;若痛经者,酌加桃仁、益母草。诸药按常规煎煮2次,2煎取汁混合约300毫升,早晚饭后约半小时服150毫升。曾衍胜等用上方加减治疗22例黄褐斑患者,总有效率为72.73%。[⑥]

11. 复方杏仁面膜 当归120克、川芎80克、白芷120克、生苦杏仁30克。当归、川芎、白芷等共研为细末;生苦杏仁,加水浸泡后去皮尖,捣烂成膏状加生鸡蛋清1个调匀。杏仁膏中加入细末10克调匀,温水洁面后用鲜牛奶面部经穴按摩10分钟,后蒸汽喷面5~10分钟,将复方杏仁面膜涂抹于面部,温湿毛巾外敷,保留30分钟后揭去面膜。李志英用上方治疗86例黄褐斑患者,总有效率76.74%。[⑦]

12. 血府逐瘀汤 柴胡6克、枳实10克、白芍10克、生地黄10克、当归10克、赤芍10克、桃仁10克、红花10克、桔梗10克、牛膝10克、甘草6

① 邱倩妤,等.归脾汤加减方治疗女性黄褐斑57例[J].实用中医药杂志,2012,28(3):183.
② 李向阳.血府逐瘀汤加味治疗黄褐斑54例[J].中医药临床杂志,2012,24(7):651.
③ 郑彩慧,等.桃红四物合六味地黄汤加减治疗黄褐斑[J].中国实验方剂学杂志,2012,18(2):222-224.
④ 董菊萍,等.加味逍遥散治疗黄褐斑56例[J].陕西中医,2010,31(11):1484-1485.
⑤ 陈静,等.四物汤治疗黄褐斑40例[J].陕西中医,2010,31(11):1485-1486.
⑥ 曾衍胜,等.疏肝化瘀消斑汤治疗黄褐斑临床观察[J].甘肃中医,2009,22(4):24-25.
⑦ 李志英,等.复方杏仁面膜治疗黄褐斑临床观察[J].中国美容医学,2007,16(5):692-694.

克。分早晚饭后 1 小时各口服半剂。杜积慧用上方治疗 36 例黄褐斑患者,总有效率为 69.4%。①

13. 褐斑消汤 白芷 15 克、生地黄 20 克、当归 15 克、生何首乌 20 克、制黄精 15 克、枸杞子 10 克、玉竹 20 克、乌梅 20 克、漏篮子 6 克。随症加减:肾虚肝郁者,加女贞子 15 克、郁金 10 克;脾虚湿盛者,加薏苡仁 20 克。每日 1 剂,连服 21 日。黄小英等用上方加减治疗 98 例黄褐斑患者。结果:基本治愈 71 例,显效 15 例,好转 7 例,无效 5 例,总有效率 94.8%。②

14. 消斑方 生黄芪 30 克、生地黄 12 克、玄参 12 克、麦冬 12 克、黄芩 9 克、炙麻黄 10 克、桑白皮 12 克、生山楂 30 克。每日 2 次,3 个月为 1 个疗程。吴菊生等用上方治疗 1 200 例黄褐斑患者。结果:治愈 376 例,显效 438 例,好转 362 例,无效 24 例,总有效率为 98%。③

15. 当归芍药散加味 1 当归 15 克、芍药 10 克、白芍 10 克、白术 10 克、川芎 10 克、茯苓 12 克、泽泻 10 克、熟地黄 15 克、枸杞子 15 克、白芷 12 克、白及 8 克、白芥子 8 克、益母草 10 克、天花粉(孕妇不用)6 克、红花(孕妇不用)6 克。每日 1 剂,水煎 2 次,共取汁 400 毫升,分早晚 2 次服,14 日为 1 个疗程。刘召用上方治疗 20 例黄褐斑患者。结果:经 2 个疗程治疗后,总有效率 100%。④

16. 当归芍药散加味 2 当归 10 克、白芍 10 克、川芎 10 克、白术 10 克、茯苓 10 克、泽泻 10 克、玉竹 10 克、白芷 10 克、白僵蚕 10 克。随症加减:肝郁化热者,加柴胡 10 克、香附 10 克、牡丹皮 10 克、炒栀子 10 克;气滞血瘀者,加丹参 15 克、泽兰 15 克、益母草 15 克;血虚者,加黄芪 30 克、鸡血藤 30 克、夜交藤 30 克;脾虚湿热内蕴者,加苍术 10 克、黄柏 10 克、薏苡仁 30 克、土茯苓 30 克;肾虚者,加女贞子 15 克、墨旱莲 15 克、菟丝子 15

克。熊晓刚用上方加减治疗 35 例面部黄褐斑患者,总有效率为 94.3%。⑤

17. 复方麦饭石祛斑霜 白及、红花、薏苡仁、白鲜皮等。取一定量麦饭石(粉碎、过滤、洗净)经加水浸泡、煎煮、过滤、浓缩等程序,制成麦饭石浸取浓缩液,装入塑料筒,置 4℃ 冰箱中备用。取上方煎煮、提取、过滤,浓缩成药液与上述麦饭石浸取浓缩液充分混匀,加工制成霜剂。患者每次在使用前先用温开水清洗患部皮肤,然后用复方麦饭石祛斑霜涂擦,每日 3 次,30 日为 1 个疗程。宋诚等用上方治疗 224 例黄褐斑和雀斑患者。结果:痊愈 23 例,显效 24 例,有效 125 例,总有效率 76.79%。⑥

单 方

白芷祛斑膏 组成:白芷 200 克、白附子 40 克、菟丝子 400 克。制备方法:白芷、白附子碾为极细末,菟丝子洗净,加冷水 1 500 毫升浸泡 2 小时,文火煮沸 1 小时,滤取药液 400 毫升。将白芷、白附子细末趁热渗入菟丝子药液之中,充分搅拌和匀,装瓶备用。用法用量:每晚用温水洗脸后,取上述药膏适量均匀薄涂皮损处,保留 2 小时以上,临睡前用软纸擦去(勿用水洗)。临床应用:蒋谷芬用上方治疗 30 例黄褐斑患者。结果:基本治愈 4 例,显效 11 例,好转 12 例,无效 3 例,总有效率 90.00%。⑦

中 成 药

1. 舒肝颗粒 组成:柴胡、白芍、当归、香附、栀子、白术、牡丹皮(昆明中药厂有限公司生产)。功效:清热解毒,疏肝理气。用法用量:口服,10

① 杜积慧.血府逐瘀汤治疗面部黄褐斑 36 例[J].世界中医药,2007,2(6):352-353.
② 黄小英,等.褐斑消汤治疗黄褐斑 98 例疗效观察[J].甘肃中医,2006,19(1):35.
③ 吴菊生,等.消斑方治疗黄褐斑 1 200 例[J].江苏中医药,2005,26(4):23.
④ 刘召.当归芍药散加味治疗黄褐斑 20 例小结[J].甘肃中医,2004,17(4):27.
⑤ 熊晓刚.加味当归芍药散治疗面部黄褐斑 35 例[J].河北中医,2000,22(4):295.
⑥ 宋诚,等.复方麦饭石祛斑霜治疗面部黄褐斑、雀斑[J].中医研究,1997,10(3):36-37.
⑦ 蒋谷芬.白芷祛斑霜治疗黄褐斑的临床研究[D].长沙:湖南中医药大学,2013.

克,每日2次。21日为1个疗程。临床应用:李艳青等用上方治疗70例黄褐斑伴月经不调患者,2个疗程后总有效率为62.86%。①

2. 大黄䗪虫丸　组成:大黄、土鳖虫、黄芩、地黄、芍药、干漆、水蛭、桃仁、虻虫、蛴螬、白蜜、甘草、杏仁(北京同仁堂生产)。功效:祛瘀生新,缓中补虚。用法用量:口服,每次3克,每日2次,疗程为2个月。临床应用:李海英等用上方治疗30例气滞血瘀型黄褐斑患者,总有效率为83.3%。②

3. 复方木尼孜其颗粒　组成:香茅、菊苣子、骆驼蓬子、茴芹果、茴香根皮、蜀葵子、甘草等(新疆维吾尔药业有限责任公司生产)。用法用量:口服,每次6克,每日3次,1个月为1个疗程。临床应用:杨雪萍等用上方治疗60例黄褐斑患者,2个疗程后总有效率为78.33%。③

4. 芦荟珍珠胶囊　组成:芦荟、木香、珍珠(河北君临药业有限公司生产,国药准字20090037)。用法用量:取6粒芦荟珍珠胶囊加100克生理盐水调成糊状面膜,适量涂抹于耳下或手肘内侧进行皮肤试验,约15分钟后,皮试合格者仰卧,清洗面部,使用酒精棉球局部消毒;将制备好的面膜薄层涂抹于黄褐斑处并完全覆盖,约15分钟后洗去面膜。临床应用:张淑云用上方治疗49例黄褐斑患者,治疗4周后,总有效率为85.71%。④

5. 积雪苷软膏　用法用量:外涂患处,每日3次,每次按摩5分钟以促进药物的吸收,连用2个月停用,用药期间防晒。临床应用:潘正强等用上方治疗51例黄褐斑患者,总有效率为96.1%。⑤

6. 化瘀祛斑胶囊　组成:柴胡、薄荷、黄芩、当归、红花、赤芍(安徽省天康药业有限公司生产)。用法用量:每次5粒,每日2次,连续用药4周,每2周随访1次,第4周末停药。临床应用:乔丽等用上方治疗30例黄褐斑患者,有效率为85.67%。⑥

7. 疏肝解郁丸　组成:柴胡、白芍、郁金、陈皮、黄芩、红花、甘草(浙江省金华市第五医院制剂室研制)。用法用量:口服,每日3次,每次6克,疗程12周。临床应用:刘冬梅等用上方治疗46例肝郁气滞型黄褐斑患者,总有效率为91.30%。⑦

8. 丝白祛斑软膏　组成:血竭、三七、珍珠、桃仁、牵牛子、白芷、当归、薏苡仁等(南京金陵药业生产)。功效:活血化瘀,养血补气,祛风化湿。用法用量:以温水洗面后薄涂丝白祛斑膏于患处,按摩5分钟,每日2次,疗程为2个月。临床应用:毕鸣晔等用上方治疗35例黄褐斑患者,总有效率为71.4%。⑧

9. 红玉祛斑胶囊　组成:红景天、柴胡、红花、白芍、茯苓、山药、生地黄、牡丹皮、栀子、龙胆草、薄荷、生姜皮(新疆中药总厂生产)。用法用量:口服,剂型为胶囊,每次3粒,每日3次,饭后半小时服用,连续服用4周为1个疗程,1个疗程后观察疗效。临床应用:尕丽娜用上方治疗27例黄褐斑患者,总有效率为85.1%。⑨

① 李艳青,胡晓华,等.舒肝颗粒辅助治疗黄褐斑伴月经不调的临床观察[J].中国药房,2016,27(26):3692-3694.
② 李海英,等.大黄蛰虫丸治疗气滞血瘀型黄褐斑临床观察[J].中外医学研究,2015,13(18):114-115.
③ 杨雪萍,等.复方木尼孜其颗粒治疗黄褐斑临床疗效观察及安全性评价[J].中华中医药学刊,2014,32(12):3041-3043.
④ 张淑云.芦荟珍珠胶囊外用治疗黄褐斑的疗效观察[J].慢性病学杂志,2013,14(12):935-936.
⑤ 潘正强,等.积雪苷霜软膏治疗黄褐斑的疗效观察[J].中国药物经济学,2012(6):52-53.
⑥ 乔丽,等.化瘀祛斑胶囊联合祛斑霜治疗黄褐斑30例效果观察[J].解放军医药杂志,2011,23(4):82-83.
⑦ 刘冬梅,等.疏肝解郁丸治疗女性肝郁气滞型黄褐斑的作用机制[J].中华中医药杂志,2010,25(11):1885-1888.
⑧ 毕鸣晔,等.丝白祛斑软膏治疗黄褐斑疗效观察[J].中国中西医结合皮肤性病学杂志,2005,4(3):173.
⑨ 尕丽娜.红玉祛斑胶囊治疗黄褐斑的临床研究[D].乌鲁木齐:新疆医科大学,2005.

白　癜　风

概　　述

　　白癜风是一种常见的原发性、局限或泛发性的皮肤色素脱失性疾病，由皮肤和（或）毛囊的功能性黑素细胞减少或丧失引起。其可发生于全身各个部位，常见于脸部、颈部、指背部、腕部等部位，临床表现为边界清楚的乳白色斑片。该病患病率为 0.5%～1%，成人和儿童均可罹患，严重影响患者的美容与社交活动。

　　本病属中医"白处""白毋奏""龙舐""白癜""白癜风""白癫疯""白驳""白驳风""白定""白点风"等。白癜风的临床特点在中医古籍中多有论述，如隋代《诸病源候论》："白癜者，面及颈项身体肉色变白。与肉色不同，亦不痒痛，谓之白癜。"宋代的《圣济总录》指出该病有轻重之分，曰："轻者是有白点，重者数月内举侧斑白，毛发亦变白，终年不瘥。"清代吴谦在《医宗金鉴》曰："白驳风，此证自面及颈项，肉色忽然变白，状类斑点，并不痛痒。"

辨　证　施　治

1. 钟以泽分 2 型

　　（1）血虚受风型（白癜风进行期）　症见白斑色淡，呈云片状，边缘模糊，发无定处，面色不华，舌淡、苔薄白，脉细弦。治宜养血活血、息风通络。方用自拟消白熄风汤：钩藤 15 克、白蒺藜 15 克、川芎 15 克、枸杞子 15 克、橘络 10 克、当归 10 克、鸡血藤 30 克、桑椹 20 克、菟丝子 20 克、何首乌 20 克。

　　（2）肝肾不足型（白癜风静止期）　症见斑色瓷白光亮，边界清楚，斑内毛发皆白，局限或泛发，病程长，且有遗传倾向，伴有头晕耳鸣，腰膝酸软，疲劳早衰，舌红、苔少或光剥，脉沉细。治宜养肝益肾。方用自拟消白固本汤：黄芪 30 克、熟地黄 20 克、何首乌 20 克、菟丝子 20 克、桑椹 20 克、山茱萸 15 克、当归 15 克、枸杞子 15 克、沙苑子 15 克、补骨脂 12 克、橘络 10 克。[①]

2. 李月梅等分 4 型

　　（1）湿热型　症见白斑粉红，或褐色斑疹，或红丘疹。起病急，病程短，蔓延快，皮损多为大小不等的斑点，斑片状，边缘清楚，光滑，斑内毛发仍为黑色，多发生在面部，七窍周围以及项下，皮损不对称，具有在春、夏两季发病较快，并有过敏史，若经阳光晒后，痒感明显加重，舌红苔黄或腻，脉浮滑或涩。治宜清热利湿、活血祛风。药用桑椹、白蒺藜、苦参、生地黄、墨旱莲、桔梗、当归、防风、知母、秦艽、独活、连翘、白鲜皮、金银花。

　　（2）肝郁气滞型　症见白斑明显，境界清楚，形态呈圆形或椭圆形，常对称出现，皮损发展较慢，发病时间或长或短，往往与情志不遂，精神创伤有关，常伴有胸胁满闷，太息嗳气，腹满纳差等症，苔白，脉弦。治宜疏肝理气、活血祛风。药用当归、白蒺藜、丹参、白芍、郁金、红花、桃仁、蝉蜕、朱茯苓、荆芥、枳壳、防风、柴胡、香附、赤芍。

　　（3）肝肾阴虚型　常有遗传倾向，因而发病时间长，临床疗效不显著。症见白斑局限或泛发，对称出现，与正常皮肤界线清楚，斑内毛发部分或大部分已变白，病情发展缓慢，常伴有手足心热，心烦多梦，或失眠头晕，舌红苔少，脉细数。治宜温补肝肾、养血祛风。药用熟地黄、何首乌、覆盆

---

① 李春霄，等.钟以泽教授治疗白癜风经验介绍[J].新中医，2011，43（8）：173－174.

子、当归、黑芝麻、女贞子、紫苏叶、远志、枸杞子、乌梢蛇、沙苑子、山茱萸、防风。

(4) 寒湿凝滞型　症见白斑暗晦，面积不大，病情发展缓慢，长久不愈，白斑多出现于头部和面部，边缘一般较清晰，白斑四周皮肤颜色加深，不出现对称性。若出现在毛发内，病变内的毛发会同时出现变白，舌淡苔薄白。治宜除湿活血、祛瘀通络。药用何首乌、丹参、墨旱莲、白附子、防风、鸡血藤、地龙、补骨脂、威灵仙、桔梗、乌梢蛇、甘草。

临床观察：李月梅等用上方辨证治疗 52 例白癜风患者。结果：治愈（皮损完全恢复）20 例，占 38.5%；显效（皮损恢复 50%以上）26 例，占 50%；有效（皮损恢复 10%～50%）1 例，占 1.8%；无效（皮损无变化或恢复 10%以下）5 例，占 9.7%。总有效率 90.3%。①

3. 李曰庆分 7 证

(1) 气血不和证　症见皮肤白斑呈乳白或粉红色，境界欠清，多见于面部及暴露部位，发病急、发展较快；或伴有瘙痒或灼热或疼痛；舌淡红，苔白或薄黄，脉弦或浮数。治宜疏风通络、调和气血。方用浮萍丸或四物消风饮加减：生地黄、当归、荆芥、防风、赤芍、川芎、白鲜皮、薄荷、独活、柴胡、浮萍等。

(2) 气滞血瘀证　症见皮肤白斑边界清楚，常有白斑边缘色素加深部位固定，或伴有面色发暗，唇甲青紫；舌质紫暗或有瘀斑，舌下静脉迂曲，苔薄，脉弦涩或细涩。治宜理气活血、祛风通络。方用通窍活血汤加减：当归、桃仁、红花、川芎、白芷、赤芍、丹参、鸡血藤、乳香、没药、地龙、黄芪、威灵仙等。

(3) 气血两虚证　症见皮肤白斑颜色较淡，边缘模糊不清，发展缓慢。常伴有神疲乏力，面色白，手足不温，舌质淡，苔薄，脉细无力。治宜补益气血、疏散风邪。方用八珍汤加减：黄芪、党参、当归、赤白芍、何首乌、墨旱莲、防风、白术、鸡血藤、桂枝等。

(4) 脾胃虚弱证　症见皮肤白斑晦暗，境界欠清；或伴有神疲乏力，面黄，纳呆，口淡无味，腹胀，腹泻或便溏；舌淡，少苔，脉细。治宜健脾益气、和胃消斑。方用人参健脾丸加减：人参、茯苓、山药、陈皮、木香、砂仁、当归、远志、丹参、浮萍等。

(5) 肝肾不足证　症见皮肤白斑日久，色瓷白或乳白，形状不规则，边界清楚，白斑内毛发多有变白；或伴有失眠多梦、头晕目眩、腰膝酸软；舌质红，少苔，脉细或沉细数。治宜滋补肝肾、养血活血。方用左归丸合二至丸加减：熟地黄、山茱萸、山药、茯苓、女贞子、墨旱莲、补骨脂等。

(6) 风血相搏证　症见皮损初发为乳白或淡红白斑，形态不一，分布多为散在，边界欠清，皮损扩展较快，可有新发白斑，或可伴有瘙痒。舌质淡红，苔薄，脉弦浮。治宜调和气血、祛风通络。方用四物消风饮合浮萍丸加减：浮萍、苍耳子、荆芥、防风、蝉蜕、刺蒺藜、当归、川芎、白芍、丹参、鸡血藤等。

(7) 风湿外侵证　多发于头面或泛发全身，起病较速，蔓延快，局部常有痒感。症伴肢体困重，舌质淡，苔薄白，脉浮。治宜祛风除湿、和血通络。方用九味羌活汤加减：羌活、防风、细辛、苍术、薏苡仁、白芷、川芎、当归、白蒺藜、海风藤、丝瓜络等。②

经 验 方

1. 桂枝汤加味　桂枝 5～10 克、白芍 5～10 克、大枣（掰）4～10 克、生姜 4～10 克、甘草 3～6 克、茯苓 8～15 克、白术 6～10 克。每日 1 剂，连续治疗 3 个月，配合他克莫司软膏外涂。罗光浦等用上方治疗 67 例气血不和型儿童白癜风患者，总有效率为 84.13%。③

2. 滋阴养血消斑汤　山药 20 克、山茱萸 20 克、熟地黄 20 克、玄参 20 克、知母 20 克、当归 20 克、炒酸枣仁 20 克、何首乌 20 克、刺蒺藜 20 克、

① 李月梅,等.中医辨证施治治疗白癜风 52 例疗效观察[J].中国医药指南,2010,8(34)：78－79.
② 李曰庆.中医外科学[M].北京：中国中医药出版社,2007.
③ 罗光浦,等.桂枝汤加味治疗气血不和型儿童白癜风及对自身免疫的调节[J].中国实验方剂学杂志,2017,23(22)：188－193.

补骨脂 30 克、黑桑椹 30 克、黑芝麻 30 克、葛根 30 克、甘草 10 克。水煎外洗及浴足,每日 2 次;联合复方补骨脂酊,每日 2 次外涂;白癜风散拌尤卓尔软膏,每日外涂 2 次。疗程为 3 周。周宝宽等用上法治疗 1 例肝肾不足、心火偏亢白癜风患者,效果明显,随访半年,未见复发。①

3. 祛白颗粒 当归、红花、女贞子、黄芪、补骨、白蒺藜、何首乌、桂枝、白芷、生地黄、菟丝子、乌梅、防风等。上药制为颗粒剂,每日 2 次,每次 2 包(19 克),温开水冲服,3 个月为 1 个疗程。服药期间忌饮酒。疏肝理气,活血化瘀,祛风除湿,滋养肝肾。田丑恒用上方治疗 128 例白癜风患者,总有效率为 81.25％。②

4. 白癜散联合消白散 白癜散:熟地黄 30 克、首乌 30 克、沙苑蒺藜 30 克、黑芝麻 50 克、桑椹 30 克、丹参 30 克、紫草 20 克、补骨脂 30 克、白芷 30 克、浮萍 30 克、刺蒺藜 30 克、黑豆皮 30 克。随症加减。上药共研为细末(可装入胶囊)。成人每次服 5～6 克。饭后开水冲服,每日 3 次。消白散:生白附 30 克、补骨脂 30 克、升华硫 6 克、明雄黄 6 克、密陀僧 6 克。共研细粉收储,用时取生姜片蘸取消白散,轻擦白斑处,每日 2 次。其中皮损较大者联合穴位注射,皮损较小者联合自血疗法,每周 1 次。雷进功等用上法治疗 50 例门诊白癜风患者,治疗 1～6 个月后有效率为 98％。③

5. 复方治白酊 补骨脂 30 克、女贞子 20 克、黄芪 20 克、白芷 20 克、红花 10 克、川芎 10 克、白蒺藜 20 克、当归 20 克、细辛 10 克。上药研末浸泡于 500 毫升 75％乙醇中,1 周后过滤,取其浸出液外用。张志忠用上方治疗 60 例儿童白癜风患者。结果:连续治疗 3 个月后痊愈 33 例,显效 12 例,有效 9 例,无效 6 例,总有效率 90％。④

6. 消癜汤 当归 15 克、黄芪 15 克、苍术 15

克、鸡血藤 15 克、川芎 12 克、丹参 12 克、赤芍 12 克、黑豆皮 12 克、陈皮 12 克、白芷 10 克、蓼花 10 克、红花 10 克、何首乌 14 克、墨旱莲 20 克、补骨脂 20 克、刺蒺藜 30 克、蕲蛇 3 条。每日 1 剂,水煎服,30 日为 1 个疗程。卢明义等用上方治疗 600 例白癜风患者,治疗 3 个疗程。结果:治愈 336 例,占 56.0％;显效 192 例,占 32.0％;有效 63 例,占 10.5％;无效 9 例,占 1.5％。总有效率 98.5％。⑤

7. 复方补骨脂酊 补骨脂 200 克、骨碎补 100 克、黑芝麻 50 克、石榴皮 50 克、白芷 50 克、菟丝草 50 克。将上药碾碎,放入 75％乙醇 1 000 毫升中浸泡 7 日,去渣备用。用消毒棉签蘸上药外擦皮损处,每日 2 次或 3 次,外擦后在阳光下照射 10～20 分钟。王驰治疗 45 例白癜风患者,30 日为 1 个疗程。结果:一般用药 10～30 日,1～2 个疗程治愈 15 例,占 33.33％;3 个疗程治愈 25 例,占 55.56％;治疗 3 个疗程以上而无效者 5 例,占 11.11％。总治愈率 88.89％。1 年后随访,复发 3 例,但再次用药 3 个月内治愈。⑥

8. 消斑净肤丸 黄芪 300 克、生地黄 300 克、墨旱莲 150 克、补骨脂 150 克、豨莶草 150 克、川芎 150 克。上药共为细末,炼蜜为丸,每丸重 9 克,每次 1～2 丸,每日 3 次,3 个月为 1 个疗程。陶艳红用上方治疗 32 例白癜风患者。结果:经 3 个月治疗,治愈 8 例,显效 9 例,有效 11 例,无效 4 例,有效率 87.49％。⑦

9. 通窍活血汤加减 赤芍 10 克、川芎 9 克、桃仁 9 克、白芷 9 克、红花 6 克、葱(切碎)3 根、鲜姜 10 克、红枣(去核)7 个。煎 2 次混合后加黄酒 100 毫升再煎 2 沸,早晚 2 次分服。1 个月为 1 个疗程,2 个疗程间停药 5 日。王黎将 82 例白癜风患者分为治疗组 42 例和对照组 40 例。治疗组口

① 周宝宽,等.白癜风外治验案举隅[J].中医药导报,2012,18(4):107-109.
② 田丑恒.祛白颗粒治疗白癜风 128 例临床疗效观察[J].山西职工医学院学报,2011,21(1):56.
③ 雷进功,等.中药配合穴位注射治疗白癜风 50 例[J].陕西中医学院学报,2010,33(5):73-74.
④ 张志忠.复方治白酊治疗儿童白癜风的临床疗效观察[J].中国现代医生,2009,47(34):56-57.
⑤ 卢明义,等.消癜汤治疗白癜风 600 例[J].河北中医,2002,24(4):254.
⑥ 王驰.复方补骨脂酊治疗白癜风 45 例[J].中医外治杂志,2002,11(1):24.
⑦ 陶艳红.消斑净肤丸治疗白癜风 32 例[J].河南中医,2002,22(2):44.

服上方,对照组肌注制斑素注射液 2 毫升。最长观察 6 个疗程,用药 2 个疗程无效停药。结果:治疗组痊愈 11 例,显效 9 例,有效 18 例,无效 4 例,总有效率 90.2%,有效病例起效时间 15～30 日;对照组痊愈 9 例,显效 8 例,有效 13 例,无效 10 例,总有效率 75%。两组总有效率比较差异有显著性(P<0.05)。①

10. 祛白酊　补骨脂 150 克、栀子 75 克、乌梅 75 克、菟丝子 50 克。上药磨成粗粉,置密闭容器中,加 70%乙醇,乙醇液过药面 1～2 厘米,每 2 日搅拌 1 次,浸渍 1 周,倾出上清液,再加入适量 70%乙醇依法再浸渍 1 周,倾出上清液,压榨残渣,合并倾出液与榨出液,静置 24 小时,用 4 层消毒纱布过滤;另取醋酸氢化可的松 10 克、二甲基亚砜 50 毫升溶解,加氮酮 20 毫升混合,缓缓加入上述滤过液中,边加边搅拌,然后加入甘油 100 克并添加 70%乙醇至 100 毫升,搅匀分装即得。每日将患处清洗后,于白斑区外涂 2～3 次,连续治疗 4 个月。谢勇等用上法治疗 127 例稳定期寻常型白癜风患者,疗效确切。②

11. 养阴活血汤　女贞子 30 克、墨旱莲 30 克、制何首乌 30 克、生地黄 30 克、丹参 30 克、赤芍 30 克、白芷 15 克、牡丹皮 15 克、紫草 12 克、川芎 12 克、刺蒺藜 12 克。上药煎汁,每日 3 次分服,30 日为 1 个疗程。袁绍文用上方治疗 60 例白癜风患者。结果:经服 6 个疗程,痊愈 46 例,显效 9 例,有效 3 例,无效 2 例,总有效率 96.67%。③

12. 康白灵　防风 16 克、黄芪 25 克、川芎 20 克、补骨脂 18 克、白蒺藜 12 克、柏子仁 12 克、白术 12 克、延胡索 12 克、红花 12 克、党参 12 克、生地黄 10 克、酸枣仁 10 克。将上药制成水丸,每日 12 克,分 2 次口服,小儿酌减,3 个月为 1 个疗程,

服药 2 个疗程后评定疗效。史培明等用上方治疗 1 266 例白癜风患者。结果:治愈 392 例,好转 829 例,未愈 45 例,总有效率 96.44%。1 年后随访 99 例,未见皮损复发。④

单　方

1. 消白酊　组成:补骨脂、骨碎补。制备方法:取上述中药生药打成粗粉,用 75%乙醇 100 毫升室温下密闭浸泡 2 周,并不时振荡。滤过除渣,收集提取液。用法用量:用消毒棉签蘸取本品,外涂于患处,每日 2 次,涂药后照太阳 1～2 分钟,3 个月为 1 个疗程。临床应用:黄婷等用上方治疗 34 例白癜风患者。结果:痊愈 3 例,显效 19 例,有效 8 例,无效 4 例。⑤

2. 白癜净　组成:补骨脂 300 克、乌梅 500 克、白芷 200 克。制备方法:上药切碎加入 75%乙醇 1 000 毫升后密封,每日振荡 1 次,10 日后取出上清液过滤后加地塞米松 100 毫克分装。用法用量:用棉签涂擦患处,每日 3 次,每次 3 分钟。临床应用:万佑湘等用上方治疗 72 例白癜风患者。结果:连续治疗 3 个月后痊愈 20 例,显效 22 例,好转 21 例,无效 9 例,总有效率 87.5%。⑥

3. 复方补骨脂酊　组成:补骨脂 50 克、刺蒺藜 50 克、薄荷 10 克。用法用量:置于普通白酒中浸泡 7 日。外涂白斑处,每日 2 次,隐蔽部位的白斑要求配合适当的日光照射。连续治疗 3 个月。临床应用:竺炯用上方治疗 56 例白癜风患者,总有效率为 78.57%。⑦

4. 旱莲草酊　组成:墨旱莲 300 克。用法用量:浸泡 1 000 毫升 75%乙醇中浸泡 1 周,过滤后即得 30%旱莲草酊,用棉棒将药液涂于白斑区,每日 2 次;联合口服施尔康胶囊 1 粒,每日 2 次。临

① 王黎.通窍活血汤加减治疗白癜风 42 例[J].新乡医学院学报,2002,19(2):133-134.
② 谢勇,等.祛白酊治疗白癜风 127 例观察[J].实用中医药杂志,2001,17(6):22-23.
③ 袁绍文."养阴活血汤"治疗白癜风 60 例[J].江苏中医,2001,22(6):27.
④ 史培明,等.自拟康白灵治疗白癜风 1 266 例[J].内蒙古中医药,1999(1):7.
⑤ 黄婷,等.自拟消白酊治疗白癜风临床疗效观察[J].检验医学与临床.2010,7(4):347-348.
⑥ 万佑湘,等.复方白癜净的制备及临床疗效观察[J].实用中西医结合临床杂志,2008,8(5):67.
⑦ 竺炯.自制复方补骨脂酊治疗白癜风 56 例[J].辽宁中医杂志,2005,32(2):126-127.

床应用：刘永祥用上方治疗 30 例白癜风患者,用药 3 个月为 1 个疗程。结果:痊愈 6 例,显效 8 例,有效 11 例,无效 5 例,总有效率 83.33％。[1]

5. 复方黑故纸酒剂　组成:补骨脂 60 克、紫草 20 克。制备方法:置于 60 度白酒加至 1 000 毫升。浸渍 14 日取上清液,再将残渣压榨,压出液与上清液合并滤过。用法用量:用棉签涂于患处,每日 3～5 次。疗程为 3 个月。临床应用:任素兰等用上方治疗 32 例白癜风患者。结果:经 3 个月治疗,痊愈 5 例,显效 11 例,有效 10 例,无效 6 例,总有效率 82.23％。[2]

6. 当归乌梅酊　组成:乌梅 30 克、当归 30 克。用法用量:浸泡于 75％乙醇 150 毫升,2 周后过滤去渣,以棉签蘸药液搽患处,每日 3～4 次,2 个月为 1 个疗程,连续用 2～3 个疗程。临床应用:陈建宗等用上方外擦治疗 31 例白癜风患者。结果:治愈 7 例,显效 11 例,有效 7 例,无效 6 例,总有效率 80.7％。[3]

中　成　药

1. 白癜风丸　组成:补骨脂、黄芪、红花、川芎、当归、香附、桃仁、丹参、乌梢蛇、紫草、白鲜皮、山药、干姜、龙胆草、蒺藜。功效主治:益气行滞,活血解毒,利湿消斑,祛风止痒;适用于白癜风气滞血瘀证。用法用量:口服,每次 6 丸,每日 2 次或遵医嘱。[4]

2. 茴风丸　组成:盐炒小茴香 450 克、干姜 100 克、白鲜皮 100 克、荜茇 100 克(黑龙江中医药大学附属第二医院研制,黑药制字 Z20100389)。用法用量:每次 1 丸,每日 3 次。临床应用:姜春雷用上方治疗 30 例脾肾阳虚型白癜风患者,有效率为 63.33％,控制率为 83.33％。[5]

3. 芪白颗粒　组成:党参、黄芪、白蒺藜(清炒)、鸡血藤、白芷(复旦大学附属华山医院制剂)。用法用量:每次 10 克,每日 2 次;联合外用 0.1％他克莫司软膏,每日 2 次。临床应用:李剑等用上方治疗 136 例进展期白癜风患者,有效率为 84.56％。[6]

4. 驱白巴布斯片　组成:补骨脂、驱虫斑鸠菊、高良姜、盒果藤、白花丹(山东仙河药业有限公司生产,国药准字 Z20063760)。功效主治:通脉理血;适用于白癜风经络瘀阻证。用法用量:口服,每次 4 片,每日 2 次,配合 308 纳米准分子激光方案治疗。临床应用:王晓红等用上法治疗 15 例面部白癜风患者,有效率为 86.67％。[7]

5. 复方驱虫斑鸠菊丸　组成:驱虫斑鸠菊、阿纳其根、干姜、盒果藤根。功效主治:熟化和清除异常黏液质,温肤着色;适用于白癜风、银屑病。用法用量:口服,每次 5 克,12 岁以下儿童用量酌减,每日 3 次,连续服用 3 个月;配合窄谱中波紫外线照射治疗。临床应用:陈剑虹等用上方治疗 205 例白癜风患者,有效率为 77.56％。[8]

6. 白蚀丸　组成:补骨脂(盐炙)、制何首乌、灵芝、丹参、红花、海螵蛸、苍术(泡)、蒺藜、龙胆、牡丹皮、降香、紫草、黄药子、甘草(广州中一药业有限公司生产,国药准字 Z44020112)。功效主治:补益肝肾,活血祛瘀,养血祛风;适用于白癜风肝肾不足、血虚风盛证。用法用量:口服,每次 2.5 克(约 20 丸),10 岁以下小儿服量减半,每日 3 次,治疗 3 个月。临床应用:郝思烨等用上方配合窄谱中波紫外线照射治疗 110 例白癜风患者,有效率为 97.27％。注意事项:个别患者服药后可能产生肝功能异常甚至肝损害,孕妇、肝功能不全者禁用。[9]

[1]　刘永祥.自制旱莲草酊、蛇床子酊治疗白癜风疗效观察[J].皮肤病与性病,2003,25(4):29-30.
[2]　任素兰,等.复方黑故纸酒剂治疗白癜风 32 例临床疗效观察[J].山西医科大学学报,2000,31(5):414.
[3]　陈建宗,等.当归乌梅酊治疗白癜风 31 例[J].中医外治杂志,1998,7(3):31.
[4]　李涵,李新民,等.白癜风丸治疗白癜风的 Meta 分析[J].光明中医,2018,33(7):1058-1059.
[5]　姜春雷.茴风丸治疗脾肾阳虚型白癜风的临床观察[D].哈尔滨:黑龙江中医药大学,2018.
[6]　李剑,杨勤萍,等.中药芪白颗粒治疗进展期白癜风的双盲随机对照研究[J].临床皮肤科杂志,2018,47(3):182-185.
[7]　王晓红,等.308 nm 准分子激光联合驱白巴布斯片治疗面部白癜风 30 例疗效观察[J].中国医疗美容,2017,7(2):51-53.
[8]　陈剑虹,等.复方驱虫斑鸠菊丸联合窄谱 UVB 治疗白癜风疗效观察[J].内蒙古中医药,2016(10):8.
[9]　郝思烨,等.口服白蚀丸联合窄谱中波紫外线照射治疗白癜风疗效观察[J].中国美容医学,2014,23(1):65-67.

7. 复方木尼孜其颗粒　组成：菊苣子、菊苣根、茴香根皮、洋甘菊、芹菜根、骆驼蓬子、茴芹果、黑种草子、菊苣根、香茅（新疆维吾尔药业有限责任公司生产，国药准字 Z65020166）。适用于因肝气郁结，气血不畅，气血失和而致的人体失衡及免疫功能紊乱。用法用量：每次 6 克，每日 3 次口服。临床应用：曾三武等将 108 例白癜风患者随机分成治疗组 55 例和对照组 53 例。治疗组应用复方木尼孜其颗粒联合窄谱中波紫外线照射治疗白癜风，对照组单独应用窄谱中波紫外线照射治疗白癜风。结果：治疗组痊愈 23 例，显效 21 例，无效 11 例，总有效率 80.00%；对照组痊愈 15 例，显效 18 例，无效 20 例，总有效率为 62.26%。[1]

8. 白灵片联合白灵酊　白灵片组成：当归、黄芪、三七、红花、赤芍、牡丹皮、马齿苋、桃仁、防风、白芷、苍术（佛山冯了性药业有限公司生产）。功效主治：活血化瘀，增加光敏作用；适用于白癜风经络瘀阻证及其他证型具有血瘀者。用法用量：口服，每次 4 片，每日 3 次。白灵酊组成：当归尾、红花、红花夹竹桃（叶）、马齿苋、苏木、没药、白芷、白帆（佛山冯了性药业有限公司生产）。用法用量：患处外擦，每日 3 次。临床应用：陈放等用上方配合窄谱中波紫外线照射治疗 45 例白癜风患者，16 周为 1 个疗程，有效率为 77.78%。注意事项：月经期口服减量或停服。[2]

① 曾三武,等.复方木尼孜其颗粒联合窄谱 UVB 治疗白癜风疗效观察[J].中国美容医学,2012,21(10):325-326.
② 陈放,林建新.NB-UVB 联合中成药白灵片和白灵酊治疗白癜风疗效观察[J].中国皮肤性病学杂志,2010,24(9):887-888.

血管性皮肤病

变应性皮肤血管炎

概　　述

变应性皮肤血管炎是一种白细胞碎裂性血管炎,其主要侵犯真皮上部毛细血管及小血管。以下肢出血性丘疹、结节、坏死为主要临床特征,可伴有发热、乏力及关节痛。部分患者可伴有内脏损害,特别是肾和肺,且成年患者比青少年患者更易出现肾脏损害并且预后差。

中医称本病为"瘀血流注",属于中医"瓜藤缠""梅核火丹""湿毒流注"等范畴。中医认为其多由脏腑蕴热于内,寒湿侵袭于外,热与寒湿相互蕴结,脉络痹阻或筋脉郁结致使冲脉失养,阳气不能下达,气血凝滞所引起。

辨　证　施　治

1. 常魁周分2型

(1) 湿热火毒型　药用生甘草6克、黄柏9克、牛膝10克、金银花10克、当归10克、连翘10克、牡丹皮10克、紫草15克、苍术15克、天花粉15克、赤芍15克、白茅根15克、丹参15克、生地黄20克、生薏苡仁20克。每日1剂,分早晚2次服用。疗程为1个月。

(2) 气血虚滞型　生甘草6克、连翘10克、当归10克、皂角刺10克、玄参10克、川芎10克、牛膝10克、茯苓15克、丹参15克、鸡血藤15克、白术15克、生黄芪20克。疗程为1个月。

临床观察:常魁周用上方治疗35例变应性皮肤血管炎患者,总有效率为97.14%。[1]

2. 朱丽丽等分2期

(1) 急性期　皮损以紫癜性斑丘疹、风团、血疱、瘀斑、溃疡等为主,皮疹鲜红;全身症状可见低热、肌肉关节疼痛,小便黄,大便干结,舌红,苔薄黄或腻,脉滑数。治宜清热燥湿、解毒凉血、活血通络。药用生地黄20克、金银花10克、连翘10克、苍术15克、黄柏9克、生薏苡仁20克、天花粉15克、白茅根15克、当归10克、牡丹皮10克、赤芍15克、丹参15克、紫草15克、牛膝10克、生甘草6克。随症加减:热盛者,加水牛角、生地黄;下肢肿胀者,加车前子、泽泻、土茯苓;关节肿痛者,加络石藤、秦艽、徐长卿。

(2) 缓解期　皮损逐渐消退,留有色素沉着、瘢痕;全身症状可见气短、纳少、倦怠、头晕,舌淡或有瘀斑,脉细涩无力。治宜益气活血、化瘀散结。药用生黄芪20克、茯苓15克、炒白术15克、连翘10克、玄参10克、当归10克、川芎10克、丹参15克、赤芍15克、白芍15克、鸡血藤15克、地龙10克、皂角刺10克、牛膝10克、生甘草6克。

口服中药煎剂,每日1剂,分早、晚2次口服;并取第三煎药液约300毫升,浸湿无菌纱布,每晚温敷(36℃~37℃)于局部皮损处20分钟。临床观察:朱丽丽等用上方辨证治疗32例变应性皮肤血管炎患者,同时予基础治疗和一般治疗,总有效率为96.88%。[2]

3. 蔡炳勤分2期

(1) 急性期　急性期为疾病早期或复发活动

① 常魁周.变应性皮肤血管炎中医辨证治疗临床研究[J].世界最新医学信息文摘,2016,16(30):113.
② 朱丽丽,等.中西医结合治疗变应性皮肤血管炎临床研究[J].河南中医,2014,34(10):1961-1963.

期。临床表现为红斑、紫癜、丘疹、瘀斑、水疱、破溃糜烂、渗液、烧灼痛、荨麻疹等,皮损呈急性进行性加重,甚至发生出血性水疱或坏死性皮炎。全身情况多见低热、无力、肌肉关节疼痛、口干口苦、小便黄,大便干结,舌红、苔薄黄,脉滑数。治宜内调气血、外清湿热。方用自拟五草汤加减:茜草、紫草、仙鹤草、豨莶草、墨旱莲。

(2)慢性缓解期 皮肤血管炎慢性缓解期病变活动消失,病情好转、缓解或转为慢性。临床表现为逐渐稳定,溃疡逐渐愈合,全身症状可见倦怠乏力、自汗、怕冷等,舌质淡红、苔白或黄,脉弦细或濡。治宜补虚固表,佐以清热利湿。方用玉屏风散合五草汤加减。[1]

4.赵晓刚等分3型

(1)气滞血瘀型 治宜行气活血通络。方用血府逐瘀汤加减:当归25克、红花25克、桃仁20克、赤芍15克、牛膝15克、牡丹皮15克、生地黄12克、川芎10克。

(2)湿热下注型 治宜清热利湿、活血化瘀。方用龙胆泻肝汤为主加减:龙胆草25克、栀子15克、赤芍15克、桃仁15克、黄芩10克、柴胡10克、生地黄10克、车前子10克、泽泻10克、王不留行10克、木通5克、甘草5克。

(3)热毒阻络型 治宜清热解毒、活血化瘀。方用四妙勇安汤加味:玄参15克、金银花15克、当归15克、丹参30克、甘草10克、鸡血藤25克。

临床观察:赵晓刚等用上方结合西药治疗20例变应性血管炎患者,总有效率为97%。[2]

经 验 方

1.萆薢渗湿汤加味 黄柏10克、云茯苓10克、牡丹皮10克、泽泻10克、白术10克、当归10克、萆薢15克、滑石15克、生地黄炭15克、地榆炭15克、丹参15克、通草6克、车前草30克、薏苡仁30克、白茅根炭30克、甘草3克。每日1剂,水煎服,每次服用200毫升,每日2次。疗程6周。王朋军等用上方治疗38例变应性血管炎患者,同时予西医常规治疗,总有效率为89.5%。[3]

2.中药方 毛冬青75克、白花蛇舌草50克、青蒿30克、白茅根30克、柴胡30克、金银花30克、生地黄20克、玄参20克、赤芍20克、牡丹皮15克、黄芪15克、五加皮15克、茯苓10克、甘草10克、砂仁10克。随症加减:对伴溃疡者,加薏苡仁20克、牛膝15克、黄柏10克以清热燥湿;对于瘀点瘀斑较为严重者,加紫草10克、仙鹤草10克、侧柏叶10克以凉血止血。疗程2个月。林红江在基础治疗基础上用上方加减治疗35例变应性血管炎患者,总有效率为97.14%。[4]

3.三联药对组方 西洋参10克、生黄芪10克、紫丹参15克、山慈菇15克、猫爪草15克、半枝莲15克、蒲公英15克、地肤子15克、白花蛇舌草15克、延胡索15克、炙乳香10克、炙没药10克、连翘10克、鸡内金15克、紫苏叶10克、生甘草6克。每日1剂,疗程1个月。曹柏龙等用上方治疗1例变应性血管炎患者,疗效满意。[5]

4.清热利湿饮 金银花30克、土茯苓30克、黄芩9克、龙胆草9克、当归9克、柴胡9克、栀子9克、泽泻9克、牡丹皮15克、车前子15克、生地黄15克、甘草6克。随症加减:溃疡者,加薏苡仁30克、牛膝15克、黄柏9克;瘀点瘀斑较重者,加紫草10克、茜草10克、侧柏叶10克。每日1剂,水煎服,每次250~300毫升,早晚饭后半小时温服。侯慧霞等用上方加减治疗32例变应性皮肤血管炎患者,总有效率为90.63%。[6]

5.南奇饮 透骨草30克、生黄芪30克、胆南星15克、牡蛎30克、玄参10克、七叶一枝花10克、牛膝10克、珍珠菜15克、南蛇藤20克、玉

① 王建春.蔡炳勤教授分期辨治变应性血管炎经验[J].新中医,2011,43(12):159-160.
② 赵晓刚,等.中西医结合治疗变应性血管炎46例临床观察[J].中医药信息,1998(5):42.
③ 王朋军,运国靖.萆薢渗湿汤加味治疗变应性血管炎临床观察[J].陕西中医,2015,36(2):189-191.
④ 林红江.变应性血管炎的中西医结合治疗分析[J].中医中药,2012,19(11):94-97.
⑤ 曹柏龙,等.运用孙光荣教授"三联药对"组方思想治疗变应性血管炎初探[J].中国中医药现代远程教育,2012,10(23):8-9.
⑥ 侯慧霞,等.清热利湿饮治疗变应性皮肤血管炎32例疗效观察[J].山西中医,2012,28(7):17-18.

桂 0.3 克、甘草 5 克。随症加减：热重，加金银花；寒者，加附子；阴虚，加知柏；脾虚，加薏苡仁；肢肿，加防己。每日 1 剂，水煎服。胡胜利等用上方加减结合外治法治疗 240 例皮肤变应性血管炎患者。结果：治愈 160 例，显效 62 例，无效 18 例。[1]

6. 五根一皮汤 白茅根 30 克、紫草根 20 克、茜草根 20 克、板蓝根 20 克、瓜蒌根（天花粉）20 克、牡丹皮 10 克。每日 1 剂，水煎内服，30 日为 1 个疗程。药物组成及用量在治疗期间不作加减。张力等用上方治疗 46 例变应性血管炎患者，疗程 1 个月，症状消失后再坚持服药 1 个疗程。结果：总有效率为 97.8%。[2]

7. 清热解毒中药煎剂 生地黄 20 克、毛冬青 75 克、玄参 20 克、牡丹皮 15 克、赤芍 20 克、青蒿 30 克、白茅根 30 克、柴胡 30 克、茯苓 10 克、黄芪 15 克、甘草 10 克、白花蛇舌草 50 克、砂仁 10 克、金银花 30 克、五加皮 15 克。随症加减：有溃疡者，加薏苡仁 20 克、牛膝 15 克、黄柏 10 克以清热燥湿；瘀点瘀斑较重者，加紫草 10 克、仙鹤草 10 克、侧柏叶 10 克以凉血止血。左爱欣等在抗炎抗凝基础上用上方加减治疗 30 例变应性血管炎患者，疗程 4 周，总有效率为 96.7%。[3]

8. 补中益气汤合补阳还五汤加减 黄芪 45 克、党参 30 克、当归 15 克、陈皮 15 克、炒白术 15 克、升麻 10 克、柴胡 15 克、桃仁 10 克、红花 10 克、三棱 10 克、莪术 10 克、地龙 15 克、赤芍 15 克、川芎 10 克、苦参 15 克、薏苡仁 30 克、牛膝 15 克、甘草 10 克。每日 1 剂，水煎服，药渣煎水温洗，每日 1 次。侯茹用上方治疗 1 例变应性皮肤血管炎患者，用药 1 周后即见效，1 个月后痊愈，连续服药 2 个月后 3 年未复发。[4]

9. 解毒活血汤 大连翘 15 克、赤芍 9 克、杜红花 6 克、丹参 30 克、生甘草 6 克、柴胡 9 克、牡丹皮 9 克、枳壳 9 克、鸡血藤 30 克、葛根 12 克、当归 9 克、茜草根 30 克、白茅根 30 克、生地黄 30 克、桃仁泥 9 克、紫草 9 克、香附 9 克。李咏梅等用上方加减治疗 80 例变应性血管炎患者，疗程 1 个月，有效率为 86.2%。[5]

10. 化瘀解毒汤 玄参 15 克、浙贝母 15 克、慈菇 15 克、桃仁 15 克、肿节风 15 克、豆根 15 克、七叶一枝花 10 克、白花蛇舌草 30 克、菝葜 15 克、朱砂莲 15 克、牡丹皮 15 克。每日 1 剂，水煎分 3 次口服。30 日为 1 个疗程，一般治疗 1～2 个疗程。吴遂德等用上方治疗 62 例皮肤变应性结节性血管炎患者，总有效率为 98.36%。[6]

单 方

香油 组成：香油。用法用量：（1）清洁，生理盐水清洁患者血痂，无菌棉球蘸干。（2）如有少量渗血、渗液用 2% 的碘伏溶液外涂，外涂面积至干痂周围红肿皮肤边缘。用鼻导管氧气吹创面，每日 2～3 次。如渗液溢于干痂外，白砂糖撒在创口，吸收渗出液，当渗出液减少后，清除砂糖，改用碘伏溶液外涂。（3）香油浸泡，根据皮损面积和干痂的厚度，将香油倒入无菌棉球或 2～5 层厚度的无菌纱布上，覆盖在皮损干痂上，保持香油浸泡的湿润状态，每日 6～8 次，脱痂后外敷康惠尔银离子抗菌敷料。[7]

[1] 胡胜利,等.南奇饮(自拟)治疗皮肤变应性血管炎的研究——附：240 例临床报告[C]//中华中医药学会周围血管病分会学术大会暨中华中医药学会周围血管病分会 25 年会庆,2011：315 - 317.
[2] 张力,等.五根一皮汤治疗变应性血管炎 46 例临床观察[J].新中医,2011(7)：68 - 69.
[3] 左爱欣,雷小明.中西医结合治疗变应性血管炎临床观察[J].辽宁中医杂志,2010(s1)：199 - 200.
[4] 侯茹.益气活血法治疗变应性皮肤血管炎[J].光明中医,2008,23(8)：1194.
[5] 李咏梅,等.解毒活血汤治疗变应性血管炎 80 例临床观察[C]//中华中医药学会皮肤科分会第四次学术年会;全国中医、中西医结合皮肤病诊疗新进展高级研修班论文集,2007：118 - 119.
[6] 吴遂德,等.化瘀解毒汤治疗皮肤变应性结节性血管炎 62 例[J].中国中医急症,2004,13(9)：622 - 623.
[7] 李晓兰,等.香油在变应性血管炎患者干痂类皮损愈合中的应用[J].武警医学,2013,24(3)：211 - 213.

结节性红斑

概　　述

结节性红斑是发生于皮下脂肪的炎症性疾病,其皮损特点为发病急,突然出现疼痛性结节,直径为1~5厘米,略高出皮肤,表面紧张而色淡红、鲜红转紫红、暗红,中央色深重而向四周逐渐变淡。结节几个或几十个不等,孤立散在,经几周后可自行消退,不留痕迹,也不破溃。发病部位是双小腿伸侧,个别病例亦可累及大腿、臀部、上肢,一般不发生在面颈部。全身症状为发病初期有低热,少数可高热,全身不适,关节痛(多为两侧膝关节)、肌肉酸痛,乏力。多见于女性,20~40岁发病者多,春秋季好发,可反复发作。发病机制不明,多认为是致病微生物、药物等变应原的迟发性超敏反应,国内外文献报道主要的原因为结核杆菌感染和链球菌感染。

本病属中医"瓜藤缠""湿毒流注""梅核火丹""室火丹"范畴。病位在血分,血分受湿热寒邪侵扰,相互搏结,阻滞经脉,以致结节丛生而发病。在治疗时,活血通脉为本,祛湿、清热、散寒为标。

辨　证　施　治

1. 王道豹等分3型

(1)湿热蕴结型　起病急骤,有头痛、咽痛、关节痛或体温增高,结节周围色红,自觉灼热,表面肿胀光亮,触之作痛,结节高出皮肤,此起彼伏,发作不止,经久难愈。伴口渴,大便干,小便黄,舌质微红,舌苔白或腻,脉滑微数。治宜清热利湿、凉血解毒。药用白茅根30克、瓜蒌根15克、茜草根9克、紫草根9克、板蓝根9克。

(2)寒湿蕴结型　关节痛,遇寒加重,肢冷,皮损色较暗红,此起彼落,缠绵不愈,口不渴,大便不干或有溏泄,舌淡苔薄白或白腻,脉沉缓或迟。治宜温经散寒、除湿通经。药用当归12克、桂枝9克、芍药9克、细辛3克、通草6克、大枣8枚、炙甘草6克。

(3)气滞血瘀型　结节色泽呈暗红色或紫红色,双下肢尤以膝关节以下多见,活动或劳累后加重或复发,踝部水肿,自觉痛及压痛较为明显,舌紫或有瘀斑,苔薄,脉弦涩。治宜活血化瘀、行气止痛。药用当归6克、防风6克、白芍6克、黄芪10克、党参10克、白芷10克、桔梗10克、紫苏叶10克、川芎5克、枳壳5克、乌药5克、厚朴2克、肉桂2克、槟榔2克、木通3克、甘草3克。

临床观察:王道豹等用上方辨证治疗39例结节性红斑患者,疗程8周,总有效率为84.6%。[①]

2. 刘葵阳分2型

(1)血瘀型　多为慢性,病程迁延不愈,反复发生,结节较小,炎症较轻,红热不明显,有轻度压痛,触之硬韧,不易消散,部分患者疼痛,夜间痛甚,舌质多紫暗,或有瘀点,舌苔白,脉弦涩或细弦。治宜活血行气、散瘀止痛,兼以清热解毒。方用桃红四物汤加减:桃仁10克、红花10克、当归10克、赤芍12克、生地黄15克、川芎10克、延胡索10克、川楝子6克、金银藤15克、鸡血藤12克、黄柏10克、败酱草15克。临床观察:刘葵阳用上方治疗15例结节性红斑患者,总有效率为86.67%。

---

① 王道豹,等.中医辨证方剂治疗结节性红斑疗效观察[J].人民军医,2015(4):427-428.

（2）湿热型　多急性起病,突然成批出现疼痛性结节,大小不定,直径1~5厘米,颜色鲜红,触之灼热,有时有发热、关节肌肉疼痛等前驱症状,舌质红,舌苔多黄腻或黄,脉滑数或洪。治宜清热利湿、凉血解毒。方用四妙汤加味:苍术10克、黄柏10克、生薏苡仁15克、川牛膝10克、金银花15克、败酱草15克、萆薢10克、泽泻10克、赤芍10克、牡丹皮10克、玄参10克、茜草15克。临床观察:刘葵阳用上方治疗20例结节性红斑患者,总有效率为90.00%。[1]

经 验 方

1. 消结散瘀汤　金银花15克、连翘15克、龙胆10克、黄柏10克、玄参15克、赤芍15克、桃仁10克、红花10克、当归10克、白芍15克、陈皮10克、半夏10克、鸡血藤15克、甘草5克。每日1剂,水煎煮,每剂400毫升,分2次口服。王海亮等用上方治疗30例湿热型结节性红斑患者,同时予金黄膏外敷,每次2小时,每日2次。7日为1个疗程,连续治疗4个疗程,总有效率96.7%。[2]

2. 加味五神汤　金银花20克、紫花地丁20克、茯苓15克、牛膝10克、车前子15克、薏苡仁30克、丹参20克、牡丹皮10克、积雪草20克。每日1剂,水煎取汁300毫升,早晚2次分服;药渣煎汤湿敷下肢皮疹处约20分钟,每日1次。连续治疗2周。尹学永等用上方治疗58例湿热型结节性红斑患者。结果:痊愈24例,显效20例,有效10例,无效4例,总有效率93.1%。[3]

3. 白虎加桂枝汤加减　生石膏(先煎)30克、知母15克、粳米10克、桂枝10克、木瓜10克、乳香10克、没药10克、甘草5克、薏苡仁20克、川牛膝20克、赤芍20克、牡丹皮20克。每剂水煎2次,早晚分别服用,第1周每日1剂,第2

周后隔日1剂。4周为1个疗程。温伟强等用上方治疗30例结节性红斑患者,总有效率为86.67%。[4]

4. 凉血解毒法　丹参20克、玄参20克、牡丹皮20克、金银花20克、连翘20克、紫花地丁20克、土茯苓20克、桃仁15克、大腹皮15克、野菊花15克、垂盆草15克、白芍15克、红花10克、当归10克、川芎10克、陈皮10克、冬瓜皮10克、地骨皮10克、败酱草10克、炙桑白皮10克、生地黄5克、合欢皮5克、皂角刺5克。每日1剂,水煎,每日2次,每次150毫升。治疗周期2周。高京宏等用上方治疗30例慢性复发性结节性红斑患者。结果:19例痊愈,10例有效,1例无效,总有效率97.0%,治愈率63.3%。[5]

5. 中药方　赤芍30克、当归30克、川芎30克、红花20克、桃仁20克、丹参20克、党参10克、甘草6克。每日1剂,水煎服,取汁300毫升,分早晚2次温服。王会英用上方治疗49例结节性红斑患者,加用吲哚美辛肠溶片每次25毫克,每日3次。治疗总疗程为4周。结果:治愈27例,占55.10%;好转20例,占40.82%;无效2例,占4.08%。总有效率95.92%。[6]

6. 祛瘀化斑汤　柴胡9克、黄芩12克、葛根30克、生地黄15克、水牛角20克、白茅根30克、浮萍20克、蝉蜕20克、薏苡仁30克、木香9克、郁金20克、香附15克、桃仁15克、甘草10克。随症加减:湿重于热者,可加萆薢、佩兰等清热祛湿;热重于湿者,加紫花地丁、金银花、蒲公英等清热解毒;阴虚有热者,加石斛、麦冬、牡丹皮滋阴养血;血瘀明显者,加川芎、红花、水蛭、甲片等活血化瘀;结节较硬者,加鳖甲、大贝母、牡蛎等软坚散结;面色萎黄、苍白,倦怠乏力者,加党参、茯苓、白术以益气健脾。王莉杰等用上方加减治疗68例结节性红斑患者,佐以抗结核治疗。结果:治愈

① 刘葵阳.辨证治疗结节性红斑35例[J].江苏中医药,2013(8):40-41.
② 王海亮,景瑛,等.消结散瘀汤治疗湿热型结节性红斑临床疗效观察[J].四川中医,2018,36(4):147-149.
③ 尹学永,等.加味五神汤治疗湿热型结节性红斑58例疗效观察[J].内蒙古中医药,2016(4):26-27.
④ 温伟强,等.白虎加桂枝汤治疗结节性红斑临床观察[J].中国中医急症,2016,25(11):2176-2177.
⑤ 高京宏,任静.凉血解毒法治疗慢性复发性结节性红斑30例[J].安徽中医药大学学报,2016,35(5):29-31.
⑥ 王会英.中西医结合治疗结节性红斑疗效观察及对血清丙种球蛋白和血沉的影响[J].四川中医,2015(8):72-74.

60例,好转7例,无效1例,有效率98.5%。①

7. 凉血五根汤 白茅根30克、板蓝根30克、紫草根15克、茜草根15克、瓜蒌根15克、夏枯草20克、浙贝母10克、赤芍10克、鸡血藤15克、黄柏10克、防己10克、木瓜6克、伸筋草15克、透骨草15克、牛膝15克。每日1剂,水煎分2次早晚温服。徐亚萍等用上方治疗32例结节性红斑患者,同时配合昆明山海棠片口服,每次5片(每片0.18克),每日3次。结果:总有效率为87.5%。②

8. 加味三妙汤 苍术18克、黄柏12克、牛膝6克、夏枯草12克、生地黄12克、土贝母12克、赤芍12克、茜草12克、紫草12克、白茅根12克、丹参20克、甘草6克。随症加减:如咽痛,发热,加牛蒡子;关节痛甚,加秦艽、威灵仙;下肢肿甚,加赤小豆、冬瓜皮;如病情迁延,伴有伤阴则佐以养阴,将方中苍术改为白术,另加玄参、麦冬。每日1剂,水煎400毫升,分2次早、晚温服,10日为1个疗程,服药2个疗程观察疗效。外用二味拔毒散:明雄黄100克、白矾100克,研细末贮藏于罐内备用。如意金黄散:大黄100克、黄柏100克、姜黄100克、白芷100克、南星40克、陈皮40克、苍术40克、厚朴40克、甘草40克、天花粉100克。上药共杵为碎片,晒干,研磨3次,用细孔的绢罗筛过,贮藏在瓷罐里,密闭而备用。临用时将两药各等分,用茶汁同蜜混合调匀如糊状,敷于患处,每日早、晚各1次。宋喜英用上法治疗35例结节性红斑患者,总有效率为97.4%。③

9. 萆薢渗湿汤合桃红四物汤加减 萆薢15克、薏苡仁30克、黄柏10克、云茯苓10克、牡丹皮10克、泽泻10克、滑石15克、通草6克、车前草30克、白术10克、桃仁10克、红花6克、生地黄15克、当归10克、赤芍10克、川芎6克。每日1剂,水煎服,每次200毫升,每日2次。疗程4周。王朋军等用上方治疗25例湿热血瘀证结节

性红斑患者,总有效率为96%。④

10. 膈下逐瘀汤加减 当归12克、川芎9克、桃仁9克、赤芍9克、牡丹皮9克、红花12克、乌药9克、香附9克、生地黄12克、五灵脂9克、伸筋草12克、川牛膝12克。随症加减:咽痛者,加板蓝根、金银花;发热者,加石膏、芦根;关节痛者,加独活、威灵仙;下肢浮肿,加防己、冬瓜皮。每日1剂,前两煎混合分2次口服,第三煎湿敷患处30分钟。张艳丽等用上方加减治疗34例结节性红斑患者,总有效率为91.18%。⑤

11. 凉血四物汤加减 生地黄15克、牡丹皮15克、赤芍15克、当归15克、川芎10克、丹参30克、鸡血藤30克、川牛膝15克、丝瓜络6克、路路通10克、甘草6克。随症加减:发热者,加石膏、知母;咽痛者,加牛蒡子、玄参、板蓝根;关节痛明显者,加威灵仙、秦艽、独活;下肢浮肿者,加泽泻、茯苓、防己;结节色暗坚硬者,加夏枯草、浙贝母、蜈蚣。每日1剂,每日3次口服,7剂为1个疗程。刘永信等用上方加减治疗72例结节性红斑患者。结果:治愈41例,占56.9%;好转27例,占37.5%;无效4例,占5.6%。总有效率94.4%。⑥

12. 祛湿逐瘀汤 龙胆草9克、栀子9克、黄芩12克、苍术9克、黄柏15克、川牛膝15克、柴胡15克、生地黄20克、三七粉3克、丹参20克、牡丹皮15克、金银花20克、土茯苓30克、蒲公英30克、薏苡仁30克、泽泻15克、车前子30克、甘草9克。随症加减:咽痛者,加山豆根9克;关节疼痛者,加秦艽15克、羌活12克;结节顽固难化者,加三棱10克、莪术10克;结节疼痛甚者,加延胡索12克、金银花藤30克;足背浮肿者,加防己10克、茯苓皮15克。每日1剂,水煎早晚分2次服,药渣煎水温敷患处30分钟,每日2～3次。朱爱茹等用上方加减治疗68例结节性红斑患者。结果:痊愈38例,显效19例,好转11例,

① 王莉杰,崔炎,等.祛瘀化斑汤治疗结节性红斑68例[J].中国中医药现代远程教育,2015,13(7):28-30.
② 徐亚萍,等.凉血五根汤加味合昆明山海棠片治疗结节性红斑疗效观察[J].广西中医药,2014,37(3):29-30.
③ 宋喜英.内服配合中药外敷治疗结节性红斑临床观察[J].湖北中医杂志,2014,36(11):45-46.
④ 王朋军,等.萆薢渗湿汤合桃红四物汤治疗湿热血瘀证结节性红斑25例[J].中国中医药现代远程教育,2014,12(23):44-45.
⑤ 张艳丽,等.膈下逐瘀汤加减治疗结节性红斑临床研究[J].中医学报,2013,28(3):433-434.
⑥ 刘永信,等.凉血四物汤加减治疗结节性红斑72例[J].四川中医,2013(9):109.

总有效率100%。①

13. 解毒散结汤加减　紫草15克、茜草15克、板蓝根30克、忍冬藤30克、白花蛇舌草30克、防己10克、黄柏10克、夏枯草10克、赤芍15克、丹参15克。随症加减：若结节难消伴发热者，加土贝母、柴胡、金银花；关节疼痛者，加秦艽10克、威灵仙10克；下肢肿，加车前子、泽泻；反复发作，去板蓝根，加黄芪、茯苓、薏苡仁、白芥子；结节紫暗难消，加皂角刺、鸡血藤；大便干结，加熟大黄。每日1剂，水煎2次取药液400毫升分早晚温服。服药期间忌食辛辣刺激之品。急性发作期卧床休息，抬高患肢。韩秀琴用上方加减治疗50例结节性红斑患者，同时予西药常规治疗，有效率为100%。②

14. 理湿散结汤加减　鸡血藤30克、萆薢15克、薏苡仁15克、苍术15克、丝瓜络15克、茯苓12克、白术12克、黄柏12克、车前草12克、泽泻10克、牡丹皮10克、白芥子10克、赤芍10克、牛膝10克。随症加减：疼痛明显者，加延胡索10克；下肢肿胀较甚，加防己10克；结节坚硬者，加桃仁12克、红花12克。每日1剂，水煎分3次口服。同时用药渣煎汤外敷小腿皮疹20分钟，每日2次。贺成彪等用上方加减治疗30例结节性红斑患者，疗程4周，总有效率为90%。③

15. 中药方　当归15克、生地黄15克、牡丹皮15克、川牛膝20克、苦参15克、苍术15克、黄柏15克、薏苡仁30克、玄参15克、丹参15克、金银花20克、萆薢20克、赤芍15克、甘草10克。每日1剂，水煎，早晚温服。10日为1个疗程。张德宝等用上方治疗80例结节性红斑患者。结果：痊愈70例，占87.5%；好转8例，占10%；无效2例，占2.5%。总有效率97.5%。④

16. 祛痰散结汤　忍冬藤30克、牡丹皮15克、赤芍15克、生牡蛎30克、白芥子20克、僵蚕20克、昆布15克、海藻15克、鸡血藤30克、夏枯草15克、玄参15克、丝瓜络15克、瓜蒌仁30克。随症加减：局部灼热，加栀子10克、黄芩10克；下肢肿胀明显，加防己15克、茵陈15克；酸重明显，加木瓜20克、川牛膝20克；结节偏硬，加水蛭6克、桃仁15克、红花15克；痛甚，加延胡索10克。每日1剂，早晚分服，药渣煎汤湿敷小腿皮疹处约20分钟。杜长明等用上方治疗38例结节性红斑患者。结果：治愈28例，显效3例，有效3例，无效4例，总有效率89.5%。⑤

17. 二猫解毒消斑汤　猫爪草30克、忍冬藤30克、土茯苓30克、牡丹皮12克、赤芍12克、玄参12克、防己12克、黄药子10克、鬼箭羽10克、黄柏10克、猫眼草10克、海桐皮20克。每日1剂，水煎分服。王志良等用上方治疗50例结节性红斑患者。结果：治愈（红斑消退，自觉症状消失）36例，好转（红斑消退30%以上，自觉症状明显减轻）10例，未愈（红斑结节无变化或有新的皮损出现）4例，总有效率92%。⑥

18. 除湿凉血汤加味　生地黄15克、牡丹皮15克、赤芍12克、紫草12克、水牛角粉（冲服）10克、黄柏12克、川牛膝12克、萆薢15克、车前子10克、丝瓜络12克、甘草6克。随症加减：伴畏寒发热、头痛、咽痛等表证者，加金银花、连翘、牛蒡子；伴关节、肌肉疼痛者，加羌活、独活、威灵仙、木瓜；下肢肿甚者，加防己、赤小豆、冬瓜皮；皮疹色紫红、质硬、日久不消，伴见舌质紫有瘀点、脉弦涩，为血瘀之证，可加桃仁、红花、香附；病久伴神疲乏力、少气懒言、舌淡苍白、脉虚无力者，加黄芪、升麻、党参。每日1剂，水煎，分3次口服，疗程为10日。吴波等用上方加减治疗36例结节性红斑患者，同时予西药治疗，总有效率为82.5%。⑦

①　朱爱茹，等.祛湿逐瘀汤治疗结节性红斑68例[J].实用中医药杂志,2013,29(3)：174.
②　韩秀琴.化瘀散结汤治疗结节性红斑50例的疗效观察[J].中国实用医药,2012,7(22)：184-185.
③　贺成彪，等.理湿散结汤内服外敷治疗结节性红斑30例[J].现代中西医结合杂志,2012,21(9)：977.
④　张德宝，等.中药汤剂自拟方治疗结节性红斑80例临床观察[J].黑龙江中医药,2012,41(4)：21.
⑤　杜长明，等."祛痰散结汤"内服外敷治疗结节性红斑38例[J].江苏中医药,2011,43(3)：52.
⑥　王志良，等.二猫解毒消斑汤治疗结节性红斑50例[J].浙江中医杂志,2010,45(2)：141.
⑦　吴波，等.除湿凉血汤加味治疗结节性红斑临床观察[J].四川中医,2008(7)：92-93.

19. 苦柏汤加减化裁　苦参 15～30 克、黄柏 12 克、薏苡仁 30 克、苍术 10 克、生地黄 15 克、玄参 12 克、丹参 15 克、麦冬 10 克、川牛膝 30 克。随症加减：若表证明显者，加金银花 30 克、连翘 10 克、荆芥 10 克；骨节酸痛者，加赤芍 15 克、威灵仙 15 克；下肢肿甚者，加防己 10 克、赤小豆 12 克、冬瓜皮 18 克；若湿热重者，加豨莶草 10 克、木瓜 30 克、萆薢 10 克以祛湿热、强筋骨；若下部湿疮，可加赤小豆 30 克、土茯苓 30 克；结节疼痛明显，加乳香 6 克、没药 6 克、香附 6 克；关节痛，加威灵仙 10 克、独活 10 克、泽兰 10 克；水肿明显，加车前子 10 克、益母草 15 克；纳呆、呕恶、舌苔黄厚腻者，加陈皮 10 克、竹茹 15 克、制半夏 15 克；气虚明显者，加党参 15 克、龙眼肉 10 克、黄芪 15 克；红肿痛甚、反复不愈、功能受限者，加白花蛇舌草 15～30 克或土茯苓 15 克。每日 1 剂，水煎取汁 300 毫升，分 2 次饭后 2 小时服用。高新娅等用上方加减治疗 37 例结节性红斑患者。结果：治愈 33 例，占 89.2%；好转 4 例，占 10.8%。总有效率 100%。①

20. 苓桂术甘汤加味　茯苓 15 克、甘草 5 克、桂枝 5～10 克、白术 10 克。随症加减：双下肢结节热红肿疼痛明显者，加黄柏 10 克、忍冬藤 3 克、萆薢 30 克、牡丹皮 10 克、川牛膝 10 克；双下肢结节皮色暗红，触痛明显者，加丹参 30 克、川牛膝 10 克、鸡血藤 30 克、黄柏 10 克；下肢肿胀明显者，加车前草 30 克、防己 10 克。傅丽珍等用上方加减治疗 56 例结节性红斑患者。结果：治疗 1 周后，痊愈 2 例，显效 25 例，好转 28 例，无效 1 例；治疗 2 周后，痊愈 28 例，显效 25 例，好转 3 例。②

中 成 药

1. 甘草酸二胺肠溶胶囊联合丹参酮胶囊　甘草酸二胺肠溶胶囊组成：甘草酸二胺和卵磷脂合成的复合物（江苏正大天晴药业股份有限公司生产）。用法用量：每次 150 毫克，每日 3 次。丹参酮胶囊组成：丹参根部的乙醚提取物（河北兴隆希力有限公司生产）。用法用量：每次 4 粒，每日 3 次。临床应用：宋东燕用上方治疗 32 例结节性红斑患者，总有效率为 84.38%。③

2. 清络通脉片　组成：益母草、大黄、赤芍、水牛角、土鳖虫、紫草、牡丹皮、石膏。功效：凉血清热，化湿通络，活血散瘀。用法用量：每次 6 片，每日 3 次，口服。临床应用：宋印娥等用上方治疗 50 例结节性红斑患者，服用 3 周，总有效率为 86%。④

3. 新癀片　组成：三七、牛黄、九节茶、珍珠粉、吲哚美辛等（厦门中药厂有限公司生产）。用法用量：每次 4 片，每日 3 次，饭后口服；并将 3～4 片新癀片研末后醋调外用于皮疹处，每日 2 次。临床应用：王坤等用上方治疗 35 例结节性红斑患者。结果：治疗 2 周，痊愈 13 例，好转 16 例，无效 6 例，总有效率 82.9%。⑤

4. 通塞脉片　组成：当归、牛膝、黄芪、党参、石斛、玄参、金银花、甘草。用法用量：每次 6 片，每日 3 次。临床应用：王俊志等用上方治疗 40 例结节性红斑患者，疗程 8 周。结果：痊愈 22 例，显效 11 例，有效 4 例，无效 3 例，总有效率 92.5%。⑥

5. 川芎嗪注射液　组成：川芎嗪。用法用量：川芎嗪注射液 120 毫克加入 5% 葡萄糖注射液 250 毫升中静脉注射，每日 1 次。⑦

① 高新娅，等.苦柏汤加减治疗结节性红斑疗效观察[J].中国中医药信息杂志,2008,15(4)：74-75.
② 傅丽珍，等.苓桂术甘汤加味治疗结节性红斑 56 例[J].浙江中医药大学学报,1998(3)：26.
③ 宋东燕.甘草酸二胺肠溶胶囊联合丹参酮胶囊治疗结节性红斑疗效分析[J].中国中西医结合皮肤性病学杂志,2017,16(3)：233-234.
④ 宋印娥，李雅琴，等.清络通脉片对结节性红斑患者临床症状和体征的改善效果观察[J].中国中西医结合皮肤性病学杂志,2017,16(4)：344-346.
⑤ 王坤，等.新癀片治疗结节性红斑 35 例临床观察[J].中国民间疗法,2016(3)：55-56.
⑥ 王俊志，等.通塞脉片治疗结节性红斑临床研究[J].亚太传统医药,2016(13)：125-126.
⑦ 朱嵌玉.川芎嗪注射液治疗结节性红斑 58 例[J].陕西中医,2009,30(11)：1487-1489.

色素性紫癜性皮肤病

概　述

色素性紫癜性皮肤病临床较为常见,呈慢性经过,且有复发倾向,目前尚无特殊疗法。现代医学认为色素性紫癜性皮肤病是原因不明的毛细血管炎性皮肤病,它包括毛细血管扩张性环状紫癜、进行性色素性紫癜性皮病、色素性紫癜性苔藓样皮病、湿疹样紫癜、瘙痒性紫癜、紫癜性苔藓、过渡性色素性紫癜性皮病、线状色素性紫癜性皮肤病、肉芽肿性变型。其在病因、发病机制及组织病理上多有相似之处。发病年龄多在40岁以上,男性多见,以双下肢膝以下多发,皮疹常融合成片,以棕黄色或棕褐色为主,压之不褪色,部分在色素沉着部位仍有散在新发的红色针尖样皮疹。

本病至今尚无确切的中西医对照病名,属中医"紫癜"范畴,并可将其归类为"血疳""血风疮""血疳""血瘙"及"斑疹"等,亦属中医"血证"范畴。

辨　证　施　治

高飞凌分2证

(1) 血热妄行证　治宜清热凉血安络。方用四妙勇安汤合凉血五根汤加减:炒槐花30克、金银花30克、玄参12克、当归12克、甘草10克、茜草12克、紫草12克、白茅根15克、板蓝根18克、牡丹皮12克、生地黄25克。

(2) 血瘀阻络证　治宜化瘀通络。药用水蛭粉(吞服)2克、地龙粉(吞服)8克、黄芪25克、茜草12克、紫草12克、白茅根12克、当归12克、川芎15克、红花12克、赤芍12克、鸡血藤30克、川牛膝10克。

以上各方均每日1剂,水煎服。随症加减:瘙痒明显者,加荆芥炭10克、白鲜皮30克;伴下肢浮肿者,加汉防己12克;皮肤粗糙者,加首乌藤20克、麦冬12克。临床观察:高飞凌用上法辨证治疗56例色素性紫癜性皮肤病患者,有效率为85.7%。[1]

经　验　方

1. 紫癜汤　赤芍、天花粉、板蓝根、白茅根、地榆炭、木瓜、茜草、地黄炭、蒲黄炭、槐花、金银花炭、紫草、牡丹皮、甘草。孙昂远等用上方治疗30例色素性紫癜性皮肤病患者。结果:治疗2周、4周的有效率分别为80%、93.33%;3个月内复发率为10.71%。总有效率为93.33%。[2]

2. 凉血五根汤　白茅根30克、瓜蒌根20克、紫草根15克、茜草根20克、板蓝根15克、生地黄30克、炒麦芽15克、玄参15克、牡丹皮15克、地榆20克、土茯苓20克、白鲜皮20克、栀子炭10克、生甘草10克。每日1剂,水煎500毫升,分2～3次服(儿童用量逐减)。随症加减:伴腹痛,加白芍20克、延胡索20克、柴胡10克;便血多,加地榆30克、大黄炭15克、仙鹤草20克;血尿,加大小蓟各10克、三七粉10克;关节痛,加川牛膝15克、秦艽15克、桑枝10克。雒映宏用上方加减结合西药治疗46例过敏性紫癜患者,疗程14日,总有效率为91.3%。[3]

① 高飞凌.辨证治疗色素性紫癜性皮肤病56例[J].山西中医学院学报,2008,9(5):29-30.
② 孙昂远,刘越阳.紫癜汤治疗色素性紫癜性皮肤病的临床观察[J].中国中西医结合皮肤性病学杂志,2015,14(6):388-389.
③ 雒映宏.加味凉血五根汤治疗过敏性紫癜46例临床观察[J].中国皮肤性病学杂志,2014,28(9):955-956.

3. 大连翘饮加减 防风、浮萍、秦艽、黄芩、苍术、黄柏、连翘、泽兰、泽泻、生地黄、玄参、大青叶、紫草、赤芍、牡丹皮、桃仁、红花。随症加减：若湿热偏重，常配伍苦参、皂角刺；若血瘀较重，斑色紫暗无光泽，常配伍五灵脂、制乳香、制没药；若皮肤瘙痒严重，常配伍白鲜皮、地肤子；若瘙痒严重伴有脱屑，常加入蛇蜕；若大便不畅，常配伍大黄炭；若伴有小便赤涩热痛，常配伍萹蓄、石韦、金钱草；若疹斑反复发作，疹出频繁，常配伍水牛角；若肝肾阴虚，伴有下肢酸软，常配伍续断、牛膝、首乌等。赵海燕等用上方加减治疗 2 例色素性紫癜性皮肤病患者，皆于服药 1 周后显效，6 周后痊愈。有效率 100％。[①]

4. 加味养血润肤饮 鸡血藤 45 克、当归 15 克、生熟地黄各 15 克、黄芪 15 克、川芎 5 克、桃仁 10 克、红花 6 克、赤白芍各 9 克、丝瓜络 9 克、黄芩 9 克、黄柏 15 克、牛膝 9 克。邓海清等用上方治疗 62 例色素性紫癜性苔藓样皮炎患者，疗程 30 日，总有效率为 98.4％。[②]

5. 健脾凉血汤 白术 10 克、茯苓 20 克、砂仁 10 克、陈皮 10 克、猪苓 30 克、车前子 30 克、生薏苡仁 30 克、牡丹皮 20 克、赤芍 20 克、板蓝根 30 克、山药 30 克、大蓟 10 克、小蓟 10 克。将上方群药放入煎药容器，加水 500 毫升，浸泡 30 分钟以上，煮沸后文火煎至 250 毫升，取药液备用，再加水 400 毫升，煮沸后文火煎至 250 毫升，取药液备用，将 2 次所煎药液混匀，早晚分服，服时加热，饭后服用，共治疗 40 日。姜燕生用上方治疗 46 例进行性色素性紫癜性皮肤病患者，总有效率为

89.1％。[③]

6. 桃红四物汤加减 桃仁 10 克、红花 10 克、生地黄 15 克、赤芍 12 克、川芎 10 克、当归 10 克、丹参 10 克、牛膝 15 克、鸡血藤 10 克、王不留行 10 克。每日 1 剂，每剂煎 2 次，早晚各服 1 次。常永胜用上方治疗 65 例色素性紫癜性皮肤病患者，患者连服 1 个月，总有效率为 89.2％。[④]

中 成 药

1. 三七通舒胶囊 组成：三七三醇皂苷。用法用量：每次 0.1 克，每日 3 次，14 日为 1 个疗程。临床应用：李勇忠等用上方结合西药治疗 15 例色素性紫癜性皮肤病患者，治疗 14 日，有效率为 66.7％；治疗 28 日，有效率为 80.0％。[⑤]

2. 灯盏细辛口服液 组成：灯盏细辛（昆明振华制药厂研制）。用法用量：每日 3 次，每次 12 毫升。临床应用：缪晓等用上方治疗 30 例色素性紫癜性皮肤病患者，4 周愈显率为 53.33％。[⑥]

3. 复方丹参滴丸 组成：丹参、三七、冰片（天津天士力制药有限公司生产）。用法用量：每次 10 粒，每日 3 次。临床应用：余穗娟等用上方加维生素 C 治疗 40 例色素性紫癜性皮肤病患者，口服 40 日，总有效率为 82.5％。[⑦]

4. 大黄䗪虫丸 湖南德康制药有限公司生产，批准文号 ZZ - 0051 -湘卫药准字 1996 第 068009 号。用法用量：每日 2 次，每次 6 克。临床应用：褚国弟等用上方治疗 56 例色素性紫癜性皮肤病患者，治疗 4 周，总有效率为 73％。[⑧]

① 赵海燕, 李明.周耀庭治疗色素性紫癜性皮肤病经验[J].北京中医药,2013,32(1)：31-33.
② 邓海清,等.加味养血润肤饮治疗色素性紫癜性苔藓样皮炎 62 例[J].河南中医,2004,24(5)：37-38.
③ 姜燕生.健脾凉血汤治疗进行性色素性紫癜性皮肤病 46 例疗效观察[J].北京中医,2003(5)：43-44.
④ 常永胜.桃红四物汤加减治疗色素性紫癜性皮肤病 65 例[J].江苏中医,2000(4)：21.
⑤ 李勇忠,等.三七通舒胶囊联合糖皮质激素治疗色素性紫癜性皮肤病临床观察[J].中国中西医结合皮肤性病学杂志,2013,12(5)：303-304.
⑥ 缪晓,等.灯盏细辛口服液治疗色素性紫癜性皮肤病的临床研究[J].辽宁中医杂志,2006(8)：970-971.
⑦ 余穗娟,等.复方丹参滴丸为主治疗色素性紫癜性皮肤病[J].黑龙江中医药,2003(3)：31.
⑧ 褚国弟,等.大黄蛰虫丸治疗色素性紫癜性皮肤病疗效观察[J].中国麻风皮肤病杂志,2002(4)：411-412.

过敏性紫癜

概　述

过敏性紫癜，又称急性血管性紫癜、出血性毛细血管中毒病、过敏性血管性紫癜。属毛细血管超敏反应性疾病，以学龄儿童和青年发病为多见，较多发于春季。本病为系统性变应性毛细血管及细小动脉炎引起血液和血浆外渗至皮下、黏膜和浆膜下。临床表现为皮肤瘀点、瘀斑，除有特征性皮肤紫癜外，常伴有关节肿痛、腹痛、肾脏损害等表现。多数病例呈急性经过，少数病例尤其是肾脏受损者，病程易迁延反复。常见的诱发因素有细菌、病毒、寄生虫、食物中的异种蛋白（如牛奶、虾蟹、海鲜等）、药物、花粉及疫苗等。

本病属中医"发斑""血证"范畴，又名"肌衄""紫癜""紫斑""葡萄疫""温病发斑""疹""腹痛""尿血""便血"等。中医认为其发生或因感受外邪、血热妄行，或因脾不统血而血溢于肌肤，或因阴虚火旺，血行脉外所致。治疗从正虚及邪实两方面入手。辨证分型主要分为：风热伤络，湿热伤络，血热妄行，阴虚火旺，气阴两虚。

辨　证　施　治

1. 李培旭分 2 期

（1）紫癜期　临床表现为四肢或臀部等皮肤紫癜，兼有腹痛或关节痛，小便黄赤，口干，舌淡红，苔薄白或薄黄，脉细数。尿常规检查有血尿或蛋白尿。治宜清营凉血、解毒养阴、透热转气出卫。方用癜期透热汤：水牛角 30 克、生地黄 10 克、玄参 12 克、金银花 12 克、连翘 12 克、焦栀子 10 克、蝉蜕 10 克、柴胡 10 克、甘草 6 克。

（2）紫癜控制期　临床表现为紫癜消退，时有头晕腰酸、口干咽痛、五心烦热、小便黄赤，尿常规检查有血尿和（或）蛋白尿，舌淡红，苔薄白或薄黄，脉细数。治宜滋养肾阴、清热凉血、通络解毒。方用癜退养阴通络汤：生地黄 15 克、天冬 10 克、玄参 15 克、牡丹皮 10 克、丝瓜络 10 克、忍冬藤 20 克、白茅根 30 克、甘草 6 克。①

2. 王金环等分 4 型

（1）湿热蕴结型　症见皮肤散在紫癜，伴有腹胀腹痛，或有关节疼痛，口黏口苦，头重身倦，大便黏滞，或有呕吐腹泻，纳呆，甚则便血。舌红，苔黄腻，脉滑数。治宜清化湿热、凉血止血。方用加味四妙散：苍术 10～15 克、薏苡仁 20～30 克、川牛膝 10～15 克、黄柏 10～15 克、茵陈蒿 15～30 克、茜草根 10～25 克、紫草 10～20 克、仙鹤草 10～20 克。随症加减：腹泻呕吐者，加藿香 10～15 克、佩兰 10～15 克、竹茹 10～15 克；腹痛者，加木香 5～10 克、枳壳 10～15 克、延胡索 10～20 克；便血者，加地榆炭 10～20 克、槐花 10～20 克；兼有瘀血，加桃仁 10～20 克、红花 10～20 克、川芎 10～20 克。

（2）阴虚火旺型　症见瘀斑色暗红，时发时隐。或紫癜消失后，仍感腰膝酸软，五心烦热，潮热盗汗，头晕耳鸣，口燥咽干。舌红少津，脉细数。治宜滋阴降火、凉血止血。方用知柏地黄汤加减：生地黄 15～20 克、牡丹皮 15～20 克、茯苓 15～20 克、泽泻 15～20 克、知母 10～15 克、黄柏 10～15 克、茜草根 15～20 克、猪苓 15～20 克、白花蛇舌

---

① 李星锐，李培旭，等.李培旭主任医师治疗过敏性紫癜性肾炎经验[J].中医临床研究,2017,18(9)：101 - 103.

草 20～25 克。随症加减：阴虚发热明显者，加鳖甲 10～15 克、地骨皮 15～20 克、银柴胡 15～20 克；尿血者，加白茅根 15～20 克、蒲黄炭 10～15 克；兼有瘀血，加桃仁 10～20 克、红花 10～20 克、川芎 10～20 克。

（3）气不摄血型　症见紫癜反复发作，遇劳即发，迁延不愈，瘀斑隐约散在，色淡红。面色少华，神疲气短，食欲下降。舌淡，苔薄白，脉弱。治宜健脾益气，补气摄血。方用归脾汤加减：黄芪 15～30 克、太子参 10～15 克、白术 10～20 克、当归 10～15 克、甘草 10 克、茯苓 15 克。随症加减：皮下瘀斑多者，加云南白药 1 克、三七粉 5～10 克；尿血者，加白茅根 20 克、藕节炭 10 克；便血者，加地榆 15 克、槐花 15 克；蛋白尿者，加益母草 15 克、金樱子 15 克、覆盆子 15 克、莲子须 15 克；兼有瘀血，加桃仁 10～20 克、红花 10～20 克、川芎 10～20 克。

（4）血热妄行型　症见病情较急，出血严重，皮肤紫癜成片。病人壮热口渴，关节红肿疼痛，便秘溲赤。舌红绛，苔黄，脉数。治宜清热解毒、凉血止血。方用犀角地黄汤加减：水牛角 30～50 克、生地黄 15～20 克、赤芍 10～20 克、牡丹皮 15～30 克、紫草 10～30 克、茜草 10～20 克等。随症加减：兼有表证者，加金银花 10～20 克、连翘 10～15 克、防风 10～15 克、荆芥 10～15 克；咽痛，加玄参 10～15 克、板蓝根 10～15 克；皮疹瘙痒，加地肤子 10～15 克、蛇床子 10～15 克、蝉蜕 10～15 克；关节肿痛，加桑枝 10～15 克、川牛膝 10～15 克；腹痛，加白芍 10～15 克、甘草倍量；尿血，加白茅根 15～25 克、大小蓟各 10～15 克、侧柏叶 15～25 克；蛋白尿，加黄芪 30～50 克、芡实 10～15 克；兼有瘀血者，加桃仁 10～20 克、红花 10～20 克、川芎 10～20 克；腹泻呕吐者，加藿香 10～20 克、佩兰 10～20 克、竹茹 10～20 克；腹痛者，加木香 5～10 克、枳壳 10～20 克、郁金 10～20 克；便血者，加地榆炭 10～20 克、槐花 10～20 克。

临床观察：王金环等用上方加减辨证治疗 119 例紫癜风患者，疗程 28 日，有效率为 99.2%。[1]

3. 周继福分 3 型

（1）风热型　症见起病急，多见于紫癜初期，斑色初起鲜红，渐多青紫，有瘙痒感，速起速消，伴发热头痛，口干咽燥，全身不适，舌红苔薄黄，脉浮数。治宜凉血祛风、和营化斑。方用芍药甘草汤加减：白芍、炙甘草、水牛角、石膏、知母、玄参、青黛、连翘、牛蒡子、蝉蜕、紫草、赤芍、野菊花。

（2）血热型　症见起病较急，出血点色鲜红，伴口渴思饮，小便黄少，大便结燥，舌红苔黄，脉弦数。治宜凉血止血、解毒化斑。方用芍甘汤合犀角地黄汤加味：白芍、炙甘草、水牛角、生地黄、赤芍、牡丹皮、仙鹤草、小蓟、白茅根、三七、地榆炭。

（3）脾虚型　病程较长，反复发作，皮肤出血点色泽淡暗，分布稀疏，伴面色萎黄，肢软乏力，纳呆腹胀，舌淡苔白，脉沉细。治宜健脾益气、摄血化斑。方用芍甘汤合归脾汤加减：白芍、炙甘草、炙黄芪、党参、茯苓、熟地、当归、制症乌、炒白术、鸡血藤。

临床观察：周继福用上方辨证结合西药治疗 30 例过敏性紫癜患者，疗程 2 周，总有效率为 100%。[2]

经 验 方

1. 血府逐瘀汤　桃仁 6～10 克、红花 6～10 克、当归 6～10 克、生地黄 6～10 克、川芎 6～9 克、赤芍 6～9 克、牛膝 6～10 克、枳壳 3～6 克、桔梗 3 克、柴胡 3 克、甘草 20 克。随症加减：病初兼风邪者，加防风、蝉蜕、白蒺藜；紫癜色鲜较多者，去桃仁、红花、枳壳，加水牛角、牡丹皮、紫草；兼腹痛者，加白芍、延胡索；兼关节肿痛者，加防己、木瓜、鸡血藤；兼血尿者，加大小蓟、白茅根、仙鹤草。每日 1 剂，水煎，分 2 次服。潘玉梅在西医常规治疗基础上（维生素 C、双嘧达莫片、短期使用糖皮质激素，西咪替丁）加用血府逐瘀汤加减治疗 48

① 王金环,等.紫癜风诊疗方案临床验证 119 例疗效分析[J].时珍国医国药,2013,24(7)：1660－1662.
② 周继福.加味芍药甘草汤辨证治疗过敏性紫癜[J].现代中西医结合杂志,2010,19(30)：3266－3267.

例小儿过敏性紫癜患者。结果：显效 25 例，有效 17 例，无效 6 例，总有效率 87.5％。[1]

2. 白头翁汤加减 白头翁 30 克、黄柏 12 克、黄连 12 克、秦皮 12 克。随症加减：兼有阴虚者，加生地黄 30 克、墨旱莲 30 克；兼有气虚者，加党参 15 克、黄芪 15 克；兼有血热者，加大青叶 30 克、贯众 30 克、白薇 15 克；兼有瘀血者，加云南白药粉 1/6 支（每日服 3 次）；兼有血虚者，加阿胶 15 克，分 3 次冲服；兼外邪引起皮肤过敏者，加乌梅 10 克、女贞子 15 克、白茅根 30 克。[2]

3. 四根汤 板蓝根 30 克、白茅根 30 克、生槐米 30 克、紫草根 15 克、茜草根 15 克、生地黄炭 15 克、金银花炭 15 克、牡丹皮 15 克、栝楼根 15 克、赤芍 10 克、荆芥 10 克、防风 10 克。随症加减：关节疼痛者，加络石藤、豨莶草；腹痛者，加五灵脂、木香；血尿者，加小蓟、蒲黄炭、藕节。每日 1 剂，水煎服，分 2 次服用。任艳君用上方加减治疗 48 例小儿过敏性紫癜患者，总有效率为 95.8％。[3]

4. 当归六黄汤加减 黄芪 20 克、当归 15 克、黄连 6 克、黄芩 10 克、黄柏 10 克、生地黄 15 克、熟地黄 12 克、忍冬藤 15 克、金银花 15 克。随症加减：腹痛型，加延胡索 12 克、乳香 6 克、没药 6

克、细辛 3 克；关节型，加木瓜 9 克、桂枝 6 克、川牛膝 9 克；肾型，加地龙 15 克、白茅根 20 克、白术 12 克。张希洲等用上方加减治疗 36 例过敏性紫癜患者，15 日后显效率为 55.56％，有效率为 33.33％，无效率为 11.11％，总有效率为 88.89％。[4]

中 成 药

玉屏风散 组成：黄芪、白术、防风（国药集团广东环球制药有限公司生产）。功效：益气固表，散风止汗，祛邪。临床应用：马晓慧等用上方结合氯雷他定、泼尼松片治疗 30 例过敏性紫癜患儿。结果：治愈 12 例，显效 10 例，有效 6 例，无效 2 例，总有效率 93.33％。[5]

预 防 用 药

槐杞黄颗粒 组成：槐耳清膏、枸杞子、黄精（启东盖天力药业有限公司生产）。用法用量：临床应用：赵爽等在复发性过敏性紫癜常规治疗方法上加用槐杞黄颗粒治疗 30 例过敏性紫癜患者。结果：1 个月内复发率为 3.3％，3 个月内复发率为 10％，相比对照组下降 23.3％。[6]

① 潘玉梅，等.血府逐瘀汤加减治疗小儿过敏性紫癜 48 例临床观察[J].湖南中医杂志，2018，34(12)：57－59.
② 王正君.白头翁汤治疗肌衄[J].湖北中医杂志，2012，34(12)：54.
③ 任艳君.四根汤治疗小儿过敏性紫癜 48 例[J].陕西中医，2010，31(7)：828.
④ 张希洲，等.当归六黄汤加味治疗过敏性紫癜 36 例[J].中国中医急症，2006，15(8)：903－903.
⑤ 马晓慧，等.玉屏风散对过敏性紫癜患儿激素应用时间及免疫功能调节的影响[J].中医儿科杂志，2019，15(1)：59－62.
⑥ 赵爽，方琪玮，等.槐杞黄颗粒预防儿童过敏性紫癜复发效果及其对免疫功能的影响[J].中医药临床杂志，2017(1)：122－124.

皮脂腺与汗腺疾病

痤　疮

概　述

痤疮是一种毛囊皮脂腺的慢性炎症性皮肤病，发病率为70％～87％，主要发生于青年男女的面部。痤疮是毛囊皮脂腺单位慢性炎症性疾病，发病机制仍未完全阐明。遗传、雄激素诱导的皮脂大量分泌、毛囊皮脂腺导管角化、痤疮丙酸杆菌繁殖、炎症和免疫反应等因素都可能与之相关。患处皮损为多形性损害，早期典型皮损为位于毛囊口的粉刺，分白头粉刺及黑头粉刺两种，前者为灰白色针尖至针头大小的丘疹，不易看到毛囊口，亦不易挤出脂栓。黑头粉刺为阻塞于毛囊管内的脂栓末端，见于扩大的毛孔中，呈点状黑色，周围色红，加压可挤出脂栓。在病变过程中可产生红色丘疹、脓疱、结节、脓肿、囊肿及瘢痕。皮损散在分布，有时密集成片。自觉瘙痒或疼痛，病程缠绵，此起彼伏，新疹不断继发，迁延数年。依据皮损性质将痤疮分为3度和4级：轻度（Ⅰ级），仅有粉刺；中度（Ⅱ级），炎性丘疹；中度（Ⅲ级），脓疱；重度（Ⅳ级），结节、囊肿。

本病属中医"肺风粉刺""酒刺"等范畴。其病理特点为肺经血热，或肺胃积热，复感风邪，化火生毒，搏结颜面，气血郁滞，阻于肌肤，或留于腠理，发为此疾，或脾肾湿热所致。

辨 证 施 治

1. 李世增分3证

（1）肺经风热证　面部、前胸或背部散在针头至粟粒大小红疹，可见白头或黑头，部分可形成脓疱。舌边尖红，苔薄黄，脉浮数。治宜清肺通便、凉血解毒。方用枇杷清肺饮加减：桑白皮10克、黄芩10克、炙枇杷叶10克、蒲公英15克、连翘12克、白花蛇舌草15克、生地黄20克、玄参10克、白茅根20克、全瓜蒌20克、熟大黄10克、生甘草6克。随症加减：若兼见胃热亢盛，伴见口干口渴，口臭，便干之症，常合用白虎汤，以生石膏、知母、黄连清泻胃热；若伴见情绪急躁，月经不调，痤疮随月经周期变化，脉弦者，则合用四逆散，常以郁金、枳壳、香附等疏肝解郁；肝郁甚者，加佛手、香橼、绿萼梅；肝火盛者，加川楝子；痤疮形成囊肿或结节者，加夏枯草、浙贝母、生牡蛎；感染重者，加金银花、野菊花、白花蛇舌草。每日1剂，水煎服。

（2）湿热蕴结证　颜面、胸背部多发红色丘疹，红肿疼痛，口周、鼻旁、下颌部多发，油脂分泌旺盛，部分可形成脓疱、囊肿或结节。伴见口臭，尿黄，便秘或排便不爽，舌体胖大，有齿痕，苔腻，脉滑。治宜清热解毒、祛湿化痰。药用金银花20克、连翘10克、薏苡仁30克、藿香10克、佩兰6克、陈皮10克、姜半夏10克、茯苓10克、车前子10克、紫苏梗10克、丹参10克、白茅根20克、生甘草6克。随症加减：油脂分泌旺盛者，重用瓜蒌、白芷、熟大黄、玄参；若合并脾气虚者，加黄芪、太子参、白术、茯苓。每日1剂，水煎服。

（3）阴虚火旺证　症见面、胸、背部可见红色丘疹，多发于面颊、额头，可见黑头粉刺或白头粉刺，部分可形成脓疱、囊肿或结节，多见于中年女性，伴见月经不调，情绪急躁，舌边尖红，苔黄，脉沉弦。治宜滋肾养肝、清肺凉血解毒。方用枇杷清肺饮合二至丸加减：桑白皮10克、黄芩10克、炙枇杷叶10克、菊花10克、连翘12克、女贞子10克、墨旱莲10克、白芍10克、玄参10克、生地黄

20 克、白茅根 20 克、生甘草 6 克。随症加减：常以郁金、枳壳、香附等疏肝解郁；肝郁甚者，加佛手、香橼、绿萼梅；肝火盛者,加川楝子。①

2. 彭福群等分 3 型

（1）肺经风热型　症见丘疹色红，或有痒痛。舌红,苔薄黄,脉浮数。方用银翘散合苇茎汤加减。银翘散：连翘、金银花、苦桔梗、薄荷、牛蒡子、竹叶、芥穗、淡豆豉、生甘草。上药组成散剂，鲜苇根汤煎服。苇茎汤：苇茎、薏苡仁、冬瓜仁、桃仁。

（2）湿热蕴结型　症见红肿疼痛，或有脓疱，口臭，便秘，尿黄。舌红,苔黄腻,脉滑数。方用龙胆泻肝汤加减：龙胆草、黄芩、栀子、泽泻、木通、车前子、当归、生地黄、柴胡、生甘草。

（3）痰湿凝结型　症见皮疹结成囊肿，或有纳呆，便溏。舌淡胖,苔薄,脉滑。方用海藻玉壶汤加减：海藻、贝母、陈皮、青皮、昆布、海带、川芎、当归、半夏、连翘、甘草、独活。

临床观察：彭福群等用上法辨证治疗 186 例粉刺患者。结果：治愈 151 例，好转 32 例，无效 3 例,总有效率 98.4％。②

3. 李灿东分 5 型

（1）心火炽盛型　症见皮疹在上，为红色丘疹,有的呈结节、脓疱，皮损多有瘙痒或疼痛。常伴舌尖红、口干、目赤、尿赤、便秘、白带多,苔黄腻,脉弦数等。治宜上清心火、下利小便。方用导赤散加减：生地黄、木通、淡竹叶、甘草。

（2）湿热蕴脾型　症见皮疹在口周，皮疹在中者，主要表现为口周较大的红色丘疹，大多因嗜食肥甘厚味、生冷瓜果而诱发或加剧，呈脓疱、结节，痒甚。常伴身困，纳食欠佳，口干、尿赤、便秘，舌红苔黄腻,脉弦数或滑数。治宜清利湿热。方用泻黄散加减：藿香、栀子、石膏、防风、甘草。

（3）肝郁化火型　症见皮疹在左者，主要表现为面颊两侧皮疹多发，以炎性脓疱、丘疹为主，兼见乳房胀痛不舒，女性经前加重，郁郁寡欢或烦躁易怒，胸闷，嗳气，纳食减少，大便干结，舌质红，苔薄黄，脉弦数。治宜清肝解郁降火。方用丹栀逍遥散加减：牡丹皮、栀子、当归、白芍、柴胡、茯苓、白术、薄荷、生姜、甘草。

（4）肺经风热型　症见皮疹在右者，主要表现为颜面黑头、白头粉刺，细小红色丘疹，有的伴有痒感，兼见口渴，大便秘结，小便黄，舌红苔薄黄，脉弦滑。治宜清泻肺经风热。方用枇杷清肺饮加减：枇杷叶、黄芩、黄连、桑白皮、党参、甘草。

（5）肾虚火旺型　症见皮疹在下者，主要表现为颏部皮疹多发，丘疹点不大，连成片状，分界不明显，色暗红；伴有夜寐不宁，五心烦热，颧红，盗汗，舌红少苔，脉细数或弦数。治宜滋阴降火。方用知柏地黄丸加减：知母、黄柏、熟地黄、怀山药、山茱萸、茯苓、泽泻、牡丹皮。③

4. 翟健宇分 3 型

（1）虚热型　症见为轻微咳嗽，胃脘隐隐灼痛，或胃脘嘈杂，或脘痞不舒，饥不欲食，或干呕呃逆，口燥咽干，或见大便干结，小便短少，舌红少津，苔少或无，脉细而数。治宜清胃热、调补脾胃、益气升阳。方用补中益气汤加减：黄芪 24 克、炙甘草 6 克、人参 15 克、生白术 10 克、当归 10 克、升麻 6 克、柴胡 6 克、陈皮 8 克、怀山药 15 克、葛根 12 克。健脾益气，升清布津。水煎服，丸剂每次服 8 克。注意事项：凡属上焦痰呕，气粗而喘；中焦湿热，伤食膈满；阴虚内热等，均忌用。

（2）实热型　症见上腹不适，口干口苦，烦渴喜冷饮，口唇糜烂，牙周肿痛，脘腹灼热，小便黄短，大便秘结，舌红苔黄厚，大部分患者会出现口臭现象。如温热病见胃热壅盛，即阳明实热，可出现神昏谵语、狂躁等症。治宜清胃凉血。方用清胃散加减：当归 10 克、生地黄 10 克、牡丹皮 10 克、大黄 30 克、蒲公英 40 克、桃仁 10 克、黄连 6 克、升麻 5 克。水煎服。清胃凉血；主治分布在鼻翼、前额、两颊、长胡须处以及前胸后背的痤疮。

①　杨铮,等.李世增教授治疗痤疮临床经验[J].继续医学教育,2015,29(7)：129-131.
②　彭福群,等.方剂辨证治疗粉刺 186 例临床观察[J].河南职工医学院学报,2014,26(5)：580-581.
③　张秋仔.李灿东分脏辨治痤疮经验[J].河南中医,2012,32(1)：31-32.

（3）湿热型 症见脘腹痞满,体倦身重,大便溏泄,身热口苦,渴不多饮,尿少而黄,甚至面目皮肤发黄如橘子色,舌苔黄腻,脉濡数。治宜清利湿热。方用三仁汤加减。随症加减:若热重于湿,而见身热、口苦、心烦者,可加黄柏、龙胆草以清热祛湿;湿多热少,而见小便不利、大便溏、舌苔厚腻者,宜去大黄,加茯苓、泽泻、猪苓以利水渗湿。清热化湿通腑。每日1剂,水煎分2次服。①

5. 王奇分3型

（1）阴虚内热型 症见面部皮疹以红色或皮色粉刺丘疹为主,或伴有小脓疱、小结节。口干,心烦,失眠多梦,大便干结,小便短赤。舌红少苔或薄黄苔,脉数或细数。治宜滋阴泻火、清肺凉血。药用女贞子20克、墨旱莲20克、知母12克、黄柏12克、鱼腥草20克、蒲公英15克、连翘15克、生地黄15克、丹参25克、甘草6克。

（2）瘀热痰结型 症见面部皮损以红色或暗红色结节、囊肿和凹凸不平的瘢痕为主,或伴有小脓疱、粉刺和色素沉着。舌质红或暗红有瘀点,苔薄黄,脉弦滑或细涩。治宜养阴清热、化瘀散结。药用生地黄20克、红花5克、赤芍15克、丹参30克、女贞子20克、墨旱莲20克、鱼腥草15克、蒲公英15克、郁金15克、甘草5克。

（3）冲任不调型 本型见于女子,面部肺风粉刺的发生和轻重与月经周期有明显关系。月经前面部皮疹明显增多加重,月经后皮疹减少减轻。或伴有月经不调,经前心烦易怒,乳房胀痛不适,舌质红,苔薄黄,脉弦细数。治宜养阴清热、调理冲任。药用柴胡12克、郁金15克、白芍15克、女贞子20克、墨旱莲20克、鱼腥草15克、蒲公英15克、丹参15克、山楂20克、甘草5克。

以上各方均每日1剂,水煎服。临床观察:王奇用上法辨证治疗392例痤疮患者。结果:治愈356例,占90%;显效27例,占6%;无效9例,占4%。②

6. 杨健芳分3型

（1）热毒郁蒸型 药用金银花20克、连翘20克、牡丹皮10克、栀子10克、黄芩10克、黄连5克、马鞭草15克、紫花地丁15克、蒲公英15克、甘草6克。

（2）湿毒郁滞型 药用苦参10克、金银花15克、连翘15克、苍术15克、知母10克、石菖蒲15克、黄柏10克、鱼腥草15克。

（3）瘀血阻滞型 药用牡丹皮10克、紫草10克、连翘10克、赤芍10克、生地黄15克、牛膝10克、马鞭草15克、栀子10克、甘草6克。

临床观察:杨健芳用上法辨证治疗148例痤疮患者。结果:痊愈86例,显效38例,有效18例,无效6例,总有效率96%。③

经 验 方

1. 桂枝茯苓丸 桂枝9克、茯苓15克、牡丹皮15克、桃仁9克、白芍15克、赤芍15克、皂角刺6克、栀子12克。每袋200毫升密封药液,每次1袋,每日2次,口服。陈桂铭用上方治疗100例粉刺患者。结果:治愈30例,显效31例,有效28例,无效7例,总有效率92.7%。④

2. 加味附子理中汤 制附片10克、炒白术20克、党参10克、干姜10克、乌梅30克、五味子10克、山茱萸20克、炙甘草15克。颗粒剂,每日1剂,餐后1小时口服。陈敏等用上方治疗63例中、重度寻常型痤疮患者。结果:痊愈12例,显效24例,有效23例,无效4例,有效率93.65%;中医证候疗效方面,痊愈14例,显效13例,有效30例,无效6例,有效率90.48%。⑤

3. 麻黄杏仁甘草石膏汤加味 麻黄10克、杏仁10克、甘草10克、石膏30克、黄芩10克、丹参10克。丘疹型以基本方治疗。结节型以基本方加夏枯草10克、海藻10克、牡蛎30克。每日1

---

① 翟健宇.试论胃火旺引起痤疮中医治疗与预后[J].中医临床研究,2011,3(18):74-76.
② 王奇.中医辨证治疗痤疮392例临床观察[J].吉林中医药,2008(7):511.
③ 杨健芳.148例痤疮中医辨证分型与临床疗效观察[J].湖南医科大学学报,2001(3):219-220.
④ 陈桂铭.加减桂枝茯苓丸治疗湿热夹瘀型粉刺100例[J].福建中医药,2017,48(4):17-18.
⑤ 陈敏,等.加味附子理中汤治疗脾阳虚型中、重度寻常型痤疮63例[J].中医研究,2017,30(3):22-24.

剂,加水 1 000 毫升,浸泡 2 小时,煎 30 分钟,取汁 600 毫升,分 2 次服,每次 300 毫升。疗程为 15 日。治疗期间,饮食清淡,忌食辛辣及肥甘厚味之品。姜义彬用上方治疗 36 例肺经风热型痤疮患者。结果:治愈 11 例,好转 22 例,无效 3 例,总有效率 91.67%。①

4. 柴胡桂枝干姜汤 柴胡 12 克、桂枝 6 克、黄芩 10 克、炙甘草 6 克、干姜 3 克、生牡蛎 30 克、天花粉 10 克。随症加减:如遇红肿脓头较多,加金银花 10 克;大便干结,加杏仁 10 克;月经量少,加桃仁 10 克、牡丹皮 12 克。每日 1 剂,煎汤口服,一次性饭前服用。周吉文等用上方联合创福康胶原贴敷料治疗 30 例女性痤疮患者。结果:治疗 4 周后,治愈 10 例,显效 9 例,有效 7 例,无效 4 例,痊愈率 33.33%,总有效率 86.67%。②

5. 清肺除刺方 生地黄、丹参、玄参、麦冬、黄芩、桑白皮、甘草等。1 剂中药分成 2 袋,每袋 150 毫升,每日早晚 2 次饭后温服。郭潋等用上方治疗 50 例肺经风热型粉刺患者。结果:痊愈 5 例,显效 12 例,有效 27 例,无效 6 例,总有效率 88%;在中医兼症方面,对"心烦失眠""口干口渴""大便干结""皮肤灼热"各项的改善作用总有效率为 100%。③

6. 二至五叶汤 女贞子 3 克、墨旱莲 30 克、冬桑叶 10 克、枇杷叶 10 克、大青叶 15 克、荷叶 5 克、淡竹叶 6 克。随症加减:大便干结,加生大黄 10 克;便溏,加淮山药 30 克、白扁豆 10 克;皮脂多,加生山楂 30 克、决明子 30 克;脓疮及炎性丘疹,加白花蛇舌草 30 克、连翘 10 克;皮损以炎性结节囊肿为主,伴有凹凸不平疤痕和色素沉着,加夏枯草 10 克、皂角刺 6 克、莪术 10 克、水半夏 10 克、红花 6 克。水煎服,每日 2 次。徐钧用上方加减治疗 116 例寻常痤疮患者。结果:治愈 52 例,

显效 34 例,有效 17 例,无效 13 例,治愈显效率 74.14%,总有效率 88.79%。④

7. 枇杷清肺饮加减 黄芩 10 克、桑白皮 12 克、枇杷叶 15 克、西洋参(研末冲服)10 克、黄连 10 克、黄柏 10 克、柴胡 15 克、山楂 10 克、大黄 6 克、木香 10 克、连翘 10 克、甘草 6 克。每日 1 剂,水煎早饭分服。陈中伟用上方治疗 65 例痤疮患者。结果:治愈 32 例,显效 21 例,好转 9 例,无效 3 例,总有效率 95.4%。⑤

8. 丹栀逍遥散 白术 15 克、柴胡 10 克、当归 10 克、茯苓 10 克、甘草 6 克、牡丹皮 10 克、栀子 10 克、芍药 10 克。随症加减:油脂多者,加土茯苓 30 克、薏苡仁 15 克;痤疮红肿热痛明显者,加紫花地丁 30 克、蒲公英 30 克;肺热明显者,加桑白皮 15 克、黄芩 10 克;痤疮脓头多者,加皂角刺 10 克、白花蛇舌草 15 克;痤疮有硬结或瘢痕明显者,加丹参 30 克、红花 10 克;有痒感者,加白鲜皮 15 克、蛇床子 15 克;痛经者,加延胡索 15 克、益母草 15 克。每日 1 剂,水煎服。孙葳等用上方加减治疗 60 例痤疮患者。结果:治愈 30 例,好转 25 例,无效 5 例,总有效率 91.7%。⑥

9. 仙方活命饮 金银花 30 克、生山楂 30 克、连翘 20 克、白芷 10 克、当归 10 克、甲片 10 克、皂角刺 10 克、生甘草 10 克、赤芍 15 克、天花粉 15 克、象贝母 15 克、乳香 6 克、没药 6 克。随症加减:皮损色红,压痛明显,口干,大便干结,舌红,脉数,证属肺胃积热,热毒蕴盛,加蒲公英 30 克、七叶一枝花 30 克、紫花地丁 30 克、夏枯草 30 克;皮肤油腻,皮损暗红,压痛不明显,以结节囊肿为主,舌质暗红,苔白腻或黄腻,脉滑,证属肠胃湿热,痰瘀互结,去生甘草,加半夏 15 克、海藻 15 克、昆布 15 克、莪术 10 克、桃仁 10 克。每日 1 剂,水煎服,每日 2 次。王燕等用上方加减治疗 50 例中重度痤疮患者,痊愈率为 68.9%,有效

① 姜义彬.麻黄杏仁甘草石膏汤加味治疗肺经风热型痤疮 36 例[J].广西中医药,2016,39(3):56-57.
② 周吉文,等.柴胡桂枝干姜汤治疗女性痤疮疗效观察[J].山东中医杂志,2015,34(12):922-924.
③ 郭潋,等.龙清肺除刺方治疗肺经风热型粉刺的疗效观察[J].辽宁中医杂志,2013,40(12):2473-2475.
④ 徐钧.二至五叶汤治疗寻常痤疮 116 例[J].江西中医药,2012,43(7):28-29.
⑤ 陈中伟.枇杷清肺饮加味治疗痤疮 65 例临床观察[J].中医药导报,2010,16(5):62-63.
⑥ 孙葳,夏阳.丹栀逍遥散加减治疗痤疮 60 例[J].吉林中医药,2010,30(2):133-134.

率为 86.7%。[①]

10. 苦硫汤　炙黄芪 10 克、当归 15 克、川芎 10 克、苦参 15 克、硫黄（冲服）5 克、黑豆 15 克、皂角刺 10 克、三棱 10 克、炙草 10 克。随症加减：肺经风热型，酌加防风、乌梢蛇等；湿热蕴滞型，酌加黄连、龙胆草等；热甚者，酌加石膏、栀子等。每日 1 剂，水煎 3 次，早中晚分服。15 日为 1 个疗程。陈爱用上方加减治疗 158 例寻常性痤疮患者。结果：痊愈 125 例，占 79.1%；好转 28 例，占 17.7%；无效 5 例，占 3.2%。总有效率 96.8%。[②]

11. 六味地黄丸　生地黄 30 克，墨旱莲 15 克、云茯苓 15 克、泽泻 15 克、益母草 15 克、女贞子 15 克、山茱萸 12 克、牡丹皮 12 克、栀子 12 克、石斛 12 克、甘草 5 克。随症加减：阴虚火盛，加知母 12 克、黄柏 12 克；血热较明显，加赤芍 15 克、丹参 15 克；眠差，加夜交藤 15 克、远志 12 克；脓疱者，加毛冬青 15 克、夏枯草 15 克、白花蛇舌草 15 克；大便秘结者，加火麻仁 20 克、桃仁 12 克；色素沉着明显，加茜草根 12 克、川红花 6 克。每日 1 剂，3 周为 1 个疗程。林少健用上方治疗 45 例痤疮患者。结果：治愈 34 例，好转 10 例，未愈 1 例，总有效率 97%。[③]

12. 金黄散加味　天花粉 500 克、大黄 250 克、白芷 250 克、黄柏 250 克、姜黄 250 克、陈皮 100 克、厚朴 100 克、苍术 100 克、南星 100 克、甘草 100 克。上药共研细末，过 80 目筛，是为金黄散。以雄黄 100 克、冰片 50 克、薄荷冰 50 克，入金黄散内碾至均匀且手捻无粗颗粒。随症加减：临症如见皮损色鲜红，顶有脓尖，痛痒较重者，在面膜粉内加 10% 白蔹粉；皮损色暗红，按之有硬结者，加 10% 当归粉；皮损油脂多伴黑头白头粉刺者，加白鲜皮 10%、升华硫磺 5%。用时取加味金黄散 15～25 克，以凉茶水调成糊状，均涂于皮损

及周围，厚约 2～4 毫米。每晚 1 次，每次做 30 分钟，稍干则以水润湿。张磊等用上方结合中药煎剂内服治疗 100 例寻常性痤疮患者。结果：用药 5 日，痊愈 8 例，好转 10 例，其余不同程度症状减轻；用药 10 日，痊愈 23 例，好转 38 例；用药 20 日，痊愈 58 例，好转 23 例；用药 30 日，痊愈 67 例，好转 21 例，皮损消退 20%～30% 9 例，3 例皮损改善较小。总治愈率 67%，总有效率 88%。[④]

13. 泻黄散加味　藿香 10 克、栀子 10 克、防风 10 克、黄芩 10 克、生石膏 25 克、黄连 6 克、丹参 15 克、茵陈 15 克、薏苡仁 30 克、甘草 3 克。随症加减：心烦，加灯心草、竹叶；便秘，加大黄、桃仁；皮疹红肿痒痛或有脓疱，酌加蒲公英、紫花地丁、地榆、金银花、玄参、生地黄、白花蛇舌草、连翘等。每日 1 剂，水煎服，每日 2 次。栾菁等用上方加减治疗 87 例粉刺患者。结果：治愈 36 例，好转 47 例，未愈 4 例，总有效率 95.4%。[⑤]

单　　方

1. 黄连联合地榆　组成：黄连、地榆。制备方法：上药制成散剂。临床应用：贾华魁用上方治疗 60 例寻常性痤疮患者。结果：痊愈 36 例，显效 15 例，好转 6 例，无效 3 例，总有效率 95%。[⑥]

2. 硫磺酊　组成：硫磺 100 克。制备方法：硫磺研为细末，加入 75% 乙醇 500 毫升，浸泡。用法用量：用棉签蘸硫磺酊外擦患处，早晚各 1 次。临床应用：王思农用上方治疗 16 例患者。结果：治愈 3 例，显效 4 例，好转 7 例，无效 2 例，总有效率 87.5%。[⑦]

3. 漏芦甘草汤　组成：漏芦 50 克、甘草 10 克。用法用量：上药水煎，每日 1 剂，7 剂为 1 个疗程。服药 2 个疗程。临床应用：徐九思用上方

① 王燕，等.仙方活命饮治疗中重度痤疮 45 例临床观察[J].中国皮肤性病学杂志,2006(4)：240-244.
② 陈爱.苦硫汤治疗寻常性痤疮 158 例[J].山西中医,1999(3)：19.
③ 林少健.六味地黄丸加减治疗痤疮 45 例[J].四川中医,1999(2)：39.
④ 张磊，等.金黄散加味调敷治疗寻常性痤疮[J].中医外治杂志,1998(1)：40.
⑤ 栾菁，等.泻黄散加味治疗粉刺 87 例[J].辽宁中医杂志,1998(8)：23.
⑥ 贾华魁.中药黄连联合地榆制成散剂外用治疗寻常痤疮的疗效观察[J].中国医药指南,2012,10(18)：293-294.
⑦ 王思农.硫磺酊治疗青少年痤疮的临床观察[J].亚太传统医药,2009,5(5)：110.

治疗 26 例痤疮患者。结果：痊愈(寻常型痤疮和脓疱型痤疮全部消退,无残留和新生痤疮出现;留有色素沉着瘢痕,疗效指数 100％)16 例,占 64％;显效(痤疮消除 80％～95％有效,痤疮消退 65％以上,新生成痤疮少于 5 个;疗效指数 20％～50％)7 例,占 38.4％;有效 3 例,占 11.5％。总有效率 100％。注意事项：治疗期间忌辛、辣、油腻食品。[①]

4. 单味丹参饮 组成：丹参 30 克。用法用量：每日 1 剂,水煎内服,每日 1 次。临床应用：郭青海用上方治疗 160 例痤疮患者。结果：疗程平均 6.5 周,最短 5 周,最长 10 周;痊愈 66 例,显效 42 例,有效 34 例,无效 18 例,治愈率 41.3％,总有效率 88.8％。[②]

5. 大黄合剂 组成：大黄。用法用量：每 10 毫升含大黄生药 3 克。每次 10 毫升,每日 3 次,饭后口服。临床应用：乔立新用上方治疗 120 例寻常痤疮患者。结果：痊愈 53 例,显效 48 例,有效 11 例,无效 8 例,总有效率 93.3％。[③]

中 成 药

1. 积雪苷霜软膏 组成：积雪草(海南普利制药有限公司生产)。用法用量：外涂每日 2～3 次。临床应用：俞珊等用上方结合微等离子束治疗 55 例凹陷性痤疮瘢痕患者,痊愈 36 例,显效 15 例,好转 3 例,无效 1 例,总有效率 92.73％。[④]

2. 金花消痤丸 组成：金银花、栀子、大黄、黄芩、黄连、黄柏、薄荷、桔梗、甘草(昆明中药有限公司生产,国药准字 Z53021120)。用法用量：口服,每次 4 克,每日 3 次。临床应用：童辉等用上方联合外用夫西地酸软膏治疗 154 例中度寻常性痤疮患者。结果：治疗 2 周后,有效率为 84.42％。[⑤]

3. 复方珍珠暗疮片 组成：金银花、蒲公英、木通、当归尾、地黄、黄芩、黄柏、大黄、玄参、珍珠层粉、水牛角浓缩粉、羚羊角粉、北沙参、赤芍(沈阳东新药业有限公司生产)。用法用量：口服,每次 4 片,每日 3 次。临床应用：杨道秋用上方治疗 30 例寻常痤疮患者。结果：治愈 13 例,显效 9 例,有效 5 例,无效 3 例,显愈率 76.6％。[⑥]

4. 复方木尼孜颗粒 组成：骆驼蓬子、菊苣子、洋甘菊、甘草(新疆维吾尔药业生产)。用法用量：口服,每次剂量 6 克,每日 2 次,于午饭、晚饭后服用,15 日为 1 个疗程,治疗 2 个疗程。临床应用：唐兰等用上方治疗 90 例痤疮患者。结果：治愈 21 例,显效 25 例,有效 13 例,无效 31 例,总有效率 65.6％。[⑦]

5. 肤痔清软膏 组成：金果榄、土大黄、苦参、黄柏(贵州绿太阳制药有限公司生产,35 克/支)。用法用量：先清洁面部,然后将药膏用温开水按 1：5 稀释后在面部涂抹,轻轻按摩后保留 1 小时,早晚各 1 次,连用 4 周。临床应用：梁国雄等将 400 例中重度寻常痤疮患者随机分为外用组(只外涂肤痔清软膏)、常规组(常规口服药物治疗)、联合组(常规口服药物联合外涂肤痔清软膏)和倒膜组(常规口服药物联合外涂肤痔清软膏和面部倒膜治疗)各 100 例,给予相应治疗 4 周,观察疗效和不良反应。结果：外用组与常规组的有效率比较差异无统计学意义($P>0.05$);联合组的有效率优于外用组,倒膜组的有效率优于其余各组,其差异均有统计学意义(均 $P<0.05$)。有 4 例患者出现轻微上腹部不适,倒膜组有 1 例患者出现面部轻微潮红和烧灼感,均无需处理。[⑧]

① 徐九思.漏芦甘草汤治疗痤疮 26 例临床观察[J].光明中医,2009,24(6)：1164-1165.
② 郭青海.单味丹参饮治疗痤疮 160 例[J].吉林中医药,2006(9)：41.
③ 乔立新,等.单味大黄治疗寻常痤疮的临床观察[J].中国煤炭工业医学杂志,2005(9)：118.
④ 俞珊,等.微等离子束联合积雪苷霜软膏治疗凹陷性痤疮瘢痕疗效观察[J].中国美容医学,2016,25(7)：6971.
⑤ 童辉,等.金花消痤丸治疗中度寻常性痤疮的临床观察[C]//.2016 全国中西医结合皮肤性病学术年会论文汇编.[出版者不详],2016：260.
⑥ 杨道秋,等.复方珍珠暗疮片治疗寻常痤疮疗效观察[J].实用中医药杂志,2016,32(5)：498.
⑦ 唐兰,等.复方木尼孜其颗粒治疗痤疮的疗效观察[J].世界最新医学信息文摘,2016,16(73)：173-176.
⑧ 梁国雄,等.肤痔清软膏在中重度寻常痤疮患者中的应用[J].海南医学,2014(6)：25.

6. 痤疮清热合剂　组成：大黄、生石膏、黄连、黄芩、生地黄、蒲公英(北京中医医院院内制剂)。用法用量：口服，每次 30 毫升，每日 2 次。临床应用：杨岚等用上方治疗 74 例肺胃蕴热型痤疮患者。结果：痊愈 15 例，显效 23 例，有效 26 例，无效 10 例，总有效率 86.49%。[1]

7. 裸花紫珠胶囊　组成：裸花紫珠(国药准字 Z20063569)。用法用量：口服，每次 3 粒，每日 3 次，治疗 4 周，同时运用自配裸花紫珠药粉外擦剂。临床应用：方陶等用上方治疗 60 例痤疮患者。结果：治愈 38 例，显效 11 例，好转 6 例，未愈 5 例，复发 3 例，总有效率 91.67%。[2]

8. 丹参酮胶囊　组成：丹参酮(河北兴隆希力药业集团公司生产)。用法用量：口服，每日 4 粒，每日 3 次；病情基本控制后，改为 2 片，每日 3 次。临床应用：毛雷等用上方治疗 68 例寻常型痤疮患者。结果：治愈 15 例，显效 35 例，有效 11 例，无效 7 例，总有效率率 89.71%。[3]

9. 大黄䗪虫丸　组成：熟大黄、土鳖虫、水蛭、虻虫、蛴螬、桃仁、干漆、生地黄、白芍、黄芩、甘草、杏仁(北京同仁堂制药厂生产)。用法用量：口服，每次 3 克，每日 1～2 次。临床应用：王利霞等用上方联合异维 A 酸与夫西地酸软膏治疗 67 例重度痤疮患者。结果：治愈 38 例，显效 16 例，进步 7 例，有效 6 例，无效 0 例，总有效率 80.60%。[4]

10. 防风通圣丸　组成：荆芥、防风、麻黄、薄荷、大黄、芒硝、滑石、栀子、石膏、黄芩、连翘、桔梗、当归、川芎、白芍、白术、甘草(北京同仁堂科技发展股份有限公司制药厂生产)。用法用量：口服，每次 6 克，每日 2 次，连服 2 周为 1 个疗程。临床应用：刘朋用上方治疗 26 例风热型痤疮患者。结果：痊愈 9 例，显效 11 例，有效 4 例，无效 2 例，总有效率 92.3%。[5]

11. 肿痛安胶囊　组成：天南星、制白附子、天麻、僵蚕、防风、羌活、白芷(河北奥星集团药业有限公司生产，国药准字 Z13021496)。用法用量：口服，每次 0.56 克，每日 3 次。临床应用：封利广等选取 68 例聚合性痤疮患者，用上方口服，联合外用肿痛安胶囊内容物，以麻油调成糊状涂敷患处，每日 1～2 次。30 日为 1 个疗程。结果：治愈 36 例，显效 18 例，有效 9 例，无效 5 例，愈显率 79.41%。[6]

12. 蒲地蓝消炎口服液　组成：蒲公英、紫花地丁、板蓝根、黄芩(江苏济川药业集团生产)。用法用量：口服，每次 10 毫升，每日 3 次。临床应用：宋艳丽等用上方治疗 64 例寻常型痤疮患者。结果：治疗 3 周后，治愈 7 例，显效 28 例，有效 13 例，无效 16 例，总有效率 75%；治疗 6 周后，治愈 19 例，显效 25 例，有效 16 例，无效 4 例，总有效率 93.8%。[7]

13. 复方黄柏液　组成：黄柏、连翘、金银花、全蝎、蒲公英(山东汉方制药有限公司生产)。功效：清热解毒，消肿止痛，祛腐生肌，杀菌止痒。用法用量：外涂，每日 2 次。临床应用：王再兴等用上方治疗 45 例寻常型痤疮急性和亚急性湿疹患者。结果：治愈 9 例，显效 26 例，有效 8 例，无效 2 例，总有效率 77.80%。[8]

14. 克痤隐酮凝胶　组成：丹参酮粉、维生素 A、维生素 E、甲氧苄啶(安徽安科生物工程有限公司生产)。用法用量：早晚局部各用 1 次，连用 8 周。临床应用：李伶等用上方治疗 34 例Ⅰ、Ⅱ级寻常痤疮患者。结果：8 周后非炎性皮损数目分别从(18.88±5.89)个减少至(6.61±6.63)个，炎性皮损数目从(18.29±6.32)个减少至(8.72±5.36)个，皮损总数从(38.52±9.02)个减少至(15.33±

① 杨岚,曲剑华,等.痤疮清热合剂治疗肺胃蕴热型痤疮的临床研究[J].中华中医药杂志,2014,29(1)：308-310.
② 方陶,等.裸花紫珠胶囊内服外擦治疗痤疮 60 例疗效观察[J].实用中西医结合临床,2014,14(12)：67.
③ 毛雷,等.丹参酮胶囊治疗寻常型痤疮临床研究[J].亚太传统医药,2014,10(13)：107.
④ 王利霞,等.大黄䗪虫丸联合异维 A 酸治疗重度痤疮疗效观察[J].中国美容医学,2014,23(11)：923-925.
⑤ 刘朋.防风通圣丸治疗风热型痤疮 26 例临床观察[J].首都医药,2014,21(4)：31.
⑥ 封利广,王自辉.肿痛安胶囊内服外用治疗聚合性痤疮 68 例疗效观察[J].河北中医,2014,36(10)：1534-1535.
⑦ 宋艳丽,等.蒲地蓝消炎口服液治疗寻常型痤疮的临床疗效观察[J].中国中医基础医学杂志,2014,20(5)：697-699.
⑧ 王再兴,等.复方黄柏液治疗寻常型痤疮急性和亚急性湿疹的临床疗效观察[J].安徽医科大学学报,2013,48(11)：1415-1417.

10.19)个;治愈 6 例,显效 23 例,有效 4 例,无效 1 例,总显效率 85.29%,痊愈率 17.64%。①

15. 西黄胶囊(丸) 组成:乳香(醋制)、没药(醋制)、牛黄、麝香(吉林通化白雪山药厂生产)。用法用量:口服,胶囊每次 4～8 粒;丸剂每次 3 克,每日 2 次。临床应用:李晓强等用上方治疗 40 例中重度寻常痤疮患者。结果:治愈 11 例,显效 13 例,好转 12 例,无效 4 例,总有效率 90.0%。②

16. 知柏地黄丸 组成:知母、黄柏、熟地黄、山药、山茱萸、牡丹皮、茯苓、泽泻。用法用量:口服,每次 8 丸,每日 3 次。临床应用:陈斌用上方治疗 48 例痤疮患者。结果:痊愈 20 例,显效 19 例,有效 6 例,无效 3 例,总有效率 93.75%。③

17. 姜黄消痤搽剂 组成:姜黄、七叶一枝花、杠板归、一枝黄花、土荆芥、绞股蓝、珊瑚姜等(贵阳舒美达制药厂有限公司生产,国药准 Z20025149)。用法用量:每瓶 30 毫升,每日 2 次,每日中午、晚上分别用温水清洁面部皮肤,均匀涂于患部皮疹上,治疗 8 周。临床应用:刘文慧等用上方结合美满霉素治疗 100 例结节性囊肿性痤疮患者。结果:痊愈 47 例,显效 29 例,好转 22 例,无效 2 例,总有效率 98.0%。④

18. 一清胶囊 组成:大黄、黄芩、黄连(国药准字 Z19991047)。用法用量:口服,每次 2 粒,每日 3 次。临床应用:杨青旭等用上方治疗 68 例痤疮患者。结果:治愈 42 例,好转 23 例,未愈 2 例,总有效率为 97%。⑤

19. 龙珠软膏 组成:麝香、牛黄、珍珠、琥珀、硼砂、冰片、炉甘石(马应龙药业股份有限公司生产)。用法用量:取适量膏药涂抹患处或摊于纱布上贴患处,每日 1 次,溃前涂药宜厚,溃后宜薄。临床应用:王新梅等用上方结合九泰维胺酯胶囊治疗 60 例痤疮患者。结果:痊愈 26 例,显效 28 例,有效 5 例,未愈 1 例,总有效率 88.3%。⑥

20. 润燥止痒胶囊 组成:何首乌、生地黄、桑叶、苦参、红活麻(贵州同济堂制药有限公司生产)。功效:滋阴养血,燥湿祛风,润肠通便。用法用量:口服,每次 4 粒,每日 3 次,连服 2 周为 1 个疗程。临床应用:钱中央用上方治疗 55 例脓疱性痤疮患者。结果:治愈 48 例,显效 5 例,好转 2 例,总有效率 98.9%。注意事项:服药期间忌烟酒、辛辣,油腻及腥发食物,同时停用其他药物。⑦

21. 玫芦消痤膏 组成:鲜芦荟叶、苦参、杠板归、玫瑰花、冰片、薄荷素油。功效:清热解毒,杀虫止痒,润肤护肤。用法用量:将患处用温水清洗干净后涂抹适量,每日 3～4 次。临床应用:房武宁用上方治疗 98 例痤疮患者。结果:痊愈 55 例,显效 23 例,好转 15 例,无效 5 例,总有效率 94.9%。⑧

22. 龙血竭胶囊 组成:龙血竭(广东肇庆市制药厂生产,0.3 克/粒)。用法用量:口服,每次 4 粒,每日 3 次。临床应用:欧柏生等用上方治疗 70 例寻常型痤疮患者。结果:痊愈 33 例,显效 20 例,有效 12 例,无效 5 例,总有效率 75.7%。⑨

23. 黄柏胶囊 组成:小檗碱、黄柏碱、巴马亭(重庆希尔安药业生产,0.4 克/粒)。用法用量:口服,每次 3 粒,每日 3 次。临床应用:朱跃东等用上方治疗 70 例痤疮患者。结果:治愈 28 例,显效 16 例,好转 12 例,无效 14 例,总有效率 80%。⑩

24. 玉容露 组成:川芎、三七、甘油等(昆明

① 李伶,等.克痤隐酮凝胶治疗Ⅰ、Ⅱ级寻常痤疮 34 例临床疗效观察[J].安徽医药,2011,15(9):1160-1161.
② 李晓强,李慎秋,等.西黄丸治疗中重度寻常痤疮疗效观察[J].中国中医药信息杂志,2011,18(7):73-74.
③ 陈斌.知柏地黄丸治疗痤疮 48 例疗效观察[J].中国全科医学,2010,13(S1):52.
④ 刘文慧,等.姜黄消痤搽剂治疗结节性囊肿性痤疮的多中心、开放、随机、阳性药物平行对照临床观察[C].全国中西医结合皮肤性病学术会议论文汇编,2009:77-79.
⑤ 杨青旭,等.一清胶囊治疗痤疮 68 例[J].陕西中医,2009,30(5):532.
⑥ 王新梅,等.龙珠软膏治疗痤疮临床疗效观察[J].中国实用医药,2008(3):103.
⑦ 钱中央.润燥止痒胶囊治疗脓疱性痤疮疗效观察[J].浙江中西医结合杂志,2008(11):719.
⑧ 房武宁.玫芦消痤膏治疗痤疮 98 例疗效观察[C]//.中华医学会第十二次全国皮肤性病学术会议论文集.[出版者不详],2006:318.
⑨ 欧柏生,等.龙血竭胶囊治疗寻常痤疮 70 例[J].中国民间疗法,2005(9):36-37.
⑩ 朱跃东,等.黄柏胶囊治疗痤疮疗效观察[J].中国麻风皮肤病杂志,2003(4):407-408.

圣火制药有限责任公司生产,80 毫升/瓶)。用法用量：洗净患部每日早晚各擦 1 次,每次 0.5～1 毫升均匀揉擦,15 日为 1 个疗程。临床应用：石

瑜等用上方治疗 82 例寻常型痤疮患者。结果：治愈 22 例,显效 31 例,有效 25 例,无效 4 例,总有效率 95.1％。[1]

① 石瑜,等.玉容露擦剂治疗寻常性痤疮的临床观察[J].云南中医学院学报,1997(4)：13－15.

脂溢性皮炎

概　述

脂溢性皮炎亦称脂溢性湿疹，是一种常见的慢性浅表性、炎症性皮肤病，皮损表现为红斑基础上的鳞屑，可伴瘙痒。多发生在皮脂腺丰富的头皮、脸面、眉弓、鼻唇沟、耳前后、腋窝等处。并自头皮开始，向下蔓延，严重者可泛发全身。该病在人群中发病率为2%～5%，多见于青壮年或婴儿，男性多于女性。其病因复杂，发病机制不十分清楚，一般认为可能与糠秕马拉色菌、性激素水平、皮脂水平及免疫反应等因素有关。

本病皮损形态多样，有干、湿两个类型。干性者为大小不一的斑片，基底微红，上覆以糠秕状或油腻性鳞屑，在头皮部可堆集很厚，梳发或搔抓时鳞屑易于脱落，而白屑纷飞，且毛发干枯，伴有脱发。湿性者多皮脂腺分泌旺盛，皮肤异常油腻，多为红斑、糜烂、流滋，有油腻性的脱屑和结痂，常有臭味，在耳后和鼻部可有皲裂，眉毛往往因搔抓折断而稀疏，严重者皮损泛发全身，或为湿疹样皮损。自觉程度不同的瘙痒。病程缓慢，常有急性发作。

本病属中医"白屑风""面游风""纽扣风"范畴。多因患者平素血燥之体，复感风热，郁久转而化燥，肌肤失去濡养；甚或风邪郁久，耗血伤阴，血虚阴伤，肌肤失于濡养则生风化燥。两者互为因果，以致皮肤粗糙，表现以干燥型者为多。或过食辛辣、肥甘、酒类，以致脾胃运化失常，生湿生热，湿热蕴积肌肤而成，表现以湿性皮损为主。

辨证施治

1. 张理梅分2型

（1）肝肾阴虚型（干性型）　症见头面部淡粉红色斑片，皮损干燥、脱屑、瘙痒，毛发干枯脱落。多伴眩晕耳鸣，两目干涩，五心烦热，失眠多梦，腰膝酸软，女性月经不调。舌红少津，花苔或裂纹苔，脉弦细数。治宜滋阴降火、凉血祛风。方用二至地黄丸合青蒿鳖甲汤加减：女贞子、墨旱莲、知母、龟甲、鳖甲、青蒿、生地黄、牡丹皮、刺蒺藜、浮萍、枳壳、紫苏梗。随症加减：如心烦易怒、乳房胀痛者，加柴胡、郁金、青皮；腰膝酸软者，加杜仲、桑寄生、怀牛膝；月经量少者，加川芎、鸡血藤；呃逆呕吐者，加姜竹茹、姜半夏；瘙痒明显者，加白鲜皮、地肤子；夜寐不安者，加珍珠母、灵磁石；皮损干燥明显者，加玄参、天花粉；兼红色丘疹即脂溢性痤疮者，加金银花、连翘、白花蛇舌草。

（2）脾胃湿热型（湿性型）　症见皮损为潮红斑片，有油腻痂屑甚至糜烂、渗出；伴口苦口黏，痞满纳呆，小便短赤，大便臭秽；舌质红，苔黄腻，脉滑数。治宜健脾除湿、通腑泄热。方用清热除湿汤加减：土茯苓、苦参、茯苓、薏苡仁、大黄、厚朴、五味子、煅牡蛎等。随症加减：舌苔黄厚腻者，加藿香、佩兰、砂仁；腹胀者，加大腹皮、枳壳；纳呆、饮食不化者，加生山楂、神曲、鸡内金；口苦异味者，加焦栀子、淡豆豉；口干严重者，加南沙参、北沙参、天花粉。[①]

2. 黄莺分3型

（1）肺胃热盛型　治宜清泄肺胃。方用三皮

---

① 李嫱嫱，张理梅，等.张理梅教授治疗脂溢性皮炎经验浅谈[J].陕西中医学院学报，2015，38（5）：31-33.

消痤汤加减：桑白皮 15 克、地骨皮 15 克、牡丹皮 12 克、生地黄 15 克、白花蛇舌草 30 克、薏苡仁 30 克、黄芩 15 克、知母 12 克、野菊花 10 克、山楂 15 克、桔梗 10 克。

（2）胃肠湿热型　治宜健脾除湿、清热止痒。方用三仁汤、萆薢渗湿汤、黄连温胆汤、藿朴夏苓汤合川芎茶调散加减。

（3）气血两虚型　治宜益气固表、养血润肤。方用玉屏风散、三黄固本汤加减：黄芪 30 克、白术 15 克、防风 6 克、黄精 20 克、生地黄 20 克、女贞子 15 克、制何首乌 20 克、枸杞子 15 克、菟丝子 15 克、桑椹 20 克、川芎 12 克、丹参 20 克、郁金 15 克。①

3. 朱林分 2 型

（1）风盛血燥型　方用四物消风饮加减：生地黄 20 克、当归 15 克、荆芥 10 克、防风 10 克、赤芍 10 克、川芎 10 克、柴胡 10 克、白鲜皮 10 克、蝉蜕 5 克、独活 5 克、甘草 5 克等。

（2）湿热蕴结型　方用茵陈蒿汤加减：茵陈 15 克、栀子 10 克、大黄 10 克、薏苡仁 15 克、地骨皮 10 克、牡丹皮 10 克、甘草 5 克等。

以上各方均每日 1 剂，分早晚 2 次水煎温服。2 周为 1 个疗程，治疗 2 个疗程。临床观察：朱林用上方辨证治疗 26 例风盛血燥型脂溢性皮炎患者、52 例湿热内蕴型脂溢性皮炎患者，总有效率 94.87%。②

4. 梁尚财等分 3 型

（1）湿热内蕴型　主症：皮疹比较鲜活、油腻明显或伴有糜烂、滋流黄水、瘙痒大便稀烂不畅，小便黄赤，舌红苔黄腻，脉濡数或滑数。治宜利湿清热。方用利湿清热汤加减：土茯苓 20 克、金银花 15 克、生地黄 15 克、薏苡仁 20 克、茵陈蒿 15 克、白鲜皮 12 克、泽泻 12 克、萆薢 15 克、侧柏叶 12 克、牡丹皮 12 克、竹叶 10 克、甘草 3 克。随症加减：头面部皮疹，加桑叶 12 克、菊花 12 克；外阴皮疹，加柴胡 12 克、龙胆草 10 克。

（2）风热血燥型　主症：红斑表面伴有较多灰色鱼鳞屑或淡黄色油痂，瘙痒明显，入冬皮疹加重，大便干结，舌红苔薄黄，脉弦细。治宜祛风止痒、凉血润燥。方用桑菊饮加减：桑叶 15 克、夏枯草 15 克、连翘 12 克、生地黄 20 克、牡丹皮 12 克、槐花 15 克、蝉蜕 10 克、麦冬 15 克、沙参 15 克、甘草 3 克。

（3）阴虚内热型　主症：皮疹呈暗红色，反复发作，伴有脱屑或油腻、油痂，微痒口干，心烦，失眠多梦，大便干结，舌红少苔，脉细数。治宜养阴清热。方用二至丸加味：女贞子 20 克、墨旱莲 20 克、知母 10 克、黄柏 10 克、生地黄 15 克、牡丹皮 12 克、麦冬 15 克、茯苓 15 克、白芍 12 克、甘草 3 克。

以上各方均每日 1 剂，水煎服。临床观察：梁尚财等用上方辨证治疗 170 例脂溢性皮炎患者。结果：治愈 120 例，占 70.6%；显效 25 例，占 14.7%；好转 25 例，占 14.7%。总有效率 100%。③

5. 竺炯分 3 型

（1）风热上受型　主要是初发期患者，症见面部少量红斑、淡红斑，间见粉刺，主要分布于鼻翼旁，自觉不痒或时有轻痒感，不伴其他全身症状。舌脉如常，或舌苔略黄。治宜疏风清热。方用银翘散加减。随症加减：伴螨虫镜检阳性，酌加蒲公英、紫花地丁、野菊花等。

（2）肺胃郁热型　症见面部红斑、大小不一，色偏红，伴见粉刺、炎性丘疹或少量脓丘疹、小脓疱，皮肤偏油腻。舌红，苔薄黄或黄腻。方用自制春蕾合剂或枇杷清肺饮加减。随症加减：伴螨虫镜检阳性，酌加蒲公英、连翘、紫花地丁、野菊花等；伴大便干结或便秘，酌加生大黄、玄参等，或改用自制清热解毒合剂或调胃承气汤加减；伴湿热证象，症见纳谷不馨，舌苔黄腻，用自制解湿热合剂或酌加金钱草、薏苡仁、车前子等；喜食膏粱厚味者，加谷麦芽、炒山楂等。

（3）肝郁化热型　症见面部皮疹或轻或重，

① 朱艳灵，等.黄莺辨治脂溢性皮炎经验[J].山东中医杂志,2012,31(2)：137－138.
② 朱林.中医辨治面部脂溢性皮炎 78 例临床观察[J].医学信息(中旬刊),2010,5(8)：2274－2275.
③ 梁尚财，等.中医辨证治疗脂溢性皮炎 170 例[J].吉林中医药,2006,26(9)：40.

时轻时重，工作、情绪紧张每易诱发，舌红。多因肝失疏泄，郁而化热，上熏于头面所致。治宜清肝解郁。方用柴胡疏肝散或丹栀逍遥散加减。随症加减：性情急躁，皮疹色红，大便秘结者，用龙胆泻肝汤或凉膈散加减；女性患者，月经前后皮疹易发或加重者，可用自制丹芩逍遥合剂；病程日久者，以知柏地黄丸合逍遥散缓图之。

4 周为 1 个疗程，治疗 2 个疗程。临床观察：竺炯用上方辨证治疗 158 例面部脂溢性皮炎患者，其中风热上受型 32 例、肺胃郁热型 79 例、肝郁化热型 47 例，总有效率分别为 93.75%、94.94%、95.74%。①

经 验 方

1. 除湿胃苓汤加减　苍术 10 克、厚朴 10 克、陈皮 10 克、滑石 30 克、茯苓 15 克、白术 15 克、泽泻 15 克、猪苓 10 克、白鲜皮 10 克、桂枝 6 克、浙贝母 10 克、山楂 8 克、防风 10 克、栀子 10 克、蒲公英 10 克、白花蛇舌草 10 克、甘草 6 克。每日 1 剂，水煎 2 次，取汁 400 毫升，早晚各服用 200 毫升，最后再煎 1 次，取汁 2 000 毫升进行外洗。3 周为 1 个疗程，连续治疗 2 个疗程。林皆鹏用上方治疗 94 例脾虚湿热型脂溢性皮炎患者。结果：痊愈 42 例，显效 36 例，有效 12 例，无效 4 例，总有效率 95.74%。②

2. 加味玉女煎　石膏、知母、柴胡、白芷、玉竹、石斛、生地黄、麦冬、玄参、牛膝、升麻、桑白皮、牡丹皮、黄芩等。煎煮液早中晚饭后半小时温服，2 周为 1 个疗程，治疗 4 个疗程。余登敏等用上方治疗 34 例血热风燥型面部脂溢性皮炎患者。结果：痊愈 6 例，显效 19 例，有效 8 例，无效 1 例，总有效率 97.06%。③

3. 丹萍皮炎水丸　生地黄、牡丹皮、赤芍、黄连、蝉蜕等。每日 3 次，饭后服。15 日为 1 个疗程，连用 4 个疗程。同时嘱患者清淡饮食，保持面部清洁滋润。马林等用上方治疗 120 例面部脂溢性皮炎患者。结果：痊愈 77 例，好转 38 例，无效 5 例，总有效率 95.84%。治疗期间未发现患者有明显不适感。④

4. 桑鱼洗剂　桑白皮 30 克、鱼腥草 30 克、夜交藤 30 克、川椒 15 克、明矾 15 克、皂角 15 克、白鲜皮 20 克、白芷 15 克、王不留行 30 克。水煎 2 次取汁 2 000 毫升，洗头并按摩，每周 2 次，每次 15 分钟，药汁在头皮上保留 5 分钟后冲洗干净。孙龙用上法治疗 93 例头部脂溢性皮炎患者。结果：治愈 54 例，显效 31 例，有效 5 例，无效 3 例，总有效率 96.77%。⑤

5. 枇杷清肺饮加减　炙枇杷叶 15 克、桑白皮 15 克、炒黄连 3 克、炒黄芩 15 克、竹叶 6 克、荷顶 6 克、生地黄 15 克、牡丹皮 15 克、赤芍药 15 克、刺蒺藜 20 克、白鲜皮 20 克、地肤子 20 克、蜈蚣 3 条。每日 1 剂，每日 3 次，疗程 4 周。刘永信等用上方治疗 45 例脂溢性皮炎患者。结果：临床痊愈 29 例，显效 11 例，有效 2 例，无效 3 例，总有效率 93.3%。注意事项：治疗期间给予低脂清淡饮食，忌辛辣刺激性食物。⑥

6. 参苓白术散加减　莲子肉 9 克、薏苡仁 9 克、砂仁 6 克、桔梗 6 克、甘草 9 克、白茯苓 15 克、人参 15 克、白术 15 克、山药 15 克、白扁豆 12 克。上药共为细末，每次服 6 克，大枣汤调下，每日 2 次。⑦

7. 当归饮子加减　当归 30 克、白芍 30 克、川芎 30 克、生地黄 30 克、白蒺藜 30 克、防风 30 克、荆芥 30 克、何首乌 15 克、黄芪 15 克、炙甘草 15 克。每日 1 剂，水煎服，每日 2 次。⑧

① 竺炯.中医辨治面部脂溢性皮炎疗效观察［J］.辽宁中医杂志,2004(9)：767－768.
② 林皆鹏.除湿胃苓汤加减治疗脾虚湿热型脂溢性皮炎的临床观察［J］.实用中西医结合临床,2017,17(8)：47－49.
③ 余登敏,等.加味玉女煎治疗血热风燥型面部脂溢性皮炎的临床疗效观察［J］.中药药理与临床,2015,31(6)：188－191.
④ 马林,等.丹萍皮炎水丸治疗面部脂溢性皮炎 120 例临床观察［J］.内蒙古中医药,2012,31(6)：28－29.
⑤ 孙龙.桑鱼洗剂治疗头部脂溢性皮炎 93 例［J］.中华中医药杂志,2010,25(10)：1726－1728.
⑥ 刘永信,等.枇杷清肺饮治疗脂溢性皮炎 45 例疗效观察［J］.四川中医,2010(28)11：105.
⑦～⑧ 陆德铭,等.实用中医外科学(第二版)［M］.上海：上海科学技术出版社,2010：563.

8. 泻黄散加味 黄芩 15 克、山楂 15 克、防风 15 克,荆芥 10 克、焦栀子 10 克、皂角刺 10 克、藿香 10 克、薏苡仁 30 克、土茯苓 20 克、生石膏 20 克、甘草 6 克。每日 1 剂,水煎取液,分早晚温服。配合剂脂溢洗剂外洗。治疗 4 周。钟江用上方治疗 41 例脂溢性皮炎患者。结果:治愈 23 例,好转 15 例,未愈 3 例,总有效率 92.68%。[①]

9. 肤康合剂 牡丹皮、黄芩、土茯苓、桔梗、蒲公英、柴胡、白花蛇舌草、赤芍、槐花、白鲜皮、夏枯草、山楂、石膏等。每次 20 毫升,每日 3 次,配合维生素 B₆ 软膏外用,连用 28 日。王仑等用上方治疗 120 例脂溢性皮炎患者。结果:治愈 72 例,显效 27 例,进步 18 例,无效 3 例,总有效率 82.5%。[②]

10. 脱脂消炎膜 升华硫 50 克、山楂 50 克、苍术 50 克、土茯苓 50 克、煅龙骨 50 克、煅牡蛎 50 克、冰片 2 克。诸药研末过 100 目筛备用。常规洁面后,用离子喷雾机喷雾 10 分钟,用脱脂消炎膜粉冷开水调成稀糊状作底,煅石膏倒模,30 分钟去模,清洁整理,每周 2 次,4 次为 1 个疗程。王步礼用上法治疗 109 例面部脂溢性皮炎患者。结果:治愈 88 例,占 80.70%;好转 15 例,占 13.80%;有效 6 例,占 5.5%。[③]

11. 调胃承气汤加减 生大黄(后下)10 克、生甘草 10 克、芒硝(冲入)15 克、玄参 20 克、桑白皮 15 克、桃仁 10 克、红花 10 克。随症加减:酒糟鼻、脂溢性皮炎、痤疮,加玄参 20 克、桑白皮 15 克、桃仁 10 克、红花 10 克;颜面丹毒、颜面疔病、须疮,加大青叶 30 克、蒲公英 30 克、金银花 30 克、鱼腥草 30 克、野菊花 20 克、紫花地丁 15 克。每日 1 剂,水煎服。左开伦等用上方加减治疗 62 例面部脂溢性皮炎患者。结果:治愈 41 例,显效 15 例,无效 6 例,总有效率 90.32%。[④]

12. 加味黄连解毒汤 黄连 10 克、黄柏 10 克、黄芩 10 克、金银花 10 克、栀子 12 克、没药 12 克、乳香 12 克、苦参 20 克、甲片 6 克、桂枝 6 克。水煎取汁 500 毫升,每日 1 剂。7 日为 1 个疗程。每日早上、中午各取药汁 150 毫升,兑入开水 200 毫升,将患部浸洗 15～30 分钟;晚上再取药汁 200 毫升加开水 300 毫升,浸洗 15 分钟,再用毛巾浸药汁湿敷 30 分钟。袁明泽用上法治疗 18 例脂溢性皮炎患者。结果:痊愈(皮损消失,无痒感)12 例;显效(皮损基本治愈,偶痒)4 例,有效(皮损逐渐趋轻已不滋水,轻度瘙痒)2 例。[⑤]

单 方

1. 甘草洗剂 组成:甘草 20 克。用法用量:冷水 400 毫升浸泡 30 分钟后,小火煎煮 20 分钟。微温时取汁湿敷于面部。每日 2 次,每次(10～15)分钟。临床应用:申婕等用上法治疗 32 例面部脂溢性皮炎患者。结果:痊愈 21 例,显效 9 例,好转 1 例,无效 1 例。有效率 93.75%。[⑥]

2. 桑芩洗方 组成:桑叶 200 克、黄芩 50 克、藿香 50 克。制备方法:将药物盛入适宜的容器,加入三倍于药物的凉水浸泡 2 小时后煎煮 2 次,每次煎煮 20 分钟,取 2 次上清液后加入 150 毫升食用白醋。用法用量:在先用洗发水清洗干净后用煎煮好的药液外洗头发和头皮 20 分钟,自然晾干,3 日 1 次。1 个月后进行疗效统计,对痊愈者治疗结束后继续随访 2 月,观察皮损复发情况。临床应用:李瑞堂等用上方治疗 38 例头皮脂溢性皮炎患者。结果:痊愈 22 例,显效 7 例,有效 6 例,无效 3 例,总有效率 92.1%,复发 2 例(5.3%)。[⑦]

3. 颠倒散 组成:大黄、升华硫磺。制备方法:取生大黄和升华硫磺各等份,将两药研为细粉末,装瓶备用。用法用量:每次先将头发用温

① 钟江.泻黄散加味治疗脂溢性皮炎 41 例疗效观察[J].浙江中医杂志,2007(8):454.
② 王仑,等.肤康合剂治疗脂溢性皮炎 120 例[J].皮肤病与性病,2006(2):23-24.
③ 王步礼.脱脂消炎膜治疗面部脂溢性皮炎 109 例[J].四川中医,2001(1):61.
④ 左开伦,等.釜底抽薪法治疗颜面皮肤病 327 例[J].实用中医药杂志,1999(11):14.
⑤ 袁明泽.加味黄连解毒汤治疗脂溢性皮炎[J].湖北中医杂志,1998(3):35.
⑥ 申婕,等.孙虹教授应用甘草洗剂治疗面部脂溢性皮炎 32 例疗效观察[J].皮肤病与性病,2017,39(5):363-364.
⑦ 李瑞堂,等.自拟桑芩洗方治疗头皮脂溢性皮炎 38 例疗效观察[J].中国民族民间医药,2014,23(3):64.

水浸湿,然后将颠倒散粉末 10 克搓在头发上,按摩 5～10 分钟,使药物与头皮充分接触后,再用温水冲洗干净。每 5 日 1 次,轻者 2～3 次治愈,重者 6～7 次治愈。临床应用:刘镜斌用上方治疗 21 例头部脂溢性皮炎患者,均为青壮年。结果:只有 3 例患者因过度饮酒及食辛辣刺激性食物而复发,18 例全部治愈,经临床观察半年以上未再复发。①

4. 益母草 组成:益母草 10 克。制备方法:加水煎煮半小时后,取汁 400 毫升,20 毫升口服,200 毫升加入 1 小匙醋(约 5 毫升)。用法用量:用消毒纱布蘸湿后,湿敷患部(如为头皮部的皮炎,则在洗净头发后,用上述煎剂均匀淋于头皮部,用手指轻轻按摩,保留 10～20 分钟后,再用清水洗去),每日 2 次,每次 10～20 分钟。7 日为 1 个疗程,治疗 2 个疗程。临床应用:秦竹用上法治疗 49 例脂溢性皮炎患者。结果:痊愈 30 例,有效 16 例,无效 3 例,总有效率 93.8%,治愈率 61.2%。②

5. 荆防酊 组成:荆芥 300 克、防风 300 克、白鲜皮 300 克。制备方法:加 75%乙醇 10 000 毫升,浸泡 2 周,过滤后装入 100 毫升的小瓶备用。用法用量:将荆防酊均匀涂于皮损处,每日 3 次,连续治疗 1～2 周后复诊,共治疗 4 周。临床应用:孟德华等用上方治疗 84 例脂溢性皮炎患者。结果:治愈 30 例,显效 38 例,进步 8 例,无效 8 例,治愈率 35.7%,总有效率 80.9%。患者在治疗中未见任何不良反应。③

6. 皮疾灵搽剂 组成:丹参、黄芩、透皮吸收剂。用法用量:使用软毛刷或棉签将药物涂于患处,每日 1～3 次。临床应用:韩静等用上法治疗 283 例脂溢性皮肤病患者。结果:痊愈 94 例,显效 96 例,无效 19 例,总有效率 93.5%。④

7. 大黄冰片酊 组成:生大黄 100 克、冰片

20 克、食醋 250 克。制备方法:置密封瓶中浸泡 7 日,待成深棕色即可应用。用法用量:治疗时先将 75%的酒精消毒患处,再涂用大黄冰片酊,可用鸡毛或棉签轻涂患处,每日 3～4 次。临床应用:文明昌用上方治疗 50 例面游风患者,治愈(症状完全消失,皮损消退)20 例,显效(症状消失,皮损好转)15 例,有效(症状改善,皮损好转)15 例,无效(症状无改变,皮损仍有新发者)5 例,总有效率 95%。注意事项:忌辛辣刺激之品。⑤

中 成 药

1. 复方黄柏液 组成:连翘、黄柏、金银花、蒲公英、蜈蚣(山东汉方制药有限公司生产,国药准字 Z10950097)。制备方法:使用清水将患者的头发进行清洗,再将剂量为 20 毫升的复方黄柏液与温水进行混合。用法用量:使用该混合液对患者头皮进行冲洗。用患者需要每周进行 2 次治疗,治疗时间为 4 周。临床应用:祝永航用上方治疗 45 例头部脂溢性皮炎患者。结果:痊愈 15 例,显效 13 例,有效 16 例,无效 1 例,总有效率 97.78%。⑥

2. 苦参碱洗剂 组成:苦参碱(北京中医药大学东方医院皮肤科研制,0.15 克/瓶,国药准字 H20030792)。用法用量:配制好的成品洗剂浓度每毫升 3.61 毫克,共 50 毫升。固定每周二、五清洗皮损处,如为头部皮损,则直接使用洗剂冲洗、揉搓头部,避免洗剂被稀释,连用 4 周。临床应用:张小静等用上法治疗 52 例脂溢性皮炎患者。结果:痊愈 31 例,显效 10 例,有效 6 例,无效 5 例,总有效率 90.38%。⑦

3. 一清胶囊 组成:大黄、黄连、黄芩(成都康弘制药有限公司生产,国药准字 Z19991047)。用法用量:口服,每次 1 克,每日 3 次。临床应用:

---

① 刘镜斌.运用"颠倒散"治疗头部脂溢性皮炎[J].社区医学杂志,2007(2):76.
② 秦竹,益母草治疗脂溢性皮炎[J].朱成兰.中医杂志,2003(12):892-893.
③ 孟德华,等.荆防酊治疗脂溢性皮炎疗效观察[J].中国皮肤性病学杂志,2002(5):62.
④ 韩静,等.皮疾灵搽剂治疗脂溢性皮肤病的临床研究[J].中成药,2001(12):29-30.
⑤ 文明昌.大黄冰片酊治疗面游风 50 例[J].湖南中医杂志,1999(4):35.
⑥ 祝永航.复方黄柏液治疗头部脂溢性皮炎的临床疗效观察[J].中国医药指南,2017,15(9):179-180.
⑦ 张小静,蔡玲玲,等.苦参碱洗剂治疗脂溢性皮炎 52 例[J].环球中医药,2016,9(4):486-488.

张斌等用上方治疗 62 例脂溢性皮炎患者,同时口服西替利嗪每次 5 毫克,每日 2 次。治疗 4 周,治疗结束后每周随访 1 次,共 4 次。结果:痊愈 25 例,显效 28 例,有效 5 例,无效 4 例,总有效率 85.5%;随访 4 周,痊愈 17 例,显效 22 例,有效 15 例,无效 8 例,总有效率 62.9%。①

4. 丹参酮胶囊　组成:丹参(河北兴隆希力药业有限公司生产,0.25 克×24 粒)。用法用量:口服,每次 4 粒,每日 3 次。疗程为 4 周。临床应用:魏宝兴用上方联合氟芬那酸丁酯软膏治疗 40 例面部脂溢性皮炎患者。结果:痊愈 18 例,有效 12 例,好转 9 例,无效 1 例,总有效率 75.0%。②

5. 苓槐丸　组成:土茯苓、苍术、黄柏、槐花、甘草等(汕头市皮肤性病防治院研制,8 克/包)。用法用量:每次 1 包,每日 2 次温水送服。临床应用:邱洁等用上方治疗 100 例脂溢性皮炎患者。结果:痊愈 20 例,显效 43 例,有效 35 例,无效 2 例,总有效率 98.0%。③

6. 苦甘香柏颗粒　组成:苦参、生甘草、香附、侧柏叶(康仁堂有限公司生产)。用法用量:与洗发香波调制后外洗头部,将适量本品约 5 毫升,涂于已润湿的头发上,轻柔产生大量泡沫 3～5 分钟,用清水冲净。每周 2 次,共 4 周。临床应用:杨碧莲等用上方治疗 52 例脂溢性皮炎患者。结果:痊愈 8 例,显效 13 例,有效 20 例,无效 11 例,总有效率 78.85%。④

7. 复方木尼孜其颗粒　组成:茴香根皮、洋甘菊、芹菜根、香茅、骆驼蓬子、茴芹果、菊苣子、黑种草子、菊苣根、香青兰子、甘草、罗勒子、蜀葵子(新疆维吾尔药业有限责任公司生产,国药准字 Z65020166,6 克/包)。用法用量:口服,每次 1 包,每日 2 次,同时采用红蓝光照射。临床应用:

何咏等用上方治疗 80 例面部脂溢性皮炎患者。结果:治疗 2 周后,痊愈率 6.25%,总有效率 15%;治疗 4 周后痊愈率 37.5%,总有效率 67.5%;治疗 6 周后,痊愈 51 例,痊愈率 63.75%,总有效率 92.5%。⑤

8. 羌月乳膏　组成:月见草油、羌活提取物(武汉健民药业集团有限公司生产,10 克/支)。用法用量:嘱患者将药物涂于患处,轻揉片刻,每日早、晚各 1 次,每周复诊 1 次,总疗程为 4 周。临床应用:林春生用上方治疗 60 例面部脂溢性皮炎患者,痊愈 28 例,显效 13 例,好转 8 例,无效 11 例,总有效率 81.67%。⑥

9. 复方卡力孜然酊　组成:驱虫斑鸠菊、白鲜皮、蛇床子、何首乌、防风、补骨脂、乌梅、丁香、白芥子(新疆维阿堂制药有限公司生产,每瓶装 50 毫升)。用法用量:适量涂患处,每周 2 次。临床应用:韩晓冰等用上方治疗 36 例头皮脂溢性皮炎患者。结果:治疗 2 周后有效率为 27.78%,治疗 4 周后有效率为 63.89%,治疗 8 周后有效率为 75.00%。⑦

10. 肤舒止痒膏　组成:苦参、土茯苓、淫羊藿、人参、天冬、玉竹、冰片(江朗佑医药有限公司生产)。用法用量:取 5～15 克肤舒止痒膏均匀抹擦头发,搓揉头皮 5～10 分钟,再用清水冲洗,每日 1 次,连续使用 1 周,改 1 周 2 次,共 4 周。临床应用:李美用上方治疗 36 例头皮脂溢性皮炎患者,同时每日服用抗组胺药。结果:治愈 17 例,显效 1 例,好转 6 例,无效 2 例,总有效率 77.78%;复发 1 例,复发率 2.78%。⑧

11. 青鹏软膏　组成:亚大黄、铁棒锤、诃子(去核)、毛诃子、余甘子等(西藏奇正藏药股份有限公司生产)。用法用量:外擦患处,并轻揉片

① 张斌,等.一清胶囊联合西替利嗪治疗脂溢性皮炎临床疗效观察[J].河南医学研究,2016,25(10):1811.
② 魏宝兴.丹参酮胶囊联合氟芬那酸丁酯软膏治疗面部脂溢性皮炎的疗效观察[J].中医药导报,2015,21(5):76-78.
③ 邱洁,等.苓槐丸治疗脂溢性皮炎 100 例临床观察[J].湖南中医杂志,2015,31(2):62-63.
④ 杨碧莲,等.苦甘香柏颗粒治疗脂溢性皮炎的临床研究[J].中医临床研究,2014,6(24):65-68.
⑤ 何咏,等.复方木尼孜其颗粒联合红-蓝光治疗面部脂溢性皮炎的疗效观察[J].暨南大学学报(自然科学与医学版),2014,35(4):405-408.
⑥ 林春生.羌月乳膏治疗面部脂溢性皮炎的临床观察[J].中国中西医结合皮肤性病学杂志,2012,11(2):95-96.
⑦ 韩晓冰,等.复方卡力孜然酊治疗头皮脂溢性皮炎临床疗效观察[J].新疆医科大学学报,2012,35(4):503-504,509.
⑧ 李美.肤舒止痒膏治疗头皮脂溢性皮炎疗效观察[J].牡丹江医学院学报,2012,33(5):56-57.

刻,每日 3 次,疗程 2 周。临床应用:王华等用上方治疗 128 例皮炎湿疹患者(亚急性湿疹 35 例,慢性湿疹 28 例,神经性皮炎 35 例和脂溢性皮炎 30 例)。结果:痊愈 36 例,显效 48 例,有效 36 例,无效 6 例,总有效率 66.67%。①

12. 百癣夏塔热片   组成:地锦草、毛诃子肉、诃子、西青果、芦荟、司卡摩尼亚酯(新疆奇康哈博维药股份有限公司生产,国药准字 Z20043505)。用法用量:每次 4 片,每日 3 次。3 周为 1 个疗程。临床应用:沈宝贤等用上方治疗 46 例脂溢性皮炎患者。结果:痊愈 25 例,显效 14 例,有效 7 例,总有效率 84.78%。②

13. 玫芦消痤膏   组成:鲜芦荟叶、苦参、杠板归、玫瑰花、冰片、薄荷素油(国药准字 Z20027273)。用法用量:每日 3 次,将药物均匀涂于患处,并轻轻按摩 1~2 分钟,疗程 2 周。临床应用:舒爱明用上方治疗 59 例面部脂溢性皮炎患者。结果:清除 39 例,基本清除 14 例,好转 5 例,无效 1 例,总有效率 89.83%。注意事项:治疗期间,均嘱患者每日用清水清洗面部 3~4 次,忌食油腻、辛辣、刺

激性食物,避免外用药进入眼、鼻、口腔。③

14. 姜黄消痤擦剂   组成:姜黄、七叶一枝花、杠板归、一枝黄花、土荆芥、绞股蓝、珊瑚姜(贵阳舒美达制药厂有限公司生产,国药准字 Z20025149)。用法用量:外涂皮损处,涂抹之前,将患处用温水洗净,每日早晚各 1 次,连续 3 周为 1 个疗程。临床应用:姜燕生等用上方治疗 42 例脂溢性皮炎患者。结果:治疗 1 周后,基愈率 7.14%,有效率 57.14%;治疗 2 周后,基愈率 45.23%,有效率 83.33%;治疗 3 周后,基愈率 73.80%,有效率 95.23%。④

15. 冰黄肤乐软膏   组成:大黄、姜黄、硫磺、黄芩、冰片(西藏海容唐果药业有限公司生产,国药准字 Z10980140)。用法用量:软膏均匀涂于患处,每日 2 次。疗程为 3 周。临床应用:周世荣用上方治疗 42 例脂溢性皮炎患者。结果:痊愈 28 例,显效 8 例,有效 5 例,无效 1 例,总有效率 85.71%。注意事项:治疗期间嘱患者保持生活规律,睡眠充足;限制多脂及多糖饮食,忌饮酒和辛辣刺激性食物,多吃水果、蔬菜。⑤

① 王华,等.青鹏软膏治疗皮炎湿疹的临床观察[J].中国皮肤性病学杂志,2011,25(5):404-405,410.
② 沈宝贤,等.百癣夏塔热片治疗脂溢性皮炎疗效观察[J].中国社区医师(医学专业),2011,13(29):184-185.
③ 舒爱明.玫芦消痤膏治疗面部脂溢性皮炎疗效观察[J].实用中西医结合临床,2009,9(6):39-40.
④ 姜燕生,等.姜黄消痤擦剂治疗脂溢性皮炎疗效观察[J].北京中医药,2008(11):877-878.
⑤ 周世荣.冰黄肤乐软膏治疗脂溢性皮炎疗效观察[J].中国医学文摘(皮肤科学),2008(4):208-209.

酒渣鼻

概　述

　　酒渣鼻又名酒渣性鼻炎、酒渣性痤疮、玫瑰痤疮、红斑性痤疮，是发生在以鼻部为中心的慢性皮肤病。多发生于中年，男女均可发病，尤以女性多见。其确切的病因和发病机制尚不十分清楚，目前倾向于认为其发病是由综合因素所致。酒渣鼻易感患者在食用辛辣食物、热饮、高温和寒冷刺激、情绪紧张或激动、吸烟、饮酒、内分泌障碍、蠕形螨感染、更年期等诱发因素的作用下，增强的先天免疫反应和神经免疫、神经血管失调导致局部皮肤炎性细胞浸润，继而导致血管舒张和弥漫性红斑。角质形成细胞渗透屏障损害进一步加剧炎症和皮肤过敏。皮损主要在鼻、两颊、前额、眉间及颏部，呈向心性、对称性分布。初起为暂时性阵发性红斑，以后红斑持续不退伴毛细血管扩张，呈树枝状或网状。继后出现针头至黄豆大丘疹，甚则脓疱。严重时鼻尖部组织肥大、突出形成鼻赘。呈紫红色结节状，毛细血管扩张显著，毛囊口明显扩大，皮脂分泌旺盛。自觉轻微发痒，脓疱多，时有灼热或灼疼感。

　　本病属中医"酒皶鼻""赤鼻""肺风疮""糟鼻子"范畴。其病因病机为胃肠积热，熏蒸于肺，复受风寒，郁滞血瘀，毒热外发肌肤而致；或嗜酒之人，酒气熏蒸，复遇风寒之邪，交阻肌肤所致。

辨　证　施　治

1. 郭海涛分 3 型

（1）肝胆湿热型　症见心烦急躁，大便不畅，嗜食辛辣油腻，体态偏胖，舌红，苔厚，脉弦数。治宜清利肝胆湿热。药用茵陈、黄芩、栀子、败酱草、生薏苡仁、当归、川芎、桃仁、郁金、苦参、土茯苓、连翘、蒲公英、野菊花、赤芍、生枇杷叶、露蜂房等。随症加减：女性受体质影响，不宜长时间服用苦寒清热之品，伴见妇科病者应加入补肾益气之品，如续断、狗脊、菟丝子、黄芪。

（2）肺胃积热型　症见大便干结，口干唇燥，鼻尖两翼毛细血管扩张，毛孔开大，可挤出油腻性粉汁，面颊散在红色丘疹，舌尖有红刺，苔薄黄，脉弦细数。治宜养阴清热通腑。药用桑白皮、黄芩、生石膏、牡丹皮、地骨皮、生地黄、制大黄、赤芍、紫花地丁、白花蛇舌草等。

（3）阳明火旺、瘀血凝结型　症见鼻尖及鼻旁暗红紫色，并见毛细血管扩张，皮肤肥厚，出现丘疹结节，舌紫暗，舌苔厚腻，脉弦数。治宜活血化瘀、清热解毒。药用当归、川芎、红花、赤芍药、七叶一枝花、白茅根、墨旱莲、苍耳子、延胡索、五灵脂。

　　随症加减：伴有乳房胀痛，加王不留行、甲片、瓜蒌等；伴有痛经，加三棱、莪术、土鳖虫等。[1]

2. 武庆祥分 3 期

凉血清瘀汤加减：大青叶 30 克、板蓝根 10 克、蒲公英 15 克、赤芍 10 克、黄芩 8 克、生槐花 15 克、甘草 6 克、血丹参 12 克、红花 8 克、鸡冠花 12 克、枇杷叶 10 克、生薏苡仁 15 克、陈皮 6 克。每日 2 剂，10 剂为 1 个疗程。

（1）红斑期　面部中央特别是鼻部及其两侧面颊潮红，初为暂时性，常于进食刺激性食物、运动、冷热刺激或情绪激动时发生，继而持久不退，

---

①　郭海涛.酒渣鼻的分型辨治［J］.河北中医，2009，31(7)：1038.

并伴毛细血管扩张，呈细丝状、树枝状分布。舌红，苔白或薄黄，脉弦数。可用基本方，重用生槐花至30克，加薄荷10克。

（2）丘疹期　在红斑基础上，出现成批红色丘疹、脓疱、结节，毛囊口扩大，毛细血管扩张更明显，纵横交错。舌红，苔黄，脉弦滑。可用基本方加藿香10克、浮石15克、金银花30克、柴胡15克。

（3）鼻赘期　鼻部皮脂腺和结缔组织增生，鼻尖鼻翼肥大，形成大小不等的结节状隆起，表面凸凹不平，毛细血管扩张显著，毛囊口扩大，舌红紫，苔黄，脉弦。可用基本方加连翘10克、川贝母10克、皂角刺10克、凌霄花10克、三棱10克。随症加减：气虚血亏，身体虚弱者，加党参15克、当归15克。

临床观察：武庆祥用上方辨证治疗50例酒渣鼻患者。结果：治愈29例，好转16例，未愈5例，总有效率90％。[1]

3. 唐定书分4期

（1）红斑期　可见鼻尖及（或）鼻翼皮肤阵发性弥漫性潮红，局部轻度的毛细血管扩张，表面油性分泌物明显。此期属酒渣鼻早期、轻型，病机是肺胃热盛，局部热结。治宜清泻肺胃、凉血消斑。方用自制清肺消斑饮：黄芩、桑白皮、生地黄、牡丹皮、赤芍、夏枯草、白花蛇舌草。倘因早期失治红斑色暗，病机是肺热夹瘀，治宜清热凉血，活血消斑，在上方基础上加用桃仁、红花等活血祛瘀药。

（2）丘疹期　鼻尖、鼻翼在红斑上出现丘疹或脓疱，毛细血管扩张明显，表面油性分泌物仍多，局部灼热感。此期热毒炽盛，在红斑期治则基础上应加强清热解毒散结之力，选加黄连、栀子、金银花、连翘等清热解毒力强的药物，皂角刺、白芷等解毒消肿散结之力更强的药。随症加减：有脓疱形成者，多夹湿热，可酌加清热利湿之车前子、薏苡仁等。

（3）鼻赘期　鼻部组织增生呈软结节状，皮肤肥厚、粗糙，毛细血管明显扩张，皮色紫红。病机归纳为血瘀、痰结。药用桃仁、红花、当归、川芎、丹参、夏枯草、白花蛇舌草、昆布、海藻。随症加减：日久必生热，故必用黄芩、栀子等以清瘀热。[2]

经　验　方

1. 凉血汤加减　桑叶10克、黄芩10克、生栀子10克、玫瑰花10克、鸡冠花10克、知母10克、赤芍10克、生地黄15克、生槐花15克、金银花15克、茵陈15克、玄参15克、甘草5克、白茅根30克、生石膏30克、车前草30克、黄连6克。随症加减：红斑期，加枇杷叶10克、桑白皮10克、牡丹皮10克；丘疹脓疱期，加野菊花20克、蒲公英10克、紫花地丁15克、白芷10克；鼻赘期，加浙贝母10克、夏枯草10克、土茯苓30克、连翘15克。每日1剂，水煎服，早晚2次服用，所余药渣再浓煎取汁洗局部。宫宇红等用上方加减治疗69例酒渣鼻患者。结果：痊愈46例，占66.7％；显效15例，占21.7％；有效5例，占7.2％；无效3例，占4.3％。总有效率95.7％。[3]

2. 血府逐瘀汤　当归9克、生地黄9克、川芎5克、桃仁12克、红花9克、赤芍6克、牛膝9克、桔梗5克、柴胡3克、枳壳6克、甘草3克。每日1剂，水煎取汁300毫升。取250毫升早晚分2次温服。留50毫升备用，叠取4层5厘米×5厘米大小灭菌医用脱脂纱布，在留用的药液内充分浸泡后，覆盖于病变部位，每次15～20分钟，每日2次。边尧鑫用上法治疗45例老年性酒渣鼻患者。结果：治愈33例（红斑期22例，丘疹期11例），好转12例（红斑期2例，丘疹期7例，鼻赘期3例），总有效率100％。[4]

3. 五味消毒饮加减　紫花地丁30克、金银花15克、蒲公英15克、野菊花15克、连翘12克、栀

① 武庆祥.辨证施治酒渣鼻50例[J].中国民间疗法,2006(2)：46-47.
② 许学江.唐定书立足肺胃科学辨治酒渣鼻[J].辽宁中医学院学报,2006(3)：53-54.
③ 宫宇红,等.中药治疗酒渣鼻69例疗效观察[J].中国疗养医学,2014,23(1)：33.
④ 边尧鑫.血府逐瘀汤治疗老年性酒渣鼻临床疗效观察[J].河北中医,2011,33(6)：861.

子 10 克、玄参 10 克,大黄 3 克、甘草 5 克。每日 1 剂,水煎服,每日 2 次。①

4. 枇杷清肺饮加减　枇杷叶 10 克、桑白皮 10 克、黄芩 10 克、栀子 10 克、生地黄 15 克、黄连 5 克、甘草 5 克、菊花 12 克、桔梗 6 克。每日 1 剂,水煎服,每日 2 次。②

5. 桃红四物汤加味　当归尾 12 克、赤芍 12 克、川芎 6 克、陈皮 6 克、生地黄 15 克、桃仁 10 克、红花 10 克、黄芩 10 克、大黄 3 克。每日 1 剂,水煎服,每日 2 次。③

6. 除螨方剂　百部 15 克、黄柏 15 克、苦参 15 克、白鲜皮 15 克、蛇床子 15 克、赤芍 15 克、土茯苓 30 克、丹参 30 克。每日 1 剂,每剂煎 2 次。第一煎约加水 2 000 毫升,文火煎至 500 毫升口服;第二煎加水约 1 000 毫升,文火煎至 200 毫升,再浓缩至 100 毫升后加 95％乙醇 20 毫升,每日早晚各涂擦 1 次,每次 20 分钟,1 个月为 1 个疗程。洪鸯等用上方治疗 36 例酒渣样皮炎患者。结果:痊愈 18 例,显效 15 例,无效 3 例,总有效率 91.67％。经半年随诊,治愈者无复发。④

7. 清热祛脂汤　黄芩 10 克、栀子 10 克、桑白皮 10 克、白花蛇舌草 10 克、丹参 15 克、蒲公英 30 克、半枝莲 15 克、生石膏 20 克、生山楂 15 克、决明子 15 克、牡丹皮 10 克、葛根 10 克、橘叶 10 克、生甘草 6 克。随症加减:鼻部痒甚者,加蝉蜕 6 克、白鲜皮 10 克;大便秘结者,加大黄 10 克;皮损浸润肥厚呈紫红色者,加桃仁 10 克、红花 10 克、当归尾 10 克。每日 1 剂,水煎服。管汾用上方加减治疗 18 例酒渣鼻患者。结果:3 个疗程痊愈 3 例(10 日为 1 个疗程),4 个疗程痊愈 5 例,5 个疗程痊愈 3 例,有效 6 例,无效 1 例。总有效率 94.4％。⑤

8. 清宁散加味　桑白皮 15 克、枇杷叶 15 克、葶苈子 20 克、赤茯苓 15 克、车前子 15 克、生石膏 20 克、鱼腥草 15 克、黄芩 20 克、熟大黄 10 克、厚朴 15 克、枳实 12 克、玄参 15 克、麦冬 15 克。先将上药浸泡 2～4 小时,然后煎熬 30 分钟左右,取汁 400 毫升,每日 1 付,分 2 次饭后服,每次 200 毫升,有丘疹、脓疱者再煎取汁湿敷患处,15 日为 1 个疗程。治疗期间宜清淡饮食,忌食辛辣及肥甘厚腻之品,戒烟酒。吴哲等用上方治疗 163 例酒渣鼻患者。结果:治愈 141 例,明显好转 22 例,治愈率 86.5％,显效率 13.5％,总有效率 100％。⑥

9. 凉血四物汤　生地黄 30 克、赤芍 15 克、当归 15 克、川芎 12 克、黄芩 12 克、赤茯苓 12 克、红花 12 克、陈皮 10 克。将上方药水煎,每日 3 次,饭后服;有脓疱用凉开水调散,无脓疱将颠倒散调成糊状,每日敷患处 1 次,9 剂为 1 个疗程。黄道凯用上方治疗 157 例红斑性痤疮患者。结果:治愈 52 例,显效 47 例,有效 43 例,无效 15 例;服药 1 个疗程以内者 17 例,服药 2 个疗程以内者 73 例,服药 3 个疗程以内者 67 例。⑦

10. 调胃承气汤加味　生大黄(后下)10 克、生甘草 10 克、芒硝(冲入)15 克、玄参 20 克、桑白皮 15 克、桃仁 10 克、红花 10 克。每日 1 剂,水煎服。左开伦等用上方治疗 138 例酒糟鼻患者。结果:治愈 81 例,显效 47 例,无效 10 例,总有效率 92.75％。⑧

11. 加味清胃散　当归身 6 克、黄连 10 克、生地黄 15 克、牡丹皮 10 克、升麻 3 克、生石膏 30 克、知母 10 克、牛膝 15 克、炙甘草 3 克。每日 1 剂,分 2 次煎服。另每晚将鼻部清洗干净,用剩余煎液浸透纱布作鼻部湿敷半小时。连续治疗 1 个月,治疗期间禁食辛辣食物,戒酒。蔡善安等用上法治疗 30 例酒渣鼻患者。结果:治愈 17 例,占 56.7％;显效 5 例,占 16.7％;有效 5 例,占 16.7％;

① 张福林.中医治疗酒糟鼻临床效果研究[J].中国医学工程,2011,19(3):72-75.
②～③ 陆德铭,等.实用中医外科学[M].2 版.上海:上海科学技术出版社,2010:566.
④ 洪鸯,等.除螨方剂治疗酒渣样皮炎 36 例疗效观察[J].中国寄生虫病防治杂志,2004(2):64.
⑤ 梁浩云.管汾治酒渣鼻经验[J].江西中医药,2001(4):45.
⑥ 吴哲,等.酒渣鼻中医病因、病机、病位及治疗初探[J].天津中医,2001(3):18-19.
⑦ 黄道凯.中药治疗红斑性痤疮 157 例[J].实用中医药杂志,2000(7):16.
⑧ 左开伦,等.釜底抽薪法治疗颜面皮肤病 327 例[J].实用中医药杂志,1999(11):14.

无效 3 例。总有效率 90％。①

12. 消渣汤　生地黄 20 克、赤芍 10 克、当归 10 克、栀子 10 克、黄芩 10 克、丹参 15 克、野菊花 15 克、枇杷叶 15 克、桑白皮 12 克、红花 6 克、桃仁 8 克、甘草 8 克。随症加减：气虚，加黄芪 20 克；血虚，重用当归；阴虚，加石斛 10 克、玄参 10 克；脓疱明显，加金银花 20 克、白花蛇舌草 30 克；发热口渴，加石膏 15 克；大便秘结，加大黄 10 克；腹胀纳差，加陈皮 10 克、山楂 10 克。每日 1 剂，水煎 2 次，早晚分服。药渣再加水 1 000～2 000 毫升煮沸，放温后洗涤患处，每日 2 次，每次洗 15～20 分钟。4 周为 1 个疗程。李茂兴用上方加减治疗 60 例酒渣样皮炎患者。结果：痊愈 38 例，占 63.3％；好转 17 例，占 28.3％，无效 5 例，占 8.4％。总有效率 91.6％。②

单　方

1. 颠倒散　组成：大黄 15 克、硫磺 15 克、石灰水 200 毫升。配制方法：先将石灰和清水混合，澄清后取中间水 200 毫升，再将大黄、硫磺粉末倒入石灰水中混备用。用法用量：用上清液患部湿敷。或在做面膜之前涂于局部。③

2. 百部醇浸液　组成：百部。制备方法：将百部 30 克，20％～70％乙醇 100 毫升置于 500 毫升扩口磨口瓶内，混匀，浸泡 1～2 周，即可取百部的醇浸液备用。用法用量：用时，用棉签蘸取百部醇浸液擦鼻，15 日为 1 个疗程。直至鼻部及面部皮肤恢复正常色，一般 3～6 个疗程即愈。临床应用：林云祥用上法治疗 21 例酒糟鼻患者，经过 3～6 个疗程的百部醇浸液外用治疗，19 例患者鼻部及面部皮肤恢复正常皮肤色，2 例鼻部与面部结合处为褐色，毛细血管稍露。所有患者均未再复发。④

3. 复方灭螨灵霜　组成：百部、千里光。制备方法：取百部 200 克、千里光 100 克，洗净，切碎、加蒸馏水浸渍 1 小时，煎煮两次，每次 2 小时。合并煎液、过滤并浓缩至 300 毫升，冷却后加入 3 倍量的 95％乙醇，搅匀后置冰箱内 24 小时。该溶液经过滤及蒸馏回收乙醇后，加入蒸馏水至 100 毫升；取上述制备的百部、千里光提取液 5 毫升，加入单纯霜 500 克中搅匀后即成。用法用量：每日清晨及晚睡前分别用硫黄香皂或肤美灵药皂清洗患处、擦干后在患部外擦复方灭螨霜、并用手搓擦 2～3 分钟。20 日为 1 个疗程，连用 2～3 个疗程。临床应用：张颂雨等用上方治疗 69 例酒渣鼻患者。结果：皮损及痒痛自觉症状全部消失而痊愈者 32 例，皮损及痒痛者 32 例，皮损及痒痛自觉症状大部消失而取得显效者 21 例，皮损及自觉症状减轻者 10 例，治疗数次后疗效不显者而停止治疗者 6 例，总有效率 91.3％。⑤

4. 消螨酊　组成：芫花、黄连、明矾。制备方法：芫花、黄连、明矾等药烘干粉碎成粗粉，加入 75％乙醇浸渍 1 周，取上清液，再把药渣压榨取汁，两液混合，再加入 75％乙醇适量，使药物含量为 10％～15％即可，装瓶备用。用法用量：用温水洗净面部后，每日 1～3 次外涂于颜面病变处。以增生期为主者，外涂药液后局部按摩 15～30 分钟，3 个月后观察疗效。临床应用：李凤仙等用上方治疗 30 例酒渣病患者。结果：治愈 18 例，有效 11 例，无效 1 例，总有效率 96.7％。⑥

中　成　药

1. 青蒿琥酯片　组成：青蒿琥酯（广西桂林制药厂生产）。用法用量：口服，每次 50 毫克，每日 2 次，连用 4 周。临床应用：李婷等用上方治疗 31 例酒渣鼻患者。结果：治愈 5 例，显效 13 例，

① 蔡善安，等.加味清胃散治疗酒渣鼻 30 例疗效观察[J].中国中西医结合耳鼻咽喉科杂志，1999(1)：49.
② 李茂兴.自拟消渣汤治疗酒渣样皮炎 60 例报道[J].四川中医，1993(6)：47.
③ 张怀亮，等.赵炳南颠倒散古方痤疮、酒渣鼻和面部脂溢性皮炎传承治疗经验介绍[J].时珍国医国药，2012，23(8)：2106-2108.
④ 林云祥.百部醇浸液外用治疗酒糟鼻 21 例[J].中医外治杂志，2010，19(3)：21.
⑤ 张颂雨，等.复方灭螨灵霜治疗酒渣鼻 69 例疗效观察[J].安徽中医临床杂志，1994(2)：15.
⑥ 李凤仙，等.消螨酊治疗酒渣病 30 例疗效观察[J].山西中医，1994(2)：46.

有效 9 例,无效 4 例,总有效率 58.06%。[1]

2. 丹参酮胶囊　组成:丹参酮(河北兴隆希力药业有限公司生产)。用法用量:口服,每次 3 粒,每日 3 次,连续服用 28 日。临床应用:黄青等用上方治疗 36 例酒渣鼻患者,同时给予氦氖激光局部照射患处,每日 1 次,每次 10 分钟,连续照射 5 日,停止 2 日,为 1 个疗程,共 4 个疗程,治疗 28 日。结果:平均起效时间为 8.6 日,治愈率为 36.1%,有效率为 72.2%。[2]

3. 新癀片　组成:肿节风、三七、人工牛黄、猪胆汁膏、珍珠层粉、水牛角浓缩粉、红曲等。用法用量:每日 3 次,每次 4 片,饭后服用,每晚睡前将新癀片用凉开水调成糊状,敷于病变处。临床应用:何斌等用上方治疗 40 例酒渣鼻患者。结果:痊愈 14 例,显效 16 例,有效 7 例,无效 3 例,总有效率 92.5%。[3]

4. 化瘀祛斑胶囊　组成:柴胡、薄荷、黄芩、当归、红花、赤芍。用法用量:口服,每次 5 粒,每日 2 次,随机观察 4 周(1 个疗程)以上。临床应用:李凤阁等用上方治疗 73 例酒渣鼻患者,缓解酒渣鼻有效率为 92.80%。[4]

①　李婷,王国江,等.口服青蒿琥酯治疗酒渣鼻 31 例临床观察[J].中国皮肤性病学杂志,2015,29(3):330-332.
②　黄青,等.丹参酮胶囊联合氦氖激光治疗酒渣鼻临床疗效观察[J].医学综述,2007(24):2047-2048.
③　何斌,等.新癀片治疗酒渣鼻临床疗效观察[J].重庆医学,2002(4):279-295.
④　李凤阁,温艳娜.化瘀祛斑胶囊临床概述[J].北京中医,2002(6):379-380.

多　汗　症

概　述

多汗症系小汗腺分泌增加，患者表现为全身或局部明显的出汗过多。多汗症好发于儿童和青少年，主要发生在分泌型汗腺较为密集的部位，如手、脚、腋窝和头面部。多汗症的发病机制暂不明确。多汗症可以分为原发性和继发性，也可分为局部型或全身型。其中原发局部多汗症最常见。局部多汗症可由于创伤后交感神经异常再生或汗腺数量分布缺陷、血管缺陷所致。原发性多汗症由于交感神经过度兴奋，影响腺体分泌，但不影响血管内皮。原发性多汗症患者通常皮肤表面持续发汗，以至于非常尴尬或羞于与其他人握手。多汗症可继发于其他一些疾病如周围神经病变、脊髓疾病、胸部肿瘤、脑血管病变以及皮肤疾病等。

原发局部多汗症的诊断标准：(1) 腋窝、手、足或头面部持续 6 个月以上过度出汗。(2) 无其他全身疾病。(3) 包括以下的 2 条或 3 条：① 双侧对称出汗；② 夜间一般不发生；③ 每周至少 1 次；④ 初始发病年龄<25 岁；⑤ 有家族史；⑥ 日常生活受影响。

本病属中医阴阳失调，腠理不固，汗液外泄失常的病证。辨证应着重辨别阴阳虚实，自汗多阳虚，盗汗多阴虚。治疗原则虚者益气养阴，固表敛汗；实证清泄肝热，化湿和营虚实夹杂当主次兼顾。

辨　证　施　治

1. 李玉奇分 3 型

(1) 肝郁血虚型　临证每见患者静坐或活动时忽而头面及胸背大汗如雨，然下肢少汗。体态不见病容，性格急躁易怒，舌淡红或红绛，少苔或苔白干少津，脉来弦细或时数时缓。治宜养血疏肝、健脾安神。方用甘麦大枣汤合逍遥散加减化裁：柴胡 20 克、小麦 20 克、甘草 20 克、合欢花 20 克、白芍 20 克、当归 15 克、大枣 10 枚、青皮 10 克、木香 10 克、栀子 10 克、桃仁 10 克。水煎服，连服 20 剂为 1 个疗程。

(2) 心阳不振型　临床症见患者面白，乏力，静而汗出，动则益甚，时心悸，夜眠不实，舌淡苔白，脉沉细。治宜振奋心阳、补益心脾。方用荣卫摄理饮：黄芪 25 克、牡蛎 25 克、山药 25 克、龙骨 20 克、白术 20 克、防风 10 克、五味子 10 克、当归 15 克、甘草 15 克、桂枝 15 克。水煎服，连服 4 周。

(3) 营卫不和型　临床症见半身及半侧面部汗出，时交替出现，无明显肢麻及面部不仁，饮食二便正常，舌淡，苔薄或白或黄，脉浮缓。治宜疏通营卫。方用桂枝汤化裁：桂枝 10 克、防风 10 克、红花 10 克、芍药 20 克、甘草 20 克、当归 20 克、黄芪 20 克、僵蚕 15 克、细辛 5 克。水煎服，连服 4 周。①

2. 周宝宽分 3 型

(1) 表虚不固型　禀赋不足，阳气虚弱，腠理不密，卫外不固，汗液随气而外泄。症见畏寒，肢冷，自汗；舌质淡，苔薄白，脉沉细或缓。治宜益气固表止汗。方用玉屏风散合桂枝汤加减。

(2) 湿热蕴阻型　过食辛辣，七情所伤，脾胃湿热，蕴蒸肌肤，迫津外溢。症见皮肤潮湿多汗，口淡乏味而黏，四肢沉重或有关节疼痛，小便短少；舌质淡红，苔白腻或黄腻，脉弦滑或沉缓。治

① 王辉，等.国医大师李玉奇学术思想篇——多汗症临床证治[J].新中医，2012,44(9)：148-149.

宜健脾除湿止汗。方用萆薢渗湿汤加减。

（3）气血瘀阻型　各种原因导致气血运行不畅，易夹寒湿，气血不周，气血瘀阻而多汗。虚证：身体或左或右，或上或下，汗出如雨，多见于年高体弱或偏瘫。治宜益气活血。方用补阳还五汤加减。实证：局部汗出如雨，时轻时重。治宜理气活血。[1]

经 验 方

1. 滋阴平肝方　生地黄 30 克、鳖甲 15 克、生白芍 15 克、五味子 10 克、茯神 15 克、稆豆衣 15 克、功劳叶 30 克、青蒿 10 克、生龙骨 30 克、生牡蛎 30 克。朱锐平等用上方治疗 34 例老年人多汗症患者。结果：临床痊愈 16 例，显效 2 例，有效 1 例，无效 5 例，总有效率 85.29%。[2]

2. 黄连阿胶汤　黄连 10 克、黄芩等 12 克、杭芍 24 克、阿胶（烊化兑入）10 克、鸡子黄 2 枚。每日 1 剂煎 2 次，每次取汁 150 毫升，午饭及晚饭后 1 小时各服 1 次，4 周为 1 个疗程，共治疗 3 个疗程。潘艺芳用上方治疗 40 例手足多汗症患者。结果：显效 20 例，有效 13 例，无效 7 例，总有效率 82.5%。[3]

3. 六味地黄丸加减　熟地黄 15 克、山药 12 克、白芍 12 克、浮小麦 12 克、牡蛎 12 克、茯苓 12 克、牡丹皮 6 克、泽泻 6 克、山茱萸 6 克、糯稻根须 9 克。每日 1 剂，水煎服，每日 2 次。[4]

4. 龙胆泻肝汤加减　龙胆草 18 克、黄芩 15 克、栀子 12 克、柴胡 9 克、泽泻 9 克、车前子 10 克、木通 6 克、当归 12 克、生地黄 10 克。每日 1 剂，水煎服，每日 2 次。[5]

5. 通利州都法　茯苓 20 克、薏苡仁 15 克、泽泻 15 克、猪苓 12 克、白术 12 克、黄柏 10 克、知母 10 克、木通 10 克、紫苏子 10 克、葶苈子 10 克、桂枝 5 克。每日 1 剂，水煎 2 次，取汤液约 300 毫升，温服。1 个月为 1 个疗程，共治 3 个疗程。刘正隆等用上方治疗 138 例原发性多汗症患者。结果：治愈 80 例，显效 30 例，有效 13 例，无效 15 例，总有效率 92%。[6]

6. 补肾安神胶囊　人参、灵芝、淫羊藿、枸杞子、女贞子、墨旱莲、鹿角片、酸枣仁、五味子等。将上述药物通过水煎、浓缩、提纯、制粒等现代化加工流程而最终制成的胶囊制剂，每粒 0.5 克，相当于生药 3 克。每次 2 粒，每日 3 次，7 日为 1 个疗程。陈慧娲用上方治疗 120 例多汗症患者。结果：治愈 82 例，好转 36 例，无效 2 例，总有效率 98.3%。[7]

7. 桂枝汤加味　桂枝 10 克、白术 10 克、大枣 4 枚、甘草 6 克、生姜 10 克。每日 1 剂，水煎服，每日 2 次。6 日为 1 个疗程。随症加减：气短、乏力、平素易感冒，加党参 15 克、黄芪 30 克、防风 10 克、白术 15 克；汗出怕冷，加附子 10 克、细辛 3 克；心情紧张、汗出为甚者，加五味子 15 克、酸枣仁 20 克；汗出量多，加浮小麦 20 克、煅龙骨 15 克、煅牡蛎 15 克。同利香等用上方治疗 44 例自汗症患者。结果：痊愈 18 例，显效 13 例，有效 10 例，无效 3 例，总有效率 93.1%。其中 1 个疗程痊愈者 15 例，显效者 8 例；2 个疗程痊愈者 3 例，显效者 4 例，有效者 8 例；3 个疗程后显效者 1 例，有效 2 例，3 例无效。[8]

8. 牡蛎散加味　煅牡蛎 10～15 克、生黄芪 10～25 克、麻黄根 3～6 克、浮小麦 7～15 克、五味子 5～10 克。秦建平用上方治疗 318 例小儿多汗症患者。结果：痊愈 264 例，好转 33 例，有效 21 例，总有效率 100%。[9]

9. 健脾化湿汤　黄芪 50 克、茯苓 30 克、白术 30 克、扁豆 30 克、浮小麦 30 克、猪苓 15 克、五加

① 周宝宽.多汗症证治经验[J].云南中医中药杂志,2011,32(12)：32-33.
② 朱锐平,等.滋阴平肝方治疗老年人多汗症临床观察[J].辽宁中医杂志,2015,42(11)：2141-2142.
③ 潘艺芳.黄连阿胶汤治疗手足多汗症 40 例[J].中国中医药科技,2013,20(5)：572.
④～⑤ 陆德铭,陆金根.实用中医外科学[M].2 版.上海：上海科学技术出版社,2010：571.
⑥ 刘正隆,等.通利州都法治疗原发性多汗症 138 例[J].新中医,2008(9)：100.
⑦ 陈慧娲.补肾安神胶囊治疗多汗症临床观察[J].天津中医药,2007(6)：498.
⑧ 同利香,等.桂枝汤治疗自汗症 44 例[J].现代中医药,2005(1)：8.
⑨ 秦建平.牡蛎散加味治疗小儿多汗症 318 例[J].青海医学院学报,2003(2)：114.

皮15克、川木瓜15克、糯稻根15克。谭健用上方治疗52例多汗症患者。结果：痊愈27例，有效23例，无效2例，总有效率96.2%。其中23例有效患者再增服1～2个疗程，大多数可获痊愈。①

10. 参附养荣汤加减　党参20克、制附片3克、当归10克、白芍10克、生地黄10克、干姜2克。每日1剂，水煎服。上下午各服150～200毫升，7日为1个疗程。张传儒用上方治疗31例多汗症患者，多汗症全部得以控制，出汗情况趋于正常。服药最少5剂，最多28剂，平均15剂。随访半年，曾有2例症情反复，仍守原方加减治疗而愈。②

11. 萸味龙牡汤　山茱萸30克、生龙骨30克、生牡蛎30克、五味子15克。翟书正用上方治疗100例多汗症患者。结果：痊愈85例，显效12例，有效3例。一般服药1～3剂痊愈或明显见效，个别病例服药10剂方可收到满意的效果。对其中20例随访，有4例复发，再服萸味龙牡汤之后即愈。③

单　方

扑汗粉　组成：牡蛎、薄荷脑、茉莉香精。制备方法：上药制成细粉，贮于密封瓶中备用。用

法用量：局部洗净，用该药粉外扑，每日2～3次，3日为1个疗程。临床应用：孙增华等用上方治疗20例多汗症患者。结果：显效17例，有效3例，显效率85%。④

中 成 药

1. 玉屏风颗粒　组成：防风、白术、黄芪（广东环球制药有限公司生产，国药准字Z10930036，5克/袋）。用法用量：每次10克，每日3次。临床应用：沈时鹏等用上方结合基础治疗和护理支持治疗35例小儿多汗患者。结果：治愈19例，有效9例，无效7例，总有效率91.43%。⑤

2. 穿琥宁　组成：穿心莲提取物（成都天台山制药有限公司生产）。用法用量：400毫克穿琥宁加入250毫升生理盐水中静滴，每日1次，连续应用7日。临床应用：李勇用上方结合常规治疗共治疗101例多汗症患者。结果：症状完全消失26例，多汗程度减轻45例，症状无减轻30例，有效率70.3%。⑥

3. 贞芪扶正胶囊　组成：黄芪、女贞子（修正药业集团股份有限公司生产）。用法用量：口服，每次6粒，每日2次。⑦

① 谭健.健脾化湿汤治疗多汗症52例[J].实用中医药杂志,1999(6)：18.
② 张传儒.参附养荣汤治疗多汗症31例[J].南京中医药大学学报,1995(2)：56.
③ 翟书正.萸味龙牡汤治疗多汗症[J].新中医,1994(11)：25-26.
④ 孙增华,等.扑汗粉治疗多汗症疗效观察[J].中医外治杂志,1995(3)：17.
⑤ 沈时鹏,等.玉屏风颗粒治疗小儿汗证70例[J].中国药业,2014,23(24)：118-119.
⑥ 李勇.穿琥宁治疗多汗症101例研究[J].中外医疗,2008(31)：72.
⑦ 张太峰,等.贞芪扶正胶囊临床疗效观察[J].天津中医,2000(1)：21-23.

斑　秃

概　述

斑秃是一种非瘢痕性、炎症性脱发,常见的临床表现是头部出现边界清晰的圆形或椭圆形斑状脱发,好发于青中年。发生于老年人的斑秃病情轻,儿童斑秃病情重,容易发展为全/普秃。约半数患者病情反复发作,严重者出现全秃或普秃,可迁延数年或数十年。

斑秃临床特点:(1)脱发斑呈圆形,病情进展时以圆周样向外扩展,边缘活动性区域拉发试验阳性。少数脱发亦可呈弥漫性,快速进展。(2)病情严重者可造成全秃和普秃,后者全身毛发均脱落,可伴有甲营养不良,多表现为多发性甲凹点。(3)全普秃和重症患者的血清炎症因子往往升高,以Th1型为主。(4)斑秃样脱发斑可发生于其他疾病,物理压力性如长时间手术,枕部头皮受压部位亦可产生斑秃样皮损。

现在普遍认为斑秃的致病机制是T淋巴细胞介导的,以毛囊为靶器官的器官特异性自身免疫性疾病,并与神经精神因素、内分泌及遗传因素相关。但其确切的病因尚未明了,故而目前对斑秃并无根治方法,亦无预防复发的有效方法。

本病属中医"油风""毛拔""发落""发坠""毛落""梅衣秃"等范畴,俗称"鬼剃头""鬼舔头",一般认为主要是血气衰弱,肾气不足;或血虚气虚,腠理不固,毛孔开张,风邪乘虚而入,风盛血燥,发失所养而致。近代医家多认为斑秃的病因为血热、血虚、血瘀或肝肾不足,治疗上多以清热凉血、滋阴养血、息风、活血祛瘀生新、补益肝肾为主。

辨证施治

1. **肝肾亏虚证**　症见突然发生大小、数目不等的圆形或椭圆形斑状秃发。轻者仅单片或数片脱发区,重者头发全部脱落,脱发处皮肤光滑无炎症,无自觉症状。同时还伴头昏、失眠、耳鸣、目眩、腰膝酸软,舌淡苔少,脉沉细等。方用七宝美髯丹:制何首乌18克、茯苓12克、怀牛膝12克、当归15克、熟地黄12克、枸杞子10克、女贞子18克、桑椹18克、菟丝子15克、侧柏叶10克、丹参15克、黄芪15克、黄芩12克。每日1剂,水煎服,每日2次。临床观察:范华等用上方治疗31例肝肾不足型斑秃患者,同时用生姜外擦患处。结果:痊愈5例,显效10例,有效15例,无效1例,总有效率96.77%。①

2. **周丰宝等分3型**

(1)肝郁血瘀型　药用柴胡30克、香附20克、丹参50克、红花20克、当归30克、川芎30克、牡丹皮30克、陈皮20克、延胡索30克、炒白术20克、茯苓50克、炙首乌15克、侧柏叶30克、甘草10克。随症加减:若心烦易怒,两胁肋胀痛明显者,加青皮20克、栀子20克、郁金30克;口干、口苦明显者,加天花粉30克、玄参30克、葛根60克;大便秘结者,加生大黄(后下)15克。临床观察:周丰宝用上方加减治疗29例肝郁血瘀型斑秃患者。结果:痊愈12例,显效9例,有效6例,无效2例,总有效率93.1%。

(2)气血两虚型　药用黄芪60克、当归30克、党参20克、炒白术20克、川芎30克、白芍20

① 范华,等.七宝美髯丹治疗肝肾不足型斑秃临床研究[J].天津中医药大学学报,2018,37(1):38-42.

克、五味子 15 克、桑椹 30 克、炙首乌 15 克、升麻 15 克、陈皮 20 克、侧柏叶 30 克、生姜 30 克、甘草 15。随症加减：若神疲乏力、胸闷气短明显者，加刺五加 30 克、红景天 30 克、黄精 20 克；失眠多梦、眩晕心悸者，加柏子仁 30 克、熟地黄 30 克、合欢花 20 克；食欲不振者，加炒山楂 30 克、炒麦芽 30 克、鸡内金 20 克。临床观察：周丰宝用上方加减治疗 18 例气血两虚型斑秃患者。结果：痊愈 9 例，显效 5 例，有效 3 例，无效 1 例，总有效率 94.4%。

（3）肝肾亏虚型　药用枸杞子 30 克、补骨脂 20 克、杜仲 20 克、淫羊藿 30 克、菟丝子 30 克、覆盆子 30 克、女贞子 30 克、炙首乌 15 克、当归 30 克、侧柏叶 30 克、山茱萸 25 克、山药 30 克、甘草 20 克。随症加减：若偏肾阴虚五心烦热、咽干舌燥者，加地骨皮 20 克、黄柏 15 克、知母 20 克；偏肾阳虚畏寒肢冷、小便清长者，加巴戟天 20 克、益智仁 30 克、仙茅 15 克等。临床观察：周丰宝用上方加减治疗 23 例肝肾亏虚型斑秃患者。结果：痊愈 11 例，显效 6 例，有效 4 例，无效 2 例，总有效率 91.3%。

上述方剂皆水煎口服，每日 1 剂，每日 3 次，每次约 180 毫升，分早中晚 3 次饭后半小时温服，14 日为 1 个疗程，连用 6 个疗程。[1]

3. 孙颖分 5 型

（1）血热生风型　症见病情发展迅速，头发突然成片脱落，多数脱发前头皮忽觉烘热或瘙痒，或伴心情烦躁，情绪不安，晚间失眠多梦，唇色鲜红，舌红，苔薄，脉数或弦。治宜凉血散风、滋养肝肾。常用中成药神应养真丹、斑秃丸。

（2）肝郁气滞型　症见多数的患者发病前有情绪抑郁或波动，毛发逐渐脱落，伴胸闷、善叹息，或喉中如有物阻，或女性月经失调，或伴失眠多梦，神经衰弱、忧郁。舌淡，苔薄，脉沉。治宜疏肝理气、活血通窍。常用中成药丹栀逍遥丸、柴胡疏肝丸（散），配合活血胶囊活丹参片。

（3）气血两虚型　症见女性产后或久病重病之后，头发呈斑块状脱落，逐渐加重，可互相融合，呈片状脱落，或伴头昏目眩，少气懒言，倦怠乏力，心悸气短，多梦健忘，口唇指甲色白，舌淡，苔薄，脉细弱。治宜补气养血。常用中成药养血生发胶囊、当归补血口服液、八珍丸、八珍益母丸、乌鸡白凤丸、活力苏口服液、益血生胶囊、人参首乌胶囊、贞芪扶正颗粒（胶囊）、当归丸。

（4）瘀血阻络型　症见脱发日久，头皮脱发处光滑光亮，毛孔不清，或伴头皮时有刺痛，面色晦暗，舌有瘀斑，或舌下紫暗，脉涩滞，或脱发多年，久治不生，无明显症状可辨者。治宜活血化瘀、通经活络。常用中成药血府逐瘀胶囊（口服液）、活血胶囊、三七养血胶囊、丹参片、脉管复康片。

（5）肝肾阴虚型　脱发病程日久，或新生毛发发根不固，反复脱落，毛发干枯色黄或细软易断，严重者头发全部脱落，甚至毳毛、眉毛、睫毛、胡须、腋毛及阴毛均脱落，形成普秃。伴面色不华，头昏目眩，腰膝酸软，耳鸣，失眠，舌淡，苔薄，脉沉细。治宜补益肝肾、养血益精。常用中成药：六味地黄丸（胶囊）、六味补血颗粒、补肾益脑胶囊、健脾益肾颗粒、补肾安神口服液、七宝美髯丹、斑秃丸、首乌片、精乌胶囊。[2]

4. 血虚风燥证　症见疲乏，食欲不振、头晕、头痛，头发无光泽，皮损处呈潮红色，摸之光滑，查舌边尖红，根部苔厚，脉细弦。治宜滋阴养血、疏肝和胃，少佐化瘀通络。方用四物汤合六味地黄丸：熟地黄 10 克、山茱萸 12 克、山药 10 克、泽泻 9 克、茯苓 12 克、牡丹皮 12 克、当归 15 克、赤芍 12 克、川芎 15 克、荆芥 15 克、升麻 6 克、白蒺藜 15 克、何首乌 12 克、全蝎 6 克、红花 9 克、肉桂 3 克、生甘草 5 克。每日 1 剂，水煎服，每日 2 次。临床观察：和建林等用上方治疗 80 例血虚风燥证斑秃患者。结果：痊愈 29 例，占 36.25%；显效者 27 例，占 33.75%；有效的 12 例，占 15.00%；无效 2 例，占 2.50%。总有效率 97.50%。[3]

① 周丰宝，杜翠翠，等.中医辨证分型治疗斑秃 70 例疗效观察[J].中国疗养医学，2014,23(7)：610 - 611.
② 孙颖.浅析中成药辨证治疗斑秃[J].中国中医药现代远程教育，2013,11(23)：129 - 130.
③ 和建林，等.六味地黄汤合四物汤治疗斑秃 80 例[J].陕西中医学院学报，2008(4)：35 - 36.

经 验 方

1. 茯苓生发方加减　云茯苓 10 克、陈皮 10 克、山药 10 克、石斛 10 克、谷麦芽各 20 克、焦山楂 10 克、鸡内金 10 克、地骨皮 10 克、桑叶 10 克、侧柏叶 10 克、柏子仁 10 克、夜交藤 10 克、莲子心 10 克、厚朴 6 克、柴胡 10 克。随症加减：头皮瘙痒者，加蝉蜕、防风等；头部烘热者，加桑白皮、连翘、菊花等；大便干结者，加全瓜蒌、冬瓜仁、莱菔子等。每剂中药煎为 2 小袋，每袋 100 毫升，每日早晚各 1 袋，嘱饭后 30 分钟口服，治疗 2 个月。汤勇等用上方加减治疗 31 例小儿斑秃患者。结果：痊愈 20 例，显效 6 例，好转 3 例，无效 2 例，总有效率 83.9％；治疗结束后 2 个月复发率 0％。[1]

2. 益肾养血祛风汤加减　黄芪 30 克、柏子仁 15 克、天麻 10 克、当归 15 克、荷叶 10 克、羌活 15 克、丹参 30 克、制首乌 30 克、女贞子 15 克、墨旱莲 15 克、炙黄精 10 克、桑椹 15 克、川芎 10 克、熟地黄 20 克。每日 1 剂，水煎服，每日 3 次，7 日为 1 个疗程，治疗 45 日。喻洪用上方治疗 36 例斑秃患者。结果：治愈 22 例，好转 11 例，无效 3 例，总有效率 91.7％。[2]

3. 养血生发汤　丹参 20 克、葛根 20 克、何首乌 20 克、熟地黄 20 克、生地黄 20 克、生黄芪 30 克、炙黄芪 30 克、当归 12 克、菟丝子 15 克、女贞子 15 克、苍耳子 6 克、桑椹 10 克、川芎 10 克。每日 1 剂，水煎 200 毫升，早晚服用。黄鑫用上方治疗 45 例气血两虚型斑秃患者，配合生发酊进行局部外擦治疗，连续治疗 90 日为 1 个疗程。结果：治愈 16 例，显效 18 例，有效 7 例，无效 4 例，复发 4 例，总有效率 91.1％，复发率 8.9％。[3]

4. 双花二乌酊　芫花 10 克、红花 10 克、制川乌 10 克、制草乌 10 克、细辛 10 克、川椒 10 克。

上药与 75％乙醇 500 毫升共置密闭容器内浸泡 1 周备用。用药棉蘸药液稍用力擦患处，至头皮发热、发红为度。每日 4 次，30 日为 1 个疗程。疗程最短 1 个月，最长 3 个月。丁晓华等用上方治疗 33 例斑秃患者。结果：痊愈 22 例，显效 7 例，好转 2 例，无效 2 例，愈显率 87.87％。[4]

5. 松针滋肾生发汤　松针 20 克、熟地黄 15 克、茯苓 15 克、淮山药 15 克、山茱萸 15 克、牡丹皮 10 克、泽泻 10 克、女贞子 15 克、墨旱莲 15 克、菟丝子 15 克、薄盖灵芝 10 克、首乌 15 克、白蒺藜 15 克、北芪 15 克、牡蛎（先煎）30 克、甘草 5 克。随症加减：气血亏虚者，加党参、当归、鸡血藤等；脾虚者，加白术、陈皮、砂仁等；气滞血瘀者，加郁金、田七等；肾阳虚者，加肉苁蓉、淫羊藿、鹿角胶、紫河车等；失眠多梦者，加珍珠母、熟枣仁、夜交藤。每日 1 剂，水煎 2 次，早晚分服，治疗 3 个月为 1 个疗程。朱培成用上方加减治疗 60 例斑秃患者。结果：痊愈 43 例，显效 12 例，有效 5 例，无效 0 例，总有效率 91.7％。[5]

6. 逍遥散合通窍活血汤　当归 15 克、白芍 15 克、柴胡 10 克、茯苓 10 克、白术 15 克、首乌 30 克、熟地黄 15 克、怀山药 15 克、女贞子 15 克、墨旱莲 15 克、甘草 10 克。每日 1 剂，水煎服，每日 2 次。叶秋华用上方治疗 40 例斑秃患者。结果：痊愈 32 例，显效 5 例，进步 3 例，无效 0 例，总有效率 92％。[6]

7. 补阳还五汤加味　黄芪 15～30 克、当归 12 克、桃仁 12 克、地龙 12 克、川芎 9 克、红花 9 克、赤芍 9 克、白芷 9 克、白蒺藜 15 克、甘草 6 克。随症加减：气虚明显者，加党参 15 克、白术 12 克；腰膝酸软者，加女贞子 15 克、墨旱莲 15 克、熟地黄 12 克；偏于湿者，加茯苓 15 克、车前子 12 克；里热重者，加黄芩 12 克、大黄 6 克；舌质紫暗者，加丹参 30 克、蜈蚣 1 条、全蝎 3 克。每日 1 剂，水煎服，4 周

① 汤勇，卢正文.茯苓生发汤治疗小儿斑秃的临床观察[J].中西医结合研究,2016,8(4):197－198.
② 喻洪.自拟益肾养血祛风汤治疗斑秃 36 例疗效观察[J].云南中医中药杂志,2015,36(9):91.
③ 黄鑫.养血生发汤治疗气血两虚型斑秃随机平行对照研究[J].实用中医内科杂志,2013,27(15):5－6.
④ 丁晓华,等.双花二乌酊治疗斑秃 33 例疗效观察[J].中国民康医学,2012,24(7):856.
⑤ 朱培成.松针滋肾生发汤治疗斑秃的疗效[J].广东医学,2007(12):2030－2031.
⑥ 叶秋华.加味逍遥散治疗斑秃疗效观察[J].中医药学刊,2006(5):923.

为1个疗程,1~2个疗程后统计结果。程晓春等用上方加减治疗80例斑秃患者。结果:治愈58例,好转20例,无效2例,总有效率97.50％。①

8. 神应养真丹　熟地黄18克、木瓜12克、白芍15克、菟丝子15克、川芎12克、天麻6克、枸杞子12克、何首乌18克、羌活9克。随症加减:若气虚者,加黄芪、白术、太子参;气滞者,加郁金、柴胡、陈皮;肝肾亏虚者,加山茱萸、杜仲、牡蛎。每日1剂,水煎服,每日2次。张希平等用上方加减治疗62例斑秃患者,配合胱氨酸片。结果:痊愈46例,显效9例,有效4例,无效3例,有效率88.7％。②

9. 异功散加味　黄芪45克、陈皮6克、甘草9克、党参15克、白术12克、茯苓12克。随症加减:舌质红绛者,加墨旱莲30克;舌苔白腻者,加藿香9克;脱发区瘙痒、有麻木感者,加鸡血藤19克、天麻9克、熟地黄20克;伴头昏、耳鸣、失眠、苔剥舌淡、脉细等症状者,属肝肾不足之证,加何首乌25克、当归12克、枸杞子12克、怀牛膝12克;伴头痛、胸胁疼痛、舌有瘀斑、脉象沉细等症状者,属气滞血瘀且病程较长者,加赤芍12克、川芎15克、桃仁15克。每日1剂,水煎取汁600毫升,分2次服用,配合异功散酊加入5％斑蝥酊外用,每日2次。马建国等用上法治疗50例斑秃患者。结果:治愈41例,占82％;好转5例,占10％;无效4例,占8％。总有效率92％。疗程最短30日,最长45日,平均37日。③

10. 七宝生发汤加减　何首乌30克、菟丝子30克、怀牛膝25克、茯苓25克、补骨脂30克、枸杞子30克、当归20克。随症加减:如常感乏力,加五味子30克;气虚,加黄芪30克、党参25克;血瘀,加丹参30克;舌质深红,加牡丹皮30克、栀子30克、生地黄30克;舌质淡红,加熟地黄30

克、白芍30克、黄芪30克。每日1剂。补血养血,补肾益精。李继宏用上方加减治疗166例斑秃患者。结果:治愈163例,无效3例;服药最少20剂,最多90剂,平均68剂。治愈后3年以上又复发9例。④

11. 斑蝥酒　斑蝥5克、侧柏叶10克、辣椒10克、干姜5克、白僵蚕10克。按比例研为粗末,以75％乙醇浸泡1周备用。用时以脱脂消毒棉蘸少许药液反复涂擦脱发处,直至出现微热或轻微刺痛为度,3个月为1个疗程。刘春甫等用上方治疗18例斑秃患者。结果:痊愈11例,有效5例,无效2例,总有效率88.9％。⑤

单　方

1. 生发回春丹　组成:黑蚂蚁、首乌、龙骨。用法用量:每次5~10粒,每日3次温开水送服,配合生发神露1号,每日3~4次外擦患处,3个月为1个疗程。临床应用:黄伟峰用上方治疗476例斑秃患者。结果:治愈410例,显效58例,有效8例。⑥

2. 墨旱莲酊　组成:墨旱莲。制备方法:将墨旱莲20克,开水蒸20分钟,浸入75％乙醇100毫升1周。用法用量:将酊剂涂于患处,用大拇指按住患处,带动脱发区左右活动头皮,切记不可摩擦头皮,以妨新生毛发脱落,每日2~3次,配合中药辨证内服,1个月为1个疗程,2个疗程后统计疗效。临床应用:韩光等用上方治疗20例斑秃患者。结果:痊愈18例,占90％;好转2例,占10％。有效率100％。⑦

3. 黄芪　组成:黄芪。制备方法:黄芪60克,水煎2次,混合。用法用量:早晚分服,连续用药直至毛发新生,疗程3个月至半年。临床应用:

① 程晓春,等.补阳还五汤加味治疗斑秃80例[J].四川中医,2004(2):72-73.
② 张希平,张俊霞.神应养真丹加减治疗斑秃62例[J].河南中医,2003(10):38-39.
③ 马建国,等.异功散加味治疗斑秃50例疗效观察[J].河北中医,1998(1):37.
④ 李继宏.七宝生发汤治疗斑秃[J].山东中医杂志,1997(5):41.
⑤ 刘春甫,等.斑蝥酒外擦治疗斑秃18例[J].内蒙古中医药,1993(1):21-22.
⑥ 黄伟峰.生发回春丹与生发神露1号治疗斑秃500例临床观察[J].黑龙江中医药,2000(5):19-20.
⑦ 韩光,韩明.墨旱莲酊外用治疗斑秃20例[J].中医外治杂志,1998(2):30.

孟作仁等以中药黄芪内服治疗 87 例顽固性斑秃患者。结果：治愈 60 例,有效 9 例,无效 18 例,总有效率 79.3%。[①]

中 成 药

1. 养血生发胶囊　组成：当归、川芎、何首乌、熟地黄、天麻、白芍等(佛山德众药业有限公司生产,国药准字 Z44021594)。用法用量：口服,每日 2 次,每次 2.0 克,疗程为 2 个月。临床应用：徐凤菊用上方联合胸腺肽肠溶片治疗 41 例斑秃患者。结果：痊愈 21 例,显效 5 例,有效 3 例,无效 12 例,总有效率 70.73%。[②]

2. 血府逐瘀片　组成：桃仁、红花、当归、川黄、地黄、赤芍、牛膝、柴胡等。用法用量：口服 2.4 克,每日 2 次。临床应用：刘黎明用上方治疗 50 例斑秃患者,外用液氮棉签擦抹,共治疗 10 周。结果：痊愈 25 例,显效 17 例,有效 7 例,无效 1 例,痊愈率 50.0%,显效率 84.0%。[③]

3. 贞芪扶正胶囊　组成：黄芪、女贞子(甘肃扶正药业科技股份有限公司生产)。用法用量：每次 6 粒,每日 3 次,疗程为 3 个月。临床应用：李烜用上方治疗 70 例斑秃患者。结果：痊愈 18 例,显效 33 例,进步 19 例,总有效率 73%。[④]

4. 精乌胶囊　组成：何首乌、黄精、女贞子、墨旱莲(贵州盛世龙方制药股份有限公司生产,0.45 克/粒)。用法用量：每日 3 次,每次 6 粒。3 个月为 1 个疗程。临床应用：赵怀智等用上方治疗 30 例斑秃患者。结果：痊愈 20 例,显效 3 例,有效 5 例,无效 2 例,总有效率 93.3%。[⑤]

5. 薄芝片　组成：薄盖灵芝菌发酵液干浸膏(浙江瑞新药业股份有限公司生产,每片含薄盖灵芝菌发酵液干浸膏 0.16 克)。用法用量：每次 4 片口服,每日 3 次;服药期间停用其他治疗斑秃药物;连续服药 90 日。临床应用：徐格校用上方治疗 51 例斑秃患者。结果：有效 33 例,总有效率 64.7%;治疗起效时间为 6~11 周,平均(9.5±3.3)周。[⑥]

6. 姜黄消痤擦剂　组成：(贵阳舒美达制药厂有限公司生产,国药准字 Z20025149)。用法用量：地塞米松磷酸钠注射液 1 毫升(5 毫克)加入姜黄消痤擦剂内,皮损处外用,每日 3 次,观察 3 个月以后判定疗效。临床应用：柯烜宇等用上方治疗 89 例斑秃患者。结果：痊愈 20 例,显效 35 例,有效 22 例,无效 12 例,总有效率 61.8%。[⑦]

7. 血竭胶囊　组成：血竭(中国科学院西双版纳热带植物园制药厂生产,0.3 克/粒)。用法用量：每次 4 粒,每日 3 次,温开水送服,配合使用生姜汁外涂每日 2 次,疗程为 1 个月。临床应用：陆小萍用上方治疗 20 例斑秃患者。结果：痊愈 12 例,显效 5 例,好转 2 例,无效 1 例,总有效率 85%。[⑧]

8. 斑秃丸　组成：熟地黄、地黄、白芍、五味子、木瓜、羌活(广州敬修堂制药有限公司生产,35 克/瓶)。用法用量：5.0 克,每日 3 次,疗程 3 个月。临床应用：路永红等用上方联合胱氨酸治疗 31 例斑秃患者。结果：痊愈 18 例,显效 10 例,进步 3 例,总有效率 90.32%。[⑨]

9. 活力苏口服液　组成：何首乌、枸杞子、制黄精、黄芪、淫羊藿、丹参(成都地奥集团天府药业股份有限公司生产,国药准字 Z51020381)。用法用量：每次 1 支,早晚各 1 次,1 个月为 1 个疗程,共 2 个疗程。临床应用：王仑等用上方治疗 68 例斑秃患者。结果：痊愈 38 例,显效 14 例,有效 8

① 孟作仁,等.中药黄芪治疗顽固性斑秃 87 例[J].中国皮肤性病学杂志,1994(3):170.
② 徐凤菊.养血生发胶囊联合胸腺肽肠溶片治疗斑秃的疗效研究[J].临床医药文献电子杂志,2017,4(96):18957-18958.
③ 刘黎明.血府逐瘀片联合液氮擦冻治疗斑秃疗效观察[J].中国社区医师,2014,30(2):76.
④ 李烜.贞芪扶正胶囊对斑秃患者血浆内皮素的影响[J].现代中西医结合杂志,2013,22(3):300-301.
⑤ 赵怀智,等.精乌胶囊治疗斑秃 30 例[J].中国中医药现代远程教育,2013,11(3):34-35.
⑥ 徐格校.薄芝片治疗斑秃 51 例的临床疗效观察[J].海峡药学,2013,25(5):167-168.
⑦ 柯烜宇,等.姜黄消痤擦剂联合地塞米松注射液外用治疗斑秃 89 例[J].中国中医药现代远程教育,2010,8(23):40.
⑧ 陆小萍.血竭胶囊治疗斑秃 20 例疗效观察[J].吉林医学,2009,30(14):1391.
⑨ 路永红,等.斑秃丸联合胱氨酸治疗斑秃 31 例疗效分析[J].中国皮肤性病学杂志,2007(6):382-383.

例,无效 8 例,总有效率 88.0%。①

10. 复方丹参注射液　组成:丹参、绛香(华西医科大学制药厂生产,川卫药准字 1981 第 448 号)。用法用量:常规消毒皮肤后于秃发处皮内分点注射,每点注射 0.1 毫升,两点间距 1～2 厘米,每次总用量不超过 2 毫升,每周 1 次。临床应用:王晓红等用上方治疗 71 例斑秃患者。结果:痊愈 44 例,显效 17 例,有效 8 例,无效 2 例,显效率 85.8%,总有效率 97.2%。②

11. 脑安胶囊　组成:当归、川芎、人参(上海祥鹤制药有限公司生产,国药准字 Z31020420)。用法用量:每次 2 粒,每日 2 次,总疗程为 25 日。临床应用:王智康用上方治疗 41 例斑秃患者,为斑秃区用新鲜生姜轻擦,感觉皮损区轻微灼热,再用 10% 樟脑酒精涂患处,口服胱氨酸片。结果:治愈 35 例,好转 6 例,无效 0 例,总有效率 100%;复发 13 例,复发率 31.7%。③

12. 何首乌注射液　组成:何首乌。用法用量:4 毫升,肌内注射,每日 1～2 次,1 个月为 1 个疗程。临床应用:王海燕等用上方治疗 103 例脱发患者。结果:痊愈 83 例,显效 8 例,总有效率为 88.3%。④

13. 灯盏细辛注射液　组成:灯盏细辛(云南生物谷药业股份有限公司生产,国药准字 Z53021569)。用法用量:患处皮下注射,总量 2～4 毫升,以皮肤微隆起为度,再配以冷冻疗法。临床应用:梁惠芳用上法治疗 40 例斑秃患者,有效率为 95%。⑤

14. 元康胶囊　组成:三鞭、当归、白芍(贵阳的药业公司生产)。用法用量:口服,每次 3 粒,每日 2 次,疗程为 1 个月。临床应用:梁虹等用上方治疗 39 例斑秃患者。结果:痊愈 16 例,显效 11 例,有效 8 例,无效 4 例,总有效率 89.5%。⑥

15. 生发丸　吉林华佳药业有限公司生产。用法用量:服用生发丸 1 丸,每日 3 次,用淡盐水送服,用药 4 周为 1 个疗程。临床应用:李有田等用上方治疗 100 例脱发患者。结果:临床治愈 19 例,占 19%;显效 31 例,占 31%;好转 46 例,占 46%;无效 4 例,占 4%。总有效率 96%。⑦

16. 乌鸡白凤丸　组成:乌鸡、人参、牡蛎、当归、熟地黄、香附、银柴胡(北京同仁堂制药厂生产)。用法用量:脱发区边缘头发松者(进行期拔发试验阳性)每日 3 次,每次 1 丸(9 克),余者每日 2 次,每次 1 丸,连续服用 90 日后判断疗效。临床应用:潘藩等用上方治疗 43 例斑秃患者。结果:治愈 18 例,显效 24 例,好转 1 例,总有效率 100%。服药期间未发现任何不适,随访半年无一例复发。⑧

①　王仑,等.活力苏口服液治疗斑秃疗效观察[J].中国中医药信息杂志,2007(8):61.
②　王晓红,等.复方丹参注射液局部注射治疗斑秃 71 例[J].中医药研究,2000(2):29-30.
③　王智康.脑安胶囊治疗斑秃 41 例[J].中国中西医结合皮肤性病学杂志,2004(2):100-101.
④　王海燕,等.何首乌注射液治疗脱发疗效观察[J].吉林中医药,2001(1):35.
⑤　梁惠芳.灯盏细辛局部注射配合液氮冷冻治疗斑秃的研究[J].华夏医药,2004,8(1):27-28.
⑥　梁虹,等.元康胶囊治疗斑秃临床疗效观察[J].中国美容医学,2000(4):262-263.
⑦　李有田,等.生发丸治疗脱发 100 例临床观察[J].长春中医学院学报,2000(2):30-31.
⑧　潘藩,任启龙.乌鸡白凤丸治疗斑秃 43 例[J].山东中医杂志,1996(8):358-359.

其他皮肤病

剥脱性角质松解症

概　　述

　　剥脱性角质松解症又称层板状出汗不良，是一种表浅的掌跖部角质剥脱性皮肤病。本病病因尚未明了，每年春末夏初开始发病，秋季气候转凉则自行缓解，成年男性多见。皮损初起为针头大小的散在白色点状小疱，渐向周围扩散，中央破裂形成浅表性脱屑，皮损扩展可融合成大片表皮剥脱。该病无明显炎症变化，可伴轻度瘙痒，常呈对称性的发于手掌，少数可累及足底。因手掌表皮缺少角质层天然屏障，手掌脱皮导致的出血、疼痛不仅影响美观，也使患者的社交工作和生活受到一定影响。

　　剥脱性角质松解症可归于中医"鹅掌风"范畴，亦称"松皮癣"。本病病机为肝肾不足、阴虚血热、血瘀化热、外热夹内热蕴积肌肤、津枯液燥，而致肌肤失养，层层脱落，反复发作。

辨 证 施 治

　　阴虚血燥型　症见临床表现皮损始为针尖至米粒大无水白疱，渐向周围发展，而中央部分皮肤剥脱，最后整个部位可融合成片状剥脱，无炎症反应，有的伴有轻微瘙痒。方用基本方：生地黄15克、熟地黄15克、山茱萸15克、当归15克、枸杞子20克、麦冬20克、天冬20克、制首乌30克、白蒺藜30克、知母10克、防风10克、生甘草10克。随症加减：若手足心热甚，加牡丹皮、紫草、地骨皮；瘙痒出汗多者，加苦参、白鲜皮、黄柏。每日1剂，头2煎混匀分2次温服，第3煎浸洗患处。外擦复方苍凌液：苍术30克、冬凌草30克、甘草30克、白及30克、侧柏叶30克、红花10克。上药以75％乙醇浸泡1周后，滤液加入适量甘油而成。每日2～3次。临床观察：魏道雷用上法治疗68例剥脱性角质松解症患者。结果：基本痊愈50例，显效8例，有效6例，无效4例。总有效率94.1％；痊愈患者最短用药5日，一般需1～2周。[①]

经 验 方

　　1. **苦黄汤**　苦参30克、黄柏30克、白鲜皮30克、防风15克、金毛狗脊15克、陈皮10克、苍术15克、五味子15克。取药先浸泡30分钟，然后文火煮沸20分钟，取汁先熏后泡，一般15分钟，口服，每日1剂。同时服六味地黄汤加减：熟地黄20克、山药15克、山茱萸10克、牡丹皮10克、泽泻10克、茯苓15克、防风15克、蒺藜30克。将上方加水后煎煮服用，共4剂。待水疱吸收后外用曲安西龙尿素软膏，每日2次。10日为1个疗程。王素红用上方治疗80例剥脱性角层松解症患者。结果：痊愈率45％，有效率80％。[②]

　　2. **愈裂汤**　生地黄20克、熟地黄20克、地骨皮20克、山茱萸15克、女贞子15克、菟丝子15克、山药20克、当归15克、刺蒺藜30克、知母10克、黄柏10克。每日1剂，每日2次，每次150毫升，2周为1个疗程。外用皲裂膏：白及60克、大风子20克、川楝子20克、侧柏叶20克、马勃10

---

①　魏道雷.中药治疗剥脱性角质松解症68例［J］.新中医,1995(9)：45-46.
②　王素红.中西医结合治疗剥脱性角层松解症临床观察［J］.现代中西医结合杂志,2008,17(18)：2838.

克、薄荷10克、冰片10克。以上药物分别捣碎，过100目筛，按比例混匀，再将混匀的药粉倒入熔化的凡士林内，充分搅拌混匀凝固备用。使用时，患部热水浸泡洗净擦干后将药膏均匀涂上，揉搓患处至发热，外用塑料手套封包患处半小时，每晚1次，2周为1个疗程。胡艳君用上法治疗120例剥脱性角质松解症患者。结果：显效率62.2%，好转率37.8%，总有效率100%。①

3. 掌风平胶囊 蒺藜30克、生地黄20克、熟地黄20克、白鲜皮20克、地骨皮20克、山药15克、牡丹皮15克、防风15克、山茱萸10克、泽泻10克、知母10克、黄柏10克、栀子10克等。将以上药物粉碎混匀，过100目筛，装入"0"号胶囊内备用。每次6粒，每日3次口服。1周为1个疗程。外敷护掌膏：凡士林60克、石膏30克、朱砂15克、银朱15克等。除凡士林外，上药分别捣碎过100目筛，按比例混匀倒入融化的凡士林内，充分搅拌混匀凝固备用。使用时，患手洗净晾干后将药膏均匀涂于患处，用草纸蘸桐油点燃烤手3分钟，或双手对搓3分钟至手掌发热即可。每日3次。王淑杰等用上法治疗200例剥脱性角质松解症患者。结果：显效173例，好转27例。②

中 成 药

1. 龙珠软膏 组成：麝香、牛黄、冰片、珍珠、琥珀、炉甘石、硼砂、硇砂(马应龙药业集团公司生产)。用法用量：外用龙珠软膏每日1～2次，薄涂，若有不便，至少停留1～2小时以上用棉签轻轻擦去。同时，口服复合维生素B，10岁以下每次1片，每日3次；10岁及以上每次2片，每日3次。临床应用：王文格等用上法治疗40例剥脱性角质松解症患者。结果：1周内痊愈8例，好转24例，无效8例；2周内痊愈25例，好转10例，无效5例；3周内痊愈36例，好转4例。其中第3周的4例好转患者2周后复诊，也皮损完全消退痊愈。③

2. 冰黄肤乐软膏 组成：大黄、姜黄、硫磺、黄芩、甘草、冰片、薄荷脑。功效：清热解毒，活血祛风，杀菌消炎，止痒润燥。用法用量：外用冰黄肤乐软膏于患处，按揉5分钟，每日2次，连用3周。临床应用：李海燕用上方治疗50例剥脱性角质松解症患者，外加内服复合维生素B，每日3次，每次2粒。结果：治疗后显效45例，好转4例，总有效率90%。④

3. 知柏地黄丸 组成：知母、黄柏、地黄、山茱萸、山药、牡丹皮、泽泻、茯苓(河南省宛西制药有限公司生产)。用法用量：每次10丸，每日3次。症状早期仅出现白色点状小疱，服药7日即可；已出现浅表性脱屑或融合成大片表皮脱落，服药10～15日。临床应用：赵建宛用上方治疗131例剥脱性角质松解症患者。结果：治愈93例，显效19例，无效19例，总有效率85.5%。⑤

① 胡艳君.愈裂汤治疗剥脱性角质松解症疗效观察[J].宁夏医学杂志,2007,29(11)：1042－1043.
② 王淑杰,等.中药内外合治剥脱性角质松解症疗效观察[J].河北中医,2007,29(8)：702－703.
③ 王文格,郑玲玲.龙珠软膏联合复合维生素B治疗剥脱性角质松解症40例临床分析[J].山西医药杂志,2015,44(5)：575－577.
④ 李海燕.冰黄肤乐软膏治疗剥脱性角质松解症的临床疗效[J].天津药学,2010,22(2)：48－49.
⑤ 赵建宛.知柏地黄丸治疗剥脱性角质松解症131例[J].江苏中医药,2001,22(10)：36.

皮肤淀粉样变

概　述

皮肤淀粉样变是指淀粉样蛋白沉积于正常皮肤的一种慢性皮肤疾病，有原发性和继发性之分。前者淀粉样蛋白主要沉积在间质组织，又可分为局限性及系统性，后者常继发于慢性炎症性疾患如结核病、类风湿性关节炎、骨髓炎等。临床以苔藓样、斑状淀粉样变及双相性淀粉样变最为常见。

苔藓样皮肤淀粉样变两性均可受累，发病年龄不限，但以中年男性多见。好发于双侧胫前，也可发生于臂外侧和腰背部。典型皮损为半球形表面光滑发亮的丘疹，大小约 1～3 毫米，表面常有少许鳞屑，顶端往往过度角化和粗糙；丘疹密集成片，但常不融合，长期搔抓可使皮损处似疣状或苔藓样变，亦可见色素异常。小腿和上背部皮损可沿皮纹方向呈念珠状排列，剧烈瘙痒。斑状皮肤淀粉样变较苔藓样皮肤淀粉样变少见，常对称发生于中年以上妇女的肩胛间区，也可累及躯干和四肢。皮损为褐色、灰色或蓝色色素沉着，由点状色素斑融合而成，呈网状或波纹状，一般无自觉症状或仅有轻度瘙痒。苔藓样和斑状两种皮损可同时存在，且可互相转变，称为双相性皮肤淀粉样变。本病呈慢性发展，往往迁延多年，可自行消退，但仍可复发。

本病属中医"顽癣""松皮癣"范畴。常因脾运失健，内蕴湿热，复感风热之邪，风湿结聚，使气血运行失调，客于肌肤凝滞而成；或因先天营血亏虚，情志内伤，饮食不节，气滞、痰湿内生，郁久化热，化燥伤阴，致使肌肤失养而致。

辨证施治

1. 风湿蕴阻、气滞血瘀型　症见双侧上臂外侧有密集成片但不融合的针头大小的丘疹，呈正常皮色；双小腿外侧及伸侧散在针头大小的褐色斑点及丘疹，左外踝上方疹沿皮纹呈念珠状排列，丘疹质地坚硬，皮损干燥粗糙。患者长期大便干如羊屎，但一吃冷的食品或遇冷水及冷风，则出现肚脐周围疼痛及腹泻，腹泻完则腹痛消失；平时容易生气，月经量少，经前双侧乳房胀痛。晨起刷牙时呕吐；饮食及睡眠正常；舌淡红舌苔薄黄，脉滑。治宜温脾阳、健脾疏肝、理气养血活血。方用痛泻要方合四逆散合四物汤加减：炒白术 15 克、生白芍 15 克、陈皮 10 克、防风 6 克、干姜 8 克、柴胡 10 克、枳壳 6 克、熟地黄 10 克、当归 10 克、川芎 10 克、刺蒺藜 15 克、鸡血藤 20 克、川牛膝 10 克、火麻仁 20 克。每日 1 剂，水煎 2 次共 400 毫升，分 2 次饭后半小时温服。外用 15％尿素霜及地奈德乳膏，各外擦 2 次。临床观察：甘海芳等用上法治疗 1 例原发性淀粉样变病患者，疗效满意。①

2. 阴虚血瘀型　症见皮损泛发全身，肥厚粗糙、抓痕明显，舌苔薄黄质暗、脉涩。实验室检查血常规、肝肾功未见明显异常，皮肤组织病理示表皮角化过度，棘层肥厚，真皮乳头层淀粉样物质沉积，真皮小血管周围稀疏，淋巴细胞浸润，刚果红染色阳性。方用桃红四物汤合二至丸加减：白芍 20 克、生地黄 20 克、地肤子 20 克、龙骨 20 克、紫荆皮 20 克、桃仁 10 克、红花 10 克、当归 10 克、女贞子 30 克、忍冬藤 30 克、川芎 5 克、墨旱莲 15 克、

①　甘海芳,等.中医治疗原发性皮肤淀粉样变病的体会[J].四川中医,2016,34(4)：30－32.

甘草 6 克。20 剂。临床观察:尤雯丽等用上方治疗 1 例原发性皮肤淀粉样变患者,疗效满意。①

经 验 方

1. 大青龙汤加减方 麻黄 30 克、桂枝 15 克、大枣 15 克、杏仁 15 克、石膏 60 克、黄芩 15 克、当归 15 克、生白术 20 克、蜜甘草 5 克、生白芍 15 克、川芎 15 克、决明子 30 克、虎杖 15 克、生地黄 30 克。杨金蓉等用上方治疗 1 例原发性皮肤淀粉样变患者,疗效满意。②

2. 苗素琴经验方 全蝎 6 克、皂刺 6 克、防风 10 克、苦参 10 克、白鲜皮 30 克、刺蒺藜 30 克、当归 10 克、丹参 15 克、鸡血藤 30 克、夜交藤 30 克、川芎 10 克。每日 1 剂,水煎分 2 次温服。苗素琴用上方治疗 18 例原发性苔藓样皮肤淀粉样变患者,治愈率为 72.7%。③

3. 张志礼经验方 全蝎 6 克、皂刺 6 克、防风 10 克、苦参 10 克、白鲜皮 30 克、刺蒺藜 30 克、当归 10 克、丹参 15 克、鸡血藤 30 克、夜交藤 30 克、川芎 10 克。每日 1 剂,日服 2 次,6 周为 1 个疗程。外用复方氟米松软膏外涂患处,每日 2 次,其中晚上涂药后用保鲜膜封包 3～5 小时,待皮损变薄后可停止封包。3 周以后改为每日 1 次外用。郑小景用上法治疗 45 例原发性苔藓样皮肤淀粉

样变患者。结果:痊愈 26 例,显效 16 例,进步 2 例,无效 1 例,有效率 93.33%。④

4. 解毒消风液 苦参 30 克、地肤子 30 克、白鲜皮 30 克、蛇床子 30 克、土荆皮 30 克、大枫子 30 克、大青叶 15 克、枯矾 15 克、露蜂房 15 克、酒大黄 20 克、三棱 20 克、莪术 20 克、水蛭 10 克、法半夏 15 克、胆南星 15 克、白芥子 15 克。上药加水 1 000 毫升,煎煮 30 分钟,去渣取汁 500 毫升备用。使用智能型中药熏蒸汽自控治疗仪进行熏蒸。将中药液倒入熏蒸仪的储药槽内,开启电源加热,温度设定在 38℃～43℃,待热气冒出后嘱患者进入,采用露头式全身熏蒸方式,患者端坐于熏蒸机中,露出头部,加罩封盖,熏蒸 40 分钟,完毕后用毛巾擦干。每日 1 次,连续 20 日。陈立等用上法治疗 14 例原发性皮肤淀粉样变患者,总有效率为 78.6%。⑤

中 成 药

润燥止痒胶囊 组成:苦参、生地黄、桑叶、红活麻、何首乌、制何首乌(贵州同济堂制药有限公司生产)。用法用量:口服,每次 4 粒(每粒 0.5 克),每日 3 次,同时局部外用卤米松软膏。临床应用:王万伟等用上法治疗 68 例原发性皮肤淀粉样变患者。结果:治疗 8 周,有效率为 83.82%。⑥

① 尤雯丽,陈明玲,等.滋阴活血法治疗原发性皮肤淀粉样变 1 例[J].中国中医基础医学杂志,2015,21(6):763.
② 杨金蓉,等.大青龙汤治疗原发性皮肤淀粉样变[J].现代中医药,2017,31(1):1-2,5.
③ 苗素琴.中西医结合治疗原发性苔藓样皮肤淀粉样变的效果分析[J].河南医学研究,2014,23(8):78-79.
④ 郑小景.中药联合复方氟米松软膏治疗原发性苔藓样皮肤淀粉样变[J].中国实验方剂学杂志,2011,17(9):261-262.
⑤ 陈立,等.中药熏蒸治疗原发性皮肤淀粉样变 26 例临床观察[J].中医药导报,2011,17(7):50-51.
⑥ 王万伟,等.润燥止痒胶囊联合卤米松治疗原发性皮肤淀粉样变病 68 例疗效观察[J].中国皮肤性病学杂志,2017,31(9):1054-1056.

鱼 鳞 病

概 述

鱼鳞病是一组以皮肤干燥并伴片状鱼鳞样固着性鳞屑为特征的角化异常性遗传性皮肤病,以皮肤干燥、粗糙,形如蛇皮或鱼鳞样固着性鳞屑为特征。本病多在儿童时期发病,寒冷干燥季节加重,温暖潮湿季节缓解,易复发。

临床上可见寻常型鱼鳞病、性连锁鱼鳞病、板层状鱼鳞病等多种类型。寻常型鱼鳞病型最为常见,典型皮损是淡褐色至深褐色菱形或多角形鳞屑,鳞屑中央固着,周边微翘起,如鱼鳞状;常伴有掌跖角化、毛周角化,而多无自觉症状。性连锁鱼鳞病仅见于男性,女性为携带者,表现与寻常型鱼鳞病相似,但病情较重,皮肤干燥粗糙伴有黑棕色鳞屑,不随年龄而改善,掌跖无角化过度。可伴有角膜点状浑浊、隐睾。板层状鱼鳞病表现为出生后全身即被一层广泛的火棉胶状的膜紧紧地包裹,2~3周后该膜脱落,皮肤呈广泛弥漫性潮红,上有灰棕色四边形或菱形大片鳞屑,中央固着,边缘游离,呈"豪猪"样外观。常继发感染,严重时可伴发败血症、电解质紊乱而导致死亡。

本病属中医"蛇身""蛇皮""鱼鳞癣"范畴。多因先天禀赋不足,后天脾胃失调,精血不足,或兼感风邪,致使肌肤失于濡养,生风化燥,而致肌肤甲错;或因禀赋素弱,气血循经不畅,经脉瘀阻,败血不去,新血不得以生,乃至肌肤失养,而成鳞甲之状。

辨 证 施 治

1. 周宝宽分3型

(1) 瘀血阻滞型　患者自述从5岁起,全身起鱼鳞,肌肤干燥,粗糙,皲裂,冬重夏轻,虽经过多方治疗,无明显疗效。刻诊:皮肤呈弥漫性角化,状似鱼鳞,四肢伸侧尤重,如枯树皮;面目暗黑,舌质暗有瘀点,脉涩。治宜活血化瘀、润肤通络。方用血府逐瘀汤加减:桃仁10克、红花10克、当归10克、生地黄10克、川芎10克、赤芍10克、牛膝10克、桔梗5克、柴胡5克、枳壳10克、炙甘草5克、麦冬10克、鸡血藤10克、丹参10克、阿胶(烊化)10克。口服及外洗,外涂当归膏。临床观察:周宝宽用上方治疗1例瘀血阻滞型鱼鳞病患者,二诊,上方用21剂,皮损明显减少,鳞屑不明显,面有润泽。上方继续口服及外洗,外涂当归膏。三诊,上方又用28剂,只剩少许皮损。上方去熟地黄、柴胡,继续口服及外洗,外涂当归膏。四诊,上方又用28剂,临床治愈。

(2) 气血两亏型　患者自述幼年时,先在四肢伸侧起鱼鳞癣,不久,前胸后背均出现鱼鳞癣。冬重夏轻,久治不愈。刻诊:全身皮肤粗糙,均可见多角形鳞屑,状如鱼鳞,褐色,四肢伸侧尤重;神疲乏力,面色苍白,形体消瘦,舌质淡,舌体胖嫩,脉细弱。治宜益气健脾、养血润燥。方用八珍汤加减:当归15克、川芎10克、熟地黄10克、白芍10克、人参10克、茯苓10克、白术15克、阿胶(烊化)10克、刺蒺藜10克、白鲜皮10克、炙甘草5克。上方口服及外洗,外涂当归膏。临床观察:周宝宽用上方治疗1例气血两亏型鱼鳞病患者,二诊,上方用21剂,大部分皮损消失,气血两亏诸症改善。上方继续口服及外洗,外涂当归膏。三诊,上方又用28剂,皮肤尚有若隐若现鱼鳞状纹理,气血两亏症状消失。上方继续口服及外洗,巩固疗效。

(3) 血虚风燥型　患者自述10余年前皮肤开

始粗糙,生褐色斑片,先在四肢,后全身均成蛇皮状,冬重夏轻,重时外涂一些软膏,久治不愈。刻诊:四肢及躯干均可见褐色多角形鳞屑,鳞屑中央固着,周围微微翘起,如鱼鳞状,四肢伸侧较重,面色无华;舌质淡,苔薄,脉弦细。治宜养血活血、滋阴润燥。方用自拟养血润燥熄风汤:当归10克、川芎10克、熟地黄10克、生地黄10克、麦冬10克、黄精10克、何首乌10克、鸡血藤10克、白术10克、刺蒺藜10克、白鲜皮10克、地肤子10克、炙甘草5克。口服及外洗,外涂当归膏。临床观察:周宝宽用上方治疗1例血虚风燥型鱼鳞病患者,二诊,上方用14剂,皮肤润泽,鳞状皮屑大部分消失。上方继续口服及外洗,外涂当归膏。三诊,上方又用28剂,皮肤基本恢复正常,只有少许隐约鱼鳞状皮纹。上方又用21剂愈。[1]

2. 血虚风燥型 症见患儿全身皮肤干燥粗糙,上覆多角鱼鳞状屑片,状如鱼皮,触之有刺手之感,舌淡苔薄白,脉细稍数。治宜养血滋阴、荣肌润肤。方用生血润肤饮加减:黄芪15克、当归6克、生地黄10克、熟地黄10克、天冬10克、麦冬10克、桃仁5克、红花5克、天花粉7克、五味子5克、黄芩8克、威灵仙6克。每日1剂,水煎分3次服。外用椒黄膏:川椒30克、黄连30克。共为细末,医用凡士林500克,与上药末混合均匀,外涂患处,隔日1次。临床观察:王琦用上法治疗1例血虚风燥型鱼鳞病患者。服上方及外用药后,皮肤干燥减轻,鳞屑片变软,触之已不碍手。药已中的,遂于上方加蝉蜕5克继服,外治法同前,服10剂后鳞屑开始脱落,50剂后鳞屑全部脱落,皮肤红润光泽,已如常人皮肤。1年后随访,冬季皮肤仍较干燥,但已无鳞屑形成,夏季已如常人皮肤。[2]

经 验 方

1. 癣康饮 当归、熟地黄、赤芍、丹参、白鲜皮、徐长卿、苦参、甘草等。每袋140毫升,口服,每次1袋,每日3次。同时汽疗,加入癣康饮400～700毫升,每次20分钟,温度37℃～41℃,每日1次。外用滋润肤护霜:当归提取物、丹参提取物、牡丹皮提取物等。每支50克,早、晚各1次。姜昆等用上法治疗122例寻常型鱼鳞病患者。结果:痊愈34例,治愈率27.8%;有效83例。总有效率95.9%。[3]

2. 吴丽莎经验方 冬虫夏草3克、红参15克、艾叶10克、首乌15克、当归30克、蝉蜕10克、薄荷10克、水蛭10克、没药10克、丹参10克、地龙10克、蛇蜕10克。采用中药熏蒸蒸汽导入疗法,温度控制在40℃～50℃,不间断治疗7日,每日1～2次,每次30分钟;每隔2日外涂由上述药物配制成的药膏。吴丽莎采用中药熏蒸气化导入疗法治疗72例鱼鳞病患者(治疗组),采用普通疗法治疗52例寻常型鱼鳞病患者(对照组)。结果:治疗组的总有效率为97.2%,对照组的总有效率为65.3%。[4]

3. 鱼鳞散 当归、安息香、黄芪、紫苏叶、麻黄、山药、蝉蜕等。上药各等份,共研细末,每日冲服3次,每次3.5～4克。外涂退鳞膏。王溪白等用上方治疗250例鱼鳞病患者。结果:痊愈202例,好转36例,无效12例。[5]

4. 克癣鳞油膏 当归30克、白及30克、生槐米30克、生甘草30克、威灵仙30克、姜黄60克、紫草20克、蛇蜕10克、露蜂房10克、麻黄10克、轻粉10克、冰片10克、尿素粉100克、水杨酸100克、白蜡100克、黑芝麻油1000克。先将上方前10种中药浸泡于芝麻油中10日,然后在炉上熬至诸药枯黄,离火去渣滤清,待油微温时再加入尿素粉、水杨酸、轻粉、冰片搅拌均匀后最后加入白蜡调膏备用。外涂,每日早晚各1次,每周用温盐水洗浴2次,每一脸盆温水加青盐10克,30日为1个疗程。杨必科等用上法治疗200例鱼鳞病患

① 周宝宽.鱼鳞病证治经验[J].辽宁中医药大学学报,2012,14(4):19-20.
② 王素玲,等.王琦治疗鱼鳞病验案1则[J].中医药临床杂志,2005,17(6):568.
③ 姜昆,等.中药内服及汽疗联合滋润护肤霜治疗寻常型鱼鳞病疗效观察[J].黑龙江中医药,2017,46(1):30-31.
④ 吴丽莎.对124名鱼鳞病患者中医治疗的临床分析[J].中医中药,2011,19(8):315.
⑤ 王溪白,等.鱼鳞散治疗250例鱼鳞病疗效观察[J].中国社区医师,2005,21(4):37.

者。结果：痊愈 80 例,显效 100 例,好转 15 例,无效 5 例,有效率 97.5％。①

5. 六味地黄丸合沙参麦冬饮化裁　生熟地黄各 12 克、天麦冬各 15 克、沙玄参 12 克、山茱萸 10 克、山药 10 克、牡丹皮 10 克、泽泻 6 克、茯苓 10 克、玉竹 12 克、天花粉 12 克、甘草 6 克、紫草 10 克。每日 1 剂,分 3 次口服,连服 1 个月。然后按原方药量比例泛水丸,每日 3 次,每次 10 克,小儿减半,连服 3 个月。徐秉坤等用上方治疗 26 例鱼鳞病患者。结果:治疗 3 个月后,显效 8 例,有效 12 例,无效 6 例,总有效率 77％。②

6. 五虫药酒及药膏　全蝎 30 克、蜈蚣 10 克、䗪虫 25 克、蕲蛇 30 克、地龙 30 克、黄芪 30 克、黄精 20 克、生麻黄 25 克、生熟地黄各 10 克、红花 20 克、当归 20 克、何首乌 20 克等共 32 味中药。上药研成粗末,过 2 号筛。用双层消毒纱布包裹后浸入 60 度优质白酒 250 毫升中密封 7 日(秋冬季节时间延长),并不断搅动,以利于有效成分浸出。用时每日 3 次,每次 20 毫升,餐后服(12 岁以下患者酌减,孕妇慎用)。另取上述中药入麻油 2 500

毫升浸泡 10 日,温火熬至药物枯黄,弃药渣后加凡士林、水杨酸、羊毛脂等配成软膏(以凡士林调节软膏硬度),周身涂抹,每日 1 次,3 个月为 1 个疗程。吴明光用上方治疗 36 例鱼鳞病患者。结果:痊愈 32 例,好转 2 例,无效 2 例,总有效率 94.4％。③

7. 鱼鳞欣汤加减　生黄芪 30 克、黑芝麻 40 克、丹参 10 克、白术 10 克、川芎 10 克、桂枝 10 克、蝉蜕 10 克、甘草 10 克、当归 20 克、生地黄 20 克、熟地黄 20 克、枸杞子 20 克、何首乌 20 克、白鲜皮 20 克、红参 1 克、红花 15 克。水煎 2 次,分早晚服用,儿童酌减。孟林用上方治疗 18 例鱼鳞病患者。结果:2～6 个月后,显效 13 例,有效 4 例,无效 1 例,总有效率 94.3％。④

单　　方

鸡血藤膏　组成:鸡血藤。用法用量:用鸡血藤煎汁加蜂蜜适量调喂。临床应用:罗云玲用上方治疗 1 例小儿鱼鳞病患者,1 周后以上症减轻,服药 2 个月后,症状消失,随访 1 年未复发。⑤

①　杨必科,等.克癣鳞油膏治疗鱼鳞病 200 例[J].陕西中医,2003,24(12):1095－1096.
②　徐秉坤,等.滋阴生津法治疗寻常性鱼鳞病 26 例[J].中医研究,1999,12(5):30－31.
③　吴明光.五虫药酒及药膏治疗鱼鳞病 36 例[J].中国民间疗法,1998(3):9－10.
④　孟林.鱼鳞欣汤治疗鱼鳞病 18 例[J].江苏药学与临床研究,1997,5(2):41.
⑤　罗云玲.鸡血藤膏善治小儿鱼鳞病[J].中医杂志,2003,24(10):731.

剥脱性唇炎

概　述

剥脱性唇炎是唇部黏膜的一种浅表性、脱屑性慢性炎症。其临床表现主要为唇部暗红、肿胀、表面干燥、反复脱屑、局部有干胀、瘙痒、刺痛感，经久不愈。一般多见于下唇。

本病与中医"唇风""紧唇""沈唇"相类似。《圣济总录》云："脾胃有热，热气循经而外发于唇，故生疮也，盖足阳明之脉下循鼻外，入上齿缝中，还出挟口环唇，内经谓脾之合肉也，其荣唇也，是故脾胃之经，与唇相应，热气乘经而冲发，所以唇为之生疮。"多为脾胃湿热内蕴，郁久化火，火邪熏蒸而成。治以健脾和胃，除湿清热。

辨　证　施　治

脾虚血燥型　症见口唇色淡肿胀，久而不愈，干燥、瘙痒、脱屑；兼口甜黏浊，倦怠乏力，纳差便溏，面色枯黄，舌淡红，苔薄白少津，脉细弱。方用黄白甘草汤：黄精20克、马齿苋20克、白芷10克、生甘草20克。外湿敷用，每日2次，每次20分钟。临床观察：段渠等用上方治疗25例脾虚血燥型剥脱性唇炎患者。结果：治疗1个月，痊愈11例，显效8例，有效5例，无效1例，总有效率96%。[①]

经　验　方

1. 脐部药敷　麦冬、生地黄、石斛、山药、白术、当归、白芍、牡丹皮、白鲜皮。上药等份研末，以白蜜调成扁平药丸（如患者肚脐大小），用敷贴将其贴于神阙穴，每日1次，睡前贴，早起后自行取下。并用体针：与脐疗配合应用，穴取承浆、地仓、合谷、三阴交、太溪、血海、公孙、足三里、脾俞、肾俞，采用0.25毫米×40毫米毫针，先嘱患者俯卧位，疾刺脾俞、肾俞，捻转得气即起针余穴仰卧位行常规针刺，得气后留针25分钟，每日1次，经期暂停针刺。王萌萌等用上法治疗1例经行唇风患者，1个月经周期为1个疗程，治疗2个疗程后，唇部无脱屑和灼热感。续治2周后，唇部干燥、红肿消失，随访3个月，未复发。[②]

2. 自拟方1　白术30～150克、白扁豆100～160克、天冬60～160克、熟地黄120～450克、茯苓100～160克、川芎30～100克、茯苓皮30～60克、桃仁80～160克、黄柏80～160克、荆芥30～120克、防风80～160克、薄荷30～60克、浮萍30～100克、石膏150～500克、黄连15～30克、栀子100～200克、黄芩30～100克、五味子30～60克。将制备好的胶囊剂药物以每日3次服用，早中晚各服1次，每次4粒，饭前服温开水送下，服药7～28日，症状逐渐减轻或痊愈。[③]

3. 养阴健脾汤　石斛15克、天花粉12克、玉竹12克、北沙参15克、麦冬15克、白术6克、茯苓12克、山药15克、升麻6克、黄芩12克、甘草6克。随症加减：若为新病不久，唇部以红肿为主者，可加黄连3克、生地黄15克、牡丹皮12克以加强清热凉血之效；若病程日久，嘴唇部以脱屑、结痂、干燥为主，则加当归15克、玄参20克以加

① 段渠，等.黄白甘草汤外用治疗脾虚血燥型剥脱性唇炎疗效观察[J].四川中医，2013，31(1)：113-115.
② 王萌萌，杨佃会，等.经行唇风案[J].中国针灸，2018，38(2)：172.
③ 孙素蓉.一种用于治疗剥脱性唇炎的中药组合物及制备方法[P].中国：CN106266493A，2017-01-04.

强滋阴润肤之效;若唇部皲裂、疼痛为甚,则加红花6克、当归12克以活血祛瘀,润唇生肌。每日1剂,早晚温服,嘱禁食辛辣刺激性食物。外涂红草油,每日4次。韩月等用上法治疗30例剥脱性唇炎患者。结果:治愈12例,显效11例,有效5例,无效2例,有效率76.67%。[①]

4. 中药唇膏 红花10克、紫草20克、蜂蜡10克、液体石蜡10克。先取红花、紫草分别粉碎,将蜂蜡、液体蜡等加热入药粉煎炸出深红色即可,过滤,弃其药渣灌装盒内冷却,即成为红色唇膏。将适量中药唇膏涂于口唇黏膜处,每日2~3次。王彩霞用上方治疗100例剥脱性唇炎患者。结果:治疗10日,治愈69例,显效27例,好转2例,无效2例,总有效率98%。[②]

5. 沙参麦冬汤 南沙参10克、玉竹10克、生甘草3克、桑叶10克、麦冬10克、白扁豆10克、天花粉10克。随症加减:若皲裂、口干明显者,加北沙参10克、天冬10克、石斛10克、芦根10克;若脱屑、痒痛明显者,加防风10克、白及10克。每日1剂,水煎分2次服,14岁以下患者剂量减半。李红兵等用上方加减治疗54例剥脱性唇炎患者,疗效满意。[③]

6. 泻黄散 藿香叶10克、生石膏15克、防风15克、栀子12克、甘草6克。随症加减:口干渴者,加石斛9克、沙参6克;大便秘结者,加大黄(后下)6克。每日1剂,水煎分2次服。10日为1个疗程。郭盾等用上方加减治疗160例剥脱性唇炎患者。结果:治愈78例,好转82例,有效率100%。[④]

7. 自拟方2 生石膏20克、黄连6克、升麻8克、生地黄15克、当归10克、南沙参10克、防风10克、蝉蜕10克、鸡内金10克、甘草3克。随症加减:热重,加栀子、黄芩;便秘,加大黄;苔厚腻,

加砂仁、厚朴等。上药浸泡30分钟,文火水煎2次,每次20分钟,共取汁300毫升,早晚2次温服。剩下药汁少许,将洁净纱布浸透,湿敷唇部,每次10分钟,每日3次。黄春霞等用上方加减治疗26例小儿剥脱性唇炎患者,经用药5~7日均获痊愈,随访2年未再复发。[⑤]

8. 散火养津汤 石膏20克、生栀子10克、防风20克、生地黄15克、沙参10克、麦冬10克、玉竹10克、天花粉10克、藿香15克、陈皮6克、生甘草6克。每日1剂,水煎2次合汤,分3次服完。另加外用鱼肝油软膏外涂口唇,每日3次。覃永健用上法治疗30例剥脱性唇炎患者,7日为1个疗程。结果:经治后,治愈27例,有效2例,无效1例。[⑥]

9. 泻黄汤合增液汤 生石膏15克、栀子6克、藿香6克、防风6克、生地黄10克、玄参10克、麦冬6克、甘草3克。以上剂量适于儿童,成人宜酌情加量。随症加减:热盛,加连翘、黄芩;痒甚,加牛蒡子、僵蚕;便秘,加生大黄;颌下淋巴结肿痛者,加金银花、桔梗、浙贝母等。上药用清水浸泡1小时,第一煎沸后10分钟滤出,第二煎沸后20~30分钟滤出,每日1剂,早晚分服。并用黄连膏(出自《医宗金鉴》):黄连9克、当归尾15克、生地黄30克、黄柏9克、姜黄9克。每日2~3次。李卫莉等用上法治疗29例剥脱性唇炎患者。结果:均治愈,其中服药3剂症状消失者18例,占62%;服药6剂症状消失者11例,占38%。[⑦]

10. 健脾除湿汤 白术15克、茯苓15克、山药30克、草豆蔻10克、薏苡仁30克、生扁豆30克、萆薢10克、枳壳15克、黄柏15克、芡实15克、桂枝10克、天花粉10克。随症加减:口干渴者,加沙参20克、石斛15克。每日1剂,10剂为1个疗程。1个疗程未愈者可继续下1个疗程的

① 韩月,等.养阴健脾汤合红甘油治疗剥脱性唇炎30例临床观察[J].四川中医,2010,28(12):95-96.
② 王彩霞.中药唇膏治疗剥脱性唇炎100例疗效观察[J].河北中医,2009,15(2):201.
③ 李红兵,等.沙参麦冬汤加减治疗剥脱性唇炎54例[J].福建中医药,2005,36(3):23-24.
④ 郭盾,肖红霞.泻黄散加减治疗剥脱性唇炎160例分析[J].中国药物与临床,2004,4(1):24.
⑤ 黄春霞,等.中药自拟方治疗小儿剥脱性唇炎26例[J].四川中医,2003,21(11):75.
⑥ 覃永健.自拟散火养津汤治疗剥脱性唇炎30例[J].安徽中医临床杂志,2002,14(3):191.
⑦ 李卫莉,等.泻黄散合增液汤治疗剥脱性唇炎[J].山东中医杂志,1998,17(9):405-406.

治疗,两个疗程间隔3日。卢勇田用上方加减治疗32例剥脱性唇炎患者。结果:治愈13例,显效9例,总有效率84.4%。[1]

单　方

自拟方　组成:黄连10克、黄柏5克。制备方法:加水50毫升,浸泡30分钟,煎水湿敷。用法用量:每日3次,每次5～10分钟。连用3～5日。临床应用:吴健丰等用上法共治疗68例(均无上皮瘤样增生者)剥脱性唇炎患者,均一次性治愈。[2]

中成药

1. 湿润烧伤膏　汕头市美宝制药有限公司生产。用法用量:均匀涂抹于唇,每日3次。临床应用:高明等将85例剥脱性唇炎患者随机分为治疗组42例和对照组43例。治疗组患者外用湿润烧伤膏治疗;对照组患者外用丁酸氢化可的松乳膏治疗,每日2次。对比观察两组患者治疗第1、2、3周的临床疗效及治疗结束第1、2、3个月的复发情况,并观察两组患者治疗期间的不良反应。结果:治疗第1、2、3周的有效率治疗组分别为30.95%、59.52%、78.57%,对照组分别为53.49%、72.09%、81.40%。经卡方检验,治疗第1周对照组的疗效优于治疗组,差异具有统计学意义,第2、3周两组疗效差异均无统计学意义。[3]

2. 生肌膏　组成:炉甘石粉、冰片、珍珠层粉等(广州中医药大学第二临床医学院院内制剂,粤药制字Z03020312)。用法用量:早晚各1次外涂。临床应用:池凤好用上方治疗36例剥脱性唇炎患者,总有效率为67%。[4]

3. 青黛膏　组成:青黛5克、黄连4克、甲片1克、冰片0.5克。制备方法:诸药共研细末,加凡士林300克,调成油膏。用法用量:每日早晚2次外擦,2周为1个疗程。临床应用:梁锡宗等用上方治疗20例剥脱性唇炎患者。结果:治愈11例,有效7例,无效2例。[5]

①　卢勇田.健脾除湿汤治疗剥脱性唇炎32例报告[J].中医杂志,1983(4):39-40.
②　吴健丰,等.中医治疗剥脱性唇炎[J].皮肤病与性病,1997(3):66.
③　高明,等.湿润烧伤膏治疗剥脱性唇炎的疗效观察[J].中国烧伤创伤杂志,2016,28(3):227-229.
④　池凤好.自制生肌膏治疗剥脱性唇炎36例临床观察[J].皮肤性病诊疗学杂志,2008,15(4):214-216.
⑤　梁锡宗,等.青黛膏治疗剥脱性唇炎20例疗效观察[J].中医药研究,1991(3):42-43.

坏疽性脓皮病

概　述

坏疽性脓皮病是一种复发性、疼痛性、坏死溃疡性皮肤病，常伴有潜在的系统性疾病。病因尚不明确。其临床表现为初起脓疱或毛囊小结节，丘疹，水疱，血疱等多形性损害，2～3日内迅速扩大形成境界清楚，边缘不规则呈潜行性的溃疡，有恶臭黄绿色脓液，可发生乳头状或疣状增殖。发生破溃后又与中心融合，底部溢脓，表面常覆有坏死组织及肉芽组织。溃疡中心不断愈合，形成菲薄萎缩性瘢痕，同时又不断向四周扩大。皮损可单发或多发，通常小于10厘米，也可巨大。多发于颈、躯干、四肢及臀部，多伴有疼痛，可伴有发热、肌痛、1/3以上患者伴有轻重不一的关节症状。主要特点是复发性破坏性的溃疡，局部疼痛。根据临床表现可分为溃疡型、脓疱型、大疱型或"不典型"型、增殖型或浅表肉芽肿型四种亚型。

中医对该病无确切记载，按临床表现及其病因病机部分医家认为应属"筋疽""发"范畴。其病机多为因外感六淫邪毒，或皮肤接触毒邪感染，或过食肥甘厚味，聚湿成浊，留阻肌肤，郁结不散，而气血凝滞，经络瘀阻，化火成毒而成痈肿。

辨证施治

王文军等分3型

（1）热毒蕴阻、气阴两虚型　治宜益气养阴、清热解毒。药用生黄芪30克、炙黄芪30克、人参（另炖）9克、苍术15克、白术15克、茯苓15克、薏苡仁15克、天冬15克、麦冬15克、玉竹15克、当归15克、赤芍15克、白芍15克、牡丹皮15克、天花粉15克、浙贝母10克、黄芩10克、黄柏10克、金银花30克、连翘15克、佛手10克、香橼10克、生甘草10克。每日1剂，水煎服。局部给予过氧化氢冲洗，再予中药苦参30克、百部30克、蛇床子30克、白鲜皮30克、地肤子30克、大黄30克。水煎待温度降至30℃时湿敷。

（2）湿热毒蕴、气血两燔型　症见表面部分脓腐已祛，但出现高热，口渴，心烦，时有寒战，舌质红，苔薄白，脉浮大而数。药用生石膏（先煎）60克、黄连6克、栀子10克、黄芩10克、知母10克、赤芍15克、玄参18克、牡丹皮18克、连翘15克、竹叶10克、甘草10克、生地黄10克、水牛角60克（先煎）。水煎服。

（3）气阴两虚、邪毒瘀阻型　局部肉芽新鲜红活。治宜益气养阴、清热解毒。药用生黄芪20克、炙黄芪20克、当归12克、生地黄12克、生甘草10克、赤芍12克、白芍12克、黄柏12克、苍术9克、白术9克、牛膝9克、泽泻9克、萆薢9克、紫花地丁12克、板蓝根12克。每日1剂，水煎服。无分泌物处覆以破壁松花粉；有分泌物处可给予中药外洗以清热燥湿凉血，药用苦参15克、红藤15克、干蟾皮12克、白鲜皮15克、秦皮15克、马齿苋15克、生甘草30克、紫花地丁12克，后再外撒溃疡散或松花粉。[①]

经　验　方

1. 中医综合化腐生肌法　（1）红砂条：京红

---

① 王文军,张燕生.中医综合化腐生肌法治疗坏疽性脓皮病合并红斑型天疱疮1例[J].北京中医药,2010,29(4)：302-303.

粉、朱砂面、凡士林,上药调制而成。(2)复方化毒膏:化毒散及祛毒药粉。(3)化毒散:天花粉、黄连、乳香、没药、贝母、甘草、牛黄。(4)祛毒药粉:马齿苋、苦紫花地丁、败酱草、薄荷、生大黄、赤芍、血竭、红花、生石膏、白及、雄黄、绿豆、冰片。以凡士林调制而成配合溃疡边缘刺络引血。(5)口服中药方:金银藤15克、连翘10克、淡竹叶10克、牡丹皮10克、生地黄15克、黄柏6克、砂仁10克、木香6克、藿香10克、茯苓皮15克、泽泻6克、鸡内金10克、瓦楞子10克、生黄芪10克。每日2次,煎水200毫升口服。姜希等用上法治疗1例坏疽性脓皮病合并红斑型天疱疮患者,经治疗20日,原溃疡基本愈合。①

2.生肌玉红膏 当归100克、白芷25克、白蜡100克、轻粉20克、甘草60克、紫草10克、血竭20克、麻油500克。嘱患者每日睡前将生肌玉红膏涂于6~8层灭菌纱布上,外敷溃疡面,用医用胶布固定,每日换药。杨海静等用上法治疗1例坏疽性脓皮病患者,28日后,患者双下肢溃疡面愈合。②

3.八珍汤 黄芪30克、党参10克、茯苓12克、白术9克、熟地黄30克、当归15克、川芎10克、白芍10克、白及10克、川牛膝12克、炙甘草6克。杨静用上法治疗1例气虚血瘀、复感毒邪型坏疽性脓皮病患者。服用6剂后溃疡明显变小,黄色稀薄脓液明显减少,并有红色新鲜肉芽组织生出,乏力症状减轻,食欲好转,大便黄色成形。继服4剂出现口干不适,加玄参10克、麦冬10

克、生地黄20克。经治疗,患者皮疹在住院2周内全部愈合出院。③

4.黄连解毒汤合五神汤加减 黄连8克、黄芩15克、黄柏15克、栀子15克、金银花20克、紫花地丁15克、茯苓10克、车前子10克、延胡索20克、桃仁10克、红花10克、炙甘草6克。每日1剂,水煎服。杨静用上方治疗1例湿热蕴肤证、气血瘀滞型坏疽性脓皮病患者。6日后,患者自觉口苦症状明显缓解,皮损处疼痛减轻,溃疡创面红润伴白色腐肉,渗出少量黄白色稀薄分泌物。随症加减:伴有气虚,加黄芪30克、当归20克益气活血,每日1剂,水煎服。1周后患者自觉皮损处疼痛明显减轻,溃疡创面红润,水肿明显减轻,溃疡面积明显缩小。溃疡表面见皮岛生长。15日后患者出院。2周后随访,患者溃疡全部愈合。④

5.青黛散 青黛30克、黄芩21克、枯矾6克、儿茶12克、珍珠3克。共为细末,保留灌肠,局部外敷。宋桂琴等用上方治疗2例溃疡性肠炎合并坏疽性脓皮病患者,9~11日局部分泌物大减,患者基本治愈。⑤

6.牛黄解毒散 牛黄4.5克、雄黄91.5克、枯矾63克、冰片30克、乳香150克、没药150克。上药共研细末,每次0.6克,早晚各服1次。并用油调膏:黄柏500克、煅石膏250克,上药共研极细末,用香油调成膏状,外敷于疮面,外用油纸包扎,每日换药3次。王品三用上法治疗1例坏疽性脓皮病患者,调治近1个月,诸疮痊愈。⑥

① 姜希,等.中医综合化腐生肌法治疗坏疽性脓皮病合并红斑型天疱疮1例[J].中国中西医结合杂志,2016,36(9):1143-1144.
② 杨海静,颉玉胜,等.生肌玉红膏外敷治疗坏疽性脓皮病1例[J].中医药导报,2015,21(7):97.
③~④ 杨静,等.中西医结合治疗坏疽性脓皮病2例[J].中国中西医结合皮肤性病学杂志,2014,13(6):396-398.
⑤ 宋桂琴,等.中国中西医结合研究会皮肤性病专业委员会成立暨第二届学术会议论文汇编[D].1987:85.
⑥ 王品三,等.治愈坏疽性脓皮病一例报告[J].中医杂志,1964(1):32.

嗜酸性粒细胞增多性皮炎

概　述

嗜酸性粒细胞增多性皮炎是嗜酸性粒细胞增多综合征的轻型，其临床特征为泛发性，多形性、瘙痒性皮疹。以光泽坚实的红色丘疹，浸润肥厚性斑块为特征。患者一般健康状况良好，无系统损害。部分可伴有发热、乏力、体重下降、四肢非可凹陷水肿、浅表淋巴结肿大，周围血中见嗜酸粒细胞增多及真皮血管周围嗜酸粒细胞浸润。中老年男性多见。

本病属中医"湿疮""顽癣""马疥"等范畴。中医认为，本病乃血虚风燥、湿热蕴结肌肤所致，风邪善行而数变，故其痒常流窜不定，遍及全身。

辨　证　施　治

阴虚血热型　症见周身皮疹，皮肤潮红，大量脱屑，渗出明显，瘙痒难忍，颜面及双下肢轻度浮胀，口干，腰酸乏力，午后低热，夜间高热，舌质红、苔黄腻，脉细滑数。查体：血压120/80毫米汞柱。眼睑轻度浮肿，周身皮肤潮红，大量脱屑，心肺正常，腹水征（一），双下肢轻度可凹性水肿。方用清营汤合猪苓汤加减：水牛角30克、生地黄15克、玄参12克、麦冬15克、竹叶3克、丹参12克、金银花9克、连翘9克、猪苓9克、茯苓9克、泽泻9克、黄连6克、滑石20克、阿胶15克、甘草3克。临床观察：占永立用上法治疗1例嗜酸性粒细胞增多性皮炎合并系膜增生性肾炎患者，疗效满意。[1]

经　验　方

1. 清瘟败毒饮加减　生地黄15克、生石膏（先煎）15克、水牛角（先煎）15克、川牛膝20克、黄芩10克、知母10克、牡丹皮15克、白鲜皮30克、冬瓜皮20克、忍冬藤30克、煅磁石（先煎）30克、煅牡蛎（先煎）40克、茯苓15克、山药15克、炙甘草10克。连服7剂。李云峰等用上方治疗1例嗜酸性细胞增多皮炎患者，疗效满意。[2]

2. 自拟方　地肤子15克、茯苓8克、牡丹皮10克、马齿苋10克、苦参9克、当归9克、白鲜皮8克、赤芍9克、甘草6克。随症加减：伴发热者，加生石膏30克、知母10克；便秘者，加生大黄（后下）9克。每日1剂，水煎分早晚2次服。陈学林用上方联合常规西药治疗36例嗜酸性细胞增多皮炎患者。住院期间每7～10日为1个观察周期，出院后每3个月随访1次随访1年。结果：经过1年的随访，治愈28例，显效7例，有效1例，总有效率100%。[3]

---

① 占永立.嗜酸性粒细胞增多性皮炎、系膜增生性肾炎病案[J].中医杂志,2010,51(1)：62-63.
② 李云峰,等.清瘟败毒饮加味治疗嗜酸性粒细胞增多性皮炎1例[J].中医药导报,2016,22(4)：119-120.
③ 陈学林.中西医结合治疗嗜酸粒细胞增多性皮炎36例[J].甘肃中医学院学报,2011,28(5)：62-63.

无菌性脓疱病

概　述

无菌性脓疱病是指以无菌性脓疱为特征的一组炎症性疾病，主要包括新生儿暂时性脓疱病、婴儿肢端脓疱病、嗜酸性脓疱型毛囊炎、急性泛发型肢端皮炎、脓疱型银屑病、掌指脓疱病。临床上以急性、亚急性、偶尔慢性开始，以红斑基础上出现粟粒大脓疱为特征。本病尚无特效疗法，治疗困难，部分顽固、难治，可危及生命。该类疾病的发生于药物、感染、创伤以及一些致敏因素相关，但其明确的发病机制仍未明确。目前，对于无菌性脓疱病的诊断依赖于病史采集、临床表现和皮损组织病理表现。

本病属中医"白疕""痈疮"等范畴，多系表虚里实、湿热久蕴、兼感毒邪、热腐化脓而成；或暑热火毒，客于肌肤，淫于肌表而成；或由金石毒攻，循经走窜掌跖，兼之脾经湿热内蕴，外溢肌肤而成。

辨　证　施　治

谷玉平分4型

（1）毒热炽盛型　先发生大片红色或紫红斑片，其上出现群集性帽针头至绿豆大浅在性脓疱，皮损迅速波及全身，灼热瘙痒，畏寒发热，口渴喜饮，便干溲赤，舌红绛，苔白或黄，脉洪数。治宜清热凉血、散风解毒。药用生地黄30克、生石膏30克、金银花30克、蒲公英30克、牡丹皮15克、赤芍15克、水牛角15克，知母10克、甘草10克、防风10克、连翘10克。

（2）内蕴湿毒型　症见全身发疹，脓疱密集成片，表面糜烂、渗液、结痂，身热郁蒸，痒甚，渴不欲饮，呕恶纳呆，舌红，苔薄白或黄腻，脉滑数。治宜清热解毒、燥湿止痒。药用生地黄30克、白茅根30克、土茯苓30克，苍术12克、黄柏12克、苦参12克，黄芩10克、牡丹皮10克、白鲜皮10克、地肤子10克。随症加减：热盛者，加生石膏30克；胃肠症状明显者，加陈皮10克、半夏10克；湿重者，加滑石15克、木通10克。

（3）血虚风燥型　病程延绵不愈，肌肤甲错，反复脱屑，其间可见少量脓疱，口干咽燥，五心烦热，舌红少津，甚至裂纹疼痛，脉细数。治宜滋阴养血、润燥止痒。药用白花蛇舌草30克、生地黄15克、玄参15克、丹参15克、生黄芪10克、白芍10克、当归10克、忍冬藤10克、僵蚕10克、蝉蜕6克。随症加减：心悸失眠，加茯神10克、炒枣仁15克、夜交藤15克；口干甚者，加沙参30克、石斛15克、麦冬15克；脾虚明显者，加白术10克、云茯苓10克、陈皮10克。

（4）寒湿内蕴型　脓疱散在发生、部分融合，糜烂结痂，基底淡红，常伴胸闷纳呆，便溏，口淡无味，舌淡苔白，脉迟缓。治宜温中燥湿、滋补气血，佐以解毒。药用肉桂6克、白芥子6克、当归10克、生熟地黄各10克、白芍10克、厚朴10克、炙甘草10克、白术15克、陈皮15克、炒薏苡仁15克、土茯苓30克、蒲公英30克、地肤子30克。

以上各方均每日1剂，水煎服。临床观察：谷玉平等用上方辨证结合西药治疗17例泛发性无菌性脓疱病患者，疗效满意。[1]

---

① 谷玉平，等.中西医结合治疗泛发性无菌性脓疱病17例[J].中国冶金工业医学杂志，1998(3)：34-35.

经 验 方

1. 清热凉血方　急性期,药用黄芩15克、黄连6克、土茯苓30克、鱼腥草20克、野菊花15克、川射干10克、苦参10克、七叶一枝花15克、夏枯草20克、青蒿15克、生地黄15克、牡丹皮15克、水牛角20克、南沙参30克、茯苓20克、白术30克、生甘草6克。缓解期,药用南沙参15克、太子参15克、茯苓15克、白术15克、女贞子15克、墨旱莲15克、玄参15克、麦冬15克、苦参15克、七叶一枝花15克、鸡矢藤20克、夏枯草15克、炒决明子15克。欧阳雪晴等用上方治疗1例脓疱型银屑病患者,联合常规注射葡萄糖酸钙注射液、维生素C注射液、复方甘草酸苷注射液、注射用头孢西丁静滴;初起脓疱泛发全身,皮肤潮红肿胀,以聚维酮碘湿敷患处;待脓疱干涸、脱屑,皮肤紧绷,中药泡澡(每周2～3次)及自制紫草油(成分为紫草、地榆)外涂。患者控制良好。①

2. 大剂量生地黄凉血汤　生地黄80～120克、牡丹皮15克、赤芍15克、水牛角30克。随症加减:如果患者出现皮肤瘙痒的情况,加郁金30克、凌霄花15克、土茯苓30克。每日1剂,水煎服,取药液500毫升早晚分服。李赵彦汇等用上方加减联合激素乳膏及保湿剂外用治疗82例脓疱型银屑病患者,疗程为4周。结果:总有效率为91.5%。②

3. 龙胆泻肝汤加减　龙胆草9克、栀子9克、黄芩9克、泽泻9克、车前子(包煎)15克、柴胡9克、甘草6克、当归9克、生地黄15克、金银花30克、土茯苓30克、牡丹皮15克。随症加减:皮肤瘙痒者,加地肤子、拳参、浮萍;湿热重者,加白芷、茵陈;脾胃不和者,加陈皮。每日1剂,水煎服,煎

药液约500毫升,分早晚饭后半小时,温服。刘桂华等用上方治疗30例掌跖脓疱型银屑病患者,联合皮损区外用龙珠软膏,每日2～3次。结果:有效率为93.33%。③

4. 凉血消银汤　水牛角15克、土茯苓15克、金银花15克、生地黄15克、黄芩15克、牡丹皮15克、大青叶15克、赤芍15克、槐花15克、白花蛇舌草30克、苦参20克、丹参20克、生甘草9克。如上药物水煎至200毫升,每日1剂,连续口服2个月。杨丽云等用上方治疗60例脓疱型银屑病患者,联合口服抗生素,同时口服阿维A胶囊每日30毫克;雷公藤多苷每日50毫克;静滴甲氨蝶呤,初始剂量每周10毫克,每周逐渐增加5毫克,至20毫克后维持,口服激素泼尼松每日50毫克,治疗2个月。结果:有效率为86.67%。④

5. 凉血解毒汤　玄参15克、生地黄30克、麦冬9克、牡丹皮9克、白芍12克、金银花30克、黄芩15克、栀子9克、白鲜皮30克、土茯苓30克、广角粉(冲服)0.9克。每日1剂,水煎200毫升,每日2次饭后服用。治疗2个疗程,4周为1个疗程。牛维静用上方治疗30例脓疱型银屑病患者,总有效率为83.33%。⑤

6. 阳和汤　熟地黄30克、鹿角胶9克、姜炭15克、肉桂9克、麻黄6克、白芥子10克、生甘草6克。每日1剂,水煎分早晚2次服用。程先祥等用上方治疗30例脓疱型银屑病患者,同时服用阿维A胶囊每日10毫克,分2～3次餐后服用,共8周。结果:总有效率为93.3%。⑥

7. 黄连解毒汤合三仁汤加减　黄连10克、黄柏10克、黄芩20克、栀子20克、茯苓20克、土茯苓20克、生地黄20克、杏仁10克、薏苡仁30克、厚朴10克、金钱草20克、连翘20克。随症加减:瘙痒明显者,加白鲜皮、白蒺藜。每日1剂,水煎

① 欧阳雪晴,郝平生,等.中西医结合治疗泛发性脓疱型银屑病1例[J].中国现代医药杂志,2018,20(8):81-82.
② 李赵彦汇,赵志恒,等.大剂量生地黄凉血汤对脓疱型血热证银屑病疗效观察及对血清肿瘤坏死因子-α的影响[J].临床医药文献电子杂志,2018,5(38):136+141.
③ 刘桂华,宋业强.龙胆泻肝汤加减联合龙珠软膏治疗掌跖脓疱型银屑病30例[J].河南中医,2017,37(4):699-702.
④ 杨丽云,等.凉血消银汤联合西药治疗急性泛发性脓疱型银屑病的临床观察[J].中国中医急症,2017,26(7):1275-1277.
⑤ 牛维静.凉血解毒汤治疗血热型寻常型银屑病的临床疗效和安全性[J].世界最新医学信息文摘,2017,17(15):103.
⑥ 程先祥,等.阳和汤联合阿维A胶囊治疗脓疱型银屑病30例疗效观察[J].内蒙古中医药,2014,33(17):1.

服,或免煎中药,每日1剂,均于餐后半小时左右温服。外洗方:黄柏30克、苦参30克、枯矾30克、地榆20克、土茯苓30克、白鲜皮30克。上药水煎外洗浸泡。李振洁等用上法治疗34例掌跖脓疱病患者,同时外用炉甘石洗剂、维生素E膏。于2、4、6、8周时随访,连续用药2个月,而后判定疗效,服药随诊期间将随症加减。结果:痊愈6例,显效18例,有效6例,无效4例。[①]

8. 犀角地黄汤合黄连解毒汤加减 水牛角、生地黄、玄参、赤芍、牡丹皮、黄芩、黄连、白茅根、甘草、大青叶、板蓝根、墨旱莲、女贞子等。所有患者均予中药外洗(冷洗),药用大黄、黄柏、黄芩等。伴有渗出者青黛散用麻油调成20%～50%的糊剂或氧化锌糊剂外涂。高热者同时给予物理降温、药物退热等对症治疗。孔玉沙用上法治疗6例脓疱型银屑病患者,总有效率为100%。[②]

9. 疏肝凉血解毒汤加味联合中药药浴或局部湿敷 疏肝凉血解毒汤加味:生香附12克、栀子15克、连翘30克、大青叶15克、生地黄30克、赤芍30克、土茯苓30克、天花粉15克、丹参20克、蝉蜕9克、白芷9克、玄参30克、山豆根20克、生甘草15克。随症加减:泛发全身者,加金银花30克、制黄芩15克;伴高热、寒战、大便干结、小便黄赤等全身症状者,加生石膏(先煎)30克、知母20克;疹透不畅,高烧不退者,去土茯苓,加防风9克、薄荷9克、牛蒡子9克、生槐米20克、芦根15克。2个月为1个疗程。中药药浴或局部湿敷:地榆30克、黄柏30克、苦参30克、蛇床子30克、地骨皮15克、葛根20克。随症加减:若局部融合成脓湖,加苍术30克、连翘30克、藏青果30克;痒甚,加白鲜皮30克。将上药放入盆中,加水3 000毫升,煎煮30分钟后过滤取汁1 500毫升,然后将药汁加入水中局部或全身药浴,或用6层纱布棉垫蘸药汁湿敷,每日2次,每次20分钟,联

合外涂3%～5%水杨酸软膏,皮肤变为正常,再外用单软膏外涂患处1月以巩固疗效。乔宏等用上法治疗32例无菌性脓疱类皮肤病患者,临床全部痊愈。[③]

10. 清热解毒汤 大青叶30克、白茅根30克、金银花30克、连翘15克、牡丹皮15克、生地黄15克、苦参10克、白鲜皮30克、丹参30克、蒲公英15克、甘草3克。随症加减:对于病久不愈者,加用健脾及活血祛瘀药物云茯苓30克、白术10克、桃仁9克、川芎10克、水蛭5克;对于伴有关节炎者,加服散风祛湿、活血通络方药秦艽12克、防风10克、桑枝30克、威灵仙12克、独活12克、白鲜皮15克、土茯苓15克、当归10克、赤芍10克、鸡血藤15克、细辛3克。每日1剂,水煎服,痊愈后继续服用1～2个月。贾清华用上方加减治疗30例无菌性脓疱病患者,总有效率为93.3%,半年内随访无复发。[④]

单　方

昆明山海棠 组成:昆明山海棠。用法用量:昆明山海棠根块碎片30～50克水煎剂,每日饭后服3次,同时用最后一次水煎液浸泡或洗涤患处,每日2～3次。临床应用:王正文等用上方治疗24例无菌性脓疱病患者。结果:痊愈18例,显效4例,好转2例。[⑤]

中 成 药

1. 复方甘草酸苷 组成:甘草酸单铵、甘氨酸、半胱氨酸(日本米诺发源制药株式会社生产)。用法用量:80毫升复方甘草酸苷溶于250毫升5%葡萄糖注射液中静脉滴注,每日1次,连用14日为1个疗程。临床应用:王松芬等将66例泛发

① 李振洁,等.黄连解毒汤合三仁汤加减治疗掌跖脓疱病34例[J].江西中医药,2013,44(4):47-48.
② 孔玉沙.中西医结合治疗泛发性脓疱型银屑病6例分析[J].中国误诊学杂志,2011,11(34):8519.
③ 乔宏,等.无菌性脓疱类皮肤病中医治疗体会[J].现代中医药,2006(1):13-14,22.
④ 贾清华,等.中药治疗无菌性脓疱病30例[A].中华人民共和国国家中医药管理局、世界卫生组织.国际传统医药大会论文摘要汇编[C].中华人民共和国国家中医药管理局、世界卫生组织:中国中医科学院针灸研究所,2000:1.
⑤ 王正文,等.昆明山海棠治疗32例无菌性脓疱性皮肤病的疗效观察[J].皮肤病与性病,1990(1):6-8.

性脓疱性银屑病患者分为试验组 43 例和对照组 23 例。治疗组口服甲砜霉素，对照组口服阿维 A 胶囊，两组患者均同时静脉滴注复方甘草酸苷，后期均给予 NB－UVB 照射治疗。对两组患者分别于治疗前及治疗后第 4 周进行银屑病面积和严重程度指数（PASI）评分，比较两组患者的临床疗效和不良反应。结果：治疗第 4 周时试验组有效率为 95.3%，对照组有效率为 86.9%，两组比较差异无统计学意义；试验组脓疱平均消退时间（3.79±0.97）日，不良反应较少，对照组脓疱平均消退时间为（8.35±1.58）日，皮肤出现干裂、红肿及其他不良反应多见，两组比较差异有统计学意义。①

2. 苦参碱注射液　组成：苦参碱。用法用量：每次 120 毫升，静脉滴注，每日 1 次。临床应用：叶静静用上方治疗 31 例脓疱型银屑病患者，同时口服犀角地黄汤加减（水牛角 30 克、生地黄 50～120 克、赤芍 15 克、牡丹皮 15 克。随症加减：高热者，酌加生石膏 30 克；瘙痒者，加凌霄花 15 克、郁金 30 克）。每日 1 剂，水煎服，共 500 毫升，分 2 次早晚饭后 30 分钟口服。7 日为 1 个疗程，治疗 1～2 周。结果：总有效率为 100%。②

3. 白芍总苷胶囊　组成：白芍总苷（宁波朗生医药有限公司生产）。用法用量：每次 2 粒，每

次 3 次。临床应用：杜宇等用上方治疗 31 例脓疱型银屑病患者，同时随餐顿服阿维 A 胶囊，每日 30～60 毫克，病情控制后逐渐减至维持剂量，联合外用丁酸氢化可的松乳膏或润肤油，每日早晚各 1 次，共 12 周。结果：总有效率为 87.1%。③

4. 昆明山海棠片　组成：昆明山海棠（昆明友谊制药厂生产）。用法用量：每日饭后服 3 次，每次 3～5 片（儿童减半，个别病例每次服 8 片），每片含总生物碱 1.6～2 毫克。临床应用：王正文等用昆明山海棠片治疗 32 例无菌性脓疱性皮肤病患者，其中疱疹样脓疱病 1 例，连续性肢端皮炎 4 例，脓疱性银屑病 19 例，掌跖脓疱病 8 例。结果：治愈 22 例，治愈率为 68.7%；显效 5 例，好转 4 例，无效 1 例，总有效率 96.8%。一般服药 1 周开始生效，水煎剂比片剂疗效好。停药后复发者，再用此药仍有效。④

5. 雷公藤多甙　组成：雷公藤提取物。功效：清热解毒，祛瘀消肿。用法用量：每次 20 毫克，每日 1 次。1 周后，如皮疹无明显改善，每日药量可较上周增加 20 毫克，以此类推。直至皮疹完全消退后，再减少药量，每周减量 1 次，每日用药量比上周减 20 毫克，至维持量或间歇服药。临床应用：邢宪乐用上方治疗 8 例无菌性脓疱病患者。结果：痊愈 6 例，好转 1 例，无效 1 例。⑤

① 王松芬，等.甲砜霉素与复方甘草酸苷联合窄谱中波紫外线治疗泛发性脓疱性银屑病疗效观察[J].实用皮肤病学杂志,2017,10(2)：91－93.
② 叶静静.苦参碱注射液治疗泛发性脓疱型银屑病疗效观察及对血清 TNF－α 的影响[J].浙江中西医结合杂志,2015,25(09)：858－860.
③ 杜宇，颜丹，等.白芍总苷联合阿维 A 治疗泛发性脓疱型银屑病疗效观察[J].中国麻风皮肤病杂志,2012,28(2)：98－100.
④ 王正文，等.昆明山海棠治疗 32 例无菌性脓疱性皮肤病的疗效观察[J].皮肤病与性病,1990(1)：6－8.
⑤ 邢宪乐.雷公藤多甙治疗无菌性脓疱病 8 例分析[J].中国临床研究,1990(1)：40.

色 素 痣

概 述

色素痣简称色痣、斑痣或黑痣，又称"疣细胞性痣""良性黑色素瘤""寻常痣"。是由疣细胞组成的褐色或黑色先天性良性新生物。色素痣可见于皮肤各处，好发于面颈、胸背。偶见于黏膜，如口腔、阴唇、睑结膜。可在出生时即存在，或出生后早年逐渐显现。多数增长缓慢，大多属良性，但有些类型在一定条件下可发生恶变，而色素痣一旦恶变，恶性程度极高，转移率最快，治疗效果不理想。

根据皮肤病理切片特点，色素痣分为交界痣、皮内痣、混合痣三种。(1)交界痣：多为扁平皮损，大多于婴幼儿期或儿童期出现，表现为界限清晰的、淡棕色至黑色的斑块或轻度隆起的丘疹，直径多为0.6～0.8厘米，圆形或椭圆形，边缘光滑，无毛发。到青春期后大多可转化为皮内痣，通常不发生恶变。发生在手掌、足底和外生殖器等部位，存在恶变可能。(2)皮内痣多为乳头瘤样皮损，几乎所有都为半球状和带蒂皮损，为成年人痣的常见类型，表现为半球形隆起的淡褐色或皮色小肿物，直径多在1.0厘米以内，表面光滑，中间可有毛发。(3)混合痣多为略高起的皮损，为交界痣向皮内痣演变的过渡表现。表现为隆起于皮面的、褐色至黑色的丘疹或斑丘疹，界限清晰，常生有毛发，周围可见色素弥漫性减淡。

本病属中医"黑子"范畴，其发生常与脏腑、气血密切相关。可由风邪搏于气血，气滞血瘀，经络瘀阻所致。如《医宗金鉴·外科心法要诀》曰："中年生者，有孙络之血溢于卫分，阳气束络而成"。亦可由肾中浊气，滞结皮肤而成。如《外科正宗》曰："黑子，痣名也。此肾中浊气，混滞于阳，阳气收束，结成黑子，坚而不散。"

辨 证 施 治

王根会等分2证

(1)风邪搏结证 症见颜面、四肢、躯干皮肤出现黑子，大小不等，色泽深浅不一。舌淡红，苔少，脉虚浮。治宜疏风清热、理气祛痰。方用羌活汤加减。

(2)肾阴亏虚证 症见黑痣泛发倾向，伴体质虚损时则色泽加深，轻度痒感，不慎瘙破则有变异可能，舌质淡红，苔少，脉细数。方用六味地黄丸加减。[①]

经 验 方

外用联合内治法 五妙水仙膏均匀涂抹在色痣体表面，范围略超出色痣边界1～2毫米，15～20分钟后，药膏逐渐干燥用生理盐水棉球擦去干燥药膏，再次涂抹药膏，其间相隔15～20分钟，按此方法重复外用药膏4次。外用药膏2次后，痣体表面出现阵发性刺痛及斑点状糜烂面，并有少量淡黄色液体渗出，疼痛持续数分钟后，可自行缓解。当外用药物后皮损表面形成一层质地较硬的黄褐色痂膜，并略呈凹陷状，四周皮肤出现苍白色水肿环，如环堤状略高出皮损表面即可停止外用药物。因小儿对疼痛耐受性差，采用2%利多卡因

① 王根会,等.中西医结合皮肤病学[M].石家庄：河北科学技术出版社,2012：471.

注射液棉球替代生理盐水棉球浸润、擦拭创面,缓解疼痛症状后,再次涂抹药膏。擦去创面上多余的药膏糊(含渗出液、剥脱组织等),再在治疗面上均匀涂抹一层较薄的五妙水仙膏护疮保痂,预防感染,促进创面痂下愈合。待创面痂膜干燥3~4日后,用无菌薄层纱布包扎。术后予桃红四物汤加减:桃仁6克、红花3克、当归6克、川芎6克、赤芍6克、生地黄6克、黄芪6克、茯苓6克、夏枯草6克、郁金7克、金银花10克、蒲公英6克、甘草3克。每日1剂,水煎服,每次口服50毫升,每日2次。益气养血,清热解毒,活血散结。吴卫平用上法治疗1例小儿先天性色素痣患者。经中药内、外结合治疗后,创面痂膜逐渐干燥变硬,边缘开始松动开裂,向内卷曲,间隙处逐渐与创面脱离,裸露出新生上皮组织,初起边缘区有轻度潮湿、发红,并有微量淡黄色渗出液,服用中药后吸收干燥。术后第8周,痂膜如卷曲枯叶自行脱落,厚度为0.3厘米,干硬难折,色痣体消失而痊愈。术后一直随访,患者疗效满意。[①]

单 方

灰碱粉 组成:生石灰、纯碱。制备方法:生石灰、纯碱研细末,取适量,加水搅拌,使成糊状,继续搅匀,至有一定黏性为度,制作时,可加入2%利多卡因少许,以缓解操作时患者局部疼痛。用法用量:治疗时用清水清理患者面部,去除痣区油污及化妆品。用竹签蘸取调制好的灰碱膏点涂于色素痣表面,使药物恰好覆盖色痣,面积不可过大或过小。药干后,用棉签轻轻除去药痂及腐皮,然后再上药1次,再至药干,观察情况。可见涂药周边淡红充血,轻微肿胀,色素痣呈现黑色焦痂即可。可根据个人皮肤耐受情况及痣的深浅,决定点痣的深度,若痣深,皮肤反应不强烈者,需重复1次。临床应用:徐志娅用上法治疗300例色素痣患者。结果:6个月后,治愈292例,占97.3%;基本治愈8例,占2.7%。基本治愈者经第2次治疗仍达痊愈,治愈病例2年随访无一例复发。[②]

中 成 药

五妙水仙膏 组成:五倍子、石碱、石灰、黄连(江苏淮阴中药厂生产)。用法用量:先用消毒棉签将五妙水仙膏搅匀,蘸药膏直接点涂色痣,待药干后(约5分钟),用棉签蘸水将药擦掉,再点下一次,如此反复点涂5次左右。最后色痣与正常组织间出现明显分界线,自觉烧灼感,色痣成结痂,10日左右脱落。临床应用:刘金星运用五妙水仙膏治疗600例面部色素痣患者,共计2 600个痣,并与600例二氧化碳激光治疗组进行对比。结果:五妙水仙膏治疗组治疗一次后,痊愈2 470个痣,痊愈率为80.5%,与二氧化碳激光治疗组相比有显著性差异($P<0.05$)。[③]

① 吴卫平.中药治疗小儿先天性色素痣一例[J].中国美容医学,2007,16(7):980-981.
② 徐志娅.灰碱粉治疗面部色素痣300例疗效观察[J].河南中医,1998,18(4):42-43.
③ 刘金星,等.五妙水仙膏治疗面部色素痣600例[J].皮肤病与性病,2005,27(2):14.

角化病

角化病又称角皮症,是以表皮角化过度(角质层增厚超过正常恒定的厚度)为主要变化的一组皮肤病。组织病理变化以角化过度为主,有时因病因而异也可出现角化不全、角化不良等,也可由明显的炎症反应。主要包括掌跖角化病、毛囊角化病、脂溢性角化病以及老年性角化病四种类型。

掌跖角化病

概　述

掌跖角化病,又称掌跖角皮症。以手掌和足跖皮肤增厚、角化过度为特点的一组慢性皮肤病。大多为先天性,常有家族史。可为其他皮肤病或一些全身性疾病的表现(即症状性掌跖角皮症)。临床可分为弥漫性、局限性条纹状或点状等。

本病的个别类型相当于中医"厚皮疮"范畴。中医认为其多由禀赋不足所致肝肾亏虚,阴精不足,致肝血虚少不能充养肌肤而发病;或由于禀赋不足,脾肾阳虚,温煦无力,脏腑生化功能不足,致气血不能达四末,肌肤失养而发病。常用补益肝肾、养血润燥、活血和营等疗法。

辨证施治

1. 肝郁血虚证　治宜疏肝解郁、和血润燥。方用加味逍遥丸合当归饮子加减。[1]

2. 周宝宽分3型

(1) 肝肾阴虚型　症见脚掌呈弥漫性角化、淡黄色、蜡样外观,手掌无明显角化迹象;头晕目涩,口干咽燥;舌质红,苔薄白,脉细数。方用大补阴丸加减:熟地黄 20 克、玄参 15 克、龟甲 10 克、炒黄柏 10 克、知母 10 克、枸杞子 10 克、菊花 10 克、山茱萸 10 克、桑椹 20 克、女贞子 15 克、丹参 10 克、鸡血藤 10 克、全蝎 5 克、炙甘草 5 克。每日 1 剂,煎煮 2 次,混合两次煎煮药液,分 2 次口服。第三次煎液外洗患处,每日 2 次。临床观察:周宝宽用上方治疗 1 例肝肾阴虚型弥漫性掌跖角化病患者,配合外涂 10% 水杨酸软膏。14 剂后,皮损部分变软、变薄,阴虚诸症减轻。再经 21 剂后,损大部分变软,已无蜡样外观,阴虚诸症明显减轻,但有腹胀。上方去熟地黄、黄柏,加白术 10 克、陈皮 10 克、木香 10 克,继续口服及外洗。外涂 10% 水杨酸软膏。脚掌皮肤基本接近正常,无阴虚症状。上方再服 14 剂,巩固疗效。

(2) 脾肾阳虚型　症见掌跖部散在角化性丘疹,卵圆形或不规则形,直径多在 3～5 毫米,散在分布,黄色,丘疹脱落后,呈火山口样小凹陷;面色苍白,形寒肢冷,便溏,夜尿多;舌淡胖有齿痕,苔白滑,脉沉迟。方用肾气丸加减:制附子 10 克、桂枝 10 克、熟地黄 20 克、山茱萸 10 克、山药 10 克、茯苓 10 克、泽泻 10 克、牡丹皮 5 克、白鲜皮 10 克、丹参 10 克、鸡血藤 10 克、白术 10 克、黄芪 20 克、全蝎 5 克、炙甘草 5 克。每日 1 剂,中药煎煮 2 次,混合两次煎煮药液,分 2 次口服。第三次煎液外洗患处,每日 2 次。配合外涂 10% 水杨酸软膏。周宝宽用上方治疗 1 例脾肾阳虚型点状掌跖角化病患者。用药 14 剂,皮损变软、变薄,形寒肢冷减轻,大便成形。继续口服及外洗,配合外涂 10% 水

---

① 陈德宇.中西医结合皮肤性病学[M].北京:中国中医药出版社,2012:298-299.

杨酸软膏。又用 28 剂，皮损消失，肤色正常，无形寒肢冷，面色润泽，二便调。上方去制附子、熟地黄，再用药 14 剂，巩固疗效。

（3）脾虚血弱型　症见手脚掌跖皮肤弥漫性增厚、淡黄色、质硬，手掌轻足掌重，脚掌有皲裂；面色萎黄，心悸失眠，食少纳呆；舌淡红，苔薄白，脉沉细。方用归脾汤加减：白术 10 克、当归 10 克、茯苓 10 克、黄芪 20 克、龙眼肉 10 克、远志 10 克、炒酸枣仁 10 克、人参 5 克、炙甘草 5 克、鸡血藤 10 克、全蝎 5 克。每日 1 剂，中药煎煮 2 次，混合两次煎煮药液，分 2 次口服。第三次煎液外洗患处，每日 2 次。临床观察：周宝宽用上方治疗 1 例脾虚血弱型弥漫性掌跖角化病患者。上方用药 21 剂，皮损明显变软、变薄，皲裂消失，面色润泽，睡眠好，食欲增，二便通调。继续口服及外洗，配合外涂 10%水杨酸软膏。又用药 28 剂，皮损消失，肤色正常，其他诸症消失。再用药 7 剂，巩固疗效。[1]

经 验 方

乌蛇解毒丸联合白及膏　乌蛇解毒丸：乌梢蛇、大蜈蚣、僵蚕、蛇蜕、苦参、牛蒡子、当归、丹参、莪术、首乌、生地黄、麦冬、黄芪、生甘草。白及膏：由白及粉配凡士林制成。乌蛇解毒丸每次 6 克，每日 2 次口服，配适量白及膏外用，每日 2 次。都群将 60 例掌跖角化病患者随机分为治疗组和对照组各 30 例。治疗组予乌蛇解毒联合白及膏。对照组予白及膏。结果：连续治疗 4 周，治疗组显效 8 例，有效 19 例，无效 3 例，总有效率 90%；对照组显效 5 例，有效 19 例，无效 6 例，总有效率 80%。[2]

单 方

中药外洗　组成：葛根 30 克、甘草 30 克、地骨皮 30 克。制备方法：上药混合放入盆内用 1 000 毫升水煮沸 15 分钟，去药渣后浸泡患处 15 分钟，使皮肤滋润，拭干后角化过度型手足癣外涂达克宁软膏（硝酸咪康唑乳膏），其余患者外用尿素软膏，每日浸泡 1 次，外擦药 2 次。临床应用：王亚美等将 170 例手足角化性皮肤病患者按 3∶1 分为治疗组 130 例和对照组 40 例。治疗组用上法治疗；对照组单纯用西药治疗，其中角化过度型手足癣患者每日单用达克宁软膏 2 次，其余患者每日单用尿素软膏 2 次。两组连续用药 4 周为 1 个疗程。结果：1 个疗程后，治疗组临床治愈 50 例，显效 40 例，有效 15 例，无效 25 例，总有效率 80.8%；对照组临床治愈 2 例，显效 4 例，有效 6 例，无效 28 例，总有效率 30.0%。治疗组治疗效果优于对照组，两组相比有显著差异（$P<0.01$）。治疗组无一例出现不良反应。[3]

毛 囊 角 化 病

概 述

毛囊角化病，又名假性毛囊角化不良病，Darier 病。本病是一种少见的，以表皮细胞角化不良为基本病理变化的慢性角化性皮肤病。

本病为常染色体显性遗传病。初始为毛囊性小丘疹，逐渐增大成疣状，色棕黄、污灰或暗褐。丘疹常群集或融合成疣状斑块，在摩擦处损害增殖明显，常呈乳头瘤样，有发臭的脓性分泌物。皮损多发于皮脂溢出部位或头皮、额、耳、鼻侧、颈、肩胛间、腋、腹股沟、外阴等，分布广泛对称。10%的患者指甲下角质增生，甲板变薄、脆裂、有纵行白色嵴纹或游离缘缺损。各种族人均可发病，8～16 岁青少年好发，到成年期加重，最后病情稳定。无明显性别差异。

中医认为，本病多为因先天禀赋不足，后天失于调摄，脾气虚弱，运化失司，致湿邪内盛，肌肤失养；或由先天不足，营血亏虚，致血虚生风，风胜则

① 周宝宽.掌跖角化病证治举隅[J].广西中医药,2011,34(5)：35-36.
② 都群.乌蛇解毒丸配合白及膏治疗掌跖角化病 60 例的临床疗效[J].中国社区医师,2015,31(7)：107-108.
③ 王亚美,等.中药外洗治疗手足角化性皮肤病的临床体会[J].中国中西医结合杂志,2001,21(4)：316-317.

燥,皮肤失养所致。据此分为脾虚湿盛、湿热熏蒸、气血两亏三型。

辨 证 施 治

1. 王根会等分3型

(1) 脾虚湿盛型 治宜健脾祛湿。方用除湿胃苓汤加减。

(2) 湿热熏蒸型 治宜清热利湿。方用萆薢分清饮加减。

(3) 气血两亏型 治宜益气养血、健脾除湿。方用参芪白术散加减。[1]

2. 气血瘀滞型 症见患者腰腹部散在圆形椭圆形鳞屑斑,污褐色,直径3~5毫米,中央有一针头大小黑点,鳞屑边缘游离,中央固着,皮疹周围绕有一色素减退环。部分无鳞屑,仅有一黑点及色素减退环,无自觉症状。舌红苔黄腻,脉弦。治宜活血散结,佐以清热化湿。方用血府逐瘀汤:当归20克、白芍15克、熟地黄10克、红花10克、桃仁10克、柴胡12克、枳壳6克、夏枯草30克、生龙骨30克、生牡蛎30克、茜草12克、三棱10克、莪术10克、生薏苡仁30克、石菖蒲15克、浙贝母10克。水煎分早晚温服。另用此药水煎湿敷日2次,每次15分钟。临床观察:常贵祥用上方治疗40例气血瘀滞型鳞状毛囊角化病患者。结果:痊愈24例,显效8例,有效5例,无效3例,总有效率92.5%。[2]

3. 血虚风燥型 方用当归饮子合沙参麦冬汤加减:沙参、麦冬、玉竹、当归、生地黄、何首乌、刺蒺藜、红花、鸡血藤、川芎、全瓜蒌、炙甘草。治宜益肺润燥、养血活血。每日1剂,水煎服,30日为1个疗程。临床观察:黄宁用上方治疗40例血虚风燥型毛周角化症患者。配以外用达芙文,每日1次。结果:痊愈32例,显效6例,有效2例。经半年观察期,未复发。[3]

4. 血虚型 症见胸前区双侧腋下至乳房下,出现圆形、片状带有鳞屑的皮损,淡灰色,直径约2毫米大小,境界明显,在片状鳞屑的中央有与毛囊一致的小黑点,其单个皮损稍游离,中央紧贴在皮肤上,边缘绕一色素减退斑。冬季加重,夏季减轻。舌瘦小,苔少质淡,有齿痕,脉左关及尺部细弱。2年来,月经每2~3个月一行,而且量很少,色浅。方用八珍汤加减:熟地黄20克、白芍20克、当归20克、川芎15克、党参15克、茯苓15克、白术15克、炙甘草5克。每日1剂,水煎服。临床观察:商刚用上方治疗1例血虚型、脾气虚弱的女性鳞状毛囊角化病患者,初次复诊皮损鳞屑已脱落,仅存中央小黑点,又服10剂,皮损已退,再服八珍益母丸2个月。随访半年未复发。[4]

5. 阴虚津伤型 症见患者形体消瘦,面色暗淡无华,舌质红,无苔。四肢皮肤可见黄豆大的黑点,与毛囊口一致,以此黑点为中心,周围为灰色的圆形鳞屑,边界很明显,鳞屑很薄,紧贴在皮肤上,发痒。切脉沉弦。方用二蛇地茯汤加减:蛇皮6克、白花蛇舌草30克、生地黄15克、土茯苓30克、苍术15克、露蜂房6克、牡丹皮10克、黄芪30克、当归12克、紫草12克、防风10克、白鲜皮12克、甘草9克、苍术10克。每日1剂,早晚服。临床观察:张乐华用上方治疗1例阴虚津伤、肌肤失养的鳞状毛囊角化症患者,配合鱼肝油丸每日或隔日服2.5万单位,外用皮炎宁酊,每日1次。治疗3个月余,患者四肢皮肤鳞屑全部脱落,长出新鲜红暗色皮肤。[5]

脂溢性角化病

概 述

脂溢性角化病,又名老年疣、基底细胞乳头瘤。因角质形成细胞成熟迟缓所致的一种良性表皮内肿瘤。确切病因尚不明。有报道特别强调为

① 王根会,等.中西医结合皮肤病学[M].石家庄:河北科学技术出版社,2012:339-350.
② 常贵祥.血府逐瘀汤加减治疗鳞状毛囊角化病40例[J].光明中医,2007,22(11):85.
③ 黄宁,等.中西医结合治疗毛周角化症40例[J].福建中医药,2002,33(6):15.
④ 商刚,等.中医辨证治疗鳞状毛囊角化病1例分析[J].河北中医,1998,20(3):167.
⑤ 张乐华.中西医结合治疗鳞状毛囊角化症1例[J].天津中医,1995,12(3):12.

家族遗传，泛发性损害的病例可表现为常染色体显性遗传。发病与年龄和性别有关，女性患者大多为围绝经期妇女。

中医历代文献中未见类似病名记载，根据其临床表现和特点，可归为"疣""瘤"范畴。中医认为本病多由先天禀赋不足，后天脾胃失调，营血亏损，肌肤失养或肝肾亏虚，痰瘀阻滞肌肤所致。

辨 证 施 治

刘巧分2型

（1）血虚风燥型　治宜养血祛风润燥。方用当归饮子加减。

（2）肝肾阴虚型　治宜补益肝肾。方用六味地黄汤加减。[1]

经 验 方

1. 全蝎膏外用联合内服方　外用全蝎膏：全蝎、蜈蚣、冰片。内服中药方：当归尾20克、赤芍20克、大黄20克、皂角刺20克、土鳖虫10克、甲片15克、蜈蚣3条、全蝎3克。刘瑛琦等用上方治疗16例脂溢性角化病患者，用药1个月后皮损均逐渐消失，用药2个月有12例皮损完全消失，仅留暂时性色素沉着或色素减退；3例皮损明显消失，无新皮疹出现；1例皮损消失不足30%，治愈率75%，总有效率93.75%。[2]

2. 消风祛斑合剂　蛇床子50克、苦参30克、地肤子30克、牛蒡子15克、威灵仙15克、生地黄15克、胡麻仁15克、防风10克、当归10克、知母10克、黄连10克、黄柏10克、川椒10克、细辛10克、蝉蜕6克、冰片2.5克。将上述药物除冰片外放入大药锅，加1000毫升水煎煮至500毫升，滤渣冷却待用。将冰片研成细末加入药液中搅匀即成。用药前将患者患处用清水洗净，掌心倒入少

许药液，均匀涂抹在患处，并轻轻搓至皮肤微热即可。每日3次，早中晚各1次，10日为1个疗程。李美康用上方治疗5例皮肤病患者。结果：3个疗程后，显效2例，好转2例，无效1例。[3]

老年性角化病

概　述

老年性角化病，又称日光性角化病、光线性角化病，是长期受日光暴晒引起的慢性皮肤损伤，为一种癌前期病变，有时可发展成鳞状细胞癌。中老年男性易患，尤其长期从事过露天工作。皮损多见于颜面、颈部、手背等暴露部位。常为单发，亦可多发。初起为蚕豆大扁平结节、质硬、或鳞屑性红斑，不久发生肥厚而硬的角质，呈黄褐色或黑褐色，与其下组织相粘连，强力去除时有轻微出血，易继发鳞状上皮癌。

中医认为其多由先天禀赋不足，后天脾胃失调，营血亏损，皮肤白皙，腠理不密，复因火毒侵犯肌肤而发；或脾虚不运，肝肾亏虚，复因光毒侵犯，痰瘀互结于肌肤而生。

辨 证 施 治

陈德宇分2型

（1）血虚热蕴型　治宜养血活血、凉血祛风。方用当归饮子加减。

（2）痰瘀凝结型　治宜活血祛瘀、化痰软坚。方用桃红四物汤加减。[4]

经 验 方

当归四黄生脉汤　当归25克、麦冬25克、黄

① 刘巧.中西医结合皮肤病治疗学[M].2版.北京：人民军医出版社，2014：405-406.
② 刘瑛琦，等.中药治疗脂溢性角化病16例[J].中医药学报，2000（4）：30-31.
③ 李美康.自拟中药消风祛斑合剂治疗皮肤疾病40例[J].广西中医学院学报，1999，16（3）：101.
④ 陈德宇.中西医结合皮肤性病学[M].北京：中国中医药出版社，2012：355-356.

精 35 克、黄芪 30 克、生地黄 30 克、太子参 30 克、熟地黄 20 克、制首乌 15 克、五味子 15 克、桃仁 10 克、红花 10 克、川芎 10 克。随症加减：若伴有面色晦暗，皮痂色黑干硬，舌质紫暗有瘀点，脉细涩，原方加水蛭 6 克、土鳖虫 6 克、甲片 10 克、鸡血藤 20 克。每日 1 剂，水煎分服，30 日为 1 个疗程，可服 1～3 个疗程。邹世光用上方加减治疗 41 例老年性角化病患者。结果：显效（皮损变薄变小变淡，接近消失，范围在 1/2 以上者）15 例，有效（皮损明显缩小变薄，范围在 1/4 以上者）20 例，无效 6 例。①

① 邹世光.当归四黄生脉汤治疗老年角化病 41 例[J].浙江中医杂志,2007,42(4)：229.

肛肠疾病

痔 疮

概 述

痔是直肠末端黏膜下和肛管皮肤下的静脉丛发生扩大、曲张所形成的柔软静脉团,又称为痔疮、痔核。以便血、脱出、肿痛为临床特点,男女老幼皆可发病。多见于20岁以上的成年人。根据其发病部位的不同,临床上可分为内痔、外痔和混合痔。主要治疗方法可分为内服,外治以及手术治疗。

内痔:生于肛门齿线以上,直肠黏膜下的静脉丛扩大、曲张所形成的柔软静脉团称为内痔,是肛门直肠最常见的疾病,好发于截石位的3、7、11点处,通常称之为"母痔",其余部位发生的痔疮称之为"子痔"。临床特点为便血、痔核脱出以及肛门不适感。临床辨证分型如下。(1)风伤肠络证:大便滴血、射血或带血,血色鲜红,大便干结,肛门瘙痒,口干咽燥。舌红、苔黄,脉浮数。治以凉血止血。(2)湿热下注证:便血色鲜红,量较多。肛门肿物外脱,肿胀,灼热疼痛或有滋水。便干或溏,小便短赤。舌质红,苔黄腻,脉浮数。治以清热燥湿。(3)气滞血瘀证:肿物脱出肛外,水肿,内有血栓形成,或有嵌顿,表面紫暗、糜烂、渗液,疼痛剧烈,触痛明显,肛管紧缩。大便秘结,小便不利。舌质紫暗或有瘀斑,脉弦或涩。治宜活血消肿。(4)脾虚气陷证:肿物脱出肛外,不易复位,肛门坠胀,排便乏力,便血色淡。面色少华,头晕神疲,食少乏力,少气懒言。舌淡胖,苔薄白,脉细弱。治宜益气升提。

外痔:指发生于肛管齿线之下,肛缘皮肤感染;或痔外静脉丛破裂出血;或反复感染、结缔组织增生;或痔外静脉丛扩大曲张而成。临床特点

为自觉肛门坠涨、疼痛、有异物感。可分为炎性外痔、血栓性外痔、结缔组织性外痔、静脉曲张性外痔。临床辨证分型如下。(1)气滞血瘀:肛缘肿物突起,排便时可增大,有异物感,可有胀痛或坠痛,局部可触及硬性结节。舌暗红,苔白或黄,脉弦涩。(2)湿热下注:肛缘肿物隆起,灼热疼痛或有滋水,便干或溏。舌红,苔黄腻,脉滑数。(3)脾虚气陷:肛缘肿物隆起,肛门坠胀,似有便意,神疲乏力,纳少便溏。舌淡胖,苔薄白,脉细无力。多见于经产妇、老弱体虚者。

辨 证 施 治

1.气滞血瘀证 症见肛缘皮下突起青紫色肿块,伴有水肿疼痛,初起肿块尚软,逐渐变硬,可活动;排除其他类型痔疮、肛裂、肛周脓肿等。方用痔疮坐浴汤:仙鹤草15克、千里光15克、杠板归15克、地瓜根15克、松针15克、野菊草15克、土大黄15克、鬼针草15克、益母草15克、泽兰15克、乳香12克、莪术15克、水蛭10克。随症加减:湿热重者,加苍术10克、黄柏10克;水肿明显,加芒硝10克、五倍子10克。每日1剂,加水3 000毫升煎煮,煮好后倒出药液,再加水2 000毫升煎煮,两煎取汁混匀,倒入盆中,待冷却至40℃再行坐浴,每次10分钟,每日1~2次。临床观察:江洪亮将120例血栓性外痔患者随机分为对照组和治疗组各60例。对照组采用高锰酸钾溶液坐浴治疗,观察组采用痔疮坐浴汤治疗。结果:观察组治疗有效率为93.33%,高于对照组的71.67%,两组比较差异有统计学意义($P<0.05$)。痔疮坐浴汤治疗血栓性外痔的临床效果显著,能有效缓解

症状,减少复发。①

2. 张宁等分2证

（1）湿热下注证　症见便血色鲜,量较多,肛内肿物外脱,可自行回纳,肛门灼热,重坠不适,苔黄腻,脉弦数。方用龙胆泻肝汤。

（2）脾虚气陷证　症见肛门松弛,内痔脱出不能自行回纳,需用手法还纳。便血色鲜或淡,伴头晕、气短、面色少华、神疲自汗、纳少、便溏等,舌淡,苔薄白,脉细弱。方用补中益气汤加减。

术后并发症处理:治宜活血祛痛、凉血止血,兼以通便。药用地榆、槐角、荆芥炭、侧柏叶、火麻仁、血竭、三七。随症加减:若热重,大便秘结,加生大黄(后下)、郁李仁;若湿重,加泽泻、车前子、木通;若气虚,加党参、黄芪。

临床观察:张宁等将200例环状混合痔手术的患者随机分为治疗组和对照组各100例。治疗组采用环状混合痔的中西医结合临床诊疗方案,对照组采用常规治疗方案。结果:两组在痊愈率和总有效率、术后疼痛、术后出血及创口边缘水肿的方面均有显著差异,治疗组优于对照组。②

3. 孟德霞分4型

消痔汤:刺猬皮12克、黑槐花15克、苍术12克、槟榔9克、荆芥9克、防风9克、当归9克、生地黄12克、赤芍9克、地榆20克、乳香6克、桃仁9克、枳壳9克、延胡索6克、甘草3克。

（1）风热肠燥型　症见大便下血色鲜红,体质壮实或口渴,便结,溲赤,舌质红,苔黄,脉数。治宜清热凉血祛风。方用上方,重用生地黄30克、槐花30克,另加黄芩10克。

（2）脾虚不摄型　症见便血色淡红,体弱食少,纳呆,神疲懒倦,头晕目眩,面色萎黄,舌质淡,脉虚弱。治宜养心健脾、补益气血。方用上方,重用当归20克,另加黄芪30克、党参30克、熟地黄30克。

（3）湿热下注型　症见内痔脱出嵌顿,坠胀灼痛甚至糜烂,大便溏黏不爽,苔黄腻,脉濡数。

治宜清热解毒,佐以除湿。方用上方加黄连10克、黄芩10克、黄柏10克。

（4）气虚下陷型　症见肛门松弛,内痔易脱出不能自行还纳,伴头晕、气短、自汗、盗汗,舌质淡红,脉细弱。治宜补中益气、升阳举陷。方用上方加黄芪40克、白术15克、党参20克、升麻10克。

每日1剂,水煎服,服药6日为1个疗程。服药期间每日早晚用温开水坐浴,肛内放置一枚马应龙麝香痔疮栓。临床观察:孟德霞用上方辨证治疗82例痔疮患者。结果:服药1个疗程痊愈10例,服药2个疗程痊愈16例,服药3个疗程痊愈23例,共占59.8%。其余病例服药1~3个疗程均好转,占41.2%。总有效率100%。③

4. 何治亮分4证

（1）风伤肠络证　症见大便带血、滴血或喷射状出血,血色鲜红,舌红,苔薄黄,脉数。治宜疏风清热、凉血止血、消痔固脱。方用凉血地黄汤加减:生地黄15克、当归尾15克、地榆15克、槐角15克、黄连15克、天花粉10克、升麻10克、枳壳10克、黄芩10克、荆芥10克、侧柏炭10克、生甘草6克。

（2）湿热下注证　症见便血色红量多,肛内肿物外脱,可自行回缩,分泌物较多,黏膜糜烂,大便黏滞不爽,肛门灼热,潮湿不适。舌红,苔黄腻,脉滑数。治宜清热利湿、凉血止血。方用槐角丸加减:槐角20克、地榆炭10克、黄芩10克、枳壳10克、当归10克、防风10克、升麻10克,柴胡10克、蒲公英10克。

（3）气滞血瘀证　症见肛内肿物脱出,甚或嵌顿,肛管紧缩,坠胀疼痛,甚则肛缘有血栓,水肿,触痛明显,舌暗红,苔黄,脉弦细涩。治宜活血化瘀、消痔散结。方用活血散瘀汤加减:当归尾15克、赤芍15克、桃仁15克、大黄10克、川芎15克、牡丹皮15克、枳壳10克、瓜蒌10克、槐角15克、地榆15克、槟榔10克。

① 江洪亮.痔疮坐浴汤治疗血栓性外痔的临床效果分析[J].中医中药研究,2018,10(4):133-134.
② 张宁,吴映书,等.环状混合痔中西医结合临床诊疗方案研究[J].四川中医,2016,34(10):156-158.
③ 孟德霞.消痔汤治疗痔的疗效观察[J].四川中医,2008,26(6):96-97.

（4）脾气虚弱证　症见肛门坠胀，肛内肿物外脱，需手法复位。便血色鲜或淡，面色少华，神疲乏力，少气懒言，纳少便溏，舌胖嫩、边有齿痕，苔薄白，脉细弱。治宜健脾益气、升阳举陷。方用补中益气汤加减：黄芪30克、党参15克、白术10克、陈皮10克、当归6克、升麻10克、柴胡10克、赤石脂15克、槐角15克、地榆15克、炙甘草6克。

临床观察：何治亮用上法辨证治疗276例痔疮患者，按《中医病证诊断疗效标准》疗效标准评定。结果：治愈204例，好转57例，未愈15例。[1]

5.许强富分3型

（1）血热型　症见便时滴血或喷射状出血，下血鲜红。量或多或少或便前便后颜面发热，面红烦躁，便秘，舌质红苔黄腻，脉数。治宜清热凉血止血。药用黄连3克、黄芩10克、大黄6克、生地黄15克、赤芍12克、牡丹皮12克、荆芥10克、侧柏10克、地榆10克、槐花10克、甘草6克等。

（2）湿热型　症见大便下血，血色污浊或痔核脱出嵌顿，表面色紫暗，糜烂有黏液渗出或痔核红肿，舌质红苔黄腻，脉弦滑。治宜清热利湿止血。药用黄柏10克、黄连3克、苍术10克、秦艽10克、防风10克、泽泻10克、当归12克、桃仁10克、大黄5克、皂角刺12克、茜草10克、槐花10克、地榆10克、甘草6克等。

（3）血虚型　症见便血量多，色淡而清，痔核脱出，便后不纳，头晕目眩，气短懒言，面色㿠白，舌质淡，脉细弱。治宜益气补虚止血。药用党参20克、黄芪20克、白术12克、白茯苓12克、熟地黄20克、赤芍12克、当归12克、川芎10克、阿胶12克、侧柏叶10克、地榆10克、槐花10克等。

临床观察：许强富用上方辨证治疗70例痔疮患者。结果：显效率95.1％，平均治愈天数为3.3日。[2]

6.陈金泉分4型

痔血康：地榆30克、槐花30克、仙鹤草30克、墨旱莲30克、阿胶（烊）15克、桑椹20克、甘草10克、白及粉胶囊3克。

（1）风热伤络型　症见大便下血，色泽鲜红，大便秘结，小便黄赤，舌红，脉浮数。方用痔血康。

（2）湿热蕴结型　症见便血色红而稠，大便燥结，痔核肿痛、糜烂，舌苔黄腻，脉弦数。方用痔血康加黄连10克、金银花20克。

（3）阴虚肠燥型　症见便血鲜红，大便干结，小便短赤，舌红、少苔，脉细数。方用痔血康加生地黄30克、玄参20克。

（4）气血两虚型　症见便血色淡，痔脱难收，肛门松弛，气短乏力，舌淡、苔白，脉缓无力。偏气虚者，方用痔血康加党参30克、黄芪30克。偏血虚者，方用痔血康加熟地黄20克、当归10克。

随症加减：便秘，加郁李仁15克、火麻仁15克。5日为1个疗程，共治疗2个疗程后判定疗效。临床观察：陈金泉用上方辨证治疗216例痔疮患者。结果：出血治愈率及总有效率分别为83.79％、96.67％。[3]

经　验　方

1.双柏散　大黄、侧柏叶、黄柏、泽兰、薄荷。以上5味药材按2∶2∶1∶1∶1的比例组成100克，加蜜糖10克加热并调和，待药物温度降至40℃后均匀散布于玻璃纸上，外围棉花，贴敷于痔核表面。每日2次，治疗4日。李玉等将72例嵌顿痔患者随机分为治疗组38例和对照组34例。治疗组采用双柏散外敷治疗，对照组采用马应龙麝香痔疮膏外擦。观察治疗前后疼痛、坏死、肿胀程度，以及血栓形成情况。结果：两组治疗后在血栓形成、肿胀程度上比较，差异均有非常显著性意义（均$P<0.01$）；两组疼痛程度比较，差异有显著性意义（$P<0.05$）；两组坏死程度比较，差异无显著性意义（$P>0.05$）。[4]

① 何治亮.辨证论治痔病276例疗效观察［J］.中国误诊学杂志,2006,6(3)：447-448.
② 许强富.辨证分型治疗痔血70例观察［J］.中医药临床杂志,2004,16(2)：127.
③ 陈金泉.痔血康治疗痔出血216例疗效观察［J］.新中医,2002,34(9)：21-22.
④ 李玉英,等.双柏散外敷保守治疗嵌顿痔临床观察［J］.新中医,2010,42(10)：73-74.

2. **痔浴液** 大黄30克、黄柏20克、苦参20克、芒硝30克、五倍子20克、姜黄20克、乳香15克、细辛15克。上药分2次熬沸，去渣取汁600毫升备用。治疗时取汁300毫升，加温开水稀释至1500毫升，先熏洗后坐浴，每次15～20分钟，每日2次，7日为1个疗程。刘海等将180例炎性外痔患者随机分为治疗组120例与对照组60例。治疗组予痔浴液，对照组用0.3克PP粉加温开水1500毫升，治疗方法、治疗时间、疗程均同治疗组。1个疗程结束后判断疗效。结果：总有效率治疗组为98.33％，对照组为76.67％。两组疗效比较，治疗组显著优于对照组($P<0.01$)。痔浴液是治疗炎性外痔的理想药物。[①]

3. **少腹逐瘀汤** 当归12克、生蒲黄10克、炒姜片6克、川芎6克、炒没药6克、炒延胡索6克、肉桂3克、小茴香3克。随症加减：大便干燥，加肉蓉或火麻仁、郁李仁；痔核水肿，加木通、车前子或泽泻；气滞腹胀者，加延胡索、木香；气虚脱肛者，加党参或黄芪。每日4剂，水煎后分2次服，早晚各服一半，连服3日，3日后不再服药，只用作外洗。治疗期间，每日将药渣或本方中药加入花椒30克，布包后加温水1000～1500毫升煮沸5～8分钟，凉温后热敷患处，每日3～5次。外洗7～10日为1个疗程。赵凤英等用上方加减治疗800例痔疮患者。结果：经10日治疗后，症状消失、血栓吸收、炎性水肿消退者750例，占93.75％；症状基本消失但未完全吸收者50例。总有效率100％。注意事项：忌服辛辣之品和刺激性食物。[②]

4. **消肿止痛方** 苍术15克、苦参15克、芒硝20克、五倍子15克、川椒10克、艾叶10克、荆芥10克、当归15克、延胡索15克、红花10克、赤芍15克。将上药用冷水浸泡1小时，水煎约5～10分钟，倒入坐浴盆中，加开水至1500毫升，先熏后洗，然后坐浴。每次约15分钟。每日3次，7日为

1个疗程。刘卫民等用上方治疗153例各型痔疮患者。结果：总有效率为97.8％。[③]

5. **补阳还五汤加味** 黄芪60克、当归尾12克、赤芍9克、地龙9克、川芎9克、桃仁9克、红花6克、升麻6克、地榆炭12克、仙鹤草12克。随症加减：风燥者，加荆芥穗6克、生地黄5克；湿热者，加黄连6克、车前子20克；便秘者，加麻仁30克。每日1剂，水煎服，7剂为1个疗程，Ⅰ期内痔者连续用药2个疗程，Ⅱ期内痔者连续用药3个疗程。王平洋等用上方加减治疗153例老年血管肿型痔疮患者。结果：血管肿型Ⅰ期内痔87例，全部治愈，总有效率10％；Ⅱ期内痔66例，治愈34例，显效16例，好转9例，无效7例，总有效率89.4％。Ⅰ期内痔治疗效果优于Ⅱ期内痔。[④]

6. **中药方** 夏枯草20克、皂角刺13克、蒲公英13克、鲜生地黄13克、赤芍10克、牡丹皮10克、槐花10克、苦参10克、熟大黄7克、金银花10克、炮甲片(杵碎)10克、连翘10克、生甘草3克。随症加减：血多者，去甲片，加炮姜3克。夏问心用上方加减治疗痔疮肿大疼痛出血百余例，服之数剂，便可肿消痛定血止，有良效。痔疮之热毒型者用之尤为适宜。[⑤]

7. **祛毒汤1** 瓦松15克、马齿苋15克、甘草15克、五倍子9克、川椒9克、防风9克、苍术9克、枳壳9克、侧柏叶9克、葱白9克、朴硝10克。上药加水800毫升，入砂锅或搪瓷盆内煮沸10分钟，取汁。患者蹲位，先用热气熏蒸肛门局部。水温达40℃时，坐浴10～20分钟。每日早、晚各1次，7日为1个疗程。治疗期间不用其他药物。王彩秀等用上方治疗100例痔疮肿痛患者。结果：显效(治疗7日后症状和体征消失，血栓吸收)92例，占92％；有效(治疗7日后自觉症状消失，嵌顿内痔回纳，血栓软化)5例，占5％；无效(治疗7日后症状无明显改善)3例，占3％。总有

① 刘海.痔浴液治疗炎性外痔120例临床观察[J].时珍国医国药,2005,16(5):408-409.
② 赵凤英,等.少腹逐瘀汤治疗血栓痔800例[J].陕西中医,2005,26(8):821.
③ 刘卫民,等.消肿止痛方治疗痔疮153例疗效观察[J].中国实验方剂学杂志,2003,9(5):14.
④ 汪平洋,等.补阳还五汤加味治疗老年血管肿型内痔153例疗效观察[J].中医杂志,1999,40(3):168.
⑤ 夏问心.夏枯草可治痔疮肿痛[J].中医杂志,1999,40(7):392.

效率97%。[1]

8. 祛毒汤2　马齿苋10克、甘草10克、五倍子10克、防风20克、枳壳22克、侧柏叶12克、芒硝(另包)30克、当归12克、红花6克、川芎15克。上药除芒硝外，余均研细末装入小布袋中备用，使用时将药袋和芒硝放入盆中，加入开水2 500毫升，浸泡30分钟后，让患者坐入药液中熏洗患处，熏洗时间为20分钟。每日1剂，每剂熏洗2次，早晚各1次，第2次使用时只需将药液加温即可，熏洗后患处涂以马应龙痔疮膏，7日为1个疗程。陶淑芬等以上药治疗220例痔疮患者。结果：(1)评价为优，炎性混合痔、嵌顿痔、血栓痔分别为52例、11例、42例，总计105例(47.7%)；(2)评价为良，三类痔分别为21例、18例、21例，总计60例(27.2%)；(3)评价为中，三类痔分别为8例、12例、9例，总计29例(13.2%)；(4)评价为差：三类痔分别为12例、8例、6例，总计26例(1.8%)。[2]

9. 白及散　白及200克、莪术200克、大黄10克、石膏10克、全蝎10克、冰片10克、三棱20克。以上诸药同碾为细粉，过100目筛，备用。嘱患者首先排空大便，清洁肛门，取侧卧位，然后根据血栓痔的大小，取适量药粉，用陈醋调成糊状，敷在患处，为避免水分蒸发过快，药的上面可盖一小块青菜叶，再加敷料。胶布固定。敷药时间4小时为宜，如因拉肚子可把药洗掉，再重敷1次，连敷2～3日血栓痔可全部消失。张洪文等用上方治疗116例血栓性外痔患者。结果：敷药后1～2日血栓痔痛感明显减轻，痔核明显缩小的约占治疗总数的2/3；敷药2～3日疼痛完全解除，痔核全部消失，约占治疗总数的98%。除2例孕妇敷药2日后疼痛基本消除，但由于腹压加重，痔核消失迟缓，长达半个月之外，其余均获痊愈，总有效率100%，总治愈率97.8%。[3]

10. 化痔汤　槐花12克、生地黄12克、玄参12克、枳实12克、地榆15克、甲片15克、浙贝母9克。随症加减：兼腹胀、便秘、口干口苦、舌红苔黄腻、脉滑者，加黄柏12克、大黄(后下)6克、芒硝6克、川厚朴9克；伴头昏乏力、纳差、舌淡苔白、脉细弱者，加黄芪15克、党参15克、白术9克、升麻9克；部分患者脱出严重，并肛缘水肿者，可将化痔汤当日水煎2次服后，第3次加倍量水煎汤坐浴，每日1～2次。每日1剂，水煎服，每日2次，10日为1个疗程，服药2个疗程后判断疗效。谭红用上方加减治疗203例内痔患者。结果：显效134例，有效59例，无效10例，总有效率95%。[4]

11. 中药内服＋熏洗外敷　升麻秦艽二地汤：升麻(炒炭)12克、秦艽12克、生地黄15克、地榆(炒炭)30克、槐角(炒炭)30克、防风10克、黄芩10克、龙胆草10克、龟尾10克、桃仁10克、荆芥(炒炭)10克、甘草3克。随症加减：若患者下焦湿热重者，可加黄柏、苍术；大便难，加槟榔、熟大黄；小便不畅，加木通、车前草；血多，加茜草、白茅根。每日1剂。煎水分3次服。主治各期内痔发生肿痛出血者。硝黄熏洗汤：朴硝60克、大黄60克、明矾60克、防风15克、白芷15克、苍术30克、苦参30克、五倍子30克、野菊花30克、金银花藤30克。随症加减：若患者局部热敷，可加大朴硝、大黄用量；水肿甚者，可加土茯苓；瘙痒难忍者，加地肤子、蛇床子。上药加水2 000毫升，煮沸5～10分钟，滤渣用药汁先熏后洗，每日早晚1次。每剂可反复熬煮4次。主治各型外痔剂混合痔发生水肿疼痛者。外敷二黄消肿散：生大黄45克、生黄柏45克、煅石膏45克、生栀子30克、生南星30克、白芷30克。将诸药研为细末，每次用混匀之药末50克，水肿、脱出面稍宽者可酌情增加，用冷开水或连栀药水(黄连、栀子等药熬成)，调成糊状，敷于患部，上面隔层塑料薄膜，再用敷料固定。每日早晚熏洗后敷1次药。主治内痔脱出及各种外痔发炎水肿疼痛者。王维烈等用上法治疗150例痔疮患者。结果：150例中二期内痔并血栓外

① 王彩秀，等.祛毒汤治疗痔疮肿痛100例[J].中国中西医结合杂志，1998，18(10)：632－633.
② 陶淑芬，等.祛毒汤熏洗治疗痔疮220例临床观察[J].中医杂志，1998，39(7)：424.
③ 张洪文，等.自拟白芨散治疗血栓性外痔116例[J].四川中医，1998，16(5)：44.
④ 谭红.自拟化痔汤治疗内痔203例[J].四川中医，1997，15(12)：45－46.

痔 29 例,显效 26 例,有效 3 例;二期内痔并静脉曲张外痔 57 例,显效 48 例,有效 9 例;二期内痔并炎性外痔 36 例,显效 32 例,有效 4 例;三期内痔并静脉曲张外痔 28 例,显效 20 例,有效 8 例。以上各种内外痔共 150 例,显效 126 例,有效 24 例,没有无效病例。本组病例治疗 1 年之后,追访 82 例(占总例数的 54.6%),其中有 11 例复发(有水肿、脱出、疼痛、出血症状之一者均视为复发),复发率 13.1%。①

12. **肛疾脐贴饼** 诃子、地榆炭、三七、盐酸黄连素、盐酸罂粟碱等。将肚脐洗净擦干,药饼置于脐窝内,放防渗垫,外贴胶布固定。每次 1～2 粒,每日 1 次,6 日为 1 个疗程,或遵医嘱。周训行用上方治疗 312 例痔疮患者。结果:经治疗后多数获不同程度的疗效,症状得到缓解,49.7% 的患者获得临床治愈,显效率 36.9%,有效率 11.5%,总有效率 98.1%,但多数为病情较轻的内痔Ⅰ期、炎性、血栓外痔、混合痔内Ⅰ期等患者,尤其是对止血、止痛作用明显。一些伴有肛窦炎、腹泻、便秘、痔脱垂患者,其症状也得到一定缓解。②

单　方

1. **无花果叶** 组成:无花果叶。制备方法:取夏、秋季的无花果叶,洗净,切成碎片状晒干,封于塑料袋内,每袋 50 克,贴签备用。用法用量:用时将药物置于盆中,加开水 1 000～1 500 毫升,先坐熏,待温度适中再洗,每次熏洗 20～30 分钟,每日熏洗 2 次。临床应用:赵军太等用无花果叶治疗 54 例痔疮患者。结果:治愈 30 例,显效 12 例,有效 10 例,无效 2 例,总有效率 96.5%;其中 7 日内治愈的有 4 例,10 日内治愈共 21 例,14 日内治愈共 30 例,因此该洗剂疗程应为 10～14 日较好。结论:无花果叶熏洗剂对外痔效果明显。③

2. **何首乌** 组成:何首乌。用法用量:以鲜何首乌 200 克切片,装入约 20 厘米长之猪大肠内,以线扎紧两端,入锅内,加水 1 500 毫升,文火缓缓炖至猪大肠熟透(如水炖干可酌加开水),然后取出猪肠放凉,切片,一日内分 3～4 次同锅内药汁空腹服完。如无鲜何首乌,可改用干何首乌 100 克,研粗末装猪肠,如上法炖服。同时外用鲜何首乌 100 克或干何首乌 50 克、食盐 6 克,冷水适量煎取药液反复外用熏洗肛门,每日洗 3～4 次。连续内服外洗 20～30 日,病情即可控制。此后无须再用上法,可改变给药方式,用干何首乌适量炒黄,研细末,每次冷开水送服 3 克,每日服 3～4 次,坚持长期服用,直至症状消失,肛门镜检痔疮消退,病情痊愈,方可停药。④

3. **田螺** 组成:活田螺。制备方法:取活田螺 21 个,用瓦片焙干,研细末分 3 包备用。用法用量:每晚睡前先将肛门洗净,然后取 1 包田螺粉,用拇、食、中三指捏田螺粉填入肛门内 1～2 厘米处,每晚 1 次,3 日为 1 个疗程,一般观察治疗 1～2 个疗程。临床应用:崔艳等用上方治疗 100 例痔疮患者。结果:痊愈(痔核及便血、疼痛症状消失)63 例,好转(症状改善,痔核缩小)35 例,无效 2 例,总有效率 98%。⑤

4. **两虫散** 组成:僵蚕 9 克,全蝎 9 克。用法用量:取 15 个红皮鸡蛋,各作一个小孔,将上药研末分成 15 等份装入鸡蛋中,然后用白面将蛋孔封好。每日取 5 个蛋蒸熟吃,连服 3 日为 1 剂。少者服用 1 剂,多者服用 4 剂。临床应用:张华荣用上法治疗 30 例痔疮患者。结果:内痔 12 例,痊愈 10 例,有效 2 例;混合痔 8 例,有效 5 例;外痔 10 例均无效。⑥

5. **虻虫粉** 组成:虻虫粉。用法用量:每次 3～12 克,饭后温开水冲服。临床应用:曹旭用上法治疗 107 例内痔出血患者,嘱患者 1 年后复查。

① 王维烈,等.中药内服、薰洗加外敷治疗痔疮 150 例体会[J].四川中医,1996,14(12):44-45.
② 周训行.肛疾脐贴饼治痔 312 例临床观察[J].中医杂志,1995,36(3):153-154.
③ 赵军太,等.无花果叶外治痔疮[J].山东中医杂志,2005,24(7):425.
④ 饶文举.应用单味何首乌可疗痔疮[J].中医杂志,2004,45(10):735.
⑤ 崔艳,等.田螺治疗痔疮[J].四川中医,1998,16(10):43.
⑥ 张华荣.两虫散治疗痔疮[J].山东中医杂志,1994,13(11):520.

结果：服药后停药 1 年以上的 107 例（包括停药 3 年以上的 68 例）中未再出血者 69 例，较治疗前出血量此减少者 15 例，无效者 23 例，有效率 78.5%。①

中 成 药

1. 痔血安合剂　组成：槐角、地榆、侧柏叶、黄芩、火麻仁（上海中医药大学附属曙光医院制剂室制备，Z0510018）。用法用量：每次 20 毫升，每日 3 次。临床应用：任盛静等将 120 例老年痔出血患者随机分为治疗组和对照组各 60 例。治疗组予痔血安合剂；对照组口服槐角丸，每次 3 克，每日 3 次。结果：治疗 2 周后，两组便血、坠痛、痔黏膜、痔核大小积分均较治疗前降低（$P<0.05$，$P<0.01$），且治疗组便血、痔黏膜、痔核大小积分低于对照组（$P<0.05$）；随访 2 周时，两组便血、坠痛、痔黏膜、痔核大小积分较治疗前后显著下降（$P<0.05$），且治疗组便血、痔黏膜积分低于对照组（$P<0.05$）。结论：痔血安合剂治疗老年痔出血效果良好。②

2. 痔血合剂　组成：地榆炭、槐花炭、侧柏炭、荷叶炭、黄芩炭、当归炭、炒枳壳、仙鹤草、鸡冠花、生地黄、生甘草等（南京中医药大学第三附属医院，苏药制字 Z04000863）。临床应用：苏莉等将符合标准的 60 例急性痔疮出血患者随机分为治疗组和对照组各 30 例，分别口服痔血合剂和地奥司明片，疗程 1 周。观察两组临床疗效及治疗前后便血、疼痛、脱垂、痔黏膜状态的评分变化。结果：痔血合剂组在缓解便血、疼痛、脱垂及改善黏膜状态等方面效果明显优于对照组（$P<0.05$），临床总有效率显著高于对照组患者（$P<0.05$），且无不良反应。说明痔血合剂治疗急性痔疮出血具有较好的临床疗效，值得临床上进一步应用与推广。③

3. 三七化痔丸　组成：盐肤木、白茅根、勒苋菜、三七、九里光、岗捻子等（广州白云中一制药生产，国药准字 Z44020122）。用法用量：口服，每次 3 克，每日 3 次。临床应用：赵慧杰将 214 例随机分为痔疮患者分为观察组和对照组各 107 例。观察组给予三七化痔丸；对照组给予槐角丸口服口服，每次 9 克，每日 2 次。14 日为 1 个疗程，两组均服用 2 个疗程。结果：治疗后观察组总有效率为 90.65%，明显高于对照组的 70.09%（$P<0.05$）；两组均未发现严重不良反应。三七化痔丸治疗痔疮临床效果较好，安全性高。④

4. 复方槐花口服液组　组成：槐花、槐角、地榆炭、大黄、黄芩、当归、防风等（每毫升含生药 1.5 克，广西中医药大学第一附属医院制剂室提供）。用法用量：每次 10 毫升，每日 3 次，疗程为 7 日。临床应用：孙平良等将 150 例轻度混合痔患者随机分为复方槐花口服液治疗组、痔疮片对照组及地奥司明片对照组各 50 例，分别给予对应药物，观察三组患者出血、疼痛、肛门肿物脱出评分及临床疗效。结果：与治疗前比较，三组患者治疗后出血、疼痛评分均显著降低，差异有统计学意义；复方槐花口服液组治疗前后出血、疼痛评分差值显著大于痔疮片组和地奥司明片组；三组患者治疗前后肛门肿物脱出评分比较，差异无统计学意义。三组患者临床疗效分布比较，差异具有统计学意义。结论：复方槐花口服液治疗轻度混合痔出血、疼痛症状效果明显，尤其止血效果显著，也可有效地减轻疼痛，但对痔核脱出的效果不明显，未见明显不良反应。⑤

5. 消痔胶囊　组成：鸦胆子（去壳捣碎去油）100 克、地龙 30 克、斑蝥 4 克、大黄 70 克。制备方法：上药加工成细末，装入胶囊，每粒 0.4 克（每粒胶囊含鸦胆子原生药 0.2 克，斑蝥原生药 0.006～0.01 克）。用法用量：每次 5～8 粒，每日 3 次，饭后温开水送服，10 日为 1 个疗程，治疗 2 个疗程统

① 曹旭.单味虻虫治疗内痔出血 107 例［J］.陕西中医,1993,14(4)：173.
② 任盛静,郑德,等.痔血安合剂治疗湿热下注型老年痔出血临床疗效观察［J］.上海中医药杂志,2017,51(2)：58－60.
③ 苏莉,等.痔血合剂治疗急性痔疮出血临床观察［J］.中医药临床杂志,2017,29(12)：2017－2019.
④ 赵慧杰.三七化痔丸治疗痔疮的临床效果及安全性观察［J］.河南医学研究,2016,25(10)：1883－1884.
⑤ 孙平良,黄艳.复方槐花口服液治疗轻度混合痔临床观察［J］.安徽中医药大学学报,2016,35(6)：49－51.

计疗效。临床应用：陈双彪用上方治疗30例痔疮患者,疗效标准参照《中药新药治疗痔疮的临床研究指导原则》。结果：痊愈(便血或疼痛消失,肛镜检查痔核萎缩或消失)20例,显效(便血明显减少或消失,疼痛明显减轻或消失,肛镜检查痔核或水肿明显萎缩)8例,有效(便血减少,疼痛减轻,肛镜检查痔核或水肿略有萎缩)2例。[①]

6. 痔宁片 组成：地榆、侧柏叶、槐米、黄芩、乌梅等(三九企业集团湖南南开制药厂生产,每片生药含量0.48克)。用法用量：每次3~4片,每日3次。2周为1个疗程。临床应用：黄志坚等用上方治疗400例内痔出血者。结果：1期内痔50例,经治疗后显效为47例(94%),平均服药时间为(5±1.5)日;有效3例,平均服药时间为(10±2)日。2期内痔共250例,其中显效205例(80%),平均服药时间为(6±1)日;有效45例,平均服药时间为(12±2)日。3期内痔100例,显效92例(92%),平均服药时间(4±1.5)日;有效8例,平均服药时间为(11±2)日。结论：痔宁片用于实热内结及湿热瘀滞所致痔核出血,止血效果相当满意;而对气虚血亏型内痔出血患者,临床止血效果欠佳。[②]

7. 内服痔清冲剂 组成：大黄、黄芩、五倍子、枳壳、生地黄、当归等10味药(暨南大学医学院第三附院院内制剂)。用法用量：每次1包(8克),每日3次。内痔治疗以7日为1个疗程,外痔、混合痔治疗以10日为1个疗程。临床应用：王兰英等用上方治疗150例痔疮患者,观察期间停用其他中西药物。治疗3个疗程统计疗效。结果：对Ⅰ期内痔、Ⅱ期内痔、外痔、混合痔的总有效率分别为97.1%、95.3%、97.3%、100%。结论：痔清冲剂具有迅速止血、止痛、止痒、消肿的作用,且疗效确切,安全无不良反应,是治疗实证痔疮的有效药物。[③]

① 陈双彪.消痔胶囊治疗痔疮30例[J].新中医,2008,35(2):56.
② 黄志坚,等.痔宁片治疗内痔出血400例[J].上海中医药杂志,2002(11):27.
③ 王兰英,等.痔清冲剂治疗痔疮150例疗效观察[J].新中医,2001,33(3):25-26.

肛　痈

概　述

肛痈是指肛门直肠周围间隙发生急慢性感染引起的化脓性疾病,其发生多与肛门腺感染化脓有关。古代文献中因发生的部位不同,而有不同的名称,如"脏毒""悬痈""穿裆痈""坐马痈""跨马痈""鹳口痈"等。其临床特点是发病急骤、局部肿胀、疼痛剧烈、常伴高热,自溃或切开排脓后常形成肛瘘。本病是常见的肛周疾病,约占肛肠疾病的30%～40%,任何年龄均可发生,但以20～40岁的青壮年居多,婴幼儿也时有发生,男性多于女性。本病相当于西医的肛门直肠周围脓肿。

临床辨证分型如下。(1)火毒蕴结:肛门周围突然肿痛,持续加剧;伴有恶寒、发热、便秘、溲赤。肛周红肿,肿块高突,触痛明显,质硬,表面灼热,溃后脓液色黄稠厚。舌红,苔薄黄,脉数。治宜清热解毒。(2)湿热下注:肛周红肿热痛,痛如鸡啄,肛门坠涨;夜寐不安。肿块变软,按之有波动感,或溃脓黄稠带有粪臭味,口渴,不欲饮,小便困难;舌红,苔黄腻,脉弦滑数。治宜清热利湿。(3)阴虚毒恋:肛门肿痛,皮色暗红,肿块漫肿无头,成脓时间长,溃后脓出稀薄,疮口难敛,伴有午后潮热,心烦口干,夜间盗汗。舌红,少苔,脉细数。治宜滋阴清热。

辨　证　施　治

1. 赵宝林分2型

仙方活命饮:金银花30克、防风10克、白芷6克、当归尾12克、陈皮6克、甘草6克、赤芍12克、贝母3克、天花粉6克、乳香6克、没药6克、炙甲片6克、皂角刺3克。

(1)火毒蕴结型　症见肛门周围突然肿痛,持续加剧,伴有恶寒,发热,便秘,溲赤。肛周红肿触痛明显,质硬,表面热。舌红苔薄黄,脉数。方用上方加紫花地丁15克、连翘15克、黄柏9克。外敷金黄膏(《医宗金鉴》方),位置深隐者,用金黄散调糊灌肠。

(2)热毒炽盛型　症见肛门肿痛剧烈,持续数日,痛如鸡啄,难以入寐,伴有恶寒发热,口干,便秘,小便困难。肛周红肿按之有波动感或穿刺有脓。舌红,苔黄,脉弦滑。方用上方加败酱草15克、瓜蒌30克、白花蛇舌草60克。外治宜早期选择手术治疗。

每日1剂,水煎,早晚温服。4日为1个疗程。同时予敏感抗生素头孢唑啉钠针3克、硫酸奈替米星注射液40万单位静滴,连续用药4日。临床观察:赵宝林用上法治疗98例肛周脓肿患者,其中火毒蕴结型35例,热毒炽盛证63例。结果:痊愈91例,其中火毒蕴结型32例,热毒炽盛型59例;有效7例,其中火毒蕴结型3例,热毒炽盛型4例;无效0例。疗程为3～25日,平均12日。[①]

2. 张雅明分3期

(1)初期　治宜清热解毒。内治法:药用黄柏9克、牡丹皮9克、赤芍9克、蒲公英30克、金银花9克、半枝莲30克、虎杖30克、水牛角片(先煎)30克、生地黄30克。外治法:金黄膏或黄柏膏外敷。位置深隐者,可用金黄散30克,用藕粉(无糖)少许调成薄糊状约40毫升,保留灌肠。

① 赵宝林.辨证治疗肛周脓肿98例[J].现代中西医结合杂志,2010,19(13):1628-1629.

（2）成脓期　治宜清热解毒透脓。内治法：药用生黄芪30克、炙甲片9克、皂角刺9克、当归尾9克、桃仁12克、薏苡仁12克、黄柏9克、赤芍药9克、牡丹皮9克、虎杖30克。外治法：宜早期切开引流。

（3）溃后期　治宜益气养阴、清热解毒。内治法：药用炙黄芪30克、太子参15克、炒白术12克、北沙参15克、天花粉15克、麦冬15克、白芍30克、炙鸡金9克、香谷芽30克、黄柏9克、牡丹皮9克、虎杖30克。外治法：用九一丹药线或纱条引流，脓尽后改用生肌药物，让伤口愈合。

随症加减：若出现恶寒、发热、身体倦怠、食欲不振等全身症状时，可加重凉血清热解毒药物，如水牛角片60克、鲜生地黄30克，或加服牛黄醒消丸每次3克，每日2次。[①]

经 验 方

1. 四妙散合黄连解毒汤加减　生薏苡仁20克、牛膝20克、苍术20克、黄柏20克、黄连20克、黄芩20克、生栀子15克、土茯苓15克。每日1剂，煎取药液500毫升。患者术后第2日开始熏洗坐浴。取制备药液250毫升，用细纱布仔细过滤，以沸水调和为1500毫升熏洗药剂。患者将伤口置于药盆上方，以药液蒸气熏蒸创面，待水温合适后，以小毛巾（大小为15厘米×15厘米）蘸取药液充分灌洗伤口，每次持续时间10～15分钟，早晚各1次。刘健等将40例肛周脓肿术后患者随机分为治疗组与对照组各20例。治疗组予上法，对照组以1∶5000高锰酸钾溶液清洗伤口，坐浴方法同治疗组。熏洗后以碘伏棉球充分消毒，治疗组与对照组换药方式及抗生素使用均相同。结果：治疗组与对照组在腐肉脱落时间及创面愈合时间方面具有显著性差异（P＜0.01）。结论：四妙散合黄连解毒汤熏洗能明显促进肛周脓肿术后创面愈合，缩短愈合时间。[②]

2. 消痛止痛饮　蒲公英30克、赤芍30克、生黄芪15克、生地黄12克、金银花10克、连翘10克、黄芩10克、乳香10克、没药10克、皂角刺10克、草薢10克、生甘草6克。随症加减：红肿热痛甚者，加黄连、黄柏；大便实者，加大黄；疼痛较甚者，加延胡索；苔黄腻者，加苦参。上方先浸泡1小时，头煎煮开20分钟，取汁200毫升，二煎取汁100毫升，混匀后早晚各服1次。药渣加水2000毫升，煮开后5分钟取汁，先熏后洗30分钟，也可坐浴，每日2次。梁冬旭等将97例早期肛痈患者随机分为治疗组49例和对照组48例。治疗组予上法；对照组口服甲硝唑片，每次0.4克，每日3次。两组均以7日为1个疗程，治疗2个疗程，治疗期间停用其他药物和治疗。结果：治疗组临床治愈10例，显效22例，有效15例，无效2例，总有效率为95.9％；对照组临床治愈8例，显效12例，有效24例，无效4例，总有效率为91.7％。两组比较差异无统计学意义（P＞0.05）；两组疗效相当。治疗组平均治愈天数为（8.0±1.9）日，对照组平均治愈天数为（9.9±2.3）日，两组比较差异有统计学意义（P＜0.01）。在治疗过程中，两组患者均未发现明显不良反应及过敏反应。结论：消痛止痛饮内外并治火毒蕴结证早期肛痈可缩短治愈时间，疗效与甲硝唑片相当，有无创、无痛的优势。[③]

3. 黄连解毒汤　黄连30克、黄芩30克、黄柏20克、栀子30克。每剂浓缩至200毫升，术后每日2次口服。季成春等将56例重症肛周脓肿患者随机分为治疗组30例和对照组26例。两组均予术后常规治疗，治疗组加服黄连解毒汤。结果：术前两组各检测指标均无明显差异，术后第3日治疗组血白细胞，体温低于对照组，但无统计学差异，切口红肿程度，血清内毒素，TNF-α水平显著低于对照组（P＜0.01）。结论：术后口服黄连解毒汤是治疗重症肛周脓肿的有效方法，其可能通过降低血清内毒素水平，下调TNF-α来发挥

① 张雅明.柏连松治疗肛周脓肿的经验［J］.上海中医药杂志,2005,39(3)：29.
② 刘健,温世华,等.四妙散合黄连解毒汤加减熏洗治疗肛周脓肿术后临床观察［J］.山西中医,2017,33(8)：55－56.
③ 梁冬旭,黄家桓.中草药内外并治早期肛痈临床研究［J］.新中医,2016,48(11)：54－55.

治疗作用。①

4. 桃红四物汤加味 桃仁 20 克、红花 20 克、赤芍 15 克、川芎 15 克、当归 20 克、生地黄 20 克、五倍子 15 克、苦参 15 克、血竭 20 克。文火水煎 30 分钟后药液趁热外敷患处，以肛周皮肤适宜为度，每日 1～2 次，每次 15 分钟，5 日为 1 个疗程，观察 1～2 个疗程。赵红波等用上方结合西医治疗 50 例后马蹄形肛周脓肿患者。结果：50 例后马蹄形肛周脓肿术后随访 6 个月，后遗形成肛瘘 1 例，脓肿复发 1 例，治愈率 96％；愈合时间 20～42 日，平均愈合时间 28 日。②

5. 中药方 生肌玉红膏：当归、白芷、甘草、紫草、血竭、轻粉。生肌红粉膏：生肌玉红膏加 15％红粉（上两方均由中国中医研究院广安门医院制剂室提供）。将当归、白芷、甘草、紫草 4 味药浸入麻油 50 克中 24 小时，后加热至将药炸枯，滤去药渣。然后，加入适量凡士林后，待油温下降加入血竭、轻粉、红粉细末，搅拌至冷，色泽略有变化呈砖红色。患者创面用 1∶5 000 呋喃西林棉球局部消毒清洗后，先用生肌红粉膏纱条外敷，消毒纱布包扎固定，每日换药 1 次。待腐肉脱落以后，改用生肌玉红膏纱条换药。疗程为 4 周。洪子夫等将 51 例肛瘘、肛周脓肿患者随机分为治疗组 25 例和对照组 26 例。治疗组予上法，对照组换药自始至终用生肌玉红膏纱条，方法、疗程同上。结果：两组患者均获痊愈。治疗组创面腐肉脱落时间及 14 日创面愈合率＞75％，例数均优于对照组，两组比较差异有显著性意义（$P < 0.05$），并能缩短愈合时间。结论：术后初期应用生肌红粉膏换药能明显促进感染性创面愈合。③

6. 消肿止痛熏洗方 马齿苋 30 克、大黄 30 克、鸭跖草 30 克、蒲公英 30 克、芒硝 15 克、制乳没 15 克、白芷 15 克、五倍子 15 克、赤芍 20 克、川黄柏 20 克。把药物放入砂锅内加水至 2 000 毫升，文火煮沸 30 分钟，用纱布过滤，药液倒入保温容器，所剩药渣再加水 1 500 毫升煮 25 分钟，过滤，与前药混合分 2 次用。熏洗前排空二便，先熏后洗，并做到边熏洗边做提肛运动，以充分提高疗效和增强肛门括约肌的收缩功能。每次熏洗时间 20～30 分钟，每日 2 次，5 日为 1 个疗程。王敏英等用上方治疗 35 例肛周脓肿患者。结果：显效 20 例，好转 14 例，无效 1 例，有效率 97％。④

7. 托毒止痛方 红藤 30 克、升麻 30 克、虎杖 30 克、芒硝 30 克、蒲公英 30 克、马齿苋 30 克、鱼腥草 30 克、五倍子 30 克。每日 1 剂，每剂煮沸后小火再煮 10 分钟，煎成约 1 000 毫升药液，即滤入盆中，趁其沸烫之际，可将臀部蹲于盆上方，让蒸汽熏蒸肛门周围，待其渐冷至适温，将患处浸入药液之中，坐浴 15 分钟，剩余药渣可再煎洗坐浴 1 次，在坐浴的同时辅以中药内服。随症加减：全身不适，寒热发作，大便秘结，小便短赤，舌红、苔黄、脉数者，可辅以托里透脓汤加减内服；对于全身倦怠无力，不发热或稍有低热，面色㿠白，舌淡苔白，脉细者，此属气血亏损之证，可辅以托里消毒散加减内服；对于阴证初起，似如硬核，由小渐大，皮色不变，微有隐痛，不易化脓，即方书所谓"流注"也，可辅以小金丹内服；对于硬结较大等重症者，可内服阳和汤或回阳汤加减。冯明予用上法治疗 211 例肛周脓肿酿脓期患者。结果：经用上述方法治疗后，均能有效减轻局部的肿痛症状，并加快脓肿成熟，进而采取切开引流或一次性脓肿切除等积极措施，以期彻底治愈。⑤

8. 自拟方 金银花 30 克、连翘 15 克、蒲公英 30 克、生薏苡仁 20 克、败酱草 20 克、丹参 20 克、当归 15 克、赤芍 15 克、三棱 12 克、炮甲片 10 克、浙贝母 12 克、白芷 15 克、炒枳壳 10 克、生甘草 10 克。随症加减：若疼痛剧烈者，加三七粉（冲服）3 克、生川乌 5 克、炙乳香 5 克；发热口渴者，加天花

① 季成春，田振国.黄连解毒汤治疗重症肛周脓肿[J].中国实验方剂学杂志，2013,19(1)：308-310.
② 赵红波，等.中西医结合治疗后马蹄形肛周脓肿 50 例临床观察[J].四川中医，2011,29(8)：104-105.
③ 洪子夫，李国栋，等.生肌红粉膏治疗肛瘘、肛周脓肿术后创面 25 例疗效观察[J].新中医，2005,37(11)：53-54.
④ 王敏英，等.消肿止痛熏洗方治疗肛门疾患 200 例[J].四川中医，2004,22(7)：84.
⑤ 冯明予.中医治疗肛周脓肿酿脓期 211 例[J].吉林中医药，2004,24(11)：36.

粉 12 克、柴胡 15 克、芦根 20 克；便秘者，加生大黄（后下）10 克、炒牵牛子 7 克；气虚者，加黄芪 30 克、党参 15 克、炒白术 15 克。每日 1 剂，水煎取 300～500 毫升汁液，每日服 2～3 次，忌食辛辣荤腥饮食。徐本健等用上方加减治疗 57 例肛痈患者。结果：治愈 51 例，好转 6 例，无效 0 例，有效率 100%。[1]

9. 仙方活命饮 金银花 30 克、防风 10 克、白芷 10 克、当归尾 12 克、陈皮 10 克、甘草 9 克、赤芍 12 克、浙贝母 12 克、天花粉 15 克、乳香 10 克、没药 10 克、甲片 10 克、皂角刺 12 克。每日 1 剂，水煎分 2 次服。麻书文用上方治疗 110 例肛周脓肿患者。结果：10 日内治愈 67 例，10～15 日治愈 38 例，其中 5 例经服药脓肿形成行切开引流术而愈。[2]

10. 中药方 拔毒膏：轻粉 25 克、朱砂 250 克、大黄 120 克、冰片 25 克。止痛消肿膏：五倍子 200 克、黄连 50 克、雄黄 20 克、红花 20 克。术后采用自制的拔毒膏做成油纱条，填入脓腔中，引流脓液，再外敷止痛消肿膏，每日 1 次，一般用药 8 日左右脓液完全排尽。刘宝用上方结合西医治疗 50 例肛周脓肿患者。结果：全部治愈；疗程最短 5 日，最长 12 日，平均疗程 8 日。治疗中未出现任何不良反应，待肛瘘形成，再行肛瘘手术。[3]

11. 五倍子汤加减 大黄 30 克、芒硝 30 克、黄柏 20 克、白芷 20 克、野菊花 30 克、紫花地丁 30 克、五倍子 20 克、明矾 20 克。每剂药煎熬 3 次，3 次药液共浓缩为 2 500 毫升，分 6 次使用，每日早晚各 1 次。使用时将药液加热，先熏蒸后坐浴，坐浴时患部要浸入药液内。手术后患者，应便后先洗净患部再进行熏洗坐浴治疗。一般应在 10 日后创面已开始生长肉芽者使用为好。肖毅敏选取 156 例肛周脓肿患者，其中 12 例为初起肛门早期周围脓肿，红肿发炎、硬结，无波动感，配合内服中药（仙方活命饮加减）及中药熏洗坐浴；26 例为肛周深部脓肿，手术切开后创面深大，脓肿范围大且深，愈合过程中生长缓慢，形成凹陷性创面，上皮生长缓慢，采用以上药物坐浴治疗；余 118 例均为切开手术后，10 日开始坐浴治疗。结果：12 例初起肛门早期周围脓肿患者 7 日红肿减退，硬结变软，14 日硬结全部消散吸收；26 例肛周深部脓肿患者 7 日后凹陷性创面周围炎症吸收变软，创面平复；余 118 例治疗 12～25 日痊愈出院。[4]

中 成 药

1. 消炎生肌膏 组成：白芷、当归、紫草、轻粉、甘草、血竭（福州屏山制药有限公司生产，国药准字 Z35020138，20 克/支）。用法用量：将药物摊于纱布贴敷于患处，每日 1 次。临床应用：周秀琴等将 122 例肛周脓肿术后患者随机分为观察组和对照组各 61 例，术后均予抗菌、止血、保持大便通顺及高锰酸钾溶液（1∶5 000）坐浴等常规治疗。对照组于术后第 2 日给予重组人表皮生长因子外用溶液，将药物局部均匀喷湿于创面，每日 1 次，每次 4 000 单位/100 平方厘米。观察组则在对照组基础上另给予消炎生肌膏，所有患者均于治疗 4 周后进行疗效评价。结果：治疗后，观察组总有效率为 98.4%，明显高于对照组的 83.6%（$P<0.05$）；治疗后观察组 3 日、6 日、9 日、15 日及 21 日疼痛评分、肉芽生长评分及创面渗液评分改善程度均明显低于对照组（$P<0.05$）；观察组创面愈合时间、创面水肿缓解时间及创面出血缓解时间分别为（23.07±3.97）日、（16.08±2.21）日、（5.31±0.67）日，均明显短于对照组（$P<0.05$）。结论：消炎生肌膏联合重组人表皮生长因子可有效促进肛周脓肿术后创面的愈合，值得进行深入研究。[5]

2. 乌蔹莓膏 组成：乌蔹莓（南京市中医院制剂室提供，批号 150822，院内制剂批准文号苏药

① 徐本健，等.肛痈汤治疗肛痈 57 例疗效观察[J].河南中医，2003，23（9）：39.
② 麻书文.仙方活命饮加减治疗肛周脓肿 110 例[J].内蒙古中医药，2000（19）：8.
③ 刘宝.中西医结合治疗肛周脓肿 50 例[J].陕西中医，1998，19（5）：203.
④ 肖毅敏.中药熏洗治疗肛周脓肿 156 例观察[J].实用中医药杂志，1997：22.
⑤ 周秀琴，王智玲.消炎生肌膏联合重组人表皮生长因子对肛周脓肿术后创面愈合的临床研究[J].四川中医，2017，35（7）：160－162.

制字 Z04000790)。用法用量：外涂脓肿皮肤一层，外以纱布、胶带固定，每日 2 次，10 日为 1 个疗程。临床应用：苏莉等将 60 例火毒蕴结型肛痛患者随机分为治疗组和对照组各 30 例。治疗组予上法；对照组用莫匹罗星（百多邦）外涂脓肿皮肤一层，外以纱布、胶带固定，每日 2 次，10 日为 1 个疗程。两组患者治疗期间均停止使用其他药物和治疗，共治疗 3 个疗程。结果：试验组痊愈 12 例，显效 9 例，有效 4 例，无效 5 例，总有效率 83.33%；对照组痊愈 6 例，显效 8 例，有效 2 例，无效 14 例，总有效率 53.33%。试验组总有效率高于对照组（$P<0.05$）；试验组在自行溃透比率、缩短脓肿消退时间、减轻疼痛、降低切开排脓比率等方面效果明显优于对照组（$P<0.05$）。结论：乌蔹莓膏治疗火毒蕴结型肛痛安全有效。[1]

3. 七味消毒饮　组成：野菊花、金银花、连翘、生地黄、蒲公英、紫花地丁、甘草、少量酒（漳州市中医院院内制剂）。用法用量：每日 3 次，每次 10 毫升。临床应用：陈尔东将 60 例火毒蕴结型肛痛患者随机分为治疗组和对照组各 30 例。治疗组口服七味消毒饮；对照组口服甲硝唑每日 3 次，每次 2 片。结果：治疗组症状、体征消失率、血常规及 CRP 恢复正常率、复发率明显优于对照组，两组比较差异均有统计学意义（$P<0.05$）。结论：七味消毒饮治疗火毒蕴结型肛痛有良好效果。[2]

4. 中药抗炎合剂　组成：金银花 10 克、陈皮 10 克、白芷 5 克、天花粉 20 克、蒲公英 20 克、生黄芪 20 克、败酱草 20 克、制乳香 10 克、没药 10 克、赤芍 20 克、当归 10 克、怀牛膝 10 克、皂角刺 10 克。用法用量：每次 300 毫升，每日 2 次。临床应用：姬建峰将 209 例肛周脓肿患者随机分为治疗组 105 例和对照组 104 例。所有患者均先采用肛周脓肿一期根治术治疗，术后创面常规熏洗及换药。对照组常规口服头孢地尼分散片治疗，每次 2 片，每日 3 次。治疗组加服中药抗炎合剂。7 日为 1 个疗程，治疗 1 个疗程后对比两组患者的疗效。结果：治疗组治愈 58 例，好转 41 例，未愈 6 例；对照组治愈 49 例，好转 32 例，未愈 23 例。治疗组总有效率为 94.29%，显著高于对照组的 77.89%，两组对比差异有统计学意义（$P<0.05$）。[3]

5. 康复新液　组成：美洲大蠊虫体（国药准字 Z51021834）。用法用量：用无菌纱布浸泡康复新液填塞切口内 2 小时以上。临床应用：赵旭东等将 160 例肛周脓肿患者随机分为治疗组和对照组各 80 例。两组患者在术后第 2 日坐浴后将涂于无菌纱布上的马应龙痔疮膏轻轻纳入肛门，均匀地粘附于创面上，加压包扎创面。治疗组在对照组治疗的基础上也在术后即用无菌纱布浸泡康复新液。两组患者每日均用 1 500 毫升温水坐浴后换药，每日 2 次，持续至创面愈合。结果：治疗后治疗组与对照组的有效率分别为 95.0%、82.5%，治疗组的疼痛程度明显少于对照组，治疗组的疼痛消失时间与创面愈合时间均明显少于对照组，治疗组的创面水肿、渗血、肛门渗液与尿潴留等并发症发生率明显少于对照组，两组对比差异均有统计学意义（均 $P<0.05$）。[4]

6. 乌莓消痈膏　组成：金银花 100 克、龙葵 90 克、人中白 60 克、天花粉 90 克、黄芩 40 克、煅乳香 60 克、煅没药 60 克、血竭 30 克、冰片 30 克、甘草 40 克、乌蔹莓（适量）。临床应用：左灵妮将 145 例肛周脓肿患者随机分为治疗组 95 例与对照组 50 例。对照组采用云南白药痔疮膏治疗，治疗组采用乌莓消痈膏治疗，均为外用膏剂，每日给药 2～3 次。结果：治疗组在软化肿块、抗感染、消肿、镇痛方面明显优于对照组（$P<0.05$ 或 $P<0.01$）。结论：乌莓消痈膏具有清热解毒、消肿镇痛作用，多次局部给药无刺激性。[5]

[1] 苏莉，郑雪平.乌蔹莓膏治疗火毒蕴结型肛痛临床观察[J].中华中医药杂志，2017,32(8)：3822-3824.
[2] 陈尔东.七味消毒饮治疗火毒蕴结型肛痛的临床应用[J].中外医学研究，2016,14(29)：131-132.
[3] 姬建峰.中药抗炎合剂治疗肛周脓肿的疗效观察[J].中西医结合心血管病杂志，2015,3(4)：8-10.
[4] 赵旭东.康复新液联合马应龙痔疮膏治疗肛周脓肿 80 例[J].陕西中医，2014,35(5)：539-541.
[5] 左灵妮，马晓勤，等.乌莓消痈膏治疗早期肛周脓肿实验及临床疗效研究[C]//甘肃省中医药学会 2013 年学术年会论文集[A].兰州：甘肃省中医药学会，2013：174-176.

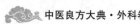

7.痔炎灵 痔炎灵浓缩液组成：黄芩、黄连、金银花、连翘、大黄等。痔炎冲洗灵组成：冰片、朴硝、野菊花、大黄等。用法用量：术后口服痔炎灵浓缩液，伤口每日应用痔炎冲洗灵冲洗、熏洗、坐浴。临床应用：翟文炜等将400例肛周脓肿患者随机分为治疗组280例与对照组120例。治疗组予上法，同时外用拔毒膏（早期）或生肌玉红膏（后期）纱条或药捻换药，直至痊愈；对照组术后每日常规应用抗生素，高锰酸钾溶液熏洗，坐浴，过氧化氢、生理盐水清洗伤口，凡士林纱条换药。结果：治疗组在术后伤口渗出、术后肛周不适及疼痛、术后伤口愈合进度、愈后伤口瘢痕和后遗症、并发症等方面均优于对照组（均P＜0.05）。结果：治疗组治愈278例，复发2例，治愈率98%；对照组治愈110例，复发10例，治愈率90%。两组比较有显著差异（P＜0.05）。结论：中成药痔炎灵浓缩液、痔炎冲洗灵、拔毒膏、生肌玉红膏内服外用，结合手术根治肛周脓肿疗效显著、无不良反应。①

8.犀黄丸 组成：牛黄、麝香、乳香等。用法用量：每日饭前1小时服犀黄丸3克，白开水送下，连服10日。临床应用：李殿伟用上方治疗10例肛周脓肿患者。结果：服药1日，7例发热患者体温降至正常。10例患者服药2日，肛门肿痛明显减轻。肿块4日消失者4例，5日消失者6例。肿痛消失后1个月、3个月、6个月、8个月、12个月分别复查1次。6个月后复查指诊齿线处凹陷硬结消失者6例，10个月后消失者3例，12个月后消失者1例。齿线处凹陷硬结消失为治愈。注意事项：治疗期间，患者卧床休息，勿剧烈活动，忌食辛辣油腻食物，宜清淡饮食，保持大便通畅，大便后温开水坐浴。②

① 翟文炜,贺向,等.中西医结合治疗肛周脓肿400例[J].陕西中医,2006,26(9)：1075－1076.
② 李殿伟.犀黄丸治疗肛周脓肿10例[J].山东中医药大学学报,1999,23(2)：129.

肛　　裂

概　　述

肛裂是一种常见的肛管疾病,指肛门齿状线以下肛管上皮过度伸展造成的肛管上皮纵行全层裂开,其方向与肛管纵轴平行,呈梭形或椭圆形溃疡,好发于后、前正中,以周期性肛门疼痛、直肠型便秘及间歇性便血为特征,临床上将本病分为单纯肛裂、溃疡性肛裂、陈旧性肛裂、继发性肛裂四型。现代医学认为括约肌痉挛是肛裂的病因,几乎所有慢性肛裂都有内括约肌高张力和高肛压;内括约肌高张力诱发肛管后中线供血不足,致缺血性溃疡,是肛裂的本质;肛管外括约肌浅部在 6 点、12 点处为纤维韧带组织,血液循环和组织弹性较差,为一薄弱区,又因肛直角的特定角度,排便时肛管后壁压力大,造成损伤不易修复,容易形成溃疡;此外局部感染、机械损伤、上皮角化等亦是形成肛裂的原因。中医认为肛裂的发生是由于血热肠燥、气机阻滞或阴虚津亏致大便秘结,排便时猛力努挣,而使肛门损伤继而反复感染,逐渐形成慢性溃疡;湿热毒邪乘虚侵入皮肤筋脉,局部气血瘀滞,血行不畅而致裂损久不愈合;老人、孕产妇或身体虚弱者,血虚不能滋养肌肤,阴虚肠燥而为便秘,从而发生肛裂。

辨　证　施　治

1. 刘建勋分 3 证

（1）气滞血瘀证　症见患者普遍面色无华,神色疲惫,周身乏力,大便干结,排便不畅,排便带血,肛裂口呈灰白色。治宜通便、润肠、养阴。方用桃红四物汤加减:红花、熟地黄、桃仁、川芎、当归、白芍。

（2）血虚津乏证　症见患者普遍面色发白,脉搏无力,心慌,头晕,腹满作胀。治宜通便、润肠、补血。方用增液润燥汤加减:甘草、五味子、地骨皮、白芍、玉竹、党参、玄参、乌梅、知母、沙参、麦冬、生地黄。

（3）血热肠燥证　症见患者普遍喜食肥甘,内蕴血热,心烦口苦,小便偏黄,舌偏干偏黄,排便不畅,便质偏干,排便带血,以至于排便过力,造成肛门损伤,长期形成肛裂。治宜通便、润肠、清热凉血。方用凉血地黄汤加减:天花粉、茯苓、地榆、黄连、甘草、栀子、人参、生地黄、白术、当归、白芍、川芎。

临床观察:刘建勋将 84 例肛裂患者随机分为治疗组与对照组各 42 例。对照组患者给予常规治疗方法;观察组患者在此基础上给予上述中医辨证配合熏洗治疗(大黄 15 克、地肤子 15 克、苦参 15 克、丹参 15 克、明矾 15 克)。对比两组患者治疗效果,结合患者的具体病情,以银灰膏为辅,适量涂抹患处。值得注意的是,熏洗时间为清晨排便后,或睡前排便后最佳,每日 2 次,每次 25 分钟,14 日为 1 个疗程,熏洗 1 个疗程即可。结果:观察组总有效率为 92.86％,对照组总有效率为69.05％。[1]

2. 丁宇丽分 4 型

（1）热结肠道型　症见排便数日 1 次,排便干结,疼痛剧烈,伴鲜血流出,时多时少,面赤口干而渴,汗出烦躁,舌红、苔黄燥,脉滑而数。本证发病

---

① 刘建勋.中医辨证加熏洗治疗肛裂 42 例［J］.中医外治杂志,2017,26(2):10－11.

急,时间短,症状剧烈。治宜泻热通便、凉血止痛。药用生地黄、槐角、泽泻、当归、栀子、防风、黄芩、黄柏、槟榔、大黄、白芷、枳实、皂角刺、茜草、生甘草。

（2）湿热下注型 症见排便疼痛,排出不畅,便后血,量不多,肛门周围潮湿瘙痒,肢体倦怠,舌红,苔黄腻,脉濡数。本证型时间长,症状较缓,可反复发作。治宜清热燥湿、通便止痛。药用泽泻、秦艽、桃仁、防风、苍术、黄柏、当归、槐米、地榆、枳实、厚朴、枳壳、栀子、甘草。

（3）阴虚肠燥型 症见排便先干后软,疼痛不甚,便血鲜红,时多时少,口干咽燥,欲饮不多,或五心烦热,舌红,少苔,脉细数。本证型时间较长,时好时坏,具有现代医学的陈旧性肛裂的早期病理改变。治宜滋阴润燥、止血止痛。药用生地黄、玄参、火麻仁、槐实、地榆、黄芩、槟榔、枳壳、茜草、仙鹤草、牡丹皮。

（4）阴血亏虚型 症见便秘、疼痛、便血三者并存。由于惧怕疼痛及出血,又暂时抑制了排便的现象而又加重了便秘的机会。本证型由于时间过长,形成了恶性循环,故具有现代医学的陈旧性肛裂的六种典型病理改变,所以同时伴有面色不华,头晕目眩,失眠多梦,舌淡脉细弱。治宜滋阴养血、通便止痛止血。药用当归、生地黄、火麻仁、桃仁、槐米、地榆、肉苁蓉、制首乌、枳壳、白芷、郁李仁、茜草。

以上各方均每日1剂,水煎服,连服3剂。临床观察:丁宇丽用上方辨证治疗45例肛裂患者。结果:服药时间短者3日,长者14日,平均6日左右可获显效;临床治愈30例,好转13例,无效2例,总有效率95.6%。[1]

经 验 方

1. 中药熏洗 明矾15克、丹参15克、苦参15克、地肤子15克、大黄15克。加水煎煮,煮沸后,熏蒸肛裂位置,然后再用药液清洗,清洗后,针对肛裂程度,辅以九华膏、银灰膏等治疗,每次熏洗20～30分钟,每日2次,熏洗时间为清晨大便后,以及睡觉前,连续熏洗2周。陈婕将104例肛裂患者随机分为观察组和对照组各52例。两组均予中医辨证治疗,观察组加用中药熏洗。结果:观察组总有效率为96.2%,对照组总有效率为76.9%。[2]

2. 润肠汤 当归15克、生地黄15克、火麻仁12克、桃仁12克、甘草3克。洪瑞娣将100例Ⅰ、Ⅱ期肛裂患者随机分为治疗组和对照组各50例。治疗组以润肠汤口服加中药熏洗坐浴,对照组以头孢拉定抗感染及高锰酸钾溶液坐浴。结果:治疗组治疗后的临床症状评分显著高于对照组（$P<0.05$）;治疗组肛裂创面疼痛、裂口愈合时间、出血消失时间分别均明显少于对照组时间（均$P<0.05$）;治疗组的总有效率为96%,明显高于对照组的70%（$P<0.05$）。[3]

3. 清消洗剂 马齿苋、生大黄、鱼腥草、苍术、赤芍、白芷等。现代药理研究分析,清消洗剂对金黄色葡萄球菌、肺炎球菌、结核杆菌、大肠埃希菌、枯草杆菌和绿脓杆菌等有明显的火菌作用。本方具有抗菌、抗炎消肿、镇痛、抗凝血、抗血栓形成,从而促进溃疡愈合。[4]

4. 增液汤加减 玄参15克、麦冬15克、生地黄12克、鬼针草15克、黄柏9克、白芷9克、甘草6克。随症加减:若大便干结,舌质偏红,脉弦数,加枳壳、火麻仁、郁李仁;若口干咽燥,五心烦热,舌质红,苔少,脉细数,可加桑椹、沙参、麦冬;裂口色紫暗,腹部胀满,脉弦,加枳壳、桃仁;疼痛明显,加小春花、槟榔。[5]

5. 止痛如神汤合芍药甘草汤 秦艽15克、桃仁15克、皂角刺15克、苍术15克、防风15克、黄柏15克、当归尾15克、泽泻15克、槟榔15克、熟

① 丁宇丽.辨证治疗肛裂45例[J].陕西中医,2005,25(6):500-501.
② 陈婕.中医辨证联合熏洗治疗肛裂临床研究[J].亚太传统医药,2016,12(5):104-105.
③ 洪瑞娣.润肠汤加中药熏洗坐浴法治疗Ⅰ、Ⅱ期肛裂的临床效果观察[J].中国当代医药,2015(19):141-143,146.
④～⑤ 蔡而玮,等.陈民藩教授论肛裂的中医治疗[J].中华中医药学刊,2008,26(8):1639-1640.

大黄15克、白芍50克、炙甘草10克。诸药冷水浸泡30分钟,文火煎20～30分钟,每日3次口服,2日1剂,3剂为1个疗程。沈国梁用上方治疗161例肛裂患者,患者临床表现为便秘、疼痛、出血、肛管皮肤裂伤154例,无便秘症状7例。结果:痊愈154例,好转7例。[1]

6. 润肠通便汤 火麻仁10克、肉苁蓉10克、炒白芍15克、白术20克、槐花10克、地榆10克、仙鹤草10克、黄芩10克、延胡索10克、木香9克、生地黄9克、甘草5克。每日1剂,水煎2次,分早晚服。庄永强用上方治疗130例肛裂便秘患者,疗效标准如下。① 服药治疗1～2周,症状消失,裂口愈合,大便正常,无便秘或便后出血为痊愈;② 服药治1～2周,症状基本消失,裂口大部分愈合,大便正常,创口皮缘生长良好为好转;③ 服药2～3周,症状未减,肛裂裂口仍未愈合为无效治疗。结果:经治疗,Ⅰ期肛裂患者81例全部治愈;Ⅱ期患者37例中治愈30例,好转7例;Ⅲ期患者12例中好转2例,无效10例。[2]

7. 自拟方 大黄10克、火麻仁15克、杏仁10克、生地黄12克、玄参12克、麦冬12克、槐花10克、地榆10克、白及6克、白芍10克、粉草5克。每日1剂,水煎,早晚各服1次。同时局部用高锰酸钾溶液坐浴,红霉素软膏外敷。尤祥娇用上方治疗40例肛裂患者,早期肛裂35例,慢性陈旧性肛裂5例。临床主要症状为大便燥结,肛口疼痛,带血鲜红。结果:36例服药3～5剂显效,大便通畅,临床症状与体征消失;4例连服7剂有效,大便通畅,部分症状消失,体征改善。总有效率100％。[3]

8. 清热通便汤 玄参、白术、生地黄、升麻、枳实、白芍、甘草。谢国良等用上方治疗90例肠道实热型便秘合并急性肛裂患者,同时用三黄片并外用高锰酸钾溶液便后坐浴治疗60例作对照。两组均以7日为1个疗程。结果:治疗组痊愈71例,好转16例,无效3例;对照组痊愈23例,好转

27例,无效10例。两组疗效比较差异有显著性(P＜0.01)。注意事项:治疗期间忌食辛辣品、饮酒。[4]

9. 裂痛软膏 黄连100克、苦参100克、五倍子60克、白及30克、寒水石70克、冰片20克、硼砂30克。将前4味中药烘干,粉碎过筛,将硼砂、冰片、寒水石研成极细末和前药混匀,加凡士林火熔化,香油调匀成糊状软膏。朱峰用上方治疗109例肛裂患者。结果:痊愈90例,好转19例,有效率100％,未见并发症等不良反应。[5]

10. 肛裂合敷膏 内服方一:当归身120克、生首乌120克、瓜蒌仁120克、苣胜子100克、生地榆100克、炒槐花100克、防风100克、槐角90克、三七90克、甘草90克、苯甲酸钠3克。外用方二:虎杖90克、黄柏60克、紫草60克、延胡索30克、木瓜30克、防己30克、莪术30克、血竭30克、煅古墨30克、白及30克、煅石膏180克、锻炉甘石180克、硼砂15克、冰片10克、尼泊金乙酯2克、凡士林250克、羊毛脂250克、液体石蜡12.5克。制备方法:(1)取方一中前10味中药饮片,置锅内加入8倍量水浸泡30分钟,先武火后文火加热煎煮1.5小时,滤过,滤渣加6倍量水再煎1小时,滤过。合并两次滤液,静置24小时,滤过,滤液先直火后水浴蒸发浓缩至600毫升,加入苯甲酸钠,搅匀,分装,即得。(2)软膏剂,取二方中煅石膏、煅炉甘石、白及、血竭、煅古墨、硼砂、冰片分别单独研细,通过七号筛。煅石膏、煅炉甘石粉按等量递增法混匀,备用。血竭、煅古墨、硼砂、冰片粉以套色法混匀,备用。将方中虎杖等前七味饮片置锅中加水适量煎煮2次,每次2小时,滤过,合并滤液,加热浓缩为比重1.2～1.3的清膏,取部分煅石膏、锻炉甘石混合粉加入清膏中拌匀后制成粗颗粒,烘干,粉碎,通过七号筛,备用。(3)将凡士林、羊毛脂、液体石蜡混合加热熔化,至温度达到200℃左右时,徐徐加入所剩余的煅石

① 沈国梁.止痛如神汤合芍药甘草汤治疗肛裂161例临床观察[J].云南中医中药杂志.2007,28(5):22.
② 庄永强.润肠通便汤治疗肛裂便秘130例[J].福建中医药.2004,35(3):49-50.
③ 尤祥娇.中药内服为主治疗肛裂40例[J].福建医药杂志.2003,25(2):71-72.
④ 谢国良,等.中药治疗青壮年肠道实热型便秘合并急性肛裂90例[J].河北中医,2003,25(9):660-661.
⑤ 朱峰.裂痛软膏治疗肛裂109例[J].陕西中医,2002,23(3):225.

膏、煅炉甘石混合粉,搅匀,恒温 2 小时再将温度降至 130℃左右,并依次加入清膏混合粉、白及粉和尼泊金乙酯,搅匀,于 120℃恒温 1 小时,停止加热,待温度降至 80℃时,加入血竭等四味混合粉,连续搅拌至室温,分装,即得。合剂口服,每日 3 次,每次 30 毫升,饮用前摇匀;软膏剂外用适量,涂敷患处,每日 2 次。陈成等用上法治疗 157 里肛裂患者,其中血热肠燥型患者 87 例,阴虚津亏型患者 21 例,气滞血瘀型患者 49 例。结果:经用肛裂合敷膏 1~4 个疗程,症状完全消失,裂口愈合,痊愈 105 例,占 66.88%;症状改善,裂口或创面缩小,好转 41 例,占 26.11%;症状未改善,裂口无变化,未愈 11 例,占 7.01%。总有效率 92.99%。①

11. 中药内服外洗方 内服基本方:柴胡 9 克、赤芍 9 克、枳壳 9 克、黄芩 10 克、升麻 6 克、当归 9 克、生大黄 6 克、紫草 10 克。外洗方:苦参 45 克、马齿苋 60 克、冰片(后入)10 克。将内服药 1 次煎 2 碗,分 2 次服用。余渣加入外洗方中,共加水 5 000 毫升,文火熬至 3 000 毫升再加入冰片。先熏后洗,每日 1~2 次,每次约 30 分钟。庄永强用上法治疗 42 例肛裂患者,其中病程最长者 3 年,最短者 5 日,陈旧性肛裂 22 例,新鲜肛裂者 20 例。5 日为 1 个疗程。结果:1 个疗程后治愈(裂口愈合,疼痛消失,出血止)32 例,好转 10 例,经第 2 个疗程后基本痊愈。②

单　方

芍药甘草汤　组成:芍药、甘草。用法用量:水煎取汁。临床应用:邓森田等用上方治疗 106 例肛裂患者,同时 60 例患者用槐角丸口服作对照组。结果:治疗组痊愈 8 例,显效 18 例,有效 64 例,无效 16 例,总有效率 84.91%;对照组痊愈 1 例,显效 8 例,有效 33 例,无效 18 例,总有效率 70.0%。③

中　成　药

1. 普济痔疮栓和肛泰软膏　普济痔疮栓组成:熊胆粉、冰片、猪胆粉(山东新时代药业有限公司生产)。肛泰软膏组成:地榆(炭)、五倍子、冰片、盐酸小檗碱、盐酸罂粟碱(山东烟台荣昌制药有限公司生产)。用法用量:早晚用温水清洗肛门局部后,用一枚普济痔疮栓纳肛,然后将肛泰软膏涂于肛裂处及肛缘、肛管周围,治疗 10 日。另嘱患者多食富含纤维素的食物,养成晨起排便的习惯。临床应用:张海洋等用上法治疗 20 例单纯肛裂患者。结果:治愈 15 例,显效 3 例,有效 1 例,无效 1 例,总有效率 95%。④

2. 黄白胶囊　组成:黄柏、生大黄、鬼针草、地榆、白芷等(福建省人民医院生产,每粒含量 0.3 克)。用法用量:每次 4 粒,每日 3 次。临床应用:蔡而玮等将 100 例肛裂血热肠燥证临床患者随机分为治疗组和对照组各 50 例。治疗组予黄白胶囊,连服 1 周为 1 个疗程。对照组予维生素 K 48 毫克,每日 3 次;维生素 C 0.2 克,每日 3 次;果导 2 片,每日睡前 1 次,疗程同治疗组。结果:治疗组临床症状改善情况,治疗后疼痛降低 7 例(14%),出血 3 例(6%),便秘 6 例(12%)。治疗组治愈 25 例,好转 22 例,未愈 3 例,总有效率 94%;对照组治愈 12 例,好转 20 例,未愈 18 例,总有效率 64%。⑤

① 陈成,等.肛裂合敷膏的制备与应用[J].中药材.2001,24(8):617.
② 庄永强.中药内服外洗治肛裂 42 例[J].福建中医药,1997,28(6):52.
③ 邓森田,等.芍药甘草汤治疗肛裂疼痛的临床研究[J].现代中医药,2004(4):38 - 39.
④ 张海洋,白克运.普济痔疮栓配用肛泰软膏治疗单纯肛裂 20 例[J].光明中医,2009,24(12):2274.
⑤ 蔡而玮,等.黄白胶囊治疗肛裂血热肠燥证 50 例的临床观察[J].福建中医学院学报,2000,10(1):8 - 10.

肛 窦 炎

概 述

肛窦炎(也称肛隐窝炎)是肛门齿线部的肛隐窝炎症性病变。由于长期慢性炎性刺激,常伴有肛乳头肥大。临床上多以肛门下坠或胀痛、异物感、肛周潮湿不洁,常伴有瘙痒感等为主要表现。肛窦炎具有病程长,单纯药物治疗疗效差,易复发的特点;长期不愈反复发作易使感染扩散形成肛周脓肿,继而发展为肛瘘。

临床辨证分型如下。(1)湿热下注型:肛门坠胀不适,或可出现灼热刺痛,便时加剧,粪夹黏冻;可伴里急后重,肛门湿痒,伴口干,便秘;舌红,苔黄腻,脉滑数或弦数。(2)阴虚内热型:肛门不适,隐隐作痛,便时加重,肛门黏液溢出;盗汗,口干,大便秘结;舌红,苔黄或少苔,脉细数。

经 验 方

1. 白头翁汤加味 黄柏15克、白头翁15克、黄连15克、地榆15克、秦皮15克、乳香15克、赤芍15克、没药15克、白芷15克、当归15克、木香5克、炙甘草5克。随症加减:阴虚毒热证者,加玄参15克、牡丹皮15克。每日1剂,水煎服,早晚各服用1次。孙锋等将68例肛窦炎患者随机分为治疗组和对照组各34例。对照组予九华膏以及纳肛治疗,同时联合使用氧氟沙星以及甲硝唑,口服氧氟沙星,每次2克,每日2次;口服甲硝唑片,每次0.2克,每日3次。治疗组另加服白头

翁汤。两组均持续治疗7日为1个疗程。结果:通过对比两组的治疗结果,发现治疗组治疗有效率明显比对照组好($P < 0.05$),同时治疗之后各个时间点的VAS评分明显比对照组更低($P < 0.05$)。结论:肛窦炎患者在临床治疗的时候,在予以九华膏纳肛治疗的同时,应用白头翁汤加味汤剂,能够明显缓解患者的疼痛,改善患者症状指标。[1]

2. 葛仙汤 葛根20克、白花蛇舌草20克、黄芪20克、薏苡仁20克,仙鹤草10克、乌梅10克、白及10克、诃子10克、甘草10克。水煎,浓煎至200毫升,将灌肠液调至37℃~40℃,嘱患者排尽大便,取膝胸卧位,将肛管插入肛内2~4厘米,用灌肠器缓慢注入灌肠液,保留15~20分钟。每日1次,连续治疗10日为1个疗程。陈智耶等将92例湿热内蕴证肛窦炎患者随机分为治疗组和对照组各46例。治疗组予上法;对照组灌肠液采用0.5%甲硝唑注射液50毫升、庆大霉素2毫升、利多卡因5毫升均匀混合,将灌肠液调至37℃~40℃,嘱患者排尽大便,取膝胸卧位,将肛管插入肛内2~4厘米,用灌肠器缓慢注入灌肠液,保留15~20分钟。每日1次,连续治疗10日为1个疗程。结果:治疗组治愈27例,有效14例,无效5例,总有效率89.13%;对照组共治愈19例,有效17例,无效10例,总有效率78.26%。[2]

3. 止痛如神汤 秦艽12克、皂角刺12克、苍术12克、桃仁10克、黄柏10克、泽泻10克、槟榔10克、防风15克、当归尾15克、熟大黄8克。每日1剂,水煎,浓煎至400毫升,分早晚2次饭后温服。冯建荣等将74例肛窦炎患者随机分为治

① 孙锋.白头翁汤加味结合九华膏纳肛治疗肛窦炎疗效观察[J].陕西中医,2017,38(7):942-943.
② 陈智耶,等.葛仙汤保留灌肠治疗肛窦炎湿热内蕴证46例临床观察[J].浙江中医杂志,2016,51(12):900.

疗组和对照组各 37 例。两组均使用肛泰栓及龙珠软膏外用塞肛对症支持治疗,治疗组加服中药方。治疗 30 日,比较分析两组患者临床症状及疗效。结果:两组治疗前肛门指检触痛,肛窦局部充血、黏膜水肿的情况,肛内分泌物溢出的情况无显著差异($P>0.05$),治疗后治疗组均显著低于对照组(均 $P<0.05$)。两组临床症状比较,治疗组治愈 27 例,有效 6 例,总有效率 89.2%;对照组治愈 10 例,有效 11 例,总有效率 56.8%,两组总有效率比较差异有统计学意义($P<0.05$)。[1]

4. 败酱草汤 败酱草、鱼腥草、蒲公英、紫花地丁、连翘、黄芩、黄连、黄柏、苦参、白鲜皮、秦皮、牡丹皮、赤芍、白茅根、金银花、甘草。使用败酱草汤灌肠,将药放入 1 200 毫升水中,文火煎 30 分钟,然后过滤去渣,使药液为 180 毫升,35℃,当肛隐窝炎患者需要治疗时,每次 90 毫升,灌肠,每日 2 次,连用 3 日为 1 个疗程。若症状仍存,再灌第 2 个疗程。治疗 1~2 个疗程判定疗效。石训义用上方治疗 367 例肛隐窝炎患者。结果:痊愈 362 例,好转 3 例,无效 2 例。败酱草汤灌肠治疗肛隐窝炎疗效满意。[2]

5. 萎胃复元汤 黄芪 25 克、生地黄 25 克,太子参 12 克、枳壳 12 克、黄芩 12 克、柴胡 9 克、救必应 15 克、黑老虎 15 克、半枝莲 15 克、白花蛇舌草 15 克、蒲公英 15 克、三七 10 克。每日 1 剂,加水 500 毫升煎至 250 毫升,温服。刘武生等将 82 例肛窦炎患者随机分为治疗组和对照组各 41 例。治疗组予上方。对照组予阿莫西林胶囊,每次 0.5 克,每日 3 次,口服;甲硝唑,每次 0.4 克,每日 2 次,口服。两组均治疗 7 日为 1 个疗程,每个疗程间隔 3 日,3 个疗程后评定疗效。结果:治疗组痊愈 30 例,有效 10 例,无效 1 例,治愈率 73.2%,总有效率 97.6%;对照组痊愈 12 例,有效 15 例,无效 14 例,治愈率 29.3%,总有效率 65.9%。两组治愈率比较差异有非常显著性意义($P<0.01$),两

组总有效率比较差异有显著性意义($P<0.05$)。对治疗组痊愈者进行 6 个月~1 年随访,有 6 例在治愈后 5~6 个月复发,复发的症状较以前轻,再使用上述中药治疗后仍获效。[3]

6. 仙方活命饮加减 金银花 30 克、赤芍 15 克、当归 12 克、桃仁 12 克、天花粉 12 克、炒皂角刺 6 克、炙甲片 6 克、炙乳香 6 克、制没药 6 克、陈皮 9 克、甘草 3 克、黄柏 10 克、熟大黄 6 克。随症加减:肿痛甚者,加连翘 12 克、蒲公英 15 克;里急后重者,加黄芪 15 克、升麻 10 克;失眠多梦者,加酸枣仁 10 克、合欢皮 10 克。每日 1 剂,水煎分 2 次服。孙桂东将 40 例肛窦炎患者随机分为治疗组和对照组各 20 例。治疗组予上方,排便后温水清洗,予太宁栓塞肛,每次 1 枚,每日 1~2 次。对照组采用口服抗生素、太宁栓塞肛治疗,抗生素选用左氧氟沙星 0.5 克口服,每日 1 次;排便后温水清洗,予太宁栓塞肛治疗(同治疗组)。两组均以 10 日为 1 个疗程。结果:治疗组治愈 12 例,显效 7 例,无效 1 例,总有效率 95.0%;对照组治愈 8 例,显效 7 例,无效 5 例,总有效率 75.0%。[4]

7. 大黄连菊汤 大黄 12 克、川黄连 8 克、红花 10 克、当归 25 克、野菊花 25 克。随症加减:肛门疼痛明显者,加延胡索 25 克;大便溏烂者,加白术 20 克;瘙痒者,加蛇床子 25 克、地肤子 30 克;肛门坠胀者,加枳实 25 克。水煎取液 100~200 毫升。患者排尽大便后取卧位或膝胸卧位,将肛管插入肛内 2~4 厘米,用 38℃~40℃ 的中药液 100~200 毫升保留灌肠。林雪爱将 74 例肛窦炎患者随机分为治疗组 38 例和对照组 36 例。两组患者给予微波治疗,在微波治疗仪的治疗头上套上避孕套插入肛门 2~4 厘米,调节输出功率 13~15 瓦,以患者感到温热适应为度,每次 20 分钟,早晚各 1 次,7 日为 1 个疗程。治疗组加用大黄连菊汤。结果:治疗组治愈 29 例,有效 7 例,无效 2 例,总有效率 94.73%;对照组治愈 14 例,有效 6

① 冯建荣,等.止痛如神汤治疗肛窦炎 37 例[J].陕西中医,2014,35(1):25-26.
② 石训义.败酱草汤灌肠治疗肛隐窝炎 367 例[J].实用中医内科杂志,2012,26(9):84-85.
③ 刘武生.萎胃复元汤治疗肛窦炎 41 例疗效观察[J].新中医,2011,43(6):87.
④ 孙桂东.仙方活命饮加减合太宁栓治疗肛窦炎 20 例临床观察[J].江苏中医药,2010,42(12):42-43.

例,无效 6 例,总有效率 55.55%。①

8. 清热解毒活血止痛方 蒲公英 10 克、鱼腥草 10 克、防风 10 克、乳香 6 克、没药 6 克。加水 500 毫升水煎 200 毫升,早晚各 100 毫升直肠滴注,控制滴速每分钟 30～40 滴。俯卧休息,尽量长时间保留药液。孙小君将 68 例肛窦炎患者随机分为治疗组 36 例和对照组 32 例。治疗组予上方;对照组予吲哚美辛呋喃唑酮栓纳肛,每日早晚各 1 次,每次 1 枚。两组均以 10 日为 1 个疗程。治疗期间不用其他任何中西药,经 1 个疗程治疗后判定总结两组疗效。结果:治疗组显效 16 例,好转 18 例,无效 2 例,总有效率 94%;对照组显效 12 例,好转 13 例,无效 7 例,总有效率 78%。两组比较差异有显著性($P < 0.05$),治疗组优于对照组。②

9. 清热除湿汤 地榆 10 克、赤芍 10 克、当归尾 10 克、炒皂角刺 6 克、生甘草 6 克、知母 10 克、黄柏 10 克。随症加减:疼痛甚者,加延胡索、红花;坠胀甚者,加乌药、枳壳;潮湿者,加薏苡仁、茯苓等。每日 1 剂,水煎服,2 次分服。李建平用上方加减治疗 64 例肛窦炎患者,用药至患者痊愈。结果:治愈好转 58 例。③

10. 中药方 桃红四物汤:桃仁 10 克、红花 10 克、川芎 10 克、当归 10 克、赤芍 15 克、生地黄 10 克。随症加减:湿热型,加黄芩、泽泻、龙胆草;热毒型,加黄连、栀子、黄芩、甘草;湿浊型,加薏苡仁、泽泻、通草;虚火型,加麦冬、玄参。保留灌肠方:赤芍 10 克、当归 10 克、大黄 10 克、败酱草 30 克、黄柏 10 克。水煎浓缩取汁 200 毫升备用,1 剂分为 2 日使用。10 日为 1 个疗程,共 1～2 个疗程,疗程间隔 5 日。郭光丽等用上法治疗 48 例肛隐窝炎患者。结果:湿热型 16 例,治愈 9 例,好转 6 例,未愈 1 例,有效率 93.7%;热毒型 8 例,治愈 6 例,好转 2 例,有效率 100%;湿浊型 16 例,

治愈 13 例,好转 2 例,未愈 1 例,有效率 93.7%;虚火型 8 例,治愈 4 例,好转 3 例,未愈 1 例,有效率 87.5%。④

11. 清肛煎 金银花 30 克、连翘 15 克、黄柏 15 克、大黄 10 克、乳香 15 克、延胡索 15 克、黄柏 15 克、大黄 10 克、炉甘石 20 克。上方水煎成 500 毫升,早晚 2 次灌肠,每次 30～50 毫升,肛内保留 20 分钟。巩树研等将 120 例肛隐窝炎患者随机分为治疗组和对照组各 60 例。治疗组予上法;对照组予阿莫西林口服,每次 0.5 克,每日 3 次。两组均以 10 日为 1 个疗程,共 3 个疗程。结果:治疗组痊愈 43 例,显效 14 例,无效 3 例,总有效率 95%;对照组痊愈 24 例,显效 13 例,无效 23 例,总有效率 61.7%。两组总有效率比较,治疗组明显高于对照组($P < 0.01$)。⑤

12. 肛愈汤 黄柏 20 克、黄连 20 克、枯矾 20 克、败酱 10 克、槟榔 10 克、木香 10 克、当归 10 克、赤芍 10 克、儿茶 15 克。每日 1 剂,水煎取汁约 80 毫升。晚睡前行保留灌肠。朱国平等将 100 例肛窦炎患者随机分为治疗组 60 例和对照组 40 例。两组均口服左氧氟沙星胶囊,每次 0.2 克,每日 2 次。治疗组加用上方。两组在治疗期间忌酒及辛辣刺激食物,均以 7 日为 1 个疗程,共观察 2 个疗程。结果:治疗组治愈 55 例,好转 3 例,无效 2 例,总有效率 96.67%;对照组治愈 20 例,好转 10 例,无效 12 例,总有效率 71.43%。⑥

13. 中药灌肠方 葛根 10 克、川黄连 5 克、黄芩 10 克、鱼腥草 30 克、白芍 10 克、生甘草 10 克、败酱草 30 克、白花蛇舌草 30 克、五倍子 10 克、冰片 3 克。每 2 剂水煎浓缩取汁 500 毫升备用。嘱患者排空大便,以侧卧位于治疗台上,用 50 毫升针筒抽取中药水煎浓缩液 50 毫升,以一次性导尿管插入肛内 5～7 厘米,将药液注入肛内直肠下段,平卧 25 分钟,10 日为 1 个疗程,共 1～2 个疗

---

① 林雪爱.大黄连菊汤保留灌肠配合微波治疗肛窦炎 38 例观察[J].浙江中医杂志,2009,44(3):211.
② 孙小君.清热解毒活血止痛方直肠滴注治疗肛窦炎 36 例[J].陕西中医,2009,30(4):441-442.
③ 李建平.清热除湿汤治疗肛窦炎 64 例[J].中国实验方剂学杂志,2009,15(8):100.
④ 郭光丽,等.桃红四物汤加味结合保留灌肠治疗肛隐窝炎 48 例[J].环球中医药,2008,1(5):20-21.
⑤ 巩树研,等.清肛煎灌肠治疗肛隐窝炎 60 例[J].中医杂志,2008,49(7):631-632.
⑥ 朱国平,等.肛愈汤保留灌肠配合左氧氟沙星胶囊治疗肛窦炎 60 例[J].陕西中医,2008,29(10):1337-1338.

程,严重者可行第 3 个疗程。尹国平等将 102 例慢性肛窦炎患者随机分为治疗组 52 例和对照组 50 例。治疗组予上方;对照组患者排空大便后,以侧卧位于治疗台上,以 0.5%灭滴灵(甲硝唑)20 毫升+庆大霉素 16 万单位+地塞米松 5 毫克+锡类散 0.3 克混合均匀,以 50 毫升针筒抽取药液,一次性导尿管插入肛门 5～7 厘米,将混合药液注入肛内直肠下段,平卧 25 分钟,10 日为 1 疗程,共 1～2 个疗程。结果:治疗组治愈 43 例,好转 7 例,未愈 2 例,总有效率 96.2%;对照组治愈 27 例,好转 9 例,未愈 14 例,总有效率 76.0%。两组总有效率比较差异有显著性意义(P<0.05),治疗组疗效优于对照组。对照组有 83.3%的患者用药后出现面色潮红,21.1%的患者出现夜间兴奋、失眠、烦躁,17.2%的患者出现双下肢轻度浮肿。①

14. 黄连解毒汤加减　黄连 10 克、黄柏 20 克、栀子 15 克、红藤 30 克、木香 10 克、白芍 10 克、冰片(冲入)0.5 克、地榆 15 克、甘草 5 克。水煎浓缩 200 毫升,分早晚 2 次灌肠,每次 40～60 毫升,肛内保留 20 分钟。7 日为 1 个疗程。徐伟等用上方治疗 81 例急性肛窦炎患者,同时口服氟哌酸 0.2 克,每日 3 次,灭滴灵(甲硝唑)0.4 克,每日 3 次。7 日为 1 个疗程。治疗期间忌食酒、辣椒、海鲜等辛辣刺激食物,每日便后及睡前温水坐浴。1 个疗程后评价疗效。结果:治愈 60 例,有效 19 例,无效 2 例,总有效率 96.2%。②

15. 熏洗方　威灵仙 25 克、大黄 5 克、白鲜皮 5 克、苦参 30 克、黄柏 15 克、白芷 15 克、马齿苋 15 克、明矾 10 克。上药加水 1 500 毫升,浸泡 1 小时,煮沸后文火加热 15 分钟,用药液熏肛门约 10 分钟,待药液温度适宜时,坐浴 20 分钟,熏洗时保持肛门松弛。每日 1 剂,早晚各 1 次,7 日为 1 个疗程。周在龙等用上方治疗 72 例肛窦炎患者。结果:显效 44 例,有效 26 例,无效 2 例,后经配合口服灭滴灵(甲硝唑)0.4 克,每日 3 次而好转。总

有效率 97%,未见任何不良反应。③

16. 清肠饮　金银花 24 克、当归尾 9 克、地榆 15 克、玄参 15 克、薏苡仁 15 克、黄芩 10 克、枳壳 10 克、黄芪 15 克、升麻 3 克、柴胡 3 克、乳香 6 克、没药 6 克、炙甘草 6 克。随症加减:湿重者,去玄参,加茯苓、泽泻;热重者,加牛膝、黄柏、栀子;热毒盛者,加白芷、石膏、炒皂角刺;阴虚内热者,去薏苡仁、金银花、黄芩,加生地黄、麦冬、沙参、鳖甲、地骨皮;气虚下陷者,去黄芩、金银花、薏苡仁,重用黄芪、升麻、柴胡,加党参、白术。每日 1 剂。成桂明等将 200 例肛窦炎患者随机分为治疗组和对照组各 100 例。两组均口服环丙沙星 0.5 克,每日 2 次;甲硝唑 0.4 克,每日 3 次。治疗组加用上方加减。连续 7 日为 1 个疗程。两组一般用 1～3 个疗程。结果:治疗组治愈 81 例,有效 17 例,无效 2 例,总有效率 98%;对照组治愈 66 例,有效 13 例,无效 21 例,总有效率 79%。两组总有效率比较差异有显著性(P<0.01)。④

17. 痔然消　黄柏 12 克、黄芩 12 克、皂角刺 10 克、生地黄 12 克、黄芪 15 克、党参 12 克、乳香 9 克、没药 9 克、甘草 6 克。每次 3 片,每日 3 次,连服 12 日为 1 个疗程。尹廷宝等用上方治疗 98 例肛窦炎患者。结果:治愈(临床症状消失,指诊肛窦部无压痛,肛镜检查肛窦及肛门瓣无充血、水肿及分泌物)28 例,显效(临床症状明显减轻,指诊肛窦部或有轻度压痛,肛镜检查肛窦及肛门瓣充血水肿明显减轻,或有少许分泌物)36 例,有效(临床症状有所减轻,指诊肛窦部压痛减轻,肛镜检查肛窦及肛门瓣充血水肿减轻,分泌物减少)31 例,无效(临床症状无改善,指诊及肛镜检查无好转)3 例,治愈率 28.6%,显效率 36.7%,有效率 31.6%,无效率 3.1%。注意事项:服药期间,嘱患者禁酒,忌辛辣刺激煎炒食物。⑤

18. 清热化瘀法　黄芩 9 克、制大黄 9 克、牛膝 10 克、桃仁 6 克、皂角刺 10 克、当归尾 10 克、

---

① 尹国平,等.中药保留灌肠治疗慢性肛窦炎 52 例临床观察[J].四川中医,2007,25(1):85.

② 徐伟,等.加味黄连解毒汤灌肠治疗急性肛窦炎 81 例[J].吉林中医药,2004,24(12):29.

③ 周在龙,等.中药熏洗治疗肛窦炎 72 例[J].辽宁中医杂志,2003,30(2):134.

④ 成桂明,等.自拟清肠饮加减辅助治疗肛窦炎 100 例[J].中国中西医结合杂志,2002,22(11):853.

⑤ 尹廷宝,等.痔然消治疗肛窦炎 98 例[J].四川中医,2000,18(11):51.

泽泻 10 克、川芎 10 克、赤芍 6 克、甘草 10 克。随症加减：湿热重者，加苍术、黄柏；兼气滞者，加枳壳、厚朴、木香；肛门抽痛者，加防风；便秘甚者，将制大黄改为生大黄等。每剂药煎 3 遍，前两煎早晚分服，第三煎取 30 毫升于临睡前保留灌肠，7 日为 1 个疗程。王宝光用上法治疗 42 例肛窦炎患者。结果：治愈 28 例，好转 10 例，未愈 4 例（其中 2 例发展为肛周脓肿，2 例用药后出现腹泻，改用他药治疗），总有效率 90.2%。治愈患者中 20 例半年后随访，其中 6 例在 3～6 个月内复发，但用此法治疗仍有效。[①]

19. 苦蒴煎 苦参 30 克、菝葜 30 克、白薇 30 克、黄药子 10 克、白英 10 克、赤芍 10 克、鸦胆子 10 克、槐角 10 克、地榆 10 克、蛇六谷 10 克。随症加减：急性期有脓血便，肛门坠痛，直肠镜检肛窦充血水肿、隐窝糜烂者，加蒲公英、大黄；慢性期大便变形，直肠镜检有炎性增生硬肿久不消退者，加山慈菇、水蛭。上药每剂浓煎 40 毫升，放入冰箱或冷藏备用。每次将药液微温后用 10 毫升注射器抽取 80～100 毫升，令患者侧卧，以女性导尿管顶端涂少许红霉素软膏或甘油，缓缓插入肛门 8～15 厘米后缓慢注入药液，嘱患者卧床休息 10 分钟。每日早晚各 1 次，15 日为 1 个疗程。朱士伏等用上方加减治疗 30 例肛窦炎患者。结果：痊愈 24 例，显效 4 例，无效 2 例，治愈率 80%，总有效率 93%。[②]

20. 内疏黄连汤 生大黄（后下）5 克、甘草 5 克、黄连 10 克、生栀子 10 克、桔梗 12 克、木香 7 克、当归 25 克、白芍 25 克、槟榔 15 克、黄芩 15 克、连翘 15 克、薄荷（后下）6 克。随症加减：面色㿠白，语声低钝者，加黄芪、党参；口渴口臭者，加生石膏、石斛；大便秘结者，加重大黄；不思饮食者，加神曲；舌苔黄腻者，加生薏苡仁、泽泻。每日 1 剂，首煎取 2 碗分 2 次内服；二煎取 5 碗分 2 次先熏后坐浴，每次 20～30 分钟。陈作仕用上方加

减治疗 37 例肛窦炎患者，同时紫金锭研末，适量喷敷病灶处，每日 1 次。结果：治愈（大便转软，每日 1 次排便，排便时肛内疼痛、灼热、里急后重及异物嵌入肛内感消失，肛镜下见肛窦转正常）32 例，显效（大便时硬时软，每日排便 1 次，肛门疼痛，灼热、里急后重及异物嵌入肛门内感消失，但肛镜下仍见肛窦稍充血）3 例。2 例未坚持治疗，作无效。1 个疗程治愈 8 例，2 个疗程治愈 21 例，3 个疗程治愈 3 例。[③]

中 成 药

1. 平窦膏 组成：金银花 30 克、赤芍 12 克、蒲公英 30 克、紫花地丁 30 克、天花粉 30 克、野菊花 10 克、当归 10 克、白芷 10 克、五倍子 10 克、生甘草 10 克、玄明粉 6 克、冰片 6 克、白醋 15 毫升（江西中医学院附属医院提供）。用法用量：每次 10 克，每日 2 次，注入肛内治疗。临床应用：陈光华等将 80 例肛隐窝炎患者随机分成治疗组和对照组各 40 例。对照组采用九华膏 10 克，每日 2 次，注肛治疗；治疗组采用平窦膏。10 日为 1 个疗程，对比两组临床疗效。结果：治疗组总有效率为 85%，对照组总有效率为 47.5%，治疗组总有效率高于对照组（$P<0.05$）。结论：平窦膏治疗肛隐窝炎疗效确切，无不良反应，值得临床推广。[④]

2. 安肛乳剂 组成：秦艽 12 克、赤芍 24 克、葛根 18 克、黄柏 15 克、升麻 9 克、防风 12 克、金银花 18 克、白及 12 克（山东中医药大学附属医院自制）。临床应用：祝颂等将 60 例肛隐窝炎患者随机分为治疗组和对照组各 30 例。治疗组给予安肛合剂合自主灌注器肛内灌注治疗；对照组给予复方黄柏液合肛内灌注器肛内灌注治疗。结果：在治疗患者病情及药物大致相同条件下，治疗组安肛合剂疗效较对照组复方黄柏液治疗作用无统计学意义（$P>0.05$），临床治疗有效。结论：

① 王宝光.清热化瘀法治疗肛窦炎 42 例临床观察[J].中医杂志,1998,19(8):457.
② 朱士伏.苦蒴煎治疗肛窦炎 30 例[J].江苏中医,1996,17(2):16.
③ 陈作仕.内疏黄连汤合紫金锭治疗肛窦炎 37 例[J].新中医,1995(4):21-22.
④ 陈光华,等.平窦膏治疗湿热毒瘀型肛隐窝炎 40 例[J].中国民族民间医药,2016,12(24):97-98.

安肛合剂肛内灌注治疗肛隐窝炎的临床治疗有效。该方法使用方便,操作简单;药源充足,价格低廉;患者可自行操作,易于推广;为患者提供更广阔的用药方法和途径;且更能突出中医中药的简、便、效、廉的特点,具有较强的实用价值。[1]

3. 肛泰系列中成药　荣昌肛泰(烟台荣昌制药有限公司生产)。用法用量:贴脐,每日1贴。肛泰软膏(烟台荣昌制药有限公司生产)。用法用量:每日上午,外涂肛门,每次0.5克,每日1次。肛泰栓(烟台荣昌制药有限公司生产)。用法用量:每日上午,肛塞,每次1枚,每日1次。临床应用:崔志勇将100例肛窦炎患者随机分为试验组和对照组各50例。试验组予上药及甲硝唑液,对照组予红霉素软膏、洗必泰栓、甲硝唑液。结果:试验组痊愈40例,有效9例,无效1例,总有效率98%;对照组痊愈18例,有效22例,无效10例,总有效率80%。[2]

4. 新癀片　组成:肿节风、三七、人工牛黄、猪胆粉、肖梵天花、珍珠层粉、水牛角浓缩粉、红曲、吲哚美辛(每片0.32克,厦门鼎炉实业有限公司厦门中药厂生产)。用法用量:每次3片,每日3次口服。临床应用:耿学斯等将100例肛窦炎患者随机分为治疗组和对照组各50例。两组均与双氯芬酸钠栓纳肛,每晚睡前1粒。两组均连续用药(最长14日),两组均于治疗过程中可随时来复诊(作指诊和肛门镜复查,若第一次复诊已治愈则停止治疗),以症状及体征消退情况评定疗效。治疗组加用新癀片。治疗期间两组均无用其他方法治疗,注意清淡饮食,禁饮酒。结果:治疗组治愈46例,好转4例,总有效率10%;平均治愈时间(6.5±1.3)日;对照组治愈32例,好转16例,无效2例,总有效率96%;平均治愈时间(9.4±1.4)日。治疗组治愈率、总有效率均明显高于对照组(均$P<0.01$),平均治愈时间明显少于对照组($P<0.05$)。[3]

5. 止痛栓　组成:生栀子0.4克、冰片0.4克、甲硝唑0.1克、僵蚕0.1克,赋形剂。用法用量:治疗前排净大便,肛门部温水坐浴,将栓剂1枚纳入肛内,每日1次。如果肛门部坠胀、疼痛,局部烧灼感等自觉症状重者,以及局部指诊触痛明显,触及隆起者,每日2次,1次1枚,纳入肛内,并嘱忌食辛辣及烈性酒。临床应用:张颖等用上方治疗60例肛窦炎患者。结果:48例症状消失,体征消失。见效快者用该栓10枚而愈;见效慢者,用该栓40枚,平均每例20枚。8例增加中药及抗生素静点治愈。6例无效,经手术治疗痊愈。总有效率93.3%。[4]

6. 龙血竭胶囊　用法用量:每日3次,定时口服龙血竭胶囊4～6粒。临床应用:李晓静将150例肛隐窝炎患者随机分为治疗组90例和对照组60例。两组每日定时排便后,用1∶5000高锰酸钾溶液坐浴1次10分钟,坐浴后痔疮栓塞入肛内。治疗组加服龙血竭胶囊,每组患者治疗1～2个疗程。结果:治疗组1个疗程为有效率96.7%,对照组有效率为62.0%,治疗组显著高于对照组($P<0.05$);随访6个月～2年,治疗组复发率为3.0%,显著低于对照组的20.0%($P<0.05$)。表明龙血竭胶囊治疗肛隐窝炎疗效较好,无明显不良反应,用药简便,是治疗该症较理想的口服药。[5]

① 祝颂,李建升.安肛乳剂肛内灌注治疗肛隐窝炎临床疗[J].世界中医药,2014,9(6):747-749,753.
② 崔志勇.肛泰系列综合治疗肛窦炎临床观察[J].中草药,2004,35(4):435-436.
③ 耿学斯,等.新癀片合双氯芬酸钠栓治疗肛窦炎50例[J].中国中西医结合杂志,2003,23(11):844.
④ 张颖.止痛栓外疗肛窦炎60例[J].陕西中医,2003,24(9):816.
⑤ 李晓静.龙血竭胶囊治疗肛隐窝炎的疗效观察[J].南京军医学院学报,2003,25(4):334.

便 秘

概 述

便秘是指粪便在肠内滞留过久,秘结不通,排便周期延长,或周期不长,但粪质干结,排出艰难,或粪质不硬,虽有便意,但便而不畅的病症。主要表现是排便次数减少和排便困难,许多患者的排便次数每周少于 3 次,严重者长达 2～4 周才排便 1 次。有的患者可突出地表现为排便困难,排便时间可长达 3 分钟以上,或每日排便多次,但排出困难,粪便硬结如羊粪状,且数量很少。此外,有腹胀、食欲缺乏,以及服用泻药不当引起排便前腹痛等。体检左下腹有存粪的肠袢,肛诊有粪块。

中医认为,便秘的病因是多方面的,其中主要有外感寒热之邪,内伤饮食情志,病后体虚,阴阳气血不足等。本病病位在大肠,并与脾胃肺肝肾密切相关。脾虚传送无力,糟粕内停,致大肠传导功能失常,而成便秘;胃与肠相连,胃热炽盛,下传大肠,燔灼津液,大肠热盛,燥屎内结,可成便秘;肺与大肠相表里,肺之燥热下移大肠,则大肠传导功能失常,而成便秘;肝主疏泄气机,若肝气郁滞,则气滞不行,腑气不能畅通;肾主五液而司二便,若肾阴不足,则肠道失润,若肾阳不足则大肠失于温煦而传送无力,大便不通,均可导致便秘。

辨 证 施 治

1. 热秘型 症见频发腹痛,便秘,发作时腹痛剧烈,冷汗淋漓,面色惨白,腹中雷鸣,但无矢气,若得矢气,腹痛稍减。大便难,便出如羊粪。治宜泄热、润肠通便。方用麻子仁丸加减。随症加减:若津液已伤,可加生地黄、玄参、麦冬以养阴生津;若兼郁怒伤肝,易怒目赤者,加服更衣丸以清肝通便;若燥热不甚,或药后通而不爽者,可用青麟丸以通腑缓下,以免再秘。临床观察:王淑慧用上方治疗 1 例顽固性便秘患者,疗效满意。[①]

2. 气阴两虚秘型 主症:① 大便干或不干,排出困难;② 脉沉细或弱。次症:① 腹中冷痛,得热则减;② 小便清长;③ 四肢不温;④ 腰膝酸痛;⑤ 纳呆口干;⑥ 面色无华;⑦ 舌淡苔白。方用益肾增液汤加减:黄芪 20 克、党参 10 克、生地黄 20 克、麦冬 10 克、玄参 10 克、当归 10 克、肉苁蓉 10 克、山茱萸 10 克、生白术 25 克、生白芍 25 克、枳壳 10 克、陈皮 6 克、火麻仁 9 克、炒麦芽 10 克。每日 1 剂,水煎 2 次,取汁 400 毫升分 2 次,于早晚餐前服用。临床观察:张瑛等将 104 例脾肾亏虚型便秘患者随机分为治疗组 53 例和对照组 51 例。治疗组采用益肾增液汤加减治疗,对照组服用莫沙必利,疗程 4 周。停药 2 周,评价中医证候量表积分与生活质量积分、肠道症状积分的相关性。采用中医证候量表评估治疗前后受试者的中医证候改善情况。结果:肠道症状总积分以及排便困难、过度用力排便,排便所用时间,下坠、不尽、胀感,每周排便次数,腹胀情况等与中医证候呈正相关($P < 0.01$,$P < 0.05$);生活质量总积分及躯体不适、心理社会不适、满意度等与中医证候积分呈正相关($P < 0.01$,$P < 0.05$)。治疗组对主症大便干或不干,排出困难、脉沉细或弱,次症腹中冷痛,得热则减、四肢不温、腰膝酸痛、面色无华、纳呆口干、舌淡苔白,以及中医证候总积分的

---

① 王淑慧.麻子仁丸合增液汤治疗顽固性便秘一则[J].内蒙古中医药,2018,12(12):47.

改善优于对照组(P<0.01,P<0.05)。①

3. 阳虚秘型 症见大便秘结,小便清长,腰膝酸软,头目眩晕,舌淡苔白,脉沉迟。治宜温肾益精、润肠通便。方用加味济川煎:肉苁蓉15克、当归12克、牛膝6克、枳壳6克、熟地黄6克、泽泻5克、升麻3克、知母3克、大枣3枚。上药每日1剂,水煎取汁200毫升,分早晚温服。临床观察:史萍慧对128例阳虚型老年功能性便秘患者随机分为治疗组和对照组各64例。治疗组用上方治疗,对照组使用常规西药(西沙比利、乳果糖)治疗。结果:总有效率治疗组为87.5%,对照组为71.9%。②

4. 气秘型 症见大便量少、干硬、排除困难或合并一些特出症状,如长时间用力排便,坠胀感,排便不尽感,甚至于需用手帮助排便,在不使用泻剂的情况下,7日内自发排空粪便不超过2次或长期无便意。治宜行气导滞、消肿止痛、通腑导下。方用六磨汤加减:木香、枳壳、沉香、槟榔、大黄、乌药。临床观察:宋铎用上方治疗数例气虚型便秘患者,疗效满意。③

经 验 方

1. 泻白散加味 桑白皮9克、地骨皮9克、蜜麻黄3克、麦冬8克、玄参8克、生地黄8克、火麻仁8克、枳壳8克、厚朴8克、白芍药8克、甘草3克。每日1剂。范亚丽用上方治疗35例小儿功能性便秘患者,并与麻仁润肠丸治疗的31例作对照观察。结果:治疗组疗效优于对照组。④

2. 益气健脾通便汤 黄芪30克、党参15克、炒白术10克、当归15克、升麻5克、柴胡10克、陈皮10克、槟榔10克、桃仁10克、莱菔子15克、枳实10克。李晓燕等将82例老年性便秘患者随机分为治疗组42例和对照组40例。治疗组服用自拟益气健脾通便汤治疗,对照组口服枸橼酸莫沙比利片治疗。结果:总有效率治疗组为92.9%,对照组为77.5%,两组比较差异有统计学意义(P<0.05)。结论:益气健脾通便汤治疗老年性便秘效果良好。⑤

3. 旋覆四七通脐汤 旋覆花(梗)12克、代赭石15克、紫苏叶12克、白茯苓12克、厚朴10克、制半夏10克、桑叶10克、连翘12克、莱菔子10克、枳实10克、肉苁蓉12克、火麻仁10克。蒋花采用自拟旋覆四七通腑汤加减治疗39例功能性便秘患者。结果:痊愈11例,显效17例,有效9例;无效2例,总有效率94.9%,取得满意疗效。⑥

4. 白术当归通便汤 白术30克、当归15克、黄芪15克、白芍12克、肉苁蓉10克、玄参10克、麦冬10克、生地黄10克、枳壳10克、杏仁10克、牛膝8克、甘草5克。每日1剂,水煎2次,混匀后分2次服。10日为1个疗程。孙静等用上方治疗68例老年性便秘患者。结果:治疗1个疗程后,临床治愈42例,好转18例,有效8例,总有效率100%。⑦

5. 半夏泻心汤 法半夏10克、干姜10克、黄连10克、黄芩10克、党参20克、炙甘草6克。随症加减:若伤阴明显,出现口干,多饮,舌边尖红少津者,加玄参10克、麦冬10克、决明子15克以滋阴润肠;若气滞明显者,患者腹胀,嗳气,舌苔厚腻,加砂仁10克、莱菔子15克以行气消导;若气虚明显者,出现气短,乏力,舌淡苔白,加白术20克、茯苓15克以益气健脾;若内有热结者,患者大便较干,便下困难,酌加生大黄6～10克以攻下。每日1剂,水煎服,每次150～200毫升,每日2～3次,5日为1个疗程。治疗2个疗程后观察疗效。张颖东等用上方加减治疗40例便秘患者。结果:

① 张瑛,祝利民,等.益肾增液汤治疗老年功能性便秘的中医证候疗效研究[J].中华中医药学刊,2014,32(11):2743-2746.
② 史萍慧.加味济川煎治疗阳虚型老年功能性便秘临床疗效观察[J].云南中医学院学报,2010,33(2):47-48,59.
③ 宋铎.六磨汤治疗气虚型便秘的临床观察[J].中华中医药学刊,2007,25(S):104.
④ 范亚丽.泻白散加味治疗小儿功能性便秘35例疗效观察[J].河北中医,2013,35(10):1499-1500.
⑤ 李晓燕,等.益气健脾通便汤治疗老年性便秘42例临床观察[J].中医药导报,2013,19(3):105-106.
⑥ 蒋花.自拟旋复四七通腑汤治疗功能性便秘疗效观察[J].临床合理用药杂志,2013,6(11):43.
⑦ 孙静,等.白术当归通便汤治疗老年性便秘68例[J].实用中医药杂志,2012,28(10):837.

治愈(症状消失,每日排便1～2次,解时通畅,停药后大便保持通畅3个月以上)8例,显效(症状明显改善,2日内最少排便1次,停药后大便通畅保持1个月以上)12例,有效(症状有所改善,服药期间大便通畅,停药后大便欠畅)20例,总有效率100%。①

6.四秘丸 生白术30克、玄参30克、枳实15克、炒莱菔子30克。每次1丸,每日3次。黄晓彦将60例老年便秘患者随机分为治疗组和对照组各30例。治疗组予四秘丸;对照组采用果导片睡前口服,每次100毫克,5周为1个疗程。治疗5周后观察疗效。结果:治疗组治愈20例,好转7例,无效3例;对照组治愈9例,好转10例,无效11例。两组疗效比较差异有统计学意义(P<0.05),治疗组疗效优于对照组。②

7.润肠通降片 黄芪30克、南沙参15克、麦冬15克、玉竹15克、大腹皮10克、枳壳10克、陈皮15克、肉苁蓉15克、补骨脂15克、郁李仁15克、大黄5克。每次2克,每日3次。孙晓玮将68例功能性便秘患者随机分为治疗组和对照组各34例。治疗组用上方治疗;对照组采用麻子仁丸,口服,每次6克,每日2次。2周为1个疗程,治疗1个疗程评定疗效。结果:治疗组总有效率为91.18%,高于对照组的70.59%,两组比较有显著性差异(P<0.05)。③

8.补中益气汤 党参15克、甘草4克、白术15克、当归10克、陈皮6克、黄芪20克、升麻6克、柴胡6克。武健用上方治疗26例便秘患者,并与常规应用麻仁丸治疗的20例患者进行对照观察。结果:治疗组治愈16例,有效7例,无效3例,总有效率88%;对照组治愈8例,有效4例,无效8例,总有效率60%。两组总有效率比较有显著性差异(P<0.05)。④

9.调气化浊散 柴胡10克、枳实10克、茯苓12克、白术10克、法半夏20克、瓜蒌15克、黄连10克、郁金20克、鸡内金10克、乌药15克、沉香3克。谷玉红等将102例便秘患者随机分为治疗组56例和对照46例。治疗组予调气化浊散治疗,对照组予复方芦荟胶囊口服。观察两组的临床疗效。结果:两组疗效比较,治疗组优于对照组(P<0.05),调气化浊散治疗便秘疗效确切。⑤

10.益气活血化瘀汤 桃仁10克、红花9克、丹参15克、赤芍12克、川芎10克、地龙10克、黄芪30克、白术20克、枳壳12克、太子参15克、生地黄15克。赖象权等回顾分析收治的60例慢性功能性便秘患者,治疗组30例以益气活血化瘀汤治疗;对照组30例以口服车前番泻颗粒治疗。10日为1个疗程,2个疗程后判断疗效。结果:治疗组和对照组的有效率分别为93.3%、70%,两组比较有显著性差异(P<0.05)。结论:益气活血化瘀汤治疗功能性便秘有效。⑥

11.益气润肠煎剂 生白术、生白芍、炒火麻仁、杏仁、瓜蒌仁、炒枳壳、丝瓜络、炒鸡内金、炙甘草。王建敏将300例精神神经因素型便秘患儿随机分为治疗组和对照组各150例。治疗组予自拟益气润肠煎剂,对照组给予王氏保赤丸,均按照患儿年龄安排用法用量。观察服药20日后两组治疗效果及临床症状如腹痛、腹胀、纳差、乏力、出汗等变化情况。结果:2个疗程结束后,治疗组患儿的症状改善和临床疗效均显著优于对照组(P<0.05,P<0.01)。结论:益气润肠煎剂在治疗小儿便秘方面有显著优势,值得推广应用。⑦

12.调气汤 黄芪15克、枳实15克、乌药20克、沉香10克、槟榔10克、桃仁15克、威灵仙15克、白芍10克、肉苁蓉30克、柴胡5克、玄参25克。温玉玲将80例精神神经因素型便秘患

① 张颖东,等.半夏泻心汤加减治疗便秘40例[J].云南中医中药杂志,2012,33(8):83.
② 黄晓彦.四秘丸治疗老年性便秘疗效观察[J].实用心脑肺血管病杂志,2012,20(2):313.
③ 孙晓玮.润肠通降片治疗功能性便秘临床疗效观察[J].湖北中医杂志,2012,34(1):40.
④ 武健.补中益气汤治疗便秘[J].现代中西医结合杂志,2011,20(5):554-555.
⑤ 谷玉红,等.调气化浊散治疗便秘56例临床观察[J].四川中医,2011,29(4):78.
⑥ 赖象权,等.益气活血化淤汤治疗老年功能性便秘的临床研究[J].时珍国医国药,2011,22(12):3035-3036.
⑦ 王建敏.益气润肠煎剂治疗小儿便秘150例疗效观察[J].中国药房,2010,21(11):1039-1040.

者随机分为治疗组和对照组各 40 例。治疗组采用调气汤治疗,对照组采用比沙可啶片治疗。结果:治疗组总有效率为 90%,对照组总有效率为 52.5%,两组疗效比较差异有显著意义(P<0.005)。结论:调气汤治疗精神神经因素型便秘有效率较高,临床应用疗效显著,不良反应少,值得临床推广。①

13. 便秘灵 2 号方　火麻仁 20 克、郁李仁 20 克、瓜蒌 20 克、木香 10 克、乌药 10 克、白 20 克、肉苁蓉 10 克、当归 15 克。申宗林用上方治疗 40 例便秘患者,并与麻仁滋脾丸口服治疗的 40 例患者对照观察。结果:治疗组治愈 14 例,好转 24 例,未愈 2 例,总有效率 95.0%;对照组治愈 4 例,好转 17 例,未愈 19 例,总有效率 52.5%。两组总有效率比较差异有统计学意义(P<0.05)。结论:便秘灵 2 号治疗便秘疗效确切。②

中 成 药

1. 通立清胶囊　组成:黑木耳、紫苏子、皂荚(长春中医药大学附属医院院内制剂)。适用于气秘患者。用法用量:每日 3 次,每次 2 粒,14 日为 1 个疗程。临床应用:陈亮用上方治疗 33 例便秘气秘证患者,疗效满意。③

2. 便通胶囊　组成:炒白术、肉苁蓉、当归、桑椹、枳实、芦荟(武汉健民药业集团股份有限公司生产,国药准字 Z19990071)。适用于脾肾不足所致的虚秘。用法用量:每次 3 粒,每日 2 次,饭后口服,疗程为 1 周。临床应用:赵娟等用上方治疗 120 例虚证便秘患者,疗效满意。④

3. 芪蓉润肠口服液　组成:黄芪、肉苁蓉、生地黄、当归、白术、郁李仁(北京北卫药业有限责任公司生产)。适用于老年痴呆便秘患者。用法用量:每日 3 次,每次 20 毫升,连续用药 2 周。临床应用:徐春萌等用上方治疗 70 例老年痴呆便秘患者,疗效满意。⑤

4. 附桂理中丸　组成:附子、肉桂、党参、白术、炙甘草、干姜(佛山冯了性药业有限公司生产,国药准字 Z44023856)。适用于冷秘。用法用量:每次 1 丸,每日 2 次,温水送服;亦可按原方比例酌定用量作汤剂水煎服。临床应用:黄柏平等用上方治疗 32 例冷秘患者,7 日为 1 个疗程,一般 2～3 个疗程即愈,个别病例服药 4 个疗程,平均 18 日左右治愈。⑥

5. 云竹润肠丸　组成:肉苁蓉、火麻仁、薏苡仁、滑石粉、淡竹叶、苦杏仁。适用于热结肠燥型便秘。用法用量:每日 2 次,每次 2 丸,7 日为 1 个疗程,连续治疗 1～3 个疗程。临床应用:代安超等用上方治疗 120 例便秘患者,疗效满意。⑦

6. 滋阴活血润肠片　组成:地黄、玄参、当归、桃仁、肉苁蓉、火麻仁、草决明、芦荟(湖南省中医药研究院制剂室提供)。适用于阴虚肠燥型便秘。用法用量:每次 4 片,每日 2 次,14 日为 1 个疗程。临床应用:蔡光先用上方治疗 90 例功能性便秘患者,疗效满意。⑧

预 防 用 药

番泻叶　组成:番泻叶。适用于化疗之后的便秘。用法用量:番泻叶 70 毫克,加开水 150 毫升,浸泡 15 分钟后服用,如有大便,则当天不必再服;如无大便,则可于 6～8 小时后再加开水 150 毫升顿服;给药天数与化疗方案及止吐药使用天数一致。临床应用:朱条娥等将 35 例前期化疗后出现便秘的恶性肿瘤患者,按照自身交叉对照设计,随机进入 AB 或 BA 组。AB 组指第一周期为

①　温玉玲.调气汤治疗精神神经因素型便秘临床研究[J].辽宁中医药大学学报,2010,12(8):150-151.
②　申宗林.便秘灵 2 号治疗便秘临床观察[J].河北中医,2009,31(8):1149.
③　陈亮,闫成秋.通立清胶囊治疗便秘气秘证 33 例[J].长春中医药大学学报,2013,29(5):884.
④　赵娟,等.便通胶囊治疗虚证便秘 120 例[J].医药导报,2012,31(7):896-898.
⑤　徐春萌,等.芪蓉润肠口服液治疗住院老年痴呆便秘患者的疗效观察与护理体会[J].中国药业,2012,21(8):90-91.
⑥　黄柏平.附桂理中丸治疗冷秘 32 例[J].河南中医,2012,32(8):1082-1083.
⑦　代安超,等.云竹润肠丸治疗便秘 120 例临床观察[J].中医临床研究,2012,22(4):58-59.
⑧　蔡光先.滋阴活血润肠片治疗功能性便秘 90 例[J].中国中西医结合消化杂志,2010,18(5):326-327.

番泻叶组,第二周期为粗纤维饮食组；BA 组则顺序相反。观察番泻叶组(A 组)和粗纤维饮食组(B 组)治疗便秘的有效率,并进行统计学分析。结果：A 组的便秘总有效率为91.4％,B 组的便秘总有效率为 14.3％,两者疗效比较有显著性差异($P<0.05$)。[1]

---

① 朱条娥,等.番泻叶预防化疗后便秘的临床观察[J].海峡药学,2011,23(5)：90-91.

直 肠 息 肉

概　述

　　直肠息肉为直肠黏膜上的赘生物,是一种常见的直肠良性肿瘤。其临床特点是:肿物蒂小质嫩,其色鲜红,便后出血。直肠息肉分为单发性和多发性两种,前者多见于儿童,后者多见于青壮年,息肉多数为腺瘤性。很多息肉聚集在一段或全段大肠称息肉病。部分直肠息肉患者可以发生癌变,尤以多发性息肉恶变较多。息肉因大小及位置的高低不同,其临床表现亦有差异。位置较高的小息肉一般无症状,如息肉发炎,表面糜烂,大便时往往有鲜血及黏液随粪便排出;直肠低位带蒂息肉,大时可脱出肛门外,小的能自行回纳,大的便后需用手推回。常伴有排便不畅、肛门下坠感等。多发性息肉以腹痛、腹泻、便血为主要症状。若息肉并发溃疡或感染,则症状加重,大便次数增多,稀便内常见泡沫,秽臭,有时带脓血黏液,里急后重。久之则出现体重减轻、消瘦无力、贫血。

　　中医认为息肉多因饮食不节,情志内伤等致脾胃运化失常,湿热痰浊内生,气血瘀滞,以致气、湿、痰、瘀相互结聚,日久终成息肉。其主要病因、病机概括如下。(1)寒湿外侵:起居失宜或冒雨涉水,寒湿外袭,内客于肠胃,令脏腑气血失和,脾阳不运,湿浊不化,凝结为痰,阻滞气机,脉络壅塞,气血壅滞,终致本病。(2)情志失调:平素抑郁恼怒,情志不遂,肝气郁滞,失于疏泄,横逆乘脾犯胃,脏腑失和;或忧思伤脾,脾气受损,运化无力,气机阻滞,脉络受阻,气滞血瘀,日积月累而致本病。(3)饮食所伤:酒食不节,或偏食膏粱厚味、嗜癖烟酒,过食生冷,饥饱失宜,损伤脾胃,脾失健运,湿浊内停,聚而成痰,气机受阻,血行不畅,脉络壅塞,痰浊气血搏结终致本病。也有平素嗜食辛辣,脾胃受损,湿热内生,耗损阴液,聚而成痰,搏结脉络,痰瘀互结而成本病。(4)脾胃虚弱:先天禀赋不足或久病脏腑受损,脾阳虚衰,水湿运化失常,痰湿内聚,聚而成积,致使气机不畅,气滞血瘀,脉络壅塞,终发本病。[①]

辨　证　施　治

　　1. 顾立梅等分5证

　　(1)脾胃虚弱证　主症见脘腹胀满或隐痛,喜按喜暖,纳呆少食,进食加重,疲乏无力,大便稀溏或排便无力,舌质淡,边有齿痕。次症见气短懒言,呕吐清水,脉细弱。

　　(2)肝郁脾虚证　主症见腹满不适,或痛泻,常因情志因素诱发或加重,食少,胸胁胀满,舌质淡红苔薄白。次症见嗳气,神疲懒言,脉弦或弦细。

　　(3)脾虚湿滞证　主症见腹部不适,大便黏腻或如稀水样,腹痛肠鸣,舌苔薄白或白腻。次症见食欲不振,疲乏无力,恶寒,脉濡缓。

　　(4)湿热瘀阻证　主症见腹满不适或腹痛拒按,或痛如针刺,症状部位固定,大便秘结或溏滞不爽,口干口苦,舌质红或紫暗,苔黄燥或黄腻。次症见脓便、血便或黑便,烦热口渴,小便短黄,脉数或涩。

　　(5)脾肾阳虚证　主症见腹部不适或腹泻,症状黎明前或阴冷天明显,大便清稀,或夹不消化食物,腹部喜暖喜按,舌质淡胖,苔白。次症见脐

---

① 张毅.消化道息肉的中医证治.中医药临床杂志.2009,04(2):183-187.

腹冷痛,形寒肢冷,腰膝酸软,脉沉细。[1]

2. 李乾构等分3型

(1) 湿热下注型　症见便血,或滴血、或大便带血,或伴有黏液,色鲜红或暗红,息肉脱出或不脱出肛外;兼有下腹胀痛,纳呆,大便不畅,小便黄,口干;舌红,苔黄腻,脉滑数。治宜清热利湿、凉血止血。方用黄连解毒汤加减。随症加减:大便不畅者,加麻仁、郁李仁等。

(2) 气滞血瘀型　症见肿物脱出肛外,不能回纳,疼痛甚,表面紫暗;兼有下腹胀痛,纳呆,大便不畅等;舌质暗红,苔黄,脉弦涩。治宜行气活血、化瘀散结。方用少腹逐瘀汤加减。随症加减:大便不畅者,加火麻仁、郁李仁等;便血量多者,加槐花、地榆等。

(3) 脾气亏虚型　症见肿物易于脱出肛外,表面增生粗糙,或有少量出血,肛门松弛。兼有腹痛绵绵,纳呆,便溏,面色萎黄,心悸,乏力;舌淡,苔薄白,脉细弱。治宜补益脾胃。方用参苓白术散加减。随症加减:便血量多者,加茜根、血余炭等。[2]

经 验 方

1. 补阳还五汤　红花12克、赤芍药12克、地龙12克、桃仁10克、当归尾15克、川芎18克、黄芪30克。每日1剂,水煎取汁30毫升分为3次服完,分别于早中晚饭后服用。廖莉萍将50例直肠息肉患者随机分为研究组和对照组各25例。两组患者在年龄、性别及病程等一般资料上无显著性差异,有可比性($P>0.05$)。对照组患者采取传统套扎法治疗,术晨对患者进行开塞露塞肛,要求患者排净大便,肛门局部麻醉,术者戴上涂有石蜡油的手套,并对患者肛门进行揉压,尽量促使括约肌松弛。在肛门镜下用碘伏消毒直肠内及息肉,将息肉充分显露,并利用套扎器将息肉套住,之后将息肉取出即可。研究组患者在对照组治疗

基础上联合补阳还五汤治疗,即在套扎法治疗完成后,指导患者根据医嘱服用补阳还五汤。两组患者均以连续治疗2周为1个疗程,治疗1个疗程后进行疗效评价,观察记录两组患者临床效果与不良反应情况,并对比分析。结果:研究组治疗后总有效率为96.00%,对照组则为84.00%,研究组总有效率明显优于对照组;研究组治疗后发生不良反应1例(1例出血),发生率4.00%,对照组则发生4例(3例出血、1例穿孔),发生率16.00%,研究组不良反应发生率明显低于对照组($P<0.05$)。两组患者不良反应皆经对症处理后缓解或消失。[3]

2. 济生乌梅片　乌梅、僵蚕、莪术、红花等。每日3次,每次3片。曾敏等将60例直肠息肉患者随机分为治疗组、手术组和对照组各20例,各组临床资料差异无统计学意义($P<0.05$)。治疗组口服院内制剂济生乌梅片,手术组采取内镜下息肉摘除,对照组口服安慰剂,用法同治疗组。服药以1个月为1个疗程。每组治疗前均记录息肉枚数及直径,息肉周围黏膜炎症情况并摄片供随访对比,取病理组织活检及P53蛋白检查。3个疗程后观察疗效。结果:治疗组及手术组与对照组比较息肉周围黏膜炎症状况明显减轻,息肉脱落并缩小与对照组比较有显著差异,P53蛋白在济生乌梅片组表达降低,与对照组比较差异有显著的统计学意义。[4]

3. 自拟方　香附10克、乌梅10克、浙贝母10克、五倍子10克、土鳖虫10克、醋青皮10克、桃仁10克、红花10克、生牡蛎30克、薏苡仁40克。上药水煎2遍早晚各1次温服,另取口服液80毫升做保留灌肠,每日1次,连用10剂,后改用薏苡仁、香附、枳实、白术各等份共研细末。早晚每次服6克,连服20日。适用于多发息肉和癌变。刘国军将50例直肠息肉患者,均在术后予上方治疗。结果:1次治愈46例,经2次治愈4例,疗程

① 顾立梅,等.结直肠息肉中医证型分布规律及与血脂水平的相关性研究[J].江苏中医药,2016,48(4):41-43.
② 李乾构,等.实用中医消化病学[M].北京:人民卫生出版社,2001:702-703.
③ 廖莉萍.补阳还五汤联合套扎法治疗直肠息肉25例[J].中国中医药现代远程教育,2015(11):59-60.
④ 曾敏,等.济生乌梅片治疗结直肠息肉临床观察[J].中国中医急证.2012(7):1125-1128.

最短 8 日，最长 48 日，平均 28 日。50 例患者全部治愈。治愈率 100％。随访 38 例，术后最长时间 3 年，最短时间 8 个月。复发 1 例，复发率为 2.0％，经再次治疗后痊愈。[1]

4. 中药方 （1）内治基本方：黄柏 9 克、牡丹皮 9 克、赤芍 9 克、薏苡仁 12 克、桃仁 12 克、蒲公英 30 克、生地黄 30 克、炙甲片 9 克、虎杖 30 克、半枝莲 30 克。随症加减：气虚者，加炙黄芪 30 克、党参 30 克；血虚者，加制首乌 30 克、当归 15 克；阴虚者，加北沙参 15 克、鹿衔草 30 克；出血多者，加仙鹤草 30 克、三七粉（分吞）2 克；湿重者，加苍术 9 克、厚朴 6 克。（2）外治灌肠方：乌梅 10 克、苦参片 10 克、五倍子 10 克、黄柏 10 克。上药浓煎 100 毫升，每日早晚各 1 次，每次约 40 毫升作保留灌肠。柏连松用上法治疗 1 例直肠多发息肉便血患者，疗效良好，随访半年，便血未复发。[2]

5. 乌梅汤 乌梅 30 克、丹参 15 克、红藤 30 克、甲片 10 克、七叶一枝花 15 克。叶毅等用上方加味治疗 7 例息肉患者，其中直肠息肉 2 例，乙状结肠息肉 2 例，胃息肉 2 例，胆囊息肉 1 例。有 6 例患者经纤维内窥镜检查、病理切片确诊，1 例经彩色多普勒检查确诊。结果：痊愈（息肉脱落）6 例，无效（息肉未脱落）1 例。[3]

6. 健脾益康丸 黄芪、白花蛇舌草、儿茶、地肤子、五味子、白鲜皮、炒乌梅、三七粉、三棱、莪术、甘草。随症加减：肠黏膜糜烂者，加败酱草、黄连；肠黏膜溃疡者，重用黄芪、儿茶；肠黏膜充血者，加土茯苓；肠黏膜出血者，加炮姜、地榆炭；肠黏膜水肿者，加赤芍、金银花、防风；肠痉挛明显者，加蚕沙、防风；黏液多者，加六月雪、胡连。徐复霖用上方加减治疗 30 例肠息肉患者，均经纤维肠镜及病理活检确诊，其中炎性息肉 19 例，腺瘤性息肉 8 例，增生性息肉 3 例。结果：服药最短 30 日，最长 3 个月；治愈 14 例，显效 6 例，好转 8

例，无效 2 例。[4]

7. 五倍子乌梅汤灌肠 乌梅 12 克、五倍子 9 克、夏枯草 30 克、五味子 9 克、紫草 15 克、煅牡蛎 30 克、海浮石 12 克、贯众 15 克。上药煎成 150～200 毫升浓汁，保留灌肠，每日 1 次，2 周为 1 个疗程，间歇 1 周后，重复使用。内服方：当归 12 克、丹参 12 克、白术 24 克、王不留行子 30 克、甲片 12 克、皂角刺 9 克、薜荔果 15 克、姜黄 12 克。每日 1 剂，1 个月为 1 个疗程，间歇 1 周，重复使用。滕松茂等用上法治疗 14 例结肠息肉患者，其中单纯灌肠 5 例，灌肠加内服 9 例。结果：治疗时间最短为 2 个月，最长为 1 年，平均 4 个月；除 1 例为肿瘤性息肉有蒂，灌肠加内服 3 个月息肉仍存在属无效，另 1 例多发性息肉，治疗半年息肉明显减少外，其余病例息肉全部消失。有效率 92.86％。息肉消失时间，2 个月 1 例，3 个月 8 例，6 个月 2 例，1 年 1 例，6 个月明显减少 1 例。其中 3 个月消失者占有效病例的 61.53％。[5]

8. 活血消息汤 丹参、地榆、凌霄花、半枝莲、桃仁、赤芍、炮甲片、皂角刺、三棱、牡丹皮、槐米、山慈菇等。马伯涵用上方治疗 30 例肠息肉患者。结果：服药 1～2 个月，全部病例均经纤维肠镜或钡灌肠造影，总有效率 93％以上。[6]

单　方

中药单方　组成：乌梅肉 25 克、白僵蚕 25 克。制备方法：乌梅肉炒焦，白僵蚕炒黄色，共轧细末，用蜂蜜 500 克炼为丸 5 克重。用法用量：每次服 1 丸，空腹服，每日服 3 次，白开水送下。临床应用：孙宜林用上方治疗 1 例肠息肉患者，患者从 1 月 19 日晚间开始服药，大便带血时少时多，至 3 月 10 日大便血量增多，到晚间 7 时，大便后下一椭圆形肿物，外有不全白色薄膜包裹，内系肌

① 刘国军.中西医结合治疗直肠息肉 50 例[J].陕西中医,2007(1)；55 - 57.
② 柏连松.内外结合治疗直肠息肉[J].上海中医药报.2005,1(21)；6.
③ 叶毅,等.自拟乌梅汤治疗消化道息肉 7 例[J].江西中医药,1997(28)；26.
④ 刘立,等.中医治疗肠息肉病的概况[J].人民军医,1994(10)；65 - 66.
⑤ 滕松茂,徐富星,等.五倍子乌梅汤灌肠为主治疗结肠息肉 14 例[J].上海中医药杂志,1993(2)；11.
⑥ 马伯涵.中药治疗胃肠道息肉 30 例[J].陕西中医,1991,12(2)；58.

肉质构成,约 1.3 厘米×2.2 厘米大小,经本院做病理报告为直肠息肉。息肉下后便血即止,随访 3 个月,没有再出现便血,患者状况良好。[①]

预 防 用 药

五积散　白芷 3 克、川芎 3 克、炙甘草 3 克、茯苓 3 克、当归 3 克、肉桂 3 克、芍药 3 克、半夏 3 克、麻黄 6 克、陈皮 6 克、枳壳 6 克、苍术 24 克、桔梗 12 克、干姜 5 克、生姜 5 克、厚朴 5 克。参考

《医学入门》卷八所载方法除枳壳、肉桂 2 味外,余 14 味,用慢火炒令色变,摊冷,入枳壳、肉桂和匀。然后水煎成剂,1 剂浓煎成 100 毫升药汁,袋装。每日 1 剂,晚餐 30 分钟后服。刘智勇等将 102 例寒湿证直肠息肉摘除术后患者随机分为治疗组 50 例和对照组 52 例。治疗组在入组后开始服五积散水煎剂共 3 个月,对照组不服药。结果:治疗组复发 2 例,1 例为原位复发,1 例为异位复发,复发率为 4.0%;对照组复发 10 例,6 例为原位复发,4 例为异位复发,复发率为 19.2%。[②]

① 孙宜林.中医治疗一例肠息肉[J].中医经验,1992,10(2):12.
② 刘智勇,等.局方"五积散"预防寒湿体质结直肠息肉复发的临床随机对照研究[J].中国中西医结合消化杂志.2018(5):396-399.

肛 瘘

概　述

　　肛管直肠因为肛门周围间隙感染、损伤、异物等病理因素形成的与肛门周围皮肤相通的一种异常通道，成为肛门直肠瘘，简称肛瘘。肛瘘的临床特点主要为肛门硬结、局部反复破溃流脓、疼痛、潮湿、瘙痒。肛瘘是一种常见的肛肠疾病，复发率较高，在我国其发病率约占肛肠疾病的 1.67%～3.6%，国外为 8%～25%，男性多于女性，男女比例为 (5～6)：1。且发病年龄较广，以 20～40 岁的青壮年多见，婴幼儿发病者亦不少见。中医认为本病多为肛痈溃后久不收口，湿热余毒未尽；或痨虫内侵，肺、脾、肾三脏受损；或因肛裂损伤日久染毒形成。肛瘘一旦形成就难以自行消失，一般需要通过手术治疗才能根治。手术常常给患者带来许多不适，诸如疼痛、愈合时间长、分泌物多痛痒等术后并发症。肛瘘发生在肛门周围，粪便以及肠液等污物经常污染到伤口，为预防形成假性愈合和再发感染，肛瘘切口一般采用开放性，加上排便后需要坐浴熏洗，如此种种，使得手术后的创面很难保持清洁干燥，这也使得术后创面多病程长，愈合慢，且复发率高。长久以来，肛肠科临床医生试图通过研究肛瘘术后创面愈合的作用机制和影响因素，致力于缩短术后切口愈合时间、提高愈合质量。

辨 证 施 治

　　陈红风分 3 型

　　(1) 湿热下注型　症见肛周流脓，脓质黏稠，色黄白，局部红肿热痛，肛周有溃口，按之有条索状物通向肛内；伴纳呆少食，或有呕恶，渴不欲饮，大便不爽，小便短赤，形体困重；舌红，苔黄腻，脉滑数或弦数。治宜清热利湿。方用二妙丸合萆薢渗湿汤加减。

　　(2) 正虚邪恋型　症见肛周流脓，质地稀薄，肛周隐隐作痛，外口皮色暗淡，时溃时愈，按之质较硬，或有脓液从溃口流出，且多有条索状物通向肛内；伴神疲乏力；舌淡，苔薄，脉濡。治宜托里透毒。方用托里消毒饮加减。

　　(3) 阴液亏虚型　症见肛周溃口凹陷，周围皮肤颜色晦暗，脓水清稀如米泔水样，局部常无硬索样物扪及；伴有形体消瘦，潮热盗汗，心烦不寐，口渴，食欲不振；舌红少津，少苔或无苔，脉细数。治宜养阴清热。方用青蒿鳖甲汤加减。[1]

经 验 方

　　1. 加味苦参汤熏洗法　苦参 30 克、金银花 15 克、黄柏 15 克、蒲公英 15 克、野菊花 15 克、五倍子 15 克、醋没药 10 克、延胡索 10 克、醋乳香 10 克、冰片 0.5 克。煎至 2 000 毫升，熏洗 10～15 分钟，然后坐浴熏洗 10～15 分钟。周军惠等将 86 例肛瘘术后患者随机分为治疗组和对照组各 43 例。对照组术后第 2 日，待患者排便后使用 1：5 000 的高锰酸钾溶液熏洗 10～15 分钟后进行坐浴 10～15 分钟，水温维持在 38℃～40℃。观察组使用加味苦参汤熏洗，2 周为 1 个疗程。结果：观察组总有效率为 95.35%，对照组总有效率为 76.74%，观察组的总有效率明显高于对照组 ($P < 0.05$)。[2]

① 陈红风.中医外科学[M].北京：人民卫生出版,2015,280.
② 周军惠.加味苦参汤熏洗法对肛瘘术后创面愈合及肛肠动力学影响[J].现代中西医结合杂志,2018,27(4)：378-381.

2.肛门洗剂　五倍子15克、桑寄生15克、苦参15克、黄柏10克、明矾10克、芒硝10克、荆芥5克、白及5克。将生药粉碎成末，加水2 000毫升，室温浸泡15分钟，之后武火煮沸，转文火煎煮15分钟，过滤药渣，收集药液，每150毫升1包，使用时用无菌水按1∶4稀释药液，常规熏洗，每次30分钟，每日1次。谢昌营等将100例肛瘘术后患者随机分为观察组和对照组各50例。观察组于术后第2日给予肛门洗剂熏洗，对照组于术后第2日给予高锰酸钾（0.1克/片）配制成1∶4 000溶液（1片加水4 000毫升）熏洗，每次30分钟，每日1次。两组连续治疗14日。结果：两组患者临床疗效比较，对照组的有效率为80%，观察组的有效率为96%。①

3.促愈熏洗方　蒲公英30克、虎杖30克、苦参9克、五倍子15克、当归9克。自术后第1日起，使用超声药物熏洗治疗机，熏蒸温度调节到45℃为宜，坐浴温度调节到40℃为宜；每日早、晚各熏洗1次。治疗时间为14日。仇菲等将144例肛瘘患者随机分为四组各36例。采用高、低浓度，分长、短熏洗时间，在术后第3、7、14日观察创面疼痛、水肿、渗出和出血症状变化，通过多因素方差分析研究4个因素对术后症状积分的综合影响。指标测定参照《中华人民共和国中医药行业标准·中医肛肠科病证诊断疗效标准》的疗效判断四级加权评分法。结果：术后第7日和第14日创面出血改善程度差异有高度统计学意义（$P<0.01$）。②

4.人参白茅根汤　人参6克、炙黄芪15克、白茅根15克、当归10克、地龙10克、炙甘草6克。每日1剂，加水500毫升，浓煎至200毫升，早晚分2次服，直至出院。闫平权等将50例肛瘘切除术和切挂术后患者随机分为治疗组和对照组各25例。两组病例性别、年龄、病程、创面大小经统计学处理无显著性差异（$P>0.05$），具有可比

性。全部病例均采取肛瘘切除术和切挂术，术后均给予头孢米诺钠、左氧氟沙星抗菌及对症治疗。每日以自制的排毒洗剂坐浴后常规换药清洁创面。对照组术后第3日每日常规中药熏洗、换药，外用生肌玉红膏，每日2次。治疗组术后第3日在每日常规中药熏洗、换药外用生肌玉红膏的基础上，口服人参白茅根汤。结果：治疗组与对照组住院天数、术后切口愈合天数比较，治疗组平均住院天数为（15.80±1.00）日，愈合天数为（20.44±1.26）日；对照组平均住院天数为（18.72±2.37）日，愈合天数为（23.16±2.08）日。两组比较差异有统计学意义（$P<0.05$），治疗组所需时间少于对照组。③

5.黄术合剂加减方　黄芪25克、黄柏9克、苍术9克、白术9克、野菊花9克、茯苓20克、牡丹皮6克、厚朴6克、甘草3克。每日1剂，1剂2袋，每袋100毫升，分早晚2次温服。黄艺军等将60例湿热下注型肛瘘术后患者随机分为治疗组和对照组各30例。对照组术后当天卧床休息，流质饮食并予禁便，同时静滴2日止血药与4日抗生素，防止出血及创面感染。术后第1日开始予常规换药。治疗组用黄术合剂加减方口服。术后第4日开始服用，连服7日。若服药后未满7日创面即以愈合消失者，提前判定疗效。结果：治疗组治愈率100%，对照组治愈率96.67%，两组的总疗效比较无显著性差异（$P>0.05$）；对照组愈合时间为（26.93±1.62）日，治疗组为（21.50±1.70）日，两组创面愈合时间比较有显著性差异（$P<0.05$）。④

中 成 药

1.月白散　组成：硼砂、煅石膏、冰片（上海市嘉定区中医医院自制）。用法用量：取高温消毒医用棉花蘸取月白散药粉敷盖创面。临床应用：石丽等将120例肛瘘术后患者随机分为治疗

① 谢昌营,等.肛门洗剂对肛瘘术后创面恢复的影响[J].中国中西医结合杂志,2017,37(6)：684－687.
② 仇菲,杨巍,等.促愈熏洗方对混合痔和低位单纯性肛瘘术后创面愈合的影响[J].中医中药,2017,14(36)：137－144.
③ 闫平权,等.人参白茅根汤促进肛瘘术后创面愈合的疗效观察[J].河南中医,2014(34)：103－104.
④ 黄艺军,蔡而玮.黄术合剂加减方对湿热下注型肛瘘术后患者血清IGG和补体C3的影响[D].福州：福建中医药大学,2013：4－6.

组和对照组各60例。患者术后第2日开始换药，两组患者换药前均坐浴。治疗组使用月白散换药，对照组术后使用医用藻酸钙敷料换药。结果：愈合时间为治疗组（26.42±5.12）日，对照组（28.75±4.74）日，两组创面愈合时间比较差异具有统计学意义（$P<0.05$）。提示治疗组创面愈合时间较对照组短。[1]

2. 当白生肌膏　组成：当归60克、白芷60克、紫草60克、血竭25克、甘草60克（唐山市中医院药剂科制剂，冀药制字Z20050842）。制备方法：取血竭研细末，其余4味加香油浸泡4小时后，加热2小时，至药枯黄过滤，加液体蜂蜡，搅匀即得。用法用量：当白生肌膏纱条外敷伤口换药。临床应用：刘宇等将60例肛瘘术后患者随机分为治疗组和对照组各30例。两组手术方式均为复杂性高位肛瘘切开扩创挂线术，术后换药，治疗组予当白生肌膏，对照组以如意金黄散纱条（姜黄、大黄、黄柏、苍术、厚朴、陈皮、甘草、生天南星、白芷、天花粉）换药治疗。结果：治疗组平均创面愈合时间为（25.02±3.67）日，对照组为（29.21±5.25）日，两组比较差异有统计学意义（$P<0.05$），治疗组创面愈合时间明显短于对照组；治疗组平均挂线脱落时间为（6.12±1.88）日，对照组为（9.06±2.01）日，两组比较差异有统计学意义（$P<0.05$），治疗组挂线脱落时间明显短于对照组。结果：第25日，治疗组有效率为100%，对照组为90%；治疗组愈合面积较对照组比例高，治疗组对于促进复杂性高位肛瘘术后创面愈合情况明显优于对照组。[2]

3. 黄术胶囊　组成：黄柏、苍术、白术、鬼针草、夏枯草、白鲜皮、牡丹皮、大黄、甘草（福建中医药大学附属人民医院中药制剂室提供，闽药制字Z06106030，0.3克/粒）。用法用量：每次3粒，每日3次。临床应用：乐明玲将60例湿热下注型低位单纯性肛瘘患者随机分为治疗组和对照组各30例。两组均在术前予常规治疗，治疗组除了常规治疗外，另外从术后第1日早晨换药后开始口服黄术胶囊，共服用14日。结果：两组术后第3、7、14、21日创面分泌物情况比较均呈显著性差异（$P<0.05$），治疗组优于对照组。两组术后第3、7、14、21日创面疼痛情况比较均呈显著性差异（$P<0.05$），治疗组优于对照组。创面肉芽组织生长情况，术后第3日，差异无统计学意义（$P>0.05$）；术后第7、14、21日，两组比较结果呈显著性差异（$P<0.05$），说明治疗组于术后第7日起改善创面肉芽组织生长情况优于对照组。两组术后第3日，创面面积大小和愈合率比较，差异无统计学意义（均$P>0.05$）；术后第7、14、21日创面的面积大小和愈合率对比存在差异（$P<0.05$），治疗组优于对照组。治疗组平均创面愈合时间（23.20±2.696）日，对照组平均创面愈合时间（26.67±1.900）日，创面愈合时间比较存在显著性差异（$P<0.05$），治疗组平均愈合时间短于对照组。术后第28日，两组有效率均为100%。治疗组治愈率为96.67%，对照组治愈率为93.33%，两组对比统计学无显著性差异（$P>0.05$）。[3]

4. 生肌玉红膏　组成：甘草、白芷、当归、紫草、虫白蜡、血竭、轻粉（北京同仁堂股份有限公司同仁堂制药厂生产，国药准字Z11021000）。用法用量：先用1%碘伏进行创面消毒，创面清洁后，将药膏涂抹于纱布条上，敷于创面，无菌纱布包扎，每日换药1次，治疗过程中嘱患者忌食辛辣、刺激性食物。临床应用：刘进中等将120例肛瘘术后患者随机分为观察组与对照组各60例。观察组在术后常规处置的基础上加用生肌玉红膏外敷治疗，对照组在术后常规处置基础上使用凡士林外敷治疗。两组患者均进行3周外敷治疗。结果：观察组治疗后痊愈16例，显效38例，有效6例，总显效率90%；观察组治疗后痊愈8例，显效24例，有效28例，总显效率53.3%。[4]

① 石丽,应光耀,等.月白散促进肛瘘术后创面愈合临床对照研究[J].吉林中医药.2018,38(1)：38-40.
② 刘宇,等.当白生肌膏促进复杂性高位肛瘘术后创面愈合临床研究[J].四川中医,2018(36)：119-122.
③ 乐明玲,蔡而玮.黄术胶囊促进湿热下注型低位单纯性肛瘘术后创面愈合的临床疗效观察[D].福州：福建中医药大学,2017.
④ 刘进中,等.生肌玉红膏对肛瘘术后创面愈合的影响[J].海南医学院学报,2016(1)：69-71.

5. 中药康复新液 组成：美洲大蠊干燥虫体提取物（湖南科伦制药有限公司生产，国药准字 Z43020995）。用法用量：取左侧卧位，首先对患者肛周皮肤及创面采用碘伏棉球进行擦拭消毒，再给予中药康复新液倒入换药碗中，然后在换药碗中将凡士林纱布浸泡，再在患者创面上将康复新液的凡士林纱布敷上，同时将医用敷料盖上，并给予换药至创面完全愈合。临床应用：丛继伟等将 130 例肛瘘患者随机分为治疗组和对照组各 65 例。两组患者一般资料结果统计表明无显著性差异（$P>0.05$）。对照组给予 1 000 毫升的 1∶5 000 高锰酸钾溶液坐浴 5～10 分钟，常规伤口换药。治疗组予中药康复新液。结果：两组临床疗效比较，治疗组治愈 40 例，有效 22 例，无效 3 例，总有效率 95.38％；对照组治愈 28 例，有效 25 例，无效 12 例，总有效率 81.54％。[1]

6. 复方珠黄霜 组成：珍珠粉、牛黄、五倍子、大黄、冰片（含生药浓度为 35％，南京市中医院制剂室生产）。用法用量：外敷创面一层，约 2 张纸厚，再盖以油纱、医用敷料，周边胶带固定，每日 1 次，至愈合止。临床应用：郑雪平等将 79 例肛门术后患者随机分为治疗组 40 例和对照组 39 例。治疗组予复方珠黄霜，对照组予马应龙庸香痔疮膏，用法同上。治疗期间停用一切影响本试验的药物。结果：起效时间治疗组为（6.25±3.53）分钟，明显少于对照组的（10.23±4.41）分钟，两组比较差异有显著性意义（$P<0.01$）；维持时间治疗组为（7.35±1.62）小时，明显长于对照组的（5.89±2.13）小时，两组比较差异有显著性意义（$P<0.01$）。治疗组创面愈合时间为（13.30±3.22）日，明显少于对照组的（17.28±4.34）日，两组比较差异有显著性意义（$P<0.01$）。[2]

[1] 丛继伟,等.中药康复新液对肛瘘术后创面愈合临床效果观察及安全性评价[J].中华中医药学刊,2014(32)：2809-2810.
[2] 郑雪平,丁义江.复方珠黄霜促进肛门术后伤口愈合的临床与实验研究[D].南京：南京中医药大学,2001.

男性生殖系统疾病

精索静脉曲张

概　述

精索静脉曲张(VC)是指精索内静脉蔓状静脉丛,因各种原因引起静脉血回流不畅或因静脉瓣损坏引起血液反流,而形成局部静脉扩张、迂回曲张、伸长的病理现象。多发生于青壮年,男子青春期之前很少发生,而青春期后,随着年龄的增长其发病率明显增加,18～30岁达到高峰。精索静脉曲张78%～93%发生在左侧,1%～7%发生在右侧,2%～20%发生在双侧。

根据精索静脉曲张严重程度,临床上将精索静脉曲张分为4级。

Ⅲ级:通过阴囊皮肤即可看见曲张的精索静脉丛。

Ⅱ级:可以扪及曲张的精索静脉,但外观看不见。

Ⅰ级:精索静脉不易扪及,需作 Valsalva's 检查才能摸到曲张精索静脉。

亚临床型:阴囊内未触及扩张精索静脉,但用阴囊热像仪或 Doppler 超声检查发现有异常者。静脉管径超过2毫米。

在中医文献中没有精索静脉曲张病名记载,就其症状属于中医"筋瘤""筋疝"范畴。正如《外科正宗·瘿瘤论》云:"筋瘤者,坚而色紫垒垒,青筋盘曲,甚者结若蚯蚓。"本病病机以瘀血凝滞,络脉受阻为基本特点,日久瘀血停滞,阻于络道,以致脉络怒张,弯曲状如蚯蚓盘曲成团。病因有肾虚血瘀型;瘀血阻络型;寒凝肝脉型;肝肾亏虚型。

治疗上以活血化瘀、通络为基本治疗原则,必要时手术治疗。一般结合日常调护可以控制病情。

辨　证　施　治

1. 肾虚血瘀型　主症见婚后不育。次症:① 腰膝酸软,头晕耳鸣;② 睾丸坠、刺痛;③ 舌质暗红或有瘀斑,体胖或瘦,苔白或少苔,舌下青筋变粗、迂曲,脉沉弱或细数或沉弦涩。治宜补肾活血。方用加味桂枝茯苓汤:桂枝10克、茯苓10克、桃仁10克、白芍10克、牡丹皮10克、熟地黄20克、枸杞子10克、菟丝子10克、淫羊藿10克、黄芪20克、太子参10克。每日1剂,分早晚2次温服,连续服药3个月。临床观察:黄小庆等用上方治疗46例肾虚血瘀型精索静脉曲张性不育患者,总有效率为84.78%。[1]

2. 气滞血瘀证　症见左侧阴囊坠胀、疼痛,牵引少腹,痛处固定不移;望诊可见阴囊青筋怒张,触及粗大迂曲静脉团,局部皮温增高皮下瘀久生热表现;患者常有烦躁不安,郁闷不舒,面色晦暗,肌肤甲错,舌质紫暗,舌体瘀斑及口唇瘀斑、脉沉涩或弦实有力等。治以活血化瘀为主,佐以益气升提。方用加味桃红四物汤:生地黄20克、党参15克、赤芍15克、当归15克、桃仁10克、川芎10克、荔枝核25克、黄芪30克、桂枝10克、柴胡5克、红花6克。每日1剂,水煎3次,分3次服。3个月为1个疗程,一般治疗2～3个疗程。临床观察:张剑用上方治疗52例精索静脉曲张不育症患者。结果:治愈19例(其中配偶妊娠12

---

① 黄小庆,吴江平,等.加味桂枝茯苓汤治疗肾虚血瘀型精索静脉曲张性不育患者疗效观察[J].中国实验方剂学杂志,2017,23(8):173-174.

例,已产健康活婴 9 例),显效 12 例,有效 8 例,总有效率 75%。①

经 验 方

1. **暖肝煎加减** 当归 9 克、肉桂 9 克、乌药 9 克、桃仁 9 克、延胡索 9 克、枸杞子 12 克、小茴香 15 克、沉香 6 克、橘核 6 克、川楝子 6 克、通草 6 克。随症加减:冷痛、肿胀严重者,加吴茱萸 9 克、干姜 6 克;甚者,可加炮附子 6～9 克;静脉曲张累及阴囊皮肤和大腿内侧时,可加丹参 15 克、赤芍 12 克、川芎 9 克;全身有热象如口苦、咽干、小便黄者,可加黄芩 10 克、栀子 10 克、竹叶 3 克。李高旗等用上方加减治疗 52 例精索静脉曲张患者,治愈率为 19.2%,有效率为 73%。②

2. **益气滋肾活血方** 生黄芪 30 克、党参 30 克、升麻 10 克、莪术 15 克、全蝎 15 克、当归尾 10 克、熟地黄 15 克、牛膝 10 克、淫羊藿 15 克、菟丝子 15 克、山茱萸 10 克、枸杞子 15 克。随症加减:若肾阳虚甚,则加巴戟天 15 克、制附子 12 克;睾丸胀痛明显,加橘核 15 克、川楝子 15 克。林连辉将 96 例精索静脉曲张不育患者随机分为治疗组 50 例和对照组 46 例。两组均采用腹膜后精索静脉高位结扎术,治疗组术后另服用自拟益气滋肾活血方。结果:治疗组配偶在 10～21 个月怀孕 37 例,受孕率 74.0%;对照组配偶在 9～21 个月怀孕 18 例,受孕率 41.3%。两组受孕率比较差异有显著意义($P < 0.01$)。③

3. **毓麟茶** 枸杞子、五味子、蛇床子、菟丝子、覆盆子、车前子、白芍、白术、当归、黄芪、茯苓、泽泻、川芎、土牛膝。适用于因精索静脉曲张引起的男性不育症、少弱精者。戴宁用上方治疗男性不育症患者,同时配合温针灸治疗,针刺取水道(患侧)、足五里(患侧)两穴。水道采用提插补法,

至针刺感向患侧会阴部放射,足五里采用提插泻法,使针感遍及大腿内侧上部及患侧会阴部。上述两穴进针得气后,将艾绒捏在针柄上点燃,待艾绒燃尽后,留针 30 分钟,2 日治疗 1 次,7 次为 1 个疗程,疗效满意。④

4. **神通赞育汤** 当归 15 克、生地黄 15 克、川芎 15 克、丹参 15 克、通草 15 克、王不留行 15 克、路路通 15 克、枸杞子 30 克、淫羊藿 30 克。随症加减:有畏寒喜暖、睾丸拘急痛引少腹等寒凝血瘀者,加小茴香 10 克、肉桂 6 克、吴茱萸 6 克;烦躁易怒,阴囊坠胀等气滞表现者,加枳实 10 克、白芍 15 克、郁金 10 克;潮热盗汗、咽干舌红等阴虚证者,加女贞子 15 克、盐黄柏 15 克、麦冬 30 克;少气懒言,性欲低下,倦怠乏力等气虚者,加生芪 30 克、山茱萸 15 克、蛇床子 30 克;有肥胖多痰,阴囊湿痒,舌苔黄腻,脉滑数等湿热者,加龙胆草 15 克、生薏苡仁 30 克、车前子 30 克。每日 1 剂,水煎分 2 次服,残渣泡水洗外生殖器每晚 15 分钟,水温低于 30℃,2 个月为 1 个疗程,停用其他任何治疗措施,治疗期间忌酒、辛辣,指导适时房事,每月复查精液一次。王均贵用上方加减治疗 80 例精索静脉曲张合并不育患者。结果:妊娠 35 例,显效 16 例,有效 15 例,无效 14 例,总有效率 82.5%。⑤

5. **中药方 1** 内服方:黄芪 20 克、升麻 10 克、红花 10 克、川芎 12 克、柴胡 12 克、小茴香 12 克、荔枝核 12 克、乌药 12 克、香附 12 克、橘核 12 克、当归 15 克、丹参 15 克、党参 15 克、丝瓜络 15 克。每日 1 剂,水煎服。外用方:五倍子 30 克、鸡血藤 30 克、三棱 30 克、莪术 30 克、小茴香 30 克。水煎趁热熏洗阴囊及会阴部,熏洗后即用预备好的布带挎在腰上将阴囊托起,以 2 周为 1 个疗程。屈治学等用上法治疗 30 例精索静脉曲张患者,疗效满意,4 个疗程以上仍未痊愈者 3 例。⑥

① 张剑.加味桃红四物汤治疗精索静脉曲张不育症 52 例[J].四川中医,2004,22(12):49-50.
② 李高旗,等.暖肝煎加减治疗精索静脉曲张 52 例[J].实用中医药杂志,2004,20(12):687-687.
③ 林连辉.中西医结合治疗精索静脉曲张不育症临床观察[J].福建中医学院学报,2004(6):17-18.
④ 戴宁.调肾清精法治疗男性不育症[J].安徽中医学院学报,2000(2):25-27.
⑤ 王均贵.通法为主治疗精索静脉曲张合并不育——附神通赞育汤治疗 80 例疗效观察[J].北京中医,1999(1):46-47.
⑥ 屈治学,等.中药内服外洗治疗精索静脉曲张[J].四川中医,1999(7):41.

6. 中药方2　内服方：黄芪 20 克、当归 20 克、丹参 10 克、红药 10 克、柴胡 10 克、延胡索 10 克、茯苓 15 克、桃仁 10 克、竹沥 10 克。水煎服，20 剂为 1 个疗程。外用方：紫草 15 克、升麻 20 克、赤芍 30 克、防风 10 克、白芷 20 克、红花 15 克、当归 30 克、荆芥 10 克、儿茶 15 克。上药粉碎至极细末，加凡士林调匀外用。赵云鹏用上法治疗 15 例原发性精索静脉曲张患者，治疗后症状及体征改善明显，未见不良反应。①

7. 化瘀通精汤　水蛭 12 克、大黄 12 克、川楝子 15 克、荔枝核 15 克、皂角刺 15 克、三棱 10 克、莪术 10 克、川牛膝 10 克、蜈蚣 2 条、乳香 6 克。随症加减：久病致虚者，可酌加黄芪、党参、当归。每剂煎三遍，头两遍取汁 250 毫升，混匀分 2 次早晚分服，第三遍加水适量，药液熏洗下坠患处，每日 2 次，15 日为 1 个疗程，服药期间忌食刺激性食物，戒烟戒酒，多取卧位休息。吴少玲用上方加减治疗 30 例精索静脉曲张患者，另外在服用汤药同时配用 706 代血浆 500 毫升，兑入复方丹参注射液 10～20 毫升，静脉滴注，每日 1 次。结果：经 2～5 个疗程治疗，痊愈 11 例，显效 13 例，有效 6 例，总有效率 100%。②

8. 中药方3　内服方：伸筋草 50 克、透骨草 25 克、刘寄奴 25 克、艾叶 40 克、红花 15 克。水煎熏洗局部 15 分钟，每日 3 次。外用敷药：夏枯草 20 克、白芥子 20 克、五倍子 20 克、白芷 20 克、浙贝母 25 克、儿茶 10 克。上药共碾末，黄酒 50 克调粥状，装布袋敷患处，上盖热水袋，每日 1 次。夏明岐用上法治疗 102 例精索静脉曲张患者，全部病例经治疗后显效率为 27.5%，好转率为 62.7%，无效率为 9.8%。③

9. 补阳还五汤加味　黄芪 50～100 克、枸杞子 20 克、当归 20 克、赤芍 10 克、车前子 10 克、路路通 10 克、川芎 10 克、红花 8 克、桃仁 6 克、地龙 5 克。随症加减：腰痛，加续断、巴戟天；睾丸冷，加肉桂、小茴香；睾丸热，加黄柏、木通。连续服药 3 个月为 1 个疗程，一般治疗 1～2 个疗程。陈国兴用上方加减治疗 38 例精索静脉曲张合并精液异常症患者。结果：显效 14 例，好转 18 例，无效 6 例。④

10. 益通Ⅲ号方　生地黄 15 克、熟地黄 15 克、泽兰 15 克、益母草 15 克、川牛膝 15 克、鹿角霜 15 克、肉苁蓉 15 克、鸡血藤 15 克、当归 12 克、牡丹皮 12 克、杜仲 12 克、丹参 30 克、川芎 6 克、生甘草 3 克。随症加减：精液异常者，加菟丝子、紫河车；单纯精子成活率低或活动力弱者，加淫羊藿、黄芪，或薏苡仁、山楂；精液中有脓细胞者，加土茯苓、川萆薢，或龙胆草、金银花；阴囊冷湿、少腹抽痛者，加乌药、橘核、小茴香、延胡索。贾彦波用上方加减治疗 15 例精索静脉曲张所致不育患者，总有效率为 92.9%。⑤

11. 天雄丸　炮附子 3 份、白术 8 份、桂枝 6 份、龙骨 3 份。上药共研极细末，蜜泛为丸如绿豆大，备用。每次 5～8 克，每日 8 次，饭前吞服。戚广崇用上方治疗 32 例精索静脉曲张并不育症患者，总有效率为 81.2%。⑥

① 赵云鹏.活血化瘀法治疗原发性精索静脉曲张[J].实用中医内科杂志,1998(4)：9.
② 吴少玲."化瘀通精汤"治疗精索静脉曲张疗效观察[J].实用中医内科杂志,1995(3)：42.
③ 夏明岐.内外并用综合治疗精索静脉曲张 102 例[J].黑龙江中医药,1995(3)：23-24.
④ 陈国兴.精索静脉曲张合并精液异常症 38 例临床总结[J].新中医,1991(9)：41-42.
⑤ 贾彦波.精索静脉曲张所致男性不育症的中医治疗——附 42 例临床观察[J].河北中医,1990(2)：31-32.
⑥ 戚广崇.天雄丸治疗男子不育症 32 例疗效观察[J].中国医药学报,1987(1)：36-37.

良性前列腺增生症

概　述

　　良性前列腺增生症(BPH)是造成中老年男性排尿障碍最常见的一种良性疾病。解剖学上表现为前列腺增大,组织学上的前列腺间质和腺体成分的增生,尿动力学上的膀胱出口梗阻,临床症状上以下尿路梗阻和刺激症状为主。主要临床症状特点为小便不畅、频数量少、甚或小便不通,造成尿潴留。

　　本病属中医"癃闭""精癃"等范畴。"癃闭"一词最早出现于《黄帝内经》,《素问·宣明五气》篇曰:"膀胱不利为癃,不约为遗溺。"小便点滴而出为"癃",小便全无,无法排出为"闭"。正常人的小便,有赖于三焦气化功能的正常,而三焦气化功能又有赖于肺、脾、肾三脏功能正常。故良性前列腺增生症与肺、脾、肾三脏关系密切。基本病机包括肾虚、血瘀、湿热、膀胱气化不利。治疗上以分清虚实,内外合治,中西结合缓解临床增生症状为主。预后大多数患者可以基本控制病情。本病根据病因可分为膀胱湿热,肺热壅盛,阳虚不化,气滞血瘀,肝气郁滞。

辨　证　施　治

1. 杜宝俊分5证

　　(1)膀胱湿热证　此证是因为湿热之邪困阻膀胱,阻碍膀胱的气化功能,使膀胱气化失司,津液滞留腹中,导致小腹胀满。因为滞留的津液未经过升腾和气化,故上不能输布上焦而致口苦口黏;下不走尿道,导致小便点滴不通,或者尿量极少。治宜清利膀胱湿热。方用龙胆泻肝汤加减:龙胆草 15 克、通草 10 克、车前子(包煎)10 克、黄芩 15 克、生栀子 15 克、当归 15 克、生地黄 15 克、泽泻 20 克、柴胡 10 克、甘草 6 克。

　　(2)浊瘀阻络证　此证由于痰浊瘀血阻塞了肾和膀胱升腾气化的通道,使得通道变窄甚至完全阻塞,下焦肾和膀胱升腾之力受阻,水液滞留于脉道。通道变窄时,小便点滴而下或者尿如细线;通道完全被痰浊阻塞之后,小便则点滴不下。水液搏结下焦脉道,小腹胀满疼痛。治宜化痰化瘀散结。方用二陈丸合血府逐瘀汤加减:陈皮 15 克、茯苓 15 克、姜半夏 15 克、甘草 6 克、桃仁 6 克、红花 6 克、赤芍 15 克、川芎 10 克、桔梗 10 克、枳实 15 克、当归 15 克、怀牛膝 15 克、柴胡 10 克。

　　(3)肺热壅盛证　当肺被热邪壅蔽,气化之力不能由上宣发,继而下焦升腾之力受阻而慢慢减弱,水液渐渐囤积于下焦不化,导致小便不畅,日久则气化之力更弱,必然小便点滴不通。肺气闭阻不能宣发,所以伴随出现呼吸急促或咳嗽。治宜清泄肺热。方用苇茎汤合桂枝茯苓汤加减:芦根 15 克、薏苡仁 20 克、桔梗 12 克、桂枝 10 克、茯苓 12 克、牡丹皮 10 克、桃仁 12 克、赤芍 12 克、夏枯草 15 克、炒麦芽 30 克、葛根 12 克、甘草 6 克。

　　(4)肝气郁滞证　升腾气化而成的水液要依靠肝的疏泄,把具有营养物质的津液输布到脏器周围,把没有营养物质的浊液排泄至尿道。肝气郁结不仅影响情志,导致多烦善怒,还会影响肝的疏泄功能,使得浊液不能及时排泄到尿道,从而出现胁肋胀满、小便不通的症候。如果肝之疏泄功能进一步丧失,就会使得浊液完全不排泄,输布到脏器周围,形成鼓胀。治宜疏利肝气、通利小便。方用柴胡疏肝散加减:柴胡 10 克、陈皮 15 克、川芎 10 克、香附 15 克、枳壳 15 克、白芍 15 克、甘草 6 克。

（5）阳虚不化证　此证主要源于肾之阳气匮乏，没有足够的力量升腾气化下焦的水液，而致水液潴留下焦，导致小腹坠胀，小便不通或者排出不利。因肾之元阳不足，必然伴随神疲乏力，畏寒肢冷，腰膝酸冷等症候。治宜温补脾肾、通利小便。方用真武汤加减：白术 10 克、干姜 10 克、白芍 15 克、黑附子 6 克、茯苓 10 克。[①]

2. 彭世桥等分 6 型

基本方（桂枝茯苓丸加味）：桂枝 10 克、牡丹皮 10 克、赤芍 10 克、桃仁 10 克、甲片 10 克、水蛭 10 克、茯苓 15 克、甘草 6 克等。

（1）湿热下注型　症见尿频急、疼痛，尿道灼热，口苦咽干，烦闷呕恶，大便干结或黏滞不爽，舌质红，苔黄腻，脉滑数或弦数。方用基本方合四妙散、八正散：苍术、黄柏、生薏苡仁、牛膝、石韦、滑石、车前子、萹蓄、瞿麦、炒栀子、木通、大黄。

（2）阴虚火旺型　症见小便滴淋不畅，时发时止，经久不愈，五心烦热，夜寐不安，口干咽燥，头晕耳鸣，舌红苔少，脉细数。治宜滋阴降火。方用桂枝茯苓丸合知柏地黄汤加减：知母、黄柏、生地黄、泽泻、女贞子、牛膝。

（3）肺气壅塞型　症见小便不畅或点滴而下，胸闷气短，咳嗽喘逆，或伴恶寒发热，呕恶痰涎，舌淡苔白，脉浮或滑。治宜宣畅肺气、祛邪利窍。方用基本方合三拗汤加减：麻黄、杏仁、葶苈子、牛蒡子、桔梗、紫菀。

（4）肾阳虚衰型　症见神疲倦怠，尿出无力，滴沥不畅，尿液澄清，畏寒肢冷，腰膝酸困，舌淡苔白，脉沉细弱。治宜温肾助阳。方用基本方合金匮肾气汤加减：制附子、肉桂、熟地黄、山茱萸、山药、鹿角霜、小茴香、菟丝子、黄芪。

（5）脾气不升型　症见小腹坠胀，时欲小便而不得出，或量少而不畅，神疲气短，倦怠乏力，舌淡苔薄，脉沉细弱。治宜健脾益气、升清降浊。方

用基本方合补中益气汤加减：黄芪、党参、白术、升麻、陈皮、柴胡、当归。

（6）痰瘀壅结型　症见小便点滴而下或闭塞不通，或尿时涩痛，或小腹胀痛，面色晦暗，舌质紫暗，或有瘀点，舌体胖大，有齿痕，脉涩。治宜化痰软坚、消瘀散结、通利水道。方用基本方合代抵挡丸加减：大黄、当归、肉桂、浙贝母、海藻、昆布、三棱、皂角刺、泽兰。

每日 1 剂，水煎取汁分 3 次服，15 日为 1 个疗程。服药期间禁烟酒，忌食生冷、辛辣、油腻之物，节制房事。临床观察：彭世桥等用上方辨证治疗 100 例 BPH 患者，总有效率为 89%，疗效满意。[②]

3. 王文春分 5 型

（1）膀胱湿热型　症见小便点滴不通，或量小短赤灼热，小便胀满，口苦口黏，或口渴不欲饮，或大便不畅，苔根黄腻，舌质红，脉数。治宜清热利湿、化瘀通便。方用八正散加减：萹蓄 12 克、瞿麦 12 克、车前草 15 克、川牛膝 15 克、桃仁 10 克、红花 10 克、栀子 9 克、酒大黄 6 克、郁李仁 12 克、滑石 15 克、土茯苓 15 克、琥珀粉（冲）10 克、甘草 6 克。随症加减：热盛，加黄芩 9 克、黄连 9 克；舌苔厚腻，加苍术 9 克、黄柏 9 克。

（2）气滞血瘀型　症见小便不通或小便不爽，胁痛腹胀，烦躁易怒，舌红，苔薄黄，脉弦。治宜理气活血、通利小便。方用沉香散加味：沉香 12 克、橘皮 12 克、当归 15 克、王不留行 9 克、石韦 9 克、冬葵子 15 克、滑石 15 克、木香 12 克、槟榔 9 克、乌药 6 克、枳实 9 克、柴胡 10 克、丹参 10 克、桃仁 10 克、益母草 10 克、红花 10 克。

（3）气虚血瘀型　症见小腹胀而下坠，时欲小便而不得出，或便量少而不畅，或小便失禁，神疲乏力，食欲不振，气短而语声低怯，舌质淡，苔薄，脉细弱。治宜补益中气、化瘀利水。方用补中益气汤合桂枝茯苓丸加减：黄芪 30 克、白术 9 克、陈皮 9 克、党参 20 克、柴胡 6 克、升麻 6 克、当归 12 克、川牛膝 10 克、桂枝 9 克、茯苓 15 克、赤芍

① 郭长青,等.杜宝俊主任治疗良性前列腺增生经验[J].环球中医药,2014,7(3)：217-218.
② 彭世桥,等.桂枝茯苓丸加味治疗前列腺增生症 100 例临床观察[J].中国医药导报,2007(8)：115.

15 克、桃仁 10 克、甘草 6 克。

（4）肾阳虚血滞型　症见小便不通或点滴不爽，排出无力，面色㿠白，神气怯弱，畏寒，腰膝冷而酸软无力，舌质淡苔白，脉沉细而弱。治宜温肾化气、活血利尿。方用济生肾气丸合桂枝茯苓丸化裁：生地黄 15 克、熟地黄 15 克、山茱萸 12 克、山药 15 克、茯苓 20 克、泽兰 15 克、牛膝 15 克、车前子 15 克、桂枝 10 克、附子 10 克、淫羊藿 15 克、仙茅 15 克、赤芍 15 克、桃仁 10 克、甲片 15 克、王不留行 10 克。

（5）阴虚邪踞型　症见小便频数不爽，或涓滴难下，或淋漓不尽，大便干结，咽干心烦，手足心热，头晕失眠，腰膝酸软，舌质红少津，脉细数或弦滑。治宜滋补肾阴、祛瘀散结。方用滋肾通关丸合桂枝茯苓丸加味：黄柏 10 克、知母 10 克、桂枝 6 克、桃仁 10 克、牡丹皮 10 克、赤芍 15 克、土茯苓 15 克、生地黄 10 克、女贞子 10 克、墨旱莲 10 克、龟甲 10 克、枸杞子 10 克、炙鳖甲 10 克、陈皮 10 克。

以上各方均每日 1 剂，水煎 2 次兑匀，分 3 次服。①

经 验 方

1. 通关丸合八味地黄丸　知母 15 克、黄柏 15 克、肉桂 10 克、附子 10 克、熟地黄 25 克、山茱萸 15 克、山药 15 克、牡丹皮 15 克、泽泻 15 克、三棱 15 克、莪术 15 克、桃仁 15 克、赤芍 15 克。随症加减：兼下焦湿热症状明显而出现尿黄赤，尿道灼热疼痛，舌根部苔黄厚腻，脉弦滑数者，可加瞿麦 20 克、萹蓄 20 克、蒲公英 30 克、白花蛇舌草 30 克。每日 1 剂，水煎，每日服 3 次，10 日为 1 个疗程。一般 1～3 个疗程。范金荣用上方加减治疗 30 例前列腺增生患者。结果：显效 13 例，有效 17 例，总有效率 100%。②

2. 补肾化瘀散结汤　淫羊藿 20 克、菟丝子 15 克、枸杞子 15 克、山茱萸 15 克、车前子 10 克、三棱 12 克、水蛭 10 克、青皮 10 克、甲片 10 克、泽泻 10 克、川楝子 15 克、海藻 30 克、白芷 15 克、川牛膝 20 克。随症加减：尿常规白细胞增多者，加蒲公英 20 克、金钱草 20 克；尿混浊如米泔者，加萆薢 10 克、石菖蒲 10 克；尿失禁者，去车前子、泽泻，加益智仁 10 克、覆盆子 15 克；气滞明显者，加柴胡 15 克、乌药 10 克；肾阳虚者，加附子 6 克、肉桂 6 克；肾阴虚者，加女贞子 15 克、墨旱莲 15 克。每日 1 剂，水煎分早晚 2 次服。王晓春用上方加减治疗 76 例 BPH 患者。结果：治愈 48 例，好转 23 例，总有效率 93.4%。③

3. 金匮肾气丸加味　熟地黄 20 克、淮山药 15 克、山茱萸 10 克、牡丹皮 10 克、泽泻 10 克、茯苓 10 克、肉桂（后下）3 克、淡附子 6 克、桃仁 10 克、红花 6 克、金钱草 30 克、浙贝母 10 克、夏枯草 30 克。每日 1 剂，水煎服，分上下午各 1 次温服，30 日为 1 个疗程。寿仁国用上方治疗 122 例前列腺增生患者，总有效率为 90.2%。④

4. 天真丹汤剂　葫芦巴 10 克、沉香末 5 克、小茴香 10 克、巴戟天 10 克、炒杜仲 10 克、炒牵牛子 8 克、琥珀粉 3 克、肉桂 3 克。每日 1 剂，水煎分 2 次服。3 周为 1 个疗程。张树元等用上方治疗 78 例前列腺增生患者。结果：服药 1～2 个疗程临床症状消失，指检前列腺正常 8 例，有效 61 例，无效 9 例，总有效率 88.46%。⑤

中 成 药

1. 前列安合剂　组成：蒲公英、白花蛇舌草、王不留行、地龙、柴胡、茯苓、菟丝子、黄柏、琥珀（滇药制字 Z20082631A）。用法用量：每次 30 毫升，每日 3 次温服。临床应用：徐波等用上方治疗 64 例 BPH 湿热瘀阻型的患者，治疗 1 个疗程后前

① 沈敏娟，王文春，等.王文春主任医师治疗前列腺增生经验介绍[J].甘肃中医，2006，19(6)：8－9.
② 范金荣.通关丸合八味地黄丸加减治疗前列腺增生 30 例[J].中国社区医师(医学专业)，2011，13(8)：131.
③ 王晓春.补肾化瘀散结汤治疗前列腺增生 76 例[J].河北中医，2007(1)：50.
④ 寿仁国.金匮肾气丸加味治疗前列腺增生 122 例[J].江西中医药，2007(8)：31.
⑤ 张树元，等.天真丹治疗前列腺增生病 78 例[J].辽宁中医药大学学报，2007(5)：134.

列腺症状评分(IPSS)、生活质量评分(QOL)及最大尿流率(MFR)较前均有明显改善,证明前列安合剂治疗湿热瘀阻型 BPH 患者可明显改善患者的临床症状及最大尿流率,疗效显著。[1]

2. 三金片　　组成:金樱根、金刚刺、金沙藤、积雪草、菝葜等(桂林三金药业生产)。用法用量:3 片,每日 3 次。临床应用:刘丹荣等将 130 例 BPH 患者随机分成治疗组 90 例和对照组 40 例。治疗组口服三金片,对照组口服保列治。两组均连服 3 个月。结果:治疗组治疗后 IPSS、最大尿流率、残余尿临床改善均优于对照组(均 $P <$ 0.05),前列腺体积变化差异无统计学意义。认为三金片治疗 BPH 患者具有较好疗效。[2]

3. 前列安丸　　组成:淫羊藿、蛇床子、冬葵子、黄柏等(河南省中医院制剂室提供)。用法用量:每次 10 克,每日 3 次。临床应用:孙自学等将 80 例肾虚湿热兼瘀型 BPH 患者随机分为治疗组与对照组各 40 例。治疗组应用前列安丸口服,对照组应用癃闭舒胶囊。结果:两组总疗效比较无显著性差异,但对改善患者症状,如夜尿次数、腰膝酸软、尿线情况以及在提高患者最大尿流率、降低患者泌尿症状困扰评分方面,治疗组均明显优于对照组(均 $P > 0.05$),且有较好的安全性。[3]

4. 凤尾草颗粒剂　　组成:凤尾草(江阴天江药业公司生产)。用法用量:5 克,每日 2 次,温开水冲服。临床应用:薛波新用单味中药凤尾草颗粒剂治疗 108 例 BPH 患者,并与 47 例服用保列治患者对照观察,连续用药 3 个月。结果:与治疗前比较,治疗后两组患者的 IPSS、MFR 及残余尿量均明显改善。结论:凤尾草颗粒治疗 BPH 具有较好的临床疗效,且不良反应少。[4]

5. 前列通瘀胶囊　　组成:赤芍、桃仁、甲片、土鳖虫、黄芪、鹿衔草、白芷、夏枯草、石韦、牡蛎、通草。用法用量:每次 5 粒,每日 3 次。临床应用:陈通文等用上方治疗 76 例 BPH 患者。结果:1 个疗程和 3 个疗程在降低 IPSS,提高 QOL,减少夜尿频数,尿线增粗有力,减轻腰膝酸软、少腹胀满应状,减低残余尿量方面均有显著疗效。1 个疗程总有效率为 73.48%,3 个疗程总有效率为 92.85%。[5]

① 徐波,等.前列安合剂治疗良性前列腺增生症 64 例临床研究[J].中国当代医药,2011,18(36):97,130.
② 刘丹荣,尤志珺,等.三金片治疗良性前列腺增生症的疗效评价[J].西部医学,2011,23(11):2140－2142.
③ 孙自学,等.前列安治疗肾虚湿热兼瘀型良性前列腺增生症[J].中国实验方剂学杂志,2010,16(12):180－182.
④ 薛波新,等.凤尾草颗粒剂治疗良性前列腺增生症的临床疗效评价[J].中国中西医结合杂志,2008(5):456－458.
⑤ 陈通文,等.前列通瘀胶囊治疗湿热瘀阻型前列腺增生证 76 例临床观察[J].亚太传统医药,2006(7):40－44.

男性不育

概　述

男性不育是指夫妇婚后同居 1 年以上，未用任何避孕措施，由于男性方面的原因造成女方不孕者，称为男性不育症。中医称为"无子""断嗣""断续"。男性不育症不是一种独立的疾病，男性生殖环节很多，任何疾病或因素影响精子的发生、成熟、获能、排出、受精等，均可造成男性不育症，是由一种或多种疾病与因素造成的结果。男性因素的不生育症占 35%～50%。

男性不育症病因繁多，多数不育的患者往往没有明显的临床症状而仅仅表现为不能生育。详询职业、既往病史、生活及饮食习惯、烟酒史、婚姻史、性生活情况和其他可能对生育造成影响的因素（腮腺炎、泌尿生殖器官感染、药物应用、环境与职业因素、生活习性、手术外伤以及内分泌疾病），同时，简要了解女方病史。本病患者可完全无特殊，也可表现为泌尿生殖器官的发育异常，如精索静脉曲张、输精管缺如、隐睾等。

对男性不育最早的相关记载是西周《周易·系辞上》有"乾……其动也直，是以大生；坤……其动也辟，是以广生"。中医无此病名记载，但可属中医"无子""无嗣"范畴。《黄帝内经·上古天真论》中，即有"丈夫八岁，肾气实，发长齿更；二八肾气盛，天癸至，精气溢泻，阴阳和，故能有子，……七八肝气衰，筋不能动，天癸绝，精少，肾脏衰，形体皆极；八八，则齿发去"。对不育的治疗最早见于先秦的《山海经》书中"鹕，食之宜子孙，鹿蜀，佩之宜子孙""员叶而白柎，赤华而黑理，其实如枳，食之宜子孙"。东汉张仲景在《金匮要略》以脉断无子"男子脉浮弱而涩，为无子，精气清冷"，隋朝

巢元方在《诸病源候论》中对"无子"的病因病机进行了阐述。隋以后对不育的认识逐渐完臻，对男性不育的病因病机、辨证论治有了较深刻的认识，出现了男性不育的专著专方，形成中医男性不育的理论体系。

本病病机复杂，临床多见肾精亏虚、肾阳不足、肾阴亏损、气血两虚、肝气郁结、湿热下注、痰湿过盛、瘀血阻滞等都可导致不育。治疗上分清虚实，对因治疗，夫妻同治是男性不育症的治疗原则。预后大多数患者病情可以得到改善。相当于现代医学的"不育症"。

辨 证 施 治

1. 夏春风等分 7 型

（1）肝郁气滞型　治宜疏肝理气解郁。方用柴胡疏肝散加减：白芍 15 克、柴胡 6 克、川芎 6 克、黄柏 6 克、陈皮 6 克、甘草 6 克、枳壳 12 克、路路通 12 克、香附 12 克、知母 10 克。

（2）气滞血瘀型　治宜活血祛瘀通络。方用血府逐瘀汤加减：当归尾 12 克、枳壳 12 克、桃仁 12 克、川牛膝 12 克、王不留行 12 克、路路通 12 克、炮甲片（先煎）10 克、柴胡 6 克、红花 6 克、甘草 6 克。

（3）气血两虚型　治宜大补气血、育阴壮阳。方用十全大补汤加减：当归 12 克、炒白芍 15 克、生地黄 15 克、茯苓 15 克、人参（另炖）5 克、炒白术 10 克、炙黄芪 10 克、肉桂末（冲服）3 克。

（4）肾阳虚型　治宜补肾壮阳、益精生髓。方用景岳赞育汤加减：附子 6 克、肉桂 3 克、巴戟天 10 克、山茱萸 10 克、炒白术 10 克、当归 10 克、淫羊藿 12 克、杜仲 12 克、白芍 12 克、枸杞子 15

克、熟地黄 15 克。

（5）肾阴虚型　治宜滋阴补肾、生髓潜阳。方用五子衍宗丸合知柏地黄丸加减：熟地黄 15 克、何首乌 15 克、龟甲（先煎）15 克、制黄精 15 克、茯苓 15 克、五味子 10 克、山茱萸 10 克、菟丝子 10 克、枸杞子 10 克、知母 10 克、牡丹皮 10 克、山药 20 克、黄柏 6 克、淫羊藿 12 克。

（6）痰湿内阻型　治宜燥湿化痰。方用平胃散合二陈汤加减：苍术 10 克、厚朴 10 克、法半夏 10 克、石菖蒲 10 克、炒白术 10 克、茯苓 15 克、陈皮 6 克、甘草 6 克、砂仁（后下）8 克、路路通 12 克。

（7）湿热下注型　治宜清热解毒除湿。方用萆薢分清饮合四妙散加减：萆薢 12 克、车前子 12 克、金银花 12 克、茯苓 15 克、土茯苓 15 克、蒲公英（包煎）15 克、黄柏 6 克、苍术 6 克、栀子 10 克。

以上各方均每日 1 剂，水煎 2 次，分上、下午 2 次服。服药期间忌烟、酒、酸、辣、油腻、生冷食品。3 个月为 1 个疗程，用药 1 个月复查 1 次精液常规。临床观察：夏春风等用上方辨证治疗 68 例男性不育症患者，其中肾阳虚型 12 例，总有效率 83.33％；肾阴虚型 15 例，总有效率 93.33％；气血两虚型 11 例，总有效率 100％；肝郁气滞型 10 例，总有效率 80.00％；痰湿内阻型 8 例，总有效率 87.50％；气滞血瘀型 5 例，总有效率 80.00％；湿热下注型 7 例，总有效率 71.43％。[①]

2．朱玉芬分 5 型

（1）肾阳虚型　症见久婚不育，并见全身乏力，腰膝酸软，形寒肢冷，性欲减退，舌淡苔白，脉细弱。精液检查示精子数量及成活率均低于正常。治宜温肾填精。方用五子衍宗丸：菟丝子 15 克、枸杞子 12 克、覆盆子 10 克、五味子 10 克、车前子 10 克、淫羊藿 15 克、川续断 12 克、肉苁蓉 10 克、皂角刺 15 克、当归 10 克、党参 12 克、黄芪 18 克。随症加减：兼有勃起功能障碍，加阳起石、仙茅；遗精，加金樱子、龙骨、牡蛎等。

（2）肾阴虚型　症见形体消瘦，头晕耳鸣，腰膝酸软，五心烦热，舌质红，苔薄白，脉细数。精液

检查示精子数少，死精子较多，精子活力差。治宜滋肾填精，佐以养血。方用六味地黄汤加减：熟地黄 10 克、山茱萸 12 克、怀山药 15 克、泽泻 10 克、茯苓 12 克、枸杞子 15 克、菟丝子 12 克、白芍 12 克、首乌 12 克、党参 12 克、黄芪 18 克、皂角刺 15 克。随症加减：若失眠多梦者，加夜交藤、炒酸枣仁。

（3）气血两虚型　症见久婚不育，头晕乏力，面色无华，气短，舌苔薄白，舌质淡胖有齿印，脉细无力。精液检查示精子数少，成活率低伴活动力差。治宜补脾益气养血，佐以补肾填精。方用四君子汤合五子衍宗丸加减：党参 15 克、黄芪 15 克、茯苓 12 克、白术 12 克、甘草 6 克、淫羊藿 12 克、枸杞子 15 克、山药 20 克、白芍 15 克、当归 10 克、皂角刺 15 克、熟地黄 10 克、紫河车 15 克、菟丝子 12 克。

（4）气滞血瘀型　症见久婚不育，性情急躁，情志不舒，心烦易怒，脘胁胀满，少腹不适，舌质紫暗，脉弦涩。精液检查示精子数少，畸形率高，活动能力差。治宜疏肝理气、活血化瘀。方用柴胡疏肝散加减：柴胡 9 克、赤芍 9 克、白芍 9 克、当归 15 克、枳壳 6 克、川芎 10 克、香附 10 克、陈皮 6 克、桃仁 9 克、红花 15 克、牡丹皮 6 克、甘草 6 克、枸杞子 10 克、川断 12 克、首乌 15 克、皂角刺 15 克。

（5）湿热下注型　症见久婚不育，口渴喜冷饮，或口舌生疮，心中烦热，夜寐不安，或梦交遗精，或排精疼痛，前阴及会阴部疼痛不适，小便赤短并淋沥作痛，舌红，苔薄黄，脉数有力。精液检查示精子数少，有脓细胞，伴有前列腺炎与精囊炎。治宜清利湿热，佐以益肾填精。方用导赤散化裁：生地黄 15～30 克、赤芍 15～30 克、朱茯苓 15～30 克、木通 6 克、竹叶 10 克、车前子（包煎）10 克、泽泻 10～20 克、丹参 10～20 克、甘草梢 5 克、川柏 6 克、皂角刺 15 克、枸杞子 15 克、山茱萸 12 克、怀山药 15 克。

以上各方均每日 1 剂，水煎服，7 周为 1 个疗

　夏春风，等.辨证治疗男性不育症 68 例［J］.新中医，2004，36（7）：63.

程,连续治疗 2 个疗程后统计疗效。并嘱注意寡欲、节劳、息怒、戒酒、慎味。临床观察:朱玉芬等用上方加减辨证治疗 158 例男性不育少精子患者,取得较好疗效。[1]

经 验 方

1. **右归丸加减** 熟地黄 30 克、山药 15 克、鹿角胶 15 克、当归 10 克、菟丝子 15 克、山茱萸 10 克、枸杞子 15 克、肉桂 6 克、制附子 6 克、杜仲 15 克。每日 1 剂,早晚水煎服,1 个月为 1 个疗程,连续服用 3 个月。苏梦媛等用上方治疗 31 例肾阳亏虚型男性不育症。结果:有效 8 例,显效 13 例,治愈 7 例,总有效率 90.32%。[2]

2. **左归丸加减** 大怀熟地黄 24 克、山药 12 克、枸杞子 12 克、山茱萸 12 克、川牛膝 12 克、菟丝子 12 克、鹿胶 12 克、龟胶 12 克。每日 1 剂,早晚分服,服用 3 个月。吴必建用上方治疗 61 例肾阴亏虚型男性不育症患者。结果:有效 32 例,显效 11 例,痊愈 7 例,总有效率 82%。[3]

3. **加味二陈汤** 法半夏 10 克、佛手 15 克、陈皮 12 克、郁金 20 克、枳壳 10 克、淫羊藿 30 克、巴戟天 12 克、山茱萸 15 克、茯苓 20 克、甘草 4 克。每日 1 剂,水煎服,每剂 2 煎,各取汁 200 毫升,早晚分服,6 周为 1 个疗程,连续治疗 2 个疗程,总疗程 12 周。柯桂仁用上方共治疗 82 例精液不液化患者。结果:治愈 54 例,有效 22 例,有效率占 92.6%。[4]

4. **五子衍宗丸加减** 覆盆子 15 克、菟丝子 20 克、五味子 10 克、枸杞子 10 克、车前子 10 克、黄芪 20 克、巴戟 10 克、何首乌 10 克、黄精 15 克、生地黄 10 克、甘草 10 克。每日 1 剂,早晚水煎服,1 个月为 1 个疗程。江希春等用上方总治疗 96 例

男性不育患者。结果:治愈 79 例,显效 13 例,无效 4 例,总有效率 96%。[5]

5. **虎杖丹参饮** 枸杞子 15 克、淫羊藿 15 克、何首乌 15 克、黄芪 15 克、虎杖 15 克、蒲公英 20 克、生地黄 15 克、丹参 15 克、赤芍 15 克、徐长卿 12 克、当归 15 克、生甘草 3 克。卢太坤等用上方治疗 60 例免疫性不育患者,效果满意。[6]

6. **益肾生精汤** 熟地黄 15 克、山茱萸 10 克、枸杞子 15 克、菟丝子 15 克、山药 20 克、巴戟天 10 克、淫羊藿 10 克、鹿角胶 10 克、制附子 10 克、肉桂 6 克、紫石英 10 克、五味子 6 克、覆盆子 15 克、党参 15 克、黄芪 20 克。随症加减:阴虚内热者,去附子、肉桂,加知母 10 克、黄柏 10 克;湿热内蕴者,去附子、肉桂,加龙胆草 6 克、栀子 10 克、黄芩 10 克、土茯苓 15 克、车前草 15 克。韩晓峰用上方加减治疗 68 例死精子过多引起的不育症患者。结果:怀孕 30 例,显效 22 例,有效 8 例,无效 8 例,总有效率 88.3%。[7]

7. **生精汤** 半枝莲 20 克、僵蚕 15 克、急性子 12 克、水蛭 5 克、路路通 9 克、王不留行 15 克、蜈蚣 2 克、羊睾丸 1 具、赤芍 9 克、枳实 10 克、柴胡 9 克、桃仁 10 克、甲片 15 克、牛膝 10 克、皂角刺 10 克、三棱 10 克、莪术 10 克、枸杞子 15 克。随症加减:肾阴虚者,加熟地黄、山茱萸、女贞子、知母、龟板胶等;肾阳虚者,加附子、淫羊藿、巴戟天、鹿角胶等;脾虚者,加白术、茯苓等;有遗精早泄症状者,加金樱子、芡实等;湿热下注明显者,加龙胆草、黄芩等。胡秉德用上方加减治疗 36 例无精症患者。结果:治愈 31 例,无效 5 例,治愈率 86%。[8]

8. **活精种子汤** 黄芪 30 克、山茱萸 12 克、菟丝子 15 克、枸杞子 15 克、肉苁蓉 12 克、桑椹 30 克、仙茅 15 克、淫羊藿 30 克、水蛭 5 克、鹿角胶 15 克、甘草 10 克。随症加减:阴虚火旺者,去鹿角

[1] 朱玉芬.中医辨证分型治疗男性不育少精子症 158 例[J].国医论坛,2002(4):20-21.
[2] 苏孟媛,邱勇超.右归丸联合温针灸治疗肾阳亏虚型男性不育症的临床研究[D].广州:广州中医药大学,2017.
[3] 吴必建,李海松.滋阴补肾法治疗肾阴亏虚型男性不育症的临床研究[D].北京:北京中医药大学,2013.
[4] 柯桂仁.加味二陈汤治疗精液不液化 82 例[J].内蒙古中医药,2012,6(8):9.
[5] 江希春,等.五子衍宗丸加味治疗男性不育症 96 例[J].中国现代药物应用,2008,2(7):39.
[6] 卢太坤,等.虎杖丹参饮治疗免疫性不育男性的临床研究[J].中华男科学杂志,2006(8):750-755.
[7] 韩晓峰.自拟四君生精汤治疗无精子症疗效观察[J].卫生职业教育,2005(8):57.
[8] 胡秉德.自拟生精汤治疗无精症 36 例[J].吉林中医药,2004(9):35.

胶、仙茅、淫羊藿,加知母 10 克、黄柏 15 克、龟板胶 15 克、墨旱莲 30 克、女贞子 30 克;有湿热者,去鹿角胶、淫羊藿、仙茅,加土茯苓 30 克、败酱草 30 克;精索静脉曲张者,加紫丹参 30 克、赤芍 12 克、参三七(分 2 次用中药送服)10 克。每日 1 剂,分 2 次服,4 周为 1 个疗程,每个疗程完成后检查 1 次精液常规。何益新用上方加减治疗 168 例精子活力低下不育症患者。结果:经过 1～3 个疗程的治疗,怀孕 61 例,治愈 82 例,有效 14 例,无效 11 例,总有效率 93.4%。[①]

9. 加味桂枝茯苓丸　桂枝 10 克、茯苓 10 克、牡丹皮 10 克、芍药 10 克、桃仁 10 克、当归 12 克、黄芪 15 克、何首乌 15 克、枸杞子 20 克、牛膝 20 克、甘草 6 克。随症加减:肝经郁滞者,加橘核 10 克、乌药 10 克;湿热下注者,加车前子 10 克、黄柏 10 克;气虚者,加党参 10 克、白术 10 克;阳虚者,加吴茱萸 3 克、附子 6 克;阴虚者,加知母 10 克、鳖甲 10 克。每日 1 剂,水煎服,每月复查 1 次精液,3 个月为 1 个疗程,一般治疗 1～2 个疗程。徐吉祥用上方加减治疗 269 例精索静脉曲张所致不育患者。结果:治愈 97 例,显效 101 例,有效 34

例,无效 37 例,总有效率 86.25%。[②]

10. 二仙汤　淫羊藿 30 克、仙茅 15 克、熟地黄 30 克、龟甲 30 克、菟丝子 20 克、知母 15 克、肉苁蓉 15 克、巴戟天 15 克、桃仁 10 克、红花 10 克。随症加减:脾虚湿盛者,加香附 15 克、制半夏 15 克、川芎 5 克、生地黄 20 克、茯苓 30 克;脾肾两虚者,加茯苓 10 克、山茱萸 15 克、牡丹皮 10 克、柴胡 10 克、黄柏 10 克、泽泻 10 克、水牛角粉 50 克;气滞血瘀者,加丹参 15 克、莪术 15 克、牛膝 15 克、当归 10 克。每日 1 剂,煎后分 2 次温服。3 个月为 1 个疗程,治疗 2 个疗程。陈磊用上方加减治疗 46 例畸形精子过多不育症患者。结果:经 2 个疗程的治疗后,临床痊愈 9 例,显效 18 例,有效 13 例,无效 6 例,总有效率 86.96%。[③]

11. 龙胆泻肝汤加减　龙胆草 10 克、丹参 10 克、当归 10 克、栀子 9 克、黄芩 9 克、木通 9 克、泽泻 15 克、车前子 12 克、生地黄 20 克、柴胡 6 克、生甘草 6 克、水蛭 6 克、土鳖虫 6 克。每日 1 剂,水煎服,分 2 次饭后半小时服。连服 30 日为 1 个疗程。陈本立用上方治疗 27 例男性不育症患者。结果:治愈 21 例,有效 4 例,有效率 92%。[④]

① 何益新.活精种子汤治疗精子活力低下不育症 168 例临床观察[J].江西中医药,2003(9):28.
② 徐吉祥.加味桂枝茯苓丸治疗精索静脉曲张型不育症 269 例[J].陕西中医,2003(9):783-785.
③ 陈磊,等.自拟二仙汤治疗畸形精子过多不育症 46 例[J].上海中医药杂志,2002(5):29.
④ 陈本立.龙胆泻肝汤治疗男性不育症 27 例[J].安徽中医学院学报,1997,16(6):28.

前 列 腺 炎

概　述

前列腺炎是指前列腺在病原体感染,常见大肠埃希菌、金黄色葡萄球菌、结核分枝杆菌、溶血性链球菌、肺炎克雷伯菌、变形杆菌和假单胞菌属等,或某些非感染因素作用下,常见尿液反流、精神心理因素、精神内分泌因素、过敏性炎症反应或自身免疫性疾病、氧化应激学说和盆腔相关疾病因素等原因,导致前列腺炎。前列腺分5型:Ⅰ型——急性细菌性前列腺炎;Ⅱ型——慢性细菌性前列腺炎;Ⅲ型——慢性前列腺炎/慢性盆腔疼痛综合征(ⅢA型——炎症性慢性盆腔疼痛综合征,ⅢB型——非炎症性慢性盆腔疼痛综合征);Ⅳ型——无症状性前列腺炎。

临床亦可见患者以骨盆区域疼痛或不适、排尿异常(尿频、尿急、尿欠畅等待、尿滴白、尿无力)等症状为特征的一组疾病。

本病属中医"精浊""淋浊"范畴。急性前列腺炎属于"淋证"范畴。中医认为前列腺炎可由外感热毒蕴结膀胱、气化不利而成;或平素饮酒过度,过食辛辣、膏粱厚味,致脾运失常,湿热内生;或房事过度,手淫恶习,肾精损耗,阴虚火旺,相火妄动,遂生内热;或素体阳虚,劳累过度,肾阳不足,肾气虚亏,精宝不能闭藏;或湿热长期不清,相火久遏不泄,则精道精室气血瘀滞而成。故而多责之于心、脾、肝、肾等脏腑功能失调。治疗上分清急性慢性,虚实辨证,中西结合综合治疗中医主要以改善症状为目的,同时关注和纠正不良生活方式,则预后较好。

辨 证 施 治

1. 李忠祥分3型

导赤散:生地黄15克、木通10克、甘草10克。

(1)湿热蕴结型　症见尿频,尿急,尿痛,尿道灼热,尿末滴白量多,会阴胀痛不适,前列腺肿胀压痛,前列腺液镜检白细胞大于或等于每HP 10个,舌质红,苔黄腻,脉滑数。方用上方加蒲公英20克、车前子10克、黄柏10克、马鞭草15克。

(2)气滞血瘀型　症见会阴部刺痛,痛引小腹、睾丸、阴茎,腰骶部不适,小便滴沥刺痛,舌质紫暗或有瘀斑,脉涩或弦。方用导赤散加泽兰10克、丹参15克、赤芍10克、王不留行25克、甲片10克、青皮10克。

(3)肾虚型　症见小便频数,余沥不尽,尿末滴白,腰膝酸软,头晕耳鸣,甚或阳痿早泄,前列腺液中卵磷脂小体显著见少。方用导赤散。

(4)阳虚型　兼见形寒肢冷,小便清长,舌质淡胖,脉沉无力。方用导赤散加肉桂3克、杜仲10克、淮山药30克、川续断10克。

(5)肾阴虚型　兼见五心烦热,盗汗遗精,小便短少,舌质红苔少,脉细数。方用导赤散加黄柏10克、熟地黄10克、牡丹皮10克、泽泻10克、墨旱莲10克。

以上各方均每日1剂,水煎服。15日为1个疗程,服药3个疗程。临床观察:李忠祥用上方加减辨证治疗72例慢性前列腺炎患者。结果:痊愈11例,占15.20%;显效29例,占40.30%;有效27例,占37.50%。总有效率93.36%。①

① 李忠祥.导赤散在慢性前列腺炎中的运用[J].光明中医,2011,26(6):1169.

2. 湿热瘀阻证 主症：(1) 会阴疼痛或不适或少腹疼痛不适或睾丸、阴茎、尿道疼痛不适；(2) 尿频、尿急、尿痛；(3) 排尿余沥不尽。次症：(1) 腰骶疼痛；(2) 阴囊潮湿；(3) 滴白；(4) 舌暗红或舌边瘀点、瘀斑，苔黄腻，脉缓或沉紧或弦涩。方用加味四妙散：黄柏、苍术、川牛膝、生薏苡仁等。每剂煎 3 次，约 330 毫升，药液混合共约 1 000 毫升，饭后 40 分钟口服，每日 3 次。1 个月为 1 个疗程。临床观察：刘伟用上方治疗 66 例慢性前列腺炎患者。结果：临床治愈 19 例，占 28.80％；显效 31 例，占 46.90％；有效 10 例，占 15.20％。总有效率 90.90％。①

3. 湿热型 症见尿末滴白，尿后余沥不清，自觉会阴胀痛、灼热或胀坠，或睾丸隐痛或腰部、少腹部拘急牵痛，或龟头微刺痛，或尿频急，或尿道灼热刺痛不适。全身症状则常伴阳痿、早泄、遗精或口干苦等，舌淡红，苔黄脉滑。方用清化导前丸：蒲公英、黄柏、败酱草、皂角刺、苍术、牛膝、王不留行、赤芍、蛇床子、川草薢、马鞭草、泽兰、柴胡、制大黄。将蒲公英、牛膝、皂角刺、败酱草、川草薢、王不留行、马鞭草、泽兰、蛇床子、苍术置多能提取罐中提取，过滤，浓缩至稠膏状。将稠膏置酒缸中，加入等量 95％乙醇溶液，静置 24 小时，吸取上清液，回收乙醇，浓缩，得稠膏。将赤芍、黄柏、柴胡、制大黄经万能粉碎机(直径 0.6 厘米筛)粉碎成粗粒，置干燥混合机内灭菌，于烘箱内干燥，再置于高速粉碎机磨细粉，过 100 目筛。将水提部分制得的稠膏与细粉混合，干燥 12 小时，磨细粉，过 100 目筛，加入蜂蜜，至丸模达规定标准制成丸种，再将丸种成型、过皮、筛选、分装成每瓶 60 克。每次 10 克，每日 2 次。3 周为 1 个疗程。临床观察：冯仰梁用上法治疗 87 例精浊(湿热型)患者。结果：痊愈 31 例，占 35.63％；好转 47 例，占 54.02％。总有效率 89.66％。②

经 验 方

1. 草薢汤 草薢 15 克、菟丝子 15 克、怀山药 15 克、益智仁 12 克、茯苓 10 克、车前子(包)10 克、沙苑子 10 克、石菖蒲 3 克、甘草梢 3 克。随症加减：湿热重，加用碧玉散 6 克、马鞭草 15 克；气虚明显，加用黄芪 30 克、党参 15 克；瘀甚，则加用丹参 12 克、皂角刺 6 克；肾虚明显，加用续断 15 克、山茱萸 12 克。每日 1 剂，水煎 2 次，取汁 400 毫升，分 2 次温服，疗程 8 周。张凯等用上方加减治疗 110 例慢性非细菌性前列腺炎患者。结果：治愈 40 例，显效 43 例，有效 13，总有效率 87.27％。③

2. 疏肝通淋汤 柴胡 15 克、枳实 10 克、赤芍 10 克、白芍 10 克、桔梗 10 克、当归 10 克、生栀子 10 克、茯苓 30 克、菟丝子 10 克、生地黄 20 克、熟地黄 20 克、浙贝母 10 克、怀牛膝 25 克、红藤 30 克、石菖蒲 10 克、附子 5～50 克。随症加减：腹部坠胀明显者，加升麻 15 克、生黄芪 45 克；尿道作痒灼热，加苦参 10 克、威灵仙 15 克；痛剧者，加乌药 30 克、延胡索 30 克；瘀血明显者，加桃仁 10 克、莪术 10 克。殷竹泉用上方加减治疗 1 例慢性前列腺炎患者，疗效满意。④

3. 中药方 桂枝 10 克、莪术 10 克、甲片(先煎)3 克、水蛭 5 克、王不留行 10 克、生薏苡仁 30 克、黑附子(先煎)3 克、败酱草 15 克。随症加减：湿热蕴结型，上方选加茵陈 15 克、泽泻 10 克；气滞血瘀型，上方选加川楝子 10 克、延胡索 10 克；正虚邪恋型，上方选加生黄芪 15 克；如睾丸疼痛，加橘核 30 克；会阴或小腹疼痛，加乌药 10 克、葛根 10 克、川芎 5 克、川牛膝 15 克；尿道疼痛，加刘寄奴 10 克。每日 1 剂，水煎分 2 次服。张治国等将 67 例慢性前列腺炎患者随机分为治疗组 40 例和对照组 27 例。治疗组用上方辨证治疗，对照组口服前列康片。结果：治疗组治愈 8 例，占

① 刘伟.加味四妙散治疗慢性前列腺炎 66 例临床观察[J].河南外科学杂志，2010，16(5)：89 - 90.
② 冯仰梁.清化导前丸治疗精浊(湿热型)87 例临床总结[J].黑龙江中医药，2001(3)：18 - 19.
③ 张凯，等.草薢汤治疗慢性非细菌性前列腺炎 110 例[J].安徽中医药大学学报，2015，34(4)：28 - 30.
④ 殷竹泉.疏肝通淋汤治疗慢性前列腺炎经验举隅[J].中国民族民间医药，2015，24(19)：24.

20.00%；显效 17 例，占 42.50%；有效 9 例，占 22.5%。总有效率 85.00%。对照组治愈 5 例，占 18.5%；显效 9 例，占 33.3%；有效 6 例，占 22.2%。总有效率 74%。[1]

4. 八正散加减　车前子 15 克、萹蓄 15 克、大黄 15 克、滑石 30 克、瞿麦 15 克、栀子 15 克、甘草 10 克。随症加减：如大便秘结腹胀者，重用大黄 20 克、枳实 15 克；见寒热、口苦呕恶者，可加柴胡 15 克、黄芩 15 克、姜半夏 15 克；腹痛严重者，可加延胡索 30 克、川楝子 15 克。每次 200 毫升，每日 2 次，口服，连服 30 日。李勋用上方加减治疗 82 例湿热下注型慢性前列腺炎患者。结果：痊愈 21 例，占 25.61%；显效 37 例，占 45.12%；有效 13 例，占 15.85%。总有效率 86.58%。[2]

5. 通关散　当归 12 克、皂角刺 12 克、白芷 12 克、贝母 9 克、苦参 15 克、生薏苡仁 15 克、炙附片 6 克、败酱草 24 克、红藤 30 克。随症加减：湿热下注型，加苍术 12 克、黄柏 12 克、车前子 30 克；瘀阻型，加牛膝 15 克、莪术 12 克、三七 6 克；肾虚夹瘀证，加补骨脂 30 克、枸杞子 15 克、炙地龙 15 克；气滞型，加醋柴胡 6 克、白芍 15 克、香附 10 克。每日 1 剂，水煎服，每日 2 次服用。2 周为 1 个疗程，治疗 4 周。王利军用上方加减治疗 540 例慢性前列腺炎患者。结果：治愈 122 例，显效 167 例，有效 152 例，总有效率 84.81%。[3]

6. 尿浊淋方（《仁存堂经验方》）　络石藤 60 克、红参 60 克、茯苓 60 克、煅龙骨 30 克。上药共为末，每日早晚以米汤送服 6 克，可以单党参代红参，或做汤剂煎服。适用于小便如泔，日久不愈，反复发作，劳累加重，面色神疲，舌淡脉虚之证。[4]

7. 加味虎杖散　虎杖 20 克、乳香 10 克、金钱草 15 克、黄柏 10 克、益母草 15 克、王不留行 10

克、丹参 10 克、枸杞子 10 克、墨旱莲 10 克、女贞子 10 克等。每日 1 剂，水煎服。周青等用上方治疗 68 例ⅢB型前列腺炎患者。结果：治愈 12 例，显效 28 例，有效 20 例，总有效率 88.20%。治疗前后的疼痛、排尿症状、生活质量及总评分均明显改善（$P < 0.01$）。[5]

8. 萆薢分清饮加减　萆薢 20 克、益智仁 15 克、石菖蒲 20 克、甘草梢 10 克、茯苓 15 克、鸡内金 15 克、金钱草 30 克、白茅根 20 克、赤茯苓 15 克、栀子仁 15 克、车前子 15 克。随症加减：兼有血精者，加黄柏 15 克、生地黄 20 克；兼尿频、尿急、腰膝酸软较重者，加乌药 10 克；兼阳痿、早泄、遗精者，加杜仲 20 克、巴戟天 15 克；兼排尿涩痛者，加琥珀（冲服）15 克。王家兴等用上方加减治疗 208 例非细菌性前列腺炎患者。结果：治愈 167 例，好转 39 例，总有效率 99.00%。[6]

9. 当归贝母苦参丸　当归 12 克、滑石 12 克、浙贝母 30 克、土茯苓 30 克、苦参 15 克、败酱草 15 克、泽兰 15 克、王不留行 15 克、石菖蒲 10 克。每日 1 剂，水煎温服。诸症减轻，原方加白芷 6 克、桂枝 6 克。诸症消失，再予原方 7 剂，巩固疗效。谢作钢用上方加减治疗 1 例慢性前列腺炎患者，疗效较好。[7]

10. 清利祛瘀汤　苦参 15 克、川芎 12 克、红花 12 克、黄芪 12 克、白术 12 克、茯苓 12 克、牡丹皮 10 克、赤芍 10 克、白花蛇舌草 10 克、车前子 8 克。随症加减：精神抑郁者，加合欢皮、远志；性欲低下者，加杜仲、淫羊藿；前列腺硬结者，加三棱、莪术；夜尿频者，加巴戟天、益智仁。每日 1 剂，水煎分 2 次服。20 日为 1 个疗程。李喜明用上方加减治疗 56 例慢性前列腺炎患者，连续治疗 2 个疗程。结果：痊愈 24 例，显效 16 例，有效 11 例，总有效率 91.00%。注意事项：服药期间忌

[1] 张治国，贾海骅，等.依据"久瘀入络"病机治疗慢性前列腺炎 67 例疗效观察[J].中国中医基础医学杂志，2015，21(7)：894-895.
[2] 李勋，孙自学，等.爱活尿通片联合八正散加减治疗湿热下注型慢性前列腺炎[J].中国实验方剂学杂志，2014，20(10)：233-235.
[3] 王利军，等.自拟通关散加减治疗慢性前列腺炎 1 080 例临床观察[J].新疆中医药，2013，31(2)：14-15.
[4] 陈志强.中医临床男科专病[M].北京：人民卫生出版社，2013：18.
[5] 周青，何清湖，等.加味虎杖散治疗ⅢB型前列腺炎临床观察[J].湖南中医药大学学报，2011，31(11)：52-53，68.
[6] 王家兴，等.萆薢分清饮加减治疗非细菌性前列腺炎 208 例疗效观察[J].吉林医学，2010，31(28)：4938-4939.
[7] 谢作钢.当归贝母苦参丸治疗慢性前列腺炎临证体会[J].浙江中医杂志，2010，45(2)：108.

酒、辛辣饮食,调理情志,减少性冲动,生活规律,饮水宜多而均衡,保证尿量。①

11. 清热逐瘀汤 茯苓 30 克、蒲公英 30 克、败酱草 30 克、薏苡仁 30 克、炮甲片 20 克、王不留行 20 克、皂角刺 15 克、柴胡 10 克、贝母 10 克。每日 1 剂,水煎服,30 日为 1 个疗程。李永生用上方治疗 60 例慢性前列腺炎患者,同时予以射频机射频。结果:治愈 28 例,显效 14 例,有效 11 例,总有效率 88.30%。②

12. 精浊汤 白花蛇舌草 30 克、萆薢 10 克、苦参 10 克、熟地黄 12 克、山茱萸 12 克、墨旱莲 15 克、柴胡 6 克、黄芪 15 克、茯苓 10 克、王不留行子 12 克、琥珀末(冲)3 克。随症加减:睾丸抽痛者,加延胡索、荔枝核;终末血尿者,加仙鹤草、藕节炭;阴茎灼痛、射精痛者,加莲子心、通草;遗精者,去萆薢、王不留行子,加桑螵蛸、芡实、金樱子;大便秘结者,加大黄;前列腺质地偏硬或舌紫暗有瘀斑者,加莪术、甲片;前列腺液镜检白细胞＞10 个/HP 者,去熟地黄,酌加红藤、败酱草、蒲公英。每日 1 剂,水煎分 2 次服。何世明用上方加减结合按摩治疗 80 例慢性前列腺炎患者。结果:治愈 47 例,占 58.80%;好转 27 例,占 3.70%。总有效率 92.50%。③

13. 清肾汤 知母 12 克、黄柏 12 克、龙骨 15 克、牡蛎 15 克、茜草 15 克、杭芍 10 克、山药 10 克、海螵蛸 9 克、泽泻 9 克。随症加减:辨证属膀胱湿热证,加败酱草、蒲公英、石韦;肾阴虚证,加生地黄、山茱萸、五味子;肾阳虚证,加肉桂、益智仁、菟丝子;精浊阻窍者,加怀牛膝、王不留行、桃仁;尿道涩痛者,加木通、车前子;尿血者,加阿胶、大小蓟。每日 1 剂,水煎分 2 次服,20 日为 1 个疗程。服药期间每日大便后以热水坐浴 1 次。游开泓用上方加减治疗 24 例慢性前列腺炎患者。结

果:治愈 16 例,有效 5 例,总有效率 91.30%(脱落 2 例)。④

中 成 药

1. 复方牛蒡颗粒 组成:土牛膝 30 克、土茯苓 20 克、虎杖根 20 克、萆薢 15 克、赤芍 15 克、黄柏 10 克、生大黄 5 克、忍冬藤 15 克、益母草 10 克、柴胡 5 克、生甘草 5 克、蒲公英 15 克(安徽中医药大学第一附属医院院内制剂,皖药制字 Z2005007)。用法用量:每日 3 次,每次 10 克(1 包)冲服。治疗 2 周为 1 个疗程,连续服用 2 个疗程。临床应用:张书来等用上方治疗 30 例慢性前列腺炎患者。结果:治愈 10 例,显效 9 例,有效 8 例,总有效率 90.00%。⑤

2. 银花泌炎灵片 组成:金银花、半枝莲、石韦、车前子、灯心草、淡竹叶等(吉林华康药业股份有限公司生产,每片 0.50 克)。用法用量:口服,每次 4 片,每日 4 次。2 周为 1 个疗程。连服 3 个疗程。临床应用:(1)李鹏等用上方治疗 70 例ⅢA 型前列腺炎患者。结果:治疗前后的观察指标分数明显减低($P<0.01$)。⑥(2)孟婷用上方治疗 68 例慢性前列腺炎患者,总有效率为 83.82%。⑦

3. 前列舒通胶囊 组成:黄柏、赤芍、当归、川芎、土茯苓、三棱、泽泻、马齿苋、马鞭草、虎耳草、柴胡、川牛膝、甘草(保定步长天浩制药有限公司生产)。用法用量:每次 3 片,每日 3 次口服治疗,4 周为 1 个治疗疗程。临床应用:张勇用上方治疗 54 例前列腺炎患者,总有效率 91.74%。⑧

4. 独一味胶囊 组成:独一味(甘肃独一味生物制药有限责任公司生产,国药准字 Z10970053,每粒 0.3 克)。用法用量:口服,每次 3 粒,每日 3 次,疗程 4 周。临床应用:位志峰等用上方治疗

① 李喜明,等.清利祛瘀汤治疗慢性前列腺炎临床观察[J].辽宁中医药大学学报,2008(10):92-93.
② 李永生.射频加清热逐瘀汤治疗慢性前列腺炎 60 例[J].陕西中医,2008,29(4):476-477.
③ 何世明.自拟精浊汤为主治疗慢性前列腺炎 80 例[J].中国医药学报,2000,15(2):34-35.
④ 游开泓.清肾汤加味治疗慢性前列腺炎 24 例[J].上海中医药杂志,1986,4:34.
⑤ 张书来,等.复方牛蒡颗粒治疗慢性前列腺炎的临床疗效观察[J].世界最新医学信息文摘,2018,18(92):144-145.
⑥ 李鹏,等.湿热消汤联合银花泌炎灵片治疗ⅢA 型前列腺炎临床研究[J].中医学报,2017,32(3):459-462.
⑦ 孟婷,等.银花泌炎灵治疗慢性前列腺炎 68 例[J].陕西中医,2014,35(2):190-191.
⑧ 张勇.前列舒通胶囊治疗前列腺炎的临床疗效观察[J].中国医药指南,2017,15(21):179-180.

125例ⅢB型前列腺炎患者。结果：治疗后疼痛症状评分、生活质量评分和总评分均较治疗前显著下降（$P<0.05$）。①

5. 丹红通精方颗粒剂 组成：失笑散10克、水蛭3克、黄柏10克、黄芪30克、红景天15克、丹参20克、桃仁10克、红花6克、穿破石15克、牡蛎30克、川牛膝10克（江阴天江药业提供）。用法用量：每日1剂，开水冲300毫升，分3次服，4周为1个疗程，共2个疗程，疗程间隔10日。临床应用：袁少英等用上方治疗33例慢性前列腺炎患者。结果：临床控制（临床症状积分减少≥90%，触诊前列腺压痛消失，质地正常或接近正常，前列腺炎常规检查连续2次以上正常）7例，显效12例，有效10例，总有效率87.88%（$P<0.05$）。②

6. 红鹿合剂 组成：红藤、鹿含草、黄柏、白花蛇舌草、红花、当归（上海中医药大学附属龙华医院院内制剂）。制备方法：经洗涤、煎煮、静置、过滤、加入糖浆制成合剂。用法用量：口服，每次25毫升，每日3次。临床应用：何晓锋等用上方治疗35例慢性前列腺炎患者。结果：NIH-慢性前列腺炎症状疗效，临床治愈5例，显效11例，有效16例，总有效率91.40%；中医证候疗效，临床治愈5例，显效23例，有效4例，总有效率91.40%。③

7. 前列欣胶囊 组成：丹参、赤芍、桃仁、没药、红花、泽兰、王不留行、皂角刺、败酱草、蒲公英、川楝子、白芷、石韦、枸杞子。用法用量：每日3次，饭前半小时服用。每次6粒，1个月为1个疗程。临床应用：何晓锋用上方治疗180例慢性前列腺炎患者，总有效率为92.22%。④

8. 凤尾草颗粒剂 组成：凤尾草（每包含生药5克，江阴天江药业公司生产）。用法用量：每次1包，每日2次，温开水冲服，连续服用1个月。临床应用：单玉喜等用上方治疗87例慢性前列腺炎患者。结果：治愈29例，显效24例，有效20例，总有效率83.91%。⑤

9. 前列舒乐冲剂 组成：淫羊藿、黄芪、蒲黄、车前草、川牛膝（贵州东伟药业有限公司生产）。用法用量：每次4毫克，50毫升温开水冲服，每日3次，治疗30日为1个疗程。临床应用：杨伟忠将300例慢性前列腺炎患者随机分为治疗组和对照组各150例。治疗组口服前列舒乐冲剂；对照组口服前列康片，每次4片，每日3次口服。两组疗程均为1个月。结果：治疗组的总有效率为88.7%，明显高于对照组（$P<0.05$），且不良反应较少。⑥

10. 翁沥通胶囊 组成：薏苡仁、浙贝母、川木通、栀子（炒）、金银花、旋覆花、泽兰、大黄、铜绿、甘草、蜜炙黄芪（华北制药生产）。用法用量：每次3粒，每日2次。临床应用：赵国防用上方治疗50例慢性前列腺炎患者，同时予基础治疗。结果：痊愈9例，显效33例，有效6例，总有效率87.27%。⑦

① 位志峰,张征宇,等.独一味胶囊治疗ⅢB型前列腺炎疗效分析[J].中华男科学杂志,2017,23(12)：1107-1110.
② 袁少英,等.丹红通精方治疗慢性前列腺炎及其对分泌型IgA、血管细胞黏附分子-1表达的影响[J].中华中医药学刊,2016,34(4)：966-969.
③ 何晓锋,冯懿赓,等.红鹿合剂治疗慢性前列腺炎的临床验证[J].中成药,2016,38(6)：1434-1436.
④ 何晓锋,等.前列欣胶囊治疗慢性前列腺炎180例疗效观察[J].湖南中医药大学学报,2012,32(4)：30-31.
⑤ 单玉喜,等.单味中药凤尾草颗粒剂治疗慢性前列腺炎(ⅢA型)87例[J].中医杂志,2008(6)：549.
⑥ 杨伟忠,等.前列舒乐冲剂治疗慢性前列腺炎的疗效观察[J].中国现代医学杂志,2002,12(6)：96-97.
⑦ 赵国防,等.翁沥通治疗慢性前列腺炎50例[J].中国中医药信息杂志,2001,8(12)：69-70.

睾丸鞘膜积液

概　述

　　睾丸鞘膜积液,常由睾丸鞘膜的分泌、局部液体吸收功能紊乱等原因,导致鞘膜本身或者睾丸、副睾丸及周围器官或组织积聚过量液体而形成的病变。临床见睾丸肿胀、坠胀感及疼痛,阴囊内有囊性感的卵圆形肿物,无痛无热,皮色正常,小者无不适感,较大者自觉下坠,过大时则状如水晶,行动不便。由于积液过多,长期压迫睾丸,对睾丸造成局部血液循环障碍,严重或长期不愈者可导致睾丸功能障碍,影响生育能力。

　　临床亦可见:(1)多为单侧阴囊肿块,逐渐增大,伴阴囊下坠感;(2)阴囊肿大如卵,表面光滑有波动感,与阴囊皮肤不粘连,睾丸、附睾不易摸到。可见于患儿、20～40岁中青年男性,一般见单侧,但也有双侧发病。

　　本病属中医"水疝"范畴。首见于金元时期,张子和在《儒门事亲》曰:"得于饮水醉酒,使内过劳,汗出而遇风寒湿之气,聚郁囊中,故水多,令人为卒疝"。"水疝,其状肾囊肿痛,阴汗时出,或囊肿而状如水晶……"汪机在《外科理例·囊痛一百四》则进一步指出了水疝的症状及病因病机:"囊肿状如水晶……此醉后饮水入房,汗出遇风寒,湿毒乘聚于囊,名水疝也。"《婴童百问》曰:"又有水疝……小儿生下亦有如此者,不痛不疼,此皆不须攻击,不治而治。"明代陈实功《外科正宗》在中提出了具体治疗方法,记载"水疝,肾囊皮色光亮,无热,无红肿痛。有时内有聚水,宜用针从便处引出水气自安,如肿痛日久,内脓已成,胀痛者,即可针

之。内服十全大补汤加山茱萸、牡丹皮、泽泻"。水疝的病因病机,由先天禀赋不足,肾气亏虚,气化不利,水液内停;或缘于肝脉循少腹,络阴器,寒湿之邪内侵肝失疏泄,水湿内结发为本病;或感水湿,脾失健运,水湿结于肾;或外伤、染虫使血瘀络阻脉络不通,水液不能正常运行,停聚于前阴发为该病。病位在肾、肝、脾。基本病机为寒湿下注,肾虚气化失司,肝失疏泄,脾失建云,水湿停聚而成。病机特点为阴证、实证,病久多为虚实兼杂证。

辨　证　施　治

　　肾虚寒湿型　治宜益气、活血、利水。药用黄芪30克、人参15克、山药30克、猪苓15克、茯苓20克、泽泻15克、白术15克、肉桂8克、山茱萸15克、菟丝子15克、柴胡15克、炒枳壳15克、郁金15克、茵陈10克、麻黄5克、甘草10克。随症加减:兼见少腹坠痛者,加炒荔枝核、炒橘核、炙升麻;或病久挟瘀,应佐以软坚、活血祛瘀之品牡蛎、三棱、莪术;腰膝酸软者,加用淫羊藿、肉苁蓉等壮腰补肾中药。每日1剂,水煎取汁800毫升,分3次温服,7日为1个疗程,治疗4个疗程后统计疗效。外治法久治不愈者,可用吴茱萸30克、小茴香30克、橘核50克、五倍子15克。加水煎煮30分钟,待药液温度适中时,将阴囊放入药液中浸泡,同时可用纱布湿敷患处,每次20～30分钟,每日2～3次,每剂2日,再换药,疗程与内服药同步。临床观察:沈宇明等用上法治疗36例肾虚寒湿型水疝患者。结果:治愈28例,好转5例,无效3例,总有效率91.70%。①

---

① 沈宇明,沈宇伦,等.益气活血利水法治疗肾虚寒湿型水疝36例临床观察[J].云南中医中药杂志,2014,35(10):49-50.

经 验 方

1. 四逆散合五苓散加减 柴胡12克、白芍30克、白术30克、薏苡仁30克、枳实15克、猪苓15克、茯苓15克、泽泻15克、桂枝12克、车前子15克、桃仁12克、甘草6克。随症加减：若阴囊寒冷，舌淡苔白，脉沉滑者，加小茴香6克、吴茱萸6克、荔枝核15克；若口苦尿黄、舌红苔黄、脉弦滑者，加黄连10克、龙胆草10克、栀子15克；若小腹、睾丸胀痛明显者，加香附15克、延胡索15克、郁金15克；若伴尿频、尿不尽者，加忍冬藤30克、连翘30个、王不留行15克。每日1剂，水煎取汁，分次温服，2周为1个疗程。鲁以明用上方加减治疗98例睾丸鞘膜积液患者。结果：1个疗程治愈（症状全部消失，彩超检查睾丸鞘膜腔内未见液性暗区）28例，2个疗程治愈35例，治愈率64.29%；2个疗程好转（症状明显好转，彩超检查睾丸鞘膜腔内液性暗区缩小）26例，占26.53%。总有效率92.86%。①

2. 中药方 柴胡5克、香附5克、木香5克、枳实15克、枳壳15克、乌药10克、小茴香15克、橘核15克、荔枝核15克、桃仁5克、红花5克、蜈蚣1条、全蝎5克、泽泻20克。随症加减：触诊有块状感者，加炮甲片5克；尿急、尿痛或尿灼热感者，去小茴香，加车前草15克；疼痛者，加川楝子5克、延胡索5克；下腹冷痛者，加肉桂5克。每日1剂，水煎取汁600毫升，每次服200毫升，每日服3次，6日为1个疗程。周文学用上方加减治疗46例睾丸鞘膜积液患者。结果：18例轻度阴囊肿大患者，经服药6日后阴囊大小完全恢复正常，触诊无特殊，超声探测无异常发现。中度阴囊肿大21例，经服药6日后，阴囊明显缩小，阴囊硬度亦明显降低，坠胀感消失。第2个疗程中期21例全部恢复正常，包括外观和触诊无异常，超声波检查阴

囊、睾丸无异常。7例重度阴囊肿大，第1个疗程结束患者自觉不适感和下坠感以及排尿异常感都有轻度减轻。继第2个疗程结束，病员自觉症状基本消失，阴囊外观有轻度肿大，触之有小的块状物。继续服药至第3个疗程结束，病员阴囊不适、下坠、排尿异常感完全消失。触诊无异常，B超检测无异常发现。46例患者最短1个疗程，最多3个疗程18日全部治愈。②

3. 水疝方 桃仁3克、地龙3克、川牛膝3克、荆芥穗3克、甘草3克、红花1.5克、益母草6克、茯苓6克、车前子5克、泽泻5克、麻黄0.9克。方中剂量为2～3岁用量。随症加减：气虚者，去荆芥，加党参5～10克、黄芪5～10克；脾肾阳虚者，加干姜2克、肉桂2克、炒白术5克；阴虚者，加山茱萸3克、熟地黄5克、北沙参5克。每日1剂，水煎温服。叶志光用上方加减治疗56例小儿睾丸鞘膜积液患者。结果：治愈（症状及阴囊肿块消失）45例，占80.40%；显效（症状减轻，阴囊肿块变小）7例，占12.50%；无效（症状无变化或加重，阴囊肿块无变化）4例，占7.1%。总有效率92.90%。疗程最短为6日，最长为50日，多数为30～40日；症状缓解时间最短为3日，最长为15日。③

4. 茴楝五苓散 茯苓12克、猪苓12克、川楝子12克、泽泻10克、白术9克、桂枝6克、小茴香6克。随症加减：阴寒偏盛者，加吴茱萸、制附片；水湿偏盛者，加车前子、通草；疼痛明显者，加延胡索、木香、橘核。每日1剂，将上药加适量水浸泡30分钟，文火煎30分钟。去渣取汁，每日分3次温服，7日为1个疗程，一般需1个疗程，重者连服2～3个疗程。何前松用上方加减治疗17例小儿水疝患者。结果：治愈12例，占70.60%；好转5例，占29.40%。总有效率100%。注意事项：治疗期间嘱患者禁食油腻生冷食物。④

5. 脾化痰汤 牡蛎10克、陈皮3克、半夏3

---

① 鲁以明.四逆散合五苓散加减治疗睾丸鞘膜积液98例[J].光明中医,2014,1(29)：63-64.

② 周文学.睾丸鞘膜积液中药汤剂内服治疗46例[J].内蒙古中医药,2013,24(32)：52.

③ 叶志光.张氏"水疝方"治疗小儿睾丸鞘膜积液56例[J].中国中医药科技,2009,16(4)：250.

④ 何前松,冯永.茴楝五苓散治疗小儿水疝17例[J].四川中医,2008,26(2)：80-81.

克、橘核 3 克、荔枝核 3 克、白术 3 克、茯苓 3 克、党参 3 克、谷麦芽 3 克、车前子 3 克、菟丝子 3 克、续断 3 克、柴胡 3 克、甘草 2 克。每日 1 剂,2 岁以下幼儿半量。用药 15 日为 1 个疗程,服用 2 个疗程。杜德元用上方治疗 56 例小儿睾丸鞘膜积液患者。结果:治愈 49 例,好转 4 例,总有效率 94.64%。[1]

6. 水疝汤 党参 20 克、黄芪 20 克、山茱萸 10 克、泽泻 10 克、巴戟天 10 克、茯苓 10 克、青皮 6 克、柴胡 6 克、小茴香 6 克、紫苏梗 6 克、吴茱萸 6 克、白术 15 克、淮山药 15 克、车前仁 15 克、甘草 3 克。每日 1 剂,水煎 2 次,早晚分服。周和平用上方治疗 70 例睾丸鞘膜积液患者。结果:治愈 44 例,占 62.9%;有效 21 例,占 30.0%;无效(症状及体征未见改善)5 例,占 7.1%。总有效率 92.9%。[2]

7. 补脾活血利水方 党参 20～30 克、黄芪 20～30 克、白术 8～15 克、桃仁 3～10 克、泽兰 8～20 克、香附 4～9 克、青皮 3～6 克、吴茱萸 4～12 克、小茴香 6～12 克、橘核 4～12 克、荔枝核 6～10 克、泽漆 6～12 克、车前子 20～30 克、甘草 3～6 克。每日 1 剂,水煎 3 次去渣兑匀,每日分 3 次服,7 日为 1 个疗程。廖志香用上方治疗 30 例睾丸鞘膜积液患者。结果:治愈 19 例,占 63.3%;好转 9 例,占 30.0%;无效 2 例,占 6.7%。总有效率 93.3%。注意事项:治疗期间嘱患者禁食寒冷食物。[3]

8. 中药方 柴胡 15 克、荔枝核 15 克、乌药 10 克、王不留行 15 克、皂角刺 12 克、炮甲片(先煎)10 克、莪术 10 克、泽兰 15 克、半枝莲 15 克、猪苓 15 克、茯苓 15 克。随症加减:肝郁气滞血瘀者,加桃仁、红花、橘核、川楝子;脾肾两亏水湿内停者,去柴胡、荔枝核,加桂枝、苍术、白术、泽泻;水热互结者,去乌药,加黄柏、龙胆草。董自敏用上方加减治疗 33 例睾丸鞘膜积液患者、8 例精索囊肿(1 例合并鞘膜积液)患者。结果:睾丸鞘膜积液患者治愈 28 例,好转 3 例,无效 2 例;精索囊肿患者治愈 3 例,好转 5 例。[4]

9. 中药熏洗剂 五倍子 30 克、牡蛎 30 克、小茴香 15 克、车前子 15 克、枯矾 10 克、肉桂 10 克。上药加水 600 毫升,煎煮 20 分钟,将药液滤出,放在小容器内以药液熏蒸。温度适宜后将睾丸全部放入盛药的容器内 20～30 分钟,每日 2～3 次,3 日 2 剂,直至鞘膜积液消失。廖永林用上方治疗 58 例水疝患者。结果:30 例精索睾丸鞘膜积液显效 23 例,有效 7 例;17 例精索鞘膜积液显效 11 例,有效 6 例;6 例睾丸鞘膜积液显效 5 例,有效 1 例;5 例交通性鞘膜积液均无效。总有效率 91.38%。[5]

10. 加味五苓散 白术 10 克、猪苓 10 克、茯苓 10 克、泽泻 10 克、橘核 10 克、小茴香 10 克、川楝子 10 克、桂枝 6 克、肉桂 3 克。每日 1 剂,水煎分 2 次早晚温服。15 日为 1 个疗程,连服 2～3 个疗程。刘卫用上方治疗 20 例睾丸鞘膜积液患者。结果:治愈 12 例,有效 5 例,无效 3 例,总有效率 85.00%。[6]

11. 黄芪水疝汤 黄芪 30 克、茯苓 15 克、防己 10 克、泽泻 10 克、白术 10 克、鸡内金 10 克、橘核 10 克、荔枝核 10 克、陈皮 10 克、丹参 6 克、砂仁(后下)5 克。随症加减:兼外感时,加紫苏叶、柴胡等;兼咳嗽痰多者,加前胡、枇杷叶、款冬花、紫菀、半夏等;夹有食滞纳呆,大便失常者,加神曲、山楂、麦芽、谷芽、莱菔子等。每日 1 剂,煎 2 次,两煎药液混合分 3 次,半空腹时服药,连服 15 日为 1 个疗程。范崇招用上方加减治疗 72 例睾丸鞘膜积液患者。结果:服药 5～8 剂后,阴囊坠胀明显减轻,积液减少。服药 1 个疗程后治愈 66 例,余 6 例积液未完全消散者再治疗 1 个疗程均获痊愈。追踪 1 年以上无复发。[7]

[1] 杜德元.中药治疗小儿睾丸鞘膜积液 56 例[J].辽宁中医杂志,2006(11):1474.
[2] 周和平.水疝汤治疗睾丸鞘膜积液 70 例[J].四川中医,2004,22(10):46.
[3] 廖志香.补脾活血利水法治疗睾丸鞘膜积液 30 例[J].中国中医药信息杂志,2002,9(2):53.
[4] 董自敏.水疝从气血水论治 40 例疗效分析[J].现代中西医结合杂志,2000,9(4):340,347.
[5] 廖永林.中药熏洗治疗水疝 58 例[J].湖北中医杂志,1999,21(1):13.
[6] 刘卫.加味五苓散治疗睾丸鞘膜积液 20 例[J].湖南中医杂志,1998(2):44.
[7] 范崇招.黄芪水疝汤治疗睾丸鞘膜积液 72 例[J].新中医,1996(11):46.

12. 水疝汤　柴胡6克、橘核6克、荔枝核6克、黄皮果核6克、川楝子6克、青皮5克、枳壳5克、丹参8克、牛膝6克、车前子8克、泽泻8克、甘草3克。随症加减：兼有气虚者，加丹参10克、黄芪12克；偏寒者，加桂枝5克；偏热者，加黄柏5克；兼血虚者，加当归8克、川芎5克。闭永新用上方加减治疗8例水疝患者，多为2～8岁患儿，其中服药10～15剂，治愈5例；服药30剂，治愈2例。①

13. 六味地黄汤加味　熟地黄10克、山药12克、山茱萸10克、茯苓10克、泽泻10克、黄芪10克、白术10克、小茴香10克、陈皮5克、橘核10克、炙升麻3～5克。随症加减：如阴囊肿胀硬痛者，加桃仁、红花；阴囊坠胀者，加广木香、炙升麻加倍；脾虚纳呆、便溏者，可加炙鸡内金、太子参等。每日1剂，水煎温服，日服5～6次。1个月为1个疗程。陆尚彬用上方加减治疗52例水疝患儿。结果：治愈（治疗1～3个疗程，阴囊肿胀消失）31例，显效（治疗3个疗程阴囊肿胀消退2/3以上）7例，有效（治疗3个疗程，阴囊肿胀消退不到一半）4例，无效10例，总有效率84.00%。②

14. 加味五苓散汤　白术8～15克、茯苓8～15克、猪苓8～15克、泽泻8～15克、荔枝核10～20克、橘核10～20克、山楂核10～20克、小茴香8～12克、菟丝子8～12克、柴胡5～10克、桂枝5～10克、甘草2～5克。先用淡水将中药浸泡半个小时，然后煎服，沸后再煎15～20分钟即可。每日1剂，水煎2次。文益华用上方治疗24例水疝患儿。结果：服药5剂治愈（痊愈为阴囊外观大小正常，触诊无囊样感及自觉症状消失）6例，服药8剂治愈12例，服药12剂治愈6例。总有效率100%。③

15. 自拟方　冬葵子15克、枳实（炒）10克、滑石10克、木通10克、猪苓10克、荔枝核10克、川楝子10克、橘核10克、青皮10克。每日1剂，水煎服。张国瑞用上方治疗1例睾丸肿痛患者，服4剂后好转，但热象尚存，故原方加龙胆草10克、栀子10克，连服6剂诸症痊愈。④

16. 小儿水疝方　川楝子10克、青皮10克、陈皮10克、小茴香10克、地肤子10克、丹参10克、滑石10克、王不留行10克、橘核10克、白芷15克。水煎服。张效机用上方治疗13例水疝患者，效果显著。一般服5～10剂可愈，唯个别病程长，囊坚厚，积液混浊，透光试验阴性者效不佳。⑤

单　方

1. 中药外敷剂　组成：五倍子10克、白矾10克。用法用量：加水300毫升，煎30分钟，后凉至微温，用纱布蘸药液湿敷患处，或将阴囊放入药液中浸泡，每日2～3次，每次20～30分钟。临床应用：黄永岱等用上方治疗48例鞘膜积液患者。结果：治愈39例，占81.25%；好转6例，占12.50%。总有效率93.75%。⑥

2. 蝉蜕　组成：蝉蜕30克。用法用量：蝉蜕水煎，局部热敷，每日3～4次。临床应用：冯仓怀用上方治疗1例小儿水疝患者，次日肿块缩小过半。4日后肿块消失，随访未复发。⑦

① 闭永新.水疝汤[J].广西中医药,1993(2)：42.
② 陆尚彬.六味地黄汤加味治疗小儿水疝52例[J].广西中医药,1993(1)：18.
③ 文益华.加味五苓汤治疗水疝24例[J].陕西中医,1992(6)：267.
④ 张国瑞.睾丸肿痛的辨治[J].黑龙江中医药,1988(6)：43,45.
⑤ 张效机.浙江中医杂志,1978(6)：40.
⑥ 黄永岱,等.中药外敷治疗鞘膜积液48例报告[J].甘肃中医,2006,19(6)：21.
⑦ 冯仓怀.蝉蜕用于咳喘、耳鸣、水疝[J].中医杂志,1994(5)：263.

阳　痿

概　述

阳痿是指性交时阴茎不能有效勃起或举而不坚，以致不能满意完成性交全过程的病症。明代以前称为"阴萎""筋痿"，《素问·痿论》篇言："思想无穷，所愿未得，意淫于外，入房太甚，宗脉弛纵，发为筋痿。"《灵枢·经筋》篇云："热则筋弛不收，阴萎不用。"阳痿一词始见于明代周之干《慎斋遗书》，此后逐渐为后世医家所沿用，其确切定义则见于清代韩善征所著的《阳痿论》言："痿者，弱也，弱而不用，举不能之谓也；夫痿者，非不欲举之谓，乃不能举之谓。"中医对本病的认识隋唐以前多责之于劳伤、肾虚。《诸病源候论·虚劳阴萎候》曰："劳伤于肾，肾虚不能荣于阴器，故萎弱也。"随后认识有所发展《景岳全书·阳痿》认为"多由命门火衰，精气虚冷，或以七情劳倦……亦有湿热炙盛，以致宗筋弛纵"，《杂病源流犀烛·前阴后阴源流》"又有精出非法，或就忍房事，有伤宗筋"。

中医理论认为正常的勃起需要人体脏腑、经络、气血等的互相协调，五脏协同，经脉通畅，气血充足，则勃起有力而持久。

中医药治疗阳痿的优势在于整体调节和辨证论治，西药具有快速起效的特点，但二者各有不足，中西医结合治疗起到整体与局部相结合的作用，可以达到增加临床疗效、减少不良反应和协助治疗原发病的效果。相当于现代医学之勃起功能障碍（ED），是指过去3个月中，阴茎持续不能达到或维持足够的勃起以进行满意的性交，近年来发病率和疾病程度都有所增加。

辨 证 施 治

1. 痰浊湿热型　症见阳痿不起，弛缓软疲，阴部秽臭，口吐浊气，腥秽难闻，大便黏腻并不干结，时有黏液裹便而出，胸腹闷郁，时以太息为快。舌象以黏腻为主，舌根苔多腻而不爽，或黄，或白，或黄白相兼，或水滑，舌质胖大。脉象弦或滑多与沉脉相合，关部郁结之脉多见。方用宗筋神驰汤：紫菀10克、制南星10克、土茯苓10克、龙胆草10克、灯心草1克、黄芩10克、吴茱萸3克、生地黄30克、生黄芪30克、菟丝子30克、淫羊藿10克、生甘草6克。水煎分早晚2次温服。连服10日为1个疗程。治疗2个疗程。服药期间禁吸烟、饮酒、肥甘厚味、辛辣酸咸生冷之品，以及气恼等。临床观察：赵学勤用上方治疗58例痰浊湿热型阳痿患者。结果：痊愈58例，总有效率100.00%。其中服药10剂以内见效者41例；服药15剂以内见效者17例。[①]

2. 周安方分2型

（1）肾气亏虚型　症见腰膝酸软或酸痛，性欲淡漠，精神萎靡，发落齿摇，尺脉沉弱。

（2）肝气郁结型　症见易怒，郁郁寡欢，善太息，胸胁满闷，胸胁少腹胀痛或窜痛，心烦失眠，脉弦。

方用补肾疏肝汤：熟地黄、枸杞子、淫羊藿、巴戟天、刺蒺藜、川芎、郁金等。随症加减：偏于肾阴虚者，可酌加制附子、肉桂、仙茅；偏于肾阳虚者，可酌加天冬、玄参、龟甲；血清睾酮低者，可酌

① 赵学勤.自拟宗筋神驰汤治疗痰浊湿热型阳萎58例［J］.北京中医，2004，23（4）：229－230.

加鹿茸、蛇床子;血清黄体生成素低者,可酌加鹿角胶、龟板胶;血清催乳素高者,可酌加麦芽、山茱萸;动脉性者,可酌加炮甲片、水蛭、蜈蚣;静脉性者,可酌加人参、黄芪;神经性者,可酌加人参、制马钱子。每日1剂,水煎分3次服。1个月为1个疗程。临床观察:周安方用上方加减治疗158例肾虚肝郁型阳痿患者。结果:近期治愈(阴茎勃起坚硬有力,每次都可满意完成性交,伴随症状消失)79例,显效(阴茎勃起有力,性交成功率≥60%,伴随症状基本消失)48例,好转(阴茎勃起时好时差,性交成功率≥30%。伴随症状部分消失)17例,无效14例,总有效率91.10%。①

经 验 方

1. 健脾起痿汤　黄芪15克、党参10克、炒白术10克、防风6克、山药15克、陈皮10克、山茱萸15克、韭菜子10克、蜈蚣1条、怀牛膝10克、大枣10克。随症加减:兼肝郁气滞者,加香附10克、柴胡10克、青皮6克;湿热者,加马鞭草20克、虎杖15克;阳虚者,加巴戟天10克、菟丝子15克。将上述药物加水600毫升,浸泡1小时,煎30分钟,取汁200毫升;二煎加水500毫升,取汁200毫升;两煎混合分早晚饭后0.5～1小时口服。3个月为1个疗程。陈跃鹏等用上方加减治疗34例阳痿患者,并配合负压吸引治疗。结果:治愈10例,占29.4%;显效12例,占35.3%;有效8例,占23.5%;无效4例,占11.8%。总有效率88.2%。②

2. 健复饮　康凯方(红花、黄芪等)、蛇床子、枸杞子、淫羊藿、锁阳、枳实、柴胡、白蒺藜等(上海中医药大学附属龙华医院院内协定处方)。每日1剂,水煎,早晚分服,疗程为2个月。郁超等将60例迟发性性腺功能减退症伴难治性勃起功能障碍

患者随机分为治疗组和对照组各30例。对照组予右归丸联合西地那非,治疗组予健复饮联合西地那非。两组疗程均为2个月,观察阴茎勃起硬度等级、勃起功能评分以及迟发性睾丸功能减退症状调查表评分的变化情况。结果:经治疗2个月后,阴茎勃起硬度等级达到Ⅲ级以上者治疗组有22例,对照组有17例。组间治疗后比较,差异有统计学意义($P<0.05$),即治疗组优于对照组。③

3. 补肾活血汤　熟地黄15克、枸杞子15克、补骨脂15克、巴戟天15克、韭菜子15克、半枝莲15克、三七5克、蜈蚣4克、枳壳10克、三棱15克、丹参15克。根据具体情况适当加减。每日1剂,水煎内服,温服,早晚各1次。30日为1个疗程,连续治疗2个疗程。文云波等用上方治疗40例阳痿肾虚血瘀证患者。结果:痊愈21例,占52.5%;有效10例,占25.0%;无效9例,占23.5%。总有效率77.5%。④

4. 补肾壮阳汤　仙茅20克、龟板胶20克、鹿胶20克、覆盆子40克、菟丝子40克、熟地黄40克,不同比例的阳起石、鹿茸等。刘澄波将322例肾虚症型阳痿患者分成治疗组与对照组各161例。治疗组患者采取上述中药汤剂进行临床治疗,对照组患者使用健阳胶囊治疗。两组疗程均为1个月,治疗2个疗程,查看患者的治疗效果。并对患者接受治疗前后的症状表现做详细对比,并用中医临床症状积分等相关参数评判标准来确保患者的病情有改观。结果:治疗之后,两组的疗效进行对比,治疗组的各项生理指标均较对照组有较大程度的改善。⑤

5. 外敷方配合内服方　振威汤:淫羊藿30克、当归15克、牛膝15克、枸杞子15克、菟丝子15克、郁金12克、白芍12克、桃仁10克、地龙10克、柴胡9克。每日1剂,常规水煎,早晚分服100

① 周安方.补肾疏肝汤治疗肾虚肝郁型阳萎158例临床观察[J].湖北中医杂志,1999,21(2):63-64.
② 陈跃鹏,等.健脾起痿汤配合负压吸引治疗阳痿的临床观察[J].光明中医,2017,32(9):1326-1328.
③ 郁超,陈磊,等.健复饮联合西地那非治疗迟发性性腺功能减退症伴难治性勃起功能障碍的临床研究[J].上海中医药杂志,2016,50(2):42-44,48.
④ 文云波,贺菊乔,等.补肾活血汤治疗阳痿肾虚血瘀证40例临床观察[J].中医药导报,2015,21(3):61-62.
⑤ 刘澄波.补肾壮阳汤治疗阳痿早泄332例疗效观察[J].中国医药指南,2013,11(35):12-13.

毫升。壮阳散：肉苁蓉 10 克、五味子 10 克、菟丝子 10 克、远志 10 克、蛇床子 10 克。上药打细粉，外敷神阙穴，每次 3 克，每次 2 小时，每日 2 次。江立军用上法治疗 49 例阳痿患者。结果：痊愈 16 例，显效 23 例，有效 8 例，无效 2 例，总有效率 95.82%。[①]

6. 补肾泻肝起痿汤加减　熟地黄 30 克、枸杞子 20 克、巴戟天 20 克、淫羊藿 20 克、仙茅 15 克、刺蒺藜 20 克、水蛭 5 克、川芎 15 克、牛膝 20 克、三七粉(冲服)10 克、郁金 20 克、蜈蚣 2 条、炙甘草 10 克。随症加减：若兼精浊或子痈者，加黄柏 15 克、金银花 30 克、连翘 30 克、败酱草 30 克、炙橘核 20 克；兼子痛较甚者，加延胡索 30 克、制乳香 10 克、制没药 10 克；兼筋瘤者，再加炙黄芪 30 克、党参 20 克、炒白术 20 克；若血清睾酮低者，可加鹿茸 5 克、蛇床子 10 克；若血清催乳素高者，可加山茱萸 20 克、生麦芽 30 克；若血清黄体生成素低者，可加鹿角胶 10 克、龟板胶 10 克。每日 1 剂，水煎，分 3 次服。1 个月为 1 个疗程。董德河用上方加减治疗 80 例阳痿患者。结果：近期治愈 32 例，占 40.0%；显效 18 例，占 22.5%；有效 26 例，占 32.5%；无效 4 例，占 5.0%。总有效率 95.0%。[②]

7. 麻黄附子细辛汤合四逆散加味　生麻黄 6 克、制附片(先煎 30 分钟)10 克、细辛 6 克、柴胡 15 克、白芍 15 克、枳实 15 克、甘草 8 克、川牛膝 15 克、蜈蚣 4 克、川芎 15 克、淫羊藿 20 克、生姜 10 克、大枣 6 个。每日 1 剂，水煎取 500 毫升，分 3 次口服。忽中乾等用上方治疗 32 例阳郁型阳痿患者。结果：治愈 15 例，占 46.88%；显效 10 例，占 31.25%；有效 5 例，占 15.62%；无效 2 例，占 6.25%。总有效率 93.75%。[③]

8. 龙胆泻肝汤合起阴汤加减　柴胡 12 克、黄芩 12 克、龙胆草 8 克、栀子 10 克、泽泻 10 克、车前子 12 克、当归 15 克、生地黄 15 克、人参 10 克、黄芪 20 克、白术 10 克、肉桂 6 克、熟地黄 20 克、山茱萸 10 克、五味子 10 克、巴戟天 10 克。汤剂，每日 1 剂。也可用于散剂 10 克，每日 3 次，饭前冲服。每 14～15 日为 1 个疗程。张爱国用上方治疗 60 例阳痿患者。结果：治愈 20 例，占 33.0%；好转 34 例，占 57.0%；无效 6 例，占 10.0%。总有效率 90.0%。[④]

9. 振阳回春汤　蜈蚣(研末冲服)1 条、阳起石 20 克、巴戟天 10 克、淫羊藿 10 克、益智仁 10 克、生地黄 10 克、五味子 10 克、王不留行 10 克、川芎 10 克、枸杞子 15 克。随症加减：肾阳虚明显者，加黄狗肾、补骨脂、菟丝子；肾阴虚明显者，加女贞子、墨旱莲；肝气郁结者，加柴胡、香附、郁金、白芍；有血瘀征象者，加水蛭、牛膝。每日 1 剂，水煎分 2 次口服，10 日为 1 个疗程。治疗 3 个疗程。张新平用上方加减治疗 50 例阳痿患者。结果：治愈 5 例，显效 14 例，有效 27 例，无效 4 例，总有效率 92.00%。[⑤]

10. 解郁起痿汤　醋柴胡 10 克、郁金 10 克、枳壳 10 克、合欢皮 10 克、制香附 12 克、炒白芍 12 克、白蒺藜 12 克、枸杞子 12 克、肉苁蓉 12 克、淫羊藿 12 克、当归 12 克、川芎 8 克、蜈蚣 2 条、丹参 15 克、炙甘草 2 克。随症加减：伴烦躁易怒者，加牡丹皮、栀子清热除烦；伴心悸失眠者，加酸枣仁、远志、茯神养心安神；伴食欲不振者，加茯苓、白术、党参健脾除湿；伴肾阳亏虚者，加肉桂、鹿角胶、巴戟天温阳补肾；伴精亏阴虚者，去川芎，加黄精、熟地黄、女贞子养阴生精；伴遗精、早泄者，加芡实、五味子、山茱萸、五倍子固精止泄；伴有瘀血阻滞者，加丹参、广三七、赤芍、红花活血通络。每日 1 剂，水煎服，15 日为 1 个疗程，连续治疗 1～6 个疗程。杨德放用上方加减治疗 120 例功能性阳痿患者，治疗期间禁烟酒、辛辣刺激、生冷之品。畅情志，忌气恼，并适当配合性感集中训练，心理咨询疏导等心理治疗。结果：治愈 66 例，有效 48

① 江立军,等.外敷壮阳散配合内服振威汤治疗阳痿 49 例[J].中国实验方剂学杂志,2013,19(4)：295 - 297.
② 董德河,等.补肾泻肝起痿汤加减治疗阳痿 80 例[J].河南中医,2013,33(4)：564 - 565.
③ 忽中乾,等.麻黄附子细辛汤合四逆散加味治疗阳郁型阳痿 32 例疗效观察[J].国医论坛,2013,28(6)：10.
④ 张爱国.龙胆泻肝汤合起阴汤加减治疗阳痿 60 例临床疗效[J].承德医学院学报,2010,27(4)：391 - 392.
⑤ 张新平.振阳回春汤为主治疗抗精神病药物性阳痿 50 例[J].山西中医,2009,25(7)：16 - 17.

例,无效 6 例,总有效率 95.0%。①

11. 三紫振痿汤 紫霄花 10 克、紫河车 10 克、紫丹参 15 克、蜈蚣 2 条、白芍 10 克、淫羊藿 10 克、露蜂房 6 克、巴戟天 10 克、枸杞子 15 克、香附 12 克、柴胡 10 克、葛根 10 克、九香虫 6 克、牛膝 6 克。每日 1 剂,水煎,早晚饭后分服,30 日为 1 个疗程,连服 3 个疗程,收效后以 2 倍量作蜜丸,每丸 9 克,每日 3 次,每次 1 丸,以巩固疗效。于增瑞等用上方治疗 75 例阳痿患者。结果:治愈 39 例,占 52.0%;显效 11 例,占 14.7%;有效 19 例,占 25.3%;无效 6 例,占 8.0%。总有效率 92.0%。②

12. 生精胶囊 熟地黄 20 克、肉苁蓉 20 克、淫羊藿 20 克、枸杞子 20 克、车前子 20 克、人参 10 克、白术 10 克、五味子 10 克、韭菜子 10 克、巴戟天 10 克、炒杜仲 10 克、覆盆子 15 克、茯苓 15 克、续断 15 克、黄芪 30 克、菟丝子 30 克、甘松 5 克、陈皮 5 克、川芎 5 克、羌活 5 克、甘草 5 克、鹿茸 2.5 克。3 次,每次 10 粒。朱彤等用上方治疗 100 例阳痿患者。结果:治愈 6 例,显效 32 例,有效 40 例;总有效 78 例,占 78.00%。③

13. 柴胡加龙骨牡蛎汤加减 柴胡 10 克、黄芩 10 克、半夏 10 克、党参 10 克、龙骨 30 克、牡蛎 30 克、桂枝 6 克、茯苓 10 克、当归 10 克、潼蒺藜 20 克、白蒺藜 20 克、制大黄 5 克。随症加减:舌红少苔、腰酸者,加枸杞子、山茱萸、何首乌、乌梅、五味子;大便干结者,加肉苁蓉、柏子仁、何首乌;舌淡、性欲差或畏寒腰酸者,可去大黄,加蜈蚣、小茴香、淫羊藿、巴戟天、鹿角片;面红、心烦易怒、苔黄腻者,加黄连、青陈皮;大便时干时溏、痛则欲泄、肠鸣矢气多者,去大黄,加青陈皮、白术、白芍、补骨脂;尿频、尿后余沥、滴白者,加草薢、石菖蒲、马鞭草、五味子;失眠者,加合欢皮、五味子;易感冒,加黄芪、白术、麻黄;无明显证可辨者,可加蜈蚣、重用何首乌;有惊恐诱因者,加升麻、淫羊

藿、巴戟天。每日 1 剂,加水煎服,早晚 9 时半左右服下,半个月为 1 个疗程,用药 2 个疗程。倪良玉用上方加减治疗 30 例阳痿患者,均给予夫妻双方心理疏导,性技巧指导。结果:治愈 15 例,好转 9 例,无效 6 例,总有效率 80.0%。④

14. 抗痿汤 蜈蚣 3 条、白芍 15 克、当归 15 克、黄精 15 克、菟丝子 15 克、淫羊藿 15 克、肉苁蓉 15 克、怀牛膝 15 克、白芷 15 克、白术 15 克、黄芪 25 克、紫河车 10 克、三七(冲服)5 克。随症加减:偏肾阴虚者,加熟地黄、枸杞子;偏肾阳虚者,加鹿角胶、仙茅;偏脾虚者,加党参、山药;偏于肝郁气滞者,加郁金、柴胡;偏于湿热下注者,加草薢、土茯苓;偏于瘀阻者,加桃仁、红花;失眠者,加夜交藤、远志;惊恐伤肾者,加磁石、茯神。每日 1 剂,分 2 次煎服,15 日为 1 个疗程。邓平荟用上方加减治疗 110 例阳痿患者。结果:临床治愈 73 例,占 66.4%;显效 16 例,占 14.5%;进步 13 例,占 11.8%;无效 8 例,占 7.3%。总有效率 92.7%。⑤

15. 蜘蟋丸 蜘蛛 30 只、蟋蟀 10 对、露蜂房 60 克、地龙 10 条、蛤蚧 1 对、淫羊藿、肉苁蓉、补骨脂、胡桃仁、巴戟天、菟丝子、熟地黄、蛇床子、合欢皮、杜仲、远志、防风等药若干、蜂花粉 60 克、紫河车 40 克。根据方中各味药的质地及其有效成分的化学性质,分组进行打粉,醇、水提取真空浓缩收膏,制成浓缩丸(如赤豆大小),80℃ 以下干燥、分装,即得 60 克×10 瓶。口服,每日 2 次,每次 3 克(15 粒)。凌娅等用上方治疗 75 例阳痿早泄患者,10 日后开始随访。结果:治愈 36 例,显效 13 例,有效 12 例,无效 14 例,总有效率 81.33%。⑥

16. 神力丸 枸杞子 15 克、覆盆子 10 克、菟丝子 10 克、五味子 12 克、车前子 10 克、巴戟天 12 克、锁阳 12 克、女贞子 10 克。上药共为细末,炼蜜为丸,重 10 克(含生药 6 克)。每日 3 次,每次 1 丸,黄酒或温盐水送服,可连服 10 料(50 日)。补

① 杨德放.解郁起痿汤治疗功能性阳痿 120 例[J].陕西中医,2008,29(10):1331-1333.
② 于增瑞,等.三紫振痿汤治疗阳痿 75 例[J].北京中医,2006,25(9):552-553.
③ 朱彤,等.生精胶囊治疗阳痿 100 例[J].陕西中医,2005,26(6):507-508.
④ 倪良玉.柴胡加龙骨牡蛎汤加减治疗阳痿 30 例[J].中医研究,2004,17(1):36-37.
⑤ 邓平荟.抗痿汤治疗阳痿 110 例[J].实用中医药杂志,2003,19(22):634.
⑥ 凌娅,等.蜘蟋丸的研制及治疗阳痿早泄疗效观察[J].福建中医药,2000,31(2):17-18.

肾添精,养阴生津,兼补气血;适用于阳痿不举、遗精早泄、男子不育、全身乏力、腰膝酸软、四肢无力、头晕、失眠多梦。赵连君等用上方治疗215例阳痿患者。结果:痊愈(以阴茎勃起良好,性生活正常)72例,占33.5%;显效(以阴茎勃起时间短,性生活尚可)98例,占45.6%;好转(以阴茎举而不坚,有性欲,但不能进行性生活)28例,占13.0%;无效17例,占7.9%。总有效率92.1%。[①]

17. 黄连阿胶汤 黄连5克、白芍15克、石莲子15克、远志15克、茯苓15克、黄柏10克、桑螵蛸10克、五味子10克、柏子仁10克、阿胶10克、鸡子黄1枚。除阿胶、鸡子黄以外,余药先煎取液,阿胶烊化少凉后兑入药液,并放入鸡子黄,搅匀温服。随症加减:若心火亢盛者,加栀子10克;相火旺盛者,加龙胆草15克;肾阳不足者,加菟丝子15克、韭菜子15克;阳痿较重者,加锁阳15克、淫羊藿10克;早泄较重者,加龙骨20克、牡蛎20克、芡实10克。姬云海用上方加减治疗80例阳痿早泄患者。结果:治愈36例,好转40例,无效4例,总有效率95.00%。注意事项:服药期间忌性生活,忌进辛辣刺激食品及白萝卜、绿豆等。[②]

18. 六妙汤 苍术12克、防己12克、黄柏12克、牛膝12克、薏苡仁30克、木瓜15克。随症加减:兼肾阴虚,伴见腰膝酸痛,眩晕耳鸣者,合六味地黄汤加减;兼脾虚,伴见形体消瘦、肢倦、乏力者,加白术、山药健脾益气;兼见小便滴沥涩痛者,加滑石、竹叶利尿通淋。每日2次,水煎服。赵喜运等用上方加减治疗130例湿热阳痿患者。结果:痊愈78例,显效42例,无效10例,总有效率92.31%。[③]

中 成 药

1. 藿萆散 组成:白芷30克、萆薢30克、淫羊藿30克、当归20克、姜黄20克、石菖蒲20克、川牛膝20克、蛇床子30克(成都中医药大学附属医院药剂科提供)。用法用量:上药为末混匀,75%乙醇调和上药末200克,装入密封瓶中备用,嘱受试者每次取3克,填入肚脐,上用PU-PET敷贴封盖。每日1次,每次12小时。疗程4周。临床应用:董润标等将72例肾虚湿阻型勃起功能障碍患者随机分为治疗组和对照组各36例。治疗组运用藿萆散敷脐;对照组运用淀粉安慰剂敷脐,每日1次,每次12小时,连续28日。观察两组中医证候积分、勃起功能国际问卷(IIEF-5)、勃起质量评分、视听刺激下阴茎径向硬度、阴茎勃起角度的变化。结果:临床疗效比较,治疗组临床控制8例,显效14例,有效6例,总有效率为77.78%;对照组临床控制1例,显效2例,有效10例,总有效率36.11%。[④]

2. 振雄颗粒 组成:淫羊藿、菟丝子、枸杞子、当归、丹参、车前子、柴胡等(江阴天江药业有限公司生产,国药准字Z21020303)。用法用量:振雄颗粒稀释后,每日1包分2次温水服用。服药30日为1个疗程,治疗3个月。临床应用:俞承荣用上方治疗180例阳痿患者,并设立120例的龙鹿胶囊对照组(每次4粒,每日3次,30日为1个疗程)。观察3个月。结果:振雄颗粒组的总有效率为86.70%,龙鹿胶囊组的总有效率为65%。两组在临床上有显著性差异($P<0.05$),振雄颗粒组治愈率高于龙鹿胶囊组。[⑤]

3. 疏肝益阳胶囊 组成:白蒺藜、柴胡、露蜂房、蛇床子、地龙、水蛭、九香虫、紫梢花、远志、肉苁蓉、菟丝子、五味子、巴戟天、蜈蚣、石菖蒲(每克含生药量5.48克,每粒胶囊含0.25克)。用法用量:每次服4粒,每日3次。临床应用:刘波用上方治疗50例勃起功能障碍患者,治疗前后"国际阴茎勃起功能指数评分"分数对比,疗效显示明显改善($P<0.05$)。[⑥]

① 赵连君,等.神力丸治疗阳痿215例临床观察[J].河北中医,1995,17(2):34.
② 姬云海.黄连阿胶汤加减治疗阳痿早泄80例[J].浙江中医杂志,1994(7):305.
③ 赵喜运,等.六妙汤治疗湿热阳痿130例临床小结[J].湖北中医杂志,1993,15(5):25.
④ 董润标,安劬,等.藿萆散敷脐治疗肾虚湿阻型勃起功能障碍72例临床研究[J].中华男科学杂志,2017,23(11):1014-1019.
⑤ 俞承荣.振雄颗粒治疗阳痿300例的临床观察[C].2016年中华中医药学会外科分会学术年会论文集,2016:384-387.
⑥ 刘波,潘铁军,等.疏肝益阳胶囊治疗勃起功能障碍的临床研究[J].中国男科学杂志,2015,29(2):51-52,54.

4.通络展势汤免煎颗粒 组成：淫羊藿、巴戟天、肉苁蓉、蛇床子、牛膝、青皮、水蛭、蜈蚣、土鳖虫、地龙、三七粉(北京康仁堂制剂有限公司提供)。用法用量：每次用40℃温开水100毫升冲服，每日2次，早晚饭前40分钟服用。临床应用：成海生等用上方治疗58例男性勃起功能障碍患者，治疗4周。结果：显效39例，有效9例，无效10例，总有效率82.70％。[①]

5.促精宝胶囊 组成：枸杞子、淫羊藿、何首乌、丹参、五加皮、菟丝子、人参、甘草、五味子(江苏颐海制药有限责任公司加工生产，每粒含提取药粉0.45克)。用法用量：每次4粒，每日3次，口服，连续治疗3个月。临床应用：王明闯用上方治疗61例阳痿患者。结果：治愈32例，占52.5％；显效17例，占27.9％；有效7例，占11.5％；无效5例，占8.2％。总有效率91.8％。[②]

6.八味益肾丸 组成：雄蚕蛾、鹿角胶、山药、杜仲、菟丝子、当归、熟地黄、淫羊藿(承德颈复康药业集团有限公司生产，每瓶100丸)。用法用量：每次8丸，每日2次，饭后服。临床应用：党晓伟等用上方治疗310例阳痿肾阳虚患者。结果：八味益肾丸在治疗阳痿(肾阳虚证)所表现出的精神不振和沉弱脉，增加患者性交次数，改善阴茎勃起程度，提高性快感等方面有一定的效果。[③]

7.龟鹿益肾胶囊 组成：巴戟天、补骨脂、淫羊藿、酸枣仁等(湖南中达驽马制药有限责任公司生产)。用法用量：每次4粒，每日3次，1个月为1个疗程。临床应用：罗姗用上方治疗71例勃起功能障碍患者。结果：临床控制(治疗后主症积分较治疗前减少91％以上，阴茎勃起大于90％，性交机会的75％以上能成功)19例，占18.31％；显效(治疗后主症积分较治疗前减少70％～90％，阴茎勃起大于90％，性交机会的50％以上能成功)30例，占42.50％；临床控制加显效43例，占60.58％；有效(治疗后主症积分较治疗前减少35％～69％，阴茎勃起有改善，性交机会的25％以上能成功)23例，占32.39％；无效5例，占7.04％。总有效率82.66％。[④]

8.八子王胶囊 组成：菟丝子、韭菜子、金樱子、鹿茸、海马、人参等(石家庄以岭药业有限公司生产)。用法用量：每次3粒，每日3次。临床应用：李永利用上方治疗240例阳痿患者。结果：痊愈27例，占11.25％；显效137例，占57.80％；有效54例，占22.50％；无效22例，占9.17％。总有效率90.83％。注意事项：服药期间忌烟酒，辛辣刺激性食物，禁同房，1个月为1个疗程，连服1～3个疗程。[⑤]

[①] 成海生，等."通络展势汤"治疗男性勃起功能障碍(肾虚血瘀型)的随机对照临床试验[J].中国药物警戒，2015，12(5)：264－266.
[②] 王明闯，王忠民，等.促精宝胶囊治疗阳痿61例疗效观察[J].新中医，2014，46(12)：86－87.
[③] 党晓伟，等.八味益肾丸治疗阳痿(肾阳虚证)310例临床观察[J].中成药，2012，34(6)：994－998.
[④] 罗姗.龟鹿益肾胶囊临床观察106例小结[J].实用医技杂志，2003，10(3)：287－288.
[⑤] 李永利.八子王胶囊治疗阳痿240例临床观察[J].河北中医，1997，19(6)：6－7.

早　泄

概　述

早泄(PE)是男性射精障碍之一最常见的疾病。早泄可以用两种方法定义:(1)主观感受,是指男性无法将射精时间延长到自身或者伴侣满足决定射精的时刻;(2)客观标准,是根据实际射精潜伏期和阴茎抽动次数来判断。国际性医学学会(ISSM)对早泄的定义:(1)阴茎进入阴道后,射精总是或者通常大约在1分钟内(称为"原发性早泄"),或不足3分钟,伴明显困扰(称为"继发性早泄");(2)阴茎部分或完全进入阴道后,射精无法推迟;(3)伴随消极心理,如苦恼、忧虑、挫败感、避免性接触。

早泄是最常见的男子射精性反射功能障碍,全球性态度性行为研究(GSSAB)的研究表明,早泄的发生率有地域差异,在亚洲,中、南美洲和非洲裔的人群中早泄是报告最多的男性性功能障碍。可能有1/3～1/2的成人男性在不同程度上一直为此烦恼;大部分夫妻双方在取得性生活经验后,多能找到共同达到性高潮或比较和谐的性生活方式,只有少部分夫妇双方虽经过一段磨合适应过程,仍出现早泄,方可视为病症。

早泄为中西医的通用病名,西医又称为射精过早症,中医又称为"鸡精""精滑"。关于早泄,中医著作中早有论述"未交即泄或乍交即泄"(《沈氏尊生书》),《辨证录·种嗣门》中也有"男子有精滑之极,一到妇女之门,即便泄精,欲勉强图欢不得,且泄精甚薄,人以为天分之弱也,谁知心肾两虚乎",强调了遗精日久是造成早泄的病因,心肾两虚是其病机所在,中医认为精液的封藏与施泄有赖于心、肝、肾等脏器的共同作用及人体阴阳的相

对平衡。肾主藏精,肝主疏泄,心主神明,三脏共司精关之开合,与精液的闭藏和施泄密切相关。其制在心,其藏在肾,其动在肝。精关约束无权,精液封藏失职是本病的基本病机变化。治疗上以分型辨证、内外合治、增加射精控制为主。早泄中医病因病机可分为:(1)肝郁气结证;(2)肝经湿热;(3)瘀血内停;(4)肾气不固;(5)阴虚火旺;(6)心脾两虚;(7)心肾不交;(8)心虚胆去证。有特定原因引起之早泄,大多数患者预后良好。

辨 证 施 治

1. 黄凌分2证

滋水清肝饮:熟地黄15克、山药10克、栀子10克、山茱萸10克、柴胡10克、牡丹皮10克、茯苓15克、泽泻15克、白芍15克、当归15克、酸枣仁15克。

(1)阴虚火旺证　症见射精过快,阳强易举,遗精,伴五心烦热,虚烦不寐,头晕耳鸣,潮热盗汗,腰膝酸软。舌红少苔,脉细数。方用滋水清肝饮加知母15克、黄柏15克、莲须10克、金樱子10克、芡实10克。

(2)肝经湿热证　症见射精过快,伴性欲亢进,头晕目眩,口苦咽干,急躁易怒,阴囊潮湿,小便黄赤,或淋浊。舌质红苔黄腻,弦脉滑或弦数。方用滋水清肝饮加龙胆草15克、知母15克、黄柏15克。

以上各方均每日1剂,水煎2次,取汁500毫升,分2次服,连续用药6周。临床观察:黄凌用上法辨证联合癃闭舒治疗68例早泄患者(治疗组),同时配合心理咨询。对照组60例采用氯丙咪嗪口服,连续用药6周,同样配合心理治疗。结

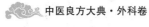
果：治疗组临床治愈42例,有效19例,无效7例,总有效率89.7%;对照组临床治愈27例,有效15例,无效18例,总有效率70%。两组疗效比较有显著性差异($P<0.05$)。[1]

2. 汪明德分3型

(1) 君相火炽、精窍易泄型　未婚新交,或分居偶合,欲念亢盛,阳具易举,一触即泄,或未交亦泄。神恐惊惕,心悸少寐,或因女方埋怨,志萎神焉。舌质红,苔薄,脉弦数。治宜泻火宁心、封髓固精。方用封髓定志汤:知母15克、黄柏15克、茯苓30克、炙远志10克、生龙骨30克、生牡蛎30克、金樱子30克、芡实15克、五味子15克、石菖蒲10克。配合挤捏法,未婚新交或分居偶合者,用二次射精法,或用双层避孕套结合动停法。

(2) 湿热疲结、下扰精室型　所欲不遂,手淫频繁,或嗜酒纵房,阳事易举易泄,尿频白浊,少腹、会阴胀痛不适,腰酸作坠。前列腺肿胀压痛,前列腺液镜检白细胞增多。治宜清热利湿、活血固精。方用加味虎杖散:虎杖根30克、川牛膝15克、茯苓15克、黄柏15克、败酱草15克、石菖蒲10克、丹参15克、牡丹皮15克、金樱子30克、芡实30克、萆薢15克、黄芪15克。口服和保留灌肠。炎症好转后,配合挤捏法。

(3) 肾虚阳衰、精关不固型　房事不节,或年高肾衰,或劳形劳神,房事久疏。阳事难举,或大而不坚,强合先泄,不耐久战。性欲淡漠,或虽有欲念而力不从心。腰酸腿软,倦怠耳鸣,夜尿频多。舌质淡,苔薄,脉沉细迟。治宜温肾壮阳固精。方用兴阳固精汤:仙茅15克、淫羊藿30克、菟丝子15克、蛇床子12克、沙苑子15克、金樱子30克、生龙骨30克、桑螵蛸15克、露蜂房15克、蜈蚣3条、肉苁蓉15克、锁阳15克、狗肾粉(吞)5克。随症加减:阳虚甚者,加炮附子10克、人参3克。配合洗鸟方(蛇床子15克、细辛15克、干蟾皮15克、地骨皮30克、五倍子10克)浸擦阴茎

龟头。

临床观察:汪明德用上方辨证治疗118例早泄患者。结果:君相火炽型22例,痊愈15例,占68.18%;好转5例,占22.72%;无效2例,占9.09%。湿热瘀结型56例,痊愈40例,占71.43%;好转11例,占19.64%;无效5例,占8.93%。肾虚阳衰型40例,痊愈17例,占42.5%;好转19例,占47.5%;无效4例,占10.0%。合计痊愈72例,占61.02%;好转35例,占29.66%。[2]

经　验　方

1. 五香花洗方　五倍子60克、公丁香30克、花椒30克、蛇床子30克、肉桂15克、当归30克、薏苡仁60克。将上药混合研末,浓煎取液外洗,阴茎及系带敏感处,每次外洗10～15分钟,每日1～2次,30日为1个疗程。郁超等用上法治疗66例继发性早泄患者,治疗2个疗程。结果:有效率为72%;性伴侣的性满意度从25%提升到52%。[3]

2. 外台人参丸加减　党参15克、山药30克、菟丝子15克、金樱子30克、生地黄30克、肉桂3克、制附子6克、干姜10克、生牡蛎30克、黄柏10克、知母10克、泽泻10克、麦冬10克。随症加减:失眠者,加夜交藤、酸枣仁;腰酸痛者,加杜仲、金毛狗脊;热甚或阴虚甚者,去附子、肉桂;明显抑郁焦虑者,加郁金、香附、磁石等。每日1剂,水煎,早晚餐后温服。陈扬前等用上方加减治疗18例早泄患者。结果:治愈3例,显效5例,有效5例,总有效率72.00%。[4]

3. 养心疏肝汤　茯神、远志、酸枣仁、生龙骨、生牡蛎、磁石、合欢花、丹参、柴胡、芍药、炙甘草等(上海中医药大学附属龙华医院院内协定处方)。每日1剂,水煎,早晚分服。疗程2个月。郁超等将80例原发性早泄患者随机分为治疗组和对照组各40例。两组均予系统脱敏行为心理疗法,治

① 黄凌.滋水清肝饮加减合癃闭舒治疗早泄68例[J].福建中医药,2012,43(6):22-23.
② 汪明德.辨证论治早泄118例疗效观察[J].浙江中医学院学报,1998(1):18.
③ 郁超,等.五香花洗方治疗男性继发性早泄及焦虑的临床观察[M].中国中医药信息研究会男科分会.2018学术年会暨第二届中国中西医结合男科高峰论坛优秀论文集,2018:226.
④ 陈扬前,苏劲松.外台人参丸治疗早泄的临床观察[J].云南中医中药杂志,2017,38(12):46.

疗组同时加服养心疏肝汤。两组疗程均为 2 个月，观察早泄程度（PEDT）、阴道内射精潜伏时间（IELT）、焦虑程度（SAS）、性生活满意度（CIPE - Q6、CIPE - Q7）变化情况。结果：治疗组、对照组的总有效率分别为 72.22%、61.11%，组间临床疗效比较，差异有统计学意义（$P<0.05$）。治疗前后组内比较，两组 PEDT、SAS、CIPE - Q6、CIPE - Q7 积分及 IELT 差异均有统计学意义（均 $P<0.05$）；组间治疗后比较，各量表积分及 IELT 差异均有统计学意义（均 $P<0.05$）。[1]

4. 归脾汤加减　何首乌 30 克、酸枣仁 20 克、炙黄芪 20 克、煅牡蛎 20 克、金樱子 20 克、芡实 20 克、莲子 20 克、煅龙骨 20 克、白术 15 克、茯苓 15 克、莲须 15 克，五味子 5 克、炙甘草 5 克、陈皮 5 克。每日 1 剂，水煎服，早晚各服 1 次，连续用药 4 周。王法用上方治疗 43 例早泄患者。结果：显效 35 例，有效 7 例。总有效率 97.70%。[2]

5. 中药喷剂　桑螵蛸 20 克、川乌 20 克、五倍子 20 克、金樱子 20 克、覆盆子 20 克、细辛 30 克、丁香 30 克、花椒 50 枚。上药浸泡于 100 毫升 95% 乙醇中 30 日，取上清液装入喷壶中待用，指导患者将药物均匀地喷在阴茎龟头表面、冠状沟和包皮系带等部位，每日 1 剂，如果要过性生活，则在性生活前 30 分钟喷药，性生活时用清水洗净。崔应东等用上法治疗 35 例原发性早泄患者，总有效率为 62.86%。[3]

6. 止泄汤　红参 15 克、熟地黄 30 克、黄芪 25 克、白术 15 克、巴戟天 15 克、山茱萸 15 克、肉苁蓉 10 克、柏子仁 10 克、北五味子 8 克、远志 5 克、肉桂 5 克、枸杞子 15 克、乌药 15 克。每日 1 剂，水煎服，早晚各 1 次分服。陈厚平等将 86 例男性早泄患者随机分为治疗组好对照组各 43 例。治疗组应用中药内服配合穴位按摩治疗；对照组应

用金锁固精丸治疗，每日 2 次，每次 10 丸。2 周为 1 个疗程。结果：总有效率治疗组为 90.7%，对照组为 65.1%，两组疗效比较差异有显著性（$P<0.05$）。[4]

7. 安神锁阳方　酸枣仁 20 克、夜交藤 30 克、煅龙骨 30 克、煅牡蛎 30 克、柏子仁 15 克、远志 15 克、石菖蒲 5 克、砂仁 10 克、陈皮 10 克、郁金 15 克。水煎服，口服，每日 2 次。温志鹏等用上方治疗 80 例早泄患者。结果：治愈 15 例，占 18.75%；改善 39 例，占 48.75%；无效 26 例，占 32.50%。总有效率 67.50%。[5]

8. 交济汤　黄连 3 克、肉桂 6 克、煅龙骨 15 克、党参 15 克、黄芪 15 克、麦冬 15 克、柏子仁 15 克、当归 10 克、山茱萸 10 克、熟地黄 20 克。每日 1 剂，水煎服，连续服药 8 周为 1 个疗程。敖小青等用上方联合坦洛新治疗 38 例心肾不交型早泄患者。结果：治愈 13 例，显效 14 例，总有效率 71.10%。[6]

9. 翘芍止泄合剂　贯叶连翘 20 克、柴胡 15 克、白芍 15 克、菖蒲 5 克、巴戟天 15 克、黄芪 10 克。水煎剂，每次 250 毫升，每日 2 次，饭后口服。疗程为 4 周。郭军等用上方治疗 34 例原发性早泄患者。结果：治疗前后阴道内射精潜伏期明显延长（$P<0.01$）；治疗后患者满意度为 87.50%。[7]

10. 益肾摄精汤加减　莲子 30～50 克、莲须 30 克、芡实 30 克、生龙骨 30 克、生牡蛎 30 克、山茱萸 15 克、五味子 15 克、知母 15 克、白芍 15 克。随症加减：心肾不交，伴心悸、失眠者，加百合 10 克、远志 10 克、夜交藤 15 克；脾肺气虚，伴气短乏力食少者，加黄芪 30 克、党参 15 克、白术 10 克；下焦湿热，伴心烦口渴、尿黄尿痛者，加黄柏 10 克、栀子 10 克；阴虚火旺，伴五心烦热、阳物易举者，加黄柏 10 克、沙参 15 克、女贞子 15 克；肾阳

① 郁超,陈磊,等.养心疏肝汤联合系统脱敏行为心理疗法治疗原发性早泄的随机对照研究[J].上海中医药杂志,2016,50(8)：46 - 48,57.
② 王法.归脾汤加减治疗早泄临床效果观察[J].临床误诊误治,2016,29(6)：82 - 83.
③ 崔应东,等.中药喷剂联合脱敏疗法治疗原发性早泄的临床研究[J].中国性科学,2014,23(2)：86 - 88.
④ 陈厚平,等.中药内服配合穴位按摩治疗男性早泄 86 例[J].光明中医,2013,28(11)：2351,2357.
⑤ 温志鹏,尹霖,等.安心神法治疗早泄的临床疗效观察[J].世界中西医结合杂志,2013,8(5)：492 - 494.
⑥ 敖小青,等.交济汤联合坦洛新治心肾不交型早泄临床观察[J].新中医,2011,43(2)：71 - 72.
⑦ 郭军,耿强,等.翘芍止泄合剂治疗原发性早泄的临床疗效观察[J].中国中医基础医学杂志,2011,7(17)：779 - 780,813.

虚衰,伴肢冷畏寒、阳痿者,加仙茅 10 克、鹿角胶 10 克、紫河车 10 克。莲子为本地莲,患者自备,心肾不交与阴虚火旺者不去心莲子,脾肺气虚与肾阳疲惫者去心莲子,下焦湿热者用不去心石莲子(老莲子)。每日 1 剂,加水 500 毫升,水开煎 30 分钟,取汁 200 毫升,二煎加水 300 毫升,水开煎 25 分钟,取汁 200 毫升,两煎混合,早晚分 2 次服,20 日为 1 个疗程。郑昱村等用上方加减治疗 50 例早泄患者。结果:显效 32 例,有效 13 例,无效 5 例,总有效率 90.00%。①

11. 秘精丸　金樱子 150 克、芡实 150 克、肉苁蓉 150 克、酸枣仁 100 克、五味子 100 克、泽泻 60 克、车前子 60 克。随症加减:脾肾阳虚者,加人参、制附子、肉桂;阴虚火旺者,加知母、黄柏;心肾不交者,加黄连、肉桂。上药研末蜜炼成丸剂,每丸 12 克,每次服 1 丸,每日服 3 次。龟头及冠状沟外用中药"秘精液"涂擦:川椒、龙骨、细辛、丁香、五倍子、蟾酥,上药各等份加入 95%乙醇适量浸泡 2 周过滤即成,每次性交前 20 分钟涂擦于龟头及冠状沟处,10 分钟后洗去,1 个月为 1 个疗程。焦智勇用上方加减结合西药治疗 116 例早泄患者。结果:经过 1～3 个疗程,治愈 22 例,占 19.0%;显效 39 例,占 33.6%;有效 44 例,占 37.9%;无效 11 例,占 9.5%。总有效率 90.5%。②

12. 固精煎　党参 15 克、天冬 15 克、莲子 15 克、生地黄 15 克、北黄芪 10 克、五味子 6 克、五倍子 6 克、煅龙骨 30 克、煅牡蛎 30 克、芡实 15 克、黄柏 10 克、砂仁 6 克、甘草 6 克。每日 1 剂,水煎服,2 周为 1 个疗程。王桂如用上方治疗 40 例早泄患者。结果:经治疗 1～3 个疗程,治愈 16 例,有效 20 例,无效 4 例,总有效率 90.00%。③

13. 久泄媛乐丹　龙胆草 30 克、栀子 25 克、柴胡 15 克、黄芩 50 克、车前子 30 克、薏苡仁 50 克、夏枯草 30 克。上药共研细末备用,临用时取

药末 10 克,以温水调成糊状涂以神阙穴,外盖纱布,胶布固定,3 日换药 1 次,10 次为 1 个疗程,治疗 3 个疗程。庞保珍等用上方治疗 130 例早泄患者。结果:治愈 69 例,显效 45 例,有效 9 例,无效 7 例,总有效率 94.62%。④

14. 中药敷脐剂　五倍子 150 克、煅龙牡 50 克、淫羊藿 50 克、熟地黄 50 克、蛇床子 50 克、丁香 30 克、肉桂 50 克、细辛 30 克、当归 30 克。将上药混合研末,装瓶中密封备用。嘱患者仰卧床上,脐部用 75%乙醇常规消毒后,根据脐部凹陷浅深大小不同,取药末 5～8 克用食醋调和成糊状,敷于脐孔内,后用 6 厘米×6 厘米方形胶布固封,24 小时换药 1 次。尹柱汉用上方治疗 40 例早泄患者,10 次为 1 个疗程,治疗 2 个疗程后统计疗效。结果:近期治愈 27 例,显效 7 例,有效 4 例,无效 2 例,总有效率 95.00%。⑤

15. 龙胆泻肝汤加减　龙胆草 10 克、栀子 10 克、黄芩 10 克、黄柏 10 克、牡丹皮 10 克、赤芍 10 克、川牛膝 10 克、车前子 10 克、柴胡 8 克、生地黄 15 克、生甘草 6 克。随症加减:伴生殖道感染者,减牡丹皮、赤芍,加败酱草、白花蛇舌草、甘草;伴焦虑、畏惧、心悸者,去牡丹皮、赤芍,加酸枣仁、龙齿;伴性欲减退者,减生地黄、牡丹皮、赤芍,加淫羊藿、补骨脂、菟丝子;伴性欲亢进者,黄柏增为 15 克、牛膝增为 15 克。每日 1 剂,水煎分 2 次温服。每 5 剂为 1 个疗程,一般治疗 1～3 个疗程。邱慧敏用上方加减治疗 60 例早泄患者。结果:显效 23 例,有效 31 例,无效 6 例,总有效率 90.00%;其中 1 个疗程有效 16 例,2 个疗程有效 23 例,3 个疗程有效 15 例。⑥

中　成　药

1. 伊木萨克片　组成:白及、丁香、西红花、

① 郑昱村,等.莲子益肾摄精汤治疗早泄 50 例观察[J].实用中医药杂志,2010,26(2):84.
② 焦智勇.中西医结合治疗早泄的临床观察[J].现代中西医结合杂志,2009,18(30):3712-3713.
③ 王桂如.固精煎治疗早泄 40 例[J].河南中医,2007(1):59.
④ 庞保珍,等.久泄媛乐丹贴脐治疗早泄 130 例[J].中医外治杂志,2005,14(2):53.
⑤ 尹柱汉.中药敷脐治疗早泄 40 例[J].中国民间疗法,2002,10(11):19-20.
⑥ 邱慧敏.龙胆泻肝汤加减治疗早泄 60 例[J].山西中医,2002,18(1):44.

牛鞭、乳香、龙涎香、麝香、肉豆蔻、罂粟壳、马钱子等。用法用量：口服，每晚1次，每次1克。临床应用：赵连明等用上方治疗288例早泄患者，患者服药的前后自身对照，用药前后的IELT平均增加3倍，显示出卓越的治疗效果。[①]

2. 六神丸　组成：蟾酥、人工牛黄、麝香、珍珠粉、雄黄、冰片等。功效：清凉解毒，消炎止痛。用法用量：取六神丸2～3粒，放入温开水0.5毫升中充分溶化，于性交前30分钟将溶化液涂于阴茎冠状沟及龟头上1/3部位。临床应用：刘俊飞用上方治疗36例早泄患者。结果：患者用药后性交时间均可超过20分钟，有效率100％，对性生活满意度有了很大提高，局部无不适，未见其他不良反应。[②]

3. 缓泄胶囊　组成：莲子15克、黄连15克、金樱子12克、山茱萸12克、五倍子12克、芡实10克、生地黄15克、生甘草6克。用法用量：口服缓泄胶囊，每次服6粒，每日3次，淡盐汤送下，饭后半小时服用。临床应用：李俊兰等用上方治疗207例功能性早泄患者，并在性生活前用消毒棉签蘸缓泄酊药液（蜀椒30克、五倍子12克、青风藤3克、延胡索5克，用50％乙醇75毫升浸泡2周，滤出药液后即成酊剂）涂抹整个阴茎，有麻木感后即可性交。30日为1个疗程，可连续治疗3个疗程。结果：治愈156例，好转39例，无效12例，总有效率94.20％。[③]

4. 知柏地黄丸　组成：知母、黄柏、熟地黄、山药、山茱萸、茯苓、泽泻、牡丹皮（合肥神鹿集团生产，浓缩丸，每8丸相当于原生药3克）。用法用量：每次各服10粒，均每日3次，连服30日为1个疗程。临床应用：李海松等用上方治疗21例早泄患者，同时予百忧解片（氟西汀）口服。结果：近期治愈12例，占57.10％，其中每次性交插入阴道后均能维持5分钟以上者5例；显效5例，占23.8％；有效2例，占9.5％；无效2例，占9.5％。总有效率90.50％。[④]

① 赵连明,姜辉,等.维药伊木萨克片治疗早泄临床观察[J].中华男科学杂志,2014(11)：1029-1034.
② 刘俊飞.六神丸外涂治疗早泄疗效观察[J].中国社区医师(医学专业),2012,14(21)：226.
③ 李俊兰,等.缓泄胶囊合缓泄酊治疗功能性早泄的临床观察[J].现代中西医结合杂志,2011,20(3)：293-294.
④ 李海松,等.知柏地黄丸为主治早泄39例临床观察[J].中国性科学,2004,13(11)：22-23.

子痈

概述

子痈是肾子部位的痈，是以阴囊胀痛下垂为特点，睾丸（肾子）肿胀为特征的常见男科感染性疾病，俗称“卵子痈”。临床上分为急性子痈和慢性子痈，其中以急性子痈多见，常是细菌侵入附睾而引起的感染，为阴囊最常见的感染性疾病，又称附睾的非特异性感染。本病多见于20～40岁中青年，儿童少见。子痈相当于西医的非特异性睾丸炎、附睾炎，是指由于各种致病因素引起的睾丸、附睾炎症性病变。

附睾、睾丸炎，急性者起病急骤，阴囊红肿热痛，局部检查睾丸、附睾、精索肿大压痛为临床特征。可见恶寒发热、头痛、纳呆、口苦、便秘、尿黄、舌红、苔薄黄或黄腻，脉滑数或弦数等症。有的患者后期可因精索增粗瘢痕组织形成，妨碍精子输出而导致不育。

本病属中医“子痈”“寒疝”范畴。常合并尿道炎、膀胱炎、前列腺炎等，多伴尿路感染症状。子痈与肝肾关系较为密切。本病多由湿热下注引起，湿热积聚肝肾之络，下注肾子，肾子受损，腐化酿脓，逐生本病。此外寒湿外感、肝气郁结、跌仆损伤均可致本病。其病因为湿热下注、肝气失疏、气血凝滞等。临床辨证分型如下。（1）肾阳偏虚型：兼见腰膝酸软，形寒肢冷，阳痿早泄，舌淡苔白，脉沉迟或细弱。（2）肝阳偏虚型：兼见胁肋及少腹冷痛，呕逆，四肢冰冷，目视，悒悒不乐，面青，舌滑苔白，脉沉迟。（3）寒滞肝脉型：兼见腹部坠胀，阴囊收缩，遇寒甚，得热减，舌润苔白，脉沉弦或迟。（4）肝气郁结型：兼见少腹抽痛，胁肋不舒，腹聚癥瘕，脉弦。治疗上以急慢分期辨证、内外合治，促进肾子愈合为主。大多数患者预后良好，急性期未及时诊治，迁延成慢性，时可触及硬结不推，则预后较差。

辨证施治

1. 湿热下注、气血壅滞、经络阻隔型　（1）急性附睾炎，治宜清热解毒、利湿消肿。药用黄柏20克、云葵子15克、川牛膝15克、泽泻10克、荔枝核25克、蒲公英25克、川楝子10克、海藻15克、败酱草30克、马鞭草20克、车前子（包）15克、六一散（包）25克、小茴香10克、乌药12克、赤芍10克、大黄10克。随症加减：全身高热，阴囊亦红肿焮热，加龙胆草、栀子、黄芩；湿重者，阴囊水肿明显，加车前子、木通；睾丸疼痛剧烈者，加橘核、川楝子、延胡索。（2）慢性附睾炎，治宜疏肝散结、活血消肿。药用枳实25克、川楝子15克、青皮6克、当归15克、延胡索10克、路路通15克、川牛膝10克、荔枝核15克、枳壳10克、丝瓜络15克、海藻15克、昆布15克、乌药12克、小茴香6克、丹参10克、赤芍10克、僵蚕15克。随症加减：慢性期硬结难消者，加三棱、莪术、炮甲片、鬼箭羽；阴囊内积水者，加赤苓、泽泻。

临床观察：沈宁平用上方辨证结合西药治疗180例附睾炎患者，治愈171例。[①]

2. 张海波分4型

散结止痛汤：荔枝核15克、生牡蛎30克、海藻10克、夏枯草15克、鹿角霜30克、土贝母15

① 沈宁平．中西医结合治疗附睾炎180例疗效观察［J］．临床合理用药，2013，6（5）：145．

克、蜈蚣 2 条、乳香 10 克、没药 10 克、橘核 15 克。

（1）寒湿凝滞型 症见睾丸坠胀隐痛，遇寒加剧，阴部发凉，舌质淡苔白润，脉弦紧或沉弦。方用散结止痛汤加肉桂 10 克、小茴香 10 克、干姜 10 克、石菖蒲 20 克、薏苡仁 20 克。

（2）湿热下注型 症见睾丸肿胀疼痛拒按，恶寒发热，小便黄赤，舌红苔黄腻，脉弦数。方用散结止痛汤加龙胆草 10 克、蒲公英 10 克、黄芩 10 克、当归 20 克、栀子 10 克。

（3）毒火炽胜型 症见睾丸肿硬剧痛，时有跳痛，阴囊红肿灼热，若已酿脓则按之软，或有波动感，舌红苔黄腻，脉洪数。方用散结止痛汤加金银花 15 克、紫花地丁 15 克、皂角刺 10 克、白芷 15 克、黄柏 10 克。

（4）气滞血瘀型 症见睾丸坠胀痛，痛连少腹，局部有肿块或硬结，或有外伤史，舌质紫暗或有瘀点，脉弦涩。方用散结止痛汤加柴胡 15 克、炮甲片 5 克、酒大黄 6 克、泽兰 10 克、丝瓜络 15 克、枳实 10 克、三棱 10 克、莪术 10 克。

临床观察：张海波用上方辨证治疗 30 例慢性睾丸炎患者。结果：治疗有效率 100%，无附睾切除病例，也无切开引流病例发生，3～6 个月随访无复发，临床治疗效果满意。[1]

经 验 方

1. 仙方活命饮加味 贝母、白芷、赤芍、防风、甘草节、当归尾、甲片、皂角刺、天花粉、乳香、陈皮、没药、乳香、金银花。清热解毒，配伍疏风、散结、活血药物可以消肿、活血、止痛。随症加减：对下坠明显的患者，加升麻、生晒参；对附睾疼痛较为明显的患者，加延胡索、路路通、川楝子；对硬节较大的患者，加荔枝核、橘核；红肿痛甚，热毒重者，可加蒲公英、连翘、紫花地丁、野菊花等以加强清热解毒之力；便秘者，加大黄以泻热通便；血热

盛者，加牡丹皮以凉血；气虚者，加黄芪以补气；不善饮酒者，可用酒水各半或用清水煎服；还可根据疮疡肿毒所在部位的不同，适当加入引经药，以使药力直达病所。本方除煎煮取汁内服外，其药渣可捣烂外敷。本方只可用于痈肿未溃之前，若已溃断不可用；本方性偏寒凉，阴证疮疡忌用；脾胃本虚，气血不足者均应慎用。郑建龙等用上方加减治疗 34 例慢性附睾炎患者。结果：显效 17 例，有效 14 例，无效 3 例，总有效率 91.18%。[2]

2. 中药方 内服龙胆泻肝汤：龙胆草 10 克、栀子 10 克、黄芩 10 克、柴胡 10 克、生地黄 10 克、车前子 15 克、大黄 10 克、泽泻 10 克、木通 5 克、赤芍 10 克、当归 10 克、甘草 5 克。每日 1 剂，水煎取汁约 200 毫升，早晚分服，连服 10 剂。外敷双柏散：侧柏叶 60 克、大黄 60 克、黄柏 30 克、泽兰 30 克、薄荷 30 克。上药共研细末，开水与蜜糖各半，与药末共调煮为稠糊状，外敷患侧阴囊处，每日上午、下午各 1 次。潘杰等用上法治疗 44 例急性附睾炎患者，同时予盐酸左氧氟沙星氯化钠注射液。结果：治愈 21 例，有效 19 例，无效 4 例，总有效率 90.9%。[3]

3. 解毒散结汤 生黄芪 30 克、野菊 15 克、金银花 20 克、蒲公英 30 克、紫花地丁 15 克、夏枯草 20 克、浙贝母 10 克、牡蛎 30 克、丝瓜络 15 克。随症加减：湿热重，加薏苡仁 30 克、黄柏 10 克；疼痛较剧者，加炒川楝子 10 克、延胡索 20 克；红肿明显者，加皂角刺 15 克、甲片 10 克。每日 1 剂。水煎服，每次 150 毫升，每日 3 次（每次服药间隔时间为 4～5 小时），连用 15 日。陈让坤用上方加减治疗 63 例急性睾丸附睾炎患者。结果：治愈 53 例，有效 8 例，无效 2 例，总有效率 96.83%。[4]

4. 莲子清心饮合龙胆泻肝汤 黄芩 10 克、麦冬 9 克、地骨皮 20 克、车前子 20 克、炙甘草 6 克、茯苓 20 克、黄芪 9 克、人参 6 克、柴胡 12 克、泽泻 20 克、木通 9 克、生地黄 9 克、当归 12 克、龙胆草

① 张海波.自拟"散结止痛汤"治疗慢性附睾炎 30 例[J].中国实用医药,2009,4(13):132-133.
② 郑建龙,等.仙方活命饮加味治疗慢性附睾炎的临床研究[J].当代医学,2017,23(20):151-152.
③ 潘杰,梁健峰,等.龙胆泻肝汤结合外敷双柏散治疗急性附睾炎疗效观察[J].广西中医药,2016,39(5):32-34.
④ 陈让坤.自拟解毒散结汤配合针刺治疗急性睾丸附睾炎 63 例[J].云南中医中药杂志,2015,36(1):56.

9克。黄小松用上方治疗 27 例附睾炎患者。结果：痊愈 12 例,显效 10 例,有效 4 例,无效 1 例,总有效率 96.30％。①

5. 子痈消散汤　柴胡 10 克、黄芩 10 克、党参 30 克、煅牡蛎 30 克、夏枯草 30 克、王不留行 60 克、紫苏子 30 克、炮甲片 10 克、浙贝母 10 克、车前子 10 克。每日 1 剂,按照常规方法煎煮,分 2 次服,连服 30 日。倪良玉用上方治疗 20 例慢性附睾炎患者。结果：治愈 4 例,显效 11 例,好转 3 例,无效 2 例,总有效率 90％。②

6. 消炎衍宗汤　生地黄 12 克、制首乌 15 克、女贞子 15 克、泽泻 10 克、蒲公英 15 克、赤芍 15 克、白芍 15 克、生甘草 6 克、紫花地丁 15 克、牛膝 15 克、丹参 25 克、柴胡 10 克、黄芩 10 克、炒薏苡仁 25 克、栀子 10 克。每日 1 剂,清水煎取汁 300 毫升,分 2 次温服。1 个月为 1 个疗程,连续治疗 3 个疗程。刘吉祥用上方治疗 63 例慢性附睾炎患者。结果：治愈 30 例,有效 28 例,无效 5 例,总有效率 92.06％。③

7. 荔橘汤　荔枝核 30 克、橘核 15 克、柴胡 15 克、延胡索 15 克、川楝子 10 克、小茴香 10 克、当归 15 克、赤芍 15 克、制乳香 6 克、制没药 6 克、红藤 30 克、白花蛇舌草 30 克、皂角刺 10 克。随症加减：急性发作,加银翘 15 克、败酱草 15 克、六神丸(保留灌肠用)15 粒;发热者,柴胡加至 30 克;慢性日久,加黄芪 15 克;伴附睾硬结者,加甲片 10 克、三棱 15 克、莪术 15 克、海藻 15 克、昆布 15 克。上方均以头煎 200 毫升左右保留灌肠,2 煎翌日口服。汪明德用上方加减治疗 92 例附睾炎患者。结果：痊愈 33 例,显效 24 例,有效 28 例,无效 7 例,总有效率 92.39％。④

8. 三黄二香散　大黄 2 份、黄连 2 份、黄柏 2 份、乳香 1 份、没药 1 份。上药共研极细末,加米醋适量调为糊状,涂敷于患侧阴囊,厚 0.3～0.5 厘米,以纱布覆盖,每日换药 1 次。刘建国用上方治疗 37 例急性附睾炎患者,同时结合病情予静脉输液或口服抗生素。结果：显效 14 例,有效 23 例,总有效率 100％。所有病例均在 5～7 日附睾炎性浸润消退,10～14 日附睾恢复正常。⑤

9. 四逆散加味　柴胡 10 克、白芍 15 克、枳实 10 克、炙甘草 6 克、荔枝核 10 克、橘核 10 克、浙贝 15 克、郁金 10 克、桃仁 10 克、蒲公英 20 克。随症加减：疼痛明显,以气滞为主者,加川楝子、延胡索;以血瘀为主者,加乳香、没药;以热毒重者,加败酱草、白花蛇舌草;湿重者,加薏苡仁、土茯苓;附睾硬肿消退缓慢者,加玄参、生牡蛎;以肾阳虚者,加仙茅、淫羊藿;以肾阴虚者,加女贞子、墨旱莲;以偏寒凝经脉者,去蒲公英,加吴茱萸、肉桂、小茴香。服药 20 剂为 1 个疗程,每个疗程间隔 10 日,治疗 1～3 个疗程。蒋政余用上方加减治疗 32 例慢性附睾炎患者。结果：治愈 25 例,占 78.12％;好转 7 例,占 21.88％。总有效率 100％。⑥

10. 香橘散　橘核、小茴香、山楂、黄芩、当归、延胡索、丹参、生地黄、牡丹皮、皂角刺、猫爪草、忍冬藤等。随症加减：若结节甚,加王不留行、三棱、莪术;若气虚甚,加党参、山茱萸;伴排尿不畅,加泽泻、通草、车前子;阳虚甚,加肉桂、附子。每日 1 剂,煎煮 2 次,取汁 400 毫升,早晚各服 200 毫升,15 日为 1 个疗程。黄向阳等用上方加减治疗 175 例慢性附睾炎患者。结果：治愈 57 例,显效 46 例,有效 65 例,无效 7 例,总有效率 96.00％。⑦

11. 桃核承气汤加减　大黄 20 克、桃仁 15 克、当归 10 克、鸡内金 30 克、土茯苓 30 克、鸡血藤 30 克、甘草梢 10 克。随症加减：发热者,加苦参 30 克、赤小豆 30 克、龙胆草 30 克;痛甚者,加全蝎 10 克、小茴香 10 克;下坠明显者,加炙升麻

① 黄小松.中药治疗附睾炎 27 例临床观察[J].中国现代医生,2011,49(30)：68－69,117.
② 倪良玉.子痈消散汤治疗慢性附睾炎 20 例[J].湖南中医杂志,2008,24(1)：45－46.
③ 刘吉祥,等.中药治疗慢性附睾炎 63 例的疗效观察[J].临床论坛,2004,4(1)：52.
④ 汪明德.荔橘汤治疗附睾炎 92 例[J].中国中医药科技,2003,10(1)：58－59.
⑤ 刘建国.三黄二香散外敷治疗急性附睾炎 37 例[J].中医外治杂志,2002,11(2)：25.
⑥ 蒋政余.四逆散加味治疗慢性附睾炎 32 例[J].湖南中医杂志,2001,17(2)：29.
⑦ 黄向阳,等.香橘散加减治疗慢性附睾炎 175 例[J].浙江中医学院学报,2001,25(6)：31.

10克。每日1剂,2次煎液混合,急性者每日3次,慢性者每日2次。王先进等用上方加减治疗36例急慢性睾丸附睾炎患者。结果:治愈21例,明显好转6例,好转8例,无效1例,总有效率97.2%。①

12. 抗炎活血汤　柴胡15克、连翘15克、毛冬青15克、萆薢15克、龙胆草12克、黄芩12克、桃仁12克、红花12克、马鞭草30克、金银花30克、丹参30克、川牛膝30克、白花蛇舌草20克、赤芍20克、虎杖20克。随症加减:疼痛较重者,加延胡索、川楝子、乳香、没药;大便秘结者,加大黄;有尿路刺激症状,加金钱草、萹蓄、瞿麦;伴早泄遗精者,加知母、黄柏、金樱子、芡实;附睾坚硬者,加三棱、莪术、夏枯草、甲片等。每日1剂,水煎2次取汁300毫升,每日2次早晚兑服。郑东利用上方加减治疗54例慢性附睾炎患者。结果:治愈31例,有效21例,无效2例,总有效率96.30%。②

13. 附睾汤　虎杖20克、夏枯草10克、萆薢10克、乳香10克、没药10克、川芎10克、白芍10克、桃仁10克、当归10克。随症加减:舌红苔黄腻,脉滑或数,加滑石10克、瞿麦10克、金银花15克;若肾阴不足者,原方去萆薢、夏枯草,加熟地黄20克、石斛10克、续断10克。每日1剂,每日2服,每服150毫升,10日为1个疗程,治疗3～6个疗程。郭军用上方加减治疗27例慢性附睾炎患者。结果:显效15例,有效10例,无效2例,总有效率92.6%。③

14. 银花红花汤　金银花30克、红花15～20克、白芍15～25克、甘草15克、延胡索15克、川楝子15克。随症加减:阴下湿,加苍白术、云苓以燥湿利水。朱泉新用上方加减治疗12例慢性附睾炎患者。结果:治愈12例,总有效率100%。④

15. 五苓散加减　桂枝6克、甘草6克、白术12克、泽泻12克、白芷12克、茯苓15克、萆薢20克、蒲公英20克、川楝子10克、黄芪30克。每日1剂,水煎服,5剂为1个疗程。同时禁服酒与煎炒食物。严禁性交。杨香锦用上方治疗93例淋病合并睾丸炎患者。结果:痊愈(症状消除,尿道分泌物涂片未发现淋球菌)67例,占72.05%;好转(尿道口无分泌物溢出,但睾丸时而胀痛)20例,占21.51%;无效(连续服药5个疗程,主症无改变者)6例,占6.45%。总有效率93.55%。服药最短为2个疗程,最长6个疗程,平均3.8个疗程。⑤

16. 解毒软坚汤　蒲公英40克、玄参20克、黄芩12克、栀子12克、生地黄15克、赤芍15克、柴胡10克、夏枯草30克、生牡蛎30克、甘草5克。每日1剂,水煎服。葛传富用上方共治疗15例睾丸炎患者。结果:均获痊愈(睾丸疼痛、结节均消失,小便恢复正常);其中服药最少5剂,最多12剂。⑥

17. 橘核丸加味　橘核15克、荔核15克、木通15克、川楝10克、香附10克、桃仁10克、山楂12克、小茴香12克、甘草5克。水煎服。田运培用上方治疗1例用抗生素无效附睾炎患者,3剂后患者阴囊肿痛明显改善,压痛明显减轻;守方再进5剂,痊愈。⑦

18. 消坚散结汤　橘核红10克、陈皮10克、青皮10克、大茴香(醋炒焦)10克、海藻10克、昆布10克、胡芦巴10克、马兰花10克、马勃10克、荔枝核15克、枳实15克、升麻(醋炒)15克、气桃子25克、煨姜3片。水煎服。杨仁甲用上方治疗1例急性睾丸炎患者,5剂后患者痊愈。⑧

19. 加味枸橘汤　柴胡10克、赤芍10克、川楝子10克、龙胆草10克、荔枝核12克、广橘核12克、泽泻12克、茵陈20克、秦艽15克、车前子15

① 王先进,等.桃核承气汤加减治疗急慢性睾丸附睾炎36例[J].石河子医学院学报,1997,19(2):139.
② 郑东利.抗炎活血汤治疗慢性附睾炎54例[J].四川中医,1996,14(6):30.
③ 郭军.附睾汤治疗慢性附睾炎27例临床观察[J].江西中医药,1994,25(5):19.
④ 朱泉新.银花红花汤治疗慢性附睾炎12例临床观察[J].河南中医,1991,(5):23.
⑤ 杨香锦.五苓散加减治疗淋病合并睾丸炎93例[J].湖南中医杂志,1991(2):44-45.
⑥ 葛传富,等.解毒软坚汤治疗睾丸炎15例[J].湖北中医杂志,1991(6):51.
⑦ 田运培.橘核丸治验二则[J].中医杂志,1991(8):27.
⑧ 杨仁甲.治疗急性睾丸炎2例[J].四川中医,1988(1):28.

克、生甘草6克。随症加减：急性期，上方加知母12克、川黄柏12克；慢性期，上方去龙胆草、车前子、泽泻，加三棱12克、小茴香10克、瓦楞子30克。每日1剂，水煎服，10日为1个疗程。祝柏芳用上方加减治疗16例附睾炎患者（急性期6例，慢性期10例）。结果：痊愈9例，有效7例；均在1～2个疗程见效。[1]

20. 除湿散结汤 荜茇9克、橘核9克、高良姜9克、延胡索9克、木通9克、小茴香4.5克、荔枝核15克。每日1剂，水煎服。张长生用上方治疗1例急性睾丸炎患者，6剂后患者治愈。[2]

21. 活血化瘀方 桃仁9克、荜茇9克、橘核9克、木香9克、木通9克、高良姜9克、红花6克、延胡索12克、川楝子15克、小茴香4克。每日1剂，水煎服。张长生用上方治疗1例外伤性急性睾丸炎患者，5剂后而愈。[3]

22. 消炎方 当归12克、川芎12克、白芷9克、防风9克、红花9克、连翘15克、没药6克、乳香6克、甘草6克、细辛2.4克。水煎服。康文芳用上方治疗30余例睾丸炎患者，均获愈。[4]

单 方

1. 复方酢浆草合剂 组成：鲜醋酱草、油松节。用法用量：鲜酢浆草100克、油松节15克，加水1500毫升，煎至600毫升。每日1剂，每日服3次。临床应用：李治方用上方治疗57例急性副睾炎患者。结果：1个疗程痊愈43例，2个疗程痊愈8例，3个疗程痊愈5例，1例中断治疗。[5]

2. 中药方 组成：桉叶150克、松树叶100克、千里光150克。制备方法：将上药用水洗净后，放入砂罐内，加水1000毫升，煎20分钟，用消毒纱布滤去残渣，收取滤液，装瓶备用。用法用量：先将药液煮热，用洁净小毛巾浸透药液，拧干后，敷患处，每次敷20～30分钟，早晚各敷1次。一般2～3次见效，最多7日治愈。[6]

① 祝柏芳.加味枸橘汤治疗附睾炎16例[J].湖北中医杂志,1988(6)：22-23.
②～③ 张长生.中药治疗急性睾丸炎[J].中医杂志,1982(9)：44.
④ 康文芳.用中药煎剂内服后,消除睾丸炎所引起的症状的报告[J].上海中医药杂志,1955(10)：17.
⑤ 李治方.复方酢浆草合剂治疗急性副睾炎57例[J].四川中医,1986(4)：13.
⑥ 郭筱宝.中药治疗急性附睾炎[J].中医杂志,1985(5)：11.

尿 路 结 石

概　　述

　　尿路结石,相当于现代医学"泌尿系统结石",主要包括肾、输尿管、膀胱和尿道结石等,可发生于任何年龄段,以腰背疼痛、血尿,或尿出沙石,或经检查发现尿路结石为特征的疾病。临床上分为疼痛发作期和相对静止期。疼痛发作时以疼痛为主,可见腰腹疼痛,血尿。相对静止期可见腰背酸痛,或无任何症状。

　　本病属中医"石淋""沙淋"等范畴,是五淋之一。《诸病源候论》云:"诸淋者,由而膀胱热故也。"《中藏经》云:"虚伤气,邪热渐强,结聚而成砂石,又如水煮盐,火太水少,盐渐成石之类。"本病病机所在为肾虚膀胱湿热,煎熬尿浊杂质,结为沙石,停阻于肾系。肾虚是本,膀胱湿热是标。临床上分为疼痛发作期和相对静止期。治疗上以分清缓急,内外合治,中西结合,促进结石排出。结石较小,时间较短者,大多数患者预后良好;反之则预后较差。本病中医病因病机有虚实之分,实证或为湿热下注、气滞血瘀;虚证为肾阳虚弱、气阴两虚。

辨 证 施 治

　　1. 王丽霞等分 3 型

　　排石汤:金钱草 30 克、海金沙 30 克、鸡内金 15 克、泽泻 20 克、石韦 20 克、王不留行 15 克、牛膝 15 克。

　　(1)湿热蕴结型　症见尿频、尿急、尿痛等尿路刺激症状或血尿、脓尿。也可有畏寒发热。舌红,苔黄腻,脉弦数。治宜清热利湿、通淋排石。方用排石汤加滑石(包煎)20 克、车前子(包煎)15 克、瞿麦 15 克、冬葵子 10 克、栀子 15 克。

　　(2)气血瘀滞型　症见以疼痛为主,可有腰腹部绞痛及放射痛,血尿。舌暗红或有瘀斑,脉弦紧。治宜理气活血、通淋排石。方用排石汤加延胡索 15 克、丹参 20 克、桃仁 15 克、红花 15 克、枳壳 15 克、厚朴 15 克。

　　(3)肾气不足型　症见结石日久,腰部胀痛,遇劳加重,尿少或频数不爽,或面部轻度浮肿。舌淡苔薄,脉细无力。治宜补肾益气、通淋排石。方用排石汤加熟地黄 15 克、山药 20 克、山茱萸 20 克、桂枝 15 克、炮附子 10 克、茯苓 20 克。

　　随症加减:血尿重者,加小蓟 15 克、生地黄 15 克、白茅根 15 克;感染重而恶寒发热者,加金银花 30 克、蒲公英 30 克、柴胡 20 克。临床观察:王丽霞等用上方辨证治疗 80 例泌尿系结石患者,疗效满意。[①]

　　2. 赖振添分 6 型

　　(1)气滞湿热型　症见腰腹剧痛或刺痛、尿频、尿急、尿痛、尿黄赤或带血、痛甚则恶心呕吐等,舌淡红,苔黄腻,脉滑数。治宜清热理气化湿、利尿排石。方用排石汤Ⅰ方:金钱草 30 克、海金沙藤 30 克、石韦 15 克、柴胡 15 克、木通 15 克、栀子 15 克、怀牛膝 15 克、茵陈 20 克、甘草 6 克。

　　(2)气滞血瘀型　症见腰部或少腹部钝痛、胀痛,或伴有绞痛,或伴有血尿,舌质暗有瘀点,苔腻,脉弦细或涩。治宜行气化瘀、通淋排石,兼化湿热。方用排石汤Ⅱ方:金钱草 30 克、海金沙藤

---

① 王丽霞,等.辨证治疗泌尿系结石 80 例[J].辽宁中医杂志,2005,32(5):433.

30 克、益母草 30 克、三棱 10 克、莪术 10 克、厚朴 10 克、川楝子 10 克、石韦 15 克、川牛膝 15 克、枳壳 15 克、栀子 15 克、甘草 6 克。

(3) 脾肾气虚、湿热稽留型　症见面色少华，乏力气短，食欲不振，食后腹胀，小便色黄，舌淡，苔白，脉沉无力。治宜补益脾肾、清利通淋，兼清热利湿。方用排石汤Ⅲ方：金钱草 30 克、海金沙藤 30 克、玉米须 30 克、黄芪 30 克、木通 15 克、石韦 15 克、栀子 15 克、白术 15 克、菟丝子 20 克、甘草 6 克。

(4) 肾阴虚损型　症见腰部或少腹拘急疼痛，烦热口干，血尿或尿痛，或低热盗汗，腰膝酸软，舌红、少苔，脉细数。治宜养阴滋肾、利尿通淋，兼利热湿。方用排石汤Ⅳ方：金钱草 30 克、白茅根 30 克、生地黄 15 克、山药 15 克、山茱萸 15 克、知母 15 克、茯苓 15 克、泽泻 15 克、黄柏 10 克、牡丹皮 12 克、甘草 6 克。

(5) 肾阳虚衰型　症见腰部或少腹胀痛，神疲乏力，畏寒肢冷，小便清长，偶见血尿，夜尿较多，腰膝酸软，舌质淡，苔白，脉沉细。治宜温补脾肾、利尿通淋。方用排石汤Ⅴ方：金钱草 30 克、黄芪 30 克、菟丝子 20 克、石韦 15 克、枳壳 15 克、杜仲 15 克、肉苁蓉 15 克、白术 15 克、补骨脂 10 克、甘草 6 克。

(6) 脾肾两虚型　症见眩晕，神疲乏力，心慌心悸，食欲不振，腰膝酸软，大便溏，少腹部隐隐作痛，小便清长，但也有欲解不尽之时，常见血尿，舌淡边有齿印，苔白，脉沉迟或细。治宜健脾补肾、通淋排石，兼以理气。方用排石汤Ⅵ方：党参 30 克、金钱草 30 克、菟丝子 20 克、白术 10 克、茯苓 10 克、山药 15 克、熟地黄 15 克、山茱萸 15 克、石韦 15 克、枳壳 15 克、川牛膝 15 克、甘草 6 克。[1]

经 验 方

1. 五苓散加减　泽泻 20 克、茯苓 15 克、猪苓 15 克、桂枝 10 克、炒白术 15 克、巴戟天 15 克、淫

羊藿 10 克、山药 30 克、黄芪 30 克、金钱草 30 克、海金沙(包煎)15 克。随症加减：伴畏寒无表证者，桂枝易肉桂；尿中有隐血者，加白茅根 15 克、小蓟 15 克；伴有瘀血者，加益母草 20 克、刘寄奴 10 克、琥珀 15 克；伴恶心、呕吐，兼夹湿热者，加竹茹 15 克、薏苡仁(碾细)30 克。以上诸药开水浸泡 30 分钟，煮沸 20 分钟即可，水煎服，每次服 200 毫升，每日 3 次，2 日服用 1 剂，30 日为 1 个疗程。彭诗宇等用上方加减治疗 66 例肾阳虚型石淋患者，总有效率 90.90%。[2]

2. 三金三子二石汤　车前子 30 克、金钱草 30 克、丹参 30 克、海金沙 30 克、鸡内金 30 克、滑石 30 克、王不留行 20 克、牛膝 15 克、续断 15 克、延胡索 15 克、石韦 10 克、冬葵子 10 克、川楝子 10 克、赤芍 10 克。曹晖等用上方治疗 56 例泌尿系结石患者。结果：2 个疗程后，治愈 38 例，有效 13 例，无效 5 例，总有效率 91.07%。[3]

3. 排石汤和金鸡硝石散　排石汤：柴胡 10 克、白芍 30 克、枳实 15 克、石韦 30 克、王不留行 30 克、丹参 15 克、威灵仙 20 克、川牛膝 15 克、滑石 50 克、冬葵子 15 克、海金沙 10 克、瞿麦 18 克、甘草 6 克。每日 1 剂，分早晚 2 次空腹服用。金鸡硝石散：金钱草 60 克、鸡内金 12 克、火硝 12 克。平分 4 包，每日 2 次，早晚饭后半小时冲服。随症加减：痛明显者，加延胡索、川楝子、乌药；尿血，加白茅根、蒲黄、鲜生地黄；小便涩痛明显，加琥珀、沉香；大便结燥，加酒大黄、莱菔子；结石日久，反复发作或肾绞痛，加黄芪、三棱、莪术、丹参，重用白芍、甘草；肾积水，加乌附片、葶苈子；肾阳虚，加黄芪、肉桂、淫羊藿；肾阴虚，加何首乌、二至丸；妊娠早中期，加菟丝子 40 克、桑寄生 20 克、川续断 20 克、阿胶 20 克。徐升恒等用上方加减治疗数例泌尿系结石患者，疗效满意。采用活血化瘀促排法治疗泌尿系结石，对局部水肿、炎症、粘连有抑制松解作用，有利于结石的排出。[4]

① 李强，等.赖振添主任医师治疗泌尿系结石经验[J].新中医,2001,33(7)：9.
② 彭诗宇,何云长.五苓散加减治疗肾阳虚型石淋的临床观察[J].中国社区中医,2018,34(25)：107-109.
③ 曹晖,等.三金三子二石汤治疗泌尿系结石疗效观察[J].陕西中医,2012,33(8)：981-982.
④ 徐升恒,等.自拟排石汤合金鸡硝石散治验泌尿系结石的体会[J].中外医学研究,2012,10(16)：93-94.

4. 三金石韦汤　金钱草 30 克、海金沙 30 克、炒鸡内金 15 克、石韦 30 克、车前子 30 克、滑石 20 克、瞿麦 15 克、冬葵子 15 克、黄芪 30 克、白术 20 克、川牛膝 15 克、茯苓 15 克、马鞭草 30 克、甘草 6 克。随症加减：绞痛发作，加乳香、没药、醋延胡索；肉眼血尿，加白茅根、大蓟、小蓟、藕节；结石较大，久不移动，加浙贝母、皂角刺；伴肾盂积水，加木防己、泽泻。上方中药加水 500 毫升，浸泡 30 分钟后，水煎 30 分钟，头煎取汁 200 毫升，二煎加水 350 毫升，取汁 150 毫升，两煎相混，分 2 次温服，早晚各 1 次。刘静用上方加减治疗 30 例泌尿系结石患者。结果：治愈 19 例，有效 6 例，无效 5 例，总有效率 83.33%。[1]

5. 金龙排石汤　金钱草 30 克、内金 15 克、海金沙 10 克、地龙 10 克、郁金 10 克、泽泻 15 克、车前子 15 克等 20 多种药物。随症加减：若伴有尿炙热，可加用黄柏、黄连、栀子等；若伴有口干咽燥等阴虚燥干之症时，减少利尿药物的剂量，加用石斛、生地黄、麦冬、花粉等养阴增液的药物；若伴有畏寒怕冷、纳差、消瘦等肝肾阳虚湿盛之症时，加用黄芪、山药、薏苡仁、茯苓、干姜、肉桂等温中壮肾之品；若有其他并发症时，亦可辨证配伍使用。每日 1 剂，水煎分 3 次服或煎水当茶饮。钟鹏飞将 300 例泌尿系结石患者随机分为治疗组和观察组各 150 例。治疗组以中药为主治疗，可配合体外碎石（结石超过 20 毫米时）；观察组以 654-2、维生素 K_1 及消炎治疗为主，亦可配合体外碎石治疗（标准同上）。结果：治疗组治愈 145 例，有效 4 例，无效 1 例；观察组治愈 100 例，有效 30 例，无效 20 例。两组治疗效果存在明显差异（$P<0.01$）。[2]

6. 加味五金汤　金钱草 30 克、海金沙 30 克、鸡内金 50 克、郁金 12 克、金银花 15 克、路路通 12 克、滑石 15 克、酒白芍 15 克、甘草 10 克，川牛膝 15 克、怀牛膝 15 克、石韦 15 克、冬葵子 15 克、车前子（包煎）30 克。随症加减：脾胃虚弱者，加砂仁 10 克、焦三仙各 30 克；合并尿路感染者，加蒲公英 30 克、车前草 30 克、萹蓄 12 克、瞿麦 12 克；血尿明显者，加白茅根 30 克、大小蓟各 12 克、茜草 15 克；腰腹疼痛明显者，加延胡索 12 克、琥珀粉（冲服）3 克。每日 1 剂，水煎 2 次，温服。刘新宇用上方加减治疗 60 例泌尿系结石患者。结果：治愈 46 例，好转 12 例，无效 2 例，总有效率 96.67%。[3]

7. 益气清利化瘀通淋排石汤　海金沙 20～30 克、金钱草 60～210 克、鸡内金 12～20 克、郁金 20 克、石韦 30 克、生地黄 10 克、车前 30 克、瞿麦 30 克、木通 10 克、王不留行 20 克、黄芪 15 克、川牛膝 15 克、滑石 30 克、乳香 10 克、没药 10 克、炮甲片 10 克、威灵仙 15 克、黄柏 15 克。随症加减：疼痛时，加川楝子 15 克、延胡索 20 克；血尿，加小蓟 20 克、侧柏叶 15 克；对停留较久而不移动的结石，加三棱 10 克、莪术 10 克、鳖甲 20 克。上述诸药在瓦罐中加水至药物全部浸入，浸泡 30 分钟后。煎取 600 毫升，上午、下午各服 300 毫升，7 日为 1 个疗程，治疗 1～2 个疗程。杨炳权用上方加减结合西药治疗 68 例泌尿系结石患者。结果：痊愈 36 例，好转 27 例，无效 5 例，总有效率 92.65%。[4]

8. 八正散加减　木通 10 克、车前子 15 克、萹蓄 20 克、大黄 10 克、滑石 20 克、甘草 10 克、瞿麦 20 克、栀子 20 克、金钱草 50 克、海金沙（单包兑服）50 克、鸡内金 20 克、王不留行 20 克、琥珀 10 克。每日 1 剂，水煎服，7 日为 1 个疗程。连续服用 2 个疗程。邓书江用上方治疗 66 例泌尿系结石患者。结果：显效 44 例，有效 18 例，无效 4 例，总有效率 93.9%。[5]

9. 三金二石汤　金钱草 30 克、鸡内金 10 克、海金沙 10 克、石韦 10 克、滑石 30 克、三棱 10 克、莪术 10 克、皂角刺 10 克、瞿麦 15 克、萹蓄 10 克、

① 刘静.三金石韦汤治疗泌尿系结石 30 例[J].河南中医,2012,32(9)：1179-1180.
② 钟鹏飞.金龙排石汤加减治疗 300 例泌尿系结石的临床报告[J].求医问药(下半月),2012,10(6)：585.
③ 刘新宇.自拟加味五金汤治疗泌尿系结石 60 例临床观察[J].中国民族民间医药,2010,19(17)：168.
④ 杨炳权.自拟益气清利化瘀通淋排石汤治疗泌尿系结石 68 例[J].现代医药卫生,2010,26(17)：2658-2659.
⑤ 邓书江.八正散加减治疗泌尿系结石 66 例[J].世界中医药,2009,4(2)：117.

冬葵子 15 克、川牛膝 15 克。随症加减：尿血者，加白茅根 30 克、小蓟 10 克；疼痛者，加白芍 15 克、甘草 6 克、延胡索 10 克；湿热重者，加车前草 15 克、白花蛇舌草 30 克；便秘者，加大黄（后下）10 克；偏于气虚者，加黄芪 15 克、白术 12 克；偏于血虚者，加当归 10 克、熟地黄 10 克。每日 1 剂，水煎分 2 次温服。1 周为 1 个疗程。余继春用上方加减治疗 86 例泌尿系结石患者，疗效满意。①

10. 三金排石汤 金钱草、鸡内金、莪术、三棱、海金沙、甘草、黄芪、冬葵子、王不留行、延胡索、牛膝、续断、滑石、车前子、泽泻。王瑞芬用上方并配合运动和饮水疗法治疗 120 例泌尿系结石患者。结果：痊愈 75 例，好转 35 例，无效 10 例。②

11. 知柏地黄丸加减 知母 15 克、黄柏 15 克、枣皮 10 克、生地黄 10 克、三棱 10 克、云苓 10 克、泽泻 10 克、金钱草 30 克、鸡内金 30 克、川牛膝 30 克、海金沙 30 克、滑石 30 克、怀山药 30 克、车前子 30 克、冬葵子 30 克、薏苡仁 30 克。每日 1 剂，水煎服，10 日为 1 个疗程，共 3 个疗程。王强用上方治疗 60 例泌尿道结石患者。结果：显效 40 例，有效 18 例，无效 2 例，有效率 96.7%。③

12. 沉香散加减 沉香 10 克、冬葵子 10 克、甘草 10 克、海金沙 10 克、琥珀 10 克、石韦 15 克、王不留行 15 克、车前子 15 克、当归 15 克、滑石 20 克、金钱草 20 克。每日 1 剂，水煎服，早晚分服，10 剂为 1 个疗程，间隔 5 日，连服 3 个疗程。张安喜用上方治疗 16 例泌尿系结石。结果：痊愈 14 例，好转 2 例，总有效率 100%。④

单　方

1. 苦参 组成：苦参 20～30 克。临床应用：李廷培用上药配合芍药甘草汤治疗 38 例泌尿系结石患者。结果：排石 32 例，占 84.2%。⑤

2. 番泻叶 组成：番泻叶 50 克（小孩酌减）。用法用量：番泻叶水煎 30 分钟，取液顿服，每日 1 剂，煎服 2 次。临床应用：温诚荣用上方治疗 34 例泌尿系结石患者。结果：治愈 26 例，有效 2 例，无效 6 例。⑥

中成药

1. 五淋化石胶囊 西双版纳州傣医医院制剂室配制。用法用量：取傣药盾翅藤每次 50 克，开水冲泡送服胶囊，口服，每次 8 粒，每日 3 次。临床应用：杨鸿等用上方治疗 41 例泌尿系结石患者，10 日为 1 个疗程，连续服用 2 个疗程。结果：治愈 28 例，有效 9 例，无效 4 例，总有效率 90.24%。⑦

2. 通淋合剂 组成：三棱 10 克、莪术 10 克、皂角刺 10 克、石韦 10 克、滑石 10 克、青皮 10 克、陈皮 10 克、金钱草 20 克、海金沙 20 克。功效：行气破瘀溶石，通淋利尿消肿。用法用量：水煎分 2 次服。另大量饮水。临床应用：王佑强用上方治疗 68 例尿路结石患者，并配合黄体酮 20 毫克肌注，每日 2 次，抗生素（酌情选用）、速尿（呋塞米）40 毫克、平衡盐液 2 000～3 000 毫升静滴以奏解痉、抗炎、增加循环血量及尿量、溶石冲洗尿路之功，有效率 95.6%。⑧

① 余继春.三金二石汤治疗泌尿系结石 86 例[J].中国中医急症,2008(10)：1461-1462.
② 王瑞芬.三金排石汤治疗泌尿系结石 120 例[J].新中医,2007(8)：80-81.
③ 王强.加味知柏地黄汤治疗泌尿道结石 60 例疗效观察[J].四川中医,2005,23(1)：51.
④ 张安喜.沉香散加减治疗泌尿系结石 16 例[J].陕西中医,1990,11(7)：320-321.
⑤ 李廷培.大剂量苦参治石淋[J].中医杂志,1995,36(12)：712.
⑥ 温诚荣.番泻叶治疗泌尿系结石 34 例临床观察[J].新中医,1994(11)：18-20.
⑦ 杨鸿,等.傣药五淋化石胶囊治疗泌尿系结石 41 例临床疗效观察[J].中国民族医药杂志,2012,18(6)：13-14.
⑧ 王佑强.中西医结合治疗上尿路结石 68 例[J].实用中医药杂志,1999(9)：33.

病毒性睾丸炎

概　述

病毒性睾丸炎多继发于流行性腮腺炎之后。腮腺炎性睾丸炎是青春期及成年男性流行性腮腺炎最常见的并发症，部分患者可因睾丸受损引起不育的后遗症，症见患急性腮腺炎愈后，突发单侧（60%～70%）或两侧（10%～30%）睾丸肿胀，形如两颗核桃，疼痛拒按，30%～50%的患者出现睾丸萎缩。其中，约13%的患者表现出生育能力下降，30%～87%双侧腮腺炎性睾丸炎患者表现为不育。面色少华，神倦乏力，纳谷不馨，立则睾丸下坠，行则疼痛加剧。

本病属中医"卵子瘟""瘟睾"范畴。病因病机，风温病毒侵袭人体，病邪从口鼻而入，滞阻少阳经脉，结于腮部。少阳与厥阴相表里，足厥阴肝经低少腹，绕阴器，少阳风热传至厥阴，下注肾子，引起睾丸的肿胀疼痛，发生"卵子瘟"。严重者可因阴津被灼，睾丸失养萎缩，导致不育。

经　验　方

1. **中药方**　内服方：金银花15克、蒲公英15克、野菊花10克、天葵子10克、紫花地丁10克、荔枝核10克、橘核10克、贯众20克、蝉蜕6克。水煎服，疗程5～12日。中药外敷：将除皮后的仙人掌捣碎，然后平铺于卫生纱布上，敷于阴囊肿痛部，每日更换1次，15日为1个疗程，局部可使用丁字拖或垫起阴囊，疗程2周。何红迅用上法结合西药抗病毒治疗48例流行性腮腺炎合并睾丸炎患者，同时在治疗期间注意卧床休息，疗效满意。[1]

2. **龙胆泻肝汤加减**　栀子10克、黄芩10克、木通10克、车前子（包煎）10克、泽泻10克、当归10克、生地黄10克、柴胡10克、连翘10克、板蓝根15克、龙胆草5克、甘草5克。随症加减：兼睾丸疼痛剧烈者，重用生地黄、当归，加橘核、延胡索、川楝子；发热甚者，增加龙胆草、黄芩、柴胡的用量；腮腺炎者，加金银花、蒲公英、马勃、玄参、僵蚕；湿热较重者，睾丸及阴囊肿胀疼痛明显者，车前子、泽泻加大用量。局部加外敷清热消肿膏。儿童用量酌减。部分服药困难的儿童予痰热清等清热解毒针剂治疗。合并脑膜炎者予清开灵、醒脑静静脉滴注。发热、睾丸肿痛较甚者酌用地塞米松。合并细菌感染，可加用抗生素。7日为1个疗程。未愈者进行第2个疗程治疗。王刚等用上法治疗34例急性病毒性睾丸炎患者。结果：经过2个疗程治疗后，痊愈31例，好转3例，总有效率100%。[2]

3. **消毒饮**　金银花15克、蒲公英15克、野菊花10克、紫花地丁10克、天葵子10克、荔枝核10克、橘核10克、贯众20克、蝉蜕6克。随症加减：热毒炽盛发热明显者，加夏枯草20克、黄芩6克；疼痛明显者，加延胡索10克、川楝子10克。水煎服。另用适量新鲜仙人掌去皮捣烂平铺在塑料薄膜上，外敷患处阴囊，每日更换1次。治疗15日为1个疗程。治疗期间医嘱患者卧床休息，用阴囊托托起阴囊。郑文通等用上法治疗30例腮腺炎性睾丸炎患者。结果：治愈（睾丸疼痛消失，发

---

① 何红迅.流行性腮腺炎合并睾丸炎的临床分析[J].中医临床研究,2014,6(36)：120-121.
② 王刚,等.龙胆泻肝汤加减治疗急性病毒性睾丸炎临床观察[J].黑龙江中医药,2010,39(4)：24.

热消失,睾丸无肿块硬结)24例,好转(睾丸疼痛消失,发热消退,睾丸肿块缩小)6例,总有效率100%。①

4.中药方 解毒活血方:当归9克、柴胡9克、甲片9克、赤芍12克、荔枝核12克、虎杖15克、大青叶15克、白花蛇舌草20克、大黄6克。随症加减:若见高热者,加板蓝根、生石膏;呕吐音者,加竹茹;口干者,加天花粉;大便秘结者,重用大黄;腮腺及睾丸肿痛者,重用荔枝核,加昆布、海藻。每日1剂,水煎2次,温服。外用双柏散:泽兰、大黄、黄柏、侧柏叶、薄荷。以生理盐水调成糊状,直接外敷于肿胀的耳腮部,用丁字带托敷阴囊处,每日1次。曾纪斌用上法治疗37例流行性腮腺炎合并睾丸炎患者,用药平均5剂后,热退、腮腺重大消失、睾丸复常,均获痊愈,其中睾丸肿痛消失最快2日,最长6日。②

5.中药方 柴胡15克、板蓝根20克、僵蚕10克、橘核10克、川楝子10克、海藻10克、黄芩10克、生甘草6克。随症加减:兼热甚者,加大青叶10克、生石膏30克;睾丸肿痛明显者,加龙胆草10克;烦渴者,加天花粉15克。每日1剂,水煎分3次服。顿祖波等用上方加减治疗18例流行性腮腺炎合并睾丸炎患者,局部用青黛粉食醋调糊处理,睾丸肿痛明显者,以丁字带托护阴囊。结果:18例患者经治疗后,热退,腮腺肿胀消退,睾丸恢复正常,均获痊愈。平均服药3.2剂,平均退热时间2.1日,腮腺肿胀消退时间为3日,睾丸肿痛消失恢复正常时间为4.2日。③

6.龙板睾丸炎汤 龙胆草10克、板蓝根25克、木通8克、黄芩12克、延胡索10克、川楝子10克、橘核8克、荔枝核8克、柴胡8克、甘草5克。随症加减:若大便秘结,加大黄10克;热毒壅盛,加川连6克、大青叶10克;小便短赤,加车前草15克;睾丸红肿灼热不退,加蒲公英20克、青皮8克、皂角刺10克,并配合用青黛粉调酸醋糊状外涂患部,每日4～6次。每日1剂。煎取200毫升,分2～3次服完。雷在彪用上方加减治疗18例流行性腮腺炎并睾丸炎患者。结果:全部治愈;其中1周以内治愈7例,8～10日治愈1例。平均治愈天数为8.5日。④

7.补中益气汤 黄芪18克、西党参15克、白术12克、柴胡10克、升麻10克、陈皮10克、当归10克、甘草5克、生姜3片、红枣5枚。水煎服。张志成用上方治疗1例病毒性睾丸炎患者,5剂后睾丸肿痛全部消失而愈。⑤

8.小柴胡加石膏汤 石膏50～100克、柴胡15克、黄芩10克、党参10克、制半夏10克、生姜5克、大枣5枚、板蓝根30克、海藻15克、橘核15克、生甘草5克。睾丸肿痛明显者以丁字带托敷阴囊。樊英诚等用上方治疗25例流行性腮腺炎合并睾丸炎患者,服药3～7日后,患者热退、腮腺肿消,睾丸复常,均获痊愈。⑥

9.普济消毒饮加减 黄芩12克、川黄连须9克、牛蒡子12克、玄参12克、桔梗12克、甘草6克、陈皮6克、大青叶15克、升麻9克、柴胡12克、马勃9克、连翘9克、金银花12克。水煎内服。岑俊福用上方治疗4例睾丸炎患者,疗效满意。⑦

① 郑文通,等.中药内服外敷治疗腮腺炎性睾丸炎30例[J].实用中医药杂志,2002(10):16.
② 曾纪斌.内外合治流行性腮腺炎合并睾丸炎37例[J].新中医,2001(6):61.
③ 顿祖波,等.中医药治疗流行性腮腺炎合并睾丸炎18例[J].湖南中医杂志,1992(4):40.
④ 雷在彪.龙板睾丸炎汤[J].广西中医药,1992(1):27.
⑤ 张志成.补中益气汤治疗病毒性睾丸炎[J].四川中医,1985(2):41.
⑥ 樊英诚,等.小柴胡加石膏汤治疗流行性腮腺炎合并睾丸炎[J].中医杂志,1985(6):38.
⑦ 岑俊福.普济消毒饮加减治疗睾丸炎4例[J].广西中医药,1979(3):20-21.

睾丸萎缩症

概　述

睾丸萎缩，是由于先天遗传因素的影响，或某些疾病损伤睾丸，致使睾丸发育不良的疾病。有先天性和继发性之分，先天性较少见，如某些遗传因素疾病、先天性畸形等；后天因素较多见，如睾丸外伤、扭转、炎症、肿瘤、放射线照射、流行性腮腺炎及脑垂体病变均可引起睾丸萎缩。

中医没有类似病名与病症的记载。中医认为先天不足，肾精亏虚，或某些因素导致气阴两伤、肝郁气滞、瘀血阻络等影响睾丸失养而萎缩。

辨　证　施　治

1. 痰浊壅盛、湿热下注型　症见睾丸萎缩，伴阳事不举，体质肥胖，咳唾频频，睾丸缩小如糊豆大，触之如棉团，无痛感。小溲多热赤，下肢酸困，舌苔黄腻，脉沉滑有力。治宜清利湿热、化痰浊。方用清热化痰方：知母 15 克、黄柏 15 克、栀子 15 克、泽泻 15 克、苦参 15 克、猪苓 15 克、车前子 15 克、茯苓 15 克、淮山药 15 克、牡丹皮 10 克、白术 10 克、牡蛎 10 克、半夏 10 克、陈皮 10 克、枣皮 10 克、甘草 6 克。每日 1 剂，水煎分 4 次服。临川观察：郑敏用上方治疗 1 例睾丸萎缩患者，连服 10 剂而治愈。注意事项：忌膏脂，戒烟酒。[1]

2. 肺肾两虚、津液外泄、肝血不足型　症见体质稍胖，头面汗出不止，睾丸萎缩如黄豆粒大，质软无弹性，压之不痛，副睾甚小，无结节。舌质淡红无苔，脉沉数。治宜益气健脾、收汗存津。方用玉屏风散加味：黄芪 30 克、白术 15 克、防风 15 克、甘草 15 克。每日 1 剂，水煎服。临床观察：王乐善等用上方治疗 1 例 8 岁睾丸萎缩患儿，并配合针刺"达治"穴双侧平补平泻，隔日 1 次。如上针药治疗 5 日后好转，效不更方 1 周后汗出大减，体重渐减，两侧睾丸较前增大，如麻雀卵大。左侧睾丸稍有弹性，右侧睾丸仍无弹性按之稍痛。仍按上法，经治 19 日痊愈，两侧睾丸恢复正常。[2]

经　验　方

实睾冲剂　熟地黄 10 克、枸杞子 10 克、山茱萸 6 克、巴戟天 10 克、肉苁蓉 10 克、淫羊藿 10 克、菟丝子 10 克、五味子 6 克、蛇床子 10 克、覆盆子 10 克。随症加减：睾丸肿痛消退时短余毒未尽者，加黄芩、板蓝根；气虚乏力者，加人参、黄芪；纳食减少者，加党参、白术；失眠者，加酸枣仁、柏子仁；腰酸者，加杜仲；畏寒者，加附子、肉桂。制成免煎中药颗粒剂，服用时 1 剂用 200 毫升 80℃的温开水冲服。每日 2 次。王彤秋用上方加减治疗 12 例腮腺炎并发睾丸炎后睾丸萎缩患者，服药 28 日为 1 个疗程，服药期间渐自取效。期满善后可随机继续调理巩固 1～4 周。结果：显效 6 例，好转 4 例，无效 2 例，总有效率 83.30%。注意事项：服药期间，禁喝茶水、绿豆汤；忌食辛辣、肥甘及烟酒。[3]

① 郑敏.睾丸萎缩[J].湖南中医杂志,1991(1)：42.
② 王乐善,杨吉相.收汗存津法治愈睾丸萎缩一例[J].辽宁中医杂志,1980(5)：14.
③ 王彤秋.实睾冲剂治疗腮腺炎并发睾丸炎后睾丸萎缩 12 例[J].中国医药指南,2013,11(20)：277－278.

龟头包皮炎

概　述

龟头包皮炎是男科临床常见病。症见龟头部红肿、渗液、糜烂。包皮红肿，内侧面有糜烂、渗出等。该病常因为包皮过长、包茎以及局部不清洁所致。龟头、包皮处的皮肤黏膜发生炎症反应。而渗出性炎症为病变。变现为血管扩张、水肿、出血等。

本病属中医"阴头疱""阴头风""湿阴疱""龟头肿痛""阴疮""下疳"等范畴。病因常见为湿、热、毒所伤及肝脾两脏，肝经湿热、脾虚湿困、外毒乘袭。病机以湿、热、毒之邪内侵肝经，下绕阴器以致脉络受伤瘀阻，皮肤红肿、渗出液体；若湿热久瘀，热盛肉腐，局部见溃疡烂脓。

辨证施治

崔功绩等分 3 期

（1）红斑期（火郁脉络，血瘀气滞）　症见龟头包皮出现水肿性红斑，疼痛轻微。治宜清热泻火、凉血化瘀。方用加味导赤散：生地黄、木通、竹叶、生甘草、赤芍、牡丹皮。外用粉籽膏：绿豆粉（妙黑存性）、黄蜡、续断、冰片、香油。清热解毒，消肿止痛。外敷，每日 1～2 次。

（2）渗出期（火郁络阻，湿热下注）　症见龟头包头局部糜烂，渗液，向周围浸润，擦之出血。自觉疼痛加重，活动不便。治宜清热利湿、活血化瘀。方用龙胆泻肝汤加牡丹皮、赤芍。外用九一丹（《医宗金鉴》方）：石膏 45 克、黄灵药 5 克。上药共研极细末，少许撒掺疮口，然后盖敷粉籽膏。清热解毒，祛腐生肌。

（3）溃烂期（郁久化热，热甚肉腐）　症见龟头包皮局部化脓溃烂，有脓性分泌物，局部肿胀加剧，重者溃烂向四周扩散，甚者波及全部阴茎和阴囊。自觉疼痛加重，常伴有低热，乏力，腹股沟淋巴结肿大等。苔黄腻，脉弦数。治宜清热解毒。方用龙胆泻肝汤加金银花、连翘、赤芍。外用同渗出期。

随症加减：尿赤涩痛，加滑石；糜烂、渗出重，加茵陈、土茯苓；便秘，加大黄；多疲乏无力，纳呆，加党参、砂仁，并减少方中苦寒药的用量。临床观察：崔功绩等用上方辨证治疗 20 例急性龟头包皮炎患者，治疗 10～35 日，全部治愈。[1]

经　验　方

1. 龙紫洗剂　龙胆草 15 克、苦参 15 克、茵陈 15 克、透骨草 15 克、紫草 20 克、五倍子 20 克、生大黄 30 克。水煎取药液 300 毫升。每次用药液 100 毫升，将包皮翻起，浸泡龟头、包皮，每日 3 次，每次 10 分钟，每日 1 剂。药液温度相当于人体正常体温。龚勇等用上方治疗 112 例念珠菌性龟头包皮炎患者。结果：治愈（皮损全部消退，无痒，无灼热感。分泌物镜检，未发现念珠菌）101 例，好转（皮损大部分或部分消退，有或无痒及灼热感，分泌物镜检，发现或未发现念珠菌）11 例，总有效率 100％。[2]

① 崔功绩,等.中医治疗急性龟头包皮炎的体会[J].辽宁中医杂志,1987(8)：20.
② 龚勇,等.龙紫洗剂治疗念珠菌性龟头包皮炎 112 例[J].辽宁中医杂志,2003(3)：209.

2. 外用方1　土荆皮 50 克、百部 30 克、苦参 30 克、蒲公英 30 克、地肤子 20 克、白鲜皮 20 克、黄柏 20 克、大黄 20 克。每日 1 剂，水煎过滤，冷却至 30℃ 左右浸泡洗涤，每次 10～15 分钟，每日 2 次。陈佐龙等用上法治疗 41 例念珠菌性龟头包皮炎患者。结果：全部治愈（临床症状消失，局部皮肤恢复正常，化验室局部涂片镜检假菌丝转阴）；疗程最短 4 日，最长 14 日，平均疗程 7 日。①

3. 大紫油膏　生大黄 50 克、紫草茸 30 克、白芷 30 克、血竭 10 克。将生大黄、紫草茸、白芷加入麻油 500 克，浸泡 3 日，后加热油炸至焦黑后过滤去除药渣，再将油膏加热加入血竭再过滤去渣储存备用。将医用脱脂纱布裁成长 10 厘米、宽 10 厘米的纱布条，用适量油膏浸泡后高压消毒备用。将患者包皮上翻露出龟头，用生理盐水轻轻擦拭龟头包皮使其清洁。然后将大紫油膏纱布平铺在冠状沟处绕龟头一圈后将包皮复位。每日换药 1 次，换药前用生理盐水或温水清洗龟头包。石大鹏等用上法治疗 100 例龟头包皮炎患者。结果：全部病例 3～7 日内痊愈。龟头包皮红肿一般在 2～3 日内消退。全部病例未发生过敏反应及不适主诉。用药后溃烂面肉芽组织无水肿，上皮细胞生长迅速，创面愈合时间短，愈合后创面未见瘢痕形成及色素沉着，在治疗期间均未加用其他中西药物。②

4. 外用方2　苦参 30 克、地肤子 20 克、蛇床子 15 克、白鲜皮 15 克、川椒 10 克、黄芩 15 克、白头翁 30 克、马齿苋 30 克、大黄 10 克。上药加水 400 毫升，煎 20 分钟，取汁 200 毫升；二煎加水 300 毫升，煎 15 分钟，取汁 200 毫升，两煎相混，存瓶中备用；另取一容量和直径各为 200 毫升、5 厘米左右的杯子，从备用瓶中倒出药液（以淹没阴茎病损处为准）于杯中，每日 1 剂，浸泡阴茎 3～4 次，每次 15～20 分钟。每次浸泡时药液加至微温，浸泡后药液倾倒，下次浸泡重复上述过程。6 日为 1 个疗程，停药 3 日后评价疗效。庞建平等用上方治疗 63 例念珠菌性龟头包皮炎患者。结果：痊愈（皮损消退，自觉症状消失，镜检未查到念珠菌）58 例，好转（自觉症状及皮损减轻，镜检未查到或查到念珠菌为）5 例，总有效率 100%。③

5. 外用方3　龙胆草 20 克、苦参 20 克、黄芩 10 克、黄连 10 克、蛇床子 10 克、百部 10 克、枯矾 10 克、黄柏 15 克、大黄 15 克。水煎待温取汁，每日早晚各洗 2 次，病状严重者，洗后纱布湿敷局部。于富波用上方治疗 30 例龟头包皮炎患者。结果：痊愈 20 例（治疗 2～5 日），有效 9 例（治疗 6～10 日），总有效率 96.67%。④

6. 柏草花矾及汤　黄柏 50 克、鱼腥草 50 克、七叶一枝花 50 克、枯矾 25 克、白及 15 克。每剂水煎 2 次滤渣。二煎混合待温度适宜，将包皮上翻浸泡洗患处，每次 15～20 分钟，每日 2～3 次，上药为 1 日用量。一般治疗 3～7 日，对局部渗液或脓性分泌物较多者，泡洗后再以煎液浸湿消毒纱布裹包患处 1 小时左右。另外，用一纱布带将阴茎头部悬起，系于腰部，以免下垂，以利康复。邓平荟用上方治疗 10 例顽固性龟头包皮炎患者，全部治愈。⑤

7. 中药方1　三黄疗毒汤：生大黄 30 克、黄连 10 克、黄柏 15 克、七叶一枝花 20 克。珠黄散：黄连 15 克、冰片 5 克。上药共研细末，加珍珠末 3 克，混匀。三黄疗毒汤水煎 20 分钟，取 500 毫升药液（可使用 4～5 次）。用清水洗净阴茎及龟头，先以三黄疗毒汤温热药液浸泡龟头约 15 分钟，擦干后用珠黄散均匀撒布于龟头病变部位并以无菌纱布覆盖，每日 2～3 次。注意保持干燥。庄田畋用上法治疗 35 例龟头炎患者。结果：全部治愈；其中治疗 1 周者 24 例，治疗 2 周者 10 例，治疗 3 周者 1 例。⑥

① 陈佐龙,等.中药外用治疗念珠菌性龟头包皮炎 41 例[J].中医药信息,2002(3):65.
② 石大鹏.大紫油膏治疗龟头包皮炎溃烂期病人 100 例临床观察[J].河北医药,2001(8):608.
③ 庞建平,等.中药外洗治疗念珠菌性龟头包皮炎 63 例[J].内蒙古中医药,2000(1):47.
④ 于富波.清热解毒燥湿洗方治疗龟头包皮炎 30 例[J].中医药学报,1999(3):28.
⑤ 邓平荟.柏草花矾及汤外用治顽固性龟头包皮炎[J].时珍国医国药,1999(2):58.
⑥ 庄田畋.三黄疗毒汤合珠黄散外治龟头炎 35 例[J].安徽中医学院学报,1998(6):34.

8. 化腐生肌散　大黄 50 克、黄柏 50 克、乳香 10 克、没药 10 克、冰片 5 克、血竭 5 克、儿茶 3 克。各药研成细末,装瓶备用。用时取 5～10 克,为 1 剂。先用 0.9% 的生理盐水或 0.2‰ 高锰酸钾溶液将皮肤黏膜上的分泌物及脓汁冲洗干净后,用消毒棉签将药粉撒于患处,每日数次,如有渗出可反复撒药。待患处结痂有裂纹时,可用麻油调成糊状涂于患处,每日 2～3 次,至干痂脱落痊愈为止。切记不可强行撕痂,疗程 3～7 日。陈兰秀用上法治疗 32 例龟头包皮炎患者。结果:全部治愈(包皮或龟头处红斑消退,无渗出液或脓性分泌物,干痂脱落后皮肤或粘膜光洁如初,患处无疼痛及不适的感觉);最短治疗 3 日,最长 7 日。[1]

9. 自拟方　土茯苓汤:土茯苓 30 克、苍术 10 克、蒲公英 30 克、生地黄 15 克、赤芍 12 克、金银花 15 克、黄柏 10 克、甘草 6 克。随症加减:若溃烂渗水者,加黄芪;脓性分泌物多者,加萆薢。每日 1 剂,水煎分 2 次服。外洗苦参洗方:苦参 30 克、黄柏 30 克、青蒿 30 克、白矾(兑化)10 克、蛇床子 30 克、五倍子 15 克、蒲公英 30 克。上药加水 1000 毫升,煎 30 分钟,滤出药液,再将白矾研末兑入药液使溶化。先熏后洗患处 20～30 分钟,每次洗完后药液可与原药渣再煎 15 分钟(煎前加入适量水)。每日 1 剂,每日洗 3～4 次。岑维璠用上法治疗 50 例龟头包皮炎患者。结果:治愈(龟头包皮症状和体征完全消失)48 例,有效(龟头包皮症状和体征基本消失,局部红斑时隐时现)2 例,总有效率 100%;治疗时间最短为 2 日,最长 56 日,平均 7.8 日。[2]

10. 大黄蒺藜汤　大黄 30 克、白蒺藜 24 克、赤芍 10 克、苦参 20 克、地肤子 20 克、薏苡仁 20 克、荆芥 10 克、防风 10 克、黄柏 15 克、七叶一枝花 15 克。上药一煎 20 分钟,二煎 30 分钟,两煎滤液混合后放容器内,待适温后将包皮上翻,暴露龟头,置药液中浸泡。每次 20 分钟,每日 2～3 次。病程长、溃疡重者,取一煎药液浸泡患部,二煎药液分 2 次内服,每日 1 剂。不需加减。浸泡时勿让阴茎勃起,药液温度不宜过高,以 35℃～40℃ 为宜,以免烫伤。浸泡后无须擦拭,自然晾干为宜。务将包皮上翻,暴露龟头,以不利细菌繁殖。妻子患阴道炎者,必须同时治疗,治疗期间忌房事。张定法用上方治疗 81 例龟头包皮炎患者。结果:全部治愈;疗程最短 3 日,最长 8 日,平均 6.4 日。[3]

11. 中药方 2　内服方:龙胆草 9 克、栀子 9 克、赤芍 9 克、牡丹皮 9 克、防风 9 克、蒲公英 15 克、野菊花 15 克、土茯苓 15 克、薏苡仁 30 克、蝉蜕 6 克。随症加减:红肿甚,加川黄连、金银花;分泌物多者,加萆薢、车前子;瘙痒甚,加苦参、地肤子;龟头溃疡,加生黄芪、太子参;疮面淡红,加当归、生地黄。外洗方:千里光 30 克、土茯苓 30 克、苦参 30 克、大黄 20 克、黄柏 20 克、枯矾 15 克、白及 15 克、车前草 15 克。每日 1 剂,水煎,局部浸泡洗涤。对溃疡疮面较大者,洗后可外撒锡类散。邹桃生用上法治疗 32 例龟头炎患者 3～15 日,全部治愈。[4]

12. 消风散加减　荆芥 10 克、防风 10 克、蝉蜕 10 克、苦参 10 克、苍术(炒)10 克、当归 10 克、知母 10 克、通草 10 克、生地黄 15 克、生石膏(先煎)20 克、白僵蚕 5 克、甘草 5 克。随症加减:血热盛者,加牡丹皮 10 克、赤芍 10 克;湿热盛者,加地肤子 15 克、蛇床子 15 克;风毒盛者,加连翘 10 克、金银花 10 克;血燥者,加胡麻仁 10 克。每日 1 剂,水煎分 2 次服。7 日为 1 个疗程。局部渗出甚者,用上方的三煎、四煎湿敷患部,每日 2 次湿敷,每次 30 分钟。局部渗液较少者,用淡盐水洗净包扎。王炳炎用上方加减治疗 60 例龟头包皮炎患者。结果:1 个疗程治愈 56 例,2 个疗程治愈 4 例,总有效率 100%。[5]

① 陈兰秀.化腐生肌散治疗龟头包皮炎 32 例[J].新中医,1997(1):43.
② 岑维璠.中药治疗龟头包皮炎 50 例[J].广西中医药,1994(2):18-19.
③ 张定法.大黄蒺藜汤泡治龟头包皮炎 81 例[J].辽宁中医杂志,1994(2):77.
④ 邹桃生.内外合治龟头炎 32 例临床小结[J].江西中医药,1992(4):43.
⑤ 王炳炎,等.加减消风散治龟头包皮炎[J].四川中医,1991(7):36.

男性乳房发育症

概　　述

男子乳腺发育症，又称男子乳房女性化或男子女性型乳房，是各种原因导致性激素紊乱，影响男性乳房发育。症状见男性乳房肥大，单侧或双侧结块，或有胀痛为主要特征，可分为生理性和病理性。大多数新生儿和约70%青春期男性可见乳房发育，但成年后乳房不再发展。该病简称"男性女乳"，属中医"男子乳疬"范畴。

男性乳房发育症可见于某些生理状态，或由某些疾病或药物引起。病因尚不完全清楚，可能由于雌激素与雄激素的浓度或其在乳腺上作用等因素失调，所致的乳腺受刺激而发育增大，是一种内分泌病。临床表现为乳房增大，局部胀痛、压痛或触痛。有的伴有原发病的症候群，如肝脾肿大等肝硬化症群、类无睾症群，以及男性假两性畸形等。

本病中医最早见于明代，李梴《医学入门》中指处该病形成："盖由怒火房欲过度，以致肝虚血燥，肾虚精怯，不得上行，痰瘀凝滞，亦能结核。"陈实功《外科正宗》进一步解释病因病机："乳疬乃乳中结核，形如丸卵，或坠重作痛，或不痛，皮色不变。"又言："男子乳节与妇人微异，女损肝胃，男损肝肾。"清代顾世澄《疡医大全》中有"男子乳房忽然壅肿如妇人之状，扪之疼痛，经年累月不消"；高秉钧《疡科心得集》认为"肝虚血燥，肾虚精怯，故结肿而痛"；林佩琴《类证治裁·乳症》提出"类由凝痰，男妇皆有"。根据局部和经络的运行乳头属肝，乳房属肾，故男子乳疬发病常与肝肾功能失调

有关。俞听鸿《外证医案汇编》记载"乳中结核，虽云肝病，其病在肾"。该病的病因病机多为先天不足，气血不和，冲任失调，肝郁气结、痰浊凝滞、血瘀阻络、肝肾阴虚、脉络失养。

辨　证　施　治

1. 沈国良分2型

（1）肝郁痰瘀型　症见乳房结块如鸽蛋大小，皮肤色泽不变，质地较坚，边界清楚，推之可移，触之胀痛或刺痛，多为双侧同时发病，舌质暗红，苔薄腻，脉细弦数。治宜解郁散结、疏肝化痰。方用逍遥散加味：柴胡、茯苓、白术、当归、白芍、苍术、海藻、甲片、川楝子、甘草、广郁金、延胡索、姜半夏、天竺黄、地龙干、象贝母、生牡蛎（先煎）。

（2）肝肾阳虚型　症见面色不华，腰膝酸软，神疲乏力，畏寒自汗，乳房结块，按之质地较软，可活动，有触痛，伴有性功能方面不全或障碍，脉细软，舌质淡或暗，苔薄白。治宜温补肾阳、疏肝散结。方用六味地黄汤加味：山药、山茱萸、熟地黄、柴胡、茯苓、当归、菟丝子、淫羊藿、仙茅、白术、附子、肉桂、陈皮、牛膝、夏枯草、昆布、黄芪。随症加减：阴虚火旺甚，去附子、肉桂、仙茅，加枸杞子、女贞子、何首乌等。症状改善配服还精煎。

临床观察：沈国良用上方辨证治疗39例男子乳房异常发育症患者。结果：痊愈25例，显效12例，好转2例，总有效率100%。[①]

2. 李浩然分5型

（1）生发不及型　症见阴阳乖戾毛须不长，乳反兴核，触之轻痛如少女初发。方用五子衍宗

① 沈国良.男子乳房异常发育症39例临床观察[J].上海中医药杂志,1994(6)：19.

丸化裁：菟丝子 30 克、桑椹 30 克、枸杞子 12 克、五味子 12 克、覆盆子 12 克、蛇床子 12 克、鹿角霜 12 克、青皮 6 克、甘草 6 克。每日 1 剂，水煎服。

临床观察：李浩然用上方治疗 1 例 14 岁男性乳房异常发育患儿，经 1 个月而愈。

（2）肝肾阴亏型　甲亢患者阴亏火旺，久延则阴损及阳，伤及冲任，下则阳痿，上则阴凝为痰，结于乳房则胀大如处女然，应宜肝肾同治，阴阳并调。方用左右归丸（含化）：生地黄 30 克、熟地黄 30 克、制首乌 30 克、山茱萸 12 克、龟板胶 12 克、鹿角胶 12 克、枸杞子 12 克、淫羊藿 12 克、蛇床子 12 克、鹿角霜 12 克、怀牛膝 12 克、肉苁蓉 12 克、菟丝子 15 克、小茴香 3 克、柴胡 6 克、猪脊髓 60 克。上方蜜制为丸，早、中、晚各服 10 克。临床观察：李浩然用上方治疗 1 例 32 岁男性乳房异常发育患者，3 个月后好转，患者又接服 2 个月而愈。

（3）肝经湿热型　肝为湿热邪毒久羁，失其疏泄智能，气血凝滞结聚于乳而兴核胀大。治宜清肝利湿解毒为主。方用茵陈四逆散加味：柴胡 6 克、赤芍 6 克、枳实 6 克、川楝（炒）6 克、青广皮 6 克、茵陈 12 克、山慈菇 12 克、栀子 10 克、连翘 10 克、鸡内金 10 克、生山楂 30 克、甘草 3 克。水煎服。临床观察：李浩然用上方治疗 1 例 39 岁男性乳房异常发育患者，服药一个半月后，乳房开始缩小，乃以此方制成水丸，患者服 1 个月而愈。

（4）正衰阴凝型　久病症见脾肾阳虚，肝用不强，疏泄减弱，阴凝为痰，乳发兴核，状如处女。治宜温阳养正、解凝散结。方用还少丹合阳和汤化裁：熟地黄 15 克、山药 15 克、枳实子 15 克、黄芪 15 克、茯苓 10 克、肉苁蓉 10 克、鹿角胶 10 克、鹿角霜 10 克、九孔子 10 克、山慈菇 10 克、苍术 10 克、麻黄 5 克、白芥子 5 克、小茴香 2 克。水煎服。临床观察：李浩然用上方治疗 1 例男性乳房异常发育患者，服药后，乳房明显缩小，块核全消，继经 1 个月治疗后，患者痊愈。

（5）肝脉阻滞型　肝脏久病，邪毒深入血络，血行滞泣，瘀毒结聚，乳络胀大如发育之状。症见晚期肝硬化，肝癌等。治宜疏肝软坚、化瘀解毒。方用血府逐瘀汤合鳖甲煎丸化裁：柴胡、枳壳、桔梗、当归、川芎、赤芍、桃仁、红花、生地黄、生山楂、丹参、土鳖虫、大黑豆、泽兰、九孔子、楮实子、鳖甲煎丸。临床观察：李浩然用上方治疗 1 例男性乳房发育患者，乳房虽缩小，但预后多不佳。①

3. 袁硕分 3 型

（1）气滞血瘀型　症见烦急胸闷，按压肿块痛点固定，以刺胀痛为主，舌质紫暗、瘀斑或正常，苔薄白，脉弦或涩。肿块较轻者，服丹七片（每片含丹参 1 克、三七 0.1 克）。每日 3 次，每次 5 片。肿块偏硬或服丹七片效果不显著者，服散结Ⅱ号：三棱 9 克、莪术 9 克、郁金 12 克、当归 12 克、制草乌 6 克。每剂煎成 50 毫升，每次 25 毫升，每日服 2 次。

（2）气滞痰凝型　症见烦急胸闷，按压肿块胀痛，舌质胖，苔薄白或白腻，脉弦滑或滑。方用散结Ⅰ号：青皮 9 克、炙没药 9 克、炙草乌 6 克、昆布 12 克、海藻 12 克、夏枯草 12 克。每剂煎成 50 毫升，每次 25 毫升，每日服 2 次。

（3）阳虚痰凝型　症见腰酸痛，阳疾，肿块无压痛，舌质胖色淡白，苔白腻，脉沉细。方用右归饮合二仙汤减味加白芥子 10 克、海藻 12 克、昆布 12 克。

临床观察：袁硕等用上方辨证治疗 12 例男性乳房异常发育患者，其中 2 例未坚持中药治疗作无效论，其余 10 例均获痊愈。②

经 验 方

1. 温肾疏肝散结汤　淫羊藿 20 克、郁金 20 克、鸡血藤 20 克、皂角刺 25 克、白术 15 克、海藻 15 克、当归 10 克等。每日 1 剂，水煎饭前分 2 次服用。2 个月为 1 个疗程。李茂林用上方治疗 100 例男性乳房异常发育症患者。结果：治愈 42 例，有效 49 例，总有效率 91%。③

① 李浩然.男性乳房发育中医证治及其处理[J].黑龙江中医药,1985(2)：42.
② 袁硕,等.中药治疗男性乳房发育症 12 例[J].中医杂志,1982(10)：69.
③ 李茂林.温肾疏肝散结汤治疗男性乳房异常发育症 100 例[J].陕西中医,2014,35(2)：196.

2. 乳病汤　熟地黄 15 克、山茱萸 10 克、淫羊藿 10 克、巴戟天 10 克、鹿角胶、白芥子 6 克、柴胡 10 克、川楝子 10 克、莪术 10 克、赤芍 15 克、白芍 15 克、生牡蛎 20 克。随症加减：阴虚明显者，加生地黄、枸杞子；阳虚明显者，加肉桂、附子；脾虚者，加党参、广木香、砂仁；疼痛较甚者，加延胡索、徐长卿；肝郁气滞明显者，加郁金、香附；肿块质地较硬者，加山慈菇、炮甲片。每日 1 剂，水煎服，1 个月为 1 个疗程，2 个月后统计疗效。郑文宾用上方加减治疗 21 例男性乳房发育患者。结果：治愈 13 例，好转 6 例，总有效率 90.15%。①

3. 中药方 1　二仙汤加减：仙茅 10 克、淫羊藿 10 克、知母 10 克、黄柏 10 克、巴戟天 10 克、甲片 10 克、当归 20 克、茯苓 20 克、夏枯草 20 克、甘草 5 克。每日 1 剂，加水煎至 250 毫升，早晚分服。10 剂为 1 个疗程，连服 3 个疗程。消炎止痛软膏：独活、芒硝、生天南星、水杨酸甲酯。活血散 3 号粉：麝香、没药、乳香、血竭。上药比例为 1：20：20：10，研粉加入消炎止痛膏中外敷，48 小时更换 1 次。何凤贤用上法治疗 100 例男性乳房异常发育症患者。结果：痊愈（乳房肿块及疼痛消失，1 年不复发者）90 例，好转（乳房肿块变小，疼痛减轻或消失）8 例，无效 2 例，总有效率 98.00%。②

4. 槟榔消病汤　槟榔 20 克、郁金 15 克、赤芍 15 克、川芎 15 克、柴胡 12 克、枳壳 12 克、川楝子 12 克、浙贝母 12 克、乌药 12 克、青皮 10 克、皂角刺 10 克、甘草 3 克。每日 1 剂，水煎 3 次，每日服 3 次。治疗 1 个月为 1 个疗程，2 个疗程评定疗效。万晓春等用上方治疗 19 例男性乳房发育症患者。结果：痊愈 11 例，显效 6 例，有效 1 例，无效 1 例，总有效率 94.74%。③

5. 中药方 2　消病汤加减：夏枯草 20 克、浙贝母 15 克、制南星 15 克、栀子 10 克、生山楂 10

克、泽泻 10 克、车前子 10 克、半枝莲 10 克、龙胆草 6 克、柴胡 6 克。随症加减：加减热痛明显，加黄芩 10 克、虎杖 10 克；胀块疼痛明显，加甲片 10 克、香附 10 克、荔枝核 10 克；湿热下注，加椿根皮 10 克、黄柏 10 克。每日 1 剂，加水煎至 50 毫升，分 2 次口服，连续治疗 25 日，休息 5 日，1 个月为 1 个疗程，连续治疗 1～3 个疗程。外用方：玄明粉、大黄。将大黄 15 克煎水 500 毫升，加入玄明粉 30 克，溶化，用毛巾蘸药水热敷，每日 1～2 次，每次 15～20 分钟。治疗 10 日，休息 5 日，15 日为 1 个疗程，连续治疗 2～4 个疗程。张卫红用上法治疗 30 例男性乳房异常发育症患者。结果：痊愈 18 例，显效 7 例，有效 3 例，无效 2 例，总有效率 93.4%。④

6. 温肾化痰方　郁金 10 克、浙贝母 10 克、橘叶 10 克、橘核 10 克、淫羊藿 12 克、肉苁蓉 12 克、山慈菇 15 克、三棱 15 克、莪术 15 克、生牡蛎（先煎）30 克、海藻 30 克。每日 1 剂，水煎早晚分 2 次服。10 剂为 1 个疗程。许志萍用上方治疗 38 例男性乳房发育症患者。结果：经服用中药 2～6 个疗程，治愈 21 例，好转 14 例，无效 3 例，总有效率 92.10%。⑤

7. 阳和汤加减　熟地黄 30 克、鹿角胶 15 克、生甘草 15 克、白芥子 10 克、姜炭 10 克、麻黄 10 克、肉桂 5 克。随症加减：肿痛明显者，加郁金 15 克、延胡索 15 克、丹参 40 克；硬结较大且质地较硬者，加夏枯草 30 克、天花粉 15 克；有分泌物者，加麦芽 40 克。每日 1 剂，水煎，饭后温服 250 毫升，每日 2 次，30 日为 1 个疗程。张锐等用上方加减治疗 28 例男性乳房发育症患者。结果：痊愈（乳房回缩，肿块结节消失，观察 1 年病情稳定）4 例，显效（乳房回缩 80%，肿块结节消失约 2/3，观察 1 年无复发）8 例，好转（乳房回缩 60% 以上，肿块消失 1/2，观察 1 年病情稳定）14 例，无效 2 例，总有效率 92.86%；服药最少 5 剂，最多 53 剂，服

①　郑文宾.自拟乳病汤治疗男性乳房发育症 21 例［J］.辽宁中医杂志，2009，36（4）：564.
②　何凤贤.二仙汤配合外敷药治疗男性乳房异常发育症 100 例［J］.陕西中医，2007（12）：1630 - 1631.
③　万晓春，等.槟榔消病汤治疗男性乳房发育症 19 例［J］.新中医，2007（5）：63 - 64.
④　张卫红.清肝利湿化痰散结法治疗男性乳房异常发育症 30 例［J］.新中医，2005（12）：65 - 66.
⑤　许志萍.温肾化痰法治疗男性乳房发育症 38 例［J］.辽宁中医杂志，2005（10）：55.

药平均 25 剂起效。①

8. **中药方 3** 淫羊藿 15 克、丹参 15 克、柴胡 10 克、菟丝子 15 克、巴戟 12 克、莪术 15 克、三棱 12 克、郁金 12 克、鹿角霜 12 克、延胡索 15 克、赤芍 15 克、生牡蛎 20 克。随症加减:若兼肾阴虚,加天冬 15 克、枸杞子 15 克、熟地黄 12 克;兼肝郁,加制香附 10 克、八月札 10 克。每日 2 次,每日 1 剂,水煎服,每 20 日为 1 个疗程,共治疗 2 个疗程。同时注意调节情志,消除忧恐情绪,恢复正常精神状态。张琼萱用上方加减治疗 30 例男性乳房异常发育症患者。结果:痊愈(乳房疼痛及肿块消失,乳房肥大恢复正常)20 例,好转(乳房肿块压痛减轻,肿块缩小)10 例,总有效率 100%。②

9. **肾气丸合小金丹** 肾气丸:干地黄 240 克、山药 120 克、山茱萸 120 克、泽泻 90 克、茯苓 90 克、牡丹皮 90 克、桂枝 30 克、附子 30 克。上药共研细末。炼蜜和丸,每丸重 15 克。早晚各服 1 丸,开水送下。小金丹:白胶香 50 克、草乌 50 克、五灵脂 50 克、地龙 50 克、木鳖 50 克、乳香(去油) 75 克、没药(去油)75 克、当归身(酒炒)75 克、墨炭 12 克、麝香 30 克。上药各研细末,用糯米粉 60 克,共制成片剂,每片约 0.3 克,每次服 2~4 片,每日 3 次。两药合用 3 个月为 1 个疗程。石妙莉用上法治疗 100 例男性乳房异常发育症患者。结果:治愈 78 例,显效 13 例,有效 4 例,无效 5 例,总有效率 95.00%。③

10. **鸡骨膏** 生雄鸡(红色尤佳,去肉及五脏) 1 具、降香 150 克、当归 10 克、千里奔(马蹄)15 克、甘草 10 克、槐树鲜白皮 1 米×4.5 厘米(去表层粗皮)、黄丹 500 克、香油 1000 毫升。铁锅内将香油先行熬开,投入鸡骨熬枯,再入药熬枯去渣,缓入黄丹再熬,同时用鲜槐树棒在锅内旋转搅匀,蘸油勤拭,待膏滴水成珠时方为膏成,取出放冷水

中去火毒备用。视其患处大小,将药膏加温溶化,摊在棉布上,加芒硝 5 克、冰片少许至膏药中间敷贴患处。亦可先按大小不同摊成膏药,同时在酒精炉上温化,加入芒硝、冰片敷贴患处,3~5 日换药 1 次。刘桂英等用上方治疗 57 例男性乳房发育症患者。结果:显效(肿块及疼痛完全消失)41 例,有效(肿块大部消失,疼痛消失)12 例,无效 4 例,总有效率 94.7%。④

11. **自拟方** 柴胡 10 克、香附 10 克、橘核 10 克、淫羊藿 10 克、鹿角霜 10 克、陈皮 10 克、半夏 10 克、海藻 21 克、昆布 21 克、浙贝母 15 克、生牡蛎 20 克、甲片 10 克、生山楂 10 克、生麦芽 10 克。上药加水 300 毫升,煎 30 分钟,取汁约 200 毫升,二煎加水 200 毫升,煎取汁约 100 毫升,两煎混合,每日 1 剂,早晚分服。15 日为 1 个疗程。张宗建等用上方治疗 60 例男性乳房发育症患者。结果:痊愈(乳房肿块全消,全身症状缓解)44 例,显效(乳房肿块基本消退,全身症状消失)15 例,无效 1 例,总有效率 98.33%。其中 2 个疗程痊愈 20 例,显效 10 例;4 个疗程痊愈 16 例,显效 4 例;6 个疗程以上痊愈 8 例,显效 1 例。⑤

12. **红消炎膏** 月石、雄黄、银硝、梅花冰片、牛黄、朱砂、麝香、滑石粉,加饴糖煎熬制成。敷药范围超过肿块 0.3~0.5 厘米,厚度为 0.1~0.2 厘米,3 日换 1 次。周仕萍用上法治疗 58 例男性乳房发育症患者,同时内服小金丹(《外科全生集》),每次服 0.6 克,每日 2 次。治疗 2~4 周为 1 个疗程,不超过 6 周。结果:痊愈 30 例,显效 12 例,有效 11 例,总有效率 91.38%。⑥

13. **补肾消核汤** 熟地黄、山茱萸、鹿角片、鳖甲、牡丹皮、香附、浙贝母、橘叶、橘核。随症加减:偏阳虚者,加巴戟天、仙茅、淫羊藿;偏阴虚者,加天冬、麦冬;肝经郁火者,加夏枯草、黄芩;结块偏硬者,加山慈菇、三棱、莪术。每日 1 剂,水煎早晚

① 张锐,等.阳和汤治疗男性乳房发育症 28 例[J].新中医,2003(12):52-53.
② 张琼萱.男性乳房异常发育症的中医治疗[J].四川中医,2001(10):44.
③ 石妙莉.中药治疗男性乳房异常发育症 100 例[J].陕西中医,2001(9):521.
④ 刘桂英,等.鸡骨膏加芒硝冰片治疗男性乳房发育症 57 例[J].辽宁中医杂志,1999(1):22.
⑤ 张宗建,等.疏肝化痰法治疗男性乳房发育症[J].山东中医杂志,1999(2):22.
⑥ 周仕萍.内外合治男性乳房发育症 58 例[J].浙江中医杂志,1997(1):37.

分服。孙红君用上方加减治疗 29 例男性乳房发育症患者。结果：痊愈（肿块消散，乳房恢复正常形态）26 例，好转（肿块消散大半，或肿块虽消散，但乳房外形仍显肿大）2 例，无效 1 例，总有效率 96.55%。①

14. 补肾活血消乳方　当归 10 克、丹参 10 克、柴胡 10 克、白术 10 克、三七 10 克、女贞子 10 克、泽兰 10 克、熟地黄 12 克、淫羊藿 12 克、肉苁蓉 9 克、枸杞子 9 克、甲片 9 克、土鳖虫 9 克、炒韭菜子 6 克、仙茅 6 克、肉桂 3 克、川楝子 15 克、怀山药 30 克、鸡血藤 30 克。随症加减：若肾阳虚明显，可加制附片 9 克、黄精 9 克、黄芪 9 克。每日 1 剂，水煎服，30 剂为 1 个疗程，连服 1～2 个疗程。如患者病程较长，乳房积块不易消散，压痛明显，加化淤消积膏外敷：桃仁 30 克、芒硝 30 克、莱菔子 30 克、当归 30 克、琥珀屑 30 克、山楂 30 克、红花 20 克、地龙 20 克、神曲 50 克、麦芽 50 克。用时共捣烂成末，去粗渣，加凡士林适量拌匀为膏。每次取适量外敷积块处，24 小时换药 1 次，15 日为 1 个疗程。朱宝贵用上法治疗 22 例男性乳房发育症患者。结果：显效（乳房积块消失，乳房缩小 1/2 以上，其余症状基本消除）15 例，有效（乳房积块基本消失，乳房缩小 1/3 以上，其余症状有所减轻）5 例，无效 2 例，总有效率 90.91%。②

15. 金匮肾气丸加减　肉桂 6 克、赤芍 15 克、白芍 15 克、丹参 15 克、熟地黄 30 克、淮山药 12 克、山茱萸 12 克、茯苓 10 克、牡丹皮 10 克、柴胡 10 克、制附片 10 克。随症加减：乳房胀痛明显者，加香附、川楝子、郁金理气疏肝止痛；肿块较大，质硬者，加夏枯草、浙贝母、玄参化痰软坚散结；腰膝酸软，阳事不用者，加鹿角霜、续断、桑寄生温阳补肾；食欲不佳，舌苔厚腻者，加砂仁、神曲、槟榔醒脾开胃。每日 1 剂，水煎服，20 日为 1 个疗程，3 个疗程后观察效果。马新生用上方加减治疗 32 例男性乳房发育症患者。结果：显效

（服药 3 个疗程，乳房肿块基本消失或缩小 2/3 以上，观察 1 年后未见复发，其他症状消失者）23 例，好转（服药 3 个疗程后，乳房肿块缩小 1/2 以上或明显缩小，其他症状明显缓解者）7 例，无效 2 例，总有效率 93.70%。注意事项：服药期间忌食生冷、辛辣之品，保持心情舒畅，并用热淡盐水毛巾湿敷患侧乳房。③

16. 柴胡疏肝散加味　柴胡 12 克、白芍 10 克、枳壳 10 克、川芎 6 克、炙甘草 6 克、香附 10 克、陈皮 6 克、黄药子 10 克、白药子 10 克、生牡蛎 15 克、法半夏 10 克、枸杞子 15 克。随症加减：兼压痛、胀感明显者，加延胡索 10 克、郁金 10 克、薤白 10 克；乳肿块较硬者，加三棱 10 克、莪术 10 克、猫爪草 10 克。每日 1 剂，水煎服，1 个月为 1 个疗程。邹定华等用上方加减治疗 20 例男性乳房发育症患者。结果：经 30～240 日治疗，痊愈（乳房疼痛及肿块消失）15 例，好转（乳房痛减，肿块缩小）3 例，无效 2 例，总有效率 90%。在痊愈患者中，服药 1 个疗程者 2 例，3 个疗程 5 例，5 个疗程 7 例，8 个疗程 1 例。④

17. 香鹿消痞汤　香附 20～25 克、鹿角粉（后兑入）6 克、橘核 15～20 克、大贝母 15～20 克、郁金 25 克、柴胡 7.5 克、白芍 15 克、茯苓 15 克、炒麦芽 50 克、法半夏 10 克、甘草 7.5 克。早晚饭后 1 小时水煎服。方中的鹿角粉，需待中药煎好后兑入汤液中，经搅拌少许后服下。连续服药 3 周为 1 个疗程。应用耳穴压豆法辅助治疗，取耳穴乳腺、肝、胃、内分泌（每穴均为患侧）。用 75% 乙醇棉球耳穴常规消毒，干燥后旋治。将王不留行子 1 枚用约 1 厘米大小胶布贴敷于耳穴部位。嘱患者每日按压 4～5 次，每次按压耳穴部位总计 3～4 分钟，以能耐受为度。连续按压 5 日为 1 个疗程。阎承序用上法治疗 54 例男性乳房发育症患者。结果：痊愈（乳房肿块与肥大的乳腺消失，无触痛，外观正常，诸症消失）50 例，好转（乳房肿块缩

① 孙红君.补肾消核汤治疗男性乳房发育症 29 例［J］.浙江中医杂志,1996(8)：344.
② 朱宝贵.中药内服外敷治疗男性乳房发育症 22 例［J］.浙江中医杂志,1994(8)：345.
③ 马新生.金匮肾气丸加减治疗男性乳房发育症 32 例［J］.新中医,1994(2)：31.
④ 邹定华,龚子夫.柴胡疏肝散加味治疗男性乳房发育症 20 例［J］.广西中医药,1993(5)：18,20.

小变软,疼痛明显缓解,诸症减轻)3例,无效1例,总有效率98.15%。[①]

18. 软坚散结方 生牡蛎(先煎)30克、柴胡6克、丹参15克、莪术10克、象贝母10克、淫羊藿10克、香附10克、橘核10克、荔枝核10克。随症加减:肿块较硬者,加王不留行子、炮甲片;疼痛较著者,加延胡索、川楝子;痰瘀明显者,加白芥子、当归;肝肾阴虚者,加枸杞子、熟地黄;肾阳虚者,加仙茅、巴戟天。每日1剂,水煎服。15日为1个疗程,每疗程间隔3~5日。胡义根用上方加减治疗20例男性乳房异常发育症患者。结果:治愈(乳房肥大,肿块及临床症状消失)17例,显效(乳房肥大,肿块缩小2/3以上,临床症状基本消失)1例,无效2例,总有效率90%;治疗时间最短1个疗程,最长4个疗程。[②]

19. 中药方4 内服方:柴胡10克、制香附10克、枳壳10克、姜半夏10克、浙贝母10克、白芥子10克、川芎10克、三棱10克、莪术10克、丹参20克、海藻20克、生甘草20克、生麦芽20克。随症加减:湿痰盛者,加茯苓、陈皮、制南星;热痰盛者,加黄芩、竹茹、陈胆南星等。每日1剂,水煎2次服。外用方:山慈菇10克、黄药子10克、细辛10克、生川乌10克、芒硝10克、生南星10克。上药共研细末,用黄酒调敷患处,每日换药1次。程运文用上法治疗50例男性乳房发育症患者。结果:治愈(乳晕处肿块消失,触痛止,随访1年以上未复发者)46例,无效4例,总有效率92%,其中30日治愈者31例,45日治愈者15例,平均治愈天数37.5日。[③]

20. 中药方5 自拟方:昆布15克、海藻15克、陈皮12克、海蛤壳12克、枳壳12克、乌贼骨9克、白花蛇舌草30克、夏枯草30克。水煎服。小金丹:白胶香、草乌、地龙、番木鳖、乳香、没药、麝香、当归、墨炭、五灵脂。上药制成片剂。随上方汤剂服用,每日2次,每次4片。陈虞滨用上法治

疗1例男性乳房发育症患者,共服20余剂,肿消痛止。后以逍遥散调理善后得愈。[④]

21. 疏肝理气化瘀方 柴胡15克、白芍15克、白术15克、茯苓15克、丹参15克、王不留行15克、香附20克、鸡血藤20克。儿童酌减。随症加减:如有混合感染,加金银花、连翘、紫花地丁、蒲公英等清热解毒药;肿痛严重者,加桃仁、红花、延胡索。王修环用上方加减治疗118例男性乳房发育症患者,服中药的同时内服西药己烯雌酚,每日3次,每次1毫克。结果:痊愈(症状体征消失)99例,占83.90%;好转(乳房胀痛减轻,硬块软而缩小)13例,占11.02%;无效6例,占5.08%。总有效率94.92%。[⑤]

22. 中药方6 攻消和解软坚汤(内服):炮甲片9克、僵蚕(炙)9克、全当归9克、赤芍9克、青皮9克、陈皮9克、乳香(制)9克、没药(制)9克、连翘9克、全瓜蒌(炒)18克、天花粉12克、生牡蛎15克、金银花15克、夏枯草15克、蒲公英30克、生甘草3克、金橘叶10片。随症加减:上方效果不显,可酌加马钱子1.5~1.8克、守宫9克。麝香箍消膏(外敷贴):麝香、斑蝥、皮硝、东丹。上药研极细末,每用0.3克放膏药中心,再加复方丁桂散(公丁香30克、上肉桂30克、山奈15克、红花15克、麝香0.6克、辰砂9克)。陈鸿宾用上法治疗61例男子乳核患者。结果:治愈54例,无效7例,总有效率88.50%。[⑥]

单 方

1. 淫羊藿 组成:淫羊藿。随症加减:结合肝郁脾虚者,合逍遥散;肾精不足,合六味地黄汤;气滞血瘀,合血府逐瘀汤;痰阻气滞,合三子养亲汤。用法用量:每剂2煎,兑匀约400毫升,分早晚2次温服。30日为1个疗程。临床应用:罗跃

① 阎承序.香鹿消疬汤治疗男性乳房发育症54例[J].辽宁中医杂志,1992(11):24.
② 胡义根.软坚散结法治疗男子乳房异常发育症20例[J].江苏中医,1990(7):14.
③ 程运文.理气化痰逐瘀法为主治疗男性乳房发育症50例[J].江苏中医,1990(1):17-18.
④ 陈虞滨.男性乳房发育症治验[J].四川中医,1987(5):52.
⑤ 王修环.中西药结合治疗男性乳房发育症118例临床观察[J].中西医结合杂志,1986(1):48-49.
⑥ 陈鸿宾.治疗男子乳核61例小结[J].江苏中医,1965(12):31.

东用上方加减治疗 10 例男性乳房发育症患者,患者年龄均在 16 岁以上,均经红外线乳腺扫描或超声波检查,排除是乳腺癌等疾病。病在单侧 2 例,双侧 8 例。结果:痊愈(乳房回缩至正常大小,停药观察 3 个月未复发)6 例,有效(乳房缩小,但未至正常)3 例,无效 1 例,总有效率 90%。[1]

2. 草决明　组成:草决明。用法用量:草决明(生用)25～30 克,开水冲泡代茶,或将其压成粉末,每次服 25 克,每日 2 次,开水冲服。该药味清香,服后无不良反应,个别患者可出现腹泻,无需处理。临床应用:刘民元用上方治疗 12 例男性乳房发育症患者,全部治愈。[2]

[1] 罗跃东.淫羊藿为主治疗男性乳房发育症[J].浙江中医杂志,1999(11):18.
[2] 刘民元,等.单味草决明治男性乳房发育症[J].新中医,1993(8):51.

输精管结扎术后综合征

概　述

输精管结扎术后综合征,常见阴囊坠胀疼痛,附睾胀满,结扎处痛性结节,疼痛可放射到腹股沟、小腹或腰部等处。常可伴有感染、阳痿、性功能障碍。

本病多属于中医"内结为血瘀""离经之血为血瘀""久病入络为血瘀"范畴。治宜活血化瘀、温肾通阳散结。其中附睾硬结症在临床上辨证分型有以下几种。(1)肾阴亏损型:症见单侧或双侧附睾肿大,质硬,轻按无痛感,伴头晕耳鸣,失眠健忘,多梦,心烦,口干舌燥,手足心热,甚或滑泄遗精。舌淡红、少苔、脉细或细数。治宜滋阴补肾、益气养血,佐以软坚散结。(2)肾阳不足型:症见附睾硬结,屡治不散,精神疲惫,腰膝酸软,轻度畏寒,甚或阳痿,早泄,不耐劳作,小便清长。舌淡苔白,脉沉弱。治宜温补肾阳,补益气血,软坚散结。(3)湿热夹瘀型:症见附睾肿大硬痛,烦躁,口苦而干,五心烦热,小便灼热刺痛,大便干结或不爽,阴囊潮湿瘙痒。舌质红或紫暗,边有瘀点瘀斑,苔黄腻,脉弦滑数。治宜清利湿热,通络散结。(4)寒滞厥阴型:症见附睾肿大硬痛,股冷囊缩,畏寒肢冷,小腹冷痛,或阳痿,性欲冷漠。舌淡苔白,脉沉迟。治宜暖肝散寒、活络软坚。

辨　证　施　治

胡兆满分4型

(1)肾阴亏损型　方用滋阴散结方:熟地黄、当归身、女贞子、黄芪、龟甲、鳖甲、首乌、白芍、枸杞子、鸡血藤、怀牛膝、玄参。

(2)肾阳不足型　方用温阳补肾方:肉桂、巴戟天、熟地黄、淫羊藿、荔枝核、黄芪、菟丝子、沉香、韭菜子、橘核。

(3)湿热夹瘀型　方用清湿热散结方:龙胆草、车前子、萆薢、蚯蚓、桃仁、赤芍、牡丹皮、黄柏、甲片、牡蛎、川牛膝、五灵脂。

(4)寒滞厥阴型　方用暖肝散寒方:桂枝、附子、当归、乌药、红花、小茴香、细辛、橘核、青皮、莪术、荔枝核、鸡血藤。

以上各方均每日1剂,水煎服,每剂分3次服。临床观察:胡兆满用上方辨证治疗96例患者。结果:21例附睾硬结消失,各种活动时均无不适感,伴随症状消失,2年内未复发;34例附睾硬结缩小2/3以上,疼痛及不适感消失;29例附睾缩小未达2/3以上,伴随症状消失或明显减轻;12例无效。[①]

经　验　方

1. 四逆散加味　柴胡10克、枳实10克、赤芍10克、白芍10克、桃仁10克、川楝子10克、乌药15克、玄明粉15克、当归12克、生牡蛎30克、小茴香6克、生甘草6克。谢慧明用上方治疗1例输精管结扎术后综合征患者,服药6剂后少腹及睾丸疼痛减轻,局部结节变软。患者用上方加减调治月余,该症状消失。[②]

2. 自拟方　川楝子10克、荔枝核10克、橘核

---

① 胡兆满.浙江中医杂志,1990(12):549.
② 谢慧明.四逆散加味治男性病3则[J].江西中医药,1995(5):19.

10克、小茴香10克、赤芍10克、桃仁10克、牡丹皮10克、乳香10克、没药10克。随症加减：外阴灼热、精索肿胀，加蒲公英30克、紫花地丁30克、黄柏15克；肿块质硬，加夏枯草30克、生牡蛎30克、黄药子10克；外阴冷感、热敷痛减，加肉桂5克、葫芦巴10克；精神抑郁，加柴胡10克、香附10克、郁金10克。每日1剂，水煎服。徐炳琅用上方加减治疗32例输精管结扎术后并发症患者，包括精索血肿、阴囊血肿、精索炎、痛性结节、附睾淤积症等。结果：治疗5～32日后，痊愈19例，显效8例，好转3例，无效2例，总有效率93.80%。[1]

3. 消肿散结汤　柴胡15克、车前子15克、赤芍15克、乌药15克、白花蛇舌草20克、地榆20克、当归20克、延胡索20克、猪苓12克、陈皮12克、橘核12克、泽泻12克、川萆薢12克、通草12克、桃仁12克、黄柏18克。2日1剂，水煎服，4剂为1个疗程。吴奠宇用上方治疗26例输精管痛性结节患者。结果：治愈24例，好转2例。[2]

4. 活血消肿汤　黄芪24克、全当归24克、党参15克、乳香(制)18克、没药(制)18克、丹参30克、毛冬青30克、蒲黄12克、茜草12克、五灵脂(包煎)9克、橘核9克、全蝎9克、鹿角胶(烊化)9克、生甘草10克。随症加减：合并血肿者，加泽兰叶24克、三七粉(冲服)3克；合并感染者，除应用抗生素控制感染外，加鱼腥草30克、大黄15克；若感染已得到控制，但伤口不收，黄水淋漓者，应用中药外洗(苍术15克、黄柏15克、白鲜皮15克、苦参30克、土茯苓30克)，内服方酌加败酱草30克、薏苡仁24克、制附子(先煎)15克；若合并痛性结节、附睾瘀结症者，加荔枝核18克，天花粉24克。水煎服。曹耀中用上法治疗65例输精管结扎术后合并症患者，其中合并血肿者12例，感染者8例，痛性结节者23例，附睾瘀结症者12例，阳痿者35例。疗效标准如下。(1)痊愈：合并症消失，恢复正常的生活和工作；(2)有效：合

并症部分消失，生活恢复正常；(3)无效：合并症无好转，甚而恶化。结果：(1)合并血肿者12例中痊愈11例，有效1例；(2)合并痛性结节者23例中痊愈18例，有效4例，无效1例；(3)合并附睾瘀结症者12例中痊愈10例，有效1例，无效1例；(4)合并感染者18例中痊愈16例，有效2例。总痊愈55例，占84.60%；有效8例，占12.30%。[3]

5. 中药方1　桂枝茯苓丸加味：桂枝12克、桃仁12克、延胡索12克、茯苓15克、牡丹皮15克、赤芍15克、泽兰15克、茺蔚子15克、香附10克、红花6克、甘草3克。2日1剂，水煎服。局部贴敷乳倍膏：乳香末、五倍子末、凡士林。上药以1:3:5比例调制。3日1换。李武忠用上法治疗25例术后痛性结节患者，均获痊愈。[4]

6. 独活寄生汤加味　独活9克、牛膝9克、秦艽9克、防风9克、白芍9克、杜仲9克、桑寄生18克、细辛3克、茯苓12克、当归12克、肉桂心1.5克、川芎6克、甘草6克、桃仁6克、红花6克、党参15克、生地黄15克、淫羊藿10克、枸杞子10克。水煎服，5剂为1个疗程。停药5日再进行第2个疗程。欧之洋用上方治疗12例输精管结扎术后痛性结节患者。结果：痊愈8例，显效3例，有效1例；其中治疗1个疗程者2例，2个疗程者8例，3个疗程者2例。[5]

7. 姜黄九物汤　姜黄片30克、大青叶30克、白花蛇舌草30克、当归20克、金银花20克、鸡血藤15克、生黄芪15克、七叶一枝花10克、延胡索10克。随症加减：伴有腰痛者，加桑寄生30克、续断10克；伴有排尿困难者，加茯苓20克、淮木通6克。每日1剂，水煎服。6日为1个疗程。龚采芹用上方加减治疗48例输精管结扎术后并发症患者。结果：患者均在15日～1个月内临床自觉症状消失，2例症状缓解好转；最多用药12剂，最少6剂。治疗有效率95.80%。注意事项：忌辛

① 徐炳琅.输精管结扎术后并发症32例的治疗[J].新中医,1993(10):44.
② 吴奠宇.自拟消肿散结汤治疗输精管痛性结节26例临床观察[J].时珍国药研究,1992(2):58-59.
③ 曹耀中.输精管结扎术后合并症65例治疗小结[J].河北中医,1990(4):30-31.
④ 李武忠.桂枝茯苓丸治疗男术后痛性结节[J].四川中医,1990(12):38.
⑤ 欧之洋.独活寄生汤加味治疗输精管结扎术后痛性结节12例[J].辽宁中医杂志,1988(4):32.

辣食物、房事。①

8. 消胀除痛方　牛膝 6 克、川芎 6 克、赤芍 6 克、白芷 12 克、木通 12 克、泽泻 12 克、当归 12 克、小茴香 12 克、郁金 15 克、延胡索 15 克、柴胡 15 克、猪苓 15 克、麦芽 15 克、萆薢 4.5 克。每日 1 剂，水煎服，早、中、晚各服 1 次，每服加黄酒 2～3 克。陈明源用上方治疗 9 例输精管结扎术后阴囊坠胀疼痛患者，疗效显著，症状重者连服 5 剂后症状全部消失，轻者只服 2 剂即愈。②

9. 桃核承气汤加减　桃仁 15 克、荔核 15 克、山楂 15 克、当归 15 克、红花 10 克、小茴香 10 克、大黄 10 克、桂枝 10 克、甘草 5 克。水煎服。刘日用上方加减治疗 38 例输精管结扎术后合并症患者，疗效较好。③

中 成 药

1. 云南白药　组成：三七、七叶一枝花、冰片、麝香、披麻草等（云南白药集团股份有限公司生产）。用法用量：术后，留察 2 小时，复查局部无活动性出血征象，给予口服 0.25 克，每日 4 次，连服 7 日。临床应用：孙云华等用上方治疗 586 例输精管结扎术后患者，结合服用西药抗感 7 日，疗效无或有轻度不适，易被忽视 521 例；有疼痛或（和）坠胀不适，虽无法忽视，但不干扰日常活动 63 例。总症状改善率 99.70%。④

2. 乳倍膏　组成：乳香、五倍子、没药、大黄等（四川省彭县四川济生药厂生产）。用法用量：配制成外用药膏，用药前先予阴囊皮肤剃毛，于清洗阴囊后乳倍膏敷于阴囊结节处，并予以固定。每日定时换药 1 次。小结节用药 5 克，敷药面积为直径 3 厘米；中结节用药 7.5 克，敷药面积为直径 4 厘米；大结节用药 10 克，敷药面积为直径 5 厘米。7 日为 1 个疗程，一般治疗 1～3 个疗程。若遇阴囊皮肤有感染或炎症时则不宜使用。临床应用：四川省乳倍膏治疗痛性结节临床组用上方共治疗 337 例输精管结扎术后痛性结节患者，共 469 个结节。结果：治愈（结节疼痛消失，局部压痛消失，结节最大径减少 0.5 厘米以上）共 356 个结节，占 75.90%；好转（结节疼痛减轻，局部压痛减轻，结节变小或无改变）共 82 个结节，占 17.50%；无效（结节疼痛，局部压痛均无改变），共 31 个结节，占 6.6%。总有效率 93.40%。其中治疗 1 周计 28 个结节，1～3 周计 355 个结节，3～6 周计 86 个结节。⑤

① 龚采芹.姜黄九物汤治疗输精管结扎术后并发症 48 例[J].中西医结合杂志,1986(6):366-367.
② 陈明源.治疗男性输精管结扎术后阴囊坠胀疼痛良方[J].河南中医,1983(5):22.
③ 刘日.湖南医药杂志,1983(4):20.
④ 孙云华,等.输精管结扎配合云南白药的术后反应观察[J].中国男科学杂志,2006(6):64-65.
⑤ 四川省乳倍膏治疗痛性结节临床组.乳倍膏治疗输精管结扎术后痛性结节 337 例临床报告[J].中医杂志,1984(9):56-57.

血 精 症

概　述

血精是男科常见的临床症状之一,其主要表现为精液中含有血液,根据病变性质及含血量的多少,可表现为肉眼血精或镜下血精。精囊炎、精囊结核、精囊肿瘤、慢性附睾炎、慢性前列腺炎、苗勒管囊肿等均可以导致血精症的产生,其中精囊炎是最为常见的病因之一。本病属中医"血精""赤浊""赤白浊"范畴,血精最早记载于隋代巢元方的《诸病源候论·虚劳精血出候》,后世医家对此论述较少,清代医家吴谦在其《医宗金鉴》中称之为"赤白浊"。故"血精""赤白浊"被后人沿用至今。

中医病因病机是热扰精室,络破血溢,或脾肾亏虚、气不摄血所致,病变在下焦精室的血络受损。辩证为热毒炽盛,湿热下注,阴虚火旺,瘀血阻络,脾肾气虚等为常见证型。

辨　证　施　治

1. 董保福等分4型

(1) 湿热下注型　治宜清热利湿、凉血止血。方用龙胆泻肝汤:龙胆草10克、栀子15克、柴胡15克、黄芩15克、炒黄柏15克、泽泻30克、车前子15克、滑石(包煎)15克、木通15克、当归15克、生地黄30克、炙黄芪30克、党参30克、茜草30克、三七(冲服)3克、甘草15克。在上方的基础上加用益气化瘀之药如炙黄芪、党参、茜草、三七,可加强止血的作用。

(2) 阴虚火旺型　治宜滋阴泻火、凉血宁血。方用知柏地黄丸合二至丸加减:生地黄30克、山茱萸15克、山药30克、牡丹皮15克、泽泻30克、知母15克、炒黄柏12克、女贞子30克、墨旱莲30克、炙黄芪30克、太子参30克、炒蒲黄30克、五灵脂15克。在上方的基础上加用益气化瘀之药如炙黄芪,太子参,再合失笑散,可加强益气活血、化瘀止血之功。

(3) 瘀热互结型　治宜活血清热、化瘀止血。方用桃红四物汤合蒲灰散再加入益气化瘀之药化裁:桃仁15克、红花15克、生地黄30克、当归15克、赤芍15克、川芎15克、炒蒲黄30克、滑石(包煎)30克、炙黄芪30克、太子参30克、三七粉(冲服)3克。

(4) 脾肾气虚型　治宜补肾健脾、益气止血。方用大补元煎加益气活血之药:山药30克、党参30克、熟地黄30克、当归15克、杜仲15克、枸杞子30克、山茱萸15克、炙黄芪30克、三七粉(冲服)3克、甘草15克。[1]

2. 曾庆琪分4型

(1) 肝肾阴虚型　症见精液带血,色鲜红,量少,并见头晕心烦,腰膝酸软,午后潮热,夜寐盗汗,小便短赤,少腹胀痛伴射精疼痛,舌红少苔,偶伴龟裂,脉细数。治宜滋养肝肾之阴精、凉血止血、引火归元。方用二至丸合六味地黄丸加止血药化裁:墨旱莲、女贞子、牡丹皮、云茯苓、泽泻、龟甲、苎麻根、侧柏炭、大蓟、小蓟等。

(2) 湿热蕴结型　症见精液暗红,量多,黏稠不化,脘腹痞闷,肢体困重,小便频数,短赤涩痛,便溏味臭,阴囊潮湿,坠胀不适,口苦干而黏,舌质

① 董保福,王容,等.陈金荣辨治血精症临床经验[J].云南中医中药杂志,2017,38(6):6-8.

红苔黄腻,脉弦滑而数。治宜清泄湿热、洁净精室。方用龙胆泻肝汤合小蓟饮子化裁:栀子、黄芩、泽泻、车前子、柴胡、生地黄、小蓟、滑石、木通、淡竹叶、甘草等。

(3)瘀血阻络型　症见精液暗红或暗紫,黏稠不化,伴阴部刺痛,小便短涩,舌暗,苔黄,脉涩。治宜行气化瘀、引血归经。方用失笑散合桃红四物汤化裁:五灵脂、蒲黄、当归、熟地黄、川芎、白芍、桃仁、红花等。

(4)脾肾两虚型　症见血精日久,色淡量少稀薄,伴面色少华,身倦乏力,纳少便溏,心悸失眠,性欲减退,小便清长,舌淡胖,边多有齿痕,脉弱。治宜补肾健脾、益气摄血。方用十全大补汤合鹿角胶丸加减:黄芪、党参、白术、白芍、川芎、当归、熟地黄、菟丝子、茯苓、五味子、杜仲、鹿角胶、没药、血余炭、仙鹤草等。[1]

3.谭新华分3型

(1)湿热下注型　主症见精液带血,颜色鲜红,量多。伴随症状:可有睾丸、会阴、少腹疼痛不适;尿频、尿急、尿痛,小便色黄灼热;发热恶寒;舌红苔黄腻,脉滑数或洪数。治宜清热利湿、凉血止血。方用八正散(萹蓄、瞿麦、车前子、灯心草、栀子、大黄、木通、甘草)或龙胆泻肝汤(龙胆草、栀子、黄芩、柴胡、生地黄、大黄、木通、泽泻、车前子、甘草、当归)。随症加减:火毒炽盛者,加金银花、连翘、黄柏、蒲公英等;血瘀凝块者,加蒲黄、五灵脂、三七等;疼痛明显者,加乌药、延胡索等。

(2)阴虚火旺型　主症见精液带血,颜色鲜红,量少。伴随症状:可有性欲亢盛、射精疼痛;五心烦热、潮热盗汗、形体消瘦;舌红苔少,脉细数。治宜滋阴降火、凉血止血。方用大补阴丸(熟地黄、知母、黄柏、龟甲、猪骨髓)或知柏地黄丸(知母、黄柏、熟地黄、山药、山茱萸、茯苓、泽泻、牡丹皮)合二至丸(女贞子、墨旱莲)。随症加减:血热者,加大蓟、小蓟、木通、仙鹤草等;君火亢盛、心火下移者,加生地黄、白茅根、竹叶等;心烦失眠者,

加黄连、黄芩、柏子仁、酸枣仁、夜交藤等。

(3)脾肾两虚型　主症见精液带血,颜色淡红。伴随症状:可有疲乏、纳呆、腹胀、便溏;腰酸腿软;性欲低下、阳痿、遗精;舌淡苔白,脉沉细无力。治宜补肾健脾、益气摄血。方用固冲汤:白术、黄芪、龙骨、牡蛎、山茱萸、白芍、海螵蛸、茜草、棕榈炭、五倍子。随症加减:血虚者,加阿胶、血余炭等;遗精早泄者,加莲子、金樱子、芡实等;腰痛者,加桑寄生、杜仲、金毛狗脊等。[2]

4.郭军分3型

(1)湿热伤络型(初期)　症见尿频、尿急、尿痛,尿黄赤,小便有灼热感,阴茎坠胀不适或疼痛,舌红,苔黄腻,脉弦滑稍数。治以清热利湿为主,兼以凉血止血。方用龙胆泻肝汤:龙胆草10克、黄柏15克、泽泻15克、车前子9克、鱼腥草30克、薏苡仁30克、牡丹皮12克、白茅根30克、柴胡15克、蒲黄炭10克、大蓟炭10克、小蓟炭10克、地黄10克、甘草6克。

(2)气血瘀滞型(中期)　症见有会阴部刺痛明显,痛引下腹、阴茎,小便滴沥涩痛,精液暗红或有血块,舌质有瘀斑,脉沉涩等,常伴忧思、烦躁、失眠等精神抑郁症。治宜活血凉血,兼疏肝止痛。方用血精汤:盐知母10克、盐黄柏10克、怀牛膝15克、仙鹤草12克、牡丹皮12克、三七粉3克、柴胡15克、大蓟10克、小蓟10克、白茅根30克、蒲公英30克、川楝子10克、地榆炭10克、蒲黄炭10克、桃仁9克、甘草6克。

(3)肾虚夹瘀型(后期)　症见小便黄少,尿淋沥,尿末滴白,会阴酸痛,膝酸软,盗汗遗精,失眠多梦,五心烦热为主要症状,舌红,少苔,脉细数。治以补肾健脾为主,兼活血化瘀。方用补中益气汤加减:桑寄生3克、白术15克、柴胡6克、枸杞子10克、菟丝子10克、黄芪20克、党参20克、水蛭3克、丹参20克、当归12克、仙鹤草30克、陈皮10克、牡丹皮12克、甘草6克。兼服小金丹。[3]

① 陈强,曾庆琪,等.曾庆琪教授辨治血精症经验[J].湖南中医药大学学报,2016,36(5):52-53,60.
② 韩平,何清湖,等.谭新华教授辨治精囊炎经验[J].湖南中医药大学学报,2014,34(5):33-34,38.
③ 朱大云,王福,等.郭军治疗血精经验探析[J].北京中医药,2014,33(6):419-421.

5. 邵立军分 3 型

（1）阴虚火旺、热伤血络型　症见血精伴阴部坠胀，失眠心烦，口咽干燥，舌红少苔，脉细数。治宜滋阴降火、凉血止血。方用二至丸合知柏地黄汤加白茅根、小蓟炭。方中熟地黄、生地黄可加大剂量。

（2）下焦湿热、伤及精室型　症见血精伴口苦咽干，烦躁头昏，不欲多饮，腰酸乏力，小溲黄涩，苔黄腻，舌红或边有齿印，脉细濡数。治宜清利湿热，佐以益气养阴、凉血止血。方用四妙汤合知柏地黄汤加减：苍术、黄柏、薏苡仁、知母、生地黄、牡丹皮、山药、泽泻、太子参、白茅根、小蓟炭。随症加减：如见湿热郁于少阳，加龙胆草、柴胡；热毒重、血精中混有脓细胞，加败酱草、金银花；湿重于热，纳呆泛恶，口中黏腻者，加半夏、陈皮。

（3）气不摄血、肾虚不固型　症见血精伴头目眩，神疲乏力失眠多梦，性欲减退。脉细无力。治宜益气养血、固肾健脾。方用八珍汤加味加菟丝子、杜仲、蒲黄炭、侧柏炭。

以上各方均每日 1 剂，分 2 次煎服。临床观察：邵立军用上方加减辨证治疗 23 例血精患者，治疗 30 日为 1 个疗程，然后判定疗效。结果：治愈 18 例，好转 3 例，无效 2 例，总有效率 91.22%。[1]

6. 郭远高分 3 型

（1）肝经湿热型　症见房事射精时呈红色 3 年余，加重半年，平时伴有心烦易怒，口苦时作，阴囊潮湿，小便时有淋漓不尽，舌红苔薄黄，脉细弦。证属肝经湿热，下扰精室，血络受损所致。治宜清利湿热、化瘀止血。方用龙胆泻肝汤。配用四乌贼一蘆茹丸并三七粉化瘀止血。临床观察：郭远高用上方治疗 1 例血精患者，14 剂后，患者自述痊愈，改服六味地黄丸半个月以巩固疗效。

（2）瘀热扰精型　症见房事时见粉红色精液，严重时见少量血块，偶见少腹微胀，余无其他不适。舌质淡红，苔薄黄而腻，脉弦。证属热瘀毒邪扰精所致。治宜活血祛瘀、泻热利窍。方用四

乌贼一蘆茹丸合蒲灰散加牡丹皮、三七粉、栀子、香附、木贼草。临床观察：郭远高用上方治疗 1 例血精患者，连服 14 剂痊愈。

（3）阴虚火旺型　症见血精数年，屡治无效，伴有腰酸神疲，时感心烦，察舌质淡红，苔薄黄，脉细数。证属肝肾阴虚，虚火扰乱精室所致。治宜滋阴补肾、清泻虚火、化瘀止血。方用大补阴丸合二至丸、四乌贼一蘆茹丸加车前子、三七粉。临床观察：郭远高用上方治疗 1 例血精患者，服 7 剂而愈，再服 7 剂巩固疗效。[2]

7. 施慧分 3 型

（1）阴虚火旺型　症见精液色红，质较稠厚，腰膝酸软，心烦不寐，盗汗，口干舌燥，或伴射精疼痛，舌红少苔，脉细数。治宜滋阴降火、凉血止血。方用自拟二胶汤：阿胶（烊化）15 克、龟板胶 12 克、焦黄柏 6 克、山茱萸 6 克、知母 6 克、泽泻 6 克、墨旱莲 15 克、茯苓 15 克、藕节炭 10 克、琥珀末 3 克。

（2）湿热下注型　症见精液色红，阴囊或阴茎痛，射精疼痛，尿短涩而黄，头昏腹胀，口苦咽干，面红目赤，纳少便干，舌红苔黄，脉弦数。治宜清热利湿、凉血止血。方用自拟两蓟汤：大蓟 12 克、小蓟 12 克、龙胆草 6 克、焦黄柏 6 克、白茅根 30 克、炒续断 12 克、川牛膝 15 克、川楝子 10 克、炒栀子 6 克、生地黄 15 克、茜草 6 克、藕节 10 克、生甘草 6 克。

（3）脾虚失摄型　症见精液带血丝，血色淡红，神疲乏力，面色不华，纳少脘痞，大便溏薄，舌淡苔白，脉细弱。治宜健脾益气、养血止血。方用自拟益气止血汤：黄芪 30 克、炒当归 15 克、太子参 15 克、白术 10 克、熟地黄 15 克、炙甘草 6 克、枸杞子 15 克、大枣 5 克、三七粉（吞服）4～5 克、仙鹤草 15 克、茯苓 15 克。[3]

经 验 方

1. 补阳还五汤合抵当汤　黄芪、当归、川芎、

① 邵立军.辨证分型治疗血精 23 例体会[J].中国民族民间医药,2012,21(6)：78.
② 郭远高.治疗血精之管见[J].中国民间疗法,2010,18(3)：61.
③ 施慧.血精证治[J].云南中医中药杂志,2010,31(5)：87-88.

桃仁、红花、赤芍、地龙、水蛭、虻虫、酒大黄。每次150毫升，每日2次，口服。王小龙等将90例慢性精囊炎性血精症患者随机分为治疗组（中药汤剂组）、对照1组（中药散剂组）和对照2组（西药组）各30例。治疗组予补阳还五汤合抵当汤。对照1组予补阳还五汤合抵当汤散剂，每次22.5克，每日3次，口服。对照2组予盐酸莫西沙星片每次400毫克，每日1次，口服。治疗组与对照2组连续服用2周，对照1组连续服用4周。结果：治疗4周后，治疗组总有效率为83.33%，对照1组总有效率为96.66%，对照2组总有效率为63.33%。治疗组、对照1组的总有效率优于对照2组，差异具有统计学意义（$P<0.01$，$P<0.01$），对照1组的总有效率优于治疗组，差异具有统计学意义（$P<0.01$）。[1]

2. 加味地黄汤　生地黄15克、丹参15克、怀山药15克、泽泻10克、牡丹皮10克、茯苓10克、山茱萸10克、知母10克、黄柏10克、墨旱莲10克、女贞子10克、郁金10克、三七粉（吞）6克、仙鹤草30克。随症加减：纯为血精者，加白及10克、蒲黄10克；阴虚火旺者，加重知母至15克、黄柏15克；腰部酸痛者，加杜仲15克、牛膝10克；小便短赤者，加白茅根30克、石韦10克。每日1剂，水煎2次，每次取汁150毫升，早晚分服。陈成博等用上方加减治疗26例慢性精囊炎患者，并告知患者禁止性交1个月，忌食辛辣香燥、油腻炙煿之品，戒除烟酒，以1个月为1个疗程。效果：治愈（血精消失，尿路症状消失）14例，好转（血精变淡，尿路症状改善）8例，无效4例，总有效率84.62%。[2]

3. 姚氏猪鬃宁血饮加减　猪鬃草50克、白花蛇舌草30克、仙鹤草30克、藕节15克、炒柴胡10克、生地黄18克、沉香5克、台乌10克、白芷10克、焦黄柏8克、香附10克、益母草20克、炒白术15克、茯苓20克、炒芡实18克、淮山药30克、灯

心草5克。随症加减：伴腰酸，加续断、杜仲、桑寄生；倦怠乏力，加黄芪、党参；小腹胀痛，加延胡索、川楝子；遗精，加芡实、金樱子。每日1剂，水煎服，每日3次。欧阳虹等将60例血精症患者随机分为治疗组和对照组各30例。治疗组用上方加减治疗，对照组用左氧氟沙星片治疗，疗程均为1个月。嘱患者治疗期间平淡饮食，忌辛辣刺激食物，忌烟酒，保持正常性生活每周1次。治疗结束后对比两组临床疗效。结果：总有效率治疗组为80.00%，对照组为53.33%，两组总有效率比较差异有统计学意义（$P<0.05$）。[3]

4. 牛角二至地黄汤　水牛角片（先煎）20克、女贞子10克、墨旱莲10克、生地黄10克、牡丹皮（炭）10克、泽泻10克、茯苓10克、山茱萸10克、山药20克、苎麻根10克、白茅根10克、栀子10克。随症加减：盗汗，加牡蛎、糯稻根须；腰酸，加续断、杜仲、桑寄生；头晕，加枸杞子、沙苑子、甘菊；气虚乏力，加黄芪、党参；小腹胀痛，加川楝子、延胡索；遗精，加莲子心、金樱子、芡实。每日1剂，水煎，分早晚2次饭后服用。刘建国等将60例精囊炎血精症患者随机分成对照组和治疗组各30例。对照组患者服用左氧氟沙星胶囊，每次0.2克，每日2次。治疗组服用上方加减。以2周为1个疗程。治疗期间忌烟酒及辛辣刺激食物，保持正常性生活每周1~2次。结果：治疗组总有效率为86.7%，对照组总有效率为60.0%，两组总有效率比较差异有统计学意义（$P<0.05$）。[4]

5. 桂枝茯苓丸加味　桂枝10克、桃仁10克、土鳖虫10克、茺蔚子10克、地榆炭10克、黄柏10克、肉苁蓉10克、茯苓20克、泽兰20克、败酱草20克、牡丹皮15克、赤芍15克。随症加减：性欲较强者，加知母10克、玄参20克；性生活后头昏者，加女贞子15克、墨旱莲15克；性生活后腰疼者，加续断15克、山茱萸10克。每日1剂，水煎，分2次服，疗程为1个月。李波等将70例陈旧性

① 王小龙,郑连文,等."大补元气、破血逐瘀"之法治疗慢性精囊炎性血精症临床研究[J].中国性科学,2018,27(12)：120-122.
② 陈成博,等.加味地黄汤治疗慢性精囊炎26例[J].浙江中医杂志,2018,53(11)：809.
③ 欧阳虹,姚友敏,等.姚氏猪鬃宁血饮治疗血精的临床体会[J].中国民族民间医药,2016,25(20)：111-113,116.
④ 刘建国,等.牛角二至地黄汤治疗精囊炎血精症[J].吉林中医药,2014,34(9)：903-905.

血精患者随机分为治疗组 36 例和对照组 34 例。治疗组采用上方加减治疗,对照组口服云南白药治疗。两组疗程均为 1 个月,治疗后观察临床疗效及精液中红细胞数量。结果:总有效率治疗组为 88.9%,对照组为 64.7%,两组比较差异有显著性意义($P<0.05$);治疗后两组患者精液中红细胞数量均有减少,与治疗前比较,差异均有非常显著性意义(均 $P<0.01$);治疗后两组比较差异有非常显著性意义($P<0.01$)。①

6.五味消毒饮加味 金银花 15 克、蒲公英 20 克、紫花地丁 10 克、野菊花 30 克、紫背天葵子 15 克、鱼腥草 15 克、车前草 30 克、牡丹皮 10 克、生地黄 12 克、白茅根 10 克、地榆 10 克、炙甘草 6 克。随症加减:阴虚火旺,加知母、栀子、龟甲;下焦湿热,加龙胆草、炒栀子;脾肾虚,加归脾丸;瘀血阻络,加桃仁、红花、川芎、三七粉。每日 1 剂,文火煎煮 30 分钟,每剂煎 2 次,合并煎液约 450 毫升,分早中晚温服。张建华用上方加减治疗 86 例精囊炎血精症患者,15 日为 1 个疗程。治疗 1～3 个疗程。治疗期间嘱忌房事、饮酒、辛辣刺激食物。结果:治愈(经过 1～3 个疗程治疗,精色转为白色,精液、前列腺液镜下检查正常,其他不适症状消失)39 例,有效(经过 1～3 个疗程治疗,精色转为白色,精液、前列腺液镜下检查正常,其他不适症状改善)25 例,显效(经过 1～3 个疗程治疗,精色转为白色,精液、前列腺液镜下检查仍有红细胞,但比治疗前减少,仍有其他不适症状)14 例,无效 8 例,总有效率 90.7%。②

7.清精汤 生地黄 12 克、大蓟 15 克、小蓟 15 克、地榆炭 10 克、生黄芪 20 克、茯苓 15 克、牛膝 10 克、知母 10 克、黄柏 10 克、三七粉(冲服)3 克、白茅根 20 克。随症加减:兼五心烦热,性情急躁,口干喜饮,夜寐盗汗舌红少苔,以阴虚偏重者,加女贞子、墨旱莲;有肉眼血精颜色鲜红,排尿不适,少腹部坠胀,会阴部隐痛,舌苔黄脉滑数,伴有湿

热者,加车前子、草薢;肉眼血精颜色淡,周身乏力,腰膝酸软,性欲淡漠或阳痿早泄,舌质淡脉细弱伴有脾肾虚者,加芡实、杜仲、续断、淫羊藿;兼有少腹会阴部刺痛,舌质紫暗或边有瘀斑者,加桃仁、红花。孙哲等用上方加减治疗 21 例血精症患者。结果:治愈(精血症状、体征消失,精液检查正常)12 例,有效(精血主症和体征较前减轻,精液检查有少量红细胞)7 例,无效 2 例,总有效率 80.9%。③

8.血精汤 生地黄 10 克、熟地黄 10 克、黄柏 10 克、茯苓 10 克、牡丹皮 10 克、栀子 10 克、车前子 10 克、龟甲 10 克、墨旱莲 15 克、女贞子 15 克、山药 20 克、败酱草 25 克。每日 1 剂,水煎服。3 周为 1 个疗程。朱军用上方治疗 32 例精囊炎血精症患者,治疗期间嘱忌房事、饮酒、辛辣刺激食物。辅以睡前温水坐浴,水温 40℃～42℃。每日 1 次,每次 20 分钟。结果:治愈(用药后血精消失,各症状消失、直肠指诊精囊腺无触痛,精液常规检查红细胞<3/HP。随访半年内未发)24 例,有效(药后血精明显减少或发作次数减少,症状明显改善)7 例,无效 1 例,总有效率 96.8%。④

9.宁血康 三七粉(冲服)4 克、败酱草 15 克、白花蛇舌草 15 克、车前子 12 克、瞿麦 10 克、茯苓 12 克、牡丹皮 12 克、赤芍 12 克、川牛膝 10 克、白茅根 30 克、通草 6 克、甘草 6 克、血余炭 10 克。每日 1 剂,煎取 2 次,合汁,早晚服用。吴栋林用上方治疗 48 例血精患者,治疗期间禁食辛辣油腻之品,禁房事,1～2 周检查 1 次,1 个月进行总结。结果:治愈(精液颜色恢复正常,镜下红细胞 0～4 个/hp,症状消失)27 例,好转(精液颜色恢复正常或减轻,镜下仍可见大量红细胞(＋～＋＋/hp),症状减轻或消失)18 例,无效 3 例,总有效率 93.75%。⑤

10.紫珠茅根汤 紫珠草 30 克、白茅根 30 克、茜草 10 克、蒲黄 12 克、三七粉(冲服)3 克、牡丹皮 10 克、栀子 10 克、地耳草 30 克、匍伏堇 15

---

① 李波,等.桂枝茯苓丸加味治疗陈旧性血精 36 例临床观察[J].新中医,2013,45(3):98－99.
② 张建华.五味消毒饮加味治疗精囊炎血精症的症治探讨[J].光明中医,2012,27(1):68－69.
③ 孙哲,常宝忠.清精汤治疗血精症疗效观察[J].齐齐哈尔医学院学报,2010,31(9):1432－1433.
④ 朱军,张柱.血精汤治疗精囊炎血精 32 例[J].辽宁中医杂志,2009,36(11):1915－1916.
⑤ 吴栋林."宁血康"治疗血精 48 例[J].江苏中医药,2004,25(12):39.

克、白花蛇舌草 15 克。每日 1 剂，水煎 2 次后取汁混合，分 3 次在半空腹时温服。林友群用上方治疗 31 例血精患者。结果：显效 23 例，有效 5 例，无效 3 例，总有效率 90.32％。①

中 成 药

1. 尿通卡克乃其片 组成：酸浆、血竭、阿片、甘草浸膏、乳香、西黄蓍胶、阿拉伯胶、黄瓜子、巴旦仁、芹菜子(新疆银朵兰维药股份有限公司生产，国药准字 Z20083004，0.5 克/粒)。用法用量：每次 2 克，每日 2 次，饭前服用，连续治疗 4 周，忌辛辣刺激食物，勿久坐、熬夜、憋尿，规律排精，每周 1 次。临床应用：何伟等用上方治疗 29 例血精性精囊炎患者。结果：治愈(精液颜色转为白色或乳白色，不适症状及体征消失，精液高倍镜检红细胞＜5 个/HP)7 例，显效(精液颜色转为白色或乳白色，不适症状及体征明显减轻，精液高倍镜检红细胞 5～10 个/HP)11 例，有效(精液颜色较前好转、不适症状及体征较前减轻，精液高倍镜检红细胞 10～25 个/HP)9 例，无效 2 例，总有效率 93.10％。②

2. 宁泌泰胶囊 组成：四季红、白茅根、大风藤、三棵针、仙鹤草、芙蓉叶、连翘(国药准字 Z20025442)。用法用量：口服，每次 3 粒，每日 3 次，持续给药 4 周。临床应用：李新伟等用上方治疗 30 例精囊炎所致血精症患者。结果：治愈(连续 10 次排精均未见肉眼血精，临床症状完全消失，精液常规检查未见红细胞和白细胞)9 例，显效(连续 10 次排精偶见肉眼血精，临床症状基本消失，精液常规检查发现每高倍镜下红细胞和白细胞少于 10 个)9 例，有效[连续 10 次排精见肉眼血精(少于 5 次)，临床症状有所减轻，精液常规检查示红细胞和白细胞较治疗前有所减少]7 例，无

效 5 例，总有效率 83.33％。③

3. 云南白药胶囊 用法用量：口服云南白药胶囊 3 粒，每日 3 次，3 周为 1 个疗程。每 2 周精液检查 1 次，如未治愈再进入第 2 个疗程，最长治疗 3 个疗程。临床应用：袁建兴等用上方治疗 18 例慢性精囊炎患者。结果：有效 8 例，显效 8 例，无效 2 例，总有效率 88.8％。④

4. 翁沥通胶囊 组成：薏苡仁、浙贝母、川木通、栀子(炒)、金银花、旋覆花、泽兰、大黄、铜绿、甘草、黄芪(蜜炙)。用法用量：口服，每次 3 粒，每日 3 次，4 周为 1 个疗程。每 2 周精液检查 1 次，如未治愈再进入第 2 个疗程，最长治疗 4 个疗程。临床应用：李杜渐等用上方治疗 24 例慢性精囊炎患者，治疗期间建议患者有规律的性生活。结果：有效 9 例，显效 11 例，无效 4 例，总有效率 80％。⑤

5. 一清胶囊 组成：大黄、黄芩、黄连。用法用量：每次 2～3 粒，每日 3 次，温水送服。临床应用：王龙生用上方治疗 34 例血精患者，服药期间忌食辛辣肥甘之品，适当休息，禁忌房事。10 日为 1 个疗程，连用 2 个疗程。结果：治愈(症状消失，精液检查红细胞消失)24 例，显效(症状消失，精液检查红细胞明显减少)26 例，无效 4 例，无效 4 例，总有效率 88.24％。⑥

6. 前列安栓 组成：大黄、黄柏、冰片等(广东丽珠集团丽珠中药厂生产)。用法用量：每日 1 次，放置在直肠 3～4 厘米，如有便意感、腹痛、腹泻等不适症状，将栓剂外涂植物油。临床应用：李凯英等用上方治疗 36 例精囊炎患者，1 个月为 1 个疗程，并定期检测肝肾功能，治疗期间均忌房事，避免过多的性刺激，忌食辛辣刺激食品。结果：治愈(症状消失、精囊无触痛、精液镜检无红细胞)15 例，有效(症状改善、精囊触痛减轻、精液中仍有红细胞)17 例，无效 4 例，总有效率 88.89％。⑦

① 林友群.紫珠茅根汤治疗血精的临床观察[J].中医药学报,1999,(5)：22－23.
② 何伟,等.尿通卡克乃其片治疗血精性精囊炎的临床效果观察[J].河南医学研究,2018,27(22)：4056－4059.
③ 李新伟,等.宁泌泰胶囊对精囊炎所致血精症临床疗效分析[J].实用中西医结合临床,2018,18(2)：70－71.
④ 袁建兴.云南白药胶囊治疗慢性精囊炎 18 例临床观察[J].中国性科学,2010,19(3)：23－24.
⑤ 李杜渐,等.翁沥通胶囊治疗慢性精囊炎患者的临床疗效观察[J].首都医药,2009,15(2)：46.
⑥ 王龙生.一清胶囊治疗血精 34 例[J].实用中医药杂志,2006(8)：483.
⑦ 李凯英,等.前列安栓治疗精囊炎 36 例疗效观察[J].热带医学杂志,2005(3)：392－393.

遗 精 症

概 述

遗精是指精液不因性生活而自排泄的一种病症，其中因梦而遗精者称为梦遗，无梦而遗精、甚至清醒时精液流出则称为滑精。主要症状是男子不因性生活而排泄精液，多在睡眠中发生，每周超过1次以上，或在清醒的状态下有性意识活动即出现遗精，甚则劳累或欲念即精液流出；遗精频繁者，可伴有头晕耳鸣，失眠多梦，神倦乏力，腰酸腿软等症。

病理性遗精，西医常见的性神经症、前列腺炎、阴茎包皮过长、精囊炎、精阜炎及某些全身慢性疾病。检查：直肠指诊、前列腺 B 超及精液常规等检查有助于诊断。

中医认为遗精，有情志失调、饮食不节、劳心太过、房劳过度等因素，导致肾虚精关不固，火热扰精室为主要病机，病变可涉及五脏，其中与心、肝、肾关系密切。遗精单纯属虚证者较少，尤其是病变初期，多为虚实夹杂，甚则以实证为主，故对遗精的治疗切忌一味补肾固涩，当分清虚实进行补泻。本病初期及青壮年患者以实证或虚实夹杂为主，故当祛实或兼以补虚；若老年体弱，或遗精频繁、日久不愈、甚则形成滑精不固者，又当以补虚固精为主。

辨 证 施 治

1. 马仁智分 3 型

（1）湿热互结型　症见小便涩痛，口苦发黏，胸脘烦闷，舌红黏腻，大便黏滞不爽，舌红苔黄，脉滑数。治宜祛湿浊、泄热毒。药用黄芩、石斛、栀子、黄柏、枳壳、泽泻、车前子、白术、苦参、牡蛎、石菖蒲等。

（2）心肾不交型　症见多梦心烦，阳事易举，伴头晕耳鸣，心悸，小便短赤，舌红脉细等症状。治宜一清心火、二固肾水。药用黄连、黄柏、生地黄、当归、酸枣仁、远志、茯苓、莲子、天冬、熟地黄等。此外，应注重对患者的心理指导，告诫患者要养成健康卫生的生活习惯。另外强调要"先天、后天并补"，注重脾肾同治。

（3）精室瘀阻型　症见舌下络脉青黑粗大，舌质紫暗或隐青，口唇发绀，小便涩痛，舌色暗沉脉迟涩。治宜"精瘀当先理其离宫腐浊"，使经络通、精窍开。药用半夏、枳壳、蒲黄、五灵脂、当归、红花、赤芍、柴胡、丹参等使瘀精祛、新精生。[①]

2. 徐福松分 5 型

（1）心肾不交型　症见每多梦中遗精，伴头昏且晕，心悸，精神不振，体倦无力，小便短黄而有灼热感，舌质红，脉细数。治宜滋阴降火。方用黄连清心饮合封髓丹加减：太子参、天冬、生地黄、黄柏、山茱萸、黄连、生甘草、当归、茯神、枣仁、炙远志、莲须、砂仁等。

（2）阴虚火旺型　症见遗精多梦或无梦，伴有早泄，或见血精，头晕耳鸣，腰膝酸软，神疲乏力，形体瘦弱，或颧红烘热，口燥咽干，性欲旺盛，舌红苔少，脉细数或弦数。治宜壮水制火，佐以固涩之品。方用大补阴丸加减：生地黄、知母、黄柏、熟地黄、粉牡丹皮、云茯苓、泽泻、生山药、山茱萸、芡实、金樱子、鸡内金等。

① 王迪佳.马仁智治疗遗精的思路与经验[J].内蒙古中医药,2015,34(11)：67.

（3）肾气不固型 症见滑精频作，面色淡白，精神萎靡，龟头发冷，形寒自汗，纳少便溏，夜尿频多，舌质淡，脉沉细。治宜补肾温阳、固涩精关。方用济生秘精丸加减：菟丝子、龙骨、牡蛎、五味子、桑螵蛸、补骨脂、鹿角胶、茯神、胡桃肉、韭菜子等。

（4）湿热下注型 临床多见遗精频作，口苦或渴，小便热赤，尿末滴白，尿后余沥不尽，苔黄腻，脉濡数。治以清热化湿为主。方用草薢汤加减：萆薢、石韦、白术、苦参、牡蛎、车前子、泽泻、云茯苓、黄柏、甘草、刺猬皮、兔耳草等。

（5）心脾两虚型 症见劳则遗精，食少便溏，四肢困倦，面色萎黄，心悸健忘，少寐多梦，舌淡苔薄，脉虚弱或细弱。治宜补益心脾。方选归脾汤加减：太子参、炙黄芪、淮山药、茯苓、炙远志、广木香、桔梗、酸枣仁、白术、龙眼肉、当归、炙甘草等。[1]

3. 李恒生分4型

（1）心肾不交型 每多梦中遗精，次日头昏且晕，心悸，精神不振，体倦无力，小便短黄而有热感，舌质红，脉细数。治宜滋阴降火。方用三才封髓丹加减：人参10克、天冬15克、生地黄30克、黄柏12克、山茱萸15克、黄连6克、甘草6克等。可酌加黄连、灯心之类以清心泻火。若心有妄想，所欲不遂，心神不安，君火偏亢，相火妄动，干扰精室，而精液泄出者，宜养心安神，以安神定志丸主之。此类患者，不能仅靠药物，更重要的是精神调养，清心寡欲，是治疗本病的关键。

（2）相火偏盛型 症见遗精，头晕目眩，耳鸣腰酸，神疲乏力，形体瘦弱，舌红少津，脉来弦细带数。治宜壮水制火，佐以固摄之品。方用六味地黄丸加减：熟地黄30克、粉牡丹皮10克、云茯苓15克、泽泻10克、生山药30克、山茱萸15克、芡实20克、金樱子15克等。若遗精频作，日久不愈者，用金锁固精丸以固肾摄精。

（3）肾气不固型 症见滑精频作，面色光白，精神萎靡，舌质淡，苔白，脉多沉弱。治宜补肾温阳、固涩精关。方用秘精丸合斑龙丸加减：菟丝子15克、龙骨30克、牡蛎30克、五味子10克、桑螵蛸12克、补骨脂12克、鹿角胶15克、茯神15克等。

（4）湿热内蕴型 症见遗精频作，口苦或渴，小便热赤，苔黄腻，脉濡数。治宜清化湿热。方用猪肚丸加减：白术15克、苦参15克、牡蛎30克、车前子15克、泽泻12克、云苓15克、黄柏12克、甘草6克等。[2]

4. 尚学臣分4型

（1）阴虚火旺型 症见夜寐不实，多梦遗精，阳兴易举。心中烦热，头晕耳鸣，面红升火，口干苦，舌质红，苔黄，脉细数。治宜滋阴降火、收涩固精。方用知柏地黄汤加减：生地黄10克、黄精10克、知母10克、黄柏10克、女贞子10克、泽泻10克、龟甲20克、煅龙骨20克、煅牡蛎20克、麦冬9克、天冬9克、玄参9克、山茱萸9克。

（2）湿热下注型 症见有梦遗精频作，尿后有精液外流。小便短黄而浑，或热涩不爽，口苦烦渴，舌红，苔黄腻，脉滑数。治宜清热利湿。方用程氏萆薢分清饮加减：萆薢20克、土茯苓15克、车前子15克、黄柏12克、泽泻12克、茯苓12克、丹参12克、莲子心10克、石菖蒲10克、瞿麦10克、萹蓄10克、甘草梢8克。

（3）心脾两虚型 症见遗精遇思虑或劳累过度而作。头晕失眠，心悸健忘，面黄神疲，食少便溏，舌质淡，苔薄白，脉细弱。治宜益气健脾、养心固精。方用归脾汤加减：党参12克、黄芪12克、白术12克、茯神12克、当归10克、龙眼肉10克、远志10克、酸枣仁10克、芡实15克、山药15克、煅龙骨20克、煅牡蛎20克、金樱子30克、木香6克。

（4）肾虚不固型 症见遗精频作，甚则滑精。腰酸膝软，头晕目眩，耳鸣，健忘，心烦失眠。阳痿早泄，精冷，畏寒肢冷，面色㿠白，舌淡，苔白滑，脉沉细。治宜温肾摄精。方用右归饮合金锁固精丸

① 孙志兴.徐福松教授治疗遗精的学术思想初探[J].云南中医中药志,2011,32(4)：7-8.
② 李恒生.浅谈遗精[J].中国性科学,2005(10)：23-24.

加减：熟地黄 12 克、菟丝子 12 克、枸杞子 12 克、补骨脂 12 克、山茱萸 10 克、杜仲 10 克、益智仁 10 克、莲须 9 克、诃子 9 克、附片 6 克、肉桂 6 克、芡实 15 克、山药 15 克、煅龙骨 20 克、煅牡蛎 20 克。

临床观察：尚学臣用上方辨证治疗 46 例遗精症患者。结果：治愈（遗精消失，或控制在每月 1～2 次，伴随症状消除）33 例，好转（遗精次数减少一半以上，其他症状减轻为好转）9 例，无效（遗精次数及其他症状无改变为未愈）4 例，无效 4 例，总有效率 91.30%。[①]

5. 杨伟文等分 4 型

（1）肝肾火旺型　症见梦遗滑精，阴茎易举，早泄，腰疼耳鸣，头晕目眩，形体瘦弱，精神不振，颧红烘热，胸胁不舒，口干，舌红，脉弦细数。治宜滋阴降火、收涩固精。药用知母 15 克、黄柏 15 克、金樱子 15 克、生地黄 15 克、玄参 15 克、牡丹皮 15 克、山茱萸 15 克、芡实 30 克、淮山药 30 克、龟甲 30 克。

（2）湿热下注型　症见梦遗频作，偶有滑精，口渴口苦觉粘，胸胁闷胀，茎中痒痛，腹阴作胀，小便赤热，尿后余沥不尽，舌苔黄腻，脉濡数。治宜清化湿热。药用车前子 10 克、石菖蒲 10 克、木通 10 克、萹蓄 10 克、栀子 10 克、茯苓 15 克、黄柏 15 克、泽泻 15 克、白术 15 克、生牡蛎 30 克、丹参 30 克。

（3）心肾不交型　症见梦交而泄，失眠健忘，精神疲惫，头晕心悸，小便黄热，舌红，脉细数。治宜滋阴补肾、清心降火。药用天冬 10 克、麦冬 10 克、当归 10 克、远志 10 克、五味子 10 克、玄参 15 克、熟地黄 15 克、酸枣仁 15 克、太子参 30 克、莲子肉 30 克。

（4）肾气不固型　症见滑精频繁，甚至滑泄无禁，阳痿早泄，腰膝酸软，头晕耳鸣，精神萎靡，面色少华，形寒肢冷，纳少便溏，夜尿频多，舌淡苔白，脉沉弱。治宜温补肾阳、固肾涩精。药用制附子 10 克、柏子仁 10 克、补骨脂 10 克、巴戟天 10

克、菟丝子 10 克、熟地黄 15 克、煅龙骨 15 克、肉苁蓉 15 克、沙参 15 克、茯神 15 克、煅牡蛎 30 克、桑螵蛸 30 克。

临床观察：杨伟文等用上方辨证治疗 61 例遗精症患者，疗程 15～30 日。肝肾火旺型、心肾不交型、肾气不固型患者多伴有神经衰弱，加服镇静安眠药如安定（地西泮）2.5 毫克、谷维素 10 毫克，均每日 3 次；湿热下注型患者多伴有附性腺炎症，短期加服喹诺酮类广谱抗生素如泰利必妥（氧氟沙星）0.3 克，每日 2 次。对于病理性遗精症严重患者，加服雌激素己烯雌酚 2 毫克，每日 3 次。嘱患者注意生活调理。结果：治愈（病理性遗精及伴随症状消失）39 例，显效（病理性遗精消失，伴随症状明显改善）9 例，有效（病理性遗精减轻，伴随症状减轻）7 例，无效 6 例，总有效率 90.20%。[②]

6. 陆广龙分 5 型

（1）心肝火动型　症见梦遗频作，失眠多梦，性欲亢进，心烦易怒，头晕目眩，神疲乏力，心悸健忘，口干苦，便干溲黄，舌红少苔，脉弦细数等。治宜清心安神、柔肝潜阳。方用自拟清心止遗饮：生龙齿（先煎）30 克、生牡蛎（先煎）30 克、生地黄 15 克、朱茯神 15 克、白芍 15 克、金樱子 15 克、栀子 10 克、竹叶 10 克、柴胡 10 克、莲子心 10 克、甘草 6 克。

（2）阴虚火旺型　症见梦遗频作，甚至滑精，伴腰膝酸软，咽干，五心烦热，头晕耳鸣，失眠多梦，性欲亢进，便干溲黄，舌苔少津，脉细数。治宜滋阴降火、固肾涩精。方用自拟固真地黄汤：生地黄 15 克、熟地黄 15 克、山药 15 克、莲子 15 克、覆盆子 15 克、菟丝子 15 克、金樱子 15 克、夜交藤 15 克、知母 10 克、黄柏 10 克、山茱萸 10 克、牡丹皮 10 克、泽泻 10 克、女贞子 10 克、桑寄生 10 克。

（3）湿热下注型　症见性欲亢进，遗精，或早泄，精液稠厚，口苦而黏，尿黄浑浊，热涩不畅，大便或干或溏，舌红苔黄腻，脉弦滑数。精液化验，可见白细胞增多或有脓细胞。治宜清热利湿解

① 尚学臣.辨证治疗遗精症 46 例[J].天津中医,2000(6)：47－48.
② 杨伟文,等.辨证分型治疗病理性遗精症 61 例临床小结[J].江苏中医,1998(9)：32－33.

毒。方用自拟解毒利湿方：土茯苓30克、茵陈30克、滑石（包）30克、木通10克、黄柏10克、苍术10克、白术10克、牛膝10克、牡丹皮10克、连翘10克、金银花15克、山药15克、甘草6克。随症加减：口干，加生地黄15克；失眠多梦，加夜交藤15克；纳差，加炒谷芽10克、炒麦芽10克、焦神曲10克。

（4）心脾两虚型　症见遗精或早泄，性欲偏低或力不从心，可伴有神疲乏力、心悸气短、失眠多梦、食少便溏等。治宜补益心脾、益气摄精。方用自拟益气摄精方：党参15克、黄芪15克、山药15克、酸枣仁15克、升麻6克、柴胡6克、炙甘草6克、白术10克、益智仁10克、桑螵蛸10克、山茱萸10克、龙眼肉10克、陈皮10克、莲子30克。随症加减：食少腹胀，加木香6克、砂仁6克；便溏，加葛根15克。

（5）肾气不固型　症见梦遗或滑精，或阳痿早泄，性欲偏低，精液较稀，神疲乏力，腰膝酸软，夜尿多，舌淡胖，脉沉细等。治宜补肾培元、固真涩精。方用自拟五子固精汤：锁阳10克、肉苁蓉10克、山茱萸10克、桑螵蛸10克、熟地黄15克、山药15克、沙苑子15克、覆盆子15克、金樱子15克、党参15克、菟丝子30克、莲子30克、黄芪20克、升麻6克。随症加减：寐差，加酸枣仁15克；纳差，加炒谷芽10克、炒麦芽10克、焦神曲10克；四肢发凉，加附片10克、肉桂6克；便溏，去熟地黄、肉苁蓉，加煨肉豆蔻10克、补骨脂10克。[1]

经 验 方

1. 补肾固涩汤　熟地黄15克、山茱萸15克、生山药15克、菟丝子15克、枸杞子15克、杜仲15克、附子6克、肉桂6克、芡实25克、沙苑子15克、金樱子15克、煅龙骨30克、煅牡蛎30克、刺猬皮6克、茯苓15克、陈皮12克。每日1剂，水煎取汁400毫升，早晚分服。孟明洋将110例遗精患者随机数字表法分为治疗组和对照组各55例。治疗组予上方治疗，对照组采用金锁固精丸治疗，两组疗程均为30日，疗程结束后随访3个月，统计疗效。结果：治疗组总有效率为90.91%，对照组总有效率为74.55%，两组比较差异有统计学意义（$P<0.05$）。[2]

2. 固精2号方　苦参20克、黄柏10克、茯苓10克、牡丹皮15克、菟丝子10克、鹿角霜10克、车前子15克、泽泻12克、五味子10克、鸡内金10克、煅龙骨10克、薏苡仁10克、五倍子10克、金樱子15克、萆薢10克、芡实10克、煅牡蛎30克。每日1剂，水煎服，分早晚2次，饭后服。4周为1个疗程。申保庆等用上方治疗50例湿热下注型遗精患者。结果：痊愈（遗精消失或控制在每月1～2次，伴随症状消失）18例，显效（遗精次数减少50%以上，其他症状消失）13例，有效（遗精次数减少，其他症状改善）14例，无效5例，总有效率90%。[3]

3. 猬皮金樱子汤　金樱子30克、刺猬皮10克、莲肉10克、五味子10克、菟丝子10克、莲须10克、沙苑蒺藜15克、芡实15克、煅龙骨（先煎）15克、煅牡蛎（先煎）15克。随症加减：君相火动、心肾不交型，猬皮金樱子汤合知柏地黄丸；劳伤心脾、气不摄精型，猬皮金樱子汤合补中益气丸；肾虚滑脱、精关不固型，猬皮金樱子汤合金匮肾气丸；湿热下注、扰动精室型，猬皮金樱子汤合龙胆泻肝丸。每日1剂，水煎，分2次温服。林中用上方加减治疗34例遗精患者，30日为1个疗程，并嘱患者注意精神调养，排除杂念，清心寡欲；避免过度脑力劳动，适当参加体育运动和体力劳动；生活起居规律，节制性欲，戒除手淫；睡前温水洗脚，养成侧卧习惯，衬裤不宜过紧、过厚；晚餐进食不宜过饱，忌食辛辣刺激食品。疗程结束随访3个月评定疗效。效果：近期治愈（治疗3月后，有正常性生活者不再遗精，无性生活者每月遗精少

① 陆广龙，等.遗精辨治体会[J].安徽中医学院学报，1998（4）：36－37.
② 孟明洋.补肾固涩汤治疗遗精55例疗效观察[J].国医论坛，2018，33（1）：41－42.
③ 申保庆，等.固精2号方治疗50例湿热下注型遗精的临床疗效观察[J].中国民族民间医药，2014，23（6）：51，53.

于 5 次,症状消失)16 例,显效(有性生活者每月遗精仍有 1～2 次;无性生活者每周遗精减少 2 次以上,主要症状消失)10 例,有效(有性生活者每月遗精仍有 2～3 次;无性生活者,每周遗精减少 1 次,主要症状减轻)6 例,无效(治疗前后无变化)2 例,近期治愈率、总有效率分别为 47.06％、94.12％。①

4. **固精汤** 龟甲(先煎)20 克、沙苑子 15 克、金樱子 20 克、淮山药 20 克、芡实 20 克、桑螵蛸 20 克、山茱萸 15 克、知母 8 克、黄柏 8 克、石菖蒲 9 克、牛膝 9 克。随症加减:伴心火偏亢者,加黄连、莲子心;肝火偏亢者,加龙胆草 10 克、栀子 10 克;湿热偏盛者,加萆薢 10 克,碧玉散 1 包;阳痿早泄者,加菟丝子 20 克、刺猬皮 10 克;前列腺炎伴尿频、尿后余沥不尽者,加益智仁 10 克、乌药 10 克。每日 1 剂,水煎服,早晚各 1 次,15 日为 1 个疗程。李立凯用上方加减治疗 89 例遗精患者。结果:治愈(遗精消失,或控制每月 1～2 次,伴随症状消除)58 例,好转(遗精次数减少 1/2 以上,其他症状减轻)28 例,未愈(遗精次数及其他症状无改变)3 例,总有效率 96.63％。②

5. **龙胆百合汤** 龙胆草 10 克、栀子 10 克、黄芩 10 克、柴胡 6 克、木通 6 克、泽泻 10 克、车前子(包煎)10 克、百合 15 克、生龙骨 30 克、生牡蛎 30 克、酸枣仁 30 克、夜交藤 10 克、芡实 10 克。每日 1 剂,冷水煎,煮沸后再煎 20 分钟,每次取汁约 150 毫升,共煎 2 次,2 煎混合后分 2 次服,治疗 1～2 周观察疗效。李芳琴等用上方治疗 102 例遗精患者。结果:治愈(症状消失,3 月内未复发者)73 例,好转(症状减轻,或时有反复者)24 例,无效 5 例,总有效率 95.10％。③

6. **龙骨薜荔山莓汤** 龙骨 50 克、薜荔果 25 克、山莓果 25 克、芡实 15 克、金樱子 15 克、黄芪 25 克、菟丝子 15 克、桑螵蛸 15 克、五味子 15 克、莲子 15 克、知母 10 克、黄柏 10 克。随症加减:若

气虚甚者,加党参、白术;肾阴虚甚者,加巴戟天、肉苁蓉;肾阳虚者,加熟地黄、山药;心火亢盛者,加黄连;肝郁者,加柴胡、合欢;湿热者,加车前子、萆薢。每日 1 剂,水煎服。邓平荟用上方加减治疗 36 例遗精患者,服药期间,清心寡欲,起居有常,忌食辛辣、烟酒刺激之品。10 日为 1 个疗程,治愈后再服 1 个疗程,以巩固疗效。结果:经 1 个疗程治愈(遗精消失,或控制每月 1～2 次伴随症状消除)8 例,2 个疗程治愈 17 例,3 个疗程治愈 6 例,好转 5 例,治愈率 86.10％,好转率 13.90％,总有效率 100％。④

7. **养肾汤** 熟地黄 15 克、山茱萸 30 克、芡实 15 克、肉苁蓉 20 克、生龙骨 30 克、生牡蛎 30 克、金樱子 12 克、韭子 10 克、仙茅 15 克、枸杞子 20 克、锁阳 30 克、桑螵蛸 20 克、覆盆子 15 克、菟丝子 15 克、沙苑子 20 克。随症加减:病人出现心慌、多梦者,加柏仁 15 克、炒酸枣仁 30 克;腰痛加剧者,加牛膝 15 克、杜仲 15 克;口干、五心烦热较甚,加入知母 15 克、牡丹皮 12 克;小便黄赤,加黄柏 10 克、黄连 6 克;头晕耳鸣较重者,加入天麻 15 克、磁石 25 克;形寒肢冷,夜尿频多,加入肉桂 12 克、附片 10 克。上药加冷水 800 毫升,浸泡 10 分钟,置武火上煮开后改为文火煎沸 30 分钟,取汁 450 毫升,每日分早晚或上午 9 点,下午 4 点服用。闫家庚用上方加减治疗 26 例遗精患者,服药期间忌辛辣肥甘寒凉,忌房事。结果:26 例患者在 2 个月内全部治愈。⑤

8. **六五延宗汤** 熟地黄 15 克、韭菜子 15 克、党参 15 克、黄芪 15 克、山药 10 克、茯苓 10 克、山茱萸 10 克、牡丹皮 10 克、菟丝子 10 克、车前子 10 克、当归 10 克、炒白术 10 克、金樱子 10 克、芡实 10 克、甘草 5 克。随症加减:肾虚肝郁,加青皮 10 克、陈皮 10 克、白芍 10 克、柴胡 10 克;心肾不交,加石菖蒲 10 克、莲子心 10 克、淡竹叶 10 克;命门火衰,加肉苁蓉 10 克、巴戟天 10 克、肉桂 5 克;湿

① 林中.猬皮金樱子汤为主辨证治疗遗精 34 例疗效观察[J].四川中医,2010,28(3):61-62.
② 李立凯.固精汤治疗遗精 89 例临床观察[J].云南中医中药杂志,2008,29(12):32-33.
③ 李芳琴,等.龙胆百合汤治疗遗精 102 例小结[J].甘肃中医,2007(1):32-33.
④ 邓平荟.龙骨薜荔山莓汤治疗遗精 36 例报告[J].中国性科学,2005(7):31.
⑤ 闫家庚.遗精症临床治验[J].河南中医,2000(6):39-40.

热下注,加土茯苓 10 克、紫花地丁 10 克、蒲公英 10 克、败酱草 10 克、蛇床子 10 克、萹蓄 10 克、瞿麦 10 克、萆薢 10 克。每日 1 剂,水煎服。疗程 1～2 周。张淑亭等用上方加减治疗 310 例遗精症患者。结果:痊愈(每个月 0～3 次,伴随的临床症状消失)89 例,显效(每个月 4～5 次,伴随症状消失或基本消失)98 例,有效(每个月 4～6 次,伴随症状减轻)102 例,无效 21 例,总有效率 93%。[1]

单　方

1. 五倍子　组成:五倍子 10 克。制备方法:五倍子研为细末,用米醋适量调为稀糊状,摊于白布上,外敷于肚脐处,胶布固定。用法用量:夏季每日 1 次,冬季隔日 1 换,连续 7～10 次。[2]

2. 鸡内金　组成:鸡内金 50 克。制备方法:鸡内金焙干研为细末,用法用量:每日早晚空服各 3 克,用白酒或黄酒送下。适用于涩精止遗,对夜梦遗精有较好的效果。[3]

3. 漏芦　组成:漏芦 50 克。制备方法:漏芦加水 400 毫升,煎沸后加红糖 50 克,煎至 250 毫升时过滤,药渣中再加水 400 毫升煎至 250 毫升,过滤弃渣,2 次药汁混合。用法用量:早晚分 2 次服,1 周为 1 个疗程,1～3 个疗程评定效果。临床应用:石允家等用上方治疗 8 例遗精患者。结果:完全治愈 7 例,随访 2 年均未复发,4 例未婚者均结婚育子,另 1 例未婚者失去联系。[4]

4. 车前子　组成:车前子 100 克。制备方法:车前子以精盐 5 克细炒至焦,研细末。用法用量:每次服 10 克,每日服 3 次。临床应用:熊新年用上方治疗 1 例水湿郁而生热,湿热蕴结下焦,相火不宁,内扰精室而致遗泄患者,4 日而愈,遂

再以桂附八味丸善后,患者调理月余而安。[5]

5. 杉树脂　组成:杉树脂。制备方法:杉树脂晒干研成粉末,每次取 5～6 克与鸡蛋混合后油煎,再炖水或蒸(去火气),趁热服用。用法用量:温开水送下,每日 1 次。3 次为 1 个疗程。重症者连用 2 个疗程。肾阴虚者可同服六味地黄丸,每次 1 丸,每日 2 次。肾阳虚者同服金匮肾气丸,每次 1 丸,每日 2 次。临床应用:叶贞发用上法治疗 1 例遗精患者,疗效满意。[6]

中 成 药

1. 遗精灵丸　组成:知母、黄柏、益智仁、五味子、刺猬皮、黄芪、远志。用法用量:10 克,每日 2 次,温开水送服,30 日为 1 个疗程。临床应用:黄显勋等将 120 例君相火动、心肾不交证遗精患者随机分为治疗 A 组和对照 C 组各 60 例,分别给予遗精灵丸和金锁固精丸合知柏地黄丸口服治疗,另选 30 例劳伤心脾、气不摄精证患者为治疗 B 组作为证型对照,予遗精灵丸,均以 30 日为 1 个疗程,1 个疗程结束后,观察其疗效并进行统计学处理。结果:治疗 A 组痊愈 45 例,显效 10 例,有效 4 例,无效 1 例;治疗 B 组痊愈 15 例,显效 6 例,有效 8 例,无效 1 例;对照 C 组痊愈 26 例,显效 13 例,有效 14 例,无效 7 例。A 组与 B、C 两组间的差异均有显著性意义(均 $P < 0.05$),而 B 组与 C 组两组间差异无显著性意义($P > 0.05$)。[7]

2. 右归胶囊　组成:熟地黄、制附子、肉桂、山药、山茱萸、菟丝子、鹿角胶、枸杞子、当归、杜仲(江西药物研究所研制)。用法用量:每日 3 次,每次 4 粒。临床应用:薛维信等用上方治疗 30 例遗精患者。结果:治愈(治疗后 3 个月内,有正常性生活者,不再遗精;无性生活者,每月遗精少于 5

① 张淑亭,等.六五延宗汤治疗遗精症 310 例观察[J].河北中医,1996(1):13.
② 刘国应.单味中药治疗男科病[J].农村百事通,2016(20):52.
③ 丹江.鸡内金验方 5 则[J].现代中医药,2013,33(5):67.
④ 石允家,等.漏芦治疗遗精 8 例[J].河北中医,1998(3):186.
⑤ 熊新年.单味车前子治遗精[J].中医杂志,1998(11):647-648.
⑥ 叶贞发.杉树脂煎蛋治疗遗精[J].中国民间疗法,1997(6):26.
⑦ 黄显勋,等.遗精灵丸治疗遗精 150 例分析[J].中医药学刊,2004(3):429-430.

次,症状消失)3例,显效(有性生活者,每月遗精仍有1~2次;无性生活者,每周遗精减少2次以上,主要症状消失)8例,有效(有性生活者,每月遗精2~3次;无性生活者,每周遗精减少1次,主要症状减轻)14例,无效(治疗前后无变化)5例,总有效率83.30%。[1]

---

① 薛维信,等.右归胶囊治疗遗精临床疗效观察[J].江西中医药,2001(6):17.

阴茎海绵体硬结症

概　述

阴茎海绵体硬结症，又称阴茎硬结症、阴茎海绵体纤维化，为临床罕见病症之一，发病率占泌尿外科男性就诊病人的 0.3%～0.7%。本病以中年人最为多见，发病年龄为 45～60 岁，平均 53 岁，也可见于 20 多岁的年轻人和 80 岁的老年人。发病率随年龄的增高而增加。

该病可能与外伤、维生素 E 缺乏、硬化性炎症、退行性疾病等有关。多发于中年期，平时无异常感觉，每于勃起时逐渐感觉疼痛，弯曲，而弯曲的程度决定于纤维化的范围。

本病属中医"玉茎结疽"范畴。玉茎结疽属于前阴疾病，前阴者，宗筋之所聚，太阴、阳明之所会。病因病机为肝郁气滞、饮食不节、脾胃虚弱或外感寒湿所导致气机失调，脾失健运，浊痰内生，下注宗筋，凝结而成痰核；也有久病入络，瘀血阻滞，痰瘀搏结而为病者。中医辨证为肝肾虚损，脾失健运，痰凝互阻，气血凝聚，寒湿阻络证。症见体疲乏力，间有头晕、耳鸣。逐渐发现阴茎背侧有硬结块，大小不等，局部不适或胀痛，或小腹痛，睾丸抽痛，有的患者排尿微痛，或尿细。阴茎每于勃起时呈不同程度的弯曲状，或有不同程度的腰膝酸楚，纳少肢重，性情烦急，眠中多梦等。脉象多呈沉弦、弦细，苔白舌体胖大，有齿痕或沟裂。治宜疏肝健脾、养阴补肾，佐以通络软坚。

经 验 方

1. 二陈汤合四君子汤加减　党参 15 克、陈皮 12 克、半夏 9 克、茯苓 15 克、山药 20 克、白术 15 克、天南星 9 克、莪术 9 克、荔枝核 15 克、甘草 5 克。每日 1 剂，煎为 150 毫升，早晚分服，2 个月为 1 个疗程。彭明健用上方治疗 20 例阴茎硬结症肥胖患者。结果：痊愈（阴茎硬结消失，勃起功能正常，无疼痛）4 例，显效（阴茎硬结缩小，勃起功能正常）10 例，有效（茎硬结缩小，勃起功能较前改善）6 例。[①]

2. 疏肝化瘀散结汤　柴胡 10 克、当归尾 12 克、桃仁 12 克、皂角刺 10 克、鳖甲 15 克、川楝子 10 克、海藻 15 克、昆布 15 克、陈皮 10 克、茯苓 15 克、瓦楞子 15 克、炮甲片 6 克、夏枯草 12 克、青皮 10 克。随症加减：结节质硬，加三棱；疼痛明显，加乳香、延胡索；消化不良，加鸡内金、麦芽；痰热，加浙贝母、黄芩、连翘。每日 1 剂，头两煎内服，第三煎熏洗患处 20 分钟，30 日为 1 个疗程。霍东增用上方加减治疗 11 例阴茎硬结症患者。结果：经 2～3 个疗程连续治疗，治愈（硬结消失，临床症状消失）3 例，显效（硬结缩小 1/2 以上，临床症状消失或明显改善）6 例，有效（硬结较前缩小或变软，临床症状减轻）2 例，总有效率 100%。[②]

3. 中药方 1　搜络逐痰汤：炙水蛭 6 克、炙蜈蚣 2 条、丹参 15 克、莪术 15 克、红花 10 克、当归尾 10 克、白芥子 10 克、大贝母 10 克、制半夏 10 克、海藻 10 克、昆布 10 克。随症加减：有阳痿早

① 彭明健.健脾化痰法治疗肥胖患者阴茎硬结症 20 例[J].福建中医药,2016,47(1)：63.
② 霍东增.疏肝化瘀散结汤治疗阴茎硬结症[J].山东中医杂志,2009,28(8)：578.

泄者,加仙茅、淫羊藿、锁阳、金樱子;有便溏、畏寒者,加炒白术、云茯苓、肉桂;有小腹会阴部胀痛,尿后余沥不尽者,加益智仁、台乌药、木通;硬结疼痛明显,选加延胡索、失笑散。每日1剂,水煎服,每日2次。1个月为1个疗程。消结外洗方:三棱30克、莪术30克、红花20克、桃仁20克、皂角刺20克、夏枯草15克、白芥子15克。以上中药加水2 000毫升浸泡45分钟,煎沸30分钟后取600毫升倒入盆中,局部外洗浸泡或用药布浸汁缠渍阴茎30分钟,每日2次,药汁可反复加热使用。每剂用2周。邵吉庆用上法治疗36例阴茎硬结症患者。结果:痊愈22例,显效5例,有效5例,无效4例,总有效率88.89%。①

4. 自拟方 甲片12克、浙贝母10克、赤芍8克、当归尾10克、皂角刺10克、天花粉10克、乳香6克、没药6克、青皮7克、黄柏10克、生北芪12克、三棱10克、莪术10克。隔日1剂,水煎服,服用15剂。杨峰涛用上方治疗33例阴茎硬结症患者,配合阴茎硬结内局部注射康宁克通-A 40毫克,每周1次,连用2周。结果:痊愈(阴茎硬结消失勃起功能正常)17例,显效(阴茎硬结缩小,勃起功能正常)9例,有效(阴茎硬结缩小,勃起功能较前改善)3例,无效4例,总有效率87.88%。②

5. 中药方2 柴胡10克、香附6～9克、陈皮9克、黄芪20～30克、赤芍10～15克、三棱10克、莪术10克、牛膝15克、夏枯草30克、连翘15克、浙贝母15克、海藻20～30克、昆布20～30克、鹿角霜10克等。每日1剂,分2次煎服。1个月为1个疗程,连续1～3个疗程。丁辉俊等用上方治疗32例阴茎硬结症患者,患者经治疗1～3个月后观察结果。结果:治愈(阴茎硬结消失或明显缩小、无阴茎弯曲、无勃起痛、性活动正常)16例,有效(阴茎硬结缩小、变软,阴茎弯曲减轻及性活动改善)13例,无效3例,总有效率90.63%。③

6. 中药方3 黄芪15克、党参12克、当归10克、牛膝10克、赤芍10克、柴胡9克、荔枝核9克、陈皮10克、补骨脂12克、枸杞子12克、茯苓9克、甘草10克、川芎9克、紫苏梗9克、桑椹12克、香附10克、枳实9克等适量加减。每日1剂,分2次煎服。中药服30～90日,平均45日。王忠等用上方治疗18例阴茎硬结症患者。结果:治愈(阴茎硬结及弯曲消失,B超示局部密度增强消失)8例,好转(阴茎硬结减小,弯曲改善,B超示局部密度较前好转)4例,无效6例,总有效率66.66%。④

7. 补肾散结汤 熟地黄10克、山茱萸10克、泽泻10克、牡丹皮10克、丹参20克、橘核20克、海藻10克、陈皮20克、桃仁10克、红花6克、川楝子10克、木香10克、肉桂6克。每日1剂,每剂煎服2次。卢子杰用上方治疗28例阴茎硬结症患者,治疗2周为1个疗程,所有患者治疗期间均忌服辛辣刺激食物、烈酒及酒类饮料。结果:临床治愈12例,临床有效10例,无效6例,总有效率78.60%。⑤

8. 阴茎消结汤 柴胡10克、青皮10克、橘核仁10克、莪术10克、补骨脂10克、半夏10克、白芥子10克、丹参15克、党参15克、白术15克、茯苓15克、夏枯草20克、小茴香9克、肉桂4克、蜈蚣2条。每日1剂,水煎,早、晚2次服。1个月为1个疗程,可连服4个疗程。冷亦煊用上方治疗26例阴茎硬结症患者。结果:治愈19例,显效7例,总有效率100%。⑥

9. 化瘀散结汤 黄芪15克、丹参12克、当归10克、牛膝10克、赤芍10克、乳香9克、没药9克、莪术9克、柴胡10克、荔枝核9克、山茱萸12克、茯苓9克、甘草3克、川芎9克、橘核9克、桑椹12克、香附10克、枳实9克。每日1剂,水煎分2次服用,10剂为1个疗程。间隔1周。可服

① 邵吉庆.内外合治阴茎硬结症36例[J].山西中医,2009,25(7):18.
② 杨峰涛,等.中西医结合治疗阴茎硬结症33例[J].实用医学杂志,2008(12):2169-2170.
③ 丁辉俊,等.中药治疗阴茎硬结症32例[J].内蒙古中医药,2008(22):3,21.
④ 王忠,等.中药治疗阴茎硬结症18例[J].中医杂志,2003(1):51.
⑤ 卢子杰.补肾散结汤治疗阴茎硬结症28例[J].吉林中医药,2001(2):26.
⑥ 冷亦煊.阴茎消结汤治疗阴茎硬结症26例[J].陕西中医,1998,19(10):452.

1～2个疗程。药渣煎汤,每晚睡前熏洗阴茎。魏得忠等用上法治疗23例阴茎硬结症患者。结果:治愈(阴茎硬结消失或明显缩小,无阴茎弯曲,无勃起痛,性活动正常)19例,有效(阴茎硬结缩小、变软,阴茎弯曲减轻及性活动改善)4例。①

10. 中药方4　三棱15克、莪术15克、桃仁15克、红花15克、陈皮15克、厚朴15克、黄芪20克、昆布20克、白芍30克、海藻10克、甘草10克、土鳖虫6克、水蛭6克。每晚烫洗1次约1小时,每周6次,休息1日作封闭治疗。宋桂芳用上方治疗21例阴茎硬结症患者,西药口服扑尔敏(氯苯那敏)每日3次,每次4毫克;消炎痛(吲哚美辛)每日3次,每次25毫克;用1%普鲁卡因2～3毫升合强的松龙(泼尼松龙)1毫升于硬结部及周围封闭,每周1次。7日为1个疗程。结果:经10～13个疗程治疗,全部获愈,纤维硬结消失或缩小到0.5厘米以下,阴茎勃起时无不适感,无性交障碍,阴茎弯曲畸形消失或小于15度。②

11. 中药方5　内服疏肝化痰软坚方:柴胡15克、海藻15克、青皮15克、土贝母15克、王不留行15克、刘寄奴15克、夏枯草20克、三棱20克、甲片20克、莪术20克、生牡蛎30克。随症加减:硬结坚硬不消者,增加三棱、莪术剂量;偏于脾虚痰凝者,可加苍术、茯苓;有排尿刺痛及排尿困难者,加车前子、瞿麦;会阴坠胀者,加败酱草、枳壳、橘核;硬结坚硬久治不消,可配合外用方治之。外用方:独头紫皮大蒜5枚。捣烂如泥,入香油和研贴于患处,每日换药3次。崔永志用上法治疗21例阴茎硬结症患者。结果:痊愈13例,有效7例,无效1例。③

12. 中药方6　当归10克、赤芍10克、牡丹皮10克、泽兰10克、牛膝10克、忍冬藤15克、天仙藤15克、伸筋草15克、茯苓12克、青皮12克。随症加减:排尿刺痛者,加桃仁10克、皂角刺10克;肿块较大、质硬者,加白英15克、木馒头15克;有瘙痒者,加蒲公英30克、地肤子15克。部分患者用苏木屑15克、红花6克、香樟木15克、忍冬藤15克、紫苏梗10克煎汤外洗、熏、浸。上海中医学院用上法共治疗12例阴茎硬结症患者。结果:治愈1例,显效4例,好转3例,无效2例,中止治疗2例。④

13. 舒肝活血散　当归尾、赤芍、丹参、红花、枳实、柴胡、陈皮、香附、青皮、甲片、橘核、全蝎、蜈蚣、土鳖虫、僵蚕、蕲蛇。上药各等份研成细粉,贮于胶囊中,每日2次,每次5克。1个月为1个疗程,1个疗程后停服10日,再继续进行下1个疗程。刘成用上方治疗5例阴茎硬结症患者,同时外敷红灵丹油膏,隔日一更换。结果:痊愈4例,好转1例;用药时间最长9个月,最短4个月。⑤

14. 中药方7　内服方:夏枯草10克、川楝子10克、白芍10克、连翘10克、茯苓10克、伸筋草10克、甘草10克、玄参15克、川续断15克。随症加减:脾虚者,加猪苓、山药、白术;湿盛者,加土茯苓、泽泻、萆薢、木通、通草、茅根;气滞者,加香附、青陈皮、延胡索、白芷、川芎;肾虚者,加鸡血藤、首乌藤、补骨脂、枸杞子、女贞子、墨旱莲、生地黄、牛膝;解毒软坚,加赤芍、三棱、莪术、僵蚕、川芎。韩平用上方加减治疗数百例阴茎海绵体硬结症患者,同时予外敷药,初期一般硬结小的,外敷紫色消肿膏;肿块大的,凸出皮肤表现的外贴消化膏;局部伴有炎症者,外敷紫色消肿膏加血竭、冰片少许。另外,外敷药之前可用温经通络外用处方(当归尾15克、小茴香30克、红花10克、白芷10克、桂皮10克、伸筋草20克)熏洗。结果:临床疗效较好,或减轻症状,或控制发展。⑥

① 魏得忠,等.化瘀散结汤治疗阴茎硬结症23例[J].河北中医,1994(5):43.
② 宋桂芳.中西医结合治疗21例阴茎纤维硬结症[J].山东中医学院学报,1991(5):29-30.
③ 崔永志.治阴茎硬结症一得[J].上海中医药杂志,1991(5):40.
④ 上海中医学院.上海市中医药研究院学报,1988,2(2):20.
⑤ 刘成.舒肝活血散治疗阴茎硬结症五例[J].辽宁中医杂志,1988(4):32.
⑥ 韩平.阴茎海绵体硬结症的辨证论治[J].北京中医,1985(4):7-8.

中 成 药

独一味胶囊　组成：独一味（甘肃独一味药业有限公司生产）。用法用量：每粒0.3克，重症患者每次4粒，每日3次；轻症患者每次2粒，每日3次；50岁以上酌减。15日为1个疗程，2个疗程后观察疗效。临床应用：赵润璞等用上方治疗35例阴茎硬结症患者，同时适当予抗生素。结果：痊愈12例，显效11例，有效7例，无效5例，总有效率85.70%。注意事项：治疗过程中预防感染，注意保暖，避免受风寒湿，防止外伤。[1]

① 赵润璞,等.独一味胶囊治疗阴茎硬结症35例[J].中医杂志,2006(10)：772.

阴　冷

概　述

阴冷又称阴寒、阴头寒,系指男子前阴包括阴茎、阴囊自觉寒冷,甚则阴冷如冰。除前阴寒冷外常伴少腹寒冷、性欲淡漠(性冷淡),阳痿不举,导致不育。其多发于阴阳虚损之后。阴冷的主要病因是肾阳虚衰及外感寒邪。肾主二阴,督脉隶属于肾,起于少腹,以下骨中央,男子循茎下至篡。若先天禀赋素弱,肾气不足,或早婚,房事不节,或手淫过度,斫伤肾精,使肾阳虚衰或阴阳俱虚。肾阳不足,则寒自内生,气血不能相荣,故使阴冷。肾阳不足,卫气失固,更易感寒邪。或坐卧当风或冒雨涉水或久坐寒湿之地,冷乘于阴则阴冷。尤其房事不久乘风取凉,冷水洗浴,过食生冷均可致病。因肾阳虚而阴冷者,其冷较轻,而多伴有阴痿不举;因感受寒邪而阴冷者,往往寒象较重,甚或伴发阴缩。

临床辨证多以寒凝下元与湿热阻滞为主。(1)寒凝阳虚型:症见阴器觉冷,甚则冷冰,病程长久,兼见腰酸膝软,肢体畏寒,精神萎靡,倦怠乏力,面色㿠白,尿清便溏,或伴阳痿、遗精、早泄,舌胖嫩色淡,有齿痕,脉沉迟无力尺弱。治宜温肾祛寒。(2)肝经湿热型:症见阴冷兼阴汗出,阴囊湿痒臊臭,或伴阳痿早泄,烦闷口苦,尿赤或淋浊茎痛,舌红苔黄,脉弦滑或弦细数或濡数。治宜利湿清热。

辨　证　施　治

王福珉等分2型
(1)阳虚寒凝型　症见阴器觉冷,甚则冷如冰,病程长久,兼见腰酸膝软,肢体畏寒,精神萎靡,倦怠乏力,面色㿠白,尿清便溏,或伴阳痿、遗精、早泄,舌胖嫩色淡,有齿痕,脉沉迟无力尺弱。治宜温肾祛寒。方用金匮肾气丸或右归丸配暖肝煎同服。临床观察:王福珉等用上方治疗1例发病年余阴冷患者。结果:患者服用12剂后身冷渐解,阴缩已愈,但觉阴冷,前方加小茴香5克,继进8剂,诸症悉除而愈。

(2)肝经湿热型　症见阴冷而兼阴部汗出,阴囊湿痒臊臭,或伴阳痿早泄,烦闷口苦,尿赤或淋浊茎痛,舌红苔黄,脉弦滑或弦细数或濡数。治宜利湿清热。方用柴胡胜湿汤或龙胆泻肝汤加减。临床观察:王福珉等用上方治疗1例阴冷患者,患者服药6剂,诸症大减,阴冷明显减轻,继进前方4剂,治愈。[1]

经　验　方

1. 中药方　升麻20克、党参10克、茯苓10克、苍术10克、当归6克、炒白芍10克、地龙10克、蜈蚣3克。杨金荣用上方治疗1例阴冷阳痿患者,6剂后,患者自觉阴冷显著减轻,阳事能举,20日后阴冷全除,诸症消失。[2]

2. 龙胆泻肝汤合四逆散　龙胆草10克、栀子10克、木通10克、马齿苋50克、金钱草30克、柴胡15克、香附子15克、川芎10克、乌药15克、白芍20克、车前子(包煎)15克、枳实15克、甘草10克。随症加减:阴痒,加白鲜皮、苦参;睾丸肿大,加川楝子、赤芍、王不留行;阳痿,加蜈蚣、仙茅。每日1剂,水煎分2次服。药渣用酒糟500克混

---

① 王福珉,等.阴冷辨治[J].辽宁中医杂志,1991(10):25.
② 杨金荣.升麻治疗阴冷阳痿[J].中医杂志,2006(4):257.

合,加热至 40℃～45℃,布包外敷,每次 30 分钟～1 小时,也可用药渣煎水后坐浴,每次 30 分钟,外敷过程中温度下降可再次加热或用暖水袋保温。荆兆堂用上方加减治疗 31 例阴冷患者。结果:治愈(症状消失)20 例,好转(症状减轻)8 例,无效 3 例,总有效率 90.32％。①

3. 清震汤加减 龙胆草 10 克、黄柏 10 克、泽泻 10 克、柴胡 10 克、羌活 10 克、知母 10 克、升麻 6 克、甘草(炙)5 克。每日 1 剂,水煎服。姜有才用上方治疗 1 例 36 岁阴冷发病 1 年患者,嘱戒酒。结果:患者服 3 剂后,阴冷减轻,阴汗减少,原方继进 5 剂后,诸症悉除。随访 2 年未复发。②

4. 金匮肾气丸加味 附子 10 克、肉桂 10 克、牡丹皮 10 克、泽泻 10 克、甘草 10 克、熟地黄 9 克、山茱萸 6 克、山药 12 克、茯苓 12 克、生龙骨 15 克、生牡蛎 15 克。水煎服。王汝新用上方治疗 1 例阴寒患者,5 剂后好转,但仍有遗精、阴下潮湿及寒气攻冲感,即用茯苓桂枝甘草大枣汤加味(茯苓 30 克、生龙骨 30 克、生牡蛎 30 克、桂枝 10 克、甘草 10 克、大枣 10 枚、山药 15 克)水煎服,并配合金匮肾气丸,每次 1 丸,日 2 次。如上治疗,诸症消失而愈。③

阴缩症(缩阳症、缩阴症)

概　　述

男子阴茎、阴囊及女子阴道、乳房内缩称阴缩症。阴缩症见于男子者叫缩阳症,见于女子者称缩阴症,男子发病多于女子。发病机制和治则用药,男女患者大体一致。缩阳症实为阴茎或阴囊内缩,少腹拘急疼痛、心悸、汗出的一组综合症候。其临床表现为发病突然,骤见阴茎、阴囊内缩,少腹拘急剧痛,形寒肢冷,烦躁欲死,二便不通,面色苍白,舌淡红,苔薄白,脉沉细。其病因多由肾阳亏乏或

感受寒温所致。临床辨证分型如下。(1)肝经寒滞型:多突然前阴凉冷,阴茎内缩掣痛,睾丸上窜,阴囊及少腹挛急,甚则周身寒战发冷,舌淡苔白润,脉弦或弦紧。治宜温经散寒、理气止痛。(2)肾阳虚衰型:症见阴囊退缩,睾丸上提近腹,时发阴茎掣痛,并常伴有小腹冷痛,形寒肢冷,腰膝酸软,面色㿠白,脉象沉迟,舌淡胖,苔薄白等症。治宜温阳补肾、滋阴益肾、散寒行气、活气通经。(3)心肾俱虚,痰热内郁型:症见阴茎缩入腹内,伴失眠多梦、心悸、大便溏而不畅,小便时尿液顺阴囊皮而下。舌边尖红,苔薄腻微黄,脉沉滑微数而无力。治宜安神定志、清热祛痰。(4)邪中三阴,真阳亏损型:症见晚上自觉畏寒发热无汗,口不干,次日卧床不起,头身重痛小腹及大腿剧痛,阴茎上缩,阴囊及睾丸上提牵引疼痛难忍,呻吟不止。舌质淡红,苔薄白脉沉细。(5)血虚寒凝,阴寒内盛型:症见劳累后阴茎、阴囊内缩,间断反复发作,伴怕冷,腰膝酸软,少腹部冷痛,精神不振,面色㿠白,肢冷,舌体胖大,苔白,脉沉。治宜养血通脉、温经散寒。(6)外伤血瘀型:因外伤致骨盆骨折,尿道损伤。手术后症见阴茎上缩,小便时需用手伸拉,少腹部拘挛疼痛,小便不畅,怕冷,精神不振,易疲倦。舌质红,左舌边可见瘀斑,苔薄黄,脉小弦。

近年研究资料表明,阴缩症也是一种心因性疾病,又称"感应性神经症"。因此,阴缩症患者一般都是具有高度的暗示性、敏感、焦虑和神经质的人,故在中医药治疗的同时,尤应配合心理治疗。

辨　证　施　治

1. 厥阴阴寒凝滞型 症见少腹急痛,阴茎阴囊紧缩引痛,神情焦虑不安。舌淡紫,苔润滑,脉沉弦而迟。治宜逐寒除湿、行滞通脉、缓急止痛。方用暖肝煎化裁:葫芦巴 15 克、白芍 15 克,肉桂 5 克、小茴香 6 克、细辛 6 克、桂枝 6 克、吴茱萸 9

① 荆兆堂.清利舒肝法治疗阴冷[J].吉林中医药,1991(4):27.
② 姜有才.清热利湿愈阴冷[J].湖南中医杂志,1991(3):36.
③ 王汝新.阴寒验案一则[J].湖北中医杂志,1988(5):55.

克、威灵仙 12 克、当归 12 克、枸杞子 12 克、青皮 10 克、甘草 10 克、蜈蚣 1 条。水煎服。临床观察：李勇民用上方治疗 1 例阴缩患者，嘱其速煎 2 剂，连夜频频饮服，翌晨服完 2 剂后，少腹阴茎阴囊痛减，阴缩明显缓解，次日继服第 3 剂而愈。①

2. 脾虚肝郁、痰湿壅滞、宗筋失养型　症见形体肥胖，面如满月，神志抑郁，气短心悸，胸脘痞满，呕恶少食，体倦乏力；舌淡红，苔厚腻，脉沉细而缓，阴茎常萎缩如茧，虽时有勃起，即感阴囊抽痛。治宜益脾疏肝、祛痰化湿。方用疏肝化湿汤：党参 8 克、苍术 8 克、白术 8 克、茯苓 8 克、薏苡仁 8 克、清半夏 8 克、竹茹 15 克、柴胡 6 克、白芍 6 克、枳实 6 克、陈皮 6 克、生甘草 3 克。每日 1 剂，水煎服。临床观察：蒋正文用上方治疗 1 例阳缩患者，5 剂后呕恶止、胸脘舒、大便复常。守方加桂枝 6 克、白豆蔻仁 6 克、胆南星 6 克。继服 15 剂，患者纳增神爽，体觉松快，阴茎萎缩好转，唯勃起时仍觉阴囊不舒。守方加僵蚕、白蒺藜、石菖蒲、通草、萆薢等通络透窍之品，服药 30 余剂，痊愈。②

3. 心肾俱虚、痰热内郁型　症见阴茎渐缩入腹，多眠多梦，有时心悸，大便溏而不畅，小便时尿液顺阴囊皮而下，甚感痛苦，患者体型肥胖，阴囊正常，舌边尖红，苔薄腻微黄，脉沉滑微数而无力。方用定志丸合黄连温胆汤加味：黄连 10 克、胆南星 10 克、半夏 10 克、陈皮 10 克、麦冬 10 克、川牛膝 10 克、茯神 12 克、玄参 12 克、远志 12 克、石菖蒲 12 克、朱砂（冲）1 克、白术 9 克、甘草（炙）9 克。水煎服。临床观察：武常流等用上方治疗 1 例因惊吓阴茎萎缩，服温阳虚品 90 余剂不效，且阴茎全缩入腹患者，用上方 5 剂后阴茎外出寸许，效不更方守方共服 15 剂，阴茎恢复正常而愈。③

4. 汤清明等分 3 型

（1）邪中三阴、真阳亏损型　症见卧床不起，头身重痛，小腹及大腿剧痛，阴茎上缩，阴囊及睾丸上提牵引疼痛难忍，呻吟不止。舌质淡红，苔薄白，脉沉细。方用麻黄附子细辛汤加味：麻黄 10 克、乌药 10 克、附子 15 克、细辛 3 克、白芍 12 克、小茴香 6 克、甘草 6 克。水煎服。并同时在脐下热敷。临床观察：汤清明等用上方治疗 1 例缩阳症患者，2 剂后，患者阴茎、阴囊不再上缩，腹疼缓解，再拟补中益气汤加味，养其正气，1 周后痊愈。

（2）肾阳不足、血虚寒凝、阴寒内盛型　症见阴茎阴囊收缩附在一起，但伸拉阴茎可见完全正常，睾丸附睾无异常，有怕冷，腰膝酸软，少腹部冷痛，精神不振，既往有过度手淫史，体查面色㿠白，肢冷，舌体胖大，苔白，脉沉。方用当归四逆加吴茱萸生姜汤加味：当归 10 克、木通 10 克、生姜 10 克、大枣 10 克、小茴香 10 克、葫芦巴 10 克、细辛 3 克、桂枝 6 克、吴茱萸 6 克、甘草 6 克、白芍 15 克、黄芪 15 克。水煎服。临床观察：汤清明用上方治疗 1 例缩阳症患者，服药 5 剂后，精神好转，阴茎能间断伸出，加黄芪 30 克，服至 20 剂时，阴茎伸出如常而愈。

（3）外伤血瘀型（血瘀阻滞肝脉型）　症见阴茎上缩，小便时要用手伸拉，少腹部拘挛疼痛，小便不畅，怕冷，精神不振，易疲倦。阴茎内缩，只外露龟头约 1 厘米，阴囊收缩明显，少腹硬满，轻压痛，未扪及肿块，舌质红，左舌边可见一瘀斑，苔薄黄，脉小弦。方用桃核承气汤加减：桃仁 10 克、大黄 10 克、川楝子 10 克、猪苓 10 克、柴胡 10 克、桂枝 6 克、甘草 6 克、小茴香 6 克、芒硝（冲）6 克、白芍 15 克、黄芪 15 克、淫羊藿 15 克。水煎服。临床观察：汤清明等用上方治疗 1 例缩阳症患者，服 7 剂后少腹硬满疼痛减轻，患者续服 7 剂，阴茎、阴囊如常，但性欲低，阴茎举而不坚，小便时有不畅，经中医调治 3 个月余完全康复。④

5. 肝肾阳亏、寒邪直中下焦型　症见自觉全身不适，渐感畏寒肢冷，四肢抖颤，蒙双被仍寒战不已。时至夜半，开始少腹拘痛难忍，阴茎及睾丸

---

① 李勇民.阳萎、阴缩证从肝论治举隅[J].江西中医药,1991,22(6)：17.
② 蒋正文.阳缩症治验[J].河北中医,1990(1)：31.
③ 武常流,等.阴茎全缩入腹治验[J].河南中医,1990,10(6)：34－35.
④ 汤清明,等.缩阳症治验[J].四川中医,1989(1)：34.

向少腹内拘紧收缩，小便点滴自遗，汗出淋淋。治宜温阳散寒、行气活血通经。方用当归四逆汤加减：当归12克、川楝子12克、细辛3克、干姜9克、小茴香9克、吴茱萸9克、淫羊藿24克、沉香（后下）5克、白芍10克、肉桂6克、甘草6克。水煎服。临床观察：史庭仁用上方治疗1例缩阴症患者，同时用急针强刺激会阴、关元、气海等穴，留针15分钟，再用温水袋局部热敷。结果：患者服药1剂后阴茎全出，唯感肢软神倦，改投金匮肾气丸服药2周善其后，治愈。①

6. 王明辉分2型

（1）肝经寒滞型　症见多突然前阴凉冷，阴茎内缩掣痛，睾丸上窜，阴囊及少腹孪急，甚则周身寒战发冷，舌淡苔白润，脉弦或弦紧。治宜温经散寒、理气止痛。方用暖肝煎辅以柔肝舒经，养血通络之药。药用桂枝（或肉桂）、当归、乌药、小茴香、吴茱萸、沉香、生姜、延胡索、橘核、荔核、丹参、枸杞子、赤芍等。每药每剂用量一般为5～12克，每日2剂。

（2）肾阳虚衰型　症见除阴囊退缩、睾丸上提近腹，时发阴茎掣痛外，常伴有小腹冷痛，形寒肢冷，腰膝酸软，面色㿠白，脉沉迟，舌淡胖，苔薄白等症。治宜温阳补肾。方用金匮肾气丸，酌加滋阴益肾、散寒行气、活血通经等药。药用肉桂、附片、熟地黄、淫羊藿、巴戟天、小茴香、牛膝、山茱萸、枸杞子、乌药、橘核等。

若病情紧急，可即用鲜葱一大束（或姜、椒适量亦可），捣烂以酒炒热，敷脐部与小腹，覆以热水袋于上熨之，以救其急。随症加减：对阳缩囊缩、大小便尚通、不渴不饮的缩阳患者，可急用生附子（去皮）30克、皂角刺（炙去皮弦）30克、干姜（炒）5克、甘草（炙）5克、麝香2克（或沉香5克），上药研极细，每次服3克，水一盏，不拘时刻，和渣温服有效；对沉寒痼冷，兼有阳痿、遗精的缩阳患者，可用核桃仁1个、炒韭菜子6克水煎，黄酒饮

服；对慢性迁延的患者，宜每日加核桃肉1枚，至见效为止。②

7. 肾阳虚型　症见晚间小便遇冷时，阴囊及阴茎常往腹内抽缩，难受不可名状，时作疼痛。每晚发作，直待天明，始渐缓解，脉象弦稍紧，舌诊未见异常。治宜温肾驱寒。方用舒肝温经方：柴胡15克、木香15克、青皮15克、吴茱萸15克、葫芦巴15克、荔枝核15克、肉桂10克。临床观察：于文清用上方治疗1例晚间小便遇冷即发病、温肾驱寒品和四逆汤及附子理中汤治之不效的囊缩症患者，服上方2例即愈，随访十余年未见复发。③

经　验　方

1. 桂枝汤合暖肝煎加减　桂枝10克、白芍10克、大枣10克、乌药10克、生姜6片、甘草3克、肉桂3克、沉香3克、小茴香6克、葱白3节、茯苓30克。水煎2剂，1日热服之。刘春敏用上方治疗1例阴缩患者，水煎2剂，一日热服之，药后微汗，患者次日手足始温，少腹寒凉拘紧疼痛减半，阴茎及睾丸下降。随之再进3剂，阴茎、睾丸恢复正常，诸症消失而愈。④

2. 四逆散加减　柴胡10克、枳实10克、乌药10克、甘草10克、小茴香20克、橘核20克、赤芍20克、白芍20克、沉香（后下）3克、肉桂（后下）3克、当归15克、丹参30克。随症加减：冷痛较重、病程长，加吴茱萸10克、胡芦巴10克；形寒肢冷、勃起不坚者，加金毛狗脊20克、补骨脂20克；身重倦怠、舌苔白腻者，加苍术15克、白术15克、独活10克、生薏苡仁30克；抽痛较重，舌质暗红者，加五灵脂15克、生蒲黄15克；舌红苔黄者，加玄参15克、黄芩10克；舌红有裂纹者，加生地黄20克、枸杞子15克。每日1剂，水煎，早晚空腹服。药渣水煎，坐浴，每日1次，每次20分钟，2周为1个疗程。王新光用上方共治疗11例阴器冷抽症

① 史庭仁.缩阴症治验[J].四川中医，1989(3)：33.
② 王明辉.中医对缩阳症的认识[J].江西中医药，1989(5)：11-13.
③ 于文清.囊缩症治验[J].上海中医药杂志，1984(5)：25.
④ 刘春敏.阴缩[J].山东中医杂志，1991(6)：44.

患者,经治 1～2 个疗程后,治愈 9 例,有效(症状明显减轻)2 例。①

3. 陈良春经验方 (1)暖肝煎加味:当归、枸杞子、沉香、小茴香、乌药、茯苓、肉桂、附子、吴茱萸。每日 1 剂,水煎,分 2 次服。(2)灯心草灸会阴、长强、中极、关元、气海。(3)针刺三阴交、足三里。(4)取鞭炮 10 枚拆断,置小茶壶内,点燃后加盖,令患者自壶嘴吸烟数口。陈良春用上法共治疗 8 例缩阴症患者,经针灸半小时后症状基本能缓解,再服暖肝煎加味 1～3 剂,症状全部消失,8 例全部治愈,随访多年未见复发。②

4. 温阳解挛汤 制附子(先煎)30～60 克、白芍(酒制)30～60 克、干姜(炒)30～60 克、吴茱萸 15 克、甘草(炙)15 克、桂枝 10 克、细辛 10 克、小茴香 10 克、当归 10 克。随症加减:若素有阳痿、早泄或月经不调,又伴四肢厥逆,汗出心悸,脉细弱或迟无力者,加肉桂、菟丝子、茯苓、党参。病轻者每日进 1 剂,水煎 2 次分早晚服下,晚上再煎取第 3 次药汤洗外阴;病重者日进 2 剂可熏洗 2 次。刘贵仁等用上方加减治疗 22 例缩阴症患者,其中男性 16

例缩阳症,女性 6 例缩阴症,单纯用中药治疗者 15 例,严重 7 例配合针灸关元穴、三阴交穴。结果:痊愈 20 例,占 90.90%;显效 2 例,占 9.10%。总有效率 100%。治愈时间最短 3 日,最长 1 个月。③

5. 吴茱萸汤加减 吴茱萸、人参、生姜、大枣。李寿山用上方加减治疗 2 例缩阳症患者,疗效满意。④

6. 中药方 公丁香 1～3 克、吴茱萸 2～6 克、川楝子 12～24 克、荔枝核 15～20 克、炙甘草 6 克。随症加减:表寒未解者,加荆芥、细辛;里寒甚者,加制附子、肉桂;气虚者,加党参、黄黄芪;血虚者,加当归、熟地黄。每日 1 剂,水煎,分 3 次服,3 剂为 1 个疗程。一般连服 2 个疗程,病史半年以上者服用 3 个疗程。刘日用上方加减治疗 3 例阴缩症患者,均愈。⑤

7. 散寒方 桂枝 15 克、附子(制)15 克、干姜 15 克、白术 15 克、甘草(炙)15 克、韭菜子 15 克、益智仁 9 克、肉苁蓉 30 克、锁阳 15 克、巴戟天 15 克、阳起石 15 克、硫黄 6 克。邱友文用上方治疗 1 例囊缩者,患者服用 2 剂后睾丸出而愈。⑥

① 王新光.疏肝散寒法治阴器冷抽症[J].四川中医,1991(11):35－36.
② 陈良春.缩阴症证治 8 例小结[J].湖南中医杂志,1991(6):18.
③ 刘贵仁,等."温阳解挛汤"治疗缩阴症 22 例[J].黑龙江中医药,1987(2):15－16.
④ 李寿山.吴茱萸汤治缩阳症[J].新中医,1986(2):51.
⑤ 刘日.温散降逆法治验缩睾八例[J].广西中医药,1985(5):18.
⑥ 邱友文.囊缩阴萎[J].四川中医,1984(5):64.

鼻部疾病

鼻 疔

概 述

鼻疔是鼻前庭毛囊、皮脂腺或汗腺的局限性化脓性炎症,有时也可发生于鼻尖或鼻翼。由于挖鼻、拔鼻毛或外伤致鼻前庭皮肤损伤,从而继发化脓性细菌感染所致,最常见的致病菌是金黄色葡萄球菌。糖尿病、抵抗力低者、慢性鼻前庭炎易继发鼻疔。主要症状是局部疼痛、灼热、红肿,可伴有低热和全身不适。检查时见一侧鼻前庭内或鼻尖、鼻翼等部位有局限性丘状隆起,周围浸润发硬,发红。疔肿成熟后,顶部出现黄色脓点,溃破则流出脓液。病重者可引起上唇及颊部蜂窝织炎,有畏寒、发热、头痛、全身不适等症状。由于面部静脉无瓣膜,血液可正、逆向流动。鼻疔如被挤压,感染可由小静脉、内眦静脉、眼上静脉、眼下静脉,向颅内直达海绵窦,形成海绵窦血栓性静脉炎,其临床表现为寒战、高热、头痛剧烈、患侧眼睑及结膜水肿、眼球突出固定、视乳头水肿甚至失明,严重者危及生命。

本病属中医"鼻疔"范畴。多因挖鼻、拔鼻毛等致肌肤损伤,邪毒乘机外袭,火毒上攻鼻窍,熏蒸肌肤而致。历代医家均认为鼻疔是疔疮的一种,并宗《素问·生气通天论》"高粱之变,足生大丁"的病因说,认为饮食肥甘,醇酒厚味,致使脾胃积热,可促发疔疮之病。在古代医家对鼻疔认识的基础上,现代医家对鼻疔发生的发病机制认识基本一致,即外鼻损伤,邪毒外袭,火毒上攻所致。若正气虚衰或邪毒势猛,治疗不当,则可出现疔疮走黄的危证。

辨 证 施 治

刘蓬分 2 型

(1)外感风热型 症见外鼻部局限性潮红、隆起,状如粟粒,根脚坚硬,焮热疼痛,渐次疮顶见黄白色脓点;或伴发热、头痛、全身不适等;舌质红,苔白或黄,脉数。治宜清热解毒、消肿止痛。方用五味消毒饮加味。

(2)火毒内陷型 症见鼻部红肿灼痛,疮头紫暗,顶陷无脓,根脚散漫,鼻肿如瓶,目胞合缝,头痛如劈;可伴有高热、烦躁、呕恶、神昏谵语、痉厥、口渴、便秘等;舌质红绛,苔黄厚,脉洪数。治宜泄热解毒、清营凉血。方用黄连解毒汤合犀角地黄汤加减。[①]

经 验 方

1. 五味消毒饮加减 金银花 10 克、野菊花 10 克、紫背天葵 10 克、蒲公英 10 克、紫花地丁 15 克。随症加减:疼痛较甚者,加当归尾、赤芍、牡丹皮。每日 1 剂,水煎服。鼻疔局部用 3‰过氧化氢清洗后用鱼石脂软膏涂布,每日 2 次。除有海绵窦血栓性静脉炎等严重并发症外,一般不使用抗生素。梁润旋等用上方治疗鼻疔 240 例患者。结果:全部治愈,一般 3 剂药即可,严重者 5～7 剂。1 例并发海绵窦血栓性静脉炎患者在西药抗生素治疗无明显效果下给予五味消毒饮加减亦痊愈。[②]

2. 复方黄连散加黄芩汤 复方黄连散:黄连

① 刘蓬.中医耳鼻咽喉科学[M].北京:中国中医药出版社,2016:101-102.
② 梁润旋,等.中西医结合治疗鼻疔 240 例[J].中国中西医结合杂志,1995,15(7):400.

9.6 克、甘草 6 克、海螵蛸 18 克、青黛 21 克、人中白 45 克、轻粉 18 克、紫草 6 克、硼砂 30 克、龙骨 7.5 克、白及 18 克、梅片 0.75 克。共研为细末贮存，用时加麻黄适量调和，涂敷患处。黄芩汤：黄芩 6 克、生甘草0.15克、麦冬 3 克、桑白皮 3 克、栀子 4.5 克、连翘 3 克、赤芍 3 克、桔梗 3 克、薄荷 3 克、荆芥穗 3 克，加水 800 毫升，煎存 540 毫升，分 3 日服完，每日 3 次，每次 60 毫升。郝兆澄用复方黄连散调敷加黄芩汤内服治疗 9 例鼻疔患者，用药外敷平均每人 3 次，汤剂内服。结果：除 1 例外，均服 1 剂而愈，治愈日平均 3.5 日。[1]

单　方

1. 马齿苋　组成：马齿苋。制备方法：用马齿苋干品 100～120 克或鲜品加倍，洗净切碎，放入砂锅内加水煎，水量以高出药面为度。用法用量：煮沸 30 分钟后去渣取汁 600 毫升，早、中、晚分服，每日 1 剂，5 日为 1 个疗程。外敷：鲜品马齿苋 50 克、捣烂调蜜外敷。治疗 1 个疗程后判定疗效。临床应用：林瑞莲用上方治疗鼻疔 50 例患者。结果：治愈35例，占 70%；好转11例，占 22%；

无效 4 例，占 8%。总有效率 92%。[2]

2. 半枝莲小叶青外敷　组成：药用半枝莲 2 株、小叶青鲜全草 2 株，重 3～5 克。用法用量：清水洗净，捣烂如泥，加入 75% 乙醇适量，氮酮 2 滴拌匀，敷在疔肿表面最隆起部，每隔 4 小时更换 1 次，以 3 日为 1 个疗程判断结果。临床应用：王惠兴用上方治疗鼻疔 36 例患者。结果：3 日内痊愈（鼻疔疼痛红肿、灼热消失）31 例，好转（疼痛和肿胀都减轻）2 例，无效（治疗前后症状无改变）3 例，总有效率 91.67%。[3]

中　成　药

梅花点舌丹　组成：牛黄、寮香、硼砂、大黄等（山西双人药业有限责任公司生产）。用法用量：根据年龄予以青霉素 160 万单位或 240 万单位，静脉滴注，每日 2 次，并热敷。同时口服双人牌梅花点舌丹 1 丸，每日 3 次，并把梅花点舌丹碾末与陈醋搅匀涂抹患处，每日可重复多次。1 周为 1 个疗程。临床应用：楼正才用上方治疗儿童鼻疔 57 例患者。结果：其中痊愈 38 例，好转 19 例，总有效率 100%。[4]

① 郝兆澄.复方黄连散加黄芩汤治疗鼻疔[J].中医杂志,1962,3(10):40.
② 林瑞莲.马齿苋治疗鼻疔 50 例[J].中国实用乡村医生杂志,2005,12(9):7.
③ 王惠兴.半枝莲小叶青外敷治疗鼻疔 36 例[J].中国社区医师,2002,19(2):40.
④ 楼正才,等.中西医结合治疗儿童鼻疔疗效观察[J].中国中西医结合耳鼻咽喉科杂志,2004,12(1):33.

鼻 前 庭 炎

概　述

鼻前庭炎是鼻前庭皮肤的弥漫性炎症，多由鼻腔内分泌物，尤其是脓性分泌物经常刺激鼻前庭皮肤所致，所以鼻腔内任何急性或慢性、特异性或非特异性的炎症、鼻腔异物、肿瘤等，都可以并发鼻前庭炎。有害粉尘(如烟草、皮毛、水泥、石棉等)的长期刺激，挖鼻或摩擦致鼻前庭皮肤损伤继发感染也是本病病因之一。急性者，感觉鼻前庭处疼痛较剧，检查见鼻前庭内及其与上唇交界处的皮肤弥漫性红肿，或有皲裂及浅表糜烂，鼻毛上附有黏脓块。慢性者，感觉鼻前庭发热、发干、发痒、有触痛，检查见鼻前庭鼻毛稀少，局部皮肤增厚，有痂皮形成，清除痂皮后可有小的出血创面。

本病属中医"鼻疳""鼻疮"等范畴。其发病机制是肺经蕴热，胃热熏蒸；也有因脾胃失调，湿浊内停，久而化火，兼以风热之邪侵犯，湿热循经上犯，熏蒸鼻窍肌肤所引起。患病日久，则邪热留恋不去，内耗阴血，阴虚血燥，血虚生风，虚热上攻，久蒸鼻窍，而致迁延不愈。治宜清泄肺热、疏风解毒、燥湿敛疮，或滋阴润燥。

辨 证 施 治

刘蓬分 3 型

(1) 肺经蕴热型　症见前鼻孔及周围肌肤红肿或糜烂，灼热干燥，疼痛；舌质红，苔黄，脉数。治宜疏风散邪、清热泻肺。方用黄芩汤加减。

(2) 脾胃湿热型　症见前鼻孔及周围肌肤糜烂、渗液、结痂、瘙痒，甚者可侵及鼻翼及口唇；伴纳呆，大便黏滞不爽或溏薄，小便黄浊，小儿可见啼哭易怒、搔抓鼻部；舌质红，苔黄腻，脉滑数。治宜清热燥湿、解毒和中。方用萆薢渗湿汤加减。

(3) 阴虚血燥型　症见前鼻孔及周围干燥、瘙痒或灼痛，皮肤粗糙、增厚、皲裂，鼻毛脱落；伴口干咽燥，面色萎黄，大便干结；舌质红，少苔，脉细数。治宜滋阴润燥、养血息风。方用四物消风饮加减。[1]

经 验 方

1. 紫草油　紫草 62.5 克、忍冬藤 62.5 克、地榆 62.5 克、白芷 62.5 克、五倍子 12.5 克、白蜡 12.5 毫升、冰片 3.1 克、芝麻油 1 000 毫升。芝麻油加热至 130℃。放入前 5 味中药，再加热至 150℃，加入白醋，溶化，待油冷却，将冰片研细缓慢加入、混匀，高温、高压消毒后备用。糜烂面先用碘伏擦洗，然后用紫草油外擦，每日 2 次；等糜烂面干燥后，每日以生理盐水擦洗，再使用紫草油外擦，每日 2 次。1 周为 1 个疗程，3 个疗程后判定疗效。马宝林等以上法治疗慢性鼻前庭炎 60 例患者，总有效率 100%。[2]

2. 复方黄连膏　黄连 20 克、黄柏 20 克、姜黄 20 克、当归尾 30 克、生地黄 60 克、麻油 500 毫升、凡士林 500 克熬制而成。每日 2 次，连续用药 7 日，随访观察 3 个月。治疗期间忌生冷辛辣之品，且观察期间除上述药物外，不使用其他相关治疗

① 刘蓬.中医耳鼻咽喉科学[M].北京：中国中医药出版社,2016：102 - 104.
② 马宝林,等.紫草油治疗慢性鼻前庭炎 60 例疗效观察[J].甘肃中医学院学报,2011,28(3)：36 - 37.

药物。姜志辉等将 82 例患者分为中药治疗组和西药对照组各 42 例。中药治疗组外敷复方黄连膏;西药对照组外敷环丙沙星软膏,疗程 5 日。观察鼻痛、鼻干等主要症状和鼻前庭部充血、渗出等典型体征的改善情况,并对治疗结果作统计学分析。结果:中药治疗组有效率为 93%,西药对照组有效率为 70%,两组比较有显著性差异(P< 0.01)。①

3. 青黛软膏 熟石膏 9 克、薄荷 15 克、黄柏 15 克、川黄连 15 克、煅月石 80 克、冰片 30 克、青黛 30 克。以上药物研末用适量凡士林调成软膏备用。先用 3% 过氧化氢或温盐水清洗鼻前庭,清除痂皮后局部涂以青黛软膏,每日 2~3 次。每次涂药前都应将鼻前庭清理干净后再涂药,连续涂药 3~5 日。朱美才等用上方治疗鼻前庭炎(鼻疖)124 例患者。结果:痊愈 94 例,有效 25 例,无效 5 例。②

4. 芩翘解毒祛湿汤 黄芩 12 克、连翘 10 克、金银花 12 克、苦参 10 克、土茯苓 15 克、滑石 10 克、车前子 10 克(布包煎)、防风 10 克、蝉蜕 5 克、赤芍 10 克、甘草 3 克、蚕沙 10 克、苍耳子 6 克。随症加减:风盛痒甚者,加浮萍 10 克、僵蚕 6 克;小儿有虫积痔积者,选加使君子 10 克、槟榔 10 克、玄参 12 克以清热养阴、渗湿祛虫;脾虚便溏者,酌加淮山药 15 克。上药水煎服,每剂煎熬 3 次。第一、第二次煎出药液分 2 次内服,第三次煎煮时,在上药基础上加白矾 5 克、煮沸 10 分钟后备用,取上药用棉签洗患处,每日 4~5 次,每次 5~10 分钟,5 日为 1 个疗程,洗后局部涂擦黄连膏(亦可用金霉素眼膏)。丘慧平用上方治疗 16 例鼻疖患者。结果:均获痊愈(鼻前庭皮肤红肿、痒痛、渗液全部消退,皮肤恢复正常);疗程最长 25 日,最短 4 日,平均治疗 15 日。③

5. 银参汤加味 金银花 30 克、苦参 30 克、川黄连 10 克、硼砂 10 克。随症加减:局部痒甚、糜烂明显者,加黄柏 10 克;渗出物较多者,加枯矾 10 克。每日 1 剂,水煎 2 次,药液合并后外洗患处,每日 4 次,6 日为 1 个疗程。症状严重者,可加服黄连上清丸(黄连、旋覆花、川芎、防风、黄柏、生石膏、薄荷、甘草、栀子、荆芥穗、黄芩、连翘、桔梗、白芷、蔓荆子、野菊花、大黄),每次服 6 克,每日 3 次。徐泳用上方治疗慢性鼻前庭炎 57 例患者。结果:痊愈(局部症状消失,停药后无复发)48 例,占 84.2%;显效(局部症状消失,停药后偶有复发)7 例,占 12.5%;无效 2 例。总有效率 96.5%。④

6. 复方黄连膏 黄连 20 克、黄柏 20 克、姜黄 20 克、当归尾 30 克、生地黄 60 克、麻油 500 毫升、凡士林 500 克。上药除凡士林外,浸入麻油中 2 日,用文火熬油至药枯,去渣滤清,加入凡士林,文火徐徐收膏。首先清洗创面脓痂,涕浊等。再用消毒棉签蘸药膏适量涂于疮面上,每日 2 次,7 日为 1 个疗程,一般用药 1 个疗程即可痊愈。张小平用上方治疗鼻前庭炎 74 例患者。结果:痊愈(症状消失,局部检查正常)56 例,有效(症状消失,局部检查正常,短期内有复发)16 例,无效 2 例,总有效率 97.3%。⑤

7. 内治与外治法 (1)黄芩汤加减:炒黄芩 10 克、炒栀子 10 克、炒牛蒡子 8 克、桑叶 10 克、菊花 10 克、薄荷叶(后下)5 克、金银花 12 克、连翘 12 克、板蓝根 12 克、炒赤芍 10 克、藕节炭 30 克、生甘草 4 克、全瓜蒌(打)15 克。每日 1 剂,水煎服。(2)生肌散:朱砂、煅石膏、黄柏、儿茶、雄黄、冰片。上药共研细末,吹入鼻腔患处,每日早晚各 1 次,忌挖鼻孔,忌食煎炒、辛辣食物。潘荣前用上方治疗鼻疮 36 例患者。结果:一般用药 10 日,痊愈 32 例,有效 4 例。⑥

① 姜志辉,等.复方黄连膏治疗慢性鼻前庭炎 42 例临床观察[J].中国临床医生,2010,38(11):43-44.
② 朱美才,等.青黛软膏治疗鼻疖临床疗效观察[J].中成药,1998,20(12):20.
③ 丘慧平.芩翘解毒祛湿汤内服外洗治愈鼻疖 16 例[J].实用中西医结合杂志,1994(3):164.
④ 徐泳.银参汤治疗慢性鼻前庭炎 57 例疗效观察[J].辽宁中医杂志,1991,18(5):25.
⑤ 张小平.复方黄连膏治疗鼻前庭炎 74 例[J].辽宁中医杂志,1990,17(7):36-37.
⑥ 潘荣前.中药治疗鼻疮 36 例[J].辽宁中医杂志,1989,16(8):22.

单　方

1. 大黄猪脂膏　组成：生大黄、猪脂。制备方法：取生大黄 30 克研极细末（120 目筛），加猪脂适量搅匀，装瓶备用。用法用量：用生理盐水清洁创面，取大黄猪脂膏适量均匀地涂布于患处表面，日涂 2 次。临床应用：吴洪俊等用上方治疗鼻前庭炎 68 例患者。结果：以用药 1 周为 1 个疗程，经 1～2 个疗程治愈 47 例，经 3～6 个疗程治愈 18 例，显效 1 例，好转 2 例，治愈率为 95.59%，总有效率 100%。①

2. 甘草酊　组成：甘草、酒精。制备方法：甘草切片盛于容器中，倒入 75% 乙醇以浸没甘草为度，2 周后将甘草压榨取液并过滤，所剩药渣可两度浸泡 2 周，再榨取得棕褐色溶液，两次溶液相混即得甘草酊，分装小瓶待用，不必加防腐剂可长期存放。用法用量：以甘草酊涂布红肿处，1 日 3 次。临床应用：江德胜用上方治疗鼻前庭炎 42 例

患者。结果：痊愈 39 例，好转 2 例，无效 1 例。②

3. 硫雄丹　组成：硫黄 80 克、雄黄 20 克、樟丹 10 克。用法用量：上药共研细末，入 200 克白凡士林中调匀成膏。用棉签蘸药膏涂于患处，涂药时不宜过深，否则刺激鼻腔黏膜产生不适。每日 1～2 次，重症 3～5 次。对于少数小儿疳积所致者可酌予参苓白术散或健脾丸。临床应用：李百川用上方治疗鼻前庭炎 45 例患者。结果：痊愈 41 例，有效 4 例，有效率 100%。③

中 成 药

独一味软胶囊　组成：独一味（甘肃独一味生物制药股份有限公司生产，国药准字 Z20050608）。功效：镇痛，止血，消肿，抗菌，抑菌，扶正固本，提高人体免疫力。用法用量：用消毒棉签蘸取独一味软胶囊的囊内液均匀涂敷鼻前庭处，每日 2 次。临床应用：程勤余用上方治疗 50 例慢性鼻前庭炎患者。结果：治愈 35 例，好转 12 例，总有效率 94%。④

---

①　吴洪俊，等.大黄猪脂膏治疗鼻前庭炎 68 例分析［J］.实用中医内科杂志，2004，18(3)：259.
②　江德胜.甘草酊治疗耳鼻部炎症 108 例观察［J］.中国中西医结合杂志，1992，12(6)：372－373.
③　李百川.硫雄丹治疗鼻前庭炎 45 例［J］.陕西中医，1988，9(12)：545.
④　程勤余.独一味软胶囊局部用药治疗慢性鼻前庭炎的疗效分析［J］.当代医学，2011，17(32)：153，35.

鼻 前 庭 湿 疹

概　述

鼻前庭湿疹是发生在鼻前庭的一种皮肤损害,可蔓延至鼻翼、鼻尖及上唇等处皮肤,瘙痒较剧,多见于儿童,可分为急性和慢性两类。湿疹是过敏性皮肤疾病,属于Ⅳ型变态反应。鼻前庭湿疹可能是面部或全身湿疹的局部表现,也可单独发生。鼻腔脓性分泌物的经常刺激、浸渍是引起鼻前庭湿疹的主要原因,搔抓、摩擦、局部药物刺激亦可诱发本病。慢性消化系统疾病、胃肠功能紊乱、新陈代谢障碍和内分泌失调等均可产生或加重湿疹病情。急性湿疹以局部渗液、瘙痒及烧灼感为主要症状,时有疼痛。慢性湿疹表现为明显鼻瘙痒,患儿则经常以手挖鼻。检查见鼻前庭皮肤增厚、浸润或皲裂,表面粗糙,覆以少许糠秕鳞屑,或因抓破而结痂,境界一般清楚,病变大多局限。

本病属中医"鼻疳"范畴。中医古典医籍中又称"疳鼻""鼻疮""赤鼻""䶔鼻""鼻䶔疮""鼻下赤烂""鼻䶎""疳虫蚀鼻""肺疳""气疳"等。其发病机制多为肺经蕴热、脾胃湿热或阴虚血燥所致。肺经素有蕴热,又因起居不慎,复感风热邪毒,或挖鼻损伤肌肤,或患鼻病脓涕经常浸渍,邪毒乘虚侵袭,外邪引动肺热,上灼鼻窍,熏蒸鼻前孔肌肤而为病。饮食不节,脾失运化以致湿浊内停,湿郁化热;或因小儿脾胃虚弱,积食化热,疳热上攻,致使湿热之邪循经上犯,熏蒸鼻窍肌肤而为病。而患病日久,则邪热留恋不去,内耗阴血,阴虚血燥,血虚生风,虚热上攻,久蒸鼻窍,而致迁延不愈。

辨 证 施 治

刘蓬分3型

(1)肺经蕴热型　症见前鼻孔及周围肌肤红肿或糜烂,灼热干焮,疼痛;舌质红,苔黄,脉数。治宜疏风散邪、清热泻肺。方用黄芩汤加减。

(2)脾胃湿热型　症见前鼻孔及周围肌肤糜烂、渗液、结痂、瘙痒,甚者可侵及鼻翼及口唇;伴纳呆,大便黏滞不爽或溏薄,小便黄浊,小儿可见啼哭易怒、搔抓鼻部;舌质红,苔黄腻,脉滑数。治宜清热燥湿、解毒和中。方用萆薢渗湿汤加减。

(3)阴虚血燥型　症见前鼻孔及周围干燥、瘙痒或灼痛,皮肤粗糙、增厚、皲裂,鼻毛脱落,伴口干咽燥,面色萎黄,大便干结,舌质红,少苔,脉细数。治宜滋阴润燥、养血息风。方用四物消风饮加减。①

经 验 方

1. 中药外涂内服方　外涂方:吴茱萸(微炒)50克、舶上硫黄10克、乌贼骨35克。诸药共研极细末,药末与凡士林按5∶1调成软膏,装瓶备用。治疗时先常规消毒、清洁患处,再涂上少许软膏,用药签轻压数次,使软膏紧贴于湿疹表面。早晚各1次,一般5~10次痊愈。内服黄芩汤加减:黄芩10克、知母10克、麦冬10克、荆芥(后下)10克、桑白皮10克、升麻(后下)7.5克。每日1剂,水煎2次,共300毫升,分早晚温服。金明洙以上法治疗鼻前庭湿疹10例患者。结果:发痒、渗液、

① 刘蓬.中医耳鼻咽喉科学[M].北京:中国中医药出版社,2016:102-104.

糜烂、结痂全部消失,1年内未复发者为痊愈。10例全部治愈,其中5日痊愈4例,7日痊愈3例,10日痊愈3例。[①]

2. 芩翘解毒祛湿汤　黄芩12克、连翘10克、金银花12克、苦参10克、土茯苓15克、滑石10克、车前子(布包煎)10克、防风10克、蝉蜕5克、赤芍10克、甘草3克、蚕沙10克、苍耳子6克。随症加减:风盛痒甚者,加浮萍10克、僵蚕6克;小儿有虫积疳积者,选加使君子10克、槟榔10克、玄参12克以清热养阴,渗湿祛虫;脾虚便溏者,酌加淮山药15克。上药水煎服,每剂煎熬3次。第1、2次煎出药液分2次内服,第3次煎煮时,在上药基础上加白矾5克,煮沸10分钟后备用,取上药用棉签洗患处,每日4～5次,每次5～10分钟,5日为1个疗程,洗后局部涂擦黄连膏(亦可用金霉素眼膏)。丘慧平用上方治疗16例鼻疳患者。结果:均获痊愈(鼻前庭皮肤红肿、痒痛、渗液全部消退,皮肤恢复正常);疗程最长25日,最短4日,平均治疗15日。[②]

单　方

外洗或外敷　用法用量:① 苦楝树叶30克、桉树叶30克,煎水外洗。② 苦参15克、苍术15克、白鲜皮15克,煎水外洗。③ 野菊花60克、蒲公英60克,煎水外洗。④ 红肿、糜烂、渗液,可用青蛤散涂敷。⑤ 糜烂不愈,脂水多者,可取瓦松或五倍子适量,烧灰研细末,敷于患处。[③]

① 金明洙.中药外涂、内服治鼻前庭湿疹[J].四川中医,1995,13(1):48.
② 丘慧平.芩翘解毒祛湿汤内服外洗治愈鼻疳16例[J].实用中西医结合杂志,1994(3):164.
③ 刘蓬.中医耳鼻咽喉科学[M].北京:中国中医药出版社,2016:104.

急 性 鼻 炎

概　述

急性鼻炎是由病毒感染引起的鼻黏膜急性炎性疾病，俗称"伤风""感冒"。各种上呼吸道病毒均可引起本病，最常见的有鼻病毒、腺病毒、冠状病毒、流感病毒和副流感病毒等。主要传播途径是飞沫直接吸入，其次被污染的食品或物体也可从鼻腔或咽部进入体内而致病。在病毒感染的基础上，可继发细菌感染。由于各种病毒的特点不一样，发病常无一定规律，而且临床表现的程度也各有所不同。病变初期，鼻腔和鼻咽部的血管收缩，局部缺血，分泌减少，产生鼻腔和鼻咽部的痒感、刺激感、异物感或烧灼感，感觉鼻腔干燥，有时还会出现结膜的瘙痒刺激感。然后出现疲劳、头痛、畏寒、食欲不振等全身症状。继之血管扩张，分泌增加，造成黏膜水肿，出现鼻腔分泌物呈水样，鼻塞逐渐加重，夜间较为明显，说话有闭塞性鼻音，打喷嚏，儿童还可以发生鼻出血，此时全身症状最重。鼻腔黏膜的水肿使得鼻腔黏膜纤毛运动功能发生障碍，病原体易于存留，出现炎性反应，初为单核白细胞以及少量吞噬细胞，继而多形白细胞逐渐增多。此时，鼻腔分泌物也由初期的水样，变成黏液性。一般在 1～2 周内，各种症状渐减轻，消失。如果合并细菌感染，则可出现脓涕，病情延期不愈。检查可见：初期鼻黏膜广泛充血、干燥，以后鼻黏膜肿胀，总鼻道或鼻底有水样、黏液样或黏脓性分泌物，咽部黏膜亦常有充血。

本病属中医"伤风鼻塞"范畴，是指因感受风邪所致的以鼻塞、流涕、打喷嚏为主要特征的疾病。四季均可发病，但冬季更为多见。古代医家对本病的论述多散载于"伤风""嚏""流涕""鼻塞"等病证范畴内。《世医得效方·卷十》首次提出"伤风鼻塞"一名："茶调散治伤风鼻塞声重，兼治肺热涕浊。"《医林绳墨·卷七》进一步指出了本病的病因病机："触冒风邪，寒则伤于皮毛，而成伤风鼻塞之候，或为浊涕，或流清水。"现在，一般认为本病的发病机制多因气候变化，寒热不调，或生活起居不慎，过度疲劳，风邪乘虚侵袭鼻窍而为病。因风为百病之长，常夹寒、夹热侵袭人体，故本病之发，又有风寒、风热之分。

辨 证 施 治

刘蓬分 2 型

（1）风寒外侵型　症见鼻塞声重，喷嚏频作，流涕清稀，鼻黏膜红肿；可伴恶寒发热，头痛；舌淡红，苔薄白，脉浮紧。治宜辛温解表、散寒通窍。方用通窍汤加减。

（2）风热外袭型　症见鼻塞较重，鼻流黏稠黄涕，鼻黏膜红肿；可伴发热，微恶风，头痛，口渴，咽痛，咳嗽痰黄；舌质红，苔薄黄，脉浮数。治宜疏风清热、宣肺通窍。方用银翘散加减。[1]

经 验 方

复方葛芷夷汤　葛根 30 克、白芷 15 克、辛夷花 10 克、贝母 10 克、连翘 15 克、板蓝根 30 克、石菖蒲 15 克、薄荷 12 克、羌活 15 克、桔梗 10 克。

① 刘蓬.中医耳鼻咽喉科学［M］.北京：中国中医药出版社，2016：105.

每日 1 剂,分早、中、晚服用。李玉琼用上方治疗 100 例伤风鼻塞患者。结果:治愈(服药 3 剂后,自觉症状完全消失)60 例,好转(服药 3 剂后症状基本消失)35 例,无效(服药 2～4 剂后,症状无明显改善)5 例,总有效率 95%。[①]

单 方

斑蝥贴剂 组成:斑蝥 1 只。用法用量:将斑蝥粉少许,置于两眉中间的印堂穴,外用胶布贴紧固定,晚贴早揭,揭处起小水疱,泡破作局部消毒处理。临床应用:傅宗翰用上方治疗 1 例急性鼻炎的女性患者,第二天鼻部症状完全消失。斑蝥辛咸性寒、有大毒,贴印堂穴能疏风散热通鼻窍。注意事项:① 药粉要现配现用;② 药粉不可入眼内;③ 起泡过程一般 2～4 小时,有痛感但可以耐受,万一痛甚可揭去。[②]

中 成 药

1. 通窍鼻炎胶囊 组成:黄芪、苍耳子、防风、白芷、薄荷、辛夷等。功效:散风清热,宣通鼻窍。临床应用:唐富强用上方治疗 40 例急性鼻炎患者。结果:痊愈 28 例,显效 6 例,好转 3 例,无效 3 例,总有效率 92.5%。[③]

2. 疏风解毒胶囊 组成:虎杖、连翘、板蓝根、柴胡、败酱草、马鞭草、芦根(安徽济人药业有限公司生产,每粒 0.52 克)。疏风解毒胶囊是由湖南湘西民间老中医向楚贤的祖传秘方"祛毒散"变化而来。祛毒散能快速改善风热感冒、扁桃体炎等疾病的发热、咽喉肿痛等症状。"疏风解毒胶囊"是原湖南医科大学根据中医药理论,去除"祛毒散"中的隔山消,加板蓝根、柴胡、芦根而成。用法用量:口服,每次 4 粒,每日 3 次,7 日为 1 个疗程。同时用生理盐水鼻喷雾剂喷鼻,每侧鼻 1 次,每次 3 喷,每日 3 次。临床应用:李颖等用上方治疗 30 例外感风热型的急性鼻炎患者。结果:治愈 26 例,有效 3 例,无效 1 例,总有效率 96.7%。[④]

3. 香菊片 用法用量:口服,每日 3 次,每次 4 片,连续 2 周。功效主治:清热解毒,祛湿散浊,消肿止痛,扶正固本,活血化瘀;虚实二证各型证候基本可用,或配合其他药物同用。临床应用:朱雪琪用香菊片治疗 68 例急性鼻炎患者。结果:显效 42 例,有效 20 例,无效 6 例,总有效率 91%。[⑤]

① 李玉琼.复方葛芷黄汤加味治疗伤风鼻塞 100 例临床疗效观察[J].云南中医中药杂志,2001,22(3):40.
② 傅宗翰.斑蝥贴剂[J].中医杂志,1988,29(5):54.
③ 唐富强.通窍鼻炎胶囊治疗急性鼻炎的疗效及其对患者白细胞的影响[J].临床合理用药,2016,9(5A):10-11.
④ 李颖,等.疏风解毒胶囊治疗外感风热型急性鼻炎的临床疗效评价[J].中医药导报,2015,21(21):49-51.
⑤ 朱雪琪.香菊片治疗急性鼻炎疗效观察[J].现代中西医结合杂志,2006,15(11):170-1471.

慢 性 鼻 炎

概　述

慢性鼻炎是鼻黏膜及黏膜下层的慢性炎症。主要特点是鼻腔黏膜肿胀，分泌物增加。病程持续数月以上或反复发作，迁延不愈，常无明确的致病微生物感染。一般分为慢性单纯性鼻炎和慢性肥厚性鼻炎两种类型。二者病因基本相同，后者多由前者发展而来，组织病理学上没有绝对的界限，常有过渡型存在。致病因素包括全身因素、局部因素和职业及环境因素等方面。如急性鼻炎的反复发作、或治疗方法不当、或治疗不彻底，邻近器官病灶的慢性刺激及抵抗力降低等均可引发此病。一般临床表现为间歇性或交替性鼻塞，昼轻夜重，伴有流白黏涕。甚者呈持续性鼻塞，鼻涕黏稠等。

本病属中医"鼻窒"范畴，以经常性鼻塞为主要特征。"鼻窒"一名，首见于《素问·五常政大论》："大暑以行，咳嚏鼽衄鼻窒。"《素问玄机原病式·六气为病》曰"鼻窒，窒，塞也"，又曰"但见侧卧上窍通利，下窍窒塞"，指出了鼻窒的主要症状特点。该病多因伤风鼻塞反复发作，余邪未清而致。不洁空气、过用血管收缩剂滴鼻等亦可致本病。其发病机制与肺、脾二脏功能失调及气滞血瘀有关。

辨 证 施 治

1. 刘蓬分 3 型

（1）肺经蕴热型　症见鼻塞时轻时重，或交替性鼻塞，鼻涕色黄量少，鼻气灼热；下鼻甲红肿，表面光滑、柔软有弹性；常有口干，咳嗽痰黄；舌尖红，苔薄黄，脉数。治宜清热散邪、宣肺通窍。方用黄芩汤加减。

（2）肺脾气虚型　症见鼻塞时轻时重，或呈交替性，涕白而黏，遇寒冷时症状加重；鼻黏膜及鼻甲淡红肿胀；倦怠乏力，少气懒言，恶风自汗，咳嗽痰稀，易患感冒，纳差便溏，头重头昏；舌质淡，苔白，脉缓弱。治宜补益肺脾、散邪通窍。肺气虚为主者，可选用温肺止流丹加味：荆芥、细辛、人参、甘草、诃子、桔梗、鱼脑石。临床应用时可加黄芪、白术以补益肺脾。脾气虚为主者，可用补中益气汤加减以健脾益气、升阳通窍。易患感冒或遇风冷则鼻塞加重者，可合用玉屏风散以益气固表。

（3）气滞血瘀型　症见鼻塞较甚或持续不减，语声重浊，嗅觉减退；鼻甲肥大质硬，表面呈桑椹状凹凸不平；头胀头痛，耳闭重听；舌质暗红或有瘀点，脉弦或弦涩。治宜行气活血、化瘀通窍。方用通窍活血汤加减：桃仁、红花、赤芍、川芎、麝香、老葱、黄酒、红枣。随症加减：鼻塞甚、嗅觉迟钝者，可选加辛夷花、白芷、石菖蒲、丝瓜络；头胀痛、耳闭重听者，加柴胡、蔓荆子、菊花以清利头目。[1]

2. 徐轩等分 6 型

（1）肺怯金寒、鼻失温养型　症见鼻塞不通，或交替性鼻塞、鼻涕清稀、鼻黏膜及下鼻甲肿胀色泽淡红。全身症状，可有怕冷，平素易感冒，舌苔薄白，脉细等肺气虚寒，寒邪凝聚之证。治宜温肺通窍。药用党参、黄芪、白术、茯苓、炙甘草、防风、桂枝、细辛、桔梗、路路通、石菖蒲。随症加减：气虚明显者，加紫河车。

① 刘蓬.中医耳鼻咽喉科学［M］.北京：中国中医药出版社，2016：106－108.

（2）脾虚不健、痰湿泛鼻型 症见鼻腔肌膜肿胀，鼻甲肿大充盈鼻腔而鼻塞不通、鼻涕白黏量多。全身症状，可有头昏头重，体倦乏力，大便软或溏，舌淡苔薄白腻，脉缓等脾虚湿困之证。治宜健脾通窍。药用党参、白术、茯苓、山药、白扁豆、炙甘草、陈皮、法半夏、藿香、石菖蒲、荜茇、桔梗。

（3）清阳失举、浊积鼻窍型 症见鼻塞不通，浊涕较多，嗅觉减退，鼻黏膜充血，鼻甲肿胀，鼻腔见黄白色分泌物堵积。全身可有头昏体倦，食欲不振，舌苔薄黄而腻，脉濡等浊邪上蒙之证。治宜升清通窍。药用升麻、葛根、太子参、白术、茯苓、藿香、佩兰、辛夷、苍耳子、石菖蒲、鸭跖草、桔梗。

（4）瘀血阻滞、鼻窍不利型 虚证者鼻黏膜淡红，实证者鼻黏膜充血。治宜活血化瘀。药用桃仁、红花、当归尾、益母草、乳香、辛夷、白芷、石菖蒲、路路通、桔梗、乌药、陈皮。随症加减：气虚者，加党参、黄芪。

（5）肺气壅滞、气壅逆鼻型 鼻塞气热，张口呼吸、黄脓涕多，涕擤出后则鼻塞改善，鼻甲肥大，黏膜充血，鼻腔有脓液潴积。全身症状，可有咳嗽、胸闷、口干喜饮。治宜宣泄肺气。药用桑叶、桑白皮、黄芩、马兜铃、栀子、天竺黄、鱼腥草、桔梗、芦根、辛夷、路路通。

（6）气滞夹风、清窍鼻塞型 鼻塞不通，两耳憋气，头昏头胀，鼻甲肿大，黏膜充血，鼓膜肿胀。胸闷不畅，舌苔薄，脉弦。治宜顺气破滞。药用广木香、乌药、青皮、枳壳、蝉蜕、羌活、僵蚕、防己、石菖蒲、路路通。[1]

经 验 方

1. 益气健脾汤 茯苓12克、白术10克、党参10克、陈皮10克、白芷10克、山药10克、辛夷10克、苍耳子10克、鹅不食草9克、川芎6克、薄荷6克、甘草5克、麻黄3克。每日1剂，水煎取汁500毫升，分早晚2次温服。以4周为1个疗程。在经鼻内镜等离子低温消融治疗的基础上，采用益气健鼻汤治疗。周丽坤将100例慢性鼻炎患者按照治疗方法的不同分为观察组和对照组各50例。对照组采用经鼻内窥镜治疗，观察组在对照组的基础上采用益气健鼻汤治疗。总结疗效及护理方法。结果：观察组的总有效率为96.0%，显著高于对照组的76.0%（$P<0.05$）；观察组治疗后的鼻炎积分显著低于对照组（$P<0.05$）；观察组在生理、心理、社会等方面的生活质量评分均显著高于对照组（$P<0.05$）。[2]

2. 舒鼻灵喷剂 黄芩、辛夷、桑白皮、丹参、砂仁、五味子等。每次双侧鼻腔分别用舒鼻灵喷剂喷鼻，每日3次，4周为1个疗程。张肇宇等用上方共治疗30例慢性鼻炎患者，总有效率为80%。[3]

3. 补中益气汤加味 党参15克、黄芪20克、白术12克、当归3克、陈皮3克、升麻3克、柴胡3克、紫苏叶5克、甘草5克、川芎5克、莱菔子5克、苍耳子5克、石菖蒲2克、姜1片、大枣2枚。每日1剂，水煎2次，1个月为1个疗程，服药最多为3个疗程。官毅用上方共治疗66例慢性鼻炎患者。结果：显效47例，有效15例，无效3例，总有效率95.45%。[4]

4. 加味苍耳子丸 苍耳子、辛夷花、白芷、薄荷、川芎、黄芪、龙骨、木通等药组成。内服，每次6克，每日2次，1个月为1个疗程。张应文等用上方治疗65例慢性单纯性鼻炎患者。结果：经治疗1~2个疗程，总有效率为80%，显效率（自觉症状及鼻黏膜肿胀消失或大部分消失）为46.2%。[5]

5. 鼻炎胶囊 金银花、连翘、白芷、细辛、川芎、浙贝母等。上药研成细末，装胶囊，每粒含生药0.25克。每次4粒，每日3次，连用5日为1个疗程，连用1~3个疗程。马华等用上方治疗98例慢性单纯性鼻炎患者。结果：显效58例，有效

① 徐轩，等.干祖望教授治疗慢性鼻炎经验[J].中医函授通讯，1993，11（2）：27-28.
② 周丽坤.中药汤剂联合经鼻内窥镜治疗慢性鼻炎疗效及护理[J].辽宁中医杂志，2013，40（9）：1915-1916.
③ 张肇宇，等.舒鼻灵喷剂治疗慢性鼻炎及变应性鼻炎60例[J].中医杂志，2007，48（1）：82.
④ 官毅.中医药治疗慢性鼻炎66例[J].辽宁中医杂志，2001，28（7）：427.
⑤ 张应文，等.慢性鼻炎的治疗与研究[Z].中国中医药年鉴，1998：269-270.

30例,无效10例。[①]

6. 苍耳子散 苍耳子10克、辛夷花10克、荆芥10克、黄芩10克、桔梗10克、薄荷6克、白芷6克、甘草4.5克。随症加减:黄脓涕者,加金银花20克、生黄芪12克。煎药时放入茶叶适量,葱白3根。每日1剂,文火煎10分钟,分2次服,儿童用量酌减。7日为1个疗程。王明善等用上方治疗183例慢性鼻炎患者,治疗2~3个疗程。结果:痊愈142例,显效30例,无效11例,总有效率94%。[②]

单 方

丝瓜根绿豆汤 组成:丝瓜根30~50克(鲜品加倍)、绿豆60~100克、冰糖适量。儿童药量酌减。用法用量:先将丝瓜根和绿豆加冷水煮沸,再煎半小时,取出丝瓜根弃之,然后在绿豆汤内加冰糖适量,使其溶解,服汤食豆,每日1剂,早晚2次分服。连服1个月为1个疗程。临床应用:吴成善用此汤治疗慢性鼻炎124例患者。结果:痊愈99例,好转20例,无效5例,痊愈率79.8%,总有效率96%。[③]

中 成 药

1. 鼻渊舒口服液 组成:桔梗、黄芩、白芷、黄芪(四川华神药业公司生产)。功效:清热解毒,疏风排脓,抗菌消炎,扶正固本,调节人体免疫功能,提高机体抗病能力。用法用量:每次1支,每日2次。临床应用:张清元将200例儿童慢性鼻炎、鼻窦炎患儿随机分为治疗组107例和对照组93例。治疗组选用鼻渊舒口服液,对照组选用抗生素、抗过敏药物及鼻炎片。两组均结合鼻腔局部滴用复方新福林滴鼻液,连续治疗2~4周。结果:治疗组的总有效率为96.26%,对照组的总有效率为83.86%,两组比较有显著性差异($P < 0.01$)。[④]

2. 鼻舒胶囊联合外用麝藜滴鼻剂 鼻舒胶囊组成:辛夷花10克、苍耳子10克、人参10克、诃子肉10克、乌梅6克、荆芥6克、细辛1克、川芎6克、白芷10克、川贝母10克、地龙6克(北京北卫药厂生产,0.5克/粒,相当于生药量5克)。用法用量:每次5粒,每日3次,15日为1个疗程。麝藜滴鼻剂组成:麝香3克、藜芦20克、辛夷花35克、苍耳子60克、黄连35克、牛黄15克、血竭15克、青黛35克、麻黄10克、龙骨70克(10毫升/支,每毫升含生药量3.5克)。患者取仰卧垂头位滴鼻,每侧鼻腔2~3滴,每日3~4次,15日为1个疗程。临床应用:李文敏等采用前药内外并治共治疗173例慢性单纯性鼻炎患者,治疗2个疗程。结果:痊愈67例,有效93例,无效13例,总有效率92.5%。[⑤]

3. 复方丹参液 组成:丹参、降香(上海第一制药厂生产,2毫升/支,每毫升含丹参、降香各2克)。用法用量:采用复方丹参液2毫升加2毫升生理盐水稀释后滴鼻,每日3次,每次每侧2滴,连续滴鼻2周。临床应用:倪爱民将75例慢性单纯性鼻炎随机分为观察组38例和对照组37例。观察组用上方治疗;对照组用1%麻黄素溶液,每只5毫升,滴鼻,每日3次,每次每侧2滴,连续滴鼻2周。[⑥]

① 马华,等.鼻炎胶囊治疗急慢性鼻炎鼻窦炎临床观察[J].中国医药学报,1998,13(4):35-36.
② 王明善,等.苍耳子散治疗慢性鼻炎183例[J].安徽中医学院学报,1993,12(2):21-22.
③ 吴成善.丝瓜根绿豆汤治疗慢性鼻炎270例[J].中国中西医结合杂志,1992,12(12):757.
④ 张清元,等.鼻渊舒口服液治疗儿童慢性鼻炎、鼻窦炎的临床观察[J].时珍国医国药,2006,17(4):625-626.
⑤ 李文敏,等.中药治疗慢性鼻炎的临床观察[J].中国中西医结合杂志,1998,18(7):440-441.
⑥ 倪爱民.复方丹参液治疗慢性鼻炎的临床观察[J].中国中西医结合杂志,1994,14(7):439-440.

干燥性鼻炎

概　述

干燥性鼻炎是以鼻黏膜干燥，分泌物减少，但无鼻黏膜和鼻甲萎缩为特征的慢性鼻病。有学者认为干燥性鼻炎是萎缩性鼻炎的早期表现。但多数学者认为，二者虽然临床表现有相似之处，但是属于不同的疾病，多数干燥性鼻炎并非终将发展为萎缩性鼻炎。干燥性鼻炎病因不明，可能与全身状况、外界气候、环境状况等有关。临床表现包括鼻腔干燥感、鼻出血以及鼻腔刺痒感等，但无嗅觉减退。检查见鼻黏膜发干，失去正常的湿润。鼻腔稍宽，下甲稍小，黏膜上常常覆薄层痂皮，但无萎缩现象。好发于青少年，秋冬季节多见。

本病属中医"鼻槁"范畴，有些文献所论的"鼻干""鼻燥""鼻无涕"也与本病有关。古代文献中有关鼻干的资料虽不很多，但早在《黄帝内经》中即有鼻干之名。《素问·热论》曰："伤寒……二日阳明受之，阳明主肉，其脉夹鼻络于目。故身热目痛而鼻干，不得卧也。"汉代张仲景《金匮要略·黄疸病脉证并治》论鼻燥时指出："酒黄疸者，或无热，靖言了了，腹满欲吐，鼻燥"。宋代正式将鼻干作为一种疾病而论。如《太平圣惠方·卷三十七》载："夫鼻干无涕者，由脏腑壅热，内有积热，攻于上焦之所致也"，其论与今之鼻干基本类似，并将其责之于心肺壅热，或肺壅脑热而发。鼻槁一词，首见于《灵枢·寒热病》："皮寒热者，不可附席，毛发焦，鼻槁腊，不得汗。"其病因主要与燥邪有关，病机主要是津伤而致鼻窍失养。

辨证施治

1. 王永钦分4型

（1）燥邪伤鼻型　治宜清燥宣肺、养阴生津。方用清燥救肺汤加减：桑叶、枇杷叶、杏仁、麦冬、沙参、玄参、生地黄、黄芩、甘草。随症加减：鼻衄者，加白茅根、酒大黄凉血止血；大便秘结者，加火麻仁、郁李仁润肠通便。

（2）阴虚肺燥型　治宜滋补肺肾、润燥生津。方用百合固金汤加减：熟地黄、百合、麦冬、玄参、生地黄、白芍、当归、桔梗、牡丹皮、桑皮、甘草。随症加减：鼻衄者，加白茅根凉血止血；腰膝酸软者，加怀牛膝、杜仲补肾强腰。

（3）脾虚肺燥型　治宜健脾益气、升清润燥。方用补中益气汤加玄参、麦冬。随症加减：食少纳差者，加麦芽、山楂之类健脾开胃；舌根苔黄者，加酒炒知母、酒炒黄柏清热。

（4）郁热熏鼻型　治宜清泄肺胃、生津润燥。方用加味升葛汤加减：升麻、葛根、天花粉、黄芩、牡丹皮、桑白皮、生地黄、白芍、甘草、杏仁、枳壳、白芷。随症加减：全身见口苦咽干者，加柴胡疏肝；并有烦躁易怒，脉弦数者，用龙胆泻肝汤加减以清利肝胆郁热。[①]

2. 邱则仁分2型

（1）肺肾阴虚型　干燥性鼻炎患者，因鼻腔干燥不适，或有烧灼感，刺痒感来就诊，伴口燥咽干、干咳少痰，或手足心热，心烦少寐，腰膝酸软。舌红少苔，脉细数等。乃肺肾阴虚之象。治宜滋肺益肾。方用百合固金汤合沙参麦冬汤加减：生

① 　王永钦.中医耳鼻咽喉口腔科学［M］.北京：人民卫生出版社，2001：482－486.

地黄 15 克、熟地黄 15 克、川百合 15 克、麦冬 15
克、北沙参 15 克、玉竹 15 克、玄参 15 克、天花粉
15 克、五味子 15 克、栀子 15 克、炙龟甲 15 克、川
贝母 10 克、桔梗 10 克、合欢皮 10 克、生甘草 3 克。
每日 1 剂,水煎 2 次,分 3 次服。并服二至丸,每次
10 克,每日 3 次,淡盐开水送下。外用香油适量滴
鼻。临床观察:邱则仁用上方治疗干燥性鼻炎 1 例
患者,连服药 30 剂后,鼻腔干燥等明显好转,仅有
微量鼻衄 1 次,遂用二至丸和鲜石斛晶等继服,告
愈。同年 10 月因流感复发,仍以原方出入,加重生
地黄、麦冬、玄参、玉竹等用量,服 20 剂后,鼻腔干
燥渐消失。后服用二至丸月余以巩固疗效。

(2)脾胃虚弱型　气血生化不足,津液输布
失司,致鼻腔失于濡润,导致干燥性鼻炎。治宜培
土生津,并重用滋养润燥之品。方用参苓白术散
合补中益气汤加减:党参 15 克、炙黄芪 15 克、云
茯苓 15 克、淮山药 15 克、白扁豆 15 克、炒薏苡仁
15 克、黄精 15 克、炒白术 10 克、当归 10 克、升麻
10 克、陈皮 10 克。每日 1 剂,水煎 2 次,分 3 次
服。外用香油适量滴鼻。临床观察:邱则仁用上
方治疗 1 例患病 4 年的干燥性鼻炎患者,连服药
10 剂,鼻腔干燥有所减轻,腹胀、便溏、食欲相继
好转。守原方去薏苡仁、陈皮,加润燥之品,选用
石斛 15 克、麦冬 15 克、玉竹 15 克,并服二至丸,
每次 10 克,每日 3 次,白开水送下。原方调整后
继服 15 剂,鼻腔干燥日见好转;因复见便溏,将炒
薏苡仁易石斛,服 5 剂后大便渐正常,又连服 20
剂后,鼻腔干燥等症基本痊愈。①

3.龚文德分 4 型

(1)脾虚肺燥型　症见鼻燥且痒,无涕液分
泌,伴腹部隐痛,大便溏泄,每日 2～3 次已 4 年
余,舌淡胖,脉沉细。局部检查见两侧鼻黏膜淡
红、干燥,两鼻甲不大。西医诊断为干燥性鼻炎。
治宜补脾润肺。药用炒党参 10 克、炙黄芪 10 克、
焦白术 10 克、北沙参 10 克、麦冬 10 克、淮山药 10
克、茯苓 12 克、生地黄 12 克、百合 12 克、炙甘草 3

克、大枣 7 枚、粳米(先煎)30 克。每日 1 剂,水煎
2 次,分 2 次服。临床观察:龚文德用上方治疗 1
例干燥性鼻炎患者,共服药 28 剂后痊愈。

(2)肺燥灼络型　症见鼻衄如涌、色鲜红或
紫,日发数次,予新凝灵、脱氧核苷酸、维生素 K 等
药无效,伴口唇、鼻腔干燥,大便秘结,数日一行,
舌红少苔,脉细数。治宜清燥救肺。药用生石膏
30 克、鲜茅根 30 克、光杏仁 12 克、火麻仁 12 克、
北沙参 12 克、生地黄 12 克、桑白皮 5 克、桑叶 5
克、枇杷叶(去毛包煎)10 克、麦冬 10 克、生甘草 3
克、阿胶(烊化)9 克。每日 1 剂,水煎 2 次,分 3 次
服。临床观察:龚文德用上方治疗 1 例干燥性鼻炎
患者,服药 2 剂后,鼻衄止,口唇、鼻腔干燥亦有好
转,大便畅行,改拟滋阴润肺药物煎服以善其后。

(3)肺胃燥热型　症见鼻衄、齿衄二年余,伴
鼻燥作痒,胃脘灼热,舌红苔黄,脉弦。局部检查
见两侧鼻黏膜充血、干燥,左侧中隔偏曲、低位嵴
突、与下甲相抵。治宜清胃泻肺。药用桑白皮 5
克、桑叶 5 克、炒知母 5 克、生石膏(先煎)30 克、黄
芪 6 克、太子参 10 克、麦冬 10 克、玄参 10 克、枇
杷叶 10 克、生地黄 12 克、怀牛膝 12 克、生甘草 3
克。每日 1 剂,水煎 2 次,分 3 次服。临床观察:
龚文德用上方治疗 1 例干燥性鼻炎患者,连服药
10 剂后,诸症悉除,后因劳累轻度复发,嘱其服用
原方以巩固疗效。

(4)木火刑金型　症见鼻燥且痒,鼻衄频发 3
年余,伴急躁易怒、偏头疼、喉痛,舌偏红,脉弦。
局部检查见双侧鼻黏膜充血、干燥,左中隔血管扩
张,黏膜糜烂。治宜平肝降火。药用焦栀子 10
克、牡丹皮 10 克、白蒺藜 10 克、夏枯草 10 克、藕
节 10 克、黄芩 5 克、菊花 12 克、钩藤(后下)12 克、
青黛 12 克、墨旱莲 12 克、石决明 30 克、鲜茅根 30
克。每日 1 剂,水煎 2 次,分 3 次服。临床观察:
龚文德用上方治疗 1 例干燥性鼻炎患者,连服药
14 剂后,诸症悉除。后因停药复发,仍以上方平
肝清络,润肺生津,服药 5 剂而愈。②

① 邱则仁.干燥性鼻炎的辨治[J].辽宁中医杂志,1989,16(8):19-20.
② 龚文德.干燥性鼻炎病案四则[J].中医杂志,1985,26(3):43-44.

经 验 方

1. **百苄汤** 药物百合 15 克、沙参 15 克、川芎 10 克、杏仁 10 克、赤芍 10 克、牡丹皮 10 克、麦冬 12 克、生地黄 12 克、阿胶（样化）12 克、盐知母 12 克、霜桑叶 8 克、甘草 6 克。随症加减：咽痛、咽干甚者，加玄参、桔梗；鼻黏膜糜烂、出血严重者，加白茅根、侧柏叶；有脾虚，纳呆症状者，加白术、炒麦芽。每日 1 剂，水煎服，分 2 次服。10 日为 1 个疗程；一般服用 3 个疗程，未愈可再服 1 个疗程。同时用薄荷油滴鼻液外用滴鼻，每日 3 次。用药期间禁食辛辣食品，尽量戒除烟、酒嗜好。治疗 10 日复诊 1 次。一般治疗 30～40 日。1 个月后判定疗效。申涛等用上方治疗干燥性鼻炎 65 例患者。

结果：治愈 41 例，显效 12 例，有效 8 例，复发 8 例，总有效率 93.8%。[1]

2. **清肺汤内服配合玉龙膏擦敷** 清肺汤：桑白皮 10 克、地骨皮 10 克、炒黄芩 10 克、生地黄 20 克、豨莶草 12 克、麦冬 12 克、白桔梗 5 克、生甘草 5 克。随症加减：鼻中隔干燥暗红者，加生蒲黄；鼻出血者，加藕节、白茅根、侧柏叶；鼻腔灼热者，加山豆根；咽干舌燥者，加鲜石斛、天花粉。玉龙膏系绍兴市中医院协定处方，由冰片、珍珠等研细末加凡士林调匀而成，应用时以玻璃棒蘸药擦鼻腔患处。每日 3 次。玉龙膏具有清凉润燥、止血生肌之效。叶信娣用上方治疗 50 例干燥性鼻炎患者。结果：10 日痊愈 24 例，4 日痊愈 20 例，15 日痊愈 6 例。随访 2 年均无复发。近期痊愈率为 100%。[2]

① 申涛，等.百苄汤治疗干燥性鼻炎 65 例[J].实用中医药杂志,2000,16(4)：9.
② 叶信娣."清肺汤"治疗干燥性鼻炎 50 例[J].江苏中医,1996,17(3)：20.

萎缩性鼻炎

概　述

萎缩性鼻炎是一种缓慢发生的弥漫性、进行性鼻腔萎缩性病变。不仅仅鼻腔黏膜，而且包括黏膜下的血管、腺体，甚至鼻甲骨都会出现萎缩。本病可分为原发性与继发性。前者无明显外因，多于青春期发病，女性多见。后者常继发于长期鼻炎、与鼻腔手术中切除的组织过多有关。病理上初期可以出现轻度的上皮增生、黏膜水肿，然后鼻黏膜上皮变性，进行性萎缩。黏膜纤毛脱落，纤毛柱状上皮变成鳞状上皮。腺体减少，分泌物干燥形成痂皮，上皮下有大量炎性细胞浸润（常为大量的肥大细胞），黏膜和骨质血管发生动脉内膜炎和周围炎，血管腔狭窄和闭塞。黏膜供血不足，导致黏膜、腺体、骨质萎缩，鼻甲骨质吸收。常常伴有额窦和上颌窦发育不全。一般以鼻、咽干燥，鼻塞，头痛，鼻衄，嗅觉障碍，呼气恶臭等为主要临床表现。检查：鼻黏膜干燥、糜烂、易出血，鼻甲缩小，下鼻尤甚，鼻腔宽。有灰绿色脓痂充塞，严重外形见可鞍鼻，咽后壁黏膜干燥等。

本病属中医"鼻槁"范畴。鼻槁一词，首见于《灵枢·寒热病》："皮寒热者，不可附席，毛发焦，鼻槁腊，不得汗。"《难经》《金匮要略》及后世医家亦有鼻藁、鼻干、鼻燥、咽鼻干焦、鼻塞干燥、鼻干无涕等记载。本病的病因与燥邪、阴虚、气虚等有关。病机主要是津伤而致鼻窍失养。

辨证施治

1. 朱炜炜分2型

（1）肺虚鼻窍失养型　治宜滋阴润燥、宣肺散邪。方用清肺救肺汤加减：阿胶15克、冬桑叶10克、生石膏8克、麦冬10克、杏仁10克、枇杷叶10克、党参12克、甘草6克。随症加减：鼻燥，肌膜萎缩甚者，加当归10克、北沙参10克。

（2）脾虚湿热熏蒸型　治宜益气健脾、清热利湿。方用参苓白术散合四物汤加减：白术10克、党参15克、山药15克、莲子肉10克、甘草10克、茯苓10克、薏苡仁10克、扁豆10克、砂仁10克、陈皮10克、桔梗10克。随症加减：血虚者，加当归12克、熟地黄10克、白芍10克、川芎6克；热证明显者，加黄芩10克、鱼腥草10克、苍耳子8克。

以上各方均每日1剂，水煎服，早晚各1次。临床观察：朱炜炜等用上方加减辨证治疗肺虚鼻窍失养型萎缩性鼻炎患者和脾虚湿热熏蒸型萎缩性鼻炎患者各40例。每日3～4次鼻腔局部滴用蜂蜜，1个月为1个疗程。治疗1～2个疗程判定疗效，并随访1年。服药期间忌食温燥辛辣之食物。结果：40例肺虚鼻窍失养型患者痊愈8例，显效16例，好转12例，无效4例；40例脾虚湿热熏蒸型患者痊愈6例，显效14例，好转13例，无效7例。总有效率86.25%。[①]

2. 张守杰分2型

（1）肺肾阴虚型　治宜滋阴润燥。药用生地黄9克、玄参9克、麦冬9克、知母9克、连翘9克、

---

① 朱炜炜，等.中医辨证加蜂蜜外用治疗萎缩性鼻炎120例[J].辽宁中医杂志，2008，35(4)：552－553.

金银花12克、百合12克、女贞子12克、桑椹12克、龟甲12克、牡丹皮12克、杏仁15克、地骨皮15克。

（2）肺胃热盛型　治宜清热降火。药用金精石30克、寒水石30克、生石膏30克（先煎）、生地黄12克、麦冬12克、赤芍12克、牡丹皮12克、知母12克、焦栀子12克、天花粉12克、金银花18克、鱼腥草18克。

以上各方均每日1剂，水煎2次服，以1个月为1个疗程。服药期间忌烟、酒及辛辣食物。临床观察：根据上述辨证分型，张守杰用上方共治疗34例萎缩性鼻炎患者。结果：显效28例，有效14例，无效2例，总有效率94.1%。[①]

3. 蔡福养分3型

（1）肺经伏热型　主症：鼻腔黏膜干燥萎缩，涕痂积留，嗅觉失灵，干咳少痰，脉细数等。黏膜干燥萎缩，涕痂积留，嗅觉失灵；肺热化燥，则肃降失调，故干咳少痰。治宜养阴清肺、生津润燥。方用养阴清肺汤加味：生地黄、白芍、牡丹皮、川贝母、麦冬、薄荷、玄参、甘草。随症加减：肺热熏蒸，黏膜充血者，加泻白散（地骨皮、桑白皮、甘草、粳米）；热伤血络，黏膜干裂出血者，加四生丸（生地黄、生侧柏叶、生艾叶、生荷叶）；肺气不和者，加苍耳散（辛夷、白芷、薄荷、苍耳子）；若出气恶臭，属肺热内盛，鼻出臭气者，加桑白皮、黄芩；鼻内黏膜溃烂流黄水，属湿热熏蒸者，加黄柏、苦参。

（2）脾胃阴虚型　主症：鼻黏膜干燥萎缩，涕痂积留，口咽干燥，大便头硬，小便时黄。舌质红少苔，脉细数等。治宜清热养阴生津。方用益胃汤：生地黄、麦冬、沙参、玉竹、冰糖。随症加减：口咽干痛，属胃阴不足者，加石斛、天花粉；鼻内黏膜充血，属肺热上蒸者，加地骨皮、桑白皮、黄芩；黏膜干裂出血者，加生侧柏叶、茜草炭、牡丹皮；黏膜溃烂，属湿热熏蒸者，加黄柏、苦参。

（3）肝肾阴虚型　主症：鼻黏膜干燥萎缩，涕痂积留，咽喉干痛，舌质红而干，腰酸无潮热盗汗，

小便黄少，脉细数。治宜滋补肝肾、清降虚火。方用知柏地黄汤加减：熟地黄、牡丹皮、山药、泽泻、山茱萸、茯苓、知母、黄柏。随症加减：咽喉干燥，属虚火上灼者，加麦冬、沙参、石斛；鼻内黏膜充血，属肺热伤血络者，加生侧柏叶、茜草根；黏膜溃烂，属湿热熏蒸者，加黄柏、苦参；嗅觉失灵，属肺气不合者，加薄荷、鹅不食草。

以上各型用药均每日1剂，水煎2次，分2次服。临床观察：蔡福养用上方加减辨证共治疗299例萎缩性鼻炎患者。结果：痊愈234例，好转46例，无效19例，总有效率93.6%。[②]

经 验 方

1. 综合治疗　中药方：党参15克、麦冬15克、桑叶15克、茯苓15克、生地黄15克、石斛15克、甘草5克、沙参12克、桔梗9克、白术9克、杏仁10克、当归10克、桃仁10克、牡丹皮10克、川楝子10克。每日1剂，水煎取汁300毫升，早晚分服。随症加减：脓痂多者，加地骨皮、鱼腥草；口苦咽干者，加酒炒黄连。50毫升鱼腥草注射液兑入500毫升温生理盐水中，行双侧鼻腔灌洗，灌洗后吸引器清理鼻腔、鼻咽、口咽脓痂。外敷生肌玉红膏：当归5份、白蜡5份、白芷1.2份、紫草0.5份、甘草3份、轻粉1份、血竭1份、麻油40份。制法：白芷、当归、紫草浸入麻油3日，放锅内熬至药枯，去渣，将油再熬至滴水成珠，入血竭化尽，次入白蜡，微火化开，待冷，后研细轻粉，搅匀备用。将制好的生肌玉红膏适量平摊于消毒备用的长约8厘米、宽4厘米的凡士林油纱片上，备用。待脓痂清理干净后，将此油纱片（单层）贴敷包裹于萎缩之中鼻甲、下鼻甲黏膜表面，若鼻中隔黏膜萎缩较重，亦可贴敷在鼻中隔黏膜表面。张燕等用上方综合治疗60例萎缩性鼻炎患者，15日为1个疗程，连续用药3个疗程。结果：痊愈43例，有效17例，总有效率100%。[③]

①　张守杰.萎缩性鼻炎的辨证治疗[J].辽宁中医杂志,1995,22(10):461.
②　蔡福养.用"同病异治"治疗萎缩性鼻炎二九九例[J].辽宁中医杂志,1980,7(10):19.
③　张燕,等.生肌玉红膏为主治疗萎缩性鼻炎的临床应用[J].时珍国医国药,2007,18(9):2170-2171.

2.升阳生津方 升麻 15 克、柴胡 9 克、葛根 30 克、太子参 9 克、生地黄 12 克、玄参 9 克、麦冬 9 克、百合 12 克、女贞子 12 克、桑椹 12 克、知母 9 克、牡丹皮 9 克、赤芍 15 克、焦山楂 15 克。随症加减：鼻腔内附有黄绿色痂皮者，加金精石 30 克、寒水石 30 克、生石膏(先煎 15 分钟)30 克、鱼腥草 30 克、金银花 9 克；呼气臭味严重者，加地丁草 15 克、败酱草 30 克；大便溏薄者，可去生地黄、玄参，加川石斛 12 克、北沙参 12 克、怀山药 12 克。上方第二煎后的药渣，趁热蒸气熏鼻，患者做深呼吸，尽量吸入药渣蒸气约 10 分钟。每日 1 剂，水煎服 2 次。治疗期间，停用其他疗法，60 日为 1 个疗程。忌烟、酒及其他辛辣食物。张守杰用上法治疗治疗 86 例萎缩性鼻炎患者。结果：显效 28 例，好转 49 例，无效 9 例，显效率 32.55%，总有效率 89.95%。①

3.辛夷苁蓉液 辛夷花 15 克、肉苁蓉 15 克、苍耳子 15 克、鱼腥草 15 克、金银花 30 克、沙参 12 克、生熟地黄各 15 克、麦冬 15 克、知母 10 克、升麻 6 克、薄荷(后下)6 克、白芷 10 克、当归 12 克、百合 15 克。上药加水 400 毫升煎至 150 毫升，用六层纱布过滤，放入口杯内，然后二煎加水 300 毫升煎至 200 毫升，用六层纱布过滤后再浓缩至 100 毫升，浓缩时放入药液中 1 厘米宽，3 厘米长纱条 20 块，然后放入消毒无菌器皿中备用。每剂药煎 2 次，头煎 150 毫升放入口杯内熏鼻，每次 30 分钟，如药液不热，可将药杯放入热水盆内加热后再熏鼻，每日 1 次，熏后将二煎浓缩液中纱条取出填入鼻腔。每日早晚各填 1 次，7 日为 1 个疗程。陈玉梅用上述药液共治疗 88 例萎缩性鼻炎患者。结果：治疗时间最短 7 日，最长 21 日，平均 14 日；痊愈 66 例，显效 16 例，有效 6 例，总有效率 100%。②

单　　方

桃树嫩尖叶 组成：桃树嫩尖叶。制备方法：桃树嫩尖叶 1～2 支，用手揉绒成棉球状。用法用量：桃树嫩尖叶塞入鼻腔(直达病处)10～20 分钟，待鼻内分泌大量清涕，不能忍受时才弃掉塞药，每日 4 次，一般连续用 1 周左右。临床应用：胥明炳等用上方治疗萎缩性鼻炎 40 例患者。结果：痊愈 37 例，好转 3 例。③

① 张守杰,等.升清阳补阴津法治疗萎缩性鼻炎 86 例[J].辽宁中医杂志,2005,32(9)：912-913.
② 陈玉梅.辛夷苁蓉液治疗慢性萎缩性鼻炎 88 例[J].辽宁中医杂志,1994,21(3)：125.
③ 胥明炳,等.萎缩性鼻炎[J].广西中医药,1981,4(6)：15.

变态反应性鼻炎

概　述

变态反应性鼻炎简称变应性鼻炎或过敏性鼻炎，是特应性个体接触致敏原后由 IgE 介导的以炎性介质（主要是组胺）释放为开端的、有免疫活性细胞和促炎细胞以及细胞因子等参与的鼻黏膜慢性炎症反应性疾病。变应性鼻炎流行率有明显增加趋势，发达国家已达总人口的 10%～20%，我国虽无正式统计，有学者估计也在 8%～10%。可能与大气污染、空气中 SO_2 浓度增高、饮食结构的改变以及"过度清洁"的生活方式有关。本病以儿童、青壮年居多，男女性别发病比无明显差异。变应性鼻炎本身虽不是严重疾病，但可显著影响患者生活质量。如可影响睡眠，导致工作效率下降，影响学童记忆力，给社交、娱乐带来麻烦。变应性鼻炎还与结膜炎、分泌性中耳炎、鼻窦炎和鼻息肉的发病关系密切。尤为值得注意的是，本病还是诱发支气管哮喘的重要危险因素之一，即"一个呼吸道，一种疾病"。患者多为易感个体，即特应性。某些抗原物质对大多数人无害，但一旦作用于易感个体，便可引起变态反应。这类抗原物质即为变应原。变应原是诱发本病的直接原因。本病以鼻痒、多次阵发性喷嚏、大量水样鼻溢和鼻塞为临床特征。检查主要可见鼻黏膜水肿，苍白，鼻腔有水样或黏液样分泌物。

本病属中医"鼻鼽"范畴。本病最早记载于《礼记·月令》，其中称为鼽嚏："季秋行夏令，则其国大水，冬藏殃败，民多鼽嚏。"金·刘完素在《素问玄机原病式·卷一》中解释了鼽嚏的含义，"鼽者，鼻出清涕也"，"嚏，鼻中因痒而气喷作于声也"。鼻鼽作为病名，首见于《黄帝内经》，如《素问·脉解》曰："所谓客孙脉则头痛、鼻鼽、腹肿者，阳明并于上，上者则其孙络太阴也，故头痛、鼻鼽、腹肿也。"本病多由肺、脾、肾虚损，正气不足，腠理疏松，卫表不固，使机体对外界环境的适应性降低所致。

辨　证　施　治

刘蓬分 4 型

（1）肺气虚寒型　治宜温肺散寒、益气固表。方用温肺止流丹加减。本方气味温和，功能暖肺，而性带散，又能祛邪。随症加减：鼻痒甚者，可酌加僵蚕、蝉蜕；畏风怕冷、清涕如水者，可酌加桂枝、干姜、大枣等。临床上亦可用玉屏风散合桂枝汤加减。

（2）脾气虚弱型　治宜益气健脾、升阳通窍。方用补中益气汤加减：人参、黄芪、白术、炙甘草、陈皮、当归、升麻、柴胡。随症加减：腹胀便溏、清涕如水、点滴而下者，可酌加山药、干姜、砂仁等；若畏风怕冷，遇寒则喷嚏频频者，可酌加防风、桂枝等。

（3）肾阳不足型　治宜温补肾阳、化气行水。方用真武汤加减：附子、茯苓、白术、生姜、白芍。随症加减：喷嚏多、清涕长流不止者，可酌加乌梅、五味子；遇风冷即打喷嚏、流清涕者，可加黄芪、防风、白术；兼腹胀、便溏者，可酌加黄芪、人参、砂仁。

（4）肺经伏热型　治宜清宣肺气、通利鼻窍。方用辛夷清肺饮加减：黄芩、栀子、石膏、知母、辛夷花、枇杷叶、升麻、百合、麦冬、甘草。[1]

---

[1] 刘蓬.中医耳鼻咽喉科学[M].北京：中国中医药出版社，2016：108-111.

经 验 方

1. 截敏祛风汤　茜草、紫草、防风、蝉蜕、地龙、徐长卿等。上药制成颗粒剂，温水冲服，每日2次。沈龙柱用上方治疗80例变应性鼻炎患者(治疗组)，并与用西替利嗪片口服治疗的78例患者作对照(对照组)。14日为1个疗程。服用1～3个疗程，其间均不得使用其他药物。对用药前、用药结束时及用药后12个月的症状和体征进行计分和疗效评价。结果：两组的近期疗效相似($P>0.05$)，但治疗组的远期疗效明显优于对照组($P<0.01$)。①

2. 扶正脱敏方　黄芪30克、党参12克、淫羊藿15克、白术12克、防风9克、苍耳子6克、辛夷9克、鹅不食草9克、白芷9、川芎9克、乌梅9克、甘草9克。随症加减：鼻痒甚者，可酌加僵蚕、地肤子；若清涕不止者，可酌加五味子、诃子肉；畏寒怕冷者，可酌加桂枝、干姜。每日1剂，水煎2次，将两次煎液混合在一起，分早晚2次温服，每次100毫升。张龙英用上方加减治疗32例变应性鼻炎患者。结果：显效12例，有效17例，无效3例，总有效率90.62%。②

3. 加味麻黄附子细辛汤　麻黄5克、制附子10克、细辛3克、黄芪30克、熟地黄10克、防风6克、白术15克、墨旱莲10克、苍耳子10克、干地龙10克、鹿角霜10克、全蝎3克、乌梅10克。每日1剂，水煎分2次服。林丹娜用上方治疗76例变应性鼻炎患者。结果：治愈30例，好转41例，未愈5例，总有效率93.4%。③

4. 鼻鼽汤　黄芪10克、白术10克、防风10克、党参15克、苍耳子10克、薏苡仁20克、辛夷10克、细辛3克、白芷10克、甘草10克、诃子6克、乌梅10克。每日1剂，水煎2次，药液混合后早晚各服1次。随症加减：鼻黏膜水肿严重，清涕多或不止者，加泽泻、五味子、石榴皮、鱼脑石；喷嚏特多者，加干地龙、蝉蜕；伴息肉或息肉样变者，加车前子、海藻、浙贝母、海浮石；肾阳虚者，加补骨脂。10日为1个疗程。金慧鸣用上方加减治疗50例变应性鼻炎患者。结果：治愈22例，显效14例，好转10例，无效4例，总有效率92%。④

5. 养阴平肝法　生地黄10克、山茱萸15克、五味子10克、钩藤30克、牡丹皮10克、柴胡10克、白芍10克、黄芩10克。每日1剂，水煎服，连续服药1个月。刘巧平用上方治疗73例变应性鼻炎患者。结果：显效17例，有效34例，无效22例，总有效率69.86%。⑤

6. 再造散加减　生黄芪、人参、桂枝、甘草、制附子、细辛、羌活、防风、川芎、煨生姜。每日1剂，水煎服。30日为1个疗程。张冠群用上方治疗70例变应性鼻炎患者。结果：显效32例，有效36例，总有效率97.1%。⑥

7. 搐鼻散　防风、辛夷、黄芪、冰片、天然牛黄或人工牛黄。上药共研细末，密封瓶内备用。使用时，用药棉将其薄薄包裹，塞于鼻腔中，保留30分钟左右，两侧鼻腔轮换用药，每日3～5次，10日为1个疗程。张冠群等用上方治疗80例变应性鼻炎患者，总有效率为95%，其中治愈52例。⑦

8. 玉屏风散加减　玉屏风散加辛夷花、苍耳子为基本方，随症加减。每日1剂，水煎服，14日为1个疗程。间隔1周后续第2个疗程。沈龙柱用上方治疗105例变应性鼻炎患者，总有效率为96.19%。⑧

9. 鼻敏合剂　制附子、桂枝、细辛、黄芪、白术、防风、诃子、辛夷、甘草。口服，每次20毫升，每日3次，10日1个疗程。沈龙柱用上方治疗50

① 沈龙柱.变应性鼻炎的治疗与研究[Z].中国中医药年鉴,2007：164－165.
② 张龙英.扶正脱敏方治疗变应性鼻炎疗效观察[J].中国实验方剂学杂志,2007,13(9)：5,13,25.
③ 林丹娜.加味麻黄附子细辛汤治疗变应性鼻炎临床观察[J].中医药学刊,2006(11)：2133－2134.
④ 金慧鸣.鼻鼽汤治疗变应性鼻炎疗效观察[J].北京中医药大学学报,2002,25(1)：73.
⑤ 刘巧平,等.养阴平肝法治疗变态反应性鼻炎[J].北京中医药大学学报,2001,24(2)：68－69.
⑥～⑦ 张冠群,等.过敏性鼻炎的治疗与研究[Z].中国中医药年鉴,2000,225－226.
⑧ 沈龙柱.过敏性鼻炎的治疗与研究[Z].中国中医药年鉴,1997,322－323.

例变应性鼻炎患者。结果：总有效率为84%，其中显效19例，占38%。且患者的血清IgE明显下降（$P<0.01$）。[1]

单　方

1.墨旱莲　组成：墨旱莲30克。功效：滋阴益肾，凉血止血。用法用量：取墨旱莲30克，每日水煎取100毫升，早晚分服。可连服数月。临床应用：王晓杰用上方治疗1例过敏性鼻炎患者。结果：连服半年病情痊愈，随访2年未见复发。[2]

2.辛夷　组成：辛夷。随症加减：偏风寒犯肺者，加藿香；风热偏盛者，加槐花。用法用量：煎汤温服，每日1～2剂。临床应用：张冠群等用上方治疗80例变应性鼻炎患者。结果：经治后，总有效率为95%，其中痊愈（症状消失，3个月内不复发）47例，显效（喷嚏停止，鼻痒、鼻塞明显好转）21例。[3]

中成药

1.通窍鼻炎颗粒　四川迪康科技药业股份有限公司成都迪康制药公司生产，国药准字Z10980073，2克×9袋。用法用量：在给予氯雷他定（每次1片，每日1次）的基础上，给予通窍鼻炎颗粒，开水冲服，每次2克，每日3次。4周为1个疗程。临床应用：许航宇等将150例中重度持续性变应性鼻炎患者随机分为对照组和观察组各75例。对照组给予常规西医治疗，观察组在对照组的基础上给予通窍鼻炎颗粒治疗。治疗4周后，观察两组患者疗效，比较两组患者治疗前后临床症状积分和炎症细胞因子水平。结果：观察组的有效率显著高于对照组（$P<0.05$）；两组患者治疗前炎症细胞因子水平差异无统计学意义，治疗后观察组血清IL-6、IL-8、TNF-α、IFN-γ、CRP水平显著低于对照组（$P<0.05$）；两组患者治疗前喷嚏、流涕、鼻塞、鼻痒、鼻黏膜水肿等症状积分差异无统计学意义，治疗后观察组各症状积分显著低于对照组（$P<0.05$）。[4]

2.香菊胶囊　组成：化青树果序（除去种子）、夏枯草、野菊花、黄芪、辛夷、防风、白芷、甘草、川芎（山东步长制药有限公司生产，国药准字Z19991040）。用法用量：口服，每日3次，每次4粒。针刺治疗取穴：百会、印堂、山根、大椎、迎香（双）、合谷（双）。诸穴行平补平泻手法，使针感外达鼻头，内及鼻腔，鼻部出现明显酸胀感。每次留针20分钟，针刺每日1次。4周为1个疗程。临床应用：刘颖用上法治疗45例变应性鼻炎患者。结果：近期疗效为84.4%，远期疗效为77.8%。[5]

3.辛芩颗粒　组成：细辛、黄芩、苍耳子、白芷、荆芥、防风、石菖蒲、白术、桂枝、黄芪。用法用量：用辛芩颗粒加入热开水中搅拌后用药液蒸气熏蒸双鼻，然后内服，连续用药12日，进行疗效评估。临床应用：沈龙柱用上方治疗50例变应性鼻炎患者，总有效率为84.0%。[6]

————————————

[1]　沈龙柱.过敏性鼻炎的治疗与研究[Z].中国中医药年鉴，1997，322-323.
[2]　王晓杰.单味墨旱莲治疗过敏性鼻炎[J].中医杂志，2004，45(1)：11.
[3]　张冠群，等.过敏性鼻炎的治疗与研究[Z].中国中医药年鉴，2000，225-226.
[4]　许航宇，等.通窍鼻炎颗粒对中重度持续性变应性鼻炎患者的疗效及作用机制[J].中药材，2017，40(2)：485-487.
[5]　刘颖.香菊胶囊配合针刺治疗过敏性鼻炎的临床疗效观察[J].辽宁中医杂志，2015，42(3)：529-530.
[6]　沈龙柱.变应性鼻炎的治疗与研究[Z].中国中医药年鉴，2007：164-165.

急 性 鼻 窦 炎

概　述

　　鼻窦炎是鼻窦黏膜的炎症性疾病,多与鼻炎同时存在,所以也称为鼻—鼻窦炎,发病率15%左右。是鼻科临床中最常见的疾病之一。病程8周以内,全身症状明显者为急性鼻窦炎,多继发于急性鼻炎。全身症状可有食欲不佳,烦躁不安,周身不适,畏寒,发热,便秘,失眠,精神萎靡或嗜睡等症状。局部症状主要有鼻部症状如鼻塞、流脓涕、嗅觉障碍、鼻出血等,可伴有局部疼痛和头痛。

　　本病属中医"鼻渊"范畴。鼻渊病名首见于《黄帝内经》。《素问·气厥论》明确记载了鼻渊的定义和病机:"胆移热于脑,则辛频鼻渊。鼻渊者,浊涕下不止也。"继《黄帝内经》后,历代医家对本病的论述也较多,并根据《黄帝内经》对其病机、病位、症状特点的论述,又有"脑漏""脑渗""脑崩""脑泻"等病名。急性鼻窦炎主要是鼻渊的实证,多因外邪侵袭,引起肺、脾胃、胆之病变而发病。

辨 证 施 治

1. 刘蓬分3型

　　(1)肺经风热型　症见鼻塞,鼻涕量多而白黏或黄稠,嗅觉减退,头痛,鼻黏膜红肿,尤以中鼻甲为甚,中鼻道或嗅沟可见黏性或脓性分泌物;可兼有发热恶寒,咳嗽;舌质红,舌苔薄白,脉浮。治宜疏风清热、宣肺通窍。方用银翘散加减:金银花、连翘、荆芥、薄荷、牛蒡子、淡豆豉、桔梗、甘草。随症加减:鼻涕量多者,可酌加蒲公英、鱼腥草、

瓜蒌等;鼻塞甚者,可酌加苍耳子、辛夷等;头痛者,可酌加柴胡、藁本、菊花等。表证不明显而以肺热为主者,可用泻白散加减。

　　(2)胆腑郁热型　症见脓涕量多,色黄或黄绿,或有腥臭味,鼻塞,嗅觉减退,头痛剧烈,鼻黏膜红肿,中鼻道、嗅沟或鼻底可见有黏性或脓性分泌物潴留,头额、眉棱骨或颌面部可有叩痛或压痛;可兼有烦躁易怒,口苦,咽干,目赤,寐少梦多,小便黄赤等全身症状;舌质红,苔黄或腻,脉弦数。治宜清泄胆热、利湿通窍。方用龙胆泻肝汤加减:柴胡、龙胆、黄芩、栀子、泽泻、车前子、木通、生地黄、当归、甘草。随症加减:鼻塞甚者,可酌加苍耳子、辛夷、薄荷等;头痛甚者,可酌加菊花、蔓荆子。

　　(3)脾胃湿热型　症见鼻涕黄浊而量多,鼻塞重而持续,嗅觉减退,鼻黏膜肿胀,中鼻道、嗅沟或鼻底见有黏性或脓性分泌物,头昏闷或重胀;可兼有倦怠乏力,胸脘痞闷,纳呆食少,小便黄赤;舌质红,苔黄腻,脉滑数。治宜清热利湿、化浊通窍。方用甘露消毒丹加减:藿香、石菖蒲、白豆蔻、薄荷、滑石、茵陈、黄芩、连翘、木通、贝母、射干。随症加减:鼻塞甚者,可酌加苍耳子、辛夷等;头痛者,可酌加白芷、川芎、菊花等。[①]

2. 蓝青分2型

　　(1)风寒型　治宜疏风散寒、宣肺通窍。方用苍耳子散合荆防败毒散加减:苍耳子、辛夷、白芷、薄荷、荆芥、防风、茯苓、川芎、前胡、柴胡。

　　(2)风热型　治宜疏风清热、宣肺通窍。方用苍耳子散合桑菊饮加减:苍耳子、辛夷、白芷、薄荷、桑叶、菊花、芦根、连翘、桔梗。

　　临床观察:蓝青用上方辨证治疗134例急性鼻

---

① 刘蓬.中医耳鼻咽喉科学[M].北京:中国中医药出版社,2016:111-114.

窦炎患者,配合鼻窦置换疗法及鼻腔滴药,并和266例慢性鼻窦炎的治疗共同总结疗效。结果:痊愈320例,好转71例,无效9例,总有效率97.75%。①

3.阎海鹏分4型

(1)肺经风热型　症见涕黄而量多,间歇或持续鼻塞,嗅觉减退,鼻内肌膜红肿,眉间或颧部有叩压痛。治宜疏风清热、芳香通窍。方用苍耳子散加味。

(2)风寒侵袭型　症见涕白而清稀,鼻塞,多张口呼吸,鼻窦部等处胀痛,发热恶寒等。治宜疏风散寒、祛邪通窍。方用川芎茶调散加减。

(3)胆腑郁热型　症见涕黄浊黏稠如脓样、量多,从鼻腔上方流下,有臭味;嗅觉差,鼻膜肿胀,尤以红赤为甚,头痛剧烈,眉间及颧部叩击痛明显。治宜清泄胆热、利湿通窍。方用龙胆泻肝汤加减。

(4)脾胃湿热型　症见涕黄浊而量多,从鼻腔上方流出,鼻塞重而持续,嗅觉消失,鼻腔内红肿,并有胀痛。治宜清脾泻热、利湿祛浊。方用黄芩滑石汤加减。

临床观察:阎海鹏用上方辨证治疗50例鼻窦炎患者,其中急性鼻窦炎26例,服药最短3日,最长15日。结果:均治愈。②

经　验　方

1.鼻炎汤　蒲公英30克、苍耳子10克、黄芩10克、白芷9克、藁本3克、桔梗3克、鱼腥草25克、败酱草25克、生地黄15克、玳瑁15克、川芎6克、辛夷6克。随症加减:病程1周以上者,加赤芍10克;大便干燥者,加酒大黄5克(后下)。每日1剂,水煎2次,分服。杨乃栋等用上方加减治疗65例急性鼻窦炎患者。一般服药2~3剂,头痛即减轻或消失,鼻塞、流黄涕亦相继好转或消失。复诊可根据症状好转情况续予2~3剂以巩固疗效。结果:显效25例,有效36例,无效4例,总有效率93.9%。③

2.鼻渊4号　苍耳子10克、白芷10克、辛夷10克、龙胆10克、黄芩10克、细辛6克、桔梗10克、生薏苡仁30克、生栀子10克、生地黄10克、石菖蒲10克、甘草6克。随症加减:脓涕量多者,加败酱草20克、皂角刺10克;前额头痛者,加川芎12克、蔓荆子10克;两侧头痛者,加柴胡10克、葛根10克。金慧鸣用上方加减治疗68例湿热型鼻渊患者(其中急性鼻窦炎20例),总有效率95.6%。④

3.清鼻汤　炙麻黄9克、柴胡9克、桂枝6克、黄芩9克、知母9克、金银花15克、龙胆9克、白茅根15克、甘草9克。每日1剂,水煎2次,药汁合并,分早晚2次温服。3日为1个疗程,一般需治疗2~3个疗程。服药同时配合1%呋麻滴鼻液滴鼻,每日3~4次。吴丹丹用上方治疗98例急性鼻窦炎患者。结果:治愈84例,有效10例,无效4例,总有效率95.9%。一般服药1个疗程即显效,鼻通气明显改善,脓性分泌物减少,2~3个疗程即可治愈。⑤

4.苍耳子合剂　苍耳子10克、辛夷6克、白芷10克、薄荷6克、白菊花10克、藁本10克、金银花30克、黄芩10克、露蜂房10克、甘草3克。随症加减:肺经热盛者,加用白前10克、鱼腥草10克;胆经郁热者,加龙胆6克、大青叶20克;脾经湿热重者,加生薏苡仁30克、知母12克、黄柏9克;夹气虚证者,原方中去薄荷、藁本,加党参20克、茯苓15克、山药12克。以上均为成人量,15岁以下用其2/3量。每日1剂,水煎服。7日为1个疗程。朱广沛用上方加减治疗100例急性化脓性鼻窦炎患者。结果:第1个疗程后,治愈72例,好转27例,无效1例,总有效率99%。⑥

① 蓝青.中西医结合治疗儿童鼻窦炎400例[J].南京中医药大学学报(自然科学版),2001,17(6):393.
② 阎海鹏.急慢性鼻窦炎的辨证论治琐谈[J].中医函授通讯,1994,12(5):17.
③ 杨乃栋,等.鼻炎汤治急性鼻窦炎65例[J].江西中医药,1998,29(1):41.
④ 金慧鸣.自拟鼻渊4号治疗湿热型鼻渊68例[J].中国医药学报,1998,13(1):32-33.
⑤ 吴丹丹.清鼻汤治疗急性鼻窦炎临床疗效观察[J].中药材,1996,19(1):47.
⑥ 朱广沛.苍耳子合剂治疗急性化脓性鼻窦炎100例[J].中国中西医结合杂志,1995,15(8):504.

中 成 药

鼻渊舒口服液　组成：辛夷、苍耳子、白芷、薄荷、柴胡、黄芩、栀子、川芎等（成都华神集团股份有限公司制药厂生产，国药准字 Z51020208）。用法用量：口服，每次 10 毫升，每日 3 次，同时鼻腔局部采用五官科超短波电疗机进行理疗。治疗期间均给予 1‰呋麻滴鼻液滴鼻，每日 3 次。临床应用：梁晓阳等用上法治疗 76 例急性鼻窦炎患者。结果：1 个疗程结束后的治愈率和总有效率分别为 63.16%、93.42%，2 个疗程结束后的治愈率和总有效率分别为 85.52%、98.68%。[1]

① 梁晓阳，等.鼻渊舒口服液联合超短波治疗急性鼻窦炎临床观察[J].中医药学刊，2006，24(6)：1156－1157.

慢性鼻窦炎

概　　述

　　鼻窦炎病程持续 8 周以上,称为慢性鼻窦炎。导致慢性鼻窦炎的病因或诱因在许多方面与急性鼻窦炎的基本相似,且急性鼻窦炎本身就是慢性鼻窦炎的病因。慢性鼻窦炎的临床表现常有鼻塞、脓涕、嗅觉障碍和头痛等。鼻塞多因为黏膜肿胀,鼻甲肿大,鼻内分泌物过多和或伴有息肉形成阻塞通气所致,擤除分泌物后可暂时缓解症状。分泌物较黏稠,色黄或灰白色,可呈团块状,亦常有腥臭味,牙源性上颌窦炎时,脓涕多带腐臭味。头痛多不明显,仅有局部钝痛及闷胀感,疼痛时间及部位多较固定。慢性鼻窦炎的伴随症状多不明显或较轻,可有头昏、易倦、精神抑郁、记忆力减退、注意力不集中等现象。

　　本病属中医"鼻渊"范畴。以鼻流浊涕、量多不止为主要特征,是鼻科的常见、多发病之一,可发生于各种年龄。慢性鼻窦炎多属于鼻渊的虚证,往往由于肺、脾脏气虚损,邪气久羁,滞留鼻窍,致病情缠绵难愈。

辨　证　施　治

　　1. 刘蓬分 2 型

　　(1) 肺气虚寒型　症见鼻涕黏白量多,稍遇风冷则鼻塞,嗅觉减退;鼻黏膜淡红肿胀,中鼻甲肥大或息肉样变,中鼻道可见有黏性分泌物;头昏头胀,气短乏力,语声低微,面色苍白,自汗畏风,咳嗽痰多;舌质淡,苔薄白,脉缓弱。治宜温补肺脏、益气通窍。方用温肺止流丹加减。临床应用时可加辛夷花、苍耳子、白芷以芳香通窍。随症加减:头额冷痛,可酌加羌活、白芷、川芎等;畏寒肢冷、遇寒加重者,可酌加防风、桂枝等;鼻涕多者,可酌加半夏、陈皮、薏苡仁等;自汗恶风者,可酌加黄芪、白术、防风等。

　　(2) 脾虚湿困型　症见鼻涕白黏而量多,嗅觉减退,鼻塞较重;鼻黏膜淡红,中鼻甲肥大或息肉样变,中鼻道、嗅沟或鼻底见有黏性或脓性分泌物潴留;食少纳呆,腹胀便溏,脘腹胀满,肢困乏力,面色萎黄,头昏重,或头闷胀;舌淡胖,苔薄白,脉细弱。治宜健脾利湿、益气通窍。方用参苓白术散加减:人参、白术、茯苓、甘草、山药、扁豆、薏苡仁、砂仁、桔梗。随症加减:鼻涕浓稠量多者,可酌加陈皮、半夏、枳壳、瓜蒌等;鼻塞甚者,可酌加苍耳子、辛夷花。[①]

　　2. 金慧鸣分 4 型

　　(1) 肺经风热型　治宜疏风清热、宣肺通窍。方用鼻渊 1 号方:金银花 15 克、连翘 15 克、菊花 10 克、黄芩 10 克、辛夷 10 克、葛根 10 克、苍耳子 12 克、白芷 6 克。

　　(2) 外感风寒型　治宜疏风宣肺、通窍开塞。方用鼻渊 2 号方:苍耳子 12 克、辛夷 10 克、黄芩 10 克、荆芥 10 克、防风 10 克、柴胡 10 克、白芷 6 克。

　　(3) 肺脾气虚、湿浊上犯型　治宜健脾益肺、利湿泄浊。方用鼻渊 3 号方:黄芪 30 克、白术 15 克、党参 15 克、防风 10 克、白芷 10 克、苍耳子 10 克、藿香 10 克、生薏苡仁 20 克、石菖蒲 6 克。

　　(4) 肝胆湿热型　治宜清肝化浊、宣肺通窍。

---

① 刘蓬.中医耳鼻咽喉科学[M].北京:中国中医药出版社,2016:111-114.

方用鼻渊 4 号方：苍耳子 10 克、龙胆 10 克、黄芩 10 克、川芎 10 克、桔梗 10 克、白芷 6 克、细辛 6 克、生地黄 6 克、辛夷 12 克。

以上方剂均每日 1 剂，水煎服，7 日为 1 个疗程。早晚各服 1 次，儿童酌减，分 3～4 次服。临床观察：金慧鸣用上方辨证治疗鼻窦炎 40 例患者。结果：痊愈 21 例，显效 8 例，好转 7 例，无效 4 例，有效率 90%。①

经 验 方

1. 苍耳子散　苍耳子 10 克、辛夷 10 克、白芷 10 克、川芎 10 克、黄芩 10 克、薄荷 10 克、川贝母 10 克、菊花 10 克、甘草 6 克、白术 15 克、黄芪 30 克、石菖蒲 10 克。随症加减：脓性分泌物多者，加蒲公英 15 克、鱼腥草 15 克；有渗血者，加白及 15 克、仙鹤草 15 克；黏膜肿胀甚者，加薏苡仁 30 克、丹参 15 克。从术后开始内服，每日 1 剂，水煎两次后合并，分 2 次服用；同时用上方温热水煎液熏鼻 10 分钟，每日 2 次。在常规西医治疗基础上，王涂路等用上方加减内服及熏鼻治疗 47 例慢性鼻窦炎内窥镜术后的患者。疗程 12 周。结果：治愈 26 例，好转 18 例，无效 3 例，总有效率 93.61%。②

2. 金龙鼻渊饮　金银花 15 克、穿山龙 20 克、野菊花 12 克、苍耳子 10 克、白芷 12 克、辛夷 12 克、黄芩 12 克、薏苡仁 30 克、丝瓜络 12 克、皂角刺 12 克、桔梗 10 克、甘草 6 克、天花粉 15 克、黄芪 15 克。按常规煎煮方法，加水适量，煎煮两次合并药液，分 2 次（早晚各 1 次）服，连服 2 周为 1 个疗程。顾苏俊用上方治疗 35 例慢性鼻窦炎患者。结果：痊愈 11 例，显效 15 例，有效 5 例，无效 4 例，总有效率 88.6%。③

3. 扶正通窍化瘀汤　黄芪 30 克、紫花地丁 20 克、辛夷 6 克、黄芩 6 克、甘草 6 克、白芷 6 克、蔓荆子 6 克、苍耳子 6 克、野菊花 6 克、皂角刺 6 克、路路通 6 克、党参 6 克、当归 10 克。每日 1 剂，水煎服。范平国用上方治疗 84 例慢性鼻窦炎患者。结果：经治 21～60 日，痊愈 38 例，有效 39 例，无效 7 例，总有效率 91.7%。④

4. 清脑排脓汤　黄芩 20 克、桔梗 10 克、甘草 6 克、贝母 15 克、鱼腥草 20 克、薏苡仁 20 克、冬瓜仁 20 克、栀子 15 克、蒲公英 15 克、防风 15 克、白芷 12 克、川芎 12 克、黄芪 20 克、路路通 9 克、苍耳子 15 克、乌梅 6 克。随症加减：伴有发热，恶风，汗出，舌苔薄黄，脉浮数，证属肺经风热者，加金银花 30 克、桑叶 15 克；鼻涕黄浊，量多，头重，脘闷，证属脾胃湿热者，加茯苓 30 克、车前子 15 克；伴头昏脑涨，记忆力减退，证属脾肺气虚者，减黄芩至 10 克，加黄芪至 30 克、党参 10 克。每日 1 剂，水煎服，早晚分服，14 日为 1 个疗程。1 个疗程结束后休息 4～5 日，经复查后决定是否再服下一个疗程。亦可用上药按比例制成散剂，每次 10 克，每日 3 次，饭后半小时用开水冲服，小儿酌情减量。靳惠民等用上方加减治疗 200 例慢性化脓性上颌窦炎患者。结果：治愈 120 例，好转 70 例，无效 10 例，总有效率 95%。⑤

5. 奇授藿香丸　藿香叶 8 份、苍耳子 5 份、猪胆汁 9 份、蜂蜜适量。先将藿香叶研成粉末，将苍耳子分煎数次，取脓汁。将猪胆汁煎煮浓缩，最后再将粉、汁混合，加入适量蜂蜜炼蜜为丸，如绿豆大小。成人每日 2 次，每次 15 克、小儿酌减，饭后温开水吞服，5 周为 1 个疗程。朱素琴等用上方治疗 54 例慢性鼻窦炎患者。结果：痊愈 17 例，有效 26 例，无效 11 例，总有效率 79.7%。⑥

6. 自拟方　葛根 30 克、桂枝 6 克、白芍 6 克、生姜 3 片、大枣 6 枚。随症加减：鼻塞重者，加辛夷；涕黄黏者，加用鱼腥草。每日 1 剂，水煎服，分 2 次服。王秉岳等用上方加减治疗 170 例

① 金慧鸣.中医药治疗鼻窦炎 40 例小结[J].北京中医药大学学报,1995,18(2)：61.
② 王涂路,等.苍耳子散加减内服及熏鼻对慢性鼻窦炎内窥镜术后的临床疗效[J].中国实验方剂学杂志,2012,18(12)：291-292.
③ 顾苏俊,等.金龙鼻渊饮治疗慢性副鼻窦炎 35 例[J].中医杂志,2008,49(12)：1125.
④ 范平国.扶正通窍化瘀汤治疗慢性鼻窦炎 84 例[J].四川中医,2001,19(1)：64.
⑤ 靳惠民,等.清脑排脓汤治疗慢性化脓性上颌窦炎 200 例[J].中医杂志,2000,41(6)：377.
⑥ 朱素琴,等.奇授藿香丸治疗慢性鼻窦炎 54 例[J].中医杂志,1999,40(8)：505-506.

慢性鼻窦炎患者。结果：经治10～15日，有效率88.2%。①

单　方

1. **中药喷鼻液**　组成：细辛400克、甜瓜蒂400克。用法用量：上药加吐温-80适量、氯化钠9克，蒸馏水至1000毫升，自制中药喷鼻液喷于鼻腔，每日2～3次，每次每侧鼻轻按喷雾器3～4下，喷鼻前清除鼻腔脓液，鼻甲肿大明显者可在喷鼻前10分钟用0.5%小儿麻黄素液滴鼻。临床应用：詹益斯等用上方治疗32例学龄儿童慢性鼻窦炎患者。结果：治愈21例，有效7例，无效4例，总有效率87.5%。②

2. **鱼腥草合剂**　组成：鱼腥草9千克、桔梗0.6千克、甘草0.25千克。制备方法：水煎2次，各30分钟，滤液过120目筛，两次滤液合并，共浓缩至12000毫升，加入防腐剂，静置分装消毒备用。用法用量：口服，每日3次，每次20～30毫升，小儿减半，2～3周为1个疗程。临床应用：林炎官用上方治疗400例鼻渊患者。结果：痊愈378例，好转20例，无效2例，有效率99.5%。③

中 成 药

1. **鼻渊通窍颗粒**　组成：辛夷、炒苍耳子、麻黄、白芷、薄荷、黄芩、连翘、野菊花、天花粉、地黄、丹参等（山东新时代药业生产）。用法用量：4～7岁儿童，每次7.5克，每日3次；8～12岁儿童，每次15克，每日3次。所有儿童同时服用小儿吉诺通，每次120毫克，每日3次。每周进行鼻腔负压置换治疗1次。连续治疗6周。临床应用：范绍翀等将280例慢性鼻窦炎患儿随机分为实验组

148例和对照组132例。实验组患儿服用鼻渊通窍颗粒和小儿诺通，对照组患儿单纯服用小儿诺通。观察比较两组的疗效。结果：实验组的总有效率为91.9%，显著高于对照组的82.6%，两组比较差异有显著性（$P<0.05$）。④

2. **辛芷通窍颗粒**　组成：辛夷、麻黄、苍耳子、白芷、薄荷、黄芩、陈皮、金银花、鱼腥草、茜草、川芎等（河北医科大学中医院制剂室制备，每袋9克）。用法用量：每次1～2袋，每日3次，儿童酌减；配合华蟾素滴鼻液滴鼻，每次每侧1～2滴，每日2次，治疗期间停用抗生素及其他治疗。临床应用：谷志平等用上法治疗300例包括慢性鼻窦炎在内的急、慢性鼻窦炎患者。结果：临床治愈166例，好转127例，无效7例，总有效率97.6%。⑤

3. **鼻舒乐丸**　组成：黄芩、桑白皮、川芎、丹参、白芷、辛夷、丝瓜络、石菖蒲、广藿香、薄荷、桂枝、葛根等各适量（河南省中医院自制纯中药制剂，精制成浓缩丸，每瓶含生药100克）。用法用量：每次3～4克，每日3次口服，10日为1个疗程。临床应用：辅以西医治疗的基础上，孙麦青等用上方治疗120例儿童慢性鼻窦炎患者。结果：临床痊愈48例，显效36例，有效28例，无效8例，总有效率93.33%。⑥

4. **鼻窦炎口服液**　组成：苍耳子、辛夷、柴胡、龙胆、茯苓、白芷、川木通、薄荷等（太极集团、重庆桐君阁药厂独家生产）。功效：通利鼻窍。用法用量：每次10毫升，每日3次，20日为1个疗程。临床应用：卢长云用上方治疗67例慢性鼻窦炎患者。结果：治愈48例，显效8例，好转7例，无效4例，总有效率94.1%。⑦

5. **鼻舒适片**　组成：苍耳子、鹅不食草等。用法用量：口服，每日3次，每次4片。15日为1个疗程，连服1～2个疗程。临床应用：高国芬

① 王秉岳，等.葛根治疗慢性鼻窦炎[J].中医杂志，1999，40（5）：262-263.
② 詹益斯，等.自制纯中药喷鼻液治疗学龄儿童慢性化脓性鼻窦炎32例[J].中国中西医结合杂志，1999，19（9）：563-564.
③ 林炎官.鱼腥草合剂治疗鼻渊400例观察[J].中国中西医结合杂志，1992，12（9）：570.
④ 范绍翀，潘永.鼻渊通窍颗粒治疗儿童慢性鼻窦炎的疗效观察[J].中药材，2012，35（5）：841-842.
⑤ 谷志平，等.辛芷通窍颗粒治疗鼻窦炎300例临床观察[J].辽宁中医杂志，2007，34（6）：785.
⑥ 孙麦青，等.鼻舒乐丸治疗儿童慢性鼻窦炎疗效观察[J].辽宁中医杂志，2006，33（3）：331-332.
⑦ 卢长云.鼻窦炎口服液治疗慢性鼻窦炎67例临床观察[J].中国中西医结合耳鼻咽喉科杂志，2001，9（3）：139.

等用上方治疗 285 例慢性鼻窦炎患者。结果：治愈 209 例，有效 42 例，无效 34 例，总有效率 88.07%。[1]

6. 鼻渊舒口服液 组成：辛夷、苍耳子、黄芩、栀子、黄芪、柴胡、白芷、细辛（成都华神制药厂生产，10 毫升/支）。随症加减：鼻腔干燥、结痂者，用复方薄荷油滴鼻；鼻塞重、鼻甲肿大者，滴 0.5% 或 1% 麻黄素；喷嚏、鼻塞者，将 5 毫克地塞米松加入 10 毫升麻黄素液中滴鼻，并服扑尔敏或息斯敏等药。全部病例在治疗期间一般不用抗生素。用法用量：每次 1 支，每日 3 次，20 日为 1 个疗程。临床应用：汪和平等用上法治疗 67 例慢性鼻窦炎患者。结果：治愈 48 例，显效 8 例，好转 7 例，无效 4 例，总有效率 94%。[2]

① 高国芬,等.中成药鼻舒适治疗慢性鼻窦炎 285 例报告[J].贵阳中医学院学报,2001,23(2)：27-28.
② 汪和平,等.鼻渊舒口服液为主治疗慢性鼻窦炎 67 例[J].中国中西医结合杂志,2000,20(1)：65-66.

鼻息肉及鼻息肉病

概　述

鼻息肉是中鼻道、鼻窦黏膜由于水肿而突出的炎性组织，是多种机制导致的慢性炎性过程的终末产物。由于体积逐渐增大和重力作用，息肉常脱垂于总鼻道内。持续性鼻塞是其主要临床特征，而极明显的复发倾向和与多种呼吸道炎症疾病的密切关系又使其成为严重影响生活质量和身体健康的重要疾病。发病率占总人口的1%～4%。但在支气管哮喘、阿司匹林耐受不良、变应性真菌性鼻窦炎及囊性纤维化患者中，发病率可在15%以上。发病多在中年以上，男性多于女性，除囊性纤维化病外，幼儿极少发生。鼻息肉好发于双侧，单侧者较少。常见的症状为持续性鼻塞并随息肉体积长大而加重。鼻腔分泌物增多，时伴有喷嚏，分泌物可为浆液性、黏液性，如并有鼻窦感染，分泌物可为脓性。多有嗅觉障碍。鼻塞重者说话呈闭塞性鼻音，睡眠时打鼾。息肉蒂长者可感到鼻腔内有物随呼吸移动。后鼻孔息肉可致呼气时经鼻呼气困难，若息肉阻塞咽鼓管口，可引起耳鸣和听力减退。息肉阻塞鼻窦引流，可引起鼻窦炎，患者出现鼻背、额部及面颊部胀痛不适。鼻镜检查可见鼻腔内有一个（单发型）或多个（多发型）表面光滑、灰白色、淡黄色或淡红色的如荔枝肉状半透明肿物，前者只有一根蒂，后者则根基较广。触之柔软，不痛，不易出血。

一些鼻科学专家把部分或大部分符合下列条件的鼻息肉称之为鼻息肉病。① 有鼻息肉前期手术史；② 全身或鼻腔局部类固醇药物治疗有效；③ 临床症状（包括鼻堵塞和嗅觉减退或消失）、鼻窦CT扫描与鼻腔检查所见病变不完全一致；④ 鼻内镜检查双侧鼻-鼻窦黏膜有广泛性炎症反应和息肉样变性；⑤ 临床检查鼻息肉、息肉样变黏膜与正常黏膜无明显分界线，鼻黏膜几乎全部（除下鼻甲外）都有不同程度的病变；⑥ 鼻窦CT扫描显示多发性鼻窦炎或全组鼻窦炎；⑦ 可能合并阿司匹林耐受不良、囊性纤维病、不动纤毛综合征等。

本病属中医"鼻息肉"范畴。鼻息肉一名首见于《灵枢·邪气脏腑病形》："若鼻息肉不通"，隋代《诸病源候论·卷二十九》对其病机、症状作了扼要论述，后世医家对本病的论述也较多，并且尚有"鼻痔"等别名。其发病多与寒湿或湿热凝聚有关。

辨　证　施　治

1. 刘蓬分2型

（1）寒湿凝聚型　治宜温化寒湿、散结通窍。方用温肺止流丹加减：细辛、荆芥、人参、甘草、诃子、桔梗、鱼脑石、黄芪、白术、五味子。随症加减：鼻塞甚者，加辛夷花、白芷芳香通窍；常感冒者，可合玉屏风散。

（2）湿热蕴积型　治宜清热利湿、散结通窍。方用辛夷清肺饮加减：黄芩、栀子、石膏、知母、辛夷花、枇杷叶、升麻、甘草、百合、麦冬、甘草、车前子、泽泻、僵蚕、浙贝母、鱼腥草、败酱草。随症加减：头痛明显者，可加蔓荆子、菊花以清利头目；息肉暗红者，加桃仁、红花、川芎等以活血散结。[①]

---

① 刘蓬.中医耳鼻咽喉科学［M］.北京：中国中医药出版社，2016：117-118.

2. 王永钦分 3 型

(1) 痰湿型　症见息肉色白如脂,质软光亮,状若石榴子,鼻塞涕多,咯痰白黏量多,或有头重头昏,胸脘满闷,苔白腻,脉弦或缓滑。治宜燥湿化痰散结。方用导痰汤加减。随症加减:息肉较大或久不消者,加僵蚕、浙贝母、生牡蛎、昆布;鼻塞甚者,加苍耳子、辛夷等。

(2) 瘀血型　症见息肉色灰暗、灰白或暗红,如葡萄状,质硬或稍硬,鼻塞头痛,或有胸胁闷痛,舌暗或有瘀点,脉涩或缓。治宜活血化瘀、通络散结。方用桃红四物汤合苍耳子散加减。随症加减:息肉较大,久不消者,加僵蚕、三棱、莪术;息肉质硬者,加土鳖虫、地龙;鼻塞甚者,加通草、丝瓜络。

(3) 气虚挟湿型　症见息肉色白或淡白,久而不愈,或术后反复再发,涕青或白,鼻塞失重,遇冷则甚,痰多稀白,身倦乏力,易罹感冒,舌淡苔白,脉缓或缓细。治宜益气扶正、化湿散结。方用补中益气汤合导痰汤加减。随症加减:鼻塞甚者,加白芷、辛夷;易罹感冒者,加玉屏风散;息肉久不消者,加僵蚕、浙贝母。

以上各方均每日 1 剂,水煎 2 次,分 2 次服。各型同用外治法:苦丁香 6 克、细辛 6 克、苍耳子 6 克、辛夷 6 克、僵蚕 9 克、冰片 0.5 克。先将前 5 味药研细末,再加入冰片,合研极细末装瓶密封备用(对顽固性息肉可加硇砂 3 克)。每次少许,吹擦于息肉处,每日 2 次。随症加减:息肉深者,可用少许脱脂棉花蘸药塞放于息肉处,每日 1 次。临床观察:王永钦用上方加减辨证治疗 36 例鼻息肉患者。结果:痊愈(息肉消失,鼻黏膜恢复正常,半年以上无复发者)19 例,显效(息肉消失,鼻黏膜恢复正常,半年以内有复发者)10 例,好转(息肉明显缩小,鼻黏膜改善者)5 例,无效 2 例,总有效率 94.4%。①

经 验 方

鼻息肉栓剂　甘遂 10 克、甜瓜蒂 15 克、枯矾 12 克、硼砂 15 克、海螵蛸 10 克、五倍子 10 克、白芷 10 克、桂枝 6 克、细辛 5 克、天竺黄 10 克、冰片 3 克。上药共研细末,过 120 目筛,密封于瓶备用。用时剪去患侧鼻毛,患者取仰卧头后垂位,于患侧鼻腔滴入 1% 麻黄素滴鼻液 2 滴,用枪状镊尖端挑出所需药粉,并用食用植物油或两面针中药牙膏在小酒盅内将药粉调和成固态栓剂(栓剂大小视息肉大小而定,一般为枣核大或数个高粱米大),将药栓用枪状镊夹持置于息肉基底部,最好将息肉基底部或整个息肉包裹。每日上药 1～2 次,7 日为 1 个疗程,共用 2 个疗程,用药期间尽量预防感冒,禁烟酒辛辣等刺激性食物。田彦科等采用上方治疗 80 例鼻息肉患者。结果:全部治愈(鼻通气良好,息肉消失),无 1 例发生不良反应。②

单 方

雄硇散　组成:硇砂 3 份、雄黄 2 份、冰片 1 份。制备方法:上药共为细末,过 120 目筛细箩装瓶备用。用法用量:在行息肉摘除术后,取 0.3 厘米×1 厘米×3 厘米明胶海绵一块,用生理盐水浸湿,再捏干,蘸本散剂贴于息肉残体或手术创面上,鼻腔以油纱条填充。24 小时后轻轻取出油纱条,保留明胶海绵块于鼻内,待其吸收或自行脱落。临床应用:兰更认用上方治疗 114 例鼻息肉患者。结果:痊愈后未复发者 104 例,复发者 10 例。③

① 王永钦.中医药治疗鼻息肉 36 例疗效观察[J].中国医药学报,1988,8(1):41-42.
② 田彦科,等.鼻息肉栓剂治疗鼻息肉[J].中国中西医结合杂志,1996,16(8):466.
③ 兰更认.中药"雄硇散"配合手术治疗鼻息肉 114 例[J].北京中医杂志,1989,8(1):24.

鼻 出 血

概 述

鼻出血是指血液经鼻流出。鼻出血多从出血侧的前鼻孔流出。当出血量大或出血部位临近鼻腔后部时,可向后流至后鼻孔,或再经对侧鼻腔流出,或经鼻咽部流至口腔吐出或咽下。少数情况下也可经鼻泪管由泪小点处流出,多发生在鼻填塞不完全时。鼻出血可表现为涕中带血、滴血、流血、血流如注。出血程度一般与出血原因和部位有关。鼻出血既可为鼻腔局部疾病所致,如外伤、黏膜炎症、糜烂、肿瘤,也可为全身疾病在鼻部的表现,如肝功能异常、血液病、高血压病、动脉硬化等。

本病属中医"鼻衄"范畴。鼻衄一证最早见于《黄帝内经》,始称"衄血",如《灵枢·百病始生》言:"阳络伤则血外溢,血外溢则衄血。"鼻衄可分为虚证和实证两大类。实证,多因火热气逆、迫血妄行而致;虚证,多因阴虚火旺或气不摄血而致。

辨 证 施 治

1. 刘蓬分6型

(1)肺经风热型　治宜疏风清热、凉血止血。方用桑菊饮加味。本方为疏风清热之剂,应用时可加牡丹皮、白茅根、栀子炭、侧柏叶等清热止血。

(2)胃热炽盛型　治宜清胃泻火、凉血止血。方用凉膈散加味:黄芩、栀子、薄荷、连翘、竹叶、大黄、芒硝、甘草。随症加减:大便通利者,可去芒硝;热甚伤津耗液,可加麦冬、玄参、白茅根之

类,以助养阴清热生津。

(3)肝火上炎型　治宜清肝泻火、凉血止血。方用龙胆泻肝汤加味。可加牡丹皮、仙鹤草、茜草根等以加强凉血止血之功;加石膏、黄连、竹茹、青蒿等以清泄上炎之火。随症加减:口干甚者,加麦冬、玄参、知母、葛根等以清热养阴生津;若大便秘结者,加大黄、芦荟;暴怒伤肝,或肝火灼阴,致肝阳上亢而见头晕目眩、面红目赤、鼻衄、舌质干红少苔者,可用羚龙汤加减。

(4)心火亢盛型　治宜清心泻火、凉血止血。方用泻心汤加减:大黄、黄芩、黄连、白茅根、侧柏叶、茜草根等。随症加减:心烦不寐、口舌生疮者,加生地黄、木通、莲子心以清热养阴,引热下行。

(5)阴虚火旺型　治宜滋补肝肾、养血止血。方用知柏地黄汤加减。本方能滋阴补肾清虚火,可加墨旱莲、阿胶等以滋补肝肾、养血;加藕节、仙鹤草、白及等以收敛止血。随症加减:肺肾阴虚者,可用百合固金汤,以滋养肺肾。

(6)气不摄血型　治宜健脾益气、摄血止血。方用归脾汤加减。本方可气血双补,兼养心脾,令脾气健旺,生化有源,统摄之权自复。可加阿胶以补血养血;加白及、仙鹤草以收敛止血。随症加减:纳呆者,加神曲、麦芽等。[1]

2. 秦婧分2型

(1)实火型　多由肝火、肺胃火盛等所致。主要症状为鼻衄,头痛,口干,口苦,口渴,便秘,舌质红,苔黄燥,脉洪数或弦数。治宜清热泻火、凉血止血。方用自拟止衄汤Ⅰ号:白芍、生地黄、玄参、龙胆、牡丹皮、墨旱莲、仙鹤草、栀子、川楝子、甘草。

---

① 刘蓬.中医耳鼻咽喉科学[M].北京:中国中医药出版社,2016:119-122.

（2）虚火型　多由肝肾阴虚、虚火上炎、损伤脉络所致。主要症状为鼻衄，口渴少津，唇燥，咽干，头晕目眩，心悸，耳鸣，失眠，或五心烦热，腰膝酸软，舌质红，苔薄白或少苔或无苔，脉细数无力。治宜滋阴降火、健脾止血为主。方用自拟止衄汤Ⅱ号：黄芪、太子参、当归、白芍、白术、枸杞子、金银花、龙眼肉、芥穗炭、陈皮、甘草、石斛。

无论证属虚实，在出血未止的情况下，临床上均分别以棉球蘸墨旱莲粉或白及粉填塞鼻孔等应急外治方法相配合以求血止，然后辨证施治。临床观察：据以上辨证，秦婧治疗 26 例鼻衄患者。结果：显效 3 例，有效 22 例，无效并在治疗期间配合西药住院治疗者 1 例。服以上中药最多者 13 剂，最少者 3 剂。[①]

经 验 方

1. 清热止血汤　石膏、知母、生地黄、大黄、侧柏叶、白茅根、藕节、牛膝、甘草。每日 1 剂，水煎至 450 毫升，每次 150 毫升，每日 3 次，口服。周玉霞等用上方治疗 24 例反复鼻出血患者。结果：22 例服药 3～7 剂而愈；对 2 例贫血者，鼻血止后，又随症加减 15～30 日而治愈。随访半年均未复发。[②]

2. 肝肺双清方　白菊花 9 克、桑白皮 9 克、桑叶 9 克、生地黄 9 克、夏枯草 9 克、侧柏叶 9 克、山药 9 克、黄芩 6 克、牛膝 6 克、陈皮 6 克、藕节 3 克、甘草 3 克。随症加减：肝火盛者，加少许栀子；胃火盛者，加生石膏、芦根；伴有风热表证者，加薄荷；气血虚者，加黄芪、仙鹤草；纳食不佳者，增用山楂；大便干燥者，用少量生大黄。王淑华用上方治疗 114 例小儿鼻衄患者。结果：痊愈 78 例，有效 34 例，总有效率 98.2%。[③]

3. 止血汤　生地黄 30 克、黄芩 30 克、白茅根 30 克。水煎服，每日 2 次，病重日服 3 次。李连会

等用上方治疗 50 例鼻衄患者。结果：显效 34 例，有效 14 例，无效 2 例，总有效率 96%。[④]

4. 衄咽胶囊　黄芩、生地黄、熟地黄、石斛、茵陈、党参、甘草等。健脾益气，凉血止血。茵陈等提取挥发油，渣与其他药共煎两次（10 倍水），用 60%乙醇精制，静置 24 小时，取上清液减压浓缩成稠浸膏（比重 1：25），80℃测试，制粒，加入挥发油，分装成每粒 0.2 克，每瓶 48 粒装。每日 3 次，每次 5 粒（7 岁以下小儿每日 3 次，每次 3 粒）。陈隆晖等用上方治疗 191 例鼻出血患者。结果：治愈（8 日内出血完全停止，随访 30 日未再复发）106 例，显效（8 日内出血明显减少，再续用本药局部行油纱条填塞压迫处理，4 日内出血停止，观察 30 日未复发）51 例，好转（用药 12 日仍有少量出血，加用西药并作局部处理，直到出血停止）20 例，无效 14 例，总有效率 92.67%。[⑤]

5. 鼻衄合剂　怀牛膝 200 克、茜草 100 克、红花 50 克等。取上药第一次加水 8 000 毫升，浸泡 30 分钟，煎煮 60 分钟，滤过；第二次加水 6 000 毫升，沸后 45 分钟，滤过。合并两次滤液，浓缩至 1 020 毫升，静置 12 小时（气温超 20℃时，先加适量防腐剂），取上清液 1 000 毫升，滤过，滤液加尼泊金乙酯 0.5 克、苯甲酸钠 5 克搅匀，分装，100℃流通蒸气灭菌 30 分钟，即得。口服鼻衄合剂每次 20 毫升，每日 3 次，20 日为 1 个疗程，服用 2 个月以上。治疗期间不服用其他药物。蒋琴用上方治疗 100 例鼻衄患者（肺经热盛型 54 例，胃火炽盛型 24 例，肝火上炎型 8 例，阴虚火旺型 10 例，脾不统血型 4 例）。结果：肺经热盛型治愈 44 例，好转 10 例，有效率 100%；胃火炽盛型治愈 19 例，好转 4 例，未愈 1 例，有效率 95.8%；肝火上炎型治愈 5 例，好转 1 例，未愈 2 例，有效率 75%；阴虚火旺型治愈 7 例，好转 3 例，有效率 100%；脾不统血型好转 1 例，未愈 3 例，有效率 25%。显示鼻衄合剂对肺经热盛、胃火炽盛及阴虚火旺所引起的鼻

① 秦婧.辨证治疗鼻衄 26 例[J].时珍国医国药,2002,13(11)：671.
② 周玉霞,等.自拟清热止血汤治疗反复鼻出血 24 例[J].辽宁中医杂志,2004,31(2)：167.
③ 王淑华.辨证治疗小儿鼻衄临证 114 例分析[J].2004,22(4)：719.
④ 李连会,等.自拟止血汤治疗鼻衄 50 例[J].辽宁中医杂志,2003,30(5)：387.
⑤ 陈隆晖,等.衄咽胶囊治疗鼻出血临床疗效观察[J].中国中西医结合耳鼻咽喉科杂志,2001,9(6)：302.

衄有较好疗效。①

6. 出血止汤剂　牡丹皮6～9克、仙鹤草6～12克、香附6～12克、阿胶6～9克。小儿酌减。每日1剂，水煎服，5日为1个疗程。另外，鼻出血局部可以给予凡士林纱条填塞压迫止血。尹世起等用上方治疗88例鼻出血患者。结果：临床痊愈87例，有效1例。平均服药时间为3.96日。对痊愈患者中的45例进行了停药1～2年后的随访，未再出现鼻出血者44例，有轻度鼻出血者1例。②

7. 中药止血药膜　血余炭、血竭、三七、大黄、蒲黄、白及、五倍子、枯矾各等量。上述药物加工成粉末，过120目筛，再以聚乙烯醇为成膜基质，作成药膜，剪成10厘米×8厘米大小，以紫外线消毒后备用。董振生用上方治疗128例鼻出血患者。结果：124例用药膜后出血停止，有效率为96.9%。③

单　方

1. 秘红丹　组成：代赭石30克、大黄5克、肉桂5克。用法用量：将大黄、肉桂共研细末合匀，用赭石煎汤送服，每日1剂，分2次服，小于7岁者酌减量，1周为1个疗程，服药最多不超2个疗程。临床应用：张淑琴用上方治疗60例鼻衄患者。结果：显效54例，有效5例，无效1例，总有效率为98.33%。④

2. 豨莶草　组成：豨莶草50克。适用于火热炽盛型鼻衄。用法用量：取豨莶草50克水煎服，早晚分2次服。连服5日，鼻衄未发，便秘溲赤等症状缓解，继用豨莶草30克水煎分2次服，连服1周以善后。临床应用：赵云芝用上方治疗1例鼻衄患者，随访2年余未复发。⑤

3. 血竭鼻腔止血膜　组成：血竭1克。制备

方法：将血竭1克加入75%乙醇20毫升中溶解，将2克聚乙烯醇及2克甘油明胶加入20毫升水中溶解，再将血竭的醇溶液倒入明胶液中混匀；将玻璃板洗净晾干后涂上石蜡油，将膜液均匀铺于玻璃板上，干燥后切成1厘米×5厘米大小，紫外灯消毒备用。用1%麻黄素呋喃西林棉球压迫出血点，对搏动性出血者，先用烧红的探针凝固出血点，再将血竭药膜贴敷于黎氏区，将棉球压于药膜上，使其紧密贴敷于黏膜，48小时后取出棉球。若复查黏膜修复不理想者，可反复贴敷。疗程2日。临床应用：尹为民等用上法治疗42例鼻出血患者。结果：经2日的治疗，药膜贴敷鼻中隔黎氏区黏膜出血部位后局部反应轻微，全身无不适，黏膜糜烂面缩小，出血停止，2周后复查黏膜红润光滑。随访4个月，有5例复发，其余无再出血，治愈率88.1%。⑥

4. 白及膏　组成：白及末。用法用量：将无菌纱布做成小条，长约10厘米、宽1厘米，将白及末调成膏状，其中加入适量黏膜表面麻醉剂地卡因，均匀地涂在无菌纱条上。临床应用时，先用鼻镜将鼻腔窥开，用枪状镊将白及膏条直接填敷于出血处。48小时更换1次，一般应用3～5次，便可治愈。临床应用：康健等用上法治疗48例鼻出血患者，全部治愈。⑦

中　成　药

1. 一清胶囊　组成：黄芩、黄连、大黄。用法用量：每次2粒，每日3次，口服4～6日。一般综合治疗：全身以镇静剂、止血剂、抗生素类药及大剂量维生素C治疗，有高血压患者用降压药，有失血性休克征象者补充液体或输血、局部治疗予冰敷。临床应用：黄锦葵等将43例老年性鼻出血入

① 蒋琴.鼻衄合剂的制备及临床疗效研究[J].时珍国医国药,2001,12(10)：901.
② 尹世起,等.出血止汤剂治疗各种鼻出血88例[J].中医杂志,1991,32(6)：54.
③ 董振生.中药止血药膜治疗鼻出血128例[J].中医杂志,1990,31(10)：10.
④ 张淑琴.秘红丹治疗鼻衄60例[J].辽宁中医杂志,2003,30(2)：131.
⑤ 赵云芝.重用豨莶草治疗鼻衄[J].中医杂志,2001,42(1)：202.
⑥ 尹为民,等.血竭鼻腔止血膜治疗鼻出血42例[J].中国中西医结合杂志,2000,20(9)：644.
⑦ 康健,等.白及膏治疗鼻衄[J].中医杂志,1997,38(5)：263.

院患者采用前瞻性随机对照研究,分为试验组23例和对照组20例。试验组使用中药一清胶囊加一般综合治疗,对照组20例仅使用综合治疗。随诊治疗后观察鼻出血情况。结果:鼻出血停止的时间对照组为5～17日,试验组为3～5日。两组比较差异有统计学意义(P<0.05)。[①]

2. 裸花紫珠片　组成:裸花紫珠。功效主治:消炎,解毒,收敛,止血;适用于小儿肺火上炎、胃内积热。用法用量:对于伴有小血管扩张的患儿先采用硝酸银结晶进行局部烧灼,然后再用锡类散粉剂混合0.5%红霉素眼膏后用棉签涂敷在鼻中隔糜烂部位,同时口服裸花紫珠片,剂量根据患儿年龄和体重给予0.5～1片,每日2次。嘱患儿隔日前来复诊,观察疗效。如无小血管扩张则不行烧灼,直接用锡类散混合红霉素眼膏敷于患处,同时口服裸花紫珠片。临床应用:洪喆用上法治疗120例小儿鼻出血患者。结果:治愈(鼻出血止,鼻中隔黏膜糜烂处愈合)110例,好转(鼻出血止,鼻中隔黏膜糜烂处大部分愈合)10例;治疗时间最短为3日,最长为1周。[②]

3. 清金止血袋泡剂　组成:桑白皮4克、黄芩2克、侧柏叶0.5克、茜草0.5克、怀牛膝0.5克、墨旱莲0.5克、制大黄1克、白茅根1克(徐州市中医院制剂室生产,每包含生药10克)。用法用量:每日2包,儿童1包,开水浸泡2次,分3次服。临床应用:徐泳等用上方治疗50例鼻出血患者。结果:治愈33例,好转14例,无效3例,总有效率94%。[③]

4. 湿润烧伤膏　组成:黄连、黄柏、黄芩、地龙、罂粟壳(山东长清制药厂生产)。功效主治:清热解毒,止痛,生肌;适用于治疗烧烫伤、创伤创面感染及溃疡创面、刀口不愈等体表破溃伤。临床应用:陈玉赞等用上方局部涂敷治疗30例克氏区鼻出血患者。结果:全部治愈。其中克氏区黏膜糜烂12例,随访2周未复发;克氏区黏膜干燥14例,随访2周复发1例;克氏区黏膜血管扩张3例,随访2周复发1例。[④]

① 黄锦葵,等.一清胶囊对老年鼻出血治疗临床分析[J].中国实用医药,2008,3(16):67-68.
② 洪喆.锡类散外敷合裸花紫珠片内服治疗小儿鼻出血120例[J].浙江中医杂志,2004,39(5):187.
③ 徐泳,等.清金止血袋泡剂治疗鼻出血50例疗效观察[J].中国中西医结合杂志,1995,15(8):491-492.
④ 陈玉赞,等.湿润烧伤膏治疗克氏区鼻出血81例疗效观察[J].中国中西医结合耳鼻咽喉科杂志,1994,2(2):83-84.

咽部疾病

急 性 咽 炎

概　述

急性咽炎是咽部黏膜、黏膜下组织及淋巴组织的急性炎症。可单独发生,也可以是上呼吸道感染的一部分,本病多见于冬春两季。病因可以是病毒感染,常表现为某些急性传染病,如流感,麻疹,猩红热等的前驱症状;也可以是细菌感染,多因链球菌,葡萄球菌和肺炎双球菌等。急性咽炎常在机体抵抗力低下时,加上受凉、劳累过度及进食辛辣食物或遇刺激性气体等引发。临床表现为起病较急,初起时咽部干燥,灼热。继有咽痛,空咽时咽痛往往比进食时更加明显,疼痛可放射到耳部。全身情况一般较轻,但因年龄、免疫力以及病毒、细菌毒力之不同而程度不一,严重者表现为发热、头痛、食欲不振和四肢酸痛等。一般病程在1周左右。检查口咽及鼻咽黏膜呈急性弥漫性充血,腭弓、悬雍垂水肿,咽后壁淋巴滤泡和咽侧索红肿。细菌感染者,咽后壁淋巴滤泡中央可出现黄白色点状渗出物。颌下淋巴结肿大,且有压痛。

本病属中医"喉痹"范畴。《素问·阴阳别论》篇曰:"一阴一阳结,谓之喉痹",是对本病的最早论述。喉痹具体表现为两种类型:一是以咽部疼痛为主,吞咽时尤甚,检查见咽部黏膜红肿,咽后壁或见脓点,患者多有外感病史,病程较短;二是以咽部异物感、哽哽不利为主,或出现咽干、咽痒、咽部微痛及灼热感等各种不适,可反复发作,病程一般较长,检查见咽黏膜肥厚增生,咽后壁颗粒状突起,或见咽黏膜干燥。急性咽炎属于喉痹的前

一种表现,多属实证、热证,咽喉是十二经脉循行交汇之要冲,宜空宜通,诸脉失和,咽喉痹阻,其症不一,究其病由,或外邪侵袭,或火毒上攻所致。

辨 证 施 治

1. 刘蓬分2型

(1) 风热侵袭型　治宜疏风清热、消肿利咽。方用疏风清热汤:荆芥、防风、金银花、连翘、黄芩、赤芍、玄参、浙贝母、天花粉、桑白皮、牛蒡子、桔梗、甘草。

(2) 肺胃热盛型　治宜清热解毒、消肿利咽。方用清咽利膈汤加减:荆芥、防风、薄荷、金银花、连翘、栀子、黄芩、黄连、桔梗、甘草、牛蒡子、玄参、生大黄、玄明粉。

随症加减:咳嗽痰黄、颌下臀核痛甚,可加射干、瓜蒌仁、夏枯草;高热者,可加水牛角、大青叶;如有白腐或伪膜,可加蒲公英、马勃等。[①]

2. 彭清华分3型

(1) 风热外侵型　治宜疏风清热、利咽消肿。方用疏风清热汤(《中医喉科学讲义》)加减。可用蝉蜕、牛蒡子等兼具疏风清热、利咽止痛功效的药物,同时加入桔梗、前胡之属宣肺达邪。

(2) 风寒外侵型　治宜疏风散寒、宣肺利咽。方用六味汤(《喉科秘旨》)加味。

(3) 肺胃热盛型　治宜清热解毒、消肿利咽。方用清咽利膈汤(《外科正宗》)加减。

随症加减:咽喉红肿疼痛者,可酌加山豆根、板蓝根、锦灯笼等苦寒泄热、消肿利咽;咽喉疼痛,痰多黄稠者,宜加入瓜蒌仁、射干、天竺黄、前胡等

---

① 刘蓬.中医耳鼻咽喉科学[M].北京:中国中医药出版社,2016:127-131.

清热除痰、散结利咽;大便秘结,体质壮实者,宜加入大黄、玄明粉等泻火通便;体虚者,可加入瓜蒌仁、冬瓜仁滑肠通便,使邪热从大便而去。①

经 验 方

1. 翘荷汤加味 薄荷 10 克、连翘 10 克、生甘草 6 克、栀子 10 克、桔梗 18 克、绿豆皮 12 克、黄芩 6 克、牛蒡子 9 克。随症加减:咽部肿痛甚者,加黄连 5 克、赤芍 10 克;大便干者,加大黄(后下)10 克、当归 10 克;鼻塞、流涕者,加苍耳子 10 克、辛夷花 10 克、白芷 10 克。每日 1 剂,水煎服,治疗 7 日。姜胤辉等用上方加减治疗 62 例急性咽炎患者。结果:治愈 38 例,显效 16 例,有效 6 例,无效 2 例,总有效率 96.77%。②

2. 靖咽袋泡茶 虎杖 30 克、金银花 40 克、薄荷 40 克、生甘草 20 克。上药研成细末,每袋 10 克,每次 1 袋,每日 3 次泡饮,5 日为 1 个疗程。白桦用上方治疗 86 例急性咽炎患者。结果:临床痊愈 29 例,显效 33 例,有效 19 例,无效 5 例,愈显率 72.1%。③

3. 清咽汤 1 金银花 10 克、连翘 12 克、黄芩 10 克、牛蒡子 10 克、玄参 10 克、麦冬 10 克、桔梗 4 克、甘草 3 克、柴胡 10 克、薄荷 10 克、马鞭草 15 克。每日 1 剂,分早、晚 2 次煎服。朱亮真用上方治疗 52 例急性咽炎患者。结果:治愈 47 例,好转 2 例,无效 3 例,总有效率 94.3%。④

4. 清咽汤 2 金银花 20 克、连翘 10 克、玄参 20 克、大青叶 20 克、赤芍 10 克、山豆根 10 克、木蝴蝶 10 克、桔梗 10 克、甘草 10 克、陈皮 10 克、金果榄 10 克。每日 1 剂,水煎服。高丽华等用上方治疗 180 例急性咽炎患者。结果:治愈 172 例,好转 3 例,无效 5 例,总有效率 97.2%。⑤

5. 蔷薇根散 蔷薇根 120 克、升麻 50 克、乌梅 100 克、生地黄 100 克。此为 1 个疗程剂量。上述药物加适量水,中火煎 2 次,每次 20 分钟,合并煎液约 500 毫升。每次 20 毫升,每日服 5～6 次。唐德才等用上方治疗 59 例急性咽炎患者。结果:治愈 15 例,显效 25 例,有效 14 例,无效 5 例,总有效率 91.53%。⑥

6. 清热利咽方 桑叶 10 克、射干 10 克、白菊花 20 克、牛蒡子 20 克、土牛膝 20 克、生地黄 20 克、麦冬 20 克、玄参 20 克、桔梗 15 克、蝉蜕 15 克、薄荷 8 克、甘草 5 克。每日 1 剂,加清水两碗武火煎为半碗,每次顿服,3 日为 1 个疗程。劳献宁用上方治疗 362 例急性咽炎患者。结果:显效 228 例,占 62.98%;有效 82 例,占 22.65%;好转 52 例,占 14.35%;无效 0 例。总有效率 100%。⑦

7. 清热利咽汤 生石膏 30 克、黄芩 15 克、射干 12 克、玄参 15 克、土牛膝 15 克、赤芍 12 克、浙贝母 15 克、全瓜蒌 15 克、青果 12 克、薄荷 10 克、甘草 6 克。随症加减:咽痛剧烈者,加牡丹皮 12 克、山豆根 15 克、板蓝根 15 克;声嘶重者,加蝉蜕 12 克;便秘者,加生大黄 10 克;发热恶寒者,加荆芥 10 克。每日 1 剂,煎药 750 毫升,每次服 250 毫升,日服 3 次。王永钦用上方加减治疗 136 例急性咽炎患者。结果:临床痊愈 108 例,显效 22 例,好转 4 例,无效 2 例,总有效率 98.53%。⑧

单 方

老鹳草合剂 组成:老鹳草。制备方法:昆明产老鹳草煎煮浓缩制成(每毫升含老鹳草生药 1 克)。用法用量:口服,3 岁以下每次 5 毫升,3～8 岁每次 10 毫升,8～14 岁每次 15 毫升,日服 3 次。临床应用:魏群德等以上法治疗 45 例急性咽炎患

① 彭清华,等.中医五官科学[M].北京:人民卫生出版社,2015:302.
② 姜胤辉,等.翘荷汤加味治疗急性咽炎 62 例[J].中国实验方剂学杂志,2013,19(8):296-298.
③ 白桦.靖咽袋泡茶治疗急性咽炎 86 例[J].中国中西医结合杂志,2002,22(7):517.
④ 朱亮真.清咽汤治疗急性咽炎 52 例[J].南京中医药大学学报(自然科学版),2002,18(61):381.
⑤ 高丽华,等.清咽汤治疗急性咽炎 180 例[J].时珍国医国药,2000,11(7):650.
⑥ 唐德才,等.蔷薇根散治疗急性咽炎疗效观察[J].中药药理与临床,1997,13(6):47-49.
⑦ 劳献宁.自拟清热利咽方治疗急性咽炎[J].中药材,1997,20(6):322-323.
⑧ 王永钦.清热利咽汤治疗急性咽喉炎 136 例[J].辽宁中医杂志,1995,22(9):401.

儿。结果：35 例患儿痊愈。服药后 48 小时体温降至正常者 35 例(79.5%),5 日内症状体征消失,达到痊愈标准。临床观察未见不良反应,表明服用老鹳草每日 1～2 克/千克体重是安全的,本研究表明老鹳草合剂治疗急性咽炎中医辨证为外感风热证或肺胃实热证患儿确有良效。[1]

中 成 药

1. 甘桔冰梅片 组成:桔梗、薄荷、射干、青果、乌梅(去核)、蝉蜕、甘草、冰片等(重庆华森制药有限公司生产,国药准字 Z20026258)。用法用量:每次 2 片,每日 4 次,5 日为 1 个疗程。功效主治:清热解毒,宣肺利咽,疏散风热,清利头目,祛痰止咳,止痛,止痒;可显著改善风热犯肺型急性咽炎患者咽痛、咽干灼热、咽黏膜充血、吞咽不利等症状。临床应用:孙铭涓等共纳入 240 例风热犯肺型急性咽炎患者,完成 235 例,其中治疗组 119 例、对照组 116 例。治疗组和对照组分别给予甘桔冰梅片和安慰剂治疗,均每次 0.4 克,每日 4 次,疗程 5 日。疗程结束后观察两组疾病综合疗效及中医症状(包括咽痛、咽干灼热、咽黏膜充血、吞咽不利)疗效,观察并记录患者的不良反应。结果:治疗组的临床痊愈率为 13.5%,总有效率为 87.4%;对照组的临床痊愈率为 7.8%,总有效率为 54.3%。两组比较差异有统计学意义(P<0.05),治疗组优于对照组。咽痛改善率治疗组为 89.9%,对照组为 61.2%;咽干灼热改善率治疗组为 70.6%,对照组为 52.6%;咽黏膜充血改善率治疗组为 73.9%,对照组为 48.3%;吞咽不利消失率治疗组为 88.7%,对照组为 76.6%。治疗组各症状改善率均优于对照组(P<0.05,P<0.01)。未见明显不良反应。[2]

2. 咽喉清口含片 组成:金银花、桔梗、射干、川贝母、玄参、青果、胖大海、诃子、罗汉果、山豆根、金果榄、锦灯笼、薄荷脑、薄荷油、冰片。功效主治:清热解毒,化痰利咽;适用于外感风热型急性咽炎。用法用量:含服,每次 1 片,每 1.5 小时 1 次,每日 8 次,试验周期 5 日。临床应用:李一圣等用上方治疗 360 例急性咽炎患者。结果:临床痊愈率为 51.73%,显效率为 28.32%,有效率为 17.05%,无效率为 2.89%。[3]

3. 桂林西瓜霜 组成:西瓜霜、黄连、黄芩、黄柏、浙贝母、山豆根、木汉果、梅片等(桂林三金药业股份有限公司生产)。功效:养阴润肺,清热解毒,宣肺化痰。用法用量:每次 3 喷,每日 3 次。5 日为 1 个疗程。临床应用:黄开明等将 120 例急性咽炎患者随机分为中药治疗组和对照组。两组进行临床观察。结果:治疗组的治愈率为 35%,总有效率为 95%,对照组的治愈率为 20%,总有效率为 80%,两组比较差异有统计学意义(P<0.05)。[4]

4. 蓝芩口服液 组成:板蓝根、黄芩、栀子、胖大海、黄柏等(江苏扬子江药业集团江苏海慈药业有限责任公司生产)。功效:清热泻火,解毒消肿,利咽止痛。用法用量:每日 3 次口服,每次 2 支,每支 10 毫升。疗程为 5 日。药效学研究表明,蓝芩口服液具有清热、镇痛、抗炎、抗菌、抗病毒的药理作用,对金黄色葡萄球菌、溶血性链球菌、伤寒杆菌、绿脓杆菌、炭疽杆菌、白喉杆菌等细菌及甲、乙、丙型流感病毒及副流感病毒均具有较强的抑制作用。临床应用:沈源等用上方治疗 80 例急性咽炎患者。结果:痊愈 54 例,显效 21 例,好转 5 例,总有效率 100%。[5]

5. 清咽滴丸 组成:薄荷脑、青黛、冰片、诃子、甘草、人工牛黄等。功效:清热疏风,解毒利咽。用法用量:每次 6 丸(2 丸连续含服),每日 3 次,5 日为 1 个疗程。临床应用:刘大新用上方治疗 30 例急性咽炎(喉痹风热证)患者。结果:痊愈 12 例,显效 10 例,有效 6 例,无效 2 例,

[1] 魏群德,等.老鹳草合剂治疗急性咽炎的疗效观察[J].中国中西医结合杂志,1998,18(2):120.
[2] 孙铭涓,黄春江.甘桔冰梅片治疗风热犯肺型急性咽炎多中心随机对照研究[J].中医杂志,2017,58(1):38-41.
[3] 李一圣,等.咽喉清口含片治疗急性咽炎外感风热证的Ⅲ期临床试验[J].中成药,2017,39(2):266-272.
[4] 黄开明,等.桂林西瓜霜治疗急性咽炎的临床研究[J].中华中医药杂志,2012,27(10):2583-2584.
[5] 沈源.蓝芩口服液治疗急性咽炎 80 例[J].南京中医药大学学报,2006,22(4):261-262.

总有效率93.9%。[1]

6.青果片　组成：青果、金银花、黄芩、麦冬、桔梗等(沈阳双鼎制药有限公司生产)。功效主治：清热利咽、消肿止痛；适用于咽喉肿痛，失音声哑，口干舌燥，肺燥咳嗽。用法用量：每次6片，每日2次。5日为1个疗程。临床应用：郭少武等用上方治疗20例急性咽炎患者。结果：治愈10例，显效5例，有效4例，无效1例，总有效率95%。[2]

7.牛黄上清软胶囊　组成：人工牛黄、薄荷、菊花、荆芥穗、白芷、川芎、栀子、黄连、黄柏、黄芩、大黄、连翘、赤芍、当归、地黄、桔梗、甘草、石膏、冰片等(安徽省大东方药业有限责任公司生产)。功效：清热泻火，散风止痛。用法用量：每次2粒，每日4次，疗程为6日。临床应用：傅南琳等用上方治疗30例急性咽炎(风热证)患者。结果：痊愈11例，显效9例，有效7例，无效3例，总有效率90.0%。[3]

① 刘大新.清咽滴丸含服治疗急性咽炎30例[J].中医杂志,2006,47(8)：601.
② 郭少武,等.青果片治疗急性咽炎的临床观察[J].辽宁中医杂志,2003,30(5)：370.
③ 傅南琳,等.牛黄上清软胶囊治疗急性咽炎的疗效观察[J].中成药,2001,23(5)：382－383.

慢 性 咽 炎

概 述

慢性咽炎主要为咽部黏膜、黏膜下组织的慢性炎症。发病原因多为急性咽炎反复发作,邻近组织慢性炎症,经常受化学气体、粉尘的刺激,烟酒过度,发音过度,消化道障碍及其他全身性疾病,均可致病。临床上分为慢性单纯性咽炎和慢性肥厚性咽炎。主要表现为咽中不适,如异物感、灼热感、干燥感、痒感、刺激感和轻微的疼痛等。由于咽后壁常有较黏稠的分泌物刺激,常在晨起时出现较频繁的刺激性咳嗽,严重时可引起作呕,咳嗽时常无分泌物咳出。上述症状因人而异,轻重不一,往往在用嗓过度、受凉或疲劳时加重。全身症状一般均不明显。本病多见于成年人,病程长,症状顽固,不易治愈。

本病属中医"喉痹"范畴。其发病机制为阴虚火旺,脾气虚弱,气血瘀滞等。以咽部异物感、哽哽不利为主,或出现咽干、咽痒、咽部微痛及灼热感等各种不适,可反复发作,病程一般较长,检查见咽黏膜肥厚增生,咽后壁颗粒状突起,或见咽黏膜干燥。

辨 证 施 治

1. 刘蓬分4型

(1) 肺肾阴虚型 治宜滋养阴液、降火利咽。随症加减:肺阴虚为主者,宜养阴清肺,方用养阴清肺汤加减(生地黄、玄参、麦冬、白芍、贝母、牡丹皮、薄荷、甘草)。喉底颗粒增多者,可酌加桔梗、香附、郁金、合欢花等行气活血、解郁散结。肾阴虚为主者,宜滋阴降火,方用知柏地黄汤加减。

(2) 脾气虚弱型 治宜益气健脾、升清降浊。方用补中益气汤加减。随症加减:咽部脉络充血,咽黏膜肥厚者,可加丹参、川芎、郁金以活血行气;痰黏者,可加法半夏、香附、枳壳理气化痰、散结利咽;易恶心、呃逆反酸者,可加法半夏、厚朴、佛手、陈皮等和胃降逆;纳差、腹胀便溏、苔腻者,可加砂仁、藿香、茯苓、薏苡仁等健脾化湿。

(3) 脾肾阳虚型 治宜补益脾肾、温阳利咽。方用附子理中丸加减:人参、白术、干姜、附子、甘草。随症加减:腰膝酸软冷痛者,可酌加补骨脂、杜仲、牛膝等;咽部不适、痰涎清稀量多者,可酌加半夏、陈皮、茯苓等;腹胀纳呆者,可加砂仁、木香等。

(4) 痰凝血瘀型 治宜祛痰化瘀、散结利咽。方用贝母瓜蒌散加减:贝母、瓜蒌、橘红、桔梗、天花粉、茯苓、赤芍、牡丹皮、桃仁。随症加减:咽部不适,咳嗽痰黏者,可酌加杏仁、紫菀、款冬花、半夏等;咽部刺痛、异物感、胸胁胀闷者,可加香附、枳壳、郁金、合欢皮疏肝解郁、行气宽胸。[①]

2. 王付分6型

(1) 热毒蕴结型 症见咽痛,或咽肿,或吞咽不利,口渴欲饮水,发热,或恶寒,或咳嗽,或咳痰,或咽中灼热干燥,舌红,苔薄黄,脉浮或数。治宜清热解毒、利咽消肿。方用凉膈散合桔梗汤:大黄6克、芒硝6克、栀子3克、薄荷3克、黄芩3克、连翘12克、桔梗10克、甘草18克。随症加减:热甚者,加石膏、知母;肿痛甚者,加薄荷、牛蒡子、金银花、连翘;大便干结者,加芒硝、玄参。

---

① 刘蓬.中医耳鼻咽喉科学[M].北京:中国中医药出版社,2016:127-131.

（2）阴虚热扰型　症见咽痛，或咽干，或声音嘶哑，五心烦热，干咳少痰，或盗汗，或痰少而黏，或咽痒，或咽肿，或大便干结，渴欲饮水，舌红少苔，脉细或数。治宜滋阴生津、清热利咽。方用养阴清肺汤合泻心汤：生地黄 18 克、麦冬 12 克、甘草 5 克、玄参 10 克、贝母 9 克、牡丹皮 9 克、薄荷 6 克、白芍 9 克、大黄 6 克、黄连 3 克、黄芩 3 克。随症加减：阴虚甚者，加熟地黄、天冬；热毒甚者，加金银花、连翘以清热解毒散结；燥热甚者，加石斛、玉竹、石膏以清热滋阴润燥等。

（3）寒痰郁阻型　症见咽痛，或咽肿胀，或咽溃烂，畏寒怕冷，或咽部暗红，或咯痰不利，或声音嘶哑，口淡不渴，舌质淡，苔薄白，脉浮或脉无变化。治宜散寒通阳、涤痰开结。方用半夏散及汤合半夏厚朴汤：半夏 24 克、厚朴 9 克、茯苓 12 克、生姜 15 克、紫苏叶 6 克、桂枝 12 克、炙甘草 12 克。随症加减：寒甚者，加细辛、干姜；气虚者，加人参、白术；夹郁热者，加牡丹皮、薄荷、桔梗；痰多者，加陈皮、桔梗、杏仁。

（4）气郁夹瘀型　症见咽痛，或咽肿，或吞咽不利，表情沉默，咽肿暗红或夹瘀斑，或情绪低落，或咳嗽少痰，或咽中拘急，或胸胁胀痛，舌质暗或瘀紫，苔薄，脉弦或涩。治宜行气解郁、利咽止痛。方用四逆散、桂枝茯苓丸合桔梗汤：柴胡 12 克、枳实 12 克、白芍 12 克、炙甘草 12 克、桂枝 12 克、茯苓 12 克、牡丹皮 12 克、桃仁 12 克、桔梗 10 克、甘草 18 克。随症加减：气郁甚者，加陈皮、青皮；若咽痛甚者，加大桔梗、甘草用量，再加薄荷、牛蒡子；瘀甚者，加丹参、川芎、当归；若咳嗽者，加射干、半夏。

（5）气郁痰阻型　症见咽中如有物阻，或咽肿痛，或咽中拘急，焦虑急躁，情绪低落，或咯之不出，吞之不下，或胸闷，或胸满，或脘腹胀满，或不欲饮食，或失眠，或痰多，舌质淡，苔薄白，脉弦或紧。治宜顺气消痰、降泄散结。方用半夏厚朴汤、越鞠丸合桔梗汤：半夏 24 克、厚朴 9 克、茯苓 12 克、生姜 15 克、紫苏叶 6 克、香附 10 克、川芎 10 克、栀子 10 克、苍术 10 克、神曲 10 克、桔梗 10 克、甘草 18 克。随症加减：热毒者，加黄连、蒲公英、紫花地丁；咽痛者，加牛蒡子、薄荷、山豆根；红肿者，加牡丹皮、生地黄、玄参；痰多者，加贝母、胆南星。

（6）津气两虚型　症见咽痛，或咽干，或声音嘶哑，少气乏力，心烦急躁，或面色不荣，或咳嗽少痰，或痰中带血，或咽肿痛，或大便干结，舌红少苔，脉弱或细数。治宜益气养阴、利咽止痛。方用麦冬汤合桔梗汤：麦冬 18 克、半夏 24 克、人参 9 克、粳米 18 克、大枣 12 枚、桔梗 9 克、甘草 18 克。随症加减：阴虚甚者，加玄参、生地黄、天冬；咽痛甚者，加牛蒡子、薄荷、赤芍；肿痛甚者，加牡丹皮、赤芍、白芍；大便干结者，加大黄。[1]

经　验　方

1. 旋覆代赭汤　旋覆花 9 克、人参 6 克、生姜 15 克、代赭石 6 克、甘草 9 克、半夏 9 克、大枣 9 克。每日 1 剂，水煎服。随症加减：痰阻重者，加天南星 6 克化痰降逆；气郁重者，加陈皮 9 克行气解郁；湿邪重者，加茯苓 9 克、泽泻 9 克；脾虚重者，加白术 9 克；伴有呕吐呃逆者，加竹茹 6 克、紫苏 6 克降逆止呕；女性月经不调者，加当归 9 克、白芍 9 克、桃仁 9 克、丹参 9 克以活血祛瘀。每服 7 剂为 1 个疗程，间隔 5 日开始第 2 个疗程，观察 3 个疗程。张彦等用上方加减治疗 97 例慢性咽炎患者。结果：治愈 38 例，好转 29 例，无效 30 例，总有效率 69.1％。[2]

2. 加味半夏厚朴汤　半夏 12 克、厚朴 9 克、茯苓 12 克、赤芍 12 克、桃仁 9 克、香附 12 克、郁金 9 克、川贝母 12 克、瓜蒌 9 克、生姜 3 片。每日 1 剂，先用凉水将药浸泡 1 小时，用武火煎开，改文火煎煮 20 分钟，将药液滤出再加水复煎，将 2 次煎液混在一起，分多次缓慢温服药液。7 剂为 1 个

① 王付.怎样分型辨治慢性咽炎[J].中医杂志,2011,52(1)：65.
② 张彦,等.旋覆代赭汤加减治疗慢性咽炎 97 例[J].中国实验方剂学杂志,2011,17(19)：264－265.

疗程,服药2个疗程。随症加减:喉间无痰而音哑者,加木蝴蝶9克、藏青果12克;咽干较甚、苔干少津者,加玄参12克、麦冬12克;易恶心、呃逆者,加佛手12克;咽痒甚者,加蝉蜕9克;咽部不适、咳嗽痰黏者,加杏仁12克、紫菀9克、款冬花9克;大便干燥者,加郁李仁9克;纳呆者,加木香9克、砂仁6克。于兴娟用上方加减治疗43例慢性咽炎患者。结果:痊愈22例,有效19例,无效2例,总有效率95.35%。①

3. 温胆汤 半夏6克、竹茹6克、枳实6克、陈皮9克、茯苓4.5克、甘草3克。加生姜5片、大枣1枚,每日1剂,水煎代茶饮。随症加减:实热壅盛者,可加金银花、连翘、黄芩;阴虚火盛、咽燥甚者,可加玄参、麦冬;脾胃虚弱者,可加白术、神曲。每服7剂为1个疗程,间隔5日开始第2个疗程,观察3个疗程统计疗效。张彦等用上方加减治疗80例慢性咽炎患者。结果:其中单纯性咽炎65例,治愈19例,好转39例,未愈7例,总有效率89.2%;肥厚性咽炎15例,治愈5例,好转8例,未愈2例,总有效率86.7%。②

4. 麻杏鱼甘汤加味 麻黄6克、杏仁6克、桔梗6克、鱼腥草40克、板蓝根18克、玄参15克、生地黄15克、乌梅15克、制半夏10克、生甘草8克。随症加减:感周身酸痛者,加藿香12克、防风10克、生姜3片;咽干甚者,加麦冬12克、百合12克;鼻塞浊涕者,加黄芩15克、辛夷6克、藿香12克;咳嗽咯痰量多者,加陈皮12克、前胡12克;大便燥结者,加生大黄6克。每日1剂,水煎2次,约450毫升,分早、中、晚3次口服,2周为1个疗程。续服麦味地黄丸,每次10丸,每日3次;同时用市售乌梅果脯肉,每次2~3枚,每日3次,取卧位细嚼慢咽含服之,连用2周。李家兴用上方加减治疗154例慢性咽炎患者。结果:痊愈26例,显效108例,有效14例,无效6例,总有效率96.1%。③

5. 通痹利咽汤 南沙参12克、生地黄12克、玄参9克、麦冬12克、玉竹12克、川贝母9克、桔梗6克、广郁金9克、佛手9克、甘草6克。随症加减:口干咽燥明显者,加太子参、川石斛;咽痛甚者,加射干、连翘;胸闷甚者,加绿萼梅、白残花;声音嘶哑者,加蝉蜕、木蝴蝶。每日1剂,水煎2次,将两次煎液混合在一起,分早晚2次温服,每次100毫升。张龙英用上方加减治疗54例慢性咽炎患者。结果:治愈7例,好转41例,未愈6例,总有效率88.91%。④

6. 咽瘩消汤剂 金银花20克、连翘20克、贝母20克、海藻20克、沙参20克、龟甲20克、鳖甲20克、荆芥20克、焦栀子20克、淡豆豉20克、薄荷20克、川芎20克、枳壳20克、柴胡20克、红参20克、生地黄20克、白芷20克、白芍20克、牡丹皮20克、黄芩20克。早、晚分服,每日1袋,10日为1个疗程。上述各药混合后,加米醋2 000毫升浸泡1周后过滤,韩式煎药机灌装封袋,每袋100毫升。郭玉芝用上方治疗113例慢性咽炎患者。结果:治愈35例,显效22例,有效44例,无效12例,总有效率89%。⑤

7. 加味玄麦甘桔汤 玄参、麦冬、生甘草、桔梗、牛膝、僵蚕。每日1剂,冷水浸泡20分钟后煎煮20分钟取汁,加水再煎2次,3次药汁混入热水瓶中备用,多次频饮,连服10~20剂。黄怀吉用上方治疗58例慢性咽炎患者。结果:治愈50例,好转6例,无效2例,总有效率96.55%。⑥

8. 润咽袋泡茶 玄参4克、麦冬4克、桔梗3克、牛蒡子3克、甘草2克、金银花2克、射干2克、青果1个、胖大海1枚。配成1小包,15小包为1个疗程。饮时将药放入茶杯中,(保温杯效果更佳)沸水冲泡当茶饮,1剂药可反复沏泡3~4次,每日1剂。头一遍沏泡时因有些药物要上浮水面,最好将药液倒入另一只杯中待沉淀后饮用,

① 于兴娟.加味半夏厚朴汤治疗慢性咽炎43例疗效观察[J].辽宁中医杂志,2010,37(5):870-871.
② 张彦,等.温胆汤治疗慢性咽炎80例[J].中国实验方剂学杂志,2010,16(9):200-201.
③ 李家兴.麻杏鱼甘汤加味治疗慢性咽炎154例[J].中医杂志,2009,50(S1):195.
④ 张龙英.通痹利咽汤治疗慢性咽炎疗效观察[J].中国中药杂志,2007,32(22):2425-2426.
⑤ 郭玉芝.咽瘩消汤剂治疗慢性咽炎113例临床观察[J].辽宁中医杂志,2006,33(5):578.
⑥ 黄怀吉.加味玄麦甘桔汤治疗慢性咽炎58例体会[J].时珍国医国药,2000,11(8):722-723.

这样也有利于第二次沏泡时的温度。共奏养阴清肺、滋阴降火、生津止渴、止咳化痰、宣肺开声之效。曹利亚等用上方治疗 52 例慢性咽炎患者。结果：显效 25 例，有效 23 例，无效 4 例，总有效率 92.3%。[1]

9. 加味玉屏风散　黄芪 30 克、防风 10 克、白术 10 克、桔梗 12 克、甘草 9 克、木蝴蝶 12 克、射干 12 克、马勃 9 克、麦冬 15 克、生地黄 15 克。每日 1 剂，水煎服，每次 200 毫升，每日 2 次口服。30 日为 1 个疗程。陈淑便用上方治疗 40 例慢性咽炎患者。结果：治愈 20 例，好转 8 例，无效 12 例，总有效率 70%。[2]

单　方

1. 开口箭　组成：开口箭。用法用量：将开口箭饮片开水浸泡，当茶饮用，每次 3～5 克，每日 2 次，10 日后复诊并观察疗效。以其根状茎入药，味甘微苦，性寒，具有清热解毒的功效，研究表明开口箭有很好的抗炎、抑菌、祛痰作用。临床应用：覃勇等用上方治疗 50 例慢性咽炎患者。结果：治愈 19 例，有效 26 例，无效 5 例，总有效率 90%。[3]

2. 夏枯草冲泡代茶饮　组成：夏枯草。用法用量：夏枯草（以色紫褐果穗大而整为佳），每次取 10 克放于大茶杯中，沸水 200 毫升浸泡 15 分钟后饮用，可重复浸泡，每日 3～5 杯，10 日为 1 个疗程。临床应用：沙建萍等用上方治疗 32 例慢性咽炎患者。结果：1～6 个疗程均治愈。[4]

中　成　药

西瓜霜润喉片　组成：西瓜霜、梅片、薄荷脑。功效：润喉利咽，消肿止痛，清解余邪。临床应用：白伟等用上方治疗 40 例慢性咽炎患者。结果：总显效率为 82.50%，总有效率为 90%。[5]

预　防　用　药

客家凉茶　组成：夏枯草、鱼腥草根、野菊花、金银花、绿茶等。制备方法：按一定比例混匀，取混匀的凉茶 15 克放于茶杯中，沸水 200 毫升浸泡，15 分钟后多次饮用，可重复浸泡。用法用量：每日上、下午各浸泡 15 克，30 日为 1 个疗程。赣南客家凉茶，是客家人四季特别是夏、秋季常用的饮料，对风热外感、湿热壅滞、暑热熏袭，或吸烟、嗜酒，熬夜上火所致诸症，具良好的治疗保健作用。[6]

① 曹利亚,等.润咽袋泡茶治疗慢性咽炎初步临床观察[J].中国实验方剂学杂志,2000,6(5)：64.
② 陈淑便.自拟加味玉屏风散治疗慢性咽炎[J].辽宁中医杂志,1999,26(11)：506.
③ 覃勇,等.开口箭治疗慢性咽炎临床疗效观察[J].时珍国医国药,2008,19(7)：1757 - 1758.
④ 沙建萍,等.夏枯草冲泡代茶饮治疗慢性咽炎[J].中医杂志,1999,40(7)：390.
⑤ 白伟,等.西瓜霜润喉片治疗急慢性咽炎疗效的对比分析[J].中草药,1997,28(12)：734 - 736.
⑥ 刘荣先,等.客家凉茶治疗慢性咽炎疗效观察[J].时珍国医国药,2006,17(4)：517.

急性扁桃体炎

概　述

急性扁桃体炎为腭扁桃体的急性非特异性炎症，常继发于上呼吸道感染，并伴有程度不等的咽部黏膜和淋巴组织的急性炎症，是一种很常见的咽部疾病。多发生在儿童和青年。春、秋季节容易发病，且有一定的流行性。乙型溶血性链球菌为本病的主要致病菌。非溶血性链球菌、葡萄球菌、肺炎双球菌、流感杆菌及腺病毒或鼻病毒、单纯性疱疹病毒等也可引起本病。细菌和病毒混合感染者不少见。近年还发现有厌氧菌感染者，革兰氏阴性杆菌感染有上升趋势。在正常人的咽部及扁桃体隐窝内存留着某些病原体，机体防御能力正常时不发病。而当人体抵抗力降低时，病原体则大量繁殖，毒素破坏隐窝上皮，细菌侵入其实质而发生炎症。受凉、潮湿、过度劳累、烟酒过度、有害气体刺激、上呼吸道有慢性病灶存在等均可成为诱因。一般表现起病急，畏寒，高烧，头痛，咽痛，吞咽或咳嗽时咽痛加重。检查可见扁桃体及腭弓充血，扁桃体表面有黄白色脓点，有时渗出物融合成膜状，颌下淋巴结肿大，白细胞增多等。

本病属中医"乳蛾"范畴。乳蛾一名首见于宋代，如《仁斋直指方论·卷二十一》载："吹喉散，治咽喉肿痛、急慢喉痹、悬痈、乳蛾，咽物不下。"历代医著有关乳蛾的名目繁多，如乳鹅、单蛾、双蛾、连珠乳蛾、烂乳蛾、活乳蛾、死乳蛾、阳蛾、阴蛾等。其发病机制为肺经风热，肺胃热盛等。治疗多用疏风清热、泄热解毒、利咽消肿等法，除内服汤剂外，常配合吹药等外治法。

---

① 刘蓬.中医耳鼻咽喉科学［M］.北京：中国中医药出版社，2016：131－134.

辨 证 施 治

刘蓬分2型

（1）风热外袭型　症见咽部灼热、疼痛，吞咽时痛甚，喉核红肿，表面有少量黄白色腐物；发热，微恶寒，头痛，咳嗽；舌质红，苔薄黄，脉浮数。治宜疏风清热、利咽消肿。方用疏风清热汤加减。

（2）肺胃热盛型　症见咽部疼痛剧烈，连及耳根，吞咽困难，痰涎较多，喉核红肿，有黄白色脓点，甚者喉核表面腐脓成片，颌下有臖核；高热，口渴引饮，咳嗽痰黄稠，口臭，腹胀，便秘，溲黄；舌质红，苔黄厚，脉洪大而数。治宜泄热解毒、利咽消肿。方用清咽利膈汤加减。随症加减：咳嗽痰黄稠，颌下有臖核者，可加射干、瓜蒌、贝母以清化热痰而散结；持续高热者，加石膏、天竺黄以清热泻火、除痰利咽；喉核腐脓成片者，加入马勃、蒲公英等以祛腐解毒；肿痛甚者，可含服六神丸以清热解毒、消肿止痛。①

经 验 方

1. 竹蜂甘桔汤　桔梗10克、甘草8克、咸竹蜂5克、岗梅根15克、广东牛膝15克、连翘10克、荆芥10克、薄荷（后下）5克、蝉蜕5克、火炭母10克、南豆花5克。每剂加水后煎至150毫升，煎2次，将二煎药液混合，每日早晚2次分服，每次150毫升。诸药联用，共奏清热解毒、漱滞散邪之效。谌凌燕等用上方治疗40例急性化脓性扁桃体炎患儿。结果：痊愈14例，显效7例，有效6

例,无效 13 例,总有效率 67.5%。①

2. 八味饮 金银花、黄芩、生石膏、玄参、麦冬、玄明粉、薄荷、生甘草。将以上药物加水 300 毫升,煎至 150 毫升。漱咽:采取先含漱后咽下的方法,每次含漱 2 分钟,然后徐徐咽下,每日 3 次。5 日为 1 个疗程。诸药协同,共奏清热解毒、消肿散结、滋阴通便、生肌敛疮、利咽止痛的功效。孟兆君等用上方治疗 42 例急性扁桃体炎患者。结果:治愈 34 例,有效 7 例,无效 1 例。②

3. 自拟方 白桦叶 30 克、柴胡 20 克、黄芩 15 克、黄连 15 克、板蓝根 20 克、老鹳草 30 克、山豆根 20 克、野菊花 15 克、蒲公英 15 克、甘草 10 克。每日 1 剂,水煎取汁 500 毫升,分 4 次服。共奏清热解毒、利咽消肿止痛之效。车桂彦等用上方治疗 30 例急性扁桃炎患者。结果:痊愈 27 例(90%),无效 3 例;痊愈者最少服药 2 剂,最多服用 7 剂。③

4. 五味消毒饮合消瘰丸加减 野菊花 15 克、黄芩 10 克、金银花 30 克、连翘 15 克、板蓝根 15 克、蒲公英 15 克、紫花地丁 15 克、桔梗 10 克、牛蒡子 12 克、夏枯草 30 克、生石膏 30 克、玄参 12 克、浙贝母 10 克、生牡蛎 30 克。随症加减:伴有颈下、腋下淋巴结肿大者,主方去桔梗、牛蒡子,加昆布 30 克、海藻 30 克;伴有大便干燥者,加大黄 10 克、大便通后,则去掉大黄;如合并肺炎者,将浙贝母换为川贝母 10 克、加杏仁 10 克。全方具有清热解毒、抗菌消炎、清热滋阴、软坚散结、清利咽喉的作用。马贵宝等用上方加减治疗 58 例急性扁桃体炎患者。结果:全部治愈;一般服药 2 剂,高烧可退,服药 5～10 剂扁桃体红肿、化脓点消失,疾病痊愈。④

5. 加味普济消毒饮 黄芩 10 克、黄连 10 克、僵蚕 6 克、升麻 3 克、柴胡 6 克、马勃 6 克、桔梗 12 克、陈皮 6 克、薄荷 6 克、板蓝根 30 克、连翘 15

克、玄参 6 克、牛蒡子 6 克、金银花 40 克。每日 1 剂,水煎服,早饭后 30 分钟,晚上睡觉前分服。共奏清热解毒、疏散风热之功。薛彩莲用上方治疗 45 例急性扁桃体炎患者。结果:3 日治愈 5 例,5 日治愈 26 例,7 日治愈 14 例。⑤

6. 消肿退热汤 柴胡 10 克、黄芩 10 克、僵蚕 10 克、薄荷(后下)10 克、金银花 10 克、连翘 10 克、生石膏(先煎)30 克、射干 10 克、卤地菊 15 克、七叶一枝花 10 克、牛蒡子 10 克、桔梗 6 克、玄参 15 克、浙贝母 10 克、芦根 30 克。随症加减:大便秘结者,加大黄 5 克、芒硝(冲服)10 克以清热泻下;咽痛者,加山豆根 10 克以解毒利咽,化痰散结;咳嗽剧烈者,加前胡 10 克、马勃 6 克、杏仁 6 克。每日 1 剂,煎 2 次,分 3～4 次服。丁春用上方加减治疗 50 例风热型乳蛾患者。结果:显效 32 例,有效 18 例,总有效率 100%。⑥

7. 加味普济消毒饮 金银花 21 克、黄芩 12 克、黄连 9 克、连翘 10 克、石膏 30 克、板蓝根 12 克、玄参 12 克、牛蒡子 10 克、桔梗 9 克、马勃 9 克、柴胡 6 克、僵蚕 9 克、薄荷 6 克、升麻 3 克、皂角刺 10 克、陈皮 10 克。每日早晚各 1 剂,水煎服。热退后改为每日 1 剂。王鸿君用上方治疗 200 例急性扁桃体炎患者。结果:治疗后 48 小时体温下降到 37.5℃ 以下,头痛、全身疼痛明显减轻,咽痛明显减轻,双侧扁桃体渗出物消失,扁桃体缩小者 91 例;72 小时体温正常,疼痛消失,扁桃体恢复正常者 88 例;第 4 日诸症消失者 124 例;第 5 日诸症消失者 150 例;最长治疗 7 日痊愈。平均疗程 3.9 日。⑦

单 方

1. 马齿苋 组成:马齿苋。功效:清热解毒,

① 谌凌燕,等.竹蜂甘桔汤治疗小儿急性化脓性扁桃体炎临床观察[J].中药药理与临床,2016,32(1):197-199.
② 孟兆君,等.自拟八味饮治疗咽喉口腔疾病疗效观察[J].辽宁中医杂志,2005,32(9):936-937.
③ 车桂彦,等.中药治疗急性扁桃体炎 30 例临床观察[J].中国中医基础医学杂志,2003,9(5):65.
④ 马贵宝,等.五味消毒饮合消瘰丸加减治疗急性化脓性扁桃体炎[J].中国医药学报,2002,17(6):381-382.
⑤ 薛彩莲.加味普济消毒饮治疗急性扁桃体炎 45 例[J].时珍国医国药,2002,13(7):425.
⑥ 丁春.消肿退热汤治疗风热型乳蛾 50 例[J].辽宁中医杂志,2002,29(1):41.
⑦ 王鸿君.加味普济消毒饮治疗急性扁桃体炎 200 例临床观察[J].时珍国医国药,2001,12(10):912.

凉血消肿。制备方法：在8~9月间连根收集全草，洗净泥土，除去杂质，加水稍蒸上气后，取出熏干，切段备用。用法用量：临用时，取马齿苋50克加水300毫升，浸泡10分钟，再煎煮10分钟，滤渣浓缩至100毫升，加白糖适量以微甜为度。分早、中、晚及睡前4次服用，频频含服。临床应用：周水平用上方治疗1例急性扁桃体炎患者，疗效满意。[①]

2. 夏枯草　组成：夏枯草。功效：发散风热，消散郁结。用法用量：取夏枯草30~60克，水煎2次，混合后1日内频频服完，服时徐徐咽下以延长药液在咽部的滞留时间，使药较持久地直接作用于病灶处，增强其抗菌消炎的作用。临床应用：叶丽霞用上方治疗1例扁桃体炎患者，疗效满意。[②]

中　成　药

1. 新癀片　组成：九节茶、三七、牛黄、珍珠粉等，每片含生药1.01克（厦门中药厂生产）。功效：清热解毒，抑菌消炎退热。用法用量：口服，每次4片，每日3次。年龄<15岁，体重<40千克的患者每次口服3片，每日服用3次。临床应用：张志坚用上方治疗32例急性扁桃体炎患者。结果：服用5~9日症状消失29例，症状改善不明显3例。[③]

2. 复方双花口服液　组成：金银花、连翘、板蓝根（北京海尔富药业有限公司生产）。用法用量：5~7岁每次10毫升，每日4次；7岁以上每次20毫升，每日3次；成人每次20毫升，每日4次。临床应用：邓燕飞用上方治疗97例急性扁桃体炎患者。结果：总有效率为96.91%，总显效率为91.75%。[④]

3. 一清胶囊　成都康弘制药有限公司生产。功效主治：抑菌，抗病毒；可作用于咽部的敏感细菌和病毒，使体温恢复正常，咽痛、咽干缓解。用法用量：口服，每次0.5克，每日3次，治疗期间停用一切有关药物。临床应用：郭玉梅用上方治疗41例急性扁桃体炎患者。结果：显效21例，有效17例，无效3例。[⑤]

① 周水平.马齿苋治疗急性扁桃体炎[J].中医杂志,2005,46(6)：622-623.
② 叶丽霞.夏枯草治疗扁桃体炎[J].中医杂志,1999,40(8)：455.
③ 张志坚.新癀片治疗急性扁桃体炎的疗效观察[J].中国中西医结合杂志,2001,21(1)：65.
④ 邓燕飞.复方双花口服液治疗急性扁桃体炎97例临床分析[J].中成药,1999,21(5)：241-242.
⑤ 郭玉梅.一清胶囊治疗急性扁桃体炎临床观察[J].中成药,1998,6(5)：28.

慢性扁桃体炎

概　述

慢性扁桃体炎多由急性扁桃体炎反复发作或因腭扁桃体隐窝引流不畅，窝内细菌、病毒滋生感染而演变为慢性炎症，是临床上最常见的疾病之一。本病的发生机制尚不清楚，链球菌和葡萄球菌为本病的主要致病菌。常有急性扁桃体炎反复发作病史，发作时常有咽痛；发作间歇期自觉症状少，可有咽内发干、发痒、异物感、刺激性咳嗽等轻微症状。若扁桃体隐窝内潴留干酪样腐败物或有大量厌氧菌感染，则出现口臭。小儿患者如扁桃体过度肥大，可能出现呼吸不畅、睡眠打鼾、吞咽或言语共鸣障碍。由于隐窝脓栓被咽下，刺激胃肠，或隐窝内细菌、毒素等被吸收引起全身反应，导致消化不良、头痛、乏力、低热等。

本病属中医"乳蛾"范畴，多为虚证或虚实夹杂证，如肺肾阴虚、脾胃虚弱、痰瘀互结等。

辨　证　施　治

1. 刘蓬分 3 型

（1）肺肾阴虚型　症见咽部干燉，微痒微痛，哽哽不利，午后症状加重，喉核肿大或干瘪，表面不平，色潮红，或有细白星点，喉核被挤压时，有黄白色腐物溢出；午后颧红，手足心热，失眠多梦，或干咳痰少而黏，腰膝酸软，大便干；舌红少苔，脉细数。治宜滋养肺肾、清利咽喉。方用百合固金汤加减：百合、生地黄、熟地黄、麦冬、玄参、当归、芍药、贝母、桔梗、甘草。随症加减：咽痛者，可加牛蒡子、蝉蜕以利咽；失眠者，可加酸枣仁以安神。

（2）脾胃虚弱型　症见咽干痒不适，异物梗阻感，喉核淡红或淡暗肥大，溢脓白黏；易恶心呕吐，口淡不渴，纳呆便溏，神疲乏力；舌质淡，苔白，脉缓弱。治宜健脾和胃、祛湿利咽。方用六君子汤加减。随症加减：痰湿重者，加厚朴、石菖蒲以宣畅气机、祛湿利咽；喉核肿大不消者，加浙贝母、牡蛎。

（3）痰瘀互结型　症见咽干涩不利，或刺痛胀痛，痰黏难咯，迁延不愈，喉关暗红，喉核肥大质韧，表面凹凸不平；咳嗽痰白，胸脘痞闷；舌质暗有瘀点，苔白腻，脉细涩。治宜活血化瘀、祛痰利咽。方用会厌逐瘀汤合二陈汤加减：桃仁、红花、当归、赤芍、生地黄、柴胡、枳壳、桔梗、甘草、玄参、半夏、橘红、白茯苓、甘草。随症加减：喉核暗红，质硬不消者，加昆布、莪术；复感热邪，溢脓黄稠者，加黄芩、蒲公英、车前子等。[①]

2. 王付分 7 型

（1）气虚夹瘀型　症见咽痛，声音嘶哑，或倦怠乏力，咽肿色泽暗红，咳嗽，或痰少而黏，或痰夹血丝，颌下肿大，或大便不调，舌质暗淡夹瘀斑，苔薄，脉沉涩。治宜益气化瘀、利咽止痛。方用四君子汤、桂枝茯苓丸、桔梗汤合方：人参 10 克、白术 10 克、桂枝 12 克、茯苓 12 克、牡丹皮 12 克、白芍 12 克、桃仁 12 克、桔梗 10 克、生甘草 18 克。随症加减：气虚甚者，加山药、黄芪；咽痛甚者，加大白芍、甘草用量，再加薄荷、牛蒡子；瘀甚者，加红花、川芎、当归；咳嗽者，加紫菀、款冬花。

（2）肺卫蕴热型　症见咽痛，吞咽不利，或咽灼热，咽燥，口渴，咳嗽，或发热，或头痛，舌红，苔

---

① 刘蓬.中医耳鼻咽喉科学［M］.北京：中国中医药出版社，2016：131-134.

黄,脉浮数。治宜清泻郁热、利咽消肿。方用银翘散、大黄黄连泻心汤合方:连翘30克、金银花30克、桔梗18克、薄荷18克、竹叶12克、生甘草15克、荆芥12克、淡豆豉15克、牛蒡子18克、芦根18克、大黄6克、黄连3克。随症加减:热甚者,加蒲公英、紫花地丁;咽痛甚者,加射干、山豆根;红肿甚者,加赤芍、牡丹皮;口渴者,加天花粉、麦冬。

(3)瘀热蕴结型 症见咽痛,咽肿胀,咽干,口渴,高热,或寒战,咳嗽,或咯吐黄痰,口臭,头痛,舌红,苔黄,脉涩。治宜清热泻火、化瘀消肿。方用桃核承气汤、桔梗汤合方:桃仁9克、大黄12克、桂枝6克、炙甘草6克、芒硝6克、桔梗10克、生甘草18克。随症加减:热毒重者,加金银花、蒲公英、紫花地丁;咽痛甚者,加牛蒡子、薄荷、山豆根;红肿甚者,加牡丹皮、生地黄、玄参;痰多者,加浙贝母、胆南星。

(4)痰热灼腐型 症见咽痛,咽部溃烂,语声不得出,或声音嘶哑,或吞咽疼痛,咽中如有痰阻,舌质红,苔薄黄,脉浮数。治宜清热涤痰、敛疮消肿。方用苦酒汤、桔梗汤合方:半夏5克、鸡子(去黄)1枚、桔梗10克、生甘草18克、苦酒(醋)30毫升。随症加减:咽痛甚者,加薄荷、牛蒡子、连翘;咽肿甚者,加牡丹皮、贝母、赤芍;咽部溃烂者,加麦冬、生地黄、玄参;痰多者,加浙贝母、瓜蒌仁、胆南星。

(5)阴虚痰扰型 症见咽痛,咽燥,或咽燥痛,咽肿不利,手足心热,咯痰黏稠,盗汗,或午后低热,或大便干结,小便短少,口渴欲饮水,舌红少苔,或苔薄黄,脉细滑。治宜滋阴生津、化痰利咽。方用养阴清肺汤、贝母瓜蒌散合方:生地黄18克、麦冬12克、生甘草6克、玄参15克、牡丹皮9克、薄荷6克、白芍9克、浙贝母12克、瓜蒌6克、天花粉15克、茯苓5克、橘红5克、桔梗5克。随症加减:阴虚甚者,加熟地黄、天冬;热毒甚者,加金银花、连翘;燥热甚者,加石斛、玉竹、石膏、

知母。

(6)热毒蕴结、侵扰肝肾型 症见咽痛,耳闷,或耳鸣,或听力减退,抽搐,牙关紧,发热,口渴欲饮水,吞咽困难,或头晕目眩,头痛,舌质红,苔黄燥,脉细数。治宜清热泻火、滋养肝肾。方用泻心汤、桔梗汤、六味地黄丸合方:大黄6克、黄连3克、黄芩3克、熟地黄24克、山药12克、山茱萸12克、泽泻9克、茯苓9克、牡丹皮9克、桔梗10克、生甘草18克。随症加减:抽搐者,加全蝎、僵蚕以息风止痉;热毒甚者,加金银花、连翘、石膏;耳鸣者,加龙骨、磁石、黄柏。

(7)寒湿夹瘀型 症见咽痛,咽肿色暗或淡红,声音嘶哑,手足不温,喜饮热水,或痰黏色白,颌下肿大,或大便溏泄,舌质暗淡夹瘀斑,苔薄,脉沉涩。治宜散寒化瘀、利咽止痛。方用半夏厚朴汤、桂枝茯苓丸、桔梗汤合方:半夏24克、厚朴9克、茯苓12克、生姜15克、紫苏叶6克、桂枝12克、牡丹皮12克、白芍12克、桃仁12克、桔梗10克、生甘草18克。随症加减:气虚甚者,加山药、黄芪;咽痛甚者;加大白芍、甘草用量,再加薄荷、牛蒡子;瘀甚者,加红花、川芎、当归;咳嗽者,加紫菀、款冬花。[1]

经 验 方

1. 缩蛾汤 连翘、浙贝母、西青果、金荞麦、甲片、京三棱、夏枯草、昆布。每日1剂,水煎2次,合汁,早中晚3次口服。治宜清热解毒利咽、活血散结。周静冬等用上方治疗30例小儿慢性扁桃体炎反复发作者患者。结果:治愈19例,好转10例,总有效率96.7%。[2]

2. 慢蛾饮 党参20克、黄芪20克、白术15克、薏苡仁15克、茯苓10克、木香10克、砂仁10克、防风10克、桔梗10克、制附子5克。每日1剂,水煎2次,每次30分钟,两次滤液共300毫升,分3次饭前服用,连续30日。钟渠用上方治

① 王付.怎样辨治慢性扁桃体炎[J].中医杂志,2010,51(11):1048.
② 周静冬,等.缩蛾汤治疗小儿慢性扁桃体炎临床研究[J].华中医药杂志,2010,25(11):1836-1838.

疗62例慢性扁桃体炎患者。结果：临床痊愈18例，显效21例，有效11例，无效12例，总有效率80.65％。[1]

单　方

复方土牛膝合剂　组成：广东土牛膝根500克、岗梅根500克、板蓝根300克。功效：利咽，散瘀，抗菌抗病毒。制备方法：加适量水浸泡半小时以上至药材透心，加热煎煮2小时，滤出药液，取药渣再加热煮提2次（每次2小时）合并3次药液，滤过后浓缩至需要量，加入白糖300克煮沸30分钟，加入适量防腐剂（苯甲酸钠、尼泊金乙酯），搅匀静置，滤过，加入蒸馏水至1000毫升，搅匀后用无菌瓶分装即得。本合剂为棕褐色液体，味甜微苦。用法用量：每瓶150毫升，口服，每日3次，每次15毫升，儿童酌减。5日为1个疗程。临床应用：黄洁媚用上方治疗12例慢性扁桃体炎患者。结果：治愈7例，好转4例，无效1例，总有效率为91.6％。[2]

中　成　药

十味龙胆花颗粒　西藏自治区藏药厂生产。用法用量：每次3克或6克，每日3次，连续服药1周为1个疗程。临床应用：舒德权用上方治疗63例慢性扁桃体炎患者。结果：痊愈29例，显效9例，有效17例，无效8例，总有效率87.30％。[3]

① 钟渠.慢蛾饮治疗慢性扁桃体炎的临床观察[J].中国中西医结合杂志,2000,20(11)：873.
② 黄洁媚.复方土牛膝合剂的制备及临床疗效观察[J].中药材,2004,27(8)：622－623.
③ 舒德权.十味龙胆花颗粒治疗慢性扁桃体炎63例[J].中国中医药信息杂志,2001,8(8)：81.

鼻 咽 炎

概　述

　　鼻咽炎是鼻咽部黏膜、黏膜下和淋巴组织的炎症,急性鼻咽炎好发于咽扁桃体,主要致病菌为乙型溶血性链球菌、葡萄球菌,亦可见病毒与细菌混合感染。受凉、疲劳等因素致使机体抵抗力下降是其诱因。急性鼻咽炎反复发作或治疗不当,鼻腔及鼻窦炎症时分泌物刺激,鼻中隔偏曲,干燥及多粉尘的环境,内分泌功能紊乱,胃肠功能失调,饮食无节制等因素都是慢性鼻咽炎的诱因。患者常感鼻腔后方与咽上部不适,有疼痛或异物感,或觉有黏涕不易排出,晨起可在吸鼻后吐出稠厚脓涕,检查鼻咽部常有稠厚脓涕散在分布。

　　鼻咽炎无对应的中医诊断,根据症状体征的不同,可分属于中医"伤风感冒""鼻渊""鼻窒"等范畴。

辨 证 施 治

　　李洵分6型

　　(1)肝经郁热型　症见鼻咽不适,干痛,咽异物感,后鼻溢液黄,或带血丝;情绪抑郁或急躁易怒,脘胁胀痛,耳鸣耳堵,大便秘结;鼻咽部检查见黏膜色红,静脉曲张,无分泌物或分泌物量少色黄;舌质红,苔黄,脉弦数。

　　(2)肺胃蕴热型　症见鼻咽不适,疼痛,干燥,咽异物感,后鼻溢液黄稠,耳堵闷感;胃脘灼热,口渴喜饮,口臭,牙龈肿痛,大便秘结,小便短赤;鼻咽部检查见黏膜红肿,或可见黄稠分泌物附着;舌质红,苔黄或腻,脉洪数。

　　(3)湿热蕴脾型　症见鼻咽不适,异物感,后鼻溢液,黄浊量多,耳堵闷感;脘腹胀闷,口渴少饮,食少纳呆,大便溏而不爽,肢体困重;鼻咽部检查见黏膜红肿,大量黄浊分泌物附着;舌质红,苔黄腻,脉濡数。

　　(4)肺肾阴虚型　症见鼻咽干燥,灼痛,后鼻溢液,量少,黏稠难咳,或带血丝;腰膝酸软,五心烦热,口干欲饮,咳嗽痰少或带血丝,失眠健忘;鼻咽部检查见黏膜色红,干燥,微肿,有少量黏稠分泌物或干痂附着;舌红少苔,脉细或细数。

　　(5)脾气虚弱型　症见鼻咽不适,干燥,喜清嗓,分泌物白黏,易咳,耳堵闷感;头昏,纳呆,腹胀,乏力倦怠,大便不成形,排便无力,面色萎黄,口淡不渴,脘闷;鼻咽部检查见黏膜色淡肿胀,分泌物白黏;舌淡苔白,脉弱。

　　(6)痰凝血瘀型　症见鼻咽不适,异物梗阻感,喜用力倒吸清嗓,干燥刺痛,耳堵闷感,可有鼻音,讲话时鼻咽部不适加重;鼻咽部检查见黏膜暗红或色淡,肿胀肥厚,静脉曲张,有白或黄分泌物附着,或可见腺样体肿大;舌暗或有瘀点,脉涩。[①]

经 验 方

　　1. 芪菊饮片方　黄芪10克、野菊花10克、薄荷3克、千层纸5克、马勃5克、甘草6克。每日2剂,泡水代茶饮,共治疗3周。邱宝珊等用上方治疗30例气虚热毒内蕴型慢性鼻咽炎患者。结果:痊愈1例,显效3例,有效26例,无效0例,总有

① 李洵,等.慢性鼻咽炎中医证候分型的临床研究[J].北京中医药大学学报(中医临床版),2011,18(3):8-10.

效率100%。①

2. 仙方活命饮　天花粉20克、鱼腥草18克、桔梗10克、薏苡仁30克、皂角刺6克、赤芍10克、白芷10克、辛夷10克、薄荷6克、黄芪25克、甘草6克。前后加减服50余剂。俞宜年用上方治疗1例过敏性鼻炎、慢性鼻咽炎患者。结果：患者痰涕明显减少，五官科复查证实病情好转。②

3. 鼻咽炎合剂　野菊花12克、桔梗10克、天花粉10克、玄参10克、麦冬10克、白术10克、鱼腥草10克、生地黄10克、甘草10克、黄芪15克。每日1剂，水煎服，其药渣再加水200毫升，水煎后用鼻对准药杯将中药蒸气吸入鼻咽部，吸入时用硬纸围于鼻与杯之间，靠近鼻孔侧直径约4厘米，每次熏半小时，7日为1个疗程，最多3个疗程。全方具有清热解毒、益气生津、利咽降火、排脓清窍、疏利鼻咽之效。马玉起用上方治疗349例慢性鼻咽炎患者。结果：治愈196例，好转144例，无效9例，总有效率97.5%。③

中 成 药

1. 芪菊袋泡茶　组成：黄芪、野菊花、薄荷、千层纸、马勃、甘草（康源药业有限公司生产）。用法用量：每日2次，每次2袋，每袋1.5克，泡水代茶饮。临床应用：邱宝珊等用上方治疗24例气虚热毒内蕴型慢性鼻咽炎患者，共治疗3周。结果：痊愈2例，显效11例，有效9例，无效2例，总有效率91.7%。④

2. 双料喉风散　组成：珍珠粉、牛黄、冰片、黄连、甘草、青黛。功效：清热解毒，消肿止痛。用法用量：患者平卧，背垫枕，头后垂仰，分别经任一鼻腔吸入双料喉风散适量（捏压双料喉风散药管2～3下，随着捏动，鼻稍用力吸入），使药粉直达并停留鼻咽部，8～10分钟后坐立，每日3～4次，连续3～6日。临床应用：陈世汉等用上方治疗96例慢性鼻咽炎患者。结果：治愈42例，显效25例，有效20例，无效9例，总有效率为89%。⑤

3. 新癀片　组成：三七、牛黄、九节茶、珍珠层粉等。功效：清热解毒，活血化瘀。用法用量：每次3～4片口服，每日3次。同时给予超声雾化治疗（生理盐水40毫升＋庆大霉素8万单位＋地塞米松5毫克），每日2次。临床应用：李湘胜将95例慢性鼻咽炎患者随机分为新癀片组48例和综合治疗组47例。新癀片组用上方治疗；综合治疗组每日口服头孢羟氨苄0.5克，每日3次，并同时给予超声雾化治疗。疗程均为5日。结果：新癀片组治愈29例，有效13例，无效6例，总有效率87.5%；综合治疗组治愈30例，有效12例，无效6例，总有效率89.4%。两组比较差异无显著性（$P>0.05$）。⑥

① 邱宝珊，等.芪菊袋泡茶治疗气虚热毒内蕴型慢性鼻咽炎临床观察[J].新中医,2014,46(1)：109－111.
② 俞宜年.天花粉治疗鼻咽炎[J].中医杂志,2006,47(9)：651－652.
③ 马玉起.中医药治疗慢性鼻咽炎349例[J].辽宁中医杂志,1998,25(2)：76.
④ 邱宝珊，等.芪菊袋泡茶治疗气虚热毒内蕴型慢性鼻咽炎临床观察[J].新中医,2014,46(1)：109－111.
⑤ 陈世汉，等.双料喉风散治疗顽固性鼻咽炎96例[J].现代中西医结合杂志,2009,18(30)：3749－3750.
⑥ 李湘胜.新癀片治疗慢性鼻咽炎的疗效观察[J].中国耳鼻咽喉颅底外科杂志,2008,14(2)：149－150.

扁桃体周围脓肿

概　述

扁桃体周围脓肿为扁桃体周围间隙内的化脓性炎症。早期发生蜂窝组织炎（称扁桃体周围炎），继之形成脓肿。大多继发于急性扁桃体炎，尤其多见于慢性扁桃体炎屡次急性发作者。由于扁桃体隐窝，特别是扁桃体上隐窝被堵塞，引流不畅，其中的细菌或炎性产物破坏上皮组织，向隐窝深部发展，穿透扁桃体包膜，进入扁桃体周围间隙所致。常见的致病菌有金黄色葡萄球菌、乙型溶血性链球菌、甲型草绿色链球菌等，厌氧菌也可导致本病发生。临床表现为在急性扁桃体炎发病3～4日后，发热仍持续或又加重，一侧咽痛加剧，吞咽时尤甚，致不敢吞咽，疼痛常向同侧耳部或牙齿放射。患者呈急性病容，表情痛苦，头倾向患侧，有唾液垂滴，语言含糊不清，似口中含物，饮水自鼻腔反流。重症者因翼内肌受累而张口困难。因患侧颈部疼痛，患者以手托患侧颈部减轻疼痛。检查可见一侧腭舌弓显著充血，若局部明显隆起，甚至张口有障碍，表示脓肿已形成。属前上型者，可见患侧软腭及悬雍垂红肿，并向对侧偏斜，腭舌弓上方隆起。扁桃体被遮盖且被推向内下方。后上型者，患侧腭咽弓红肿呈圆柱状，扁桃体被推向前下方。

本病属中医"喉痈"范畴，根据扁桃体周围脓肿发生的部位，具体的诊断是"喉关痈"或"骑关痈"等。《灵枢·痈疽》言："痈发于嗌中，名曰猛疽。猛疽不治，化为脓，脓不泻，塞咽，半日死。"其发病机制多因脏腑蕴热，复感风热邪毒，或异物、创伤染毒，内外热毒搏结于咽喉，灼腐血肉而为脓，毒聚而成痈肿。

辨　证　施　治

刘蓬分 3 期

（1）酿脓期　症见喉痛初起，咽痛，吞咽时加重，患处黏膜色红漫肿或颌下肿胀，触之稍硬；发热恶寒，头痛，周身不适，口干，咳嗽痰多，小便黄；舌质红，苔薄黄，脉浮数。治宜疏风清热、解毒消肿。方用五味消毒饮加减。本方以清热解毒见长，为治疗痈疽疔毒之有效方剂，应用时可加荆芥、防风、连翘以加强疏风清热之力，加白芷以助消肿止痛，诸药合用共奏疏风清热、解毒消肿之功效。

（2）成脓期　症见咽痛剧烈，胀痛或跳痛，痛引耳窍；吞咽困难，口涎外溢；或张口困难，言语不清，如口中含物；患处红肿高突，或隆起顶部红里泛白，触之有波动感，穿刺可抽出脓液，颌下有臖核；高热，头痛，口臭口干，便结溲黄；舌质红，苔黄厚，脉洪数有力。治宜泄热解毒、消肿排脓。方用仙方活命饮加减：金银花、当归尾、赤芍、乳香、没药、防风、白芷、贝母、天花粉、甲片、皂角刺、甘草。随症加减：红肿痛甚，热毒重者，加蒲公英、连翘、紫花地丁以增清热解毒之力；高热伤津者，去白芷、陈皮，重用天花粉，加玄参；便秘者，加大黄；痰涎壅盛者，可加僵蚕、胆南星以豁痰消肿。若热毒侵入营血，扰乱心神，出现高热烦躁、神昏谵语者，应以清营凉血解毒为主，可用犀角地黄汤，并选加安宫牛黄丸、紫雪丹以开窍安神。若有痰鸣气急，呼吸困难者，按喉风处理，必要时行气管切开术以保持呼吸道通畅。

（3）溃脓期　症见咽痛逐渐减轻，患处红肿突起渐平复，黏膜色红欠润，或溃口未愈合；身热已退,咽干口渴,倦怠乏力,懒动少言;舌质红或淡红,苔薄黄而干,脉细数。治宜益气养阴、清解余毒。方用沙参麦冬汤加减:沙参、麦冬、玉竹、天花粉、扁豆、甘草、桑叶、太子参、金银花、蒲公英。①

经 验 方

1. 活命饮 金银花、当归、赤芍、乳香、没药、陈皮、白芷、防风、贝母、天花粉、甲片、皂角刺、甘草。诸药共奏清热解毒、消肿散结、活血止痛之效。附病案 2 例,均治愈。②

2. 六味汤加减 荆芥、防风、桔梗、僵蚕、薄荷、生甘草。诸药合用具有疏风解表、清热利咽、化痰散结之功。③

3. 解热合剂 金银花 20 克、青蒿 10 克、板蓝根 15 克、柴胡 10 克、竹叶 5 克、生石膏(先煎)10 克。水煎 2 次,每次加水 300～500 毫升煎至 150～250 毫升,待药液降温至 36℃～37℃,用灌肠器连接导尿管缓缓灌入直肠内,插管深度按患儿年龄大小插入 10～15 厘米,每次保留 20～30 分钟排出。每日 2 次,每日 1 剂,灌至烧退为止。随症加减:急性泌尿道感染高热者,加白茅根 20 克;咽痛者,加桔梗 5 克。孙连琴等用上方加减治疗 296 例感染性疾病引起的持续性高热患者,其中包括扁桃体周围脓肿 7 例。结果:总有效率为 98.31%。④

单 方

1. 中药袋泡茶饮 组成:金银花 12 克、菊花 12 克、生甘草 9 克。用法用量:在切开排脓的基础上,将上药分成 2 等份,分上下午各 1 份,用沸水冲泡,闷泡 20 分钟,每份各 3～4 杯,待凉后即饮,并用于漱口,连续 5 日。临床应用:姜莽儿等用上方治疗 42 例扁桃体周围脓肿患者。结果:治愈率为 100%,治疗所需时间平均为(4.29±0.55)日。⑤

2. 清导散 又名牛黄散。组成:牵牛子、大黄各等量。功效主治:清热导滞,消食健胃,祛痧化积,通经破瘀,涤痰蠲饮,逐水消肿,清热泻火,凉血解毒;适用于乳食积滞、痧积、厌食、呕吐、泄泻、痢疾、腹痛、口疮、流涎、乳娥、喉痈、目赤肿痛、湿热黄疸、肺炎喘嗽、高热惊厥等病证。用法用量:上药制成细末,开水冲服。临床应用:赵学礼用上方治疗 1 例扁桃体周围脓肿患者,3 日而愈。⑥

① 刘蓬.中医耳鼻咽喉科学[M].北京:中国中医药出版社,2016:145-146.
② 李洵,等.活命饮治疗扁周炎的点滴体会[J].中国医药学报,2002,17(5):316-317.
③ 李洵,等.六味汤在咽喉疾病中的应用[J].北京中医药大学学报,2002,25(1):66-67.
④ 孙连琴,等.解热合剂灌肠治疗小儿急性感染性高热[J].中医杂志,1994,35(12):714.
⑤ 姜莽儿,等.中药配合切开排脓治疗扁桃体周脓肿 42 例[J].中国中西医结合杂志,2002,22(10):792.
⑥ 赵学礼.黄明志教授临床妙用清导散[J].中国中医基础医学杂志,2001,7(5):73-74.

咽旁脓肿

概　述

咽旁脓肿为咽旁隙的化脓性炎症，早期为蜂窝织炎，随后发展成脓肿。邻近器官或组织化脓性炎症的扩散，为最常见的致病因素。临床表现为咽痛，一侧颈部剧烈疼痛，吞咽困难，张口困难，言语不清，全身可伴高热、畏寒、纳差、头痛、乏力等。检查患者呈急性重病容、颈部僵直、活动受限。患侧颈部、颌下区肿胀，触之坚硬，牙痛明显。严重者肿胀范围可上达腮腺、下沿胸锁乳突肌而达锁骨上窝。如已形成脓肿，则局部变软且有波动感。咽部检查，可见患侧咽侧壁隆起、充血，扁桃体及腭弓被推向中线，但扁桃体本身无红肿。

本病属中医"喉痈"范畴，根据咽旁脓肿发生的部位，具体的诊断是"颌下痈"。多因脏腑蕴热，复感风热邪毒，或异物、创伤染毒，内外热毒搏结于咽喉，灼腐血肉而为脓，毒聚而成痈肿。

辨　证　施　治

参见"扁桃体周围脓肿"一节。

经　验　方

1. 喉痈方（王聘贤经验方）　天花粉30克、连翘12克、金银花12克、丹参9克、射干9克、玄参9克、制乳香6克、制没药6克、制甲片4.5克、薄荷4.5克。每日1剂，水煎，分3次服用，炙甲片研末，分3次吞服。适用于急性化脓性扁桃体炎、扁桃体周围脓肿、咽后脓肿、咽旁脓肿。[1]

2. 金不换喉科散（黄树曾经验方）　西瓜霜18克、飞青黛20克、人中白（煅）15克、川黄柏9克、飞硼砂9克、玄明粉4.5克、大梅片1.5克。上药研为极细末，以鹅毛管取药吹患处。适用于牙疳、喉蛾、喉间溃烂、扁桃体周围脓肿、咽后脓肿、咽旁脓肿等。[2]

3. 自拟方　大黄（后下）20克、玄参15克、蒲黄10克、花粉10克、射干10克、马勃10克。水煎后待温，含于口中，徐徐咽下。徐炳琅用上方治疗1例咽旁脓肿患者。结果：2小时后患者大便得泻，是夜痛轻，可进面糊，次日查见咽部肿胀减轻，体温降至38℃。上方大黄减为15克，续用3剂，静脉补液防过泻失水。药尽肿消痛止，复查白细胞数正常。[3]

①　王聘贤.喉痈方[J].湖南中医杂志,2016,32(9)：8.
②　黄树曾.金不换喉科散[J].湖南中医杂志,2016,32(9)：29.
③　徐炳琅.下法为主治急危重症的体会[J].江苏中医,2000,21(4)：13.

咽后脓肿

概　述

咽后脓肿为咽后隙的化脓性炎症，因发病机制不同，分为急性与慢性两型。急性型较为常见，最常见为咽后淋巴结化脓，多发生于 3 岁以内的幼儿。由于婴幼儿咽后隙淋巴组织丰富，口、咽、鼻腔及鼻窦的感染可引起淋巴结炎，进而化脓，脓液蓄积在口咽后方咽后隙的一侧。此外，成人因咽后壁异物刺入，或者外伤、手术等侵入性损害均可引起咽后隙感染。致病菌与扁桃体周围脓肿相似。起病急，发热、烦躁、咽痛拒食、吸奶时吐奶或奶汁反流入鼻腔，有时可吸入呼吸道引起呛咳。说话及哭声含糊不清，如口中含物，睡眠时打鼾，常有不同程度的呼吸困难。患者头常偏向患侧以减轻患侧咽壁张力，并扩大气道腔隙。如脓肿增大，压迫喉入口或并发喉炎，则呼吸困难加重。慢性型较少见，多见于成人，由颈椎结核引起。在椎体与椎前筋膜之间形成寒性脓肿。多有结核病的全身症状，起病缓慢。无咽痛，多在脓肿大而出现咽部阻塞症状时方来就诊。

本病属中医"喉痈"范畴，根据咽后脓肿发生的部位，具体的诊断是"里喉痈"。多因脏腑蕴热，复感风热邪毒，或异物、创伤染毒，内外热毒搏结于咽喉，灼腐血肉而为脓，毒聚而成痈肿。

辨 证 施 治

参见"扁桃体周围脓肿"一节。

经 验 方

消痈汤　猫爪草 30 克、法半夏 15 克、川贝母 12 克、皂角刺 12 克、射干 9 克、炮甲片 20 克、全蝎 9 克、蜈蚣 4 条、白僵蚕 15 克、百部 30 克、生地黄 30 克、玄参 30 克。每日 1 剂，水煎服。邓恒赫用上方治疗 1 例结核性咽后脓肿患者。结果：3 日后复诊，患者言咽部疼痛减轻，呼吸亦平顺，吞咽困难缓解。效不更方，嘱原方再服 10 剂，10 日后三诊，诸恙悉缓，肿大的淋巴结消失。为巩固疗效，继续再服 5 剂，避免过度劳累，加强体育锻炼；5 剂服完后，再服六味地黄丸 2 个月，以调节肌体阴阳平衡。随诊 1 年未见复发。[1]

---

①　邓恒赫.消痈汤治疗结核性咽后脓肿 1 例［J］.中医药临床杂志,2006,18(3)：231.

咽 异 感 症

概　述

咽异感症是指咽部无器质性病变的异物堵塞感觉。又名癔球症、咽神经症、咽珠症。支配咽部的神经极为丰富，除由迷走神经、舌咽神经、副神经和颈交感干等诸多神经的分支构成的咽丛外，尚有三叉神经第二支和舌咽神经的分支支配喉咽、软腭、舌根、扁桃体区等部位的感觉；全身许多器官的疾病，可导致咽部出现感觉异常；大脑功能失调所引起的咽部功能障碍，常伴有咽部的感觉异常。因此，产生此症的因素很多，如植物神经功能失调，食管胃肠刺激性病变，颈椎病，代谢障碍及内分泌紊乱等都可引起咽异物感表现。此病多发于中年女性。主要表现则因人而别，患者感到咽部或颈部中线有团块阻塞感、烧灼感、痒感、紧迫感、黏着感等。常位于咽中线或偏于一侧，多在环状软骨或甲状软骨水平，其次在胸骨上区，较少在舌骨水平，少数位置不明确或有移动性。在做吞咽动作或吞咽唾液时症状加重，但无吞咽困难。常常企图通过咳嗽、咳痰和吞咽等动作来解除上述症状，结果由于咽部频繁的运动和吞入大量的空气，使原有的症状更为严重。病期较长的患者，常常伴有焦虑、急躁和紧张等精神症状，其中以恐癌症较多见。

本病属中医"梅核气"范畴。《金匮要略·妇人杂病脉证并治》最早描述了"妇人咽中如有炙脔"的症状。"梅核气"一名首见于宋代，如《仁斋直指方论·卷之五》："梅核气者，窒碍于咽喉之间，咯之不出，咽之不下，如梅核之状者是也。"在古代医籍中尚有梅核、梅核风、回食丹等别名。本病的发病机制多与七情郁结、气机不利有关。作出梅核气的诊断前，应对咽喉及食道进行详细检查，排除喉痹、乳蛾、咽喉及食道肿瘤等器质性疾病。咽喉及食道肿瘤若出现咽部异物感，在进食吞咽时加重；梅核气的咽异物感则空咽时明显，进食时反而减轻。

辨 证 施 治

1. 金国清分 4 型

半夏厚朴汤：半夏 12 克、厚朴 9 克、茯苓 12 克、生姜 9 克、陈皮 9 克、沉香 6 克、紫苏 13 克。

（1）气郁痰阻型　方用半夏厚朴汤加减加柴胡 12 克、郁金 12 克、香附 10 克、白芥子 10 克、桔梗 6 克、甘草 6 克。

（2）气逆痰阻型　方用半夏厚朴汤加减加旋覆花 10 克、代赭石 15 克、陈皮 15 克、党参 12 克、白术 10 克、炙甘草 6 克、大枣 4 枚。

（3）痰热互结型　方用半夏厚朴汤加减加柴胡 15 克、黄芩 15 克、栀子 15 克、夏枯草 15 克、白芍 15 克、瓜蒌 15 克、川贝母 15 克、香附 10 克、海浮石 20 克、甘草 10 克。

（4）痰瘀互结型　方用半夏厚朴汤加减加香附 12 克、郁金 12 克、当归 15 克、川芎 12 克、红花 10 克、牡丹皮 15 克、赤芍 15 克、马勃 10 克、射干 15 克、贝母 12 克。

以上各方加水煎至 200 毫升，每日 1 剂，水煎 2 次，合并兑匀，分 2 次温服。临床观察：金国清用上方辨证治疗 60 例胃食管反流性咽异感症患者。结果：治愈 28 例，显效 16 例，有效 11 例，无效 5 例，总有效率 91.67%。[①]

---

① 金国清.加减半夏厚朴汤治疗胃食管反流性咽异感症疗效观察[J].中华中医药学刊,2014,32(7)：1787-1789.

2.金慧鸣分5型

(1)肝郁痰结型　症见咽中如物梗塞,咯之不出,咽之不下,不妨碍进食,每因情志波动而加重。兼有精神抑郁,多疑善虑,胸院胀满,嗳气叹息,口腻痰黏,咳吐不爽。舌边尖红,苔薄或腻,脉弦滑。治宜疏肝理气、化痰散结。方用半夏厚朴汤加减:半夏10克、厚朴10克、紫苏梗10克、云茯苓12克、生姜10克、柴胡12克、郁金10克、香附10克、陈皮10克、夏枯草10克。

(2)肝郁气滞型　症见咽中梗阻感,嗳气频频或呃逆,胸胁胀痛,走窜不定,嗳气后稍舒,善太息,怒则加剧。舌苦薄白,脉弦。治宜疏肝解郁、理气散结。方用四逆散加减:柴胡12克、白芍15克、枳实10克、香附10克、郁金10克、桔梗10克、苏叶10克、甘草6克、佛手10克、云茯苓12克。随症加减:肝郁化火者,加牡丹皮、夏枯草等药。

(3)肝胃不和型　症见咽部堵塞感,似絮塞咽,自胃脘向上,塞于咽喉间,痰黏于喉,咯吐不爽,胃脘胀满,嗳气泛酸,纳呆失眠。舌苔薄腻,脉弦滑。治宜调肝理气、和胃降逆。方用旋覆代赭石加减:旋覆花(包)10克、代赭石(先煎)15克、生姜10克、法半夏10克、柴胡15克、香附10克、云茯苓10克、竹茹10克、合欢皮12克、甘草6克。

(4)气滞血瘀型　症见咽喉不适如有异物堵塞,空咽明显,无碍饮食,颈部紧缩压迫感。多伴有胸胁胀痛,甚至连及背部,病程长。妇女月经不调,量少而紫暗。舌质紫暗或有瘀斑、瘀点,苔薄白,脉细涩。治宜疏肝理气、活血化瘀。方用血府逐瘀汤加减:桃仁12克、红花10克、赤芍10克、川芎10克、当归12克、桔梗10克、郁金10克、柴胡12克、夏枯草10克、枳实10克、甘草6克、川牛膝10克。

(5)心脾两虚型　症见咽中异物感,不思饮食,口中无味,面白神疲,少气懒言,或时时悲伤欲哭,夜寐不实,易惊醒或惶恐不安,小便清长,大便溏薄。舌淡,苔白,脉弱。治宜健脾养心、补益气血。方用归脾汤加减:黄芪20克、茯苓15克、白术12克、人参10克、当归12克、远志10克、酸枣仁15克、炙甘草6克、柴胡12克、郁金10克。

上述各型方药均每日1剂,水煎服,早晚各1次。10日为1个疗程。临床观察:金慧鸣用上方加减辨证治疗78例咽异感症患者,经1～2个疗程治疗后,治愈58例,好转16例,总有效率94.9%。[①]

3.程勇鹏等分4型

(1)气郁痰结、痰郁化热型　治宜行气开郁、清热化痰。药用柴胡12克、半夏10克、瓜蒌30克、黄芩10克、黄连10克、大黄10克、香附10克、山豆根10克、薄荷10克。

(2)气郁痰结、气血亏虚型　治宜解郁化痰、气血双补。药用半夏10克、厚朴10克、茯苓10克、白芍10克、柴胡10克、香附10克、甘草6克、竹茹10克、陈皮10克、黄芪30克、当归20克、酸枣仁15克。

(3)肝郁气滞、寒痰凝结型　治宜理气解郁、温化寒痰。药用柴胡12克、白芍10克、香附10克、枳壳10克、半夏10克、紫苏10克、桂枝10克、生姜20克、合欢皮10克、远志6克。

(4)气郁痰结兼血瘀型　治宜理气化痰、活血散瘀。药用柴胡12克、香附12克、枳实10克、赤芍10克、川芎10克、桃仁10克、红花10克、丹参30克、半夏10克、瓜蒌30克、大黄6克。

临床观察:程勇鹏等用上方辨证治疗90例梅核气患者。结果:痊愈78例,好转9例,总有效率96.7%。[②]

经　验　方

1.解郁利咽汤　郁金15克、香附12克、半夏10克、厚朴10克、桔梗10克、柴胡12克、茯苓20克。随症加减:口苦苔黄,脉弦数者,加全瓜蒌15

① 金慧鸣.辨证治疗咽异感症78例疗效观察[J].中国中医基础医学杂志,2003,9(8):34-35.
② 程勇鹏,等.辨证治疗梅核气90例[J].时珍国医国药,2003,14(1):41.

克、竹茹 9 克、黄芩 9 克;呕吐恶心,痰多,胸腔痞闷者,加胆南星 9 克、白矾 1 克。每日 1 剂,水煎服,早晚分服。庞景国用上方加减治疗 38 例梅核气患者。结果:显效(临床症状消失,半年内未复发)29 例,有效(临床症状减轻或痊愈后半年内复发)8 例,无效(症状无改善)1 例;服药一般 4 剂见效,最多服 15 剂,一般 6～7 剂即可治愈。总有效率 90%。[①]

2. **梅核气方** 半夏 10 克、川厚朴 10 克、枳壳 10 克、桔梗 10 克、陈皮 10 克、射干 10 克、郁金 10 克、麦冬 30 克、生地黄 30 克、白芍 30 克、瓜蒌 15 克、生甘草 6 克。随症加减:两胁疼痛者,加柴胡;口苦者,加黄芩;声音嘶哑灼热者,加黄连;腹胀者,加莱菔子。每日 1 剂,水煎服。祝安治用上方加减治疗 237 例梅核气患者。结果:痊愈(症状消失,随访 1 年以上未复发)144 例,显效(症状消失,随访 6 月之内未复发)65 例,有效(症状消失,1 月之内复发)13 例,无效 15 例,总有效率 93.67%。[②]

3. **逍遥三花汤** 柴胡 10 克、佛手花 10 克、杭白芍 15 克、云茯苓 15 克、白术 15 克、薄荷 4.5 克、橘络 7 克、绿梅花 6 克、玫瑰花 6 克、紫苏梗 10 克、八月札 10 克、制半夏 10 克、甘草 6 克。随症加减:精神不宁,多疑善感者,加郁金、合欢皮;肝脾不和,嗳气呃逆者,去薄荷,加旋覆花、代赭石;痰多色黄者,加瓜蒌皮;胸闷胁痛较甚者,加远志、丹参、郁金。每日 1 剂,水煎服。黄洪霖用上方加减治疗 44 例梅核气患者。结果:痊愈(咽异物感

消失)34 例,显效(咽异物感明显减轻)8 例,无效 2 例。[③]

单 方

1. **枳壳阿魏验方** 组成:枳壳、阿魏。用法用量:将枳壳与阿魏置蒸笼上蒸 15 分钟,待冷却后,放在瓦上微火焙干,再研成粉末,然后装入胶囊内,每个含量 200 毫克,每次饭后服 1 粒,每日 3 次。连服 1 周为 1 个疗程。临床应用:蒋次鹏用上方治疗 15 例梅核气患者。结果:12 例痊愈,2 例梅核气症状明显好转,另 1 例疗效差,再服药 1 个疗程亦见效。服药期间均未出现不良反应。[④]

2. **杨福舜经验方** 组成:小叶鸡骨草 30 克、射干 20 克。制备方法:取上药用清水浸泡 30 分钟,再煎煮 20 分钟,每剂药煎 2 次,两煎药液混合约 400 毫升。用法用量:每日 1 剂,早晚分服,将药慢慢咽下。临床应用:梅其秋等用上方治疗 1 例梅核气患者,获痊愈。[⑤]

中 成 药

云南白药 用法用量:每日 4 次,每次约 0.5 克,温开水送服,6 日为 1 个疗程。并可配合柴胡疏肝散加绿梅花、威灵仙、谷芽、麦芽。水煎服,善后。临床应用:严忠用上法治疗 68 例梅核气患者,总有效率为 66%。[⑥]

① 庞景国.自拟解郁利咽汤治疗梅核气 38 例[J].辽宁中医杂志,2001,28(12):746.
② 祝安治.自拟梅核气方治疗梅核气 237 例[J].陕西中医,1989,10(12):532.
③ 黄洪霖."逍遥三花汤"治疗梅核气 44 例分析[J].江西中医药,1989,20(3):24.
④ 蒋次鹏.枳壳阿魏验方治疗梅核气[J].中国实验方剂学杂志,2002,8(2):30.
⑤ 梅其秋,等.梅核气病治验[J].时珍国药研究,1996,7(3):179.
⑥ 严忠.云南白药治疗梅核气[J].云南中医杂志,1987,8(5):49.

咽 部 溃 疡

概　述

　　咽部溃疡是指发生在咽部黏膜的溃疡。初期咽壁红肿疼痛，吞咽时更甚，之后渐起溃破，致局部黏膜成片坏死，假膜形成，进食困难，呼吸梗阻，久而不愈。

　　本病属中医"喉疳"范畴。其发病机制主要以湿热内蕴，搏结咽喉，亦有认为系胃阴不足，虚火上炎，或肾阴久亏，相火上炎以及脾滞湿困、胃火亢盛等所致。咽喉局部溃疡的表现，对临床辨证分型有特殊意义。如溃疡周围黏膜红肿，充血明显，其色鲜红，溃疡凹陷不深，舌红苔黄者，为胃火旺的表现；局部黏膜色淡隐红，有散在点状溃疡，舌淡胖，苔滑腻者，则为脾虚之表现；病变局部紫暗，兼舌下青筋迂曲扩张者，为气血瘀滞；局部腐膜厚积，黏膜充血，伴秽臭之气者，为热毒较甚；如见溃疡创面转洁，有红色嫩肉新生者，为趋于愈合之兆。治宜清热解毒、活血消肿、化湿渗利、生津益气、祛腐生肌等。

辨 证 施 治

　　1. 谢瑞丰分3型

　　(1) **脾胃虚寒型**　主症：反复咽痛1个月以上，伴面色萎黄，腹胀纳呆，口淡，口水多，大便溏，每日1～2次以上等脾胃虚寒症状。局部检查见咽黏膜色淡，口咽部或扁桃体表面有1个或多个白色溃疡点。治宜温中散寒、降火利咽。药用太子参15克、白术10克、茯苓10克、炙甘草6克、桔梗5克、陈皮10克、炙黄芪15克、升麻6克、干姜3克、怀山药13克、连翘10克、砂仁5克。

　　(2) **肾阴亏损型**　主症：咽痛反复发作1个月以上，伴口干，多梦，腰酸，手足心热，午后加重，舌质红，苔少或无苔，脉细数等肾阴亏损症状。局部检查见口内黏膜有一个或多个白色溃疡点，周围黏膜红晕。治宜滋阴降火、生津利咽。药用熟地黄15克、怀山药15克、茯苓10克、黄柏10克、知母10克、牛膝10克、牡丹皮10克、百合15克、泽泻10克、桔梗6克、连翘10克、甘草5克。

　　(3) **肾阳亏虚型**　主症：咽痛反复发作1个月以上，久治不愈，伴有口干或口淡，面色萎黄，身体虚胖，尿多，形寒肢冷等肾阳亏虚症状。局部检查同脾胃虚寒型。治宜补肾助阳、降火利咽。药用附子5克、肉桂3克、熟地黄10克、茯苓10克、怀山药10克、泽泻10克、干姜5克、山茱萸10克、牡丹皮10克、牛膝10克、连翘10克、甘草5克。

　　临床观察：谢瑞丰以上方辨证治疗3例典型病例，均奏效。[1]

　　2. 脾肾阳虚证　药用制附子6克、肉桂6克、党参10克、生黄芪15克、白术12克、陈皮20克、生甘草6克、金银花10克、连翘20克、射干6克、僵蚕10克、半夏20克、薄荷(后下)6克。水煎服。临床观察：韩军用上方治疗1例咽部溃疡患者。结果：5剂后痊愈。[2]

经 验 方

　　甘露消毒丹加减　藿香15克、白蔻仁(后下)

① 谢瑞丰.补益法治疗虚性口咽部溃疡的体会[J].中国医药学报,2004,19(11)：679-680.
② 韩军.温阳法治愈咽部溃疡1例[J].中医杂志,2002,43(4)：284.

10 克、茵陈 15 克、滑石 15 克、木通 6 克、黄芩 12 克、黄连 10 克、川贝母 10 克、射干 15 克、牵牛子 12 克、败酱草 15 克、生甘草 3 克。并用双料喉风散喷喉。刘浪琪用上法治疗 1 例脾胃湿热熏蒸咽喉证咽部溃疡患者。结果：服用 8 剂后改用滋阴之剂调理，10 余日告愈，随访 6 个月无复发。[1]

① 刘浪琪.甘露消毒丹应用举隅[J].时珍国医国药,2004,15(1)：25.

腺样体肥大

概　　述

腺样体因反复炎症刺激而发生病理性增生肥大，并引起相应的症状者称为腺样体肥大，本病常见于儿童，但部分成人亦可发生，常合并慢性扁桃体炎。腺样体亦称咽扁桃体，位于鼻咽顶后壁中线处，为咽淋巴内环的组成部分。在正常生理情况下，6～7岁发育至最大，10岁左右逐渐萎缩，在成人则基本消失。若腺样体增生肥大，且引起相应症状者，称腺样体肥大，为一病理现象。常见的病因为急慢性鼻咽炎的反复发作以及邻近器官如鼻腔、鼻窦、扁桃体的炎症亦可波及鼻咽部，刺激腺样体组织增生。肥大的腺样体不同程度地阻塞后鼻孔和压迫咽鼓管以及下流分泌物对咽、喉和下呼吸道的刺激，故可引起耳、鼻、咽、喉和下呼吸道的多种症状。若长期张口呼吸，致使颌面部骨骼发育不良，上颌骨变长，腭骨高拱，牙列不齐，上切牙突出，唇厚，缺乏表情，形成所谓的"腺样体面容"。

古代文献中未查及有关本病的记载。根据腺样体肥大的临床表现，本病可归属中医"鼾眠""鼻窒""鼻渊""鼻鼽""窠囊""颃颡""乳蛾""咳嗽""痰核"等范畴。其发病与肺、脾、肾的虚损或痰阻热盛有关。

辨　证　施　治

1. 孙桂莲分2型

（1）风热在卫、痰热在肺型　症见鼻塞，流涕，咳嗽少痰，发热汗出，咽痛咽红，乳蛾肿大潮红，呼吸气粗，口干口臭，夜卧不宁，打鼾甚或鼾声如雷，溲赤便干，舌质红，舌苔黄或黄厚腻，脉浮数或数。方用银翘散合三拗汤：金银花、连翘、黄芩、炙麻黄、杏仁、生甘草、防风、玄参、板蓝根等。

（2）痰浊壅阻、肺脾气虚型　症见鼻堵，语声重浊，咳嗽有痰，夜眠不安，多梦易醒，汗出，鼾声不绝，食纳不佳，面色少华，下睑虚浮暗滞，舌质淡红或淡暗，舌苔白或白腻，脉细滑。此为痰浊壅阻、肺脾气虚，间有瘀阻之象。方用二陈汤合人参败毒散加减：陈皮、半夏、桔梗、前胡、防风、羌活、茯苓、党参、川芎、甘草等。

临床观察：孙桂莲用上方辨证论治2例腺样体肥大患儿，均痊愈。[1]

2. 范巧真分3型

（1）肺脾气虚型　症见鼻塞，涕色白，咯痰白黏，扁桃体、腺样体触之较软，神疲乏力，面色苍白，表情淡漠，腹胀纳呆，易感冒，夜间打鼾，舌淡胖，有齿痕，脉细无力。治宜益气健脾、化痰散结。方用玉屏风散合二陈汤加味：黄芪10克、太子参10克、炒白术6克、白芍10克、防风10克、茯苓10克、陈皮6克、柴胡6克、桔梗6克、玄参10克、甘草3克。随症加减：汗多者，加牡蛎。

（2）痰浊内生型　症见小儿形体较胖，鼻塞，涕白，夜间打鼾，张口呼吸，扁桃体、腺样体肥大久而不消，兼见头痛，注意力不集中，夜卧不安，夜寐鼾声持续不断，腹胀纳呆，磨牙，舌红苔白腻，脉弦。治宜健脾化痰、顺气开窍。方用二陈汤加减：半夏6克、陈皮10克、茯苓10克、玄参10克、夏枯草10克、桔梗6克、甘草3克、牡蛎（先煎）30

① 孙桂莲.分期论治小儿腺样体肥大临床观察［J］.中国中医基础医学杂志,2014,20(12)：1723－1727.

克、山楂 10 克、白芷 6 克。随症加减：腹胀纳呆、不思饮食者，加山楂、神曲、鸡内金、炒谷芽、炒麦芽；鼻塞重、涕色白者，加细辛、白芷、辛夷花。

（3）气滞血瘀型　症见鼻塞明显，腺样体肿大，质硬难消，日久不愈，夜间打鼾，呼吸困难，常张口呼吸，甚则呈窒息状，或伴耳中闷胀，听力下降，舌质暗红或有瘀斑，脉涩。治宜活血化瘀、散结消肿。方用会厌逐瘀汤加减：赤芍 9 克、生地黄 19 克、川芎 6 克、丹参 6 克、柴胡 6 克、桔梗 6 克、枳壳 6 克、皂角刺 3 克、大贝母 10 克、僵蚕 6 克、甘草 3 克。随症加减：咯痰量多者，加浙贝母、玄参、天花粉；有中耳积液者，加白芥子 10 克；涕黄者，加黄芩、连翘。[1]

经 验 方

1. 六君消瘰汤加减　党参 10 克、白术 10 克、茯苓 10 克、陈皮 6 克、法半夏 10 克、玄参 6 克、牡蛎 6 克、浙贝母 6 克、桔梗 6 克、甘草 6 克。药物用量根据患者年龄及病情加以调整。随症加减：素易出汗者，酌加黄芪、五味子、麦冬；素易感冒者，酌加黄芪、防风；鼻塞甚者，酌加白芷、川芎；病程较长见咽喉黏膜暗红、舌质暗者，酌加三棱、莪术、桃仁、红花；纳差者，酌加白豆蔻、砂仁、鸡内金、麦芽中 1～2 味；大便干结者，酌加瓜蒌仁；大便稀溏者，白术炒用，酌加薏苡仁。以上药物每日 1 剂，水煎 2 次，混匀后（合计约 600 毫升）分 2～3 次服，每个疗程 10 日，共治疗 3 个疗程。多鹏等用上方加减结合常规激素鼻喷剂治疗 48 例腺样体肥大患儿。结果：显效 13 例，有效 28 例。其疗效优于单纯使用激素鼻喷剂治疗。[2]

2. 海藻玉壶汤合苍耳子散加减方　海藻 10 克、昆布 10 克、辛夷 6 克、苍耳子 10 克、象贝 10 克、夏枯草 10 克、川芎 6 克、当归 10 克、厚朴 9 克、射干 6 克、甘草 3 克（均为颗粒剂，江阴天江药业有限公司生产，各药物剂量均为生药剂量）。随症加减：咳嗽痰少，加紫菀、杏仁、桑叶等；咯黄痰或流黄脓涕，加炒黄芩、蒲公英等；咽部不适疼痛，加蝉蜕、胖大海等；头痛，加白芷、羌活等；反复呼吸道感染者，加生黄芪、沙参、防风；伴厌食胃纳差，加鸡内金、焦楂曲、佛手等；鼻涕较多者加石菖蒲、薏苡仁；伴过敏性鼻炎者，加地龙、露蜂房。每日 1 剂，分 2 次饭后 0.5 小时温水冲服。10 剂为 1 个疗程，治疗 3 个疗程。於志娟等用上方加减治疗 30 例小儿腺样体肥大患者。结果：显效 16 例，有效 12 例，总有效率 93.9%。[3]

3. 加味金平饮　炙麻黄、杏仁、黄芩、甘草、炙枇杷叶、炒葶苈子、百部、法半夏、荆芥、前胡、茯苓、陈皮、连翘、七叶一枝花、炒白术、炮甲片（冲服）、广郁金、石菖蒲。每日 1 剂，水煎服汁 400 毫升，早晚各服 200 毫升。服药期间忌食辛辣、腥冷、油腻煎炸食物。每日煎服 2 次。秦志仁等用上方治疗 30 例腺样体肥大患儿。结果：服药 2～4 日，鼻鼾减轻，睡眠呼吸暂停现象明显好转，腺样体一般在 10～15 日萎缩。[4]

4. 清腺方　蒲公英 15 克、金银花 10 克、炙麻黄 3 克、莪术 6 克、川贝母 6 克、山慈菇 5 克、桂枝 10 克、炒栀子 6 克。随症加减：腺样体肿胀明显者，加甲片；腺样体充血明显者，加黄芩、生地榆；鼻痒明显者，加蝉蜕、僵蚕；流涕明显者，加细辛、辛夷；鼻塞不通明显者，加白芷、通草等。制成配方颗粒，开水冲化。每次 1 袋，每日 2 次。钟玉明等用上方治疗 30 例儿童腺样体肥大患者。结果：治疗 3 个月后总有效率为 93.33%。[5]

5. 白虎加人参汤加减　生石膏 10～25 克、党参 4～10 克、玄参 10～15 克、薄荷 4～6 克、连翘 5～10 克、浙贝母 6～10 克、赤芍 5～10 克、地龙 4～7 克、山药 15～30 克。随症加减：涕多黏稠，可酌加天花粉、芦根、白茅根等以清热排脓通窍。每日 1 剂，用药 3 周。周文瑾等用上方治疗 30 例

① 范巧真.中药治疗小儿鼾眠的体会[J].世界中医药,2010,5(6)：407-408.
② 多鹏,李凡成.六君消瘰汤治疗小儿腺样体肥大的临床观察[J].中国中西医结合杂志,2016,36(5)：635-637.
③ 於志娟,等.海藻玉壶汤合苍耳子散加减治疗腺样体肥大疗效观察[J].实用中医药杂志,2015,31(11)：994-995.
④ 秦志仁,等.加味金平饮连续治疗小儿腺样体肥大致鼻鼾、睡眠呼吸暂停 30 例疗效回顾[J].中成药,2015,37(5)：1145-1147.
⑤ 钟玉明,等.徐荣谦教授治疗儿童腺样体肥大临证经验[J].江苏中医药,2012,44(3)：18-19.

小儿腺样体肥大患者。结果：显效 15 例,有效 8 例,总有效率 76.7%。[1]

6. 腺样体方 金银花 10 克、连翘 10 克、夏枯草 10 克、山慈菇 10 克、川芎 6 克、菊花 10 克、蝉蜕 10 克、黄芩 10 克、柴胡 6 克、郁金 10 克。随症加减：鼻塞者,加苍耳子 5 克、辛夷 10 克；合并渗出性中耳炎者,加鱼腥草 10 克、白芷 10 克；病程久者,加丹参 10 克、牡丹皮 10 克。上药均为免煎制剂。口服,3～5 岁患儿,2 日 1 剂,每日 3 次；6～10 岁患儿,每日 1 剂,每日 3 次。治疗过程中药物可辨证加减,疗程为 1 个月。庄玲伶用上方加减治疗 108 例腺样体肥大患儿。结果：显效 82 例,有效 18 例,无效 8 例,总有效率 92.59%；其中合并渗出性中耳炎的 18 例中,13 例听力明显改善,3 例听力轻度改善。[2]

7. 史英杰经验方 玄参、生牡蛎、蒲公英、七叶一枝花、浙贝母、僵蚕、赤芍、昆布、甲片、王不留行、山慈菇、海浮石、夏枯草、三棱、莪术。每日 1 剂,水煎 100～200 毫升,分 2 次口服,疗程为 1 个月。张霞等运用上方治疗 33 例腺样体肥大患儿。结果显示该方治疗儿童腺样体肥大疗效较为明显,作用维持时间较长,且不良反应小。[3]

8. 通窍化痰方 辛夷 5 克、苍耳子 3 克、石菖蒲 5 克、象贝母 2 克、丝瓜络 5 克、夏枯草 5 克、昆布 5 克、甘草 4 克。随症加减：咳嗽者,加半夏 3 克、陈皮 3 克、紫菀 5 克、款冬花 5 克；咽部不适疼痛者,加蝉蜕 2 克、射干 4 克；头痛者,加白芷 5 克、羌活 5 克。采用农本颗粒剂。每日 1 剂,溶于开水中,分 2 次或少量多次口服。30 剂为 1 个疗程,共治疗 3 个疗程。姜之炎等用上方治疗 32 例患儿。结果：显效 12 例,有效 18 例,总有效率 93.75%。[4]

① 周文瑾,等.白虎加人参汤加减治疗小儿腺样体肥大 30 例临床观察[J].江苏中医药,2012,44(7)：46－47.
② 庄玲伶.自拟腺样体方治疗小儿腺样体肥大 108 例临床观察[J].北京中医药大学学报(中医临床版),2009,16(3)：10－11.
③ 张霞,史英杰.化痰散结法治疗儿童腺样体肥大 33 例临床分析[J].时珍国医国药,2009,20(10)：2617－2619.
④ 姜之炎,等.运脾化痰通窍方联合鼻部按摩治疗儿童腺样体肥大的临床疗效及免疫调节作用[J].上海中医药杂志,2009,43(8)：48－49.

喉源性咳嗽

概　述

喉源性咳嗽，即喉咳，是以阵发性咽喉奇痒、干咳连连为主要特征的疾病。本病是临床常见病、多发病。中医古典医籍中的干咳、呛咳、燥咳、风咳、郁咳等与本病有相似之处。

本病属中医慢性咳嗽的一种，此概念由20世纪80年代著名老中医干祖望在《中医喉科学》中首先提出，常见表现为咽痒如蚁行、异物痰阻咽喉不适即出现一阵咳嗽。主要特点：痒为主症，咽痒如蚁行，阵发性咽痒，干咳，不痒不咳，咳的起点在声门之上，多为阵发性咳嗽，咳甚则痉挛状，咳嗽后吐出少许白黏痰。根据症状描述，本病在我国医书中早有记载，散布于"咽痒""咳嗽""风热喉痹""慢喉痹""梅核气"等疾病中。

辨证施治

1. 林拥军分5型

（1）风邪犯肺型　外感六淫之邪，侵袭肌表，肺气失宣，咽喉不利，发病突然，咽痒如蚁行，具咽痒即咳，剧咳时得饮则稍缓之特点，干咳无痰或少痰，频咳较甚时可致声音嘶哑。检查见咽喉无特殊改变或轻度充血，声带无改变或轻度充血。舌苔薄白，质淡红，脉浮。治宜疏风宣肺、利咽止嗽。方用止嗽散合射干麻黄汤加减：紫菀、百部、荆芥、桔梗、甘草、陈皮、白前、射干、麻黄、细辛、款冬花、防风、桑叶、杏仁、牛蒡子、薄荷、菊花等。

（2）脾虚湿盛型　脾气虚弱，不能化津，聚而生痰，渍于咽喉，导致咽喉不适，痰涎缠绵，质清色白，伴神疲乏力，面色晦滞，胸膈憋闷。咽部表现为慢性充血状态，咽后壁淋巴滤泡增生。舌质淡或胖，边有齿痕，苔白滑腻，脉濡或滑。治宜健脾化痰、利咽止嗽。方用参苓白术散加减：人参、茯苓、白术、桔梗、山药、甘草、扁豆、莲子肉、砂仁、薏苡仁等。

（3）肺肾阴亏型　咽干乏津，咽部不适，呛咳声嘶，咽干微痛，夜间尤甚，痰中偶带血丝，常欲饮水自润，饮后略加缓解。咽黏膜表现为慢性充血状态，咽反射敏感，咽后壁淋巴滤泡增生。舌红，少苔，脉虚细数。治宜滋肾润肺、利咽止嗽。方用知柏地黄汤合沙参麦冬汤加减：知母、黄柏、熟地黄、山茱萸、山药、茯苓、牡丹皮、泽泻、沙参、麦冬、玉竹、桑叶、甘草、天花粉、生扁豆、玄参等。

（4）肝郁气滞型　气机郁闭不畅，痰气交阻，咽喉似有异物感，常作咳声以利咽快喉，多伴胸胁胀满，脘腹不舒，以太息为快，头痛寐差，口干苦等。咽部黏膜无明显充血，咽后壁淋巴滤泡增生。舌质淡，苔薄白，脉弦。治宜疏肝理气化痰、利咽止嗽。方用半夏厚朴汤加味：半夏、厚朴、紫苏、茯苓、生姜、香附、枳壳、陈皮等。随症加减：若肝郁化火，木火刑金，上扰咽喉，则以泻白散合黛蛤散加减。药用桑白皮、地骨皮、知母、黄芩、甘草、桔梗、青皮、陈皮、青黛、蛤壳等。

（5）瘀血阻络型　所谓"久病必瘀"，病久不愈或失治误治，由气及血，由经入络。气滞不解可致血脉瘀滞，寒药频投致脉络凝涩，痰浊壅盛而痹阻经脉，阴虚血少而气血涩着难行等，均可导致咽部干涩或刺痛，或有痹阻之异物感，或痒咳少痰，胸膺憋闷，口干不欲饮或饮漱而已。咽部黏膜呈慢性充血状态，咽后壁淋巴滤泡增生，声带可呈现慢性充血状态。舌淡暗，边有紫斑，脉弦细或沉涩。治宜活血通络、辛润理气。方用会厌逐瘀汤：

桃仁、红花、赤芍、生地黄、当归、玄参、柴胡、枳壳、桔梗、甘草等。[①]

2. 蔡建峰分4型

（1）肺肾阴虚型 药用知母12克、黄柏9克、生地黄12克、山茱萸12克、山药12克、百合9克、麦冬12克、玉竹9克。

（2）气血不足型 药用黄芪30克、党参12克、白术12克、茯苓12克、当归9克、熟地黄12克、白芍12克、川芎9克。

（3）肺脾气虚型 药用黄芪30克、党参12克、白术12克、升麻9克、柴胡9克、当归9克、陈皮6克、诃子15克。

（4）心火旺型 药用生地黄12克、木通6克、淡竹叶12克、麦冬12克、黄连6克、灯心草3克、炒酸枣仁9克、知母9克。

以上4型均配合用祛风利咽类药物：僵蚕9克、蝉蜕6克、玉蝴蝶6克、射干9克、地肤子12克、白鲜皮9克。每日1剂，分2次煎服。临床观察：蔡建峰用上方辨证治疗60例喉源性咳嗽患者。结果：治愈率为53.3%，总有效率为90.0%。[②]

3. 王东方分6型

（1）风寒犯肺型 治宜宣肺散邪。方用三拗汤加味：麻黄、杏仁、甘草、蝉蜕、防风、桔梗、贝母。随症加减：痰少色白者，加陈皮、紫苏子、僵蚕；痒咳剧烈，且咽喉黏膜充血者，系风寒化热之证，可加薄荷、天竺黄、芦根、射干等。

（2）肾阴不足型 治宜滋阴降火。方用知柏地黄汤加减：知母、黄柏、生地黄、山茱萸、山药、牛膝、牡丹皮、百合、麦冬、玄参。

（3）肺阴亏虚型 治宜养阴润燥。方用养阴清肺汤加减：沙参、麦冬、生地黄、知母、石膏、桑叶、杏仁、茅根、天竺黄、川贝母。

（4）心火偏亢型 治宜清心泻火。方用导赤散加减：生地黄、竹叶、茅根、灯芯、玄参、牡丹皮、芦根、天竺黄、知母、杏仁、石膏。

（5）瘀血阻滞型 治宜活血化瘀。方用桃仁

四物汤加减：桃仁、红花、当归、生地黄、赤芍、蝉蜕、干地龙、炙苏子、贝母、桔梗、甘草。

（6）禀质过敏型 治宜脱敏敛肺。方用脱敏汤加减：紫草、茜草、墨旱莲、蝉蜕、干地龙、金沸草、桑白皮、荆芥炭、乌梅、诃子肉、甘草。[③]

4. 陈国丰分3型

（1）风邪犯肺型 症见发病突然，咽痒如蚁行，一阵咽痒即出现一阵剧咳，剧咳时得饮则稍缓解，咳而无痰或有少量白沫痰，频咳较甚者可出现声音嘶哑。一般无寒热及肺系症状。检查见咽部无特殊改变，或有轻度充血声带清白或轻度充血，色呈鲜红。舌苔薄白，质淡红，脉浮。治宜祛风利咽。方用喉科六味汤合射干麻黄汤：荆芥、防风、薄荷、桔梗、射干、僵蚕、大贝母、麻黄等。随症加减：声嘶、声带充血者，荆芥易荆芥炭，加蝉蜕、木蝴蝶；风胜夹热者，去麻黄、荆芥，加金银花、牛蒡子等。

（2）脾气虚弱型 症见咽部不适，有痰阻于咽喉样的异物感，常需"吭、咔、咯、吐"的清嗓或吞咽动作。往往吭之不尽，咔之不清，尤以讲话过多或疲劳后更为明显。咯吐时见有透明色黏痰或无痰。伴有神疲乏力及胸闷。咽部表现为慢性充血，后壁淋巴滤泡增生，咽黏膜上附有少量痰样分泌物或干燥少津。舌质淡或胖有齿印，苔薄白或白腻，脉细弱或濡细。治宜健脾益气利咽。方用参苓白术散：党参、白术、扁豆、陈皮、山药、茯苓、薏苡仁、桔梗、甘草等。随症加减：纳差者，加麦芽、山楂；痰湿重者，加川厚朴花、砂仁、藿香；气虚甚者，加黄芪、升麻；胸闷甚者，加瓜蒌皮、佛手花等。

（3）肺肾阴虚型 症见咽部不适，常以咳嗽清嗓，伴有咽干微痛，夜间为甚，喉中微痒，得水则缓咽部受刺激易作恶干咔。咽黏膜表现为慢性充血，色呈暗红而少津，咽反射敏感，咽后壁淋巴滤泡增生，甚至于有咽后壁黏膜萎缩现象。舌红，苔少，脉细数。治宜滋肾润肺利咽。方用知柏地黄

① 林拥军.喉源性咳嗽证治探微［J］.辽宁中医杂志,2005,32(2)：121.
② 蔡建峰.从内因辨治喉源性咳嗽的疗效观察［J］.辽宁中医杂志,2003,30(6)：467-468.
③ 王东方.对喉源性咳嗽疾病的认识［J］.辽宁中医杂志,1999,26(1)：3-4.

汤合沙参麦冬汤化裁：北沙参、麦冬、玉竹、桑叶、知母、黄柏、生地黄、玄参、牡丹皮、胖大海、桔梗等。随症加减：兼脾虚便溏者，去生地黄、麦冬，加白术、陈皮；夹肝火者，加黛蛤散；声嘶者，加胖大海、马勃等。严重者用大补阴丸。

临床观察：陈国丰用上方加减辨证治疗 3 例喉源性咳嗽患者，均治愈。①

经 验 方

1. 肃肺利咽汤　蝉蜕 6 克、僵蚕 6 克、荆芥 5 克、薄荷(后下)3 克、杏仁 6 克、桔梗 3 克、浙贝母 8 克、甘草 3 克。随症加减：风热重者，加金银花、连翘；风寒重者，加紫苏叶、防风；咳声嘶哑者，加木蝴蝶；咽痛明显者，加马勃；咽痒甚者，加百部；咽干咽燥者，加沙参、天花粉；咽部充血者，加桃仁、赤芍；咽后壁淋巴滤泡增生明显者，加丹参；咳痰色黄者，加黄芩；气郁血瘀者，加郁金；肝肾两虚，络闭血瘀者，加土牛膝；肺卫气虚，卫外不固者，加黄芪、白术。每日 1 剂，分 2 次水煎服。朱明馨等用上方加减治疗 30 例风邪犯肺证喉源性咳嗽患儿。结果：治愈 4 例，显效 11 例，有效 13 例，无效 2 例，总有效率 93.9％。②

2. 宣肺利咽止咳方加减　麻黄 6 克、射干 10 克、蝉蜕 8 克、桑叶 12 克、杏仁 10 克、紫菀 12 克、桔梗 12 克、枇杷叶 15 克、百部 15 克。随症加减：咽干燥痛明显者，加木蝴蝶、玄参；兼肺阴虚者，加沙参、麦冬；久咳肺气虚者，加人参、麦冬、五味子；咳甚面红，或胸胁胀痛者，加海蛤壳、钩藤、青黛。每日 1 剂，水煎取汁 300～400 毫升，分 2～3 次，温服。另同时口服酮替芬片 1 毫克，每日 2 次。唐晓波用上方加减治疗 60 例喉源性咳嗽患者。结果：痊愈 35 例，有效 22 例，总有效率 95.0％。③

3. 止嗽散加减　紫菀 12 克、百部 10 克、桔梗 10 克、白前 10 克、陈皮 6 克、荆芥 12 克、甘草 6 克。随症加减：声嘶者，加木蝴蝶、咸竹蜂；咽痒甚者，加防风、僵蚕；咽喉肿痛者，加牛蒡子、岗梅根；咽干者，加沙参、胖大海；鼻塞流涕者，加苍耳子、辛夷花。上药加水 300 毫升浸泡 20 分钟，煎 15 分钟，取汁 150 毫升，每日 1 剂，分 2 次饭后服。陈雪梅等用上方加减治疗 39 例喉源性咳嗽患者。结果：治愈 33 例，无效 1 例，总有效率 97.4％。④

4. 蝉僵止咳汤　蝉蜕 10 克、僵蚕 10 克、百部 15 克、紫菀 15 克、杏仁 10 克、桔梗 6 克、橘红 4 克、白前 6 克、法半夏 6 克、贝母 10 克、甘草 4 克。随症加减：痰黄黏稠者，加芦根 15 克、黄芩 10 克、瓜蒌皮 10 克；咳而吐者，加炙枇杷叶 10 克、旋覆花 10 克；口干咽燥，舌红苔少者，加北沙参 10 克、麦冬 10 克；咽喉黏膜充血而痛者，加金银花 10 克、玄参 10 克、射干 10 克。每日 1 剂，水煎服，5 日为 1 个疗程。颜冬明用上方加减治疗 112 例喉源性咳嗽患者。结果：痊愈(服药 1 个疗程，咳嗽及临床症状完全消失者)78 例，显效(服药 2 个疗程，咳嗽及临床症状明显减轻者)28 例，无效(服药超过 2 周，咳嗽及临床症状无明显减轻者)6 例，总有效率 94.6％。⑤

5. 加味玄参甘桔汤　桔梗 4.5 克、生甘草 6 克、麦冬 6 克、玄参 6 克、五味子 3 克、百部 6 克、菊花 6 克、薄荷 6 克。随症加减：咽干痰黄黏稠者，加芦根 9 克；咳嗽以夜晚为重者，加生地黄 9 克、炙远志 6 克；久咳气虚者，加黄芪 6 克。以上诸药放入一大茶杯中，以清水漂洗 1～2 次除去浮灰，再用沸水冲泡后即可饮用；或将诸药先放入砂锅中稍加煮沸再倒入茶杯中饮用。再反复添加开水频服，至药汁清淡而弃，每日 1 剂。谭薇用上方加减治疗 60 例喉源性咳嗽患者。结果：治愈 38 例，显效 11 例，有效 6 例，无效 5 例，总有效率 91.7％。⑥

①　陈国丰.喉源性咳嗽证治[J].中医杂志,1992,33(3)：16－17.
②　朱明馨,等.肃肺利咽汤治疗儿童喉源性咳嗽风邪犯肺证 30 例[J].辽宁中医杂志,2016,43(8)：1657－1658.
③　唐晓波.自拟宣肺利咽止咳方结合西药治疗喉源性咳嗽疗效观察[J].中华中医药学刊,2007,25(2)：241－242.
④　陈雪梅,等.止嗽散加味治疗喉源性咳嗽[J].辽宁中医杂志,2004,31(10)：842－843.
⑤　颜冬明.蝉僵止咳汤治疗喉源性咳嗽 112 例[J].时珍国医国药,2000,11(4)：332.
⑥　谭薇.加味玄参甘桔汤治疗喉源性咳嗽 60 例观察[J].时珍国医国药,2000,11(12)：1128.

6. 久嗽一服饮 紫菀 15 克、款冬花 20 克、北杏仁 12 克、法半夏 12 克、紫苏叶 10 克、阿胶 10 克、乌梅 10 克、谷芽 10 克、百部 12 克、甘草 5 克、生姜 10 克。随症加减：咽干痰黄黏稠者，加麦冬 12 克、黄芩 12 克、川贝母 10 克；咽痒甚者，加射干 12 克、蝉蜕 10 克；咽喉充血疼痛者，去生姜，加板蓝根 15 克、牛蒡子 10 克；口淡，咳嗽欲呕者，生姜加至 15 克。李景昌用上方加减治疗 138 例喉源性咳嗽患者。结果：治愈 89 例，好转 38 例，无效 11 例，总有效率 92%。①

单　方

1. 改良苦酒汤 组成：制半夏 10 克、鲜鸡蛋壳 2 枚、白醋 20 毫升。制备方法：加水 200 毫升煮沸 10 分钟，去渣，再煮沸加入鸡蛋清拌匀后入冰糖烊化即成。用法用量：细啜慢饮，每日 1 剂，8 小时内饮完。7 日为 1 个疗程。临床应用：郑文少用上方治疗 147 例喉源性咳嗽患者。结果：2 周后，痊愈（临床症状消失，咽部红赤充血消失）82 例，好转（咳嗽程度及次数均明显减轻，咽部体征好转）58 例，无效（咳嗽程度及次数均未减轻，咽部体征无好转）7 例，总有效率 95.2%。②

2. 自拟方 组成：麻黄、细辛、牙皂。制备方法：取麻黄、细辛、牙皂按 2∶1∶1 比例以水煮醇沉法制成浓度为 25% 的药液。用法用量：用直径 2 厘米棉球浸透药液，置于天突穴上，在棉球上用软塑料盖覆盖（取保湿作用），四周用胶布固定，敷贴 4～6 小时，每日 1 次。敷药期停用一切止咳内服药。临床应用：冯跃等用上方治疗 48 例喉源性咳嗽患者，7 日后观察疗效。结果：痊愈（咳嗽、喉痒等临床症状消失）27 例，好转（咳嗽、喉痒明显减轻）18 例，无效（咳嗽、喉痒等症状无明显改变）3 例，有效率 94.83%。③

①　李景昌.久嗽一服饮治疗喉源性咳嗽 138 例［J］.中医杂志,1998,39(2)：82.
②　郑文少."改良苦酒汤"治疗喉源性咳嗽 147 例［J］.江苏中医药,2009,41(4)：80.
③　冯跃,等.中药外敷治疗喉源性咳嗽临床分析［J］.中国针灸,2000,20(10)：627.

喉部疾病

急性会厌炎

概　　述

急性会厌炎又名急性声门上喉炎,是一种危及生命的严重的会厌急性感染,可引起喉阻塞而窒息死亡。多由细菌感染引起,其主要致病菌为乙型流感杆菌、葡萄球菌、链球菌和肺炎双球菌等。也可由于变态反应或物理、化学物质的刺激引起。一般起病急,突然发生咽喉剧烈疼痛,咽喉堵塞感,吞咽困难,语言含糊,会厌高度肿胀时可引起吸气性呼吸困难,甚至窒息。严重者伴有畏寒发热,全身不适等。间接喉镜检查,可见会厌舌面黏膜充血红肿,严重时可发生显著水肿和脓肿形成,也可形成溃疡,引起出血。急性会厌炎是喉科急、重症之一,病情发展极快,死亡率甚高,但只要处理及时,一般均可痊愈。

本病属中医"喉痈"当中的"会厌痈"范畴,若引起呼吸困难,也可按照"喉风"来辨证。喉痈是以咽喉红肿疼痛、吞咽困难为主要特征的咽喉及其邻近部位的痈肿。本病病情发展迅速,因咽喉肿塞、剧痛而影响进食,甚则阻碍呼吸,危及生命,故《灵枢·痈疽》载:"痈发于嗌中,名曰猛疽。猛疽不治,化为脓,脓不泻,塞咽,半日死。"其发病机制是因脏腑蕴热,复感风热邪毒,或异物、创伤染毒,内外热毒搏结于会厌,灼腐血肉而为脓,毒聚而成痈肿。

辨　证　施　治

1. 干祖望分 3 型

(1) 风热型　症见症之初起,症状体征较轻。治宜息风消痰利咽。方用导痰汤合三虫散:胆南星、法半夏、陈皮、茯苓、全蝎、白僵蚕、蜈蚣、甘草等。

(2) 风痰型　症见局部水肿为主,治宜消痰退肿利咽。方用麻杏石甘汤加减。加减药有蝉蜕、马勃、干地龙、天竺黄、胆南星等。

(3) 热毒型　症见局部红肿或脓肿形成。治宜清热解毒、消痰利咽。方用黄连解毒汤合导痰汤:黄连、黄芩、栀子、法半夏、陈皮、茯苓、胆南星、枳实等。[①]

2. 陈小宁分 3 型

(1) 风热型　治宜疏风清热、消肿止痛。药用金银花、连翘、板蓝根、山豆根、薄荷、射干、玄参、赤芍、桔梗、甘草等。

(2) 风痰型　治宜疏风化痰、消肿利咽。药用僵蚕、大贝母、射干、板蓝根、山豆根、白芷、防风、桔梗、甘草等。

(3) 热毒型　治宜清热解毒、消肿止痛。药用黄连、黄芩、薄荷、牛蒡子、连翘、僵蚕、马勃、板蓝根、桔梗、甘草等。[②]

3. 倪合也分 2 型

咽喉消肿八味汤(基本方):前胡 9 克、牛蒡子 9 克、炙僵蚕 9 克、光杏仁 9 克、生甘草 6 克、野菊花 9～15 克、鲜芦根 30 克、土牛膝 9～15 克。

(1) 风热型　治宜疏风清热、宣肺利咽。方用基本方加荆芥、薄荷、赤芍、牡丹皮、黄芩、金银花。

(2) 痰热型　治宜清热化痰、宣肺利咽。方用基本方加桔梗、地枯萝、象贝母。

随症加减:兼有表证者,加荆芥、薄荷等;发

---

① 干祖望.干氏耳鼻咽喉口腔科学[M].南京:江苏科学技术出版社,1999:250.
② 陈小宁.中西医结合治疗急性会厌炎 42 例[J].实用中西医结合杂志,1997,10(23):2289.

热舌质或舌边尖红,里热甚者,加赤芍、牡丹皮、黄芩、金银花等;痰涎壅盛,咯吐不爽者,加桔梗、地枯萝、浙贝母或重用土牛膝根等;脓肿形成或肿胀难以消退者,加桔梗、天花粉、皂角刺、甲片、芙蓉花等;体质衰弱,阴虚火旺者,加玄参、天花粉等;小便赤少,觉热者,加淡竹叶;大便干结者,加瓜蒌皮仁、火麻仁、郁李仁等。每日1剂,水煎2次,分3次服。临床观察:倪合也用上方辨证治疗40例急性会厌炎患者。结果:痊愈(症状及体征全部消失)33例(包括会厌脓肿3例),占80.3%,仅有少数病例因吞咽困难,不能进食,用葡萄糖盐水补液;无效7例,因单用中药后1～3日症状不减,改用抗生素磺胺类药或激素治疗者,为中药治疗无效。①

经 验 方

1. 大黄丹栀汤　大黄(后下)10克、牡丹皮10克、栀子10克、射干10克、郁金10克、连翘10克、赤茯苓10克、通草6克、生甘草6克。随症加减:热盛者,加金银花10克、野菊花10克、生石膏30克、知母10克;有痰者,加枇杷叶10克、前胡10克。每日1剂,水煎,早晚2次分服,采用漱服法,即边漱边咽,使药物充分与咽喉部接触,若会厌水肿较甚,咽下较为困难,可用热汤药先熏蒸咽喉20分钟左右,然后再漱服。张玉芬等用上方加减治疗58例急性会厌炎患者。结果:全部治愈(咽痛消失,吞咽、呼吸无异常,无全身不适;间接喉镜示会厌、杓状会厌襞、杓状软骨等处检查已无异常)。其中服药时间少于4日即愈者21例,占36%;服药4～6日而治愈者26例,占45%;服药6～7日而治愈者11例,占19%。全部病例随访6个月未见复发。②

2. 会厌消肿汤　薄荷5克、牛蒡子10克、栀子10克、黄芩10克、金银花15克、连翘15克、射干10克、浙贝母10克、桔梗5克、玄参15克。随症加减:恶寒重者,加荆芥10克、防风10克;腑热炽盛、大便秘结者,酌加大黄10克、芒硝(冲)10克;痰涎壅盛者,选加白僵蚕10克、全瓜蒌15克、葶苈子(包)10克;高热烦躁、舌质红绛者,选加板蓝根15克、牡丹皮10克、赤芍10克;里热壅盛、酿脓成痈者,选加野菊花15克、蒲公英15克、紫花地丁15克。2日服3剂,水煎服,饭后服,每日服3次。夏海清用上方加减治疗66例急性会厌炎患者。结果:经服药3剂后,治愈(咽喉疼痛、物塞感、痰涎均消失,查会厌恢复正常)40例,好转(仅吞咽时疼痛,物塞感,痰涎明显减轻或消失,查会厌轻度充血、肿胀,继服3剂后皆治愈)18例,无效(自觉症状加重,甚至出现呼吸困难,查会厌充血、肿胀更剧,遂收住院,合用抗生素加激素静滴后治愈)8例,总治愈率87.88%。③

3. 栀子地黄汤　黄芩12克、黄连10克、栀子10克、生地黄10克、枳壳10克、射干10克、牡丹皮10克、茯苓10克、甘草10克、石膏30克、玄参15克、浙贝母9克、桔梗9克。随症加减:内热盛者,重用石膏50克、栀子12克;痰喘者,加前胡10克。每日1剂,水煎服。重症患者每日2剂。外治用三棱针点刺少商、商丘、大椎穴出血泄热。郭玉芹用上法治疗10例急性会厌炎患者。结果:治疗3～7日,10例均获痊愈。④

4. 中药方　(1)内服中药:黄连4克、浙贝母15克、焦栀子10克、川郁金10克、牛蒡子10克、射干10克、前胡10克、麻黄10克、天竺黄10克、牡丹皮10克、陈胆南星10克、僵蚕10克。随症加减:内热盛者,加生石膏60克、犀角(水牛角代)适量;痰涎壅盛者,吞服控涎丹5克。每日1剂,水煎服,重症患者服1剂半。(2)外用药:白火硝15克、硼砂15克、寒水石9克、青礞石4.5克、陈胆南星4.5克、生蒲黄4.5克、僵蚕4.5克、薄荷1.5克、北细辛1.5克、熊胆1.5克、猪牙皂3克、冰片少许。上药共研细末,频频吹喉、含咽。徐克信用

① 倪合也.急性会厌炎的辨证施治[J].辽宁中医杂志,1983,10(3):18-19.
② 张玉芬,等.大黄丹栀汤治疗急性会厌炎58例[J].河北中医,2000,22(11):830.
③ 夏海清.自拟"会厌消肿汤"治疗急性会厌炎66例[J].中西医结合实用临床急救,1999,6(3):110.
④ 郭玉芹.栀子地黄汤治疗急性会厌炎10例[J].陕西中医,1992,13(6):266.

上方治疗 10 例急性会厌炎患者。结果：10 例患者均获临床痊愈（其中 1 例配合西药治疗）；治愈时间 3～9 日，平均 5 日。[①]

4. 丹栀射郁汤　牡丹皮 12 克、栀子 6 克、射干 6 克、郁金 6 克、赤茯苓 15 克、生甘草 3 克、枇杷叶（去毛布包）10 克。随症加减：热甚者，加淡豆豉；伏寒而起者，加紫苏、防风；兼有痰喘者，加前胡；舌质及唇暗者，加紫荆皮；会厌水肿充血甚者，加马勃；酒毒而起者，加葛花、菊花；小便少者，加通草；小便少而烦者，加莲子心；大便秘结者，加生大黄。每日 1 剂，水煎 2 次，药液频频漱服，重

症每日 2 剂。吴家华用上方加减治疗 35 例急性会厌炎患者。结果：显效（症状完全消失，间接喉镜检查会厌恢复正常）19 例，有效（症状基本消失，间接喉镜检查会厌水肿充血消退唯舌根淋巴腺稍有肿大者）14 例，无效 2 例。[②]

5. 丹栀宣痹汤加减　牡丹皮 10 克、栀子 12 克、射干 10 克、郁金 10 克、淡豆豉 6 克、通草 10 克、竹叶 10 克、瓜蒌 10 克、连翘 10 克、浙贝母 10 克。每日 1 剂，水煎服。王家骅等用上方治疗 66 例急性会厌炎患者。结果：全部治愈，平均治愈日为 6 日。[③]

①　徐克信.中医药治疗急性会厌炎 10 例报告[J].中医杂志,1990,31(9)：42.
②　吴家华.丹栀射郁汤治疗急性会厌炎 35 例[J].江苏中医,1989,10(1)：29.
③　王家骅,等.急性会厌炎的疗效观察[J].北京中医杂志,1984,3(2)：32,36.

急 性 喉 炎

概　述

急性喉炎是指喉黏膜及声带的急性炎症。常继发于急性鼻炎及急性咽炎。发生于小儿的急性喉炎病情较严重。其发病原因包括感染，粉尘及有害气体的刺激，用嗓不当或过度，外伤。烟酒过度、受凉、疲劳致机体抵抗力降低时，易诱发本病。声音嘶哑是急性喉炎的主要症状，轻者发声时音质失去圆润和清亮，音调变低、变粗；重者发声嘶哑，更甚者仅能作耳语，或完全失声。此外，还可伴有喉部不适、干燥、异物感或疼痛，咳嗽有痰等。小儿急性喉炎（6个月～3岁的婴幼儿）发病率较低，但因小儿喉腔的解剖特点，发生呼吸困难的情况较多，须引起重视。

本病属中医"喉瘖"范畴，多为实证，其发病机制为风寒、风热或肺热壅盛，致肺气壅滞，气机不利，声门肿胀，开合不利所致。《诸病源候论》卷一"风失音不语候"中记载："风寒客于会厌之间，故卒然无音""醉卧当风使人发瘖"；卷二又提及"风冷失声候""中冷声嘶候"，指出风冷之邪犯肺的病因病机。刘完素《素问玄机原病式·六气为病》提出"暴瘖……属于火"。以上已经认识到喉瘖急发的相关病机，于急性喉炎有参考意义。

辨 证 施 治

卢日铭分3型

（1）风热型　治宜疏风清热、利喉开音。

（2）风寒型　治宜疏风散寒、宣肺开音。

（3）痰热型　治宜清热化痰、利喉开音。

三型均以清音散为基础方，药用诃子、牛蒡子、胖大海、蝉蜕、菊花、甘草等。随症加减：风热型者，加牡丹皮、金银花、干地黄、天花粉等药；风寒型者，加防风、紫苏叶、前胡、薄荷等药；痰热型者，加黄芩、天竹黄、射干等药。每日1剂，水煎服。并配合口服西药先锋Ⅳ 0.25克治疗，每日4次；用庆大霉素8万单位、地塞米松5毫克、糜蛋白酶5毫克三联药物，蒸馏水10毫升，超声雾化吸入，每日2次，每次15分钟。治疗时要求患者禁声休息，禁烟酒，多饮水，进流质和软食。5～7日为1个疗程。临床观察：卢日铭用上法治疗71例急性喉炎患者。结果：显效46例，有效21例，无效4例，总有效率94.4%。[①]

经 验 方

1. 甘草十味方　丹参12克、桃仁10克、鸡血藤10克、浙贝母12克、薏苡仁12克、生地黄8克、木蝴蝶10克、蝉蜕10克、当归12克、生甘草20克。每日1剂，水煎服，连续服用1～2周，少数患者服用至4周。服药期间，可给予庆大霉素8万单位、地塞米松5毫克雾化吸入治疗。同时注意用嗓休息。温碧隆等用上法治疗850例急性喉炎患者。结果：服药1周内症状、体征即有改善者99例（11.65%），1～2周改善者151例（17.76%），2～3周改善者314例（36.94%），3～4周改善者63例（7.41%），服药4周以上103例（12.12%）有所改善，无改善者120例（14.12%）；随访半年，治愈550例，好转119例，无效181例，总有

① 卢日铭.中西医结合治疗急性喉炎142例临床观察[J].中国中西医结合耳鼻咽喉科杂志,1999,7(3)：138-139.

效率 78.71%。[1]

2. 急喉汤　射干 3 克、麻黄 5 克、炒杏仁 2 克、桔梗 3 克、瓜蒌 5 克、紫菀 8 克、款冬花 8 克、黄芩 5 克、黄连 3 克、大青叶 10 克、甘草 3 克。剂量随年龄加减。每日 1 剂，水煎服，分 3 次服。赵文薇等用上方治疗 32 例小儿急性喉炎患者。结果：治愈 29 例，无效 3 例，总有效率 90.6%。[2]

3. 木蝴蝶汤　木蝴蝶 15 克、生地黄 15 克、金银花 12 克、牛蒡子 12 克、诃子 12 克、胖大海 9 克、甘草 6 克。随症加减：发热恶寒，全身不适者，加荆芥、防风；咳嗽、痰多者，加桔梗、青果；咽干、喉痛甚者，加玄参、黄芩。每日 1 剂，水煎服，或开水冲泡后饮用。吕康等用上方加减治疗 98 例急性喉炎患者。结果：痊愈 90 例，好转 6 例，无效 2 例，总有效率 97.9%。[3]

4. 亮音丸　玄参、僵蚕、连翘、落得打、射干、花粉、赤芍、蝉蜕、玉蝴蝶、胖大海、青果、桔梗、川贝母。原药的产地、品种、质量及制剂工艺流程保持恒定。随症加减：咽喉疼痛较为明显者，加服六神丸 10 粒，每日 3 次；慢性单纯性喉炎咽喉干燥较甚者，加服知柏地黄丸 8 粒，每日 3 次；对于声带充血、水肿明显者，加做超声雾化治疗。每次服 6 克，每日 3 次。徐泳用上方加减治疗 70 例急性喉炎患者。结果：治愈 58 例，显效 10 例，无效 2 例，治愈率 82.9%，总有效率 97.1%。[4]

5. 喉咳宁　荆芥 12 克、蝉蜕 12 克、玄参 15 克、七叶一枝花 15 克、诃子肉 3~9 克、制半夏 10 克、射干 10 克、兰香草 30 克、杠板归 30 克、酢浆草 30 克、野荞麦根 30 克、瓜子金 20 克、生甘草 5 克。随症加减：咳剧者，加马钱子 1~2 克、天竺子 10 克；遇寒咳甚者，去七叶一枝花，加桂枝 10 克、细辛 3 克；咽后壁淋巴滤泡增生者，加生牡蛎 30 克、露蜂房 10 克；声带小结者，加凤凰衣 6 克、象

牙屑（现禁用）12 克；胸闷者，加桔梗 6 克、枳壳 10 克；逆气上冲者，加旋覆花 10 克、代赭石 15 克；舌淡体虚久咳者，加当归 20 克、淫羊藿 20 克。每日 1 剂，水煎 2 次，分 2 次服。骆洪道用上方加减治疗 214 例喉炎顽咳（亚急性喉炎咳嗽 167 例，慢性单纯性喉炎咳嗽 39 例，干燥性喉炎咳嗽 6 例，合并支气管炎者 2 例，合并扁桃体炎者 18 例）患者。结果：显效 159 例，好转 40 例，无效 15 例，总有效率 93%。[5]

6. 化痰润喉汤　海藻、昆布、海蛤粉、浙贝母、射干、桔梗、山楂、薏苡仁、赤芍、三棱、莪术。随症加减：咽喉干疼伴有感冒者，去三棱、莪术、海蛤粉，加僵蚕、蝉蜕、桑叶、金银花。每日 1 剂，水煎服。严道南等用上方加减治疗 583 例喉炎（喉部体征：声带充血 124 例，声带水肿 282 例，声带肥厚 245 例，声带息肉 93 例，声带小结 88 例，室带超越 144 例，声门闭不全 132 例）。结果：痊愈 102 例，显效 201 例，有效 177 例，无效 103 例，总有效率 82.3%。[6]

7. 鱼腥草汤加减　鱼腥草 30 克、七叶一枝花 30 克、赤芍 30 克、皂角刺 10 克、僵蚕 10 克。随症加减：急性喉炎，加麻黄、杏仁、蝉蜕；红肿甚者，加乳香、没药、浙贝母；有脓者，加甲片、天花粉。每日 1 剂，水煎服。林文森等用上方加减治疗 12 例急性喉炎患者。结果：有效 11 例（91.6%），无效 1 例（8.4%）；体征在 24 小时内消退者 2 例，48 小时内消退者 5 例，72 小时以内消退者 4 例。[7]

8. 自拟方　板蓝根 30 克、黄连 25 克、黄芩 20 克、连翘 20 克、玄参 20 克、天冬 20 克、麦冬 20 克、桔梗 30 克、生石膏 60 克。随症加减：恶寒发热者，可选用防风、荆芥穗；咽喉肿痛者，可选用山豆根、射干；咳嗽者，可选用杏仁、百部、淡竹沥。每日 1 剂，水煎服。赵一鹏等用上方加减治疗 64

① 温碧隆,等.甘草十味方治疗急性喉炎 850 例[J].中国中医急症,2003,12(3):279.
② 赵文薇,等.急喉汤治疗小儿急性喉炎[J].北京中医药大学学报,1997,20(4):69.
③ 吕康,王平分.木蝴蝶汤治疗急性喉炎 98 例[J].山西中医,1994,10(6):18-19.
④ 徐泳.亮音丸治疗喉炎 121 例疗效观察[J].中西医结合杂志,1991,11(9):555-556.
⑤ 骆洪道.喉咳宁治疗喉炎顽咳[J].四川中医,1990,8(11):14.
⑥ 严道南,等.化痰润喉汤治疗喉炎 583 例[J].江苏中医,1989,21(12):10.
⑦ 林文森,等.鱼腥草汤治疗耳鼻喉科急性炎症 157 例疗效观察[J].辽宁中医杂志,1982,9(6):36,35.

例急性喉炎患者。结果：痊愈47例，显效12例，无效5例。①

中 成 药

1. 蒲地蓝消炎口服液　组成：蒲公英、苦地丁、板蓝根、黄芩。功效：清热解毒，消肿利咽。用法用量：常规对症治疗基础上，采用德国百瑞公司生产的空气压缩泵雾化吸入布地奈德混悬液液氧驱雾化吸入，布地奈德混悬液每次0.5毫升，每日2次，疗程3日；在此基础上加用蒲地蓝消炎口服液（每日每千克0.5毫升），每日2次口服。临床应用：杜恒用上方治疗48例急性喉炎患者。结果：显效32例，有效14例，无效2例，总有效率95.83%。②

2. 黄氏响声丸　组成：薄荷、浙贝母、连翘、蝉蜕、胖大海、酒大黄、川芎、儿茶、桔梗、诃子肉、甘草、薄荷脑。功效主治：疏风清热，化痰散结，利咽开音；适用于风热外束、痰热内盛所致的急、慢性喉瘖，症见声音嘶哑、咽喉肿痛、咽干灼热、咽中有痰或寒热头痛、或便秘尿赤，急、慢性喉炎及声带小结、声带息肉初起见上述证候者。① 用法用量：每次口服20粒，每日3次，饭后服，7日为1个疗程，急性期用药后3日，7日复诊，慢性期病例用药后7日，14日复诊。临床应用：徐利华用上方治疗72例急性喉炎患者，总有效率为97.2%。③ ② 用法用量：每次口服20粒，每日3次，饭前后服均可，1个月为1个疗程，儿童酌减。临床应用：余增福用上方治疗31例急性喉炎患者。结果：痊愈25例，有效4例，无效2例，有效率为93.5%。④

① 赵一鹏，等.对职业用嗓者急慢性喉炎的临床报告[J].新中医,1982,14(5)：47.
② 杜恒.蒲地蓝消炎口服液配合布地奈德雾化吸入治疗小儿急性喉炎临床观察[J].湖北中医杂志,2012,34(9)：36.
③ 徐利华.“黄氏响声丸”治疗声嘶240例临床疗效观察[J].中国社区医师,2003,19(13)：37.
④ 余增福.黄氏响声丸治疗喉炎50例[J].安徽中医学院学报,1996,15(1)：28.

慢 性 喉 炎

概　述

慢性喉炎是指喉部黏膜的非特异性病菌感染所引起的慢性炎症。本病是最常见的喉科疾病之一,主要表现为双侧声带黏膜炎性病变。近年随着人们沟通和语言交流的增多等因素,发病率有增加趋势。其发病原因与反复或持续地对喉部的刺激有关,如用声过多或过度,鼻腔或鼻窦疾病引起喉部长期的受刺激,烟酒过度,长时间吸入有害气体及粉尘,反复的呼吸道感染,胃食管反流等。不同程度的声音嘶哑为其主要症状,初为间歇性,逐渐加重成为持续性。间接喉镜检查可见喉黏膜弥漫性充血,两侧对称。声带失去原有的珠白色而呈浅红色,声带表面常见舒张的小血管,与声带游离缘平行。黏膜表面可见有稠厚黏液,常在声门间形成黏液丝。杓间区黏膜充血增厚,在发音时声带软弱,振动不协调,两侧声带闭合不好。

本病属中医“喉瘖”范畴,有虚实之分。实者,多归于气滞血瘀痰凝;虚者,多责之于肺脾气虚和肺肾阴虚。肺肾阴虚型患者阴津上濡不能,兼上炎虚火,声门有恙而致声音嘶哑;肺脾气虚型患者气虚声门鼓动无力,气少而嘶哑;风邪入内久致气滞血瘀痰凝的患者,声带肿胀不消,发音障碍而声音嘶哑。在中医分型中气滞血瘀痰凝为最重。

辨 证 施 治

赖丹分3型

(1) 肺肾阴虚型　服用利咽丸、清音丸。

(2) 肺脾气虚型　服用开音丸、利咽丸。

(3) 气滞血瘀痰凝型　服用散结丸、开音丸两种药物或联合服用散结丸、开音丸、清音丸3种药。

每日服1种药,间隔服用,如今日服开音丸,明日服利咽丸,每日2～3次,每次服用剂量为60粒,疗程为1个月。临床观察:赖丹将80例成人慢性喉炎患者(喉炎组)辨证分型,根据金嗓灵系列中药制剂(开音丸、利咽丸、散结丸、清音丸)的不同成分,针对不同证型患者分别联合用药(利咽丸、开音丸、清音丸、散结丸中选取2～3种)。30例正常成人设为对照组。应用德国ATMOS嗓音测试分析系统对对照组和喉炎组用药前、用药后1个月的持续元音信号进行分析。结果:治疗前喉炎组各证型患者的基频微扰(jitter)、振幅微扰(shimmer)、噪谐比(NHR)均较对照组高,最长发声时间(MPT)较对照组短,发音障碍指数(DSI)较小,差异均有统计学意义(均$P<0.05$);喉炎组用药后1个月,肺肾阴虚型患者除振幅微扰外,其余各指标与对照组比较差异无统计学意义($P>0.05$);喉炎组治疗后1个月与治疗前比较,肺肾阴虚型及肺脾气虚型患者jitter、shimmer、NHR均下降,MPT延长,DSI值增大,差异有统计学意义($P<0.05$);气滞血瘀痰凝型患者治疗后,jitter、shimmer、NHR均下降,DSI值增大,差异有统计学意义($P<0.05$),仅MPT与治疗前差异无统计学意义($P>0.05$)。[①]

经 验 方

1. 消肿散结利喉饮　白花蛇舌草15克、金银

---

① 赖丹,等.嗓音声学分析评估不同中医证型慢性喉炎患者的疗效[J].听力学及言语疾病杂志,2016,24(5):461-464.

花 15 克、浙贝母 12 克、木蝴蝶 3 克、桃仁 6 克、五味子 6 克、甘草 3 克、红花 6 克、党参 15 克、生牡蛎 15 克、薄荷 3 克、香附 6 克。口服，每次 1 袋，每袋 150 毫升，每日 2 次，14 日为 1 个疗程，观察 2 个疗程。甘丽丽等用上方治疗 30 例慢性肥厚性喉炎患者。结果：治疗用药 14 日后、28 日疗程结束时以及随访 2 个月时的愈显率分别为 46.7%、83.3%、70.0%。①

2. 润喉开音片　三棱、莪术、红花、土鳖虫、浙贝母、桔梗等。上药按制剂标准制成片剂，每次服 4 片，每日 3 次。10 日为 1 个疗程，一般连续治疗 3 个疗程。徐泳等用上方治疗 40 例慢性喉炎患者。结果：痊愈 5 例，有效 20 例，好转 11 例，无效 4 例，总有效率 90%。②

3. 化痰活血汤　玄参 30 克、丹参 30 克、生牡蛎 30 克、海蛤壳 30 克、金银花 30 克、僵蚕 10 克、山慈菇 10 克、夏枯草 10 克、炮甲片 10 克、瓜蒌皮 10 克、蕤蘡 10 克、桃仁 10 克。随症加减：咽喉疼痛，声带充血明显者，加射干 10 克、浙贝母 10 克、赤芍 10 克；声带或室带充血肥厚较重者，加土鳖虫 10 克、三棱 10 克、莪术 10 克；咽部有异物感者，加陈皮 10 克、郁金 10 克、半夏 10 克；声带充血不明显，但水肿较甚者，加生薏苡仁 30 克、泽泻 15 克。治疗后期，如其他体征均已消失，仅感不耐多言，声带闭合不全时，改用黄芪 30 克、玄参 30 克、百合 15 克、山药 15 克、麦冬 15 克、太子参 15 克、丹参 15 克、蕤蘡 15 克、瓜蒌皮 15 克、白扁豆 15 克、甘草 10 克。每日 1 剂，水煎服。15 日为 1 个疗程，连续治疗 3 个疗程。徐泳等用上方加减治疗 80 例慢性肥厚性喉炎患者。结果：痊愈 32 例，显效 20 例，有效 21 例，无效 7 例，总有效率 91.25%。③

4. 化瘀祛痰方　丹参 30 克、郁金 15 克、牛膝 15 克、玄参 15 克、僵蚕 15 克、枳壳 10 克、桔梗 10 克、金银花 20 克、甘草 10 克、木蝴蝶 6 克。10 剂

为 1 个疗程。随症加减：瘀甚者，加桃仁、红花、当归；痰盛者，加射干、贝母、瓜蒌；湿重者，加薏苡仁、半夏、泽泻；瘀热者，加赤芍、牡丹皮、大黄；阴虚者，加天花粉、麦冬、沙参；哑甚者，加诃子、胖大海、蝉蜕；结节者，加海藻、昆布、生牡蛎。辅助疗法：用鱼腥草、氟美松注射液按 3∶1 比例配制成雾化液，施行咽喉雾化吸入，每日 1～2 次，每次 10 分钟，10 次为 1 个疗程。黄飞用上方加减治疗 64 例慢性喉炎患者。结果：治愈 23 例，显效 26 例，好转 11 例，无效 4 例，总有效率 93.8%。④

5. 自拟方 1　猫爪草 15 克、浙贝母 15 克、茯苓 15 克、丹参 15 克、木蝴蝶 12 克、木贼 12 克、法半夏 12 克、蝉蜕 6 克、陈皮 6 克、甘草 6 克。随症加减：声带息肉暗红，声音嘶哑明显者，加三七末（冲服）3 克；声带小结质硬，发音低微者，猫爪草加至 30 克；声带水肿者，加车前子（包煎）15 克、泽泻 15 克。每日 1 剂，水煎 2 次，分 2 次服。许建胜用上方加减治疗 52 例慢性结节型喉炎患者。结果：痊愈 6 例，显效 4 例，有效 25 例，无效 7 例，改用他法治疗 10 例，总有效率 67.3%。⑤

6. 清热解毒祛痰方　桔梗 3 克、马勃 15 克、黄芩 30 克、甘草 20 克。随症加减：阴虚肺燥，干咳少痰、舌红少津、脉细者，加麦冬 30 克、玄参 30 克、生地黄 50 克；声带结节较小或声带肥厚明显者，加红花 10 克、贝母 20 克、沙参 20 克、丹参 30 克、皂角刺 10 克。每日 1 剂，水煎服，第三煎药液蒸气吸入，每日 2 次，每次 20 分钟，12 剂为 1 个疗程，最多 3 个疗程。儿童剂量减半。在用此药的同时，不加其他任何药物。杨恩英等用上方加减治疗 30 例慢性喉炎患者，其中声带肥厚 21 例，声带结节 9 例。30 例患者均有不同程度的声嘶、咽喉部异物感。结果：痊愈 19 例，占 63.3%，其中声带肥厚 14 例、声带小结 5 例；好转 7 例，占 23.3%，其中声带肥厚 5 例、声带小结 2

① 甘丽丽,陶波,谢强.旴医谢强之验方消肿散结利喉饮治疗慢性肥厚性喉炎的疗效观察[J].时珍国医国药,2017,28(9):2166-2168.
② 徐泳,等.润喉开音片治疗慢性喉炎临床研究[J].辽宁中医杂志,2002,29(7):397-398.
③ 徐泳,等.化痰活血汤治疗慢性肥厚性喉炎临床研究[J].辽宁中医杂志,2000,27(9):401-402.
④ 黄飞.化瘀祛痰法治疗慢性喉炎 64 例[J].辽宁中医杂志,1995,22(9):399.
⑤ 许建胜.慢性结节型喉炎 52 例治疗小结[J].新中医,1994,26(3):24-25.

例;无效 4 例,占 13.3%。①

7. **自拟方 2**　夏枯草 12 克、云茯苓 12 克、姜半夏 9 克、桃仁泥 9 克、藏红花 9 克、青皮 3 克、陈皮 3 克、木蝴蝶 3 克、蝉蜕 3 克、生甘草 3 克、胖大海 5 枚、桔梗 6 克、泽泻 15 克。随症加减:声带水肿明显,舌体偏胖,纳欲欠佳,神疲乏力者,加玉米须 9 克、广木通 9 克、浙贝母 9 克、猪苓 9 克、车前子(包)30 克;声带息肉呈结节型、色白、质较硬,咽喉干燥,发音低微者,加生地黄 12 克、麦冬 12 克、海蛤壳 12 克、鲜石斛 9 克;声带息肉呈暗红色,发音沙哑者,加粉葛根 9 克、当归 12 克、天名精 12 克、龙须叶 12 克。每日 1 剂,水煎 2 次,分 2 次服。郭裕用上方加减治疗 47 例慢性结节型喉炎患者。结果:痊愈 4 例,显效 14 例,有效 21 例,无效 8 例,总有效率 83%。②

8. **自拟方 3**　生地黄 20 克、白芍 20 克、玄参 15 克、麦冬 15 克、南沙参 10 克、贝母 10 克、蝉蜕 10 克、胖大海 6 克、薄荷 6 克。随症加减:肾阴虚者,加熟地黄、枸杞子、女贞子;阴虚火旺者,加知母、黄柏、牡丹皮。每日 1 剂,水煎 2 次,分 2 次服。侯志良等用上方加减治疗 94 例慢性喉炎患者。结果:痊愈 68 例,减轻 21 例,无效 5 例。③

中 成 药

1. **黄氏响声丸**　组成:薄荷、浙贝母、连翘、蝉蜕、胖大海、酒大黄、川芎、儿茶、桔梗、诃子肉、甘草、薄荷脑(无锡济民可信山禾药业股份有限公司生产)。功效主治:疏风清热,化痰散结,利咽开音;适用于风热外束、痰热内盛所致的急、慢性喉瘖,症见声音嘶哑、咽喉肿痛、咽干灼热、咽中有痰或寒热头痛或便秘尿赤,急、慢性喉炎及声带小结、声带息肉初起见上述证候者。用法用量:黄氏响声丸口服,浓缩丸每次 6 粒(每丸 0.133 克)或 8 粒(每丸 0.1 克),糖衣丸则每次 20 粒,每日 3 次,饭后服,1 个月为 1 个疗程。临床应用:曾渊华等用上方治疗 156 例慢性喉炎患者,其中慢性单纯性喉炎 76 例,肥厚性喉炎 47 例,干燥性喉炎 33 例。结果:76 例慢性单纯性喉炎显效 53 例,进步 18 例,无效 5 例,总有效率 93.4%;47 例肥厚性喉炎显效 27 例,进步 14 例,无效 6 例,总有效率 87.2%;33 例干燥性喉炎显效 16 例,进步 12 例,无效 5 例,总有效率 84.9%。④

2. **新癀片**　组成:九节茶、三七、牛黄、珍珠层粉等(厦门中药厂生产)。用法用量:口服,每次 3 片,每日 3 次,患者服药前停用抗炎抗菌药物 1 周以上,服药期间不得使用其他药物。临床应用:蒲一平等用上方治疗 84 例疗慢性喉炎患者,用药疗程为 10 日。均以治疗结束后 7 日时进行复查,以声嘶、声带充血肿胀消退情况判定疗效。结果:治愈 39 例,好转 36 例,无效 9 例,总有效率 89.3%。无效 9 例中肥厚型 4 例,萎缩型 5 例,有 4 例口服新癀片后出现胃部不适,停药后消失,未作特殊处理。在治疗中发现新癀片对慢性喉炎单纯型疗效较佳,尤其对病程较短者,对于肥厚型及萎缩型病例通过延长服药时间(本资料服药最长时间达 30 日)可增强疗效。⑤

① 杨恩英,等.中药治疗慢性喉炎 30 例[J].中国中西医结合杂志,1993,13(1):50-51.
② 郭裕.47 例慢性结节型喉炎的辨证施治疗效观察[J].上海中医药杂志,1992,27(3):24.
③ 侯志良,等.发声训练与中药治疗慢性喉炎[J].中医杂志,1992,33(10):33.
④ 曾渊华,等.黄氏响声丸治疗慢性喉炎 156 例临床观察[J].中国现代药物应用,2009,3(3):72.
⑤ 蒲一平,等.新癀片治疗慢性喉炎的临床观察[J].中国中西医结合杂志,2001,21(6):426.

声 带 息 肉

概　述

声带息肉是发生于声带的喉部息肉。好发于一侧声带的前、中 1/3 交界处边缘，为半透明、白色或粉红色表面光滑的肿物，多为单侧，也可为双侧，是常见的引起声音嘶哑的疾病之一。其发病原因多为发声不当或过度发声所致，也可为一次强烈发声之后引起。所以本病多见于职业用声或过度用声的患者，也与上呼吸道感染后的咳嗽有关。主要症状为较长时间的声嘶，因声带息肉大小、形态和部位的不同，音质的变化、嘶哑的程度也不同。巨大的息肉位于两侧声带之间者，可完全失声，甚至可导致呼吸困难和吸气性喉喘鸣。息肉垂于声门下腔者常因刺激引起咳嗽。

本病属中医"喉瘖"范畴，有虚实之分。实者，多归于痰湿和血瘀；虚者，多责之于肺脾气虚。一般病初起属实，多为痰湿凝聚所致；病久多属虚，或虚中挟实。《张氏医通·卷四》载："叫骂声嘶而喉破失音者，《千金》大补汤。"《罗氏会约医镜·卷七》言："复有叫号歌哭，冷饮吸风而致瘖者，能知养息，自不药而愈，不足虞也。"已经认识到相关的治疗方法以及节制发声和纠正不正确发声方法是改善声音嘶哑的关键。

辨　证　施　治

1. 张慧分 5 型

（1）风热蕴肺型　症见声音不扬，喉痛声嘶，干痒而咳，舌质红，苔薄黄。治宜疏风清热，兼以凉血止血。方用银翘散加减：金银花 15 克、连翘 15 克、白茅根 15 克、茜草 15 克、桔梗 15 克、薄荷 10 克、牛蒡子 10 克、荆芥 10 克、竹叶 5 克、木蝴蝶 5 克、蝉蜕 5 克、甘草 5 克。

（2）痰热蕴肺型　症见声嘶喉痛较甚，咳嗽痰黄，大便秘结，舌红苔黄，脉滑。治宜清肺化痰，兼以凉血止血。方用清金化痰汤加减：桑白皮 15 克、地骨皮 15 克、白茅根 15 克、茜草 15 克、桔梗 15 克、胖大海 10 克、黄芩 10 克、牡丹皮 10 克、瓜蒌 10 克、木蝴蝶 5 克、蝉蜕 5 克、甘草 5 克。

（3）湿浊壅阻型　症见声音嘶哑，说话费力，喉中异物感，舌体胖大，舌淡苔白，脉滑；兼见头晕耳鸣，腰膝酸软，五心烦热，盗汗等症。治宜健脾除湿、利水消肿。方用五苓散合二陈汤加减：茯苓 15 克、猪苓 15 克、炒白术 15 克、陈皮 15 克、法半夏 15 克、薏苡仁 15 克、桔梗 10 克、泽泻 10 克、黄芪 10 克、桂枝 5 克、木蝴蝶 5 克、蝉蜕 5 克、甘草 5 克。

（4）肺肾阴虚型　症见声嘶日久，咽喉干涩，干痒而咳，痰少而黏，舌红少津，脉细数。治宜滋补肺肾、养阴生津。方用百合固金汤加减：百合 15 克、生地黄 15 克、熟地黄 15 克、麦冬 15 克、白芍 15 克、女贞子 15 克、玄参 10 克、当归 10 克、墨旱莲 10 克、桔梗 10 克、木蝴蝶 5 克、蝉蜕 5 克、甘草 5 克。

（5）痰瘀互结型　症见声嘶日久，喉微刺痛，喉中异物感，痰黏，喉燥咽干，欲饮而饮不多。治宜活血化瘀、化痰散结。方用桃红四物汤加减：桃仁 15 克、川芎 15 克、赤芍 15 克、陈皮 15 克、法半夏 15 克、茯苓 15 克、当归 10 克、玄参 10 克、红花 5 克、木蝴蝶 5 克、蝉蜕 5 克、甘草 5 克。

以上各型用药均每日 1 剂，水煎 2 次，分 2 次服，连续 5 日。临床观察：张慧等用上方辨证治疗

80 例声带息肉术后患者。结果:痊愈 52 例,显效 19 例,有效 6 例,无效 3 例,总有效率 77%。[①]

2. 郭裕分 4 型

(1) 痰湿型(水肿型) 症见声音嘶哑,病程较短,有时喉中痰涎较多,咳之不畅。声带赘生物呈透明白色、质软,整个声带可出现肥厚水肿,表面往往附着分泌物,并闭合不全。治宜化痰除湿、利水散结。药用半夏 9 克、木通 9 克、陈皮 6 克、桔梗 6 克、茯苓 12 克、贝母 12 克、泽泻 15 克、天浆壳 15 克、夏枯草 18 克、车前草(包煎)30 克、焦山楂 30 克、海蛤壳 24 克、胖大海 5 枚。

(2) 邪热型(充血型) 症见声音嘶哑,病程较短,可伴有感冒、咳嗽,或有咽喉疼痛史,有大声说话、喊叫史等。声带赘生物呈深红色,表面光亮不透明,基底清楚,可见整个声带充血水肿及闭合不全。治宜疏风清热、活血开结。药用射干 9 克、挂金灯 9 克、诃子肉 9 克、葛根 9 克、川芎 9 克、僵蚕 12 克、赤芍 12 克、生地黄 12 克、天名精 12 克、蝉蜕 3 克、木蝴蝶 3 克、甘草 3 克、胖大海 5 枚。

(3) 气滞型(纤维化型) 症见声音嘶哑,病程较长,时好时坏,可伴咽喉干燥、喉中有异物感等。声带赘生物往往双侧均出现米粒样白色、不透明、质较硬的小结,与周围界线分明。治宜理气辟浊、祛瘀逐结。药用三棱 9 克、莪术 9 克、桃仁 9 克、红花 9 克、柴胡 9 克、升麻 9 克、川芎 9 克、龙须草 12 克、白石英 24 克、威灵仙 30 克、焦山楂 30 克、夏枯草 18 克、甲片 15 克、胖大海 5 枚。

(4) 湿热型(囊肿型) 症见声音嘶哑,病程较长,程度较重。声带赘生物往往出现在声带的表面,呈黄白色,不透明,质较软,与声带交界处黄白分明。治宜清热利水、祛湿化结。药用金银花 12 克、芙蓉叶 12 克、皂角刺 12 克、甲片 12 克、鱼腥草 12 克、木通 12 克、紫花地丁 15 克、泽泻 15 克、夏枯草 18 克、甘草 6 克。

以上各型用药均每日 1 剂,水煎 2 次,分 2 次

服。临床观察:郭裕用上方辨证治疗 52 例声带息肉患者。结果:用药 14～90 日后,痊愈 10 例,显效 23 例,有效 13 例,无效 6 例,总有效率 88.4%。[②]

经 验 方

1. 复方麦冬丸 麦冬、黄芪、玄参、黄芩、贝母、甘草等。上药制成粉末,每包 5 克。总量 1 000 克。每次 1 包,每日 3 次,口服。30 日为 1 个疗程。赵博等用上方治疗 30 例早期声带息肉患者,痊愈 18 例,好转 9 例,无效 3 例,总有效率 90%;治疗 20 例声带息肉术后患者,全部痊愈。[③]

2. 消结开音冲剂 夏枯草、玄参、天冬、麦冬、红花、天花粉、炙僵蚕、桔梗、生薏苡仁、蝉蜕等。不做随症加减,每次 1 包,每日 2 次,用热水冲服,饭后 1 小时服用。治疗 3 个月。郑昌雄等用上方治疗 73 例声带息肉患者。结果:痊愈 20 例,总有效率 63%。[④]

3. 自拟方 1 夏枯草 6 克、桃仁 6 克、天花粉 6 克、赤芍 6 克、白芍 6 克、南沙参 6 克、明党参 6 克、炙僵蚕 6 克、红花 6 克、桔梗 4.5 克、蝉蜕 4.5 克。随症加减:声带息肉紫红或鲜红者,加玄参 9 克、生石膏 24 克以清热泻火;声带息肉灰白色而不透明者,加炮甲片 12 克、煅牡蛎 30 克以软坚散结;高血压者,加车前子 12 克、夏枯草改为 24 克以清热平肝;冠心病者,加紫丹参 18 克、郁金 9 克以和营养心;胃溃疡者,上方去炙僵蚕,加木香 6 克、合欢皮 9 克以调气和中;大便干燥难解者,加瓜蒌仁 12 克、制首乌 9 克以养阴清热通便。每日 1 剂,水煎 2 次,分 2 次饭后服。服药期间均停用其他治疗措施,但不强调声休。服药 3 个月后评定疗效。郑昌雄等用上方加减治疗 19 例声带息肉患者。结果:痊愈(声音恢复正常,声带息肉消失,或仅留痕迹)5 例,有效(声嘶好转,声带息肉均缩小一半以上)6 例,无效 8 例,总有

① 张慧,等.基于病理分型的中医辨证论治对声带息肉患者的临床疗效观察[J].中华中医药学刊,2015,33(1):217-219.
② 郭裕.观察声带息肉与辨证论治相结合 52 例疗效分析[J].中国医药学报,1993,8(1):29-30.
③ 赵博,等.复方麦冬丸对喉慢性炎症性疾病的临床疗效观察[J].时珍国医国药,2006,17(11):2275-2276.
④ 郑昌雄,等.消结开音冲剂治疗声带小结和声带息肉及对血液流变性的影响[J].中医杂志,1993,34(8):486-489.

效率为 57.9%。①

4. 加味天龙饮 天名精 9 克、龙须草 9 克、龙葵 9 克、石龙芮 9 克、白英 9 克、枸杞子 9 克、生地黄 9 克、熟地黄 9 克、白芍 9 克、党参 9 克。随症加减：阴阳两虚以阳虚为主者，加附子 9 克、当归 9 克、干姜 3 克、甘草 3 克、陈皮 3 克；气阴两虚以阴虚为主者，加山茱萸 9 克、茯苓 9 克、柴胡 9 克、升麻 3 克。每日 1 剂，水煎 2 次，分 2～3 次服。姚楚芳等用上方加减治疗 108 例声带息肉、声带小结患者。结果：痊愈 29 例，显效 34 例，有效 24 例，无效 21 例，总有效率为 80.6%。②

5. 自拟方 2 凤凰衣 5 克、蝉蜕 5 克、木蝴蝶 1 克、胖大海 9 克、赤芍 10 克、茯苓 10 克、丹参 10 克、夏枯草 9 克、甘草 3 克、蒲公英 30 克。每日 1 剂，水煎 2 次，分 2 次口服。1 个月为 1 个疗程。刘松孙用上方治疗 20 例声带息肉患者。结果：痊愈 6 例，显效 7 例，好转 3 例，无效 4 例，总有效率为 80%。③

6. 会厌逐瘀汤 柴胡 10 克、赤芍 10 克、枳壳 10 克、桃仁 10 克、红花 10 克、川芎 10 克、生地黄 30 克、玄参 30 克、桔梗 10 克、当归 10 克、甘草 6 克。每日 1 剂，水煎服。王世林等用上方治疗 7 例气滞血瘀所致声带息肉患者。结果：服药 15～30 剂后，痊愈 5 例，好转 2 例。④

7. 天龙饮 天名精 9 克、石龙芮 9 克、龙葵 9 克、龙须草 9 克、白英 9 克。随症加减：脾气虚者，加党参 9 克、焦白术 9 克、黄芪 9 克；脾阳虚者，加附子 9 克、川花椒 3 克、干姜 3 克；肾阴虚者，加枸杞子 9 克、生地黄 9 克、熟地黄 9 克；气阴两虚者，

加枸杞子 9 克、生地黄 9 克、熟地黄 9 克、山药 9 克、党参 9 克；痰热内阻者，加黄连 3 克、半夏 9 克、全瓜蒌 9 克。每日 1 剂，水煎服。2 个月为 1 个疗程，服药期间停用其他中西药物及治疗措施，忌食油腻、生冷，但不强调声休。周光英等用上方加减治疗 10 例顽固性声带息肉患者。结果：痊愈（声音嘶哑、声带息肉均消失）5 例，显效（声音嘶哑减轻，咽喉镜检查声带息肉明显缩小）2 例，有效（声音嘶哑减轻，声带息肉轻度缩小）2 例，无效 1 例。在治疗过程中未发现任何不良反应。⑤

中 成 药

黄氏响声丸 组成：薄荷、浙贝母、连翘、蝉蜕、胖大海、酒大黄、川芎、儿茶、桔梗、诃子肉、甘草、薄荷脑。功效主治：疏风清热，化痰散结，利咽开音；适用于风热外束、痰热内盛所致的急、慢性喉痹，症见声音嘶哑、咽喉肿痛、咽干灼热、咽中有痰或寒热头痛、或便秘尿赤，急、慢性喉炎及声带小结、声带息肉初起见上述证候者。用法用量：成人每次服 25 粒，每日 3 次，儿童减半，饭后温水口服。急性喉炎按上述服法，一般 1 个疗程可痊愈；慢性喉炎，病史较长，声带红厚，声音嘶哑，闭合不良，治疗 1 个疗程；早期节结性喉炎，在声带边缘有小凸起，用纤维气管切除也很困难，为此一个半月为 1 个疗程，小节结可消失。临床应用：周恩纯用上方治疗 1 例声带息肉术后，服黄氏响声丸 60 日，4 年未复发，声音恢复。⑥

① 郑昌雄，等.中医药治疗声带息肉 19 例[J].中西医结合杂志，1989,9(5)：288.
② 姚楚芳，等.加味天龙饮治疗声带息肉、声带小结 108 例[J].上海中医药杂志，1987,22(6)：25.
③ 刘松孙.中医杂志，1986,27(3)：47.
④ 王世林，等.会厌逐淤汤治疗声带息肉的疗效观察[J].中医药学报，1985,11(5)：25.
⑤ 周光英，等.天龙饮加味治疗顽固性声带息肉[J].上海中医药杂志，1984,19(2)：21.
⑥ 周恩纯.黄氏响声丸在喉科临床的应用[J].中成药，1992,14(12)：46.

声 带 小 结

概 述

声带小结又称为歌者小结,典型的声带小结为双侧声带前、中1/3交界处对称性结节状隆起。此病多见于职业用声或用声过度的人,如歌唱演员、教师以及喜欢喊叫的职业人和儿童,声带前2/3是膜部,后1/3是软骨部,膜部的中点即声带前、中1/3交界处,该处在发声时振幅最大,用声过度或用声不当会导致该处形成小结。主要症状为声嘶,早期程度较轻,为声音稍"粗"或基本正常,仅用声多时感疲劳,时好时坏,呈间歇性。以后逐渐加重,由间歇性发展为持续性。

本病属中医"喉瘖"范畴。本病初期多为实证,临床辨证多属风寒、风热或肺热壅盛;病久则多为虚证或虚实夹杂证,临床辨证多属肺肾阴虚、肺脾气虚或血瘀痰凝。治疗方面,在辨证用药的基础上应注意配合开音法的运用。

辨 证 施 治

1. 李永琼分4型

(1) 气阴两虚型 治宜益气养阴。方用生脉饮加味:西洋参12克、麦冬15克、五味子15克、黄芪60克、白术15克、云茯苓15克、甘草6克、诃子15克、桔梗15克。

(2) 肝肾阴虚型 治宜补益肝肾。方用六味地黄汤加味:云茯苓15克、生地黄15克、枣皮15克、泽泻15克、牡丹皮12克、山药15克、诃子15克、桔梗15克、鳖甲(先煎)15克。

(3) 气滞血瘀型 治宜理气活血。方用四逆散合桃红四物汤加味:柴胡15克、白芍15克、枳实15克、甘草6克、桃仁12克、红花15克、当归15克、生地黄15克、川芎12克、甲片(先煎)6克、香附15克、怀牛膝12克。

(4) 痰浊凝聚型 治宜祛痰化浊。方用二陈汤加味:云茯苓18克、陈皮15克、半夏15克、甘草6克、浙贝母15克、甲片(先煎)6克、地龙15克、瓜蒌仁15克、胖大海15克、木蝴蝶15克、桔梗12克、厚朴12克。

在药物治疗的同时,必须休息声带(禁声7日);多饮水,忌食辛辣刺激性食物;再给予盐50克、老姜50克、花椒10克、炒热布包熨大椎、哑门、天柱、风池等穴,每日1次,反复炒热熨60分钟左右,10日1个疗程。临床观察:李永琼用上方辨证治疗120例声带小结患者。结果:疗程最短者1个月,最长者6个月;痊愈110例,有效10例,总有效率100%。[①]

2. 华良才分5型

(1) 内热外感型 症见突然声音嘶哑,其哑甚重,咽喉灼痛,伴发热、咳嗽、便干、搜黄,脉浮数,舌苔薄黄等症。喉部检查有声带小结,咽、喉部黏膜及声带、室带急性充血肿胀。症由肺胃蕴热,复感风邪,风热相搏,上攻咽喉所致。治宜疏风清热、散结开音。方用六味汤加味:荆芥10克、防风8克、桔梗8克、甘草6克、僵蚕10克、薄荷10克、牛蒡子10克、柴胡10克、黄芩10克、蝉蜕10克、胖大海10克。

(2) 痰气郁结型 症见声嘶逐渐加重,咽喉部常觉憋闷不适,每遇忧患恼怒则病症加重。喉

---

① 李永琼.中医药治疗声带小结120例[J].四川中医,2011,29(4):104-105.

中常觉有痰堵塞,有时咯出块状顽痰,脉弦滑,舌苔薄腻。喉部检查双侧声带小结颜色灰白,声带闭合不佳。声带或室带、会厌、构状软骨处黏膜或梨状窝等处有黏稠分泌物附着。症由情志不遂,肝气郁结,失其条达,横逆犯脾,健运失司聚而为痰,痰气郁结,凝滞喉间,以致形成声带结节。治宜疏肝和脾、理气化痰。方用逍遥散加减:柴胡(醋炒)20克、白芍20克、当归10克、白术10克、僵蚕10克、蝉蜕10克、海浮石10克、川贝母10克、茯苓15克、天竺黄15克、炙甘草6克、桔梗8克。

(3)瘀血凝滞型 症见声音嘶哑多由发音过度、用力不当或暴怒情况下突然发生。喉部检查可见声带黏膜下出血,有瘀血斑,声带小结色亦较暗。治宜活血化瘀、消结开音。方用会厌逐瘀汤加减。药用当归10克、生地黄10克、赤芍10克、桃仁10克、蝉蜕10克、玄参10克、荆芥10克、柴胡15克、桔梗8克、甘草6克、红花6克。

(4)气血失荣型 症见音哑,语音低微,多有少气懒言,倦怠无力,纳呆便溏,唇舌色淡,舌质胖嫩,边有齿痕,苔白,脉虚无力。喉部检查黏膜色淡,声带苍白,松弛无力,小结基底无明显充血。治宜益气开音。方用补中益气汤合诃子汤:天竺黄15克、炙黄芪15克、炒白术10克、陈皮10克、川贝母10克、党参10克、升麻8克、柴胡8克、炙甘草5克、生煨诃子5克。

(5)肺肾阴虚型 症见声嘶,咽喉干燥、疼痛,由于喉干,常于发音时引起咳呛,伴有五心烦热,头昏耳鸣,便干溲黄,腰膝酸软,脉细数,舌红少苔。检查咽喉部黏膜干燥,暗红,声带干燥,小结较小而硬。治宜滋养肺肾、散结开音。方用养阴清肺汤合知柏地黄汤加减:玄参10克、麦冬10克、山茱萸10克、桑白皮10克、薄荷10克、沙参10克、凤凰衣10克、白芍15克、山慈菇15克、牡丹皮8克、黄柏8克、生炙甘草6克。

以上各方均每日1剂,水煎2次,分2次服。
临床观察:华良才用上方辨证治疗70例声带小结患者。结果:痊愈47例,好转16例,无变化7例。[1]

经 验 方

1. 谢氏滋喉悦音饮 白花蛇舌草15克、南沙参12克、乌梅6克、山楂10克、木蝴蝶10克、海藻10克、昆布10克、全瓜蒌15克、桔梗10克、薄荷(后下)6克、生牡蛎(先煎)15克、五味子6克。一剂煎煮后分成2袋包装。口服,每次1包,每日2次。15日为1个疗程,共治疗观察2个疗程。林丽佳等用上方治疗76例声带小结(阴虚痰热证)患者。结果:痊愈34例,占44.74%;显效28例,占36.84%;有效11例,占14.47%;无效3例,占3.95%。总有效率96.05%。[2]

2. 复方麦冬丸 麦冬、黄芪、玄参、黄芩、贝母、甘草等。上药制成粉末,每包5克。总量1000克。每次1包,每日3次,口服。30日为1个疗程。赵博等用上方治疗75例声带小结患者,痊愈47例,好转22例,无效6例,总有效率92%;治疗20例声带息肉术后患者,全部痊愈。[3]

3. 喉瘖膏 川芎、红花、王不留行、三棱、浙贝母、牛蒡子、薄荷脑、玉蝴蝶、冰片各适量。上药研末备用。使用时用皮肤渗透剂调成糊状,贴敷于颈部(两侧的廉泉穴),此前先将其皮肤用酒精常规消毒,再用皮肤渗透剂擦拭2次,并用医用胶布粘贴固定于周围皮肤。在雾化吸入的基础上应用。史艳华等用上方治疗50例声带小结患者。结果:痊愈(发音正常,声带小结消失,声门闭合良好)23例,有效(发音基本正常,充血水肿消失,小结基本消失,声门闭合尚可)26例,无效1例,总有效率98%。[4]

4. 散结汤 桃仁、红花、三棱、莪术、海藻、昆

① 华良才.声带小结辨证治验[J].中医杂志,1987,28(3):28-29.
② 林丽佳,杨淑荣.应用谢氏滋喉悦音饮治疗声带小结的疗效观察[J].时珍国医国药,2014,25(6):1407-1408.
③ 赵博,等.复方麦冬丸对喉慢性炎症性疾病的临床疗效观察[J].时珍国医国药,2006,17(11):2275-2276.
④ 史艳华,等.喉瘖膏外敷治疗声带小结疗效观察[J].辽宁中医杂志,2005,32(6):545.

布、马勃、射干、天竺黄。随症加减：咳嗽、痰多、舌红、苔薄黄或黄者，加浙贝母、瓜蒌；声带充血鲜红、喉痛者，加金银花、连翘；声带水肿者，加茯苓；口舌干燥，舌红、少苔者，加沙参、麦冬。每日1剂，水煎至450毫升，每次150毫升，每日3次，口服。服药期间禁声，忌辛辣煎炸食物。周玉霞等用上方加减治疗76例声带小结患者。结果：治愈62例，好转10例，无效4例，治愈率81.6%。①

5. 活血化瘀汤 藏红花10克、三棱15克、莪术15克、牡蛎30克、大贝母15克、诃子肉15克、金银花25克、连翘25克、栀子15克、黄芩20克、生地黄20克、大山楂30克、寸冬20克、生甘草10克、玄参30克。每日2次，水煎服，每次100毫升，7日为1个疗程，一般治疗3个疗程。治疗期间，要求患者禁声，忌辛辣及避免烟酒等有害刺激以免声嘶加重或复发。马仲平用上方治疗30例声带小结患者。结果：显效（治疗3个疗程后临床症状和体征消失，发声正常，半年以上无复发）5例，有效（治疗3个疗程后临床症状和体征基本消失）10例，好转（治疗3个疗程后临床症状和体征明显好转）13例，无效（治疗3个疗程后临床症状和体征无明显改善）2例，总有效率93.3%。②

6. 清金散结汤 南沙参12克、黄芩10克、枇杷叶6克、浙贝母6克、海浮石15克、海蛤壳15克、乌梅6克、木蝴蝶6克、桔梗3克、生甘草3克。每日1剂，水煎服。10剂为1个疗程。王济生等用上方治疗38例早期声带小结患者。服药2个疗程后，根据临床症状的改善程度和纤维喉镜检查结果评定疗效。结果：痊愈（发声正常，临床症状和声带小结消失）20例，好转（声嘶好转，临床症状改善，小结缩小）16例，无效（临床症状及声带小结均无明显变化）2例。随访1年以上34例，病情稳定。无效者于纤维喉镜下摘除。③

7. 消结开音冲剂 夏枯草、玄参、天冬、麦冬、红花、天花粉、炙僵蚕、桔梗、生薏苡仁、蝉蜕等。不做随症加减，每次1包，每日2次，用热水冲服，饭后1小时服用。治疗3个月。郑昌雄等用上方治疗27例声带小结患者。结果：痊愈16例，总痊愈率为59%。④

8. 四海散加减 昆布、海藻、海浮石、海蛤粉、桔梗、僵蚕、蝉蜕、玉蝴蝶、功劳叶、山楂、甘草。每日1剂，水煎服，分2次早晚服用。在接受治疗期间停用其他治疗措施。徐静用上方治疗100例声带小结患者。结果：痊愈（声带小结完全消失，发音正常）51例，显效（声带小结已趋平复，发音好转）26例，有效（发音嘶哑减轻，声带小结减小）17例，无效（发音仍哑，声带小结无变化）6例，总有效率为94%；其中服药2~5剂痊愈12例，显效7例，有效7例，无效2例；服药7~15剂痊愈19例，显效14例，有效7例，无效4例；服药20~40剂痊愈14例，显效11例，有效3例）。⑤

中 成 药

1. 甘桔冰梅片 组成：桔梗、薄荷、射干、蝉蜕、乌梅（去核）、冰片、甘草、青果。功效：清热解毒，利咽宣肺，止咳化痰；可以改善声带小结患者的充血和水肿等症状，并使声带增生性病变软化，从而使声带小结消失。用法用量：口服，每日3次，每次2片，2周为1个疗程，共4个疗程；"咽"音训练15日为1个疗程，共4个疗程。临床应用：康宁等选取72例声带小结患者随机分为甲组和乙组各36例。甲组用甘桔冰梅片治疗，乙组用甘桔冰梅片联合"咽"音训练治疗。选取健康体检者60例为正常对照组。结果：治疗后声带小结消失或明显缩小，甲组有28例（77.78%），乙组有35例（97.22%）。单纯甘桔冰梅片治疗、甘桔冰梅片联合"咽"音训练治疗对声带小结患者均

① 周玉霞，等.自拟散结汤治疗声带小结76例[J].中医药学刊,2003,21(5)：768.
② 马仲平.活血化瘀法治疗声带小结30例[J].辽宁中医杂志,2003,30(11)：918.
③ 王济生，等.清金散结汤治疗早期声带小结38例[J].辽宁中医杂志,1999,26(9)：410.
④ 郑昌雄，等.消结开音冲剂治疗声带小结和声带息肉及对血液流变性的影响[J].中医杂志,1993,34(8)：486-489.
⑤ 徐静.四海散加减治疗声带小结100例[J].南京中医学院学报,1992,8(4)：249-250.

有疗效,但甘桔冰梅片联合"咽"音训练治疗对声带小结的疗效更佳。[1]

2. 金嗓散结丸 组成:马勃、醋莪术、金银花、桃仁、玄参、醋三棱、红花、丹参、板蓝根、麦冬、浙贝母、泽泻、鸡内金(炒)、蝉蜕、木蝴蝶、蒲公英。(西安碑林药业股份有限公司生产)。用法用量:口服,每次 60 粒,每日 2 次,早晚饭后半小时口服,1 个月为 1 个疗程。注意事项:治疗期间忌辛辣刺激性食物,戒烟酒,限制用声,纠正不良发音习惯并学习使用正确的发声方法。临床应用:高晓葳等用上方治疗 48 例声带小结患者,同期随机选取 48 例正常成年人为正常对照组。结果:治疗 2 周后动态喉镜观察声带小结无明显缩小,而患者的各项声学参数值与治疗前相比均有一定程度降低,但差异无统计学意义($P > 0.05$);治疗 1 个月后与治疗前比较,动态喉镜观察声带小结明显

缩小甚至消失,各声学参数值差异均有统计学意义;治疗 2 个月后与正常对照组相比,各声学参数值差异无统计学意义($P > 0.05$)。[2]

3. 黄氏响声丸 组成:薄荷、浙贝母、连翘、蝉蜕、胖大海、酒大黄、川芎、儿茶、桔梗、诃子肉、甘草、薄荷脑。功效主治:疏风清热,化痰散结,利咽开音;适用于风热外束、痰热内盛所致的急、慢性喉瘖,症见声音嘶哑、咽喉肿痛、咽干灼热、咽中有痰或寒热头痛、或便秘尿赤,急、慢性喉炎及声带小结、声带息肉初起见上述证候者。用法用量:黄氏响声丸 20 粒,每日 3 次,饭后服,急性期 7 日为 1 个疗程,慢性期患者 14 日为 1 个疗程,急性期用药后 3 日,7 日复诊,慢性期病例用药后 7 日,14 日复诊。慢性期有效者继续使用 0.5~1 个月。临床应用:徐利华用上方治疗 20 例声带小结患者,总有效率 80%。[3]

① 康宁,等.甘桔冰梅片联合"咽"音训练治疗声带小结的疗效分析[J].听力学及言语疾病杂志,2015,23(4):377 - 380.
② 高晓葳,李超,等.金嗓散结丸治疗声带小结的疗效观察[J].中国耳鼻咽喉颅底外科杂志,2014,20(3):215 - 218.
③ 徐利华."黄氏响声丸"治疗声嘶 240 例临床疗效观察[J].中国社区医师,2003,19(13):37.

声 带 麻 痹

概　述

声带麻痹亦称喉麻痹，主要是喉返神经的功能障碍而引起的声带运动失常。喉内肌除环甲肌外均由喉返神经支配，当喉返神经受压或损害时，外展肌最早出现麻痹，次为声带张肌，内收肌麻痹最晚。喉麻痹可分为中枢性和周围性两种，中枢性喉麻痹是由中枢神经系统的出血、血栓、肿瘤、感染和外伤引起；周围性喉麻痹是由喉返神经及周围的外伤、肿瘤及炎症所致。周围性喉麻痹较中枢性多见，由于左侧迷走神经与喉返神经行径长，故左侧喉返神经麻痹多于右侧。临床表现为有原因或无原因地出现声哑、疲劳、咳嗽、说话漏气、呼吸困难或吞咽困难，检查局部可发现单侧或双侧声带麻痹、声带松弛、张力下降。

本病属中医"喉瘖"范畴。其发病机制多为痰气凝滞、气机不利、肾气虚弱或肝肾亏损，气血不足，气不充喉，咽喉失养。治宜化痰行气、益气养血、滋补肝肾、通络开音。

辨 证 施 治

1. 王永钦分 7 型

（1）风邪入络型　方用防风汤加减：防风、秦艽、蝉蜕、僵蚕、川芎、鸡血藤、羌活、当归、杏仁。兼有风热，微有发热，头痛者，亦可采用祛风清热、宣肺开音之法，方用菊花茶调散加减：菊花、薄荷、蝉蜕、荆芥、川芎、防风、羌活、地龙、橘络、丝瓜络、桔梗、甘草。随症加减：咽痛甚者，加玄参、射干、牛蒡子以清热利咽；腑气不通兼痰黏咯吐不利者，可用全瓜蒌。

（2）气阴两虚型　方用补阴益气煎加减：炙黄芪、当归、熟地黄、丹参、川芎、鸡血藤、全蝎、葛根、桔梗。

（3）肺肾虚弱型　方用保元汤合诃子清音汤加减：人参、黄芪、肉桂、诃子、桔梗、生姜、甘草。随症加减：肺肾虚甚，声带弛疲无力，咳喘乏力，声嘶日甚者，加五味子、蛤蚧、冬虫夏草、胡桃肉以助温补肺肾；若兼风邪，头晕头痛，声音不出，起病急骤，脉浮大者，加蝉蜕、荆芥、僵蚕以祛风开音。若肾气虚甚，发音不扬或嘶哑明显，声带麻痹不复，腰膝冷痛，神疲阳痿，溲清而多，脉沉细无力，尺脉尤甚者，可用滋肾汤加减以温补肾气，扶阳疗哑。若肺肾阴虚，声带麻痹淡红，咽喉干燥，口渴干咳，舌红少苔，脉细者，宜用百合固金汤，或铁笛丸加减以滋养肺肾，润喉复声。

（4）脾气虚弱型　方用补中益气汤加减：人参、黄芪、白术、炙甘草、升麻、柴胡、陈皮、当归。随症加减：声嘶明显者，加凤凰衣、诃子、蝉蜕补虚开音；脾虚夹湿，声音沉闷不扬，苔白腻，或口中黏腻者，加茯苓、石菖蒲、通草以化湿清音；纳差便溏者，加扁豆、神曲、佩兰以醒脾化湿消食；湿浊犯肺，咳嗽，咯痰白黏者，加半夏、茯苓以化湿消痰；声带麻痹，久而不愈，或四肢欠温者，加肉桂、黄精、白花蛇或全蝎以温阳益气通络；若脾虚及肾，脾肾两虚，声带麻痹久而不复，形寒神疲，腰膝乏力，阳痿肢冷，脉沉弱者，加鹿茸（或鹿角胶）、紫河车、淫羊藿、五味子等，或合用右归丸加减以温补脾肾，养喉扶痹；脾虚气血不足，声带麻痹轻萎者，可合用四物加减以益气养血扶萎。

（5）气虚血瘀型　方用补阳还五汤加减：黄芪、当归、桃仁、红花、赤芍、川芎、地龙。随症加减：气虚甚，少气懒言，脉弱明显者，重用黄芪，加四君子汤以益气活血;声嘶明显者,合用清音散,加蝉蜕以复音疗哑;气虚血瘀,声带萎缩者,重用当归、黄芪,加鹿角胶、紫河车粉以补益气血、温化瘀血;瘀血伤阴,喉干口渴者,加沙参、玄参、生地黄以养阴化瘀;瘀阻脉络,声带瘫痪,久而不复者,加丝瓜藤、伸筋草、通草以通络祛瘀;瘀血化热,声带色红,或喉肌膜色红,心烦失眠,口干口渴,便干者,加栀子、酸枣仁、白茅根等以化瘀清热。

(6)肝肾不足型 方用虎潜丸合六味地黄汤加减:龟甲、鳖甲、知母、黄柏、生地黄、熟地黄、山茱萸、何首乌、当归、白芍、牡丹皮、山药、茯苓、泽泻、栀子。

(7)金创外伤型 方用复原活血汤加味:桃仁、红花、甲片、当归、大黄、大黄(酒炒)、柴胡、路路通、白芍、天花粉、甘草。随症加减:金创外伤肿痛明显者,加金银花、黄芩、栀子以解金创火毒,消肿止痛。[①]

2.李庆存分8型

(1)湿阻血滞型 症见声带充血水肿,颜色淡红或润泽发亮。治宜祛湿行血。方用开音Ⅰ号:木蝴蝶4克、蝉蜕10克、生薏苡仁30克、泽泻10克、车前子(另包)10克、炒姜蛹6克、白术10克、茯苓12克、山药15克、白芍10克、沙参12克、石斛10克、胖大海3克。随症加减:凉血消瘀,加赤芍10克、牡丹皮10克、丹参15克;有表证者,加荆芥10克、防风10克;如系外感化热致声带充血肿胀者,可用咽炎2号(自拟方):金银花12克、板蓝根30克、山豆根6克、射干6克、牛子10克、桔梗10克、挂金灯4克、甘草10克。

(2)阴虚血滞型 症见声带充血颜色暗红,显示干燥。治宜养阴清热、凉血散瘀。方用开音Ⅱ号(木蝴蝶3克、蝉蜕10克、凤凰衣3克、胖大海3克、赤白芍各10克、牡丹皮10克、丹参15克、红花15克、金银花10克、炒姜蛹6克、马勃6克、生薏苡仁30克、珍珠母30克、玄参15克、海浮石15克)与自拟咽喉方4号(生地黄10克、玄参12克、麦冬10克、花粉12克、石斛2克、玉竹12克、芦根15克、沙参12克、赤芍15克、柴胡12克、茯苓12克、甘草6克)交替服用之。

(3)血热瘀滞型 症见声带黏膜下出血,其色紫红或呈片状。治宜凉血消瘀。方用凉血四物汤加味:当归15克、川芎10克、生地黄15克、赤白芍各10克、牡丹皮10克、紫草15克、益母草15克、木蝴蝶4克、甘草6克。

(4)气虚湿阻、痰湿凝结型 症见声带息肉或小结形成。治宜益气祛湿、化痰散结。方用自拟除湿散结汤:生薏苡仁30克、茯苓12克、泽泻10克、半夏10克、车前子(布包)15克、陈皮10克、苍术15克、白术15克、珍珠母30克、牡蛎30克、太子参12克、玄参15克、浙贝母12克、牡丹皮10克。症减缓慢者加海浮石15克、昆布12克、海藻12克、夏枯草12克。在辨证时还应注意息肉、小结的不同情况。若色白透明而不充血者,为水湿停聚是为偏寒;若色红而充血者,为湿阻血滞而偏热;若息肉、小结质硬而坚者,是水湿停聚已发展到痰湿凝结。

(5)湿阻痰凝兼有气血瘀滞型 症见声带肥厚或兼有充血色红。治宜祛湿化痰、活血散结。方用除湿汤与凉血四物汤化裁:生薏苡仁30克、苍术10克、白术10克、半夏10克、浙贝母12克、牡蛎30克、珍珠母30克、赤芍10克、益母草15克、丹参15克、泽泻10克。症减缓慢者,加三棱6克、莪术6克、夏枯草15克、胆南星10克。

(6)气虚型 症见声带闭合不良,说话费力。治宜益气健脾。方用补中益气汤加减:生黄芪15克、太子参12克、山药30克、黄精15克、升麻3克、白扁豆10克、茯苓12克、骨碎补10克、炙甘草10克、大枣7个。必要时可用红参10克,煎服,隔日1剂,连服3剂。本证也有属于杓状软骨充血水肿而致环杓关节活动不利者,应从祛风利湿、活血通痹论治。方用六味汤加味:荆芥10克、防风10克、薄荷6克、僵蚕10克、桔梗10克、秦艽10克、丹参15克、羌活10克、威灵仙10克、甘草6克。

① 王永钦.中医耳鼻咽喉口腔科学[M].北京:人民卫生出版社,2001:801-811.

（7）声带麻痹发音不出或见呼吸困难者，可有两种情况：① 颈部手术、外伤所致者，为气血瘀滞、经络不畅。治宜活血化瘀、行气通络。方用复元活血汤加味：柴胡15克、天花粉12克、当归30克、炮甲片15克、桃仁10克、红花10克、大黄(后下)6克、甘草6克、牡丹皮10克、太子参12克、川芎15克、生黄芪15克、鸡血藤30克。② 外感所致者，多属风寒内袭，环构关节不利。治宜祛风通络、调和营卫。方用六味汤合桂枝汤加减：荆芥10克、防风10克、僵蚕6克、薄荷6克、桔梗10克、桂枝10克、赤芍10克、全蝎6克、白附子10克、鸡血藤30克、甘草6克。

（8）气滞血凝、痰阻结毒型 症见声带肿瘤(如声带癌等)。治宜理气活血、化痰解毒。药用青皮10克、郁金10克、丹参30克、生薏苡仁50克、半夏12克、山慈菇10克、黄药子10克、夏枯草15克、山豆根6克、马勃6克、七叶一枝花12克、瓜蒌15克、胆南星10克、炙鳖甲(先煎)15克。或早期手术配合中药治疗。

临床观察：李庆存用上方辨证治疗4例声带病变患者，疗效满意。①

经 验 方

1. 补阳还五汤加减 生黄芪40克、赤芍15克、当归尾15克、干地龙15克、川芎10克、桃仁10克、红花10克、乌梢蛇10克、大蜈蚣1条。每日1剂，水煎服，配合大活络丸，每次1丸，每日2次。西药用加兰他敏5毫克、维生素B₁₂1毫克、维生素B₁100毫克、肌注，每日1次。治疗15日后声嘶明显好转，检查右侧声带已可开闭，但松弛无力，呈弓形，舌质稍红，苔薄黄，脉右寸沉，改用补中益气汤加味：党参20克、白术10克、陈皮10克、升麻10克、柴胡10克、当归15克、生黄芪30克、生地黄30克、熟附片3克、炙甘草5克。左胸

隐痛，加生乳香10克、没药10克、延胡索10克。每日1剂。西药改用辅酶A100单位加三磷酸腺苷20毫克、肌注，每日1次。谭奕用上方治疗1例车祸后声嘶，右侧声带麻痹40余日患者。结果：右声带活动自如，闭合良好，自觉发音讲话如常，右胸痛消失，痊愈出院。②

2. 声嘶逐鸣汤 当归10克、丹参30克、川芎10克、玄参10克、生地黄30克、麦冬10克、射干10克、牛蒡子10克、蝉蜕10克、桔梗10克、甘草6克。随症加减：声嘶严重者，加胖大海4～6枚；咽干甚者，加石斛15克；声带充血者，加牡丹皮10克、红花6克；声带水肿者，加生地黄15克。每日1剂，水煎服。同时加用维生素B₁₂500微克肌内注射，每日1次；三磷酸腺苷20毫克肌内注射，每日1次，疗程为10～15日；第1周加用地塞米松5毫克肌内注射，每日1次，或醋酸泼尼松片5毫克，每日3次口服，从第二周起停用。王鲁峰等用上法治疗26例开胸术后声音嘶哑患者患者。结果：声音全部恢复，其中服药9～10剂声音恢复者12例，服药11～15剂声音恢复者14例。③

3. 祛风通络法 桑叶9克、菊花9克、荆芥9克、防风4.5克、鸡血藤15克、豨莶草9克、蝉蜕4.5克、千张纸1.5克、安南子4.5克、淮山药12克、茯苓12克、生薏苡仁15克、生甘草4.5克。吴贤益等用上方治疗1例左侧声带外展障碍患者。结果：7剂药后，主诉吞咽时仍有呛咳，续原方加减用药(荆防6克、生黄芪9克、桑叶9克、络石藤9克、豨莶草12克、生甘草4.5克、海风草4.5克、海风藤9克、淮山药12克、大枣18克)，7剂后复诊诉作呛好转，发音转佳，脉细，舌淡红。继原方服药20剂，检查见左声带已能活动，发音改善，闭合欠佳，再以原方14剂，复查左声带活动已基本正常，发音良好。④

4. 自拟方1 五味子6克、桂心6克、桑白皮6克、干姜4.5克、款冬花9克、麦冬9克、大枣2

① 李庆存.声带病变的辨证施治[J].辽宁中医杂志,1981,8(5)：26-27.
② 谭奕.右声带麻痹治验[J].辽宁中医杂志,1998,25(4)：184.
③ 王鲁峰,王鲁群.中西医结合治疗开胸术后声音嘶哑26例[J].中国中西医结合杂志,1998,18(1)：20.
④ 吴贤益,等.声带麻痹的中医治疗[J].辽宁中医杂志,1992,29(5)：27-28.

枚、黄芪20克、党参12克、诃子肉10克。每日1剂,水煎2次,分3次服。蔡福养用上方治疗1例肺肾气虚、声带失养所致声带麻痹患者。结果:守原方出入,连服药16剂后,声复如常,余症均瘥。[1]

5. 自拟方2　玉竹10克、太子参10克、当归须10克、橘络10克、麦冬10克、鸡血藤20克、石菖蒲10克、射干10克、枇杷叶10克、诃子6克、血余炭10克、甘草3克。水煎服。患者两个多月前因行甲状腺手术后,声音突然嘶哑,说不出话,初起饮水呛,咽喉部有阻塞感,而且发紧,诊断为

"声带麻痹",给予中西医药治疗后,饮水已不呛,但声哑不愈,麻痹未恢复。耿鉴庭等用上方治疗。二诊:上方服15剂后,声嘶哑明显好转,声音较前洪亮,说话亦不费力,多说话亦不觉累。诊脉细,舌苔薄白,大便稀,每日2~3次。局部检查见声带右侧已可活动,发音时右侧声带为中间位。症已好转,仍以原方去玉竹、太子参、橘络、麦冬、鸡血藤、石菖蒲;加桔梗、荷叶边、薏苡仁、芡实,再服12剂。患者前后共服药27剂,右侧声带恢复正常,声音恢复而告愈。[2]

① 蔡福养.会厌、声带病诊囊小录[J].辽宁中医杂志,1981,8(11):4.
② 耿鉴庭,等.中医药治愈声带麻痹1例[J].中医杂志,1980,30(2):72.

喉 阻 塞

概　述

喉阻塞也称喉梗阻,为喉部或邻近器官的病变使喉部气道变窄,发生不同程度的呼吸困难,喉阻塞为一组症候群。由于喉阻塞可引起缺氧和二氧化碳蓄积,如处理不及时可引起窒息,危及患者生命。临床表现主要有吸气性呼吸困难、吸气性喘鸣、吸气性软组织凹陷、声音嘶哑、缺氧症状、甚至心力衰竭。其发病原因有:炎症(如急性会厌炎、小儿急性喉炎,咽后脓肿、颌下蜂窝织炎等),外伤(如喉部挫伤、切割伤、烧灼伤、火器伤、高热蒸气吸入或毒气吸入等),喉部异物(特别是较大的嵌顿性异物,如塑料瓶盖、玻璃球等),喉水肿(除炎症、外伤引起的喉水肿外,变态反应所致的喉水肿,起病急,发展快),喉麻痹(双侧声带麻痹不能张开而致喉阻塞,多由于甲状腺手术损伤喉返神经所致),喉痉挛(破伤风患者和喉异物刺激导致喉痉挛引起喉阻塞),喉畸形和瘢痕狭窄(前者为先天性,后者由于外伤所致),肿瘤(喉癌、多发性喉乳头状瘤、喉咽肿瘤、甲状腺肿瘤等随着肿瘤增大也会引起喉阻塞)等。

本病属中医“喉风”范畴,可发生于任何年龄,由于小儿脏腑娇嫩,喉腔狭小,稍有肿胀即可发生阻塞,故发生喉风的机会较多。其发病机制多由外邪侵袭,与痰浊互结于咽喉而为病。在宋代以前,多以“喉痹”或“喉闭”泛称各种咽喉病,包括“喉风”病症。自宋代开始出现“喉风”一词,由于风的特点是善行而数变,因此以其来比喻危重咽喉病变化迅速的特点,同时借以和当时的通行称谓“喉痹”加以区别。古人有“走马看咽喉,不待稍倾”之说,形容本病病情危急,变化迅速,严重者瞬息间可引起窒息死亡。掌握好呼吸困难分度和气管切开的时机,实施准确的辨证治疗,则可转危为安。

辨　证　施　治

1. 林琪家分2型

(1) 痰火上壅、阻闭咽喉型　症见咽喉红肿热痛、气道狭窄、气上下不通、喉窍不利引发呼吸困难,出现三凹征(胸骨上窝、锁骨上窝、肋间隙出现明显凹陷);痰阻气道造成气道不通,呼吸出现痰鸣声,声如拽锯;检查可见咽喉、会厌红肿明显,痰涎量多质稠时有腐物,全身伴有憎寒壮热、口干舌燥,大便秘结,小便短赤,舌红绛,苔黄腻,脉数;若吞咽受阻,水浆难下,呼吸困难甚者则兼有呼吸浅促,濒临窒息、四肢厥冷、面青唇紫等症状。方用雄黄解毒丸,或清瘟败毒散合清气化痰丸加减:生地黄、黄连、黄芩、牡丹皮、石膏、栀子、甘草、竹叶、玄参、犀角(水牛角代)、连翘、芍药、知母、桔梗、陈皮、瓜蒌仁、黄芩、茯苓、枳实、杏仁、胆南星、半夏。

(2) 风痰上扰、闭阻咽喉型　症见喉部肿胀色淡,喉间多白色泡沫痰涎,有鱼泡状,全身兼有恶寒发热、头痛鼻塞、胸闷纳呆、舌淡苔腻、脉濡滑等症状。方用三拗汤合涤痰汤加减:麻黄、杏仁、甘草、南星、半夏、枳实、茯苓、橘红、石菖蒲、人参、竹茹、甘草。[1]

---

① 林琪家.急喉风从痰论治探讨[J].中国中医基础医学杂志,2018,24(3):318－319,330.

2. 刘蓬分 2 型

（1）风痰凝聚型　症见猝然咽喉憋闷,呼吸困难,声音不扬,吞咽不利,会厌明显肿胀甚至如半球状,喉腔黏膜苍白水肿,声门开阖不利;全身可见恶寒、发热、头痛等;舌淡苔白,脉浮。治宜祛风散寒、化痰消肿。方药用六味汤加减。

（2）痰火壅结型　症见呼吸困难,喘息气粗,喉中痰鸣,声如拽锯,声音嘶哑,语言难出,咽喉肿痛,会厌或声门肿胀明显;全身可见憎寒壮热,口干欲饮,大便秘结,小便短赤,或烦躁不安,汗出如雨;舌质红绛,苔黄或腻,脉数或沉微欲绝。治宜泄热解毒、祛痰开窍。方药用清瘟败毒饮（《疫疹一得》）加减。①

3. 王永钦分 3 型

（1）痰热壅闭型　方用清瘟败毒散加减:水牛角、石膏、黄连、黄芩、栀子、知母、连翘、玄参、生地黄、赤芍、牡丹皮、竹叶、桔梗、甘草。随症加减:便秘者,加大黄、芒硝通腑泻热;痰涎壅盛者,加天竺黄、知母、瓜蒌、葶苈子、竹茹清热化痰,并配合六神丸、雄黄解毒丸、至宝丹、紫雪丹等丸散加强清热祛痰开窍的作用。

（2）风痰上壅型　方用三拗汤合涤痰汤加减:麻黄、杏仁、半夏、橘红、茯苓、甘草、枳实、竹茹、南星、石菖蒲、人参、大枣。可吞服苏合香丸芳香开窍。

（3）痰邪互结型　方用清气化痰丸加减:姜半夏、胆南星、瓜蒌仁、陈皮、杏仁、黄芩、枳实、山慈菇、党参、茯苓、鸡内金。随症加减:痰多邪实者,可用四生散攻坚逐痰;外伤瘀血肿胀者,可用桃红四物汤加牡丹皮、香附等活血化瘀。②

经　验　方

清咽解毒汤加味　玄参 12 克、牛蒡子 15 克、白僵蚕（姜制）12 克、桔梗 6 克、黄芩 9 克、栀子 9 克、金银花 15 克、连翘 12 克、山豆根 9 克、粉葛花 9 克、射干 12 克、生甘草 3 克。易玉泉等用上方治疗 1 例喉风患者。患者吃喜酒后晚间发寒热,咽喉红肿微痛,一觉醒来气促,咽喉痛甚,痰黏如堵,语言不清,呼吸困难,牙关拘急,口噤难言。急施擒拿术治疗,少刻,嘱患者作张口吞咽动作,患者顿觉牙关松动。将雄黄解毒丸 1 丸调水半杯,兑桐油 1 匙,从患者口中缓缓灌入,立时呕出胶痰一碗。随后用毫针针刺鱼际、合谷、丰隆。外用冰麝散 12 克加牛黄 0.6 克研极细末吹喉。连吹 3 日,每日 4 次。拟清咽解毒汤加化痰解酒之品煎水内服,3 剂。另给六神丸 2 支,嘱每日早晚用淡盐开水吞服 10 粒。3 日后复诊咽喉肿痛消退,痰堵亦减,已能进食。唯咽喉仍有微红,脉象转缓,苔腻尚未化净,小便色黄。再予泄热利咽,上方去玄参、粉葛花,加茯苓 12 克,木通 12 克。3 剂药尽而愈。③

中　成　药

1. 鲜竹沥口服液　适用于喉风风热外袭,热毒内困证。④

2. 雄黄解毒丸　适用于急喉风热毒熏蒸,痰热壅结证。⑤

3. 猴枣散　适用于急喉风风寒痰浊,凝聚咽喉证。⑥

---

① 刘蓬.中医耳鼻咽喉科学[M].北京:中国中医药出版社,2016:148.
② 王永钦.中医耳鼻咽喉口腔科学[M].北京:人民卫生出版社,2001:888-889.
③ 易玉泉,等.喉风验案[J].辽宁中医杂志,1983,37(6):38,35.
④～⑥ 彭清华,等.中医五官科学[M].北京:人民卫生出版社,2015:317-321.

喉 肌 无 力

概　述

喉肌无力也称为喉肌弱症，是职业及工作用声者（如教师、演员、营业员等）一种常见的职业性喉病。主要是由于用声过度或发音方法不当，造成喉肌劳损，出现喉部内肌肉运动的协调障碍所致。它不同于重症肌无力或神经麻痹性疾病。主要表现为声音不畅，发声易疲劳，发声漏气，唱歌走音，讲话不能持久，多语则声音嘶哑、甚至失音，可伴随咽喉部发干，喉痒，灼热感及干咳。检查见声带缩短，音域狭窄，声带收展无力，闭合不全。

本病属中医"喉瘖"范畴。轻者发声易疲劳，不持久，继而发声时漏气；重者声音嘶哑、甚至失音伴随咽喉部发干，喉痒，灼热感及干咳。中医辨证认为本病多因宗气不足，喉肌劳损所致。治宜补中益气、益肾填精、利咽开音。

辨 证 施 治

1. 李静波等分 2 型

（1）肺脾气虚型　症见声嘶日久，易疲劳，检查见声带松弛，色泽淡白，张力减弱，闭合时可有呈梭形或三角形裂隙，用声多时尤甚；伴少气乏力，倦怠懒言，纳呆便溏，舌体淡胖，脉虚弱。治宜补益肺脾、益气开音。方用补中益气汤加减：黄芪 15 克、党参 10 克、白术 10 克、炙甘草 5 克、当归 10 克、陈皮 6 克、升麻 3 克、柴胡 3 克、木蝴蝶 10 克、蝉蜕 10 克。随症加减：痰多者，酌加茯苓 15 克、法半夏 6 克；脾虚重者，加山药 10 克、菖蒲 15 克。

（2）肺肾阴虚型　症见声音不扬，讲话不能持久，甚者嘶哑，日久不愈，伴喉干，干咳少痰；检查见声带松弛，色泽微红或嫩红，黏膜干燥少津，周围附有少许黄色干痂，声带张力减弱，闭合时可有呈梭形或三角形裂隙，用声多时尤甚；全身可伴头晕耳鸣，虚烦失眠，腰膝酸软，手足心热，舌红少苔，脉细无力。治宜滋养肺肾、润喉扬声。方用百合固金汤加减：生地黄 12 克、熟地黄 12 克、麦冬 15 克、百合 10 克、当归 15 克、白芍 6 克、玄参 15 克、木蝴蝶 10 克、蝉蜕 10 克、桔梗 15 克、甘草 3 克。随症加减：阴虚火旺者，酌加黄柏 6 克、知母 6 克；痰多者，加贝母 12 克；咽喉干痒灼热，咳嗽者，加黄芩 10 克、枇杷叶 6 克；阴虚重者，加天冬 10 克、石斛 6 克。

以上各方均每日 1 剂，分 2 次服，10 日为 1 个疗程，共治疗 3 个疗程。中药内服的同时，取双侧人迎、水突、列缺、足三里穴，用补法针刺，留针 20 分钟，隔日 1 次，5 次为 1 个疗程，共治疗 3 个疗程。临床观察：李静波等用上法治疗 64 例喉肌无力患者。结果：痊愈 28 例，显效 20 例，有效 12 例，无效 4 例，总有效率 93.75%。[①]

2. 司晓文分 2 型

（1）气阴虚弱型　症见声音不扬，不耐多言；伴气短、喉干、痰少、神疲乏力；舌红少苔，脉细数或无力。治宜益气养阴。方用生脉胶囊、金嗓开音丸。生脉胶囊 6 粒，金嗓开音丸 60 粒，每日 2 次。

（2）宗气不足型　症见声音嘶哑，失音，易疲劳；伴胸闷时欲叹息，懒言，心悸，食少；舌淡脉虚。治宜补中益气。方用补中益气丸、金嗓开音丸。补中益气丸 60 粒，金嗓开音丸 60 粒，每日 2 次。

辅以针刺取穴：廉泉、人迎、水突、足三里、肺

---

① 李静波，等.中医药治疗喉肌弱症疗效观察[J].辽宁中医杂志，2005，32(8)：799-800.

俞、脾俞、肾俞。每次取穴 4～5 穴,中度刺激或弱刺激,每日 1 次,留针 2～30 分钟。临床观察:司晓文用上法治疗 60 例喉肌弱症患者。结果:治愈(声嘶明显好转,喉部黏膜红润)18 例,改善(临床症状体征无改善,喉部病变范围缩小)40 例,无效(临床症状体征无改善)2 例,总有效率 97%。①

经 验 方

1. 宏声茶结合针刺(谢强经验方) 人参须 6 克、五味子 3 克、诃子 3 克、凤凰衣 3 克、炙甘草 6 克、大枣 4 枚、扁豆衣 3 克、红茶 3 克。每日 1 剂,泡水代茶饮,每 2 小时 1 次,每次饮药汁 100 毫升,每日 6 次,共服 40 日。中药治疗同时结合针刺治疗。针刺取双侧开音 2 号穴(谢强教授经验穴,位于水突穴向喉正中线旁开 0.5 寸处,向环甲关节处斜刺),及双侧足三里穴针用补法。留针 20 分钟,隔日 1 次,10 次为 1 个疗程,共治 2 个疗程。杨淑荣用上方治疗 110 例喉肌无力患者。结果:痊愈 69 例,显效 33 例,有效 8 例,愈显率 92.73%。②

2. 益气开音丸 糯稻根 30 克、黄芪 15 克、太子参 15 克、木贼草 15 克、玉蝴蝶 4.5 克。上药以蜜为丸,每次 6 克,每日 2 次,2 周为 1 个疗程,3 个疗程后观察疗效。李苏玲等用上方治疗 60 例喉肌无力患者。结果:痊愈 6 例,有效 35 例,无效 19 例,总有效率 68.3%。③

3. 益肺悦音茶 人参须 3 克、五味子 6 克、诃子 3 克、凤凰衣 3 克、炙甘草 3 克、红茶 2 克。每日 1 剂,泡水代茶饮,10 剂为 1 个疗程,共治 3 个疗程。辅以针刺:双侧开音 1 号穴(经验穴:位于水突穴向喉正中线旁开 0.5 寸处,向环甲关节处斜刺)及双侧足三里穴,用补法,留针 20 分钟,隔日 1 次,5 次为 1 个疗程。谢强等用上方治疗 103

例喉肌弱症患者。结果:痊愈(临床声音及声门关闭均恢复正常者)67 例,显效(声音及声门基本恢复正常,但偶有发声低沉者)29 例,有效(声音及声门关闭有所恢复,但发音仍不能持久者为有效)7 例,显愈率 93.21%。④

4. 定志丸合大补元煎化裁 党参 18 克、茯神 9 克、远志 9 克、石菖蒲 9 克、山茱萸 9 克、杜仲 9 克、淮山药 15 克、熟地黄 12 克、枸杞子 12 克、当归 12 克、甘草 3 克。每日 1 剂,水煎 2 次,分 2 次服。何宗德用上方治疗 1 例肾阴亏耗、心火偏旺的喉肌无力患者。结果:患者服药 7 剂后,症情如前。守原方,去石菖蒲,加牛膝 12 克。又服 7 剂精神好转,眠深纳佳,但咽喉干涩,多语仍哑。守原方,加川芎 9 克、赤芍 9 克。再连服 10 剂,咽喉干涩解除,发声洪亮,声门裂缝消失。守原方,续服 3 剂后痊愈。⑤

5. 自拟方 太子参 15 克、山药 15 克、百合 12 克、白扁豆 12 克、淫羊藿 12 克、山茱萸 9 克、巴戟天 9 克、白术 9 克、茯苓 9 克、大枣 7 枚。每日 1 剂,水煎 2 次,分 3 次服。何宗德用上方治疗 1 例宗气不足、气虚伤脾所致喉肌无力患者。结果:患者服药 7 剂后,症情好转,但咽喉仍干,声音不扬。守原方,去淫羊藿,加玉竹 9 克、石斛 9 克、熟地黄 12 克、炙甘草 5 克。又继服 7 剂,诸症悉解,声音复原,声带收展正常。再续服二诊方 5 剂,痊愈。⑥

6. 开瘖煎加减 玄参 10 克、天冬 10 克、麦冬 10 克、僵蚕 10 克、诃子肉 10 克、泽泻 10 克、枳壳 10 克、橘核 6 克、橘络 6 克、地龙 6 克、浙贝母 6 克、蝉蜕 12 克、蜂乳 3～5 毫升。随症加减:喉肌无力者,参合补中益气汤之寓意,重用黄芪、升麻、柴胡,并加桔梗 5～6 克。每日 1 剂,水煎 2 次,分 2 次服。温民清用上方治疗 1 例喉肌无力患者。结果:患者服药 30 余剂,获效。⑦

① 司晓文.针药并治喉肌弱症 60 例[J].贵州医药,2003,27(12):1120.
② 杨淑荣.针药结合治疗老年喉肌弱症 110 例临床观察[J].上海中医药杂志,2005,39(7):21.
③ 李苏玲,等.益气开音丸治疗喉肌无力 60 例[J].辽宁中医学院学报,2002,4(1):41-42.
④ 谢强,等.针药结合治疗青年喉肌弱症 103 例疗效观察[J].江西中医药,2002,33(6):28.
⑤～⑥ 何宗德.喉肌无力证治[J].上海中医药杂志,1991,26(3):21.
⑦ 温民清.开瘖煎治疗喉瘖 84 例疗效观察[J].辽宁中医杂志,1988,15(3):29-30.

喉 结 核

概 述

喉结核是耳鼻咽喉结核中之最常见者,由结核杆菌感染喉部所致。原发性喉结核少见,多继发于肺结核。根据病理可分为浸润型、溃疡型、结核瘤型和软骨膜型。主要症状为声嘶和喉痛。声嘶开始较轻之后逐渐加重,晚期可完全失声。喉痛于说话及吞咽时加重,软骨膜受累时疼痛尤剧。喉部病变广泛者,可因肉芽或增生性病变组织、以及黏膜水肿等引起喉阻塞,出现吸入性呼吸困难。喉镜检查时见黏膜肿胀,或充血,或苍白,可有虫蚀状溃疡,溃疡底部为肉芽及白膜,会厌及杓会厌襞可增厚、水肿,肿胀增厚之会厌可因严重溃疡的破坏而致部分缺损。喉部结核性肉芽肿或结核球等增生性病变,易被误诊为息肉或肿瘤。病变累及环杓关节则声带出现固定。喉软骨冷性脓肿向外穿破后久治不愈,颈部可见瘘口。过去认为,结核病损好发于喉的后部,如杓间区、杓状软骨等,晚近发现,病变也可出现于声带、室带、会厌等处。根据近期的报道,喉前部受侵的现象逐渐增多,如声带的前 2/3 段。会厌等。因此,结核病变可发生于喉的任何部位。本病多见于 20～30 岁的青年男性,但随着老年肺结核发病率的增加,喉结核的发病率倾向于中老年。喉结核的传播途径主要是接触感染为主,其次是血行播散或淋巴转移等途径。

本病属中医“喉癣”范畴,喉癣是以咽喉干痒、溃烂疼痛、腐衣叠生、形似苔藓为主要特征的疾病。本病多与肺痨并发,发病年龄以中年为多。类似于本病的记载在宋代以前多以“尸咽”“尸虫”“咽喉生疮”等名称出现,明代医藉中始有“喉癣”这一病名,如《景岳全书·卷二十八》:“喉癣证,凡阴虚劳损之人多有此病,其证则满喉生疮红痛,久不能愈,此实水亏虚火证也。”

辨 证 施 治

刘蓬分 2 型

(1)气阴两虚型 症见咽喉如芒刺痛,吞咽痛甚,灼热干燥,声音嘶哑;咽喉黏膜苍白或淡红,黏膜上有粟粒状小结节,黏膜水肿及浅表溃疡,边缘不齐;咳嗽痰黏,痰中带血,倦怠乏力,食欲不振;舌嫩红少苔,脉细。治宜益气养阴、生津润燥。方用养金汤合生脉散加减:阿胶、生地黄、沙参、麦冬、白蜜、杏仁、桑白皮、知母、人参、五味子。随症加减:可加百部杀痨虫,若时有咯血者,加侧柏叶、茜草根、藕节等以敛血止血。

(2)阴虚火旺型 症见咽喉刺痛,日久不愈,吞咽困难,灼热干燥,声嘶重或失音;咽喉黏膜溃疡深陷,边缘呈鼠咬状,上覆灰黄色伪膜,叠若虾皮;咳痰稠黄带血,头晕,午后颧红,潮热盗汗,心烦失眠,手足心热;舌红少苔,脉细数。治宜滋阴降火、润燥利咽。方用月华丸加减:生地黄、熟地黄、麦冬、天冬、沙参、百部、獭肝、川贝母、桑叶、甘菊花、阿胶、三七、茯苓、山药。随症加减:可加桔梗、生甘草宣肺利咽;加知母泻火。亦可选用百合固金汤加减。[①]

经 验 方

1. 自拟方 白芍 12 克、百合 10 克、黄芩 5

---

① 刘蓬.中医耳鼻咽喉科学[M].北京:中国中医药出版社,2016:151-153.

克、玄参10克、桔梗12克、百部10克、丹参8克、川贝母12克、熟地黄15克、杭白菊15克。吴礽武用上方联合西药异烟肼片、乙胺丁醇、利福平等治疗30例喉结核患者。结果：显效15例，有效13例，无效2例，总有效率为94.4%。[1]

2.养阴利咽汤 玄参9克、杏仁9克、蛇蜕9克、红花6克、桔梗9克、生地黄15克、桑叶15克、凤凰衣6克、锦灯笼6克、牡丹皮9克、黄芩6克、木蝴蝶9克。每日1剂，水煎服。共服15日，如用药15日症状改善不明显则停用中药。结合抗结核治疗，每日1次晨服异丙肼400毫克、利福平450毫克，每日1次肌内注射链霉素0.75克。丁美云等用上法治疗21例喉结核患者。结果：显效（用药15日，声音嘶哑及喉痛消失，咳嗽、盗汗痰中带血消失，血象增高者恢复正常，血沉下降30%以上，声带充血基本消除，有溃疡基本愈合；1个月内临床症状及体征全部恢复正常）20例，有效（用药15日，声音嘶哑及喉痛缓解，咳嗽、盗汗明显减轻，体温恢复正常；45日内临床体征全部消除，血象正常，血沉增快下降50%）1例，总有效率100%。[2]

---

① 吴礽武.中西药结合治疗喉结核30例[J].中国中医药现代远程教育,2013,11(21)：53-54.
② 丁美云,等.中西医结合治疗21例喉结核临床观察[J].中医药研究,1995,11(1)：24.

会厌囊肿

概　　述

会厌囊肿是由多种原因引起会厌舌面腺体管堵塞而形成的潴留性囊肿。多发生在会厌舌面或杓会厌皱襞，呈半球状、表面光滑、质软、有波动感的肿物，其色淡黄、淡红或灰白色，表面有细小血管纵横其上，穿刺有黏液样内容物，呈黄色、褐色或乳白色。可发于任何年龄，但多见于20～50岁成年人，无季节性与地域性。一般多无症状，常在喉部检查时被发现，少数大囊肿可有喉不适感，刺激性咳嗽，先天性会厌大囊肿可引起新生儿或婴儿喉阻塞症状。

本病属中医"喉部痰包"范畴，沿革"痰包"之名，出于《外科正宗·痰包第九十》，其曰："痰包，乃痰饮乘火流行，凝舌下，结而肿，绵软不硬，有妨言语。"《喉科秘旨》亦言："舌下痰包，乃气滞痰凝而致。"除痰凝之外，多数医家还指出火热与痰饮互结而致痰包流注的病因病机，认为"火热"系痰饮循经流注的动力。乘火流注于某一部位而发为痰包，正如《医宗金鉴·卷六十六·舌部》所言："火稽痰涎流注成。"

辨　证　施　治

王永钦分2型

（1）脾虚痰湿型　症见咽喉梗梗胀闷不舒，咳痰白黏量多，或声嘶沉闷不扬；检查会厌舌面或杓会厌皱襞处有淡白或微黄、质软光滑之包囊肿块，穿刺囊液清稀，该处肌膜色泽淡白肿厚，喉部痰涎壅多；舌淡边有齿印、苔白或白腻，脉缓弱。治宜健脾利湿、消痰散结。方用六君子汤加味：人参、白术、茯苓、甘草、陈皮、半夏、加制南星、贝母、枳实、海藻、昆布、玄参、竹茹。随症加减：喉闷胀不舒者，加郁金、桔梗；声嘶哑者，加蝉蜕等。

（2）痰热流注型　症见咽痛，异物感时作，轻重不一，或有声嘶，吞咽疼痛；检查会厌舌面、杓会厌皱襞处有淡红色或微黄、表面红丝缠绕、柔软的包囊肿块，穿刺囊液稠厚色晦或浑浊乳白，该处肌膜色泽暗红肿胀，痰黄量多；舌红苔黄或黄腻，脉滑数。治宜清热化痰、消痰散结。方用导痰汤加味：半夏、陈皮、茯苓、制南星、枳实、茯苓、甘草、桔梗、浙贝母、竹茹、瓦楞子、海藻、昆布、夏枯草、薏苡仁。随症加减：热盛者，加黄连、黄芩清热解毒，或用清气化痰丸加减。[1]

经　验　方

1. 自拟方1　陈皮9克、半夏9克、茯苓15克、佩兰9克、白豆蔻9克、藿香9克、白术12克、炙甘草6克。蔡福养用上方治疗1例脾湿犯肺、痰浊上结会厌囊肿的患者，守方加减，患者服药16剂，肿块消失，余症尽除。[2]

2. 自拟方2　桃仁6克、红花6克、桔梗9克、柴胡9克、枳壳6克、当归9克、生地黄12克、赤芍10克、桑叶9克、菊花9克、薄荷6克、连翘20克、金银花20克、甘草6克。蔡福养用上方治疗1例风热犯肺、火热上蒸会厌囊肿的患者，服药1剂，病势已衰，诸症大减。再进2剂痊愈。[3]

---

① 王永钦.中医耳鼻咽喉口腔科学［M］.北京：人民卫生出版社，2001：853－856.
②～③ 蔡福养.会厌、声带病诊囊小录［J］.辽宁中医杂志，1981，6(11)：4－5.

功能性失音

概　述

　　功能性失音亦称癔病性失音或精神性失声症，是癔病的一种表现。本病较多见于女性，其发病多与精神过度紧张或情绪剧烈波动，如发怒、激动、恐怖、忧虑、悲伤等有关；少数患者可发生于睡眠后醒转时，或患重病之后；也可见于月经失调者。临床表现为突然失声或仅能发出耳语声，但咳嗽或哭笑时声音往往如常。大多数患者经治疗后突然恢复，少数可自行恢复，也有愈后再发者。喉镜检查：多数患者声带处于轻外展位，于深吸气时更外展，咳嗽或发笑时能内收，嘱患者发音时，声带可稍内收但不能达到中位线，声门可有从前到至后的裂隙或声带在刚一靠拢的瞬间又复外展，致使发声不能。

　　本病属中医"喉瘖"范畴，也有归属于"暴瘖"或"情志瘖"，又有"肝郁失音""猝然忧恚无言""惊恐愤郁猝然致瘖"等别称。在历代文献中虽无此病名的记载，但对此病的症状的描述已有记载，如《灵枢·忧恚无言》篇曰："人之卒然忧恚而无言者"即与此相类似；再如《景岳全书·卷二十八·杂证谟》"声喑"篇所言："惊恐愤郁卒然致瘖者，肝之病也"；《素问·大奇论》曰："肝脉惊暴，有所惊骇，脉不至，若喑，不治自已"等均记述了该病的病因病机和症状。总的来看，其发病机制是肝气郁结和心血亏虚。治宜疏肝解郁，理气开音或滋养心血，安神开音为主。

辨证施治

王永钦分 2 型

　　（1）肝郁气结型　症见猝然失音，语声不出，咳嗽啼哭能出声，发病多与情志变化有关；声带色泽正常，发病时声带外展良好，但不能充分内收；兼有精神抑郁，胸胁胀闷，唉声叹气；舌淡红，苔白，脉弦。治宜疏肝解郁、理气开音。方用逍遥散加减：柴胡、当归、白芍、白术、茯苓、生姜、薄荷、甘草、炒酸枣仁、木蝴蝶。随症加减：胸胁胀痛者，加半夏、延胡索以理气止痛；情绪郁闷者，加石菖蒲、远志以醒神解郁；纳呆腹胀者，加麦芽、神曲以理气健脾。

　　（2）心血亏虚型　症见声音不扬或嘶哑，发声不随意，发病与多虑忧伤有关；声带色泽正常，运动不协调；兼有心悸怔忡，惊惕不安，失眠多梦，健忘头晕；舌淡，苔薄白，脉细弱。治宜滋养心血、安神开音。方用养心汤加减：当归、柏子仁、川芎、酸枣仁、茯神、远志、党参、黄芪、五味子、半夏、肉桂、甘草。随症加减：心血虚甚，面白唇淡者，加龙眼肉、白芍、熟地黄以加重养血扑心之功效；心烦、怔忡、失眠者，加栀子、远志以宁心安神。[1]

经　验　方

　　1. 苍附导痰丸　苍术 12 克、香附 10 克、陈皮 15 克、法半夏 12 克、茯苓 15 克、胆南星 10 克、竹茹 10 克、枳实 10 克、石菖蒲 6 克、天竹黄 10 克、

————————
①　王永钦.中医耳鼻咽喉口腔科学［M］.北京：人民卫生出版社，2001：811－817.

生甘草 6 克。每日 1 剂,两煎,分 3 次服用。黄如源用上方治疗 1 例功能性失音患者。患者因家庭琐事吵架后突然不能发音,舌淡红,苔白厚腻,脉滑。治宜涤痰散结、开窍通络。先以化裁。嘱治疗期间饮食清淡,忌油腻辛辣。3 日后复诊,家属称患者咳嗽痰多,但 3 日来由多到少。发"一"的声音已很清楚,但总用手指咽喉。查神清,纳差,苔腻,脉弦。因痰气交阻,投四七汤化裁:法半夏 12 克、厚朴 10 克、茯苓 15 克、紫苏 12 克、威灵仙 15 克、大枣 5 克、生姜 3 片。每日 1 剂,两煎,分 3 次服用。吩咐其丈夫嘱患者发"一、二、三"音,主动与患者交谈、教患者数数。又 2 日后再诊,言语少,声低,可交流。自述心中有怨气,咽中有不适,说话不流畅,纳差,少寐多梦,胃脘痞满,大便稀,舌淡胖,苔微腻。系肝脾不调,投逍遥散化裁:当归 10 克、白芍 15 克、白术 25 克、茯苓 15 克、柴胡 12 克、炙甘草 10 克、薄荷 6 克、法半夏 10 克、夏枯

草 15 克、生姜 3 片。3 剂调理以善后。1 年后随访,得知夫妻一同外出打工,未复发。[①]

2. 越鞠丸加减　苍术 30 克、香附 15 克、川芎 15 克、神曲 30 克、栀子 30 克、陈皮 30 克、柴胡 12 克、郁金 15 克、马勃 15 克、杏仁 9 克。每日 1 剂,水煎 400 毫升,早、晚饭后分服。7 日为 1 个治疗周期,如无效可再服 1 个周期。于春霞等用上方治疗 9 例功能性失音患者。结果:治愈 6 例,好转 3 例,其中 7 例在用药 1 周期内症状消失或改善,2 例在第 2 个周期显效,平均用药 6 日。6 例治愈后经随访 1 个月未再复发。[②]

3. 甘麦大枣汤　甘草 10 克、白芍 10 克、小麦 20 克、大枣 10 枚、柴胡 12 克。每日 1 剂,水煎服。服药前须行暗示疗法,消除不利因素,使之树立治愈的信心。马玉起等用上方治疗 19 例功能性失音患者。结果:服药 3 剂治愈 9 例,4 剂治愈 6 例,5 剂治愈 4 例,总治愈率 100%。[③]

① 黄如源.以痰郁论治癔病性失音 1 例体会[J].中国民族民间医药,2014,23(23):152.
② 于春霞,等.越鞠丸加减治疗癔病性失音 9 例[J].河南中医,2012,32(4):494-495.
③ 马玉起,等.甘麦大枣汤治癔病性失音 19 例[J].国医论坛,1994,9(3):13.

阻塞性睡眠呼吸暂停低通气综合征

概 述

阻塞性睡眠呼吸暂停低通气综合征(OSAHS)是指睡眠时上气道反复发生塌陷、阻塞引起的睡眠时呼吸暂停和通气不足,伴有打鼾、睡眠结构紊乱,频繁发生血氧饱和度下降、白天嗜睡等症状。阻塞性睡眠呼吸暂停低通气综合征可发生于任何年龄,但以中年肥胖男性发病率最高。阻塞性睡眠呼吸暂停低通气综合征作为多种心、脑血管疾病、内分泌系统疾病及咽喉部疾病的源头性疾病,已日益受到重视。打鼾及睡眠呼吸暂停是由于睡眠中上气道发生不同程度的狭窄和阻塞的结果,而气道的阻塞主要取决于下述三种因素:(1)气道扩张肌兴奋性下降;(2)吸气时气道内的负压水平;(3)气道的解剖狭窄。呼吸暂停期常因为短期的觉醒而结束,原因为觉醒期气道壁肌肉兴奋性提高足以保持呼吸道通畅。临床主要表现:(1)睡眠中打鼾,随年龄和体重的增加可逐渐加重,呈间歇性,有反复的呼吸停止现象,严重者夜间有时或经常憋醒,甚至不能平卧睡眠。(2)白天嗜睡,程度不一,轻者表现为轻度困倦、乏力,对工作生活无明显影响;重者在讲话过程中、驾驶时出现入睡现象;患者入睡快,睡眠时间延长,睡眠后不能解乏。(3)患者可有晨起后头痛、血压升高。(4)晨起后咽部明显干燥、异物感。(5)可有记忆力下降、注意力不集中。(6)部分重症患者出现性功能减退,夜尿次数明显增多,性格急躁。(7)合并并发症者可出现相应症状,如夜间心绞痛等。(8)儿童患者除上述表现外,还有遗尿、学习成绩下降,胸廓发育畸形、生长发育差等。由于反复出现的打鼾、呼吸暂停及微觉醒,患者可出现下述病理生理改变:(1)夜间反复觉醒可导致NREM深睡眠期和REM睡眠期明显减少、睡眠结构紊乱、睡眠有效率下降,从而导致患者白天嗜睡、乏力、记忆力下降,并可导致生长激素分泌下降,影响儿童发育。由于REM期睡眠减少等因素可导致患者性器质末梢神经损害,导致性功能障碍。(2)血氧饱和度下降可导致儿茶酚胺分泌增高,导致高血压形成。血氧饱和度下降还可以导致心律失常,促红细胞生成素升高导致血色素升高、红细胞升高、血小板活性升高、纤溶活性下降,诱发冠心病、脑血栓等。血氧饱和度下降还可导致肾小球滤过量增加,使夜尿增加,并可能导致排尿神经反射弧受影响,在儿童患者表现为遗尿。(3)咽腔负压值增高可导致胸腔负压值增高,即影响心脏功能,也可导致反流性食管炎。(4)瘦素的分泌减少导致脂肪代谢障碍,加重患者向心性肥胖和咽部脂肪组织增加,使咽部塌陷性进一步增加。

本病属中医"鼾眠"范畴。关于睡眠打鼾的表现早在《黄帝内经》已有记载,"鼾眠"一名首见于《诸病源候论·卷三十一》:"鼾眠者,眠里喉咽间有声也。人喉咙,气上下也,气血若调,虽寤寐不妨宣畅;气有不和,则冲击喉咽,而作声也。其有肥人眠作声者,但肥人气血沉厚,迫隘喉间,涩而不利亦作声。"其发病机制主要有痰瘀互结和肺脾气虚两大类。

辨 证 施 治

1. 刘蓬分2型

(1)痰瘀互结型 治宜化痰散结、活血祛瘀。方用导痰汤合桃红四物汤加减:半夏、制南星、陈皮、枳实、茯苓、桃仁、红花、当归、赤芍、川芎、甘草。随症加减：舌苔黄腻，可加黄芩以清热；局部组织肥厚增生，可加僵蚕、贝母、蛤壳、海浮石等以加强化痰散结之功效。

（2）肺脾气虚型 治宜健脾和胃、益气升阳。方用补中益气汤加减：党参、黄芪、白术、甘草、陈皮、当归、升麻、柴胡。随症加减：夹痰湿，可加茯苓、薏苡仁、半夏以健脾利湿、燥湿化痰；兼血虚，可加熟地黄、白芍、枸杞子、龙眼肉以加强养血之力；记忆力差，精神不集中，可加益智仁、芡实等；嗜睡，可加石菖蒲、郁金以醒脑开窍。[①]

2. 王松龄分 3 型

（1）脾虚湿困、痰瘀阻窍型 白天头晕昏沉，时时昏昏欲睡，但睡不解乏，形体肥胖；伴咯吐黏痰，口干口黏或口苦、口臭，口唇发绀或梦多；或见夜间胸闷胸痛时作，舌体胖大，或舌质暗，苔白厚腻或黄腻，舌底脉络迂曲，脉弦滑或沉涩。治宜化痰理肺、健脾醒神。药用橘红 15 克、法半夏 6 克、茯苓 15 克、杏仁 9 克、白术 15 克、石菖蒲 10 克、郁金 12 克、炒白芥子 6 克、地龙 10 克、赤芍 10 克、丹参 15 克、川芎 10 克。随症加减：气短乏力者，可加黄芪 18 克、党参 15 克以健脾益气；舌苔胖大湿盛比较明显者，白术易苍术，加厚朴、桂枝、泽泻等，仿平胃散和苓桂术甘汤之意，燥湿和胃、温阳利水。每日 1 剂，水煎服，早晚 2 次分服。

（2）心脾阳虚、痰浊蔽窍型 症见鼾声轻微，呼吸短促甚至停止，胸闷胸痛时作，以刺痛为主，甚至夜间憋醒，不能平卧；白天神情淡漠，悠忽困倦，口唇紫绀，面色晦暗，舌质紫暗，舌底络脉迂曲增粗，脉可有结代。此证多见于中老年 OSAHS 患者。治宜益气温阳、活血祛痰。药用生黄芪 20 克、党参 15 克、白术 15 克、肉桂 6 克、炙甘草 6 克、龙眼肉 15 克、川芎 10 克、半夏 9 克、茯苓 15 克、石菖蒲 10 克。随症加减：见夜尿频繁者，加益智仁、山药、乌药等，仿缩泉丸之意以健脾补肾、固涩小便。每日 1 剂，水煎服，早晚 2 次分服。

（3）肾气亏损、痰瘀互阻型 症见鼾声轻微，呼吸浅促，甚至呼吸暂停；白天昏昏欲睡、不分昼夜，呼之能醒，旋及复寐，健忘，反应迟钝，精力不支，伴夜尿频或遗尿，性功能减退，腰膝酸软，耳鸣头昏；或伴咯吐痰涎，舌淡苔白，舌底络脉迂曲，脉沉迟。此型多见于老年 OSAHS 患者。治宜益肾温阳、化浊活血。药用炒山药 30 克、菟丝子 15 克、附片 6 克、肉桂 4 克、陈皮 12 克、茯苓 15 克、益母草 15 克、川芎 10 克、炒白芥子 6 克、干荷叶 30 克。每日 1 剂，水煎服，早晚分 2 次温服。[②]

3. 骆仙芳等分 5 型

（1）痰湿内阻、肺气壅滞型 主症为睡眠时鼾声阵作、鼾声如雷，与呼吸暂停间歇交替出现，憋气而醒。白天怠惰嗜卧，睡不解乏，形体肥胖，胸闷，咯吐白痰，头昏肢沉，神倦乏力，记忆力减退，纳呆呕恶。舌体胖大，舌质淡红，苔白厚腻，脉弦滑。治宜健脾化痰、顺气开窍。方用二陈汤化裁：姜半夏 9 克、苍术 9 克、白术 9 克、川厚朴 9 克、陈皮 6 克、旋覆花 6 克、桔梗 6 克、杏仁 10 克、茯苓 15 克、党参 15 克、石菖蒲 15 克、郁金 15 克、代赭石 15 克、浙贝母 15 克、紫苏子 12 克、甘草 5 克。

（2）痰浊壅塞、气滞血瘀型 主症为睡眠时鼾声阵作、鼾声如雷，与呼吸暂停间歇交替出现，憋气而醒。白天嗜睡，睡不解乏，胸膈满闷，痰多，头重如蒙，记忆力减退，面色晦暗，口唇发绀。舌质暗紫或有瘀点，舌底络脉迂曲增粗，脉细滑或涩。治宜理气化痰、活血开窍。方用涤痰汤合血府逐瘀汤加减：姜半夏 9 克、红花 9 克、当归 9 克、茯苓 15 克、党参 15 克、石菖蒲 15 克、郁金 15 克、桔梗 6 克、胆南星 6 克、陈皮 6 克、枳实 12 克、白芥子 12 克、桃仁 12 克、丹参 20 克、甘草 5 克。

（3）肺脾肾亏、痰瘀交阻型 主症为睡眠时鼾声阵作，与呼吸暂停间歇交替出现，憋气而醒。白天嗜睡，睡不解乏，胸中窒闷，气息短促，咳吐痰涎，晨起头痛，智力障碍，伴夜间遗尿或尿频多，性

① 刘蓬.中医耳鼻咽喉科学［M］.北京：中国中医药出版社，2016：143.
② 孟毅，刘望乐.王松龄教授治疗阻塞性睡眠呼吸暂停低通气综合征经验［J］.中国实验方剂学杂志，2011，17（24）：281 – 283.

功能减退,面唇色暗。舌紫或有瘀斑,脉沉或细涩。治宜益肾健脾、祛瘀除痰。方用金水六君煎化裁:当归15克、茯苓15克、郁金15克、地龙15克、石菖蒲15克、熟地黄12克、黄芪12克、白芥子12克、枳实12克、陈皮6克、胆南星6克、太子参18克、丹参20克、姜半夏9克、淫羊藿9克、甘草5克。

(4)心肺两虚型 主症为虚烦难寐,睡眠时分间歇打鼾,鼾声轻微,呼吸短促并伴有暂停,易于觉醒,噩梦纷纭。白天心悸怔忡,胸闷少气,自汗乏力,神倦懒言,面色㿠白,头昏健忘,四肢不温。舌质淡,苔薄白,脉细弱或沉细。治宜温心阳、益肺气、运神机。方用麻黄附子细辛汤合生脉散加减:生麻黄5克、制附片3克、细辛3克、党参15克、黄芪15克、丹参15克、石菖蒲15克、辰麦冬12克、辰茯苓12克、当归12克、郁金12克、五味子6克、桔梗6克、炙远志6克、炙甘草6克。

(5)肺肾亏虚型 主症为鼾声细微,浅促呼吸,间有暂停。白天神衰色瘁,呵欠频频,举止迟钝,动则气促息短,小便清长,夜尿频多,腰脊酸软,性功能减退。舌淡,脉沉无力。治宜益肺肾、开神窍。方用金匮肾气丸加味:制附子5克、桂枝6克、五味子6克、桔梗6克、熟地黄12克、山药12克、茯苓12克、党参12克、郁金12克、山茱萸9克、泽泻9克、淫羊藿9克、黄芪15克、石菖蒲15克。①

4. 肖全成分3型

(1)风温热鼾型 症见头痛,身热,或发汗已,身灼热,自汗出,身重,多眠睡,鼻息鼾或喘,语言难出。查体可见形状不仁,面赤神迷;脉阴阳俱浮或浮数,或脉两尺洪滑有力。方用葳蕤汤(《千金方》):葳蕤60克、白薇60克、麻黄60克、独活60克、杏仁60克、川芎60克、甘草60克、青木香60克、石膏90克。随症加减:一寒一热,加朴硝90克、大黄90克下之,如无木香,可用麝香1份。葳蕤汤的又方(《证治准绳》):①麻黄15克、杏仁

15克、炙甘草15克、葳蕤22.5克、石膏30克、羌活30克、川芎9克、青木香3克。②伴身灼热者,拟用知母干葛汤:知母9克、葳蕤9克、生南星6克、麻黄6克、防风6克、杏仁6克、羌活6克、甘草3克、黄芩3克、木香3克、升麻3克、人参3克、川芎3克、石膏18克、葛根24克。③渴甚者,用瓜蒌根汤:石膏6克、人参6克、干葛根6克、瓜蒌根9克、防风4.5克、知母4.5克、甘草3克。④脉沉身重汗出者,用汉防己汤:防己120克、炙甘草30克、蜜黄芪30克、人参30克、生姜60克、白术90克。⑤脉弱身重汗出者,用葛根龙胆汤:石膏1.5克、甘草2.1克、龙胆3克、桂枝(无汗不用)3克、白芍4.5克、大青叶4.5克、葛根6克、升麻6克、葳蕤9克、生姜3片。《医碥》列用由防风通圣散合六一散组成的双解散。《医学心悟》拟用葳蕤汤去麻黄加秦艽。《医宗金鉴》除用葳蕤汤外,对脉虚汗多者主从桂枝汤合人参白虎汤。《外感温热病篇》主张采用石膏、知母、麦冬、半夏、竹叶、甘草之属。王士雄加按指出应以该药加入西洋参、百合、竹沥为佳,并认为可以从白虎汤拟法治之。《医学衷中参西录》拟用黄柏24克、知母24克、茯苓12克、泽泻12克。

(2)内热外寒发鼾型 症见气急喉闭,痰响声鼾。治宜清火散寒、开喉利咽。《医宗金鉴》拟初服荆防败毒饮,寒热已退者即用清咽利膈汤。

(3)中阳虚鼾型 除见鼻鼾、痰如拽锯外,并见咽痛、脉浮而散或弱而涩。治宜益气回阳、开闭化痰。《景岳全书》:参膏加姜汁、竹沥开服。《医宗金鉴》:肺气欲绝者用独参汤。②

经 验 方

1. 涤浊通窍方 泽泻30克、白术30克、泽兰30克、干荷叶30克、白芥子6克、桃仁10克、甲片6克、石菖蒲12克、郁金12克、巴戟天10克。每日1剂,1剂中药煎成2袋,每袋200毫升,每次服

---

① 骆仙芳,等.试述睡眠呼吸暂停综合征的辨证与治疗[J].浙江中医杂志,2003(11):32-33.
② 肖全成.中医对鼾症的认识和诊治概况[J].陕西中医学院学报,1994,17(1):38-40.

用1袋,早、晚饭前温服。宫剑鸣等用上方治疗48例痰浊夹瘀型阻塞性睡眠呼吸暂停低通气综合征患者,有效率为90.91%。[1]

2. 加味大柴胡汤 柴胡15克、黄芩15克、法半夏15克、大黄10克、枳实12克、赤芍15克、生姜6克、大枣10枚、陈皮12克、茯苓15克、石菖蒲15克、郁金15克、白芥子6克、丹参30克。每日1剂,水煎2次,混合后共取汁400毫升,分早、晚2次温服。付强等用上方治疗痰瘀阻窍型阻塞性睡眠呼吸暂停低通气综合征患者52例,疗程为15日。结果:痊愈15例,显效27例,有效8例,无效2例,总有效率96.15%。[2]

3. 醒神汤 陈皮10克、茯苓10克、法半夏10克、生甘草6克、远志10克、石菖蒲12克、郁金10克、杏仁10克、桔梗10克、枳实10克。随症加减:伴有鼻塞流涕,语声重浊者,加苍耳子10克、辛夷花10克以宣通鼻窍;伴口苦口臭,苔黄脉数者,加竹茹10克、黄芩10克、生石膏(打碎先煎)20克以清泻郁热;食后即困倦欲寐,多食则腹胀便溏者,加苍术10克、白术10克、佩兰10克、厚朴10克以加强健脾化湿之功;伴有高血压、冠心病、心律失常等并发症者,加桃仁10克、红花6克、丹参15克以活血化瘀通络。上药水煎服,每日1剂,取汁300毫升,分2次服,15日为1个疗程。张元兵用上方加减治疗36例阻塞型睡眠呼吸暂停综合征患者。结果:显效20例,有效14例,无效2例(为合并下颌畸形、下颌后置),总有效率94.44%。[3]

① 宫剑鸣,赵彦青.涤浊通窍方治疗痰浊夹瘀型阻塞性睡眠呼吸暂停低通气综合征48例临床观察[J].辽宁中医杂志,2017,44(10):2126 - 2128.

② 付强,蒋士卿.加味大柴胡汤治疗痰瘀阻窍型阻塞性睡眠呼吸暂停低通气综合征52例[J].中国实验方剂学杂志,2013,19(15):290 - 293.

③ 张元兵.醒神汤治疗阻塞型睡眠呼吸暂停综合征疗效观察[J].江西中医药,2001,32(5):22.

耳部疾病

先天性耳前瘘管

概　　述

先天性耳前瘘管为第一、二腮弓的耳原基在发育过程中融合不全所导致的遗迹。以女性多见，一般无症状，偶尔局部发痒，检查时仅见外口为皮肤上一个小凹，挤压可有少量白色皮脂样物，有微臭。感染时，局部红肿、疼痛、溢脓液，重者，周围组织肿胀，皮肤可以溃破成多个漏孔。排脓后，炎症消退，可暂时愈合，但常反复发作，形成瘢痕，多见于耳屏前上方发际附近，瘘管深长者，可影响耳道软骨部及耳郭，一般不波及耳后沟及耳道骨部。

本病属中医"耳瘘"范畴。瘘病早在《黄帝内经》已提到，如《素问·生气通天论》有"陷脉为瘘，留连肉腠"的记载。《诸病源候论·卷三十四》论述了诸瘘的病因："瘘病之生，或因寒暑不调，故血气壅结所作"，并言瘘"亦发于两腋下及两颞颥间，初作喜不痛不热，若失时治，即生寒热"，所指"颞颥间"与本病的部位较相似。1985 年出版的《中国医学百科全书·中医耳鼻咽喉口腔科学》将本病定名为"耳瘘"。

辨 证 施 治

刘蓬分 2 型

（1）外感邪毒型　症见瘘口周围皮肤红肿疼痛，且沿瘘管走向扩散，瘘口可有脓液溢出；或伴有发热、头痛；舌质红，苔黄，脉数。治宜清热解毒、消肿止痛。方用五味消毒饮加减。

（2）正虚毒滞型　症见瘘口或其周围溢脓，经久不愈，脓液清稀；全身可伴有疲倦乏力、纳呆、头昏等症状；舌质淡红，苔白或黄，脉细数。治宜益气养血、托毒排脓。方用托里消毒散加减。[①]

经 验 方

1. 拔瘘条　水银 15 克、明矾 15 克、火硝 15 克、食盐 15 克、皂矾 15 克。用时先用探针探明瘘管深浅、方向、分支及内口部位，然后沿瘘管放入拔瘘条，5～6 日换药，瘘管壁已经被蚀脱，拔管 3～4 次可收口痊愈。李晓青等用上法治疗 78 例耳前瘘管患者，全部治愈。治疗 10～15 日者 52 例，治疗 21～30 日者 26 例。[②]

2. 湿润烧伤膏　紫草、黄芩、黄柏、黄连、乳香、没药、冰片、蜂蜜等。将小号绷带从中间剪断，制成 2 厘米×4 厘米大小的小方纱，每隔 5 层方纱涂布中药湿润烧伤膏 0.5 厘米厚，放入小换药盒中，加盖后高压蒸汽消毒，时间 30 分钟，消毒后备用，对小儿先天性耳前瘘管感染患者，采取患处常规消毒，如形成脓肿则行切开排脓术，术后给予中药湿润烧伤膏换药，每日 1～2 次，直至伤口愈合。陈欣欣等用上法治疗 38 例小儿先天性耳前瘘管感染期患者。结果：经治 5～9 日后，全部治愈。随访 1 年～1 年半，瘘管封闭良好，皮肤未见瘢痕增生，无复发。[③]

---

① 刘蓬.中医耳鼻咽喉科学[M].北京：中国中医药出版社，2016：68.
② 李晓青，等.拔瘘条治疗先天性耳前瘘管疗效观察及护理[J].辽宁中医杂志，2006,33(7)：864.
③ 陈欣欣，等.湿润烧伤膏治疗小儿先天性耳前瘘管感染期 38 例疗效观察[J].云南中医中药杂志，2006,27(3)：12.

中 成 药

1. 紫草膏　组成：紫草、当归、防风、地黄、白芷、乳香、没药等[河北医科大学中医院制剂室制备，石卫药剂字(97)普 105－00138]。用法用量：常规清洁创面后，术腔置紫草膏油纱条压实不留死腔，再用无菌纱布包扎，隔日换药 1 次，直至脓性分泌物消失，肉芽组织新鲜饱满，细菌培养(-)，临床期愈合。而后行耳前瘘管摘除术。临床应用：郭树繁等以自制的紫草膏油纱条局部换药治疗 38 例先天性耳前瘘管感染化脓患者。结果：炎症反应及分泌物消失的时间为(4.8±1.2)日，创面愈合时间为(10.5±1.05)日。[1]

2. 洁尔阴洗液　组成：蛇床子、苦参、黄柏、艾叶等。功效：清热解毒利湿。制备方法：将脱脂棉线搓成细线，浸泡于 30％的洁尔阴洗液备用。用法用量：对已经感染化脓以红肿为主的耳前瘘管采用洁尔阴脱脂棉线埋管法，脓肿较大者，加用 30％过氧化氢冲洗，再用 30％洁尔阴冲洗。每日换药以红肿是否消褪及肉眼未见脓性分泌物为标准，决定是否停止置线和冲洗。临床应用：江国昌用上方治疗 32 例感染期先天性耳前瘘管患者，总有效率为 81.2％。[2]

---

① 郭树繁，等.紫草膏治疗先天性耳前瘘管感染化脓临床观察[J].辽宁中医学院学报,2005,7(5)：477.
② 江国昌.洁尔阴治疗感染期先天性耳前瘘管 32 例[J].中国中西医结合杂志,1998,18(2)：80.

耳郭假性囊肿

概　述

耳郭假性囊肿又名耳郭非化脓性软骨膜炎、耳郭浆液性软骨膜炎、耳郭软骨间积液,系指耳郭外侧面的囊肿样隆起,内含浆液性渗出物。病因不明,目前认为与机械性刺激、挤压有关,造成局部微循环障碍,引起组织间的无菌性炎性渗出而发病。

耳郭假性囊肿在古代医籍中无对应的名称,但根据其临床表现,类似于中医“痰包”概念。之后不同的教材有分别称为“耳壳痰包”“耳郭流痰”者。一般认为由脾虚痰浊凝滞耳壳而成。

辨　证　施　治

王永钦分 2 型

(1) 痰浊凝聚型　治宜健脾去湿、化痰散结。方用导痰汤加减:半夏、陈皮、茯苓、枳实、制南星、甘草、大枣等。随症加减:可加僵蚕、浙贝母以增强祛痰散结之功;局部灼热者,可加栀子、黄芩、半枝莲以清热散结消肿;局部暗红者,可加当归、桃仁、牡丹皮等以活血消肿。

(2) 邪毒侵袭型　治宜清热解毒、消肿散结。方用仙方活命饮加减:金银花、甘草、陈皮、乳香、没药、当归、赤芍、贝母、天花粉、白芷、防风、甲片、皂角刺。随症加减:便秘者,可加大黄、芒硝;热盛者,可加黄连、黄芩。[①]

经　验　方

1. 加减龙胆泻肝汤　龙胆 12 克、当归 12 克、黄芩 12 克、柴胡 10 克、栀子 10 克、僵蚕 10 克、茯苓皮 10 克、生甘草 10 克、泽泻 15 克、木通 6 克、滑石 30 克、车前子(包煎)20 克。每日 1 剂,水煎服,分 2 次服。桑树贤用上方治疗 5 例耳郭假性囊肿患者。结果:全部治愈(患耳囊肿消退,症状消失,半年内无复发)。一般服药 3～5 日自觉症状好转,7～10 日囊肿开始消退,服药最少者 8 剂,最多者 20 剂。[②]

2. 自拟方　牡蛎粉 2 份、磁石粉 2 份、玄明粉 1 份、大黄粉 1 份、甘遂粉 1/5 份。上药混匀装瓶备用,用时用鸡蛋清调成糊状,涂于消毒患处,每日换药,不需包扎,不需抽液和切开,一般外敷 5～10 日可愈,再敷 1 周巩固。[③]

3. 二黄一白栀子膏　将栀子、大黄、白矾、雄黄分别研末,用药时按 2∶1∶1∶1∶4 取药末与凡士林调成 50% 软膏。囊肿消毒后,用缝合针带 6 号尼龙线引流,阴证者(临床表现为病程较缓慢,囊肿局部皮肤干燥作痒,感觉微麻木,常有酸痛,喜热喜按,肿胀较阳症者为轻)用二黄一白栀子膏外敷,覆盖消毒纱布,并弹性夹加压;阳证者(临床表现为起病较急,囊肿局部红肿热痛,喜冷拒按)外敷药膏中去雄黄。3 日后拆除弹性夹引流线,每隔 2～3 日换药 1 次直至痊愈。张冠生等用上法治疗 22 例耳郭假性囊肿患者。结果:除 2 例分别于治疗 6 日、11 日中断治疗外,20 例均治

---

① 王永钦.中医耳鼻咽喉口腔科学[M].北京:人民卫生出版社,2001:208.
② 桑树贤.加减龙胆泻肝汤治疗耳廓假性囊肿[J].四川中医,1993,11(3):45.
③ 周奇轩.耳廓软骨间积液的中医治疗[J].中医杂志,1991,32(12):16.

愈,平均治愈时间 11.7 日,换药 4～6 次。[1]

单　方

煅石膏　组成:煅石膏。用法用量:将患耳消毒后,于囊肿最低处穿刺抽液,消毒棉球压迫止血片刻,无菌棉球堵塞外耳道口,以煅石膏 100 克加水 45～60 毫升搅拌均匀,使之呈流动状态,包裹耳郭,厚度为 1.5 厘米,1 周后拆除石膏。临床应用:张书民等用上方治疗 57 例(61 耳)耳郭假性囊肿患者。结果:54 耳 1 次治愈,7 例患者复发,再次抽液煅石膏压迫 1 周后治愈。[2]

① 张冠生,等.耳廓假性囊肿 22 例治疗观察[J].中医杂志,1983,24(7):19.
② 张书民,等.煅石膏治疗耳廓假性囊肿 57 例临床体会[J].辽宁中医杂志,2005,32(11):1166.

化脓性耳郭软骨膜炎

概　述

化脓性耳郭软骨膜炎是指耳郭软骨膜的急性化脓性炎症，由于炎症渗出液压迫可使软骨缺血坏死，该病发展较快，还可致耳郭瘢痕挛缩畸形，不仅有碍外观，还影响外耳生理功能，应积极诊治。主要因细菌感染引发该病，常见细菌依次为绿脓杆菌、金黄色葡萄球菌、链球菌、大肠埃希菌等。造成感染的原因有创伤、烧伤、冻伤、手术切口、针刺、打耳环孔、皮肤不清洁等。耳郭感染后局部的病理过程为：皮肤及软骨膜紧贴，同时发生出血渗出，随之软骨膜下炎性渗出物积聚，软骨因血供障碍、细菌毒素侵入引起坏死，最终形成瘢痕挛缩、耳郭畸形。所以，临床表现早期为局部烧灼感、红肿、疼痛，继之整个耳郭弥漫性肿大、疼痛加剧、体温升高。后期脓肿形成，触之有波动感，炎症期后软骨坏死，耳郭失去支架，挛缩形成菜花状畸形。

本病属中医"断耳疮"范畴。本病的病名首见于隋代巢元方所著的《诸病源候论·卷三十五》："断耳疮，生于耳边，久不瘥，耳乃取断……此疮亦是风湿搏于血气所生，以其断耳，因以为名也。"后世医家又有"耳发疽"等别称。多有耳郭外伤史，与邪毒侵袭或火热上炎有关。

辨　证　施　治

刘蓬分2型

（1）邪毒侵袭型　症见耳郭灼热、疼痛，局部红肿，继而红肿疼痛逐渐加剧；伴发热、头痛、口干等；舌质红，苔黄，脉数。治宜清热解毒、消肿止痛。方用五味消毒饮加减：金银花、紫花地丁、蒲公英、野菊花、紫背天葵。随症加减：热盛者，可加黄芩、黄连；血热者，可加牡丹皮、生地黄等。

（2）火热炽盛型　症见耳郭极度红肿，按之有波动感，继则溃破流脓，软骨坏死、脱落，耳郭变形，患者耳痛剧烈，坐立不安，发热，头痛；舌质红，苔黄，脉数。治宜清热解毒、祛腐排脓。方用黄连解毒汤合五味消毒饮加减：黄连、黄柏、黄芩、栀子、金银花、蒲公英、紫花地丁、紫背天葵子、野菊花。随症加减：溃破流脓者，可加皂角刺、天花粉等。若耳郭皮色暗红，溃口难收，流脓不止，脓液稀薄，为正虚邪滞，余毒未清，则应改用托里消毒散，以扶正祛邪，托毒排脓。[1]

经　验　方

1. 金菊病毒清汤　金银花10克、黄芩10克、连翘8克、大青叶10克、板蓝根10克、生甘草6克、防风10克、荆芥10克、柴胡10克、白芷10克、黄芪10克、桔梗10克、甲片10克。每日1瓶，口服，每日3次，每次80毫升，连续口服10~15日。陈静等结合热敏灸治疗36例化脓性耳郭软骨膜炎患者。结果：治愈32例，好转4例，无效0例，总有效率100%。[2]

2. 中医药　在清除脓腔的基础上，早期采用"清热解毒，凉血消肿"的治则，以"黄连解毒汤合五味消毒饮"随症加减，每日1剂，水煎服，早晚送

① 刘蓬.中医耳鼻咽喉科学［M］.北京：中国中医药出版社，2016：66-67.
② 陈静，等.热敏灸结合金菊病毒清汤治疗耳廓化脓性软骨膜炎36例［J］.湖南中医杂志，2017，33(1)：76-77.

服，5～7剂；晚期采用"活血祛腐，补气养血"的治则，以"桃红四物汤合托里消毒散"为主方随症加减，每日1剂，水煎服，早晚送服，直至痊愈。易新林等用上方治疗36例化脓性耳郭软骨膜炎患者。结果：7例脓肿未形成者，均在10日内治愈，其余29例脓肿形成患者均一次性治愈，病程12～15日，其中2例耳郭稍有增厚，1例因耳郭软骨破坏重而遗留轻度畸形。[①]

3. 二砂散 硼砂2份、朱砂3份、炉甘石2份、冰片3份、蟾蜍3份、牛黄0.5份。上药共研为极细末，瓶装备用。清除脓腔喉，将二砂散适量均匀撒于创面，然后用多层无菌纱布加压包扎。每日清洗敷药治疗1次，直至创面愈合。孙麦青用上法治疗41例化脓性耳郭软骨膜炎患者，全部治愈。[②]

单　方

1. 虎杖水剂 组成：虎杖、三颗针、大血藤等。用法用量：虎杖水剂与复方二甲基亚砜液（二甲基亚砜、氯霉素、地塞米松等），每隔4小时交替轻拭耳郭1次后，再以该药液纱布4～6层湿敷。视病情选用抗生素静滴，必要时行手术处理后，继用该药液湿敷治疗。临床应用：李森用上法治疗26例化脓性耳郭软骨膜炎患者。结果：连续4～12日全部治愈，治愈后尚无一例残留耳郭变形。[③]

2. 紫花地丁软膏 组成：紫花地丁。用法用量：① 将紫花地丁洗净，煎煮2次，浓缩至糊状，加入等量之凡士林调和即成，每日2～3次敷耳郭患处。现有软膏成品，使用方便。② 应用抗生素：根据病情、感染时间、细菌种类和药物敏感试验，选用青霉素、链霉素、庆大霉素和多粘菌素等治疗。③ 手术处理：耳郭重度肿胀或已成波动的化脓性软骨膜炎，软骨可能破坏者，手术应在全麻下施行，彻底清创除去病变组织和不健全的软骨。临床应用：秦永彦用上方治疗74例化脓性耳郭软骨膜炎患者。结果：其中6例避免了手术，5例化脓波及全耳郭，用两瓣法清创治疗，获得较满意效果。[④]

① 易新林，等.耳廓化脓性软骨膜炎36例临床分析[J].中国中医骨伤科杂志，2013,21(7)：51.
② 孙麦青.二砂散外敷治疗化脓性耳廓软骨膜炎[J].中国中医药信息杂志，1999,6(8)：60-61.
③ 李森.中西医结合治疗耳廓化脓性软骨膜炎[J].1992,20(6)：55.
④ 秦永彦.耳廓化脓性软骨膜炎的中西医结合治疗[J].中西医结合杂志，1983,3(4)：234.

外 耳 湿 疹

概　　述

湿疹是指由多种内外因素引起的变态反应性多形性皮炎。发生在外耳道内称外耳道湿疹；若不仅发生在外耳道，还包括耳郭和耳周皮肤则为外耳湿疹。外耳湿疹是一种常见皮肤病，主要特征为瘙痒、多形性皮疹、反复发作。皮肤可出现弥漫性潮红、红斑、丘疹、水疱、渗液、结痂及鳞屑等损害，消退后少数可有色数沉着。

本病属中医"旋耳疮"范畴。旋耳疮在中医古籍中又称"月食疮""月蚀疮""月蚀疳疮""黄水疮"等。中医认为本病外因为风、湿、热邪侵袭，内因为脾胃、肝胆功能失调所致。现代医家对本病急性期多从风、湿、热施治，慢性期则从血虚风燥论治。

辨 证 施 治

刘蓬分2型

（1）风热湿邪犯耳型　治宜清热祛湿、疏风止痒。方用消风散加减。随症加减：若湿重者，可选用萆薢渗湿汤加减；湿热壅盛者，可用龙胆泻肝汤加减以清热解毒祛湿。

（2）血虚生风化燥型　治宜养血润燥、祛风止痒。方用地黄饮加减。[1]

经 验 方

1. 加减消风汤　荆芥 10 克、防风 10 克、蝉蜕 10 克、牛蒡子 15 克、胡麻 10 克、苦参 15 克、苍术 10 克、知母 10 克、石膏 10 克、通草 10 克、当归 15 克、生地黄 10 克、地肤子 15 克、白鲜皮 15 克、甘草 10 克（黑龙江中医药大学附属第一医院制剂室制备）。水煎服，每次 100 毫升，每日 2 次口服。7 日为 1 个疗程。观察 2 个疗程。唐英等用上方治疗 30 例外耳湿疹患者。结果：痊愈 16 例，显效 8 例，有效 5 例，无效 1 例，总有效率 96.7%。[2]

2. 湿疹膏　大黄 30 克、黄柏 30 克、苍术 30 克、白芷 15 克、蛇床子 20 克、枯矾 10 克、天花粉 10 克。上药共研细末，放入香油 500 克，加热后调和。先以 3% 过氧化氢清洗患处，拭干，再把药膏均匀地抹于患耳，每日早晚各 1 次。李玮用上方治疗 108 例外耳湿疹患者。结果：显效 63 例，有效 34 例，无效 11 例。[3]

3. 青黛黄柏散　青黛 20 克、黄柏 30 克、海螵蛸（去壳）15 克、滑石 30 克。上药分别研成极细粉末，过筛混合拌匀，麻油适量调成膏状备用。使用前将患处用淡盐水洗净擦干，外涂上述药膏，每日 1~2 次，至愈停药。倪有义用上方治疗 48 例旋耳疮患者。结果：痊愈（皮肤损害完全消退，自觉症状完全消失，随访 2 年以上未复发者）26 例，显效（皮肤损害明显消退，结痂，自觉症状基本消失）14 例，有效（皮肤损害开始消退）8 例，总有效率 100%；3~5 日见效者 28 例，7~10 日见效者 20 例。[4]

4. 中药外洗方　荆芥 50 克、苦参 50 克、蛇床子 50 克、地肤子 50 克。水煎后洗患处，每日

---

① 刘蓬.中医耳鼻咽喉科学［M］.北京：中国中医药出版社,2016：63 - 64.
② 唐英,等.加减消风汤治疗旋耳疮 30 例［J］.江西中医药大学学报,2017,29(2)：52 - 54.
③ 李玮.自拟湿疹膏治疗外耳湿疹 108 例［J］.浙江中医杂志,2008,43(2)：74.
④ 倪有义.中药外搽治疗旋耳疮 48 例疗效观察［J］.河南中医药学刊,1995,10(1)：42 - 43.

洗2～3次,每剂用1日,每日更换新药直至痊愈。李会等用上方治疗200例外耳湿疹患者,全部治愈。①

单　方

1.黄连液　组成:黄连50克。制备方法:黄连浸泡在200毫升60%乙醇液中7日,备用。用法用量:患部予以湿敷,每日1次,10日为1个疗程。临床应用:李晶等用上方治疗28例外耳湿疹患者,疗效满意,治疗前后分值有显著差异($P<0.05$)。②

2.自拟方　组成:黄连、黄柏、枯矾。制备方法:黄连、黄柏、枯矾按3:3:1比例共为细末,加入冰片适量备用。用法用量:每次用5克加适量

75%乙醇调成稀糊状。先用生理盐水清洗患处,待干后将上药涂患处,每日3～5次,7日为1个疗程。临床应用:贾黎用上方治疗26例旋耳疮患者。结果:26例均治愈(1～2个疗程后,耳后皮肤红赤肿脓消失,折缝愈合,皮色正常,不遗留瘢痕为痊愈),其中1个疗程治愈20例,2个疗程治愈6例。③

3.甘草酊　组成:甘草。制备方法:将甘草切片盛于容器中,倒入75%乙醇浸没甘草为度,2周后将甘草压榨取液并滤过,所剩药渣可两度浸泡2周,再取棕褐色溶液,2次溶液混合即得甘草酊,分装小瓶待用。用法用量:用时将甘草酊涂患处,每日3次,5～7日为1个疗程。临床应用:江德胜用上法治疗6例外耳湿疹患者。结果:痊愈5例,好转1例。④

---

① 李会,等.中药外洗治疗外耳湿疹[J].时珍国药研究,1993,4(1):41.
② 李晶,等.黄连液治疗外耳湿疹疗效观察[J].中医药学刊,2004,22(4):693.
③ 贾黎.中药外治旋耳疮26例[J].中医外治杂志,1999,8(3):55.
④ 江德胜.甘草酊治疗耳鼻部炎症108例观察[J].中国中西医结合杂志,1992,12(6):372-373.

外耳道炎

概　述

外耳道炎是外耳道皮肤或皮下组织的广泛的急、慢性炎症。正常的外耳道皮肤及其附属腺体的分泌对外耳道具有保护作用，当外耳道皮肤本身的抵抗力下降或遭损伤，微生物进入引起感染，发生急性弥漫性外耳道炎症。如患者有全身性慢性疾病，抵抗力差，或局部病因长期未予去除，炎症会迁延为慢性。

本病属中医"耳疮"范畴。"耳疮"一名首见于《诸病源候论·卷二十九》："足少阴为肾之经，其气通于耳。其经虚，风热乘之，随脉入于耳，与血气相搏，故生耳疮。"在古医籍中又有"耳内生疮"等别称。实证多由风热湿邪所致，虚证多为血虚化燥所引起。

辨　证　施　治

1. 刘蓬分3型

（1）外邪侵袭型　治宜疏风清热、解毒祛湿。方用金银花解毒汤加减：金银花、连翘、紫花地丁、黄连、夏枯草、牡丹皮、犀角（水牛角代）、赤茯苓。随症加减：一般情况下可减去犀角（水牛角代）；若耳痒者，可加防风、白鲜皮以疏风祛湿。

（2）肝胆湿热型　治宜清泄肝胆、利湿消肿。方用龙胆泻肝汤加减。本方多为苦寒之药，不宜久服，中病即止。

（3）血虚化燥型　治宜养血润燥、祛风止痒。

方用地黄饮加减。随症加减：痒甚者，可加蝉蜕、地肤子、白鲜皮等以祛风止痒。[1]

2. 王彩云分2型

（1）风热邪毒外侵型　症见耳部灼热感，轻度疼痛，发胀，张口、咀嚼或牵拉耳郭、压迫耳屏时疼痛加剧。专科检查见外耳道皮肤轻度充血、肿胀，表面有白色上皮脱屑附着和少量浆液性分泌物渗出，耳道深部及鼓膜多无明显炎症，全身症状可见发热，头痛，周身不适，舌质红，苔白或微黄，脉浮数等风热之象。治宜疏风清热、解毒消肿。方用五味消毒饮合黄连解毒汤加减：野菊花、金银花、蒲公英、紫黄地丁、黄连、黄芩、栀子、薄荷、赤芍、甘草。随症加减：伴发热者，加生石膏（先煎）；伴头痛者，加菊花、白芷；大便秘结者，加大黄（后下）；小便黄赤者，加白茅根。

（2）肝胆湿热上蒸型　症见耳部疼痛较剧，甚者坐卧不安，痛引腮脑，耳前或耳后淋巴结肿大，有压痛。专科检查外耳道及耳甲腔、耳周皮肤弥漫性充血、肿胀，分泌物亦大量增多，初为稀薄浆液分泌物，后逐渐变为稠厚脓性，外耳道皮肤亦呈红肿湿润，可见小脓疮，外耳道逐渐狭窄，出现暂时性听力减退，伴见发热，口苦，咽干，大便干结，尿赤，舌质红，苔腻，脉弦数。方用龙胆泻肝汤合仙方活命饮加减：龙胆、泽泻、柴胡、赤芍、黄芩、金银花、白芷、制乳香、制没药、当归、陈皮、天花粉、栀子。[2]

经　验　方

1. 清解汤　金银花20克、野菊花20克、龙胆

① 刘蓬.中医耳鼻咽喉科学[M].北京：中国中医药出版社,2016：72 - 74.
② 王彩云,康天宝.中医药治疗弥漫性外耳道炎[J].河南中医,1997,17(6)：363.

20 克、竹茹 15 克、生甘草 6 克。随症加减：偏风热外袭者，加连翘 20 克、紫花地丁 20 克；偏湿热者，加茯苓 15 克、佩兰 15 克；偏肝胆热甚者，加柴胡 15 克、牡丹皮 15 克、夏枯草 30 克；偏脾气虚者，加党参 15 克、白术 15 克；偏肾阳虚者，加肉桂 6 克、枸杞子 15 克。每日 1 剂，水煎服，分 2 次服。配合双料喉风散外用。李宏军等用上方加减治疗 68 例（73 耳）患者。结果：治愈 46 例，显效 15 例，好转 7 例，总有效率 100％。①

2. 四黄膏　黄芩、黄连、黄柏、大黄、乳香、没药各等量。上药打细粉加凡士林而成膏。清洗外耳道，常规消毒后，贴于外耳道疖表面。若为外耳道炎，将四黄膏棉球塞于外耳道软骨部，保持 24 小时，每日换药 1 次。丁勇用上方治疗 52 例患者，其中单纯外耳道炎 27 例，单纯外耳道疖 23 例，外耳道疖合并外耳道炎 2 例。结果：经治疗 3～4 次，显效 44 例，有效 8 例，总有效率 100％。②

3. 通耳散　枯矾 10 克、五倍子 10 克、全蝎 10 克、硼砂 10 克、冰片 25 克、黄丹 5 克。上药共研细末。常规消毒耳门及耳郭皮肤，用 3％过氧化氢清洗外耳道分泌物，将通耳散用硬纸筒吹入耳道，要求药粉分布均匀，每日 2 次。于树林等用上方治疗 50 例渗出性外耳道炎患者。结果：治愈（局部渗液停止，瘙痒消失，外耳道皮色正常，3 个月不复发）30 例，显效（渗液明细减少，瘙痒基本消失，皮肤颜色由暗转红）17 例，无效 3 例。③

4. 一吹干粉　防风 50 克、浮萍 15 克、蜈蚣 10 克、血竭 10 克、冰片 5 克、枯矾 10 克。药物炮制存性，研极细末装瓶备用。用时先将外耳道 3％过氧化氢清洁，将药粉吹入耳道。隔日或隔 2 日吹药 1 次，用药 2～4 周。阎斌用上方治疗 98 例外耳道炎患者。结果：痊愈 56 例，显效 25 例，有效

11 例，无效 6 例，总有效率 93.9％。④

单　方

1. 苦参灵仙液　组成：苦参 30 克、威灵仙 30 克。制备方法：加水 250 毫升，煎约 60 毫升，过滤，待药凉后加入冰片 2 克，密封阴凉处保存备用。用法用量：每次取药液约 2 毫升，蘸棉棒清洗外耳道后滴入药液 2 滴，每日 2 次，15 日为 1 个疗程。临床应用：王涛等用上方治疗 30 例慢性外耳道炎患者。结果：痊愈 22 例，明显好转 7 例，无效 1 例，总有效率 96％。⑤

2. 疔疮散　组成：参三七粉 100 克、玉枢丹 10 克。制备方法：加食用香醋 30 毫升调成糊状，经高温消毒后备用。用法用量：将患侧外耳道以 3％过氧化氢反复清洗，拭干后以棉栓蘸疔疮散塞入耳道红肿部位，患侧耳周可辅以止痛消炎膏外敷。临床应用：毛建军用上方治疗 1 513 例外耳道炎患者，5 次为 1 个疗程。结果：1 个疗程治愈 1 217 例，好转 269 例，无效 27 例，总有效率 98.2％。⑥

3. 冰黄酊与青黛粉　组成：黄柏、冰片、薄荷。制备方法：黄柏浸泡于 75％乙醇 24 小时后用滤纸过滤，将冰片、薄荷加入滤液中，摇匀。用法用量：取上液滴耳，然后喷青黛粉于患处，每日 1 次，用药 3 日。临床应用：孟凡珍等用上方治疗 30 例外耳道炎患者。结果：3 日内治愈 25 例，1 周内治愈或改善 4 例，无效 1 例，总有效率 96.7％。⑦

中成药

1. 丹参酮胶囊　组成：丹参根提取物丹参酮（希力药业生产）。功效：抗菌抑菌。用法用量：口服，每日 3 次，每次 4 粒，连续服用 14 日。临床

① 李宏军，等.中医内外结合治疗外耳炎性疾病 68 例疗效观察[J].四川中医，2004，22(12)：81-82.
② 丁勇.四黄膏治疗外耳道炎、外耳道疖 52 例[J].中国中西医结合耳鼻咽喉科杂志，2003(02)：104.
③ 于树林，丛庆芝.通耳散治疗渗出性外耳道炎 50 例[J].中国中医药信息杂志，1996(6)：31.
④ 阎斌.一吹干粉剂治疗渗出性外耳道炎 98 例观察[J].中国中西医结合杂志，1994，14(3)：161.
⑤ 王涛，等.苦参灵仙液治疗慢性外耳道炎[J].时珍国药研究，1998，9(3)：214.
⑥ 毛建军.自制疔疮散治疗急性外耳道炎 1 513 例[J].中国中西医结合耳鼻咽喉科杂志，1996，4(1)：33.
⑦ 孟凡珍，等.冰黄酊与青黛粉治疗外耳道炎 30 例[J].辽宁中医杂志，1993，20(3)：20.

应用：刘君等用上方治疗 60 例慢性外耳道炎患者。结果：治愈 47 例，好转 8 例，无效 5 例，总有效率 91.7%。[①]

2. 新廣片 组成：主要成分为三七、牛黄、九节茶、珍珠层粉。用法用量：每次 2～4 片，每日 3 次口服，同时清洗耳道后将新廣片 1～2 片研末直接吹入外耳道内，每日 1 次。5～7 日评定疗效。

临床应用：蒋福山用上方治疗 68 例外耳道炎患者。结果：痊愈 46 例，显效 15 例，好转 7 例，总有效率 100%。[②]

---

① 刘君,王家东.丹参酮治疗慢性外耳道炎 120 例临床观察[J].中国中药杂志,2008,33(15):1898-1899.
② 蒋福山.新廣片治疗外耳道炎性疾病 68 例[J].中国中西医结合杂志,2001,21(9):691.

外 耳 道 疖

概　述

外耳道疖是外耳道皮肤的局限性化脓性炎症。多发生在热带/亚热带地区或炎热潮湿的夏季，发病率与地区和季节有关。外耳道疖都发生在外耳道软骨部，因此处皮肤含毛囊、皮脂腺和耵聍腺，细菌侵入这些皮肤附件，感染而形成脓肿。外耳道疖的致病菌绝大多数是金黄色葡萄球菌，有时为白色葡萄球菌感染。

本病属中医"耳疖"范畴。古代医籍中尚有"耳疔""黑疔"等别称。如《外科证治全书·卷二》中言："耳疔生耳窍暗藏之处，色黑形如椒目，疼如锥刺，引及腮脑，破流血水。"现代中医认为本病初期为风热外袭，继而肝胆火热上壅，分别采用疏风清热和清泻肝胆法治疗。

辨 证 施 治

刘蓬分 2 型

（1）风热邪毒型　治宜疏风清热、解毒消肿。方用五味消毒饮合银翘散加减。

（2）肝胆湿热型　治宜清泄肝胆、利湿消肿。方用龙胆泻肝汤加减。

随症加减：脓已成者，加皂角刺、甲片，或用仙方活命饮加减。[1]

经 验 方

鱼腥草汤　鱼腥草 30 克、七叶一枝花 30 克、赤芍 30 克、皂角刺 10 克、僵蚕 10 克。1 剂 2 煎，混合一起分 3 次服，每 8 小时 1 次。随症加减：病重体温升高者，可每 4 小时 1 次。儿童减半。林文森等用上方治疗 35 例急性外耳道炎和外耳道疖患者。结果：有效 27 例，无效 8 例，总有效率 79.1％；体征在 48 小时内完全消退者 15 例，余在 72 小时内完全消退。[2]

单　方

耳疖散　组成：老生姜、雄黄。制备方法：老生姜、雄黄各等份。取老生姜除掉叉枝，挖一洞，姜的四周留约 0.5 厘米厚，然后装进雄黄粉末，再用挖出的生姜末把洞口封紧，放在陈瓦上用炭火慢慢焙干，7～8 小时焙成黄色，脆而不焦，一捏就碎时研细为末，过 80 目细筛，将筛下的粉末装瓶备用。用法用量：用时将药粉撒在棉球上置于患处，每日换药 1 次。临床应用：张现广等用上方治疗 87 例外耳道疖患者。结果：经换药 1 次疼痛消失者 63 例，疼痛减轻者 24 例；换药 3 次红肿、疼痛均消失者 83 例；临床治愈率 95％，有效率 100％。[3]

① 刘蓬.中医耳鼻咽喉科学[M].北京：中国中医药出版社,2016：71-72.
② 林文森,等.鱼腥草汤治疗耳鼻喉科急性炎症 157 例疗效观察[J].辽宁中医杂志,1982,9(6)：36-37.
③ 张现广,刁训启.耳疖散用于治疗外耳道疖疗效观察[J].临床军医杂志,2006,34(5)：585.

中 成 药

1. 新癀片　组成：九节茶、三七、牛黄、珍珠层粉等（厦门中药厂生产）。用法用量：每次2～4片，每日3次，口服。并用酒或清水将片剂调制成糊状，将之涂擦于外耳道疖肿处，每日2次。5～7日为1个疗程。临床应用：杨莉用上方治疗85例（90耳）外耳道疖患者。结果：痊愈74例，显效10例，好转6例，全部有效。[1]

2. 九华膏　组成：滑石、川贝母、银珠、冰片、硼砂、龙骨、凡士林。用法用量：脓未成者，局部过氧化氢清洁后，九华膏每日1次涂于患处；脓已成者，切开排脓，放出脓血后敷九华膏。配合内服药物：① 风热侵袭型，方用五味消毒饮加减。② 邪犯少阳型，方用龙胆泻肝汤加减。脓已成未破者可加皂角刺、甲片。临床应用：朱莉葳用上方治疗30例38耳耳疖患者，治愈率100%。[2]

3. 龙胆泻肝丸　组成：龙胆、柴胡、黄芩、栀子（武汉市东山制药厂生产）。用法用量：每日2次，每次6克，口服，治疗期间，可用过氧化氢清洗耳道，不用抗生素和其他清热解毒中药。治疗7日后评定疗效。临床应用：陈新野等用上方治疗30例外耳道疖患者。结果：痊愈10例，显效4例，有效10例，无效6例，总有效率80%。[3]

4. 西黄丸　组成：西黄0.9克、麝香4.5克、乳香30克、没药30克（各去油，研极细末，吉林通化白雪山药厂生产）。用法用量：西黄丸研为极细末，耳疖溃破前用香油或白酒调涂，若已溃破则用生理盐水调涂，每日1～2次，疗程7日。临床应用：赫冀桂等用上方治疗60例外耳道疖患者。结果：痊愈41例，有效19例，全部有效。[4]

5. 季德胜蛇片　组成：七叶一枝花、半枝莲、蜈蚣等（南通制药总厂生产）。功效：清热解毒，消肿止痛。用法用量：用时将药品研末后用10%鱼石脂软膏均匀混合制成药膏，将药膏纱条敷于患处，每日1次，并口服季德胜蛇药片10片，每8小时1次，儿童酌减，同时选用头孢氨苄胶囊口服，每次0.5克、每日4次。临床应用：万浪用上方治疗62例外耳道疖患者，全部治愈。[5]

① 杨莉.新癀片治疗外耳道疖85例[J].实用中医药杂志,2002,18(4):41.
② 朱莉葳.耳疖的中药治疗体会[J].黑龙江医药科学,2000,23(6):63.
③ 陈新野,等.龙胆泻肝胶囊治疗耳疖30例[J].湖北中医学院学报,2000,2(3):33.
④ 赫冀桂,等.西黄丸外治耳疖60例临床观察[J].河北中医药学报,2000,15(1):21.
⑤ 万浪.中西医结合治疗外耳道疖肿62例[J].中国中西医结合杂志,1999,19(4):243.

外耳道真菌病

概　　述

外耳道真菌病又称真菌性外耳炎,是真菌侵入外耳道,或外耳道内的条件致病性真菌在适宜的条件下繁殖引起的外耳道的炎性病变。常见症状为耳部奇痒,由于真菌大量繁殖,堆积形成团块,可堵塞外耳道引起阻塞感,此外还可引起外耳道潮湿、疼痛,甚至耳鸣、眩晕等症状。

因为以耳部奇痒为突出症状,故本病属中医"耳痒症"范畴。但"耳痒"并不能完整反映外耳道真菌病的特点,所以一些中医耳鼻喉科专著直接称西医病名。现代中医耳鼻喉科专著一般认为本病由风热湿邪侵袭或肝肾阴虚所致。

辨 证 施 治

王永钦分 2 型

(1) 风湿热侵袭型　治宜疏风清热、除湿止痒。方用消风散加减:荆芥、防风、牛蒡子、蝉蜕、苍术、苦参、黄芩、知母、石膏、当归、生地黄、胡麻仁、甘草。随症加减:若湿邪偏盛,耳内渗液较多者,可用萆薢渗湿汤。

(2) 肝肾阴虚型　治宜滋养肝肾、祛风止痒。

方用知柏地黄丸加减:熟地黄、知母、黄柏、山茱萸、牡丹皮、茯苓、泽泻、怀山药、地肤子、苦参。[1]

经 验 方

消风散合二妙散加减　荆芥 10 克、防风 10 克、蝉蜕 10 克、苦参 10 克、木通 10 克、龙胆 10 克、牛蒡子 10 克、当归 10 克、白鲜皮 10 克、地肤子 10 克、苍术 15 克、黄柏 15 克、黄芩 15 克、生地黄 15 克、石膏 30 克、生甘草 6 克。制成中药汤剂,每日 1 剂,早晚分服,并联合局部硼酸酒精滴耳液滴耳,连续治疗 2 周。聂玲娟等用上方治疗 30 例霉菌性外耳道炎患者。结果:治愈 19 例,显效 7 例,无效 4 例,总有效率 86.67%。[2]

中 成 药

龙胆泻肝丸　组成:龙胆、柴胡、黄芩、栀子、泽泻、木通、车前子、当归、地黄、甘草(广州花城制药厂生产)。功效:清热解毒,利湿止痒。用法用量:每次 5 克,每日 2 次口服。配合局部外涂达克宁霜。临床应用:卢亮用上方治疗 19 例外耳道真菌病患者。结果:痊愈 16 例,显效 3 例,总有效率 100%。[3]

① 王永钦.中医耳鼻咽喉口腔科学[M].北京:人民卫生出版社,2001:231-234.
② 聂玲娟,等.消风散合二妙散加减联合硼酸酒精滴耳液治疗湿热侵耳型霉菌性外耳道炎 30 例[J].浙江中医杂志,2018,53(9):694.
③ 卢亮.中西医结合治疗外耳道真菌病 19 例[J].辽宁中医杂志,1999,26(2):26.

分泌性中耳炎

概　　述

分泌性中耳炎是以中耳积液（包括浆液、黏液、浆—黏液，而非血液或脑脊液）及听力下降为主要特征的中耳非化脓性炎性疾病。本病常见。小儿的发病率比成人高，是引起小儿听力下降的重要原因之一。本病的同义词较多，如分泌性中耳炎、卡他性中耳炎、浆液性中耳炎、黏液性中耳炎等。中耳积液甚为黏稠者称胶耳。病因复杂，目前看来与多种因素有关，如咽鼓管功能障碍、感染和免疫因素等。

本病属中医"耳胀"范畴。耳胀作为病名，见于1934年陆清洁编《大众万病顾问·下册》："何谓耳胀？耳中作胀之病，是谓耳胀。"其中列举了病因、症状及治法，该病名一直沿用至今。耳为清窍，若浊气上逆，阻塞清窍，易致耳胀，如《素问·阴阳应象大论》曰："浊气在上，则生䐜胀。"

辨　证　施　治

1. 杜长河分3期

（1）早期　病程大于2周。病程较短，耳膜内陷不明显，光锥可部分存在，鼓膜呈红色或粉红色，声导抗示"B"或"C"型，抽出液清稀，舌苔薄黄或薄白，脉浮数。治宜清热疏风化痰。药用制半夏10克、陈皮6克、白芥子6克、茯苓10克、僵蚕10克、浙贝母10克、桔梗6克、石菖蒲6克、生甘草6克。

（2）中期　病程大于2周，小于1个月。耳膜内陷明显，光锥消失，声导抗示多为"B"型，舌苔腻或黄或白，脉弦。治宜健脾利湿化痰。药用制半夏10克、陈皮10克、白芥子10克、茯苓10克、桔梗10克、石菖蒲6克、僵蚕10克、生甘草6克。随症加减：抽出液黏稠时，可加竹茹10克；苔黄者，加黄芩10克；苔白者，加白术10克。

（3）后期　病程大于1个月，小于3个月。耳膜凹陷，并有干燥状，锤骨外突明显，舌苔薄偏干，脉沉细。治宜温肾涤痰。药用制半夏6克、白芥子6克、茯苓10克、熟地黄15克、山茱萸12克、山药12克、桔梗6克、枸杞子12克、生甘草6克。[1]

2. 王士贞分2期

（1）早期　治宜疏风祛邪。药用柴胡、菊花、蔓荆子、蝉蜕、地龙、白术、土茯苓。

（2）后期　治宜健脾利湿。药用四君子汤合玉屏风散加减。[2]

3. 金慧鸣分3型

（1）风热湿邪型　多见于急性期，常于感冒后并发，患者突感耳内闷胀、耳鸣、听力下降，湿重者可伴有胸闷、纳呆、肢重乏力、苔腻、脉濡等。治宜祛风清热、利湿开窍。药用荆芥10克、石菖蒲10克、薄荷10克、苍耳子10克、茯苓10克、藿香10克、佩兰10克、泽泻10克、金银花12克、连翘15克、车前子10克、赤芍10克。

（2）脾虚湿困型　多见于慢性期，主要为耳内闷胀有阻塞感，耳鸣，听力减退，持续不愈，常伴食少倦怠，腹胀便溏，舌质淡胖，苔腻，脉濡细。治宜补气健脾、渗湿通窍。方用参苓白术散加味：

---

① 杜长河.中医药治疗分泌性中耳炎60例[J].中国中医急症，2007，16（9）：1146.

② 邱宝珊，周小军.王士贞教授治疗小儿耳胀病经验介绍[J].新中医，2006，38（2）：7-8.

党参 10 克、白术 10 克、扁豆 10 克、山药 10 克、薏苡仁 15 克、茯苓 10 克、藿香 10 克、佩兰 10 克、苍耳子 10 克、石菖蒲 12 克、泽泻 10 克、冬瓜皮 10 克、白芍 10 克、石斛 10 克。

(3)邪毒滞留、气滞血瘀型　症见耳内胀闷堵塞感,日久不愈,甚至如物阻隔,听力减退,逐渐下降,耳鸣如蝉或嘈杂声。治宜行气活血、通窍开闭。方用通气散合通窍活血汤加减:柴胡 10 克、香附 10 克、川芎 10 克、牡丹皮 12 克、郁金 10 克、桃仁 10 克、红花 6 克、赤芍 10 克、地龙 10 克、石菖蒲 10 克、茯苓 15 克、甘草 6 克。

以上处方每日 1 剂,水煎服,早晚分服,儿童减半,10 日为 1 个疗程。同时配合西医治疗:选用一种抗生素,头孢拉啶 0.5 克口服,每日 2 次,或罗红霉素 150 毫克口服,每日 2 次,强的松 5 毫克口服,每日 3 次,用药 4～5 日;苯海拉明滴鼻剂滴鼻,每日 3～4 次,咽鼓管吹张、捏鼻鼓气法,中耳积液者行鼓膜穿刺抽液。临床观察:金慧鸣用上方辨证治疗 86 例(114 耳)分泌性中耳炎患者。结果:治愈 80 耳,好转 25 耳,无效 9 耳,总有效率 92.1%。[①]

4. 江宁分 3 型

(1)风寒郁肺型　方用三拗汤加减:麻黄 9 克、杏仁 9 克、甘草 9 克、葶苈子 12 克、白芷 12 克、石菖蒲 9 克、荆芥 10 克、防风 9 克、枳壳 10 克。

(2)肺经风热型　方用银翘散加减:金银花 20 克、连翘 12 克、桔梗 9 克、淡竹叶 9 克、甘草 6 克、荆芥 12 克、淡豆豉 9 克、芦根 12 克、前胡 9 克、车前子 9 克。

(3)湿热郁肺型　方用九味羌活汤加减:羌活 6 克、防风 9 克、苍术 6 克、细辛 2 克、川芎 9 克、白芷 9 克、甘草 6 克、陈皮 9 克、厚朴 9 克、大腹皮 9 克。[②]

5. 陈小宁等分 4 型

(1)风邪之痰型　随症加减:偏于风热者,治宜疏风清热消痰,方用银翘散合二陈汤;偏于风寒者,治宜疏风祛寒消痰,方用荆防败毒散合二陈汤。

(2)湿浊之痰型　治宜清热利湿化痰。方用五神汤(金银花、紫花地丁、茯苓、车前子、牛膝)合二陈汤。

(3)脾虚之痰型　治宜健脾化痰。方用参苓白术散合二陈汤。

(4)肾虚之痰型　治宜温阳补肾。方用附桂八味汤。[③]

6. 韩梅等分 5 型

(1)风寒型　治宜疏风散寒、理气化痰。方用王氏二陈汤合荆防败毒散。

(2)风热型　治宜疏风清热、理气化痰。方用王氏二陈汤合银翘散或桑菊饮。

(3)脾虚型　治宜补脾健土、理气化痰。方用参苓白术散合二陈汤。

(4)肾虚型　治宜温阳补肾、理气化痰。方用金匮肾气丸合二陈汤。

(5)痰热内扰型　治宜清热化痰。方用温胆汤。[④]

7. 宣伟军等分 4 型

(1)Ⅰ型(外邪犯肺、耳窍不利型)　听力图尚属正常,但声导抗检查示咽鼓管功能障碍,鼓室图一般呈正压型,或 As 型。病初起,耳闷堵感始发,鼓膜稍混浊内陷,锤骨柄潮红,或Ⅱ型治疗后转归期。可伴发热头痛、鼻塞流涕、咽痛不利,一般舌尖红,苔薄黄,脉浮数。治宜宣肺散邪、行气通窍。方用自拟宣通Ⅰ号方:辛夷、藿香、枳壳、厚朴、柴胡、石菖蒲、金银花、连翘、蒲公英等。

(2)Ⅱ型(肝郁阻肺、气闭耳窍型)　气导阈异常,以低频为主,或 A－B 间距≤15 dB,鼓室图一般为 C 型。病早期,耳闷堵感,略胀痛不适,鼓膜稍潮红内陷,或Ⅲ型治疗后转归期。治宜宣肺化痰、行气通窍。方用宣通Ⅱ号方:辛夷、柴胡、枳壳、厚朴、木香、石菖蒲、藿香、黄芩、浙贝母、泽泻、瓜蒌仁。

(3)Ⅲ型(肺失宣降、水壅耳窍型)　相当二肺失宣降,水塑耳窍型。气导阈异常,以高频为

① 金慧鸣.中西医结合治疗分泌性中耳炎疗效观察[J].中国中医基础医学杂志,2005,11(9):715－716.
② 江宁.从肺论治分泌性中耳炎早期 60 例[J].山东中医杂志,2005,24(3):155－156.
③ 陈小宁,等.从耳治肺看中西医结合治疗分泌性中耳炎的共同点[J].中国中西医结合耳鼻咽喉科杂志,2004,12(1):1－2.
④ 韩梅,等.浅析分泌性中耳炎[J].长春中医学院学报,2003,19(4):27.

主,或 A-B 间距≥dB,鼓室图一般呈 B 型。病中期,耳胀堵明显,鼓膜混浊,和或上半部内陷,下半部膨隆,呈淡黄色、橙红或琥珀色,或可见液平面。可伴咳嗽痰多,或鼻塞涕多,一般舌苔滑腻,脉沉弦。治宜宣肺行水、行气通窍。方用宣通Ⅲ号方:辛夷、柴胡、枳壳、厚朴、石菖蒲、藿香、桑白皮、泽泻、车前子、浙贝母等。

(4) Ⅳ型(痰凝血瘀、耳窍不通型) 气导阈明显异常,可伴不同程度骨导闭异常,高低频同时受损明显,鼓室图一般呈 Cs 型。病史较长,可迁延为慢性,耳闭塞失聪明显,鼓膜棍浊内陷明显,甚则部分与鼓室内壁粘连,呈乳白色或灰蓝色。一般舌暗有瘀点,脉缓涩。治宜宣肺化痰、活血通窍。方用宣通Ⅳ号方:辛夷、藿香、枳壳、厚朴、路路通、桃仁、红花、陈皮、僵蚕等。

临床观察:宣伟军等用上方辨证治疗 60 例(71 耳)分泌性中耳炎患者。结果:痊愈 57 耳,好转 9 耳,无效 5 耳,总有效率 93%。[1]

经 验 方

1. 加减二陈汤 制半夏 10 克、贝母 10 克、僵蚕 10 克、茯苓 10 克、白芥子 10 克、生甘草 10 克、石菖蒲 10 克、桔梗 10 克、陈皮 10 克。分别用 6 倍和 4 倍量水各煎煮 45 分钟,合并煎煮液,浓缩至 600 毫升,每次 200 毫升,每日 3 次。随症加减:偏风热者,加金银花、连翘 10 克、防风 10 克;偏风寒者,加桂枝 6 克、麻黄 6 克、杏仁 6 克。同时予以西医综合治疗,口服黏液促排剂切诺,每粒 0.3 克、每次 1 粒,每日 3 次;糠酸莫米松喷鼻剂,每日喷鼻 1 次,如果伴脓鼻涕加用阿奇霉素,每粒 0.5 克、每次 1 粒,每日 1 次,口服 3 日,停 4 日。7 日为 1 个疗程,治疗周期 2 个疗程。施正贤等用上方治疗 57 例分泌性中耳炎患者。结果:显效

23 例,有效 29 例,无效 5 例,总有效率 91.23%。[2]

2. 行气化湿活血通窍方 柴胡 10 克、香附 10 克、川芎 10 克、陈皮 10 克、半夏 10 克、茯苓 15 克、薏苡仁 15 克、杏仁 12 克、石菖蒲 10 克、路路通 10 克、木香 10 克、枳壳 10 克、苍耳子 10 克、甘草 10 克。随症加减:外感风寒者,加防风 10 克、荆芥 10 克;外感风热者,加金银花 10 克、连翘 10 克;中耳积液者,加泽泻 10 克、车前子 10 克。水煎,早晚分服。马胜民等用上方治疗 60 例急性分泌性中耳炎患者。结果:显效 55 例,有效 3 例,无效 2 例,总有效率 96.7%。[3]

3. 治肺祛痰方 麻黄 3 克、葶苈子 10 克、柴胡 10 克、黄芩 10 克、鱼腥草 10 克、金银花 10 克、辛夷 10 克。每日 1 剂,水煎,分 2 次服。联合 1‰呋麻滴鼻液滴鼻,咽鼓管吹张或鼓膜按摩。丁虹用上方治疗 46 例分泌性中耳炎患者。结果:痊愈 18 例,显效 13 例,有效 6 例,无效 9 例,总有效率 80%。[4]

4. 自拟方 金银花 15 克、连翘 15 克、荆芥 10 克、牛蒡子 10 克、紫苏子 10 克、白芥子 10 克、莱菔子 10 克、黄芩 10 克、石菖蒲 10 克、路路通 10 克、党参 15 克。每剂水煎取汁 300 毫升,成人每日 3 次,每次 100 毫升,儿童适当减量。另予以下治疗:① 波氏法咽鼓管吹张;② 以 1‰呋喃西林麻黄素生理盐水、双黄连注射液混合液行鼻雾化吸入 10 分钟;③ 鼓膜按摩 15 分钟,鼓膜治疗仪每分钟 80～110 转;④ 耳微波理疗 15 分钟,电脑微波多功能治疗仪功率 15～20 瓦;⑤ 鼻部超短波理疗 15 分钟。15 日为 1 个疗程。王丽鸣用上法治疗 50 例急性分泌性中耳炎患者。结果:痊愈 35 例,有效 13 例,无效 2 例,总有效率 96%。[5]

5. 利湿通窍方 陈皮 9 克、柴胡 9 克、半夏 12 克、石菖蒲 12 克、茯苓 15 克、白芷 15 克、升麻 6～9 克、丹参 12 克、葛根 12 克、生山楂 12 克、甘草 6 克。随症加减:脾虚湿盛,脘腹胀满,呕恶,痰多

① 宣伟军,等.中医辨证分型治疗分泌性中耳炎 60 例临床观察[J].中医杂志,2001,42(11):670-672.
② 施正贤,等.加减二陈汤辅助治疗分泌性中耳炎的疗效及对耳积液中纤维粘连蛋白和细胞因子表达的影响[J].中药材,2017,40(9):2206-2208.
③ 马胜民,等.行气化湿活血通窍法治疗急性分泌性中耳炎疗效观察[J].辽宁中医杂志,2014,41(9):1912-1913.
④ 丁虹.治肺祛痰法治疗渗出性中耳炎的临床研究[J].辽宁中医杂志,2010,37(6):1084-1086.
⑤ 王丽鸣.急性分泌性中耳炎的中医药规范化治疗[J].时珍国医国药,2009,20(1):212-213.

白黏,纳差,疲倦乏力,加生黄芪 20 克、生薏苡仁 20 克、白术 9 克;湿热较重,痰多色黄,鼓膜红肿,加竹茹 12 克、枳实 12 克、瓜蒌 12 克;湿重,鼓室有积液,加五苓散化裁:桂枝 12 克、茯苓 15 克、猪苓 15 克、泽泻 30 克、白术 9 克。韩斌等用上方加减治疗 46 例分泌性中耳炎患者。结果:治愈 18 例,有效 22 例,无效 6 例,总有效率 86.9%。[1]

单　方

菖蒲汁　组成:石菖蒲。制备方法:取新鲜菖蒲根茎适量,洗净捣汁,或洁净的砚上沾水磨汁,过滤后备用。用法用量:用时滴入耳内,每次 1～2 滴,每日 4～6 次,病程短者用 3～7 日,长者连续用 2～3 周。临床应用:丁志根用上方治疗 72 例(89 耳)分泌性中耳炎患者。结果:治疗前后分别采集中耳穿刺液进行 NO 测定,两者比较差异有显著意义($P<0.05$)。说明菖蒲汁滴耳治疗分泌性中耳炎有较好的效果。[2]

中 成 药

1. 龙胆泻肝胶囊　组成:龙胆、柴胡、黄芩、栀子(炒)、泽泻、木通、车前子(盐炒)、当归(酒炒)、地黄、甘草(蜜炙)。四川新鹿制药有限公司生产。鼓膜穿刺并予龙胆泻肝胶囊口服。用法用量:每次 1.0 克,每日 3 次。临床应用:文凤妮等用上方治疗 30 例肝胆湿热型的分泌性中耳炎患者。结果:脱落 5 例;治愈 9 例,好转 12 例,无效 4 例,总有效率 84%。[3]

2. 参苓白术散　组成:白扁豆、白术、茯苓、甘草、桔梗、莲子、人参、砂仁、山药、薏苡仁(山西华康药业股份有限公司生产)。用法用量:每次 9 克,每日 3 次。同时口服盐酸头孢美特酯分散片,每次 500 毫克、每日 2 次;考夫克每次 60 毫克、每日 3 次。15 日为 1 个疗程。临床应用:姜胤辉等用上方治疗 30 例(46 耳)脾虚型慢性分泌性中耳炎患者。结果:治愈改善 36 耳,无效 10 耳,总有效率 78.26%。[4]

3. 通窍胶囊　组成:毛冬青、车前草、柴胡、茯苓、川芎(广州中医药大学第二临床医学院药剂科生产,每粒重 0.5 克,含生药量 2.24 克)。用法用量:每日 3 次,每次 4 粒。并予滴鼻灵滴鼻,每次 2 滴,每日 3 次,有明显积液者予穿刺抽液。2 周为 1 个疗程,治疗 2 个疗程。临床应用:廖月红等用上方治疗 50 例分泌性中耳炎患者。结果:痊愈 16 例,显效 17 例,有效 14 例,无效 3 例,总有效率 94%。[5]

[1] 韩斌,于少林.利湿通窍法治疗慢性分泌性中耳炎 46 例[J].陕西中医,2005,26(9):934-935.
[2] 丁志根.菖蒲汁滴耳对分泌性中耳炎中耳积液中一氧化氮的影响[J].南京中医药大学学报(自然科学版),2000,16(5):314.
[3] 文凤妮,张继平,等.龙胆泻肝胶囊对肝胆湿热型分泌性中耳炎患者 PAF,ET-1 含量的影响[J].中国实验方剂学杂志,2016,22(10):158-161.
[4] 姜胤辉,等.参苓白术散治疗脾虚型慢性分泌性中耳炎[J].中国实验方剂学杂志,2013,19(13):311-314.
[5] 廖月红,等.通窍胶囊治疗分泌性中耳炎的临床研究[J].中药新药与临床药理,2001,12(5):324-325.

咽鼓管异常开放症

概　述

咽鼓管异常开放症是指咽鼓管由于各种原因而经常处于开放状态或过度开放并引起症状者。本病的确切病因尚不完全清楚,概括来说主要有两类,其一是机械性因素引起司理咽鼓管开放的肌肉长期处于高张力状态,以致咽鼓管闭合功能不良,另外是由于器质性因素引起。临床主要表现为耳闷、耳胀满感、压迫感、耳痛、耳鸣和自听增强等。

咽鼓管异常开放症无对应的明确的中医诊断,2001 年人民卫生出版社出版的王永钦主编的《中医耳鼻咽喉口腔科学》将其归属"气奔耳窍"范畴,认为《圣济总录》中"气奔两耳"的描述与咽鼓管异常开放症类似。一般根据其临床表现,可归属于"耳胀""耳鸣"等范畴。本病较为顽固,少数可迁延不愈。有研究发现咽鼓管异常开放症以虚证为主(86.6%),其中以气虚居多(91.1%),最常见的是脾虚(53.3%)。

辨 证 施 治

王永钦分 3 型

(1) 中气下陷型　治宜健脾益气、升阳固窍。方用补中益气汤加茯苓、葛根:人参、茯苓、白术、炙甘草、陈皮、当归、升麻、柴胡、葛根。随症加减:耳内胀满较甚者,可加香附、石菖蒲;有积液者,可加泽泻、车前子;胸闷纳差者,可加砂仁、豆蔻;病久不愈者,可加丹参、桃仁、红花。

(2) 肾虚精亏型　治宜补肾填精固窍。方用大补地黄丸加减:生地黄、熟地黄、玄参、肉苁蓉、当归、枸杞子、山茱萸、白芍、怀山药、黄柏、知母。随症加减:头昏耳鸣者,可加女贞子、墨旱莲;失眠者,加柏子仁、酸枣仁;久治不愈伴耳鸣耳聋者,可加磁石散。

(3) 肺气阴虚型　治宜养阴补肺、益气固窍。方用麦味地黄丸合玉屏风散加减:熟地黄、山药、山茱萸、泽泻、茯苓、牡丹皮、麦冬、五味子、黄芪、白术、防风。随症加减:耳鸣呼吸声明显者,加麻黄、杏仁。[①]

经 验 方

1. 补中益气汤加减　黄芪 30 克、党参 20 克、白术 10 克、茯苓 15 克、升麻 5 克、柴胡 10 克、葛根 15 克、陈皮 10 克、当归 10 克、甘草 5 克。每日 1 剂,水煎服,取 500～600 毫升,分 2 次早晚分服,30 日为 1 个疗程。段晓慧等用上方治疗 21 例咽鼓管异常开放症患者。结果:临床有效 13 例,总有效率为 61.9%。[②]

2. 自拟方　党参 12 克、升麻 12 克、当归 12 克、枸杞子 12 克、菟丝子 12 克、女贞子 12 克、葛根 15 克、脱力草 15 克、金樱子 15 克。随症加减:失眠者,加酸枣仁 9 克、柏子仁 9 克以养心安神;大便溏者,加焦白术 12 克、怀山药 12 克以健脾和胃;兼有鼻塞者,加荆芥 6 克、薄荷 6 克、前胡 6 克以宣肺开窍。20 日为 1 个疗程。张守杰用上方治疗 10 例咽鼓管异常开放症患者。结果:1 个疗程内治愈 7 例,2 个疗程内治愈 3 例。[③]

---

① 王永钦.中医耳鼻咽喉口腔科学[M].北京:人民卫生出版社,2001:234 - 241.
② 段晓慧,等.健脾益气法治疗咽鼓管异常开放症 21 例疗效观察[J].中医药导报.2009,15(7):32 - 34.
③ 张守杰.升清阳补肝肾治疗咽鼓管异常开放症[J].中国中西医结合耳鼻咽喉科杂志,1995,3(1):27.

大疱性鼓膜炎

概　述

　　大疱性鼓膜炎是一种病毒感染引起的鼓膜急性炎症，病变局限于鼓膜或外耳道近鼓膜处的皮肤，一般不累及中耳。临床表现为耳深部疼痛突然发生，多为持续性刺痛或胀痛，耳内胀闷，听力下降等。

　　本病按照临床表现可分属中医"耳疖""耳胀"等范畴。其发病机制多为时疫毒邪、风热时邪外侵，肺经受累，循经上犯耳窍，或者引动肝胆火热，火毒循经上灼耳窍，脉络瘀阻，故耳痛剧烈，痛引头面；风热、肝胆火毒燔灼鼓膜，血溢脉外，则见鼓膜血疱。

辨证施治

　　刘蓬分2型

　　(1) 外邪侵袭型　治宜疏风清热、解毒祛湿。方用金银花解毒汤加减：金银花、连翘、紫花地丁、黄连、夏枯草、牡丹皮、犀角(水牛角代)、赤茯苓。随症加减：一般情况下可减去犀角(水牛角代)；若耳痒，可加防风、白鲜皮以疏风祛湿。

　　(2) 肝胆湿热型　治宜清泄肝胆、利湿消肿。方用龙胆泻肝汤加减。本方多为苦寒之药，不宜久服，中病即止。[1]

经　验　方

　　复方细辛液　荜茇3克、白芷3克、细辛3克、花椒3克、高良姜3克、冰片3克、60％乙醇30毫升。将上述中药研细末，置酒精中浸泡1～2日，过滤，取滤液备用。用药前常规消毒外耳道，取以上药液滴耳，每日3次，每次1～3滴。扈祚良用上方治疗35例大疱性鼓膜炎患者。结果：3日内痊愈(耳痛等自觉症状1～3日内完全消失，鼓膜大疱消失，鼓膜恢复正常)18例，显效(用药3～5分钟后耳痛消失或明显减轻，鼓膜充血及大疱在1～3日内消失或明显缩小者)3例，有效(用药3～5分钟或半小时后耳痛减轻，鼓膜大疱在7日内消失)10例，无效4例，有效率88％。[2]

中　成　药

　　蒲地蓝消炎口服液　组成：蒲公英、紫花地丁、板蓝根、黄芩(济川药业集团有限公司生产，每支10毫升)。用法用量：口服蒲地蓝消炎口服液，每次10毫升，每日3次，连续7日。临床应用：廖光美等用上方治疗大28例疱性鼓膜炎患者。所有患者均在耳内镜下以无菌叮咛钩挑破鼓膜上皮层及外耳道深部皮肤血疱，取耳科吸引器吸净血性分泌物。结果：治愈(患耳症状消失。外耳道深部皮肤及鼓膜充血消失，血疱消退，鼓膜恢复正常标志。受损频率听阈恢复正常)26例，好转(患耳症状不能完全消除。外耳道深部皮肤及鼓膜充血减轻，血疱消退，鼓膜标志可能恢复正常。受损频率平均听力提高)2例，治愈率为93％。[3]

---

① 刘蓬.中医耳鼻咽喉科学［M］.北京：中国中医药出版社,2016：72-74.
② 扈祚良.复方细辛液治疗大疱性鼓膜炎55例［J］.中西医结合杂志,1988,8(12)：746.
③ 廖光美,等.蒲地蓝消炎口服液联合耳内镜治疗大疱性鼓膜炎的临床观察［J］.中国中西医结合杂志,2018,38(3)：371-372.

急性化脓性中耳炎

概　述

急性化脓性中耳炎是细菌感染引起的中耳黏膜的急性化脓性炎症。病变主要位于鼓室，中耳其他各部如乳突的黏膜也可有较轻微的炎症。本病多见于儿童。临床上以耳痛，耳内流脓，鼓膜充血、穿孔为特点。由于抗生素的普遍应用，目前发病率已有所下降。主要致病菌为肺炎链球菌，流感嗜血杆菌，乙型溶血性链球菌，葡萄球菌及绿脓杆菌等。中耳的真菌感染罕见。致病菌可通过咽鼓管途径、外耳道-鼓膜途径、以及血行感染途径侵袭中耳，其中以咽鼓管途径最常见。

本病属中医"脓耳"范畴。脓耳病名最早见于宋代杨士瀛著《仁斋直指方论·卷二十一》："热气乘虚，随脉入耳，聚热不散，脓汁出焉，谓之脓耳。"古代医家对脓耳的论述较多，有"聤耳""耳疳""耳底子""耳湿"等名称，还有按脓色不同而命名的，其含义不尽相同，但共同的特征是耳内流脓。一般来说，急性化脓性中耳炎多为实证、热证，按其脓色，黄脓多为湿热，红脓多为肝胆火盛。

辨　证　施　治

王永钦分2型

（1）风热外侵型　治宜疏风清热、解毒消肿。方用蔓荆子散加减：蔓荆子、野菊花、升麻、木通、赤茯苓、桑白皮、前胡、生地黄、赤芍、麦冬、甘草。随症加减：风热外犯初起时，可减去生地黄、麦冬等滋阴之品以免滋腻留邪；发热者，可加柴胡以助退热；鼻塞者，可加白芷、辛夷花以通鼻窍；咳嗽者，可加桔梗以宣肺止咳。

（2）肝胆火盛型　治宜清肝泄热、祛湿排脓。方用龙胆泻肝汤加减。随症加减：火热炽盛、流脓不畅者，重在清热解毒，消肿排脓，可选用仙方活命饮加减。小儿脓耳，热毒内陷，高热烦躁者，可在以上方剂中酌加钩藤、蝉蜕之属。[1]

经　验　方

1. 复方黄连滴耳液　甘油500克、黄连100克、生大黄100克、冰片15克、枯矾10克。上药加入10毫升95％乙醇溶液中，并加入适量蒸馏水稀释，滴耳治疗。每次2～3滴，每日3次。陈奕辉用上方治疗60例急性化脓性中耳炎患者。结果：显著有效48例，好转10例，无效2例，总有效率为96.67％。[2]

2. 黄连冰片散加减　黄连50克、金银花40克、青黛10克、儿茶15克、冰片20克。将黄连、金银花、青黛、儿茶。上药混匀碾成粉末，过120目筛，再将冰片研成细末，将上药混匀备用。先予氧氟沙星0.2克静脉滴注，每日1次，连用5日；用3％过氧化氢溶液反复清洗外耳道后擦干残留液，然后滴入诺氟沙星眼药水2滴，早晚各1次，用拇指按压患耳耳屏数次，使药液渗入中耳腔。在中午及睡前用脱脂棉签擦干耳道后，将适量制作好的中药粉末吹入患处。葛成栋等用上法治疗50例急性化脓性中耳炎患者。结果：治愈（溢脓停

---

① 王永钦.中医耳鼻咽喉口腔科学［M］.北京：人民卫生出版社，2001：270－271.
② 陈奕辉.中医药治疗120例急性化脓性中耳炎的临床效果分析［J］.时珍国医国药，2014，25（12）：2970－2971.

止,鼓膜及鼓室充血消失,干燥)33例,占66%;显效(无溢脓主诉,外耳道及鼓室无可见脓液残留,鼓膜及鼓室充血不明显或有轻度充血)13例,占26%;无效4例,占8%。总有效率92%。[①]

3. 如意耳炎粉 黄连粉、麻黄碱、磺胺嘧啶、小苏打等。将中药、西药粉碎后分别过180～200目筛备用,按配方要求称取各种药粉置于混合桶内混合,直至混匀,用^{60}Co灭菌消毒,用药时,先用3%过氧化氢试净耳道脓液,用喷药器具撒药粉于耳内,每次0.2克,每3日喷1次,9日为1个疗程。王可馥等用上方治疗47例(48耳)急性化脓性中耳炎患者。结果:痊愈38耳,显效3耳,有效4耳,无效3耳,总有效率93.8%。[②]

中 成 药

1. 疏风解毒胶囊 组成:虎杖、连翘、板蓝根、柴胡、马鞭草、败酱草、芦根(安徽济人药业有限公司生产)。功效:清热解毒。用法用量:每次4粒,每日3次,疗程为2周。临床应用:王健等在西医综合治疗的基础上结合疏风解毒胶囊口服治疗60例急性化脓性中耳炎患者。结果:治愈19例,显效23例,有效16例,无效2例,总有效率96.7%。[③]

2. 双料喉风散 组成:珍珠粉、人工牛黄、黄连、冰片、山豆根、青黛、甘草、寒水石、煅人中白等(广东嘉应制药股份有限公司生产,国药准字Z44020314)。功效:清热解毒,消炎止痛,生肌。用法用量:采用中西医结合的治疗方法,给予头孢克洛分散片每日每千克30毫克,分3次服用,连服1周。全身症状严重者先给予静脉滴注头孢呋辛每日每千克100毫克,分2次给药,同时给予支持治疗,连用3～5日,再给予头孢克洛分散片序贯治疗,总疗程7～10日。加局部喷敷双料喉风散,每次1喷,每日3次,每次喷用前用棉签蘸取生理盐水清洗耳道后再喷药,连用1周为1个疗程。临床应用:占雪梅等用上法治疗30例儿童急性化脓性中耳炎患者。结果:痊愈16例,显效9例,有效2例,无效3例,总有效率90%。[④]

① 葛成栋,李锋.中西医结合治疗急性化脓性中耳炎50例疗效观察[J].中医外治杂志,2004(04):20.
② 王可馥,等.如意耳炎粉治疗化脓性中耳炎188例[J].中国中西医结合杂志,1998,18(5):301-302.
③ 王健,等.疏风解毒胶囊治疗急性化脓性中耳炎的临床观察[J].中华中医药杂志,2017,32(1):386-388.
④ 占雪梅,等.双料喉风散治疗儿童急性化脓性中耳炎的临床研究[J].中国中医基础医学杂志,2014,20(4):507-509.

慢性化脓性中耳炎

概　述

慢性化脓性中耳炎是中耳黏膜、骨膜或深达骨质的慢性化脓性炎症。病变不仅位于鼓室，还常侵犯鼓窦，乳突和咽鼓管。本病很常见。临床上以耳内长期间断或持续性流脓，鼓膜穿孔和听力下降为特点；在一定条件下，可以引起颅内、外并发症。常见病因有急性化脓性中耳炎未获恰当而彻底的治疗；邻近病灶感染；全身或局部抵抗力下降等。

本病属中医"脓耳"范畴。多属虚证或虚中夹实证。按其脓色，白脓多为脾虚，流脓臭秽黑腐者，多为肾虚。临证治疗时，在辨证用药的基础上应注重运用排脓法。

辨 证 施 治

刘蓬分2型

（1）脾虚湿困型　治宜健脾渗湿、补托排脓。方用托里消毒散加减。随症加减：周身倦怠乏力，头晕而沉重，为清阳之气不能上达清窍，可选用补中益气汤加减；脓液清稀量多、纳差、便溏，为脾虚失于健运，可选用参苓白术散加减；脓液多，可加车前子、泽泻、薏苡仁等渗利水湿之品；脓稠或黄白相兼，鼓膜红赤，为湿郁化热，可酌加野菊花、蒲公英、鱼腥草等清热解毒排脓之药。

（2）肾元亏损型　治宜补肾培元、祛腐化湿。随症加减：肾阴虚者，方用知柏地黄丸加减，常配

伍祛湿化浊之药，如鱼腥草、金银花、木通、夏枯草、桔梗等；肾阳虚者，方用肾气丸加减；湿热久困，腐蚀骨质，脓液秽浊，有臭味者，宜配合活血祛腐之法，可在前方基础上选用桃仁、红花、乳香、没药、泽兰、甲片、皂角刺、马勃、鱼腥草、板蓝根、金银花等。[1]

经 验 方

1. 健脾渗湿方　黄芪、茯苓、白术、川芎、白芷、皂角刺、薏苡仁、茵陈、石菖蒲、甘草。随症加减：湿热较甚者，加蒲公英、车前子、黄柏、玄参；便秘者，加火麻仁、枳实；伴耳鸣、头晕者，加五味子、磁石。服药期间以3%过氧化氢清洗耳道，去除脓液，再以0.3%氧氟沙星滴耳液滴耳，同时口服罗红霉素0.3克、每日2次。尹红用上方加减治疗78例慢性化脓性中耳炎患者。结果：治愈62例，显效11例，无效5例，总有效率93.59%。[2]

2. 自拟方　山药、黄芪、白术、藿香（后下）、茯苓、金银花、牡丹皮、石菖蒲、蒲公英、黄芩、鸡血藤、白芍、皂角刺、甘草。随症加减：湿热重者，加黄柏、玄参；便秘者，加火麻仁、郁李仁；耳鸣或头晕者，加磁石、泽泻；畏寒怕冷者，加肉苁蓉；伴鼻塞、流涕者，加苍耳子、辛夷花。治疗期间先清洁耳道，予3%过氧化氢洗耳，每日3次，去除脓液、污秽物。罗克强用上方加减治疗60例慢性化脓性中耳炎患者30日。结果：治愈（耳内流脓停止，检查中耳腔干洁，黏膜无充血或水肿）27例，占

①　刘蓬.中医耳鼻咽喉科学［M］.北京：中国中医药出版社，2016：74－77.
②　尹红.中西医结合治疗慢性化脓性中耳炎78例观察［J］.现代临床医学，2006，32（1）：55－56.

45％；显效（耳内流脓停止或显著减少，检查中耳腔有少许分泌物或无脓液，但潮湿，黏膜尚有轻度充血或水肿）24 例，占 40％；无效 9 例，占 15％。总有效率 85％。[1]

3. 托里消毒散加减　生黄芪 30 克、党参 10 克、茯苓 10 克、白术 10 克、白芍 10 克、川芎 10 克、当归 10 克、白芷 15 克、桔梗 10 克、皂角刺 6 克、金银花 12 克、连翘 10 克、陈皮 10 克、炙甘草 6 克。每日 1 剂。配合机械清洁及药物滴耳。吴志学等用上方治疗 130 例 169 耳慢性化脓性中耳炎患者。结果：显效（流脓停止，黏膜干燥）98 耳（58％），有效（分泌物显著减少，性质变稀，黏膜充血不明显，但未能达到干燥）57 耳（34％），无效 14 耳（8％），总有效率 92％。[2]

4. 如意耳炎粉　黄连、麻黄碱、磺胺嘧啶、碳酸氢钠粉等。将中药、西药粉碎后分别过 180～200 目筛备用，按配方要求称取各种药粉置于混合筒内混合，直至混匀，用 ^{60}Co 灭菌消毒，每瓶含生药 3 克。用药时先用 3％过氧化氢拭净耳道脓液，用干棉签拭干后，用喷粉器具喷洒药粉于耳内，每次喷撒 0.2 克，3 日喷 1 次，9 日为 1 个疗程。王克馥等治疗 141 例（157 耳）慢性化脓性中耳炎患者。结果：痊愈 102 耳，显效 27 耳，有效 16 耳，无效 8 耳，总有效率 91.7％。[3]

5. 珠黛散　珍珠 6 克、硼砂 300 克、寒水石 50 克、青黛 6 克、冰片 20 克（徐州市中医院制剂室提供）。上药经炮制后，先将硼砂、寒水石、青黛研细粉，过 120 目筛，珍珠另研细粉末兑入前药，再加冰片共研即成。先用 3％过氧化氢将患耳洗净，然后用直径 2～3 毫米的细管将米粒大小的珠黛散吹入患耳中，小儿用量酌减，每日 3 次，直至患耳中无分泌物后停用。如治疗 4 周仍无效，则改用他法。如兼有发热等全身症状时，加服龙胆泻肝丸或龙胆泻肝汤加减方，待全身症状消失后停用。俞军等用上法治疗 103 例慢性脓耳患者，总有效率 94.1％。[4]

单　方

苦参滴耳油　组成：苦参 5 克、天葵子 3 克。制备方法：取上药浸于芝麻油 30 毫升内 1 天，次日将油药置小铁勺内加热煎熬，待药熬至枯焦变黑时捞出，待温，将预先研细的冰片加入药油内搅匀溶化，待凉后装瓶备用。用法用量：滴药时患者取侧卧位，患耳向上，再滴药油于耳内。每日 2～3 次，一般用药 1～2 周可愈。耳内流脓者，应先清除耳内积脓。脓液不多者，可用消毒棉签揩净；脓液黏稠较多者，可用稀白醋或 3％过氧化氢或生理盐水洗涤，然后用棉签揩干。临床应用：吴复长等用上方治疗 32 例慢性化脓性中耳炎患者，效果满意。[5]

中　成　药

1. 参连滴耳液　组成：苦参、黄连、大黄、乌梅以 3：2.5：1.7：2 的比例制成滴耳液（制剂方法参照《中华人民共和国药典》中中药注射液的工艺流程，每毫升含生药 0.1 克，江苏省徐州市中医院制剂室提供）。用法用量：用药时首先擦净外耳道内分泌物，头偏向一侧，滴入参连滴耳液 5～10 滴，耳浴 5～10 分钟，早、中、晚各用 1 次。临床应用：徐泳等用上方治疗 101 例慢性化脓性中耳炎患者，除 4 例有急性炎症、伴有全身症状者合用抗生素治疗，原则上不合并使用其他药物。共治疗 2 周，无效者改用其他药物。结果：治愈 27 例，好转 70 例，未愈 4 例，总有效率 96.04％。[6]

① 罗克强.中医辨证论治及中西医结合治疗慢性化脓性中耳炎[J].中国中西医结合耳鼻咽喉科杂志,2004,12(6)：305－307.
② 吴志学,等.中西医结合治疗慢性化脓性中耳炎的疗效观察[J].中国中西医结合耳鼻咽喉科杂志,2003,113(3)：136.
③ 王克馥,等.如意耳炎粉治疗化脓性中耳炎 188 例[J].中国中西医结合杂志,1998,18(5)：301－302.
④ 俞军,等.珠黛散治疗化脓性中耳炎 185 例疗效观察[J].中国中西医结合杂志,1992,12(11)：682－683.
⑤ 吴复长,等.苦参滴耳油治慢性化脓性中耳炎[J].中医杂志,1996,37(1)：7.
⑥ 徐泳,等.参连滴耳液治疗慢性化脓性中耳炎的临床及抑菌作用研究[J].中国中西医结合杂志,1999,19(8)：477－480.

2. 洁尔阴　组成：黄柏、苦参、蛇床子、苍术（成都恩威世亨制药有限公司生产，150毫升/瓶）。用法用量：口服琥乙红霉素0.25克，每日3次。在此基础上用洁尔阴冲洗鼓室。鼓室脓液多者滴药前用3%过氧化氢清洗，加热洁尔阴原液至微温，用5毫升注射器配7号针头抽吸洁尔阴5毫升，将针头置入外耳道内，通过鼓膜穿孔处对准鼓岬冲洗鼓室，使药液在中耳腔内形成涡流或湍流后随鼓室内脓液、脱落上皮团块、胆脂瘤碎块流出外耳道，并经负压管引流。据鼓室脓液多少，每次冲洗鼓室药液总量10～15毫升，冲洗结束后用干棉签拭净外耳道内残余药液及脓液，并用洁尔阴滴患耳，每6～8小时滴1次，每次2～3滴，每日冲洗1～2次，4日为1个疗程，连用2个疗程。临床应用：廖伯才等用上法治疗40例慢性化脓性中耳炎患者。结果：治愈34例，显效2例，好转1例，总有效率92.5%。[1]

3. 熊参脓耳净　组成：熊胆、苦参、白鲜皮、芫花、五倍子、石榴皮、石菖蒲、丹参（除熊胆外，需分别萃取。北京市亚运村医院制剂室制备，每支含生药2克，呈粉状）。用法用量：吹耳，每次0.5克，每日1～2次。治疗前用3%过氧化氢或0.9%生理盐水，擦洗清理耳道或中耳腔，配有负压吸引器（负压为30～40千帕）。吸净外耳道或中耳脓液。外耳道或中耳腔内有息肉、肉芽组织者，应先清除。然后用喷粉器或将药瓶对准外耳道，喷入该药0.5克。耳脓多或脓黏稠者，每日可吹药2次，1周为1个疗程。治疗期间停服其他药物，并忌饮酒，忌食辛辣、羊肉、狗肉等。临床应用：章波等治疗339例（399耳）慢性化脓性中耳炎患者。结果：治愈345耳，有效44耳，无效10例，总有效率97.5%。[2]

① 廖伯才，等.洁尔阴冲洗鼓室治疗慢性化脓性中耳炎40例[J].中国中西医结合杂志.1996,16(12)：740.
② 章波，等.熊参脓耳净治疗慢性化脓性中耳炎339例临床观察[J].中国医药学报,1993,8(4)：35.

急性乳突炎

概　述

急性乳突炎是乳突气房黏-骨膜、特别是乳突骨质的急性化脓性炎症。就解剖关系而言，乳突是中耳的一部分，乳突炎应纳入中耳炎的范畴。但在临床上，急性化脓性中耳炎和急性乳突炎两者的主要病变部位，病理变化以及临床表现，预后和治疗方法等都不尽相同。而且，鼓室还有狭义的中耳之称，故在中耳疾病的分类中，将两者列为互相联系而又相对独立的两个疾病实体。急性乳突炎主要发生于气化型乳突。儿童比较多见，2～3岁以下的婴幼儿因乳突尚未发育，仅发生鼓窦炎。急性乳突炎主要是急性化脓性中耳炎的并发症。临床主要表现为耳后跳痛，伴有头痛，发热，耳流脓量增多；检查可见耳后鼓窦区压痛明显，乳突部软组织肿胀，皮肤水肿，外耳道骨部后上壁下塌，鼓膜充血，可穿孔，耳道内有脓性分泌物，耳聋等。

本病属中医"耳根毒"范畴。病因为邪热毒壅盛所致。治宜疏风清热、泻火解毒。

辨证施治

刘蓬分1型

热毒壅盛型　治宜泻火解毒、祛腐排脓。初起，方用龙胆泻肝汤加减。随症加减：体壮热者，去当归，选加金银花、连翘、蒲公英、紫花地丁等以清热解毒；疼痛甚者，可加乳香、没药以行气活血、祛瘀止痛；肿甚未溃者，可加皂角刺、甲片消肿溃坚。若出现痈肿溃破脓出，方用仙方活命饮加减，促其排脓消肿。随症加减：脓多者，加桔梗、薏苡仁；便秘者，加大黄、芒硝。[①]

经验方

自拟方　石菖蒲10克、郁金10克、柴胡10克、半夏10克、陈皮10克、黄芩10克、黄柏10克、茯苓10克、龙胆6克、甘草5克。每日1剂，水煎2次，分2次服。清热泻火、化痰降浊。刘华初用上方治疗1例乳突炎并迷路炎患者。结果：患者服药4剂后，头晕、耳鸣蝉声、胸闷恶心欲呕等症改善，饮食稍增，余症同前。宗原方继服7剂，药后耳鸣蝉声消失，食欲增加，吐痰少，能弃杖慢行。仍头晕，不寐等。原方去黄柏、龙胆，加远志6克、酸枣仁10克、升麻6克。又继服15剂，药后走路恢复正常，余症基本消失。偶尔头晕及一过性耳聋复听，乏力。原方酌加升清之品，改用补中益气丸合脑灵素调治月余，病告痊愈。[②]

① 刘蓬.中医耳鼻咽喉科学[M].北京：中国中医药出版社，2016：78.
② 刘华初.乳突炎并迷路炎[J].湖南中医杂志，1990，6(5)：30.

梅尼埃病

概　述

梅尼埃病是耳科的一种常见病,发病原因及作用机制尚未明确,以膜迷路积水为主要病理基础。其发病率为 15.3/10 万,患病率为(190～515)/10 万。梅尼埃病的临床特点为间歇性发作性眩晕、波动性听力下降、耳鸣和(或)耳胀满感,伴有恶心呕吐、水平旋转性眼球震颤。

本病属中医"耳眩晕"范畴。关于本病的临床表现,早在《黄帝内经》里已有记载。如《灵枢·海论》载:"髓海不足,则脑转耳鸣,胫酸眩冒,目无所见,懈怠安卧。"《丹溪心法·卷四》描述得更为形象:"眩者言其黑运转旋,其状目闭眼暗,身转耳聋,如立舟船之上,起则欲倒。"关于本病病机的描述,《黄帝内经》中早就有"诸风掉眩,皆属于肝""髓海不足,则脑为之眩"之说;《丹溪心法·头眩》中则有"无痰不作眩"之论述;《景岳全书·眩晕》中指出"眩晕一证,虚者居其八九,而兼痰、兼火者不过十中一二耳"。总之,该病的发病机制不外乎虚实两方面。肾精亏虚、髓海失养所致者为虚;痰浊内停、上泛清阳,或肝阳化风、风阳上扰者为实。关于该病的治疗,《金匮要略·痰饮咳嗽病脉证并治》曰:"心下有支饮,其人苦冒眩,泽泻汤主之",指出辨证施治可给予泽泻汤化饮消水,可作为辨证的参考依据。

辨　证　施　治

王爱平分 5 型

(1) 痰饮内停型　见于《金匮要略》"心下有支饮,其人苦冒眩,泽泻汤主之。"本条论述痰饮眩冒的证治。"心下有支饮"即饮停心下,支撑上冒,因饮停部位在心下,当属狭义痰饮。饮停心下,心阳被遏,清阳不升,病发时头目沉重,眩晕,双目紧闭,不欲视物,动则呕吐清水。浊阴上冒,尚可见头痛,鼻塞不通,耳鸣如潮,面色黧黑等症,这是痰饮常见的症状。治宜蠲痰除饮。方用泽泻汤:泽泻 30 克、白术 30 克、石菖蒲 20 克。

(2) 阳虚水停型　主要见于《金匮要略·痰饮咳嗽病脉证并治》篇"心下有痰饮,胸胁支满,目眩,苓桂术甘汤主之。"本条论述狭义痰饮的证治。心下即胃脘所在的部位,饮停于胃,阻滞气机,饮邪弥漫于胸则胸满,溢淫于胁则胁满,故胸胁支满;水饮中阻,清阳不升,故头目眩晕。病因脾胃阳虚而致狭义痰饮。治宜温阳化饮。方用苓桂术甘汤:茯苓 15 克、桂枝 15 克、陈皮 15 克、白术 20 克、法半夏 20 克、炙甘草 6 克。

(3) 下焦水逆型　见于《金匮要略·痰饮咳嗽病脉证并治》篇"假令瘦人,脐下有悸,吐涎沫而癫眩,此水也。五苓散主之。"治宜降逆逐饮。方用五苓散:泽泻 60 克、茯苓 60 克、白术 30 克、猪苓 20 克、桂枝 20 克、法半夏 15 克。

(4) 痰饮内阻型　症见《金匮要略·痰饮咳嗽病脉证并治》篇"卒呕吐,心下痞,膈间有水,眩悸者,小半夏加茯苓汤主之。"本条主要论述痰饮呕吐眩悸的证治。饮停于胃,则心下痞满;胃失和降,水饮上逆,则卒然呕吐;清阳不升,浊阴上冒,则头目昏眩;水上凌心,则心下悸。治宜健脾散饮。方用小半夏加茯苓汤:半夏 10 克、生姜 10 克、党参 20 克、茯苓 12 克。

(5) 阳虚水泛型　见于《伤寒论》"太阳病发汗,汗出不解,其人仍发热,心下悸,头眩,身瞤动,振振欲擗地者,真武汤主之。"病证属脾肾阳虚,不能温化水湿,寒水内停,上泛于耳而为眩晕。治宜温阳化饮。方用真武汤加减:附子15克、生姜15克、白术30克、茯苓45克、赤芍45克。

以上各方均每日1剂,水煎服,每次100毫升,每日3次。临床观察:王爱平用上方辨证治疗梅尼埃病患者,疗效均显著,随访数月症状控制均良好。①

经 验 方

1. 美尼康口服液 五味子15克、当归15克、菊花15克、酸枣仁15克、磁石15克、山药12克、龙眼肉10克、泽泻10克。取上方药物按100剂投料,加水适量煎煮,第一次煎煮1小时,第二次煎煮半小时,合并两次滤液,浓缩至20 000毫升,送检、灌封、装袋,相当于生药量每毫升0.52克。每次100毫升,每日2次口服。王建华用上方治疗57例梅尼埃病患者。结果:痊愈38例,显效14例,有效4例,无效1例,总有效率98.2%。②

2. 温胆汤加减 (1)制半夏15克、白术15克、竹茹12克、茯苓12克、旋覆花12克、枳实10克、扁豆10克、橘皮9克、甘草6克。上述药物煎液浓缩至150毫升,每次50毫升,每日3次,7日为1个疗程,服用1~2个疗程。杨燕玲用上方治疗36例梅尼埃病患者。结果:痊愈18例,占50%;显效10例,占28%;有效7例,占19%;无效1例,占2.8%。总有效率97.2%。③(2)法半夏10克、茯苓10克、枳实10克、胆南星10克、黄芩10克、生姜10克、大枣10克、陈皮5克、甘草5克。上药共研细末,装瓶备用,用时取药末适量,用米酒调成糊状,如钱币厚,敷于肚脐及脐周,覆盖消毒纱布,以胶布固定,每日换药1次。段昭侠用上方治疗62例梅尼埃病患者。结果:治愈(症状、体征、及相关实验室检查基本正常,随访3~6个月无复发)55例,好转(症状、体征减轻,实验室检查有改善)4例,无效3例,总有效率95.2%。④
(3)党参15克、白术12克、茯苓15克、陈皮10克、半夏15克、白芍15克、薏苡仁20克、山茱萸15克、竹茹15克、枳实15克、泽泻20克、葶苈子9克、川牛膝15克、生姜6克、大枣6枚、甘草6克。每日1剂,水煎服,分2次煮,取汁500毫升,分早晚2次温服,5日为1个疗程,一般治疗1~2个疗程。韩莉用上方治疗52例梅尼埃病患者。结果:治愈(眩晕、耳鸣、呕吐消失,听力恢复正常,随访1年后未复发)21例,好转(眩晕、呕吐消失,耳鸣减轻,听力未完全恢复,随访部分复发)30例,无效1例,有效率98.0%。⑤

3. 化痰祛瘀汤 益母草30克、丹参30克、薏苡仁30克、茯苓30克、生姜30克、车前子(包煎)30克、鸡血藤24克、泽兰15克、猪苓15克、桃仁12克、姜半夏12克、紫苏子12克。每日1剂,水煎服,分2次服。白厚昌用上方治疗64例梅尼埃病患者。结果:显效(临床症状及体征消失,随访1年未复发)52例,有效(临床症状及体征明显缓解,在半年内时有发作,但复发症状较以前为轻)10例,无效2例,显效率81.3%,总有效率96.8%。⑥

4. 理痰汤加减 生芡实30克、白术30克、柏子仁30克、熟地黄30克、枸杞子30克、法半夏15克、茯苓15克、天麻15克、陈皮10克、白芍12克、龟甲12克、炙甘草6克。每日1剂,水煎服。李方敏用上方治疗267例痰浊上蒙合并肝肾阴虚型内耳眩晕病患者。结果:治愈(临床症状及体征消失,有关实验室检查基本正常)112例,好转(临床症状及体征减轻,实验室检查有改善)151例,无效4例,总有效率98.5%。⑦

① 王爱平.运用仲景方治疗梅尼埃病的经验体会[J].中华中医药学刊,2015,33(10):2490-2493.
② 王建华.美尼康口服液治疗梅尼埃病疗效观察[J].中国中西医结合杂志,2008,28(5):462.
③ 杨燕玲.温胆汤加味治疗梅尼埃病的临床观察[J].辽宁中医杂志,2008,36(8):1183-1184.
④ 段昭侠.温胆汤加减敷脐治疗梅尼埃病62例疗效观察[J].新中医,2004,36(12):32.
⑤ 韩莉.加味温胆汤治疗梅尼埃病52例临床观察[J].河南中医学院学报,2003,18(1):50-51.
⑥ 白厚昌.化痰祛瘀汤治疗梅尼埃病64例[J].新中医,2007,39(4):68.
⑦ 李方敏.理痰汤治疗内耳眩晕病267例[J].山西中医,2007,23(2):21-22.

5. 钩泽合剂 钩藤 50 克、夜交藤 50 克、半夏 15 克、陈皮 15 克、白术 15 克、天麻 20 克、竹茹 15 克、泽泻 50 克、龙骨 30 克、牡蛎 30 克、石决明 30 克、磁石 40 克、牛膝 30 克、路路通 15 克、蝉蜕 15 克。根据病情可加减该方。并嘱患者低盐饮食，少饮水，卧床休息。一般 10 日为 1 个疗程。石钟坤等用上方治疗 38 例耳眩晕患者。结果：临床治愈（症状、体征消失，无眼震，听力好转）16 例，占 42.1％；有效（临床症状及体征消失或好转）20 例，占 52.6％；无效（临床症状及体征无变化，听力无变化）2 例，占 5.3％。总有效率 94.7％。随访 1 年，疗效满意未发病。①

6. 平晕汤 菊花 15 克、钩藤 15 克、党参 10 克、黄芪 10 克、柴胡 8 克、川芎 10 克、茯苓 20 克、胆南星 6 克、石菖蒲 10 克、五味子 6 克、益智仁 10 克、干姜 5 克、竹茹 20 克。随症加减：口干苔黄者，去党参、干姜，加天花粉 10 克；恶心呕吐重者，加藿香 10 克、柿蒂 6 克、丁香 3 克；耳鸣耳胀者，加珍珠母 20 克、远志 6 克；脘闷纳呆者，加陈皮 10 克、神曲 15 克。每日 1 剂，早晚 2 次煎服。王先霞等用上方加减治疗 32 例梅尼埃病患者。结果：治愈（神经系统症状及体征消失，前庭功能检查无眼震，动静平衡功能正常）9 例，好转（症状、体征明显改善，无眼震，听力检查较前进步）19 例，无效 4 例，治愈率 28.1％，有效率 87.5％。②

7. 半夏白术天麻汤 半夏 10 克、天麻 10 克、茯苓 15 克、橘红 10 克、白术 15 克、生姜 10 克、大枣 15 克、甘草 5 克。随症加减：眩晕较甚，呕吐频繁者，加龙骨、砂仁、紫苏梗以镇逆止呕；脘闷不食者，加白蔻仁、砂仁等芳香和胃；耳鸣重听者，加葱白、郁金、菖蒲以通阳开窍；痰瘀化热、痰热内阻而见心烦口苦，舌苔黄腻，脉弦滑者，上方去白术、生姜、大枣，加黄连、胆南星、竹茹等化痰泻热。每日 2 剂，水煎服，早晚分服，连服 7 日为 1 个疗程。

150 毫克川芎嗪注射液加入 250 毫升 10％葡萄糖注射液，静脉滴注，每日 1 次，7 日为 1 个疗程。郭彦等用上法治疗 34 例梅尼埃病患者。结果：治愈 14 例，好转 19 例，无效 1 例，总有效率 97.1％。③

8. 定眩汤 （1）泽泻 30 克、生龙骨 30 克、生牡蛎（打碎先煎）30 克、茯苓 24 克、白术 15 克、半夏 15 克、天麻 15 克、丹参 15 克、陈皮 10 克、川芎 10 克、甘草 10 克。随症加减：肝阳偏亢者，加钩藤 15 克、石决明（打碎先煎）30 克；兼肝火者，再加菊花 15 克、夏枯草 15 克；气血郁阻者，加桃仁 10 克、红花 10 克、柴胡 12 克；气血亏虚者，加党参 15 克、黄芪 15 克、当归 15 克；肾精不足者，加熟地黄 15 克、制首乌 15 克、枸杞子 15 克；湿痰较甚者，加枳实 10 克、竹茹 10 克、制南星 10 克、石菖蒲 10 克；寒水上犯者，加桂枝 10 克；呕吐甚者，加代赭石细末（先煎）30 克。每日 1 剂，水煎 2 次，分别滤取药液，混匀后分早晚饭前服。王海成在西医常规治疗的基础上合用上方加减治疗 58 例梅尼埃病患者。结果：痊愈 44 例，占 75.9％；有效 13 例，占 22.4％；无效 1 例，占 1.7％。总有效率 98.3％。④ （2）葛根 25 克、泽泻 35 克、白术 18 克、天麻 15 克、枳实 15 克、龙骨 20 克（后下）、半夏 12 克、草决明 12 克、川芎 12 克、蔓荆子 12 克、女贞子 12 克、柴胡 12 克加减。随症加减：气血双亏者，加黄芪、当归；瘀血阻络者（高黏血症者），加丹参、蝉蜕；肾阴虚者，加枸杞子、山茱萸；情志不畅者，加薄荷、香附、白芍。每日 1 剂，水煎至 400 毫升，分早、中、晚服用，忌油腻。5 日为 1 个疗程，10 日判断疗效。曹江用上方加减治疗 138 例梅尼埃病患者。结果：治愈（症状体征消失）120 例，其中最短 5 日，最长 10 日，平均治疗时间为 6.5 日；有效（眩晕症状明显减轻，6 个月内有发作，但越来越轻）13 例，无效 5 例，总有效率 96％。⑤ （3）吴茱萸 8 克、党参 10 克、陈皮 10 克、泽泻 10 克、竹茹 10

---

① 石钟坤，等.钩泽合剂治疗耳眩晕 38 例［J］.辽宁中医杂志，2006，33(6)：699.
② 王先霞，等.平晕汤治疗梅尼埃病的临床观察［J］.中医药临床杂志，2006(05)：479－480.
③ 郭彦，等.半夏白术天麻汤合川芎嗪注射液治疗梅尼埃病 67 例的临床观察［J］.中国中西医结合耳鼻咽喉科杂志，2006，14(5)：309－310.
④ 王海成.中西医结合治疗梅尼埃病 58 例临床观察［J］.时珍国医国药，2006，17(1)：133.
⑤ 曹江.定眩汤治疗美尼尔综合征 138 例［J］.陕西中医，2006，27(7)：799.

克、法半夏 10 克、川芎 10 克、生姜 3 片、大枣 4 枚。随症加减：偏肝阳上亢者，酌加牛膝 15 克、黄柏 15 克、珍珠母 30 克；痰热壅盛者，加瓜蒌 15 克、栀子 15 克；气血两虚者，加黄芪 20 克、当归 15 克；肾阴虚者，加熟地黄 15 克、山茱萸 15 克。每日 1 剂，水煎服，7 日为 1 个疗程，服药 1 个疗程无效改用其他疗法。急性发作缓解后，根据辨证选取参苓白术散、陈夏六君汤及左归饮、右归饮调理。症状缓解、消失后，为巩固疗效，体胖者，可定期每月服食 2 次炒葶苈子粉 12 克，用米汤送服；体瘦者，可予天麻 15 克、猪瘦肉 60 克，顿服，连续调理 1 年。董军杰等用上方加减治疗 120 例梅尼埃病患者。结果：痊愈（眩晕及其他症状消失，治疗结束后无复发）84 例，显效（眩晕及其他症状消失，偶有轻微复发）22 例，好转（眩晕等主要症状改善或消失，治疗结束后偶有复发）10 例，无效 4 例，总有效率 96.67%。①

9. 加味泽泻汤　泽泻 20 克、白术 15 克、云茯苓 30 克、制水半夏 10 克、陈皮 10 克、钩藤 12 克、菊花 12 克、天麻 12 克、代赭石 25 克。每日 1 剂，水煎服。贺自平用上方治疗 40 例梅尼埃病患者。14 日为 1 个疗程。结果：痊愈（临床症状消失，1 年未见复发）14 例，显效（临床症状消失，但 1 年内复发）10 例，有效（临床症状明显好转）12 例，无效 4 例，总有效率 90.0%。②

10. 五苓散加减　① 泽泻 60 克、桂枝 12 克、猪苓 12 克、丹参 12 克、白术 10 克、黄芩 10 克、茯苓 20 克、仙鹤草 30 克。随症加减：肝阳上扰者，加菊花 12 克、钩藤 15 克、石决明 15 克；髓海不足者，加山茱萸 10 克、山药 15 克；气虚者，加黄芪 15 克、远志 10 克；血虚者，加当归 12 克、鸡血藤 15 克；肾阳虚者，加附子 8 克、吴茱萸 10 克。每日 1 剂，水煎 3 次，共取药汁 500 毫升，每日分 4 次服，5 日为 1 个疗程，同时静脉应用碳酸氢钠、能量合剂、利多卡因，兼用氢溴酸山莨菪碱、苯海拉明、西

比灵。刘治国等用上法治疗 134 例梅尼埃病患者。5 日为 1 个疗程，最多 5 个疗程，随访 24 个月后的功能状态评定。结果：控制 47 例，改善 77 例，无变化 10 例，恶化 0 例。③ ② 茯苓 30 克、猪苓 20 克、泽泻 15 克、白术 12 克、桂枝 12 克、丹参 30 克、半夏 10 克、代赭石 30 克、石菖蒲 12 克、川芎 10 克。随症加减：肝阳上亢，扰及清窍者，加天麻、菊花；脾虚湿盛，痰湿蒙窍者，加苍术、薏苡仁；气血亏虚，不荣清窍者，加黄芪、当归、何首乌；血瘀阻滞，脉络不通者，加当归、芍药。上药水煎两遍取汁 500 毫升，早晚温服，若恶心呕吐较重，服药亦吐者，给予肌注维生素 B_6 注射剂 100 毫克后频频小口呷服，服药期间忌烟酒等不良嗜好。梅明用上方加减治疗 48 例梅尼埃病患者。结果：治愈（症状、体征及实验室检查基本正常）25 例，好转（症状及体征减轻）20 例，未愈 3 例，总有效率 93.8%。④

11. 加味二陈汤　制水半夏 8 克、陈皮 8 克、茯苓 30 克、白术 12 克、牛膝 12 克、泽泻 12 克、钩藤 15 克、菊花 15 克、天麻 15 克、代赭石 25 克。每日 1 剂，水煎服，并联合使用西比灵胶囊，每日 10 毫克，晚间睡前服用。彭建雄用上法治疗 45 例梅尼埃病患者，以治疗 14 日统计疗效。结果：痊愈（临床症状消失，一年未见复发）42 例，显效（临床症状消失或明显好转，但年内复发）2 例，无效 1 例，治愈率 93.3%，总有效率 97.8%。⑤

12. 活血化瘀方　生地黄 12 克、桃仁 12 克、红花 15 克、川芎 15 克、当归 12 克、赤芍 10 克、车前子 30 克、茯苓 60 克、仙鹤草 30 克。随症加减：痰湿重者，加天麻 15 克、陈皮 15 克；气虚者，加红参 6 克、黄芪 30 克；肝胆湿热者，加夏枯草 30 克、钩藤 12 克、益母草 30 克；肝肾阴虚者，加女贞子 30 克、墨旱莲 30 克、龟甲 10 克；肝郁湿阻者，加郁金 12 克、石菖蒲 15 克。每日 1 剂，水煎服，每日 2 次，3 日为 1 个疗程，一般服用 1～2 个疗程。刘其

① 董军杰，等.自拟定眩汤治疗梅尼埃病 120 例[J].河北中医,2000,22(12)：920.
② 贺自平.加味泽泻汤治疗梅尼埃综合征 40 例[J].湖南中医杂志,2005,21(3)：65.
③ 刘治国，等.五苓散加味控制梅尼埃病的效果评价[J].中国中西医结合耳鼻咽喉科杂志,2004,12(5)：275－276.
④ 梅明.活血利水法治疗内耳眩晕症 48 例[J].实用中西医结合杂志,1998,11(2)：148－149.
⑤ 彭建雄.加味二陈汤合西比灵治疗美尼尔氏病 45 例[J].四川中医,2002,20(4)：50.

聪等用上方加减治疗 50 例梅尼埃病患者。3 日为 1 个疗程。结果：1 个疗程治愈（临床症状消失，随访 1～3 年未复发者）2 例，显效（临床症状消失，但 1 年内复发者）18 例，好转（在走路或头部转动时有轻微眩晕）12 例；2 个疗程痊愈 39 例，显效 8 例，好转 3 例。有效率 100％。①

13. 止眩方　黄精 10 克、枸杞子 10 克、熟地黄 10 克、女贞子 10 克、墨旱莲 10 克、怀牛膝 10 克。随症加减：恶心呕吐者，加代赭石、竹茹；耳鸣者，加石菖蒲、蝉蜕；头胀痛者，加石决明、黄连；失眠者，加夜交藤、合欢皮；心烦者，加地骨皮。上药加水 400 毫升，煎 30 分钟，取汁 150 毫升，加水 300 毫升再煮，取汁 150 毫升，两煎混匀，分 2 次服，每日 1 剂，每次服加肉桂末 0.6 克冲服。张晨等用上方加减治疗 31 例梅尼埃病患者。结果：痊愈 17 例，好转 11 例，无效 3 例，总有效率 90.3％。②

14. 补肝散加减　山茱萸、当归、五味子、白芍、黄芪、杜仲、法半夏、茯苓、陈皮、独活、珍珠母、沙苑子，每日 1 剂，分早晚 2 次煎服。配耳穴压丸法：取穴耳、神门、皮质下、枕、肝、胆、心、胃。每日只贴 1 侧耳，交替压丸，嘱患者每日自行按压穴位 3～4 次，每次 5 分钟以能耐受为度，每隔 2

日压丸 1 次。杨国晶等用上法治疗 76 例梅尼埃病患者。10 日为 1 个疗程。结果：近期治愈（症状消失，检查无阳性体征，未复发者）69 例，占 90.8％；好转（症状消失或耳鸣、耳聋、荸荠较治疗前有所改善）7 例，占 9.2％。有效率 100％。其主要症状为视物旋转、恶心、呕吐，经中药 3 剂，耳压 2 次即止者 63 例，占 82.9％；服中药 6 剂，耳压 3 次者 8 例，占 10.5％；服药 8 剂，耳压 4 次者 5 例，占 6.5％。经治疗其余症状在 3 日内消失者 16 例，占 21.1％；6 日内消失者 38 例，占 50％；10 日内消失者 22 例，占 28.9％。其中有 36 例随访 6 个月至 2 年均无复发。③

15. 升清降浊汤加减　净荷叶 15 克、灵磁石 30 克、车前子 18 克、生白术 15 克、泽泻 36 克、生姜 30 克。随症加减：肝阳上亢者，加钩藤、夏枯草；痰湿内蕴者，加半夏、茯苓；气血亏虚者，加何首乌、菊花；瘀血阻络者，加川芎、泽兰。白峻峰等用上方加减治疗 100 例梅尼埃病患者。结果：痊愈（眩晕症状消失，随访 1 年未再反复）62 例，显效（眩晕症状消失，虽在 1 年内出现反复，但主症与兼证均较以前明显减轻者），好转（眩晕症状减轻，但在半年之内出现反复，且主症与兼证与以前没有明显差异者）12 例。④

① 刘其聪,等.活血化瘀法治疗内耳眩晕病 50 例[J].河南中医,2000,20(4)：47.
② 张晨,等.引火归原法治疗美尼尔氏病 31 例临床观察[J].北京中医,1998,17(6)：56.
③ 杨国晶,等.补肝升阳法治疗美尼尔病 76 例[J].白求恩医科大学学报,1997,23(1)：89-90.
④ 白峻峰,等.升清降浊法治疗内耳眩晕症 100 例[J].山西中医,1995,11(1)：3.

良性阵发性位置性眩晕

概　述

良性阵发性位置性眩晕是最常见的眩晕病之一，指在某一个特定头位时诱发的短暂阵发性眩晕，同时伴有眼球震颤，无耳聋耳鸣。其中又以后半规管良性阵发性位置性眩晕比例最高，可占良性阵发性位置性眩晕病例的80%～90%。由于征象是在头部运动过程中出现，故有姿位性眩晕之称。该病在临床上以原发性多见，多发生于中年人，女性多于男性，可有家族史。其发病机制与椭圆囊中的变性耳石脱落，进入半规管或壶腹嵴，引起淋巴液的流体力学改变有关，故又有"耳石症"之称。

本病属中医"耳眩晕"范畴。《丹溪心法·卷四》对其临床表现的描述比较形象："眩者言其黑运转旋，其状目闭眼暗，身转耳聋，如立舟船之上，起则欲倒。"本病在眩晕发作期以实证为多见，如风邪外袭、痰浊中阻、肝风内动等，亦可见于虚中夹实，如寒水上泛等；在发作间歇期以虚证为多见，如肾精亏损、脾气虚弱等。临床上应针对不同情况进行辨证论治。

辨证施治

苏菲等分3型

（1）痰饮内停、浊阴上泛型　症见持续昏蒙感，头如戴帽，恶心欲吐，胃脘部憋闷，头痛时作，失眠，纳差。舌淡，苔白腻，脉濡滑。诊为眩晕，证属痰饮内停，浊阴上犯。治宜化痰蠲饮、降浊止眩。方用泽泻汤合小半夏汤加减：泽泻45克、白术20克、法半夏15克、生姜15克、太子参15克、茯苓10克、川芎10克、菊花10克、夏枯草10克、合欢皮10克、陈皮6克、郁金6克。

（2）痰饮内停、少阳火郁型　症见头昏沉，形如戴帽，左侧偏头痛，连及目眶，胸中窒闷，口苦，烦躁失眠，大便干结。舌淡红，苔薄黄，脉弦细。诊为眩晕、头痛，证属痰饮内停，少阳火郁。治宜化痰蠲饮、清泻少阳。方用泽泻汤合小柴胡汤加减：泽泻45克、白术20克、白芷20克、川芎15克、黄芩10克、清半夏10克、川楝子10克、菊花10克、蝉蜕6克、片姜黄6克、夏枯草6克、连翘6克、大黄3克。

（3）气虚血瘀、痰饮内停型　症见舌暗红，苔白腻，脉濡弱。证属气虚血瘀，痰饮内停。治宜益气活血、化痰蠲饮。方用泽泻汤合补阳还五汤加减：泽泻45克、黄芪30克、白术20克、川芎20克、生地黄15克、赤芍15克、地龙15克、当归10克、桃仁10克、红花10克、酸枣仁10克、火麻仁6克、大黄3克。

临床观察：苏菲等用上方辨证治疗1例良性阵发性位置性眩晕患者，各方均每日1剂，水煎2次，分2次服，7日为1个疗程。疗效显著。[①]

经　验　方

1. 泽泻汤　泽泻35克、白术20克、大枣20克、生姜10克、甘草6克。随症加减：眩晕较重、恶心呕吐严重者，加姜半夏9克、旋覆花10克；耳鸣严重者，加郁金10克、石菖蒲8克；口苦者，加

---

① 苏菲，邹忆怀，等.泽泻汤方证论治良性阵发性位置性眩晕手法复位后残留症状[J].中华中医药杂志，2012，27（9）：2335－2338.

黄连 15 克、竹茹 10 克;纳呆、胸闷者,加陈皮 10 克、竹茹 15 克;多梦、失眠者,加酸枣仁 10 克、夜交藤 10 克。颗粒剂,早晚各 1 次,每次加水 200 毫升冲服,连续治疗 2 周。屈涛,荆志伟用上方加减治疗 92 例心下支饮型良性阵发性位置性眩晕患者,有效率为 88.04%。[①]

2. 化痰蠲饮方 泽泻 20 克、白术 15 克、茯苓 15 克、法半夏 12 克、生姜 12 克、钩藤 12 克、天麻 9 克、菊花 9 克、陈皮 6 克、甘草 4 克。每日 1 剂,水煎 2 次,分服,2 周为 1 个疗程。熊益居等用上方治疗 46 例良性阵发性位置性眩晕患者。结果:痊愈 11 例,有效 21 例,无效 8 例,总有效率 80.0%。[②]

3. 自拟方 熟地黄 24 克、党参 24 克、巴戟天 12 克、肉苁蓉 12 克、白芍 9 克、白术 9 克、当归 9 克、茯苓 9 克、川芎 9 克、陈皮 9 克、制半夏 9 克、甘草 3 克。每日 1 剂,水煎服。6 剂为 1 个疗程。沈宗国用上方治疗 39 例良性阵发性位置性眩晕患者。结果:痊愈(眩晕消除)30 例,显效(眩晕减轻 80% 以上)5 例,好转(眩晕有一定程度减轻)2 例,无效 2 例,总有效率 94.87%。[③]

① 屈涛,荆志伟,等.金匮泽泻汤颗粒治疗心下支饮型良性阵发性位置性眩晕的临床研究[J].中国中医基础医学杂志,2017,23(8):1109-1112,1144.
② 熊益居,等.化痰蠲饮方治疗半规管良性阵发性位置性眩晕的临床疗效[J].中药药理与临床,2016,32(6):211-214.
③ 沈宗国.良性阵发性位置性眩晕 39 例疗效观察[J].中医杂志,1991,32(11):63.

特发性突聋

概　述

特发性突聋是指突然发生的、原因不明的感音神经性听力损失。多见于中年人，男女发病率无明显差异。其病因目前尚不明确，认为可能与病毒感染、内耳供血障碍，特别是耳蜗微循环的障碍，血管纹功能不良等有关。多数患者单耳发病，一般表现为不同程度的听力减退，即使能听到较大的声响，但不能辨清语言，并伴有高音性耳鸣、眩晕等。

本病属中医"暴聋"范畴，也有称"卒聋""厥聋"等。《素问·厥论》篇言："少阳之厥，则暴聋"。发病一般与肝、肾、胆、脾等脏腑功能失调关系密切。其发病机制为肝胆火盛，上扰清窍；气血不足，耳脉失充；肾经虚亏，耳失濡养；痰火郁结，耳脉壅滞。

辨　证　施　治

1. 李漫等分3型

（1）风邪外犯型　治宜疏风散邪。方用银翘散加减：金银花15克、连翘15克、香附15克、芦根15克、葛根15克、桔梗10克、防风10克、柴胡10克、川芎10克、赤芍10克、石菖蒲10克、甘草6克。

（2）肝火上炎型　治宜清肝泻火。方用龙胆泻肝汤加减：龙胆12克、栀子12克、菊花12克、黄芩15克、当归15克、生地黄15克、柴胡10克、泽泻10克、车前子10克、郁金10克、石菖蒲10克、薄荷10克、甘草6克。

（3）气滞血瘀型　治宜活血化瘀通窍。方用通窍活血汤加减：赤芍10克、川芎10克、丹参10克、石菖蒲10克、柴胡10克、连翘10克、当归10克、葛根10克、枳壳10克、佛手10克、香附9克、郁金9克、路路通9克、红花6克、甘草6克。

以上各方均每日1剂，水煎2次，早晚分2次服，14日为1个疗程。在中药内服的基础上，结合针灸治疗及血塞通注射剂治疗。临床观察：李漫等用上法治疗60例突发性耳聋患者，总有效率91.67%。[1]

2. 李滋平等分4型

（1）肝火上扰型　治宜清肝泻火。方用龙胆泻肝汤：龙胆10克、栀子10克、泽泻10克、通草10克、车前子10克、柴胡10克、黄芩15克、生地黄15克、甘草6克。

（2）痰火壅结型　治宜涤痰泻热。方用清气化痰丸：黄芩15克、茯苓15克、黄连10克、法半夏10克、胆南星10克、瓜蒌仁12克、北杏仁12克、枳实12克、薄荷6克、生甘草6克。

（3）肾精亏虚型　治宜补益肾精。方用耳聋左慈丸：熟地黄15克、淮山药15克、山茱萸15克、牡丹皮15克、泽泻15克、茯苓15克、五味子10克、磁石30克、石菖蒲12克、炙甘草6克。

（4）脾胃虚弱型　治宜健脾益胃。方用益气聪明汤：黄芪15克、党参15克、白芍15克、蔓荆子15克、柴胡10克、炙甘草10克、黄柏10克、升麻10克、葛根30克。

以上各方均每日1剂，水煎2次，分2次服。临床观察：李滋平等用上方辨证治疗92例突发性

① 李漫，等.中药及针灸治疗突发性耳聋的临床研究[J].中国中医基础医学杂志，2011，17(6)：667-669.

耳聋患者,总有效率为89.83%。[1]

经验方

1. **龙胆泻肝汤合葛根方** 龙胆15克、葛根15克、黄芩12克、柴胡12克、地黄12克、麻黄12克、车前子12克、石菖蒲10克、泽泻10克、当归10克、白芍10克、丹参10克、川芎10克、红花10克、甘草6克。每日1剂,加水500毫升,煎至100毫升,早晚顿服。在常规西药治疗基础上服用,2周为1个疗程。符国庆等用上方治疗突发性耳聋55例患者,总有效率90.91%。[2]

2. **小柴胡汤合补阳还五汤** 柴胡30克、黄芪30克、法半夏10克、党参10克、地龙10克、桃仁10克、红花10克、天麻10克、黄芩20克、当归20克、赤芍20克、川芎20克、生姜15克、甘草6克、石菖蒲5克、牛膝5克、白术5克、黄精5克、地黄5克、枸杞子5克、五味子5克、栀子5克、龙胆5克。每日1剂,水煎服,在常规西药治疗基础上服用,20日为1个疗程,共治疗3个疗程。王佳蓉等用上方治疗65例突发性耳聋患者,总有效率93.85%。[3]

3. **通窍汤** 川芎15克、葛根15克、石菖蒲15克、路路通15克、丹参15克、升麻15克、制乳香12克、地龙12克、防风12克、煅磁石30克。随症加减:风邪外犯者,加金银花20克、柴胡10克、藁本10克;肝火上炎者,加车前子12克、龙胆10克、柴胡10克、菊花10克;气滞血瘀者,加郁金10克、红花6克、桃仁12克、葱白30克;痰湿蕴结者,加苍术15克、陈皮15克、佩兰15克。每日1剂,水煎服,在西医治疗(前列地尔注射液每次10微克静脉滴注,每日1次;甲钴胺片,500微克口服,每日3次)的基础上服用,14日为1个疗程。颜玺等用上方治疗60例突发性耳聋患者,总有效率为91.66%。[4]

4. **血府逐瘀汤** 桃仁10克、红花10克、生地黄10克、枳壳10克、桔梗10克、当归15克、赤芍15克、葛根15克、丹参15克、柴胡15克、川芎20克。每日1剂,水煎服,7日为1个疗程,治疗2~3个疗程。朱天民等用上方治疗60例突发性耳聋患者。结果:有效率达76.7%。[5]

中成药

启窍治聋丸 组成:骨碎补、山茱萸、何首乌、白芍、柴胡、丹参、川芎、黄精、葛根、磁石、蜈蚣、毛冬青等药物(广东中医药大学附属第一医院院内制剂)。用法用量:每次10克,每日服3次,10岁以下儿童酌减。临床应用:王士贞等用上方治疗67例(122耳)感音神经性聋(包括突发性耳聋、噪音性耳聋、药物中毒性耳聋、外伤性耳聋、传染病源性聋、老年性聋、原因不明性聋)患者。1个月为1个疗程,坚持服药1个疗程以上,服药时间最短1个月,最长22个月,平均4.6个月。结果:显效(30%<听力提高的相对数≤70%)28耳,有效(10%<听力提高的相对数≤30%)43耳,无效51耳,总有效率58.2%。[6]

[1] 李滋平,等.针刺结合中药治疗突发性耳聋疗效观察[J].中药材,2008,31(8):1291-1293.
[2] 符国庆,等.龙胆泻肝汤合葛根方辅助治疗突发性耳聋[J].中国实验方剂学杂志,2016,22(13):169-172.
[3] 王佳蓉,等.小柴胡汤合补阳还五汤治疗突发性耳聋的临床研究[J].中药药理与临床,2015,31(4):268-270.
[4] 颜玺,等.通窍汤辨治突发性耳聋60例临床观察[J].中国实验方剂学杂志,2014,20(3):190-193.
[5] 朱天民,等.活血化瘀方药对突发性耳聋患者BAEP及TCD脑血流参数的影响[J].中国中西医结合杂志,2006,26(8):740-742.
[6] 王士贞,等.补肾活血中药治疗感音神经性聋67例临床观察[J].中华现代临床医学杂志,2004,2(10B):1635.

感音神经性耳聋

概　　述

由于螺旋器毛细胞、听神经、听觉传导径路或各级神经元受损害,导致声音的感受与神经冲动传递障碍以及皮层功能缺如者,称感音性或神经性或中枢性聋。临床上用常规测听法未能将其区分时可统称感音神经性聋。

本病属中医"耳聋"范畴。多属于虚证或虚实夹杂证候。

辨　证　施　治

金慧鸣分6型

(1)肾阴亏损型　症见耳聋逐渐加重,耳鸣如蝉、昼夜不息或夜间尤甚;兼见精神萎靡,虚烦失眠,头晕目暗,腰膝酸软,舌红少苔,脉细数。治宜补肾益精、滋阴潜阳。方用耳聋1号:熟地黄15克、淮山药15克、山茱萸15克、牡丹皮6克、茯苓6克、五味子6克、灵磁石30克、杜仲12克、枸杞子12克、女贞子10克、远志6克。

(2)肝火上扰型　症见耳鸣耳聋暴起,鸣声高亢,常于怒后突发;兼见头痛眩晕,胸胁胀痛,烦躁易怒,面红目赤,口苦咽干,便秘溲黄,舌红苔黄,脉弦数。治宜清肝泄热、开郁通窍。方用耳聋2号:龙胆10克、生栀子10克、黄芩10克、柴胡10克、当归10克、白芍10克、生地黄5克、木通3克、代赭石15克、石菖蒲10克、车前子10克、茯苓10克、甘草10克、白术10克。

(3)心脾两虚型　症见耳聋耳鸣,劳累加重;兼见精神萎靡,寐差梦多,心悸心慌,面黄唇淡,脉细弱。治宜补益心脾、养血通窍。方用耳聋3号:党参15克、炙黄芪15克、茯苓10克、木香10克、炒酸枣仁10克、龙眼肉12克、砂仁6克、白术6克、当归10克、炙远志6克、石菖蒲10克、炙甘草6克。

(4)脾胃虚弱型　症见耳聋耳鸣,劳而更甚;兼见面色无华,倦怠乏力,胃纳差,食少腹胀,大便溏,舌淡苔白,脉细弱。治宜健脾益气、升阳通窍。方用耳聋4号:黄芪20克、党参15克、蔓荆子10克、黄柏5克、白芍10克、升麻5克、葛根20克、菖蒲10克、炙甘草6克。

(5)肾阳亏损型　症见耳聋耳鸣,心下悸动,咳痰稀白;兼见下肢冷,腰膝酸软,阳痿,小便清长,舌淡,苔白润,脉濡弱。治宜补益肾阳、温通耳窍。方用耳聋5号:肉桂3克、制附片5克、熟地黄15克、山茱萸10克、山药20克、石菖蒲10克、鹿角片12克、川芎6克、补骨脂10克、牡丹皮10克。

(6)气血瘀滞型　症见持续性高音调耳鸣耳聋,多因外伤所致,或耳内堵闷感;兼见口苦咽干,胸胁闷痛,舌暗红、边有瘀斑活瘀点,苔薄或少苔,脉弦。治宜疏肝解郁、活血通窍。方用耳聋6号:生地黄10克、枳壳10克、当归10克、赤芍10克、川芎10克、桔梗6克、柴胡6克、甘草6克、桃仁6克、红花6克、怀牛膝20克、丝瓜络20克、路路通10克、石菖蒲15克。

临床观察:金慧鸣用上方辨证治疗38例(54耳)神经性耳聋患者。结果:痊愈6耳,显效12耳,好转16耳,无效20耳,总有效率63%。[1]

---

① 　金慧鸣.辨证治疗神经性耳聋38例[J].中国医药学报,1998,13(3):41-42.

中 成 药

1. 聪耳合剂　组成：丹参、赤芍、当归、桃仁、川芎、红花、柴胡、香附、远志、石菖蒲、木通、甘草等 17 味中药（每毫升含生药 2.1 克）。用法用量：每次 33 毫升，每日 3 次，15 日为 1 个疗程，共治疗 2 个疗程。临床应用：钟渠等用上方治疗 30 例（34 耳）感音神经性耳聋患者。结果：痊愈 4 例，显效 10 例，有效 14 例，无效 6 例，总有效率 82.36%。①

2. 自拟方　组成：炙淫羊藿 307 克、制何首乌 230 克、熟地黄 230 克、制黄精 230 克、醋炙龟甲 460 克、煅磁石 123 克、川芎 230 克、郁金 230 克、炙黄芪 307 克、僵蚕 153 克（共制胶囊 1 000 粒，每粒 0.5 克）。用法用量：口服，每次 5 粒，每日 3 次。连续服药，45 日为 1 个疗程。观察 1 个疗程。临床应用：马华安等用上方治疗 109 例感音神经性耳聋患者。结果：总有效 29 例，总有效率 26.61%。②

3. 聪耳熄鸣丸　组成：人参、山茱萸、天麻、川芎、石菖蒲、牡蛎等（加工成浓缩丸 50 克，100 粒）。用法用量：每日 2 次，每次 5 克；同时用培他啶、西比灵、维生素 B 族药物、利多卡因，共用 10 日；头晕者，加 60 毫升 5% 碳酸氢钠静脉滴注 3～5 日。临床应用：罗军等用上法治疗 100 例感音神经性耳聋伴耳鸣患者。结果：对于耳鸣的疗效痊愈 9 例，有效 59 例，无效 32 例，有效率 68%；耳聋的疗效痊愈 4 例，显效 4 例，有效 60 例，无效 32 例，有效率 68%。③

4. 补肾聪耳片　组成：淫羊藿、何首乌、黄精、川芎、磁石（天津市中西医结合急腹症研究所药物研究室提供，每片 0.5 克，含生药 2 克）。用法用量：每次 4～6 片，每日 3 次口服，同时口服维生素 E 10 毫克、维生素 B₁ 10 毫克、葡萄糖酸锌 75 毫克，均每日 3 次，40 日为 1 个疗程。36 例多项免疫指标异常者，每日加服强的松 1.5～2 毫克，每 10 日递减 1/2 量。临床应用：林文森等用上方治疗 310 例感音神经性耳聋患者。结果：痊愈 8 例，显效 127 例，有效 88 例，无效 87 例，总有效率 71.9%；其中 36 例补肾聪耳片加强的松治疗者，显效 19 例，有效 10 例，无效 7 例。④

① 钟渠，冯志荣，等.聪耳合剂治疗感音神经性耳聋随机对照研究［J］.中华中医药学刊，2011，29（8）：1752－1753.
② 马华安，等.肾精亏虚证耳聋的临床治疗［J］.时珍国医国药，2006，17（11）：2173－2174.
③ 罗军，等.聪耳熄鸣丸治疗感音神经性耳聋、耳鸣的疗效观察［J］.中国中西医结合耳鼻咽喉科杂志，2001，9（3）：112－113.
④ 林文森，等.补肾聪耳片治疗感音神经性耳聋的临床和实验研究［J］.中国中西医结合杂志，1996，16（11）：658－660.

药物中毒性耳聋

概　述

药物中毒性耳聋是指某些药物对听觉感受器或听觉神经通路有毒性作用或者长期接触某些化学物质所致的听力损伤。这些对听觉系统有毒的药物和化学物质超过一定的累计剂量时，常常引起内耳和听觉系统中毒，但是也有一些个体，对这些药物和物质很敏感，尽管在安全范围之内也会造成听觉损伤。目前已知的耳毒性药物有近百余种，常见的有氨基糖苷类抗生素（链霉素、卡那霉素、新霉素、庆大霉素、小诺霉素、阿霉素等），抗疟药（奎宁、卡伯、氯喹），抗肿瘤制剂（长春新碱、2-硝基咪唑、顺氯氨铂等），水杨酸盐类的止痛药，袢利尿剂（利尿酸速尿），重金属类制剂，化学物质（铅、磷、砷、苯、一氧化碳、二硫化碳、四氯化碳），酒精，烟等等。在临床上，前庭神经损害早期表现为眩晕、头痛、恶心及平衡失调等；耳蜗神经损害发生较迟，主要表现为耳鸣、听力减退及耳聋。耳毒性氨基苷类药物造成耳聋的原因是该类药物直接作用于毛细胞的膜性结构，与膜上的膜蛋白和磷脂类蛋白相结合，破坏了膜的通透性，钠离子内流，且破坏了线粒体的结构，使糖代谢紊乱，导致细胞变性、坏死。另外，由氨基糖苷类抗生素引起的耳聋也可能与某些患者存在的线粒体 DNA 异常有关。

本病属中医"耳聋"范畴。其病有虚实之分，实者多因外邪、肝火、痰饮、瘀血等实邪蒙蔽清窍；虚者多为脾、肾等脏腑虚损、清窍失养所致。

经　验　方

1. **耳聋康胶囊**　葛根、路路通、丹参、赤芍、郁金、柴胡、川芎、香附、石菖蒲、骨碎补、熟地黄、山茱萸、山药、牡丹皮、黑大豆、泽泻、金银花、连翘、辛夷。上药除熟地黄、山茱萸外，均粉碎成细粉末，然后把熟地黄、山茱萸加水煎煮 2 次，分别滤过，合并滤液，浓缩至适量，干燥制粒。王双用上方治疗 136 例药物中毒性耳聋患者。结果：痊愈 52 例，好转 64 例，无效 20 例。[1]

2. **复聪汤加减**　甲片 6 克、黄精 15 克、丹参 30 克、黄芪 10 克、红花 10 克、桃仁 10 克、蒲公英 15 克、甘草 3 克。水煎服。西药用 ATP 片 40 毫克、每日 3 次，辅酶 A 针剂 100 单位，每日 1 次，辅以针刺及穴位按摩治疗。高留华等用上法治疗 57 例药物中毒耳聋患者，其中链霉素中毒性耳聋 38 例，庆大霉素中毒性耳聋 16 例，卡那霉素中毒性耳聋 3 例。结果：Ⅰ级康复 20 例，Ⅱ级康复 14 例，Ⅲ级康复 22 例，无效 1 例，总有效率 98.25%。[2]

---

① 王双.耳聋康胶囊治疗耳聋临床研究[J].时珍国医国药,2000,11(4)：338.
② 高留华,等.中西医结合治疗氨基糖苷类药物中毒性耳聋 57 例[J].中国中西医结合杂志,1993,13(1)：18.

耳 鸣

概 述

耳鸣是以自觉耳内或头颅鸣响而外界无相应声源为主要特征的病症。它既是多种疾病的常见症状之一，也是一种独立的疾病。长期以来，耳鸣常被分为主观性耳鸣和客观性耳鸣二类。前者指耳鸣的声音仅能被患者自己感觉到，而不为检查者所听到；后者指患者和检查者都可听到耳鸣的声音。这种分类可大致区分真性耳鸣与体声。后者指来自听觉感音神经系统以外的部位如血管搏动声和肌肉的阵挛声等。因耳鸣是患者的一种主观症状，并不单纯取决于耳鸣患者的病理生理状态，故"主观性耳鸣"和"客观性耳鸣"的分类法在临床上的使用价值有其局限性。耳鸣的产生机制复杂，影响因素较多，除不同的病因、不同的病理过程可引起耳鸣外，患者精神心理状态对耳鸣的觉察亦有较大的影响。传统的耳鸣机制主要围绕耳蜗的功能，乃因临床上观察到耳蜗病变者常可发生耳鸣。但许多实验研究和临床观察发现，切断听神经后常不能消除耳鸣，部分耳鸣尚发生在听神经切断术后。现一般认为，耳鸣的产生与神经的异常兴奋性有关临床上耳鸣极为常见。耳鸣的表现多种多样，常见描述有蝉鸣声、汽笛声、蒸汽机声、嘶嘶声、铃声等等。有的间歇性出现，有的持续不停；轻者安静时方觉耳鸣，重者扰人不安，工作和生活皆可受影响。引起耳鸣的常见原因有外耳道炎、耵聍栓塞、急性中耳炎、慢性中耳炎、咽鼓管阻塞、鼓室积液、耳硬化等外耳和中耳疾病；以及梅尼埃病、听神经瘤、噪声性聋、药物中毒性聋、老年性聋等内耳疾病。由耳部疾病引起的耳鸣常伴有听力减退或眩晕等症状；其耳鸣的性质常与病变部位、耳聋程度等有关，多与听力损失最大的频率相近似：传导性聋的耳鸣多为低音调，感音神经性聋的耳鸣常为高音调。有些耳鸣可能是某种疾病的先兆，如注射链霉素后发生的耳鸣，提示已发生了耳中毒；高血压患者出现耳鸣加重，常示血压上升；耳鸣可为心脏病的先驱症状；故应引起注意。一些全身性疾病亦可引起耳鸣，如高血压、低血压、动脉硬化、贫血、白血病、肾病、糖尿病、毒血症、神经官能症、以及长期接触铅、汞、苯、砷等化学物品和烟酒过度等。全身因素引起的耳鸣可不伴耳聋、眩晕等症状，但可伴有某些疾病的相关症状。搏动性耳鸣、脉冲样或流动样耳鸣常提示为血管源性。动脉性耳鸣常呈粗糙、尖锐的搏动性耳鸣，静脉性耳鸣声常呈节律明显的嗡嗡样机器声。

本病属中医"耳鸣"范畴。耳鸣极为常见，尤以中青年为多见，在头颅鸣响者也称"颅鸣"或"脑鸣"。临床上耳鸣与耳聋经常伴随出现，但二者之间没有因果关系，对患者造成的困扰亦不同，应区别对待。早在《黄帝内经》已明确记载了耳鸣，并描述了耳鸣的病机，历代医籍中对耳鸣均有大量记载，积累了丰富的治疗经验。耳鸣的病因主要为饮食不节、睡眠不足、压力过大等导致脏腑功能失调，病机有虚有实，实者多因风邪侵袭、痰湿困结或肝气郁结，虚者多因脾胃虚弱、心血不足或肾元亏损所致。

辨 证 施 治

刘蓬分 6 型

（1）风邪侵袭型　治宜疏风散邪、宣肺通窍。方用芎芷散加减：川芎、白芷、细辛、生姜、葱白、紫苏叶、肉桂、陈皮、半夏、苍术、厚朴、木通、石菖蒲、炙甘草。本方适用于风邪夹寒湿侵袭所致的耳鸣。随症加减：湿邪不明显者，可去半夏、苍术、厚朴、木通；偏于风热者，可选用桑菊饮加减。

（2）痰湿困结型　治宜祛湿化痰、升清降浊。方用涤痰汤加减：半夏、胆南星、竹茹、人参、茯苓、甘草、陈皮、生姜、枳实、石菖蒲。随症加减：口淡、纳呆明显者，可加砂仁以醒脾开胃兼芳香化湿；失眠者，可加远志、合欢皮以安神；若痰湿郁而化热，苔黄腻者，可加黄芩。

（3）肝气郁结型　治宜疏肝解郁、行气通窍。方用逍遥散加减：柴胡、白芍、当归、茯苓、白术、甘草、生姜、薄荷。随症加减：肝郁化火者，可加牡丹皮、栀子清肝降火；失眠严重者，可加酸枣仁、远志以安神；大便秘结者，可加大黄以泻热。

（4）脾胃虚弱型　治宜健脾益气、升阳通窍。方用益气聪明汤加减：人参、黄芪、甘草、升麻、葛根、蔓荆子、白芍、黄柏。随症加减：兼湿浊而苔腻者，可加茯苓、白术、砂仁以健脾祛湿；手足不温者，可加干姜、桂枝以温中通阳；夜不能寐者，可加酸枣仁以安神。

（5）心血不足型　治宜益气养血、宁心通窍。方用归脾汤加减。随症加减：心烦失眠、惊悸不安较重者，可加龙齿以镇静安神；阴血不足，虚阳上扰，心肾不交者，可配合交泰丸（黄连、肉桂）。

（6）肾元亏损型　治宜补肾填精、温阳化气。方用肾气丸加减：熟地黄、山茱萸、牡丹皮、山药、茯苓、泽泻、附子、桂枝。随症加减：夜尿频多者，可加益智仁、桑螵蛸以固肾气；虚阳上浮而致口苦、咽干者，可加磁石、五味子以潜阳、纳气归肾。[1]

经 验 方

1. 归脾汤　白术 15 克、人参 10 克、黄芪 30 克、当归 20 克、茯神 15 克、远志 20 克、酸枣仁 15 克、木香 10 克、龙眼肉 20 克、甘草 15 克、生姜 5

片、大枣 1 枚。先用清水浸泡药物 30～40 分钟后进行煎煮，武火煮沸后再用文火煮 30 分钟，共煎 2 遍，每日 1 剂，水煎服，早晚温服。1 个月为 1 个疗程，共 3 个疗程。石磊等用上方治疗 39 例心神不宁型耳鸣患者。结果：治疗 1 个月后痊愈 1 例，显效 5 例，有效 8 例，无效 25 例，总有效率 35.89%；治疗 3 个月后痊愈 2 例，显效 10 例，有效 15 例，无效 12 例，总有效率 69.23%。[2]

2. 通宁散　葛根 30 克、枳壳 20 克、柴胡 15 克、川芎 15 克、香附 15 克、丹参 15 克、石菖蒲 15 克、路路通 15 克、夜交藤 15 克、蝉蜕 15 克、大枣 15 克、甘草 10 克。并配合针灸治疗。张科源等用上方治疗 60 例耳鸣患者。结果：显效 21 例，有效 25 例，无效 14 例，总有效率 76.67%。[3]

3. 补中益气汤加减　炙黄芪 12 克、党参 12 克、白术 9 克、当归 6 克、陈皮 6 克、升麻 3 克、柴胡 3 克、石菖蒲 9 克、炙甘草 6 克。随症加减：纳差者，加炒谷麦芽；口苦者，加黄芩；睡眠欠佳者，加合欢皮；大便偏干者，加瓜蒌仁。每日 1 剂，水煎服，分早晚温服。10 日为 1 个疗程，最多连续服用 3 个疗程。张红丽用上方加减治疗 52 例耳鸣患者，所有患者均连续治疗 1～3 个疗程后统计。结果：治愈 38 例，好转 10 例，无效 4 例，总有效率 92.3%。其中有 6 例复发者，继用补中益气汤加减治疗仍有效。[4]

4. 通窍活血汤　柴胡 6 克、郁金 15 克、丹参 15 克、赤芍 12 克、路路通 12 克、茯苓 15 克、葛根 12 克、石菖蒲 15 克、升麻 3 克。随症加减：肾精亏损者，加骨碎补、山药；风热上扰者，加防风、菊花；肝胆火盛者，加龙胆、石决明；痰火郁结者，加黄芩、浙贝母。同时睡前口服西比灵 5 毫克，每日服 3 次谷维素，每次 20 毫克。3 个月为 1 个疗程。杨家蕾等用上法治疗 30 例 44 耳神经性耳鸣病变患者。结果：痊愈 8 耳，显效 12 耳，有效 8 耳，无效 6 耳，总有效率 86.4%。[5]

① 刘蓬.中医耳鼻咽喉科学[M].北京：中国中医药出版社，2016：90-94.
② 石磊,孙海波,等.五音疗法联合归脾汤治疗心神不宁型耳鸣临床疗效研究[J].中华中医药学刊,2017,35(11)：2791-2794.
③ 张科源,等.自拟通宁散治疗神经性耳鸣 60 例临床分析[J].中国中医基础医学杂志,2012,18(8)：917-918.
④ 张红丽.补中益气汤加减治疗 52 例神经性耳鸣临床观察[J].中国中医基础医学杂志,2009,15(11)：878.
⑤ 杨家蕾,等.自拟活血通窍汤治疗神经性耳鸣病变的临床疗效观察[J].中华中医药杂志,2009,24(11)：1476-1477.

5. 通窍止鸣汤　柴胡 6 克、香附 6 克、川芎 6 克、石菖蒲 6 克、红花 5 克、桃仁 10 克、丹参 10 克、葛根 10 克、甘草 3 克。随症加减：兼有感冒、咳嗽、舌边尖红者，去丹参、红花，加金银花 12 克、黄芩 3 克、杭菊花 10 克、赤芍 10 克；急躁易怒、面红目赤者，加龙胆 3 克、栀子 10 克；形体肥胖、舌苔黄腻者，加胆南星 6 克、浙贝母 12 克；大便溏薄者，加北黄芪 10 克、太子参 10 克、白术 6 克；头晕目眩、腰膝酸软者，加熟地黄 10 克、龟甲 10 克、山茱萸 10 克；夜间寐差者，加酸枣仁 10 克。每日 1 剂，10 日为 1 个疗程，间隔 3 日为第 2 个疗程。冯荣昌等用上方加减治疗 47 例耳鸣患者。结果：治愈 15 例，显效 8 例，有效 12 例，无效 12 例，总有效率 74.5%。[1]

6. 聪耳饮　熟地黄、怀山药、山茱萸、牡丹皮、泽泻、茯苓、金毛狗脊、仙鹤草、磁石、菖蒲、土鳖虫、路路通、五味子、桑寄生、生铁落等。每次 1 包，每日 2 次。冯爱成等用上方治疗 93 例耳鸣患者。结果：总有效率为 35.48%；50 岁以上有效率为 24.44%，50 岁以下有效率为 74%；病程 18 个月以内有效率为 52.3%，18 个月以上有效率为 20.4%。[2]

7. 消鸣聪耳汤　葛根 10 克、山楂 30 克、骨碎补 12 克、川芎 10 克、黄精 30 克、太子参 10 克、天麻 10 克、钩藤 10 克、石菖蒲 10 克、甘草 6 克等。随症加减：虚烦多梦，睡眠不实者，加炒酸枣仁 30 克、夜交藤 30 克；耳鸣甚者，重用磁石 30 克；伴有眩晕者，加菊花 10 克、苍术 10 克、白蒺藜 10 克；高血压者，加杜仲 10 克、牛膝 10 克。每日 1 剂，水煎服，早晚温服，30 剂为 1 个疗程，2 个疗程无用者停用。夏仁慧用上方加减治疗 30 例耳鸣耳聋患者，其中有 21 例耳鸣患者。结果：经治后，总有效率为 81%。[3]

8. 自拟方 1　桑寄生 15 克、枸杞子 15 克、仙鹤草 30~60 克、五味子 10 克、杜仲 15 克、石菖蒲 10 克、苍耳子 10 克。随症加减：夜间耳鸣加重者，加酸枣仁 12~15 克、茯苓 9~12 克；头痛寐差者，加石决明 15 克、羚羊角粉 0.3 克；肾虚明显者，加女贞子 12 克、墨旱莲 12 克、补骨脂 10 克、熟地黄 15 克；头昏椎动脉供血不足者，加葛根 15 克、肉苁蓉 15 克、天麻 9 克；年老有血瘀症状者，加䗪虫 10 克、路路通 10 克、川芎 9 克；气滞血瘀症状较重者，加三棱 9 克、莪术 9 克；持续高血压、年龄较大者，加磁石 30 克。每日 1 剂，水煎，分 2 次服。余力生等用上方加减治疗 50 例 65 耳肾虚耳鸣患者。结果：痊愈 8 耳，显效 15 耳，有效 24 耳，无效 18 耳，总有效率 72.3%。[4]

9. 升麻二黄汤加味　北升麻 30~45 克、黄芪 15 克、人参 6 克、黄柏 6 克、蔓荆子 10 克、白芍 10 克、葛根 10 克、石菖蒲 8 克、甘草 5 克。随症加减：气虚者，加白术；血虚者，加当归、枸杞子；肝阳上亢者，加钩藤、草决明。水煎 2 次，取汁 500 毫升，早晚分服，1 周为 1 个疗程。沈兆科等用上方加减治疗 45 例神经性耳鸣患者。结果：临床治愈 8 例，显效 12 例，有效 17 例，总有效率 82.2%。[5]

10. 自拟方 2　熟地黄 15 克、制首乌 12 克、丹参 30 克、磁石 30 克、远志 12 克、山茱萸 30 克、枸杞子 12 克、女贞子 12 克、桑椹 30 克、石菖蒲 30 克。随症加减：肾气不足者，加菟丝子 12 克、怀山药 30 克；心脾两虚者，去女贞子、桑椹、枸杞子，加党参 15 克、黄芪 12 克、龙眼肉 15 克；肝火上扰者，去熟地黄、首乌、山茱萸，加龙胆 9 克、生栀子 12 克、柴胡 12 克、白芍 10 克。同时中午和晚睡前各服酸枣仁丸各 10 克。张青等用上方治疗 50 例耳鸣患者。结果：显效 3 例，有效 11 例，无效 36 例，有效率 28%。[6]

单　方

1. 葛根　组成：葛根 50~100 克（生药用至

① 冯荣昌，等.通窍活血法治疗神经性耳鸣 47 例［J］.辽宁中医杂志，2009，36(8)：1321 - 1322.

② 冯爱成，等.聪耳饮治疗肾虚耳鸣 93 例疗效观察［J］.辽宁中医杂志，2006，33(11)：1439 - 1440.

③ 夏仁慧.消鸣聪耳汤治疗神经性耳鸣耳聋 30 例［J］.中国中西医结合杂志，2000，20(8)：633.

④ 余力生，等.中药治疗肾虚性耳鸣临床观察［J］.中国中西医结合杂志，1999，19(7)：430 - 431.

⑤ 沈兆科，陈焕泓.升麻二黄汤为主治疗中老年神经性耳鸣 45 例观察［J］.中国中西医结合杂志，1995(7)：437.

⑥ 张青，郑荣华.主观性耳鸣的中医治疗——附 100 例疗效对比分析［J］.上海中医药杂志，1992(12)：18 - 20.

每日 250 克,以两广产的粉葛根为佳)。制备方法:加猪前脚或者猪脊骨 250 克、加水 500 毫升,文火煎至 250 毫升,加入适量食盐及配料。用法用量:每日 1 剂,分早、晚 2 次,饮汤,食葛根及猪脚、猪脊肉,2 周为 1 个疗程。随症加减:对耳鸣经久不愈,夜间烦躁者,可加生龙骨 30 克、生牡蛎 30 克、磁石 30 克同煎以加强镇静安神之效;伴腰酸腿软,夜寐多梦者,可加枸杞子 20 克、杜仲 15 克、芡实 30 克同煎以增强补肾壮肾之力;小便频数者,可加干地黄 30 克、山茱萸 12 克、五味子 12 克、益智仁 10 克以加强补肾养阴敛阴之功;偏于气虚,伴气短乏力者,加黄芪 30 克、党参 30 克;偏于肾阴虚者,可配合六味地黄汤内服;若偏于阳虚者,可配合肾气汤内服,效果更佳。临床应用:赖祥林用上方加减治疗 1 例耳鸣耳聋患者。结果:患者服药 1 周后症状改善,继续治疗 1 周症状消失,后予六味地黄汤加减巩固疗效。[1]

2. 加味磁朱膏　组成:磁石 30 克、朱砂 2～3 克、吴茱萸 15～20 克。制备方法:上药共研细末,用食醋调为膏状摊于两块干净的白布上备用。用法用量:患者双足用温水洗净擦干,用双手掌交叉搓摩两足心至足心发热,将备好的药膏敷于双足涌泉穴,外用绷带固定,每晚治疗 1 次,每次敷药 6～8 小时,7 日为 1 个疗程。临床应用:刘桂然用上法治疗 30 例耳鸣患者。结果:痊愈 14 例,好转 12 例,无效 4 例,总有效率 87%。[2]

3. 猪肾方　组成:猪肾(切片)1 只、骨碎补(研末)20 克。用法用量:二者一起拌匀后煨熟食之,每日 3 次,连服 1 个月。临床应用:刘钢等用上方治疗 50 例耳鸣患者。结果:痊愈 9 例,显效 29 例,有效 8 例,无效 4 例,有效率 92%。[3]

———————
① 赖祥林.葛根治疗神经性耳鸣耳聋效著[J].中医杂志,1999,40(3):133－134.
② 刘桂然.加味磁朱膏外敷涌泉穴治疗耳鸣 30 例[J].中医外治杂志,1998(2):19.
③ 刘钢,宋若会.猪肾方治疗肾虚耳鸣 50 例[J].安徽中医学院学报,1998(2):30.

贝 尔 面 瘫

概 述

贝尔面瘫又称特发性面神经麻痹,是指原因不明的单侧周围性面神经麻痹。患者通常在很短的时间内出现逐渐加重的面瘫,不伴有其他疾病。推测可能和以下原因有关:① 血管痉挛。当疲劳或冷风刺激后面神经的营养血管痉挛,使面神经出现缺血性改变。由于颞骨内面神经的供血血管为茎乳动脉、迷路动脉的分支供应,因此经常伴有茎乳孔区压痛。② 病毒感染。有研究表明,贝尔氏面瘫可能与单纯疱疹病毒感染有关。

本病属中医"耳面瘫"范畴。耳面瘫是因耳部脉络痹阻所致的,以口眼㖞斜为主要特征的疾病。本病好发于成年人,单侧面瘫多见。早在《黄帝内经》中已有"僻"的论述,如《灵枢·经筋》言:"卒口僻,急者目不合,热则筋纵,目不开。颊筋有寒,则急引颊移口,有热则筋弛纵,缓不胜收,故僻。"《金匮要略·中风历节病脉证并治》称"㖞僻不遂":"贼邪不泻,或左或右,邪气反缓,正气即急,正气引邪,㖞僻不遂。"此外,古医籍中尚有"口㖞僻""偏风口㖞""口眼㖞斜"等名称。多因正气不足,脉络空虚,风邪乘虚入中脉络,气血痹阻,筋脉弛缓而发病。

辨 证 施 治

1. 刘蓬分 2 型

(1) 风邪阻络型　症见突然发生单侧口眼㖞斜,面部麻木,头痛拘紧;舌质淡红,苔薄白,脉浮。

治宜祛风通络。方用牵正散加减:白附子、僵蚕、全蝎。随症加减:偏于风热者,加桑叶、菊花、金银花、连翘,也可与银翘散合用;偏于风寒者,可用荆防败毒散加减;有肝经风热者,加天麻、钩藤、菊花、牛膝、地龙;风寒夹痰者,可用正容汤加减。

(2) 气虚血瘀型　症见口眼㖞斜日久,表情呆滞,下睑外翻流泪,眼干涩,倦怠乏力,面色不华;舌质淡暗,或有瘀点,脉细涩。治宜益气活血、化瘀通络。方用补阳还五汤加减:生黄芪、桃仁、红花、当归尾、川芎、赤芍、地龙。可加用白附子、僵蚕、全蝎祛风化痰通络。[1]

2. 杨卫中分 3 型

(1) 风寒型　症见头背寒冷无汗,颈项紧张不适,舌苔淡白,脉浮紧。治宜祛风散寒、活血通络。药用荆芥、防风、赤芍、川芎、制附子、白僵蚕、全蝎、羌活等。随症加减:表寒重者,加麻黄。

(2) 风热型　症见耳内、耳后胀痛腮颊肿痛,口干或苦,面部发热,汗出,舌红,苔薄黄或黄,脉浮数或弦。治宜疏风清热、活血通络。药用金银花、连翘、黑栀子、淡豆豉、川芎、蝉蜕、制附子、白僵蚕、全蝎、丝瓜络等。

(3) 气虚血瘀型　恢复期,一般表证已解,治宜养血通络。药用炒当归、川芎、炒白芍、制附子、白僵蚕、广地龙、全蝎等。随症加减:寒者,加羌活、麻黄;热者,加生地黄、生石膏;气虚者,加生黄芪;血瘀者,重用红花等。

临床观察:杨卫中用上方辨证加减治疗56例贝尔氏面瘫患者。结果:治愈(眼睑闭合良好,其他面肌功能也基本恢复)42例,好转(临床症状改善,遗留不同程度的面肌功能障碍)11例,无效3

---

① 刘蓬.中医耳鼻咽喉科学[M].北京:中国中医药出版社,2016:98-100.

例,总有效率 94.6%。其中风寒型 27 例全部治愈,起效快的患者 10 日左右痊愈,大部分 20 日左右治愈,平均治愈 24 日。[1]

经 验 方

1. 牵正散 白附子 10 克、僵蚕 15 克、全蝎 6 克、当归 12 克、防风 12 克、蜈蚣 2 条(约 3 克),白芍 10 克、川芎 12 克、炙甘草 6 克。每日 1 剂,水煎服,早晚温服。疗程为 20 日。王兵等用上方治疗 62 例周围性面瘫患者。结果:痊愈 52 例,显效 8 例,有效 1 例,无效 1 例,总有效率 98.4%。[2]

2. 大秦艽汤加减 秦艽 20 克、白芷 10 克、细辛 6 克、羌活 6 克、独活 6 克、黄芩 10 克、生地黄 15 克、熟地黄 15 克、黄芪 30 克、当归 10 克、川芎 10 克、白芍 15 克、白术 15 克、茯苓 15 克、炙甘草 6 克、防风 15 克、稀莶草 15 克、白芥子 10 克、全蝎 3 克。陈晞等用上方配合针刺治疗 76 例恢复期贝尔面瘫患者,治疗 30 日。结果:治愈 16 例,好转 54 例,无效 6 例,总有效率 92.1%。[3]

3. 补阳还五汤加味 生黄芪 50 克、当归 15 克、赤芍 10 克、川芎 10 克、地龙 6 克、桃仁 10 克、红花 6 克。随症加减:属风痰阻络者,加白附子、僵蚕、全蝎、防风;头晕胀痛者,加菊花、蔓荆子、天麻;肝郁化火者,加柴胡、栀子、牡丹皮、葛根;气血虚弱者,加大黄芪、当归;热盛大便干结者,加生石膏、生大黄;寒冷肢痛者,加羌活、桂枝、细辛;言语不利者,加远志、石菖蒲;瘀血阻滞经络者,加水蛭、甲片、丹参。合并醋酸泼尼松 60 毫克晨起顿服,每 3 日后递减;阿昔洛韦 0.2 克,每日 5 次口服;维生素 B₁ 5 毫克,每日 3 次口服。张辉等用上法治疗 30 例贝尔面瘫患者。结果:治愈 22 例,好转 6 例,无效 2 例,总有效率 93.33%。[4]

4. 葛根汤加味 葛根 15 克、麻黄 10 克、桂枝 10 克、芍药 10 克、生姜 3 片,大枣 6 枚。随症加减:年老气虚者,加黄芪 10 克、当归 10 克、川芎 10 克。每日 1 剂,水煎服。局部拔罐,隔日 1 次,每次 15 分钟。李红用上方治疗 75 例周围性面瘫患者 1 个月。结果:痊愈 35 例,显效 21 例,有效 13 例,无效 6 例,总有效率 92%。[5]

单 方

复方马钱子散 组成:马钱子、细辛、冰片。制备方法:上药按 2∶1∶1 比例研碎为末,过 120 目筛制成。用法用量:使用时取复方马钱子散适量,以蜂蜜调成糊状,取约黄豆粒大小置于直径 1.5 厘米的胶布上,将药物连同胶布一起贴于患侧下关穴处,每次敷贴 4~6 小时,每日 1 次,10 次为 1 个疗程,1 个月后评价疗效。临床应用:马小平用上方治疗 64 例周围性面瘫患者。结果:痊愈 39 例,好转 22 例,无效 3 例,总有效率 95.3%。[6]

① 杨卫中.辨证分型治疗 Bell 氏面瘫[J].江苏中医药,2003,24(2):57.
② 王兵,杨金洪.不同中医疗法治疗周围性面瘫的疗效评价[J].中医杂志,2017,58(22):1929-1933.
③ 陈晞,等.电针结合复方大秦艽汤治疗恢复期贝尔面瘫的临床疗效观察[J].中华中医药学刊,2014,32(5):999-1001.
④ 张辉,等.中西医结合疗面瘫的疗效观察[J].辽宁中医杂志 2010,37(1):131.
⑤ 李红.葛根汤配合局部火罐治疗周围性面瘫 75 例[J].辽宁中医杂志,2006,33(7):848.
⑥ 马小平.复发马钱子散穴位贴敷下关穴治疗周围性面瘫 64 例临床观察[J].中医杂志,2001,42(10):598.

Hunt 综合征

概　　述

　　Hunt 综合征即耳带状疱疹,是由水痘-带状疱疹病毒感染所致的疾病。因面神经膝状神经节疱疹病毒感染所引起的一组特殊症状,故又称为膝状神经节综合征。起病时常常先有剧烈耳痛,耳甲腔及其周围出现充血伴簇状疱疹,严重时疱疹破溃有黄色渗液,有时外耳道和鼓膜亦被侵及。在疱疹出现后不久,出现同侧周围性面瘫。初期常为非完全性面瘫,但数天至 3 周内逐渐加重而成完全性。有时侵犯到前庭神经、耳蜗神经和三叉神经,伴同侧剧痛、眩晕和耳聋;极少数患者还有第Ⅵ、Ⅸ、Ⅺ和Ⅻ脑神经瘫痪的症状和体征。本病因在 1907 年由 Ramsay Hunt 首先描述,故又称为 Ramsay Hunt 综合征或 Hunt 综合征。本病预后较贝尔面瘫差,如不经治疗,在完全性面瘫患者中能完全恢复的不到 10%;在不完全面瘫中仅66% 患者能完全恢复。

　　本病属中医“耳带疮”范畴。与邪毒外袭或肝胆湿热有关。

辨 证 施 治

　　1. 刘蓬分 2 型

　　(1) 邪毒外袭型　症见耳部皮肤灼热、刺痛感,局部出现针头大小疱疹,密集成簇状,疱疹周围皮肤潮红;可伴发热、恶寒;舌质红,苔薄黄,脉浮数。治宜疏风散邪、清热解毒。方用银翘散加

减。应用时可加龙胆、黄芩、板蓝根、栀子以清热解毒。随症加减:出现口眼㖞斜者,选加僵蚕、全蝎、蜈蚣、蝉蜕、桃仁、红花、地龙等以祛风活血通络。

　　(2) 肝胆湿热型　症见耳部灼热、刺痛,疱疹增大、溃破、黄水浸淫、结痂;伴口苦咽干,甚则口眼㖞斜,耳鸣,耳聋,眩晕;舌质红,苔黄腻,脉弦数。治宜清泻肝胆、解毒利湿。方用龙胆泻肝汤加减。随症加减:热毒盛者,加板蓝根以清热解毒;痛剧者,可加延胡索以活血行气止痛。[1]

　　2. 芮其根分 5 型

　　(1) 风邪阻络型　偏风寒者,予牵正散加羌活、防风、细辛、川芎、丝瓜络、酒当归、威灵仙;偏风热者,予牵正散加黄芩、黄菊花、川芎、野木瓜、升麻、地龙、赤芍等。

　　(2) 痰湿阻络型　方用牵正散合半夏白术天麻汤加胆南星、白芥子、丝瓜络、薏苡仁、茯苓等。

　　(3) 痰瘀互阻型　方用牵正散合桃红四物汤加胆南星、半夏、丝瓜络、桑枝、蜈蚣、地龙等。

　　(4) 气虚血瘀型　方用牵正散合补阳还五汤加减。

　　(5) 血虚络阻(或虚风内动)型　方用牵正散加生地黄、熟地黄、当归、白芍、香附养血柔肝、舒筋通络,佐以川芎、木瓜、天麻、石决明通络止痉。[2]

　　3. 王炜分 3 期

　　(1) 急性期　为面瘫出现后 1 周内,又称发展期。特点:风邪出入,脉络空虚,邪正相争激烈。治宜祛风通络。方用牵正散合秦艽升麻汤:秦艽10 克、升麻 10 克、葛根 10 克、防风 10 克、白芷 10

①　刘蓬.中医耳鼻咽喉科学[M].北京:中国中医药出版社,2016:64-66.
②　芮其根.浅谈面神经炎的辨证分型[J].实用中医药杂志,2006,22(6):374.

克、桂枝 8 克、白芍 15 克、当归 6 克、全蝎 15 克、僵蚕 10 克、白附子 6 克、甘草 6 克。配香附 200 克炒热局部热敷。

（2）稳定期 发病后 2~3 周为稳定期。特点：外邪入里，正气渐虚，气血瘀滞，面颊筋肉失养而纵缓不收。方用牵正散合通窍活血汤加减：全蝎 15 克、僵蚕 10 克、白附子 6 克、川芎 6 克、生地黄 10 克、赤芍 10 克、老葱 3 根、白芷 10 克、金银花 10 克、板蓝根 10 克。配合针刺、局部热敷、火针、火罐、电针、水针、理疗、按摩等综合疗法。

（3）恢复期 经前两期的综合治疗，正气渐复，邪气渐消。治疗以益气活血通络为主。药用黄芪，当归，炙甘草等益气活血通络。配合针刺、局部按摩。[①]

经 验 方

1. 龙胆黛蝎消疹汤 龙胆 10 克、青黛（包煎）10 克、牡丹皮 10 克、赤芍 10 克、生蒲黄 10 克、制乳香 10 克、车前子 10 克、炒柴胡 6 克、全蝎（研末吞服）6 克、蚕沙（包煎）20 克、丹参 20 克。随症加减：疼痛剧烈者，加五灵脂 10 克；胃纳较差或素有胃疾者，加木香 10 克、鸡内金 30 克。每日 1 剂，水煎取汁，分 3 次温服。张勇用上方加减治疗 50 例耳带状疱疹患者，全部治愈。[②]

2. 瓜蒌散加减 大瓜蒌 30 克、生甘草 10 克、红花 10 克。随症加减：伴有发热恶寒，口苦，口干，舌淡红，苔薄白，脉弦细，为邪中少阳外侵之证者，予小柴胡汤（柴胡 24 克、黄芩 10 克、半夏 10 克、生姜 9 克、人参 9 克、大枣 10 克）合用；伴有口苦，口干，舌质红，苔黄腻，脉弦数，耳聋，眩晕，口眼歪斜，为肝胆湿热之证者，予龙胆泻肝汤（柴胡 12 克、黄芩 10 克、栀子 10 克、生地黄 9 克、泽泻 9 克、车前草 10 克、龙胆 9 克、木通 9 克）合用。杨登权等

用上方加减治疗 56 例耳带状疱疹患者。结果：治愈 48 例，显效 6 例，无效 2 例，总有效率 96.4%。[③]

3. 牵正汤加减 （1）炙僵蚕 9 克、炙全蝎 3 克、钩藤（后下）15 克、石决明（先煎）30 克、天麻 9 克、当归 9 克、太子参 15 克、麦冬 9 克、黄芩 9 克、黄芪 15 克、升麻 6 克、柴胡 6 克。水煎服。王为凤等用上方配合温针灸（翳风、地仓、攒竹、下关、阳白、颧髎）治疗 1 例左侧面瘫患者，患者服药 12 剂后，左眼用力能闭合，左侧面肌已有主动运动，左下唇尚未正。经上方加减治疗近 2 个月，面瘫痊愈。[④] （2）白菊花、桑叶、僵蚕、白附子、全蝎、蜈蚣、生草、薄荷、防风、白芷。随症加减：便秘者，加大黄；苔厚，纳减者，加茯苓、陈皮。急性期口服病毒灵、地塞米松、烟酸片、抗生素（阿莫西林），肌内注射维生素 B_1、B_{12}；同时配合针刺：翳风、风池、太阳、丝竹空、攒竹、颊车、下关、地仓、合谷、迎香。每次取 6~8 穴，加 TDP 照患侧，5 日后用电针，10 日为 1 个疗程。配合鳝鱼血外涂患侧，每日 1 次。张梅娟用上法治疗 63 例周围性面瘫患者。结果：治愈（面容及面肌运动完全恢复，人中正，眼闭合正常，未遗留后遗症）50 例，显效（面容及面肌运动基本恢复，但皱额、鼓腮有歪斜部分未完全恢复正常）4 例，有效（面容及面肌运动较以前有所好转，但皱额、闭目鼓腮均未完全正常）6 例，无效 3 例，有效率 95.2%。[⑤] （3）白附子 10 克、僵蚕 10 克、白花蛇 10 克、全蝎 6 克、蜈蚣 6 克。上药研为细末备用。按经络走行取穴 10~15 个。局部用 75% 乙醇消毒，用手术刀片于取穴处轻划 1 厘米小口，将粉剂约 0.5 克敷于其上，再用如 5 分硬币大胶布覆盖其上即可。每 3 日做 1 次治疗为 1 个疗程，一般患者 4~6 个疗程。张欣等用上法治疗 6 720 例面瘫患者。结果：显效（面部五官对称，口眼歪斜完全消失）4 725 例，有效（口眼歪斜明显减轻，无刷牙漏水、闭眼露睛）1 973 例，无

① 王炜.试论周围性面瘫的中医分期论治[J].江西中医药,2002,33(5)：33.
② 张勇.龙胆黛蝎消疹汤治疗耳带状疱疹 50 例[J].中国中医急症,2009,18(8)：1351.
③ 杨登权,等.瓜蒌散加减治疗耳带状疱疹 56 例[J].中医药临床杂志,2009,21(4)：314-315.
④ 王为凤.秦亮甫治疗顽固性面瘫医案举隅[J].中医文献杂志,2006(3)：40-41.
⑤ 张梅娟.中西医结合治疗周围性面瘫 112 例临床观察[J].浙江中西医结合杂志,2005,15(1)：55-56.

效 22 例,总有效率 99.67%。① (4) 白附子 60 克、僵蚕 10 克、全蝎 20 克、防风 20 克、金银花 20 克、桃仁 10 克、川芎 10 克、黄芩 15 克、丹参 20 克、蝉蜕 20 克、白及 12 克、生地黄 20 克、蜈蚣 3 条(去头足)。随症加减:初期伴风寒者,加麻黄 10 克、细辛 3 克;伴风热者,加桑叶 10 克、薄荷 10 克;气虚者,加西洋参 10 克;血虚者,加全当归 15 克、白芍 15 克;病程较长兼风虚阻络者,加天麻 20 克、礞石 10 克;在祛风通络中可随症加味钩藤、生地黄、川乌等。周传胜用上方加减治疗 88 例面神经麻痹患者。结果:临床治愈率为 95%,总显效率为 100%,其中单独以中药治疗为主 68 例,配合针灸治疗 20 例。②

4. 小柴胡汤加减 柴胡 30 克、黄芩 15 克、半夏 10 克、党参 20 克、甘草 3 克,姜、枣为引(基本方)。每日 1 剂,水煎服,7 日为 1 个疗程。随症加减:Ⅰ型者,用基本方;Ⅱ型者,上方加制僵蚕 10 克、蝉蜕 10 克;Ⅲ型者,上方加龙胆 10 克、菊花 15 克;Ⅳ型者,上方加钩藤 30 克、竹茹 10 克。朱树宽用上方加减治疗 32 例 Hunt 综合征患者。结果:全部治愈,有效率 100%。③

5. 龙胆泻肝汤加味 基本方为龙胆泻肝汤(剂量不详)。随症加减:急性期,外耳道及耳郭有新鲜疱疹并疼痛者,加用自制"鲜冰滴剂"局部治疗;病程少于 1 个月无新鲜疱疹者,汤剂中加紫花地丁、板蓝根、金银花等清热解毒药;病程大于 1 个月者,汤剂中酌加黄芪、茯苓、太子参等益气药。均配合红外线局部照射。张集卿用上方加减治疗 24 例 Hunt 综合征患者,其中急性期 8 例,非急性期 16 例。结果:急性期患者治疗后 2 个月内痊愈 4 例,显效 3 例,有效 1 例;非急性期患者痊愈 9 例,显效 5 例,有效 2 例。总有效率 100%。④

① 张欣,等.牵正散加味外用治疗面神经麻痹 6 720 例[J].陕西中医,2004,25(10):919.
② 周传胜.牵正汤加味治疗面神经麻痹 88 例[J].时珍国药研究,1996,7(1):13 - 14.
③ 朱树宽.柴胡善治 Ramsay—Hunt 综合征[J].中医杂志,2000,41(11):650 - 651.
④ 张集卿.龙胆泻肝汤治疗 Hunt 综合征[J].中国中医急症,1996,5(3):144.

口腔疾病

龋 病

概 述

龋病是一种独特的多因素感染性疾病,乳牙、年轻恒牙和老年人牙龈退缩后的恒牙易感龋病。龋病从多水平影响人体健康,除可造成不同程度的牙冠缺损外,还可导致牙髓及根尖周组织的感染性病变,其至造成受累牙齿的缺失乃至引起全身并发症。大量研究表明决定龋病开始和进展的关键因素是变形链球菌,其次是乳酸杆菌和放线菌。

本病无对应的中医诊断,但龋病引起的牙痛等可参考中医理论辨证治疗,中医防病治病注重整体平衡,主张驱邪扶正,增强和调节机体自身抵抗力。

经 验 方

1. 自拟方 乌梅 10 克、苦参 8 克、花椒 6 克、白芷 5 克、细辛 3 克、黄连 5 克。上药煎汤先口含 3～5 分钟后咽下。亦可用药棉蘸药液填塞龋洞内。吴锡琨用上方治疗 2 例龋病牙痛患者,均痊愈。[①]

2. 加味首乌片 何首乌 60 克、枸杞子 60 克、续断 60 克、白芷 50 克、细辛 12 克、蒲公英 60 克。将何首乌、蒲公英、枸杞子干燥粉碎成细末,过 100 目筛,备用。续断、白芷、细辛,提挥发油后药渣加水煎煮 2 次,第一次 2 小时,第二次 1 小时。过滤,合并滤液,减压浓缩成浸膏状,加入何首乌等细末及辅料,混匀,制成颗粒,60℃～70℃烘干,放冷,喷加挥发油,再加入 0.5% 的硬脂酸镁混匀,密闭放置数小时后压片。每次 6 片,饭前淡盐水送下,每日 3 次,连服 30 日为 1 个疗程。合并感染者,可给予抗生素配合治疗。王萃珍等用上法治疗 89 例老年性龋病性牙痛患者。结果:服药 1 个疗程显效者 57 例,服药 2 个疗程显效者 21 例,无效 11 例,总有效率 87.6%。[②]

3. 牙痛散 川黄连(研极细末)10 克、锦纹大黄(研极细末)10 克、冰片(研细末)3.0 克、薄荷冰(研细末)2.0 克。上药共和匀后放入有色瓶或瓷瓶中盖严贮藏待用,用时将米粒大小的粉末与樟脑酚液少许调成稠膏状放入患牙洞内,立即用丁香油粘固粉封洞,一般封药 1～2 次。所封药物不必取出。贾健等用上方治疗 32 例龋齿痛患者。结果:30 例均在封药后 1～5 分钟内疼痛缓解或消失,平均封药次数 2 次,恒牙效果比乳牙效果要好,龋洞大者较小者镇痛明显,总有效率 90% 以上。[③]

单 方

茵陈与厚朴水煎液 组成:茵陈 6～9 克、厚朴 9～12 克。用法用量:水煎,早晚分服,疗程 1 个月。联合氨硝酸银溶液涂擦龋坏牙面 1～2 分钟,温热气枪吹干再涂,如此反复 2 次,用蘸丁香油小棉球涂擦,使之还原成黑色,吹干,治疗中应防止灼伤软组织,每周 1 次,3～4 次为 1 个疗程。临床应用:崔淑霞等将 70 例龋病患者随机分为对照组和观察组各 35 例。两组患者均给予传统的去腐牙治疗,对照组给予氨硝酸银溶液治疗,观察组在对照组的基础上给予茵陈与厚朴水煎液服用进行治疗。结果:总有效率对照组为 88.6%,观

---

① 吴锡琨.乌梅善治龋齿疼痛[J].中医杂志,2002,43(9):652.
② 王萃珍,等.加味首乌片治疗老年性龋病性牙痛 89 例[J].时珍国药研究,1998,9(1):7.
③ 贾健,等.新方治疗龋齿痛 32 例[J].辽宁中医杂志,1992,19(1):32-33.

察组为 100.0%，两组比较差异显著（$P<0.05$）；观察组 2 例患者出现恶心，继续服药症状消失。对照组 5 例牙齿变黑；对照组与观察组的复发率第 1 个月分别为 8.6%、0，第 2 个月分别为 11.4%、2.9%，第 3 个月分别为 2.9%、0，两组比较差异有统计学意义（$P<0.05$）。[1]

中 成 药

牙可喜含片　　组成：每 1000 片含金银花 500 克、厚朴 200 克、骨碎补 200 克、生地黄 200 克、牡蛎 200 克，每片含生药 1.6 克（河南宛西制药厂生产）。用法用量：3～6 岁每次 1 片，7～10 岁每次 2 片，每日 3 次含化。1 个月为 1 个疗程，每隔 2 个月重复 1 次，总疗程 1 年，即 4 次。3～6 岁由幼儿园医生负责按时发药，7～14 岁由家长督促按时服药。刷牙用小白兔牌牙膏（杭州牙膏厂出品）。临床应用：谢世平等用上方治疗 332 例龋病患儿。结果：有效 281 例，无效 51 例，有效率 84.6%。[2]

———————
① 崔淑霞,等.中西医结合治疗龋病[J].中国实验方剂学杂志,2011,17(15)：256-257.
② 谢世平,等.中药牙可喜含片防治儿童龋病临床研究[J].中国中西医结合杂志,1998,18(7)：416,430.

根 尖 周 病

概　　述

根尖周病是指发生在牙根尖周围组织,如牙骨质、根尖周围的牙周膜和牙槽骨等的疾病。发病原因包括感染、创伤、牙源性因素及肿瘤等。其中最常见的是感染,龋齿和牙髓病是根尖周病发生的主要原因。根尖周病感染的主要致病菌是根尖微生物混合感染的结果,其中牙龈卟啉单胞菌是主要病源菌。细菌及细菌代谢产物如内毒素通过病理免疫反应,引起根尖周炎。当牙髓炎发展到晚期、牙髓组织大部或全部都已坏疽时,感染便可通过根尖孔引起根尖周围组织发炎。患者有持续牙痛,患牙有浮起感和伸长感,不能咬合,探诊无感觉,叩痛明显,牙齿有深龋洞。牙体变暗灰色。齿龈红肿,久治不愈。疮口不收,经常溢脓者,形成牙漏。

本病属中医"牙痈"范畴。《咽喉脉证通论》首先提出牙痈病名,认为"此证,因劳心过度或食物毒热,鼓动阳明胃经之火,发于牙龈,其状如豆大,或如指大,紫色肿硬,疼痛难忍,或头疼发热憎寒"。其发病机制为风热与胃火交蒸于根尖周围牙龈,腐肉成脓。治宜清热解毒。方用五味消毒饮、清胃散等。局部治疗较常应用。

辨 证 施 治

王永钦分4型

(1) 秽毒结聚型　治宜清热解毒、消肿止痛。方用五味消毒饮加减:金银花、紫花地丁、紫背天葵、蒲公英、野菊花。随症加减:红肿疼痛较甚者,加赤芍、牡丹皮以活血止痛;发热头痛明显者,合用银翘散加减。

(2) 风热侵袭型　治宜疏风清热、解毒消肿。方用银翘散合五味消毒饮加减:金银花、连翘、牛蒡子、薄荷、竹叶、荆芥、豆豉、紫花地丁、蒲公英、野菊花、紫背天葵、芦根、桔梗、甘草。

(3) 脾胃火盛型　治宜清胃泻火、解毒排脓。方用清胃汤加减:生石膏、生地黄、牡丹皮、黄芩、黄连、升麻。随症加减:大便秘结,可加大黄,以导热下行。

(4) 正虚邪实型　治宜补益气血、托里透脓。方用托里消毒散加减:党参、茯苓、白术、当归、白芍、川芎、黄芪、肉桂、麦冬、远志、桔梗、白芷、皂角刺。[1]

经 验 方

1. 中药空管疗法　黄连、金银花、连翘、细辛、没药。将上述各药适量浸泡于95%乙醇液中,1周后滤取上清液,装瓶备用;另将各药研末过200目筛,拌匀,装盒备用。常规开髓制洞,清理根管,以3%过氧化氢液、0.9%生理盐水交替冲洗根管,干燥后封CP碘仿棉球,5日复诊,重复封药到窦道愈合,去除封药,将备用中药液与末各取适量调成糊状,置于髓腔内,用棉球轻压平整,使药物进入根管少许,并均匀覆盖髓室底,厚约1.5毫米,垫底后永久充填,随诊。邓洪波等用上方治疗143例172颗乳磨牙根尖周病患者。结果:经1~3年临床观察,成功154颗,成功率89.55%。[2]

---

① 王永钦.中医耳鼻咽喉口腔科学[M].北京:人民卫生出版社,2001:911-918.
② 邓洪波,等.中药空管疗法治疗乳磨牙根尖周病临床观察[J].黑龙江医学,2002,26(9):702.

2. 自拟方　草乌 1.56 克、冰片 1.56 克、龙骨 3.12 克、儿茶 3.12 克、细辛 3.12 克、黄连 6.24 克、大黄 6.24 克。将上述中药分别研成细末，再混合（最后加入冰片混合均匀），贮存瓶内待用。治疗时患牙开髓，去髓及根管（前牙）内坏死牙髓组织，清洁髓腔或根管，擦干封中药，适量中药与生理盐水或蒸馏水调成糊状，用髓针带入根管或根管口，再以棉球置中药糊剂上，暂汀封，4～5 日后复诊，无症状可进行常规根管治疗术或变异干髓术。牛佩娟用上方治疗 85 例尖周炎患者，总有效率为 87%。①

3. 自制中药酊剂　黄连 9.36 克、细辛 6.24 克、儿茶 6.24 克、龙骨 6.24 克、大黄 6.24 克、冰片 1.56 克、草乌 6.24 克。上药研碎后用 75% 乙醇 200 毫升浸泡 4～5 日，取浸液备用。用棉捻浸中药呈饱和状封于根管内，并再覆盖中药棉球，氧化锌软膏暂封，一般封药 3～4 日后，常规根管充填或变异干髓术。宋欣等用上方治疗 200 例尖周炎患者。结果：经 6～20 个月观察，临床、X 线片复查共 92 例，疗效优良 60 例，疗效良好 29 例，无效 3 例，优良率 96.7%。②

4. 中药烧伤油　大黄、黄芩、地榆、罂粟壳、冰片、五倍子等（代号 O·B）。开髓拔髓，扩大根管按常规处理，用过氧化氢、生理盐水交替冲洗。根管消毒：急性尖周炎时，压力高者，开放引流并放置 O·B 棉捻。48 小时复诊。症状消失后，即可进行根管充填：将 O·B 氧化锌调成糊状，用器械送到根尖处，尽量多填入糊剂，然后用牙胶尖作侧壁加强，磷酸锌粘固粉或玻璃离子 CO－1 材料，银汞合金作永久充填。刘菊英等用上方治疗 72

例 82 颗牙根尖周围炎患者。结果：临床疗效显效 72 颗，有效 8 颗；X 线检查，显效 68 颗，有效 12 颗，无效 2 颗，总有效率 90.2%。③

5. 中药方　石膏、知母、蒲公英、怀牛膝、牡丹皮、赤芍、当归、生地黄、玄参、麦冬。随症加减：热重者，加黄芩；脓肿形成或排脓未尽者，加皂角刺、败酱草；包块大者，加桃仁、红花；大便秘结者，加大黄。每日 1 剂，水煎 2 次，分 2 次服。翁候年用上方加减治疗 68 例齿槽部感染（急性根周炎、根周脓肿 51 例，冠周炎、冠周脓肿 10 例，残根合并感染 7 例）患者，均获痊愈。④

中 成 药

1. 六神丸　昆明制药厂或武汉第五制药厂生产。用法用量：常规打开髓腔，揭髓室盖，去除感染牙髓、拔髓、扩锉根管至根尖孔，用 3% 过氧化氢及生理盐水冲洗髓腔和根管，冲洗后吸干根管，然后直接将丁香油酚与研成粉末的六神丸混合药液注入根管，并放入浸有同样药液的棉捻进行开放引流。临床应用：黄晓红用上方治疗 60 例 63 颗牙急性化脓性根尖周炎患者。结果：显效 49 颗牙，有效 12 颗牙，总有效率 96.8%。⑤

2. 翘栀牙痛冲剂　组成：连翘、栀子、麻黄、桂枝、甘草等（山东威海制药厂生产）。用法用量：每次 1 袋（15 克），每日 3 次。临床应用：罗冬青等用上方治疗 100 例根尖周病患者。结果：临床痊愈 34 例，显效 43 例，有效 16 例，无效 7 例；总有效率 93.0%。⑥

① 牛佩娟.中药治疗尖周炎 85 例临床效果观察［J］.牙体牙髓牙周病学杂志,1994,4(2)：128.
② 宋欣,等.中药治疗尖周炎［J］.牙体牙髓牙周病学杂志,1993,3(2)：122.
③ 刘菊英,等.中药烧伤油治疗根尖周围炎 72 例［J］.陕西中医,1991,12(6)：249－250.
④ 翁候年.清热活血化淤法治疗齿槽部感染 68 例［J］.湖北中医杂志,1981,3(5)：50.
⑤ 黄晓红.六神丸为主治疗急性化脓性根尖周炎 60 例［J］.实用中医药杂志,2000,16(11)：30－31.
⑥ 罗冬青,等.翘栀牙痛冲剂治疗牙痛 100 例［J］.中国中西医杂志,1996,16(10)：632－633.

智齿冠周炎

概　述

智齿冠周炎是指第三磨牙（又称智齿）牙冠周围的软组织炎症。常发生于18～25岁的青年，是常见口腔疾病之一。主要症状为牙冠周围软组织肿胀疼痛。如炎症影响咀嚼肌，可引起不同程度的张口受限，如波及咽侧则出现吞咽疼痛，导致患者咀嚼、进食及吞咽困难。病情重者尚可有周身不适、头痛、体温上升、食欲减退等全身症状。

本病属中医"牙龈痈"范畴。本病最早见于清代尤乘《尤氏喉科秘书·口牙舌颈面腮门》，其谓："生于牙尽龈中，齿不能开，牙关紧闭。此症初起，势盛，至夜尤甚，然亦不难治，亦不妨命。"本病的发病机制，早期多属风热犯齿，继则胃火炽盛，燔灼龈齿。

辨证施治

参见"根尖周病"一节。

经　验　方

1. 凉膈散　黄芩10克、甘草10克、黄连10克、栀子10克、连翘10克、牡丹皮10克、川大黄10克、赤芍10克、生地黄20克、生石膏30克。每日1剂，水煎服，分2次服用。同时给予甲硝唑片，每次2片，每日2次，于饭后服用。在此基础上加用中药控释药条，制作方法：将三七、五倍子、当归、金银花各15份混合均匀后进行粉碎，用筛子过滤多次获得滤液，将滤液合并后浓缩；同时将冰片研磨成粉状。将聚己烯胶液（3%～6%）和医用级海藻酸钠混合均匀，再混入硫酸钙后进行固化成型，放入将上述处理好的浓缩滤液中，直至饱和，随后加入研磨好的冰片粉，经过晾干和消毒，剪成大小适宜的条状，再装袋进行密封，并放置于4℃冰箱中保存。使用方法：先用医用过氧化氢和生理盐水交替冲洗冠周，干燥后将中药控释药条置于盲袋内。张立港等用上法治疗50例智齿冠周炎患者。结果：治愈25例，好转13例，改善8例，无效4例，总有效率92.0%。[①]

2. 清胃散加减　黄连6克、升麻30克、石膏60克、牡丹皮15克、当归30克、山豆根10克、蒲公英30克、金银花30克、甘草10克。随症加减：发热者，加连翘15克、知母20克、柴胡30克、黄芩10克；大便秘结者，加大黄15克、芒硝10克；淋巴结肿大者，加夏枯草30克、玄参20克、浙贝母15克；脓成者，加甲片10克、皂角刺10克；伴有咽喉肿痛者，加桔梗15克、马勃30克。再予自拟镇痛洁口液含漱：川椒15克、荜茇15克、细辛6克、白芷15克，水煎含漱。赵明强用上法治疗30例急性智齿冠周炎患者。结果：痊愈15例，好转13例，无效2例，有效率为93.9%。[②]

3. 五味消毒饮合仙方活命饮加减　金银花20克、野菊花15克、紫花地丁15克、蒲公英15克、天花粉5克、当归5克、乳香5克、没药5克、皂角刺5克、白芷5克、赤芍5克、贝母5克、陈皮10克。随症加减：大便秘结者，加大黄5克、芒硝

① 张立港,等.凉膈散与中药控释药条联合治疗急性智齿冠周炎的效果分析[J].中华中医药学刊,2017,35(11)：2930－2932.
② 赵明强.中西医结合治疗急性智齿冠周炎的疗效观察[J].辽宁中医杂志,2014,41(6)：1234－1235.

10 克;咽喉肿痛,加牛蒡子 10 克、桔梗 5 克;肿连腮颊者,加丝瓜络 10 克。局部予水调散(黄柏、煅石膏)外敷。每日 1 剂,水煎服,早晚分服,每次 100 毫升,3 日为 1 个疗程。程伟等用上方加减治疗 62 例急性智齿冠周炎患者。结果:显效 53 例,有效 6 例,无效 3 例,总有效率 95.16%,显效疗程平均 3.2 日。[1]

4. 龙胆泻肝汤　龙胆 6 克、黄芩 9 克、车前子 9 克、栀子 9 克、生地黄 9 克、泽泻 12 克、生甘草 6 克、木通 9 克、当归 3 克、柴胡 6 克。每日 1 剂,煎成 500 毫升,早晚各服 250 毫升。3 日后复诊,未痊愈但有好转者再予上方 3 剂服用。王定安用上方治疗 112 例智齿冠周炎患者。结果:痊愈 81 例,占 72.3%;好转 23 例,占 20.5%;无效 8 例,占 7.2%。[2]

5. 牙痛散　生石膏 40 克、黄连 20 克、白芷 20 克、细辛 3 克、白芍 20 克。上药粉碎成细末,过筛,混匀,5 克 1 小瓶分装,密封保存。口服,每日 3 次,每次 5~10 克,温开水送服,5 日为 1 个疗程。孕妇、产妇忌用。口服牙痛散期间,每日用生理盐水或 3% 过氧化氢溶液冲洗局部 1 次。杨国礼用上法治疗 112 例智齿冠周炎患者。结果:痊愈 91 例,好转 15 例,无效 6 例,总有效率 94.6%。停药 10 日无复发。[3]

6. 消炎解毒止痛汤　金银花 10 克、板蓝根 10 克、败酱草 25 克、白芷 10 克、连翘 10 克。每日 1 剂,水煎 2 次,分 2 次服。随症加减:病初者,宜疏风清热,可加薄荷、牛蒡子、防风;胃火旺盛者,宜清胃泻火,可加石膏、知母、黄芩、生地黄、黄连;大便秘结,肿连腮颊者,宜泻火通腑,可加紫花地丁、大黄、芒硝、竹叶、赤芍。外用茶调金黄散,局部以生理盐水或过氧化氢冲洗,清洁患处。姚光秀用上法治疗 100 例智齿冠周炎患者。结果:服 2~9 剂治愈 84 例;16 例连服 4 剂不显效,改用注射青、

链霉素,视为无效。[4]

7. 清阳散火汤　荆芥 5 克、防风 7 克、炒牛蒡子 12 克、桂枝 4 克、升麻 4 克、白芷 4 克、生石膏 60 克、当归 10 克、赤芍 10 克、白蒺藜 10 克、净连翘 10 克、葱白头(连须)7 枚。随症加减:冠周焮红肿痛漫及咽关,势欲作脓者,去桂枝、葱白,加金银花、天花粉、大黄(酒炒);冠周红肿不甚,牙关拘紧僵硬,日久不退者,宜去石膏、连翘,酌加川芎、生黄芪、络石藤。每日 1 剂,水煎 2 次,分 2 次服。程康明用上方加减治疗 30 例智齿冠周炎患者。结果:服 3~6 剂者 23 例,7~12 剂者 4 例,13~20 剂者 3 例,均获消肿止痛、恢复张口功能的效果;其中智齿阻生者,诸症消退后均须作手术处理。[5]

单　方

口炎净液　组成:明矾、五倍子。制备方法:将明矾、五倍子等分别研碎成粉末,按 4:6 的比例混合后,添加 3 倍于药量的蒸馏水及与药物等量无水酒精,浸泡 15 日后过滤,取其上清液备用。用法用量:先用生理盐水冲洗盲袋,蘸干患部,将吸有口炎净液的棉捻置入盲袋内,每日换药 1 次,观察 1 周。临床应用:侯逢春等用上方治疗 44 例智齿冠周炎患者。结果:治疗 2 日后,止痛效果治愈 13 例,好转 30 例,无效 1 例,总有效率 97.7%。[6]

中成药

六神丸　组成:主要成分麝香、牛黄、蟾酥、雄黄、冰片、珍珠等(上海雷允上药业有限公司生产,每 1 000 粒 3.125 克,每瓶 60 粒)。用法用量:用 3% 过氧化氢溶液、生理盐水交替冲洗智齿冠周盲袋,直至冲洗液清亮无杂质,然后在患者智齿冠

① 程伟,等.中西医结合治疗急性智齿冠周炎疗效观察[J].辽宁中医杂志,2005,32(3):234.
② 王定安.中药治疗智齿冠周炎的疗效观察[J].时珍国医国药,2003,14(6):322.
③ 杨国礼.牙痛散治疗智齿冠周炎 112 例[J].中医杂志,1992,12(21):32.
④ 姚光秀.中药治疗智齿冠周炎 100 例临床报告[J].河北中医,1986,8(4):48.
⑤ 程康明.清阳散火汤加减治疗智齿冠周炎 30 例[J].江苏中医杂志,1986,7(7):20.
⑥ 侯逢春,等.中药口炎净液治疗急性智齿冠周炎的临床观察[J].河北中医,1997,19(4):8-9.

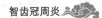

周盲袋内放置六神丸 3～6 粒。每日冲洗置药 1 次,10 日为 1 个疗程。注意事项:要将六神丸放入冠周盲袋较深的位置,并嘱患者 2 小时内不要刷牙漱口、不要进食。临床应用:彭朝晖等用上方治疗 42 例智齿冠周炎早期患者。结果:治愈 39 例(92.9%),失败 3 例,平均治愈时间为 3 日。[1]

① 彭朝晖,等.六神丸治疗早期智齿冠周炎的疗效观察[J].中国中西医结合杂志,2007,27(9):784.

牙　周　病

概　述

牙周病系指发生于牙周组织的慢性进行性破坏的疾病，包括仅累及牙龈组织的牙龈病和波及深层牙周组织（牙周膜、牙槽骨、牙骨质）的牙周炎两大类。临床表现为牙龈红肿、疼痛、牙周袋形成，牙龈出血或溢脓，牙龈萎缩、牙齿松动或脱落等症状，严重影响咀嚼功能。牙周病的早期症状不易引起重视，会造成牙周组织长期慢性感染，炎症反复发作，不仅损害口腔咀嚼系统的功能，还会严重影响健康。

由于牙周病是一组疾病，主要临床表现呈多样性，如牙龈出血、牙周袋形成、牙槽骨吸收、牙槽骨高度降低、牙齿松动、移位、咀嚼无力，严重者牙齿可自行脱落或者导致牙齿的拔除。故该病分属于中医"牙宣""齿漏""齿间出血""齿挺""齿牙根摇""风疳""食床"等范畴。其发病机制为肾阴亏虚，胃经实火，肾虚胃火，脾肾阳虚，气血不足等。

辨 证 施 治

1. 王付等分6型

（1）实火郁结型　症见牙痛，牙龈肿，或牙龈出血。口渴，口臭，或口苦，或面颊红肿发热，或牙龈红肿溃烂，或大便干结，舌质红，苔薄黄，脉滑或数。治宜清热泻火、凉血散结。方用泻心汤合清胃散：大黄6克、黄芩3克、黄连10克、升麻12克、生地黄15克、当归6克、牡丹皮6克。随症加减：大便干结者，加芒硝；牙龈出血者，加白茅根、藕节、棕榈；红肿甚者，加石膏、知母；疼痛甚者，加赤芍、牡丹皮、延胡索。

（2）虚火浸淫型　症见牙痛，牙龈肿，口渴，或牙龈出血，或口涩，或轻微红肿，或不红肿，或局部轻微发热，或疼痛放射至太阳穴左右，或腰酸，或耳鸣，或大便干结，舌红少苔，脉细或细数。治宜清退虚热、凉血止痛。方用麦地牛参汤合大黄黄连泻心汤：熟地黄12克、生地黄18克、麦冬24克、石膏24克、牛膝24克、细辛6克、大黄6克、黄连3克。随症加减：口干明显者，加玄参、天花粉；牙龈肿明显者，加牡丹皮、赤芍；大便干者，加麻仁、大黄；疼痛明显者，加升麻、花椒；虚火甚者，加黄柏、知母或选用知柏地黄丸加减。

（3）虚热夹瘀型　症见牙痛，牙龈肿，或牙龈出血，痛如针刺，或五心烦热，牙龈紫，口干咽燥，或夜间痛甚，或轻微红肿，或局部轻微发热，或盗汗，或大便干结，舌红少苔，脉涩或细数。治宜清退虚热、化瘀止痛。方用麦地牛参汤合桂枝茯苓丸：熟地黄12克、生地黄18克、麦冬24克、石膏24克、牛膝24克、细辛6克、桂枝12克、茯苓12克、桃仁12克、白芍12克、牡丹皮12克。随症加减：口干咽燥者，加玄参、玉竹；牙龈肿痛者，加当归、赤芍；大便干者，加麻仁、郁李仁；五心烦热者，加胡黄连、鳖甲。

（4）郁热阳虚型　症见牙痛，牙龈肿，或牙龈出血，畏寒怕冷，或手足不温，或口干不欲饮水，或轻微红肿，或局部轻微发热，或牙龈因寒痛甚，或大便不调，舌质红，苔薄黄，脉虚或细数无力。治宜清热泻火，兼顾阳气。方用附子泻心汤合栀子干姜汤：大黄6克、黄连3克、黄芩3克、附子5克、栀子14克、干姜6克。随症加减：阳虚甚者，加肉桂、补骨脂；热甚者，加知母、石膏；牙龈出血者，加白茅根、侧柏叶；牙龈肿甚者，加牡丹皮、赤芍、当归。

（5）气虚阴亏型　症见牙痛，牙龈肿，或牙龈出血，倦怠乏力，或面色不荣，或疼痛因劳加剧，或手足心热，或口干不欲多饮，或轻微红肿，或不红肿，或牙龈轻微发热，舌红少苔，脉虚或细数。治宜益气养阴、消肿止痛。方用麦地牛辛汤合四君子汤：熟地黄 12 克、生地黄 18 克、麦冬 24 克、石膏 24 克、牛膝 24 克、细辛 6 克、人参 12 克、茯苓 12 克、白术 12 克、炙甘草 12 克。随症加减：气虚甚者，加山药、黄芪；阴虚甚者，加玉竹、石斛、枸杞子；牙龈出血者，加白茅根、侧柏叶、女贞子；大便干结者，加大黄、麻仁。

（6）寒瘀阻络型　症见牙龈冷痛，牙龈漫肿，或牙龈暗紫，手足不温，或食凉痛甚，或牙龈因凉痛甚，或畏寒怕冷，或夜间痛加，或面颊疼痛，舌质暗或夹紫，苔薄白或腻，脉沉或涩。治宜温阳散寒、活血化瘀。方用温经汤合失笑散：吴茱萸 9 克、当归 6 克、川芎 6 克、白芍 6 克、人参 6 克、桂枝 6 克、阿胶 6 克、生姜 6 克、牡丹皮 6 克、甘草 6 克、半夏 12 克、麦冬 24 克、五灵脂 12 克、蒲黄 12 克。随症加减：寒甚者，加肉桂、干姜；瘀甚者，加桃仁、红花、细辛、花椒。[1]

2. 肾阴亏虚型　症见牙齿疏豁松动，牙龈溃烂萎缩，牙根宣露，溃烂边缘红肿，伴头晕，耳鸣，腰酸，舌质微红少苔，脉细数。药用熟地黄 30 克、黄芪 15 克、山药 9 克、骨碎补 12 克、女贞子 12 克、山茱萸 12 克、党参 12 克、焦白术 9 克、甘草 3 克。随症加减：火热明显者，加生栀子 9 克、黄连 6 克；肿胀甚者，加天花粉 9 克、连翘 12 克、夏枯草 9 克；出血明显者，加白茅根 15 克、槐花 12 克、墨旱莲 9 克；溢脓多者，加皂角刺 6 克、漏芦 6 克；虚火上炎者，加生地黄 12 克、知母 9 克、黄柏 9 克。上药加水 800 毫升，煎取汁 500 毫升，分早晚 2 次服。临床观察：开雁用上方加减治疗 53 例肾阴亏虚型牙周炎患者。结果：治愈 13 例，有效 37 例，无效 3 例，总有效率 94.34%。[2]

3. 张丽分为 3 型

（1）胃火上蒸型　牙龈红肿痛、出血、出脓，口臭，烦渴多饮或喜冷饮，多食易饥，大便秘结，舌质红，苔黄厚，脉洪大或滑数。治宜清热泻火、消肿止痛。方用清胃散加减。外治：外擦冰硼散，去除牙石。

（2）肾阴亏损型　症见牙齿疏豁松动，牙龈溃烂萎缩，牙根宣露，溃烂边缘微红肿或头晕，耳鸣，手足心热，腰痛，舌质微红，少苔，脉细数。治宜滋阴补肾、益髓坚齿。方用六味地黄汤加减。外治：墨旱莲 60～120 克煎水，含咽，去除牙石。

（3）气血不足型　症见牙龈萎缩颜色淡白，牙根宣露，牙齿松动，咀嚼无力，牙龈经常渗血，面色白，畏寒倦怠，头晕眼花，失眠多梦，胃呆纳少，舌质淡，苔薄白，脉沉细。治宜调补气血、养龈健齿。方用八珍汤加减。外治：去除牙石，拔除无法保留患牙。

临床观察：张丽用上方辨证治疗 141 例牙周病患者。结果：显效 66 例，有效 73 例，无效 2 例，总有效率 98.58%。[3]

经　验　方

1. 玉女煎　生石膏 15 克、熟地黄 15 克、知母 10 克、怀牛膝 10 克、麦冬 10 克。随症加减：牙龈易出血者，加小蓟；口臭，龈炎者，加黄连。每日 1 剂，水煎后分 3 次服用。李延风等用上方加减治疗 40 例胃火炽盛型牙周炎患者。结果：治愈 30 例，显效 5 例，有效 3 例，无效 2 例，总有效率 95%。[4]

2. 双花清胃汤　金银花 20 克、生地黄 20 克、当归 12 克、牡丹皮 15 克、黄连 10 克、升麻 10 克、白芷 15 克、生石膏 30 克、珍珠层粉（冲服）4 克、三七粉（冲服）6 克、制南星 12 克、甘草 10 克、知母 10 克、黄柏 10 克。每日 1 剂，常规水煎 2 次，混合取汁液 600 毫升，其中 300 毫升分早晚 2 次服用，

① 王付，等.如何分型辨治牙龈炎[J].中医杂志，2011,52(11)：961.
② 开雁.补肾固齿法治疗慢性牙周炎 53 例[J].中医杂志，2004,45(9)：687－688.
③ 张丽.运用中医辨证分型治疗牙周病 141 例[J].辽宁中医杂志，2002,29(11)：668.
④ 李延风，等.玉女煎治疗慢性牙周炎的随机平行对照研究[J].中华中医药学刊，2016,34(1)：242－244.

300毫升分早晚2次含漱,含漱每次少于20分钟。刘东辉等用上方治疗48例胃火炽盛证牙周病患者7日。结果:显效17例,有效27例,无效4例,总有效率91.7%。双花清胃汤口服和含漱能控制牙周病患者炎症水平,抑制齿沟液中牙周致病菌含量,减轻临床症状,提高疾病疗效。[1]

3. 自拟方1 茯苓15克、苦参15克、蒲公英15克、当归10克、甘草10克。随症加减:伴有风寒的患者,加用防风、麻黄等;伴有肾虚的患者,加六味地黄丸;伴有胃热的患者,加清胃散;伴有牙龈红肿出血的患者,加升麻、牡丹皮等。上药加400毫升水,煎煮,每次150毫升,每日2次,疗程为30日。杨俊用上方加减联合牙周基础治疗(洁治术、平整术等)50例牙周病患者。结果:治愈38例,有效11例,无效1例,总有效率98.00%。[2]

4. 清胃散合玉女煎 石膏30克、蒲公英30克、麦冬12克、知母12克、牛膝12克、当归12克、牡丹皮12克、生地黄12克、白芷12克、淡竹叶12克、焦栀子6克、黄连6克、升麻6克、甘草6克、黄芪15克。柴楣才等用上方治疗30例慢性牙周炎患者。结果:显效9例,有效17例,无效4例,总有效率86.67%。[3]

5. 清胃汤 升麻3克、黄连5克、生甘草5克、牡丹皮6克、生石膏20克、栀子9克、藿香9克、当归9克、生地黄9克、茯苓10克、石斛15克、天冬15克、麦冬15克。随症加减:牙周充血肿胀者,加夏枯草10克、连翘10克;口渴发热者,加玄参9克、芦根6克;出血明显者,加白茅根12克、茜草12克;溢脓多者,加漏芦15克、天花粉6克。每日1剂,水煎服,分2次服。温映萍等将160例牙周炎患者随机分为中药治疗组和西药对照组各80例。中药治疗组予上方加减治疗。西药对照组予口服头孢拉定胶囊,每次0.5克,每日

3次;甲硝唑片,每次0.2克,每日3次。两组同时进行牙周炎治疗(常规洁刮治,牙周上药)。两组均连续治疗6日。结果:治疗后中药治疗组患者的牙龈指数、牙周袋深度及牙松动度的改变均优于西药对照组患者(均$P<0.05$),且不良反应小。[4]

6. 养阴清热方 熟地黄12克、玄参10克、知母10克、黄柏10克、麦冬10克、当归10克、牡丹皮10克、生地黄10克、怀牛膝9克、升麻6克、黄芪15克、炒蒲黄(冲服)5克。随症加减:大便干结者,加炒大黄9克、玄明粉(冲服)6克;牙龈出血如注者,加仙鹤草15克、侧柏炭12克;五心烦热者,加地骨皮15克;口臭甚者,加石膏30克。每日1剂,水煎服,分早、晚服用,另药渣煎水500毫升,漱口,每日数次。开雁用上方加减治疗38例牙周病患者2周。结果:治愈32例,好转4例,无效2例,总有效率94.7%。[5]

7. 自拟方2 生石膏10克、生地黄10克、知母10克、麦冬10克、牛膝20克、牡丹皮10克。随症加减:小便黄赤者,可去生地黄,加木通、金银花、蒲公英等。每日1剂,水煎服,早晚分服。刘光耀用上方加减联合全口龈上、龈下超声波洁治治疗135例牙周病患者。结果:显效54例,有效78例,无效3例,总有效率97.8%。[6]

单 方

1. 五倍子 组成:五倍子。制备方法:取五倍子125克粉碎,250毫升水煎6小时,无菌过滤,滤液即为水提取物。用法用量:每日用以漱口3~4次,10毫升左右,口腔中含5分钟。临床应用:陈云芳等用上方治疗41例牙周病患者2周。结果:显效24例,有效16例,无效1例,总有效率97.56%。[7]

---

① 刘东辉,等.双花清胃汤治疗慢性牙周炎60例临床研究[J].中国实验方剂学杂志,2013,19(24):310-313.
② 杨俊.中西医结合治疗牙周病临床观察[J].辽宁中医杂志,2013,40(11):2322-2323.
③ 柴楣才,等.清胃散合玉女煎治疗慢性牙周炎30例临床观察[J].中医杂志,2011,52(3):218-220.
④ 温映萍,等.自拟清胃汤加减治疗成人牙周炎临床观察[J].中医药学刊,2005,23(7):1336-1338.
⑤ 开雁.养阴清热法治疗慢性单纯性牙龈炎38例[J].中医函授通讯,1999,18(3):37-38.
⑥ 刘光耀.中西医结合治疗牙周病135例[J].南京中医药大学学报,1997,13(6):372.
⑦ 陈云芳,等.五倍子对牙周疾病的治疗作用[J].中华中医药学刊,2014,32(5):1233-1235.

2. 仙人掌冰片　组成：仙人掌、冰片。用法用量：取仙人掌 30 克洗净去刺，捣烂呈稀糊状加冰片适量，均匀地涂于纸上，贴敷于炎症部位，每日 1 次。临床应用：陈晓秋等用上方治疗 96 例急性牙髓炎牙周炎（急性牙髓炎 82 例，牙周炎 14 例）患者，均在 5 日内治愈。[①]

中成药

1. 金莲花口服液　组成：金莲花提取物黄酮化合物（承德颈复康药业集团有限公司生产）。功效：清热解毒，抗菌消炎。用法用量：口服液含漱 3 分钟，含漱后将药物吞服，每次 10 毫升，每日 3 次；7 日为 1 个疗程，共 3 个疗程。临床应用：赵梦丽等用上方联合头孢拉定胶囊治疗 70 例牙周炎患者。结果：痊愈 14 例，显效 24 例，有效 26

例，无效 6 例，总有效率 91.42%。[②]

2. 新癀片　组成：肿节风、三七、牛黄等。用法用量：口服，每日 3 次，每次 3 片。临床应用：吴丽莉等用上方联合甲硝唑（每日 3 次，每次 0.4 克饭后服）治疗 65 例牙周病患者。结果：痊愈 48 例，显效 15 例，好转 2 例，总有效率 97%。[③]

预防用药

丁硼乳膏　组成：丁香酚、硼砂、薄荷（漳州无极药业公司生产）。刷牙预防口腔固定矫治中牙龈炎的发生。临床应用：王卫东等用上方观察 47 例口腔固定矫治患者。结果：治疗 2 个月后发现，丁硼乳膏对口腔内常见细菌有抑制作用，能有效维护口腔固定矫治中牙周的健康，预防牙龈炎发生。[④]

① 陈晓秋，等.仙人掌冰片贴敷治疗急性牙髓炎牙周炎 96 例［J］.中西医结合杂志,1991,11(10)：602.
② 赵梦丽，等.金莲花口服液联合头孢拉定胶囊治疗牙周病的临床观察［J］.中草药,2015,46(8)：1200－1202.
③ 吴丽莉，等.新癀片治疗牙周病临床疗效观察［J］.中草药,2001,32(4)：382.
④ 王卫东，等.丁硼乳膏在口腔固定矫治中预防牙龈炎发生的临床观察［J］.时珍国医国药,2015,26(3)：667－668.

复发性口疮

概　述

复发性口疮,即复发性阿弗他溃疡,又称复发性口腔溃疡,是临床最常见的口腔黏膜疾病。病损表现为孤立的、圆形或椭圆形的浅表性溃疡,具有周期性、复发性及自限性的特点。因具有明显的灼痛感,故冠以希腊文"阿弗他"——灼痛。病因复杂,存在明显的个体差异,目前尚无统一说法。发病因素包括:免疫因素、遗传因素、系统性疾病因素、环境因素等。临床表现以口腔黏膜发生溃疡、疼痛,周期性复发,具有自限性为特点。

本病属中医"口疮"范畴,其发病机制为心脾蕴热,实火上攻,或心脾肾阴液不足,心火上炎,或肝气郁滞,血脉瘀阻或阳虚以及饮食不节等。病位在口,口疮是局部病变,但却是脏腑功能失调的表现。口与脏腑通过经络密切相连,"脾气通于口""心气通于舌"。

辨　证　施　治

1. 李国平分3型

(1)脾胃实热型　症见口腔溃疡多,周围红赤,痛甚进食困难,口干苦,口臭,小便黄,大便干结,舌红苔黄腻,脉滑数。治宜清脾胃伏火。方用泻黄散:藿香12克、栀子10克、石膏20克、防风15克。随症加减:痛甚者,加延胡索10克、郁金10克;大便干结者,加大黄8克。

(2)心火上炎型　症见舌上溃疡,色红疼痛,饮食困难,心烦不寐,口干喜饮,小便短赤,舌尖红,苔薄黄,脉细数。治宜清心泻热。方用泻心导赤散:黄连10克、竹叶10克、木通12克、甘草10克。

(3)阴虚火旺型　症见口舌溃疡较为分散,色淡痛轻,口流清涎,神疲颧红,口干不渴,舌淡红苔少,脉细数。治宜滋阴降火。方用知柏地黄汤:知母12克、黄柏10克、熟地黄15克、山茱萸12克、泽泻10克、茯苓15克、牡丹皮9克。

随症加减:睡眠欠佳者,加酸枣仁15克、川芎8克;阴血不足者,加龟甲20克、大枣3枚。每日1剂,水煎服,分2次服。配合双料喉风散(牛黄、黄连、青黛、山豆根、梅片、珍珠等)喷涂患处。临床观察:李国平用上方辨证治疗86例复发性口疮患者。结果:显效(治疗3～4日,溃疡愈合,症状、体征消失)66例,有效(治疗5日,溃疡面明显缩小,凹陷变浅,疼痛、烧灼感减轻)14例,无效6例,总有效率93.02%。[①]

2. 陈慧敏分2型

(1)阴虚火旺型　症见舌红,苔薄或无苔,舌痛,伴有咽干口燥,不欲饮,眩晕目花,腰退酸痛,手足心热,盗汗,颧红,脉细数。口腔溃疡面2～3个,表现为"红黄凹痛"四大特征。治宜滋阴清热。方用知柏地黄汤加减:黄柏、知母、生地黄、山茱萸、山药、泽泻、茯苓、牡丹皮、龟甲、枸杞子。随症加减:口渴者,加川石斛、天花粉;烦热者,加天冬、麦冬、沙参、地骨皮;盗汗者,加稽豆衣、煅牡蛎。

(2)实火型　症见口腔反复溃疡外,尚有口渴喜饮,尿黄便结,舌质红,苔黄或黄腻,双脉洪大。治宜清热泻火。方用白虎汤合导赤散合三黄汤加减:生石膏、知母、黄芩、黄连、大黄、甘草、竹

① 李国平.辨证治疗复发性口疮疗效观察[J].辽宁中医杂志,2003,30(2):131.

叶、生地黄、木通。随症加减：便秘者,加杏仁或桃仁;目赤头昏者,加龙胆、生栀子;小便不爽者,加白茅根、海金沙。

以上各方均每日 1 剂,水煎 2 次,分 2 次服,5 剂为 1 个疗程。临床观察:陈慧敏用上方加减辨证治疗 30 例复发性口疮患者。结果:显效(溃疡面 5 日内愈合,停用药后 6 个月未复发)17 例,有效 8 例,无效 5 例,总有效率 83.4%。[①]

3. 刘玉峻等分 4 型

(1)胃肠热壅型 症见发热便秘,口渴多饮,多食易饥,口臭,烦躁不安,牙龈肿痛出血。舌红苔黄,脉数。治宜清胃凉血、清肠通便。方用清胃散加减:生地黄 15 克、天花粉 12 克、黄连 10 克、牡丹皮 10 克、当归 10 克、知母 10 克、升麻 6 克、大黄 6 克。

(2)脾虚型 症见面黄纳呆,胃脘胀满,头晕乏力,大便溏薄。舌质淡红,舌体胖嫩有齿痕,苔白腻,脉沉缓。治宜升阳益气、调补脾胃。方用补中益气汤加减:黄芪 30 克、党参 30 克、白术 15 克、当归 10 克、陈皮 10 克、甘草 6 克、升麻 6 克、柴胡 6 克、生姜 3 片、大枣 5 枚。

(3)肾阴虚型 症见低热,手足心热,颧红盗汗,遗精,腰膝酸软,失眠多梦,头昏目眩,耳聋耳鸣。舌苔薄黄,脉沉细或细数。治宜滋阴补肾降火。方用知柏地黄丸加减:熟地黄 24 克、山药 16 克、山茱萸 16 克、泽泻 10 克、茯苓 10 克、牡丹皮 10 克、知母 10 克、黄柏 10 克。

(4)肝郁型 症见情怀不畅,胸闷不舒,急躁易怒,两胁胀满。月经前易生口疮,经过后渐缓解。舌淡苔白或薄黄,脉弦数。治宜疏肝散郁、调经养血。方用丹栀逍遥散加减:柴胡 10 克、薄荷 10 克、白术 10 克、栀子 10 克、白芍 15 克、茯苓 12 克、牡丹皮 12 克、甘草 3 克、生姜 3 片、当归 9 克。

以上各方均每日 1 剂,水煎 2 次,分 2 次服。

临床观察:刘玉峻等用上方辨证治疗 100 例复发性口疮患者。结果:显效 31 例,有效 62 例,无效 7 例,总有效率 93%。[②]

经 验 方

1. 口腔解毒汤 生地黄 12 克、麦冬 10 克、玄参 10 克、北沙参 10 克、金银花 10 克、连翘 10 克、薄荷 3 克、甘草 6 克。每日 1 剂,水煎频漱口,1～2 分钟后服下,每日 7～8 次,10 剂为 1 个疗程。苏涛等用上方治疗 128 例心脾积热型和阴虚火旺型患者。结果:远期疗效痊愈(口腔溃疡终止复发 1 年以上)15 例,显效(总间歇时间延长,总溃疡数减少)68 例,有效(总间歇时间延长,但总溃疡数未减少,或总间歇时间无改变,但总溃疡数减少)40 例,无效 5 例,总有效率 96.1%。[③]

2. 健脾利湿方 白术、茯苓、藿香、佩兰、鸡内金、焦山楂、神曲、料豆衣、怀牛膝、白茅根、竹叶。随症加减:舌苔腻浊,质淡者,加砂仁、制苍术;舌苔腻浊,质红者,加茵陈、牡丹皮;舌苔薄少,质红者,加生地黄、牡丹皮;舌苔薄少,质红,伴牙龈肿痛者,加生石膏、升麻;舌苔腻秽,溃疡周边充血较盛,口气味浓郁者,加蚕沙、生石膏;口干、口渴较盛,舌红、便干者,加生大黄、生石膏、天花粉。耿晓文等用上方加减治疗 32 例复发性口疮患者。结果:痊愈 19 例,显效 9 例,有效 2 例,总有效率 93.7%。[④]

3. 姜芪散火方 生姜 30 克(或姜汁 20 毫升后下)、生黄芪 30 克、白术 15 克、茯苓 15 克、当归 10 克、薏苡仁 30 克、陈皮 5 克、生甘草 5 克。每日 1 剂,水煎服,每剂 2 煎,共取汁 300 毫升,早、中、晚分 3 次口服,7 日为 1 个疗程。许素琴等用上方治疗 40 例复发性阿弗他溃疡患者。结果:痊愈 5 例,显效 30 例,有效 3 例,无效 2 例,总有效率 95.0%。[⑤]

① 陈慧敏.辨证治疗复发性口疮 30 例[J].浙江中医学院学报,1994,18(3):17.
② 刘玉峻,等.复发性口疮的辨证论治[J].天津中医,1989,6(2):20-21.
③ 苏涛,等.口腔解毒汤治疗复发性阿弗他溃疡临床疗效观察[J].中国实验方剂学杂志,2010,16(7):185-187.
④ 耿晓文,等.健脾利湿法治疗复发性口疮 32 例临床疗效观察[J].辽宁中医杂志,2007,34(4):466.
⑤ 许素琴,等.自拟姜芪散火方治疗复发性阿弗他溃疡的疗效观察[J].辽宁中医杂志,2007,34(6):789.

4. 玉女煎加味　生石膏30～60克、熟地黄15克、麦冬12克、知母9克、牛膝9克。随症加减：胃热甚者，熟地黄改用生地黄，并加川黄连以清其胃热；牙龈肿痛者，宜加露蜂房。15日为1个疗程。同时用口疮散(生硼砂45克、儿茶30克、黄连20克、冰片6克)敷患处。将上药各研过筛，调匀装瓶备用，或用香油调匀，用消毒棉签蘸药液外擦患处，每日2～3次，发作期外用。董娜用上法治疗35例阴虚胃热型复发性口疮患者。结果：痊愈28例，好转5例，无效2例，总有效率94.3%。①

5. 理中汤加味　干姜10克、红参10克、白术12克、炙甘草10克、黄连10克、三七(冲服)4克。水煎2次，共取汁400毫升，分2次口服，每日1剂，7日为1个疗程。黄彦德等用上方治疗32例复发性口疮患者。结果：显效(口腔溃疡愈合，局部无不适感，且观察3月无复发)28例，有效(口疮虽时有复发，但数量减少，程度减轻)3例，无效1例。②

6. 口疮宁颗粒　玄参、生地黄、桔梗、赤芍、黄连(酒炙)、黄芩(酒炙)、黄柏(酒炙)、知母(盐炒)、生晒参、枳壳(中原油田总医院制剂室制成颗粒剂)。每次1包10克(含生药27克)，每日服3次。于复发期开始服药，治疗20日。停药后随访6个月，每月由同一医生复查1次，诊查结果综合判断，6个月后评定疗效。李佩洲等用上方治疗200例复发性口疮阴虚火旺证患者。结果：显效126例，有效65例，无效9例，总有效率95.5%。③

7. 六味地黄汤加味　熟地黄25克、山茱萸20克、山药20克、泽泻15克、茯苓15克、牡丹皮15克、黄柏15克、知母15克、麦冬15克、五味子15克。每日1剂，水煎服，每日2次，10日为1个疗程，服药3个疗程。尹沂平等用上方治疗36例复发性口疮阴虚火旺证患者。结果：显效(溃疡面愈合，自觉症状消失，半年无复发)6例，有效(溃疡面愈合，自觉症状消失，半年内时有复发)20例，好转(溃疡面愈合，自觉症状消失，半年内复发3～5次)7例，无效(症状同前)3例，总有效率91.67%。④

8. 口腔溃疡丸　生地黄50克、熟地黄50克、枇杷叶15克、木通10克、连翘50克、金银花50克、石膏25克、升麻10克、石斛50克、黄柏10克。将上药分别研细末后混合，蜜制为丸，每丸约重5克。成人早晚各服1次，每次1丸；儿童早晚各服1次，每次1/2～1/3丸。均以白开水送服。邢志华用上方治疗60例复发性口疮患者。结果：治愈(10日内溃疡面完全消失，黏膜愈合)34例，显效(10～15日内溃疡面基本消失，黏膜基本愈合)16例，有效(治疗15日以上溃疡面缩小，部分黏膜愈合)5例，无效(15日以上溃疡面无变化，黏膜未愈合)5例，总有效率92%。⑤

单　方

1. 复方蜂胶制剂　组成：蜂胶、黄柏、冰片等。制备方法：以中华蜂学会提供的纯蜂胶制备浸膏，加入适量的黄柏、冰片等，再以乙醇制成含蜂胶20%的复方制剂。用量用法：拭干或用气枪吹干溃疡面以医用无菌棉签蘸取蜂胶制剂，均匀覆盖于溃疡表面，约20秒后自形成药膜即可。用法用量：每日4次，于餐后及睡前用药。注意事项：每一处溃疡使用一根棉签，且不可反复涂抹以避免破坏药膜的完整性。临床应用：卢莉莉用上方治疗41例复发性口疮患者。结果：显效28例，有效6例，无效7例，总有效率82.9%。⑥

2. 土茯苓水煎剂　组成：土茯苓40克。用法用量：煎水代茶饮，每日1剂，共计45日，联合冰硼散外敷10日。临床应用：姜明煤等用上方治疗50例复发性口疮患者。结果：临床治愈34例，

① 董娜.玉女煎合口疮散治疗复发性口疮35例[J].中医药学刊,2003,21(12):2121-2122.
② 黄彦德,等.理中汤加味治疗复发性口疮32例分析[J].中医药学刊,2003,21(11):1952.
③ 李佩洲,等.口疮宁颗粒治疗阴虚火旺型复发性口疮的临床研究[J].辽宁中医杂志,2002,29(7):411.
④ 尹沂平,等.六味地黄汤加味治疗复发性口疮36例[J].辽宁中医杂志,2001,28(4):230.
⑤ 邢志华.口腔溃疡丸治疗复发性口疮60例分析[J].时珍国药研究,1998,9(3):215-216.
⑥ 卢莉莉.复方蜂胶制剂治疗复发性口疮的疗效观察[J].时珍国医国药,2009,20(9):2371-2372.

显效 10 例,有效 4 例,无效 2 例,临床治愈率 60%,总有效率 96%。[①]

3. 矾糖膏 组成:白矾 6 克、白糖 4 克。制备方法:将上药放入瓷器皿内,置文火上加热,待其熔化成膏后稍冷即可。用法用量:用时以消毒棉签蘸此膏涂于患处,每日 1 次,用后有暂时疼痛。流涎,一般 3~5 分钟可消失。临床应用:姚传平用上方治疗 95 例顽固性口腔溃疡患者。结果:1 次治愈 90%以上,一般不超 3 次。[②]

中 成 药

1. 康复新液 组成:美洲大蠊干燥虫提取物(湖南科伦制药有限公司生产)。用法用量:含口腔内,然后吞服,服药后禁食、禁水,每日 4 次,连续用药 7 日为 1 个疗程。临床应用:陈筠等用上方治疗 34 例复发性口疮患者。结果:显效 20 例,有效 11 例,无效 3 例,总有效率 91.18%。[③]

2. 修疡口服液 组成:法半夏 12 克、黄芩 15 克、麦冬 15 克、糯稻根 15 克、女贞子 15 克、石菖蒲 8 克(广东省中医院研制)。用法用量:每次 20 毫升,口服,每日 3 次。临床应用:陈建灵用上方治疗 120 例复发性口疮患者。结果:治愈 55 例,好转 59 例,无效 6 例,总有效率 95.00%;疗程(2.7±1.5)日。[④]

3. 复方苦参油 组成:苦参、黄连、冰片、维生素 E、醋酸洗必泰等[滨卫药制字(98)Z-04-158]。制备方法:称取处方量的苦参、黄连,置适量的麻油中浸泡 24 小时,用武火加热,温度升至 120℃,改用文火维持此温度,并不断搅拌,至药枯黄,趁热滤过;放冷后加入研细的冰片使溶,然后加入维生素 E、醋酸洗必泰乙醇液,搅匀,最后加麻油至 5 000 毫升,搅匀,放置,罐装密封。用法用量:局部外涂,每日数次,连续使用 5 日。临床应用:赵干华等用上方治疗 100 例复方性口疮患者。结果:显效(迅速止痛,溃疡创面水肿充血消失,2~3 日溃疡面愈合,溃疡发作间隔时间明显延长)38 例,有效(迅速止痛,溃疡创面水肿充血基本消失,4~5 日溃疡面愈合,溃疡发作间期明显延长)58 例,好转 4 例,总有效率 100%。[⑤]

4. 新癀片 组成:肿节风、三七、牛黄等(中国厦门中药厂生产)。用法用量:取新癀片 1~2 片,用生理盐水(或凉开水)化开稀糊状,先将溃疡面擦干,取化好的药糊均匀涂抹在溃疡面上,敷药后 10 分钟内尽量隔湿以延长药物与溃疡面的接触时间,一般每日敷药 3 次。临床应用:鲁祖畴等用上方治疗 40 例复发性口疮患者。结果:显效 17 例,有效 21 例,无效 2 例,总有效率 95%;溃疡愈合最短 2 日。[⑥]

① 姜明煤,等.土茯苓水煎剂防治复发性口疮 50 例[J].中国中医基础医学杂志,2003,9(4):67.
② 姚传平.矾糖膏治疗顽固性口腔溃疡[J].云南中医杂志,1985,6(3):65.
③ 陈筠,等.康复新液治疗复发性阿弗他溃疡的临床疗效观察[J].中华中医药杂志,2013,28(9):2800-2801.
④ 陈建灵.辛开苦泄养阴醒脾法治疗复发性口疮疗效观察[J].辽宁中医杂志,2005,32(9):922.
⑤ 赵干华,等.复方苦参油治疗复发性口疮的临床观察[J].辽宁中医杂志,2003,30(8):653.
⑥ 鲁祖畴,等.新癀片治疗复发性口疮 40 例观察[J].中成药,1994,16(10):30.

口腔念珠菌病

概　述

口腔念珠菌病是由念珠菌感染引起的口腔黏膜疾病。主要是由白色念珠菌引起，白色念珠菌为单细胞酵母样真菌，常寄生于正常人的口腔、肠道、阴道和皮肤等处，与机体内其他微生物共生平衡，当宿主防御功能降低时，则会变成致病性细菌。新生儿和婴儿发生率较高，妊娠妇女也较易感染。近年来，由于抗生素、免疫抑制剂和放射疗法在临床上的广泛应用，常引起机体的菌群紊乱或免疫力下降，使口腔黏膜念珠菌病的发生率相应增高。本病按照其病变的部位可分为：念珠菌口炎、念珠菌唇炎与念珠菌口角炎。以口腔黏膜及舌上满布白屑、斑膜为主要表现，严重者蔓延至扁桃体、咽部、牙龈。患儿出现烦躁不安、哭闹、拒食，有时伴有发热，少数病例可蔓延至食管、支气管或者肺部，或并发皮肤念珠菌病。

本病属中医"鹅口疮"的范畴，《诸病源候论·卷五十·鹅口候》载："小儿初生，口里白屑起，乃至舌上生疮，如鹅口里，世谓之鹅口"。其发病机制多为心脾积热、虚火上浮、脾虚湿盛、膀胱湿热等。治宜清心脾积热，兼去湿浊，或养阴清热，淡渗利湿。外治局部用药，针刺等。

辨　证　施　治

1. 沈漪等分2型

（1）心脾有热夹湿型　主症：烦躁不安，面赤唇红，口痛不适，口腔黏膜充血发红，初起为散在的雪白色斑点，可融合成片，似凝乳，口干口黏腻，纳差，小便黄，大便干结，舌尖红，舌苔黄腻，脉滑数。治宜清心脾积热，兼祛湿。药用生地黄12克、淡竹叶10克、黄芩10克、黄连10克、茯苓15克、车前子15克、甘草10克。

（2）阴虚夹湿型　症见久病或菌群失调后口腔黏膜可充血发红，白屑稀疏或有糜烂，有烧灼感，舌背乳头萎缩伴少气懒言，精神困乏，五心烦热，盗汗，口干不欲饮，食少腹胀，小便黄，大便稀，舌质嫩红，苔白或无苔，脉细无力。治宜养阴清热、淡渗利湿。药用生地黄15克、熟地黄15克、山茱萸12克、山药12克、泽泻15克、茯苓15克、牡丹皮10克、黄连6克、玄参10克、甘草6克。用药2周。

临床观察：沈漪等用上方辨证治疗58例口腔念珠菌病患者。结果：痊愈（口腔病损消失，黏膜恢复正常，症状消失）30例，显效（病损面积消退大于2/3，症状明显减轻）18例，好转（病损面积消退小于1/2）7例，无效3例，总有效率94.8%。[1]

2. 张黎等分3型

（1）心脾蕴热型　症见拒绝哺乳、口流臭涎，查口腔两颊之肌膜及舌、腭、齿龈多处满布白屑，周围焮热，甚至蔓延及口唇、咽、悬雍垂等处，状若凝乳，边界清，易拭去，且很快复生，伴见躁烦不宁，哭闹不安，吮乳尤甚，口出热气，大便秘结，小便短赤，舌尖红赤，苔黄厚，脉数、指纹紫滞，多见于1周岁以内患儿。治宜清心凉脾、祛湿洁口。药用生地黄8克、淡竹叶7克、黄芩4克、生栀子3克、泽泻1.5克、生薏苡仁6克、生甘草1.5克、川黄连1.5克、金银花6克。

（2）湿热上蒸型　症见满口边界清楚的白

① 沈漪，罗冬青.中西医结合治疗口腔念珠菌病疗效观察［J］.辽宁中医杂志，2011，38（1）：114-116.

屑,斑片状白腐松厚而易于拭去,其下肌膜鲜红充血或渗血,随即复生,局部灼痛,纳差,兼见发热困倦,大便或干或溏,小便短赤,舌红苔白厚腻或苔黄厚,脉滑数,多见于2岁以上饮食不节患儿。治宜清热祛湿、祛腐洁口。药用茵陈10克、黄芩5克、滑石(另包)15克、生地黄6克、麦冬6克、连翘6克、薄荷2克、白蔻6克、藿香6克、白芷5克、云茯苓9克、炒白术12克。每日1剂,分4次水煎服。

(3)阴虚夹湿型 症见口内白屑稀疏呈点状,且较湿润,周围红肿不明显,不愿进食,口干不欲饮,精神困倦,面色萎黄,头发枯燥无泽,大便溏泄或色黄绿,舌质淡,苔白腻,脉沉缓无力,指纹淡紫,多于素体亏虚,疲弱多病患儿。治宜健脾益气、养阴清热、化湿祛腐。药用熟地黄12克、人参6克、茯苓10克、山药15克、白扁豆15克、白术10克、川黄柏6克、川黄连3克、生薏苡仁12克、砂仁3克、甘草2克。每日1剂,分多次服用。

临床观察:张黎等用上方辨证治疗364例口腔念珠菌病患儿。结果:治愈242例,好转118例,无效4例。[1]

经 验 方

1. 清热泻脾散 栀子、石膏、生地黄、黄连、黄芩、赤苓、灯心草。随症加减:大便秘结者,加大黄通腑泄热;口干喜饮者,加石斛、玉竹养阴生津。清心热,泻脾火,解毒。每日1剂,水煎服,7日后复诊,判断疗效。于继群用上方治疗36例心脾积热型鹅口疮患儿。结果:痊愈29例,占80.56%;有效4例,占11.11%;无效3例,占8.33%。[2]

2. 鹅口散 生蒲黄、西黄、煅石膏、冰片。上药研末成粉末,每瓶装3克。用消毒棉棒沾药涂覆患处,每日3~4次。为使药物接触患处时间更长,在涂药后1小时内不喂奶。徐克信用上方治疗200例鹅口疮患儿。结果:1日内白腐屑全部

脱落52例,2日内全部脱落112例,3日内全部脱落36例。全部病例3日内痊愈。[3]

3. 寒黛散 黄连15克、青黛15克、寒水石10克、乳香15克、冰片10克、石膏15克、硼砂10克。上药共研细末,密闭储存,用时用纸筒将此散少许吹口腔患处,每日3次。张文用上方治疗25例口腔念珠菌病患儿。结果:患者的症状均在3日内消失痊愈,其中1日治愈者8例,占32%;2日治愈者14例,占56%;3日治愈者3例,占12%。总有效率100%。[4]

4. 柳花散 黄柏15克、青黛9克、肉桂3克、龙脑香(冰片)0.5克。上药共研极细粉末,混合均匀。(1)外用:予柳花散9克外擦口腔黏膜患处,每次3克左右,每日2~3次。(2)内服:予柳花散18克装入胶囊口服,每次6克,每日2~3次。(3)灌肠:对于重度念珠菌性肠炎患者可用上方2倍量放入温凉开水250毫升中,保留灌肠15~30分钟,每日1次。小儿用量酌减,约为成人的1/2或1/3。(4)除用柳花散治疗外,还可根据中医辨证加减内服中药:心脾积热者,柳花散中黄柏用量加至30克,外擦内服,用法同前;脾虚湿盛者,可加用黄芪、党参、苍术、白术、砂仁、葛根、茯苓、半夏、薏苡仁、扁豆等健脾化湿药物;脾肾阳虚者,急用制附子、人参、干姜、吴茱萸、肉豆蔻、五味子、伏龙肝等;胃肠津亏者,选加养阴益胃之药,如白参、玉竹、麦冬、沙参、生地黄、熟地黄、石斛、天花粉、芦根、白茅根等。赵纪生用上方治疗13例白色念珠菌性口腔炎患者(10例伴有肠炎)。结果:痊愈12例,疗程3~9日,平均治疗时间4.7日。[5]

单 方

1. 鹅口疮散 组成:五倍子60克、儿茶40克、银朱3克。制备方法:上药共为细末,备用。用法用量:用时取鹅口疮散外涂患灶,每日2~3

① 张黎,等.中西医结合治疗小儿口腔念珠菌病364例分析[J].中医药学刊,2002,20(6):832.
② 于继群.清热泻脾散治疗心脾积热型鹅口疮36例[J].河南中医,2013,33(1):16.
③ 徐克信.鹅口散治疗婴儿鹅口疮[J].中医杂志,1995,36(12):740.
④ 张文.寒黛散治疗口腔念珠菌病25例[J].时珍国药研究,1995,6(4):59.
⑤ 赵纪生.柳花散治疗白色念珠菌性口腔炎和肠炎[J].中医杂志,1983,24(10):36-38.

次,并且每次涂药之前,用2%碳酸氢钠液清洁口腔,并常规补充B族维生素和维生素C。临床应用:聂文利等用上方治疗132例鹅口疮患者。结果:治愈110例,好转22例。①

2.三味散 组成:熟石膏30克、广丹1.5克、冰片少许。用法用量:上药共研磨极细,疮面用棉球清理后,另用一干棉球粘药粉涂抹患处,每日4次(每隔6小时涂抹1次),次日可见有腐皮质或片脱落,待乳凝样斑膜脱落干净后改为每日早、晚各1次,2日后停药。临床应用:田丙周用上方治疗近百例鹅口疮患者,疗效均佳,无不良反应。②

3.吴萸膏 组成:吴茱萸10克。制备方法:上药研为细末,用陈醋调为糊状。用法用量:取药膏涂敷于患儿足心涌泉穴,外敷一层塑料布,然后再以绷带包裹以不松不紧为宜。每日换药1次,连续敷1~2次即可。临床应用:曾令德用吴萸膏外敷治疗25例鹅口疮患者,疗效满意,见效快,取材简便,适宜婴幼儿。③

① 聂文利,等.鹅口疮散治疗鹅口疮132例[J].中医外治杂志,2013,22(5):62.
② 田丙周.鹅口疮治验[J].时珍国药研究,1995,6(4):24.
③ 曾令德.吴萸膏外敷涌泉穴治疗鹅口疮25例[J].辽宁中医杂志,1990,17(11):44.

口 腔 白 斑 病

概 述

口腔白斑是指在口腔黏膜上的白色斑块或斑片,在临床和组织病理上都不能诊断为其他任何疾病者。新近的定义为"口腔白斑是口腔黏膜上以白色为主的损害,不具有其他任何可定义的损害特征;一些口腔白斑可以转化为癌。"产生白斑的病因主要是包括局部机械性刺激、物理化学性刺激,如吸烟、嗜酒、喜食酸辣和烫食、白色念珠菌感染等。白色念珠菌可能是白斑的一个重要的致病因素或一种合并因素,并且伴有白色念珠菌感染的白斑——白念白斑,易发生癌变。白斑多见于中老年男性,好发于40岁以上的人群,而且发病率随年龄的增加而增加。发病部位以颊黏膜最多,舌部次之,也可发生于唇、腭、龈及口底。根据临床表现的不同,白斑可以分为均质性与非均质性两大类:前者包括斑块状、皱纸状等;颗粒状、疣状及溃疡状等属于后者。

本病在古医籍中无记载,没有口腔白斑的命名。《中国医学百科全书·中医耳鼻咽喉口腔科学》首先论述本病,并以中医理论说明本病的病因病理。中医认为,口腔白斑是一种全身性疾病的局部表现,发病机制是素体正气不足,脾肾阳虚,加之长期吸烟,过久暴晒等不良刺激以致清阳不布,阳气不得上达,口腔肌膜失于温煦,风寒湿邪乘虚而入,停聚不散,结于口腔而成本病。

辨 证 施 治

许姜泽分3型

(1)火毒熏蒸型　治宜清火解毒。方用Ⅰ号方:鱼腥草500克、蜂蜜适量。作成蜜丸,每次服10克,每日2次。14日为1个疗程。

(2)湿热郁结型　治宜利湿散结。方用Ⅱ号方:土茯苓120克、蒲公英60克、生地榆60克、珍珠母60克。每日1剂,水煎之后含于口内,每日含多次,每次含10分钟左右。

(3)阴虚血瘀型　治宜滋阴祛瘀。方用Ⅲ号方:生地黄10克、玄参10克、生甘草10克、麦冬15克、天花粉15克、白芍6克。每日1剂,水煎服。

临床观察:许姜泽用上方辨证治疗10例口腔白斑患者。结果:痊愈5例,显效3例,好转2例。此病之病程长,疗程也长,10例的平均疗程是572日。[①]

经 验 方

1. 自拟方　黄芪30克、白术12克、当归9克、升麻12克、柴胡12克、橘皮12克、炙甘草15克。诸药共水煎服,取汁350毫升,每日1剂,分早晚2次温服,另给予局部维生素AD滴剂及口服转移因子胶囊,10日为1个疗程,共3个疗程。王廷斌用上方治疗48例口腔白斑患者。结果:痊愈(病理切片显示黏膜组织正常,无白斑症状,糜烂痊愈后患者白斑与充血消失)26例,显效

---

① 许姜泽.口腔白斑10例治验[J].中医杂志,1990,31(9):17.

（病理切片显示黏膜组织炎性细胞有个别浸润，白斑症状显著缓解，糜烂愈合后患者白斑消失70％以上）13例，有效（白斑症状好转，糜烂愈合后患者白斑消失40％以上）5例，无效4例，总有效率91.67％。①

2. 中药1号　白茅根20克、白花蛇舌草15克、蒲公英20克、丹参15克、鸡血藤15克、藿香15克、红花15克、桃仁15克、黄连6克、车前草20克、黄精8克、葛根15克、鱼腥草20克、枸杞子15克、五味子18克、山茱萸12克、炙甘草6克。上药制成口服液后，每毫升口服液相当于含生药1克。口服，每次10毫升，每日3次，一般3～6个月为1个疗程，重症者1～2年。朱群强等用上方治疗30例口腔白斑患者。结果：痊愈（无自觉症状，糜烂愈合后充血及白纹消失，病理切片正常）21例，显效（症状明显减轻，糜烂愈合后，白纹消退2/3以上，病理切片提示黏膜、组织有个别炎性细胞浸润）7例，有效（症状有所减轻，白纹消失不到2/3)2例，无效0例。②

单　方

蜂胶　组成：蜂胶。用法用量：蜂胶提纯后制成50％蜂胶复合药膜，用药时将药膜剪成相等于白斑的大小，含药面（即蜂胶面）贴在病变黏膜上，厚的白斑每日2～3次，薄的白斑每日1～2次，50％蜂胶复合药膜在口腔中维持一般0.5～1小时，在腭部维持1～2小时，治疗2周为1个疗程，一般使用2个疗程可酌情停用数天至1周再继续用药。临床应用：庞劲凡等用上方治疗45例口腔白斑患者。结果：痊愈（白色病变完全消失，黏膜正常，症状消除）28例，显著疗效（病变明显变薄，色泽变浅，表面变平，变软，范围缩小2/3以上，症状不明显）14例，好转（病变色泽转淡，变薄，范围缩小不足2/3，症状减轻）3例，总有效率100％。③

中　成　药

增生平片　组成：山豆根、拳参、夏枯草、北败酱、白鲜皮、黄药子（天津市中央药业有限公司生产）。功效：清热解毒，化瘀散结，抗癌防癌。用法用量：口服，每次8片，每日2次，3个月为1个疗程，治疗2个疗程。临床应用：黄开明等用上方治疗51例口腔白斑患者。结果：痊愈16例，好转22例，总有效率74.5％。④

① 王廷斌.自拟中药汤剂联合西药治疗口腔白斑疗效分析及不良反应观察[J].中华中医学刊,2014,32(7)：1777－1779.
② 朱群强,等.中药1号口服液治疗口腔白斑30例临床观察[J].中医杂志,2003,44(7)：524－525.
③ 庞劲凡,等.蜂胶治疗口腔粘膜白斑45例[J].中西医结合杂志,1985,5(8)：485－486,452－453.
④ 黄开明,等.增生平片治疗口腔白斑的疗效观察[J].中药材,2011,34(3)：495－497.

口腔扁平苔藓

概　　述

口腔扁平苔藓是一种伴有慢性浅表性炎症的皮肤—黏膜角化异常性疾病。病因迄今未明，与神经精神机能障碍、变态反应、消化功能紊乱、免疫缺陷及局部创伤等因素有关。临床上多见于中年以上女性。典型的病损特征为由针头大小的小丘疹连成白色或灰白色细条纹，类似皮肤损害Wickham线，条纹互相交织呈网状、树枝状、环状、半环状或斑块状。黏膜可发生红斑、充血、糜烂、溃疡等表现。病损消退后，可留有色素沉着。病损可发生于口腔黏膜的任何部位以颊部最多见，达90%，其次为舌、龈、前庭、唇、腭及口底等部位。病损多数左右对称。

本病属中医"口癣"范畴。其发病机制为风热湿毒之邪侵袭口腔，搏结于黏膜，留连不去，气血失和而致。

辨　证　施　治

1. 魏喜保分2型

（1）阴虚燥热型　心阴不足，心火亢盛，燥热内结胃肠。症见局部红肿痒痛糜烂，有少许脓性或血性分泌物，口苦且干喜饮，心烦便秘，小便黄赤，舌红少苔，脉弦细数。治宜滋阴清热。方用养阴泻热汤：生地黄15克、玉竹15克、玄参15克、麦冬12克、竹叶12克、赤芍12克、生石膏30克、大黄6克、莲子心6克。每日1剂，水煎服，分2次服。

（2）脾虚湿热型　心脾气虚，湿困中焦，湿浊久聚化热。症见口腔溃烂，反复发作，便澹不爽，量少而臭，倦怠乏力，口渴喜热饮，苔淡黄而腻，脉濡数。治宜健脾祛湿清热。方用健脾清热汤：太子参12克、苍术10克、白术10克、黄柏10克、栀子10克、茵陈15克、土茯苓20克、砂仁6克、升麻5克。每日1剂。水煎2次，分2次服。

外用I号散剂：青黛2份、炉甘石2份、儿茶2份、冰片1份。上药共研极细末，涂擦溃疡面，每日3～4次。II号散剂：吴茱萸30克研极细末，用醋调做成直径为5厘米的圆饼，睡前敷足心涌泉穴，次日清晨取下，每日1次。以1～3个月为1个疗程。第一阶段为治疗阶段，每日服汤剂1剂，同时配合应用涂敷I、II散剂，直至溃疡面愈合或好转。第二阶段为康复期，每月服汤剂15～20剂，配合足心外敷II号散。第三阶段为巩固阶段，每月服汤剂5～10剂，停用外用散剂。临床观察：魏喜保用上方辨证治疗21例口腔扁平苔藓患者。结果：痊愈（糜烂愈合，斑纹疱疹消失，黏膜恢复正常）6例，显效（糜烂愈合，斑纹疱疹明显缩小，症状消失）8例，好转（症状明显好转，糜烂部分愈合，充血及斑纹减少或变淡）5例，无效2例，总有效率为90.5%。[①]

2. 杨子璇等分4型

（1）心脾实火型　症见伴口干而苦或口臭，大便干燥，小便黄赤。舌质红，苔黄或微浊。脉细数或细滑。治宜清热泻火，佐以化瘀。治宜清心健脾。方用雷白汤或黄连解毒汤合导赤散加减：黄芩、黄柏、黄连、栀子、连翘、牛蒡子、甘草、灯心草、生地黄、木通、甘草、竹叶等。

---

① 魏喜保.口腔扁平苔藓的证治体会[J].中医杂志，1986，26(8)：37.

（2）阴虚火旺型 症见伴咽干，口渴思饮，烦热少寐，五心烦热。舌红而绛，苔少或光剥。脉细滑或细数。治宜滋阴降火。方用增液汤合知柏六味汤加减：生地黄、玄参、麦冬、知母、黄柏、熟地黄、山茱萸、山药、牡丹皮、泽泻、茯苓等。

（3）湿热内蕴型 症见伴胁痛，口苦，脘胀，纳少，耳鸣，身痒，小便黄赤。舌质红，舌苔黄腻。脉弦滑或濡数。治宜清热祛湿。方用龙胆泻肝汤加减：龙胆、柴胡、黄芩、栀子、木通、泽泻、车前子、生地黄、当归尾、甘草。

（4）肝郁气滞型 伴胁痛，神疲，少食，或乳胀，月经不调。舌有齿痕，或暗紫，苔薄。脉虚弦。治宜疏肝解郁。方用逍遥散加减：柴胡、白芍、白术、茯苓、当归、生姜、炙甘草、薄荷。

以上各方均每日1剂，水煎服。同时辅以维生素类进行中西医结合治疗。临床观察：杨子璇等将30例口腔扁平苔藓患者分为单纯西医治疗组16例和中西医结合治疗组14例。中西医结合治疗组在西医治疗基础上用上方辨证治疗，用药1个月～1年，随访3个月～3年。结果：单纯西医治疗组痊愈7例，显效7例，好转1例，无效1例；中西医结合治疗组痊愈5例，显效7例，好转2例。[1]

经 验 方

1. 自拟方 蒲公英20克、黄芩10克、青蒿15克、牡丹皮10克、丹参15克、当归10克、党参15克、黄芪30克、生地黄20克、玄参12克、知母10克、制大黄10克。每日1剂，水煎服，每日2次。1个月为1个疗程，2个月判断疗效。朱聘倬用上方治疗62例口腔扁平苔藓患者。结果：痊愈7例，显效25例，好转18例，无效12例，总有效率80.6%。[2]

2. 疏肝清热方 柴胡6克、郁金6克、川芎6克、黄芩6克、白芍10克、赤芍10克、香附10克、枳实10克、生地黄10克、焦栀子10克、甘草6克等。随症加减：糜烂者，可加知母、玄参；头痛者，可加全蝎、钩藤。每日1剂，分早、晚2次煎服，10剂为1个疗程。根据病情治疗3～4个疗程。唐月虹用上方加减治疗96例口腔扁平苔藓患者。结果：痊愈9例，显效40例，有效42例，无效5例，总有效率94.17%。[3]

3. 桃红四物汤加味 桃仁10克、红花10克、当归10克、川芎10克、生地黄10克、赤芍10克、牡丹皮10克、丹参10克、白鲜皮10克、地肤子10克、龙胆10克。每日1剂，水煎服，21日为1个疗程，一般服用2～3个疗程。薛建辉等用上方治疗32例口腔扁平苔藓患者。结果：痊愈20例，显效8例，好转3例，无效1例。[4]

4. 苔藓饮II号 龙胆9克、黄芩12克、当归9克、牡丹皮10克、郁金9克、香附10克、柴胡10克、白鲜皮10克、丹参10克、生地黄9克、决明子10克、赤茯苓皮15克。每日1剂，分2次服，连服6日停1日，4周为1个疗程，连用3个疗程。李海如用上方治疗37例气滞血瘀型口腔扁平苔藓患者。结果：显效26例，好转9例，无效2例，总有效率94.6%。[5]

5. 五味消毒饮合龙胆泻肝汤加减 金银花30克、蒲公英30克、野菊花30克、紫花地丁10克、连翘10克、龙胆12克、青蒿12克、车前子（包煎）12克、牡丹皮12克、玄参12克、生甘草12克、麦冬15克、白术15克、黄连6克、灯心草6克。每日1剂，水煎2次，分2次服，10日为1个疗程。开始时使用煎剂，1～3个疗程后改服同方丸药，持续服1个月。观察3个月。黄立贞等用上方治疗55例口腔扁平苔藓患者。结果：显效（充血糜烂面痊愈，白色花纹大部分消退或完全消退）6例，有效（糜烂充血面痊愈，白色花纹及病变范围无变化）34例，无效15例，总有效率72.7%。[6]

① 杨子璇，等.口腔扁平苔藓30例临床观察[J].福建医药学杂志,1986,8(5)：14.
② 朱聘倬.清热解毒养阴中药治疗口腔扁平苔藓62例——附西药对照组30例[J].辽宁中医杂志,2001,28(12)：728－729.
③ 唐月虹.疏肝清热法治疗口腔扁平苔藓[J].时珍国医国药,2001,12(11)：1017.
④ 薛建辉，等.桃红四物汤加味治疗口腔扁平苔藓[J].辽宁中医杂志,1999,26(2)：65.
⑤ 李海如.苔藓饮II号对口腔扁平苔藓患者血浆血栓素B₂、6-酮-前列腺素F₁α水平的影响[J].中国中西医结合杂志,1997,17(1)：52.
⑥ 黄立贞，等.中药治疗口腔扁平苔藓55例[J].北京中医学院学报,1990,13(3)：35.

口 味 异 常

正常人口中和,不燥不渴,无酸苦咸甜等异味之感。若有异味,不但是局部病症的反映,而且与五脏功能偏盛偏衰有联系。故《严氏济生方·口齿门·口论治》曰:"夫口者,足太阴之经,脾之所主,五味之所入也。盖五味入口,藏于脾胃,为之运化津液以养五气。五气者,五脏之气也……五脏之气偏胜,由是诸疾生焉。"口味异常临床多见口酸、口甜、口苦、口咸、口臭诸证,但亦有口中铁锈味、口中煤油味、口中血腥味等少见病证。因此在诊治中亦不可忽视口味之辨别。古人有肝热则口酸,心热则口苦,脾热则口甜,肺热则口辛,肾热则口咸,胃热则口臭等之说。

口 酸

概 述

口酸指口中有酸味。多属肝郁化热,肝热乘脾所致,临床表现为口味发酸,纳谷不香。伴有胸胁满闷,心烦或胁肋作痛,口干、咽燥,泛酸嘈杂,舌苔薄黄,脉弦带数等。治宜泻肝清热、抑酸和胃。

辨 证 施 治

刘建平等2型

(1) 肝气犯胃型　症见口酸伴胸闷胁痛,恶心,嗳气呃逆,嘈杂吞酸,烦躁易怒,舌红苔薄黄,脉弦或带数象等。治宜泻肝和胃。方用越鞠丸加减。

(2) 脾虚湿盛型　舌淡胖苔腻,脉濡细等。治宜健脾化湿。方用香砂六君子汤合平胃散加味。[1]

经 验 方

左金丸加味　吴茱萸 3 克、黄连 2.5 克、栀子 5 克、黄芩 5 克、炒枳壳 5 克、木香 5 克、甘草 5 克、茯苓 10 克。每日 1 剂,水煎服。另用丹栀逍遥丸(炙甘草、炒当归、酒炒白芍、茯苓、炒白术、柴胡、牡丹皮、炒栀子),早晚各服 9 克。谢兆丰用上法治疗 1 例肝热乘脾所致口酸患者。结果:患者服药 3 剂,口中酸味减少,胁胀亦渐轻,食欲增加。守原方又进药 4 剂,口酸已除。[2]

口 甜

概 述

口甜又称口甘。是指口中有甜味的感觉。多属脾胃湿热所致。临床表现为口内有甜味,饮白水亦甜,或甜而夹酸,伴有脘闷纳减,头昏,口干,身疲乏力,腹微满,苔白腻或淡黄腻,脉濡弱。治宜益气健脾、芳香化湿、清利湿热。

辨 证 施 治

刘建平等分 3 型

(1) 湿困脾胃型　症见形体多肥胖,口甜不

① 刘建平,等.口味异常的辨证论治[J].中国中医基础杂志,2008,14(5):391-392.
② 谢兆丰.谈"口味异常"的辨证施治[J].辽宁中医杂志,1981,8(11):40-41.

渴,脘腹痞闷,纳呆呕恶,肢体困重,舌或淡或红、苔腻,脉濡等。治宜芳香化湿、消积醒脾。方用平胃散加味。

(2)脾胃热蒸型 症见口甜而渴,喜饮水,多食易饥,或唇舌生疮,大便干结,舌红苔燥,脉数有力等。治宜清脾泻火。方用泻黄散加减。

(3)脾胃气阴两虚型 症见口甜,消瘦,面色白,乏力口干,食少脘胀,胃痛隐隐,舌瘦少津,脉细数等。治宜益气养阴。方用六君子汤合玉女煎加减。[1]

经 验 方

1. 地黄饮子方加减 生地黄15克、生石膏15克、淮山药15克、麦冬15克、党参15克、黄芪10克、天花粉10克、石斛10克、炙甘草6克、五味子9克、茯苓9克、白术9克。每日1剂,水煎服。饶宏孝用上方治疗1例阴虚生燥、脾胃失和口甘证患者。结果:服药4剂,口甜减轻,食欲增进,饮食能辨五味,自觉精神好转,其余诸症皆好转;守原方继服4剂,口甜悉除,味觉恢复正常。[2]

2. 醒脾饮加味 生山药30克、乌梅1个、干漆(炒烟尽)1.5克、冬瓜子30克、莲子肉20克、石莲子6克、焦白术9克、莪术6克、红花9克、甘松6克、制南星3克。每日1剂,水煎服。刘沛然用上方治疗1例肺肾两虚、心脾瘀阻、脾失健运所致咽喉甘甜久治不减患者。结果:患者连服6剂后,咽嗌甘已痊愈。[3]

3. 兰香饮 石膏60克、知母30克、升麻3克、防风3克、生山药20克、连翘20克、半夏6克、天南星6克、甘草10克、佩兰10克、桔梗10克、泽兰12克。每日1剂,水煎2次,分3次服。刘沛然用上方治疗1例患糖尿病有3年之久,口甜、口年,咽及舌尖尤甚者患者。结果:合作服药9剂后口甜消失,逆气停止而愈。[4]

4. 自拟方 生山药30克、乌梅1个、麸炒白术12克、蜜炙旋覆花(包煎)12克、陈皮6克、炒鸡内金6克、枳椇子6克、甘松9克、半夏9克、茯苓9克、炒莲子肉15克、制天南星3克。刘沛然用上方治疗1例口甜已患3个月,并伴有胸膈不利,噫气,口失滋味,不思饮食,寒热不适,腹胀,大小便失常,四肢乏力等症患者。结果:患者服药3剂,半年后随访,口甜一直未患。[5]

5. 香砂六君子汤加减 党参10克、白术10克、茯苓10克、苍术6克、法半夏6克、陈皮6克、广木香3克、砂仁3克、甘草3克。每日1剂,水煎服。孙汉忠用上方治疗1例脾失健运、浊邪上泛、清阳不实四肢所致口甘患者。结果:患者服药3剂,服后诸症悉除。[6]

6. 佩兰汤 佩兰10克、厚朴花6克、生甘草5克、炒苍术10克、白术10克、黄连1.5克、藿香10克、炒薏苡仁9克、陈皮9克、芡实9克。谢兆丰用上方治疗1例脾胃湿热引起的口甘患者。结果:患者服药6剂,口甜基本消失,带下亦减少。[7]

口 苦

概 述

口苦是指口中味觉发苦。有的是患者的主观感受而诉说的症状。多数是临床某些疾病的症状表现之一。如急慢性黄疸型肝炎、胆囊炎、胆石症等。

本病属中医"胆瘅"范围。其病因病机分为实火与虚火两个方面。实火如下。(1)胆热:口苦伴有咽干、目眩、往来寒热、胸胁苦满,恶心欲呕,纳呆食少,脉浮弦等;(2)肝热:口苦伴有胁痛、尿黄、急躁、易怒、头痛、目赤、苔黄、脉弦数等;(3)胃热:

① 刘建平,等.口味异常的辨证论治[J].中国中医基础杂志,2008,14(5):391-392.
② 饶宏孝.口内异味症治[J].新中医,1983,10(10):4-7.
③~⑤ 刘沛然.口甜[J].辽宁中医杂志,1983,10(7):15-17.
⑥ 孙汉忠."口甘"证治一得[J].湖北中医杂志,1982,4(2):50.
⑦ 谢兆丰.谈"口味异常"的辨证施治[J].辽宁中医杂志,1981,8(11):40-41.

口苦多伴有口渴、口臭、牙齿痛、大便燥结、脘腹胀满拒按。苔黄,或干而少津,舌质红,脉滑数;(4)心热:口苦常有胸闷心悸、不寐,神昏,小便黄赤,口疮、苔黄、舌尖红等。虚火如下。(1)脾虚阴火(脾气虚弱,阴火灼伤精血,口中有苦味):口苦伴有脘腹疼痛,胃中灼热,嗳气吞酸、肠鸣泄泻,纳谷不香,食后作胀,脉弦而浮大等;(2)肾虚火旺:口苦伴有舌底和咽喉干燥而饮少,欲卧而难眠,齿摇龈浮而微痛,潮热盗汗,头晕目眩,腰酸、耳鸣、目赤、干涩、舌红绛,干燥津少,或有龟裂,脉细数无力等。此外,还有肾阳亏虚,脾运低下,湿从内生,脾不和所致口苦,并伴口中黏腻、不思饮食,面色㿠白,头昏耳鸣、腰膝酸软、肢凉不温,心悸,不寐,小便清长,舌淡,苔白腻,脉沉细等。

辨 证 施 治

刘建平等分 3 型

(1)肝胆郁热型 症见口苦兼口干,头痛,面红眼赤,急躁易怒,大便干结,舌质偏红,苔薄黄,脉弦数等症状。治宜清泻肝胆郁热。方用龙胆泻肝汤或左金丸加减。随症加减:有往来寒热、胁痛而呕者,可给予小柴胡汤加减。

(2)心火亢盛型 症见口苦,面红舌燥,心烦,失眠,小便短赤,舌红脉数。治宜清泻心火。方用导赤散或泻心汤加减。

(3)心肾阴虚、相火内炽型 症见口苦伴失眠,盗汗,五心烦热,神疲乏力,舌红少苔,脉弦细。治宜清心除烦、潜阳泻火。方用二至丸合甘麦大枣汤加减。[1]

经 验 方

1. 龙胆泻肝汤加味 龙胆 9 克、栀子 9 克、黄

芩 9 克、柴胡 9 克、泽泻 9 克、大黄(酒炒)9 克、当归 9 克、车前子(包煎)10 克、木通 5 克、生地黄 12克、甘草 3 克、黄连 6 克。每日 1 剂,水煎 2 次,分2 次服。饶宏孝用上方治疗 1 例动怒之后感觉口苦不适患者。结果:患者服药 4 剂后,口苦减轻,吃食物已知味,其余诸症大减,原方去酒大黄、黄连,继服 4 剂告愈。[2]

2. 自拟方 补骨脂 12 克、茯苓 12 克、炒苍术10 克、陈皮 10 克、干姜 6 克、厚朴 6 克、广藿梗 12克、白豆蔻仁 6 克。每日 1 剂,水煎服。蔡德培用上方治疗 1 例肾阳虚衰所致口苦患者。结果:患者服完 4 剂后,诸症悉除。[3]

3. 龙胆泻肝汤加减 茵陈 15 克、生地黄 15克、栀子 5 克、牡丹皮 9 克、黄芩 6 克、龙胆 6 克、赤芍 6 克、泽泻 6 克、车前子(包煎)10 克。每日 1剂,水煎服。谢兆丰用上方治疗 1 例急性黄疸型肝炎基本治愈、惟口苦未除患者。结果:患者服药 4 剂后,口苦消除。[4]

口 辣

概 述

口辣指口内有辛辣味,舌体麻辣,肺热胃火多见口辣。伴咳嗽咽干,咯痰黄稠,舌质红,舌苔薄黄,脉弦滑数等。治宜泻热清肺。

辨 证 施 治

肺脏郁热、耗伤肺津型 口辛(辣)常提示肺病。多由肺脏郁热,耗伤肺津,金气外泄所致。治宜清泻肺热。方用泻白散或麻黄连翘赤小豆汤加味。[5]

① 刘建平,等.口味异常的辨证论治[J].中国中医基础杂志,2008,14(5):391-392.
② 饶宏孝.口内异味症治[J].新中医,1983,10(10):4-7.
③ 蔡德培."口苦"不完全是热证[J].中医杂志,1982,23(5):68.
④ 谢兆丰.谈"口味异常"的辨证施治[J].辽宁中医杂志,1981,8(11):40-41.
⑤ 刘建平,等.口味异常的辨证论治[J].中国中医基础杂志,2008,14(5):391-392.

经 验 方

泻白散加减 桑白皮 10 克、地骨皮 10 克、黄芩 6 克、甘草 5 克、栀子 6 克、芦根 30 克。每日 1 剂,水煎服,分 2 次服。谢兆丰用上方治疗 1 例口中麻辣发烘,如吃辣椒样患者。结果:患者服药 4 剂,口辣味渐减,守原方再进 3 剂而愈。①

口 咸

概 述

口咸是指不吃咸味食物,而觉口内发咸,多见于肾虚火旺,或脾虚肝旺。临床表现为口咸,伴有腰膝酸软,午后渐热,舌红少苔,脉细数等。治宜滋阴降火、健脾益肾。

辨 证 施 治

刘建平等分 4 型

(1) 肾气虚型 症见口咸,面白神疲,听力减退,腰膝酸软,小便频数,或遗尿,男子滑精早泄,女子带下清稀,舌淡苔白,脉沉弱等。治宜补益肾气。方用肾气丸加减。

(2) 肾阳虚型 症见口咸伴腰膝酸软而痛,畏寒肢冷,下肢甚,精神萎靡,面色白或黧黑,舌淡胖苔白,脉沉弱等。治宜温补肾阳。方用右归丸加减。

(3) 肾阴虚型 症见口咸伴腰膝酸痛,眩晕耳鸣,失眠多梦,男子遗精,女子经少经闭,形体消瘦,五心烦热,舌红少津,脉细数等。治宜滋补肾阴。方用六味地黄丸加味。

(4) 水饮凌心型 症见口咸伴心悸眩晕,胸脘痞满,形寒肢冷,小便短少,或下肢浮肿,渴不欲饮,恶心吐涎,舌苔白滑,脉弦滑等。治宜宁心涤饮。方用苓桂术甘汤加减。②

经 验 方

1. 金匮肾气丸方加味 熟地黄 15 克、淮山药 15 克、党参 15 克、牡丹皮 9 克、制附子(先煎)9 克、泽泻 9 克、山茱萸 10 克、肉桂 6 克、白术 10 克、芡实 10 克、茯苓 10 克。每日 1 剂,水煎服。饶宏孝用上方治疗 1 例肾阳虚、脾虚不运的口咸患者。结果:患者服药 4 剂后,口咸减轻,食欲增加,其余诸症亦好转,原方继服 4 剂,口咸及其余诸症消失而愈。③

2. 六味地黄丸加味 熟地黄 15 克、山药 9 克、山茱萸 9 克、泽泻 9 克、牡丹皮 9 克、茯苓 9 克、党参 9 克、甘草 5 克。每日 1 剂,水煎服,分 2 次服。谢兆丰用上方治疗 1 例脾肾两虚、脾气不足、肾气亏损、阴液上泛而致口咸患者。结果:患者服药 8 剂,口咸已除,黑苔亦消,又进 3 剂,诸症渐愈。④

口 淡

概 述

口淡是指口淡无味,饮食不香,多见于脾胃虚寒之病症。临床表现口淡,胃脘嘈杂,食而无味,食后胃脘胀满,伴有头昏,四肢乏力,体倦,舌淡苔白,脉缓弱等。治宜温补脾胃。

辨 证 施 治

刘建平等分 2 型

(1) 脾虚型 症见口淡乏味,腹胀,饭后尤甚,大便溏薄,肢体倦怠,少气懒言,消瘦、舌淡苔

① 谢兆丰.谈"口味异常"的辨证施治[J].辽宁中医杂志,1981,8(11):40-41.
② 刘建平,等.口味异常的辨证论治[J].中国中医基础杂志,2008,14(5):391-392.
③ 饶宏孝.口内异味症治[J].新中医,1983,10(10):4-7.
④ 谢兆丰.谈"口味异常"的辨证施治[J].辽宁中医杂志,1981,8(11):40-41.

白、脉细弱等。治宜健脾益气。方用六君子汤加味。随症加减：舌红少津者,可给予甘露饮以养阴津。

（2）湿阻脾胃型　症见口淡黏腻,纳呆乏力,恶心胸闷,舌苔腻,脉濡。治宜芳香辟浊、化湿醒脾。方用藿朴夏苓汤加减。[1]

经 验 方

参苓白术散加减　党参9克、炒白术9克、茯苓9克、黄芪9克、陈皮9克、干姜5克、木香5克、焦山楂10克、焦神曲10克、甘草5克。每日1剂,水煎2次,分2次服。谢兆丰用上方治疗1例脾胃虚弱、口淡患者。结果：患者服药8剂后口淡已除余证亦减。[2]

口 麻

概 述

口麻,又名麻舌、舌自痹等。多因肝胆实火,脾虚湿郁所致。治宜泻肝胆实火,健脾渗湿,益气通络。

经 验 方

六君子汤加味　党参15克、白术12克、茯苓12克、法半夏9克、陈皮9克、竹茹9克、枳壳9克、甘草6克、橘络6克、丝瓜络6克。每日1剂,水煎服。饶宏孝用上方治疗1例脾虚湿郁、浊痰滞涩经络口麻症患者。结果：患者服药4剂后,口舌麻木已减,已能辨五味,其余诸症亦减轻,原方继服4剂,诸症霍然。[3]

口 凉

概 述

口凉是指口中有凉感,如同含食冰条,多因寒湿困脾所致。临床表现为口淡、无味、发凉、头昏重,多清涎、痰多,饮食乏味,身困乏力,中脘饱闷,泄泻等。

经 验 方

胃苓汤加减　苍术9克、厚朴9克、陈皮9克、泽泻9克、白豆蔻9克、炮姜9克、炙甘草6克、白术12克、茯苓12克。每日1剂,水煎2次,分2次服。饶宏孝用上方治疗1例寒湿困脾的口凉患者。结果：患者服药4剂,口凉大减,饮食知味,再服原方2剂而愈。[4]

口 臭

概 述

口臭是口中臭秽的一种症状。多因口咽部炎症以及胃肠消化功能异常,糖尿病、肝硬化等所致。

辨 证 施 治

刘建平等分3型

（1）胃火上蒸型　症见多嗜酒辛辣,舌红或口舌糜烂生疮,或牙龈肿痛,口气热臭,并兼有口渴喜冷饮、尿黄便干苔黄等症状。治宜清泻胃火。方用清胃散加味。

（2）胃肠食积型　多因饮食过饱所致,口臭如

---

① 刘建平,等.口味异常的辨证论治[J].中国中医基础杂志,2008,14(5)：391-392.
② 谢兆丰.谈"口味异常"的辨证施治[J].辽宁中医杂志,1981,8(11)：40-41.
③~④ 饶宏孝.口内异味症治[J].新中医,1983,10(10)：4-7.

酸腐，或夹有生食味，伴有脘腹胀满、不思饮食、嗳气腐秽、舌苔垢腻等伤食症状。治宜消食和胃。方用保和丸加减。

（3）忧思伤脾、心脾两虚型　症见口臭伴食少不易消化，倦怠乏力，心悸、失眠，面色萎黄，腹胀便溏，舌质淡嫩，脉细弱。治宜不养心脾。方用归脾汤加减。[1]

经　验　方

通窍活血汤　赤芍 10 克、川芎 10 克、桃仁 10 克、红花 10 克、栀子 8 克、白芷 8 克、薏苡仁 15 克、大枣 20 克、生姜 3 片，甘草 4 克。每日 1 剂，水煎 2 次，分 2 次服。阮士军用上方治疗 1 例脾失健运、胃失腐熟以致食积肠中，阻滞气血，食积讴而秽浊臭气之症患者。结果：患者服药 4 剂后，口臭大减，厚苔亦去大半。仍用上方加香附 10 克、丹参 30 克。又服 5 剂后口臭消失，诸症亦除。继用香砂六君子丸调理而愈。[2]

①　刘建平，等.口味异常的辨证论治[J].中国中医基础杂志，2008，14（5）：391－392.
②　阮士军.通窍活血汤治口臭[J].四川中医，1987，5（1）：47.

球菌性口炎

概　述

球菌性口炎是由致病性球菌引起的急性球菌性感染性口炎，临床上以形成均匀致密的假膜性损害为特征，故又称膜性口炎。主要致病菌包括金黄色葡萄球菌、草绿色链球菌、溶血性链球菌、肺炎双球菌等。口腔黏膜的球菌感染可以是几种球菌同时存在的混合感染，不同的球菌感染所致病变部位有所不同，通常金黄色葡萄球菌感染以牙龈多见，肺炎双球菌好发于硬腭、舌腹、口底及颊黏膜，而链球菌感染多见于唇、颊、软腭、口底等部位黏膜。本病可发生于口腔黏膜任何部位，口腔黏膜充血，局部形成糜烂或溃疡。在溃疡或糜烂的表面覆盖着一层灰白色或黄褐色假膜，假膜特点是较厚而微突出黏膜表面，致密而光滑，擦去假膜，可见溢血的糜烂面，周围黏膜充血水肿。患者唾液增多，疼痛明显，有炎性口臭。有些患者可伴有发热等他全身症状。

本病属中医"口糜"范畴。口糜一病最早载于《黄帝内经》。如《素问·气厥论》曰："膀胱移热于小肠，膈肠不便，上为口糜"。《素问·至真要大论》亦有曰："火气内发，上为口糜"。此后，历代医家均以《黄帝内经》之论为依据，对于口糜有所论述，并补充了大量治疗方药。

辨　证　施　治

张新明分3型

（1）热毒内盛型　口腔红斑，或散在丛集水疱，灼热剧痛，起病急骤，口渴引饮，尿赤便干，舌红、苔黄，脉洪数。治宜清热泻火、清宣肺胃。方用银翘散合黄连解毒汤。随症加减：见身痛恶风者，加防风、蝉蜕；壮热、口渴、大汗、脉洪大者，加石膏、知母；溃烂肿痛者，加蒲公英、紫花地丁、野菊花以加强清热解毒之力。

（2）湿热上蒸型　满口糜烂，颜色鲜红，上覆白色腐膜，身热体倦，口渴不欲饮，纳呆，小便黄，舌红、苔黄腻，脉濡数。治宜清热化湿、透散伏火。方用龙胆泻肝汤合导赤散。随症加减：湿热初起，湿重于热，头身困重，苔白腻者，用三仁汤；热毒炽盛，热重于湿者，可加滑石、生石膏、寒水石、竹茹；伏火清之不解者，加升麻、防风以升发伏火。

（3）阴虚火旺型　口舌糜烂色红，口燥咽干、头晕耳鸣、失眠多梦，心悸健忘，五心烦热，舌红、少苔，脉细数。治宜养阴生津、泻火解毒。方用知柏地黄汤。随症加减：阴虚兼有脘痞苔腻者，可用甘露饮加减；兼有腰膝酸软，四肢不温者，可加附子、肉桂、吴茱萸等。临床观察：张新明用上方辨证分型治疗54例口糜患者。结果：痊愈31例，显效15例，有效7例，无效1例，总有效率达98.2%。[①]

经　验　方

1.甘草泻心汤　半夏15克、黄连3克、黄芩10克、干姜10克、党参12克、甘草15克。水煎200毫升，频服，忌食用生冷、甜食如水果、冷饮之类，并辅以头孢、甲硝唑口服，氯己定液漱口。3

---

① 张新明.辨证治疗口糜病54例[J].陕西中医,1995,16(2)：65.

日为1个疗程。李喜红等用上法治疗72例球菌性口炎患者。结果：痊愈31例，好转28例，无效13例，总有效率81.9%。[1]

2. 自拟方 生石膏30克、焦栀子10克、露蜂房10克、藿香6克、防风6克、淡竹叶6克、生大黄6克、生甘草5克、炒川黄连3克、黄芩12克、人中黄12克、人中白12克、金银花15克。清热疏风，凉血解毒。每日1剂，水煎2次，1日内分数次服完。陈永苗等用上方治疗87例球菌性口炎患儿，并结合抗生素治疗，疗程为3~7日。结果：治愈84例，好转3例，总有效率100%。[2]

单 方

穴位贴敷 组成：吴茱萸20克、胆南星10克、肉桂6克。用法用量：上药研末过200目筛，以醋调敷足心涌泉穴，每日1换。同时以冰硼散涂于口腔患处，每日2次。3日为1个疗程。随症加减：口脾胃积热者，口服清热解毒口服液；心火上炎者，采用导赤丸口服。临床应用：刘淑娥用上方治疗40例小儿急性球菌性口炎患者。结果：第1个疗程总有效率为95%，第2、3个疗程总有效率为100%。[3]

① 李喜红,等.中西医结合治疗球菌性口炎72例[J].中医研究,2007,20(7)：34-35.
② 陈永苗,等.中西医结合治疗小儿球菌性口炎87例[J].浙江中西医结合杂志,1998,8(6)：398.
③ 刘淑娥.穴位贴敷治疗小儿急性球菌性口炎40例[J].中国中医急症,2013,22(3)：463-464.

慢 性 唇 炎

概　述

慢性唇炎又称为慢性非特异性唇炎，是唇部的一种慢性、非特异性、炎症性病变。病程迁延，反复发作。病因至今尚不明确。可能与寒冷干燥的季节、烟酒、过热的食物、舔唇、咬唇等不良习惯有关系，有时也与烦躁、焦虑、愤怒等精神因素有关。临床表现有唇部干燥、皲裂，表面有黄白色的脱屑或唇红部反复糜烂、渗出、结痂等特征。

本病属中医"唇风"范畴。唇风一名首见于明代，如《外科正宗·卷四》载："唇风，阳明胃火上攻，其患下唇发痒作肿，破裂流水，不疼难愈。"其发病机制为脾胃湿热，外受风邪，风湿热搏结于唇部，或邪热内蕴，致津液营血耗伤，或温热病后，伤阴化燥，燥热循经上熏肌膜，口唇失于润养，发为唇风。

辨 证 施 治

刘蓬分2型

（1）外邪侵袭型　症见唇红部肿痒，破裂流水，灼热疼痛，嘴唇不时瞤动，口渴饮冷，口臭，大便干；舌质偏红，脉滑数。治宜疏风清热、利湿化浊。方用双解通圣散加减。随症加减：局部肿胀甚者，加黄连、白鲜皮、金银花清热解毒；破裂糜烂流水者，加木通、车前子清利湿热。

（2）阴虚血燥型　症见唇肿燥裂，流水，甚者流血，痛如火燎，犹如无皮之状，结痂；鼻息焮热，

小便黄赤短涩，舌干少津，脉细数。治宜养血祛风、滋阴濡唇。方用四物消风饮加减。可酌加牡丹皮、玄参、麦冬、石斛以增强滋阴清热、养血润燥之功。随症加减：嘴唇瞤动、红肿、食少便溏、气短乏力，乃风盛脾虚之证。治宜健脾益气祛风，可用参苓白术散加黄芪、防风治之。[①]

经 验 方

1. 苓桂术甘汤　茯苓15克、黄芪15克、白术10克、太子参10克、乌梅10克、肉桂7.5克、干姜5克、甘草5克、山茱萸5克、木香3克。每日1剂，水煎2次，分2次服。张瑞玲用上方治疗1例慢性唇炎患者。结果：患者服药6剂后，口唇干裂减轻，薄痂消退，局部皮肤粗糙，浮白色干皮，排尿次数明显减少，效不更方，继服6剂，口唇干裂消失，口唇周围仅少许干皮未脱净，小便正常，继服3剂巩固疗效，随访半年无复发。[②]

2. 三黄唇膏　黄连9克、黄柏9克、姜黄9克、当归尾15克、生地黄15克、黄蜡124克、香油372毫升。将上药炸枯，兑入黄蜡中，即为三黄唇膏。先用淡盐水擦洗患处，后用棉签蘸膏涂抹。每日3次。一般7日为1个疗程。最长3个疗程，最短1个疗程。冯广告用上方治疗100例慢性唇炎患者。结果：显效72例，有效24例，总有效率96%。[③]

3. 养阴清肺汤　生地黄6克、麦冬5克、玄参5克、牡丹皮3克、白芍3克、贝母3克、甘草2克、薄荷2克。随症加减：风热壅盛者，加蝉蜕、僵蚕、

①　刘蓬.中医耳鼻咽喉科学［M］.北京：中国中医药出版社，2016：165.
②　张瑞玲.苓桂术甘汤治疗小儿慢性唇炎举隅［J］.辽宁中医杂志，2003，30（5）：413.
③　冯广告.三黄唇膏治疗慢性唇炎100例［J］.中医函授通讯，1994，12（2）：43.

竹叶、柴胡;热邪津伤者,加石膏、天花粉、石斛、玉竹;湿热者,加黄连、黄柏;热伤气阴者,加五味子。每日1剂,水煎2次,分3次服。王清国等用上方加减治疗20例慢性唇炎患者。结果:患者用药17日后,痊愈17例,显效3例,治愈率85%。[1]

4. 自拟方　白鲜皮15克、蛇床子10克、川槿皮10克、地肤子30克、苦参30克。上方每日1剂,置砂锅内加水煮沸约10分钟,离火之后,去除药渣待温,将患唇浸泡于药液内,每次浸泡15分钟;或用消毒纱布浸透药液,渍于唇部,戴上口罩,可以自由活动。两种方法轮流使用,但以患唇直接浸泡在药液中为主,用药时间宜长。许姜泽用上方治疗20例慢性唇炎患者。结果:痊愈17例,

显效3例,治愈率85%;其中剥脱性唇炎3例,显效2例,好转1例。[2]

单　方

毛冬青叶　组成:鲜毛冬青叶。制备方法:取鲜毛冬青叶适量,洗净捣烂,加入温开水浸泡1分钟。用法用量:用棉签蘸药汁涂擦患处,每日3～5次,一般用药3～4日即愈。注意事项:在治疗过程中如患处有发痒或干燥感,勿用手抓或涂用其他药物,尤其不能用肥皂清洗。临床应用:黄甫新用上方治疗21例唇风患者。结果:痊愈18例,无效3例。[3]

① 王清国,等.养阴清肺汤治疗慢性唇炎20例[J].贵阳中医学院学报,1993,15(1):29-30.
② 许姜泽.中医中药治疗慢性唇炎[J].中医杂志,1980,21(6):32.
③ 黄甫新.毛冬青叶治疗唇风21例[J].广西中医药,1986,9(2):32.

舌咽神经痛

概　述

　　舌咽神经痛是一种少见的综合征,多发生于舌咽神经分布区域内,如扁桃体、舌根部、咽部、耳道深部及下颌后窝处等,有阵发性疼痛及触痛点。吞咽,咳嗽,大声说话,咀嚼,打哈欠等动作时均可引起疼痛发作并可伴有喉部痉挛感,每次持续数秒钟,疼痛性质如同三叉神经痛,呈刀割、针刺、撕裂、烧灼、电击样剧烈的发作性疼痛。现代医学认为该病发病机制尚不明确,可能为舌咽神经与迷走神经脱髓鞘性变引起舌咽神经传入冲动与迷走神经之间发生"短路"的结果,多采用卡马西平治疗,难以取得满意疗效。

　　本病属中医"喉痹"范畴,《景岳全书》云:"喉痹所属诸经,凡少阳、阳明、厥阴、少阴,皆有此证。"舌根部的疼痛也有认为属于"舌痛""舌痹"的范畴。其发病机制为心火上炎、风火上攻、情志不舒、气滞血瘀、阴虚内热、阳虚寒凝等。

经　验　方

　　1. 陈国丰经验方　生地黄 10 克、白茅根 10 克、淡竹叶 10 克、莲子心 3 克、炒白术 10 克、甘草 3 克、连翘 6 克、黄连 4 克、吴茱萸 3 克、砂仁 5 克、夜交藤 15 克、酸枣仁 15 克。每日 1 剂,水煎服,早晚分服。陈国丰用上方治疗 1 例舌咽神经痛患者。二诊:患者自述 7 剂服完,疼痛"80% 好转",而后 7 剂服完,疼痛又有反复,但较服药前改善明

显,饮食较通畅,入睡容易,可持续睡眠数小时。反酸症状好转,大便略硬结。查体:舌质红,苔转白腻,不黄,质偏燥。舌中见裂纹,舌尖偏红。予方药:生地黄 10 克、白茅根 10 克、淡竹叶 10 克、莲子心 3 克、炒白术 10 克、甘草 3 克、连翘 6 克、黄连 4 克、吴茱萸 3 克、砂仁 5 克、夜交藤 15 克、酸枣仁 15 克、泽泻 10 克、怀牛膝 10 克、肿节风 6 克。每日 1 剂,水煎服,早晚分服。三诊:无明显舌痛,进食如常人,咽喉部稍有不爽感。夜寐大有改善,持续睡眠数小时。偶有便秘。舌质红,苔薄白微腻。舌中裂纹变浅,舌尖少苔。患者因故外出,改为颗粒剂,巩固治疗。[1]

　　2. 牵正散加味　牵正散加全蝎、蜈蚣、僵蚕、天麻、赤芍、桃仁等(海南三亚市中医院院内制剂)。每日 1 剂,每日 2 次,5 日 1 个疗程。患者张口暴露软腭、悬雍垂、扁桃体、舌腭弓、咽腭弓。扁桃体支神经阻滞:从咽腭弓中点后方刺入针头,深度 1～1.5 厘米,注射利多卡因及曲安奈德混合药液 2.5 毫升,注射前要进行回抽血试验,以免将药液注入血管。舌支神经阻滞:从舌腭弓附近的舌外侧表面进针刺向舌根部,注入等量利多卡因及曲安奈德混合药液。每隔 3 日注射 1 次,共注射 3 次。纪晓霞用上方治疗 40 例原发性舌咽神经痛患者,全部为重度和中度患者,治疗后 16 例 VAS 评分为 0,即痛感消失。通过门诊和电话的方式对患者进行为期 4 年的回访,其中仅 3 例复发,再次进行舌咽神经阻滞配合牵正散加味治疗达到根治的目的,复发仅 1 次,而其余患者 5 年内未复发。[2]

　　3. 中药方　防风 6 克、荆芥 6 克、柴胡 6 克、

①　马俊,马华安,等.清心泻火法治舌咽神经痛[J].吉林中医药,2017,37(10):991-992.
②　纪晓霞.舌咽神经阻滞配合牵正散加味治疗原发性舌咽神经痛临床研究[J].中国实用神经疾病杂志,2015,18(23):91-92.

羌活 10 克、白芷 10 克、延胡索 10 克、白芍 10 克、甘草 10 克、三七粉(冲服)3 克。每日 1 剂,水煎 2 次,分 3 次服。贾春芒用上方治疗 1 例舌咽神经痛患者。结果:患者服药 7 剂后疼痛明显减轻,守原方又进药 7 剂后疼痛减轻大半,脉弦转平。原方去疏风药物,重用活血化瘀定痛:当归 15 克、延胡索 10 克、甘草 10 克、云茯苓 10 克、白术 10 克、三七粉(冲服)3 克、白芍 12 克、薄荷 12 克。连服 20 剂,药后进食、睡眠均完全正常,偶因大口吞咽进食或大声喊叫时咽壁、舌根有微痛。余无不适,原方加丹参 30 克、三棱 10 克、莪术 10 克,再服 7 剂,症状完全消失,一切如常。①

① 贾春芒.中药治疗舌咽神经痛 1 例[J].中医杂志,1991,32(7):11.

舌　炎

概　述

舌炎是指舌部的慢性、非特异性炎症。舌炎主要表现为舌面成片发红及光滑。引起舌炎的原因很多以全身因素多见,如营养不良、维生素缺乏、内分泌失调、月经周期影响、贫血以及真菌感染、滥用抗生素等。局部因素常见于锐利牙尖、牙结石、不良修复体及进食刺激性食物等。近年来,抗生素的广泛应用或滥用使肠道正常菌群失调,导致核黄素生成不足,发病亦不少见。

本病属中医"舌糜"范畴,其发病机制是心胃火热上炎,肝胆湿热,心脾阴虚所致。治宜降泻心火、养阴清胃、泻肝胆湿热、消肿敛疮。

经　验　方

1. 自拟方1　槐花 20 克、谷精草 15 克、板蓝根 15 克、莲子心 15 克、麦冬 15 克、牡丹皮 15 克、竹叶 10 克、射干 10 克、连翘 10 克、白花蛇舌草 15 克、甘草 5 克。夏问心用上方治疗 1 例舌炎患者。结果:患者服上方 7 剂,诸症好转。原方再服 7 剂,病情大减。又服 10 剂,溃疡愈合,灼辣感已完全消失,病情告愈。嘱其禁忌辛辣炙煿食物,1 个月后随访,病未复发。①

2. 自拟方2　生地黄 20 克、麦冬 20 克、玉竹 15 克、北沙参 15 克、石斛 15 克、炙甘草 10 克、知母 15 克、黄芪 20 克、党参 20 克、山药 20 克、牡丹皮 15 克、陈皮 10 克。每日 1 剂,水煎取汁 300 毫升,每次 100 毫升,每日 3 次口服;4 周为 1 个疗程,用药 2 个疗程。西医治疗给予复合维生素 B_1 片,每日 1 次,口服;2％碳酸氢钠液含漱,每次 10 分钟,每日 4 次。尹沂平等用上法治疗 56 例萎缩性舌炎患者。结果:显效 28 例,有效 21 例,无效 7 例,总有效率 87.5％。②

3. 黄连阿胶汤　黄连 10 克、黄芩 10 克、阿胶(烊化)12 克、白芍 20 克、鸡子黄(不煎)1 枚。将上药加水 1 000 毫升,煎至 400 毫升,趁热冲搅鸡子黄,每日服 2 次。外用药:鸡子黄 10 枚,用器皿文火烤焦取油,早晚用 10％黄连浸泡水漱口后,将油涂于患处。19 日为 1 个疗程。王坤崇用上法治疗 122 例烂舌病患者。结果:痊愈(舌体上下边尖溃烂面全部愈合平整为度)102 例,显效(舌体上下有部分溃疡愈合)13 例,无效 7 例,总有效率 94.3％。③

4. 导赤散加味　生地黄、木通、车前子、淡竹叶、生甘草、黄连、藕节、牡丹皮。用量根据病情选用。每日 1 剂,水煎 2 次,分 2～3 次服。李元聪用上方治疗 1 例舌乳头炎证属心经热盛、火炎于上所致患者,患者服药 3 剂痊愈。④

① 夏问心.槐花治舌炎有良效[J].中医杂志,2007,48(11):1005.
② 尹沂平,等.中西医结合治疗萎缩性舌炎[J].辽宁中医杂志,2006,33(3):347.
③ 王坤崇.黄连阿胶汤治疗烂舌病 122 例[J].辽宁中医杂志,1991,18(6):37.
④ 李元聪.调理脏腑在口腔常见病中的应用[J].辽宁中医杂志,1982,9(6):19-20.

颞下颌关节紊乱综合征

概　述

颞下颌关节紊乱综合征是口腔科常见病之一,以肌肉、筋膜等组织的无菌性炎症、痉挛为主要病理改变,从而出现关节疼痛、张口受限、咀嚼困难、关节弹响等表现。该病好发于20～30岁的青壮年,女性多见,发病率20%～50%。病因复杂,包括精神因素、社会心理因素、微小创伤、外伤、免疫等多种因素。多属功能紊乱,也可发展为器质性病变。

本病属中医"痹证"范畴。其发病机制为肝肾不足,气血亏虚,外受风寒湿热之邪。多为本虚标实,寒热交错之证。治疗多用补肝肾、益气血、祛风湿、通血脉之法。

辨　证　施　治

1. 刘淑珍分4型

(1) 寒湿痹阻型　症见颌面开合不利,酸痛不已,时有弹响,遇冷加重,畏风寒,舌质淡,苔薄白,脉弦紧。治宜疏风散寒、通络止痛。方用蠲痹汤加减。

(2) 湿热痹阻型　症见颞颌关节酸痛,活动不利,咀嚼受限,局部灼热,得寒则舒,口干喜冷饮,便干秘结,舌质红,苔黄腻,脉滑数。治宜清热利湿、舒风通络。方用宣痹汤合二妙丸加减。

(3) 肝肾阴虚型　症见张口不利,牙根松动,咬合不齐,前后错牙,齿动弹响,腰膝酸软,头晕耳鸣,失眠多梦,舌淡红苔少,脉细数。治宜补益肝肾、舒筋通络。方用杞菊地黄丸加减。

(4) 脾失健运型　症见颜面萎黄,患侧面肌萎缩,咀嚼疼痛,疲乏无力,食欲不佳,四肢乏力,舌淡苔薄白,脉濡弱。治宜健脾益气、祛湿通络。方用归脾丸加减。①

2. 郝日芳分2型

(1) 正气虚弱、风中筋节型　多有神经衰弱或情绪紧张史。症见下颌关节酸楚疼痛,咀嚼无力,口在开合时有弹响声。或伴有头晕、耳鸣恶风等症。面色㿠白,舌质淡,苔薄白,脉浮细。方用牵正散合补中益气汤加减:黄芪10克、党参10克、白附子10克、白僵蚕10克、白术10克、茯苓10克、全蝎5克、柴胡6克、甘草6克、川芎6克。

(2) 瘀血内阻、筋节不利型　多有咀嚼硬物史或外伤史。症见下颌关节疼痛,局部肌肉拘紧伴有压痛,开口困难,有弹响声,舌质暗红,苔薄黄,脉沉弦。方用牵正散合桃红四物汤加减:禹白附子10克、白僵蚕10克、桃仁10克、红花10克、当归10克、生地黄10克、全蝎5克、川芎6克、甘草6克。

上方均为每日1剂,水煎2次,分2次服。临床观察:郝日芳用上方辨证治疗40例颞下颌关节紊乱综合征患者。结果:痊愈(关节局部弹响、疼痛消失,张口正常)37例,有效(疼痛消失,下颌关节稍有拘紧感,偶有弹响)3例。服药最少3剂,最多15剂。②

---

① 刘淑珍.颞下颌关节紊乱综合征的中医诊断治疗[J].中国民间疗法,2008,16(9):49－50.
② 郝日芳.牵正散加减治疗颞下颌关节紊乱综合征[J].中西医结合杂志,1990,10(10):631－632.

经 验 方

1. 通窍活血汤加减　赤芍 10 克、川芎 10 克、桃仁 10 克、全蝎 10 克、红花 10 克、老葱白 3 段、红枣 7 个、白芷 3 克、蜈蚣 2 条。将全蝎、蜈蚣研末分成 2 份备用，其余药物加黄酒 100 克，水煎两次，取汁浓缩至 400 毫升，分早、晚 2 次冲服全蝎、蜈蚣粉末。连服 6 日为 1 个疗程，休息 1 日后，再服第 2 个疗程。随症加减：精神抑郁者，加香附 10 克、郁金 10 克；焦虑、紧张者，加生龙骨 20 克、生牡蛎 20 克、茯神 15 克；失眠、多梦者，加炒酸枣仁 20 克、炙远志 10 克。跌打万花油热敷颞下颌关节：取 7 厘米×8 厘米的纱布敷料，每次于敷料中央倒 10 毫升跌打万花油，将敷料置于病变关节处，用 40℃～45℃的热水袋置于敷料上，每次热敷 30 分钟，午休及夜晚临睡前各 1 次，连敷 6 日为 1 个疗程，休息 1 日后，再热敷 1 个疗程。张云彬用上法治疗 35 例颞下颌关节紊乱综合征患者。结果：经治疗 2 个疗程，随访 6 个月，治愈 5 例，显效 23 例，好转 4 例，无效 3 例，总有效率 91.43%。[①]

2. 胃络消风汤　当归 10 克、白芷 10 克、葛根 10 克、苍术 10 克、柴胡 10 克、羌活 10 克、防风 10 克、赤芍 10 克、川芎 10 克、桃仁 10 克、红花 10 克、寻骨风 10 克、油松节 10 克、生地黄 30 克、甘草 30 克、升麻 6 克、黄连 6 克、全蝎 2 克、蜈蚣 1 克。每日 1 剂，水煎服，30 剂为 1 个疗程。雍履平用上方治疗颞下颌关节紊乱综合征患者，效果较好。附经典案例 1 例，随访 1 年未复发。[②]

3. 理气活血法　柴胡 12 克、枳壳 9 克、香附 12 克、当归尾 15 克、川芎 9 克、赤芍 9 克、川牛膝 12 克、桂枝 9 克、细辛 3 克、三七 3 克、鸡血藤 30 克、白术 12 克。每日 1 剂，水煎服，药渣布包热敷患处，每日 2 次，每次 30 分钟，15 日为 1 个疗程。2 个疗程后评定疗效。夏寒星等用上方治疗 45 例颞下颌关节紊乱综合征患者。结果：治愈 37 例，显效 4 例，有效 4 例，总有效率 100%。[③]

4. 坎离砂　当归 37.5 克、川芎 50 克、防风 50 克、透骨草 50 克、铁屑 10 千克。除铁屑外，余 4 味加米醋适量煎煮 2 次，滤过，合并滤液将铁屑置炉内锻至一定程度取出，立即将上述滤液倒入铁屑中搅匀，晒干过筛即得。用时取坎离砂 250 克加高醋 15 克（不可滤过，以湿润为度，勿使淋漓。）立即拌匀，装入布袋，外裹棉垫或毛巾，待发热后，置患侧耳屏前下颌关节区缓缓温熨，每日 2～3 次，每次 1 小时，药凉后取下；再用时，仍用前法醋拌，可反复使用数次，10 日为 1 个疗程。桂业勤用上方治疗 155 例颞下颌关节紊乱综合征患者。结果：痊愈 78 例，好转 49 例，无效 28 例，总有效率 81.9%。[④]

5. 芍瓜葛根三虫汤　杭白芍 30～60 克、宣木瓜 15 克、粉葛根 15～30 克、全蝎 10 克、广地龙 10～15 克、僵蚕 10 克、粉甘草 10 克。随症加减：肝阴不足、肝阳上亢证，加夏枯草 15 克、丹栀逍遥丸 30 克；胃火亢盛证，加生石膏 30 克、生大黄 10 克、升麻 5 克；肝肾不足证，加肉桂 3 克或桂枝 10 克、细辛 3 克、川续断 15 克。每日 1 剂，水煎 2 次，分 2 次服。刘成志等用上方治疗 67 例颞下颌关节紊乱综合征患者。结果：痊愈 61 例，好转 4 例，无效 2 例。[⑤]

① 张云彬.通窍活血汤与热敷治疗颞下颌关节紊乱综合征 35 例[J].陕西中医,2011,32(12)：1616－1617.
② 雍履平.颞下颌关节紊乱综合征宜采用何种方法治疗[J].中医杂志,2006,47(5)：393－394.
③ 夏寒星,等.理气活血法治疗颞下颌关节紊乱综合征[J].河南中医,2000,20(6)：46.
④ 桂业勤.坎离砂治疗颞下颌关节紊乱综合征[J].中西医结合杂志,1991,11(4)：216.
⑤ 刘成志,等.自拟芍瓜葛根三虫汤治疗颞下颌关节紊乱综合征 67 例[J].中医临床与保健,1989,1(2)：20.

唾液腺萎缩

概　述

唾液腺萎缩，即唾液腺腺泡细胞萎缩导致分泌唾液功能减少，出现进行性口干的症状。中医辨证为阴虚内热，津液不足、濡润腠里孔窍功能失常所致。临床表现为口干、咽燥、灼热、声音嘶哑、舌体红而干、脉细数；且伴有五心烦热、心悸、不寐、全身皮肤干燥、两目干涩、牙龈萎缩等症。《素问玄机原病式》："诸涩枯涸，干劲皲揭，皆属于燥。"治宜滋阴润燥、益气活血。

经　验　方

1. 增液汤加减　麦冬 30 克、沙参 30 克、百合 30 克、芦根 30 克、生石膏 30 克、太子参 30 克、生地黄 15 克、知母 15 克、陈皮 12 克、生姜 3 克。张杰生等用上方治疗 1 例舌腺萎缩而口干、口不知味患者。结果：患者服药 10 剂后舌面有少许津液润泽，原方加白芍 15 克、大黄 10 克，续进 10 剂，口内津液滋润，口渴感明显减轻，味觉基本恢复，饮食知味，上方去陈皮加五味子 30 克，服药 1 个月，症状基本消失。[1]

2. 麦冬汤加味　麦冬 20 克、白芍 20 克、生地黄 20 克、玄参 20 克、石斛 20 克、黄精 20 克、丹参 20 克、北沙参 30 克、天花粉 30 克、葛根 12 克、甘草 10 克。每日 1 剂，水煎 2 次，分 2～3 次服。张学文用上方治疗 1 例唾液腺萎缩已两年患者。结果：患者连服药 30 剂后，咽干口燥明显减轻，饮食味香，夜寐安然。继服原方 20 剂，诸症告愈，续予麦味地黄丸等内服调理善后。[2]

① 张杰生,等.舌腺萎缩治愈 1 例报告[J].甘肃中医学院学报,2000,17(1)：41.
② 张学文.唾液腺萎缩[J].湖南中医杂志,1991,7(3)：33.

流　涎　症

概　述

流涎是指唾液分泌太多甚至自行流出口外的病症。多见于婴幼儿期,又可分为生理性流涎和病理性流涎。婴儿在6个月～1岁期间因为乳牙萌出,对牙龈产生机械性刺激,导致唾液分泌增多,加上婴儿口腔浅,会出现流涎,为生理性流涎。2～3岁后仍流涎并伴有纳呆、便溏等为病理性流涎。此外,口腔及咽黏膜炎症、面神经麻痹、延髓麻痹、中毒性脑病后遗症、脑炎后遗症及呆小病等疾病,因唾液过多,或不能吞咽而引起口涎自溢。

本病属中医"滞颐"范畴,俗称"流口水""口吐涎"。多见于小儿,以3岁以下婴幼儿多见,其主要症状是口角经常流涎,口周、腮颊长期被涎液浸渍,肌肤潮红,以致糜烂、发疹,患儿常因疼痛不适而哭闹。古代医家多责之于脾冷、胃热,如明·王肯堂:"小儿多涎者,由脾气不足,不能四布津液而成。"本病的病因有冷、热、虚的不同,病位在于脾脏,故有脾冷多涎、脾热多涎、脾虚多涎等。中老年流涎症是由于中老年人机体功能老化,脾肾胃虚衰,中气不足,脾运失常,脾不摄津或肾虚不能温化水湿,固摄无权之故,责之于气虚。

辨　证　施　治

1. 高书云分4型

(1) 脾胃虚寒型　症见口流清涎,颜色清亮无味,伴有面色苍白,口唇淡红,小便清长,大便稀溏,舌质淡红,舌苔白等不适。治宜温中补虚、利湿止涎。方用四君子汤合五苓散加减:白术、山药、黄芪、猪苓、泽泻、益智仁。随症加减:饮食不佳者,加焦三仙、石菖蒲;腹胀者,加木香、厚朴。

(2) 脾胃湿热型　症见口角流涎,涎液黏稠,口中有异味,口角发红溃烂,口渴多饮,小便黄,大便干燥,舌红苔黄腻,脉滑数。治宜清热利湿。方用清热泻脾散加减:黄连、黄芩、石膏、栀子、茯苓、薏苡仁。随症加减:大便秘结者,加大黄;恶心者,加半夏、陈皮、车前子。

(3) 风痰阻络型　症见颜面麻木,口眼歪斜,口角流涎,恶风寒,周身酸痛,舌苔白,脉浮弦。治宜祛风化痰、养血通络。方用大秦艽汤合二陈汤加减:秦艽、羌活、防风、白芷、细辛、地黄、当归、川芎、赤芍、白术、茯苓、半夏、陈皮。随症加减:表证不明显者,去秦艽、羌活、防风、白芷、细辛,加白附子、全蝎、僵蚕;年老体虚者,加黄芪。

(4) 脾胃虚弱型　口流稀涎,时作时止,面色少华,形体偏瘦,神疲乏力,纳呆便溏,脘腹胀闷,舌淡,脉细弱。治宜健脾益气。方用参苓白术散加减:党参、白术、山药、扁豆、薏苡仁、茯苓。随症加减:脘腹胀闷者,加木香、砂仁、鸡内金;水湿内停呕恶者,加半夏、藿香、陈皮;体虚易感者,加黄芪、防风。[1]

2. 王晓利等分4型

(1) 心脾积热型　症见流涎,质稠浊,病程较短,或伴舌上、口腔黏膜糜烂、溃疡,疼痛拒食,烦躁多啼,小便短赤,大便干结,舌尖红,苔薄白或薄黄,指纹紫滞或脉数。方用泻黄散合导赤散加减:藿香、栀子、生石膏、防风、生地黄、竹叶、生甘草。随症加减:心火上炎明显者,加黄连、莲子;脾之

① 高书云.中医治疗流涎临床心得[J].实用中医药杂志,2014,30(9):877-878.

郁热重者,加连翘、薄荷。

(2)中焦湿热型 症见流涎,质黏浊,病程较长,涎液浸湿衣襟,口角、下颌,甚至颈部潮红,食欲旺盛,喜凉恶热,面赤唇红,大便不爽或干结,舌红,苔黄厚腻,指纹紫滞或脉滑数。方用凉膈散加减:大黄、芒硝、栀子、薄荷、黄芩、连翘、生甘草。随症加减:热盛者,加石膏;湿重者,加薏苡仁、滑石。

(3)脾胃气虚型 症见流涎,质稀,病程较长,纳欠佳,乏力,面色不华,泄泻,舌淡或稍胖,苔白,指纹淡或脉缓弱。方用四君子汤合保和丸加减:党参、炒白术、云茯苓、炒莱菔子、神曲、鸡内金、连翘、陈皮。随症加减:伴气滞者,加香附、枳壳;伴湿盛者,加薏苡仁、车前子;并予吴茱萸、五倍子醋调成膏,贴敷双侧涌泉穴。

(4)脾肾不足型 症见流涎,质稀清冷,病程长,神疲乏力,面色苍白。偏脾阳虚者多见:腹痛,呕吐不消化物,大便稀溏或干结;偏肾阳虚者多见:四肢不温,完谷不化,小便清长,或伴遗尿;舌淡胖,苔白滑,指纹淡或脉沉。方用理中汤合缩泉丸加减:党参、炒白术、干姜、益智仁、淮山药、五味子、炙甘草。随症加减:偏脾阳虚者,佐以砂仁、陈皮;偏肾阳虚者,佐以菟丝子、乌药;并以吴茱萸、肉桂醋调成膏,贴敷双侧涌泉穴。[①]

3. 冀颖会分4型

(1)心脾积热型 方用泻黄散合导赤散加减:藿香3~5克、栀子3~5克、竹叶3~5克、黄芩3~5克、黄连3~5克、通草3~5克、生地黄3~5克、生草3~5克、防风3~5克、石膏3~9克。

(2)脾胃虚寒型 方用吴茱萸汤加减:吴茱萸1~3克、生姜3~6克、炙甘草3~6克、陈皮3~6克、云茯苓3~6克、党参5~9克、大枣1~3枚、厚朴1~3克。

(3)脾气虚弱型 方用香砂六君子汤加减:木香3~6克、砂仁3~6克、党参3~6克、白术3~6克、云茯苓3~6克、半夏3~6克、生姜3~6克、炙甘草3~6克、大枣1~3枚。

(4)肾阳不足型 方用缩泉丸加减:益智仁3~6克、山药3~6克、乌药3~6克、五味子3~6克、淫羊藿3~6克、菟丝子3~6克、炙甘草3~6克。

临床观察:冀颖会用上方辨证治疗50例小儿流涎患者。结果:治愈30例,有效15例,无效3例,2例不明,总有效率90%。[②]

经 验 方

1. 五苓散加减 白术12克、猪苓6克、茯苓6克、泽泻6克、炙黄芪6克、益智仁6克、肉桂3克。每日1剂,水煎服,分2次服。姚玉芳用上方治疗1例小儿流涎脾肾阳虚患者。结果:患者服药3剂后流涎减少,继服上方4剂而愈。[③]

2. 附子理中汤 制附片6克、党参20克、干姜5克、炒白术10克、薏苡仁15克、当归10克、炒白芍10克、清半夏10克、砂仁(后下)6克、制肉豆蔻6克、陈皮10克、炙甘草6克。每日1剂,水煎服,早晚分服,症状缓解后以附子理中丸(浓缩丸)维持,每次10粒,每日3次。覃家浪等用上方治疗60例氯氮平所致流涎症患者。结果:流涎消失或明显减少55例,轻度减少或不明显5例,有效率91.67%。[④]

3. 芳香化湿法 藿香15克、苍术10克、白芷10克、紫苏梗10克、半夏10克、茯苓15克、陈皮10克、厚朴10克、桔梗10克、大腹皮15克、甘草6克。每日1剂,水煎服,15日为1个疗程。刘朝钦等用上方治疗80例中风后遗症流涎患者。结果:治愈56例,显效12例,无效12例,总有效率85%。[⑤]

4. 涎净汤配合流涎膏 涎净汤:党参10克、炙黄芪10克、益智仁10克、陈皮6克、制半夏6

① 王晓利,等.张新建教授论治小儿流涎经验[J].世界中西医结合杂志,2011,6(1):17-18.
② 冀颖会.辨证治疗小儿流涎50例[J].陕西中医,2007,28(3):274-275.
③ 陈洁,姚玉芳.姚玉芳教授运用五苓散化裁治疗儿科病4则[J].浙江中医药大学学报,2015,39(11):840-842.
④ 覃家浪,等.附子理中丸治疗氯氮平所致流涎60例[J].河南中医,2013,33(9):1425.
⑤ 刘朝钦,等.芳香化湿法治疗脑卒中后遗症流涎85例[J].吉林中医药,2013,33(4):373-374.

克、干姜 6 克、炒白术 6 克、茯苓 10 克、诃子 10 克。每日 1 剂,水煎 100 毫升,分 3 次口服。流涎膏由肉桂与丁香按 2∶1 分量混合研末而成,每晚睡前取 4 克,加醋调成膏状,捏成两枚约壹元硬币大小圆形药饼,敷于双侧涌泉穴,次日清晨取下,每日换 1 次。涎净汤口服与流涎膏外用并治,10 日为 1 个疗程。王丽君用上法治疗 32 例滞颐患儿。结果:治愈 18 例,好转 12 例,无效 2 例,总有效率 93.75%。①

5. 苓桂术甘汤合小半夏汤加减 茯苓、桂枝、白术、半夏、生姜、熟地黄、甘草、泽泻、当归、黄芪等。7 日为 1 个疗程。根据患者情况,最少 1 个疗程,最多 3 个疗程。王翼等用上方治疗 37 例服用氯氮平所致的流涎患者。结果:流涎消失或明显减少 23 例,中度减少 11 例,轻度减少或不明显 2 例,因其他原因未完成治疗 1 例。总有效率 91.89%。②

6. 附子理中汤加减 随症加减:脾气虚冷者,加乌药、益智仁、吴茱萸等;气虚者,加黄芪、柴胡、大枣等;湿食郁滞化热者,去干姜,加牛蒡子、生地黄、黄芩、灯心草等。30 日为 1 个疗程。高修安等用上方治疗 49 例小儿多涎患者。结果:痊愈率为 73.47%,总有效率为 95.92%。③

7. 星夏建理汤 生半夏 10 克、生南星 6 克、生黄芪 15 克、桂枝 15 克、生白芍 10 克、制附片 10 克、党参 15 克、炒白术 15 克、干姜 10 克、炙甘草 5 克、生草果(捣细布包后入)8 克、淫羊藿 15 克、乌药 10 克。每日 1 剂,水煎服。生星夏均不先煎,头煎时间为水开以后 15 分钟,每日服 2~3 次,15 日为 1 个疗程。服药期间忌食生、冷、寒凉和滋腻之品。邱志济等用上方治疗 100 例中老年流涎症患者。结果:治愈(疗程内流涎消失,诸症状随之速转正常,追访 1 年无复发)75 例,占 75%;显效

(临床症状基本转正常,流涎基本消失,但 1 年内仍有复发,再服原方有效)25 例,占 25%。总有效率 100%。④

8. 理中汤加味 党参 15 克、干姜 6 克、生白术 15 克、炙甘草 5 克、吴茱萸 6 克、大枣 10 克。水煎服。李庆华等用上方治疗 1 例肺炎高热使用抗生素静滴后多涎症 5 年余患者,证属脾胃虚寒,脾失健运,胃失和降,精聚为涎。结果:患者服药 4 剂后,唾液减半,继服 6 剂,诸症悉平。后予香砂六君子汤调理月余。随访 1 年,未再复发。⑤

9. 淮山益智饮 苍术 6 克、淮山药 10 克、益智仁 10 克、石斛 5 克。随症加减:脾胃虚寒,涎清不黏手者,加干姜、法半夏、橘皮、丁香;脾胃积热,涎稠而黏手者,合泻心导赤散同用;气虚者,加黄芪、太子参。每日 1 剂,水煎服,分 3 次服用。张惟天用上方加减治疗 40 例小儿流涎患者。结果:全部获愈,1 年后随访未见复发 1 例;服药最多者 10 剂,最少者 4 剂,平均 5 剂。⑥

单　　方

1. 黄连甘草饮 组成:黄连 5 克、甘草 3 克。用法用量:开水浸泡取汁,分次频饮。临床应用:马希贵用上方治疗 1 例心脾积热小儿流涎患者。结果:1 日后患者流涎见止,口角红烂好转,继服 2 剂,口角流涎已愈,随访 20 日未见复发。⑦

2. 膏智茯苓汤 组成:生石膏 30~60 克、益智仁 3~5 克、茯苓 50 克。用法用量:每日 1 剂,水煎取 300 毫升,分 2 次服。临床应用:夏时炎用上方治疗 41 例氯氮平所致的流涎患者。结果:2 周后有效率为 92.68%,3 周后有效率为 95.12%。⑧

3. 猪睾丸 组成:小猪睾丸 1 个。用法用量:洗净,蒸熟后放少许盐,1 日服完。临床应用:

① 王丽君.涎净汤配合流涎膏治疗小儿滞颐 32 例[J].吉林中医药,2006,26(7):24.
② 王翼,等.中药治疗氯氮平所致流涎 37 例临床观察[J].天津中医药,2003,20(5):52.
③ 高修安,等.小儿多涎的治疗[Z].中国中医药年鉴,2001:192-193.
④ 邱志济,等.自拟星夏建理汤治疗中老年流涎症 100 例[J].辽宁中医杂志,2000,27(5):215.
⑤ 李庆华,周平安.多涎症辨治体会[J].中医杂志,1997,38(6):334-335.
⑥ 张惟天.淮山益智饮治疗小儿流涎[J].四川中医,1996,14(1):45.
⑦ 马希贵.黄连甘草饮在儿科之妙用[J].河北中医,2007,29(4):325.
⑧ 夏时炎.自拟膏智茯苓汤治疗氯氮平所致流涎症 84 例[J].浙江中西医结合杂志,2005,12(9):557-558.

高修安等用上方治疗 13 例小儿多涎患者。结果：1 次痊愈 7 例，2～3 次痊愈 3 例，好转 2 例，无效 1 例。[1]

4. 中药敷脐方 组成：益智仁 9 克、车前子 6 克、甘草 3 克。用法用量：上药共研细末，取适量用醋或生理盐水调和填平脐部，以胶布或止痛膏固定，局部间断热敷，24 小时换药 1 次。临床应用：穆兆英等用上方治疗 64 例小儿流涎患者。结果：全部治愈（流涎完全消失），其中敷脐 3 日痊愈 21 例，4 日痊愈 34 例，5 日痊愈 9 例，平均敷脐 3.8 日。除 2 例夏季治疗患儿脐周围有小丘疹，停敷后自行消失，余均未见不良反应。[2]

5. 醋制天南星 组成：天南星 100 克。制备方法：碾碎用一干净容器盛装，白醋 25～50 毫升，慢慢倒入盛装天南星容器内，充分和匀，再将配制好的天南星装入一干净广口瓶内，瓶口拧紧待用。

用法用量：每日晨起取用蚕豆大小两团，分别敷于两侧涌泉穴，然后用约 3 厘米×3 厘米胶布固定，穿好鞋袜，晚上睡觉前撕开胶布，去掉药物，每日 1 次，10 次为 1 个疗程。临床应用：周凯用上方治疗 10 例流涎患儿。结果：经 1～3 个疗程，痊愈（流涎完全消失）6 例，显效（流涎明显减少）2 例，有效（流涎量减少）1 例，无效（流涎量无改变）1 例。[3]

6. 肉桂敷贴 组成：肉桂 10 克（一次量）。制备方法：肉桂研细末，醋调至糊饼状。用法用量：每晚在小儿临睡前，将药料匀摊于两块纱布上，分别贴敷于两侧涌泉穴，然后用胶布固定，明晨取下，连敷 3～5 次，即可告愈。注意事项：此法用于脾冷多涎有效，若属热邪壅滞则非所宜，至于脾虚所致而缠绵日久的重症，还须加服健脾益气之剂为好。[4]

① 高修安,等.小儿多涎的治疗[Z].中国中医药年鉴,2001：192-193.
② 穆兆英,等.中药敷神阙穴治疗小儿单纯性流涎 64 例[J].中医杂志,2000,41(10)：603.
③ 周凯.醋制天南星敷贴涌泉穴治疗小儿流涎 10 例[J].中国针灸,2000,20(1)：39.
④ 兰茂璞.肉桂外治小儿口角流涎[J].中医杂志,1983,24(8)：78-79.

味 觉 障 碍

概　述

味觉障碍包括味觉减退与消失,表现为患者感觉饮食无味,不辨酸甜苦咸或辨味不敏感。年龄是导致味觉障碍的主要因素。疾病及治疗过程中也可引起味觉障碍,如肿瘤、放射性损害、药物、手术、血液系统的疾病。此外,锌缺乏、头部外伤、化学物质、精神压力等作用也可造成味觉障碍。

本病属中医"口爽"范畴,又称"口舌失味"。其病多与心脾失和有关。《难经·四十难》云:"脾主味"。《素问·灵兰秘典论》曰:"脾胃者,仓廪之官,五味出焉。"明确告知味觉和脾的运化功能密切相关。然而《灵枢·脉度》又说:"心气通于舌,心和则舌能知五味矣……脾气通于口,脾和则口能知五谷矣。"说明味觉还与心主神志有关。由此可见,脾胃运化适当,清阳方得以上奉,舌之味觉功能才能正常;若脾气失和,则易致食不知味。而心主神志,心的生理功能异常也常可使味觉不能正常被感知,导致味觉失常。治疗多从心、脾入手,宜以补养心血、益气健脾为主。

辨 证 施 治

林宗广分4型

(1) 味觉减退伴口苦　多系肝胆湿热所致,症见乏味口苦外,并由肝区闷胀或灼热,食欲减退,尿黄便秘,烦躁易怒,梦多,或有黄疸,舌苔黄腻,舌边红,脉弦滑。治宜清化湿热。方用小柴胡汤合龙胆泻肝汤加减:柴胡、制半夏、黄芩、龙胆、车前子、泽泻、木通、茵陈、蒲公英、赤芍等。

(2) 味觉减退伴口甜　① 脾胃壅热者,症见乏味口甜外,并有脘胀,口渴引饮,便秘尿赤,四肢困倦,舌红苔黄,脉弦或弦滑等。治宜清脾泻热。方用清胃散合黄连解毒汤加减:黄芩、黄连、栀子、牡丹皮、生地黄、大黄、赤芍等。② 脾胃阴亏者,症见乏味口甜外,并有神倦乏力,纳差口干,便秘,少寐梦多,舌红少苔,脉细或细数。治宜养胃和中。方用益胃汤:北沙参、麦冬、生地黄、知母、玉竹、山楂、甘草等。

(3) 味觉减退伴口淡　多由脾胃虚损所致,症见乏味口淡外,并有纳差、饭后胃胀、大便溏薄、日行数次,或有脘冷泛清水、喜热饮及热食,神倦乏力。易感冒,舌淡,舌白,脉沉细。治宜健脾益气。方用香砂六君子汤加减:党参、炒白术、云茯苓、炙甘草、制半夏、陈皮、砂仁、广木香、扁豆、红枣、炙黄芪等。

(4) 味觉减退伴口粘　多由寒湿困脾所致,症见乏味口粘外,并有胸闷纳差,困倦乏力,大便不实或腹泻,舌苔白腻,脉濡细。治宜温化健脾。方用胃苓汤加减:苍术、厚朴、制半夏、陈皮、茯苓、炒白术等。[1]

经 验 方

1. 自拟方1　绵茵陈30克、栀子6克、草豆蔻12克、茯苓15克、法半夏10克、佩兰10克、黄芩10克、牡丹皮10克、藿香10克、大黄(后下)10克、厚朴10克、枳实10克、甘草3克。许秀玫等用上方治疗1例味觉障碍患者,辅以针灸(天枢、

---

① 林宗广.慢性肝病味觉功能减退及异味如何辨治[J].中医杂志,1997,38(1):55.

气海、关元、归来、神门、内关、足三里、三阴交、舌三针、鼻三针），服药 7 剂加针灸治疗 3 次后，味觉渐恢复，进食可知酸、苦、咸味，无法判断甜味，守前方去草豆蔻、藿香，加薏苡仁 30 克、川菖蒲 10 克、生地黄 15 克、淡竹叶 12 克，服用 7 剂加针灸治疗 3 次后，味觉基本恢复。[①]

2. 自拟方 2　石菖蒲 20 克、郁金 12 克、百合 20 克、乌药 12 克、柴胡 6 克、黄芩 6 克、蒲公英 20 克、香橼皮 15 克、茯苓 15 克、炒白术 12 克、茵陈 6 克、炒鸡内金 15 克、延胡索 15 克、当归 12 克、桑叶 15 克、白芍 20 克、合欢皮 12 克、荆芥 15 克、生地黄 20 克、紫苏叶 15 克、白芷 9 克、辛夷 10 克、芦根 20 克、白茅根 15 克、炒杏仁 10 克、冬凌草 10 克、连翘 15 克、石斛 20 克。王天家等用上方治疗 1 例味觉、嗅觉减退患者。结果：患者服药 7 剂后，味觉恢复，能识酸甜苦辣等味，纳食好转，嗅觉仍差，夜寐可，二便调，舌暗红，苔薄黄腻，脉弦细，继以上方加白鲜皮 15 克、通草 6 克、薄荷 20 克，服用 7 剂，嗅觉基本恢复正常。[②]

3. 补中益气汤合参苓白术散加减　黄芪 10 克、当归 10 克、茯苓 10 克、白术 10 克、麸炒白术 15 克、炒枳壳 10 克、陈皮 10 克、玉竹 10 克、瓜蒌 15 克、墨旱莲 15 克、女贞子 10 克、麸炒薏苡仁 10 克、炒白扁豆 10 克、莲子肉 10 克、延胡索 6 克、百合 15 克、炙甘草 10 克、土茯苓 10 克。陈沛等用上方治疗 1 例重症肌无力伴胸腺瘤及部分味觉障碍患者。结果：患者服用 14 剂后，自觉味觉有所改善，后在健脾的基础上加熟地黄、黄精、山茱萸等补肾之品，服中药 5 个月，咸味觉基本恢复正常，可略尝出甜味，服药 1 年，甜味觉障碍基本恢复正常。[③]

4. 清热养阴方　生黄芪 30 克、生地黄 30 克、当归 15 克、五味子 10 克、连翘 15 克、枳壳 15 克、半夏 15 克、鸡内金 15 克、生麦芽 15 克、炒莱菔子 30 克、厚朴 30 克、石斛 15 克、麦冬 15 克、生大黄

10 克、川芎 10 克、苦参 15 克、白花蛇舌草 15 克、猫爪草 15 克。娄怡用上方治疗 1 例鼻咽癌放疗后口淡无味患者，可尝甘味，遂去苍术，加神曲 10 克、山茱萸 15 克、熟地黄 15 克。结果：患者服药 7 日，除甘味外可稍辨咸味及酸味，去神曲、麦芽、连翘、石斛，加红花 10 克，川芎改为 20 克。继服 14 剂，患者味觉基本恢复。[④]

5. 自拟方 3　川芎 10 克、郁金 10 克、桃仁 6 克、红花 6 克、鸡血藤 30 克、生山楂 30 克、丹参 15 克、黄芪 30 克、桑枝 6 克、当归 12 克、石菖蒲 10 克、苍术 12 克、白术 12 克、神曲 15 克、麦芽 15 克。周建莹用上方治疗 1 例腔隙性脑梗死致味觉丧失患者。结果：患者服药 7 剂后，头痛减轻，口干。原方去山楂、苍术、白术、桃仁、红花，加制玉竹 15 克、制黄精 15 克、羌活 6 克、泽泻 10 克。服药 14 剂，告知味觉已复，原来的血管性头痛已愈，随访 1 年半，病未复发。[⑤]

6. 自拟方 4　炙鳖甲(先煎)10 克、制黄精 12 克、制玉竹 15 克、丹参 12 克、太子参 15 克、石斛 15 克、天花粉 12 克、白芍 12 克、山药 30 克、五味子 10 克、桑枝 6 克、川芎 6 克、制何首乌 15 克、炙黄芪 20 克。周建莹用上方治疗 1 例服用药物致味觉丧失患者。结果：患者服药 7 剂后，口干稍减，去桑枝、太子参，加枸杞子 30 克、石菖蒲 10 克。服用 7 剂，视力模糊、耳鸣减轻，潮热好转，原方去石菖蒲，加杜仲 12 克、桑寄生 10 克。四诊时，诉进食对咸味有所感觉，食少倦怠改善，腰酸好转，夜间盗汗，酌加滋阴敛汗药物。药用炙鳖甲(先煎)10 克、制玉竹 15 克、制黄精 15 克、川芎 6 克、桑寄生 10 克、枸杞子 30 克、五味子 10 克、白芍 12 克、党参 15 克、麦冬 12 克、瘪桃干 15 克、浮小麦 20 克、麻黄根 15 克、炙甘草 6 克。7 剂后味觉已复，纳食如常。于上方基础上加强健脾益气、滋阴通络药物，巩固治疗半个月，随访无复发。[⑥]

① 许秀玫，等.赖氏通元疗法治疗味觉障碍验案 1 则[J].湖南中医杂志,2017,33(5)：118.
② 王天家,刘启泉.刘启泉临床验案举隅[J].中医药临床杂志,2016,28(3)：333-335.
③ 陈沛，等.健脾益肾治疗重症肌无力伴胸腺瘤及部分味觉障碍 1 例[J].中医杂志,2015,56(5)：449-450.
④ 娄怡.贾英杰运用运脾、清热、养阴三法治疗鼻咽癌放疗后口淡无味的经验[J].江苏中医药,2011,43(7)：18-19.
⑤~⑥ 周建莹.味觉丧失治验 2 则[J].中医杂志,2000,41(12)：720.

中 成 药

附子理中丸　组成：制附子、人参、干姜、炙甘草。功效主治：温中健脾；适用于脾胃虚寒，脘腹冷痛，呕吐泄泻，手足不温。用法用量：口服，每次 6 克，每日 3 次。服药期间忌食生冷食物。临床应用：吴志国用上方治疗 1 例味觉丧失患者。1 周后复诊，患者已有苦辣甜咸感觉，继服附子理中丸。结果：1 个月后味觉恢复正常，不再怕冷。[1]

---

① 吴志国.附子理中丸治疗味觉丧失 1 例［J］.实用中医药杂志,2014,30(12)：1159.

口腔黏膜下血肿

概　述

口腔黏膜下血肿是指口腔黏膜下的积血。多数是由于创伤引起的口腔黏膜下出血，于是溢出的血液充满黏膜下。好发于颊黏膜、软腭等处，发生在上腭或悬雍垂的血肿，会迅速胀大成囊状，色紫红、质软，发生在腭部以及咽喉等处口腔黏膜的血肿还容易引起喉水肿，因口中生血疱，会引起口腔及咽喉部胀痛、异物梗阻感、灼热感、言语不便、伸舌运动障碍、吞咽困难甚至呼吸困难。

本病属中医"飞扬喉"范畴，飞扬喉原指发生于上腭的血疱，致气不能通，食不能下。如《喉科秘旨》："飞扬喉，此症风热上壅，上腭红肿气不通，咽物不下，从小舌中飞扬满口，此系凶恶之疾。"若血疱出现在悬雍垂者，也称悬旗风。本病证见满口红肿，咽物困难，紫色血疱肿大胀痛，破溃糜烂。多由风热上壅所致；或因嗜食辛辣厚味，脾胃积热，火热上炎，热伤脉络，血液外溢而积于口腔肌膜之下，形成血疱，或进食粗硬食物，不慎擦伤，或呛咳刺激，伤及口腔血络所致。

辨　证　施　治

王永钦分 2 型

（1）脾胃积热型　症见口中突发血疱，遇刺激则迅速增大，甚至大如核桃，灼热疼痛，妨碍吞食，舌头伸缩受限，伴口干渴，便秘，舌红，苔黄腻，脉洪数。治宜清热泻火、凉血解毒。方用加味黄连解毒汤。

（2）损伤血络型　症见进食时食物梗伤口腔黏膜，或强力咳咯后，见口中悬雍垂或上腭血疱。治宜凉血止血、活血消肿。新鲜出血者，方用十灰散。陈旧性出血者，方用祛瘀汤。[①]

经　验　方

1. 犀角地黄汤加减　川黄连 1.5 克、栀子 10 克、生地 10 克、水牛角（另煎）10 克、牡丹皮 10 克、赤芍 6 克、白茅根 10 克、灯心草 3 扎、甘中黄 3 克。吴拥军等用上方治疗 1 例飞扬喉患者，配以珠黄香 3 支。结果：5 剂后，患者舌背炎性症状消失 60%，充血减轻，改用导赤散调理善后。[②]

2. 清营汤　生地黄 15 克、玄参 12 克、竹叶心 10 克、水牛角 20 克、黄连 6 克、麦冬 12 克、牡丹皮 10 克、丹参 15 克、赤芍 10 克、金银花 15 克、连翘 15 克。施美贤治疗用上方 1 例飞扬喉患者，局部涂用自拟口疮合剂（可的松悬浊液 125 毫克，土霉素 2 片，甘油 10 毫升，南通制药厂生产的锡类散 2 支）。结果：1 日后，患者疼痛减轻，4 日后溃面愈合。[③]

3. 自拟方　党参 15 克、白术 15 克、升麻 6 克、柴胡 5 克、炮姜 6 克、牛膝 12 克、黄柏 10 克、缩砂仁 6 克、百合 12 克、甘草 5 克。李谱智治疗 1 例脾胃阳虚、阴火上炎之飞扬喉患者。结果：患者服药 7 剂后，仅见口腔轻微溃烂，余症皆除，上方加减再进 14 剂，上症基本消失，未再见喉腭中

① 王永钦.中医耳鼻咽喉口腔科学[M].北京：人民卫生出版社,2001：950 - 954.
② 吴拥军,等.干祖望对舌部杂病的临证思辨方法[J].时珍国医国药,2014,25(4)：966 - 968.
③ 施美贤.清营汤临床新用[J].山西中医,1996,12(1)：38 - 39.

出现血泡。1年后随访,未再复发。[1]

中 成 药

甘露消毒丹　组成:飞滑石、绵茵陈、淡黄芩、石菖蒲、川贝母、木通、藿香、连翘、射干、薄荷叶、白豆蔻。功效:芳香化湿,清热解毒。用法用量:10克,每日3次。临床应用:黄耀垣等用上方治疗1例飞扬喉患者。结果:药后血泡渐行缩小,2日后消散而愈。[2]

①　李谱智.飞扬喉治验一例[J].广西中医药,1992,5(1):21.
②　黄耀垣,等.甘露消毒丹治疗咽黏膜下血肿[J].福建中医药,1993,24(5):62.

颌骨骨髓炎

概　述

颌骨骨髓炎是指微生物以及物理和化学因素引起的颌骨炎症过程的总称。"骨髓炎"是指包括骨膜、骨皮质和骨髓即整个骨组织的炎症。骨髓炎一般又分为化脓性、特异性、物理性、化学性以及新生儿颌骨骨髓炎，但以化脓性颌骨骨髓炎为多见，其病原菌主要为金黄色葡萄球菌，其次为溶血性链球菌，再有肺炎双球菌，临床上见到的一般为混合性细菌感染，其感染途径最多见为牙源性感染，其次还有损伤性和血源性感染。临床表现多见：耳前腮颊漫肿坚硬，疼痛肿胀，伴恶寒发热，牙关拘紧，吞咽困难，日久溃脓，溃难愈合，局部牙齿松动，严重者牙齿同牙床具脱落。

中医文献涉及颌骨骨髓炎甚多，如骨槽风、牙槽风、牙漏、附骨疽、穿腮发、穿腮腐臭、穿颌风、骨疽瘘、疽发口齿、爆骨搜牙、朽骨等。确切地说，骨槽风相当于慢性骨髓炎。此病常是急性骨髓炎过程中治疗不及时所致，炎症局限在颌骨内，引起颌骨内血管栓塞，经络阻塞，气血壅滞。《灵枢·刺节真邪》载："虚邪之入于身也深，寒与热相博，久留而内著，寒盛其热则骨疼肉枯，热胜其寒，则烂肉腐肌而为脓，内伤骨，内伤骨则骨蚀。"此病属于"疮疡"范畴，损及筋骨者为骨疽（骨髓炎）。其发病机制是由胃中积热循经上炎，与外感风火邪毒结于牙龈，阻滞经络，深入骨槽，肉腐成脓，穿腮而出，或寒湿之邪，凝结于筋骨，气滞血瘀。或龋蚀牙体经久不愈，邪毒乘虚入里，流注筋骨而成。

辨 证 施 治

1. 蔡明分2型

（1）急性期　治宜消肿止痛、清热解毒。方用清阳散火汤：荆芥4.5克、防风4.5克、熟牛蒡9克、炙僵蚕9克、升麻3克、连翘9克、赤芍9克、生甘草8克、黄芩9克、生石膏15克。水煎服。

（2）慢性期　治宜补益气血、活血化瘀、清热解毒。方用肉桂汤加减：黄芩15克、党参15克、熟地黄15克、肉桂15克、连翘15克、野菊花10克、陈皮10克、甘草10克、赤芍10克。水煎服。急性初期，位于局部肿处敷用金黄膏或六合丹。脓肿形成时则于口内切开引流。

临床观察：蔡明用上方辨证治疗50例颌骨骨髓炎患者。结果：治愈48例，显效2例，治愈率96％。[1]

2. 李古松分4型

（1）风寒外袭型　治宜温经散寒。方用麻黄附子细辛汤：麻黄、制附片、细辛、升麻、柴胡、白芷、熟地黄、川芎、桃仁、红花等。

（2）寒热相兼型　治宜外散风寒、内清气热。方用麻黄细辛附子汤合白虎汤合金铃子散化裁：麻黄、细辛、生石膏、知母、川楝子、延胡索、夏枯草、郁金等。

（3）湿热兼夹型　治宜清热祛湿。方用麻黄细辛附子汤合泻黄散合龙胆泻肝汤加减：麻黄、细辛、生石膏、栀子、藿香、黄连、龙胆、黄芩等。

（4）肾虚寒客型　治宜温肾散寒。方用阳

---

① 蔡明.中药治疗颌骨骨髓炎疗效观察[J].天津中医学院学报,1995,14(3)：21,24.

和汤加减：麻黄、炮姜、熟地黄、鹿角霜、制附片、骨碎补、补骨脂、川续断、杜仲、白芷、升麻、柴胡等。[①]

经 验 方

1. **双花芷辛甘汤**　金银花 30 克、白芷 15 克、细辛 6 克、甘草 6 克。随症加减：倦怠无力，脉迟缓者，加黄芪 60 克、当归 30 克、党参 20 克；热毒炽盛之证明显，脉洪数者，加没药 20 克、乳香 15 克、土茯苓 15 克、牡丹皮 10 克、防风 10 克、桔梗 10 克。每日 1 剂，水煎取汁 200 毫升，口服，7 日为 1 个疗程，共 3 个疗程。彭植锋等用上方加减配合高压氧治疗 30 例放射性颌骨骨髓炎。结果：痊愈（病灶区愈合，疼痛消失，X 线摄片示新骨生长）19 例，有效（病灶缩小但未完全愈合，疼痛明显减轻）9 例，无效 2 例，总有效率 93.3%。[②]

2. **仙方活命饮加减**　当归 12 克、甲片 12 克、金银花 10 克、天花粉 10 克、白芷 10 克、防风 10 克、皂角刺 10 克、陈皮 10 克、乳香 9 克、没药 9 克、赤芍 8 克、甘草 8 克。随症加减：无脓者，去甲片、皂角刺；红肿疼痛严重者，加升麻、蒲公英、连翘；病程较长，体质虚弱者，去赤芍，加黄芪、党参。每日 1 剂，水煎服，分早晚 2 次服，7 日为 1 个疗程，服用 3～4 个疗程。症状缓解后，门诊手术拔出病变牙及作局部清理刮治术，手术均以口内切口，咬除病变牙槽突，清理死骨区及作彻底搔刮，术后全身应用抗菌素 1 周，拆线后再服用中药（金银花 10 克、天花粉 10 克、白芷 10 克、防风 10 克、陈皮 10 克、赤芍 8 克、甘草 8 克，加党参、北黄芪、川芎、白术、女贞子等）2～3 个疗程。古向生等用上法治疗 53 例放射性骨髓炎患者。结果：痊愈 26 例，好转 18 例，无效 9 例，总有效率 83.1%。[③]

3. **阳和汤**　麻黄 10 克、炙甘草 10 克、白芥子 12 克、鹿角胶（烊化）12 克、熟地黄 20 克、当归 20 克、炮姜 6 克、肉桂 3 克、黄芪 30 克、蒲公英 30 克。水煎服。范中潭等用上方治疗 1 例顽固骨槽风患者，配合家传秘方二骨散（鲜地骨皮晒干研末，生炒各半外擦患处，日 2 次）。结果：治疗 5 日后，患者疮口收敛，不流脓水，瘘管渐平。效不更方，继续治疗半个月，疮口愈合良好，局部不肿不痛，告愈。随访 1 年，未复发。[④]

4. **金蟾膏**　活蟾蜍 20 个、蓖麻子 320 克、巴豆仁 180 克、乳香 180 克、血余 125 克、鲜鲫鱼 20 条、官粉 1 250 克、香油 2 500 毫升。先将香油入锅内煮开，再入前 6 味药，用槐树枝搅拌至头发成泥状，他药半焦，用纱布滤渣，将滤液与官粉重入锅内文火加热，连续向一个方向搅动，至滴水成珠，然后倒入凉水盆中浸泡 24 小时取出备用，3～5 日换 1 次。忌食无鳞鱼及虾。史洛根等治疗 1 例骨槽风患者，予巴蜡丸 100 克，每日 3 次，每次 7 粒，饭前吞下，外贴金蟾膏 5 日一换（备 2 小盒），11 日后复诊，口已能正常开合，肿渐消，仍流较多稀黄脓水，胬肉高突。继用巴蜡丸 100 克内服、金蟾膏外贴。3 周后复诊，溃口先后退出碎骨片 2 块，如豆粒大小，流稀黄脓水，胬肉平复，肿大消。治疗同前。2 周后复诊，溃口已闭合，肿亦消尽，再予巴蜡丸 300 克内服，服法同前以巩固疗效，停外用药。摄片示：右下颌骨关节及余骨质结构良好，关节间隙正常，2 年后随访未复发。[⑤]

5. **阳和汤合二陈汤加减**　生牡蛎 30 克、鹿角霜 30 克、制附片 15 克、法半夏 15 克、桂枝 10 克、炙麻黄 10 克、白芥子 10 克、干姜 3 克、细辛 3 克、陈皮 12 克、茯苓 20 克、熟地黄 20 克、炙甘草 5 克。鲜光亚用上方治疗 1 例阳衰虚火之骨槽风患者。结果：患者服药 8 剂后，牙骨腮颊仅轻微酸楚不适，咳喘止。续进 6 剂，诸恙告失，改用金匮肾

① 李加坤.李古松老中医治疗骨槽风的经验[J].江苏中医杂志,1987,19(2):3-4.
② 彭植锋,等.双花芷辛甘汤配合高压氧治疗放射性颌骨骨髓炎疗效观察[J].新中医,2015,47(11):105-107.
③ 古向生,等.仙方活命饮配合常规疗法治疗颌骨放射性骨髓炎的疗效分析[J].中国中药杂志,2005,30(14):1116-1117,1124.
④ 范中潭,等.顽固骨槽风治验[J].四川中医,2001,19(2):61.
⑤ 史洛根,等.骨槽风治验[J].新中医,1992,24(9):20-21.

气丸为汤剂巩固调理。[①]

6.三七牛赭汤　三七（研细面分 3 次服）9
克、牛膝 50 克、代赭石 50 克、玄参 30 克、滑石 20
克、甘草 20 克。随症加减：因过食膏粱厚味，肠胃
积热，风火蕴结少阳、阳明之络而发者，加生石膏
30 克、黄芩 20 克；治疗牙痛、牙龈痛、龋齿等处理
不当而继发肿痛者，加金银花 30 克、连翘 15 克、
白芷 10 克；治上牙痛、腮肿，重用牛膝 60 克，代赭
石 60 克。每日 1 剂，水煎服。柴国钊用上方加减
治疗骨槽风患者，效果满意。[②]

单　方

巴蜡丸　组成：巴豆米 500 克、黄蜡 90 克。
制备方法：先将黄蜡入锅内加温熔化，放入巴豆
米，用文火煮 15 分钟左右即可以不崩裂为宜，晾
干。用法用量：成人每次 7 粒，每日 3 次，儿童老
人酌减。应囫囵吞下，切勿咬破，无不良反应，孕
妇不禁忌。临床应用：史洛根等用上方治疗 2 例
骨槽风患者，均痊愈。[③]

---

① 鲜光亚.温阳法治头窍炎性症[J].新中医,1989,21(7)：19.
② 柴国钊.“三七牛赭汤”治疗骨槽风[J].吉林中医药,1988,8(5)：6.
③ 史洛根,等.骨槽风治验[J].新中医,1992,24(9)：20-21.

舌下腺囊肿

概　　述

　　舌下腺囊肿系由舌下腺某一导管损伤、炎症发生阻塞或腺泡破裂，致使相应腺体分泌的涎液排出受阻，分泌物潴留而形成囊肿。位于下颌舌骨肌以上的舌下区，囊壁极薄并紧贴舌下区黏膜，呈紫蓝色肿物，扪之柔软有波动感，可因创伤而破溃流出淡黄色黏稠蛋清样液体，囊肿暂时缩小而消失，但不久又复发。舌下腺囊肿长大后可延伸至对侧，也可循口底肌肉筋膜薄弱处突入颌下或颏下。

　　本病属中医"痰包"范畴，也称为痰核、舌下痰包、匏舌、蛤蟆肿。病名首见于《外科正宗》，囊内积有无色或黄色的蛋清样液体，患者常因囊肿过大导致胀痛或麻木，妨碍语言及进食，出现流涎不止。吴谦在《医宗金鉴》中曰"痰核者，心脾痰涎郁热，舌上生核，强硬作痛，宜用衣针点破，搽冰硼散，内服加味二陈汤"。痰包每在舌下生，结肿绵软似匏形，痛胀舌下妨食语，火稽痰涎流注成。本病的发病机制与痰浊内阻，化热瘀络有关。治疗重在健脾化痰、散结清热。

辨　证　施　治

　　王永钦分3型

　　（1）痰火凝结型　症见包囊日渐增大，甚则如鸡蛋大，柔软光滑，有弹性，不红不痛或微红胀麻，舌质胖、有齿印，苔白腻或兼微黄，脉滑数。治宜清热化痰、燥湿散结。药用二陈汤加黄芩、黄连、薄荷、僵蚕、威灵仙。

　　（2）脾胃湿困型　症见痰包呈青蓝色，溃破后溢出无色的蛋清样物，屡溃屡起，时间较久，肿胀不痛，患者面色㿠白，口淡乏味，胸闷脘满，少气懒言，食欲不振，舌质淡胖、齿印较深，苔白润，脉缓弱。治宜补益脾胃、化痰散结。方用参苓白术散加减。

　　（3）气滞血瘀型　症见痰包呈青紫色，质较坚硬，或有胀麻痛感，缠绵日久，舌下青筋肿大，胸闷胁痛，口干舌燥，舌质有瘀点，苔粗黄白干，脉涩沉迟。治宜活血清热、化痰消肿。方用桃红四物汤加味。[1]

经　　验　　方

　　1. 自拟方　柴胡15克、黄芩10克、生牡蛎20克、天花粉15克、玄参15克、浙贝母15克、白芥子10克、生黄芪60克、党参30克。陈腾飞等用上方治疗1例舌下腺囊肿患者，辅以外用方（炮甲片粉5克、炙乳香10克、炙没药10克、白芥子10克、蜈蚣10克、清半夏15克）研粉敷于舌下肿物上5～10分钟，敷完后水冲服咽下，每次2克，每日3次。结果：患者服药5剂后囊肿消失，后予李东垣补脾胃泻阴火升阳方加减善后，随访6个月未见复发。[2]

　　2. 二陈汤加夏枯草　生半夏30克、陈皮9克、茯苓12克、炙甘草6克、夏枯草12克、生姜15克、大枣6枚。以水1 000毫升，煎至300毫升，每

---

① 王永钦.中医耳鼻咽喉口腔科学［M］.北京：人民卫生出版社，2001.
② 陈腾飞，等.应用"阴火"理论治疗舌下腺囊肿1例［J］.北京中医药大学学报（中医临床版），2013，20（5）：49－50.

服100毫升,每日3次。李红亮用上方治疗1例小儿舌下腺囊肿患者。结果:患者共服30剂,囊肿消失,随访10年未复发。①

3. 黄连解毒汤加减　黄连6克、黄芩6克、黄柏6克、栀子10克、生黄芪20克、白术15克、防风10克、茯苓15克、牛膝10克、山豆根6克、野菊花10克、甘草6克。司晓文用上方治疗1例肝郁脾虚兼湿热舌下腺囊肿患者,每日1剂,分3次服用。结果:服药1日后,患者感口内舒适,服药3日后,口臭减轻,纳食渐佳,再进3剂,明显感到舌下包块缩小。后以中药维持5剂,随访4个月未复发。②

4. 温胆汤加减　法半夏10克、淡竹茹10克、茯苓10克、陈皮5克、枳壳5克、山慈菇6克、黄连6克、黄芩6克、甘草3克。同时外敷矾枣散(取白矾10克左右砸碎,黑枣5枚,取出枣核,然后把白矾塞入枣孔内,置于凹面朝上的瓦片上,再盖上凹面朝下的瓦片以文火焙之,约15分钟,待冷却后,将酥脆的矾枣研成细粉即成)于痰包上,每日2次。何世明等用上法治疗1例痰火交结之舌下痰包患者。结果:患者服药后第2日即感口腔内痰涎增多,言语、进食较前顺利。3剂,察舌下囊肿缩小十之六七。守原方继进3剂而愈,随访2年未复发。③

5. 二陈汤加减　法半夏10克、茯苓10克、陈皮5克、甘草5克、海藻12克、夏枯草12克、水蛭6克、桃仁10克、丹参12克。何世明等用上方联合外敷矾枣散治疗1例痰瘀互结之舌下痰包患者。结果:患者服药3剂后,舌下痰包缩小至0.7厘米×0.5厘米,按原法续治,诸症均愈。④

6. 香砂六君子汤　党参20克、云茯苓15克、白术15克、甘草10克、山楂25克、文术10克、三棱10克、泽泻20克、丹参20克、枳壳10克、砂仁5克、木香10克。水煎服,每日分3次温服。李文生用上方治疗1例小儿舌下腺囊肿患者。结果:患者服药6剂后,饮食渐增,舌下肿物也缩小,服药近30剂,肿物全然消失。随访7个月余未复发。⑤

7. 二陈汤加味　法半夏9克、陈皮5克、茯苓10克、黄芩5克、柴胡6克、夏枯草10克、浙贝母4克、甘草3克。李元聪用上方治疗1例舌下腺囊肿患者。结果:患者连服5剂,舌下痰包消至蚕豆大,饮食、言语恢复正常。原方继进5剂,痰包全消,平复如故,随访3年未复发。⑥

中　成　药

甘露消毒丹　组成:飞滑石、绵茵陈、淡黄芩、石菖蒲、川贝母、木通、藿香、连翘、射干、薄荷叶、白豆蔻。功效:芳香化湿,清热解毒。⑦

---

① 李红亮.重用半夏治验3则[J].江苏中医药,2011,43(12):50-51.
② 司晓文.黄连解毒汤治愈舌下腺囊肿二例[J].贵阳中医学院学报,2002,24(2):40-41.
③~④ 何世明,等.舌下痰包治验[J].中医杂志,1995,36(6):375.
⑤ 李文生.益气活血法治愈舌下腺囊肿[J].黑龙江中医药,1990,19(4):40,8.
⑥ 李元聪.验案二则[J].辽宁中医杂志,1984,11(5):44.
⑦ 张宝春,等.甘露消毒丹的临床应用[Z].中国中医药年鉴,1992:426.

颌下腺结石

概　述

　　颌下腺结石是指发生在颌下腺导管和腺体内的结石，是涎石症的常见类型。本病的发生多与涎液滞留、钙盐沉积、代谢障碍有关。小的结石一般不造成导管阻塞，无任何症状。结石大者易堵塞导管，出现进食性肿胀：进食时唾液分泌增加，不能顺利排出，腺体肿大，发生胀痛。停食后，涎液慢慢排出，肿胀消退。由于涎石阻塞和刺激，有时会出现炎症。

　　中医认为此病乃涎石瘀阻，涎流不畅，不通则痛，兼见肿块。治宜行气化痰、消瘀通络。

经　验　方

　　1. **增液汤加减**　玄参、麦冬、生地黄、乌梅、生白芍、陈皮、金钱草、海金沙。每日 1 剂，水煎服，分 2 次服用。5 剂为 1 个疗程。陆守昌用上方治疗 18 例颌下腺炎患者。结果：1 个疗程治疗后，患者自觉食时肿胀消失，唾液增多，疼痛消失，颌下腺质地渐变软，其中 2 例颌下腺阳性结石消失，1 例排出一浅黄色、表面粗糙 8 毫米×2 毫米×2 毫米大小结石。[①]

　　2. **加味二陈汤**　陈皮 9 克、半夏 6 克、茯苓 6 克、甘草 3 克、黄连 1.5 克、黄芩 2 克、薄荷 0.5 克、生姜 1 克。每日 1 剂，早晚温服。赵敦友用上方治疗 6 例舌下腺导管结石患者。结果：服药 8～

15 个月出现排石，排出的结石小者如粟粒大小，最大者如黄豆大小，其中 4 例治疗后排出 3～5 颗结石。随访 6 例（3～8 年）均未再复发。[②]

　　3. **涎石排石汤**　生牡蛎 15 克、金钱草 15 克、海金沙 15 克、生甲片 10 克、鸡内金 10 克、川芎 10 克、白芍 10 克、僵蚕 6 克、夏枯草 6 克、陈皮 6 克、乌梅 6 克、连翘 12 克。每日 1 剂，水煎 2 次，分 2～3 次服。一般服药 3～15 剂，最多服 35 剂，加用抗生素者 10 例。陈必胜用上方治疗 12 例慢性颌下腺炎患者（9 例慢性颌下腺炎急性或亚急性发作及 1 例急性化脓性腮腺炎）。结果：用药 5 日和 2 周后，有 18 例排出结石（其中有 8 例涎石移至导管口附近后手术取石）肿消，4 例好转。[③]

　　4. **自拟方 1**　牛蒡子 15 克、虎杖 15 克、猪苓 15 克、连翘 10 克、制蜈蚣 10 克、夏枯草 10 克、制半夏 10 克、金钱草 30 克、威灵仙 30 克、生鸡内金 3 克。随症加减：肿胀明显者，加五味子 5 克、酢浆草 15 克；伴脓性分泌物者，加胡黄连 3 克、金银花 12 克；伴高热者，加柴胡 10 克、黄芩 10 克；无发热者，去连翘，加紫丹参 10 克；口臭者，加淡竹叶 15 克、天花粉 15 克；口干者，加细生地黄 15 克；舌苔垢腻者，加制苍术 10 克。每日 1 剂，水煎 2 次，分 2 次服。王元洪等用上方加减治疗 20 例颌下腺结石病患者。结果：痊愈（局部肿块消失，口内咬合片示结石消失，随访 3 个月 X 线复查阴性）6 例，有效（服药 3 个月，口内咬合片示结石消失，但颌下肿块未全消）7 例，无效 7 例。排石最短者 21 日，多数为 10 周左右。[④]

————————

① 陆守昌.增液汤治疗颌下腺炎 18 例［J］.甘肃中医学院学报，1997，14（3）：37 - 38.

② 赵敦友.加味二陈汤治疗口腔黏液腺囊肿 16 例［J］.安徽中医学院学报，1992，11（1）：33 - 34.

③ 陈必胜.中西医结合治疗颌下腺炎［J］.中西医结合杂志，1986，6（4）：238，197.

④ 王元洪，等.中医中药治疗颌下腺结石 20 例小结［J］.中医杂志，1986，27（4）：24.

5. 自拟方2 (1)内服药：荆芥10克、防风10克、丹参10克、连翘10克、赤芍9克、牛蒡子9克、川牛膝6克、细辛1克、甘草3克。每日1剂，水煎2次，药液边漱边咽频服。(2)针刺：取颊车、合谷穴，每日1次。钟新渊用上法治疗1例涎腺石患者，服药6剂后，颊涎腺管口露出一圆条状物，用镊夹出一长约1厘米，圆珠笔芯细之结石1枚，病遂愈。[1]

6. 通气散坚丸 干菖蒲3克、郁金12克、半夏10克、陈皮6克、川贝母10克、白芥子5克、海藻10克、胆星3克、丹参15克、金钱草15克。每日1剂。顾奕林用上方治疗1例颌下腺涎石症患者。结果：患者服至第10剂时，口腔排出黄豆大褐色结石1枚，周围带脓性分泌物。服原方2剂后，肿块及胀痛逐渐消失。随访2年，未见复发。[2]

单 方

1. 隔鳖甲灸 制备方法：鳖甲片用陈醋浸泡1日后晒干备用。患者取侧卧位，患侧在上。用法用量：将2～3片0.1厘米厚的生蒜片贴置颌下三角区肿胀处，然后在蒜片上放置鳖甲片，圆凸面朝上，将艾绒铺在甲壳上，绒厚约0.2厘米，点燃艾绒施灸。每次30分钟，每日治疗2次，10日为1个疗程，间隔3日后继续下一个疗程，2个疗程后统计疗效。临床应用：钟超英用上方治疗13例颌下腺炎合并涎石患者。结果：痊愈(临床症状

完全消失)8例，显效(临床症状较治疗前消退70％)3例，好转(临床症状较治疗前消退30％)2例。治疗时间最短5日，最长20日。[3]

2. 全蝎粉外贴 用法用量：全部虫体研碎为粉末，按病变大小，取适量粉末放置于胶布中央，贴于肿胀最明显处，24小时候更换，一般贴2～4次即可获得明显效果。临床应用：屈昭文用上法治疗1例涎石症并发左颌下腺炎患者。结果：患者经左颌下区外贴全蝎粉4次，肿胀逐渐消退，从导管口排出黄豆大小涎石1枚，继用全蝎粉外贴2次后痊愈。[4]

中 成 药

1. 利胆排石片 组成：金钱草、茵陈、黄芩、木香、郁金、大黄、槟榔、麸炒枳实、芒硝、姜厚朴。功效：清热利湿，利胆排石。临床应用：牟宝秋等用上方治疗30例颌下腺导管涎石症患者。结果：治愈22例，好转6例，未愈2例。[5]

2. 苏合香丸 组成：白术、青木香、乌犀屑、香附子、朱砂、诃黎勒、白檀香、安息香、沉香、麝香、丁香、荜茇、龙脑、苏合香油、熏陆香。本为治疗中风昏厥，不省人事，口眼歪斜，半身不遂之要药，虽无化石排石之功，然取其芳香开窍、通利气机之理，使涎腺得通，唾液能得以顺利排出，结石亦随之而出，取"顺水推舟"之意。[6]

① 钟新渊.涎腺结石1例治验[J].中医杂志,1985,26(6)：58.
② 顾奕林.化痰软坚法治验颌下腺涎石症[J].江苏中医杂志,1980,1(6)：36.
③ 钟超英.隔鳖甲灸治疗颌下腺炎并涎石病13例[J].中国针灸,2004,24(6)：70.
④ 屈昭文.全蝎治疗口腔颌面部炎症[J].口腔医学,1982(1)：16.
⑤ 牟宝秋,等.利胆排石片治疗颌下腺导管涎石症临床研究[J].辽宁中医杂志,2009,36(3)：392-393.
⑥ 王凤阳.苏合香丸治疗颌下腺结石症[J].中医杂志,1989,30(1)：52.

舌系带及唇黏液囊肿

概　述

　　舌系带及唇黏液囊肿是最常见的唾液腺瘤样病变,好发于下唇及舌尖腹侧的舌系带两侧,囊肿位于黏膜下,表面仅覆盖一层黏膜,故呈半透明、浅蓝色小泡,状似水疱。质地软而有弹性,囊肿很容易被咬伤而破裂,流出蛋清样透明黏稠液体,囊肿消失。破裂处愈合后,又被黏液充满,再次形成囊肿。

　　本病属中医"痰包"范畴。痰包即指舌下结肿,质软光滑的包囊的一种疾患。囊内积有无色或黄色的蛋清样液体,患处肿胀不适,少有疼痛,肿胀严重或感染邪毒,则觉麻胀疼痛。痰包首见于《外科正宗》,由于肿胀的痰包可将舌体撑起来,形如匏瓜,故又称匏舌。如《外科大成·卷三》言:"生于舌下,结肿如匏。"本病与痰浊凝聚有关。

辨　证　施　治

　　王永钦分3型

　　(1)痰火凝结型　症见包囊日渐增大,甚则如鸡蛋大,柔软光滑,有弹性,不红不痛或微红胀麻,舌质胖有齿印,苔白腻或兼微黄,脉滑数。治宜清热化痰、燥湿散结。方用二陈汤加黄芩、黄连、薄荷、僵蚕、威灵仙。

　　(2)脾胃湿困型　症见痰包呈青蓝色,溃破后溢出无色的蛋清样物,屡溃屡起,时间较久,肿胀不痛,患者面色㿠白,口淡乏味,胸闷脘满,少气懒言,食欲不振,舌质淡胖、齿印较深,苔白润,脉缓弱。治宜补益脾胃、化痰散结。方用参苓白术散加减。

　　(3)气滞血瘀型　症见痰包呈青紫色,质较坚硬,或有胀麻痛感,缠绵日久,舌下青筋肿大,胸闷胁痛,口干舌燥,舌质有瘀点,苔粗黄白干,脉涩沉迟。治宜活血清热、化痰消肿。方用桃红四物汤加味。[1]

经　验　方

　　芩连玉竹饮　黄连9克、玄参9克、麦冬9克、芦根9克、天花粉9克、木通9克、淡竹叶9克、炒黄芩6克、玉竹12克、茺蔚子12克、生地黄15克、牡丹皮10克、生薏苡仁24克、丹参20克、甘草3克。每日1剂,水煎2次,分2次服。陈秉秀用上方治疗10例舌系带及唇黏液囊肿患者,其中舌系带囊肿6例。结果:显效(囊肿完全消失,两年随访未见复发)5例,无效1例;唇黏液囊肿4例,显效(标准同前)3例,好转(症状减轻,囊肿回缩,但尚未全消)1例,总有效率90%。一般服药6～10剂,囊肿消散。[2]

单　方

　　1.鸦胆子外用　组成:干净鸦胆子8～15粒。制备方法:鸦胆子砸开取仁,研成末,分4～5份备用。用法用量:消毒囊肿部位,隔离唾液,使用霰粒肿镊子将囊肿套在镊子的环圈中央,囊肿

---

①　王永钦.中医耳鼻咽喉口腔科学[M].北京:人民卫生出版社,2001:1009-1016.
②　陈秉秀.芩连玉竹饮治疗舌系带及唇黏液囊肿十例疗效观察[J].云南中医杂志,1982,3(6):33,35.

受压而突出,并将镊子固定。用已消毒的注射针头刺破囊肿中央,手挤或抽尽囊液。取鸦胆子末1份撒在囊肿穿破部位,手指裹纱布加压摩擦3～5分钟,换用第二份,用完所备鸦胆子末,取下镊子,操作结束。临床应用:吴鸿炭等用上法治疗15例下唇黏液囊肿患者,最大1.5厘米×1.5厘米。结果:经治疗后囊肿全部消失,13例一次治愈;2例在术后20日内复发,经第2次同法治疗囊肿消失,追踪观察半年至2年未见复发。[1]

2.珠黄散 组成:朱砂30克、黄丹30克、枯矾30克。制备方法:上药研成细末,混合均匀即成。用法用量:先将珠黄散在囊肿表面黏膜反复涂擦1～3分钟,再用小剪刀将囊肿上壁及其黏膜剪除一小部分,放出囊液,最后把珠黄散塞入囊腔,尽量塞满。以手指压迫片刻即可,次日在原来药的基础上继续加药塞满。此时若残留的囊壁高出黏膜面,应将高出部剪去,使创缘与黏膜面平齐,一般连续塞药两次后,药物吸收,囊腔即愈。临床应用:李文治用上方治疗50例口腔黏液囊肿患者。结果:其中47例1次即愈,3例2次痊愈。[2]

① 吴鸿炭,等.鸦胆子治疗黏液囊肿[J].口腔医学,1982,2(1):26,60.
② 李文治.珠黄散塞入囊腔治疗口腔黏液囊肿[J].山东医药,1982,22(2):33.

颌 下 腺 炎

概　述

颌下腺炎指腺体或导管内因涎石阻塞，或口底因损伤引起瘢痕挛缩、导管狭窄，致唾液排出受阻，继发感染引起的急性或慢性炎症。以慢性颌下腺炎多见。临床表现为颌下腺肿大，质地较硬，不能完全消退，压迫颌下腺有脓性分泌物自导管口溢出。

本病属中医"颈痈""喉痈"范畴。中医认为此病乃由脾胃积热，痰饮内郁，复感风热，扰动痰饮，循经上壅阳明经脉，局部气血瘀滞，管道疏泄失常，涎液分泌不畅，聚毒而发病。治疗须用行气、活血、化瘀、软坚散结、清热解毒之品。

辨 证 施 治

邵功利等分2期

（1）急性期　治宜疏风散邪、清热解毒。药用金银花、连翘、黄芩、牛蒡子、赤芍、牡丹皮。随症加减：有热者，加石膏、知母。

（2）慢性期　治宜清热化痰、化郁散结。药用丹参、金银花、连翘、黄芩、泽泻、玄参、当归、生地黄、红花、地龙。外用水调散（煅石膏、黄柏）清热消肿。

临床观察：邵功利等用上方辨证治疗130例小儿颌下腺炎患者。结果：全部治愈，其中1～3剂治愈84例，4～6剂治愈25例，6剂以上治愈21例。[①]

经 验 方

1. 软坚散结汤　柴胡、枳实、赤芍、当归、香附、生地黄、丹参、川芎、甘草。随症加减：病程久而颌下腺质地坚硬者，加三棱、莪术；合并有炎症者，加大青叶、蒲公英；合并有细小结石者，加金钱草、海金沙、鸡内金。每日1剂，浓煎，每日餐前半小时服用。合并有炎症肿痛者同时外敷院内制剂清热消肿膏，余者外敷院内制剂化痰解凝膏。半个月为1个疗程，共治疗2个疗程。傅良杰用上法治疗58例慢性硬化性颌下腺炎患者。结果：经治疗1个疗程后，治愈（临床症状消失，颌下腺肿胀消退，质地变软）32例，好转（临床症状缓解，颌下腺肿胀基本消退，但质地仍较硬）13例，无效（颌下腺肿胀消退不明显，质地仍较硬，建议手术治疗，术后病理报告为慢性颌下腺炎，其中2例伴有颌下腺结石）3例。[②]

2. 仙方活命饮加减　金银花12克、防风9克、白芷12克、当归12克、赤芍15克、浙贝母6克、乳香6克、没药6克、甲片6克、皂角刺6克、生甘草3克。随症加减：合并腮腺炎者，加瓜蒌、黄连、地丁、柴胡；口腔感染者，加大青叶、板蓝根、贯众；面部疖肿者，加黄芩、川芎、蒲公英等；有硬结者，可配合外敷白降丹。每日1剂，水煎频服，小儿量减半。王俊录用上方加减治疗43例颌下腺炎患者。结果：痊愈37例，有效5例，无效1例，总有效率9.7％。服药最短者2日。[③]

3. 四逆散加味　柴胡10克、甘草10克、枳壳15克、白芍15克、玄参30克、牡蛎30克、夏枯草

①　邵功利，等.中药治疗小儿颌下腺炎130例观察[J].中医函授通讯，2000，19(1)：53.
②　傅良杰.中药内服外敷治疗慢性硬化性颌下腺炎58例[J].现代中西医结合杂志，2009，18(15)：1762－1763.
③　王俊录.仙方活命饮治疗颌下腺炎43例[J].陕西中医函授，2001，21(1)：21.

20 克、山药 50 克。李艳梅等用上方治疗 1 例糖尿病并发急性颌下腺炎患者。结果：患者服用 6 剂后，左颌下胀痛好转，包块缩小多半，余如初诊。效不更方，前方加花粉 50 克。再服 6 剂，包块消失，无胀痛。随访半年，无复发。[1]

4. 普济消毒饮加减　黄芩 2 克、生石膏 20 克、黄芩 6 克、薄荷（后入）4 克、牛蒡 4 克、僵蚕 4 克、玄参 4 克、板蓝根 4 克、桔梗 2 克、升麻 2 克、柴胡 2 克、生甘草 2 克。每日 1 剂，水煎服，煎两汁分服，连服 2～3 剂，热退后去石膏、薄荷，加牡丹皮 6 克、神曲 20 克，每日 1 剂，继服 3～7 剂。王毅力用上方治疗 45 例小儿颌下腺炎患者。结果：患儿服药 1 剂后，体温均有不同程度下降，其中 26 例体温降至正常；服 2 剂后，又有 14 例体温恢复正常；3 剂后，全部患儿体温降至正常，颌下胀痛势减，精神转佳。并以去生石膏、薄荷方继续服用 3～7 日后，颌下肿胀逐渐消退。单侧颌下腺肿胀者，服药后均未波及对侧。[2]

① 李艳梅,等.糖尿病并发急性颌下腺炎治验 1 例[J].中医杂志,1997,38(12)：731.
② 王毅力.普济消毒饮加减治疗小儿颌下腺炎 45 例[J].陕西中医,1997,18(8)：360.

眼病

睑 腺 炎

概　述

　　睑腺炎是发生于眼睑腺体的急性化脓性炎症。因有麦粒样疖肿,故又称麦粒肿。若为睫毛毛囊或其附属的皮脂腺或变态汗腺感染,称外睑腺炎;若为睑板腺感染则称为内睑腺炎。本病较为常见,上下睑均可发生,但以上睑多见。本病多为葡萄球菌感染,尤其是金黄色葡萄球菌。体质弱,或有近视,卫生习惯不良以及糖尿病患者常易罹患。可单眼或双眼发病,部分患者可表现为反复性、多发性。临床以眼睑局部红、肿胀、疼痛为主要特征。初发多肿痒明显,中期以肿痛为主,脓成溃破后炎症减轻,红肿逐渐消退。病情严重者可有发热、恶寒、头痛等症。若患者体质弱、抵抗力差,且感染的致病菌毒性强烈时,可在眼睑皮下组织扩散,发展为眼睑蜂窝织炎,甚至可能引起败血症,危及生命。

　　本病属中医"针眼"范畴。又名偷针、土疳、土疡。其发病机制为风热之邪客于胞睑,气血不畅;或脾胃积热,上攻胞睑;或脾气虚弱,复感风热之邪。

辨 证 施 治

　　1. 彭清华等分 3 型

　　(1) 风热外袭型　治宜疏散风热。方用银翘散加减:连翘、金银花、桔梗、薄荷、竹叶、生甘草、荆芥穗、淡豆豉、牛蒡子。

　　(2) 热毒壅盛型　治宜清热解毒。方用仙方活命饮加减:白芷、贝母、防风、赤芍、当归尾、甘草、皂角刺、甲片、天花粉、乳香、没药、金银花、陈皮。

　　(3) 脾虚夹实型　治宜健脾祛风。方用四君子汤加减:人参、白术、茯苓、炙甘草。[1]

　　2. 李传课分 3 型

　　(1) 风热外袭型　治宜疏散风热。方用银翘散加减:金银花 15 克、连翘 12 克、桔梗 10 克、薄荷 10 克、竹叶 8 克、荆芥穗 10 克、芦根 10 克、黄芩 10 克、野菊花 10 克、牛蒡子 10 克、赤芍 10 克、甘草 3 克。

　　(2) 脾胃热毒型　治宜清热泻火。方用黄连解毒汤加减:黄连 10 克、黄芩 10 克、栀子 10 克、金银花 20 克、蒲公英 20 克、防风 10 克、赤芍 10 克、甘草 5 克。

　　(3) 脾胃虚弱、余邪未尽型　治宜健脾祛风。方用托里消毒散或人参养营汤加减:人参 10 克、白术 10 克、茯苓 10 克、黄芪 20 克、当归 10 克、川芎 8 克、白芍 8 克、金银花 12 克、桔梗 10 克、白芷 10 克、皂角刺 12 克、甘草 5 克。[2]

经 验 方

　　1. 麦粒肿Ⅰ号胶囊　菊花、白花蛇、蝉蜕、僵蚕。每粒胶囊 0.3 克,每次 0.6～1.5 克,每日 3 次。每日 6 岁以下 1.5 克,分 3 次服,治疗观察 15 日。金贞姬等用上方治疗 62 例麦粒肿患者。结果:治愈 54 例,显效 4 例,好转 3 例,无效 1 例,总有效率 98.39%。[3]

---

① 彭清华,等.中医五官科学[M].北京:人民卫生出版社,2015:50.
② 李传课.中医眼科学[M].北京:人民卫生出版社,1999:398-399.
③ 金贞姬,等.麦粒肿号胶囊治疗睑腺炎的疗效观察[J].时珍国医国药,2006,17(1):86.

2.眼疮散 全蝎 3 克、金银花 9 克、大黄 1.5 克、甘草 1 克。烤干或晒干后,共研细为末,分为 14 份,每份约 1 克。每日 2 次,每次 1 份,温开水送服。7 日为 1 个疗程。李玉华等用上方治疗 68 例多发性外睑腺炎患者。结果:均治愈。其中 1 个疗程治愈者占 73.5%,2 个疗程治愈者占 26.5%。①

3.银蒲解毒汤 金银花 30 克、蒲公英 30 克、天花粉 15 克、黄芩 15 克、赤芍 15 克、菊花 15 克、荆芥穗 10 克、白芷 10 克、全蝎 10 克、甘草 10 克。每日 1 剂,水煎 2 次,第一煎药液 400 毫升,分 3 次口服,第二煎药液分 2 次用消毒纱布蘸,热敷患眼。梁兆松用上方治疗 75 例麦粒肿患者。结果:患者服药 3 日后,痊愈 72 例,无效 3 例。②

4.代刀汤 草决明 8～20 克、青葙子 8～20 克、夏枯草 10～20 克、桑叶 5～10 克、菊花 5～15 克、谷精草 5～10 克、赤芍 8～15 克、牡丹皮 8～20 克、生地黄 8～30 克、赤小豆 10～30 克、生石膏 15～50 克、淡竹叶 5～10 克、刺蒺藜 8～15 克、薄荷 3～5 克、番泻叶 0.5～4 克、生甘草 3～5 克。随症加减:脾胃虚弱者,加莲子肉 8～20 克;已化脓者,加金银花 8～20 克。方中药用剂量可按年龄及症状主次轻重增减。每日 1 剂,水煎 2 次,分 2 次服。粟立明等用上方加减治疗 31 例麦粒肿患者,均获痊愈。③

5.五味消毒饮加减 (1)金银花 15 克、连翘 10 克、紫花地丁 15 克、蒲公英 30 克、黄连 6 克、赤芍 10 克、夏枯草 10 克、生薏苡仁 20 克、陈皮 6 克。随症加减:局部痛痒,加白芷 6 克;肿块变软化脓者,加生黄芪 12 克、皂角刺 6 克、甲片 6 克。每日 1 剂,水煎服,早晚各服 1 次。贾少波用上方加减治疗 15 例麦粒肿患者。结果:全部治愈,疗程最短 2 日,最长 5 日。④ (2)桑叶 10 克、菊花 10

克、赤芍 10 克、白芷 10 克、败酱草 10 克、荆芥 6 克、蝉蜕 6 克、生甘草 6 克、忍冬藤 15 克、蒲公英 15 克、紫花地丁 15 克、半边莲 15 克。随症加减:热象明显,大便秘结者,加生大黄 6 克;病程较长,气血亏损者,加生黄芪 15 克、当归 10 克。每日 1 剂,水煎 2 次,分 2 次服。戴书悦用上方加减治疗 50 例复发性麦粒肿患者,全部有效。⑤ (3)金银花 15 克、野菊花 15 克、赤芍 15 克、党参 15 克、车前子(包煎)15 克、蒲公英 30 克、牛蒡子 12 克、茯苓 12 克、当归 12 克、白芷 6 克、陈皮 6 克。随症加减:热毒盛者,加黄连、黄芩;大便秘结者,加大黄、草决明;胃纳不佳者,加神曲、山楂;气郁不畅者,加陈皮、木香;红肿消退后,可加黄芪、白术。每日 1 剂,水煎 2 次,分 2 次服。任征用上方加减治疗 26 例复发性麦粒肿患者,均获痊愈。⑥

6.仙方活命饮 金银花 25 克、白芷 10 克、防风 10 克、当归 10 克、陈皮 10 克、浙贝母 10 克、甲片(炮)10 克、赤芍 15 克、天仙藤 15 克、天花粉 15 克、乳香 6 克、没药 6 克、甘草 3 克。随症加减:热毒甚者,加蒲公英;大便秘结者,加大黄。每日 1 剂,水煎 2 次,分 2 次服。文晖用上方加减治疗 30 例麦粒肿患者。结果:痊愈 25 例,好转 3 例,无效 2 例。⑦

单 方

1.草决明 组成:草决明 30 克。用法用量:上药加水 1 000 毫升,煎至 400 毫升,顿服,1 次服下,每日 1 剂,小儿酌减。临床应用:梁庆莲用上方治疗 10 例麦粒肿患者。结果:均愈,随访 6 个月,无一例复发。⑧

2.蛇莓 组成:鲜蛇莓根、瘦猪肉。用法用量:将临时采集的鲜蛇莓根洗净,每次取 30～60

① 李玉华,等.中药治疗外睑腺炎[J].中国中医眼科杂志,1998,8(2):79.
② 梁兆松.银蒲解毒汤治疗麦粒肿 75 例[J].泰山卫生,1994,18(1):33.
③ 粟立明,等.中药治疗急性睑腺炎[J].中国中医眼科杂志,1993,3(4):228.
④ 贾少波.中药治疗麦粒肿 15 例[J].中国中医眼科杂志,1992,2(2):117.
⑤ 戴书悦.清热解毒汤治疗复发性麦粒肿[J].四川中医,1988,6(9):3.
⑥ 任征.扶正祛邪治疗复发性麦粒肿[J].辽宁中医杂志,1987,11(5):27.
⑦ 文晖.仙方活命饮治疗麦粒肿 30 例[J].湖北中医杂志,1989,11(4):49.
⑧ 梁庆莲.35 种单味中药临床新用[J].时珍国医国药,1999,10(6):476-477.

克与瘦猪肉酌量,加水炖服,每日1剂。临床应用:李小兵等用上方治疗69例外睑腺炎患者。结果:均获痊愈,其中早期睑腺炎3日内治愈率100%,中期66.7%,晚期66.7%。[1]

3. 黄麦膏　组成:生大黄、冰片等。用法用量:上药制成膏药,贴于患处,1~2日更换1次。临床应用:高维汉等用上方治疗81例麦粒肿患者,共100只硬块。结果:痊愈73只,好转18只,未愈9只;平均疗程为7.5日。[2]

4. 天南星膏　①组成:生天南星50克、生地黄50克。用法用量:上药共捣烂成膏状,取药少许制成厚约0.2厘米,宽约1.5厘米大小的圆状药饼,敷贴于患侧太阳穴上,盖上纱布,以胶布固定,每日换药4次。同时取中指缚扎法:用细线1条,将患眼同侧中指第二指节中部缠绕1~4周,松紧适当,6~8小时后松绑。缚扎中指的时间离发病时间越短越好。若次日尚未痊愈者,可再按上法扎之。临床应用:高维汉等用上法治疗25例早期麦粒肿患者。结果:均获痊愈;治愈时间最短者为10小时,最长者为3日。[3] ②组成:天南星、生地各等份。用法用量:上药共研细末混匀,用蜜调膏。外敷同侧太阳穴。临床应用:汤国瑶用上方治疗40例麦粒肿患者。结果:痊愈39例。[4]

5. 双天膏　组成:天花粉、天南星、生地黄、蒲公英各等量。用法用量:上药焙干研成细末,混合均匀,用食醋和液体石蜡油调成膏状,经消毒处理后,涂在纱布上敷贴局部,胶布固定,每日换药1次。临床应用:唐毅用上方治疗143例麦粒肿患者。结果:用药1~5次,均获痊愈。[5]

6. 淡竹叶　用法用量:取适量鲜淡竹叶茎,去节,放在酒精灯上烧中部,待其汁渗出,稍停片刻,取汁涂抹患处,每日1次,涂后2~3小时患者疼痛即减轻,充血肿胀亦见消退。随症加减:如化脓者,先用生理盐水洗净表面脓液再涂(须注意:应先将淡竹叶洗净,渗出的淡竹叶汁温度不能太高,以防烫伤局部)。临床应用:葛新民用上法治疗75例麦粒肿患者。结果:治愈率95%以上。[6]

中 成 药

龙胆泻肝丸　适用于湿热壅盛证。[7]

① 李小兵,等.蛇莓治疗外睑腺炎[J].中国中医眼科杂志,1996,6(3):180.
② 高维汉,等.黄麦膏敷贴治疗麦粒肿硬块81例[J].中西医结合眼科杂志,1990,8(2):66.
③ 莫文丹.穴位敷药加缚扎中指治疗早期麦粒肿25例[J].广西中医药,1986,9(2):18.
④ 汤国瑶."天南星膏"外敷太阳穴治疗麦粒肿[J].江西中医药,1985,16(1):11.
⑤ 唐毅.双天膏治疗麦粒肿[J].新中医,1981,13(8):7.
⑥ 葛新民.淡竹叶治疗麦粒肿、匐行性角膜溃疡[J].江苏医药,1976,8(5):46.
⑦ 金明.中医临床诊疗指南释义眼科疾病分册[M].北京:中国中医药出版社,2015:6.

眼 睑 皮 炎

概　述

眼睑皮肤菲薄，皮下组织疏松，眼睑皮炎中过敏性睑皮炎及病毒性睑皮炎较为多见。过敏性睑皮炎往往是眼睑接触了某些致敏原或刺激物，是一种由内外因素引起的具有明显渗出或鳞屑的皮肤炎症反应，可为全身或面部湿疹的一部分，也可单独眼睑发病。病毒性睑皮炎中单纯疱疹睑皮炎、带状疱疹睑皮炎较为多见，大多数单纯疱疹睑皮炎为复发型，常发生于高热、上呼吸道感染、紧张和劳累之后；带状疱疹睑皮炎发病前在三叉神经分布区域常先有剧烈的疼痛，数日后皮肤上出现成簇的疱疹，局限于眼面部的一侧。眼睑皮炎临床表现可见眼睑皮肤的刺痒、灼痛，红肿、水疱、溃破、糜烂等症状。

本病属中医"风赤疮痍"范畴。风赤疮痍一名，见于《秘传眼科龙木论》，该书云："风赤生于脾脏家，疮生面睑似朱砂，乌珠洁净未为事，"指出了本病的主要症状。《审视瑶函》所载之"实热生疮"亦有疮痍现象。至《沈氏尊生书》称之为"风赤疮痍"，谓本病"由脾脏内热蕴结，两睑似朱砂而生疮，黑睛端然无染"，说明本病发生于胞睑，由风热所致。病因病机临床多因脾经蕴热，外感风邪，风热之邪循经上犯胞睑；或外感风热邪毒引动内火，风火之邪上攻胞睑，以致胞睑皮肤溃烂；或脾胃湿热中阻，复感风邪，风湿热邪循经上犯于目，蒸腾腐灼胞睑。

辨 证 施 治

1. 唐由之等分 3 型

（1）脾胃湿热型　症见胞睑皮肤红赤作痒，水疱或脓疱丛生，甚则溃破糜烂，渗出黏液，灼热疼痛；舌质红，苔黄腻，脉滑数。治宜清热利湿。方用除湿汤加减。随症加减：湿甚，湿烂胶黏，黄水不断者，选加黄柏、土茯苓、苍术等以增强除湿之力；热甚，脓疱丛生，灼热疼痛者，选加金银花、蒲公英、紫花地丁等以清热解毒；夹有风邪者，选加地肤子、苦参、白蒺藜、菊花、蝉蜕等以祛风除湿止痒；红赤甚者，选加赤芍、牡丹皮等以凉血退赤。

（2）风火上攻型　症见面部肿胀，疱睑红赤如涂朱砂，焮痛难忍，痒极难忍，局部脓疱溃烂，黄水流淌；或伴口舌生疮溃烂；舌质红，苔黄，脉数。治宜清泻心火、解毒祛风。方用普济消毒饮加减。随症加减：常在原方中去升麻、僵蚕，以防辛散助力火势，选加赤芍、牡丹皮等凉血之品以退赤；选加蒲公英、土茯苓等以加强清热解毒泻火之功。脓疱溃烂、黄水常流者，加苍术、黄柏、苦参等以清热燥湿；口舌生疮溃烂者，酌加生地黄、栀子、木通、淡竹叶等以清心除热。

（3）血虚生风型　症见病情迁延不愈，疱睑皮肤粗糙、肥厚、脱屑、干涩瘙痒；舌质淡，苔薄白，脉细无力。治宜养血祛风润燥。方用四物汤加味。随症加减：常在原方中，加僵蚕、防风、蝉蜕等以祛风止痒；加玄参、天花粉、麦冬等以养阴润燥；抓破而糜烂红赤者，选加金银花、连翘、蒲公英、土茯苓等以清热解毒。[1]

---

① 　唐由之，肖国士.中医眼科全书[M].北京：人民卫生出版社，2011：740.

2.李传课分3型

(1)风邪偏盛型 治宜祛风清热。方用消风散加减:羌活10克、防风10克、荆芥10克、黄芩10克、茯苓12克、蝉蜕8克、蒺藜10克、僵蚕10克、藿香10克、甘草3克。

(2)湿热偏重型 治宜清热除湿。方用清脾散加减:栀子10克、苦参10克、黄芩10克、薄荷6克、藿香10克、陈皮6克、石膏20克、枳壳10克、升麻10克、甘草3克。

(3)血虚风燥型 治宜养血润燥祛风。方用当归饮子加减:当归12克、白芍10克、制首乌10克、生地黄15克、黄芪10克、蒺藜10克、川芎6克、玄参12克、甘草3克。①

经 验 方

1.广大重明汤 龙胆5克、防风5克、细辛5克。随症加减:风邪甚者,加荆芥、蝉蜕;湿邪偏重者,加苦参、白鲜皮;热邪偏重者,加红藤、大青叶。每日取中药1剂,煎汁于容器内,保持温度40℃左右,用纱布浸泡药汁湿敷患处,冷却后更换,每日4次,每次5分钟。卞玉蓉用上方治疗46例过敏性眼睑皮炎患者。结果:用药3日治愈21例,用药5日全部治愈。②

2.自拟方1 生地黄30克、金银花15克、赤芍15克、当归10克、桃仁10克、白蒺藜10克、白鲜皮10克、地肤子10克、红花5克。随症加减:血热甚者,加牡丹皮、紫草;血虚者,加熟地黄;血燥者,加阿胶;心烦者,加黄连;湿热者,加栀子、黄柏;头痛目赤者,加石决明;便秘者,加大黄。上药加水500毫升浸泡半天后,武火煎沸,滤渣取汁,余渣加水300毫升,煮沸后文火续煎15~20分钟,滤渣取汁,合并2次滤汁,分2次服。每日1剂。苏培增用上方加减治疗55例眼睑皮炎患者。

结果:痊愈(瘙痒及眼部症状消失)41例,有效(瘙痒消失,眼部症状部分存在,无并发症)14例;其中疗程最长者35日,最短者3日。③

3.自拟方2 板蓝根30克、当归15克、玄参15克、白芷15克、黄芩15克、川芎12克、紫草12克、升麻12克、金银花12克、柴胡9克、野菊花9克、黄连9克。随症加减:热盛者,加龙胆;湿盛者,加茯苓;体弱者,加黄芪、党参;继发感染者,加紫花地丁。每日1剂,水煎2次,分2次服。黄庆山用上方加减治疗40例眼部带状疱疹患者。结果:痊愈38例,好转2例。④

4.加味马齿苋合剂 马齿苋60克、大青叶30克、蒲公英30克、柴胡30克、牛蒡子15克、丝瓜络10克。随症加减:肝胆火旺者,加龙胆12克、泽泻15克;脾胃湿热者,加黄连3克、升麻6克;眼结膜和角膜有病变者,加木贼草12克、谷精草15克;虹膜睫状体炎者,加青葙子12克、密蒙花12克;疼痛明显者,加延胡索15克。每日1剂,水煎2次,分2次服。兰茂璞等用上方加减同时用消疹药糊(青黛粉20克、雄黄粉15克、芒硝粉10克。以丝瓜藤汁调成糊状)外涂皮损处治疗36例眼带状疱疹患者。结果:用药7~15日,均获痊愈。⑤

5.皮炎油膏 生黄柏10克、白芷10克、生天南星10克、雄黄5克、明矾5克。上药共研细末,用时取药适量,加麻油调成糊状并外涂抹患处,每日2~3次。赵经梅用上方治疗50例眼睑隐翅虫性皮炎患者。结果:均全部治愈,平均治愈时间2.5日。⑥

单 方

自拟方 组成:蜈蚣(经瓦焙)2条、雄黄9克、朱砂3克。制备方法:上药共研磨成细末,与白酒调和成稀糊状。用法用量:取药敷于患处,

① 李传课.中医眼科学[M].北京:人民卫生出版社,1999:388.
② 卞玉蓉.广大重明汤湿敷治疗过敏性眼睑皮炎46例[J].中医外治杂志,2011,10(6):47-48.
③ 苏培增.从血论治外眼瘙痒55例[J].新中医,2001,33(4):56-57.
④ 黄庆山.中药治疗眼部带状疱疹疗效观察[J].中国中医眼科杂志,1994,4(3):169.
⑤ 兰茂璞,等.加味马齿苋合剂治疗眼带状疱疹36例[J].甘肃中医,1992,5(3):18.
⑥ 赵经梅.皮炎油膏治疗眼睑隐翅虫性皮炎50例[J].中医杂志,1990,31(9):55.

每日 4 次,连续用药至患处结痂。临床应用:朱功新用上方治疗 13 例带状疱疹患者。结果:痊愈 8 例,显效 3 例,进步 2 例,有效率 84.6%。①

中 成 药

1. 连花清瘟胶囊 组成:连翘、金银花、炙麻黄、炒苦杏仁、石膏、板蓝根、绵马贯众、鱼腥草、广藿香、大黄、红景天、薄荷脑、甘草。用法用量:每

次 5 粒,每日 3 次。临床应用:谢有良用上方治疗 30 例单纯疱疹病毒性角膜炎患者。结果:治愈率、复发率分别为 96.67%、15.00%。②

2. 蛇药片 组成:七叶一枝花、蟾蜍、蜈蚣、地锦等。用法用量:用盐水配制成新鲜糊剂,在受累区域皮肤均匀涂抹,待糊剂干燥后形成一层黑色薄膜,疼痛会逐渐缓解,薄膜形成后,起到压迫敷料作用,既能促进疱疹内的液体吸收,又能防止继发感染,降低皮肤损害发生率。③

---

① 朱功新.中药单方外用治疗带状疱疹[J].医学理论与实践,2007,20(11):50.
② 谢有良.连花清瘟胶囊治疗单纯疱疹病毒性角膜炎 30 例[J].中国中医基础医学杂志,2014,20(6):6.
③ 陈奇等.中西医结合治疗眼睑带状疱疹[J].时珍国医国药,2007,18(8):1869-1876.

睑 缘 炎

概　述

睑缘炎是指睑缘表面、睫毛毛囊及其腺体组织的亚急性或慢性炎症，主要分为鳞屑性、溃疡性和眦部睑缘炎三种。其中鳞屑性睑缘炎主要是由于睑缘的皮脂溢出所造成的慢性炎症；溃疡性睑缘炎主要由于睫毛毛囊及其附属腺体的慢性或亚急性化脓性炎症；眦部睑缘炎多数因莫-阿双杆菌感染引起，也可能与维生素 B_2 缺乏有关。

本病属中医"睑弦赤烂"范畴。在《银海精微》中亦称为"风弦赤烂""烂弦风"，认为系湿热相攻所致。该书谓："脾土蕴积湿热，脾土衰不能化湿，故湿热之气相攻，传发于胞睑之间……以致眼弦赤烂。"《圣济总录》卷 105 又名目赤烂或风赤眼，《葆光道人眼科龙木集》名"两睑赤烂"，《古今医统》名"烂弦风睑"，《证治准绳》名"迎风赤烂"与"风沿烂眼"。本病俗称"烂眼边"或"红眼边"。本病是由风湿热邪蕴结引起，以胞睑边缘赤肿溃烂，刺痒灼痛为主要表现的眼病，农村多见，常为双眼发病，病情较为顽固，愈后可复发，素有近视、远视、营养不良、睡眠不足以及卫生习惯不良者，易患本病。

辨　证　施　治

1. 李传课分 4 型

（1）热邪偏盛型　治宜清热祛风。方用防风通圣散加减：防风 10 克、荆芥 10 克、麻黄 6 克、栀子 10 克、黄芩 10 克、连翘 10 克、赤芍 10 克、石膏

30 克、滑石 15 克、大黄 10 克、甘草 5 克。随症加减：溃烂渗漏明显者，加车前子、木通、金银花以利湿解毒；易出血者，加生地黄、牡丹皮以凉血清热；刺痒较甚者，加蝉蜕、白鲜皮以祛风止痒。

（2）风邪偏盛型　治宜祛风清热。方用消风散加减：羌活 12 克、防风 10 克、茯苓 10 克、薄荷 6 克、僵蚕 12 克、蝉蜕 5 克、白蒺藜 10 克、黄芩 10 克、藿香 6 克、甘草 5 克。随症加减：痒甚者，加乌梢蛇、桑叶以祛风止痒；病变日久，局部红赤隐隐者，去黄芩，加熟地黄、何首乌、当归养血滋阴润燥。

（3）湿邪偏盛型　治宜利水渗湿。方用除湿汤加减：车前子 12 克、滑石 15 克、木通 8 克、白鲜皮 12 克、陈皮 6 克、茯苓 12 克、黄芩 10 克、苦参 10 克、荆芥 10 克、防风 10 克、甘草 5 克。随症加减：刺痛奇痒者，加蒺藜、蝉蜕祛风止痒。

（4）心火上攻型　治宜清心泻火。方用导赤散加减：生地黄 20 克、木通 10 克、竹叶 10 克、黄连 5 克、麦冬 10 克、防风 10 克、赤芍 10 克、甘草 5 克。随症加减：眦部白睛红赤者，加桑白皮、桔梗，以泻肺热；刺痒难忍者，加蝉蜕、乌梢蛇，以祛风止痒；糜烂渗水者，加苍术、车前子，以利湿化浊。[①]

2. 李存信等分 3 型

（1）风盛鳞屑型　治宜祛风清热。方用二花二蜕汤：金银花 15 克、野菊花 15 克、蝉蜕（去头足）10 克、蛇蜕 10 克、五倍子 15 克。头两次煎水内服，第三次纱布过滤，先熏（约 20 分钟）后洗，清除鳞屑，继用西明止痒膏（五倍子 10 克、西瓜霜 3 克、枯矾 5 克、冰片 3 克，4 药共研极细末，用蜂蜜调成糊状）涂患处，每日 2 次。

（2）湿盛糜烂型　治宜清热化湿。方用二皮

① 李传课.中医眼科学[M].北京：人民卫生出版社，1999：404－405.

二子汤：金银花 15 克、秦皮 15 克、白鲜皮 15 克、地肤子 15 克、五倍子 15 克。头两次煎水内服，第三次纱布过滤，先熏（约 20 分钟）后洗，清除黏液，继用烂眼弦方［五倍子 3 克、胆矾 3 克、枯矾 3 克、铜绿 3 克、朴硝 3 克、制炉甘石 3 克、硼砂 3 克，诸药共研为极细末，用蛋油（熟蛋黄熬研成油），调成糊状］涂患处，用无菌纱布覆盖，包扎固定，每日换药 2 次。

（3）热盛溃疡型　治宜清热解毒。方用六黄解毒汤：金银花 15 克、蒲公英 15 克、黄柏（酒制）10 克、黄连（酒制）5 克、黄芩（酒制）10 克、大黄（酒制）5 克、五倍子 10 克。头两次煎水内服，第三次纱布过滤，先熏（约 20 分钟）后洗，清除痂块，继用紫金红油［紫草根 10 克、紫荆皮 10 克、金银花 10 克、红花 10 克、制炉甘石 10 克、五倍子 10 克，用 50～60 度白酒将药浸泡片刻（除炉甘石之外），滤出白酒，用火点燃，烧灰成性，诸药混合研令匀细，再用蛋油调成糊状］直接涂于疮面，用无菌纱布覆盖，包扎固定，每日需换药 2 次。[1]

经　验　方

1. 三黄解毒汤　黄柏 30 克、黄连 30 克、黄芩 30 克、苦参 20 克、蝉蜕 15 克、白鲜皮 15 克、地肤子 10 克、蛇床子 10 克、白蒺藜 10 克、冰片（另包）6 克。每剂加水 600 毫升，文火煎 25 分钟，过滤取汁 200 毫升，等药液温度降至 30℃～40℃时，将冰片研成细末，兑入药液中，用消毒纱布或棉球蘸药液反复浸渍患处 10～15 分钟，每日 2 次，药后不可用清水再洗，每剂可用 2 日，10 次为 1 个疗程。郗惠毅用上方治疗 53 例睑缘炎患者。结果：痊愈（自觉症状完全消失，眼睑皮肤色泽恢复正常，睑缘无潮红、溃烂、刺痒，停药 2 个月无复发）45 例，好转（自觉症状明显减轻，眼睑皮肤色泽基本正常，睑缘无潮红，溃疡面缩小，仍可复发）5 例，无

效 3 例，总有效率 96.1％。[2]

2. 自拟方　金银花 15 克、黄柏 10 克、蛇床子 15 克、荆芥 10 克、栀子 12 克、白鲜皮 10 克、生甘草 6 克。随症加减：鳞屑性者，加白芍 12 克、当归 10 克、生地黄 12 克；溃疡性者，加苍术 10 克、陈皮 12 克、炙大黄 6 克。每剂煎 3 次，每次加水 500 毫升，头两煎文火煎至 250 毫升左右，将煎出液混合，分早、晚 2 次内服。第三次加入苦参 20 克，煎至 300 毫升左右，待温度下降至眼部能耐受时（45°左右），过滤用纱块蘸煎出液湿热敷或洗患眼。每日 2 次，每次 15 分钟，第二次敷前应加热至所需温度。每次煎药时，等有气溢出，用纸卷筒导气至眼部熏蒸。5 日为 1 个疗程，每个疗程间隔 1 日，用本法治疗期间停用其它药物。高建学等用上方加减治疗 50 例（57 眼）睑缘炎患者。结果：痊愈（自觉症状消失，睑缘无充血，无脓痂、鳞屑、溃疡及分泌物，皮色恢复正常）44 例（48 眼），好转（自觉症状明显减轻，睑缘部无明显充血，溃疡面缩小，鳞屑、分泌物减少，或愈后 1 个月内复发）4 例（6 眼），无效（自觉症状无好转或稍好转，眼部检查同治疗前）2 例（3 眼），有效率 94.7％。[3]

3. 外洗方　苦参 20 克、蒲公英 30 克、苍术 15 克、乌梢蛇 10 克、白矾 10 克、黄柏 10 克、荆芥 10 克、薄荷 6 克。上药加水 500 毫升，文火煎 20 分钟，以蒸气熏眼 10 分钟，等温度降至皮肤能耐受时，以药液洗浴并热敷患眼 20 分钟，每日 2 次。李怀善用上方治疗 48 例溃疡性睑缘炎患者。结果：痊愈 41 例，好转 5 例，无效 2 例，总有效率 95.83％。[4]

单　方

外洗方　组成：野菊花 20 克、艾叶 20 克、苦参 20 克、蛇床子 20 克。用法用量：水煎 3 次，药液外洗患眼，每日 3 次。临床应用：罗雪香用上方治疗 110 例睑缘炎患者、60 例溃疡性睑缘炎患者、

① 李存信.李家相治疗睑缘炎经验［J］.中医杂志，1999，40（8）：465－466.
② 郗惠毅.三黄解毒汤外洗治疗睑缘炎［J］.中国中医眼科杂志，1995，5（3）：183.
③ 高建学，等.中药内服熏洗治疗睑缘炎 50 例［J］.辽宁中医杂志，1994，21（5）：219.
④ 李怀善.中药外洗法治疗溃疡性睑缘炎 48 例［J］.中国中医眼科杂志，1992，3（2）：170－171.

鳞屑性睑缘炎 22 例患者、眦部睑缘炎 28 例患者。结果：病程短者 3 日显效，5 日痊愈；病程长者 10 日显效，20 日痊愈。[1]

中 成 药

清开灵 组成：栀子、黄芩、金银花、牛黄、水牛角。功效：清热化痰，祛瘀通络，醒神开窍。用法用量：清开灵雾化每日 1 次，每次 15 分钟，10 次为 1 个疗程。局部 0.25％氯霉素滴眼液，每日 4 次。清开灵注射液 10 毫升，配蒸馏水 100 毫升；医用超声雾化器 JWC－2 型。将以上药物放入药杯内，很快水溶性药物发生振荡分裂，形成雾状分子，药物不断循环，药雾不断均匀喷出，治疗时睁闭眼随意，药雾沿着传输管可直接接触患眼。临床应用：王健等用上法雾化治疗 36 例睑缘炎患者。结果：治愈 31 例，好转 4 例，无效 1 例，总有效率 97.2％。[2]

① 罗雪香.中药外治睑缘炎［J］.中国中医眼科杂志,1993,3(4)：221.
② 王健,等.清开灵雾化治疗睑缘炎 20 例［J］.中医杂志,1999,40(5)：313－314.

上 睑 下 垂

概　述

上睑下垂指提上睑肌及 Müller 平滑肌功能不全或完全丧失，导致一侧或双侧上睑下垂。正常人向前平视时，上睑缘遮盖约五分之一角膜，上睑下垂则超过此范围，轻者只影响外观，重者则遮盖部分或全部瞳孔而影响正常生活。本病可突然发病，亦可缓慢起病。可分为先天性和获得性。先天性主要由于动眼神经核或提上睑肌发育不良，可有遗传性，为常染色体显性或隐性遗传。获得性多为动眼神经麻痹所致，常见于脑血管硬化、颅内或眶内炎症、肿瘤及全身中毒等，亦可由交感神经麻痹所致，如颈部交感神经受伤。此外，重症肌无力、提上睑肌损伤，以及机械性开睑运动障碍，如上睑的炎症肿块或新生物等亦可导致本病。治疗应针对病因采取相应的措施，先天性及部分后天性患者常需要手术治疗。因动眼神经麻痹而致者，治愈率较高。因糖尿病而致者，可反复发病，但预后良好。手术及外伤而致者，疗效在个体之间差异很大。临床常配合针灸治疗。

本病属中医"上胞下垂"，又名"睢目""侵风""眼睑垂缓""睑废"等。对其病因病机，历代医家多从风解，或为外风侵袭，或血虚受风，或肝风内动等。如《诸病源候论》曰："血气虚，则腠理开而受风，客于睑肤之间"，《目经大成》认为，小儿患之由"脾倦""脾肺虚而有湿痰"所致，成人则多是胞睑为邪所中，"气血不相荣卫，麻木不仁而作此状"。现代医家大多从风邪外侵和脾虚论治本病。

辨 证 施 治

1. 彭清华等分 3 型

（1）先天不足型　治宜温肾健脾。方用右归饮加减：熟地黄、山药、山茱萸、枸杞子、炙甘草、杜仲、肉桂、制附子。

（2）脾虚气弱型　治宜升阳益气。方用补中益气汤加减：黄芪、甘草、人参、当归身、橘皮、升麻、柴胡、白术。

（3）风痰阻络型　治宜祛风化痰。方用正容汤加减：羌活、白附子、防风、秦艽、胆南星、白僵蚕、木瓜、甘草、黄松节、生姜。[①]

2. 李宝珍分 3 型

（1）脾气虚弱型　治宜益气健脾。方用补中益气汤加减：升麻、葛根、桔梗、黄芪、白术、陈皮、党参、茯苓、当归、柴胡、甘草。

（2）脾肾两虚型　治宜健脾温肾。方用补中益气汤合补肾丸加减：升麻、葛根、桔梗、黄芪、白术、党参、陈皮、熟地黄、山药、山茱萸、茯苓、肉苁蓉、菟丝子。

（3）肝肾不足型　治宜滋补肝肾。方用六味地黄丸加减：升麻、葛根、桔梗、熟地黄、山药、山茱萸、茯苓、泽泻、牡丹皮、桂枝、白芍、甘草。[②]

3. 段俊国分 4 型

（1）脾肾阳虚型　治宜健脾温肾。方用右归丸加减：熟地黄、山药、山茱萸、枸杞子、炙甘草、杜仲、肉桂、制附子、人参、黄芪、紫河车。

---

① 彭清华,等.中医五官科学[M].北京：人民卫生出版社,2015：62.
② 王娜,等.李宝珍辨治小儿重症肌无力经验[J].中医杂志,2012,53(3)：252 - 253.

（2）脾虚气陷型　治宜健脾升阳。方用补中益气汤加减：黄芪、甘草、人参、当归身、橘皮、升麻、柴胡、白术、红花、全蝎。

（3）风痰阻络型　治宜祛风化痰。方用正容汤加减：羌活、白附子、防风、秦艽、胆南星、白僵蚕、木瓜、甘草、黄松节、生姜、全蝎、鸡血藤、全瓜蒌、鲜竹沥。

（4）肝阳上亢型　治宜息风潜阳。方用天麻钩藤饮加减：天麻、钩藤、石决明、栀子、黄芩、川牛膝、杜仲、桑寄生、益母草、夜交藤、朱茯神、红花、牛膝、蜈蚣。①

4. 李传课分 3 型

（1）脾虚气陷型　治宜健脾益气。方用补中益气汤加减：黄芪 20 克、人参 10 克、白术 10 克、柴胡 10 克、升麻 5 克、当归 10 克、陈皮 10 克、甘草 5 克。

（2）风痰阻络型　治宜祛风化痰。方用正容汤加减：羌活 10 克、防风 10 克、白附子 10 克、胆南星 10 克、僵蚕 10 克、秦艽 10 克、半夏 10 克、木瓜 10 克、松节 10 克、甘草 5 克。

（3）血虚气弱型　治宜益气养血。方用人参养营汤加减：人参 10 克、白术 10 克、茯苓 10 克、当归 10 克、白芍 10 克、熟地黄 10 克、黄芪 15 克、肉桂 3 克、陈皮 10 克、蜜远志 6 克、五味子 10 克、大枣 5 枚、甘草 5 克。②

5. 苏天聪分 2 型

（1）单纯脾弱气虚型　治宜健脾益气。方用加味补中益气汤Ⅰ号方：黄芪 20 克、党参 20 克、白术 15 克、当归 15 克、倒提壶 15 克、黄精 15 克、陈皮 12 克、升麻 12 克、柴胡 10 克、炙甘草 7 克。3 日 2 剂，水煎服，直至症状完全消除。

（2）气阴两虚型　治宜益气养阴。方用加味补中益气汤Ⅱ号方：即加味补中益气汤Ⅰ号方去黄精，改党参为太子参，加生地 15 克、山茱萸 15

克、牡丹皮 12 克。3 日 2 剂，水煎服。直至症状完全消除。

两型中舌质夹青或有瘀点者，每日加三七粉（冲服）5 克，倒提壶可据病情及患者的耐受性酌情加大剂量。临床观察：苏天聪用上方辨证治疗 8 例眼肌型重症肌无力患者。结果：痊愈 7 例，有效 1 例。③

经　验　方

1. 复肌宁汤　天麻 10 克、杜仲 10 克、全蝎 3 克、地龙 6 克。每日 1 剂，水煎服，分 2 次口服，3 个月 1 个疗程。项宝玉用上方治疗 75 例眼肌型重症肌无力患者。结果：有效率为 84%。④

2. 补中益气汤　（1）黄芪 60～120 克、党参 30 克、白术 24 克、陈皮 3 克、升麻 10 克、柴胡 10 克、当归 10 克、甘草 5 克。随症加减：复视斜视或左眼睑下垂明显者，加强养阴补血，加何首乌以养肝血，或加枸杞子、黄精、紫河车、山茱萸同补肝肾；气虚较甚或右眼睑下垂明显者，加强补气，除重用党参、黄芪外，加五爪龙 50 克以益气升阳举陷。每日 1 剂，水煎 3 次，取汁 700 毫升，分 3 次温服，坚持服药半年以上。刘建萌用上方加减治疗 20 例眼肌型重症肌无力患者。结果：治愈 8 例，好转 12 例。⑤（2）党参 12 克、薏苡仁 12 克、枸杞子 12 克、菟丝子 12 克、白术 10 克、茯苓 10 克、当归 10 克、晚蚕沙 10 克 5 克、炙甘草 5 克、升麻 5 克、桔梗 5 克。随症加减：腹胀、口乏味者，加麦芽 10 克、缩砂仁 3 克、鸡内金 3 克，去当归；斜视、复视者，加淮山药 12 克、山茱萸 5 克，去升麻、桔梗。每日 1 剂，水煎 2 次，分 3 次温服。刘光宪用上方加减治疗 22 例眼肌型重症肌无力患者。结果：痊愈 10 例，显效 6 例，有效 5 例，无效 1 例。⑥

① 段俊国.中医眼科临床研究[M].北京：人民卫生出版社，2009：194-195.
② 李传课.中医眼科学[M].北京：人民卫生出版社，1999：418-419.
③ 苏天聪.补益脾胃治疗眼肌型重症肌无力[J].云南中医杂志，1991，12(1)：27.
④ 项宝玉.复肌宁汤治疗眼肌型重症肌无力患者 75 例疗效观察[J].中医杂志，2012，53(19)：1686-1687.
⑤ 刘建萌.补中益气汤重用黄芪治疗重症肌无力 25 例临床观察[J].辽宁中医杂志，2006，32(1)：58-59.
⑥ 刘光宪.眼肌型重症肌无力的中医治疗——附 22 例临床观察[J].湖南中医杂志，1988，4(3)：8-10.

3. 葛根举陷汤 葛根40克、黄芪30克、党参20克、白术12克、当归15克、柴胡10克、升麻3克、桔梗10克、炙甘草15克。随症加减：肾精亏虚者，加熟地黄、菟丝子、桑椹、枸杞子；肾阳不足者，加肉桂、附子；脾虚泄泻者，加山药、莲子、白扁豆、薏苡仁；表虚外感者，去党参、当归，减黄芪为15克，加入防风、荆芥、金银花、连翘、桑叶；气阴两虚者，加沙参、知母、麦冬、女贞子、黄精；兼加痰湿者，加茯苓、法半夏、陈皮、浙贝母、藿香。李声岳用上方治疗重症肌无力眼肌型患者，疗效满意。①

4. 升肌灵 党参30克、黄芪40克、附子（先煎）30克、白术18克、桂枝15克、升麻9克、葛根15克、仙茅15克、当归12克、紫河车15克、陈皮10克、马钱子（冲）0.2克。随症加减：肾阳不足者，加鹿角12克、巴戟天24克、肉桂9克。水煎，早晚分服。1个月为1个疗程，儿童酌情减量。谢孔缓用上方加减治疗40例顽固性重症肌无力患者。结果：治愈12例，好转22例，无效6例，总有效率85％。②

5. 复力散 制马钱子、红参、黄芪、当归、山药按1∶6∶6∶2∶6比例。马钱子用量每日不超过0.5克，服药期间应注意该药的蓄积作用。在治疗的第1个月加服补中益气汤，每日1剂。复力散服药时间为服至临床症状完全消失，再继续服用2个月后停止。刘作良用上方治疗10例眼肌型重症肌无力（上胞下垂）患者。结果：1个月内症状完全消失者3例（30％）；2～3个月症状完全消失者5例（50％）；服用6个月后，下午仍有轻度疲劳感，但较治疗前明显好转者2例（20％）。③

中 成 药

1. 补中益气丸、黄芪注射液 根据临床证型，可选用补中益气丸口服、黄芪注射液静脉滴注等。④

2. 补中益气丸 用法用量：每次1丸，每日2次。⑤

3. 全天麻胶囊 适用于风痰阻络及肝阳上亢者。用法用量：每日3次，每次3～5粒。⑥

① 张燕平.李声岳治疗眼肌型重症肌无力经验[J].中医杂志,2006,47(2)：97.
② 谢孔缓.升肌灵治疗顽固性重症肌无力40例[J].中医杂志,1999,40(12)：750.
③ 刘作良.复力散治疗眼肌型重症肌无力[J].中国中医眼科杂志,1992,2(1)：48-49.
④ 彭清华,等.中医五官科学[M].北京：人民卫生出版社,2015：62.
⑤ 段俊国.中医眼科临床研究[M].北京：人民卫生出版社,2009：194-195.
⑥ 段俊国.中医眼科临床研究[M].北京：人民卫生出版社,2009：195.

眼轮匝肌痉挛

概　　述

　　眼轮匝肌痉挛，是由眼轮匝肌或兼有面神经痉挛引起的眼睑不自主的跳动或抽动。多见于成年人，上下眼睑均可发生，但以上睑多见。常见如下两类：一是抽动性痉挛，常表现为挤眼动作，并牵扯同侧眉、面部、口角等抽动，或伴"吸吮样"动作；另一类是非常局限的微小动作，自觉患处时时跳动，而外观并不明显，俗称"眼皮跳"。前者多为Meige综合征，常老年期起病，以40～79岁居多，好发于中老年女性，其病因不明，治疗相对困难。后者常因用眼过度、精神紧张、局部炎症刺激而致，可见于各年龄段，经休息和治疗后很快痊愈。

　　本病属中医"胞轮振跳"范畴，该病名见于《眼科菁华录·卷上·胞睑门》，又名"脾轮振跳""目瞤"。对其病机的认识源于《黄帝内经》，《素问·至真要大论》曰"诸风掉眩，皆属于肝"，《证治准绳·杂病·七窍门》曰："气分之病，属肝脾二经络，牵振之患。人皆呼为风，殊不知血虚而气不顺，非纯风也。"

辨　证　施　治

　　1. 段俊国分4型

　　（1）风邪外侵型　治宜祛风通络。方用钩藤饮子加减：麻黄、防风、川芎、生姜、天麻、钩藤、全蝎、僵蚕、人参、甘草。

　　（2）血虚夹风型　治宜养血息风。方用当归

活血汤加减：熟地黄、当归、白芍、川芎、黄芪、羌活、防风、薄荷、苍术、甘草。

　　（3）肝风内动型　治宜平肝息风。方用天麻钩藤饮加减：天麻、钩藤、石决明、栀子、黄芩、川牛膝、杜仲、桑寄生、益母草、夜交藤、朱茯神、木瓜、丝瓜络。

　　（4）风痰阻络型　治宜豁痰通络。方用六君子汤合正容汤加减：陈皮、半夏、人参、白术、茯苓、炙甘草、羌活、白附子、防风、秦艽、胆南星、白僵蚕、木瓜、甘草、黄松节、生姜。[1]

　　2. 李传课分2型

　　（1）气血亏虚型　治宜清热祛风。方用防风通圣散加减：熟地黄15克、白芍15克、当归10克、川芎6克、党参15克、白术10克、茯苓20克、木瓜10克、僵蚕10克、甘草5克。

　　（2）血虚生风型　治宜清热祛风。方用防风通圣散加减：当归10克、川芎6克、熟地黄15克、白芍10克、生黄芪15克、羌活10克、苍术10克、薄荷5克、防风10克、甘草5克。[2]

经　验　方

　　1. 四物汤加减　熟地黄20克、白芍12克、当归10克、川芎9克。随症加减：伴头晕目眩属肝血不足、风痰阻络者，加天麻6克、柴胡6克、全蝎3克；见气血不足者，加生黄芪30克、太子参15克、白僵蚕10克；伴角膜云翳者，加白蒺藜10克、木贼草10克、防风6克；日久血瘀者，加丹参10克、路路通9克；毒蜂咬伤者，加蒲公英30克、白

①　段俊国.中医眼科临床研究［M］.北京：人民卫生出版社，2009：197－198.
②　李传课.中医眼科学［M］.北京：人民卫生出版社，1999：408.

芷 10 克。每日 1 剂，水煎服，分 2 次服，2 周为 1 个疗程。儿童用量酌减。汪月红等用上方加减治疗 30 例胞轮振跳患者。结果：治愈 18 例，显效 8 例，有效 3 例，无效 1 例。[①]

2. 芍蝉汤　白芍 60 克、蝉蜕 20～40 克、炙甘草 15 克、僵蚕 15 克、全蝎 3 克、蜈蚣 2 条。每日 1 剂，水煎服，10 日为 1 个疗程，连服 2 个疗程观察疗程。艾正海用上方治疗 32 例眼睑轮匝肌痉挛患者。结果：治愈 10 例，好转 21 例，无效 1 例，总有效率 96.87%。[②]

3. 当归活血饮　当归 10 克、川芎 10 克、白芍 10 克、熟地黄 10 克、生黄芪 10 克、苍术 10 克、薄荷 10 克、羌活 10 克、防风 10 克、全蝎 5 克、蝉蜕 5 克、生甘草 5 克、酸枣仁 30 克、生龙骨 30 克。每剂先加水 250 毫升，用武火煎沸后，再用文火煎 2～3 分钟，取其滤液；再加水 500 毫升，文火久煎，再取其滤液。将两次所得滤液约 200 毫升混匀，分 2 次于早、晚饭后温服，每日 1 剂。症状消失后再继服上方 5～10 剂，以巩固疗效。解维功用上方治疗 46 例胞轮振跳患者。结果：显效 42 例，占 91.3%；有效 2 例，占 4.3%；无效 2 例，占 4.3%。显效患者中，疗程最短 3 日，最长 26 日，平均 14.4

日（不包括巩固疗效服药时间）。[③]

4. 中药外敷　当归 21 克、川芎 9 克、黄芪 15 克、羌活 12 克、防风 21 克、苍术 6 克、薄荷 3 克、钩藤 15 克、全蝎 6 克、升麻 9 克、制天南星 9 克。将上 11 味药煎成浓汁，除渣过滤，浓缩成糊，加入苯甲酸少许，用微火熬成膏状，分摊在膏药皮纸上，使成直径约 1.5 厘米圆盘状或同眼睑大小的条状，晾干备用。用时将膏药加热，圆盘状者贴于患侧四白、丝竹空、阳白穴，条状者贴于眼睑，每日用干热毛巾热敷 2 次，每次约 3 分钟，5 日换药 1 次，治疗过程中停用一切其他疗法。赵辉用上方治疗 36 例胞轮振跳患者。结果：全部治愈。所有病例随访半无复发。[④]

中　成　药

1. 活络丹　适用于内外风动、虚象不明显者。用法用量：每次口服 3～5 粒，每日 3 次。[⑤]

2. 人参归脾丸　适用于气血虚或久病体虚者。用法用量：每次口服 1 丸，每日 2 次。[⑥]

3. 龙胆泻肝片　适用于肝气郁久、化火生风上犯者。用法用量：每次口服 6 片，每日 2 次。[⑦]

① 汪月红,等.四物汤加味治疗胞轮振跳 30 例观察[J].浙江中医杂志,2006,41(9):516.
② 艾正海.芍蝉汤治疗眼睑轮匝肌痉挛 32 例[J].新中医,2004,36(2):61-62.
③ 解维功.当归活血饮加味治疗胞轮振跳[J].中国中医眼科杂志,1997,7(5):217.
④ 赵辉.中药外敷治疗眼睑痉挛 36 例[J].河北中医,1990,12(5):7-8.
⑤～⑥ 段俊国.中医眼科临床研究[M].北京:人民卫生出版社,2009:194-195.
⑦ 张雪梅.龙胆泻肝片治疗严重目瞤 1 例[J].安徽中医临床杂志,1998,10(5):297.

溢　泪

概　述

　　溢泪是指泪道排出受阻，泪液不能流下鼻腔而溢出结膜囊之外的现象。多因泪道位置异常、泪道狭窄或阻塞及泪道排泄功能不全等引起。可分为功能性溢泪和器质性溢泪。表现为眼部无红赤疼痛翳膜，泪水清稀无热感，迎风加重。多见于老年人。

　　本病属中医"流泪症""迎风洒泪""无时冷泪"等范畴。《证治准绳·杂病·七窍门》言："目不赤，不痛苦，无别病，只是时常流出冷泪。"并将冷泪分为迎风冷泪和无时冷泪。《素问·解精微论》言"见风则泣下"，说明流泪与风有关。《审视瑶函·迎风冷泪》云："此为窍虚，因邪引邪之患，若无时冷泪则内虚，胆肾自伤之患也。"说明流泪症当以补虚为主，兼以驱邪。

辨　证　施　治

　　1. 彭清华分3型

　　（1）血虚夹风型　治宜养血祛风止泪。方用止泪补肝散加减。随症加减：流泪迎风更甚，加白薇、菊花、石榴皮。

　　（2）气血不足型　治宜补养气血、祛风止泪。方用八珍汤加减。随症加减：迎风泪多者，加防风、白芷、菊花；遇寒泪多者，加细辛、桂枝、巴戟天。

　　（3）肝肾两虚型　治宜补益肝血、固摄止泪。方用左归饮加减。随症加减：流泪较甚者，加五

味子、防风；泪液清冷者，加巴戟天、肉苁蓉、桑螵蛸。①

　　2. 李传课分4型

　　（1）肝血不足、复感外邪型　治宜补养肝血、祛风止泪。方用止泪补肝散加减：白蒺藜9克、当归12克、熟地黄12克、川芎12克、白芍15克、木贼9克、防风12克、夏枯草12克。

　　（2）肺气不足、感受外邪型　治宜补益肺气、祛风止泪。方用补肺汤加减：党参15克、熟地黄12克、黄芪18克、五味子9克、紫菀12克、桑白皮9克、白芷9克、防风12克。随症加减：自汗甚者，加浮小麦15克。

　　（3）气血不足、收摄失司型　治宜益气养血、收摄止泪。方用八珍散加减：当归12克、川芎9克、白芍15克、熟地黄15克、人参6克、白术12克、茯苓12克、炙甘草3克。

　　（4）肝肾两虚、约束无权型　治宜补益肝肾、固摄止泪。方用左归饮加减：熟地黄15克、山茱萸15克、枸杞子12克、山药15克、茯苓12克、甘草3克。随症加减：泪液清冷稀薄，畏寒肢冷，小便清长者为肾阳虚衰，加巴戟天12克、肉苁蓉12克、桑螵蛸9克以温补肾阳；迎风流泪尤甚者，加防风12克、白芷9克。②

经　验　方

　　1. 止泪补肝汤　熟地黄15克、当归10克、白蒺藜10克、白芍15克、川芎10克、木贼10克、防风10克、夏枯草10克。随症加减：伴有腰膝酸软

① 彭清华.中医眼科学［M］.北京：中国中医药出版社，2016：104.
② 李传课.中医眼科学［M］.北京：人民卫生出版社，1999：425－426.

者,加牛膝、杜仲等壮腰健肾的药物;迎风流泪加重者,加防风、菊花、白薇等祛风明目之品。每日1剂,水煎服,300毫升,早晚各服用150毫升。1周为1个疗程,共2~3个疗程。张彩霞等用上方加减治疗溢泪症156例患者,总有效率92.3%。①

2. 止泪散 巴戟天10克、川芎15克、五味子10克、白术10克、枸杞子30克、肉苁蓉10克、菟丝子10克、白蒺藜15克、黄芪30克、防风10克、甘草6克。每日1剂,水煎服,分2次服,1周为1个疗程,共2个疗程。谢文军等用上方治疗82例(122只眼)流泪症患者。结果:治愈11只眼,显效38只眼,有效54只眼,无效19只眼,有效率84.43%。②

单 方

五倍子 组成:五倍子。用法用量:五倍子包煎,用药汁洗浴患眼5分钟,每日5次,5日为1个疗程。临床应用:卞锡五用五倍子治疗78例小儿溢泪证患者。结果:治愈64例,好转14例,总有效率100%。③

中 成 药

1. 缩泉丸 组成:益智仁15克、乌药10克、山药20克、防风12克。随症加减:头晕目眩,脉细无力者,加黄芪30克、当归6克、何首乌15克、桑椹15克;面色苍白,神疲体倦,脉细弱者,合四君子汤;头昏耳鸣,腰膝酸软,脉细弱者,加生地黄15克、黑杜仲15克、山茱萸12克。用法用量:每日1剂,水煎服。配合泪道冲洗。临床应用:张海用上方加减治疗80例(268只眼)溢泪症患者。结果:治愈232只眼,占86.57%;好转29只眼,占10.82%;无效7只眼。总有效率97.39%。④

2. 八宝眼膏 组成:煅炉甘石、琥珀、人工麝香、人工牛黄、珍珠、冰片、硼砂、硇砂。用法用量:每日3~4次。⑤

① 张彩霞,等.止泪补肝汤加减治疗冷泪症156例疗效观察[J].贵阳中医学院学报,2014,36(4):3-4.
② 谢文军,等.止泪散治疗冷泪症的临床研究[J].中国民族民间医药,2010,19(12):146-147.
③ 卞锡五.五倍子外用治疗小儿溢泪症[J].中西医结合眼科杂志,1995,13(2):95.
④ 张海.缩泉丸加味治疗冷泪症180例[J].实用中医药杂志,2010,17(10):10-11.
⑤ 李传课.中医眼科学[M].北京:人民卫生出版社,1999:426.

泪 囊 炎

概　述

　　泪囊炎常在鼻泪管阻塞的基础上发生。由于鼻泪管被堵塞，泪囊里面的泪液不能排出，潴留的泪液成了细菌生长、繁殖的场所，形成慢性泪囊炎。慢性泪囊炎以脓泪自泪点外漏为特征，皮肤不红不痛，经常流泪。有些慢性泪囊炎在持续了一段时间以后，炎症向周围扩散，急性发作，成为急性泪囊炎。急性泪囊炎以泪囊为中心红肿热痛，严重者向眼睑及鼻梁蔓延。

　　本病属中医"漏睛"范畴，急性泪囊炎中医称为"漏睛疮"。漏睛的病名最早见于《太平圣惠方》，但其临床表现早在《诸病源候论》的"目脓漏疾"中已有描述。在《秘传眼科龙目论》中称为"漏眼脓出外障"，《证治准绳》中称为"窍漏证"，在《目经大成》中则称为"睛漏"。"漏睛疮"的病名首见于《医宗金鉴·外科心法要诀》，明确指出本病的病位"生于目大眦"，基本病因病机是"肝热风湿病发于太阳膀胱经睛明穴"，临床表现为"初起如豆如枣，红肿疼痛"，"溃破出粘脓者顺；生青黑脓或如膏者险"。《审视瑶函》曰："大眦漏兮真火毒，时流血水胀而痛"。本病治疗同时应重视外治，如泪道冲洗及滴眼剂等。

辨　证　施　治

1. 李官鸿分 2 型

　　(1) 风热外侵型　治宜祛风清热。方用白薇丸加味：白薇 9 克、石榴皮 6 克、防风 6 克、白蒺藜6 克、羌活 3 克、败酱草 9 克、蒲公英 9 克。

　　(2) 心有伏火型　治宜清心利湿。方用竹叶泻心汤加味：黄连 6 克、栀子 6 克、黄芩 6 克、大黄3 克、决明子 6 克、柴胡 6 克、升麻 6 克、赤芍 6 克、泽泻 5 克、茯苓 6 克、车前子 5 克、竹叶 9 克、甘草3 克、天花粉 9 克、蒲公英 12 克。

　　以上各方均每日 1 剂，水煎服，煮沸后煎 15分钟，1 剂煎 2 次，取药汁 200 毫升，分 4 次服。同时冲洗泪囊或泪道探通。[①]

2. 李传课(针对慢性泪囊炎)分 3 型

　　(1) 风热停留型　治宜祛风清热。方用白薇丸加减：白薇 15 克、防风 12 克、羌活 9 克、蒺藜12 克、石榴皮 9 克。随症加减：热甚者，加蒲公英18 克、败酱草 15 克。

　　(2) 心脾湿热型　治宜清心利湿。方用竹叶泻经汤加减：竹叶 15 克、栀子 12 克、黄连 9 克、大黄 9 克、黄芩 12 克、升麻 12 克、泽泻 9 克、车前子 9克、茯苓 12 克、甘草 3 克、柴胡 12 克、决明子 18 克、羌活 9 克、赤芍 12 克。随症加减：脓多稠黏，则可去羌活，选加天花粉 21 克、漏芦 12 克、蒲公英 30 克。

　　(3) 正虚邪留型　治宜扶正祛邪。方用托里消毒散加减：黄芪 24 克、皂角刺 9 克、金银花 15克、甘草 3 克、桔梗 12 克、白芷 9 克、川芎 9 克、当归 12 克、白芍 15 克、白术 12 克、茯苓 12 克、人参6 克。随症加减：兼口干咽燥，舌红少津，可加知母 12 克、沙参 18 克、麦冬 15 克。[②]

3. 李传课(针对急性泪囊炎)分 3 型

　　(1) 风热上攻型　治宜疏风清热。方用仙方活命饮加减：金银花 18 克、陈皮 9 克、防风 12 克、

---

①　李官鸿.中西医结合治疗婴幼儿泪囊炎 158 例[J].实用中医药杂志,2010,26(9):637.
②　李传课.中医眼科学[M].北京：人民卫生出版社,1999:428-429.

白芷 12 克、当归 9 克、甘草 3 克、贝母 9 克、天花粉 12 克、乳香 9 克、没药 9 克、皂角刺 9 克。随症加减：热毒较盛者，加连翘 24 克、蒲公英 30 克清热解毒。

（2）热毒炽盛型　治宜清热解毒。方用黄连解毒汤加减：黄连 9 克、黄芩 15 克、黄柏 12 克、栀子 15 克、金银花 18 克、蒲公英 30 克、大黄 9 克、甲片 9 克、皂角刺 9 克。

（3）正虚邪留型　治宜益气养血。方用托里消毒散加减：党参 15 克、黄芪 24 克、茯苓 15 克、甘草 3 克、当归 12 克、白芍 15 克、川芎 12 克、金银花 15 克、连翘 21 克、黄芩 15 克、竹叶 9 克、防风 12 克、桔梗 12 克、白芷 12 克、麦冬 15 克。[1]

经　验　方

自拟方　白芷 15 克、黄芪 15 克、川芎 15 克、黄柏 15 克、金银花 15 克、薄荷（后入）6 克。水煎 2 次，药液过滤，澄清浓缩为 250 毫升，封口高压消毒备用。中药泪道冲洗液，每周用 3 次，连续 2 周。泪道不通者，在冲洗 1 周后无脓性物时，谨慎作泪道探通，然后再行冲洗。黄庆山用上方治疗 110 例慢性泪囊炎患者。结果：痊愈 87 例，好转 17 例，未愈 6 例，总有效率 94.5%。[2]

单　方

全蝎　用法用量：全蝎适量于瓦上焙干，研末服用。成人每次 6～9 克，小儿减半，以温白酒或黄酒送服（儿童改温开水），每日服 1～2 次，3 日为 1 个疗程。临床应用：王祖清用上方治疗急慢性泪囊炎、泪道阻塞，泪小管炎共 19 例患者。结果：痊愈 8 例，好转 8 例，无效 3 例。[3]

① 李传课.中医眼科学[M].北京：人民卫生出版社,1999：431－432.
② 黄庆山,等.中药冲洗泪道治疗慢性泪囊炎 110 例疗效观察[J].中国中医眼科杂志,1993,3(3)：163.
③ 王祖清.中药全虫在慢、急性泪道疾患治疗上的应用[J].中级医刊,1987,22(7)：50.

干 眼 症

概　述

干眼症又称角结膜干燥症,是眼表的一种多因子疾病,特征是泪膜稳态的丧失并伴有眼表症状,其病因包括泪膜不稳定、泪液高渗性、眼表炎症与损伤和神经感觉异常。临床症状以眼睛干涩感、异物感、烧灼感、畏光、视物模糊和视物疲劳最为多见,部分患者很难确切形容其感觉,仅形容为"眼不适"。常见体征有球结膜血管扩张,球结膜增厚、皱褶而失去光泽,泪河变窄或中断,角膜上皮不同程度点状脱落,有时在下穹窿见微黄色粘丝状分泌物。轻度的干眼症不影响或轻度影响视力,中、重度干眼症可出现角膜缘上皮细胞功能障碍,角膜变薄、溃疡甚至穿孔,也可形成角膜瘢痕,严重影响视功能,从而导致患者生活质量下降,甚至产生抑郁等心理问题。

本病属中医眼科学外障范畴,类似于"白涩症""神水将枯症""干涩昏花症"。《审视瑶函》言"不肿不赤,爽快不得,沙涩昏蒙,名曰白涩",首次提出了白涩症之名;文中还对干眼症的临床表现进行了描述,曰:"干干涩涩不爽快,渺渺蒸蒸不自在,奈因水少津液衰,莫待枯干光损害。"本病有虚实之分。实证的发病机制为暴风客热或外感疫邪停留,余邪未尽,隐伏于脾肺两经,阻碍津液之敷布;或日久风沙尘埃侵袭,致肺卫气郁不宣,化燥伤津,目失所荣;或肥甘厚味、沉酒恣燥,致脾胃湿热郁结,气机不畅,目失所养;虚证的发病机制为肺阴不足,白睛失于濡养,发为干眼;或劳瞻竭视、房事太过或过度思虑,致肝肾亏虚,精血耗损,目失濡泽;或体虚气衰,劳作过度,肝肾阴精亏虚,不能输布精微,五脏失于充泽,不能上荣于目而致目失濡养。肝开窍于目,泪为肝之液;肾主津液,润养目珠;故辨证论治多着眼于肝肾。

辨 证 施 治

1. 何陈亮等分 3 型

(1)肝肺肾阴津亏虚、火热扰目型　治宜养阴清热。药用麦冬 15 克、玄参 15 克、淮山药 15 克、天冬 12 克、玉竹 12 克、生白术 12 克、枸杞子 12 克、鬼针草 12 克、牡丹皮 9 克、石斛 9 克、生甘草 6 克。

(2)手术创伤、风邪乘袭型　治宜祛风养血。方用除风益损汤加减:生地黄 24 克、当归 12 克、车前子 12 克、川芎 10 克、赤芍 10 克、白芍 10 克、防风 10 克、木贼 10 克、藁本 10 克、前胡 9 克。

(3)痰瘀互结型　治宜健脾化痰消瘀。药用鬼针草 30 克、淮山药 15 克、赤芍 10 克、黄精 10 克、川芎 6 克、地龙 6 克、茯苓 6 克。

以上各方均每日 1 剂,水煎 2 次,分 2 次服。[1]

2. 王桂红等分 3 型

(1)肝肾阴虚型　治宜滋补肝肾。药用枸杞子 15 克、麦冬 15 克、天冬 15 克、山药 15 克、茯苓 15 克、白菊花 10 克、熟地黄 10 克、石斛 10 克、天花粉 10 克、山茱萸 10 克、牡丹皮 10 克、木贼 10 克、密蒙花 10 克、炙甘草 6 克。

(2)肺阴不足型　治宜养阴润肺。药用百合 15 克、太子参 15 克、天冬 15 克、麦冬 15 克、天花粉 15 克、玄参 15 克、白芍 13 克、木贼 12 克、生地

---

① 何陈亮,等.中医辨证联合人工泪液治疗干眼症的疗效[J].中华中医药学刊,2014,32(11):2753-2755.

黄 10 克、知母 10 克、蝉蜕 10 克、炙甘草 6 克。

（3）湿热伤阴型　治宜清热化湿。药用薏苡仁 30 克、苍术 10 克、黄柏 10 克、牛膝 10 克、杏仁 10 克、丹参 10 克、女贞子 10 克、墨旱莲 10 克、砂仁 6 克、陈皮 6 克、炙甘草 6 克。

以上各方均每日 1 剂，水煎 2 次，分 2 次服。[①]

3. 王高等分 4 型

（1）肺阴不足型　治宜养阴润肺。药用生地黄 15 克、玄参 10 克、白芍 10 克、麦冬 10 克、薄荷 10 克、牡丹皮 10 克、玉竹 10 克、天花粉 10 克、甘草 3 克。

（2）肝肾阴虚型　治宜滋补肝肾。药用熟地黄 15 克、生地黄 15 克、枸杞子 15 克、怀山药 10 克、牡丹皮 10 克、茯苓 10 克、泽泻 10 克、麦冬 10 克、石斛 10 克、酸枣皮 6 克。

（3）虚火浮越型　治宜养阴清热。药用熟地黄 24 克、麦冬 15 克、怀山药 10 克、牡丹皮 10 克、茯苓 10 克、泽泻 10 克、白人参 10 克、酸枣皮 6 克、附子 3 克、肉桂 3 克。

（4）脾虚气弱型　治宜益气健脾。药用黄芪 15 克、太子参 15 克、白术 10 克、当归 10 克、酸枣仁 10 克、生地黄 10 克、麦冬 10 克、龙眼肉 10 克、木香 6 克、甘草 3 克、生姜 3 片、大枣 5 枚。

以上各方均每日 1 剂，水煎 2 次，分 2 次服。[②]

4. 周秀等分 2 型

（1）燥伤肺阴型　治宜养阴清肺。药用生地黄 12 克、熟地黄 12 克、百合 12 克、玄参 12 克、白芍 12 克、浙贝母 10 克、当归 10 克、桔梗 9 克、麦冬 9 克、生甘草 6 克。随症加减：外感燥邪者，加防风 10 克、蝉蜕 10 克、芦根 10 克、薄荷 9 克；兼有风寒湿痹，肢体关节疼痛，屈伸不利，皮肤瘙痒，或有红斑者，加桑枝 10 克、桂枝 10 克、威灵仙 10 克、忍冬藤 30 克、牛膝 15 克。

（2）燥伤肝阴型　治宜滋补肝肾。药用山茱萸 15 克、鳖甲 15 克、龟甲 15 克、生牡蛎 15 克、夏枯草 15 克、熟地黄 12 克、丹参 12 克、木瓜 10 克、白芍 10 克、知母 10 克、枸杞子 10 克、黄柏 6 克。随症加减：皮肤有红斑者，加甲片 10 克、露蜂房 15 克。

以上各方均每日 1 剂，水煎 2 次，分 2 次服，30 日为 1 个疗程，一般 2 个疗程见效。[③]

经　验　方

1. 六味地黄汤加减　（1）菊花 40 克、枸杞子 40 克、熟地黄 160 克、山茱萸 80 克、山药 80 克、泽泻 60 克、茯苓 60 克、牡丹皮 60 克。随症加减：眼干涩不适甚者，加石斛 12 克、天冬 12 克；白睛泛红甚者，加桑白皮 9 克、地骨皮 9 克；眼酸胀感甚者，加白芍 10 克、柴胡 6 克；口干少津甚者，加沙参 9 克、玄参 9 克、五味子 9 克。每日 1 剂，于早晚分 2 次温服，10 日为 1 个疗程。陶娜等用上方加减治疗 50 例肝肾阴虚型干眼症患者。结果：治愈 24 例，好转 20 例，未愈 6 例，总有效率 88.0%。[④]（2）方一：熟地黄 15 克、生地黄 15 克、枸杞子 15 克、怀山药 10 克、牡丹皮 10 克、茯苓 10 克、泽泻 10 克、麦冬 10 克、石斛 10 克、枣皮 6 克。每日 1 剂，水煎服。王高等用上方治疗 32 例肝肾阴虚型干眼症患者。结果：显效 24 例，有效 5 例，无效 3 例，总有效率 90.6%。方二：熟地黄 24 克、麦冬 15 克、怀山药 10 克、白人参 10 克、牡丹皮 10 克、茯苓 10 克、泽泻 10 克、酸枣皮 6 克、附子 3 克、肉桂 3 克。每日 1 剂，水煎服。王高等用上方治疗 21 例虚火浮越型干眼症患者。结果：显效 15 例，有效 4 例，无效 2 例，总有效率 90.5%。[⑤]

2. 滋阴润燥方　阿胶 10 克、白芍 10 克、玄参 10 克、生地黄 10 克、麦冬 10 克、密蒙花 10 克、薄荷 6 克、金银花 6 克、蝉蜕 6 克、柴胡 6 克。每日 1 剂，水煎服，分 2 次服。肖采尹等用上方外熏内服结合治疗 27 例阴虚内燥型 2 型糖尿病干眼症患

① 王桂红，等.中西医结合治疗干眼症疗效观察［J］.辽宁中医杂志，2010，37（2）：306－307.

② 王高，谷安琪，等.中药治疗干眼症的临床疗效观察［J］.中国中医眼科杂志，2003，13（3）：143－145.

③ 周秀，等.辨证论治干眼症 80 例［J］.浙江中医学院学报，2002，26（6）：40－41.

④ 陶娜，项奕.杞菊地黄汤治疗肝肾阴虚型干眼症患者疗效及对泪液分泌的影响［J］.中国实验方剂学杂志，2018，24（2）：175－179.

⑤ 王高，谷安琪，等.中药治疗干眼症的临床疗效观察［J］.中国中医眼科杂志，2003，13（3）：143－145.

者。结果:显效 4 例,有效 19 例,无效 4 例,总有效率 85.19%。①

3. 平肝育阴清热方　生石决明(先煎)30 克、石斛 20 克、生石膏(先煎)15 克、枸杞子 12 克、白蒺藜 10 克、钩藤 10 克、白菊花 10 克、黄芩 10 克、炒牡丹皮 10 克、谷精草 10 克、密蒙花 10 克、木贼 10 克、沙苑子 10 克、神曲 10 克、葛根 6 克、羚羊粉(冲服)0.6 克。如果服药后出现胃痛、便溏者,酌情减生石膏、黄芩、熊胆胶囊。水煎,内服,每日 2 次,8 周为 1 个疗程。联合熊胆胶囊,每粒 0.25 克(含熊胆粉 50 毫克),根据病情每次 0.5～0.75 克(2～3 粒),每日 3 次。廉海红用上法治疗 60 例阴虚阳亢型干眼症患者。结果:有效 46 例,无效 14 例,有效率 76.67%。②

4. 杞参膏　熟地黄 400 克、山药 300 克、山茱萸 300 克、泽泻 300 克、黄精 300 克、牡丹皮 240 克、茯苓 240 克、枸杞子 240 克、人参 240 克、麦冬 240 克、菊花 200 克、龟板胶 200 克、鳖甲胶 200 克、五味子 160 克、薄荷 100 克。上方由煎药室煎制,出膏 28 剂,每日 1 剂,分 2 次,分别于早饭前及晚饭后 1 小时服用,4 周为 1 个疗程。左韬用上方治疗 97 例气阴两虚型干眼症患者。结果:治愈 13 例,显效 26 例,有效 55 例,无效 3 例,有效率 96.9%。③

5. 除风益损汤　熟地黄 15 克、当归 12 克、防风 10 克、白芍 10 克、藁本 10 克、川芎 9 克、前胡 9 克。每日 1 剂,水煎服,分早晚 2 次温服,服药 1 月。徐辉用上方治疗 30 例准分子激光上皮瓣下角膜磨镶术(LASEK)术后干眼症患者。结果:显效 25 例,有效 4 例,无效 1 例,有效率 97.7%。④

6. 温肾逍遥汤　巴戟天、淫羊藿、当归、白芍、知母、柴胡、栀子、白术、茯苓、甘草。每日 1 剂,

水煎服,分 2 次口服,第一次就诊用药 1 周无不良反应者,连续用药 4 周,共服药 5 周。尹连荣等用上方治疗 31 例围绝经期干眼症患者。结果:治愈 23 例,好转 3 例,无效 5 例,总有效率 87.50%。⑤

7. 增视润目汤　玄参 20 克、生地黄 15 克、麦冬 15 克、枸杞子 15 克、沙参 10 克、白菊花 10 克、百合 10 克、当归 10 克、芍药 10 克、密蒙花 10 克、决明子 10 克。随症加减:脾虚血少者,加党参、大枣、白术、熟地黄;阴虚火旺者,加地骨皮、墨旱莲。每日 2 剂,水煎服,连续服用 1 个月。李淑琳用上方加减治疗 48 例干眼症患者。结果:显效 16 例,有效 29 例,无效 3 例,有效率 93.75%。⑥

8. 桑白皮汤　桑白皮、黄芩、白菊花、地骨皮、玄参、麦冬、茯苓、泽泻。每日 1 剂,水煎服,分 2 次服,1 个月为 1 个疗程。郝进用上方治疗 35 例泪液缺乏型干眼症患者。结果:治愈 10 例,好转 16 例,无效 9 例,总有效率 74.28%。⑦

9. 八物汤　黄芪 30 克、熟地黄 15 克、党参 15 克、茯苓 12 克、当归 9 克、白芍 9 克、白菊花 9 克、川芎 6 克。随症加减:角膜上皮点状着色明显者,加荆芥 9 克、防风 9 克、谷精草 6 克。每日 1 剂 2 煎,水煎服,15 日为 1 个疗程。陈建峰等用上方加减治疗 40 例干眼症患者。结果:显效 23 例,有效 15 例,无效 2 例,有效率 95%。⑧

10. 加减养阴清肺汤　生地黄 15 克、玄参 10 克、白芍 10 克、麦冬 10 克、薄荷 10 克、牡丹皮 10 克、玉竹 10 克、天花粉 10 克、甘草 3 克。每日 1 剂,水煎服。王高等用上方治疗 68 例肺阴不足型干眼症患者。结果:显效 56 例,有效 11 例,无效 1 例,总有效率 98.5%。⑨

11. 加味沙参麦冬汤　沙参 30 克、麦冬 30

① 肖采尹,许家骏,等.滋阴润燥法治疗阴虚内燥 2 型糖尿病干眼症的临床观察[J].中华中医药杂志,2018,33(3):1191-1193.
② 廉海红.平肝育阴清热法治疗干眼症疗效观察[J].中华中医药学刊,2016,34(5):1259-1262.
③ 左韬.杞参膏治疗气阴两虚型干眼症临床观察[J].辽宁中医杂志,2016,43(3):548-551.
④ 徐辉.除风益损汤治疗 LASEK 术后干眼的临床观察[J].中国中医眼科杂志,2015,25(1):71-73.
⑤ 尹连荣,高健生.自拟温肾逍遥汤治疗围绝经期干眼的疗效观察[J].中国中医眼科杂志,2011,21(5):253-255.
⑥ 李淑琳.中西医结合治疗干眼症疗效观察[J].辽宁中医杂志,2010,37(4):693-694.
⑦ 郝进.中西医结合治疗泪液缺乏性干眼症[J].中医杂志,2009,50(7):658.
⑧ 陈建峰,等.八物汤治疗干眼症的临床观察[J].中国中医眼科杂志,2007,17(3):163.
⑨ 王高,谷安琪,等.中药治疗干眼症的临床疗效观察[J].中国中医眼科杂志,2003,13(3):143-145.

克、黄芪 30 克、玉竹 15 克、天花粉 15 克、扁豆 15 克、黄精 15 克、桑叶 10 克、甘草 10 克。随症加减：心烦失眠者，加柏子仁 15 克、炒枣仁 20 克；食欲不振者，加陈皮 10 克、白术 15 克；头晕、耳鸣者，加菊花 10 克、枸杞子 15 克；溲赤便干者，加酒大黄（后下）5 克、黄芩 10 克；郁闷嗳气者，加柴胡 10 克、郁金 10 克。每日 1 剂，分 2 次服。7 日复查 1 次，1 个月为 1 个疗程。轻者服 1 个疗程，中重症服 2~3 个疗程。田月娥用上方加减治疗 52 例（104 眼）干眼症患者。结果：治愈 21 眼，好转 54 眼，无效 29 眼，有效率 73.65%。[①]

12. **自拟方** 川桂枝 6 克、西河柳 12 克、浮萍 12 克、云母石 12 克、南沙参 12 克、北沙参 12 克。随症加减：神疲肢软者，加黄芪、党参以益气升阳；头晕耳鸣，腰膝酸软者，加黄精、何首乌以补益肝肾；眼胀痛，视物昏糊者，则加夏枯草、葛根、野木瓜以清肝明目。每日 1 剂，水煎 2 次，分 2 次饭后服，1 个月为 1 个疗程。张殷建用上方加减治疗 30 例（60 眼）干眼症患者。结果：治疗 2 个疗程，治愈 7 只眼，好转 39 只眼，未愈 14 只眼，有效率 76.67%。[②]

单 方

1. **鬼针草叶茶** 组成：鬼针草叶 15 克。制备方法：取上药加水 350 毫升，煎煮 3 分钟调制而成。用法用量：每日 3 次，饭前半小时口服，连续服用 28 日。临床应用：邵毅用上方治疗 48 例更年期女性中重度干眼症患者。结果提示鬼针草叶可有效减轻中重度更年期干眼女性的眼表症状，改善泪膜破裂时间、角膜荧光素染色、基础泪液分

泌试验及泪河高度测量指标。[③]

2. **润目灵** 组成：鬼针草、枸杞子、菊花。制备方法：上药水煮喷雾干燥制成速溶颗粒剂分装，每袋剂量相当生药鬼针草 15 克、枸杞子 10 克、菊花 6 克。用法用量：口服，每次 1 袋，每日 2 次，8 周 1 个疗程。临床应用：李凯等用上方治疗 37 例水样液缺乏性干眼症患者。结果：显效 23 例，有效 9 例，无效 5 例，总有效率 86.49%。[④]

中 成 药

1. **杞菊地黄丸** 组成：枸杞子、菊花、熟地黄、山药、山茱萸、茯苓、泽泻、牡丹皮。功效主治：补益肝肾，滋水明目；适用于肝肾阴虚所致的干眼症，症见目珠干燥缺乏光泽，视物模糊，畏光涩磨，视久疲劳，伴咽干、口渴喜饮，神疲乏力，头晕目眩，腰膝酸软，失眠多梦等。临床应用：有研究用于白内障术后、角膜屈光手术后等肝肾阴虚型干眼症的治疗。一般 30 日为 1 个疗程，可改善眼表不适症状，促进角膜上皮的恢复，增强泪膜稳定性，减缓泪液的蒸发。[⑤⑥⑦]

2. **养阴润目丸** 组成：生地黄 15 克、枸杞子 15 克、石斛 15 克、当归 10 克、白芍 10 克、沙参 20 克等（湖南中医药大学第一附属医院院内制剂）。用法用量：内服，每次 20 克，每日 2 次，20 日为 1 个疗程。临床应用：李点用上方治疗 60 例肝肾阴虚型干眼症患者。结果：治愈 10 例，好转 42 例，未愈 8 例，总有效率 86.7%。[⑧]

3. **明目地黄丸** 组成：熟地黄、生地黄、山茱萸、淮山药、泽泻、茯神、牡丹皮、柴胡、当归、五味子。功效主治：补养肝肾，益精明目；适用于肝肾阴虚，目涩畏光，视物模糊，迎风流泪等症。干燥

① 田月娥.加味沙参麦冬汤治疗干眼症 52 例[J].北京中医药大学学报,2001,24(5)：62.
② 张殷建.宣通玄府治疗干燥性角膜结膜炎[J].中国中医眼科杂志,2000,10(3)：160－161.
③ 邵毅.鬼针草叶治疗更年期女性中重度干眼症临床研究[J].中国中药杂志,2012,37(19)：2985－2989.
④ 李凯,王育良,等.鬼针草对 2 种兔干眼模型泪液分泌、泪膜质量及泪腺中致炎因子和凋亡相关因子表达的影响[J].中国中医眼科杂志,2009,19(6)：333－335.
⑤ 陶娜,李亚兰,等.杞菊地黄丸对白内障术后干眼症患者疗效、BUT,SIT 及 FL 的影响[J].中国实验方剂学杂志,2017,23(23)：166－170.
⑥ 马宏杰.杞菊地黄丸治疗不同角膜屈光术后干眼的临床研究[J].中国中医眼科杂志,2017,27(3)：150－153.
⑦ 林秋霞,韦企平.杞菊地黄丸治疗干眼症的临床研究[J].中国中医眼科杂志,2012,22(3)：172－175.
⑧ 李点.养阴润目丸治疗干眼症的临床观察[J].南京中医药大学学报,2016,32(4)：386－388.

性角膜炎、老年性泪腺萎缩、老年性白内障早期阶段等见上述症状者皆可服用。临床应用：宋立用上方治疗 24 例干眼症患者。结果显示可明显改善干眼症临床症状及部分客观指标方面，且在改善视力疲劳、干涩感、眼胀感的三项主要症状中，效果更加突出。①

① 宋立.明目地黄丸治疗干眼症临床观察[J].中华中医药杂志,2008,23(8)：747-749.

巩 膜 炎

概 述

巩膜炎是发生于巩膜的炎性反应,与多种感染性和非感染性的眼部和系统性疾病相关。广义的巩膜炎包括表层巩膜炎和巩膜炎。前者是一种复发性巩膜表层血管结缔组织的非特异性炎症,好发于青壮年,女性发病率是男性的 3 倍,约 1/3 的患者双眼同时或先后发病。患者可表现为球结膜和/或巩膜表层充血,但无明显刺激症状,炎症常累及于赤道前巩膜,多见于角膜缘至直肌附着点的区域内。具有自限性,预后良好。后者是巩膜基质层的炎症,好发于 40～60 岁女性,有一半以上为双眼性。主要症状为眼部不同程度的疼痛、压痛,有刺激症状,可伴有头痛、视力减退等。病理特征为细胞浸润、胶原纤维破坏和血管重建。其病情和预后远比表层巩膜炎严重。按照病变部位还可将巩膜炎分为前巩膜炎与后巩膜炎,前巩膜炎有弥漫性、结节性与坏死性之不同,后巩膜炎则发生于赤道后方的巩膜,后部表现为轻度玻璃体炎、视盘水肿、浆液性视网膜脱离、脉络膜皱褶等,少见并容易误诊。巩膜炎常反复发作、病程迁延,可累及邻近组织,出现角膜炎、葡萄膜炎、白内障及继发性青光眼等并发症,对眼的结构和功能有一定破坏性。本病确切病因尚不清楚,与自身免疫性结缔组织疾病有关,如风湿性关节炎、系统性红斑狼疮等;与多种全身性感染疾病有关,如结核、梅毒、带状疱疹等;与代谢性疾病有关,如痛风等;还可能与外伤、临近组织感染有关。

本病属中医"火疳"范畴,病名最早见于《证治准绳·杂病·七窍门》。书中对本病之病因、症状作了详细的记载,指出:"火之实邪在于金部,火克金,鬼贼之邪,故害最急。"可见本病的病位在肺、肝、心经,其发病机制为三经火邪挟风、瘀滞为患,轻者为心肺火郁而滞结;重者肝肺实火上蒸,络脉瘀滞而成。《目经大成》又称本病为"火疡",提出本病偶有溃而成漏者,即相当于坏死性巩膜炎。本病病程缠绵,且易复发,治疗棘手。

辨 证 施 治

1. 蒋和均分 3 型

(1)肺热亢盛型　治宜清泻肺热。药用生石膏 20 克、桑白皮 12 克、地骨皮 10 克、知母 10 克、黄芩 10 克、麦冬 10 克、桔梗 10 克、当归尾 10 克、赤芍 10 克、柴胡 10 克、薄荷 10 克、白术 10 克、茯苓 10 克、甘草 6 克。

(2)肺心热毒型　治宜清心泻肺。药用桑白皮 12 克、地骨皮 10 克、知母 10 克、黄芩 10 克、麦冬 10 克、桔梗 10 克、当归尾 10 克、赤芍 10 克、柴胡 10 克、薄荷 10 克、白术 10 克、茯苓 10 克、黄连 10 克、连翘 10 克、栀子 10 克、甘草 6 克。

(3)肺肝热毒型　治宜清肝泻肺。药用桑白皮 12 克、龙胆 12 克、夏枯草 12 克、地骨皮 10 克、知母 10 克、黄芩 10 克、麦冬 10 克、桔梗 10 克、当归尾 10 克、赤芍 10 克、柴胡 10 克、薄荷 10 克、白术 10 克、茯苓 10 克、甘草 6 克。

以上各方均每日 1 剂,水煎 2 次,分 2 次服。①

---

① 蒋和均.泻肺汤合逍遥散加减联合西药治疗巩膜炎[J].中国中医眼科杂志,2001,11(4):54-55.

2. 洪德健等分 3 型

基本方：桑白皮 10 克、地骨皮 10 克、牛蒡子 10 克、连翘 10 克、天花粉 10 克、紫草 10 克、浙贝母 6 克。

（1）心肺热毒型　治宜清心肺热毒。药用基本方加黄芩、黄柏、黄连。

（2）风湿热邪攻目型　治宜祛风清热化湿。药用基本方加羌活、独活、防风、赤芍、鸡血藤。

（3）肺阴不足型　治宜养阴清肺。药用基本方加沙参、麦冬、石斛、百合。

以上各型用药均每日 1 剂，水煎 2 次，分 2 次服。[①]

3. 卞少藩分 5 型

（1）肺热化火型　治宜清泻肺热。药用桑白皮 10 克、地骨皮 10 克、生地黄 10 克、生甘草 10 克、连翘 5 克、郁金 5 克、红花 5 克、木通 5 克、丝瓜络 6 克。

（2）肺虚阴伤型　治宜养阴清肺。药用生地黄 15 克、熟地黄 15 克、天冬 15 克、麦冬 15 克、玉竹 20 克、芦根 20 克、玄参 10 克、浙贝母 10 克、生蒲黄 10 克、茺蔚子 10 克、桔梗 6 克，另用西洋参 2 克切片含嚼。

（3）肝郁火炎型　治宜疏肝清热。药用防风 6 克、羌活 6 克、柴胡 6 克、川芎 8 克、焦栀子 8 克、枳壳 5 克、龙胆 10 克、生大黄（后下）10 克、生蒲黄（布包）10 克。

（4）肺肾亏虚型　治宜滋肾润肺。药用龟甲（先煎）20 克、熟地黄 10 克、炙鳖甲（先煎）10 克、天冬 10 克、山茱萸 10 克、地骨皮 10 克、玄参 10 克、牡丹皮 5 克。

（5）湿热生火型　治宜化湿清热。药用薏苡仁 15 克、藿香 12 克、佩兰 10 克、猪苓 10 克、滑石 10 克、泽泻 10 克、黄芩 6 克、通草 6 克、白蔻仁（后下）6 克、枳壳 5 克。

以上各方均每日 1 剂，水煎 2 次，分 2 次服。[②]

经 验 方

1. 加味麻黄连翘赤小豆汤　生麻黄 6～12 克、桑白皮 15～30 克、赤小豆 30～60 克、杏仁 6～10 克、大枣 15 克、炙甘草 6 克、生姜 6 克、姜黄 6 克、桔梗 6 克、红花 3～5 克、茵陈 10～15 克、栀子 6～10 克、连翘 10 克、僵蚕 10 克、黄芩 10 克。每日 1 剂，水煎服。邱礼新等用上方治疗 30 例风湿热邪凌目型前巩膜炎患者。结果：治愈 24 例，好转 4 例，无效 2 例，总有效率 93.3％。对治愈患者进行了 18 个月的随访，复发 3 例，复发率 12.5％。[③]

2. 麻杏石甘汤加味　麻黄 6 克、杏仁 6 克、生石膏 40 克、甘草 5 克、桑白皮 10 克、黄芩 10 克、茺蔚子 10 克。随症加减：眼充血严重者，加川芎、红花；结节状隆起近角膜缘者，加夏枯草、龙胆；疼痛剧烈者，加黄连、制没药。每日 1 剂，水煎服，分早晚 2 次饭后温服。孙金章用上方加减联合药渣熏眼治疗 21 例（24 眼）肺热塑盛型火疳（相当于结节性表层巩膜炎）患者。结果：治愈 15 例（17 眼），有效 4 例（4 眼），无效 2 例（3 眼），总有效率 87.5％。[④]

3. 泻肺汤加味　桑白皮 15 克、地骨皮 15 克、黄芩 15 克、知母 10 克、麦冬 10 克、当归 6 克、赤芍 6 克、川芎 6 克、桔梗 6 克。随症加减：热盛者，加栀子、龙胆以清泻肝胆实火；湿盛者，加生薏苡仁、苍术、厚朴以健脾利湿。每日 1 剂，水煎约 1 000 毫升，其中 500 毫升分 3 次饭后温服，剩余 500 毫升湿热敷眼，每日 3 次，每次 10 分钟。孙瑞琴用上方加减治疗 38 例（59 眼）表层巩膜炎患者。结果：全部治愈，治愈天数最短者 6 日，最长者 33 日，平均治疗天数为 16 日。[⑤]

4. 天麻汤加减　天麻、菊花、川芎、当归身、羌活、白芍、甘草、夏枯草、连翘。随症加减：有风湿病或有风湿病史者，用独活寄生汤加黄芩、黄连、

① 洪德健，等.中西医结合治疗巩膜炎 51 例[J].南京中医药大学学报,1999,15(3)：60.
② 卞少藩.火疳证治举隅[J].中国中医眼科杂志,1994,4(3)：171.
③ 邱礼新，等.加味麻黄连翘赤小豆汤治疗风湿热邪凌目型火疳 30 例疗效观察[J].中国中医眼科杂志,2015,25(6)：421－422.
④ 孙金章.麻杏石甘汤加味联合西药治疗火疳 21 例[J].中国中医眼科杂志,1995,5(4)：243.
⑤ 孙瑞琴.中药治疗表层巩膜炎 38 例[J].中国中医眼科杂志,1993,3(3)：33－34.

菊花、板蓝根、大青叶,去细辛。局部滴 0.5% 考地松,0.25% 氯霉素;口服维生素 B$_1$、B$_2$、C 等。温秀云用上法治疗 40 例巩膜炎患者。结果:痊愈 40 例;追踪观察,40 例中两年内复发 5 例,1 年内复发 1 例,半年内复发 4 例,依照前法治疗,则又治愈。[1]

中 成 药

雷公藤多贰片　用法用量:雷公藤多贰片每日每千克体重 1～1.5 毫克,分 3 次口服,患眼炎症控制后每日口服剂量较前减半,续服 5 日后停药。同时患眼局部热敷,每日 3 次;滴用 1% 阿托品眼药水散瞳。临床应用:陈锦礼用上法治疗 26 例重症前巩膜炎患者。结果:疗程在 1 个月以内者 11 例,2～3 个月者 15 例,痊愈 12 例,占 46.15%;显效 14 例,占 53.85%。随访半年～3 年 10 个月,平均 2 年 2 个月,无一例复发。免疫球蛋白测定 18 例,治疗后均较治疗前明显降低,其中以 IgG 变化最明显。[2]

① 温秀云.中西医结合治疗巩膜炎 40 例[J].中西医结合眼科,1983,1(4):23.
② 陈锦礼.雷公藤多贰治疗重症前巩膜炎临床观察[J].中国中医眼科杂志,1993,3(4):222.

春季结膜炎

概　述

春季卡他性结膜炎是指以双眼奇痒，睑结膜出现大而扁平的乳头及角膜缘附近结膜胶样增生为特征的疾病。按病变发生部位分为睑结膜型、球结膜型和混合型。睑结膜型：上睑结膜出现大小不一、石榴子般扁平乳头状增生；球结膜型（角膜缘型）：球结膜呈淡棕色，污秽感，角巩膜缘球结膜灰黄色胶样隆起，也可见黑睛下方有点状上皮脱落，荧光素染色阳性；混合型：上述两种病变同时存在。其发病原因可能是患眼对空气中游离的花粉或其他物质发生变态反应所致。本病多见于儿童及青年，多为双眼，男性发病率高于女性。该病在中东和非洲发病率高，温带地区发病率低，寒冷地区则几乎无病例报道，季节性强，春夏季节发病率高于秋冬季节。本病为变态反应性结膜炎，以Ⅰ型变态反应为主。也有认为其为Ⅰ、Ⅳ型混合型变态反应：Ⅰ型变态反应的发病机制是易致敏体质的人接触某些变应原后，在体内产生大量IgE抗体，使机体处于致敏状态，当致敏体再次接触特异性变应原时，则迅速产生变态反应而发病；Ⅳ型变态反应是淋巴细胞（T细胞）与抗原反应释放出的淋巴因子引起的组织损伤。

本病属中医"时复目痒""时复症"范畴。《太平圣惠方·治目痒急诸方》谓："夫目痒急者，是风气客于睑眦之间与血气津液相搏，使眦痒而泪出。"中医辨证在初期多为实证，后期多为本虚标实之证。本病病位主要涉及肺、脾、肝，以脾气虚弱，肺气不足或肝血不足为本，以风、湿、热邪为标。

辨　证　施　治

1. 金明分3型

（1）外感风热型　治宜祛风止痒。方用消风散加减：荆芥穗、羌活、防风、川芎、蝉蜕、茯苓、陈皮、厚朴、党参、甘草、僵蚕、金银花。

（2）湿热夹风型　治宜清利湿热、祛风止痒。方用除湿汤加减：连翘12克、滑石15克、车前子9克、枳壳9克、天花粉9克、黄芩9克、黄连6克、川木通6克、甘草6克、陈皮3克、荆芥6克、防风6克、蝉蜕6克。

（3）血虚生风型　治宜养血息风。方用四物汤加减：当归9克、川芎6克、白芍9克、熟地黄12克、蝉蜕6克、乌梢蛇6克。[1]

2. 李传课分2型

（1）风邪外袭型　治宜祛风止痒。方用消风散加减：羌活6克、防风10克、荆芥6克、茯苓10克、党参10克、僵蚕10克、蝉蜕6克、蛇床子9克、藿香10克、甘草3克。

（2）湿热上犯型　治宜清热化湿。方用凉膈清脾饮加减：苦参6克、黄芩10克、黄连10克、大黄10克、石膏20克、柴胡10克、前胡10克、荆芥10克、防风10克、甘草3克。[2]

3. 赵经梅等分3型

（1）肝火犯肺型　治宜益阴平肝化痰。方用自拟益阴平肝化痰汤：桑白皮10克、黄芩10克、

① 金明.中医临床诊疗指南释义眼科疾病[M].北京：中国中医药出版社，2015：44-49.
② 李传课.中医眼科学[M].北京：人民卫生出版社，1999：453-455.

浙贝母 10 克、石决明 15 克、决明子 15 克、生地黄 10 克、知母 10 克、甘草 4 克。随症加减：眼痒甚者，加青礞石 12 克、僵蚕 8 克；口干喜饮者，加玄参 10 克、麦冬 10 克。

（2）痰饮犯肺型　治宜温化痰饮。方用仲景小青龙汤加减：生麻黄 4 克、半夏 6 克、白芍 6 克、桂枝 3 克、细辛 1.5 克、茯苓 8 克、五味子 4 克、甘草 4 克。随症加减：便秘者，加杏仁、瓜蒌。

（3）肺经燥热型　治宜益阴泻肺。方用自拟益阴泻肺汤：生地黄 10 克、知母 10 克、天花粉 10 克、黄芩 10 克、桑白皮 15 克、地骨皮 15 克、生甘草 4 克。

以上各方均每日 1 剂，水煎 2 次，分 2 次服。①

经 验 方

1. 驱风一字散加减　防风 75 克、羌活 75 克、制川乌 15 克、川芎 15 克、荆芥穗 15 克、薄荷（后下）12 克、牡丹皮 12 克、赤芍 12 克、白鲜皮 10 克、刺蒺藜 10 克。每日 1 剂，水煎服，早晚分 2 次温服，10 剂为 1 个疗程，连服 2 个疗程。同时用黄连 10 克、黄柏 10 克、秦皮 6 克，煎水，滤汁，待温后，用眼杯浴眼。每次 15 分钟，每日 3 次，连用 20 日。②

2. 春卡一七号方　川芎 10 克、荆芥 10 克、细辛 2 克、防风 10 克、地肤子 15 克、白鲜皮 15 克、茵陈 15 克、赤芍 15 克、羌活 10 克、金银花 20 克。每日 1 剂，水煎服，2 周为 1 个疗程。中药穴位敷贴：将白芥子、羌活、细辛等各等量碾为细末备用，敷贴时取姜汁调成干糊状，捏成花生大小的颗粒，再用胶布将之固定于肺俞、大椎、肾俞等穴位上，隔日贴 1 次，3 次为 1 个疗程。若病情明显得到控制，停服中药，继续敷贴 2 个疗程，以巩固疗效。王志敏等用上方联合穴位敷贴治疗 62 例春

季结膜炎患者。结果：治愈 35 例，显效 24 例，无效 3 例，总有效率 95.2%；随访 1～2 年，46 例中复发 3 例，复发率为 6.5%。③

3. 祛风止痒汤加减　（1）麻黄 3 克、防风 6 克、蝉蜕 6 克、连翘 10 克、黄芩 10 克、黄柏 6 克、车前子（包煎）10 克、苦参 10 克、地肤子 10 克、生地黄 10 克、川芎 6 克、生甘草 3 克。每日 1 剂，第一、二次煎汤内服，上、下午各 1 次。第三遍煎汤，过滤后熏洗患眼 5～15 分钟，14 日为 1 个疗程，一般治疗 1～2 个疗程。倪云等用上方治疗 22 例春季卡他性结膜炎患者。结果：显效 11 例，有效 9 例，无效 2 例，总有效率 90.9%。④（2）麻黄、苦参、金银花、甘草、蝉蜕、牡丹皮、防风、赤芍、柴胡、薄荷、黄芩。随症加减：奇痒难忍，加细辛、羌活；睑结膜型，加川芎、茯苓；球结膜型，加桔梗、白蒺藜；混合型，加丹参、郁金。每日 1 剂，水煎服。晚上服药后，用药渣煎液熏洗眼部 10～20 分钟。付洪金用上方加减治疗 84 例春季结膜炎患者。结果：痊愈 55 例，有效 26 例，无效 3 例，总有效率 96.4%。⑤（3）羌活 10 克、黄芩 10 克、徐长卿 10 克、苦参 10 克、生甘草 10 克、麻黄 6 克、生地黄 24 克、赤芍 12 克。随症加减：奇痒难忍者，加防风、白鲜皮、地肤子；充血明显者，加牡丹皮、金银花、龙胆；丝状分泌物多者，加蒲公英、白茅根；病久不愈者，加党参、黄芪等。每日 1 剂，水煎 2 次，分 2 次服。刘克欣用上方加减治疗 68 例春季结膜炎患者。结果：显效 52 例，有效 14 例，无效 2 例，有效率 91%。⑥

4. 龙胆泻肝汤　龙胆 9 克、川芎 9 克、栀子 10 克、薄荷 10 克、防风 10 克、羌活 10 克、生地黄 15 克、当归尾 12 克、大黄 6 克、甘草 6 克。随症加减：无便秘者，去大黄；舌苔厚腻脉濡者，加苍术 10 克、木通 6 克；痒甚难忍者，加白芷 10 克、白蒺藜 10 克、蝉蜕 6 克、蛇蜕 3 克、地肤子 10 克；眼内

① 赵经梅，等.辨证治疗春季结合膜炎 32 例临床观察[J].中医杂志,1986,27(1):35-36.
② 冯彩霞,张静慧.加味驱风一字散联合药液眼浴治疗春季结膜炎[J].时珍国医国药,2017,28(2):402-404.
③ 王志敏,等.春卡一七号联合中药穴位敷贴治疗春季结膜炎临床观察[J].辽宁中医杂志,2005,32(6):559.
④ 倪云,等.内外兼治春季卡他性结膜炎 22 例[J].南京中医药大学学报,1996,12(5):48-49.
⑤ 付洪金.中药治疗春季卡他性结膜炎体会[J].中国中医眼科杂志,1992,2(2):110-111.
⑥ 刘克欣.祛风清热除湿汤治疗春季卡他性结膜炎 68 例[J].中国中医眼科杂志,1992,2(2):109-110.

黏丝较多者,加蒲公英 15 克;睑结膜型为主者,加生石膏 30 克、藿香 10 克;球结膜为主者,加茵陈 10 克、决明子 10 克;混合型者,加赤芍 10 克、连翘 10 克、桔梗 10 克。每日 1 剂,水煎 2 次,分 2 次服。晚上再用药渣水煎熏洗眼 15 分钟。王伟用上方加减治疗 35 例春季结膜炎患者。结果:显效 20 例,占 57%;有效 13 例,占 37%;无效 2 例。[①]

5. 桑白皮汤加减　桑白皮、泽泻、黄芩、枸杞子、菊花、薄荷、荆芥穗、防风、蝉蜕、枳壳、陈皮。随症加减:气短食少者,加党参、白术、茯苓、半夏、黄芪等。每日 1 剂,水煎 2 次,分 2 次服。结合西药用 0.1% 利福平眼药水加氟美松 5 毫克,每日 4~6 次滴眼,四环素可的松眼膏涂眼,每晚 1 次,口服维生素 C、钙片、扑尔敏,每日 3 次。李万深等用上法治疗 64 例春季结膜炎患者。结果:痊愈 54 例,显效 8 例,有效 2 例,治愈率 84.4%,有效率 100%。[②]

6. 小柴胡汤加减　柴胡 12 克、黄芩 9 克、葛根 9 克、人参 6 克、炙甘草 6 克、生姜 3 片、大枣 4 枚。每日 1 剂,水煎服。结合西药用 2% 色甘酸钠眼药水滴眼,每日 4 次。黄庆山等用上法治疗 60 例(116 只眼)春季结膜炎患者。结果:用药 2 周后,显效(症状,结膜充血及角膜缘之球结膜胶状结节消失或显著减轻)68 只眼,有效 38 只眼,无效 10 只眼,总有效率 91.4%;随访 55 例,复发率

10.9%。[③]

7. 自拟方　蔓荆子、蝉蜕、刺蒺藜、秦艽、地肤子、茵陈、椿根皮、薄荷(后下)。随症加减。每日 1 剂,水煎服。朱月萍用上方加减治疗 26 例(52 只眼)春季结膜炎患者。结果:痊愈 12 例,显效 6 例,有效 4 例,总有效率 86.61%。[④]

8. 时复清窍汤　丹参 10 克、牡丹皮 10 克、赤芍 10 克、地肤子 10 克、白鲜皮 10 克、稀莶草 10 克、白芍 10 克、白蒺藜 10 克。随症加减:球结膜型者,加生地黄 10 克、车前子(包煎)10 克;混合型者,加金银花 10 克、蝉蜕 10 克、六一散 10 克。每日 1 剂,水煎服。结合外洗药:黄连 6 克、黄柏 6 克、秦皮 6 克、玄明粉 0.6 克。煎药液洗患眼,每日 3 次,姚大莉用上法治疗 30 例春季结膜炎患者。结果:痊愈 20 例,显效 5 例,有效 2 例,总有效率 90%。[⑤]

9. 清解合剂　生石膏、麻黄、蝉蜕、生甘草、桑白皮、黄芩、枳壳、炒麦芽。随症加减:畏光刺痛者,加龙胆、栀子;眵多色黄者,加蒲公英、黄连;睑缘浸润,泪多黏稠者,加车前子、白鲜皮;汗多者,加五味子。每日 1 剂,水煎 2 次,分 2 次服。结合外洗药:黄芩、苦参、防己等量,煎汤过滤,待凉后洗眼,每日 2~3 次,每剂洗 2 日。庄增渊等用上法治疗 15 例春季结膜炎患者。结果:显效 3 例,有效 10 例,无效 2 例。[⑥]

① 王伟.洗肝散治疗春季卡他性结膜炎 35 例[J].中国中医眼科杂志,1994,4(3):144.
② 李万深,等.中西医结合治疗春季卡他性结膜炎疗效观察[J].中国中医眼科杂志,1994,4(2):89－90.
③ 黄庆山,马旭风.小柴胡汤治疗春季结膜炎 60 例[J].新中医,1994,26(10):18－19.
④ 朱月萍.中药治疗春季卡他性结膜炎疗效观察[J].中国中医眼科杂志,1993,3(4):230.
⑤ 姚大莉.时复清窍汤治疗春季卡他性结膜炎 30 例[J].中国中医眼科杂志,1992,2(2):108－109.
⑥ 庄增渊,等.清热合剂治疗春季结膜炎[J].中医杂志,1988,29(8):36.

急性细菌性结膜炎

概　述

急性细菌性结膜炎是细菌感染所致的一种常见的传染性眼病，又称急性卡他性结膜炎，俗称"红眼病"。其主要特征为显著的结膜充血和有黏液性或脓性分泌物，双眼同时或先后发病，常自觉烧灼感、流泪、异物感等，多见于春夏秋季。本病属于接触性传染，常以手、毛巾、水为传染媒介，可散发感染，也可流行于学校、工厂等集体生活场所。本病潜伏期短，发病急，具有自限性。一般发病3～4日病情达到高潮，以后逐渐减轻，1～2周痊愈。若失于调治，也可演变成慢性。结膜刮片见多形核白细胞增多有助于诊断。本病常见致病菌为肺炎双球菌、Koch-Weeks 杆菌、流感嗜血杆菌、金黄色葡萄球菌等。若为淋球菌引起，多见于出生后2～3日内，病情急重，并有大量脓性分泌物，故称"脓漏眼"，有时可并发角膜溃疡甚者眼内炎。

本病属中医"暴风客热"范畴。病名首载于《银海精微·卷之上》，又名暴风客热外障、暴发火眼、风热眼、风热赤眼等。《秘传眼科龙木论·暴风客热外障》对本病症状记载比较详细："此眼初患之时，忽然白睛胀起，都覆乌睛和瞳人，或痒或痛，泪出难开。"本病外因多为风热之邪，突从外袭，内因为内热阳盛。其发病机制主要为风热内外相合，上攻白睛，以至猝然发病。

辨 证 施 治

1. 彭清华分3型

(1) 风重于热型　治宜疏风清热。方用银翘散加减：连翘、金银花、桔梗、薄荷、竹叶、生甘草、荆芥穗、淡豆豉、牛蒡子。随症加减：白睛红赤明显，可加野菊花、蒲公英、紫草、牡丹皮以清热解毒、凉血退赤。

(2) 热重于风型　治宜清热疏风。方用泻肺饮加减：石膏、黄芩、桑白皮、栀子、连翘、木通、甘草、羌活、防风、荆芥、白芷、赤芍。随症加减：白睛赤肿浮壅者，重用桑白皮，酌加桔梗、葶苈子以泻肺利水消肿；加生地黄、牡丹皮以清热解毒、凉血退赤；便秘者，加生大黄以通腑泄热。

(3) 风热并重型　治宜疏风清热、表里双解。方用防风通圣散加减：荆芥、防风、薄荷、麻黄、大黄、芒硝、滑石、甘草、栀子、黄芩、连翘、石膏、桔梗、当归、白芍、川芎、白术。随症加减：热毒偏盛，宜去麻黄、川芎、当归辛温之品，加蒲公英、金银花、野菊花以清热解毒；刺痒较重者，加蔓荆子、蝉蜕以祛风止痒。[1]

2. 王永炎等分4型

(1) 风重于热型　治宜祛风清热。方用羌活胜风汤加减：柴胡、荆芥、防风、羌活、薄荷、川芎、白芷、白术、甘草、枳壳、黄芩、桔梗、前胡。随症加减：热甚者，去荆芥、前胡，加蒲公英、大青叶、野菊花；红赤甚者，加生地黄、玄参、赤芍、牡丹皮以清热凉血退赤；多泪生眵者，加野菊花、桑叶、蔓荆

① 彭清华.中医眼科学[M].北京：中国中医药出版社,2016：110 - 111.

子以清热止泪。

（2）热重于风型　治宜清热祛风。方用泻肺饮加减：石膏、黄芩、桑白皮、栀子、连翘、木通、甘草、羌活、防风、荆芥、白芷、赤芍。随症加减：红肿热痛较剧者，加野菊花、金银花、蒲公英以清热解毒；大便秘结者，加大黄以泻火通腑。

（3）风热并重型　治宜祛风清热、表里双解。方用防风通圣散加减：荆芥、防风、薄荷、麻黄、大黄、芒硝、滑石、甘草、栀子、黄芩、连翘、石膏、桔梗、当归、白芍、川芎、白术。随症加减：热毒甚者，可加野菊花、蒲公英以助清热解毒；目痒且痛者，加蝉蜕、白芷、蔓荆子以祛风止痒定痛。

（4）邪热伤阴型　治宜养阴清热。方用养阴清肺汤加减：麦冬、生甘草、玄参、贝母、牡丹皮、薄荷、炒白芍。[①]

经　验　方

1. 疏风清热方　（1）龙胆 10 克、防风 10 克、白芷 10 克、车前子 15 克、羌活 15 克、木贼 15 克、川芎 15 克、知母 15 克、黄芩 12 克、金银花 20 克、生地黄 20 克、生甘草 6 克。每日 1 剂，每剂煎 2 次，取汁 400 毫升，早晚分服。7 日为 1 个疗程，疗程期间注意全身及眼部休息，10 日判定疗效。徐亚玲等用上方治疗 40 例（80 眼）急性细菌性结膜炎患者。结果：治愈 28 例，好转 12 例，无效 0 例，有效率 100%。[②]（2）野菊花 15 克、黄芩 15 克、夏枯草 15 克、草决明 15 克、白蒺藜 12 克、桑叶 12 克、柴胡 12 克、赤芍 12 克、荆芥 10 克、防风 10 克、蝉蜕 10 克、薄荷（后下）6 克、甘草 5 克。随症加减：风邪盛者，加羌活 12 克、独活 12 克；热毒盛者，加板蓝根 30 克、大黄 10 克。每日 1 剂，水煎服。结合黄连水（广东江门市五邑中医院院内制剂）滴眼，每日 6 次，5 日为 1 个疗程。张伟星用上方治疗

50 例急性细菌性结膜炎患者。结果：1 个疗程的治愈率为 86%，2 个疗程的治愈率为 98%。[③]

2. 芩连方　荆芥 1 克、薄荷 0.5 克、赤芍 1.5 克、金银花 2 克、黄芩 2 克、黄连 0.5 克（中药免煎颗粒剂）。上药加热水 300～400 毫升，充分溶解后待温，取 20 毫升超声雾化，每日 1 次，治疗 7 日。王东宇等用上方治疗 40 例急性细菌性结膜炎患者。结果：治愈 24 例，有效 14 例，无效 2 例，总有效率 95%。[④]

3. 菊花清眼方　白菊花 6 克、滑石 9 克、生石膏 12 克、黄芩 9 克、桔梗 12 克、黄连 9 克、羌活 6 克、芒硝 6 克、赤芍 12 克、防风 9 克、川芎 12 克、当归 12 克、薄荷 12 克、白蒺藜 12 克、连翘 9 克、麻黄 12 克、荆芥 9 克、白术 6 克、甘草 12 克。每日 1 剂，水煎取汁 300 毫升，分 2 次温服。7 日为 1 个疗程。姜秀芳用上方联合加替沙星滴眼液、鱼腥草滴眼液治疗 41 例急性细菌性结膜炎患者。结果：治愈 23 例，有效 17 例，无效 1 例，总有效率 97.56%。[⑤]

4. 清肝明目液加减　龙胆 15 克、青葙子 15 克、草决明 15 克、黄芩 12 克、谷精草 12 克、柴胡 12 克、白菊花 12 克、车前子（包煎）9 克、密蒙花 9 克。上药用水浸泡 30 分钟，煮沸 15 分钟，过滤，将药置入玻璃杯内，将硬纸中央剪直径 1 厘米的圆孔后覆盖杯口，将患眼对准圆孔，熏 10～20 分钟，每日 3 次。李湘奇用上法治疗 52 例卡他性结膜炎患者。结果：患者经药蒸气熏 3～5 日后，均全部获愈。[⑥]

5. 三花汤加减　木贼 15 克、谷精草 12 克、夏枯草 12 克、生甘草 6 克、金银花 10 克、野菊花 10 克、密蒙花 10 克。随症加减：灼痛较甚，白睛溢血，胞肿头痛者，加生地黄、赤芍、栀子、牡丹皮；伴烦躁口渴、溲赤、便秘者，加大黄、黄连、黄芩、芒硝；白睛溢血，日久不消者，加丹参、赤芍、红花；黑睛生

① 王永炎，等.今日中医眼科［M］.北京：人民卫生出版社，2000：4-5.
② 徐亚玲，等.疏风清热方配合西药治疗急性细菌性结膜炎 80 例［J］.陕西中医，2014，35(6)：706-707.
③ 张伟星.疏风清热法治疗暴风客热 50 例［J］.四川中医，2001，19(2)：65.
④ 王东宇，等.自拟芩连方超声雾化治疗急性细菌性结膜炎 40 例疗效观察［J］.云南中医中药杂志，2014，35(11)：39-40.
⑤ 姜秀芳.菊花清眼方治疗急性细菌性结膜炎 34 例疗效观察［J］.河北中医，2013，9(9)：1369-1373.
⑥ 李湘奇，等.药熏治疗卡他性结膜炎 52 例［J］.浙江中医杂志，1993，29(11)：502.

翳,视物模糊者,加龙胆、桑白皮、葶苈子。每日 1 剂,水煎 2 次,分 2 次服。配合滴眼液滴眼。王国庆用上法治疗 120 例急性结膜炎患者。结果:显效 90 例,有效 28 例,无效 2 例,总有效率 98.3%。[①]

单　方

1. 栀子泡饮　组成:生栀子 6～12 克。用法用量:上药捣碎后开水浸泡,当茶饮用。临床应用:宋新民等用上法治疗 58 例急性细菌性结膜炎患者。结果:显效 35 例,有效 17 例,效差 4 例,无效 2 例,总有效率 89.7%。[②]

2. 茶连液　组成:春茶叶(干品)20 克、黄连(研末)5 克。用法用量:上药加开水 200 毫升,放进砂锅内煮沸 10 分钟,用消毒纱布过滤后静置于消毒玻璃杯中,待沉淀后,取黄色澄清液装入滴管瓶或注射器内备用。配药 1 次,3 日内用完,过期勿用。每只眼睛滴 2 滴,每日 4 次。临床应用:林景灿等用上法治疗 340 例急性结膜炎患者。结果:痊愈 312 例,显效 13 例,进步 11 例,无效 4 例,总有效率 98.8%。[③]

3. 清热桑花饮　组成:桑叶 30 克、野菊花 10 克、金银花 10 克。用法用量:将药加凉水 500 毫升,浸泡 10 分钟左右,再用文火煎开 15 分钟,此时用药热气熏患眼 10 分钟,其后用消毒纱布蘸药液反复洗患眼 5 分钟(药凉为止),每日 3 次。熏时以药汁热气能耐受为度,勿过热,以免烫伤眼

部。临床应用:鱼俊杰用上法治疗 150 例(213 只眼)急性结膜炎。结果:痊愈 143 只眼,有效 61 只眼,无效 9 只眼,总有效率 95.78%。[④]

中 成 药

1. 牛黄上清丸　组成:牛黄、薄荷、野菊花、荆芥穗、白芷、川芎、栀子、黄芩、黄连、黄柏、大黄、连翘、赤芍、当归、地黄、桔梗、甘草、石膏、冰片。功效主治:清热泻火,散风止痛;适用于风重于热证、热重于风证、风热并重证。用法用量:口服,每次 6 克,每日 2 次。[⑤]

2. 银翘解毒丸　组成:金银花、连翘、薄荷、荆芥、淡豆豉、牛蒡子、桔梗、淡竹叶、甘草。功效主治:辛凉解表,清热解毒;适用于风重于热证、热重于风证、风热并重证。用法用量:用芦根汤或温开水送服,每次 1 丸,每日 2～3 次。[⑥]

3. 熊胆滴眼液　组成:熊胆粉、天然冰片。功效:熊胆有退热清心、平肝明目、解毒消肿、散血止痛的功效,冰片具有通诸窍、散郁火、消肿止痛、去翳明目、退赤止痒的功效。[⑦]

4. 板蓝根滴眼液　组成:板蓝根水浸液及其提取物。功效:清热解毒,抗病毒、抗内毒素、抑制血小板聚集、调节免疫,解热、消炎、抗菌抑菌,它的水浸液及其提取物对金黄色葡萄球菌、表皮葡萄球菌、枯草杆菌、八连球菌、大肠埃希菌等均有抑制作用。[⑧]

① 王国庆.四草三花汤治疗急性结膜炎[J].四川中医,1989,7(7):45.
② 宋新民,等.栀子泡饮治疗急性卡他性结膜炎疗效观察[J].中国医院药学杂志,1996,16(1):38.
③ 林景灿,等.茶连液防治急性结膜炎 1 260 例疗效观察[J].福建中医药 1989,20(4):17 - 18.
④ 鱼俊杰.中药熏洗治疗急性结膜炎 150 例[J].陕西中医,1989,10(2):60.
⑤～⑥ 金明.中医临床诊疗指南释义眼科疾病分册[M].北京:中国中医药出版社,2015:12 - 13.
⑦ 肖婴,潘庆敏等.复方天然和复方人工熊胆滴眼液治疗急性细菌性结膜炎对照观察[J].中国中西医结合杂志,2008,28(3):241.
⑧ 戚朝秀,吴笑梅等.板蓝根滴眼液治疗急性细菌性结膜炎临床疗效研究[J].中药材,2007,30(1):120 - 122.

流行性角结膜炎

概　述

流行性角结膜炎是由 70 型肠道病毒（偶由 A24 型柯萨奇病毒）引起的一种暴发流行的自限性眼部传染病，又称"流行性出血性结膜炎""阿波罗 11 号结膜炎"。常见症状有眼痛、畏光、异物感、流泪、结膜下出血、眼睑水肿等。结膜下出血呈点状或片状，从上方球结膜开始向下方球结膜蔓延。多数患者有滤泡形成，伴有上皮角膜炎和耳前淋巴结肿大。少数人发生前葡萄膜炎，部分患者还有发热不适及肌肉痛等全身症状。

本病属中医"天行赤眼""天行赤眼暴翳"范畴。本病名首见于明·徐春甫所著《古今医统大全》，该书谓："此因运气所加，风火淫郁，大概患眼赤肿，泪出而痛，或致头额俱痛，渐生翳障，遮蔽瞳人，红紫不散，必有瘀血，宜去之。"但在《秘传眼科龙木论》已有"暴赤眼后急生翳外障"之记载，《银海精微》称"大患后生翳"，《医宗金鉴》称"暴赤生翳"。此病因感天行疫病之气，白睛突发红赤，且呈一片鲜红，泪多眵少或无眵等症者，谓其天行，即可广泛流行，在较大范围内，一人发病，男女老幼皆可相染。多发于春秋两季，双眼同时或先后发病，一般 1～2 周痊愈。若因感疫病之气过重，气轮邪盛，肺金凌木，病传黑睛，肺肝同病，而见黑睛星翳族生者，称天行赤眼暴翳，则持续时间较长，可达数月或数年之久。

辨 证 施 治

1. 陈钢锋分 2 型

（1）风热型　治宜疏风清热。方用羌活胜风汤加味：柴胡 9 克、黄芩 12 克、防风 12 克、荆芥 12 克、桔梗 12 克、野菊花 12 克、川芎 10 克、前胡 10 克、薄荷 5 克、甘草 7 克。

（2）肺阴不足、外夹风邪型　治宜养阴清肺。方用养阴清热汤加减：生地黄 12 克、黄芩 12 克、野菊花 12 克、防风 12 克、荆芥 12 克、知母 12 克、枳壳 12 克、芦根 12 克、天花粉 12 克、龙胆 7 克、甘草 7 克。

以上各方均每日 1 剂，儿童酌减，水煎 2 次，分 2 次服。[1]

2. 来雅庭等分 3 型

（1）风邪犯肺型　治宜疏风清热。方用羌活胜风汤加减：荆芥 8 克、防风 8 克、羌活 8 克、柴胡 8 克、枳壳 6 克、桔梗 8 克、甘草 4 克、川芎 6 克、炒黄芩 10 克、白芷 8 克、蔓荆子 10 克、木贼草 10 克。

（2）脾胃湿热型　治宜化湿清热。方用藿朴夏芩汤加减：藿香 10 克、制厚朴 10 克、制半夏 10 克、茯苓 12 克、制苍术 8 克、黄芩 10 克、生薏苡仁 20 克、陈皮 10 克。

（3）脾虚夹湿型　治宜健脾化湿。方用调中益气汤加减：黄芪 10 克、制苍术 8 克、陈皮 10 克、升麻 6 克、柴胡 10 克、潞党参 10 克、炙甘草 4 克、广木香 8 克。

---

① 陈钢锋.中西医结合治疗流行性角结膜炎疗效观察［J］.中国中医眼科杂志，1993，3（1）：17－18.

临床观察：来雅庭等用上方辨证治疗 31 例（62 眼）流行性角结膜炎患者。结果：显效 30 眼，有效 21 眼，无效 11 眼；服方最少 5 剂，最多 30 剂。①

经 验 方

1. 四顺清凉饮 当归 12 克、赤芍 12 克、大黄（酒炒）8 克、甘草 6 克。每日 1 剂，水煎 2 次，药液分 2 份，1 份分 2 次服，另 1 份用纱布蘸药液浸洗患眼，每日 3 次。西药：交替用羟苄唑及地塞米松滴眼液滴眼，每日 4 次。袁汉义用上法治疗 604 例急性流行性出血性结膜炎患者。结果：均于 1～4 日内痊愈。②

2. 解毒汤 金银花 30 克、蒲公英 20 克、黄芩（酒炒）15 克、赤芍 15 克、天花粉 10 克、薄荷（后下）5 克。随症加减：角膜出现云翳者，加秦皮 2.5 克。每日 1 剂，水煎 2 次，分 2 次服。并用此方药液洗眼，每 4 小时 1 次。于振兰等用上方加减治疗 100 例流行性出血性结膜炎患者。结果：均获痊愈，平均治愈时间为 2.6 日。③

3. 抗炎合剂 I 号 连翘 15 克、蒲公英 15 克、野菊花 6 克、薄荷 6 克、金银花 10 克、黄芩 10 克、牡丹皮 10 克、谷精草 10 克。水煎 2 次，混合为 500 毫升，6 时、22 时各服 250 毫升。三煎药液 400 毫升，用药液熏洗眼睛，5 时 30 分、7 时、20 时、22 时各 1 次。用中药洗眼后，交替滴 0.1%利福平、无环鸟苷眼液。睡前指压合谷、睛明、攒竹、耳尖各 5 分钟后涂红霉素眼膏。陈培芳用上法治疗 320 例流行性出血性结膜炎患者，均治痊愈。④

4. 自拟方 茺蔚子、决明子、黄芩、连翘、夏枯草、生地黄、牡丹皮、蝉蜕、谷精草、甘草。随症加减：肺经热盛或肠胃积热，见口渴、便结、眼睑肿胀、苔黄、脉数者，加焦栀子、赤芍；头痛、鼻塞、苔薄、脉浮数者，加薄荷、桑叶、桑白皮、白菊花。每日 1 剂，水煎 2 次，分 2 次服。针刺取太阳、风池、合谷穴，进行平补平泻法。西药用利福平滴眼液、0.5%醋酸可的松滴眼液、病毒唑滴眼液滴眼。李荣珍等用上法治疗 380 例流行性出血性结膜炎患者，均获痊愈。⑤

5. 清热解毒汤 紫花地丁 15 克、蒲公英 15 克、野菊花 15 克、黄芩 15 克、茯苓 15 克、金银花 12 克、赤芍 12 克、桔梗 6 克、生甘草 6 克、薄荷（后下）3 克。随症加减：便秘者，加生大黄；小便短赤者，加车前草；黑睛星翳者，加谷精草、密蒙花；白睛溢血者，加牡丹皮。每日 1 剂，水煎 2 次，分 2 次服。外用金银花 30 克、野菊花 30 克，加水煎 2 次，药液熏洗双眼，每日 2 次。分泌物多者，酌情增加熏洗次数。用 50%一爽眼药水（主要成分为千里光）、25%退翳眼药水（主要成分为当归、石菖蒲、紫草）滴患眼，每日数次。韩红波用上法治疗 60 例病毒性结膜炎患者。结果：经用药 3～20 日后，痊愈 52 例，有效 4 例，无效 4 例，总有效率 93.3%。⑥

6. 银翘散加减 金银花 9 克、连翘 9 克、桑叶 9 克、白菊花 9 克、决明子 9 克、薄荷 6 克、桔梗 6 克、淡竹叶 6 克、牛蒡子 6 克、荆芥 6 克、柴胡 6 克、蒲公英 12 克。随症加减：眼睑浮肿、球结膜下出血或眼痛甚者，加黄芩、牡丹皮；合并角膜炎者，加木贼、蝉蜕；口渴、便结者，去荆芥，加生大黄。每日 1 剂，水煎 2 次，分 2 次服。若眼睑球结膜充血水肿明显，以过滤之药液熏洗患眼，每日 4 次。局部用药：病毒唑眼水滴眼，每日 6 次；八宝眼膏涂眼，每日 1 次。殷勤等用上法治疗 30 例小儿咽—结膜热患者。结果：显效 16 例，有效 12 例，其余 2 例分别于第 5 日、第 7 日退热。⑦

① 来雅庭，等.流行性角结膜炎 31 例临床小结[J].辽宁中医杂志,1988,12(3)：26－27.
② 袁汉义.四顺清凉饮用于急性流行性出血性结膜炎疗效观察[J].中国中医眼科杂志,1995,5(4)：242.
③ 于振兰，等.解毒汤对流行性出血性结膜炎的疗效观察[J].中国中医眼科杂志,1995,5(1)：16.
④ 陈培芳.流行性出血性结膜炎的中医适时施护[J].中国中医眼科杂志,1995,5(3)：166.
⑤ 李荣珍，等.中西医结合治疗流行性出血性结膜炎临床观察[J].中国中医眼科杂志,1995,5(1)：55.
⑥ 韩红波.清热解毒汤治疗病毒性结膜炎 30 例[J].浙江中医学院学报,1994,18(2)：19.
⑦ 殷勤，等.银翘散加减治疗小儿咽—结膜热 30 例[J].中国中医眼科杂志,1994,4(1)：28.

7. 洗药方加味　蔓荆子 12 克、荆芥 6 克、白蒺藜 12 克、冬桑叶 12 克、秦皮 9 克、野菊花 30 克、川黄连 5 克、木贼 10 克。将上药加水 1 000 毫升，煎取药液 600 毫升，用两层纱布过滤后趁热熏眼，待不烫皮肤时，用纱布蘸药水洗眼，每日 4 次（每剂药可用 2 日）。王军等用上方治疗 150 例病毒性结膜炎患者。结果：均获痊愈，治愈天数最短者 2 日，最长者 6 日，平均 3.8 日。[①]

8. 消赤汤　柴胡 10 克、木通 10 克、紫草 10 克、大青叶 10 克、野菊花 10 克、川芎 10 克、赤芍 10 克、荆芥 10 克、薄荷 6 克、甘草 6 克、生石膏 30 克、大黄 10 克（仅适用于里热重、便秘患者，妊娠及经期忌用）。每日 1 剂，水煎 2 次，分 2 次服。每次药物煮沸后，嘱患者以药液热气熏眼，至药凉方止。黄澄清用上方治疗 50 例流行性出血性结膜炎患者，均痊愈。[②]

9. 清肝明目汤　柴胡 15 克、生地黄 15 克、车前子（包煎）15 克、栀子 12 克、菊花 12 克、决明子 12 克、黄连 8 克、蝉蜕 10 克、甘草 6 克。随症加减：风热明显者，加木贼草 10 克、夏枯草 10 克；肝热明显者，加龙胆 10 克、黄芩 10 克。每日 1 剂，水煎 2 次，分 2 次服，儿童用量酌减。并用此方药液洗眼，或用纱布浸药液敷眼 20～30 分钟。王新斌用上方加减治疗 146 例（280 只眼）流行性急性结膜炎患者，均获痊愈。[③]

10. 夏珠银菊汤　夏枯草 12 克、谷精珠 12 克、金银花 15 克、野菊花 15 克、大青叶 15 克、连翘 12 克、桑白皮 12 克、白蒺藜 12 克、赤芍 12 克、薄荷 6 克、甘草 6 克。随症加减：发热、头痛咽痛甚者，加蔓荆子、蒲公英；结膜充血水肿甚者，加车前子、茺蔚子；结膜下出血者，加茜草、牡丹皮、蒲公英；黑睛生翳者，加龙胆、柴胡、木贼、蝉蜕；便秘者，加生大黄。每日 1 剂。水煎 2 次，分 2 次服。邹少华用

上方加减配合滴眼药水（4％吗啉胍、0.25％氯霉素滴眼液）治疗 126 例流行性结膜炎患者。结果：痊愈 125 例，占 99.2％；无效 1 例，占 0.8％。[④]

11. 普济消毒饮　黄芩（酒炒）15 克、黄连（酒炒）15 克、陈皮 6 克、生甘草 6 克、玄参 6 克、柴胡 6 克、桔梗 6 克、连翘 3 克、板蓝根 3 克、马勃 3 克、牛蒡子 3 克、薄荷 3 克、僵蚕 2 克、升麻 2 克。每日 1 剂，水煎 2 次，分 2 次服。李瑞玉用上方治疗 82 例流行性出血性结膜炎患者，治疗 3 日。结果：痊愈 57 例，占 69.5％；有效 24 例，占 29.3％；无效 1 例，占 1.2％。[⑤]

12. 柴胡麻芍汤　柴胡 15 克、麻黄 10 克、赤芍 20 克、白蒺藜 10 克、吴茱萸 5 克。随症加减：表证明显，有热者，加金银花 15 克、连翘 15 克、生石膏 40 克；白睛红甚者，加桑白皮 30 克；脓性分泌物较多者，加黄连 8 克、蒲公英 15 克；视物不清者，加菊花 15 克；痒甚者，加僵蚕 10 克、蝉蜕 10 克；羞明流泪者，加栀子 12 克、龙胆 10 克、谷精草 10 克。每日 1 剂，水煎，分 2 次服。杨灿用上方加减治疗 129 例天行赤眼患者。结果：服本方 1～3 剂后症状明显改善，不需再服第 4 剂者评为痊愈，共 128 例。另 1 例因年龄较大，服药 4 剂并加用氯霉素眼药水滴眼而愈。痊愈的 128 例中服药 1 剂者 21 例，2 剂者 94 例，3 剂者 13 例。[⑥]

单　方

1. 双花滴眼液　组成：主要成分为金银花、菊花、紫花地丁、熊胆、冰片、蜂蜜。功效：解毒散结。用法用量：每日滴 10 次，每次 1 滴，8 日为 1 个疗程。临床应用：董泽宏用上方治疗 100 例（200 眼）流行性结膜炎患者。结果：痊愈 148 眼，显效 46 眼，有效 6 眼，总有效率 100％。[⑦]

① 王军，等.洗药方加味治疗病毒性结膜炎疗效观察[J].中国中医眼科杂志，1993,3(1)：25.
② 黄澄清.消赤汤治疗流行性出血性结膜炎临床报告[J].江西中医药，1992,23(1)：17－18.
③ 王新斌.清肝明目汤治疗流行性急性结膜炎[J].中国中医眼科杂志，1992,2(2)：95.
④ 邹少华.夏珠银菊汤为主治疗流行性结膜炎 126 例[J].北京中医杂志，1990,9(2)：57.
⑤ 李瑞玉.普济消毒饮治疗流行性出血性结膜炎 82 例[J].河北中医，1989,11(6)：31－32.
⑥ 杨灿.柴胡麻芍汤治疗天行赤眼 129 例[J].中医杂志，1987,28(7)：30.
⑦ 董泽宏.双花滴眼液治疗流行性结膜炎 100 例[J].北京中医药大学学报，2000,23(4)：73.

2.红明滴眼液 组成：玄明粉5克、冰片5克、注射液1 000毫升。制备方法：将玄明粉、冰片加入1 000毫升注射液浸泡24小时后，用三层滤纸过滤后再加入地塞米松注射液1克、红霉素注射液3克、利多卡因注射液1克、病毒唑注射液2克、黄连粉5克。混匀后分装滴眼瓶内，每瓶2毫升，总计制成550瓶左右。每瓶含量为玄明粉0.5％、冰片0.5％、黄连0.5％、红霉素0.3％、病毒唑0.2％、地塞米松0.1％、利多卡因0.1％。用法用量：每日用生理盐水洗眼1次，滴眼3～4次，每次1滴，痊愈为止。孙绍仁等用上方治疗1 089例流行性角结膜炎患者，疗效满意。在用药过程无特殊反应。其法安全，简便易行。[1]

3.双贯眼药液 组成：金银花50克、贯众50克。制备方法：上药水煎2次，药液浓缩，过滤，以95％乙醇提取，调整pH值为7.3，得药液100毫升，煮沸消毒，冷藏。用法用量：每小时滴眼1次。临床应用：郭承伟等用上方治疗219例流行性结膜炎患者。结果：经用药1～7日，全部治愈。[2]

4.板蓝根注射液滴眼 用法用量：每日4次，每次2～4滴。临床应用：谢英模用上方治疗75例（141只眼）流行性出血性结膜炎患者。结果：全部治愈，平均治愈天数为3日。[3]

中 成 药

1.疏风解毒胶囊 组成：虎杖、连翘、板蓝根、柴胡、败酱草、马鞭草、芦根、甘草等。功效：扶正祛邪，清热解毒，抗炎，提高患者免疫调节功能。临床应用：庞有慧用上方治疗42例（68只眼）流行性角结膜炎患者。结果：治愈43只眼，有效20只眼，无效5只眼，总有效率92.65％。[4]

2.熊胆眼药水 组成：熊胆粉为主（四川省达县地区制药厂研制）。功效：清热平肝明目。用法用量：取0.5％熊胆眼药水滴眼，2小时滴眼1次，每次1～2滴，前3日滴药不少于6次，以后每日滴药4次。2～4日观察记录1次，用药7～14日。临床应用：王明芳等用上方治疗70例病毒性结膜炎患者。结果：痊愈60例，显效6例，有效3例，无效1例，总有效率94.28％。[5]

① 孙绍仁，等.自拟红明滴眼液治疗暴发火眼[J].辽宁中医杂志，1995,22(6)：270.
② 郭承伟，等.双贯眼药液治疗流行性结膜炎疗效观察及实验研究[J].山东中医学院学报，1991,15(4)：32.
③ 谢英模.板蓝根注射液点眼治疗红眼病75例[J].湖南中医杂志，1989,5(1)：45.
④ 庞有慧.疏风解毒胶囊治疗流行性角结膜炎的临床观察[J].中华中医药杂志，2017,32(1)：366-368.
⑤ 王明芳，等.熊胆眼药水治疗病毒性结膜炎128例临床观察[J].中国中医眼科杂志，1993,3(1)：12-14.

单纯疱疹病毒性角膜炎

概　　述

单纯疱疹病毒性角膜炎是由单纯疱疹病毒(HSV)引起的角膜炎症性损害,以单疱病毒Ⅰ型为主。其特点是 HSV 的原发感染后在眼和三叉神经节产生潜伏,当机体受到外界刺激和抵抗力下降时,潜伏病毒激化,致角膜反复发作,造成角膜瘢痕,视力下降,严重造成角膜穿孔。患者自觉畏光、流泪、异物感或眼痛,视物模糊,角膜表现为以点状角膜炎起病,逐渐融合成树枝状、地图状溃疡,有局部的角膜知觉减退,少数患者表现为角膜基质的盘状混浊(约 15%)。本病发病率占角膜病变的首位,危害严重,可致盲。

本病属中医"聚星障"范畴。其症状初起为黑睛上出现细小星点簇聚,故称聚星障。因传变甚速,贵在早治,否则迁延难愈,甚至可变为花翳白陷、凝脂翳等症。中医辨证初期多为实证,后期多为本虚标实之证。

辨　证　施　治

1. 黄小娜等分 5 型

(1)外感风邪、风热上攻型　治宜疏风清热。方用桑菊饮合泻白散加减。

(2)肝经风热夹湿型　治宜清热化湿。方用龙胆泻肝汤合茵陈五苓散加减。

(3)脾虚湿邪上犯型　治宜健脾化湿。方用四君子汤合除湿汤。

(4)气阴两虚型　治宜益气养阴。方用六味地黄汤。

(5)血热雍滞型　治宜清热活血化瘀。方用犀角地黄汤。

以上各方均每日 1 剂,水煎 2 次,分早午 2 次服,连续服用 1 个月。[①]

2. 苏藩等分 4 型

(1)肝胆火炽、风热上犯型　治宜疏风清热。药用龙胆、栀子、黄芩、生地黄、蒲公英、金银花、连翘、泽泻、蝉蜕、红花。

(2)湿热蕴结、热毒炽盛型　治宜清热解毒化湿。药用杏仁、薏苡仁、白豆蔻、萆薢、黄芩、荆芥、蝉蜕、茵陈、黄柏、金银花。

(3)肝肾阴虚、虚火犯目型　治宜滋阴清热。药用生地黄、牡丹皮、山茱萸、泽泻、茯苓、知母、黄柏、红花、金银花、蝉蜕。

(4)正虚邪留、星翳不敛型　治宜补益气血。药用生黄芪、白术、当归尾、川芎、防风、薏苡仁、白豆蔻、红花、蝉蜕。

以上各方均每日 1 剂,每剂 120 克,10 岁以下者每剂 80 克,纱布包煎。[②]

3. 钱爱华分 3 型

(1)风热型　治宜祛风清热。方用银翘散加减:金银花 25 克、连翘 15 克、蝉蜕 15 克、黄芩 15 克、赤芍 15 克、大青叶 15 克、荆芥 10 克、桔梗 10 克、薄荷 10 克、桑叶 10 克、青蒿 20 克。每日 1 剂,水煎 2 次,分 2 次温服。

(2)肝胆火炽型　治宜清肝泻热。方用龙胆泻肝汤加减:龙胆 15 克、生地黄 15 克、大黄 15

① 黄小娜,等.中西医结合治疗病毒性角膜炎疗效观察[J].中医药学刊,2005,23(3):553,559.
② 苏藩,等.中药治疗聚星障临床观察[J].中国中医眼科杂志,1999,9(2):83-86.

克、栀子 15 克、青蒿 15 克、赤芍 15 克、金银花 15 克、柴胡 10 克、泽泻 10 克、当归尾 10 克、甘草 10 克、车前子(包煎)20 克、板蓝根 20 克。

(3)阴虚火旺型　治宜养阴清热。方用知柏地黄丸加减:知母 15 克、龟甲 15 克、生地黄 15 克、山药 15 克、沙参 15 克、茯苓 15 克、牡丹皮 15 克、金银花 15 克、青蒿 2 克、丹参 2 克、板蓝根 2 克。①

4. 吴志伟分 4 型

(1)外感风热型　治宜祛风清热。方用银翘散加减,重用蝉蜕 20 克、密蒙花 20 克。

(2)湿热蕴结型　治宜化湿清热。方用三仁汤,配伍用车前子 15 克、茵陈 15 克、野菊花 15 克、金银花 25 克。

(3)肝火拂郁型　治宜清肝泻热。方用龙胆泻肝汤,重用夏枯草 30 克、大黄 15 克、赤芍 15 克、草决明 20 克。

(4)正虚邪滞型　治宜益气固表。方用柴胡饮,重用黄芪 30 克、白术 25 克、紫苏叶 15 克。

以上各方均每日 1 剂,水煎服。结合外熏方药:金银花 30 克、野菊花 30 克、桑叶 30 克、龙胆 20 克、大青叶 20 克、鱼腥草 20 克、荆芥 15 克、薄荷 15 克、赤芍 15 克。将上药浸泡 30 分钟后,武火煎沸,倒入小瓶口容器内,眼部置于瓶口上方约 25 厘米,通过药液蒸汽熏蒸眼部,熏眼时要不断眨眼,得以暴露眼部病灶处,此时不断流泪,每次 20 分钟(以眼部能耐受为度),若双眼患病可每 5 分钟左右眼交替熏蒸。每日 2 次,10 日为 1 个疗程,间隔 2 日再进行下一个疗程。②

5. 董平分 2 型

(1)浅层型　治宜祛风清热。方用银翘散加减:桑叶、菊花、连翘、薄荷、天花粉、黄芩、白蒺藜、木贼。随症加减:热重咽痛者,加板蓝根、大青叶、紫草。

(2)基质层型　治宜清肝泻热。方用龙胆泻肝汤加减:龙胆、黄芩、炒栀子、金银花、天花粉、

连翘、泽泻。随症加减:混合充血明显者,加桃仁;便干者,加瓜蒌仁。

以上各方均每日 1 剂,水煎,分 2 次服。③

6. 常莉分 3 型

(1)风热型　治宜祛风清热。方用消毒饮加味:黄菊花 15 克、蒲公英 15 克、丹参 15 克、板蓝根 12 克、黄芩 10 克、赤芍 10 克、生甘草 10 克、当归 9 克、柴胡 9 克。随症加减:眼痛者,加乳香、没药;头痛者,加川芎、白芷;口苦苔黄者,加生石膏。

(2)肝胃实热型　治宜清热泻火。方用龙胆泻肝汤加味:沙参 15 克、泽泻 15 克、龙胆 10 克、生地 10 克、栀子 10 克、丹参 10 克、黄芩 10 克、木通 10 克、大黄 10 克、玄明粉 6 克、蝉蜕 6 克、甘草 6 克、柴胡 9 克。

(3)伤津型　治宜养阴清热。方用清热养阴汤加减:杭菊花 15 克、生地黄 15 克、北沙参 15 克、白蒺藜 12 克、当归 10 克、丹参 10 克、知母 10 克、麦冬 10 克、木贼草 10 克、蝉蜕 6 克。随症加减:房水混浊、大便秘结者,加大黄、玄明粉。④

7. 李树馨分 4 型

(1)肝经风热型　治宜疏风清热。方用羌活胜风汤或新制柴连汤:柴胡、黄连、赤芍、黄芩、栀子、龙胆。

(2)肝胆火盛型　治宜清肝泻火。方用龙胆泻肝汤加减:龙胆、柴胡、黄芩、栀子、木通、泽泻、车前子、生地黄、当归尾、甘草。

(3)血瘀型　治宜清热活血。药用板蓝根、大青叶、金银花、黄芩、生地黄、郁金、桃仁、红花、草决明。

(4)余邪滞留型　治宜滋阴清热。方用明目地黄汤加减:熟地黄、生地黄、山药、山茱萸、泽泻、茯苓、牡丹皮、五味子、柴胡、当归身。

以上各方均每日 1 剂,水煎 2 次,分 2 次服。⑤

8. 黄晓萍分 3 期

(1)早期　治宜祛风清热。药用荆芥、防风、

① 钱爱华.中药治疗单纯疱疹性角膜炎疗效观察[J].中国中医眼科杂志,1996,6(1):35.
② 吴志伟.熏眼在治疗单纯疱疹性角膜炎中的作用观察[J].中国中医眼科杂志,1996,6(1):33.
③ 董平.中西医结合治疗单纯疱疹性角膜炎疗效观察[J].中国中医眼科杂志,1995,5(3):158.
④ 常莉.辨证治疗单纯疱疹性角膜炎[J].中国中医眼科杂志,1994,4(4):230.
⑤ 李树馨.中西医结合治疗病毒性角膜炎 120 例临床观察[J].中医药研究,1994,10(5):20.

羌活、桑叶、菊花、柴胡、蝉蜕。

（2）中期　治宜清肝泻热。药用龙胆、石膏、栀子、知母、黄芩、黄连、黄柏、金银花、连翘。

（3）晚期　治宜养阴清热。药用党参、黄芪、生地黄、山茱萸、黄精、石斛、丹参、木贼草、白蒺藜、蝉蜕。

以上各方均每日1剂，水煎服。①

9. 周义军等分3期

（1）早期　治宜祛风清热。药用桑叶、白菊花、防风、黄芩、金银花、连翘、木贼草、谷精草、川黄连、夏枯草。

（2）中期　治宜清肝泻热。药用黄芩、黄连、栀子、龙胆、牡丹皮、赤芍、蒲公英、桃仁、红花、金银花、连翘。结膜下注射板蓝根注射液0.5毫升。

（3）后期　治宜养阴清热。药用枸杞子、菊花、生地黄、黄芪、牡丹皮、秦皮、木贼草、谷精草、蝉蜕、车前子（包煎）、黄芩。

以上各期用药均每日1剂，水煎服。②

10. 姚芳蔚分5型

（1）风热型　治宜疏风清热。方用桑菊饮、银翘散、羌活胜风汤等方加减。药用柴胡、黄芩、白术、荆芥、桔梗、枳壳、白芷、羌活、前胡、薄荷、甘草、防风、独活。

（2）肝经蕴热型　治宜清肝泻火。方用龙胆泻肝汤、黄连天花粉汤等方加减。药用花粉、川芎、川黄连、黄芩、黄柏、栀子、甘菊花、薄荷、连翘。

（3）湿热型　治宜清热化湿。方用藿朴四苓汤、甘露消毒丹等方加减。

（4）阴虚火旺型　治宜滋阴降火。方用知柏地黄汤、决明益阴汤等方加减。药用石决明、草决明、黄芩、川黄连、知母、黄柏、五味子、防风、独活、当归、甘草、羌活。

（5）气阴两虚型　治宜益气养阴。方用大补血汤、八珍汤等方加减。

随症加减：以上辨证结合眼部症状，炎症严

重者，佐以清热解毒药物；浸润水肿剧烈者，佐以活血利水药物；炎症减退而形成翳膜者，佐以退翳明目药物；后期以及防止复发，佐以益气养阴药物。以上各方均每日1剂，水煎2次，分2次服。③

11. 任征分4型

（1）风热上扰型　治宜疏风清热。方用银翘散加减：金银花15克、连翘15克、甘菊花15克、板蓝根15克、桔梗9克、淡竹叶9克、牛蒡子9克、荆芥6克、薄荷6克、鲜芦根30克。随症加减：热毒甚者，加黄芩12克。

（2）肝经湿热型　治宜清热化湿。方用甘露消毒丹加减：黄芩15克、连翘15克、茵陈15克、栀子15克、茯苓15克、木通9克、石菖蒲9克、藿香9克、飞滑石30克、薄荷4.5克、白豆蔻仁4.5克。

（3）热入营血型　治宜和营清热。方用清营汤加减：玄参15克、生地黄15克、丹参15克、连翘15克、金银花15克、黄芩15克、泽泻15克、木贼草15克、牡丹皮15克、川黄连4.5克、生大黄4.5克。

（4）气阴不足型　治宜益气养阴。方用杞菊地黄丸合生脉饮加减：枸杞子15克、甘菊花15克、生地15克、茯苓15克、党参15克、麦冬15克、牡丹皮15克、山药15克、木贼草15克、金银花15克、泽泻9克、知母9克。随症加减：气虚重者，加黄芪30克。

以上各方均每日1剂，水煎分2次服。④

12. 寇崇琇分4型

（1）肝经风热型　治宜肝经清风热。药用荆芥9克、防风9克、羌活9克、黄芩9克、菊花9克、栀子9克、薄荷6克、金银花15克、夏枯草15克、连翘12克。

（2）肝经热毒型　治宜清肝泻火。药用石决明或夏枯草30克、草决明12克、紫草12克、黄芩9克、栀子9克、生地黄9克、当归9克、车前子（包

① 黄晓萍.单疱病毒性角膜炎65例治疗小结[J].江苏中医，1993，14（4）：14.
② 周义军，等.中西医结合治疗单疱性角膜炎75例[J].江苏中医，1993，14（5）：12.
③ 姚芳蔚.辨证分型为主治疗单疱病毒性角膜炎48例[J].上海中医药杂志，1990，24（3）：10.
④ 任征.辨证治疗病毒性角膜炎95例[J].北京中医杂志，1990，9（1）：26.

煎)9克、大黄9克、蒲公英15克。随症加减:疼痛重、充血暗紫,可加桃仁9克、红花9克,或乳香9克、没药9克。

(3)肝胆湿热型 治宜清肝利湿。药用夏枯草30克、薏苡仁30克、黄芩9克、栀子9克、当归9克、牡丹皮9克、茯苓9克、厚朴9克、车前子(包煎)9克、金银花15克。随症加减:便秘者,加大黄9克。

(4)阴虚型 治宜益气养阴。药用石斛12克、麦冬12克、白蒺藜12克、菟丝子12克、沙参15克、黄芩9克、生地黄9克、青葙子9克、谷精草9克、当归9克。

以上各方均每日1剂,水煎2次,分2次服。[1]

经 验 方

1. 玉屏风散加味 黄芪20克、白术10克、防风6克、板蓝根15克、柴胡6克、蝉蜕5克。随症加减:见外感风寒者,加羌活10克、独活10克、荆芥6克;外感风热者,加甘菊花10克、桑叶10克、金银花10克;肝火炽盛者,加龙胆10克、黄芩10克;湿热蕴蒸者,加薏苡仁10克、滑石粉15克;病至后期阴虚邪留者,加生地黄15克、白芍10克、麦冬10克;红赤不退者,加赤芍10克、牡丹皮10克;小便短赤者,加车前子10克、萹蓄10克;食欲不振者,加麦芽10克、山楂10克。每日1剂,水煎服,分早晚2次口服。1个疗程14日,痊愈者终止治疗,最长4个疗程。叶万全用上方加减治疗44例单纯疱疹性角膜炎患者。结果:治愈39例,好转3例,无效2例,复发4例,有效率95.45%,复发率10.26%。[2]

2. 扶正蠲翳汤 太子参20克、生黄芪15克、炒白术15克、当归10克、鱼腥草10克、秦皮10克、蝉蜕10克、防风10克、密蒙花10克、甘草3克。随症加减:角膜刺激症状严重者,加金银花、

连翘;角膜基质水肿者,加茯苓。每日1剂,水煎,分早、晚2次服用。以15日为1个疗程。临床治愈后,为防止或减少复发,每周服用3剂,连服6个月。胡素英等用上方加减治疗46例(56只眼)单纯疱症病毒性角膜炎患者。结果:痊愈49只眼,有效5只眼,无效2只眼。总有效率为96.43%,3年复发4只眼,复发率为8.16%。[3]

3. 益气解毒方 生黄芪、淫羊藿、炒白术、防风、金银花、紫草、蒲公英。随症加减:热邪重者,加板蓝根、黄芩、牡丹皮;阴虚者,加石斛、生地黄;翳重者,加木贼、蝉蜕;有角膜新生血管者,加密蒙花、赤芍。每日1剂,水煎服。亢泽峰用上方加减治疗60例(67只眼)单纯疱疹病毒性角膜炎患者。结果:痊愈59只眼,有效6只眼,无效2只眼,复发7只眼,总有效率97.02%。[4]

4. 解毒化瘀汤 荆芥12克、野菊花12克、桑叶12克、木贼草12克、金银花15克、连翘15克、栀子12克、黄芩12克、当归12克、赤芍12克、牛膝12克、茺蔚子12克、甘草6克。随症加减:视力下降明显,伴畏光、流泪,异物感症状明显者,加柴胡10克、防风10克、薄荷10克;大便干结,口苦咽干者,加大黄10克、玄参15克;病情日久,翳障迁延不愈以及视力提高缓慢者,加黄芪15克、天花粉10克、山药10克、桑白皮10克;病至后期,黑睛遗有瘢痕翳障者,加蝉蜕10克、谷精草10克、密蒙花10克。每日1剂。水煎300毫升,分2次温服。急重症者,按急症急治原则,每日2剂,分4次温服。外用熏、洗、敷法,与内服法用同一处方。在内服药物煎煮过程中,以热度适宜时,利用热气蒸腾熏患眼,再次煎药液约600毫升,待药液温度适中时用以洗患眼,并用纱布或毛巾浸润热敷患眼。外用法每日2次,每次约为20分钟。治疗时应注意,熏眼时蒸气温度不宜过高,以免烫伤;洗、敷患眼时必须对药液进行过滤,以免药渣进入眼内,引起不适感。刘炎等用上法治疗88例

① 寇崇琇.中药治疗角膜炎50例临床观察[J].中医杂志,1983,24(10):44.
② 叶万全.玉屏风散加味治疗单纯疱疹性角膜炎的疗效及其对复发的预防作用[J].中国中医眼科杂志,2012,22(3):223-225.
③ 胡素英,等.扶正祛邪法治疗复发性单纯疱疹病毒性角膜[J].北京中医药大学学报(中医临床版),2006,13(1):57-59.
④ 亢泽峰.益气解毒方治疗复发性单纯疱疹病毒性角膜炎的临床观察[J].北京中医药大学学报,2004,27(1):74-76.

(93 只眼)单纯疱症病毒性角膜炎患者。结果:治愈 81 只眼,好转 6 只眼,未愈 6 只眼,总有效率 93.35%。①

5. **八味大发散加味** 蔓荆子、藁本、细辛、羌活、麻黄、防风、川芎、白芷、生姜(为引)。每日 1 剂,水煎服。结合局部用抗病毒滴眼液滴眼,部分 1‰ 阿托品扩瞳。赵新成用上法治疗 30 例(35 只眼)单纯疱疹性角膜炎患者,效果良好。②

6. **角膜炎 2 方** 大青叶 15 克、板蓝根 30 克、柴胡 10 克、防风 10 克、赤芍 10 克、龙胆 5 克(广东省佛山市张搓医院眼科协定方)。随症加减:刺激症状明显者,加荆芥 10 克、白芷 10 克;充血浸润重者,龙胆加至 10 克;反复发作者,加党参 10 克、当归 10 克。每日 1 剂,水煎分 2 次服。结合西药用 0.1‰ 碘苷滴眼,每小时 1 次,无溃疡实质型加用 0.5‰ 醋酸可的松滴眼,每日 8 次,虹膜反应重者散瞳。廖任宏用上法治疗 106 例(106 只眼)单纯疱疹性角膜炎患者。结果:治疗 6 日后痊愈 75 例,好转 28 例,总有效率 97.17%。③

7. **祛风清热解毒汤** 板蓝根、蒲公英、大青叶、防风、荆芥、赤芍、丹参、当归、川芎、野菊花。随症加减:深层型者,加黄芪、何首乌、人参;病情稳定者,可加木贼、蝉蜕。每日 1 剂,水煎服。结合选用病毒唑、疱疹净、吗啉双胍、阿糖胞苷等眼药水 1~2 种滴眼;或聚肌胞球结膜下注射或肌注;合并虹膜睫状体炎用 1‰ 阿托品散瞳。邢玉琴等用上法治疗 51 例(55 只眼)单纯疱疹性角膜炎患者。结果:痊愈 33 只眼,好转 20 只眼,无效 2 只眼,总有效率 96.4%。④

8. **角膜疱疹灵** 金银花 30 克、蒲公英 30 克、生地黄 30 克、丹参 30 克、桔梗 12 克、桑白皮 12 克、野菊花 12 克、荆芥 9 克、防风 9 克、蝉蜕 9 克、黄芩 9 克、夏枯草 9 克。每日 1 剂,水煎服。杜冲

用上方治疗 116 例(123 只眼)单疱病毒性角膜炎患者。结果:痊愈 113 眼,有效 3 眼,无效 7 眼,总有效率 92%。⑤

9. **苓桂术甘汤加附子** 茯苓 30 克、白术 30 克、桂枝 10 克、甘草 10 克、熟附子 10~15 克。随症加减:抱轮红肿,苔黄者,加甘菊花 30 克、车前子(包煎)30 克;阳虚者,用附子 20~30 克。儿童量酌减。每日 1 剂,水煎服。姜崇智等用上方加减治疗 31 例(35 只眼)病毒性角膜炎患者。结果:服药 7~30 剂,翳障消退 27 例 30 只眼,未消退 4 例 5 只眼,治愈率 87%。⑥

10. **柴胡复生汤加减** 柴胡 10 克、茯苓 10 克、白芍 10 克、薄荷 10 克、天花粉 10 克、苍术 6 克、黄芩 6 克、炙甘草 6 克、羌活 6 克、独活 6 克、蔓荆子 6 克、川芎 6 克、白芷 6 克、五味子 6 克、黄连 6 克、马勃 6 克、藁本 9 克、板蓝根 15 克、羚羊粉(冲服)0.3 克、桔梗 4 克。随症加减:气虚睁眼无力者,加黄芪 10 克;退翳障,加蝉蜕 10 克、木贼 10 克;阴虚者,加麦冬 12 克、黄精 12 克,每日 1 剂,水煎服。病情重者,前一周可每日服 2 剂。宋慧玲用上方加减治疗 30 例单纯疱疹性角膜炎患者。结果:痊愈 26 例,好转 4 例,平均治疗 56 日。⑦

11. **新制柴连汤** 柴胡 12 克、蔓荆子 12 克、黄连 5 克、黄芩 9 克、赤芍 9 克、防风 9 克、栀子 9 克、龙胆 9 克、荆芥 9 克、木通 6 克、甘草 6 克。随症加减:畏光流泪头重者,加羌活 9 克、白芷 9 克;炎症明显者,加金银花 20 克;并发虹膜睫状体炎者,加生地黄 15 克、牡丹皮 12 克;角膜遗有混浊者,加谷精草 9 克、密蒙花 9 克。开始时每日 2 剂,水煎服,病症减轻后每日 1 剂。药残渣水趁热洗熏眼,每日 3 次。丁国章等用上方加减治疗 30 例(34 只眼)病毒性角膜炎患者。结果:痊愈 30 只眼,有效 2 只眼,无效 2 只眼,有效率 94%。⑧

① 刘炎,等.解毒化瘀汤内服外用治疗聚星障疗效观察[J].辽宁中医杂志,2001,28(12):741.
② 赵新成.八味大发散加味治疗单纯疱疹性角膜炎临床观察[J].中国中医眼科杂志,1996,6(1):53.
③ 廖任宏.中西医结合治疗单纯疱疹性角膜炎[J].中国中医眼科杂志,1995,5(2):108.
④ 邢玉琴,等.中药为主治单纯疱疹性角膜炎[J].中国中医眼科杂志,1994,4(1):30.
⑤ 杜冲.角膜疱疹灵治疗单疱病毒性角膜炎 116 例[J].山东中医杂志,1994,13(5):208.
⑥ 姜崇智,等.苓桂术甘汤加附子治疗病毒性角膜炎 31 例[J].山东中医杂志,1993,12(2):18.
⑦ 宋慧玲.治疗单纯疱疹性角膜炎 30 例疗效观察[J].河北中医,1992,14(1):7.
⑧ 丁国章,等.新制柴连汤治疗病毒性角膜炎 30 例[J].辽宁中医杂志,1987,11(9):38.

12. 退翳良方加味 蝉蜕（揉碎）10 克、蛇蜕（酒洗）10 克、青葙子 10 克、夜明砂（包煎）10 克、焦白术 10 克、木贼 5 克、广陈皮 5 克、密蒙花 6 克、太子参 15 克、粉甘草 3 克。随症加减：风胜者，加羌活、荆芥、防风、蔓荆子、薄荷等；热盛者，加金银花、桑叶、菊花等；毒盛者，加蒲公英、黄连、栀子、板蓝根等；肝热盛者，加龙胆、柴胡、车前子等；肝火盛者，加龙胆、柴胡、车前子等；肝风盛者，加羚羊角、钩藤等；胃热盛者，加生石膏、知母、大黄等；便秘者，加芒硝；肝肾不足者，加枸杞子、地黄、桑椹等；脾胃不足者，加白术、陈皮、茯苓等；气虚者，加党参、黄芪；血虚者，加当归、杭白芍、熟地黄等。每日 1 剂，水煎服。结合扩瞳、抗病毒及抗生素眼药局部应用。刘益群用上法治疗 100 例单疱病毒性角膜炎患者，疗效较好。[1]

单 方

1. 满天星外敷 组成：鲜满天星 20～30 克。用法用量：洗净、捣烂后敷于患眼上，若双眼患病，为方便生活亦可交替敷眼。用 10 厘米×12 厘米大小棉垫覆盖，胶布固定，每日换药 1 次。临床应用：向大斌使用满天星外敷治疗 40 例单疱病毒性角膜炎患者。结果：痊愈 28 例，好转 9 例，无效 3 例，总有效率 92.5%。[2]

2. 滴眼液 组成：藏红花 20 克、黄连 20 克。制备方法：用蒸馏水 400 毫升浸泡 24 小时，浸液过滤，加氯化钠 4.0 克，加蒸馏水制成 500 毫升滴眼液，调 pH 值 5.3～5.4，经 G6 号垂熔玻璃漏斗细滤除菌，无菌条件下分装备用。用法用量：每日滴眼 6～8 次。临床应用：乌仁图亚用上法治疗 25 例（33 只眼）单纯疱疹性角膜炎患者。结果：浅层型 21 例（28 只眼）全部治愈；深层型 4 例 5 只眼，显效 3 只眼，好转 2 只眼（用药后症状改变不

明显）。[3]

3. 病毒净 组成：含 0.5% 精制穿心莲内脂。用法用量：滴眼，1 小时 1 滴。临床应用：廖世煌等用上方治疗 80 例（实质型 20 例，溃疡型 60 例）单纯疱疹性角膜炎患者。结果：实质型治愈 7 例，基本治愈 6 例，有效 5 例，无效 2 例；溃疡型治愈 34 例，基本治愈 10 例，有效 10 例，无效 6 例。[4]

中 成 药

1. 连花清瘟胶囊 组成：连翘、金银花、炙麻黄、炒苦杏仁、石膏、板蓝根、绵马贯众、鱼腥草、广藿香、大黄、红景天、薄荷脑、甘草。功效：清热解毒，宣散透热，养血活血，祛风解表。用法用量：每次 4 粒，每日 3 次，半个月后症状消失，继服 5 日巩固疗效。西药予 0.1% 阿昔洛韦点眼，每次 2 滴，每日 5 次；另外予丹参粉针剂 400 毫克，加入 5% 葡萄糖注射液静脉滴注，每日 1 次。临床应用：谢有良用上法治疗 30 例单纯疱疹病毒性角膜炎患者。结果：治愈率为 96.67%，复发率为 15.00%。[5]

2. 复方双花片 组成：金银花、连翘、穿心莲、板蓝根（陕西康惠制药股份有限公司生产，0.62 克/片，国药准字 Z19990062）。功效：疏散风热，清热解毒。现代药理研究表明金银花对流感病毒、疱疹病毒有抑制作用，能抑制病毒的复制，延缓病毒所致细胞病变的发生。用法用量：每次 4 片，每日 4 次。临床应用：曹平等用上方联合用更昔洛韦眼用凝胶治疗 26 例（36 只眼）单纯疱疹病毒性角膜炎患者，治疗 14 日。结果：总有效率为 97.22%。[6]

3. 板蓝根注射液 组成：板蓝根提取液（鲁卫药准字第 G3-049 号）。用法用量：板蓝根注射液 2 毫升（相当板蓝根生药 1 克）配制成 1∶3 的灭菌滴眼液，每 2 小时滴眼 1 次，每次 1～2 滴；

① 刘益群.中药治疗角膜移植后的免疫排斥反应[J].中医杂志,1985,26(8)：43-44.
② 向大斌.满天星外敷治疗单疱病毒性角膜炎 40 例[J].中国中医药科技,2004,11(5)：271.
③ 乌仁图亚,等.蒙药治疗单纯疱疹性角膜炎临床观察[J].中国中医眼科杂志,1995,5(1)：31-32.
④ 廖世煌,等.病毒净滴眼液对单纯疱疹性角膜炎疗效研究[J].中国中医眼科杂志,1992,2(1)：5.
⑤ 谢有良.连花清瘟胶囊治疗单纯疱疹病毒性角膜炎 30 例[J].中国中医基础医学杂志,2014,20(6)：847-848.
⑥ 曹平,等.复方双花片联合更昔洛韦眼用凝胶治疗单纯疱疹病毒性角膜炎临床观察[J].中成药,2014,36(9)：2008-2009.

肌内注射板蓝根注射液,每日1次,每次4毫升,连续治疗2～3周。治疗期间,每1～2日作角膜荧光素染色,用裂隙灯检查1次。临床应用:刘嫣芬等用上法治疗31例(32只眼)树枝状角膜炎患者。结果:治愈率为93.7%,好转率为6.3%,平均治愈日为16.5日。[1]

4.鱼腥草溶液　组成:鱼腥草提取物。用法用量:浅层型用0.5毫升鱼腥草注射液(河南淅川制药厂生产)球结膜下注射,每2日1次,并用该药液滴眼,每日4次。深层型用0.5毫升鱼腥草注射液和0.1毫升地塞米松注射液球结膜下注射,每日1次;8毫升鱼腥草注射液与1毫升地塞米松

注射液配伍后滴眼,每日4次;30毫升鱼腥草注射液(四川雅安制药厂生产)加250毫升5%葡萄糖注射液稀释后静脉滴注,每日1次。合并虹膜睫状体炎者予散瞳。临床应用:秦大军用上法治疗75例(80只眼)单纯疱疹性角膜炎患者。结果:痊愈69只眼,好转8只眼,无效3只眼,总有效率96.3%。[2]

5.消星障滴眼液　组成:猕猴桃根的醇提物。用法用量:每次滴眼1～2滴,每日6～8次,连续8～10日。临床应用:陈良良等用上方治疗24只眼单疱病毒性角膜炎患者。结果:痊愈21只眼,好转2只眼,无效1只眼,总有效率95.83%。[3]

① 刘嫣芬,等.板蓝根注射液治疗树枝状角膜炎疗效观察[J].中国中医眼科杂志,1995,5(2):125.
② 秦大军.鱼腥草治疗单纯疱疹性角膜炎[J].中国中医眼科杂志,1995,5(3):181.
③ 陈良良,等.消星障滴眼液治疗单纯疱疹病毒性角膜炎的临床研究[J].中国医药学报,1993,8(6):21-23.

细菌性角膜炎

概　述

　　细菌性角膜炎是由细菌感染引起的角膜上皮缺损及缺损区下角膜基质坏死的化脓性角膜炎，又称为细菌性角膜溃疡。约87%的细菌性角膜炎是由微球菌科（葡萄球菌属、微球菌属）、链球菌属、假单疱菌属及肠杆菌科这四类菌属所致。多为角膜外伤后感染或剔除角膜异物后感染所致。如不及时治疗可致角膜穿孔，甚至眼内感染，最终眼球萎缩。即使病情得以控制，也可能残留角膜瘢痕、角膜新生血管或角膜葡萄肿等后遗症，严重影响视力，甚至失明。

　　本病属中医"凝脂翳"范畴。多因黑睛表层损伤，风热邪毒乘隙袭入而发。若素有漏睛，邪毒已有蕴伏，或因脏腑蕴热，火热上攻，更易发病。内热外邪交攻，热毒相搏上犯，蒸灼肝胆络脉，致气血瘀滞，黑睛失养，蓄腐成脓，黑睛溃烂，或因其他黑睛病变复感风热转化而成。凝脂翳病在黑睛，内应肝胆，自起病即感红肿疼痛、视力昏朦，故本病多为热证、实证。其发病急，变化快，若失治误治每易致黑睛溃破，变证蜂起，而成蟹睛、正漏，甚至眼内化脓、眼球萎缩等恶候，为眼科疑难重病之一。

辨　证　施　治

1. 高颖等分3期

　　（1）早期　为风火合邪。治宜祛风清热、泻火解毒。药用防风、秦艽、黄芩、金银花等。并配合玄参、天花粉养阴生津，以防热盛伤阴。随症加减：目赤胀痛者，加牡丹皮、赤芍清热凉血、化瘀止痛。

　　（2）中期　为邪火炽盛，热毒上攻。药用大黄、芦荟以釜底抽薪，配合薏苡仁、苍术健脾利湿，促进脓毒排出、水肿消退。黄液上冲者，宜通腑泻热。

　　（3）后期　毒热已减，机体正气已虚。治宜益气养阴、扶正祛邪。方用四君子汤，用西洋参代替人参，以兼顾养阴生津之效，配合谷精草、密蒙花祛风清热、退翳明目，并予赤石脂收敛生肌。[1]

2. 庞福新等分4型

　　（1）肝经风热型　治宜清肝经风热。方用祛风退翳汤：柴胡10克、黄芩10克、赤芍10克、栀子10克、大黄10克、蝉蜕10克、夏枯草10克、连翘15克、车前子（包煎）15克、菊花15克、云茯苓30克。

　　（2）肝经实热型　治宜清热泻火。方用加味龙胆泻肝汤：龙胆20克、连翘15克、车前子（包煎）15克、生地黄15克、黄芩10克、赤芍10克、大黄10克、柴胡10克、青葙子10克、谷精草10克、云茯苓30克、甘草6克。

　　（3）肝经热毒型　治宜清热解毒。方用睛珠排脓汤：金银花15克、玄参15克、龙胆15克、生地黄15克、连翘15克、大黄10克、栀子10克、败酱草10克、当归10克、赤芍10克、夏枯草10克、制乳香6克、制没药6克、甘草6克。脓消后改用龙胆泻肝汤。

　　（4）肝肾亏虚型　治宜滋补肝肾。方用消翳汤：生地黄15克、熟地黄15克、枸杞子15克、青葙子15克、石决明15克、谷精草15克、炒白蒺藜

---

[1]　高颖，等.韦企平教授治疗角膜溃疡临床经验[J].中国中医眼科杂志，2013，23（5）：371-372.

15 克、蝉蜕 10 克、连翘 10 克、黄芪 10 克、防风 10 克、牡丹皮 10 克、车前子(或玄参)10 克、栀子 10 克、甘草 6 克。

以上各方均每日 1 剂,水煎 2 次,分 2 次服。[1]

3. 杜克敏分 3 型

(1) 肺阴不足、外受风邪型　治宜疏风清热养阴。药用生地黄、生石膏、金银花、知母、天花粉、黄芩、龙胆、荆芥、防风、芦根、甘草。

(2) 肝胃实热型　治宜清肝泻热。药用金银花、蒲公英、蜜桑白皮、天花粉、黄芩、黄连、龙胆、生地黄、知母、大黄、玄明粉、木通、蔓荆子、枳壳、甘草。

(3) 脾胃失调型　治宜健脾和胃。药用当归、白芍、枳壳、槟榔、莱菔子、车前子、甘草、金银花。

以上各方均每日 1 剂,水煎服,分 2 次温服,治疗 20～30 日。[2]

经 验 方

1. 龙胆泻肝汤加减　龙胆 10 克、栀子 8 克、黄芩 8 克、赤芍 10 克、柴胡 8 克、防风 8 克、蔓荆子 8 克、天花粉 8 克、金银花 18 克、秦艽 8 克。每日 1 剂,水煎 2 次,分 2 次服。任广玲用上方治疗 55 例细菌性角膜炎患者。结果:痊愈 40 例,好转 14 例,无效 1 例,总有效率 98.18%。[3]

2. 清热桑花饮加味　桑叶 30 克、金银花 15 克、野菊花 12 克。随症加减:早期,加蒲公英、紫草、甘草;抱轮红甚,头痛,溲赤者,加生地黄、栀子、黄芩、木贼、柴胡、蝉蜕、车前子(包煎)、甘草;便秘者,加大黄。每日 1 剂,水煎服。并用剩余药液热敷,熏洗,滴清明眼药水。鱼俊杰等用上法治疗 38 例(52 只眼)角膜溃疡患者。结果:痊愈 19 例 22 只眼,好转 17 例 28 只眼,无效 2 例 2 只眼,总有效率 94.7%。[4]

3. 金蒲解毒汤　金银花 10～20 克、蒲公英 10～20 克、紫花地丁 10～20 克、连翘 10～20 克、野菊花 10～20 克、黄芩 10 克、当归 10 克、赤芍 10 克、白芷 10 克、泽泻 10 克、大黄 5～10 克。随症加减:便秘者,加芒硝;头眼痛者,加蔓荆子;前房积脓者,加败酱草;病久体虚者,加黄芪;虹膜睫状体炎重者,加车前草。每日 1 剂,水煎服。结合西药:虹膜睫状体炎酌用 1% 阿托品散瞳,局部用抗生素眼药水和眼药膏,并热敷。并用蛴螬新鲜体液(铜绿金龟子幼虫,洗净,酒精消毒虫体,剪去头部,体液即可流出,用消毒镊子夹取黏稠黄白色体液)滴眼,每日 0.5～1 毫升,分 1～4 次点滴,点滴后包眼 4 小时。李宏等用上法治疗 168 例(168 只眼)角膜溃疡患者。结果:患者用药 10～14 日,均获痊愈。[5]

4. 生麦散　生地黄 15 克、石决明 24 克、麦冬 10 克、赤石脂 10 克、土茯苓 10 克、白蒺藜 10 克、密蒙花 10 克、木贼草 10 克、地骨皮 10 克、瓜蒌仁 10 克、川楝子 10 克。每日 1 剂,水煎服。外用光明消翳眼药(川黄连 10 克、海螵蛸 1.5 克、荸荠粉 6 克,上药研极细末,过筛,加蜂蜜 50 克,混合,用文武火熬至起丝,放凉后,再加研极细并过筛的熊胆 3 克、牛黄 3 克、珍珠粉 2 克、制炉甘石 15 克、麝香 1 克、冰片 1.2 克,拌匀,装消毒瓶)少许,用玻璃棒涂于患眼,每日 3 次。5 日为 1 个疗程。一般用药 1～3 个疗程。[6]

5. 仙五饮　金银花 15 克、野菊花 15 克、蒲公英 15 克、紫背天葵子 15 克、赤芍 15 克、当归 15 克、紫花地丁 20 克、天花粉 20 克、白芷 10 克、防风 10 克、贝母 10 克、皂角刺(炒)10 克、甲片(炮)10 克、乳香 10 克、没药(麸炒)10 克、全蝎 10 克、薄荷(后下)10 克、蜈蚣 2 条、陈皮 6 克、甘草 6 克。随症加减:口渴明显者,加石膏(先煎)60 克;大便秘结者,加大黄(泡服)20 克;眼球胀痛明显者,加

① 庞福新,等.辨证治疗细菌性角膜溃疡 36 例[J].江西中医药,1995,26(4):36.
② 杜克敏.中西医结合治疗匐行性角膜溃疡[J].中国中医眼科杂志,1993,3(2):118.
③ 任广玲.中西医结合治疗化脓性角膜炎疗效观察[J].辽宁中医杂志,2006,33(9):1156-1157.
④ 鱼俊杰,等.清热桑花饮加味治疗角膜溃疡 38 例[J].陕西中医,1994,15(2):59.
⑤ 李宏,等.金蒲解毒汤治疗角膜炎[J].中国医药学报,1994,9(6):32.
⑥ 潘云林.自拟生麦散为主治疗凝脂翳[J].浙江中医杂志,1994,29(6):256.

夏枯草 20 克；舌苔白腻或黄腻兼胸闷不舒欲呕者，加藿香 10 克、六一散 20 克；前房积脓消退、溃疡逐渐缩小，兼有口干舌红者，去皂角刺、紫花地丁、天葵子、陈皮，加生地黄 15 克、玄参 15 克、石斛 15 克；前房积脓消退，溃疡凹陷不平，兼有四肢倦怠无力者，去皂角刺、紫花地丁、天葵子，加黄芪 20 克、党参 10 克、升麻 6 克；溃疡愈合，留下斑翳者，去皂角刺、紫花地丁、天葵子、金银花、白芷，加桃仁 15 克、石决明（先煎）30 克、川芎 15 克、枸杞子 10、生地黄 15 克、木贼 10 克。外熏内服，每日 4 次，先将煎好的药液倒入杯内，趁药之热气熏患眼，待热气尽后再口服。李智勇用上法治疗 37 例匐行性角膜溃疡患者。结果：痊愈 36 例，显效 1 例，总有效率 100%。[1]

6. 加减八味大发散　麻黄 15 克、桂枝 10 克、白芷 10 克、藁本 10 克、蔓荆子 10 克、防风 10 克、川芎 6 克、桑白皮 16 克、生姜 40 克、甘草 5 克、细辛 5 克。随症加减：如有翳膜遮睛者，加蛇蜕 1～2 条、蝉蜕 4.5 克、白豆蔻壳（姜汁炒）3 克；夜间目胀疼不得安宁者，加玄参 6 克、防己 6 克、炒香附 6 克、夏枯草 6 克；生胬肉者，加白芷 9 克；偏头疼者，加天麻 6 克；目痒者，加全蝎 6 克、僵蚕 6 克。每日 1 剂，水煎服，10～15 日为 1 个疗程。文志军用上方加减治疗 35 例黑睛翳障患者。结果：临床治愈 16 例，显效 10 例，有效 9 例。[2]

单　方

1. 贴敷蛋壳膜　用法用量：贴敷时，首先把新鲜鸡蛋用酒精棉球消毒，然后用小镊子轻轻敲裂鸡蛋钝端硬蛋壳，然后小心地去掉直径约 1.5 厘米大小的圆形硬蛋壳，并去除胶质膜及外蛋壳膜，露出气室，用小弯剪轻轻剪直径约 1 厘米大小的圆形内蛋壳膜游离片。用右手持小弯剪放进剪

开的游离膜下并将其托出，左手食指与拇指撑开眼睑，右手将游离的鸡蛋内蛋壳膜置于角膜表面，用小镊子整理并使之覆盖角膜溃疡面。轻轻放下上睑，嘱患者轻闭双眼，勿转眼球，2 个小时后取出。[3]

2. 外治法　用法用量：将鲜鸡蛋以 0.1% 新洁尔灭溶液浸泡 10 分钟，戴消毒手套，取蛋衣与眼结膜和角膜同形等大 1 片置入 4% 庆大霉素和复方丹参注射液中浸泡 10 分钟。用 0.25% 氯霉素眼药水滴眼后，再以 1% 阿托品滴眼扩瞳，将鸡蛋衣盖于球结膜上，再涂红霉素眼药膏，绷带加压包扎，每日换药 1 次。临床应用：郭飞等用上法治疗 20 例匐行性角膜溃疡患者。结果：痊愈 10 例，有效 9 例，无效 1 例。[4]

中　成　药

1. 蒲地蓝消炎口服液　组成：蒲公英、紫花地丁、黄芩、板蓝根（江苏济川制药有限公司生产）。功效主治：清热泻火解毒；适用于治疗角膜、结膜疾病。用法用量：每次 1 支，每日 3 次，连续服用 3 周。临床应用：刘卫华等用蒲地蓝消炎口服液联合左氧氟沙星滴眼液治疗 42 例细菌性角膜炎患者，辅助使用重组牛生长因子眼液，观察 3 周。结果：有效率为 95.23%。[5]

2. 牛黄上清胶囊　组成：人工牛黄、薄荷、菊花、荆芥穗、白芷、川芎、栀子、黄连、黄柏、黄芩、大黄、连翘、赤芍、当归、地黄、桔梗、甘草、石膏、冰片。功效主治：清热泻火，散风止痛；适用于头痛眩晕、目赤耳鸣、咽喉肿痛、牙根肿痛、大便燥结等。用法用量：每次 3 粒，每日 4 次，温开水送服。1 周为 1 个疗程，治疗 2～3 个疗程。在西药局部滴眼的同时，加服牛黄上清胶囊治疗细菌性角膜炎，可提高临床疗效、缩短病程，能取得较好效果。[6]

① 李智勇.中西药治疗匐行性角膜溃疡 67 例[J].中国中医眼科杂志,1992,2(2)：107-108.
② 文志军.加减八味大发散治疗黑睛翳障[J].中医杂志,1986,27(2)：41.
③ 申进亮,等.贴敷蛋壳膜治疗角膜溃疡 30 例[J].河南中医,1999,19(2)：36-37.
④ 郭飞,等.外治法治疗匐行性角膜溃疡 20 例[J].湖北中医杂志,1993,15(5)：12.
⑤ 刘卫华,等.蒲地蓝消炎口服液联合左氧氟沙星眼液治疗细菌性角膜炎 42 例[J].河南中医,2016,36(10)：1811-1813.
⑥ 李良长,等.牛黄上清胶囊治疗细菌性角膜炎临床观察[J].湖北中医杂志,2010,32(7)：19-20.

蚕食性角膜炎

概　述

蚕食性角膜炎是一种慢性、进行性、疼痛性角膜溃疡，初发于角膜周边部，沿角膜周边部延伸，再向中央匐行发展，最后累及全角膜，属于一种特发性角膜溃疡，也称为 Mooren 氏角膜溃疡。多见于成年人，男性多于女性，常单眼发病，也可双眼先后发病。从病变开始，表现为剧烈的疼痛、畏光、流泪等严重的主要症状。疼痛常沿三叉神经眼支分布区域放射，局部滴用麻醉剂及口服止痛药均不易缓解。溃疡由周边向中央发展，表现为典型的穿凿性边缘，溃疡一面进展，一面修复，并有新生血管伸入，如果不继发感染，一般不穿孔，但可侵蚀整个角膜表面，最终结成广泛性角膜瘢痕，严重影响视力。本病确切的病因不清，可能是一种继发性自身免疫性疾病，既有细胞免疫介导，又有体液免疫参与。

本病属中医"花翳白陷"范畴，病名首载于《秘传眼科龙木论·花翳白陷外障》，并详细记载了其症状特征："此眼初患之时，发歇忽然疼痛泪出不开，立时遽生翳白，如珠枣花陷砌鱼鳞相似。"其病因病机主要由于风热外袭，循经上犯而致病；或脏腑素有积热，复感外邪，入里化热，热邪上冲于目而致病；或因素体阳虚，寒伤厥阴肝经而致病。《太平圣惠方·治眼生花翳诸方》中也提到："此为肝肺积热，脏腑壅实，而生此疾。"而《目经大成·花翳白陷》中则提出："土胜郁木，木郁则生火，火盛生痰，痰火交烁，膏液随伤，乃变无了局。"临床有报道采用割烙术治疗获得较好疗效。

辨　证　施　治

李传课分 4 型

(1) 肺肝风热型　治宜疏风清热。方用加味修肝散加减：羌活 10 克、防风 10 克、木贼 10 克、白蒺藜 10 克、菊花 10 克、薄荷 10 克、栀子 10 克、黄芩 10 克、连翘 10 克、金银花 20 克、当归 10 克、赤芍 10 克、川芎 10 克。

(2) 热炽腑实型　治宜清热泻火。方用泻肝散加减：黄芩 10 克、龙胆 10 克、知母 10 克、大黄 10 克、芒硝 10 克、车前子 10 克、玄参 12 克、羌活 10 克、当归 10 克、赤芍 10 克、牡丹皮 10 克。

(3) 痰火蕴蒸型　治宜清热化痰。方用治金煎加减：黄芩 10 克、黄连 10 克、桑白皮 10 克、玄参 10 克、枳壳 10 克、杏仁 10 克、葶苈子 10 克、旋覆花 10 克、防风 10 克、菊花 9 克。

(4) 阳虚寒凝型　治宜温阳化滞。方用当归四逆汤加减：当归 12 克、白芍 12 克、桂枝 10 克、细辛 2 克、生姜 10 克、大枣 10 克、丹参 15 克、甘草 3 克。[①]

经　验　方

1. 龙胆泻肝汤　龙胆 15 克、生地黄 15 克、当归 10 克、柴胡 10 克、木通 10 克、泽泻 10 克、车前子 10 克、栀子 10 克、黄芩 10 克、甘草 6 克。每日 1 剂，水煎至 200 毫升，分 2 次服用。刘红等用上方结合局部抗炎治疗 15 例（18 只眼）蚕食性角膜炎患者。结果：治愈 13 只眼，显效 4 只眼，有效 1

---

① 李传课.中医眼科学[M].北京：人民卫生出版社，1999：125-126.

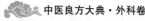

只眼,无效 0 只眼,总有效率 94.44%。[1]

2. 拨云退翳散 薄荷 6 克、蝉蜕 6 克、天花粉 10 克、蔓荆子 10 克、密蒙花 10 克、荆芥 10 克、白芷 10 克、木贼草 10 克、防风 10 克、赤芍 10 克、前胡 10 克、藁本 10 克、生地 10 克、当归 10 克、菊花 10 克、川芎 10 克、楮实子 10 克、黄连 3 克。每日 1 剂,水煎分服。于红海用上方治疗 49 例蚕食性角膜炎患者。结果:痊愈 38 例,显效 6 例,有效 2 例,无效 1 例,失访 2 例,总有效率 93.9%。[2]

① 刘红,等.龙胆泻肝汤辅助治疗边缘性角膜炎疗效观察[J].新中医,2016,8(8):203-205.
② 于红海.加减拨云退翳散治疗老年性蚕食性角膜溃疡 49 例[J].浙江中医杂志,2011,46(8):589.

真菌性角膜炎

概　述

真菌性角膜炎以麦芒、玉米叶划伤最多见，常发生于夏秋收割季节，农业劳动者发病占大多数。本病一旦发生极易形成角膜溃疡，浸润至角膜基质层形成角膜斑翳，而且易反复发作，严重者并发前房积脓，重者形成角膜穿孔，严重影响视力，甚至失明。其角膜溃疡特点为外观干燥而粗糙，表面微隆起，溃疡周围因胶原溶解而出现浅沟或因真菌抗原抗体反应而形成免疫环，有时可见"伪足"或"卫星灶"，其表面的坏死组织易于刮下，角膜后可出现斑块状沉着物，且有黏稠的前房积脓。引起角膜感染的主要真菌菌种在不同地区差别较大。发达国家及气候较寒冷地区（如美国北部和英国）的最常见致病菌种为白色念珠菌（31.6%～48.4%）；发展中国家及气候温暖或炎热地区（如美国南佛罗里达州、印度、尼日利亚等）主要是镰刀菌和曲霉菌（曲霉菌 12%～47%、镰刀菌 16%～62%）。我国广东、河南、河北及山东地区调查显示真菌性角膜炎致病菌种以镰刀菌和曲霉菌为主，其中大部分地区镰刀菌是首位致病菌，占 28%～65%；其次为曲霉菌，占 11%～49%；第三、四位分别是青霉属（3.6%～11.6%）和弯孢霉属（1.2%～13.1%）。由于激素和抗生素的滥用，近几十年来发病率显著增加。一旦发病，则病程长，可反复发作，临床表现复杂，诊断和治疗十分困难。

本病属中医"湿翳"范畴。其病名首见于《一草亭目科全书》，但书中无详细。其病因病机为湿毒之邪乘伤侵入，湿遏化热，熏灼黑睛。治疗宜清热解毒祛湿。

辨 证 施 治

1. 陈建生分 2 型

（1）湿热伤阴型　治宜养阴清热、疏肝解郁、祛风利湿、退翳明目。药用生地黄 30 克、当归 15 克、赤芍 15 克、柴胡 10 克、丹参 10 克、枳壳 10 克、木贼草 5 克、甘草 3 克、防风 5 克、千里光 10 克、密蒙花 10 克、谷精草 10 克、刺蒺藜 10 克、望月砂 10 克、草决明 10 克、茯苓 10 克。

（2）热重于湿型　治宜清热祛风、利湿退翳。药用赤芍 20 克、草决明 20 克、生地黄 10 克、黄芩 10 克、千里光 10 克、密蒙花 10 克、柴胡 10 克、羌活 10 克、防风 10 克、谷精草 10 克、刺蒺藜 10 克、秦皮 10 克、望月砂 10 克、茯苓 10 克、甘草 5 克、芒硝（冲服）15 克。[1]

2. 初培莲等分 3 期

（1）初期　治宜疏风清热、泻火解毒。方用银公双解汤：金银花 20 克、蒲公英 15 克、天花粉 10 克、黄芩 10 克、枳壳 3 克、龙胆 10 克、桑白皮 10 克、荆芥 10 克、防风 10 克、甘草 10 克。

（2）中期　治宜清热利湿、解毒退翳。方用羌活胜湿汤合龙胆泻肝汤加减：柴胡 10 克、黄芩 10 克、羌活 10 克、防风 10 克、延胡索 10 克、薄荷 6 克、桔梗 10 克、龙胆 10 克、蝉蜕 12 克、木贼草 10 克、连翘 10 克、泽泻 10 克、车前子 10 克、生甘草 10 克。

（3）后期　治宜养阴生津、清肝消翳。方用养阴清肺汤加减：生地黄 15 克、玄参 12 克、浙贝

① 陈建生.湿翳辨证举隅[J].江西中医药,2011,42(5)：34-35.

母 6 克、麦冬 10 克、薄荷 6 克、金银花 15 克、龙胆 10 克、菊花 10 克、桔梗 6 克、蝉蜕 12 克、密蒙花 10 克、生甘草 6 克。

以上各方均每日 1 剂,水煎服,早晚分服。[①]

3. 王林昌等分 2 型

(1) 湿热蒸灼型　治宜化湿清热。方用龙胆泻肝汤加减:龙胆 10 克、栀子 10 克、黄芩 10 克、车前子(包煎)10 克、泽泻 10 克、木通 10 克、当归尾 10 克、大黄 10 克、玄明粉 10 克、生地 30 克、苦参 30 克、玄参 30 克、金银花 30 克、甘草 6 克。

(2) 热毒炽盛型　治宜清热解毒。方用通脾泻胃汤加减:玄参 30 克、黄芩 15 克、知母 10 克、黄柏 10 克、车前子(包煎)10 克、羌活 10 克、当归 10 克、桔梗 10 克、龙胆 10 克、大黄 6 克、玄明粉 6 克、甘草 6 克。[②]

4. 王西兰分 4 型

(1) 风热毒盛、肝火内炽型　治宜清热泻火。方用双解汤加减:金银花 15 克、天花粉 10 克、黄芩 10 克、龙胆 10 克、荆芥 10 克、防风 10 克、知母 10 克、炙桑白皮 6 克、枳壳 6 克、甘草 3 克。

(2) 湿热上熏型　治宜化湿清热。方用羌活胜风汤加减:生石膏 30 克、麦冬 12 克、车前子(包煎)12 克、银柴胡 10 克、黄芩 10 克、防风 10 克、荆芥 10 克、白术 10 克、苍术 10 克、独活 10 克、白芷 10 克、前胡 10 克、羌活 10 克、枳壳 10 克、薄荷 10 克、桔梗 10 克、川芎 10 克、连翘 10 克、藿香 10 克、木通 10 克、甘草 3 克。

(3) 余热未清型　治宜清热养阴。方用银花复明汤加减:金银花 30 克、蒲公英 30 克、天花粉 12 克、生地黄 12 克、知母 12 克、玄明粉 12 克、炙桑白皮 9 克、黄芩 9 克、黄连 9 克、龙胆 9 克、蔓荆子 9 克、枳壳 9 克、大黄 10 克、木通 5 克、甘草 3 克。

(4) 翳久年深型　治宜养阴清热。方用养阴活络退翳汤:生地黄 12 克、知母 12 克、天花粉 9

克、黄芩 6 克、清半夏 3 克、羌活 3 克、防风 3 克、橘红 3 克、甘草 3 克、蝉蜕 5 克、木贼 5 克、菊花 5 克、旋覆花 5 克、银柴胡 5 克、决明子 15 克。随症加减:翳位黑睛者,加柴胡 6 克、石决明 15 克;翳中赤脉者,加红花 5 克、牡丹皮 10 克;余热未尽者,加黄芩 10 克;头目痛重者,加荆芥 9 克、防风 9 克;病情重者,加蒲公英 20 克,倍加金银花;大便干燥者,加大黄或玄明粉 9 克;胃纳差者,加神曲 9 克、麦芽 9 克、山楂 9 克;孕妇者,加当归 5 克、白芍 5 克。同时用薄荷 30 克,沸水泡后蒸气熏眼。

以上各方均每日 1 剂,水煎 2 次。分 2 次服。[③]

经　验　方

1. 自拟方 1　黄芩 10 克、黄连 10 克、黄柏 10 克、秦皮 10 克、蒲公英 10 克、赤芍 10 克、茯苓 10 克、泽泻 10 克、炒白术 10 克、制苍术 10 克、黄芪 20 克、党参 15 克、夏枯草 10 克、蝉蜕 10 克。随症加减:肝胆实热者,加龙胆 10 克、栀子 10 克;便秘者,加白芍 20 克、大黄 10 克;食少纳呆者,加焦山楂 15 克、焙鸡内金 10 克、炒谷芽 15 克、麦芽 15 克。每日 1 剂,水煎服。外洗基本方:黄芩 30 克、黄连 20 克、黄柏 20 克、秦皮 20 克、土茯苓 20 克、苦参 20 克、苍术 20 克、蒲公英 20 克。上药煎水 500 毫升,以敷料块蘸之湿热敷患眼。[④]

2. 自拟方 2　黄连 6 克、黄芩 9 克、连翘 10 克、石菖蒲 10 克、茵陈 20 克、藿香 10 克、赤芍 10 克、牡丹皮 10 克、茯苓 12 克、半夏 6 克、党参 10 克、黄芪 12 克、白术 12 克、甘草 6 克。每日 1 剂,水煎服,分早晚 2 次服。[⑤]

3. 自拟方 3　龙胆 10 克、栀子 10 克、蒲公英 20 克、紫花地丁 20 克、菊花 20 克、牛蒡子 10 克、赤芍 10 克、牡丹皮 10 克、竹叶 10 克、薄荷 10 克、金银花 20 克、大青叶 10 克、桑叶 10 克。每日 1 剂,水煎服,分 2 次口服,并停止其他药物。梁永

① 初培莲,等.辨证分期治疗真菌性角膜炎 32 例[J].山东中医杂志,2005,24(8):477-478.
② 王林昌,等.中药为主治愈霉菌性角膜溃疡 3 例[J].中国中医眼科杂志,1995,5(4):236.
③ 王西兰.中西医结合治疗霉菌性角膜溃疡的观察[J].中医杂志,1990,31(5):42.
④ 尹姜坤,等.中药内服外洗对真菌性角膜炎的治疗作用[J].中医药临床杂志,2009,21(6):538-539.
⑤ 张德玉,张靖.中西医结合治疗真菌性角膜炎 21 例[J].实用中医药杂志,2008,24(4):241.

昌等用上方治疗 24 例（24 只眼）真菌性角膜炎患者。结果：治愈（角膜溃疡愈合，荧光素染色阴性，或只留有浅层角膜云翳，随访 2 年未复发）18 例，显效（症状显著好转，前房积脓消失，虹膜炎症明显减轻，溃疡基本愈合，部分留有）3 例，进步 2 例，无效 1 例，总有效率 95.8%。[①]

4. **通脾泻胃汤** 茺蔚子、防风、黄芩、大黄、甘草、玄参、天冬、麦冬、知母、车前子（包煎）。成人每日 1 剂，水煎服。视大便情况随症加减：服 2 剂后大便仍秘者，加玄明粉，大便通润后再服 2 剂，其后当以清余热，退翳明目。在镜检取样同时，对角膜溃疡彻底清创。并用西药 1% 氟胞嘧啶滴眼液（本院配制）频滴患眼，每 30 分钟滴眼 1 次。陈

钢锋用上法治疗 7 例真菌性角膜溃疡患者，均获痊愈（自觉症状，睫状充血消失，角膜溃疡愈合，荧光素染色阴性）。[②]

中 成 药

丹溪玉屏风颗粒 组成：黄芪、白术、防风（云南白药集团股份有限公司生产，15 克×6 袋）。功效：解表，祛湿，解毒。用法用量：水冲服，每次 15 克，每日 2 次，30 日为 1 个疗程。临床应用：王琦等用上方联合纳他霉素滴眼液治疗 40 例真菌性角膜炎患者，连续治疗 3 个疗程。结果：总有效率为 95%。[③]

---

① 梁永昌，等.中药治疗真菌性角膜炎 24 例[J].中医杂志,1999,40(3)：175.
② 陈钢锋.中西医结合治疗真菌性角膜溃疡 7 例报告[J].中国中医眼科杂志,1996(1)：37.
③ 王琦，等.丹溪玉屏风颗粒联合纳他霉素治疗真菌性角膜炎的临床效果观察[J].中药药理与临床,2016,32(5)：110－112.

角 膜 基 质 炎

概　述

角膜基质炎是以细胞浸润和血管化为特点的角膜基质非化脓性炎症,通常不累及角膜上皮和内皮。机体对感染源的迟发性超敏反应与本病发病有关。先天性梅毒为最常见的原因,结核、单纯疱疹、带状疱疹、麻风、腮腺炎等也可引起本病。

本病属中医“混睛障”范畴。本病早在《秘传眼科龙木论》一书中就有记载,因从外而障碍视力,故称混睛外障,指出其病因“此是毒风在肝脏,积血睑眦之间然也”,治疗“初患宜令镰洗钩割,莫熨烙,去除根本,然后宜服凉肝散,点七宝膏,服退暗丸,立效”。《审视瑶函》称为混睛障症,对其治疗,有独到见解:“若遇此症,必食发物,或用药发起,转觉昏肿红赤,再用点服愈矣。”《张氏医通·七窍门》认为“宜服补肝调血之剂,血行则风自息,外用吹点,则翳渐退”。《医宗金鉴·眼科心法要诀》谓“混睛初起白睛混,渐生赤脉遮瞳睛,或混白膜漫珠上”,其病因“此乃肝脏毒风与瘀血上凝所致”。《目经大成》中称之为“气翳”。

辨 证 施 治

1. 周筱荣等分 3 型

(1) 肝经风热型　治宜祛风清热。方用羌活胜风汤加减:羌活 15 克、防风 12 克、独活 12 克、白芷 10 克、前胡 12 克、荆芥 12 克、桔梗 10 克、薄荷 6 克、柴胡 15 克、川芎 10 克、黄芩 10 克、白术 12 克、枳壳 10 克。

(2) 肝胆热毒型　治宜清肝泻火。方用银花解毒汤加减:龙胆 15 克、黄芩 12 克、桑白皮 12 克、天花粉 12 克、金银花 12 克、蒲公英 20 克、大黄 6 克、枳壳 10 克、蔓荆子 10 克。随症加减:热重者,重用金银花、蒲公英,再加野菊花、土茯苓以清热解毒;瘀滞甚者,可加当归尾、赤芍、桃仁、红花等以活血化瘀;大便数日不解者,可加玄明粉以协助大黄通腑泻下。

(3) 虚火上炎型　治宜养阴清热。方用百合固金汤加减:百合 15 克、生地黄 12 克、熟地黄 12 克、贝母 10 克、玄参 12 克、麦冬 10 克、桔梗 10 克、甘草 6 克、当归 12 克、白芍 12 克。随症加减:肝肾阴亏,相火妄动,可用知柏地黄丸加减。

以上各方均每日 1 剂,水煎 2 次,早晚各 1 次。[①]

2. 李传课分 5 型

(1) 肝经风热型　治宜祛风清热。方用羌活胜风汤加减:羌活 10 克、防风 10 克、荆芥 10 克、白芷 10 克、前胡 10 克、柴胡 10 克、川芎 6 克、黄芩 10 克、白术 10 克、枳壳 10 克、甘草 3 克。随症加减:为梅毒引起者,重加土茯苓以解毒驱梅;白睛红赤明显者,加金银花、蒲公英以清热解毒。

(2) 肝胆热毒型　治宜清热泻火。方用银花解毒汤加减:金银花 30 克、蒲公英 30 克、黄芩 10 克、龙胆 10 克、桑白皮 10 克、天花粉 10 克、大黄 10 克、枳壳 10 克、生地黄 20 克、赤芍 10 克、牡丹皮 10 克、甘草 3 克。随症加减:梅毒引起者,重用土茯苓以解毒驱梅;黑睛肿胀增厚者,加车前子、茺蔚子以利水消肿;口渴欲饮者,加生石膏、知母。

(3) 湿热内蕴型　治宜清热化湿。方用甘露

---

① 周筱荣,等.中西医结合治疗角膜基质炎 29 例观察[J].实用中医药杂志,2013,29(4):271.

消毒丹加减：霍香 10 克、白蔻仁 10 克、石菖蒲 10 克、滑石 15 克、木通 6 克、茵陈 10 克、黄芩 10 克、黄连 10 克。随症加减：湿热日久，阴津受伤，出现既有湿热，又有阴虚之证者，去木通、滑石，加生地、麦冬、石斛以养阴，或改用甘露饮以滋阴利湿。

（4）阴虚火炎型　治宜养阴清热。方用海藏地黄散加减：生地黄 15 克、熟地黄 15 克、玄参 10 克、麦冬 10 克、当归 10 克、木贼草 10 克、谷精草 10 克、白蒺藜 10 克。随症加减：见腰膝酸软，心烦失眠，遗精梦泄者，可改知柏地黄丸以滋肾阴降相火。

（5）脾气虚弱型　治宜健脾化湿。方用参苓白术散加减：党参 15 克、白术 10 克、茯苓 10 克、甘草 6 克、扁豆 15 克、山药 15 克、薏苡仁 15 克、莲子肉 10 克、砂仁 10 克、甘草 3 克、蒲公英 12 克、黄连 3 克。[1]

经 验 方

1. 羌活胜风汤加减　柴胡 12 克、荆芥 12 克、防风 15 克、羌活 12 克、川芎 12 克、生甘草 6 克、黄芩 15 克、桔梗 8 克、栀子 12 克、土茯苓 15 克、金银花 15 克、野菊花 12 克、生地黄 15 克、紫草 15 克、密蒙花 15 克。小儿剂量酌减，每日 1 剂，水煎服。同时联合使用氯霉素眼液和 5 - Fu 滴眼液，每日 3～4 次，每次 1～2 滴，7～10 日为 1 个疗程，共治疗 2 个疗程。肖云康用上法治疗 20 例角膜基质炎患者。结果：患者均症状消失或减轻，无复发。[2]

2. 自拟方　板蓝根 30 克、黄连 5 克、黄芩 10 克、牡丹皮 10 克、鱼腥草 20 克、金银花 10 克、连翘 10 克、当归 6 克、蒲公英 10 克、大青叶 30 克。每日 1 剂，水煎服。此方为基本方，可随症加减泽泻、菊花、茵陈、石膏、竹叶、防风、木贼、蝉蜕、白蒺藜等。董洪震用上方加减同时采用局部散瞳、抗炎、抗病毒治疗 64 例单疱病毒角膜基质炎患者，观察 2 年，其中有 4 例半年后复发，经治疗后得到控制。结果：总有效率为 100％，总治愈率为 93.75％。[3]

单 方

二宝散　组成：洁白皮硝 30 克、冰片 1.5 克。制备方法：先将皮硝入铜锅内炒松，隔日再加冰片，研极细无声，磁瓶收贮，勿令泄气。用法用量：用时滴入眼角内，每日 3～5 次。同时内服清热解毒退翳汤：金银花 15 克、蒲公英 15 克、川大黄 9 克、天花粉 9 克、龙胆 4.5 克、川黄连 4.5 克、桑白皮（蜜炙）4.5 克、枳壳 4.5 克、蔓荆子 4.5 克、银柴胡 4.5 克、羌活 3 克、独活 3 克、荆芥 3 克、防风 3 克、川芎 3 克、薄荷 3 克、生甘草 2.4 克。每日 1 剂，水煎 2 次，分 2 次服。临床应用：罗应成用上法治愈 3 例混睛障患者。[4]

① 李传课.中医眼科学［M］.北京：人民卫生出版社,1999：513－515.
② 肖云康.中西医结合治疗角膜基质炎 26 例［J］.实用中医药杂志,2010,26(2)：92.
③ 董洪震.中西医结合治疗单疱病毒角膜基质炎观察［J］.中外医疗,2010,29(9)：69.
④ 罗应成.眼疾"混睛障"治验［J］.江苏中医,1960,5(9)：28.

翼状胬肉

概　述

翼状胬肉是受外界刺激引起的一种慢性炎症性病变，单眼或双眼受犯，因其形状酷似昆虫的翅膀故命名。表现为睑裂部球结膜与角膜上一种赘生组织，侵犯角膜后日渐增大，可引起视力下降或逆规性散光，严重者可有不同程度的眼球运动受限，甚至可以覆盖至瞳孔区而严重遮挡视物。胬肉以内眦部为多，胬肉自眦部向角膜生长，角膜缘发生灰白色混浊，结膜形成充血肥厚的三角形组织，尖端向角膜攀爬，胬肉分头、颈、体部，尖端为头部，球结膜宽大部分为体部，两者之间为颈部。进展期头部隆起，可侵犯到角膜前弹力层及基质浅层，体部肥厚，表面不平，胬肉组织高度充血；静止期头部扁平，体部不充血或轻度充血，表面光滑呈薄膜状。本病中老年人多发，尤其是户外劳动者如渔民、农民多见，可能与风尘、日光、烟雾等长期的慢性刺激有关。

本病属中医"胬肉攀睛"范畴，《银海精微·卷之上》对该病发病记载详细："此症者，脾胃热毒，脾受肝邪，多是七情郁结之人，或夜思寻，家筵无歇，或饮酒乐欲，使三焦壅热，或肥壮之人，血滞于大眦，胬肉发端之时多痒，因乎摩擦，胬肉渐渐生侵黑睛。"归结其病因病机为：心肺蕴热加之风邪外袭；嗜食五辛酒浆，脾胃蕴积湿热；或是忧思劳怒，气郁化火；劳欲过度，心阴暗耗，肾精亏虚等均可致生胬肉。

辨证施治

1. 王长海分 3 型

（1）心肺风热型　治宜祛风清热。药用白蒺藜 10 克、蝉蜕 10 克、谷精草 10 克、甘草 6 克、木贼草 10 克、黄芩 10 克、草决明 10 克、菊花 10 克、栀子 10 克、川芎 10 克、荆芥穗 4 克、羌活 10 克、密蒙花 6 克、防风 10 克、蔓荆子 10 克。

（2）脾胃湿热型　治宜化湿清热。药用黄芪 15 克、防风 10 克、茺蔚子 10 克、桔梗 6 克、大黄 12 克、黄芩 10 克、车前子 10 克、芒硝 12 克、黄连 6 克。

（3）阴虚火旺型　治宜滋阴降火。药用知母 12 克、黄柏 10 克、熟地黄 24 克、山茱萸 12 克、怀山药 12 克、茯苓 9 克、泽泻 9 克、牡丹皮 10 克。[①]

2. 李传课分 5 型

（1）风热壅盛型　治宜祛风清热。方用栀子胜奇散加减：蒺藜 12 克、蝉蜕 6 克、谷精草 12 克、草决明 12 克、菊花 12 克、密蒙花 9 克、蔓荆子 12 克、木贼草 12 克、栀子 10 克、黄芩 10 克、甘草 3 克、川芎 10 克、羌活 9 克、防风 10 克、荆芥 10 克。

（2）脾胃实热型　治宜清热泻火。方用凉膈连翘散加减：大黄 9 克、芒硝 10 克、黄连 9 克、黄芩 10 克、栀子 10 克、连翘 10 克、车前子 12 克、茺蔚子 12 克、防风 12 克、桔梗 12 克、玄参 12 克、夏枯草 15 克。

（3）心火上炎型　治宜清心泻火。方用泻心汤合导赤散加减：黄连 9 克、黄芩 15 克、大黄 12

① 王长海.中西医结合治疗翼状胬肉 161 例[J].辽宁中医杂志,2008,35(4)：574－575.

克、生地黄 15 克、竹叶 10 克、木通 9 克、甘草 3 克。

（4）三焦壅热型　治宜清热解毒。方用黄连解毒汤加减：黄芩 15 克、黄连 9 克、黄柏 10 克、栀子 10 克、大黄 9 克、牡丹皮 10 克、桃仁 12 克、芒硝 12 克。

（5）阴虚火旺型　治宜滋阴降火。方用知柏地黄丸加减：知母 12 克、黄柏 10 克、熟地黄 15 克、山药 15 克、山茱萸 18 克、牡丹皮 12 克、茯苓 12 克、泽泻 10 克、黄连 9 克、麦冬 12 克、五味子 6 克。①

3. 秦荣华分 3 型

（1）心肺风热型　治宜祛风清热。方用栀子胜奇散加生地黄、牡丹皮。

（2）脾胃积热型　治宜清热泻火。方用三黄汤加生石膏、栀子、竹叶等。

（3）肾经虚火型　治宜滋阴降火。方用知柏地黄丸加蒺藜。

以上各方均每日 1 剂，水煎 2 次，分 2 次服。②

经　验　方

1. 明目退翳散　生地黄 12 克、蔓荆子 10 克、白菊花 10 克、白蒺藜 10 克、密蒙花 10 克、白芷 10 克、当归 10 克、赤芍 10 克、决明子 10 克、蝉蜕 10 克、栀子 10 克、木贼 6 克、防风 6 克、甘草 6 克。每日 1 剂，水煎服，早晚 2 次分服。汪月红等用上方结合局部滴典舒眼药水治疗 26 例翼状胬肉患者。结果：治愈 16 例，好转 8 例，无效 2 例，总有效率 92.3%。③

2. 蝉花散　蝉蜕 20 克、菊花 15 克、谷精草 10 克、炒蒺藜 10 克、防风 10 克、炒决明子 10 克、密蒙花 8 克、羌活 10 克、黄芩 10 克、蔓荆子 10 克、栀子 8 克、甘草 8 克、川芎 8 克、木贼 8 克、荆芥穗

10 克。刘淑艳用上方结合手术治疗 42 只眼翼状胬肉患者。结果：治愈 39 只眼，总有效率 92.86%，再次复发 3 只眼，占 7.14%。表明在手术基础上服用蝉花散能促进手术创面愈合，并降低复发的比例，是一种治疗复发性翼状胬肉的有效方法。④

3. 栀子胜奇散　栀子 10 克、黄芩 10 克、赤芍 10 克、生地黄 12 克、木通 10 克、车前子（包煎）10 克、淡竹叶 12 克、菊花 10 克、木贼 10 克、生甘草 6 克。每日 2 次，水煎温服。10 日为 1 个疗程，每个疗程间隔 2 日，治疗期间勿需配合其他外用眼药。刘晓峰用上法治疗 34 例复发性翼状胬肉患者。结果：治愈 28 例，好转 5 例，无效 1 例，治愈率 82.35%，总有效率 92.06%。⑤

4. 清睛粉　石斛 12 克、麦冬 12 克、玄参 30 克、熟地黄 9 克、桂枝 9 克、赤芍 9 克、当归 9 克、桃仁 9 克、蝉蜕 9 克。全蝎 3 克、煅龙骨 12 克、牡蛎 12 克。将以上药物烘干，共研细末，过筛备用。术后每日服 2 次，每次服 1.5 克。左岫勒等用上方治疗 62 例（81 只眼）翼状胬肉患者。结果：服药 35~40 日，治愈 61 例 80 只眼；随访 5~23 个月除一例复发外，其余均取得了较好效果。⑥

5. 龙胆泻肝汤加味　龙胆 10 克、黄芩 10 克、栀子 10 克、当归 10 克、泽泻 10 克、生地黄 10 克、车前子（包煎）10 克、柴胡 10 克、白蒺藜 10 克、菊花 10 克、木通 6 克、生甘草 6 克。每日 1 剂，水煎温服，10 日为 1 个疗程，每个疗程间隔 2 日。等胬肉静止后，继予杞菊地黄丸口服 2 个疗程左右，以巩固疗效。部分患者用 0.5% 可的松眼药水滴眼。李怀善用上法治疗 32 例术后复发性翼状胬肉患者。结果：痊愈 29 例（90.63%），好转 2 例，无效 1 例，总有效率 96.88%；疗程最短者 20 日，最长者 70 日，平均 40.25 日，凡经治愈的病例经随访 1 年无复发。⑦

① 李传课.中医眼科学［M］.北京：人民卫生出版社,1999：64-65.
② 秦荣华.针刺中药治疗真性翼状胬肉 38 例［J］.中国针灸,1999,28(4)：242.
③ 汪月红,徐珲,等.明目退翳散治疗复发性翼状胬肉 26 例疗效观察［J］.浙江中医杂志,2013,48(7)：509.
④ 刘淑艳.蝉花散结合手术治疗复发性翼状胬肉临床观察［J］.中国中医眼科杂志,2012,22(5)：335-337.
⑤ 刘晓峰.术后复发性翼状胬肉 34 例治疗分析［J］.中国医药学报,1998,13(3)：75.
⑥ 左岫勒,等.中药清睛粉联合手术治疗翼状胬肉疗效观察［J］.中国中医眼科杂志,1994,4(4)：212-213.
⑦ 李怀善.中药治疗术后复发性翼状胬肉 32 例［J］.中国中医眼科杂志,1993,3(4)：224.

6. 加味导赤散 生地黄、木通、甘草梢、竹叶芯(或淡竹叶)、当归尾、红花、赤芍、黄芩(酒炒)、蝉蜕(去翅足)、车前子(炒布包)。随症加减：局部痒，结膜囊有分泌物者，加刺蒺藜、薏苡仁霜、荆芥；胬肉体部充血严重者，加酒制大黄。每日1剂，水煎2次，分2次服。饭前温服。黄叔仁等用上方治疗37例进行性翼状胬肉患者。结果：大部分病例(28/37)在连续服中药10～12剂后，原来肥厚的体部渐次变薄，充盈的血管变细，充血亦随之减退；服25～35剂后，进行性成为静止性，体部血管萎缩稀疏、充血消失、病变组织菲薄而呈腱样光泽，原来尖而隆起于角膜面的头部变致平坦，与头部相连接处角膜浅层浸润性混浊可见；小部分病例(9/37)则需20～25剂后各种进行性改变才有缓解，50～65剂后才完全静止。双眼者在治疗过程中的各种改变基本同步。①

7. 退胬汤 桑叶10克、菊花10克、白芷10克、薄荷10克、生地黄10克、当归10克、川芎10克、谷精草10克、白蒺藜10克、甘草5克、车前草12克、石决明20克、决明子15克。随症加减：睑裂斑炎、亚急性结膜炎患者，去石决明、决明子，加赤芍、红花、蝉蜕等。每日1剂，水煎服。赵经梅用上方加减治疗27例翼状胬肉患者，均好转。②

8. 消胬灵眼药水 当归9克、羌活9克、防风9克、川芎9克、蔓荆子9克、白芷9克、黄芩9克、菊花9克、乳香9克、没药9克、硇砂15克、硼砂15克、硝酸钾25克、硫酸锌4克、冰片1克。将前10种药捣碎，浸入40%乙醇2 500毫升中，放置3～7日，过滤，将药渣裹包于纱布中，加蒸馏水煮30分钟，去渣，取药液与酒精浸出液混合，用文火煎至500毫升时(此时酒精已蒸发完)趁热将硇砂、硫酸锌、硝酸钾投入搅拌，使之溶解，药液再过滤，加入冰片细粉，搅拌充分混溶。最后过滤澄清，即可装瓶备用。每日4～6次，每次2滴。30日为1个疗程。一般用药60～80日。鲍道平用上方治疗83例(131只眼)进行性翼状胬肉患者。结果：显效51只眼，有效63只眼，17只眼无效，总有效率87%。③

9. 炉硝散 羌活9克、防风9克、黄芩9克、甘菊花9克、蔓荆子9克、川芎6克、白芷6克、炉甘石15克、火硝2.4克、冰片0.3克。将前7种药物用纱布包裹，放入砂锅内，加水煎煮2次，每次煎20分钟，2次煎出之药液合并，文火加热蒸干成稠膏状；然后将冰片、炉甘石、火硝等研成细末，分次加入调匀，即可使用。此药略有刺激性，用前先滴1%地卡因两次，每次隔5分钟，以使黏膜表面麻醉；再用玻璃棒取药膏少许，涂于翼状胬肉表面，但不可太多，涂后闭眼片刻，每日滴2次，10次为1个疗程。李应湛等用上法治疗72例进行性翼状胬肉患者。结果：治愈49例，显著进步及进步22例，无效1例，总有效率98.61%。④

单 方

1. 鸦胆子 组成：鸦胆子少许。用法用量：鸦胆子去壳，种仁捣成泥状，用于涂擦切除胬肉之根部及所切除胬肉的巩膜表面部位。临床应用：赵建浩等用上法治疗47例(47只眼)患者。结果：术后效果良好。球结膜无充血，翼状胬肉根部萎缩，随访1年未见复发，未见不良反应及并发症。⑤

2. 大黄侧柏香附散 组成：生大黄、黑侧柏、炒香附各等份。用法用量：上药研细末，每次9克，用开水冲服，每日2次，30日为1个疗程。临床应用：袁敬一用上法治疗35例进行性翼状胬肉患者，疗效满意。⑥

① 黄叔仁，等.加味导赤散治疗进行性翼状胬肉的临床观察[J].中国中医眼科杂志,1992,2(3)：147-148.
② 赵经梅.退胬汤治疗眼病53例[J].辽宁中医杂志,1992,2(4)：32.
③ 鲍道平.消胬灵眼药水治疗进行性翼状胬肉[J].中医杂志,1984,25(11)：41-42.
④ 李应湛，等.炉硝散治疗翼状胬肉的疗效观察[J].中医杂志,1958,4(5)：325.
⑤ 赵建浩，等.鸦胆子对控制翼状胬肉复发的疗效观察[J].中国中医眼科杂志,1994,4(4)：229.
⑥ 袁敬一.大黄侧柏香附散治疗进行性翼状胬肉[J].中医杂志,1987,21(11)：34.

3.雄黄粉 组成:雄黄90克、生矾30克、冰片少许。用法用量:上药共研细成末,贮放于褐色瓶中备用。在手术切除胬肉前,将药粉涂敷在其表面,片刻,施术切除胬肉,然后再次把雄黄粉涂敷在巩膜创面上,2～3分钟后用刮匙搔刮净表面的雄黄粉,并用生理盐水冲洗。临床应用:卢林周用上法治疗10例(11只眼)复发性翼状胬肉患者,效果满意。随访1～7年,没有一例复发。①

预 防 用 药

珍珠明目液 组成:主要原料为珍珠。用法用量:每日4～6次,滴用2个月,术后观察1～3年。临床应用:陆少泉治疗36例(43眼)翼状胬肉患者,患者术后第二天换药开始滴用珍珠明目液。结果:1例复发,余35例均未复发,无并发症及不良反应。②

① 卢林周.中药雄黄粉合并切除术治疗复发性翼状胬肉[J].贵州医药,1979,4(4):27.
② 陆少泉.珍珠明目液预防翼状胬肉术后复发疗效观察[J].淮海医药,1999,17(1):77.

前葡萄膜炎（虹膜睫状体炎）

概　述

前葡萄膜炎是葡萄膜炎中最常见的一种类型，约占其总数的一半以上。前葡萄膜炎包括虹膜炎、虹膜睫状体炎和睫状体炎。其临床主要表现为眼痛、畏光、流泪、视力减退、角膜后沉着物及房水混浊。虹膜睫状体炎包括炎症的三个组成部分：（1）细胞与组织的变性（虹膜肿胀，纹理不清）；（2）液体的渗出与细胞浸润（角膜后出现灰白色羊脂状沉着物，甚至出现前房积血积脓，瞳孔缘或中央渐见白色点状、絮状或团状渗出物附着）；（3）细胞与组织的增生（虹膜增粗，瞳孔区有机化的膜状物，虹膜粘连或瞳孔闭锁）。虹膜睫状体炎的病因十分复杂，可由细菌、病毒、真菌和寄生虫等病原体感染，以及自身免疫、风湿性疾病、外伤和肿瘤等多种原因引起。

本病属中医"瞳神紧小""瞳神干缺"范畴。又名"瞳神焦小""瞳神缩小""瞳神细小""肝决"等。瞳神紧小病名首见于《证治准绳·杂病·七窍门》，但早在《外台秘要》就有相关描述，后在《目经大成》中又有相关记载，历代皆认为瞳神紧小为本病的主要症状，以发病时的症状特征来命名。本病易反复发作。本病失治、误治，或因病情迁延，可致黄仁与其后的晶珠黏着，瞳神边缘参差不齐，失去正圆，黄仁干枯不荣，则成为"瞳神干缺"，瞳神干缺病名首见于《秘传眼科龙木论·瞳人干缺外障》。本病容易发生并发症，导致视力下降，甚至失明。如《银海精微·瞳人干缺》记载："此症失于医治，久久瞳多锁紧，如小针眼大，内结有云翳，或黄或青或白，阴看不大，阳看不小，遂成瞽疾耳。"本病病因病机有外感风热，内侵于肝，或肝郁化火致肝胆火旺，循经上犯黄仁；外感风湿，内蕴热邪，或风湿郁而化热，熏蒸黄仁；肝肾阴虚或久病伤阴，虚火上炎，黄仁失养。

辨　证　施　治

1. 庞朝善分 6 型

（1）肝胆火炽型　药用金银花、蒲公英、炒栀子、紫草、赤芍、牡丹皮、防风、防己、蔓荆子、白芷、龙胆、白花蛇舌草、虎杖等。

（2）肝胆湿热型　方用龙胆泻肝汤加减。

（3）热盛腑实型　方用凉膈连翘散加味。

（4）瘀血阻络型　方用犀角地黄汤加减。

（5）脾肾阳虚型　方用温经益元散加减。

（6）阳虚火旺型　方用知柏地黄汤。[1]

2. 万冬梅等分 4 型

（1）肝经风热型　药用柴胡、黄芩、栀子、黄连、蔓荆子、荆芥、防风、牡丹皮、茺蔚子、甘草。随症加减：充血重者，加赤芍、桃仁、红花。

（2）肝经实火型　药用车前子、木通、生地黄、栀子、黄芩、龙胆、当归尾、甘草等。

（3）肝经湿热型　药用半夏、薏苡仁、杏仁、滑石、川厚朴、竹叶、白豆蔻、木通等。

（4）阴虚火旺型　药用茯苓、山药、熟地黄、泽泻、牡丹皮、知母、黄柏等。[2]

① 庞朝善.前葡萄膜炎的治疗经验[J].中国中医眼科杂志,2004,14(3)：172-173.
② 万冬梅,等.中西医结合治疗虹膜睫状体 37 例[J].山东中医杂志,2000,19(6)：357.

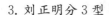

3. 刘正明分 3 型

(1) 肝经风热证　方用自拟清解复明汤：龙胆、柴胡、炒栀子、炒黄芩、生地黄、蒲公英、石决明、潼蒺藜、白蒺藜、荆芥、甘草。

(2) 肝胆湿热证　方用自拟清肝除湿复瞳汤：柴胡、当归、赤芍、青葙子、炒黄芩、夏枯草、石决明、草决明、潼蒺藜、白蒺藜。

(3) 风湿蒸窍证　方用自拟祛风除湿复瞳汤：羌活、防风、柴胡、当归、生地黄、炒栀子、青葙子、石决明、潼蒺藜、白蒺藜。①

4. 谢汉兴等分 2 型

(1) 肝胆火炽型　治宜清肝胆实火。方用龙胆泻肝汤加减：龙胆 15 克、黄芩 12 克、栀子 10 克、木通 6 克、当归 6 克、甘草 4 克。每日 1 剂，水煎服。

(2) 肝经风热、肝阳上亢者型　治宜祛风清风明目。方用石决明散加减：石决明 20 克、草决明 20 克、赤芍 15 克、青葙子 15 克、栀子 15 克、木贼 15 克、荆芥 10 克、麦冬 10 克、茯苓 10 克、茺蔚子 10 克、薏苡仁 20 克、羌活 5 克。每日 1 剂，水煎服。②

5. 彭清华分 3 型

(1) 风热壅盛型　治宜祛风清热。药用金银花 20 克、蒲公英 20 克、天花粉 10 克、龙胆 10 克、黄芩 10 克、柴胡 10 克、防风 10 克、大黄 10 克、荆芥 10 克、赤芍 10 克、牡丹皮 10 克、栀子 10 克、当归尾 10 克、蔓荆子 10 克、甘草 5 克。

(2) 血瘀夹风型　治宜活血化瘀祛风。药用生地黄 15 克、当归尾 10 克、赤芍 10 克、川芎 10 克、红花 10 克、防风 10 克、藁本 10 克、羌活 10 克、柴胡 10 克、黄芩 10 克、蝉蜕 6 克、甘草 6 克。

(3) 气滞血瘀型　治宜活血化瘀行滞。药用桃仁 10 克、生地黄 10 克、川芎 10 克、当归尾 10 克、赤芍 10 克、川牛膝 10 克、柴胡 10 克、黄芩 10 克、桔梗 10 克、牡丹皮 10 克、红花 6 克、甘草 5 克。

以上各方均每日 1 剂，水煎 2 次，分 2 次服。③

6. 郭承伟等分 2 型

(1) 肝胆郁热型　治宜清肝胆实热。方用龙胆泻肝汤加减：龙胆 12 克、柴胡 12 克、栀子 12 克、车前子(包煎)12 克、黄芩 12 克、生地黄 9 克、泽泻 9 克、当归 9 克、木通 6 克、甘草 6 克。随症加减：大便秘结者，加大黄 9 克、芒硝 6 克；湿邪较重者，去生地黄、当归，龙胆改 9 克，加厚朴 9 克。

(2) 脾肺蕴热型　治宜清热泻火。方用白虎汤加减：金银花 24 克、生石膏 30 克、知母 18 克、连翘 18 克、黄连 9 克、甘草 6 克。随症加减：眼痛重者，加茺蔚子 12 克、赤芍 12 克；前房积血者，加牡丹皮 9 克、生蒲黄 12 克、生地黄 12 克；湿邪重者，加苍术 12 克、汉防己 12 克。

以上各方均每日 1 剂，水煎 2 次，分 2 次服。④

经 验 方

1. 清肝明目方　龙胆 6 克、柴胡 6 克、炒栀子 10 克、炒黄芩 10 克、生地黄 10 克、蒲公英 10 克、石决明 10 克、沙苑子 10 克、白蒺藜 10 克。随症加减：肝经风热证，加荆芥 10 克、茺蔚子 10 克；肝胆郁热证，加用青葙子 10 克、夏枯草 10 克、决明子 10 克；风湿蒸窍证，加羌活 6 克、独活 6 克、白芷 6 克、秦艽 10 克、车前子 10 克、薏苡仁 20 克，减生地黄、柴胡。每日 1 剂，水煎取汁，分早晚 2 次口服，每次 200 毫升，14 日为 1 个疗程。结果表明清肝明目方能够改善虹膜睫状体炎患者的视力预后，提高临床疗效。⑤

2. 抑阳酒连散加减　生地黄 15 克、寒水石 15 克、独活 10 克、黄柏 10 克、知母 10 克、蔓荆子 10 克、前胡 10 克、白芷 10 克、黄芩 10 克、栀子 10 克、防己 10 克、羌活 6 克、黄连 6 克、防风 6 克、生甘草 4 克。每日 1 剂，水煎服，分早晚服。5 日为 1 个疗程。李天德用上方加减治疗 32 例反复发作

① 刘正明.虹膜睫状体的辨治体会[J].安徽中医临床杂志,1994,6(1)：39-40.

② 谢汉兴,等.中西医结合治疗顽固性虹睫炎 20 例[J].辽宁中医杂志,1991,15(1)：30-32.

③ 彭清华.中西医结合治疗外伤性虹膜睫状体炎 23 例[J].辽宁中医杂志,1991,15(4)：25-26.

④ 郭承伟,等.辨证治疗急性虹睫炎 48 例[J].山东中医杂志,1990,9(2)：24.

⑤ 陈义,刘正明.清肝明目方治疗急性虹膜睫状体炎的疗效观察[J].中医药临床杂志,2014,26(7)：708-709.

虹膜睫状体炎,疗效满意。①

3. 黄连羊肝汤　黄连、胡黄连、黄芩、黄柏、龙胆、石决明、决明子、密蒙花、木贼、夜明砂、茺蔚子、柴胡、青皮。每日1剂,水煎2次。同时消炎痛50毫克,每日3次;结膜囊涂1%阿托品眼药膏,每日1次。邢志平等用上法治疗103例(103只眼)虹膜睫状体炎患者。结果:3日痊愈15例(眼),5日痊愈28例(眼),7日痊愈29例(眼)。10日痊愈28例(眼),12日痊愈3例(眼),治愈率100%。②

4. 疏肝化浊汤　柴胡15克、黄芩15克、当归10克、连翘10克、牡丹皮10克、菊花10克、桑叶10克、冬瓜仁15克、瓜蒌仁15克、决明子12克、车前子15克、甘草6克。随症加减:目赤痛甚者,加茺蔚子15克;房水混浊转重者,加薏苡仁15克,冬瓜仁改为30克;大便秘结者,加芒硝(冲服)6克;反复发作者,加石斛10克、玄参10克、生地黄15克。每日1剂,水煎服,分2次温服。1个月为1个疗程。李菊等用上方加减治疗168例(其中反复发作119例,多为久病不愈、阴虚夹湿所致)患者。结果:总有效率为87.96%。③

5. 龙胆泻肝汤加减　龙胆、柴胡、黄芩、栀子、木通、泽泻、车前子(包煎)、生地黄、当归尾、甘草、荆芥、防风。随症加减:目中赤痛甚者,加牡丹皮、丹参、茺蔚子;黄液上冲者,加生石膏、知母、大黄。每日1剂,水煎服。王宇用上方加减治疗112例虹膜睫状体炎患者。结果:痊愈26例,占23.21%;显效46例,占41.07%;有效35例,占31.25%,无效5例,占4.4%。④

6. 生四物汤　生地黄15克、金银花15克、川芎6克、赤芍12克、茺蔚子12克、生黄芪12克、当归12克、防风5克、紫草10克、党参10克。随症加减:烦躁易怒者,加炒栀子、牡丹皮;口苦咽

干者,加柴胡、龙胆;失眠多梦者,加合欢皮。每日1剂,水煎服,并用药渣煎水熏洗患眼。配合每晚用1%阿托品散瞳,必要时用地塞米松药水滴眼,每日3~4次。宋丽丽用上法治疗20例(24只眼)虹膜睫状体炎患者。结果:经治疗1~3个月后,痊愈8例10只眼,显效6例8只眼,有效4例4只眼,无效2例2只眼。⑤

7. 白虎汤加减　生石膏、知母、金银花、连翘、大黄(酒炒)、苦参、桔梗、夏枯草、桑白皮、生甘草。随症加减:头痛发热鼻塞,苔薄黄,脉浮紧,加羌活、荆芥、防风;前房积脓,重用大黄,酌加芒硝、薏苡仁。佐以口服消炎痛25毫克,1日3次,用1%阿托品散瞳,0.5%考的松眼水、抗生素眼药水滴眼。每日1剂,水煎2次,分2次服。刘克欣用上法治疗69例(77只眼)急性虹膜睫状体炎患者。结果:痊愈74只眼,好转3只眼,有效率100%。⑥

8. 新制柴连汤　黄芩15克、龙胆15克、栀子15克、赤芍15克、木通15克、荆芥10克、蔓荆子10克、防风10克、柴胡10克、甘草10克、黄连5克、大黄10克、金银花20克。随症加减:反复发作,阴虚肝旺者,去荆芥、蔓荆子,加生地黄、石斛,辅以1%阿托品、地塞米松、氯霉素滴眼。每日1剂,水煎2次,分2次服。钱爱华用上法治疗28例急性虹膜睫状体炎患者。结果:显效24例,有效3例,无效1例,有效率96.4%。⑦

9. 瞳缺泻肝汤　茺蔚子15克、麦冬15克、白菊花15克、黄芩10克、玄参10克、赤芍10克、丹参20克、当归12克、川芎6克、甘草(炙)6克。随症加减:肝胆火炽者,去菊花、丹参、当归,加寒水石9克、栀子9克、泽泻9克;虚火上炎者,去丹参、川芎,加黄柏10克、石决明18克。每日1剂,水煎2次,分2次服。鱼俊杰用上方加减治疗38例急性虹膜睫状体炎患者。结果:痊愈29例,好

① 李天德.抑阳酒连散治疗虹膜睫状体炎32例[J].新中医,2005,37(6):73.
② 邢志平,等.黄连羊肝汤为主治疗虹膜睫状体炎[J].中西医结合眼科杂志,1997,15(3):141-142.
③ 李菊,等.疏肝化浊汤治疗虹膜睫状体炎168例[J].山东中医杂志,1997,16(11):501.
④ 王宇.疏风清肝法治疗虹膜睫状体炎86例[J].浙江中医杂志,1995,30(1):20-21.
⑤ 宋丽丽.生四物汤治疗虹膜睫状体炎20例[J].四川中医,1995,13(3):50-51.
⑥ 刘克欣.白虎汤加味为主治疗急性虹膜睫状体炎[J].中国中医眼科杂志,1994,4(2):90-91.
⑦ 钱爱华.新制柴连汤加味治疗急性虹膜睫状体炎28例[J].中国中医眼科杂志,1993,3(4):223.

转 8 例,无效 1 例。①

10. 祛风清肝汤　龙胆 6～10 克、柴胡 10 克、黄芩 10 克、栀子 10 克、荆芥 10 克、赤芍 10 克、谷精草 10 克、车前子(包煎)10 克、薄荷 6 克、蝉蜕 6 克。随症加减:睫状充血者,加牡丹皮、生地黄、桃仁、红花;夹湿邪者,加薏苡仁、佩兰、滑石;头眼痛甚者,加蔓荆子、延胡索、白芷;大便秘结者,加大黄或火麻仁;瞳孔细小或粘连者,加青葙子、茺蔚子;角膜后壁沉着物多者,或瞳孔中央有渗出物或机化物者,加石决明、青葙子;兼阴虚火旺者,去栀子,加知母、玄参、女贞子、玉竹。每日 1 剂,水煎 2 次,分 2 次服。配合滴散瞳剂,考的松眼药水。丁高年用上法治疗 135 例虹膜睫状体炎患者。结果:痊愈 86 例,占 63.7%;基本痊愈 33 例,占 24.4%;好转 16 例,占 11.9%。②

中 成 药

1. 清目颗粒　组成:赤芍、龙胆、板蓝根、金银花、白蒺藜、生地黄、甘草等。嘱患者生活调节。临床应用:陈小华等用上方治疗 40 例风热型虹睫炎患者。结果:治愈 15 例,好转 23 例,无效 2 例,总有效率 95%。③

2. 活血复明丸　组成:当归、川芎、赤芍、牡丹皮、黄柏、知母、黄芩、车前子、楮实子、茺蔚子、草决明等。功效:活血祛瘀,滋阴降火,清肝明目。用法用量:口服,每次 9 克,每日 2 次;病情较重者,每日 3 次。临床应用:张尊善等用上方治疗 70 例虹膜睫状体炎患者,并予热敷、阿托品眼膏散瞳,治疗 25 日后观察疗效。结果:治愈 60 例,好转 10 例,治愈率 85.71%。④

3. 桂枝茯苓胶囊　组成:桂枝、茯苓、牡丹皮、白芍、桃仁(江苏康缘药业公司生产,0.31 克/粒)。功效:活血,化瘀,镇痛,抗炎。用法用量:口服,每次 2 粒,每日 3 次。联合典必殊眼药水 1～2 滴滴眼,每日 4 次。临床应用:吴坤林用上法治疗 37 例复发性虹膜睫状体炎患者,疗效较好。⑤

① 鱼俊杰.瞳缺泻肝汤治疗急性虹膜睫状体炎 38 例[J].陕西中医杂志,1991,12(11):495.
② 丁高年.祛风清肝汤治疗虹膜睫状体炎[J].四川中医,1991,9(12):46-47.
③ 陈小华,等.中西医结合治疗虹膜睫状体炎 40 例[J].陕西中医,2007,28(5):532-533.
④ 张尊善,等.活血复明丸治疗虹膜睫状体炎 70 例临床观察[J].山东医学高等专科学校学报,2006,28(6):410.
⑤ 吴坤林.桂枝茯苓胶囊治疗复发性虹膜睫状体炎的疗效观察[J].中国中西医结合杂志,2004,24(1):79.

后葡萄膜炎(脉络膜炎、葡萄膜炎)

概　述

后葡萄膜炎又称脉络膜炎。因为脉络膜与视网膜相邻,后者的外层营养又由脉络膜毛细血管供养,因此脉络膜发炎容易引起视网膜炎或视神经视网膜炎。脉络膜血流丰富而缓慢,致病因子容易滞留,因此来自全身血液中的多种有害物质都可能导致本病发生。其病因复杂,一般分为感染(细菌、真菌、寄生虫或病毒)和非感染(主要是免疫性或过敏性以及对坏死肿瘤组织的炎症反应等)两类。发病后多有视力模糊或视力下降,眼前有黑影飘动。专科检查见玻璃体混浊和玻璃体内炎症细胞,因为病变部位不同,眼底检查可查见不同体征为主的炎症病变。前后葡萄膜炎可相互影响,发为全葡萄膜炎。

本病属中医"云雾移睛""视瞻昏渺"等范畴。

辨　证　施　治

1. 陈超等分 3 型

(1) 肝经风热型　药用柴胡 10 克、栀子 10克、赤芍 10 克、蔓荆子 10 克、荆芥 10 克、防风 10克、黄连 6 克、黄芩 6 克、龙胆 6 克、甘草 6 克。随症加减:热毒炽盛者,加金银花、蒲公英;眼球痛甚者,加丹参、茺蔚子。

(2) 湿热蕴蒸型　药用薏苡仁 20 克、杏仁 10克,白豆蔻 10 克、茵陈 10 克、竹叶 10 克、厚朴 10克、木通 10 克、法半夏 12 克、滑石 15 克、土茯苓20 克。随症加减:小便短赤者,加泽泻、木通。

(3) 肝肾阴虚型　药用枸杞子 15 克、云茯苓15 克、菊花 15 克、生地黄 24 克、牡丹皮 12 克、山茱萸 12 克、菟丝子 12 克、甘草 12 克。随症加减:眼内干涩较甚者,加玉竹、石斛、菊花。[1]

2. 杜德翠等分 3 型

(1) 阴虚火旺型　药用生地黄 20 克、知母 10克、黄柏 10 克、山药 12 克、茯苓 12 克、泽泻 12克、山茱萸 12 克。

(2) 肝胆湿热型　药用龙胆 15 克、泽泻 10克、车前子 10 克、黄芩 10 克、柴胡 10 克、生地黄12 克、木通 6 克、当归 6 克、甘草 6 克。

(3) 肝经风热型　药用柴胡 15 克、黄连 15克、黄芩 15 克、栀子 15 克、金银花 10 克、连翘 10克、荆芥 10 克、赤芍 10 克、防风 10 克、龙胆 5 克、甘草 5 克。[2]

3. 黄剑虹分 4 型

(1) 肝经风热型　治宜清肝经风热。药用柴胡、川黄连、黄芩、赤芍、栀子、龙胆、木通、蔓荆子、荆芥、防风、甘草、生地黄、牡丹皮、生石膏、大黄。

(2) 阴虚火旺型　治宜滋阴降火。药用知母、黄柏、生地黄、熟地黄、茯苓、泽泻、山茱萸、山药、牡丹皮、菊花、石斛、龟甲。

(3) 湿热上扰型　治宜清热化湿。药用杏仁、滑石、白蔻仁、厚朴、白通草、薏苡仁、半夏、蒲公英、板蓝根、苍术。

(4) 正虚邪留型　治宜健脾益气。药用太子参、黄芪、山茱萸、菟丝子、枸杞子、甘菊花、石斛、法半夏、陈皮、茯苓、枳实、石决明、炙甘草。[3]

① 陈超,等.中西医结合辨证治疗特发性全葡萄膜炎的疗效[J].国际眼科杂志,2014,14(7):1206-1208.
② 杜德翠,等.中西医结合治疗葡萄膜炎 55 例临床观察[J].中国医药指南,2013,11(13):672-673.
③ 黄剑虹.中医辨证分型治疗葡萄膜炎临床观察[J].中医药学刊,2005,23(10):1818-1819.

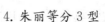

4. 朱丽等分 3 型

(1) 肝经实热型　治宜清肝经实热。方用龙胆泻肝汤加减：龙胆 10 克、木通 10 克、炒栀子 10 克、黄芩 10 克、当归 10 克、牡丹皮 10 克、赤芍 10 克、白芍 10 克、车前子(包煎)10 克、青葙子 10 克、生地黄 15 克、白花蛇舌草 20 克、大黄 6 克、甘草 6 克。

(2) 湿热蕴蒸型　治宜清热化湿。方用甘露消毒丹加减：滑石 10 克、黄芩 10 克、木通 10 克、白豆蔻 10 克、薄荷 10 克、石菖蒲 10 克、牡丹皮 10 克、当归 10 克、茵陈 15 克、藿香 15 克、连翘 15 克、丹参 15 克、白花蛇舌草 20 克。

(3) 脾虚湿盛型　治宜健脾化湿。方用四君子汤合二陈汤加减：党参 10 克、炒白术 10 克、清半夏 10 克、陈皮 10 克、木通 10 克、车前子(包煎)10 克、当归 10 克、茯苓 15 克、丹参 15 克、白花蛇舌草 20 克。

以上各方均每日 1 剂，水煎 2 次，分 2 次服。[①]

5. 蔡华松等分 4 型

(1) 肝经风热型　治宜清肝经风热。方用制柴连汤加减：柴胡、黄连、黄芩、赤芍、蔓荆子、栀子、木通、荆芥、防风、甘草。

(2) 肝胆湿热型　治宜清肝胆湿热。方用龙胆泻肝汤加减：龙胆、栀子、黄芩、柴胡、泽泻、木通、车前子(包煎)、当归、生地、甘草。

(3) 肝肾阴虚型　治宜滋补肝肾。方用知柏地黄汤加减：知母、黄柏、生地黄、牡丹皮、泽泻、茯苓、山茱萸、山药。

(4) 脾肺气虚型　治宜健脾补肺。方用补中益气汤加减：黄芪、炙甘草、党参、当归、陈皮、升麻、柴胡、白术。

以上各方均每日 1 剂，水煎 2 次，分 2 次服。[②]

6. 张萍等分 5 型

(1) 肝经风热型　治宜清肝经风热。方用自拟舒肝解毒汤：柴胡 15 克、当归 15 克、栀子 15 克、淡豆豉 15 克、桑叶 10 克、赤芍 12 克、白芍 12

克、青皮 12 克、蔓荆子 12 克、龙胆 12 克、郁金 15 克、连翘 15 克、土茯苓 30 克、甘草 3 克。随症加减：头痛甚者，加藁本 10 克、白芷 10 克以疏风止痛；若结膜充血，眼珠胀痛甚者，加生地黄 15 克、牡丹皮 15 克以活血消肿。

(2) 肝胃火旺、热毒炽盛型　治宜清热泻火。方用五味消毒饮合犀角地黄汤加减：金银花 15 克、野菊花 15 克、紫背天葵 15 克、赤芍 15 克、牡丹皮 15 克、紫花地丁 12 克、水牛角 12 克、生地黄 12 克、蒲公英 10 克、防风 10 克、土茯苓 30 克、生甘草 6 克。随症加减：渗出物多者，加泽兰 15 克、川牛膝 15 克；前房积脓者，加薏苡仁 15 克、败酱草 15 克、苦参 15 克；口渴便秘者，加生石膏 20 克、知母 12 克、生大黄(后下)10 克。

(3) 气滞血瘀型　治宜行气化瘀。方用宣郁通经汤(《傅青主女科》)加减：柴胡 6 克、白芍 15 克、当归 15 克、路路通 15 克、茺蔚子 15 克、郁金 10 克、黄芩 10 克、石菖蒲 10 克、全蝎 10 克、白芥子 6 克、香附 6 克、栀子 9 克。随症加减：眼球刺痛，舌暗有瘀斑者，加桃仁 10 克、红花 6 克、大黄(酒制)10 克；视网膜水肿，渗出多者，加泽泻 15 克、泽兰 15 克；白睛血丝缠绕者，加川牛膝 30 克、茜草 15 克。

(4) 湿热蕴蒸型　治宜清热化湿。方用三仁汤加味：薏苡仁 15 克、白蔻仁 15 克、半夏 15 克、杏仁 12 克、淡竹叶 12 克、滑石 12 克、土茯苓 12 克、石菖蒲 12 克、川厚朴 10 克、通草 10 克、生甘草 6 克。随症加减：眼底水肿及渗出多者，加泽泻 10 克、车前子(包煎)10 克；头重头晕者，加黄芪 20 克、柴胡 10 克、升麻 6 克；口腔、阴部溃烂者，加苦参 20 克、黄柏 10 克。

(5) 肝肾阴虚型　治宜滋补肝肾。方用杞菊地黄汤加减：熟地黄 24 克、山药 10 克、山茱萸 10 克、牡丹皮 10 克、泽泻 12 克、白芍 12 克、当归 12 克、枸杞子 15 克、菊花 15 克、茺蔚子 15 克、茯苓 15 克、酸枣仁 20 克。随症加减：头晕耳鸣者，加

① 朱丽，等.中西医结合治疗葡萄膜炎的疗效观察[J].中国中医眼科杂志，1995，5(4)：213-214.
② 蔡华松，等.中西医结合治疗色素膜炎与免疫复合物的变化[J].中西医结合眼科，1994，12(3)：140-141.

生龙骨 12 克、生牡蛎 12 克；失眠多梦者，加合欢皮 15 克、远志 10 克、茯神 15 克；两目干涩者，加黄精 15 克、女贞子 15 克。

以上各方均每日 1 剂，水煎 2 次，分 2 次服。[1]

7. 陈丽芳分 3 型

(1) 肝阳上亢型　治宜清肝凉血。方用自拟凉血化瘀汤：生地黄 15 克、牡丹皮 15 克、赤芍 15 克、柴胡 15 克、川牛膝 15 克、栀子 15 克、竹叶 15 克、玄参 30 克、茺蔚子 30 克、金银花 30 克、连翘 20 克、石膏 20 克、知母 20 克。

(2) 肝经湿热型　治宜清肝化湿。方用龙胆泻肝汤合三仁汤加减：龙胆 15 克、栀子 15 克、生地黄 15 克、泽泻 15 克、柴胡 15 克、白豆蔻仁 15 克、黄连 15 克、车前子(包煎)10 克、茵陈 25 克、薏苡仁 25 克、陈皮 20 克、杏仁 5 克。

(3) 阴虚火旺型　治宜滋阴清热。方用知柏地黄汤或杞菊地黄汤加减：知母 20 克、黄柏 20 克、女贞子 20 克、茯苓 20 克、山药 15 克、山茱萸 15 克、枸杞子 15 克、白菊花 15 克、生地黄 15 克、当归 15 克、泽泻 15 克、玄参 30 克、金银花 30 克。[2]

8. 赵小东等分 3 型

(1) 肝胆湿热型　治宜清肝化湿。方用龙胆泻肝汤加减。

(2) 肝肾阴虚型　治宜滋阴清热。方用知柏地黄汤加减。

(3) 气虚湿停型　治宜健脾化湿。药用生黄芪、党参、苍术、茯苓、车前子(包煎)、泽泻、桂枝、淫羊藿、生甘草等。[3]

9. 黄秀蓉等分 5 型

(1) 肝胆火炽型　治宜清肝胆实火。方用龙胆泻肝汤加减：龙胆、柴胡、黄芩、栀子、木通、泽泻、车前子、生地黄、当归尾、甘草。

(2) 肝经积热型　治宜清肝泻火。方用石决明散加减：石决明、草决明、青葙子、木贼、羌活、栀子、赤芍、大黄、荆芥、麦冬。

(3) 湿热内蕴型　治宜清热化湿。方用三仁汤加减：杏仁、半夏、滑石、薏苡仁、通草、白豆蔻仁、竹叶、厚朴。

(4) 肝肾不足型　治宜补益肝肾。方用驻景丸加减：楮实子、枸杞子、五味子、制乳香、川花椒、人参、熟地黄、肉苁蓉、菟丝子，或加当归。

(5) 阴虚火旺型　治宜滋阴降火。方用知柏地黄丸加减：知母、黄柏、熟地黄、山药、山茱萸、泽泻、茯苓、牡丹皮。

以上各方均每日 1 剂，水煎 2 次，分 3 次服。[4]

10. 庞涛等分 4 型

(1) 肝经湿热夹风型　系肝胆蕴热，复感风湿所致。症见视物模糊，畏光流泪，眼球坠痛，或有头痛发热，睫状充血，房水混浊，瞳孔缩小或虹膜后粘连。舌质红，苔薄黄腻，脉浮数或弦数。治宜疏风清肝、利湿明目。方用龙胆泻肝汤加减：生栀子、龙胆、柴胡、木通、车前子、菊花、防风、泽泻、夏枯草、生地黄、蔓荆子、黄芩、甘草。若湿证不显，以风热为主者，方用新制柴连汤加减：柴胡、黄连、黄芩、龙胆、荆芥穗、蔓荆子、菊花、防风、生地黄、金银花、夏枯草。

(2) 肝经热毒型　因肝胃火盛，热毒内蕴，上犯清窍。症见发病急剧，头目胀痛，羞明流泪难睁，面赤烦躁，视力骤降。眼睑红肿，睫状充血色深红，虹膜肿胀，瞳孔缩小或后粘连，房水混浊，前房积脓，眼底不能窥见。溲赤便秘或干结。舌苔黄，脉沉实有力。治宜泻火解毒、通腑泻热。方用银花复明汤加减：金银花、蒲公英、龙胆、木通、黄连、夏枯草、赤芍、大黄、芒硝、天花粉、猪苓、白花蛇舌草、赤小豆。

(3) 肝经郁热伤阴型　为情志不遂，肝气郁结，或由前二型转化而来。症见眼球胀痛，痛及眉内，夜间尤重，睫状充血呈暗紫色，虹膜肿胀，瞳孔后粘连，角膜后壁有点状沉着物，房水混浊或有积脓玻璃体内絮状混浊，眼氏视乳头充血，静脉怒

---

① 张萍,等.中西医结合治疗色素膜炎[J].中国中医眼科杂志,1993,3(2)：75-77.
② 陈丽芳.中药为主治疗色素膜炎[J].中国中医眼科杂志,1993,3(2)：78-79.
③ 赵小东,等.中西医结合治疗赖激素性色素膜炎[J].中国中医眼科杂志,1993,3(2)：72-74.
④ 黄秀蓉,等.辨证治疗周边部葡萄膜炎的初步观察[J].成都中医学院学报,1992,15(1)：28-31.

张,祝网膜混浊水肿,隆起或有出血。胸胁胀痛,烦躁不安。口干舌燥,舌质红少苔或苔黄,脉细数或细弦。治宜清肝解郁、养阴利湿。方用自拟三合汤:夏枯草、生地黄、赤芍、丹皮、石膏、知母、龙胆、白花蛇舌草、车前子、玄参、菊花、泽泻、柴胡、蒲公英。

(4)阴虚肝旺型　由肝旺,或热邪伤阴,阴血耗伤,虚热炎所致。症见眼球隐胀尤以夜间为重,头晕目眩,睫状充血色淡,角膜后壁有点状沉着物,瞳孔粘连边缘不齐或闭锁,晶体及玻璃体混浊,视网膜静脉怒张,视网膜水肿混浊及渗出,黄斑区放射状皱褶,中心凹光反射不见。舌质红,少苔,脉弦细。病情反复发作。治宜滋阴平肝疏风。方用自拟石菊汤:石决明、白菊花、白芍、生地黄、牡丹皮、夏枯草、车前子(包煎)、生牡蛎、白花蛇舌草、决明子、石斛、青葙子、木贼、胡黄连。

以上各方均每日1剂,水煎2次,分2次服。临床观察:庞涛等用上方辨证治疗82例(108只眼)色素膜炎患者。结果:治愈74只眼,显效22只眼,进步7只眼,无效5只眼。[1]

经 验 方

1. **和营清热方**　生地黄、当归、玄参、金银花、蒲公英、甘草、柴胡、黄芩、焦栀子。随症加减:视网膜水肿明显者,加泽泻、楮实子、滑石、车前子、葶苈子、防己、瞿麦、萹蓄等;用药后长时间视网膜水肿不退,视力恢复不佳者,再加用附子3克;若玻璃体混浊者,酌情加紫贝齿、龙骨、牡蛎软坚散结;若炎症消退而视力恢复不佳者,酌情加枸杞子、黄精滋肾明目,地龙、姜黄活血通络;病至后期,正气虚衰累及肝肾两亏而出现夜盲者,可加鹿角温阳,夜明砂、地肤子、苍术明目。[2]

2. **犀角地黄汤**　水牛角30克、生地黄20克、牡丹皮10克、赤芍8克、川芎8克、金银花15克、当归15克、玄参15克、生甘草10克、槐花10克、紫草10克、赤小豆30克。周婉瑜用上方治疗1例后葡萄膜炎患者,患者服药10剂。眼前黑障变薄,可视墙上标语字迹,前方去紫草、牡丹皮,加生黄芪20克、熟大黄6克。又服1个月,视物较前清晰、景物可辨,以金银花30克、当归30克、玄参30克、生甘草10克、川芎9克、白芍20克、生地黄20克、荆芥10克、防风10克、生首乌15克、生黄芪30克、紫草15克、水牛角粉30克,共10剂,制作水丸,每次6克,每日2次,服药2年,随访6年,葡萄膜炎未复发。[3]

3. **强脊汤**　羌活12克、独活12克、川牛膝15克、川续断15克、杜仲12克、防风12克、桑寄生12克、青风藤12克、黄芪15克。随症加减:眼痛、畏光、流泪、抱轮红赤或伴头痛发热、舌苔薄黄脉浮数者,加黄芩、赤芍、龙胆;目珠拒按痛连眉棱、瞳神甚小或前房积脓伴口苦咽干、烦躁易怒,舌红苔黄脉弦数者,加栀子、黄芩、车前子、柴胡、知母、大黄等;病势较缓、病程较长或反复反复发作、眼部干涩、瞳神干缺不圆伴烦热口干、失眠,舌红苔脉细而数者,加枸杞子、女贞子、生地黄、山药、山茱萸、草决明等。田石琦用上法加减治疗48例(84只眼)强制性脊柱炎并发葡萄膜炎患者。结果:痊愈54只眼,好转26只眼,无效4只眼,总有效率95.24%。[4]

4. **葡明汤**　枸杞子、楮实子、玄参、蛇床子、石斛、生地黄、当归、黄芪、金银花、桔梗等。每次50毫升,每日3次,服用45日。韩绍华用上方治疗223例(292只眼)葡萄膜炎患者。结果:治愈163只眼,好转113只眼,无效16只眼,总有效率94.52%。[5]

5. **消炎Ⅰ号**　生地黄15克、知母10克、牡丹皮10克、赤芍10克、制大黄3克、黄连3克、生甘草6克、黄芩20克。每日1剂,水煎服。同时用1%阿托品散瞳,0.05%地塞米松滴眼,口服消炎

① 庞涛,等.中医辨证分型治疗色素膜炎82例[J].中国中医眼科杂志,1991,1(1):48-49.
② 郑军,邹菊生治疗葡萄膜炎经验[J].中医杂志,2011,52(4):282-283.
③ 周婉瑜.从络病治疗葡萄膜炎的感悟[J].中医杂志,2009,50(11):977-978.
④ 田石琦.中西医结合治疗强直性脊椎炎伴发葡萄膜炎疗效观察[J].辽宁中医杂志,2007,34(7):954.
⑤ 韩绍华.葡明汤治疗葡萄膜炎的临床观察[J].辽宁中医杂志,2004,31(10):849.

痛 25 毫克,每日 3 次,每日强的松 15～60 毫克,晨时顿服。前房有大量渗出者,用地塞米松 10 毫克补液治疗 5 日;酌用强的松龙球旁注射。中药在停用激素后再用半个月～1 个月。周慧萍用上法治疗 20 例(20 只眼)顽固性复发性葡萄膜炎、停用类固醇皮质激素治疗而反跳者患者。结果:停用激素后无反跳现象 18 例,有反跳现象 2 例。①

6. **柴苓四物汤加味** 柴胡 10 克、黄芩 10 克、当归 10 克、赤芍 10 克、川芎 10 克、甘草 10 克、生地黄 15 克。随症加减:大便燥结者,加大黄 3 克;小便短赤者,加车前子 10 克;玻璃体混浊者,加郁金 15 克、丹参 15 克。每日 1 剂,水煎 2 次,分 2 次服。李玉涛用上方加减治疗 12 例(14 只眼)儿童慢性葡萄膜炎患者。结果:痊愈 6 只眼,好转 4 只眼,无效 4 只眼,总有效率 71.4%。②

7. **养阴清热汤** 生地黄 30 克、生石膏 30 克、芦根 30 克、天花粉 10 克、知母 10 克、黄芩 10 克、龙胆 10 克、荆芥 10 克、防风 10 克、枳壳 10 克、甘草 6 克。随症加减:前房积脓,口干口渴,大便燥结者,加大黄 10 克、芒硝 6 克、黄连 6 克;胃中不适者,加吴茱萸 6 克;外伤者,加牡丹皮 10 克、赤芍 10 克。每日 1 剂,水煎 2 次,分 2 次服。李清文等用上方加减治疗 30 例色素膜炎患者。结果:痊愈 21 例,好转 8 例,无效 1 例,总有效率 96%。③

8. **抑阳酒连散加减** 生石膏(先煎)30 克、生地黄 10 克、连翘 10 克、蔓荆子 10 克、白芷 10 克、防风 6 克、防己 6 克、羌活 6 克、生甘草 6 克、牡丹皮 6 克、知母(盐炒)6 克、黄柏(盐炒)6 克、薏苡仁 12 克、黄连末(冲服)3 克。随症加减:怕光、流泪、痛甚者,重用羌活;眼赤痛重者,加红花;体壮便秘,舌苔厚者,加大黄;房水混浊,角膜后沉着物浓厚者,加金银花、七叶一枝花、野菊花;病久体虚,炎症反应较轻者,去石膏、知母、黄柏,加桑寄

生、太子参;病变后期,炎症反应明显减退者,去苦寒药物,酌加生黄芪、玄参、石斛、浙贝母、天花粉、夏枯草等补气滋阴软坚之品。每日 1 剂,水煎 2 次,分 2 次服。配合用西药激素、散瞳药等。祁宝玉等用上法治疗 30 例(39 只眼)色素膜炎患者。结果:痊愈 19 例 24 只眼,显效 9 例 13 只眼,好转 2 例 2 只眼。④

单　方

自拟方 组成:夏枯草 15 克、谷精草 12 克、密蒙花 10 克。功效:消炎,止痛,明目。用法用量:上药煎水内服加眼部热敷。⑤

中 成 药

1. **葡萄膜炎丸(李永才经验方)** 组成:龙胆、黄芩、白花蛇舌草、赤芍、独活、雷公藤、牡丹皮(长春中医药大学附属医院制剂室生产)。功效主治:清肝利湿,泻热凉血;适用于湿热内蕴所致的眼珠坠痛、眉棱骨痛,或痛连额颞、羞明流泪、视物模糊、眼前蚊蝇飞舞等。用法用量:每日 3 次,每次 5 粒,30 日为 1 个疗程。临床应用:刘桂霞用上方治疗 30 例(30 只眼)急性葡萄膜炎患者。结果:总有效率为 90%。⑥

2. **清开灵注射** 用法用量:30 毫升清开灵注射液加 250 毫升生理盐水,静滴,每日 1 次,配以局部热敷、散瞳、激素及抗生素眼水滴眼、口服强的松等,具有清泻火热、清肝明目之功效。⑦

3. **复明冲剂** 组成:龙胆、金银花、川黄柏、牡丹皮、玄参等。功效:可明显消退脉络膜、视网膜炎症,减轻组织水肿,恢复脉络膜对视网膜的营养供应,改善和提高视网膜功能。⑧

① 周慧萍.中西医结合治疗顽固性复发性葡萄膜炎[J].眼科新进展,1995,15(2):14.
② 李玉涛.柴苓四物汤加味治疗儿童慢性葡萄膜炎[J].中国中医眼科杂志,1993,3(2):95.
③ 李清文,等.中西医结合治疗色素膜炎 30 例[J].中西医结合杂志,1989,9(10):626-627.
④ 祁宝玉,等.抑阳酒连散加减为主治疗色素膜炎 30 例疗效观察[J].中医杂志,1982,23(6):38.
⑤ 李有伟.以夏枯草为主治疗葡萄膜炎[J].中医杂志,1999,40(8):455.
⑥ 刘桂霞.葡萄膜炎丸治疗急性葡萄膜炎的临床观察[J].中医药学刊,2006,24(6):1045-1046.
⑦ 苑维.中西医结合治疗强直性脊柱炎合并葡萄膜炎 2 例[J].北京中医药大学学报,2000,23(2):70.
⑧ 崔文治.复明冲剂对急性葡萄膜炎患者视野的影响[J].中国中医眼科杂志,1999,11(9):13-16.

4. 雷公藤多甙片　用法用量：用雷公藤多甙片每千克 1~1.5 毫克,每日分 3 次口服,炎症控制后逐渐减量至停药。患眼局部滴用 1‰阿托品散瞳。临床应用：陈锦礼用上法治疗 24 例(26 只眼)重症葡萄膜炎患者。结果：经治 1~3 个月后,痊愈(炎症消退,视力≥1.0)12 只眼,显效(炎症消退遗留玻璃体轻度混浊,视力 0.7~1.0)14 只眼。对其中 20 例行免疫球蛋白测定结果,治疗后较治疗前明显降低,随访 14 个月~4.5 年无复发。[1]

---

① 陈锦礼.雷公藤多甙治疗重症葡萄膜炎 24 例临床观察[J].江苏中医,1991,12(2)：14-15.

葡萄膜大脑炎

概　述

葡萄膜大脑炎是一种特殊类型的葡萄膜炎，其主要表现除双眼弥漫性渗出性葡萄膜炎外，伴有头痛、颈强直等脑膜刺激症状，以及耳鸣、听力下降、脱发、毛发变白及白癜风等。故又称其为眼、脑、耳、皮肤综合征，即 Vogt－小柳－原田（Vogt－Koyanagi－Harada）综合征。以前段炎症为主者称即 Vogt－小柳征，以后段为主者称原田病，前者多伴毛发、皮肤改变，后者多伴脑膜刺激症状。炎症反复发作加重，病程拖延甚久，最后往往导致瞳孔闭锁，并发性白内障，渗出性视网膜脱离，继发性青光眼甚至眼球萎缩。有关它的病因和发病机制尚不完全清楚，一般认为它主要与针对色素细胞的自身免疫反应有关，早年的研究认为它可能与感染有关，且与遗传因素相关。

本病属中医"瞳神紧小""瞳神干缺""视瞻昏渺"等范畴。本病发病急骤，病情严重，预后不良，治疗非常棘手。现代中医临床多采用中西医结合方法进行治疗，早期联合大剂量糖皮质激素控制炎症。中医治疗优势在于从整体认识与治疗本病，调整机体免疫功能，既可减轻患者的症状，促进炎症吸收与视功能恢复，同时又可以减轻糖皮质激素与免疫抑制剂的不良反应，防止病情的复发。

辨 证 施 治

1. 庄曾渊等分 4 型

（1）肝经风热型　治宜疏散风热。方用新制柴连汤加减：柴胡 10 克、黄芩 10 克、黄连 10 克、赤芍 10 克、蔓荆子 10 克、栀子 10 克、龙胆 10 克、桑白皮 10 克、甘草 6 克、荆芥 10 克、防风 10 克。

（2）风湿化火型　治宜祛风化湿。方用抑阳酒连散加减：生地黄 20 克、独活 10 克、防己 10 克、黄柏 10 克、防风 10 克、知母 10 克、蔓荆子 10 克、前胡 10 克、羌活 10 克、白芷 10 克、生甘草 8 克、黄芩 10 克、制大黄 5 克、栀子 10 克、黄连 10 克。

（3）肝火炽盛型　治宜清肝泻火。方用龙胆泻肝汤加减：龙胆 10 克、栀子 10 克、黄芩 10 克、黄连 10 克、柴胡 8 克、车前子 10 克、生地黄 20 克、赤芍 10 克、生甘草 10 克。

（4）阴虚火旺型　治宜滋阴清热。方用甘露饮加减：生地黄 15 克、熟地黄 15 克、玄参 15 克、天冬 10 克、麦冬 10 克、石斛 10 克、黄芩 10 克、茵陈 10 克、枇杷叶 10 克、生甘草 8 克。[1]

2. 郝小波等分 2 型

（1）脾气虚型　治宜健脾益气。药用党参、黄芪、白术、茯苓、汉防己、田基黄、赤小豆、蒲公英、薏苡仁、炙甘草。

（2）肾阴虚型　治宜滋阴补肾。药用生地黄、山茱萸、龟甲、枸杞子、牡丹皮、黄精、黄柏、蒲公英、菊花、炙甘草。

以上各方均每日 1 剂，水煎服，10 日为 1 个疗程。痊愈后仍坚持服药 2～3 个月，巩固疗效。[2]

3. 陈晨分 3 型

（1）肝胆火炽型　治宜清肝胆实火。方用丹栀逍遥散或龙胆泻肝汤加减：牡丹皮、栀子、赤芍、柴胡、茯苓、白术、当归、龙胆、木通、生地黄、黄

① 庄曾渊，等.庄曾渊实用中医眼科学［M］.北京：人民卫生出版社，2016：195－207.
② 郝小波，等.健脾利湿填精补肾法治疗 Vogt－小柳－原田综合征临床研究［J］.辽宁中医杂志，2007，34（17）：910－911.

苓、泽泻、甘草、车前子等。

（2）湿热交阻型　治宜化湿风热。方用抑阳酒连散加减：生地黄、独活、黄柏、防风、知母、蔓荆子、前胡、羌活、白芷、生甘草、黄芩、寒水石、栀子、黄连、防己等。

（3）阴虚火旺型　治宜滋阴降火。方用明目地黄汤或杞菊地黄汤加减：枸杞子、白菊花、熟地黄、山药、山茱萸、茯苓、泽泻、牡丹皮、生地黄、茯神、牡丹皮、柴胡、当归、五味子等。①

4. 杨晓桦分2型

（1）热毒蕴结、气血两燔型　治宜清热凉血。药用生石膏（先煎）24克、知母12克、川黄连10克、栀子12克、黄芩8克、玄参12克、连翘12克、牡丹皮10克、紫草12克、郁金10克、生甘草6克。

（2）肝肾阴虚、肝经络瘀型　治宜滋阴降火通络。药用知母12克、黄柏10克、生地黄24克、山茱萸12克、女贞子12克、枸杞子12克、当归12克、山药12克、牡丹皮10克、茯苓10克、丹参12克、郁金10克、赤芍10克。

以上各方均每日1剂，早晚各1次，饭后服。同时静脉滴注清开灵注射液30～40毫升，炎症控制后，改予复方丹参注射液16～20毫升，每日1次，14日为1个疗程。②

5. 王永炎等分4型

（1）肝胆实热型　治宜清肝胆实热。方用龙胆泻肝汤加减：龙胆、栀子、黄芩、木通、泽泻、车前子、柴胡、甘草、当归、生地黄。高热呕吐项强者，方用羚角钩藤汤加减：羚羊角、桑叶、生地黄、川贝母、钩藤、菊花、茯神、白芍、甘草、竹茹。

（2）气血两燔型　治宜清热活血。方用清营汤或化斑汤加减：水牛角、生地黄、玄参、麦冬、金银花、连翘、竹叶心、黄连、丹参、木通、牡丹皮、知母、石膏、生甘草、牛蒡子。

（3）风湿化热型　治宜清热化湿。方用除湿

汤或甘露消毒饮加减：车前子、枳壳、黄连、陈皮、荆芥、茯苓、防风、甘草、滑石、防己、木通、黄芩、石菖蒲、连翘、薄荷、白豆蔻、藿香、茵陈、川贝母、射干。

（4）阴虚火旺型　治宜滋阴降火。方用知柏地黄汤加减：熟地黄、山茱萸、干山药、泽泻、茯苓、牡丹皮、知母、黄柏。③

6. 李传课分4型

（1）湿热蕴结型　治宜疏散风热。方用银翘散合甘露消毒丹加减：滑石21克、茵陈15克、黄芩12克、石菖蒲9克、木通9克、川贝母9克、射干9克、连翘9克、薄荷9克、白豆蔻6克、藿香6克、茺蔚子15克、郁金12克。随症加减：神水神膏明显混浊者，加冬瓜子、薏苡仁。

（2）肝火炽盛型　治宜疏散风热。方用银翘散合龙胆泻肝汤加减：龙胆9克、夏枯草9克、柴胡9克、泽泻9克、车前子9克、木通9克、生地黄15克、当归9克、栀子12克、黄芩12克、甘草6克。随症加减：头痛眩晕重者，去当归，加生石决明、牡丹皮、白芍；神水混浊明显者，去当归，加金银花、蒲公英；耳鸣重听者，加白蒺藜、生石决明、白菊花。

（3）气血两燔型　治宜疏散风热。方用银翘散合清瘟败毒饮加减：生石膏30克、生地黄12克、黄连6克、水牛角30克、栀子12克、黄芩9克、玄参12克、连翘12克、知母9克、牡丹皮9克、赤芍12克、淡竹叶9克、甘草6克。随症加减：咽痛者，加山豆根；小便短赤者，加车前子、白茅根。

（4）阴虚火旺型　治宜疏散风热。方用银翘散合知柏地黄汤加减：生地黄12克、熟地黄15克、知母9克、黄柏9克、泽泻9克、茯苓12克、山药12克、山茱萸12克、牡丹皮9克、当归9克、柴胡9克。随症加减：视力下降者，加枸杞子；头晕明显者，加菊花、生牡蛎。④

① 陈晨.中西医结合治疗葡萄膜大脑炎23例[J].中医药学刊,2003,21(11)：1874-1917.
② 杨晓桦.中药治疗Vogt-小柳-原田综合征11例[J].北京中医药大学学报,2001,24(6)：75-76.
③ 王永炎,庄曾渊.今日中医眼科[M].北京：人民卫生出版社,1999：119-120.
④ 李传课.中医眼科学[M].北京：人民卫生出版社,1999：559-560.

经 验 方

1. **四妙勇安汤合龙胆泻肝汤** 当归 12 克、玄参 12 克、金银花 12 克、蒲公英 30 克、龙胆 9 克、黄芩 9 克、栀子 9 克、生地黄 15 克、柴胡 6 克、甘草 6 克。随症加减：头晕头痛者,加羚羊角粉；耳鸣耳聋者,加石菖蒲、补骨脂、灵磁石；脱发者,加何首乌、桑白皮；失眠多梦者,加酸枣仁、夜交藤；前房渗出严重者,加石膏、知母、金樱子；视网膜水肿脱离者,加赤小豆、淫羊藿、猪苓、茯苓。每日 1 剂,一般服 30～90 剂。治疗同时给予地塞米松 10 毫克静脉滴注治疗,并逐渐递减,整个激素疗程为 1 个月左右。梁俊芳用上法治疗 32 例(64 只眼)葡萄膜大脑炎患者。结果：痊愈 42 只眼,显效 16 只眼,好转 4 只眼,总有效率 96.87％,且无激素不良反应的产生。[①]

2. **目炎康煎剂** 生地黄 30 克、生石膏 15 克、金银花 15 克、知母 12 克、黄芩 10 克、龙胆 10 克、荆芥 10 克、防风 10 克、芦根 10 克、天花粉 10 克、枳壳 10 克、甘草 10 克。随症加减：眼前节渗出物较多、便秘者,重用生石膏 30 克,加生大黄 10 克；伴耳鸣者,加郁金 10 克、石菖蒲 10 克；头痛者,加白芷 10 克、白菊花 15 克；晚期出血阴虚体征者,去生石膏、荆芥、防风,加玄参 30 克、麦冬 10 克、黄柏 10 克。每日 1 剂,水煎服。服药期间配合大剂量皮质类固醇冲击治疗。邸萍会等用上法治疗 63 例(126 只眼)葡萄膜大脑炎患者。结果：痊愈 94 只眼(74.6％)；3 年随访复发 14 例,复发率较低。[②]

3. **石膏知母地黄汤** 生石膏、知母、生甘草、板蓝根、山药、生石决明、玄参、牡丹皮、紫草、生地黄、菊花、大青叶、天麻、桔梗、水牛角。同时用清开灵静脉滴注,配合散瞳,口服强的松。[③]

4. **养阴清热汤** 生石膏、知母、生地黄、天花粉、芦根、金银花、黄芩、黄连、龙胆、枳壳、防风、荆芥、甘草。随症加减：热甚者,重用石膏；伤津者,加麦冬、石斛；大便燥结者,加大黄、瓜蒌；食少胃胀者,加青皮、焦三仙；失眠多梦者,加酸枣仁、夜交藤；脑膜刺激症状重者,加服安宫牛黄丸。每日 1 剂,水煎服。同时用大剂量激素冲击疗法,即开始每日给氢化可的松 300～400 毫克,静脉点滴。每 2～3 日递减 50 毫克,当减至 100 毫克时则改为强的松口服,并逐渐减至维持量。结膜下或球后注射或滴眼。并用抗生素、维生素、能量合剂等。局部用散瞳剂。张起会等用上法治疗 40 例(80 只眼)葡萄膜大脑炎患者。结果：痊愈 54 只眼,显效 10 只眼,好转 13 只眼,无变化 2 只眼,恶化 1 只眼,总有效率 96.25％。[④]

中 成 药

1. **清开灵注射液** 适用于炎症期。[⑤]
2. **刺五加注射液** 适用于慢性恢复期。[⑥]

① 梁俊芳.中西医结合治疗葡萄膜大脑炎 32 例[J].上海中医药杂志,2001,35(4)：32－33.
② 邸萍会,等.目炎康煎剂合皮质类固醇治疗伏格特-小柳-原田病的疗效观察[J].中国中医眼科杂志,1999,9(2)：76－78.
③ 魏鸿信.中西医结合治愈葡萄膜大脑炎[J].中西医结合眼科杂志,1993,11(1)：41－42.
④ 张起会,等.中西医结合治疗 Vogt-小柳-原田综合征 40 例报告[J].中国中医眼科杂志,1992,2(2)：74.
⑤～⑥ 庄曾渊,等.庄曾渊实用中医眼科学[M].北京：人民卫生出版社,2016：195－207.

急性闭角型青光眼

概　述

急性闭角型青光眼是由于前房角被周边虹膜组织机械性阻塞导致房水流出受阻，造成眼压升高的一类青光眼。可出现明显的眼痛、头痛，甚至恶心、呕吐，视力可明显减退至仅存光感，眼球坚硬如石、球结膜充血、角膜水肿，眼底有时可见静脉轻度充盈及视网膜出血斑点。急性发作如未能及时得到控制，可在短期甚至数日内导致失明。本病多见于 40 岁以上中老年，可双眼先后或同时发病，女性居多，多为情绪波动或劳累过度所诱发。根据临床发病规律，可分为前驱期、临床前期、急性发作期、缓解期、慢性期和绝对期。

本病属中医"绿风内障"范畴。又名"绿风""绿盲""绿水灌瞳"等。发作时眼珠变硬、瞳神散大、瞳色淡绿、视力锐减。《龙树菩萨眼论》记载："其状妇人患多于男子，初觉即急疗之，若瞳人开张，兼有青色，绝见三光者，拱手无方可救。"

辨　证　施　治

1. 王利民分 3 型

（1）气郁型　治宜疏肝泄热。药用柴胡 15 克、当归 12 克、白芍 12 克、白术 10 克、茯苓 15 克、生姜 3 片、薄荷 6 克、炙甘草 6 克、草决明 15 克、王不留行 12 克、丹参 12 克。

（2）血郁型　治宜活血养血。药用地黄 12 克、芍药 12 克、当归 12 克、川芎 9 克、桃仁 9 克、红花 9 克、香附 12 克、神曲 12 克、栀子 12 克。

（3）痰郁型　治宜化痰软坚。药用大黄 10 克、黄芩 10 克、白僵蚕 10 克、陈皮 10 克、天麻 6 克、桔梗 6 克、青礞石 20 克、白芷 6 克、薄荷 6 克、半夏 10 克。[1]

2. 姚芳蔚分 5 型

（1）肝经实热型　治宜清肝胆实热。方用龙胆泻肝汤加减：龙胆 9 克、栀子（炒）9 克、黄芩 9 克、木通 9 克、柴胡 6 克、甘草 6 克、车前子（包煎）24 克、生地黄 24 克、泽泻 24 克、当归 12 克。

（2）阴虚阳亢型　治宜滋阴降火。方用羚羊菊花饮加减：羚羊角粉（冲服）0.6 克、钩藤 9 克、白菊花 9 克、石决明 30 克、白芍 15 克、麦冬 15 克、夏枯草 15 克、苦参 15 克、鳖甲（炙）24 克、茯苓 24 克、泽泻 24 克、白术 24 克、白蜂蜜（冲）100 克。

（3）肝肾阴虚型　治宜滋补肝肾。方用滋水补肝饮加减：生地黄 24 克、茯苓 24 克、泽泻 24 克、车前子（包煎）24 克、熟地黄 24 克、山药 12 克、女贞子 12 克、牡丹皮 12 克、白芍 12 克、栀子（炒）12 克、当归 12 克、香附（制）10 克。

（4）肝郁气逆型　治宜疏肝解郁。方用疏肝和营汤：香附（制）12 克、生白芍 12 克、当归 12 克、夏枯草 15 克、炙甘草 6 克、白术 24 克、茯苓 24 克、车前子（包煎）24 克、白蜂蜜（冲）100 克。

（5）土虚木郁型　治宜健脾疏肝。方用加味吴萸汤：吴茱萸 3 克、党参 9 克、半夏（制）12 克、茯苓 24 克、生姜 3 克、大枣 4 枚、白蜂蜜（冲）100 克。

以上各方均每日 1 剂，水煎 2 次，分 2 次服。[2]

---

① 王利民.从郁论治青光眼[J].时珍国医国药，2012，23（11）：2931－2933.
② 姚芳蔚.原发性青光眼 40 例证治小结[J].上海中医药杂志，1985，19（6）：25.

3. 张健分 8 型

（1）肝胆风火型 治宜清肝胆风热。方用自拟回光汤：羚羊角 0.3～1 克（可用 5～10 剂的总量一起煎，分次兑服，亦可用山羊角 15 克代替）、玄参 15 克、知母 10 克、龙胆 10 克、荆芥 10 克、防风 10 克、白菊花 10 克、半夏 10 克、茯苓 20 克、车前子（包煎）20 克、僵蚕 6 克、川芎 5 克、细辛 3 克。

（2）肝胆火旺型 治宜清肝胆实热。方用加味龙胆泻肝汤：龙胆 10 克、黄芩 10 克、栀子 10 克、泽泻 10 克、木通 10 克、车前子（包煎）10 克、当归 10 克、柴胡 10 克、羌活 10 克、防风 10 克、大黄（酒炒）10 克、生地黄 30 克、甘草 5 克。

（3）肝阳上亢型 治宜平肝潜阳。方用自拟平肝潜阳汤：石决明 20 克、磁石 20 克、珍珠母 20 克、天麻 10 克、钩藤 10 克、枸杞子 10 克、白菊花 10 克、山茱萸 10 克、泽泻 10 克、熟地黄 30 克。

（4）肝气郁结型 治宜疏肝解郁。方用自拟开郁汤：香附 10 克、青皮 10 克、荆芥 10 克、防风 10 克、栀子 10 克、柴胡 10 克、车前子（包煎）10 克、当归 10 克、白芍 10 克、牡丹皮 10 克、夏枯草 10 克、川芎 5 克、甘草 5 克。

（5）肝阴虚损型 治宜滋补肝阴。方用加减滋阴地黄汤：生地黄 30 克、熟地黄 30 克、黄芩 10 克、地骨皮 10 克、山茱萸 10 克、五味子 10 克、当归 10 克、柴胡 10 克、枳壳 10 克、天冬 10 克、甘草 5 克。

（6）肝肾阴虚型 治宜滋补肝肾。方用明目地黄汤加减：生地黄 30 克、熟地黄 30 克、枸杞子 10 克、白菊花 10 克、麦冬 10 克、五味子 10 克、石斛 10 克、石决明 20 克、茯苓 20 克、山茱萸 10 克。

（7）肝血瘀滞型 治宜活血祛瘀。方用自拟化肝祛瘀汤：生地黄 30 克、赤芍 10 克、当归 10 克、桃仁 10 克、苏木 10 克、羌活 10 克、栀子 10 克、桔梗 10 克、枳壳 10 克、大黄（酒炒）10 克、川芎 6 克、红花 5 克、甘草 5 克、滑石 30 克。

（8）肝经虚寒型 治宜温阳化痰。方用加味吴茱萸汤：吴茱萸 6 克、党参 10 克、半夏 10 克、陈皮 10 克、枳壳 10 克、生姜 10 克、茯苓 20 克、大枣 5 枚。

以上各方均每日 1 剂，水煎 2 次，分 2 次服。[1]

经 验 方

1. 一贯煎加减 北沙参 12 克、麦冬 12 克、当归 12 克、生地黄 20 克、枸杞子 20 克、夏枯草 15 克、茯苓 15 克、五味子 15 克、茺蔚子 15 克、白茅根 30 克、钩藤 30 克、川楝子 9 克、柴胡 9 克。随症加减：肝郁重者，加郁金；脾虚重者，加焦麦芽、焦山楂、焦神曲；眼压高者，加羚羊角。魏承朴将 158 例青光眼患者分为治疗组 104 例（172 只眼）和对照组 54 例（84 只眼）。对照组患者服用石斛夜光丸，每次服 40 粒，每日 3 次。治疗组患者用上方加减治疗。结果：治疗组、对照组分别临床治愈 10 只眼、6 只眼，显效 82 只眼、25 只眼，有效 76 只眼、30 只眼，无效 4 只眼、23 只眼，总有效率分别为 97.78%、72.62%，两组比较差异有统计学意义（$P < 0.01$）。[2]

2. 增视 I 号方 黄芪 30 克、生地黄 30 克、茯苓 30 克、车前子 20 克、地龙 10 克、红花 10 克、赤芍 10 克。每日 1 剂，连续服用 1～2 个月。彭清华用上方治疗 114 例（187 只眼）青光眼术后患者。结果：上方可以有效控制患者眼压、维持视力、稳定视野范围，且远期疗效满意。[3]

3. 回光汤 羚羊角 0.3～1 克（可用 5～10 剂的总量一起煎，分次兑服，亦可用山羊角 15 克代替）、玄参 15 克、知母 10 克、龙胆 10 克、荆芥 10 克、防风 10 克、白菊花 10 克、半夏 10 克、茯苓 20 克、车前子（包煎）20 克、僵蚕 6 克、川芎 5 克、细辛 3 克。每日 1 剂，水煎 2 次，分 2 次服。（1）彭清华用上方治疗 17 例（26 只眼）肝经风热型原发性青光眼患者。结果：痊愈 13 只眼，显效 2 只眼，好

① 张健.原发性青光眼 240 例的辨证论治[J].中医杂志,1983,24(1):34.
② 魏承朴.滋阴疏肝法治疗青光眼 104 例[J].辽宁中医杂志,1994,21(5):214.
③ 彭清华.增视 I 号治疗抗青光眼手术后患者 114 例的临床观察[J].中国医药学报,1994,9(3):25-26.

转 7 只眼,无效 4 只眼。① (2) 张健用上方治疗 94 例(117 只眼)原发性青光眼患者。结果:痊愈 36 只眼,显效 35 只眼,有效 42 只眼,无效 4 只眼。②

单 方

1. 槟榔碱滴眼液　用法用量:滴眼。临床应用:姚芳蔚治疗 30 例(58 只眼)各类青光眼患者。结果:其缩瞳与降压作用比毛果芸香碱强,而维持时间较短。③

2. 丁公藤　用法用量:用 0.05% 丁公藤碱滴眼液。临床应用:周文炳滴眼治疗 159 例(239 只眼)各类青光眼患者。结果:丁公藤碱在缩小瞳孔,降低眼压和改善房水流畅系数方面不亚于毛果芸香碱。④

中 成 药

1. 补精益视片　组成:枸杞子、菟丝子、五味子、丹参、三七、茺蔚子、楮实子、车前子、青皮(成都中医药大学附属医院/四川省中医院研制,100 片/瓶,每片重 0.3 克,川药制字 Z20070649)。用法用量:口服,每次 6 片,每日 3 次。联合甲钴胺片口服,连续 6 个月。临床应用:李翔用上法治疗 30 例(53 只眼)眼压控制后青光眼患者。结果:总有效率为 88.23%。⑤

2. 青光安颗粒　组成:黄芪、生地黄、地龙、红花、赤芍、茯苓、白术、车前子等药的有效成分。功效:益气活血利水,可有效提高抗青光眼术后患者视功能,并可改善血液流变学、血栓素、前列环素等指标。⑥

3. 杞菊地黄丸联合复方丹参片　杞菊地黄丸

组成:枸杞子、菊花、熟地黄、山茱萸、山药、泽泻、牡丹皮、茯苓(北京同仁堂科技发展股份有限公司制药厂生产)。功效主治:滋肾养肝;适用于肝肾阴亏、眩晕耳鸣、羞明畏光、迎风流泪、视物昏花。复方丹参片组成:丹参、三七、冰片(北京同仁堂科技发展股份有限公司制药厂生产)。功效主治:活血化瘀,理气止痛;适用于气滞血瘀所致的胸痹,症见胸闷、心前区刺痛,冠心病心绞痛见上述症候者。用法用量:杞菊地黄丸,口服,每次 8 丸(相当于原生药 3 克),每日 3 次;复方丹参片,口服,每次 3 片(相当于原生药 3 克),每日 3 次。联合每日服用甲钴胺片,每次 0.5 毫克,每日 3 次。1 个月为 1 个疗程,共用 6 个疗程。临床应用:李翔等用上法治疗闭角型青光眼患者 57 只眼。结果:显效 33 眼,有效 17 眼,稳定 3 例,无效 4 例,总有效率 92.98%。⑦

4. 复方血栓通胶囊　组成:三七、丹参、黄芪、玄参等(广东众生药业股份有限公司生产)。用法用量:口服,每日 3 次,每次 3 粒,30 日为 1 个疗程,连续 3 个疗程。临床应用:张健用上方治疗闭角型青光眼术后患者 34 只眼。结果:提高视力的总有效率为 91.18%,改善视野的总有效率为 88.23%。⑧

5. 晶珠十五味萝蒂明目丸　组成:萝蒂、寒水石、藏茴香、石灰华、甘草、红花、丁香、金钱白花蛇、绿绒蒿、铁屑、诃子、余甘子、代赭石、毛诃子等。用法用量:每日早晨空腹口服 10～15 粒,连续 3～6 个月。临床应用:王凤敏治疗 93 例青光眼患者。结果:总有效率为 87.6%。⑨

6. 复方丹参注射液　用法用量:16 克复方丹参注射液加入 500 毫升 5% 葡萄糖注射液或低分子右旋糖酐注射液中静滴,每日 1 次,10～14 日为

① 彭清华.从肝论治原发性青光眼 57 例临床总结[J].江苏中医,1990,11(10):6.
② 张健.中医杂志.原发性青光眼 240 例的辨证论治[J].1983,24(1):34.
③ 姚芳蔚.中医眼科局部用药中新疗法的研究[J].上海中医药杂志,1987,21(7):45-48.
④ 周文炳.丁公藤碱治疗青光眼的初步报告(摘要)[J].医学研究通讯,1981,10(6):25-26.
⑤ 李翔,王桃,等.补精益视片联合甲钴胺片治疗眼压控制后青光眼疗效观察[J].辽宁中医杂志,2014,41(9):1793-1796.
⑥ 彭清华.活血利水法治疗眼科疾病的临床研究[J].中华中医药学刊,2010,28(4):681-685.
⑦ 李翔,等.补肾活血中药联合甲钴胺片治疗眼压控制后青光眼的疗效观察[J].辽宁中医杂志,2010,37(9):1703-1706.
⑧ 张健.复方血栓通胶囊治疗青光眼术后临床研究[J].辽宁中医杂志,2005,32(3):220.
⑨ 王凤敏.晶珠十五味萝蒂明目丸治疗青光眼 93 例[J].辽宁中医杂志,2003,30(6):477.

1个疗程。临床应用：何荔军用上法治疗 12 例（16 只眼）原发性闭角型青光眼患者。结果：在停药后半月进行多普勒超声检查，提示眼动脉供血不足均有明显改善。①

7. 羊肝丸　组成：羊肝 250 克、黄连 25 克、熟地黄 50 克。用法用量：上药制成丸剂，每次服 10 克，每日 3 次，饭后 1 小时服，10 日为 1 个疗程，疗程间隔 2 日。服药期间忌生冷、猪肉、烟、酒、忧怒。临床应用：刘顺俊用上方治疗 27 例绿风内障（类似现代医学青光眼）患者，用药 1～5 个疗程。结果：治愈 20 例，显效 4 例，好转 2 例，无效 1 例。②

附：青光眼术后前房延缓形成

经验方

1. 八珍汤合五苓散　党参、白术、茯苓、甘草、川芎、当归、熟地黄、生地黄、赤芍、白芍、猪苓、桂枝、泽泻、茺蔚子、楮实子、青皮。随症加减：伴高血压者，去桂枝，加钩藤、石决明；口苦咽干者，加龙胆、玄参；腰膝酸软者，加枸杞子、菟丝子；失眠多梦者，加柏子仁。每日 1 剂，水煎 2 次，分 2 次温服。邓恕远等用上方加减治疗 36 例滤过性抗青光眼术后前房延缓形成的患者，均获痊愈（前房恢复到术前水平，维持眼压在 1.36～2.66 千帕之间，停药后前房不再消失），前房形成时间最长 12 日，最短 3 日，平均 5.7 日。③

2. 自拟方　当归 9 克、赤芍 9 克、川芎 9 克、木通 9 克、生地黄 12 克、香附 12 克、茺蔚子 12 克、茯苓 15 克、泽泻 15 克、连翘 15 克、麦冬 15 克、甘草 6 克。随症加减：便秘者，加大黄 6 克，或番泻叶冲水服；失眠者，加夜交藤；炎症明显者，加大青叶 10 克、金银花 10 克。每日 1 剂，水煎 2 次，分 2 次服。西药：充分散瞳，1%或 2%阿托品滴眼液滴眼，15 分钟 1 次，上、下午各 3 次。晚上涂阿托品眼膏；口服泼尼松 10 毫克，每日 3 次，氟美松 2.5 毫克结膜下注射；加压包扎，白天滴药，晚上包扎；500 毫升 20%甘露醇静脉点滴；房水分泌少者，静脉静滴 500 毫升 5%葡萄糖注射液、500 毫升林格氏液、10 毫克氟美松；疑有脉络膜脱离者，加 0.5 毫升 5%安钠加结膜下注射；60 毫克速尿加 40 毫升 50%葡萄糖注射液静脉注射。陈静琪等用上法治疗 5 例（6 只眼）青光眼术后前房延缓形成的患者，全部治愈。④

① 何荔军.复方丹参注射液治疗青光眼 12 例疗效观察［J］.中医杂志，1999，40(4)：249.
② 刘顺俊.中药治疗绿风内障 27 例［J］.湖北中医杂志，1993，15(2)：15.
③ 邓恕远，等.八珍汤合五苓散加减治疗滤过性抗青光眼术后前房迟延形成临床观察［J］.中国中医眼科杂志，1995，5(1)：32.
④ 陈静琪，等.综合治疗青光眼术后前房延缓形成［J］.中国中医眼科杂志，1994，4(1)：18－20.

慢性单纯性青光眼

概　　述

慢性单纯性青光眼是由病理性高眼压，引起视乳头凹陷萎缩，视野缺损，甚至失明的严重眼病。其主要特点是眼压持续慢性升高，而房角宽而开放，即房水外流受阻于小梁网-施莱姆管系统，又称原发性开角型青光眼。本病病情进展相当缓慢，除少数人由于视力过度疲劳或失眠后眼压升高出现眼胀、头痛、视物模糊或虹视外，多数人早期自觉症状不明显或无自觉症状。但随着病情进展，眼压逐渐升高，眼胀、头痛等自觉症状可以加重，视力逐渐下降，视乳头凹陷、苍白，视野逐渐缩小，最终严重可导致失明。多见于 20～60 岁的患者，男性略多于女性，多为双眼发病。

本病属中医"青风内障"范畴。本病多由七情内伤，气血失和，阴阳失调，痰火升扰，神水停滞所致。中医辨证初期多为虚实夹杂证，且实多虚少；后期多为虚多实少之证。肝气郁滞者当疏肝解郁，化火生风者当清肝息风，阴虚阳亢者应滋阴平肝，痰火升扰者宜清热化痰，血脉不利者宜活血通脉。各种治疗均可酌加化瘀利水药，以改善神水滞留状态。本病除强调早期治疗外，亦重视外治，内外兼施。

辨　证　施　治

1. 金明分 3 型

（1）肝郁气滞型　治宜疏肝清热。方用丹栀逍遥散加减：白芍 10 克、柴胡 10 克、当归 10 克、茯苓 10 克、白术 10 克、牡丹皮 5 克、炒栀子 5 克、甘草 5 克。

（2）痰湿上泛型　治宜化痰除湿。方用温胆汤加减：半夏 12 克、麦冬 12 克、茯苓 15 克、酸枣仁 30 克、炙甘草 6 克、桂心 6 克、远志 6 克、黄芩 9 克、萆薢 12 克、党参 15 克。

（3）肝肾阴虚型　治宜滋阴降火。方用杞菊地黄丸加减：熟地黄 24 克、山茱萸 12 克、山药 12 克、泽泻 9 克、茯苓 9 克、牡丹皮 9 克、枸杞子 15 克、菊花 9 克。[1]

2. 李朝辉等分 5 型

（1）肝气郁结型　治宜疏肝解郁。方用柴胡疏肝散加减：柴胡、炙甘草、枳壳、白芍药、川芎、陈皮、香附。

（2）心脾两虚型　治宜健脾养血。方用归脾汤加减：白术、茯苓、黄芪、龙眼肉、酸枣仁、人参、木香、甘草、当归、远志。

（3）痰湿上扰型　治宜化痰除湿。方用驱风定痛汤加减。

（4）肝肾阴虚型　治宜滋补肝肾。方用明目地黄汤加减：熟地黄、山药、山茱萸、牡丹皮、茯苓、泽泻、当归、白芍、枸杞子、菊花、石决明、白蒺藜。

（5）阴虚阳亢型　治宜滋阴降火。方用羚角钩藤汤加减：羚羊角、霜桑叶、川贝母、生地黄、竹茹、钩藤、菊花、白芍、茯神、甘草。

以上各方均每日 1 剂，分 2 次口服，4 周为 1 个疗程。[2]

---

[1]　金明.中医临床诊疗指南释义·眼科疾病分册［M］.北京：中国中医药出版社,2015：73-76.
[2]　李朝辉,等.中西医结合治疗原发开角型青光眼［J］.中国实验方剂学杂志,2011,17(9)：246-248.

3. 张殷建等分 3 型

(1) 气郁化火型　治宜疏肝清热。药用柴胡 6 克、黄芩 9 克、栀子 12 克、枳壳 12 克、夏枯草 12 克、当归 12 克、茯苓 12 克、猪苓 12 克。

(2) 痰火升扰型　治宜化痰清热。药用半夏 9 克、陈皮 9 克、茯苓 12 克、黄连 3 克、枳实 12 克、苍术 12 克、白术 12 克、细辛 3 克。

(3) 肝肾阴虚型　治宜补益肝肾。药用枸杞子 12 克、熟地黄 12 克、制首乌 12 克、茯苓 12 克、泽泻 12 克、制香附 12 克、川芎 6 克、五味子 9 克。

随症加减：眼压偏高者,酌加葛根、槟榔、车前子、细辛、川芎等;眼底血管偏细者,酌加丹参、红花、郁金、毛冬青、鸡血藤等;视盘色淡、视功能下降明显者,酌加枸杞子、菟丝子、覆盆子、制首乌、黄精等。以上各方均每日 1 剂,水煎,分 2 次内服。4 周为 1 个疗程,服用 3 个疗程。[1]

4. 伏彦江分 2 型

(1) 肝郁气滞型　治宜疏肝解郁。方用自拟通窍明目汤:柴胡 9 克、香附 10 克、菊花 15 克、牡丹皮 10 克、夏枯草 15 克、当归 12 克、白芍 10 克、白术 10 克、川芎 9 克、半夏 6 克、竹茹 10 克、茯苓 15 克、车前子(包煎)10 克。

(2) 肝肾亏虚型　治宜滋补肝肾。方用自拟益损养目汤:熟地黄 15 克、枸杞子 30 克、楮实子 10 克、女贞子 10 克、党参 15 克、白芍 10 克、川芎 9 克、当归 15 克、丹参 15 克、山药 15 克、茯苓 15 克、车前子(包煎)10 克。

以上各方均每日 1 剂,早晚分服。临床观察:伏彦江用上方辨证治疗 32 例(64 只眼)正常眼压型青光眼患者。结果:显效 12 只眼,有效 36 只眼,无效 16 只眼,有效率 75%。[2]

5. 李传课分 6 型

(1) 气郁化火型　治宜疏肝解郁。方用加味逍遥散加减:牡丹皮 10 克、栀子 10 克、柴胡 10 克、当归 10 克、白芍 15 克、茯苓 15 克、白术 15

克、车前子 15 克、甘草 3 克。随症加减:眼胀明显者,加石决明、夏枯草;胁痛明显者,加香附、郁金。

(2) 肝热生风型　治宜清肝祛风。方用羚羊角汤加减:羚羊角粉(冲服)0.5 克、夏枯草 20 克、玄参 15 克、地骨皮 10 克、车前子 12 克、黄芩 10 克、龙胆 10 克、羌活 10 克。随症加减:劳倦后发病者,加人参;头晕、头痛、眼珠胀痛明显者,加钩藤、石决明。

(3) 痰火升扰型　治宜清热化痰。方用黄连温胆汤加减:黄连 6 克、法半夏 10 克、茯苓 10 克、陈皮 10 克、枳壳 10 克、竹茹 10 克、甘草 3 克。

(4) 阴虚风动型　治宜滋阴潜阳。方用阿胶鸡子黄汤加减:陈阿胶 6 克、生白芍 9 克、石决明 15 克、双钩藤 6 克、生地黄 12 克、清炙甘草 6 克、生牡蛎 12 克、络石藤 9 克、茯神木 12 克、鸡子黄 2 枚。随症加减:阴虚火旺者,酌加知母、黄柏、地骨皮等;阴虚阳亢者,酌加石决明、钩藤,或改用养肝息风汤。

(5) 肝肾两亏型　治宜补益肝肾。方用杞菊地黄丸:熟地黄 15 克、山茱萸 6 克、山药 10 克、泽泻 10 克、茯苓 10 克、牡丹皮 10 克、枸杞子 12 克、菊花 10 克。或用肾气丸:熟地黄 15 克、山茱萸 6 克、山药 10 克、泽泻 10 克、茯苓 10 克、牡丹皮 10 克、肉桂 2 克、附子 6 克。

(6) 气虚血瘀、神水瘀积型　治宜益气活血。方用补阳还五汤加减:黄芪 20 克、当归 10 克、赤芍 10 克、川芎 10 克、红花 10 克、桃仁 10 克、葛根 20 克、丹参 15 克、茯苓 15 克、猪苓 10 克、泽泻 10 克。[3]

经　验　方

1. 补肾疏肝方　当归 12 克、柴胡 9 克、炒白芍 15 克、茯苓 30 克、白术 15 克、薄荷 6 克、甘草 6 克、炮姜 3 片、菟丝子 10 克、枸杞子 12 克。每日 2

① 张殷建,等.辨证论治对原发性开角型青光眼疗效的观察[J].中国中医眼科杂志,2007,17(6):329-331.
② 伏彦江.中医药治疗正常眼压性青光眼的临床观察[J].辽宁中医杂志,2004,31(8):665.
③ 李传课.中医眼科学[M].北京:人民卫生出版社,1999:583-585.

次,每次 1 袋,共治疗 3 个月。李欣等用上方治疗 40 例(63 只眼)早期青光眼患者,并对患者进行宣教。结果:补肾疏肝方能有效改善早期青光眼患者的视野、视觉生活质量和中医症候。①

2. 清肝利水方 夏枯草 12 克、葛根 15 克、槟榔 12 克、车前子 15 克、枸杞子 12 克、黄精 12 克、郁金 12 克、丹参 12 克、香附 12 克、桑叶 9 克。每日 1 剂,治疗 3 个月。同时结合患者病情单用或联合几种降眼压眼液控制眼压。董志国等用上法治疗 30 例(55 只眼)肝郁气滞型原发性开角型青光眼患者。结果:结合视力、视野评分,治疗总有效率为 98.1%。②

3. 青光眼方 柴胡、郁金、丹参、泽兰、牛膝、川芎、茯苓、车前子、泽泻、菊花、白芍、菟丝子等。姚小萍等将 58 例(103 只眼)开角型青光眼患者随机分为观察组 30 例(53 只眼)和对照组 28 例(50 只眼)。对照组滴用 0.5% 噻吗心安滴眼液,早晚各 1 次。观察组在对照组基础上加用上方治疗,每日 1 剂,早晚各服 1 次。2 个月为 1 个疗程,共治疗 2 个疗程,半年后随访。结果:治疗后,观察组在视力、视野疗效方面均优于对照组(均 $P<0.05$)。③

4. 活血利水法 地龙 12 克、红花 10 克、赤芍 15 克、茯苓 30 克、益母草 20 克、车前子(包煎)20 克。每日 1 剂,分 2 次温服。服用时药味不予增减,但剂量可根据患者体质、年龄、病情等情况适当增减。彭清华等将 48 例(96 只眼)慢性单纯性青光眼患者随机分为治疗组 31 例(62 只眼)和对照组 17 例(34 只眼)。对照组用 0.25% 噻吗心安眼液滴眼,每日 2 次,并用维生素 B_1 10 毫克,ATP 20 毫克,均每日 3 次口服;治疗组用上方治疗。两组均用药 2 个月。结果:治疗组视野改善优于对照组($P<0.001$);两组平均眼压,治疗前后自身及组间比较均有显著差异(均 $P<0.001$)。④

5. 抗青汤 当归 10 克、柴胡 10 克、白芍 15 克、茺蔚子 15 克、夜明砂(包煎)15 克、生地黄 15~30 克、茯苓 15~30 克、车前子(包煎)30~45 克、羚羊角 1~3 克、泽泻 18 克、菊花 30 克、甘草 6 克。随症加减:眼胀疼者,加夏枯草、香附、僵蚕;视物模糊,视野缩小者,加女贞子、桑椹、丹参、五味子、枸杞子;恶心头痛,呕吐痰涎者,加天麻、半夏、竹茹。每日 1 剂,水煎 2 次,分 3 次服。同时患眼滴噻吗心安眼药水,每日 2~3 次。武祯等用上方加减治疗 180 例单纯性青光眼患者。结果:显效(自觉症状消失,眼压正常,随访 1 年无复发)96 例,占 53%;有效 72 例,占 40%;无效 12 例,占 7%。总有效率为 93%。⑤

6. 青光眼四号 茯苓、猪苓、泽泻、桂枝、羌活、防风、车前子(包煎)等。每日早晚各 1 剂,水煎服。1 个月为 1 个疗程。贺义恒等用上方治疗 42 例(77 只眼)原发性开角型青光眼患者。结果:治疗 2 个疗程后,平均降眼压幅度为 0.7 千帕。其中 11 例治疗 1 个疗程后,房水流畅系数平均提高 0.06 立方毫米/毫米汞柱,房水生成量平均下降 0.57 立方毫米/分钟。4 例患者服用 1 次剂量青光眼四号后,3 小时眼压开始下降,5 小时眼压降至最低,最大降眼压幅度为 1.03 千帕,降眼压维持时间 8 小时以上。⑥

7. 益气活血法 党参 20 克、丹参 20 克、葛根 30 克、黄芪 15 克、当归 15 克、川芎 15 克、红花 12 克、猪苓 12 克、昆布 9 克、阿胶(烊化)9 克、海藻 6 克。每日 1 剂,水煎 2 次,分 2 次服。4 周为 1 个疗程。同时患眼滴 0.25% 噻吗心安滴眼液,每日 2 次,连续滴眼 2 周。黄庆山等用上法治疗 40 例慢性单纯性青光眼患者。结果:显效 24 例,有效 13 例,无效 3 例,总有效率 92.5%。本研究显示益气活血法标本兼治,视力、视野、视乳头杯盘比,血液

① 李欣,尹连荣,等.补肾疏肝中药对早期青光眼视功能保护作用的临床研究[J].北京中医药大学学报,2015,38(2):134-138.
② 董志国,等.清肝利水明目法对肝郁气滞型原发性开角型青光眼视功能保护的临床研究[J].中国中医眼科杂志,2013,23(5):336-339.
③ 姚小萍.中西医结合治疗原发性开角型青光眼的临床研究[J].中国中医眼科杂志,2003,13(2):83-85.
④ 彭清华,等.活血利水治疗慢性单纯性青光眼 31 例[J].辽宁中医杂志,1995,22(4):167-168.
⑤ 武祯,等.自拟抗青汤治疗单纯性青光眼 180 例[J].中医药研究,1995,11(3):34.
⑥ 贺义恒,等.青光眼四号对原发性开角型青光眼降眼压的临床研究[J].中国中医眼科杂志,1994,4(1):15.

循环均有改善。[①]

单　方

葛根素　组成：1%葛根素（山东省医学科学院药物研究所制作）。用法用量：（1）患者先停用其他抗青光眼药3日后，于晨8时用1%葛根素滴眼1次，点药1滴后分别于15分钟、30分钟、1小时、2小时、3小时、4小时、6小时、10小时各测眼压1次，共8次，同时测量瞳孔横径、心率和血压并分别与用药前比较。（2）停用全部抗青光眼药物3日，测24小时眼压，仅用1%葛根素点眼，每日2次，连续用药3日。3日后再测24小时眼压与用药前比较。（3）联合用药，在原有药物治疗基础上加用葛根素点眼，每日2次，连续用药1个月，加用葛根素前后均测24小时眼压。眼压测定使用修兹氏眼压计，均由专人测量。临床应用：康汝秀等用上方治疗33例（64只眼）慢性单纯性青光眼患者，其中16例（31只眼）患者先停用其他抗青光眼药3日后，于晨8时用1%葛根素滴眼1次，2小时后眼压开始下降者30只眼，占96.78%，2~6小时眼压降至最低值有28只眼，降压维持在10小时以上有7只眼；17例（33只眼）患者用1%葛根素滴眼，每日2次，3日后测24小时眼压。用药后眼压最低值及平均值均比用药前下降（$P<0.025$，$P<0.005$）；21例（35只眼）患者在继续滴用其他降低眼内压药物基础上加用1%葛根素滴眼，连用1个月，每周测眼压1次。结果：联用后眼压最高值、最低值、平均值均有明显的下降（$P<0.001$）。说明葛根素确有降低眼内压作用，且无不良反应。[②]

中 成 药

1. 清肝降压胶囊　组成：何首乌、夏枯草、槐花、桑寄生、丹参、葛根、泽泻、小蓟、远志、川牛膝等（北京洪天力药业有限公司生产）。功效：清肝泻火，补益肝肾。用法用量：每日3次，每次3粒，温水口服，疗程为4周，同时维持降眼压滴眼液治疗。临床应用：张国亮等用上法治疗19例（31只眼）证属肝火亢盛、肝肾阴虚型早期原发性开角型青光眼患者。结果：治疗后患者眼压下降，中医症候改善明显（$P<0.01$）。[③]

2. 杞菊地黄丸联合复方丹参片　杞菊地黄丸组成：枸杞子、菊花、熟地黄、山茱萸、山药、泽泻、牡丹皮、茯苓（北京同仁堂科技发展股份有限公司制药厂生产）。功效主治：滋肾养肝；适用于肝肾阴亏，眩晕耳鸣、羞明畏光、迎风流泪、视物昏花。复方丹参片组成：丹参、三七、冰片（北京同仁堂科技发展股份有限公司制药厂生产）。功效主治：活血化瘀，理气止痛；适用于气滞血瘀所致的胸痹，症见胸闷、心前区刺痛，冠心病心绞痛见上述症候者。用法用量：杞菊地黄丸，口服，每次8丸（相当于原生药3克），每日3次；复方丹参片，口服，每次3片（相当于原生药3克），每日3次。联合每日服用甲钴胺片，每次0.5毫克，每日3次。1个月为1个疗程，共用6个疗程。临床应用：李翔等用上法治疗开角型青光眼患者38只眼。结果：显效16只眼，有效9只眼，稳定3只眼，无效10只眼，总有效率73.68%。[④]

3. 夏枯草膏　组成：夏枯草等（四川中方制药有限公司生产，国药准字Z51020741）。功效：清火，散结，消肿。用法用量：每日2次，每次9克，连续服药6月。同时维持原有降眼压眼液治疗。临床应用：苏杭等用上方治疗30例（60只眼）肝郁气逆型开角型青光眼患者。结果：患者的眼压、视野平均光敏感度（MS）和视野平均缺损（MD）以及临床症状方面均有一定的改善。[⑤]

4. 川芎嗪注射液　组成：川芎提取物。功效：活血化瘀，行气止痛。用法用量：静脉点滴，

① 黄庆山，等.益气活血法治疗慢性单纯性青光眼临床研究[J].中国中医眼科杂志，1994,4(2)：78-81.
② 康汝秀，等.葛根素治疗慢性单纯性青光眼33例临床观察[J].中国中医眼科杂志，1992,2(2)：77-79.
③ 张国亮，等.清肝降压胶囊控制早期原发性开角型青光眼患者眼压的临床观察[J].中国中医眼科杂志，2015,25(2)：122-125.
④ 李翔，等.补肾活血中药联合甲钴胺片治疗眼压控制后青光眼的疗效观察[J].辽宁中医杂志，2010,37(9)：1703-1706.
⑤ 苏杭，等.夏枯草膏治疗原发性开角型青光眼的临床观察[J].中国中医眼科杂志，2007,17(5)：252-254.

每日1次,14日为1个疗程,共3个疗程。临床应用:张丽霞等用上方治疗30例眼压控制下原发性开角型青光眼患者。结果:川芎嗪可以改善眼压控制后开角型青光眼患者的视野平均敏感度、视野平均缺损、视野丢失方差、视盘筛板区血管容量和视盘筛板区红细胞移动速率。[①]

---

① 张丽霞,等.川芎嗪对眼压控制下原发性开角型青光眼患者视功能和视网膜血循环的影响[J].中国中医眼科杂志,2006,16(3):129-132.

出血性青光眼(新生血管性青光眼)

概　述

　　新生血管性青光眼是指虹膜和小梁表面有新生的纤维血管膜,进而使房角粘连所造成的青光眼。因新生血管容易破裂,反复发生前房出血,故又名出血性青光眼。本病疼痛剧烈,顽固难愈,常导致失明。本病常继发于一些视网膜血液循环障碍疾病,如糖尿病视网膜病变、视网膜静脉阻塞、视网膜静脉周围炎等,致广泛性眼后节和局限性眼前节缺血、缺氧,导致虹膜新生血管形成,发展至小梁网,纤维血管膜阻碍眼房水循环所致。本病预后较差,多导致失明,失明后仍疼痛难忍者,往往摘除眼球。当虹膜出现新生血管时,及时采用全视网膜光凝术有时可以防止本病发生。

　　本病属中医"乌风内障"(《太平圣惠方》)范畴。其病因病机有肝火上炎,肝风上扰,风火攻目,蒸灼目络;或风痰上壅,阻闭目络;或气滞血瘀,脉络瘀阻,玄府闭塞,神水瘀积,发为本病。

辨　证　施　治

　　段俊国分3证

　　(1)风火攻目证　治宜清肝活血。方用羚羊角饮子(《审视瑶函》)加减:羚羊角、犀角、防风、桔梗、茺蔚子、玄参、知母、大黄、草决明、甘草、黄芩、车前子等。

　　(2)风痰上扰证　治宜祛风除痰。方用白附子散(《证治准绳》)加减:白附子、麻黄、川乌、南星、全蝎、干姜、朱砂、麝香等。

　　(3)气滞血瘀证　治宜活血化瘀、平肝利水。方用血府逐瘀汤(《医林改错》)加减:当归、生地黄、桃仁、红花、枳壳、赤芍、柴胡、甘草、桔梗、川芎、牛膝等。

　　以上各方服用时同时使用降眼压西药治疗。[1]

经　验　方

　　1. 乌风决明合生蒲黄汤　石决明15克、细辛3克、桔梗10克、防风10克、茺蔚子15克、车前子15克、茯苓15克、山药12克、玄参15克、蒲黄24克、墨旱莲24克、荆芥炭15克、生地黄12克、川芎6克、郁金6克、丹参10克、牡丹皮12克。每日1剂,水煎服,分3次口服,7日为1个疗程,共2个疗程。陈宗贤等用上方联合睫状体冷凝及小梁切除术治疗15例新生血管性青光眼患者。结果:视力提高8例(53.33%),稳定5例(33.33%);新生血管全部回退9例(60.00%),部分回退4例(26.67%);眼压术后1个月为(12.32±2.43)毫米汞柱,术后6个月为(15.21±1.94)毫米汞柱。[2]

　　2. 补阳还五汤　生黄芪30克、当归尾12克、川芎9克、桃仁9克、红花9克、赤芍12克、郁金12克、茺蔚子15克、石菖蒲9克、茯苓30克、车前子10克、海藻10克、昆布10克。闫希冬等用上方联合手术治疗170例(182只眼)视网膜静脉阻塞导致新生血管性青光眼患者,于术前3日、术后3个月口服中药。结果:眼压控制总成功率为

①　段俊国.中西医结合眼科学[M].北京:中国中医药出版社,2005:225.
②　陈宗贤,张敏,等.睫状体冷凝及小梁切除术联合乌风决明合生蒲黄汤治疗新生血管性青光眼15例临床观察[J].中医杂志,2013,54(3):228-230.

61.5%,总视力改善率为47.8%;无术后并发症。[1]

3. 血府逐瘀汤、息风丸、石决明散加减 罗国芬治疗12例出血性青光眼患者,均不愿摘除眼球而要求中药治疗者,其中10例用血府逐瘀汤治疗,1例用息风丸治疗,1例用石决明散加减治疗。结果:11例眼压恢复正常,但视力多不能恢复。[2]

---

① 闫希冬,等.中西医结合治疗新生血管性青光眼[J].中国中医眼科杂志,2011,21(5):282-285.
② 李传课.中医眼科学[M].北京:人民卫生出版社,1999:571.

青光眼睫状体炎综合征

概　　述

青光眼睫状体炎综合征是一种前葡萄膜炎伴青光眼的特殊形式，属于比较常见的继发性青光眼，好发于中年男性，单侧居多。其发病原因及机制至今尚不明确，一般认为诸多因素导致眼内前列腺素分泌过多，从而引起血管扩张、房水增加和急骤的眼压升高。典型病例呈发作性眼压升高，可达50毫米汞柱以上，在眼压升高的同时或前后，出现羊脂状角膜后沉着物，前房深，房角开放，房水无明显混浊，不引起瞳孔后粘连，一般数天内能自行缓解，预后较原发性开角型青光眼好，但易复发。频繁发作，眼压持续升高易造成视功能损害。

本病属中医"五风内障"等范畴。病位在瞳神，其发生与机体气血津液的输布有关。肝的疏泄功能关系到整个人体的气机通畅，脾的运化对水湿津液的代谢至关重要。其病因病机为肝失疏泄，气机郁滞，气血失调，气滞血瘀，神水瘀积；或肝木犯脾，脾失健运，津液停聚，化为痰湿，上犯目窍，玄府不通，神水滞留而发为本病。

辨　证　施　治

1. 段俊国分2型

（1）肝郁气滞证　治宜疏肝解郁。方用丹栀逍遥散加减。随症加减：眼胀明显者，加香附、川芎以疏肝行气；眼压较高，舌质紫暗者，加泽泻、丹参以利水活血。

（2）痰湿上泛证　治宜除湿化痰。方用温胆汤加减。随症加减：舌苔黄腻者，加黄连以清热除湿；角膜后羊脂状沉着物迟迟不退者，加党参、薏苡仁、肉豆蔻以健脾化湿。[1]

2. 柏超然分2型

（1）痰火型　治宜清热化痰。药用海螵蛸30克、茜草12克、车前子12克、茺蔚子12克、甘菊花12克、青葙子15克、飞滑石（包煎）15克、酒炒当归9克、生甘草梢6克、酒炒栀子5克。

（2）痰湿型　治宜化痰利湿。方用二陈汤加减：陈皮6克、姜半夏6克、川萆薢15克、车前子15克、茯苓15克、酸枣仁12克、炙甘草9克、北五味子3克。

以上各方均每日1剂，水煎服，分2次服。[2]

经　验　方

1. 石决明散合息风汤　石决明25克、草决明25克、赤芍15克、木贼15克、麦冬15克、防风15克、钩藤15克、青葙子18克、荆芥10克、栀子10克、玄参10克、麻黄6克、蛇蜕6克。随症加减：风火盛者，加龙胆；见阴虚证者，加生地黄。每2日1剂，水煎服，每日3次，12日为1个疗程。马跃兵用上方加减治疗12例（14只眼）青光眼睫状体炎综合征患者。结果：显效6例（6只眼），有效6例（8只眼），总有效率100%。显效病例经追踪观察3年，仅1例复发，复发率16.7%。[3]

2. 新制柴连汤加味　柴胡12克、蔓荆子12

① 段俊国.中西医结合眼科学［M］.北京：中国中医药出版社,2005：227.
② 柏超然.青光眼睫状体炎综合征77例的辨证论治［J］.上海中医药杂志,1980,14(1)：27.
③ 马跃兵.石决明散合息风汤治疗青光眼-睫状体炎综合征12例［J］.中医杂志,2002,43(4)：281.

克、黄芩 12 克、龙胆 12 克、荆芥 15 克、石决明 15 克、黄连 8 克、栀子 10 克、木通 10 克、赤芍 10 克、石菖蒲 10 克、车前子 10 克、甘草 6 克。随症加减：呕吐泛恶者，加竹茹 10 克、藿香 10 克；眼红甚者，加牡丹皮 10 克、红花 8 克。李官鸿用上方加减治疗 18 例青光眼睫状体炎综合征患者。结果：患者全部临床症状消失，眼压降至正常，KP 消失，视野、生理盲点正常。随访 3 年无一例复发。[①]

3. 桃红四物汤合五苓散加减　当归、赤芍、川芎、生地黄、桃仁、红花、茯苓、牡丹皮、车前子、泽泻、地肤子、薏苡仁。每日 1 剂，水煎服。西药予 0.5% 可的松眼药水滴眼。袁士超等用上法治疗 14 例（17 只眼）青光眼睫状体炎综合征患者。结果：全部治愈，疗程最短 7 日，最长 35 日，平均 14 日。[②]

中　成　药

1. 熊胆开明片　组成：熊胆粉、石决明、菊花、枸杞子、泽泻（修正药业集团股份有限公司生产）。功效主治：清热明目，滋阴补肾，活血化瘀，消炎利肿，调节免疫；适用于肝胆郁热、阴精不足所致的青光眼睫状体炎综合征，症见目赤疼痛，羞明流泪、视物模糊、口苦咽干。用法用量：口服，每次 4 粒，每日 3 次；2 周为 1 个疗程，可用 1～2 个疗程。临床应用：王卉等将 147 例（165 只眼）青光眼睫状体炎综合征患者随机分为治疗组 78 例（87 只眼）和对照组 69 例（78 只眼）。对照组予卡替洛尔滴眼液、典必殊滴眼液滴眼，根据眼压情况必要时服乙酰唑胺治疗。治疗组用上方联合卡替洛尔滴眼液、典必殊滴眼液滴眼治疗。结果：治疗组的视力恢复时间明显缩短，眼压下降时间明显短于对照组，KP 消失时间优于对照组，总好转率明显高于对照组，治疗时间治疗组短于对照组，两组比较差异均有统计学意义（均 $P < 0.05$）。应用熊胆开明片的中西医结合治疗青光眼睫状体炎综合征能更快速控制炎症、降低眼压，缩短疗程，提高有效率，减少复发，防止激素的不良反应的发生。[③]

2. 知柏地黄丸　用法用量：每日 3 次，每次 10 克。注意事项：适用于青光眼睫状体炎综合征间歇期治疗，如能坚持服药，可阻止其反复发作。[④]

① 李官鸿.中西医结合治疗青光眼睫状体综合症 18 例[J].四川中医,2001,19(1)：63.
② 袁士超,等.青光眼睫状体炎综合征 44 例临床分析[J].中国中医眼科杂志,1993,3(3)：165.
③ 王卉,等.熊胆开明片治疗青光眼睫状体炎综合征的近期疗效观察[J].河北医药,2017,39(1)：92－94.
④ 段俊国.中西医结合眼科学[M].北京：中国中医药出版社,2005：227.

白内障(年龄相关性白内障、老年性白内障)

概　述

晶状体产生混浊失去透明而妨碍视力者称为白内障。白内障是眼科常见病,也是主要的致盲性眼病之一。晶状体为透明无血管组织,一般不发生炎症,但可因老化、遗传、免疫、代谢、辐射、中毒、外伤和局部营养等因素发生混浊。白内障可分为先天性、老年性、代谢性、并发性、外伤性等不同类型。其中以老年性白内障为最为多见。老年性白内障又称年龄相关性白内障,是指以中老年开始发生晶状体混浊导致视力逐渐下降为特征的眼病,随年龄增加其发病率升高。它是晶状体老化后的退行性变,是多种因素作用的结果。临床表现为眼部不红不痛,晶状体混浊,视力渐降,终至失明。根据晶状体出现混浊的部位,又分为三种类型:皮质性、核性、后囊下性。其中皮质性白内障是最常见的一种类型,典型的皮质性白内障按病程发展可分为4期:初发期、膨胀期、成熟期及过熟期。

本病属中医"圆翳内障"范畴。其病因病机为肝肾亏虚,精血不足,晶珠失于濡养而渐渐混浊;或脾虚气弱,运化失健,气血生化无源,晶珠失养,混浊成障;或脾失健运,水湿内停,湿浊上泛晶珠,致使晶珠混浊;患者肝郁气滞,郁久化火,火热之邪上扰清窍,热灼晶珠,导致晶珠混浊。对于其治疗,历代眼科文献都认为药物仅在早期有效,若病久翳成,则宜采用手术治疗。

辨证施治

1. 曾庆华分3型

(1)肝热上扰型　治宜清热平肝。方用石决明散加减。

(2)肝肾不足型　治宜补益肝肾。方用杞菊地黄丸加减。

(3)脾气虚弱型　治宜益气健脾。方用四君子汤加减。[①]

2. 李传课分2型

(1)肝肾阴虚火旺型　治宜滋养肝肾。药用生地黄、熟地黄、黄精、石斛、玉竹、女贞子、夜明砂、何首乌、桑椹、草决明、甘草、大枣等。

(2)脾湿型　治宜健脾化湿。药用半夏、白术、茯苓、蝉蜕、通草、谷精草、木贼草、黄芪、山药、山楂等。[②]

经　验　方

1. 滋阴补肾片　生地黄、熟地黄、何首乌、桑椹、白芍、淮山药、泽泻、五味子等。每次5片,每日2次,以1个月为1个疗程,连续观察3个疗程。滋补肝肾,健脾明目。李明飞等用上方治疗30例(60只眼)早、中期老年性白内障患者。结果:显效17只眼,有效36只眼,总有效率88.33%。[③]

2. 治障明目冲剂　黄芪15克、枸杞子15克、女贞子15克、菟丝子15克、丹参15克、玄参15

---

① 曾庆华.中医眼科学[M].北京:中国中医药出版社,2007:184-185.
② 李传课.中医眼科学[M].北京:人民卫生出版社,1999:607.
③ 李明飞,等.滋阴补肾片治疗老年性白内障临床观察[J].中国中医眼科杂志,2003,13(3):146-149.

克、党参 12 克、茯苓 12 克、山药 12 克、白术 10 克、五味子 10 克。上药制成冲剂,每袋 10 克(相当于生药 40 克)。每次服 1 袋,每日 2 次,1 个月为 1 个疗程。服药期间停用其他药。忌饮酒及辛辣之物。孟慧等用上方治疗 127 例(220 只眼)未熟期老年性白内障患者。结果:用药 1~3 个疗程,显效(视力增加 3 行以上)59 只眼,占 26.82%;有效 147 只眼,占 66.82%;无效 14 只眼,占 6.36%。总有效率 93.6%。停药半年,20 例 33 只眼中显效 14 只眼,有效 14 只眼,无效 5 只眼,总有效率 84.8%。[①]

3. 祛障汤　路党参、炙黄芪、枸杞子、菟丝子、丹参、全当归、茺蔚子、广郁金、炙远志、石菖蒲、五味子。每日 1 剂,连服 30 剂为 1 个疗程。董爱珍用上方治疗 26 例(31 只眼)初期、中期老年性白内障患者。结果:显效 11 只眼,好转 16 只眼,无效 3 只眼,下降 1 只眼。[②]

4. 治障丸 1 号　黄芪、白术、升麻、枳壳、茯苓、熟地黄、菟丝子、枸杞子、白茅根、五味子、贝母、丹参、海藻等。上药加工成蜜丸,每丸 9 克,每次服 2 丸,每日 2 次,25 日为 1 个疗程,观察 3 个疗程。补肾健脾,润肺生津,益气活血,软坚明目。李逢等用上方治疗 101 例(184 只眼)老年性白内障患者。结果:显效 63 眼,有效 108 眼,无效 13 只眼,总有效率 92.92%。[③]

5. 化翳汤　生石决明 30 克、草决明 15 克、谷精草 12 克、生地黄 12 克、赤芍 12 克、女贞子 12 克、密蒙花 12 克、白菊花 12 克、沙苑子 12 克、白蒺藜 12 克、党参 12 克、黄芪 12 克、黄芩 12 克、炙甘草 6 克。随症加减:中气不足者,加茯苓、山药、白术;合并高血压动脉硬化者,加牡蛎、钩藤;合并糖尿病者,加麦冬、天花粉、熟地黄。每日 1 剂,水煎服。魏承朴用上方加减治疗 84 例(160 只眼)老年性白内障患者。结果:显效 84 只眼,有效 68 只眼,无效 8 只眼。[④]

6. 消障灵　菟丝子、珍珠、炉甘石、菊花、人参、冰片。上药制成药液浸泡核桃皮 48 小时以上,另将艾绒压制成直径 25 毫米、厚 8 毫米片状,装入白内障治疗仪药杯内,接通电源,再将核桃皮放入治疗仪眼端胶罩内,见药物蒸气后,患眼对准胶罩外口 1 小时,每日 2 次,20 日为 1 个疗程。侍广全等用上法治疗 51 例(90 只眼)老年性白内障患者。结果:有效 71 只眼,无效 19 只眼;晶体混浊显效 17 只眼,有效 28 只眼,无效 45 只眼。疗程越长,疗效越好。[⑤]

7. 消障灵丸　黄芪 100 克、党参 50 克、枸杞子 50 克、白术 35 克、茯神 35 克、远志 35 克、龙眼肉 35 克、大枣 35 克、丹参 35 克、牛膝 35 克、当归 70 克、升麻 12 克、木香 12 克、三棱 15 克、莪术 40 克等。上药研细末,蜜制为丸。每日早晚各服 1 次,每次 30 粒约 15 克,温开水送下,1 个月为 1 个疗程,共服 4 个疗程。滋养肝肾,健脾养血,散结消障。熊婷婷等用上方治疗 30 例(58 只眼)脾气虚弱型和肝肾两亏型未成熟老年性白内障患者。结果:显效 46 只眼,有效 8 只眼,无效 4 只眼,总有效率 93.1%。[⑥]

单　方

1. 蔓荆子　组成:蔓荆子 5 克、猪肉 50 克。用法用量:蔓荆子研粉,猪肉剁细,蔓荆子粉与猪肉拌匀、炖熟,一次服完。每日 1 次,一般服 2~3 日可见效。[⑦]

2. ZYM 滴眼液　组成:麦饭石。用法用量:每日滴眼 5 次,每次 1~2 滴。临床应用:刘学敏等用上方治疗 138 例(260 只眼)老年性皮质性白

① 孟慧,等.治障明目冲剂治疗未熟期老年性白内障 127 例[J].山东中医杂志,1995,14(1):13.
② 董爱珍.中药治疗老年性白内障 26 例[J].辽宁中医杂志,1995,22(9):402.
③ 李逢,等.治障丸 1 号治疗未成熟期老年性白内障临床研究[J].中国中医眼科杂志,1994,4(3):141-144.
④ 魏承朴.化翳汤治疗老年性白内障 84 例[J].国医论坛,1993,8(5):36.
⑤ 侍广全,等.消障灵治疗早期老年性白内障疗效观察[J].中国中医眼科杂志,1993,33(1):8.
⑥ 熊婷婷,等.消障灵丸治疗未成熟老年性白内障临床观察[J].中国中医眼科杂志,1993,3(4):225-226.
⑦ 吕惠英.蔓荆子治疗老年性白内障[J].中医杂志,2000,41(12):713.

内障患者。结果：近期疗效显效 124 只眼，有效 103 只眼，无效 33 只眼，总有效率 87.31%。[1]

中成药

1. 石斛夜光丸　组成：石斛、人参、山药、茯苓、甘草、肉苁蓉、枸杞子、菟丝子、生地黄、熟地黄、五味子、天冬、麦冬、苦杏仁、防风、川芎、炒枳壳、黄连、牛膝、菊花、盐炒蒺藜、青葙子、决明子、水牛角、羚羊角。功效：滋阴补肾，清肝明目。用法用量：水蜜丸，每次 6 克；小蜜丸，每次 9 克；大蜜丸，每次 1 丸。均每日 2 次。临床应用：金明用上方治疗肝肾两虚型白内障患者，疗效较好。[2]

2. 复明片　组成：熟地黄、山药、人参、枸杞子、山茱萸、女贞子、生地黄、羚羊角、泽泻、茯苓、槟榔、谷精草、夏枯草、石决明。功效主治：滋补肝肾，益精明目，清热利湿，祛风退翳；适用于肝肾两亏，精血不足，或脾虚失运及肝经郁热等引起的老年性白内障。临床应用：蔡晖用上方治疗 172 例（248 只眼）视力≥0.3，排除合并其他眼部疾患的老年性白内障患者。结果：显效 96 只眼，有效 134 只眼，总有效率 92.7%。[3]

3. 障眼再明滴眼剂　组成：桃仁提取物。用法用量：每日 4～6 次，每次 1～2 滴，1 个月为 1 个疗程，连续 2～3 个疗程。临床应用：周大兴等用上方治疗 50 例（93 只眼）老年性白内障患者。

结果：显效 15 眼，有效 54 眼，无效 24 只眼，总有效率 74.3%。[4]

4. 麝珠明目散　组成：珍珠（水飞）、麝香、冬虫夏草、煅石决明、黄连、黄柏、大黄、冰片、蛇胆汁、猪胆膏、煅炉甘石、紫苏叶、荆芥。功效：活血通络，芳香开窍，祛瘀退翳，且可透过房水屏障，直接作用于晶状体，促进组织的新陈代谢，改变晶体的瘀浊度，从而迅速提高视力。临床应用：（1）曾福利等用上方治疗 92 例（162 只眼）肝肾不足型早期老年性白内障患者。结果：用药 1～3 个月，总有效 128 只眼，总有效率 79.01%。[5]（2）张子珍等用上方治疗 120 例老年性白内障患者。结果：痊愈 38 只眼，显效 52 只眼，有效 12 只眼，总有效率 85%。[6]

5. 珍珠明目滴眼液　组成：珍珠液、冰片。功效：清热泻火，养肝明目。临床应用：范玲用上方治疗 125 例（236 只眼）未成熟期老年性白内障患者。结果：显效 12 只眼，有效 158 只眼，总有效率 72.03%。[7]

6. 障翳散　组成：麝香、梅冰等 10 余种中药。临床应用：马一民用上方治疗老年性白内障患者 324 只眼。结果：显效 86 只眼，有效 167 只眼，无效 71 只眼，总有效率 78.09%。[8]

7. 磁朱丸　组成：磁石、朱砂、神曲。临床应用：沈祖寰等用上方治疗 84 例（143 只眼）白内障患者。结果：76 只眼视力有进步，58 只眼视力无改变，9 只眼视力退步。[9]

① 刘学敏，等.ZYM滴眼液治疗老年性皮质性白内障临床观察[J].中医杂志,1993,34(9)：553-556.
② 金明.中医临床诊疗指南释义眼科疾病[M].北京：中国中医药出版社,2015：56.
③ 蔡晖.复明片治疗早期老年性白内障的疗效观察[J].时珍国医国药,2008,19(9)：2289.
④ 周大兴，等.障眼再明滴眼剂治疗老年性白内障50例(93只眼)疗效观察[J].中药药理与临床,2000,16(2)：46-47.
⑤ 曾福利，等.麝珠明目散治疗早期老年性白内障的短期临床观察[J].中国中医眼科杂志,1996,6(1)：26-29.
⑥ 张子珍，等.麝珠明目散治疗老年性白内障120例[J].中国中西医结合杂志,1994,14(2)：119.
⑦ 范玲.珍珠明目液滴眼治疗老年性白内障[J].南京中医学院学报,1993,9(2)：16-17.
⑧ 马一民.障翳散治疗老年性白内障及角膜翳的疗效分析[J].浙江中医学院学报,1986,10(6)：17-19.
⑨ 沈祖寰，等.应用"磁砵丸"治疗84例白内障临床观察报告[J].中医杂志,1957,3(1)：123.

玻 璃 体 混 浊

概　述

　　玻璃体透明度下降均称为玻璃体混浊,引起玻璃体混浊的原因很多,玻璃体中的浑浊物可由玻璃体自发产生,也可由邻近组织而来。自发者多为玻璃体变性,外来者主要由葡萄膜、视网膜的炎症、出血等产生的炎症物质、出血、机化物,以及寄生虫、异物等进入玻璃体形成。患者多自觉眼前有黑影飘动,甚至视物昏矇,用检眼镜和彻照法检查,可见玻璃体内有尘状、点状、片状、絮状,或雪花状、闪辉样混浊,严重者眼底不能窥入。

　　本病属中医“云雾移睛”“蝇翅黑花”等范畴。若出血性玻璃体混浊严重者,也可归入“暴盲”“血灌瞳神”等范畴。其病理特点为湿热蕴蒸,虚火灼络,血瘀气滞,肝肾不足,气血亏虚等。初期多实证,晚期多虚中夹实。

辨 证 施 治

　　1. 陈蓉等分 4 期

　　(1) 早期　方用自拟止血明目方加减:白茅根 15 克、仙鹤草 15 克、棕榈炭 12 克、白茅根 12 克、生地黄 10 克、黄芩 10 克、炙甘草 6 克。

　　(2) 中期　方用血府逐瘀汤加减:当归 9 克、生地黄 9 克、桃仁 12 克、红花 9 克、枳壳 6 克、赤芍 6 克、柴胡 3 克、甘草 3 克、桔梗 4.5 克、川芎 4.5 克、牛膝 10 克。

　　(3) 中后期　肝经风火者,方用丹栀逍遥散

加味;胃经遗热,气燥血伤者,方用甘露饮;肺经燥气,气不和以致其血牵动者,方用清燥救肺汤加犀角(水牛角代)、牡丹皮。

　　(4) 后期　方用归脾汤加减:白术、茯神、黄芪、龙眼肉、酸枣仁、人参、木香、甘草、生姜、大枣。随症加减:气虚者,加党参、黄芪;肾虚者,合六味地黄丸;心气虚者,加酸枣仁、茯苓;阴虚者,加沙参、麦冬;阳虚者,加补骨脂、仙茅。

　　上述各期中药均每日 1 剂,水煎 300 毫升,早、中、晚各服 1 次,7 日为 1 个疗程,每个疗程结束后停药 1 日,连续治疗 4~8 个疗程。[①]

　　2. 张美洪分 3 期

　　(1) 初期　治宜凉血止血。药用生地黄 17 克、赤芍 16 克、牡丹皮 9 克、白茅根 31 克、生蒲黄 16 克、墨旱莲 16 克、荆芥炭 31 克、郁金 9 克、丹参 30 克、红花 9 克、黄芩 16 克、香附 9 克。

　　(2) 中期　治宜活血化瘀。药用桃仁 9 克、红花 9 克、生地黄 16 克、赤芍 16 克、当归尾 16 克、川芎 6 克、郁金 9 克、丹参 30 克、生蒲黄 16 克、墨旱莲 16 克、花蕊石 9 克、车前子 9 克。

　　(3) 后期　治宜活血化瘀、滋补肝肾。药用桃仁 9 克、红花 9 克、赤芍 16 克、当归尾 16 克、川芎 6 克、地龙 9 克、丹参 31 克、玄参 16 克、黄芪 31 克、枸杞子 9 克、茺蔚子 9 克、车前子 9 克、昆布 9 克。随症加减。[②]

　　3. 王永炎等分 5 型

　　(1) 湿热蕴结型　治宜化湿清热。方用猪苓散加减:猪苓、车前子、木通、栀子、金毛狗脊、滑石、萹蓄、苍术、大黄、陈皮、龙胆、防己。

① 陈蓉,等.读唐容川《血证论》探析玻璃体积血非手术疗法[J].辽宁中医杂志,2014,41(3):439-440.
② 张美洪.中药治疗玻璃体积血 50 例临床观察[J].时珍国医国药,2001,12(6):543.

（2）阴虚火旺型　治宜滋阴清火。方用知柏地黄汤加减：知母、黄柏、熟地黄、山茱萸、山药、茯苓、泽泻、牡丹皮、墨旱莲、鲜白茅根、生蒲黄。

（3）肝血不足型　治宜补肝养血。方用四物汤加减：当归、白芍、熟地黄、川芎、枸杞子、炒酸枣仁、柴胡、石菖蒲、远志。

（4）肾精亏虚型　治宜补肾益精。方用补肾丸加减：熟地黄、枸杞子、五味子、菟丝子、楮实子、覆盆子、车前子、肉苁蓉、磁石、石斛、沉香、知母。

（5）气滞血瘀型　治宜活血化瘀。方用活血煎：当归、地黄、川芎、白芷、羌活、乳香、没药、红花、桃仁、三七。[①]

4. 江秀珍分3型

（1）痰湿上泛型　治宜化痰利湿。方用温胆汤或三仁汤加减：法半夏12克、茵陈12克、枳壳12克、茯苓15克、生薏苡仁20克、竹茹10克、陈皮6克、甘草4克。

（2）血热妄行、溢于络外型　治宜凉血止血。方用宁血汤（经验方）：仙鹤草、墨旱莲、生地黄、栀子（炭）、白芍、白蔹、侧柏叶、阿胶（烊化）、白茅根。继用止血祛瘀并治，用宁血汤合桃红四物汤加味。

（3）肾水不足型　治宜滋阴补肾。方用杞菊地黄汤加味：制何首乌30克、枸杞子15克、女贞子15克、葳蕤仁肉15克、党参15克、茯苓15克、蝉蜕12克、白术12克、法半夏12克、陈皮6克、炙甘草6克。

均每日1剂，水煎2次，分2次服。[②]

5. 张文英分2型

（1）气血瘀滞型　治宜活血化瘀。方用桃红四物汤加减：当归、熟地黄、川芎、白芍、桃仁、红花。

（2）气血亏虚型　治宜补益气血。方用八珍汤加减：当归、熟地黄、川芎、芍药、党参、白术、茯苓、甘草。

以上各方均每日1剂，水煎2次，分2次服。[③]

经　验　方

1. 血府逐瘀汤加减　（1）桃仁10克、当归15克、生地黄9克、红花9克、枳壳6克、赤芍6克、柴胡3克、甘草6克、桔梗6克、川芎8克、牛膝12克、茯苓15克、三七30克。随症加减：出血早期，去三七，加茜草20克、白茅根30克、黄芩10克、仙鹤草20克；稳定期，加茺蔚子15克、生蒲黄15克、丹参30克；吸收期，加夏枯草10克、郁金10克、鸡内金20克、昆布15克等；糖尿病者，加枸杞子15克、石斛15克、玉竹15克；高血压者，加菊花15克、钩藤15克、焦山楂12克；头晕、血压偏高者，牛膝加量至20克，加石决明15克；便秘有热者，加大黄10克。每日1剂，分3次服用，每次100毫升，20剂为1个疗程。同时予500毫克血栓通加入250毫升0.9%氯化钠注射液静脉滴注，每日1次，15日为1个疗程。常规西药治疗：早期应用止血药，止血敏、维生素C、维生素K。李凯等用上法治疗32例玻璃体积血患者。结果：治愈16例，显效11例，好转4例，无效1例，总有效率96.87%；平均治疗时间为（30.24±9.65）日。[④]

（2）随症加减：积血2周内者，方用血府逐瘀汤加减（桃仁、红花、当归、生地黄、丹参、柴胡、赤芍、牡丹皮、侧柏叶、仙鹤草、荆芥炭、三七、墨旱莲等）；积血2周后者，用血府逐瘀汤合生脉散加减（桃仁、红花、当归、川芎、丹参、牛膝、党参、黄芪、麦冬、枸杞子、菊花、覆盆子、菟丝子、水蛭、郁金、三棱、海藻、昆布等）。常规治疗：半坐卧位，双眼遮盖，口服维生素C、止血药物，肌注安妥碘，每日1次，10日为1个疗程。治疗1～3个疗程，维持期口服复方血栓通胶囊，时间为3个月至半年。姜

①　王永炎，等.今日中医眼科[M].北京：人民卫生出版社，1999：169－171.
②　江秀珍.云雾移睛治疗三法[J].中国中医眼科杂志，1994,4(1)：50.
③　张文英.治疗玻璃体混浊10例报告[J].中医杂志，1964,10(6)：14－16.
④　李凯，等.中药汤剂联合血栓通治疗玻璃体积血[J].中国实验方剂学杂志，2013,19(21)：313－315.

春晓等用上述中西医结合方法治疗 42 例玻璃体积血患者。结果：痊愈 16 例,显效 13 例,有效 9 例,无效 4 例,总有效率 90.5%。[1] (3) 桃仁 12 克、红花 9 克、当归 9 克、生地黄 15 克、川芎 6 克、赤芍 30 克、怀牛膝 15 克、桔梗 5 克、柴胡 6 克、枳壳 6 克、甘草 6 克。随症加减：第 1 个疗程,加白茅根 30 克、藕节炭 10 克、侧柏叶 10 克;第 2 个疗程,加海藻 15 克、夏枯草 15 克、地龙 15 克;第 3 个疗程,加枸杞子 30 克、山茱萸 15 克、山药 30 克。每日 1 剂,水煎服,10 日为 1 个疗程,共用 3 个疗程。结合尿激酶：取尿激酶 6 000 单位,溶于 1 毫升生理盐水中,抽入注射器后,用 5 号球后注射针头,于患眼眶下缘中、外 1/3 交界处,垂直刺入皮肤后,针头朝内上方呈 75°角缓慢进针 2～3 厘米,抽吸无回血,即可缓慢注入。每日 1 次,7 日后休息 3 日,再行第 2 个疗程,7 日后停用,第 3 个疗程单用中药。周金安等用上述中西医结合方法治疗 34 例外伤性玻璃体积血患者。结果：显效 11 例,有效 18 例,无效 5 例,总有效率 85.29%。[2]

2. 消瘀汤　生地黄 30 克、墨旱莲 30 克、丹参 30 克、玄参 20 克、益母草 20 克、生蒲黄 20 克、麦冬 20 克、茯苓 15 克、车前子 15 克、泽泻 15 克、猪苓 15 克、栀子 10 克、三七粉 3 克。随症加减：早期,加茜草炭 10 克、棕榈炭 10 克、仙鹤草 20 克、白茅根 30 克;中期,加夏枯草 10 克、海藻 10 克、昆布 15 克。每日 1 剂,水煎服,10 日为 1 个疗程,每个疗程间隔 3 日,连续治疗 3 个疗程。并予常规西药治疗：早期予止血剂,如安络血或止血敏等;中期予尿激酶、透明质酸钠、安妥碘等。冯彩霞用上述中西医结合方法治疗 16 例(16 只眼)玻璃体积血患者。结果：治疗 3 个月后(期间痊愈者停止治疗,定期复查),痊愈 12 只眼,显效 0 只眼,有效 3 只眼,无效 1 只眼,总有效率 93.75%。[3]

3. 补肾明目汤　熟地黄 15 克、楮实子 10 克、菟丝子 15 克、枸杞子 15 克、菊花 10 克、丹参 12 克、黄芪 15 克、磁石 30 克、昆布 20 克、茯苓 10 克、牛膝 10 克。每日 1 剂,水煎服,分 2 次温服。王晓洁用上方治疗 29 例(49 只眼)肝肾亏虚型玻璃体混浊患者,10 日为 1 个疗程,连续治疗 2 个疗程。结果：治疗后显效 17 只眼,好转 28 只眼,无效 4 只眼,总有效率 91.84%。[4]

4. 桃红四物汤加味　(1) 桃仁 9 克、红花 10 克、川芎 10 克、当归 10 克、白芍 15 克、熟地黄 20 克、赤芍 15 克、丹参 15 克。水煎 340 毫升,分 2 次口服。同时予西药：肌苷 0.2 克、维脑路通 120 克、三磷酸腺苷 20 毫克,口服,每日 3 次;肌注安妥碘 0.4 克,每日 1 次。尹春红等用上述中西医结合方法治疗 80 例玻璃体混浊患者,治疗 1 个月。结果：痊愈 56 例,有效 22 例,无效 2 例,总有效率 97.5%。[5] (2) 桃仁 9 克、红花 9 克、生地黄 15 克、赤芍 15 克、当归尾 15 克、川芎 6 克、牛膝 10 克、郁金 9 克、丹参 30 克。上药浓煎取液 150 毫升,每日 1 剂,早晚 2 次分服。同时予尿激酶 1 万单位,每 2 日 1 次,连续 3～5 次。陈奇等用上述中西医结合方法治疗 216 例玻璃体出血患者。结果：显效 121 例,有效 56 例,无效 39 例。[6] (3) 生地黄 15 克、玄参 15 克、金银花 15 克、菊花 10 克、地龙 10 克、桃仁 10 克、红花 10 克、猪苓 10 克、昆布 10 克、生甘草 10 克、郁金 9 克、丹参 20 克、云茯苓 30 克、车前子 30 克、珍珠母 30 克、三七粉 (冲服)6 克。随症加减：视网膜静脉周围炎者,去桃仁、红花,加生蒲黄、白茅根、茜草;视网膜静脉阻塞者,去菊花,加三棱、莪术、葛根;糖尿病视网膜病变者,去红花、车前子,加生蒲黄、山药、茺蔚子;高血压动脉硬化者,去玄参,加夏枯草、葛根、炒山楂。每日 1 剂,水煎服。重度玻璃体积血单纯中药治疗疗效不显者,可加用尿激酶球旁注

① 姜春晓,李淑琳.中西医结合治疗玻璃体积血 42 例[J].中医杂志,2011,52(17):1506-1507.
② 周金安,等.血府逐瘀汤加减配合尿激酶治疗外伤性玻璃体积血 34 例[J].中国中西医结合杂志,1996,16(11):693-694.
③ 冯彩霞.自拟消瘀汤治疗玻璃体积血的疗效观察[J].中国中医眼科杂志,2013,23(6):415-417.
④ 王晓洁.补肾明目汤治疗玻璃体混浊临床观察[J].中国中医基础医学杂志,2011,17(9):1043.
⑤ 尹春红,等.中西医结合治疗玻璃体混浊[J].辽宁中医杂志,2007,34(9):1292-1293.
⑥ 陈奇,等.中西医结合治疗玻璃体出血 216 例[J].时珍国医国药,2001,12(11):1014.

射。曾平用上法治疗 36 例(51 只眼)玻璃体积血患者。结果:总有效率 84.2%。①

5. 散血明目方　生蒲黄 20 克、白茅根 30 克、益母草 20 克、汉防己 15 克、木贼草 15 克、酒大黄 10 克、地龙 10 克、墨旱莲 15 克、玄参 20 克、泽泻 15 克、猪苓 20 克、田三七 3 克。每日 1 剂,水煎服,分 2 次温服。彭清华等用上方治疗 37 例(42 只眼)玻璃体积血患者。结果:经 38～92 日治疗,治愈 9 只眼,好转 27 只眼,未愈 6 只眼,总有效率 85.71%。②

6. 二丹合剂　丹参 20 克、牡丹皮 12 克、赤芍 12 克、生蒲黄 10 克、茺蔚子 12 克、生地黄 30 克、当归 12 克、昆布 15 克、墨旱莲 20 克。1 剂 100 毫升,分早晚 2 次服。孙秋香等将 60 例外伤性玻璃体积血患者随机分为中药组和对照组各 30 例(30 只眼)。中药组用上方治疗;对照组予安络血 5 毫克、维生素 C 200 毫克、10%碘化钾溶液 10 毫升,均每日 3 次。结果:治疗 3 个月后,中药组治愈 12 只眼,显效 13 只眼,有效 4 只眼,无效 1 只眼,总有效率 96.7%;对照组治愈 5 只眼,显 8 只眼,有效 13 只眼,无效 4 只眼,总有效率 86.7%。两组比较差异有统计学意义($P<0.05$)。③

7. 破瘀汤　当归 10 克、赤芍 15 克、川芎 10 克、丹参 30 克、茺蔚子 15 克、郁金 10 克、桃仁 10 克、土鳖虫 10 克、水蛭 10 克、牛膝 10 克、大黄(酒炒)5 克。每日 1 剂,分 3 次饭后服,20 剂为 1 个疗程,1 个疗程结束后休息 10 日,连续治疗 3 个疗程。何有全用上方治疗 50 例(50 只眼)重症玻璃体积血患者。结果:显效 19 只眼,有效 23 只眼,无效 8 只眼,总有效率 84%。④

8. 八珍汤加味　党参 12 克、白术 9 克、茯苓 15 克、当归 12 克、川芎 9 克、赤芍 10 克、地黄 12 克、茺蔚子 15 克、葛根 15 克、密蒙花 12 克、夏枯草 15 克、生甘草 6 克。随症加减:兼有肝肾亏虚者,加山茱萸 12 克,生地黄改用熟地黄 15 克;脾虚湿困者,去当归、地黄,加炒薏苡仁 30 克、陈皮 15 克。每日 1 剂,水煎 2 次,分 2 次服。杨振宇用上方加减治疗 26 例(41 只眼)云雾移睛(变性玻璃体混浊)患者。结果:痊愈(黑影消失,视力恢复至发病前水平,检眼镜及裂隙灯检查玻璃体内无异常发现者)26 只眼,有效(眼前黑影变小减少,视力较前或有提高,检眼镜及裂隙灯检查玻璃体内混浊变小,减少)7 只眼,无效(以上情况无变化)8 只眼,总有效率 80.5%。⑤

中　成　药

1. 和血明目片　组成:蒲黄、丹参、地黄、墨旱莲、菊花、黄芩炭、决明子、车前子、茺蔚子、女贞子、夏枯草、龙胆、郁金、木贼、赤芍、牡丹皮、山楂、当归、川芎等。功效:凉血止血,滋阴化瘀,养肝明目。用法用量:每日 3 次,每次 5 片。临床应用:向阳等将 120 例玻璃体积血患者随机分为治疗组和对照组各 60 例。治疗组予上方联合沃丽汀片(每日 3 次,每次 2 片)治疗,对照组予单纯沃丽汀片治疗。碘过敏者禁用治疗。14 日为 1 个疗程,轻度玻璃体积血治疗 1 个疗程,中度和重度者连续服用 3 个疗程。结果:治疗后,治疗组治愈 14 例,显效 26 例,有效 19 例,无效 1 例,总有效率 98.3%;对照组治愈 0 例,显效 2 例,有效 34 例,无效 24 例,总有效率 60%。和血明目片联合沃丽汀片治疗玻璃体积血疗效明显优于单一沃丽汀片疗效。⑥

2. 血栓通针剂、复方血栓通胶囊　血栓通针剂组成:主要成分为三七总皂苷。功效:活血祛瘀,扩张血管,改善微循环。复方血栓通胶囊组成:三七、黄芪、丹参、玄参。功效:活血化瘀,益气养阴。用法用量:在常规西药的基础上,应用

① 曾平.清营活血利水法为主治疗玻璃体积血[J].中国中医眼科杂志,2000,10(2):99-100.
② 彭清华,等.散血明目方治疗玻璃体积血 37 例[J].辽宁中医杂志,2002,29(10):601-602.
③ 孙秋香,等.二丹合剂治疗外伤性玻璃体积血的临床观察[J].中国中医眼科杂志,1998,8(4):237-239.
④ 何有全.破瘀汤治疗重症玻璃体积血疗效观察[J].中国中医眼科杂志,1993,4(3):148-150.
⑤ 杨振宇.八珍汤加味治疗云雾移睛 26 例[J].中国中医眼科杂志,1993,3(1):28.
⑥ 向阳,等.和血明目片联合沃丽汀片治疗玻璃体积血临床观察[J].时珍国医国药,2015,26(3):666-667.

350毫克血栓通针剂加250毫升0.9%氯化钠注射液,静脉滴注14日,然后转为复方血栓通胶囊每日3次,每次3粒,连续服药1个月至半年,个别患者服药长达1年。临床应用:杨庆君用上法治疗30例玻璃体积血患者。结果:治愈8例,显效12例,有效9例,无效1例,总有效率96.67%。[①]

3. 散瘀明目丸 组成:牡丹皮、红花、生地黄、郁金、丹参、菊花、夜明砂、泽兰、甘草等(蜜丸,每丸9克,辽宁中医学院附属医院制剂室生产)。用法用量:每日3次,每次1丸,连服60日。临床应用:韩绍华用上方治疗407例(648只眼)玻璃体混浊患者。结果:治愈213只眼,好转251只眼,无效184只眼,总有效率71.6%。[②]

4. 活化增视冲剂 组成:丹参、当归、桃仁、川芎、熟地黄、昆布、甘草、黄芪、三棱(淄博第二制药厂加工)。用法用量:每次1袋(15克),每日2次,在出血静止后1周开始治疗,治疗1周后病情无变化可增加至每日3次,治疗1个月。临床应用:李志红等将129例玻璃体出血患者随机分为观察组84例(84只眼)和对照组45例(45只眼)。观察组用上方治疗。对照组予安妥碘针剂2毫升,每日1次,肌内注射,治疗1个月。结果:观察组显效52只眼,有效24只眼,无效8只眼,总有效率90.5%;对照组显效11只眼,有效18只眼,无效8只眼,总有效率64.4%。两组比较观察组优于对照组(P<0.01)。[③]

5. 血塞通 组成:三七为主的中药制剂提取物,主要成分为三七总皂苷。功效:活血祛瘀,通脉活络。用法用量:400毫克血塞通注射液静脉滴注,每日1次,10日为1个疗程,同时加用血塞通片口服冲击治疗,中、重度玻璃体积血者用3个疗程,轻度用1～2个疗程。维持期口服血塞通片即可,时间为3个月至半年。临床应用:罗兴中将60例玻璃体积血患者随机分成对照组和治疗组

各30例。对照组常规使用止血药品、维生素C、三磷酸腺苷、复方芦丁片等治疗。治疗组在对照组的基础上加用血塞通注射液、血塞通片。结果:治疗组治愈12例,好转18例,有效率100%;对照组治愈3例,好转15例,无效12例,有效率60%。[④]

6. 路路通注射液 组成:由中药三七提取的三七总皂苷提纯精制而成的制剂。功效:活血祛瘀,通脉活络。用法用量:将0.5克路路通注射液加入10%葡萄糖注射液或0.9%生理盐水中静脉滴注,每日1次,15日为1个疗程,治疗2个疗程。同时服用云南白药每日3次,每次0.5克。临床应用:尹正玉等用上法治疗玻璃体积血患者22只眼。结果:治愈8只眼,显效9只眼,有效4只眼,无效1只眼,总有效率95.45%。[⑤]

7. 散血明目片 组成:蒲黄、白茅根、益母草、汉防己、木贼草、酒大黄、地龙、泽泻、猪苓、田三七、山楂等(3克/片)。用法用量:每日3次,每次8片,服用2个月。临床应用:彭清华等将111例玻璃体积血患者随机分为治疗组76例(79只眼)和对照组35例(37只眼)。治疗组用上方治疗;对照组服用血塞通片,每日3次,每次3片,服用2个月。结果:治疗组治愈11只眼,显效21只眼,好转32只眼,未愈15只眼,总有效率81.01%;对照组治愈1只眼,显效5只眼,好转14只眼,未愈17只眼,总有效率54.05%。两组比较差异有统计学意义(P<0.01)。[⑥]

8. 血栓通注射液 组成:三七皂苷。功效:活血祛瘀,扩张血管,改善微循环。用法用量:将2毫升血栓通注射液加3毫升注射用水混合,滴眼1～2滴,余药液浸湿专用纱布衬垫上,用眼—枕法直流电离子导入血塞通,主电极放于闭合的眼睑上,接阴极,辅电极置于枕部,接阳极,电流强度1～2毫安,每次20分钟,每日1次,10次为1个疗程,治疗2个疗程。临床应用:陶国伟等用上法

① 杨庆君.血栓通在玻璃体积血治疗中的作用[J].广东医学,2005,26(4):555-556.
② 韩绍华.散瘀明目丸治疗玻璃体混浊的临床观察[J].辽宁中医杂志,2004,31(11):931.
③ 李志红,等.活化增视冲剂治疗玻璃体出血的疗效观察[J].中国中西医结合杂志,2004,24(1):68-70.
④ 罗兴中.注射用血塞通治疗玻璃体积血[J].中国中医眼科杂志,2004,14(2):111.
⑤ 尹正玉,等.路路通联合云南白药治疗玻璃体积血34例[J].吉林大学学报(医学版),2003,29(6):747.
⑥ 彭清华,等.活血通脉、利水明目法治疗玻璃体积血的临床研究[J].湖南中医学院学报,2003,23(1):39-42.

治疗32例（45只眼）玻璃体混浊患者。结果：显效4例，有效11例，好转13例，无效4例，总有效率87.5％。[1]

9. 复方丹参注射液　用法用量：取20～40毫升丹参注射液加500～1 000毫升生理盐水或5％～10％葡萄糖注射液。静滴。临床应用：吴德芬等用上方治疗61例外伤玻璃体混浊患者。结果：用药7～14日，在裂隙灯下眼底从不见到模糊可见14例，从模糊到清晰可见39例，从不见到清晰可见8例。[2]

① 陶国伟,等.血栓通直流电离子导入治疗玻璃体混浊32例[J].辽宁中医杂志,2000,27(10)：460.
② 吴德芬,等.复方丹参注射液治疗外伤玻璃体混浊61例[J].山东中医学院学报,1992,16(2)：51.

年龄相关性黄斑变性

概　　述

年龄相关性黄斑变性(AMD)又称为老年性黄斑变性,是一种随年龄增加而发病率上升,并导致中心视力下降,甚至视力丧失的常见眼病,发病年龄多在50岁以上,是发达国家老年人主要致盲原因之一。随着我国人口老龄化,AMD的发病率也以惊人的速度增长。现代医学目前对于AMD的病因尚不明确,已经提出的有老化与代谢失调、循环障碍、光损害与氧化损伤、分子生物学改变及遗传与基因突变等学说。临床上通常将AMD分为干性(萎缩性)和湿性(渗出性)两类,以干性发病率居多,占85%。AMD主要以黄斑部视网膜和脉络膜出现不同程度的萎缩变性、渗出、出血和新生血管形成等为特点。

本病属中医"视瞻昏渺""暴盲"范畴。此病名见于《证治准绳·杂病·七窍门》。早期黄斑变性如《证治准绳·杂病·七窍门》中云:"谓目内外别无证候,但自视昏渺,蒙昧不清也。有神劳,有血少,有元气弱,有元精亏而昏渺者,致害不一。"而对于渗出性AMD而言,脾肾亏虚为内因,是致病之本,痰瘀水湿是脾肾功能衰退所产生的共同病理变化,是渗出性AMD的发病关键。由于脾肾功能的衰退,导致气血不足和水湿不化,气虚血涩,血滞成瘀,水湿不化,痰浊内生,痰瘀相兼,胶结难解,发为黄斑变性。

辨 证 施 治

1. 庄曾渊分4型

(1) 精气亏损型　治宜补气养血、益精填髓。方用五子衍宗丸合四物汤。

(2) 气液失调型　治宜理气通滞、利水散结。方用小柴胡汤合当归芍药散。

(3) 络伤血溢型　治宜凉血通络、化瘀止血。方用生蒲黄汤。

(4) 痰瘀互结型　治宜祛瘀化痰、活血通络。方用化坚二陈汤合升降散。[①]

2. 王明芳分3型

(1) 脾虚湿困型　治宜健脾化湿。方用三仁汤、三妙散加夏枯草、泽泻、猪苓,四君子汤,或附子理中汤加减。

(2) 痰湿互结型　根据眼底玻璃膜疣、渗出及出血的轻重,治宜化痰散结,或活血化瘀,或化痰祛瘀利水。方用二陈汤、血府逐瘀汤,或桃红四物汤合五苓散加减。

(3) 肝肾亏虚型　治宜平补肝肾、化痰散结。方用驻景丸加减。[②]

3. 邓亚平等分4型

(1) 肝肾不足、气血郁滞型　治宜补益肝肾、活血化瘀。方用驻景丸加丹参、郁金、赤芍、怀牛膝、黄芪、红花。

(2) 肝肾不足、水湿上泛型　治宜补肾健脾化湿。方用驻景丸加薏苡仁、茯苓、山药、泽泻、党参、山楂、木通。

---

① 盛倩,庄曾渊.庄曾渊从精气血津液辨证分期论治老年性黄斑变性的经验[J].世界中西医结合杂志,2015,10(5):610-612,616.
② 梁凤鸣,等.王明芳教授治疗老年性黄斑变性的经验[J].成都中医药大学学报,1997,20(6):3.

（3）肝肾不足、瘀血内结型　治宜补益肝肾、活血化瘀。方用驻景丸加丹参、怀牛膝、郁金、红花、三七、山楂、鸡内金、炒谷芽、炒麦芽。

（4）肝肾不足、痰瘀互结型　治宜补益肝肾、化痰散瘀。药用丹参、郁金、怀牛膝、红花、三七、山楂、昆布、海藻、浙贝母、鸡内金。

以上各型用药均每日 1 剂，水煎 2 次，分 2 次服。①

经 验 方

1. 杞黄颗粒（梁凤鸣经验方）　丹参、枸杞子、楮实子、茺蔚子等。补益肝肾，祛瘀明目。孟梁等将 120 例肝肾阴虚型年龄相关性黄斑变性患者分为试验组 62 例和对照组 58 例。治疗组予杞黄颗粒口服；对照组予维生素 C 口服。结果：杞黄颗粒对肝肾阴虚型年龄相关性黄斑变性患者的总体视力有改善作用；杞黄颗粒可改善干性 AMD 及湿性 AMD 患者的眼底情况，对于干性 AMD 患者眼底色素上皮及玻璃膜疣改善情况优于对照组。②

2. 活络散结汤　桃仁、红花、水蛭、茺蔚子、茯苓、半夏、陈皮、三棱、莪术、防风、三七。每日 1 剂，水煎服，分早晚 2 次。吕海江用上方治疗 24 例（30 只眼）年龄相关性黄斑变性患者，连服 4 周为 1 个疗程，中间休息 3～5 日，再继续第 2 个疗程，每例患者均服药 3 个疗程。结果：总有效率为 83.33％。③

3. 凉血化瘀方　生蒲黄 20 克、姜黄 20 克、女贞子 15 克、丹参 15 克、大蓟 15 克、小蓟 15 克、茜草 15 克、生侧柏叶 15 克、枸杞子 20 克、生黄芪 25 克、牛膝 15 克。每日 1 剂，水煎，分 2 次服。1 个月为 1 个疗程，连续治疗 6 个疗程。王慧娟等用上方治疗 90 例（109 只眼）湿性老年性黄斑变性患者。结果：治疗 3 个月后，视力提高 25 只眼（22.9％），稳定 74 只眼（67.89％），降低 10 只眼（9.17％）；治疗 6 个月后，视力提高 32 只眼（29.36％），稳定 60 只眼（55.05％），降低 17 只眼（15.6％）。④

4. 益气复明汤　黄芪 30 克、党参 20 克、苍白术各 12 克、茯苓 20 克、升麻 6 克、葛根 15 克、茺蔚子 15 克、三七粉（冲服）3 克、炙甘草 10 克。随症加减：眼底后极部渗出、水肿，网膜下积液较多者，加猪苓、泽泻活血利水；出血较多者，加茜草、墨旱莲；伴高血压者，加钩藤、决明子；伴高血脂者，加生山楂。上药加水 800 毫升水煎 40 分钟，取汁 200 毫升。二煎加水 600 毫升，取汁 200 毫升。两煎混合，分 2 次服，每日 1 剂。每 2 周为 1 个疗程，1 个疗程后休息 3～5 日。每例患者均服药 3 个疗程。吕海江用上方加减治疗 37 例（58 只眼）老年性黄斑变性患者。结果：有效率为 81.03％。⑤

5. 补肾益气活血方　丹参 15 克、山茱萸 15 克、山药 15 克、白术 15 克、生黄芪 15 克、赤芍 10 克、泽泻 10 克、茯苓 10 克、僵蚕 10 克、制首乌 10 克、红花 10 克。每日 1 剂，水煎 2 次，分 2 次服；或共研细末为散剂，每次 3～4 克，每日 2 次，3 个月为 1 个疗程。一般服 1～2 个疗程，定期复查。葛邦颖用上方治疗 22 例（37 只眼）黄斑变性患者。结果：显效 4 例 7 只眼，有效 12 例 21 只眼，无效 6 例 9 只眼，有效率 75.68％。⑥

6. 加减地黄汤　山茱萸 15 克、熟地黄 15 克、山药 15 克、女贞子 15 克、当归 15 克、丹参 15 克、淫羊藿 12 克、黄芪 12 克、怀牛膝 10 克、菊花 10 克。随症加减：渗出型者，加白术 15 克、党参 15 克、茯苓 15 克、薏苡仁 15 克；出血者，加墨旱莲 12 克、白茅根 12 克，减牛膝、丹参、熟地黄、当归；对后期者，可加夏枯草 12 克、茺蔚子 12 克、何首乌 12 克。每日 1 剂，水煎 2 次，早晚各服 1 次，1 个月为 1 个疗程，共治疗 1～3 个疗程。耿淑兰等用

① 邓亚平，等.驻景丸加减治疗老年性黄斑变性的临床初步观察——附：30 例 51 眼疗效观察[J].成都中医学院学报，1989，12(2)：25-29.
② 孟梁，梁凤鸣，等.杞黄颗粒对肝肾阴虚型年龄相关性黄斑变性视力及眼底情况的影响[J].辽宁中医杂志，2017，44(2)：285-288.
③ 王珍，等.活络散结汤治疗渗出性年龄相关性黄斑变性(痰瘀互结型)临床观察[J].辽宁中医杂志，2012，39(4)：681-682.
④ 王慧娟，等.凉血化瘀方治疗湿性老年性黄斑变性患者 90 例临床观察[J].中医杂志，2010，51(4)：316-318.
⑤ 崔红培，等.益气复明汤治疗湿性脾气虚弱型老年性黄斑变性 37 例观察[J].四川中医，2006，24(2)：94-95.
⑥ 葛邦颖.补肾益气活血中药治疗老年性黄斑变性的临床观察[J].中国中医眼科杂志，1994，4(4)：227-229.

上方加减治疗 15 例（27 只眼）萎缩型黄斑变性患者。结果：患者的视力均有不同程度增进。①

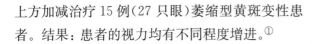

中 成 药

1. 和血明目片　组成：女贞子、蒲黄、决明子、茺蔚子、黄芩、墨郁金、墨旱莲、川芎、丹参、赤芍、牡丹皮、夏枯草、车前子、地黄、菊花等（西安碑林药业股份有限公司生产）。用法用量：每日 3 次，每次 5 片，均在餐后温开水送服。临床应用：许曼用上方治疗 30 例（41 只眼）黄斑出血患者，所有患者治疗期间停止服用其他相关可能影响本实验结果的药物。结果：治疗后视力改善总有效率为 87.8%，促进出血吸收总有效率为 92.7%，减少荧光渗漏总有效率为 80.5%。证实和血明目片可改善视功能，促进眼底水肿出血吸收。②

2. 复明胶囊　组成：熟地黄、枸杞子、山茱萸、女贞子、菟丝子、石斛、山药、人参、茯苓、槟榔、生地黄、羚羊角、菊花、白蒺藜、木贼、车前子、夏枯草、决明子、牡丹皮等。功效：滋补肝肾，健脾益气，清肝明目。用法用量：每次 5 粒，每日 3 次。临床应用：赵辉等将 64 例肝肾阴虚证干性 AMD 患者随机分为观察组和对照组各 32 例。观察组予上方，对照组予明目地黄丸。两组疗程均为 12 周。结果：观察组总有效率为 71.87%，优于对照组的 51.56%（$P<0.01$）；观察组患者视力改善、中

心暗点分布改善均优于对照组（$P>0.05$）；治疗后观察组玻璃膜疣面积小于对照组（$P<0.01$）；观察组患者视物模糊、视物变形、眼干涩等主要症状评分及肝肾阴虚证总积分均低于对照组（$P<0.01$）；治疗后观察组患者生活质量提高优于对照组（$P<0.01$）。③

3. 复方增视片　组成：枸杞子、牛膝、黄芪、茯苓、川芎、郁金、当归、三七、丹参、葛根、柴胡、泽泻等（湖北省仙桃市中医院制剂室生产）。用法用量：每次 8~12 片，每日 3 次。临床应用：朱静等将 82 例萎缩型老年性黄斑变性患者随机分为治疗组 55 例（100 只眼）和对照组 27 例（50 只眼）。治疗组予上方治疗，对照组予维生素 C、维生素 E、葡萄糖酸锌片治疗。两组均以 1 个月为 1 个疗程。结果：治疗组、对照组的总有效率分别为 74.0%、46.0%。两组比较差异有统计学意义（$P<0.005$）。④

4. 杞菊地黄口服液　组成：枸杞子、菊花、熟地黄、山茱萸、牡丹皮、山药、泽泻、茯苓（江西南昌济生制药厂生产）。用法用量：每次口服 10 毫升，每日 2 次。临床应用：李玉涛用上方治疗 20 例（34 只眼）黄斑变性患者。结果：用药 3 个月后，测定血液流变学参数变化（治疗前测定 1 次），患者的血流变、血沉 K 值、血浆比黏度、红细胞电泳率与治疗前比较明显降低，比较差异有显著性（$P<0.001~0.02$）。⑤

① 耿淑兰，等.加减地黄汤治疗老年性黄斑变性 15 例[J].中国中医眼科杂志，1994,4(3)：183.
② 许曼.和血明目片治疗黄斑出血的临床疗效观察[J].中国实用医药，2015,10(20)：221-222.
③ 赵辉，焦凡，等.复明胶囊治疗干性年龄相关性黄斑变性 64 眼疗效观察[J].中国实验方剂学杂志，2013,19(1)：330-333.
④ 朱静，徐峰，等.复明增视片治疗萎缩型老年性黄斑变性临床研究[J].中国中医眼科杂志，2011,21(6)：342-344.
⑤ 李玉涛.杞菊地黄口服液对老年性黄斑变性患者血液流变学的影响[J].中国中医眼科杂志，1994,4(4)：210-211.

中心性浆液性脉络膜视网膜病变

概　　述

中心性浆液性脉络膜视网膜病变(CSC)是由于视网膜色素上皮屏障功能失常,形成黄斑部视网膜神经上皮浅脱离,以黄斑区水肿为主要临床特征的疾病。本病简称"中浆",1866 年由 VonGraefe 首先报告。多见于青壮年,男性较女性多,白种人较其他种人更常见。临床上常表现为视物变形、变小、眼前黑影及视力下降,眼底表现为黄斑区水肿或圆顶状浆液性脱离,视野一般不受影响。该病具有自限性,多数患者急性发病后 4～6 个月可自行好转。部分 CSC 可发展为复发性或持续性神经上脱离,甚至可导致进行性视网膜色素上皮萎缩和永久性的视觉丧失。发病诱因与过度疲劳、精神紧张等有关。

本病属中医"视瞻有色""视直如曲""视瞻昏渺"等范畴。发病与脏腑功能失调有关。本病为瞳神疾患,瞳神属肾,目为肝窍,眼内黄斑位置中央色黄属足太阴脾经,故黄斑病变多责之于肝脾肾功能失调。其病因病机为脾失健运、肝郁气滞、肝肾不足等导致目失濡养而致视力下降。其本为虚,其标在眼底视网膜黄斑区水肿及渗出,痰湿积聚属实。

辨 证 施 治

1. 彭清华等分 3 型

(1) 肝肾阴亏型　治宜补益肝肾。方用杞菊地黄丸加减。

(2) 脾虚气弱型　治宜健脾益气。方用参苓白术散加减。

(3) 情志郁结型　治宜疏肝解郁。方用逍遥散加减。[①]

2. 陆绵绵分 4 型

(1) 阴虚火旺型　治宜滋阴降火。方用知柏地黄汤加减。随症加减:头痛眼胀较甚者,加石决明、钩藤;水肿甚者,加车前子。

(2) 心肝蕴热型　治宜清肝泻心。方用龙胆泻肝汤合犀角地黄汤加减。随症加减:便秘,加大黄;口渴引饮,加生石膏。

(3) 湿浊上泛型　治宜化痰利湿。方用五苓散合逍遥散加减。随症加减:眼睑欲垂重着,睁眼乏力,纳少,大便溏者,加升麻、黄芪、党参;情志抑郁,胸闷叹息者,加制香附、广郁金;怕冷,四肢不温,腰膝酸软者,去当归、白芍,加仙茅、淫羊藿、补骨脂。

(4) 气血瘀滞型　治宜行气化瘀。方用桃红四物汤合杞菊地黄汤加减。

以上各型用药均每日 1 剂,水煎 2 次,分 2 次服。[②]

经 验 方

1. 四物五苓汤　当归 10 克、川芎 10 克、茯苓 20 克、桂枝 10 克、柴胡 10 克、丹参 20 克、夏枯草 10 克、车前子 20 克、麸炒白术 10 克、猪苓 10 克、泽泻 10 克、生薏苡仁 20 克。随症加减:黄斑渗出

① 彭清华,等.中心性浆液性脉络膜视网膜病变男性患者血清性激素变化及其辨证论治的初步研究[J].中国中医眼科杂志,1995,5(1):4.
② 陆绵绵.中心性浆液性视网膜脉络膜病变 100 例诊治小结[J].江苏中医杂志,1984,16(2):20.

较多者,加浙贝母 10 克、昆布 10 克;肝郁气滞者,加制香附 10 克、广郁金 10 克;若阳虚明显者,加沙苑子 15 克、菟丝子 15 克。每日 1 剂,水煎服。景大瑞等将 70 例中心性浆液性脉络膜视网膜病变患者分为研究组和对照组各 35 例。对照组予羟苯磺酸钙胶囊口服,研究组在对照组的基础上加用上方加减治疗。两组均以 14 日为 1 个疗程,共用药 3 个疗程,中药服用时间为 6 周。结果:研究组的临床总有效率(94.29%)明显优于对照组(77.14%),两组比较差异有显著性(P<0.05);治疗后 2 周、6 周,研究组视力水平明显优于对照组(P<0.05),研究组较对照组的黄斑水肿显著降低(P<0.05)。四物五苓汤加减治疗中心性浆液性脉络膜视网膜病变能够显著缩短病程,进而改善患者的视功能。[1]

2. 基本方 丹参 15 克、川芎 12 克、车前子(包煎)12 克、泽泻 12 克、海藻 9 克、三七粉(冲服)3 克。随症加减:初期(活动期),加猪苓 15 克、苍术 12 克、香附 12 克,服 14~21 剂;中期(瘀滞期),加党参 15 克、黄芪 15 克,服 14~21 剂;后期(恢复期),原方去三七,加枸杞子 12 克、女贞子 12 克、地龙 9 克、菊花 9 克、水蛭 6 克,服 14~21 剂;肝胆郁热型者,加牡丹皮 12 克、龙胆 12 克;气滞血瘀型者,加柴胡 12 克、郁金 12 克;肝阳上亢型者,加草决明 12 克、黄芩 12 克;肝肾阴虚型者,加熟地黄 15 克、枸杞子 12 克;气血两虚型者,加党参 15 克、黄芪 15 克;阴虚火旺型者,加知母 12 克、女贞子 12 克。无证可辨或症状不明显者,可根据眼底病变加减:黄斑部水肿严重者,加五味子 12 克,并重用车前子;黄斑部渗出严重者,加昆布 12 克,并重用海藻;视网膜有出血点者,加炒蒲黄 12 克,并重用三七;荧光血管造影渗漏严重者,加阿胶 12 克;视野中心暗点较大者,加白芷 12 克;血液黏度增高显著者,加茺蔚子 12 克;伴高血压者,加葛根 15 克;伴糖尿病者,加猪苓 15 克。

每日 1 剂,水煎 2 次,分 2 次温服。黄庆山用上方加减治疗 50 例中心性浆液性脉络膜视网膜病变患者。结果:服药 6 周后,痊愈 33 例,好转 16 例,无效 1 例,总有效率 98%。[2]

3. 雷公中浆汤 雷公藤、虎杖、泽兰、川芎、莪术、郁金、黄芪、白术、泽泻、猪苓、茯苓、甘草。随症加减:肝郁气滞,加柴胡、青皮;热甚,加大黄、栀子;脾肾不足,加附子、桂枝。每日 1 剂,水煎服。10 日为 1 个疗程,连续 4 个疗程。刘开祥等用上方加减治疗 66 例(72 只眼)中心性浆液性脉络膜视网膜病变患者。结果:痊愈 60 只眼,显效 7 只眼,无效 5 只眼,治愈率 83.3%,显效率 93.1%。[3]

4. 中浆乐 生黄芪 120 克、蒲公英 120 克、丹参 60 克、淫羊藿 40 克、红花 24 克、防己 24 克。水煎 3 次,每次 50 毫升,10 日为 1 个疗程,服药 3~12 个疗程。王继华等用上方治疗 131 例中心性浆液性脉络膜视网膜病变患者。结果:痊愈 87 例,好转 42 例,无效 2 例,总有效率 98.5%。[4]

5. 利水活血汤 泽泻 15 克、生地黄 15 克、猪苓 10 克、茯苓 10 克、白术 10 克、桃仁 10 克、当归 10 克、赤芍 10 克、桂枝 6 克、红花 6 克、川芎 6 克。每日 1 剂,水煎服,7 日为 1 个疗程。洪波等用上方治疗 72 例中心性浆液性脉络膜视网膜病变患者。结果:用药 2 个疗程,治愈 58 例,好转 10 例,无效 4 例。[5]

6. 知柏地黄汤 知母 10 克、黄柏 10 克、熟地黄 15 克、山茱萸 12 克、山药 10 克、牡丹皮 10 克、茯苓 10 克、泽泻 10 克。随症加减:初期黄斑区水肿明显,伴有渗出者,加车前子、赤小豆、木通;眼底黄斑水肿减轻,渗出减少,中心凹反射未见者,加党参、黄芪;渗出难吸收者,加海藻、昆布、夏枯草。每日 1 剂,水煎 2 次,分 2 次服。结合西药:维生素 B_1、维生素 C、烟酸及地巴唑口服,均常规剂量。赵红地等用上法治疗 32 例(32 只眼)中心

① 景大瑞,韦企平.四物五苓汤加减治疗中心性浆液性脉络膜视网膜病变的临床研究[J].中国中医眼科杂志,2016,26(5):306-309.
② 黄庆山.分期辨证治疗中心性浆液性脉络膜视网膜病变临床观察[J].中国中医眼科杂志,1996,6(1):40-41.
③ 刘开祥,等.雷公中浆汤治疗中心性浆液性脉络膜视网膜病变的体会[J].中国中医眼科杂志,1996,6(1):54-55.
④ 王继华,等.中浆乐治疗中心性浆液性脉络膜视网膜病变 131 例[J].山东中医杂志,1995,14(5):209-210.
⑤ 洪波,徐高.利水活血法治疗中心性浆液性脉络膜视网膜病变疗效观察[J].中医研究,1995,8(3):35.

性浆液性脉络膜视网膜病变患者。结果：痊愈28只眼,显效4只眼;4周之内治愈者占34.4%,8周及8周以上者占65.6%。①

7. **桃红四物汤加味** 桃仁9～15克、红花9～15克、当归9～15克、川芎9～15克、白芍9～15克、蒲黄9～15克、昆布9～15克、海藻9～15克、五灵脂9～15克。随症加减:渗出多,充血者,加泽泻9～18克、茯苓9～18克、猪苓9～18克、丹参9～18克(可用到30克)、三棱9～18克、莪术9～18克、石决明9～18克。每日1剂,水煎2次,分2次服。18～21剂为1个疗程。卢光荣等用上方加减治疗71例(91只眼)中心性浆液性视网膜病变患者。结果:痊愈58例69只眼(81.6%),好转11例19只眼,无效2例3只眼,有效率97.2%。②

8. **达原饮** 槟榔12克、白芍12克、厚朴10克、草果10克、知母10克、黄芩10克、甘草6克、白花蛇舌草15克。随症加减:复发次数较少者,加大腹皮、车前子、佛手、香附;病情反复发作者,加贝母、半夏、石菖蒲、牡蛎或海藻;久病不愈者,加当归、川芎、熟地黄、枸杞子、丹参、琥珀等。每日1剂,水煎2次,分2次服。边自谦用上方加减治疗66例(84只眼)复发性中心性视网膜炎患者。结果:痊愈36例,显效21例,好转7例,无效2例,总有效率97%。③

9. **五苓散加味** 猪苓15克、白术15克、泽泻18克、桂枝7克、丹参20克。每日1剂,水煎服,15日为1个疗程。孟万里等用上方治疗30例(32只眼)中浆患者。结果:1个疗程内治愈6例7只眼,2个疗程内治愈10例10只眼,3个疗程内好转9例9只眼,4个疗程无效5例6只眼,总有效率为83.3%。④

10. **加味五苓散** 猪苓10克、地龙10克、茯苓15克、桂枝3克、白术12克、葛根12克、泽泻

30克。随症加减:初期黄斑区水肿甚者,加苍术12克、生薏苡仁30克、车前子15克;水肿吸收而渗出多者,加柴胡10克、枳壳10克、陈皮6克、昆布10克、海藻10克;黄斑区具硬性渗出者,加川芎12克、赤芍12克、茺蔚子10克。每日1剂,水煎2次,分2次服。叶晓群用上方加减治疗45例中浆患者,疗效满意。⑤

11. **杞菊地黄汤加减** 地黄、山药、山茱萸、泽泻、枸杞子、牡丹皮、黄芪、茺蔚子、郁金、枳壳。随症加减。每日1剂,水煎服。配合服维生素B₁、维生素B₁₂、妥拉苏林(或维脑路通)、烟酸(或地巴唑),部分患者加用三磷酸腺苷,均予常规用量。明友珍用上法治疗127例(146只眼)中心性浆液性脉络膜视网膜病变患者,痊愈128只眼,显效3只眼,有效9只眼,无效6只眼,总有效率95.9%。⑥

12. **杞菊地黄汤加味** 熟地黄10克、怀山药10克、山茱萸10克、枸杞子10克、丹参15克、菊花10克、田三七10克、茺蔚子10克、茯苓10克、泽泻10克、苏木8克。随症加减:阴虚较甚者,酌加何首乌15克、石斛15克、桑椹12克;偏血虚者,加当归10克、白芍10克;兼郁者,加柴胡10克。每日1剂,水煎2次,分3次服,3周为1个疗程。袁彩云等用上方加减治疗140例陈旧性视网膜炎患者。结果:痊愈22例,好转70例,显效21例,无效27例,总有效率80.72%;服药最短者30日,最长者118日,平均57日。患者服药均无不良反应。⑦

单　方

菊花猪心汤 组成:菊花30克、猪心1只。制备方法:将菊花塞入猪心内,加水适量,不用佐料,文火慢煲,熟透为止,去渣吃肉喝汤。用法用

① 赵红地,等.中西医结合治疗中心性浆液性脉络膜视网膜病变疗效观察[J].中国中医眼科杂志,1995,5(1):34.
② 卢光荣,等.桃红四物汤治疗中心性浆液性视网膜病变[J].云南中医杂志,1994,15(3):22.
③ 边自谦.达原饮治疗复发性中心性视网膜炎[J].辽宁中医杂志,1993,20(10):29-30.
④ 孟万里,等.五苓散加味治疗中心性浆液性视网膜病变[J].新中医,1993,25(3):23-24.
⑤ 叶晓群.加味五苓散治疗中心性浆液性视网膜脉络膜病变.上海中医杂志,1992,(12):20.
⑥ 明友珍.中西医结合治疗中心性浆液性脉络膜视网膜病变疗效观察[J].中国中医眼科杂志,1992,2(2):91-92.
⑦ 袁彩云,等.杞菊地黄汤治疗陈旧性视网膜炎140例[J].安徽中医学院学报,1989,(4):18-19.

量：每3日1次，一般3～5次可愈。临床应用：钟国城以上方治疗多例中心性视网膜脉络膜炎患者，均获治愈。[1]

中 成 药

1. **石斛夜光丸** 组成：石斛、熟地黄、枸杞子、菟丝子、生地黄、天冬、麦冬、人参、山药、茯苓、甘草、水牛角、羚羊角、菊花、蒺藜、青葙子、决明子、防风、杏仁、川芎、枳壳（广州陈李济药厂生产，国药准字 Z44021362）。用法用量：每次 6 克，每日 2 次。临床应用：黄江丽用上方联合复方血栓通胶囊治疗 40 例中浆患者。结果：总有效率为 95%。[2]

2. **视明口服液** 组成：决明子、大黄、桃仁、红花、丹参、枸杞子、女贞子、五味子、蒲公英、黄芩、龙胆、漏芦、车前子、泽泻、猪苓、白花蛇舌草。制备方法：上药物按 1∶3 比例加水煎煮 2 遍，第 1 遍 2 小时，第 2 遍 1.5 小时，合并滤液并浓缩为

1∶1，加入 95% 乙醇，使含醇量达 70%，冷藏 24 小时，取上清液，回收乙醇，浓缩，入瓶内即得。用法用量：每日 2～3 次，每次 100 毫升。每周复诊 1 次，并记录服药后的症状、视力、眼底变化情况。服用视明口服液期间停用其他药物。临床应用：刘江涛将 100 例中心性浆液性脉络膜视网膜病变患者随机分为治疗组 70 例和对照组 30 例。治疗组用上方治疗，对照组予西医常规治疗。两组均以 14 日为 1 个疗程，均于 2 个疗程结束时评定疗效。结果：总有效率治疗组为 98.6%，对照组为 83.3%，两组比较有非常显著性差异（$P < 0.01$）。视明口服液治疗中心性浆液性脉络膜视网膜病变具有疗效高、疗程短、复发率低、无不良反应等优点。[3]

3. **血栓通胶囊** 组成：三七、黄芪、丹参、玄参。功效：活血化瘀，益气生津。临床应用：林颖等用上方治疗 30 例中浆患者。结果：经 6 周治疗后，临床治愈 15 例，显效 8 例，有效 6 例，无效 1 例，总有效率 96.7%。[4]

① 钟国城.单方菊花猪心汤治中心性视网膜脉络膜炎[J].新中医,1990,22(5)：38.
② 黄江丽.石斛夜光丸合复方血栓通胶囊治疗中心性浆液性脉络膜视网膜病变[J].光明中医,2008,23(12)：1934-1935.
③ 刘江涛.视明口服液治疗中心性浆液性脉络膜视网膜病变的临床研究[J].山东中医杂志,2000,19(9)：527-529.
④ 林颖,等.血栓通胶囊治疗中心性浆液性脉络膜视网膜病变的临床观察[J].福建中医学院学报,1997,7(4)：1-3.

中心性渗出性脉络膜视网膜病变

概　　述

中心性渗出性脉络膜视网膜病变（CEC）是发生于黄斑部的孤立的渗出性脉络膜视网膜病变，以伴有视网膜下新生血管和出血、最终导致瘢痕形成为特征。CEC多见于青年人。

本病属中医"视瞻有色""视直如曲""视大反小"等范畴。本病的视物变形、变色等症状在古代文献中可以找到相关记载，如《证治准绳·杂病·七窍门》就有视瞻有色、视直如曲的记载。中医认为多因工作压力过大、思虑过度，或因长期面对电脑，过用目力，或因长期熬夜，或性事频繁等引起。以上这些因素，一方面可导致气血不足、阴精暗耗，虚火内生，火灼脉络，另一方面可导致气机不畅，瘀阻脉络，血液不循常道，或气虚统摄无力，最终血溢脉外，眼底出血，新生血管形成。故主要病机在于气血不足，阴虚血热，是气、血、痰、火、瘀互相作用，阻于脉络所致。

辨　证　施　治

1. 艾丽珍分5型

（1）肝经郁热型　治宜疏肝解郁清热。方用出血四方（《韦文贵眼科临床经验选方》）：石决明24克、决明子10克、益母草10克、当归10克、山药10克、茯苓10克、赤芍6克、天冬6克、柴胡6克、白菊花6克、五味子3克。随症加减：视网膜下积液明显、渗出多者，可加用车前子、白术。

（2）阴虚火旺型　治宜益气养阴、清热泻火。方用滋阴降火汤（《审视瑶函》）加减：生地黄15克、熟地黄15克、当归10克、炒知柏10克、炒黄柏10克、麦冬10克、黄芩6克、柴胡6克、甘草6克。随症加减：渗出多者，加用泽兰、牛膝、车前子；病变后期者，酌情加用赤芍、夏枯草、丹参、茺蔚子等。

（3）湿热瘀阻型　治宜清热燥湿、祛瘀化痰。方用甘露消毒丹加减（《温热经纬》）：藿香10克、白蔻仁10克、石菖蒲10克、连翘10克、黄芩10克、射干10克、当归10克、赤芍10克、薏苡仁10克、茯苓10克、贝母6克、木通6克。

（4）气血瘀滞型　治宜理气导滞、活血化瘀。方用血府逐瘀汤（《医林改错》）加减：当归10克、桃仁10克、红花10克、牛膝10克、昆布10克、夏枯草6克、茺蔚子6克、川芎6克、枳壳6克、桔梗6克、柴胡6克、郁金6克。

（5）气虚血瘀型　治宜益气摄血、逐瘀通络。方用眼底出血三方（《韦文贵眼科临床经验选方》）：党参12克、白术9克、炒荆芥9克、三七粉（冲服）3克、珍珠母（先煎）25克、生地黄15克、茺蔚子9克、火麻仁15克、玄参12克、薄荷5克、白蒺藜10克。

临床观察：艾丽珍用上方辨证治疗68例（68只眼）中心性渗出性脉络膜视网膜病变患者。结果：痊愈3例，显效37例，有效25例，无效3例，总有效率95.5%。[①]

2. 周尚昆等分3期

（1）初发期　治宜清热凉血止血。药用侧柏叶、生地黄、牡丹皮、白茅根、蒲黄炭等。随症加减：对于实证者，酌加焦栀子、连翘、槐花；对于虚

① 艾丽珍.辨证论治中心性渗出性脉络膜视网膜病变68例[J].江西中医药，2014，45(6)：40-41.

火者,则选用知母、黄柏、生地黄、墨旱莲。

（2）瘀血期　治宜活血化瘀。药用桃仁、红花、赤芍、丹参、当归、川芎等。随症加减：治疗中应当防止活血太过,引发再次出血;根据渗出、水肿症状,酌情使用祛湿化痰或软坚散结之品,如昆布、海藻、浙贝母、车前子、地肤子等。

（3）瘢痕期　治宜补气养血,或滋补肝肾明目。药用枸杞子、女贞子、菟丝子、楮实子、茺蔚子等。[1]

3. 段俊国分4型

（1）阴虚火旺　治宜滋阴降火。方用知柏地黄汤加减。随症加减：有头晕目眩者,加石决明、牡蛎以平肝潜阳。

（2）湿热痰瘀型　治宜清热利湿、化痰散瘀。方用温胆汤合四物汤加减。随症加减：可加薏苡仁、杏仁、滑石以增清热利湿之功;出血较明显者,加牡丹皮、生蒲黄等以凉血止血。

（3）气滞血瘀型　治宜行气活血。方用逍遥散加减。随症加减：郁久化热者,可加栀子、黄

柏;陈旧病灶夹杂新出血者,加三七、茜草以化瘀止血。

（4）肝肾亏损型　治宜滋补肝肾。方用杞菊地黄丸加减。随症加减：可加郁金、鸡内金、炒谷芽、焦山楂等以行气活血、散结消瘀。[2]

经 验 方

凉血活血化瘀方　生蒲黄15克、姜黄15克、大蓟15克、小蓟15克、丹参20克、生侧柏叶15克、生地黄15克、牡丹皮15克、赤芍20克、川芎15克、当归15克、泽泻20克、车前子(包)15克、枸杞子20克、菟丝子15克、覆盆子15克、牛膝15克、生黄芪30克。随症加减：在恢复期、瘢痕期黄斑区出血吸收,有瘢痕形成、色素沉着者,在上方基础上加法半夏15克、浙贝母15克以软坚散结。唐由之等用上方加减治疗23例中心性渗出性脉络膜视网膜病变患者。结果：好转12只眼(占52.17%),稳定11只眼(占47.83%),下降0只眼。[3]

---

① 周尚昆,等.唐由之治疗中心性渗出性脉络膜视网膜病变经验[J].中医杂志,2014,55(8):645-647.
② 段俊国.中西医结合眼科学[M].北京:中国中医药出版社,2005:282-283.
③ 唐由之,等.凉血化瘀中药治疗中心性渗出性脉络膜视网膜病变23例[J].中医杂志,2007,48(12):1099-1100.

视网膜动脉阻塞

概　述

　　视网膜动脉阻塞分为视网膜中央动脉阻塞、分支动脉阻塞及视网膜睫状动脉阻塞,可分别导致相应视网膜缺血、缺氧而水肿,视细胞迅速凋亡,从而造成不同程度的视力丧失。其发病与全身血管病有关,多见于动脉硬化、高血压患者,有时也可见于手术中或术后的高眼压、眶内高压等情况。可以是各类栓子栓塞,如动脉粥样硬化斑脱落等;动脉硬化或炎症,使血管内皮受损,血管内壁粗糙狭窄易于形成血栓,亦可因血管痉挛而阻塞。本病需要急诊处理,其预后与阻塞的部位、程度、血管状况关系密切。

　　本病属中医"络阻暴盲"范畴。表现为眼外观正常,猝然一眼或双眼视力急剧下降。本病以暴盲为名首见于《证治准绳》。又名"落气眼"。《抄本眼科》记载:"不害疾,忽然眼目黑暗,不能视见,白日如夜",指出其病机为"元气下陷,阴气上升"。

辨　证　施　治

1. 闫泽英分2型

　　(1) 肝阳上亢型　治宜清肝息风。方用镇肝熄风汤加减:牛膝 15 克、赤芍 15 克、牡蛎 10 克、龙骨 10 克、玄参 10 克、天冬 10 克、川楝子 10 克、石菖蒲 12 克、丹参 15 克、夜交藤 15 克、川芎 10 克、甘草 6 克。

　　(2) 瘀血阻络型　治宜行气活血化瘀。方用血府逐瘀汤加减:当归 15 克、生地黄 12 克、川芎 10 克、桃仁 10 克、赤芍 15 克、红花 10 克、川牛膝 15 克、桔梗 8 克、枳壳 10 克、白芍 15 克、地龙 10 克、甘草 6 克。

　　以上各方均每日 1 剂,水煎服。[1]

2. 白蕊分5型

　　(1) 肝气郁结型　治宜行气活血。方用四逆散合化肝煎加减。

　　(2) 阴虚阳亢型　治宜滋阴潜阳。方用大定风珠加减。

　　(3) 风痰阻络型　治宜祛风化痰通络。方用导痰汤加减。

　　(4) 气虚血滞型　治宜益气活血。方用补阳还五汤加减。

　　(5) 肝肾阴虚型　治宜滋补肝肾。方用杞菊地黄汤加减。[2]

3. 张铭连分2型

　　(1) 气血瘀阻型　治宜行气活血。方用补阳还五汤加减:黄芪 30 克、葛根 30 克、丹参 12 克、桃仁 10 克、红花 10 克、川芎 10 克、当归 10 克、赤芍 10 克。随症加减:肝郁气滞甚者,加郁金 10 克、青皮 10 克;视网膜水肿明显者,加泽兰 10 克、益母草 10 克;肝郁化热者,加牡丹皮 10 克、栀子 10 克;晚期视神经萎缩者,加枸杞子 10 克、女贞子 10 克、茺蔚子 10 克。

　　(2) 肝风内动型　治宜滋阴潜阳。方用育阴潜阳通脉汤加减:生地黄 15 克、珍珠母 15 克、枸杞子 12 克、山药 12 克、麦冬 10 克、白芍 10 克、沙参 10 克、盐知母 10 克、盐黄柏 10 克、生龙骨 10

① 闫泽英.中西医结合治疗视网膜动脉阻塞 172 例疗效观察[J].中华中医药杂志,2006,21(8):508.
② 白蕊.中西医结合治疗视网膜动脉阻塞[J].北京中医药大学学报,2003,26(5):77.

克、生牡蛎10克、丹参10克、赤芍10克、怀牛膝10克、木贼10克、蝉蜕10克。随症加减：伴大便干燥者,加柏子仁10克;心悸失眠者,加远志10克、炒酸枣仁10克;眼胀头痛者,加钩藤10克、菊花10克。

以上各方均每日1剂,15剂为1个疗程,服2～3个疗程。①

经 验 方

1. **桃红四物汤合五苓散加减** 生地黄10克、川芎10克、赤芍10克、当归10克、桃仁10克、红花10克、泽泻15克、猪苓12克、白术12克、茯苓12克、桂枝6克。②

2. **活血通络方** 葛根30克、黄芪30克、丹参12克、桃仁10克、红花10克、川芎10克、当归尾10克、赤芍10克、石菖蒲10克、郁金10克、丝瓜络10克。随症加减：情志不畅、烦躁易怒者,加柴胡10克、青皮10克;头晕耳鸣、面色潮红者,去黄芪、葛根、川芎、郁金,加生地黄30克、珍珠母30克、生龙牡各30克、怀牛膝10克;心悸失眠者,加炒酸枣仁15克、远志10克;眼胀、头痛者,加钩藤10克、菊花10克;视网膜水肿明显者,加泽兰10克、益母草10克;晚期视神经萎缩者,加枸杞子10克、女贞子10克、茺蔚子10克。每日1剂,煎至400毫升,分早晚各1次温服,15剂为1个疗程,连续2～3个疗程。并配合用西药。张铭连用上方加减治疗61例(62只眼)视网膜中央动脉阻塞患者。结果：显效31只眼,有效22只眼,无效9只眼。③

3. **舒肝破瘀通脉汤加味** 白芍10克、蝉蜕10克、木贼10克、羌活10克、防风10克、水蛭10克、赤芍15克、白术15克、川芎15克、茯苓15克、当归15克、丹参30克、牛膝30克、生石决明30克、代赭石30克、黄芩20克、天麻20克、甘草6克。每日1剂,水煎服。盖进平用上方加减治疗2例视网膜动脉阻塞患者。结果：服药30剂,2例均获痊愈。④

4. **桃红四物汤** 桃仁、红花、生地黄、赤芍、川芎、当归。随症加减：出血期,加用丹参、郁金、墨旱莲、牡丹皮、荆芥炭、炒蒲黄;出血静止而积血浓厚者,加海藻、昆布、三棱、莪术等。孙淑姿用上方加减治疗10例视网膜中央动脉阻塞出血患者。结果：治愈率为64％。⑤

5. **活血通窍散** 水蛭90克、炮甲片90克、丹参90克。上药共研细末后,入麝香(现一般用人工麝香代替)3克和匀,分90包,每次1包,每日4次。杨声銮用上方治疗1例右眼视网膜中央动脉阻塞患者。结果：患者服药9日,视力由光感恢复至1.0。⑥

6. **自拟方** 方一：黄芪24克、党参18克、生地黄30克、鸡血藤30克、赤芍12克、川芎6克、甘草6克、当归9克、桃仁9克、红花9克、地龙9克、枳壳9克、三棱9克、莪术9克。每日1剂,水煎服。刘克欣用上方治疗1例视网膜中央动脉栓塞患者,经加减用药,患者视力恢复至1.0。方二：生黄芪14克、赤芍14克、党参12克、生地黄30克、鸡血藤30克、当归9克、川芎9克、甲片9克、桃仁9克、红花9克、枳壳9克、地龙9克、丝瓜络9克、生甘草6克。刘克欣用上方治疗1例视网膜中央动脉栓塞患者,经加减用药,患者视力达1.5。⑦

中 成 药

1. **银杏达莫注射液** 组成：第四代银杏叶提取物复合剂,其主要成分为银杏黄酮甙、银杏苦内酯、白果内酯、双嘧达莫等物(贵州益佰制药股份

① 张铭连.中西医结合治疗视网膜中央动脉阻塞临床观察[J].中国中医眼科杂志,1996,6(2)：87-89.
② 高卫萍.桃红四物汤合五苓散在内障眼病中的应用[J].辽宁中医杂志,2006,33(6)：672.
③ 张铭连.活血通络治疗视网膜动脉阻塞61例[J].辽宁中医杂志,1996,23(10)：456-457.
④ 盖进平.疏肝破瘀通脉汤加味治疗视网膜中央动脉阻塞2例[J].中国中医眼科杂志,1995,5(1)：51.
⑤ 孙淑姿.桃红四物汤治疗眼底血症42例[J].山东中医杂志,1991,10(4)：23-24.
⑥ 杨声銮.视网膜中央动脉阻塞失明1例治验[J].江西中医药,1990,21(1)：23.
⑦ 刘克欣.视网膜中央动脉栓塞治验二则[J].新中医,1986,18(4)：43.

有限公司生产,国药准字 H52020032)。用法用量:20 毫升银杏达莫注射液加 250 毫升 5%葡萄糖注射液静滴,每日 2 次,连续 3 日~6 周;同时配合西医对症治疗。临床应用:孙祖华等用上法治疗 58 例(58 只眼)视网膜动脉阻塞患者。结果:56 只眼在治疗后不同时间随访均观察到视网膜水肿减退、视力提高、荧光素眼底血管造影示视网膜动—静脉循环时间及臂—视网膜循环时间缩短、视网膜血管充盈好转。[①]

2. 血府逐瘀丸　组成:柴胡、当归、地黄、赤芍、红花、桃仁、麸炒枳壳、甘草、川芎、牛膝、桔梗。用法用量:空腹用红糖水送服,每次 1~2 丸,每日 2 次。[②]

3. 冠心苏合丸　组成:苏合香、冰片、乳香(制)、檀香、土木香。用法用量:每次 2 粒,每日 1~3 次。[③]

4. 脑络通胶囊　组成:川芎、丹参、黄芪等提取物。功效:扩张血管、增加血流量及供血。用法用量:每次 1~2 粒,每日 3 次。[④]

5. 葛根素注射液　(1)组成:葛根提取物(100%葛根注射液,每支 2 毫升)。用法用量:每次肌注 4 毫升,每日 2 次,30 日为 1 个疗程。临床应用:谷万章等用上方治疗 71 例(75 只眼)视网膜动脉阻塞患者。结果:显效 22 只眼(占 30%),有效 34 只眼(占 45%),无效 19 只眼(占 25%),总有效率 75%。[⑤] (2)组成:每支含葛根素 50 毫克(中国医学科学院药物研究所研制)。用法用量:肌注每次 50 毫克,每日 2 次;或静脉点滴,每次 200~400 毫克加入 500 毫升 5%葡萄糖注射液,每日 1 次。20 日为 1 个疗程,经 1~2 个疗程后,重复检查前各项目,治疗期间停用其他药物。临床应用:雷嘉启用上方治疗 26 例(26 只眼)视网膜动脉阻塞患者。结果:经过平均 35.4 日的治疗后,视力多有提高,眼底荧光血管造影检查结果表明,视网膜循环时间缩短,在检眼镜下所看到的动脉变细甚至"中断"的动脉血管中,造影时均有荧光素通过。[⑥]

6. 葛根素　用法用量:50 毫克葛根素加丙二醇溶媒至 2 毫升为 1 支,并予肌苷、维生素 B_{12} 肌注,维生素 B_1、维生素 C 等均以常规用量,口服。临床应用:滕岩等用上方治疗 51 例(51 只眼)视网膜动脉阻塞患者,治疗 20 日以上,患者治疗前后平均视力分别为 2.6±1.4、3.6±1.3,治疗后视力明显提高($P<0.000\ 1$)。[⑦]

① 孙祖华,刘晓玲,等.银杏达莫注射液治疗视网膜动脉阻塞的疗效分析[J].中华中医药学刊,2014,32(12):2998-3000.
②~④ 梁雄辉.中西医结合法治疗急性视网膜中央动脉阻塞[J].中国当代医药,2011,18(18):135-136.
⑤ 谷万章,等.葛根注射液治疗视网膜动脉阻塞疗效分析[J].中国中医眼科杂志,1994,4(2):67-70.
⑥ 雷嘉启.葛根素注射液治疗视网膜动脉阻塞临床观察[J].中国中医眼科杂志,1993,3(1):19-21.
⑦ 滕岩,等.视网膜电图及振荡电位对葛根素治疗视网膜动脉阻塞的疗效评价[J].实用眼科杂志,1992,10(7):396-398.

视网膜静脉阻塞

概　　述

视网膜静脉阻塞是各种原因引起的视网膜中央静脉的主干或分支发生阻塞,以阻塞远端静脉扩张迂曲,血流瘀滞,出血和水肿为特征的病变,是最常见的视网膜血管病,也是中老年人重要致盲眼病之一。常伴有高血压、糖尿病、高血脂症等全身性疾病。发病年龄以40岁以上占大多数(约占90%)。常为单眼发病。眼底表现为视网膜静脉扩张迂曲,沿静脉分布区域的视网膜火焰状出血、水肿和渗出,出血量多进入玻璃体时则眼底无法窥清。根据临床表现特点分为缺血型和非缺血型。

本病属中医"暴盲""络瘀暴盲""视瞻昏渺"等范畴。暴盲病名首见于《证治准绳》。其病因多为风火燥热、血热妄行,或暴怒伤肝、血脉逆行,或肝肾阴虚、虚火上炎,均可致血不循经,溢于脉外。

辨　证　施　治

1. 刘炎分3型

(1)气滞血瘀型　治宜活血化瘀。药用当归15克、生地黄9克、桔梗9克、赤芍9克、柴胡9克、牛膝9克、侧柏叶9克、桃仁12克、红花12克、枳壳12克、川芎12克、陈皮12克、路路通12克、丹参20克、甘草3克。

(2)肝胆火炽型　治宜清肝泻火。药用龙胆12克、泽泻12克、车前子12克、木通12克、栀子12克、黄芩12克、柴胡9克、生地黄9克、赤芍9克、牡丹皮9克、当归15克、丹参15克、川芎6克、甘草6克。

(3)阴虚火旺型　治宜滋阴降火。药用知母15克、茯苓15克、丹参15克、黄柏12克、生地黄12克、山茱萸12克、山药12克、泽泻12克、牡丹皮12克、当归12克、白茅根12克、郁金9克、川芎6克。

以上各方均每日1剂,水煎300毫升,分2次口服,1个月为1个疗程。①

2. 张明亮分3型

(1)肝阳上亢型　治宜平肝潜阳。药用天麻10克、钩藤10克、石决明20克、珍珠母20克、栀子10克、黄芩10克、益母草10克、川牛膝10克、杜仲10克、桑寄生10克、夜交藤15克、丹参20克、地龙10克、茺蔚子10克、白芍10克。

(2)气滞血瘀型　治宜行气活血。药用桃仁10克、红花10克、当归10克、生地黄20克、川芎6克、赤芍10克、川牛膝10克、柴胡10克、枳壳10克、地龙10克、生蒲黄12克。

(3)血热瘀滞型　治宜清热活血化瘀。药用生蒲黄12克、墨旱莲12克、丹参15克、郁金10克、生地黄10克、川芎6克、牡丹皮10克、赤芍10克、川牛膝10克、玄参10克、葛根20克、三七粉3克。

内服中药的同时,选用复方丹参注射液12毫升、血栓通6毫升或路路通10毫升加500毫升生理盐水或5%葡萄糖注射液静脉滴注,每日1次,10次为1个疗程。②

---

① 刘炎.视网膜静脉阻塞辨证施治78例临床观察[J].辽宁中医杂志,2003,30(4):274.
② 张明亮.辨证治疗视网膜静脉阻塞96例临床观察[J].中医杂志,2001,42(5):287-288.

3. 曾明葵分 3 型

（1）气滞血瘀型　治宜行气活血。药用柴胡 10 克、当归 10 克、生地黄 15 克、川芎 10 克、地龙 20 克、桃仁 10 克、牛膝 12 克、枳壳 10 克、桔梗 10 克、泽泻 15 克、石菖蒲 8 克、生蒲黄 15 克、三七粉（兑服）15 克。

（2）肝阳上亢型　治宜滋阴潜阳。药用天麻 10 克、钩藤 15 克、牛膝 12 克、石决明 15 克、地龙 20 克、益母草 30 克、桑寄生 15 克、白芍 15 克、夜交藤 20 克、泽泻 15 克、川芎 10 克、墨旱莲 30 克、三七粉（兑服）4 克、代赭石 12 克。

（3）阴虚火旺型　治宜滋阴降火。药用生蒲黄 20 克、生地黄 30 克、栀子 12 克、牡丹皮 12 克、赤芍 12 克、玄参 15 克、知母 10 克、白芍 12 克、牛膝 12 克、地龙 20 克、川芎 6 克、三七粉（兑服）4 克。

上述方药均每日 1 剂，水煎 2 次温服。①

4. 顾正华分 4 型

（1）肝肾不足型　治宜补益肝肾。方用杞菊地黄丸加减：枸杞子 20 克、白菊花 12 克、淮山药 12 克、茯苓 12 克、杜仲 12 克、熟地黄 15 克、山茱萸 15 克、石斛 15 克、女贞子 15 克、泽泻 6 克、牡丹皮 6 克、珍珠母（先煎）30 克、白豆蔻仁（后下）3 克。

（2）阴虚火旺型　治宜滋阴降火。方用知柏地黄丸加减：知母 6 克、黄柏 6 克、生地黄 12 克、熟地黄 12 克、山药 12 克、茯苓 12 克、泽泻 12 克、昆布 12 克、海藻 12 克、山茱萸 9 克、牡丹皮 9 克、牡蛎（先煎）30 克、夏枯草 15 克。

（3）痰湿内蕴型　治宜化痰利湿。方用藿朴夏苓汤合温胆汤加减：藿香 15 克、厚朴 6 克、半夏 9 克、白芷 9 克、茯苓 12 克、石菖蒲 12 克、枳壳 12 克、荷叶 12 克、泽泻 12 克、车前子（包煎）12 克、炒谷芽 12 克、麦芽 12 克、白豆蔻仁（后下）3 克、薏苡仁 30 克。

（4）气虚血瘀型　治宜益气活血化瘀。方用补阳还五汤加减：炙黄芪 30 克、益母草 30 克、当归 12 克、地龙干 12 克、昆布 12 克、海藻 12 克、牡

蛎 12 克、赤芍 15 克、党参 15 克、丹参 15 克、川芎 6 克、桃仁 9 克。

以上各方均每日 1 剂，水煎服。②

5. 王晋瑛分 3 期

（1）出血期（血热妄行型）　治宜平肝泻热、凉血止血。药用天麻 10 克、钩藤 10 克、知母 10 克、黄柏 10 克、当归 10 克、玄参 10 克、牡丹皮 10 克、丹参 20 克、生蒲黄 15 克、大蓟 15 克、小蓟 15 克、甘草 6 克。

（2）瘀血期（气血瘀滞型）　治宜活血化瘀。药用生地黄 15 克、当归 15 克、川芎 15 克、白芍 15 克、生龙骨 15 克、生牡蛎 15 克、丹参 30 克、郁金 10 克、昆布 10 克、海藻 10 克、墨旱莲 10 克。

（3）恢复期（气血不足型）　治宜养血活血。药用生地黄 15 克、熟地黄 15 克、当归 10 克、白芍 10 克、川芎 10 克、黄柏 10 克、柴胡 10 克、知母 10 克、麦冬 10 克、甘草梢 6 克。

随症加减：血压高者，加石决明、珍珠母等；肝火重者，加栀子、龙胆等；失眠者，加酸枣仁、柏子仁等；大便秘结者，加大黄、芒硝等。通常服用中药 2～3 个月。③

6. 张淑英等分 3 型

（1）气虚血瘀型　治宜益气活血化瘀。方用补阳还五汤加减：黄芪、川芎、丹参、白术、地龙等。

（2）阴虚阳亢虚火阻络型　治宜滋阴清热、活血化瘀。方用羚羊钩藤汤加活血药：生石决明、钩藤、白菊花、枸杞子、丹参、赤芍等。

（3）气滞血瘀型　治宜活血化瘀。方用血府逐瘀汤：生地黄、桃仁、红花、枳壳、赤芍、柴胡等。

以上各方均每日 1 剂，水煎 2 次，早晚分服，3 个月为 1 个疗程，连续服药，治疗 1～2 个疗程。④

经　验　方

1. 通脉化瘀汤　桃仁 10 克、红花 5 克、地龙

① 曾明葵.辨证治疗视网膜静脉眼塞 44 例［J］.辽宁中医杂志,1996,23(1)：29-30.
② 顾正华.视网膜静脉阻塞患者的中医施治［J］.中国中医眼科杂志,1995,5(4)：224-225.
③ 王晋瑛.中西医结合治疗视网膜静脉阻塞疗效观察［J］.中国中医眼科杂志,1995,5(4)：241-242.
④ 张淑英,等.视网膜静脉阻塞的辨证治疗［J］.中国中医眼科杂志,1992,2(3)：137.

10克、丹参15克、牛膝10克、川芎10克、三七粉3克、泽兰10克、益母草15克、生蒲黄(包煎)10克、炒蒲黄(包煎)10克、白茅根15克、生甘草3克。每日1剂,分2次温服。1个月为1个疗程,连续3个疗程,李波等用上方治疗30例(30只眼)视网膜静脉阻塞气滞血瘀证患者。结果:显效6例,有效13例,无效11例,总有效率63.33%。①

2. 潜阳化瘀方 钩藤10克、生石决明15克、白蒺藜10克、菊花10克、丹参15克、葛根12克、川牛膝10克、三七粉(冲服)3克、益母草15克、茯苓15克、甘草3克。随症加减:病程短者,加生地黄、牡丹皮以凉血止血;病程长者,加女贞子、墨旱莲以滋阴止血;视网膜伴有水肿者,加车前子、白茅根以利水消肿;黄斑有水肿者,加泽兰叶以活血消肿;头痛口苦者,加夏枯草以凉肝清火;头昏耳鸣者,加牡蛎以潜阳止鸣。每日1剂,水煎服,分2次温服。李波等用上方加减治疗60例视网膜静脉阻塞患者。结果:治疗3个月,显效17例,有效29例,无效14例,其中2例视力下降,总有效率76.67%。②

3. 补阳还五汤加减 生黄芪60克、当归10克、红花15克、川芎12克、党参15克、白术12克、甲片8克、甘草9克。在基本方的基础上,临证结合患者的情况化裁。每日1剂,水煎服,15日为1个疗程。杨燕等用上方加减治疗26例视网膜静脉阻塞患者,一般治疗2~3个疗程。结果:显效16例,有效8例,无效2例,总有效率92.3%。③

4. 清凉活血方加减 丹参12克、当归10克、赤芍10克、茺蔚子12克、生地黄15克、茜草10克、蒲黄(包)10克、三七粉(冲)3克。不做随症加减。每日1剂,早、晚各1煎,饭后温服。30剂为1个疗程,无效停服,有效继续第2个疗程。王彤云用上方治疗33例视网膜静脉阻塞患者。结果:治愈6例(均为分枝阻塞),显效14例(分枝13

例,总干1例),有效9例(分枝5例,总干4例),无效4例(均为总干阻塞),总有效率87.88%。④

5. 葛芪口服液 葛根150克、黄芪150克、黄芩20克、枸杞子20克、丹参30克、夏枯草30克、生地黄20克、赤芍20克、连翘20克、甘草20克。上药制成浓缩口服液40毫升,于早饭前、晚饭后各服20毫升。谷万章用上方治疗30例(30只眼)视网膜静脉阻塞患者。结果:显效20例,有效4例,无效6例,总有效率80%。⑤

6. 血府逐瘀汤加减 (1)当归12克、生地黄12克、桃仁12克、红花12克、赤芍12克、牛膝12克、川芎12克、枳壳10克、桔梗10克、柴胡10克、甘草6克。随症加减:妇女血瘀经闭、痛经者,去桔梗,加益母草10克、香附10克;胁下痞块者,加郁金12克、丹参12克;失眠、烦躁不安者,加川黄连10克;肝阳上亢者,加石决明12克、珍珠母15克、钩藤12克;舌红苔黄腻,大便干燥者,加炒栀子10克、黄芩12克。每日1剂,水煎2次,分2次温服。同时予12毫升复方丹参注射液加入500毫升10%葡萄糖注射液静脉滴注,每日1次,共7日。傅刚用上法治疗31例(31只眼)视网膜中央静脉阻塞患者。结果:痊愈15例,显效9例,有效5例,无效2例,有效率93.5%。⑥ (2)当归尾15克、葛根15克、炒山楂15克、赤芍15克、生地黄15克、桃仁10克、红花10克、柴胡10克。随症加减:眼胀胸闷,舌质瘀暗,证属气滞血瘀型者,加丹参、郁金、莪术、虎杖、陈皮;头痛、头昏、高血压、脉弦有力,证属肝阳上亢型者,加石决明、钩藤、夏枯草、生龙骨、生牡蛎;年老体虚、舌淡、脉细弱,证属气虚血瘀型者,加党参或条参、黄芪、丹参、郁金;出血期前后者,去桃仁、红花,加茜草、白茅根、牡丹皮、三七粉(冲服)。每日1剂,水煎服。30日为1个疗程,治疗2~3个疗程。可服维生素类药,禁用扩张血管药。李明桂用上方加减治疗42例视

① 李波,等.通脉化瘀汤治疗气滞血瘀证视网膜静脉阻塞临床观察[J].中国中医眼科杂志,2013,23(1):21-24.
② 李波,等.潜阳化瘀方治疗视网膜静脉阻塞60例[J].中医杂志,2009,50(2):154.
③ 杨燕,等.补阳还五汤加减治疗视网膜静脉阻塞26例[J].中医杂志,2009,50(11):1006.
④ 王彤云.清凉活血方治疗视网膜静脉阻塞33例疗效分析[J].南京中医药大学学报,1998,14(3):146-147.
⑤ 谷万章.葛芪口服液治疗视网膜静脉阻塞疗效分析[J].中国中医眼科杂志,1996,6(3):136-139.
⑥ 傅刚.血府逐瘀汤治疗视网膜中央静脉阻塞的疗效观察[J].中国中医眼科杂志,1995,5(1):50-51.

网膜静脉阻塞患者。结果：显效（眼内出血灶吸收，静脉形态基本恢复，视力提高≥4行或手动升至0.05)26只眼，进步11只眼，无效5只眼。检查测治疗后血液流变学6项指标降至正常有23例。①

7. 益气活血法　当归15克、川芎15克、党参15克、黄芪15克、丹参15克、葛根15克、红花12克、昆布12克、海藻12克。每日1剂，水煎2次，分2次服，4周为1个疗程。周光等用上方治疗46例（46只眼）视网膜静脉阻塞患者。结果：显效10只眼，有效27只眼，无效9只眼，总有效率80.4%。②

8. 凉血通脉方　连翘15克、蒲黄20克、侧柏炭10克、赤芍10克、牡丹皮10克、当归10克、川牛膝10克、路路通10克。随症加减：伴头痛目胀者，加钩藤、石决明；若视网膜水肿明显者，酌加车前草、白茅根、薏苡仁等；寐差多梦者，可加夜交藤、合欢皮等；热象重，舌红苔黄腻，大便干者，加炒栀子、黄芩等。每日1剂，水煎服，早晚分服，2个月为1个疗程，连续治疗1～2个疗程。谭清等用上方加减治疗26例（26眼）视网膜静脉阻塞患者。结果：总干阻塞8例中治愈4例，显效2例，好转1例，无效1例；分支阻塞18例中治愈15例，显效2例，好转1例。总有效25例。26例患者疗程最短者19日，最长者7个月；疗效出现时间最短3日，最长14日。③

9. 桃红四物汤加减　当归、桃仁、红花、赤芍、水蛭、炮甲片、金银花、甘草、冬瓜皮、土茯苓等。每日1剂，水煎2次，分2次服。服中药同时或之前予蝮蛇抗栓酶，经皮试阴性者，以0.5～0.75单位溶于250毫升生理盐水中静脉滴注，40分钟滴完，每日1次，15日为1个疗程，治疗2～3个疗程，两个疗程之间停3日。管怀进等用上法治疗42例（42只眼）视网膜静脉阻塞患者。结果：显效30只眼，进步6只眼，不变4只眼，恶化2只

眼，有效率85.7%。④

10. 理血Ⅲ号　黄芪、生地黄、当归、赤芍、葛根、牛膝、丹参、川芎、枳壳等。每日1剂，水煎服，连服2个月。丁淑华等用上方治疗42例视网膜静脉阻塞患者。结果：总干阻塞16例中显效2例，有效7例，无效8例，有效率56.3%；分支阻塞26例中显效11例，有效11例，无效4例，有效率84.6%。⑤

11. 舒肝破瘀通脉汤　银柴胡10克、白术10克、白芍10克、茯苓10克、当归10克、甘草10克、羌活10克、防风10克、木贼10克、蝉蜕10克、丹参10克、赤芍10克。随症加减：出血初期者，可加白茅根、大小蓟、炒蒲黄等凉血止血药；视网膜水肿明显者，加车前子、坤草、茺蔚子以活血祛瘀利水；出血日久，眼底渗出明显者，加夏枯草、珍珠母、生龙骨、生牡蛎以软坚散结；后期眼底出血吸收但视力恢复欠佳者，可加女贞子、菟丝子、枸杞子、车前子，以益肾明目，恢复视功能。每日1剂，水煎服。庞万敏等用上方加减治疗114例（116只眼）视网膜静脉阻塞患者。结果：疗程最短28日，最长175日；疗效出现时间最短3日，最长15日；治愈43只眼（37.1%），显效47只眼（40.5%），好转15只眼（12.9%），无效5只眼（占4.3%），退步6只眼（5.2%）。⑥

12. 六虫散　蜈蚣2条、全蝎6克、土鳖虫10克、守宫10克、白花蛇1条、麝香0.1克。将上药共研细末，每日2次，每次5克，温开水冲服。吕长青等用上方治疗30例视网膜静脉阻塞患者。结果：痊愈12例，显效16例，有效2例，总有效率100%。⑦

中成药

1. 散血明目片　组成：三七、酒大黄、蒲黄、

① 李明桂.血府逐瘀汤加减治疗视网膜静脉阻塞42例[J].湖北中医杂志,1994,16(3):24-25.
② 周光,等.益气活血法治疗视网膜静脉阻塞临床研究[J].中国中医眼科杂志,1994,4(4):219-221.
③ 谭清,等.凉血通脉方治疗视网膜静脉阻塞26例[J].中国中医眼科杂志,1994,4(1):40-41.
④ 管怀进,等.蝮蛇抗栓酶联合中药治疗视网膜静脉阻塞[J].中国中医眼科杂志,1993,3(4):208.
⑤ 丁淑华,等.理血Ⅲ号治疗视网膜静脉阻塞42例[J].南京中医学院学报,1993,9(3):53-54.
⑥ 庞万敏,等.舒肝破瘀通脉汤加减治疗视网膜静脉阻塞114例[J].中国中医眼科杂志,1992,2(3):134-136.
⑦ 吕长青,等.六虫散治疗视网膜静脉阻塞30例[J].陕西中医,1991,12(11):494.

猪苓、防己、地龙、益母草等(湖南中医药大学第一附属医院药剂科提供,100片/瓶)。用法用量:口服,每次8片,每日3次。30日为1个疗程,连续服药2个疗程,临床应用:魏燕萍等用上方治疗30例(31只眼)气滞血瘀证视网膜静脉阻塞患者。结果:治愈1只眼,占3.23%;显效12只眼,占38.71%;有效12只眼,占38.71%;无效6只眼,占19.35%。总有效率80.65%。[①]

2. 灯盏花素注射液 组成:灯盏花提取物,有效成分主要为灯盏花乙素。功效:扩血管,改善微循环,增加血流量,促进纤溶抗血栓以及降低全血黏度、红细胞压积、血浆纤维蛋白原。用法用量:50毫克灯盏花素注射液加入250毫升生理盐水中静脉滴注,每日1次,10日为1个疗程,每个疗程之间间隔3日,连续治疗3个疗程。临床应用:蒋渝等用上方治疗视网膜静脉阻塞患者72只眼。结果:显效37眼,占51.39%;有效26眼,占36.11%;无效9眼,占12.5%;总有效率87.5%。[②]

3. 独一味片 组成:独一味提取物总黄酮和皂苷[甘肃省陇南中医药研究所研制,(97)卫药准字Z-89号,每片相当于原生药0.3克]。功效:活血行瘀,补髓止血,行气止痛消肿。用法用量:每日3次,每次3片,7日为1个疗程,连服2个疗程。临床应用:孙红等用上方治疗16例视网膜静脉阻塞患者。结果:显效8例,好转6例,无效2例,总有效率87.5%。[③]

4. 血栓通胶囊 组成:三七、黄芪、玄参、丹参(广州省东莞市石龙制药厂生产)。用法用量:口服,每次3粒,每日3次,连续服6周为1个疗程。临床应用:林颖等用上方治疗60例(60只眼)视网膜静脉阻塞患者。结果:治愈10只眼,占16.7%;显效27只眼,占45.0%;有效16只眼,占26.7%;无

效7只眼,占11.7%。总有效率88.3%。[④]

5. 祛瘀明目片 组成:丹参、川芎、茺蔚子、川牛膝、煅花蕊石等(菏泽地区中医院院内制剂,每片含量0.2克)。用法用量:口服每次6片,每日3次,15日为1个疗程。临床应用:闫玲用上方治疗32例(36只眼)视网膜静脉阻塞患者。结果:3个疗程后,显效21眼,有效13眼,无效2眼,总有效率94.44%。[⑤]

6. 血通口服液 组成:黄芪、白术、茯苓、当归、川芎、赤芍、丹参、地龙、三七粉等。用法用量:每次服30毫升,每日2次。3个月为1个疗程。临床应用:王文长等用上方治疗53例(56只眼)视网膜静脉阻塞气虚血瘀型患者。结果:疗程最短的15日,最长的20个月,平均93日;痊愈15只眼,显效22只眼,有效15只眼,恶化4只眼,总有效率92.85%。[⑥]

7. 血栓通注射液 用法用量:三七提取物的灭菌水溶性成分140毫克,溶于生理盐水40毫升中稀释。稀释后静脉推注,非缺血型每日1次,缺血型每日2次,连续注射7日,休息3日,同时服用当归、生地黄、赤芍、川芎为基本方的中药。随症加减:初期,药用赤芍、川芎、牛膝、牡丹皮、泽兰、连翘、白茅根、生蒲黄、香附;中期,加桃仁、红花;后期,加昆布、海藻、夏枯草、生牡蛎;眼底为陈旧性出血与视网膜静脉有白鞘伴随,黄斑形成囊样瘢痕者,改用益气活血化瘀软坚法,当归改为当归尾,加用黄芪、地龙、桃仁、红花;高血压者,加钩藤、石决明、地龙、白蒺藜;高血脂者,加生蒲黄、决明子;糖尿病者,加山茱萸、天花粉等。3个月为1个疗程。临床应用:李红等用上法治疗52例(52只眼)视网膜中央静脉阻塞患者。结果:显效24只眼,有效20只眼,无效8只眼,总有效率84.62%。[⑦]

8. 葛根素注射液 组成:葛根提取物葛根

① 魏燕萍,等.散血明目片治疗视网膜静脉阻塞气滞血瘀证的临床研究[J].中国中医眼科杂志,2010,20(1):20-22.
② 蒋渝,等.灯盏花素注射液治疗视网膜静脉阻塞疗效观察[J].中药药理与临床,2002,18(6):49.
③ 孙红,等.独一味治疗视网膜静脉阻塞16例[J].南京中医药大学学报,2000,16(3):186-187.
④ 林颖,等.血栓通胶囊治疗视网膜静脉阻塞临床观察[J].中国中医眼科杂志,1999,9(1):26-28.
⑤ 闫玲.祛瘀明目片治疗视网膜静脉阻塞临床观察[J].中国中医眼科杂志,1999,9(1):47-48.
⑥ 王文长,等.血通口服液治疗气虚血瘀型视网膜静脉阻塞的疗效观察[J].中国中医眼科杂志,1995,5(1):28-30.
⑦ 李红,等.血栓通治疗视网膜中央静脉阻塞的临床研究[J].中国中医眼科杂志,1995,5(1):25.

素。用法用量：200～400毫克葛根素注射液加入500毫升5%葡萄糖注射液中静滴，每日1次，10次为1个疗程，每个疗程间隔3日。临床应用：刘孝书等将60例视网膜静脉阻塞患者分为葛根素组和对照组各30例（30只眼）。葛根素组用上方治疗。对照组用桃红四物汤（桃仁、红花、熟地黄、当归、川芎、白芍）加减，每日1剂，水煎分服；配合西药维生素C、芦丁、地巴唑口服；部分病例用丹参注射液或川芎嗪注射液静滴。结果：葛根素组、对照组分别痊愈1只眼、0只眼，显效6只眼、3只眼，有效16只眼、13只眼，无效7只眼、14只眼，总有效率分别为76.6%、53.3%。平均治疗26日、75日，20日开始有效分别占95.6%、62.5%。葛根素组视力提高和有效率方面均优于对照组，葛根素组出现疗效比对照组快（$P<0.05$），分支阻塞较主干阻塞疗效好（$P<0.05$）。[1]

---

① 刘孝书,等.葛根素注射液治疗视网膜静脉阻塞临床观察[J].中国中医眼科杂志,1992,2(4)：208－209.

视网膜静脉周围炎

概　述

视网膜静脉周围炎又称 Eales 病,或青年复发性玻璃体出血,好发于青年男性。其特点是周边部血管发生阻塞性病变,尤以静脉为明显,血管有白鞘,视网膜出血,晚期血管闭塞,产生无灌注区,导致新生血管形成,可发生反复玻璃体出血。早期患者可无任何自觉症状,偶尔在查体或散瞳验光时始发现,部分患者发现眼前有黑点飘动,或因大量玻璃体出血,视力严重下降时始来就诊。视力早期正常或轻度下降,有玻璃体出血者视力可降至光感或手动。本病自然病程较长,约数年,也有反复发作迁延十几年或几十年者,出血大多在 6～12 个月逐渐吸收。

本病属中医"暴盲""络损暴盲"范畴。本病为眼内血络受损出血,血量较多进入玻璃体而突然失明;若进入玻璃体的血量不多,视力障碍不严重,表现为眼前黑点飘动者,亦称"云雾移睛"。在《血论证》中有"目衄"病名。《银海精微》和《圣济总录·眼目门》均有"血灌瞳人"的病名,则包括了各种原因的玻璃体积血乃至前房积血。

辨　证　施　治

1. 李淑琳分 2 期

(1) 早期(1 周内)　属血热伤络型。治宜凉血止血。方用宁血汤加减:当归、芍药、熟地黄、生地黄、牡丹皮、地骨皮、沙参、三七、小蓟、仙鹤草、甘草。随症加减:偏肝火上炎者,加龙胆、

黄芩以清肝火;阴虚火旺者,加知母、黄柏以降虚火。

(2) 后期(1 周后)　属瘀血阻滞型。治宜活血化瘀。方用血府逐瘀汤加减:桃仁、红花、当归、川芎、熟地黄、柴胡、丹参、枸杞子、泽兰、覆盆子、水蛭、海藻、昆布。随症加减:偏肝火上炎者,加黄芩、石决明以清肝火明目;阴虚火旺者,加地骨皮、墨旱莲以降虚火。[1]

2. 李传课分 5 型

(1) 胃火炽盛型　治宜清热泻火。方用玉女煎合泻心汤加减:生石膏 15 克、知母 10 克、生地黄 25 克、麦冬 12 克、牛膝 12 克、白茅根 30 克、大黄 10 克、黄连 5 克、茜草 10 克、藕节 20 克、三七 5 克。随症加减:心烦失眠者,加栀子仁、夜交藤、连翘清心宁神。

(2) 肝火上炎型　治宜清肝泻热。方用龙胆泻肝汤加减:龙胆 8 克、栀子 10 克、黄芩 10 克、夏枯草 12 克、泽泻 12 克、当归 10 克、生地黄 20 克、赤芍 10 克、金银花 15 克、石决明 15 克、三七 5 克、白及 12 克。随症加减:情志内伤、肝郁化火者,用丹栀逍遥散加知母 10 克、黄柏 10 克、墨旱莲 20 克、夏枯草 15 克、茜草根 12 克、侧柏叶 12 克。

(3) 虚火伤络型　治宜养阴清热、凉血止血。方用宁血汤加减:白茅根 20 克、白及 12 克、白蔹 12 克、白芍 10 克、墨旱莲 15 克、生地黄 20 克、炒栀子 12 克、玄参 20 克、金银花 15 克、三七 5 克、连翘 10 克、牡丹皮 12 克。随症加减:咳嗽盗汗者,加百部、五味子、浮小麦滋肺敛汗;失眠多梦者,加酸枣仁、夜交藤安神;出血已止者,改知柏地黄汤,用生地黄,加玄参、墨旱莲、白及、三七。

---

[1]　李淑琳.中西医结合治疗视网膜静脉周围炎疗效观察[J].辽宁中医杂志,2010,37(2):307-309.

（4）心脾两虚型　治宜补益心脾。方用归脾汤加减：党参 12 克、黄芪 12 克、白术 10 克、淮山药 12 克、炒酸枣仁 10 克、茯苓 15 克、夜交藤 15 克、麦冬 12 克、炙甘草 6 克、龙眼肉 10 克、大枣 3 枚、三七粉 5 克、荆芥炭 12 克、白及 12 克。随症加减：纳差腹胀者，去大枣、龙眼肉，加神曲、陈皮、砂仁理气和中。

（5）瘀血化水型　治宜活血利水。方用桃红四物汤加减：当归 10 克、生地黄 30 克、桃仁 10 克、赤芍 12 克、丹参 20 克、猪苓 15 克、泽泻 15 克、茯苓 20 克、防己 12 克、地龙 20 克、玄参 20 克、木贼 12 克、白及 12 克、三七 3 克。随症加减：病久机化者，加昆布、海藻软坚散结。可用凉血止血药，防活血太过而再出血。[1]

3. 詹前贤等分 3 期

（1）早期（血热伤络型）　治宜凉血止血。方用宁血汤加减：生地黄 20 克、白茅根 15 克、白及 15 克、黄柏 10 克、阿胶（烊化）10 克、侧柏叶 10 克、白芍 10 克、仙鹤草 30 克、墨旱莲 30 克、栀子（炒炭）8 克、怀牛膝 12 克。随症加减：火盛者，加川黄连、龙胆。

（2）中期（瘀血阻滞型）　发病超过 15 日，或出血已止，玻璃体及视网膜出血未吸收。治宜祛瘀活血。方用祛瘀汤：墨旱莲 20 克、生地黄 20 克、丹参 15 克、桃仁 10 克、泽兰 10 克、当归尾 10 克、红花 6 克、郁金 6 克、川芎 6 克、田三七末（冲服）3 克、赤芍 12 克。随症加减：气虚者，加太子参或党参；瘀血日久未吸收，玻璃体有机化条索者，酌加半夏、昆布、海藻、玄参、生牡蛎、浙贝母、甲片等软坚散结。

（3）后期（气血亏损型）　视网膜出血基本吸收，视物模糊。治宜益气滋阴养血。方用生脉散合六味地黄丸加减：党参 15 克、淮山药 15 克、山茱萸 15 克、茯苓 15 克、墨旱莲 15 克、女贞子 15 克、麦冬 12 克、泽泻 12 克、熟地黄 30 克、五味子 10 克、牡丹皮 10 克。

以上各方均每日 1 剂，水煎服。[2]

4. 吴茂慧分 4 型

（1）阴虚血热型　治宜养阴清热、凉血止血。方用清营汤或犀角地黄汤加减：生地黄 15 克、牡丹皮 15 克、石斛 15 克、玄参 15 克、白芍 15 克、白茅根 30 克、金银花 30 克、川黄连 6 克、血余炭 6 克、羚羊角粉（冲服）2 克。

（2）气滞血瘀型　治宜活血化瘀。方用四物汤加味：当归 12 克、丹参 12 克、赤芍 15 克、生地黄 15 克、熟地黄 15 克、牡丹皮 15 克、郁金 15 克、茜草 15 克、川芎 10 克、青皮 10 克。本型慎用温燥性烈药物。

（3）肝胆火炽型　治宜清肝泻火。方用龙胆泻肝汤加减：龙胆 10 克、栀子炭 12 克、黄芩炭 12 克、生地黄 15 克、车前子（包煎）15 克、牡丹皮 15 克、泽泻 15 克、银柴胡 6 克、白茅根 30 克、生甘草 5 克。

（4）气血亏虚型　治宜益气养血。方用四物汤加沙参 15 克，或太子参 12 克、玉竹 15 克等。随症加减：正值出血阶段，必须佐以凉血清热的黄芩、金银花、白茅根等。

以上各方均每日 1 剂，水煎 2 次，分 2 次服。[3]

5. 庞赞襄等分 4 型

（1）阴虚火旺、血热妄行型　治宜凉血止血。方用自拟滋阴解郁汤加减：生地黄 15 克、白芍 9 克、牡丹皮 9 克、女贞子 9 克、墨旱莲 9 克、栀子 9 克、赤芍 9 克、蝉蜕 9 克、木贼 9 克、生龙骨 9 克、生牡蛎 9 克、沙参 9 克、知母 9 克、黄柏 9 克。

（2）肝经郁热、湿邪内蕴型　治宜疏肝清热化湿。方用自拟清肝解郁益阴渗湿汤加减：夏枯草 30 克、菊花 9 克、木贼 9 克、蝉蜕 9 克、银柴胡 9 克、羌活 9 克、防风 9 克、白术 9 克、生地黄 9 克、女贞子 9 克、菟丝子 9 克。

（3）心脾两虚型　治宜补益心脾。方用归脾汤加减：党参 9 克、黄芪 9 克、白术 9 克、当归 9 克、白芍 9 克、茯苓 9 克、生地黄 9 克、阿胶（烊化）9

① 李传课.中医眼科学[M].北京：人民卫生出版社,1999：635-639.
② 詹前贤,等.中药治疗视网膜静脉周围炎及视网膜静脉阻塞的疗效观察[J].新中医,1987,19(8)：32.
③ 吴茂慧.中药治疗视网膜静脉周围炎 28 例观察[J].中医杂志,1986,27(10)：40.

克、远志 9 克、酸枣仁 9 克、五味子 3 克、甘草 3 克。

（4）肝胃热盛、迫血上逆型　治宜清胃镇肝凉血。方用自拟清胃镇肝凉血汤加减：生石膏 30 克、知母 12 克、生地黄 12 克、代赭石 12 克、龙胆 9 克、黄柏 9 克、栀子 9 克、白蒺藜 9 克、竹叶 9 克、阿胶（烊化）9 克、陈皮 9 克、甘草 3 克。

以上各方均每日 1 剂，水煎 2 次，分 2 次服。①

经　验　方

1. 知柏地黄汤加减　茯苓 15 克、知母 15 克、山药 12 克、生地黄 12 克、川楝子 12 克、泽泻 10 克、墨旱莲 10 克、牡丹皮 9 克、茜草炭 9 克、黄柏 9 克、白及 9 克。随症加减：有鲜红色血色见眼底，可加地榆炭 10 克，牡丹皮增至 12 克；暗红血色见眼底，加丹参 18 克、红花 15 克、郁金 12 克、生蒲黄 9 克；若大部分出血被吸收且玻璃体浑浊较重，可加海藻 12 克、昆布 12 克；对于反复出血患者，可加白及 9 克、仙鹤草 12 克。彭玉用上方加减联合抗结核、激光治疗，必要时行抗炎、玻切术治疗 36 例视网膜静脉周围炎患者。结果：治愈 17 例，显效 11 例，有效 6 例，无效 2 例，总有效率 94.44%。②

2. 加味四妙勇安汤加减　当归 15 克、生地黄 20 克、玄参 30 克、金银花 30 克、炙甘草 12 克、知母 10 克、白及 15 克、白蔹 12 克、栀子 10 克、泽泻 15 克、猪苓 10 克、三七粉 5 克。每日 1 剂，水煎服，每日服 2 次。20 日为 1 个疗程。曾明葵用上方联合抗结核、止血等西药治疗 18 例（30 只眼）视网膜静脉周围炎患者，治疗 3 个疗程。结果：治愈 8 只眼，显效 16 只眼，有效 5 只眼，无效 3 只眼，总有效率 90.63%。治疗期间复发 4 只眼，复发率 16%。③

3. 明目理血汤加减　生地黄、白芍、仙鹤草、墨旱莲、女贞子、白茅根、牛膝、玉竹、田七、蒲黄。随症加减：对于初起视力急降、眼底血管充盈、怒张、出血量多而色鲜或玻璃体内大出血者，以清热泻火、凉血止血为主，上方加栀子炭、夏枯草；时间长、反复发作、出血量不多，则以滋阴降火、凉血止血为主，上方加熟地黄、麦冬；病情顽固，久治而视力改善不明显，眼底出血暗红呈陈旧性出血改变，则以活血祛瘀为主，上方去仙鹤草、白茅根，加鳖甲、丹参、牡蛎、三棱、莪术。每日 1 剂，水煎服，每日服 2 次。吴水仁用上方加减治疗 50 例（98 只眼）视网膜静脉周围炎患者。结果：痊愈 75 只眼，占 77%；显效 18 只眼，占 19%；有效 5 只眼，占 5%。总有效率 100%。④

中　成　药

1. 和血明目片　组成：蒲黄、丹参、地黄、墨旱莲、菊花、黄芩、决明子、车前子、茺蔚子、女贞子、夏枯草、龙胆、郁金、木贼、赤芍、牡丹皮、山楂、当归、川芎（西安碑林药业有限公司生产，国药准字 Z20025067）。功效：扩张血管，改善循环。用法用量：每次 5 片，每日 3 次。临床应用：岳章显等用上方联合激光治疗 16 例（22 只眼）视网膜静脉周围炎患者，治疗 3 个月。结果：治愈 19 只眼，稳定 2 只眼，恶化 1 只眼，有效率 95.5%。⑤

2. 裸花紫珠片　组成：裸花紫珠提取物（每片含裸花紫珠浸膏粉 0.5 克）。功效：消炎止血化瘀，可抑菌杀菌、抗感染。用法用量：每次 2 片，每日 3 次，15 日为 1 个疗程，治疗 3 个疗程。临床应用：万文萃用裸花紫珠片联合激光、西药治疗 22 例（40 只眼）视网膜静脉周围炎患者。结果：痊愈 8 只眼，显效 30 只眼，有效 9 只眼，无效 9 只眼，总有效率 84%。⑥

①　庞赞襄，等.自拟"舒肝破瘀通脉汤"治疗视网膜静脉阻塞 128 例[J].上海中医药杂志，1985，19(9)：30-31.
②　彭玉.视网膜静脉周围炎的中西医结合治疗[J].吉林医学，2014，35(6)：1266.
③　曾明葵.加味四妙勇安汤治疗视网膜静脉周围炎临床观察[J].湖南中医学院学报，2004，24(4)：44-45.
④　吴水仁.中西医结合治疗视网膜静脉周围炎 50 例临床观察[J].中西医结合眼科杂志，1998，16(2)：48-49.
⑤　岳章显，刘汉珍，等.和血明目片联合激光光凝治疗 Eales 病的疗效观察[J].国际眼科杂志，2012，12(4)：772-773.
⑥　万文萃.裸花紫珠片治疗视网膜静脉周围炎临床观察[J].现代中西医结合杂志，2010，19(12)：1468.

视网膜脱离

概　述

视网膜神经上皮层与视网膜色素上皮层之间的分离,称为视网膜脱离。通常分为孔源性、牵拉性和渗出性三大类型,临床以孔源性视网膜脱离最为常见。多发于 30 岁以上,男性多于女性,高度近视者居多。发病后主要感觉是视力突然减退,视野缺损,严重者可丧失视功能而致盲。孔源性视网膜脱离应在尽早手术的基础上考虑结合中医辨证治疗。

根据脱离的部位、范围、程度及伴发症状之不同,本病属中医"神光自现""云雾移睛""视瞻昏渺""暴盲"等范畴,现代中医临床称"视衣脱离",此病名首见于《临床必读》。中医将视网膜脱离的病因病机归属于禀赋不足,或劳瞻竭视,精血暗耗,肝肾两虚,神膏变性,目失所养;或脾胃气虚,运化失司,固摄无权,水湿停聚,上泛目窍。本病术后有视网膜积液,考虑为脾虚湿聚所致,脾虚则水湿运化失调,导致视网膜下积液。

辨证施治

黄嵩分 4 型

(1)心火上炎型　治宜清心泻热。方用八正散加减:栀子 12 克、瞿麦 10 克、萹蓄 15 克、木通 10 克、知母 15 克、滑石 15 克、大黄 10 克、车前子(包煎)12 克、黄芩 10 克、甘草 3 克。

(2)肾阴亏损型　治宜补益肝肾。方用自拟养阴宁神汤加减:熟地黄 15 克、桑椹 12 克、枸杞子 15 克、女贞子 12 克、炒酸枣仁 30 克、五味子 12 克、乌梅 12 克、龙骨 20 克、牡蛎 20 克、白芍 15 克、玉竹 10 克、辰砂(冲服)1 克。

(3)脾虚失运、脉络不畅型　治宜健脾活血利水。方用黄芪防己白术汤加味:黄芪 20 克、防己 6 克、白术 10 克、泽泻 6 克、茯苓 6 克、桂枝 6 克、当归 10 克、地龙 15 克、泽兰 20 克、丹参 15 克、赤小豆 30 克、淫羊藿 10 克、菟丝子 10 克。

(4)痰湿固结型　治宜化痰散结。方用自拟化痰散结汤加减:海藻 15 克、昆布 15 克、海金沙 15 克、海浮石 15 克、滑石 12 克、半夏 12 克、茯苓 15 克、陈皮 12 克、枳实 12 克、白芥子 15 克、石菖蒲 12 克、鸡内金 10 克。[1]

经　验　方

1. 石决明散合苓桂术甘汤加减　石决明 15 克、草决明 10 克、赤芍 10 克、青葙子 10 克、黄芪 20 克、防己 10 克、白术 10 克、茯苓 30 克、桂枝 10 克、甘草 10 克、柴胡 10 克、党参 10 克。益气固脱,清热利湿。李超颖等将 56 例视网膜脱离复位术后患者随机分为中药组 26 例和对照组 30 例。两组术后均予妥布霉素地塞米松滴眼液、普拉洛芬滴眼液局部抗炎,中药组另予上方治疗 1 个月。结果:中药组视力恢复显效 22 例,有效 2 例,无效 2 例,视力恢复有效率 92.31%;对照组显效 16 例,有效 11 例,无效 3 例,视力恢复有效率 90.00%。两组比较差异有统计学意义($P < 0.05$)。[2]

---

① 黄嵩.视网膜脱离的辨证论治[J].辽宁中医杂志,2002,29(10):606.
② 李超颖,胡秋明,等.益气固脱、清热利湿法在视网膜脱离复位术后视力恢复中的作用[J].中国中医眼科杂志,2015,25(3):162-164.

2. 自拟方 1　黄芪 15 克、生地黄 15 克、当归 15 克、炒白芍 15 克、丹参 9 克、党参 9 克、枸杞子 9 克、泽泻 9 克、茯苓 9 克、猪苓 9 克、车前子 9 克。随症加减：气虚甚者，加升麻 6 克、柴胡 6 克、白术 9 克、川芎 9 克；炎症反应甚者，加赤芍 9 克、黄芩 9 克；湿邪重者，加制半夏 9 克、陈皮 9 克；术后网膜下积液多者，加苍术 9 克、薏苡仁 9 克以加强利水渗湿作用。每日 1 剂，水煎服，分 2 次服用，连服 4 周为 1 个疗程，坚持服用 2～3 个疗程。李林英用上方加减治疗 82 例原发性孔源性视网膜脱离术后患者。结果：显效 69 例，有效 11 例，无效 2 例，总有效率 96.4%。①

3. 自拟方 2　党参 12 克、白术 9 克、淮山药 15 克、茯苓 12 克、炙甘草 6 克、枸杞子 9 克、当归 10 克、车前子 12 克。根据湿热困脾型、脾虚困湿型、脾肾气虚三型的各自特点增减用药。每日 1 剂，水煎服。李清韬用上方加减治疗 26 例孔源性视网膜脱离术后患者。结果：患者网膜下积液吸收情况，显效 8 例，有效 16 例，差 2 例，总有效率 92.3%；视力改善情况，显效 6 例，有效 13 例，差 5 例，无效 2 例，总有效率 73.1%。②

4. 益气养阴利水活血经验方　黄芪、生地黄、茯苓、车前子、地龙、赤芍、红花、白术等。曾红艳等将 95 例原发性视网膜脱离术后患者随机分为治疗组 65 例和对照组 30 例。两组患者术后均予抗生素治疗，治疗组另予上方。两组均以 30 日为 1 个疗程。结果：治疗组与对照组比较，术后 ERG（视网膜电流图）振幅增加、潜伏期缩短效果差异显著（$P < 0.01$）。③

5. 中西医结合法　早期眼局部采用双眼下直肌牵引固定，患眼每日涂 1% 阿托品、点必舒眼膏 1 次，遮盖双眼制动，嘱平卧休息。西医予镇静剂、止血剂、糖皮质激素及营养视网膜神经细胞药物治疗，中医辨证施治予四苓散合补中益气汤加减：黄芪 20 克、党参 20 克、橘皮 15 克、升麻 10

克、柴胡 10 克、白术 15 克、云茯苓 25 克、猪苓 20 克、泽泻 15 克。每日 1 剂，水煎服，约一周后去掉上直肌牵引线，检查见有孔者网膜下积液已吸收或大部分吸收方行相应手术治疗，吸收较差者继续用予上方治疗 3～5 日再行手术；无孔者仍保守治疗，西药停止血剂，糖皮质激素递减，中医予十全大补汤合五苓散加减：黄芪 20 克、肉桂 15 克、党参 20 克、川芎 15 克、熟地黄 15 克、云茯苓 20 克、白术 10 克、炙甘草 5 克、全当归 15 克、白芍 15 克、猪苓 20 克、泽泻 15 克、桂枝 10 克。每日 1 剂，水煎服；对于有孔者行相应手术治疗，将所有裂孔完全封闭，使视网膜复位。术后近期除西医输液预防感染、止血及支持治疗，患眼局部仍涂 1% 阿托品、妥布霉素地塞米松眼膏每日 1 次，遮盖双眼。配合中药八珍汤合四苓散加减：全当归 15 克、川芎 10 克、白芍 15 克、熟地黄 15 克、党参 15 克、白术 15 克、云茯苓 20 克、生甘草 5 克、泽泻 15 克、猪苓 20 克。水煎服，每日 1 剂，如此 3 日后加用云南白药胶囊活血止血，术后半个月停止遮盖双眼。术后远期予十全大补汤合血府逐瘀汤加减：黄芪 20 克、肉桂 15 克、党参 20 克、川芎 15 克、熟地黄 15 克、云茯苓 25 克、白术 15 克、炙甘草 5 克、全当归 15 克、白芍 15 克、丹参 20 克、桃仁 10 克、红花 10 克、桔梗 15 克、柴胡 12 克、赤芍 15 克。每日 1 剂，水煎服，据不同体质及季节酌情加减治疗半年。邹书兰用上法治疗 70 例视网膜脱离术后患者（其中 5 例因玻璃体增殖条索较多，转上级医院作玻切及光凝术）。结果：患者观察 3～7 年，患眼视力（或矫正视力）＞0.6 者 20 例，0.3～0.6 者 35 例，0.1～0.3 者 15 例，再次网脱 5 例。④

6. 视网膜脱离方　党参 20 克、茯苓 20 克、当归 15 克、丹参 10 克、车前子 20 克、猪苓 20 克、白芍 15 克、泽泻 15 克、白术 15 克、生地黄 15 克、熟地黄 15 克。吕文纲等将 153 例视网膜脱离复位术后患者随机分为中药治疗组 78 例和对照组 75

① 李林英.益气活血方配合手术治疗原发性孔源性视网膜脱离 82 例[J].陕西中医,2011,32(5)：564-565.
② 李清韬.中药辅助治疗孔源性视网膜脱离的临床研究[J].实用临床医学,2010,11(9)：80-82.
③ 曾红艳,彭清华.益气养阴利水活血经验方治疗原发性视网膜脱离术后患者的疗效观察[J].南方医科大学学报,2010,30(4)：915-916.
④ 邹书兰.中西医结合治疗视网膜脱离[J].临床医学,2008,2(18)：17.

例。术后当天中药治疗组患者即予视网膜脱离方,对照组患者不服用中草药。两组患者均服用维生素 B₁、ATP 片、肌苷片。结果:中药治疗组显效 14 例,有效 45 例,无效 14 例;对照组显效 9 例,有效 36 例,无效 24 例。两组有效率比较差异有统计学意义($P<0.05$)。说明中药能促进视网膜下积液吸收及视功能恢复。①

7. 网脱中药系列方 1 号方:党参、生熟地黄、黄芪、猪苓、白芍、茯苓、牡丹皮、泽泻、车前子、白术、当归。术前加用 1 号方,为补肺生精兼以利水方剂。2 号方:党参、生熟地黄、红花、茯苓、赤白芍、泽泻、车前子、当归、菟丝子、女贞子、丹参、灵芝。术后加用 2 号方,为增视方剂,以提高视力。高翔等将 159 例孔源性视网膜脱离术后患者分为中药组 99 例和西药组 60 例。两组均行巩膜环扎外加压冷凝术,予青霉素或庆大霉素肌注或静滴,加用地塞米松和维生素治疗,局部使用抗生素滴眼液;中药组另加服上方。结果:中药组显效 79 例,有效 13 例,有效率 92.93%;西药组显效 34 例,有效 9 例,有效率 71.67%。两组有效率比较差异有显著性($P<0.05$)。经 1~5 年的随访,中药组显效 78 例,有效 12 例,有效率 90.91%;西药组显效 33 例,有效 8 例,有效率 68.33%。两组有效率比较差异有显著性($P<0.05$)。②

8. 基本方 黄芪、枸杞子 12 克、泽泻 12 克、人参(白参)9 克、女贞子 9 克、田三七粉(冲服)9 克、决明子 9 克。随症加减:脾胃气虚,大便溏泻,加炒白术、茯苓;炎症反应,加黄芩。每日 1 剂,水煎分服。术后用抗生素、激素、能量合剂。30 日为 1 个疗程。胡月英用上方加减治疗 10 例视网膜脱离术后严重眼球缺血症患者。结果:全部病例眼球外观恢复原形,眼压正常,眼底裂孔封好,视网膜平坦,动静脉管壁弹性有改善,服中药后视力均有不同程度提高。③

9. 五苓散合八珍汤加减 泽泻 15 克、猪苓 15 克、白术 15 克、当归 15 克、川芎 15 克、白芍 15 克、茯苓 20 克、党参 20 克、熟地黄 20 克。随症加减:脾虚水湿上泛者,加车前子(包煎)15 克;兼气虚者,加黄芪 15 克、丹参 15 克;肝肾阴虚明显者,加枸杞子 15 克、女贞子 15 克、生地黄 20 克;兼阳虚者,加菟丝子 15 克。每日 1 剂,水煎 2 次,分早晚各服 1 次,2 周为 1 个疗程,一般服药 1 个疗程见效。李健民等用上方加减治疗 54 例原发性视网膜脱离术后网膜恢复不佳,重新出现积液,视力下降的患者,按常规辅以维生素类药物,有 11 例未能控制病情加重加用地塞米松、高渗葡萄糖和 20% 甘露醇溶液等静脉滴注。结果:痊愈(视网膜复位,积液吸收,条带清晰,裂洞封闭)24 例,好转 19 例,失败 11 例,治愈率 48.11%,有效率 81.48%。④

10. 加味补阳还五汤 桃仁 10 克、赤芍 10 克、川芎 10 克、当归尾 10 克、地龙 10 克、红花 6 克、茯苓 20 克、车前子(包煎)20 克、生地黄 15 克、桑椹 15 克、枸杞子 15 克、甘草 5 克。随症加减:手术病变后期,视网膜纤维组织增生者,去茯苓、车前子,加昆布 10 克、海藻 10 克、陈皮 10 克;术后视网膜出血者,加蒲黄 10 克、田三七粉(冲服)3 克。每日 1 剂,水煎 2 次,分早晚各服 1 次。1 个月为 1 个疗程。一般于手术后 15~60 日开始用药。彭清华等用上方加减治疗 37 例(37 只眼)视网膜脱离术后患者。结果:视力进步 2 行以上 27 只眼,进步 0.1~1 行 8 只眼,无效 2 只眼,总有效率 94.5%。⑤

11. 自拟方 3 黄芪、白术、茯苓、炙甘草、生地黄、白芍、川续断、泽泻、丹参、车前子、枸杞子、萹蓄。随症加减。每日 1 剂,水煎服。汪苍壁用上方加减治疗 10 例视网膜脱离患者(高度近视玻璃体变性 8 例,外伤 2 例;未发现裂洞及术后未愈者各 5 例)。结果:无裂洞视网膜脱离痊愈 3 例,

① 吕文纲,等.中药健脾补肾活血对视网膜脱离复位术后视力恢复的促进作用[J].中国临床保健杂志,2006,9(3):277.
② 高翔,吴红斌.中药在孔源性视网膜脱离手术前后的应用[J].中国中医眼科杂志,2003,13(4):225-226.
③ 胡月英.中西医结合治疗视网膜脱离术后严重眼球缺血症[J].中国中医眼科杂志,1995,5(2):83-85.
④ 李健民,等.中西医结合治疗原发性视网膜脱离临床观察[J].中国中医眼科杂志,1995,5(4):220.
⑤ 彭清华,等.加味补阳还五汤对视网膜脱离术后视力恢复的作用[J].江苏中医,1992,13(1):10-12.

好转 2 例;手术未愈者痊愈 4 例,好转 1 例。疗程为 30~300 日。[1]

中 成 药

1. 芪明颗粒 浙江万马药业有限公司生产,国药准字 Z20090036,每包 4.5 克。功效:益气生津,滋养肝肾,通络明目。用法用量:每次 1 包,每日 2 次,温水冲服。临床应用:郭浩轶等将 64 例(64 只眼)特发性孔源性视网膜脱离患者随机分为观察组和对照组各 32 例(32 只眼)。两组患者均行巩膜外冷凝外加压扣带术,术后 6~8 日对照组给予维生素 B_1 及甲钴胺片口服,观察组在对照组的基础上给予芪明颗粒。两组疗程均为 6 周。结果:治疗 6 周后,两组患者的视力较治疗前提高,视野光敏度视野平均缺损值、黄斑中心凹及盘周神经纤维厚度较治疗前下降($P<0.05$),观察组的改善优于对照组($P<0.05$)。表明芪明颗粒可促进视网膜脱离术后视网膜水肿消退,改善视网膜微循环,提高视功能。[2]

2. 消朦灵片 组成:生脉散合温胆汤加蒺藜、密蒙花、赤芍等中药。功效:益气养阴,活血祛痰,通光明目。用法用量:每日 3 次,每次 4 片,连续服用 3 个月。临床应用:詹文捷等将 100 例孔源性视网膜脱离复位术后患者随机分为治疗组和对照组各 50 例。所有患者均行玻璃体视网膜手术,对照组术后予常规抗炎、抗感染治疗,治疗组术后予常规治疗及口服消朦灵片。治疗前后进行视力及 OCT 检查,观察患者视力及黄斑厚度情况。结果:术后 4 周、12 周时,治疗组视力优于对照组,黄斑厚度小于对照组,两组比较差异均有统计学意义(均 $P<0.05$)。说明消朦灵片有助于减轻视网膜脱离复位术后的黄斑水肿,促进视功能的恢复。[3]

[1] 汪苍壁.中西医结合治疗视网膜脱离[J].云南中医杂志,1986,7(5):26-27.
[2] 郭浩轶,董应丽,等.芪明颗粒对视网膜脱离术后视功能恢复的治疗效果[J].中华实用诊断与治疗杂志,2012,26(9):902-903.
[3] 詹文捷,邱波,等.孔源性视网膜脱离复位术后应用消朦灵片的临床研究[J].中国中医眼科杂志,2012,22(1):20-22.

视神经炎（视神经乳头炎、球后视神经炎）

概　述

视神经炎是指视神经任何部位诸多原因所导致的炎症。以视力障碍、视野缺损为主要临床特点。依其病变损害部位的不同，分为两大类：病变主要损害球内段及附近者，称视神经乳头炎；病变损害局限在球后段者，称球后视神经炎。有急性、亚急性或慢性之分。本病多见于青少年或中年，常在几日内视力急剧下降，伴有眼球转动痛或眶周疼痛，视野缺损，约60%的患者可累及双眼。病势比较急重，对视功能威胁很大。也有极少数表现为视力渐进性隐匿下降，无症状的亚临床型。

本病起病急，视力骤降甚至失明，属于中医学"目系暴盲"范畴。目系暴盲病名首见于曾庆华主编的《中医眼科学》，《临床必读》和《中医诊断与鉴别诊断学》称之为"火郁暴盲"。足厥阴肝经连目系，瞳神属肾，本病的发生多与肝肾功能失调关系密切。其病因可用火（热）、郁、瘀、虚概之。本病经及时系统治疗后，多数患者可以恢复视力，也有不少患者至后期出现视神经萎缩，尤其是慢性球后视神经炎，难以找到病因，疗效亦不理想。

辨 证 施 治

1. 张晓等分4型

（1）肝郁气滞型　治宜疏肝解郁。药用柴胡、当归、白芍、白术、茯苓、薄荷、牡丹皮、栀子、丹参、益母草、泽兰叶、茺蔚子、枳壳、白蒺藜、防风、陈皮、甘草等。随症加减：眼球胀痛者，加郁金、白芷；头晕目眩者，加菊花、牡蛎；口苦咽干者，加玄参、桔梗；视盘水肿明显者，加薏苡仁、车前子。

（2）肝胆火炽型　治宜清肝泻火。药用龙胆、黄芩、栀子、柴胡、生地黄、当归、木通、泽泻、酒大黄、茺蔚子、青葙子、决明子、夏枯草、白蒺藜、陈皮、枳壳、甘草等。随症加减：渗出较多者，加连翘、蒲公英；出血较多者，加白茅根、墨旱莲；眼珠胀痛较甚者，加郁金、白僵蚕；头痛较重者，加菊花、蔓荆子。

（3）肝血亏虚型　治宜补肝养血。药用黄芪、制首乌、生地黄、熟地黄、当归、白芍、川芎、牛膝、天冬、白术、甘草、防风、茺蔚子、楮实子等。随症加减：视乳头水肿较重者，加车前子、猪苓；有新鲜出血者，加生蒲黄、白茅根；心悸者，加茯神、牡蛎；失眠者，加夜交藤、炒酸枣仁。

（4）肝阴不足型　治宜补肝益阴。药用生地黄、北沙参、麦冬、枸杞子、川楝子、当归、白芍、五味子、银柴胡、菊花、白蒺藜、地骨皮等。随症加减：肺阴不足者，加百合；胃阴不足者，加石斛、玉竹；阴虚火旺重者，加黄柏、知母。[1]

2. 房进彩等分3型

（1）肝火亢盛型　治宜清肝泻火。方用龙胆泻肝汤加减。

（2）气滞血瘀型　治宜疏肝理气、活血化瘀。方用丹栀疏肝散加减。

（3）阴虚火旺型　治宜滋阴降火。方用知柏地黄汤加减。[2]

① 张晓,等.视神经炎从肝论治经验琐谈[J].中国中医眼科杂志,2015,25(1)：37-40.
② 房进彩,等.中西医结合治疗视神经炎38例[J].中华医学写作杂志,2001,8(21)：2540-2541.

3.李传课分3型

(1)肝火亢盛型 治宜清肝泻火。方用龙胆泻肝汤加减：龙胆 10 克、栀子 10 克、木通 10 克、黄芩 10 克、生地黄 15 克、柴胡 10 克、野菊花 30 克、金银花 20 克、连翘 15 克、丹参 15 克、地龙 10 克。

(2)气滞血瘀型 治宜疏肝理气、活血化瘀。方用丹栀逍遥散加减：牡丹皮 10 克、栀子 10 克、柴胡 10 克、当归 10 克、赤芍 10 克、丹参 15 克、地龙 10 克、茯苓 15 克、青皮 10 克、郁金 10 克。

(3)阴虚火旺型 治宜滋阴降火。方用知柏地黄丸加减：知母 10 克、黄柏 12 克、生地黄 15 克、茯苓 15 克、牡丹皮 10 克、山药 15 克、山茱萸 15 克、泽泻 10 克、丹参 15 克、地龙 10 克、枸杞子 15 克、菟丝子 15 克、沙苑蒺藜 10 克。

针刺治疗取穴：睛明、球后、攒竹、太阳、风池、合谷、内关、太冲、足三里、百会。每次选用 4～5 穴,强刺激。[1]

4.孟秀阁等分3型

(1)肝火亢盛型 治宜滋补肝肾。方用龙胆泻肝汤加减：龙胆 10 克、栀子 10 克、木通 10 克、黄芩 10 克、柴胡 10 克、地龙 10 克、生地黄 15 克、连翘 15 克、丹参 15 克、金银花 20 克、野菊花 30 克。

(2)气滞血瘀型 治宜滋补肝肾。方用丹栀逍遥散加减：牡丹皮 10 克、栀子 10 克、柴胡 10 克、当归 10 克、赤芍 10 克、地龙 10 克、青皮 10 克、郁金 10 克、丹参 15 克、茯苓 15 克。

(3)阴虚火旺型 治宜滋补肝肾。方用知柏地黄汤加减：知母 10 克、牡丹皮 10 克、泽泻 10 克、地龙 10 克、沙苑蒺藜 10 克、黄柏 12 克、生地黄 15 克、茯苓 15 克、山药 15 克、山茱萸 15 克、枸杞子 15 克、丹参 15 克、菟丝子 15 克。

以上各方均每日 1 剂,水煎 2 次,分 2 次服。并予针刺治疗,常用穴位：睛明、球后、攒竹、太阳、风池、合谷、内关、太冲、足三里、百会。每次选用 4～5 穴,强刺激。[2]

经 验 方

1.增液地黄汤 熟地黄 20 克、生地黄 10 克、玄参 10 克、山茱萸 10 克、山药 15 克、麦冬 10 克、泽泻 15 克、牡丹皮 10 克、茯苓 15 克。随症加减：兼有阳虚者,加锁阳 15 克、淫羊藿 10 克;热毒者,加连翘 10 克、牛蒡子 10 克;湿重者,加苍术 10 克、薏苡仁 15 克;血瘀者,加丹参 10 克;气虚者,加黄芪 15 克、党参 10 克、白术 10 克;气滞者,加柴胡 10 克、枳壳 15 克。每日 1 剂,早晚以颗粒冲调,饭后服用,共 2 次。夏燕婷等将 60 例(60 只眼)阴虚火旺型视神经炎患者按 3∶1 随机分为试验组 45 例和对照组 15 例。对照组仅予激素治疗,试验组用上方加减联合糖皮质激素治疗。结果：视野平均光敏感度(MS)值和视野平均缺损(MD)值方面,两组治疗后均较治疗前改善,试验组疗效好于对照组($P<0.05$);中医症状积分方面,试验组治疗后积分明显下降($P<0.01$),对照组治疗前后差异无统计学意义($P>0.05$)。[3]

2.丹栀逍遥散加减 柴胡 12 克、牡丹皮 12 克、栀子 9 克、当归 12 克、白芍 12 克、白术 12 克、茯苓 12 克、薄荷 6 克、郁金 15 克、茺蔚子 15 克、枸杞子 15 克、炙甘草 9 克。随症加减：肝郁气滞者,加用香附、陈皮;血虚甚者,加用熟地黄;肝火旺盛者,加用夏枯草、石决明、菊花;肝肾不足者,加用山茱萸。每日 1 剂,水煎服,分早晚 2 次口服,连服 1 个月。刘红将 74 例(83 只眼)视神经炎患者随机分为治疗组 37 例(41 只眼)和对照组 37 例(42 只眼)。对照组予西药(糖皮质激素)常规方法治疗;治疗组在西药治疗的基础上给予上方加减治疗。结果：对照组治愈 8 只眼,

① 李传课.中医眼科学[M].北京：人民卫生出版社,1999：643.
② 孟秀阁,等.中西医结合治疗视神经炎的临床观察[J].中国中医眼科杂志,1995,5(4)：209.
③ 夏燕婷,等.增液地黄汤干预治疗阴虚火旺型视神经炎的疗效观察[J].中国中医眼科杂志,2014,24(4)：247-250.

显效 10 只眼,好转 17 只眼,总有效率 83.3%;治疗组治愈 12 只眼,显效 12 只眼,好转 16 只眼,总有效率 97.6%。两组疗效比较差异有统计学意义($P<0.05$)。[①]

3. 疏肝活血明目汤 柴胡 15 克、白芍 15 克、枳壳 10 克、炙甘草 5 克、香附 10 克、三七 10 克、丹参 15 克、川芎 10 克、赤芍 15 克、益母草 20 克、车前子 15 克、当归 10 克、茯苓 15 克、决明子 20 克。不做随症加减。每日 1 剂,分 2 次服用。1 个月为 1 个疗程。共观察 2 个疗程。杜红彦等用上方联合甲强龙冲击治疗 25 例(28 只眼)急性视神经乳头炎患者。结果:治愈 7 例,显效 12 例,有效 6 例,总有效率 100%。[②]

4. 疏肝解郁方 当归、白芍、柴胡、茯苓、白术、甘草、桃仁、红花。随症加减:视盘充血明显者,加牡丹皮、栀子;头目隐痛者,加石决明、菊花。联合口服强的松 30 毫克,每日 1 次,1 周后减量。雷世奇用上法治疗 46 例肝郁气滞型视神经炎患者。结果:视力疗效,显效 15 例,有效 19 例,总有效率 73.9%;症状疗效,显效 17 例,有效 21 例,总有效率 82.3%。[③]

5. 八珍汤加减 红参、黄芪、龙眼肉、酸枣仁、白术、茯神等。水煎服,10 日为 1 个疗程。余佩钟用上方治疗 56 例急性球后神经炎患者。结果:总有效率为 91.0%,其中痊愈率(裸眼视力或矫正视力达 1.0)为 51.7%。[④]

6. 桃红四物汤 桃仁 10 克、红花 10 克、川芎 10 克、当归 10 克、柴胡 10 克、栀子 10 克、生地黄 15 克、赤芍 15 克、丹参 15 克、连翘 15 克、田三七末(冲服)3 克。随症加减:视网膜水肿者,加木通、车前子、茯苓;眼痛者,加白蒺藜、郁金;盘周出血者,加侧柏叶、荆芥炭。每日 1 剂,水煎 2 次,分 2 次服,用于早期。同时予 160 毫克川芎嗪加入

250 毫升 5% 葡萄糖注射液中静脉滴注,每日 1 次;口服泼尼松总量一般 ≤450 毫克,根据病情渐递减量,每日 1 次晨服;服肌苷、维生素类药物。中期继续口服中药,在活血祛瘀基础上兼用黄芪、党参等益气药。恢复期用杞菊地黄丸、补中益气丸,每日 2 次,每次 15 克。李志英等用上法治疗 27 例(36 只眼)急性视神经炎患者。以视力、眼底检查结合图形视觉诱发电位,对比敏感度,眼底荧光血管造影及视野等检查作为评价疗效的标准。结果:痊愈 12 例 16 只眼,显效 6 例 10 只眼,有效 7 例 8 只眼,无效 2 例 2 只眼。认为这种疗法有减少泼尼松用量的优点。[⑤]

7. 泻肝复明汤加减 柴胡 10 克、龙胆 10 克、泽泻 10 克、栀子 10 克、黄芩 10 克、菊花 10 克、紫草 10 克、苏木 10 克、夏枯草 10 克、车前子(包煎)15 克、木通 15 克、当归 15 克、生地黄 20 克、丹参 20 克、水牛角 20 克、甘草 5 克。随症加减:伴视网膜出血者,加牡丹皮、白茅根;大便秘结者,加大黄;病变后期,视乳头充血水肿消退,颜色变淡者,去龙胆、紫草、黄芩、木通,加玄参、石斛、赤芍、枸杞子等。每日 1 剂,水煎 2 次,分 2 次服。并予西药:开始 5～7 日每日晨顿服泼尼松 30～40 毫克及地巴唑、维生素 B_1 等。喻干龙用上述中西医结合方法治疗 64 例(72 只眼)视神经乳头炎患者。结果:痊愈 40 只眼,显效 23 只眼,有效 6 只眼,无效 3 只眼,总有效率 95.83%。[⑥]

中 成 药

1. 杞菊地黄丸 组成:枸杞子、菊花、熟地黄、山药、山茱萸、茯苓、泽泻、牡丹皮。功效主治:滋肾养肝明目;适用于目系暴盲之肝肾不足证。用法用量:每次 8 克,每日 2 次。[⑦]

① 刘红.中西医结合治疗视神经炎 74 例临床观察[J].中国中医眼科杂志,2012,22(5):346-348.
② 杜红彦,等.疏肝活血明目汤治疗急性视神经乳头炎[J].中国实验方剂学杂志,2012,18(1):220-222.
③ 雷世奇.疏肝解郁法治疗视神经炎 46 例临床观察[J].中国中医眼科杂志,2009,19(2):96-98.
④ 余佩钟.归脾汤治疗急性球后视神经炎 56 例[J].湖北中医杂志,2006,28(5):43.
⑤ 李志英,等.中西医结合治疗急性球后视神经炎的临床观察[J].中国中医眼科杂志,1995,5(3):149.
⑥ 喻干龙.中西医结合治疗视神经乳头炎临床观察[J].中国中医眼科杂志,1995,5(4):230.
⑦ 金明.中医临床诊疗指南释义眼科疾病[M].北京:中国中医药出版社,2015:152.

2. 知柏地黄丸　组成：知母、黄柏、熟地黄、山药、山茱萸、茯苓、泽泻、牡丹皮。功效主治：滋阴降火,补益肝肾;适用于目系暴盲之阴虚火旺证。用法用量:每次8克,每日2次。[①]

3. 逍遥丸　组成：柴胡、当归、白芍、白术、茯苓、薄荷、生姜、炙甘草。功效主治：疏肝解郁;适用于目系暴盲之肝气郁结证。用法用量:每次8克,每日2次。[②]

①～②　金明.中医临床诊疗指南释义眼科疾病[M].北京：中国中医药出版社,2015：152.

缺血性视神经病变

概　述

　　缺血性视神经病变是指视神经营养血管发生循环障碍的急性特发性眼病，常见于中老年人，临床上分为前部缺血性视神经病变及后部缺血性视神经病变。缺血性视神经病变又称血管性假性视乳头炎。病因多为由高血压、动脉硬化、糖尿病等各种原因引起血黏度增高，出现后睫状动脉循环障碍，造成视神经乳头供血不足，视乳头缺血、缺氧，是以突然视力障碍、视野缺损及视盘水肿为特征的眼病。前部缺血性视神经病变的发生和视盘局部血管病变如血管炎症、血管狭窄或阻塞、血液成分改变和血液黏稠度增加，低血压或眼压高等多种因素有关。近年认为，解剖因素如视盘偏小，无生理凹陷或生理凹陷小等，也是本病发生因素之一。

　　本病属中医"视瞻昏渺"或"暴盲"范畴。究其病机，当属肝经郁热，循经上炎，蒸灼目内津精，玄府不利，血行涩滞，精血不能上注目窍，引发视物模糊，视乳头充血水肿。视神经与足厥阴肝经相连，其病多因肝经气血失调，治疗当用平肝、补肝或疏肝等法；而眼底水肿与出血是因局部气血郁滞所致，因而须佐以理气活血、渗湿利水之剂。

辨 证 施 治

　　1. 杨磊等分3型

　　(1) 气滞血瘀型　治宜行气活血。方用血府逐瘀汤合逍遥散加减：当归、生地黄、桃仁、红花、川芎、赤芍、柴胡、枳壳、甘草、桔梗、牛膝。

　　(2) 阴虚阳亢型　治宜滋阴潜阳。方用知柏地黄汤合天麻钩藤饮加减：知母、黄柏、生地黄、山药、山茱萸、茯苓、泽泻、牡丹皮、天麻、钩藤、菊花、石决明、珍珠母。

　　(3) 气血两虚型　治宜补气益血、通脉开窍。方用人参养荣汤加减：当归、川芎、白芍、熟地黄、党参、白术、茯苓、炙甘草。[①]

　　2. 张铭连等分5型

　　(1) 肝郁络阻型　症见单眼或双眼突然视物模糊，平素情志抑郁，伴胸胁胀痛，脘闷食少，苔白脉弦。治宜舒肝通络。方用逍遥散合血府逐瘀汤加减：当归10克、白芍10克、茯苓10克、白术10克、银柴胡10克、赤芍10克、丹参10克、川芎10克、生地黄10克、郁金10克、桃仁6克、红花6克、枳壳6克、甘草3克。

　　(2) 肾虚络阻型　症见视物昏花，眼内干涩，头晕耳鸣，腰膝酸软，夜眠难寐，健忘，脉沉细。治宜益肾通络。方用益阴肾气汤加减：生地黄6克、熟地黄6克、山药10克、枸杞子10克、茯苓10克、泽泻10克、牡丹皮10克、当归10克、银柴胡10克、葛根10克、甘草3克。

　　(3) 血虚络阻型　症见视物昏蒙，面色无华，头晕心悸，失眠健忘，舌淡，脉细。治宜养血通络。方用四物通络汤：熟地黄10克、当归10克、川芎10克、远志10克、五味子10克、何首乌10克、白术10克、枸杞子10克、山药10克、丹参10克、鸡血藤30克。

　　(4) 阴虚阳亢型　症见视瞻昏渺，头晕耳鸣，面色潮红，烦躁易怒，少寐多梦，口苦，舌红，脉弦或伴有腰膝酸软，舌绛脉细。多见于高血压患者。

---

① 杨磊，王桂红.中西医结合治疗前部缺血性视神经病变23例疗效分析[J].辽宁中医药杂志，2009，36(11)：1944-1945.

治宜滋阴潜阳。方用育阴潜阳通脉汤：生地黄15克、珍珠母15克、枸杞子12克、沙参12克、白芍12克、山药10克、麦冬10克、盐知母10克、盐黄柏10克、生龙骨10克、生牡蛎10克、怀牛膝10克、丹参10克、赤芍10克、蝉蜕10克、木贼10克。

（5）肝郁损气型　症见视物昏蒙，情志抑郁，胸闷乏力，日久心悸气短，苔薄白，脉和缓或弦细。治宜益气疏肝。方用补气舒肝益阴汤：党参10克、黄芪10克、茯苓10克、当归10克、山药10克、丹参10克、枸杞子10克、女贞子10克、赤芍5克、银柴胡5克、五味子5克、升麻3克、甘草3克。①

3. 赵君菁等分2型

（1）肝郁气滞型　治宜疏肝通络。方用逍遥散加红花、丹参。

（2）气滞血瘀型　治宜活血化瘀。方用桃红四物汤。

随症加减。结合针刺治疗：取风池、翳风、太阳、百会、睛明、球后、承泣、四白、合谷。风池用捻转法强刺激，以患者能耐受为度。球后、承泣交替应用，进针1寸左右，不施手法，余穴每次均取，皆行平补平泻之捻转手法，留针30分钟，每日1次，30次为1个疗程。②

经　验　方

1. 中药方　当归10克、红花10克、水蛭10克、郁金10克、地龙10克、丝瓜络10克、桃仁10克、赤芍10克、川芎10克、香附10克、生黄芪10克。每日1剂，水煎服，取汁300毫升，分早晚2次温服。龙永华等治疗31例（43只眼）缺血性视神经病变患者，于患者患眼侧颞浅动脉旁皮下注射复方樟柳碱注射液，每日1次，联合上方治疗。结果：总有效率为93.02%。③

2. 自拟方1　茯苓、泽泻、车前子、白术、薏苡仁、丹参、当归、三七、桃仁、红花、黄芪、黄芩、龙胆、夏枯草、昆布、海藻、陈皮。随症加减：后期，加青葙子、决明子。每日1剂，早晚2次温服，15日为1个疗程，一般2～4个疗程。同时予每日上午球后封闭山莨菪碱＋地塞米松针，下午颞浅动脉旁封闭复方樟柳碱，连用1周后间歇4日再封闭1周樟柳碱。张甡琦用上法治疗28例（36只眼）缺血性视神经病变患者。结果：总有效率为100%。④

3. 通窍活血汤　赤芍15克、川芎10个、桃仁10克、红花15克、麝香0.06克、琥珀（研粉冲服）2克、泽兰10克、三七粉6克、生姜10克、柴胡10克、石决明20克、大枣5枚、老葱5根。结合全身情况辨证加减。连服半个月为1个疗程，平均治疗4个疗程。芦伟等用上方加减治疗43例（49只眼）缺血性视神经病变患者。结果：治愈11眼，占22.45%；显效18只眼，占36.73%；有效15只眼，占30.61%；无效5只眼，占10.20%。总有效率89.80%。⑤

4. 自拟方2　丹参20克、川续断20克、当归12克、赤芍10克、红花10克、甘草10克、黄芪30克、制何首乌30克、党参15克、泽泻15克。每日1剂，水煎2次，分2次服。配合用80毫克川芎嗪加500毫升低分子右旋糖酐静滴，200毫克维脑路通肌注，均每日1次。酌情给予激素口服或点滴，年老者仅用非甾体消炎药。岳爱环等用上法治疗42例（56只眼）缺血性视乳头病变患者。结果：痊愈18只眼，显效22只眼，有效15只眼，无效1只眼，总有效率98.22%。⑥

5. 丹栀逍遥散　牡丹皮10克、炒栀子10克、当归10克、红花10克、柴胡10克、炒白术10克、薄荷10克、赤芍15克、生地黄15克、茯苓15克、夏枯草12克。随症加减：视神经水肿者，加车前子、泽泻、益母草；视神经萎缩者，加枸杞子、石斛、

① 张铭连，等.中药为主辨治前部缺血性视神经病变64例[J].辽宁中医杂志，1995，22（12）：554-555.
② 赵君菁，等.中医治疗前部缺血性视乳头病变疗效观察[J].中国中医眼科杂志，1994，4（3）：166-167.
③ 龙永华，等.复方樟柳碱针剂联合中药治疗缺血性视神经病变的临床疗效观察[J].中华中医学刊，2015，33（12）：3064-3066.
④ 张甡琦.中药治疗缺血性视神经病变[J].中国实验方剂学杂志，2011，17（10）：296.
⑤ 芦伟，等.缺血性视神经病变的综合治疗[J].辽宁中医杂志，2010，37（增刊）：136-137.
⑥ 岳爱环，等.中西医结合治疗缺血性视乳头病变42例[J].四川中医，1995，13（5）：52-53.

炒白芍等。每日 1 剂，水煎 2 次，分 2 次服。配合维生素类药口服，脉络宁或复方丹参注射液静滴，10 日为 1 个疗程。杨海燕用上法治疗 28 例前部缺血性视神经病变患者。结果：显效（视力提高 5 行或恢复到发病前水平，视神经无萎缩，视野正常或接近正常）8 例，有效 18 例，无效 2 例。[①]

6. 补阳还五汤　黄芪 30 克、当归 6 克、赤芍 6 克、川芎 3 克、桃仁 3 克、红花 3 克、地龙 3 克。每日 1 剂，水煎服。结合西药：强地松 10 毫克，每日 3 次；乙酰唑胺 250 毫克，每日 2 次；并服维生素类。张文韬等用上法治愈 1 例前部缺血性视神经病变患者。[②]

7. 四物五子汤加减　当归尾 12 克、赤芍 12 克、覆盆子 12 克、车前子（包煎）12 克、楮实子 12 克、葛根 12 克、川芎 9 克、熟地黄 15 克、枸杞子 15 克、菟丝子 15 克、丹参 18 克、生黄芪 24 克。随症加减：失眠多梦者，加夜交藤 12 克、炒酸枣仁 15 克；烦躁易怒者，加栀子 6 克、黄芩 12 克；口苦咽干者，加柴胡 9 克、龙胆 9 克。每日 1 剂，水煎 2 次，分 2 次服。韩美兰用上方加减治疗 10 例（14 只眼）缺血性视乳头病变患者，其中 4 例配合针刺球后、太阳、风池、承泣、曲池、足三里等穴，每次选两穴，平补平泻，留针 30 分钟；6 例患者用盐酸培他啶、654 - 2、维脑路通、维生素 C 等 10 日后单服中药。结果：显效 6 只眼，有效 4 只眼，无效 4 只眼，总有效率 71.5％；治疗时间最长半年，最短 2 个月。[③]

8. 六味地黄汤加味　熟地黄 15 克、山茱萸 15 克、山药 15 克、泽泻 10 克、茯苓 10 克、牡丹皮 10 克、黄芪 30 克、附子 3 克、桂枝 3 克。随症加减：无阳虚体征者，去附子；病变初起，证略显热者，去附子，改熟地黄为生地黄；视乳头水肿较重者，加车前子 10 克。每日 1 剂，水煎服，7 日为 1 个疗程，最长者 4 个疗程，最短为 2 个疗程。李玉涛等用上方加减治疗 39 例（52 只眼）前部缺血性视神经病变患者。结果：显效 22 只眼，好转 24 只眼，无效 6 只眼。[④]

中 成 药

1. 益气明目丸　组成：党参、黄芪、白术、山药、茯苓、黄精、菟丝子、北柴胡、葛根、当归、丹参、三七粉、石菖蒲等（湖南中医药大学第一附属医院制剂科提供）。用法用量：上药按现代制剂工艺制成水蜜丸，口服，每次 9 克，每日 3 次。2 周为 1 个疗程，共治疗 4 个疗程。临床应用：李波等用上方配合维生素 B_1、甲钴胺片治疗 24 例（25 只眼）前段缺血性视神经病变患者。结果：显效 7 只眼，有效 14 只眼，无效 4 只眼，总有效 21 只眼（84％）。[⑤]

2. 脉络宁注射液　组成：玄参、牛膝、石斛、金银花等提取物（南京金陵制药厂生产，10 毫升/支）。功效：扩张血管，改善微循环，增加血流量及抗凝血、溶血栓和降低血液黏滞等。用法用量：成人每次 20 毫升加入 5％葡萄糖注射液或 0.9％氯化钠注射液 250～500 毫升内静脉点滴，每日 1 次，1 天为 1 个疗程。根据病情需要，本品可用 3～4 个疗程，每个疗程间隔 5～7 日，必要时可连续用 2 个疗程。口服维生素类药物。临床应用：任增书等将 72 例（80 只眼）缺血性视神经病变患者随机分为观察组 40 例（45 只眼）和对照组 32 例（35 只眼）。对照组予常规激素等治疗。观察组予上方和激素等治疗。结果：观察组 32 只眼（71.1％）视力恢复到 1.0 以上，12 只眼（26.7％）视野缺损消失；对照组仅 12 只眼（34.3％）视力恢复到 1.0 以上，6 只眼（17.1％）视野缺损消失。两组比较有非常显著性差异（均 $P < 0.01$）。[⑥]

3. 复方丹参注射液　组成：丹参提取物丹参

① 杨海燕.丹栀逍遥散治疗前部缺血性视神经病变[J].辽宁中医杂志,1994,21(9)：411.
② 张文韬,等.补阳还五汤合西药治愈前部缺血性视神经病变1例[J].中国中医眼科杂志,1993,3(2)：115.
③ 韩美兰.四物五子汤加减治疗10例缺血性视乳头病变[J].中国中医眼科杂志,1992,2(2)：114.
④ 李玉涛,等.六味地黄汤加味治疗前部缺血性视神经病变39例[J].中西医结合杂志,1990,10(10)：630.
⑤ 李波,等.益气明目丸联合西药治疗前段缺血性视神经病变24例疗效观察[J].中医杂志,2015,56(3)：228-230.
⑥ 任增书,等.脉络宁注射液治疗缺血性视神经病变疗效观察[J].中国中医眼科杂志,1996,6(3)：143-145.

酮甲、乙、丙及水溶性丹参素(华西医科大学制药厂生产,每支2毫升相当于含生药2克)。功效:扩张血管,改善微循环,增加组织的耐缺氧能力,改善血液分布,激活纤维蛋白溶解酶,抑制红细胞、血小板聚集,降低血液黏稠度等。用法用量:16毫升复方丹参注射液加入500毫升低分子右旋糖酐内静滴,每日1次,15日为1个疗程,间隔1周重复第2个疗程。临床应用:朱代安等用复方丹参注射液静滴及球后注射治疗27例(38只眼)急性缺血性视神经病变患者,辅以地塞米松、维生素B_{12}、肌苷。给药后第4日开始每日查视力、眼底。第7日开始每周查视野1次。治疗满1个疗程时行眼底荧光血管造影。结果:治愈率为81.58%,总有效率为100%。[①]

① 朱代安,等.复方丹参注射液在治疗急性后部缺血性视神经病变中的应用[J].中国中医眼科杂志,1995,5(1):8-10.

视乳头水肿

概　　述

视乳头水肿是一种非炎症的视神经乳头被动性的充血水肿。主要是各种原因致颅内高压造成的。视神经外面的三层鞘膜分别与颅内的三层鞘膜相连续,颅内压力可经脑脊液传至视神经处。视乳头位于眼内压与颅内压之间的临界,颅内压高于眼内压时,即可产生视乳头的水肿。颅内压增高致视神经乳头水肿,多为双眼发病,可能有先后轻重之别,无性别年龄差异,早期视功能不受影响,后期发生视神经萎缩者可致失明。视乳头水肿是颅内高压的一个体征,故应与内科及神经科配合诊治,以免延误病情,甚至危及生命。

本病古代无相应名称,若有一定视觉障碍者可归属于中医"视瞻昏渺"(《证治准绳》)或"青盲"(《神农本草经》)。中医认为本病病机主要是邪壅清窍,脑窍滞塞,目系经气不利,气血津液升降失常,而致目系瘀滞肿胀。主要与肝、脾、肾有关。

辨　证　施　治

1. 韦企平分3型

(1) 热毒内结型　治宜清热解毒。药用金银花25克、野菊花15克、蒲公英15克、紫花地丁15克、紫背天葵6克、当归6克、丹参15克、乳香10克、没药10克。

(2) 肝郁脾虚型　治宜舒肝健脾。药用香附10克、川芎10克、苍术10克、神曲15克、栀子10

克、人参10克、白术10克、茯苓15克、炙甘草6克。

(3) 阳虚水泛型　治宜温阳利水。药用熟地黄20克、山药15克、山茱萸15克、泽泻10克、茯苓10克、牡丹皮10克、桂枝6克、制附子3克。[1]

2. 段俊国等分2型

(1) 气虚水停型　治宜健脾利水。方用五苓散加减:猪苓、茯苓、泽泻、白术、桂枝等。

(2) 阳虚水停型　治宜温阳利水。方用真武汤加减:茯苓、白术、白芍、附子、生姜等。[2]

3. 李传课分4型

(1) 肝阳上亢型　治宜平肝潜阳。药用羚羊角1克、桑叶10克、菊花10克、钩藤20克、川贝母10克、白芍12克、茯苓20克、车前子15克、猪苓12克、桃仁10克、地龙20克、丝瓜络10克、磁石12克、牛膝15克。

(2) 肝胆湿热　治宜清肝胆湿热。药用龙胆10克、栀子10克、泽泻15克、木通10克、车前子15克、当归10克、桃仁10克、牡丹皮10克、赤芍12克、地龙20克、牛膝12克、茺蔚子15克。

(3) 毒瘀痰浊　治宜清热解毒、化痰祛瘀。药用金银花20克、连翘10克、白花蛇舌草30克、紫花地丁10克、黄连10克、清半夏12克、茯苓10克、胆南星10克、陈皮10克、甘草6克、车前子15克、地龙15克、水蛭8克、全蝎3克、蜈蚣1条。

(4) 脾肾阳虚　治宜温补脾肾。药用制附片10克、桂枝10克、补骨脂10克、熟地黄20克、淮山药15克、茯苓15克、泽泻15克、牡丹皮12克、山茱萸10克、车前子15克、牛膝15克、地龙20克、白术12克。[3]

---

① 韦企平.视神经疾病中西医结合诊治[M].北京:人民卫生出版社,2007:64-72.

② 段俊国,等.中西医结合眼科[M].北京:中国中医药出版社,2005:300.

③ 李传课.中医眼科学[M].北京:人民卫生出版社,1999:681-683.

视神经脊髓炎

概　述

视神经脊髓炎,是一种免疫介导的复发性视神经炎和脊髓炎的中枢神经系统炎症性疾病。临床表现为以视力下降、眼痛、视野缺损为主的视神经受累症状及以深浅反射异常、运动障碍、膀胱直肠功能障碍等为主的脊髓受累症状。西医认为视神经脊髓炎急性期治疗以糖皮质激素足量、足程应用为主,效果不明显可考虑血浆置换术;缓解期口服免疫抑制剂硫唑嘌呤、吗替麦考酚酯等。同时,靶向治疗药物利妥昔单抗的应用近期备受临床关注。部分患者常因药物副作用或经济等原因无法承受上述治疗或病情难以控制、反复发作而收效一般。

本病中医病名尚未统一,若病变累及目系者,依据视力损伤轻重可称之"视瞻昏渺"或"暴盲",病程迁延日久可致"青盲";当累及脊髓,表现为运动障碍者,即四肢痿弱、足不能行,则诊为"痿证"或"痿躄";如合并膀胱直肠障碍、下肢痉挛疼痛等症,则名为"癃闭""便秘""痉证"等。本病病机多为本虚标实,病位多涉及肝、肾两脏,辨证以肝肾阴虚、气血亏虚为本,湿热浸淫、气滞、血瘀、痰浊为标。治法常以滋补肝肾、益气养血、清热利湿、行气散瘀、化痰为主。

辨　证　施　治

1. 王苏等分 5 型

(1) 肝肾阴虚型　治宜滋补肝肾。方用六味地黄丸、左归丸、大补阴丸加减。

(2) 脾虚型　治宜健脾益气。方用补中益气汤、参苓白术散。

(3) 血瘀型　治宜活血化瘀。方用桃红四物汤加减。

(4) 痰湿型　治宜祛痰利湿。方用二陈汤、三子养亲汤、温胆汤加减。

(5) 实热型　治宜清热解毒。方用黄连解毒汤加减。[①]

2. 廖品正分 3 型

(1) 湿热内蕴型　发病初期。治宜清热祛湿、行气活血、补益肝肾、固护正气。方用自拟基本方:金银花、黄芩、柴胡、决明子、茺蔚子、丹参、泽兰、薏苡仁、地龙、枸杞子、菟丝子、女贞子、墨旱莲。

(2) 气滞血瘀型　病久入络。治宜行气活血化瘀为主。方用基本方酌加牡丹皮、葛根等。

(3) 脾胃不和型　患者长期口服糖皮质激素。治宜顾护胃气、健脾益胃。方用基本方酌加炒麦芽、莱菔子、鸡矢藤等。[②]

3. 马广斌分 3 型

(1) 肝经湿热型　治宜清肝利湿。方用龙胆泻肝汤合四妙丸加减:龙胆、黄柏、柴胡、栀子、苍术、牛膝、薏苡仁、青葙子、菊花、泽泻、忍冬藤、僵蚕。

(2) 阴虚火旺型　治宜滋阴降火。方用杞菊地黄丸加减:枸杞子、菊花、熟地黄、山茱萸、山药、牡丹皮、龟甲、女贞子、蒺藜、怀牛膝、川芎。

(3) 脾胃虚弱型　治宜健脾和胃。方用参苓

① 王苏,等.中医辨证论治对视神经脊髓炎年复发率影响的临床观察[J].中华中医药杂志,2014,29(12):3814-3816.
② 蹇文渊,等.廖品正教授辨治视神经脊髓炎验案 1 则[J].中医眼耳鼻喉杂志,2011,1(2):64-65.

白术散：党参、白术、茯苓、山药、薏苡仁、陈皮、白扁豆、莲子、菊花、怀牛膝、补骨脂。[1]

经 验 方

1. 自拟方1　盐补骨脂10克、炒白术10克、赤芍10克、川芎10克、牡丹皮10克、当归10克、茯苓10克、怀牛膝10克、泽泻10克、熟地黄10克、炙鳖甲30克、炙龟甲30克。滋阴补血，壮骨益髓。每日1剂，水煎服。结合针刺，取穴人中、风府、三阴交、肝俞、肾俞、极泉、尺泽、肩髃、曲池、阳溪、合谷、委中、髀关、血海、梁丘、足三里、阳陵泉、悬钟、解溪、太冲；患眼局部加太阳、睛明、四白。人中雀啄泻法以眼球湿润为度，风府捻转补法，三阴交、肝俞、肾俞提插补法，上、下肢穴位均行提插捻转补法。在肩髃、肩髎、大椎、肩中俞、肩外俞、天宗、秉风、大杼、环跳、风市、阿是穴等处拔罐。口服西药醋酸泼尼松片15毫克，每日2次；维生素B₁片，20毫克，口服，每日3次；甲钴胺（弥可保）片，0.5毫克，口服，每日3次；神经妥乐平片，4.0单位，2片，口服，每日2次。李桂平用上法治疗1例视神经脊髓炎患者。结果：经观察，患者视力、四肢肌力明显改善。[2]

2. 自拟方2　黄芪15克、西洋参10克、菟丝子15克、淫羊藿15克、熟地黄12克、山茱萸12克、僵蚕10克、乌梢蛇30克、薏苡仁30克、丹参30克、杜仲15克、三七6克、生鳖甲12克、七叶一枝花6克、白芥子15克、石楠藤15克、黄柏10克、甘草3克。患者阳气已虚、内有湿热兼血瘀之虚实错杂证者，治宜益气温阳祛湿、补肾活血通络，予上方每日1剂，早晚各服1次。配合应用糖皮质激素冲击及口服给药。朱慧芳等用上法治疗1例视神经脊髓炎患者，疗效显著。[3]

3. 茯苓桂枝甘草大枣汤　茯苓20克、桂枝15

克、大枣5枚、吴茱萸6克、法半夏12克、生姜9克、当归15克、独活9克、炙甘草6克。患者胸部束带感类似奔豚气之寒水上泛证，治宜温阳行水、理气降逆，予上方。后续治宜补益肝肾、化湿通络，药用自拟方：生地黄30克、生黄芪30克、川芎6克、桂枝9克、秦艽15克、桃仁10克、红花6克、当归15克、独活9克、木瓜15克、牛膝10克、桑寄生25克、海风藤25克、甘草6克。可以改善下肢运动状况。[4]

4. 自拟方3　柴胡15克、当归15克、决明子15克、菊花15克、茯苓10克、白芍10克、白术10克、枳实10克、醋陈皮10克、甘草6克。每日1剂，水煎服。肝郁气滞者，治宜柔肝健脾、养精明目，予上方。结合针刺，取穴血海、三阴交、太溪（补法）、风池、太冲（泻法）；睛明、瞳子髎、太阳、球后、四白；养老、光明（补法）。留针30分钟，每日1次，连续6次后休息1日。西药予10毫克地塞米松静脉滴注。朱丽莉等用上法治疗1例视神经脊髓炎患者1个月。结果：患者视力视野均有明显改善，疗效满意。[5]

5. 佛手补髓汤加减　当归80～100克、川芎12克、黄芪30克、赤芍15克、白芍15克、水蛭9克、羌活9克、伸筋草9克、仙茅9克、淫羊藿9克、枸杞子9克、黄精20克、密蒙花10克、甘草6克。随症加减：在治疗进程中可随症加减草决明、巴戟天、龟甲、山茱萸、杜仲、女贞子、益母草等。每日1剂，水煎2次，分2次服。夏永潮用上方加减治疗1例视神经脊髓炎后遗症患者，获显效。[6]

6. 知柏地黄汤合二妙散化裁　生地黄10克、熟地黄10克、山药10克、山茱萸10克、牡丹皮10克、茯苓20克、黄柏9克、苍术9克、草薢12克、木瓜12克、怀牛膝15克、砂仁6克、肉桂4克。适用于肝肾亏损、湿热下注型者。每日1剂，水煎

① 马广斌.中西医结合治疗视神经脊髓炎探微[J].光明中医,2010,25(4):659-660.
② 李桂平.综合疗法治疗视神经脊髓炎1例[J].江苏中医药,2015,47(6):50.
③ 朱慧芳,等.中西医结合治疗视神经脊髓炎1例的探讨[J].中医临床研究,2015,7(5):71-72.
④ 王英,申鹏飞.针灸、中药结合治疗视神经脊髓炎的体会[J].贵阳中医学院学报,2011,33(2):90-91.
⑤ 朱丽莉,等.针药结合治疗视神经脊髓炎1例报告[J].新中医,2008,40(1):113.
⑥ 夏永潮.视神经脊髓炎后遗症[J].上海中医药杂志,1990,24(8):31.

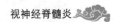

2 次,分 2 次服。症状好转者,前方加鸡血藤 30 克、生薏苡仁 30 克,并以健步虎潜丸每日 20 克早晚服。湿热下注渐轻后,以补肝肾为主。改方用山药 30 克、白芍 30 克、山茱萸 15 克、生地黄 15 克、熟地黄 15 克、淫羊藿 15 克、怀牛膝 15 克、枸杞子 12 克、当归 12 克、茯苓 20 克、牡丹皮 9 克、五味子 9 克、木瓜 10 克、苍术 10 克、砂仁 6 克。每日 1 剂,水煎 2 次,分 2 次服。配合应用氢化可的松等。曹锡鸿用上法治疗 1 例视神经脊髓炎患者,疗效显著。①

① 曹锡鸿.视神经脊髓炎 1 例治验[J].中医杂志,1984,25(2):22.

视 神 经 萎 缩

概　述

　　视神经萎缩是指视神经发生退行性病变致使视乳头颜色变淡或苍白的眼病。临床上常根据病因和视乳头的表现,分为原发性和继发性两种。原发性视神经萎缩一般病变在球后,萎缩过程是下行性的,见于颅内或眶内炎症、肿瘤压迫,轴性球后视神经炎,中毒性弱视,外伤,脊髓麻痹,遗传等;继发性视神经萎缩原发病变在视乳头、视网膜或脉络膜,萎缩过程是上行性的,见于视乳头炎或视乳头水肿,视网膜脉络膜病变,视网膜血管阻塞,药物中毒,全身代谢性疾病,眼内压增高等。主要症状为视力减退,视野向心性缩小。一般预后较差。

　　本病属中医"青盲"范畴。本病眼外观端好,瞳神无障翳气色可察,视物日渐昏蒙,终至盲无所见。"青盲"病名首见于《神农本草经》,但书中无症状描述,至《诸病源候论·目病诸候》始载:"青盲者,谓眼本无异,瞳子黑白分明,直不见物耳。"明朝王肯堂《证治准绳·杂病·七窍门》:"青盲者,瞳神不大不小,无缺无损,仔细观之,瞳神内并无别样色气,俨然与好人一般,只是自看不见,方为此证,若有何气色,即是内障,非青盲也。"对于青盲给出了较为确切的描述,并且该书中对青盲的病因病机和诊断、鉴别,均有比较详细的论述。

辨　证　施　治

1. 张湘晖等分 4 型

　　(1)肝郁气滞型　治宜疏肝解郁。药用柴胡

10克、青皮10克、牡丹皮10克、当归10克、赤芍10克、茯苓10克、白术10克、郁金10克、丹参10克、葛根15克、甘草6克。

　　(2)心脾两虚型　治宜健脾养心。药用党参15克、黄芪15克、茯苓10克、龙眼肉10克、白术10克、当归10克、酸枣仁10克、白芍10克、丹参10克、远志6克、广木香6克、甘草6克。

　　(3)肝肾阴虚型　治宜滋补肝肾。药用枸杞子10克、菊花10克、茯苓10克、熟地黄10克、山药10克、牡丹皮10克、泽泻10克、当归10克、丹参10克、陈皮6克。

　　(4)气滞血瘀型　治宜行气活血。药用生地黄10克、当归10克、赤芍10克、桃仁10克、川牛膝10克、柴胡10克、枳壳10克、红花6克、川芎6克、甘草6克。

　　随症加减:眼胀者,加夏枯草、香附;胸胁胀痛者,加郁金、青皮、枳壳;高血压者,加天麻、钩藤、石决明、珍珠母;失眠、多梦者,加夜交藤、酸枣仁;大便秘结者,加大黄、草决明;形寒肢冷,面色淡白,便溏者,加附子、肉桂。以上各方均每日1剂,水煎服,分2次服。儿童剂量酌减。[①]

2. 赵小东等分 3 型

　　(1)肝肾阴虚型　治宜补益肝肾。方用知柏地黄汤或杞菊地黄汤加减。

　　(2)气血两亏型　治宜补益气血。方用八珍汤或补中益气汤加减。

　　(3)气滞血瘀型　治宜行气活血。方用丹栀子逍遥散加减。

　　结合穴位注射:分组取穴太阳、足三里;睛明、光明;球后、风池。用硝酸士的宁2毫克、维生

――――――――――
①　张湘晖,等.中医辨证治疗视神经萎缩 95 例[J].中医杂志,2004,45(4):281-282.

素 B_{12} 500 微克（儿童减量），每日 1 次穴注。每日更换 1 组穴，15 日为 1 个疗程。[①]

3. 谢立科分 4 型

（1）肝郁不舒型　治宜疏肝解郁。药用柴胡、当归、白芍、茯苓、白术、牡丹皮、栀子、石决明、密蒙花、郁金、苏木、葛根。

（2）心脾两虚型　治宜健脾养心。药用白术、茯神、党参、黄芪、当归、炙远志、酸枣仁、木香、龙眼肉、葛根、淮山药、红花。

（3）肝肾亏损型　治宜补益肝肾。药用桑椹、女贞子、枸杞子、桑寄生、生地黄、熟地黄、菊花、龟甲、当归、丹参、地龙、红花。

（4）脾肾阳虚型　治宜温补脾肾。药用熟地黄、山药、山茱萸、枸杞子、菟丝子、杜仲、当归、肉桂、制附子、茯苓、桑椹、楮实子。

随症加减：外伤所致者，酌加防风、薄荷、密蒙花；口干心烦者，加黄连、栀子；眼胀胁痛者，加枳壳、陈皮；舌苔腻、脉滑者，加车前子、地肤子、苍术；头晕头痛、血压偏高者，加石决明、天麻、钩藤、僵蚕；舌质红少苔者，加天冬、麦冬、玉竹、玄参；便秘者，加大黄、玄明粉；除此之外，活血之苏木、桃仁、红花、当归、葛根各型均可选用。以上各方均每日 1 剂，水煎服，分 2 次温服，药量根据患者年龄、体质、病情等酌情加减。[②]

4. 姚芳蔚分 6 型

（1）肝郁血虚型　治宜疏肝养血。方用逍遥散加川芎、白芷、葛根、丹参。

（2）气虚血瘀型　治宜益气活血。方用补阳还五汤加丹参、水蛭、白芷。

（3）气滞血瘀型　治宜活血化瘀。方用桃红四物汤加郁金。随症加减：外伤者，加三七；中毒者，加金银花、连翘。

（4）心脾气虚型　治宜补益心脾。方用八珍汤、归脾汤、炙甘草汤等加减。

（5）肝肾两亏型　治宜补益肝肾。方用杞菊

地黄汤、大补元煎、生脉六味汤等加减。

（6）气阴两虚型　治宜补益气血。方用二甲生脉散、二甲复脉汤加减。

针刺取球后、承泣、上下睛明等主穴，配以合谷、翳明、足三里、三阴交等，隔日针刺 1 次，每次取主穴、配穴各 2 个，针刺得气后加强刺激，并留针 20 分钟。[③]

5. 庞赞襄分 2 型

（1）肾阴亏虚型　治宜滋阴补肾。方用知柏地黄汤加减：熟地黄、山药、山茱萸、牡丹皮、黄柏、知母、当归、枸杞子、钩藤、菊花、女贞子、石决明、麦冬。

（2）肝气郁结型　治宜疏肝解郁。方用解郁逍遥散加减：当归、白芍、川芎、人参、茯苓、白术、黄芪、枸杞子、五味子、甘草。

随症加减：失眠者，加酸枣仁；口干者，加玄参。以上各方均每日 1 剂，水煎 2 次，分 2 次服。[④]

6. 刘益群等分 5 型

（1）玄府郁闭型　治宜活血行气。药用丹参、牡丹皮、赤芍、白芍、茺蔚子、石决明、三七粉（冲服）、潼蒺藜、白蒺藜。随症加减：余毒未消者，加人工牛黄；气虚者，加人参、白术、枸杞子等。

（2）肝肾亏虚型　治宜补益肝肾。药用生地黄、熟地黄、怀山药、泽泻、龟板胶、鹿角胶、制首乌、枸杞子、楮实子、云茯苓等。

（3）气阴两虚型　治宜益气养阴。药用党参、黄芪、丹参、赤芍、甘草、生地黄、枸杞子等。

（4）目系毒害型　治宜清热解毒化瘀。药用丹参、牡丹皮、赤芍、茺蔚子、青葙子、三七粉（冲服）、人工牛黄、潼蒺藜、白蒺藜、甘草。

以上四型均随症加减，每日 1 剂，水煎服。并配合针灸治疗（轮流取睛明、球后、风池、足三里、光明、足临泣等穴），每日 1 次，10 次为 1 个疗程，2 个疗程间隔 3 日。

（5）目系损伤型　治宜活血养血、益损明目。

① 赵小东，等.中西医结合治疗视神经萎缩临床分析[J].中国中医眼科杂志，1994，4(3)：164-165.
② 谢立科.辨证论治视神经萎缩 76 例[J].中国中医眼科杂志，1994，4(1)：12-14.
③ 姚芳蔚.视神经萎缩证治[J].中国中医眼科杂志，1992，2(4)：223-224.
④ 庞赞襄.视神经萎缩证治[J].中医杂志，1989，30(2)：5.

药用当归、赤芍、生地黄、川续断、刘寄奴、仙鹤草、三七粉(冲服)等。①

经 验 方

1. 通窍补肾汤 枸杞子20克、炙黄芪20克、党参15克、白术10克、山茱萸10克、密蒙花15克、丹参15克、苏木10克、当归10克、白芍10克、石菖蒲10克、升麻5克、柴胡10克、炙甘草5克。每日1剂,分3次服。3周为1个疗程,连续治疗3个疗程。傅冠英用上方治疗36例(47只眼)视神经萎缩患者。结果:总有效率为80.9%。②

2. 柴胡舒肝明目丸 柴胡10克、茺蔚子10克、郁金12克、川芎10克、甲片10克、黄芪10克、枸杞子12克、菟丝子12克、牛膝10克等。服药60日,治疗期间,未服用其他治疗视神经萎缩的中西药物。张凤梅等用上方治疗30例(32只眼)肝郁肾虚型外伤性视神经萎缩患者。结果:显效21例,有效6例,无效3例,总有效率90%。③

3. 自拟方1 当归12克、白术10克、黄芪10克、三七(冲服)3克、丹参18克、玄参9克、茯苓15克、夏枯草15克、海藻12克、昆布12克、青葙子8克、决明子10克。水煎2剂,早晚分服,20日为1个疗程,一般服用3～4个疗程。张甦琦等用上方治疗126例视神经萎缩患者。结果:随访1～5年,疗效稳定,有效率100%。④

4. 自拟方2 地黄5克、丝瓜络5克、青葙子5克、党参3克、赤芍3克、麦冬3克、山茱萸3克、当归2克、菊花2克、苏木2克、珍珠母10克。每日1剂,水煎服,共服60～90日。结合针刺球后穴、风池穴,每日1次,共60日。维生素B₁、维生素B₁₂风池穴注射,隔日1次,10次为1个疗程,共3～4个疗程,疗程间休息5～7日。西药予维生素

B₁、C、A、E,烟酸和肌苷、ATP口服。左岫勤等用上述中西医结合方法治疗13例乙胺丁醇致视神经萎缩患者。结果:治疗后视力均提高到0.8～1.2,视野均扩大10～15度,疗效满意。⑤

5. 丹栀逍遥散加减 柴胡10克、党参10克、炒白术10克、甘草6克、当归10克、川芎10克、炒白芍10克、生地黄15克、青皮10克、茯苓13克、生黄芪15克、枸杞子15克。每日1剂,水煎服,分2次服。薛宝双用上方治疗6例(9只眼)视神经萎缩患者。结果:平均疗程2个月6日,痊愈2只眼,显效5只眼,有效2只眼。⑥

6. 外伤复明汤1 桃仁、红花、川芎、生地黄、丹参、石菖蒲等。随症加减:气滞血瘀重者,加鸡血藤、炒枳壳;病久气虚阴亏者,加太子参、女贞子。西药用维生素类及肌苷片或肌苷口服液。韦企平用上法治疗93例(112只眼)儿童外伤视神经萎缩患者。结果:显效40只眼,有效50只眼,无效22只眼,总有效率80.36%。⑦

7. 外伤复明汤2 红花、当归、川芎、生地黄、丹参、路路通、柴胡等。随症加减:受伤时间在1个月内,局部皮下有瘀斑者,加鸡血藤;1个月以上,神疲乏力、腰酸者,加生黄芪。每日1剂,水煎2次,分2次服。配合服用丹参片、肌苷口服液、维生素类药物。黄剑虹等用上法治疗75例(89只眼)外伤性视神经萎缩患者。结果:临床治愈15只眼,显效38只眼,进步20只眼,无效16只眼,总有效率82.1%。⑧

中 成 药

1. 五子衍宗丸 组成:枸杞子、炒菟丝子、覆盆子、五味子(蒸)、盐车前子(同仁堂生产)。功效主治:补肾益精;适用于肾虚精亏所致的阳痿不

① 刘益群,等.22例视神经萎缩的辨证治疗[J].中医杂志,1987,28(5):40-41.
② 傅冠英.补肾益气汤治疗视神经萎缩的疗效观察[J].中国中医眼科杂志,2011,21(4):200-202.
③ 张凤梅,等.柴胡疏肝明目丸对肝郁肾虚型外伤性视神经萎缩患者视觉诱发电位的影响[J].中医杂志,2011,52(22):1928-1931.
④ 张甦琦,等.自拟中药方治疗视神经萎缩的临床观察[J].中国中医基础医学杂志,2008,14(10):785.
⑤ 左岫勤,等.中西医结合治疗乙胺丁醇中毒致视神经萎缩[J].中国中医眼科杂志,1995,5(2):104-106.
⑥ 薛宝双.加味柴胡参术汤治疗视神经萎缩[J].中医杂志,1993,34(6):336.
⑦ 韦企平.中西医结合治疗儿童外伤性视神经萎缩93例报告[J].中国中医眼科杂志,1993,3(3):145-148.
⑧ 黄剑虹,等.外伤性视神经萎缩中药治疗的临床研究[J].上海中医药杂志,1992,26(9):17-19.

育、遗精早泄、腰痛、尿后余沥。用法用量：每次 6
克，每日 3 次，3 个月为 1 个疗程，所有患者均服药
1 个月以上。临床应用：童绎等用上方治疗 27 例
（54 只眼）Leber 遗传性视神经萎缩患者。结果：
治疗后视力提高 25 只眼，无效 25 只眼，下降 4 只
眼，总有效率 46.29％。[①]

2. 血府逐瘀口服液　组成：柴胡、当归、地

黄、赤芍、红花、桃仁、麸炒枳壳、甘草、川芎、牛膝、
桔梗。功效主治：活血化瘀，行气止痛；适用于瘀
血内阻，头痛或胸痛，内热憋闷，失眠多梦，心悸怔
忡，急躁善怒。临床应用：元旭红用上方治疗 27
例（30 只眼）外伤性视神经萎缩患者。结果：平均
治疗 6 个月，好转 23 只眼，无效 7 只眼，有效率
76.67％。[②]

① 童绎,等.中药五子衍宗丸治疗 Leber 遗传性视神经萎缩临床观察[J].中国中医眼科杂志,2008,18(3)：154－156.
② 元旭红.血府逐瘀口服液治疗外伤性视神经萎缩疗效观察[J].中国中医基础医学杂志,2003,9(8)：631－632.

原发性视网膜色素变性

概　　述

原发性视网膜色素变性是一组视网膜进行性营养不良性退行病变，是一种发病机制尚未完全查明的遗传性疾病。临床以夜盲、进行性视野缩小、视力下降及眼底特征性改变为主要表现，同时伴有视网膜电图波形振幅减低或熄灭。多于幼年或青春期发现，常双眼发病，具有遗传倾向。本病遗传学分型可分为常染色体显性遗传、常染色体隐性遗传、X性连锁隐性遗传及散发型，前两型较为多见。研究表明，基因缺陷导致感光细胞凋亡及视网膜色素上皮变性，病理过程首先是视杆细胞的损害，其后是视锥细胞亦受到损害。

本病属中医"高风内障"范畴，亦称高风雀目、高风障症、阴风障等。本病为先天禀赋不足，命门火衰，或为后天失养致肝肾亏损，精血不足，不得上养目窍，或为脾胃虚弱，清阳不升，发为本病，故多从脾肝肾论治。同时诸种亏损和不足均可使脉道不得充盈，血流滞涩，目失所养而加重本病。综合而言，本病的根本病机是虚中兼瘀兼郁。本病最早记载见于《诸病源候论·目病诸候》："人有昼而睛明，致暝则不见物，世谓之雀目。言其如鸟雀，暝便无所见也"。《秘传眼科龙木论》认为该病"初患之时，肝有积热冲，肾脏虚劳，兼患后风冲，肝气不足"，症见"惟见顶上之物然后为青盲，年多瞳子如金色"。《目经大成·阴风障五十六》载："大道行不去，可知世界窄，未晚草堂昏，几疑天地黑"，认为该病"至晚不见，晓则复明，盖元阳不足致病"，"人而阳不胜阴，则气必下陷，阳气下陷，则

阴气升腾，纵有火光月色，终不能睹"。《眼科金镜》认为该病是由于"阳光不足，肾阴虚损所致，乃阳微阴盛"。《审视瑶函》言："盖元阳不足致病，或曰既阳不足"，治疗上"食之以肝，治之以补气药"。《杂病源流犀烛·目病源流》对其病因病机的认识与现代极为一致，曰："有生成如此，并由父母遗体。"

辨　证　施　治

1. 吴星伟分 3 型

（1）脾肾阳虚型　治宜温补脾肾。药用炙黄芪 15 克、太子参 10 克、炙甘草 6 克、蔓荆子 10 克、升麻 6 克、白芍 10 克、当归 10 克、丹参 20 克、紫河车 10 克、鹿角霜 15 克、补骨脂 10 克、巴戟天 10 克。

（2）肝肾阴虚型　治宜滋补脾肾。药用当归 12 克、生地黄 15 克、熟地黄 15 克、天冬 10 克、麦冬 10 克、党参 10 克、枸杞子 12 克、夜明砂（包）10 克、生石决明（先煎）15 克、丹参 15 克、制首乌 10 克、五味子 6 克、枳壳 6 克。

（3）气虚血瘀型　治宜行气活血。药用黄芪 30 克、当归 12 克、川芎 10 克、桃仁 10 克、红花 10 克、丹参 15 克、鸡血藤 10 克、枸杞子 10 克、地龙 10 克、牛膝 10 克、石菖蒲 10 克、三七粉（另冲）2 克。

以上各方均每日 1 剂，水煎 2 次，分 2 次服，连续 3 个月。[①]

2. 朱有章分 2 型

（1）肝肾阴虚型　治宜滋阴补肾。药用山

①　吴星伟.中医药治疗视网膜色素变性的定量视野学研究[J].中国医药学报,1997,12(3)：17－19.

药、山茱萸、泽泻、熟地黄、茯苓、桑椹、女贞子、枸杞子、苍术、夜明砂、红花、丹参等。

（2）脾胃虚弱型　治宜滋阴补肾。药用黄芪、党参、白术、陈皮、柴胡、升麻、当归、夜明砂、红花、桃仁等。

以上各方均每日1剂，水煎2次，分2次服，并配合针灸、按摩、穴位注射归红注射液，3个月为1个疗程。①

3. 庄曾渊分2型

（1）脾肾阳虚型　治宜温补脾肾。方用益气聪明汤加减：炙黄芪15克、鹿角霜15克、太子参10克、蔓荆子10克、白芍10克、当归10克、紫河车10克、补骨脂10克、巴戟天10克、炙甘草6克、升麻6克、丹参20克。随症加减：伴五更泄者，加吴茱萸3克、肉豆蔻6克。

（2）肝肾阴虚型　治宜滋阴补肾。方用滋阴地黄丸加减：当归12克、枸杞子12克、生地黄15克、熟地黄15克、生石决明（先煎）15克、丹参15克、天冬10克、麦冬10克、党参10克、夜明砂（包煎）10克、制首乌10克、五味子6克、枳壳6克。

随症加减：对全身症状不明显，年老或视网膜血管纤细患者，应用益气活血通脉之补阳还五汤加减，药用生黄芪30克、当归12克、川芎10克、桃仁10克、鸡血藤10克、枸杞子10克、地龙10克、牛膝10克、石菖蒲10克、红花8克、丹参15克、三七粉（冲服）2克。结合针灸：主穴为睛明、风池、光明、翳风、肾俞、照海、足三里、三阴交。每次选2~3穴，待有针感后留针20~30分钟，每隔10分钟捻针1次。②

4. 石集贤分4型

（1）脾肾阳虚型　治宜温补脾肾。药用附子、肉桂、桂枝、鹿角胶、鹿角片、胡芦巴、巴戟天、淫羊藿、补骨脂、斑龙二至百补丸等。

（2）脾虚气弱型　治宜健脾益气。药用黄芪、党参、升麻、柴胡、焦神曲、陈皮、补中益气丸。

（3）阴虚血少型　治宜滋阴补血。药用熟地黄、阿胶珠、何首乌、石斛、玉竹、枸杞子、白芍、二仪膏、龟鹿二仙胶等。

（4）气虚血瘀型　治宜活血祛瘀通络。药用川芎、赤芍、桃仁、红花、广郁金、生蒲黄、土鳖虫、水蛭、大黄蛰虫丸等。

以上各方均每日1剂，水煎服。结合针刺，取主穴：肝俞、肾俞、睛明、承泣、攒竹、风池、三阴交、足三里、合谷。配穴：目窗、瞳子髎、四白、头维、上星、睛明及耳针耳垂眼区部位。③

经 验 方

1. 养肝明目汤　熟地黄15克、枸杞子15克、石斛10克、决明子15克、牛膝10克、山茱萸10克、川芎6克、山药10克、茯苓6克、牡丹皮6克、泽泻6克。随症加减：头晕耳鸣、心烦失眠、口干潮热者，加知母10克、黄柏6克、地骨皮10克，改茯苓为茯神。所有中药统一煎煮成药液200毫升，分2次早晚温服，联合口服维生素A及维生素B1，30日为1个疗程，连续服用2个疗程。黄俊珺用上法治疗22例（44只眼）原发性视网膜色素变性患者。结果：好转36只眼，无效8只眼，有效率81.82%。④

2. 驻景丸　楮实子、菟丝子、茺蔚子、五味子、枸杞子、车前子、木瓜、紫河车粉、三七粉、夜明砂、丹参、石菖蒲。朱春光用上方治疗25例（50只眼）原发性视网膜色素变性患者。结果：视力显效16只眼，有效26只眼，无效8只眼；视野显效12只眼，有效25只眼，无效13只眼。⑤

3. 益精明目汤　生黄芪、当归、枸杞子、川芎、石斛、苍术、补骨脂、菟丝子、熟地黄、红参、山楂。随症加减：形寒肢冷、小便清长者，加巴戟天、肉苁蓉；头晕耳鸣、心烦失眠、口干潮热者，加生石决明、知母、地骨皮；神疲乏力、视力疲劳、常欲闭目

①　朱有章.对中医综合治疗视网膜色素变性患者眼底荧光血管造影改变的观察[J].中国中医眼科杂志,1995,5(2)：93-97.
②　庄曾渊.原发性视网膜色素变性的近期疗效观察[J].中医杂志,1991,32(1)：29.
③　石集贤.中医治疗视网膜变性的疗效观察[J].中医杂志,1962,8(1)：26.
④　黄俊珺.自拟养肝明目汤治疗视网膜色素变性的临床观察[J].辽宁中医杂志,2012,39(12)：2438-2439.
⑤　朱春光.针刺配合中药治疗视网膜色素变性25例[J].中医杂志,2010,51(2)：232.

者,加升麻、蔓荆子;黄斑水肿者,加桂枝、茯苓。所有中药统一煎煮,封装成袋,每袋200毫升,4℃保存,每日1剂,每日2次分服,配合每周3次针刺及静滴舒血宁、金纳多及生脉注射液,每个疗程14日,疗程间休息2日,连用3个疗程,此后改为口服银杏叶片和生脉颗粒,每日3次。陈伟丽用上法治疗70例(140眼)原发性视网膜色素变性患者。结果:好转44只眼,无效96只眼,有效率31.4%。①

4.四物五子汤 (1)熟地黄15克、当归10克、白芍10克、川芎6克、枸杞子10克、菟丝子10克、五味子6克、女贞子10克、覆盆子10克、炒薏苡仁20克、炒山药10克、红花10克等。每日2次,20日为1个疗程,联合复方丹参注射液、参麦注射液静滴及针刺治疗。中药、针刺各个疗程之间间隔10日,再给予1个疗程治疗,2个疗程后判断疗效。滕克禹用上法治疗14例结晶样色素变性患者。结果:患者视力、图形视诱发电位(P-VEP)振幅显著提高($P<0.05$)。②(2)当归15克、川芎15克、熟地黄15克、白芍15克、枸杞子15克、覆盆子15克、菟丝子15克、车前子15克、女贞子15克。随症加减:偏气虚者,加党参、黄精等补气益阴药;肾阳虚者,加巴戟天、淫羊藿等;眼底血管狭细明显,色素沉着多者,多为气血虚而伴瘀滞,常加红花、夜明砂养血活血、散瘀消积。每日1剂。③

5.益气活血方 黄芪、当归、枸杞子、丹参等。魏忠燕等将48例原发性视网膜色素变性患者随机分为甲组、乙组和丙组各16例。甲组予上方联合葛根素静滴加维生素A口服,乙组予上方联合葛根素静滴加针灸,丙组予维生素A加葛根素静滴。三组均连续治疗18日。结果:甲、乙两组治疗后视力和视野平均敏感度均显著提高,差异有统计学意义($P<0.05$);丙组部分患者治疗后视

力、视野平均光敏感度有所提高,但治疗前后差异均无显著性($P>0.05$)。④

6.明目增视丸 枸杞子、紫河车、车前子、桑椹、丹参、虎杖、赤芍、枳壳、酒大黄等。每次5克,每日3次,3个月为1个疗程。李绍逵用上方治疗40例原发性视网膜色素变性导致视神经萎缩患者。结果:视力有效28例,无效12例,有效率70%;视野有效16例,无效24例,有效率40%。⑤

7.夜明方 黄芪、丹参、石菖蒲、枸杞子、当归、夜明砂、炙全蝎等。每日1剂,30日为1个疗程,连续服用2个疗程。丁淑华用上方治疗46例(92只眼)原发性视网膜色素变性患者。结果:好转72只眼,无效20只眼,有效率82.6%。⑥

8.益气明目丸 党参、黄芪、白术、山药、茯苓、菟丝子、黄精、柴胡、葛根、当归、丹参等。上药研细末,制成小丸剂,每次9克,每日3次,饭后温开水送服。李传课用上方治疗23例(45只眼)脾胃气虚型原发性视网膜色素变性患者。结果:治疗时间为34～92日,平均44.70日。显效3只眼,占6.67%;有效31只眼,占68.89%;无效11只眼,占24.44%。总有效率75.56%。⑦

9.补肾明目方 熟地黄、山茱萸、黄精、枸杞子、菟丝子、巴戟天、丹参、当归。随症加减:肾阳虚弱,腰膝酸软,形寒肢冷,舌质淡胖,脉沉迟者,去黄精,加淫羊藿、鹿角霜、制附片;肾阴不足,五心烦热,头晕颧红,舌红少苔,脉细数者,去巴戟天,加生地黄、女贞子。辅助用川芎嗪注射液或复方丹参注射液静脉滴注,每日1次,2周为1个疗程,间隔2周,再行第2个疗程,共2个月。冯俊用上法治疗37例原发性视网膜色素变性患者。结果:治疗2个月后超氧化物歧化酶(SOD)活性明显提高,与治疗前相比有显著性差异($P<0.05$)。⑧

① 陈伟丽.中医药治疗原发性视网膜色素变性的疗效分析[J].中国中医眼科杂志,2010,20(4):198-200.
② 滕克禹.结晶样视网膜变性的诊断与中药治疗[J].中国中医眼科杂志,2007,17(4):198-200.
③ 王静波.四物五子汤中微量元素的测定[J].中国中医眼科杂志,1993,3(2):93-94.
④ 魏忠燕,唐由之,庄曾渊,等.三种疗法对视网膜色素变性患者视功能改善的影响[J].中医杂志,2005,46(10):770.
⑤ 李绍逵.明目增视丸治疗RP性视神经萎缩及其血中环核苷酸含量测定[J].中药材,2004,27(10):794-795.
⑥ 丁淑华.夜明方对原发性视网膜色素变性的疗效观察[J].中国中医眼科杂志,1999,9(4):206-207.
⑦ 李传课.益气明目丸治疗脾胃气虚型视神经萎缩和视网膜色素变性疗效观察[J].中国中医眼科杂志,1997,7(1):14-18.
⑧ 冯俊.补肾明目药对原发性视网膜色素变性患者血清超氧化物歧化酶活性的影响[J].中国中医基础医学杂志,1997,3(4):36-37.

10. **灵素丸** 西洋参、羚羊角、钩藤、百合、天冬、菊花、藏红花、当归、赤芍、茺蔚子等。上药制成蜜丸,每丸10克,每次服1丸,每日2次,1个月为1个疗程。疗程间隔3～5日,一般为3个疗程。鹿道直等用上方治疗43例(86只眼)视网膜色素变性患者。结果:显效(视力提高≥3行或周边视野扩大≥20°)26只眼,有效56只眼,无效4只眼,总有效率95.3%。[①]

预 防 用 药

食疗方

(1)肝郁气滞型 组成:鸭、鹅、鳖、海带、海蜇、海参、淡菜、蛋白、丝瓜、黄瓜、苦瓜、梨、藕、香蕉、甘蔗。药膳:天麻、陈皮、菊花、薏苡仁、绿豆、大豆黄卷。

(2)脾气虚弱型 组成:羊肉、狗肉、兔肉、猪肚、猪瘦肉、麻雀、山药、萝卜、白菜、西红柿、马铃薯、扁豆、茄子、四季豆、刀豆、苹果、梨、桔子、菱、葡萄。药膳:玉竹、党参、黄芪、山药、大枣、白莲子肉、龙眼肉、赤小豆、扁豆、薏苡仁。

(3)肝肾阴虚型 组成:兔肉、鸽肉、鸡肉、鳝鱼、龟鳖、动物的心、肾、丝瓜、花菜、冬瓜、黑木耳、香菇、荔枝、胡桃仁、猕猴桃、黑大豆。药膳:黄精、桑椹、龙眼肉、制何首乌、熟地黄、玉竹、龟甲、鳖甲。

以上食物与药膳,可根据病的证型,个人膳食喜恶,合理调配,使之达到食借药威,药助食性,药食同用,相辅相成,相得益彰的治疗目的。[②]

---

① 鹿道直,等.灵素丸治疗视网膜色素变性疗效观察[J].中国中医眼科杂志,1994,4(4):201-202.
② 张明亮,等.视网膜色素变性的忌口与食疗[J].辽宁中医杂志,1991,15(11):19.

麻痹性斜视

概　述

麻痹性斜视是以一条或数条眼外肌完全或不完全麻痹而引起的眼位偏斜，眼球运动受限，复视，眩晕，恶心呕吐等为特征的眼病。麻痹性斜视分为先天性和后天性两类。先天性由于先天发育异常、产伤等引起；后天性多由外伤、炎症、血管性疾病、肿瘤和代谢性疾病等引起。

本病属中医"风牵偏视"范畴，多由风邪而起，具有眼珠突然偏斜，转动受限，视一为二等症状。又名目偏视、坠睛、坠睛眼等。其病因病机有气血不足，腠理不固，风邪乘虚侵入经络，目中筋脉弛缓；脾胃失调，津液不布，聚湿成痰，复感风邪，风痰阻络致眼带转动失灵；外伤或肿瘤压迫，脉络受损瘀阻。

辨　证　施　治

1. 彭清华等分3型

（1）风邪中络型　治宜祛风通络。方用羌活胜风汤合牵正散加减。随症加减：肝血虚少者，可加当归、熟地黄以补血养血；风热为患者，去方中生姜、肉桂、附子等温热之品，酌加生石膏、生地黄、秦艽、桑枝等以辛凉疏风、清热通络。

（2）风痰阻络型　治宜化痰祛风。方用正容汤合桃红四物汤加减。随症加减：恶心呕吐甚者，加竹茹、姜半夏以涤痰止呕；痰湿偏重者，加薏苡仁、石菖蒲、佩兰以芳香化浊、除湿祛痰。

（3）脉络瘀阻型　治宜活血通络。方用桃红四物汤加减。随症加减：病变早期，可加防风、荆芥、蒺藜以增祛风散邪之功；后期表现为气虚血瘀者，可加党参、黄芪等以益气扶正，或改用补阳还五汤加减以益气活血通络。[1]

2. 李传课分2型

（1）风伤筋脉型　治宜祛风通络。药用羌活6克、独活6克、荆芥6克、防风10克、薄荷6克、川芎6克、钩藤10克、天麻10克、蝉蜕6克、甘草3克。随症加减：年老体虚者，加党参10克以扶正御邪；夹热邪者，加黄芩10克以清热；感冒所致者，加板蓝根15克。

（2）风痰阻络型　治宜化痰祛风。药用僵蚕10克、胆南星6克、制白附10克、法半夏10克、秦艽10克、防风10克、全蝎（研末兑服）3克、甘草3克。随症加减：步履不稳者，加天麻10克、钩藤15克以平肝息风；病情日久者，加白芍10克、当归10克以活血通络；合并上睑下垂者，加党参10克、黄芪15克以补中益气。[2]

3. 夏济勋等分3型

（1）肝郁化火型　治宜镇肝清热。方用自拟镇肝清热汤：生白芍30克、生龙骨30克、全当归10克、白茯苓10克、钩藤10克、炒僵蚕10克、广地龙10克、栀子炭10克、牡丹皮8克、大蜈蚣1条、白茅根15克、炙甘草5克。

（2）脾气虚弱型　治宜健脾益气。方用补中益气汤加减：炒党参6克、生黄芪6克、银柴胡5克、小蜈蚣半条、钩藤8克、炒僵蚕8克、炙升麻4克、炙甘草4克。

① 彭清华，等.中医五官科学[M].北京：人民卫生出版社，2015：230.
② 李传课.中医眼科学[M].北京：人民卫生出版社，1999：722.

（3）外伤跌仆经络受损型　治宜舒经通络。方用牵正散加减：生石膏 12 克、炒僵蚕 6 克、淡黄芩 6 克、炒白芍 6 克、小蜈蚣半条、全蝎 2 克、钩藤 8 克、粉葛根 8 克、金银花 10 克、生甘草 5 克。

以上各方均每日 1 剂，水煎 2 次，分 2 次服。[①]

4. 刘怀栋等分 4 型

（1）脾虚气弱型　治宜健脾益气。方用培土健肌汤：党参 10 克、白术 10 克、茯苓 10 克、当归 10 克、黄芪 10 克、钩藤 10 克、全蝎 10 克、银柴胡 3 克、升麻 3 克、陈皮 3 克、甘草 3 克。随症加减：胃纳欠佳，大便溏者，加吴茱萸、炮姜、附子；口渴欲饮者，加麦冬、天花粉、玄参。

（2）风邪较重型　治宜祛风通络。方用羌活胜湿汤加减：羌活 10 克、防风 10 克、前胡 10 克、薄荷 10 克、全蝎 10 克、桔梗 10 克、钩藤 10 克、甘草 3 克。随症加减：大便秘结者，加番泻叶；口渴烦躁者，加生石膏、天花粉、麦冬。

（3）肾阴不足型　治宜滋补肾阴。方用育阴潜阳息风汤：生地黄 15 克、生石决明 15 克、白芍 12 克、枸杞子 12 克、麦冬 10 克、天冬 10 克、盐知母 10 克、盐黄柏 10 克、生龙骨 10 克、生牡蛎 10 克、怀牛膝 10 克、钩藤 10 克、全蝎 10 克、白菊花 10 克、黄芩 10 克。随症加减：胸闷、心悸、脉结者，去生石决明、生龙骨、生牡蛎，加苏子、党参、远志、炒酸枣仁。

（4）肾阳虚损型　治宜温补肾阳。方用桂附地黄汤加味：山药 30 克、黄芪 30 克、茯苓 15 克、白术 15 克、黄精 15 克、钩藤 15 克、附子 10 克、熟地黄 10 克、枸杞子 10 克、泽泻 6 克、全蝎 6 克、牡丹皮 5 克、肉桂 5 克。随症加减：纳少便溏者，去熟地黄、牡丹皮、泽泻，加吴茱萸；口渴欲饮者，加葛根、天花粉、麦冬。

以上各方均每日 1 剂，水煎服。[②]

5. 石守礼分 5 型

（1）脾虚气弱型　治宜健脾益气。方用自拟

健脾益气升阳汤：党参、炙黄芪、炒白术、升麻、柴胡、防风、羌活、陈皮、炙甘草。

（2）脾肾两亏型　治宜补益脾肾。方用自拟健脾益肾祛风汤：党参、炙黄芪、茯苓、续断、仙茅、怀牛膝、防风、五味子、枸杞子、当归、龟甲。

（3）风邪外袭、痰湿阻络型　治宜祛风化痰活络。方用自拟祛风涤痰舒筋活络汤：秦艽、荆芥、羌活、防风、钩藤（后下）、全蝎、白附子、僵蚕、木瓜、蝉蜕、地龙、当归、甘草。

（4）营卫不和、风邪袭络型　治宜祛风和营。方用自拟祛风和营方：当归、白芍、桂枝、炙甘草、羌活、防风、荆芥穗、茯苓、生姜、大枣。

（5）瘀血阻络型　治宜活血化瘀通络。方用自拟活血化瘀祛风通络汤：当归、赤芍、川芎、桃仁、红花、熟地黄、鸡血藤、钩藤（后下）、丹参、防风、羌活、郁金、甘草。

以上各方均每日 1 剂，水煎 2 次，分 2 次服。[③]

经 验 方

1. 正容汤加减　羌活、白附子、胆南星、白僵蚕、秦艽、防风、法半夏、木瓜、松节、全虫、生姜、甘草。随症加减：风寒表症明显者，加麻黄、紫苏、桂枝以增解表散寒通络之力；风热表症明显者，减方中白附子、生姜，加柴胡、薄荷、桑枝、金银花等以增强辛凉疏风、清热通络之效；风痰入络，兼见食少便溏，泛吐痰涎，苔厚腻等脾虚湿盛症者，加陈皮、云茯苓、党参、白术等以增健脾利湿化痰之功；肝风内动者，选加生龙骨、生牡蛎、牛膝、天麻等以镇肝潜阳息风；外伤瘀滞者，选加活血化瘀通络之品，如桃仁、红花、川芎、赤芍、苏木等；病久气虚血瘀者，加黄芪、当归、丹参、红花等以益气化瘀。每日 1 剂，水煎后早晚分服。张凤梅等用上方加减联合针刺治疗 60 例麻痹性斜视患者。结果：治愈 52 例中，有 23 例第 1 个疗程治愈，占 21.62%；20 例 2 个疗程治愈，约占 38.46%；9 例 3

① 夏济勋，等.中药治疗眼外肌麻痹 3 例[J].中国中医眼科杂志,1993,3(3)：191.
② 刘怀栋，等.眼肌麻痹的辨证治疗[J].中国中医眼科杂志,1993,3(1)：29－30.
③ 石守礼.辨证治疗眼肌麻痹 34 例临床报告[J].中医杂志,1985,26(6)：39－40.

个疗程以上治愈,约占 17.31%。52 例治愈患者均在第 1 个疗程就显效,5 例好转患者于第 2 个疗程显效。①

2. **血府逐瘀汤** (1) 黄芪 15 克、瓜蒌皮 15 克、赤芍 15 克、白芍 15 克、法半夏 10 克、地龙 10 克、天麻 12 克、丹参 20 克、鸡血藤 30 克。随症加减:属气虚倍用黄芪,加白术 15 克。每日 1 剂,水煎服。王蓓用上方加减治疗 2 例眼外肌麻痹患者,均获痊愈。② (2) 当归 10 克、生地黄 10 克、桃仁 10 克、川牛膝 10 克、红花 10 克、川芎 6 克、赤芍 6 克、枳壳 6 克、柴胡 6 克、桔梗 6 克、丹参 30 克、甘草 3 克。每日 1 剂,水煎服。李怀善用上方治疗 2 例动眼神经麻痹患者,获痊愈。③ (3) 当归 15 克、熟地黄 15 克、川芎 10 克、赤芍 10 克、川牛膝 10 克、桃仁 12 克、红花 12 克、柴胡 7 克、枳壳 7 克、竹茹 7 克、石决明 18 克、蝉蜕 15 克、甘草 6 克。班旭升用上方治疗 2 例动眼神经痹患者,均获治愈。④

3. **自拟方 1** 黄芪、珍珠、乳香、牛黄、麝香等。每次服 1 克,每日 2 次,21 日为 1 个疗程,间隔 1 周可再服。结合针刺:取球后、睛明及眼外肌,每日 1 次,每次 10～15 分钟。针刺眼外肌只用于外展神经麻痹患者,位置距角膜缘 6～7 厘米,巩膜附着点处,沿眼球切线方向进针,反复点刺 30 秒～1 分钟,不留针。儿童患者不适用。王永兴等用上法治疗 31 例(31 只眼)眼外肌麻痹患者。结果:有效 21 只眼,占 67.74%。其中动眼神经麻痹有效 15 只眼,占 43.38%;外展神经麻痹有效 6 只眼,占 19.36%。⑤

4. **自拟方 2** 党参、黄芪、当归、白芍、升麻、柴胡、羌活、防风。随症加减:偏气虚者,重用黄芪;偏湿重者,加白术、茯苓、陈皮等;脾肾两虚者,加枸杞子、菟丝子、川续断、女贞子等;风痰入络

者,加僵蚕、全蝎、钩藤、陈皮、清半夏、茯苓;瘀血阻络者,加丹参、桃仁、红花、赤芍、川芎等。每日 1 剂,水煎服。10 剂为 1 个疗程。郝艳仙等用上方加减治疗 80 例眼肌麻痹患者。结果:脾气虚弱、中气不足型 23 例,治愈 15 例(65.2%),显效 5 例,好转 2 例,无效 1 例;脾肾两虚型 5 例,治愈 2 例(40%),显效 1 例,好转 1 例,无效 1 例;风痰入络型 28 例,治愈 27 例(96.4%),显效 1 例;瘀血阻络型 24 例,治愈 21 例(87.5%),显效 2 例,好转 1 例。⑥

5. **补阳还五汤加减** 生黄芪 120 克、当归尾 6 克、赤芍 5 克、地龙 3 克、桃仁 3 克、红花 3 克、川芎 1.5 克,或加防风 3 克。李应湛等用上方治疗 2 例球后注射并发动眼神经麻痹患者,获痊愈,患者眼睑和眼球功能活动均恢复正常。⑦

6. **祛风活血汤加减** 羌活 10 克、荆芥 10 克、白芷 10 克、当归 10 克、川芎 10 克、党参 10 克、连翘 10 克、防风 6 克、桂枝 6 克、细辛 3 克、生地黄 15 克、肉苁蓉 15 克、生姜 5 克、大枣 6 枚。每日 1 剂,水煎服。结合拔风膏:蓖麻仁 100 克、川乌 5 克、草乌 5 克、冰片 2 克、麝香 2 克。将川乌、草乌烘干,碾为细末,和冰片、麝香共研成粉,与蓖麻仁共捣如泥,装瓶备用,用时将药摊在 3 厘米×3 厘米麻纸上,太阳穴外贴,隔日更换 1 次。李光远用上法治疗 2 例眼肌麻痹患者,获痊愈。⑧

单　方

蜈蚣散 组成:蜈蚣 20 克(每条重约 1 克)、僵蚕 50 克、红花 30 克。制备方法:上药置瓦上加热焙焦黄,共研极细末,分成 20 小包,每包 5 克。用法用量:每日早晚服 1 包,用 5 克人参煮

① 张风梅,等.正容汤合针刺治疗麻痹性斜视疗效分析[J].中国中医眼科杂志,2004,14(4):218-219.
② 王蓓.活血化瘀法治愈眼外肌麻痹 2 例[J].中国中医眼科杂志,1995,5(1):63.
③ 李怀善.血府逐瘀汤加味治疗动眼神经麻痹 2 例[J].中国中医眼科杂志,1993,3(2):86.
④ 班旭升.血府逐瘀汤治愈动眼神经麻痹 2 例[J].中医杂志,1988(10):21.
⑤ 王永兴,等.中药及针刺治疗眼外肌麻痹[J].中国中医眼科杂志,1993,3(2):87-89.
⑥ 郝艳仙,等.中药、针灸治疗眼外肌麻痹 80 例[J].中国中医眼科杂志,1992,2(1):47-48.
⑦ 李应湛,等.补阳还五汤治疗动眼神经麻痹 2 例[J].中医杂志,1983,24(2):32-33.
⑧ 李光远.中医药治疗眼肌麻痹 2 例[J].中医杂志,1983,24(3):33.

水适量,送服。临床应用:谢立科以上方治愈 2 例眼肌麻痹患者。[①]

中 成 药

正斜丸　组成:蜈蚣、僵蚕、全蝎、制白附子、黄芪、党参、秦艽、红花、防风等(湖南中医学院一附院药剂科生产)。用法用量:每次 9 克,每日 3 次。临床应用:谢立科等用上方治疗 38 例麻痹性斜视患者,有糖尿病者配合使用降糖药物,有高血压者配合使用降压药。结果:痊愈 29 例,有效 8 例,无效 1 例,总有效率 97%。[②]

---

① 谢立科.蜈蚣散治疗眼外肌麻痹 2 例[J].中国中医眼科杂志,1993,3(2):109.
② 谢立科,等.正斜丸治疗麻痹性斜视临床研究[J].中国中医眼科杂志,1999,9(4):208-211.

弱　　视

概　　述

单眼或双眼矫正视力低于正常,而眼球无器质性病变称为弱视。视觉发育关键期内因异常双眼相互作用和(或)形觉剥夺引起的单眼或双眼最佳矫正视力下降。弱视的主要致病因素有斜视、屈光不正、屈光参差以及形觉剥夺等。

弱视在中医古籍中并无相应的病名,有关本病的记载散见于小儿通睛、视瞻昏渺、能近怯远、胎患内障、小儿青盲等。弱视的发病,多属虚证,与先天禀赋不足、后天失养或其他疾病导致脏腑功能异常有关。在脏属肝肾,或肝血不足,或肾精亏少、肾气不充,致精气不能上承于目,目失濡养,神光发越无力而形成弱视。弱视严重影响患者的生活质量,给学习和生活带来不便。

辨　证　施　治

1. 彭清华等分2证

(1) 肝肾不足证　治宜补益肝肾。方用四物五子丸加减:当归10克、川芎5克、熟地黄15克、白芍10克、枸杞子10克、覆盆子10克、地肤子10克、菟丝子10克、车前子(包煎)10克。随症加减:偏肾阳虚者,加山茱萸、补骨脂、淫羊藿以温补肾阳;肝肾阴虚者,加楮实子、桑椹以滋补肝肾;伴脾胃虚弱者,加白术、党参以健脾益气。

(2) 脾胃虚弱证　治宜健脾和胃。方用参苓白术散加减:莲子肉9克、薏苡仁9克、缩砂仁6克、桔梗6克、白扁豆12克、白茯苓15克、人参15克、炙甘草9克、白术15克、山药15克。随症加减:兼食滞者,可选加山楂、麦芽、神曲、谷芽、鸡内金。[1]

2. 段俊国分3型

(1) 禀赋不足型　治宜补肾益精。方用四物五子丸加减:当归10克、川芎5克、熟地黄15克、白芍10克、枸杞子10克、覆盆子10克、地肤子10克、菟丝子10克、车前子10克。随症加减:偏肾虚者,加山茱萸、补骨脂以温补肾阳;偏肝肾阴虚者,加楮实子、桑椹以滋补肝肾。

(2) 脾胃虚弱型　治宜健脾和胃。方用参苓白术散加减:莲子肉9克、薏苡仁9克、缩砂仁6克、桔梗6克、白扁豆12克、白茯苓15克、人参15克、甘草9克、白术15克、山药15克。随症加减:兼食滞者,可选加山楂、麦芽、神曲、谷芽、鸡内金以健脾开胃、消食化积。

(3) 气血亏虚型　治宜补益气血。方用八珍汤加减。随症加减:可酌加黄芪、石菖蒲以益气行气开窍。[2]

3. 王永炎等分4型

(1) 肝肾不足型　治宜补益肝肾。方用四物五子丸加减:川芎、五味子、白芍、丹参、茺蔚子、枸杞子、菟丝子、熟地黄、覆盆子、党参。随症加减:偏肾阳虚者,选加山茱萸、补骨脂;偏肾阴虚者,选加楮实子、桑椹;偏脾虚者,选加白术、山药。

(2) 气血亏虚型　治宜补益气血。方用八珍汤加减:川芎、石菖蒲、白芍、白术、当归、远志、炙甘草、黄芪、葛根、熟地黄、党参。随症加减:兼血

① 彭清华,等.中医五官科学[M].北京:人民卫生出版社,2015:235.
② 段俊国.中医眼科临床研究[M].北京:人民卫生出版社,2009:315-316.

瘀者,选加赤芍、丹参、桃仁、红花。

（3）脾胃虚弱型　治宜健脾益气。方用参苓白术散加减：山药、白茯苓、白术、甘草、白扁豆、砂仁、桔梗、党参、莲子肉、薏苡仁。随症加减：兼食滞者,选加山楂、麦芽、鸡内金、谷芽、神曲。

（4）气虚血瘀型　治宜益气活血。方用补阳还五汤加减：川芎、当归、赤芍、地龙、黄芪、桃仁、红花、党参。①

经 验 方

1. 培补肝肾活血通络方　制何首乌10克、熟地黄10克、枸杞子10克、肉苁蓉10克、盐菟丝子10克、川芎6克、丹参10克、泽泻10克、陈皮6克。上药制成配方颗粒剂,6～12岁患儿每日1剂,分3次服,每次100毫升,6岁以下患儿每2日1剂,分3次服,每次50毫升。1个月为1个疗程,共治疗3个疗程,每周服药4日,停药休息3日。结合屈光矫正、遮盖主眼及精细作业训练,每日1次,每次30分钟。夏红用上法治疗38例（69只眼）弱视患者。结果：基本痊愈23只眼,进步36只眼,无效10只眼,总有效率85.5%。②

2. 自拟方1　青皮10克、决明子10克、菊花10克、冰片5克、乳香15克、薄荷5克、枸杞子15克、红花10克、当归10克、密蒙花5克、丹参10克、菟丝子10克、熟地黄10克。上述药物水煎后置于一次性包装袋中备用。采用离子导入每日1次。治疗时患者取坐位,闭眼,将浸透中药液的纱布铺于双眼部,然后戴上带有电极的眼罩,使之与中药纱布完全接触,松紧适中,另一电极（导电橡胶）上垫浸透生理盐水的纱布,使之紧贴于掌部。导入15分钟后选取鱼腰、承泣、睛明、瞳子髎、四白等穴按摩,共按摩10分钟。每日1次,治疗5日休息2日,3个月为1个疗程,连续治疗2个疗

程。结合戴镜、遮盖及精细作业。谢祥勇用上法治疗40例（72只眼）弱视患者。结果：基本治愈56只眼,进步14只眼,无效2只眼,总有效率97.27%。③

3. 近视康　川芎10克、牡丹皮12克、当归10克、熟地黄18克、五味子6克、枸杞子20克、柴胡10克、白芍12克、菟丝子15克。结合屈光矫正、遮盖主眼、增视训练及耳穴贴压,15日为1个疗程。李迎舒用上法治疗弱视儿童112只眼。结果：基本治愈91只眼,进步14只眼,无效1只眼,总有效率99.1%。④

4. 增视汤　决明子10克、桑椹10克、五味子9克、菊花9克、菟丝子9克、枸杞子10克、熟地黄10克、黄芪10克、白术10克、当归10克等。随症加减：出现腹泻者,减决明子用量；脾虚便溏者,酌加白术、当归、黄芪用量。每日1剂,每日3次,1个月为1个疗程,1个疗程后停药1周,坚持6个疗程,服用药物1周停用2日后继服。青淑元用上方加减治疗30例（56只眼）弱视患者。结果：痊愈20只眼,进步25只眼,无效11只眼,总有效率80.4%。⑤

5. 补中益气汤加减　黄芪10克、白术10克、陈皮10克、升麻6克、柴胡6克、人参10克、当归身6克、甘草3克。随症加减：体质较差者,加阿胶6克,人参用至15克；食欲较差者,加山楂10克、麦芽10克、神曲10克。所有中药统一煎煮,封装成袋,每袋150毫升,每剂药煎汁分装6袋,每次服1袋,每日2次,饭后服。结合针刺治疗,10日为1个疗程,治疗2个疗程总结1次疗效,每例以6个疗程为限。闫兆用上方加减治疗63例（126只眼）12～17岁弱视青少年。结果：好转102只眼,无效24只眼,有效率81%。⑥

6. 自拟方2　党参、白术、茯苓、当归、丹参、川芎、陈皮、熟地黄、炙甘草。随症加减：脾虚食

① 王永炎,庄曾渊.今日中医眼科[M].北京：人民卫生出版社,2000：344-345.
② 夏红.培补肝肾活血通络法治疗儿童弱视的临床观察[J].中国中医眼科杂志,2017,27(2)：99-102.
③ 谢祥勇.中药离子导入配合按摩眼部穴位治疗儿童弱视立体视觉疗效观察[J].中国中医眼科杂志,2012,22(4)：276-278.
④ 李迎舒.中西医结合治疗儿童弱视的临床观察[J].中国中医眼科杂志,2011,21(3)：166-167.
⑤ 青淑元.增视汤治疗小儿弱视的临床疗效观察[J].辽宁中医杂志,2011,38(6)：1119-1121.
⑥ 闫兆.中医药治疗12岁～17岁青少年弱视的疗效观察[J].中国中医眼科杂志,2010,20(2)：110-112.

滞者,去熟地黄,加神曲、麦芽、山楂、枳壳;脾肾不足者,加枸杞子、黄精、鹿茸。每日1剂,水煎服,分2次口服。1个月为1个疗程,配合针刺治疗、耳穴压豆。曹中兵用上法治疗62例(104只眼)弱视患者。结果:轻度弱视18只眼,基本痊愈16只眼,进步2只眼;中度弱视70眼,基本痊愈4只眼,进步22只眼,无效2只眼;重度弱视16只眼,基本痊愈6只眼,进步8只眼,无效2只眼。[1]

7. 弱视明 熟地黄12克、黄精12克、怀山药12克、白芍10克、女贞子12克、潞党参12克、当归12克、川芎5克、生龙牡(先煎)各20克、陈皮6克、六神曲10克、砂仁(后下)5克。水煎服,2个月为1个疗程,共5个疗程。结合验光配镜和弱视治疗仪。陈旭虹用上法治疗51例(88只眼)弱视儿童。结果:基本痊愈50只眼,进步34只眼,无效4只眼,总有效率95.45%。[2]

8. 神光源方 神光源Ⅰ号方:熟地黄、黄精、枸杞子、楮实子、陈皮等。神光源Ⅱ号方:肉苁蓉、菟丝子、怀山药、菊花、决明子等。将中药制成神光源Ⅰ号冲剂、神光源Ⅱ号胶囊口服,每日3次,每次1袋或2粒(相当生药3克)。治疗1个月为1个疗程,连续6个疗程。吴西西用上方治疗104例(178只眼)弱视儿童。结果:基本痊愈121只眼(67.98%),进步50只眼(28.09%),无效7只眼(3.93%)。[3]

9. 参明汤 太子参、郁金、谷芽等。自配镜之日起,每日1剂,每剂煎2次,分2次服完,6日为1个疗程,共服2～30个疗程。若治疗后视力提高至1.0者,继续服用1个疗程以巩固疗效,然后停药,随访1年。周至安用上法治疗120例(195只眼)10岁以下屈光不正性弱视患者。结果:治愈187只眼,好转8只眼,总有效率100%,治愈率95.9%;起效时间最短为3日,最长为15日;治愈病例治愈

时间最短15日,最长为6个月,平均1.5个月。[4]

10. 增视饮 石菖蒲10克、柏子仁10克、远志10克、夜交藤10克、人参10克、黄芪12克、山药10克、白术10克、当归10克、龙眼肉10克、川芎10克、茯苓10克、甘草5克。常规水煎3次,每次煎出药液80毫升左右,混合后分3次口服,每日早晚各1次温服。待视力提高至基本痊愈或两眼视力无明显差异后,继续戴镜1年,联合遮盖疗法。赵玉明用上法治疗30例(51只眼)弱视患者。结果:不同年龄儿童弱视疗效,3～6岁25只眼,显效17只眼,有效5只眼,无效3只眼;7～16岁22只眼,显效18只眼,有效4只眼;11～12岁4只眼,显效2只眼,有效1只眼,无效1只眼。[5]

11. 自拟方3 党参、白术、茯苓、当归、丹参、川芎、陈皮、熟地黄、炙甘草。随症加减:脾虚食滞者,去熟地黄,加神曲、麦芽、山楂、枳壳、鸡内金;若身体瘦弱,发育落后,重度弱视,脾肾不足者,加枸杞子、黄精、鹿茸。每日1剂,水煎服,早、晚饭后服。治疗1个月为1个疗程。中药治疗期间联合光学矫正和家庭视觉训练,治疗时间最短3个月,最长1年,平均6个月,每2～4周检查1次视力。杨晓桦用上法治疗31例(52只眼)弱视患者。结果:总有效率为96%,其中基本痊愈34只眼,进步16只眼,无效2只眼。[6]

12. 益视合剂 益智仁15克、肉苁蓉15克、枸杞子15克、白术10克、远志6克等。每日2次,每次10～15毫升。20日为1个疗程,间歇服用,联合西医眼科弱视常规治疗。魏伟用上法治疗40例(63只眼)弱视患者。结果:痊愈6只眼,基本痊愈16只眼,进步27只眼,无效14例,总有效率77.78%。[7]

13. 增视明目丸 菟丝子、熟地黄、枸杞子、白芍、川芎、木香等。5～8岁患儿每次服6克,每日

① 曹中兵.针药结合治疗儿童弱视62例[J].时珍国医国药,2006,17(2):251.
② 陈旭虹.弱视明汤治疗儿童弱视疗效观察[J].中国中医眼科杂志,2006,16(2):107-108.
③ 吴西西.中药治疗儿童弱视临床研究[J].中国中医眼科杂志,2003,13(3):134-136.
④ 周至安.参明汤治疗屈光不正性弱视疗效观察[J].中国中医眼科杂志,2003,13(4):219-220.
⑤ 赵玉明.中药戴镜遮盖加训练治疗儿童弱视30例[J].辽宁中医杂志,2003,30(3):205.
⑥ 杨晓桦.儿童弱视的综合疗效观察[J].中国中医眼科杂志,2001,11(3):168-169.
⑦ 魏伟.益视合剂与耳压治疗儿童弱视的临床观察[J].南京中医药大学学报,1998,14(1):21-22.

2 次;9～10 岁患儿每次服 9 克,每日 2 次。治疗 1 个月为 1 个疗程。对屈光不正性弱视和有屈光不正的斜视性弱视患者加配戴合适眼镜;屈光参差性弱视除配镜外加遮盖疗法。治疗时间最短 1 个月,最长 1 年,平均 5.6 个月。张凤梅用上法治疗 110 例(185 只眼)弱视儿童。结果:基本痊愈 150 只眼,约占 81.1%;进步 30 只眼,约占 16.2%;无效 5 只眼,约占 2.7%。总有效率 97.3%。①

14. 视明饮　地黄、白芍、山药、女贞子、葳蕤仁、石决明、黄精。每日 1 剂,水煎服。随症加减。对屈光参差性的配合遮盖疗法。2 个月为 1 个疗程,中药治疗期间不再进行其他治疗。王静波等用上法治疗 184 例(299 只眼)弱视患者。结果:基本痊愈 219 只眼,占 73.12%;进步 69 只眼,占 23.1%;无效 11 只眼,占 3.7%。总有效率 96.3%,时间最短者 12 日,最长者 1 年,平均 1.6 个疗程。基本痊愈患儿 42 只眼观察 3 年后 37 只眼视力保持在 0.9 以上,痊愈率为 88.1%。②

15. 逍遥散加减　柴胡 15 克、白芍 30 克、当归 10 克、炒白术 10 克、茯苓 10 克、白菊花 10 克、枸杞子 10 克、党参 10 克、甘草 3 克。在此方基础上根据病情酌加郁金、石菖蒲、栀子。每日 1 剂,水煎服。结合暗示及针刺治疗。取穴:合谷、人中。针法:进针后用强刺激,留针 20 分钟,每 5 分钟捻 1 次,或取合谷、太阳、球后、风池、睛明。每日针刺 1 次,每次取 2 穴,方法同前。赵志河等用上法治疗 2 例癔病性弱视患者,均获痊愈。③

中 成 药

1. 明视冲剂　组成:黄芪 10 克、熟地黄 10 克、女贞子 10 克、枸杞子 10 克、茺蔚子 10 克、草决明 10 克、山药 10 克、连翘 10 克、淡竹叶 10 克、丹参 7.5 克、山楂 7.5 克、五味子 6 克(江阴天江中药颗粒冲剂)。用法用量:每剂分 3 次冲服,每日 2 次。联合戴镜、遮盖、同视机治疗,10 日为 1 个疗程,每个疗程间隔 2 日,治疗 6 个疗程。临床应用:张燕平等用上法治疗 40 例(74 只眼)弱视患者。结果:显效 45 眼,有效 23 眼,无效 6 眼,总有效率 91.89%。④

2. 杞菊地黄丸或增光片　杞菊地黄丸组成:枸杞子、菊花、熟地黄、酒山茱萸、牡丹皮、山药、茯苓、泽泻。功效主治:滋肾养肝;适用于肝肾阴亏,眩晕耳鸣,羞明畏光,迎风流泪,视物昏花。增光片组成:党参、石菖蒲、茯苓、泽泻、五味子、麦冬、枸杞子、当归、牡丹皮、远志(甘草水制)。功效主治:补益气血,滋养肝肾,明目安神,增加视力;适用于假性近视眼。临床应用:刘新用上方联合西医眼科弱视常规治疗 33 例儿童单眼重度弱视,对临床治愈病例随访 1.5 年以上,其余病例随访时间在 3 个月～1 年。结果:有效率为 69.69%,其中显效率为 42.42%,平均有效时间为 25 日,显效时间 2 个月,治愈时间 9.5 个月。治疗 3 个月无效、视力无提高者放弃治疗。⑤

① 张凤梅.增视明目丸对儿童弱视疗效观察[J].中国中医眼科杂志,1997,7(2):77-80.
② 王静波,等.中药治疗弱视疗效分析[J].中国中医眼科杂志,1994,4(4):203-205.
③ 赵志河,等.针刺和中药治疗癔病性弱视 2 例[J].中国中医眼科杂志,1993,3(1):27.
④ 张燕平,雍林晓,等.明视冲剂加艾灸治疗弱视的临床研究[J].辽宁中医杂志,2010,37(10):2015-2016.
⑤ 刘新.综合疗法治疗单眼重度弱视[J].中国中医眼科杂志,1998,8(4):207-210.

近 视 眼

概 述

在调节放松状态时,平行光线经眼球屈光系统后聚焦在视网膜之前,这种屈光状态称为近视。近视的发生受遗传、环境等多因素的综合影响,其发病机制尚未完全明确。根据屈光成分可分为:屈光性近视和轴性近视。根据屈光程度可分为:轻度近视、中度近视和高度近视。根据眼部是否发生病理变化可分为单纯性近视、病理性近视。近视的临床表现主要是远距离视物模糊,近距视力好,近视初期常有远距视力波动,注视远处物体时眯眼。近视患者由于看近时不用或少用调节,所以集合功能相应减弱,易引起外隐斜或外斜视。有一种表现为远视力时好时坏或用"雾视法"可使远视力提高者,为假性近视或部分有假性近视,此为看远时调节尚未放松所致,又称调节性近视,主要发生于儿童与青少年,采用睫状肌麻痹后验光是鉴别真假近视的可靠方法。

本病在中医中亦称"近视"(《目经大成》),又名"目不能远视"(《证治准绳》)或"能近怯远"(《审视瑶函》)。历代医籍对本病多有论述,如《诸病源候论》认为,目不能远视是由"劳伤腑脏,肝气不足"所致。元代医家王海藏在《此事难知》中则提出"目不能远视,责其无火,法当补心"的论断。《审视瑶函》称本病为"能近怯远症",并指出近视可因"肝经不足肾经病",并有"禀受生成近觑"和"久视伤睛成觑"等记载。到清代,《目经大成》始称本病为近视,并形容高度近视时说:"甚则子立身边,问为何氏。行坐无晶镜,白昼有如黄昏。"

辨 证 施 治

1. 李传课分2型

(1) 心阳不足型 治宜补心明目。方用定志丸加减:蜜远志6克、石菖蒲10克、人参3克、白茯苓10克。

(2) 肝肾两虚型 治宜补益肝肾。方用杞菊地黄丸加减:枸杞子15克、桑椹10克、菟丝子10克、菊花10克、熟地黄12克、山药12克、牡丹皮10克、茯苓15克、泽泻10克、山茱萸10克。[1]

2. 曾庆华分2型

(1) 气血不足型 治宜补益气血。方用当归补血汤加减:生地黄、熟地黄、当归身、川芎、牛膝、防风、炙甘草、白术、天门冬、白芍。

(2) 肝肾两虚型 治宜补益肝肾。方用驻景丸加减:菟丝子、楮实子、茺蔚子、枸杞子、车前子、木瓜、寒水石、河车粉、生三七粉、五味子。[2]

经 验 方

1. 增视汤 丹参、菟丝子、三七、木瓜、党参、当归、枸杞子、茯苓、麦冬等。雍林晓等用上方治疗48例高度近视患者。结果:显效32例,有效12例,无效4例。[3]

2. 增光袋泡剂 丹参、千里光、菊花、甘草等。泡水代茶饮,每日2次,每次9克,3个月为1个疗

① 李传课.中医眼科学[M].北京:人民卫生出版社,2011:699-701.
② 曾庆华.中医眼科学[M].北京:中国中医药出版社,2003:241-242.
③ 雍林晓,等.中西医结合疗法治疗高度近视临床观察[J].辽宁中医杂志,2009,36(4):599.

程。张健等用上方治疗 120 例(218 只眼)近视青少年。结果:痊愈 98 只眼睛,显效 68 只眼,无效 52 例,总有效率 76.15%。①

3. 加味定志丸　白人参 50 克、枸杞子 50 克、石决明 50 克、炙远志 20 克、益智仁 20 克、三七 20 克、石菖蒲 30 克、茯神 30 克、桑椹 30 克、楮实子 30 克、女贞子 30 克、酸枣仁 30 克。将以上诸药共研细末,炼蜜为丸。每次服 9 克,每日 2 次。2 周为 1 个疗程。服药期间禁食白糖及辛辣刺激性食物。唐伟其等用上方治疗 30 例近视青少年。结果:痊愈 20 例,有效 6 例,无效 4 例,总有效率 86.6%。②

4. 增视散　党参 80 克、黄芪 80 克、白术 80 克、麦芽 80 克、升麻 30 克、远志 30 克、石菖蒲 40 克、当归 50 克、茯神 50 克、川芎 50 克、蔓荆子 35 克。上药共研细末,混合均匀,装瓶备用。每次服 6 克,每日 3 次。30 日为 1 个疗程。在治疗期间不看电视,不戴眼镜,每日做眼保健操 1～2 次,远眺 1 小时以上。董泽洪等用上法治疗 170 例(340 只眼)近视患者。结果:痊愈 68 只眼,占 20%;显效 148 只眼,占 43.53%;进步 84 只眼,占 24.71%,无效 40 只眼,占 11.76%。总有效率 88.21%。抽查 50 例 100 只眼,屈光度降低 58 只眼,无效 42 只眼。③

5. 九子还睛煎　枸杞子 15 千克、桑椹 15 千克、女贞子 15 千克、丹参 15 千克、制首乌 10 千克、山茱萸 10 千克、菟丝子 10 千克、沙苑子 10 千克、楮实子 10 千克、茺蔚子 10 千克、益智仁 10 千克、淫羊藿 10 千克、川芎 4.5 千克、黄柏 6 千克。以上中药煎煮浓缩至 10:1 制成颗粒状冲剂,每包净重量 12 克,每次 1 包,每日 3 次,空腹顿服,连服 6 个月后改为维持量,每日 1 包,2 年后停药或减量。黄叔仁等用上方治疗 57 例(110 只眼)近视患者。结果:有效 45 例 86 只眼,无效 12 例 24 只眼,双眼者疗效基本同步,有效率 78.2%;观察

时间最短 5 年,最长 12 年。④

6. 四物汤加味　熟地黄、白芍、川芎、当归。随症加减:气血不足者,加黄芪、党参、白术、鸡血藤、何首乌、桑椹;肝肾阴虚者,加枸杞子、茺蔚子、墨旱莲、女贞子、地骨皮、覆盆子;虚火者,加知母、黄柏;血瘀络阻者,加参三七、桃仁、红花、郁金、丹参、牛膝;眼底机化明显者,加牡蛎、海藻、昆布、夏枯草。每日 1 剂,水煎 2 次,分 2 次服。赵亚滨用上方加减治疗 41 例(44 只眼)高度近视并发黄斑出血者患者。结果:痊愈 30 只眼,基本痊愈 11 只眼,好转 2 只眼,无效 1 只眼,总有效率 97.73%;疗程最短 21 日,最长 368 日,平均 90.44 日。⑤

单　方

近视灵冲剂　组成:潼蒺藜、红花。制备方法:上药制成颗粒冲剂,每包 12 克(相当原生药 11 克)。用法用量:小于 10 岁者每次服 6 克,10 岁以上者每次服 12 克。每日 2 次,温开水冲服。临床应用:陶根鱼等用上方治疗 150 例(285 只眼)青少年假性近视患者。结果:痊愈 76 只眼,占 26.7%;显效 52 只眼,占 18.2%;好转 141 只眼,占 4.95%;无效 16 只眼,占 5.6%。⑥

中 成 药

1. 眼保Ⅱ号胶囊　组成:草决明、女贞子、丹参、山药、茯苓、茺蔚子等。用法用量:成人每日 3 次,每次 2～3 粒。平均疗程 6 个月。临床应用:张建玲等用上方治疗 1 685 例近视患者。结果:治愈 421 例,显效 638 例,好转 562 例,无效 64 例。⑦

2. 眼神口服液　组成:远志、石菖蒲、黄芪、党参、车前草等。用法用量:每日口服 3 次,每次

① 张健,等.增光袋泡剂治疗青少年近视 120 例.辽宁中医杂志[J].2003,30(12):1007.
② 唐伟其,等.加味定志丸治疗青少年近视 30 例疗效观察[J].中医药学报,1993,21(2):19.
③ 董泽洪,等.增视散治疗近视 170 例[J].辽宁中医杂志,1992,19(2):30.
④ 黄叔仁,等.九子还睛煎治疗变性近视的临床观察[J].中医杂志,1991,32(12):30.
⑤ 赵亚滨.四物汤加味治疗高度近视并发黄斑出血 41 例[J].浙江中医杂志,1988,22(1):21.
⑥ 陶根鱼,等.中药近视灵冲剂治疗青少年假性近视疗效观察[J].陕西中医学院学报,1990,13(2):46.
⑦ 张建玲,等.眼保Ⅱ号胶囊治疗青少年近视和假性近视临床观察[J].中成药,2006,28(5):778-779.

10毫升,以饭后服为宜,10日1个疗程,共3个疗程。临床应用:史天平等用上方治疗165例青少年混合性近视及假性近视患者。结果:对青少年混合性近视及假性近视总有效率为89.25%,对青少年混合性近视总有效率为87.57%,对青少年假性近视总有效率为90.45%。[①]

预 防 用 药

食疗方　用法用量:如鸡蛋1个加入1杯牛奶中,煮沸后加蜂蜜1小勺;或以枸杞子10克、陈皮3克、龙眼肉10个或红枣8枚煮沸取汁,加蜂蜜1～2小勺饮用;或将核桃仁泥、黑芝麻粉蜂蜜加入牛奶或豆浆中饮用。近视产生的原因是多方面的,饮食是其中一个非常重要的基本因素。单一和精细食品以及油炸食品、甜食等是造成青少年近视的重要原因。富含钙、硒、铬、锌以及维生素A、B族维生素、维生素C、维生素D、维生素DHA(鱼油)、维生素E等微量元素的食物对于近视的预防具有积极作用。[②]

① 史天平,等.眼神口服液对青少年混合性近视及假性近视165例临床观察[J].中成药,1994,16(10):27-28.
② 黄淑芳,等.现代饮食结构与青少年近视关系探讨[J].现代中西医结合杂志,2005,14(24):3267-3268.

视 疲 劳

概　述

视疲劳即由于各种病因使得人眼视物时超过其视觉功能所能承载的负荷，导致用眼后出现视觉障碍、眼部不适或伴有全身症状等以至不能正常进行视作业的一组症候群。近年来，随着计算机、手机、电视机等视频显示终端的广泛使用，由此产生的视疲劳称为"视频显示终端视疲劳"。视疲劳以患者主观症状为主，眼或者全身因素与精神心理因素相互交织，因此，它并非独立的疾病。视疲劳的发病与眼部因素、环境因素、精神、心理和全身因素有关。临床主要表现为用眼后出现：(1) 视觉障碍，近距离工作或阅读不持久，出现暂时性视物模糊或重影；(2) 眼部不适，眼胀、眼痛、眼干、眼烧灼感、流泪、眼痒、眼异物感及眼眶疼痛；(3) 全身症状，易疲劳，头痛、头晕，记忆力减退，严重时甚至恶心、呕吐，并出现焦虑、烦躁以及其他神经症的症状。一般认为，症状局限在眼部为轻度视疲劳，而兼有全身症状则为重度视疲劳。

本病属中医"目倦"范畴，该病名见于国家标准《中医临床诊疗术语》，又名"肝劳"。"肝劳"因"肝开窍于目"而得名。首见于唐代孙思邈《备急千金要方·七窍门》："其读书、博弈等过度用目者，名曰肝劳。"明代李梴《医学入门·杂病分类·眼》载："读书针刺而(目)痛者，名曰肝劳。"均指出肝劳与劳瞻竭视，过用目力有关。《审视瑶函·内外二障论》则载："凡读书作字，与夫妇女描刺，匠作雕銮，凡此皆以目不转睛而视，……则眼珠隐隐作痛，诸疾之所由起也。"进一步阐明了肝劳的发病因素及临床表现。关于肝劳的防治，《医学入门·杂病分类·眼》认为"但须闭目调养"，《备急千金要方·七窍门》谓"若欲治之，非三年闭目不视，不可得差"，说明当时已经认识到节约目力的重要性。

辨 证 施 治

1. 段俊国分 3 型

(1) 心血亏虚型　治宜补养气血、养心安神。方用天王补心丹(《摄生秘剖》)，或八珍汤(《正体类要》)合柴葛解肌汤(《伤寒六书》)加减。

(2) 肝肾不足型　治宜补养肝肾、益精明目。方用杞菊地黄丸(《麻疹全书》)，或驻景丸(《眼科六经法要》)加减合柴葛解肌汤(《伤寒六书》)加减。

(3) 脾气虚弱型　治宜健脾益气、升阳和血。方用助阳活血汤(《原机启微》)加减。[1]

2. 庞龙分 4 型

(1) 肝肾不足型　治宜补益肝肾。方用驻景丸(《银海精微》)加减。

(2) 脾气虚弱型　治宜健脾益气。方用补中益气汤(《东垣十书》)。

(3) 心血亏虚型　治宜补心养血。方用天王补心丹(《摄生秘剖》)。

(4) 肝郁气滞型　治宜疏肝解郁。方用逍遥散(《太平惠民和剂局方》)。[2]

---

① 段俊国.中医眼科临床研究[M].北京：人民卫生出版社，2009：336－337.
② 庞龙.视疲劳中医古籍探源及其证治[J].中国中医基础医学杂志，2007，13(9)：669.

3. 杨树立等分4型

（1）原发型 ① 肝郁气滞型者，药用柴胡9克、清半夏9克、黄芩9克、白芍10克、当归10克、香附12克、枸杞子12克；② 脾肾两虚型者，药用党参15克、茯苓15克、白术12克、川续断12克、枸杞子12克、枳壳9克、草豆蔻仁9克、山药21克。每日1剂，水煎服，15日为1个疗程，疗程间隔7日。每日用维生素B₁ 100毫克，1次肌注；每日腺苷辅酶维生素B₁₂ 500微克，3次口服。

（2）屈光不正型 药用柴胡9克、白芍9克、清半夏9克、防风9克、荆芥9克、香附12克、夏枯草15克、川芎15克、白芷15克。配戴矫正眼镜。

（3）原发性分开功能过强型 辨证治疗基本同原发型。随症加减：如有屈光不正当配戴矫正眼镜，部分患者配合同视机训练，每次10～15分钟，每周3～4次。

（4）垂直肌不平衡型 治法同原发性分开功能过强型。

临床观察：杨树立等用上方辨证治疗110例辐辏功能不足性眼疲劳症患者。结果：上述各型分别基本治愈30例、39例、0例、0例，显效18例、0例、5例、3例，好转0例、2例、7例、6例，平均疗程为54日、21日、60日、80日。[①]

经 验 方

1. 中药熏蒸剂 千里光10克、生地黄15克、桑叶10克、野菊花15克、防风10克、薄荷10克、冰片3克。将上药粉碎成50目，每份3克，装入纱布袋内。选用口径为8厘米、高18厘米、盖上有2.5厘米小孔的塑料杯。将1份装有中药熏蒸剂的纱布袋放入水杯，再将刚烧开的水倒入杯中约500毫升，保持水面离杯口3～4厘米，迅速将杯盖倾斜30°盖上，使杯盖与杯口错开，双眼交替熏蒸，眼与小孔的距离以感觉温热舒适为宜，熏蒸

至水凉为止。每袋药用1次，每日2～3次，治疗30日。刘建利用上法治疗100例（200只眼）视屏终端综合征视疲劳症患者。结果：临床痊愈33只眼，显效91只眼，有效67只眼，无效9只眼，总有效率95.5%。[②]

2. 加味六君子汤 党参10克、茯苓10克、白术10克、甘草3克、陈皮3克、半夏3克、柴胡5克、白芍10克、黄芩10克、合欢皮10克、夜交藤15克、石斛10克、生地黄10克、仙鹤草15克等。每日1剂，15日为1个疗程。潘小云等用上方治疗40例视疲劳患者。结果：治愈13例，显效15例，有效8例，无效4例，总有效率90%。[③]

3. 加减调中益气汤 黄芪、党参、苍术、当归、升麻、柴胡、陈皮、百合、枸杞子、蔓荆子、炙甘草。随症加减。汪苍璧等用上方加减治疗52例视疲劳患者。服药4～6周，病情缓解后常服补中益气丸或益气聪明丸以巩固疗效，随访3个月～1年。结果：视疲劳症状消除者38例（73.07%），缓解者10例（19.23%），无效者4例（7.70%）。[④]

4. 柴葛解肌汤 柴胡10克、葛根10克、甘草6克、羌活6克、桔梗6克、白芍12克、黄芩12克、白芷12克。随症加减：血虚型，症见劳目久视，昏花更甚伴双目干涩酸痛，头晕目眩，舌淡苔薄白，脉细弱者，加当归养荣汤（防风6克、熟地黄15克、当归15克、川芎10克）；肝肾亏损型，症见视物昏花，久视更甚，眼目干涩，困乏胀痛，羞明流泪，腰膝酸软，头昏耳鸣，健忘失眠多梦，舌质红苔薄白，脉沉细者，加驻景丸（当归10克、覆盆子10克、熟地黄15克、枸杞子15克、菟丝子20克、楮实子25克、五味子12克、蔓荆子12克）；脾胃虚弱型，症见久视昏花，双目困眩干涩不欲睁，强睁则目胀，酸痛，头昏目眩，伴见懒言气短，四肢倦怠乏力，舌淡苔白，边有齿痕，脉细弱无力者，加补中益气汤（黄芪15克、党参15克、白术12克、当归10克、陈皮10克、蔓荆子10克、升麻4克）。结

① 杨树立，等.中西医结合治疗辐辏功能不足性眼疲劳[J].中国中西医结合杂志,1992,12(8)：490－491.
② 刘建利.中药熏蒸治疗视屏终端综合征视疲劳症100例疗效观察[J].中医杂志,2015,56(19)：1675－1677.
③ 潘小云，等.加味六君子汤治疗视疲劳的临床观察[J].中国中医眼科杂志,2009,19(1)：19－20.
④ 汪苍璧，等.中西医结合治疗肌性视疲劳[J].中国中医眼科杂志,2002,12(1)：30－31.

果：血虚型 14 例中临床控制 10 例，显效 4 例；肝肾亏损型 12 例中临床控制 7 例，显效 4 例，有效 1 例；脾胃虚弱型 12 例中临床控制 9 例，显效 3 例。治疗时间最短 3 日，最长 20 日。均经 6 个月～1 年追访未复发。[1]

5. 归脾汤加减　白术、黄芪、茯神、党参、木香、远志、酸枣仁、当归、龙眼肉、甘草。随症加减：凡脾虚甚者，重用党参、黄芪、白术，加陈皮、神曲等；凡心虚明显者，重用党参、酸枣仁、当归，必要时加沙参、麦冬、玉竹等；目胀痛者，加川芎、石决明；眼干涩者，重用当归，或加白芍、地黄等。陈文福等用上方加减治疗 40 例视疲劳患者。结果：治愈 21 例，显效 10 例，有效 5 例，无效 4 例，总有效率 90%；服药最少者 9 剂，最多者 45 剂。治愈者多在 20～30 剂。[2]

中 成 药

1. 清润养目口服液　组成：枸杞子、菊花、制黄精、北沙参（四川省中医院研制，川药制字 Z20130005）。用法用量：每次 10 毫升，每日 3 次，疗程为 10 日。临床应用：马宏杰等用上方联合爱丽滴眼液治疗 30 例（60 只眼）肝肾阴虚证干眼性视疲劳患者。结果：总有效率为 86.7%。[3]

2. 益视颗粒　组成：党参、当归、五味子（蒸）、山药、制何首乌、金樱子、覆盆子、厚朴（姜制）、木香、焦白术、焦山楂、石楠叶、菟丝子、焦六神曲（陕西君寿堂制药有限公司生产）。功效主治：滋肾养肝，健脾益气，调节视力；适用于肝肾不足、气血亏虚引起的青少年假性近视及视力疲劳者。用法用量：每袋 15 克，每日 3 次，治疗 1 周为 1 个疗程，连续治疗 2 个疗程。临床应用：李玲等将 94 例视频显示终端视疲劳患者随机分为实验组和对照组各 47 例。对照组用重组人表皮生长因子和人工泪液治疗，实验组在对照组基础上采取益视颗粒治疗。结果：实验组临床总有效率（82.98%）显著高于对照组（48.94%），实验组中医临床疗效总有效率（85.11%）显著高于对照组（55.32%），两组比较差异均有统计学意义（均 $P < 0.05$）。[4]

3. 眼舒颗粒　组成：葛根、白芍、枸杞子、黄精、黄芪、当归、川芎、地龙、羌活、白芷、柴胡、防风等（泸州医学院附属中医院制剂室生产）。用法用量：每次 1 袋（10 克），分早、中、晚 3 次冲服，14 日为 1 个疗程。临床应用：李群英等用上方治疗 70 例视疲劳患者。结果：治愈 35 例，显效 21 例，有效 9 例，无效 5 例，总有效率 92.86%。[5]

[1] 刘和华.柴葛解肌汤治疗视疲劳症 38 例[J].辽宁中医杂志,1998,25(6)：274.
[2] 陈文福,等.归脾汤加减治疗视疲劳 40 例[J].时珍国药研究,1998,9(1)：43-44.
[3] 马宏杰,郑燕林,等.清润养目口服液联合人工泪液对肝肾阴虚证干眼性视疲劳患者的临床疗效[J].中成药,2018,40(5)：1043-1049.
[4] 李玲,等.益视颗粒治疗视频终端视疲劳的临床观察[J].中药药理与临床,2015,31(4)：255-257.
[5] 李群英,等.眼舒颗粒治疗视疲劳的临床观察[J].中国中医眼科杂志,2010,20(5)：262-264.

眼 外 伤

概　述

眼外伤是指机械性、物理性和化学性等因素作用于眼部，引起眼结构或功能性损伤的总称。眼外伤按致伤原因分为机械性眼外伤和非机械性眼外伤两大类。机械性眼外伤包括钝挫伤、穿通伤、异物伤等；非机械性眼外伤包括化学伤、热烧伤、辐射性眼外伤等。国际眼外伤学会将其分为开放性和闭合性两类。锐器伤致眼球壁全层裂开者，称眼球穿通伤；锐器伤致眼球壁有入口及出口的损伤，称贯通伤；异物入眼引起的损伤，称眼内异物；钝器伤致眼球壁裂开者，称眼球破裂；钝挫伤引起的闭合性损伤，没有眼球壁的全层裂开。眼外伤的临床表现及预后，与致伤的因素、部位、程度等因素密切相关。此外，视网膜震荡常因眼钝挫伤所致，其症状和预后，亦取决于受伤的轻重和部位等因素。

眼外伤是指眼珠及其周围组织受外物意外伤害而导致损伤的一类眼病，古代医籍中统称为"为物所击之病"。根据发病原因和特点，包括"撞击伤目""振胞瘀痛""触伤真气""物损真睛"等眼病。古籍中无"撞击伤目"病名记载，其病名见于1964年版《中医眼科学讲义》。《证治准绳·杂病·七窍门》描述"振胞瘀痛"的病因病机为："谓偶被物撞打，而血停滞于睑眦之间"；描述"触伤真气"的病因病机为："乃被物撞打而目珠痛，痛后视复如故，但过后渐觉昏冥也，盖打动珠中真气，络涩滞而郁遏，精华不得上运，损及瞳神而为内障之急。"《证治准绳·杂病·七窍门》载："物损真睛证：谓

被物触打经在风轮之急者，物大则状大，物小则状小。有黄白二色，黄者速害，白者稍迟。若尖细之物触伤浅小者，可治可消；若粗厉之物伤大而深及缺损神膏者，虽愈，亦有瘢痕；若触及破膏者，必有膏汁，或青黑色，或白色如痰者流出，为害尤急，纵然急治，瞳神虽在，亦难免欹侧之患；绽甚而瞳神已去者不治。"书中详细的描述了眼球穿孔伤、眼球破裂伤的症状与预后。

辨　证　施　治

1. 牛俊波等分2期

（1）初期　属络伤出血型者，方用十灰散加减。属气滞血瘀型者，方用血府逐瘀汤加减。

（2）后期　属气血精亏型者，方用明目地黄丸加减。[①]

2. 杨世观等分3期

（1）前期　伤后1小时～5日内，症见出血尚未稳定，视力明显下降，属眼损络伤证。治宜清热止血。药用生地黄30克、地榆炭12克、白茅根30克、白菊花10克、牡丹皮9克、荆芥10克、丹参9克、黄连3克、黄柏5克。每日1剂，水煎服，分2次服，可用5剂。同时口服云南白药0.5克，每日3次，连服10日。

（2）中期　伤后6～15日，症见出血停止，视力不再下降，眼内有瘀血存留，属气滞血瘀证。治宜活血化瘀。药用当归9克、赤芍9克、桃仁9克、红花5克、泽兰9克、丹参9克、川芎6克、生地黄30克、仙鹤草15克。每日1剂，用5～10剂。

（3）后期　症见前房出血已基本吸收，属气

① 牛俊波，等.视网膜震荡的中药分期治疗［J］.中国中医眼科杂志，2002，12(2)：108－109.

血精亏证。治宜补气益精明目。药用女贞子15克、茯苓15克、枸杞子30克、黄芪15克、山药10克、熟地黄15克。随症加减：体虚者,加党参;疼痛者,加延胡索;眼睑肿胀者,加防风、枳壳;前房血瘀引起虹膜炎者,加龙胆、红花。用5～7日。①

3. 任征分3期

（1）初期 外伤后3日内,属血热妄行型。治宜凉血止血。方用自拟蒲黄止血汤:生蒲黄、生地黄、牡丹皮、大蓟、小蓟、仙鹤草、赤芍、菊花、黄芩(炒炭)、防风、茯苓。随症加减:出血多者,加茜草、三七粉(冲服);热邪盛者,加栀子、夏枯草;大便秘结者,加生大黄。

（2）中期 外伤后4～7日,属眼损络伤型。治宜祛风益损。方用除风益损汤:当归、白芍、生地黄、川芎、前胡、藁本、防风。随症加减:酌加生蒲黄(包煎)、大蓟、小蓟、赤芍、三七粉(冲服)。

（3）晚期 外伤后8日以上,属气滞血瘀型。治宜活血化瘀。方用桃红四物汤合四君子汤加味:生地黄、白芍、当归、川芎、桃仁、红花、党参、茯苓、白术、炙甘草。

以上各方均每日1剂,水煎服。②

4. 黄庆山等分2期

（1）Ⅰ期 出血在3日内者,属络伤出血型。治宜凉血止血。药用生地黄15克、茜草(炭)15克、炒蒲黄(包煎)15克、牡丹皮12克、三七12克、赤芍12克、黄芩(炭)12克、阿胶(烊化)12克、墨旱莲9克、白茅根9克、仙鹤草9克、槐花9克。

（2）Ⅱ期 出血3日以后,属气滞血瘀型。治宜活血化瘀。药用昆布15克、海藻15克、当归尾15克、生地黄15克、丹参12克、牡丹皮12克、赤芍12克、茜草12克、郁金12克、三七9克、红花9克、川芎9克、蒲黄(包煎)9克。

以上各期用药均每日1剂,水煎2次,分2次服。③

5. 彭清华分3期

（1）风热邪毒期 竹子刺伤或爆炸伤所致。治宜祛风清热。方用银花鲜毒汤加减:金银花30克、蒲公英20克、龙胆10克、黄芩10克、大黄10克、防风10克、荆芥10克、赤芍10克、当归尾10克、川芎10克、牡丹皮10克、甘草5克。

（2）外风侵袭期 钝挫伤合并角膜擦伤。治宜除风益损。方用除风益损汤加减:生地黄15克、当归尾12克、赤芍10克、川芎10克、木贼10克、防风10克、前胡10克、藁本10克、蝉蜕5克、甘草5克。

（3）瘀血内阻期 外伤血瘀日久不吸收。治宜化瘀活血。方用血府逐瘀汤:桃仁10克、赤芍10克、川芎10克、当归尾10克、牛膝10克、柴胡10克、桔梗10克、丹参10克、生地黄15克、红花6克、甘草6克。

以上各方均每日1剂,水煎2次,分2次温服。④

6. 田继良等分3型

（1）风热络阻型 治宜除风清热。方用自拟驱风散热退翳汤:连翘10克、黄芩10克、栀子10克、羌活10克、防风10克、荆芥10克、当归尾10克、赤芍10克、牛蒡子10克、木贼10克、石膏15克、桑白皮15克、蝉蜕5克、甘草5克。随症加减:风偏重者,加藁本、细辛;瘀重者,加桃仁、红花。

（2）火盛夹瘀型 治宜清热化瘀。方用还阴救苦汤加减:生地黄15克、当归尾15克、黄芩10克、柴胡10克、连翘10克、知母10克、桃仁10克、赤芍10克、木通10克、草决明10克、桑白皮10克、羌活10克、防风10克、木贼10克、升麻6克、龙胆6克。随症加减:便秘者,加生大黄。

（3）肝阴虚损型 治宜滋阴养肝。方用自拟调肝退翳汤:生地黄20克、石决明20克、当归12克、白芍12克、柴胡10克、黄芩10克、菊花10克、防风10克、木贼10克、密蒙花10克、白蒺藜

① 杨世观,等.中西医结合治疗眼外伤性前房出血68例[J].中国中西医结合杂志,1995,15(6):384.
② 任征.中医治疗外伤性眼内出血[J].中国中医眼科杂志,1993,3(3):156-157.
③ 黄庆山,等.中药治疗外伤性前房出血[J].中国中医眼科杂志,1993,3(2):119.
④ 彭清华.中西医结合治疗外伤性前房积血22例观察[J].黑龙江中医药,1991,(5):14-15.

10克、川芎5克、蝉蜕5克、甘草5克。随症加减：气虚者，加党参或太子参；便溏者，加茯苓、淮山药。

以上各方均每日1剂，水煎2次，分2次服。①

经 验 方

1. **血府逐瘀汤加减** 当归10克、川芎10克、桃仁10克、生地黄10克、牛膝12克、丹参12克、车前子(包煎)12克、红花6克、赤芍6克、枳壳6克、柴胡3克、桔梗4克。随症加减：视网膜水肿甚者，加猪苓、泽泻、益母草；有出血者，加生蒲黄(包煎)、田三七、白茅根；视网膜渗出者，加法半夏、陈皮、浙贝母等。每日1剂，早晚分服，配合B族维生素、维生素C、肌苷、地巴唑、胞二磷胆碱，酌情使用激素。陈在根用上法治疗48例(48只眼)视网膜震荡患者。结果：治愈24只眼，好转21只眼，无效3只眼，总有效率93.75%。②

2. **自拟方1** 川芎10克、赤芍10克、当归10克、桃仁10克、丹参10克、泽泻10克、车前子10克、牛膝15克、柴胡6克、香附6克、茯苓12克。随症加减：出血者，去桃仁，加蒲黄炭、荆芥炭、黄芩；后期，加黄芪、白术、红花，辅以B族维生素、维生素C、维生素E、芦丁、肌苷，静脉滴注ATP、辅酶A，有视网膜水肿者予地塞米松1.5毫克，以及高压氧治疗。王淑玲用上法治疗56例(56只眼)视网膜挫伤者，10日为1个疗程。结果：治疗1个疗程后治愈20例，显效26例，有效6例，治愈率35.71%；治疗2个疗程后，治愈26例，显效26例，有效2例，无效2例，治愈率46.42%；治疗3个疗程后，治愈30例，显效22例，治愈率53.57%。③

3. **桃红四物汤加减** 桃仁10克、红花10克、当归10克、菊花15克、茯苓25克、川芎10克、白芍15克、陈皮10克、防风10克、车前子15克、楮实子15克、茺蔚子10克、蝉蜕15克。随症加减：

视网膜水肿严重者，加茯苓皮、猪苓；有出血者，加蒲黄、田三七。每日1剂，水煎服，早晚分服，10剂为1个疗程，治疗平均15剂。辅以激素、维生素、血管扩张药。杨明明用上法治疗40例(45只眼)视网膜震荡患者。结果：治愈23只眼，好转20只眼，无效2只眼，有效率95.6%。④

4. **自拟方2** 桃仁15克、红花15克、当归20克、川芎15克、地龙10克、茺蔚子10克、茯苓、泽兰15克、陈皮15克、甘草10克。上药按3倍量制成水煎剂500毫升，每日早晚各服50毫升，并配合每日1次高压氧治疗，10次为1个疗程。王丽杰用上法治疗60例外伤性视网膜震荡患者。结果：显效43例，有效15例，无效2例，总有效率96.7%。⑤

5. **祛风散瘀汤** 羌活5克、防风10克、白蒺藜12克、夏枯草12克、赤芍15克、生地黄15克、玄参15克、虎杖15克。随症加减：内外眼出血者，加桃仁、红花、生蒲黄；瘀血甚者，加三棱、莪术；结膜混合充血、畏光流泪者，加龙胆、密蒙花；眼睑下垂者，加白附子、僵蚕。黄仲委等用上方加减治疗67例(67只眼)眼挫伤患者。结果：治疗2周后，视力改善眼为95.52%。⑥

6. **桃红四物汤合五苓散加减** 桃仁10克、红花6克、赤芍10克、当归10克、川芎10克、枳壳6克、陈皮10克、茯苓12克、白术10克、桂枝6克、泽兰10克、茺蔚子10克。随症加减：视网膜出血伴眼肿疼痛，舌质暗红者，加蒲黄、三七化瘀止血；头晕头痛伴烦躁者，加钩藤、石决明平肝潜阳；恢复期视网膜水肿减轻，黄斑中心凹光反射未见伴倦怠乏力者，加党参、黄芪补中益气、利水消肿；渗出难以吸收者，选用昆布、牡蛎、夏枯草软坚散结。林东晓用上方加减辅以西药治疗30例(38只眼)单纯视网膜震荡和视网膜挫伤患者。结果：痊愈30只眼，显效6只眼，无效2只眼，有效率94.7%，

① 田继良，等.中西医结合治疗角膜碱烧伤31例疗效观察[J].新中医，1989，21(3)：38.
② 陈在根.中西医结合治疗视网膜震荡48例[J].辽宁中医杂志，2005，32(7)：698-699.
③ 王淑玲.药物联合高压氧治疗视网膜挫伤[J].中国中医眼科杂志，2003，13(1)：52.
④ 杨明明.桃红四物汤对视网膜震荡的疗效[J].中国中医眼科杂志，2002，12(2)：105.
⑤ 王丽杰.高压氧配合活血利水中药治疗视网膜震荡60例[J].辽宁中医杂志，1998，25(6)：272.
⑥ 黄仲委，等.中药治疗前后眼挫伤患者图像视觉诱发电位检测[J].中国中医眼科杂志，1998，8(3)：160-163.

2周内痊愈者占56.6%。①

7. 桃红四物汤合失笑散　桃仁6克、红花6克、当归10克、白芍10克、川芎10克、生地黄10克、蒲黄(包煎)15克、五灵脂15克。每日1剂,水煎2次,分2次服。从就诊之时起服中药至出血吸收后1周为止。李玉涛将43例(43只眼)外伤性前房积血患者随机分为中药组22例和对照组21例。中药组予上方治疗,对照组予维生素C治疗。结果:中药组在出血吸收时间、出血吸收率、降低继发性出血方面均优于对照组(均$P<0.05$)。②

8. 除风益损汤加减　(1)熟地黄10克、白芍(或赤芍)10克、当归10克、川芎10克、藁本9克、防风9克、前胡9克。随症加减:白睛红赤,加黄芩9克、生栀子9克、龙胆12克;头痛、流泪,加荆芥10克、白芷9克、菊花12克、薄荷6克;胃纳欠佳,去熟地黄,加生地黄10克、陈皮9克、木香9克、炒白术9克、砂仁6克;大便干燥,加大黄9克、芒硝6克、竹叶9克等。每日1剂,水煎2次,分2次服。西药予诺氟沙星滴眼液、地塞米松滴眼液、1%阿托品眼膏涂眼。侍广全等用上法治疗24例(25只眼)眼球穿孔伤后色素膜炎患者。结果:显效17只眼,占68%;有效5只眼,占20%;无效3只眼,占12%。总有效率88%。③(2)当归12克、赤芍12克、生地黄15克、川芎10克、藁本10克、前胡10克、防风10克。随症加减:前房积血色紫者,加桃仁、红花;血色鲜红者,加黄芩;眼胀、眉棱骨痛者,加白芷、羌活;继发性出血者,加白茅根、藕节、生蒲黄。每日1剂,水煎2次,分2次服。李声岳用上方加减治疗54例(55只眼)外伤性前房积血患者。结果:痊愈49只眼,有效5只眼,无效1只眼。④

9. 四物汤加减　生地黄12克、白芍12克、茯苓12克、女贞子12克、墨旱莲12克、当归9克、仙鹤草15克、珍珠母20克、鳖甲20克。每日1剂,水煎2次,分2次温服。李冰等用上方治疗15例前房积血患者,其中白内障术后前房积血3例,青光眼术后前房积血5例,外伤致前房积血7例。结果:经治疗,积血全部吸收。⑤

10. 三花汤加减　金银花9克、菊花9克、红花6克、防风6克、大黄6克、生甘草6克、枳壳6克、赤芍9克、当归尾9克、乳香(制)9克、没药(制)9克。每日1剂,水煎2次,分2次服。鲍道平用上方治愈2例重度角膜石灰烧伤患者。⑥

11. 活血解毒汤　土茯苓30～90克、玄参30～60克、金银花15～30克、野菊花15～30克、当归15～30克、牡丹皮15～30克、茺蔚子12～20克、茜草10～30克、生蒲黄(包煎)10克、川牛膝6克、防风6克、三七粉(分次冲服)3克。随症加减:肝火偏盛者,加珍珠母、夏枯草、龙胆;阴虚火旺者,加地骨皮、黄柏、知母;眼胀痛者,加枳实、大黄、羚羊角粉或水牛角粉;病甚者,加醋延胡索、制乳香、没药;后期提高视力加决明子、枸杞子、女贞子等;血液吸收慢者,选加牡丹皮、刘寄奴、水蛭;促进机化物吸收,可加三棱、莪术、昆布、海藻;眼前视物变形、眼底水肿或视网膜震荡者,选加车前子、泽泻、泽兰;反复出血者,用荆芥炭10～15克,分3次冲服;外伤性瞳孔散大者,加五味子、乌梅、山茱萸。每日1剂,水煎2次,分2次服。出血超过48小时者,用第三煎液熏眼。头痛、眼压升高、视力下降者,短期内配合用250毫升20%甘露醇注射液快速静滴,每日1次;患儿改用40毫升50%葡萄糖注射液静注。辅以针刺患侧太阳、睛明;对侧行间、太冲;三棱针耳尖放血。吕海江用上法治疗32例外伤性前房出血患者。结果:出血全部吸收,平均时间为4.5日。⑦

12. 自拟方3　桃仁、红花、当归、川芎、生地黄、白芍、五灵脂、蒲黄(包煎)、藁本、前胡、防风。

① 林东晓.中西医结合治疗视网膜震荡临床观察[J].中国中医眼科杂志,1996,6(2):120-121.
② 李玉涛.桃红四物汤合失笑散治疗外伤性前房出血疗效观察[J].中国中医眼科杂志,1995,5(4):215-216.
③ 侍广全,等.中西医结合治疗眼球穿通伤后色素膜炎临床分析[J].中国中医眼科杂志,1995,5(3):153-155.
④ 李声岳.除风益损汤治疗外伤性前房积血55只眼临床观察[J].贵阳中医学院学报,1993,15(3):32-33.
⑤ 李冰,等.前房积血的中药治疗[J].中国中医眼科杂志,1994,4(4):228.
⑥ 鲍道平.三花汤为主治愈重度角膜石灰烧伤2例[J].中国中医眼科杂志,1993,3(2):179.
⑦ 吕海江.活血解毒汤为主治疗外伤性前房出血32例[J].河南中医,1993,13(6):264-265.

随症加减：酌情加泽兰、大黄、墨旱莲、丹参、牛膝、藕节、枳壳、黄芪、三七粉（冲服）；对外伤性瞳孔散大者，加五味子、山茱萸；继发青光眼者，加车前子。每日1剂，水煎2次，分2次服。同时予西药：安络血10毫克肌内注射，1日2次；20％甘露醇250毫升静脉滴注，每日1次；老弱者慎用，可疑睫状体脱离者不用，对儿童改用50％葡萄糖注射液40毫升静脉推注；维脑路通0.2～0.4克和氟美松5毫克加入静脉滴注；仅继发出血者，加氨基己酸6克，静脉滴注。骆沙鸣用上法治疗30例挫伤性前房出血患者。结果：前房积血全部吸收，发生继发性青光眼1例。出院时视力达5.0～5.2者17例，4.7～4.9者5例，4.0～4.6者4例，10厘米指数、手动、光感各1例（均仍有玻璃体积血），黑蒙1例（视神经挫伤）。①

13. 血府逐瘀汤加味 桃仁12克、红花9克、当归9克、生地黄9克、党参9克、川芎6克、赤芍6克、甘草6克、柴胡3克、川牛膝3克、桔梗3克、细辛3克、黄芪15克、地榆（炭）15～30克、枳壳2克。每日1剂。水煎2次，分2次服。刘作良用上方治疗22例外伤性前房出血患者。结果：出血全部吸收，平均时间3.9日。②

14. 理伤益损复明汤 当归10克、生地黄10克、赤芍10克、续断10克、刘寄奴10克、仙鹤草10克、川芎5克、三七粉（冲服）6克。随症加减：兼风者，加荆芥6克、防风6克；瘀热者，加金银花10克、蒲公英10克；出血甚者，加藕节炭30克、墨旱莲10克、炒蒲黄（包煎）10克；后期加枸杞子10克、何首乌（制）10克。每日1剂，水煎2次，分2次服。刘益群等用上方加减治疗12例严重眼球挫伤患者。结果：外伤症状全部痊愈，视力均有不同程度的改善。③

单　方

昆布液 组成：昆布10克、氯化钠9克、尼泊金0.5克。制备方法：将昆布洗净后剪成碎片，用95％乙醇液泡24小时，回收乙醇，余液蒸发至无醇味，加入氯化钠、尼泊金溶解后加蒸馏水至1 000毫升，过滤，药液通蒸气100℃灭菌30分钟即可。用法用量：用直流电，2％昆布液负离子眼枕导入。取两个直径为3.5厘米×5厘米的椭圆形电极置于眼上，另取一个6厘米×10厘米电极置于颈下部（眼区为负极，颈下部为正极），电流强度为0.05～0.2毫安/平方厘米，每日1次，每次20分钟，10次为1个疗程。并配合1‰昆布液滴眼，每日4次。同时西药予口服维生素C 0.2克，维生素B_1 10毫克，均每日3次。临床应用：叶秀荣等用上法治疗48例（52只眼）视网膜震荡患者。结果：痊愈（视网膜水肿消退，黄斑中心凹反射出现，渗出吸收，视力提高4行以上或恢复到1.0以上）37只眼，显效（视网膜水肿消退，黄斑中心反射隐约可见，视力提高3行以上）11只眼，无效4只眼，总有效率92.2％。④

中 成 药

1. 复方丹参注射液 组成：丹参提取物（江苏省新沂制药厂生产，每支含相当于生药2克）。功效：扩张血管改善微循环、解除血管痉挛，增强组织耐缺氧能力，改善血液分布，激活纤维蛋白溶解酶，抑制红细胞、血小板凝集，降低血液黏稠度等作用，同时还具有理气开窍和抗菌作用。用法用量：采用16毫升复方丹参注射液加入500毫升低分子右旋糖酐内静脉滴注，每日1次，连续7日，同时限制患者饮水量。取1毫升复方丹参注射液直接注入球后或半球后，每日1次，连续5日。辅以地塞米松5毫克静滴，肌苷0.4克口服，每日3次。临床应用：陈永勤等用上法治疗56例视网膜震荡患者。结果：经5～8日治疗，患者的视网膜渗出、水肿和出血消失，其中6例黄斑

① 骆沙鸣.中西医结合治疗挫伤性前房出血30例[J].中国中医眼科杂志,1992,2(2):113.
② 刘作良.血府逐瘀汤加味治疗外伤性前房出血22例[J].中国中医眼科杂志,1992,2(2):84.
③ 刘益群,等.理伤益损复明汤治疗眼外伤12例[J].安徽中医学院学报,1989,8(4):26-27.
④ 叶秀荣,等.昆布离子导入治疗视网膜震荡48例临床观察[J].中国中医眼科杂志,1992,2(4):216.

色素紊乱,3例视网膜遗留萎缩灶,但对视力无影响,视力0.8～0.9者4例,1.0～1.2者46例,1.5者6例。[①]

2.血栓通　组成:三七提取物的灭菌溶液。用法用量:用血栓通1毫升,加注射用水至2.5毫升。结膜下注射0.4毫升,以后每日注射0.8毫升,涂金霉素眼膏包扎。维生素C0.3克,炎肿化毒片6片,每日3次口服。临床应用:覃晓漓等用上法治疗2例角膜碱烧伤患者,均获痊愈。[②]

3.珍珠层粉　用法用量:珍珠层粉片(每片含珍珠层粉0.5克),每次3片,每日3次口服;珍珠层粉眼膏(含有20%珍珠层粉),每日2次,涂入结膜囊内。临床应用:王淑秀用上法治疗2例角膜烧伤后混浊患者。结果:患者角膜的白斑变薄,视力提高。[③]

①　陈永勤,等.复方丹参注射液为主治疗视网膜震荡临床观察[J].中国中医眼科杂志,1996,6(4):203.
②　覃晓漓,等.血栓通治疗角膜碱烧伤2例[J].中国中医眼科杂志,1992,2(2):116.
③　王淑秀.中药治疗角膜烧伤后混浊的疗效观察[J].实用眼科杂志,1985,3(2):125.

交感性眼炎

概　述

交感性眼炎是指穿通性眼外伤或眼内手术后，在经过一段时间的非化脓性肉芽肿葡萄膜炎后，另一只眼也发生同样性质的葡萄膜炎。临床上为表达受伤眼与未受伤眼之间的关系，称受伤眼为主交感眼或诱发眼、刺激眼，未受伤眼为被交感眼、交感眼。眼部受伤或手术到健康眼出现炎症的间隔从2周到数年不等，但大多在2个月以后发病。本病是眼外伤最严重的后果之一，属眼科疑难重症，原因尚不明确。眼外伤后及时取出异物，注意睫状区伤口的处理，是预防交感性眼炎的关键，一旦出现本病，采用中西医结合治疗是目前较好的方法。

本病属中医"物损真睛"（《证治准绳》）、"瞳神紧小"（《证治准绳》）范畴。本病早期实证较多，多因肝胆火盛或毒邪内侵；后期常现虚证或虚实夹杂，虚证多为气阴两虚，虚实夹杂多为肝肾阴虚、余邪留滞。早在《证治准绳》中谈及金针拨内障时就提到"惊振翳"，吴谦在《医宗金鉴》中明确指出"惊振内障缘击振，脑脂恶血下伤睛，眼变渐昏成内障，左右相传俱损明"，强调了眼部损伤后左右相传影响视力这一特点，说明惊振内障并非仅指外伤性白内障，还包括交感性眼炎。

辨　证　施　治

1. 李传课分4型

（1）肝胆火盛型　治宜祛风清热。药用龙胆9克、柴胡9克、黄芩12克、泽泻9克、车前子9克、木通9克、生地黄15克、栀子12克、甘草6克。

（2）毒邪壅遏型　治宜祛风清热。药用生地黄15克、玄参12克、牡丹皮9克、知母9克、生石膏12克、桔梗9克、菊花9克、山药12克、甘草6克、金银花12克、连翘9克、红藤9克、败酱草9克。

（3）气阴两虚型　治宜祛风清热。药用党参12克、沙参15克、生地黄12克、天冬9克、麦冬9克、知母9克、淡竹叶6克、黄连4.5克、石斛9克、粳米15克、甘草3克。

（4）其他型　治宜祛风清热。药用生地黄12克、熟地黄12克、知母9克、黄柏9克、泽泻9克、茯苓12克、山药12克、山茱萸12克、牡丹皮9克。[1]

2. 郭霞分3型

（1）风邪乘袭型　治宜祛风清热。方用新制柴连汤加减。

（2）热毒炽盛型　治宜祛风清热。方用龙胆泻肝汤加减，兼黄液上冲者用白虎汤加减。

（3）阴虚火旺型　治宜祛风清热。方用知柏地黄汤加减。[2]

经　验　方

1. 自拟方　党参15克、黄芪15克、龙胆10克、栀子10克、柴胡10克、车前子（包煎）10克、泽泻10克、当归10克、牡丹皮10克、法半夏10克、木通8克、甘草3克。每日1剂，水煎2次，分2次

---

① 李传课.中医眼科学[M].北京：人民卫生出版社，1999：555-556.
② 郭霞.中西医结合治疗交感性眼炎9例[J].中国中医眼科杂志，1995，5(1)：37.

服。并予西药：肌注青霉素，1‰阿托品散瞳，氯霉素、地塞米松滴眼液滴眼。郝小波等用上法治愈1例交感性眼炎患者，疗效满意。[1]

2. 清肝汤　黄芩、龙胆、夏枯草、白花蛇舌草、连翘、徐长卿、白茅根、茯苓皮、白蒺藜、决明子、杭菊花。待炎症控制后改服补益肝肾明目剂，如明目地黄丸等。并予西药：皮质类固醇激素，炎症严重者，地塞米松10～15毫克静脉点滴，5日后减量，10日后停药，改泼尼松，每日30毫克，晨服；炎症轻者，泼尼松每日口服30～50毫克；局部结膜下或球后注射地塞米松，滴散瞳剂及维生素类辅助治疗；待炎症控制后激素逐渐减量，视病情轻重，3～6个月内停药。种平等用上法治疗20例交感性眼炎患者（眼球穿孔伤引起者16例，白内障手术引起者4例）。结果：除2例因住院时间短未愈好转外，其余18例均痊愈，对这18例随访3～10年，8例复发。复发1次者3例，复发3次或3次以上者5例。[2]

① 郝小波,等.中西医结合治愈交感性眼炎1例[J].中国中医眼科杂志,1995,5(3)：152.
② 种平,等.中西医结合治疗交感性眼炎[J].中国中医眼科杂志,1994,4(4)：195-197.

白 塞 氏 病

概 述

本病又称为皮肤—黏膜—眼综合征,1937年Behcet首先提出本病的四大特点,即复发性口腔溃疡、阴部溃疡、皮肤改变和葡萄膜炎,故又称Behcet病。本病主要病理改变是闭塞性血管炎,为一种多系统受累的慢性迁延性疾病。发病原因不明,因本病患者常有多种自身抗体出现,因此有可能与自身免疫相关,多发于中东和日本,常有低热、食欲不振、反复咽喉炎等前驱症状。全身症状表现为口腔溃疡、外阴部溃疡、皮肤结节性红斑、皮疹、毛囊炎、皮肤针刺反应,血管炎,关节炎,胃黏膜溃疡及中枢神经和脑膜刺激症状等。眼部主要表现为非肉芽肿性反复发作的全葡萄膜炎,眼后部病变包括玻璃体浑浊及眼底病变,早期眼底以视网膜血管炎为主,晚期可发生视网膜血管分支阻塞,视网膜出血、渗出,甚至发生新生血管伸向玻璃体而引起玻璃体出血。治疗同一般葡萄膜炎治疗,全身可应用免疫抑制剂。

本病属中医"狐惑病"范畴。因其眼部表现为葡萄膜炎,故又可归属于中医"瞳神紧小"(《证治准绳》)、"瞳神干缺"(《银海精微》)、"黄液上冲"(《目经大成》)、"视瞻昏渺"(《证治准绳》)、"云雾移睛"(《证治准绳》)等范畴。其记载最早见于后汉张仲景所注《伤寒杂病论》,后世医家将其分编,见于《金匮要略·百合狐惑阴阳毒病脉证治》:"狐惑之为病,状如伤寒,默默欲眠,目不得闭,卧起不安,蚀于喉为惑,蚀于阴为狐。不欲饮食,恶闻食臭,其面乍赤、乍黑、乍白。蚀于上部则声喝,甘草泻心汤主之。""蚀于下部则咽干,

苦参汤洗之。"其病因病机常为心脾湿热,熏蒸于目;或肝胆湿热,上攻于目;或肝肾阴虚,虚火上炎所致。

辨 证 施 治

1.冯宪章分2期3型

(1)急性活动期

脾胃湿热型　治宜健脾化湿。药用当归、黄柏、黄连、生地黄、赤芍、白茅根、青葙子、龙胆、甘草等。

(2)缓解期

①肝肾亏虚型　治宜补益肝肾。药用熟地黄、山药、山茱萸、女贞子、菟丝子、枸杞子、玄参、何首乌、鳖甲、知母、黄柏、牡丹皮、泽泻等。

②脾肾两虚型　治宜健脾补肾。药用黄芪、党参、白芍、白术、茯苓、菟丝子、熟地黄、淫羊藿、附子、枸杞子、女贞子、鸡血藤、何首乌、钩藤、天仙藤、牡丹皮、黄柏等。

专病专方:当归20克、白芍30克、陈皮30克、怀山药30克、薏苡仁30克、金银花30克、赤小豆40克、黄芪30克、茯苓20克、白及10克、枸杞子20克、女贞子20克、白茅根30克、黄柏20克、连翘20克、泽泻10克、青葙子10克、佩兰10克、菊花10克、龙胆15克、白术10克、丹参20克、炒枳壳10克、甘草10克。每日1剂,水煎服。随症加减:口腔溃疡重者,加土茯苓;溃疡难愈者,加花粉、豆黄卷;溃疡反复发作者,加石斛、西洋参;外阴溃疡者,加乌贼骨、煅牡蛎、莲须、白蔹;视力减退者,加枸杞子;眼痛者,加延胡索、细辛;下肢有结节红斑者,加桃仁;关节痛者,加桑寄生、鬼箭羽;脓疱或关节肿者,加蒲公英、

紫花地丁。[①]

2.段俊国分3型

(1)心胃湿热型 治宜清心泻脾利湿。方用竹叶泻经汤加减。随症加减:病情缠绵,兼多形性皮肤病变、生殖器溃疡者,加苦参、地肤子、蛇床子、白鲜皮以清利湿热;心烦少寐,口舌糜烂者,加木通、连翘、金银花以清心解毒。

(2)肝胆湿热型 治宜清肝利湿。方用龙胆泻肝汤加减。随症加减:肝火偏重者,加石决明、夏枯草、青葙子以清肝泻火;若湿热偏重者,加苍术、黄柏、土茯苓、萆薢以清热利湿。

(3)阴虚火旺型 治宜滋阴降火。方用知柏地黄汤加减。随症加减:虚烦失眠者,加天冬、麦冬、夜交藤以滋阴安神;视物昏蒙较重者,加桑椹、女贞子、楮实子以养肝益精明目。[②]

3.李传课分5型

(1)温热滞留、毒邪壅遏型 治宜清热散邪、解毒消肿。方用新制柴连汤加减。随症加减:关节疼痛者,加秦艽、忍冬藤、鸡血藤、赤芍;口腔溃疡者,去蔓荆子,加生地黄、竹叶;咽部疼痛、蚀烂者,加山豆根、桔梗、甘草;下阴部溃烂者,去荆芥、蔓荆子,加土茯苓、车前子、黄柏。

(2)湿热中阻、邪毒壅遏型 治宜清热利湿、解毒散邪。方用甘露消毒丹加减:滑石、茵陈、黄芩、石菖蒲、川贝母、木通、藿香、射干、连翘、薄荷、白豆蔻。随症加减:呕恶重,加半夏、姜汁;大便黏滞者,加枳实、厚朴、陈皮。

(3)肝脾热盛、湿遏血瘀型 治宜清热利湿、解毒散瘀。方用解毒散瘀饮加减:龙胆、黄芩、炒栀子、生地黄、赤芍、金银花、土茯苓、滑石、当归、枳实、生大黄、白花蛇舌草。随症加减:口腔牙龈溃烂重者,加玄参;阴部溃疡重者,加黄柏、六一散;热盛伤津者,加玄参、知母;苔黄厚腻者,加苍术、薏苡仁、蚕沙。

(4)阴虚火旺、余邪未清型 治宜滋阴补肾、兼清余邪。方用知柏地黄丸加减:生地黄、熟地黄、盐炒黄柏、知母、泽泻、茯苓、金银花、土茯苓。随症加减:口干甚者,加天花粉、麦冬;大便秘结者,加玄参、瓜蒌仁;视衣出血者,加郁金、桃仁、红花。

(5)湿热留滞、正虚邪实型 治宜清热化湿、扶正祛邪。方用甘草泻心汤加减:生甘草、炒黄芩、黄连、党参、半夏、干姜、当归、大枣。随症加减:阴部溃疡者,重加土茯苓;阴血虚者,加白芍、女贞子。[③]

经 验 方

1.狐惑汤 知母15克、黄柏15克、生地黄15克、牡丹皮20克、赤芍20克、丹参20克、麦冬20克、地骨皮30克、龙胆15克、黄芩20克、栀子15克、何首乌20克、枸杞子20克、金银花20克、当归20克、甘草20克。水煎2剂,早晚口服,1个月为1个疗程。张永熙用上方加减治疗41例白塞病患者。结果:显效30例,好转5例,无效6例,总有效率85.36%。[④]

2.龙胆泻肝汤 龙胆10克、栀子10克、黄芩10克、泽泻10克、木通8克、车前子10克、生地黄10克、当归10克、丹参15克、赤芍10克、柴胡5克、甘草5克。每日1剂,水煎服,分2次温服。10日为1个疗程,根据病情,连服4~8个疗程,联合每日强的松1毫克/千克,待病情控制后逐渐递减激素用量,局部滴妥布霉素地塞米松滴眼液每日4次。丁倩用上法治疗14例(22只眼)白塞病患者。结果:治愈12只眼,好转7只眼,无效3只眼,总有效率86.3%。[⑤]

3.八黄合剂 黄芪30克、黄连10克、黄芩10克、黄柏10克、炙大黄10克、生地黄10克、熟地黄10克、蒲黄10克。随症加减。杨德才用上方加减治疗36例白塞病患者。结果:湿热毒结型17例

① 宋群先.冯宪章教授治疗白塞氏综合征临床经验[J].中华中医药杂志,2012,27(8):2104-2106.
② 段俊国.中西医结合眼科学[M].北京:中国中医药出版社,2005:244-245.
③ 李传课.中医眼科学[M].北京:人民卫生出版社,1999:563-564.
④ 张永熙.狐惑汤治疗白塞病的临床研究[J].中华中医药学刊,2008,26(5):1118-1120.
⑤ 丁倩.龙胆泻肝汤联合激素治疗白塞病并虹膜睫状体炎14例[J].辽宁中医杂志,2007,34(1):58.

显效 12 例,好转 2 例,未愈 3 例,有效率 82.4％；肝脾湿热型 19 例显效 15 例,好转 3 例,未愈 1 例,有效率 73.7％。两种证型总有效率为 77.8％。[①]

4. **朱良春经验方** (1)脾经湿热成疳型,方用土茯苓百合梅草汤合钱乙泻黄散加减：土茯苓 30 克、百合 30 克、乌梅 8 克、生甘草 20 克、生石膏 18 克、生栀子 10 克、防风 10 克、藿香 10 克、金银花 10 克、黄连 5 克、淡竹叶 5 克、当归 5 克。每日 1 剂,水煎服。另处生吴茱萸 30 克、生栀子 30 克均研末,晚间外敷两足心涌泉穴。(2)肝经湿热成疳型,方用土茯苓百合梅草汤合龙胆泻肝汤加减：土茯苓 30 克、忍冬藤 30 克、乌梅 8 克、甘草 20 克、生地黄 20 克、龙胆 6 克、柴胡 6 克、炒栀子 10 克、黄芩 10 克、川木通 10 克、车前子 10 克、泽泻 10 克。(3)阴虚成疳型,方用土茯苓百合梅草汤合一贯煎加减：土茯苓 30 克、百合 30 克、乌梅 15 克、生甘草 15 克、北沙参 15 克、麦冬 15 克、生地黄 15 克、金银花 15 克、当归 10 克、栀子 10 克、竹叶 6 克。(4)脾虚久疳型,方用土茯苓百合梅草汤合附子理中汤。配合吴萸生栀散外敷。[②]

5. **明目汤** 金银花 20 克、连翘 20 克、黄芩 20 克、丹参 15 克、红花 15 克。联合环孢素 A 5 毫克/千克,每日分 2 次口服,强的松 20 毫克隔日 1 次,口服。周婉瑜用上法治疗 12 例白塞氏病患者,3 个月后如无复发且眼内炎症消失,环孢素 A 剂量逐渐减为维持治疗量(2 毫克/千克),必要时增加局部皮质类固醇和散瞳药。结果：随访患者 12～30 个月,联合中药治疗后类固醇激素和环孢素 A 的平均用量较联合治疗前用量降低($P<0.01$),发作次数较联合治疗前降低($P<0.01$),临床症状和眼底荧光血管造影明显改善,视网膜血管炎的严重程度分级明显降低($P<0.01$)。[③]

6. **三仁汤加减** 杏仁 15 克、半夏 15 克、飞滑石 18 克、生薏苡仁 18 克、白通草 6 克、白豆蔻仁 6

克、竹叶 6 克、厚朴 6 克。随症加减：眼底有改变者,可加渗湿消瘀药,如大豆黄卷、鸡内金、山楂等；口腔、阴部溃烂者,加苦参、黄柏以燥湿解毒。每日 1 剂,水煎 2 次,分 2 次服。陈昌等将 25 例白塞病患者随机分为结合组 13 例和对照组 12 例。两组均用 1％阿托品和托品酰胺充分扩瞳；0.5％氢化可的松眼药水滴眼；氢化可的松注射液每日 100 毫克静脉滴注,2 周后改为口服泼尼松片,每日 3 次,每次 10 毫克(或地塞米松片 0.75 毫克,每日 3 次),1 周后逐渐减量,对照组减至维持量后,较长时间服用。上述效果不佳者,加用环磷酰胺,每次 100 毫克,口服。结合组患者皮质类固醇减至维持量后停药,改服上述三仁汤加减。结果：结合组痊愈(眼部视力恢复至发病前水平,前房积脓及 KP 消失,屈光间质及眼底情况同发病前,随访 1 年未复发)10 例,显效(视力提高视力表上 2 行以上,前房积脓及 KP 消失,随访 1 年内复发 2 次以下)3 例,总有效率 100％；对照组痊愈 3 例,显效 4 例,无效(眼部症状虽可消失或缓解,但随访 1 年内复发 3 次以上)5 例,总有效率 58.33％。认为三仁汤有减少白塞病复发的作用。[④]

7. **甘草泻心汤** 人参、甘草、黄芩、干姜、黄连、半夏、大枣。随症加减：久病阴虚者,加生地黄、玄参；气虚者,加黄芪。每日 1 剂,水煎 2 次,分 2 次服。10 日为 1 个疗程,疗程间隔 3～5 日。徐树华等用上法治疗 20 例眼型白塞病患者。同时予西药：2 例眼前段炎症明显者加用 2.5 毫克地塞米松结膜下注射,刺激症状减轻停用；2 例口服泼尼松片,每日 30 毫克,晨顿服或分 3 次口服,7 日后递减 10 毫克,再减量采用隔日顿服 20 毫克。服药 25～113 剂。结果：痊愈(眼部病变和其他症状体征消退,随访 2 年未复发者)3 例,显效(眼部病变控制,偶尔单部位病损,但很轻微者)6 例,有效(用药期间未见病情加重,各受累部位体征均有减轻,发作间歇延长,局部病损稍减轻者)9

① 杨德才.八黄合剂治疗白塞氏综合征 36 例[J].中药药理与临床,2003,19(5)：45－46.
② 邱志济,等.朱良春治疗白塞氏综合征(狐惑病)用药经验和特色选析——著名老中医学家朱良春教授临床经验(36)[J].辽宁中医杂志,2002,29(12)：708－709.
③ 周婉瑜.中西医结合治疗白塞氏病严重葡萄膜炎 12 例[J].中国中西医结合杂志,2001,21(10)：773－774.
④ 陈昌,等.三仁汤减少白塞病复发作用的临床观察[J].中国中医眼科杂志,1994,4(1)：9.

例,无效(用药 20 余剂仍不能减轻症状及体征者)2 例。①

8. 自拟方　生地黄 30 克、天冬 15 克、麦冬 15 克、枸杞子 20 克、知母 8 克、黄柏 8 克、玄参 12 克、射干 10 克、木通 6 克、生甘草 5 克。后甘草改为 15 克,先后加黄连 2 克、制大黄 15 克、寒水石 20 克,每日 1 剂,水煎 2 次,分 2 次服。同时予西药:泼尼松 25 毫克,晨起顿服,15 日后减量;用 0.5%醋酸可的松滴眼液、2%链霉素、1%阿托品滴眼液滴眼。卞少藩用上法治疗 1 例白塞氏综合征患者。结果:随访 4 年,患者病情稳定。②

9. 知柏地黄汤　知母、黄柏、熟地黄、山茱萸、山药、牡丹皮、茯苓、泽泻。随症加减。每日 1 剂,水煎服。王静波等用上方加减治疗 7 例白塞氏综合征眼部病变患者,取得一定效果。③

单　方

徐金合剂　组成:徐长卿 10 克、金雀根 10 克。用法用量:每日 1 剂,水煎 2 次,药液 10 毫升,分 3 次口服。并用金雀根针剂(每支 2 毫升,含生药金雀根 10 克)每次 0.5 毫升,患眼球后注射,每隔 1~2 周 1 次。3 个月为 1 个疗程,以后每月 1 次加强治疗。临床应用:吴垄达等用上法治疗 106 例白塞氏病眼部病变患者。结果:近期(治疗 3 个月)、远期(连续用药)1 年的显效率分别为 57.55%、75.41%,有效率分别为 36.79%、93.44%。连续治疗和停药均 7 年的失明率分别为 3.28%(2/61)、15.79%(6/38)。④

中　成　药

三联症片　组成:苦地丁、金银花、黄连、淡竹叶、地黄、紫草、人工牛黄、水牛角粉等。功效:清热解毒,凉血活血祛湿。用法用量:每次 8 片,每日 3 次,3 个月为 1 个疗程。临床应用:张燕春用上方治疗 116 例白塞病患者。结果:显效 4 例,好转 52 例,无效 18 例,总有效率 84.48%。⑤

① 徐树华,等.以中药为主治疗眼型白塞病[J].中国中医眼科杂志,1994,4(2):84.
② 卞少藩.白塞综合征 2 例报告[J].中国中医眼科杂志,1994,4(1):52.
③ 王静波,等.滋阴降火法治疗白塞氏综合征 7 例[J].中国中医眼科杂志,1992,2(1):41.
④ 吴垄达,等.徐金合剂治疗白塞氏病眼部病变 106 例临床分析[J].中医杂志,1994,35(11):677.
⑤ 张燕春.三联症片治疗白塞氏病 116 例临床观察[J].中国医药学报,1999,14(2):79-80.

眼眶炎性假瘤

概　述

眼眶炎性假瘤是一种特发的非特异性慢性增殖性炎症，是眼球突出的常见原因，无性别和种族差异，可见于任何年龄，中年人群高发。单眼或双眼发病，但以单眼发病者多见。起病急，发展缓慢，反复发作。临床上表现为眼球突出、复视、眼球运动障碍、眼部红痛等症状。一般情况下不影响视力，若视神经受侵犯时可引起视力减退或丧失。有的可在眶缘触及肿块，边界不清，压痛。

本病属中医"鹘眼凝睛""突起睛高"范畴。或因肝气郁结、气郁伤脾、脾失健运、痰湿内生、痰瘀凝滞所致；或因热邪上壅于目、眼络滞涩、清窍闭阻、气血不畅、气血瘀阻所致；或因邪热亢盛、日久伤阴、血运滞涩、气血瘀滞所致。最早记载于《秘传眼科龙木论》，书中记载"鹘眼凝睛外障……此眼初患之时，忽然痒痛泪出，五轮胀起皆硬，难以回转，不辨人物，此疾皆因五脏热壅，冲上脑中，风热人眼，所使然也"。相对于西医激素短期效果突出的特点，中医治疗本病则具有长期效果显著的优势。

辨　证　施　治

1. 段俊国分3型

（1）肝火痰结型　治宜清肝泻热、化痰散结。方用龙胆泻肝汤加减：龙胆6克、栀子6克、黄芩6克、柴胡6克、生地黄12克、车前子6克、泽泻6克、木通6克、当归6克、生甘草3克、瓜蒌仁霜9克、半夏（制）9克、胆南星9克、陈皮9克、苦杏仁9克、枳实9克、茯苓9克。随症加减：可酌加生牡蛎、海浮石以软坚化痰散结；眼红肿明显者，可加半枝莲、白花蛇舌草以清热解毒、散瘀消肿；大便秘结者，可加草决明、大黄以通便泻热。

（2）气血瘀滞型　治宜清热活血化瘀。方用桃红四物汤加减：桃仁15克、红花10克、当归12克、生地黄15克、川芎10克、赤芍15克、牛膝15克、炒枳壳15克、柴胡15克、甘草6克。随症加减：可酌加郁金以解郁凉血破瘀；加菊花、夏枯草以清肝泻火散结；瘀血甚者，加三棱、莪术、丹参。

（3）虚火夹瘀型　治宜滋阴降火、化痰散结。方用知柏地黄汤加减：熟地黄24克、山茱萸12克、干山药12克、泽泻9克、茯苓9克（去皮）、牡丹皮9克、知母24克、黄柏24克。随症加减：阴虚甚者，加黄精、女贞子，亦可酌加海藻、昆布、夏枯草等软坚散结药。[1]

2. 李传课分2型

（1）风热壅目型　治宜祛风清热解毒。方用泻肝散加减：当归尾10克、大黄5克、黄芩10克、知母10克、茺蔚子12克、防风10克、薄荷10克、茯苓15克、赤芍15克、栀子10克、甘草6克。随症加减：大便秘结者，加元明粉以通腑泻热；体虚无便秘者，减大黄。

（2）气滞血瘀型　治宜活血化瘀。方用血府逐瘀汤加减：桃仁15克、红花10克、当归12克、生地黄15克、川芎10克、赤芍15克、牛膝15克、炒枳壳15克、柴胡15克、甘草6克。随症加减：

---

① 段俊国.中医眼科临床研究［M］.北京：人民卫生出版社，2009：323-324.

药后眼突出迟退者,加莪术 10 克、郁金 10 克、夏枯草 10 克、玄参 10 克以破气软结散结;若兼心烦热,口燥咽干,便结者,加玄参 10 克、麦冬 10 克以滋阴软坚。[①]

经 验 方

1. 清热化坚汤 夏枯草 12 克、蒲公英 30 克、七叶一枝花 15 克、半枝莲 15 克、葛根 15 克、牛蒡子 12 克、青礞石 12 克、白僵蚕 12 克、白芥子 9 克、玄参 12 克、乳香 6 克、没药 6 克、木瓜 9 克、汉防己 12 克、葶苈子(包)14 克。随症加减:发热者,加黄芩、连翘;心烦失眠者,加酸枣仁、夜交藤;便秘者,加瓜蒌仁、火麻仁。每日 1 剂,水煎服,用药 30 日。口服泼尼松,疗程 60 日,随访半年。朱华英等用上法治疗 15 例眼眶炎性假瘤患者。结果:痊愈 5 例,显效 6 例,有效 2 例,无效 2 例;随访半年,失访 1 例,复发 2 例,复发率 14.29%。[②]

2. 自拟方 夏枯草 9 克、青礞石 12 克、姜半夏 9 克、陈皮 9 克、白术 9 克、茯苓 15 克、苍术 9 克、白术 9 克、薏苡仁 30 克、滑石 9 克、金银花 9 克、蒲公英 30 克、黄芩 9 克、丹参 15 克、葛根 15 克。每日 1 剂,水煎服。并予静滴中药制剂痰热清(含金银花、连翘、黄芩、熊胆粉等成分)以清热解毒、凉血抗炎,以及中药离子导入辅助。口服中药 2 年。王大虎等用上法治疗 1 例眼眶炎性假瘤放疗后患者。结果:患者痊愈,无复发,双眼对称,眼球无突出,结节消失,视力提高,视物重影好转,眼压正常。[③]

3. 丹栀逍遥散 柴胡 10 克、白芍 12 克、当归 15 克、云茯苓 15 克、丹参 20 克、法半夏 10 克、浙贝母 12 克、昆布 25 克、海藻 25 克、煅龙骨(先煎)20 克、煅牡蛎(先煎)20 克、龙葵 5 克、红花 5 克、防风 10 克、蔓荆子 10 克。每日 1 剂,水煎服,早

晚空腹温服。每日服泼尼松 1 片维持治疗,早 8 点顿服。谢立科用上法治疗 1 例右眼眼眶炎性假瘤患者,治疗前右眼睑轻度肿胀,视力 0.8,眼压 22 毫米汞柱。结果:治疗 2 个月后右眼无红肿痛,视力 1.0,眼压 16 毫米汞柱;服药 3 个月余后停药,随访 2 年未复发。[④]

4. 抵挡汤 大黄 10 克、桃仁 20 克、水蛭 20 克、虻虫 15 克、红花 20 克、赤芍 15 克、柴胡 10 克、钩藤(后下)30 克、青葙子 15 克、黄芩 10 克、野菊花 15 克、黄芪 30 克、地龙 15 克、炙甘草 15 克。每日 1 剂,水煎服。张智龙用上方治疗 1 例右眼眼眶炎性假瘤患者。结果:患者用药 8 个月后,症状基本消失,能正常工作,右眼轻微肿突。[⑤]

5. 龙胆泻肝汤 龙胆 10 克、栀子 10 克、黄芩 10 克、柴胡 8 克、车前子(包)10 克、泽泻 10 克、当归 10 克、生地黄 10 克、赤芍 10 克、白芍 10 克、枳壳 8 克、夏枯草 15 克、黄连 3 克、生甘草 3 克。水煎服,治疗 1 个月,期间嘱患者继续晨起顿服强的松 5 毫克。张南用上法治疗 1 例右眼眼眶炎性假瘤患者,治疗前右眼视力 0.4,眼球突出度为 17 毫米(右眼)>112 毫米<13 毫米(左眼),眼压 T+1。治疗 1 个月后右眼视力 1.0,眼球突出度为 13 毫米(右眼)>104 毫米<14 毫米(左眼),眼压 9.14 毫米汞柱。随诊 6 个月未复发。[⑥]

6. 泻肝破瘀汤 龙胆 10 克、柴胡 15 克、黄芩 15 克、金银花 30 克、连翘 15 克、紫花地丁 30 克、半边莲 20 克、夏枯草 15 克、露蜂房 12 克、半夏 10 克、橘红 10 克、胆南星 6 克、当归 12 克、生地黄 15 克、川芎 10 克、赤芍 12 克、白芍 12 克、泽泻 15 克、木通 6 克、车前子 15 克、猪苓 20 克、陈皮 6 克。每日 1 剂,水煎 2 次,分 2 次饭后服。郑新青用上方治疗 1 例双眼眼眶炎性假瘤患者,治疗前右眼睑青紫、肿胀,睑裂闭合不全,睑裂距为 5 毫

① 李传课.中医眼科学[M].北京:人民卫生出版社,1999:719.
② 朱华英,刘新泉,等.清热化坚汤治疗眼眶特发性炎性假瘤的临床研究[J].中国中医眼科杂志,2016,26(2):85-88.
③ 王大虎,张殷建.中西医结合治疗眼眶炎性假瘤放疗后 1 例[J].山东大学耳鼻喉眼学报,2015,29(1):93-94.
④ 祁怡馨,谢立科,等.谢立科主任治疗眼眶炎性假瘤经验撷菁[J].世界中西医结合杂志,2014,9(3):232-235.
⑤ 王引弟.张智龙应用抵挡汤临床经验举隅[J].中国中医药信息杂志,2011,18(5):87-88.
⑥ 张南.龙胆泻肝汤加减治疗眼眶炎性假瘤 1 例[J].北京中医药大学学报,2009,16(3):36-37.

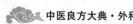
米,视力右眼 0.5、左眼 1.0,眼突计检查右眼球突出度 24 毫米、左眼球突出度 17 毫米,双眼眶眶距 99 毫米。服药 36 剂后双眼球转动灵活,视力右眼 1.0、左眼 1.5,眼突计检查右眼球突出度 16 毫米、左眼球突出度 14 毫米,双眼眶眶距 99 毫米。半年后复查,病情未再复发。①

① 郑新青.衣元良眼病验案[J].中医杂志,1993,34(8): 469 - 470.

糖尿病视网膜病变

概　述

糖尿病视网膜病变（DR）是严重的糖尿病并发症之一，是一种以视网膜微血管瘤、出血、水肿、渗出、棉絮状斑、微血管异常以及新生血管出现为主要病理表现的视网膜微血管病变，根据有无新生血管分为非增殖型（NPDR）和增殖型糖尿病视网膜病变（PDR）。早期无自觉症状，病变累及黄斑后有不同程度的视力减退，黄斑水肿时患者可出现视物变形。由于糖尿病性视网膜病变晚期严重损害视力，所以及时防治十分重要。发现糖尿病后，严格控制血糖、血压、血脂，定期检查眼底，一旦出现增生性病变，及时行激光光凝术，防止进一步发生新生血管等，保存残留视力。

根据其临床表现轻重各异，可将糖尿病视网膜病变归属为"视瞻昏渺""云雾移睛""暴盲"等病。现常根据发病原因命名，本病是在消渴的基础上引起目病，故称为"消渴目病"。本病病变部位在眼底，故又称为"消渴内障"。《三消论》中提及"夫消渴者，多变为聋、盲、疮、癣、痤、痈之病"。《证治要诀》指出"三消久之，精血既亏，或目无所见，或手足偏废如风疾，非风也"。

辨　证　施　治

1. 金威尔分 4 型

（1）气阴两伤型　治宜益气养阴通络。方用加味补阳还五汤。

（2）肝肾阴虚型　治宜滋补肝肾。方用杞菊地黄汤加减。

（3）脾虚气弱型　治宜健脾益气。方用参苓白术散加减。

（4）血行瘀滞型　方用血府逐瘀汤合补阳还五汤加减。[①]

2. 王鹏赟分 3 型

（1）阴虚燥热型（Ⅰ～Ⅲ期）　治宜滋阴清热、益气养阴。药用黄芪 13.5 克、三七 7.5 克、枸杞子 3 克、丹参 7.5 克、黄连 4.5 克、菊花 9 克、熟地黄 9 克、生地黄 4.5 克。

（2）脾肾亏虚型（Ⅳ～Ⅴ期）　治宜温阳益气、利水化瘀。药用山茱萸 12 克、黄芪 12 克、葛根 7.5 克、僵蚕 3 克、生地黄 6 克、鸡血藤 9 克、三七 3 克、大黄 3 克、茯苓 6 克。随症加减：患者气阴两虚者，适当加减党参、黄精、五味子、泽兰、泽泻等；阴阳两虚者，适当加减淫羊藿、白术、益母草。

（3）气阴两虚型　治宜益气养阴。药用山茱萸 9 克、黄芪 12 克、三七 3 克、大黄 3 克、益母草 6 克、西洋参 3 克、丹参 6 克，另准备决明子 6 克随症加减。[②]

3. 高彦彬分 3 型

（1）气阴两虚型　治宜益气养阴。方用生脉散加增液汤加减：太子参、麦冬、五味子、生地黄、玄参、葛根、天花粉、当归、白芍、丹参等。

（2）肝肾亏虚型　治宜补益肝肾。方用杞菊地黄丸加减：枸杞子、菊花、熟地黄、山茱萸、山药、菟丝子、楮实子、茺蔚子、黄精、茯苓、牡丹皮、谷精草、密蒙花等。

① 刘光辉.金威尔教授论治糖尿病视网膜病变经验[J].中华中医药杂志,2015,30(1)：134－136.
② 王鹏赟.中西医结合治疗糖尿病视网膜病变及玻璃体出血临床观察[J].辽宁中医杂志,2014,41(9)：1932－1933.

（3）阴阳两虚型　治宜阴阳双补。偏于肾阴虚者，方用左归丸加减；偏于肾阳虚者，方用右归丸加减。药用制附片、肉桂、鹿角胶、菟丝子、肉苁蓉、枸杞子、杜仲、牛膝、熟地黄、山茱萸、山药等。

随症加减：一为目络虚滞，药用生黄芪、西洋参、当归、丹参、鸡血藤、首乌藤等；二为目络瘀阻，药用桃仁、红花、川芎、郁金、牡丹皮等；三为热伤目络，药用生蒲黄、白茅根、仙鹤草、槐花炭、荆芥炭、墨旱莲、栀子等；四为湿浊留滞，药用泽兰、泽泻、车前子、牛膝、茯苓、薏苡仁、鬼箭羽等；五为目络瘀结，药用浙贝母、海藻、昆布、煅牡蛎、三七粉（冲服）等。[①]

4. 廖品正分4型

（1）气阴两虚、脉络不利型　治宜益气养阴通络。方用芪明颗粒：黄芪、葛根、生地黄、枸杞子、决明子、茺蔚子、生蒲黄、水蛭。或予生脉散合杞菊地黄丸方加减。随症加减：酌情选加知母、天花粉、墨旱莲以清热养阴、生津润燥；选加茺蔚子、丹参、牛膝、生蒲黄、地龙以活血通络。

（2）气阴两虚、脉络瘀阻型　治宜益气养阴、活血化瘀。①属糖尿病视网膜病变非增殖期，方用芪明颗粒合血塞通胶囊，或予生脉散合六味地黄丸方加减。随症加减：酌情选加地龙、茺蔚子、丹参、生蒲黄、三七、墨旱莲等。②若属糖尿病视网膜病变增殖期、出血期，方用生蒲黄汤加减：生蒲黄、墨旱莲、荆芥炭、生地黄、牡丹皮。随症加减：可选加玄参、地骨皮、三七、茜草、花蕊石等以增加凉血止血之功；选加黄芪、太子参、三七以增加益气止血之效。③出血静止期，方用桃红四物汤加减。随症加减：可酌加黄芪、太子参、枸杞子、墨旱莲以益气滋肾；加茯苓、白术、猪苓、泽泻以增加实脾利水消肿的功效。

（3）阴损及阳、血瘀痰凝型　治宜益气温阳、活血化瘀。方用补阳还五汤合肾气丸方加减。随症加减：可加瓦楞子、浙贝母、海藻、昆布等以化痰散结；加三七、生蒲黄、血余炭等以化瘀止血，减

少眼底反复出血；加枸杞子、淫羊藿、白术、薏苡仁等以增强补肾益脾之效。

（4）阴阳两虚、痰瘀互结型　治宜阴阳双补、化痰消瘀。方用右归饮。随症加减：可选加太子参、茯苓、菟丝子、淫羊藿、三七、生蒲黄、当归、益母草、瓦楞子、海藻、昆布等。[②]

5. 倪青分5型

（1）肝郁气滞型　治宜疏肝解郁。方用丹栀逍遥散加减：柴胡6克、当归12克、赤芍12克、白芍12克、牡丹皮10克、郁金10克、焦栀子10克、丹参15克、红花10克、薄荷6克。

（2）脾虚络阻型　治宜健脾活血。方用温胆汤加减：半夏10克、茯苓15克、炒枳实10克、炒苍术10克、竹茹6克、大腹皮15克、山药12克、陈皮6克、薏苡仁12克、丹参15克、甘草6克。

（3）肝肾不足型　治宜补益肝肾。方用驻景丸加减：菟丝子12克、楮实子12克、茺蔚子12克、枸杞子10克、车前子20克、山茱萸10克、制首乌12克、五味子6克、三七粉（冲）6克、生地黄12克、熟地黄12克。

（4）气血两虚型　治宜益气养血。方用八珍汤加减：党参10克、白术10克、当归10克、川芎10克、赤芍10克、熟地黄12克、黄芪20克、陈皮6克、谷精草10克、甘草6克。

（5）阴虚阳亢型　治宜滋阴降火、活血通络。方用犀角地龙汤加减：水牛角30克、生地黄10克、牡丹皮10克、赤芍10克、栀子10克、白茅根30克、侧柏叶15克、龙胆10克、石决明（先煎）30克。[③]

6. 刘静分5型

（1）气血两虚型　治宜益气养阴。药用黄芪、人参、当归、川芎、熟地黄、茯苓、白术、炙甘草。

（2）阴虚火旺型　治宜滋阴泻火。药用生地黄、藕节、当归、山药、茯苓、泽泻、枳壳、地骨皮、黄芩、知母、黄柏、五味子。

（3）肝肾阴虚型　治宜滋补肝肾。药用熟地

①　李勤，高彦彬.高彦彬教授治疗糖尿病视网膜病变经验拾荟[J].中华中医药杂志，2012，27（11）：2857-2859.
②　李翔，路雪婧.廖品正治疗糖尿病视网膜病变经验.辽宁中医杂志[J].2011，38（2）：228-229.
③　倪青.著名中医学家林兰教授学术经验——糖尿病视网膜病变治疗经验[J].辽宁中医杂志，2001，28（5）：259-260.

黄、生黄芪、玄参、苍术、山茱萸、山药、枸杞子、白菊花、龟甲、女贞子、葛根、黄柏。

（4）脾肾阳虚型　治宜温补脾肾。药用补骨脂、五味子、附子、肉桂、干姜、大枣、人参、白术、吴茱萸、肉豆蔻。

（5）痰热上扰型　治宜清热化痰。药用半夏、陈皮、黄芩、地骨皮、瓜蒌、橘红、南星、枳实、白术、苍术、沉香。[1]

7. 王伟明分 4 型

（1）阴虚燥热型　治宜清热润燥、滋阴明目。方用白虎加人参汤加味。

（2）肺肾阴虚型　治宜清热润肺、滋肾明目。方用二冬汤加味。

（3）肝肾阴虚型　治宜清肝明目、滋补肝肾。方用杞菊地黄汤加味。

（4）阴阳两虚型　治宜温阳滋肾。方用肾气丸加味。

随症加减：眼底出血初起者，加生地黄、牡丹皮、白茅根、大蓟、小蓟；出血久不吸收者，加丹参、泽兰、红花、益母草、墨旱莲、花蕊石、三七、蒲黄（包煎）、荆芥炭；恢复期出血大部分吸收或瘀结成斑或形成结缔组织者，加黄芪、山药、女贞子、生牡蛎、夏枯草、海蛤粉、浙贝母；视网膜有渗出病变者，加薏苡仁、茯苓、白术、益母草、车前子（包煎）、猪苓。[2]

8. 邹菊生等分 3 型

（1）肺胃燥热型　治宜清热泻火。方用白虎汤合施今墨氏二对方加味：生石膏（先煎）30 克、知母（盐炒）9 克、南沙参 12 克、北沙参 12 克、山药 12 克、天花粉 12 克、苍术 12 克、玄参 12 克、生地黄 12 克、川黄连 6 克、甘草 6 克。

（2）肾阴亏虚型　治宜滋补肾阴。方用知柏地黄汤加减：知母（盐炒）9 克、黄柏（盐炒）9 克、山茱萸 9 克、淮山药 12 克、牡丹皮 12 克、茯苓 12 克、煅龙骨 12 克、白及 12 克、女贞子 15 克、仙鹤

草 30 克、昆布 20 克、海藻 20 克。

（3）气阴两虚型　治宜益气养阴。方用肾气丸合四妙勇安汤化裁：黄芪 12 克、山药 12 克、玄参 12 克、天花粉 12 克、丹参 12 克、皂角刺 12 克、金银花 12 克、当归 12 克、党参 12 克、昆布 20 克、海藻 20 克、荜草 15 克、升麻 6 克。

以上各方均每日 1 剂，水煎 2 次，分 2 次服。[3]

经　验　方

1. 真武汤　制附子 20 克、菟丝子 20 克、生白术 30 克、生姜 15 克、川芎 15 克、黄芪 20 克、丹参 20 克、茯苓 20 克。每日 1 剂，每日 2 次，早餐与晚餐后各温服 1 袋。刘瑄用上方联合常规降糖药、羟苯磺酸钙及胰激肽原酶肠溶片治疗 49 例（88 只眼）非增殖期 DR 患者 3 个月。结果：显效 39 只眼，有效 44 只眼，无效 5 只眼，总有效率 94.32%。[4]

2. 自拟方　三七 15 克、赤芍 15 克、生地黄 15 克、黄芪 15 克、海桐皮 15 克、桂枝 15 克、蝉蜕 10 克、甘草 10 克。随症加减：肝肾阴虚，目痛干痒者，加熟地黄 15 克、黄精 20 克、制何首乌 30 克。每日 1 剂，水煎服。配合穴位刺激，选取足三里、三阴交、太冲、合谷、血海、阿是穴。采取针刺、点压、按揉等每穴交替刺激，每日 1 次，每次 20 分钟，1 个月为 1 个疗程。姚祈用中药合穴位刺激治疗 56 例 DR 患者（Ⅰ、Ⅱ、Ⅲ期）3 个疗程，观察期 1 年。结果：眼底治疗情况，显效 6 例，有效 43 例，无效 7 例，总有效率 87.5%；荧光素钠眼底血管造影显示显效 7 例，有效 43 例，无效 6 例，总有效率 89.28%。[5]

3. 补肾活血明目汤　地黄 20 克、枸杞子 20 克、决明子 15 克、山茱萸 10 克、茺蔚子 15 克、楮实子 15 克、西洋参 10 克、黄芪 30 克、三七粉（冲服）3 克、丹参 12 克、地龙 10 克、蒲黄 10 克。谭辉

① 刘静.中药治疗糖尿病性视网膜病变的临床观察[J].中医杂志,1994,35(1):38.
② 王伟明.中西医结合治疗 60 例糖尿病视网膜病变[J].山东中医学院学报,1991,15(5):27.
③ 邹菊生,等.糖尿病视网膜病变中医辨证治疗[J].中西医结合眼科杂志,1990,8(2):56-57.
④ 刘瑄.真武汤加减治疗 2 型糖尿病非增殖期视网膜病变的临床观察[J].中药材,2016,39(2):431-433.
⑤ 姚祈.中西医结合治疗 2 型糖尿病视网膜神经慢性病变临床观察[J].中华中医药学刊,2016,34(6):1384-1386.

等用上方联合常规降糖、降脂药物及阿司匹林肠溶片、羟苯磺酸钙治疗 50 例（95 只眼）肝肾亏虚、络脉瘀阻证非增殖型糖尿病视网膜病变患者 12 周。结果：眼底病变疗效总有效率为 86.3%。①

4. 血府逐瘀汤加减 生地黄 15 克、川牛膝 15 克、桃仁 15 克、川芎 15 克、当归 10 克、赤芍 10 克、桔梗 10 克、柴胡 6 克、红花 6 克、甘草 6 克。随症加减：眼底有新鲜出血者，加蒲黄 10 克，丹参 10 克以活血止血；视网膜水肿者，加茯苓 15 克、车前子 15 克以利水消肿；黄斑部见大量硬性渗出物者，加山楂、鸡内金以活血软坚；视网膜微血管瘤者，加蜈蚣粉 5 克、三七粉 5 克以祛瘀通络；视力下降严重者，加滋养肝肾药桑椹 15 克、女贞子 15 克以养肝明目；口干咽燥者，加玄参 10 克、麦冬 10 克以滋阴润燥；气短乏力者，加党参 10 克、黄芪 10 克以补气；消谷善饥者，加葛根 15 克、知母 15 克以清解郁热。每日 1 剂，水煎取汁 300 毫升，饭后 30 分钟温服。在降糖降脂降压治疗基础上，龚明福用上方加减治疗 40 例单纯 DR 患者。结果：显效 23 例，有效 12 例，无效 5 例，总有效率 87.5%。②

5. 浊毒清 黄连 3 克、大黄 3 克、佩兰 15 克、萆薢 15 克、黄芪 15 克、玄参 12 克、薏苡仁 12 克、三七 12 克、天冬 12 克、陈皮 9 克、法半夏 9 克、山楂 9 克、苦杏仁 9 克、藿香 6 克、白豆蔻 6 克等。解毒化浊，益气活血。赵伟用上方联合降糖、降脂、降压等治疗 32 例单纯型 DR 患者 3 个月。结果：显效 4 例，有效 36 例，无效 8 例，总有效率 83.3%。③

6. 护网明目散 白芍、石斛、决明子、茺蔚子、女贞子、黄精、葛根等。每剂冲水 200 毫升，每次 100 毫升，每日 2 次。联合降糖、降压、降脂基础治疗。肖家翔用上方治疗 50 例（96 只眼）单纯 DR

患者 1 个月。结果：眼底造影显示显效 26 只眼，有效 62 只眼，无效 8 只眼，总有效率 91.7%。④

7. 补阳还五汤加味 生黄芪 40 克、赤芍 12 克、川芎 12 克、当归 12 克、桃仁 9 克、红花 9 克、地龙 9 克、沙参 15 克、麦冬 15 克、山药 15 克。每日 1 剂，水煎服，分 3 次口服，10 日为 1 个疗程，共 3 个疗程。雍林晓用上方治疗 30 例（52 只眼）单纯 DR 患者。结果：视力显效 6 眼，有效 31 眼，总效率 71.16%；眼底变化显效 11 眼，有效 25 眼，总有效率 69.23%。⑤

8. 密蒙花方 生黄芪 30 克、女贞子 15 克、黄连 6 克、肉桂 3 克、密蒙花 9 克。严京等用上方治疗 31 例气阴两虚、瘀阻目络证单纯 DR 患者 3 个月。结果：中医症状疗效显效 10 例，有效 20 例，总有效率 96.8%。⑥

9. 明目十一味丸 金色诃子 13 克、藏红花 3.5 克、牛黄 3.5 克、丁香 1 克、手参 4.5 克、滑石 4.5 克、代赭石（制）7 克、熊胆 2 克、朱砂 3 克、硇砂 0.5 克、姜黄 17 克。每日 3 克，分 2 次口服，30 日为 1 个疗程，连续服用 3 个疗程。刘萨仁用上方治疗 20 例早期糖尿病视网膜病变患者。结果：最终显效 7 例，有效 11 例，无效 2 例，总有效率 90%。⑦

10. 益肾活血方 生地黄 15 克、熟地黄 15 克、黄精 15 克、枸杞子 15 克、石斛 10 克、当归 10 克、红花 10 克、葛根 10 克、鸡血藤 10 克、怀牛膝 10 克、杜仲 10 克、枳壳 10 克、玄参 20 克、石决明（先煎）24 克。每日 1 剂，服 2 次。杨海燕用上方联合降糖治疗 33 例（61 只眼）DR 患者 1 个月。结果：显效 27 眼，好转 25 眼，无效 9 眼，总有效率 85.2%。⑧

11. 桃仁承气汤加减 桃仁 6～12 克、桂枝 6～12 克、大黄 6～9 克、生地黄 12 克、熟地黄 12

① 谭辉，王康.补肾活血明目汤治疗肝肾亏虚、络脉瘀阻证非增殖型糖尿病视网膜病变 50 例[J].中国实验方剂学杂志，2015，21（12）：178－181.
② 龚明福.血府逐瘀汤治疗单纯型糖尿病视网膜病变 40 例[J].辽宁中医杂志，2014，41（03）：500－501.
③ 赵伟.浊毒清治疗单纯型糖尿病视网膜病变临床研究[J].时珍国医国药，2013，24（11）：2691－2692.
④ 肖家翔.养阴行血方对单纯型糖尿病视网膜病变微循环影响的临床研究[J].辽宁中医杂志，2013，40（04）：718－719.
⑤ 雍林晓.补阳还五汤加味治疗单纯型糖尿病性视网膜病变疗效观察[J].辽宁中医杂志，2011，38（3）：481－482.
⑥ 严京，高健生，等.密蒙花方改善早期糖尿病视网膜病变中医症状及其用药安全性的研究[J].北京中医药大学学报，2010，33（11）：773－776.
⑦ 刘萨仁.明目十一味丸治疗糖尿病性早期视网膜病变疗效观察[J].辽宁中医杂志，2006，33（2）：190.
⑧ 杨海燕.益肾活血方治疗糖尿病性视网膜病变临床观察[J].辽宁中医杂志，2001，28（2）：83－84.

克、玄参 12 克、泽泻 12 克、丹参 12 克、黄芪 30 克、甘草 6 克。每日 1 剂,水煎 2 次,分 2 次服。2 个月为 1 个疗程。同时予西药:口服降糖灵、优降糖或达美康等;3 例注射胰岛素;酌情使用藻酸双脂钠、复方降压片等;所有患者服用维生素 C 0.3 克,每日 3 次。结合心理咨询,个人心理与集体心理咨询相结合。崔凡明等用上法治疗 62 例(124 只眼)早期糖尿病视网膜病变患者。结果:显效(眼底出血、渗出吸收,微血管瘤减少,荧光素渗漏消失,视力提高 2 行以上)60 只眼,占 48.39%;有效(眼底出血,渗出部分吸收,微血管瘤减少或不变,荧光素渗漏减轻,视力提高小于 2 行或不变)50 只眼,占 40.32%;无效(眼底出血、渗出、微血管瘤不变或增加,荧光素渗漏程度不变或加重,视力不变)14 只眼,占 11.29%。总有效率 88.71%。[1]

12. 消渴停加减 西洋参、山药、麦冬、玄参、天花粉、知母、葛根、生地黄、乌梅、龙骨、牡蛎。随症加减:出血期,加茜草、侧柏叶、墨旱莲、三七粉等止血药;瘀血期,酌加桃仁、红花、三棱、莪术、丹参、赤芍、当归、川芎等活血药;肝肾阴虚者,酌加黄精、熟地黄、山茱萸、五味子、枸杞子、金樱子等;肺阴虚者,酌加天冬、沙参等;肾阳不足者,酌加附子、肉桂等;渗出较多者,酌加海藻、昆布、海浮石、海蛤粉、牡蛎、夏枯草、浙贝母等。每日 1 剂,水煎 3 次,分 3 次饭后服。结合予西药:口服降糖灵 25 毫克、优降糖 2.5 毫克、维生素 C 0.2 克、维生素 B₁ 20 毫克,均每日 3 次。出血期加安络血等药,高凝状态加用肠溶阿司匹林、潘生丁、达美康等。黄培光用上法治疗 50 例(87 只眼)糖尿病性视网膜病变患者。结果:显效 49 只眼,有效 34 只眼,无效 4 只眼,总有效率 95.4%。[2]

中 成 药

1. 通脉增视胶囊 组成:葛根、三七、槐米、

娑罗子(陕西中医学院药学院制备,200 毫克/粒)。功效:生津止渴,理气活血,凉血止血。用法用量:每日 2 次,每次 2 粒。临床应用:曹平等将 102 例非增殖型 DR 患者随机分为治疗组和对照组各 51 例。两组患者均按照中国糖尿病防治指南原则及改善生活方式作为基础治疗。治疗组另予上方治疗,对照组另予羟苯磺酸钙胶囊治疗。两组均服药 24 周。结果:治疗组、对照组分别脱落 5 例、7 例;治疗组治疗效果优于对照组(P<0.05);治疗组患者的视力、视网膜循环时间均优于对照组患者(P<0.05);治疗后治疗组视网膜总循环时间明显下降,且优于对照组,两组比较差异有统计学意义(P<0.05)。[3]

2. 芪明颗粒 组成:黄芪、葛根、地黄、枸杞子、决明子、茺蔚子、蒲黄、水蛭(浙江万马药业有限公司生产,4.5 克/袋)。用法用量:每次 1 袋,每日 3 次,温水冲服。临床应用:(1)张冬迅用上方治疗 60 例糖网患者 3 个月。结果:临床疗效显效 24 例,有效 25 例,无效 11 例,总有效率 81.67%,中医证候疗效显效 17 例,有效 29 例,无效 14 例,总有效 76.67%。[4] (2)孔文基将 72 例非增殖期 DR 患者随机分为治疗组和对照组各 36 例。治疗组予芪明颗粒治疗,对照组予羟苯磺酸钙治疗,两组均治疗 6 个月。结果:总有效率治疗组为 91.67%,对照组为 69.44%,两组比较差异显著(P<0.05);且治疗组眼底各项指标、视力、黄斑水肿改善、视网膜循环时间下降优于对照组(P<0.05或0.01)。[5]

3. 复方丹参滴丸 组成:丹参、三七、冰片。功效:可提高机体的抗凝能力,增加纤溶系统的活性,抑制血小板合成及聚集、抑制血栓形成、降低血黏度,从而达到改善微循环的作用。用法用量:每次 10 粒,每日 3 次,口服。临床应用:在降糖、降脂、降压的基础上,闫锡秋用上方治疗 40 例(60 只眼)单纯 DR 患者 6 个月。结果:患者的视

① 崔凡明,等.中西医结合治疗早期糖尿病视网膜病变临床观察[J].中国中医眼科杂志,1994,4(2):71.
② 黄培光.中西医结合治疗糖尿病性视网膜病变 50 例[J].中国中医眼科杂志,1993,3(1):26.
③ 曹平,仝警安,等.通脉增视胶囊治疗非增生性糖尿病视网膜病变的临床观察[J].中成药,2015,37(5):1143-1145.
④ 张冬迅.芪明颗粒与导升明胶囊治疗糖尿病视网膜病变的随机对照研究[J].中药药理与临床,2015,31(3):151-152.
⑤ 孔文基.芪明颗粒治疗非增殖期糖尿病视网膜病变疗效观察[J].中药药理与临床,2015,31(5):145-147.

力、视野、眼底状况与治疗前比较,差异有显著性（$P<0.05$）。[1]

4. 丹红化瘀口服液 组成:丹参、当归、川芎、桃仁、红花、柴胡、枳壳(广州白云山和记黄埔中药有限公司生产)。功效:活血化瘀,行气通络。用法用量:每次 20 毫升,口服,每日 3 次。临床应用:朱惠明等用丹红化瘀口服液治疗 30 例(58 只眼)单纯糖尿病视网膜病变患者 12 周。结果:显效 21 例,有效 27 例,无效 7 例,恶化 3 例,总有效率 82.75%。[2]

5. 复方血栓通胶囊 组成:黄芪、丹参、玄参、三七。用法用量:每次 3 粒,每日 3 次。功效:改善微循环,调节凝血状态,改善血液流变学状态的作用。临床应用:(1) 在一般治疗基础上,王巧凡用复方血栓通胶囊联合羟苯磺酸钙治疗 62 例糖网患者。结果:患者视力明显提高,眼底病变有效(眼底视网膜微血管瘤数、眼底出血量、渗出量减少 1 个级别以上,且其余项无增加)50 例,无效(眼底视网膜微血管瘤数、眼底出血量、渗出量改变不明显)8 例,恶化(眼底视网膜微血管瘤数、眼底出血量、渗出量增加 1 个级别以上)4 例,总有效率 80.6%。[3] (2) 在控糖基础上,矫红运用复方血栓通胶囊治疗 28 例(30 只眼)糖尿病视网膜病变患者 3 个月。结果:视力改善显效 6 只眼(20%),有效 17 只眼(56.7%),无效 7 只眼(23.3%);眼底出血改变显效 5 只眼(16.7%),有效 16 只眼(53.3%),无效 9 只眼(30.0%)。[4]

6. 糖网胶囊 组成:黄芪 120 克、栀子 60 克、生地黄 40 克、当归 40 克、川芎 40 克、桃仁 40 克、红花 40 克、沙苑子 15 克、决明子 40 克。制备方法:将以上各中药经干燥处理后,粉碎成细粉过 5 号筛,混匀,紫外线照射 1 小时,分装胶囊,每粒 0.5 克。用法用量:每日 3 次,每次 3 粒。临床

应用:周铭等用上方治疗 70 例 DR 患者 3 个月。结果:眼底疗效显效 43 例,有效 23 例,无效 4 例,总有效率 94.2%。[5]

7. 降糖明目胶囊 1 组成:枸杞子、石斛、三七等多种中药(北京市眼科研究所研制)。制备方法:经提炼浓缩,干燥后胶囊分装。用法用量:每日 3 次,每次 4 粒,口服 3 个月为 1 个疗程。临床应用:支楠等将 120 例 DR 患者分为治疗组和对照组各 60 例。治疗组予上方治疗,对照组予怡开治疗。期间除原有控制血糖药物以外,禁用其他治疗同类病症的药物及方法。注意追踪观察不良反应。治疗结束后进行疗效统计。两组疗程均为 6 个月。结果:治疗组可有效改善中医证候,治疗前后积分对比 $P<0.01$;眼底视网膜病变的改善治疗组优于对照组($P<0.01$);治疗组血糖降低,治疗前后对比 $P<0.01$;治疗组治疗前后安全性指标均有改善,且服药期间无明显不良反应。[6]

8. 通脉糖眼明胶囊 组成:黄芪、生地黄、枸杞子、女贞子、三七、青葙子等(贵阳中医学院第二附属医院药物制剂室提供,250 毫克/粒)。功效:益气养阴,行血散瘀,明目退翳。用法用量:每次 750 毫克,每日 3 次,3 个月为 1 个疗程。临床应用:徐寒松用上方治疗 19 例(38 只眼)单纯 DR 患者 3 个月。结果:眼底疗效,非常显效 4 例,显效 4 例,有效 18 例,无效 12 例,总有效率 68.4%。[7]

9. 二至明目胶囊 组成:女贞子、墨旱莲、山茱萸、山药、牡丹皮、葛根、红土茯苓、三七、泽泻等(岐黄药业科技投资有限责任公司生产)。用法用量:每次 4 粒,每日 3 次,16 周为 1 个疗程。临床应用:徐新荣用上方治疗 31 例(62 只眼)肝肾阴虚、瘀血阻络证的单纯 DR 患者。结果:显效 24 只眼,有效 33 只眼,进步 4 只眼,无效 1 只眼,总

[1] 闫锡秋.应用复方丹参滴丸治疗 60 例老年单纯性糖尿病视网膜病变疗效观察[J].时珍国医国药,2014,25(9):2187-2188.
[2] 朱惠明,等.丹红化瘀口服液治疗单纯型糖尿病视网膜病变[J].中国实验方剂学杂志,2013,19(17):320-323.
[3] 王巧凡.中西医结合治疗糖尿病视网膜病变临床观察[J].中国中医基础医学杂志,2013,19(7):805-807.
[4] 矫红.复方血栓通胶囊对出血期糖尿病视网膜病变的干预治疗[J].中华中医药杂志,2010,25(9):1535-1536.
[5] 周铭,等.糖网胶囊治疗糖尿病视网膜病变 70 例临床分析[J].辽宁中医杂志,2007,34(4):457-458.
[6] 支楠,等.降糖明目胶囊治疗糖尿病视网膜病变临床观察[J].北京中医药大学学报,2007,30(8):560-562.
[7] 徐寒松.通脉糖眼明胶囊治疗单纯型糖尿病性视网膜病变临床研究[J].中华中医药杂志,2006,21(9):567-569.

有效率91.9%。①

10. 熊胆逐瘀片　组成：熊胆粉、三七、丹参、当归、川芎、红花、桃仁(本溪市中心医院中医科与桓仁制药厂共同研制)。用法用量：每日3次，每次4片。临床应用：蒋莉在西医治疗的基础上用上方治疗30例单纯DR患者6个月。结果：糖网病变改善17例，无变化10例，恶化3例，有效率56.7%。②

11. 糖视明胶囊　组成：黄芪、生地黄、山药、枸杞子、丹参、红花、当归等(山东中医药大学附属医院自制)。功效：活血化瘀，舒经通脉。用法用量：每次4粒，每日3次，口服。临床应用：于文洲等在西医治疗的基础上用上方治疗33例(61只眼)单纯DR患者2个月。结果：显效15只眼，有效33只眼，无效13只眼，总有效率78.7%。③

12. 降糖明目胶囊2　组成：熟地黄、山茱萸、怀山药、茯苓、泽泻、牡丹皮、沙参、麦冬、墨旱莲、丹参、田三七、牛膝(湖南中医药研究院制剂室提供)。用法用量：每日3次，每次服4粒，1个月为1个疗程，连续观察2个疗程。临床应用：秦裕辉用上方治疗22例(44只眼)证属肺肾阴虚夹瘀单纯型糖尿病视网膜病变患者。结果：血糖控制显效13例，有效4例，无效3例，恶化2例，总有效率77.3%；视力变化显效3只眼，有效28只眼，无效13只眼，总有效率70.4%；眼底改善获显效9只眼，有效24只眼，无效9只眼，恶化2只眼，总有效率75%。④

预 防 用 药

六味地黄丸和银杏叶片　六味地黄丸组成：茯苓、牡丹皮、山药、山茱萸、熟地黄、泽泻(每8丸相当于原药材3克，河南宛西制药股份有限公司生产)。银杏叶片组成：银杏叶提取物(每片含总黄酮醇苷9.6毫克，萜类内酯2.4毫克，扬子江药业集团生产)。用法用量：六味地黄丸口服，每日3次，每次8丸；银杏叶片，每日3次，每次2片。功效：滋阴活血。临床应用：安晓飞等将140例2型糖尿病患者随机分为治疗组和对照组各70例，其中DRⅠ期患者(微动脉瘤合小出血点)治疗组有5例，对照组有2例。两组均予西医基础治疗，治疗组同时加用上方治疗，对照组加用六味地黄丸和银杏叶片安慰剂治疗。两组均连续治疗24个月。结果：相对于对照组，治疗组DR新增及患病率降低(P<0.05)，提示六味地黄丸及银杏叶片对于治疗逆转早期DR有一定疗效。⑤

① 徐新荣.二至明目胶囊治疗单纯型糖尿病性视网膜病变的临床研究[J].南京中医药大学学报,2003,19(2)：81－83,122.
② 蒋莉.熊胆逐瘀片治疗非增殖性糖尿病视网膜病变观察[J].辽宁中医杂志,2001,28(4)：213－214.
③ 于文洲,王翠萍,等.糖视明胶囊治疗单纯型糖尿病视网膜病变的临床观察[J].中国医药学报,2000,24(5)：36－37.
④ 秦裕辉.降糖明目胶囊治疗单纯型糖尿病视网膜病变疗效观察[J].中国中医眼科杂志,1995,5(3)：160.
⑤ 安晓飞,赵越,等.六味地黄丸联合银杏叶片防治2型糖尿病早期视网膜病变临床观察[J].中国中西医结合杂志,2016,36(6)：674－677.

甲状腺相关眼病

概　述

甲状腺相关眼病，又称为Graves眼病，好发于女性，是目前成年人发病较高的眼眶疾病之一。患者可表现为甲状腺功能亢进、低下或正常。若甲状腺功能正常而出现Graves眼病时，称为眼型Graves病。

本病属中医"鹘眼凝睛"（《世医得效方·眼科》）范畴。又名"鹘眼凝睛外障"（《秘传眼科龙木论》）、"鱼睛不夜"（《目经大成》）。该病病位在目，病本在肝，与肺、脾、肾关系密切。肝郁气滞、痰湿瘀滞是甲状腺相关眼病的基本病机，痰、湿、瘀是本病重要的病理因素。

辨　证　施　治

1. 陈如泉分3型

（1）肝火亢盛型　治宜清肝泻火、疏肝明目。方用龙胆泻肝汤或丹栀逍遥散加减：龙胆、夏枯草、栀子、黄芩、黄连、赤芍、白芍、生地黄、石决明、牡丹皮、决明子等。随症加减：对于突眼、目赤胀痛甚者，常加羚羊角（粉），或加石膏、知母、黄连等以清泻心胃之火；对于精神紧张、急躁易怒者，常加牡丹皮、丹参、龙骨、牡蛎以清心安神；对于两手颤抖者，常加钩藤、珍珠母以平肝息风。治疗甲亢突眼火热证候较重者，常配合熏洗法：蒲公英60克，水煎200毫升，温服100毫升，余趁热熏洗眼部。

（2）脾虚湿阻型　治宜补脾益气、化痰散结。方用四君子汤合二陈汤加减：黄芪、党参、白术、茯苓、薏苡仁、砂仁、陈皮、法半夏等。随症加减：肌无力、眼睑下垂者，则重用黄芪50～100克，加升麻、桔梗；对于兼见腰膝酸软者，常加杜仲、牛膝、续断等；对于胸胁痞闷者，常加郁金、香附、枳壳等以理气开郁。

（3）肝肾阴虚型　治宜滋补肾阴、养肝明目。方用二至丸合杞菊地黄丸加减：熟地黄、山茱萸、牡丹皮、女贞子、墨旱莲、枸杞子、菊花、密蒙花、决明子。随症加减：兼有潮热盗汗，五心烦热，口燥咽干等火旺者，加黄柏、知母等；对于兼有神疲气短者，可加黄芪、党参、太子参、黄精以补气；对于兼有腰酸膝软、形寒肢冷、脉沉细者，可加仙茅、淫羊藿或用右归丸以温补肾阳。[①]

2. 段俊国分3型

（1）气郁化火型　治宜疏肝清热泻火。方用丹栀逍遥散加减。随症加减：肝火郁结重者，可加夏枯草、草决明；胸闷胁痛者，加香附、郁金；有手震颤者，可加平肝息风的石决明、钩藤等。

（2）脾虚痰湿型　治宜健脾化痰。方用二陈汤加减。随症加减：可加浙贝母以增加燥湿化痰；加僵蚕、红花、丹参以增加祛风活血之功。

（3）肝肾阴虚型　治宜滋补肝肾。方用杞菊地黄汤加减。随症加减：伴心烦不寐者，可加酸枣仁、夜交藤以养心安神；阴虚阳亢风动者，可加珍珠母、鳖甲以滋阴平肝息风。[②]

3. 李传课分2型

（1）肝郁化火型　治宜清肝泻火。方用丹栀逍遥散加减：牡丹皮10克、栀子10克、当归10

① 闵晓俊,等.陈如泉诊治甲状腺相关性眼病经验[J].中医杂志,2011,52(23)：1994-1995.
② 段俊国.中医眼科临床研究[M].北京：人民卫生出版社,2009：320-321.

克、白芍 10 克、柴胡 3 克、茯苓 10 克、龙胆 10 克、夏枯草 10 克、丹参 12 克。随症加减：黑睛生翳者，加防风 10 克、金银花 15 克以疏风清热解毒；大便秘结者，加大黄 10 克以通腑泄热通便；两手及舌伸出时有震颤者，加石决明 15 克、钩藤 15 克以平肝息风。

（2）阴虚阳亢型　治宜滋阴潜阳。方用耳聋左慈丸加减：熟地黄 12 克、生地黄 12 克、牡丹皮 10 克、山茱萸 10 克、茯苓 10 克、女贞子 10 克、玄参 10 克、麦冬 10 克、磁石（包，先煎）15 克、牡蛎（包，先煎）15 克、石决明（包，先煎）15 克。随症加减：头昏心悸者，加酸枣仁 10 克、茯神 10 克以养阴安神；双手震颤者，加钩藤 15 克、珍珠母 15 克、

鳖甲 15 克以滋阴潜阳息风。[1]

经　验　方

涤痰汤加减　云茯苓 15 克、半夏 12 克、橘红 12 克、枳实 12 克、胆南星 10 克、石菖蒲 12 克、赤芍 15 克、夏枯草 15 克、桃仁 12 克、红花 12 克、昆布 20 克、海藻 18 克、三棱 10 克、半枝莲 18 克。每日 1 剂，2 次煎服，避免情志刺激。刘英用上方治疗 1 例甲状腺相关眼病患者，10 日后二诊，全身无不适，舌脉同上，追问有高血压病史 10 年，上方加川芎 12 克、丹参 15 克继服 10 剂。后每 10 日取上药，治疗 9 个月后基本痊愈。[2]

[1]　李传课.中医眼科学［M］.北京：人民卫生出版社,1999：715－717.
[2]　刘英.化痰通络法为主治愈眼型克raves病1例［J］.中国中医眼科杂志,1993,3(4)：238.

角膜软化症

概　述

　　角膜软化症由维生素 A 缺乏引起,不及时治疗可引起角膜干燥、溶解、坏死及穿孔,以粘连性角膜白斑或角膜葡萄肿告终。多见于婴幼儿,可见消瘦、腹泻等全身症状;暗视能力下降,以致夜间行走困难,结膜表面无光泽,角膜呈雾状混浊,知觉减退,畏光,角膜实质浸润,干燥的角膜上皮脱落形成溃疡,最后乃至穿孔,引起全眼球炎,造成眼的严重损害。本病多因麻疹、肺炎、中毒性消化不良等迁延性疾病或慢性消耗性疾病病程中未及时补充维生素 A 所致,也见于消化道脂类吸收障碍导致的维生素 A 吸收减少。在现代眼科学上根据该病病变过程将其分为四期:(1) 夜盲期,即入夜不能视物,是由于视网膜上皮细胞受累所致。(2) 干燥前期,球结膜表面失去光泽,角膜变为暗淡无光,结膜下血管呈紫蓝色,球结膜折叠。此时作眼球结膜上皮细胞刮屑涂片检查可以见到上皮细胞的角化颗粒及无数的干燥杆菌。(3) 干燥期,眼球结膜明显干燥,在睑裂部结膜上可有特殊的银白色泡沫状三角形斑,基底朝向角膜,称为毕脱氏(Bitot)。角膜表面,光泽消失,呈雾状混浊,如毛玻璃状。在睑裂部的角膜缘与结膜的干燥斑相接。角膜周围混浊,可伴色素性变化。角膜的知觉可完全丧失,羞明现象明显。(4) 角膜软化期,球结膜粗糙肥厚,皱褶明显,角膜浸润混浊加重,呈灰黄色或黄白色。角膜迅速自溶成溃疡,前房积脓,一般在 1～2 日内可使整个角膜组织溶解坏死,最终形成角膜粘连白斑、完全性角膜葡萄肿、或扁平角膜,眼球萎缩而导致完全性失明。

　　本病属中医"疳积上目"范畴。多因小儿疳积、脾胃虚弱、肝虚血少、目窍失养而致夜盲、眼珠干燥、畏光流泪、黑睛混浊,甚至溃烂穿孔而失明。《秘传眼科龙木论》谓之"小儿疳眼外障",《银海精微》谓之小儿疳伤,《儒门事亲》谓之疳眼,《原机启微》谓之疳毒眼,《医宗金鉴》谓之眼疳。我国早期医籍对本病之夜盲和黑睛生翳有着详细的记载,如《诸病源候论·小儿杂病诸候》"雀目候"与"眼障翳候",《千金要方》《外台秘要》亦有治雀目方记载。宋代钱乙著《小儿药证直诀》,立"诸疳",在疳证中记述有目赤眵泪、隐涩难睁、白膜遮睛之类眼部兼症。至《秘传眼科龙木论》,对本病不同发展阶段所表现的雀目与黑睛生翳进一步联系起来比较全面地认识,如在"肝虚雀目内障"附诗谓:"雀目虽轻不可欺,小儿患者作疳翳。大人肝脏虚劳事,更被风来助本基,花发眼前随自见,不忧后患即无知""宜服洗肝汤、泻肝汤即瘥";"小儿疳眼外障"附诗曰:"小儿疳眼自何来,脑热肝风起祸灾,或固泻痢潜中止,雀目多时亦是媒,初患时时闭痒涩,病深生翳肿难开,手捭("拨""扯"之意)头发兼揉鼻,怕见光明头不抬","宜服杀疳散、退翳丸立效"。此后医籍对本病阐述亦详,如《银海精微·小儿疳伤》《原机启微·深疳为害之病》。而《审视瑶函·疳伤》的描述又进一步提高了认识,"疳证皆因饮食失节,饥饱失调,以致腹大面黄,重则伤命,轻则害目",其症"但见白珠先带黄兼白色皱起,后微红生眵,怕亮不睁,上下眼脾频频剳动不定,黑珠上有白膜成如此样⊙圈,堆起白晕,晕内一黑一白……乃疳积入眼,攻致肝经,亦难治矣",在治疗上主张"勿治其目,竟治其疳,目病自愈",切实掌握了治病求本。至新中国成立,高等医药院校教材《中医眼科学》称本病为"疳积上目"。

辨 证 施 治

李传课分 3 型

（1）肝血不足型　治宜滋补肝血。方用猪肝散加减：枸杞子 10 克、猪肝 200 克。煎水煮食用。随症加减：食欲不振者，加苍术 3 克；脐周疼痛者，加使君子 3～6 克研末空腹服。

（2）脾气不足型　治宜健脾益气。方用参苓白术散加减：党参 10 克、白术 6 克、淮山药 6 克、麦芽 6 克、苍术 3 克、薏苡仁 6 克、砂仁 3 克、甘草 3 克。煎水煮猪肝 200 克食之。

（3）脾虚肝旺型　治宜健脾清肝。方用肥儿丸加减：党参 10 克、白术 6 克、茯苓 6 克、黄连 3 克、芦荟 3 克、密蒙花 3 克、菊花 6 克、甘草 3 克。[1]

经 验 方

1. 归芍银花汤　金银花 15 克、当归 6 克、白芍 6 克、车前子 6 克、天花粉 6 克、青黛 3 克、槟榔 5 克、神曲 10 克、夜明砂 10 克、谷精草 10 克。随症加减：大便干燥者，去神曲，加羚羊角 2 克；口渴甚者，用伏龙肝煎水代茶饮。每日 1 剂，水煎服，早晚分服。西药予阿托品滴眼。服药期间忌食干燥、生冷、酸辣食物。张厚兴等用上法治疗 45 例角膜软化症患者。结果：41 例均治愈，4 例合并前房积脓，愈合在角膜中央、角膜缘遗留 2～5 毫米白色瘢痕，视力较前减退。[2]

2. 黄永洪经验方　方一：石决明 75 克、夜明砂 400 克、滑石 25 克、雄黄 10 克、朱砂 5 克、冰片 5 克、青黛 25 克。上药共研细末，每包 15 克，分 2 日早上服，用猪肝或鹅肝加四叶菜蒸服。方二：高粱米 100 克、石螺 9 枚。二物同煮至螺开口，去壳，将螺肉切碎，再与高粱煮至沸腾，不时吸食，不放块。每日 1 剂，至重之症服此方 8 日以后即有显著进步，多数 14 日上下痊愈。[3]

---

① 李传课.中医眼科学[M].北京：人民卫生出版社,2011：683-685.
② 张厚兴,等.归芍银花汤治疗角膜软化症 45 例[J].中医杂志,1983,24(4)：11.
③ 林六梅.角膜软化症的中医疗法(验方介绍)[J].中医杂志,1954,1(8)：16-17.

急性筋骨损伤

骨 折

概 述

骨折是指骨的连续性和完整性受到破坏。在X线影像中表现为骨小梁纹理的中断。骨是构成人体的支架，筋束于骨，共同完成人体关节的运动。所以，骨折以后，均表现为人体的支架和运动功能发生障碍。同时，因骨断筋伤、络破血溢，会形成瘀血。若内失血较多，可致人体阴血亏虚；若气随血失，可致气虚血瘀；若骨折较重或日久迁延，可致人体内脏亏虚，或虚实夹杂，证候变化多端。骨折的临床分型较为复杂。一是根据骨折损伤程度可分为：（1）单纯骨折，即无并发神经、重要血管、肌腱或脏器损伤。治法以手法复位，夹板固定，内服外敷中药为主。（2）复杂骨折，即有其他损伤合并症者，如肱骨骨折合并肩关节脱位。治法为手法复位、"肩肘带"等方法固定、药物治疗和功能练习等。（3）完全性骨折，即骨完全断开者，可形成远近两个或两个以上的骨折段，骨折常伴有移位。治法以手法整骨、小夹板固定，以及练功、分三期内外用药为主。（4）不完全骨折，即骨折处仅有部分断开，部分连着，如青枝骨折，此类骨折多无明显移位。治法以拔伸捺正、小夹板或马粪纸固定，外以散瘀消肿中药敷用为主。二是根据骨折后就诊时间可分为：（1）新鲜骨折，即伤后2～3周以内就诊者。主要表现为局部肿胀，瘀斑及疼痛，或合并水血泡，甚至皮破骨出。治法以活血散瘀、消肿止痛、清热利湿、接骨续筋为主。（2）陈旧骨折，即受伤2～3周以后就诊者。主要表现有局部疼痛，压痛，纵轴叩击痛等。治法先以牵引等矫正成角畸形，改善对位，然后根据辨证类型分别服用化瘀理气、益气养血、补益肝肾等药物合基本方剂进行治疗。另外，根据骨折前骨质结构是否正常，还可分型为：（1）外伤骨折，即骨折前骨质结构正常，纯属外力作用而产生的骨折。表现为受较强外力后，局部剧痛、畸形，可触及骨摩擦音，或有异常活动。治法以"正骨八法"手法使骨归位，内服"接骨、舒筋、通络、散瘀、镇痛、消肿"药物，夹板固定为主法。（2）病理骨折，即骨折前骨质已有病变成为易折因素，经轻微外力作用断折者，如骨囊肿，受轻微外力即可骨折。治法以"稳、准、轻"的手法复位，硬纸夹板或木夹板固定，内服补肾壮骨、温经散寒、活血化瘀药物，外用具有消肿散瘀、止血止痛等功效的药物为主。

辨 证 施 治

1. 根据骨折损伤程度分4型

（1）完全骨折 治宜消肿止痛、舒筋活络、化瘀行气、收敛生肌，手法复位治疗配合中药熏洗治疗。药用当归15克、木瓜20克、川牛膝15克、没药10克、细辛5克、乳香10克、血竭10克、透骨草25克、红花15克、伸筋草15克、续断15克、儿茶10克、三七粉10克、甘草6克。上述药物水煎取汁，药液熏洗患处，每次30分钟，每日1次，连续40日。临床观察：李玉彬等用上述方法治疗57例桡骨远端骨折患者，手法复位时患者取坐位，肘部屈曲成直角，前臂旋前位，掌心向下，对于屈曲型骨折，助手握患者上臂，另一助手握患者掌指部位，顺势进行拔伸牵引，纠正重叠短缩移位后，术者拇指自患者掌侧按骨折远端向背侧，剩余手指则于背侧近端向掌侧推压，对背侧移位进行矫正，同时牵引手指，助手缓慢背伸腕关节，拉伸屈肌腱,预防复位后移位;对于伸直型骨折,助手握患者肘部,术者两拇指并拢置于骨折远端背侧,剩余手指放于腕掌部,将大小鱼际肌用力扣紧,顺势进行拔伸牵引,纠正重叠短缩移位后,术者屈腕将两拇指自近向远推按骨折远端,并向掌侧按压,使之复位。触摸检查,复位完成后,术者用拇指顺屈肌腱方向由远向近推按,顺序拔伸各个手指,梳理肌腱,恢复其正常位置,随后给予石膏夹板固定4周后拆除石膏,然后进行腕关节功能锻炼。结果:痊愈25例,有效5例,无效4例,显效率84.2%。[1]

(2)不完全骨折(青枝骨折) 手法复位治疗联合中药外敷外洗、功能锻炼。外敷药:石膏粉500克、白及粉250克、山柰粉50克、冰片30克。上药与适量凡士林混合制成创伤膏,外敷于患处,采用绷带包扎,隔日换药1次,使用3~5次。外洗方:伸筋草20克、黄柏20克、五加皮20克、海桐皮20克、莪术20克、三棱20克。加水2 000毫升煎30分钟,制成损伤洗方,先熏后洗患处,每日2次。临床观察:赖锦培用上述方法治疗100例尺桡骨青枝骨折患儿,手法复位时患儿取仰卧位,前臂旋前,上肢外展90°,助手牵引患儿前臂近端,术者牵引时向掌侧折顶,迅速掌屈尺偏腕关节复位,拇指触摸骨折部位确定复位情况,前臂旋后,棉垫置于患儿手背使腕关节掌屈,棉纸包绕1圈,使用4块小夹板固定后,采用胶布、绑带固定悬挂于患儿胸前,每3日复诊1次,1周后X线复查,1个月后拆除外固定。结果:治愈64例,有效28例,无效8例,总有效率92%。[2]

(3)单纯骨折 以物理疗法配合中医内服外敷。治宜接骨续筋、消肿止痛、活血化瘀。药用补骨脂30克、骨碎补30克、熟地黄30克、枸杞子10克、山药10克、女贞子5克、熟大黄5克、枳实5克、鸡血藤5克、赤芍5克、延胡索5克。每日1剂,辨证加减。外敷药物:骨碎补5克、续断5克、自然铜(煅)1克、当归尾5克、乳香5克、红花5

克、白芍5克、赤芍5克。每日1剂,将以上药物打粉混匀,米酒调成糊膏状,外敷于患处。临床观察:邓田军用上述方法治疗100例单纯胸腰椎压缩性骨折患者,配合以下物理疗法。悬吊牵引:患者采取仰卧位,在骨折部位向上悬吊,以腰部稍微牵离床面为度。垫枕复位:在无牵引床条件下,可使患者于硬板床上仰卧,以骨折部位为中心,在其下面缓慢地放软垫,增加软垫厚度进行复位。手法整复:患者俯卧硬板床上,双手抓紧床头,两位助手站立在床头尾两处分别抓取患者两足踝部和两侧腋窝部,同时用力进行牵引,逐渐将双下肢提起,使脊椎处于过伸位,以患者能承受为度;主治医师双手重叠,压于骨折后突部位,垂直床面用力向下压,借助前纵韧带的张力,先将压缩的椎体拉开,后突畸形得以复平;当棘突后凸消失,则立即停止背伸,使助手缓慢放下双下肢,再在患者后背部轻揉推拿数分钟。结果:治愈78例,好转16例,未愈6例,总有效率94%。[3]

(4)复杂骨折 治宜温经止痛、活血化瘀。先予锁定钢板治疗,在此基础上依据骨折三期辨证给予患者中药治疗。早期方用桃红四物汤:桃仁、红花、当归、熟地黄、白芍、川芎加减;中期方用接骨续筋汤:乳香、没药、自然铜、南木香、生地黄、熟地黄、川羌活、川独活、防风、南星、松嫩心、粉草、侧柏叶、草乌加减;后期方用壮筋养血汤:当归、白芍、续断、杜仲、生地黄、川芎、红花、牡丹皮、牛膝加减。如果患者术后2周切口拆线后有肿痛发生于肩关节周围,缺乏有效的关节活动,则可以将中药外洗加入其中。方用舒筋活络汤:透骨草、苏木、三棱、生草乌、宽筋藤、赤芍等。用水煎开,首先用热气对患处进行5分钟的熏蒸,然后用温药汤对患肩进行20~25分钟的外洗。每日2次,5日为1个疗程,共治疗4~6周。临床观察:刘铀宁用上述方法治疗75例肱骨骨折伴肩关节脱位患者,预后功能优47例,良21例,中6

① 李玉彬,徐春华,等.手法复位联合中药熏洗治疗桡骨远端骨折疗效观察[J].现代中西医结合杂志,2018,27(19):2126-2128.
② 赖锦培.手法复位联合外敷外洗、功能锻炼对尺桡骨青枝骨折患儿康复情况的影响[J].医学理论与实践,2017,30(24):3662-3663.
③ 邓田军.中医保守治疗单纯胸腰椎压缩性骨折的临床效果[J].中医中药,2017(7):114-115.

例,差1例。①

2. 根据就诊时间分2型

(1) 新鲜骨折 骨折复位处理后,患者在1～6周内治宜消肿止痛、活血化瘀、接骨续筋。中药方用活血祛瘀汤:三七3克、红花6克、没药6克、路路通6克、乳香6克、自然铜10克、金毛狗脊10克、桃仁10克、土鳖虫10克、当归5克、骨碎补5克。每日1剂,以水煎服,早晚2次各取其半。服药6周后治宜壮筋骨、补肝肾。方用补肾壮筋汤:青皮5克、五加皮10克、白药10克、牛膝10克、杜仲10克、茯苓12克、山茱萸12克、熟地黄12克、续断12克。每日1剂,以水煎之,早晚2次各取其半。对于手术切口及开放性骨折患者,待其伤口愈合1周后方可采用中药熏洗治疗,非手术治疗患者待骨折复位后即可采取中药熏洗治疗。药用川椒10克、没药15克、乳香15克、当归15克、透骨草15克、防风15克、姜黄15克、伸筋草15克、威灵仙15克、五加皮15克。每日1剂,水煎取汁,先熏蒸后沐洗,每日3次,每个疗程持续2周。临床观察:潘宏赵用上述方法治疗40例新鲜胫骨平台骨折患者,疗效优22例,良16例,可2例,优良率95%。②

(2) 陈旧骨折 治宜以牵引或小夹板等固定,以矫正成角畸形和改善对位状况,同时合并中药外敷内服。内治方用神效接骨丹:黑牛角9克、血余炭9克、制乳香6克、制没药6克、血竭6克、煅自然铜6克、骨碎补12克、续断12克、黄芪12克、甜瓜子12克、土鳖虫10克、熟地黄10克。诸药均研细末,炼蜜为丸,每丸9克,每日3次,每次1丸。外治方用自制接骨膏:活公鸡1只、血竭4克、五加皮10克、土鳖虫10克、当归12克、雄黄6克、儿茶6克、制乳香15克、制没药15克、骨碎补12克。将公鸡处死(勿见铁器)去掉毛及腹腔中脏器,剥下整个鸡皮备用,用石臼将肉、血等捣烂

为泥;将上述后9种药共研细末混匀,与鸡肉泥一起摊于鸡皮上,直接敷在骨折局部,有伤口的可放在伤口上,然后用绷带包扎,外以石膏托或小夹板固定;24小时后去除药物,继续外固定,每隔5日敷1次。随症加减:少数患者可有局部红肿、皮肤轻度瘙痒或出现粟米样皮疹等反应,一般不需要作任何处理,1～3日可自行消退;如果有内固定存在骨质坏死的,应手术摘除,可外敷自制祛腐生肌散(轻粉6克、冰片6克、血竭6克、煅石膏9克、皮胶珠9克,共研细末),外敷伤口,每日或隔1日换1次,以祛腐生肌收口。临床观察:杨金录等用上述方法治疗360例陈旧性骨折及骨缺损不连患者。结果:临床症状完全消失、外固定解除后患肢活动基本正常、患肢稍有短缩但不影响患肢功能活动者258例,占71.7%。③

3. 根据骨折前骨质结构分2型

(1) 外伤骨折 药用三七150克、藤七200克、当归100克、乳香100克、没药100克、大龙芋120克、续断200克、大黄100克、杜仲100克、红花80克、大穿鱼草200克、地龙150克、七叶一枝花200克、全蝎150克、补骨脂100克、自然铜300克、威灵仙200克、透骨草200克。以上药物晒干研粉备用,根据疼痛部位大小,选择适量的药粉,用开水调和后,放少许白酒、鸡蛋清调至干湿适中,有一定黏性,摊于纸上或布上贴于伤处,用绷带或胶布外固定,每日1次,7日为1个疗程。临床观察:瞿忠灿等用上述方法治疗656例外伤骨折患者,治愈421例,好转164例,无效71例,总有效率89.17%。④

(2) 病理骨折 治宜先骨折复位,再予中药内服。方用复元拯骨方:黄芪、当归、川芎、桂枝、白芍、牡丹皮、桃仁、茯苓、金银花、甘草。每日1剂,连服3～6周。临床观察:张自强治疗22例骨囊肿骨折患者,均痊愈,无复发。⑤

① 刘铀宁.锁定钢板结合中药治疗对肱骨近端复杂骨折患者肩关节功能的恢复作用分析[J].中国中医药导刊,2015,17(10):981-983,986.

② 潘宏赵.胫骨平台骨折常规治疗联合中药干预的临床疗效[J].现代诊断与治疗,2015,26(8):1743-1744.

③ 杨金录,等.中药外敷内服治疗陈旧性骨折及骨缺损不连[J].现代康复,2001,5(3):124.

④ 瞿忠灿,等.伤痛散外敷在伤科中的临床运用体会[J].云南中医中药杂志,2008,29(10):40.

⑤ 张自强.中西医结合治疗骨囊肿22例[J].福建中医学院学报,2001,11(S):63.

经 验 方

1. 外洗方 三棱、莪术、伸筋草、透骨草、鸡血藤、威灵仙、红花等。上药研末,每次取150克中药粉置于特制木盆中加5 000毫升热水(75℃～80℃),水量以能浸泡踝关节上1厘米为宜,先将患侧踝部放置于桶上接受药物熏蒸,以毛巾遮盖严实,同时行相应关节功能锻炼,待水温适宜后将患侧放入泡洗,整个过程约40分钟,每日2次;需要随时注意患者反应,如有不适,应立即停止熏洗,静卧休息熏洗结束后,擦干患肢,注意保暖,并在床上行踝关节屈伸功能锻炼。黄韬用上述方法治疗12例复杂距骨颈骨折患者,效果优5例,良5例,可1例,差1例。①

2. 杨殿武等经验方 红花10克、五加皮12克、土牛膝15克、三棱20克、防风20克、宽筋藤25克,随症加减。上述诸药加2升水煮沸后,用蒸汽熏蒸骨折处和周围组织,每次20分钟,每日2次,共计30日。祛风除湿,活血消肿,通络止痛。杨殿武等用上述方法治疗30例桡骨远端骨折患者,治愈率93.33%。②

3. 中药熏蒸 当归15克、透骨草15克、赤芍15克、鸡血藤15克、蒲公英12克、苏木12克、紫花地丁12克、没药10克、白及10克、刘寄奴10克、生蒲黄10克、红花10克、茜草10克、海桐皮10克、桂枝10克、五加皮10克。将上述药物混合加水2 500毫升,煎煮30分钟后,将药液倒入XZQ－Ⅴ型中药熏蒸器的药罐中,打开电源总开关,按熏蒸键,4～5分钟喷气,协助患者取舒适侧卧位或俯卧位,并暴露腰部皮肤,待喷气稳定后,调整角度对准腰背部患处,距离约25厘米,熏蒸20～30分钟。温经通络,通阳化气,活血化瘀,消肿、续筋、接骨。宋星凤用上述方法治疗40例单纯胸腰椎压缩性骨折患者,显效26例,有效12例,无效2例,总有效率95%。③

4. 三色敷药 黄荆子、紫荆皮、全当归、木瓜、丹参、连翘、木防己、防风、马钱子、秦艽、白芷、甘草等。取膏状中成药适量经手工均匀涂在所需大小的桑皮纸上,清洁局部后将其直接贴敷于患处,敷药大小应超过受伤面积,一般敷一贴,外用绵纸加胶布或绷带妥善固定,做到松紧度适宜;夏季每日更换1次,其他季节1～2日更换1次,若药膏已干硬则随时更换。夏玲等运用上述方法治疗32例单纯肋骨骨折患者,效果良好。④

5. 中医综合治疗 益肾坚骨汤加减:补骨脂15克、菟丝子12克、生地黄15克、白芍12克、黄芪30克、当归15克、陈皮12克、甘草6克。口服4周,每周5剂。补肾填精,健骨益髓,活血通络。自拟藤剂:续断15克、骨碎补20克、杜仲15克、川芎10克、独活10克、熟地黄15克、桑寄生15克、怀牛膝15克、沙枣10克、枣红10克、枸杞子12克、木瓜10克、秦艽12克、云茯苓10克、威灵仙15克、肉桂10克、大枣5枚、甘草6克。上方水煎服后,再用药渣装布袋用毛巾包敷于疼痛处。舒筋活络,祛瘀止痛。离子导入药液:生川乌15克、生草乌15克、生南星15克、生半夏15克、细辛15克、延胡索15克、川芎15克、当归15克、防风15克、补骨脂15克、羌活15克、独活15克、姜黄15克。加水1 500毫升,煎30分钟,取汁400毫升,二煎加水800毫升,取汁300毫升,混匀过滤后装瓶,冷藏备用;临用时加食醋少许,患者仰卧,使用离子导入仪将浸有药液的药垫放在骨折处,接通阳极,阴极放于局部,调整电流强度至患者感觉温针刺感即可。每次20分钟,每日1次,2周为1个疗程。针灸以华佗夹脊为主穴,对侧华佗夹脊及下肢穴位委中、承山、阳陵泉等压痛明显穴位和反应剧烈的阿是穴均为配穴。当针刺以上主穴得气后分别接电针治疗仪,用电针频率80赫兹、间歇波、电流量以患者能耐受为度,治疗每日1

① 黄韬.空心钉内固定结合中药熏洗治疗复杂距骨颈骨折12例的临床观察[J].湖北中医药大学学报,2016,18(4):97－99.
② 杨殿武,等.手法复位夹板固定联合中药治疗桡骨远端骨折效果的临床观察[J].中医药指南,2015,13(22):152－153.
③ 宋星凤.局部中药熏蒸治疗并护理单纯胸腰椎压缩性骨折疼痛效果观察[J].新中医,2015,47(3):264－265.
④ 夏玲,李莎.中药外敷治疗单纯肋骨骨折的疗效观察与护理[J].内蒙古中医药,2013,32(32):120－121.

次,每次 30 分钟,每周治疗 5 次,10 次为 1 个疗程,共治疗 2 个疗程。同时选用火针拔罐,胸背部、腰部取病变棘突华佗夹脊穴,拔罐留 15 分钟,每 3 日 1 次。何军等用上述方法治疗 1 例脊椎陈旧性压缩性骨折患者,疗效满意。[①]

6. 新伤续断汤加减 当归 12 克、土鳖虫 6 克、乳香 3 克、没药 3 克、丹参 6 克、自然铜(醋煅)12 克、骨碎补 12 克、泽兰叶 6 克、延胡索 6 克、苏木 10 克、续断 10 克、桑枝 12 克、桃仁 6 克。手术采用切开复位髁支持钢板内固定,术后常规应用抗生素预防感染,切口负压引流 24～48 小时,术后利用 CPM 进行膝关节屈伸运动,并予上方每日 1 剂,水煎服,分 2 次服,使用 3～5 周。夏新权等治疗 50 例股骨远端复杂骨折患者,愈合优者 26 例,良者 14 例,可者 8 例,差者 2 例。[②]

7. 阳和汤加味 熟地黄 30 克、鹿角胶 12 克、桂枝 10 克、炮姜炭 15 克、麻黄 6 克、白芥子 12 克、生甘草 10 克。随症加减:若阴虚者,加黄柏、知母;实热者,加大黄、黄芩、生地黄等;虚热者,加黄芪、西洋参等。每日 1 剂,加水约 500 毫升文火煎 30～40 分钟,取汁 150 毫升,二次加水约 400 毫升文火再煎 30 分钟,滤出药渣,取 150 毫升,2 次药液兑在一起,分 2 次口服。7～10 日为 1 个疗程,休息 2～3 日后,进行第 2 个疗程,一般用药 2～3 个疗程。刘锋卫等用上方加减治疗 62 例复杂胫骨平台骨折术后患者,伤口拆线均在 13～15 日之间,手术切口甲级愈合,未出现伤口感染、皮肤坏死或切口迟缓愈合等情况。[③]

8. 周亚福等经验方 黄芪 30 克、丹参 30 克、当归 15 克、川芎 15 克、赤芍 15 克、红花 15 克、地龙 10 克、桃仁 10 克、牛膝 10 克、桑寄生 10 克、茯苓 10 克、木瓜 10 克、苍术 10 克、黄柏 10 克、水蛭 3 克。随症加减:瘀重者,酌加土鳖虫;痰瘀互结者,酌加白芥子、煅瓦楞;阳虚者,酌加桂枝、淡附片;患肢疼痛剧烈者,加制延胡索 10 克;患肢肿胀明显者,加白术 10 克、防己 10 克、泽泻 15 克。每日 1 剂,水煎分 2 次服,配合双极人工股骨头置换,手术当天停用,术后继服至术后第 7 日。活血化瘀,补益肝肾,利湿消肿。周亚福等用上方加减治疗 39 例高龄股骨颈新鲜骨折患者,优 22 例,良 12 例,可 2 例,差 3 例,优良率 87.2%。[④]

9. 伤科粉 丹参、防风、川芎、秦艽、七叶一枝花、独活等。打粉过筛备用,用时先将适量水煮沸,随后倒入适量的药粉调成糊状,新鲜骨折加少量 50 度米酒,陈旧性骨折加醋,调好后外敷患处,每日 1 剂。改善局部血液循环,解除肌肉痉挛,控制或消除无菌性炎症反应。吴镇林用上方治疗 340 例骨伤患者。其中急性软组织损伤 135 例,总有效率为 98.5%;新鲜骨折脱臼 105 例,总有效率为 97.1%;陈旧性骨关节损伤 61 例,总有效率为 91.8%;骨关节病 39 例,总有效率为 82.1%。[⑤]

中 成 药

丹红注射液 组成:丹参、红花(准字号 HZ041216)。用法用量:每次 40 毫升,加入 5% 葡萄糖,或 0.9% 生理盐水 250 毫升,静脉滴注,每日 2 次。临床应用:柏传毅等以丹红注射液治疗 60 例新鲜骨折患者,痊愈 41 例,显效 11 例,有效 6 例,无效 2 例,总有效率 96%。[⑥]

① 何军,等.中医保守疗法治疗胸 9 腰 1 陈旧性压缩性骨折病例 1 例[J].中医临床研究,2012,4(17):94,96.
② 夏新权,等.新伤续断汤加减结合髁支持钢板治疗股骨远端复杂骨折 50 例疗效观察[J].中医药导报,2010,16(2):40-41.
③ 刘锋卫,等.62 例复杂胫骨平台骨折术后口服阳和汤加味的观察[J].四川中医,2009,27(1):97-98.
④ 周亚福,等.中药配合双极人工股骨头置换治疗高龄股骨颈新鲜骨折 39 例[J].江西医药,2007,42(9):799-801.
⑤ 吴镇林.伤科粉外敷治疗骨伤疼痛 340 例疗效观察[J].右江医学,2005,33(5):522.
⑥ 柏传毅,等.丹红注射液对新鲜骨折愈合的影响[J].陕西中医,2007,28(4):431-434.

上 肢 骨 折

概　述

人体的上肢是进行劳动的主要器官。它以上臂和前臂为杠杆,各关节为运动枢纽,通过手部操作而体现其功能。因此,治疗上肢骨折的重点在于恢复其灵活性。由于受外力损伤之骨不同,故受影响之关节各异:(1) 锁骨骨折,表现为肩关节功能障碍,影响患手提物,患侧锁骨部畸形,治疗可予"∞"字形绷带固定,内服药物,多可愈合,若迁延不愈,可有气阴两亏之证,治当外用固定,内服"益气养阴,接骨续筋"中药;(2) 肱骨干骨折,表现为肩、肘功能均有障碍,患肢肿胀,可有缩短畸形,可触及骨擦音,甚至有假关节活动,治疗可手法捺正,外用接骨丹,夹板固定,三角巾悬吊患臂;(3) 肱骨髁上骨折,表现为肘关节功能障碍,肘部肿胀、畸形,治疗先予分步复位,然后外用"接骨水",夹板固定;(4) 肱骨外髁骨折(外移型),表现为肘部功能障碍,外侧肿胀、压痛,肘部变宽畸形,治疗予手法复位,压垫夹板固定,三角巾悬吊,内外用药;(5) 肱骨外髁骨折(翻转型),表现如上述,但症状更明显,疼痛更剧烈,治疗分五步复位,然后以硬纸壳夹板固定,颈腕带悬吊;(6) 尺骨鹰嘴骨折,表现为肘部功能障碍,肘关节可过伸,肘后方肿胀、畸形、压痛明显,治疗以手法复位,外敷接骨软膏,予硬纸板固定,内服接骨紫金丹;(7) 前臂骨折,表现为前臂旋转功能丧失,肘及腕关节功能障碍,前臂肿胀、畸形或有骨摩擦音,治疗以手法复位,小夹板外固定;(8) 陈旧性桡骨远端伸直型骨折,表现为前臂旋转功能及腕关节功能障碍,患手呈"餐叉"样畸形,桡骨远端压痛明显,治疗先以熏洗、推拿理筋,再用"足踏法"使骨折复位,最后用夹板固定;(9) 腕舟状骨陈旧性骨折,表现为伤后腕关节活动时疼痛,桡骨下方之"鼻烟窝"处疼痛,压痛或饱满,沿纵轴推挤1、2掌骨时腕部疼痛,治疗以硬纸板筒或软性三夹板固定,并敷魏氏断骨丹;(10) 豌豆骨骨折,表现为手腕部疼痛,活动受限,小鱼际肿胀,患手桡偏时痛剧,腕横纹尺侧端压痛明显,治疗以小夹板固定,中药内服;(11) 第1掌骨基底骨折并脱位,表现为手腕桡侧部位疼痛,拇指功能丧失,"鼻烟窝"附近肿胀,压痛,治疗以手法整复,竹片压垫固定,按骨折三期分治用药,解除固定以后,再予中药进行局部熏洗。

辨　证　施　治

1. 根据骨折部位分10型

(1) 肱骨外髁骨折　宜以手法复位结合外敷中药分期治疗。

① 初期　方用接骨续筋散配合消肿止痛散。接骨续筋散:三七25～45克、自然铜20～40克、伸筋草35～40克、红花15～30克、当归25～35克、没药5～20克、骨碎补30～45克、砂仁10～30克、绿豆皮8～20克、冰片20～30克、儿茶10～25克。以上药物研细为末后以生姜汁或药酒调合为糊状,敷在肱骨外髁位置。消肿止痛散:芙蓉叶50克、陈小粉65克、五倍子9克、生南星9克、生半夏9克、生草乌9克。敷在肱骨外髁附近的软组织上。行气活血、清热散瘀。

② 中后期　方用接骨续筋散配合止痛壮骨散,并用接骨续筋散敷在肱骨外髁位置。止痛壮骨散:当归20～30克、补骨脂15～30克、杜仲13～30克、牛膝5～10克、小茴香5～10克。以上

药物研细为末后以生姜汁或药酒调合为糊状，敷在附近的软组织上。加快骨痂生长，强筋健骨，促进筋伤快速愈合。

配合手法复位治疗，保持坐位，操作人员握住患肢前臂与肘关节，上患肢外展 40°，首先以对抗牵引，沿着肱骨长轴对抗牵引，一名助手先握紧患侧上臂，另一名助手将患侧前臂紧握，保持中立位实施牵引，对骨折重叠后的插嵌移位进行矫正，之后让患侧前臂处于牵引状态，操作者一只手以食指和拇指将肱骨远端内外髁紧扣，另一只手紧扣骨折近端，向内旋转将骨折远端，行前臂牵引的助手同时将前臂顺势旋前，纠正骨折的旋转移位；保持患肢继续牵引状态，操作者以双手拇指将骨折远端内侧向外推，其余四指将骨折近端向内牵拉，进行前臂牵引的助手同时将前臂桡偏，纠正骨折侧方移位；操作者将双手拇指从内外髁后侧将骨折远端前推，其余四指将骨折近端向后牵拉，行前臂牵引的助手同时使患侧肘关节保持屈曲状态，纠正骨折的前后移位，对骨折的对位对线情况进行检查，若一次整复后未将骨折移位全部纠正，则在 1 周内实施二次整复。整复后，将压垫放置在肱骨外髁位置，使用夹板固定，并用钢丝托板固定肘关节。临床观察：黄其光用上述方法治疗 43 例闭合型肘关节脱位合并肱骨外髁骨折患者，功能恢复优 19 例，良 15 例，可 5 例，差 4 例，总有效率 90.7%。[1]

（2）尺骨鹰嘴骨折　治宜先予复位固定，鹰嘴钩钢板内固定治疗，再予中药熏洗治疗。药用威灵仙 15 克、怀牛膝 15 克、当归 15 克、艾叶 15 克、骨碎补 15 克、荆芥 12 克、羌活 10 克、桂枝 20 克、伸筋草 25 克、木瓜 30 克。待患者的伤口愈合后使用中药熏洗，加入 2 000 毫升水煎制后，倒入熏蒸器对患者的患处进行熏蒸，待药液达到适宜温度时再进行清洗，每日 3 次，连续熏洗 3 个月。临床观察：林威力用上述方法治疗 23 例尺骨鹰嘴粉碎型骨折患者，临床疗效优 12 例，良 10 例，有效 1 例，优良率 95.65%。[2]

（3）前臂骨折　宜以中医接骨法配合中医方剂治疗。给予患者常规麻醉后，取仰卧位，肩部外展呈 90°，其臂保持前位，将患者局部皮肤用纱布包裹，骨折处皮肤暴露在外。医师将患者腕部及手部握住，进行 3 分钟的对抗牵引，并在牵引过程中对患者骨折处皮肤进行按摩，以防止患者出现肌肉痉挛。在牵引的过程中，医师将患者远折端 2 厘米后捏住，对其前臂进行成角操作，并采用回绕手法按顺时针或逆时针完成 180°，随后再回绕一圈，为将其接为直角，应缓慢增加对抗牵引力；在确保牵引的基础上，根据患者骨折成角或移位方向，将压垫经 2 点或 3 点加压技术安放，最后以杉树皮夹板进行固定。手术 1 月后将夹板拆除，采用活血通络行气的中药复方舒筋洗对患者骨折部位进行熏洗。方用复方舒筋洗：红花、当归、透骨草、虎杖、宽筋藤、威灵仙、两面针、走马箭等。每袋 20 克，将 2 袋加入 200 毫升的热水中，再将患者患肢置于药液中，每次 30 分钟，每日 1 次，对骨折部位连续熏洗 5 个月。临床观察：王华明等用上述方法治疗 43 例前臂骨折患儿，临床疗效优 27 例，良 14 例，一般 2 例，优良率 95.35%。[3]

（4）锁骨骨折　治宜以手法复位，骨折对位良好后采用"8"字树脂绷带外固定，并以中药方剂分期治疗。

① 早期（1～2 周）　治宜活血祛瘀、消肿止痛。药用大黄 20 克、柴胡 15 克、桃仁 12 克、当归尾 10 克、天花粉 10 克、甲片 10 克、红花 6 克。

② 中期（3～4 周）　治宜接骨续筋。药用当归尾 12 克、骨碎补 12 克、续断 12 克、白芍 10 克、赤芍 10 克、生地黄 15 克、红花 6 克、土鳖虫 6 克、乳香 6 克、没药 6 克。

③ 后期（4 周以上）　治宜活血壮筋。药用续断 12 克、生地黄 12 克、当归 9 克、白芷 9 克、牛膝 9 克、牡丹皮 9 克、川芎 6 克、杜仲 6 克、红花 5 克。

① 黄其光.手法复位结合外敷中药治疗闭合型肘关节脱位合并肱骨外髁骨折的疗效观察[J].深圳中西医结合杂志,2017,27(20)：120-122.
② 林威力.中药熏洗配合鹰嘴钩钢板内固定治疗尺骨鹰嘴粉碎型骨折的临床观察[J].云南中医中药杂志,2017,38(9)：38-40.
③ 王华明,等.中医接骨法治疗 43 例儿童前臂骨折临床观察[J].新中医,2017,49(3)：58-60.

临床观察：孙可用上方辨证分期治疗 34 例锁骨骨折患者，每日 1 剂，水煎服，疗效满意。[1]

（5）第一掌骨基底骨折并脱位 治宜以手法复位并固定，并配合中药方剂及功能锻炼。伤者取坐位，助手站于伤者肩外侧，双手持握腕关节制动术者单手握住患指远端，使其稍外展并循序牵引，同时拇指按压第一掌骨骨折挠背处，听到复位声响及移动后，观察到患指畸形消失，触摸骨面表面平整，即复位成功。对粉碎性骨折并波及关节面应注意挤压骨折两侧，使骨折片尽量向中心靠拢，并反复屈伸拇指腕掌关节，让关节面平整。复位成功后，保持拇指腕掌关节外展位。取自制第一掌骨基底部骨折夹板四块，清洗消毒后内垫医用药棉，分别置于前臂掌侧、背侧、外侧、虎口侧，先安放掌侧、背侧两块夹板，表面均匀包绕绷带两层固定，后安放外侧、虎口侧两块夹板，继续包绕绷带两层，使得四块夹板以第一掌指为中心，相互挤压贴附为一整体，四块夹板中，掌侧、背侧、外侧夹板均固定第一掌指并超过拇指腕掌关节，虎口侧夹板不超过关节。搭配中药内服，早期治宜活血祛瘀、消肿止痛，方用桃红四物汤加减；中期治宜和营生新、续筋接骨，方用新伤续断汤或和营止痛汤；后期治宜补益肝肾、强筋壮骨，方用八珍汤或补肾壮骨汤。如骨折对位对线良好，4～6 周拆除夹板，进行患指关节功能锻炼。临床观察：饶科峰等用上述方法治疗 43 例第一掌骨基底部骨折患者，骨折临床愈合时间最短 21 日，最长 42 日，平均 27 日；功能评定，优 29 例，良 11 例，可 3 例。[2]

（6）儿童肱骨髁上骨折 治宜以手法复位并固定，并配合中药方剂及功能锻炼。患者取仰卧位。若整复伸直型骨折，两助手分别握患肢上臂和前臂，拔伸牵引；术者两手置于骨折远端，根据骨折侧方移位的情况两手对挤纠正侧方移位，牵前臂的助手旋前或旋后前臂来纠正远折端的旋后或旋前移位；术者两手拇指置于近折端肘前向后

推顶，余四指环抱骨折远段向前兜起，同时令牵引前臂的助手在维持牵引的情况下逐渐屈曲肘关节至 100°～120°，以无血液循环、感觉障碍为度。若屈曲型骨折，牵前臂的助手先在患者屈肘位顺势牵引前臂近端，在术者纠正侧方移位后，旋前或旋后前臂纠正旋转移位；术者两拇指于肘后推按骨折近折端，余四指环抱骨折远段从前侧用力向后拉按远折端，同时令牵引前臂的助手在维持牵引的情况下逐渐伸直肘关节至约 20°，检查患者肢端血液循环、感觉无异常后，用苦酒膏摊于两层棉布间外敷；用整复前备好的四块小夹板从前、内、外、后四面固定骨折，其中内、外、前三块夹板不超肘关节固定，先行捆扎，后侧夹板在骨折端固定后，根据骨折旋转的方向将前臂用绷带与上臂"8"字缠绕固定于相应的旋前、中立或旋后位，胸前悬吊；每 3～7 日拍片复查，及时调整，更换苦酒膏。固定后约 2～3 周拆除外固定，配合熏洗治疗，循序渐进行功能锻炼。苦酒膏：地榆炭、桑白皮、薏苡仁、荞麦等。上肢洗剂：防风、荆芥、透骨草、伸筋草、川椒、红花、桂枝等。临床观察：于强等用上述方法治疗 120 例肱骨髁上骨折患儿，全部复位成功，其中优 94 例，良 10 例，可 8 例，优良率为 92.8％，无 1 例需手术治疗，无骨筋膜室综合征、神经损伤及骨化性肌炎发生。[3]

（7）肱骨髁上骨折（伸直型） 以手法复位、功能训练联合中药方剂。治宜活血祛瘀、消肿止痛。方用桃红四物汤加减，配合甘露醇静滴。随症加减：后期部分患儿拆除夹板后关节功能未恢复或有软组织粘连者，应用旧伤洗剂（生川草乌 9 克、桂枝 9 克、红花 9 克、乌药 9 克、土牛膝 15 克、当归尾 9 克、羌活 15 克、独活 15 克、泽兰 9 克、桃仁 9 克、莪术 9 克、三棱 9 克），每日 1 剂，水煎，每剂加陈醋 45 克，熏洗患处，每日 2 次，连续熏洗半个月。手法复位：患者取坐位，由一助手握患肢上臂近端，另一助手握住患肢腕部及前臂，在助手拔伸牵引下把远端旋后 90°左右，矫正旋转畸形的

① 孙可.中药联合绷带外固定治疗锁骨骨折疗效观察［J］.新中医,2014,46(8)：96－98.
② 饶科峰,等.自制小夹板外固定治疗第一掌骨基底部骨折 43 例体会［J］.科技风,2013(19)：172.
③ 于强,侯连东.中医综合疗法治疗儿童肱骨髁上骨折 120 例［J］.中国中医药现代远程教育,2013,11(5)：21－22.

同时,术者两手相对挤压骨折端,以矫正尺、桡偏畸形,最后术者用拇指按住患者肘后方的骨折远端及鹰嘴并向前推顶,余指环抱肘前方的骨折近端向后拉压,在持续用力的情况下,助手在牵引下徐徐屈曲肘关节,将肘关节过屈,触摸肘部的前后方及内外侧,未发现骨突畸形,骨折端稳定无骨擦音,鹰嘴没有向内、外侧偏移,以达到一次性复位。在患肢血循环正常情况下尽量固定于屈肘90°位,桡偏型采取前臂旋后位,尺偏型采取前臂旋前位,四块夹板中后侧夹板超肘关节烤弯弧度呈90°左右,梯形垫置于肘后骨折远端,并将患肢肘部做"8"字固定,一般固定3～4周,儿童伸直型骨折固定以屈肘超过90°位稳定,在肿胀明显时屈肘角度不宜过大以免压迫肘前侧肱动脉,造成前臂缺血性肌挛缩发生,尽量抬高患肢以利血液循环。功能训练:骨折复位固定后即可作握拳、腕部的屈伸活动,以患儿主动活动为主,1周后行屈肘功能锻炼,以患儿不痛为原则,逐渐扩大范围,切忌伸肘活动,去除夹板后应用旧伤洗剂熏洗患肢,并在保护骨折处的情况下适当按摩及伸屈肘关节被动训练,不能强力被动活动,以免发生再骨折及防止创伤性骨化性肌炎发生。临床观察:周孙章等用上述方法治疗289例儿童伸直型肱骨髁上骨折患者,治愈236例,好转50例,未愈3例,好转治愈率达98.96%。[①]

(8)肱骨干骨折　治宜以手法复位小夹板固定配合中药分期治疗,内服外用并举。

①早期　方用正骨灵胶囊:当归尾、赤芍、桃仁、红花、苏木等。每次3～5粒,每日3次。

②中期　方用正骨灵口服Ⅰ号膏:骨碎补、三七、当归、泽兰、白芍、生地黄、土鳖虫、自然铜、木瓜、制川乌、陈皮、大黄等。每次10～20毫升,每日3次。

③后期　方用正骨灵口服Ⅱ号膏:黄芪、党参、枸杞子、杜仲、当归、熟地黄、五加皮、续断、补骨脂、山楂、木瓜、木香等。每次10～20毫升,每日3次。

此外,配合正骨灵活血止痛膏、正骨灵外用药酒外用,帮助手法复位并行固定。患者坐位或平卧位,局麻或臂丛神经阻滞麻醉,一助手用布带通过腋窝向上,另一助手握持前臂在中立位向下,沿上臂纵轴对抗牵引,一般牵引力不宜过大(尤其是粉碎性骨折和下1/3段骨折),否则易引起断端分离移位;待重叠移位完全矫正后,根据骨折不同部位的移位情况进行整复,一般采用端提挫正手法。前后内外4块夹板,其长度视骨折部位而定,上1/3骨折要超肩关节,下1/3骨折要超肘关节,中1/3骨折则不超过上、下关节,并注意前侧夹板下端不能压迫肘窝。固定后患肢即可作伸屈指、掌、腕关节和耸肩活动,有利于气血通畅。临床观察:袁恭贵等用上述方法治疗126例肱骨干骨折患者,优85例,良32例,可7例,差2例(其中不愈合1例),优良率92.9%。[②]

(9)陈旧性桡骨远端伸直型骨折　治宜以手法再折复位。患者采用仰卧位,先施行患肢臂丛神经阻滞麻醉或局部麻醉,待麻醉显效后,再将患侧肩关节外展90°,肘屈90°,腕伸直,前臂旋前;助手把住前臂上段,术者两拇指并列置于远端背侧,其余4指置于其腕部近端掌侧,先行舒筋按摩,然后慢慢将断端背伸与掌屈和左右摇摆活动断端,待其断端松动,折骨成功后,即开始复位;先对抗拔伸牵引2～3分钟,待重叠移动完全拉开后,利用牵引力,骤然猛抖,同时迅速尺偏掌屈,使之复位。成功后,用前臂夹板4块固定,在骨折远端背侧和近端掌侧分别放一平垫,若有桡侧方移位,可在骨折远端桡侧放一平垫,用胶布条固定于夹板上。需要注意的是,背侧夹板与桡侧夹板均应超过腕关节,以限制手腕的背伸和桡偏活动。为保证愈合,夹板固定期间应较新鲜骨折为长,一般为6～8周。固定时间应鼓励患者积极作指间关节、指掌关节屈伸锻炼,并配合中药熏洗、按摩或理疗。临床观察:郭群英等用上述方法治疗60例陈

① 周孙章,等.中医综合治疗儿童伸直型肱骨髁上骨折289例[J].福建中医药,2011,42(4):34-35.
② 袁恭贵,等.手法复位小夹板固定配合中药治疗肱骨干骨折126例[J].实用中医药杂志,2010,26(8):538-539.

旧性桡骨远端伸直型骨折患者,全部复位成功,其中一次性成功 57 例(占 95%),仅 3 例经 2 次复位才获成功。[1]

(10) 豌豆骨骨折 用三块杉树皮小夹板超腕关节置于患手的前、后、桡侧,将腕关节固定于尺偏 30°的位置上,配合内服中药方剂。药用煅自然铜 20 克、土鳖虫 10 克、骨碎补 10 克、续断 10 克、当归 10 克、红花 10 克、乳香 10 克、没药 10 克、广木香 10 克、桂枝 10 克、泽兰 10 克、大黄(另研末,冲服)10 克。临床观察:赵伯豪用上方治疗 1 例豌豆骨骨折患者。用药 5 剂后,肿胀、疼痛明显减轻;上方去大黄、泽兰,加白及 10 克、龙骨 15 克,10 剂后痊愈。[2]

2.王仁群等分 3 期

(1) 早期 锁骨骨折术后<2 周。治宜活血化瘀、行气止痛。方用活络效灵丹加味:当归 15 克、丹参 15 克、茯苓 15 克、生乳香 9 克、生没药 9 克、泽兰 9 克、延胡索 10 克、地龙 10 克、川芎 10 克。

(2) 中期 锁骨骨折术后 3～4 周。治宜和血生新、接骨续筋。方用活络效灵丹加味:黄芪 15 克、当归 15 克、丹参 15 克、骨碎补 15 克、茯苓 15 克、生乳香 9 克、生没药 9 克、续断 9 克、泽兰 9 克、土鳖虫 6 克、川芎 6 克。

(3) 后期 锁骨骨折术后 5～6 周。治宜固本培元、强筋壮骨、活血化瘀(因内置物阻碍气机,气滞血瘀)。方用活络效灵丹加味:黄芪 20 克、熟地黄 20 克、补骨脂 15 克、金毛狗脊 15 克、杜仲 15 克、伸筋草 15 克、神曲 15 克、当归 10 克、丹参 10 克、淫羊藿 10 克、生乳香 5 克、生没药 5 克、泽兰 5 克、川芎 5 克。

随症加减:疼痛剧烈者,加制马钱子(研末分 3 次冲服)0.6～0.9 克、苏木 5 克、白芍 20～30 克,或加制川乌 6 克、制草乌 6 克;后期或有痛至患肩、上肢麻木者,加威灵仙 15～20 克、白芍 15～20 克、桑枝 10 克;气血虚者,加黄芪 15 克、党参 10 克、白术 10 克;风寒痹阻者,加独活 10 克、桂枝 10 克、细辛 3 克,或合独活寄生汤;寒湿痹阻者,加黑附片 10 克、鹿角霜 10 克、金毛狗脊 10 克,或合附子汤;肾阳虚衰者,加制附子 10 克、巴戟天 10 克、仙茅 10 克,或合右归丸;肝肾阴虚者,加熟地黄 15 克、何首乌 15 克、女贞子 15 克,或合左归丸。每日 1 剂,水煎每日 2 服,黄酒少许为引;药渣加川椒 20～30 克、透骨草 20～30 克、紫草 10 克再水煎外热敷患肩局部,每日 2 次。临床观察:王仁群等用上方加减辨证治疗 31 例不稳定性锁骨骨折患者,疗效优 24 例,良 7 例,优良率 100%。[3]

经 验 方

中药硬膏 丹参 15 克、当归 15 克、川芎 9 克、牛膝 9 克、独活 15 克、羌活 13.5 克、川续断 13.5 克、苏木 15 克、川乌 15 克、草乌 15 克、海桐皮 15 克、细辛 12 克、泽兰 15 克、红花 15 克、三七 12 克、枳壳 12 克、桃仁 15 克、乳香 12 克、血竭 6 克、全蝎 7.5 克、骨碎补 15 克、延胡索 10 克。上药加工成散剂后用凡士林煮成膏状,伤后第 1 日应用 XT－400B 型骨创治疗仪,选择参数频率 8,强度 8,聚焦磁场,时间为 45 分钟,每日 1 次,连续 10 日为 1 个疗程,共 3 个疗程。温春平等用上方治疗 30 例闭合性骨折患者,治愈 27 例,好转 3 例。[4]

① 郭群英,等.陈旧性桡骨远端伸直型骨折手法再折复位[J].四川中医,1999,17(8):45.
② 赵伯豪.豌豆骨骨折 1 例治验[J].中医杂志,1983(7):65.
③ 王仁群,等.活络效灵丹加减治疗不稳定性锁骨骨折的临床疗效[J].陕西中医,2015,36(12):1621－1623.
④ 温春平,等.中药硬膏外敷结合骨电治疗仪治疗闭合性骨折疗效分析[J].中国误诊学杂志,2010,10(7):1584.

下 肢 骨 折

概　述

下肢的主要功能是负重和行走,所以需要良好稳定的结构支撑。一旦下肢发生骨折,其对骨折整复要求较高,不仅需要患肢与健肢的长度相等,而且要求对位对线良好。若患肢成角畸形,将会影响肢体的承重力;若患肢短缩在2厘米以上者,则会出现跛行。

此外,由于下肢肌肉发达,故骨折整复后必须加强固定,且固定时间相对较长。同时,又因为原则上必须超关节固定,骨折后期就容易出现膝关节或踝关节不同程度的僵硬,从而进一步影响生物力学平衡,出现邻近关节的继发性损伤或功能障碍,以及患肢周围肌肉、肌腱痉挛收缩等反应所导致的局部组织压力增加,患肢部位血管内外液体交换失衡,又会对淋巴管以及静脉产生阻碍作用,进一步引发患肢肿胀,进而使患肢血液循环受到干扰,影响骨折愈合与患肢功能恢复。

本病属中医"骨折病"范畴,证属气滞血瘀证。因骨折损及筋脉、皮肉、气血,气血内伤致气滞血瘀,津液亏损、脏腑失衡而无法濡养四肢肌骨、温养筋骨,致使患者气虚失固,出现肢体肿胀、疼痛难忍、瘀斑、口干舌燥、尿赤、小便癃闭等症。临床证实,活血散瘀、修复脉络、生肌合骨是促进下肢骨折愈合的关键,因此应以活血化瘀、通络止痛、强筋健骨为治则。

辨　证　施　治

1. 根据骨折部位分4型

(1) 骨盆骨折　一般分早期、中期、后期治疗。

① 早期　症见瘀肿,疼痛较剧。治宜以攻利之法活血化瘀、消肿止痛。方用桃红四物汤加减:当归12克、川芎8克、白芍10克、生地黄15克、桃仁6克、红花6克。

② 中期　治宜以调和之法续筋接骨。方用七厘散:血竭30克、乳香4.5克、麝香0.3克、没药4.5克、朱砂3.6克、红花4.5克、儿茶7.2克、冰片0.36克。

③ 后期　治宜以滋补之法补肝肾、养气血、舒筋活络。方用生血补髓汤合舒筋活血汤:羌活6克、防风9克、荆芥6克、独活9克、当归12克、续断12克、青皮5克、牛膝9克、五加皮9克、杜仲9克、红花6克、枳壳6克。或方用活血止痛散:乳香15克、没药15克、血竭15克、香附15克、甲片15克、煅自然铜15克、独活15克、续断15克、豹骨15克、川芎15克、木瓜15克、贝母9克、厚朴9克、炒小茴香9克、肉桂9克、制草乌3克、麝香1.5克、紫荆皮24克、当归24克。水煎外治。

临床观察:谢小红等用上方分期治疗16例骨盆稳定骨折患者,治愈率为100%。[1]

(2) 三踝骨折

① 早期　治宜活血化瘀、利水消肿。药用当归10克、赤芍10克、牛膝10克、川续断10克、大腹皮10克、半夏10克、陈皮10克、薏苡仁20克、泽兰20克、没药6克、甘草6克。随症加减:若高龄体质差,倦怠乏力身困,加党参20克、黄芪20克;出现低热,加柴胡10克、黄芩10克、川芎10克、连翘10克。每日1剂,水煎服,早期服10～15日。

② 中后期　治宜化瘀养血、益气健脾、接骨

---

① 谢小红,等.中西医结合治疗骨盆骨折52例[J].当代医学,2012,18(11):155-156.

续筋。药用骨碎补 15 克、川续断 15 克、牛膝 15 克、泽兰 15 克、当归 10 克、白芍 10 克、熟地黄 10 克、土鳖虫 10 克、党参 10 克、黄芪 10 克、白术 10 克、茯苓 10 克、陈皮 10 克、没药 6 克、甘草 6 克。每日 1 剂,水煎服,服至拆除外固定。

临床观察:王国辉用上方加减分期治疗 35 例三踝骨折患者,10～12 个月随访均达到骨性愈合,其中 31 例保守治疗,4 例手术治疗。[1]

(3)胫腓骨中下 1/3 处骨折 一般分初期、中期、后期治疗。

① 初期(伤后 1～2 周) 治宜行气活血、消肿止痛,外敷金黄散或活血散,口服中成药三二片或中华跌打丸。方用活血止痛汤加减:当归 12 克、落得打 12 克、川牛膝 12 克、薏苡仁 12 克、黄柏 12 克、川芎 10 克、赤芍 10 克、苏木 10 克、土鳖虫 10 克、建曲 10 克、红花 9 克、甘草 3 克。

② 中期(伤后 2～4 周) 治宜活血通络、接骨续损,外敷接骨丹,口服中华跌打丸、六味地黄丸等。方用新伤续断汤加减:补骨脂 15 克、自然铜 15 克、当归 12 克、骨碎补 12 克、续断 12 克、菟丝子 12 克、土鳖虫 10 克、桃仁 10 克、牡丹皮 10 克、乳香 10 克、苏木 10 克、川牛膝 10 克、没药 10 克、泽兰叶 10 克、威灵仙 10 克、甘草 3 克。

③ 后期(伤后 3 周或以后至痊愈) 治宜强筋壮骨、补益肝肾、舒筋活络,口服健步虎潜丸、六味地黄丸等。方用壮骨续筋汤加减:当归 12 克、党参 12 克、熟地黄 12 克、白芍 12 克、骨碎补 12 克、续断 12 克、补骨脂 12 克、菟丝子 12 克、刘寄奴 12 克、杜仲 12 克、怀牛膝 12 克、威灵仙 12 克、木瓜 12 克、黄芪 12 克、川芎 10 克、五加皮 10 克。每日 1 剂,水煎服。

临床观察:吕荣用上方分期治疗 35 例胫腓骨中下 1/3 处骨折患者,经 4～8 周治疗,痊愈 20 例,好转 4 例,未愈 1 例,总有效率 97.4%。[2]

(4)胫腓骨开放性骨折 主要是早期、中期治疗。

① 骨折早期 治宜消肿止痛。方用消肿汤:川牛膝 20 克、血竭 10 克、川芎 10 克、当归尾 15 克。随症加减:如已感染者,加黄连 6～10 克、黄柏 12 克、紫花地丁 30 克、蒲公英 30 克;如气血不足者,加当归 12 克、黄芪 15 克。另外,如已有感染创面,亦可外用生肌散,促进局部血运,有利肉芽组织生长。

② 骨折中期、晚期 治宜活血祛瘀、接骨续筋。方用活血接骨丸:自然铜 30 克、土鳖虫 20 克、骨碎补 20 克、补骨脂 20 克、乳香 12 克、没药 12 克。

临床观察:李明华用上方加减分期治疗 125 例开放性胫腓骨骨折患者,显效 122 例,无效截肢 3 例。[3]

2. Pilon 骨折术后分 4 期

(1)骨折早期 症见骨折移位、血供不足、充血水肿等。治宜活血、消肿、止痛、化瘀。药用桃仁 12 克、赤芍 10 克、蒲公英 25 克、当归 12 克、连翘 10 克、川草薢 10 克、金银花 12 克、红花 5 克、枳壳 15 克、生地黄 15 克、川芎 12 克、牛膝 10 克、生甘草 5 克。术后 1 日开始服用。

(2)骨折中期 治宜促进骨折愈合、接骨续筋、舒经活络。药用赤芍 10 克、牛膝 10 克、红花 5 克、自然铜 12 克、当归 12 克、乳香 5 克、续断 12 克、骨碎补 12 克、生薏苡仁 25 克、五加皮 10 克。

(3)骨折后期 患者初愈,但仍症见筋骨无力、气虚亏损。治宜补肝益肾、强筋健骨。药用五加皮 10 克、当归 10 克、党参 10 克、熟地黄 15 克、赤芍 14 克、续断 10 克、红花 5 克、赤芍 10 克、菟丝子 10 克、黄芪 15 克、威灵仙 10 克、川芎 5 克、土鳖 10 克。以 800 毫升清水煎煮至 500 毫升左右,分 2 次服用,早晚各 1 剂。

(4)术后切口愈合拆线后 方用中药熏洗方:透骨草 15 克、海桐皮 30 克、牛膝 10 克、续断 15 克、赤芍 20 克、伸筋草 15 克、川木瓜 10 克、自然铜 15 克、红花 10 克、当归 15 克、牛膝 15 克。

[1] 王国辉.归芍接骨汤加减辩证治疗三踝骨折 35 例疗效分析[J].中国中医药咨询,2011,17(3):166.
[2] 吕荣.中药分期治疗胫腓骨中下 1/3 处骨折 35 例[J].山西中医,2008,24(S):21-22.
[3] 李明华.中西医结合治疗胫腓骨开放性骨折 125 例[J].四川中医,2003,21(1):64-65.

临床观察：黄少泉用上方分期治疗 48 例 Pilon 骨折患者，愈合优 28 例，良 12 例，可 4 例，差 4 例，优良率为 83.3%。[①]

经 验 方

1. 桃红四物汤加减　炙甘草 6 克、赤芍 15 克、当归 15 克、枸杞子 10 克、生地黄 10 克、骨碎补 10 克、续断 10 克、桃花 12 克、川芎 12 克、红花 12 克、牛膝 8 克、杜仲 8 克、三七 3 克、制乳香 3 克、制没药 3 克。随症加减：皮肤温度高、发热甚者，加野菊花 12 克、金银花 12 克；腹胀甚者，加厚朴 15 克、枳实 15 克；口干舌燥甚者，加天花粉 15 克、麦冬 15 克；纳差者，加鸡血藤 15 克；疼痛难忍甚者，加枳壳 10 克、延胡索 10 克；失眠甚者，加酸枣仁 20 克、远志 10 克。取水 800 毫升，煎汁 300 毫升，于早晚餐后口服，连续服用 28 日。郭银吉用上方加减治疗 82 例下肢骨折患者，显效 50 例，有效 27 例，无效 5 例，总有效率 93.9%。[②]

2. 伤科骨愈汤　骨碎补 15 克、续断 20 克、自然铜(先煎)30 克、丹参 15 克、党参 10 克、三七粉(另包)10 克、乳香 10 克、杜仲 15 克、当归 15 克、怀牛膝 20 克、枸杞子 15 克、藏红花 10 克、木瓜 10 克、五加皮 15 克。用清水浸泡上述药物(三七粉除外)20 分钟，先煎自然铜 15 分钟后再将其余药物倾入同煎，温火煎煮约 15 分钟后，去渣取汁 150 毫升，将三七粉加入药汁中，分早、晚 2 次服下，连续用药 1 个月。李如辉等用上方治疗 50 例胫腓骨骨折患者，优 20 例，良 24 例，中 5 例，差 1 例，优良率为 88%。[③]

3. 冰敷　采用乙醇盐水冰袋冰敷，取消毒过的塑料输液袋(500 毫升和 1 000 毫升各 1 只)注入 0.9% 生理盐水和 75% 乙醇配置成乙醇盐水冰袋，配合比为 3∶7，再向输液袋内注入 1 毫升红墨水，排尽空气，做好"冰袋"字样标识。根据患者骨折处肢体制备模具，将冰袋覆盖在模具上放进冰箱，−18℃ 冷冻 12 小时，制成后袋体松软，外覆冰霜，可塑形。然后根据患者骨折处肢体周径选择合适规格的冰袋冰敷，单次时间为 48 小时，期间注意观察患者局部和末梢血液循环，定时询问患者是否有麻木感，以免冰敷过度影响到血液循环。夏季每隔 2~3 小时更换 1 次冰袋，冬季每隔 3~4 小时更换 1 次，使用过的冰袋需浸泡消毒后重新制冷。高敏等用上方治疗 98 例四肢骨折早期患者，在肢体疼痛及肿胀方面均取得满意疗效。注意事项：若患者面部苍白、寒战则立即停止冰敷。[④]

4. 益气生血汤　黄芪 20 克、熟地黄 20 克、当归 20 克、骨碎补 20 克、续断 15 克、川芎 15 克、红花 15 克、牡丹皮 15 克、杜仲 15 克、川牛膝 10 克。每日 1 剂，加水 300 毫升煎至 100 毫升，早晚分服，疗程为 4 周。吴泉州等用上方治疗 34 例胫腓骨骨折患者，在疼痛、肿胀、瘀斑消失时间、骨折愈合时间等方面，总有效率为 94.12%。[⑤]

5. 续骨活血汤　骨碎补 10 克、自然铜 10 克、白芍 10 克、赤芍 10 克、川续断 10 克、乳香 10 克、没药 10 克、当归尾 10 克、落得打 10 克、红花 6 克、甘草 6 克、土鳖虫 6 克、生地黄 12 克。每日 1 剂，水浸 1 小时，煮沸后文火水煎取汁，连续 2 次，混合至 400~500 毫升，分早、晚 2 次服用，14 日为 1 个疗程，连续服药 3 个疗程。邓志刚等用上方治疗 48 例股骨干骨折术后骨不连患者，二次手术 5 个月后临床愈合率为 79.17%，总有效率为 93.75%。注意事项：服药期间忌辛辣、油腻饮食。[⑥]

6. 关节松解法　以中医手法松解促进下肢骨折术后功能康复，根据骨折部位实施相应的揉或揉捏。在股四头肌、腘绳肌、小腿三头肌、髂胫束进行放松治疗，每处 2 分钟；弹拨股直肌肌腱、髂

① 黄少泉.手术配合中医分期辨证治疗 Pilon 骨折的临床效果分析[J].中医临床研究,2017,9(14):106-107.
② 郭银吉.桃红四物汤对下肢骨折患者骨愈合情况的影响研究[J].云南中医中药杂志,2018,39(2):99-100.
③ 李如辉,等.磁疗联合伤科骨愈汤治疗胫腓骨骨折的效果研讨[J].当代医药论丛,2018,1(16):67-69.
④ 高敏,王永艳.四肢骨折患者早期应用不同冰袋冰敷方法的效果[J].护理与康复,2018,9(3):168-169.
⑤ 吴泉州,等.创伤性胫腓骨骨折患者术后加用益气生血汤临床观察[J].中国中医急症,2017,6(26):1109-1111.
⑥ 邓志刚,等.续骨活血汤佐治股骨干骨折术后骨不连或延迟愈合 48 例[J].中国药业,2015,24(10):111-113.

胫束及腘窝处的硬结或条索状物,每处1分钟;按照上、下、左、右的顺序推动髌骨,每个方向实施10次;固定股骨下端,针对膝关节进行分离牵引,每日2次,每次实施5组,每组保持10秒;伸直患膝至最大限度,固定股骨下端,分别从前向后和从后向前有节律地滑动胫骨上端,每秒2~3次,每个方向2分钟;屈曲患膝至最大限度,固定股骨下端,分别从前向后和从后向前有节律地滑动胫骨上端,每秒2~3次,每个方向2分钟;有节律地前后摆动膝关节1分钟,隔日1次,每周3次。王梁谦等用上述方法治疗58例下肢骨折患者,手法能明显改善膝关节功能,缓解粘连。①

7. 海桐皮汤　海桐皮30克、制乳香6克、制没药6克、透骨草15克、当归15克、川芎10克、甘草6克、五加皮10克、炒杜仲10克、川牛膝15克、伸筋草15克、桂枝10克、花椒10克、威灵仙15克、红花9克、白芷15克。取中药饮片,冷水中浸泡10分钟,煎汤取汁,凉至常温用无菌干纱布浸湿药液,湿敷于患肢肿胀处,冬季则稍加热至20℃左右,注意远离手术切口,以防感染。每日1剂,每日外敷2次,每次40分钟。从庆武等用上方治疗45例胫腓骨骨折术后水肿患者,显效16例,好转26例,无效3例,总有效率93.3%。②

8. 麻黄汤加味　麻黄30克、细辛30克、乳香30克、没药30克、威灵仙60克、桂枝30克、红花30克、桑寄生30克、三棱30克、莪术30克、艾叶100克、黄酒适量、醋适量。煎煮30分钟,每日熏洗关节3次,每次30分钟,并适当进行行走和屈膝锻炼。王海波用上方配合治疗16例股骨干骨折不愈合带锁髓内钉术后患者,均达到骨折愈合。③

9. 六味地黄汤合八珍汤加味　熟地黄20克、山茱萸12克、山药12克、茯苓10克、泽泻10克、牡丹皮15克、党参30克、白术15克、川芎10克、当归15克、白芍30克、甘草10克。随症加减:肢体发凉者,加桂枝15克;上肢者,加防风15克;下肢者,加牛膝15克;血瘀者,加红花15克;肾阳虚者,加杜仲15克、金毛狗脊15克。每日1剂,早晚2次,饭后服,药渣再煎洗患处,10日为1个疗程。杜洪刚等用上方加减治疗50例骨折延期愈合患者。结果:治疗最长时间4个疗程;一般治疗2个疗程后,患者感自觉症状减轻,肢体肿胀消退,肢体负重有力;3个疗程后,能基本负重行走,但有疼痛跛行。共治愈48例,无效2例。④

单　方

莱菔子耳穴压豆　组成:莱菔子。用法用量:根据患者骨折部位,选取耳穴并贴压。患者坐位或卧位,手持耳针探棒自耳轮后上方由上而下在选区内寻找耳穴的敏感点,用75%乙醇棉球消毒耳郭,待干后,一手固定耳郭,另一手用莱菔子耳穴贴,贴在相对应的耳穴部位,患者感到耳郭发热、酸、麻、胀为得气。每隔3小时左右用手指按压埋豆处,每个穴位以每分钟60~80次的频率进行按压,每次约5分钟,以患者感觉酸、麻、胀为度,夜间入眠延长按压间隔时间。临床应用:卢璇用上述方法治疗50例下肢闭合性骨折患者,取单侧肾、肾上腺、神门、皮质下为主穴,取膝、踝、趾穴为辅。治疗后6小时、12小时、18小时、24小时疼痛程度明显降低。⑤

中成药

1. 伤科接骨片　组成:三七、红花、没药、乳香、朱砂、马钱子、甜瓜子、土鳖虫、自然铜、鸡骨、海星、朱砂(大连美罗中药厂有限公司生产,国药准字Z21021461)。功效主治:通血脉,止痹痛,强筋骨,促进骨骼愈合;适用于创伤科及骨科临床,并对骨折和软组织挫裂伤的消肿止痛、促进愈合作用明显。用法用量:每次4粒,每日3次,用药

① 王梁谦,唐杨,等.中医手法松解促进下肢骨折术后功能康复58例的效果观察[J].中国中西医结合外科杂志,2015,21(5):506-508.
② 从庆武,等.海桐皮汤湿敷治疗胫腓骨骨折后水肿疗效观察[J].广西中医药,2014,37(4):33-34.
③ 王海波.带锁髓内钉配合麻黄汤熏洗治疗股骨干骨折不愈合[J].中国医药导报,2007,4(9):47-48.
④ 杜洪刚,刘金华.六味地黄汤合八珍汤加味治疗骨折延期愈合[J].贵阳中医学院学报,2001,4(23):17-18.
⑤ 卢璇.中医定向透药疗法结合耳穴压豆对减轻下肢闭合性骨折患者疼痛疗效的研究[J].中医临床研究,2015,7(22):134-136.

3个月,可配合口服桃红四物汤,连服8周。[1]

2. 血必净注射液　组成:从红花、赤芍、川芎、丹参、当归等中药中提取的红花黄色素A、川芎嗪、丹参素、阿魏酸、芍药苷等(天津红日药业集团生产,国药准字Z20040033)。功效:对创伤患者的炎症因子具有拮抗作用,可强效拮抗内毒素及炎症介质,抑制炎症,控制感染,并可有效保护患者脏器功能,恢复其凝血与纤溶系统的动态平衡,改善其异常的肝肾功能,增强其手术的耐受力,降低手术风险。用法用量:血必净注射液50毫升加入生理盐水100毫升,静脉滴注,每次60分钟,每日2次,连用7日。临床应用:成伟男等将90例老年人下肢骨折患者随机分为治疗组和对照组各45例。两组患者入院后均予以积极综合治疗,予创面处理、常规复位、补液抗炎、消肿止痛、支持对症等处理,治疗组在此基础上予血必净注射液治疗。结果:治疗后7日患者的白细胞计数、C-反应蛋白、D-二聚体、肝肾功能等主要检测指标均显著低于治疗前($P<0.01$),治疗组显著低于对照组($P<0.01$)。血必净注射液对老年性下肢骨折患者的白细胞计数、C-反应蛋白、血小板、凝血功能及肝肾功能异常有积极的改善作用,从而降低手术风险。[2]

预 防 用 药

金天格胶囊　组成:人工虎骨粉(国药准字Z20030080)。功效:原料药来自动物骨骼,含丰富的骨胶原蛋白,是参与骨形成的重要有机基质,实验中可改善骨质疏松大鼠骨小梁结构,提高碱性磷酸酶活性,增加骨密度,具有促进骨形成,抑制骨吸收的功效,与天然虎骨作用相近,能有效缓解疼痛,促进骨折愈合。用法用量:取金天格胶囊1.2毫克,每日3次,连续服用6个月。[3]

[1] 肖强,等.伤科接骨片联合桃红四物汤对胫腓骨骨折的疗效及对骨形态发生蛋白2与成纤维细胞生长因子b的影响[J].中国药业,2014,23(16):20-22.
[2] 成伟男,王云华,等.血必净注射液在老年人下肢骨折围手术期中的应用[J].中成药,2012,34(10):1879-1882.
[3] 甘强,等.金天格胶囊在预防绝经后女性骨质疏松性骨折中的作用[J].中国骨质疏松杂志,2015,21(12):1498-1500,1516.

股骨颈骨折

概　　述

股骨颈骨折是中老年人最常见的骨折之一，占全身骨折的3.6%，占髋部骨折的53%。由于中老年患者大多伴有骨质疏松，且骨强度减弱，无法承受一定的应力性伤害，所以骨质疏松是股骨颈骨折的病理基础。从解剖角度和血液供应角度观察，股骨头的血液供应主要来源于旋股内、外侧动脉分支和圆韧带支、骨干滋养动脉升支，股骨颈骨折时，常伴随旋股内侧动脉分支的损伤，故而骨折不愈合及股骨头缺血性坏死成为股骨颈骨折的常见并发症。

本病属中医"疾骨""疾胫"范畴，其病因病机当属于中医典籍中"骨痿""骨枯"等范畴。中医认为素体肝肾不足、筋骨虚弱是本病发生的常见内因，而外部遭受暴力侵害、跌打损伤则是本病的外在因素，二者相合，即发为本病。从论治的角度观察，骨折愈合就是"瘀去、新生、骨合"的过程，一般根据骨折损伤的发展过程可分为早、中、晚三期。骨折早期，筋骨脉络损伤，离经之血瘀积不散，气滞血瘀，经络受阻，治宜活血化瘀、消肿止痛。中期患肢肿胀、疼痛明显减轻，但瘀肿虽消而未尽，骨尚未连接，治以接骨续筋为主。后期新骨连接而未坚，但患者久病体虚，气血亏虚，气血生化之源不坚，肝肾失养，筋骨无以润养，故后期以"补"法为主，治以壮筋骨、养气血、补肝肾为主。

辨 证 施 治

1. 张胜友等分3期

（1）早期（伤后1～2周）　症见筋骨脉络损伤，离经之血瘀积不散，气滞血瘀，经络受阻。治宜活血化瘀、消肿止痛。方用桃红四物汤加减：生地黄20克、桃仁15克、红花10克、川芎10克、乳香10克、没药10克、白芍10克、天花粉10克、三七10克。

（2）中期（伤后2～4周）　症见肿胀、疼痛明显减轻，但瘀肿虽消而未尽，骨尚未连接。治宜接骨续筋为主。方用八厘散加减：自然铜10克、乳香10克、没药10克、血竭10克、红花3克、苏木3克、丁香1.5克、麝香0.3克。

（3）后期（伤后4～12周）　症见新骨连接而未坚，但患者久病体虚，气血亏虚，气血生化之源不坚，肝肾失养，筋骨无以润养。治宜壮筋骨、养气血、补肝肾为主。方用八珍汤加减：黄芪20克、熟地黄15克、白芍15克、川芎15克、当归15克、续断15克、骨碎补15克、枸杞子15克、菟丝子15克、杜仲10克、牛膝10克、红花10克。

汤剂均由医院煎药室统一煎制，真空包装，每袋150毫升，服药疗程内每日2次，每次1袋，温热后服用，服药期间忌甘肥辛辣之品。临床观察：张胜友等用上方辨证治疗45例股骨颈骨折患者，其中愈合优40例，良1例，差4例，优良率91.1%。[①]

2. 孙军分3期

（1）早期（20日内）　治宜行气活血、消肿止痛。药用自然铜30克、牛膝12克、当归尾12克、

① 张胜友，等.中西医结合治疗股骨颈骨折45例[J].安徽中医学院学报，2013,32(3)：36-38.

赤芍 12 克、生地黄 12 克、川芎 10 克、桃仁 10 克、红花 10 克、乳香 10 克、没药 10 克、枳壳 10 克、甘草 6 克、土鳖虫 3 克。

（2）中期（20～60 日） 治宜和营续骨。药用自然铜 30 克、鸡血藤 15 克、木瓜 15 克、白芍 15 克、骨碎补 15 克、丹参 15 克、补骨脂 12 克、当归 12 克、熟地黄 12 克、牛膝 12 克、枳壳 12 克、川芎 10 克、甘草 6 克。

（3）恢复期（90～180 日） 治宜补肝肾、强筋骨。药用鸡血藤 15 克、熟地黄 12 克、山药 12 克、山茱萸 12 克、续断 12 克、桑寄生 12 克、木瓜 12 克、牛膝 12 克、补骨脂 12 克、骨碎补 12 克、茯苓 10 克、泽泻 10 克、牡丹皮 6 克。

每日 1 剂，水煎温服，配合手法复位和中药外敷。所有患者均卧木板床，有移位者行手法复位，患者取仰卧，助手固定骨盆，术者握腘窝，使膝髋关节屈曲 90°，向上牵引，以纠正缩短畸形，再伸髋内旋外展以纠正成角畸形，复位后作手掌试验，患肢若外旋消失则表示骨折已复位，然后作皮牵引，固定时间 30～60 日，每隔 3～4 日检查 1 次，给患者擦舒筋活血药酒、换敷膏药，以促进患肢血液循环。于复位 30 日后，开始给患肢作轻按摩，用拨筋法促进股骨头血液循环及骨痂形成，40 日后，开始于按摩后抬高患肢，做被动运动，加强骨痂强度。膏药外敷方：独活、续断、桑寄生、桃仁、骨碎补、伸筋草、红花。上药各 1 份，研末，加凡士林适量，涂纱布上，外敷患处，每 5 日换 1 次，根据病情，敷 1～2 个月。临床观察：孙军用上方分期治疗 83 例股骨颈骨折患者，痊愈 46 例，良 31 例，可 4 例，无效 2 例，总有效率 97.59%。[1]

3. 孟怀德分 2 期

（1）初期 方用丹参生地汤：丹参 15 克、生地黄 10 克、乳香 10 克、没药 10 克、生黄芪 10 克、生白芍 10 克、牛膝 10 克、桃仁 10 克。每日 1 剂，水煎服，分早晚服，连服 15 日为 1 个疗程。

（2）中晚期 方用五加续断汤：五加皮 10 克、续断 10 克、土鳖虫 6 克、骨碎补 10 克、自然铜 15 克、当归 15 克、黄芪 15 克、牛膝 10 克。每日 1 剂，水煎服，分早晚服，15 日为 1 个疗程，连服 2 个疗程。

一般裂纹骨折及无移位外展嵌入骨折，均较稳定，无需复位，可中药外敷配合长夹板超髋膝关节固定，使伤肢外展 20°位置。每隔 1 周换药 1 次，4～6 周解除固定，在床上练关节活动，6～8 周下地，逐步锻炼负重。有移位的内收型骨折，先给予镇痛剂，亦采用以下 2 种整复方法。提按内推外搬法：患者仰卧，助手甲双手固定骨盆，助手乙将患肢屈髋屈膝，双手前臂套入腋窝，并向上提位，甲侧作向下对抗按压，这样上提下按形成的对抗拔伸，可矫正患肢的短缩即骨折远端的上移；接着助手乙使患肢伸髋伸膝并内旋，术者一手掌置于大粗隆顶部向内推挤，另一手置于膝关节内侧并向外搬使下肢外展，这样内推外搬既可纠正内外侧方移位，又可使骨折断端紧密接触。然后辅助夹板固定，将外侧长夹板绑扎好后，再附前侧板，固定 8～10 周 X 线拍片复查，若骨已愈合，即解除固定，若未完全愈合，再继续固定 3～5 周。雌雄蝙蝠腿法：患者取坐位并把患肢屈膝约 45°，使足跟紧抵臀部，而膝关节内侧面紧贴床板，此为"雄腿"，健侧膝关节屈曲使足跟抵于耻骨处而膝关节内侧面向上，即为"雌腿"；一助手立于患者背后稳住上身以防移动，术者立于患侧用双手掌抵于大粗隆部并把骨折远端倾力向内前推送，此时可闻及复位响声，然后辅助夹板固定，将外侧长夹板绑扎好后，再附前侧板；固定 8～10 周 X 线拍片复查，若骨已愈合，即解除固定，若未完全愈合，再继续固定 3～5 周。

临床观察：孟怀德用上方分期治疗 60 例股骨颈骨折患者，经 1～4 个月治疗，疗效优 30 例，良 20 例，可 6 例，差 4 例，有效率 93.3%。[2]

经 验 方

通脉汤 红花 10 克、桃仁 10 克、土鳖虫 10

① 孙军.中医治疗股骨颈骨折 83 例[J].中国医药指南,2012,10(11)：310-311.
② 孟怀德.中医整复手法治疗股骨颈骨折 60 例[J].安徽中医临床杂志,2002,14(5)：388-389.

克、栀子 10 克、三七 10 克、荆芥 10 克、泽泻 10 克、三棱 10 克、莪术 10 克、甲片 15 克、牡丹皮 15 克、皂角刺 15 克、茯苓 15 克、紫草 15 克、水蛭 12 克、天花粉 30 克、丹参 30 克、生地黄 30 克。每日 1 剂,水煎服,连续治疗 4 个月。临床观察:张牧龙用上方治疗 40 例老年股骨粗隆间骨折内固定患者。结果:髋关节功能恢复优 23 例,良 14 例,中 2 例,差 1 例,优良率 92.5%。[1]

中 成 药

1. 接骨七厘片 组成:乳香(炒)、没药(炒)、当归、土鳖虫、骨碎补(烫)、硼砂、龙血竭、自然铜(煅)、大黄(酒炒)(湖南金沙药业有限责任公司生产,国药准字 Z20003140)。功效主治:活血化瘀,接骨止痛;适用于跌打损伤,续筋接骨,血瘀疼痛。用法用量:口服,每日 2 次,每次 5 片,温开水或黄酒送服。临床应用:赵正明等将 86 例经 X 线片检查确诊为股骨颈骨折的患者随机分为对照组与观察组各 43 例。硬膜外麻醉后,两组均行 McElvenny 牵引闭合复位空心加压螺钉内固定联合关节内减压术治疗;观察组另加服接骨七厘片。随访 12～36 个月,X 线片检测两组骨折愈合情况及股骨头坏死情况,同时对髋关节功能进行评分。结果:

观察组骨折不愈合率低于对照组,股骨头坏死率低于对照组,Harris 评分总分高于对照组,两组比较差异均有统计学意义(均 $P < 0.05$)。[2]

2. 特制接骨丸 组成:三七、鹿茸、白术、丹参、杜仲、骨碎补、黄芪、自然铜、续断、土鳖虫等(豫药制字 Z04030038)。功效:活血化瘀、补肝肾、强筋骨,祛瘀补肝肾。制备方法:合为蜜丸,每丸 6 克。用法用量:每次 6 克,每日 3 次,连续服用 6 个月。[3]

预 防 用 药

仙灵骨葆胶囊 组成:淫羊藿、续断、补骨脂(贵州仙灵药业有限责任公司生产,国药准字 Z20025357)。功效主治:强筋壮骨、活血通络及滋补肝肾,增加成骨细胞的衍化和增殖,抑制破骨细胞的吸收工作,加快骨重建,增加骨质疏松症患者 IL-6、TNF-α 及胰岛素生长因子(IGF-I);适用于骨质疏松症的预防和治疗,治疗老年性骨质疏松症。用法用量:口服,每次 3 粒,每日 3 次,直至骨折临床愈合,再追加内服 1 个月。临床应用:杨佐明等以仙灵骨葆胶囊治疗 59 例股骨颈骨折患者,随访 1 年并评价疗效,发生股骨头坏死者 3 例,占 5.1%。[4]

① 张牧龙.通脉汤对老年股骨粗隆间骨折内固定治疗髋关节功能及骨密度影响[J].实用中医药杂志,2017,33(5):466-467.
② 赵正明,周佳,等.接骨七厘片对青壮年股骨颈骨折术后骨折愈合和股骨头坏死的影响[J].世界临床药物,2017,38(2):121-123,137.
③ 程新胜.特制接骨丸促进股骨颈骨折愈合的临床疗效研究[D].郑州:河南中医学院,2012.
④ 杨佐明,等.仙灵骨葆对股骨颈骨折愈后的影响[J].中国医疗前沿,2008,3(15):78.

脊 椎 骨 折

概　述

脊柱是人体的支柱，由椎体和椎间盘构成，前者占脊柱长度的 3/4，后者占 1/4，其周围有坚强的韧带相连，且有很多肌肉附着，具有负荷重力、缓冲震荡、支撑身体、保护脊髓及体腔器官的功能。脊柱有 4 个生理弧度，即颈段前凸、胸段后凸、腰段前凸和骶尾段后凸。脊柱骨折好发于生理弧度交界处、活动较多的部位，其中约 50% 的脊柱骨折位于胸腰段，即胸 11～腰 2 水平。一般根据损伤的机制可将脊柱骨折分为屈曲型、过伸型、垂直压缩型、侧屈型、撕脱型等。临床常见颈椎过伸性骨折以及胸腰椎压缩性骨折，前者多为车祸或跌倒致使头部过伸引起"挥鞭伤"，而后者多为高处坠落或年老骨质疏松所致。

中医认为，本病是由于外伤引起椎体骨折，从而伴随筋骨损伤，运行不畅，气血瘀滞，不通则痛。按照中医辨证分型理论，可按照受伤时间分为三个时期，早期治疗主要以活血止痛为主，中期治疗主要以接骨续筋为主，后期治疗主要以强筋骨为主。针对胸腰椎压缩性骨折发病年龄的特殊性，考虑到肝主筋，肾主骨，腰为肾之府，随着年龄的增大，肝肾亏虚，筋骨失养，易致筋骨柔弱，容易损伤，此时若再突然受外力，使局部气滞血瘀，脉络不通，则可出现腰痛、便秘、腹胀等一系列并发症。因而，临床论治脊柱骨折应按照患者年龄细化治疗，年轻者以行气活血化瘀为主，年长者以补益肝肾、续筋壮骨为主。

辨 证 施 治

1. 李浩分 3 期

熏洗方：当归 10 克、桃仁 10 克、丹参 10 克、骨碎补 10 克、五灵脂 10 克、红花 10 克、杜仲 10 克、牛膝 10 克、补骨脂 12 克、淫羊藿 15 克、赤芍 10 克、续断 12 克、川芎 12 克。

（1）早期（受伤后 1～2 周）　方用基本方加木香 10 克、茯苓 12 克、大黄 10 克、天花粉 15 克、土鳖虫 10 克、生大黄 30 克、柴胡 6 克。

（2）中期（受伤后 3～6 周）　方用基本方加黄芪 30 克、五味子 6 克。

（3）后期（受伤 7 周之后）　方用基本方加独活 10 克、威灵仙 10 克、秦艽 10 克。

每日 1 剂，水煎服，早晚 2 次服用。配合中药熏蒸或是外敷治疗。外用方：骨碎补、土鳖虫、川乌、桃仁、续断、草乌、透骨草、红花、杜仲、没药、大黄、苏木。将上述中药混合沙子装入布袋缝好，通过电蒸箱蒸煮 30 分钟，使用潮布将其包裹，在患者骨折部位热敷，每日早晚各敷 1 次，每次 40 分钟，疗程为 12 周。临床观察：李浩用上方分期治疗 37 例胸腰椎骨折患者。结果：患处肿胀明显改善，疼痛明显缓解，且 3 个月随访，患者 Cobb 角度显著改善。[①]

2. 陈伯健等分 6 型

（1）肝肾不足、气滞血瘀型　标本兼治者早期治宜补肝肾、活血通络。方用六味地黄合桃红四物汤为主加减。如患处剧烈疼痛、腹胀或腹痛，

---

① 李浩.胸腰椎骨折应用中医内外兼治治疗的效果探讨[J].中国实用医刊,2016,43(11)：111-112.

应急则治标,治宜活血化瘀、行气止痛,方用桃红四物汤或桃核承气汤加减。

(2)气滞血瘀型 症见疼痛、便秘、腹胀、纳差;舌暗、舌淡,脉弦、脉细、脉弱。治宜活血化瘀、行气止痛、消肿通络等。方用桃红四物汤加减,一般均加用行气通腑药物,另外也可选用桃核承气汤加减。

(3)肝肾不足型 症见疼痛、便秘、腹胀、纳差、头晕、耳鸣;舌暗、舌淡,脉弦、脉细、脉弱。治宜补益肝肾。方用六味地黄丸加减或独活寄生汤加减,加减药物中亦多数有活血化瘀及行气通腑药物。

(4)气阴两虚型 症见疼痛、便秘、腹胀、纳差、眠差、口干苦;舌暗、舌淡、舌红,苔干、苔少,脉弦、脉细、脉弱、脉数。治宜益气养阴通便。方用增液承气汤。

(5)肾虚湿热型 症见疼痛、便秘、腹胀、口干苦、纳差、眠差;舌暗、舌红,苔黄、苔腻,脉弦、脉细、脉弱、脉数。治宜补肾清热利湿。方用知柏地黄丸加减。随症加减:急则治标,治宜通腑泻热,方用桃核承气汤加减。

(6)热秘型 症见有疼痛、便秘、腹胀、纳差、口干苦;舌暗、舌淡、舌干、舌红,苔黄、苔黑,脉弦、脉数。治宜清热通腑。方用桃核承气汤加减。

临床观察:陈伯健等用上方辨证治疗276例单纯胸腰椎骨折早期患者,经治疗后患者疼痛、腹胀、便秘症状均得到明显缓解。[1]

3. 黄瓦炎等分3期

(1)早期 症见瘀血内阻,腑气不通。治宜活血祛瘀、通腑排便。方用复元活血汤合血府逐瘀汤加减:柴胡15克、桃仁15克、赤芍15克、枳壳15克、怀牛膝15克、大黄(后下)15克、当归15克、炮甲片10克、红花5克、生地黄30克。随症加减:瘀重、体壮者,加厚朴15克、芒硝(冲)12克;气逆不顺,双胁胀痛者,加香附15克、郁金15克。

(2)中期 症见气血受损,筋骨未续。治宜补气血、续筋骨。方用续骨活血汤加减:熟地黄20克、当归12克、白芍15克、骨碎补15克、续断15克、自然铜30克、桑寄生30克、土鳖虫10克、乳香6克、没药6克。随症加减:偏气虚者,加黄芪30克、党参25克;偏血虚者,加鸡血藤30克、何首乌20克。

(3)后期 症见肝肾不足,筋骨萎弱。治宜补肝肾、舒筋活络。方用补肾壮骨汤合六味地黄汤加减:熟地黄25克、山药15克、杜仲15克、骨碎补15克、续断15克、金毛狗脊15克、山茱萸12克、芡实20克。随症加减:筋骨屈伸不利者,加宽筋藤30克、伸筋草15克、川木瓜20克;兼寒湿内阻者,加独活10克、桑寄生25克、防风12克。

临床观察:黄瓦炎等用上方加减分期治疗52例屈曲型胸腰椎压缩性骨折患者。结果:治愈38例,好转13例,未愈1例,总有效率98.08%。[2]

4. 胡殿运等分3期

地龙汤(基本方):地龙18克、桃仁12克、红花10克、独活10克、苏木屑10克、小茴香10克、乳香10克、没药10克、土鳖虫10克、肉桂5克。

(1)早期(气滞血瘀、腑气不通) 症见局部肿胀,疼痛剧烈,胃纳不佳,大便秘结数日不解,少腹胀满。治宜攻下通瘀。方用基本方加生大黄30克、风化硝(冲服)10克、延胡索10克、莱菔子10克、广木香8克。

(2)中期(瘀血未尽,筋骨未复) 症见胀痛虽消而未尽,仍活动受限。治宜活血和营、接骨续筋。方用基本方加炙水蛭5克、炮甲片10克、当归身10克、杭白芍10克、骨碎补10克、炙黄芪20克、煅自然铜(先煎)20克。

(3)后期(肝肾不足,气血双亏) 症见腰酸腿软、四肢乏力、活动后局部隐隐作痛。治宜补益肝肾、调养气血。方用基本方加川续断10克、金毛狗脊10克、桑寄生10克、肉苁蓉15克、菟丝子15克、炙黄芪20克。

① 陈伯健,等.单纯胸腰椎骨折早期中医证候分布特征的初步研究[J].中国中医骨伤科杂志,2007,15(8):20-24.
② 黄瓦炎,等.中西医结合治疗屈曲型胸腰椎压缩性骨折52例疗效观察[J].新中医,2004,36(7):50-51.

临床观察：胡殿运等用上方加减分期治疗 96 例胸腰椎压缩性骨折患者，痊愈 74 例，显效 22 例，总有效率 100%。①

经 验 方

1. 骨痿汤　干地龙 5 克、海马 6 克、党参 15 克、骨碎补 6 克、续断 6 克、何首乌 6 克、丹参 15 克、鹿角胶 3 克、鸡内金 6 克、三七 6 克、百合 12 克、茯苓 12 克、佛手 12 克、炙甘草 3 克。随症加减：偏阴虚者，加知母、黄柏；偏阳虚者，加制附片、仙茅；气血虚者，加黄芪、当归；骨痛明显者，加全蝎、乳香、没药。每日 1 剂，1 个月为 1 个疗程，服用 1 年。周国柱等用上方加减治疗 48 例老年胸腰椎压缩骨折患者，1 年后骨折均愈合良好。②

2. 补肾健骨汤　葛根 60 克、甲片 30 克、山药 30 克、补骨脂 30 克、川续断 30 克、淫羊藿 30 克、黄芪 30 克、茯苓 20 克、鹿角霜 20 克、当归 15 克、熟地黄 15 克、红花 10 克。每日 1 剂，水煎服，分 2 次早晚饭前温服。冯广龙用上方治疗 64 例老年骨质疏松性胸腰椎压缩性骨折患者，患者卧床时间、疼痛程度、Cobb 角均有明显改善。③

3. 补肾壮骨汤　淫羊藿 5 克、巴戟天 10 克、紫河车 3 克、白术 6 克、黄芪 10 克、刺五加 6 克、丹参 15 克、生地黄 10 克、龙骨 6 克、山药 15 克、牡蛎 15 克。每日 1 剂，加水 1 000 毫升煎煮，早晚分服，服用 60 日。王銮泉等用上方治疗 35 例老年骨质疏松性胸腰椎压缩性骨折患者。结果：患者腰 1～腰 4 椎体骨密度明显提高，临床总有效率为 94.29%。④

4. 中药内服方　酒制大黄 20 克、当归 20 克、柴胡 15 克、天花粉 15 克、桃仁 12 克、红花 10 克、甲片 10 克、甘草 10 克。每日 1 剂，水煎服，每日

分 2 次服用，早晚各 1 次，连续治疗 10 日。腹针取水分、中脘、下脘、气海、关元、气穴、气旁、天枢、印堂等穴位。常规消毒，其中深刺中脘、下脘、气海、关元、气穴、天枢穴，中刺水分，浅刺气穴及气旁。娄本海用上述方法治疗 44 例胸腰椎压缩性骨折患者，有效率 93.2%。⑤

5. 背伸牵张按震法　测量患椎丢失的 Cobb 角，患者于病床俯卧位骨盆牵引，同时胸部及骨盆处垫软枕，使腹部腾空，以减轻腹压。骨盆牵引 10～20 分钟后，在维持牵引的状况下，双手掌叠加按于脊柱骨折处，令助手缓慢摇起病床背板（背板抬起角度以超出先前测量所丢失的 Cobb 角 5°～10°为宜，以矫枉过正），使背部抬起呈伸反张，施术者同时于骨折处按压、震动，幅度逐步增大，震动频率逐步加快，并嘱患者勿屏气，采用腹式呼吸，并缓慢交替活动双下肢，同时观察患者反应及耐受情况，以便及时停止操作。按震 2～3 次，每次 20～30 秒后，俯卧背伸位牵引 5～10 分钟，牵引状态下缓慢放下背板，取仰卧位，腰部垫高 8～10 厘米，骨盆牵引维持 40 分钟。陈景宇等用上法治疗 21 例单纯性胸腰椎骨折患者，优 9 例，良 11 例，差 1 例，优良率为 95.2%。⑥

6. 俯卧位骨盆牵引下手法复位　患者取俯卧位，胸骨及髂骨下各垫一个高 15 厘米左右的软枕，以患者腹部皮肤离开床面 2～3 厘米为度。将患者上半身（T8 水平以上）以骨盆牵引带固定于床头，下半身（髂嵴水平以下）以骨盆牵引带连接牵引锤，作骨盆持续牵引。牵引锤左右各一，质量 15 千克，持续牵引 20 分钟后在维持牵引下进行手法复位。术者立于患者左侧，先以按、揉等手法放松患者腰背部肌肉。术者双掌叠加置于骨折椎体上，上半身前倾，肘部绷直，用力快速向下按压，以按下后局部脊柱后伸角度增加 15°～20°为宜，可

① 胡殿运,等.地龙汤治疗胸腰椎压缩性骨折[J].中国中医骨伤科,1994,2(5):54-55.
② 周国柱,朱金华,等.骨痿汤联合椎体成形术治疗老年胸腰椎压缩骨折的临床研究[J].现代中西医结合杂志,2017,26(4):404-406.
③ 冯广龙.补肾健骨汤联合西药治疗对老年骨质疏松性胸腰椎压缩性骨折患者疗效[J].世界最新医学信息文摘,2016,16(16):228-229.
④ 王銮泉,周海纯.补肾壮骨汤联合椎体成形术治疗老年骨质疏松性胸腰椎压缩性骨折的临床观察[J].中医药信息,2016,33(2):102-104.
⑤ 娄本海.腹针和中药汤对胸腰椎压缩性骨折患者症状及疼痛的影响[J].河南医学研究,2016,25(1):166-167.
⑥ 陈景宇,等.背伸牵张按震法治疗单纯性胸腰椎骨折 21 例[J].中医临床研究,2015,7(20):47-49.

重复进行数次。床边复查腰椎侧位X线片确认腰椎前缘压缩基本复位后,松开牵引带,患者改为仰卧位,骨折椎体下垫软枕,高度10～15厘米,以患者能够忍受为度。2周后去掉软枕,继续卧床6周。高宏文等用上法治疗41例胸腰椎单纯压缩骨折患者,总体疗效满意。[1]

7. 牵引锻炼 患者仰卧在硬板床上,利用腰椎牵引带做持续性腰椎牵引,牵引重量为左右各4～6千克,持续牵引时间为3～6日。在牵引的同时,受伤的椎体棘突后方以气囊托板打气逐渐垫高,所垫高度约5～14厘米。在牵引的过程中,拍床旁X线片,参考X线片随时调整牵引重量和棘突后方所垫高度。经过3～6日的持续性牵引,使压缩的椎体恢复接近正常高度。然后,仍在伤椎棘突后方垫高的情况下间断行腰椎牵引维持,每日2次,每次牵引30分钟左右,两周后停止牵引。在腰椎牵引一周后开始进行腰背肌功能锻炼,开始采用五点支撑法,以后逐渐采用三点支撑法及飞燕点水法,坚持每日3～4次,每次20～40次。根据患者的耐受情况,循序渐进。20日后逐渐下地活动,腰背肌功能锻炼要坚持3～6个月,即使下地活动仍要坚持。1～3个月避免做弯腰活动。李晓松等用上法治疗30例单纯胸腰椎椎体压缩性骨折患者,观察3个月均获治愈。[2]

8. 808伤药膏联合大成汤 808伤药膏:血竭180克、乳香30克、没药30克、当归30克、延胡索30克、明矾30克、姜黄30克、续断30克、雄黄30克、大黄30克。上述药粉与凡士林混合制成膏外用,外敷于有压痛的患处或叩击痛处,面积约为5厘米×5厘米,胶布或绷带固定,每周3次。大成汤:大黄15克、芒硝12克、枳壳12克、厚朴12克、红花9克、当归6克、苏木6克、陈皮6克、木通6克、甘草6克。每日1剂,常规煎煮,根据

个人情况差异加减口服。夏均青等用上法治疗68例胸腰椎骨折患者,显效48例,有效18例,无效2例,总有效率97%。[3]

9. 补肾强骨汤 熟地黄15克、山茱萸10克、菟丝子10克、枸杞子10克、杜仲10克、当归10克、川牛膝10克、清甘草5克。随症加减:早期疼痛明显者,加红花6克、桃仁10克、川芎10克、枳壳10克;中后期疼痛缓解者,加鹿角胶(烊化冲服)10克、龟板胶(烊化冲服)10克。每日1剂,常规煎法水煎服。45日为1个疗程。金甬用上方加减治疗44例骨质疏松性骨折患者。结果:临床治愈27例,占61.36%;有效14例,占31.82%;无效3例,占6.82%。总有效率93.18%。[4]

10. 补肾活血汤 山茱萸9克、山药9克、怀牛膝9克、续断15克、骨碎补15克、熟地黄15克、当归15克、川芎15克、赤芍15克、枳壳15克、三七粉3克。随症加减:腰痛甚不能活动者,加乳香、没药;腰膝酸软,畏寒肢冷,夜尿多者,加肉桂、菟丝子、制附子、细辛;便溏、面色苍白、纳呆、肢体乏力等脾虚症状明显者,加白术、黄芪、党参、升麻、陈皮。李小明等用上方加减治疗15例老年陈旧性骨折腰痛患者,经治疗后均获治愈。[5]

中 成 药

1. 仙灵骨葆胶囊 国药准字Z20025337。功效主治:滋补肝肾,活血通络,强筋壮骨;适用于骨质疏松和骨质疏松症,骨折,骨关节炎,骨无菌性坏死。用法用量:每次3粒,每日2次,治疗3个月为1个疗程。临床应用:王茂澎运用独活寄生汤、钙尔奇D、仙灵骨葆胶囊联合治疗40例老年骨质疏松胸腰椎压缩性骨折患者。结果:痊愈32例,有效6例,无效2例,总有效率95%。[6]

① 高宏文,等.俯卧位骨盆牵引下手法复位治疗胸腰椎单纯压缩骨折的疗效观察[J].中医正骨,2014,26(1):38－42.
② 李晓松,等.单纯胸腰椎椎体压缩性骨折中医诊疗方案验证报告[J].中国中医药咨讯,2012,4(3):555.
③ 夏均青,等.中医内外兼治治疗胸腰椎骨折68例[J].陕西中医,2009,30(5):541－542.
④ 金甬.补肾强骨汤治疗骨质疏松性骨折44例[J].浙江中医杂志,2007,42(9):524.
⑤ 李小明,等.补肾活血汤治疗老年陈旧性骨折腰痛15例疗效观察[J].新中医,2005,37(2):35－36.
⑥ 王茂澎.独活寄生汤、钙尔奇D、仙灵骨葆联合治疗老年骨质疏松胸腰椎压缩性骨折的临床疗效观察[J].中国现代药物应用,2017,11(11):112－114.

2.伤科接骨片 组成：三七、海星、鸡骨、乳香、没药、土鳖虫、红花、马钱子等。功效主治：消肿止痛、促进愈合；适用于创伤、骨折和软组织挫裂伤。用法用量：每次4粒，每日3次，用药3个月。临床应用：郝吉雪等将124例骨质疏松性骨折患者随机分为观察组与对照组各62例。观察组服用伤科接骨片，对照组不用接骨类药物。结果：观察组大多数患者显著缩短肿痛时间和降低肿痛程度，成骨代谢活性明显增强，ALP活性（两组各40例）上升（$P<0.05$），骨密度（两组各13例）亦增加（$P<0.05$）。无1例出现疼痛肿胀恶化加重和其他药物毒副反应。[①]

预 防 用 药

金天格胶囊 组成：人工虎骨粉（国药准字Z20030080）。功效：原料药来自动物骨骼，含丰富的骨胶原蛋白，是参与骨形成的重要有机基质，实验中可改善骨质疏松大鼠骨小梁结构，提高碱性磷酸酶活性，增加骨密度，具有促进骨形成，抑制骨吸收的功效，与天然虎骨作用相近，能有效缓解疼痛，促进骨折愈合。用法用量：每次1.2毫克，每日3次，连续服用6个月。临床应用：甘强等将238例绝经后骨质疏松患者随机分为第1组59例，第2组58例，第3组63例，第4组58例。第1组患者予金天格，第2组予钙尔奇D+金天格，第3组予钙尔奇D+金天格+阿仑膦酸钠，第4组予钙尔奇D+阿仑膦酸钠。金天格胶囊1.2毫克，每日3次；钙尔奇D 600毫克，每日1次；福善美70毫克，每周1次。分别在服药前、服药后3、6个月检测骨密度（BMD）、血清1型原胶原N-端前肽（PINP）和1型胶原交联C-末端肽（CTX）。结果：各组骨密度无明显变化（$P>0.05$）；服药3个月，4组的PINP分别下降了18.2%、22.3%、62.3%、55.8%，CTX分别下降了24.3%、29.7%、68.7%、57.8%；服药6个月，4组的PINP分别下降了19.4%、23.6%、63.5%、62%，CTX分别下降了28.1%、28.3%、69.9%、64.5%。金天格胶囊可以明显降低骨转化指标，能有效辅助治疗骨质疏松和预防骨折的发生。[②]

---

① 郝吉雪,等.伤科接骨片治疗骨质疏松性骨折的研究[J].河北中医药学报,2008,23(2)：20-21.
② 甘强,等.金天格胶囊在预防绝经后女性骨质疏松性骨折中的作用[J].中国骨质疏松杂志,2015,21(12)：1498-1500,1516.

骨 折 并 发 症

概　　述

临床上因受到强大暴力而产生的骨折可能合并各种局部或全身的并发症。其中有些可于短时间内危及生命,必须紧急处理;有些则可与骨折同时治疗。因此,一般将骨折并发症分为早期和晚期两种。

骨折早期并发症:(1)外伤性休克;(2)重要内脏器官损伤,如肝、脾破裂,肺损伤,膀胱、尿道损伤,直肠损伤等;(3)脂肪栓塞综合征继而引发肺栓塞;(4)重要周围组织损伤,如重要血管损伤,周围神经损伤,脊髓损伤;(5)骨筋膜室综合征,进而后期还可引起缺血性肌痉挛。以上皆属骨科急症,应当马上处理。

骨折晚期并发症有:(1)坠积性肺炎;(2)褥疮;(3)下肢深静脉血栓形成;(4)感染而引起化脓性骨髓炎;(5)损伤性骨化;(6)创伤性关节炎;(7)关节僵硬;(8)缺血性骨坏死;(9)儿童骨折更可引起迟发性畸形。

本病属中医"骨痹""骨痿""附骨疽""股肿"等类似范畴。治疗上根据急则治其标,缓则治其本的原则,在骨折诊治三期辨证的基础上配合不同并发症的特点进行辨证论治。

辨 证 施 治

1. 陆军分 3 期

(1)早期(术后 1~2 周)　方用补阳还五汤加减:大黄 10 克、桑枝 13 克、川芎 15 克、地龙 15 克、当归 15 克、黄芩 30 克、三七粉(冲服)1.5 克。每日 1 剂,分 2 次用药。

(2)中期(术后 3~4 周)　方用续骨活血汤:陈皮 6 克、枳壳 6 克、白芍 6 克、骨碎补 9 克、泽兰叶 9 克、土鳖虫 9 克、延胡索 9 克、川续断 9 克、鸡血藤 13 克、桑枝 13 克。每日 1 剂,分 2 次用药。

(3)后期(术后 5~6 周)　方用生血补髓汤加减:熟地黄 9 克、枸杞子 9 克、牛膝 9 克、杜仲 9 克、黄芪 9 克、桑枝 9 克、生地黄 9 克、当归 9 克。每日 1 剂,分 2 次用药。

临床观察:陆军用上方分期治疗 50 例肱骨近端骨折术后患者,仅发生伤口感染 1 例,未出现其他术后并发症,并发症发生率为 1.82%。[①]

2. 黄伟明等分 4 型

(1)急性感染热毒内蕴型　症见局部红肿、疼痛,脓性渗出物;舌红、苔黄腻,脉细数。治宜清热解毒。方用五味消毒饮加减:金银花 20 克、紫花地丁 15 克、紫背天葵 15 克、蒲公英 15 克、野菊花 15 克。

(2)慢性感染气血不足型　症见局部肿胀,伤口不愈合,脓液量大而稀薄;舌淡苔白,脉细。治宜补益气血、托里解毒。方用透脓散加八珍汤加减:黄芪 30 克、当归 10 克、川芎 10 克、白芍 10 克、炙甘草 10 克、皂角刺 10 克、党参 15 克、白术 15 克、茯苓 15 克、生地黄 15 克。

(3)慢性感染肝肾阴虚型　症见面色苍白、腰膝酸软等。治宜补益肝肾。方用六味地黄汤加减:山茱萸 10 克、山药 20 克、熟地黄 20 克、泽泻 15 克、牡丹皮 15 克、茯苓 15 克。

(4)慢性感染瘀血化热型　症见局部红肿热

① 陆军.肱骨近端骨折术后实施中医骨折三期治疗的效果观察[J].临床合理用药,2017,10(7):57-58.

痛明显;舌暗苔黄,脉弦数。治宜清热活血解毒。方用仙方活命饮加桃红四物汤加减:川芎 10 克、桃仁 10 克、红花 10 克、白芍 10 克、当归 10 克、乳香 10 克、橘皮 10 克、白芷 10 克、防风 10 克、皂角刺 10 克、赤芍 15 克、浙贝 15 克、金银花 20 克、天花粉 20 克、甘草 5 克。

临床观察:黄伟明等用上方分期治疗 55 例骨折内固定术后感染患者。结果:随访 6 个月～5 年,治愈 45 例,显效 4 例,有效 3 效,无效 3 例,总有效率为 94.5％。[①]

3. 赵军等分 3 期

(1)早期(术后 2 周,瘀血阻滞型) 方用血府逐瘀汤加减:柴胡 15 克、当归 15 克、桃仁 15 克、牛膝 15 克、白芍 12 克、川芎 15 克、红花 15 克、鸡血藤 15 克、枳壳 10 克、地龙 10 克、桔梗 6 克、甘草 6 克。

(2)中期(术后 3～6 周,气虚血瘀型) 方用补阳还五汤加减:黄芪 60 克、桃仁 10 克、当归 10 克、牛膝 12 克、白术 10 克、红花 10 克、川芎 10 克、生姜 6 克、大枣 6 克、地龙 10 克。

(3)后期(术后 7 周后,脊髓亏虚型) 方用自拟方:熟地黄 30 克、山茱萸 20 克、山药 20 克、当归 15 克、麦冬 10 克、附子 10 克、菟丝子 20 克、肉桂 6 克、杜仲 10 克、人参 10 克、鹿角胶 15 克、牛膝 15 克、金毛狗脊 15 克。

临床观察:赵军等用上方分期治疗 25 例脊髓损伤患者。结果:术后 6 个月评定疗效,神经功能分级无变化 2 例,上升 1 级 14 例,上升 2 级 7 例,上升 3 级 2 例,有效率为 92％。[②]

4. 陈柏楠等分 4 型

(1)湿热下注型 多属下肢深静脉血栓形成急性期,血管炎症反应明显,或后遗症阶段患肢并发淤滞性皮炎、皮肤溃疡。症见患肢广泛性肿胀、胀痛或剧痛,浅静脉怒张,皮肤微血管扩张,伴有发热;或患肢皮炎、溃疡并发感染,或并发血栓性浅静脉炎,红肿热痛;舌质红绛,舌苔白腻或黄腻,

脉滑数或洪数。治宜清热利湿、活血化瘀。方用四妙勇安汤加味。

(2)血瘀湿重型 多属于急性下肢深静脉血栓形成炎症消退之后,血栓形成,静脉阻塞。症见患肢广泛性肿胀,轻度胀痛、沉重,浅静脉和皮肤微小血管扩张,不发热;舌质红绛或有瘀斑,舌苔白腻,脉沉涩。治宜活血化瘀、利湿通络。方用丹参活血汤或活血通脉饮加味。

(3)痰瘀互结型 属于下肢深静脉血栓形成综合征(下肢静脉功能不全)。症见患肢肿胀、胀痛较轻,浅静脉曲张,股静脉呈硬索条状,胀痛,压痛;小腿皮肤色素沉着,呈棕褐色或青黑色,皮肤和皮下组织纤维性硬化,坚韧紧硬;舌质红绛或紫暗,舌苔白,脉弦涩。治宜活血通络、软坚散结。方用舒脉汤。

(4)脾肾阳虚型 多属于下肢深静脉血栓形成综合征。症见身体虚弱,倦怠无力,肢体肿胀、沉重、胀痛,晨轻晚重,腰酸畏寒;或小腿皮肤溃疡,创面肉芽淡白,脓液清稀,胃纳减退,不思饮食,口不渴;舌质淡,苔薄白,脉沉细。治宜温肾健脾、利湿通络。方用温阳健脾汤加减、补肾活血汤。[③]

5. 唐本夫分 3 型

(1)肺型之瘀阻肺络 骨折初起或骨折手术后患者症见高热、胸闷不适、呼吸急促、脉弦数等,无明显咳嗽、咯痰。治宜活血化瘀、清热宣肺。方用桃红四物汤合银翘散加减:桃仁 10 克、红花 10 克、当归 10 克、川芎 10 克、生地黄 10 克、赤芍 10 克、金银花 15 克、连翘 12 克、淡竹叶 3 克、薄荷 6 克、桔梗 10 克、天花粉 12 克、桑白皮 12 克。每日 1 剂,水煎服。

(2)肺型之痰热郁肺 症见发热,呼吸困难、胸部胀痛、喘咳,咯痰色黄或夹血色,伴有胸中烦热;或见皮肤黏膜瘀斑,脉络异常;舌淡红或带有瘀点、苔黄腻、脉弦滑数。治宜活血化瘀、清热化痰。方用桃红四物汤合桑白皮汤加减:桃仁 10 克、红花 10 克、当归 10 克、川芎 10 克、生地黄 10

① 黄伟明,等.持续冲洗引流术配合中医辨证治疗骨折内固定术后感染 55 例[J].陕西中医,2008,29(7):814-815.
② 赵军,等.中医药治疗脊髓损伤 25 例[J].甘肃中医,2008,21(11):34-35.
③ 陈柏楠,等.下肢深静脉血栓形成的中医辨证论治[J].中国中西医结合外科杂志,2006,12(5):437-438.

克、赤芍 10 克、牡丹皮 12 克、桑白皮 12 克、黄芩 12 克、栀子 10 克、杏仁 10 克、鱼腥草 15 克、薏苡仁 15 克。每日 1 剂,水煎服。

(3) 脑型之瘀阻脑络、痰蒙神窍　症见神昏,面赤身热,呼吸急促,躁扰不宁,或伴有皮肤黏膜瘀斑,脉搏异常;苔黄腻、脉弦数。治宜活血化瘀、涤痰开窍。方用桃红四物汤合羚羊角汤:桃仁 10 克、红花 10 克、丹参 15 克、牡丹皮 12 克、石菖蒲 12 克、生地黄 10 克、泽兰 10 克、菊花 15 克、夏枯草 10 克、蝉蜕 6 克、水牛角 10 克、郁金 10 克。每日 1 剂,水煎服。

临床观察:唐本夫用上法辨证治疗 6 例骨折并发脂肪栓塞综合征患者,均治愈,未留下后遗症。[1]

6. 邓普丰分 5 型

(1) 血瘀发热　骨折术后,血瘀局部,气机不通,郁而发热。症见患者自觉发热,无恶寒、头痛、周身骨痛等表证,且精神状态好,无疲倦困乏、恶心呕吐、纳呆、烦渴、欲饮等热毒症状;舌暗苔白,脉弦数。一般持续 4～5 日后自行缓解。治宜活血化瘀,不必清热。

(2) 外感发热　骨折术后,正气受损,御外之力减低,外邪内侵,而成风寒、风热等表证。症见恶寒、头痛、全身酸痛,脉象必浮。治宜区别风寒、风热之不同,辛温或辛凉解表。

(3) 热毒内侵　骨折术后,热毒之邪自伤口侵入而成热毒之证。症见发热而热势较高,伴恶心呕吐、烦渴引饮等;舌红、苔黄,脉洪数。治宜清热解毒。方用黄连解毒汤加减。

(4) 血虚发热　骨折当时或术中出血较多,血虚阳浮。症见发热而温不甚高,口渴而喜热饮;脉洪大而重按无力。治宜补气生血,使阳生阴长,气旺血生,虚阳自敛,身热自退。方用当归补血汤。

(5) 阴虚发热　骨折术后,阴液耗散,阴虚阳亢。症见发热,热势不高,但 5～7 日热不退;舌红、苔少,脉细数。方用清骨散:银柴胡 18 克、地

骨皮 18 克、胡黄连 9 克、知母 9 克、秦艽 15 克、青蒿(后下)6 克、甘草 6 克、白薇 30 克。一般服 1～2 剂后即可退热,收效甚佳。[2]

7. 凌来庆分 3 期

(1) 早期　治宜去瘀生新、消肿止痛。方用筋伤Ⅰ号方:当归 10 克、赤芍 10 克、乳香 10 克、没药 10 克、泽兰 10 克、槟榔 10 克、木通 10 克、地龙 10 克、生地黄 15 克。

(2) 中后期　治宜接筋续骨,疏经通络。方用筋伤Ⅱ号方:当归 10 克、山茱萸 10 克、伸筋草 10 克、僵蚕 10 克、地龙 10 克、路路通 10 克、王不留行 10 克、熟地黄 15 克、金毛狗脊 15 克、鸡血藤 20 克、甲片 8 克。

(3) 后期骨折　方用筋伤洗方:海桐皮 30 克、透骨草 30 克、宽筋藤 30 克、五加皮 30 克、钩藤 30 克、川椒 20 克、荆芥 20 克。煎水外洗。

配合非手术治疗及手术治疗(骨折内固定选择及桡神经修复),并行手法治疗,早期仅作患侧手指被动屈伸活动,以减少粘连形成。拆除外固定后,患者可适当作自动屈肘,被动伸腕活动;医者可适当施行扳压、弹筋、弹指、摇揉、拨筋、摆动等手法以减少粘连,防止关节僵硬。临床观察:凌来庆用上方辨证治疗 85 例桡神经损伤患者。结果:神经功能恢复优 58 例,占 68.2％;良 15 例,占 17.6％;可 9 例,占 10.6％;差 3 例,占 3.6％。[3]

8. 马素英分 3 型

(1) 气滞血瘀型　多见于青壮年或素体较强者,创伤后早期和部分中期发生的股骨头坏死。症见患髋胀痛或刺痛,痛有定处,久坐或久卧后痛加重,关节屈伸不利,患髋局部叩击痛;舌质暗,脉弦紧或沉涩。治宜活血化瘀、行气通络。方用马氏骨片 2 号:石菖蒲、土鳖虫、百草霜、血竭等。每日 3 次,每次 3～4.5 克,饭后黄酒送服。

(2) 气虚血瘀型　多见于股骨头坏死中、晚期,正气不足或老年患者。症见患髋酸痛或刺痛有时向膝部放射,休息后痛减,活动时加重(老年

① 唐本夫.中西医结合治疗骨折并发脂肪栓塞综合症 6 例体会[J].湖南中医药导报,2004,10(2):32-33.
② 赵梁,等.邓普丰教授对骨术后的中医辨治经验[J].四川中医,2002,20(2):5-6.
③ 凌来庆.中西医结合治疗肱骨干骨折并桡神经损伤 85 例[J].湖南中医药导报,2000,6(12):26-27.

人疼痛不剧烈);跛行,关节活动不利,患腿肌肉萎缩,面色㿠白,身倦乏力,自汗多;舌暗红、苔薄白,脉沉细或细涩。治宜益气活血、通络止痛。方用马氏骨片3号:生黄芪、白芷、首乌、丹参等。每日3次,每次20克,饭后服。

(3)肝肾亏虚型 多见于素体虚弱或股骨头坏死晚期。症见腰酸腿软,患髋酸痛无力,拘挛,活动后痛加重,伸屈不利,肌肉萎缩,跛行明显,易汗出或盗汗,五心烦热;舌红、少苔,脉细数。治宜滋补肝肾、活血养血。方用马氏骨片4号:骨碎补、杜仲、甲片、鸡血藤等。每日3次,每次20克,饭后送服。

临床观察:马素英用上方辨证治疗510例创伤性股骨头坏死患者。根据临床症状、体征及X线显示治疗前后对比判定疗效。结果:优198例,占38.8%;良187例,占36.7%;可104例,占20.4%;差21例,占4.1%;总有效率为95.9%。平均疗程1年半,最短9个月,最长3年。①

经 验 方

1. 独活寄生汤 独活20克、桑寄生20克、秦艽15克、防己20克、细辛3克、当归30克、酒川芎25克、熟地黄20克、肉桂6克、盐杜仲20克、牛膝15克、甘草5克、盐巴戟天15克、锁阳15克、酒肉苁蓉15克、淫羊藿10克、炒栀子10克、大黄3克。每日1剂,首次加水800毫升,煎取400毫升,再次加水300毫升,煎取100毫升,两次煎液兑匀分早、中、晚饭前温服,连服3剂。活血化瘀,消炎止痛。彭志财等治疗1例右侧肱骨头无菌性坏死患者,给予右肩关节局部理疗,指导患者行右肩关节功能锻炼,另服上方。结果:治疗1周后,疼痛症状明显缓解。②

2. 养血柔筋汤结合蜡疗 川续断12克、熟地黄12克、怀牛膝9克、白芍9克、当归15克、伸筋草10克、鸡血藤15克、牡丹皮9克、杜仲6克、川芎6克、红花5克、甘草5克。每日1剂,水煎服,早晚各服1次,1个月为1疗程,共2个疗程。将蜡饼置于患者受伤的部位,与皮肤紧贴,轻轻按压,加用保温带,30分钟后将蜡饼取下,并将患者的汗液擦去,每日早晚各1次,1个月为1个疗程,共2个疗程。郑佳丽等用上述方法治疗39例创伤后肘关节僵硬患者。结果:显效13例,有效24例,无效2例,总有效率为94.9%。③

3. 复元活血汤 当归15克、柴胡12克、瓜蒌根12克、骨碎补12克、续断12克、红花9克、甘草9克、桃仁9克、延胡索9克、甲片6克。随症加减:兼肝肾亏虚者,加熟地黄15克、山药10克、山茱萸10克、附子6克、肉桂6克;兼脾胃虚弱者,加茯苓15克、白术15克、人参10克、甘草6克。用水煎服,取200毫升,分早晚各1次服用,2周为1个疗程。曾湘骏用上方加减治疗50例髋关节置换术后患者。结果:术后2周中药组患者的血浆D-二聚体水平明显低于对照组(P<0.05),中药组患者的深静脉血栓发生率为4%,明显低于对照组16%的发生率。④

4. 通痹益肾方 骨碎补15克、续断20克、炒杜仲20克、生地黄12克、熟地黄12克、山茱萸10克、红花10克、桃仁10克、怀牛膝9克、牡丹皮12克、白芍15克、当归10克、土鳖虫10克、透骨草20克、自然铜6克、焦神曲12克、白术10克、茯苓15克、炙黄芪15克。每日1剂,随症加减,分早晚2次温服,3个月为1个疗程。陈维新等用上方治疗60例早期创伤性股骨头坏死患者。结果:经9~15个月治疗并随访3年,治愈51例,好转17例,总有效率100%,治愈率75%。⑤

5. 海桐皮汤 海桐皮6克、透骨草6克、乳香6克、没药6克、酒当归4.5克、川椒9克、川芎3

① 马素英.创伤性股骨头坏死510例治疗报道[J].中国医药学报,1993,8(3):20-21.
② 彭志财,等.独活寄生汤治疗右侧肱骨头无菌性坏死1例[J].实用中医药杂志,2018,34(1):122-123.
③ 郑佳丽,等.内服养血柔筋汤结合蜡疗治疗创伤后肘关节僵硬的疗效观察[J].中国中医药科技,2017,24(4):498-499.
④ 曾湘骏.复元活血汤辩证加减对预防股骨颈骨折行全/半髋关节置换术后伴高凝状态深静脉血栓形成的临床研究[J].国际医药卫生导报,2014,20(18):2856-2858.
⑤ 陈维新,等.通痹益肾方治疗Ⅰ、Ⅱ期创伤性股骨头坏死的临床研究[J].河北中医药学报,2012,27(3):27.

克、红花3克、威灵仙2.4克、白芷2.4克、甘草2.4克、防风2.4克。将中药放入搪瓷或铝盆中，加自来水3 000～4 000毫升，完全浸泡中药20～30分钟，文火煎沸后煎至15～20分钟，加入醋约100毫升，停止加热，用热气熏蒸患处，根据药液温度，调节肢体与药液面的距离，以皮肤发热而能耐受为度，直至将肢体完全浸泡至药液里，持续时间25～35分钟，每剂使用2次，每日2次，10日为1个疗程，共2～3个疗程，并配合患肢功能锻炼。程延等用上方治疗78例桡骨远端骨折后腕关节功能障碍患者，关节僵硬改善的优良率为91.14%。①

6. 骨伤汤 阳石藤10克、金樱子根20克、当归15克、川芎10克、桃仁10克、红花6克、牛膝15克、赤芍10克、炒稻芽15克、炒麦芽15克、炒白术15克、制延胡索15克、丝瓜络10克、骨碎补15克。每日1剂，水煎分2次温服。蒋树源等用上方治疗36例脂肪栓塞综合征患者。结果：显效23例，有效12例，无效1例，死亡0例，总有效率为97.22%。②

7. 推拿 采用提、捏、点、揉、按、摇、推、拿等不同方法。(1)背脊部手法治疗：首先从上至下揉按患者背脊部，采用平补平泻法；再沿督脉和两条足太阳膀胱经推拿背脊部，然后点揉督脉和足太阳膀胱经在背部的穴位大椎、命门、肺俞、肾俞等。最后采用滚法，以补法为主，从下至上以掌根按摩背脊部。(2)四肢手法治疗：硬瘫时采用提、捏、点、按、摇法等手法按摩手、足三阳经，软瘫时采用指针点按手、足三阳经，配合关节功能训练。(3)腹部手法治疗：对于二便失禁患者，采用揉、按、推法，以及一指禅手法按摩中极、关元等穴，使下腹部有向下麻胀感。补髓益肾、疏通经络、强壮筋骨、活络关节，促进功能恢复。赵军等用上法治疗25例脊髓损伤患者，有效率为92%。③

8. 加味补阳还五汤 黄芪60克、地龙15克、

当归12克、桃仁10克、红花10克、川芎12克、赤芍12克、三棱10克、莪术12克、泽泻12克、茯苓15克、牛膝12克。依据上方制成袋装中药汤剂，每袋含生药量约10克，每次20克，每日3次，服用1个疗程(30日)。张开伟等用上方治疗131例创伤所致下肢深静脉血栓形成患者。结果：治疗后，患者血栓段的静脉管壁明显变薄，管腔内径增粗，管腔内回声减弱，加压时血管的压缩性改善，血栓段管腔内的充盈缺损现象改善。④

9. 和营膏 黄芪300克、当归150克、红花100克、川芎100克、桃仁100克、地龙60克、赤芍150克、桂枝90克、鸡血藤150克、海风藤150克、桑寄生150克、郁金100克、黄精120克、青皮90克、麦冬150克、知母120克、桑枝100克、谷芽120克、甘草30克。上药浓煎取汁1 500毫升，加蜂蜜1 000克，收膏后，每日30克开水冲服。王长俊用上方治疗12例骨折术后桡神经损伤患者，有效率100%。⑤

10. 十枣汤 甘遂0.5～1克、芫花(醋制)1～3克、大戟(醋制)1～3克、白芥子(醋制)20～30克、大枣10枚。每日1剂，水煎服，清晨空腹服用，服药半小时后服热粥，服药3～5剂。祁文兵等用上方治疗14例下肢骨折合并筋膜间室综合征患者。结果：仅1例手术切开，余下服药后症状均消除。⑥

11. 接骨复髓汤 丹参10克、黄芪10克、当归10克、川芎10克、桃仁10克、莪术10克、牛膝10克、牡丹皮10克、枳实10克、大黄6克、甘草6克。浸于500毫升水中，煮至200毫升药液，分2次服用，每次100毫升，早晚各1次。4周为1个疗程，患者连续服用1～2个疗程。李刚等用上方治疗15例胸腰椎不稳定性骨折伴不全瘫术后患者。结果：疼痛改善率100%。脊髓损伤改善情况如下，13例患者痛觉、温度觉、位置觉和感觉平

① 程延,等.海桐皮汤熏洗治疗桡骨远端骨折后腕关节功能障碍78例[J].陕西中医学院学报,2010,33(4)：68－69.
② 蒋树源,等.骨伤汤预防治疗脂肪栓塞综合征36例临床体会[J].中国中医急症,2009,18(11)：1891－1892.
③ 赵军,等.中医药治疗脊髓损伤25例[J].甘肃中医,2008,21(11)：34－35.
④ 张开伟,等.加味补阳还五汤治疗创伤所致下肢深静脉血栓形成的临床研究[J].四川中医,2005,23(4)：72－73.
⑤ 王长俊.和营膏治疗前臂骨折后桡神经损伤12例[J].吉林中医药,2004,24(9)：27.
⑥ 祁文兵,等.十枣汤在骨科临床中应用[J].陕西中医学院学报,2004,27(2)：51.

面恢复正常,12 例肌力恢复达 Ⅳ 级,1 例 Ⅲ 级,2 例 Ⅱ 级,反射和自主神经功能恢复正常,脊髓损伤改善率 93.33%;12 例二便恢复正常,1 例小便不能自控,2 例大便不能自控,括约肌功能改善率 86.67%~93.33%。①

12. 推拿按摩配合中药熏洗　应用手法按摩推拿为主,以揉搓、拔伸、捋捏、按压、提弹、抖动、摇晃、牵引、理筋、舒经等手法,每次 20 分钟,每日 1 次,10 次为 1 个疗程,休息 5 日,每次手法不能粗暴,以患者能接受为宜。熏洗方:伸筋草 15 克、透骨草 15 克、艾叶 15 克、木瓜 15 克、羌活 15 克、桂枝 10 克、红花 6 克、桃仁 6 克。煎汤熏洗,每日早晚各 1 次,每次 20~30 分钟,每 4 日 1 剂。配合主动功能锻炼,舒筋活血中药。每日做手指、掌指关节、腕关节背伸,前臂旋后功能锻炼 2~3 次,每次 20 分钟,共做 3 个疗程。张广庭等用上述方法治疗 5 例早期前臂缺血性肌痉挛患儿,疗效满意。②

13. 复方蟾蜍膏　蟾蜍 80 克、苏木 30 克、当归 80 克、红花 30 克、路路通 80 克、生川乌 25 克、生草乌 20 克、细辛 10 克、松节 80 克、麻黄 20 克、防风 20 克、桂枝 50 克、地龙 50 克、透骨草 50 克、樟脑 10 克。先将活蟾蜍从腹部剖开,去除内脏,用瓦片烘干切碎与上药共研为细末,装瓶备用,根据病变部位的大小取药末适量,用生蜜调成糊状,均匀涂在油纸上,药膏厚约 2~3 毫米,敷于患处,用绷带加压包扎固定,每 2 日换药 1 次,7 次为 1 个疗程。庞仲常等用上方治疗 368 例创伤性关节炎患者。结果:优 163 例,良 107 例,可 82 例,差 16 例。③

14. 小承气汤合葶苈大枣泻肺汤加减　生大黄(后下)20 克、槟榔 15 克、枳壳 10 克、葶苈子 15 克、川芎 10 克、桂枝 15 克、全瓜蒌 15 克、甘草 6 克、生姜 3 片、陈皮 10 克。上方煎煮取汁 100 毫

升,频频饮服。杨伟明等用上方治疗 1 例脂肪栓塞综合征患者,次日即症状缓解。④

15. 活血解毒汤加减　全当归 15 克、赤芍 15 克、延胡索 15 克、木通 15 克、蝉蜕 6 克、红花 6 克、生大黄 12 克、防风 6 克、甘草 6 克、桃仁 6 克、金银花 40 克。随症加减:上肢者,加桑枝 15 克;下肢者,加川牛膝 10 克;年老体弱或失血过多者,加种光参(磨兑)4 克;患肢肿痛明显者,加三七(磨兑)4 克、白茅根 30 克;身热甚者,加野菊花 20 克、黄连 6 克,生大黄增至 30 克。王永善将 212 例骨伤患者随机分成西药组和中西医结合组各 50 例,中药组 112 例。中西医结合组及西药组手术前一天及术后常规抗炎、止血对症支持治疗。三组术后常规同样方法进行创面换药。中药治疗组、中西医结合治疗组于手术后,患者在麻醉清醒的情况下,开始服用上方加减,每日 1 剂,分次连服,取 2 次药汁混合,分 2 次服.连服 5~12 剂或至伤口拆线后停服。结果:中药治疗组病例发热天数明显小于西药组。⑤

16. 补阳还五汤合当归四逆汤加减　黄芪 30 克、当归尾 10 克、赤芍 10 克、桃仁 10 克、地龙 10 克、川牛膝 10 克、甘草 10 克、白芍 20 克、桂枝 8 克、细辛 3 克、通草 3 克、土鳖虫 10 克。每日 1 剂,水煎服,并嘱进行功能锻炼。刘秋月等用上方治疗髌骨骨折术后关节僵硬患者,术后 8 周膝关节屈曲为 30°,服药 3 周后弯曲可达近 90°。⑥

单　方

冰敷　用法用量:将冰块弄碎装入不漏水的塑料袋中,扎紧包在伤肢周围,冰化完以后随即更换。冰敷时间儿童一般 24 小时,成人增加 1 倍,对急需整复者,复位后在皮牵引的同时配合冰敷 72 小时后再予固定。临床应用:李今朝用上法治疗

① 李刚,等.接骨复髓汤治疗胸腰椎不稳定性骨折伴不全瘫术后 15 例[J].南京中医药大学学报,2003,4(21):243.
② 张广庭,等.外治法治疗早期前臂缺血性肌挛缩[J].陕西中医,2002,23(11):1015-1016.
③ 庞仲常,等.复方蟾蜍膏外敷治疗创伤性关节炎 368 例[J].中医外治杂志,2001,10(5):14.
④ 杨伟明,等.从痰瘀论治脂肪栓塞综合征治验体会[J].江西中医药,2001,32(3):13.
⑤ 王永善.骨伤术后应用活血解毒汤的临床观察[J].中国中西医结合外科杂志,1996,2(2):123-124.
⑥ 刘秋月,等.补阳还五汤合其他方药在骨折中后期的辩治应用[J].安徽中医学院学报,1996,15(3):29-30.

3 000余例筋膜室间隔区综合征患者,疗效满意。[①]

中 成 药

1. 接骨七厘片 组成:炒乳香、炒没药、当归、土鳖虫、骨碎补(烫)、硼砂、龙血竭、煅自然铜、酒炒大黄(湖南金沙药业有限责任公司生产,国药准字Z20003140)。功效主治:活血化瘀,接骨止痛;适用于跌打损伤,续筋接骨,血瘀疼痛。用法用量:口服,每次5片,每日2次,温开水或黄酒送服。临床应用:赵正明等将86例经X线片检查确诊为股骨颈骨折的患者随机分为对照组与观察组各43例。硬膜外麻醉后,两组均行McElvenny牵引闭合复位空心加压螺钉内固定联合关节内减压术治疗;观察组另加服接骨七厘片(每日2次,每次5片)。随访12~36个月,X线片检测观察两组患者骨折愈合情况及股骨头坏死情况,同时对患者髋关节功能进行评分。结果:观察组骨折不愈合率低于对照组,股骨头坏死率低于对照组,Harris评分总分高于对照组,两组比较差异均有统计学意义(均$P<0.05$)。[②]

2. 伤科接骨片 组成:三七、海星、鸡骨、乳香、没药、土鳖虫、红花、马钱子等。功效:改善骨折处局部血液循环,促进血肿吸收和机化,促进胶原合成及基质钙化,有利于各种骨细胞的分化与增殖,并提供了骨折愈合过程中所必需的多种氨基酸和微量元素,对骨折的愈合有明显的促进作用。用法用量:每次4粒,每日3次,用药3个月。[③]

预 防 用 药

丹参注射液 功效主治:降低血脂、扩张冠脉、增加血流量、耐缺氧、增强心肌收缩力、减慢心率、改善心脏功能、抑制凝血、促进组织修复、抑菌;适用于各种栓塞性疾病的预防和治疗。用法用量:对创伤行对症处理及手术治疗,在患者病情稳定以及无活动性出血24小时后,给予丹参注射液20毫升加入5%葡萄糖、0.9%生理盐水250毫升静脉滴注,每日1次,连续1周。临床应用:王建忠等以丹参注射液治疗166例严重创伤骨折患者。结果:平均住院22日,随访时间1~6个月,住院及随访期内,在未使用任何降脂药及抗凝药的情况下,均未出现脂肪栓塞综合征,发病率远低于报道的7%或更高。[④]

① 李今朝.冰敷治疗筋膜室间隔区综合症[J].中医外治杂志,1993(3):15-16.
② 赵正明,周佳,等.接骨七厘片对青壮年股骨颈骨折术后骨折愈合和股骨头坏死的影响[J].世界临床药物,2017,38(2):121-123,137.
③ 宫丽,等.伤科接骨片促进骨折愈合研究进展[J].中国中医药信息杂志,2006,13(5):92-94.
④ 王建忠,等.丹参注射液预防严重创伤骨折后脂肪栓塞综合征[J].中医正骨,2006,18(5):50.

近关节骨折后遗症

概　　述

骨折从部位上分有四肢长骨干骨折、关节周围骨折，以及椎体骨折。由于关节内有关节囊、滑膜、软骨和韧带等特殊结构，而关节周围又多为肌肉、肌腱附着点，故这些解剖特点都决定了关节内骨折和关节周围骨折的复位不单单满足于解剖复位，更多地需要从生物力学的角度考虑复位的合理性。正是由于近关节骨折的复杂性，所以非常容易引起一些骨折后遗症。常见的近关节骨折后遗症有关节肿胀、关节僵硬、创伤性关节炎以及缺血性骨坏死。

术后关节肿胀属中医"水肿"范畴。伤后气机失调，气血周流不畅，气血瘀积，经脉受损，血不循经溢于脉外，阻塞经络，不通则痛，或阻塞络道，离经之血，无论气滞还是血瘀，瘀滞于肌肤，产生肿胀，治疗上应侧重于行气活血消肿。关节僵硬属中医"痿证""筋痹"等范畴。损伤后期，患者气血亏虚，肝肾不足，筋骨关节失养，肢体萎弱屈伸不利或因损伤日久，瘀血凝结，筋脉肌肉粘连挛缩，均可导致本病发生，故治疗宜以补益肝肾、养血柔筋为主要原则。创伤性关节炎和缺血性骨坏死属中医"骨痹"。创伤后气血不畅而产生瘀血凝滞，经络受阻，从而气血运行不畅，最终导致筋骨失养。其主要病机可概括为瘀血痹阻，内损肝肾，治宜活血化瘀通痹，兼以补肝肾强筋骨。

辨　证　施　治

1. 刘秋月等分3型

（1）骨折迟缓愈合　本体虚弱、伤后修复机能低下者，治宜调补肝肾、益气养血；瘀血痹阻，致使断伤局部代谢受阻，血运障碍，伤处血供不良者，治宜祛瘀生新。方用补阳还五汤合龟甲、鹿角片：黄芪30克、当归尾10克、赤芍10克、地龙10克、鹿角片（先煎）10克、龟甲（先煎）10克、川芎8克、桃仁8克。每日1剂，水煎早晚分服，并嘱患者进行屈曲手指功能锻炼。临床观察：刘秋月等用上方治疗1例骨折迟缓愈合患者，疗效满意。

（2）肢体肿胀（络瘀湿阻）　症见患侧小腿及足背肿甚，皮肤暗红，按之凹陷欠复；舌质紫晦，苔白滑腻，脉沉迟。治宜虚实兼顾、湿瘀并治，使湿瘀互化、瘀祛水行、肿消痛止。方用补阳还五汤合五苓散加减：黄芪30克、薏苡仁30克、白术10克、当归尾10克、赤芍10克、地龙10克、猪苓10克、泽泻10克、茯苓15克、桂枝6克。每日1剂，水煎早晚分服。临床观察：刘秋月等用上方治疗184例（疗程35～104日）骨折术后顽固性肢端肿胀患者，平均服药16剂，疗效满意。

（3）关节僵硬　症见膝关节僵直，轻度瘀肿，皮色紫暗，关节以下肤温减低，髌骨上下左右活动度差，被动屈膝时膝关节弹性活动在30°左右；舌质暗晦、苔白薄腻，脉细弦。治宜益气化瘀、温经通络。方用补阳还五汤合当归四逆汤加减：黄芪30克、当归尾10克、赤芍10克、桃仁10克、地龙10克、川牛膝10克、甘草10克、白芍20克、桂枝8克、细辛3克、通草3克、土鳖虫10克。每日1剂，水煎服，并嘱进行功能锻炼。临床观察：刘秋月等用上方治疗1例髌骨骨折术后关节僵硬患者。结果：术后8周膝关节屈曲为30°，服药3周后弯曲可达近 90°。①

2. 马素英分 3 型

（1）气滞血瘀型　多见于青壮年或素体较强者,创伤后早期和部分中期发生的股骨头坏死。症见患髋胀痛或刺痛,痛有定处,久坐或久卧后痛加重,关节屈伸不利,患髋局部叩击痛;舌质暗,脉弦紧或沉涩。治宜活血化瘀、行气通络。方用马氏骨片 2 号:石菖蒲、土鳖虫、百草霜、血竭等。每日 3 次,每次 3~4.5 克,饭后黄酒送服。

（2）气虚血瘀型　多见于股骨头坏死中、晚期,正气不足或老年患者。症见患髋酸痛或刺痛有时向膝部放射,休息后痛减,活动时加重(老年人疼痛不剧烈);跛行,关节活动不利,患腿肌肉萎缩,面色㿠白,身倦乏力,自汗多;舌暗红、苔薄白,脉沉细或细涩。治宜益气活血、通络止痛。方用马氏骨片 3 号:生黄芪、白芷、首乌、丹参等。每日 3 次,每次 20 克,饭后服。

（3）肝肾亏虚型　多见于素体虚弱或股骨头坏死晚期。症见腰酸腿软,患髋酸痛无力,拘挛,活动后痛加重,伸屈不利,肌肉萎缩,跛行明显,易汗出或盗汗,五心烦热;舌红、少苔,脉细数。治宜滋补肝肾、活血养血。方用马氏骨片 4 号:骨碎补、杜仲、甲片、鸡血藤等。每日 3 次,每次 20 克,饭后送服。

临床观察:马素英用上法辨证治疗 510 例创伤性股骨头坏死患者。根据临床症状、体征及 X 线显示治疗前后对比判定疗效。结果:优 198 例,占 38.8%;良 187 例,占 36.7%;可 104 例,占 20.4%;差 21 例,占 4.1%。总有效率 95.9%。平均疗程 1 年半,最短 9 个月,最长 3 年。②

经 验 方

1. 独活寄生汤　独活 20 克、桑寄生 20 克、秦艽 15 克、防己 20 克、细辛 3 克、当归 30 克、酒川芎 25 克、熟地黄 20 克、肉桂 6 克、盐杜仲 20 克、牛膝 15 克、甘草 5 克、盐巴戟天 15 克、锁阳 15 克、酒肉苁蓉 15 克、淫羊藿 10 克、炒栀子 10 克、大黄 3 克。每日 1 剂,首次加水 800 毫升,煎取 400 毫升,再次加水 300 毫升,煎取 100 毫升,两次煎液兑匀分早、中、晚饭前温服,连服 3 剂。活血化瘀,消炎止痛。彭志财等治疗 1 例右侧肱骨头无菌性坏死患者,给予右肩关节局部理疗,指导患者行右肩关节功能锻炼,另服上方。结果:治疗 1 周后,疼痛症状明显缓解。③

2. 复元活血汤　甘草 5 克、青皮 10 克、泽泻 10 克、茯苓 10 克、天花粉 10 克、甲片 10 克、红花 10 克、当归 10 克、柴胡 10 克、桃仁 10 克、大黄 12 克。每日 1 剂,水煎,取汁 300 毫升,分 2 次服用,连续治疗 10 日。胡伟宏等用上方治疗 60 例股骨干骨折术后肿胀患者。结果:在术后第 5 日、第 7 日、第 10 日观测总有效率分别为 26.67%、76.67%、96.67%。④

3. 养血柔筋汤　川续断 12 克、熟地黄 12 克、怀牛膝 9 克、白芍 9 克、当归 15 克、伸筋草 10 克、鸡血藤 15 克、牡丹皮 9 克、杜仲 6 克、川芎 6 克、红花 5 克、甘草 5 克。每日 1 剂,水煎服,早晚各服 1 次,1 个月为 1 疗程,共 2 个疗程。将蜡饼置于患者受伤的部位,与皮肤紧贴,轻轻按压,加用保温带,30 分钟后将蜡饼取下,并将患者的汗液擦去,每日早晚各 1 次,1 个月为 1 个疗程,共 2 个疗程。郑佳丽等用上述方法治疗 39 例创伤后肘关节僵硬患者。结果:显效 13 例,有效 24 例,无效 2 例,总有效率为 94.9%。⑤

4. 海桐皮汤　透骨草 15 克、海桐皮 30 克、苏木 20 克、伸筋草 15 克、川木瓜 10 克、艾叶 15 克、红花 10 克、当归 15 克、续断 15 克、牛膝 15 克。将熏洗药物装入无菌纱布袋中,煎水后加入 50 毫升黄酒,再熏洗患处。席银辉将 88 例 Pilon 骨折术后患者随机分为观察组与对照组各 44 例。两

① 刘秋月,等.补阳还五汤合其他方药在骨折中后期的辨治应用[J].安徽中医学院学报,1996,15(3):29－30.
② 马素英.创伤性股骨头坏死 510 例治疗报道[J].中国医药学报,1993,8(3):20－21.
③ 彭志财,等.独活寄生汤治疗右侧肱骨头无菌性坏死 1 例[J].实用中医药杂志,2018,34(1):122－123.
④ 胡伟宏,等.复元活血汤在股骨干骨折术后肿胀患者中的应用分析[J].中外医学研究,2017,15(24):143－144.
⑤ 郑佳丽,等.内服养血柔筋汤结合蜡疗治疗创伤后肘关节僵硬的疗效观察[J].中国中医药科技,2017,24(4):498－499.

组均采用术后常规基础治疗,观察组于术后14日左右切口愈合拆线之后加用上方。结果:术后2周观察疗效,中药治疗组的术后并发症发生率仅为2%,远低于单纯手术组11%的并发症率。[①]

5. 通痹益肾方 骨碎补15克、续断20克、炒杜仲20克、生地黄12克、熟地黄12克、山茱萸10克、红花10克、桃仁10克、怀牛膝9克、牡丹皮12克、白芍15克、当归10克、土鳖虫10克、透骨草20克、自然铜6克、焦神曲12克、白术10克、茯苓15克、炙黄芪15克。随症加减。每日1剂,分早晚2次温服,3个月为1个疗程。陈维新等用上方治疗60例早期创伤性股骨头坏死患者。结果:经9~15个月治疗并随访3年,治愈51例,好转17例,总有效率100%,治愈率75%。[②]

6. 二草栀钱汤 炙马钱子50克、栀子50克、伸筋草25克、透骨草25克、木瓜25克、威灵仙25克、骨碎补25克、川芎15克、五加皮15克、苏木15克、乳香15克、没药15克、细辛15克、枳壳15克、独活15克、牛膝15克。上药共研粗末,加水浸泡半小时后,煮沸20分钟,加入白醋1千克,待水温适宜,置于患关节下熏洗20分钟,然后将药液热敷踝关节20分钟,每日2次,边熏洗边活动关节。手法治疗:① 松解法。用掌根部、大小鱼际、拇指采用按、揉、掀等手法松解踝关节及小腿肌肉、跟腱共5分钟。② 理筋法。用拇指指腹顺着或垂直于肌腱走行方向采用捋法、拨法理顺胫前后肌腱、腓骨长短肌腱、趾伸屈肌腱等共5分钟。③ 点穴法。点按悬钟、复溜、三阴交、足三里、太溪、解溪、委中、内庭等穴,每穴约0.5分钟。④ 扳法。分别将踝关节置于背伸、跖屈、内外翻位,并保持各1分钟,保持时配合手法按揉进一步松解关节囊。⑤ 摇转法。一手扶踝背,一手扶足背,分别进行顺逆时针的摇法,可同时施加牵引,共3分钟。以上手法均在中药熏洗后进行。李玉奎等用上法治疗54例踝关节创伤性关节炎患者。

结果:痊愈18例,显效24例,有效9例,无效3例,总有效率为94.4%。[③]

7. 二乌二活汤 生川乌13克、生草乌15克、羌活15克、独活15克、马钱子15克、秦艽15克、防风15克、苏木15克、透骨草15克、闹羊花10克。治疗时使用河南翔宇医疗设备有限公司生产的HYZ-Ⅱ型熏蒸治疗机,并通过数字化控制,使二乌二活汤药液产生蒸汽,以此熏蒸患处,每日2次,每次45分钟,熏蒸时温度应控制在45℃~60℃。黄会保用上法治疗156例创伤性关节炎患者。结果:痊愈65例,显效68例,有效9例,无效14例,有效率91.03%。[④]

8. 补中益气汤加减 生黄芪30克、当归10克、陈皮6克、升麻3克、柴胡6克、白术10克、党参15克、甘草5克。随症加减:伴皮温增高、咽干口燥者,去升麻,加生地黄20克、泽泻10克、牡丹皮10克;伴皮温减退、形寒肢冷者,加牛膝10克、炮附子5克、肉桂3克、鹿角片8克;伴关节功能障碍者,加伸筋草15克、木瓜6克、乌梢蛇15克。每日1剂,水煎分2次温服,同时将药渣再煎水熏洗,并根据各种病例情况指导患者进行适当的功能锻炼。张一鸣等用上方加减治疗78例下肢骨折后期肿胀患者。结果:用药14~38日,平均20日。显效44例,占56.4%;有效32例,占41%;无效2例,占2.6%。总有效率96.4%。[⑤]

9. 活血消肿汤1 当归15克、黄芪20克、鸡血藤20克、川芎10克、桂枝10克、土鳖虫10克、地龙10克、丹参15克、茯苓15克、泽泻10克、猪苓10克、泽兰10克、川牛膝10克、路路通10克。每日1剂,水煎分早、晚2次服,7日为1个疗程。田松云等将187例骨折术后患者随机分为治疗组94与对照组93例。对照组术后予七叶皂苷钠20毫克加入10%葡萄糖注射液500毫升静脉点滴,每日1次,7日为1个疗程;治疗组术后予上方治疗。结果:对于骨折后四肢肿胀的治疗效果,活

① 席银辉.Pilon骨折术后中医分期辨证治疗对骨折愈合及相关并发症的影响[J].现代中西医结合杂志,2016,25(1):66-68.
② 陈维新,等.通痹益肾方治疗Ⅰ、Ⅱ期创伤性股骨头坏死的临床研究[J].河北中医药学报,2012,27(3):27.
③ 李玉奎,等.二草栀钱汤熏洗配合手法治疗踝关节创伤性关节炎[J].实用中西医结合临床,2008,8(6):28-29.
④ 黄会保.二乌二活汤汽疗治疗创伤性关节炎156例[J].湖南中医杂志,2007,23(5):29-30.
⑤ 张一鸣,等.补中益气汤治疗下肢骨折后期肿胀[J].中医正骨,2007,19(12):40.

血消肿汤优于市售成药注射用七叶皂苷钠。[①]

10. **复方蟾蜍膏** 蟾蜍 80 克、苏木 30 克、当归 80 克、红花 30 克、路路通 80 克、生川乌 25 克、生草乌 20 克、细辛 10 克、松节 80 克、麻黄 20 克、防风 20 克、桂枝 50 克、地龙 50 克、透骨草 50 克、樟脑 10 克。先将活蟾蜍从腹部剖开，去除内脏，用瓦片烘干切碎与上药共研为细末，装瓶备用。根据病变部位的大小取药末适量，用生蜜调成糊状，均匀涂在油纸上，药膏厚 2～3 毫米，敷于患处，用绷带加压包扎固定，每 2 日换药 1 次，7 次为 1 个疗程。庞仲常等用上方治疗 368 例创伤性关节炎患者。结果：优 163 例，良 107 例，可 82 例，差 16 例。[②]

11. **活血消肿汤 2** 当归 20 克、川芎 20 克、桃仁 20 克、红花 20 克、桑枝 30 克、苏木 30 克、伸筋草 30 克、吴茱萸 15 克、桂枝 15 克、甘松 15 克、土鳖虫 20 克、生大黄 30 克。将以上药物置于锅中，加适量水浸泡 20 分钟，用文火煮沸约 20 分钟，用纱布滤去药渣，药液置盘里，先利用药液热气熏蒸患处，待药液温度稍减后，再将患处浸泡在药液中，直至药液变冷为止。每次浸洗时间不少于 20 分钟，边浸洗边按摩患处关节，同时进行主动或被动的关节屈伸功能锻炼。每日 1 剂，浸洗 2～3 次，15 日为 1 个疗程，可连续浸洗 5 个疗程。吴鹏强等用上方治疗 130 例骨折后关节功能障碍患者，总有效率为 92.3%，其中治疗最短者 13 日，最长者 70 日。[③]

12. **舒筋软坚汤** 羌活 20～30 克、桂枝 20～30 克、细辛 20～30 克、红花 20～30 克、莪术 20～30 克、威灵仙 30～50 克、伸筋草 30～50 克、牡蛎 30～50 克、朴硝（调入）50 克。随症加减：寒者，加干姜、附子；热者，加大黄、黄柏；湿者，加苍术；痰者，加白芥子。上药加水 1 500 毫升，煮沸 10 分钟，加入食盐 50 克，乘热熏于僵硬之关节，上盖湿毛巾，勿泄热气。当药温降至约 50℃ 时，将患部浸入药液中，或以湿毛巾蘸药液反复揉按、淋洗，10～15 分钟后，极大限度地进行关节被动活动。洗后药液药渣均留待下次熏洗。每日 3 次，每剂 1～2 日，连续治疗 10～20 日。魏道善等用上方加减治疗 127 例骨折后期关节僵硬患者，痊愈 75 例，好转 49 例，无效 3 例。[④]

13. **防己黄芪汤加味** 黄芪 30 克、防己 15 克、白术 10 克、甘草 5 克、益母草 10 克、泽兰 10 克、丹参 15 克。随症加减：上肢骨折者，加桂枝、葶苈子；下肢骨折者，加茯苓、泽泻。每日 1 剂，水煎 2 次，分上、下午服。临床观察：周立飞用上方加减治疗 97 例骨折后低张性水肿患者。结果：痊愈 78 例，占 80.4%；好转 14 例，占 14.4%；无效 5 例，占 5.2%。总有效率 94.8%。[⑤]

单　方

电温针 用法用量：取穴梁丘、血海、犊鼻、内膝眼、足三里、阴陵泉。穴位常规消毒后用 1.5 寸针，进针得气后接 6805 I 型电针仪，调整电流至患者可耐受程度；并在电针基础上加用温针灸，在针柄上插入约 2 厘米长的艾炷，点燃，灸时注意用小硬纸片在局部穴位处遮挡，以防灼伤。治疗 30 分钟后拔针，每日 1 次，15 次为 1 个疗程，疗程间隔 3 日。临床应用：李树成用上法治疗 66 例创伤性膝关节炎患者。结果：经 3 个疗程，痊愈 41 例，显效 1 例，无效 10 例，总有效率 84.8%。[⑥]

中 成 药

1. **补骨片** 组成：骨碎补、鹿角胶、血竭、续断、桑寄生、川芎、乳香、没药、地龙、党参、熟地黄、石菖蒲、怀牛膝、鸡内金（北京北大制药有限公司

① 田松云，等.活血消肿汤治疗四肢骨折术后肿胀疗效观察[J].中医正骨，2006,18(10)：18.
② 庞仲常，等.复方蟾蜍膏外敷治疗创伤性关节炎 368 例[J].中医外治杂志，2001,10(5)：14.
③ 吴鹏强，等.活血消肿汤外洗治疗骨折后关节功能障碍[J].中国药业，1997(10)：25.
④ 魏道善，等.舒筋软坚汤治疗骨折后期关节僵硬 127 例[J].湖南中医药导报，1997,3(6)：83-84.
⑤ 周立飞.防己黄芪汤加味治疗骨折后低张性水肿 97 例[J].实用中医药杂志，1996(4)：9.
⑥ 李树成.电温针法治疗创伤性膝关节炎 66 例[J].中国民间疗法，2001,9(3)：16-17.

生产,京卫药制准字 20053168 号)。制备方法:每味药各等量,经粉碎加工,制成糖衣片,规格为每片 0.35 克。用法用量:口服,每次 10 片,每日 3 次,饭后 1 小时温开水送服,一般疗程为 6 个月。临床应用:朱蜀云等用上法治疗 60 例中晚期非创伤性股骨头坏死患者,在降低髋关节疼痛程度、改善髋关节功能方面更有优势,可提高总体疗效。[①]

2. 接骨七厘片　　组成:炒乳香、炒没药、当归、土鳖虫、骨碎补(烫)、硼砂、龙血竭、煅自然铜、酒炒大黄(湖南金沙药业有限责任公司生产,国药准字 Z20003140)。功效主治:活血化瘀,接骨止痛;适用于跌打损伤,续筋接骨,血瘀疼痛。用法用量:口服,每次 5 片,每日 2 次,温开水或黄酒送服。临床应用:赵正明等将 86 例经 X 线片检查确诊为股骨颈骨折的患者随机分为对照组与观察组各 43 例。硬膜外麻醉后,两组均行 McElvenny 牵引闭合复位空心加压螺钉内固定联合关节内减压术治疗;观察组另加服接骨七厘片。随访 12～36 个月,X 线片检测观察两组患者骨折愈合情况及股骨头坏死情况,同时对患者髋关节功能进行评分。结果:观察组骨折不愈合率低于对照组,股骨头坏死率低于对照组,Harris 评分总分高于

对照组,两组比较差异均有统计学意义(均 $P <$ 0.05)。[②]

3. 活血生骨片　　组成:自然铜、血竭、土鳖虫、甲片、百草霜、川芎、丹参、赤芍、黄芪、当归、石菖蒲、生甘草。制备方法:每味药各等量,经粉碎加工,制成糖衣片,规格为每片 0.3 克。用法用量:每次 3～4.5 克,饭后 1 小时黄酒送服,每日 3 次,3 个月为 1 个疗程,治疗期间配合功能锻炼,避免负重。朱蜀云用上方治疗 30 例创伤性股骨头坏死患者。结果:总有效率Ⅰ期坏死为 100％,Ⅱ期坏死为 100％,Ⅲ期坏死为 55％。[③]

预防用药

仙灵骨葆胶囊　　组成:淫羊藿、丹参、补骨脂等(贵州同济堂制药股份有限公司生产,国药准字 Z20025337)。功效:促进关节软骨形成与再生,保护退变的软骨,阻止骨性关节炎进程。用法用量:口服,每次 3 粒,每日 3 次,直至骨折临床愈合,再追加内服 3 个月。临床应用:盖自宽等用上方治疗 78 例股骨颈骨折术后患者,出现股骨头坏死者仅 4 例,发生率为 5.13％。[④]

① 朱蜀云,等.中医疗法治疗中晚期非创伤性股骨头坏死的研究[J].现代中西医结合杂志,2018,27(4):357-361.
② 赵正明,周佳,等.接骨七厘片对青壮年股骨颈骨折术后骨折愈合和股骨头坏死的影响[J].世界临床药物,2017,38(2):121-123,137.
③ 朱蜀云.活血生骨片治疗创伤性股骨头坏死 30 例疗效观察[J].北京中医,1999(4):39-40.
④ 盖自宽,苏敬阳,等.仙灵骨葆预防股骨颈骨折愈后再发股骨头坏死疗效观察[J].河北医药,2012,34(12):1832-1833.

关节脱位

概　　述

关节脱位是指关节失去了正常的连接。其主要表现为关节形态的异常,关节功能的障碍,同时伴有疼痛、肿胀。本病属中医"脱骱""脱臼"范畴。中医认为"诸筋者,皆属于节",说明骨关节系由关节囊、韧带等"诸筋"联结起来,为肢体活动的枢纽。关节脱位所造成的损伤,在五体主要关乎筋骨,在五脏则主要关乎肝肾。另外,血行于脉络之中,气司推动,为人体之动力,故关节损伤,常伤及气血。不同部位的脱位,有其不同的临床表现和治疗方法:(1)颞颌关节脱位,多见于年高体弱的患者,主要由于肝血不足,肾气亏虚,筋束骨无力,故常由于打呵欠或嚼咬硬物致脱位,症见下颌外形改变,咀嚼功能丧失,语声不清,口角流涎,颞颌关节处空虚。治宜手法复位以治其标,补益肝肾、强筋健骨以治其本。(2)下颌关节陈旧性脱位,症见由于损伤日久,口形歪斜,不能张口、闭口,口处于半开位,咬合不紧,口流唾液,语言不清,下颌角前突,下颌关节向前方突起。治宜先手法理筋,后予复位,再予固定练功。(3)胸肋关节脱位,见于胸肋关节受碰撞后,疼痛、不敢咳嗽,呼吸急促、活动受限,受伤之胸肋关节肿胀、突起、畸形、压痛。治疗应先在伤处周围理筋,然后复位,最后固定,内服活血药物。(4)肩关节半脱位合并韧带钙化,症见双肩关节外观不对称,患肩关节肌肉萎缩明显,关节活动受限,搭肩试验阳性,X线摄影见肩关节半脱位并韧带钙化。治以功能锻炼,并予舒筋活血祛风中药外敷。(5)肩锁关节脱位,常发生于肩外端受由上而下的暴力打击,或跌倒,肩端上、前、后三方受到撞击,症见局部压痛、肿胀,锁骨外端翘起,肩峰低陷,肩关节功能障碍。治疗以手法复位,"扁担式固定法"固定。(6)陈旧性肘关节脱位,见于肘关节损伤日久,症见患肘呈半屈曲位,肿胀、畸形,伸屈功能丧失,X线摄影示肘关节脱位。治疗先予"解凝膏"外敷以松解筋肉,之后再以手法复位,复位后外敷"消肿膏",并予固定。(7)肘关节伸展性半脱位,见于伸直位手掌着地受伤,症见患肘呈伸展位僵直、疼痛,不能屈伸,肘前肿胀。治疗先予手法复位,外敷跌打膏,屈肘固定。(8)髋关节后脱位(陈旧性),见于受伤日久,患髋呈半屈曲内收状,患肢缩短,患髋部疼痛,压痛,活动功能障碍。治疗先予手法复位,后予夹板固定。(9)髋关节错缝,见于受伤或感染以后,患肢外观延长,患肢酸困沉重,举步登高困难,或见跛行,走路时患肢不敢吃力,髋关节疼痛,腹股沟软组织肿胀、压痛,大粗隆叩击痛阳性,"4"字试验阳性,仰卧位检查:患肢比健侧长0.5～3厘米,从髂前上棘至内踝的长度,双下肢相等。治疗以手法纠正假长,解除肌痉挛,以及点穴。(10)膝关节完全性脱位,常见于暴力撞伤以后,膝关节严重畸形、肿胀,在膝部可摸到股骨下端向前脱位,胫骨上端向后脱位,患膝呈弹性固定,X线片可见患膝完全脱位。治疗先予手法复位,马粪纸夹板固定,内外用药,功能锻炼。

辨　证　施　治

根据脱位关节分7型

(1)膝关节脱位　治宜手法复位,患者仰卧位,右膝伸直,治疗者站于患者右侧,左手掌心放置于患肢胫骨外侧髁处,右手掌心放置于患肢股骨内侧髁处,嘱助手双手握住患者脚踝,向远端拔伸,在拔伸同时治疗者两手掌心相向顶推,闻及一声轻响,手下感觉胫股关节复位。手法结束后予护膝外固定患膝,嘱患者以卧床休息为主。1个月后站立位继续以护膝保护患膝,指导患者仰卧位行"脚踏自行车"等锻炼,加强下肢肌肉功能。临床观察:林志刚等用上法治疗1例退行性膝关节半脱位患者,疗效满意。[1]

(2)肩锁关节脱位 轻症的肩锁关节脱位采用非手术治疗即可;对不稳定型的肩锁关节脱位及移位明显的锁骨远端骨折需手术治疗,应用锁骨钩钢板固定。早期治宜活血祛瘀、行气止痛;方用桃红四物汤加减:熟地黄15克、当归12克、白芍12克、香附12克、桃仁12克、莪术12克、川芎10克、木通10克、肉桂6克、甘草6克。每日1剂,中煎取汁500毫升分3次温服,10剂为1个疗程。中期治宜和营止痛、接骨续筋;方用接骨续筋汤:黄芪10克、当归15克、生地黄15克、续断15克、赤芍10克、土鳖虫5克、煅自然铜10克、白芍10克、骨碎补15克、落得打10克、补骨脂10克、党参15克、制乳香5克、制没药5克、杜仲10克、枸杞子10克。水煎煮2次,合并煎液,浓缩至200毫升,每日2次,每次100毫升,2周为1个疗程,连续服用3个疗程。后期治宜滋补肝肾、强筋壮骨;方用六味地黄丸加减:熟地黄12克、淮山药15克、芋肉10克、牡丹皮10克、茯苓15克、泽泻10克、肉桂(后下)3克、蟛蛑(研吞)5克、蟛蟀(研吞)5只、制大黄10克、桃仁10克。每日1剂,水煎2次取汁分早晚温服,30日为1个疗程。临床观察:王振华用上法治疗40例肩锁关节脱位患者,优34例,良6例。[2]

(3)髋关节脱位 针对小儿发育性髋关节脱位,手术治疗适用于18个月~2岁以上,一般根据年龄和病理改变来选择合适的术式。术后药用西红花,18个月以下的患儿每次予1克,18个月以上的患儿每次2克。西红花1克加瘦肉30克,小火慢炖,20分钟后取汁口服,每周1次,连服6

个月。临床观察:聂柳青用上法治疗41例小儿发育性髋关节脱位患者,优21例,良18例,优良率96.2%。[3]

(4)颞颌关节脱位 治宜以手法复位。复位前点穴,口含1汤匙醋3~5分钟,患者坐位,后头靠墙壁,术者立患者前面,按揉下关穴、颊车穴、地仓穴,下关穴为主,用双拇指按揉双侧上述各穴,按揉2~5分钟后,采取口内复位、口外复位或口内压舌板复位法。口内复位法:患者正坐靠背椅上,术者站在患侧,用一物扶住头后部,另一手拇指先用纱布包裹插入口内,按在患侧最后一个臼齿,并用力向下按压,余指提托下颌骨,向后推挤,听到响声,即为复位。此时拇指速滑向齿外侧,以免被咬伤,若双侧脱颏,则双拇指按压最后臼齿,双手余指托两侧下颌骨,向后推挤,即可复位。口外复位法:患者正坐于低椅上,助手双手扶住头后部。术者站于患者面前,用双手拇指按压双侧下关穴约5分钟,使局部产生酸、麻、胀感,然后术者双手拇指分别用力向下按压患者两侧下颌骨臼齿处,双手余指同时将下颌骨向后推挤,听到骨轮"咯噔"响声,则已复位。口内压舌板复位法:患者正坐于低椅上,头后部靠于墙壁,医者站于患者之前,用两个压舌板,先用纱布包裹,插入口中按住两侧臼齿上,术者双手拇指、示指持住压舌板,用力向下推挤下颌骨,听到骨轮"咯噔"响声,即已复位。复位后托住颏部,维持于闭口位,然后用自制下颌带绷住下颏部,在头顶打结。固定时间为2~3日,其目的是保持复位后的位置,使骨轮周围筋肉得到良好的修复,防止再脱位。固定期间嘱患者不要用力张口,不要吃硬食,宜吃流质;去固定后,亦应逐步加大下颌的运动范围,不必服药。随症加减:习惯脱位多因新鲜脱位复位后,未能充分固定而过早活动致使损伤的筋肉未能恢复而引起再脱位,年老体虚或肝肾虚损、筋肉不壮者更易发生。复位手法与新鲜脱位相同,比较容易,有的患者可以自己复位,复位后必须加以妥善固定,

① 林志刚、陈水金,等.手法复位退行性膝关节半脱位1例[J].中国中医骨伤科杂志,2015,23(10):67-69.
② 王振华.锁骨钩钢板加喙肩韧带重建喙锁韧带联合中药治疗肩锁关节脱位[J].中国医药导报,2012,9(23):55-56,74.
③ 聂柳青.中药配合手术治疗小儿发育性髋关节脱位的疗效观察[J].中医临床研究,2011,3(12):78-79.

可用自制下颌带或绷带固定下颌骨,限制张口活动,预防再脱位。患者可配合自行按摩,两手食指或食指、中指两指放在翳风穴位,按压揉摩,以痛为度,每日3～5次,每次揉按50～100下,直至痊愈为止。临床观察:吴天宝用上方治疗60例颞颌关节脱位患者。结果:点穴推拿手法治疗后均获痊愈。一次手法治愈者55例,占91.7%;两次手法治愈者5例。①

(5)陈旧性肘关节脱位 宜以中药熏洗配合手法治疗。术前3～5日用舒筋活血中药:伸筋草30克、透骨草30克、鸡血藤30克、桑枝30克、桂枝15克、丝瓜络15克、乳香15克、没药15克。水煎沸后加陈醋100毫升,熏洗患肘关节,每日2次,每次30～60分钟。熏洗后手法治疗可采用按摩法或弹拨分离法。按摩法:左手握患肢腕部,右手拇指和其余四指在肘部上下进行按摩,使肘关节周围组织松弛。弹拨分离法:用拇指指腹顺肘关节周围肌肉、肌腱进行弹拨分离,使粘连组织松解。采用臂丛神经阻滞麻醉,待患臂肌肉松弛后进行整复,一助手把持患肢上臂,术者两手握患肢腕部用力牵拉3～5分钟,然后术者改用一手握患肢肘部,一手仍握腕部,在与助手行对抗牵引下慢慢活动肘关节,先屈伸,后内收、外展,再左右摇摆并作内外回旋,活动范围由小及大,逐渐加力,在活动过程中可听到瘢痕组织粘连剥脱的撕裂声,而后再用力牵引;如此反复数次后,肘关节的活动范围逐渐增大,透视检查桡骨头和肱骨小头无重叠,尺骨喙突已达到肱骨滑车的后缘时即行拔伸屈肘法复位。随症加减:有侧方移位者,首先矫正侧方移位,两助手对抗牵引,术者两手握患肘部用推拉法使尺骨鹰嘴半月状切迹和肱骨的滑车关节面对位,然后术者两手握住肘部保持复位,两助手继续充分拔伸牵引,接着术者改用两手大拇指顶住鹰嘴向前推挤,余指握住肱骨下端向后

拉,在协同配合下,助手慢慢地屈曲患肘关节,闻到入臼响声,说明脱位已复位;经X线检查证实已复位后,用石膏托固定肘关节于屈曲90°位。术后将患肢抬高,保持肘关节屈曲90°位,鼓励患者早期进行肩、腕关节活动,并随时作握拳活动。7～10日解除外固定。在90°范围内自主行肘关节屈伸活动;2周后解除三角巾,加强肘关节活动锻炼。临床观察:王相奇用上法治疗16例陈旧性肘关节脱位患者,均1次复位成功,无骨折及神经损伤等并发症。②

(6)下颌关节陈旧性脱位 对陈旧性颞下颌关节脱位因复位困难者,治宜采取全身应用镇静药和肌肉松弛药的同时手法复位。肌内注射鲁米那100毫升、阿托品0.5毫升,口服氯唑沙宗片400毫克,用2%利多卡因4毫升封闭,之后按摩双侧颞肌和嚼肌区,并嘱患者用力张口,约30分钟后,待各肌肉和关节区松弛后,用常规手法即可使陈旧性脱位关节一次复位。临床观察:王珍用上法治疗9例陈旧性颞下颌关节脱位患者,全部手法复位成功,并经X线片证实。③

(7)胸肋关节脱位 治宜予伤部周围理筋法:患者平卧,伤部外露,术者站立于患侧,在患部周围按摩,使之呈松弛状态,然后一手拇指置于肋软骨头部向本侧推,再用双掌根置于高突的肋软骨上,向后推压,力量由轻到重,患部随推压"吱吱"作响;推至响声消失,高突亦变为平复,压痛也随之减轻,则复位成功。复位后,以原高突部为中心,用胶布成"十"字形固定。配合内服三七伤药片,每日3次,每次3片;外擦软坚水,并在患部周围做轻度按摩,每日1～2次,每次30分钟左右。两法可单用,也可交替使用,平均10日左右即可。临床观察:杨翠英用上法治疗1例胸肋关节脱位患者。结果:9日后诸症消失,功能恢复正常。随访半年余,活动如常,无任何不适。④

① 吴天宝.点穴推拿治疗颞颌关节脱位60例临床体会[J].中医药临床杂志,2010,22(1):65-66.
② 王相奇.非手术治疗陈旧性肘关节脱位16例报告[J].中医正骨,2003,15(9):38.
③ 王珍.陈旧性颞下颌关节脱位的手法复位[J].实用口腔医学杂志,1997,13(4):254.
④ 杨翠英.治疗胸肋关节脱位一例[J].四川中医,1989(4):35.

软组织损伤

概　述

软组织损伤主要是指人体受到扭伤、擦伤、挫伤、跌伤、撞击伤等钝性或锐性暴力撞击,强力扭转,牵拉压迫等,造成皮肤以下骨骼之外的组织(包括:肌肉、韧带、筋膜、肌腱、滑膜、关节囊等)以及周围神经、血管的急性损伤。其主要表现为受到损伤的部位会发生疼痛、肿胀,有些形成伤口和创面,严重时还会造成功能障碍。一般情况下,没有骨折或脱位等现象的发生。

本病属中医"筋伤"范畴。其主要病机为血瘀气滞,脉络不和,辨证多在此基础上结合兼杂证进行。临床辨证如下。(1)寒湿型。症见腰部冷痛重着,转侧不利,逐渐加重。静卧不减,遇阴雨天则加重;舌淡胖,苔白腻,脉沉而迟缓。(2)湿热型。症见腰髋部痛,拘急而伴热感,每于天热或腰部着热而痛剧,遇冷而痛减;舌红苔黄腻,脉濡数或弦数。(3)瘀血型。症见腰痛如刺,痛有定处,日轻夜重,痛处拒按;舌质暗紫,或有瘀斑,脉涩。部分患者有外伤史。(4)肾虚型。症见腰痛以酸软为主,喜按喜揉,遇劳更甚,卧则减轻,常反复发作。偏阳虚者,则少腹拘急,面色发白,手足不温,少气乏力,舌淡,脉沉细;偏阴虚者,则心烦失眠,口燥咽干,面色潮红,手足心热,舌红少苔,脉弦细数。

辨 证 施 治

1. 江小蓉等分4型

(1)寒湿型　症见腰部冷痛重着,转侧不利,逐渐加重。静卧不减,遇阴雨天则加重;舌淡胖,苔白腻,脉沉而迟缓。治宜散寒行湿、温经通络。

方用甘姜苓术汤加味:干姜15克、茯苓15克、白术15克、甘草10克、肉桂10克。

(2)湿热型　症见腰髋部痛,拘急而伴热感,每于天热或腰部着热而痛剧,遇冷而痛减;舌红苔黄腻,脉濡数或弦数。治宜清热利湿、舒经活络。方用加味二妙散加减:苍术15克、黄柏20克、当归20克、牛膝10克、龟甲15克、防己20克、萆薢20克、甘草3克。

(3)瘀血型　症见腰痛如刺,痛有定处,日轻夜重,痛处拒按,部分患者有外伤史;舌质暗紫,或有瘀斑,脉涩。治宜活血化瘀、利气止痛。方用身痛逐瘀汤加减:当归20克、川芎20克、桃仁15克、红花15克、没药15克、五灵脂20克、秦艽15克、羌活20克、香附10克、牛膝10克、地龙10克、甘草3克。

(4)肾虚型　症见腰痛以酸软为主,喜按喜揉,遇劳更甚,卧则减轻,常反复发作。① 偏阳虚者,症见少腹拘急,面色发白,手足不温,少气乏力;舌淡,脉沉细。治宜温补肾阳。方用右归丸:熟地黄20克、山药20克、山茱萸20克、枸杞子15克、鹿角胶20克、杜仲25克、菟丝子15克、制附子10克、肉桂10克、当归10克、甘草3克。② 偏阴虚者,症见心烦失眠,口燥咽干,面色潮红,手足心热;舌红少苔,脉弦细数。治宜温补肾阳。方用左归丸:熟地黄20克、山药20克、山茱萸20克、枸杞子15克、鹿角胶20克、菟丝子15克、川牛膝10克、龟板胶20克、甘草3克。

临床观察:江小蓉等将192例腰痛患者随机分为治疗组与对照组各96例。对照组口服三七片,每次100毫克,每日3次。治疗组用上方辨证治疗,水煎剂口服,3周为1个疗程。结果:经过1个疗程的治疗,治疗组96例中痊愈19例,占19.5%;显效33例,占34.2%;好转37例,占39.1%;

无效 7 例,占 7.2%;总有效率 92.8%。对照组 96 例中痊愈 11 例,占 11.5%;显效 27 例,占 28.1%;好转 40 例,占 42.2%;无效 18 例,占 18.2%;总有效率 81.8%。治疗组总有效率高于对照组,差异具有统计学意义($P<0.05$)。[1]

2. 沈云分 3 型

(1) 肾虚型 方用青娥丸加减:补骨脂 10 克、杜仲 10 克、胡桃仁 10 克、枸杞子 10 克、熟地黄 6 克、阳起石 20 克。

(2) 瘀血型 方用身痛逐瘀汤加减:桃仁 10 克、红花 6 克、土鳖虫 6 克、没药 6 克、香附 10 克、地龙 6 克、甘草 6 克。

(3) 寒湿型 方用甘姜苓术汤加减:独活 6 克、干姜 6 克、茯苓 10 克、白术 10 克、桂枝 6 克、续断 10 克、细辛 3 克、菟丝子 10 克、甘草 6 克。

临床观察:沈云将 173 例腰部软组织损伤患者经中医辨证后分为肾虚型 56 例、瘀血型 59 例和寒湿型 58 例,予上方辨证配合熨剂治疗。熨剂:附子 12 克、当归 12 克、川芎 10 克、桑寄生 15 克、牛膝 12 克、金毛狗脊 10 克、葱白头 15 克。上药研成粗粉状,用 50 度以上烈性白酒拌湿后炒热,纱布包扎后熨摩腰部疼痛处,待自然冷却后即止。每日 1 次,每剂可用 3 次。熨摩时注意掌握温度,以免烫伤皮肤,如局部皮肤破溃不能使用。结果:治愈 76 例,好转 74 例,无效 23 例,总有效率为 86.7%。肾虚型治愈 25 例,好转 25 例,无效 6 例,总有效率为 89.2%;瘀血型治愈 28 例,好转 24 例,无效 7 例,总有效率为 88%;寒湿型治愈 23 例,好转 25 例,无效 10 例,总有效率为 82.7%。注意事项:湿热及肾阴虚所致腰痛不能用本方法治疗。[2]

经 验 方

1. 复元活血汤加减 柴胡 9 克、瓜蒌根 12

克、当归 20 克、红花 10 克、甘草 5 克、甲片 6 克、酒浸大黄 30 克、桃仁 9 克。随症加减:胸胁闷痛者,加郁金、川楝子、香附;咳嗽者,加桔梗、杏仁;痛甚者,加白芍、血竭;咯血者,加生三七。刘庆紫用上法治疗 106 例胸部软组织损伤患者。结果:服药时间最短 3 日,最长 14 日,平均 7 日;痊愈 96 例,好转 7 例,无效 3 例,总有效率 97.17%。[3]

2. 四黄散 黄柏 1 500 克、黄芩 1 500 克、大黄 1 500 克、栀子 1 000 克。按上方组成比例,研细末过筛,用蜂蜜调匀成糊状后放置冰箱冷藏备用;取上药末适量,摊于纱布上,厚约 2 毫米,环形全敷于损伤四周,每隔 2 日换药 1 次。李顺用上方治疗 320 例急性软组织损伤患者。结果:药后疼痛消除时间最短 2 小时,最长 48 小时,平均 24 小时;肿胀消退时间最短 48 小时,最长 7 日,平均 3 日。临床控制 149 例(46.5%),显效 112 例(35.0%),有效 44 例(13.8%),无效 15 例(4.7%),总有效率 95.3%。[4]

3. 活血化瘀水方 当归 10 克、白茅根 30 克、川芎 10 克、赤芍 10 克、红花 8 克、牡丹皮 10 克、茯苓 10 克、三七 5 克、泽兰 10 克、水蛭 6 克、地龙 10 克、生地黄 12 克、川木通 10 克、土鳖虫 8 克、甘草 3 克。每日 1 剂,将水 1 000 毫升水煎成 300 毫升,分 2 袋,早晚 2 次口服。肖黎等将 70 例急性软组织损伤患者随机分为治疗组与对照组各 35 例。治疗组采用上方治疗。对照组采用伤科跌打片治疗,每次 4 片,每日 2 次,口服。以疼痛、肿胀为症状体征观察指标,治疗前及治疗第 3、7、14 日各评估 1 次。以 MRI 检查、实验室检查为客观指标,治疗前及治疗第 14 日各检查 1 次。结果:两组治疗第 3、7、14 日 VAS 评分均较治疗前降低,差异均有统计学意义,但组间比较,差异无统计学意义。治疗前后肿胀程度评分比较,两组治疗后肿胀程度评分均较治疗前降低,差异均有统计学意义;治疗后第 3 日两组评分比较,差异无统计学

① 江小蓉,等.中医辨证治疗腰痛 96 例临床分析[J].内蒙古中医药,2017(2):12.
② 沈云.辨证分型配合熨剂治疗腰部软组织损伤 173 例[J].上海中医药杂志,1997(2):32.
③ 刘庆紫.复元活血汤治疗胸部软组织损伤 106 例报告[J].影像研究与医学应用,2018,2(5):237-238.
④ 李顺.四黄散外敷治疗急性软组织损伤 320 例[J].内蒙古中医药,2017(1):58-59.

意义,治疗后第 7、14 日治疗组评分显著低于对照组,差异有统计学意义。两组治疗前 T2 值差异无统计学意义,治疗后 T2 前后差值治疗组优于对照组,差异有统计学意义。①

4. 膜韧膏 白凤仙花 120 克、红花 120 克、细辛 120 克、山柰 60 克、丁香 60 克、当归 120 克、生大黄 240 克、生栀子 120 克、羌活 120 克、乳香 120 克、没药 120 克、苏木 120 克、血余炭 120 克、生石膏 60 克、独活 120 克、樟脑 600 克。诸药混合,打粉过 80 目筛,加饴糖调制成膏(饴糖与药粉比例为 5∶1),使用时将膏药刮于牛皮纸,膏药面上贴桑皮纸,使药性渗透,贴于患者损伤部位,外用绷带包扎,每隔 1 日更换 1 次膏药,7 日为 1 个疗程。吴海用上法治疗 750 例急性软组织损伤患者。结果:痊愈 327 例(43.6%),显效 251 例(33.46%),有效 149 例(19.86%),无效 23 例(3.06%)。有效率为 96.92%。无效者主要原因是外敷膜韧膏后皮肤过敏。②

5. 改良五黄散水剂 黄连 500 克、黄芩 500克、大黄 500 克、黄柏 500 克、苏木 500 克、红花500 克、栀子 500 克、侧柏叶 500 克、薄荷 500 克、鲜榕树根 500 克、鲜艾叶 500 克。上药加水 15 000毫升,煎煮至 5 000 毫升,冷却沉淀后,过滤分装为每瓶 250 毫升备用,将医用绑带纱布 5 层用药水浸湿后敷于患处,每次 16 小时,每日 1 次。陈琦翔等将 200 例急性软组织损伤患者随机分为观察组 100 例(剔除 7 例,实际完成 93 例)与对照组100 例(剔除 8 例,实际完成 92 例)。治疗组用上方治疗。对照组予双氯芬酸二乙胺乳胶剂,每次挤出 3~5 厘米直接涂抹于患处,每日 4 次。两组均以 5 日为 1 个疗程,疗程结束后评价疗效。结果:治疗组的愈显率、总有效率分别为 83.9%、100%,对照组分别为 47.8%、83%,两组比较差异均有统计学意义(均 $P<0.05$)。③

6. 桃红四物汤合五苓散 桃仁 10 克、红花 10克、生地黄 15 克、赤芍 15 克、当归 15 克、川芎 15克、茯苓 10 克、猪苓 10 克、白术 10 克、桂枝 10克、泽泻 10 克、牛膝 15 克、炙甘草 6 克。随症加减:疼痛剧烈者,加白芍 30 克、地龙 10 克、全蝎(研末兑服)3 克;局部发热、口渴者,加天花粉 10克;合并骨折、骨挫伤者,加骨碎补 15 克。每日 1剂,水煎服,早晚温服,连续 1 周。张娟等用上方加减治疗 30 例急性软组织损伤患者。结果:治愈11 例,显效 14 例,有效 5 例,无效 0 例。总显效率85.5%,总有效率 100%。④

7. 何氏消肿止痛散 川芎 15 克、木香 9 克、青皮 9 克、赤芍 9 克、红花 6 克、乳香 6 克、没药 6克、牛膝 9 克、延胡索 9 克、大血藤 9 克等。将上药干燥,粉碎成最细粉,全部通过 6 号筛,混合均匀,灭菌,分装成每袋 50 克,将白酒加入适量药粉中搅拌,再加入温水搅匀,以 50% 白酒与食用水按1∶1 比例将药粉调成糊状,敷于肿痛处,每周 3次,2 周为 1 个疗程。于顺龙等将 600 例闭合软组织损伤患者随机分为治疗组与对照组各 300 例。治疗组采用上方外敷。对照组采用云南白药膏治疗,每日 1 次贴于患处;配合口服洛芬待因片,每日 3 次,每次 1 片。结果:治疗组治愈 258 例,显效 20 例,有效 22 例,总有效率 100%;对照组治愈168 例,显效 80 例,有效 52 例,总有效率 100%。两组总有效率均为 100%,但治疗组治愈率明显高于对照组,且安全性明显优于对照组。⑤

8. 加味黄柏散 黄柏、半夏、乳香、没药、威灵仙、透骨草、伸筋草、骨碎补、生草乌、麻黄。以上诸药以干品 4∶2∶2∶2∶2∶2∶2∶2∶2∶1 比例混合,共研为细末,治疗时以上药细末每 10 克加醋 5 毫升、蜂蜜 3 毫升、生姜汁 2 毫升调配成药膏,将药膏铺在透气胶布上,药膏厚度约 1 厘米,药膏大小以约超出患处 1.5 厘米为度,外敷于患处并胶布加固,每次 4~6 小时,每日 1 次。李朝辉等将 110 例急性软组织损伤患者随机分为治疗

① 肖黎,孙燕,等.活血化瘀利水方治疗急性软组织损伤 32 例疗效观察[J].湖南中医杂志,2016,32(10):78-80.
② 吴海.膜韧膏外敷治疗急性软组织损伤的临床疗效评估[J].世界最新医学信息文摘,2015,15(34):29.
③ 陈琦翔,等.改良五黄散水剂治疗急性软组织损伤 93 例临床研究[J].新中医,2015,47(5):163-165.
④ 张娟,等.桃红四物汤合五苓散治疗急性软组织损伤的临床研究[J].中医药导报,2015,21(12):39-41.
⑤ 于顺龙,等.何氏消肿止痛散治疗闭合软组织损伤 300 例[J].中国中医骨伤科杂志,2014,22(9):41-42.

组与对照组各 55 例。治疗组外用上方,7 日为 1 个疗程。对照组外涂扶他林乳胶剂,根据患处面积大小外涂适量扶他林软膏后轻轻揉搓,使药物渗透皮肤,每日 4 次,7 日为 1 个疗程。两组都加用中频治疗。结果:1 个疗程后,治疗组治愈 23 例,显效 19 例,有效 12 例,无效 1 例,总有效率 98.18%;对照组治愈 15 例,显效 23 例,有效 11 例,无效 6 例,总有效率 89.09%。[1]

9. 筋伤酒　三七 120 克、血竭 100 克、琥珀 100 克、大黄 150 克、桃仁 150 克、红花 150 克、泽兰 150 克、当归尾 150 克、乳香 150 克、没药 150 克、制马钱子 150 克、续断 150 克、骨碎补 150 克、土鳖虫 150 克、杜仲 150 克、自然铜 150 克、苏木 150 克、无名异 150 克、秦艽 150 克、七叶一枝花 90 克、冰片 20 克、薄荷脑 20 克。上药除冰片、薄荷脑外碾粉,用米酒 20 千克浸泡 3~6 个月,滤尽渣后加入冰片、薄荷脑 2 备用,外擦患处,每日 3 次,10 日为 1 个疗程。宁伟宏等将 118 例急性软组织损伤患者随机分为治疗组与对照组各 59 例。治疗组采用上方治疗。对照组采用青鹏膏剂外涂,每日 3 次,10 日为 1 个疗程。结果:总有效率治疗组为 94.92%,对照组为 77.97%。两组临床疗效比较差异有非常显著性意义($P<0.01$),治疗组疗效优于对照组。[2]

10. 伤科肿痛散　三七、附子、川乌、干姜、黄柏、乳香、鸡血藤。三七 2 份,余药各 1 份,烘干研成细粉末,加入 1.5 倍体积的凡士林,搅拌加热到 150℃并维持 5 分钟,然后冷却成软糊状涂料,在纱布上进行涂膏,切成 7 厘米×5 厘米小块,盖衬于医用胶布上,即得。李国德将 304 例软组织损伤患者随机分为治疗组 150 例与对照组 154 例。对照组将云南白药膏外敷于患处。治疗组将上方敷于患处。两组均每日用药 8 小时,连续 7 日。结果:治疗 7 日后治疗组痊愈 48 例,显效 72 例,有效 24 例,无效 6 例,总有效率为 96.0%;对照组

痊愈 61 例,显效 70 例,有效 22 例,无效 3 例,总有效率为 98.1%。两组总体疗效比较差异无统计学意义($P>0.05$)。[3]

11. 伤科散　生栀子 100 克、赤芍 100 克、黄连 100 克、黄柏 100 克、功劳木 100 克、一枝黄花 100 克、七叶一枝花 100 克、当归 100 克、泽兰 100 克、三棱 100 克、莪术 100 克、铁拳头 100 克、山奈 100 克、生南星 100 克、生半夏 100 克。取上述中药饮片,烘干,粉碎,过孔径 80 目筛,混合,储瓷瓶备用;以水及蜂蜜各半调成糊状,根据损伤范围的大小均匀地摊在敷药纸上,敷贴于患处,并用绷带包扎,每日换药 1 次。张志强等将 100 例患者随机分为治疗组与对照组各 50 例。对照组采用 701 跌打镇痛膏敷贴于患处,每日贴 1 贴。治疗组采用上方治疗。结果:治疗组痊愈 17 例,显效 20 例,有效 13 例,无效 0 例,总有效率 100%;对照组痊愈 3 例,显效 10 例,有效 29 例,无效 8 例,总有效率 84%。两组相比有显著性差异($P<0.05$)。[4]

12. 活血消肿止痛膏　冰片 50 克、制乳香 200 克、制没药 200 克、栀子 100 克、大黄 100 克、麻黄 100 克、生川乌 100 克、生草乌 100 克、白芷 100 克。上药粉碎为细末,过 100 目筛,用熬制过的蜂蜜调成黏膏状,黏稠度以不流动为宜;应用时根据创伤范围选用大小适中的无纺布,将黏膏均匀涂摊在无纺布上,敷于患处,绷带包扎或用胶布固定,隔日换药 1 次。王化京等用上方治疗 1 256 例急性软组织损伤患者。结果:经 1~7 次治疗后,疼痛、肿胀、压痛完全消失,功能恢复正常者为痊愈,共 1 185 例;压痛基本缓解,功能活动基本恢复正常者为显效,共 42 例;疼痛、肿胀、压痛有缓解,功能活动有进步者为有效,共 29 例。总有效率为 100%。注意事项:皮肤溃烂者禁用。[5]

13. 跌打活血散　生大黄 1 000 克、赤小豆 1 000 克、乳香 500 克、没药 500 克、土鳖虫 500 克、延胡索 300 克、冰片 50 克、樟脑 50 克。上药共

① 李朝辉,等.加味黄柏散治疗急性软组织损伤的疗效研究[J].中医临床研究,2013,5(5):1-3.
② 宁伟宏,梁博程,等.筋伤酒治疗急性软组织损伤 59 例疗效观察[J].新中医,2013,45(8):46-47.
③ 李国德.伤科肿痛散治疗软组织损伤 150 例[J].陕西中医学院学报,2009,32(4):51-52.
④ 张志强,等.伤科散治疗急性闭合性软组织损伤 50 例[J].医药导报,2008,27(6):655-658.
⑤ 王化京,等.活血消肿止痛膏治疗急性软组织损伤 1 256 例临床小结[J].国医论坛,2006,21(2):34.

研细末,灌装密封备用;取药粉 50～100 克,加黄酒 20～40 毫升拌成糊状,均匀摊在油纸上,贴敷患处,再用绷带包扎,每日换药 1 次。张西相等以上方治疗 500 例软组织损伤患者。结果:治愈431 例,显效 69 例,总有效率 100%。[①]

14. 麻苍通络消肿汤 麻黄 30 克、苍术 30克、牙皂 30 克、白芥子 30 克、卷柏 30 克、三股筋30 克。随症加减:儿童剂量减半;局部灼热者,加薄荷 15 克、地龙 15 克。将上药煎汤,趁热熏洗患处,由上至下、由中间向周围扩散至 15～30 厘米熏洗,每日 3 次,每次 20～30 分钟;每剂洗 3 日,每次洗至患处发红、发软。3 剂为 1 个疗程,间隔3～5 日后开始下个疗程。唐跃良用上方加减治疗 658 例慢性软组织损伤患者。结果:痊愈 508例,占 77.2%;显效 115 例,占 17.4%;有效 27 例,占 4.1%;无效 8 例,占 1.2%。总有效率 98.7%。[②]

单 方

1. 生栀子粉 组成:生栀子粉。功效主治:泻火除烦,清热利湿,凉血解毒;适用于热病心烦、血热吐衄、目赤肿痛、淋证涩痛、湿热黄疸、火毒疮疡及扭挫伤痛等病症。用法用量:将生栀子粉碎制成过 120 目筛的粉末,加蜂蜜适量拌至匀浆糊状,敷于患处,外敷厚度 1～2 毫米,边缘超过肿痛范围 2 厘米,然后用绷带包扎。临床应用:郝双阶等将 98 例踝部软组织损伤患者随机分为治疗组与对照组各 49 例。对照组使用伤痛宁喷剂直接喷洒于患处,每次喷洒 2 毫升,按摩片按摩,然后绷带包扎。治疗组用上法治疗。每 12 小时观察皮肤肿胀、疼痛程度,每日 2 次,6 次为 1 个疗程。卧床时抬高患肢,适当活动,患处注意保暖。结果:治疗组的总有效率为 97.96%,对照组的总有效率为 83.67%,两组比较有显著性差异(P＜0.05)。[③]

2. 大黄芒硝散 组成:大黄 1 份、芒硝 2 份。功效:止血,活血,解毒,逐瘀通经。制备方法:将上药研末混合制成散剂。用法用量:依病变范围大小,取适量大黄芒硝散,以醋或蜂蜜调成糊状,涂敷患处,遮无毒塑料膜,上加棉垫,四肢用绷带包扎,肛门会阴部加棉垫后,将内裤上提,取卧位休息,醋调者每日换药 1 次,蜂蜜调和者每 2 日换药 1 次。临床应用:程少晖等用上法治疗 108 例关节软组织扭伤、挫伤患者。结果:敷药后 1～2小时内疼痛减轻,肿胀明显消退,皮肤无发绀。[④]

3. 红花酒精 组成:红花。制备方法:取优质红花 2 克加入 100 毫升 50% 乙醇中浸泡 3 周后待用,用前过滤。用法用量:在损伤发生 48 小时后,先用湿毛巾热敷 15～20 分钟,再蘸取事先准备好的红花酒精,根据患者的情况对青紫部位或伤处附近进行涂擦,每日 2 次,每次均匀涂擦 3遍,每遍之间待干。临床应用:严敏等将 100 例软组织损伤患者随机分为治疗组与对照组各 50 例。对照组予特定电磁波治疗仪结合手法和针灸常规治疗。治疗组用上方治疗。结果:治疗组治愈 25例,无效 25 例,治愈率 50%;对照组治愈 12 例,无效 38 例,治愈率 24%。两组治愈率比较差异有统计学意义(P＜0.01)。[⑤]

4. 军血红药液 组成:见血飞 2 份、生大黄 1份、红花 1 份。制备方法:3 味药按比例加入白酒40 份,置入密封容器中浸泡 15 日即成,去渣过滤备用。用法用量:单纯性软组织损伤患者,根据肿痛范围的大小,采用适当大小之敷料浸药液后平敷于患处,然后用绷带包扎固定;若闭合性骨折,待整复成功后,将药液慢慢渗透到内层绷带上,然后再上夹板固定,或者先上夹板再将药液从夹板之间的缝隙浸入。每日更换 1 次。临床应用:包应有将 260 例急性软组织损伤患者随机分为治疗组 197 例与对照组 163 例。对照组予红花油治疗,治疗组用上方治疗。结果:治疗组治愈

① 张西相,等.跌打活血散治疗软组织损伤 500 例的临床研究[J].陕西中医,1996,17(11):497-499.
② 唐跃良.麻苍通络消肿汤治疗慢性软组织损伤 658 例临床总结[J].湖南中医杂志,1994,10(4):14-15.
③ 郝双阶,等.外敷生栀子粉治疗踝部软组织损伤临床疗效观察[J].湖北民族学院学报·医学版,2015,32(1):68-69.
④ 程少晖,等.外敷大黄芒硝散的临床应用[J].中国当代医药,2010,17(18):91,95.
⑤ 严敏,等.红花酒精治疗软组织损伤的临床观察[J].河北中医,2009,31(2):207-208.

161 例,显效 31 例,好转 5 例,显效率 97.5％;对照组治愈 41 例,显效 93 例,好转,显效率 82.2％。①

中 成 药

1. **麝香祛痛气雾剂** 组成:人工麝香、红花、樟脑、独活、冰片、龙血竭、薄荷脑、地黄、三七(湖北南洋药业有限公司生产,国药准字 Z42021342)。功效主治:活血祛瘀,疏经活络,消肿止痛;适用于跌打损伤,瘀血肿痛,风湿瘀阻,关节疼痛。用法用量:外用,喷涂患处,按摩 5～10 分钟至患处发热,每日 2～3 次;软组织损伤扭伤严重或有出血者,将药液喷湿的棉垫敷于患处。临床应用:李成刚等将 281 例气滞血瘀证急性软组织损伤患者随机分为治疗组 209 例与对照组 72 例。对照组予云南白药气雾剂治疗,治疗组予麝香祛痛气雾剂治疗。结果:治疗组总有效率为 100％,临床痊愈率为 11.70％,显效率为 76.10％,好转率为 12.20％;对照组总有效率为 100％,临床痊愈率为 5.63％,显效率为 50.70％,好转率为 43.66％。治疗组明显优于对照组,差异有统计学意义(P<0.01)。②

2. **活血止痛软胶囊** 组成:当归、土鳖虫、三七、乳香、自然铜、冰片(湖北惠海希康制药有限公司生产,国药准字 Z20080118)。功效主治:活血散瘀,消肿止痛;适用于跌打损伤,瘀血肿痛。用法用量:每次 2 粒,每日 3 次,7 日为 1 个疗程。

临床应用:沈霖等将 39 例急性软组织损伤(气滞血瘀证)患者随机分为治疗组 20 例与对照组 19 例。对照组口服模拟剂,治疗组口服活血止痛软胶囊。结果:治疗组痊愈 5 例,显效 6 例,有效 7 例,无效 2 例,总有效率 90％;对照组痊愈 2 例,显效 4 例,有效 3 例,无效 10 例,总有效率 47.4％。两组总有效率相比有明显统计学差异(P<0.05)。③

3. **盘龙七片** 组成:盘龙七、川乌、草乌、当归、杜仲、秦艽、铁棒锤、红花、五加皮、牛膝、过山龙、丹参等二十九味中药(盘龙七制药有限公司生产,国药准字 Z61020050)。功效主治:活血化瘀,祛风除湿,消肿止痛;适用于风湿性关节炎,腰肌劳损,骨折及软组织损伤。用法用量:每次 3 片,每日 3 次。临床应用:方苏亭等将 700 例急慢性软组织损患者随机分为治疗组 360 例与对照组 340 例。治疗组口服盘龙七片,每 10 日为 1 个疗程。对照组口服舒筋活血汤(羌活 6 克、防风 9 克、荆芥 6 克、独活 9 克、红花 6 克、当归 12 克、续断 12 克、青皮 5 克、牛膝 9 克、五加皮 9 克、枳壳 6 克),将上述药物加水 500 毫升,煎取汁 300 毫升,每日 1 剂,分 2 次温服。每 10 日为 1 个疗程。结果:治疗组治愈 201 例,显效 103 例,有效 42 例,无效 14 例,总有效率 96.1％;对照组治愈 104 例,显效 71 例,有效 92 例,无效 73 例,总有效率 78.5％。两组疗效有显著性差异(P<0.01),治疗组疗效明显优于对照组。④

---

① 包应有.军血红药液外敷治疗急性软组织损伤 197 例疗效观察[J].中医药临床杂志,2009,21(2):140.
② 李成刚,沈霖,等.麝香祛痛气雾剂治疗急性软组织损伤(气滞血瘀证)的临床研究[J].中国中医骨伤科杂志,2013,21(2):23-25.
③ 沈霖,等.活血止痛软胶囊治疗急性软组织损伤(气滞血瘀证)的疗效观察[J].中国全科医学,2011,14(4c):1365-1367.
④ 方苏亭,等.盘龙七片治疗急慢性软组织损伤的近期疗效分析[J].中国中医骨伤科杂志,2006,14(4):42-44.

闭合性软组织损伤

概　述

闭合性软组织损伤是骨伤科临床常见病、多发病之一。其是由于受到直接外伤，皮肤、肌肉、肌腱、神经和血管等组织发生解剖位置和病理改变而致局部气血运行障碍，经脉瘀阻。一般临床表现为局部肿胀、疼痛，功能受限，皮下瘀血青紫。

本病属中医"伤筋"范畴。主要病因病机为气滞血瘀。临床辨证如下。(1)气滞血瘀，运行受阻。治宜活血通络、消肿止痛。(2)血瘀阻滞型，可见皮肉胀硬，瘀斑，疼痛拒按；舌质暗红或边有瘀斑，苔薄，脉弦数。治宜活血祛瘀、消肿止痛。(3)瘀血化热型，可见肿胀红痛，乍寒乍热，口干欲饮，甚则按之波动；舌质红，苔黄或干，脉弦数。治宜清热解毒、活血化瘀。(4)湿热瘀阻型，可见漫肿胀痛，焮红发亮，触之灼热，肢节烦痛，屈伸不利；舌质红，苔黄腻，脉弦数。治宜活血化瘀、清热利湿。(5)寒湿停留型，可见肢节肿胀，酸胀冷痛，麻木拘挛，畏寒身困；舌淡红苔薄白，脉沉迟缓而细。治宜健脾渗湿、温经散寒。(6)瘀结不散型。治宜去除宿瘀。(7)阴虚发热型。治宜养血补精、滋阴清热。(8)气血两虚型。治宜益气养血、温补肝肾。

辨　证　施　治

1. 周林宽等分 4 型

(1)血瘀阻滞型　症见皮肉胀硬、瘀斑、疼痛拒按；舌质暗红或边有瘀斑，苔薄，脉弦数。治宜活血祛瘀、消肿止痛。药用当归尾、赤芍、生地黄、川芎、桃仁、红花、泽兰、茜草、柴胡、防己、延胡索；外敷消肿止痛软膏。若由于瘀血凝结而成硬块，药用三棱、莪术、丹参、炮甲片、川芎、王不留行、土贝母、川桂枝、制草乌、炙地龙、广木香，并配用外洗药。

(2)瘀血化热型　症见肿胀红痛，乍寒乍热，口干欲饮，甚则按之波动；舌质红，苔黄或干，脉弦数。治宜清热解毒、活血化瘀。药用柴胡、黄柏、蒲公英、忍冬藤、生薏苡仁、七叶一枝花、赤芍、牡丹皮、生地黄、川牛膝、泽兰、丹参；外敷鲜菊花、三七、七叶一枝花或三黄膏。

(3)湿热瘀阻型　症见漫肿胀痛，焮红发亮，触之灼热，热痛焮着，午后加剧，肢节烦痛，屈伸不利；舌质红，苔黄腻，脉弦数。治宜活血化瘀、清热利湿。药用当归尾、赤芍、生地黄、川芎、泽兰、红花、黄柏、知母、防己、泽泻、苍术、川牛膝；外敷三黄膏。

(4)寒湿停留型　症见肢节肿胀，酸胀冷痛，麻木拘挛，畏寒身困；舌淡红、苔薄白，脉沉迟缓而细。宜健脾渗湿、温经散寒。方用香砂六君子汤合麻黄附子细辛汤加减。[①]

2. 张玉兰分 5 型

(1)气滞血瘀型　症见软组织肿胀青紫疼痛难忍，功能障碍的伤后大部分大便秘结，胸腹胀痛，食欲减退。治宜活血化瘀、通利攻下。方用桃仁承气或复元活血汤加减：当归 15 克、红花 15 克、柴胡 17 克、黄芩 6 克、大黄 15 克、芒硝 3 克、厚朴 10 克、枳壳 10 克、木通 14 克、车前子 10 克。

① 唐天明,等.中医药治疗闭合性软组织损伤概况[J].中西医结合杂志,1991,11(11):704.

（2）湿热瘀滞型　症见局部血肉腐败，酿毒成脓，甚至毒邪内陷，全身高热寒战，口渴心烦，白血球增高；脉紧实数，大便秘结，小便短赤，少腹胀满，尿频尿急尿痛，或淋沥不畅，更有甚者尿闭，渴欲冷饮。治宜清热解毒、通利小便。方用八正散加减：金银花30克、蒲公英30克、木通10克、车前子10克、瞿麦10克、滑石9克、大黄15克、栀子10克、甘草6克、当归10克、板蓝根15克、天花粉15克、生黄芪30克。

（3）脾肾阳虚型　症见痰涎壅盛，大便溏泻，四肢沉重，浮肿或肿胀广泛；如受损伤，血瘀作热，则肢体形成广泛水疱，肢体红肿热痛而尤其光亮坚硬。治宜温阳利水。方用真武汤加减：茯苓10克、赤芍10克、白术9克、生姜1克、附子（去皮）9克。

（4）气虚型　症见肿胀按之无凹陷，如受损伤，血瘀作热则肢体形成广泛水疱，肢体红肿热痛而尤其光亮坚硬。治宜补气健脾利水。方用六君子汤加减：人参10克、白术10克、茯苓10克、甘草10克、半夏10克、陈皮10克、木通9克、车前子9克。

（5）湿邪盛瘀血作热型　症见肢体硬肿、光亮、水疱形成广泛，血瘀化热，肢体红肿热痛甚至体温升高。治宜利水清热解毒。药用蒲公英30克、紫花地丁10克、天花粉30克、茯苓15克、陈皮10克、白术10克、板蓝根30克、木通12克、车前子12克、玄明粉12克。

临床观察：张玉兰用上方辨证治疗56例软组织损伤早期肿胀患者，每日1剂，水煎，分2次服。结果：用药2～4剂有效者42例，占75％；5～6剂有效者6例，占11.8％；其他8例效果不明显。[①]

经 验 方

1. 新伤湿敷液　小血藤15克、见风消10克、虎杖15克、千年健10克、牛膝10克、冰片5克。

将上述药物按照一定的比例研为细末，用布袋装，按照与乙醇2∶8的比例浸入95％无水乙醇中，静置7日，反复2次，取2次浸泡后的液体混合，加入赋形剂使其成形，制成成品；用注射器抽取新伤湿敷液后，使其浸透无菌敷料，将敷料敷于患处，绷带包扎，每2日换药1次，治疗6日。肖潇等用上法治疗60例急性闭合性软组织损伤患者。结果：痊愈44例，显效9例，有效3例，无效4例，总有效率93.33％。[②]

2. 活血止痛膏　威灵仙30克、桃仁12克、红花12克、土鳖虫6克、栀子9克、乳香10克、没药10克、石膏20克。上药共研成细末状，浸于酒精中2周而制成，将膏药直接贴敷患处厚约0.5厘米，纱布覆盖胶布固定24～72小时后取下，贴敷3次为1个疗程。古金花等将80例软组织闭合性损伤患者随机分为研究组与对照组各40例。研究组采用上方直接贴敷患处。对照组采用冷敷、制动、外用正红花油。7日后观察疗效。结果：治疗后研究组和对照组的疼痛、压痛、肿胀、瘀斑和功能障碍评分与治疗前比较均降低；研究组治疗后各项症状体征评分具有统计学意义（$P<0.01$）；研究组和对照组治疗前的VAS疼痛评分比较差异无统计学意义（$P>0.05$），两组的治疗后VAS疼痛评分比较有统计学意义，研究组的VAS疼痛评分显著低于对照组（$P<0.05$）。研究组治愈25例，显效10例，有效3例，无效2例，总有效率达95％；对照组治愈14例，显效7例，有效11例，无效8例，总有效率80％，两组之间的差异均有统计学意义（均$P<0.05$）。[③]

3. 三黄洗剂　大黄20克、黄芩15克、黄柏15克、三七10克、五倍子15克、地榆10克、侧柏叶10克、白蔹10克、白及10克、蒲公英10克。将上述10味中药筛净略洗后烘干混匀粉碎，过80目筛，用时取药粉15克，加入蒸馏水100毫升、液化酚1毫升，浸泡1周即得。外敷患处，每次8小时，每日1次，每次1剂，连续7日。周宗波等用

① 张玉兰.治疗软组织损伤早期肿胀的体会[J].内蒙古中医药,1988(1)：30-31.
② 肖潇,邵先舫,等.新伤湿敷液治疗急性闭合性软组织损伤60例临床观察[J].湖南中医杂志,2018,34(3)：87-88.
③ 古金花,等.自制活血止痛膏贴敷治疗软组织闭合性损伤研究[J].北方药学,2015,12(7)：79-80.

上方治疗 50 例急性闭合性软组织损伤患者,总有效率为 94％。①

4. 消肿散　桃仁 30 克、白芷 30 克、川芎 30 克、乳香 30 克、没药 30 克、自然铜 30 克、骨碎补 30 克、生大黄 30 克、红花 30 克。上药研磨成细末,包装备用,将上药适量,蜜调,外敷患处,纱布绷带包扎,每 2 日换药 1 次,疗程为 8 日。项昌盛将 120 例急性闭合性软组织损伤患者随机分为治疗组与对照组各 60 例。治疗组用上方治疗;对照组采用云南白药气雾剂外用治疗,每日 3～5 次,8 日为 1 个疗程。结果:治疗组的有效率为 98.3％,优于对照组的 88.3％($P<0.05$)。②

5. 加味双柏水蜜　双柏散细粉(由大黄、侧柏叶、黄柏、泽兰、薄荷按 2∶2∶1∶1∶1 比例组成)2 千克、两面针细粉 200 克、虎杖细粉 150 克、鹅不食草细粉 150 克、穿心莲细粉 100 克、冰片 100 克、面粉适量等。将以上诸药混匀后备用,将适量的蜂蜜与开水加入搅拌机中搅拌,再加入以上混合细粉,加入适量白醋,以水蜜比例 3∶1～4∶1 比例调成糊状,备用;取适量放入 700 瓦微波炉中火加热 5 分钟后取出,将药膏平摊于 15 厘米×12 厘米的塑料薄膜上,盖以小方纱为 1 剂(以纱布没有药汁滴出刚好渗透纱布为佳),备用;用时于 700 瓦微波炉中火微热,取出,待舒适温度后,将药膏贴敷于软组织损伤部位,每日换药 1 次,如有皮肤过敏者即停药。活血化瘀,清热解毒,消肿止痛。钟育敏等将 120 例急性闭合性软组织损伤患者随机分为治疗组和对照组各 60 例。对照组采用活络油外涂患处。治疗组采用上方外敷治疗。两组均以治疗 10 日为 1 个疗程,治疗 2 个疗程后进行疗效评定。结果:治疗组 100％有效,其中治愈 46 例,占 76.67％;显效 10 例,占 16.67％;有效 4 例,占 6.67％。两组疗效比较,治疗组明显为优($P<0.05$),治疗组治疗后各项指标均明显优于对照组($P<0.01$)。治疗组中

未见不良反应。③

6. Ⅰ 号新伤药加减　当归 500 克、川芎 500 克、木香 500 克、羌活 500 克、独活 500 克、白芷 500 克、延胡索 500 克、黄柏 150 克、血竭 100 克。随症加减:损伤局部微肿、灼痛者,加芙蓉叶;损伤局部红肿灼痛,在 2～4 小时内形成血肿者,加莪术、大黄,并加重延胡索剂量;损伤 1～2 周,局部肿胀,皮下瘀斑不散者,加王不留行、大黄、莪术、三棱;损伤 1～2 周,患处疼痛减退,尚有肿胀者,加黄芪、土茯苓,加重木香剂量;关节挫伤,尤其是关节囊损伤致不同程度水肿者,加防己、泽泻、蓖麻叶;损伤 3 周以后,为防关节囊过度疲劳而产生积液,加黄芪、白及、川牛膝、鸡血藤;如有关节囊慢性损伤,虽经治疗,但关节长期肿胀,叩击有波动感,按压时有肌肿样感,称为棉肿,加制天南星、山豆根、黄芪;局部酸痛、冷痛者,加檀香、丁香、肉桂;如损伤后 2～4 周,关节出现肿块,按压时不痛,称为硬肿,宜软坚散结,加制天南星、制半夏、制川乌、制草乌、炮甲片;气候变化时硬肿发凉者,可去制半夏,加陈艾叶、苍术。研末,根据患处面积取药末适量,用开水加少量蜂蜜调匀后,摊于油纸或纱布上贴于患处,外用绷带包扎,松紧适度,每 3 日更换 1 次。李化均用上方加减治疗 226 例软组织损伤患者,临床治愈 193 例,显效 33 例,没有无效病例。④

7. 自拟方　生大黄 15 克、柴胡 15 克、红花 12 克、羌活 10 克、独活 10 克。随症加减:血瘀重者,加急性子;气滞为主者,加沉香、木香;伤筋者,加伸筋草。煎取药液 300 毫升,嘱患者平卧,根据患处部位大小,用毛巾蘸温度适中的中药煎剂覆盖在患处,数分钟后更换毛巾,每次湿敷 30 分钟,每日 1 次。活血祛瘀,条达气机,祛邪扶正。郑天贵等用上方加减治疗 80 例急性闭合性软组织损伤患者,全部病例在受伤 24 小时后接受中药煎剂湿敷治疗,共治疗 7 日。结果:全部痊愈。湿敷 1 次

①　周宗波,等.中药三黄洗剂外敷治疗急性闭合性软组织损伤 50 例临床观察[J].中医药导报,2014,20(7):117－118.
②　项昌盛.自制消肿散对急性闭合性软组织损伤治疗作用的观察[J].中医药临床杂志,2012,24(7):633－634.
③　钟育敏,等.外敷加味双柏水蜜治疗急性闭合性软组织损伤 60 例[J].中医杂志,2011,52(11):966－967.
④　李化均.Ⅰ号新伤药外敷治疗软组织损伤 226 例[J].中国中医急症,2003(3):216.

即有明显的消肿、减轻疼痛的作用;下肢损伤一般湿敷2～3次,重症病例湿敷4～5次,急性腰扭伤湿敷1～3次即可离床挺腰行走。[1]

8. 金创散 马钱子9个、胆南星15克、土鳖虫12克、葛蒲9克、川羌活9克、没药24克、乳香30克、血竭15克、红花15克、龙骨9克、当归9克、升麻15克、白芷15克、防风15克、川芎12克、螃蟹骨9克。将上药共研细末,高压灭菌装瓶备用,以酒精调药泥敷于患处。急性损伤者,同时使患肢休息,4～5日后,将药除去,联系功能活动;陈旧性损伤,于敷药后照常活动患肢。张军用上方治疗40例闭合性软组织损伤患者。结果:40例患者有4例未复查;36例中,经敷药1～2次,均有明显的消肿止痛效果,其中痊愈11例,进步20例,效果不佳5例。[2]

9. 活血膏 血竭200克、乳香100克、没药100克、土鳖虫200克、地龙200克、儿茶100克、肉桂100克、天花粉300克、白及200克、川椒150克、延胡索100克、明矾50克、公丁香100克、急性子100克、生大黄100克、樟脑20克、冰片30克。上药粉碎,过120目筛,混匀,置密封容器贮存备用;用时取上药适量用蜂蜜调成膏状,视伤处大小裁取膏药布,将药膏均匀摊其上,敷于患处可用绷带扎缚,不便扎缚处可用橡皮膏沿四周粘贴,4日后去除,未愈者可继续贴敷。吴新伍等用上法治疗12 562例急性闭合性软组织损伤患者。结果:7 945例疗效为优,占63.2%;3 526例为良,占28.71%;834例为可,占6.7%;257例为差,占2%。[3]

单 方

1. 土鳖虫水提物 组成:土鳖虫水提物。制备方法:土鳖虫干品水浸12小时,煮沸20分钟,取煎液后再煎1次,将2次煎液过滤混合,80℃恒温水浴浓缩成合每升含1千克原药材。用法用量:将制备好的土鳖虫水提物按每日每千克体重1克,每日分2次口服,14日为1个疗程。临床应用:张鹏等将40例闭合性软组织损伤患者随机分为治疗组与对照组各20例。两组均予扶他林乳膏外敷于患处,每日涂药3次,7日为1个疗程。治疗组另加用上方。结果:治疗组总有效率为95%,对照组总有效率为65%,治疗组明显优于对照组。[4]

2. 治伤散或巴布剂治伤散 组成:血壳60克、虎杖15克。制备方法:全方药物研末混匀成散剂。治伤散巴布剂的制备,取已制备好的药物浸膏,合并、搅拌备用;取明胶用蒸馏水溶胀,90℃水浴中溶解,加入阿拉伯胶,甘油和适量水调成糊状的混合物,再次溶解,加入氯化钙,搅拌得基质;将药物浸膏在搅拌下缓慢加入基质中,90℃水浴蒸去部分水分,调节至膏体软硬适中;加入5%氮酮,搅拌均匀,涂布于无纺布上,40℃干燥30分钟,制得5厘米×5厘米规格的巴布剂。用法用量:将调制好的治伤散及涂膜剂外敷于患处,约超过伤区面积周围2厘米,纸胶布贴好,绷带包扎固定,次日换药1次,之后每2日换药1次;治伤散巴布剂直接贴敷于患处,次日换药1次,之后每2日换药1次。临床应用:邵先舫等将150例急性闭合性软组织损伤患者随机分为A组(治伤散散剂组)、B组(治伤散涂膜剂组)及C组(巴布剂组)各50例。A组予治伤散外敷,B组予治伤散涂膜剂外敷,C组予巴布剂外敷。结果:A组、B组和C组的总有效率分别为96%、72%、94%。三组总疗效比较,A、C组高于B组,差异有显著统计学意义(均$P<0.05$),A组与C组比较差异无统计学意义($P>0.05$)。[5]

3. 消瘀止痛膏 组成:五倍子500克、五加皮500克、骨碎补500克。功效:活气血,消瘀肿,通经络,止疼痛。制备方法:把原料选好后,上药

① 郑天贵,等.中药煎剂湿敷治疗急性闭合性软组织损伤80例[J].中国中医急症,2002,11(5):410.
② 张军.金创散治疗软组织损伤65例[J].中国骨伤,1996,9(4):44.
③ 吴新伍,等.外敷活血膏治疗急性闭合性软组织损伤12562例[J].山东中医杂志,1992,11(5):18.
④ 张鹏,等.土鳖虫水提物治疗急性闭合性软组织损伤临床研究[J].中医学报,2012,27(10):1356-1357.
⑤ 邵先舫,等.治伤散巴布剂治疗急性闭合性软组织损伤的临床研究[J].湖南中医药大学学报,2010,30(11):58-60.

研极细末,过 45 目筛,以植物油(麻油最佳)1 000克将药物煎至滴水成珠,去渣,冷却制成软膏制剂,装入药罐,密封贮存备用。用法用量:根据损伤面积大小,取适量药膏均匀摊在纱布上,胶布固定,绷带缠绕包扎,1~2 日换药 1 次。临床应用:曾一用上法治疗 77 例闭合性软组织损伤患者。结果:痊愈 70 例(90.9%),显效 6 例,好转 1 例,总有效率 100%。①

4. 运动 1 号方 组成:马鞭草、冰片。功效:止血、镇痛、消炎。制备方法:将马鞭草切碎,按100 克加入 54 度白酒 300 毫升的比例浸泡,再加入 20 克冰片与 95%乙醇 50 毫升的混合液一起浸泡 2 周,密闭备用,涂擦患处。用法用量:所有 24小时内损伤者均先在患处冰敷 10~30 分钟,并加压包扎限制活动 12 小时,每日用药酒涂擦患处3~4 次,3 日为 1 个疗程;若损伤超过 24 小时或合并有韧带或关节软骨损伤者,可在患处稍加按摩。临床应用:张宇等用上方治疗 132 例闭合性软组织损伤患者。结果:显效率为 65.15%,有效率为 34.84%,无效率为 0。②

中 成 药

1. 肿痛气雾剂 组成:三七、七叶莲、雪上一枝蒿、草乌合等(云南白药集团股份有限公司,国药准字 Z20025741)。功效主治:活血化瘀,舒筋活络,化痞散结,消肿止痛;适用于跌打损伤,风湿关节痛,肩周炎,痛风关节炎,乳腺小叶增生。用法用量:0~2 小时中每 30 分钟用药 1 次,总共用药 4 次,每次用药需覆盖患面;2~24 小时内用药4 次,每次用药需覆盖患面,24 小时内用量不超过1 瓶;24 小时~7 日内,每日用药 3 次,每次用药需覆盖患面,24 小时用量不超过 1 瓶。7 日为 1 个疗程。临床应用:孙敏等将 36 例闭合性急性软组织损伤患者随机分为试验组和对照组各 18 例。

对照组予肿痛气雾剂模拟剂,治疗组予上药治疗。结果:疼痛方面,给药后(48±2)小时试验组与对照组间疗效差异具有统计学意义,且试验组治疗疼痛的有效率(95.83%)高于对照组(50.00%);肿胀方面,给药后(48±2)小时试验组与对照组间疗效差异具有统计学意义,且试验组治疗肿胀的有效率(95.45%)高于对照组(41.67%);给药后(48±2)小时试验组与对照组的生理职能、躯体疼痛改善情况的差异有统计学意义,且试验组的改善程度要好于对照组,试验组疗效优于对照组。③

2. 跌打七厘片 组成:当归、红花、乳香、没药、血竭、儿茶、三七、麝香、冰片、朱砂(国药准字Z20027418)。功效主治:活血,散瘀,消肿,止痛;适用于跌打损伤,外伤出血。用法用量:每次 0.9克,每日 3 次。临床应用:陈欣荣将 188 例急性软组织闭合性损伤患者随机分为治疗组 100 例与对照组 88 例。治疗组口服跌打七厘片。对照组口服酮洛芬缓释胶囊,每次 1 粒,每日 1 次。两组均治疗 10 日,患处制动。结果:治疗组治愈 58 例,显效 29 例,有效 10,无效 3,总有效率 97%;对照组治愈 25 例,显效 19 例,有效 22 例,无效 22 例,总有效率 75%。④

3. 奇正青鹏膏 组成:棘豆、亚大黄、铁棒锤、诃子、毛诃子、余甘子、安息香、宽筋藤、麝香等(西藏林芝奇正藏药厂生产,国药准字 Z54020140)。功效主治:止痛消肿;适用于痛风、湿痹,以及"冈巴""黄水"病等引起的肿痛发烧、疱疹、瘟疠发烧等。临床应用:董新玲等将 84 例四肢急性闭合性软组织损伤患者随机分为 A 组与 B 组各 42 例。A 组、B 组分别每日 2 次局部外用奇正青鹏膏、扶他林乳剂,疗程 2 周。分别在治疗前、治疗后对临床疗效和安全性进行评价。结果:总有效率A 组为 97.62%,B 组为 85.71%;愈显率 A 组为42.86%,B 组为 19.05%。两组比较均有显著性差异(均 P<0.05)。⑤

① 曾一.消瘀止痛膏治疗闭合性软组织损伤 77 例[J].陕西中医,2009,30(4):439-440.
② 张宇,等.运动 1 号方治疗闭合性软组织损伤临床分析[J].云南中医学院学报,2003,26(2):56-57.
③ 孙敏,王京昆,等.肿痛气雾剂治疗闭合性急性软组织损伤的 36 例临床疗效分析[J].云南中医学院学报,2016,39(4):69-73.
④ 陈欣荣.跌打七厘片治疗急性软组织闭合性损伤 100 例[J].中国中医急症,2013,22(12):2111.
⑤ 董新玲,等.奇正青鹏膏治疗四肢急性闭合性软组织损伤的临床观察[J].中国医院药学杂志,2010,30(12):1026-1028.

4.奇正消痛贴膏　功效主治：活血化瘀，消肿止痛；适用于急慢性扭挫伤、跌打瘀痛、骨质增生、风湿及类风湿疼痛，亦适用于落枕、肩周炎、腰肌劳损和陈旧性伤痛等。用法用量：清洁患部皮肤，将消痛贴膏直接贴在患部，每日更换1次。临床应用：冯杰等以奇正消痛贴膏治疗45例闭合性软组织损伤患者。结果：显效31例(68.9)％，有效10例(22.3％)，无效4例(8.8％)。另外，有5例出现了皮肤过敏反应，终止用药后，反应减轻直至消退。①

---

① 冯杰,等.奇正消痛贴膏治疗闭合性软组织损伤45例临床观察[J].临床医药实践,2009,18(11)：2210-2211.

软组织扭挫伤

概　述

软组织扭挫伤是由于外力使关节过度伸屈，使肌腱、韧带和关节囊等发生撕裂，或钝物打击所致的肌组织、皮下组织等损伤所引起的疾患。其主要表现为损伤局部疼痛、肿胀、有触痛，以及皮肤青紫和活动受限。

本病属中医"伤筋"范畴，因为受到冲击导致瘀血储存在皮肤及经络之间，因此出现局部肿胀和瘀斑等。中医学认为急性"伤筋"的发病机制在于气滞血瘀以及筋脉受到了阻滞，痛则不通。《血证论》中明确指出，对于跌打损伤且皮肤表面未发生明显破损的患者而言，其患病部位血液及其组织已发生坏损，伤及肌肉，并表现为肿痛。上述因素皆可归集至"瘀血停滞"之中。因此，对于急性扭挫伤的治疗，出发点主要在于活血化瘀等。

经　验　方

1. 自拟方　红花 30 克、白芷 30 克、赤芍 30 克、当归 40 克、黄芪 40 克、伸筋草 40 克、川芎 40 克、莪术 20 克、没药 20 克、乳香 20 克。以上药物放入容器，加凉水 2 000 毫升浸泡 30 分钟，煮沸后用文火煮 20 分钟，待药液与药渣温度降至能耐受（水温 35℃～40℃）时烫洗 30～40 分钟，每日 2 次，每剂药用 3 日。刘婷婷等 90 例软组织扭挫伤患者随机分为观察组 48 例和对照组 42 例。两组

均在受伤 24 小时内，局部用冷敷，可以使皮毛血管收缩，组织水肿消退，起到止血消肿止痛的作用。受伤 48 小时后微波治疗：采用神灯（俗语名称）TDP 治疗仪，照射 30 分钟，每日 1 次，治疗 10 日为 1 个疗程，共治疗 3 个疗程。观察组另用上述中草药烫洗。结果：观察组显效 19 例，有效 22 例，无效 7 例，总有效率 85.4%；对照组显效 12 例，有效 13 例，无效 17 例，总有效率 59.5%。两组治疗效果比较，观察组明显优于对照组（P＜0.05）。①

2. 复方红花消肿止痛酊　红花 30 克、桃仁 30 克、川芎 30 克、当归 30 克、草乌 30 克、川乌 30 克、马钱子 30 克、降香 30 克、乳香 30 克、没药 30 克、血竭 30 克、白芷 30 克、甘草 20 克、生姜 20 克。前 13 味药混合粉碎成粗粉，生姜捣碎成汁加入 50% 乙醇适量密闭浸渍 5 日，时加搅拌，倾取上清液，再加入 50% 乙醇适量，密闭浸渍 5 日，合并浸出液，加 50% 乙醇至 1 500 毫升，静置 24 小时，滤过，即得，置避光密封容器阴凉处保存；视伤处面积大小取合适的棉花垫，蘸药酊至湿透，湿敷于患处，外用纱布块及绷带包扎或胶布固定，在患处敷料上每日用药酊隔纱布浸湿 2 次，24 小时后换药。治疗期间，停用其他药物。聂殿波等用上法治疗 87 例软组织损伤患者。结果：患者敷药次数最多 9 次，最少 3 次，平均 5 次；治愈 45 例，好转 39 例，无效 3 例，总有效率 97%。②

3. 消肿定痛膏　赤芍 1 份、红花 1 份、生南星 2 份、蒲黄 2 份、旋覆花 1 份、苏木 1 份、生栀子 1 份、生半夏 1 份、土鳖虫 2 份、细辛 1 份等。将上

---

①　刘婷婷，等.中草药烫洗联合 TDP 治疗软组织扭挫伤 90 例分析[J].泰山医学院学报，2013，34(4)：305 - 306.
②　聂殿波，等.复方红花消肿止痛酊治疗软组织损伤 87 例[J].陕西中医，2012，33(7)：856.

述药物按一定比例研成极细粉末,以凡士林为基质制成膏状备用;先清洁患部皮肤,将备用药膏均匀涂在草纸上,再将草纸粘贴于患处,后用医用绷带捆扎即可,每2日换药1次。晏宏伟等用上方治疗113例急性四肢关节软组织扭挫伤患者。结果:痊愈7例,显效84例,有效22例,无效0例。总有效率100%,愈显率80.5%。[1]

4. 消肿止痛散 乳香50克、没药50克、赤芍50克、白芷50克、鸡血藤50克、桃仁30克、红花20克、栀子200克。将各药混合在一起,共研细末,过80~100目筛后,将细面混匀密贮备用,使用时视伤部范围大小,取药面适量,用45度白酒调成糊状,外敷患处,范围超过伤处2~3厘米,外用白布覆盖,绷带包扎或胶布固定,每日换药1次。陈柯用上法治疗158例急性软组织扭挫伤患者。结果:敷药次数最多7次,最少3次,平均4次。治愈102例(占64.5%),好转54例,无效2例(局部皮肤过敏,中途停药,改用他法)。总有效率98.7%。[2]

5. 伤筋膏 桑树皮150克、五加皮175克、三七50克、麻黄35克、香油1 500毫升、白及100克、蜈蚣10条、土鳖虫50克等。桑树皮、五加皮、三七、麻黄共研细末,放入香油中熬至滴水成珠,再加入白及、蜈蚣、土鳖虫等,搅匀即成,置密封瓶中备用;用时取适量涂于多层的桑皮纸上,敷于患处,再用宽绷带包扎固定,并抬高患肢,减少活动。5日为1个疗程。徐明强等用上法配合相应的推拿治疗352例急性软组织扭挫伤患者。结果:经13个疗程,治愈324例,显效25例,好转3例,无效0例,总有效率100%。[3]

6. 金黄治伤膏 医用凡士林500克、如意金黄散100克、三七粉20克、血竭10克、乳香15克、没药15克、樟脑精5克。以上诸药研末和匀后,倒入凡士林中搅拌成稠糊状,装入大口器皿中备用;使用时根据肿胀面积大小,裁剪医用纱布,叠3~4层,用医用压舌板取药膏平摊于纱布上(不可太厚),贴于患处,继用纱布绷带外固定,药膏贴于患处后隔日换药1次。换药时若皮肤出现瘙痒,可用棉签蘸取75%乙醇擦洗皮肤,或用温热水清洗后再敷药膏,无需停药;外敷伤药治疗过程中不内服伤药或行其他疗法。5次为1个疗程。丁开云用上法治疗60例软组织扭挫伤患者,总显效率100%。[4]

7. 黄柏膏 黄柏100克、乳香30克、没药30克、木鳖子30克、桑白皮45克、鹿角霜45克、山慈菇45克、赤芍30克、陈醋2 000毫升、荞面150克。前8味药研碎混匀过60目筛,取陈醋文火脱水,为减轻对皮肤的刺激,提高膏剂的敛性,用荞面同粉碎后的药末共同入脱水醋中文火加热30分钟,并搅拌均匀成糊状,凉后分装即可外敷伤患部;根据受伤范围大小,将药膏摊于纱方上,敷于患处,以绷带或胶布外固定,为防膏剂渗透可适当加厚纱方,每日更换1次。于强等用上法治疗5 329例软组织扭挫伤患者,平均治愈天数4.5日。[5]

8. 石麦玄栀 生栀子粉4份、发酵小麦湿面引子4份、玄明粉1份、生石膏粉1份、鸡蛋清1份。将老面头加少许温水调成稀糊状,依次加入栀子粉、玄明粉、石膏粉、鸡蛋清,用棒反复搅拌使诸药充分混合并使其达到一定的黏性,每用时配制;用时取比受伤面积稍大一些的蜡纸或敷料,将药糊均匀摊上0.3~0.5厘米厚,其上喷洒适量白酒,直接敷于受伤部位,外面加盖1层塑料薄膜包扎固定,以防因水分蒸发药膜干结而影响治疗效果。郭宏江用上方治疗278例急性扭挫伤患者。结果:痊愈(敷药1~3次,肿痛完全消失,功能恢复正常)235例,占83.9%;好转(敷药3~6次,肿痛消失大半,功能基本恢复)41例,占14.6%;无效(敷药6次以上,肿痛与功能无大的变化)2例,占1.5%。总有效率为98.5%。[6]

① 晏宏伟,等.消肿定痛膏治疗急性四肢关节软组织扭挫伤临床研究[J].新中医,2012,44(7):85-87.
② 陈柯.消肿止痛散外敷治疗急性软组织扭挫伤158例[J].陕西中医,2004,25(8):703-704.
③ 徐明强,等.伤筋膏配合推拿治疗急性软组织扭挫伤352例[J].人民军医,2003,46(5):307.
④ 丁开云.金黄治伤膏治疗软组织扭挫伤60例[J].河南中医,2002,22(2):45.
⑤ 于强,等.黄柏膏外敷在骨伤科临床上的应用[J].黑龙江中医药,1999(2):45.
⑥ 郭宏江.石麦玄栀糊外敷治疗急性扭挫伤278例[J].中医外治杂志,1996(4):24.

9. **黄彩龙经验方** 生草乌 20 克、川草乌 20 克、红花 15 克、桃仁 15 克、制乳香 12 克、制没药 12 克、羌活 15 克、当归 20 克、栀子 20 克、生大黄 25 克、刘寄奴 30 克。诸药研成极细末,过 120 目筛,混合后装瓶备用。分期治疗:如系陈旧性损伤,用醋调成糊状;如系新伤,用 50 度白酒调匀,和入捣烂的鲜韭菜根中,外敷患处。视病情用绷带缠绕固定,隔日换药 1 次,3 日为 1 个疗程。黄彩龙用上法分期治疗 60 例急性扭挫伤患者。结果:显效 51 例,占 85%;有效 7 例,占 11.7%;无效 2 例,占 3.3%。①

10. **四物外洗方** 大黄 30 克、苦参 30 克、忍冬藤 30 克、白芷 20 克。以上药物水煎,去渣,先用蒸汽热熏,稍降温后温洗,每日 3 次,1 周为 1 个疗程。黄新用上方治疗 200 例软组织扭挫伤患者。结果:用药最短时间为 3 日,最长为 3 个疗程;痊愈 150 例,显效 32 例,有效 12 例,无效 6 例,总有效率 97%。②

11. **陈文奇经验方** 三棱 10 克、莪术 10 克、半夏 10 克、胆南星 10 克、桂枝 10 克、牛膝 10 克、川芎 10 克、红花 10 克、乳香 10 克、没药 10 克、威灵仙 10 克。随症加减:病程 3 日以上且肿胀重者,加大三棱、莪术等破血逐瘀药适量;疼痛重者,可加大半夏、桂枝、威灵仙等通经止痛药适量。应用前将上药以微火煎煮到浸出液混浊后,放置片刻,待其温度降到温热时,将患部浸入其内,保持温热状态 20～30 分钟,每日 1～2 次。行气血,破癥瘕,通经散瘀,消肿止痛。陈文奇用上方加减治疗 194 例足踝软组织损伤患者。结果:显效 86例,有效 103 例,无效 11 例,总有效率 94.5%。③

12. **土木活血膏** 土鳖虫 150 克、苏木 200克、当归尾 100 克、生大黄 100 克、透骨草 100 克、伸筋草 100 克、川乌 100 克、草乌 100 克、骨碎补 100 克、桃仁 50 克、红花 50 克、乳香 50 克、没药

50 克、甘草 50 克、冰片 20 克。前 14 味药碾粉、过筛,加 75% 乙醇适量湿润,冰片碾细粉另包;取医用凡士林 1 000 克,加热熔化,趁热将前 14 味药粉加入拌匀,待温度降低时加入冰片细粉,再加适量防腐剂,配制成软剂膏型;将软膏涂于油纸或纱布上,贴敷患部,视病情亦可棉垫绷带加压包扎,间日换药 1 次,3 次为 1 个疗程。曾文繁用上法治疗 87 例软组织扭挫伤患者。结果:痊愈(临床症状、体征全部消失,功能恢复者)75 例,占 86.2%;显效(症状明显减轻或仅有轻度不适,功能基本恢复者)9 例,占 10.34%;好转(症状有所减轻者)2 例,占 2.3%;无效(症状无任何改善者)1 例,占 1.16%;总有效率为 98.84%。④

单　方

1. **马鞭草膏** 组成:鲜品马鞭草 100 克、鲜桃树叶 50 克、香白芷粉 15 克、米酒适量。制备方法:取鲜品马鞭草、鲜桃树叶捣烂,加香白芷粉,并入米酒调为糊状。用法用量:先用冷盐水擦洗患部,干后均匀涂马鞭草膏,并外敷以塑料薄膜,再用纱布绷带简单包扎,每日早、晚各换药 1 次。临床应用:刘建武等用上方治疗 60 例急性软组织扭挫伤患者。结果:全部痊愈(症状完全消失、活动如初);平均病期 7 日,最长病期 15 日。其中用药 3 次显效者(肿胀、疼痛、皮肤青紫及伤部活动受限情况明显减轻)为 20%,用药 5 日后痊愈者为 75%。⑤

2. **栀子** 组成:栀子 10 克(视面积大小加减剂量)、鸡蛋 1 个(只用鸡蛋清)。用法用量:将栀子捣碎用蛋清调和敷于患处。临床应用:吴桂勤等用上法治疗 300 例扭伤患者。结果:痊愈(外敷 1 次,12 小时内局部青肿、疼痛消失)279 例,有效(敷药 2 次,24 小时内症状消失)14 例,无效 7 例。⑥

① 黄彩龙.自制伤药外敷治疗急性扭挫伤 60 例[J].江西中医药,1996(S):105.
② 黄新.四物外洗方治疗软组织扭挫伤[J].深圳中西医结合杂志,1995,5(3):21.
③ 陈文奇.活血化瘀药热浸泡治疗足踝软组织伤 194 例临床观察[J].1994,航空航天医药,1994,5(4):211-212.
④ 曾文繁.土木活血膏外敷治疗软组织扭挫伤 87 例[J].四川中医,1993(8):42.
⑤ 刘建武,等.马鞭草膏外敷治疗急性软组织扭挫伤[J].中医外治杂志,2001,10(2):37.
⑥ 吴桂勤,等.外敷山栀子治疗扭伤 300 例[J].新中医,1995(2):48-49.

中 成 药

1. 跌打七厘片　组成：当归、乳香、三七、冰片、麝香等（国药准字 Z20027418）。功效主治：活血，散瘀，消肿，止痛；适用于跌打损伤，外伤出血。用法用量：每次服用剂量为 0.9 克，每日服用 3 次。临床应用：陈日龙将 50 例急性四肢扭挫伤患者随机分为对照组与观察组各 25 例。观察组患者服用跌打七厘片。对照组患者服用复方三七胶囊，每次服用的剂量为 5 粒胶囊，每日 2 次。在进行治疗 10 日后，对两组患者的治疗效果进行对比分析。结果：观察组痊愈 17 例，显效 5 例，有效 2 例，无效 1 例，总有效率 96%；对照组痊愈 7 例，显效 3 例，有效 6 例，无效 9 例，总有效率 64%。[1]

2. 云南白药气雾剂　功效主治：活血散瘀，消肿止痛；适用于跌打损伤，瘀血肿痛，肌肉酸痛及风湿疼痛。用法用量：患处皮肤清洗干净，受伤超过 24 小时者，予推拿、按摩使血肿尽量消散，用云南白药气雾剂喷射患处，30 分钟后再喷射 1 次，之后每 6 小时喷射 1 次，剂量以药剂均匀分布损伤部位为准。临床应用：余磊等将 180 例急性软组织扭挫伤患者随机分为实验组 100 例与对照组 80 例。实验组予云南白药气雾剂治疗。对照组给予口服消炎痛 25 毫克、复方丹参片 2 片、维生素 B_6 25 毫克，每日 3 次。结果：实验组治愈 45 例，平均治愈时间为 4.2 日，占 45%；有效 39 例，疗程在 1 周以内，占 39%；好转 16 例，疗程超过 1 周，占 16%。总有效率 84%。对照组治愈 20 例，平均治愈时间为 5.6 日，占 25%；有效 33 例，疗程在 1 周以内，占 41.3%；好转 27 例，疗程超过 1 周，占 33.7%。总有效率 66.3%。两组比较有显著性差异。[2]

① 陈日龙.跌打七厘片治疗急性四肢扭挫伤的临床疗效[J].临床医学工程,2013,20(10)：1261-1262.
② 余磊,等.云南白药气雾剂治疗急性软组织扭挫伤[J].海峡药学,2003,15(4)：78-79.

急 性 扭 伤

概　　述

急性扭伤指人体肌肉、肌膜、筋膜、韧带，以及周围神经等受到外力所引起的功能或解剖异常，一般不伴有皮损、骨折、脱臼等损害。多由姿势不正，用力过猛，超限活动及外力碰撞等突然使关节过度伸展，致使关节囊、肌肉、筋膜、韧带发生撕裂伤，造成局部肿胀、疼痛、瘀紫和关节肢体功能障碍。其主要病理为各组织的水肿、充血、渗出、粘连、压迫、缺血、坏死。主要症状是扭伤部位疼痛、肿胀、瘀斑、关节活动受限，多发于腰、膝、踝、肩、肘、腕等部位。

本病属中医"伤筋"范畴，主要由于筋脉受损，血溢脉外或痹阻络脉，气血通行受阻，而致血瘀气滞之症。急性扭伤的病机是损在外而伤在内，导致气机不利，气滞血瘀，经络不通。"气伤则痛，形伤则肿"，气血运行不畅，故见局部肿痛，肢体不用。

辨 证 施 治

1. 王文燕分 3 期

（1）出血期（伤后 6 小时内）　症见局部损伤出血形成血肿。急用冷水或冰水局部冷敷 20～30 分钟，然后用扭伤Ⅰ号药膏（用仙鹤草煎汁浓缩而成）摊布上敷患处，绷带加压包扎，24 小时取下。

（2）瘀血肿胀期（出血期过后）　症见局部肿胀、疼痛、瘀斑。方用扭伤Ⅱ号药膏外敷：血竭、乳香、没药、儿茶、三七、土鳖虫、白及、天花粉、天仙子、急性子、大黄、水蛭、地龙、延胡索、细辛等。

将药研细末和匀（过 120 目筛），以蜂蜜适量调成稠糊状，据瘀肿面积大小，取适量药膏摊布上敷患处，绷带包扎，每 3～4 日换药 1 次。

（3）筋络不舒期　瘀肿一般敷药 1～2 次即消，瘀肿消退后即可予中药方剂煎水烫洗。方用扭伤Ⅲ号洗药：当归 30 克、川芎 30 克、刘寄奴 30 克、独活 30 克、威灵仙 30 克、五加皮 30 克、川椒 30 克、透骨草 30 克、伸筋草 30 克。将药放入搪瓷盆中，加冷水 2.5～3 千克浸泡 1 小时，然后放火上煎煮，煮沸后 20 分钟端下，待药水不很烫时，用毛巾蘸水洗患处，药水冷后再加温；每次烫洗 30～40 分钟，每日 2 次，每剂药可持续用 3～4 次；药物烫洗的同时开始功能锻炼。

临床观察：王文燕以上述分期法治疗 200 例踝关节扭伤患者，治疗 2 周评定疗效。结果：局部瘀肿消退，疼痛消失，踝关节活动范围正常，不影响一般运动为临床治愈，共 178 例（89%）；踝关节肿痛消失，但活动过多或过猛则局部仍感疼痛或有微肿，休息后则肿痛消失为显效，共 13 例（6.5%）；踝关节瘀肿虽消，但一般活动即局部肿痛明显，影响日常活动为有效，共 9 例（4.5%），9 例均为陈旧性伤而重复发作者；经 2 周治疗局部肿痛仍明显，功能活动障碍为无效，0 例。①

2. 任德广分 2 型

（1）小关节紊乱型　症见腰部姿势歪斜，稍作活动疼痛剧烈，检查时腰椎有轻度的压痛，以骶髂、腰骶关节处多发，痛处深在，直腿抬高试验（-）。治宜以手法为主，患者俯卧位，医者立于右侧，先作痛点周围的揉、按、滚、捏，再用双侧拇指按压两侧骶棘肌和环跳、殷门、委中、承山等穴；然

① 王文燕.外用中药分期治疗踝关节扭伤的临床研究［J］.山东体育学院学报，2001，17（3）：36－37.

后嘱患者右侧卧位，右下肢伸直，左下肢自然弯曲，身体放松，医者一手按住患者的肩部，一手按于髂骨处，作相反方向斜扳，如能听到清脆的弹响声，则手法成功，否则应重复一次。

（2）肌纤维撕裂型　症见腰部疼痛，痛有定处，两侧骶棘肌或脊上韧带有固定的压痛点，有时可扣及条索状肌纤维。方用疏筋汤加减：当归10克、白芍10克、川芎5克、制乳香10克、制没药10克、伸筋草10克、红花5克、海桐皮12克。先在痛点最明显处，用2%利多卡因5毫升、强的松龙5毫升作局部封闭，然后作与小关节紊乱型相同的手法，但不作斜扳；同时口服上方，每日1剂，3剂为1个疗程；肌松剂氯唑沙宗0.4克、抗炎镇痛剂布洛芬0.2克，平均每日3次，3日为1个疗程。

临床观察：任德广用上方辨证治疗136例急性腰扭伤者。结果：疗效优（腰部症状、体征完全消失，活动自如，无需再作药物治疗），计67例；良（腰部疼痛明显减轻，但作腰部活动时仍有轻度受限及疼痛感），计48例；差（症状、体征无改善），计21例。总有效率84.6%。[1]

经　验　方

1. 紫金皮散　紫金皮（醋炒）60克、赤芍60克、当归60克、川芎40克、三七40克、延胡索40克、红花30克、川白芷（盐水炒）30克、苏木30克、姜黄30克、乌药30克、黄柏（盐炒）30克、生地黄30克、川牛膝20克。按上述配方的比例配方，烘干研粉末过80目筛滤后，混合装入瓶内备用；根据受伤处的大小取适量备用药粉，用黄酒湿润5～10分钟后，加入适量的蜂蜜搅拌均匀成软膏状敷于患处，所敷范围大于肿痛处，用纱布包扎，抬高患肢，适当休息。每日1次，用时配制，皮肤破损处暂用，哺乳期慎用，孕妇禁用。4次为1个疗程。赵刚用上方治疗165例急性扭伤患者。结果：痊愈136例，显效21例，好转8例，总有效率100%。[2]

2. 双柏散　黄柏1份、大黄2份、侧柏叶2份、薄荷1份、泽兰1份等。将以上中药研成粉混合均匀，即成为双柏散粉，取双柏散10克加水20毫升煮调成糊状即可，有条件的可再加蜂蜜1毫升与少量植物油调配成药膏；将药膏铺在透气的胶布上，药膏厚度约2厘米，敷于扭伤最疼痛处，面积超出压痛范围5厘米，每日敷1次，保留时间6～12小时。急性扭伤在12小时内宜冷敷，超过24小时后局部宜温热敷。肌肉损伤一般需要用药3～7日，韧带损伤一般需要用药2～3周。卓晓英等用上法治疗1681例急性软组织损伤患者，有效率为99.9%。[3]

3. 推拿手法　患者取俯卧位，医者施滚法、揉法、推法于足太阳膀胱经，每个手法各5分钟；指压或肘压肩井、肾俞、腰阳关、阿是穴、次髎、秩边、环跳、委中、阳陵泉各1分钟。继而随症施治：腰肌扭伤使用拔伸牵引法；棘上或棘间韧带损伤使用弹拨法、斜扳法；腰椎小关节紊乱使用斜扳法；腰骶关节损伤使用斜扳法、过伸定点按压法。韩平跃用上法治疗38例急性腰扭伤者。结果：治愈20例（78.95%），其中1次治愈6例（30%）；好转7例（21.05%）。总有效率100%。[4]

4. 针刺疗法　采取左病取右，右病取左，上病下取，下病上取的取穴之法，依据全息理论，刺激其对应点，确实有行气化瘀止痛之功，气行则血行，气血行则痛自消。急性期施以此法，胀痛立可缓解；慢性期也有化瘀消肿之功，且效贵神速。党恩强用上法治疗30例急性扭伤患者，最长7日全部肿痛消除，最短1次痊愈，平均3～4日除肿痛。[5]

5. 针刺后溪穴　取穴后溪，选用28号不锈钢针1寸毫针，穴位常规消毒后快速刺入穴位0.5～0.8寸，用捻转泻法，使局部产生较强的酸、麻、胀感。同时，令患者活动患部，每隔5～10分钟双手

① 任德广.分型治疗急性腰扭伤136例[J].江苏中医，2000，21（4）：28.
② 赵刚.自拟紫金皮散治疗急性扭伤165例[J].中国中医药现代远程教育，2012，10（21）：24.
③ 卓晓英，等.双柏散外敷治疗急性软组织损伤1681例的临床观察[J].中国现代医学杂志，2006，16（15）：2389-2390.
④ 韩平跃.辨证施治结合临床分类治疗急性腰扭伤[J].中外医疗，2003（26）：119-120.
⑤ 党恩强."左病取右，右病取左，上病下取，下病上取"针治急性扭伤体会[J].新疆中医药，2002，20（4）：36.

行针1次,20~30分钟出针。黄建军用上法治疗34例急性扭伤患者,治愈33例,好转1例。①

6. 桃仁煎　桃仁20克、红花20克、乳香20克、没药20克、五倍子(捣碎)20克、黑豆20克,赤芍15克、甘草15克、白酒30克。随症加减:红肿热痛症状严重有皮肤化脓者,加大黄15克、金银花30克、川黄柏15克,以增强消肿止痛之功。上药加清水3 000毫升,煎到1 500毫升,加入白酒,倒入盆内备用;趁热熏蒸外敷患处,待温稍减,便用毛巾浸药液洗揉按摩患处,每次熏洗30分钟,药液温度下降,随即加温勿冷却,药温持续是取得良好疗效的关键。每日熏洗2~3次,每剂可用6~8次,熏罢用毛巾擦干患处,5日为1个疗程。周黎仁等用上法治疗250例扭伤患者,其中3例(占1.2%)膝关节扭伤并半月板损伤,采取手术修补,余下247例均痊愈。②

7. 巨刺法　医者以右手按压疼痛局部,寻找出压痛点明显处,如压痛点明显处在阳明经所过处,取对侧合谷穴,在少阳经所过处取对侧外关穴,在太阳经所过处则取对侧养老穴;用2寸毫针在选定的穴位上进针1寸或1寸半,以每分钟200次的频率快速捻转,并嘱患者活动疼痛的局部关节,留针30分钟,每10分钟行针1次。罗红昱等用上法治疗298例急性疼痛患者,其中急性腰扭伤153例,落枕98例,急性腕踝关节扭伤47例。结果:痊愈257例,好转41例,疗效满意。③

8. 针刺法　取有明显压痛点时以压痛点为穴;部分患者有固定位置的疼痛而无明显压痛点,还有仅在某一特定姿势时出现某一固定部位的疼痛(以急性腰扭伤多见),可让患者做出现疼痛的姿势,医生寻找到一个便于进针又可刺到疼痛部位的位置为穴。首先针刺必须得气,用提插及捻转法产生酸、麻、胀等针感;然后必须使针感达于痛处,也就是说,在产生针感(得气)之后,经过调

整针刺方向使针感传到病所,在行针期间应通过上述手法使针感重复出现;第三是应该配合运动,即在针感传至病所后将针提至皮下以便于患者活动。有的患者经过治疗原痛点可能消失,但可能出现新的痛点,这时可按前面方法再针1次,如此反复活动直到找不到痛点为止。李凤萍用上法治疗50例急性扭伤疼痛患者。结果:痊愈(经2次以内治疗而疼痛消失者)40例,好转(经4次以内治疗疼痛不同程度减轻者)共9例,无效(经5次以上治疗疼痛无明显改善者)1例,总有效率为98%。④

9. 腕踝针　选定进针点后,针体沿皮下浅层刺入一定深度,以针下有松软感为宜,若患者有酸、麻、胀、痛等感觉,提示针体深入筋膜下层,进针过深,需要调针至皮下浅表层重新进针,针刺方向一般朝向病所,针刺深度一般为1.0~1.5寸,留针20~30分钟;若病情较重或病程较长者,可适当延长留针时间(1小时~数小时)。留针期间不需要行针(捻转或提插),每日或隔日1次,10次为1个疗程。鲍超用上法治疗41例急性扭伤患者,痊愈37例,有效4例。⑤

10. 耳穴速点　确定诊断扭伤部位,取患者健侧耳朵,一般不需要消毒过程,医者左手捏住患者健侧耳边,右手拇食指持火柴杆无磷一头1/3处,在耳与人体相对应区域寻找阳性反应点,即敏感点,点时指力要平稳,使患者能忍受为度,约在2~3秒钟完成,速见效果;令患者试动扭伤部位,如疼痛效果欠佳,在原点的基础上,上下左右再点,以达到效果满意为止。王金亮用上法治疗134例急性扭伤患者,痊愈118例(占88.06%),显效16例(占11.94%),有效率为100%。⑥

11. 自拟方　红花50克、血竭25克、乳香25克、没药25克、续断25克、五加皮25克、延胡索20克、当归20克、三七15克、白酒700毫升、麝香

① 黄建军.针刺后溪穴治疗急性扭伤[J].针灸临床杂志,2000,16(9):36-37.
② 周黎仁,等.桃仁煎热熏外敷治疗扭伤250例[J].中国中医骨伤科杂志,1998,6(3):27-28.
③ 罗红昱,等.巨刺法治疗急性扭伤疼痛[J].河南中医,1997,17(5):305.
④ 李凤萍.针刺治疗急性扭伤疼痛50例[J].中国针灸,1996(3):44.
⑤ 鲍超.腕踝针治疗急性扭伤41例[J].安徽中医学院学报,1995,14(4):55.
⑥ 王金亮.火柴杆耳穴速点治疗急性扭伤134例[J].中国针灸,1994(S1):318.

0.15 克、樟脑适量。前 9 味药混合后加白酒 700 毫升，再放麝香，浸泡 7 日后过滤取液，每 50 毫升浸出液加樟脑 1.5 克，配适量的二甲基亚砜。龚玉娴等用上方治疗 120 例闭合性急性扭伤患者，获满意效果者有 110 例，占 92%。①

12.2 号敷药 煅自然铜 600 克、马钱子 600 克、五灵脂 600 克、三棱 600 克、莪术 600 克、芙蓉叶 600 克、制乳香 600 克、血见愁 600 克、煅无名异 600 克、地龙 600 克、生地黄炭 250 克、荆芥炭 250 克、红花 250 克、白及 250 克。将上药共研末用蜂蜜和水各半调匀，取调好之药，涂在油纸上并覆盖绵纸，敷在患处。张曼霞用上方治疗 429 例急性扭伤患者。结果：痊愈 405 例，占 94%；无效 24 例，占 6%。②

单 方

1. 黄柏石膏粉 组成：黄柏粉 3 份、石膏粉 1 份。用法用量：放入小换药碗或水杯中，缓慢加入 3% 樟脑酒适量，调制成糊状，敷患部，为防止干燥药物失去作用，可上盖油纸，然后用纱布或绷带包扎，每日换药 1 次。临床应用：王晓旭等用上方治疗 30 例扭伤患者。结果：一般在敷药 5 小时后疼痛明显减轻，肿胀在 1 日内渐消退。经 2～7 日（平均 5 日）治疗，基本临床治愈。29 例患者临床治愈，1 例因敷药后发生局部皮肤过敏而改用其他方法进行治疗。③

2. 跌打散 组成：生栀子 10 克、红花 10 克、血竭 10 克。制备方法：将上药晒干研成细粉装瓶

备用。用法用量：用时根据伤处面积大小，取药粉适量，加中华跌打丸适量及鸡蛋清少许（可用醋或酒代替）拌匀，使其成糊状，敷于患处，敷药面积稍大于患处，用塑料薄膜覆盖，绷带包扎即可。每日换药 1 次，每次敷 6～8 小时。临床应用：杨忠华用上方治疗急性扭伤和挫伤患者，效果显著。④

中 成 药

1. 跌打七厘片 组成：人工麝香、三七、血竭、没药（醋炙）、红花、冰片、朱砂、乳香（醋炙）、当归（酒炙）、儿茶。功效主治：活血，散瘀，消肿，止痛；适用于跌打损伤，外伤出血。用法用量：口服，每次 1～3 片，每日 3 次；亦可用酒送服。临床应用：张开等以跌打七厘片治疗 116 例急性四肢扭挫伤患者，痊愈 58 例，显效 36 例，有效 20 例，无效 2 例，总有效率 98.28%。⑤

2. 云南白药气雾剂 组成：三七、七叶一枝花等（国药准字 Z53021103）。功效主治：活血散瘀，消肿止痛；适用于跌打损伤，瘀血肿痛，肌肉酸痛及风湿疼痛。用法用量：外用，每日 3 次。临床应用：郑路照等将 62 例踝关节扭伤患者随机分为观察组 33 例与对照组 29 例。对照组用扶他林软膏治疗，每日 3 次；观察组用云南白药气雾剂治疗。两组均以 7 日为 1 个疗程。结果：观察组的治愈率为 72.7%，总有效率为 97%；对照组的治愈率为 48.3%，总有效率为 75.9%。比较两组治愈率和总有效率，差异均有统计学意义（均 $P < 0.05$）。⑥

① 龚玉娴,等.浸泡中药剂治疗闭合性急性扭伤效果好[J].冰雪运动,1993(2)：68,75.
② 张曼霞.2 号敷药治疗急性扭伤[J].四川中医,1992(12)：38.
③ 王晓旭,等.黄柏石膏粉治疗扭伤[J].第四军医大学吉林军医学院学报,2003,25(3)：162-163.
④ 杨忠华.跌打散外敷治疗急性扭伤[J].中国民间疗法,2000,8(7)：24.
⑤ 张开,等.跌打七厘片治疗急性四肢扭挫伤临床观察[J].中国中医急症,2012,21(9)：1485.
⑥ 郑路照,等.云南白药气雾剂治疗踝关节扭伤的疗效观察[J].中国校医,2009,23(1)：72-73.

急性关节扭伤

概　述

关节扭伤多由剧烈运动,或用力时体位不当、跌仆、闪挫、牵拉、扭转过度等原因引起,使得关节过度伸屈或过度旋转,导致韧带、筋膜、肌肉、肌腱、关节囊的扭伤或撕裂,造成局部出血和体液渗出。常见的疼痛和肿胀,大多是由于损伤局部炎性介质如组织胺、5-羟色胺、前列腺素、肿瘤坏死因子-α、缓激肽、白细胞介素等炎性细胞因子的作用,致使毛细血管微血管扩张、局部的部分毛细血管破裂出血,毛细血管浆液性渗出、炎性细胞浸润刺激神经末梢而导致反射性疼痛。关节的纤维囊和韧带因为富含神经感受器,所以损伤后疼痛显著,加之血运较差,愈合比较慢。其主要症状为患侧关节部位疼痛、跛行,以及关节活动功能障碍、关节附近软组织肿胀,或伴有皮肤青紫,患侧关节活动时疼痛加剧等,严重影响患者的日常活动。

本病属中医"筋伤"范畴。主要由于筋经、络脉及关节损伤,以致经气运行受阻,血离经脉,气血壅滞局部,"不通则痛",壅滞而致肿胀。损伤早期即见疼痛肿胀,痛有定处或有青紫瘀斑和血肿,关节活动受限,舌质紫暗或有瘀斑,脉弦涩。主要为气滞血瘀证者。损伤后期以局部疼痛为主,轻度肿胀及压痛,如在关节附近则影响关节的活动。治疗应疏通经络、行气活血化瘀。《黄帝内经》中提出"宛陈则除之"的治疗大法。

辨证施治

1. 秦雪飞等分 3 期

(1) 第 1 阶段(就诊时)　治宜对患踝予手法整复。患者仰卧位,助手用双手固定患者的小腿,医者一手握住患肢足跟,另一手握住足趾部,作对抗牵引;接着,医者将足踝扳向跖屈内翻位,然后将足扳回极度背伸及轻度外翻位,内侧韧带损伤的复位手法与之相反。最后,医者用大拇指的指腹用推按的手法从损伤韧带的健端推向伤处,捋顺受伤的韧带。然后每日外敷二黄新伤止痛软膏,每次敷药 8 小时,间隔 3～4 小时,弹力绷带包扎外固定,并口服玄胡伤痛片、创伤消肿片,持续时间 1 周。

(2) 第 2 阶段(1 周后)　治宜停止外敷和口服药物,予电针 20 分钟,华佗牌毫针长 25 毫米,G6805-1 型电针仪,取解溪、丘墟、申脉、昆仑、阿是穴,消毒,快速直刺进针,得气后连接电针,共两组,连续波频率为 2 赫兹,留针时间 20 分钟,同时 TDP 照射;并予手法治疗 10 分钟,用摩法、揉法在受伤部位治疗 2 分钟,接着用推按的手法捋顺受伤的韧带,然后做踝关节环摇法 10 次,环摇的角度及力度由小至大,然后将足背伸。每日 1 次,治疗时间为 1 周。

(3) 第 3 阶段(2 周后)　开始指导患者进行踝关节本体感觉功能练习,踝关节柔韧性训练时以脚趾部支撑提踵,提到最高位置时暂停一下,然后慢慢降低脚跟,提踵的幅度越大越好;踝关节平衡练习时用患足单独保持站立 10～30 秒,当能坚持站立 60 秒时,可双眼闭上,交替做双臂侧平举和双臂交叉于胸前。每日 2 次,每次 20 分钟,持续时间 2 周。

临床观察：秦雪飞等用上法分期治疗 40 例急性踝关节扭伤患者，早期开始对踝关节扭伤采取分期论治的方法能明显缩短疗程，提高治愈率。[1]

2. 孙文山分 3 期

（1）急性期（踝关节损伤后 1～2 周内）　症见行走困难，局部肿胀明显，疼痛剧烈，皮肤红肿发热，可见大片青紫瘀斑。治宜活血化瘀、消肿止痛。先行正骨手法整复理筋，后方用活血消肿汤：当归 20 克、川芎 20 克、赤芍 20 克、乳香 15 克、没药 15 克、血竭 15 克、三七 15 克、黄芩 20 克、木通 20 克、栀子 20 克、延胡索 15 克、大黄 20 克、泽泻 20 克、紫荆皮 25 克。煎药外洗，损伤 24 小时内须将药液冷却至皮温以下再浸洗，亦可用凉水冷敷，损伤 24 小时后方可用较热药液熏洗；洗后卧床休息，局部制动，患肢抬高。

（2）恢复期（踝关节损伤后 3 周内）　症见局部肿痛减轻，但活动时仍疼痛，皮色稍暗红，皮温不高，有的因失治误治而表现为关节虚肿，按之凹陷难复。治宜活血通经、舒筋活络。方用活血伸筋汤：当归 20 克、川芎 20 克、红花 15 克、乳香 15 克、土鳖虫 15 克、地龙 20 克、苍术 20 克、木通 15 克、川贝母 15 克、木瓜 20 克、威灵仙 20 克、白芷 20 克、桂枝 20 克、伸筋草 20 克、路路通 20 克。随症加减：虚肿者，加黄芪 40 克、枳壳 20 克。煎药外洗，洗后不负重进行踝关节轻微伸屈活动，以不疼痛和不加重肿胀为原则，但不宜作旋转及内、外翻动作。

（3）陈旧期（踝关节损伤 3 周后）　症见局部轻度肿胀，关节活动范围减小，触摸软组织弹性减弱，或有疤痕硬结形成，皮温低。治宜祛痰软坚、温经散结。方用软坚伸筋汤：川乌 25 克、草乌 25 克、半夏 15 克、南星 15 克、皂角刺 20 克、昆布 20 克、三棱 15 克、莪术 15 克、土鳖虫 15 克、甲片 15 克、威灵仙 20 克、伸筋草 25 克、透骨草 25 克、肉

桂 20 克。上药煎沸后加醋 100 克熏洗，同时配合拿捏、按揉、点穴、拨络、屈伸等理筋手法。

熏洗方法：将药物置于盆中，加水 1 000～1 500 毫升，煎沸后离火，将踝关节置于其上先熏后洗，每次 30～40 分钟，每日 2～3 次，秋冬季每剂可用 3～4 日，春夏季用 1～2 日。临床观察：孙文山用上法分期治疗 856 例踝关节扭挫伤患者。结果：初期 384 例全部治愈；中期 318 例治愈 294 例，显效 24 例；后期 154 例治愈 128 例，显效 17 例，有效 9 例。总治愈率为 94.1%，总有效率为 100%。[2]

经　验　方

1. 一针疗法　如患者左踝关节扭伤，即在其右手腕关节找其最痛点，一针下之，泻法，施术 30 分钟，每日针刺 2 次，持续治疗 12 日。李正平用上法治疗 98 例急性关节扭伤患者。显效 43 例，占 88%；有效 4 例，占 8%；无效 2 例，占 4%。[3]

2. 伤科外敷散　乳香、没药、红花、姜黄、川芎、泽兰、土鳖虫、苏木、香附、马钱子、血竭、儿茶、冰片、橘叶、三棱、莪术、栀子、黄柏等。将上药研末，分装密封备用；治疗时取粉末适量，用醋或白酒调成泥状，外敷前将皮肤用温水洗干净，外敷患处，绷带固定 12～16 小时，每日 1 次。宋原敏等用上方治疗 100 例急性关节扭伤患者。结果：治愈 81 例，显效 18 例，有效 1 例，总有效率 100%。注意事项：使用后需检查皮肤，如出现红疹、瘙痒等过敏现象应停止外敷，并外涂三九皮炎平软膏。[4]

3. 针刺居髎穴　患者侧卧，屈膝屈髋，在髂前上棘与股骨大转子最高点连线的中点处取居髎穴，以 75% 乙醇局部消毒后用直径 0.35 毫米、长 75 毫米毫针直刺，深度以得气为度，之后施行提插捻转手法，刺激量以患者能耐受为度，留针 20 分钟。朱捷用上法治疗 33 例腕关节扭伤患者。

① 秦雪飞，等.急性踝关节扭伤分期论治临床疗效观察[J].成都中医药大学学报，2011，34（2）：25-27.
② 孙文山.分期运用中药熏洗治疗踝关节扭挫伤[J].中医正骨，2003，15（1）：38-39.
③ 李正平.应用高树中教授"一针疗法"治疗急性关节扭伤 98 例[J].中国民间疗法，2015，23（2）：26-27.
④ 宋原敏，等.伤科外敷散治疗急性关节扭伤 100 例总结[J].湖南中医杂志，2013，29（2）：66-67.

结果：显效 27 例,有效 5 例,无效 1 例。①

4. 罗明生经验方 白花蛇舌草 80 克、生栀子 30 克、生大黄 30 克、冰片 5 克、中华跌打药酒。前 4 味研末密闭贮存备用,调以中华跌打药酒。适用于无开放性外伤的急性关节扭伤。罗明生用上方治疗 1 例急性关节扭伤充血肿胀患者,分 3 次外敷,包绕整个踝关节,绷带包扎固定,每日换药 1 次,换药间期可适当配以推拿,疗效满意。②

5. 三七散 三七 10 克、当归 12 克、川续断 4 克、自然铜(煅)4 克、红花 9 克、乳香 6 克、没药 6 克、川牛膝 9 克、木瓜 6 克、川芎 5 克。混合粉碎成细末,过筛制成散剂,然后取 1～2 个鸡蛋清,加入三七散打成糊状,敷于患处,用白纱布包裹。王利敏用上法治疗 137 例关节扭伤肿痛患者。结果：治疗 3～7 日,症状消失者 97 例,明显减轻者 20 例,有效 1 例,无改善 9 例,有效率 93.5％。③

6. 活血祛瘀散 红花 20 克、桃仁 20 克、栀子 20 克、细辛 10 克、冰片 10 克、土鳖虫 20 克、面粉 10 克、鸡蛋清 1 个、醋适量。前 6 味共研成细末备用,加入面粉、鸡蛋清、醋与上药和成糊状,将受伤部位进行包扎加压处理,每 2 日换药 1 次,1 周为 1 个疗程。蒋新生用上方治疗 210 例关节扭伤患者。结果：痊愈 160 例,占 76.19％;显效 40 例,占 19.05％;无效 10 例,占 4.76％。总有效率为 95.24％。④

7. 针灸反阿是穴 按照反阿是穴取穴方法,根据腕部疼痛分布的位置来寻找反阿是穴。如疼痛位于腕背部,则在手三里穴附近或手三里至养老穴连线之间以指压来寻找可使腕部疼痛立即消失的点;如疼痛位于腕掌侧,则在肱骨内上髁前下缘附近或肱骨内上髁前下缘至神门穴之间以指压来寻找可使疼痛立即消失的点。指压的同时嘱患者活动腕关节,若疼痛完全消失(至少是很明显减轻),才能说明所找到的穴位是正确的,即反阿是

穴。在所找到的反阿是穴上施以中、大刺激量的点揉 5～10 秒,一般腕部疼痛即可立即消失;如疼痛减轻不明显或疼痛消失后不久又复发者,可加用毫针针刺治疗,取 1.5 寸毫针刺入反阿是穴内约 1.0 寸,嘱患者活动腕关节,如仍疼痛,就将针退至皮下,稍改变方向后重新刺入,如此反复直至疼痛完全或基本消失,留针 30 分钟出针。张文兵等用上法治疗 32 例腕关节扭伤患者,其中 1 次治疗痊愈(全部症状基本消失,3 日后随访未复发) 25 例,占 78.1％;1 次治疗后疼痛、功能障碍有明显减轻 4 例;1 次治疗后无明显疗效 3 例,无效的 3 例患者,腕部均有较明显肿胀。⑤

8. 捏腹推顶手法 放松与前期手法：患者取坐位或俯卧位,先在腰部用"活络油"进行涂抹揉擦;手法由上而下或从上而斜下理筋、揉筋,以缓筋止痛;点揉腰眼、肾俞、劳宫、委中或阿是穴等,以解痉止痛;双手拇指交叉或食中二指中节背侧沿脊柱棘突两旁自上而下进行挟脊振筋以调整筋位及内在平衡,审视病椎,体会指感下的不同筋情、筋位。捏腹推顶法：双手抱腰,四指在前,拇指在后,用手指捏腹提弹腹外斜肌,给予腹肌一定量的刺激,当患者自身反射性地瘪腹和身体直立上引时,顺势用双手拇指推顶病椎,常有推动感;其后再行理筋、按摩手法结束。黄继东用上法治疗 40 例急性腰椎关节扭伤患者。结果：28 例治愈,8 例配合电针治疗后好转,4 例无效。总有效率 90％。⑥

9. 刺血疗法 在施术部位用 2％的碘酒进行消毒,用 75％乙醇进行脱碘,将已消毒好的三棱针,用拇食二指持针,中指贴扶于针尖,距针尖 0.1～0.2 厘米,用丛刺法(用三棱针在所刺部位连续进行点刺)刺入受伤部位,形如梅花状,挤出少量血液(如受伤部位面积较大的,可行火罐拔罐 10 分钟拔出少量瘀血),擦尽血迹,局部涂擦松节油,

① 朱捷.针刺居髎穴治疗腕关节扭伤的临床疗效观察[J].时珍国医国药,2010,21(6)：1553-1554.
② 罗明生.白花蛇舌草治疗急性关节扭伤[J].中医杂志,2008,49(7)：635.
③ 王利敏.三七散治疗关节扭伤肿痛临床效果[J].河南中医学院学报,2007,22(1)：73.
④ 蒋新生.自制活血祛瘀散治疗关节扭伤 210 例[J].中医外治杂志,2006,15(3)：23.
⑤ 张文兵,等.反阿是穴治疗腕关节扭伤 32 例[J].辽宁中医杂志,2001,28(11)：689.
⑥ 黄继东.捏腹推顶手法治疗急性腰椎关节扭伤 40 例[J].按摩与导引,2000,16(5)：39.

直到油干肤红发热为止。促进局部血液循环。3次为1个疗程,隔3日行1次刺血,每日用松节油涂擦患处,方法如前。舒通经络,活血消痛,祛瘀止痛。李金友用上法治疗66例急性闭合性关节扭伤患者。结果:痊愈60例(90%),有效4例(7%),无效2例(3%)。①

10. 对应取穴法 首先在损伤部位找出明显痛点或压痛点周围的腧穴,再从对侧同名经相对应的部位取穴。局部常规消毒后,快速进针,行提插捻转手法,其频率及幅度以患者能耐受为度,同时嘱患者轻轻活动病侧关节,活动范围由小到大,待产生明显的酸、麻、胀等针感后,留针20～30分钟。刘佩云用上法治疗38例关节扭伤患者,痊愈32例,好转4例,无效2例。②

单 方

1. 活血条烫洗 组成:新鲜活血条500克。用法用量:洗净切断,放入锅中加水适量煮沸30分钟,倒入盆中备用;另取青石一块(约300克)放入火中烧至红热后立即放入活血条水盆内,待水温降至适宜时将患肢放入盆中烫洗30分钟,疼痛明显减轻。每日2次,3～5日可治愈。③

2. 大蓟方外敷 组成:大蓟粉。功效:清热解毒,活血消痛,消肿散结。用法用量:大蓟粉与淀粉按1:1的比例拌匀,加温水调为糊状,摊在纱布上,四周向内折叠,置于患处,每日1～2次;伤后立即指导学生进行冷敷并抬高患肢,24小时以后开始应用本方,同时注意患肢的抬高与制动,一般3～5日疼痛及肿胀即可消失。④

3. 檵花叶外敷 组成:鲜檵花叶及嫩茎。用法用量:洗净、捣烂,外敷于受伤关节处,有条件时可用一层纱布包裹,四周向内折叠置患处,每日

早晚2次,每次30分钟,受伤当日可增加湿敷次数至3次,严重者可将药泥挤汁,口服,配合外敷,效果更好。每日用量为15～30毫克,一般10～15分钟可止痛,2～3日症状减轻,4～6日痊愈。⑤

4. 虎杖红花苏木搽剂 组成:鲜虎杖100克、红花20克、苏木50克。制备方法:取鲜虎杖晾干后碾粉,加红花、苏木,浸泡于55%乙醇200毫升中(用药量大时以此比例类推),半年后取其上清液备用;根据受伤部位面积大小,每次取5～15毫升,用药棉蘸取药液涂擦患处,每次10～15分钟,每日3次,连续5～7日。涂擦时力度适中,要擦到局部皮肤发热为止,避免擦伤皮肤。效果明显者3日后可改为每日2次涂擦。临床应用:朱悦萍等用上方治疗57例急性关节扭伤患者。结果:治愈52例,占91%;好转5例,占9%。⑥

5. 榕树叶蓖麻叶外敷 组成:鲜榕树叶、蓖麻叶、生姜2～3片。用法用量:用鲜榕树叶、蓖麻叶各半,生姜不宜过多,以免刺激皮肤引起水疱,将3味药捣烂,加75%乙醇适量拌匀,外敷患部。每日1次,一般3～5次即愈。临床应用:魏冬艳用上方治疗49例急性关节扭伤患者。结果:经3～5次的治疗,临床治愈43例,好转6例,有效率100%。⑦

6. 自拟方 组成:生姜30克、陈面引子35克、生花椒25克。制备方法:分别将花椒和陈面引子捣碎成粉状,再将生姜捣碎,三者合成膏药状。用法用量:急性期可做局部冷敷,24小时后局部外敷,外用纱布固定,48小时更换1次。配合内服舒筋活络中成药,抬高患肢,制动数日。临床应用:李桂敏用上方治疗56例关节扭伤患者。结果:一般4～5日后红肿消退,可做轻微活动,10日左右可恢复正常。⑧

7. 松叶榕须煎液 组成:新鲜马尾松叶300

① 李金友.刺血疗法治疗急性闭合性关节扭伤66例[J].西南国防医药,1999(S):53.
② 刘佩云.对应取穴法治疗关节扭伤38例[J].山东中医学院学报,1995,19(3):175.
③ 周传芳.活血条烫洗治疗关节扭伤[J].中国民间疗法,2011,19(5):31.
④ 于奥军,等.大蓟方在治疗关节扭伤中的应用[J].中国民间疗法,2010,18(9):79.
⑤ 庄淑萍,等.檵花叶治疗关节扭伤[J].中国民间疗法,2009,17(2):16.
⑥ 朱悦萍,等.虎杖红花苏木搽剂治疗急性关节扭伤57例[J].山东中医杂志,2006,25(10):681.
⑦ 魏冬艳.榕树叶蓖麻叶治疗急性关节扭伤[J].中医正骨,2002,14(3):12.
⑧ 李桂敏.验方治关节扭伤56例效果观察[J].青岛医药卫生,2001,33(5):397.

克、榕树须 300 克。用法用量：以清水洗净后放入 5 000～8 000 毫升水中，煮沸 15 分钟后，以熏蒸患处，用略湿的毛巾覆盖患处上方，罩住蒸气，待药液温度降至适宜后再用以洗敷患处，每次熏洗 30～40 分钟，每日 2 次。临床应用：朱节云用上方治疗 11 例急性关节扭伤患者。结果：8 例经熏洗 2 次而愈，扭伤部关节疼痛消失，活动自如；2 例经熏洗 2 次后疼痛明显减轻，4 次而愈；另 1 例熏洗 6 次而愈。[1]

8. 葱白外敷　组成：葱白。用法用量：取葱白适量，用刀切碎，将锅刷净放入葱白，用文火炒热，趁热取出，外敷于扭伤关节部位（但注意不要烫伤皮肤），半小时后取下，一般外敷 1 次即可痊愈，重者在 24 小时内再用上法外敷 1 次。临床应用：赵志用上法治疗 265 例急性关节扭伤患者，扭伤时间均在 24 小时内，皮肤无红肿，但关节部屈伸疼痛，活动受限。结果：251 例经外敷 1 次而痊愈；14 例外敷 1 次疼痛明显减轻，外敷 2 次痊愈。用药后 3 日随访，无 1 例复发。[2]

9. 景天三七外敷　组成：景天三七。功效：止血散瘀，消肿止痛。用法用量：冲洗扭伤部位，按肿胀部位的范围取鲜景天三七全草药适量外敷，36 小时就诊用食醋调敷，36 小时后就诊用 75% 乙醇调敷；药物厚度为 1 厘米，用塑料薄膜及绷带包扎固定。24 小时换药 1 次，药物干燥重新调敷或用醋直接外滴，始终使之保持湿润。临床应用：李志华等用上法治疗 18 例急性单纯性关节扭伤患者，效果良好。[3]

中 成 药

1. 复方伤痛胶囊　组成：延胡索（醋）、大黄（酒炙）、柴胡、当归、桃仁（去皮）、天花粉、红花、甘草（甘肃省西峰制药有限公司生产，国药准字 Z20073054）。功效主治：活血化瘀，行气止痛；适用于急性胸壁扭挫伤之瘀滞证，也可用于急性软组织损伤血瘀气滞证，症见局部疼痛、肿胀、瘀斑等。用法用量：口服，每次 900 毫克，每日 3 次。临床应用：葛瑞等将 60 例急性踝关节扭伤患者随机分为治疗组与对照组各 30 例。两组均予休息、冷疗、抬高患肢；对照组给予西乐葆治疗，每次 200 毫克，每日 1 次；治疗组给予复方伤痛胶囊治疗。结果：治疗后 24 小时、48 小时，两组患者的疼痛均明显减轻，但两组的差异无统计学意义（$P >$ 0.05）；与对照组相比，治疗组患者在扭伤后 24 小时、48 小时均能明显缓解踝关节肿胀。[4]

2. 大七厘胶囊　组成：血竭、乳香、没药、三七、大黄、当归、骨碎补、自然铜、冰片、硼砂（江西昂泰药业有限公司生产，国药准字 Z20050144）。功效主治：化瘀消肿，止痛止血；适用于跌打损伤、瘀血疼痛、外伤止血，还常用于治疗妇科、五官科、心脑血管疾病等。用法用量：口服，每次 5 粒，每日 3 次。临床应用：胡志俊在常规西医治疗基础上加服大七厘胶囊治疗 50 例急性踝关节扭伤患者。结果：治愈 42 例，显效 3 例，有效 3 例，无效 0 例，总有效率 100%。[5]

3. 金黄散膏　组成：姜黄、大黄、黄柏、苍术、厚朴、陈皮、甘草、生天南星、白芷、天花粉等。功效：清热解毒，消肿散结，祛风止痛。用法用量：取如意金黄散（市售外用中成药成品）80 克与正骨水（市售外用中成药）24 毫升混合，加入适量凡士林作为赋形剂，适当加温调匀即制备妥；在损伤发生的 24 小时之内采用冷敷治疗，在冷敷处理后用自制的复方金黄散软膏外敷，使用时均匀涂抹在适当大小的纱布垫上，外敷于关节肿痛处，然后用绷带固定包扎，制动，并嘱患者每隔 1 日换药 1 次；休息时抬高患肢以利局部消肿，腕关节损伤者敷药后加用绷带将患肢悬挂于胸前。临床应用：王靖将 280 例关节扭伤患者随机分为治疗组 143 例与对照组 137 例。对照组采用市

① 朱节云.松叶榕须煎液熏洗治疗急性关节扭伤 11 例[J].中国民间疗法,2001,9(10)：34.
② 赵志.葱白外敷治疗急性关节扭伤 265 例[J].中国民间疗法,2000,8(12)：14-15.
③ 李志华,等.景天三七外敷治疗急性关节扭伤[J].青岛医药卫生,1997,29(4)：48-49.
④ 葛瑞,范继峰.复方伤痛胶囊治疗急性关节扭伤临床疗效评价[J].中国药业,2017,26(4)：50-52.
⑤ 胡志俊.大七厘胶囊治疗急性踝关节扭伤 50 例[J].浙江中医杂志,2012,47(1)：75.

售成药消炎止痛膏外敷,隔日换药 1 次。治疗组采用金黄散膏外敷。两组均在损伤发生的 24 小时内采用冷敷治疗,即用冰袋外敷或冷水浸泡 30 分钟。结果:总有效率治疗组为 88.11%,对照组为 78.10%。治疗组总有效率明显高于对照组($P<0.05$);治疗组在治愈时间上明显比对照组短,治疗组在 7 日内的治愈率明显高于对照组($P<0.05$)。[1]

---

① 王靖.金黄散膏外敷治疗关节扭伤临床观察[J].中国医学工程,2012,20(4):82,85.

急 性 腰 扭 伤

概　　述

急性腰扭伤,是指外来暴力的突然刺激,或搬抬重物,动作不协调、用力过大,或负重过大使肌肉配合不协调,造成腰部、骶部和骶髂的肌肉、筋膜、韧带、小关节突及滑膜等产生炎性反应,或受到过度牵拉,产生一系列腰部疾患,如腰部疼痛、活动功能障碍。俗称"岔气""伤筋",发病人群多为体力劳动者、缺乏锻炼者。大部分人在急性腰扭伤后的表现为俯仰不顺,甚则弯腰转身呈被动的僵直姿势,在平卧位时由一侧向另一侧转身会很困难,患者常呈一种双腿蜷曲在腹部的表现,这实际上是一种保护性反应,以保护损伤的肌群。体格检查多为阳性。

本病属中医"腰痛""伤筋"范畴。中医古籍中没有急性腰扭伤的病名,可称之为"腰背痛""腰脊痛""腰股痛"。《素问》一书有相关论述:"……腰痛,不可以俯仰,仰则恐仆,得之举重伤腰。"

辨 证 施 治

1. 吴鹜旗等分3型

(1)急性腰肌筋膜扭伤　症见腰骶部有压痛和肌痉挛,腰部各方面的运动均受限,X线片无异常表现或可发现伴有腰椎平直、侧弯或后突变形。以手法治疗:① 揉按法。患者俯卧治疗床上,肢体放松,术者用两手拇指或手掌,自上而下开始揉按。② 推理腰肌。术者立于患者腰部健侧,以双手拇指在压痛点上方自棘突旁把骶棘肌向外下方推开,由上而下,直至骶骨后上棘,如此反复3～4次。③ 捏拿腰肌。术者用两手拇指和其上指指腹对合用力,捏拿腰部肌肉,捏拿方向与肌腹垂直,由上而下,先轻后重,重点捏拿腰棘突两侧骶棘肌和压痛点明显处,后复捏拿2～5分钟。④ 扳腿按腰。术者一手按其腰部,另一手肘关节屈曲用前臂抱住伤病员一侧大腿下 1/3 处,用力将下肢向后上抱起,两手配合,一手向下按压腰骶部,另一手托其大腿向上提拨扳腿,有节奏地使下肢一起一落,随后摇晃拨伸。有时可听到响声,每侧3～5次。⑤ 揉摸舒筋。术者以掌根或小鱼际着力,在患者腰骶部进行揉摸手法,从上至下,先健后患侧,边揉边移动,反复进行3～5次,使腰骶部感到微热为宜。

(2)急性腰部韧带损伤　症见棘上韧带、棘间韧带和骶腰韧带损伤;腰骶部有撕裂感,剧痛,活动受限,屈曲时疼痛加重;棘上,棘间处压痛明显,棘突间距可增宽。治疗以理筋通络方法手法。韧带损伤未发生断裂者,可用按摩手法理筋通络,患者俯卧位,术者先在脊柱的两侧用按、揉手法治疗。用一手拇指在患部棘上韧带做与其呈垂直方向的弹拨治疗,并沿棘上韧带方向作上下抹法,然后在腰背部督脉上直按,以透热为度。如属棘上韧带撕裂或棘突上剥离者,可用手法理顺复位,复位后避免腰部旋转活动,暂不作身体屈曲动作,卧硬板床休息。

(3)急性腰椎后关节滑膜嵌顿　症见伤后腰部立即发生难以忍受的剧烈疼痛,全部腰肌处于紧张状态和僵板;检查时腰部呈僵直屈曲位,后伸活动明显受限,一般无神经根刺激性体征。X线有时可显示后关节排列方向不对称,或有腰椎后突或侧弯,椎间隙左右宽窄不等。予手法治疗。① 滚动法。手法先由病变远端或健侧逐渐向主痛部位接近,力量由轻到重,时间7～8分钟,使患者放松肌肉紧张。为下一步手法做准备。② 牵抖法。患者俯卧位，一助手双手拉住患者腋下，术者提患者双踝关节，作对抗牵引，持续 1 分钟后，再慢慢松开，如此重复数次，然后用力将下肢快速上下抖动数次，使牵引之力传至腰部。③ 斜扳法。患者侧卧位，患侧在上，髋、膝关节屈曲，健侧髋膝关节伸直，术者立于背侧一手推肩，一手肘关节压臀部，两手相对用力，使上身旋后，骨盆旋前，令患者腰部放松，活动到最大范围时，用力作一稳定的推扳动作，往往可听到清脆的弹响声，疼痛可随之缓解。

临床观察：吴翥旗等用上法辨证治疗 51 例急性腰扭伤患者。结果：全部治愈。经手法治疗 10 次治愈 2 例，5 次治愈 27 例，1～3 次治愈 22 例，无一例复发。①

2. 任德广分 2 型

（1）小关节紊乱型　症见腰部姿势歪斜，稍作活动疼痛剧烈；检查时腰椎有轻度的压痛，以骶髂、腰骶关节处多发，痛处深在，直腿抬高试验（－）。治宜以手法为主，患者俯卧位，医者立于右侧，先作痛点周围的揉、按、滚、捏，再用双侧拇指按压两侧骶棘肌和环跳、殷门、委中、承山等穴。然后嘱患者右侧卧位，右下肢伸直，左下肢自然弯曲，身体放松，医者一手按住患者的肩部，一手按于髂骨处，作相反方向斜扳。如能听到清脆的弹响声，则手法成功，否则应重复一次。

（2）肌纤维撕裂型　症见腰部疼痛，痛有定处，两侧骶棘肌或脊上韧带有固定的压痛点，有时可扪及条索状肌纤维。方用疏筋汤加减：当归 10 克、白芍 10 克、川芎 5 克、制乳香 10 克、制没药 10 克、伸筋草 10 克、红花 5 克、海桐皮 12 克。先在痛点最明显处用 2％ 利多卡因 5 毫升、强的松龙 5 毫升作局部封闭，然后作与小关节紊乱型相同的手法，但不作斜扳。同时口服上方，每日 1 剂，3 剂为 1 个疗程。

临床观察：任德广用上法辨证治疗 136 例急性腰扭伤患者，其中小关节紊乱型 47 例，肌纤维撕裂型 89 例。结果：疗效评价，优（腰部症状、体征完全消失，活动自如，无需再作药物治疗）67 例，良（腰部疼痛明显减轻，但作腰部活动时仍有轻度受限及疼痛感）48 例，差（症状、体征无改善）21 例，总有效率 84.6％。②

经 验 方

1. 药酒湿敷配合隔姜灸　血竭 30 克、儿茶 30 克、桃仁 20 克、红花 20 克、乳香 60 克、没药 30 克、赤芍 20 克、白芷 15 克、当归尾 15 克、木香 10 克。将药物及 2 000 毫升白酒（60％乙醇）放置 3 200 毫升密封玻璃罐中浸泡，密封浸泡 1 个月后取用。邓妍等用上方治疗 31 例急性腰扭伤患者。结果：痊愈 18 例，好转 11 例，未愈 2 例，总有效率 93.5％。③

2. 刺络放血　刺委中血郡浮络出血。取不锈钢三棱针，一般长为 7～10 厘米，针柄直径 2 毫米；患者应该取俯卧位，取主穴委中穴，应该配合下肢浮络，应采用俯卧的取穴姿势；针刺放血时，应该严格按照标准执行，注意进针深度不能过深。一般放血量为每次 1～5 毫升，宜隔日 1 次，3 次为 1 个疗程。放血结束后针孔应按压约 1 分钟防止继续出血及血肿，再行消毒、包扎，24 小时后，拆除敷料即可。局部退热，局部止痛，经络解毒，泻火等。梁旭用上法治疗 100 例急性腰扭伤患者。结果：治愈 79 例，显效 18 例，无效 1 例，总有效率 97％。注意事项：患有血小板减少症、血友病等有出血倾向疾病的患者，患者过度疲劳，不宜进行针刺者，不宜使用本疗法；放血疗法特别强调医师手法的手稳、穴准、力轻，且放血不能过多。放血后 24 小时内局部禁止洗浴，宜避风寒注意保暖，宜卧床休息，适当补充营养，适当腰背肌功能练习，注意体位变化，勿久坐，勿冷饮，勿行房，勿饮酒。④

① 吴翥旗，等.急性腰扭伤的临床分型诊断及手法治疗［J］.包头医学，2001，25（3）：122－123.
② 任德广.分型治疗急性腰扭伤 136 例［J］.江苏中医，2000，21（4）：28.
③ 邓妍，等.自制药酒湿敷配合隔姜灸治疗急性腰扭伤的疗效观察［J］.中医药导报，2017，23（14）：93－95.
④ 梁旭.委中放血治疗急性腰扭伤 100 例临床观察［J］.辽宁中医药大学学报，2017，19（6）：193－195.

3. 四黄膏　大黄 150 克、黄连 150 克、黄芩 150 克、生黄栀子 150 克。以上四味药物等份混合烘干粉碎为 100 目细粉，取适量黄凡士林加热至 100℃，投入粉碎好的药粉混匀，不断搅拌至凝固，低温储存备用；使用时取药膏加适量白酒、蜂蜜加热调为糊状，取 2～3 毫米厚度药膏放在纱布上敷贴于腰部患处，用 4～5 层纱布覆盖药物并用胶布固定，1～2 日更换 1 次药物，患者以卧床休息为主，7 日为 1 个疗程。凉血消肿，止血活血，祛瘀生新，疗伤镇痛。涂爱国等用上法治疗 49 例急性腰扭伤患者。结果：治愈 24 例，好转 22 例，未愈 3 例，总有效率 93.9%。[1]

4. 加味身痛逐瘀汤　秦艽 3 克、川芎 6 克、桃仁 9 克、红花 9 克、甘草 6 克、羌活 3 克、没药 6 克、当归 9 克、炒五灵脂 6 克、香附 3 克、牛膝 9 克、地龙 6 克。每日 1 剂，水煎服，加水 400 毫升，煎 30 分钟，取汁 200 毫升，再加水 200 毫升，取汁 100 毫升，两煎相混，分 3 次温服，共计 7 日。白巨平等用上方治疗 120 例急性腰扭伤患者。结果：治愈 81 例，显效 29 例，有效 8 例，无效 2 例，总疗效率 98.3%。[2]

5. 活络效灵丹　当归 20 克、丹参 15 克、乳香 10 克、没药 10 克、土鳖虫 10 克、续断 15 克、杜仲 25 克。每日 1 剂，水煎 2 次，煎汁混合约为 400 毫升，早晚分服；药渣趁热外敷伤处（以痛点为中心），温度适中，以免烫伤肌肤，时间为 1～2 小时，疗程 1 周。周锦先用上方治疗 50 例急性腰扭伤患者。结果：治愈 30 例，好转 17 例，无效 3 例，总有效率 94.00%。[3]

6. 三七散　三七、当归、川牛膝、土鳖虫、川芎、乳香、没药、续断、龙骨、血竭、自然铜、儿茶、木瓜。将上述中药加工成细粉，以鸡蛋清调制成糊状，平摊于布上，储存于冰箱中备用，使用时外敷于腰部。每日 1 次，7 日为 1 个疗程。高迪等用上法治疗 50 例急性腰扭伤患者。结果：痊愈

28 例，显效 11 例，有效 7 例，无效 4 例，总有效率 92%。[4]

7. 推拿手法　(1)推拿，患者取俯卧位，在腰部采用轻柔的点按揉手法治疗，达到放松腰部紧张肌群和镇痛作用。(2)改良腰椎斜扳法，患者侧卧，患侧向上。操作者站于其面前，以一手食、中指分触错位节段与上一节段的棘突间隙，另一手抓住患者下侧肩部向前移动，使脊柱轻度屈曲。当手指触及错位节段上一棘突间隙发生扭动而错位节段下一棘突间尚无相对移动时，停止肩部移动，保持上身体位相对稳定。然后令患者双臂在胸前交叉，抱住对侧肩部。操作者用一手稳定患者肩部，另一手食中指触摸错位节段和下一节段的棘突间隙，令患者下侧下肢轻度屈髋，使腰椎生理前凸转变为略后突，扩大后关节间隙；屈髋的幅度以触及错位节段下一棘突间隙扩大而错位节段上一棘突间隙保持不动为度。再令患者上侧下肢屈膝屈髋，踝部搁置于下侧下肢膝部；操作者触摸棘突间隙手指改为用指端顶推偏凸棘突，肘部则扳压患者臀部向患侧扭转至极限。此时，脊柱的扭转中心恰好落于错位节段水平，脊柱上下肩部与骨盆上进一步增加的扭力，均可导致应力平衡破坏而产生复位移动。操作者适时作一突发有控制的扳动，同时推扳肩部、臀部，并用手指向下推压棘突，即可复位。杨铁伟等用上法治疗 30 例急性腰扭伤患者。结果：治愈 18 例，好转 10 例，未愈 2 例，总有效率 93.33%。[5]

8. 拔罐法　患者采用俯卧位，取腰背部督脉及两侧膀胱经疼痛明显部位及双侧委中穴，酒精棉球常规消毒后，用梅花针重叩刺，采用闪火拔罐法，火要尽可能在杯底燃烧，点火时不要让火靠近杯口中，以免灼伤皮肤，以拔罐部位有酸痛得气感及皮肤出现紫红色为佳，留罐 5～10 分钟，拔罐时酸痛明显者也可待酸痛明显减轻后取罐，擦净瘀血，用消毒棉球按压针孔片刻，每日 1 次，7 次为 1

① 涂爱国，等.四黄膏外敷治疗急性腰扭伤患者 49 例[J].中国中医药现代远程教育，2016，14(15)：91-92.
② 白巨平，等.加味身痛逐瘀汤治疗急性腰扭伤 120 例[J].中医药导报，2012，18(9)：118.
③ 周锦先.活络效灵丹加味治疗急性腰扭伤 50 例临床观察[J].中国中医急症，2012，21(2)：288.
④ 高迪，等.三七散外敷治疗急性腰扭伤的前瞻性随机对照研究[J].深圳中西医结合杂志，2012，22(2)：112-113.
⑤ 杨铁伟，等.改良腰椎斜扳法治疗以小关节错位为主的急性腰扭伤临床体会[J].中国中医急症，2009，18(8)：1348-1349.

个疗程。邹来勇等用上法治疗 40 例急性腰扭伤患者。结果：治愈 10 例,好转 25 例,未愈 5 例,有效率 87.5%。[1]

9. 针刺攒竹穴　患者取马步下蹲位,左侧腰痛重取左攒竹穴,右侧腰痛重取右攒竹穴。采用平刺法,针刺入皮下向下平刺约 1 寸,医者抵住针身不动,让患者咳嗽一声,然后行捻转泻法,待产生针感后,再根据患者的耐受程度而予不同程度之刺激量,在留针期间让患者不要注意针刺部位,做向前、后、左、右以及转侧、蹲下等姿势活动腰部,留针 20～30 分起针;伴有腰脊下中疼痛者,加刺人中效果更好。张跃敏用上法治疗 50 例急性腰扭伤患者。结果：痊愈 41 例,显效 5 例,好转 3 例,无效 1 例,总有效率 98%。[2]

10. 后溪-劳宫穴透刺　患者取坐位或仰卧位,掌心向上,双手呈握拳状。取双侧后溪穴,皮肤常规消毒,选两根 2 寸的 28 号毫针,由后溪向劳宫进针至针尖微出劳宫为度;左右各 1 针,行捻转手法,使局部产生酸麻重胀感并扩散至整个手部,部分患者针感向腕部传导。当患者腰痛减轻时,将患者扶起,嘱其逐步活动腰部,先做小幅度前后左右摆动,逐步加大运动幅度,最后做起蹲动作;在运动同时,每 9 分钟行针 1 次。每日治疗 1 次,连续治疗 9 次。徐慧卿用上法治疗 32 例急性腰扭伤患者。结果：治愈 24 例,显效 6 例,有效 2 例,总有效率 100%。[3]

11. 辛夷止痛散　辛夷(剥去苞片、花瓣,取雄蕊、雌蕊用)50 克、白芷 10 克、公丁香 10 克、大茴香 10 克、肉桂 10 克、细辛 3 克。混合粉碎成细末灌瓶密封备用;用时取 1 克掺入烊化的膏药上,贴于最明显的痛点。5～7 日外敷 1 贴膏药,2 贴为 1 个疗程。胡钦禄等用上法治疗 151 例急性腰扭伤患者。结果：临床治愈 94 例,显效 39 例,无效 18 例。总有效率 88.1%。[4]

12. 针刺压痛点　取俯卧位,暴露患处;医者

用拇指在患者病变部位寻找痛点,痛点确定后,常规消毒,选用 29 号 3 寸新毫针,针身与皮肤呈 90°快速刺入皮肤。行提插、捻转手法得气后,将毫针单向捻转,使局部产生很强的胀痛感,以针下出现阻滞而不能继续捻转为度,然后将针弯曲,用胶布固定,让患者起床做患者扭伤后不敢做的动作,同时配下蹲、弯腰、坐下、起来等动作,如此反复 2～3 次后,嘱患者俯卧位出针,每日 1 次。李林等用上法治疗 369 例急性腰扭伤患者。结果：经 1 次治疗,治愈 198 例;经 2～3 次治疗,治愈 109 例;总治愈率 82%。有效 62 例,占 17%;总有效率 100%。[5]

单　方

王不留行子耳针　组成：王不留行子。用法用量：主穴取神门、腹、相应部位。随症加减：偏腰椎一侧疼痛,配穴取配膀胱;前俯、后仰受限,配腰骶椎;下肢放射疼痛,配坐骨;疼痛较甚,配皮质下。耳郭用 75% 乙醇棉球消毒,将王不留行子固定于 7 毫米×7 毫米脱脂胶布中心,将胶布贴于穴位敏感点上,首次取患侧耳穴,稍用力按压,疼痛强度以耳郭发红有热感、患者能耐受为度。在按压刺激的同时,嘱患者作被动活动,即作腰部左右旋转、前俯后仰及弯腰下蹲等动作;亦可用手掌或空拳拍击腰部,力量由轻到重,以促进经络气血运行。每隔 10 分钟行针 1 次,以增强疗效。每日 1 次,3 次 1 个疗程。临床应用：李杰用上法治疗 83 例急性腰扭伤患者。结果：痊愈 69 例,显效 9 例,有效 4 例,无效 1 例,总有效率为 98.79%。[6]

中成药

1. 天和骨通贴膏　组成：丁公藤、麻黄、当归、干姜、白芷、海风藤、乳香、三七、姜黄、辣椒、樟

① 邹来勇,等.拔罐法治疗急性腰扭伤 40 例[J].河南中医,2009,29(8)：802-803.
② 张跃敏.独取攒竹穴治疗急性腰扭伤 50 例[J].中国社区医师,2009,11(2)：68.
③ 徐慧卿.后溪-劳宫穴透刺治疗急性腰扭伤 32 例[J].中国中医急症,2009,18(2)：296-297.
④ 胡钦禄,等.经验方辛夷止痛散外敷治疗急性腰扭伤 151 例[J].辽宁中医药大学学报,2008,10(6)：99.
⑤ 李林,等.滞针运动疗法治疗急性腰扭伤 369 例[J].针灸临床杂志,1999,15(11)：20-21.
⑥ 李杰.耳针治疗急性腰扭伤 83 例临床观察[J].中国中医急症,2006,15(1)：42,87.

脑、肉桂油、薄荷脑等(桂林天和药业股份有限公司生产,国药准字 Z10980134)。功效主治:祛风散寒,活血通络,消肿止痛;适用于寒湿阻络兼血瘀证之局部关节疼痛、肿胀、麻木重着、屈伸不利或活动受限。用法用量:清洁患处皮肤,开封后揭除膏布的塑料薄膜,将膏布的弹力方向与关节的活动方向一致,敷于患处,每贴外用 24 小时,每日更换 1 次。临床应用:徐天博等以天和骨通贴膏治疗 50 例急性腰扭伤患者。结果:显效 16 例,有效 32 例,无效 2 例,总有效率 96%。[①]

2. 独一味胶囊 组成:独一味(甘肃独一味生物制药股份有限公司,国药准字 Z10970053)。功效主治:活血祛瘀,消肿止痛;适用于跌打损伤,骨折,腰部扭伤。用法用量:每次 1 粒,每日 2 次,饭后口服,疗程 1 周。临床应用:袁智等以独一味胶囊治疗 72 例急性腰扭伤患者。结果:临床控制 41 例,显效 21 例,有效 8 例,无效 2 例,总有效率 97.2%。[②]

① 徐天博,赵冉.天和骨通贴膏治疗急性腰扭伤 50 例[J].中国中医药现代远程教育,2016,14(23):77-78.
② 袁智,管敏昌,等.独一味胶囊治疗急性腰扭伤效果观察[J].中国医药导报,2014,11(19):62-64,68.

胸 部 挫 伤

概　述

胸部挫伤，是指因暴力直接作用于胸壁软组织的损伤，多有直接暴力所致的挫伤史，如跌打、碰撞、坠落、打击、压轧等。临床表现为胸部有固定性、局限性刺痛，因深呼吸或咳嗽时胸痛而加剧，翻身转侧困难；伤处微肿，压痛固定，局部可有瘀斑青紫。

中医认为本病病机以伤血为主，络脉受阻，血溢经络之外，瘀血停滞而为肿，经络受阻、气机郁滞，不通则痛。根据临床表现特点，结合病因病机分析，本病辨证如下。(1)气机阻滞型(伤气型)：有胸部强力负重、过度用力屏气的外伤史，主症为胸胁疼痛，痞闷气短，疼痛范围广泛，走窜不定，深呼吸、咳嗽、转身时疼痛加剧，局部无肿胀，无固定压痛点，无挤压痛；舌淡红、苔薄白，脉弦。治宜疏肝理气、宽胸止痛。(2)瘀血停滞型(伤血型)：有直接暴力或突然闪扭所致的挫伤史，主症为胸胁刺痛，或痛如针刺刀割，痛处固定不移，局部肿胀明显，可有瘀斑，有明确的压痛点，无挤压痛，深呼吸、咳嗽时胸痛加剧，翻身转侧困难，或伴有低热、大便秘结，小便黄赤；舌暗红，苔薄黄，脉数。治宜活血化瘀、消肿止痛。(3)气滞血瘀型(气血两伤型)：兼有以上两型的临床表现，其特征为伤处虽有肿胀，局部有明显压痛，其疼痛面积远较压痛之处为大，且常有走窜移动，甚则窜至背部，身微热，胃纳呆，夜寐不宁；舌暗红、苔黄，脉弦数。治宜活血化瘀、理气止痛。(4)气虚血瘀型(陈伤型)。胸肋隐痛，时轻时重，经久不愈，尤以劳累之后症状加重，但局部多无肿胀或固定压痛；舌质淡红，苔薄白，脉细涩。治当扶正化瘀、攻补兼施。

辨 证 施 治

1. 张宝明等 3 型

(1)气机阻滞型　症见胸胁疼痛，痞闷气短，疼痛范围广泛，走窜不定，深呼吸、咳嗽、转身时疼痛加剧，局部无肿胀，无固定压痛点，无挤压痛；舌淡红、苔薄白，脉弦；有胸部强力负重、过度用力屏气的外伤史。治宜疏肝理气、宽胸止痛。方用柴胡疏肝散加减：柴胡 10 克、白芍 10 克、枳壳 10 克、川芎 10 克、香附 10 克、陈皮 10 克、郁金 10 克、桔梗 10 克、当归 10 克、甘草 5 克、檀香(研末冲服)2 克、延胡索(研末冲服)1.5 克。

(2)瘀血停滞型　症见胸胁刺痛，或痛如针刺刀割，痛处固定不移，局部肿胀明显，可有瘀斑，有明确的压痛点，无挤压痛，深呼吸、咳嗽时胸痛加剧，翻身转侧困难，或伴有低热、大便秘结、小便黄赤；舌暗红，苔薄黄，脉数；有直接暴力或突然闪扭所致的挫伤史。治宜活血化瘀、消肿止痛。方用复元活血汤加减：柴胡 10 克、天花粉 10 克、当归 10 克、大黄 10 克、桃仁 10 克、土鳖虫 10 克、香附 10 克、红花 5 克、甲片(研末冲服)1.5 克、参三七(研末冲服)1.5 克。

(3)气滞血瘀型　兼有以上两型的临床表现，其特征为伤处虽有肿胀，局部有明显压痛，其疼痛面积远较压痛之处为大，且常有走窜移动，甚则窜至背部，身微热，胃纳呆，夜寐不宁；舌暗红，苔黄，脉弦数。治宜活血化瘀，理气止痛。方用血府逐瘀汤加减：当归 10 克、生地黄 10 克、桃仁 10 克、枳壳 10 克、赤芍 10 克、柴胡 10 克、桔梗 10 克、川芎 10 克、牛膝 10 克、郁金 10 克、红花 5 克、甘草 5 克、延胡索(研末冲服)1.5 克。

随症加减：胸部损伤而局部瘀肿疼痛者，外敷万灵五香膏，以活血通络，消肿止痛；咳嗽震痛剧烈者，用绷带扎紧胸廓，以减轻震动。临床观察：张宝明等用上方辨证治疗 60 例胸部屏挫伤患者，每日 1 剂，水煎 2 次分服，7 日为 1 个疗程，2 个疗程后评定疗效结果。结果：治愈（胸胁疼痛症状消失）42 例，占 70.0%；显效（胸胁疼痛症状消失）16 例，占 26.7%；无效（胸胁疼痛症状消失）2 例，占 3.3%。总有效率为 96.7%。[1]

2. 鲍进分 2 型

（1）伤气型　症见有明确的损伤史，但有的当时不觉疼痛，数小时或 1～2 日后才出现症状，胸肋部或肩背部疼痛，范围多较广，有时部位不定或走窜，不敢俯仰转侧，呼吸咳嗽时加重，压痛点不集中，可在肋间隙有压痛，肤色不变，局部不肿，X 线检查无异常。治宜理气为主，兼顾血行。方用自拟伤气汤：柴胡 12 克、郁金 12 克、川楝子 12 克、川芎 15 克、当归 15 克、延胡索 15 克、甘草 6 克。

（2）伤血型　症见有明确外伤史，伤后局部疼痛肿胀，皮肤有挫裂伤或出现大片瘀斑，呼吸咳嗽时加重，局部压痛尖锐，部位较集中，有时可触到肿硬高突之软组织，X 线检查无异常。治宜活血消肿，兼顾气运。方用自拟伤血汤：柴胡 12 克、红花 12 克、泽兰 15 克、当归 15 克、延胡索 15 克、三棱 6 克、甘草 6 克。

两型治疗均每日 1 剂，水煎 2 次分服。治疗 1 周为 1 个疗程，2 个疗程后观察疗效。临床观察：鲍进用上方辨证治疗 80 例胸部屏挫伤患者。结果：治愈（治疗后症状体征消失）78 例；无效（症状体征无明显改善，或自行终止治疗者）2 例，均为病程较长的伤气型患者。治愈最快 2 日，最长 12 日，有效率为 97.5%。[2]

3. 张亮分 4 型

（1）伤气型　症见胸肋疼痛、闷胀，痛处走窜不定，局部无明显压痛点，呼吸、说话时有牵掣痛，

甚至不能平卧，气急，不思饮食；舌质红、苔薄白，脉弦缓。治宜理气止痛，活血化瘀为辅。方用理气止痛汤、柴胡疏肝散加减：柴胡 10 克、郁金 10 克、制香附 10 克、丹参 10 克、广木香 3 克、青皮 6 克、炙乳香 5 克、炙没药 5 克、枳壳 6 克、川楝子 6 克、延胡索 6 克、路路通 6 克。

（2）伤血型　血溢脉外，留瘀停积于肌肉筋膜之间，痛处固定，压痛明显，局部微肿，胸闷，脉多弦涩。治宜活血化瘀，理气止痛为辅。方用和营止痛汤合复元活血汤化加减：赤芍 10 克、当归 10 克、乳香 10 克、没药 10 克、苏木 10 克、桃仁 10 克、土鳖虫 10 克、落得打 10 克、三七 10 克、陈皮 12 克、续断 12 克、木通 6 克、甘草 6 克。

（3）气血两伤型　症见气血俱伤，难分主次，甚者可出现胸廓挤压征。治宜活血化瘀、理气止痛并重。方用理气止痛汤合复元活血汤加减：柴胡 15 克、天花粉 10 克、当归尾 10 克、甲片 10 克、红花 6 克、酒浸大黄 30 克、丹参 10 克、广木香 3 克、青皮 6 克、枳壳 6 克、路路通 6 克、制香附 10 克、川楝子 10 克、延胡索 10 克。

（4）陈伤型　症见胸肋隐痛，时轻时重，经久不愈，尤以劳累之后症状加重，但局部多无肿胀或固定压痛；舌质淡红、苔薄白，脉细涩。治宜扶正化瘀、攻补兼施。方用三棱和伤汤：三棱 10 克、莪术 10 克、青皮 10 克、陈皮 10 克、白术 10 克、枳壳 10 克、当归 10 克、白芍 10 克、党参 10 克、乳香 10 克、没药 10 克、甘草 5 克。[3]

经 验 方

1. 骨伤膏　生川乌 1 份、生南星 6 份、生白附 4 份、生半夏 14 份、白芷 1 份、乳香 0.5 份、没药 1 份、冰片 1 份、红花 1 份、羌活 1 份、生栀子 1 份、麻油 40 份。上药文火熬制成膏，用时摊于油纸外敷，每日 1 次，每次 8～10 小时。林向东等用上方治疗 60 例胸部屏挫伤患者。结果：全部治愈，无

① 张宝明，等.辨证治疗胸部屏挫伤 60 例疗效观察[J].浙江中医杂志,2007,42(11)：648.
② 鲍进.从气血辨治胸部屏挫伤 80 例观察[J].浙江中医杂志,2002,(9)：394.
③ 张亮.浅谈胸部内伤的分型辨治[J].江苏中医,1994,15(1)：37.

并发症,胸痛症状均消失,呼吸活动时牵扯痛症状消失,膏药贴敷均无皮肤过敏反应。疗程2～3日者34例,4～5日者12例,6～14日者8例,2～4周者6例。①

2. 理气活血汤 柴胡15克、川芎30克、香附12克、瓜蒌30克、白芥子30克、桔梗10克、枳壳10克、延胡索10克。随症加减:咳嗽、痰多者,加川贝母10克、杏仁10克;疼痛剧烈者,加乳香10克、没药10克;伴有低热者,加鱼腥草30克、黄芩10克;肋膈角变钝提示有少量积液者,加赤芍10克、当归10克、鱼腥草30克、黄芩10克。每日1剂,水煎2次,每次取汁300毫升,混合后分2次服用。付秋云等用上方加减治疗100例胸部挫伤患者。结果:经治后全部治愈(胸痛及其他症状全部消失,随访3个月无复发),疗程最短7日,最长25日。②

3. 胸部挫伤方 柴胡10克、三七5克、红花6克、玫瑰花10克、金银花10克、沉香8克、血竭5克、桃仁10克、炒枳壳10克、香附10克、丹参15克、赤芍10克、白芍10克、瓜蒌皮6克、延胡索10克、当归10克、川芎6克、郁金10克、甘草5克。随症加减:腹胀便秘者,加大黄10克;咳嗽气急者,加川贝母10克;局部疼痛者,加延胡索10克;胸痛经久不愈者,加土鳖虫10克。7日为1个疗程。李嘉杰等用上方加减配合手法治疗100例胸部挫伤患者,总有效率97%。③

4. 血府逐瘀汤 当归12克、生地黄9克、红花6克、牛膝12克、桃仁12克、桔梗6克、川芎6克、赤芍9克、枳壳9克、柴胡12克、甘草6克。随症加减:胸闷者,加瓜蒌、陈皮;失眠者,加酸枣仁;气虚者,加党参、黄芪;头痛者,加全蝎;心悸者,加龙骨、牡蛎。每日1剂,水煎服,每日2次分服。周金贤用上方加减治疗103例胸部迸挫伤患者。结果:平均服药5～7剂。最短2剂,最长21

剂。痊愈88例,好转12例,显效2例,无效1例。④

5. 舒胸汤 柴胡12克、全瓜蒌15克、厚朴10克、枳壳10克、桃仁10克、丹参15克、天花粉12克、酒大黄(后下)12克、桔梗10克、半夏10克、甘草6克、白芥子6克。随症加减:痛重者,加炒没药6克、醋延胡索12克;咳血痰者,加三七粉(冲)3克;血胸者,加降香10克、益母草20克。凡胸部创伤无昏迷及饮食禁忌者,取上药煎300毫升顿服;如大便泻下可酌减酒大黄用量,如无泻下者则原方继服。苏道元等用上方加减治疗190例胸部损伤患者。结果:全部有效,胸部挫伤无骨折及其并发症者3剂诸症消失,有并发症者症状明显改善,最多服用6剂。⑤

6. 胸痛膏 生马钱子100克、桂枝200克、海桐皮300克、三棱400克、刘寄奴300克、五加皮300克、甘松400克、萆薢300克、络石藤400克、红花150克、生草乌100克、冰片20克、生半夏200克。将上药研末,用凡士林7 000克文火加热溶解后,加入药末,充分搅拌,坛装备用。将膏药涂于敷料上,再敷贴于患处,敷料大小视疼痛范围而定。2日换药1次,5次为1个疗程。柯文芳等用上方治疗38例陈旧性胸部挫伤患者,治疗1个疗程,随访3个月。结果:痊愈31例,显效5例,好转2例,总有效率100%。⑥

7. 针刺内关穴和丰隆穴 患者仰卧位静卧休息片刻后,术者先取患侧丰隆穴,局部常规消毒后,左手拇指置于穴位的下方以备阻断针感向下感传,右手持28号或30号1.5寸毫针,针尖稍向上刺入,得气后做较强幅度的提插捻转,以出现向上感传的针感为佳,行针3分钟,同时嘱患者配合作深呼吸,此时患者的症状会有不同程度的减轻。再取患侧的内关穴,局部常规消毒后,同样用左手拇指置于穴位下方以备阻断针感向下感传,右手持28号或30号1.5寸毫针,针尖稍向上刺入,得

① 林向东,等.中医推拿配合中药贴敷治疗胸部屏挫伤[J].现代医院,2012,12(S):36-37.
② 付秋云,等.自拟理气活血汤治疗胸部挫伤100例[J].国医论坛,2011,26(2):28-29.
③ 李嘉杰,等.自拟胸部挫伤方结合手法治疗胸部挫伤100例的临床疗效观察[J].内蒙古中医药,2011,30(2):110.
④ 周金贤.血府逐瘀汤治胸部迸挫伤103例[J].江西中医学院学报,2000,12(3):67.
⑤ 苏道元,等.舒胸汤治疗胸部损伤190例[J].中国骨伤,1999,12(4):75.
⑥ 柯文芳,等.胸痛膏外敷治疗陈旧性胸部挫伤38例[J].中国中医药信息杂志,1999,6(11):44.

气后做较强幅度的提插捻转,以促使针感上传,当有针感沿手厥阴经感传至胸中时,患者会顿感疼痛大减,呼吸通畅,行针约 3 分钟,留针 30 分钟,其间两穴各行针 2 次,每日治疗 1 次,连续治疗 3 次后观察疗效。陈传江用上法治疗 60 例胸部摒挫伤患者。结果:痊愈者 42 例,占 70%;有效者 14 例,占 2.33%;无效 4 例,占 6.67%;总有效率为 93.33%。①

① 陈传江.上下配穴法针刺治疗胸部摒挫伤 60 例[J].中国民间疗法,1998(5):19.

胸 胁 内 伤

概　述

胸胁内伤是指胸胁部受到外界暴力作用而导致胸胁部气血经络脏腑的损伤,暴力有挫撞的直接暴力和屏气内伤的间接暴力两种。胸胁内伤包括:胸胁挫伤、胸胁屏伤、胸胁劳伤、胸胁陈伤、胸胁内伤吐血等。一般患者均有胸胁软组织感受外力撞击或挤压、负重进气史。症见胸胁部疼痛、胀闷、呼吸不畅,以及局部红肿,活动受限,严重者身热恶寒,咳嗽咯血等。

本病属中医"胁痛""胸痹"等范畴。其病理特点是外伤气滞血瘀,经脉脏腑受损。临床辨证如下。(1)气滞型(伤气型):症见胸胁胀闷、疼痛呈牵掣性,走窜不定,呼吸不畅,咳嗽气急或咯血,心烦口渴,或不思饮食;舌质红,苔薄白,脉沉弦。治宜理气和营为主,并开胸解郁、宣肺清热。(2)血瘀型(伤血型):症见胸胁刺痛,部位固定,伤处微肿,因疼痛而活动不变,夜寐不安,咳嗽或喷嚏时受伤部震痛;舌质淡紫或有瘀斑,脉弦涩或细涩不扬。治法以祛瘀和营止痛为主。(3)气瘀交阻型(气血两伤型):症见胸胁伤处明显红肿,胸痛彻背,烦闷,喉痒作咳,欲咳不利,以及步履、转侧不利,姿态伛偻,或面色苍白,或身热恶寒,纳谷呆钝,夜寐不甜,脉弦紧或迟细。治宜散瘀止痛、理气通络为主。(4)气虚血瘀型:多见于老年体弱挫伤者或恢复期患者,胸胁疼痛,咳嗽不畅,局部肿胀不甚,食少纳差;舌质淡,苔薄白,脉象细数。治宜益气扶正、和血散瘀为主。(5)气血两虚型:为长期从事搬运或重体力劳动者由于过度疲劳或用力不当,劳伤或屏气伤后失治误治,或素体虚弱者胸胁遭受外伤。表现为胸胁隐痛,胸闷不适,面色苍白,神疲乏力,少气懒言,纳呆,自汗出;舌淡,苔薄白,脉细涩无力。治宜补气扶正,祛瘀止痛。

辨 证 施 治

1. 王之海分3型

血府逐瘀汤(基本方):当归9克、生地黄9克、桃仁9克、红花9克、川芎5克、牛膝9克、枳壳6克、桔梗6克、炒赤芍10克、甘草3克。

(1)气滞型　症见胸胁胀痛,压痛广泛,咳嗽和深呼吸时疼痛加剧。方用基本方加陈皮9克、广木香6克、郁金12克。

(2)血瘀型　症见胸胁刺痛,压痛固定不移,活动时加重。方用基本方加乳香10克、没药10克。

(3)气滞血瘀型　症见胸胁时有胀或刺痛;舌暗,脉弱。方用基本方加青皮10克。

临床观察:王之海用上方辨证治疗54例胸胁内伤患者,每日1剂,水煎服,分早晚2次温服。服药2周为1个疗程。结果:显效(胸胁疼痛2周后消失,咳嗽和深呼吸时没有疼痛)47例,有效(胸胁疼痛3周后好转,咳嗽和深呼吸时稍有疼痛)6例,无效(4周后胸胁仍有疼痛)1例。[①]

2. 俞春生分3型

柴胡郁金汤(基本方):柴胡6克、枳壳6克、广郁金12克、桔梗10克、炒白芍10克、制香附9克、旋覆花3克、豆蔻粉(冲)3克、参三七粉(吞)3克。

① 王之海.血府逐瘀汤治疗胸胁内伤54例体会[J].中医临床研究,2014,6(28):112.

（1）气滞型　症见胸胁胀痛，压痛广泛，咳嗽和深呼吸时疼痛加剧。方用基本方加陈皮9克、广木香6克。

（2）血瘀型　症见胸胁刺痛，压痛固定不移，活动时加重。方用基本方加桃仁6克、川芎8克。

（3）气滞血瘀型　症见胸胁时有胀或刺痛；舌暗，脉弱。方用基本方加陈皮9克、桃仁6克、川芎8克。

临床观察：俞春生用上方辨证治疗54例胸胁内伤患者，每日1剂，水煎服，分早晚2次温服。服药2周为1个疗程。结果：经上法治疗2个疗程后，显效（胸胁疼痛2周后消失，咳嗽和深呼吸时没有疼痛）47例，有效（胸胁疼痛3周后好转，咳嗽和深呼吸时稍有疼痛）6例，无效（4周后胸胁仍有疼痛）1例。[①]

3. 周小敏分3型

（1）胸胁挫伤　胸胁挫伤患者皆有明确的直接暴力挫伤史。症见胸胁部疼痛，说话、深呼吸、咳嗽时疼痛加剧；局部肿痛拒按，压痛多在肋骨上；若挤压试验阳性（＋），局部骨擦音存在，需X线摄片确诊，排除骨折，血、气胸，内脏破裂出血。治宜化瘀止痛。方用自拟胸壁挫伤方：柴胡15克、桔梗10克、天花粉10克、当归10克、红花6克、甘草6克、炮甲片10克、桃仁10克、赤芍10克、土鳖虫6克。随症加减：痛甚者，加延胡索10克；便秘者，加大黄10克；咳嗽痰多者，加瓜蒌10克。临床观察：周小敏用上方加减治疗56例胸胁内伤患者。结果：治愈49例，好转7例，疗程短者6日，长者13日，平均8.9日。

（2）胸胁屏伤　胸胁屏伤者皆有用力屏伤史。症见胸胁疼痛，闷胀不舒，深呼吸、咳嗽痛加剧，有的痛无定处，前后左右游走窜痛；局部无明显肿胀，痛点多在肋间筋膜。治宜行气止痛、疏肝肃肺。方用自拟胸壁屏伤方：柴胡15克、当归15克、赤芍10克、川芎6克、香附10克、甘草6克、郁金15克、延胡索10克、桔梗10克、杏仁10克、

瓜蒌皮20克。临床观察：周小敏用上方治疗30例胸胁内伤患者。结果：经上方治疗后皆获痊愈。疗程短者3日，长者8日，平均为6.5日。

（3）胸胁陈伤　胸胁陈伤患者既往皆有挫伤史。症见胸胁隐痛，日久不愈，时轻时重，逢阴雨或交节气则引发伤痛；伤痛点固定不移，多见局部隆突畸形；但排除胸肋骨折后遗症。治宜扶正祛邪、益气活血。方用三棱和伤汤：三棱10克、莪术10克、青皮10克、陈皮10克、白术10克、白芍10克、当归10克、沉香10克、党参30克、乳香10克、没药10克、槟榔6克。临床观察：周小敏用上方治疗14例胸胁内伤患者。结果：随访9例，治后伤痛渐见缓解，压痛不显。平均疗程为18.5日。[②]

4. 梁照明分3型

（1）伤气型（气滞）　症见无形之疼艰，痛无定处，疼时可牵连至背部，但无明显压痛；兼症可见咳嗽、呼吸不畅，心烦胸闷或胸腹满闷作胀，脉弦。治宜行气活血、疏肝宣肺。方用木香顺气汤：木香12克、厚朴12克、枳壳12克、桔梗12克、杏仁12克、香附10克、郁金10克、陈皮5克、贝母8克、甘草6克。

（2）伤血型（血瘀）　症见胸胁部疼痛如针刺，痛处固定；兼症可见胸满气急或咳血，痛处微肿按痛，脉弦紧。治宜活血化瘀、行气止痛。方用顺气活血汤：桃仁10克、苏梗10克、厚朴10克、当归15克、赤芍12克、枳壳12克、大黄8克、砂仁8克、香附9克、红花6克、木香6克、苏木6克、甘草6克。

（3）气血两伤型　症见胸胁疼痛，烦闷，疼痛面积较压痛处大，且伴走窜移动胀痛，甚则牵连背部，脉沉紧。治宜疏肝宣肺理气、活血化瘀。方用自拟胸伤方：柴胡12克、桃仁12克、当归15克、木香10克、郁金10克、青皮5克、红花6克、川芎6克、延胡索6克、甘草6克。[③]

5. 汤培根分4型

（1）伤气型　多由间接暴力引起。症见胸胁

① 俞春生.柴胡郁金汤治疗胸胁内伤54例体会[J].浙江中医杂志，2010,45(9)：666.

② 周小敏.胸胁内伤的辨证施治.浙江中医学院学报[J].2001,25(2)：37－38.

③ 梁照明.试谈胸胁内伤的分型辨治[J].浙江中医杂志，1998(8)：370.

胀闷,疼痛范围广,痛无定处,外无按痛,呼吸不畅,乏力,一般无发热,脉多弦紧等。治宜宽胸理气。方用理气止痛汤加减:柴胡 12 克、枳壳或枳实 10 克、青皮 10 克、厚朴 12 克、香附 15 克、郁金 15 克、川楝子 15 克、路路通 10 克。

(2)伤血型 多由直接暴力引起。症见伤处微肿,痛有定处,局部触痛、压痛,咳嗽及深呼吸时疼痛加剧,甚则痰中带血或咯血,日晡发热,气促,乏力,脉多弦数。治宜活血祛瘀通络。方用活血止痛汤加减:丹参 20 克、当归 15 克、赤芍 15 克、川芎 10 克、泽兰 10 克、乳香 10 克、没药 10 克、延胡索 10 克。

(3)气血两伤型 由直接暴力或间接暴力引起,临床上较多见。主症较单纯伤气或伤血为重,症见疼痛剧烈,呼吸短促,胸中沉闷,欲咳不能,咳痰黏稠,脉多沉紧,甚则寒热往来,夜卧不宁。治宜理气化瘀。方用和营理气汤加减:当归 15 克、赤芍 15 克、丹参 20 克、川芎 10 克、郁金 12 克、延胡索 10 克、香附 15 克、小茴香 10 克、青皮 10 克、木香 10 克、乌药 10 克。

(4)气虚血瘀型 多因伤后失治或治疗不当,迁延日久,气滞瘀阻未尽而成。症见伤处隐痛且闷,范围广泛,缠绵不休,时重时轻,每遇天气变化或过劳则症状加剧。治宜理气宽胸、清肺散结。方用瓜蒌薤白半夏汤加味:瓜蒌壳或瓜蒌仁 15 克、薤白 12 克、法半夏 15 克、白酒适量。

随症加减:胸胁闷痛者,加郁金、川楝子、瓜蒌壳、紫苏梗;咳嗽气逆者,加桔梗、杏仁、紫苏子;痛甚者,加血竭、乳香、没药、延胡索;咯血者,加生地黄、侧柏叶、仙鹤草、生三七粉等。每日 1 剂,水煎服,15 日为 1 个疗程。配合外治法,早、中期用伤 I 号外敷,后期配合热敷、外贴或外擦损伤膏药、药液。伤 I 号:当归、川芎、野葡萄根、五爪金龙、见血飞、冬青叶、黑骨头、乳香、没药等。临床观察:汤培根用上方加减辨证治疗 125 例胸胁内伤患者。结果:1 个疗程内(1~15 日)治愈 80 例,有效 40 例,无效 5 例;3 个疗程内治愈 120 例,无

效 5 例。总治愈率 96%。[1]

6.杨继源分 3 型

(1)伤气型 症见受伤时疼痛并不明显,只觉胸胁部闷胀不舒,2~3 日后疼痛加重,如针刺样,走窜不定,不敢深呼吸,咳嗽、喷嚏、转侧活动时疼痛加剧,甚者痰中带血,身热,大便干结,尿赤而短少;检查胸胁部无肿胀及瘀斑,无明显压痛点;舌质紫暗,苔黄,脉弦缓。治宜活血止痛、理气宣肺。方用自拟胸伤一方加减:当归 12 克、赤芍 12 克、北杏仁 12 克、枳壳 10 克、香附 10 克、桃仁 10 克、延胡索 10 克、瓜蒌皮 10 克、生甘草 6 克、柴胡 9 克。若症见伤后数日咳嗽、气喘、身热烦躁,以及胸腹胀满,便秘,小便短赤;舌紫绛、苔黄燥,脉涩有力者,治宜攻下逐瘀、行气止痛。内服桃仁承气汤加减,外用双柏散水蜜或水酒各半调成糊状敷患处,用多头带围扎固定。屏伤可配合运气法治疗:嘱患者单手或双手捂按痛处,深吸气后屏住呼吸,靠膈肌升提,鼓胸内之气于痛处,手慢慢放松,若痛处突觉如阀门被打开,气冲而过之感,此时即疼痛大减,深呼吸、咳嗽时无牵掣痛或有轻微疼痛。

(2)气滞血瘀型 症见伤后胸胁疼痛剧烈,烦闷,可有暂时昏厥,疼痛呈持续性,且痛点固定,患者尚须用手捂胸,动弹不便,局部肿胀,瘀斑,压痛明显或局部微肿,扣之有碍手感,呼吸牵掣痛,欲咳不能,身热口苦,胸廓挤压征阴性;舌有瘀斑或紫暗,苔薄白或黄腻,脉弦涩。治宜化瘀止痛、疏肝肃肺。方用自拟骨三方合复元活血汤加减:桃仁 12 克、红花 12 克、赤芍 12 克、柴胡 12 克、五灵脂(包)12 克、当归尾 10 克、甲片 10 克、天花粉 10 克、桔梗 9 克、枳壳 9 克、大黄 30 克、广木香 6 克。外用双柏散水蜜调敷患处,多头带围扎固定,每日 1 次。

(3)气血两虚型 症见胸胁隐痛,胸闷不适,面色苍白,神疲乏力,少气懒言,纳呆,自汗出;舌淡,苔薄白,脉细涩无力。治宜补气扶正、祛瘀止痛。方用桃红四物汤合补中益气汤加减:桃仁 6

① 汤培根.辨证治疗胸胁内伤 125 例小结[J].云南中医中药杂志,1997,18(3):12-13.

克、红花 6 克、柴胡 6 克、升麻 6 克、炙甘草 6 克、当归 10 克、川芎 10 克、白芍 10 克、熟地黄 15 克、炙黄芪 15 克、白术 12 克。贴敷狗皮膏或温经止痛药散调敷患处,用多头带围扎固定。

临床观察:杨继源用上方辨证治疗 286 例胸胁挫伤患者,其中伤气型 129 例,气滞血瘀型 143 例,气血两虚型 14 例。结果:疗程最短 5 日,最长 30 日,平均 7 日,痊愈 281 例,好转 5 例。[①]

经 验 方

1. **胸痛消汤**　当归尾 15 克、赤芍 9 克、生地黄 9 克、延胡索 9 克、制香附 6 克、柴胡 9 克、枳壳 6 克、桔梗 9 克、川牛膝 12 克、甘草 3 克。水煎趁热内服,每次 200 毫升,每日 2 次。5 日为 1 个疗程,期间间隔 2 日,节假日如常,观察 2 个疗程。宋剑君将 107 例胸胁部内伤患者随机分为治疗组 54 例与对照组 53 例。对照组采用内服芬必得,每次 300 毫克,每日 2 次。治疗组采用上方治疗。结果:治疗组痊愈 31 例,显效 11 例,有效 9 例,无效 3 例(有 3 例病例在观察期间因故被排除,视为无效),愈显率 77.78%,总有效率 94.44%;对照组痊愈 5 例,显效 11 例,有效 18 例,无效 19 例,愈显率 30.19%,总有效率 64.15%。两组的总有效率和愈显率比较有显著性差异(均 $P < 0.01$)。[②]

2. **复元活血汤合金铃子散**　柴胡 15 克、瓜蒌根 10 克、当归 10 克、红花 10 克、甲片 10 克、大黄 10 克、桃仁 10 克、甘草 7 克、川楝子 10 克、延胡索 10 克。随症加减:伤气型,加郁金 10 克、青皮 6 克、陈皮 6 克、香附 6 克;伤血型,加赤芍 10 克、丹参 15 克;气血两伤型,加乳香 10 克、没药 10 克、川芎 6 克。7 剂为 1 个疗程。周军等用上方加减治疗 218 例胸胁内伤患者,治疗 1～3 个疗程。结果:平均治疗 3 个疗程。疗效优(胸胁部肿胀消失,咳嗽、深呼吸无痛感,无胸闷、气急)158 例,良

(胸胁部肿胀减退,咳嗽、深呼吸疼痛减轻)50 例,差(胸胁部肿胀有所减轻,咳嗽、深呼吸疼痛好转不明显)10 例。优良率 95.4%。[③]

3. **复元活血汤加减**　柴胡 15 克、天花粉 10 克、当归 10 克、红花 6 克、甲片 6 克、大黄 12 克、桃仁 10 克、甘草 6 克。加水及少许酒煎,分早晚饭后服,5 日为 1 个疗程,如服后泻下大便,得利痛减,则停药。章菱将 93 例胸胁内伤患者随机分为治疗组 46 例与对照组 47 例。对照组采用西药止痛。治疗组采用上方煎服。两组均是 5 日为 1 个疗程。结果:治疗组显效率 80.4%;对照组为 57.4%。[④]

4. **疏气化痰汤**　牛蒡子 15 克、白芥子 15 克、紫苏子 15 克、杏仁 10 克、浙贝母 10 克、旋覆花 10 克、橘红 6 克、橘络 6 克、通草 4 克。随症加减:气滞血瘀者,加桃仁、当归、赤芍、郁金、延胡索、香附;痰中带血者,去白芥子,加参三七;咳痰不畅者,加枇杷叶、款冬花、桔梗;有阴虚征象者,去白芥子,加麦冬。每日 1 剂,水煎服。刘宏将 102 例胸胁内伤咳嗽患者随机分为治疗组 60 例与对照组 42 例。治疗组采用上方加减煎服治疗。对照组采用中成药川贝止咳露,每次 20 毫升,每日 3 次,口服;三七总甙片,每次 4 片,每日 3 次,口服。治疗 5 日为 1 个疗程,2 个疗程后统计疗效。结果:治疗组临床治愈 18 例,显效 23 例,有效 17 例,无效 2 例,显效率为 68.33%,有效率为 96.67%;对照组临床治愈 4 例,显效 10 例,有效 23 例,无效 5 例,显效率为 33.33%,有效率为 88.10%。[⑤]

5. **针刺外关穴**　常规消毒后,让患者深吸气,尽量使胸部隆起,医者同时向下进针,然后让患者呼气,同时提针至皮下。这样让患者一吸一呼,医者同时一插一提,并使针感向上传导,留针 10～20 分钟,按上法行针 2～3 次,每日 1 次。周友龙等用上法治疗 82 例胸胁部损伤患者。结果:痊愈 67 例(其中治疗 1 次痊愈 44 例,2 次痊愈 19 例,

① 杨继源.胸胁挫伤的辨证论治体会[J].新中医,1994(9):58-59.
② 宋剑君.胸痛消汤治疗胸胁部内伤疗效观察[J].四川中医,2006,24(4):80-81.
③ 周军,等.复元活血汤合金铃子散治疗胸胁内伤[J].中国骨伤,2001,14(5):271.
④ 章菱.复元活血汤治疗胸胁内伤 46 例[J].中医研究,2000,13(1):41-42.
⑤ 刘宏.疏气化痰汤治疗胸胁内伤咳嗽 60 例[J].浙江中医杂志,2000(1):18.

3～4次痊愈4例），占51.7%；显效12例，占14.6%；无效3例，占3.7%。①

6. 上焦宣痹汤　枇杷叶6～9克、郁金10克、射干6～9克、通草2～4克、淡豆豉6～10克。随症加减：瘀积偏重者，加延胡索、制乳香、制没药、泽兰、丹参、枳壳；气滞偏重者，加柴胡、青陈皮、香附、厚朴、佛手；苔黄偏热者，加浙贝母、桑白皮；苔白偏寒者，加苏子、白豆蔻；咯血者加白茅根、仙鹤草，去淡豆豉；体虚者与四君子汤合用；并发肋骨骨折者，在骨折处用胶布叠瓦状固定。每日1剂，水煎服。宋治平用上方加减治疗178例胸胁内伤患者。结果：全部治愈，其中用药3剂者24例，6剂者113例，6剂以上者41例。并发肋骨骨折者局部仍存有按压痛，尚须继续治疗。②

————————

① 周友龙，等.针刺外关穴配合呼吸补泻治疗胸胁部损伤82例[J].中国乡村医药，2000，7(1)：10-11.
② 宋治平.上焦宣痹汤治疗胸胁内伤178例疗效观察[J].工企医刊，1998，11(4)：68-69.

膝关节创伤性滑膜炎

概　述

膝关节创伤性滑膜炎为临床常见的膝关节损伤类型之一，是膝关节因各种外伤、骨折及手术等刺激滑膜而产生的急性炎症反应，多发生于爱运动的年轻人。由于膝关节是全身最大的滑膜关节，双膝滑膜面积约占全身关节滑膜面积的一半左右，故出现膝关节滑膜炎时，轻症可见膝关节肿痛、伸屈困难、膝关节活动不利，严重时会造成患者暂时或长期部分丧失劳动力，最终可导致膝关节畸形和功能丧失。临床检查可见患侧膝关节明显肿胀、压痛，浮髌试验阳性，肌紧张，伸屈活动明显受限。X 线检查无明显异常可见。其病理改变为关节周围软组织的破坏和出血、渗出、水肿；滑膜血管扩张，血细胞和血浆外渗，同时滑膜细胞活跃，产生大量黏液素以及滑膜液分泌失调导致滑膜腔积液；关节积液导致关节肿胀，活动受限，久之血浆成分内的纤维素沉淀为关节内粘连物，长期刺激滑膜，会发生滑膜增生、肥厚、粘连和关节软骨挛缩，影响关节功能恢复。

本病属中医"痹证""鹤膝风"瘀湿热阻型范畴。其发病机制主要为瘀血、湿浊滞留关节，阻遏气血，蕴郁化热所致。临床辨证如下。(1)损伤瘀血型：伤后即肿，肿胀较甚，按之如气囊，广泛瘀斑，疼痛，活动时疼痛剧烈；舌质红，苔薄，脉弦。(2)风寒湿阻型：进行性反复性肿胀，按之如棉絮，局部皮温不高，游走性强为风重，重坠肿甚为湿重，固定冷痛为寒重；舌淡，苔白腻，脉弦滑。(3)脾肾不足型：肿胀持续日久，面色少华，纳呆便溏，肌肉萎缩，膝酸软无力；舌红光，脉细无力。(4)痰湿结滞型：肿胀持续日久，肌肉硬实，筋粗筋结，膝关节活动受限；舌淡，苔白腻，脉滑。

辨 证 施 治

1. 余红超等分 2 型

(1)水湿停聚型　症见膝关节肿胀、疼痛，关节屈曲轻度受限；膝关节 X 线摄片多无异常；膝关节张力增大，浮髌试验阳性；关节液呈粉红色或橙黄色，表面无脂肪滴；舌质淡，苔薄白，脉弦。治宜利湿消肿、活血化瘀。方用滑膜炎 1 号方加减：生黄芪 30 克、萆薢 15 克、土茯苓 20 克、茯苓皮 20 克、大腹皮 20 克、三棱 9 克、莪术 9 克、牛膝 15 克、当归 12 克、地龙 9 克、红花 9 克、薏苡仁 15 克、泽泻 9 克、甘草 6 克。随症加减：局部皮肤红，皮温高者，加黄柏、金银花、野菊花、苍术等；疼痛剧烈者，加露蜂房、延胡索等。每日 1 剂，水煎 2 次，分早晚温服，7～10 日为 1 个疗程。

(2)肝肾亏虚型　症见膝关节无明显肿胀，膝关节疼痛，关节屈曲轻度受限；膝关节 X 线摄片多无异常，MRI 示关节腔及髌上囊少量积液；膝关节浮髌试验阴性；舌质淡，苔薄白，脉弦细。治宜补益肝肾、收敛固摄。方用滑膜炎 2 号方加减：生地黄 10 克、山药 25 克、山茱萸 25 克、牡丹皮 10 克、茯苓 15 克、泽泻 15 克、淫羊藿 20 克、威灵仙 20 克、五味子 15 克、杭白芍 15 克、车前子(包煎)10 克、三七粉(冲服)5 克。随症加减：疼痛剧烈者，加露蜂房、延胡索；慢疼者，加补骨脂、金毛狗脊等。每日 1 剂，水煎 2 次，分早晚温服，7～10 日为 1 个疗程。[①]

---

① 余红超,等.辨病辨证分期治疗膝关节滑膜炎[J].四川中医,2012,30(11)：39-40.

2. 余红超等分 2 期

（1）肿胀期　症见膝关节肿胀、疼痛，关节屈曲轻度受限；膝关节 X 线摄片多无异常；膝关节张力增大，浮髌试验阳性；关节液呈粉红色或橙黄色，表面无脂肪滴；舌质淡，苔薄白，脉弦。治宜首先给予关节穿刺，将积液抽出后用绷带给予加压包扎并卧床休息，待 24～48 小时后将加压包扎绷带拆除，后用中药制剂贴敷。方用金黄膏：白及、姜黄、白芷、生南星、黄柏、木香、生半夏、天花粉、苍术、生大黄、厚朴、陈皮、生黄芩、生甘草、牡丹皮、黄连等。中药贴敷每次 24 小时，每日 1 次。7～10 日为 1 个疗程。

（2）非肿胀期　症见膝关节无明显肿胀，膝关节疼痛，关节屈曲轻度受限；膝关节 X 线摄片多无异常；膝关节浮髌试验阴性；舌质淡，苔薄白，脉弦细。治宜继续给予中药贴敷，并增加中药熏蒸床熏蒸，每次 20～30 分钟，每日 1 次。方用热敷散：刘寄奴 15 克、独活 15 克、秦艽 15 克、续断 15 克、川乌 10 克、草乌 10 克、大黄 10 克、花椒 10 克、白附子 10 克、干姜 10 克、红花 10 克、樟脑 10 克、冰片 3 克、黄丹 30 克、伸筋草 30 克、艾叶 20 克、当归 20 克、桑寄生 20 克、牛膝 20 克等。[1]

3. 黄海振分 4 型

（1）气滞血瘀型　症见伤后即肿，肿胀较甚，按之如气囊，广泛瘀斑，疼痛，活动时疼痛剧烈；舌质红，苔薄，脉弦。方用桃红四物汤加味：桃仁 10 克、红花 5 克、当归 10 克、川芎 6 克、赤芍 12 克、生地黄 15 克、牛膝 15 克、木香 6 克、茯苓 20 克、车前子 20 克、三七粉（兑服）3 克。随症加减：年老体弱者，加杜仲 9 克、补骨脂 9 克。

（2）风寒湿阻型　症见进行性反复性肿胀，按之如棉絮，局部皮温不高，游走性强为风重，重坠肿甚为湿重，固定冷痛为寒重；舌淡，苔白腻，脉弦滑。方用阳和汤加减：熟地黄 30 克、鹿角霜 15 克、白芥子 12 克、牛膝 6 克、麻黄 3 克、桂枝 3 克、炙黄芪 12 克、木瓜 30 克、丹参 30 克、车前子 30

克。随症加减：肿胀甚者，加茯苓 15 克、猪苓 15 克、泽泻 30 克；膝冷畏寒者，加吴茱萸 6 克、生姜 15 克、细辛 3 克；膝热痛甚者，加苍术 10 克、黄柏 10 克、连翘 15 克、乳香 10 克、没药 10 克。

（3）脾肾不足型　症见肿胀持续日久，面色少华，纳呆便溏，肌肉萎缩，膝酸软无力；舌红光，脉细无力。方用仲景附子汤加味：党参 30 克、制附子 15 克、白术 15 克、茯苓 15 克、杜仲 15 克、川牛膝 15 克、白芍 12 克、威灵仙 12 克、五加皮 12 克。

（4）痰湿结滞型　症见肿胀持续日久，肌肉硬实，筋粗筋结，膝关节活动受限；舌淡，苔白腻，脉滑。方用加味五苓汤：猪苓 9 克、泽泻 15 克、白术 9 克、茯苓 9 克、桂枝 6 克、赤芍 9 克、当归 12 克、木瓜 12 克、丹参 12 克、牛膝 12 克、陈皮 12 克、半夏 12 克。

临床观察：黄海振用上方加减辨证治疗 60 例膝关节创伤性滑膜炎患者，每日 1 剂，水煎服。结果：经 3～6 个月随访，治愈 36 例，好转 17 例，无效 7 例，有效率 88.33%。[2]

4. 王烈福等分 3 型

活血利水通节汤（基本方）：当归 10 克、川芎 10 克、牛膝 10 克、地龙 10 克、木瓜 10 克、防己 10 克、泽泻 10 克、五加皮 10 克、木通 10 克、茯苓 15 克、薏苡仁 15 克、甘草 5 克。

（1）瘀血留滞型　症见膝关节肿胀疼痛明显，皮肤暗或有瘀斑，压痛明显，膝关节活动明显受限；舌暗红或瘀斑，脉弦。方用基本方加乳香 10 克、没药 10 克、延胡索 10 克。

（2）湿热壅盛型　症见膝关节红肿热痛，发热，口渴或口苦，舌红苔黄，脉滑数。方用基本方加苍术 10 克、黄柏 10 克、土茯苓 10 克。

（3）气虚湿阻型　症见膝关节肿胀，疼痛，呈反复性，每因劳累后加重，神疲乏力，膝酸软，舌淡苔白滑或白腻，脉濡或细缓。方用基本方加黄芪 30 克、白术 10 克。

① 余红超，等.辨病辨证分期治疗膝关节滑膜炎[J].四川中医,2012,30(11)：39-40.
② 黄海振.辨证治疗膝关节创伤性滑膜炎 60 例[J].中国中医骨伤科杂志,2006,14(S)：34-35.

临床观察：王烈福等用上方辨证治疗 56 例创伤性膝关节滑膜炎患者，其中瘀血留滞型 35 例，气虚湿阻型 6 例，湿热壅盛型 15 例。每日 1 剂，水煎分 2 次内服，药渣外敷患部。用药 10 日为 1 个疗程。结果：治愈 41 例，好转 10 例，无效 5 例。疗程最短者 1 个疗程，最长者 6 个疗程，平均 2.1 个疗程。[①]

经 验 方

1. 透刺治疗　选取 0.25 毫米×(40～50)毫米弹性良好的不锈钢毫针，患者取仰卧位，常规消毒后进针，外膝眼透内膝眼时，针尖向内膝眼方向，进针 25～30 毫米；针刺阳陵泉时，针尖朝向阴陵泉方向，进针 25～30 毫米，其余穴位采用常规方法进针，行平补平泻法，留针 30 分钟，另配合红外线治疗仪照射。每日针刺 1 次，10 次为 1 个疗程，共 4 个疗程。杨东红等用上法治疗 30 例膝关节滑膜炎患者。结果：24 例痊愈，显效 4 例，无效 2 例，治愈率 80.0%。[②]

2. 双芍化瘀汤　白芍 15 克、赤芍 15 克、盐泽泻 14 克、猪苓 12 克、丹参 12 克、川牛膝 15 克、桂枝 12 克、地龙 10 克、黄芪 15 克、当归 15 克、丝瓜络 10 克、甘草 6 克。口服，每日 1 剂，水煎 400 毫升，早、晚各服 200 毫升。6 日为 1 个疗程，连续治疗 5 个疗程。刘怀省等用上方治疗 34 例急性创伤性膝关节滑膜炎患者。结果：治愈 28 例，好转 5 例，无效 1 例，总有效率 97.06%。[③]

3. 金黄膏　黄柏、大黄、天花粉、白芷、厚朴、姜黄、天南星、苍术、樟脑等。以上诸药各等份，研制成粉末，加入凡士林、蜂蜜等辅料搅拌均匀制成软膏备用；根据膝关节疼痛部位的大小，选用合适的棉垫，将自制好的金黄膏均匀地涂在棉垫上，覆盖于膝关节疼痛部位，覆盖面积要超过患处 1 厘米，再用绷带固定，每日 1 次，每次敷 10～12 小时，金黄膏外敷后继续石膏外固定制动。代亮将 48 例膝关节创伤性滑膜炎患者随机分为观察组与对照组各 24 例。两组均采用患膝制动（石膏固定），口服消炎药（尼美舒利分散片，每次 0.1 克，每日 2 次，餐后服用）；观察组另加用上方。结果：对照组总有效率为 75.0%，观察组总有效率为 95.8%。[④]

4. 加味薏苡仁汤　薏苡仁 25 克、白芍 12 克、茯苓 10 克、半夏 10 克、连翘 15 克。水煎服，每日 2 次，6 剂为 1 个疗程。1 个疗程后未治愈者，可依据病情增加 1～2 个疗程。黄喜然等用上方治疗 41 例膝关节创伤性滑膜炎患者，总有效率 95.12%。[⑤]

5. 通经活利汤　黄芪、秦艽、当归、续断、川牛膝、牡丹皮、片姜黄、柴胡等。每日 1 剂，先加水 500 毫升，文火煎 30 分钟取汁 300 毫升，再加水 300 毫升，文火煎 30 分钟取汁 200 毫升，然后将 2 次药液混匀，分 2 次每日早晚空腹各服 250 毫升。共治疗 28 日，服药期间忌食辛辣油腻之品。益气活血，通利关节，化湿消肿。王战朝等用上方治疗 120 例膝关节滑膜炎患者，临床控制 92 例，显效 21 例，有效 5 例，无效 2 例。[⑥]

6. 针刀疗法　在针刀治疗之前，若膝关节有积液，患侧膝关节常规无菌消毒，铺洞巾。将关节内积液抽出（穿刺点在髌骨中段两侧关节间隙），尽可能加压抽尽积液。积液抽出然后立即进行针刀治疗。患者仰卧，将患膝用软枕稍微垫起，以患者舒适自然为度。从髌韧带的两侧中段各选一点（有时此处有压痛），针刀刀口线和髌韧带纵轴平行，针体和髌韧带平面垂直刺入，约 1 厘米深度之后作切开剥离 1～2 刀，接着继续滑入，直达关节腔前缘，如刀下遇有坚韧软组织则进行切开松解，如无，就让针孔和关节腔串通即可。针刀达关节腔后，提起针刀至皮下，使之向髌韧带一侧倾斜，

① 王烈福,等.活血利水通节汤治疗创伤性膝关节滑膜炎 56 例[J].湖南中医药导报,1998,4(6)：29.
② 杨东红,等.透刺为主治疗膝关节滑膜炎[J].吉林中医药,2017,37(10)：1073-1075.
③ 刘怀省,栾淇景,等.自拟双芍化瘀汤治疗急性创伤性膝关节滑膜炎临床观察[J].风湿病与关节炎,2017,6(9)：30-33.
④ 代亮.自制金黄膏外敷治疗膝关节创伤性滑膜炎临床疗效观察[J].中西医结合研究,2015,7(6)：299-300.
⑤ 黄喜然,等.加味薏苡仁汤治疗膝关节创伤性滑膜炎的临床疗效[J].求医问药,2013,11(10)：167-168.
⑥ 王战朝,等.通经活利汤治疗膝关节滑膜炎的临床研究[J].中医正骨,2012,24(4)：26-29.

使针体和髌韧带平面约 70°角,再刺入脂肪垫,使之到达关节腔前外侧边缘,在进针途中如遇坚韧肿物,一并切开。再选择髌周、髌上囊、膝内、外侧副韧带起止点处最明显压痛点作为治疗点,随症松解。出刀后,治疗点创可贴外敷,注意按压,防止出血。针刀术毕施以手法,让患者仰卧,先按揉局部放松各治疗点、推髌骨,然后医生一手握住膝关节上方,另一手托握住小腿上部,充分屈伸膝关节以扩大活动范围,再让助手固定患者大腿根部,医生握住踝关节上方,持续对抗牵拉 5 分钟,以进一步松解膝关节周围软组织粘连。每周治疗 1 次,共治疗 3 次。向伟明等用上法治疗 60 例膝关节创伤性滑膜炎患者。结果:治愈 32 例,显效 23 例,好转 4 例,无效 1 例。总有效率 98.3%。①

7. 四妙丸加味 薏苡仁 50 克、苍术 15 克、黄柏 12 克、川牛膝 12 克、炙甘草 6 克、土茯苓 20 克、萆薢 10 克、防己 8 克、赤小豆 15 克、木瓜 15 克、车前子 15 克、威灵仙 15 克、露蜂房 5 克、泽泻 10 克、泽兰 10 克。随症加减:早期湿热盛,肿胀明显,膝部积水较多者,加大薏苡仁用量,最多用至 120 克,并予以膝关节穿刺,抽出滑液,冷敷,加压包扎,关节制动。每日 1 剂,2 次分服,每次 250 毫升,水煎服,10 日为 1 个疗程;症状消失后,药用参苓白术散内服,每次 6 克,每日 2 次,继续服用 1~2 个月。指导患者练习股四头肌等长收缩活动和直腿抬高活动,肿胀消退后主动练习膝关节的屈伸活动。临床观察:王东用上方加减治疗 56 例膝关节滑膜炎患者,治疗 2~5 个疗程,通过随访,按相关疗效标准进行评定。结果:治愈 40 例,有效 13 例,无效 3 例,总有效率 94.6%。②

8. 二活健膝汤 羌活 12 克、独活 12 克、海桐皮 10 克、五加皮 10 克、当归 10 克、威灵仙 12 克、木瓜 10 克、桂枝 10 克、防风 10 克。随症加减:有膝关节外伤史,或局部刺痛、皮色紫暗者,加醋乳香 12 克、醋没药 12 克、桃仁 10 克;局部冷痛喜

暖、肌肤欠温或拒按,脉弦紧者,加细辛 3 克;喜按、腰酸乏力、四肢末梢凉者,加制附子 8 克、桑寄生 10 克、淫羊藿 10 克;局部沉困、肿胀突出、其处红热者,加木通 10 克、大黄 10 克,洗时加芒硝 20 克;红热不明显,纳少便溏,乏力者,加茯苓 20 克、薏苡仁 20 克、白术 20 克。上药每日 1 剂,水煎,早晚分服,后煎药渣,趁热熏洗患处,每日洗 2 次,每次 30~60 分钟;熏洗后,膝关节需制动,4 周为 1 个疗程,疗程间隔 1 周;若膝关节积液多者,需穿刺抽液,熏洗后,膝关节加压包扎,同时作制动,一般制动时间为 3~4 周,其后才作膝关节功能锻炼。胡天喜等用上方加减治疗 52 例创伤性膝关节滑膜炎患者。结果:用药最多 45 剂,最少 6 剂。痊愈(膝关节肿胀、疼痛消失,功能恢复正常,随访 1 年未复发)22 例,显效(膝关节肿胀消失,随访 1 年未复发)11 例,好转(膝关节肿胀、疼痛减轻、功能基本恢复正常)16 例,无效(治疗 1 个疗程后,症状、体征无变化,或因效果不明显未治满 1 个疗程者)3 例,总有效率 94.3%。③

9. 活络止痛汤 川牛膝 20 克、黄柏 15 克、秦艽 15 克、杜仲 15 克、延胡索 12 克、薏苡仁 30 克、细辛 3 克、苍术 10 克、桃仁 10 克、红花 10 克、赤芍 10 克、牡丹皮 10 克。每日 1 剂,水煎服,20 日为 1 个疗程,10 日为 1 个观察点,1 个疗程结束时进行疗效评定。胡建岳用上方治疗 60 例急性创伤性膝关节滑膜炎患者。结果:临床治愈 7 例,显效 23 例,有效 25 例,无效 5 例,总有效率 91.7%。④

10. 滑膜炎膏 乳香、没药、牛膝、红花、僵蚕、蜈蚣、全蝎、徐长卿、川乌、草乌、茯苓、木通、泽泻、桂枝、防己、冰片、麝香等。将上述药物(除冰片、麝香外)烘干,研为细末,再与冰片、麝香配成凡士林药膏备用;将滑膜炎膏外敷膝关节周围 2~4 毫米,弹力绷带包扎。夏天每日 1 换,冬天每 3 日 1 换,春、秋每 2 日 1 换,7 日为 1 个疗程。谢大成等用上方治疗 117 例膝关节创伤性滑膜炎患者。结

① 向伟明,丁思明,等.针刀治疗膝关节创伤性滑膜炎的临床研究[J].针灸临床杂志,2012,28(6):1-5.
② 王东.四妙丸加味治疗膝关节滑膜炎疗效观察[J].山东中医杂志,2012,31(10):729-730.
③ 胡天喜,等.二活健膝汤治疗创伤性膝关节滑膜炎 52 例[J].中国中医药现代远程教育,2010,8(24):34.
④ 胡建岳.活络止痛汤治疗急性创伤性膝关节滑膜炎 60 例[J].浙江中医杂志,2007,42(7):409.

果：一般外敷1～3日开始见效，关节肿胀减轻，功能亦有所恢复。平均用药23日，最少1例外用本药9日，最多1例外用本药38日。经治疗9～38日后，治愈66例，显效22例，好转20例，无效9例，总有效率92.30%。①

11.活解合剂　丹参18克、威灵仙18克、红花12克、牛膝12克、木通12克、茯苓15克、白术15克、苍术15克、金银花15克、紫花地丁15克。随症加减：湿热盛者，加薏苡仁15克、泽泻10克；风寒盛者，加秦艽12克、徐长卿12克；肿胀甚者，加泽兰12克；疼痛重者，加细辛4克。每日1剂，2次分服，每次200毫升，水煎服；另外将药渣加水煎煮15分钟，先熏洗患膝，至水温降至45℃左右时用纱布蘸药液洗浴患处，每日熏洗2～3次；并配合行股四头肌等长收肌及膝关节伸屈锻炼。10日为1个疗程，一般2～5个疗程。临床观察：王春秋用上方加减治疗63例膝关节创伤性滑膜炎患者。结果：治愈36例，显效18例，有效6例，无效3例。总有效率95%。②

12.虎杖汤加减　虎杖30克、防己12克、秦艽10克、威灵仙12克、当归12克、川芎6克、大生地黄20克、薏苡仁20克、茯苓皮15克、木瓜10克、细辛3克、川牛膝10克。随症加减：初期有恶风者，加羌活10克、防风6克；关节肿痛属急性者，加红花9克、桃仁9克、制乳香10克、制没药10克；寒湿型，加制附片6克、独活10克。每日1剂，上方加水500毫升浸20分钟后先用武火煮沸，然后用文火煎20～30分钟，煎至150～250毫升，分2次服，10日为1个疗程。有其他并发症者，酌情加减。刘志安等用上方加减治疗86例膝关节创伤性滑膜炎患者。结果：治疗时间最短5日，最长27日，平均10.4日。关节抽取积液1次者14例，2次者42例，3次9例。优53例，良27例，中5例，差1例。优良率93.02%，经随访2～6

个月，症状、体征均无复发、加重。③

13.五神汤　茯苓20克、金银花30克、牛膝15克、车前子15克、紫花地丁15克。随症加减：急性瘀血者，加桃仁、红花、川芎；痛重者，加细辛、延胡索。每日1剂，水煎，早晚2次服，2周为1个疗程，肿胀严重者可先行穿刺抽吸；药渣可煎热烫洗患膝，患膝避免下床行走，活动膝关节，可行股四头肌等长收缩锻炼，2周后下床行走。陈晓兵等用上方加减治疗8例急性膝创伤性滑膜炎患者，全部治愈。④

14.针刺疗法　取患侧内膝眼、犊鼻、足三里、鹤顶、血海、阿是穴。以30号2.5寸毫针分别在内膝眼、犊鼻穴处呈"人"字形斜刺进针，捻转行针至穴位周围产生酸、胀、重感为度；取30号2.5寸毫针分别在血海、足三里穴处快速直刺进针，提插捻转至穴位周围产生酸、麻、胀重之针感，使针感传至肿胀的膝关节为佳；另取30号2.0寸毫针分别在阿是穴、鹤顶穴处直刺进针，提插捻转至穴周围产生胀、重感。每日1次，每次30分钟，15次为1个疗程。刘家生用上法治疗80例膝关节创伤性滑膜炎患者，治疗总有效率97.5%。⑤

15.穿破石汤　穿破石30克、薏苡仁30克、土茯苓30克、三七10克、九层塔15克、泽兰15克、威灵仙15克、川牛膝15克。随症加减：热者，加忍冬藤、栀子；寒者，加制附子、桂枝、麻黄；气虚者，加党参、白术、五爪龙；血虚者，加当归阿胶、陈皮等。李主江用上方加减治疗膝关节创伤性滑膜炎患者，对新伤肿痛多有效。⑥

16.自拟方　川芎15克、红花15克、丹参15克、茯苓15克、白术15克、苍术15克、木瓜12克、木通12克、伸筋草20克、威灵仙20克、牛膝12克、甘草10克。随症加减：偏肾阴虚者，加熟地黄12克、山茱萸12克；偏肾阳虚者，加鹿衔草

① 谢大成,等.滑膜炎膏治疗膝关节创伤性滑膜炎117例报告[J].中医中药,2006,3(29)：132.
② 王春秋.活解合剂治疗膝关节创伤性滑膜炎63例[J].陕西中医,2006,27(6)：710.
③ 刘志安,等.自拟虎杖汤治疗膝关节创伤性滑膜炎86例疗效观察[J].江西中医药,2005,36(12)：39.
④ 陈晓兵,等.五神汤加减治疗膝创伤性滑膜炎[J].现代中西医结合杂志,2004,13(13)：1731-1732.
⑤ 刘家生.针刺治疗膝关节创伤性滑膜炎80例[J].辽宁中医杂志,2003,30(4)：308.
⑥ 李主江.何应华治疗膝关节创伤性滑膜炎经验介绍[J].新中医,2002,34(6)：11-12.

12 克、淫羊藿 12 克;偏气虚者,加黄芪 12 克、党参 12 克;偏血虚者,加枸杞子 12 克、白芍 12 克;湿热盛者,加薏苡仁 12 克、萆薢 12 克;风寒盛者,加徐长卿 12 克、秦艽 12 克;膝关节肿胀重者,加泽兰 12 克;疼痛重者,加蕲蛇 3 条、细辛 3 克。每日 1 剂,水煎,分 2 次服。另外将药渣加水 1 000 毫升左右,煎 10～15 分钟,先熏洗患膝 10 分钟,至水温降至 45℃左右时,用毛巾沾药液洗浴患处;后将药渣用布包裹,趁热敷患膝关节。每日熏洗热敷 2～3 次。配合行股四头肌等长收肌及膝关节伸屈锻炼。10 日为 1 个疗程,一般治疗 2～5 个疗程。吴娅辉等用上方加减治疗 126 例膝关节创伤性滑膜炎患者,以 4 周作为急、慢性期分界线。结果:治疗时间最短 2 周,最长 10 周。经 6 个月～2 年、平均 12 个月的随访,优 72 例,良 39 例,可 9 例,差 6 例,总有效率为 95.2%。[①]

17. **活血消肿舒筋汤** 伸筋草 30 克、透骨草 30 克、牛膝 12 克、苏木 15 克、红花 15 克、乳香 6 克、没药 6 克、金银花藤 34 克、海风藤 30 克、防风 2 克、荆芥 12 克。药物煎煮后,趁热先熏,待温度降至 40℃～50℃时,再洗患膝,每次半小时,每日 2 次。陈长平等用上方治疗 36 例膝关节创伤性滑膜炎患者。结果:痊愈 18 例,好转 16 例,无效 2 例,总有效率 94.4%。[②]

18. **复元活血汤加味** 柴胡 10 克、当归尾 10 克、桃仁 10 克、红花 10 克、炮甲片 10 克、天花粉 10 克、酒大黄(后下)3～6 克、生甘草 6 克。随症加减:局部肿胀,剧烈疼痛,饮食尚可,脉弦细数,苔薄白者,加生地黄、延胡索、制乳香、制没药、三七粉;局部持续性疼痛,两胁肋胀满,大便不通、甚者秘结,脉弦数、洪大,苔黄腻者,加芒硝、厚朴、延胡索、枳壳、香附;下腹胀满,小便不利,脉沉弦细,苔黄者,加茯苓、泽泻、猪苓;年迈体弱,气虚血亏者,加炙黄芪、熟地黄、炒白术、西洋参、丹参等。

彭其林用上方加减治疗 30 例脊柱压缩性骨折患者,治愈及显效率为 86.7%。[③]

单 方

1. **三圣散** 组成:芙蓉叶 500 克、赤小豆 250 克、麦硝粉(即洗面筋时所沉淀的小麦粉)100 克。用法用量:共研细末,鸡蛋清或冷开水调成糊状外敷于患关节周围,每日或隔日 1 次。临床应用:闫长林用上方治疗 93 例膝关节创伤性滑膜炎患者。结果:经 3～6 个月随访,治愈 83 例,好转 7 例,无效 3 例,总有效率 96.8%。[④]

2. **外敷方** 组成:大黄、黄柏、黄芩各等份。功效:清热解毒,散瘀止痛。用法用量:诸药共研细末,取适量加水调成稠糊状后隔水炖 10～15 分钟,摊于薄膜上温敷患处,每日 1 次,5 日为 1 个疗程。临床应用:罗世东等用上方治疗 93 例膝关节创伤性滑膜炎患者,其中 42 例急性期。结果:治疗时间最短 1 个疗程,最长 8 个疗程,平均 3 个疗程。治愈 53 例,好转 35 例,无效 5 例,总有效率 94.6%。[⑤]

3. **公英膏** 组成:蒲公英、生地黄、冰片各等份。制备方法:将蒲公英、生地黄切碎,加水煎煮成浓缩汁,用纱布过滤去渣,再煎至黏稠状,放凉;将冰片研成细粉状掺入拌匀即可备用。用法用量:取适量公英膏薄摊于棉纸或麻纸上,外贴于患部,也可先将膏药涂于患部,用棉纸或麻纸覆盖其上,再以绷带缠绕固定,每 5 日更换 1 次;属急性期者,患肢应尽量休息制动。临床应用:常尚毅等用上方治疗 35 例膝关节创伤性滑膜炎患者。结果:治疗时间最长 3 个月,最短 2 周。按中医疗效标准,治愈 23 例,显效 7 例,好转 3 例,无效 2 例,总有效率 94.3%。注意事项:对局部有创面、溃烂、皮肤过敏者,不可应用。[⑥]

① 吴娅辉,等.从瘀血痰湿论治膝关节创伤性滑膜炎[J].河南中医药学刊,2001,17(1):32-33.
② 陈长平,等.中药熏洗治疗膝关节创伤性滑膜炎 36 例[J].实用乡村医生杂志,1999,6(5):32-33.
③ 彭其林.复元活血汤加味治疗脊柱压缩性骨折[J].中国骨伤,1994,7(6):41-42.
④ 闫长林.三圣散外敷为主治疗膝关节创伤性滑膜炎 93 例[J].陕西中医,2011,32(9):1169-1170.
⑤ 罗世东,等.中药外治膝关节创伤性滑膜炎 93 例[J].新中医,2007,39(9):73.
⑥ 常尚毅,等.公英膏治疗膝关节创伤性滑膜炎 35 例[J].陕西中医,1999,20(11):492.

中 成 药

1. 痹祺胶囊　组成：马钱子粉、地龙、党参、茯苓、白术、川芎、丹参、三七、牛膝、甘草(国药准字 Z10910026)。功效主治：益气养血，祛风除湿，活血止痛；适用于气血不足，风湿瘀阻，肌肉关节酸痛，关节肿大、僵硬变形或肌肉萎缩，气短乏力，风湿、类风湿性关节炎，腰肌劳损，软组织损伤属上述证候者。用法用量：口服，每次 4 粒，每日 2～3 次，6 盒为 1 个疗程。临床应用：赵庚以痹祺胶囊治疗 118 例膝关节创伤性滑膜炎患者。结果：2～4 个疗程后，症状完全缓解 89 例，好转 22 例，无效 7 例，总有效率 94％。①

2. 独一味胶囊　组成：独一味(国药准字 Z10970053)。功效主治：活血止痛，化瘀止血；适用于多种外科手术后的刀口疼痛、出血，外伤骨折，筋骨扭伤，风湿痹痛以及崩漏，痛经，牙龈肿痛，出血等。用法用量：在局部麻醉和严格无菌操作下，于髌骨外缘行关节穿刺，抽净积液与积血，用弹力绷带加压包扎，加服独一味胶囊，每次 3 粒，每日 3 次。临床应用：王韬用上述方法治疗 45 例膝关节创伤性滑膜炎患者，30 日为 1 个疗程，疗效不能达到优良者，休息 7 日，可再服用 1 个疗程。结果：治疗 1 个月时优良率为 82.2％，3 个月时为 93.3％。②

3. 活血止痛胶囊　组成：血竭、土鳖虫、三七、没药(山西中医学院自制)。制备方法：上药各等份，共研为细末，装零号胶囊。用法用量：服药剂量为每次 5 粒，每日 2 次(相当生药量 6 克)。临床应用：邹本贵用上法治疗 30 例膝关节急性创伤性滑膜炎患者，2 周后统计治疗结果。结果：治愈 27 例，占 90％；好转 3 例，占 10％。总有效率 100％。③

4. 三越了哥王片　功效：清热利湿，凉血解毒，祛痰。用法用量：内服加外用，每日 3 次，每次 3 片；用关节穿刺术，抽净积液和积血后，外用 8 片研粉，用凡士林调敷于棉布上加压包扎，用髌骨固定带固定膝关节，每日更换 1 次。7 日为 1 个疗程，一般 1～3 个疗程。临床应用：冯伟良用上法治疗 50 例膝关节创伤性滑膜炎患者。结果：膝关节肿胀积液消失，关节活动自如者为临床治愈，计 40 例；肿胀积液消失，关节活动不舒或股四头肌萎缩者为好转，计 8 例；无效 2 例；总有效率 96％。④

① 赵庚.痹祺胶囊治疗膝关节创伤性滑膜炎的临床观察[C]//全国第十二届中西医结合风湿病学术会议.全国第十二届中西医结合风湿病学术会议论文集.天津：中国中西医结合学会，2014：123-124.
② 王韬.独一味胶囊治疗膝关节创伤性滑膜炎疗效观察[J].中国中医药信息杂志，2004，11(9)：810-811.
③ 邹本贵.活血止痛胶囊治疗膝关节急性创伤性滑膜炎 30 例临床观察[J].山西中医学院学报，2003，4(1)：19-20.
④ 冯伟良.三越了哥王片治膝关节创伤性滑膜炎 50 例[J].江西中医学院学报，2000，12(3)：62.

踝 关 节 扭 伤

概　述

踝关节扭伤为骨伤科常见病之一,是指踝关节韧带损伤或断裂的一种病证。踝关节由胫、腓骨下的关节面与距骨上部的关节面(距骨滑车)构成,周围由三组主要韧带紧密地连接在一起;由于其解剖特点的特殊性,距骨体前宽后窄,当跖屈时,距骨后面窄的部分进入踝穴前面宽的部分,踝关节相对不稳定,故在日常生活与运动中很容易造成韧带扭伤。临床上分外翻扭伤和内翻扭伤两大类。多由行走不平道路或骑车跌倒时,如踝关节处于跖屈,因距骨向两侧轻微活动而使踝关节不稳定,引起损伤;直接的外力打击,除韧带损伤外,多合并骨折和脱位。外踝损伤最为常见,一般表现为踝部肿胀疼痛,不能走路或尚可勉强走路,伤后2~3日局部会出现瘀斑。内翻扭伤时,在外踝前下方肿胀压痛明显,若将足部作内翻动作,则外踝前下方发生剧痛;外翻扭伤时,在内踝前下方肿胀压痛明显,若将足部作外翻动作,则内踝前下方发生剧痛。X线摄片检查一侧韧带撕裂时往往显示患侧关节间隙增宽,下胫腓韧带断裂,并可显示外内踝间距增宽。

本病属中医"踝部筋骨损伤"等范畴。其病理特点是局部气滞血瘀,脉络不通等。临床辨证如下。(1)气滞血瘀:为损伤早期,踝关节疼痛,活动时加剧,局部明显肿胀及皮下瘀斑,关节活动受限;舌红边瘀点,脉弦。(2)筋脉失养:为损伤后期,踝关节持续隐痛,轻度肿胀,或可触及硬结,步行欠力;舌淡,苔薄,脉弦细。有时由于治疗不当或延误治疗会导致瘀血凝滞、局部筋膜粘连而致使病程延长。

辨 证 施 治

1. 秦雪飞等分3期

(1)第1阶段(就诊时)　治宜对患踝予手法整复。患者仰卧位,助手用双手固定患者的小腿,医者一手握住患肢足跟,另一手握住足趾部,作对抗牵引;接着,医者将足踝扳向跖屈内翻位,然后将足扳回极度背伸及轻度外翻位,内侧韧带损伤的复位手法与之相反。最后,医者用大拇指的指腹用推按的手法从损伤韧带的健端推向伤处,将顺受伤的韧带。然后每日外敷二黄新伤止痛软膏,每次敷药8小时,间隔3~4小时,弹力绷带包扎外固定,并口服玄胡伤痛片、创伤消肿片,持续时间1周。

(2)第2阶段(1周后)　停止外敷和口服药物,治宜予电针20分钟,华佗牌毫针,长25毫米,G6805-1型电针仪,取解溪、丘墟、申脉、昆仑、阿是穴,消毒,快速直刺进针,得气后连接电针,共两组,连续波频率为2赫兹,留针时间20分钟,同时TDP照射;并予手法治疗10分钟,用摩法、揉法在受伤部位治疗2分钟,接着用推按的手法将顺受伤的韧带,然后做踝关节环摇法10次,环摇的角度及力度由小至大,然后将足背伸。每日1次,治疗时间为1周。

(3)第3阶段(2周后)　开始指导患者进行踝关节本体感觉功能练习,踝关节柔韧性训练时以脚趾部支撑提踵,提到最高位置时暂停一下,然后慢慢降低脚跟,提踵的幅度越大越好;踝关节平衡练习时用患足单独保持站立10~30秒,当能坚持站立60秒时,可双眼闭上,交替做双臂侧平举和双臂交叉于胸前。每日2次,每次20分钟,持续时间2周。

临床观察：秦雪飞等用上法分期治疗40例急性踝关节扭伤患者，早期开始对踝关节扭伤采取分期论治的方法能明显缩短疗程，提高治愈率。[1]

2. 刘文志分3期

（1）急性扭伤初期（1～3日）　先行踝部X线检查：① 如X线无异常且踝部肿胀与疼痛不甚严重者，X线检查后就应先局部冷敷，或用云南白药喷剂喷洒局部，然后外敷活血化瘀的药物。药用丹参、赤芍、桃仁、红花、三七、甲片、乳香、没药等。上药磨成粉末，调成糊状。② 如若踝部肿胀与疼痛严重者，韧带常有撕裂或撕脱损伤，除局部冷敷外，还须用短腿石膏靴固定患足；但如为内翻扭伤，则采用轻度外翻位固定，外翻扭伤则采用轻度内翻位固定。同时，嘱患者卧床休息，禁止伤足负重活动，并抬高患肢。

（2）急性扭伤中期（3日以后）　① 对于单纯韧带挫伤者行患部热敷，或用红外线、超短波照射，同时在继续外敷活血消肿的中药基础上加内服舒筋活络的药物。药用伸筋草、五加皮、透骨草、威灵仙、续断、独活等。② 对于损伤较重、有韧带撕裂或撕脱伤者，应继续用外固定4周。固定期间应经常活动足趾，密切观察肢端血运，并内服复元活血汤。拆除外固定后进行踝关节功能锻炼，及手法治疗和中药煎汤外洗（方法见陈旧性伤）。

（3）陈旧性伤（伤后15日以上）　经X线检查无骨折及脱位后，采用手法治疗配合中药内服。手法治疗：患者取仰卧位，用拇指和其余四指配合，揉捏弹拨小腿后侧肌群3～5分钟，然后用拇指以柔和深达的方法按揉踝关节周围5分钟，特别是下胫腓联合韧带处、外踝前下方及跟腱两侧；再用一手拇指与食指轻用力挟持踝关节两侧，另一手持握患肢前足部，在稍用力拔伸下做踝关节屈伸，内外翻及环转运动3分钟，操作时宜平稳和缓，各方向均做数次。上述手法每日1次，10次为1个疗程。方用外流汤：透骨草20克、伸筋草15

克、乳香15克、没药15克、莪术15克、红花10克、川芎15克、桂枝15克、土鳖虫15克、怀牛膝15克、细辛15克、川芎15克、当归20克。加水适量，煎煮15分钟取汁，原药再加水反复煎煮2～3次，将全部滤液合在一起；每次治疗时把药液煎沸，先熏蒸后浸泡患足，每日2次，每次30分钟。每日1剂，10日为1个疗程。

临床观察：刘文志用上方分期治疗30例踝关节扭伤患者，均追踪观察6个月。结果：急性损伤22例中19例未行外固定，经4～15日治疗后，临床痊愈17例，占89.4％；显效1例，占5.3％；有效1例，占5.3％。另3例行外固定，4周后拆除外固定，经10～20日治疗后，临床痊愈2例，占66.7％；显效1例，占33.3％。慢性损伤8例经10～30日治疗后，临床痊愈6例，占75％；显效1例，占12.5％；有效1例，占12.5％。[2]

3. 孙文山分3期

（1）急性期（踝关节损伤后1～2周内）　症见行走困难，局部肿胀明显，疼痛剧烈，皮肤红肿发热，可见大片青紫瘀斑。治宜活血化瘀、消肿止痛。先行正骨手法整复理筋后，后方用活血消肿汤：当归20克、川芎20克、赤芍20克、乳香15克、没药15克、血竭15克、三七15克、黄芩20克、木通20克、栀子20克、延胡索15克、大黄20克、泽泻20克、紫荆皮25克。煎药外洗，损伤24小时内须将药液冷却至皮温以下再浸洗，亦可用凉水冷敷，损伤24小时后方可用较热药液熏洗；洗后卧床休息，局部制动，患肢抬高。

（2）恢复期（踝关节损伤后3周内）　症见局部肿痛减轻，但活动时仍疼痛，皮色稍暗红，皮温不高，有的因失治误治而表现为关节虚肿，按之凹陷难复。治宜活血通经、舒筋活络。方用活血伸筋：当归20克、川芎20克、红花15克、乳香15克、土鳖虫15克、地龙20克、苍术20克、木通15克、川贝母15克、木瓜20克、威灵仙20克、白芷20克、桂枝20克、伸筋草20克、路路通20克。随

① 秦雪飞，等.急性踝关节扭伤分期论治临床疗效观察[J].成都中医药大学学报，2011，34(2)：25-27.
② 刘文志.踝关节扭伤的治疗体会[J].实用骨科杂志，2005，11(6)：550-551.

症加减：虚肿者，加黄芪 40 克、枳壳 20 克。煎药外洗，洗后不负重进行踝关节轻微伸屈活动，以不疼痛和不加重肿胀为原则，但不宜作旋转及内、外翻动作。

（3）陈旧期（踝关节损伤 3 周后） 症见局部轻度肿胀，关节活动范围减小，触摸软组织弹性减弱，或有疤痕硬结形成，皮温低。治宜祛痰软坚、温经散结。方用软坚伸筋汤：川乌 25 克、草乌 25 克、半夏 15 克、南星 15 克、皂角刺 20 克、昆布 20 克、三棱 15 克、莪术 15 克、土鳖虫 15 克、甲片 15 克、威灵仙 20 克、伸筋草 25 克、透骨草 25 克、肉桂 20 克。上药煎沸后加醋 100 克熏洗，同时配合拿捏、按揉、点穴、拨络、屈伸等理筋手法。

熏洗方法：将药物置于盆中，加水 1 000～1 500 毫升，煎沸后离火，将踝关节置于其上先熏后洗，每次 30～40 分钟，每日 2～3 次，秋冬季每剂可用 3～4 日，春夏季用 1～2 日。临床观察：孙文山用上法分期治疗 856 例踝关节扭挫伤患者。结果：初期 384 例全部治愈；中期 318 例中，治愈 294 例，显效 24 例；后期 154 例中，治愈 128 例，显效 17 例，有效 9 例。总治愈率为 94.1%，总有效率 100%。[①]

经 验 方

1. 跌打外敷散 法半夏、天南星、生川乌、生草乌、当归、细辛、黄芩、红花、大血藤等。外敷患处，每日 1 次，疗程 2 周。活血化瘀，消肿止痛。杨军蓬用上方治疗 42 例急性踝关节扭伤患者。结果：无效 1 例，改善 1 例，有效 7 例，显效 33 例，总疗效 97.61%。[②]

2. 下肢洗剂 三棱 30 克、莪术 30 克、威灵仙 30 克、伸筋草 30 克、舒筋草 30 克、红花 20 克、川牛膝 30 克、木瓜 20 克、石菖蒲 20 克、海桐皮 30 克、香加皮 30 克。水煎约 1 000 毫升，先以热气熏洗患踝，待药液降温至适度，置患踝于药液中，边浸泡边捋筋按摩，每日 1 次，每次 30 分钟；患肢在熏洗完毕后均佩戴护踝，连续用药 9 日。祛风除湿，行气祛瘀，消肿止痛，舒筋活络。彭正刚等将 90 例急性踝关节扭伤患者随机分为试验组与对照组各 45 例。实验组用上方熏洗治疗；对照组用正骨水 100 毫升加入 1 000 毫升沸水中，熏洗方法同实验组。结果：治疗第 6 日、第 9 日的愈显率洗剂组明显较高。[③]

3. 大黄祛伤膏 生大黄、生栀子、甘松、白芷、当归、乳香、红花、山茶、王不留行、天花粉、赤芍、姜黄、没药等。将上述药物研磨成粉末，加适量饱和糖水调成糊状待用，阴暗处保存；用时将大黄祛伤膏均匀涂布于防水膜表面 1 毫米，外敷踝部扭伤处，外用绷带包扎，每 3 日更换 1 次，两周共 5 次。许弄章等用上方治疗 30 例急性踝关节扭伤患者。结果：临床控制 6 例，显效 21 例，有效 3 例，无效 0 例。[④]

4. 牵抖法 第一步，患者取仰卧位，头垫软枕，患侧取屈髋屈膝位，由助手立于患者患侧屈曲手肘，环抱住患者的患侧加以固定，而另一手握住患者胫前；施术者循其经络走行，知其受伤部位后，点按穴位昆仑、太溪、足三里、阳陵泉、解溪，以缓解受损伤的韧带及屈伸肌群软组织的痉挛。第二步，施术者一只手托住患者足跟部，食、中、拇指分别按在内外踝的前下方，另一只手握住患者足掌前部，用施术者自身重量和患者对抗牵引 3～5 分钟，在患者松弛状态下，足踝部稍微背伸，突然抖动两三次，感觉关节处有滑动感或有"咯嗒"声，手法复位结束。纠正关节错缝后，使踝关节保持正中稍外翻的位置，用弹力绷带"8"字加压固定，弹力绷带连续加压固定 2 周。刘景山用上法治疗 30 例急性踝关节扭伤患者。结果：控显率为 73.33%，总有效率为 93.33%，其中临床控制 7 例（23.33%），显效 15 例（50.00%），有效 6 例

① 孙文山.分期运用中药熏洗治疗踝关节扭挫伤[J].中医正骨，2003，15（1）：38－39.
② 杨军蓬.急性踝关节扭伤的跌打外敷散治疗疗效探讨[J].双足与保健，2017（1）：7－8.
③ 彭正刚，等.下肢洗剂治疗急性踝关节扭伤临床研究[J].实用中医药杂志，2017，33（4）：435－436.
④ 许弄章，李中东，等.大黄祛伤膏与扶他林软膏治疗急性踝关节扭伤的临床对照研究[J].海南医学，2016，27（6）：915－917.

(20.00%),无效2例(6.67%)。①

5. 舒筋活血汤 当归12克、川芎10克、牛膝9克、续断15克、枳壳15克、姜黄15克、血竭10克、五加皮15克、炒白术20克、茯苓15克、骨碎补15克、白芷15克、麝香(冲)0.6克。随症加减:湿重者,加藿香(后下)10克、佩兰(后下)1克;热重者,加连翘12克、黄芩9克。以上中药每日1剂,文火水煎2次,共取汁400毫升,分2次温服,忌生冷、黏滑、油腻之品。促进局部血液循环,理气活血,舒筋通络止痛。党芙蓉等用上方加减治疗50例急性踝关节扭伤患者。结果:治愈25例,显效20例,有效4例,无效1例,总有效率98.0%。②

6. 紫荆皮散 紫荆皮60克、天南星30克、清半夏20克、黄柏20克、草乌20克、川芎20克、川当归20克、杜仲20克、黄柏皮15克、生地黄15克。以上药物烘干,粉碎过100目筛备用;采取新鲜桑树皮晾干备用,按损伤面积的大小,取适量药粉,放入调药碗内,配生姜、薄荷汁及适量蜂蜜调匀药粉为糊状,置于桑树皮上抹平,药的厚度0.5厘米左右,然后将纱布贴于药膏上放置患处;最后将桑树皮贴于患处,绷带包扎外固定,2~3日更换1次,共2~3次,观察14日。江小平等用上法治疗46例急性踝关节扭伤患者。结果:治愈27例,显效13例,好转4例,无效2例,有效率95.6%。③

7. 四步点穴法 第一步,点揉健侧的合谷;第二步,点按患侧无名指中节反应点(苏永明先生称之为崴脚穴),同时让患者轻轻活动患处;第三步,点按两侧颊车穴,同时让患者轻轻活动患处;第四步,以点揉按、拨筋等手法松解患处周围。轻者前两步即可见效,重者四步完成后一般都能减轻很多。若四步点穴法疗效不明显,可采用琴瑟测经点穴法的九步操作程序并对踝关节扭伤行针对性强的手法。陈云华等用上法治疗5例踝关节扭伤患者,疗效明显。④

8. 消肿膏 芙蓉叶、天花粉、生栀子、紫荆皮、生大黄、黄柏、生川乌、生草乌、生半夏、生天南星、苍术、姜黄、白芷等。加5倍水煎熬3次浓缩制成"清膏",然后将甘油、滑石粉及饴糖加到锅内煮沸,直至饴糖完全溶化,做滴水成珠试验,加入"清膏",待"清膏"全部吸收,此时加入消肿散药粉(秘方),不停搅拌,直至膏药浓稠,做老嫩试验,搅拌后离火,待温度下降到室温再摊膏;使用时取10毫升,把药膏涂于10厘米×10厘米的棉料上,药膏为直径6厘米、厚度约6毫米的圆形药块,用8厘米×8厘米的棉纸遮盖。用"8"字绷带包扎,消肿膏隔1日换药1次,7日为1个疗程。陈浩等用上法治疗60例急性踝关节扭伤患者。结果:治愈48例,占80.00%;显效10例,占16.67%;好转2例,占3.33%;无效0例。有效率100%。⑤

9. 外敷方 大黄150克、姜黄15克、栀子20克、红花15克、没药15克、三七15克、冰片10克。共研成细末,加适量凡士林,适量醋酸搅拌调成糊状备用;使用时,每次取约30克敷于患处,以辅料覆盖,用绷带包扎固定于清洗干净的患处,每日换药1次。7日为1个疗程。李红用上方治疗100例踝关节急性扭伤患者。结果:治愈68例,显效17例,有效13例,无效2例,总有效率为98.0%。⑥

10. 关节对称针法 (1)外踝扭伤取坐位,患肢对侧上肢屈肘手掌向下,在第4、5掌骨近端背侧用拇指按揉找出酸麻胀痛最明显处取穴。选0.3毫米×25毫米毫针,常规消毒,直刺5~10毫米行捻转提插泻法,待局部有明显酸麻胀痛感后运针30秒,留针30分钟,每10分钟运针一次,运针时嘱患者活动患肢踝关节,第一次运针结束后大多疼痛明显减轻或消失,此时嘱患肢站立行走。(2)内踝扭伤取坐位,患肢对侧上肢伸肘手掌向上,在太渊穴附近用拇指按揉找出酸麻胀痛最明

① 刘景山.牵抖法治疗急性踝关节扭伤的临床研究[D].长春:长春中医药大学,2015.
② 党芙蓉,等.舒筋活血汤治疗急性踝关节扭伤临床效果观察[J].世界中西医结合杂志,2015,10(8):1119-1121,1138.
③ 江小平,等.紫荆皮散外敷治疗急性踝关节扭伤46例[J].光明中医,2014,29(3):511-512.
④ 陈云华,杨燕琼,等.走出急性扭伤按摩禁忌误区,巧妙治疗踝关节扭伤[J].大家健康,2014,8(3):10,12.
⑤ 陈浩,王建伟,等.消肿膏外敷治疗急性踝关节扭伤的临床观察[J].浙江中医药大学学报,2013,37(2):172-174.
⑥ 李红.中药外用治疗踝关节急性扭伤疗效观察[J].中国农村卫生事业管理,2013,33(5):545-546.

显处取穴。选0.3毫米×25毫米毫针,常规消毒,斜刺5~10毫米行捻转法泻,余同外踝扭伤。隔日1次,3次为1个疗程,治疗1~2个疗程。张宗洪用上法治疗316例急性踝关节扭伤患者,半年后随访统计疗效。结果:治愈(疼痛肿胀消失,无踝关节功能障碍,半年无复发)计281例,占89%;显效(疼痛肿胀明显减轻,无踝关节功能障碍,只在阴雨寒冷天气变化及过度行走后稍有不适)计28例,占0.9%;有效(疼痛肿胀明显减轻,踝关节特定方向牵拉仍有疼痛)计7例,占0.2%。总有效率90.1%。[1]

11. 药线点灸法 取阳陵泉、丘墟、悬钟、解溪、昆仑及肿胀局部梅花穴,选用广西中医学院壮医研究所提供的2号药线,将药线在酒精灯上点燃后,对准所取穴位点灸。每穴1~3壮。疗效明显。[2]

12. 疏开理气止痛汤 柴胡10克、枳壳10克、当归10克、川芎10克、郁金10克、青皮10克、鸡血藤30克、白芍30克、茯神15克、夜交藤15克。随症加减:气虚者,加党参、黄芪;血虚者,加阿胶、熟地黄;血瘀重者,加桃仁、红花;痛甚者,加延胡索、甲片。1周为1个疗程;外敷取生栀子30克研粉,以醋调匀后敷于局部,每日更换1次。临床观察:胡继功等用上方加减治疗98例急性踝关节扭伤患者,全部用"交叉"绷带外固定,抬高患肢。结果:全部治愈。其中服药1个疗程疼痛肿胀消除,功能恢复79例,占80.6%;2个疗程疼痛肿胀消除,功能恢复17例;3个疗程疼痛肿胀消除,功能恢复2例。治愈率100%。[3]

13. 酒醋热疗法 患者取躺或坐位,尽量放低伤处位置。食醋倒入小盆,放入毛巾,毛巾湿透后对折敷在患处,用手或其他物品将适量酒精均匀地淋撒在毛巾上(如用手淋撒,一定要将手先在醋盆中泡一泡),然后用火柴点燃毛巾上的酒精。烧到患处发热、发烫时,再用手或装有食醋的喷雾器将醋喷撒在火焰上并用手将火按灭。待患者不觉得热时,再按用上方法重复进行10次左右。每日早晚各治疗1次。注意事项:酒醋热疗法只适用于闭合性软组织损伤,若扭伤并伴有擦伤出血,需等伤口愈合后再进行治疗;在伤后24小时开始治疗,一定要燃烧到患者感到发烫时再熄灭火焰,这样效果更好;在往毛巾上淋洒酒精时一定要注意不要洒到患者皮肤上,以免烧伤。[4]

14. 酒火推拿 患者仰卧位,医者让患者露出患部,医者用一瓷碟放入95%乙醇200毫升,点着火,医者用手把火拿起快速放入患处,用四指推、按、揉法,自小腿外侧至踝外侧上下数遍,并配以轻巧灵活的手法,如拇指推、揉法,拇指弹拨法,四指拿捏法等;并按揉解溪、昆仑、丘墟、足三里等穴,以疏经通络、祛痕、消肿止痛;再在损伤的局部用轻柔缓和的揉捏法,并迅速把火拿起拍到疼痛点上,接连5~6次,以透热为度,疼痛稍缓解后即可配合轻度的踝关节摇法、抖颤法。单胜春用上法治疗40例急性踝关节扭伤患者。结果:患者均在2次以内治愈。1次治愈者36例,2次治愈者4例,短期治愈率100%。[5]

15. 火针 消毒后取阿是穴为针刺点,用银针涂抹花生油,置于酒精灯上烤红,迅速将红针刺入阿是穴,随即拔出,深度约0.5寸(约2厘米)。韩朱用上法治疗1例急性踝关节扭伤患者。结果:治疗4次,肿胀及疼痛明显减轻,治疗2次后疼痛基本缓解,肿胀消退。[6]

单 方

1. 老鼠脚迹草 组成:老鼠脚迹草生品150克。用法用量:上药放在石臼中捣烂,然后敷在踝关节损伤之处,再用绷带包扎固定,每日换药1

① 张宗洪.关节对称针法治疗急性踝关节扭伤316例[J].中医民族民间医药,2013,22(13):95.
② 靳昊.传统维医外固定治疗急性踝关节扭伤的临床观察[D].乌鲁木齐:新疆医科大学,2012.
③ 胡继功,等.从肝论治急性踝关节扭伤98例[J].辽宁中医杂志,2000,27(12):553.
④ 柴春胜,等.酒醋热疗法——治疗踝关节急性扭伤新法[J].中国学校体育,1998(1):54.
⑤ 单胜春.酒火推拿治疗急性踝关节扭伤[J].按摩与导引,1994,15(2):18.
⑥ 韩朱.火针治疗踝关节扭伤1例[J].江西中医药,1994,25(S):64.

次,7日为1个疗程。临床应用:周育毅等用上法治疗30例急性踝关节扭伤伤患者。结果:经老鼠脚迹草外敷治疗后,治愈5例,显效17例,好转8例,有效率达到100%。[1]

2. 生大黄粉醋调 组成:白醋、生大黄粉。制备方法:使用适量白醋与适量生大黄粉(30～50克,根据患者的患处大小增减)混合,调成膏状。用法用量:常规冰敷加制动治疗,并将药膏平抹于防水薄膜纸上,厚度约1.5厘米,外敷于患处,用弹力绷带包扎固定,每日敷药1次,每次敷药8～12小时,7日为1个疗程。临床应用:欧志聪等用上法治疗30例急性踝关节扭伤患者,2个疗程后观察疗效。结果:总有效率为96.67%。[2]

3. 生姜外敷 组成:生姜。功效:加速血液循环,行气活血,祛瘀散毒,抗炎消肿,长于止痛。用法用量:生姜适量捣烂,加食盐少许混匀,外敷患处。对于急性踝关节扭伤患者2～3次可治愈。[3]

中 成 药

1. 复方伤痛胶囊 组成:延胡索(醋)、大黄(酒炙)、柴胡、当归、桃仁(去皮)、天花粉、红花、甘草(甘肃省西峰制药有限公司生产,国药准字Z20073054)。功效主治:活血化瘀,行气止痛;适用于急性胸壁扭挫伤之瘀滞证,也可用于急性软组织损伤血瘀气滞证,症见局部疼痛、肿胀、瘀斑等。用法用量:口服,每次900毫克,每日3次。临床应用:葛瑞等将60例急性踝关节扭伤患者随机分为治疗组与对照组各30例。两组均予休息、冷疗、抬高患肢;对照组给予西乐葆治疗,每次200

毫克,每日1次;治疗组给予复方伤痛胶囊治疗。结果:治疗后24小时、48小时,两组患者的疼痛均明显减轻,但组间的差异无统计学意义($P>$0.05);与对照组相比,治疗组患者在扭伤后24小时、48小时均能明显缓解踝关节肿胀。[4]

2. 伤科止痛膏 组成:冰片、樟脑、生大黄、延胡索、独活、当归、甘草、细辛、石膏、血竭、红花、羌活、苏木、栀子、丁香、血余炭、薄荷(江苏省常熟市中医院研制,苏药制字Z04001077)。用法用量:将膏药均匀涂抹于宣纸上,厚度适中,大小约为20厘米×10厘米,将膏药平铺于踝关节上,每2日更换1次;外面用纱布包裹,防止脱落,外面予石膏托外固定。临床应用:陆莘等将100例急性踝关节扭伤患者随机分为试验组53例与对照组47例。对照组采用虎力散,口服每次1粒,每日1次;试验组采用上述方法治疗。两组均给予患肢石膏托外固定,固定时间定为1个月,嘱患者抬高患肢,注意观察患肢远端血运情况,禁止患肢下地负重,定期复查。结果:3日、1周、1月时实验组疼痛量化计分优于对照组;治疗3日后,踝关节功能评分实验组总优良率优于对照组。[5]

3. 大七厘胶囊 组成:血竭、乳香、没药、三七、大黄、当归、骨碎补、自然铜、冰片、硼砂(江西昂泰药业有限公司,国药准字Z20050144)。功效主治:化瘀消肿,止痛止血;适用于跌打损伤、瘀血疼痛、外伤止血,还常用于治疗妇科、五官科、心脑血管疾病等。用法用量:口服,每次5粒,每日3次。临床应用:胡志俊在常规西医治疗基础上加服大七厘胶囊治疗50例急性踝关节扭伤患者。结果:治愈42例,显效3例,有效3例,无效0例,总有效率100%。[6]

① 周育毅,等.老鼠脚迹草外敷治疗急性踝关节扭伤的临床观察[J].玉林师范学院学报,2017,38(2):113-115.
② 欧志聪,等.生大黄粉醋调外敷治疗急性踝关节扭伤的疗效观察[J].海峡药学,2016,28(7):201-203.
③ 赵泽芹,等.生姜治疗急性踝关节扭伤[J].河北中医,2004,26(3):169.
④ 葛瑞,范继峰.复方伤痛胶囊治疗急性踝关节扭伤临床疗效评价[J].中国药业,2017,26(4):50-52.
⑤ 陆莘,王强.伤科止痛膏治疗急性踝扭伤的临床观察[J].中国中医急症,2016,25(5):932-933.
⑥ 胡志俊.大七厘胶囊治疗急性踝关节扭伤50例[J].浙江中医杂志,2012,47(1):75.

急性痛风性关节炎

概　述

急性痛风性关节炎，通常是痛风一系列临床表现的首发证型和最基本的表现。其是由于长期体内的嘌呤代谢功能障碍和（或）尿酸（UA）排泄减少导致血液中尿酸浓度上升，而在血液流速相对缓慢的关节中出现尿酸沉积，进而出现所在关节及其周围组织损伤，并急性引发一系列临床症状的代谢性疾病。常在诱发因素作用下急性发作，一般在凌晨发作，发作时大多表现为关节局部红肿热痛，因疼痛剧烈而惊醒，有时疼痛呈进行性加重，可在1～2日内达到疼痛高峰。初次发病时，绝大多数仅仅侵犯单个关节，偶尔可见伴随其余多关节，其中以第一跖趾关节最为常见，其次为足背、足跟、踝、膝、腕和肘关节。

本病常为急性发病且病程较短，主要症状是所侵犯之关节红、肿、热、痛，以及活动功能和血尿酸异常升高。痛风性关节炎可分为急性期和慢性期。急性期以关节的红肿热痛及关节功能障碍为主，慢性期主要以痛风石沉积、关节畸形等为主要表现。

本病属中医"痹证""痛风""历节""风湿热痹""湿热痹""脚气""痰火毒"等范畴。其是指因外邪阻滞经络，气血凝滞，肝肾两虚引起的关节肌肉疼痛麻木、重着和屈伸不利的病症。

辨证施治

1. 范冠杰分9证

基本方：土茯苓 30 克、百合 30 克、薏苡仁 30 克、车前草 30 克、忍冬藤 30 克、土贝母 10 克。

（1）肾虚证　症见腰膝酸软，倦怠乏力，小便频数。方用基本方加金毛狗脊 10 克、续断 10 克、女贞子 30 克、墨旱莲 30 克。

（2）阴虚内热证　症见口干多饮，腰膝酸软，头晕耳鸣；舌红少苔，脉细数。方用基本方加生地黄 15 克、地骨皮 15 克、玄参 15 克、麦冬 15 克。

（3）肝气郁结证　症见性情易怒烦躁，或郁郁寡欢，女性月经不调。方用基本方加白芍 15 克、柴胡 10 克、薄荷 10 克、牡丹皮 10 克。

（4）血分热郁证　症见面红唇赤，舌绛红，脉滑实。方用基本方加牡丹皮 15 克、麦冬 15 克、赤芍 15 克、玄参 10 克。

（5）燥热内盛证　症见多食易饥，口渴喜饮。方用基本方加石膏 30 克、葛根 30 克、知母 10 克、连翘 15 克。

（6）兼有阳明腑实　症见大便干燥或秘结难行，脉滑实。方用基本方加大黄 5 克、枳实 10 克、火麻仁 15 克。

（7）热扰心神证　症见心烦，多梦，睡眠不安。方用基本方加淡竹叶 10 克、远志 10 克、夜交藤 30 克、酸枣仁 15 克。

（8）湿热壅盛证　症见口干不欲多饮，或纳食不多，小便黄，苔黄腻。方用基本方加苍术 10 克、黄柏 10 克、绵茵陈 15 克、蚕沙 15 克。

（9）血脉瘀阻证　症见舌暗，舌底脉络粗大曲张，或伴肢体麻木、疼痛感觉异常。方用基本方加丹参 15 克、三棱 10 克、莪术 10 克、泽兰 10 克。

临床观察：范冠杰等用上方辨证治疗 59 例急性痛风性关节炎患者，疗程为 10 日。结果：临床痊愈 21 例，显效 22 例，有效 12 例，无效 4 例，总有效率 93.22%。[1]

2. 颜红红分 3 型

(1) 湿热蕴结型　相当于急性痛风性关节炎。症见关节红、肿、热、痛,活动受限,伴发热,口干苦,纳呆,小便黄,大便结;舌红、苔黄腻,脉弦滑。治宜清热利湿、通络止痛。方用三妙汤加减:苍术 10 克、黄柏 12 克、当归 10 克、防己 15 克、川牛膝 15 克、萆薢 10 克、龟甲(先煎)10 克、土茯苓 15 克、泽泻 15 克、猪苓 15 克、知母 15 克、虎杖 12 克、苦参 15 克、黄芩 12 克、甘草 6 克。

(2) 瘀血阻滞型　相当于慢性关节炎期。症见关节畸形强硬,活动受限,痛如针刺,固定不移,夜间尤甚,局部可见痰核、瘀斑;舌紫暗或有瘀点、瘀斑,脉细涩或弦细。治宜活血化瘀、通络止痛。方用桃红四物汤加减:桃仁 10 克、红花 6 克、当归尾 12 克、川芎 10 克、威灵仙 15 克、土茯苓 15 克、萆薢 10 克、虎杖 12 克、甲片 10 克、牛膝 15 克、鸡血藤 20 克、制南星 10 克、白芥子 10 克、甘草 6 克。

(3) 肝肾亏虚型　病程长、反复发作,症见肢体关节疼痛,麻木僵硬变形,伴头昏、眼花、耳鸣、腰膝酸软;舌淡红,苔薄白,脉细弱。治宜祛风湿、补肝肾、活血通络。方用独活寄生汤加减:独活 10 克、桑寄生 15 克、秦艽 10 克、防风 10 克、细辛 3 克、当归 12 克、白芍 15 克、杜仲 15 克、党参 15 克、川牛膝 15 克、威灵仙 12 克、甲片 10 克、萆薢 15 克、土茯苓 15 克、虎杖 15 克、甘草 6 克。

临床观察:颜红红用上方辨证治疗 34 例痛风性关节炎患者,每日 1 剂,分 2 次服,1 个月为 1 个疗程,同时嘱患者戒烟、酒,避免进高嘌呤食物。结果:治愈 26 例,好转 5 例,无效 3 例,总有效率为 91.18%;各证型中以湿热蕴结型疗效较高,24 例全部有效。[2]

3. 方策等分 4 型

(1) 湿热蕴结型　症见下肢小关节猝然红肿热痛,拒按,触之局部灼热,得凉则舒,伴发口渴,心烦不安,溲黄;舌红、苔黄腻,脉滑数。治宜活血散结、清热解毒。方用四妙散加减:苍术 15 克、黄柏 15 克、萆薢 15 克、牛膝 15 克、薏苡仁 20 克、当归 15 克、金银花 15 克、木通 15 克、山慈菇 20 克。

(2) 瘀热阻滞型　症见关节红肿刺痛,局部肿胀变形,屈伸不利,肌肤色紫暗,按之稍硬,病灶周围或有块硬结,皮肤干燥,皮色暗黧;舌紫暗或有瘀斑,苔薄黄,脉细涩或沉弦。治宜清热散瘀、通络止痛。方用枝藤汤加减:桑枝 30 克、忍冬藤 30 克、牛膝 10 克、生地黄 15 克、牡丹皮 10 克、白芍 15 克、乳香 15 克、没药 15 克、红花 15 克。

(3) 痰浊阻滞型　症见关节肿胀,甚则关节漫肿,局部酸麻疼痛,或见"块"硬结不红,伴有目眩,面浮足肿,胸脘痞闷;舌暗胖、苔白腻,脉缓或弦滑。治宜涤痰化浊、散瘀泄热。方用涤痰汤加减:半夏 20 克、陈皮 15 克、竹茹 15 克、木通 15 克、枳壳 15 克、牛膝 10 克、丹参 10 克、红花 10 克、赤芍 15 克。

(4) 肝肾阴虚型　症见病久屡发,关节痛如被杖,局部关节变形,昼轻夜重,肌肤麻木不仁,步履艰难,筋脉拘急,屈伸不利,头晕耳鸣,颧红口干;舌红少苔,脉弦细或细数。治宜滋补肝肾。方用六味地黄丸加减:山药 15 克、山茱萸 15 克、熟地黄 15 克、茯苓 20 克、牡丹皮 10 克、黄柏 15 克、知母 10 克、枸杞子 20 克、女贞子 20 克、牛膝 10 克、苍术 15 克。

临床观察:方策等用上方辨证治疗 112 例痛风性关节炎患者。结果:显效(主要症状消失,关节功能恢复正常,血尿酸降至正常)78 例,各型依次分别为 52 例、17 例、7 例、2 例;有效(关节肿胀消减,疼痛缓解,血尿酸有所下降)28 例,各型依次分别为 8 例、7 例、9 例、4 例;无效(临床症状及血尿酸均无明显改变)6 例(为肝肾阴虚型)。有效率为 94.6%。[3]

4. 秦松等分 2 型

(1) 湿热瘀滞型(急性期)　症见局部关节肿

---

① 蓝柳贵,范冠杰,等.范冠杰教授辨证治疗急性痛风性关节炎疗效观察[J].新中医,2016,48(2):128-129.
② 颜红红.辨证治疗痛风性关节炎 34 例临床观察[J].湖南中医学院学报,2000,20(2):55-56.
③ 方策,等.分型辨治痛风性关节炎 112 例[J].辽宁中医杂志,2000,27(2):66.

胀,皮色暗红,关节活动受限,疼痛拒按,畏寒身热,口干而渴,烦闷不安;苔黄腻,脉弦滑数。治宜局部外敷合并中药内服。方用苦酒膏,内服三妙丸加味。苦酒膏:鸡血藤、草乌、海桐皮、独活、五加皮、透骨草、黄柏、肉桂等。共研细末加醋及荞麦粉熬制而成,用时涂于敷料纱布上,48小时换药1次。

(2)脾虚湿阻型(缓解期) 多见于痛风性关节炎反复发作。症见痛风石沉积,关节畸形,甚至出现肾功改变和尿酸结石症;舌淡,苔白腻,脉沉细无力。方用防己黄芪汤加味。

临床观察:秦松等用上方辨证治疗17例急性痛风性关节炎患者。结果:治愈4例,有效12例,无效1例,总有效率94.1%。①

5.陈国定分3型

(1)血热型 症见第一跖趾关节及其他累及关节均红肿疼痛,有灼热感;起病急骤,多有夜半突感关节疼痛;常伴高热、口渴、心烦、大便干结、小便黄赤;舌质红,苔黄,脉弦涩,数而有力或细数有力。治宜清热凉血利尿、活血散结,兼以滋阴解热毒。方用清热凉血消骨汤:地骨皮6克、牡丹皮13克、紫草13克、桃仁13克、夏枯草31克、鳖甲31克、熟地黄31克、金银花31克、地榆16克、蒲公英16克、红花10克、制乳香10克、制没药10克、白茅根30克。

(2)湿热型 症见第一跖趾关节及其他累及关节均红肿热痛,夜间发病,初病多有发热,兼见纳差,小便短赤发热胀或点滴不畅,大便溏;舌质红绛,苔黄腻或白腻,脉弦长而滑数有力。治宜清热利湿通淋、活血散结,兼以养津解毒。方用清热利湿消骨汤:青蒿31克、玄参31克、夏枯草31克、防己15克、车前草15克、黄连6克、黄柏12克、牡丹皮12克、枳实12克、墨旱莲12克、泽泻12克、木通9克。

(3)肝胆抑郁化火乘脾(木克土)型 症见第

一跖趾关节及其他累及关节均肿痛,右胁下隐痛,自觉口干口苦舌燥,不思饮食,有的患者兼见下肢浮肿;舌质红,苔白腻而厚,脉弦涩甚而数。治宜清疏肝胆郁火、活血散结、健脾利尿消肿。方用疏肝解郁消骨汤:柴胡9克、红花9克、龙胆草9克、黄芩9克、黄柏9克、枳壳12克、青木香12克、制香附12克、郁金12克、延胡索12克、牡丹皮12克、木通12克、木瓜12克、丹参30克、夏枯草30克、玄参30克、黄芪30克、草薢30克。

临床观察:陈国定用上方辨证治疗42例痛风性关节炎患者,每日1剂,每剂药煎服4次。结果:42例均临床治愈。②

经 验 方

1.刺血疗法 取阿是穴,即局部关节疼痛或肿胀部位的中心;采用复合碘皮肤消毒棉签对痛点常规消毒后,用右手持一次性血糖采血针,左手紧捏住阿是穴的局部,快速点刺阿是穴,放出血液,如果流出的血液较少,可以用拔火罐的方法将血拔出,对所有阿是穴共放出所需的血量为5毫升,第1、3、5、7日行刺血疗法,每日1次。邱芳晖等用上法治疗20例急性痛风性关节炎患者。结果:显效6例,进步7例,有效5例,无效2例。③

2.甘草附子汤 炙甘草15克、制附子(先煎1小时)15克、白术30克、桂枝15克。水煎服,每日2次,每次100毫升,5日为1个疗程。适用于寒湿痹阻型急性痛风性关节炎。罗晓光等用上方治疗23例寒湿痹阻型急性痛风性关节炎患者。结果:临床控制5例,显效12例,有效5例,无效1例。④

3.丹芍二地四妙饮 赤芍10克、牡丹皮10克、地骨皮12克、苍术12克、黄柏12克、生地黄15克、川牛膝15克、薏苡仁20克。每日1剂,水煎服,早晚各1次温服,连续口服15日。郭亚用上方治疗65例急性痛风性关节炎患者。结果:临

① 秦松,等.辨证治疗急性痛风性关节炎17例[J].中医药学报,1996,3:16-17.
② 陈国定.辨证论治痛风性关节炎42例[J].湖北中医杂志,1996,18(1):40-41.
③ 邱芳晖,张洪柱.刺血疗法治疗急性痛风性关节炎的效果及对血清代谢产物的影响[J].中国医药导报,2018,15(12):135-139.
④ 罗晓光,等.甘草附子汤治疗寒湿痹阻型急性痛风性关节炎的临床观察[J].光明中医,2018,33(4):528-530.

床治愈 38 例,显效 18 例,有效 8 例,无效 1 例,总有效率 98.46%。①

4. 浮针疗法 标记关节痛点,采用中号浮针与皮肤呈 20°角,从痛点旁迅速刺入皮下;缓慢运针向前推进,做扫散动作,针尖做划线运动,保持动作轻柔,以免产生强烈刺激;直至痛点,小心地将针芯抽出,使用胶布将软套管固定,留置 24 小时后拔出。隔日治疗 1 次,5 次为 1 个疗程,共治疗 2 个疗程。周枭等用上法治疗 44 例急性痛风性关节炎患者。结果:痊愈 22 例,好转 12 例,无效 10 例,总有效率 77.27%。②

5. 挑刺法 选取阿是穴(受累关节红肿热痛最明显部位为中心,散在地选取 5～10 个点),右手自然握持挑刺针具(三棱针加工而成),快速地由几个点向中心部位挑刺,挑出或挑断白色筋丝或纤维物质,充分出血,挑刺间歇期可利多卡因注射液挑刺点外用,连续 23 遍,挑刺结束后再次消毒,薄纱布包裹创面,嘱其避免涉水、大量活动等,防止感染。孙军刚等用上法治疗 35 例急性痛风性关节炎患者,治愈 10 例,好转 20 例,未愈 5 例,总有效率 85.7%。③

6. 银山丹方 丹参 30 克、泽泻 30 克、山慈菇 30 克、金钱草 30 克、虎杖 15 克、海桐皮 15 克、大黄 10 克、制乳香 8 克、制没药 8 克、红景天 6 克。头煎加水 400 毫升煎取 200 毫升,武火煎沸,文火煎 30 分钟;二煎加水 250 毫升取汁 150 毫升,文火煎 30 分钟,两者混合,分早晚 2 次饭后温服。彭娟等将 60 例急性痛风性关节炎患者随机分为观察组与对照组各 30 例。观察组采用上方治疗。对照组采用双氯芬酸钠缓释胶囊 50 毫克,每日 2 次,口服,饭后服。1 周后观察两组患者的治疗效果。结果:观察组痊愈 23 例,显效 4 例,有效 2 例,无效 1 例,总有效率 96.67%,对照组总有效率 86.67%。④

7. 蠲痹历节清方 苍术 20 克、黄柏 10 克、黄芩 10 克、土茯苓 15 克、茵陈 15 克、防己 10 克、泽泻 10 克、白术 10 克、当归 15 克、甘草 6 克。郭玉星等将 60 例急性痛风性关节炎患者随机分为治疗组与对照组各 30 例。治疗组采用上方煎服,每日 1 剂,早晚分服。对照组采用依托考昔片,每片 120 毫克,每日 1 次。两组均治疗 1 周,其间低嘌呤饮食,口服碳酸氢钠调节尿液 pH 在 6.2～6.8。结果:1 周疗程后,治疗组与对照组红肿疼痛等症状体征明显改善,两者比较对照组改善症状方面更明显,差异有统计学差异($P<0.05$),但红肿总积分两者接近;治疗后 CRP、ESR 较前明显改善($P<0.05$),两组治疗后比较,差异无统计学意义 $P>0.05$);两组治疗前后血清 TNF-α、IL-1β、IL-6 均下降,治疗组较对照组更明显,差异亦有统计学意义($P<0.05$)。两组的不良反应率比较有显著性差异($P<0.05$)。⑤

8. 六藤四妙汤 忍冬藤 30 克、络石藤 20 克、武靴藤 20 克、青风藤 20 克、金刚藤 20 克、鸡血藤 20 克、黄柏 15 克、苍术 15 克、薏苡仁 30 克、牛膝 20 克。每日 1 剂,水煎取汁 200 毫升,分早、晚 2 次饭后口服。范利锋等将 60 例急性痛风性关节炎患者随机分为治疗组与对照组各 30 例。治疗组采用上方煎服。对照组采用美洛昔康分散片 15 毫克,每日 1 次,饭后口服。两组疗程均为 4 周,治疗期间所有患者均避免高嘌呤饮食,禁止饮啤酒,多饮水,适当休息。结果:治疗组临床控制 8 例,显效 12 例,有效 6 例,无效 4 例,总有效率 86.67%;对照组临床控制 6 例,显效 10 例,有效 4 例,无效 10 例,总有效率 66.67%。两组的总有效率比较差异有统计学意义($P<0.05$)。⑥

9. 五石五土汤 石韦 12 克、石泽兰 9 克、石楠藤 15 克、石打穿 9 克、石见穿 15 克、土防己 12 克、土草薢 12 克、土茯苓 15 克、土牛膝 12 克、土

① 郭亚.丹芍二地四妙饮治疗急性痛风性关节炎 65 例[J].河南中医,2018,38(1):114-117.
② 周枭,等.浮针疗法治疗急性痛风性关节炎疗效分析[J].内蒙古中医药,2017(21,22):180-181.
③ 孙军刚,王超,等.挑刺法治疗急性痛风性关节炎的临床疗效研究[J].成都中医药大学学报,2016,39(4):29-33.
④ 彭娟,等.银山丹方治疗急性痛风性关节炎的临床研究[J].中国中医药现代远程教育,2016,14(6):76-77.
⑤ 郭玉星,熊辉,等.蠲痹历节清方治疗急性痛风性关节炎的临床研究[J].云南中医学院学报,2016,39(1):81-84.
⑥ 范利锋,翁庚民.六藤四妙汤治疗急性痛风性关节炎的临床研究[J].河北中医,2016,38(2):185-187.

大黄9克。每日1剂,水煎服,每剂煎2遍,分早晚2次口服,7日为1个疗程。治疗期间不合并使用其他药物。汤卫华等用上方治疗50例急性痛风性关节炎患者,连续治疗1～2个疗程后判定疗效。结果:临床痊愈40例,显效7例,有效2例,无效1例,总有效率98%。[1]

10. 桂枝芍药知母汤加味 桂枝20克、知母20克、防风20克、白芍15克、麻黄10克、炮附子(先煎1小时)20克、白术25克、生姜25克、生甘草10克、桑枝10克、怀牛膝30克、土茯苓30克、川草薢30克。每日1剂,水煎2次,早晚分2次温服。适用于风寒湿痹型急性痛风性关节炎。沈维增等用上方治疗35例风寒湿痹型急性痛风性关节炎患者,7日为1个疗程。结果:治疗组临床治愈18例,显效10例,有效3例,无效4例,总有效率为88.57%。[2]

11. 益肾利湿化瘀汤 女贞子15克、墨旱莲15克、知母10克、黄柏10克、土茯苓40克、晚蚕沙30克、石韦15克、车前子15克、桑白皮20克、焦山楂30克、鸡血藤30克、丹参30克、川牛膝15克、益母草30克、生薏苡仁30克。随症加减:关节疼痛甚者,加络石藤15克、威灵仙15克。秦佰焰等将92例急性痛风性关节炎患者随机分为治疗组与对照组各46例。治疗组采用上方加减煎服。对照组口服秋水仙碱片,初始剂量为1毫克,随后每小时0.5毫克,直到症状缓解或出现恶心、呕吐、水样腹泻等胃肠道不良反应;第1日最大剂量6毫克,若用到最大剂量症状无明显改善时,应及时停药;症状缓解后继续予每次0.5毫克,每日2次,持续3日,然后改用别嘌呤醇100毫克,每日3次。服药期间低嘌呤饮食,禁食辛辣刺激物、饮酒、食动物内脏、海产品等,多饮白开水或绿茶。疗程为10日。结果:治疗组的愈显率高于对照组($P<0.05$)。[3]

12. 针刀疗法 患者取仰卧位,踝关节中立位,取第1跖趾关节平面背侧、内、外侧共3点,常规消毒,2%利多卡因局部麻醉,使用Ⅰ型4号针刀,刀口线与第1跖趾纵轴平行,针刀与皮肤成90°角,按针刀4步进针法从定位刺入,当刀下有韧性感时,纵横剥离2～3刀,然后向下进刀,直刺到趾骨面,向关节方向铲剥2～3刀,即出刀嘱患者休息2小时观察病情,无不适后方能离开。李伟青等用上法治疗40例足部急性痛风性关节炎患者。结果:临床治愈8例,显效18例,有效8例,无效6例,总有效率85%。[4]

13. 黑敷药 川乌100克、草乌100克、青黛100克、红花100克、大黄100克、黄柏100克、芙蓉叶300克、落得打300克、蒲公英300克、自然铜300克、薄荷油250克、桉叶油250克、甘油500克、蜂蜜500克。前10味粉碎成粉末,以薄荷油、桉叶油、甘油、蜂蜜调和,适量敷于患处皮肤,盖双层卫生纸后用绷带包扎,2日后清洗,停药1～2日,继续贴敷,敷药4次为1个疗程。徐建钟等用上方治疗60例急性痛风性关节炎患者。结果:临床治愈17例,显效37例,有效5例,无效1例,总有效率98.3%。[5]

14. 黄子消痛膏 大黄20克、川芎15克、白芷15克、莱菔子10克、虎杖10克。将上药粉碎,过120目筛,加适量陈醋调成膏,取12克外敷于双侧涌泉穴,包扎固定。每日换药1次,1周为1个疗程。李应超用上法治疗47例急性痛风性关节炎患者。结果:治愈45例,好转2例,总有效率100%。[6]

15. 围刺法 在病灶局部采用多针围刺法,用0.30毫米×40毫米毫针,由病灶外围向病灶中心斜刺,常规针刺深度8～25毫米,针与针距离约为1.5厘米,针数以将病灶包围为度,亦可根据病灶范围之大小,酌情数针围刺。同时酌配远端腧穴

① 汤卫华,等.五石五土汤治疗急性痛风性关节炎50例[J].中国中医药科技,2014,21(5):538.
② 沈维增,等.桂枝芍药知母汤加味治疗风寒湿痹型急性痛风性关节炎的临床研究[J].中华中医药学刊,2014,32(1):167-169.
③ 秦佰焰,等.益肾利湿化瘀汤治疗急性痛风性关节炎[J].中国实验方剂学杂志,2011,17(19):279-280.
④ 李伟青,等.针刀治疗足部急性痛风性关节炎疗效观察[J].中国社区医师,2011,13(34):174.
⑤ 徐建钟,等."黑敷药"外敷治疗急性痛风性关节炎60例临床观察[J].江苏中医药,2010,42(8):33-34.
⑥ 李应超.黄子消痛膏治疗急性痛风性关节炎47例[J].中医外治杂志,2009,18(4):53.

4～5个；肘关节肿痛者，加曲池、合谷；腕关节肿痛者，加支沟、合谷；膝关节肿痛者，加血海；踝关节肿痛者，加三阴交、昆仑；第1跖趾关节肿痛者，加太冲；所有患者均加足三里、阴陵泉及阳陵泉。留针30分钟，每日治疗1次，15日为1个疗程。谢新群等用上法治疗30例急性痛风性关节炎患者，1个疗程后统计疗效。结果：治愈20例，显效5例，好转3例，无效2例，总有效率93.3%。①

16. 萆薢渗湿汤加减　川草薢30克、薏苡仁15克、黄柏15克、牡丹皮10克、茯苓10克、泽泻10克、滑石15克、通草6克。随症加减：湿热蕴结型，加石膏、知母、忍冬藤；瘀热阻滞型，加生地黄、赤芍、延胡索；痰浊阻滞型，加土茯苓、白术、山药。每日1剂，水煎服，早晚各服1次；配合健康宣教，低嘌呤饮食，足量饮水，卧床休息，抬高患肢，避免暴食、酗酒、受凉、受潮、过度疲劳等诱发因素。瞿佶等将60例急性痛风性关节炎患者随机分为治疗组与对照组各30例。治疗组采用上方加减煎服；对照组予塞来昔布胶囊，每次200毫克，每日1次口服。两组均以14日为1个疗程。结果：治疗组和对照组的总有效率分别为93.3%、96.7%，组间疗效比较，差异无统计学意义（P＞0.05）；治疗组15例临床痊愈患者中1年内复发1例，对照组16例中复发8例，差异有统计学意义（P＜0.05）。②

17. 痛风灵　土茯苓15克、车前子（包）10克、豨莶草10克、川牛膝10克、赤芍15克、秦皮10克、秦艽10克、威灵仙15克、山慈菇12克、生甘草10克。随症加减：局部肿胀严重者，加苍术10克、生薏苡仁30克；身热不退者，加知母10克；局部刺痛剧烈者，加当归15克、制乳香10克；局部皮肤猩红不退者，加玄参15克。黄伯灵用上方加减配合局部围针针刺治疗1例急性痛风性关节炎患者，疗效满意。③

18. 祛风止痛汤　苍术10克、秦皮10克、蚕

沙15克、黄柏10克、牛膝10克、草薢20克、车前子30克、徐长卿15克、连翘10克、当归15克。随症加减：湿热下注型，加竹茹、半夏、川贝母；气滞血瘀型，加丹参、赤芍、鸡血藤、川芎；寒湿阻络型，去黄柏、连翘，加制川乌、制草乌、薏苡仁。每日1剂，水煎2次，分早晚温服。清热利湿、化瘀通经。治疗期间不使用西药，并嘱患者多饮水，禁食高嘌呤食物并禁酒。郑志永用上方加减治疗72例急性痛风性关节炎患者，7日为1个疗程，2个疗程观察，统计疗效。结果：近期治愈（2个疗程症状完全消失，关节活动正常，血尿酸正常）45例，好转（关节肿痛、压痛明显减轻，活动基本正常，血尿酸明显降低或基本正常）21例，无效（临床症状改善不明显，血尿酸持续不降低）6例，总有效率为91.7%。④

19. 龙胆泻肝汤加减　龙胆草10克、茵陈15克、黄芩15克、柴胡6克、栀子12克、当归6克、泽泻15克、车前子15克、生地黄20克、豨莶草15克、七叶莲30克、甘草6克。随症加减：热象明显者，加金银花、连翘、水牛角；腹胀便秘者，加枳壳、大黄；上肢关节受累者，加桑枝、姜黄；病程长者，加蜈蚣、全蝎。每日1剂，水煎服。张文青将68例急性痛风性关节炎患者随机分为治疗组35例与对照组33例。两组均予秋水仙碱0.3毫克口服，每日3次；5%葡萄糖注射液500毫升加维生素C 2克，维生素B₆ 0.1克静脉滴注，每日1次；并予对症处理。治疗组另加服上方加减。两组均以1周为1个疗程观察疗效。结果：治疗组临床痊愈19例，好转13例，无效3例，总有效率为91.4%。⑤

单　方

1. 透骨香　组成：苗药透骨香。功效主治：活血通络，除湿和祛风；适用于风湿性关节炎、跌打损伤和湿疹。临床应用：陈应康等动物实验证

① 谢新群，等.围刺法治疗急性痛风性关节炎疗效对比观察[J].中国针灸，2009，29(5)：375-377.
② 瞿佶，等.萆薢渗湿汤加减治疗急性痛风性关节炎30例[J].上海中医药杂志，2009，43(3)：34-36.
③ 周建宏.黄伯灵教授治疗急性痛风性关节炎的经验[J].国医论坛，2005，20(4)：10.
④ 郑志永，等.中医辨证治疗急性痛风性关节炎72例[J].吉林中医药，2003，23(3)：21.
⑤ 张文青.龙胆泻肝汤加减治疗急性痛风性关节炎临床观察[J].河北中医，2000，22(2)：132-133.

实,苗药透骨香具有治疗急性痛风性关节炎的作用,降低踝关节关节液 K+、DA、NE、5 - HT 及血清 PGE2、LTB4 含量。①

2. 清碧散　组成:黄柏、石膏、大黄。功效:促进局部的血液循环,清湿热瘀毒,经络气血畅通,消肿止痛。用法用量:上药各等份研末,每次适量,清水调成稠状,每日 2 次外敷病变关节,疗程 7 日。临床应用:赵用等用上方治疗 37 例急性痛风性关节炎患者。结果:痊愈 21 例,好转 14 例,无效 2 例,总有效率 94.6%。②

3. 姜炷灸　组成:艾绒、新鲜生姜。制备方法:纯净艾绒用手搓捏成 1.5～2 厘米大小圆锥形艾炷;新鲜生姜切成厚度 0.2 厘米薄片,大小 2 厘米×4 厘米左右,中间以针刺数孔。用法用量:以局部取穴为原则,跖趾关节病变取大都、太白、太冲、行间、内庭、足临泣,踝关节病变取太溪、商丘、丘墟、照海、申脉;将艾炷置于姜片上,穴区常规消毒后,将姜片置于穴上,点燃艾炷,急吹其火,待患者灼烫难以忍受时(以不起泡为原则),用镊子持姜片在病变关节部位缓慢移动,待艾炷熄灭后,易换姜炷,每穴 3 炷,每日 1 次,7 次为 1 个疗程。临床应用:冯伟民等用上法治疗 33 例急性痛风性关节炎患者。结果:18 例痊愈,10 例显效,有效 5 例,无效 0 例,有效率 100%。③

中 成 药

1. 痛风舒胶囊　组成:大黄、车前子、泽泻、川牛膝、防己(青海绿色药业有限公司生产,国药准字 Z20025414)。功效主治:活血通经,利水渗湿,清热解毒,消肿止痛;适用于温热瘀阻所致痛风性关节炎。用法用量:每次 2～4 粒,每日 3 次,饭后服用。临床应用:汤智越等将 88 例痛风性关节炎患者随机分为治疗组与对照组各 44 例。两组均口服美洛昔康分散片,每次 7.5 毫克,每日 2 次;秋水仙碱片,初始剂量为每小时 0.5 毫克,症状缓解后每次 0.5 毫克,每日 3 次。治疗组另加服痛风舒胶囊。两组均连续治疗 4 周。结果:治疗后,治疗组症状和体征(关节肿胀、关节疼痛、活动受限、发热)评分显著低于对照组;治疗组治疗后 4 周和 8 周痛风性关节炎复发率分别为 2.27%、4.55%,均明显低于对照组,治疗组总有效率显著高于对照组。进一步说明了痛风舒胶囊辅助西医治疗痛风性关节炎不仅可更好改善患者临床症状体征,提高临床疗效,也明显降低了疾病复发率。④

2. 通滞苏润江胶囊　组成:秋水仙、司卡摩尼亚脂、西红花、番泻叶、诃子肉、盒果藤、巴旦仁(新疆维吾尔药业有限责任公司生产,国药准字 Z65020173)。功效主治:开通阻滞,消肿止痛;适用于治疗急性痛风性关节炎。用法用量:每次 6 粒,每日 2 次,口服。临床应用:伍红桦等以通滞苏润江胶囊治疗 50 例急性痛风性关节炎患者,治疗 14 日后评价疗效。结果:治愈 10 例,显效 17 例,有效 15 例,无效 8 例,总有效率 84.0%。⑤

3. 痛风定胶囊　组成:秦艽、黄柏、延胡索、赤芍、川牛膝、泽泻、车前子、土茯苓(成都中汇制药有限公司生产,国药准字 Z10970025)。功效:清热解毒,化瘀止痛,改善血尿酸、血沉等实验室指标,合用别嘌呤醇等能明显改善急性痛风性关节炎的临床症状,同时能有效改善血清 IgG、IgA、IgM 值,具有抗免疫损伤作用。临床应用:张雷钧以痛风定胶囊治疗 55 例急性痛风性关节炎患者。结果:治愈 31 例,显效 10 例,有效 7 例,无效 7 例,总有效率 87.27%。⑥

① 陈应康,等.苗药透骨香抗急性痛风性关节炎作用的实验研究[J].中药材,2016,39(9):2118 - 2121.
② 赵用,等.清碧散外敷治疗急性痛风性关节炎疗效观察[J].中华中医药学刊,2013,31(10):2275 - 2277.
③ 冯伟民,等.姜炷灸治疗急性痛风性关节炎 33 例[J].针灸临床杂志,2003,19(5):39 - 40.
④ 汤智越,等.痛风舒胶囊辅治疗痛风性关节炎的疗效及机制分析[J].健康研究,2018,38(1):79 - 81,84.
⑤ 伍红桦,等.通滞苏润江胶囊治疗急性痛风性关节炎疗效观察[J].中国中医骨伤科杂志,2009,17(12):53 - 54.
⑥ 张雷钧.痛风定胶囊治疗急性痛风性关节炎临床观察[J].中国中医急症,2006,15(8):854 - 855.

慢性筋骨病损

落　枕

概　述

　　"落枕"是指入睡时没有任何不适,醒后以急发性颈部肌肉痉挛、僵硬、酸胀、疼痛,头颈因疼痛被迫斜向一侧为临床表现的一系列症状。少数患者可出现同侧肩背部及同侧上肢症状。多在颈项部有固定的压痛,触诊时肌肉处于痉挛状态,但无红肿,一般3～5日自愈,多不超过7日,重者数周不愈,甚者反复发作。

　　本病属中医"痹证"范畴,又名失枕、颈筋急。落枕病症在中医学里认识较早,以"失枕"一词首见于《素问·骨空论》,其曰:"风从外入……大风颈项痛……失枕,在肩上横骨间。"可见特定的时间及风(寒)邪为落枕发病的主要影响因素。落枕诊断依据,一般无外伤史,多因睡眠姿势不良或感受风寒所致;急性发病时,睡眠后一侧颈部出现疼痛,酸胀,可向上肢或背部放射,活动不利,活动时伤侧疼痛加剧,严重者头部歪向病侧;患侧常有颈肌痉挛,胸锁乳突肌、斜方肌、大小菱形肌及肩胛提肌处压痛,在肌肉紧张处可触及肿块和条索状改变,辨证如下。(1)瘀滞型:晨起颈项痛,活动不利,活动时患侧疼痛加剧,头部歪向病侧,局部有明显压痛点,有时可见筋结,舌紫暗,脉弦紧。(2)风寒型:颈项部强痛,拘紧麻木,可伴有淅淅恶风,微发热,头痛等表证,舌淡,苔薄白,脉弦紧。

经　验　方

　　1. 葛根汤加减　葛根30克、麻黄15克、桂枝

15克、白芍15克、生姜10克、大枣10克、炙甘草10克。随症加减:瘀滞明显,见舌紫暗,脉弦者,加桃仁10克、红花5克;汗出多者,去麻黄,加黄芪10克、防风10克;头痛明显者随所在经络加减,太阳头痛者加川芎10克,阳明头痛者加白芷10克,少阳头痛者加柴胡10克等。诸药加水500毫升,武火煮沸,文火煎至200毫升,去滓适温服用,每日2服。凌恩等将70例落枕患者随机分为观察组与对照组各35例。对照组参考《针灸治疗学》中落枕治疗的取穴标准,进行取穴针灸操作如下。针灸主穴:大椎、阿是穴、后溪、悬钟、落枕穴。病及太阳经者,加天柱、肩外俞;病及少阳经者,加风池、肩井;向肩胛区放射痛者,加天宗、秉风;手臂伸展不利者,加曲池、手三里等。先于患侧落枕穴及后溪穴进针得气后行针同时嘱患者自行颈部前、后、左、右活动5分钟,再进行余穴常规针刺,得气后加上艾炷温针,灸2壮。观察组在此基础上加服上方加减。两组均每日治疗1次,连续治疗1个疗程(3次)后进行疗效评价。结果:经治疗后,观察组与对照组在疼痛改善程度、颈部活动度、总体疗效等方面差异均有统计学意义($P<0.05$);观察组总有效率100%,优于对照组的85.71%($P<0.05$)。[①]

　　2. 动伸推拿法　步骤一:动伸前法。医者在施术前对落枕患者进行颈部及肩背部广泛触诊,大致了解患者病情和病位,并着重触查患者颈部及背部斜方肌、菱形肌等相关联肌肉的僵直程度,由浅入深感受局部劳损点和压痛处以及横突有无错位及旋位等,探查完毕后制定相应治疗方案,因病施治。步骤二:前后动伸法。嘱患者取正坐

---

① 凌恩,等.温针结合葛根汤加减治疗落枕临床观察[J].中国中医急症,2017,26(4):687－689.

位,全身放松,施术者微微沉肩并将一只手置于患者头顶部,缓缓地向患者正前方推动,逐渐向前拉伸,另一只手在颈后肌肉或其起止附着点处寻找有摩擦音或劳损点、硬团包块处按揉,以感觉软组织的劳损点在施术者手中慢慢融化,并使局部皮肤或组织轻度发红且有一定热感为宜。然后以相同的方法将患者头颈部向正后方向拉伸,在缓慢拉伸的同时,用另一只手在颈周及颈前肌肉如胸锁乳突肌等较为僵硬的肌肉处施予放松揉法或者拿法,使局部板硬肌肉变柔软为宜。步骤三:左右动伸法。以右侧动伸操作为例,嘱患者取正坐位,头部居双肩正中上方,施术者左手置于患者的右颞部,柔缓向左侧拉动,令患者右侧颈部肌肉处于拉伸状态,此时施术者右手拿捏按揉被拉伸的肌肉,左手同时向前或向后轻拉,使肌肉处于变化伸展位,右手持续用均匀缓和的力量作用于被拉伸的颈部肌肉中,待到右侧颈部肌肉逐渐松软时,再令患者恢复头正中位。左侧动伸手法参考右侧动身操作。步骤四:动伸复位法。待患者颈部肌肉逐渐较前温软后,即可开始进行动伸复位治疗。以患者坐位、右侧动伸复位为例,嘱患者舒缓肩颈正坐,面朝前方,头向正中位,施术者将左手置于患者左颞颌部并同时轻转向上托住,右手放于患者下颌处,右前臂正中压于患者右肩上方,并以手-肩压点为杠杆原点做发力支撑,双手配合将患者下颌向右微抬拉伸,至肌肉伸展尽头时前臂轻轻发力扳动,听到清脆声响为宜,但动伸复位并不以听到声响为操作要领。步骤五:动伸点穴法。同样取患者坐位法,施术者左手向左前轻推伸患者后枕部,右前臂固定患者肩背部,待患者右侧斜方肌、颈夹肌等逐渐处于拉伸伸展状态,并运动持续牵拉,在持续拉伸同时,右手点按风池、颈百劳、肩井等穴位。以上治疗方法按步骤每次治疗时间大约30分钟,每日施术1次,5次为1个疗程。蔡慧芳等将60例落枕患者随机分为治疗组与对照组各30例。治疗组采用动伸推拿法。对照组采用一般推拿疗法。结果:治疗组患者治疗后治愈率和显效率分别为86.7%、93.3%,对照组患者治疗后治愈率和显效率分别为76.7%、96.7%。治疗组临床疗效明显高于对照组。[1]

3. 列缺配穴针刺法　取列缺、风池、大杼、天柱、天窗、肩中俞,采用平补平泻手法,使针感扩散至肩颈周围,留针30分钟;其间5～6分钟行针1次,30分钟后取出其他腧穴针,留列缺穴做强刺激捻转,令针感向颈肩方向传导,同时让患者做自主转头,头颈部尽量向左右转动,下颌朝左右肩平行方向靠近,转动动作要缓慢,以患者能接受为度,3～5分钟后取针,每日针刺1次。李鸿霞将84例落枕患者随机分为配伍组与单穴组各42例。单穴组采用交叉取穴,一侧发病取对侧列缺穴,双侧发病取两侧列缺穴,患者取坐位,使用0.30毫米×50毫米无菌针灸针,穴位常规消毒后,向肘部斜刺0.3～0.5寸,采用强刺激捻转手法,令针感逐渐向手肘肩颈方向传导;然后边捻转边让患者做主动转头颈运动,头颈部尽量向左右转动,下颌朝左右肩平行方向靠近,转动动作要缓慢,以患者能接受为度,留针30分钟;其间5～6分钟行针1次,每次行针均要求患者做颈部左右旋转运动;30分钟后取出,每日针刺1次。配伍组用上述方法治疗。结果:发病后24小时内就诊的单穴组与配伍组一次治愈率分别为95.2%、100%,差异无统计学意义($P>0.05$),两组均有较好的疗效,且两组24小时内治愈率均高于24小时外($P<0.01$);发病后24小时以上治疗1次治愈率单穴组为28.6%,配伍组为38.1%;2次治愈率单穴组为42.9%,配伍组为47.6%;3次治愈率单穴组为76.2%,配伍组为95.2%;两组比较差异均有统计学意义(均$P<0.05$)。[2]

4. 麻黄加术汤　白术12克、麻黄9克、桂枝6克、杏仁6克、甘草3克。每日1剂,水煎分2次于饭后0.5小时温服,4日为1个疗程。发汗解表,散寒祛湿。适用于风湿痹痛、头项强痛、肢体

---

① 蔡慧芳,罗凛,等.动伸推拿治疗落枕临床疗效观察与分析[J].新疆医科大学学报,2017,40(1):51-54.
② 李鸿霞.列缺穴治疗落枕疗效观察[J].上海针灸杂志,2011,30(12):843-844.

酸痛。配合刺络拔罐，主穴取阿是穴（颈部压痛最显处），配穴取风门、肩井；用力揉按穴位片刻，常规消毒后，用皮肤针中等力度叩刺出血；然后拔火罐，留罐 10 分钟，使出血量为 3～5 毫升。每日 1 次，连续治疗 4 次为 1 个疗程。开泄腠理，疏通经络气血，松弛粘连、伸展肌肉、整复异位，促进关节活动功能。欧莉等将 62 例落枕患者随机分为治疗组 32 例与对照组 30 例。对照组单独采用刺络拔罐法，治疗组用上述方法治疗。两组均治疗 1 个疗程。结果：治疗组的痊愈率为 84.4%，总有效率为 96.9%；对照组的痊愈率为 53.3%，总有效率为 86.7%。两组总有效率比较有显著性差异（P＜0.05）。①

5. 针刺落枕穴加牵引　取双侧落枕穴（手背第 2、第 3 掌骨间，指掌关节后约 0.5～0.8 寸），常规消毒后用长 4 毫米毫针快速刺入 0.5～1 寸，得气后行捻转及轻度提插手法致有胀感为宜，针感最好能上传，持续 1～2 分钟，并嘱患者活动颈部（左右转动各 50 次），活动由小到大，以不感明显疼痛为度；其间再行同样手法 1 次，以保证针感；留针 20 分钟。采用手摇式颈椎持续牵引仪，患者取坐位，牵引重量范围为 6～10 千克，牵引方法为持续式，重量以患者耐受为度；牵引 5 分钟后，嘱患者头部左右旋转，各 50 次；共牵引 20 分钟。钟伟泉等将 73 例落枕患者随机分为颈牵组 24 例、针刺组 27 例和针刺加颈牵组 22 例。颈牵组采用手摇式颈椎持续牵引仪，针刺组取双侧落枕穴，针刺加颈牵组按照上述方法治疗。结果：三组之间疗效比较差异有统计学意义（P＜0.01）。其中颈牵组与针刺组两组比较差异有统计学意义（P＜0.05）；针刺加颈牵组与针刺组两组疗效比较差异有统计学意义（P＜0.05）；针刺加颈牵组与颈牵组两组疗效比较差异有统计学意义（P＜0.01）。②

6. 针刺阳陵泉配合推拿　患者取坐位，先查

找颈背部压痛点；确定痛点后取患者对侧阳陵泉进行针刺，边行针边嘱其作颈部旋转、屈伸运动，如此反复 1～2 分钟后，再询问其大幅度活动后的疼痛部位；最后在新的疼痛部位（多数时候与第 1 次疼痛部位相同）施行法、弹拨或者四指推法 5～10 分钟后即可。每日 1 次，3 次为 1 个疗程。陈红根将 123 例落枕患者随机分为治疗组 63 例与对照组 60 例。两组均采用推拿方法治疗，治疗组另加用针刺阳陵泉。两组均治疗 1 个疗程后判定结果。结果：治疗组痊愈 53 例，痊愈率 84.13%；好转 10 例，好转率 15.87%；未愈 0 例。总有效率 100%。对照组痊愈 38 例，痊愈率 63.33%；好转 20 例，好转率 33.33%；未愈 2 例，未愈率 3.33%。总有效率 96.7%。③

7. 平衡针法　主穴颈痛穴（BP－UE10）为平衡针灸特定穴，位于小指无名指指掌关节之间；交叉取穴，右侧病变取左侧穴位，左侧病变取右侧穴位，双侧病变取双侧穴位；取 28 号 3 寸无菌毫针，半握拳针尖微向上平刺 1.0～2.0 寸，针刺手法为快速平透刺，行提插手法，以局部酸、麻、胀感为主并向肘关节放射为宜。每次留针 5 分钟，留针期间嘱患者活动头颈部，3 日为 1 个疗程。华云辉等将 291 例急性落枕患者随机分为治疗组 157 例与对照组 134 例。治疗组采用上述疗法。对照组采用传统针刺法。结果：观察组愈显率为 93.5%，对照组愈显率为 92.5%，两组的疗效比较差异无显著意义（P＞0.05），疗程比较差异有显著性意义（P＜0.05）。④

8. 拉弓法　患者端坐，健侧（以右侧为例）上肢外展水平位，手心向下。医者面对患者，立于其右侧臂前，左手握患者右腕稍上部，如拉弓状向外徐徐牵拉，同时医者右臂伸直外展，右掌置于患者右耳后枕前部，向患者左侧徐徐用力推按，以患者颈项被动侧屈 35°～45° 为好，如推弓状；如此医者双手配合如推弓拉弦对抗用力，每次推拉持续

① 欧莉,等.麻黄加术汤配合拔罐治疗落枕疗效观察[J].实用中医药杂志,2009,25(12)：790－791.
② 钟伟泉,等.针刺落枕穴加牵引治疗落枕临床观察[J].上海针灸杂志,2008,27(9)：32－33.
③ 陈红根.针刺阳陵泉配合推拿治疗落枕 63 例[J].南京中医药大学学报,2006,22(4)：259－260.
④ 华云辉,等.平衡针法治疗急性落枕 157 例疗效观察[J].针灸临床杂志,2005,21(9)：43－44.

1～2秒钟，再缓缓放松，每推2～3次后，右掌即沿同侧颈段太阳经下移，每移2～3厘米处，就用掌根推按压一次，直至颈根部。操作时切忌颈项被动侧屈过度，再在患侧施用同样手法。马高亮用上法治疗192例落枕患者，显效率为92.2%。[1]

单 方

颈浅丛神经阻滞法　用法用量：患者进入治疗室后采取去枕平卧位，颈部转向另一健侧，颈浅丛神经阻滞采用一点法，根据传统定位方法首先确定C2横突：大概位于下颌角水平线与胸锁乳突肌后缘的交界处，接着向下摸到第3颈椎横突，最后确定4颈椎横突，大约相当于颈外静脉与胸锁乳突肌后缘交界处，记号笔标记穿刺点，常规消毒铺巾，操作者坐于患者患侧，取5号4厘米穿刺针，穿刺针后接消炎镇痛液药水的针筒，穿刺针垂直皮肤刺入碰到骨质即第4颈椎横突，慢慢回退至颈筋膜下固定针筒后回抽无血无脑脊液，分别向头侧和尾侧共注入消炎止痛药6毫升（注：消炎止痛药由维生素 B_6 200毫克＋维生素 B_{12} 1毫克＋复方倍他米松注射7毫克＋2%利多卡因5毫升＋生理盐水9毫升配制成20毫升消炎镇痛混合液），药物注射治疗结束后拔除穿刺针，压迫穿刺针眼片刻，常规予以敷贴粘贴针眼，嘱患者平躺30分钟，观察是否有头晕，头痛，及呼吸抑制及声音嘶哑等并发症，并嘱患者两天内避免针眼洗水，局部不可污染，避免感染，治疗过程常规监测心率、血压，备好抢救药品及呼吸囊，喉镜氧气等抢救设备。临床应用：张秉贤等将86例落枕患者随机分为治疗组与对照组各43例。治疗组采用上述方法治疗。对照组采用单纯予以口服药物塞来昔布200毫克，每日2次；乙哌立松50毫克，每日3次，治疗1周。结果：治疗组患者治疗后1小时、1日及1周后的VAS评分下降及颈部活动度改善程度均显著优于对照组，两组比较差异有统计学意义（$P < 0.05$）；两组患者治疗后1小时、1日及1周后的VAS评分降到0～2分的患者例数及颈部活动度改善到50°～70°的患者例数，两组比较差异有统计学意义（$P < 0.05$）。[2]

① 马高亮.拉弓法配合常规手法治疗落枕192例报告[J].颈腰痛杂志,1995,16(2)：89-90.
② 张秉贤,等.颈浅丛神经阻滞用于治疗落枕的临床价值[J].海峡药学,2016,28(6)：128-129.

肌 性 斜 颈

概　　述

　　肌性斜颈多见于小儿,小儿肌性斜颈属于骨骼肌肉系统先天性畸形疾病,患儿多在出生后数周内由家长发现其一侧颈部胸锁乳突肌有触之无痛、呈类似卵圆形的坚硬肿块,肿块多位于胸锁乳突肌中下段,因患侧胸锁乳突肌发生纤维化挛缩而导致头颈部持续性地歪向患侧,颜面部则旋向健侧,严重者可出现颈、胸椎侧弯。此病发生率为0.3%～1.9%,多发于婴幼儿时期,小儿肌性斜颈是最常见的小儿外科疾病之一。

　　本病属中医"筋伤""痹证""痉症"范畴,但中医古代文献中未发现有关本病病名的记载。其病因主要责之于孕体失养,胎儿先天禀赋不足,或孕体失护,跌扑闪挫,或胎产损伤,致血行不畅,气滞血瘀,筋脉痹阻,以致胎儿颈部受损。中医认为小儿肌性斜颈的发病病理与肾、肝、脾关系十分密切,三脏气血充足,则经脉顺畅,人体骨骼得养而坚固,肌肉丰满而有力,筋脉张弛而有度,肢体运动灵活。反之,则影响骨、肌肉、筋的发育,肢体运动不利。小儿先天性肌性斜颈的发病,与肾为先天之本、肝主筋、脾主肌肉密切相关。

　　小儿肌性斜颈临床分为卵圆形肿块型和条索状肿块型。(1)卵圆形肿块型。临床上多数患儿肿块位于患侧胸锁乳突肌的中下段,且肿块大小不一,大者可达6厘米×5厘米,轮廓清晰,肉眼可见,小者约1.5厘米×1厘米,质地坚硬,呈卵圆形,触摸方知。(2)条索状肿块型。患侧胸锁乳突肌变粗变短,可触及条索状包块。中医对小儿肌性斜颈的治疗,多采用小儿推拿(或单用或配合中药外敷等其他疗法)、针刺、穴位注射等方法,均属于中医外治疗法。

经　　验　　方

　　1. 手法推拿配合纳米穴位贴敷　操作人员首先需要做好自己的指甲管理,由于新生儿皮肤比较嫩,容易损伤患儿的皮肤,可使用滑石粉和爽身粉作为介质进行操作;患儿一般取仰卧位,患侧面向操作人员,操作人员使用拇指、食指以及中指的指腹在患儿肿块及周围进行反复的推揉,时间在5分钟左右,完成后变换推揉部位,改为患侧胸锁乳突肌,提拿肿块及上下捻转15分钟左右后弹拨患侧胸锁乳突肌5次;操作人员在推拿过程中一只手扶住患儿的肩部,另一只手扶住头顶患侧,向健侧牵拉患儿头部,然后操作人员一只手拉住患儿下颌部,另一只手扶住后头部左右旋转,起到牵拉患侧胸锁乳突肌的作用,每隔1日推拿1次,1个月为1个疗程,1个疗程结束后间歇3日再进行下1个疗程,治疗6个疗程。手法推拿完成后以纳米穴位贴敷进行治疗,取患侧的完骨穴和桥弓穴,使用纳米贴敷贴片尽量贴于肿块处,每次贴2片,建议48小时更换1次,10次为1个疗程,持续治疗3个疗程。杨博等将95例小儿先天性肌性斜颈患者随机分为试验组48例与对照组47例。对照组患儿采用手法推拿疗法进行治疗,试验组患儿采用上述方法进行治疗。结果:试验组患儿痊愈34例(71%),显效10例(25%),无效4例(8%),总有效44例(92%);对照组患儿痊愈21例(45%),显效17例(36%),无效9例(19%),总有效38例(81%)。两组总有效率比较差异具有统计学意义（$P<0.05$）。①

2.弹拨捻揉牵拉手法 （1）推揉法：术者用食、中、无名三指指腹于患侧胸锁乳突肌施以推揉法，操作6分钟。（2）拿捏法：术者用拇、食二指指腹相对于患侧胸锁乳突肌包块施以拿捏法，操作6分钟。（3）弹拨捻揉法：对于条索状包块型斜颈，术者用拇、食二指指腹相对于患侧条索状胸锁乳突肌从上至下施以弹拨和捻揉手法6分钟，或重点弹拨捻揉卵圆形包块6分钟。（4）牵拉法：术者一手搭在患侧肩部并轻微往下压，一手托扶住患儿头颅，使患儿头颅逐渐向健侧肩部倾斜，患侧胸锁乳突肌得以牵拉伸展，幅度由小渐大，操作20次。（5）旋转法：嘱家长固定患儿双肩，术者一手托住健侧面部，一手托扶住患儿头颅后枕部，使患儿头面部向患侧肩峰方向旋转，操作20次。（6）结束手法：操作同上。治疗时间每次25～30分钟。在常规推拿操作的基础上，重点突出牵拉手法，外加弹拨手法，每日1次，每治疗6日间隔1日。患儿取坐位或仰卧位，使患侧胸锁乳突肌充分暴露。每日治疗1次，10次为1个疗程。手法依据君臣佐使配伍体现推拿特色。每次取推揉、拿捏、弹拨、捻揉、牵拉、旋转六种手法，其中，君法为推揉、拿捏手法，宣散闭塞之气血，疏通瘀阻之经络，操作时间相对较长；臣法为弹拨、捻揉手法，起活血化瘀、软坚散结之效，松解粘连，使经通筋柔骨正，操作时间相对较短；佐法为旋转、牵拉法，拉伸胸锁乳突肌肌纤维，促进局部血液循环，使软组织缺血、缺氧的状态得以改善，进而改善和恢复颈部正常的旋转功能；"曲池与合谷，头面病可彻"，使法为点曲池与合谷二穴可激发经络之气，促进患侧颜面部生长发育，及时控制并改善两侧颜面部不对称的症状。诸手法合用，共同改善患儿畸、歪、斜的症状。樊小艾等将80例小儿肌性斜颈患者随机分为优化推拿组4与传统推拿组各40例。传统推拿组采用传统常规推拿手法治疗，优化组用上述方法治疗。两组均治疗30日为

1个疗程，一般治疗4个疗程后评价疗效并进行1年随访，以观察患儿的复发情况。结果：优化推拿组和传统推拿组总有效率分别为95.00%、77.50%，两组总有效率比较差异有统计学意义（$P<0.05$）。②

3.手法配合颈部功能训练 推拿操作部位以局部为主，因患儿皮肤娇嫩，治疗时应使用按摩介质（婴儿润肤油等），以免擦伤患儿皮肤。主要手法为指揉法、弹拨法等。（1）指揉法。患儿取仰卧位，术者一手固定头部，另一手的拇指与食中二指指腹按揉胸锁乳突肌肿块和挛缩部位3～5分钟，手法宜轻柔适宜，用力均匀，使胸锁乳突肌得到初步放松。（2）弹拨法。以拇指螺纹面和食指、中指指腹相对于胸锁乳突肌两侧，以垂直肌肉方向弹拨增粗的肌肉及肿块，继之以拇指与其他四指提拿胸锁乳突肌，手法由轻而重，提拉幅度逐渐加大，以免手法粗暴造成新的损伤。（3）擦理法。医者用右手小鱼际擦理幼儿患侧面颊、下颌等，以促进局部血液循环，缓解面部畸形。颈部功能训练主要为旋转和侧扳。（1）旋转。患儿家长固定好患儿身体，医者双手分别夹捧于患儿头部两侧，注意不要紧压双耳，以颈椎为纵轴，将面部缓缓向患侧旋转2～3次，旋转角度以正常生理范围内为宜，禁止后伸位转颈。（2）侧扳。家长用双手分别扶住患儿两侧肩锁部，医者一手托住患儿枕部，另一手托住下颌，将患儿头部向健侧肩部牵拉倾斜，使健侧耳郭与面颊尽量接触健肩，逐渐拉长患侧胸锁乳突肌，反复3～4次。牵引的主要力量由患侧胸锁乳突肌承受，以使受损挛缩肌肉得到充分的被动伸展。注意动作和缓，不可猛然加力。齐熙堃等将1040例先天性肌性斜颈患者随机分为治疗组与对照组各520例。治疗组采用上述方法进行治疗，对照组单独应用手法按摩治疗。两组均配合蜡疗热敷。结果：对于不同的年龄特征和疾病分型（肿块型和非肿块型），治疗组效果明显优于对照组（$P<0.001$）。③

① 杨博,等.手法推拿配合纳米穴位贴敷治疗小儿先天性肌性斜颈疗效观察[J].山西医药杂志,2017,46(15)：1833－1834.
② 樊小艾,孙安达.弹拨捻揉牵拉手法治疗小儿肌性斜颈80例临床观察[J].现代医药卫生,2017,33(7)：1047－1049.
③ 齐熙堃,等.手法配合颈部功能训练治疗先天性肌性斜颈临床研究[J].河北中医药学报,2014,29(3)：40－42.

4. 手法按揉结合穴位埋线 （1）揉捏胸锁乳突肌。患者仰卧位，头转向健侧，充分暴露患侧胸锁乳突肌，医生以拇指轻柔患侧胸锁乳突肌端肌腱附着处，共 50 次，并自上而下揉捏该侧乳突肌，共 20 次，重点揉捏患侧胸锁乳突肌上的肿块，使胸锁乳突肌产生微热感。（2）推挤胸锁乳突肌。体位同上，医生用拇指沿胸锁乳突肌的走行方向推挤，从上而下单向推，稍用力，推动速度慢，共推 10 次。（3）错位扭揉肿块。体位同上，医者拇指在肿块及周围反复上下交错位进行扭揉，然后再用拇指与食中指相对提拿肿块，并上下来回捻转 3～5 次。指力要达肿块部，使患儿有痛感但其能耐受。（4）按揉颈部斜方肌。用按揉方法在颈椎两侧的斜方肌进行操作，时间 3～5 分钟。（5）揉点穴位。患儿坐位，医生用拇指从患侧缺盆向上揉按至风池，再从健侧风池向下揉按到缺盆。沿途逐一点按缺盆、肩井、翳风、风池及耳后高骨、天柱骨等穴位，共 10 分钟。（6）摇扳颈项。患儿取坐位，医生用一手扶住患儿头顶部，另一手扶住患儿患侧肩部，两手同时用力，扶头顶之手使患儿颈部逐渐向健侧侧屈，同时旋转面部，使患儿面部向患侧旋转，力量要稍大、要稳，以患儿能耐受为度，每次摇 7～10 次。以上操作，每日 1 次，每次治疗约 30 分钟，10 次为 1 个疗程，间隔 3～4 日后再行下一个疗程。结合穴位埋线治疗，在双侧阳陵泉穴（腓骨小头前下方凹陷）处，常规消毒皮肤，镊取一段 1～2 厘米长的羊肠线穿入针管前端，后接针心，快速刺入穴位，针刺得气后，边退针边推针心，把羊肠线植入穴中，然后用创可贴固定针孔按压至无出血为止；3 日内针孔不触水。每 7 日治疗 1 次。钱雪旗等用上法治疗 45 例小儿肌性斜颈患者。结果：经治疗后，总有效率为 99.9%；41 例包块处回声有不同程度的减弱（中等回声 8 例，低回声 9 例，无回声 24 例），其中 4 例强回声出现不均质性回声，1 例患儿强回声中虽出现不均质性回声，但症状改善不明显，10 例非均质回声有均质

化趋势，回声改变率为 91.1%。治疗前后回声情况比较差异有显著性（$P<0.05$）。[1]

5. 揉推搬按手法 （1）揉推法。患儿仰卧位，颈部垫薄枕，医者坐于患儿头部前方，患儿家长站在患儿一侧，双手分别固定患儿双肩。医者将患儿头转向健侧，患侧颈部充分暴露，以滑石粉作为介质，用食、中、无名指三指揉推患侧胸锁乳突肌，从起点到止点，重点在块状物或条索状物处，往返揉推约 5 分钟，以舒筋通络，再在健侧揉推 3～5 遍；伴斜方肌紧张的患儿，当揉推至胸锁乳突肌上段时并用中指按揉风池穴，以松解患侧斜方肌。（2）捏拿弹拨法。用拇、食指指腹相对用力，捏拿、弹拨患侧胸锁乳突肌 3～5 遍，以松解粘连。（3）侧向搬按法。患儿侧卧，医者以一手拇指顶住患儿一侧横突，另一手手掌托住患儿对侧面颊，向上搬按 5～7 遍，拇指定点从 C6～C1 横突逐渐上移，幅度由小渐大，以纠正颈椎侧弯，逐渐拉长患侧胸锁乳突肌。（4）左右旋颈法。体位同上，家长固定患儿双肩，在上法基础上，医者托住患儿头部向一侧肩部旋转，保持数秒，再向对侧施术，重复各 10 次。（5）按揉肩井、拿肩井。如伴有颜面部不对称及胸椎侧弯，配合背部膀胱经穴位按揉、按压、捏脊 3～5 遍。用上方法每日治疗 1 次，每次 15～20 分钟，10 日为 1 个疗程，并嘱家长常逗患儿向患侧转头，入睡时向健侧卧位，将颈部垫高，使患侧肌肉尽量伸展，以利于肿块的消散和姿势、功能的矫正。江振家用上法治疗 30 例小儿肌性斜颈患者，以 20 日为治疗期限，结束后进行疗效评定。结果：痊愈 11 例，好转 19 例，无效 0 例，总有效率 100%。[2]

6. 针灸、推拿配合石蜡治疗 针刺疗法：主穴取阿是穴（主穴每次必用），配穴取阳陵泉（可根据患儿哭闹情况选用，患儿如过于哭闹可不用）；患儿取仰卧位，暴露患侧胸锁乳突肌，让家长固定患儿头肩部，限制患儿头颈活动，常规消毒后用 0.3 毫米×25 毫米针灸针沿侧胸锁乳突肌中、下

① 钱雪旗,等.手法按揉结合穴位埋线治疗小儿肌性斜颈 45 例[J].中国中医药科技,2014,21(2):207 - 208.
② 江振家.揉推搬按手法治疗小儿肌性斜颈 30 例[J].福建中医药,2013,44(2):36 - 37.

1/3 处可触及圆形或椭圆形包块快速斜刺 6～8 针,阳陵泉则直刺左右各 1 针,深度都为 15～20 毫米,每日 1 次,每次 30 分钟,20 次为 1 个疗程。推拿疗法:先确认疾患是哪侧胸锁乳突肌肿块,然后让患儿由家长抱着以方便治疗师手法操作,如疾患在右侧,则用左手抱,反之,则亦然;然后治疗师用轻柔和缓的拇指或四指揉按肿块、顺推、弹拨大概 5～6 分钟(用医用液体石蜡油涂抹患侧皮肤),再采用对抗牵拉手法,一只手固定患侧肩部,另一只手则固定患侧头部,使头部倒向健侧而牵拉患侧,力量以拉紧为度,让肌肉处于拉长伸展状态,然后再缓慢左右转动头部,来回反复 7～10 次,牵拉完毕再按摩包块 10～15 分钟,防止胸锁乳突肌挛缩;最后将面部按摩 5 分钟。每日 1 次,20 次为 1 个疗程。石蜡疗法:将溶化的石蜡倒入特定的不锈钢蜡盘中,蜡液厚度为 4 厘米左右,待其自然冷却至表面温度 40℃～45℃,切成 4 厘米×9 厘米左右饼块用保鲜袋包裹直接敷于患侧胸锁乳突肌,然后用自制弹力绑带固定,每日 1 次,每次 30 分钟,20 次为 1 个疗程,6～8 个疗程。李艳等将 80 例先天性肌性斜颈患者随机分为治疗组与对照组各 40 例。治疗组采用上述方法治疗;对照组仅采用推拿疗法,方法同治疗组。结果:治疗组的总有效率为 95%,对照组的总有效率为 62.5%,两组间差异有统计学意义($P<0.05$)。[1]

7. 弹拨手法 轻弹拨,侧扳旋转和轻揉按摩手法相结合。弹拨手法:患儿取仰卧位,医者用拇指、食指、中指捏拿胸锁乳突肌从上而下左右往还弹拨 3～5 分钟,用力宜轻柔。侧扳旋转法:患儿仰卧,家属用双手分别扶住患儿两侧肩锁部,然后医者以一手托住患儿枕部,另一手托住下颌,将患儿头部向健侧肩部牵拉倾斜,逐渐拉长患侧胸锁乳突肌;再让颈部旋转向健侧肩峰,幅度由小渐大,在生理范围内反复进行数次。操作时间为 3～5 分钟。按摩手法:患儿取坐位或仰卧位,医者一手在下侧的固定患儿头部,另一手于患侧的胸锁突肌施用揉法,可用拇指罗纹面揉或食指无名指罗纹面揉 5～6 分钟。彭小燕等用上法治疗 36 例小儿肌性斜颈患者。结果:在 3 个月内治愈 31 例,在 3 个月后到半年内治愈 5 例,未见无效病例,治愈率为 100%。[2]

8. 端提手法 患儿取坐位,在对患侧胸锁乳突肌进行弹拨抚摸等理筋手法后,医者一手托住患儿下颌关节,另一手托住患儿后枕部,两手同时缓慢地向上端提,缓缓将患儿悬牵托起,端提 3～5 次,每次端提悬牵的时间在 5～10 秒钟。李连生等将 98 例小儿肌性斜颈患者随机分为治疗组 50 例与对照组 48 例。两组患者均予轻手法弹拨和抚摩手法。弹拨手法:患儿取仰卧位,医者用拇指在垂直于胸锁乳突肌纤维方向自上而下弹拨,力度较轻,能够充分达到弹拨胸锁乳突肌即可,手法操作时间为 2～3 分钟。抚摩手法:患儿取仰卧位或坐位,医者一手在下侧方固定患儿头部,另一手以拇、食、中三指轻轻的按揉抚摩复合手法作用于患侧肌层,手法操作柔缓,操作时间为 2～3 分钟。两组患儿均每周治疗 3 次,疗程为 6 周。结果:治疗组治愈 35 例,好转 10 例,无效 5 例,治愈率为 70%,总有效率为 90%;对照组治愈 23 例,好转 8 例,无效 17 例,治愈率为 47.9%,总有效率为 64.6%。两组疗效比较差异有显著性意义($P<0.05$),治疗组疗效明显优于对照组。[3]

9. 手法按摩加夹板外固定 第一步,按揉推理法。患儿仰卧位,医者先用拇指或食中指在患侧胸锁乳突肌上行按揉法,随之用拇指桡侧或食中二指指腹由上而下施顺推法,操作以整条肌肉为对象,手法宜轻柔,最后以理法结束操作,共约 5 分钟。第二步,捏拿提拉法。医者用拇指螺纹面和食指桡侧或食中二指指腹捏拿胸锁乳突肌,治疗时以肿块或条索状增粗物局部作为操作的重点部位,手法力量由轻而重,提拉时幅度宜逐渐加

① 李艳,等.针灸、推拿配合石蜡治疗先天性肌性斜颈临床观察[J].针灸临床杂志,2011,27(4):28-29.
② 彭小燕,等.弹拨手法治疗小儿肌性斜颈 36 例[J].陕西中医,2010,31(11)1521-1522.
③ 李连生,等.端提手法治疗小儿肌性斜颈 50 例[J].中医杂志,2008,49(6):529-530.

大,不可盲目跟进,以免造成新的损伤,此法共约5分钟。第三步,拔伸旋颈法。患儿家长固定好患儿身体,医者双手分别夹捧于患儿头部两侧,随后逐渐用力做拔伸牵引,拔伸时双手可用力将患儿头部向健侧推压,使牵引的主要量由患侧胸锁乳突肌受承,以便于患侧肌肉能够得到充分的被动伸展,每次持续20秒左右,每间隔30秒行此法1次,共4次。将镀锌铁夹板剪成一高一低两块呈长椭圆形的夹板,长度按颈部的长短粗细而定,患侧夹板应高于健侧,将两块夹板的上下边缘剪成数条剪口,并将这些剪口弯成90°,将两块夹板按颈部大小弯成半月形;将低的夹板放至健侧,高的夹板放至患侧,其低端靠下颌,高端靠肩部及后脑,然后用绷带逐层固定,注意松紧适宜,并根据挛缩的软组织松解程度,逐步调整患侧夹板的高度。以上治疗每日1次,15日为1个疗程,2~4个疗程。许文龙用上法治疗46例小儿肌性斜颈患者。结果:痊愈42例(91.3%),好转4例(8.7%),总有效率100%。[1]

10. 推拿联合中药热敷　推拿(以左侧为例)。家长抱持患儿,使之呈侧卧位,患侧在上,健侧头部枕于医者大腿上,其家长把持患儿双肩部;术者右手拇指按压于患侧胸锁乳突肌止点乳突下方,其余四指把持下颏部使患侧处于相对紧张状态。施术前,以液体石蜡油为润滑剂涂抹于患侧(以防小儿皮肤揉搓伤,手法操作时,宜轻揉和缓);首先沿患者胸锁乳突肌,由上而下(从乳突到胸锁关节)施行推揉手法3遍,再行拿捏手法3遍(以左手拇、中指拿捏紧缩之胸锁乳突肌),再用弹拨手法向左右方向行弹拨治疗3遍(弹拨时应充分提起紧缩之胸锁乳突肌),继用左手拇指指腹由乳突部沿肌束走行至胸锁关节部理顺胸锁乳突肌3遍,最后行旋颈拔伸手法(术者右手把持下颏部,左手固定枕部,使患儿面部转向健侧后再将其仰至最大限度,并在缓慢拔伸牵引的同时反复左右旋转颈部20次)结束治疗。手法每日1次,

15日为1个疗程。热敷方:葛根18克、当归10克、川芎10克、乳香6克、没药6克、红花9克、三棱12克、莪术12克、伸筋草18克、海桐皮15克、青皮10克、钩藤12克。上药混合后加水2 500毫升,浸泡2小时后,水煎沸20分钟冷却至35℃~40℃,以洁净毛巾交替醮药液热敷,每日2次,每次30分钟,15日为1个疗程。刘鲁玉等用上法治疗66例小儿肌性斜颈患者,经治疗3~6个疗程和6个月以上随访后评定结果。结果:治愈45例,有效19例,较差2例,优良率为96.97%。[2]

单　方

1. 自拟方　组成:冰片、麝香、玄明粉。功效:散瘀消肿。用法用量:上药按1:2:3比例均匀混合,用氟轻松软膏调成糊状,敷于患处,纱布局部固定。隔日1次,1个月为1个疗程。临床应用:崔华用上方治疗50例先天性肌性斜颈患者,痊愈45例,有效5例,总有效率100%。[3]

2. 按摩手法合丹参液注射　组成:丹参。功效:活血散瘀,通脉养心。用法用量:将小儿仰卧于治疗床上,颈、肩垫一枕头,头偏向健侧,颈呈过伸位,充分显露血肿包块,助手固定头部避免头活动及压迫气管造成窒息;常规消毒后,术者取丹参液2毫升,行胸锁乳突肌血肿内注射,每周1次,3~5次为1个疗程,一般使用2个疗程。每次注射后观察1~20分钟无不良反应方能离去。配合按摩松解法,抱住患儿或仰卧位,术者面对患儿,用拇指轻轻揉按血肿及肿块3~5分钟,以活血散痕、消肿止痛;用拇食指指腹捏拿胸锁乳突肌肌腹3~5分钟,以松解胸锁乳突肌;用拇食指捏拿弹拨胸锁乳突肌5~8分钟,以拉开粘连,松解挛缩;双手抱头扳正头颈并旋转活动,起防止偏斜和术后放松局部肌肉的作用。用拇食指按揉捏胸锁乳

① 许文龙.手法按摩加夹板外固定治疗小儿肌性斜颈46例[J].实用医技杂志,2007,14(11):1499.
② 刘鲁玉,等.推拿并中药热敷治疗小儿肌性斜颈66例[J].中医正骨,1999,11(7):38.
③ 崔华.中药外敷治疗先天性肌性斜颈[J].湖北中医杂志,1999,21(12):560-561.

突肌胸骨头及锁骨头5～8分钟以松解挛缩。以上操作时,医者均以滑石粉作间质,避免对患儿皮肤刺激过大,手法用力应轻柔缓和以患儿不哭为度。查贵胜等用上法治疗23例肌性斜颈患者。结果:痊愈9例(39.1%),好转12例(52.2%),无效2例(5.7%),总有效率为91.3%。[①]

① 查贵胜,等.按摩手法合丹参液注射治疗肌性斜颈[J].按摩与导引,1999,15(1):25.

颈 椎 病

概 述

颈椎病又称颈椎综合征,是颈椎骨关节炎、增生性颈椎炎、颈神经根综合征、颈椎间盘脱出症的总称,其是一种以退行性病理改变为基础的疾患。主要由于颈椎长期劳损、骨质增生,或椎间盘脱出、韧带增厚,致使颈椎脊髓、神经根或椎动脉受压,而出现一系列功能障碍的临床综合征。表现为椎节失稳、松动,髓核突出或脱出,骨刺形成,韧带肥厚和继发的椎管狭窄等,刺激或压迫了邻近的神经根、脊髓、椎动脉,以及颈部交感神经等组织,引起一系列症状和体征。颈椎病一般可分为颈型颈椎病、神经根型颈椎病、脊髓型颈椎病、椎动脉型颈椎病、交感神经型颈椎病、食管压迫型颈椎病。临床表现主要为颈背疼痛、上肢无力、手指发麻、下肢乏力、行走困难、头晕、恶心、呕吐,甚至视物模糊、心动过速及吞咽困难等。颈椎病的临床症状与病变部位、组织受累程度及其个体差异有一定关系。

本病属中医"痹证"范畴,与颈部劳损、风寒湿热有关。《证治准绳》曰:"有风、有寒、有湿、有闪挫、有瘀血气滞、有痰积皆标也,肾虚其本也。"《济生方》谓:"皆因体虚、腠理空,受风寒湿气而成痹也。"因此,凡肝肾不足,卫阳不固,则风寒湿热等外邪易乘虚而入,经络受阻,气血不畅。故颈项强直,头痛昏晕,手指麻木疼痛等。治疗大法,宜当祛风、散寒、除湿、清热等以除外邪,调治肝肾、活血通络以治其本。外邪除,则筋骨得养,经络通,则疼痛除。中医辨证如下。(1)风寒湿型:颈、肩、上肢串痛麻木,以痛为主,头有沉重感,颈部僵硬,活动不利,恶寒畏风;舌淡红,苔薄白,脉弦紧。

(2)气滞血瘀:颈肩部、上肢刺痛,痛处固定,伴有肢体麻木;舌质暗,脉弦。(3)痰湿阻络:头晕目眩,头重如裹,四肢麻木不仁,纳呆;舌暗红,苔厚腻,脉弦滑。(4)肝肾不足:眩晕头痛,耳鸣耳聋,失眠多梦,肢体麻木,面红目赤;舌红少津,脉弦。(5)气血亏虚:头晕目眩,面色苍白,心悸气短,四肢麻木,倦怠乏力;舌淡苔少,脉细弱。

辨 证 施 治

1.李永钦分4型

(1)风寒湿侵袭型 治宜祛风散寒除湿、通络宣痹止痛。方用葛根汤加减:葛根30克、桂枝15克、白芍15克、麻黄6克、甘草5克、生姜3片、大枣3枚。随症加减。

(2)气滞血瘀型 治宜养血疏肝、行气、活血、通络、止痛。方用当归芍药汤加减:川芎30克、茯苓18克、延胡索18克、芍药15克、白术12克、桃仁12克、红花12克、当归10克、泽泻9克、乳香6克、没药6克、全蝎6克、蜈蚣2条。随症加减。

(3)脾肾虚寒型 治宜温阳益气、舒筋活络、行气止痛。方用黄芪桂枝五物汤加减:黄芪25克、白芍20克、葛根20克、鸡血藤20克、桂枝15克、党参15克、延胡索15克、木瓜15克、干姜10克、制附子10克、当归10克、生姜5片、大枣5枚。随症加减。

(4)肝肾亏虚型 治宜补益肝肾、宣痹止痛。方用芍药甘草汤加减:白芍25克、葛根20克、当归20克、熟地黄20克、鸡血藤20克、木瓜15克、金毛狗脊15克、枸杞子15克、骨碎补15克、淫羊藿15克、甘草5克。随症加减。

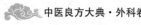

临床观察：李永钦用上方加减辨证治疗70例神经根型颈椎病患者。结果：治愈17例，显效23例，有效27例，无效3例，总有效率95.71％。[1]

2. 刘又文等分3型

（1）风寒阻络型　以疼痛为主。症见畏寒恶风，颈项强直，转侧不利，颈、肩及上肢疼痛，痛无定处，喜热恶寒；舌淡，苔薄白，脉弦紧。治宜益气活血、温经通络。方用温经通络汤加减：黄芪30克、当归10克、白芷10克、姜黄10克、葛根12克、桂枝10克、香附10克、僵蚕10克、制川乌10克、炙甘草3克。

（2）寒湿痹阻型　以酸困重着为主。症见颈项僵硬，活动受限，肩及上肢疼痛，痛有定处或沉重无力、麻木，胸闷，纳呆；舌胖大边有齿痕，脉沉迟或滑。治宜祛风除湿、温经散寒。方用羌活胜湿汤加减：当归10克、柴胡6克、川芎6克、白芷10克、葛根12克、桂枝10克、羌活10克、威灵仙10克、防风10克、香附10克、藁本10克、荆芥10克、半夏10克、薏苡仁20克、炙甘草3克。

（3）正气亏虚型　以肢体麻木为主。症见四肢不温，头晕眼花，精神烦躁，面色不华，头、颈、肩及肢体麻木，畏寒喜暖；舌淡，苔薄白，脉弦细。治宜益气养血、温经通络。方用黄芪桂枝五物汤加减：黄芪30克、党参15克、当归10克、葛根15克、白芷12克、姜黄10克、桂枝10克、僵蚕10克、香附12克、全蝎（培干研末冲服）6克、炙甘草3克、生姜3片、大枣5枚（为引）。随症加减：有肝肾不足症状者，可配合独活寄生汤加减。

临床观察：刘又文等用上方加减辨证治疗63例神经根型颈椎病患者，每日1剂，水煎分2次服。结果：治愈50例，占79.37％；好转10例，占15.87％；未愈3例，占4.76％。[2]

3. 何育风等分5型

（1）风寒湿型　症见颈、肩、上肢串痛麻木，以痛为主，头有沉重感，颈部僵硬，活动不利，恶寒畏风；舌淡红，苔薄白，脉弦紧。治宜祛风散寒、祛湿止痛。方用蠲痹汤加减：羌活15克、防风12克、当归12克、炙甘草6克、赤芍12克、白芍12克、黄芪15克、姜黄12克。

（2）气滞血瘀型　症见颈肩部、上肢刺痛，痛处固定，伴有肢体麻木；舌质暗，脉弦。治宜活血化瘀、舒经通络。方用血府逐瘀汤加减：当归10克、桃仁10克、红花10克、赤芍10克、川芎10克、路路通12克、羌活12克、牛膝12克、枳壳6克、炙甘草8克。

（3）痰湿阻络型　症见头晕目眩，头重如裹，四肢麻木不仁，纳呆；舌质暗红、苔厚腻，脉弦滑。治宜祛湿化痰、通络。方用涤痰汤加减：半夏12克、石菖蒲10克、竹茹12克、陈皮10克、茯苓12克、枳实8克、胆南星8克、生姜8克、当归12克、炙甘草12克。

（4）肝肾不足型　症见眩晕头痛，耳鸣耳聋，失眠多梦，肢体麻木，面红目赤；舌红少津，脉弦。治宜滋水涵木、调和气血。方用独活寄生汤加减：独活15克、桑寄生15克、秦艽10克、防风15克、细辛3克、当归15克、白芍12克、川芎15克、熟地黄15克、杜仲12克、牛膝15克、党参20克、茯苓12克、桂枝5克。

（5）气血亏虚型　症见头晕目眩，面色苍白，心悸气短，四肢麻木，倦怠乏力；舌淡，苔少，脉细弱。治宜益气活血、舒筋通络。方用归脾汤加味：白术10克、当归10克、党参10克、黄芪15克、酸枣仁10克、茯苓10克、白芍10克、木香3克、远志5克、炙甘草3克。

配合推拿。（1）舒筋理肌。患者取骑马式坐位，医者立其后施用滚、按、捏拿等手法放松颈肩背部，重点施术于痉挛的软组织及痛点周围。（2）穴位按揉。主要取风池、缺盆、扶突、天柱、肩井、天宗、肩中俞、肩外俞等。（3）提弹。医者用拇、食二指掐入肌间隔中提弹胸锁乳突肌、斜方肌

① 李永钦.经方为主治疗神经根型颈椎病70例[J].中医临床研究,2014,6(6)：88－89.
② 刘又文,毛天东,等.神经根型颈椎病的辨证治疗[J].中医正骨,2006,18(2)：37－38.

上部及肩胛提肌。（4）牵引。双手分别托住病人的枕后及下颌进行手法牵引。随症加减：颈型颈椎病，多用舒筋理筋手法；神经根型颈椎病，可用一指禅推法推患侧上肢的三阴经与三阳经，重点点按肩贞、极泉、曲池和合谷等；椎动脉型，可用一指禅推法推枕后并重点点按风池、哑门、太阳、百会等。推拿治疗每次 20 分钟左右，每日 1 次；中药内服每日 1 剂。7 日 1 个疗程，疗程之间休息 3 日，共治疗 1～3 个疗程。临床观察：何育风等用上方辨证治疗 165 例颈椎病患者。结果：治愈 48 例，显效 57 例，有效 41 例，无效 19 例，总有效率 88.5％。①

4. 都仁斌分 3 型

小柴胡汤（基本方）：柴胡 12 克、法半夏 12 克、生姜 12 克、大枣 12 克、黄芩 9 克、党参 15 克。

（1）痹痛型　以疼痛麻木为主，症见颈肩部疼痛、上肢麻木；舌淡，苔白，脉弦。方用基本方加络石藤 12 克、海风藤 12 克、秦艽 12 克、威灵仙 12 克。

（2）痿痪型　以上肢无力、活动不利为主，症见颈项强痛、上肢震颤、活动不利、肌肤不仁；舌淡，苔白腻，脉弦滑。方用基本方加当归 12 克、川芎 12 克、羌活 12 克、独活 12 克、苍术 12 克、薏苡仁 12 克、全蝎 12 克、僵蚕 12 克、路路通 12 克、伸筋草 12 克。

（3）眩晕型　以头晕、头痛、失眠多梦为主，症见颈部酸痛、头晕、失眠、形疲身倦；舌质淡，苔薄白，脉细缓。方用基本方加当归 12 克、黄芪 12 克、白术 12 克、升麻 12 克、茯神 12 克、制远志 12 克、炒酸枣仁 12 克、合欢皮 12 克。

临床观察：都仁斌用上方辨证治疗 48 例颈椎病患者，每 2 日 1 剂，煎汤内服，每次 150 毫升，每日 3 次，15 日为 1 个疗程。服药期间避风寒，忌辛辣食物，注意休息。结果：痊愈 11 例，好转 37 例，总有效率 100％。②

经 验 方

1. 针灸颈痛穴　颈痛穴为王文远教授提出的平衡针法之选穴，位于小指与无名指指掌关节之间，半握拳取之，左右交叉取穴；患者取坐位，常规消毒，运用 30 号 2.5 寸毫针快速进针，用酒精棉球固定于针体后，针尖朝向指尖联合处，快速进针，直刺约 20 寸，强刺激（提插为主），患者产生强烈的局部酸胀痛等针感后出针。每日 1 次，12 次为 1 个疗程。薛平武用上法治疗 32 例神经根型颈椎病患者。结果：痊愈 11 例，好转 18，无效 3 例，总有效率 90.6％。③

2. 补阳还五汤　黄芪 40 克、白芍 20、川芎 15 克、当归 15 克、半夏 12 克、桃仁 10 克、红花 10 克、地龙 15 克、葛根 30 克、鹿衔草 30 克。随症加减：血瘀明显者，加三七（冲粉）5 克；头昏明显者，加天麻 15 克。每日 1 剂，水煎 3 次，共 450 毫升，分 3 次口服。孙波等用上方加减治疗 36 例椎动脉型颈椎病患者。结果：治愈 23 例，好转 11 例，无效 2 例，总有效率 94.5％。④

3. 孙氏旋转手法　患者端坐位，颈部自然放松，医生采用按法、揉法、滚法等手法放松颈肩部软组织 5～10 分钟。患者头部水平旋转至极限角度，最大屈曲，达到有固定感。医生以肘部托患者下颌，轻轻向上牵引 3～5 秒。嘱患者放松肌肉，肘部用短力快速向上提拉，操作成功时多可听到一声或多声弹响。应用提拿等手法再次将颈肩部肌肉放松。隔日 1 次，每次 10～15 分钟，2 周为 1 个疗程。朱立国等将 213 例神经根型颈椎病患者随机分为治疗组 115 例与对照组 98 例。治疗组采用上述方法治疗，对照组采用牵引治疗。结果：试验组治愈率为 15.7％，有效率为 93.1％，对照组分别为 4.1％、72.5％，两组比较差异有显著性意义（$P < 0.01$），治疗组疗效优于对照组。⑤

①　何育风，等.中医辨证配合推拿治疗颈椎病 165 例临床观察［J］.湖南中医药导报，2004，10（7）：47－48，65.
②　都仁斌.小柴胡汤加减治疗颈椎病 48 例［J］.四川中医，2003，21（11）：87.
③　薛平武.颈痛穴治疗神经根型颈椎病 32 例临床观察［J］.中医杂志，2010，51（S2）：177－178.
④　孙波，等.补阳还五汤加减治疗椎动脉型颈椎病临床观察［J］.辽宁中医杂志，2008，35（7）：1050－1051.
⑤　朱立国，于杰，等.孙氏旋转手法治疗神经根型颈椎病临床规范化研究［J］.医学研究杂志，2007，36（7）：71.

4. 自拟方　伸筋草 30 克、透骨草 30 克、川芎 15 克、红花 10 克、赤芍 10 克、桂枝 20 克、桑枝 20 克、鸡血藤 15 克、威灵仙 15 克、艾叶 15 克、独活 15 克。采用煎药机，水煎袋装备用；采用上海三州医疗器材有限公司生产的 XJZB-Ⅰ型中药熏蒸气自控治疗仪，治疗前将中药汤剂 300 毫升加水至 800 毫升倒入药物容器内，打开电源加热使药物达 40℃～45℃，对准颈椎病变部位或酸胀痛最难受处，可采用坐位或卧位，距离 30 厘米以上（可随体位变化而调节）；每日 1 次，每次 40 分钟，10 次为 1 个疗程。温通经络、活血化瘀、化湿止痛。王丽君等用上法治疗 60 例颈椎病患者。结果：显效 18 例，好转 39 例，无效 3 例，总有效率 95%。①

5. 柴胡桂枝汤　柴胡 15 克、生姜 15 克、大枣 15 克、半夏 12 克、黄芩 12 克、党参 20 克、甘草 6 克、桂枝 10 克、白芍 10 克。每日 1 剂，水煎汤内服，每剂煎 2 次，每次 150 毫升，7 日为 1 个疗程，服药期间注意避风寒，注意休息。郭金颖用上方治疗 68 例神经根型颈椎病患者。结果：治愈 50 例，好转 14 例，未愈 4 例，总有效率 94.1%。②

6. 仰卧拔伸整复手法　患者取俯卧位，以一指禅推法、滚法和按揉法在颈项、肩及上背部常规操作 10 分钟；患者取仰卧位，术者立其头端，双手重叠自第 3、4 颈椎下将颈部稍微托起，与水平方向呈 15°～20°角拔伸，着力点位于棘突间，持续时间不少于 1 分钟，反复 5 遍；以示、中、环三指指腹着力，由下而上沿直线平推，两手协同，交替进行，包括督脉和两侧膀胱经的颈段，每条线各 6 遍，共 12 遍；以中指指腹着力，以中等强度力量沿项韧带及其两旁自下而上弹拨，两手交替进行，反复 5 遍；以中等强度力量勾揉风池、风府穴、阿是穴，按揉肩井穴各 2 分钟；在拔伸状态下，左右旋转颈椎至极限位（约 45°），不做扳法，反复 5 遍；自颈根部将颈椎微微托起，然后边拔伸两手边向头部滑移

至发际，反复 5 遍。詹红生等用上法治疗 177 例颈椎病患者。结果：治愈 39 例，好转 133 例，未愈 5 例，总有效率 97.2%。③

7. 五龙威灵膏　威灵仙 30 克、甲片 30 克、穿山龙 30 克、凤仙草 30 克、伸筋草 30 克、乳香 30 克、没药 30 克、秦艽 30 克、川乌 20 克、草乌 20 克、羌活 20 克、独活 20 克、山楂 60 克、五味子 40 克、血竭 25 克、麝香 10 克、黄丹适量。药方中除麝香、血竭、没药、乳香外，其余药物全部浸入油内（植物油），浸泡 1 周；然后把药和油全部置于锅内，用文火熬，熬至药物枯焦呈黑色，滤去药渣；再把药油倒入锅内，文火熬至药油滴水成珠不散时，再下黄丹，熬至药油呈黑色，离火，降温至 60℃左右时，再把麝香、乳香、没药、血竭研细末，加入油内拌匀，冷却后捏成条，浸入水中 1 周左右（每日换 1 次凉水）以除去火毒，取一定量摊于牛皮纸或厚布上对折起来即成。把膏药拆开，加温后使膏药软化，同时用酒精或白酒棉球擦洗患处，晾干后，再用鲜姜片擦至皮肤略发红色，即可贴敷。每贴贴敷时间 10 日左右，3 贴为 1 个疗程。许永顺等用上方治疗 918 例颈椎病患者。结果：痊愈 589 例，占 64.2%；显效 212 例，占 23.1%；好转 105 例，占 11.4%；无效 12 例，占 1.3%。总有效率 98.7%。④

8. 颈椎膏　鹿角霜 25 克、细辛 25 克、羌活 45 克、桂枝 25 克、柴胡 20 克、葛根 45 克、白芷 25 克、川芎 45 克、透骨草 10 克、荆子 30 克、防风 20 克、秦艽 25 克、全蝎 20 克、良姜 20 克。以上诸药，共研细末，用米醋调成膏状备用；取 2～4 克颈椎膏摊在纱布上，贴于大椎穴，用肤疾宁固定。每次贴 24 小时，隔日 1 次，贴 8 次为 1 个疗程，疗程间休息 10 日。陈龙等用上方治疗 80 例颈椎病患者，共观察 2 个疗程后统计疗效。结果：治愈 49 例，占 61.3%；好转 27 例，占 33.7%；无效 4 例，占 5.0%。总有效率 95.0%。⑤

① 王丽君，等.中药局部汽熏疗法治疗颈椎病 60 例疗效观察[J].实用中西医结合临床，2007，7(3)：51.
② 郭金颖.柴胡桂枝汤治疗神经根型颈椎病 68 例[J].浙江中医杂志，2007，42(5)：252.
③ 詹红生，等.仰卧拔伸整复手法治疗颈椎病 257 例临床总结[J].中国医药学报，2000，15(3)：45-47.
④ 许永顺，等.五龙威灵膏治疗颈椎病 918 例[J].中医外治杂志，1999，8(1)：13.
⑤ 陈龙，等.颈椎膏穴位贴敷治疗颈椎病 80 例[J].湖南中医杂志，1996，12(4)：22-23.

中 成 药

1. **盘龙七片** 组成：盘龙七、川乌、草乌、当归、杜仲、秦艽、铁棒锤、红花、五加皮、牛膝、过山龙、丹参等（国药准字 Z61020050）。功效主治：活血化瘀，祛风除湿，消肿止痛；适用于风湿性关节炎、腰肌劳损、骨折及软组织损伤。用法用量：口服，每次 3～4 片，每日 3 次。临床应用：任婕等以盘龙七片治疗 72 例神经根型颈椎病患者，2 周为 1 个疗程。结果：治愈 35 例，好转 32 例，无效 5 例，总有效率 93.06%。①

2. **仙灵骨葆胶囊** 组成：淫羊藿、续断、丹参、知母、补骨脂、地黄（贵州同济堂制药有限公司生产，国药准字 Z20025337）。功效主治：滋补肝肾，活血通络，强筋壮骨；适用于肝肾不足，瘀血阻络所致骨质疏松症，症见腰脊疼痛，足膝酸软，乏力。用法用量：口服，每次 3 粒，每日 2 次；4～6 周为 1 个疗程。临床应用：赵凯等以仙灵骨葆胶囊治疗 52 例神经根型颈椎病患者。结果：治愈 21 例，好转 28 例，无效 3 例，总有效率 93.23%。②

3. **痹祺胶囊** 组成：马钱子（调制粉）、地龙、党参、茯苓、白术、甘草、川芎、丹参、三七、牛膝（天津达仁堂制药二厂生产，国药准字 Z10910026）。功效主治：益气养血，祛风除湿，活血止痛；适用于气血不足，风湿瘀阻，肌肉关节酸痛，关节肿大、僵硬变形，或肌肉萎缩，气短乏力，及风湿类风湿性关节炎、腰肌劳损、软组织损伤属上述证候者。用法用量：口服，每次 4 粒，每日 2～3 次。临床应用：王晋富以痹祺胶囊治疗 74 例颈椎病患者。结果：临床痊愈 22 例，显效 38 例，有效 13 例，无效 1 例，总有效率 98.65%。③

4. **颈复康颗粒** 功效主治：活血通络，散风止痛；适用于风湿瘀阻所致的颈椎病，症见头晕、颈项僵硬、肩背酸痛、手臂麻木。用法用量：开水冲服，每次 1～2 袋，每日 2 次，饭后服用。临床应用：遇林基以颈复康颗粒治疗 519 例颈椎病患者。结果：痊愈 345 例，显效 65 例，好转 56 例，无效 35 例，总有效率 93.3%。④

5. **益肾蠲痹丸** 组成：骨碎补、熟地黄、当归、徐长卿、土鳖虫、僵蚕、蜈蚣、全蝎、露蜂房、地龙、乌梢蛇、延胡索、淫羊藿、甘草等（华南制药厂生产，国药准字 Z10890004）。功效主治：温补肾阳，益肾壮督，搜风剔邪，蠲痹通络；适用于发热，关节疼痛、肿大、红肿热痛、屈伸不利、肌肉疼痛、瘦削或僵硬、畸形的顽痹（类风湿性关节炎）。用法用量：口服，每次 8～12 克，每日 3 次。临床应用：陈树清等以益肾蠲痹丸治疗 50 例神经根型颈椎病患者。结果：治愈 26 例，好转 21 例，未愈 3 例，总有效率 94.0%。⑤

① 任婕，等.盘龙七片治疗神经根型颈椎病的临床观察[J].中国中医骨伤科杂志,2009,17(5)：50-51.
② 赵凯，等.仙灵骨葆治疗神经根型颈椎病疗效观察[J].中国中医骨伤科杂志,2007,15(6)：38-40.
③ 王晋富.痹祺胶囊治疗颈椎病 74 例临床观察[J].天津中医药,2006,23(1)：19.
④ 遇林基.颈复康治疗颈椎病 519 例临床总结[J].中医杂志,2002,43(9)：707.
⑤ 陈树清，等.益肾蠲痹丸治疗神经根型颈椎病 50 例[J].广东医药杂志,2002,23(12)：1322.

颈椎骨质增生症

概　述

颈椎骨质增生症，是颈椎骨质的退行性、增生性改变。其增生部位可见于钩突关节、椎小关节、椎体前后缘、后纵韧带等部位。由于骨质增生，形成对神经、血管及周围软组织直接、间接的压迫或刺激，从而出现一系列症状，如颈部酸楚疼痛，活动不利，以及一侧肩臂麻木、疼痛，后头部疼痛，头晕等。

本病属中医"痹证""骨痹""骨痛"等范畴。其病理特点是肝肾亏损，正气虚弱，风寒湿乘虚痹阻，致经络不通，气血凝滞等，治疗以补益肝肾、益气养血、祛风散寒除湿、活血化瘀为大法。临床辨证如下。(1)肝阴不足，筋脉失养。症见颈项部疼痛，压痛，放射至一侧肩臂，患肢酸楚，无力，麻木，颈部活动幅度减小，生理曲度变直。治以养阴柔肝、荣养筋脉为主。(2)骨痹型。寒湿内侵，痹着于骨，症见颈肩手臂拘急疼痛，或有冷凉麻木，颈部僵硬，活动不利，X线片见颈部骨质增生。治以散寒除湿、祛风通络为主。(3)肾气亏虚，经脉痹阻型。症见颈项强痛，头晕，一侧肢体拘急胀痛麻木，患肢活动障碍，纵轴压顶试验阳性。治以补肾、化瘀、通络为主。(4)风湿痹阻经络型。症见颈肩臂酸疼麻木，颈部强硬，活动不利，患肢酸软无力。治宜搜风祛湿通络。(5)颈肩痹证型(神经根型)。症见颈肩背疼痛麻木，手臂麻木无力，皮肤感觉降低，呈节段性分布，椎间孔压缩试验和臂丛牵拉试验阳性，X片示椎间隙变窄，颈椎生理曲度变直，项韧带钙化等。治以活血化瘀、祛风通络为主。(6)眩晕型(椎动脉型)。症见年高病久，头痛头晕耳鸣等，颈部旋转和后伸时出现一过

性的眩晕、恶心、呕吐甚至昏倒，颈动脉扭曲试验阳性，X线片示椎体骨质增生，椎间隙变窄，椎间孔缩小，脑血流图有椎动脉供血不足之表现。治以祛风燥湿清热、化瘀通络为主。(7)肾阳亏虚，寒瘀凝滞型。症见眩晕，颈部不适，步履不稳，X线片显示颈椎骨质增生。治以温肾补阳、散寒通络、养血活血为主。(8)肾虚髓亏，经络痹阻型。症见颈部酸痛强硬，活动不利，肩臂麻木无力，活动不利。治以补肾生髓、强壮筋骨、通经络、活气血为主。(9)正气亏虚，风湿瘀痹型。症见颈部酸痛不适，肩臂麻木疼痛，活动不利，X线片显示颈椎骨质增生。治以温补肾阳、益气养血、祛风除湿、散瘀通络为主。(10)咽塞型(椎体前型)。症见咽部堵塞感，状如"梅核气"。精神忧郁，吞咽时不适感，头痛，头昏，失眠，苔薄白，脉稍细，X线片示椎体前缘骨质增生。治以行气开郁、降逆化痰为主。(11)气血两亏，脉络瘀阻型。症见头痛，眩晕，颈部酸痛，活动受限，视力减退，肩臂酸痛，两手麻木，X线片显示椎体曲度改变，颈椎骨质增生；舌淡，苔白，脉沉细。治以调补气血、化瘀通络为主。(12)湿热蕴结型。症见项强，头重痛，上肢关节、肌肉酸痛而有热感，痛处喜凉恶热，得冷则舒，上肢功能活动受限，伴口苦口干，喜饮或少饮，大便干结，小便短黄，烦躁胸闷，舌红，苔黄腻，脉濡数或滑数。治宜清热利湿、通经活络。(13)肝肾亏损型。症见项背强痛，头痛眩晕，耳鸣耳聋，视物欠清，腰酸膝痛，手臂、手指麻木甚或肌肉萎缩，面色无华，疲惫乏力，舌淡苔薄白或薄黄，脉沉细无力。治宜益气活血、补养肝肾、活络止痛。(14)阴虚阳亢、气逆血瘀型。多见于平素抑郁易怒，性格暴躁之人，症见颈部不适，肩部时有酸痛，尤以情绪波动及转头部时诸证

为著,疼痛如绞,痛有定处,常伴有阴虚内热症状。治宜滋阴柔肝、养血活血。

辨 证 施 治

1. 李洪才分2型

(1)眩晕型(椎动脉型) 方用杞菊地黄丸合半夏白术天麻汤加减:枸杞子、菊花、熟地黄、山茱萸、山药、牡丹皮、泽泻、茯苓、半夏、白术、天麻、陈皮。

(2)颈肩痹证型(神经根型) 方用桂枝葛根汤加减:桂枝、白芍、甘草、生姜、大枣、葛根。

以旋提手法为主治疗:患者正坐,术者立其身后,先以右手拇指腹推、揉颈肩部压痛点,放松颈肩部、背部软组织。再用一手托其下颏,另一手托枕部,两手轻慢向上提牵;在轻提过程中,将头部轻慢转动,左右各3次(向水平位,不超过45°),然后点压按摩诸肌压痛点。临床观察:李洪才用上述方法辨证治疗57例颈椎病患者,其中椎动脉型18例,神经根型39例。结果:治愈23例,显效29例,有效5例。[1]

2. 卢剑等分3型

(1)颈肩痹证型(神经根型) 治宜祛风散寒通络。方用桂枝附子汤加减:桂枝10克、附子10克、生姜3片、大枣3枚、甘草7克。随症加减:颈项强痛者,加葛根10克、延胡索10克;头晕者,加钩藤12克、天麻10克;手麻者,加鸡血藤10克、木瓜10克。

(2)眩晕型(椎动脉型) 治宜平肝潜阳通络、活血散瘀。方用天麻钩藤饮加减:天麻6克、黄芩6克、栀子6克、钩藤10克、益母草10克、桑寄生10克、夜交藤10克、茯神10克、牛膝12克、杜仲12克、石决明15克。随症加减:心悸、头眩、耳鸣者,加龙骨10克、牡蛎10克;失眠多梦者,加远志10克、酸枣仁10克等。

(3)痉证型(脊髓型) 治宜益气养血、舒筋通络。方用黄芪地龙汤:黄芪20克、地龙10克。

随症加减:气虚者,加太子参15克;偏寒者,加附子10克、肉桂10克;麻木重者,加川草乌10克。

配合手法治疗。旋转复位法:患者正坐,术者站在患者身后,以右旋为例,用右肘窝放在患者颏下,左手托住枕部,轻提并且做颈部旋转运动2~3次,目的在于使患者颈部肌肉放松,然后上提,牵引颈部,并使其屈曲约10°,牵引的同时将患者头颈右旋有固定感时,右肘部再稍加用力右旋颈部,此时即可听到弹响声,做完右侧后,用同样手法向左侧对侧旋转1次。此手法的要点在于手法的全过程都是在轻度牵引下进行,本手法应用时要稳准柔和,不可粗暴,旋转适度,不宜过大,老年体弱患者可仰卧位旋法。提端摇晃法:用于不适合做旋复法的患者,患者正坐,术者站在患者正背后,双手虎口分开,拇指顶住枕部或风池穴,其余四指托住下颌部,双手向上提端。同时手腕立起,使前臂用力下压患者肩部,而端提颈部双手腕做回旋运动6~7次,在持续提端下做颈部前屈、后伸各1次,将患者头部在屈曲时旋转至左(右)侧。以左侧为例,用右手扶住颏下,将左手抽出,同时用术者右颈部顶住患者头部,肩部顶住前额。在持续牵引下,用左手拇指指腹沿左侧颈肌走向,自上而下捻揉至肩部,同时右手搬动颏下,向右侧旋转颈部,相同手法对侧再做1次。此手法较稳妥、安全,不易引起不适症状。临床观察:卢剑等用上方加减辨证治疗50例颈椎病患者(其中神经根型31例、椎动脉型8例、脊髓型6例、混合型6例),中成药骨刺消痛液、骨仙片、壮骨关节丸可配合服用,配合西药消炎止痛,口服布洛芬、扶他林、炎痛喜康,急性发作炎症期口服地塞米松,1周后逐渐停药。疼痛较重者,可采用痛点封闭或小针刀疗法,配合理疗消炎止痛。对脊髓型患者经中西医结合非手术治疗无效,病情加重,出现四肢麻木疼痛,双下肢无力,行走蹒跚,踩棉花样感,双下肢肌肉萎缩,膝、跟腱反射亢进,膝、踝阵挛阳性,霍夫曼氏征阳性,如不手术治疗将发生瘫痪,甚至已出现瘫痪者,均采用颈椎前路减压、间盘切除加

---

① 李洪才.以旋提手法为主治疗颈椎病57例的体会[J].江苏中医,1995,16(9):17.

植骨融合或后路椎板减压。结果：经治疗后1个月～3年随访，优15例，良21例，好转11例，无效3例，优良率72%。[1]

3. 胡兆满分4型

（1）风寒痹阻型　症见颈项强痛，头痛眩晕，1侧或2侧上肢关节、肌肉冷痛，遇寒或冷风则痛甚，得热则舒，形寒肢冷；舌淡，苔薄白，脉弦紧缓。治宜祛风散寒、温经通络。方用葛根汤合麻黄附子细辛汤加减：葛根25克、桂枝12克、防风12克、白芍15克、麻黄10克、大枣10克、制附片10克、细辛6克、炙甘草6克、生姜3片。隔日服1剂。

（2）湿热蕴结型　症见项强，头重痛，上肢关节、肌肉酸痛而有热感，痛处喜凉恶热，得冷则舒，上肢功能活动受限，伴口苦干，喜饮或少饮，大便干结，小便短黄，烦躁胸闷；舌红，苔黄腻，脉濡数或弦滑数。治宜清热利湿、通经活络。方用宣痹汤合二妙散加减：防己15克、蚕沙15克、黄柏15克、薏苡仁5克、滑石30克、栀子12克、连翘12克、姜黄12克、地龙12克、赤芍12克、苍术10克、葛根30克、大黄（后下）6克。水煎服。

（3）肝肾亏损型　症见项背强痛，头痛眩晕，耳鸣耳聋，视物欠清，腰酸膝痛，手臂、手指麻木，甚或肌肉萎缩，面色无华，疲惫乏力；舌淡，苔薄白或薄黄，脉沉细无力。治宜益气活血、补养肝肾、活络止痛。方用蠲痹汤合独活寄生汤加减：黄芪20克、当归15克、杜仲15克、秦艽15克、续断15克、桑寄生15克、金毛狗脊15克、鳖甲15克、葛根30克、白芍25克、熟地黄18克、姜黄12克、桂枝8克、细辛6克。水煎服。

（4）瘀血阻络型　症见颈项强痛，活动不利，头部剧痛，上肢及肩背掣痛，痛处不移，卧则痛甚，有久病或外伤病史；舌质紫暗，边有瘀点（斑），脉沉涩或弦细。治宜行气活血、祛瘀止痛。方用桃红饮合活络效灵丹合补阳还五汤加减：当归15克、姜黄15克、赤芍15克、甲片12克、桃仁12克、川芎12克、乳香10克、没药10克、桂枝10克、红花10克、丹参18克、葛根25克、黄芪20克、全蝎7克、蜈蚣2条、白酒50克。

临床观察：胡兆满用上方辨证治疗64例颈椎病患者。结果：显效39例，好转20例，无效5例。[2]

4. 代亚林等分4型

（1）肝肾阴虚，血不荣筋　多见于体质较弱的老年患者，素体虚弱，加之长期慢性劳损，症见肩、颈、背酸软疼痛，遇劳则发，或疼痛反复不已，或肩臂手指麻木不仁，甚则肌肉削小，颈部或肩部活动不利，常伴有形体消瘦，面色无华，精神不振，头晕目眩，耳鸣耳聋，腰膝酸软无力，五心烦热，潮热盗汗；舌红，少苔，脉细数。治宜补益肝肾、养血柔筋。方用佐归饮加减：黄精15克、丹参15克、桑枝15克、枸杞子15克、山药15克、白芍12克、木瓜12克、桂枝10克、甘草10克、姜片5克。随症加减：见有颈部强直者，可加葛根15克；上肢麻木较剧者，可加大桑枝用量。

（2）阴虚阳亢，气逆血瘀　多见于平素抑郁易怒，性格暴躁者，症见颈部不适，肩部时有酸楚，尤以情绪波动及转头部时诸症为著，疼痛如绞，痛有定处，并常伴有阴虚内热症状。治宜滋阴柔肝、养血活血。方用桃红四物汤加减：桃仁10克、全蝎10克、红花15克、熟地黄15克、当归15克、白芍15克、川芎15克、枳壳15克、郁金15克、蜈蚣2条。随症加减：见有眩晕、昏仆较重者，加地龙、钩藤；气候剧变、症状加重者，加防己、秦艽少许。

（3）阴虚火旺，心肾不交　多见于年老体弱的患者，症见颈、肩、背时有酸痛，手足或有麻木，腰膝酸软，虚烦不寐，心悸健忘，头晕耳鸣，四肢凉感喜温，遇劳加重，面色失华；舌红少苔，脉细数。治宜滋阴降火、交通心肾。方用黄连阿胶汤加减：黄连15克、阿胶（烊化）20克、白芍20克、鸡子黄（冲服）1个、枸杞子20克、山茱萸15克、杜仲15克、怀牛膝15克、合欢花15克、夜交藤20克。随症加减：如有颈、肩部疼痛不缓解，加葛根、桑枝、姜片等。

① 卢剑,等.中西医结合治疗颈椎病50例临床体会[J].中国骨伤,1994,7(6)：19.
② 胡兆满.辨证分型治疗颈椎病64例疗效观察[J].新中医,1992(3)：24,25-26.

（4）寒湿阻络，气滞血瘀　多见于中年患者，素体阳虚，复因外伤，症见颈部、肩部疼痛较剧，甚则痛似刀割或痛有定处，入夜加重，遇寒尤甚。疼痛可随着天气改变而变化，肩臂手指麻木感；患者多觉寒冷，颈或肩部活动不利，动则尤甚，以至穿衣、梳头都有困难；常伴有身重肢冷，胸脘满闷，胃闷呆滞，舌质胖润，苔白而腻，脉细涩或濡。治宜散寒除湿、舒筋活血。方用乌头汤加减：黄芪15克、白芍15克、川乌（蜜制）5克、麻黄15克、防风6克、防己10克、当归10克、桂枝10克、秦艽15克、茯苓15克、陈皮10克、甘草10克。

临床观察：代亚林等用上方加减辨证治疗6例颈椎病患者，每日1剂，水煎服，1个月为1个疗程，显效4例，有效2例。[①]

5. 姜永明分2型

（1）颈肩痹证型（神经根型）　方用骨刺克冲剂：蕲蛇、血竭、三七、太子参、威灵仙等8味中药。上药共研为末，冲服，每次口服含生药8克，每日2次，饭后用温开水加少量黄酒或食醋送服。临床观察：姜永明用上方治疗110例颈肩痹证型（神经根型）患者。结果：显效58例，有效44例，无效8例。

（2）眩晕型（椎动脉型）　方用舒筋止晕汤：川芎、菊花、白芷、苍术、地龙、细辛、三七、威灵仙等12味中药。每日1剂，水煎服，加少量食醋水煎2次，早晚分服。临床观察：姜永明用上方治疗80例眩晕型（椎动脉型）患者。结果：显效36例，有效32例，无效12例。[②]

6. 气血两亏、脉络瘀阻型　症见舌淡，苔白，脉沉细。治宜调补气血、化瘀通络。内服药用当归15克、生地黄15克、白芍15克、黄芪15克、木瓜12克、川芎12克、香附12克、羌活12克、钩藤12克、葛根12克、鸡血藤18克、桂枝10克、甘草9克、蕲蛇（冲服）1条、蜈蚣（冲服）4克、全蝎（冲服）6克。外敷方用软骨刺散：生牡蛎40克、羌活

15克、独活15克、苏木15克、红花15克、川牛膝12克、川芎12克、当归12克、威灵仙20克、炮甲片10克。上药共碾粗末，加入煮沸的500克醋内，拌匀，再以文火煎之，待醋浓缩后将药装入布袋内，熨敷患处。临床观察：李万贵用上法治疗1例患者，治疗2月余痊愈，终未复发。[③]

经 验 方

1. 自拟方1　当归10克、川芎10克、白芍10克、熟地黄10克、杜仲15克、菟丝子10克、续断15克、怀牛膝15克、秦艽10克、羌活6克、五加皮10克、威灵仙10克。每日1剂，2次分服，治疗10日为1个疗程。活血化瘀，补益肝肾。配合针刺治疗，取穴崇骨、大椎、陶道、肩井、肩中俞、合谷、缺盆、颈夹脊穴。常规消毒皮肤后针刺，用捻转补泻，中度刺激，使针刺局部得气而患者有酸、麻、胀、痛感，留针30分钟，留针期间不行针，出针前行针1次。雷行华用上法治疗90例颈椎骨质增生患者，治疗3个疗程后观察疗效。结果：临床治愈50例，占55.56％；显效17例，占18.89％；有效17例，占18.89％；无效6例，占6.67％。总有效率93.33％。[④]

2. 威灵仙酊　威灵仙60克、川芎30克、赤芍30克、天南星30克、当归30克、蒲公英30克、制川乌30克、制草乌30克、羌活10克、乳香30克、没药30克。以上药物用40％乙醇浸泡、渗滤制成药物含量为50％的酊剂备用；取威灵仙酊20毫升，制成药垫置于电极板采用DL-Z骨质增生电疗机作局部直流电药物离子导入治疗。焦志海等将76例颈椎骨质增生患者随机分为治疗组54例与对照组22例。治疗组采用上述方法治疗，对照组作单纯直流电治疗。结果：有效率治疗组为98.15％，对照组为81.8％，治疗组明显优于对照组（$P<0.05$）。[⑤]

① 代亚林，等.辨证论治颈椎病50例疗效观察[J].黑龙江中医药,1992(3)：13-14.
② 姜永明.北京中医学院学报,1990(4)：23.
③ 李万贵.骨质增生症治验[J].江苏中医,1989(1)：29.
④ 雷行华.针药结合治疗颈椎骨质增生症90例[J].甘肃中医,2010,23(4)：49.
⑤ 焦志海，等.威灵仙酊离子导入法治疗颈椎骨质增生症54例临床观察[J].湖南中医药导报,2004,10(4)：22,49.

3. **刮痧法** 患者采取坐位,选用有靠背的椅子,患者骑坐在椅子上,脱去上衣患处涂上润滑剂,操作者手持刮板,刮拭时用刮板的边缘接触皮肤,刮板向刮拭的方向倾斜45°即可,分别刮风府至身柱穴、双侧风池至肩井、双侧天柱至大杼、双侧天宗穴,由上向下,按压力度平稳,刮拭速度均匀,治疗时间一般在25分钟之内。如部位出现浅红色散点,这表明病情轻;如出现紫红色斑,表明病位深。第1次刮痧完毕,待痧消退后,方可进行第2次治疗。一般每周1次,治疗2周即可。张延玲用上法治疗1例颈椎骨质增生症患者,疗效满意。①

4. **舒颈汤** 防风10克、葛根10克、桑枝25克、忍冬藤15克、川芎5克、威灵仙15克、地龙10克、白芷6克、甘草5克。随症加减:表证者,加薄荷、羌活;里实便秘者,加大黄、玄明粉;热证者,加石膏、黄芩;血瘀者,加红花、桃仁、当归尾;寒重者,去桑枝、忍冬藤,加羌活、细辛;气血虚者,去防风、地龙、威灵仙,加黄芪、党参、当归、鸡血藤;肾虚者,去忍冬藤、地龙、白芷,加补骨脂、肉苁蓉、桑寄生。每日1剂,煎2遍分服。吴绍雄用上方加减治疗110例颈椎骨质增生症急痛证状患者。结果:痊愈72例,占65.5%;显效24例,占21.8%;好转10例,占9.1%;无效4例,占3.6%。②

5. **针刺颈三针** 取大椎、增生颈椎两侧的夹脊穴。常规消毒,用26号、2.5寸长的毫针,大椎穴直刺1.5～2寸,两侧夹脊穴刺向椎体,均用重提轻插泻法,留针30分钟,留针期间运针数次。每日1次,6日为1个疗程。方红等用上法治疗54例颈椎增生患者。结果:痊愈29例,显效18例,好转3例,无效4例,总有效率92.6%。③

6. **刺络拔罐加斜扳局部** 皮肤常规消毒,七星针中度叩刺,渗出微量血液,用闪火法拔罐,留针5～10分钟;正坐,头略前屈,医生按揉颈肩部5

分钟;一手抵其头侧后部,另一手抵对侧下颌部,旋转至最大限度时,两手同时作相反方向扳动,能听到弹响声最理想。夏粉仙用上法治疗38例神经根型颈椎病患者。结果:治愈21例,显效10例,有效7例。④

7. **益肾活血汤** 骨碎补20克、威灵仙20克、鸡血藤20克、川牛膝15克、鹿角霜15克、泽兰叶15克、续断25克、当归10克、葛根10克。随症加减:气虚者,加黄芪;肢麻者,加地龙;眩晕者,加天麻;胸背痛者,加芍药、甘草;血压高者,加地龙、钩藤。水煎2次,混合,分2次早晚服;并留下10毫升与食醋等份混合外敷增生处,每日2～3次。冯助邦等用上方加减治疗78例颈椎病患者。结果:临床治愈例25例,占32.1%;显效32例,占41%;好转17例,占21.8%;无效4例,占5.1%。总有效率94.9%。⑤

8. **填髓丹** 马钱子、蜈蚣、全蝎、熟地黄、人参、杜仲、鹿角胶、桑寄生、当归、羌活、独活、麻黄、土鳖虫、细辛、天麻、川乌、草乌、乳香、没药等。上药加工成蜜丸,每丸重9克,前7日每晚饭后服1次,每次1丸,7日后早饭前及晚饭后各服1次,每次1丸。王海涛等用上方治疗204例颈椎病患者。结果:痊愈173例,显效12例,有效10例,无效9例,总有效率95.59%。⑥

9. **药物导入法** 川乌20克、草乌20克、葛根30克、川芎20克、丹参20克、当归20克、乳香20克、没药20克、防己20克、续断20克、金毛狗脊20克、全蝎20克、川牛膝20克、羌活30克、独活30克、白芍30克、威灵仙30克、乌梢蛇30克、伸筋草30克、海风藤30克、蜈蚣5条。常规煎煮去渣取汁4 000毫升。用8厘米×12厘米医用棉巾纸8层,浸药,放于患处,接电疗机正极,再接好负极,通电流至10毫安左右,每次25分钟,每日1次。李月玺等用上法治疗85例患者。结果:临床

① 张延玲.刮痧治疗颈椎骨质增生症[J].新疆中医药,2000,18(3):24－25.
② 吴绍雄."舒颈汤"为主治疗颈椎骨质增生症急痛证状110例[J].中国中医基础医学杂志,1998,4(S):141－142.
③ 方红,等.针刺颈三针治疗颈椎骨质增生54例[J].陕西中医,1995,16(9):413.
④ 夏粉仙.刺络拔罐配斜扳法治疗神经根型颈椎病[J].浙江中医学院学报,1995,19(4):48.
⑤ 冯助邦,等.益肾活血汤治疗颈椎病78例[J].中医药研究,1994(5):16－17.
⑥ 王海涛,等.填髓丹治疗颈椎病204例[J].中国骨伤,1994,7(5):34－35.

痊愈 16 例,显效 47 例,有效 17 例,无效 5 例。①

10. **内服外治法** 内服方:桂枝 12 克、白芍 30 克、木瓜 10 克、鸡血藤 20 克、威灵仙 20 克、金毛狗脊 15 克、肉苁蓉 12 克、蜈蚣 1 条。随症加减:头晕者,加天麻、钩藤;手臂麻木痹痛者,加羌活、丝瓜络、豨莶草。水煎服。外敷方:当归 15 克、葛根 15 克、桂枝 15 克、鸡血藤 15 克、威灵仙 15 克、骨碎补 12 克、桃仁 12 克、赤芍 12 克、没药 12 克、乳香 12 克、红花 10 克、丝瓜络 20 克。共煎汤热布蘸药外敷患处 30 分钟。配合针刺,取风池、天柱、大椎、肩髃穴,毫针刺,平补平泻,留针 30 分钟。黄宗勖用上法治疗 36 例颈椎骨质增生患者。结果:痊愈 23 例,显效 9 例,有效 6 例,总有效率 100%。②

11. **中医内服外治** 内服方:当归 20 克、白芍 15 克、熟地黄 15 克、千年健 15 克、五加皮 15 克、骨碎补 15 克、威灵仙 12 克、桂枝 10 克、老鹿角 10 克、木瓜 10 克。每日 1 剂,水煎分 2 次服。外用方:当归 20 克、续断 20 克、细辛 20 克、防风 20 克、鸡血藤 20 克、五加皮 30 克、刘寄奴 30 克、骨碎补 30 克、白芷 30 克、麻黄 50 克、松节 50 克。每日 1 剂,装布袋,置锅中隔水蒸 30 分钟后,局部热敷每日 2 次,每次 30 分钟。孙良佐等用上法治疗 3 例颈椎骨质增生患者,疗效满意。③

12. **赵云娥经验方** 桂枝 12 克、淫羊藿 12 克、白芍 15 克、葛根 30 克、片姜黄 30 克、鸡血藤 30 克、金毛狗脊 30 克、威灵仙 20 克、蜈蚣 2 条。随症加减:头晕、恶心者,加天麻、钩藤、法半夏;手臂麻木者,加丝瓜络、地龙。水煎 2 次分服,药渣再煎煮半小时,加白酒 16 克,药液熏洗,药渣热敷患处。赵云娥用上方加减治疗 29 例颈椎骨质增生患者。结果:痊愈 16 例,显效 5 例,好转 7 例,无效 1 例。④

13. **刘其浩经验方** 淫羊藿 30 克、鹿衔草 30 克、鸡血藤 30 克、骨碎补 15 克、木瓜 15 克、熟地黄 10 克、当归 10 克、葛根 10 克、鳖甲 10 克、龟甲 10 克、甘草 10 克、桂枝 5 克、细辛 5 克。随症加减:发于颈椎者,加葛根 10 克;发于腰椎者,加附片 5 克;发于膝者,加怀牛膝 10 克。水煎服。刘其浩用上方加减治疗 45 例颈椎骨质增生患者。结果:显效 18 例,有效 27 例。⑤

14. **半夏厚朴汤加味** 半夏、厚朴、茯苓、苏叶、生姜、威灵仙、夜交藤等。水煎服。沈同戊等用上方治疗 14 例隐匿性颈椎骨刺患者,疗效满意。⑥

15. **白芍木瓜汤** 白芍 20 克、鸡血藤 20 克、威灵仙 20 克、木瓜 20 克、甘草 12 克、葛根 20 克、桑枝 2 克、川芎 9 克、怀牛膝 15 克、陈皮 9 克。随症加减:单纯颈谁骨质增生,症见头痛、头晕、颈项酸楚,伴有双上肢或单侧上肢麻木,舌红苔白,加姜黄、地龙、六路通;伴有头晕、恶心呕吐,纳少失眠者,白芍、木瓜量减半,去桑枝,加半夏、竹茹、葛蒲、降香,苔黄腻者加川黄连、川厚朴,苔白腻者加佩兰叶;头痛、项背痛为主者加白芷、桃仁、川芎、羌活;头晕而不痛,伴有耳鸣、脱发者,加何首乌、黑芝麻、珍珠母;合并腰椎骨质增生者,去桑枝,葛根量减半,加川续断、桑寄生、补骨脂;因颈椎骨质增生而引起椎体旋转者,症见痛晕并重,伴双上肢及手掌肿胀而脱皮,加桂枝、泽泻、车前子、生薏苡仁。黄志孝用上方加减治疗 37 例颈椎骨质增生患者。结果:基本治愈 28 例,显效 5 例,进步 4 例。⑦

16. **"7212"膏** 生川乌、生草乌、淫羊藿、威灵仙、羌活、独活、穿山龙、麝香等。将前 6 味做成膏药,再将穿山龙、麝香等做成粉剂,将绿豆大小药粉置入膏药中央,贴敷增生部位及相应穴位,胶布封闭,每周更换。10～15 次为 1 个疗程。马淑玉

① 李月玺,周永莹,等.中药离子导入治疗骨关节病 200 例[J].北京中医,1990(2):28.
② 黄宗勖.我治疗腰颈椎骨质增生的经验[J].福建中医药,1990,21(2):2-3.
③ 孙良佐,等.中药治疗颈椎骨质增生三例[J].新疆中医药,1990(3):64-65.
④ 赵云娥.中医治疗骨质增生 206 例报告[J].新中医,1988(8):32-33.
⑤ 刘其浩.骨质增生病证治体会[J].湖南中医杂志,1988(5):14-15.
⑥ 沈同戊,等.梅核气与隐匿性颈椎骨刺[J].北京中医杂志,1988(6):21.
⑦ 黄志孝.白芍木瓜汤治疗颈椎骨质增生[J].山东中医杂志,1986(1):25.

用上法治疗 26 例颈椎骨质增生患者。结果：痊愈 17 例,好转 4 例,无效 5 例。①

17. 风湿威灵方　乌梢蛇 60 克、威灵仙 72 克、当归 36 克、防风 36 克、土鳖虫 36 克、血竭 36 克、透骨草 36 克。上药共研细末,每次服 3 克,每日服 2 次,温开水送服。纪平用上方治疗 2 例颈椎骨质增生患者,疗效满意。②

18. 骨痹汤　粉葛根 20 克、秦艽 20 克、威灵仙 20 克、当归 20 克、白芍 30 克、延胡索 10 克、制川乌 10 克、独活 10 克、蜈蚣(去头足)3 条、天麻(为末吞服)6 克。随症加减:偏寒,加桂枝、细辛、白芥子、制附片、淫羊藿;偏热,酌加板蓝根、金银花、连翘;偏湿,酌加茯苓、薏苡仁、苍术;气虚血滞者,加党参、丹参;肾虚者,加枸杞子、巴戟天。水煎服。李德麒用上方加减治疗 257 例颈椎骨质增生患者,服药 14～68 剂。结果:痊愈 223 例,显效 22 例,有效 7 例,无效 5 例。③

19. 搜风通络汤　葛根 20～30 克、全蝎 10～12 克、蜈蚣 2 条、赤芍 13～15 克、乌梢蛇 13～15 克、川芎 13～15 克、自然铜 13～15 克、穿山龙 13～15 克、鹿衔草 30 克、木瓜 13～15 克、黑木耳 10～12 克、甘草 6 克。随症加减:气候变化时症状加重者,加豨莶草、汉防己;椎动脉型或合并冠心病者,加丹参、红花;合并高血压者,加玄参、钩藤;气虚者,加黄芪;肾虚者,加淫羊藿、补骨脂。蒋森用上方加减治疗 89 例颈椎病患者,服药 10～65 日,有效率为 94%。④

20. 复方桂枝葛根汤　葛根 30～50 克、桂枝 12～30 克、白芍 12～30 克、半夏 10 克、生姜 10 克、白芥子 10 克、桃仁 12 克、黄芩 12 克、鸡血藤 30 克、甘草 9 克。随症加减:四肢麻木掣痛,加生乳香、生没药、地龙、豨莶草,重用白芍、甘草;四肢痿软无力,加淫羊藿;胸背痛,加瓜蒌、薤白;头痛,加赤芍、川芎、白芷、蔓荆子;眩晕,加白术、天麻;心悸,去鸡血藤,加丹参、远志、石菖蒲;失眠,加小麦、大枣;退行性变骨质增生,加鹿角片、骨碎补;损伤性骨质增生,加土鳖虫、蜈蚣,并配合服用舒筋活络酒(三七 30 克、红花 9 克、蕲蛇 1 条、白酒 1 斤,浸泡 10 日后服,每次 12 毫升,每日 3 次)。曹锡鸿等用上方加减治疗 70 例颈椎病患者。结果:痊愈 9 例,显效 30 例,好转 29 例,无效 2 例。⑤

21. 抗骨质增生片　制川乌 2.5 千克、制附子 5 千克、制乳香 5 千克、制马钱子 0.5 千克、肉桂 1.25 千克、当归 7.5 千克、白芍 7.5 千克、党参 7.5 千克、淫羊藿 7.5 千克。取以上川乌、马钱子、肉桂,共研细粉,过 80 目筛,余药加水煮 2 次,每次 3 小时,将两次煎液过滤,浓缩至比重为 1.28～1.30(90℃～95℃时测);与上述药粉及辅料混合均匀,制成颗粒,干燥,加适当的润滑剂混合调匀,压片,外包棕色糖衣即成。每片含生药 0.3 克,每次服 8 片,每日服 3 次。上海第二医学院附属第三人民医院用上方治疗 43 例颈椎骨质增生病患者。结果:一般 2 周显效,显效 11 例,有效 29 例,无效 3 例。⑥

单　方

药物导入法　组成:川芎 500 克、淫羊藿 500 克。制备方法:加水 5 000 毫升煎至 1 000 毫升,过滤浓缩至 500 毫升。用法用量:每次取 20～30 毫升,加陈醋 70～80 毫升,搅匀。将衬垫浸过药,放于患处,接通直流电 2 个极。电流量 0.05～0.1 毫安/平方厘米,每日 1 次,每次 20 分钟。临床应用:周景士等用上法治疗 419 例颈椎增生改变患者。结果:显效 199 例,有效 213 例,无效 7 例。⑦

① 马淑玉."7212"膏治疗骨质增生的临床探讨[J].山西中医,1986,2(3):16-18.
② 纪平."风湿威灵"方治骨质增生有效[J].中医杂志,1985(2):80.
③ 李德麒.骨痹汤治疗颈椎骨质增生二五七例[J].新中医,1985(10):33,41.
④ 蒋森.搜风通络汤治疗颈椎病 89 例[J].中医杂志,1985(1):46.
⑤ 曹锡鸿,等.复方桂枝葛根汤治疗颈椎病 70 例疗效观察[J].辽宁中医杂志,1983(6):33-34.
⑥ 刘汝炎等.抗骨质增生片治疗骨质增生病 121 例疗效及药理实验小结[J].中草药,1980,11(2):72-74.
⑦ 周景士,等.中药陈醋直流电离子导入治疗骨关节病 1 025 例疗效观察[J].山西中医,1991(1):56.

肩关节周围炎

概　述

肩关节周围炎，简称肩周炎，是指肩关节囊和关节周围软组织损伤、退变引起的一种慢性无菌性炎症，以肩关节部疼痛、运动功能障碍和肌肉萎缩为主要临床表现的疾病。其好发于 40～70 岁的中老年人，2%～5% 的发病率，女性较男性多见。肩周炎是一系列疾病的统称，包括广义的肩周炎与狭义的肩周炎。广义的肩周炎包括：肩袖损伤，肩峰下滑囊炎，钙化性冈上肌腱炎，肱二头肌长头肌腱炎，盂肱关节炎，喙突炎，肩锁关节病变等。狭义的肩周炎即粘连性肩关节囊炎、冻结肩。病变特点是广泛，即疼痛广泛、功能受限广泛、压痛广泛。

本病属中医"漏肩风""冻结肩""五十肩"范畴。其病因是中老年人阳气渐衰，气血不足，腠理疏松，风、寒、湿邪乘虚侵袭，滞留不去，寒凝筋膜，血不荣筋，总使肩部气血郁滞，不通则痛。临床辨证如下。(1) 风寒湿型：肩部串痛，遇风寒痛增，得温痛缓，畏风恶寒，或肩部有沉重感；舌质淡，苔薄白或腻，脉弦滑或弦紧。(2) 瘀滞型：肩部肿胀，疼痛拒按，以夜间为甚；舌质暗或有瘀斑，舌苔白或薄黄，脉弦或细涩。(3) 气血虚型：肩部酸痛，劳累后疼痛加重，伴头晕目眩，气短懒言，心悸失眠，四肢乏力；舌质淡，苔少或白，脉细弱或沉。

辨　证　施　治

1. 气血虚弱、风寒湿邪阻络证　症见肩部冷痛，畏风恶寒，遇寒痛增，得温痛减，或头晕目眩，四肢乏力，或气短懒言，心悸失眠；舌淡或暗，苔薄白，脉弦细或弦紧。治宜温经散寒、养血通脉。方用当归四逆汤加味：当归 12 克、桂枝 12 克、白芍 15 克、细辛 3 克、甘草 9 克、木通 6 克、大枣 10 克。随症加减：伴气短乏力、三角肌萎缩者，加黄芪 30 克、山药 20 克、鸡血藤 30 克，增加益气健脾、养血通络的作用；以疼痛较重为主，入夜尤甚，影响睡眠者，加夜交藤 30 克、姜黄 15 克、乳香 10 克、没药 10 克、红花 10 克、地龙 30 克，桂枝用至 20 克，当归用至 30 克，芍药用至 30 克，增强养血活血、温经散寒、通络止痛的作用。每日 1 剂，水煎分早晚 2 次服。临床观察：张树和用上方加减治疗 52 例肩关节周围炎患者。结果：治愈 19 例，好转 31 例，未愈 2 例，总有效率 96.2%。[①]

2. 马志杰等分 4 型

(1) 营卫两虚、外感风寒型　症见素体虚弱，肩部冷痛而兼紧缩感，活动功能受限，遇寒痛增，局部按摩或热敷后则痛减；舌淡，苔白，脉浮虚或浮紧。治宜养营益卫、温经散寒。方用黄芪桂枝五物汤合蠲痹汤加减：黄芪 15 克、桂枝 6 克、赤芍 10 克、当归 8 克、羌活 5 克、姜黄 7 克、防风 8 克、木瓜 10 克、甘草 3 克。

(2) 寒湿凝滞、络道受阻型　症见肩部困重疼痛，关节活动功能受限，神倦面白，每遇阴雨天症状加剧，病程缠绵；舌淡，苔白厚腻，脉沉细或濡细。治宜散寒祛湿、温经通络。方用当归四逆汤合乌头汤加减：当归 9 克、白芍 19 克、桂枝 6 克、炙甘草 5 克、制川乌 5 克、炙麻黄 6 克、络石藤 15 克、羌活 5 克、威灵仙 10 克。

---

① 张树和.当归四逆汤加味治疗肩关节周围炎疗效观察[J].北京中医药,2009.28(5)：366-367.

（3）精血不足、筋失濡润型　症见肩部酸痛，活动功能受限，头目眩晕，可伴见腰酸腿软，失眠多梦，健忘，唇淡面色无华；舌淡白，脉细无力；甚者肩部肌肉萎缩。治宜益精润筋、养血通络。方用左归丸合补肝汤加减：山茱萸 10 克、当归 10 克、熟地黄 12 克、枸杞子 10 克、杜仲 10 克、续断 10 克、肉苁蓉 12 克、夜交藤 15 克、骨碎补 12 克、鹿角胶 10 克、桑寄生 12 克。

（4）气滞血瘀、筋络失舒型　症见肩部刺痛、掣痛，压痛点明显，每逢寒冷天气则痛剧；舌暗红，苔白或薄白而腻，舌边可见瘀斑，脉弦涩。治宜行气活血、舒筋活络。方用活络效灵丹合舒筋汤加减：当归 9 克、丹参 15 克、乳香 3 克、没药 3 克、赤芍 10 克、路路通 10 克、红花 5 克、鸡血藤 15 克、海桐皮 12 克、甘草 3 克。

每日 1 剂，水煎服，6 日为 1 疗程，共治疗 3 个疗程。配合自制中药热敷包外敷。外敷方：桑枝 30 克、槐枝 30 克、侧柏枝 30 克、艾叶 30 克、桂枝 30 克、柳枝 30 克、伸筋草 30 克、红花 30 克。将以上中药研末，装进透气的布包内，大小约 25 厘米×20 厘米，线缝封口。将热敷包浸于清水中 15 分钟，然后取出置于 100℃ 蒸锅上蒸 15～20 分钟，取出后用毛巾包裹即可用于关节热敷治疗，调节毛巾的厚度，可控制热敷包的局部温度，避免烫伤皮肤。每次热敷包治疗时间为 30 分钟，早晚各 1 次，6 日为 1 个疗程，共治疗 3 个疗程。临床观察：马志杰等用上法辨证治疗 38 例肩周炎患者。结果：治愈 20 例，好转 15 例，无效 3 例，总有效率为 92.1％。[1]

3. 马志杰等分 4 型

（1）营卫两虚、外感风寒型　治宜养营益卫、温经散寒。方用黄芪桂枝五物汤合蠲痹汤加减：黄芪 15 克、赤芍 10 克、木瓜 10 克、桂枝 6 克、当归 8 克、防风 8 克、羌活 5 克、姜黄 7 克、甘草 3 克。

（2）寒湿凝滞、络道受阻型　治宜散寒祛湿、温经通络。方用当归四逆汤合乌头汤加减：当归 9 克、白芍 19 克、桂枝 6 克、炙麻黄 6 克、络石藤 15 克、威灵仙 10 克、羌活 5 克、炙甘草 5 克、制川乌 5 克。

（3）精血不足、筋失濡润型　治宜益精润筋、养血通络。方用左归丸合补肝汤加减：夜交藤 15 克、酸枣仁 10 克、当归 10 克、枸杞子 10 克、杜仲 10 克、鹿角胶 10 克、续断 10 克、熟地黄 12 克、肉苁蓉 12 克、骨碎补 12 克、桑寄生 12 克。

（4）气滞血瘀、筋络失舒型　治宜行气活血、舒筋活络。方用活络效灵丹合舒筋汤加减：当归 9 克、红丹参 15 克、鸡血藤 15 克、海桐皮 12 克、赤芍 10 克、路路通 10 克、红花 5 克、制乳香 3 克、制没药 3 克、甘草 3 克。上药每日 1 剂，水煎服。

临床观察：马志杰等用上法治疗 60 例肩周炎患者，治疗 7 日为 1 个疗程，共治疗 3 个疗程。结果：治愈 30 例，好转 24 例，无效 6 例，总有效率 90.0％。[2]

经 验 方

1. 羌活胜湿汤　羌活、独活、藁本、防风、甘草、蔓荆子、川芎。随症加减：寒重者，加川乌；湿重者，加茯苓、陈皮；血瘀重者，加当归、姜黄；气血不足者，加黄芪、白术；肝肾不足者，加金毛狗脊、杜仲、续断。每日 1 剂，水煎，每剂中药煎煮 3 次，前 2 次煎煮液分早晚口服，第 3 次煎煮液热敷患处，每日 4～6 次，14 日为 1 个疗程。祛风胜湿，活血通络。杨英武等将 70 例肩周炎患者随机分为治疗组与对照组各 35 例。对照组行针刺治疗，每日 2 次，14 日为 1 个疗程。治疗组行针刺结合上方加减内服外敷治疗。结果：治疗组总体疗效高于对照组（$P < 0.05$）。羌活胜湿汤可改善肩周炎治疗的效果，能提高远期疗效。[3]

2. 高建伟经验方　大黄 150 克、蒲公英 400 克、姜黄 400 克、木瓜 400 克、丁香 100 克、乳香 100 克、没药 100 克、栀子 100 克、桂皮 100 克、红

① 马志杰,等.中医药内外结合治疗肩周炎38例疗效观察[J].光明中医,2009,24(11)：2120-2121.
② 马志杰,等.辨证分型配合中药热敷包治疗肩周炎60例[J].新中医,2008,40(12)：77-78.
③ 杨英武,李德顺,等.羌活胜湿汤治疗肩周炎35例疗效观察[J].数理医药学杂志,2015,28(11)：1682-1683.

花 50 克、黄柏 500 克。共同研为细末，加凡士林煎调，调成膏状，取 25～30 克加热 3 分钟，涂油纸上，外敷患者肩周部，每 24 小时换药 1 次，10 日为 1 个疗程。高建伟用上方治疗 200 例肩周炎患者。结果：治愈 152 例，好转 48 例，无效 0 例，总有效率 100%。注意事项：局部皮肤破损，化脓性炎症禁用，用后皮肤过敏者禁用此疗法。[1]

3. 针刺条口穴　取患侧条口穴，用毫针直刺 1～1.5 寸，待针下有沉紧感后，频率快，时间短，拇指向前，食指向后（顺时针），提插先浅后深，重插轻提，幅度小，频率慢，时间短，以下插为主，每 10 分钟行针 1 次，留针 50 分钟，5 次为 1 个疗程。刘汉利用上法治疗 31 例肩周炎患者。结果：治愈 7 例，好转 16 例，无效 8 例，总有效率 74.2%。[2]

4. 舒筋活络洗剂　透骨草 30 克、伸筋草 15 克、桑枝 15 克、桂枝 15 克、艾叶 15 克、红花 15 克、花椒 15 克、川乌 9 克、草乌 9 克、牛膝 15 克、木瓜 15 克、刘寄奴 15 克。先将 1～2 根大葱切成约 1 厘米长的葱段（取其通阳作用），加入 1 剂生药中，再加入 250 毫升食醋（皮肤对醋过敏者改用加入 250 毫升温开水），进行搅拌；将搅拌好的药物装于事先缝制的布袋中，蒸 40～50 分钟，蒸好后，待热袋表面温度降至 30℃～40℃时，即可用其热敷患处。为了保持药袋基本恒温，2 个药袋交替使用，一药袋温度降低失去热力时，放于蒸笼中再次加热，此时可使用蒸笼中事先放置的另一药袋；如此交替使用，每次热敷 40 分钟，每日 2 次，每剂药用 2 日。侯伟卫等用上方治疗 46 例肩关节周围炎患者。结果：痊愈 26 例，显效 8 例，好转 9 例，无效 3 例，总有效率为 93.5%。注意事项：应用时注意防烫伤禁内服。[3]

5. 独活寄生汤加减　独活 9 克、桑寄生 6 克、杜仲 6 克、牛膝 6 克、细辛 6 克、秦艽 6 克、茯苓 6 克、桂心 6 克、防风 6 克、川芎 6 克、甘草 6 克、当归 6 克、干地黄 6 克、党参 30 克。随症加减：痹证疼痛较剧者，酌加制川乌、制草乌；寒邪偏盛者，酌加附子、干姜；湿邪偏盛者，去地黄，酌加防己、薏苡仁、苍术；正虚不重者，去地黄、党参。每日 1 剂，水煎分 2 次服，14 剂为 1 个疗程。姜颂军用上方治疗 120 例肩关节周围炎患者。结果：服药最少 14 剂，最多 56 剂，痊愈 72 例（60%），好转 18 例（15%），显效 24 例（20%），总有效率 95%。[4]

6. 针刺肩痛穴　取足三里下 2 寸，偏于腓侧之肩痛穴，交叉取穴，即右侧肩周炎取左侧穴位，左侧取右侧穴位，采用快速针刺的手法（不留针，整个过程控制在 3 秒以内），刺激强调针感，以局部酸胀、麻，并向足部放射为准，每 5 日为 1 个疗程，治疗 4 个疗程。刘圣等用上法治疗 149 例肩周炎患者。结果：治愈 12 例，显效 45 例，好转 86 例，无效 6 例，总有效率 95.9%。[5]

7. 外敷方　高良姜 200 克、荜茇 200 克、大黄 200 克、川乌 200 克、透骨草 120 克、细辛 120 克、黄芪 160 克、白芍 160 克、甘草 160 克、附子 100 克。上药共研细末装瓶备用，备铁落、食醋适量，将 30 克药末加铁落、食醋各适量调匀，用油纸敷于患者肩痛处，固定，每晚换药 1 次，7 日为 1 个疗程。丁曰泉等用上方治疗 96 例肩周炎患者。结果：治愈 68 例，好转 25 例，无效 3 例，总有效率 96.9%。[6]

8. 湿敷方　生川乌 15 克、生草乌 15 克、红花 15 克、乳香 15 克、没药 15 克、川芎 30 克、川牛膝 30 克、生南星 20 克、细辛 4 克、生马钱子 1.5 克。将以上诸药捣碎盛入容器中，加入乙醇 1000 毫升，密封容器口，浸泡至少 10 日，用时，取一叠 5～6 层的清洁纱布或白布一块，浸泡药液，稍拧一下，使之不滴为度，敷患处痛点，外加一层塑料纸，胶布固定塑料纸周边，再以热水袋外敷，每次至少热敷 30 分钟并作肩关节功能锻炼。洪登北用上

① 高建伟.中药外敷治疗肩周炎 200 例[J].中国民间疗法,2012,20(4)：21.
② 刘汉利.针刺条口穴治疗肩周炎临床分析[J].辽宁中医药大学学报,2010,12(2)：170.
③ 侯伟卫,李彦民,等.舒筋活络洗剂治疗肩关节周围炎 46 例[J].现代中医药,2009,29(1)：12-13.
④ 姜颂军.独活寄生汤加减治疗肩关节周围炎 120 例[J].现代中西医结合杂志,2008,17(10)：1485.
⑤ 刘圣,等.针刺肩痛穴治疗肩周炎临床疗效观察[J].中华中医药学刊,2007,25(2)：282.
⑥ 丁曰泉,等.中药外敷治疗肩周炎 96 例[J].中国民间疗法,2006,14(1)：25.

方治疗 56 例肩周炎患者。结果：治愈 49 例,好转 4 例,无效 3 例,总有效率 94.6%。①

9. 补阳还五汤　黄芪 30 克、当归 10 克、赤芍 10 克、地龙 10 克、川芎 10 克、桃仁 10 克、红花 10 克。随症加减：头重痛者,加羌活、石菖蒲;遇冷痛甚者,加制附子、桂枝;颈项痛者,加葛根;纳差者,加白术、砂仁;上肢麻木者,加威灵仙、制苍耳子;痛剧者,加延胡索。每日 1 剂,水煎分 2 次服。疼痛缓解后即配合功能锻炼,如摇肩、抬肩、伸臂、晨操等,以促进肩关节功能恢复。杨孟林等用上方加减治疗 56 例肩关节周围炎患者。结果：痊愈 43 例,显效 8 例,好转 3 例,无效 2 例,总有效率 96.4%。疗程最短 10 日,最长 50 日。②

10. 乌头汤加味　制川乌 12～15 克、黄芪 9～12 克、麻黄 9～12 克、赤芍 9～12 克、甘草 6 克、姜黄 12～15 克、桂枝 12～15 克、生姜 12～15 克、葛根 12～15 克。随症加减：若寒邪著者,加干姜 10 克、羌活 9 克、细辛 3 克;瘀血甚者,加丹参 15 克、红花 6 克、制乳香 10 克、制没药 10 克、延胡索 15 克、鸡血藤 15 克。每日 1 剂,水煎分 2 次温服;煎后的药渣再加马钱子(布包)1.5 克,加水适量,煎后在患肩部热敷,每日 2 次,每次 30 分钟。用药期间停服其他药物。王春成等用上方加减治疗 37 例肩关节周围炎患者,15 日为 1 个疗程。结果：治愈 33 例,占 89.2%;好转 4 例,占 10.8%。总有效率 100%。③

11. 疏风通痹汤　羌活 15 克、防风 10 克、桂枝 10 克、麻黄 6 克、当归 15 克、丹参 10 克、白术 10 克、苦参 10 克、黄芪 10 克、秦艽 10 克、延胡索 10 克、甘草 6 克。每日 1 剂,水煎服,分 2 次温服。曹伟志用上方治疗 80 例肩关节周围炎患者。结果：治愈 48 例,显效 14 例,有效 11 例,无效 7 例,总有效率 91.25%。④

12. 黄芪桂枝五物汤加味　黄芪 15～20 克、桂枝 10～15 克、当归 10～15 克、白芍 20～30 克、川芎 10 克、桑枝 15 克、片姜黄 12 克、白芥子 10 克、威灵仙 10 克、生姜 10～15 克、大枣 10 克。随症加减：风湿痹阻者,加羌活、防风;寒湿凝滞者,加炙川乌、炙草乌、细辛;气血瘀滞者,加红花、姜黄;气血不足者,加熟地黄、鸡血藤,加大黄芪剂量;患肢麻木者,加全蝎、乌梢蛇。配合功能锻炼,如做"手拉滑车""蝎子爬墙"等动作。以 1 个月为 1 个疗程。胡一鸣用上方加减治疗 65 例肩周炎患者。结果：治愈 48 例,显效 12 例,有效 5 例,总有效率 100%。⑤

13. 桂枝芍药知母汤　桂枝 15 克、白芍药 15 克、知母 16 克、白术 15 克、防风 12 克、麻黄 10 克、附子 12 克、生姜 5 片。随症加减：疼痛遇寒增重,得热则舒,寒邪为著者,生姜易干姜,加羌活、细辛;疼痛剧烈,痛如针刺,且日轻夜重,属瘀血为患者,加丹参、红花、制没药、制乳香、延胡索、鸡血藤等。每日 1 剂,水煎分 2 次温服。用药期间停服其他药物。李忠超用上方加减治疗 31 例肩关节周围炎患者。结果：治愈 28 例,占 90.3%;好转 3 例,占 9.7%。有效率 100%。⑥

14. 散寒舒筋散　川乌 10 克、草乌 10 克、防风 15 克、桂枝 15 克、白芷 15 克、葛根 15 克、木瓜 15 克、川芎 15 克、红花 15 克、伸筋草 15 克、透骨草 15 克、羌活 15 克、川椒 15 克、骨碎补 15 克、续断 15 克、芙蓉叶 15 克、金果榄 15 克、乳香 15 克、没药 15 克、片姜黄 15 克。将以上药物共为粗末装入事先缝制的棉布袋内,用时放入蒸笼中,蒸煮 30 分钟,取出凉至皮肤能耐受时,热熨患处,药袋凉后可外加热水袋,每次治疗约 60 分钟,每日 1～2 次,每次治疗结束,将药袋放于通风干燥处,每个药袋可连续使用 3 日,9 日为 1 个疗程,注意温度要适度,以免烫伤皮肤,热熨后慎避风寒。高振中等用上方治疗 160 例肩周炎患者。结果：用药

① 洪登北.中药湿敷治疗肩关节周围炎 56 例临床观察[J].安徽中医学院学报,2006,25(3):19 - 20.
② 杨孟林,等.补阳还五汤治疗肩关节周围炎 56 例[J].河北中医,2006,28(4):278.
③ 王春成,等.乌头汤加味治疗肩关节周围炎 37 例[J].国医论坛,2005,20(1):6 - 7.
④ 曹伟志.疏风通痹汤治疗肩关节周围炎 80 例临床观察[J].中医药导报,2005,11(6):31 - 32.
⑤ 胡一鸣.黄芪桂枝五物汤加味治疗肩周炎 65 例[J].湖南中医杂志,2003,19(3):22.
⑥ 李忠超.桂枝芍药知母汤治疗肩关节周围炎 31 例[J].河北中医,2002,24(9):662.

最短者 9 日,最长者 1 个月。治愈 109 例,治愈率 68.12%;好转 48 例,占 30%;无效 3 例,占 1.88%。总有效率 98.12%。①

单　方

细辛散　组成:细辛 5 克、冰片 2 克、生姜 7 克。用法用量:将 3 药混合冲细加白酒数滴拌匀,然后将药摊在麝香虎骨膏上贴在患部,24 小时后揭掉,隔 3 小时后再贴,如此反复使用直到疼痛消除。临床应用:潘秋华用上方治疗 82 例肩周患者。结果:痊愈 62 例,显效 13 例,好转 5 例,无效 2 例,总有效率 97.6%。②

中　成　药

1. 云南白药　国药准字 Z53020798。功效主治:化瘀止血,活血止痛,解毒消肿;适用于跌打损伤,瘀血肿痛,吐血、咳血、便血、痔血、崩漏下血,手术出血,疮疡肿毒及软组织挫伤,闭合性骨折,支气管扩张及肺结核咳血,溃疡病出血,以及皮肤感染性疾病。用法用量:取云南白药 2 克,用白酒调成糊状,摊在伤湿膏药上贴于患处,每日 1 次,有条件者贴敷后,可用电吹风置于膏药上方吹热风,以增加云南白药的渗透力,重者还可以辅以内服。临床应用:王学路以云南白药治疗 40 例肩周炎患者,疗效满意。③

2. 追风透骨丸　组成:制川乌、白芷、制草乌、香附(制)、甘草、白术(炒)、没药(制)、麻黄、川芎、乳香(制)、秦艽、地龙、当归、茯苓、赤小豆、羌活、天麻、赤芍、细辛、防风、天南星(制)、桂枝、甘松(国药准字 Z44022711)。功效主治:祛风除湿,通经活络,散寒止痛;适用于风寒湿痹,肢节疼痛,肢体麻木。用法用量:口服,每次 6 克,每日 2 次。临床应用:刘绍炼以追风透骨丸治疗 60 例肩周围关节炎患者。结果:治愈 12 例,显效 19 例,有效 24 例,无效 5 例,总有效率 91.7%。④

3. 正清风痛宁　功效主治:祛风除湿,活血通络,消肿止痛;适用于风寒湿痹证,症见肌肉酸痛,关节肿胀、疼痛,屈伸不利,麻木僵硬等。用法用量:口服,每次 1～4 片,每日 3～12 片,饭前服或遵医嘱。临床应用:吴建华等以正清风痛宁治疗 40 例肩周炎患者。结果:痊愈 30 例,显效 4 例,有效 3 例,无效 3 例,总有效率为 92.5%。⑤

① 高振中,等.散寒舒筋散熨治肩周炎 160 例[J].中医外治杂志,1998,7(2):29.
② 潘秋华.细辛散外敷治疗肩周炎 82 例疗效观察[J].云南中医中药杂志,2005,26(5):23.
③ 王学路.云南白药治疗肩周炎体会[J].医学理论与实践,2003,16(1):11.
④ 刘绍炼.追风透骨丸治疗肩周围关节炎 60 例临床观察[J].医药导报,1998,17(1):32.
⑤ 吴建华,等.正清风痛宁治疗肩周炎 40 例疗效观察[J].湖南中医杂志,1995,11(2):27.

腕管综合征

概　　述

腕管综合征(CTS),又名腕管狭窄症,是由于正中神经在腕管中受压而引起的,以手指麻木为主的感觉、运动和自主神经功能紊乱等一系列症候群。任何使腕管容积减少,腕管内容物增大、增多的原因都可能导致正中神经受压,从而产生神经功能障碍。腕管的底部和两侧壁由腕骨(上覆腕骨间韧带)构成;顶部为屈肌支持带,其桡侧附着于舟骨结节和大多角骨嵴,尺侧附着于豌豆骨和钩骨钩。腕管内除正中神经外还有9条肌腱(4条指浅屈肌腱,4条指深屈肌腱和1条拇长屈肌腱)及其滑膜结构。腕管为缺乏伸缩性的"管道",其内容物(9条"硬韧"的肌腱和1条"柔软"的神经)排列较为紧密,腕管内压力增加会造成正中神经的卡压甚至损伤,引起相应神经支配区感觉和运动功能障碍。导致本病常见的原因有腕部的外伤、腕部的慢性劳损、肥胖因素,以及妊娠激素水平变化等。

本病属中医"筋弊"范畴。中医无直接病名记载,只有相关症状体征记载,如《甲乙经》:"手挛不收伸,及腋偏枯不仁,手瘈偏小筋急"。其病因乃久劳伤筋骨加之风寒湿侵袭,经脉阻塞、气滞血瘀、筋骨失养而气虚血少、肢体麻木,"不通则痛,不荣则痛",故出现麻木疼痛。中医临床治疗多以中药、针灸、手法等单一或联合手段为主,使患部肌肉筋骨得以放松,理筋整复,减轻神经受压迫引起的炎症,改善循环,减轻局部水肿,降低腕管内压,减轻疼痛,减缓神经粘连,以及阻止或延缓疾病发展。

经　验　方

1. 黄芪桂枝五物汤加味　黄芪、桂枝、白芍、大枣、生姜。每日1剂,水煎服。可加用引经药桑枝、羌活等。随症加减:伴风邪者,加防风、防己以祛风通络;伴血虚者,加当归、川芎、鸡血藤以养血通络;气虚偏重者,重用黄芪,加用党参等益气扶正;血瘀偏重者,加桃仁、红花以活血通络。徐丽红等将60例(72腕)气虚血瘀型腕管综合征患者随机分为黄芪桂枝五物汤治疗组37例和对照组35例。对照组予甲钴胺治疗,每次1片,每日3次,服用4周,配合基础治疗。治疗组在此基础上加用上方加减。比较两组功能状态评分、疗效评价、肌电图表现等情况。结果:治疗后,两组功能状态评分、肌电图各指标(包括)分别与治疗前比较,差异均有统计学意义($P<0.01,P<0.05$);两组功能状态评分、肌电图各指标比较,差异均有统计学意义(均$P<0.05$)。[①]

2. 小针刀松解术　对患者患侧腕部仔细查看,确定压痛点并在尺侧、桡侧腕屈肌的内侧缘做好标记。对腕部皮肤常规消毒,术者对双手严格消毒后,以右手拿针刀,左手帮助患者保持腕部平衡,确保刀口、韧带、肌纤维保持一致走向,避免术后留疤明显。当针刀进至皮肤之后,缓慢送入,注意不可损伤到四周血管与神经,顺屈肌腱内侧将屈肌腱、腕横韧带之间的粘连剥离,同时将神经卡压去除。完成治疗后将小针刀取出,以棉球对伤口压迫3分钟,渗血停止后用在创面贴上创可贴,嘱咐患者3日内不可让伤口接触水。每周治疗1

---

① 徐丽红,等.黄芪桂枝五物汤治疗气虚血瘀型腕管综合征临床研究[J].新中医,2018,50(4):105-108.

次,2 周之后评价治疗效果。朱满华等将 98 例轻中度腕管综合征患者随机分为观察组 50 例与对照组 48 例。对照组行针灸治疗,观察组用上述方法治疗。结果:总有效率对照组为 79.2%,观察组为 94.0%,两组总有效率比较差异有统计学意义(P<0.05)。①

3. 合谷刺法 取患侧内关、大陵、劳宫和鱼际穴。取穴参照《针灸学》定位标准,常规消毒后取 0.25 毫米×40 毫米无菌针灸针快速刺入穴位;进针得气后将针退至浅层,依次沿着经络的循行向上、向下斜刺(如大陵穴直刺得气后将针退至浅层,沿着内关、劳宫的方向分别斜刺;鱼际穴直刺后将针退至浅层,沿着少商和太渊穴的方向分别斜刺),将针顺时针捻转,缠绕肌纤维至旋紧为止,采用滞刺法,使针感向指尖放射。完成手法操作后将针退至浅层,按照对照组方法刺入穴位,每 10 分钟行针 1 次,留针 30 分钟。汪金宇等用上述方法治疗 31 例腕管综合征患者,总有效率为 93.6%。②

4. 上肢洗剂 羌活 15 克、威灵仙 15 克、刘寄奴 15 克、苏木 15 克、桂枝 15 克、千年健 15 克、川芎 10 克、红花 10 克、防风 10 克、荆芥 10 克、透骨草 20 克、伸筋草 20 克。每日 1 剂,将其用纱布包扎后置于 1 000 毫升水中武火煮沸,待水温合适后,将腕部浸泡于药液中,边泡洗边自行按揉腕部,早晚各 1 次,持续 1 周。配合小针刀治疗:采用四点进针法,于患侧腕部腕横纹和桡、尺腕屈肌内侧侧缘各定一进针点,沿桡、尺屈腕肌向远端约 2.5 厘米处再各定一点;患侧掌心朝上平放于操作台上,局部麻醉,针刀刀口与肌腱、神经、血管平行。分别于远、近端进针点处垂直腕关节刺入,其中近端紧贴尺桡骨骨突向远端排切数刀,其深度以透过韧性的腕横韧带出现落空感为止;结束后将患腕做掌屈、背伸、内收、外旋数次。术后针眼无菌辅料包扎,必要时 1 周后可再行 1 次治疗。

王运增将 60 例腕管综合征患者随机分为治疗组与对照组各 30 例。治疗组采用上述方法治疗,对照组采用封闭和非甾体类西药口服治疗。结果:总有效率治疗组为 93.3%,对照组为 73.3%,两组比较差异有统计学意义(P<0.05)。③

5. 大秦艽汤 秦艽、当归、川芎、甘草、白芍、细辛、羌活、防风、黄芩、石膏、白芷、白术、生地黄、熟地黄、茯苓、独活。水煎服,每次 100 毫升,15 剂为 1 个疗程。配合推拿、针灸和功能锻炼。推拿:患者取坐位,把患侧手腕放于桌面,先用按揉法放松腕部及手指,手法按压揉摩外关、阳溪、鱼际、液门、劳宫及痛点等穴,用一指禅施于阳池、腕骨、阳谷、合谷、二间、三间、偏历、中渚、支沟、二白、三阳络、四渎、间使、郄门、后溪、养老、前谷、神门、阴郄、通里、灵道、会宗、外关等穴,用滚法揉法加强活血化瘀之功,然后将患侧手在轻度拔伸下,缓缓旋转,屈伸拇食中示指关节,最后嘱助手双手握患者前臂,术者双手握其腕部牵引。并用双手大拇指顶于患腕大棱穴,使腕管内气血瘀阻畅通,经气充盈。针灸:取穴孔最、列缺、偏历、合谷、阳溪、经渠、太渊、鱼际、通里、温溜、上廉、下廉、手三里、中渚、阳池、阳谷、腕骨、液门、外关,用泻法;养老、内关、神门、后溪、内劳宫,用补法。针刺 20 分钟,配合神灯每日 1 次,15 日为 1 个疗程。孙湘用上述方法治疗 64 例腕管综合征患者。结果:治愈 14 例,有效 47 例,无效 3 例,总有效率 95.3%。④

6. 拨针 患者取坐位或平卧位(患肢外展于平台上),手心向上,放平于治疗台上(腕下可垫一小脉枕),手指自然伸开。选三条腕横纹之远处腕横纹中点,用定点笔做一标记;用 0.5% 碘伏或 75% 乙醇消毒,范围稍大,包括手掌部位;术者戴无菌手套,铺无菌洞巾,局麻。先用破皮针切开定点处皮肤,切口与腕横纹垂直,用短拨针沿掌长肌腱两侧(掌长肌腱与尺、桡侧腕屈肌腱之间)向上通透剥离浅层和深层 4 针,推出拨针至进针处,点

① 朱满华,等.小针刀松解术治疗轻中度腕管综合征的效果评价[J].当代医学,2017,23(31):145-146.
② 汪金宇,黄昕,等."合谷刺法"结合局部制动治疗腕管综合征的临床疗效观察[J].针灸临床杂志,2017,33(10):38-41.
③ 王运增.小针刀结合上肢洗剂治疗腕管综合征疗效观察[J].新中医,2016,48(2):126-127.
④ 孙湘.大秦艽汤结合推拿针灸治疗腕管综合征 64 例[J].湖北中医杂志,2016,38(6):45-46.

刺腕横纹韧带2～3次,然后调转针尖方向,分别向掌侧拇指、食指、中指屈肌腱方向通透剥离1次(一般为桡侧3个半指头麻木)出针,如患者诉有如触电感则疗效更好。无菌干棉球或纱布块按压针孔1分钟,创可贴保护针孔。术后即刻感觉手指麻木缓解,松解腕横韧带,增加腕管空间,缓解腕管狭窄的病理状态,从而缓解了尺神经、正中神经受压导致的临床症状。患者有明显肿胀者,可术后从针孔注入消炎液(曲安奈德0.5毫克、胎盘组织液4毫升、2%利多卡因1毫升、0.9%生理盐水5毫升)5毫升左右,以注入腱鞘内为佳,防止腕管内水肿与再次粘连。拨针治疗1次为1个疗程,不愈者,15日后再行治疗。石平清等用上法治疗208例腕管综合征患者。结果:治愈率100%,其中64例患者当时症状消失,14例患者2日后症状消失,12例患者随访5个月内无复发。①

7. 活络止痹汤 生黄芪20克、伸筋草15克、当归10克、丹参10克、三棱10克、莪术10克、甘草6克。每日1剂,水煎口服,7日为1个疗程;患处予金黄膏(浙江省台州骨伤医院制剂室研制)局部外敷,即将金黄膏放置在疼痛的腕关节处,外包棉垫上(厚度为1～2厘米),再予绷带固定,每3日换药1次。郭翱等用上述方法治疗32例腕管综合征患者。结果:治疗前后Levine腕管综合征问卷评分分别为(40.02±8.073)分、(25.13±6.414)分,治疗后与治疗前比较有显著性差异(P<0.01)。②

8. 冯卫国经验方 黄芪15克、乳香15克、没药15克、地龙15克、羌活12克、桃仁9克、威灵仙15克、甘草10克、赤芍12克、细辛3克、防风6克、桂枝6克、生姜3片。每日1剂,水煎取汁400毫升,分早晚2次口服。抗炎,镇痛,松解组织粘连,促进炎性渗出物的吸收,缓解或解除对正中神经的压迫。用10毫升注射器5号针头抽取地塞米松5毫克加2%盐酸普鲁卡因4毫升。患手腕部掌侧皮肤常规消毒后,在掌长肌的尺侧缘,远侧腕横纹处,针头与前臂呈30°左右,并朝中指方向进针2厘米左右时回抽无回血后将药液注入。冯卫国用上法治疗61例腕管综合征患者。结果:治愈39例,显效11例,有效7例,无效4例,总有效率93.4%。③

9. 海桐皮汤 海桐皮18克、透骨草18克、乳香12克、没药12克、当归15克、川椒15克、川芎10克、红花10克、威灵仙10克、防风10克、甘草6克、白芷6克。上药加水4 500毫升,文火煎煮,煎液4 000毫升,加入陈醋50毫升,盛于盆内,患者腕部放于盆口上方,用湿毛巾覆盖,蒸气熏蒸,待温度适宜时,浸泡或淋洗。加水2 000毫升,煎成1 000毫升药液,不去渣加入陈醋50毫升,将药液倒入盆中(最好是锅)加盖保温或加热待用。药渣倒在毛巾上裹起,温度适宜时,敷熨患处,凉了浸入热药液后再敷熨或热敷。每日1剂,每日2～3次,每次约20分钟。连用7日为1个疗程,每疗程休息2日,一般用药1～6个疗程。配合刃针疗法:采用0.70毫米×40毫米一次性无菌刃针,患者取仰卧位,腕下垫枕,确定压痛点位置,以紫药水标记,常规消毒后垂直进针,刀刃方向与肌纤维方向一致,以患者有酸胀感为度,然后进行纵向切割,可以听到"嚓嚓"音,进针深度以不超过腕管壁为宜,纵行间隔3毫米进针,可以一次选择3～6个进针点。一次出针后按压针孔,以创可贴覆盖针孔。每周治疗1次,7次为1个疗程。王运龙等用上法治疗65例孕期腕管综合征患者。结果:显效57例,有效7例,无效1例,总有效率为98.5%。④

10. 针刺 患者取坐位,患侧屈肘伸腕伸指,掌面向上置于治疗桌上,每次选取患侧大陵、神门、内关、外关、阳溪、阳池、阳谷、列缺、鱼际、内劳宫、合谷穴中的5～6穴,穴位常规消毒后施针,得气后行平补平泻之法,间隔10分钟行针1次,留针30分钟,每日1次,每周5次,10次为1

① 石平清,等.拨针治疗腕管综合征208例疗效观察[J].中医临床研究,2014,6(27):108-109.
② 郭翱,等.活络止痹汤配合金黄膏外敷治疗腕管综合征32例[J].浙江中医杂志,2013,48(1):42.
③ 冯卫国.中药内服结合腕管封闭治疗腕管综合征61例[J].河北中医,2013,35(1):73-74.
④ 王运龙,等.海桐皮汤熏熨加刃针治疗孕期腕管综合征65例体会[J].中医药导报,2012,18(1):93-94.

个疗程,总疗程1～3个疗程。封一平等用上法治疗50例腕管综合征患者。结果:治愈占40%,显效占36%,好转占20%,无效占4%,总有效率96%。①

11. 自拟方 桃仁20克、红花15克、当归15克、赤芍15克、生地黄15克、川芎15克、伸筋草40克、艾叶30克、桂枝15克、鸡血藤30克、三棱12克、莪术12克。上药水煎500毫升后用毛巾蘸中药后敷于腕部,冷却后用将热中药渣敷于腕部,每日1次,10次为1个疗程,每个疗程间隔2日。配合针刺疗法:主穴取大陵、内关、阳池、外关、外劳宫透内劳宫。随症加减:以腕关节疼痛为主者,配穴加间使、神门、阿是穴;以手指麻木为主者,加四缝、八邪;伴大鱼际萎缩者,加鱼际、合谷透后溪。先针刺阳经穴位,后针刺阴经穴位。针刺大陵穴时针尖向内关方向,常规消毒针刺得气后,加TDP局部照射,留针30分钟,其中外劳宫透内劳宫以患者手心有酸胀感为度。隔日针1次,10次为1个疗程,每个疗程间隔2日。李艳用上述方法治疗58例腕管综合征患者,共治疗2个疗程,治疗结束1周内观察效果。结果:显效(临床症状基本消失,手指麻木、疼痛症状基本消失、手指活动灵活、拇指外展有力、小鱼际肌肉接近正常)37例,有效(临床症状均有不同程度的减轻)18例,无效(未达到有效标准者)3例。②

12. 拔、牵引法 (1)推揉疏通法。医者在患者前臂屈侧面用多指或大鱼际由上向下推揉,将经络疏通,然后再用双手拇指沿患者前臂上端即正中神经走向区由腕部从上向下进行叠揉。(2)按揉舒筋法。医者用拇指按揉舒筋法按摩患者的内关、曲泽、大陵、合谷、阳池等穴数次,然后再从上至下抚摩前臂内侧,并在痛点处重点按摩3～5次。(3)分筋拨离理筋法。在腕关节拔伸下进行摇、屈伸腕动作,并在局部用拇指平推,弹拨分筋

理筋手法或用镇定手法,医者用拇指按住患者痛点不动约一分钟使压迫减轻,疼痛缓解。(4)拇指提拔法。医者用拇指在患者腕部主要的痛点进行反复的提拔即摇晃和拔离约3分钟以上,此法对正中神经具有传导通透作用,可促使腕管深部的修复。(5)腕关节牵引法。医者用左手托住患者的腕部,用右手手指插入患者患部,手指进行牵拉、旋转向外侧挤压并颤抖,对腕管部进行有效的颤抖挤压有利于管壁胞囊松弛。(6)温经活血、快速多指松散法。医者用擦法或热敷局部使局部进行温筋活血,然后拔伸捻动指间关节,最后再于患者前臂上端向腕部进行多指松散捏拿以达到理筋活血通利关节的功效。范满根用上法治疗45例腕管综合征患者。结果:经2个疗程症状完全消失,活动自如者31例;经1个疗程恢复正常11例;经3个疗程治疗好转且逐步恢复正常的2例;无效1例。总治愈率99%。③

单　方

消炎止痛散 组成:威灵仙、木瓜、杜仲、川芎、红花、桃仁、牛膝、茯苓、泽泻。用法用量:外敷范围为以远侧腕横纹中点为中心上下各5厘米,两侧各2.5厘米左右,每3日更换1次,腕托中立位外固定。配合甲基强的松龙局封,取1%普鲁卡因3毫升和甲基强的松龙20毫克,以患部远侧腕横纹与掌长肌腱交点的尺侧作为穿刺点,一般为1.5厘米左右,在确定穿刺为腕管内后缓慢注入混悬液2～3毫升,每周1次。注入药物后嘱患者屈伸手指和腕关节各10次。1周为1个疗程,3个疗程后统计疗效。临床应用:范卫星等用上法治疗24例腕管综合征患者。结果:治疗1个疗程6例,2个疗程14例,3个疗程4例。优14例,良6例,可2例,差2例,有效率91%。④

① 封一平,等.针刺治疗腕管综合征50例[J].中国中医基础医学杂志,2011,17(6):670－671.
② 李艳.针刺配合中药外敷治疗腕管综合征[J].湖北中医杂志,2010,32(7):38.
③ 范满根.拔、牵引法治疗腕管综合征45例[J].按摩与导引,2004,20(5):37.
④ 范卫星,等.甲基强的松龙局封治疗腕管综合征[J].现代中西医结合杂志,2007,16(8):1089－1090.

腰椎间盘突出症

概　述

腰椎间盘突出症（LDH）主要由于椎间盘变性，纤维环破裂，髓核突出刺激或压迫神经根、马尾神经，而引起相应的一系列临床症状的综合征。其多发于20～50岁的青壮年。临床上以L4～5、L5～S1椎间盘为最多发生病变。

本病属中医"腰痛""痹证"范畴。《黄帝内经·痹论》篇曰："风寒湿三气杂至，合而为痹也……""痹者，闭也"，就是闭阻不通之意。《素问·脉要精微论》曰："腰者，肾之府，转摇不能，肾将惫矣。"《诸病源候论·腰背病诸候》载："劳损于肾，动伤经络，又为风冷所侵，血气击搏，故腰痛也。"另外，《类证治裁》指出，腰痛"闪挫痛，或跌扑损伤者，血瘀也"。《丹溪心法·腰痛》谓："腰痛主湿热，肾虚，瘀血，挫闪，有痰积。"由此可见，肾虚是腰椎间盘突出症的发病之本，风、寒、湿、热、瘀是发病之标；治疗上应给予补肾、祛风、散寒、除湿、清热、通经活络。中医辨证如下。（1）血瘀证：腰腿痛如刺，痛有定处，日轻夜重，腰部板硬，俯仰旋转受限，痛处拒按；舌质暗紫，或有瘀斑，脉弦紧或涩。（2）寒湿证：腰腿冷痛重着，转侧不利，静卧痛不减，受寒及阴雨加重，肢体发凉；舌质淡，苔白或腻，脉沉紧或濡。（3）湿热证：腰部疼痛，腿软无力，痛处伴有热感，遇热或雨天痛增，活动后痛减，恶热口渴，小便短赤；苔黄腻，脉濡数或弦数。（4）肝肾亏虚：腰酸痛，腿膝乏力，劳累更甚，卧则减轻。偏阳虚者面色㿠白，手足不温，少气懒言，腰腿发凉，或有阳痿、早泄，妇女带下清稀；舌质淡，脉沉细。偏阴虚者，咽干口渴，面色潮红，倦怠乏力，心烦失眠，多梦或有遗精，妇女带下色黄味臭；舌红少苔，脉弦细数。

辨证施治

1. 欧礼等分3证

（1）风寒湿痹证　治宜祛风除湿通络、温经散寒。方用独活寄生汤加减：独活15克、桑寄生15克、川芎15克、防风10克、川牛膝15克、杜仲10克、威灵仙15克、肉桂6克、秦艽15克、茯苓10克、当归10克、细辛3克、甘草6克。

（2）气滞血瘀证　治宜行气活血、祛瘀止痛。方用身痛逐瘀汤加减：秦艽15克、川芎10克、桃仁9克、红花9克、乳香10克、没药10克、当归10克、延胡索10克、香附6克、川牛膝10克、甘草6克。

（3）肝肾亏虚证　治宜补益肝肾、通络止痛。方用金匮肾气丸加味：制附子6克、肉桂6克、熟地黄15克、制山茱萸10克、牡丹皮6克、山药10克、茯苓10克、枸杞子10克、川牛膝15克、杜仲10克、丹参10克。

临床观察：欧礼等将92例腰椎间盘突出症患者随机分为治疗组52例和对照组40例。对照组给予腰椎牵引治行。治疗组在对照组治疗基础上予上方辨证治疗，取水500毫升浸泡半小时后煎至200毫升，每日1剂，分2次温服，连续治疗2周。观察两组治疗前后腰痛JOA评分和疗效。结果：治疗组患者治疗后腰腿痛、麻木等症状、体征明显缓解，日常生活工作能力也较对照组明显提高，JOA总评分明显改善。故在腰椎牵引等基础上配合中医辨证治疗腰椎间盘突出症有较好疗效，可有效促进患者恢复。[①]

2. 刘金涛等分4证

复元活血汤（基本方）：柴胡15克、大黄30克、天花粉9克、当归9克、红花6克、甲片6克、桃仁9克、甘草9克。

（1）血瘀证　症见腰腿痛如针刺，痛有定处，日轻夜重，腰部板硬，仰俯旋转受限，痛处拒按；舌质暗紫，或有瘀斑，脉弦紧或涩。方用基本方加乳香10克、没药10克。

（2）寒湿证　症见腰腿冷痛重着，转侧不利，静卧痛不减，受寒及阴雨加重，肢体发凉；舌质淡，苔白或腻，脉沉紧或濡缓。方用基本方加独活12克、防风10克、葛根6克、鸡血藤30克。

（3）湿热证　症见腰部疼痛，腿软无力，痛处伴有热感，遇热或雨天痛增，活动后痛减，恶热口渴，小便短赤；苔黄腻，脉濡数或弦数。方用基本方加黄柏12克、苍术12克、薏苡仁15克。

（4）肝肾亏虚证　症见腰酸痛，腿膝无力，劳累更甚，卧则减轻。偏阳虚面色苍白，手足不温，少气懒言，腰腿发凉，或有阳痿、早泄，妇女带下清稀；舌质淡，脉沉细。方用基本方加山茱萸15克、附子3克、肉苁蓉15克、乌药6克、沉香6克。偏阴虚咽干口渴，面色潮红，倦怠乏力，心烦失眠，多梦或有遗精，妇女带下色黄味臭；舌红少苔，脉弦细数。方用基本方加熟地黄30克、黄精10克、龟甲10克。

临床观察：刘金涛等将90例腰椎间盘突出症患者随机分为治疗组60例与对照组30例。治疗组采用上方加减辨证治疗，对照组采用双氯芬酸钠双释放肠溶胶囊。两组均以5周为1个疗程，治疗期间嘱患者停用其他药物，卧硬板床。结果：治疗组治愈51例，好转6例，未愈3例，总有效率95.0％；对照组治愈15例，好转7例，未愈8例，总有效率73.3％。两组总有效率比较差异有统计学意义（$P<0.05$），治疗组优于对照组。[②]

3. 李林等分5型3期

（1）寒湿型　治宜散寒除湿、通经活络。方

用桂枝芍药知母汤：桂枝、芍药、知母、防风、白术、附子、麻黄、甘草、生姜。

（2）湿热型　治宜清热利湿、通经活络。方用上中下通用痛风方：黄柏、苍术、制南星、威灵仙、防己、神曲、桂枝、桃仁、红花、龙胆草、羌活、白芷、川芎。

（3）气滞血瘀型　治宜活血化瘀、通经活络。方用身痛逐瘀汤：桃仁、当归、川芎、五灵脂、秦艽、香附、羌活、地龙、牛膝、红花、没药。

（4）肝气亏虚型　治宜补肝肾、益气血、祛风散寒除湿。方用独活寄生汤：独活、桑寄生、秦艽、细辛、防风、川芎、当归、生地黄、白芍、茯苓、杜仲、牛膝、党参、甘草。

（5）外寒内热型　治宜散寒清热。方用乌头汤合白虎加桂枝汤：川乌、麻黄、黄芪、白芍、桂枝、石膏、知母、粳米、甘草。

在配合口服中药的基础上，分期予针灸、手法等治疗。

（1）急性炎症期（发病14日之内）　症见严重的腰腿痛，疼痛剧烈，患者难以忍受。治宜使患者卧床休息，静滴250毫升20％甘露醇，每日1次，连用3日，并配合腰突穴电针深刺治疗。

（2）亚急性期（发病15～30日）　症见中等程度的腰腿痛。治宜采用石氏理筋合缝手法，配合腰椎牵引。

（3）慢性粘连期（发病30日以上）　症见轻度的腰腿痛以及下肢麻木、发冷。治宜予硬膜外麻醉下手法松解术，配合石氏伤科的仰卧抬腿法和双手攀足法。

临床观察：李林等用上方辨证分期治疗110例腰椎间盘突出症患者。结果：经过分期疗法治疗，临床治愈43例，好转57例，未愈10例，治愈率39.1％，总有效率90.9％。治愈患者3个月随访，无1例复发；半年后随访，4例复发。[③]

4. 杨爱勇等分3型

（1）瘀血阻滞型　多有外伤病史。治宜活血

① 欧礼，等.中医辨证治疗腰椎间盘突出症52例临床观察［J］.中医药导报，2013，19（2）：47-48.

② 刘金涛，等.复元活血汤辨证治疗腰椎间盘突出症60例临床观察［J］.河北中医，2012，34（6）：858-859.

③ 李林，詹红生，等.分期疗法治疗腰椎间盘突出症110例临床疗效观察［J］.中国中医骨伤科杂志，2011，19（1）：11-12，15.

化瘀、舒通筋络、理气止痛。方用活络效灵汤加减：当归 15 克、五灵脂 10 克、丹参 10 克、枳壳 10 克、乳香 10 克、没药 10 克、川芎 10 克、三七 10 克、大黄 12 克、牛膝 6 克。

（2）寒湿蕴结型　无外伤病史，症见感腰腿冷痛重着，转侧不利，遇天气变化时加重。治宜散寒除湿、温经通络。方用甘姜苓术汤加减：干姜 10 克、肉桂 10 克、苍术 10 克、茯苓 12 克、白术 12 克、附子 6 克、甘草 6 克、川芎 6 克、牛膝 6 克、细辛 3 克。

（3）肝肾亏损型　症见素体不足，肝肾精血亏损，腰腿疼痛无力，缠绵不愈，时轻时重。治宜滋补肾阴、温补肾阳。方用济生肾气丸加减：制附子 10 克、熟地黄 10 克、山茱萸 10 克、玄参 10 克、龟板胶 10 克、鹿角胶 10 克、怀牛膝 10 克、杜仲 12 克、枸杞子 12 克、菟丝子 12 克、肉桂 6 克。

临床观察：杨爱勇等将 423 例腰椎间盘突出症患者随机分为治疗组 213 例和对照组 210 例。治疗组采用上方辨证用药配合三维正脊牵引治疗；对照组采用双氯芬酸钠配合三维正脊牵治疗。结果：治疗组治愈 172 例，好转 2 例，未愈 12 例，治愈率 80.75%，总有效率 94.36%；对照组治愈 95 例，好转 67 例，未愈 48 例，治愈率 45.23%，总有效率 77.14%。两组治愈率、总有效率比较差异均有显著性意义（均 $P<0.05$）。①

5. 陈汉平等分 6 型

（1）气滞血瘀型　症见起病急，早期腰部痛如针刺，痛有定处，拒按，腰部板硬，俯仰转侧不利，翻侧不灵便，甚者不能下床，后期转为钝痛，行走不便，唇色紫暗；舌质暗或有瘀点瘀斑、苔薄白或薄黄，脉弦或涩。治宜行气活血、化瘀通络。方用血府逐瘀汤加减：当归 10 克、红丹参 10 克、桃仁 10 克、红花 10 克、川芎 12 克、制乳香 10 克、制没药 10 克、生地黄 15 克、地龙 10 克、泽兰 12 克、制香附 10 克、何首乌 25 克、虎杖 15 克、忍冬藤 20 克。配合卧床、腰部垫薄枕、牵引、复位，手法主要用按摩、斜扳以舒筋通络止痛。

（2）风寒湿痹型　症见腰腿冷痛重着，转侧不利，适量活动减轻，阴雨天疼痛加重，遇寒痛增，得热痛减，膝腿沉重，形寒肢冷，病程缠绵；舌质淡白、苔白腻，脉迟或紧。治宜祛风湿、通经络，佐以强筋骨。方用蠲痹汤加减：独活 15 克、细辛 10 克、川芎 12 克、当归 10 克、秦艽 15 克、海风藤 20 克、制乳香 10 克、制没药 10 克、木香 10 克、牛膝 15 克、蕲蛇 10 克、五加皮 20 克、桔梗 12 克。配合牵引、复位、按摩，手法多用揉、搓、擦以透热散寒。

（3）湿热痹阻型　症见腰部弛痛，痛处伴有热感，小腿胀痛，热天或雨天疼痛加重，活动后稍减轻，体困身热，恶热口渴，小便短少，色黄；舌质红、苔黄腻，脉滑数或弦数。治宜清热利湿、理筋通络。方用四妙散加减：苍术 15 克、黄柏 15 克、牛膝 15 克、薏苡仁 30 克、忍冬藤 30 克、木瓜 15 克、地龙 12 克、虎杖 20 克、防己 15 克、海桐皮 30 克、蚕沙 10 克。配合牵引、复位，手法宜重快，以泻实热。

（4）肾阳虚型　症见腰酸背痛，喜按喜揉，腰腿发凉，轻则似冷风吹，重则如坐水中，得温则舒，伴少气懒言，自汗乏力，手足不温，大便清稀，甚则五更泄泻，宫冷不孕，遗精滑泄；舌质淡、苔薄，脉微弱。治宜温补肾阳、舒筋养络。方用右归丸加减：熟地黄 15 克、山茱萸 15 克、枸杞子 15 克、鹿角胶 10 克、菟丝子 20 克、杜仲 10 克、当归 12 克、肉桂 10 克、制附子 10 克、补骨脂 20 克、淫羊藿 15 克、牛膝 15 克、蕲蛇 10 克。选用轻柔的点、揉、擦等手法，重点取脾俞、肾俞、命门、气海、关元等穴位，以温脾肾、补命门。

（5）肾阴虚型　症见腰部酸软疼痛，痛势绵绵，膝腿软弱无力，不耐久用，伴头晕耳鸣，潮热盗汗，五心烦热，口干舌燥，失眠多梦；舌红、苔少，脉细数。治宜滋补肾阴、柔筋通络。方用左归丸加减：熟地黄 15 克、龟甲 30 克、杜仲 10 克、桑寄生 15 克、当归 15 克、鸡血藤 30 克、白芍 12 克、地龙 15 克、山茱萸 15 克、枸杞子 10 克、牛膝 15 克、菟丝子 20 克。选择使用牵引、复位，配合点揉选百

① 杨爱勇，等.中医辨证配合三维正脊牵引治疗腰椎间盘突出症临床研究[J].新中医，2009，41(6)：57-58.

会、三阴交、太溪、涌泉等穴,采用轻柔缓补类手法。

(6)气血两亏型 症见腰部酸软,轻微疼痛,经久不愈,膝腿乏力,不耐久用,休息则酸痛减轻,劳则心慌气短,四肢无力,手足发麻,神疲纳少,头晕目眩,面色少华,爪甲淡白;舌质淡、苔少,脉细弱。治宜补益气血、养筋通络。方用三痹汤加减:杜仲15克、当归15克、肉桂10克、细辛10克、党参15克、茯苓15克、黄芪30克、白芍15克、川芎12克、熟地黄15克、独活10克、牛膝15克、鸡血藤30克、蕲蛇10克、炙甘草10克。选择使用牵引、复位,配合点揉选足三里、中脘、脾俞、胃俞等穴以健脾胃,养气血,采用轻柔缓补类手法。

临床观察:陈汉平等用上方辨证治疗156例腰椎间盘突出症患者。结果:疗程最短2周,最长3个月。治愈58例,好转82例,未愈16例,总有效率89.9%。通过观察分析,椎间盘膨出者疗效最好,未愈者多为脱出或突出明显者。[①]

6. 黄勇等分4型

(1)气滞血瘀型 症见腰痛如折拒按,俯仰不便,转侧困难,近期有腰部外伤史;舌紫暗或有瘀点,脉弦紧或涩。治宜活血祛瘀、行气止痛。方用地龙散加味:地龙15克、苏木12克、麻黄6克、黄柏10克、当归尾10克、桃仁12克、泽兰15克、丹参30克、大三七(打碎,先煎)10克、肉桂5克、甘草6克。

(2)血瘀湿阻型 症见起病急骤,疼痛难忍为特点;自觉腰腿酸痛重坠,刺痛不移;舌质红、苔腻,脉弦滑。治宜活血祛瘀、利湿通络。方用身痛逐瘀汤加减:秦艽10克、川芎10克、桃仁12克、红花10克、羌活15克、独活15克、当归12克、地龙12克、知母10克、牛膝15克、甘草6克。

(3)寒凝经脉型 症见腰腿痛反复发作,遇寒加剧,喜温喜按;舌质淡、苔白滑,脉沉紧或濡缓。治宜温寒散结、活血通络。方用小活络丹加味:制川乌10克、制草乌10克、制南星10克、制乳香10克、制没药10克、地龙15克、桑寄生15克、杜仲12克、巴戟天15克、菟丝子12克、牛膝

15克、蜈蚣3条、茯苓15克、陈皮6克。

(4)肝肾亏虚型 此型患者多为素体不足,或久病体虚,以腰腿酸痛乏力、劳倦加重、肢麻为特点;舌质淡、苔薄,脉弦细。治宜补益肝肾、通络止痛。方用六味地黄汤加味:熟地黄15克、山茱萸12克、淮山药15克、牡丹皮10克、泽泻10克、茯苓12克、鸡血藤25克、牛膝15克、木瓜15克、全蝎6克、骨碎补15克、续断12克。随症加减:偏阴虚者,加知母10克、黄柏10克、地龙15克;偏阳虚者,加制附片10克、肉桂5克、蜈蚣3条。

配合通经点穴手法。(1)疏通督脉。患者俯卧,以左手拇指重力点按大椎穴固定不动,以右手拇指施一指禅手法从大椎穴开始,沿督脉循推至尾闾,反复共计10次;在推运过程中,如发现有条索状物或疼痛敏感点,则以手法在此处停留2分钟,进行重点推运、弹拨。(2)弹拨膀胱经。上法操作完毕,右手半握拳,以小鱼际掌根为着力部位,沿足太阳膀胱经进行横向弹拨,由上向下,循序渐进,始于大椎穴旁,止于尾骶部,力量以患者可以忍受为度;两侧各操作10次。(3)按压脊柱,畅通经脉,斜扳复位。弹拨膀胱经后,以右手手掌按于尾骶部正中,左手手掌叠放在右手背上,双手同时施力,利用右手掌根的小幅度的冲击力,向下按压,逐步按压至大椎止,使督脉所循行的脊骨节节畅通;再以左手拇指抵压于大椎穴,向长强穴方向用力,按压1分钟,使患者有沿大椎穴循督脉下行至腰骶部之间的得气感。此时左手拇指保持不动,以右手握空拳由上至下叩击督脉、两侧膀胱经各3次。再以左手食指和拇指分别按压弹拨两侧的肾俞穴,使患者有腰部酸胀感及向下肢放射的感觉;继以右手拇指分别点按弹拨两腿的委中穴各10次,力度以患者能够耐受为度;继之令患者侧卧,进行常规斜扳法,辅助脱出的髓核复位。(4)敏感点的特殊操作手法。上述手法操作完毕后,令患者坐起,术者立于患者背后,以右手拇指指尖在患者左侧风池穴区以适中的力度按揉,寻找到敏感痛点后,在痛点处进行小幅度的点揉,这

时多数患者自觉腰腿部豁然轻松。点揉1分钟后，以左手于患者右风池穴区同样施术；继之在患者风府穴区施用上述手法，多数患者在腰骶部及脊柱区会有轻松发凉的感觉，疼痛显著缓解。术者以拇指指尖在患者足内踝的后下方稍用力进行滑动性触摸，寻找疼痛极为敏感的硬结，在此处加力弹拨1分钟，以患者能够忍受为度。这时患者除局部疼痛外，尚有强烈的酸胀及触电感放射至股内侧或腰部，而腰腿部的症状多会随着这种现象的出现而显著缓解。以上手法每日1次，治疗完毕，嘱患者卧床休息30分钟，10日为1个疗程。临床观察：黄勇等运用通经点穴手法配合上方加减辨证治疗40例腰椎间盘突出症患者。结果：痊愈13例，显效16例，有效6例，无效5例，总有效率为87.5%。[①]

经 验 方

1. 自拟方 生川乌30克、生南星30克、生草乌30克、土细辛10克、川芎10克、桃仁12克、红花12克、五灵脂10克、生没药12克、丹参10克、秦艽15克、香附10克、地龙10克、川牛膝10克、生黄芪50克、伸筋草15克、赤芍10克、独活10克、防风10克、桑寄生15克、杜仲12克、延胡索15克、路路通10克、透骨草10克、冰片3克、当归10克、木瓜10克、酒大黄50克、蓖麻油15毫升、蜂蜡20克、生松香200克、聚异丁烯100克、薄荷冰3克、氮酮3毫升。将上药严格按照中药巴布膏的制作方式制成中药穴位敷贴。嘱患者俯卧于治疗床上，分别贴于双侧肾俞穴、腰阳关穴、承山穴、阳陵泉穴、阿是穴等处。每日贴1次，每次贴12小时左右，5日为1个疗程，每疗程间隔2日，共治疗4个疗程。郑兆俭等将90例腰椎间盘突出症患者随机分为治疗组与对照组各45例。治疗组采用上方治疗，对照组采用推拿配合西药治

疗。观察治疗结束后疗效及疼痛积分、日本骨科学会腰痛疾患疗效评定标准（JOA）评分情况，并进行对照分析。结果：穴位贴敷治疗的疗效、疼痛积分与JOA评分改善情况均优于推拿配合西药治疗（$P<0.05$）。穴位贴敷是临床治疗腰椎间盘突出症的较有效方法。[②]

2. 补阳还五汤方加减 黄芪25克、羌活10克、防风10克、桃仁10克、红花10克、赤芍10克、当归10克、川芎10克、地龙10克、牛膝10克。每日1剂，水煎服，分2次口服。曾运雄将150例腰椎间盘突出症患者随机分为治疗组90例和对照组60例。治行组运用上方治疗，对照组给予口服秋水仙碱片治疗。两组均配合理疗康复治疗，每日1次，疗程为半个月。结果：总有效率对照组为70.0%，治疗组为96.7%，治疗组优于对照组（$P<0.01$）。补阳还五汤加味治疗腰椎间盘突出症的临床疗效显著。[③]

3. 补肾活血汤 黄芪30克、茯苓15克、丹参15克、杜仲12克、山茱萸12克、枸杞子12克、泽泻12克、党参10克、大黄10克、当归10克、甘草3克。随症加减：脾虚者，加大枣、山药；合并感染者，加连翘、蒲公英。每日1剂，水煎，早晚分服。刘国岩等将84例腰椎间盘突出症患者随机分为观察组38例与对照组46例。两组均采用常规治疗，观察组另加用上方加减。疗程均为10日，观察比较两组临床效果。结果：总有效率观察组为93.48%，对照组为76.32%，两组比较差异有显著性意义（$P<0.05$）。观察组腰痛、下肢放射痛、下肢麻木、直腿抬高试验4项指标JOA评分均高于对照组（$P<0.05$）；观察组腰痛、下肢放射痛、下肢麻木缓解时间及住院天数均短于对照组（$P<0.05$）。采用补肾活血汤治疗腰椎间盘突出症能够明显缓解腰痛症状，缩短治疗时间，临床疗效显著。[④]

4. 电针夹脊穴 取穴在腰椎间盘突出部位上

① 黄勇,等.通经点穴手法配合中医辨证治疗腰椎间盘突出症40例[J].四川中医,2005,23(12)：98-99.
② 郑兆俭,等.穴位贴敷治疗腰椎间盘突出症疗效观察[J].中华中医药学刊,2014,32(3)：543-545.
③ 曾运雄.补阳还五汤加味治疗腰椎间盘突出症90例[J].中医药导报,2014,20(8)：127-128.
④ 刘国岩,等.补肾活血汤治疗腰椎间盘突出症临床研究[J].新中医,2013,45(11)：56-58.

一椎体的棘突下两侧,后正中线旁开1寸。患者取俯卧位,用75%乙醇皮肤常规消毒双侧夹脊穴,术者采用夹持进针法,将0.40毫米×75毫米的针灸针迅速垂直进入皮下,行平补平泻法缓慢进针至65～75毫米,直到患者局部出现酸胀并向下肢放射为止。然后接通电针治疗仪,采用连续波,频率为4赫兹,电流强度始终以患者能够耐受为宜。每次45分钟,每日1次,6次为1个疗程。休息2日再行下一个疗程。李林等将140例腰椎间盘突出症患者随机分为治疗组与对照组各70例。治疗组应用上法治疗,对照组应用常规取穴加电针治疗。结果:治疗组的治愈率为47.14%,有效率为92.86%;对照组的治愈率为34.29%,有效率为81.43%。两组比较差异有显著性($P<0.05$),说明治疗组优于对照组。电针夹脊穴治疗腰椎间盘突出症是安全的、有效的,取穴简单、操作方便,值得临床进一步推广应用。[1]

5.平衡针 腰痛穴位于前额正中,将前额划一个"+"字,"+"字中间即为此穴。根据腰部疼痛部位,针尖向上下左右平刺3厘米(1.5寸),针刺手法采用上下提插法,针感以局限性、强化性的酸麻胀感为主。每日治疗1次,20次为1个疗程。陈秋菊等将287例腰椎间盘突出症患者随机分为治疗组143例和对照组144例。治疗组采用上法治疗,对照组采用常规针刺治疗。从镇痛、改善功能障碍及临床疗效三个方面对两组进行综合评价。结果:总有效率治疗组为92.0%,对照组为87.8%,两组比较差异具有统计学意义($P<0.05$)。治疗组治疗1次、2次和4次后疼痛改善率与对照组比较,差异均具有统计学意义($P<0.01$)。治疗组治疗20次后及第2次随访时疼痛改善率与对照组比较,差异均具有统计学意义(均$P<0.05$)。在镇痛方面,治疗组有明显的即时镇痛作用并有较好的远期疗效;在功能障碍改善方面,两组作用相近,但远期的疗效则显示出平衡针的优势;在临床疗效

方面,治疗组疗效明显优于对照组,尤其是临床治愈率及总体有效率均高于对照组。[2]

6.柴胡桂枝汤 柴胡10克、黄芩15克、半夏15克、党参30克、桂枝10克、白芍30克、甘草6克、大枣10克、生姜10克。随症加减:纳差者,加焦三仙、水红花子;失眠者,加龙骨、珍珠母;便秘者,加大黄、火麻仁;腰酸者,加川续断、桑寄生;腰痛者,加独活、川牛膝;疲乏无力者,加黄芪;湿热者,加四妙散;痰湿者,加白芥子、南星;瘀血者,加土鳖虫、苏木、刘寄奴;下肢疼痛甚者,加全蝎、蜈蚣。每日1剂,水煎服,早晚各服250毫升。李林等用上方加减治疗1例腰椎间盘突出症患者,临床效果满意。[3]

7.壮腰健肾通痹汤 生黄芪15克、赤芍15克、白芍15克、鸡血藤15克、续断15克、桑寄生15克、当归10克、桂枝10克、苍术10克、白术10克、黄柏10克、杜仲10克、红花10克、桃仁10克、乳香10克、没药10克、延胡索10克、木香10克、炙甘草10克、丹参30克。每日1剂,水煎2次,每次150毫升,早晚空腹温服。1个月为1个疗程。王志刚以用上方治疗108例腰椎间盘突出症患者,一般2～3个疗程。结果:临床治愈96例,好转12例,总有效率100%。注意事项:服药期间忌食生冷刺激食物。如兼有胃肠疾病应先调理胃肠功能正常后再服本方。[4]

8.加味阳和汤 熟地黄30克、鹿角胶10克、肉桂10克、麻黄10克、白芥子10克、炮姜10克、酒制大黄10克、甘草6克、蜈蚣2条。随症加减:寒重者,加制川乌6克、制草乌6克、淫羊藿30克;湿重者,加茯苓30克、白豆蔻10克;热重者,加知母10克、黄柏10克;间歇性跛行严重者,加黄芪30克。每日1剂,水煎服。刘元梅等用上方加减治疗145例腰椎间盘突出症患者。结果:治疗时间最短6日,最长45日,平均20.2日。治愈59例,显效46例,有效31例,无效9例,总有效率93.8%。[5]

① 李林,等.电针夹脊穴治疗腰椎间盘突出症临床随机对照观察[J].中华中医药学刊,2013,31(3):630-632.
② 陈秋菊,李瑞,等.平衡针治疗腰椎间盘突出症疗效观察[J].上海针灸杂志,2013,32(1):1-4.
③ 李林,詹红生,等.柴胡桂枝汤治疗腰椎间盘突出症浅析[J].辽宁中医杂志,2010,37(7):1242.
④ 王志刚.壮腰健肾通痹汤治疗腰椎间盘突出症108例[J].陕西中医,2009,30(12):1612-1613.
⑤ 刘元梅,等.加味阳和汤治疗腰椎间盘突出症145例[J].实用中医内科杂志,2008,22(6):53-54.

9. 单穴电针 取腰突穴(为经验穴),大约在患侧脊柱后正中线旁开 1.0 寸(同身寸),体表定位在 L4、L5 节段夹脊穴与大肠俞穴之间,按压该穴绝大多数患者会出现明显的沿坐骨神经分布的放射痛。穴区常规消毒后采用夹持进针法,行平补平泻,垂直将 24 号 3.0 寸毫针迅速刺入皮下,边进针边仔细调整进针的角度与深度,务必获得明显的得气感与"气致病所"(即针刺时所出现的沿坐骨神经分布的放射痛)。针刺完毕后接通电麻仪,以所刺针针柄为一电极,另在该穴周边旁开 1 厘米处取一固定于皮肤的湿棉球作为另一电极。黄仕荣将 98 例腰椎间盘突出症腰腿痛患者随机分成治疗组 53 例与对照组 45 例。治疗组用上述方法治疗,对照组行常规取穴的电针治疗,共治疗 8 次,并分别采用简化疼痛量表(SF-MPQ)对两组患者腰腿痛进行连续动态观测。结果:首次治疗后两组 SF-MPQ 评分均较治疗前有极显著性差异($P < 0.001$),且每个时间点两组间指标也具有极显著性差异($P < 0.001$)。局部单穴对腰椎间盘突出症腰腿痛具有较好的镇痛效果。[①]

10. 壮腰活血散 桑寄生 30 克、杜仲 30 克、骨碎补 30 克、金毛狗脊 30 克、威灵仙 30 克、丹参 30 克、赤芍 20 克、当归 20 克、炙甲片 20 克、桃仁 20 克、红花 20 克、乳香 20 克、没药 20 克、制川乌头 20 克、制草乌头 20 克、鸡血藤 60 克、米醋 100 克、白酒 100 克。上述诸药研细末,拌米醋和白酒,装入纯棉布药袋,蒸 15 分钟后置腰椎间盘突出部位,先熏后热敷,每次 30 分钟,可用热水袋保温。贝玉荣等将 421 例患者随机分为治疗组 280 例与对照组 141 例。对照组采用骨盆牵引、推拿按摩治疗;治疗组在此基础上予上方外敷。两组均以 7 日为 1 个疗程,4 个疗程后判断疗效。结果:治疗组的疗效、治愈时间均明显优于对照组($P < 0.05$,$P < 0.01$),复发率也明显低于对照组

($P < 0.05$)。外敷壮腰活血散为主的综合治疗方法可迅速缓解疼痛,疗效确切,复发率低。[②]

中 成 药

1. 盘龙七片 组成:盘龙七、川乌、草乌、当归、杜仲、秦艽、铁棒锤、红花、五加皮、牛膝、过山龙、丹参等(陕西盘龙制药有限公司生产,国药准字 Z61020050)。功效主治:活血化瘀,祛风除湿,消肿止痛;适用于风湿性关节炎、腰肌劳损、骨折及软组织损伤。用法用量:口服,每次 3~4 片,每日 3 次。临床应用:程延将 106 例腰椎间盘突出症患者随机分为治疗组与对照组各 53 例。治疗组口服盘龙七片;对照组口服洛芬待因缓释片,每次 1~2 片,每日 3 次。两组均 1 个月为 1 个疗程,观察 1 个疗程。结果:经卡方检验,两组疼痛改善率和治愈率比较差异有统计学意义($P < 0.05$),治疗组疼痛改善率和疗效治愈率高于对照组。盘龙七片与洛芬待因缓释片相比,治疗腰椎间盘突出症疗效更为显著。其具有较强的活血化瘀、消炎、消肿和镇痛作用,能较好地改善或消除疼痛、活动受限症状。[③]

2. 丹鹿通督片 组成:丹参、鹿角胶、黄芪、延胡索、杜仲(河南羚锐制药股份有限公司生产,国药准字 Z20050085)。功效主治:活血通督,益肾通络;适用于腰椎管狭窄症(如黄韧带增厚、椎体退行性改变、陈旧性椎间盘突出)属瘀阻督脉型所致的间歇性跛行,腰腿疼痛,活动受限,下肢酸胀疼痛,舌质暗或有瘀斑等。用法用量:口服,每次 4 片,每日 3 次。1 个月为 1 个疗程,或遵医嘱。临床应用:周立勇以丹鹿通督片治疗 150 例腰椎间盘突出症患者。结果:临床治愈 115 例,显效 25 例,有效 6 例,无效 4 例,总有效率 97%。[④]

3. 仙灵骨葆胶囊 组成:淫羊藿、续断、丹参、知母、补骨脂、地黄(贵州同济堂制药有限公司

① 黄仕荣,等.单穴电针对腰椎间盘突出症镇痛作用的对照研究[J].中国针灸,2006,26(5):319-321.
② 贝玉荣,等.壮腰活血散外敷为主治疗腰椎间盘突出症 280 例临床观察[J].四川中医,2003,21(9):77-78.
③ 程延.盘龙七片治疗寒湿型腰椎间盘突出症临床观察[J].中国中医骨伤科杂志,2012,20(8):61-62.
④ 周立勇.丹鹿通督片治疗腰椎间盘突出 150 例[J].中国现代药物应用,2012,6(4):78-79.

生产,国药准字 Z20025337)。功效主治:滋补肝肾,活血通络,强筋壮骨;适用于肝肾不足,瘀血阻络所致骨质疏松症,症见腰脊疼痛,足膝酸软,乏力。用法用量:口服,每次 3 粒,每日 2 次;4～6 周为 1 个疗程。临床应用:莫金权等以仙灵骨葆胶囊治疗 40 例腰椎间盘突出症患者。结果:显效 3 例,好转 32,无效 5 例,总有效率 87.5%。①

4. 痹祺胶囊　组成:马钱子(调制粉)、地龙、党参、茯苓、白术、甘草、川芎、丹参、三七、牛膝(天津市达仁堂制药二厂生产,国药准字 Z10910026)。功效主治:益气养血,祛风除湿,活血止痛;适用于气血不足,风湿瘀阻,肌肉关节酸痛,关节肿大、僵硬变形,或肌肉萎缩,气短乏力;风湿、类风湿性关节炎,腰肌劳损,软组织损伤属上述证候者。用法用量:口服,每次 4 粒,每日 2～3 次。临床应用:白人骁以痹祺胶囊治疗 75 例腰椎间盘突出症

患者。结果:用药时间最短 5 日,最长 45 日,平均 17.7 日。起效时间最短 2 日,最长 20 日,平均 5.6 日。经治疗,临床治愈 18 例,显效 36 例,有效 20 例,中止治疗 1 例,有效率为 98.7%,愈显率为 72%。②

5. 腰痛宁胶囊　组成:马钱子粉、土鳖虫、麻黄、乳香、没药、川牛膝、全蝎、僵蚕、苍术、甘草(河北承德中药厂生产,国药准字 Z13020898)。功效主治:消肿止痛,疏散寒邪,温经通络;适用于腰椎间盘突出症、腰椎增生症、坐骨神经痛、腰肌劳损、腰肌纤维炎、慢性风湿性关节炎。用法用量:黄酒兑少量温开水送服。每次 4～6 粒,每日 1 次。睡前半小时服或遵医嘱。临床应用:赖世兴以腰痛宁胶囊治疗 89 例腰椎间盘突出症患者。结果:治愈 16 例,显效 31 例,有效 40 例,无效 2 例,总有效率 97.75%。③

① 莫金权,等.仙灵骨葆治疗腰椎间盘突出 40 例临床观察[J].中国中医骨伤科杂志,2009,17(3):45-46.
② 白人骁.痹祺胶囊治疗腰椎间盘突出症 75 例的临床观察[J].天津中医药,2005,22(1):25-26.
③ 赖世兴.腰痛宁胶囊治疗腰椎间盘突出症 89 例[J].中国中医急症,2002,11(1):64-65.

腰 腿 痛

概　述

腰椎周围有许多韧带和肌肉等软组织，对维持体位，增强脊椎的稳定性、平衡性和灵活性起着十分重要的作用，一旦这些韧带、筋膜、肌肉、小关节内滑膜等组织发生病变，便可发生腰痛。另外，椎管内及椎间有马尾神经及神经根走行，当神经受病变因素影响时则引起腰痛和或腿痛、麻木、无力、大小便功能障碍甚至下肢瘫痪，临床上将这一系列症候群统称为腰腿痛。

本病属中医"伤筋""痹证"范畴，本病发生的内因是先天不足、久病体弱、年老体衰等导致的肝肾不足，筋骨不健；外因是直接或积累性外力作用于腰部导致伤筋动骨，或是风寒湿邪侵袭，痹阻经脉气血而发病。临床辨证如下。(1)血瘀型：本型好发于中青年，一般有明显的腰部闪错、扭伤史，疼痛难忍，向一侧或双侧下肢放射，可痛及小腿或足跟部；重者足背内外侧可有浅感觉的敏感，或自觉有冷热异样感，咳嗽或用力排便时疼痛加剧；舌红或紫暗，苔薄，脉弦紧而涩。治宜活血化瘀、理气止痛。(2)痰湿型：好发于素体阳虚或形盛体虚脾土不振者，可有慢性腰痛史，时重时轻缠绵不愈，或因劳累、感受风寒湿邪而加重，久则可见下肢麻木不仁，肌肉萎缩；舌胖苔腻，脉软或细滑。治宜化痰祛湿、通络止痛。(3)湿热型：特点为痛处有热感，遇热则剧，入夜尤甚，四肢困重或膝关节灼热肿胀；舌质红，苔黄腻，脉濡数或滑数。治宜清热利湿除痹。(4)亏虚型：常见于老年人，常有腰腿酸痛，下肢麻木胀痛，不能久站久行，常伴有间歇性跛行；舌淡苔薄，边有齿痕，脉细或沉。治宜补气血、养肝肾、祛风湿、止疼痛。

辨证施治

1. 惠成新分6型

祛风活血消痛汤(基本方)：炙川乌10克、炙草乌10克、当归10克、白芍10克、桑寄生30克、乳香6克、没药6克、牛膝15克、木瓜10克、威灵仙15克、伸筋草15克、鸡血藤15克、甘草6克。

(1)伤筋型　症见痛有定处，如锥刺，日轻夜重，或伤处肿胀，动作不能；舌质紫暗，或有瘀斑、瘀点，苔白，脉弦。治宜行气活血、通络消肿。方用基本方加泽兰10克、台乌10克、土鳖虫6克、三七粉(冲服)6克。

(2)寒湿型　症见冷痛重着，常反复发作，静卧痛不减，与天气变化有关，遇寒则剧，得温痛减，患肢发凉或肿胀；舌质淡，苔白或腻，脉沉紧或濡缓。治宜祛风散寒、除湿通络。方用基本方加细辛10克、独活10克、苍术10克、蜈蚣(冲服)2条。

(3)湿热型　症见痛处有热感，遇热则剧，入夜尤甚，四肢困重或膝关节灼热肿胀；舌质红，苔黄腻，脉濡数或滑数。治宜清热利湿除痹。方用基本方加知母10克、黄柏10克、蚕沙10克、薏苡仁30克。

(4)骨痹型　症见疼痛逐渐加重，或突然出现，在早晨起床或久坐后起立时疼痛较重，适当活动后稍能缓解，或关节肿大变形，功能活动受限明显；舌质淡，脉沉弦。治宜固本破血、逐瘀生新。方用基本方加土鳖虫10克、杜仲10克、血竭(冲服)1克、三七粉(冲服)6克。

(5)阳虚型　症见反复发作，遇劳则甚，形寒肢冷，易感冒，喜按喜揉；舌质淡，脉沉细。治宜补肾壮骨强筋。方用基本方加熟地黄15克、杜仲10

克、金毛狗脊15克、仙茅15克。

(6)阴虚型 症见午后加重，喜凉恶热，心烦失眠，颧赤口干，五心烦热；舌质红，少苔或无苔，脉细数。治宜滋养肝肾、清退虚热、镇静安神。方用基本方加枸杞子30克、女贞子30克、秦艽10克、龙齿10克。

以上诸药混匀，开水煎服。头煎煎熬时间≥15分钟，每日1剂，早晚空腹分服，配合药渣热敷。临床观察：惠成新用上方辨证治疗180例腰腿痛患者，治疗时间5日～1个月，平均为15日，总有效率96%。[①]

2. 梁光宇分3型

(1)风寒湿型 治宜祛风散寒、除湿通络。方用薏苡仁汤加减：羌活6克、独活10克、桂枝(先煎)5克、苍术10克、豨莶草10克、当归10克、威灵仙10克、薏苡仁12克。随症加减：风胜者，重用羌活10克，加秦艽10克、防风6克；寒胜者，加麻黄3克、肉桂5克、生草乌(先煎3小时)3克、细辛2克；湿胜者，加防己10克、蚕沙(包煎)10克。

(2)痰瘀痹阻型 治宜温经通络、化痰散结。方用阳和汤合桃仁四物汤加减：麻黄3克、肉桂5克、白芥子10克、熟地黄30克、鹿角胶(陈酒15克炖化冲入)10克、炮姜5克、当归10克、川芎10克、红花10克、桃仁10克、炙甘草6克。随症加减：病在上部者，加桂枝6克；病在中部者，加杜仲10克、续断10克、金毛狗脊10克；病在下部者，加金毛狗脊10克、牛膝10克。

(3)肝肾亏虚型 治宜补肾养肝、活血强筋。方用金匮肾气丸合四物汤加减：熟地黄30克、山茱萸10克、山药10克、茯苓10克、牡丹皮10克、白芍10克、当归10克、川芎10克、泽泻6克、炙甘草6克、肉桂5克、制附片(先煎3小时)5克。

配合外治法。外敷方：丁香、肉桂、乳香、没药、当归、红花、血竭、全蝎、生南星、白芥子、麝香等。前10味药各等份，加麝香适量制成膏药外贴痛处。每次贴3～4日，隔1～2日再次换贴痛处，

直到痛止肿消。临床观察：梁光宇用上法辨证治疗300例慢性腰腿痛患者。结果：优156例，占52%；良111例，占37%；差33例，占11%。总优良率89%。[②]

3. 乔根宝分3型

(1)血瘀型 本型好发于中青年，一般有明显的腰部闪错、扭伤史，症见疼痛难忍，向一侧或双侧下肢放射，可痛及小腿或足跟部；重者足背内外侧可有浅感觉的敏感，或自觉有冷热异样感，咳嗽或用力排便时疼痛加剧；舌红或紫暗，苔薄，脉弦紧而涩。治宜活血化瘀、理气止痛。方用桃红四物汤加味：当归12克、川芎12克、赤芍12克、生地黄9克、桃仁9克、红花9克、羌活9克、防风9克、香附9克、牛膝9克、川大黄9克、泽泻9克、生甘草6克。

(2)痰湿型 好发于素体阳虚或形盛体虚脾土不振者，可有慢性腰痛史，时重时轻缠绵不愈，或因劳累，感受风寒湿邪而加重，久则症见下肢麻木不仁，肌肉萎缩；舌胖，苔腻，脉软或细滑。治宜化痰祛湿、通络止痛。方用自拟腰腿痛Ⅱ方：半夏9克、陈皮9克、竹茹9克、当归9克、羌独活各9克、防风9克、茯苓12克、汉防己12克、天花粉12克、车前子(包)30克、威灵仙30克、飞滑石(包)15克、生甘草6克。

(3)气血两亏型 常见于老年人，症见腰腿疼痛，下肢麻木胀痛，不能久站久行，常伴有间歇性跛行；舌淡，苔薄，边有齿痕，脉细或沉。治宜补气血、养肝肾、祛风湿、止疼痛。方用三痹汤加减：黄芪15克、党参15克、生地黄15克、当归15克、桑寄生15克、茯苓15克、白芍9克、川芎9克、续断9克、杜仲9克、牛膝9克、羌活9克、独活9克、秦艽9克、防风9克、威灵仙30克、肉桂心4.5克、细辛3克、炙甘草6克。

临床观察：乔根宝用上方辨证治疗300例腰腿痛患者。结果：显效83例，有效184例，无效33例。[③]

① 惠成新.辨病辨证治疗腰腿痛[J].中国社区医师·医学专业,2011,13(14):161-162.
② 梁光宇.辨证治疗慢性腰腿痛300例报告[J].实用中医药杂志,1999,15(1):3-4.
③ 乔根宝.辨证分型治疗腰腿痛300例[J].上海中医药杂志,1996(7):24.

经 验 方

1. 五虎地黄汤　黄芪 15 克、地龙 10 克、茜草 10 克、丹参 15 克、降香 10 克、熟地黄 24 克、山茱萸 12 克、山药 12 克、泽泻 9 克、茯苓 9 克、牡丹皮 9 克。1 周为 1 个疗程，重复 3～4 个疗程。李兴云用上方治疗 97 例颈肩腰腿痛患者。结果：痊愈 37 例，占 38.1%；显效 31 例，占 32.0%；有效 19 例，占 19.6%；无效 8 例，占 8.2%；失访 2 例，占 2.1%。[1]

2. 蛇蝎通络丸　全蝎 1.5 克、地龙 2 克、蕲蛇 2 克、乳香 9 克、没药 9 克、丹参 15 克、续断 15 克、当归 15 克、牛膝 15 克、制首乌 24 克、熟地黄 24 克、川芎 10 克、独活 10 克、千年健 10 克、天麻 10 克、人参 6 克、土鳖虫 6 克、肉桂 5 克。上药共研细粉过筛，制成蜜丸，每丸 9 克，每次 1 丸，每日 2 次，饭后温开水吞服。杨卫东用上方治疗 100 例腰腿痛患者，治愈 33 例，显效 58 例，好转 9 例，无效 2 例，有效率 98%。[2]

3. 通痹丸　杜仲 10 克、巴戟天 10 克、桑寄生 30 克、骨碎补 20 克、怀牛膝 10 克、黄柏 10 克、独活 10 克、全蝎 5 克、乌梢蛇 10 克、黄芪 30 克、白芍 10 克、当归 10 克、秦艽 10 克、威灵仙 10 克、络石藤 30 克。每日 1 剂，分早晚 2 次服。傅应昌等用上方治疗 300 例腰腿痛患者，临床治愈 136 例，显效 67 例，有效 56 例，无效 41 例，总有效率 86.3%。[3]

4. 加味黄芪桂枝五物汤　黄芪 40 克、桂枝 30 克、白芍 20 克、怀牛膝 20 克、生姜 10 克、大枣 6 枚、鸡血藤 20 克、木瓜 15 克、没药 15 克、续断 15 克、杜仲 15 克、红花 10 克、桑枝 15 克。随症加减：腰痛伴下肢疼痛者，再加威灵仙 20 克、秦艽 15 克。郭志平用上方加减治疗 120 例骨质增生性腰腿痛患者。结果：治愈 30 例，占 25%；显效 42 例，占 35%；有效 42 例，占 35%；无效 6 例，占 5%。总有效率为 95%。[4]

5. 仙鳖效灵汤　当归 10 克、丹参 15 克、制乳香 6 克、制没药 6 克、威灵仙 15 克、土鳖虫 6 克、骨碎补 20 克。每日 1 次，水煎服，2 周为 1 个疗程。郑文少用上方治疗 128 例腰腿痛患者，治疗时间为 2 周～2 个月。结果：痊愈 74 例，占 58%；显效 31 例，占 24%；有效 18 例，占 14%；无效 5 例，占 4%。总有效率为 96%。用药短者不足 1 个疗程，用药长者 4 个疗程。[5]

6. 独活寄生汤　独活 20 克、桑寄生 10 克、杜仲 10 克、怀牛膝 10 克、细辛 6 克、秦艽 10 克、茯苓 10 克、桂枝 10 克、防风 10 克、川芎 10 克、甘草 10 克、白芍 10 克、熟地黄 10 克、党参 10 克、当归 10 克。每日 1 剂，水煎早晚服，10 日为 1 个疗程。侯卫民用上方治疗 460 例腰腿痛患者，治疗 3 个疗程后统计疗效。结果：有效 165 例，无效 11 例，总有效率 97.5%。[6]

7. 防己黄芪汤　黄芪 25 克、白术 15 克、防己 10 克、桂枝 10 克、熟地黄 15 克、当归 10 克、川芎 10 克、木瓜 10 克、川牛膝 1 克、川续断 10 克、威灵仙 10 克、炙甘草 5 克、生姜 2 片、大枣 5 枚。上药每日 1 剂，水浸 20 分钟后煎服，分 2 次服。张德全等用上方治疗 112 例风湿性腰腿痛患者，总有效率为 96.4%。[7]

8. 壮脊复肢丸　杜仲 20 克、炒金毛狗脊 25 克、续断 15 克、当归 15 克、天麻 25 克、延胡索 20 克、鹿角霜 15 克、洋藿叶 15 克、防风 10 克、蜈蚣 3 条、地龙 15 克、独活 15 克、桑寄生 20 克、炙细辛 15 克、怀牛膝 20 克。炼蜜为丸 9 克，每日服 3 次，每次服 1 丸。张铁刚等用上方治疗 680 例腰腿痛患者，结合腰椎牵引或配合手法推拿治疗，每日 1

① 王懋成.李兴云名老中医自拟五虎地黄汤治颈肩腰腿痛[J].光明中医,2017,32(17)：2470－2472.
② 杨卫东.蛇蝎通络丸治疗腰腿痛 100 例[J].陕西中医,2013,34(10)：1359－1360.
③ 傅应昌,等."通痹丸"治疗腰腿痛 300 例临床观察[J].江苏中医药,2011,43(2)：44.
④ 郭志平.加味黄芪桂枝五物汤治疗骨质增生性腰腿痛 120 例[J].山西医药杂志,2011,40(10)：1040.
⑤ 郑文少.仙鳖效灵汤治疗腰腿痛[J].中外医疗,2008(21)：98.
⑥ 侯卫民.独活寄生汤治疗腰腿痛 460 例[J].中国社区医师,2006,8(21)：60.
⑦ 张德全,等.防己黄芪汤治疗风湿性腰腿痛 112 例[J].中国乡村医药,2000,7(11)：7.

次,每次25分钟。结果:显效427例,良好178例,有效55例,无效20例,总有效率97%,优良率89%。①

9.桂芍通络丸 桂枝20克、白芍20克、黄芪20克、白术12克、茯苓12克、首乌20克、金毛狗脊20克、三棱10克、当归尾15克、木瓜15克、大伸筋20克、枸杞子15克、杜仲12克、淫羊藿12克、鸡血藤20克、沉香5克、地龙12克、威灵仙10克、木通12克、甘草6克。上药共研细末,炼蜜为丸。口服每次10克,早晚各1次。陈泽群用上方治疗320例退变性腰腿痛患者,以10日为1个疗程,连续2个疗程后统计疗效。结果:治愈210例(65.63%),显效60例(8.7%),有效26例(8.16%),无效24例(7.5%),总有效率92.50%。②

10.乌头汤 制川乌8克、黄芪30克、白芍30克、炙甘草30克、麻黄8克。随症加减:制川乌的用量根据病情可以逐渐加大至15克。每日1剂,先将川乌与蜂蜜50克同煎30分钟,然后再加入其他4味药煎20分钟,两煎混合后分3~4次服完。黄会保用上方治疗130例急性腰痛患者。结果:连服5~15剂,个别服20剂。治愈109例,好转12例,未愈9例,总治愈率83.8%,总有效率93.1%。③

单 方

1.土三七 组成:土三七30克。用法用量:放于白酒1000毫升中密封浸泡3日,每日晨起空腹取20毫升口服,1周为1个疗程。临床应用:杨炜炜等用上方治疗67例慢性腰腿痛患者。结果:经1~4个疗程治疗全部获效,完全缓解40例,另27例基本缓解。④

2.松树根 组成:新鲜马尾松树之嫩松树根100克(干燥根60克)。用法用量:加水250毫

升,煎至150毫升,去渣,加黄酒30毫升,再煎5分钟,趁热口服,每日2次,3日为1个疗程。临床应用:金光武用上方治疗41例腰腿痛患者,34例痊愈,显效7例。⑤

3.健枫肉桂酒 组成:千年健10克、地枫10克、肉桂9克。用法用量:将三味药混合浸入500毫升54度以上的白酒中,常温下放置1个月。每晚喝2小盅,连服15日。临床应用:封蕊等用上方治疗156例腰腿痛患者。结果:痊愈96例,随访1年未见复发;有效60例,疼痛基本消失,劳累过度仍有感觉。总有效率100%。⑥

中 成 药

1.丹鹿通督片 组成:丹参、鹿角胶、黄芪、延胡索、杜仲(河南羚锐制药股份有限公司生产,国药准字Z20050085)。功效主治:活血通督,益肾通络;适用于腰椎管狭窄症(如黄韧带增厚、椎体退行性改变、陈旧性椎间盘突出)属瘀阻督脉型所致的间歇性跛行,腰腿疼痛,活动受限,下肢酸胀疼痛,舌质暗或有瘀斑等。用法用量:口服,每次4片,每日3次。临床应用:潘春荣以鹿通督片治疗108例腰腿痛患者,1个月为1个疗程,1个疗程后进行临床疗效评价。结果:痊愈82例,好转20例,疗程不明显或患者不满意者6例,总有效率94%。随访半年有效率中有6例症状复发或有加重,再服药1个疗程后,有所好转。⑦

2.疏风活络片 组成:马钱子(炒)、秦艽、麻黄、木瓜、虎杖、甘草、菝葜、防风、桂枝、桑寄生等(湖南金沙药业股份有限公司生产,国药准字Z43020062)。功效主治:疏风活络,散寒祛湿;适用于风寒湿痹,四肢麻木,关节、腰背酸痛等症。用法用量:口服,每次2片,每日2次,15日为1

① 张铁刚,等.壮脊复肢丸治疗腰腿痛680例临床总结[J].中国中医骨伤科杂志,1999,7(3):46-47.
② 陈泽群.桂芍通络丸治疗退变性腰腿痛320例[J].湖南中医杂志,1998,14(4):37.
③ 黄会保.乌头汤治疗急性腰腿痛130例报告[J].安徽中医临床杂志,1998,10(3):156-157.
④ 杨炜炜,等.土三七治疗慢性腰腿痛[J].中国民间疗法,2006,14(5):60.
⑤ 金光武.松树根治腰腿痛[J].中国民间疗法,1999(3):35.
⑥ 封蕊,等.健枫肉桂酒治疗腰腿痛156例[J].中国中医药科技,1997,4(2):90.
⑦ 潘春荣.口服丹鹿通督片治疗腰腿痛的临床观察[J].中国现代药物应用,2010,4(18):135-136.

个疗程。临床应用：崔宾等以疏风活络片治疗70例腰腿痛患者，共观察2个疗程，治愈27例，显效21例，有效18例，无效4例，有效率94.28%。[①]

3. 腰痛宁胶囊　组成：马钱子粉（调制）、土鳖虫、川牛膝、甘草、麻黄、乳香（醋制）、没药（醋制）、全蝎、僵蚕（麸炒）、麸炒苍术（承德颈复康药业集团有限公司生产，国药准字Z13020898）。功效主治：消肿止痛，疏散寒邪，温经通络；适用于寒湿瘀阻经络所致的腰间盘突出症、坐骨神经痛、腰肌劳损、腰肌纤维炎、风湿性关节炎痛，症见腰腿疼，关节痛及肢体活动受限者。用法用量：口服，每次3粒，每日3次。临床应用：计福全等以腰痛宁胶囊治疗191例腰腿痛患者，治疗1个月后进行疗效评价。结果：显效123例，有效54例，无效14例，总有效率92.7%。[②]

4. 三金片　组成：金刚刺、金樱根、金沙藤等。功效主治：温肾通痹，祛风除湿，活血利脉；适用于内伤或外感腰腿痛。用法用量：口服，每次5片，每日3次。10日为1个疗程，疗程间隔5日。临床应用：康萍以三金片治疗70例腰腿痛患者，痊愈36例，显效14例，有效12例，无效8例，总有效率88.6%。[③]

① 崔宾,等.疏风活络片治疗腰腿痛70例疗效观察[J].中国中医药信息杂志,2009,16(11)：53.
② 计福全,等.腰痛宁胶囊治疗腰腿痛临床观察[J].湖北中医杂志,2008,30(2)：41－42.
③ 康萍.三金片治疗腰腿痛70例观察[J].实用中医药杂志,1997(4)：27－28.

腰椎管狭窄症

概　　述

腰椎管狭窄症是指腰椎管因先天和（或）后天继发退行性改变所致椎管、神经根管或椎间孔狭窄，引起马尾神经或神经根受压所导致的症状。其主要临床特点是神经性间歇性跛行，以及长期腰骶、臀、腿痛，双下肢渐进性无力、麻木，并在行走或后伸时加重。另一临床特点是鞍区（会阴部）感觉异常和大小便功能异常。

本病属中医"腰痛""痹证"范畴。《素问·痹论》指出："风、寒、湿三气杂至合而为痹。……其留连筋骨间者痛久。"《杂病源流犀烛》指出："腰痛精气虚，而邪客痛也。……肾虚其本也，风寒湿热痰饮、气滞、血瘀闪挫其标也。"肾主骨生髓，肝养筋藏血，肝肾亏损，筋骨失养，而致腰腿疼痛。此外，气滞血瘀、阻滞经络也是患腰椎管狭窄症的重要因素。中医辨证如下。（1）风寒痹阻：腰腿酸胀重着，时轻时重，拘急不舒，遇冷加重，得热痛缓。舌淡苔白滑，脉沉紧。（2）肾气亏虚：腰腿酸痛，腿膝无力，遇劳更甚，卧则减轻，形羸气短，肌肉瘦削。舌淡苔薄白，脉沉细。（3）气虚血瘀：面色少华，神疲无力，腰痛不耐久坐，疼痛缠绵，下肢麻木。舌质瘀紫，苔薄，脉弦紧。

辨　证　施　治

杨诗辉分 3 型

（1）肾亏体虚型　偏阳虚者方用右归汤加减：熟地黄 30 克、山药 30 克、山茱萸 10 克、枸杞子 15 克、当归 10 克、桃仁 10 克、红花 15 克、制延胡索 15 克、全蝎 10 克。偏阴虚者方用左归汤加减：熟地黄 30 克、枸杞子 15 克、山茱萸 10 克、龟板胶 10 克、菟丝子 30 克、鹿角胶 10 克、牛膝 15 克、川芎 10 克、制乳香 10 克。

（2）气滞血瘀型　方用身痛逐瘀汤加减：当归 10 克、川芎 10 克、红花 15 克、桃仁 10 克、制没药 10 克、五灵脂 10 克、牛膝 10 克、独活 15 克、地龙 10 克、炮甲片 10 克。

（3）寒湿型　方用甘姜苓术汤加减：干姜 15 克、甘草 10 克、茯苓 15 克、白术 15 克、苍术 15 克、桂枝 10 克、牛膝 15 克、炒杜仲 10 克、桑寄生 10 克、续断 10 克。

临床观察：杨诗辉用上方辨证治疗 36 例腰椎管狭窄症患者，每日 1 剂，水煎 2 次，浓煎取汁约 500 毫升，分 2 次服。结果：治愈 17 例，好转 12 例，无效 7 例，总有效率 80.6%。[①]

经　验　方

1. 通督汤　全当归 12 克、党参 20 克、丹参 20 克、赤芍 12 克、泽兰 12 克、杜仲 12 克、川牛膝 12 克、金毛狗脊 15 克、地龙 10 克。每日 2 次，每次 1 剂，水煎服。宋聚才等用上方治疗 89 例腰椎管狭窄症患者。结果：临床治愈 28 例，好转 34 例，有效 19 例，无效 6 例，总有效率 93.1%。[②]

2. 益气养血活络法　黄芪 30 克、鹿角胶 30 克、当归 20 克、丹参 20 克、赤芍 20 克、杜仲 15

① 杨诗辉.辨证治疗腰椎管狭窄症 36 例［J］.河南中医，2012，32（2）：208.
② 宋聚才，等.通督汤对治疗腰椎管狭窄症的临床观察［J］.中医临床研究，2015，7（25）：116－117.

克、苏木 15 克、地龙 15 克、金毛狗脊 15 克。随症加减：气滞血瘀型，加青皮 15 克、乳香 15 克、没药 15 克；风寒湿滞型，加附子 20 克、川乌 15 克、白术 10 克、肉桂 10 克；湿热痰滞型，加牛膝 15 克、黄柏 15 克、麦冬 20 克、苍术 20 克；肝肾亏虚型，加黄精 10 克、牛膝 15 克、补骨脂 15 克。每日 1 剂，水煎服，早晚服用。益气活血，养血化瘀，濡养筋脉。管小勇用上方加减治疗 47 例腰椎管狭窄症患者。结果：治愈 31 例，好转 14 例，无效 2 例，总有效率 95.7%。①

3. 中药内服外敷 内服方：炒白芍 30 克、生甘草 10 克、川木瓜 15 克、川牛膝 30 克、当归 15 克、泽兰 15 克、地龙 10 克、鸡血藤 30 克、独活 15 克、桑寄生 15 克、补骨脂 15 克、枸杞子 15 克、鹿角霜 15 克、黄芪 30 克、威灵仙 15 克。每日 1 剂，水煎 2 次，浓缩后取汁 400 毫升，早晚各温服 200 毫升。外敷方：透骨草 30 克、伸筋草 30 克、苏木 15 克、红花 15 克、陈皮 15 克、甘草 10 克、忍冬藤 30 克、鸡血藤 30 克、独活 30 克、丹参 30 克、冰片 3 克。上药共为粗粉，密闭避光容器保存于干燥通风处；取药粉适量，食用醋拌湿后炒热外敷患处，每日 2 次，每次 30 分钟，4 周为 1 个疗程。郭丰存用上法治疗 132 例腰椎管狭窄症患者。结果：治愈 83 例，显效 20 例，有效 18 例，无效 11 例，总有效率 91.7%。②

4. 壮骨通督汤 鹿角胶（烊化）18 克、桑寄生 18 克、杜仲 15 克、牛膝 15 克、细辛 5 克、肉桂 10 克、人参 12 克、丹参 18 克、泽兰 10 克、延胡索 10 克。随症加减：下肢痹顽萎废，麻木疼痛甚者，加地龙、木瓜、五加皮；有舌苔白腻，脉濡缓，口渴不欲饮，怠倦困重者，加苍术、茯苓、防己；兼有口渴欲饮，舌红少苔，脉弦细，面色红赤，阴虚火炎者，加炙黄柏、生地黄；疼痛甚者，加乌药、广三七；兼有游走窜痛，痛无定处，顽麻不仁者，加威灵仙、秦艽、羌活。每日 1 剂，上药加水 500 毫升，浸泡 1 小时左

右，先用武火煎至沸腾，再用文火煎取浓缩液 300 毫升左右，早晚各服 1 次，疗程 1～3 个月。刘太红用上方辨证治疗 32 例腰椎管狭窄症患者。结果：优 24 例，良 5 例，可 2 例，差 1 例，优良率 90.6%。③

5. 熏洗方 透骨草 30 克、伸筋草 30 克、威灵仙 20 克、五加皮 20 克、千年健 20 克、三棱 20 克、莪术 20 克、艾叶 10 克、红花 10 克。用自动煎药机煎制装包备用，温度以个体耐受为准，每日 2 次，每次 30 分钟，10 日为 1 个疗程。李志强用上方治疗 71 例退行性腰椎管狭窄症患者。结果：治愈 30 例，好转 33 例，有效 7 例，无效 1 例，总有效率 98.6%。④

6. 中药内服外敷 内服方：熟地黄 10～20 克、鹿角胶（烊化兑服）6～12 克、枸杞子 10～20 克、菟丝子 10～20 克、山药 15～20 克、续断 10～20 克、骨碎补 10～20 克、牛膝 10～20 克、丹参 15～20 克、川芎 10～20 克、全蝎 6～10 克、甘草 3～6 克。随症加减：夹瘀者腰痛如刺，痛有定处，舌质紫暗或有瘀斑，脉涩者，酌加土鳖虫、红花、当归、没药；兼风寒者腰痛而沉，牵引颈背，苔薄白，脉紧者，酌加羌活、独活、细辛、桂枝；湿盛者腰腿酸重，苔腻者，去鹿角胶、熟地黄，加苍术、薏苡仁；腰腿冷痛重者，遇寒加重，苔白腻，脉沉细或沉缓者，酌加干姜、茯苓、细辛、附片；腰腿重滞而热，口干尿黄，舌质红苔黄腻，脉濡数者，加黄柏、土茯苓、萆薢；偏阳虚者面色㿠白，手足不温，少腹拘痛，舌淡，脉沉者，加肉桂、附片；心烦失眠，面色潮红，手足心热，舌红，脉细数者，加龟板胶、知母、牡丹皮、地骨皮等。每日 1 剂，水煎分 3 次服。外治方：威灵仙、细辛、桂枝、当归、川芎。上药各等量混合，散放于布袋内，加适量酒、水湿透，蒸热，热敷腰骶部或痛处 20 分钟，每日 2 次，每 2 日更换药物。杨晓斌用上方加减治疗 36 例退变性腰椎管狭窄症患者。结果：优 12 例，良 19 例，可 4 例，差 1 例，优良率 86.1%。⑤

① 管小勇.益气养血活络法治疗腰椎管狭窄症临床观察[J].新中医,2015,47(6):134-135.
② 郭丰存.中药内服外敷治疗腰椎管狭窄症 132 例[J].河南中医,2013,33(11):1948-1949.
③ 刘太红.壮骨通督汤治疗腰椎管狭窄症的体会[J].中国医药指南,2012,12(26):244.
④ 李志强.中药熏洗治疗退行性腰椎管狭窄症临床分析[J].中国现代药物应用,2010,4(5):129-130.
⑤ 杨晓斌.中药内服外敷治疗退变性腰椎管狭窄症 36 例[J].实用中医药杂志,2009,25(6):375.

7. 深刺大肠俞加电针　取穴为双侧大肠俞,配以委中、承山、昆仑,均取患侧。选用华佗牌0.35毫米×40毫米和0.35毫米×100毫米针灸毫针常规消毒后备用;常规消毒穴位,针刺双侧大肠俞时有针感向臀部及下肢放射,根据患者胖瘦决定针刺深浅,其余腧穴采用平补平泻针刺手法。得气后接上G-680治疗仪,选择连续波,强度以患者可以耐受为度。治疗25分钟,每日1次,10次为1个疗程,治疗3个疗程后观察疗效。李庆云等用上法治疗41例腰椎管狭窄患者。结果:治愈5例,显效15例,好转19例,无效2例,总有效率95.1%。①

8. 补阳还五汤加味　黄芪30克、桑寄生30克、党参15克、当归15克、赤芍15克、牛膝15克、杜仲15克、川芎9克、地龙9克、独活9克、桃仁6克、红花6克。随症加减:腰腿痛甚者,加制川乌6克、制草乌6克;下肢麻木甚者,加全蝎9克、乌梢蛇9克;间歇性跛行者,黄芪加至60克。每日1剂,水煎服。张英杰等用上方治疗80例退变性腰椎管狭窄症患者。结果:治疗时间在12~61日,平均为32.6日;治愈48例,显效22例,有效7例,无效3例,总有效率96.3%。②

9. 益肾活血汤　黄芪30克、当归20克、丹参20克、赤芍20克、泽兰20克、杜仲20克、金毛狗脊20克、苏木20克、地龙20克、葛根20克、鹿角胶30克。随症加减:气滞血瘀型,加青皮、陈皮、乳香、没药;风寒湿滞型,加附子、肉桂、川乌、薏苡仁、茯苓、白术;湿热痰滞型,加防己、牛膝、苍术、黄柏、麦冬;肝肾亏虚型,加黄精、补骨脂、党参、杜仲等。每日1剂,分早晚温服,10日为1个疗程。朱靖有等用上方加减治疗210例腰椎管狭窄症患者。结果:治愈108例,显效50例,有效40例,无效12例,总有效率94%。③

10. 独活寄生汤加味　独活15克、桑寄生20克、秦艽10克、防风15克、当归10克、赤芍15克、生地黄15克、川芎9克、桂枝10克、细辛3克、杜仲10克、牛膝20克、党参12克、茯苓20克、丹参20克、炙甲片(研冲)10克。随症加减:疼痛重者,加制川乌10克、地龙12克、蕲蛇10克;湿邪偏重者,加防己9克;热胜者,去桂枝,倍生地黄,重用秦艽;血瘀者,加地龙、红花;酸痛者,加鸡血藤;偏寒者,方中温性药物用量宜重,倍桂枝,酌加附子;气血亏虚者,加黄芪。头煎加水1000毫升,浸泡1小时,武火煎沸后再文火煎1小时,取药液300毫升,再加水300毫升,武火煎沸再文火煎20分钟,取药液100毫升,两煎混合,分早晚2次温服。王万骥等用上方治疗55例退变性腰椎管狭窄症患者,30日为1个疗程,2个疗程评定疗效。结果:优21例,良15例,好转13例,无效6例,总有效率89.1%。④

11. 骨痹散　全蝎16克、炙甲片10克、土鳖虫20克、蜈蚣8条、鹿角霜20克、三七10克、熟地黄20克、白芍30克、甘草10克、金银花30克、苍术15克、黄柏5克。先将全蝎、炙甲片、土鳖虫、蜈蚣、鹿角霜、三七等诸药研末,平均分成8份。第1日早、晚各1份,以后每日1份,7日服完。服散剂时,用熟地黄、白芍、甘草、金银花、苍术、黄柏煎药取汁送服,每日1剂,8剂为1个疗程,间隔2日后可再服第2个疗程。贾仰春等用上法治疗45例腰椎管狭窄症患者。结果:临床痊愈13例,显效22例,好转7例,无效3例,总有效率93.3%。⑤

中 成 药

丹鹿通督片　组成:丹参、鹿角胶、黄芪、延胡索、杜仲(武汉鄂中制药厂生产,国药准字Z20050085)。功效主治:活血通督,益肾通络;适用于腰椎管狭窄症(如黄韧带增厚、椎体退行性改变、陈旧性椎间盘突出)属瘀阻督脉型所致的间

① 李庆云,等.深刺大肠俞加电针治疗腰椎管狭窄疗效观察[J].现代中西医结合杂志,2009,18(34):4230-4231.
② 张英杰,等.补阳还五汤加味治疗退变性腰椎管狭窄症80例[J].实用中医内科杂志,2008,22(7):47.
③ 朱靖有,等.益肾活血汤治疗腰椎管狭窄症210例体会[J].中国医药导报,2008,5(17):90.
④ 王万骥,等.独活寄生汤加减治疗退变性腰椎管狭窄症55例[J].河南中医,2007,27(10):67-68.
⑤ 贾仰春,等.骨痹散治疗腰椎管狭窄症45例[J].上海中医药杂志,2005,39(3):30-31.

歇性跛行，腰腿疼痛，活动受限，下肢酸胀疼痛，舌质暗或有瘀斑等。用法用量：口服，每次 4 片，每日 3 次。1 个月为 1 个疗程，或遵医嘱。临床应用：王和鸣等以丹鹿通督片治疗 301 例腰椎管狭窄症患者。结果：临床痊愈 31 例，显效 143 例，有效 108 例，无效 19 例，总有效率 93.7％。[1]

---

① 王和鸣，等.丹鹿通督片治疗瘀阻督脉型腰椎管狭窄症Ⅲ期临床试验总结[J].中国中医骨伤科杂志,2005,13(4)：1-4.

退行性脊椎炎

概　述

退行性脊椎炎又称退行性脊柱炎、肥大性脊椎炎、增生性脊柱炎、老年性脊柱炎、脊椎骨关节炎等，是指因椎间盘退变、椎体边缘骨质增生及小关节肥大性改变而形成的骨关节病变。本病好发于中年以后，男性多于女性。颈椎、胸椎、腰椎均可发病。临床上常以负重和活动范围较大的颈腰部多见。

本病属中医"痹证"范畴。主要由于人到中年，肝肾渐衰，精血两亏，阳气衰，肾气虚则骨失所养，肝虚筋失滋荣，肝肾阳虚则阳气不布，营卫不固，腠理疏豁，风寒湿邪乘虚而入，致气血瘀滞，痰凝湿阻，经络闭塞，使骨质变形，痰饮凝积，节挛筋缩而发病；病后风寒湿邪、瘀血久留不去，经络不通，气血痹阻，脏腑失荣，且寒湿伤肾，久之则肝肾益虚，病情愈重，骨质增生，迁延不愈。临床主要表现为颈项、腰背部酸痛、脊椎及周围有酸胀感，劳累或阴雨天气加重。颈椎则伴有头晕头痛，上肢麻痛不适，久坐愈甚；胸椎则脊背及两侧酸痛不适，背寒难忍，两肩胛部麻胀沉重；腰椎则腰部沉重欲坠感，久站或弯腰困难。影像学多有椎间盘退化，椎间隙改变，椎体骨质疏松和边缘增生，椎关节增生，后纵韧带钙化等。临床辨证以肝肾亏虚为本，间杂痰湿、瘀血，治宜补肝肾、化瘀血、祛风湿、止痹痛。同时临床实践中又有急性期、缓解期、恢复期三期治疗之分。

辨　证　施　治

田小玲分3期

（1）急性期　治宜活血祛瘀、行气止痛。方用腰痛方：当归10克、赤芍10克、延胡索10克、桃仁10克、泽兰10克、金毛狗脊10克、桑寄生10克、三七10克、牡丹皮6克、木香6克、杜仲15克、续断15克。

（2）急性炎症缓解期　治宜补养肝肾、活血祛瘀。方用骨质增生汤合活血效灵丹：白芍60克、鸡血藤30克、枸杞子30克、木瓜15克、威灵仙15克、鹿角胶15克、没药15克、丹参15克、独活12克、乳香6克、当归10克、甘草10克。

（3）恢复期　根据阴阳气血偏盛偏衰，佐以补养肝肾。

临床观察：田小玲用上方辨证治疗100例老年退行性脊柱炎患者，疗效较满意。[1]

经　验　方

1. 运动康复　包括全身性的拳操运动以及颈椎操两个方面。一般情况下，可以进行太极拳、关节操等进行全身运动，患者可以结合自己的爱好兴趣选择性的进行锻炼，每日进行1次30分钟以上的运动，以3个月为1个周期。颈椎操则是分为12小节，目的是使颈肩部得到活动，具体步骤包括左右旋转、缩头缩肩、环绕颈项、云手、与项争力、回头望月等，每个动作至少重复5次，且要逐步增加。每日锻炼10分钟，以3个月为1个周

---

① 田小玲.综合治疗老年退行性脊柱炎100例[J].针灸临床杂志,1997,13(12):20.

期。王建文等用上法治疗 92 例颈椎退行性脊椎病患者。结果：治愈 36 例，显效 32 例，有效 20 例，无效 4 例，总有效率 95.65%。①

2. 补肾壮骨汤　肉苁蓉 15 克、巴戟天 15 克、淫羊藿 15 克、骨碎补 15 克、金毛狗脊 15 克、怀牛膝 15 克、熟地黄 15 克、枣皮 15 克、黄精 30 克、续断 15 克、威灵仙 15 克、木瓜 15 克、川芎 12 克、乳香 12 克、没药 12 克、当归 12 克。每日 1 剂，每剂水煎 3 袋，每袋 150 毫升，每日 3 次，每次 1 袋。闫萍用上方治疗 48 例腰椎退行性脊柱炎患者，15 日为 1 个疗程，1 个疗程后统计疗效。结果：痊愈 27 例，好转 16 例，无效 5 例，总有效率 89.58%。②

3. 补肾活血汤　熟地黄 30 克、杜仲 15 克、枸杞子 12 克、菟丝子 12 克、山茱萸 12 克、肉苁蓉 12 克、补骨脂 10 克、当归尾 10 克、制没药 10 克、独活 10 克、红花 3 克。随症加减：偏肾阳虚者，加胡桃肉 15 克、附子 9 克、淫羊藿 12 克；偏肾阴虚者，加生地黄 20 克、盐知母 12 克、盐黄柏 10 克；风寒湿痹型，加威灵仙 12 克、白芥子 10 克、川木瓜 15 克、细辛 3 克；瘀血阻滞型，加三七 6 克、乳香 10 克、赤芍 15 克、丹参 12 克。每日 1 剂，水煎分 2 次服，10 日为 1 个疗程。邹崇祺用上方加减治疗 42 例退行性脊柱炎患者，配合卧床休息和骨盆牵引，并予局部中药热敷加 TDP 照射。症状较重者仰卧硬板床休息，同时行间歇骨盆牵引，牵引重量从体重 40% 开始，持续 2 分钟，间歇时重量减至 1/2，持续 1 分钟，反复进行。每日牵引时间为 30 分钟，10 日为 1 个疗程。牵引重量视患者反应情况增减 1～2 千克。热敷方（川乌、透骨草、茴香、冰片、延胡索、白芷、刘寄奴、防风、乳香、续断、鸡血藤等）各适量，水煎，温热外敷腰部 20 分钟后，加用国产重庆巴山仪器厂生产的 TDP 治疗器，患者仰卧位或侧卧位，每次照射 20 分钟，每日 1 次，10 日为 1 个疗程。经 3 个疗程治疗，随访 6～12 个月。结果：临床控制 9 例，显效 17 例，有效 13

例，无效 3 例，有效率 92.86%。③

4. 电针　根据确诊腰椎病变，结合临床腰痛部位取穴，以相应椎体上下华佗夹脊穴为主，另取肾俞、委中、阿是穴。随症加减：寒湿型，配腰阳关，同时局部用 TDP 照射；瘀滞型，重泻委中；肾虚型，配命门；兼有下肢症状，取患侧环跳、阳陵泉。取 0.25 毫米×40 毫米毫针快速进针，夹脊穴向脊柱方向斜刺，其他穴位直刺。得气后，在脊柱同侧夹脊穴上，连接接近于人体生物电的直流电连续波，强度以局部肌肉轻微跳动、患者能耐受为度。TDP 照射以皮肤温热潮红为度。每次留针 30 分钟，隔日 1 次，连续治疗 10 次。和岚用上法治疗 41 例腰椎退行性脊椎炎患者。结果：显效 20 例，占 48.8%；有效 18 例，占 43.9%；无效 3 例，占 7.3%。总有效率 92.7%。④

5. 挑罐法　患者取坐位或卧位，穴位挑点常规消毒后，以 2% 普鲁卡因在挑点皮肤上注上皮丘，皮丘直径约 1.5 厘米，医者持无菌之小号外科巾钳钳位挑点皮肤约 1～1.2 厘米，深达皮下，交替施行挑提法（从低到高，一提一放）、挑拉法（向一侧牵拉，一拉一放）及挑摆法（左右或前后有节奏地不断摇摆），针挑频率约每分钟 60 次，每点操作 15 分钟。取下巾钳后，在挑点拔罐令针眼出血。同时以 TDP 照射拔罐部位（TDP 距皮肤 30 厘米），15～20 分钟后取开 TDP，出罐，拭净出血，碘酒外涂挑口，外贴止血贴。每次挑治 2 点，每 2 日挑治 1 次，5 次为 1 个疗程。黄柳和等用上法治疗 50 例退行性脊椎炎患者，1 个疗程未愈者，休息 7 日再行下 1 个疗程，2 个疗程内统计疗效。结果：治愈 41 例，好转 8 例，无效 1 例，总有效率 98%。⑤

6. 手法治疗　（1）患者取俯卧位，医者以单手或双手的拇指与其余四指配合操作，拇指与其余四指分开，拇指置于脊柱旁轻轻揉按，其余四指按压腰背肌肉，由下向上，由轻到重，逐节按压。（2）拇指与其余四指合力捏拿腰背肌，以指腹对合

① 王建文,等.社区运动康复锻炼干预颈椎退行性脊椎病 92 例[J].中国中医药现代远程教育,2014,12(9):136-137.
② 闫萍.补肾壮骨汤治疗腰椎退行性脊柱炎 48 例[J].河北中医,2009,31(12):1888.
③ 邹崇祺.补肾活血汤为主治疗退行性脊柱炎 42 例[J].广西中医药,2004,27(6):24-25.
④ 和岚.电针为主治疗腰椎退行性脊椎炎[J].中国针灸,2002,22(11):739-740.
⑤ 黄柳和,等.挑罐法治疗退行性脊椎炎的临床研究[J].针灸临床杂志,2002,18(6):6-8.

之力着力腰背肌，一松一紧、一揉一拿地反复操作，着力由浅逐渐加深。在腰背部，以指与指的对合力循两侧俞穴揉拿，动作连贯并保持对称，颈部的操作与此类似。(3)点按气海俞、大肠俞、关节俞、夹脊穴，以补益精气，通调脏腑，除湿祛寒，增精补髓，强壮腰脊。每日治疗1次，7次为1个疗程，中间休息2日，再进行第2个疗程，共治疗3个疗程。宋迎训等用上法治疗173例老年性退行性脊柱炎患者。结果：治愈126例，占72.9%；好转42例，占24.2%；无效5例，占2.9%。总有效率97.1%。[1]

7. **独活寄生汤** 独活9克、桑寄生15克、秦艽9克、防风9克、细辛3克、当归9克、白芍9克、川芎6克、地黄12克、杜仲9克、牛膝6克、人参6克、茯苓15克、木通6克、牡蛎15克、炙甘草5克。随症加减：舌红、脉数而阴虚兼热者，重用生地黄，加栀子12克、知母9克、黄柏10克；阴虚寒甚、痛剧烈者，加附片3克；湿重酸痛甚者，加延胡索10克、威灵仙12克；颈椎病变为主者，加葛根10克，重用桑枝、川芎；以腰椎为主病者，加木瓜15克，重用牛膝、杜仲；以胸椎为主病者，加骨碎补12克、金毛狗脊10克等，重用杜仲。每日1剂，每剂煎2次，早晚分2次温服，以5剂为1个疗程。黎品基等用上方加减治疗46例退行性脊椎炎患者。结果：最少2个疗程，最多8个疗程，平均约4个疗程。疗效优20例，占43.48%；良14例，占30.43%；有效10例，占21.74%；无效2例，占4.35%。优良率73.91%，有效率95.65%。[2]

8. **侧扳法** 患者右侧卧于按摩床上，两腿挺直合拢，背向术者，右股骨大粗隆近床头沿；术者左手贴在患者膝前，掌心向后与右手掌心向前对合手指交错抱住患者双腿，用力向上扳起到最高限度再放下，反复扳起放60次，此时助手左手靠压患者左侧股骨大粗隆上，右手扶着左肩关节，使之不前后倾倒。每日治疗1次。付成文用上法治疗35例退行性脊柱炎腰痛患者。结果：最长治疗

时间为7日，最短1日，平均治疗时间为3.5日。治愈30例，好转3例，无效2例。治愈率85%，总有效率93.6%。[3]

9. **陈建鸿经验方** 川杜仲15克、山茱萸15克、骨碎补15克、熟地黄15克、补骨脂15克、当归10克、北芪15克、白术15克、陈皮6克、白芍15克、鸡血藤15克、威灵仙10克、川木瓜15克、桃仁10克、川牛膝10克。每日1剂，加水久煎，分早晚2次服。陈建鸿用上方治疗100例腰椎退行性脊柱炎患者，最短服药7日，最长服药60日，超过15日无效则视为无效。结果：显效85例，好转12例，无效3例。[4]

10. **中药内服外敷** 温经活血散：生川乌10克、生草乌10克、桂枝20克、土鳖虫20克、肉桂10克、牡丹皮20克、川芎20克、桃仁20克、红花20克、威灵仙20克、秦艽20克、防风20克、细辛10克。以上药物共研碎，用布袋包装，在蒸锅中蒸沸40分钟左右，趁热外敷于腰部(为防止烫伤局部皮肤，可隔一层油布)，时间为药包自行冷却为止，约20~30分钟，每日1~2次，10~15日为1个疗程，连用2~3个疗程。内服方：枸杞子、牛膝、菟丝子、枣皮、当归、续断、金毛狗脊。随症加减：肾阳虚为主者，加杜仲、仙茅、淫羊藿等；肾阴虚为主者，加女贞子、墨旱莲等；寒湿重者，加桂枝、制附片、云茯苓等；气血虚者，加炙黄芪、党参、鸡血藤、首乌等；风湿重者，加威灵仙、防风、秦艽、防己、蜈蚣等；瘀血重者，加桃仁、红花、乳香、没药等。董京文用上方加减治疗30例退行性脊柱炎患者。结果：临床症状完全消失16例，症状减轻12例，无效2例，总有效率93.9%。[5]

11. **骨质增生丸** 熟地黄15千克(干燥后研取净末10.5千克)、肉苁蓉10千克(干燥后研取净末8.5千克)、鹿衔草10千克、骨碎补(去净毛锉碎)10千克、淫羊藿10千克、鸡血藤(锉碎)10千克、莱菔子(锉碎)5千克。取鹿衔草、骨碎补、淫

① 宋迎训,等.手法治疗老年性退行性脊柱炎173例[J].蛇志,2001,13(4)：44-45.
② 黎品基,等.中药内服配合热敷治疗退行性脊椎炎46例[J].广西中医学院学报,2000,17(4)：29-30.
③ 付成文.侧板法治退行性脊柱炎腰痛35例[J].四川中医,1997,15(4)：54.
④ 陈建鸿.补肾通络法治疗腰椎退行性脊柱炎100例[J].中国骨伤,1996,9(2)：28.
⑤ 董京文.中药热敷、内服治疗退行性脊柱炎30例报告[J].贵阳中医学院学报,1996,18(3)：40.

羊藿、鸡血藤、莱菔子共 90 斤放入浓缩缸或大号搪瓷筒内（禁用铁锅），加水 950 毫升，慢火熬沸后再熬 1 小时半，将药液滤出，再加水 750 毫升如前法将药液滤出，然后将 2 次药液混合一起滤净去渣，放入缸内浓缩成流浸膏 2 斤，取出加炼蜜 3 斤，熟地黄、肉苁蓉细面和膏调匀，做成药丸，每丸重 2.5 克。每次服 2 丸，每日服 2～3 次。刘柏龄用上法治疗 1 000 例退行性脊椎炎患者。结果：疗程最长 6 个月（1 个月为 1 个疗程），服药 720 丸；最短 5 日，服药 20 丸即见明显效果。大多数在 1～2 个疗程即收到显著疗效。显效 803 例，好转 141 例，无效 56 例。①

① 刘柏龄.退行性脊椎炎 1000 例临床分析[J].辽宁中医杂志,1982(3)：40－41.

脊椎后关节紊乱症

概　述

脊椎后关节紊乱症又称脊椎小关节紊乱症，多由脊柱受到外力挤压、撞击，突发闪挫、弯伸、旋转或各种原因致连接支持脊柱的肌肉韧带受伤，力量薄弱，平衡失调，造成脊椎上下关节突接触面发生微小的错离或小关节滑膜嵌入小关节突之间，不能自行恢复到正常位置，引起相应部位疼痛和功能障碍。临床表现为程度不同的局部疼痛和活动受限。如发病在颈椎，可有头昏、眩晕等椎动脉供血不足的表现；发病在胸椎，可出现胸痛、胸闷等肋间神经痛和心慌、恶心、面色苍白、血压降低等植物神经功能障碍表现；发病在腰椎，可出现腰骶部或下肢麻木、酸痛等坐骨神经刺激症状。影像学检查大多数无明显异常。临床辨证以气滞血瘀为主，治宜活血行气止痛。临床实践中主要以关节调整类手法为主，中药、针灸多为辅助手段。

经　验　方

1. **宽胸活血汤**　丹参 30 克、生白芍 30 克、川芎 15 克、桂枝 15 克、白芥子 15 克、苏木 15 克、酒延胡索 24 克、威灵仙 24 克、蜈蚣 2 条、薤白 20 克、制香附 20 克、炙黄芪 20 克、制附片 10 克、制乳香 10 克、制没药 10 克。水煎分 2 次服，连服 2 周。胡晓华等用上方治疗 38 例胸椎小关节紊乱所致胸背疼痛患者。结果：治愈 30 例，有效 5 例，无效 3 例，总有效率 92.11%。[1]

2. **抱颈提胸法**　（1）患者取俯卧位，术者立于其一侧，以擦法、按法、揉法在胸背部交替操作，时间 5～8 分钟。（2）沿脊柱两侧竖脊肌用按揉法、弹拨法操作，3～5 分钟。（3）沿两侧膀胱经行侧擦法。（4）患者站立位，屈颈，双手于颈后相扣抱住颈部，两肘内收置于胸前，全身放松；术者立于其身后，两手抱紧患者的肘部，胸部紧贴其脊柱，瞬间用力向上提升身体，使患者双足离地即可。范炳华用上法治疗 35 例胸椎小关节紊乱患者。结果：治愈 13 例，好转 20 例，无效 2 例，总有效率 94.28%。[2]

3. **电针联合手法**　手法：（1）循经弹拨法。患者取俯卧位，用棉枕垫胸口，让患者身心放松，医生用一手大拇指沿着胸椎棘突按顺序向下点压，触及病变痛位，用拇指弹拨周围条状硬结物 1 分钟。（2）叠加按压法。弹拨完毕后，医生以一手掌根部按压患椎棘突上，另一手叠放其上，嘱咐患者缓慢呼吸，待其呼吸平稳后趁呼气末期，向患者胸前下方用力推按，可听到棘突复位的咯咯声，或手下有松动感，则表示手法复位成功。（3）分掌斜推法。医生双手分开，斜放于患者胸椎两侧，待患者以深呼吸方式放松后，当患者呼气时以双掌斜推，连续操作 5 次完成治疗。电针：取病变处上下一个椎体两侧夹脊穴及阿是穴为针刺穴位，选用 0.30 毫米×40 毫米华佗牌不锈钢毫针；患者取俯卧位，直刺阿是穴 15～25 毫米，并向脊柱方向斜刺 15～25 毫米，连接电针，选用疏密波，以患者能耐受的强度为度，刺激时间为 20 分钟，每组导线同侧上下连接。电针每日 1 次，每次 20 分

---

① 胡晓华,等.自拟宽胸活血汤治疗胸椎小关节紊乱所致胸背疼痛 38 例[J].浙江中医杂志,2018,53(1)：49.
② 曲建鹏,范炳华,等.范炳华抱颈提胸法治疗胸椎小关节紊乱 35 例[J].浙江中医杂志,2016,51(3)：192.

钟。整个治疗包括 2 个疗程，1 个疗程为 10 日，2 个疗程间隔 2 日。杨炎珠等用上法治疗 42 例胸椎小关节紊乱患者。结果：治愈 23 例，显效 11 例，有效 6 例，无效 2 例，总有效率 95.24%。①

4. **中药热敷方** 伸筋草 30 克、透骨草 30 克、草乌头 20 克、红花 20 克、泽兰 30 克、白芍 30 克、牛膝 20 克。上药制成药袋，煎煮至 42℃～44℃后热敷于局部，3 分钟后立即改换成空气冷冻治疗仪，在 -33℃～-22℃，固定于压痛点进行低温冷冻 1.5～3 分钟，以局部有刺骨冷感为宜，再改用中药袋热敷，重复 3～5 次，最后以热敷结束治疗，7 日为 1 个疗程。活血通络，利水消肿。配合手法复位，采用左右斜扳牵引法，患者取侧卧位，位于下方的腿自然伸直，位于上方的腿屈髋屈膝，术者面对患者站立，用两肘分别抵住患者一侧的肩部和髋部，双肘同时用力，做反方向扳动，施术时可感觉到受累椎关节的错动且常伴有响声，左右各 1 次。然后术者两手握踝缓慢牵引 1 分钟，慢慢松开，1 分钟后再重复牵引，反复 3 次。任丽霞等用上述方法治疗 286 例腰椎小关节紊乱症患者。结果：优 192 例，占 65.8%；良 91 例，占 31.9%；差 3 例，占 2.3%。总优良率 97.7%。②

5. **芙蓉膏** 芙蓉 3 千克、生大黄 3 千克、延胡索 2 千克、冰片 0.1 千克、北细辛 0.5 千克、薄荷 0.5 千克。上药粉碎成细粉过筛，用石蜡油作赋形剂，与醋搅拌成膏。手法成功后，将芙蓉膏敷于原背痛处，每周更换 1 次，直至背痛消失。王甫刚用上方治疗 28 例急性胸椎小关节紊乱症患者。结果：平均治疗时间 6 个月；治愈 24 例，显效 3 例，好转 1 例。③

6. **手法整复** 患者侧卧位，根据腰椎棘突偏歪的方向，确定侧卧方向，施行斜扳手法，尔后让患者仰卧位对患者腰骶关节进行摇摆、屈髋屈膝、牵抖整复。腰骶小关节阻滞患者俯卧位，准确定

位，常规消毒后，将每升 20 克利多卡因 5 毫升与醋酸泼尼松龙 10 毫升的混合液用生理盐水稀释至 25 毫升，于棘突旁小关节压痛最明显处作深部注射，退针后即用消毒敷料覆盖，休息 5～10 分钟。临床应用：丁向清等用上法治疗 332 例腰骶小关节紊乱患者，痊愈 153 例，显效 109 例，好转 27 例，无效 43 例，有效率 87.0%。④

7. **理筋手法** 患者俯卧位双上肢放于身体两侧，先用放松手法放松两侧背阔肌和骶棘肌，然后医者一手托住患侧肩部向上提拉，另一手掌心向下按压患病胸椎的棘突，两手同时用力，按压几下，直至有弹响声，说明已整复到位。如果患者症状不缓解，可每 1～2 日后重复 1～2 次。林如高用上法治疗 655 例胸椎小关节紊乱患者。结果：治疗 1 周后疼痛完全消失 576 例，余下 79 例又经治疗 1 周后疼痛消失。⑤

8. **理气定痛汤** 柴胡 10 克、枳壳 15 克、赤芍药 10 克、延胡索 15 克、川芎 10 克、香附 10 克、川楝子 10 克、陈皮 10 克、小茴香 6 克、甘草 6 克。每日 1 剂，水煎 2 次，早晚分服。配合手法治疗：拿内关和外关穴，力度需适中、均匀，患者同时不断左右扭转身躯，时间 2 分钟；点按胸段夹脊穴，以酸、胀为度，各操作 20 秒；轻度按揉胸背部 2 分钟，矫正胸椎小关节，患者端坐方凳上，身体略前屈，医者一手拇指抵压背部痛点，一手从患者腋下伸入，绕至其后颈部，抓扶住头项部，旋转 4～5 次后，突然加大旋转角度，并用力上提，同时抵压痛点的拇指向前下方推挤，可听到"喀嚓"声；完毕后，嘱患者深呼吸数次即可。曹郑云用上述方法治疗 52 例胸椎小关节紊乱症患者，痊愈 50 例，好转 1 例，无效 1 例。⑥

9. **补肾活血祛风通络汤** 川牛膝 12 克、怀牛膝 12 克、枸杞子 12 克、补骨脂 10 克、小茴香 5 克、桃仁 10 克、当归 10 克、红花 4 克、炒延胡索 10

① 杨炎珠，等.电针联合手法整复胸椎小关节紊乱患者的临床观察[J].辽宁医学院学报，2015，36(3)：50-52.
② 任丽霞，等.手法、冷冻与中药热敷交替治疗腰椎小关节紊乱症 286 例[J].山东中医杂志，2010，29(11)：772.
③ 王甫刚.手法配合中药治疗急性胸椎小关节紊乱症[J].中国民间疗法，2009，17(8)：24.
④ 丁向清，等.中西医结合治疗腰椎小关节紊乱 332 例[J].第四军医大学学报，2008，29(22)：2077.
⑤ 周文敏，等.林如高理筋手法治疗胸椎小关节紊乱 665 例[J].中国中医骨伤科杂志，2004，12(2)：21-22.
⑥ 曹郑云.理气定痛汤配合手法治疗胸椎小关节紊乱症 52 例[J].河北中医，2004，26(11)：820.

克、独活 6 克。随症加减：伴气血两虚，症见面色少华，气怯神疲，脉细弱者，加黄芪、党参；伴下肢不温、畏寒肢冷者，加桂枝；伴脾胃虚弱，症见脘痞纳呆者，加白术、茯苓。临床观察：俞晓春用上方加减治疗 68 例腰椎小关节紊乱患者。结果：痊愈 65 例，占 95％；好转 3 例，占 5％；有效率 100％。[①]

10. 手法治疗　先在脊柱两侧自上而下的施行滚、揉、按摩 10～15 分钟。脊椎小关节紊乱，有个别病例急性期因局部损伤肿胀、疼痛较明显，不宜立即复位，可先行局部外敷活血化瘀止痛的中药或局部痛点封闭，待损伤肿胀和疼痛缓解后再行手法复位。(1) 拇指对推复位法：此法广泛用于颈、胸、腰椎小关节紊乱的棘突左右偏移者。颈椎小关节紊乱者可取坐位进行复位，手法须轻柔。患者俯卧硬板床上，两手置身旁。术者站在患者左侧，双手拇指抵按在左、右偏移的相邻两棘突外侧，令患者深吸气，两拇指以适当爆发力向中线对椎偏移的棘突，使错离的小关节突恢复到正常位置。指下可感到棘突移位或听到"咔嗒"声，示复位成功。(2) 手法牵引颈椎复位法：此手法适用于颈椎小关节紊乱、棘突左右偏移或后突者。患者取坐位，术者站在患者身旁，一手前臂环抱病员头部，肘窝托住患者下颌，上提头部牵引颈椎，另手拇指将偏移的棘突向对侧斜上方抵推，使棘突恢复到正常位置。指下可感到棘突移动或听到"咔嗒"声，示复位成功。(3) 抬肩压胸复位法：此手法适用于胸椎小关节紊乱棘突后突者。患者俯卧硬板床上，两手置身旁，术者站在患者左侧，右手半握拳，以食中指掌指关间抵住并向下压后突的胸椎棘突，左手环抱患者双肩上抬，使胸段脊柱过伸到最大限度时，两手再突然施以适当爆发力，即右手向下压胸椎后突的棘突，左手上抬两肩使后突的棘突恢复到正常位置。手下可感到棘突下移动或听到"咔嗒"声，示复位成功。(4) 提腿压腰法：此手法适用于腰椎小关节紊乱棘突后突者。患者俯卧硬板床上，手置身旁。术者站在患者左侧，左手半握拳，用左手食、中指掌指关节间抵住并下压后突的腰椎棘突，右手环抱患者双大腿下端向上抬，使腰段脊柱过伸到最大限度时，两手再突然施以适当爆发力；即左手下压后突的腰椎棘突，右手上抬大腿下端，使后突的棘突恢复到正常位置，手下可感觉到后突的棘突下移或听到"咔嗒"声，示复位成功。(5) 掌压法：此法适用于症状、体征符合胸椎小关节紊乱的诊断，而棘突无明显偏移的胸椎小关节紊乱、滑膜嵌顿者。患者俯卧硬板床上，手置身旁，术者站在患者左侧或跪在床上，双手大鱼际肌紧贴压痛明显的棘突两侧，手掌压在胸椎两侧的小关节突上，令患者深呼吸，于呼气末双手突然施以适当的爆发力下压，使紊乱的小关节突受到瞬间冲击滑移，恢复到正常生理位置或小关节滑膜嵌顿得到解脱。可听到"咔嗒"声，示复位成功。宋其良等用上法治疗 332 例脊椎小关节紊乱患者。结果：痊愈 300 例，占 90.4％；显效 20 例，占 6％；有效 12 例，占 3.6％。总有效率 100％。[②]

中成药

藤黄健骨片　组成：熟地黄、鹿衔草、骨碎补、肉苁蓉、淫羊藿、鸡血藤、莱菔子(湖南方盛制药股份有限公司生产，国药准字 Z20090570)。功效主治：补肾，活血，止痛；适用于肥大性脊椎炎，颈椎病，跟骨刺，增生性关节炎，大骨节病。用法用量：口服，每次 1.5 克，每日 3 次，饭后服用，疗程为 2 周。临床应用：罗一等用藤黄健骨片联合多态斜扳法治疗 50 例腰椎小关节紊乱患者。结果：治愈 22 例，显效 25 例，有效 1 例，无效 2 例，总有效率 96％。[③]

① 俞晓春.中药配合点穴治疗腰椎小关节紊乱[J].中医正骨,2002,14(5)：38－39.
② 宋其良,等.高原地区脊椎小关节紊乱 332 例临床报告[J].中国中医骨伤科杂志,1998,6(4)：36－37.
③ 罗一,等.藤黄健骨片联合多态斜扳法治疗腰椎小关节紊乱的临床观察[J].中国民族民间医药,2017,26(16)：102－104.

坐骨神经痛

概　述

坐骨神经痛常见于急性腰肌筋膜损伤、腰肌劳损、腰椎间盘膨、突出症、腰椎骨质增生症压迫坐骨神经，并除外椎管肿瘤及椎体结核等症。好发于20～50岁以上人群。治疗缓慢，反复发作，缠绵难解。临床表现以单侧为多，起病急骤，也有缓慢起病的，急性者腰部酸痛，连及臀部向大腿后侧，小腿外侧及足部外侧放射，似针刺、刀割、触电样疼痛，弯腰、咳嗽或大便时可加重。病久者下肢无力，肌肉松弛，伴有小腿和足部麻木感。

本病属中医"腰腿痛""腿痛"等范畴。病因是由跌打闪挫，或劳逸不当，或姿势不良，或筋膜松弛，或气血凝滞，或细微损裂，或外伤后迁延日久，或汗出当风，或肾虚等症，使全身或局部气滞血瘀，瘀闭不通，风寒湿侵袭，痹阻督带，久而不散，久病及肾，虚则反复风寒湿，正邪交争，气血筋骨活动失调，故而出现腰腿肿胀疼痛。临床辨证如下。（1）风寒型：临床症状多见一侧下肢疼痛，由臀部向大腿、小腿及足部放射。活动、受凉后加重，钝痛并发作性加剧，发作时疼痛可为烧灼与刀割样，夜间常加重，伴有腰冷、肢冷、得温痛缓，舌苔薄白，脉沉细或弦紧。治宜祛风散寒、通络止痛。（2）湿热型：症见腰腿痛外，疼痛处常伴有灼热感，兼口干或口苦，大便干结，小便短赤，舌质红，苔黄或黄腻，脉濡数或弦数。多见于坐骨神经痛的急性期和亚急性期。治宜清化湿热、通络止痛。（3）气血瘀滞型：大多有外伤和扭挫伤史，发病急而痛剧，或一侧腿痛，绵绵不已，下肢麻木，屈伸不利，痛点固定不移，触压痛剧，入夜甚，舌质紫暗或舌尖有瘀斑、瘀点，脉弦

涩或细涩。治宜行气活血、化瘀止痛。（4）肝肾亏虚型：症见一侧腿痛，咳嗽、喷嚏或用力时疼痛加重，呈现放射性疼痛，有时肢体麻木，小腿发凉，畏寒喜温，舌质淡苔白，脉细或沉数。多见于素有肝肾不足或迁延不愈者。治宜温肾养肝、疏散风寒。

辨　证　施　治

吕秀英分3型

（1）风寒型　症见腰椎、下肢持续性钝痛或刺痛，遇寒则加剧，得热则痛缓，痛处不红不热；舌苔白，脉弦紧。治宜温阳散寒、祛风除湿。方用蠲痹汤加减：麻黄3克、桂枝10克、防风10克、秦艽10克、独活10克、杜仲10克、桑寄生10克、羌活10克、当归10克。随症加减：寒甚者，可加川乌、草乌，但须久煎及小量。

（2）湿热型　腰椎及下肢疼痛，得冷则舒，小便热赤；苔黄腻，脉濡数。治宜清化湿热。方用三妙丸加减：苍术6克、黄柏6克、牛膝10克、海桐皮10克、防己10克、萆薢10克、滑石10克、薏苡仁10克、半夏10克、赤小豆20克。

（3）肝肾亏虚型　疼痛时间较长，反复发作，伴腰膝酸软；舌质有紫气或瘀斑，脉细涩。治宜滋肾养肝、活血祛瘀。方用独活寄生汤加减：独活10克、桑寄生20克、秦艽10克、防风10克、生地黄20克、白芍10克、当归10克、杜仲10克、牛膝12克、鸡血藤10克、络石藤10克、海风藤10克。

临床观察：吕秀英用上方加减辨证治疗42例坐骨神经痛患者，每日1剂，水煎分2次服，1个月为1个疗程，1个疗程后统计疗效。结果：治愈27

例,好转12例,无效3例,有效率92.86%。[1]

经 验 方

1. **宣壅通痹汤加减** 当归12克、陈皮9克、木瓜15克、吴茱萸3克、独活12克、地龙10克、白芍15克、丹参20克、乳香8克、没药8克、桔梗12克、槟榔12克、生姜5克、川牛膝15克、甘草6克。随症加减:疼痛剧烈者,加路路通、蜈蚣;气虚,加党参、黄芪;血虚,加大枣、鸡血藤;肝肾亏虚,加杜仲、桑寄生;痰湿盛者,加苍术、石菖蒲;湿热盛,加黄柏、蚕沙。每日1剂,水煎取汁300毫升,早、中、晚温服。白文用上方治疗156例坐骨神经痛患者,10日为1个疗程,2个疗程后统计疗效。结果:痊愈37例,显效84例,有效29例,无效6例,总有效率96.15%。[2]

2. **独活寄生汤1** 独活9克、桑寄生6克、杜仲6克、牛膝6克、细辛6克、秦艽6克、茯苓6克、肉桂6克、防风6克、川芎6克、人参6克、甘草6克、当归6克、芍药6克、熟地黄6克。以水1升,煮取300毫升,分2次服,15日为1个疗程。周广芝等用上方治疗108例坐骨神经痛患者。结果:治愈74例,好转25例,无效9例,总有效率91.7%。[3]

3. **两乌酒** 生川乌9克、生草乌9克、川牛膝30克、续断30克、桑寄生30克、秦艽30克、木瓜30克、熟地黄30克、杜仲30克、鸡血藤30克、当归30克、威灵仙30克、菝葜30克、独活20克、骨碎补20克、蜈蚣20克、延胡索20克、全蝎20克、五加皮20克、防己25克、细辛6克、丹参40克、木香10克、白芷10克、桂枝10克、红枣60克、黄酒2 250克。将上述药物先用冷水拌湿,然后把药物及黄酒装入瓷瓶内,箬壳封口,在锅中蒸至600毫升为度,备用;每日3次口服,每次10毫升(每料药酒20日服完)。李永康等用上方治疗102例痛痹型坐骨神经痛患者,20日为1个疗程。

结果:1个疗程后,治愈79例,占77.45%;好转19例,占18.62%;无效4例,占3.92%。总有效率96.07%。[4]

4. **独活寄生汤2** 羌活15克、独活15克、桑寄生20克、防风15克、川牛膝15克、怀牛膝15克、杜仲15克、肉桂15克、细辛6克、制川乌6克、制草乌6克、全蝎6克、蜈蚣2条、甘草10克、生姜6克、大枣5枚。随症加减:血虚者,加当归;阳虚者,加锁阳、肉苁蓉;肾虚者,加淫阳藿、鹿衔草;头疼痛剧烈者,重用川乌、草乌,并可酌加全蝎、蜈蚣、地龙、白花蛇舌草等虫类药物;麻木不仁者,可加鸡血藤、木瓜、姜黄;重着沉困者,可加防己、薏苡仁;湿热明显者,去制川乌、草乌,加忍冬藤、牡丹皮、土茯苓、黄柏、苍术。每日1剂,水煎分2次服,10日为1个疗程。1个疗程结束后间隔2~3日续服下1个疗程。冯云萍用上方加减治疗164例坐骨神经痛患者。结果:痊愈92例(56.1%),好转54例,无效18例,总有效率89%。治愈时间4~96日。[5]

5. **苍麻四物汤** 熟地黄20克、全当归15克、芍药15克、川芎8克、麻黄10克、苍术15克、黄芪20克、甘草5克。随症加减:寒胜者,加制川芎10克、熟附片10克;风胜者,加防风10克、秦艽10克、木瓜12克;湿胜者,加薏苡仁20克、独活10克;湿热者,加黄柏10克、汉防己12克;肾虚者,加杜仲10克、山茱萸10克、续断10克;兼瘀血者,加桃仁10克、红花6克,全当归改用归尾。每日1剂,严重者每日服1~2剂,水煎服,10日为1个疗程。补益气血,祛邪止痛。同时配合针刺肾俞、环跳、委中、三阴交、铁边等穴,用平补平泻手法;亦可针刺得气后待"气过病所",接上G6805针刺治疗仪,用疏密波通电治疗30~40分钟,每日针刺1次。10次为1个疗程,间隔2日再进行第2个疗程。李玄等用上方加减治疗106例坐骨神经痛患者。结果:痊愈68例,好转35例,无效

① 吕秀英.辨证治疗坐骨神经痛42例[J].南京中医药大学学报,1997,13(5):313-314.
② 白文.宣壅通痹汤治疗坐骨神经痛156例临床观察[J].临床合理用药,2013,6(5):33-34.
③ 周广芝,等.独活寄生汤治疗坐骨神经痛108例[J].中国民间疗法,2012,20(12):33.
④ 李永康,等.两乌酒治疗痛痹型坐骨神经痛的疗效观察[J].浙江中医药大学学报,2010,34(5):690-691.
⑤ 冯云萍.独活寄生汤加减治疗坐骨神经痛164例临床观察[J].山西医药杂志,2007,36(2):89.

3例,总有效率97.2%。[①]

6. 乌附麻辛桂姜汤 制川乌12克、附子12克、麻黄6克、细辛6克、桂枝10克、干姜10克、川牛膝12克、蜈蚣1条、乳香10克、没药10克、甘草6克、生姜3片、大枣5枚。随症加减:气虚重者,加黄芪30克;血虚重者,加当归10克;肾虚者,加杜仲12克;麻木不仁者,加鸡血藤30克;重着沉困者,加防己10克、薏米30克;湿热明显者,去制川乌、附子、干姜,加忍冬藤30克、薏苡仁30克、防己10克。每日1剂,水煎分2次服,10日为1个疗程,间隔3日续服下一个疗程。罗光云用上方加减治疗240例坐骨神经痛患者。结果:痊愈141例,好转85例,无效14例,总有效率94.2%。治愈时间最短者5日,最长者90日。[②]

7. 乌头赤石脂丸 制川乌10克、制草乌10克、川椒10克、附子10克、防风10克、干姜12克、乌梢蛇12克、赤石脂20克、薏苡仁20克、细辛6克、甘草6克。随症加减:气虚明显者,加黄芪30克、党参15克;血虚明显者,加当归15克、鸡血藤20克;湿邪明显者,加防己20克;肾虚者,加川续断12克、五加皮10克;顽痛不已者,加土鳖虫10克、水蛭10克;局部麻木者,加白附子10克、白芥子12克。每日1剂,水煎服,15日为1个疗程。董恒星等用上方加减治疗110例坐骨神经痛患者。结果:痊愈43例,基本痊愈14例,无效3例。服药最多者65剂,最少者14剂,平均服药30剂。[③]

8. 白芍止痛汤 白芍50克、鸡血藤20克、威灵仙20克、木瓜15克、牛膝12克、独活10克、没药10克、川乌5~10克、草乌5~10克、防己9克。随症加减:疼痛重者,加三七(研末分3次吞服)8克、延胡索12克;风邪重者,加乌梢蛇12克、蜈蚣1条;湿邪重者,加五加皮12克、苍术10克;寒邪重者,加细辛3克、麻黄6克;瘀滞重者,加红

花9克、桃仁10克;腹泻者,加茯苓12克、苍术10克、白术10克;气虚者,加黄芪12克、白术12克;血虚者,加熟地黄12克、当归10克;肾虚者,加炒杜仲10克、续断12克、补骨脂9克。每日1剂,水煎服;重者内服后将药渣加水煎1小时后用纱布把药渣包好,蘸药汁热敷局部(不能太热,以免烫伤皮肤),每日2次外用。宋镇星等用上方加减治疗100例根性坐骨神经痛患者,治疗10日后统计疗效。结果:治愈68例,治愈率68%;好转24例,好转率24%;无效8例,无效率8%。总有效率92%。[④]

9. 克痹液 大叶风沙藤10克、南五味子根10克、散血莲10克、石南藤12克、威灵仙10克、雪冻花根10克、牛膝10克、木瓜10克、杜仲15克、附子5克、常春藤10克、金毛狗脊15克、钩藤7克、钩藤根20克、红花5克、当归10克。按每方剂量,用1千克40~50度白酒,在玻璃瓶、陶器、搪瓷或不锈钢容器内密封浸泡7~20日(春夏可短,秋冬宜长);每次服1小杯(30~50毫升),每日早晚各服1次,每10日为1个疗程。周德忠等用上法治疗168例坐骨神经痛患者。结果:一般在1~3个疗程内治愈。治愈132例,有效33例,无效3例,总有效率98%。[⑤]

10. 加味阳和汤 熟地黄30克、麻黄6克、细辛3克、肉桂3克、鹿角胶(烊化,冲服)30克、炮姜炭6克、白芥子9克、乌梢蛇9克、淡附子(另包先煎30分钟)15克、防己12克、红花9克、甘草18克。每日1剂,每剂加水1500毫升,浸泡3个小时,文武火煎至300毫升,不用二煎;早晚饭后半小时各温服150毫升,连服6~12剂。高振达用上方治疗168例坐骨神经痛患者。结果:痊愈121例,显效42例,无效5例,总有效率97.02%。其中,痊愈疗程平均为8.6日。[⑥]

11. 当归四逆汤加牛膝 当归15克、桂枝15

① 李玄,等.苍麻四物汤为主治疗坐骨神经痛106例[J].湖南中医杂志,2004,20(1):56-57.
② 罗光云.乌附麻辛桂姜汤加味治疗坐骨神经痛240例临床观察[J].航空航天医药,2004,15(3):155.
③ 董恒星,等.《金匮》乌头赤石脂丸治疗坐骨神经痛60例[J].四川中医,2001,19(9):31.
④ 宋镇星,等.白芍止痛汤治疗根性坐骨神经痛100例[J].四川中医,2000,18(12):27.
⑤ 周德忠,等."克痹液"治疗坐骨神经痛168例[J].中国乡村医药,1999,6(7):11-12.
⑥ 高振达.加味阳和汤治疗坐骨神经痛168例[J].中医研究,1998,11(3):44.

克、芍药 15 克、细辛 5 克、炙甘草 10 克、通草 10 克、大枣 6 枚、牛膝 20 克。每剂水煎 3 次，每日 2 次口服，服 6 剂药（9 日）为 1 个疗程。谢凯等用上方治疗 86 例坐骨神经痛患者。结果：治疗时间最短 1 个疗程，最长 5 个疗程，平均 3 个疗程。治愈 54 例，好转 28 例，无效 4 例，有效率 95.35％。[1]

12. 桃仁桂枝汤　桃仁 12 克、威灵仙 15 克、桂枝 15 克、防风 10 克、制乳香 6 克、制没药 6 克、苍术 10 克、木瓜 10 克、当归 10 克、羌活 12 克、独活 12 克、川牛膝 10 克、细辛 3 克。随症加减：气虚者，加炙黄芪 30 克；沉困重，木瓜用量加至 18 克；伴有肌肉麻木者，加全蝎 10 克、僵蚕 10 克；伴有腰部疼痛者，加杜仲 10 克、续断 10 克。每日 1 剂，水煎分 2 次温服，10 日为 1 个疗程。祛风，散寒，除湿，化瘀止痛。张玉盘等用上方加减治疗 215 例坐骨神经痛患者。结果：痊愈 156 例，有效 52 例，无效 7 例，总有效率 96.7％。[2]

13. 痹除定痛汤　独活 15 克、当归 15 克、桑寄生 30 克、丹参 30 克、王不留行 30 克、鸡血藤 30 克、川牛膝 30 克、杜仲 15 克、威灵仙 15 克、防己 15 克、防风 15 克、土鳖虫 10 克、细辛 10 克、制附子 10 克、甘草 6 克。每日 1 剂，水煎 2 次，早晚各服 1 次，15 为 1 个疗程。刘远见等用上方治疗 236 例坐骨神经痛患者。结果：治愈 127 例，显效 71 例，有效 29 例，无效 9 例，总有效率 96.2％。其中服药 1 个疗程治愈者 63 例，2 个疗程治愈者 36 例，3 个疗程治愈者 28 例。[3]

单　方

1. 蔓荆子　组成：蔓荆子 50 克。用法用量：蔓荆子炒至焦黄，轧为粗末，加入白酒 500 毫升内浸泡 3～7 日（夏天泡 3 日，冬天泡 7 日），兑凉开水适量，取汁 700 毫升，每日分早晚 2 次各饮 50 毫升，7 日为 1 个疗程，观察 3 个疗程。临床应用：王士国用上法治疗 56 例坐骨神经痛患者。结果：1 个疗程症状消失者 12 例（占 21.4％），2 个疗程症状消失者 23 例（占 41.1％），3 个疗程症状明显改善者 20 例（占 35.7％），效果不明显者 1 例（占 1.8％），总有效率 98.2％。[4]

2. 复方了哥王汤　组成：了哥王（根、茎）125 克、海桐皮 63 克、黑雌鸡肉（去毛及内脏）500 克。制备方法：先将了哥王、海桐皮二药用清水约 4 000 毫升文火煎至约 900 毫升后，去渣，再把该药液文火浓缩至 240 毫升左右。用法用量：取浓缩的药液和黑雌鸡肉放炖盅内，文火隔水炖 4 小时后，一次顿服药液。每隔 3 日服 1 剂，每服 2 剂为 1 个疗程。临床应用：聂祯样用上方治疗 100 例坐骨神经痛患者。结果：治愈 91 例，显效 9 例。其中第 1 个疗程治愈 15 例，第 2 个疗程治愈 29 例，第 3 个疗程治愈 30 例，第 4 个疗程治愈 9 例、显效 5 例，第 5 个疗程治愈 8 例、显效 4 例。总有效率 100％。[5]

3. 马钱子　组成：制马钱子粉 0.3～0.6 克。用法用量：每日 2 次，开水冲服。临床应用：陈国权等用上法治疗 33 例坐骨神经痛患者。结果：痊愈 21 例，好转 8 例，无效 4 例。疗程最长 34 日，最短 7 日，平均 19.5 日。[6]

4. 皂角刺　组成：皂角刺 20～40 克。用法用量：加水 500 毫升，煎至 300 毫升，滤去渣，每日分 2 次服，每日 1 剂，直至疼痛消失后，再巩固 3～5 日停药。临床应用：刘玺珍等用上法治疗 117 例坐骨神经痛患者。结果：临床痊愈 73 例，占 62.4％；基本控制 20 例，占 17.1％；好转 18 例，占 15.4％；无效 6 例，占 5.1％。[7]

5. 土鳖虫　组成：活土鳖虫（全头足）7 个。

① 谢凯，等.当归四逆汤加牛膝治疗坐骨神经痛 86 例报告[J].中医正骨，1997，9(3)：38.
② 张玉盘，等.桃仁桂枝汤治疗坐骨神经痛 215 例[J].中国骨伤，1996，9(2)：57-58.
③ 刘远见，等.痹除定痛汤治疗坐骨神经痛 236 例[J].甘肃中医学院学报，1995，12(2)：19-20.
④ 王士国.蔓荆子治疗坐骨神经痛 56 例[J].河北中医药学报，2001，16(4)：24.
⑤ 聂祯样.复方了哥王汤治疗坐骨神经痛 100 例临床观察[J].安徽中医临床杂志，1998，10(4)：227.
⑥ 陈国权，等.马钱子治疗坐骨神经痛 33 例[J].新中医，1997，29(S)：100-101.
⑦ 刘玺珍，等.皂角刺煎剂治疗坐骨神经痛 117 例[J].北京中医药大学学报，1994，17(4)：21.

用法用量：用砂锅焙干研末过萝，黄酒适量作为药引服下，每隔2～5日1次，一般3～5次有效。如服用7～8次无效可放弃此法治疗；如有效，继续巩固治疗2～3个月。临床应用：王瑞敏等用上法治疗25例坐骨神经痛患者。结果：仅2例无效，有效率92％，而且5～18年未曾复发。①

6. 胡椒根　组成：胡椒根62克、鸡肉适量。用法用量：胡椒根放瓦罐内，加水煲出味，后下鸡肉适量煮熟，放盐少许调味，吃肉喝汤，每日1次，连服10次为1个疗程。临床应用：郭朝广用上法治疗84例坐骨神经痛患者。结果：痊愈者67例，好转者12例，无效者5例，总有效率94％。一般服药4～5日后即感觉步行方便，不痛，或症状减轻。平均服药次数为15次。②

中　成　药

1. 腰痛宁胶囊　组成：马钱子粉（调制）、土鳖虫、川牛膝、甘草、麻黄、醋制乳香、醋制没药、全蝎、麸炒僵蚕、麸炒苍术（颈复康药业集团有限公司生产，国药准字Z13020898）。功效主治：消肿止痛，疏散寒邪，温经通络；适用于寒湿瘀阻经络所致的腰间盘突出症、坐骨神经痛、腰肌劳损、腰肌纤维炎、风湿性关节炎痛，症见腰腿疼，关节痛及肢体活动受限者。用法用量：口服，每次5粒，每日1次，睡前半小时黄酒兑少量温开水送服。14日为1个疗程。临床应用：刘艳平等以腰痛宁胶囊治疗72例寒湿瘀阻型坐骨神经痛患者，临床控制3例，显效29例，有效27例，无效13例，总有效率81.9％。③

2. 通心络胶囊　组成：人参、水蛭、全蝎、赤芍、蝉蜕、土鳖虫、蜈蚣、檀香、降香、制乳香、炒酸枣仁、冰片。功效：益气活血，搜风通络。用法用量：口服，每次4粒，每日3次。临床应用：俞梅等以通心络胶囊治疗69例坐骨神经痛患者。结果：临床治愈21例，显效31例，有效13例，无效4例。治愈率30.4％，总有效率94.2％。④

3. 扎冲十三味丸　组成：诃子、制草乌、石菖蒲、木香、人工麝香、制珊瑚、制珍珠、丁香、肉豆蔻、沉香、禹粮土、煅磁石、甘草。功效主治：祛风通窍，舒筋活血，镇静安神；适用于半身不遂，左瘫右痪，口眼歪斜，四肢麻木，腰腿不利，言语不清，筋骨疼痛，神经麻痹，风湿、关节疼痛。用法用量：口服，根据患者的体重、年龄予扎冲十三味丸7～11粒（1～1.5克）每晚睡前开水送服。临床应用：灵巧等用扎冲十三味丸治疗160例坐骨神经痛患者，在用药后第7、14、21、28日进行疗效判断。结果：第7日症状缓解54例，占33.8％；第14日症状缓解90例，占56.3％；第21日症状缓解126例，占78.8％；第28日症状缓解156例，占97.5％。28日疗程结束后治疗组总有效率为97.5％。⑤

4. 伸筋丹胶囊　组成：地龙、制马钱子、红花、醋炒乳香、防己、醋炒没药、香加皮、烫骨碎补（浙江新光药业有限公司生产，国药准字Z33020230）。功效主治：舒筋通络，活血祛瘀，消肿止痛功效；适用于血瘀络阻引起的骨折后遗症，颈椎病，肥大性脊椎炎，慢性关节炎，坐骨神经痛，肩周炎。用法用量：口服，每次5粒，每日3次，饭后服，21日为1个疗程。临床应用：吴亚山等用伸筋丹胶囊治疗30例坐骨神经痛患者。结果：经1个疗程治疗后，临床痊愈7例，显效11例，有效10例，无效2例，总有效率93.33％。⑥

5. 人参再造丸　组成：人参、乌蛇（酒炙）、肉桂、当归、牛黄、丁香、沉香、血竭、三七、冰片。功效主治：益气养血，祛风化痰，活血通络；适用于气虚血瘀、风痰阻络所致的中风，症见口眼歪斜、半身不遂、手足麻木、疼痛、拘挛、言语不清。用法

① 王瑞敏，等.地鳖虫治疗坐骨神经痛25例［J］.河北中医，1993，15（6）：23.
② 郭朝广.胡椒根治疗坐骨神经痛临床疗效观察［J］.中药材，1992，15（10）：44-45.
③ 刘艳平，等.腰痛宁胶囊治疗寒湿瘀阻型坐骨神经痛临床疗效观察［J］.中草药，2015，46（19）：2916-2918.
④ 俞梅，等.通心络胶囊治疗坐骨神经痛69例临床观察［J］.海峡药学，2011，23（8）：172-173.
⑤ 灵巧，等.扎冲十三味丸治疗坐骨神经痛300例疗效分析［J］.中国民族医药杂志，2005（6）：5.
⑥ 吴亚山，等.伸筋丹胶囊治疗坐骨神经痛30例［J］.浙江中医杂志，2001（12）：544.

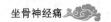

用量：年轻体壮者，每日服 3 丸，分早中晚各 1 次；年老体弱者，每日服 2 丸，早、晚各 1 次。临床应用：奚正平以人参再造丸治疗 32 例坐骨神经痛患者。结果：显效 20 例，占 62.5%；好转 10 例，占 31.25%；无效 2 例，占 6.25%。总有效率 93.75%。疗程最短 10 日，最长 40 日。[1]

---

① 奚正平.人参再造丸治疗坐骨神经痛 32 例[J].实用中医内科杂志,2000,14(2)：32.

臀上皮神经炎

概　述

　　臀上皮神经炎是临床上较为常见的疾病,臀上皮神经主要指第12胸椎至第4腰椎间脊神经后支之外侧支,其走行于骶棘肌中,穿越髂嵴进入臀部时,被坚强的骶棘肌及腰背筋膜在髂嵴上缘附着处扁圆形骨纤维管固定,该骨纤维管对神经起到保护作用。当腰部扭挫伤或急慢性劳损和受凉时,可造成腰背筋膜及肌肉软组织的损伤而出现充血水肿、炎症形成,纤维增生,继而机化,筋膜组织粘连;局部血供受阻并加重软组织痉挛,继而导致纤维管变形或缩窄,压迫臀上皮神经,出现下腰部疼痛。临床主要表现为臀部刺痛、酸痛、撕扯样痛,患侧大腿后部牵拉样痛,但多不过膝,以及弯腰起坐活动受限等。

　　本病属中医"筋出槽""筋痹""腰痛""腰痹"范畴。其基本病机为风、寒、湿之邪侵袭机体,客于筋骨,致使气血运行受阻,不通则痛。风寒湿之邪客于筋骨,日久必损伤肝肾,耗伤气血,导致肝肾气血俱虚。临床常辨证为风寒湿痹证:患侧臀部疼痛不适,肢体屈伸不利,或麻木不仁,畏寒喜温,得温痛减,遇寒加重,舌苔白腻或舌淡苔白润,脉弦紧。治宜祛风湿、止痹痛、益肝肾、补气血。

经　验　方

　　1. 小针刀松解　患者的体位为俯卧位,在患者的腹部垫一薄枕,将患侧的皮肤完全暴露,医生准确找到疼痛点,选择横突点及髂嵴缘上臀上皮神经入臀点作治疗。T11~T12横突点定位在距正中线25~30毫米,平棘间的压痛点上;L1~L4横突点定位在距正中线30~40毫米,平棘间的压痛点上;臀上皮神经入臀点定位在于臀中肌处找到明确压痛点,有时可触到条索状痛性结节,顺该痛点垂直向上,稍内斜,往往可于以髂嵴为中心向内、外侧各20毫米的髂嵴范围内触到痛点,选择该痛点为治疗部位。常规消毒,首先配制进行神经阻滞的消炎止痛液(取20毫升针管抽吸腺苷钴胺1.5毫克、曲安奈德40毫克、2%利多卡因5毫升、0.9%氯化钠生理盐15毫升,共20毫升的混合液),应用8厘米长的7号针头在痛点处垂直进针,依次在浅筋膜、肌层、深筋膜注射,注射位置要准确,注射完毕后取用4号针刀施术。横突点处针刀推进直到横突点骨面,然后向外横行剥离,再切开横突间韧带1~2刀,纵行疏通,横行剥离,刀下有松动感后出刀;臀上皮神经入臀点处进针后针刀直达髂骨骨面,于髂骨嵴上纵行切开胸腰筋膜2~4刀,纵行疏通,横行剥离,刀下有松动感后出刀,出刀后创可贴保护针孔。嘱患者24小时内保持施术部位皮肤干燥。1次为1个疗程,如果患者经过1次治疗没有治愈,在间隔10日后再次实施治疗,但最多治疗2个疗程。杨晓燕用上法治疗40例臀上皮神经炎患者,痊愈率80%,总有效率90%。[①]

　　2. 热敷散配合独活寄生汤　热敷散:刘寄奴15克、秦艽15克、独活15克、续断15克、川乌10克、草乌10克、大黄10克、花椒10克、白附子10克、干姜10克、红花10克、樟脑10克、冰片3克、黄丹30克、伸筋草30克、艾叶20克、当归20克、

---

① 杨晓燕.小针刀松解与神经阻滞联合治疗臀上皮神经炎的疗效观察[J].世界最新医学信息文摘,2017,17(97):136,141.

桑寄生 20 克、牛膝 20 克。每剂药用老陈醋 250 毫升拌匀拌湿，直至老陈醋完全沁润药物，再用大小适宜的纱布袋包裹放置蒸笼上蒸 25 分钟左右，然后取出并用毛巾包裹热敷患处，防止烫伤。每次 40 分钟，早晚各 1 次，1 周为 1 个疗程，连续热敷 2 周。独活寄生汤：独活 9 克、桑寄生 6 克、杜仲 6 克、牛膝 6 克、细辛 6 克、秦艽 6 克、茯苓 6 克、肉桂心 6 克、防风 6 克、川芎 6 克、人参 6 克、甘草 6 克、当归 6 克、芍药 6 克、干地黄 6 克。每日 1 剂，水煎 300 毫升，分早中晚温服，并注意防寒保暖。1 周为 1 个疗程，连服 2 周。杨召强等用上述方法治疗 35 例臀上皮神经炎患者。结果：治愈 28 例，显效 8 例，好转 3 例，无效 1 例，总有效率 97.14%。[①]

3. 围刺合刺络放血法　患者取健侧卧位，医生立于患者身后，在其臀部髂嵴中点直下约 3～4 厘米处进行按压寻找压痛点，并确定条索样硬物，取条索样硬物中点（或最疼处）及其首尾两端，以指甲"十"字定位，常规消毒后，选用 0.4 毫米×75 毫米不锈钢毫针快速进针，在条索样硬物中点（或最疼处）垂直刺入 50 毫米，然后在此条索物边缘进针，将此条索物围住，每两针间隔 1 寸，视条索物大小决定扎针的数目。腰痛者加 L1～L3 夹脊，呈 75°角向脊柱方向刺入 30～40 毫米，留针 30 分钟。起针后，在条索物局部先用 75% 乙醇消毒，左手舒张皮肤，右手以一次性无菌注射针快速多次点刺患处，每针间隔 1.0 厘米左右，深度为 3～5 毫米。然后拔罐，留置 5 分钟，总出血量 10～20 毫升，后起罐。针刺每日 1 次，10 次为 1 个疗程；刺络拔罐隔日 1 次，每个疗程 5 次。1 个疗程后休息 1 周，再行下一个疗程。徐秋霞用上法治疗 42 例臀上皮神经炎患者。结果：临床治愈 32 例，占 76.2%；显效 8 例，占 19.0%；好转 2 例，占 4.8%。全部有效，愈显率 95.2%。[②]

4. 针刀　(1) T12～L3 横突点：T12～L3 横突点定于距正中线 25～30 毫米，平棘间水平线上

的压痛点上，目的是松解骨表段的组织，达到松解骨表段的腰脊神经后支的目的。同时，也松解位于横突上缘根部的脊神经后支走行的骨纤维管和松解后内侧支走形的副乳突韧带。刀口线与躯干纵轴平行，刀体与皮面垂直，快速刺入皮肤，匀速推进直到横突骨面。调整刀锋至横突根部的稍下方，纵行切开副乳突韧带 2～3 刀，然后向外横行剥离；将刀锋调整至横突上缘根部，调转刀口线 90°，沿横突上缘切开横突间韧带 1～2 刀，纵行疏通、横行剥离，有松动感后出针刀。(2) 髂嵴缘上压痛点：定主要疼痛部位 2～4 点，松解髂嵴上的胸腰筋膜浅层。刀口线与躯干纵轴平行，刀体与皮面垂直，快速刺入皮肤与皮下组织，直达髂骨骨面，调整刀锋至髂骨嵴上，纵行切开胸腰筋膜 2～4 刀，纵行疏通、横行剥离；如筋膜硬韧则调转刀口线 90°，将筋膜切开 2～3 刀，针刀下有松动感后拔出。(3) 髂嵴下压痛点：定点髂嵴缘下方 30 毫米以上处的压痛点，此处各点为臀上皮神经的入臀点和皮下段的位置，目的是松解入臀点和皮下段的卡压。刀口线与躯干纵轴平行，刀体与皮面垂直，快速刺入皮肤，直达髂骨骨面，稍松开刀柄，让针刀刀体自然浮起，再捏住刀柄，固定其深度后，行纵行疏通，横行剥离 1～2 下即可。针刀下有松动感后拔出。每周 1 次，3 次为 1 个疗程。弓臣等用上法治疗 72 例臀上皮神经炎患者。结果：治疗时间 1～2 个疗程，平均 1.2 个疗程。痊愈 65 例，有效 7 例。痊愈率 90.28%，有效率 100%。[③]

5. 改良扬刺法加蜻蜓点水术　患者取健侧卧位，医生站于患者身后，在其臀部髂嵴中点直下约 3～4 厘米处进行按压检查压痛点，并确定条索样硬物，取条索样硬物中点（或最疼处）及其首尾（两端），以指甲"+"字定位，常规消毒后，选用 0.4 毫米×50 毫米的不锈钢毫针快速进针，在条索样硬物中点（或最疼处）垂直刺入 40 毫米，条索物两端呈 45°向条索物中点各刺入一针约 45 毫米，然后以此三针为准，在距该条索样硬物垂直线的上、下

① 杨召强，等.中草药热敷配合独活寄生汤治疗臀上皮神经炎临床研究[J].亚太传统医药，2017，13(17)：155-156.
② 徐秋霞.围刺合刺络放血法治疗臀上皮神经炎[J].山西中医，2016，32(9)：62.
③ 弓臣，等.温针灸配合推拿与小针刀治疗臀上皮神经炎临床疗效观察[J].中国社区医师，2014，30(15)：103-104.

约 5 厘米处各取 3 点,常规消毒后,持 0.4 毫米×50 毫米毫针与皮肤呈 15°角快速进针,沿皮下并垂直于条索样硬物缓慢刺入 45 毫米(上下各三针);腰痛者加 L1~L3 夹脊(病侧),呈 75°向脊椎方向刺入 30~40 毫米。所有毫针均在刺入时、刺入后 15 分钟及出针时行蜻蜓点水术泻法 0.5~1 分钟,之后加 TDP 照射 30 分钟出针。"蜻蜓点水术"之泻法:夹持进针法快速进针,将毫针缓慢刺入穴位的应刺深度后,进行频率每秒 9 次以上、幅度在 4~6 毫米的快速(或较快速)提插运针,要求指力直达针尖(期间不捻转或少捻转)。每周针 3 次,10 次为 1 个疗程。奚向东用上法治疗 59 例臀上皮神经炎患者。结果:临床治愈(腰臀部及大腿疼痛完全消失,弯腰起坐活动正常,局部无压痛者)46 例,占 78.0%;显效(腰臀部及大腿疼痛基本消失,弯腰起坐活动正常,局部轻微压痛者)11 例,占 18.6%;好转(腰臀疼痛明显减轻,劳累或弯腰起坐,臀部及大腿仍轻微牵拉疼痛者)2 例,占 3.4%;无效(临床症状及疼痛无明显改善者)0 例。总有效率 100%,治愈显效率 96.6%。①

6. 扬刺加电针配合手法 在患部行扬刺法,即找最明显的压痛点(在髂嵴高点内侧 2~3 厘米处)为主穴,从主穴循筋向左右下方寻找次要的压痛点为辅穴,在主穴其他方向各距主穴 2~3 寸处取 3 穴为次穴。主穴和辅穴均直刺至筋膜处,使之得气,此时患者有酸重痛感,再针刺 3 个次穴,分别向主穴斜刺透入筋膜,得气后接上电针机,选择疏密波,电流量以患者能耐受为度,治疗 25 分钟,每日 1 次。电针后休息 3 分钟再施以手法。患者取俯卧位,在臀上皮神经行走范围外擦跌打油以作介质,以小鱼际轻揉 2 分钟,透热为度;以拇指沿神经纤维走向稍用力深推,在条索硬结处深压 0.5 分钟,以手下肌纤维松弛为度;患者取侧卧位,患侧在上,施以斜板手法,斜板同时医者以按腰侧拇指顺势自髂嵴高点向下弹拨推按数下,

最后以拍打手法结束。隔日 1 次,以 10 次电针、5 次手法治疗为 1 个疗程。黄捷佳用上法治疗 155 例臀上皮神经炎患者,治疗 2 个疗程后评定疗效。结果:临床痊愈(腰臀痛消失,功能恢复,1 年内无复发者)计 118 例,占 76.13%;显效(腰臀痛减轻,劳累或弯腰臀部仍牵拉痛)计 32 例,占 20.64%;无效(腰臀痛无改善)计 5 例,占 3.23%。有效率为 96.77%。②

7. 针刺加叩刺拔罐 患者取侧卧位,让患侧髋关节屈曲,臀部肌肉呈明显紧张状态,同时在膝关节内侧面垫上软枕。医者用右手拇指在患侧髂嵴最高点内侧 2~3 厘米处仔细用力按压,有明显胀麻痛感处即为"痛反应点"。常规皮肤消毒后,取 0.35 毫米×75 毫米针灸针,在此痛点中心直刺一针,以明显酸胀感为宜。然后在其周围距中点约 1 厘米处斜刺,针尖指向中心,以 TDP 照射,留针 30 分钟。出针后,在以针刺中点为圆心,半径 2 厘米的区域内以皮肤针叩刺,力量稍重,待局部有明显出血点时以 7 厘米口径的拔罐器扣上,抽出罐内空气,留罐 2~3 分钟,待罐内出血约 2 毫升时移罐,擦拭患部血渍。每周治疗 2 次,10 次为 1 个疗程,共治疗 2 个疗程。芮兴国用上法治疗 80 例上皮神经炎患者。结果:治愈 58 例(1 个疗程内 40 例,2 个疗程内 18 例),好转 17 例,未愈 5 例,总有效率 93.8%。③

8. 独活寄生汤 羌活 10 克、独活 10 克、防风 10 克、川芎 10 克、怀牛膝 20 克、桑寄生 20 克、炒杜仲 20 克、秦艽 10 克、当归 10 克、茯苓 15 克、党参 15 克、熟地黄 15 克、白芍 15 克、制川乌(先煎)5 克、制草乌(先煎)5 克、甘草 5 克。每日 1 剂,水煎分服。1 周为 1 个疗程,连服 3 周。徐杰用上方治疗 70 例臀上皮神经炎患者,同时配合局部封闭加弹拨手法松解,随访时间 6 个月至 1 年。结果:痊愈 40 例,好转 26 例,无效 4 例,总有效率 94.29%。④

9. 弹拨法 患者取俯卧位,用滚法、揉法等理

① 奚向东.改良扬刺法加蜻蜓点水术治疗臀上皮神经炎 59 例[J].中国针灸,2013,33(8):730-731.
② 黄捷佳.扬刺加电针配合手法治疗臀上皮神经炎 155 例[J].河北中医药学报,2011,26(3):39.
③ 芮兴国.针刺加叩刺拔罐治疗臀上皮神经炎疗效观察[J].上海针灸杂志,2010,29(8):515-516.
④ 徐杰.独活寄生汤配合局部封闭治疗臀上皮神经炎 70 例[J].中国中医急症,2009,18(1):138.

筋手法于患侧腰臀部,使之放松腰臀部肌肉。在髂后上棘后下方对条索状物采用弹拨法,要求准、稳、快,忌暴力。取侧卧位,行腰椎侧扳法。仍取俯卧位以滚法、揉法及点按足太阳膀胱经腰腿部各穴以解痉止痛。每日1次,每次大于30分钟,7日为1个疗程。黄金波用上法治疗80例臀上皮神经炎患者。结果:经1个疗程治疗后,疼痛消失38例;2个疗程治疗后,疼痛消失25例;治疗3个疗程后,疼痛消失17例。[①]

10. 中药热敷方1 羌活、独活、川芎、牛膝、红花、川乌、防风、草乌、伸筋草、威灵仙、千年健、宣木瓜、葛根藤、乳香、没药、桂枝、土鳖虫、路路通等。上药混合碾成细末装袋,放入锅中隔水蒸透20分钟取下,用干毛巾将药袋包裹后趁热敷于患处,直至药凉取下,反复可用5次,每日1次,10日为1个疗程。在中药热敷后约1小时,患者取俯卧位,准确定位,用龙胆紫标记,皮肤常规消毒,用2%利多卡因5毫升在已定位处进针对病灶部位进行局部浸润麻醉,在麻醉效果满意后将小针刀垂直于皮肤平行于臀上皮神经走行方向加压刺入病变部位,行松解术后出针,创可贴敷贴针孔。患者卧床休息4～6小时,24小时后可适当锻炼。陶世明用上述方法治疗196例臀上皮神经炎患者。结果:1次治愈128例,占65.3%;平均2～3次治愈者65例,占33.2%;无效3例,占1.5%。总有效率98.5%。[②]

11. 中药热敷方2 制附子15克、制川乌10克、片姜黄20克、细辛12克、川椒15克、桑枝30克、槐枝30克、三棱15克、莪术15克、醋延胡索12克、制乳香10克、制没药10克。将上药粉碎成粗末,分装在26厘米×20厘米两层纱布袋内,将纱袋口缝好后,放进砂锅内,加水1000毫升,煎煮3.5分钟～1小时,取出药袋,放在压痛点或条索状增粗物上热敷为佳,每日1次,每次热敷1小时以上,10日为1个疗程。蒋希林等用上述方法治

疗60例臀上皮神经炎患者,治愈45例,显效10例,无效5例,总有效率91.67%。[③]

12. 中药内服方 黄芪30克、炒白术10克、当归12克、鸡血藤15克、丹参15克、桑寄生12克、威灵仙15克、土鳖虫12克、延胡索12克、川牛膝12克、续断12克、熟地黄12克、制大黄9克。随症加减:重痛甚者,加制川乌6克、草乌6克;阳虚者,加桂枝;痰湿重者,去熟地黄,加半夏、陈皮。每日1剂,10日为1个疗程。配合手法治疗,患者俯卧位,在患侧腰腿部以滚按手法治疗5～10分钟,使肌肉放松,接着以指代针在阿是穴(患侧髂嵴中点下约3厘米)、肾俞、大肠俞、委中穴点、按、揉10分钟;患者改侧卧,患侧在上,屈上腿,伸下腿触摸到臀部条索样物后,作与垂直方向的弹拨手法,以患者局部酸胀且能忍受为宜,弹拨5～10分钟;患者改俯卧,在患侧臀腿部沿神经血管方向用擦法,以透热为宜,促进血运。每日1次,10次为1个疗程。吴建红等用上法治疗62例臀上皮神经炎患者。结果:治愈(症状、体征消失,恢复工作)46例,显效(症状、体征基本消失,仅留轻微症状,能从事原工作)13例,无效3例,治愈率74.19%。[④]

13. 推拿法 首先以摩法等放松臀肌,再点按腰俞、命门、环跳、承扶、委中、承山穴,弹拨臀中肌部位上因劳损改变形成的条索状神经肌肉组织,双拇指剥离粘连的病变组织。向后拔伸摇转髋关节,而后改俯卧位为仰卧位,屈膝,屈髋,展髋,改善髋、膝关节屈伸功能,每日1次,10日为1个疗程。推拿前或后行封闭治疗,用20毫升注射器,7号针头,抽确炎舒松-A混悬液20毫克,2%普鲁卡因4毫升,654-2 10毫升,注射用水5毫升混均药液,改用牙科5号针头,在患部常规消毒后沿着压痛点的神经肌肉纤维组织走向注射治疗。每周1次,2～3次为1个疗程。葛跃华用上法治疗200例臀上皮神经炎患者。结果:所有病例统计

① 黄金波.弹拨法治疗臀上皮神经炎80例[J].浙江中西医结合杂志,2008,18(3):187,封3.
② 陶世明.小针刀配合中药热敷治疗臀上皮神经炎196例临床观察[J].西南军医,2008,10(3):80.
③ 蒋希林,等.针灸刀配合中药热敷治疗臀上皮神经炎60例[J].中医外治杂志,2000,9(3):16-17.
④ 吴建红,等.手法加中药治疗臀上皮神经炎[J].中国中医药信息杂志,2000,7(6):67.

时间为 30 日,痊愈 109 例,占 54.5％;显效 70 例,占 35％;有效 15 例,占 7.5％;无效 6 例,占 3％。总有效率 97％。[1]

14. 小宽针疗法 小宽针是长、宽、厚各异的 6 种不同型号之剑形钢针,术者根据患者身体胖瘦,年龄大小,肌肉的厚度不同选择使用。如 4 号针长 10 厘米,宽 0.3 厘米,厚 0.16 厘米,用于成人腰背部穴位的针刺操作。以局部痛性筋束阿是穴为主,患者取俯卧位于治疗床上,暴露患部,常规消毒,医者左手拇指稳准按压痛性筋束痛点,并嘱患者不要活动,医者右手拇指和食指捏住针体,留出要刺入的长度,控制进针深度,小指顶住针柄,以中指和无名指扶住针体。针尖与皮肤呈 90°直接刺入疼痛部位;然后速用闪火法将玻璃罐扣在针刺的部位,约停 1 分钟,待穴位出血 1 毫升时即起罐,用消毒纱布擦拭,并敷消毒纱布按揉腰骶部以松解肌肉,弹拨条索物,并结合按压手法使条索物平复至不能触清条状物为止。7 日治疗 1 次,3 次为 1 个疗程。张红英用上法治疗 126 例臀上皮神经炎患者。结果:痊愈 93 例,占 74％;有效 33 例,占 26％。总有效率 100％。早期病例一般经 1～2 次即能治愈,慢性劳损且病程稍长患者一般须经 3～5 次方能治愈,急性损伤较慢性劳损疗效显著。[2]

15. 手法配合封闭疗法 急性期手法治疗:触及臀上皮神经部位条索状物者行手法理筋。轻柔行理顺,按压加镇定。慢性期手法治疗:给予行分筋为主,加按压镇定。药物治疗:对于手法治疗症状不能完全解除者,特别是慢性期,可配合药物治疗。封闭疗法:常用 2％普鲁卡因每侧 4～6 毫升、强的松龙 0.5 毫升,常规皮肤消毒后,于髂前上棘与髂后棘中点,髂脊下约 4 厘米处(或触及条索状物压痛明显处)进针。至髂骨后稍退针开始注药,边退针边注药至深筋膜下注完。根据症状缓解情况,给予跌打丸每日 2 次,每次 1 丸口

服,以止痛、舒筋、活血。王增章等用上法治疗 472 例臀上皮神经炎患者。结果:急性期 417 例经一次手法治疗症状、体征完全消失者 126 例,明显缓解 346 例;2 次手法治疗症状、体征消失者 72 例;余均加封闭 1～2 次及口服药物治疗,平均治疗天数为 2.5 日。慢性期 55 例经 1 次手法治疗后症状、体征消失者 7 例,明显缓解者 48 例;2 次手法后症状、体征消失者 5 例;余经加 1 次药物封闭痊愈者 27 例,2 次封闭治疗者 9 例,3 次治疗者 7 例。[3]

16. 局部注射配合推拿 患者取俯卧位,用 7 号针抽取醋酸确炎舒松-A 1 毫升,维生素 B₁₂ 2 毫升,10％盐酸普鲁卡因 5 毫升(皮试阴性),混合均匀,在患侧髂脊中点下用双拇指触诊法找到臀上皮神经,局部皮肤常规消毒后,于髂骨面垂直方向刺入,针尖顶到髂骨后退出少许,探得气感后,将药液缓慢推入 1/2 量,再换方向在周围浸润即可。然后术者立于患侧,以掌根按揉患侧腰臀部 3～5 分钟,用双手拇指指腹触诊法摸清异常滚动或高起条索状物后,再触清原位之沟,垂直臀上皮神经弹拨 20～30 次,使其回归原位,由轻到重使患者逐步适应,最后以食、中指腹顺肌纤维走向将顺 10～20 次。5～7 日治疗 1 次,5 次为 1 个疗程,一般治疗 1～2 个疗程。朱广圣用上法治疗 158 例腰臀筋膜炎患者。结果:经 1～2 个疗程治疗,痊愈 121 例,占 76.6％;显效 25 例,占 15.8％;有效 12 例,占 7.6％。全部有效。[4]

17. 齐刺加水针 齐刺:取阿是穴,局部皮肤常规消毒,用 2.5～3.0 寸毫针在压痛点正中直刺一针,并于上下向中心各斜刺一针,进针得气后平补平泻,轻捻转,少提插,留针 5～10 分钟。出针后以大号火罐(一罐扣 3 个针孔)用闪火法拔罐 5～10 分钟。水针:用 5 毫升注射器及 6.5 针头,无菌操作(下同)吸取 2％普鲁卡因(皮试阳性用利多卡因代替)2 毫升,加强的松龙混悬液 25 毫克及维生素 B₁₂ 1 毫升(0.5 毫克/毫升),行阿是穴注

① 葛跃华.中西医结合治疗臀上皮神经炎 200 例[J].福建中医药,1999,30(2):9.
② 张红英.小宽针治疗臀上皮神经炎 126 例[J].上海针灸杂志,1998,17(4):30.
③ 王增章,等.手法为主治疗臀上皮神经炎 472 例[J].颈腰痛杂志,1996,17(2):125.
④ 朱广圣.局部注射配合推拿治疗腰臀筋膜炎 158 例[J].山西中医,1996,12(2):31.

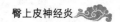

射。每 3 日 1 次,5 次为 1 个疗程。彭启琼用上法治疗 108 例臀上皮神经炎患者。结果:经 1 个疗程治愈(局部疼痛消失,功能活动恢复正常)101 例,占 93.5%;2 个疗程治愈 5 例,占 5.1%;2 个疗程后显效(局部疼痛基本消失,但剧烈运动后仍有隐痛)2 例,占 1.4%。[①]

① 彭启琼.齐刺加水针治疗臀上皮神经炎 108 例[J].江西中医药,1994,25(2):47.

儿童暂时性髋关节滑膜炎

概　述

暂时性髋关节滑膜炎（TSH），又称一过性髋关节滑膜炎，是儿童常见的下肢疾患，表现为跛行（避痛步态）、疼痛，多伴有上呼吸道感染、轻度外伤以及活动过多和运动不适等诱因。1892 年由洛维特（Lovett）和默泽（Moese）首先报道本病。本病病因至今尚不清楚，一些感染、外伤，对细菌、病毒的抗原、抗体反应、变态反应都可能与本病有关。其发病年龄多为 4～10 岁，5 岁左右最常见，国外报道最小 3 个月，最大 18 岁，国内报道最小 6 个月，个别成人也可发病。在儿童期发病率约为 3%，复发率约为 4%，男孩发病率为女孩的 2 倍。

暂时性髋关节滑膜炎临床常见急性起病，突发髋关节或膝关节疼痛，但髋关节无肿胀外观，被动体位（避痛体位），下肢不堪负重，髋关节活动受限，以内旋尤甚，行走时跛行。半数患儿体温正常或低热，个别患儿可出现高热，站立时呈外展屈曲畸形，骨盆向患侧倾斜，患肢假延长，Thomas 征弱阳性，Allis 征阳性，Feber 试验阳性。本病无特异性表现，凡有典型临床表现，X 线检查未见骨质病损，结合超声及各项实验室检查，排除其他髋关节疾病者，可诊断本病，但最可靠的确诊方法是关节镜病理检查。本病可继发股骨头缺血性坏死，所以早期诊断治疗十分重要。

中医认为，本病多数由于下肢过度外展、外旋使关节囊受到拽伤，使股骨头与髋臼窝之间发生微小移动（骨错缝），关节枢机不利；或关节外伤后复感外邪，局部气血瘀滞，寒湿流注，关节液增多挤压股骨头移位，关节枢机活动不利。临床辨证如下。（1）肝火留筋：表现为烦躁好动，主诉一侧髋关节疼痛，间断性发作，少数伴有膝关节疼痛，无发热、咳嗽，无明显跛行；舌边尖红，脉弦。髋区深压痛，髋关节屈曲外展时疼痛，Patrick 征可疑或阳性。实验室及 X 线检查无异常。治宜清热泻火、疏肝健脾。（2）气滞血瘀：多数儿童有剧烈运动史，如跳跃、骑跨、滑倒时腿外展位扭伤髋部。症见髋关节疼痛、肿胀，躯干向患侧倾斜，内旋、外展及伸直受限，腹股沟处压痛，患肢较健肢长 0.5～1.0 厘米，实验室及 X 线检查无明显异常。治宜活血化瘀、行气止痛。（3）风寒湿痹：可有上呼吸道感染或中耳炎病史。临床表现为发作时髋部疼痛持续时间较长，或有低热，跛行；舌质淡红，苔白或黄厚腻，脉数。髋区饱满，压痛明显，患肢屈曲、外展、外旋位畸形，躯干明显向患侧倾斜，跛行，甚则难行，Patrick 征阳性，患侧肢体较健肢长 1.5～2.5 厘米。血常规正常或白细胞轻度增高，血沉稍增快。X 线片及 B 超显示髋关节间隙增宽，髋关节囊肿胀，股骨头侧方移位。治宜祛风除湿、活血通络。（4）肝肾不足：无明显外伤史，常反复发作，多由禀赋不足所致。症见髋关节隐痛，活动时明显，不能着力，摇摆步，疼痛有时两髋交替出现；舌质干红少苔，脉弦细。X 线拍片股骨头往往有发育迟缓征象。治宜补肝肾、益脾胃，先后天同调。

辨 证 施 治

1. 刘召勇分 3 型

（1）气滞血瘀型　部分患者有剧烈运动史，如跳跃、骑跨、滑倒时腿外展位扭伤髋部。症见髋关节疼痛，内旋、外展及伸直受限，跛行明显，腹股沟处压痛，部分患者患肢较健肢稍长或稍短。骨盆正位 X 线片排除骨折。治宜活血化瘀、行气止痛。方用桃红四物汤加味：当归10克、川芎6克、赤芍9克、生地黄12克、桃仁9克、红花9克、香附9克、青皮6克、土鳖虫6克。随症加减：痛甚者，加延胡索9克、制乳香6克、制没药6克。

（2）风寒湿痹型　部分病例有上呼吸道感染病史。症见发作时髋疼痛持续时间较长，偶有低热，髋区饱满，压痛明显，患肢屈曲、外展、外旋位畸形，躯干明显向患侧倾斜，跛行，甚则难行，患侧肢体较健肢长1.5～2.5厘米；舌质淡红，苔白或黄厚腻，脉浮或滑数。部分病例可见血常规白细胞轻度增高，或骨盆正位X线片及B超显示髋关节间隙增宽、髋关节囊肿胀、股骨头侧方移位。方用蠲痹汤加味：羌活12克、姜黄9克、当归12克、赤芍6克、黄芪15克、防风6克、炙甘草3克、生姜3片。随症加减：发热者，加金银花6克、蒲公英9克；肿痛重者，加桃仁6克、红花6克、泽兰9克。

（3）脾肾不足型　无明显外伤史，反复发作。症见纳差，厌食，髋部隐痛，活动时明显，不能着力，摇摆步，疼痛有时两髋交替出现；舌质干红少苔，脉弦细。骨盆正位X线片无异常所见。治宜补肝肾、益脾胃。方用十全大补汤：生地黄15克、熟地黄15克、生黄芪15克、炒白术10克、茯苓12克、党参12克、当归12克、川芎9克、白芍9克、肉桂3克、炙甘草3克，并酌加川续断12克、怀牛膝9克、怀山药12克。

临床观察：刘召勇用上方加减辨证治疗66例儿童暂时性髋关节滑膜炎患者，每日1剂，水煎服，1周为1个疗程。同时，配合皮肤牵引及手法治疗。患儿入院后均须卧床休息，限制活动。其中19例髋关节屈曲畸形者给予皮肤牵引，牵引重量为身体重量的1/10～1/8。患肢短者则牵引患肢，长者给予双牵引，调节两侧牵引重量以使双下肢恢复等长。对16例有外伤史，髋关节功能障碍重者施以轻柔的手法治疗，患者仰卧，医者先用指、掌按摩患髋痛处3～5分钟，以松弛肌肉；助手用双手固定骨盆；医者于患侧，一手扶膝，一手握踝部，先使髋膝顺势屈曲，在无痛范围内做屈伸膝

髋关节运动，至患者肌肉放松能主动配合活动时，突然将两关节屈曲至最大限度，并停留1分钟。腿长者作屈髋内收旋内患肢，腿短者作屈髋外展旋外患肢。比较双下肢等长、骨盆不倾斜后，医者再用掌搓揉患髋及大腿，结束手法。治疗时间最短1个疗程，最长3个疗程，并在3个月后随访时摄骨盆正位X线片。结果：治愈54例，占81.81%；好转10例，占15.15%；未愈2例，占3.04%。总有效率96.96%。2例未愈者中1例治疗第2周时发热不退，髋关节肿痛加重，行穿刺出黄稠关节液8毫升，镜检后确诊为化脓性关节炎；1例合并有同侧骶髂关节脱位，伤后2周就诊，最后仍遗留骨盆倾斜，跛行。无1例发生股骨头坏死。[①]

2. 刘召勇等分4型

（1）肝火留筋型　症见烦躁好动，主诉一侧髋关节疼痛，间断性发作，少数伴有膝关节疼痛，无发热、咳嗽，无明显跛行；舌边尖红，脉弦。治宜清热泻火、疏肝健脾。方用丹栀逍遥散：柴胡6～9克、牡丹皮4～6克、白术6～12克、白芍6～12克、栀子4克、茯苓6～8克、薄荷2克、煨生姜3片。诸药加水300毫升，浸湿后先用武火煮沸，尔后用文火煎20～30分钟，煎煮成150～200毫升药液，每日1剂，分2～3次或少量多次服用。

（2）气滞血瘀型　多数儿童有剧烈运动史，如跳跃、骑跨、滑倒时腿外展位扭伤髋部。症见髋关节疼痛、肿胀，躯干向患侧倾斜，内旋、外展及伸直受限，腹股沟处压痛，患肢较健肢长0.5～1.0厘米。治宜活血化瘀、行气止痛。方用桃红四物汤：当归6～10克、川芎3～5克、赤芍6～10克、生地黄10～15克、桃仁6～8克、红花6～8克。随症加减：痛甚者，加延胡索6～10克、香附6～10克、制乳香3～5克、制没药3～5克。每日1剂，常规服用。

（3）风寒湿痹型　可有上呼吸道感染或中耳炎病史。症见发作时髋部疼痛持续时间较长，或有低热、跛行，髋区饱满，压痛明显，患肢屈曲、外展、外旋位畸形，躯干明显向患侧倾斜，跛行，甚则

① 刘召勇.中医辨证治疗儿童暂时性髋关节滑膜炎［J］.中医正骨，2007，19（2）：36-37.

难行,患侧肢体较健肢长约1.5～2.5厘米;舌质淡红,苔白或黄厚腻、脉数。治宜祛风除湿、活血通络。方用蠲痹汤加味:羌活6～12克、姜黄6～9克、当归9～12克、赤芍6克、黄芪9～15克、防风6克、炙甘草3克、生姜3片。随症加减:发热者,加金银花6克、蒲公英9克;肿痛重者,加桃仁6克、红花6克、泽兰9克。每日1剂,常规服用。

(4)肝肾不足型 无明显外伤史,常反复发作,多由禀赋不足所致。症见髋关节隐痛,活动时明显,不能着力,摇摆步,疼痛有时两髋交替出现;舌质干红少苔,脉弦细。治宜补肝肾、益脾胃,先后天同调。方用十全大补汤:生地黄10～15克、熟地黄10～15克、生黄芪10～15克、炒白术6～10克、茯苓6～12克、党参6～12克、川芎6～12克、白芍6～12克、肉桂1～3克、炙甘草3～5克,可酌加续断6～12克、怀牛膝6～9克、淮山药6～12克。每日1剂,常规煎服。

临床观察:刘召勇等用上方加减辨证治疗56例儿童暂时性髋关节滑膜炎患者,必要时配合皮牵引、手法治疗。10日为1个疗程。治疗1～2个疗程,最长3个疗程,并随访20～30日。结果:治愈46例,好转8例,未愈2例,总有效率96.43%。[1]

经 验 方

1. 软伤外洗一号方 白芷15克、五加皮20克、炒莪术20克、炒三棱20克、海桐皮20克、威灵仙20克、千年健20克、伸筋草30克、桃仁10克、红花10克、苏木10克、艾叶10克、花椒(花川)10克、透骨草30克。熏洗,每次40分钟,每日2次。患儿应避免下地负重行走,借助轮椅去往熏洗室,调好水温后,将患儿置于熏洗床上,充分暴露熏洗部位,用毛巾被覆盖,首先利用药物蒸汽进行熏蒸,当水温降至40℃时,再用药液淋洗、浸浴患髋并按摩。配合骨炎膏:当归、土茯苓、紫草、红花、白芷、商陆(醋炙)、天花粉、白头翁、泽

泻、龙骨、大蓟等。将骨炎膏150克搅拌至稀糊状,均匀平摊于两层纱布上,再盖上一层纱布敷于患侧髋关节前外侧,腹股沟处为敷药的重点区域;敷药完成后用弹力绷带固定,每日更换1次。同时严格卧床休息、制动,卧床期间给予牵引治疗和电磁波治疗。李文龙等用上法治疗63例儿童急性髋关节滑膜炎患者。结果:痊愈52例,显效8例,好转3例,总有效率95.24%。患儿随访时间6～12个月,中位数8个月,治疗及随访期间未见明显不良反应。[2]

2. 滑膜膏 包黄柏15克、蒲公英15克、赤芍15克、生栀子10克、姜黄10克、血竭10克、白芷10克、枯矾10克、薄荷冰10克、冰片10克、甲片30克。上述中药研末与凡士林调和而成,每日1贴,敷于患处。清热利湿、通络止痛。李延红用上方治疗54例儿童髋关节滑膜炎患者。患儿均采用患肢皮肤牵引,牵引重量为体重的1/10～1/8,最大不超过3千克,每次30分钟,每日3次;配合口服四妙丸,按成人1/3量口服,每次2克,2周为1个疗程。结果:治愈36例,好转17例,无效1例,总有效率98.15%。[3]

3. 皮肤牵引 入院当时立即行患髋皮牵引治疗,重量为体重的1/12,牵引方向与患侧下肢在同一纵轴上,保持患侧下肢轻度外展,维持牵引(白天每隔8小时休息30分钟,夜晚睡觉则坚持牵引),坚持牵引7日。配合五苓散加味:泽泻、熟地黄、当归、茯苓、猪苓、白术、桂枝、川芎、白芍。制为蜜汁膏剂,入院第2日开始口服,4～8岁每次10克,9～12岁每次20克,每日3次,适量温水冲服,7日为1个疗程,服药4个疗程共28日。治疗期间,卧床休息为主,清淡饮食,预防上呼吸道感染。张才德等用上法治疗55例儿童髋关节滑膜炎患者。结果:治疗1周后治愈35例,好转15例,未愈5例,髋关节功能改善率(治愈＋好转)为90.9%;跟踪随访3个月复查MRI,对比分析,40例髋关节积液明显减少,8例轻度减少,5例无明

[1] 刘召勇,等.儿童暂时性髋关节滑膜炎的中医辨证施治[J].中医儿科杂志,2006,2(3):29-31.
[2] 李文龙,刘又文,等.中药熏洗配合骨炎膏外敷治疗儿童急性髋关节滑膜炎的临床观察[J].中医药导报,2017,23(10):86-88.
[3] 李延红.滑膜膏配合四妙丸为主治疗儿童髋关节滑膜炎疗效观察[J].陕西中医,2016,37(2):206-208.

显变化,2 例积液增多,评估髋关节积液吸收率87.2%。随访1年后无病例发生股骨头坏死,8例复发,复发率 14.5%,因有经常剧烈活动史。[①]

4. 通痹定痛散 制乳香 6 克、制没药 6 克、生川乌 3 克、生草乌 3 克、三七 12 克、延胡索 12 克、五灵脂 12 克、细辛 3 克、木瓜 10 克、白芍 12 克、丹参 20 克、生地黄 12 克、威灵仙 12 克、徐长卿 12克、伸筋草 12 克、川牛膝 10 克等。粉碎用醋调和,外敷于髋关节前、外侧,每日更换 1 次,2 周为1 个疗程。治疗期间严格要求患者卧床休息。李俊宇等用上方治疗 36 例儿童暂时性髋关节滑膜炎患者。结果:治愈 32 例,好转 3 例,无效 1 例,有效率为 97%。治疗时间最短 5 日,最长 14 日,平均 10 日。[②]

5. 中药内服外用 解毒通络除痹汤:布渣叶15 克、象牙丝(现禁用)15 克、金银花 10 克、蒲公英 10 克、独脚金 10 克、茯苓 15 克、橘红 10 克、白茅根 15 克、丝瓜络 10 克、贝母 10 克、白芍 10 克、丹参 10 克、甘草 5 克。每日 1 剂,加水适量浸泡30 分钟后用武火煎煮 20 分钟,再用文火煎 20 分钟,共取药汁 100 毫升,分 2 次或少量多次温服,5日为 1 个疗程。伤科洗药:海桐皮、宽筋藤、鸡血藤、艾叶、黄连、红花、木瓜。取 1 包制剂加水溶解,用美容喷雾机加热成蒸汽,对患髋熏蒸 30 分钟,温度以患儿能耐受为度,注意勿烫伤皮肤。每日 1 次,5 日为 1 个疗程。熏蒸治疗后,患髋外侧外贴冷感好及施(日本原装消炎止痛贴剂),每 12小时贴 1 次,5 日为 1 个疗程。刘天柏等用上法治疗 40 例儿童髋关节滑膜炎患者。结果:治疗时间最短 3 日,最长 11 日,平均(5.25±1.79)日。痊愈32 例,好转 5 例,无效 3 例,总有效率 90.3%。注意事项:嘱咐患儿卧床避免负重,至患髋疼痛消失,活动范围恢复正常为止。[③]

6. 秦艽除痹汤 秦艽 12 克、海风藤 12 克、威灵仙 10 克、五加皮 6 克、续断 10 克、宣木瓜 10克、防风 10 克、细辛 2 克、地龙 10 克、连翘 20 克。每日 1 剂,水煎早晚分服,嘱患儿卧床休息,患肢制动和局部热敷。丘青中等用上方治疗 32 例儿童髋关节暂时性滑膜炎患者。结果:治愈 30 例,2例经 X 线摄片证实为 Legg-perth's 病。[④]

① 张才德,等.皮牵引配合五苓散加味膏剂口服治疗儿童髋关节滑膜炎的临床疗效分析[J].光明中医,2016,31(2):224 - 225.
② 李俊宇,等.自拟通痹定痛散外敷治疗儿童暂时性髋关节滑膜炎 36 例[J].中医药临床杂志,2013,25(10):902 - 903.
③ 刘天柏,等.中药内服外用治疗儿童髋关节滑膜炎疗效观察[J].长春中医药大学学报,2009,25(4):554.
④ 丘青中,等.秦艽除痹汤治疗儿童髋关节暂时性滑膜炎[J].江西中医药,1999,30(3):19.

股外侧皮神经炎

概　述

股外侧皮神经炎也称 Bernardt 病，又名感受异常性股痛，是一种原因未明的神经系统疾病，源自股外侧皮神经病，是纯感觉神经病变。可能是由脊柱畸形、腰椎骶化、腰肌炎、酒精中毒、糖尿病、外伤、感凉、受潮等因素导致股外侧皮神经受压以及感染出现的，以大腿前外侧疼痛、麻木、蚁走感甚至感觉减退、消失、局部肌肉萎缩的一种感觉异常综合征。发作为阵发性或反复性，常为单侧性，少数双侧发病。病程久者感觉障碍区域逐渐扩大，走路时可感腿沉重乏力，但一般不影响运动功能。多发于中年男性，男性与女性之比为 3 : 1。其症状和体征易与腰椎间盘突出症、坐骨神经痛及局部软组织损伤等疾病相混淆。股外侧皮神经炎是皮神经炎中最常见的一种，因其发病机制与股外侧皮神经的解剖学特点密切相关，为临床常见病。本病时轻时重，常数月至多年不愈，对患者的工作和生活影响较大。对于该病的治疗，西医多以维生素、糖皮质激素等营养神经、消除炎症，或以镇痛剂、局部封闭临时镇痛为主，但效果欠佳且尚无特效药物治疗。

本病属中医"麻木""皮痹""着痹""髀痹"范畴。病机多因正气内虚、风寒湿邪乘虚外袭，久则血行不畅，阳气痹阻，经络损伤，肌肤失养而发病。治疗原则应以宣通局部气血、活血散寒通络为主。

辨　证　施　治

黄芪桂枝五物汤加减　黄芪 30 克、葛根 30 克、鸡血藤 30 克、桂枝 10 克、桃仁 10 克、红花 10 克、白芍 15 克、全蝎 3 克、土鳖虫 9 克、生姜 6 克、大枣 5 枚。随症加减：明显疼痛者，加徐长卿 15 克、木瓜 15 克；对感觉麻木明显者，加威灵仙 15 克、蜈蚣 2 克；有无力感者，加桑寄生 30 克、川牛膝 20 克。每日 1 剂，用水煎制，汤药，分 3 次服用，2 周为 1 个疗程。治疗 1～2 个疗程。唐鸣歧用上方加减治疗 38 例股外侧皮神经炎患者。结果：痊愈 22 例，显效 7 例，有效 5 例，无效 4 例，总有效率 89.5%。[1]

---

① 唐鸣歧.黄芪桂枝五物汤加减治疗股外侧皮神经炎 38 例疗效观察[J].中国实用神经疾病杂志,2013,16(15)：82-83.

髌骨软化症

概　述

髌骨软化症是由损伤引起的退行性改变,包括软骨的肿胀、碎裂、脱落和腐蚀等病变而产生一系列症状。常见于青壮年,多有明显外伤史,或有慢性积累性小损伤。髌骨软化症也称为髌股关节综合征、髌股关节疼痛、伸膝装置发育异常、膝前疼痛综合征等。髌骨软化症在普通人群中的患病率为36.2%,其中30～39岁患者占总患者数的55.85%。

本病的主要症状为患者自觉膝前痛或膝酸软无力,上下楼梯时明显,尤以下楼最困难。休息时症状消失,活动则加重。疼痛通常出现于半蹲位。由于髌骨关节面不平整,在髌骨下可发生摩擦音,或出现膝关节突然不能屈伸,即所谓的交锁,稍加活动在髌骨下发出清脆响声后又能活动。反复损伤后,髌下脂肪垫出现反应性炎性增厚,故在过伸时也可引起疼痛,同时还反复出现关节积液。用手按压膝关节前方的髌骨,常有特殊的钝痛和摩擦感。

本病病因尚不明确,故关于本病的病因学说很多,主要有涉及生物力学因素的创伤学说、髌骨不稳定学说、髌股压力学说,涉及生物化学因素的自身免疫学说、软骨营养障碍、软骨溶解学说等。目前国内外学者比较倾向认为髌骨软化症不是原发病,而是因为髌股关节生物力学紊乱所致,如股四头肌角(Q角)过大、股四头肌内侧头萎缩其肌力减弱、髌外侧支持带挛缩、髌骨发育异常等导致髌骨半脱位,或髌骨外侧关节面后旋致髌股关节外侧关节面软骨压力高度集中,以及过度磨损,使得髌股关节软骨产生退行性改变,关节液成分改变及滑膜无菌性炎症等一系列病理改变而形成髌骨软化症。

本病属中医"痹证""鹤膝风""伤筋"的范畴。病机多因伤后气血不足,瘀血阻滞,风寒湿邪侵袭,或因年老体弱,肝肾不足,脾胃亏虚,气血生化无源,卫外不固,不能濡润关节,以及风寒湿邪乘虚而入导致发病。中医主要通过中药内服、外敷、熏洗、针灸、推拿治疗,以急则治其标,缓则治其本为原则,因人制宜,标本兼顾,从根本上解决疾病的症结。临床辨证如下。(1)气滞血瘀型:症见有外伤史,膝关节疼痛,髌骨及周围轻度肿胀,压痛明显,且拒按或有筋结,伴性情急躁,胸肋胀满;舌紫暗或有瘀斑,脉弦涩。(2)湿热蕴积型:症见膝关节部肤色潮红,疼痛且痛有定处,关节肿甚,有积液,活动不利或受限,浮髌试验阳性,伴肢体困重,大便溏泻,小便短赤或不利;舌红苔黄腻,脉濡数。(3)寒凝湿滞型:症见膝关节肿胀,疼痛,痛处不移,遇寒痛增,肌肤麻木。痛处皮色不红,触之不热,且关节功能受限。伴手足沉重,活动不便;舌苔白腻,脉濡缓。(4)阴血亏虚型:症见膝关节疼痛,无力下蹲,且上下楼困难,体检多可见股四头肌萎缩,伴面色萎黄或苍白,唇色淡白,头晕眼花;舌质淡,脉细而无力。(5)痰瘀内停:膝关节肿痛持续日久,关节活动不便,疼痛固定不移,昼轻夜重,筋粗筋结;舌淡苔白腻,舌下少许瘀点,脉滑或涩。

辨　证　施　治

1. 管亦坚分3证

(1)气滞血瘀证　症见膝关节疼痛,上下楼梯、下蹲时加重,髌骨两侧压痛,痛点固定不移;舌淡,苔薄白,脉弦。治宜活血通络、散瘀止痛。方用桃红四物汤加减:当归 12 克、赤芍 12 克、生地黄 12 克、川芎 9 克、桃仁 9 克、红花 9 克、延胡索 9 克、川牛膝 15 克、甘草 6 克。

(2)痰湿痹阻证 症见膝关节酸软不适或疼痛,疼痛部位不确切,局部肿胀,或浮髌试验阳性;舌淡胖,苔白腻,脉弦滑。治宜祛风除痹、利湿退肿。方用独活寄生汤合二陈汤加减:独活 9 克、秦艽 9 克、茯苓 9 克、防风 9 克、当归 9 克、陈皮 9 克、半夏 9 克、川芎 9 克、桑寄生 9 克、杜仲 9 克、白芍 12 克、怀牛膝 15 克、细辛 3 克、甘草 6 克。

(3)肝肾亏损证 膝部冷痛,遇寒加重,膝软乏力,大腿肌肉萎缩;舌淡、苔薄白,脉细无力。治宜补养肝肾、温经通脉。方用肾气丸加减:熟地黄 15 克、怀山药 15 克、制附子 15 克、怀牛膝 15 克、山茱萸 12 克、枸杞子 12 克、杜仲 12 克、当归 12 克、肉桂 3 克、泽泻 9 克、牡丹皮 9 克、茯苓 9 克、甘草 6 克。

临床观察:管亦坚用上方辨证治疗 45 例髌骨软化症患者,每日 1 剂,水煎服,4 周 1 个疗程。结合玻璃酸钠关节腔内注射。结果:痊愈 26 例,好转 16 例,无效 3 例,总有效率 93.3%。[1]

2. 郭剑华分 5 型

膝舒汤:金毛狗脊 30 克、熟地黄 15 克、当归 15 克、党参 20 克、土鳖虫 6 克、鳖甲 10 克、独活 12 克、淫羊藿 12 克、川牛膝 15 克。

(1)风寒湿阻型 症见膝关节肿痛,时轻时重,重坠胀痛,伸屈不利;游走性痛为风重,重坠肿甚为湿重,固定冷痛为寒重;舌淡,苔白腻,脉弦紧。治宜祛风散寒、温经通络。方用膝舒汤加防风 12 克、秦艽 12 克。

(2)痰瘀内停型 症见膝关节肿痛持续日久,关节活动不便,疼痛固定不移,昼轻夜重,筋粗筋结;舌淡苔白腻,舌下少许瘀点,脉滑或涩。治宜活血化瘀、祛痰通络。方用膝舒汤加薏苡仁 30 克、赤芍 15 克。

(3)气血失调型 症见膝关节肿胀疼痛,局部压痛明显,动则痛甚,膝关节伸屈不便,下蹲困难,心悸失眠,头晕目眩,神疲乏力;舌红,苔白,脉弦涩。治宜调理气血、通络止痛。方用膝舒汤加丹参 15 克、香附 10 克。

(4)湿热阻络型 症见膝关节红肿热痛,尤以肿胀为甚,扪之灼热,按之胀痛,膝关节困重坠胀,屈伸不利,伴口苦咽干;舌红,苔黄或黄腻,脉数或滑数。治宜清热利湿、通络止痛。方用膝舒汤加苍术 10 克、黄柏 15 克、土茯苓 30 克。

(5)肝肾亏虚型 症见病程较长,膝关节疼痛,程度较轻,膝软无力,上下楼及下蹲时疼痛较甚;偏阴虚者口干,手足心热,小便短少,舌红,脉沉细;偏阳虚者腰膝酸软,畏寒肢冷,口淡,小便清长,舌淡苔白,脉沉。治宜培补肝肾、强筋壮骨。偏阴虚者,方用膝舒汤加枸杞子 15 克、菟丝子 15 克;偏阳虚者,方用膝舒汤加杜仲 15 克、淫羊藿 15 克。

辨证用药,并且辨证配合针刺通络镇痛法、推拿舒筋解粘法,以及郭剑华自拟膝关节疾病熏洗经验方、中药外敷,同时予小针刀治疗松解粘连法和恢复功能体疗法治疗。[2]

3. 张凯诚等分 2 型

补肾壮筋汤:熟地黄 12 克、当归 12 克、牛膝 10 克、山茱萸 12 克、茯苓 12 克、续断 12 克、杜仲 10 克、白芍 10 克、青皮 5 克、五加皮 10 克等。

(1)肝肾亏损型 症见膝关节酸痛无力,打软腿。治宜补益肝肾、强壮筋骨。方用补肾壮筋汤去青皮、五加皮,加肉苁蓉 10 克、阿胶(另烊化)10 克。

(2)湿痰阻滞型 症见浮髌试验阳性,肢体沉重。治宜燥络止痛。方用补肾壮筋汤去熟地黄,加炮黄柏 10 克、苍术 10 克、薏苡仁 15 克、竹沥 10 克。

每日 1 剂,水煎取汁 500 毫升,分早晚饭后分服。配合中药外敷。双柏散:侧柏叶 2 份、大黄 2

① 管亦坚.中西医结合分型治疗髌骨软化症 45 例[J].浙江中医杂志,2013,48(4):266.
② 郭亮.郭剑华中医综合治疗髌骨软化症优化方案[J].中国中医急症,2013,22(12):2068-2069,2073.

份、黄柏1份、薄荷1份、泽兰1份。上药共研末，饴糖稠制成膏状，均匀摊在绵纸上，直接敷在患膝上。3～5次为1个疗程，每次敷贴3日，一般2～3个疗程。配合手法和针刀治疗。临床观察：张凯诚等用上方辨证治疗28例髌骨软化症患者。结果：痊愈14例，有效10例，无效4例，总有效率85.7%。[①]

4. 乔根宝等分4型

症见一侧或双侧膝关节疼痛、上下楼加重、下蹲和下跪时疼痛尤其明显，但在平地上行走膝关节疼痛一般不是很明显，或无膝关节疼痛（此为髌骨软骨软化症的特征性膝关节疼痛），近期无明显外伤史。方用基本方：炙黄芪15克、桑寄生12克、秦艽9克、羌活12克、独活12克、当归尾12克、青防风9克、炒白芍12克、大川芎9克、炙杜仲12克、怀牛膝12克、潞党参12克、川续断12克、淫羊藿12克、晚蚕沙（包）15克、露蜂房12克、炙甘草9克。

（1）肝肾不足型　除症见髌骨软骨软化症膝关节疼痛症主症、体征外，尚可有膝痛时重时轻、劳累后加重、休息后减轻；苔薄，舌色淡边有齿痕，双尺脉沉细。方用基本方。

（2）风寒型　除症见髌骨软骨软化症膝关节疼痛症主症、体征外，尚可有膝痛遇阴寒时加重、遇暖热相对缓解；苔薄白，脉小弦，双尺脉可沉细。方用基本方加川草乌，怀牛膝改川牛膝。

（3）风湿型　除症见髌骨软骨软化症膝关节疼痛症主症、体征外，尚可有膝肿胀，但皮肤无红热；苔白腻，脉濡。方用基本方加川藁本9克、蔓荆子12克，怀牛膝改川牛膝。

（4）湿热型　除症见髌骨软骨软化症膝关节疼痛症主症、体征外，尚可有膝发热肿胀、肤稍红；苔黄腻，脉滑带数。方用基本方减潞党参、淫羊藿，炙黄芪改生黄芪12克，怀牛膝改川牛膝，炙甘草改生甘草，加绵茵陈12克、飞滑石（包）15克、川黄柏9克、车前子（包）15克。

临床观察：乔根宝等用上方辨证治疗277例髌骨软骨软化症患者，每日1剂，分2次煎，每次浓缩成150毫升。连续服6周，之后可服健步虎潜丸巩固。结果：痊愈157例，显效97例，有效15例，无效8例，总有效率97.1%。[②]

5. 陈勉等分4型

（1）气滞血瘀型　有外伤史，症见膝关节疼痛，坐骨及周围轻度肿胀，压痛明显，且拒按或有筋结，伴性情急躁，胸肋胀满；舌紫暗或有瘀斑，脉弦涩。治宜活血祛瘀、行气止痛。方用桃红四物汤加减：桃仁、红花、当归尾、川芎、生地黄、赤芍、乳香、没药、牛膝、透骨草。若肝气郁滞，气郁化火，则症见膝关节痛甚或时发时止，且得热物而痛益甚，伴胁肋疼痛，情志暴躁；舌红苔黄，脉弦或数。治宜疏泄肝热、行气止痛。方用川楝子散加牛膝、香附、丹参、红花等。

（2）湿热蕴积型　症见膝关节部肤色潮红，疼痛且痛有定处，关节肿甚，有积液，活动不利或受限，浮髌试验阳性，伴肢体困重，大便溏泻，小便短赤或不利；舌红，苔黄腻，脉濡数。治宜清利湿热、通络止痛。方用二妙丸加减：苍术、黄柏、牛膝、防己、滑石、薏苡仁、栀子、木瓜。随症加减：疼痛甚者，加姜黄、海桐皮等。

（3）寒凝湿滞型　症见膝关节肿胀，疼痛，痛处不移，遇寒痛增，肌肤麻木，痛处皮色不红，触之不热，且关节功能受限，伴手足沉重，活动不便；舌苔白腻，脉濡缓。治宜除湿通络、散寒止痛。方用乌头汤合薏苡仁汤加减：乌头、黄芪、薏苡仁、苍术、川芎、桂枝、海桐皮、牛膝、木瓜。

（4）阴血亏虚型　症见膝关节疼痛，无力下蹲，且上下楼困难，体检多可见股四头肌萎缩，伴面色萎黄或苍白，唇色淡白，头晕眼花；舌质淡，脉细而无力。治宜气血双补、舒筋止痛。方用透骨养筋汤加减：白芍、川芎、当归、生地黄、续断、牛膝、白术、茯苓、桂枝、稀莶草、熟地黄。随症加减：若血虚生风，则疼痛无定处，可佐以祛风止痛之

———————————
① 张凯诚，等.浅谈中医治疗髌骨软化症［J］.内蒙古中医药,2011,30(8)：139－140.
② 乔根宝，等.三痹汤加减治疗髌骨软骨软化症的临床观察［J］.上海中医药杂志,2005,39(9)：30－31.

品,如羌活、防风、独活、威灵仙等。

配合外敷药:红花100克、威灵仙100克、生乳香100克、生川乌100克、当归尾100克、桃仁100克。诸药共研成末,过150目筛,以烧酒调成稠糊状,装瓶密封5日即可使用;用药前先将患膝在热水中浸泡20分钟后擦干,再将药糊摊在敷料上,厚约4毫米,外敷患处,外层用油纸或蜡纸包好,绷带或胶布固定;初次应用,可先敷2~3小时,如无皮肤过敏,24小时后换药1次。临床观察:陈勉等用上方辨证治疗15例髌骨软化症患者。结果:痊愈5例,显效6例,有效3例,无效1例。①

经 验 方

1. 复原舒筋汤 生黄芪30克、桑寄生15克、当归15克、丹参15克、鸡血藤15克、川芎15克、生地黄15克、党参10克、续断10克、牛膝10克、柴胡9克、甘草6克。煎取400毫升,分2次温服,每次200毫升,疗程14日。王彦鹏等用上方治疗53例髌骨软化症患者,并予硫酸氨基葡萄糖胶囊口服,每次0.5克,每日3次。结果:痊愈17例,显效21例,有效8例,无效7例,总有效率86.8%。②

2. 坚骨汤 黄芪30克、三七15克、制川乌20克、制草乌20克、川芎15克、红花15克、乳香15克、没药15克、鳖甲10克、胆南星10克、珍珠10克。水煎服,每次取汁200毫升,每日分2次温服,8周为1个疗程。董晶晶等用上方治疗38例气虚血瘀型髌骨软化症患者。结果:痊愈9例,显效18例,有效7例,无效4例,总有效率89.47%。③

3. 杜良先经验方 黄芪15~30克、党参9~18克、丹参10~15克、川牛膝9~15克、山药20~40克、羌活12~18克、独活12~18克、杜仲12~18克、沙苑子20~30克、续断12~18克、骨碎补12~18克、红花6~12克、延胡索12~18克、川芎6~12克。水煎服,每日2次,每次饭后服120毫升,连服1个月。方戟等临床观察发现通常早期髌骨软化症患者只需要服用髌骨改良方2~3个月就能临床初步治愈(个别患者需要服用6个月),无需外用药物以及膝关节腔注射药物,获得患者和家属认可。④

4. 中药内服外敷 独活寄生汤:独活20克、防风15克、秦艽15克、桑寄生20克、川芎15克、杜仲20克、牛膝20克、肉桂10克、当归15克、白芍10克、生地黄15克、丹参15、炙甘草10克、淫羊藿15克、骨碎补15克。随症加减:疼痛症状较为严重者,可加制川乌、制草乌、白花蛇舌草等;寒邪偏盛者,加附子、干姜;湿邪偏盛者,可加陈皮、制半夏;正虚严重者,可加一定量人参。每日1剂,药物用水煎至350毫升,在饭后或饭前1小时温服,每日2次。外洗方:红花20克、伸筋草20克、透骨草20克、秦艽20克、桂枝20克、地骨皮20克、威灵仙20克、荆芥20克、独活20克、羌活20克、制草乌20克、当归20克、桃仁20克、甘草20克、乌药20克、马钱子20克、川芎20克、乳香20克、没药20克、水蛭20克。放置盆中加水煮沸20分钟,然后与陈醋200毫升相互混合。以热气熏蒸病患部位,在水温稍微降低后以药水湿洗病患处,每日1次,每次90分钟。1个疗程持续5周。刘劲用上方加减治疗30例髌骨软化症患者。结果:痊愈15例,显效8例,有效6例,无效1例,总有效率96.7%。⑤

5. 蠲痹汤加减 当归12克、羌活10克、独活10克、桂枝12克、秦艽15克、海风藤10克、桑枝10克、川芎6克、乳香15克、没药10克、木香10克、甘草6克。随症加减:膝软乏力、痿弱者,加桑寄生、杜仲、牛膝、熟地黄;膝部酸痛,遇寒痛剧,得热痛减,四肢冷感者,加仙茅、淫羊藿、杜仲。每日1剂,水煎服,分2次温服。配合熏洗方:透骨草

① 陈勉,等.中药内服外敷治疗髌骨软化症[J].福建中医药,1995,26(5):24.
② 王彦鹏,等.复原舒筋汤治疗髌骨软化症的临床观察[J].中医药导报,2016,22(20):90-92.
③ 董晶晶,等.坚骨汤治疗气虚血瘀型髌骨软化症的疗效及对血液流变学的影响分析[J].四川中医,2016,34(12):110-112.
④ 方戟,赵盈,杜良先,等.杜良先内外合治晚期髌骨软化症临床经验[J].中医外治杂志,2015,24(3):62-63.
⑤ 刘劲.中药内服外敷治疗髌骨软化症的疗效评价[J].光明中医,2015,30(11):2353-2354.

30 克、伸筋草 30 克、威灵仙 20 克、雷公藤 10 克、牛膝 20 克、桂枝 15 克、五加皮 20 克、千年健 20 克、海桐皮 20 克、苏木 10 克、艾叶 10 克、川椒 10 克、桃仁 10 克、红花 10 克、乳香 20 克等。药物水煎 5 000 毫升，加入木桶中，待药液温度适宜时将患膝浸入药液中，每次 30 分钟，每日 2 次，2 周为 1 个疗程。陆志夫等用上方加减治疗 57 例髌骨软化症患者。结果：痊愈 10 例，显效 29 例，好转 12 例，无效 6 例，总有效率 89.5%。[①]

6. 中医透热方 桑寄生 12 克、威灵仙 12 克、续断 12 克、海桐皮 9 克、透骨草 9 克、制川乌 9 克、制草乌 9 克、乳香 6 克、没药 6 克、红花 6 克、花椒 6 克。患者仰卧位暴露膝关节，将盛有本方预先熬制成的中药布垫置于患膝局部，活化器置于药垫上，高度以患者适宜即可。每日 1 次，每次 30 分钟，5 日为 1 个疗程。第 5 日停止透热治疗，患膝关节腔内注射透明质酸钠。如此 5 日为 1 周期继续患膝中药透热，直至注射满 5 次为 1 个疗程。黄永松等用上法治疗 45 例肝肾亏虚型髌骨软化症患者。结果：痊愈 18 例，有效 23 例，无效 4 例，总有效率 91.11%。[②]

7. 当归四逆汤 当归 15 克、细辛 2 克、通草 15 克、桂枝 20 克、白芍 15 克、大枣 12 克、甘草 6 克。随症加减：兼寒湿者，加制川乌 15 克、制草乌 15 克、苍术 10 克；气滞血瘀者，加丹参 30 克、红花 10 克、鸡血藤 20 克；疼痛灼热者，加忍冬藤 30 克、知母 10 克、延胡索 10 克；气血两虚者，加黄芪 30 克、党参 15 克、熟地黄 15 克。每日 1 剂，水煎 2 次，分 2 次温服，每次 200 毫升，连服 4 周。郭金颖用上方加减治疗 35 例髌骨软化症患者，配合玻璃酸钠关节腔内注射。结果：痊愈 15 例，有效 17 例，无效 3 例，总有效率 91.4%。[③]

① 陆志夫,等.蠲痹汤加减结合中药熏洗治疗髌骨软化症 57 例疗效观察[J].中医药导报,2014,20(8)：68-70.
② 黄永松,王勇.中医定向透药疗法结合透明质酸钠治疗肝肾亏虚型髌骨软化症 45 例[J].湖南中医杂志,2013,29(8)：71-73.
③ 郭金颖.中西医结合治疗髌骨软化症 35 例[J].浙江中西医结合杂志,2011,21(11)：809-810.

髌下脂肪垫劳损

概　述

髌下脂肪垫劳损，又称髌下脂肪垫炎、脂肪垫肥厚、Hoffa痛。其是某种因素刺激所造成之急、慢性髌下脂肪垫的无菌性炎症，可以累及相关的滑膜和肌腱。患者膝关节局部水肿、出血及粘连，并出现膝关节疼痛、活动受限，严重者膝关节僵直、跛行等，将不同程度影响患者的工作和日常生活。

髌下脂肪垫呈三角形，填充于髌骨、股骨髁下部、胫骨髁前上缘及髌韧带之间，髌下滑囊包绕髌下脂肪垫突入髁间窝，在胫骨平台上面，髌下脂肪垫非常平整，一部分脂肪垫覆盖在外（内）侧半月板前内（外）侧。髌下脂肪垫具有衬垫和润滑作用。由于髌下脂肪垫的解剖学特点，髌下脂肪垫在活动过程中最易受到摩擦而损伤，发生脂肪垫内小血管扩张、血管内充血和小片状出血、脂肪间质肿胀，以及淋巴细胞、浆细胞、肥大细胞和巨噬细胞浸润，脂肪垫表面滑膜增生与滑膜绒毛状增生等无菌性炎症反应，而髌下脂肪垫无菌性炎症的存在使膝关节负重力线不均，关节活动变得不协调，刺激髌下脂肪垫神经末梢，致使患者发生持续性疼痛，关节功能受限。

本病属中医"痹证""经筋病"范畴。《素问·脉要精微论》指出："膝者筋之府，屈伸不能，行则偻附，筋将惫矣。"邪结于筋，筋伤络阻，经筋失养，感受风寒，风寒痹阻，血脉不畅所致，不通则痛，故可见膝部经筋疼痛、拘急、活动受限。临床辨证如下。（1）血瘀气滞型：有膝过伸史，局部轻度肿胀，或有皮下瘀斑，双膝眼压痛明显，步行病，以下楼梯为甚，膝过伸试验阳性；舌红，脉弦。治宜活血消肿、祛瘀生新。（2）肝肾亏损型：膝关节疼痛逐渐加重，膝部酸痛乏力，双膝眼持续肿胀隆起；舌淡，苔薄白，脉缓滑。治宜活血通络、强筋健骨。

辨　证　施　治

王延根分2型

（1）血瘀气滞型　症见有膝过伸史，局部轻度肿胀，或有皮下瘀斑，双膝眼压痛明显，步行病，以下楼梯为甚，膝过伸试验阳性；舌红，脉弦。方用和营止痛汤加减：赤芍15克、当归尾10克、川芎10克、苏木10克、陈皮6克、桃仁10克、续断10克、乳香6克、没药6克、木通6克、甘草5克、枳壳10克、甲片5克。

（2）肝肾亏损型　症见膝关节疼痛逐渐加重，膝部酸痛乏力，双膝眼持续肿胀隆起；舌淡，苔薄白，脉缓滑。方用和营止痛汤加减：赤芍15克、当归尾10克、川芎10克、苏木10克、陈皮6克、桃仁10克、续断10克、乳香6克、甘草5克、乌药10克、杜仲12克、五加皮12克。

外敷药：当归15克、羌活15克、红花10克、防风10克、制乳香10克、制没药10克、骨碎补10克、续断10克、宣木瓜12克、透骨草15克、川椒10克、牛膝10克。上药共为粗末，加入大青盐、白酒各30克拌匀，装入白布袋内缝妥。用药两袋，干蒸热后轮换敷在患处，每次持续1小时左右，每日2次。用后药袋挂在通风阴凉处，翌日再用时，在药袋上洒上少许白酒，每袋可用4～7日。1周为1个疗程，共治疗1～3个疗程。临床观察：王延根用上方辨证治疗65例髌下脂肪垫损伤患者。结果：治愈（膝关节无肿痛，功能完全或基本恢复，膝过伸试验阴性）47例，好转（膝部肿痛减轻，下楼梯仍有轻微疼痛）15 例，未愈（症状未改善，X线摄片可见脂肪垫钙化阴影）3 例。总治愈率为72.3%，总有效率为95.4%。①

经 验 方

1. 四妙丸加减　苍术 15 克、黄柏 10 克、薏苡仁 30 克、怀牛膝 15 克、赤芍 15 克、川芎 10 克、草薢 15 克、木通 6 克、茯苓 20 克、白术 25 克。随症加减：疼痛甚者，加延胡索、川楝子；关节活动不利者，加五加皮、木瓜。每日 1 剂，水煎分 2 次服。10 剂为 1 个疗程，连服 2 个疗程。活血化瘀，健脾利湿，消肿止痛。李庆和等用上方加减治疗 41 例髌下脂肪垫损伤患者。结果：治愈 26 例，占 63.4%；显效 5 例，占 12.2%；有效 10 例，占 24.4%。②

2. 熏洗方 1　伸筋草 20 克、透骨草 20 克、生艾叶 20 克、木瓜 20 克、川牛膝 20 克、独活 20 克、杜仲 20 克、金毛狗脊 15 克、川芎 15 克、当归 15 克、花椒 15 克、制乳香 15 克、制没药 15 克、鸡血藤 25 克。每日 1 剂，水煎，取药汁入食醋 20 毫升，趁热先熏后洗，可用蘸药水的毛巾热敷患肢内外膝眼及周围，反复多次，以患部皮肤红润温热为度。10 次为 1 个疗程。李种泰用上方结合针灸治疗 49 例髌下脂肪垫损伤患者。结果：痊愈 31 例，占 63.3%；显效 9 例，占 18.4%；好转 6 例，占 12.2%；无效 3 例，占 6.1%。有效率 93.9%。③

3. 熏洗方 2　川芎 80 克、红花 150 克、丹参 150 克、苏木 60 克、威灵仙 60 克、独活 60 克、伸筋草 350 克、透骨草 350 克、花椒 60 克、艾叶 60 克、细辛 60 克、草乌 80 克、牛膝 150 克。药物加水 10 升，煎成 7 升左右，每次用时加热，夏季 60℃左右冬季 80℃左右，患者仰卧在治疗床上，置双膝关节于功能位，用塑料罩罩住膝关节，周围密封，熏 20 分钟后水温适宜时开动喷洒机将药液均匀喷洒在患膝关节周围熏洗 30 分钟。每日 2 次，连续熏洗

10 日为 1 个疗程，然后膝关节功能位用石膏托制动 2 周。吉建等用上方治疗 88 例髌下脂肪垫劳损患者。结果：经上述方法治疗 2 个疗程膝关节肿胀消失，活动自如者 53 例，为痊愈，占 60.2%；治疗 3 个疗程后好转（行走不适）者 18 例，为显效，占 20.4%；肿胀消失，静止时疼痛消失，行走时仍有轻度疼痛者 10 例，为有效，占 11.3%；7 例由于关节严重退变，关节间隙明显狭窄，已非单纯性脂肪垫劳损，故未愈，但临床症状明显减轻。④

4. 伤科消炎膏　独活、皂角、姜黄、生草乌、续断。将上药按一定比例配置后研成细末，制成流浸膏，再加入甘油、滑石粉、饴糖、硫酸钠、薄荷油、樟脑、苯甲酸钠、蒸馏水等适量，调成厚糊状。膏药涂布于绵纸或薄棉垫上，治疗时嘱患者伸直膝关节，将涂布好的膏药直接贴于患膝关节前偏下方，用绷带包扎固定。隔日换药 1 次。治疗 6 日为 1 个疗程，共治疗 2 个疗程。黄桂成用上法治疗 86 例髌下脂肪垫劳损患者。结果：第 1 个疗程 6 日内治愈 41 例，治愈率为 47.67%，疗程最短者为 4 日；第 2 个疗程 12 日内治愈 42 例，治愈率为 48.84%。2 个疗程总共治愈 83 例，总治愈率 96.51%。1 例患者敷药 2 日后换药时发现局部皮肤有散在小丘疹，停药 2 日后丘疹消失，因疗效较好，要求继续敷药，后再未发现皮肤异常现象。⑤

中 成 药

正清风痛宁注射液　组成：青风藤提取物（湖南正清制药集团股份有限公司生产）。功效：免疫调节，抗炎，镇痛，抗组胺释放，改善微循环，抗氧化。用法用量：正清风痛宁注射液 2 毫升（50 毫克）加利多卡因注射液 2 毫升封闭髌下脂肪垫，每日 1 次，5 次为 1 个疗程（首次正清风痛宁用量 25 毫升，以后均为 50 毫克），间隔 3～5 日进行下一个疗程，根据病情进行 1～2 个疗程治疗。患者

① 王延根.和营止痛汤结合腾药热敷治疗髌下脂肪垫损伤 65 例[J].吉林中医药,2006,26(10)：34-35.
② 李庆和,等.四妙丸加减治疗髌下脂肪垫损伤 41 例[J].中国民间疗法,2006,14(7)：44.
③ 李种泰.针刺结合中药熏洗治疗髌下脂肪垫损伤 49 例疗效观察[J].新中医,2005,37(8)：69-70.
④ 吉建,等.中药熏洗综合治疗髌下脂肪垫劳损[J].中医正骨,2001,13(7)：44.
⑤ 黄桂成.伤科消炎膏外敷治疗髌下脂肪垫劳损[J].镇江医学院学报,2000,10(4)：796-797.

仰卧位,患膝伸直腘窝下垫一小枕,髌骨下缘髌韧带两旁寻找压痛点,定位后使用5毫升注射器从髌骨下缘压痛点刺入依次到达髌骨下深面及髌韧带下方,回吸无血或积液,将上述混合液向髌骨下及髌韧带下方注射。注意避免针头进入关节腔及损伤周围的软骨。临床应用:冯穗等用上述方法治疗110例髌下脂肪垫劳损患者。结果:治愈率52.5%,总效率为93.6%。出现治疗点局部皮肤瘙痒、皮疹47例(58.8%),心悸8例(10.0%),未经治疗20～30分钟后均可自行消失。①

① 冯穗,等.正清风痛宁注射液治疗髌下脂肪垫劳损110例临床观察[J].广西医学,2010,32(5):577-579.

膝关节滑膜炎

概　　述

膝关节滑膜炎是一种常见的病理改变,患者多为老年人,常合并膝骨关节炎。其主要是因软骨退变与骨质增生产生的机械性和生物化学性刺激,继发膝关节滑膜水肿、渗出和关节腔过量积液等病理改变,但不包括严重的骨关节炎(如严重畸形、关节间隙狭窄和巨大的骨赘形成等);触诊皮温可增高,按之波动,压痛点不定,可在原发损伤处压痛,浮髌试验阳性,或 B 超、核磁共振检查发现膝关节有过量积液。该病一般是骨关节炎发病之早期的表现,晚期骨关节炎则以软骨和(或)软骨下骨的病变为主要表现。

本病属中医"痹证"范畴,俗称"鹤膝风"。临床辨证如下。(1)湿热阻络:为关节重痛、红肿,心中烦热,口渴口苦,大便黏腻,小便赤热;舌苔黄腻,脉数或滑数。(2)痰饮流注:关节肿胀、麻木、屈伸不利,身重神疲,胸闷,纳呆,泛恶;苔白腻,脉沉缓。(3)脾失健运:轻则出现腹胀纳呆,肠鸣,泄泻等;久则面黄肌瘦,四肢无力,而水湿困阻关节可致关节肿胀;舌质淡,苔白腻或白滑,脉沉缓或沉弱。

辨 证 施 治

1. 万承显分 2 型

(1)气滞血瘀型　症见有外伤史,多见于急性创伤性膝关节滑膜炎,膝关节肿胀,色青,疼痛,拒按压,痛如针刺,按之有明显波动及压痛,活动不利;舌质暗红,苔薄黄,脉弦涩。治宜清热消肿、活血通络。方用桃红四物汤加减:川芎 10 克、当归 15 克、赤芍 10 克、生地黄 15 克、桃仁 10 克、红花 6 克、鸡血藤 30 克、薏苡仁 30 克、川牛膝 10 克、金银花 30 克、连翘 10 克、车前子 30 克。随症加减:疼甚者,加延胡索 10 克、三七 10 克。

(2)寒湿痹阻型　症见有感受风寒湿邪或老年慢性劳损病史,膝关节肿胀疼痛,表面皮色不变,活动不利;舌质淡白,苔薄白或厚腻,脉沉细。治宜补气温阳、利水消肿。方用散膝汤加减:黄芪 60 克、茯苓 30 克、防风 15 克、肉桂 6 克。随症加减:临症可酌加川牛膝 12 克引药下行;阴虚津伤者,加石斛 30 克;肿胀严重者,加薏苡仁 30 克;疼痛较重者,加延胡索 10 克、秦艽 12 克、独活 10 克。

临床观察:万承显用上方加减辨证治疗 30 例膝关节滑膜炎患者,每日 1 剂,水煎后分 2 次口服,7 日为 1 个疗程。结果:痊愈 16 例,好转 9 例,无效 5 例,总有效率为 83.3%。[①]

2. 余红超等分 2 型

(1)水湿停聚型　症见膝关节肿胀、疼痛,关节屈曲轻度受限;膝关节 X 线摄片多无异常;膝关节张力增大,浮髌试验阳性;关节液呈粉红色或橙黄色,表面无脂肪滴;舌质淡,苔薄白,脉弦。治宜利湿消肿、活血化瘀。方用滑膜炎 1 号方加减:生黄芪 30 克、萆薢 15 克、土茯苓 20 克、茯苓皮 20 克、大腹皮 20 克、三棱 9 克、莪术 9 克、牛膝 15 克、当归 12 克、地龙 9 克、红花 9 克、薏苡仁 15 克、泽泻 9 克、甘草 6 克。随症加减:局部皮肤红,皮温高者,加黄柏、金银花、野菊花、苍术等;疼痛

---

① 万承显.辨证治疗膝关节滑膜炎 30 例[J].河南中医,2013,33(9):1522-1523.

剧烈者,加露蜂房、延胡索等。每日 1 剂,水煎 2 次,分早晚温服,7～10 日为 1 个疗程。

（2）肝肾亏虚型 症见膝关节无明显肿胀,膝关节疼痛,关节屈曲轻度受限;膝关节 X 线摄片多无异常,MRI 示关节腔及髌上囊少量积液;膝关节浮髌试验阴性;舌质淡,苔薄白,脉弦细。治宜补益肝肾、收敛固摄。方用滑膜炎 2 号方加减:生地黄 10 克、山药 25 克、山茱萸 25 克、牡丹皮 10 克、茯苓 15 克、泽泻 15 克、淫羊藿 20 克、威灵仙 20 克、五味子 15 克、杭白芍 15 克、车前子(包煎) 10 克、三七粉(冲服)5 克。随症加减:疼痛剧烈者,加露蜂房、延胡索;慢疼者,加补骨脂、金毛狗脊等。每日 1 剂,水煎 2 次,分早晚温服,7～10 日为 1 个疗程。[1]

3. 余红超等分 2 期

（1）肿胀期 症见膝关节肿胀、疼痛,关节屈曲轻度受限;膝关节 X 线摄片多无异常;膝关节张力增大,浮髌试验阳性;关节液呈粉红色或橙黄色,表面无脂肪滴;舌质淡,苔薄白,脉弦。治宜首先给予关节穿刺,将积液抽出后用绷带给予加压包扎并卧床休息,待 24～48 小时后将加压包扎绷带拆除,后用中药制剂贴敷。方用金黄膏:白及、姜黄、白芷、生南星、黄柏、木香、生半夏、天花粉、苍术、生大黄、厚朴、陈皮、生黄芩、生甘草、牡丹皮、黄连等。中药贴敷每次 24 小时,每日 1 次。7～10 日为 1 个疗程。

（2）非肿胀期 症见膝关节无明显肿胀,膝关节疼痛,关节屈曲轻度受限;膝关节 X 线摄片多无异常;膝关节浮髌试验阴性;舌质淡,苔薄白,脉弦细。治宜继续给予中药贴敷,并增加中药熏蒸床熏蒸,每次 20～30 分钟,每日 1 次。方用热敷散:刘寄奴 15 克、独活 15 克、秦艽 15 克、续断 15 克、川乌 10 克、草乌 10 克、大黄 10 克、花椒 10 克、白附子 10 克、干姜 10 克、红花 10 克、樟脑 10 克、冰片 3 克、黄丹 30 克、伸筋草 30 克、艾叶 20 克、当归 20 克、桑寄生 20 克、牛膝 20 克等。[2]

4. 王东分 2 型

（1）急性创伤性滑膜炎(气滞血瘀、经络痹阻) 治宜清热燥湿、消肿止痛。方用四妙丸加减:薏苡仁 50 克、苍术 15 克、黄柏 12 克、川牛膝 12 克、炙甘草 6 克、土茯苓 20 克、草薢 10 克、防己 8 克、赤小豆 15 克、木瓜 15 克、车前子 15 克、威灵仙 15 克、露蜂房 5 克、泽泻 10 克、泽兰 10 克。

（2）慢性劳损性滑膜炎(气虚血瘀,湿邪滞留) 治宜益气活血、清热利湿。方用四妙丸合补阳还五汤:薏苡仁 60 克、苍术 15 克、黄柏 10 克、川牛膝 12 克、炙甘草 6 克、黄芪 60 克、赤芍 15 克、川芎 10 克、当归 15 克、地龙 15 克、桃仁 15 克、红花 10 克。

随症加减:早期湿热盛,肿胀明显,膝部积水较多,原方加大薏苡仁用量,最多用至 120 克,并予以膝关节穿刺,抽出滑液,冷敷,加压包扎,关节制动。每日 1 剂,2 次分服,每次 250 毫升,水煎服,10 日为 1 个疗程。症状消失后,药用参苓白术散内服,每次 6 克,每日 2 次,继续服用 1～2 个月。指导患者练习股四头肌等长收缩活动和直腿抬高活动,肿胀消退后主动练习膝关节的屈伸活动。临床观察:王东用上方加减辨证治疗 56 例膝关节滑膜炎患者。结果:治愈 40 例,有效 13 例,无效 3 例,总有效率 94.6%。[3]

经 验 方

1. 加味二妙散和金黄散 加味二妙散:黄柏 15 克、苍术 15 克、黄芩 10 克、连翘 10 克、金银花 10 克、胆南星 5 克、牛膝 10 克、龙胆草 5 克、羌活 5 克、木通 5 克、当归尾 10 克、赤芍 5 克、桃仁 10 克、红花 5 克、甘草 5 克。上药水煎 2 次后混匀,分早晚 2 次口服,每日 1 剂,疗程为 4 周。金黄散:大黄、黄柏、姜黄、生天南星、白芷、天花粉、苍术、厚朴、陈皮、甘草等。上述药物打粉,取适量以清水调糊,外敷患处后绷带包扎,每日 1 次,每次 6

① 余红超,等.辨病辨证分期治疗膝关节滑膜炎[J].四川中医,2012,30(11):39-40.
② 余红超,等.辨病辨证分期治疗膝关节滑膜炎[J].四川中医,2012,30(11):39-40.
③ 王东.四妙丸加味治疗膝关节滑膜炎疗效观察[J].山东中医杂志,2012,31(10):729-730.

小时。敷药期间注意观察患处皮肤情况,防止皮肤过敏或水疱形成,疗程为4周。王雷等用上法治疗35例膝关节滑膜炎(湿热阻络证)患者,有效率为94.29%。①

2. 塌渍法 红花20克、土茯苓20克、独活20克、艾叶20克、川牛膝20克、木瓜20克、花椒20克、羌活20克、白芥子20克、延胡索20克、防风20克、苏木30克、透骨草30克、海桐皮30克、伸筋草30克、丹参30克。上药粉碎,用陈醋调匀,纱布包扎外敷于患侧膝关节处;并用红外线灯热辐射,在照射前先打开红外线灯照射至温热后,再敷于患者外敷中药的膝关节处,继续应用红外线灯热辐射治疗,使醋制中药保持一定的温度。每次20~30分钟,每日2次,疗程为14日。崔笑德等用上法治疗30例膝关节滑膜炎患者,有效率为96.7%。②

3. 补中益气汤加味 黄芪18克、炙甘草9克、人参6克、白术9克、当归3克、陈皮6克、升麻6克、柴胡6克、桂枝3克、艾叶3克、茯苓15克、防己6克、厚朴6克。每日1剂,分2次服,早晚各1次,餐后半小时服用,7日为1个疗程。丁轩等用上方治疗30例膝关节慢性滑膜炎气虚水滞型患者,总有效率为93.33%。③

4. 活血利水中药 茯苓15克、泽泻10克、当归12克、熟地黄12克、红花15克、芍药10克、白术12克、猪苓15克、桂枝10克、川芎10克、桃仁15克。随症加减:肾虚者,加杜仲15克、补骨脂15克;脾虚者,增加白术、茯苓的用量;湿热者,加薏苡仁12克、泽泻10克、黄柏15克。药物加入400毫升的水煎服,每日1次,连续服用4周,并给予复方南星止痛膏进行外敷治疗,每日1贴,每隔1日再贴,连续外贴3次,6日为1个疗程,共治疗4个疗程。洪海文用上方加减治疗50例慢性膝关节滑膜炎患者,总有效率为92%。④

5. 外洗方 黄柏30克、苍术30克、川牛膝30克、薏苡仁30克、木瓜30克、延胡索30克、海桐皮30克、大腹皮30克、土茯苓50克、滑石60克、伸筋草30克、透骨草30克、三棱20克、莪术20克、雷公藤20克、白芥子20克。每日1剂,水煎外洗,每日2次,10日为1个疗程,治疗3个疗程。张鑫杰等用上方治疗53例湿热型膝关节滑膜炎患者。结果:治愈7例,显效35例,无效11例,有效率79.0%。⑤

6. 五苓舒筋汤加味 猪苓9克、泽泻15克、白术9克、茯苓9克、赤芍9克、桂枝6克、木瓜12克、赤小豆12克、当归12克、丹参12克、牛膝12克。随症加减:寒湿凝聚型,加制附片6克、片姜黄6克、独活9克;损伤瘀血型,加乳香9克、没药9克、红花6克;肝肾不足型,加鹿角胶9克、杜仲9克、黄芪12克;湿热下注型,加金银花藤15克、苦参9克、黄柏9克。对于外敷药物,需要依据患者的具体病证进行科学的分型:病程较短,起病急的外伤型患者,运用木瓜、羌活、独活、紫荆皮、白芷、片姜黄、秦艽、怀牛膝、木瓜、马钱子、天花粉以及防风、防己等进行外敷;如果患者的病程比较长,并且反复发作,或者属于老年患者,运用生胆南星、薄荷油、川续断、独活、生草乌等药物进行外敷;对于积液比较多,并且浮髌试验呈明显阳性的患者,则可以对其实施滑液囊的穿刺,把积液抽出,然后将适量的抗生素与强的松龙注入以后进行加压包扎。在针对患者实施治疗的整个过程中,必须指导患者不要进行患肢方面的功能锻炼,并尽可能减小患膝活动范围。若肿胀比较严重,或者是急性的外伤患者,则可以用石膏托或者硬纸板来固定患肢,并让其保持半屈曲位。1周为1个疗程,每位患者治疗1~3个疗程。刘占京用上方加减治疗205例膝关节滑膜炎患者。结果:治愈132例,显效36例,有效16例,无效21例,总有效率89.76%。⑥

① 王雷,李无阴,等.中药内服外用治疗膝关节滑膜炎(湿热阻络证)的临床研究[J].中国中医急症,2018,27(4):591-593.
② 崔笑德,等.中药塌渍疗法治疗膝关节滑膜炎临床研究[J].中医学报,2017,32(9):1770-1773.
③ 丁轩,邵先舫.补中益气汤加味治疗膝关节慢性滑膜炎气虚水滞型的临床观察[J].湖南中医药大学学报,2017,37(6):656-658.
④ 洪海文.活血利水中药联合复方南星止痛膏治疗慢性膝关节滑膜炎的临床研究[J].中医药导报,2016,22(1):89-90.
⑤ 张鑫杰,等.中药外洗治疗湿热型膝关节滑膜炎53例[J].河南中医,2015,35(1):90-91.
⑥ 刘占京.五苓舒筋汤加味结合药物外敷治疗膝关节滑膜炎205例[J].河南中医,2014,34(1):84-85.

7. 消肿温经汤　白术 20 克、猪苓 20 克、金钱草 20 克、虎杖 10 克、木瓜 10 克、川牛膝 15 克、土鳖虫 10 克、地龙 10 克、苍术 15 克、麻黄 6 克、附子 10 克、桂枝 10 克、血丹参 20 克、黄芪 15 克、当归 10 克、厚朴 10 克、陈皮 10 克、甘草 10 克。随症加减：疼痛较重者，加没药 10 克、三七 10 克、细辛 5 克；膝关节感觉风冷者，加制川乌 10 克、防风 10 克；湿热并重者，加龙胆草 10 克、泽泻 20 克、土茯苓 30 克。每日 1 剂（连服 5 日休息 1～2 日），每剂水煎 1 000 毫升分 2 次温服。将煎服后的药渣加川椒 15 克，加水 1 000 毫升，煎 20～30 分钟至沸，熏洗外敷患膝关节，每次 30 分钟，每日 2 次，连用 5 日休息 1～2 日。陈新宇等用上方加减治疗 57 例膝关节慢性退行性滑膜炎患者。结果：治愈 42 例，显效 10 例，有效 3 例，无效 2 例，总有效率 96.5%。[1]

8. 骨科洗药　艾叶 15 克、川椒 15 克、海桐皮 15 克、透骨草 15 克、五加皮 15 克、防风 15 克、荆芥 15 克、蒲公英 15 克、紫花地丁 15 克、红花 15 克、赤芍 15 克、甘草 15 克。每剂加水 2 000～3 000 毫升煎沸 15～30 分钟，滤渣后倒入盆中，先熏，待冷却至 40℃～50℃时再洗，每次 30 分钟，每日 1 次；加用中频电疗仪，时间 20 分钟，将蘸满骨科洗剂药液的纱布垫敷于膝关节皮肤上，相应电极板相连，再与绷带固定，常规软组织疾患模式离子导入。每日 1 次，10 日为 1 个疗程。高曦等用上法治疗 120 例膝关节滑膜炎患者，2 个疗程后评定疗效，有效率为 97.5%。[2]

9. 薏苡仁汤　薏苡仁 50 克、芍药 50 克、麻黄 50 克、肉桂 50 克、甘草 50 克、苍术 50 克、生姜 3 片。用水 400 毫升，煎至 320 毫升，去滓温服。外敷滑膜膏：黄柏 180 克、大黄 180 克、生栀子 180 克、蒲公英 180 克。碾磨后用凡士林为基质调匀外用。10 日为 1 个疗程。吴金祥用上方治疗 54 例慢性膝关节滑膜炎患者。结果：显效 37 例，有效 15 例，无效 2 例，总有效率 96.30%。[3]

10. 滑膜膏　黄柏 180 克、大黄 180 克、生栀子 180 克、蒲公英 180 克、姜黄 180 克、血竭 180 克、细辛 180 克。研末用凡士林为基质调匀外用。嘱患者舒适坐位，将药膏均匀涂抹于患处，面积需覆盖疼痛部位，厚度约为 2 毫米。此时采用红外线治疗仪对准涂药部位，距离约为 15 厘米，穿透距离约为 20 厘米，开始照射，时间为 30 分钟。每日 1 次。10 日为 1 个疗程。任咏梅用上法治疗 39 例膝关节滑膜炎患者，治愈率 90%，总有效率 98%。[4]

11. 外敷包　没药、川芎、花椒、羌活、透骨草、生川乌、防风、乳香、延胡索、五灵脂、当归等。以上中药粉碎成粗颗粒，药包用特制棉布缝制，外形有多种，可分别用于颈部、肩部和腰腿部等，大小适中可以调节，与矿物质（包括氯化钠、硫酸钠、硫酸镁、硫酸钙、偏硼酸等）按照比例混合均匀，用时在微波炉内加热 5 分钟，取出后用全棉干毛巾包裹，热敷患部。每次 20 分钟，每日 1～2 次，连续治疗 5～7 日为 1 个疗程。共治疗 2 个疗程。黄黎明等用上方治疗 67 例膝关节滑膜炎患者，总有效率为 94.03%，复发率低。[5]

12. 黄芪消肿汤　黄芪、当归、赤芍、盐知母、白术、防风、黄柏、苍术、川牛膝、薏苡仁。每日 1 剂，水煎服，疗程 28 日。杜文生等将 150 例膝关节滑膜炎患者随机分为试验组 100 例与对照组 50 例。试验组采用上方治疗，对照组应用滑膜炎冲剂。28 日为 1 个疗程。结果：试验组脱落 6 例，剔除 2 例；对照组脱落 2 例，剔除 2 例。试验组临床控制 16 例，显效 41 例，有效 31 例，无效 4 例，总有效率 95.6%；对照组临床控制 5 例，显效 13 例，有效 20 例，无效 8 例，总有效率 82.6%。总疗效试验组优于对照组（$P<0.05$）。[6]

① 陈新宇，等.消肿温经汤治疗膝关节慢性退行性滑膜炎 57 例疗效观察[J].中医正骨，2014，26(5)：43，45.
② 高曦，程永志，等.骨科洗药配合中频电治疗仪治疗膝关节滑膜炎的疗效观察[J].中医药信息，2013，30(5)：112-113.
③ 吴金祥.薏苡仁汤与外敷滑膜膏治疗慢性膝关节滑膜炎疗效观察[J].陕西中医，2013，34(4)：428-430.
④ 任咏梅.红外线照射配合滑膜膏外敷治疗膝关节滑膜炎 39 例[J].陕西中医，2012，33(6)：736.
⑤ 黄黎明，等.外用中药热疗包治疗膝关节滑膜炎 67 例[J].陕西中医，2012，33(8)：1006-1007.
⑥ 杜文生，等.黄芪消肿汤治疗膝关节滑膜炎[J].中国实验方剂学杂志，2011，17(20)：258-260.

13. 二术苓皮汤　苍术 10 克、白术 10 克、黄柏 10 克、泽泻 10 克、地龙 10 克、茯苓皮 20 克、生薏苡仁 20 克、牛膝 15 克、白芍 15 克、忍冬藤 30 克。随症加减：湿热盛者，加滑石 15 克、车前子 15 克；火热盛者，加栀子 10 克、知母 10 克；血热盛者，加赤芍 15 克、牡丹皮 10 克；阴虚内热者，加麦冬 10 克、知母 10 克；血瘀盛者，加制乳香 10 克、没药 10 克；舌苔黄腻明显者，加黄柏 10 克；关节肿胀、发热明显者，加赤小豆 15～30 克；类风湿因子或抗溶血性链球菌"O"高于正常，或 HLA-B27 阳性者，加秦艽 15 克、青风藤 30 克、防己 10 克；血沉快者，加马鞭草 30～45 克。清热利湿，利水消肿，活血通络。配合外敷滑膜膏：黄柏、大黄、蒲公英、血竭、细辛等。上述药物经过一定方法炮制，并加入凡士林与蓖麻油混合配制而成，呈油剂状软膏；操作时，将滑膜膏均匀涂抹在专用麻纸上，麻纸应折叠为两层，在麻纸中间加 1～2 层医用棉纸，以防止油液渗出，将抹好滑膜膏的麻纸外敷于膝关节上，膏药上端覆盖至髌上囊 2 厘米处，下端包裹住膝眼，最后用绷带将该带药麻纸缠绑固定于膝关节上，每 2～3 日 1 次；具体根据病情，症状重，关节积液多者，每 2 日 1 次；症状轻，关节积液少者，每 3 日 1 次。清热利水，消肿止痛；适用于各种类型滑膜炎、滑囊炎。赵颖琳等用上方加减治疗 1 050 例膝关节滑膜炎患者，总有效率为 99.5％。[①]

14. 中药外敷和内服方　活血散：当归 300 克、三棱 300 克、莪术 300 克、川芎 300 克、乳香 300 克、没药 300 克、木瓜 300 克、桑白皮 300 克。温经散：干姜 400 克、细辛 400 克、桂枝 400 克、丁香 400 克。清热解毒散：大黄 300 克、黄柏 300 克、苍术 300 克、栀子 300 克。研为细末，局部扪之发热肿胀严重，以活血散加清热解毒散用蜜调成黏糊状外敷患处；肿胀减轻，局部肤温正常，关节活动受限，行走困难时以活血散加温经散加蜂蜜调成糊状外敷患处。敷药时用绷带扎紧，2 日更换 1 次。14 日为 1 个疗程。内服方：牛膝 10 克、木通 10 克、独活 10 克、茯苓 10 克、泽泻 10 克、赤小豆 10 克、防己 10 克、三七 10 克、当归 10 克、甘草 6 克。随症加减：急性期关节肿胀、肤温升高者，加生石膏 30 克、金银花 10 克、连翘 10 克；慢性期肿胀减轻或消退，并伴有活动受限行走困难者，加桂枝 10 克、干姜 10 克。每日 1 剂，水煎取汁日服 2 次。14 日为 1 个疗程。何宇峰用上方加减治疗 100 例膝关节滑膜炎患者。结果：治愈 87 例，好转 11 例，无效 2 例，总有效率 98％。[②]

15. 加味栝楼散　全瓜蒌 30 克、威灵仙 30 克、土茯苓 30 克、熟地黄 20 克、制何首乌 20 克、秦艽 12 克、当归 10 克、制乳香 10 克、制没药 10 克、羌活 10 克、独活 10 克、川牛膝 10 克、制龟甲 10 克、甘草 8 克。随症加减：热毒盛者，加金银花、玄参、黄柏，生地黄换熟地黄；湿盛肿剧者，加薏苡仁、苍术、白芷、防己；寒盛者，加制川乌、制草乌；肾虚者，加桑寄生、骨碎补、鹿角霜；久病入络者，加桃仁、土鳖虫、僵蚕。以上诸药每日 1 剂，水煎服，空腹分 3 次服。国敏等用上方加减治疗 35 例膝关节滑膜炎患者，1 个月为 1 个疗程，连续观察 2 个疗程。结果：痊愈 20 例，显效 10 例，好转 3 例，无效 2 例，总有效率 94.29％。[③]

16. 桂枝芍药知母汤加味　桂枝 12 克、赤芍药 10 克、盐知母 10 克、麻黄（去节）6 克、附子（另包先煎 30 分钟）30 克、焦白术 10 克、防风 10 克、露蜂房 15 克、防己 15 克、甘草 6 克、生姜 15 克。陈敬坚用上方治疗 60 例膝关节滑膜炎患者。结果：治愈 48 例，占 80％；好转 10 例，占 16％；无效 2 例，占 3.3％。[④]

中　成　药

滑膜炎颗粒　组成：夏枯草、防己、薏苡仁、土茯苓、丝瓜络、豨莶草、泽兰、丹参、当归、川牛

① 赵颖琳，等.外敷滑膜膏内服二术苓皮汤治疗膝关节滑膜炎 1050 例[J].陕西中医，2010,31(6)：701-702.
② 何宇峰.中药外敷并内服治疗膝关节滑膜炎 100 例[J].中国中医急症，2008,17(12)：1768.
③ 国敏，等.加味栝楼散治疗膝关节滑膜炎 35 例[J].陕西中医，2007,28(9)：1190-1191.
④ 陈敬坚.桂枝芍药知母汤加味治疗膝关节滑膜炎 60 例[J].吉林中医药，1999(5)：17.

膝、女贞子、功劳叶、黄芪等〔神威药业(张家口)有限公司生产,国药准字 Z13020929〕。功效主治:清热利湿,活血通络;适用于急、慢性滑膜炎及膝关节术后的患者。用法用量:每次 12 克,每日 3 次,温开水冲服。急性膝关节滑膜炎患者治疗 4 周,慢性膝关节滑膜炎患者治疗 8 周。临床应用:郑昱新等将 480 例膝关节滑膜炎湿热阻络证患者分为滑膜炎颗粒组 360 例(急性 120 例,慢性 240 例)和安慰剂组 120 例(急性 40 例,慢性 80 例)。滑膜炎颗粒组口服滑膜炎颗粒,安慰剂组口服安慰剂,两组患者均戴护膝作为基础治疗,同时将对乙酰氨基酚片作为疼痛应急用药。结果:治疗 2 周后,与安慰剂组相比,滑膜炎颗粒组患者的患者的膝关节肿胀程度、西安大略和麦克马斯特大学(WOMAC)骨关节炎指数评分及中医证候均已有明显改善,随着疗程增加疗效逐步提高。①

① 郑昱新,詹红生,等.滑膜炎颗粒治疗膝关节滑膜炎湿热阻络证的随机、双盲、安慰剂对照、多中心临床研究[J].中医正骨,2015,27(12):29-36.

腘窝囊肿

概　述

腘窝囊肿又叫 Baker's 囊肿,是腓肠肌内侧头的滑膜囊肿。腘窝囊肿是腘窝内滑液囊肿的总称。腘窝是膝后区的菱形凹陷,外上界为股二头肌腱,内上界为半膜肌、半腱肌,骨薄肌、缝匠肌和大部分大收肌也参与上界构成;内下和外下界分别为腓肠肌内、外侧头,窝底自上而下分别为股骨腘面、膝关节囊后部和腘斜韧带、腘肌及其筋膜,腘窝的内容由浅入深为胫神经、腘静脉、腘动脉,以及窝上外缘的腓总神经。腘窝囊肿多发生于儿童与老年人。儿童发病为先天导致,两侧对称;老年人多表现为膝关节软弱、无力、疼痛等。囊肿较大时会妨碍膝关节的伸屈活动,甚至可影响腘窝的静脉回流引起局部或膝关节以下部位水肿。

本病属中医"筋瘤"范畴。临床辨证如下。(1)劳倦伤气:站久行远或劳累时瘤体增大,下坠不适感加重;常伴气短乏力,脘腹坠胀,腰酸;舌淡,苔薄白,脉细缓无力。治宜补中益气、活血舒筋。(2)寒湿凝筋:瘤色紫暗,喜暖,下肢轻度肿胀;伴形寒肢冷,口淡不渴,小便清长;舌淡暗,苔白腻,脉弦细。治宜暖肝散寒、益气通脉。(3)外伤瘀滞:青筋盘曲,状如蚯蚓,表面色青紫,患肢肿胀疼痛;舌有瘀点,脉细涩。治宜活血化瘀、和营消肿。

经　验　方

1. 筋瘤汤 当归 20 克、白芍药 15 克、川芎 15

克、熟地黄 15 克、丹参 30 克、制半夏 10 克、陈皮 10 克、茯苓 15 克、浙贝母 10 克、制天南星 10 克、瞿麦 30 克、竹沥 10 克。每日 1 剂,水煎取汁 300 毫升,早晚饭前 30 分钟各服 150 毫升。孙忠杰用上方治疗本组 70 例腘窝囊肿患者。结果:痊愈 58 例,好转 12 例,总有效率 100%。[①]

2. 养血清润汤 当归 20 克、薏苡仁 20 克、威灵仙 20 克、白芍 15 克、川芎 15 克、熟地黄 15 克、防己 15 克、秦艽 15 克、防风 10 克、苍术 10 克、黄柏 10 克、怀牛膝 10 克、栀子 10 克、附子 10 克、桂枝 10 克、丹参 30 克。每日 1 剂,每剂装 2 袋,每袋 150 毫升,早晚饭前 30 分钟各服 150 毫升。合并膝骨关节炎,同时伴有关节功能障碍的加用伤筋洗剂(伸筋草 20 克、透骨草 20 克、川椒 20 克、艾叶 20 克、川乌 15 克、草乌 15 克、姜黄 15 克、海桐皮 15 克、当归 15 克、红花 15 克、土鳖虫 15 克、地龙 15 克、生麻黄 10 克、丝瓜络 10 克、乳香 40 克、没药 40 克)熏洗,2 周为 1 个疗程。杜双庆等用上方治疗 23 例腘窝囊肿患者。结果:用药 2 个疗程后,痊愈 6 例,好转 14 例,无效 3 例。总有效率 86.96%。[②]

3. 化瘀消囊汤 三棱 9 克、莪术 9 克、苏木 9 克、甲片 9 克、石见穿 10 克、王不留行 10 克、牛膝 10 克、白术 10 克、桃仁 12 克、赤芍 12 克、海藻 12 克、炒麦芽 15 克、牡蛎 18 克。每日 1 剂,早晚各煎服 1 次。30 日为 1 个疗程,连服 2~4 个疗程。刘光汉用上方治疗 6 例腘窝囊肿患者,均治愈。[③]

① 孙忠杰.筋瘤汤治疗腘窝囊肿 70 例[J].河北中医,2008,30(12):1274.
② 杜双庆,等.养血清润汤治疗腘窝囊肿 23 例临床观察[J].河北中医药学报,2007,22(4):21-22.
③ 刘光汉.化瘀消囊汤治疗腘窝囊肿 6 例[J].陕西中医,1998,18(2):71.

足 跟 痛 症

概　述

　　跟痛症是骨科常见病,多发于中老年,女性尤为多见,其发病原因复杂,多因慢性劳损引起骨与软组织的退行性改变而致。临床一般表现为足跟疼痛,不红不肿,负重、走路时疼痛尤甚,足跟前内侧有明显压痛,病程长而难愈。

　　本病属中医"骨痿"范畴。其病机特点为肾亏髂空,足失濡养,寒湿侵袭,不通则痛。临床辨证如下。(1)肝肾阴虚:除足底痛外,尚有头晕乏力,咽痛,便秘。(2)肝肾阳虚:除足底痛外,尚有头晕乏力,畏寒,便溏诸症。(3)损伤型:指有外伤史,如站立过久,行走过多或跳跑等;痛如钝锉或针刺,压痛点在跟骨结节附近为著。(4)骨刺型:X线片见有骨刺,同时伴有局部症状,足跟部有压痛。(5)痹证型:外伤史不明显,有受寒,着凉史,表现为足跟部肿痛,痛点比较广泛,可致整个足跟部。

辨 证 施 治

　　1.钱忠权分3型

　　八味洗药(基本方):怀牛膝20克、宣木瓜20克、透骨草20克、嫩桑枝20克、紫苏叶15克、制川乌15克、制草乌15克、食醋(后加)200毫升。

　　(1)损伤型　有过外伤史,症见如站立过久、行走过多或跳跑等,痛如钝锉或针刺,压痛点在跟骨结节附近为著。熏洗方用基本方加刘寄奴15克、红花10克,内服方用桃红四物汤或鸡血

藤浸膏片。

　　(2)骨刺型　X线摄片见有骨刺,同时伴有局部症状,症见足跟部有压痛。熏洗方用基本方加威灵仙20克、海藻20克、昆布20克,内服方用补肾壮筋汤或抗骨增生片。

　　(3)痹证型　外伤史不明显,有受寒、着凉史,症见足跟部肿痛,痛点较为广泛,可至整个足跟部。熏洗方用基本方加忍冬藤20克、麻黄10克、桂枝10克,内服方用独活寄生汤或木瓜丸。

　　熏洗方每剂加水3 000毫升,煎至1 500毫升,倒入桶中,熏洗时上面遮盖浴巾,稍凉后可将足放在药液中浸洗。每日2次,每次30分钟,10日为1个疗程。同时配合按摩(自我局部按压,揉摩)和叩击法(木锤叩击足跟,每日1次,每次30~40下)治疗,并取冰片、丁桂散、元寸少许置胶布膏药中外贴患处。临床观察:钱忠权用上法治疗53例足跟痛患者。结果:治愈48例,占91%;好转4例,占7%;较差1例,占2%。治疗次数最多12次,最少1次,一般3~5次可愈。[①]

　　2.殷家骅等分2型

　　(1)肝肾阴虚型　症见足底痛,头晕乏力,咽痛,便秘,时有低热。方用当归补血汤加杜仲、续断、金毛狗脊、熟地黄、玄参、枸杞子、知母等。

　　(2)脾肾阳虚　症见足底痛,头晕乏力,畏寒,便溏等。方用当归补血汤加杜仲、续断、金毛狗脊、肉桂、附子、菟丝子、补骨脂等。

　　临床观察:殷家骅等用上方辨证治疗30例足底痛患者,每日1剂,水煎,分2次服,入晚再加水煎汤,熏洗足底。结果:用药最少14剂,最多60剂。显效18例,占60%;好转9例,占30%;减轻

---

① 钱忠权.治疗足跟痛53例临床小结[J].江苏中医杂志,1986(3):24-25.

3例，占10%。[1]

经　验　方

1. 归红虫乌方　当归120克、红花60克、三七60克、土鳖虫60克、杜仲60克、川乌60克、草乌60克、络石藤60克、透骨草60克、党参90克、乳香90克、没药90克、马钱子20克。将上述中药碾碎和匀后用双层纱布等分包装成自己拳头大小的药包，将药包浸泡于白酒中2～3日备用，准备一块0.5～1.0厘米厚、10厘米×10厘米大小的生铁块。治疗时先将铁块在蜂窝煤炉或燃气炉灶上烤热至发烫，再将被白酒浸泡过的药包置于铁块上，等药包产生热气（蒸气）后，将患病足跟放置其药包上进行熨治。注意须将火候调控在患者自身可受耐的情况下，并保持其温度。每日1次，每次30～40分钟，7日为1个疗程，休息2日再接下一个疗程。刘远坤用上方治疗31例足跟痛症患者。结果：通过中药熨治，治愈19例，基本治愈10例，无效2例，总有效率93.5％。其中治疗次数最少者1个疗程，最长4个疗程。[2]

2. 针刺配合药物　针刺：主穴为阿是穴，配合承山、昆仑、跗阳、阳陵泉、环跳、委中等穴，行针5分钟，留针30分钟，10分钟行针1次，患者局部有酸感出针。可选两组穴位，交替使用。药物治疗：干姜20克、独活20克、肉桂10克、桂枝16克、麻黄10克、杜仲20克、巴戟天15克、川芎15克、牛膝15克、秦艽15克、红花15克。每日1剂，水煎，早晚分服。温经散寒，补肾壮阳，活血化瘀，祛风除湿，强筋壮骨，通痹止痛。周淑春用上法治疗64例足跟痛症患者。结果：疗程最短者7日，最长者28日。治愈44例，占68.75％；显效12例，占18.75％；有效6例，占9.38％；无效2例，占3.12％。总有效率96.88％。[3]

3. 中药外洗方　威灵仙30克、川芎30克、桂枝12克、细辛9克。每日1剂，水煎取汁1 000毫升，加白醋200毫升，将患足跟部直接放入温热的药液中浸泡，每次30分钟，每日3次，4周为1个疗程。配合跟痛鞋垫：备头发若干洗净晾干，取川芎100克打成粗末，均匀地摊于两层头发中间，外用棉布制成鞋垫，垫于鞋中。每周换用1副鞋垫，4周为1个疗程。韩伟峰等用上述方法治疗32例足跟痛症患者。结果：痊愈8例，显效16例，有效6例，无效2例，临床治愈率25％，总有效率93.75％。[4]

4. 熏洗方　伸筋草30克、透骨草30克、昆布30克、海藻30克、苏木20克、制乳香20克、制没药20克、木瓜20克、桂枝20克、川芎20克、五加皮20克、川牛膝20克、防风20克。将上药加水2 000毫升，浸泡30分钟，煎沸15～20分钟，将药液滤入盆内，先熏后洗，待药液温度适宜时，浸泡足跟，并用毛巾浸药液不断敷揉，每次浸泡30分钟，若药液变凉可稍加温后再洗。每日2～4次，每剂药煎2次，连用3日。熏洗完毕后，患者俯卧，足跟向上，术者以双手拇指指腹，从跟骨结节处向四周理筋按摩，由轻到重，再以空心拳叩击，力度以能耐受为宜。10日为1个疗程。武运喜等用上法治疗1例中老年足跟痛症患者，疗效满意。[5]

5. 中药熏洗　威灵仙10克、海桐皮10克、独活10克、生川乌10克、生草乌10克、三棱10克、马钱子10克、干姜10克、细辛10克、桂枝10克、川牛膝10克。煎沸，去火，加食醋及白酒各50毫升，熏蒸患足，待药汁稍凉，将患足放入药汁内浸泡约30分钟，早晚各熏洗1次。保留药汁及药渣，下次蒸沸即可再用，1剂药可用4次。配合手法治疗：摩擦足底3分钟；拿捏跟腱反复20余次；推挣跖筋膜10余次；戳按足跟10次；摇动足踝关节顺反方向各10余次，极度背屈踝关节，反复3～5次。石庆培用上法治疗310例足跟痛症患者，手法治疗3次（隔日1次）加中药熏洗，7日为1个疗

① 殷家骅，等.辨证施治足底痛30例[J].上海中医药杂志，1984（11）：31.
② 刘远坤.归红虫乌方熨治足跟痛症31例[J].四川中医，2002，20（11）：44.
③ 周淑春.针药并用治疗足跟痛症[J].中国针灸，2002，22（6）：400.
④ 韩伟峰，等.跟痛鞋垫配合中药外洗治疗足跟痛症32例[J].陕西中医，2001，22（3）：139.
⑤ 武运喜，等.中药熏洗配合按摩治疗中老年足跟痛症[J].新中医，1999（12）：14.

程。结果：治愈 168 例,好转 142 例,总有效率 100%。其中治疗 1 个疗程 13 例,2 个疗程 66 例, 3 个疗程 144 例,4 个疗程 69 例,5 个疗程以上 18 例。[1]

6. 药醋疗法　鸡血藤、透骨草、白芍、威灵仙。 上药各等份共为粗末,每份 40 克,装入布袋;药放 入冷水浸泡 20 分钟,取出控净水分,备用;取新砖 一块把中间挖成凹窝状,然后放炉火上烧红拿下, 取 100 克食用米醋倒入凹窝中,并将药袋迅速放 在砖的凹窝上,患足置放于药袋上,足背部用干毛 巾等物覆盖进行烟熏,直至热气温度消散为止。 在使用过程中要防止热砖烫伤足跟部的皮肤。每 日 1 次,每次 1 剂药,7 次为 1 个疗程。张广田用 上法治疗 21 例足跟痛患者。结果:痊愈 18 例,显 效 2 例,无效 1 例。[2]

7. 川没膏　川芎 15～20 克、乳香 20 克、没药 20 克、透骨草 15 克、血竭 10 克、醋适量、白酒适 量。将上药共研细末,以醋酒(3:1)调和成膏状, 徐敷于患处,外用敷料包扎。5～7 日换药 1 次,一 般需换药 1～3 次即可痊愈。刘全辉用上法治疗 足跟痛患者,疗效满意。[3]

8. 中药内服外洗　内服方:羌活 15 克、川芎 15 克、杜仲 15 克、独活 10 克、防己 10 克、防风 10 克、细辛 6 克。随症加减:有外伤者,加桃仁、红 花、苏木;摄片确诊有跟骨骨刺者,加骨碎补、鸡血 藤、威灵仙。以上诸药每日 1 剂,水煎 3 次,每次 煮沸 15 分钟,共取汁 600 毫升,分 3 次温服。外 用方:明矾 80～100 克、内服方去汁药渣、米泔水 2 000 毫升。以上诸药混合,共同煮沸 15 分钟,去

渣取汁,趁热熏洗和揉擦患处,直至药液冷却为 止。第 1 次用完后,保留药液;第 2 次再煮沸,薰、 洗、揉、擦如前。每日 2 次,7 日为 1 个疗程。李寿 彭用上方加减治疗 38 例足跟痛患者。结果:达到 临床治愈标准 24 例,占 63.16%;好转 11 例,占 28.47;无者 3 例,占 7.89。总有效率 92.11%。[4]

单　方

1. 火殃加盐法　组成:鲜火殃 3～4 根。用 法用量:取鲜火殃,每根约长 3 寸许,再将火殃置 草木炭中熟后,取出切成两半,并在切口上撒上食 盐约半匙,趁热将痛足踩于药上,若药烫至患足难 以忍受时,可将足稍抬起 2～3 秒后再踩,药冷时 随切随换,亦可以继续将药加热后再踩,直至药汁 略干为度,如此为治疗 1 次。病重者可以早、晚各 治疗 1 次,轻者可每日治疗 1 次。临床应用:唐业 建用上法治疗 36 例足跟痛症患者。结果:经 2～ 10 次治疗后,治愈 22 例,占 61.1%;显效 6 例,占 16.7%。1 次治疗后疼痛有所减轻的达 100%。[5]

2. 两白一防方　组成:白芷 10 克、白术 10 克、防风 10 克。用法用量:取棉布一块,将上药包 起,放清水内浸泡 10 分钟,另取砖头一块,在平面 上拓出一凹窝,放炉火中烧红,离火源后向砖内的 凹窝内倒食醋 100 毫升,再把药袋放在醋砖上,随 即将患足底部踏在药袋上约 20 分钟即可。每日 1 剂,连用 3～5 剂,疼痛即除。临床应用:邢春先用 上法治疗 2 例足跟底痛患者。结果:1 例经用上 方 4 剂而愈,1 例用上方 2 剂,疼痛消失。[6]

① 石庆培.手法加中药薰洗治疗足跟痛症 310 例[J].陕西中医,1996,17(5):199,204.
② 张广田.药醋疗法治疗足跟痛症[J].北京中医杂志,1994(2):64.
③ 刘全辉.自制川没膏治疗足跟痛[J].中医正骨,1993,5(2):42.
④ 李寿彭.中医药疗法治疗足跟痛 38 例[J].成都中医学院学报,1993,16(4):26-27.
⑤ 唐业建.火殃加盐治疗足跟痛症[J].中医民间疗法,1997(3):16-17.
⑥ 邢春先.治足跟底痛方[J].新中医,1990(2):28.

跟骨骨刺

概　述

　　跟骨骨刺是骨骼系统退行性改变在跟骨部位的表现,如果骨刺刺激周围滑囊等组织并造成一定程度损伤,就会引起足跟痛等症状,需要进行治疗。临床好发于中老年人群,女性居多;表现为足跟部疼痛,足跟突然着地时可诱发或加剧疼痛,伴有行走不利、足跟底部肿胀和压痛,X线摄片可见足跟部骨质增生、软组织肿胀等。绝大多数患者经过治疗症状可缓解,但骨刺依然存在;极少数患者需要手术治疗。

　　本病通常继发于跟骨骨质疏松之后,病机特点是本痿标痹,可参考"筋痹""筋痿""骨痹""骨痿"进行诊治。临床辨证如下。(1)肝肾阴虚:足跟疼痛,腰膝酸痛,头晕耳鸣,失眠多梦,五心烦热,潮热盗汗,咽干颧红。治宜滋补肝肾、滋阴降火、强筋健骨。(2)脾肾阳虚:足跟疼痛,腰膝酸软,畏寒肢冷,尤以下肢为甚,遗精早泄,腹泻便溏,精神萎靡,面色㿠白或黧黑,或阳痿,或宫寒不孕;或大便久泄不止,完谷不化,五更泄泻;或浮肿,腰以下为甚,按之凹陷不起,甚则腹部胀痛,心悸咳喘。治宜培补脾肾、温阳化气、强筋健骨。(3)风寒湿痹:足跟疼痛,身重不举,活动不利,骨节酸痛,恶风怕寒。治宜驱风散寒化湿、通经活络。(4)血瘀气滞:足跟疼痛,多因急慢性损伤所致,刺痛拒按,肿胀不消。治宜活血通络、益气化瘀、行气止痛。

辨 证 施 治

　　1. 马付山等分3型

　　(1)外感寒湿　症见身重不举,活动不利、骨节酸痛、恶风怕寒。治宜驱散风寒湿邪、通经活络。方用骨刺丸Ⅰ号:木瓜2 000克、威灵仙2 000克、透骨草2 000克、山药2 000克、骨碎补2 000克、香附2 000克、急性子2 000克、桑寄生2 000克、茄子根1 300克、续断1 300克、钩藤1 300克、苍耳子3 000克、鹿角2 500克、神曲2 500克、淫羊藿2 500克、柴胡1 500克。

　　(2)肝肾亏虚　年老体弱,全身有多处骨刺。治宜滋补肝肾、温补气血、强筋壮骨。方用骨刺丸Ⅱ号:鸡血藤1 500克、女贞子1 500克、骨碎补1 500克、墨旱莲1 500克、肉苁蓉1 500克、淫羊藿1 500克、延胡索1 500克、金毛狗脊1 500克、金樱子1 500克、补骨脂1 500克、蛇床子1 500克、熟地黄2 000克、莱菔子1 000克、制川乌200克。

　　(3)气滞血瘀　多有足跟部急慢性损伤。治宜活血祛瘀、行气通络、消肿止痛。方用骨刺丸Ⅲ号:秦艽2 000克、川芎2 000克、威灵仙2 000克、急性子2 000克、陈皮2 000克、苍耳子3 000克、白芍2 500克、红花1 500克、甘草1 500克。

　　上药共研细末,制成水丸,如梧桐子大,每服6克,每日2次,如有效可连服1~3个月。配合按摩、熏洗、敷贴、放血姜贴等4种方法治疗,此4种方法可以同时合用或选用1~2种。临床观察:马付山等用上方辨证治疗120例跟骨骨刺患者。结果:治疗时间为1~6个月。治疗1个月者70例,2个月者32例,3~6个月者18例;其中治愈

97例,显效14例,有效7例,无效2例。总有效率为98.3%。①

2. 张云卿分2型

(1)肾阴虚 方用左归饮加减:女贞子15克、墨旱莲20克、生地黄20克、牛膝12克、黄精15克、淮山药10克、茯苓15克、山茱萸10克、三七末(冲服)2克。

(2)肾阳虚 方用右归饮加减:杜仲20克、牛膝12克、菟丝子12克、当归12克、枸杞子12克、熟地黄15克、鸡血藤15克、三七末(冲服)2克。

临床观察:张云卿用上方辨证治疗66例跟骨骨刺患者,每日1剂,12剂为1个疗程,停药7日后进行第2个疗程。结果:治疗1～3个疗程后,显效50例,有效14例,无效2例,总有效率96.9%。②

经 验 方

1. 闫保成经验方 川乌20克、草乌20克、川芎15克、大黄20克。随症加减:肝肾亏虚者,加续断20克、牛膝20克,补肝肾、强筋骨;气滞血瘀者,加延胡索30克、乳香30克、没药30克,活血散瘀、行气舒筋;风寒者,加川椒20克、威灵仙15克、鸡血藤20克,祛风散寒、通经活络;X光片示骨质稀疏、骨痂稀少者,加甜瓜子30克、骨碎补30克。先将上药碾成细末混合在一起,取醋若干将其烧开,根据跟部面积,取适量中药粉末,放入醋中,调和均匀。待温后将调好的中药敷在足后跟部,用塑料袋将其扎紧,避免醋蒸发,每日2次,疗程为1个月。活血散瘀,温经通络,祛风散寒,止痛。闫保成用上方加减治疗41例跟骨骨刺引起跟部疼痛患者。结果:痊愈35例,好转6例,痊愈率85.4%,总有效率100.0%。③

2. 中药外洗法 羌活20克、络石藤15克、独活20克、牛膝12克、续断15克、鸡血藤10克、威灵仙15克、没药15克、秦艽12克、千里光12克、防风12克、细辛15克。随症加减:湿热型,加桂枝、姜黄、五月艾等;风寒湿型,加吴茱萸、桂枝、香加皮;瘀血阻滞型及肝肾亏虚型,加田基黄、苏木、宽根藤。将药物加水约1 000毫升,煮沸后再文火煎30分钟。先熏蒸患足,待温度降至50℃左右时,将患足跟放入药水中浸泡至水凉。每日洗2～3次。每剂药可用3日。针灸疗法:取昆仑、照海、太溪、申脉、太冲、三阴交、足三里等穴,采用平补平泻手法。结合艾灸,用长约2厘米艾条一段,插在针柄上,点燃施灸,用硬纸片隔开皮肤和艾条以防烫伤,留针60分钟。针灸每日1次。10日为1个疗程。张立军等用上法治疗58例跟骨骨刺性跟痛症患者,治疗2个疗程。结果:治愈46例,有效11例,无效1例,总有效率98.28%。④

3. 王道全经验方 透骨草30克、伸筋草30克、生川乌30克、细辛5克、红花30克、当归尾30克、花椒12克、艾叶12克、苏木10克、牛膝20克、制乳香10克、甘草10克。加水3 500毫升,浸泡30分钟后,水煎20分钟,趁热熏洗患处,每次熏洗1～2小时,每日熏洗1～2次。每剂药可连用2～3日,6～12日为1个疗程,连续治疗2个疗程。配合推拿治疗,患者俯卧位,踝下垫枕,用擦法、揉法沿小腿后侧至足跟反复操作3～5分钟,使小腿、踝关节、足部的肌肉等软组织放松;点按昆仑、申脉、阳谷、阳陵泉、太溪、照海、然谷等穴位;拇指按揉局部疼点以及周围并弹拨足底筋膜附着点;患者屈膝,足心向上,术者一手握踝,一手以掌根叩击痛点;施以擦法,擦其足底以透热为度;最后医者位于其身后,屈曲右肘,以右肘尺骨鹰嘴抵住患侧环跳穴,施以揉运5分钟,再逐渐加大揉运之力,至局部酸、胀、痛、麻感觉。每次20分钟,隔日1次,6次为1个疗程,连续治疗2个疗程。注意事项:①急性期宜休息,减少走路,并抬高患肢。②症状好转后仍宜减少步行,鞋以宽松

① 马付山,等.中医药治疗跟骨骨刺120例疗效观察[J].黑龙江中医药,2010(3):37-38.
② 张云卿.补肾方配合药酒热敷治疗跟骨骨刺66例[J].吉林中医药,1996(6):18.
③ 闫保成.中药醋调外敷在跟骨骨刺引起跟部疼痛的运用[J].世界最新医学信息文摘,2017,17(93):183.
④ 张立军,等.中医综合治疗跟骨骨刺性跟痛症60例疗效观察[J].湖南中医杂志,2012,28(6):56-57,64.

为宜,不穿鞋跟过高的鞋,以免增加足跟的负担以及足底跖腱的张力,加速骨刺的增生。在患足鞋内放置海绵垫,以减少足部压力。③注意足跟保暖。老年人足部血管弹性减低,管径缩小,影响供血。足跟受凉受冻,都可能引起足跟痛。④缓解期后,可适当锻炼,以增加气血运行,但不宜过度疲劳,以免诱发或加重病情。[①]

4. 中药内外结合　内服方:熟地黄 20 克、当归 20 克、续断 12 克、独活 12 克、苍术 8 克、威灵仙 15 克、牛膝 15 克、木瓜 24 克、制没药 5 克。随症加减:兼风寒者,加防风 10 克;夹寒湿者,加秦艽 15 克、制附子 10 克;兼湿热者,加薏苡仁 20 克、黄柏 15 克。每日 1 剂,加水 500 毫升,煮沸后文火煎 30 分钟,取汁 150 毫升,二煎加水至 400 毫升,煎 30 分钟后取汁 150 毫升,两次煎汁混匀,分 2 次服。补肾活血,祛风通络。外洗方:五加皮 35 克、牛大力 30 克、千年健 30 克、艾叶 30 克、牛膝 20 克、泽兰 20 克、川芎 20 克、独活 15 克、薄荷 15 克、丹参 15 克、羌活 10 克。每日 1 剂,将药物放入陶锅内,加水 1 000 毫升,醋 100 毫升,煮沸后文火煎 30 分钟。药汁倒出后先熏蒸患足,待温度降至 50℃左右,将患足跟放在药水中浸泡至水凉为止。可加用手法理筋,是足跟部通经活络、粘连松解。药复加热,每日洗 2～3 次,每剂可连用 3 日。10 日为 1 个疗程,共治疗 2 个疗程。郭伟忠等用上法治疗 423 例跟骨骨刺患者。结果:治愈 312 例(其中 1 个疗程治愈 245 例,2 个疗程治愈 67 例),显效 58 例,改善 26 例,无效 27 例,总有效率 93.62%。[②]

5. 中药内服外洗　内服方:当归 20 克、桑寄生 20 克、丹参 20 克、巴戟天 20 克、赤芍 10 克、川芎 10 克、伸筋草 10 克、舒筋草 10 克、千张纸 10 克、麻黄根 10 克、羌活 15 克、杜仲 15 克、续断 15 克、萆薢 15 克、怀牛膝 30 克、全蝎 5 克。随症加减:气虚者,加苏条参 15 克、炙黄芪 15 克;湿肿重者,加薏苡仁 20 克、秦艽 10 克;痛甚者,加延胡索 15 克、炙蜈蚣 1 条;局部发热者,加炒黄柏 10 克、知母 15 克。每日 1 剂,每剂煎 3 次,将药汁混合后搅匀,分早、中、晚服,连服 7 日为 1 个疗程,一般仅需治疗 2 个疗程。外洗方:苦参 30 克、羌活 30 克、桑枝 30 克、苏木 30 克、木瓜 30 克、川椒 15 克、红花 10 克。用软布包好放入水中煎煮 30 分钟,用药液泡洗足跟部,同时足跟在药包上摩擦,用力稍重,每日洗擦 2 次,每次约 20 分钟。莫倩辉用上法治疗 68 例跟骨骨刺患者。结果:治愈和显效 57 例,有效 9 例,无效 2 例,总有效率 97%。[③]

6. 木棒顶压法　患者取仰卧位,双下肢平伸,双足平放并外展。对照 X 线片,用一大拇指在足部寻找压痛点。确定骨刺位置后,将 T 形木棒一端放在术者肩部,另一端直接对准骨刺部位。木棒尖端与足弓的水平线呈钝角,内侧角 45°,外侧角 135°。顶压力量要适当,顶压的同时施行碾转。每次治疗顶压 1～3 次,每周治疗 3 次,多数病例治疗 2 或 3 次即可。刘文明等用上法治疗 350 例跟骨骨刺患者。结果:平均治疗 3 次,治愈 284 例,显效 57 例,好转 9 例,总有效率 100%。[④]

7. 砖醋药熨法　白芷 10 克、白术 10 克、防风 10 克、透骨草 10 克、威灵仙 10 克。随症加减:肝肾不足者,加五味子 10 克、菟丝子 10 克;热痛者,加黄柏 10 克、生大黄 10 克、玄明粉 10 克;冷痛者,加马钱子 10 克、白芥子 10 克;疼痛剧烈者,加甲片 10 克、川乌 10 克。上药研末混合包成 1 包,在清水中浸泡 2～3 分钟,另取厚砖头一块,在平面上挖出一碗状凹窝(大小可容纳 200 克白醋),将砖放置炉火中烧至红热后取出放置地上,在凹窝中倒入食醋 150～200 毫升,随即在砖头凹窝的醋中放入浸过清水的药袋,将患足的疼痛部位在药袋上来回揉搓,令药袋和醋反复热熨其患处,直至冷却为止。每次 1 剂药,砖头可反复使用,隔日 1 次,连用 5 次为 1 个疗程。卢向东用上方加减治

① 郭凯,等.王道全治疗跟骨骨刺经验[J].实用中医药杂志,2009,25(7):476.
② 郭伟忠,等.中药内外结合治跟骨骨刺 423 例[J].新中医,2008,40(6):90.
③ 莫倩辉.中药内服外洗治疗跟骨骨刺 68 例[J].四川中医,2001,19(3):64-65.
④ 刘文明,等.T 形木棒顶压治疗跟骨骨刺 350 例[J].人民军医,1999,42(8):452-453.

疗 313 例跟骨骨刺患者。结果：治愈 233 例，显效 61 例，好转 15 例，无效 4 例，总有效率 98.7%。①

8. 温筋汤　红花 50 克、当归 50 克、制乳香 50 克、制没药 50 克、寻骨风 50 克、伸筋草 50 克、透骨草 50 克、五加皮 50 克、威灵仙 50 克、丝瓜络 50 克、续断 50 克、川牛膝 30 克。将上药用纱布轻松包起，放入砂锅或搪瓷锅内，加水（水要超过药的 3～4 倍）熬开，倒在盆内，将患侧足跟放在上面熏蒸，足部上面要用毛巾或旧布盖严，以免热气消散，待水蒸气减弱后，水温降至不烫伤皮肤时，即可将足跟放在药水中浸泡，直至水凉为止。每剂熏洗药可用 2 日，每日早晚各熏洗 1 次。10 日为 1 个疗程。许祥生用上方治疗 78 例跟骨骨刺患者。结果：第 1 个疗程后痊愈 31 例，好转 27 例；第 2 个疗程后痊愈 56 例（71.8%），好转 20 例（25.6%），无效 2 例（2.6%）。总有效率 97.4%。②

9. 消刺灵液　威灵仙 40 克、石见穿 30 克、骨碎补 20 克、生草乌 10 克、山奈 10 克、急性子 10 克、椒目 10 克、马钱子 10 克、川草乌 10 克、蜈蚣 1 条。上药用纱布袋装好，浸入 2 斤醋内，每日浸患足跟半小时，天冷时可加热，浸后用清水洗净。每周换药 1 次，连续 3 个月为 1 个疗程。柴兆璋等用上方治疗 500 例跟骨骨刺患者。结果：显效 310 例，有效 130 例，无效 60 例，总有效率 88%。③

10. 活络止痛片　蕲蛇、防风、桑枝、薏苡仁、川乌、大黄、肉苁蓉、延胡索、田三七。制成糖衣片，每日 3 次，每次 5 片，早、午、晚饭后服，连服 2 个月。黄霖等用上方治疗 68 例跟骨骨刺患者。结果：优 49 例，良 10 例，有效 6 例，无效 3 例，总有效率 95.6%。④

11. 木锤叩击法　患者俯卧于治疗床上，患肢屈膝 90°，使足心向上，术者用大拇指在足跟寻拨正痛点后，运用按揉弹拨手法推拿按摩约 1 分钟，

舒筋活络，松解粘连，用木锤对准压痛点叩击 3～4 次，然后再轻轻击打其四周，用力要适当，动作要准确轻快。再次施用按揉弹拨手法进行推拿按摩。每周治疗 1 次，3～4 周后即可痊愈。张连友等用上法治疗 347 例跟骨骨刺患者。结果：优良 305 例，有效 24 例，无效 18 例，总有效率 94%。⑤

单　方

1. 威灵仙　组成：威灵仙 50 克。用法用量：上药煎汤，取其汁约 250 毫升，加温水 2 000 毫升，放陈醋 100 毫升，浸泡患足 20～30 分钟后，将药渣加醋 5 毫升，搅拌均匀，外敷于跟骨处，外用塑料薄膜包裹，1 小时后取下，每日 1 次。20 日为 1 个疗程。治疗期间嘱其减少负重。临床应用：张董喆等用上法治疗 51 例跟骨骨刺患者。结果：治愈 20 例，显效 10 例，有效 18 例，无效 3 例，有效率 94.1%。⑥

2. 茄子根　组成：茄子根 500 克。用法用量：加水 4 000 毫升，浸泡 30 分钟，再用文火煎 30 分钟。用药汁先熏后洗患足，水温下降后可再加热，每次熏洗 1 小时，每晚 1 次，10 日为 1 个疗程。临床应用：杨芳用上法治疗 32 例跟骨骨刺患者。结果：经 1～2 个疗程治疗全部有效，其中 26 例症状完全消失。⑦

3. 灸法　组成：乌梅、醋、艾条。用法用量：选取个大肉质较厚的乌梅 100 克左右浸泡于醋中，3～5 日后便可开始使用，每用 1～2 枚（肉质层较薄者可用 2～3 枚），剥取乌梅肉质层，捣烂敷贴于患处，点燃艾条后对准乌梅肉熏灸，热度以能忍受为度，切忌过烫。每日 1 次，每次 15～20 分钟，灸完把乌梅肉丢弃。10 日为 1 个疗程。临床应用：王泉生用上法治疗 150 例跟骨骨刺患者。结果：一般 1 个疗程后即明显好转，2 个疗程可以痊

① 卢向东.砖醋药熨法治疗跟骨骨刺 313 例[J].中国民间疗法,1999(11):26.
② 许祥生.温筋汤熏洗治疗跟骨骨刺 78 例[J].中医外治杂志,1997(2):34.
③ 柴兆璋,等.消刺灵液治疗跟骨骨刺 500 例[J].上海中医药杂志,1997(2):29.
④ 黄霖,等.跟骨骨刺 68 例临床治疗观察[J].新中医,1994(6):47-48.
⑤ 张连友,等.木锤叩击法治疗跟骨骨刺 347 例分析[J].安徽中医临床杂志,1994,6(3):20.
⑥ 张董喆,等.外用威灵仙配合陈醋治疗跟骨骨刺临床观察[J].中医学报,2013,28(2)290-291.
⑦ 杨芳.茄子根治疗跟骨骨刺[J].中国民间疗法,2003,11(8):22-23.

愈。少数病程较长、症状较严重的患者,3～4个疗程痊愈。临床痊愈114例,占76%;显效30例,占20%;无效6例,占4%。①

4. 川乌 组成:川乌。用法用量:川乌适量,烘干,研成细末,和老陈醋拌成糊状涂在干净的布上,贴在患处,每3日换1次。一般5次为1个疗程,治疗2个疗程。临床应用:胡彤宇等用上法治疗80例跟骨骨刺患者。结果:显效48例,有效28例,无效4例,总有效率95%。②

5. 醋泡石灰中心石 组成:食醋、石灰中心石(指生石灰制成熟石灰后所剩的石块)适量。用法用量:将生石灰制成熟石灰后所剩的石块碎成小块,放入盆中,加入食醋,使石块完全浸于食醋中,放上盆盖,加热至沸,拿下盆盖,将患足悬于盆上熏20分钟,然后待食醋冷却后,用食醋(或称药醋)洗患足,每日1次,5次为1个疗程。临床应用:王作顺用上法治疗52例跟骨骨刺患者。结果:治疗2个疗程,显效46例,有效6例,总有效率100%。③

6. 醋浸蹬足法 组成:食醋1.5千克。用法用量:食醋全部放在脚盆里,患足放入醋中浸泡,每日3次,每次1小时,10日为1个疗程。醋不需加热后使用,下个疗程要重新换醋。患者在醋浸泡后及起床时,站立位脱去鞋袜,足跟部对准地面平面处,由轻到重,蹬足50～100次,每日4～5次,10日为1个疗程。临床应用:李凤成用上法治疗50例跟骨骨刺患者。结果:显效42例,好转7例,无效1例,总有效率98%;其中2个疗程以内11例,3～4个疗程30例,4个疗程以上8例。④

中 成 药

1. 抗骨增生胶囊 组成:熟地黄、肉苁蓉(酒蒸)、金毛狗脊(盐制)、女贞子(盐制)、淫羊藿、鸡血藤、炒莱菔子、骨碎补、牛膝(江苏康缘药业股份有限公司生产,国药准字 Z10980006)。功效主治:补腰肾,强筋骨,活血止痛;适用于骨性关节炎肝肾不足、瘀血阻络证,症见关节肿胀、麻木、疼痛、活动受限。用法用量:口服,每次5粒,每日3次。临床应用:刘登安用上法治疗62例老年跟骨增生症患者。结果:临床治愈40例,显效16例,有效3例,无效3例。治愈率为64.52%,总有效率为95.16%。⑤

2. 云南白药 功效主治:化瘀止血,活血止痛,解毒消肿;适用于跌打损伤,瘀血肿痛,吐血、咳血、便血、痔血、崩漏下血,手术出血,疮疡肿毒及软组织挫伤,闭合性骨折,支气管扩张及肺结核咳血,溃疡病出血,以及皮肤感染性疾病。用法用量:取云南白药粉适量,用米醋调和后置于伤湿膏(任何膏药均可)中部贴于足跟(底部),每日更换1次,10日为1个疗程。临床应用:蒋莉等用云南白药粉醋调外贴为主配合针灸治疗56例跟骨骨刺患者。结果:治愈37例,显效14例,好转4例,无效1例,总有效率98.21%。治疗次数最多24次,最少4次。⑥

预 防 用 药

1. 芪骨胶囊 组成:北黄芪、骨碎补、何首乌、淫羊藿、肉苁蓉、川石斛、杭白菊(厦门中药厂生产,国药准字 Z20090656)。功效主治:滋养肝肾,强筋健骨;适用于女性绝经后骨质疏松症肝肾不足证,症见腰膝酸软无力、腰背疼痛、步履艰难、不能持重者。用法用量:口服,每次3粒,每日3次。临床应用:王和鸣等用上药治疗472例原发性骨质疏松症患者,疗效满意。⑦

① 王泉生.灸法治疗跟骨骨刺150例[J].福建中医药,1998,29(3):27-28.
② 胡彤宇,等.川乌治疗跟骨骨刺80例[J].河北中医,1997,19(2):40.
③ 王作顺.醋泡石灰中心石治疗跟骨骨刺52例[J].四川中医,1997,15(12):44.
④ 李凤成.醋浸蹬足法治疗跟骨骨刺50例[J].中医外治杂志,1995(5):41.
⑤ 刘登安.抗骨增生胶囊治疗老年跟骨增生症62例[J].上海中医药杂志,2009,43(7):41.
⑥ 蒋莉,等.云南白药粉醋调外贴为主配合针灸治疗跟骨骨刺56例[J].中医外治杂志,2008(4):58.
⑦ 王和鸣,等.芪骨胶囊治疗原发性骨质疏松症临床试验总结[J].中国中医骨伤科杂志,2010,18(8):12-15.

2. 金天格胶囊　组成：人工虎骨（金花企业股份有限公司生产，国药准字 Z20030080）。功效主治：健骨；适用于腰背疼痛，腰膝酸软，下肢痿弱，步履艰难等症状的改善。用法用量：口服，每次 3 粒，每日 3 次。临床应用：张军等用上药治疗 120 例原发性骨质疏松症患者，疗效满意。[1]

① 张军,等.金天格胶囊治疗原发性骨质疏松症 660 例临床疗效[J].中国骨质疏松杂志,2005,11(4)：490－495.

退行性骨关节病

概　　述

退行性骨关节病是以由于关节软骨变性、关节磨损所致的关节机能丧失与关节边缘骨赘形成,同时关节外软组织有慢性劳损和退行性改变为病理学特征的疾病。主要症状为关节疼痛和关节僵硬,其是临床常见病、多发病。

本病属中医"骨痹"范畴。病机特点是年老体衰,骨失滋养,气血失调。临床辨证如下。(1)肾虚髓亏:关节隐隐作痛,腰膝酸软,腰腿不利,俯仰转侧不利;伴有头晕,耳鸣,耳聋,目眩;舌淡红,苔薄白,脉细。(2)阳虚寒凝:肢体关节疼痛,重著,屈伸不利,天气变化加重,昼轻夜重,遇寒痛增,得热稍减;舌淡,苔白,脉沉细缓。(3)瘀血阻滞:关节刺痛,痛处固定,关节畸形,活动不利,或腰弯背驼,面色晦暗;唇舌紫暗,脉沉或细涩。

经　验　方

1. 腹针动气法　"引气归元"(中脘、下脘、气海、关元)深刺 1.3～1.5 寸,健侧气旁(气海旁开 5 分)以及患侧滑肉门、外陵、气外(气海旁 1 寸)并双侧大横穴中刺 0.7～0.9 寸,下风湿点(气海旁开 2.5 寸)浅刺 0.2～0.4 寸,并根据患者体型适当调整针刺深度。根据病情轻重,适当选用下风湿点三角(在下风湿点下附近 0.5 寸左右浅刺 2 针,使之与下风湿点成三角形状)浅刺,以扩大腹针对膝关节局部的治疗作用,留针 30 分钟。神灯治疗仪

预热后,置于肚脐上方 30 厘米左右,照射腹部神阙穴,以患者能耐受为度。行针和留针期间,在双侧膝关节、髋关节可以承受的运动范围内,嘱患者膝关节间断做缓慢的屈、伸、抬起、放下动作,每周 3 次,4 周为 1 个疗程。治疗结束后嘱患者避免膝关节过度劳累。郭鑫等用上法治疗 35 例(63 膝)退行性膝骨关节病患者,共治疗 8 周。结果:治愈 31.75%(20 膝),显效 33.33%(21 膝),有效 28.57%(18 膝),无效 6.35%(4 膝),总有效率 93.65%。[①]

2. 温通针配合中药熏蒸　温通针法:选穴足三里、血海、膝眼、阳陵泉、三阴交。针刺部位常规消毒后,押手紧按穴位,刺手持针刺入穴内,候气至,针下有沉紧感,押手加重压力,刺手拇指向前连续捻按 9 次,针下沉紧后针尖拉着有感应的部位连续小幅度重插轻提 9 次,刺手拇指再向前连续捻按 9 次后,针尖顶着有感应的部位推弩守气,使针下持续沉紧,同时,押手施以关闭法(即左手拇指按压于穴位下方经络,防止针感下传),以促使针感沿一定方向传导(使针感传至病所),守气 1～3 分钟,留针 20 分钟后,缓慢出针,按压针孔。熏蒸方:红花 12 克、独活 10 克、桑寄生 12 克、威灵仙 10 克、桑枝 12 克、桂枝 10 克、续断 15 克、当归 12 克、牛膝 10 克。让患者俯卧于中药熏蒸床上,充分暴露膝部,膝部痛点处于熏蒸气孔上;蒸汽直接熏患部,熏气的温度 40℃～50℃,以患者皮肤耐受为宜,对感觉迟钝的患者温度设在 43℃。熏蒸时间为 20 分钟。治疗 5 次为 1 个疗程,每个疗程间休息 2 日,共治疗 4 个疗程。口锁堂用上法治疗 63 例膝退行性骨关节病患者。结果:优效 15 例,良效 28 例,有效 15 例,无效 5 例,有

---

① 郭鑫,王寅.腹针动气疗法治疗退行性膝骨关节病的临床研究[J].中国中医基础医学杂志,2015,21(1):86-87.

效率92.3%。[①]

3. **骨科四号洗药** 急性子、三棱、莪术、川乌、苍耳子、草乌、桑寄生、防风、泽兰等。将药物铡碎，放纱布包内，患者将浸湿的纱布包放在笼屉内加热，有蒸汽后15分钟取出，放凉至45℃；患者平卧，术者将纱布包放在患者腰部，用塑料布保湿，上面加暖水袋保温，每次30分钟，每日1次；加口服萘丁美酮胶囊，每次0.5克，每日3次。2个月为1个疗程，共治疗1个疗程。杨康等用上方治疗100例腰椎退行性骨关节病患者。结果：治愈3例，显效54例，有效34例，无效9例，总有效率91%。[②]

4. **通调五体法** 内服方：桑寄生、续断、川乌、草乌、寻骨风、土鳖虫、青风藤、海风藤、金毛狗脊、甘草、蜈蚣、丹参、三七等。除三七余药每剂煎2次，两煎相混早晚分服，每次三七粉与药汁冲服。针刺：取穴患侧鹤顶、内膝眼、外膝眼、足三里、阴陵泉、委中、承山，留针30分钟。拔罐：上述穴位选择适当大小火罐进行拔罐，留罐5分钟。推拿：患者仰卧位，术者从患侧股骨大转子处起循胆经至丘墟穴行揉法，共6次；患者仰卧位，再从患侧大腿内侧跟部起循足三阴经至太溪穴行揉法，共6次；患者仰卧位，术者从患侧股骨大转子处起循胆经至丘墟穴行点揉法，重点点揉风市、阳陵泉、绝骨、丘墟等穴位，共3次；患者仰卧屈膝位，点揉患侧梁丘、鹤顶、血海、内外膝眼、足三里、阴陵泉等穴位，各10次；患者仰卧屈膝位，术者一手握小腿远端，另一手掌扣住髌骨，大拇指和其余四指各按住关节周围痛点进行膝关节内收外旋、外展内旋摇转，其幅度由小变大，各10次；患者俯卧位，从承扶穴循膀胱经至跟腱处行揉法，共3次。10日为1个疗程。朴京哲用上法治疗80例膝退行性骨关节病患者。结果：2个疗程后，获优33例，良39例，中6例，差2例。[③]

5. **骨科煨药** 续断15克、鸡血藤15克、补骨脂15克、木瓜15克、海螵蛸15克、透骨草15克、伸筋草15克、防风15克、红花12克、乳香12克、羌活12克、独活12克、牛膝12克、杜仲12克、桂枝12克、血竭12克。将骨科煨药打碎，均匀洒入100毫升白酒（50度以上白酒）并搅拌均匀，将骨科煨药均分为两份装入两个25厘米×40厘米的布质口袋中，缝好袋口，置于蒸锅上蒸，待水开后慢火蒸15分钟，取出布袋稍放凉，待皮肤可承受其温度时，将药袋放于患处行热敷治疗。每次热敷治疗20分钟，每日2次。10日为1个疗程。治疗后的药袋置于阴凉处晾干，可反复使用5次，从第2次始将白酒均匀洒于药袋表面即可。徐斌用上方治疗152例老年性退行性膝关节骨关节病患者。结果：治愈116例，好转33例，无效3例，总有效率98.03%。[④]

6. **独活寄生汤** 独活15克、秦艽15克、桑寄生15克、牛膝15克、杜仲15克、白芍12克、当归10克、防风10克、川芎10克、生地黄20克、党参20克、茯苓20克、肉桂5克、炙甘草5克、细辛3克。随症加减：夹寒者，加附子、干姜；夹湿者，去生地黄，加防己、薏苡仁、苍术；夹瘀者，加丹参、延胡索。每日1剂，水煎服。配合外洗药煎水熏洗患处。熏洗方：宽筋藤30克、威灵仙30克、海风藤30克、刘寄奴30克、苏木30克、牛膝30克、两面针30克、伸筋草15克。每日1剂，水煎，先熏后洗患处。潘志雄等用上方加减治疗18例膝关节退行性骨关节病患者。结果：好转10例，无效2例，总有效率93.3%。[⑤]

7. **壮骨柔筋汤** 熟地黄30克、牛膝12克、淫羊藿15克、白芍30克、当归10克、枸杞子15克、桂枝10克、羌活10克、独活12克、姜黄10克、黄芪30克、白术10克、甘草10克、附子6克、干姜6克、炙甲片5克、鹿角片10克、三仙30克、鸡内金10克。随症加减：关节肿胀明显者，加坤草30克、泽兰30克；便溏者，加黄连6克；疼痛严重者，加重附子、干姜用量，可至10克；手足凉者，加细

① 口锁堂.温通针法治疗膝退行性骨关节病126例[J].中国老年学杂志,2012,32(8)：1704－1705.
② 杨康,等.骨科四号洗药治疗腰椎退行性骨关节病100例[J].中医杂志,2010,51(3)：244－245.
③ 朴京哲.通调五体法治疗膝退行性骨关节病的临床疗效[J].实用医学杂志,2008,24(18)：3251－3253.
④ 徐斌.骨科煨药治疗老年性退行性膝关节骨关节病152例[J].四川中医,2007,25(6)：83.
⑤ 潘志雄,等.独活寄生汤治疗膝关节退行性骨关节病及其对白细胞介素-1的影像[J].新中医,2007,39(8)：48－49.

辛 3 克、通草 10 克。每日 1 剂,水煎取汁 750 毫升,分 3 次口服,饭后 0.5 小时服药。1 个月为 1 个疗程。忌食辛辣,并配合口服钙制剂。服用 2 个疗程。高巾乔等用上方加减治疗 30 例退行性骨关节病患者。结果:全部有效,其中痊愈 6 例,显效 17 例,有效 7 例。[①]

8. 活血通络搽剂 制乳香、制没药、红花、川芎、当归、制川乌、制草乌、制马钱子、肉桂、冰片、樟脑。上药除冰片、樟脑外余均粉成粗末,用 75% 乙醇将其润湿、膨胀 6 小时,用渗漉法提取药液,静置、过滤后,将冰片、樟脑溶于药液、分装。搪瓷汤匙 1 把,患者取坐位,将活血通络搽剂涂于患膝,用手掌擦匀,掌心摩膝 10 分钟,至有温热感;用匙柄点按血海、双膝眼各 3～5 分钟,以有酸胀感为度,再用匙缘沿髌骨周围自下而上刮理 10 分钟。每日早晚各 1 次,2 周为 1 个疗程。周硕霞等用上法治疗 54 例退行性膝骨关节病患者,共计 94 膝。治疗前综合评分轻度 12 膝,中度 58 膝,重度 24 膝;治疗后综合评分轻度 55 膝,中度 27 膝,重度 12 膝;治愈率 95%。[②]

9. 子午捣臼针法 取穴以腰部华佗夹脊、膀胱经穴及腰阳关、命门、殷门、委中等为主穴辨证加减。腰华佗夹脊穴、膀胱经穴采用子午捣臼法(下针得气后,分天人地三部每部紧按慢提 81 次,退针时分人、地二部,每部紧提慢按 64 次,同时在紧按慢提时结合左转针;在紧提慢按时结合右转针,每次运针后又将针深入地部,并紧按慢提及左转针保留针感)。其他穴位行平补平泻法(将针刺入穴位后,作均匀的提插捻转,使针下得气即可)。均每 10 分钟运针 1 次,留针 30 分钟。每日针刺 1 次。每周针刺 5 日,休息 2 日,再行下个疗程。张平用上法治疗 110 例腰椎退行性骨关节病患者,治疗 2 周,并随访 1 个月统计疗效。结果:显效 88 例,占 80.0%;有效 17 例,占 15.5%;无效 5 例,

占 4.5%。总有效率为 95.5%。[③]

10. 增生汤 三棱 10 克、莪术 10 克、皂角刺 15 克、血竭(溶化)1 克、土鳖虫 10 克、炙甲片 10 克、鸡血藤 30 克、威灵仙 12 克、虎杖 15～30 克、徐长卿 10 克、苍耳子 10 克。随症加减:颈椎增生颈肩痛肢麻者,加羌活 10 克、片姜黄 10 克、木瓜 30 克;颈椎增生伴眩晕或晕厥者,加葛根 12 克、天麻 10 克、半夏 10 克;腰椎增生单纯腰痛者,加金毛狗脊 15 克、自然铜(醋淬)10 克、菟丝子 15 克;腰椎增生腰痛牵引下肢痛麻者,加白芍 30 克、炙甘草 10 克、木瓜 30 克、生薏苡仁 30 克;膝关节增生膝痛明显者,加鹿衔草 15 克、独活 10 克、生牡蛎 30 克;膝关节增生合并滑膜炎者,加僵蚕 10 克、露蜂房 15 克、炒黄柏 6 克;踝关节增生单纯踝关节痛者,加蜈蚣 2 条、全蝎 6 克;踝关节增生踝关节肿痛者,加槟榔 10 克、草果 6 克、制乳香 6 克、制没药 6 克。李恒敏用上方加减治疗 2 例骨关节病患者,取得一定效果。[④]

单 方

骨质酊 组成:草乌、红花、延胡索。制备方法:用 50% 乙醇浸泡 1 个月后备用。用法用量:采用上海产的 ZGL-1 型直流感应电疗机。直流输出电流 0～20 毫安耐受量,根据病变范围大多采用 10 厘米×15 厘米电极的衬垫,将骨质酊 10 毫升均匀撒在主电极上,置病变部位,与阳极相联。辅电极(颈椎、腰椎退变者并置,膝关节退变者对置)与阴极相联。电流密度为每平方厘米 0.02～0.05 毫安,每日 1 次,每次 20 分钟。12 次为 1 个疗程,一般治疗 6～36 次。临床应用:严丽霞等用上法治疗 156 例退行性骨关节病患者。结果:显效 123 例,占 78.9%;好转 28 例,占 17.9%;无效 5 例,占 3.2%。总有效率 96.8%。[⑤]

① 高巾乔,等."壮骨柔筋汤"治疗退行性骨关节病[J].江苏中医药,2005,26(9):46.
② 周硕霞,等.活血通络搽剂治疗退行性膝骨关节病 54 例[J].山东中医杂志,2002,21(1):35.
③ 张平.子午捣臼针法在腰椎退行性骨关节病中的应用[J].中国针灸,2001,21(2):97-98.
④ 李恒敏.软坚化瘀法治疗骨关节病[J].中医杂志,1995,36(3):147-148.
⑤ 严丽霞,等.骨质酊直流电导入治疗退行性骨关节病 156 例[J].云南中医中药杂志,1997,18(3):36-37.

骨 质 增 生 症

概　述

　　骨质增生症又称增生性（增殖性）关节炎、骨关节炎、退化性关节炎，但其病理改变并非炎症，而主要是退行性改变，属于关节提前老化（主要是关节软骨的老化）。骨关节的损伤、炎症的刺激作用、血液循环的不足、关节面的异常等，可以成为骨质增生的病因，但有些病因尚未清楚。临床主要表现为局部酸楚、疼痛，日久可致关节僵硬，关节活动受限，局部肿胀；严重者刺激或压迫神经血管，引起相应症状。

　　本病属中医"痹证""骨痹"等范畴。其病理特点主要是肝肾亏损，筋骨不坚，气血亏损或瘀滞，风寒湿邪乘虚痹阻，脉络不通等。治疗以补益肝肾，益气养血，活血化瘀，散寒除湿为大法。临床辨证如下。(1)肝阴不足，筋脉失养：症见局部疼痛，压痛放射痛，肢麻，筋肉无力，关节活动幅度减小，生理曲度改变。治宜养阴柔肝、荣养筋脉为主。(2)肾虚髓枯，经络痹阻：症见局部酸痛，活动不利，关节僵硬，肢体麻木。治宜补肾生髓强筋壮骨、通经络、活气血。(3)血瘀型：症见局部疼痛剧烈，痛点固定，常有外伤史或劳损，脉象沉弦。治宜活血化瘀。(4)寒湿型：症见肢体关节冷痛重着，麻木不仁，转侧不利，渐渐加重，虽静卧亦不稍减，阴雨天或寒冷刺激后疼麻加剧；苔白腻，脉沉而迟缓。治宜温化寒湿、通络止痛。(5)湿热型：症见肢体关节疼痛麻木伴有热感，或重着肿胀，小便短赤；苔黄腻，脉濡数或滑数。治宜清热利湿、通络止痛。(6)血瘀湿阻型：症见局部酸胀麻木疼痛，稍活动则如钻如掣，不能活动，坐卧不宁；舌淡暗，苔白滑，脉沉细而迟。治宜逐瘀化湿、通络壮骨。(7)血瘀风湿型：症见局部疼痛不适，压痛明显，发僵，胀痛或刺痛，活动不利，痛引肢体，脉象弦滑。治宜祛风胜湿、化瘀通络。(8)肾阳亏虚，血虚瘀滞型：症见局部疼痛，麻木，活动困难，或失眠，胸闷，偏头疼，一侧面部麻木，肢体无力。治宜温肾养血化瘀。(9)阳虚骨痹型：症见患处强硬酸困凉痛，遇寒冷或阴雨加重，面色㿠白，腰膝酸软，易自汗出，手足不温，腰背畏寒；舌淡边有齿痕，苔白，脉沉细。治宜温肾理痹。(10)阴虚骨燥型：症见患处强硬困痛，手足烦热，咽干口苦，潮热面红；舌红无苔或粗苔，脉细数。治宜养阴荣骨。(11)异负内伤型：常有外伤或内伤病史，症见患处困胀刺痛，夜间尤甚，周围软组织损伤明显；舌暗或有紫点，脉涩。治宜荣骨理伤。(12)阴阳两虚型：多见于阳虚骨痹和阴虚骨燥两型，久治不愈，寒热互化而致，症见两型的某些错综复杂症候同时出现；同时伴有慢性、老年性疾病致肝脾肾之阴阳俱虚、气津两伤的混合症候群。治宜滋补肝肾、益阴助阳。(13)气血瘀阻型：多见于中老年人久病入络，气血郁滞，经脉受阻的患者，症见久痛不止，刺痛难忍，屈伸受限的难治性骨、关节病症；面、唇、舌色呈瘀斑或瘀点，脉沉涩。治宜补气活血、化瘀止痛、滋补肝肾。(14)肝肾气血不足，顽痰瘀血阻滞：多见于中老年患者，病程一般较久，有神经根受损或脊髓受压症状，局部疼痛，功能障碍，劳累及天气变化时症状加重，X线拍片见骨质增生，或有面色㿠白，纳呆等症，脉见无力或尺弱。治宜补肝肾、益气血、逐顽痰、化瘀血。

辨 证 施 治

姬元璋分 5 型

　　(1)阳虚骨痹型　症见患处强硬酸困凉痛，

1300

遇寒冷或阴雨加重,面色㿠白,腰膝酸软,易自汗出,手足不温,腰背畏寒;舌质淡边有齿痕,苔白,脉沉细。治宜温肾理痹。方用煦骨理痹汤:炮附子10克、山茱萸10克、熟地黄30克、当归20克、伸筋草12克、骨碎补12克、细辛8克、血竭5克、制川乌5克、制草乌5克、甘草5克。随症加减:颈椎病者,加葛根10克、蛤蚧粉(冲)5克;腰椎病者,加杜仲10克、金毛狗脊10克;膝关节病者,加麻黄9克、川牛膝9克;跟骨病者,加盐吴茱萸6克。

(2)阴虚骨燥型 症见患处强硬困痛、手足心热、咽干、口苦、潮热、面红;舌质红,无苔或粗苔,脉细数。治宜养阴荣骨。方用养阴荣骨理燥汤:熟地黄30克、黄精30克、地骨皮10克、牡丹皮10克、山茱萸10克、阿胶珠10克、骨碎补10克、金毛狗脊10克、制乳香10克、制没药10克、血竭5克。随症加减:失眠者,加酸枣仁30克、夜交藤30克;惊悸者,加茯神30克、龙骨30克;其余加减同上。

(3)异负内伤型 多有外伤或内伤病史,症见患处困胀刺痛,夜间尤甚,周围软组织损伤明显;舌质暗或有紫点,脉涩。治宜荣骨理伤。方用安骨理伤汤:当归20克、熟地黄20克、红花10克、阿胶10克、七叶一枝花10克、土鳖虫10克、鸡血藤15克、参三七5克、血竭5克。随症加减参前。

(4)肝血失荣型 症见面色无华,动则乏力,局部酸强困楚,颈椎病则上肢麻木,头目虚眩;腰椎病则下肢麻木,或兼震颤;舌质淡,脉虚弦无力。治宜补血柔筋。方用归芍舒筋汤:当归30克、白芍30克、黄芪30克、熟地黄30克、木瓜10克、川牛膝10克、伸筋草10克、全蝎6克、蜈蚣2条。

(5)湿热久羁型 症见患处强硬胀痛,得热则肢体沉困,口苦,不渴或渴不欲饮;舌苔白黄厚而黏,脉濡数。治宜清热化湿、益肾健骨。方用加味二妙散:黄柏10克、苍术10克、金银花30克、连翘30克、熟地黄30克、山茱萸10克、巴戟肉10

克、金毛狗脊10克、骨碎补10克、补骨脂10克、龙骨5克、土鳖虫5克。

水煎2次,食远服。配合外敷骨刺抗炎合剂膏药,7日换1次,7次为1个疗程。膏药方:金银花、青风藤、独活、红花、生甲片、川乌、草乌、当归、黄丹植物油等。依法制成黑膏药。化骨刺丹:三七、象牙(现禁用)、藏红花、珍珠、蟾酥等。依法制成粉剂。临床观察:姬元璋用上法治疗500例骨质增生患者。结果:痊愈344例(68.8%),显效93例,好转47例,无效16例,总有效率96.8%。[1]

经 验 方

1. 骨痹汤 白芍45克、甘草10克、威灵仙15克、木瓜15克、黄芪30克、五灵脂10克、鸡血藤15克、细辛5克、补骨脂15克、乌梢蛇15克、蜈蚣2条、当归15克。随症加减:颈椎增生者,加葛根15克、姜黄10克、桑枝10克;腰椎增生者,加续断15克、金毛狗脊15克;膝关节增生者,加川牛膝15克;跟骨增生者,加川牛膝15克、淫羊藿15克;阳虚者,加制川乌10克、鹿角霜10克;阴虚者,去细辛,加熟地黄15克、枸杞子15克。上药每日1剂,文火煎药2遍40～60分钟,临睡前内服,药渣趁热患处外敷。补益肝肾,益气补脾养血,舒经通络止痛。彭力亚等用上方加减治疗120例骨质增生患者。结果:治愈53例,显效33例,有效25例,无效9例,总有效率92.5%。[2]

2. 中药方 淫羊藿40克、肉苁蓉40克、鹿衔草40克、骨碎补40克、鸡血藤40克、威灵仙40克、炙马钱子40克、川芎40克、制川乌30克、制草乌20克、红花40克、乌药40克。将上述药物置煎药机内,加入600毫升水,武火煮沸后再煎1小时,获得药液500毫升左右即可使用。药物离子导入机为T99-B2电脑中频电疗仪,一般治疗局部可有针刺感或蚁行感,电流强度不得超过0.2毫安/平方厘米,每次通电20分钟。治疗中每隔5

① 姬元璋.内外结合治疗骨质增生500例[J].陕西中医,1991,12(2):65-66.
② 彭力亚,等.自拟骨痹汤治疗骨质增生120例临床观察[J].中国中医基础医学杂志,2012,18(7):807.

分钟询问患者电极板位置感觉,观察患者的治疗反应,如出现灼痛感应减小电流,必要时关闭仪器,检查电极导线和治疗部位的皮肤反应,如发生皮肤灼伤应停止治疗并按照灼伤处理。治疗完毕,取下电极板,检查皮肤有无异常,并用清水清洗治疗部位皮肤。中药离子导入完毕后隔20分钟予骨刺贴外贴患处,骨刺贴由远红外线功能布和药膏(蜈蚣、全蝎、红花、水蛭、巴戟天、羌活、独活等)两部分组成,24小时更换1次。每日1次,10次为1个疗程,休息1周继续下一个疗程,共治疗3个疗程。郝建军等用上法治疗57例骨质增生症患者,其中脱落病例3例,共纳入54例进行疗效分析。结果:治疗3个月后,显效31例,有效22例,无效1例,总有效率98.1%。[1]

3. **穿蛭膏** 阿魏15克、甲珠15克、三七15克、水蛭15克、土鳖虫15克、马钱子15克、透骨草15克、伸筋草15克、千年健15克、羌活15克、独活15克、威灵仙15克、丹参30克、红花10克、续断15克、制乳香15克、制没药15克、徐长卿15克。将阿魏、乳香、没药、徐长卿4味中药用石油醚提取,残渣加适量水提取挥发油,并将所得挥发油进行B-环糊精包含备用。药渣加入三七,用乙醇回流提取,减压浓缩,制成流浸膏,然后与B-环糊精包含物混匀,加入基质中,甲珠、水蛭等其他药材研成细粉,备用。将麻油和豆油以3∶1的比例加入铁锅,中火加热,至植物油"滴水成珠",后下丹成膏,冷却凝膏后,取出药坨加热熔化,徐徐加入药物提取物及细粉,使之均匀混合,摊涂于15厘米×15厘米的无菌布质材料上,对折后置于阴凉干燥处待用。每2日1次,每次1贴治疗。以4周为1个疗程,根据病情轻重,治疗2个疗程。唐锐先等用上方治疗66例骨质增生性疾病患者。结果:基本治愈28例,显著好转25例,有效10例,无效3例,总有效率98.36%。[2]

4. **威灵抗骨增生散** 威灵仙72克、血竭36克、土鳖虫36克、防风36克、当归36克、鹿衔草36克、乌梢蛇60克。上药研末兑服,每日2次,每次10克,饭后服用,15日为1个疗程。祛风止痛,通经活络,软坚行痹。李振宏用上方治疗30例腰椎骨质增生症患者。结果:治愈7例,显效14例,有效8例,无效1例,总有效率96.7%。[3]

5. **腕踝针法** 主穴取腕踝针下1、下5、下6,腰椎及椎旁压痛点,下肢外侧疼痛麻木加委中、阳陵泉。用0.30毫米×40毫米毫针,在踝关节上3寸,沿皮刺针尖朝向腰部病变部位。不要求针感,嘱针刺后患者活动腰部。患者卧床在腰椎及椎旁压痛点处取2～3穴,常规针刺,再用温灸器置于腰部,温灸40分钟。每日1次,连续治疗10次为1个疗程。李建媛用上法治疗65例腰椎骨质增生症患者。结果:缓解38例,好转23例,无效4例,总有效率93.8%。[4]

6. **李氏大灸法** 以腰椎夹脊穴、棘突压痛点为主穴;下肢痛,加患侧环跳、阳陵泉、足三里并阿是穴等。李氏大艾灸药酒:羌活、独活、生川乌、生草乌、生南星、生半夏、生栀子、生姜黄、生大黄、土茯苓、香附、苦荞头根。上药各等量,用300毫升白酒浸泡,春秋两季泡5日,夏季泡3日,冬季泡7日即可取用,用时即以棉纱蘸药贴于相关穴位,再以黄草纸折成浅浅的纸盒,用水浸湿,放于浸水的棉纱上,内盛浅浅一层艾绒,点燃灸治。视患者之感觉,若感觉太热时,将纸盒移至另一覆有浸酒棉纱的穴位上灸治,直到艾绒燃尽。雷鸣等用上法治疗48例腰椎骨质增生患者。结果:治疗最短时间为1个疗程,最长4个疗程。痊愈27例,显效11例,好转9例,无效1例,总有效率97.92%。[5]

7. **温补脾肾针法** 取大杼(双)、命门、肾俞(双)、脾夹脊(双)、腰阳关等穴为基础处方,局部配合阿是穴。基础处方的穴位均采用25毫米长毫针,直刺0.3～0.5寸,采用快速捻转补法,每隔

① 郝建军,陈伟文,等.中药离子导入联合骨刺贴局部敷贴治疗骨质增生症54例临床观察[J].中医杂志,2011,52(18):1581-1583.
② 唐锐先,等.穿蛭膏治疗骨质增生性疾病130例疗效分析[J].辽宁中医杂志,2010,37(5):859-860.
③ 李振宏.威灵抗骨增生散治疗腰椎骨质增生症30例[J].新中医,2006,38(11):72.
④ 李建媛.腕踝针为主治疗腰椎骨质增生症65例[J].中国针灸,2005,25(6):436.
⑤ 雷鸣,等.李氏大灸法治疗腰椎骨质增生48例[J].四川中医,2005,23(4):88.

5 分钟行针 1 次;阿是穴则根据不同的部位选用不同型号的毫针,并掌握适当的进针深度。留针25~30 分钟,在留针处同时照射 TDP,每个部位照射 10 分钟,至皮肤稍发红,停止照射应立即出针。上述治疗每日 1 次,10 次为 1 个疗程。马界用上法治疗 40 例腰椎骨质增生症患者。结果:治疗 2 个疗程后,治愈 16 例,好转 21 例,无效 3 例,总有效率 92.75%。①

8. 抗骨增生汤 伸筋藤 25 克、络石藤 25 克、鸡血藤 25 克、丹参 35 克、猴骨 35 克、秦艽 20 克、续断 12 克、川牛膝 12 克、地龙 12 克、木瓜 15 克、杜仲 15 克、蕲蛇 15 克、海马 10 克。无猴骨者可用鲜猪骨代替,以猪脊椎骨为佳,每剂 60~80 克。每 3 日 1 剂,每日 1 次,水煎服,10 剂为 1 个疗程,一般治疗 2~5 个疗程。郑会强用上方治疗 454 例腰椎骨质增生症患者。结果:治愈 268 例,显效 104 例,有效 55 例,无效 27 例,总有效率 94.2%。②

9. 自拟方 当归 10 克、川芎 10 克、羌活 10 克、透骨草 30 克、蒲公英 30 克、胆南星 30 克、川乌 30 克、草乌 30 克、赤芍 30 克、白芷 30 克、延胡索 30 克、威灵仙 20 克、乳香 20 克、没药 20 克。将前药加水 2 000 毫升,文火煎煮 1 小时,滤出药液装瓶内放冰箱备用。根据增生部位,先将药加温用备好的纱布垫用药液浸湿,放于增生部位,置于电极板(正极用药浸湿垫,负极用水浸湿垫)。然后用沙袋压迫固定用电离子导入治疗仪治疗 25~30 分钟,取阿是穴。每日 1 次,12 次为 1 个疗程,一般需要治疗 3 个疗程;各疗程间要停止治疗 1 周。刘玉和等用上法治疗 100 例骨质增生症患者。结果:治愈 42 例,显效 48 例,好转 5 例,无效 5 例,总有效率 95%。③

10. 十一方药酒 三七 120 克、血竭 100 克、琥珀 100 克、生大黄 150 克、泽兰 150 克、当归尾 150 克、杜仲 150 克、苏木 150 克、无名异 150 克、制马钱子 150 克、续断 150 克、骨碎补 150 克、土

鳖虫 150 克、乳香 150 克、没药 150 克、桃仁 150 克、红花 150 克、自然铜 150 克、秦艽 150 克、七叶一枝花 90 克、米三花酒 15 千克。浸 3~6 个月后备用,使用时将樟脑粉 0.3~0.4 克溶解于上述药酒 30~40 毫升中应用。备苏州产扁鹊牌纯艾条 2~3 根,30 厘米×12 厘米棉布 6~8 块,25 厘米×8 厘米医用脱脂棉 1 薄片。把备用的医用脱脂棉敷到患处,滴入含有樟脑粉的十一方药酒直至棉花湿透,再敷上 6~8 层棉布于十一方药酒棉花上,最后把点燃的 2~3 根纯艾条直接压灸到棉布上,艾条熄灭点燃再灸,反复进行直至棉花上的药酒灸干后再添适量,灸干 2~3 次药酒后,局部皮肤呈深红色时即好,历时约 30 分钟。此为治疗 1 次,每日施灸 1 次,10 次为 1 个疗程。黄月莲用上方治疗 64 例腰椎骨质增生症患者。结果:缓解 43 例,好转 19 例,无效 2 例,总有效率 96.9%。④

11. 骨刺停贴膏 生川草乌、威灵仙、羌独活、甲片、珍珠粉、麝香等。前 4 味按一定比例制成膏剂,珍珠粉、麝香研细末备用;使用时将直径为 2 厘米的膏药片按压在胶布上,上撒少许药末,贴于患处,用胶布固定。贴敷于骨质增生处。随症加减:颈椎增生,同时贴肩井、曲池、手三里穴;腰椎增生,贴环跳、委中穴;膝关节增生,贴膝眼、鹤顶、阳陵泉、足三里穴。每 5~7 日换药 1 次,10 次为 1 个疗程。任秀平以上方治疗 528 例骨质增生患者,经 X 线拍片确诊根据增生部位分为颈椎 151 例、腰椎 205 例、膝关节 87 例、跟骨 85 例。结果:颈椎 151 例,显效 73 例,好转 63 例,无效 15 例,总有效率 90.07%;腰椎 205 例,显效 84 例,好转 106 例,无效 15 例,总有效率 92.68%;膝关节 87 例,显效 38 例,好转 42 例,无效 7 例,总有效率 91.95%;跟骨 85 例,显效 69 例,好转 14 例,无效 2 例,总有效率 97.65%。⑤

12. 益督活络效灵丹加味 炒杜仲 15 克、续断 15 克、菟丝子 15 克、当归 15 克、丹参 15 克、骨

① 马界.温补脾肾针法治疗腰椎骨质增生症 40 例[J].四川中医,2005,23(4):89.
② 郑会强.抗骨增生汤治疗腰椎骨质增生症 454 例[J].新中医,2005,37(1):77.
③ 刘玉和,等.中药导入治疗骨质增生症 100 例[J].陕西中医,2004,25(12):1135.
④ 黄月莲.隔布灸治疗腰椎骨质增生症 64 例[J].中国针灸,2002,22(1):12.
⑤ 任秀平.骨刺停贴膏治疗骨质增生症 528 例疗效分析[J].山西中医,1998,14(4):40.

碎补 15 克、鹿蹄草 15 克、生乳香 10 克、生没药 10 克、鹿角胶（烊化）10 克、怀山药 20 克、甘枸杞子 20 克、炒甲片 6 克、土鳖虫 6 克、广三七（研面冲服）6 克。随症加减：风寒者，加独活 10 克、秦艽 10 克、防风 10 克；寒湿者，加独活 10 克、仙茅 10 克；湿热者，加黄柏 20 克、薏苡仁 20 克、木防己 10 克；痛甚者，加制马钱子（研面冲服）1～3 克、延胡索 10 克、白芍 20 克，或制川乌、制草乌等；偏肾阳虚者，加巴戟天 10 克、淫羊藿 10 克、制川附片 10 克或合金匮肾气丸；肾阴虚者，加山茱萸 20 克、熟地黄 20 克、龟甲 15 克或合六味地黄丸；并下肢痛者，加川牛膝 20 克、威灵仙 15 克、木瓜 15 克；下肢疼挛抽筋而痛者，加蚕沙 10 克、伸筋草 10 克、生龙骨 20 克；筋软无力者，加南五加皮 15 克、金毛狗脊 15 克、桑寄生 15 克。每日 1 剂，水煎每日服 3 次；黄酒或白酒少许为引；药渣加透骨草 50 克、紫草 10 克、川椒 5 克、陈醋适量蒸热布包外敷局部，用药 7 日为 1 个疗程。王仁群用上方加减治疗 55 例腰椎骨质增生患者。结果：优 46 例，好转 7 例，无效 2 例，总有效率 96.3%。[1]

13. **骨痹汤加味** 杭白芍 30～60 克、木瓜 10 克、生甘草 10 克、威灵仙 15 克。随症加减：颈椎骨质增生者，加葛根 15～30 克、姜黄 10 克；苔白淡或腻者，可加桂枝 6 克、薏苡仁 15 克、苍术 10 克；气虚者，加生黄芪 30 克；疼痛剧烈者，加桃仁 10 克、红花 10 克；腰椎骨质增生者，加续断 30 克、桑寄生 30 克、金毛狗脊 15 克；足跟骨质增生者，加牛膝 15 克、淫羊藿 10 克、熟地黄 15 克。取上药放水适量，煎 20 分钟左右，每日 1 剂，每剂煎 2 次，取药液混合后分早晚 2 次服完，疗程一般 1～2 个月。林高荣等用上方加减治疗 45 例骨质增生患者。结果：颈椎增生 19 例中显效 14 例，有效 4 例，无效 1 例；腰椎增生 15 例中显效 12 例，有效 3 例；足跟增生 11 例，显效 6 例，有效 4 例，无效 1 例。总有效率 95.5%。[2]

14. **二仙壮骨丸** 黄芪 7.5%、淫羊藿 7.5%、海风藤 5.25%、土茯苓 5.25%、生薏苡仁 5.25%、桑寄生 3.5%、五加皮 3.5%、豨莶草 3.5%、红藤 3.5%、鸡血藤 3.5%、何首乌 3.5%、枸杞子 3.5%、怀牛膝 2.6%、鹿衔草 2.6%、杜仲 2.6%、松节 2.6%、骨碎补 2.6%、木瓜 2.6%、肉苁蓉 2.6%、海桐皮 2.6%、当归 2.6%、羌活 1.75%、防风 1.75%、蔓荆子 1.75%、独活 1.75%、威灵仙 1.75%、秦艽 1.75%、晚蚕沙 1.75%、乌梢蛇 1.75%、三七 1.75%、丹参 1.75%、仙茅 1.75%、细辛 1.05%、桂枝 1.05%。将 34 味药共轧为细粉，和匀过 80～100 目细罗，用冷开水泛为小丸，晒干或低温干燥，即得。每服 6 克，每日服 3 次，温开水送服。3 个月为 1 个疗程，忌食辛辣食物。汪宗发等用上方治疗 66 例骨质增生患者。结果：治愈 32 例，好转 16 例，显效 14 例，无效 4 例，总有效率 93.94%。[3]

15. **芍药威灵仙汤** 白芍 30 克、威灵仙 15～30 克、全当归 10 克、鸡血藤 15 克、生甘草 10 克、川芎 15 克。随症加减：颈椎病变者，加葛根 10 克、桑枝 10 克、豨莶草 20 克；腰椎病变者，加杜仲 12 克、鹿角片 10 克；下肢疼痛者，加怀牛膝 10 克、透骨草 10 克。每日 1 剂，早晚 2 次分服，药渣用布袋包好，蒸热局部热敷 2～3 次。傅忠林用上法治疗 2 例骨质增生症患者，疗效满意。[4]

16. **骨刺散** 独活 15 克、桃仁 15 克、土鳖虫 15 克、生乳香 15 克、生没药 15 克、生大黄 15 克、当归 20 克、牛膝 20 克、巴戟天 20 克、骨碎补 20 克、透骨草 20 克、生川乌 20 克、生草乌 20 克、生半夏 20 克、细辛 12 克、三七 12 克、红花 12 克、冰片 6 克、樟脑 6 克。上药共碾粉末，密封保存备用。将骨刺散 30 克左右，置入锅内，文火加热，加白酒适量调成糊状，边加热边搅拌；待药散炒至用手握后松开不散成块状时，装入纱布袋内，趁热敷于患处（热度以患者能忍受为宜），胶布固定，每次敷 4～6 小时，10 次为 1 个疗程，疗程间停药 3 日。

① 王仁群.益督活络效灵丹加味治疗腰椎骨质增生 55 例[J].四川中医,1997,15(10)：33-34.
② 林高荣,等.运用关幼波骨痹汤加味治疗骨质增生 45 例[J].北京中医,1995(4)：5-6.
③ 汪宗发,等.二仙壮骨丸治疗骨质增生 66 例[J].四川中医,1995(7)：47.
④ 傅忠林."芍药威灵仙汤"治疗骨质增生症[J].江苏中医,1994,15(8)：18.

李华春等用上方治疗 78 例腰椎骨质增生症患者。结果：显效 54 例，有效 21 例，无效 3 例，总有效率 96%。治疗时间最短 1 个疗程，最长 3 个疗程。[①]

单 方

1. 皂荚 组成：皂荚。功效主治：疏经通络，活血止痛；适用于骨质增生症。用法用量：将皂荚浸于烧酒中备用，用时将皂荚剪碎捣烂如泥，与面粉调匀，然后贴在纱布上敷患处，根据骨质增生部位和范围大小决定用皂荚多少，如腰椎退行性改变为 3～5 椎者用皂荚 5～7 粒，以此类推。用药 3 日更换 1 次，一般用药 2 次后局部肿痛可基本解除，可继续贴敷 1 次以巩固疗效。临床应用：陆万仁用上法治疗 188 例骨质增生症患者。结果：痊愈 123 例，显效 53 例，好转 12 例。[②]

2. 盐炒茴香热熨法 组成：小茴香 50 克、食盐（细盐为好）500 克。用法用量：将食盐、小茴香放入锅中炒热，然后装入布袋中，布袋外裹一手巾，置放于骨质增生部位，每日 1 次，每次半小时，30 日为 1 个疗程。临床应用：董自安用上法治疗骨质增生症患者，一般用药 3～5 日见效，1 个疗程后痛止。[③]

3. 隔姜灸法 组成：姜片、艾炷。用法用量：在腰部正中督脉线上，用拇指从上向下按压，疼痛最为明显的一点为主穴，在其上下各 2.5 厘米处选 1 配穴。将鲜姜切成 0.2～0.3 厘米厚的片，面积要大于艾炷底面。用三棱针把姜片刺数个小孔后置于穴位上，再在姜片上放蚕豆大小的艾炷施灸。当患直有灼热感时轻轻拍打周围的皮肤，或在姜与皮肤之间垫上纸片以减轻痛感。艾炷燃尽后换另一壮。连灸 4～5 壮。灸后数小时出现水疱，注意不要碰破；若水疱过大应在无菌操作下用针灸针挑破，涂以龙胆紫。一般灸 1 次即可，对顽固者可以在灸疮愈合后再灸 1 次。临床应用：缪金华用上法治疗 102 例腰椎骨质增生症患者。结果：缓解 49 例，好转 51 例，无效 2 例，总有效率 98%。[④]

① 李华春,等.骨刺散外敷治疗腰椎骨质增生症 78 例[J].广西中医药,1993,16(4)：44.
② 陆万仁.皂荚外敷治疗骨质增生症 188 例[J].浙江中医杂志,1995(5)：229.
③ 董自安.盐炒茴香热熨法治疗骨质增生症[J].广西中医药,1993,16(4)：29.
④ 缪金华.隔姜灸治疗腰椎骨质增生症 102 例疗效观察[J].中国针灸,1992(1)：34-35.

关节腔积液

概　述

关节腔积液大多属现代医学急性关节炎的范畴。当关节产生病变，如感受寒湿之邪或因外伤诱发，抑或出现某些全身性疾病时，关节液增多即会形成关节腔积液。临床多见于膝关节，多数为一侧，也有双侧发病的情况。主要表现为受伤关节在短时期内逐渐肿胀（一般不表现为红热痛），有明显的液体波动感，浮髌试验阳性。

本病属中医"痹证"范畴。其病机特点为素体内虚，伤后风、寒、湿邪乘虚侵入，流注关节发为本病。临床辨证如下。（1）偏于湿重：症见身体重着，甚至脘腹痞满；舌苔白腻，脉沉缓。（2）偏于寒重：症见关节冷痛，肿胀；舌质淡，苔白滑，脉沉迟。

经　验　方

1. 腹部推拿配合海桐皮汤加减熏蒸　腹部推拿：取穴气海、关元、中脘、神阙。患者仰卧位，医生位于患者左侧，首先用左手食指掌指关节置于气海或关元穴上，其他四指并拢平置于腹部，再用右手掌小鱼际部重叠在左手食指掌指关节的背面，并随患者的呼气徐徐着力向耻骨联合、脊柱方向按压，当按压到可感觉到腹主动脉搏动时，应按而留之，并维持此时的压力及其所达到的深度，静待患者腹部、腰部、会阴部及双下肢出现酸、麻、凉、胀的得气感觉后，医生的右手随患者的吸气徐徐上提，此方法操作5分钟左右；其次双手呈拱手

状重叠扣放在中脘穴上，沿顺时针和逆时针的方向揉腹，此方法操作5分钟左右；最后右手呈拱手状，右手掌食、中、无名、小指的指面和掌根的大小鱼际部，沿垂直躯体纵轴方向，对置地扣放在神阙穴的两侧，通过腕关节的伸屈活动，先使掌根的大小鱼际部着力，将腹部向右侧作弧形推动，继以手指的指面着力，将腹部向左侧作弧形回带，如此反复，操作2分钟左右。此操作共反复2次，时间约为30分钟，每日1次，共治疗28日。海桐皮汤加减：海桐皮12克、透骨草12克、乳香12克、没药12克、当归10克、川椒18克、川芎6克、红花6克、威灵仙6克、白芷6克、甘草6克、防风6克。诸药装布袋置于熏蒸床下电锅内煮沸20分钟，设定熏蒸的温度春夏季为46℃、秋冬季48℃，温度达到后患者需暴露膝关节及关节以下的皮肤仰卧于熏蒸床上，盖上熏蒸盖，熏蒸结束之后需嘱患者局部保暖。操作时间30分钟，每日1次，共治疗28日。疏风散寒，滋补肝肾。王大力用上法治疗49例膝关节骨性关节炎合并关节腔积液患者。结果：治愈25例，显效13例，好转8例，总有效率94%。[①]

2. 针灸加中药熏洗法　针灸：取外膝眼、内膝眼、足三里、阳陵泉、委中、血海、鹤顶、犊鼻等局部取穴为主。患者取坐位，局部消毒后将1.5寸毫针直刺入1.2寸左右（鹤顶穴需平刺），留针30分钟，每日1次。熏洗方：威灵仙、独活、当归、生黄芪、怀牛膝、丹参、鸡血藤、三七、川芎、巴戟天、细辛、生南星、白芥子、乳香、没药、甘草。水煎2次得汁200毫升，早晚各熏洗1次，每次30分钟，

---

① 王大力.腹部推拿配合中药熏蒸疗法治疗膝关节骨性关节炎合并关节腔积液的临床观察[J].中华中医药杂志,2017,32(9)：4324 - 4326.

治疗 30 日。祛风、寒、湿兼备,调和气血,疏通筋络。应海舟等用上法治疗 67 例膝关节骨性关节炎合并关节腔积液患者。结果:治愈 13 例,显效 32 例,有效 15 例,无效 7 例,总有效率 89.6％。①

3. 自拟方　附子(先煎 30 分钟)40 克、肉桂 5 克、蜈蚣(冲服)2 条、苍术 30 克、白芥子 15 克、白芷 15 克、牛膝 10 克、干姜 10 克、麻黄 10 克、甘草 10 克。随症加减:兼热者,加黄柏、栀子、忍冬藤;湿重者,加苍术、薏苡仁、通草;兼气虚者,加千年健、炙黄芪。每日 1 剂,水煎服,每日 1 剂,5 剂为 1 个疗程。陈武海等用上方加减治疗 20 例关节腔积液患者,治疗 3 个疗程统计疗效。结果:所有病例全部治愈。6 例服药 5 剂疼痛消失,肿胀减轻;14 例服药 5 剂后疼痛明显减轻,其中 12 例服 10 剂后肿胀疼痛消失,另 2 例服 14 剂后疼痛消失。追踪 10 例,其中 3 例半年后疼痛发作,2 例 3 个月后轻度疼痛肿胀发作,但服 5 剂中药后肿痛又消失。②

4. 祛痛消肿汤　透骨草 30 克、乳香 30 克、没药 30 克、独活 30 克、车前子(包煎)30 克、泽泻 20 克。随症加减:膝关节红肿热痛者,加黄柏 15 克、土茯苓 30 克、防己 20 克;膝关节肿胀皮色不变,无热感者,加桂枝 15 克、川椒 15 克。上药先用 500 毫升水浸泡 1 小时,文火煎取 300 毫升,二三煎各加水 350 毫升,文火各煎取 250 毫升,三煎药液混合后加温至开。药液烫人时先熏蒸患侧膝关节,待温度冷至皮肤能耐受时再用药液泡洗膝关节,每次熏洗 30 分钟。每日 3 次,每日 1 剂,10 日为 1 个疗程。活血祛瘀,祛风通络,利水消肿。李有忠等用上方加减治疗 69 例增生性膝关节炎并关节腔积液患者。结果:第 1 个疗程,治愈 15 例,显效 54 例;第 2 个疗程,治愈 53 例,好转 16 例。追访 1 年,因过度劳累或外伤,治愈病例中复发 3 例,显效病例中复发 5 例,均复用上法治疗 2 个疗程后获显效。③

① 应海舟,等.针灸结合中药熏洗治疗膝关节骨性关节炎合并关节腔积液的疗效及对患者生活质量的影响[J].中华中医药学刊,2015,33(2):470－472.
② 陈武海,等.中药治疗关节腔积液 20 例[J].陕西中医,2003,24(12):1066－1067.
③ 李有忠,等.祛痛消肿汤熏洗治疗增生性膝关节炎并关节腔积液 69 例[J].四川中医,1998,16(4):41－42.

滑　囊　炎

概　述

　　滑囊炎通常由外伤、职业、感染、化学刺激或长期慢性机械刺激引起,滑囊出现急性或慢性炎症。一般临床表现为关节肿胀疼痛、发热,皮色一般不变,关节活动受限。

　　本病属中医"伤筋""着痹""痰饮水湿"及外科痰湿流注等范畴。其病理特点是气滞血瘀,痰湿停留,经络阻滞等。临床辨证如下。(1)瘀血留滞:一般有较严重外伤史。关节肿胀疼痛明显,广泛瘀斑,压痛较甚,关节活动明显受限,存在关节积液;舌暗红或瘀斑,脉弦有力。(2)气虚湿阻:损伤日久或反复长期劳损。关节局限性肿胀压痛,疼痛肿胀呈反复性,每因劳累后加重,面白无华,纳呆;舌淡胖,边有齿痕,苔白滑或腻,脉细无力或脉濡。(3)湿热壅盛:有感染病灶如扁桃体炎等。关节红肿灼热,疼痛较剧,关节活动一般正常,伴发热,口渴;舌红苔黄,脉数。

经　验　方

　　1.电针围刺法　患者取患侧朝上侧卧位,大转子及周围常规消毒。大转子中心直刺1针,在其周围刺4针(一般为50毫米毫针,直刺40毫米),要求进针快,大力度捻转、提插,得气后接 G6805-D 型电针仪,采用连续波,治疗15分钟后起针,嘱患者下地缓慢行走10分钟。每日治疗1次,10日为1个疗程。孟怀忠用上法治疗63例股骨大转子滑

囊炎患者。结果:经过3～10次治疗,治愈29例,显效29例,无效5例,总有效率92.0%。[①]

　　2.针罐熏蒸法　伸筋草30克、寻骨风30克、透骨草30克、路路通30克、甘松30克。随症加减:若肿痛较甚者,加水蛭30克、马钱子30克。将上药碾碎后,装入药袋放至熏蒸罐内,浸泡加热熏蒸患处,每次治疗时间30～40分钟,每日1次。常规取穴犊鼻、内膝眼、梁丘、血海、伏兔、鹤顶、足三里、阳陵泉、阴陵泉、委中、风市、悬钟、三阴交等;患者取坐位,患腿伸直,选用直径0.35毫米毫针,用75%乙醇棉球常规消毒,每次每组取4个穴位,轮流取用,每日针刺1次,以平补平泻为主。较重者,除每日用上法之外,取髌骨外上股外侧肌缘,按常规消毒,先用毫针刺入积液囊内,此时,医者针下有落空感,患者多数有微痛感,出针后及时拔火罐,火罐内会有黄色渗出液与少许血性分泌物出现,皮肤呈紫红色,均为正常现象,取罐后消毒去除污迹即可。肿胀严重者,将患腿伸直,取髌骨外侧上缘股外侧肌凹陷处,选用2%的碘伏局部消毒,选用一般腰穿针,或用7号注射针头,刺入液囊后液体立即从针孔里往外流,每次可抽放液体50～500毫升,但要注意每次只能抽放积液总量的2/3,剩余部分通过针刺拔罐后能自行消退,否则今日抽放干净,翌日肿胀更甚,致预后不佳。方向明用上方加减治疗55例膝滑囊炎患者。结果:治愈30例,好转19例,无效6例,总有效率89.1%。[②]

　　3.火针法　以锓针在病变处仔细按压,查寻到1～5个明显压痛点,并按压标记。用碘伏、酒

①　孟怀忠.电针围刺法治疗股骨大转子滑囊炎63例[J].中国针灸,2007,27(3):198.
②　方向明.针罐熏蒸并施治疗膝滑囊炎55例[J].中国针灸,2004,24(12):845.

精在标记处常规消毒,取细火针在酒精灯上烧至白亮,迅速点刺,速进疾出,针深可达骨膜,针后即以碘伏按压针孔减轻疼痛,并用创可贴外敷。针后3日内不要着水。临床观察:宋少可等用上法治疗29例跟后滑囊炎患者,每周1次,3次后统计疗效。结果:经治1~3次后症状全部消失者24例,症状大部分消失、行久仍稍有疼痛5例。全部有效。[①]

4. 手法联合中药热敷 理伤手法:在局部采用点按、揉摩、捋顺等手法按摩,以理伤舒筋。患者取坐位,屈膝90°,先点按膝阳关、阳陵泉、膝眼、足三里、阴陵泉、委阳、委中等穴。然后医者一手扶膝部,一手握踝上,在牵引下,屈伸、摇晃膝关节7~8次。动作要轻柔缓和,以免再次损伤滑膜。再在膝部周围施以揉摩法、捋顺法等,以舒筋活络。每日治疗1次。热敷方:制川乌15克、千年健15克、透骨草15克、伸筋草15克、桂枝15克、红花10克、川芎10克、乳香10克、没药10克、川牛膝10克。每日1剂,加适量清水煎煮,取药汁备用。以毛巾浸泡药水中,拧干后热敷于膝部,等冷却后再加温,持续30分钟,每日热敷2次。5日为1个疗程。如滑囊积液明显,或疼痛较重,可行穿刺抽液、局部封闭。林武用上述方法治疗96例膝部滑囊炎患者。结果:经上述方法治疗1~4个疗程后,治愈(肿痛消失,行走正常,随访1年无复发)52例,占54.17%;好转(肿痛缓解或基本消失,有复发,但症状减轻)42例,占43.75%;无效(肿痛无改善,影响行走活动)2例,占2.08%。总有效率97.92%。[②]

5. 内服外敷法 内服方:金银花30克、连翘10~15克、蒲公英15~30克、赤小豆15~30克、防己10克、独活12克、当归10克、鸡血藤15克、赤芍15克、牛膝10~15克、木通6克。每日1剂,水煎服。外敷方:三七粉、九分散(内含马钱子、麻黄、乳香、没药)。酒调敷患处。宋修芳用上法治疗12例创伤性关节滑膜炎、滑囊炎患者。

结果:治疗5日后好转8例,治疗半月后治愈9例,治疗1个半月后治愈1例,好转2例。全部有效。[③]

6. 仙方活命饮 金银花10克、红花10克、当归10克、赤芍10克、桃仁10克、白芷12克、贝母12克、皂角刺12克、甲片6克、乳香6克、没药6克。随症加减:红、肿、热、痛者,加野菊花20克、蒲公英30克、夏枯草15克、土茯苓15克;有瘀血者,加三棱10克、莪术10克;夹湿者,加苍术15克、薏苡仁30克。消肿、散结、化瘀。陈学先用上方加减治疗78例髋关节滑囊炎患者。结果:用药3个疗程后,痊愈63例,显效10例,无效5例,总有效率93.6%。[④]

7. 扬刺法 取天应穴、肘髎;常规消毒后,取28号1.5~2.5寸毫针6支,对准天应穴直刺一针,然后在天应穴前后左右各旁开1寸处1针与皮肤成45°对准天应穴斜刺,再取肘髎穴直刺,捻转得气后加用G6805-1型治疗仪,将治疗仪其中一输出线的一极夹在天应穴上,另一极夹在肘髎穴上;再将另一输出线的两极分别夹在天应穴旁左右对称两穴刺针的针柄上,5分钟后此输出线的两极更换在天应穴旁前后两穴刺针的针柄上,选用疏密波,频率每分钟18~26次,强度以患者感到酸、重、麻、胀且能耐受为度。每次留针10~15分钟,每日1次,7~10日为1个疗程,休息3~5日后,再行下一个疗程。黄子英用上法治疗100例肱桡滑囊炎患者。结果:痊愈96例,显效4例,总有效率100%。疗程最短10日,最长30日。1年后随访,复发率4%。[⑤]

8. 尺泽穴鸡爪刺 嘱患者伸患臂,取其尺泽穴,予常规消毒,选28号1.5寸毫针进针,得气后针尖朝向桡骨粗隆,穿透滑膜囊,深至骨面,捻针1分钟,再提到皮下,向左右斜刺,深度、捻转时间均同上。因其三个刺向似鸡爪状,故名鸡爪刺。整套手法可重复几次,出针后局部重压5分钟,隔日

① 宋少可,等.火针治疗跟后滑囊炎[J].中国针灸,2002,22(4):281.
② 林武.手法加中药热敷治疗膝部滑囊炎96例[J].浙江中医杂志,2001(7):304.
③ 宋修芳.内服加外敷治疗创伤性关节滑膜炎、滑囊炎12例[J].山东中医杂志,2001,20(1):11.
④ 陈学先.仙方活命饮治疗髋关节滑囊炎78例[J].四川中医,1999,17(1):41.
⑤ 黄子英.扬刺法治疗肱桡滑囊炎100例[J].中国针灸,1997(10):585.

施治,5次为1个疗程。王灵用上法治疗50例肱桡关节滑囊炎患者。结果:痊愈31例,显效8例,好转11例,均在3个疗程内获效。[①]

单 方

1. 白芷外敷 组成:白芷50克、炙马钱子5克、白及30克。用法用量:上药研极细末,蜂蜜调成膏局部外敷,加压包扎,每3日更换膏药1次。配合内服二陈汤加味:陈皮10克、制半夏10克、茯苓15克、白芷15克、当归10克、白芍10克、川芎6克、枳实10克、黄芪15克、桔梗10克、泽泻6克、槟榔6克、甘草5克、生姜3片。水煎服,每日服2次。临床应用:于善堂等用上法治疗肘、膝滑囊炎患者数10例,疗效显著。[②]

2. 鲜水蓼坐浴法 组成:新鲜水蓼全草。用法用量:洗净晾干,水煎出味,将药液过滤倒在盆内,趁热先熏后坐浴,每日3次,每次约30分钟,第2、第3次使用时,须把药液重新加温至沸腾后再用。临床应用:李建成用上法治疗20例坐骨臀肌滑囊炎患者。结果:痊愈16例,好转3例,无效

1例。治疗时间最长10日,最短3日。[③]

3. 控涎丹联合二白膏 控涎丹组成:制大戟、制甘遂、白芥子各等份。用法用量:共为细末,装入胶囊,每晚睡觉前服2克,15日为1个疗程。二白膏组成:白芥子末、大葱白。用法用量:上药各等量,视病变范围酌定用量,混合放入石臼内捣成膏状,贴敷患处,每日敷1次,每次敷2~4小时。若1个疗程不痊愈者,休息5日,再按上法治1个疗程。临床应用:杨启瑞等用上方治疗32例关节滑囊炎患者。结果:痊愈19例,显效4例,有效6例,无效3例。[④]

中 成 药

消定膏 组成:紫荆皮、儿茶、大黄等(甘肃中医药大学附属医院院内制剂,甘药制字Z04010880)。用法用量:15~20克局部敷贴患处,每日1次,7日为1个疗程,共3个疗程。临床应用:林志艳等用上法治疗39例急性髌上滑囊炎患者。结果:控制5例,显效16例,有效15例,无效3例,总有效率92.31%。[⑤]

---

① 王灵.尺泽穴鸡爪刺治疗肱桡关节滑囊炎50例[J].浙江中医杂志,1995(5):234.
② 于善堂,等.白芷治疗关节滑囊炎有良效[J].中医杂志,2000,41(7):393.
③ 李建成.鲜水蓼坐浴治坐骨臀肌滑囊炎效好[J].新中医,1995(1):16.
④ 杨启瑞,等.控涎丹合二白膏治疗关节滑囊炎32例[J].湖北中医杂志,1992,14(5):18.
⑤ 林志艳,王学香,等.消定膏治疗急性髌上滑囊炎的影像学评价[J].中国药房,2016,27(5):678-680.

感染性筋骨疾病

骨 结 核

概　述

骨结核全称为骨与关节结核，主要是一种结核杆菌侵入骨或关节所致的化脓性破坏性病变。骨结核是临床常见的肺外结核重病症，因其早期症状表现非常隐蔽，常无法引起患者足够重视。95%的骨结核病例继发于肺结核，其次是消化道结核、淋巴结结核或由邻近的结核病灶直接侵袭骨关节。当结核杆菌侵入骨关节后，引起的病理变化可分为渗出期、增殖期和干酪样变性期，三期不能截然分开。病理演变有两种结果：一是病灶可逐渐恢复，由纤维化、钙化或骨化，渐趋静止或愈合；二是病灶发展而干酪样物液化，形成脓肿，破坏加重。

本病特点是好发于骨与关节，其中脊柱的发病率约占骨结核的50%，其次为膝、髋、肘、踝等四肢关节部位。可在病变附近或较远的空隙处形成脓肿，破溃后脓液稀薄如痰，且脓肿溃烂穿破皮肤与外界相通后不易愈合，易形成瘘管、窦道等。骨结核早期症状不明显，发病缓慢，部分患者可有轻微局部疼痛；晚期可有局部肿胀疼痛、神经压迫、功能障碍，甚至肢体畸形，重则危及生命。近年来，随着大量耐药菌株的出现，骨结核的发病率逐年增高，对临床治疗提出了严峻考验。一旦出现明显症状，病情通常已发展至中晚期，预后较差。目前的研究表明，单一抗结核治疗效果不佳，且病程迁延，久治不愈。

本病属中医"骨痨""流痰"范畴，因其病发于骨，消耗气血津液，导致形成虚羸，骨蒸痨热，缠绵难愈而得名。《黄帝内经》将其归属于"疽症"，《诸病源候论》称其为"骨瘘疽""缓疽"，清代以后称其为"痰"。因成脓之后，其脓腐状若败絮黏痰，且可流窜他处形成寒性脓肿，故又名"流痰"。清代《医门补要·腰痛日久成龟背痰》曰："脾肾二亏，加之劳力过度，损伤筋骨，使腰胯隐痛，恶寒发热，食少形瘦，背脊骨中凸肿如海……盖肾衰则骨萎，脾损则肉削。"说明骨痨与脾肾亏虚密切相关。《素问六节藏象论》提到："肾者……其充在骨。"《素问阴阳应象大论》提到"肾生骨髓""在体为骨"，说明肾主骨、生髓、藏精，因肾藏精，精生髓，髓养骨，所以骨的生长、发育、修复均依赖于肾藏精气的滋养和推动。当肾精亏虚，不足以养骨时，则出现骨质病变。《灵枢本神》提到"脾气虚则四肢不用"，脾的主要功能是运化水谷、输布营养精微，作为气血生化之源，四肢百骸皆赖其濡养，如若脾气虚弱，脾失健运，则化源不足，肌肉瘦削，四肢疲惫，活动无力。

中医认为本病多由素体阳虚，营养不足，风寒痰浊凝聚于骨，滞留包裹不能外散，痹阻于肌肉、筋骨、血脉所致。故乃需祛除寒气，温阳养血，化痰通络，补肾益气，标本兼治。清代《疡科心得集》曰："附骨痰者，亦生于大腿之侧骨上，为纯阴无阳之证，小儿三岁、五岁时，先天不足，萨那阴亏损，又或因有所伤，致使气不得上升，血不得行，凝滞经络，乃刺破后，脓水清稀，或有豆腐花块随之而出，肿仍不消，元气日衰，身体缩小，而显鸡胸鳖背之象。"发于环跳部称环跳痰，发于胸背部称龟背痰，发于腰椎两旁称肾俞虚痰，发于膝部称鹤膝痰，发于踝部称穿拐痰等，统称流痰。本病后期因耗损气血严重，呈虚劳征象，故又称骨痨。临床辨证如下。(1)阳虚痰凝：初起患处红、肿、热不明显，病变处隐隐酸痛；继则关节活动障碍，动则疼痛加重。治宜补肾温经、散寒化痰。(2)阴虚内热：病变发展,在发病部位形成脓肿,脓液可流向附近或远处,若部位表浅,可见漫肿,皮色微红;伴有午后潮热,颧红,夜间盗汗,口燥咽干等。治宜养阴清热托毒。(3)肝肾亏虚：病变进一步发展,脓肿破溃后排出稀薄脓液,有时夹有干酪样物,形成窦道;常伴形体消瘦,面色无华,畏寒,心悸,失眠等。治宜补养肝肾。

辨 证 施 治

1. 史巧英等分3期

黄精百部合剂(基本方)：黄精30克、百部15克、夏枯草30克、生牡蛎25克、枸杞子15克、生地榆25克、丹参20克、川黄连10克、白头翁30克、甘草10克。

(1)初期(阳虚痰凝)　治宜补肾温经、散寒化痰。方用基本方去川黄连,加肉桂10克、白芥子15克。

(2)中期(阴虚内热)　患病数月后,治宜养阴清热解毒。方用基本方加青蒿20克、金银花30克、黄芪30克。

(3)后期(气血大伤,肝肾亏虚)　治宜补气养血、滋肝益肾。方用基本方加熟地黄20克、白术10克、党参20克。

每日1剂,水煎分早晚2次服。不论有无疮面均可使用金蟾膏：活蟾蜍20个、蓖麻籽320克、巴豆仁180克、乳香180克、血余炭125克、鲜鲫鱼20条、铅粉1 250克、香油2 500克等。先将香油入锅内煮开,再入前6味药,用槐树枝搅拌至血余炭成泥状,他药半焦,用纱布滤渣,将滤液与铅粉重入锅内文火加热,连续向一个方向搅动,至滴水成珠,然后倒入凉水盆中浸泡24小时取出备用。3～5日换药1次,直至X线片示骨组织恢复正常为止。外用时金蟾膏敷贴范围比骨病变范围稍大,若有溃破、窦道形成可先将红升丹插入窦道,引流化骨,以利于死骨随之排出,外敷金蟾膏、

腐祛肌生,溃疡窦道愈合。临床观察：史巧英等用上方分期治疗66例骨结核患者。结果：治疗时间最长360日,最短20日,平均190日。治愈60例,显效5例,无效1例,总有效率98.5%。[1]

2. 孙巍等分2型

(1)热毒型　症见寒战发热,食少,便秘,心烦不眠,局部红肿热痛,溃则脓出,久不愈合,白细胞增高2万以上,X线片骨质明显破坏;舌红,苔黄,脉数。方用五味消毒饮加减：金银花25克、菊花20克、蒲公英15克、紫花地丁15克、黄芪20克。随症加减：已溃者,先用金银花10克,开水冲洗之,再贴独角膏;若痰有腐肉,敷红升丹;若痰管太深,用独角药条插入,最后贴独角膏,每日换药1次。

(2)血虚寒凝型　症见精神萎顿,面苍白,形消瘦,局部漫肿无头,隐痛,X线片骨质破坏;舌淡,苔白,脉细。方用阳和汤加味：熟地黄20克、肉桂4克、麻黄3克、炮姜4克、白芥子10克、鹿角胶15克、黄芪15克、党参15克。配合外用真君妙贴散。

临床观察：孙巍等用上方辨证治疗132例慢性骨髓炎骨结核患者,经1个月～1年半治疗,并追访半年～7年以上。结果：治愈98例,好转24例,无效10例,有效率92.4%。[2]

3. 王永达分3期

扶羸蓁芄汤(基本方)：人参9克、当归6克、银柴胡9克、蓁芄6克、炒鳖甲9克、紫菀6克、地骨皮6克、半夏5克、炙甘草6克、黄柏6克、钩藤6克。

(1)初期(肾虚血亏、寒凝气滞)　治宜温补散寒通滞。方用基本方去地骨皮、黄柏,加炮姜6克、肉桂6克、鹿角胶(烊入)10克。

(2)中期(寒湿化热、肉腐化脓)　治宜扶正托毒。方用基本方加黄芪24克、黄芩9克、白芷6克。

(3)后期　证属气血两虚者,治宜大补元气,

① 史巧英,等.黄精百部合剂治疗骨结核66例临床体会[J].中医正骨,2000,12(5):40.
② 孙巍,等.辨证治疗慢性骨髓炎骨结核132例观察[J].中医函授通讯,1998,17(2):30-31.

方用基本方加熟地黄、白术;证属阴虚火旺者,治宜益气养阴、清热生津,方用基本方加白及6克与六味地黄汤兑服。

每日1剂,水煎分早晚2次服。外治法药用盐夫木根、皮晒干,研末过筛,加入适量粘胶粉(香粉)搅拌均匀,用适量开水、白酒调和成膏,敷于患处,外盖油纸纱布,胶布或绷带包扎,隔日更换1次。后期脓肿溃破出水,久不敛口者,盐夫木药饼中加三叶珠,加白酒100毫升,捣碎外敷,每日更换1次。临床观察:王永达用上方分期治疗108例骨结核患者。结果:治疗用药时间最短2个月,最长达7个月,平均4个月16日。痊愈81例,占75%;有效20例,占19.5%;无效7例,占6.5%。总有效率93.5%。[1]

4. 杨金录等分3型

(1)痨毒内攻型 此型属病情演进期。症见患处隐隐疼痛,不红不热,皮色如常,病变在关节处可见关节畏动,动则痛甚,行走活动受限等。神疲倦怠,四肢消瘦,颜面萎黄,食欲不振,梦多盗汗,血沉增快,低烧不退,脉细数。治宜调和阴阳、通经活络,兼顾脾胃。方用自拟阳解疼汤:鹿角胶(冲服)10克、白芍15克、金银花6克、夏枯草30克、制南星6克、陈皮9克、蜈蚣2条、白及9克、砂仁10克、熟地黄18克、炮姜3克、炒白芥子10克、淫羊藿12克、甘草6克。

(2)寒凝瘀热型 此型属疗毒郁久化热成脓期。症见局部肿痛拒按,皮温增高,肤色发红,根脚宽大,中心变软,或肿硬,或溃后脓汁淋漓,量多色红,或病变组织脓腐难脱,气味臭,伴有豆腐渣样之物。面色萎黄,口干少饮,便秘尿赤,烦躁失眠、潮热盗汗,体温可在38.5℃以上,舌红苔黄腻,脉细数或弦数。治宜滋阴清热解毒、软坚散结托脓。方用自拟滋阴解毒排脓汤:生地黄12克、赤芍12克、皂角刺6克、黄芪15克、白芍12克、白术12克、白芷6克、金银花12克、白花蛇舌草12克、贝母9克、甘草6克、百部9克、夏枯草10克。

(3)阴阳俱虚型 患病日久、腐肉伤筋蚀骨,耗伤精血,气血不足、阴阳俱虚,症见局部疮口不金欠,窦道形成,疮口脓水清稀不净,多挟有败絮状样物,周围皮色紫暗,关节部位活动受限,肌肉萎缩,面色不泽,形体消瘦,精神困倦,食欲不振等症。治宜益气养血、扶阳滋阴,佐以健脾补肾。方用人参养荣汤加减:人参6克、黄芪15克、当归10克、川芎6克、熟地黄24克、白术19克、白芍9克、鹿角胶(冲服)6克、龟板胶(冲服)6克、砂仁6克、山药10克、丹参15克、甘草6克、金银花3克。同时配合消核丸:斑蝥(去头、脚、翅)5个、甲片30克、花粉50克、山慈菇30克、蜈蚣10个、肉桂20克、乌蛇30克、白芍30克、淫羊藿30克、夏枯草30克、制附子20克、甘草20克、砂仁30克,诸药炼蜜为丸。每丸9克,每次1丸,每日服2次,温开水送下。

临床观察:杨金录等按上法辨证论治497例骨与关节结核患者。结果:痊愈37例,基本痊愈69例,有效30例,无效21例。[2]

5. 周大成分3型

(1)骨痨初期 因病深在骨与关节,全身症状不明显,局部皮色不变,略感肿胀或隐隐酸痛,关节活动渐感不利,或局部出现皮色不变之漫肿。治宜益肾温经、散寒化痰。药用鹿角胶9克、炮姜6克、川桂枝6克、广陈皮6克、白芥子15克、嫩桑枝15克、潞党参15克、红枣15克、熟地黄30克、萆草30克、泽漆30克、生黄芪30克、生薏苡仁30克、生甘草10克。随症加减:脊椎结核者,加炙龟甲、川杜仲、川续断和制金毛狗脊等;伴痉挛掣痛者,酌加晚蚕沙、蜈蚣1~2条研粉吞服;伴四肢不温者,酌加熟附片10克;伴胃纳不香者,可去熟地黄,酌加制首乌、炒白术、春砂仁等。

(2)骨痨中期 由于痨毒侵蚀,冷脓疡形成,全身症状逐渐明显,身热朝轻暮重。可伴有阳虚症状,如神疲倦怠,面色苍白,唇淡口和,四肢不温,大便时溏,脉微无力,舌质淡,苔薄等;亦可出

① 王永达.扶羸蓁芄汤加减治疗骨结核108例[J].中医正骨,1998(5):47.
② 杨金录,等.中医药治疗骨与关节结核[J].中国骨伤,1995(3):32-33.

现五心烦热，日晡潮热，两颧红赤，口干唇燥，脉细数，舌质红光或绛等阴虚症状。治宜益肾养督、扶正托毒。药用鹿角胶 9 克、炮姜 6 克、川桂枝 6 克、广陈皮 6 克、白芥子 15 克、嫩桑枝 15 克、潞党参 15 克、红枣 15 克、熟地黄 30 克、萆草 30 克、泽漆 30 克、生黄芪 30 克、生薏苡仁 30 克、生甘草 10 克。随症加减：伴阳虚症状者，加熟附块、肉桂、补骨脂、全当归、皂角刺等；伴阴虚症状者，去鹿角胶、炮姜、川桂枝，酌加全当归、制黄精、知柏地黄汤等；如胸椎结核伴有截瘫者，酌加全当归、皂角刺、晚蚕沙、络石藤、宣木瓜、骨碎补、白僵蚕等。

（3）骨痨后期 局部冷脓疡穿溃或切开后排出败絮样物质与稀脓，形成瘘管与窦道，经久难敛，日积月累则全身症状以气血两虚为主。治宜益肾健脾、扶正托毒。药用鹿角胶 9 克、炮姜 6 克、川桂枝 6 克、广陈皮 6 克、白芥子 15 克、嫩桑枝 15 克、潞党参 15 克、红枣 15 克、熟地黄 30 克、萆草 30 克、泽漆 30 克、生黄芪 30 克、薏苡仁 30 克、生甘草 10 克。随症加减：以气虚为主者，酌加四君子汤；以血虚为主者，酌加四物汤等。

临床观察：周大成用上方加减辨证治疗 187 例骨与关节结核患者。结果：显效 113 例，有效 71 例，治疗前后无变化 3 例，总有效率 98.40%。[1]

6. 周虎林等分 3 型

克骨汤：鹿角胶 10 克、天葵子 10 克、淫羊藿 10 克、白芥子 10 克、骨碎补 10 克、猫爪草 20 克、炮姜 8 克、肉桂 8 克、醉鱼草根 6 克、守宫 1 条、蜈蚣 1 条。

（1）湿寒凝滞型 症见形体消瘦，面色㿠白，精神萎靡，畏寒肢冷，局部隐痛，皮色不变，表面不热，肢体活动障碍，舌苔薄白，舌质淡红，脉沉细无力。治宜补肾养血、温经散寒。方用克骨汤加熟地黄 20 克、当归 10 克。随症加减：午后低热者，加山茱萸 10 克、玄参 20 克；发于上肢者，加姜黄 10 克、桑枝 10 克；发于下肢者，加牛膝 10 克。

（2）寒湿脓肿型 症见局部肿胀明显，按之

应手，胀痛加剧。若病在颈椎，则颈缩领俯；若病在胸椎，则背脊外凸，状似龟背，重者二便失禁，下半身废疾；若病在腰椎，则腰部挺板，不得弯腰或出现少腹胀肿流注；若病在关节，则局部功能障碍，肌肉萎缩，关节肿胀，形成脓肿，舌质红少苔，脉细数无力。治宜育阴清热、托里透脓。方用克骨汤去肉桂、鹿角胶、淫羊藿、炮姜，加枸杞子 10 克、山茱萸 10 克、焦白术 10 克、白茯苓 10 克、玄参 15 克、生黄芪 20 克。随症加减：红肿热痛甚者，加金银花 20 克、蒲公英 30 克、炮甲片 10 克。

（3）脓肿破溃、气血两亏型 病程日久，形体消瘦，纳谷不香，面色无华，神疲乏力，心悸失眠，窦道流脓清稀，舌质淡，苔薄白，脉沉细无力。治宜补养气血。方用克骨汤加党参 20 克、炙黄芪 10 克、焦白术 10 克、酒白芍 10 克、当归 10 克。随症加减：五心烦热者，加生牡蛎 20 克、鳖甲 20 克、地骨皮 10 克。

外用克骨膏：蛇葡萄根皮 20 克、推车虫 20 克、蜈蚣 30 克、全蝎 30 克、生川乌 30 克、生草乌 30 克、煅白信石 5 克、藤黄 10 克。将药物碾成粉末，加凡士林软膏 1 000 克搅匀，或做成纱条，经高压消毒后备用。外敷患处，每 3 日换药 1 次。临床观察：周虎林等用上法辨证治疗 56 例骨与关节结核患者。结果：经服药结合外敷 98～186 日，痊愈（停药后 1 年半随访未复发）47 例，显效 9 例，总有效率 100%，治愈率 82.14%。[2]

7. 王玉章分 2 型

（1）寒湿阻络 症见形体消瘦，面色㿠白，手指关节隐痛，初起不红、不热、不痛，渐次肿坚，形如蝉肚，活动障碍；舌质淡红，苔薄白，脉沉细无力。治宜健脾益肾、温化寒湿。药用茯苓、白术、桂枝、红花、甘草、白芥子、川萆薢、薏苡仁、丝瓜络、伸筋草。配合紫色消肿粉、龙珠膏外治。

（2）阴毒内陷 症见病程日久，身体消瘦，面色无华，体乏畏寒，肿处渐渐腐烂，脓如清水，淋沥不已，肿仍不消，疮面肉芽苍白，向内塌陷，久不收

① 周大成.史氏骨痨方为主治疗骨与关节结核 187 例[J].四川中医,1995,(11)：42-43.
② 周虎林,等.克骨汤治疗骨与关节结核 56 例疗效观察[J].浙江中医杂志,1994(1)：17-18.

口;舌质淡,苔薄白,脉沉细无力。治宜补益气血、回阳托毒。药用生黄芪、党参、陈皮、山药、当归、桔梗、白芍、茯苓、肉桂、附子、生甘草。随症加减:脓毒未尽者,外用红纱条、甲粉;若形成窦道,可外用甲字提毒捻;脓毒已尽,可外用蛋黄油、珍珠粉;若疮面暗紫,肉芽苍白,分泌物清稀,可外用还阳熏药卷。[①]

8. 刘洪吉等分 4 期

(1)寒痰凝滞期　症见形体消瘦,面色黄白,精神萎靡,食欲不振,畏寒肢冷,或有低热盗汗,局部隐痛,肿胀不明显,皮色不变,表面不热,肢体活动障碍;舌苔薄白,舌质淡红,脉沉细无力。治宜补肾养血、温经散寒。方用骨痨散Ⅰ号:鹿角胶、当归、白术、白芍、黄芪、赤芍、桂枝、白芥子、炙鳖甲、龟甲。

(2)化热酿脓期　症见身热,朝轻暮重,局部肿脓明显,寒化为热,肉腐成脓,按之应指,皮色不变或隐红,胀痛加重;如病变在四肢者,则四肢强直不遂;若病在颈椎,则颈缩颌俯;若病在胸椎,则背脊外凸,状如龟背,重者瘫痪痿废,甚至两便失禁或艰难;若病在腰椎,则腰部挺板,不能弯屈,可出现少腹胀肿流注;若病在关节则局部功能障碍;舌红少苔,脉细无力,或细数无力。治宜育阴清热、托里透脓。方用骨痨散Ⅱ号:玄参、鳖甲、龟甲、生黄芪、当归、白术、茯苓、白芷、甲珠、皂角刺、全蝎、蜈蚣、麝香。

(3)脓肿破溃期　症见身体日渐消瘦,精神萎顿,面色无华,食纳不香,形体畏寒、乏力、心悸、失眠,自汗,疮面肉芽嫩白不鲜,向内塌陷,久不收口,脓汁清稀;舌质淡,苔薄白,脉沉细无力或细数。治宜补气健脾养血、托里排脓、益肾壮骨、抗痨杀虫抑菌。方用骨痨散Ⅲ号:人参、鹿茸或鹿角胶(一般秋冬季施用鹿茸,春夏季施用鹿角胶)、黄芪、桔梗、续断、牛膝、当归、山药、山楂、白术、茯苓、龟甲、蜈蚣、全蝎、黄瓜子、生姜、血竭、朱砂、甘草。

(4)后期　阴虚火旺、肾阴不足之象更加显露,此后阴愈亏火愈旺。治宜滋阴降火、益阴潜阳。方用骨痨散Ⅲ号方加知母、黄柏、牡蛎等。

外用祛腐生肌散:红升丹、血竭、炙乳香、没药、煅石膏、麝香、珍珠、冰片。上药共碾极细粉末,用时需将疮口痰孔消毒洗净,将该药粉放入痰孔内;排脓水多者每日换药 1 次,排脓水少者隔日换药 1 次。该药粉系外用药,绝不许内服。临床观察:刘洪吉等用上方辨证治疗 1 288 例骨结核患者。结果:痊愈 1 124 例,占 87.26%;显效 135 例,占 10.48%;好转 17 例,占 1.33%;无效 12 例,占 0.93%。治疗期间最短者 76 日,最长者 180 日,平均 128 日。[②]

经 验 方

1. 艾灸　取中极、关元、气海穴;用回旋灸法或者雀啄灸法,施灸时注意艾条与皮肤距离,避免造成皮肤的烫伤,以选穴皮肤潮红为标准。配合西医常规疗法(腹部热敷、按摩,并给予新斯的明 1 毫克肌注)。杨春华用上法治疗 32 例骨结核术后尿潴留患者,治疗 1 次后观察其疗效。结果:治愈 18 例,显效 10 例,好转 4 例,总有效率为 87.5%。起效时间为(32.21±3.56)分钟。[③]

2. 阳和汤加减 1　熟地黄 30 克、麻黄 10 克、肉桂 6 克、鹿角胶 15 克、白芥子 10 克、炮姜 10 克、生甘草 3 克。随症加减:剧烈疼痛患者,加三七 9 克、桃仁 9 克、红花 9 克;气血两虚者,加当归 15 克、党参 10 克、白术 5 克;阴虚火旺者,加知母 10 克、地骨皮 10 克、黄芩 10 克。中药以水煎服,每次取汁 200 毫升服用,早晚各 1 次;并对症支持治疗基础上,给予异烟肼每日 600 毫克、利福平每日 450 毫克、吡嗪酰胺每日 1 500 毫克、乙胺丁醇每日 750 毫克、链霉素每日 750 毫克。杨国强等用上方加减治疗 32 例骨结核患者,患者每周复查血常规、血沉,每半月复查肝肾功生化和 X 片,随

---

① 王玉章.蜣螂蛀(骨结核)辨治[J].北京中医杂志,1993(2):62-63.
② 刘洪吉,等.骨痨散辨证治疗骨结核 1 288 例疗效观察[J].江西中医药,1993,24(2):23-24.
③ 杨春华.艾灸治疗骨结核术后尿潴留 32 例临床观察[J].江苏中医药,2017,49(1):55-56.

访 24 个月以上。结果：显效 18 例，有效 10 例，无效 2 例，总有效率 93.3%。①

3. 自拟方 1 虎杖、金银花、川牛膝、当归、蜈蚣、天龙、三七粉、红花、炮甲片、土鳖虫、制乳香、制没药。随症加减。每日 1 剂，水煎服，分早晚 2 次服用，计划治疗 1 年。张志文等用上方治疗 57 例骨结核患者。结果：治愈 23 例，占 40.4%；有效 28 例，占 49.1%；无效 6 例，占 10.5%。总有效率 89.5%。②

4. 金蟾膏 活蟾蜍 40 只、巴豆 0.4 千克、乳香 0.4 千克、没药 0.4 千克、蓖麻子 0.7 千克、猫眼草 0.4 千克、血余炭(头发)0.2 千克、鲫鱼 1.6 千克、香油 5 千克。活蟾蜍以眼圈发红者为好，眼圈色淡者效果差；巴豆及蓖麻子均去皮用仁；头发以青壮年妇女的为好，老年人的头发难以熬化，不宜使用。将上述诸药按一定比例放香油中炸枯，滤渣，滤油加铅粉，继续熬炼，以滴水成珠为度，稍凉后加冰片制成各种规格的剂型。敷药时，常规消毒伤口周围皮肤后，先以探针探测创腔及窦道情况，若引流通畅，则不必另行扩创；以双氧水、生理盐水棉球清洗创腔及窦道分泌物后，用鲜姜(为本药药引子)擦至红润，然后根据病变情况取适量膏药放在 30℃～40℃温水中浸泡，待膏药软化后用手反复揉搓，调匀摊在备好的布上，厚度约 3 毫米，摊好后立即贴到患处，将患处周围全部包绕，粘紧贴牢。根据病情按时更换膏药，患处有窦道或空腔形成者 2～3 日后将膏药揭开，将患处和膏药清洁好，用微火烤膏药背面，重新软化好再贴上，每 7～10 日更换 1 次；患处无窦道流脓者每 15 日更换 1 次；伤口内有大块死骨应手术取出，伤口愈合后贴敷膏药，小片死骨可随窦道流出。范金山等用上法治疗 485 例急慢性骨髓炎、骨结核患者，大多数病例单一使用金蟾膏，不使用其他抗生素药物，少数全身中毒症状严重者，可短期联合应用大剂量抗生素。结果：总有效率 98% 以上，且具有疗程

短、不良反应少、患者痛苦小、经济实惠等优点。③

5. 阳和汤加减 2 熟地黄 120 克、鹿角胶 40 克、白芥子 25 克、肉桂 12 克、麻黄 8 克、炮姜炭 8 克、生甘草 12 克、杜仲 50 克、续断 50 克。诸药共为细末，炼蜜为丸，每丸重 6 克，每次 1 丸，每日 3 次。病灶局部没破损处外敷化核膏，以温经化痰、消肿散结。有窦道瘘管形成者，要根据其软组织破坏程度，酌情选用祛腐散 1～4 号(祛腐力量依次减弱)，做成药捻插入其中，以祛腐生肌，促进坏死组织脱落，新生肉芽生长；待坏死组织基本脱净，内有新生肉芽生长时，再改用生肌散做成药捻插入其中，以加速窦道或瘘管愈合；伤口表面外敷生肌象皮膏。治疗期间应局部固定制动，在全身症状未控制时，要绝对卧床休息，应继续服用西药抗痨药。王殿荣等用上述方法治疗 32 例骨结核患者。结果：治愈 12 例，占 37.5%；好转 19 例，占 59.37%；无效 1 例，占 3.13%。总有效率 96.87%。疗程最短 3 个月，最长 15 个月。④

6. 紫黄油膏 紫草 30 克、黄连 15 克、白及 30 克、虫白蜡 150 克、麻油 500 克、煅石膏 20 克、冰片 10 克等。白及、煅石膏、冰片研极细末，将紫草、黄连浸入麻油中，1 周后，煎枯、滤渣；稍冷兑白及粉、虫白蜡搅匀，最后加入煅石膏、冰片形成油膏状，将消毒纱布浸入其中，冷却后即成药油膏纱布(条)备用。治疗中将创口、窦道常规消毒，并用 3% 双氧水冲洗、灌注。干洁后，视创口、窦道的大小、深浅，将上述之纱布开成适当长短、宽窄的纱条，用球头探针充填其中，或覆盖于创面。每日换药 1 次即可。如初期脓腐较多，可适当裹少许"三仙丹"并用，以增强化腐，引流之功，效果更佳。张劲等用上方治疗 73 例骨结核窦道患者。结果：除 1 例因复感脑结核而转专科医院治疗外，余 72 例均敛疮收口。疗程最长为 107 日，最短为 45 日，平均为 76 日。临床总治愈率为 100%。注意事项：充填窦道腔时切勿塞得过紧，过满，要适当

① 杨国强，张靳，等.阳和汤联合西药抗结核药物治疗骨结核的临床效果观察[J].现代生物医学进展，2015,15(33)：6487－6490.
② 张志文，等.中西医结合治疗骨结核 57 例临床观察[J].中国卫生产业，2014,11(16)：39－40.
③ 范金山，等.金蟾膏治疗骨髓炎、骨结核的临床应用[J].青岛医药卫生，2009,41(4)：290－291.
④ 王殿荣，等.中药内外兼治治疗骨结核 32 例临床观察[J].四川中医，2008,26(1)：104－105.

留有一定的空隙,以保持引流通畅,新生组织得以生长。①

7. 骨痨丸1　鹿角胶 60 克、蜈蚣 60 条、骨碎补 100 克、生黄芪 100 克、党参 100 克、熟地黄 100 克、牡蛎 100 克、制乳没各 50 克、三七 50 克、黄连 80 克、鳖甲 80 克、龟甲 80 克、女贞子 80 克、泽漆 120 克、全蝎 40 克、赤芍 90 克。以上诸药制备成水丸,每次 6 克,每日 3 次,温开水送服。连服 3 个月。王新卫使用骨痨丸治疗 76 例骨关节结核患者。结果:治愈 57 例中无复发,好转 12 例中复发 1 例,无效 7 例全部转手术治疗,经平均 3.8 个疗程的治疗,总有效率为 90.8%。②

8. 银砂丸　银朱 1.5 克、硼砂 0.6 克、冰片 6 克、蜈蚣(焙干研末)1 条、古铜钱(洗净研末)2 个、胡桃肉 10 克。上药混匀,加白糖、蜂蜜制成如绿豆大药丸,将药丸平均分为 5 份,每日于晚饭后服 1 份。药后加服绿豆汤(绿豆 90 克煮烂)。亦可将上药制成面食(如水饺)等,每日服 1 份。一般 1 剂不愈者可 1 个月后再服 1 剂,仍不愈则不可再服。有死骨形成者,应行手术取出死骨后再服药。郭良年用上方治疗 5 例骨结核患者,均痊愈。注意事项:本方有毒,不可久服。患者忌豆油、豆面、牛肉 2 周。脾胃虚弱及身体瘦弱者慎用。③

9. 二号骨炎太宝丸　熟地黄 27.15 克、肉桂 4.15 克、丹参 12.15 克、当归 15.75 克、益母草 21.35 克、白芥子 15.25 克、板蓝根 15.15 克等。上药制成水泛丸,口服,每次 10 克,每日 3 次。配合口服利福平每日 0.45 克,小儿每日每千克体重 1 020 毫克,顿服,每日 1 次;异胭肼,成人 0.3 克顿服,每日 1 次,小儿每日每千克体重 1 020 毫克(每日不超过 0.3 克);吡嗪酰胺 1.5 克,空腹口服,每日 1 次。局部外用骨炎拔毒膏,根据患病部位大小裁定,每日 1 换。张振华等用上述方法治疗 54 例骨结核患者,3 个月为 1 个疗程,2 个疗程后判断疗效。结果:治愈 27 例,显效 15 例,好转 9 例,无效 3 例,总有效率 94.44%。④

10. 骨痨丸2　熟地黄 24 克、当归 10 克、人参 10 克、鹿角胶 10 克、麻黄 6 克、炮姜 6 克、白芥子 6 克、猫爪草 6 克、珍珠 1 克、黄芪 30 克、白术 10 克、山药 10 克、山楂 10 克、建曲 10 克、百部 6 克、龙骨 6 克、土鳖虫 12 克、蜈蚣 3 条、全蝎 6 克、天龙 6 克、红娘子 3 克、斑蝥 3 克、五谷虫 10 克。诸药经传统炮制,共研极细末,炼蜜为丸,每丸重 10 克;每日子、午、卯、酉四时各服 1 丸,温开水送下,小儿酌减。3 个月为 1 个疗程。脓液已成未溃者,可行穿刺术,抽出脓液;椎旁脓肿形成者,在背部体表投影部位,外敷阴消散(生川乌 30 克、生草乌 30 克、生南星 30 克、生半夏 30 克、牙皂角 15 克、炮甲珠 15 克、白芷 30 克、细辛 30 克)和硒砂散(雄黄 10.8 克、砒砂 8.4 克、肉桂 3.6 克、冰片 3 克、制乳香 12 克、制没药 12 克、山柰 30 克)。李守静等用上述方法治疗 106 例骨结核患者。结果:治愈 93 例,好转 13 例,总有效率 100%。⑤

11. 骨痨汤　虎杖、金银花、川牛膝、当归、蜈蚣、天龙、三七粉、红花、炮甲、地鳖虫、制乳香、制没药。随症加减。每日 1 剂,共用 1～3 个月,若 3 个月无效,即不再服用。蒋志升等用上方治疗 683 例骨结核患者。结果:治愈 146 例,占 21.3%;好转 375 例,占 54.9%;无效 162 例,占 23.8%。⑥

12. 抗痨方　黄芪、党参、紫河车、三七、当归、甲片、血竭、金毛狗脊、蜈蚣、全蝎、桃仁、红花。上药共研细末,过 10 目筛,装入 1 号胶囊内,每粒 0.5 克。每日服 2 次,每次 4 粒,小儿用量酌减,饭后温开水送下。徐福宁将 332 例骨结核患者运用抗痨丹进行诊治,部分患者联合运用许氏骨痨汤(青蒿、鳖甲、银柴胡、牡丹皮、地骨皮、杜仲、怀牛膝、续断、桃仁、红花、苏木、金银花、紫花地丁)治疗。结果:痊愈 295 例(88.9%),显效 27 例(8.1%),

① 张劲,等.紫黄油膏治疗骨结核窦道[J].中国中医骨伤科杂志,2006,14(4):62.
② 王新卫.骨痨丸治疗骨关节结核 76 例报告[J].四川中医,2004(12):74 - 75.
③ 郭良年.银砂丸治疗骨结核淋巴结核[J].中国民间疗法,2003,11(3):47.
④ 张振华,等.二号骨炎太宝丸辅助治疗骨结核临床观察[J].湖北中医杂志,2002,24(3):44 - 45.
⑤ 李守静,等.自拟骨痨丸为主治骨结核 106 例报告[J].河南中医,1996,16(2):41 - 42.
⑥ 蒋志升,等.中西医结合治疗骨结核[J].河南医药信息,1995,3(7):51.

无效 10 例(3.0%),总有效率 97%。①

13. **自拟方 2** 抗痨Ⅰ号:黄芪 30 克、当归 12 克、生地黄 10 克、肉苁蓉 9 克、党参 15 克、白术 15 克、阿胶(冲服)4 克。抗痨Ⅱ号:当归 10 克、枸杞子 10 克、山药 15 克、白术 15 克、茯苓 12 克、山茱萸 10 克、骨碎补 9 克。抗痨Ⅲ号:人参 5 克、金银花 20 克、僵蚕 10 克、威灵仙 15 克、地骨皮 15 克、甲片 9 克、鳖甲 10 克。均每日 1 剂,水煎服,30 日为 1 个疗程。外敷骨痨除根散:精制狼毒 10 克、水银 2 克、乳香(去油)15 克、没药(去油)15 克、生草乌 9 克、生川乌 9 克、制附子 10 克、生甘草 30 克、山柰 10 克等。外敷病灶对应部位,外贴敷料,胶布固定,热水袋加热以促使药理透过皮肤直达病灶。每隔 2 日换药 1 次,30 次为 1 个疗程。赵成铠用上法治疗 231 例骨关节结核患者。结果:治愈 196 例,显效 26 例,无效 9 例,总有效率 96.1%。②

14. **金匮肾气丸加味** 生地黄、泽泻、山药、山茱萸、牡丹皮、云茯苓、附片、肉桂、蜈蚣、红花等。随症加减:低热不退者,加地骨皮、青蒿、胡黄连等;骨蒸劳热者,加秦艽、鳖甲等;疼痛剧烈者,加三七、广郁金等;盗汗较著者,加乌梅、煅龙牡等。李积敏用上方加减治疗 15 例骨结核患者,治愈 13 例,好转 2 例。③

15. **赵凤莲经验方** 麝香 5 克、冰片 3 克、赤石脂 6 克、红花 10 克、乳香 10 克、没药 10 克。上述诸药共研为粉末状,调均匀,每次将药粉撒于患处后用药布包扎,每日换药早晚各 1 次,10 日为 1 个疗程。赵凤莲用上法治疗 95 例骨结核患者,治愈 72 例,显效 15 例,好转 8 例。④

16. **抗痨散** 人参 10 克、白术 20 克、茯苓 20 克、熟地黄 30 克、当归 20 克、黄芪 30 克、紫河车 30 克、鹿角胶 30 克、淫羊藿 20 克、山茱萸 20 克、肉桂 10 克、麻黄 5 克、牡蛎 10 克、全蝎 5 克、蜈蚣 5 克、金银花 30 克。上药共研细末,每次服 5 克,8 小时服 1 次。有窦道者,清创,排出腐骨,视局部情况外敷生肌散。尹德生用上方治疗 11 例骨结核患者。结果:治愈 7 例,占 63.6%;有效 3 例,占 27.3%;无效 1 例,占 9.1%。总有效率 90.9%。⑤

17. **克痨膏** 大黄 120 克、白芥子 90 克、青黛 30 克、乳香 90 克、没药 90 克、姜黄 90 克。将上药研细和匀,再加樟脑油 60 毫升、凡士林 108 克,调制成膏。陶慕章用克痨膏治疗骨痨患者,疗效满意。⑥

单 方

1. **巴豆** 组成:巴豆。制备方法:备铜勺 1 只,将巴豆去硬壳留巴豆仁;取蜂蜡适量放于铜勺中,置于火上,待其熔化后离火稍晾,使其不凝固,将巴豆仁放入熔化的蜂蜡中,用竹筷搅拌,使每粒巴豆着蜡均匀,然后将巴豆拨出,摊于瓷盘内,冷凝后收藏备用。用法用量:每日早晚空腹服 5~7 粒,温开水送服。如体质强壮者,嚼碎 2~3 粒服下。临床应用:陈蓓华等用上法治疗 12 例骨结核患者,疗效满意。⑦

2. **狼毒枣** 组成:狼毒 500 克、大枣 1 000 克。制备方法:狼毒放于大铁锅内加足水。将大枣(绝不能浸湿)放在屉上,盖好笼屉,加热待水开后,用文火保持水温 3 小时,可见大枣变暗黑色,即可备用。蒸枣过程中可适当加水。用法用量:用制好的狼毒枣口服,第 1 日饭前服大枣 1 枚,每日 3 次;第 2 日每顿饭前服 2 枚,每日服 6 枚;第 3 日每顿饭前服 3 枚,服至第 7 日每顿饭前服 7 枚,每日服 21 枚,即不再增加用量,直至将 1 000 克大枣服完,约 20 日,即为 1 个疗程。如在服枣期间

① 徐福宁.以抗痨丹为主治疗骨与关节结核 332 例观察[J].中医杂志,1994(6):357-358.
② 赵成铠.骨痨除根散治疗骨关节结核 231 例[J].中国中西医结合杂志,1994(S1):357-358.
③ 李积敏.金匮肾气丸加味治疗骨结核 15 例的临床体会[J].甘肃中医学院学报,1993,10(2):16-17.
④ 赵凤莲.中药外治法临证治疗骨结核 95 例[J].中医函授通讯,1993(6):19.
⑤ 尹德生.抗痨散治疗骨结核 11 例[J].辽宁中医杂志,1992(4):41.
⑥ 毛文贤.学习陶慕章老中医治疗骨痨的体会[J].江苏中医杂志,1985(1):18.
⑦ 陈蓓华,等.单味巴豆治疗骨结核[J].中国民间疗法,1998(6):46-47.

出现恶心,可暂不增加大枣的用量,待无恶心时,再增加枣的用量,1个疗程后,视病情如需继续服用,休息7日,开始第2个疗程。临床应用:李树敏用上法治疗32例骨结核患者。结果:2个疗程治愈3例,好转28例,无效1例;休息7日后,好转的28例继续服第3个疗程,治愈19例,好转9例;经过4个疗程共治愈27例,好转4例,无效1例。总治愈好转率97%。[1]

3. 中药内服外治 内治方组成:蜂蜜100克、巴豆(选完整无破损者)1 000克。制备方法:将巴豆剥去外壳,留仁备用(破烂者不用)。先将蜂蜜炼至用竹竿挑起有丝时,再将巴豆仁混入蜜内搅匀,再炼10~20分钟后,摊入簸箕内待冷,丸梧桐大小,装入瓷罐中密封保存。用法用量:成人于饭后服5~7粒,儿童减半,服完1剂为1个疗程(中病即止,病愈后即停服)。外治方组成:夏枯草200克、黄精100克、野黄花头(切细酒炒)100克。用法用量:混合浓煎成膏,分3次敷于患部,每日换1次,直至痊愈。西药可配合抗痨药物、维生素。临床应用:邓朝纲等用上法治疗24例骨结核患者,2~3个月痊愈者8例,4~6个月痊愈者10例,7~10个月痊愈者6例。[2]

4. 蝎子核桃丸 组成:全蝎100克、蜈蚣10条、核桃仁120克。制备方法:先将全蝎、蜈蚣晒干,用药碾为细末,再加核桃仁碾均,团捏成丸。每丸重6克,贮瓶内备用。用法用量:成人每次1丸,日服2次,儿童用量酌减,饭后开水送服,症状明显减轻时,可停用蜈蚣。临床应用:李文科使用蝎子核桃丸治疗6例脊椎结核并发截瘫患者。结果:治愈4例,明显好转2例已能扶拐行走,生活自理,(其中1例中断随访)仍在服药,有效率为100%。[3]

中 成 药

复方竹节参 组成:竹节参、淫羊藿、地蜂子、白芍、当归、穿山龙、青风藤等。用法用量:每次3片,每日3次。临床应用:胡家美等用上方结合抗结核药物治疗47例骨结核患者,抗结核药物包括异烟肼每日60毫克、利福平每日450毫克、吡嗪酰胺每日1 500毫克、乙胺丁醇每日750毫克、链霉素每日750毫克。治疗3个月后评价疗效。结果:痊愈26例,占55.32%;有效18例,占38.3%;无效14例,占29.79%。总有效率93.62%。[4]

髋关节结核

概 述

髋关节结核较为常见,在全身的骨结核发病中仅次于脊柱,占全身骨关节结核的10%左右。本病多发生于儿童和青少年,占发病的50%以上。临床上多数为全关节结核,大多原发于骨结核,少数原发于滑膜结核。起初病灶多位于髋臼或股骨头,由于髋臼或股骨头破坏形成病理性脱位。儿童髋关节结核对患肢生长发育有一定影响,如病灶距骺板较远,可刺激骨骺,使股骨头增大,颈变长,髋外翻,患肢较健侧长;若病灶在骺板附近,可破坏骨骺,影响骨发育,使股骨头变小,颈变短,髋内翻,患肢短缩;又因内收肌、屈髋肌挛缩,患肢出现屈曲、内收、内旋畸形。

髋关节结核以滑膜结核多见。早期出现低热、盗汗、食欲减退、消瘦,患肢轻度跛行,髋部疼痛;中期出现疼痛,跛行加重,患肢肌肉萎缩,在髋部前、外、后侧可出现脓肿或窦道;晚期出现高热、疼痛加重、活动受限、关节畸形,髋关节屈曲挛缩试验阳性,患肢因股骨头破坏而出现短缩畸形。

本病的局部治疗为在抗痨治疗的基础上作髋关节结核病灶清除术,术后应观察伤口有无渗出

① 李树敏.狼毒枣治疗骨结核32例观察[J].综合临床医学,1997,13(4):354.
② 邓朝纲,等.内外兼治治愈骨结核24例[J].甘肃中医,1994,7(2):24.
③ 李文科.蝎子核桃丸治疗脊椎结核并发截瘫[J].河北中医,1988(2):40.
④ 胡家美,徐新华,等.复方竹节参联合抗结核药治疗骨结核的临床效果及对T淋巴细胞亚群的影响研究[J].重庆医学,2017,46(33):4727-4729.

物、患肢血运等。术后继续抗痨治疗6～12个月，患肢中立位皮肤牵引3～4周；术后48小时即开始做股四头肌锻炼，去牵引后在床上练习患髋活动；术后6周可扶拐下地活动。需要注意预防股骨头缺血性坏死的发生，一般术后3个月摄X线片复查，病变稳定，无股骨头缺血表现时，才能弃拐行走。

辨 证 施 治

刘克墀分3期

夏枯草流浸膏：夏枯草1 000克、白及250克、蜜糖250克。夏枯草加水（头煎1 000毫升，二煎600毫升），久煎2次，合并两次药液，过滤，加热浓缩，然后加白及末和蜜糖熬成流浸膏，候冷，用瓷缸收藏，每次10～15克，用下述辨证之汤剂兑服。木芙蓉膏用木芙蓉根皮晒干，研末，加麻油适量调成软膏，敷于患部，纱布包扎，隔日换药1次。

（1）虚寒凝聚期　全身症状不明显，或症见形体消瘦，食不香甜，面色少华，精神不振，畏寒肢冷，或有盗汗，关节酸痛，活动不利；舌质嫩红，苔淡白，脉沉细。治宜温经散寒、解凝化痰。药用麻黄10克、白芥子10克、赤芍15克。每日1剂，水煎2次，早晚分别兑服夏枯草流浸膏。外用木芙蓉膏加冰片少许。

（2）痰热脓毒期　症见病情日甚，累及关节，有溃破之势；虽肤色不变，但按之应指，患肢强直，功能障碍，朝轻暮重，纳减，乏力；舌质淡红，苔白少，脉细沉无力。治宜养阴消热、托毒排脓。药用黄芪30～40克、鳖甲20克、百部10克、黄柏10克。每日1剂，水煎2次，兑夏枯草流浸膏服。外用木芙蓉膏加红升丹1.5～2克。

（3）溃破流脓期　病程日久，气血俱亏，元气耗散。症见身体消瘦，面色少华，神疲乏力，不思饮食，失眠自汗，心悸懒言，患肢痰缩，行动艰难；若见疮口脓出，肉芽红润，病有向愈转机；若疮口

苍白内陷，脓液清稀不尽，且见瘘道形成，久不敛口，病情危笃；舌质淡胖，苔白而少，脉沉细无力。治宜气血双补、健脾益肾。药用黄芪30～40克、白术15克、红参10克、巴戟天10克、鹿角胶（烊冲）20克。每日1剂，水煎2次，兑夏枯草流浸膏服后，外用木芙蓉膏加血余炭5克、百草霜5克、鸡内金炭5克。

临床观察：刘克墀用上方辨证治疗87例髋关节结核患者。结果：追访2～8年，痊愈58例，好转26例，无效3例。总有效率96.6％。[①]

经 验 方

1. 固本消痰汤　人参30克、熟地黄30克、紫河车30克、鹿角胶（烊化）15克、白芥子10克、肉桂10克、麻黄10克、炮姜10克、续断15克、土鳖虫15克、苏木10克、三七10克、白术15克、茯苓10克、甘草6克。每日1剂，水煎分2次服，每次约300毫升。在髋关节术前及术后自恢复饮食即可予固本消痰汤，连续服用1个月。肖清明等用上方治疗11例晚期髋关节结核患者。结果：10例患者功能均恢复良好；1例患者术后1年拍术侧髋关节X线片发现假体周围骨质丢失较多，给予对症处理及用药6个月，未发现骨质丢失加重现象。11例患者未见结核复发，无髋关节翻修病例，患者预后基本满意。Harris评分平均88分。[②]

2. 克炎健骨汤　野南瓜50克、野菊花50克、胡颓子根50克、忍冬藤30克、山药30克、黑豆50克、白术20克、党参20克、茯苓20克、陈皮10克、生地黄20克、扁豆20克、黄芪30克、甘草10克。水煎服，早晚分服。30日为1个疗程。孙绍卫治疗30余例髋关节结核患者，常规抗结核治疗4周后，行病灶清除术，术后予抗炎、患肢皮套牵引、留置引流48小时，并续用术前四联抗结核药物及上方治疗，报告2例，均有效。[③]

① 刘克墀.中药治疗髋关节结核87例［J］.浙江中医杂志，1994（4）：164－165.
② 肖清明，王勇，等.分期手术结合固本消痰汤治疗晚期髋关节结核11例［J］.湖南中医药大学学报，2012，32（11）：65－67.
③ 孙绍卫.克炎健骨汤配合病灶清除治疗髋关节结核2例［J］.中医药导报，2011，17（7）：120－121.

3. 抗痨丸　功劳叶、白鸡屎藤、穿破石、百部、黄精等。上药用水洗净切碎晒干，共研为细末，炼蜜为丸，每丸重 6 克、3 克。成人服大丸，每日 3 次，每次 1 丸；5～10 岁儿童服小丸，每日 3 次，每次 1 丸。连服 3 个月为 1 个疗程。蓝世隆等用上方治疗 12 例髋关节结核患者。结果：痊愈 4 例，显效 4 例，好转 2 例，无效 2 例，总有效率 93％。注意事项：服药期间忌烟酒及生冷食物。[1]

4. 刘俊英经验方　(1) 夏枯草 30 克，黄精 15 克，补骨脂 15 克，乳香 10 克，没药 10 克，金毛狗脊 10 克、肉桂 10 克、桃仁 10 克、牛膝 12 克、杜仲 12 克、黄芩(酒炒)12 克、白芥子 8 克。每日 1 剂，水煎早晚饭后服，连服 40 剂。(2) 夏枯草 250 克、黄精 60 克、乳香 30 克、没药 30 克、牛膝 30 克、桃仁 30 克、补骨脂 30 克、续断 30 克、黄芩(酒炒)30 克、金毛狗脊 25 克、白芥子 20 克、土鳖虫 15 克、蜈蚣 15 条。为 1 料剂量，研末，另取夏枯草熬水和蜂蜜各半混合将上药研面和为丸剂，每丸重 10 克，每日 2 次服。随症加减：气虚者，加炙黄芪 30 克、党参(以人参为佳)30 克；阴虚盗汗者，加地骨皮 45 克、五味子 42 克；食欲不振者，加焦山楂 45 克、焦神曲 45 克、焦麦芽 45 克；溃烂久不收口，脓性分泌物多者，加重乳香、没药用量，待脓液减少后方可减量。一般服药 40 日为 1 个疗程，不愈可服第 2 个疗程，病轻者服丸剂 1 料，重者 2 料。刘俊英用上述方法治疗 10 余例腰椎髋关节结核患者，疗效较好。[2]

中 成 药

通络生骨胶囊　用法用量：给予病灶清除术治疗，术后早期(2 周以内)予中药活血化瘀、通络成骨为主，口服通络生骨胶囊，每次 4 片，每日 2 次，连续服用 3 个月，后期予中药汤剂补气补血，主要以四君子汤、四物汤辨证加减。临床应用：

王海彬等用上法治疗 22 例小儿髋关节结核患者。随访 20 例，失访 2 例，随访时间最短 2 年，最长 6 年。结果：优 17 例，良 3 例，优良率 100％。[3]

膝 关 节 结 核

概 述

膝关节结核发病率是全身骨关节结核的第二位，并在四肢关节结核中占首位。单侧多见，常见于儿童和青壮年。膝关节滑膜结核表现为滑膜炎症水肿充血，结核性肉芽组织；单纯骨结核可形成空洞、死骨和脓肿；晚期全关节结核在软骨和软骨下发生骨质破坏，半月板、交叉韧带也遭破坏，可并发病理性膝关节半脱位或脱位。

本病起病缓慢，全身症状较轻。根据病程发展，可分为两期：早期滑膜结核可见关节肿胀、股四头肌萎缩、局部皮温高、疼痛、浮髌试验阳性，早期单纯骨结核局部肿胀、压痛；晚期全关节结核则疼痛剧烈，患膝可见屈曲畸形和跛行，可有脓肿、窦道、关节强直。X 线检查早期可见关节囊肿胀，关节间隙增宽，关节附近骨质疏松，随病变发展可出现小死骨和骨空洞；晚期关节面破坏，关节间隙狭窄。

膝关节结核多由滑膜感染开始，早期诊断并积极治疗滑膜感染，是预防膝关节结核的重要步骤。本病的全身治疗同骨关节结核；局部治疗根据病情和年龄不同，选择作滑膜次全切除术或结核病灶清除术；或膝关节加压融合术，术后继续抗痨治疗，观察伤口有无渗出物及患肢血运情况，术后 48 小时开始股四头肌锻炼，并逐渐抬腿。若行滑膜切除或单纯骨结核病灶清除术，应尽早练习膝关节活动，以防关节粘连，术后 1 个月可扶双拐下地行走。

① 蓝世隆，等.抗痨丸治疗结核病 124 例疗效观察[J].新中医，1999，31(1)：32-33.
② 刘俊英.中药治疗腰椎髋关节结核[J].四川中医，1999，17(12)：37.
③ 王海彬，等.中西医结合治疗小儿髋关节结核[J].中医正骨，2007，19(5)：17-18.

经 验 方

1. 抗痨丸 功劳叶、白鸡屎藤、穿破石、百部、黄精等。上药用水洗净切碎晒干，共研为细末，炼蜜为丸，每丸重 6 克、3 克。成人服大丸，每日 3 次，每次 1 丸；5～10 岁儿童服小丸，每日 3 次，每次 1 丸。连服 3 个月为 1 个疗程。蓝世隆等用上方治疗 6 例膝关节结核患者。结果：痊愈 2 例，显效 2 例，好转 1 例，无效 1 例，总有效率 83%。注意事项：服药期间忌烟酒及生冷食物。[①]

2. 蟹墨膏联合龟蜈阿蝎汤 蟹墨膏：海螃蟹或淡螃蟹 4 个、古墨粉 60 克、麝香 1.5 克、土炒地龙 30 克、蜈蚣 10 条、全蝎 15 克。先将螃蟹全体捣成泥状，再将其他诸药研磨成极细粉，麝香除外，再用细铜箩除渣，用研杯磨细麝香，然后将药粉拌搅于螃蟹内，加香油适量调匀成软膏，装备待用；麻纸 2 张，取适量药膏，平摊于麻纸上，敷于患处，再用绷带包扎，每 4 日换药 1 次，若皮肤过敏者，可在敷药前，膝部先放薄纱布一块，然后再将药膏敷上。清热祛风，解散结滞，消肿止痛。龟蜈阿蝎汤：龟甲 12 克、蜈蚣 9 克、全蝎 6 克、阿胶 12 克、黄芪 12 克、蛤蚧粉 9 克、薏苡仁 6 克、桃仁 9 克、赤芍 12 克、土茯苓 9 克、黄精 9 克、甘草 6 克。随症加减：发热疼痛者，去黄芪、薏苡仁，加连翘 30 克、三七粉 3 克；食欲减退，消化不良者，去桃仁、蛤蚧粉，加山药 12 克、白术 9 克、陈皮 9 克、酸枣仁 12 克。每日 1 剂，水煎服，每日午、晚饭后服用 1 次。宋贵杰等用上方加减治疗 2 例膝关节滑膜结核患者，疗效满意。[②]

3. 流痰复原汤 熟地黄 15 克、白芥子 6 克、鹿角胶 9 克、猫爪草 30 克、麻黄 3 克、夏枯草 15 克、牡丹皮 12 克、黄芪 30 克、金银花 30 克、木瓜 30 克、延胡索 10 克、威灵仙 15 克、薏苡仁 30 克、甘草 6 克。随症加减：疼痛剧烈者，加全蝎 6 克；

潮热盗汗者，加地骨皮 30 克；厌食者，加焦麦芽 13 克、焦山楂 13 克、焦神曲 13 克；消瘦者，加山药 19 克；五心烦热者，加五味子 10 克。每日 1 剂，水煎服，午晚饭后各服 1 次；药渣加水再煎，外敷洗，加醋 100 毫升。张冬贵等用上方加减治疗 50 例膝关节滑膜结核患者，观察治疗 2 个月。结果：痊愈 26 例，好转 14 例，无效 10 例，总有效率 80%。[③]

4. 十七味紫苏流气饮 紫苏 15 克、川厚朴 12 克、木瓜 12 克、金银花 12 克、乌药 10 克、木香 10 克、椰片 10 克、枳壳 10 克、防风 10 克、黄柏 10 克、当归 10 克、白芍 9 克、大腹皮 9 克、苍术 9 克、牛膝 8 克、川乌 6 克、草乌（先煎 2 小时）6 克。随症加减：伴有外感风寒湿者，去紫苏、乌药、大腹皮，加老鹤草、独活、威灵仙；偏于阴虚者，去金银花、苍术，加墨旱莲、熟地黄、鳖甲胶；偏于肝肾血虚者，加阿胶。每日 1 剂，水煎，空腹服，20 日为 1 个疗程。选用太乙万灵膏贴两膝眼穴，贴后 24 小时换药 1 次，20 日为 1 个疗程。唐堪春用上方加减治疗 28 例膝关节结核患者。结果：痊愈 24 例，占 86%；显效 2 例，占 7.0%；好转 2 例，占 7.0%。总有效率 100%。[④]

脊 柱 结 核

概　述

脊柱结核是肺外结核中常见的表现形式之一，在骨与关节结核中占 40%～50%，10 岁以下儿童最常见，其次为青年。好发部位依次为腰椎、胸椎、胸腰段脊椎、腰骶段脊椎、颈椎。临床主要表现为椎体侵蚀破坏、椎旁冷脓肿形成；若延治误治，容易累及椎管，破坏脊柱稳定性，导致脊柱畸形，病灶组织可进行性压迫脊髓神经，严重者会并发截瘫甚至死亡，对家庭和社会带来极大的负担。

① 蓝世隆，等.抗痨丸治疗结核病 124 例疗效观察[J].新中医,1999,31(1)：32 - 33.
② 宋贵杰，等.蟹墨膏外敷和中药内服治疗膝关节滑膜结核[J].甘肃中医学院学报,1997,14(3)：43 - 44.
③ 张冬贵，等.自拟流痰复原汤治疗膝关节滑膜结核 50 例报道[J].中医药研究,1997,13(3)：24 - 25.
④ 唐堪春.万氏秘方治膝关节结核 28 例[J].吉林中医药,1996(5)：18.

脊柱结核主要发于负重大、活动多、血流缓慢的椎体，以单个椎体破坏蔓延至附近相邻的椎体为多见。临床辨证如下。(1)中心型。病灶起于椎体松质骨，死骨吸收后形成空洞。(2)边缘型。病变破坏椎体边缘和椎间盘组织，椎体呈楔形破坏，椎间隙变狭窄，形成脓肿，继而形成椎旁脓肿，并沿组织间隙流向远处。本病早期仅有轻微腰背疼痛，随着病变发展会有低热、盗汗、疲乏、消瘦、食欲减退、局部疼痛及放射痛，姿态异常，脊柱畸形，并有寒性脓肿；晚期病变脊髓受压迫可并发瘫痪。X线检查可见颈椎和腰椎前凸消失，胸椎呈后凸畸形；椎体破坏，有空洞或死骨，椎间隙狭窄；有脓肿阴影；椎弓有结核时，椎弓模糊或消失。

治疗应予以全身支持疗法和抗痨，以及局部制动。必要时须进行手术治疗，结核病灶清除术可清除脓肿、肉芽、死骨和坏死的椎间盘，改善局部血运，以利修复；同时可解除和防止脊髓受压。植骨融合术有利于脊柱保持稳定。晚期脊椎结核并发瘫痪的病例，需要防止发生褥疮，一旦发生褥疮，必须按褥疮常规护理，争取疮面愈合，并且密切注意由褥疮而引起的并发症，如创面感染、泌尿系统感染、坠积性肺炎等。

经 验 方

1. 中医综合疗法 温督消痈骨痨汤：制附子20～30克、桂枝20克、拳参25克、川贝母25克、猫爪草30克、守宫(炒黄，冲)30克、全蝎(炒黄，冲)25克、蜈蚣(炒黄，冲)4条、白胶香15克。每日1剂，水煎2次取浓汁200毫升，上午、下午两餐之间温服。督脉温灸：病灶部位为中心，上下3个椎体高度范围内置温灸箱，灸柱16枚，温灸30分钟，每日1次。外敷剂：狼毒5克、白芷5克、小蓟5克、大黄5克。温黄酒调膏，于温灸后敷于患处，每日1次。于首元等治疗46例脊椎结核患

者，给予HRZE(异烟肼片、利福平片、吡嗪酰胺片、乙胺丁醇)治疗2年，持续强化，每日1次，共24个月剂量及服法均按常规，并在此基础上加入上述疗法，4个月为1个疗程，共治疗2个疗程。结果：治愈5例，好转32例，未愈9例，总有效率80.4%，转手术2例(4.35%)。[1]

2. 阳和汤加减1 熟地黄30克、黄芪30克、鹿角胶15克、半夏10克、白芥子10克、赤芍10克、桃仁10克、炮姜10克、地龙10克、红花5克、肉桂5克、生甘草3克。随症加减：伴有腹胀纳滞者，加茯苓、白术、厚朴；伴有肋下疼痛、尿黄者，加黄芩、五味子、半枝莲。温肾散寒，化痰消瘀，扶正祛毒，活血通络。每日1剂，水煎服，取汁300毫升，分早晚2次服用，4周为1个疗程，连续3个疗程，疗程间隔10日，定期进行肝功能常规检查。谢婷等治疗31例脊柱结核患者，在给予常规抗结核药基础上施用上方加减。结果：显效21例，有效8例，无效2例，总有效率93.5%。[2]

3. 骨痨丸1 三七9克、白胶香9克、乳香9克、没药9克、骨碎补9克、狼毒2克、猫爪草10克。在手术化疗基础上，予骨痨丸治疗，患者分早中晚每日服用1剂。活血化瘀，解毒缓急，补脾益气，消肿定痛。何礼营用上方治疗60例脊椎结核患者。结果：痊愈56例，显效3例，无效1例，总有效率98.33%。[3]

4. 骨痨丸2 虎杖15克、紫花地丁10克、瓜子金15克、金银花藤15克、川牛膝10克、当归10克、赤芍10克、徐长卿10克。每日1剂，水煎服，连用1个月。朱康祥治疗86例胸腰椎结核患者，术前常规四联抗结核治疗2～4周，同时口服上方；术后继续上述治疗12～18个月，每月复查、随访。结果：疗效优77例，良9例，总体优良率为100%。[4]

5. 骨痨汤 制乳香10克、制没药10克、虎杖15克、瓜子金15克、当归10克、赤芍10克、川牛

① 于首元,等.常规抗痨结合中医综合疗法治疗脊椎结核临床观察[J].中医临床研究,2017,9(22)：88-89.
② 谢婷,杨芳.中西医结合治疗脊柱结核效果观察[J].中外医学研究,2017,15(9)：20-21.
③ 何礼营.骨痨丸联合化疗方案治疗脊椎结核60例疗效分析[J].中国继续医学教育,2016,8(5)：200-202.
④ 朱康祥.中西医结合治疗胸腰椎结核86例临床疗效观察[J].中国地方病防治杂志,2015,30(2)：152.

膝 10 克、徐长卿 10 克、黄精 20 克、金银花 10 克。随症加减：血虚者，加生地黄、熟地黄；气虚者，加黄芪；阴虚盗汗者，加地骨皮、五味子；阳虚者，加肉桂；食欲不振者，加焦山楂、焦神曲、焦麦芽等。每日 1 剂，水煎服，早晚分服，共 3 个月。陈川等治疗 30 例脊柱结核患者，在行全身常规抗结核药物治疗和手术治疗基础上，加用上方加减，总有效率为 90%。①

6. 参苓白术散加味　生晒参 15 克、白术 15 克、茯苓 20 克、甘草 5 克、山药 30 克、白扁豆 20 克、薏苡仁 25 克、法半夏 15 克、砂仁 10 克、桔梗 6 克、陈皮 15 克、杏仁 10 克、柴胡 10 克、泽泻 10 克。每日 1 剂，每日 3 次，每次 150 毫升，饭后口服，连续口服 7 日。益气健脾，化痰和胃。蒲育等用上方治疗 89 例脊柱结核术后胃肠道功能障碍患者。结果：术后 2 年胸腰背及下肢疼痛症状消失，有 79 例患者恢复正常工作。61 例腹胀患者中，3 日腹胀消失 60 例，减轻 1 例，5 日腹胀消失 1 例；89 例纳差患者中，3 日纳差消失 63 例，7 日纳差消失 81 例，减轻 8 例；78 例恶心患者中，3 日恶心消失 47 例，减轻 71 例，7 日恶心消失 63 例，减轻 15 例。②

7. 阳和汤合补阳还五汤加减　熟地黄、肉桂、鹿角胶、白芥子、炮姜、半夏、黄芪、桃仁、红花、赤芍、当归、地龙、生甘草。随症加减：腹胀严重者，加神曲、鸡内金、茯苓等健脾和胃药物；黄疸严重者，加五味子、茵陈等利湿药物。每日 1 剂，分 3 次服用，连续服用 3 个月。甘炳务治疗 27 例脊柱结核患者，予前路病灶清除内固定植骨融合手术，在术后进行常规治疗，主要使用 HRZE 四联化疗方案对患者持续 1～1.5 年的化疗，并配合口服上方加减。结果：痊愈 18 例，有效 6 例，无效 3 例，总有效率 88.89%。③

8. 补中益气汤加味　黄芪 20 克、甘草 10 克、党参 15 克、山药 20 克、女贞子 15 克、枸杞子 15 克、菟丝子 15 克、补骨脂 15 克、续断 15 克、紫河车 15 克、当归 15 克、陈皮 10 克、白术 15 克、柴胡 6 克、升麻 6 克。每日 1 剂，水煎服，连续 2 周。李明清治疗 50 例胸腰椎结核患者，术前给予平卧硬板床休息制动，常规采用异烟肼、链霉素、利福平及乙胺丁醇四联抗结核治疗 3 周，并予上方口服；术后常规应用抗生素 3～5 日，并继续给予四联抗结核和中药治疗 12～18 个月。结果：除 3 例术后出现局部感染，经再次清创后治愈外，其余均愈合良好。④

9. 阳和汤加减 2　熟地黄 30 克、肉桂 6 克、鹿角胶 15 克、白芥子 10 克、炮姜 10 克、半夏 10 克、黄芪 30 克、桃仁 10 克、红花 6 克、赤芍 10 克、当归 10 克、地龙 10 克、生甘草 3 克。随症加减：伴腹胀纳呆者，加神曲、鸡内金、茯苓、白术、厚朴、枳壳；伴胁下隐痛、身黄尿黄者，加五味子、茵陈、黄芩、柴胡、半枝莲。水煎取汁 300 毫升，早晚 2 次温服，4 周为 1 个疗程，连服 3 个疗程，每个疗程间隔 10 日。刘海峰等治疗 13 例脊柱结核患者，术后常规 HRZE 四联化疗方案治疗维持 1～1.5 年，并予上方加减口服。结果：经随访 12 个月，患者局部疼痛等症状均得到缓解，均未发生严重药物性肝损害；7 例植骨已融合，内固定位置良好，效果确切，无合并症发生；1 例遗留部分神经根压迫症状。⑤

10. 人参养荣汤加减　党参 10 克、白术 10 克、炙黄芪 10 克、炙甘草 10 克、陈皮 10 克、肉桂心（冲服）1 克、当归 10 克、熟地黄 7 克、茯苓 7 克、远志 5 克、白芍 10 克、大枣 10 克、生姜 10 克。每日 1 剂，水煎服，早晚分服。孙洪林等治疗 26 例脊柱结核患者，根据病变部位、程度和患者经济情况选择手术方式，所有患者用四联抗结核药治疗 1 年以上；手术患者术后 3 日、非手术患者从正规化疗半个月后给予上方配合。结果：随访 12～26 个月，4 例截瘫患者中，除 1 例术后出现大小便失禁、

① 陈川，等.骨痨汤治疗脊柱结核的临床应用研究[J].中国当代医药，2014，21(18)：95-96，102.
② 蒲育，等.中西结合治疗脊柱结核术后胃肠道功能障碍[J].四川中医，2013，31(8)：84-86.
③ 甘炳务.手术配合中药治疗脊柱结核临床效果探讨[J].当代医学，2013，19(18)：146-147.
④ 李明清.中西医结合治疗胸腰椎结核 50 例临床分析[J].中国医药指南，2013，11(7)：281-282.
⑤ 刘海峰，等.中西医结合治疗脊柱结核疗效观察[J].临床合理用药，2012，5(11A)：164-165.

双下肢肌力由术前 3 级变为术后 0 级外,其余患者均较术前明显好转,双下肢肌力为 4～5 级。[①]

11. **阳和汤加减 3** 熟地黄 30 克、白芥子 6 克、鹿角胶(烊化分次兑药汁服)10 克、姜炭 2 克、麻黄 2 克、肉桂(后下)3 克、土鳖虫 10 克、甲片(研末分 2 次兑药汁吞服)4 克、甘草 4 克。随症加减:腰脊酸痛,足痿者,加续断、杜仲、巴戟天、金毛狗脊;盗汗重者,加黄芪、浮小麦、煅龙骨、煅牡蛎;阳虚甚者,加重肉桂、干姜用量,加附子;阴虚甚者,加龟甲、鳖甲、黄柏、地骨皮;气虚重者,加黄芪、党参、山药、苍术;血虚甚者,加当归、白芍、黄芪;瘀血明显者,加桃仁、皂角刺、桂枝;气郁者,加枳实、柴胡;纳差者,加山楂、鸡内金、砂仁等。每日 1 剂,水煎 3 次药汁混匀后分 2～3 次温服,连续用药 2 个月。王忠远等治疗 21 例脊柱结核并截瘫患者,术前均常规抗结核化疗 3 周,择期手术;术后均常规抗菌消炎、止血止痛及对症支持等常规综合治疗,并采用骨与关节结核常用标准化疗方案,同时加服上方加减。结果:治愈 19 例(90.48%),好转 2 例(9.52%),总有效率 100%。[②]

12. **自拟方** 启瘫复元胶囊:三七、土鳖虫、蜈蚣、川牛膝等。每粒 0.6 克,口服,每次 2 粒,每日 3 次。灭痨复骨丸:人参、紫河车、熟地黄、砂仁、肉桂等。每丸 9 克,口服,每次 2 丸,每日 4 次。随症加减:有脓肿者,合用托毒散胶囊(露蜂房、天龙等),每粒 0.4 克,口服,每次 4 粒,每日 3 次。同时常规使用异烟肼、利福平,若对抗痨药过敏、耐药或发生明显副作用,则减量或停用。3 个月为 1 个疗程。李廷俊等用上述方法治疗 209 例脊柱结核性截瘫患者。结果:治愈 195 例,有效 11 例,无效 3 例,总效率 98.56%;无效者均为完全截瘫。有 7 例属术后服药,治愈 4 例,有效 1 例,无效 2 例。[③]

13. **骨痨丸 3** 鹿角胶 60 克、川蜈蚣 60 条、骨碎补 100 克、生黄芪 100 克、党参 100 克、熟地黄 100 克、牡蛎 100 克、制乳香 50 克、制没药 50 克、三七 50 克、黄连 80 克、鳖甲 80 克、龟甲 80 克、女贞子 80 克、泽漆 120 克、全蝎 40 克、赤芍 90 克。以上诸药制备成水丸,每次 6 克,每日 3 次,温开水送服。连服 3 个月为 1 个疗程。王新卫用上方治疗 76 例骨关节结核患者,连续观察 1 个疗程以上统计疗效。结果:患者经 2～5 个疗程治疗,平均 3.8 个疗程。治愈 57 例,占 75%;好转 12 例,占 15.8%;无效 7 例,占 9.2%。[④]

14. **中药注塞疗法** (1)化腐生肌方:扫盆(轻粉)5 克、红粉 5 克、炉甘石 20 克、五倍子 20 克、肉桂 20 克、熟胡麻油 100 毫升。(2)拔毒生肌方:银朱 5 克、辰砂(朱砂)5 克、珍珠 20 克、梅片 20 克、煅石膏 20 克、熟胡麻油 100 毫升。(3)生肌收口方:白及 10 克、海巴 10 克、珍珠 20 克、三七 10 克、血竭 10 克、熟糊麻油 50 毫升。以上三方配成乳剂,高温消毒备用。根据病情选择药方及换药次数,将药物注入窦道内,后用油纱条封住窦道口或放置引流管。窦道壁厚且脓液多时选用化腐生肌方为主,配用拔毒生肌方;窦道壁有肉芽组织生长时选用拔毒生肌方;当窦道远端基本愈合时选用生肌收口方。换药少则隔日 1 次,多则每日 3 次,每次换药冲洗窦道 2～3 次,将脱落的组织清洗干净。配合中药内服,初期以阳和汤加减为主,治疗以温经散寒、行滞化痰为主,佐以益肝肾;中期以托里排脓散加减为主,防瘀毒内发、腐肉蚀骨;后期以人参养荣和象贝养荣汤加减为主,因气血双亏,治宜补气血、益肝壮肾。常文青等用上述方法治疗 128 例合并窦道的顽固性脊柱结核患者。结果:治愈 125 例,复发 2 例,无效 1 例(此患者合并肠结核及肠漏)。治疗 1～4 个月,平均 58 日。[⑤]

15. **骨结核丸** 汉防己 40 克、青藤香 10 克、黄芪 10 克等。随症加减:兼肾阴虚者,加六味地黄丸;兼气血虚弱,痰湿凝滞者,加托里消毒饮

① 孙洪林,等.中西医结合治疗脊柱结核 26 例[J].中医研究,2007,20(9):46-47.
② 王忠远,等.中西医结合治疗脊柱结核并截瘫疗效观察[J].辽宁中医杂志,2006,33(8):992-993.
③ 李廷俊,等.中药为主治疗脊柱结核性截瘫 209 例疗效观察[J].世界中西医结合杂志,2006,1(3):163-165.
④ 王新卫.骨痨丸治疗骨关节结核 76 例报告[J].四川中医,2004,22(12):74-75.
⑤ 常文青,等.中药注塞疗法治疗合并窦道的顽固性脊柱结核 128 例临床观察[J].武警医学院学报,2003,12(2):131.

（当归 10 克、黄芪 10 克、泡参 10 克、金银花 10 克、白芷 6 克、桔梗 6 克、茯苓 6 克、白芍 6 克、白术 6 克、川芎 6 克、皂角刺 3 克、甘草 3 克）；兼热毒甚者，加仙方活命饮；若有窦道，外用黄明膏。上药制成丸剂，每晚 1 次，每次 3 克。魏力利用上方加减治疗 190 例脊柱结核患者，若 X 线或 CT 示有较多死骨或巨大脓肿者，先手术治疗再用本法治疗。若有骨外结核，配合西药抗结核。结果：治愈 109 例，好转 73 例，无效 8 例，有效率 95％。[①]

单　方

蜈蚣　组成：蜈蚣 1～2 条（大者 1 条，小者 2 条）、鸡蛋 1 个。制备方法：在常规抗痨药基础上，将蜈蚣研成极细末，将鸡蛋顶部敲一小孔，再将蜈蚣粉放入鸡蛋内并捣匀，用湿纸将鸡蛋孔封严，然后放入锅内隔水蒸熟，去掉蛋壳服用。用法用量：晨间空腹服用抗痨西药 30 分钟后，再服用药鸡蛋 1 个，3 个月为 1 个疗程。临床应用：曾一林用上法治疗 91 例脊柱结核合并椎旁脓肿患者。结果：治疗时间最短 12 个月，最长 2 年。随访时间最短 3 年，最长 23 年。全部治愈，无 1 例失能及复发。[②]

中成药

陇中杜仲腰痛丸　组成：杜仲、当归、川牛膝等（甘肃省中医院制剂中心制备）。功效：补肾强督。用法：口服，每次 8 丸，每日 2 次，1 个月为 1 个疗程，治疗 6 个疗程。临床应用：邓强等治疗 14 例胸腰椎结核并不全瘫患者，行一期病灶清除取自体骨植骨内固定术，术后采用单纯抗结核治疗，在此基础上给予陇中杜仲腰痛丸干预治疗。结果：随访（32.1±5.5）个月，植骨融合时间

为 3～9 个月，平均 4.5 个月，末次随访时植骨全部融合。[③]

骨与关节结核合并窦道

概　述

本病好发于中青年，起病很慢，病程长。症初在诊断上常易忽视，以致在病变附近或较远的空隙处形成脓肿，脓肿顺骨关节旁软组织间隙流注，穿破皮肤可形成经久不愈的窦道。本病的预后，轻则骨关节受到破坏造成残疾，重则危及生命。治疗上需以全身治疗与局部治疗相结合、中医治疗与西医治疗相结合。

辨证施治

1. 刘宗兴等分 2 期

（1）脓疡期　症见日晡潮热，乏力失眠，关节肿胀，活动障碍明显。方用骨痨 Ⅱ 号：生黄芪 30 克、金银花 24 克、蒲公英 24 克、党参 15 克、当归 12 克、皂角刺 9 克、甲片 9 克、白芍 12 克、茯苓 12 克、生甘草 6 克。

（2）恢复期　症见精神萎靡，面色无华，心悸失眠，慢性瘘孔经久不愈。方用骨痨 Ⅲ 号：黄芪 24 克、党参 15 克、白术 15 克、白芍 12 克、熟地黄 24 克、当归 12 克、茯苓 12 克、炙甘草 6 克。若症见午后潮热，口渴不欲饮，舌红少苔，脉细数。方用骨痨 Ⅳ 号：夏枯草 24 克、丹参 15 克、生牡蛎 15 克、银柴胡 12 克、百部 12 克、知母 12 克、地骨皮 12 克、鳖甲 12 克、牡丹皮 9 克、黄芪 12 克。

上方均用水煎，早晚分服，7 周为 1 个疗程。临床观察：刘宗兴等用上方辨证结合西医治疗

① 魏力利.骨结核丸为主治疗脊柱结核 190 例[J].成都中医药大学学报,2000,23(3)：26.
② 曾一林.非手术疗法治疗脊柱结核合并椎旁脓肿[J].中医正骨,2007,19(6)：30.
③ 邓强,等.从督脉论治胸腰椎结核并不全瘫的临床观察[J].中国中医骨伤科杂志,2018,26(2)：23－27.

189 例骨关节结核伴寒性脓肿患者,术后 1 年治愈率 93.1％。[①]

2. 陈凯等分 2 型

(1)阴虚火旺型　治宜滋阴补肾清热。方用六味地黄丸加减：熟地黄 15 克、山药 15 克、茯苓 10 克、牡丹皮 15 克、泽泻 10、山茱萸 15 克。

(2)脾虚体弱,气血不足型　治宜补脾益气、调理气血。方用补中益气汤加减：人参 15 克、黄芪 15 克、白术 15 克、甘草 10 克、当归 15 克、陈皮 15 克、升麻 10 克、柴胡 15 克。

窦道及周围肉芽颜色晦暗,无活性者,除手术刮除无活性坏死组织外,予外用生肌膏,内用 5％ 葡萄糖注射液 250 毫升加参附注射液 30～50 毫升,每日 1 次静点,以改善窦道周围微循环,促进皮缘生长,加速窦道愈合。临床观察：陈凯等用中西医结合方法治疗 136 例骨关节结核并窦道患者,均治愈。[②]

经　验　方

1. 阳和汤　生黄芪 30 克、熟地黄 15 克、当归 10 克、川芎 10 克、丹参 10～20 克、土鳖虫 10 克、鹿角胶(烊冲)9 克、白芥子 10 克、炒乳香 15 克、炒没药 15 克、连翘 30 克、甘草 9 克。随症加减：瘘道口苍白,口大而平塌,脓水稀薄者,加人参、肉桂、甲片等药；溃口潮红、口小突起,脓稠色黄者,加黄连、黄芩、薏苡仁、冬瓜仁等。每日 1 剂,水

煎服,14 日为 1 个疗程。配合西药化疗和手术治疗。陈桂林用上法治疗 109 例骨关节结核性窦道患者。结果：临床痊愈(伤口Ⅰ期愈合)76 例,有效(病变局部脓肿消退,窦道已闭合)28 例,无效(全身及局部无明显好转,影像学示骨与关节仍有破坏现象)2 例,另外 3 例反复发作行手术治疗。[③]

2. 骨痨片　蜈蚣 60 克、天龙 60 克、土鳖虫 60 克、制乳香 30 克、制没药 30 克、三七粉 30 克、红花 30 克、炮甲片 15 克。上药共研细末,制成片剂,每次 6 片,每日 2 次。陈其义等用上方治疗 62 例骨结核术后窦道患者,同时用丹剂(五五丹、九一丹)掺入凡士林纱条,探针置入窦道底部。窦道深长分支迂回或对丹剂过敏者,用窦愈灵(大蒜液、麻油为主要成分制成)灌注治疗。换药隔日 1 次。结果：经 10～12 个月随访,窦道愈合 56 例,未愈 6 例,治愈率 90.32％。[④]

3. 紫黄油膏　紫草、黄连、白及、虫白蜡、麻油、煅石膏、冰片。除紫草、黄连、虫白蜡外,白及、煅石膏、冰片研极细末。将紫草 30 克、黄连 15 克浸入麻油 500 克中,一周后煎枯、滤渣。稍冷兑白及粉 30 克、虫白蜡 150 克搅匀,最后加入煅石膏 20 克、冰片 10 克形成油膏状,将消毒纱布浸入其中,冷却后即成药油膏纱布(条),将上述之纱布开成适当长短、宽窄的纱条,用球头探针充填其中,或覆盖于创面,每日换药 1 次。张劲等用上法治疗 73 例骨结核窦道患者,72 例敛疮收口。[⑤]

① 刘宗兴,等.中西医结合治疗骨关节结核伴寒性脓肿 189 例[J].中国骨伤,2003,16(11)：689－690.
② 陈凯,等.中西医结合治疗骨关节结核并窦道[J].辽宁中医杂志,2003,30(2)：137.
③ 陈桂林.中西医结合治疗骨关节结核性窦道 109 例的疗效观察[J].贵阳中医学院学报,2013,34(1)：53－54.
④ 陈其义,等.中药为主治疗骨结核术后窦道 62 例[J].江苏中医药,2008,40(11)：31.
⑤ 张劲,等.紫黄油膏治疗骨结核窦道[J].中国中医骨伤科杂志,2006,14(4)：62.

骨与淋巴结结核

概　述

骨与淋巴结结核属于中医"阴疽""流痰""瘰疬"范畴。常见局部肿块,皮色不变,后期破溃,形成瘘管,久不收口。以颈部淋巴结结核为多见。

单　方

砒霜气熏疗法　组成:砒霜。制备方法:取6克砒霜粉加上400毫升水,搅匀后放入烧瓶内,烧瓶其上口用胶塞塞紧,中间插一玻璃管或粗针头,1米长胶管与之连接,胶管另一端接一"T"型管,下端插入一空瓶内收集蒸馏液,另一端排出蒸气。热源用火炉、电炉、汽化炉均可。塞紧加热至沸腾,当"T"型管有蒸气喷出即可对准部位熏治。用法用量:每日1次,每次1小时,熏7日休息2日,直至痊愈为止。临床应用:王慕鉴等用上法治疗69例骨、颈淋巴腺结核患者。结果:46例骨关节结核痊愈40例,有效5例;淋巴腺结核23例痊愈20例,有效3例。[1]

---

① 王慕鉴,等.红砒气熏疗法治疗骨、颈淋巴腺结核69例[J].河南中医,1995,15(1):45.

慢性骨髓炎

概　述

慢性骨髓炎(CO)是由化脓性细菌引起的骨膜、骨质和骨髓的慢性炎症,分血源性和创伤性两种,主要以骨组织的坏死、硬化、瘘管和窦道的形成以及长期流脓等为特征,常反复发作。病程可达数月、数年以至数十年。轻者病情缠绵,长期不愈,影响肢体的外观和功能,重者并发骨折、关节僵硬、畸形等造成残疾,甚至并发癌变危及生命。

本病属中医"附骨疽""多骨疽"等范畴。《五十二病方》中的"骨疽"和《黄帝内经》中的"骨蚀"是文献中见到的有关本病的最早记载。《灵枢·痈疽》曰:"热气淳盛,下陷肌肤,筋髓枯,内连五脏,血气竭,当其痈下,筋骨良肉皆无余,故名曰痈。"根据本病发生的部位不同,其名称也各不相同,有"附骨痈""多骨痈""股胫痈"等。本病病理特点为毒气附于骨所致,病位在骨及骨髓。临床常见辨证分型如下。(1)热毒炽盛型:局部红肿热痛,窦道流脓稠黄,体温38℃以上,症见口渴,心烦,溲赤,舌红,苔黄腻,脉洪数。治宜清热泻火。(2)脾肾阳虚型:局部稍肿胀、疼痛、体温正常,症见畏寒,乏力,纳差,舌淡,苔薄,脉沉缓无力。治宜益肾补脾、托里解毒。(3)气阴两虚型:局部肿痛,轻微灼热感,未溃破成瘘管或瘘管流脓清稀而淡,症见全身乏力,口干,盗汗或自汗,体温37.5℃,脉细无力,舌红。治宜益气养阴、清热解毒。(4)风寒湿邪型:初起筋骨隐痛,不红不热,恶寒发热头痛,脉紧无汗。病情加重时则寒热加重、头痛骨楚、患肢身肿且痛、肢体屈伸不利,局部按压叩击均感疼痛,皮色初白后渐渐泛红,脉紧而数。治宜祛风化湿、温经散寒、和营通络。(5)余毒湿热型:患疖、疔之后或开放性骨折后,初起有寒战,继发高热,口渴喜饮,溲黄赤,患肢漫肿疼痛,苔薄黄腻,脉数实。病重时身发高热,伴恶心呕吐,尿赤便结,壮热引饮,患肢肿胀,骨骺端漫肿,四周压痛明显,甚则拒按,舌红,苔黄腻,脉洪数。治宜清热化湿、行瘀通络、泻热解毒。(6)瘀血蕴热型:开放性骨折后,继发寒热,局部漫肿疼痛,筋腐骨烂,舌红,边有瘀斑,苔薄黄,脉沉实或涩。治宜清热和营解毒。(7)痰湿凝滞型:患肢肿胀拘急,木硬僵滞,患处无溃疡,间歇性疼痛,偶伴低热,口不渴,舌淡,苔薄白,脉沉细或迟细。治宜温经散寒、化痰利湿。

辨　证　施　治

1. 陈坚分4型

(1)气阴两虚型　症见病变经年累月、局部窦道经久不愈,局部肌肉萎缩、形体消瘦、面色苍白、神疲乏力、食欲减退,舌淡,苔薄白,脉虚弱。治宜补益气血。方用十全大补汤加减:茯苓12克、当归12克、党参15克、白术12克、黄芪15克、肉桂1克、白芍15克、熟地黄9克、炙甘草6克。

(2)热毒蕴结型　症见疮口愈合数月或数年后,或窦道脓液排出不畅,局部突发肿痛、红热,全身恶寒发热,脓出稠厚、量多,舌红苔黄,脉数。治宜清热解毒、托里透脓。方用五味消毒饮合托里透脓散加减:党参12克、白术12克、野菊花15克、紫花地丁15克、金银花15克、连翘15克、甲片10克、皂角刺15克、生黄芪12克、当归15克。随症加减:热盛者,去党参、黄芪、白术,加黄连9克、黄芩9克、栀子9克。

(3)肝肾不足型　症见皮肤上有凹陷性窦

道,紧贴骨面,周围有色素沉着,可触及病骨表面凸凹不光,肢软无力,低热盗汗或自汗,舌红少苔,脉细数。阴虚者,治宜养阴清热,方用秦艽鳖甲汤加减:鳖甲30克、知母15克、玄参9克、地骨皮30克、当归15克、秦艽15克、柴胡30克。阳虚者,治宜温阳散寒,方用阳和汤加减:炮姜3克、肉桂3克、熟地黄30克、白芥子6克、白术10克、茯苓12克、麻黄3克、鹿角胶(烊化冲服)9克、补骨脂10克、甘草3克。

(4)血虚寒凝型 症见患肢长期隐痛,时轻时重局部压痛,叩击痛,皮肤上有长期不愈或反复发作的窦道,脓水稀薄,创口肉色组织色淡,舌淡,苔薄白,脉细弱。治宜温经散寒、养血通络。方用独活寄生汤加减:独活10克、桑寄生15克、防己10克、白术12克、细辛3克、牛膝10克、茯苓12克、当归12克、川芎12克、桂枝10克、生甘草6克。随症加减:病在上肢者,加羌活9克、姜黄10克;体虚者,加党参12克、杜仲12克。

以上方剂均每日1剂,水煎服,每日2次。疗程为7日,服用15个疗程。临床观察:陈坚用上方加减辨证治疗79例慢性骨髓炎患者。结果:治愈(全身和局部症状消失,窦道口愈合,关节功能恢复良好,患部经X线检查骨质修复,能参加一般体力劳动,6个月内未复发)48例,有效(体质有所恢复,窦道愈合,但局部偶有轻度炎症反应,经治疗炎症消退而无溃破)24例,无效(经治疗后没有明显效果,或骨质破坏加重,窦道反复溃破流脓)7例,总有效率91.14%。[①]

2. 谢志忠分4型

(1)气虚血瘀型 症见气短,自汗,食少,畏寒,倦怠无力,面色㿠白,口唇色淡,患处肿硬不痛或刺痛,创口周围紫暗,时流脓水,创口小,流脓不畅,难以愈合,舌淡,苔薄白,脉细涩。治宜补气活血、消肿止痛。方用补气活血逐瘀汤:黄芪60克、党参15克、丹参15克、生乳香10克、生没药10克、透骨草10克、甘草15克。

(2)阳虚寒凝型 症见面色苍白,畏寒,肢冷,食少乏力,患处漫肿,坚硬不消,按之疼痛,得温痛减,脓稀色白,肉芽不长或有窦道形成,经久不愈,舌淡,苔白,脉细迟无力。治宜温阳散结、祛寒通滞。方用阳和汤加减:熟地黄30克、炒白芥子10克、鹿角胶15克、姜炭3克、麻黄3克、肉桂3克、甘草3克。

(3)脾胃虚弱型 症见食少倦怠,四肢无力,面色萎黄,肌肉萎缩,便溏,下肢浮肿,创口不愈,腐肉难去,肉芽生长不良,舌淡,苔白,脉缓弱。治宜健脾和胃。方用香砂六君子汤加减:木香6克、砂仁10克、党参20克、茯苓15克、白术10克、陈皮10克、淮山药10克、炙甘草3克。

(4)肾虚型 全身表现为肾阴虚和肾阳虚之象。肾阴虚者,症见腰酸腿软,潮热盗汗,失眠,遗精,足跟痛,两尺脉弱无力。治宜滋肾益精。方用六味地黄汤加减:熟地黄25克、山茱萸12克、淮山药12克、牡丹皮10克、茯苓10克、泽泻10克、枸杞子12克、菟丝子12克、鹿角胶12克、龟板胶12克、牛膝10克。肾阳虚者,症见腰酸腿软,形寒肢冷,阳痿早泄,舌淡苔白,脉沉迟弱。局部伤口颜色晦暗,腐肉不去,肉芽不长,或有窦道形成。方用右归丸加减:熟地黄24克、怀山药12克、山茱萸12克、枸杞子12克、菟丝子12克、鹿角胶12克、杜仲15克、当归10克、肉桂4克、附子10克。

临床观察:谢志忠用上方加减辨证治疗40例慢性骨髓炎患者。结果:痊愈(肢体外形与功能均正常,无疼痛,瘢痕柔软,与周围组织无粘连,X线检查示骨质病灶已修复,随访半年无复发者)25例,显效(肢体外形基本正常,功能良好,无疼痛,瘢痕基本稳定,X线检查示骨质病灶稳定,随访半年无复发者)9例,有效(肢体轻度急性,功能部分障碍,劳累时或有疼痛,瘢痕基本稳定,X线检查示骨质病灶稳定者)5例,无效(肢体急性和功能障碍均显著,时有疼痛,瘢痕不稳定且有窦道,X线检查示骨质病灶不稳定者)1例,总有效率97.5%。[②]

① 陈坚.中医药辨证治疗慢性骨髓炎79例[J].中国中医药现代远程教育,2014,12(3):33-34.
② 谢志忠.辨证治疗慢性骨髓炎40例[J].湖南中医杂志,2012,28(3):79-80.

3. 潘宗秋分 3 型

（1）热毒蕴结型　症见患部疼痛，皮肤红肿，触痛明显，可查及波动感，或窦道可见脓性分泌物流出可伴明显异常气味，受累肢体关节主、被动活动受限，或伴寒战、发热，舌红，苔黄，脉弦数。血常规检查白细胞计数明显升高、中性粒细胞比例增加，血沉加快。多见于慢性骨髓炎急性发作期、急性血源性骨髓炎早期，开放性骨折或骨折内固定术后感染早期。治宜清热解毒、消肿排脓。药用甲片、生地黄、赤芍、金银花、皂角刺、白芷、当归、连翘、蒲公英、紫花地丁等。水煎取汁，每次100毫升，每日 2 次，口服。冲洗方：黄连、黄柏、苦参、生南星、川芎、延胡索。水煎取汁灭菌制成冲洗液，每日 2 次，病灶冲洗。

（2）正虚邪盛型　症见患部时有疼痛，活动、劳累或逢阴雨天气后加重，皮肤轻肿不红，触痛轻微，窦道时愈时溃，脓液或稠或稀伴轻度异常气味，间或可见死骨排出，受累肢体关节僵硬时轻时重，偶见低热，舌质淡红，苔薄腻或薄黄，脉滑。血常规检查白细胞计数正常或偏高、中性粒细胞比例基本正常，血沉正常或略快。多见于慢性血源性骨髓炎经治疗继发死骨形成，开放性骨折或骨折内固定术后感染较局限或局部存在死腔。治宜扶正驱邪、托毒生肌。药用黄芪、人参、麦冬、熟地黄、当归、茯苓、白芍、川芎、炙甘草、肉桂、生姜、大枣。冲洗方同上。

（3）肝肾亏虚、络脉瘀滞型　症见患部隐隐作痛，窦道周围皮肤暗紫无弹性，窦道长期不愈，脓液清稀不伴异常气味，肢体关节僵硬、活动障碍，舌质暗淡，苔薄或无苔，脉沉细。血常规检查红细胞、血红蛋白偏低，血沉正常，血生化检查显示白蛋白偏低或白球比倒置。多见于慢性骨髓炎局部伴有较大死腔、骨缺损或伴骨不连；患者身体素质差，存在中重度营养不良。治宜滋补肝肾、化瘀通络。药用人参、黄芪、炒白术、山药、丹参、川芎、当归、五味子、牡丹皮、续断、龟甲、鳖甲。冲洗方同上。

临床观察：潘宗秋用上法治疗 34 例慢性骨髓炎患者。结果：治愈（全身及局部症状消失，伤口愈合；X 光片显示骨密度均匀，无死腔、死骨；随访一年无复发）18 例，好转（全身及局部症状减轻，但伤口未愈合；X 光片显示仍有残余病灶，无死骨）14 例，无效（全身及局部症状无改善，X 光片显示病灶继续发展）2 例，总有效率 94.1%。[①]

4. 丁广甫等分 3 期

（1）一期（热毒炽盛型）　症见局部红肿，疼痛，拒按，肤色鲜红，光亮，范围较局限，或有波动，体温高，邻近关节可因肿胀疼痛而活动受限。舌淡红，苔薄黄，脉弦数。全身可伴有发热，口渴，便秘，食欲不振等，或伴有其他疾病（如扁桃体炎等）。方用骨炎一号：金银花10克、连翘10克、赤芍 10克、玄参 10克、乳香 6克、没药 6克、黄柏 10克。诸药粉碎制成水丸，每次 6 克，每日 3 次。外用方：大黄 150 克、黄柏 15 克、南星 150 克、天花粉 100 克、土鳖虫 50 克。诸药共研细末，根据红肿面积大小取药 200～500 克，用麻油调成糊状，覆于患处，纱布外覆，绷带包扎，每 3 日换药 1 次。

（2）二期（气阴两虚型）　为一期失治、误治转化而来，或局部毒邪直接侵袭而成（如开放性骨折、疖肿感染等）。症见患处漫肿，疼痛较轻，窦道形成，脓液由稠变稀，淋漓不尽，可有死骨流出。肤色紫暗，沿窦道口可触到粗糙的骨表面。伴形体消瘦，面色萎黄不华，食少倦怠乏力，舌淡，苔白，脉缓无力或沉细。方用骨炎二号：人参5克、熟地黄 12克、茯苓 10克、白术 10克、当归 12克、白芍 10克、川芎 10克、甲片 8克、黄芪 15克、皂角刺 8克。诸药粉碎制成水丸，每次 6 克，每日 3 次。外用方：煅石膏 15克、朱砂 5克、白芷 10克、冰片 3克。诸药共研细末，撒于疮口，每日换药 1 次，纱布，绷带包扎。

（3）三期（肾精亏虚型）　为死骨脱出，肉芽新生，渐至窦道愈合，病骨恢复期（前期正确治疗后，毒气去，正气存，气血充盛）。症见无疼痛及压痛，皮肤感觉良好，未损及关节者，关节活动自如，

① 潘宗秋.中医药辨证治疗慢性骨髓炎 34 例分析［J］.中国实用医药，2011，6（29）：245－246.

全身情况良好,精神状态佳,表情自然,面色红润,体重增加,舌淡,苔薄白,脉平和有力。方用骨炎三号:骨碎补15克、续断10克、黄芪15克、当归10克、砂仁5克、白术8克、茯苓8克、木香10克。诸药粉碎制成水丸,每次6克,每日3次。外用方:白及9克、象皮3克、儿茶6克、三七6克。诸药共研细末,撒于疮口,每日换药1次,1个月为1个疗程。

临床观察:丁广甫等用上法治疗慢性骨髓炎患者,疗效显著。[①]

5. 郜书峰等分3型

(1)脾胃虚弱型 治宜健脾和胃。方用人参健脾汤加减。

(2)气血两虚型 治宜补益气血。方用八珍汤或补中益气汤加减。

(3)肝肾阴虚型 治宜滋补肝肾。方用六味地黄汤加龟甲、枸杞子等。

以上各方均每日1剂,水煎服,连服90剂。上方均结合置管闭式冲洗。临床观察:郜书峰等用上法治疗40例慢性骨髓炎患者。结果:优(伤口Ⅰ期愈合)37例,良(伤口愈合稍差,经换药治疗后伤口愈合,无复发)2例,差(经冲洗治疗后窦道反复出现,伤口经久不愈)1例,总有效率97.5%。[②]

6. 胡为民分4型

(1)风寒湿邪型 初起患肢筋骨隐痛,不红不热,恶寒发热头痛,脉紧无汗。病情加重时则寒热加重、头痛骨楚、患肢身肿且痛、肢体屈伸不利,局部按压叩击均感疼痛,皮色初白后渐渐泛红,脉紧而数。治宜祛风化湿、温经散寒、和营通络。方用麻黄佐经汤:麻黄5克、桂枝5克、苍术10克、防风10克、羌活10克、茯苓10克、葛根10克、防己10克、细辛3克、甘草3克。

(2)余毒湿热型 患疖、疔之后或开放性骨折后,初起有寒战,继发高热,口渴喜饮,溲黄赤,患肢漫肿疼痛,苔薄黄腻,脉数实。病重时身发高热,伴恶心呕吐,尿赤便结,壮热引饮,患肢肿胀,骨骺端漫肿,四周压痛明显,甚则拒按,舌红,苔黄腻,脉洪数。治宜清热化湿、行瘀通络、泻热解毒。方用自拟骨疽清化汤:金银花30克、生地黄30克、黄柏10克、秦艽10克、制大黄10克、牡丹皮10克、桃仁10克、知母10克、赤芍10克、羌活10克、防风10克、连翘20克、萆薢20克。

(3)瘀血蕴热型 症见开放性骨折后,继发寒热,局部漫肿疼痛,筋腐骨烂,舌红、边有瘀斑、苔薄黄,脉沉实或涩。治宜清热和营解毒。方用清营汤:生地黄30克、金银花30克、黄连6克、生大黄6克、黑栀子10克、黄芩10克、牡丹皮10克、山楂肉10克、竹叶心10克、当归尾10克、玄参15克、连翘15克。

(4)痰湿凝滞型 症见肢肿胀拘急、木硬僵滞,患处无溃疡,间歇性疼痛,偶伴低热,口不渴,舌淡,苔薄白,脉沉细或迟细。治宜温经散寒、化痰利湿。方用阳和汤加减:鹿角胶(烊入)10克、白芥子10克、当归10克、苍术10克、桂枝6克、制川乌6克、熟地黄30克、炮姜3克、麻黄3克、甘草3克。

临床观察:胡为民用上方辨证治疗98例慢性骨髓炎患者。结果:治愈(疮口无脓液分泌,局部肿势小腿,疮口完全愈合,血常规,血沉等实验室检查均正常,X线摄片骨髓腔死骨消失)70例,显效(疮口愈合,髓腔死骨消失,但骨干仍增粗,局部尚有疼痛感)17例,无效(病程长,骨干破坏严重,骨窦道复杂或髓腔内死骨过大,无法从疮口取出,需手术治疗)11例,总有效率88.7%。[③]

7. 及跃飞等分3型

(1)热毒炽盛型 症见局部红肿热痛,窦道流脓稠黄,体温38℃以上,口渴,心烦,溲赤,舌红,苔黄腻,脉洪数。治宜清湿泻火。方用自拟解毒泻火汤:生地黄15克、金银花9克、泽泻9克、车前子9克、知母9克、茯苓9克、土鳖虫9克、蒲公英9克、败酱草9克、川黄连6克、黄芩6克、黄柏6克、栀子6克、甘草3克。

① 丁广甫,等.中西医结合分期辨证治疗慢性骨髓炎[J].中国社区医师·医学专业,2011,13(2):132-132.
② 郜书峰,邱军,等.置管闭式冲洗结合中医辨证治疗慢性骨髓炎40例[J].河北中医,2010,32(5):713-714.
③ 胡为民.内外合治慢性骨髓炎98例[J].浙江中医杂志,2002(9):390-391.

（2）脾肾阳虚型　症见局部稍肿胀、疼痛，体温正常，畏寒，乏力，纳差，舌淡，苔薄，脉沉缓无力。X线片所示见骨质吸收破坏，骨质疏松。治宜益肾补脾、托里解毒。方用托里消毒饮加减：黄芪30克、党参15克、川芎9克、山药9克、白术9克、金银花9克、牛膝9克、茯苓9克、熟地黄9克、白芷6克、皂角刺6克、桔梗6克、甘草3克。

（3）气阴两虚型　症见局部肿痛，轻微灼热感，未溃破成瘘管或瘘管流脓清稀而淡。全身乏力，口干，盗汗或自汗，体温37.5℃，脉细无力，舌红。治宜益气养阴、清热解毒。方用养荣丸加减：黄芪30克、党参30克、当归9克、川芎9克、白芍9克、焦白术9克、茯苓9克、蒲公英15克、紫花地丁15克、木香6克、陈皮6克、制乳香6克、制没药6克、炮甲片6克、炙甘草3克。

外治法如下。（1）药捻：瘘管或窦道较深，引流不畅，可用药捻粉（煅石膏150克、炉甘石30克、儿茶15克、血竭15克、侧柏叶15克、黄芩15克、黄连15克，共研细末）插入深处引流。（2）外敷生肌膏（红升丹3克、生石膏15克、轻粉3克、冰片0.6克、樟脑0.5克）；脓尽腐肉脱落，局部肉芽红活者，每日以生肌膏换药以促进生肌收口。临床观察：殳跃飞等用上法辨证治疗126例慢性骨髓炎患者。结果：伴有瘘管形成的51例中49例闭合；31例陈旧性骨折不愈合，经炎症病灶清除后，28例愈合，有3例经2次植骨手术后愈合。随访最短8个月，最长3年，112例显示病灶稳定，无新的死骨和脓腔形成，骨吸收区和空腔逐渐修复，骨增生和硬化区消失；10例较前好转；4例无明显改善。[1]

8.贺世慧等分2型

（1）脾肾两虚，气虚血瘀型　治宜补肾健脾、益气活血。方用骨髓炎Ⅰ号汤：黄芪40克、当归15克、山茱萸10克、骨碎补30克、白术10克、茯苓12克、鸡血藤15克、透骨草15克、七叶一枝花10克、炙甘草6克。

（2）气阴两虚，余毒未尽型　治宜养阴清热、化瘀解毒、补骨健骨。方用骨髓炎Ⅱ号汤：黄芪40克、当归15克、炒皂角刺6克、忍冬藤30克、七叶一枝花10克、牡丹皮10克、熟地黄24克、玄参30克、山药10克、骨碎补20克、山茱萸10克。

上两型均同时服用五虫丹胶丸（水蛭、全蝎、蜈蚣、土鳖虫、九香虫、鹿茸）。临床观察：贺世慧等用上法辨证治疗53例慢性骨髓炎患者。结果：痊愈（疮口痊愈，X线复查，骨质修复）27例，显效（局部感染控制，窦腔趋于愈合，X线复查骨质无明显修复）21例，无效（疮口、窦道和骨感染未见改善）5例，总有效率90.6％。[2]

9.崔淑萍等分5型

（1）热毒炽盛型　症见局部红肿热痛，窦道流脓稠黄，体温38℃以上，口渴，心烦，溲赤，舌红苔黄腻，脉洪数。治宜清湿热泻火。方用五味消毒饮：生地黄9克、知母9克、茯苓15克、金银花15克、蒲公英15克、紫花地丁12克、川黄连6克、黄柏6克、赤芍9克、栀子6克、乳香6克、没药6克、甲片9克、当归9克、衣粉9克。

（2）气虚血瘀型　症见气短，自汗，少食，畏寒，倦怠无力，面色㿠白，口唇色淡或淡紫局部肿硬，不痛或刺痛，伤口周围紫暗时流脓血，质地稀薄，创口小，流脓不畅，久而不愈形成窦道。治宜补气活血、消肿止痛。方用补气活血逐瘀汤：黄芪60克、党参30克、丹参15克、乳香6克、没药9克、赤芍12克、当归12克、甘草6克、路路通9克。

（3）气阴两虚型　症见面色苍白无华，头昏心悸，身疲肢倦，少气懒言，动则汗出，四肢发冷，疮形平塌，溃后不收，脓质清稀，舌质淡，苔白或少苔，脉细弱无力。X线片所见骨质破坏或死骨形成。治宜双补气血。方用八珍汤加鹿角胶15克、炙附片9克、黄芪60克、肉桂9克。

（4）脾肾阳虚型　症见局部肿胀疼痛，体温正常，时畏寒，乏力，纳差，舌淡苔白，脉沉细无力。X线片所见骨质稀松吸收破坏。治宜益肾补脾、

① 殳跃飞,等.病灶清除配合中药辨证治疗慢性骨髓炎[J].中医正骨,1999,11(4)：35-36.
② 贺世慧,等.辨证治疗慢性骨髓炎53例临床观察[J].山西中医,1996,12(5)：12-13.

托里消毒。方用托里消毒饮加减：黄芪30克、党参15克、川芎9克、淮山药15克、白芍12克、白术12克、茯苓15克、金银花30克、熟地黄15克、白芷9克、山甲9克、怀牛膝9克、桔梗9克、甘草6克、皂角刺9克。随症加减：肾阳偏虚者，加鹿角胶15克。

（5）肾阴偏虚型　症见腰膝酸软、潮热盗汗、失眠少寐，五心烦热，足跟疼痛，舌淡尖红，苔少，脉细数，局部伤口颜色晦暗，腐肉不去肉芽不长或窦道形成，经久不愈。X线片所见骨质破坏有死腔、死骨及包壳骨形成。治宜滋补肾阴。方用知柏地黄丸加减：熟地黄24克、枸杞子15克、鳖甲18克、山茱萸12克、龟甲15克、牡丹皮9克、知母1克、淮山药12克、黄柏6克、龙骨15克、牡蛎12克、菟丝子15克、泽泻7克、石斛12克。

外治法：因局部有红肿热痛、瘘管窦道形成而较深，引流不畅，用药膏、药捻或纱条蘸药粉，插入深处引流。方用桃花散：生石膏9克、轻粉15克、朱砂1克、吸片1克、明雄黄15克、麝香1克、珍珠1克、升丹30克、炮象皮3克。上药研细末备用。无瘘管及窦道，外敷金黄膏，3～5日换药1次。外洗方：金银花30克、红长30克、丹参31克、乳香15克、蒲公英60克、没药15克、甘草10克、大青叶15克。水煎，熏洗，每日3次。清余毒，解热定痛，活血化瘀。临床观察：崔淑萍等用上法治疗76例慢性骨髓炎患者，总有效率为96.4%。[1]

经 验 方

1. 托里解毒散　人参10克、茯苓10克、白芍10克、当归10克、白芷10克、桔梗10克、白术10克、皂角刺10克、黄芪30克、金银花15克、甘草6克。随症加减：正虚邪盛者，加党参、阿胶等；热毒炽盛者，加连翘、蒲公英，肝肾亏虚者，加枸杞子、鳖甲。彭智浩用上方加减治疗25例慢性骨髓炎患者。结果：显效（局部与全身症状消失，创口

愈合，X线片观察骨密度均匀，无死骨死腔）12例，有效（创口未愈合，但局部与全身症状出现减轻，X线片观察病灶有残余，并无死骨）10例，无效（X线片观察病灶仍持续发展，局部与全身症状也无改善）3例，总有效率88%。[2]

2. 骨疽消炎汤　皂角刺9克、蒲公英12克、白花蛇舌草25克、紫花地丁12克、连翘10克、金银花10克、玄参15克、土鳖虫15克、赤芍9克、甘草3克、守宫1.5克、炙全蝎3克。随症加减：热毒炽盛型，加天花粉15克、野菊花15克、黄连10克；痰瘀互结型，加胆南星10克、白芥子15克、半夏10克；气阴两虚型，加生地黄15克、黄芪30克、麦冬15克。上方加水500毫升，浓煎成150毫升，早晚2次分复。每日1剂，7日为1个疗程。上方结合清创抗生素骨水泥链珠治疗。张锐等用上法治疗21例慢性骨髓炎患者。结果：痊愈（患者全身或局部的症状、体征消失，其患骨的窦道完全闭合或是患骨的创面完全愈合，其原病灶处无死骨残留，骨膜反应消失，骨质清晰，在1年内没有复发）13例，显效（患者全身或局部的症状、体征基本消失，其患骨的窦道基本闭合或是其患骨的创面基本愈合，其病灶组织产生的分泌物极少，其原病灶处无死骨残留，其破损的骨组织正逐步地进行自我修复）4例，好转（患者全身或局部的症状、体征部分消失，其患骨的窦道基本闭合或是患骨的创面部分愈合，其病灶组织产生的分泌物减少，其原病灶处有少量死骨残留，其骨质部分修复）2例，无效（患者的症状、体征均为消失，其病灶无明显变化，其患骨的窦道或创面未愈合，其患骨内仍有死骨形成，其估值并未明显改善）2例，总有效率90.5%。[3]

3. 四妙散合阳和汤加减　黄芪20克、金银花15克、当归10克、甘草6克、熟地黄10克、鹿角胶10克、肉桂6克、白芥子10克、麻黄10克、炮姜19克。随症加减：肿甚者，加黄柏、赤芍；疼痛甚者，加乳香、没药；阴虚盗汗、低热者，加生地黄、牡

① 崔淑萍,等.中医药为主辨证治疗慢性骨髓炎[J].张家口医学院学报,1995,12(4)：195－196.
② 彭智浩.托里解毒散加减治疗慢性骨髓炎临床观察[J].新中医,2015,47(11)：103－104.
③ 张锐,等.抗生素骨水泥链珠植入术结合中医辨证治疗慢性骨髓炎[J].中国中医骨伤科杂志,2015,23(5)：20－23.

丹皮、地骨皮等；周围坚硬者，加桃仁、甲片、皂角刺；脓液稠厚者，加浙贝母、陈皮；渗液多、疮口愈合迟缓者，加人参、泽泻、山药；创面周围湿疹流津者，加地肤子、白鲜皮、苍术；畏寒肢冷者，加炮附子、肉桂。每日1剂，水煎服。王长宏用上法治疗56例慢性骨髓炎患者。结果：治愈（全身症状及局部肿痛消失，溃后疮口愈合，X线摄片无死骨存在）42例，好转（全身症状改善，肿痛减轻，但疮口未愈合，X线摄片有死腔、死骨存在）12例，未愈（全身症状及局部症状不能控制，X线摄片见病灶继续发展）2例，有效率96.43%。[1]

4. 六神祛腐汤 桑枝25克、黄芪25克、黄柏25克、野菊花25克、槐角25克、大青叶25克。每日1剂，加水1 000毫升煎制成200毫升药液，每次60分钟，每日2次直接浸泡患处或者用纱布浸药液反复外敷患处，每2周复诊1次，如有死骨，以血管前自窦仔细钳出，取出后不用包扎伤口，继续外用六神祛腐汤。左玉芝等用上法治疗42例慢性骨髓炎患者。结果：优（症状消失，窦道愈合，X线检查提示病变骨组织趋于正常）28例，良（窦道愈合，症状基本消失，X线检查提示病灶基本愈合）11例，可（症状基本消失，X线检查提示窦道未能完全闭合，偶有渗出物）2例，差（症状未消失，窦道未闭合，X线检查提示病变组织未能好转）1例，总优良率92.86%。[2]

5. 归芍骨康汤 人参12克、生地黄12克、生黄芪30克、当归10克、川芎10克、天花粉10克、白芷10克、土贝母10克、白头翁15克、金银花15克、甲片15克、生甘草6克。每日1剂，水煎服。高泉阳等用上法治疗40例慢性骨髓炎患者。结果：痊愈（全身症状消失，疮口完全愈合，若是下肢则自感有力，能辅中行走。若是上肢则功能活动恢复正常，血象正常，X线示骨髓腔虽变窄，但保持通畅）30例，好转（全身症状基本消失，局部窦道虽然愈合，但有隐痛，患肢活动稍久即肿胀。

血沉偏快。X线示股病变部位又有新的死骨出现）10例。[3]

6. 五味消毒饮加减 随症加减：舌苔厚腻，舌苔黄黑者，加黄柏、黄芩；舌质红，少津，气短乏力者，加太子参、天冬、麦冬；舌质淡，乏力自汗者，加人参；饮食欠佳者，加莱菔子、焦山楂、焦神曲、焦麦芽；大便不畅，便干，小便溲黄者，加玄明粉、大黄；脓液腥臭者，加鱼腥草、败酱草；脉数，发热者，加生石膏、寒水石；血虚血瘀者，加当归、赤芍、桃仁、红花等；睡眠欠佳者，加朱砂粉、酸枣仁。每日1剂，每日2次。张爱民等用上方加减治疗41例慢性骨髓炎患者。术后常规静滴鱼腥草注射液20～40毫升，每日2次；或肌注2～4毫升，每日2次。高热者，静滴清开灵注射液20～40毫升，每日2次。气短懒言者，静滴参芪注射液20～40毫升，每日1次。上方均在围手术期期间服用。结合手术、清创疗法。结果：37例伤口获骨愈合；2例出院6个月后因糖尿病继发伤口感染，再次治疗后痊愈；2例感染复发，未接受再次治疗。[4]

7. 芪甲壮骨消疽汤 熟地黄30克、山茱萸12克、麦冬12克、五味子3克、土鳖虫6克、甲片9克、丹参30克、黄芪30克、白术12克、茯苓9克、当归12克、威灵仙9克。随症加减：病在上者，加桂枝；病在下者，加牛膝；偏肾阳虚者，加骨碎补。每日1剂，水煎分2次服用。徐永奎治疗98例慢性骨髓炎患者，服用上方同时配合西医病灶清除、冲洗。结果：治愈（症状、体征消失，死骨脱出，瘘管闭合，病灶稳定，功能改善，1年以上未复发，X线显示患部骨质清洗，骨密度均匀，无死骨，死腔和髓腔梗塞）51例，显效（症状、体征基本消失，窦道基本愈合，半年以上未复发，伤肢恢复大部分功能，X线检查连续观察骨密度逐渐均匀，无死骨和死腔）27例，好转（局部症状、体征基本消失，患部骨质破坏在逐渐修复中，脓性分泌物明显减少，功能有改善，X线显示死骨未完全排出）17

① 王长宏.四妙散合阳和汤加减治疗慢性骨髓炎56例[J].中医研究,2012,25(3)：38－39.
② 左玉芝,等.六神祛腐汤外用治疗手指慢性骨髓炎42例[J].河北中医,2010,32(9)：1317－1318.
③ 高泉阳,等.归芍骨康汤治疗慢性骨髓炎40例[J].中国中医药现代远程教育,2009,7(10)：105.
④ 张爱民,等.中药辨证论治治疗慢性骨髓炎41例[J].中国中医骨伤科杂志,2009,17(1)：53－54.

例,无效(症状、体征未消失,病灶无变化或有发展,功能为改善,X线显示死骨为排出)3例,总有效率96.94%。①

8. 地黄双花汤 生地黄30克、金银花30克、连翘30克、当归20克、赤芍15克、透骨草15克、陈皮6克、甘草6克。随症加减:热甚者,加石膏30克、大青叶15克、知母9克;口渴者,加天花粉15克;便秘者,加生大黄9克;痛甚者,加乳香9克、没药9克;化脓者,加甲片10克、皂角刺9克;阴虚者,加黄芪30克、乌梅10克;血虚者,加党参15克、黄精15克;脾虚者,加白术9克、山药15克;肾虚者,加杜仲15克、续断9克。每日1剂,水煎服,分早晚2次服用。外治法以金蟾膏为主。赵兴无用上法治疗158例急慢性骨髓炎患者。结果:治愈(疮口、瘘管愈合,肿痛消失,X线显示无死骨,病灶仅有残存阴影或明显缩小已趋于稳定者)127例,显效(疮口、瘘管已消失,但X线显示病灶无明显进步或改变不明显者)27例,无效(疮口、瘘管尚未愈合,X线显示病灶有发展者)4例。②

9. 托毒生骨汤 黄芪60克、当归20克、骨碎补30克、紫河车10克、山茱萸12克、鸡血藤30克、透骨草30克、山药30克、白术15克、甘草6克。随症加减:湿热内蕴者,加黄芩15克、连翘20克;瘀血结滞者,加乳香10克、没药10克、甲片10克;阳虚者,加鹿角胶30克、附子10克;阴虚者,加地骨皮12克、秦艽15克、鳖甲10克;在上肢者,加川芎9克;下部者,加川牛膝15克;排脓时,加白芷12克、皂角刺15克。外治法:黄连500克、黄芩500克、黄柏500克、连翘400克、茜草500克、地榆400克。水煎取汁装瓶备用。X线发现有死骨者,须行死骨摘除术。有瘘管者要彻底切除,部分长管状病骨给予钻孔开窗、灌注引流及药液湿纱布行伤口引流;一般情况下湿敷于破溃的疮口处,每日换药1～2次,脓少后改隔天1次,以促进肉芽组织生长,直至伤口愈合。韩庆松

用上法治疗56例慢性骨髓炎患者。结果:痊愈(全身症状及局部肿痛消失,患肢功能恢复,窦道疮口愈合,X线摄片显示骨质破坏修复,死骨死腔消失)41例,显效(患肢功能恢复,窦道疮口愈合,X线摄片示骨质破坏部分修复,病灶好转)8例,有效(全身症状及局部症状体征均有好转,窦道残留,疮口未愈,X线摄片示骨质破坏趋于修复,病灶稳定)4例,无效(经治疗后全身及局部症状不能控制,X线摄片示病灶继续发展)3例。③

10. 骨髓炎丸 ① 骨髓炎丸Ⅰ号:全蝎、蜈蚣、五倍子、山慈菇、乳香、没药、白及、土鳖虫、皂角刺、黄芪、炙甲片。研粉密制成丸。② 骨髓炎丸Ⅱ号:在Ⅰ号基础上加阿胶、紫河车研粉密制而成。每次4～6粒,每日3次,儿童稍减。如伴有死骨形成窦道多,死腔大,患者体质良好者,则采用各种病灶清除引流术,患肢伤口不需缝合,内塞凡士林纱布条,外加干纱布敷料,必要时给予输液。术后5日内每日换内塞纱布条,以后每2日换1次,同时内服骨髓炎丸。每次6～7粒,每日3次,儿童稍减。一般须28～35日伤口完全愈合。愈合后继续服骨髓炎丸30～60日以巩固疗效。毛威等用上法治疗98例慢性骨髓炎患者。结果:97例患肢功能恢复良好,能从事很正常体力劳动;1例患者肢体出现关节强直。④

11. 愈骨汤 黄芪25克、当归12克、金银花20克、茯苓10克、党参15克、白术12克、川芎10克、牛膝10克、生地黄12克、熟地黄12克、陈皮10克。随症加减:脓液多时,加甲片。加水浓煎至200毫升,每日1剂,分2次口服。张小岗等用上方加减治疗31例慢性骨髓炎患者。结果:全部痊愈(局部肿痛消失,发热消退,窦道与创口愈合,X线摄片显示无死骨遗留,随访半年至2年无复发)。⑤

12. 五色三仙丹和生肌散 五色三仙丹:火硝350克、白矾400克、水银50克。将上药放在铁锅里,细碗盖在药上,用麻秆烧炼1小时许,药

① 徐永奎.芪甲壮骨消疽汤治疗慢性骨髓炎98例[J].山东中医药大学学报,2007,31(5):402.
② 赵兴无.地黄双花汤治疗急慢性骨髓炎158例[J].陕西中医,2004,25(8):705-706.
③ 韩庆松.托毒生骨汤治疗慢性骨髓炎56例[J].现代中西医结合杂志,2003,12(15):1613-1613.
④ 毛威,等.骨髓炎丸治疗慢性骨髓炎98例[J].河南中医,2002,22(3):50.
⑤ 张小岗,等.愈骨汤治疗慢性骨髓炎31例体会[J].甘肃中医,2001,14(6):36.

物融化后呈现青、黄、赤、白、黑。生肌散：生石膏30克、血竭5克、赤石脂12克、橡皮9克、白腊3克、冰片1克等。经炮制后研成细末备用。五色三仙丹和生肌散混合应用，丹与散的比例为1：10。局部常规消毒，铺无菌巾，麻醉后，彻底清创角化及坏死组织，生理盐水冲洗，用自拟方消毒纱布制成药捻，直达病灶部位，48小时换药1次。钱森等用上法治疗56例慢性骨髓炎患者。结果：痊愈（全身及局部症状消失，窦道愈合，关节功能恢复良好，能参加一般体力劳动，化验血常规和血沉正常，X线提示死骨，骨纹理清晰，髓腔通畅，1年随访无复发）51例，显效（全身及局部症状基本消失，窦道愈合，关节功能稍受限，体温、血常规、血沉正常，X线提示无死骨，骨质结构清晰，能参加轻微劳动，1年随访无复发）2例，有效（全身症状有所恢复，窦道愈合但局部有轻度炎症反应，经治疗炎症消退，体温正常、白细胞总数及血沉稍高，X线提示无死骨及骨膜反应，骨结构处于修复或硬化阶段）2例，无效（经治疗后没有明显效果，骨质破坏加重，窦道反复溃破）1例，总有效率98.21%。[1]

13. **解毒汤** 武靴藤15克、岗梅15克、两面针15克、三亚苦15克、大丁癀15克、鲫鱼胆15克、黄柏10克、人仲伯10克、一枝黄花10克。每日1剂，水煎，有窦道渗脓用上方10倍蒸煮后提纯而制成的无菌性溶液，每毫升含生药0.05克，配置成5%浓度灌封于500毫升空瓶内，用于灌入伤口，反复冲洗2～3次，每日1次，有死骨者必需行死骨摘除术。陈联源等用上法治疗106例慢性骨髓炎患者。结果：痊愈（全身和局部症状消失，窦道愈合，关节功能恢复良好，6个月随访未复发，能参加一般体力劳动，血沉正常，X线摄片示无死骨，骨纹理清晰，髓腔通畅）39例，显效（全身局部症状基本消失，窦道愈合，关节功能稍受限，能参加轻体力劳动，体温、血沉正常，X线摄片提示无

死骨，骨质结构基本清晰）31例，有效（体质有所恢复，窦道愈合，但局部偶有轻度炎症反应，经治疗炎症消退而无溃破，X线摄片示骨质结构处于修复阶段或硬化）29例，无效（经治疗后没有明显效果或骨质破坏加重，窦道反复溃破流脓者）7例，总有效率93%。[2]

14. **解毒消疮饮** 蒲公英30克、连翘15克、黄连6克、栀子10克、黄柏10克、当归12克、赤芍10克、金银花30克、紫花地丁30克、川贝母10克、云茯苓15克、生石决明30克、生甘草10克。每日1剂，水煎3次，早午晚分服。儿童用量酌减。吕兆松用上方治疗慢性骨髓炎患者，疗效满意。[3]

15. **克骨汤** 淫羊藿10克、白芥子10克、肉桂8克、骨碎补10克、九头青30克、鬼箭羽10克、红升麻10克、寻骨风20克、甲片10克、毛大丁草20克、绣仙菊20克、水蛭6克、新疆卫矛30克等。每日1剂，水煎取汁，分早晚2次温服。外敷克骨膏：蛇葡萄根皮100克、蜣螂20克、蜈蚣10条、筋骨草100克、藤黄5克。上药共碾为末，加入适量麻油搅拌均匀后涂于纱布上，外敷患处，隔日换药1次。周虎林等用上法治疗436例慢性骨髓炎患者。结果：治愈（临床症状及体征消失，窦道愈合，X线摄片及其他各项检查无异常者）423例，好转（症状及体征基本消失）9例，无效（治疗前后症状及体征无改变）4例，总有效率99.08%，治愈率97.02%。[4]

16. **解毒清骨散** 人参20克、当归50克、鱼鳔36克、蜈蚣14条、全蝎12克、僵蚕50克、蛇蜕10克、蝉蜕50克、夜明砂50克、甲片36克、鹿角霜50克、朱砂（研末、服2料后去朱砂）9克、金银花50克、蒲公英50克、丹参50克、七叶一枝花36克、浙贝母50克、赤芍50克、黄柏50克、神曲50克。上药共制成散为1料。每日3次，5～9岁每次3克，10～15岁每次4.5克，成人每次6克。饭

① 钱森,等.五色三仙丹合生肌散治疗慢性骨髓炎56例报告[J].中医正骨,2000,12(1)：45.
② 陈联源,等.解毒汤治疗慢性骨髓炎106例报告[J].中国中医骨伤科杂志,1997,5(3)：23-24.
③ 吕兆松.解毒消疮饮治疗慢性骨髓炎[J].新疆中医药,1995(4)：56-57.
④ 周虎林,等.克骨汤治疗慢性骨髓炎436例疗效观察[J].中医正骨,1995(3)：21-22.

后用黄酒引服。张卫红等用上方治疗 20 例慢性骨髓炎患者，均获痊愈。①

17. 白毛夏枯草汤 白毛夏枯草 30 克、补骨脂 10～15 克、骨碎补 10～15 克、虎杖 10～15 克、生薏苡仁 15～30 克、全当归 9～12 克、黄芪 15～30 克、野桑枝 10～15 克、生甘草 5 克。随症加减：余毒蕴积者，加栀子、连翘、忍冬藤；气血亏虚者，加党参、白术；阳虚内寒者，加鹿角霜、制附片、肉桂；发于上肢者，加姜黄；发于下肢者，加川牛膝、怀牛膝；腰椎者，加金毛狗脊、续断；脓重形成者，加炒皂角刺、白芷；疼痛较重者，加丹参、桃仁，甚则加制蜈蚣、全蝎；口渴者，加玄参、麦冬；低热者，加银柴胡、炙鳖甲。将上药用水浸泡 10 分钟左右，煎取 200 毫升，分早晚 2 次口服。凌立君等用上方加减治疗 60 例慢性骨髓炎患者。结果：治愈（症状消失，伤口愈合，X 线片示无死骨，边界清楚，骨质密度均匀，功能恢复）52 例，好转（死骨已摘除，有残余病灶，可复发，但症状减轻，伤口未愈合）8 例。②

18. 阳和汤 熟地黄 30 克、鹿角胶 9 克、炮姜炭 1.5 克、白芥子 6 克、麻黄 1.5 克、生甘草 3 克、肉桂 3 克。随症加减：热重者，加金银花、蒲公英、葛根；阴虚者，加生地黄、赤芍、玄参或知柏地黄丸；血虚者，重用熟地黄、加黄芪、当归身；肾虚者，加牛膝、川杜仲、桑寄生；脾虚者，加白术、炒山药；湿重者，加苍术、薏苡仁、藿香。李志初用上法治疗 39 例慢性骨髓炎患者。结果：治愈（局部无红、肿、热，窦道愈合 4 个月以上未再复发，能参加一般劳动，X 线摄片无死骨，骨膜未见增厚，骨小梁排列有序）25 例，好转（临床症状基本消失，疮口基本愈合或脓液显著减少，软组织肿胀明显消退，体力大致恢复正常，X 线摄片死骨消失或完全游离，骨膜增厚明显好转或无增厚）12 例，无效（经 2 个月以上症状及体征均无变化）2 例，总有效率 95%。③

19. 烧鸡丹 海马 50 克、火硝 50 克、黄蜡 50 克、阿胶 12 克、乳香 12 克、没药 12 克、血竭 12 克、儿茶 12 克。母鸡 1 只，去内脏，去毛，将上药装入鸡肚内，烘干碾碎成末备用。成人每次服 10 克，早晚各服 1 次，红糖 50 克为引。开水冲服。小儿酌减。若窦道口大者，亦可将此药敷于窦道口内，发病期短，病情轻的用半量。如发病期长，病情又重者，可用 2 剂，最多不超过 3 剂。唐亮用上法治疗 19 例慢性骨髓炎患者。结果：治愈（症状消失，窦道愈合，X 线检查死骨全部脱落，骨质正常，功能恢复，并经过两年以上的随访未见复发）13 例，显效 2 例，有效 4 例。④

单　方

1. 黄柏丹参煎剂 组成：黄柏、丹参、硼酸。制备方法：取黄柏 1 000 克、丹参 1 000 克，加蒸馏水 10 000 毫升，浸泡 48 小时，过滤后装入 500 毫升盐水瓶，隔汤煮沸 30 分钟，静置沉淀 24 小时后加入无菌蒸馏水补足 500 毫升，并于每 500 毫升溶液加入硼酸 7 克，最后制取的溶液每 500 克含黄柏 50 克、丹参 50 克、硼酸 7 克。用法用量：对于手指、足部的慢性骨髓炎可直接浸泡，然后用黄柏丹参煎剂灌注冲洗。临床应用：张晓刚等用上法治疗 50 例慢性骨髓炎患者。结果：优 33 例，良 7 例，可 5 例，失访 5 例，总优良率 80%。⑤

2. 香黄散 组成：三百棒 300 克、黄芩 100 克、黄柏 100 克。制备方法：上药共研细末，过 45 目筛，取蜂蜜 50 克，加入药粉中，用沸水搅拌混合成糊状，冷却后装瓶备用。用法用量：用前患部常规清洁消毒，有窦道者予凡士林纱条引流，取香黄散适量平摊于芭蕉叶上，敷于患处，每日换药 1 次。有死骨者，待死骨完全游离后，换药时予以取出，治疗 1 个月为 1 个疗程。临床应用：李家伟等用上法治疗 256 例慢性骨髓炎患者。结果：治愈

① 张卫红，等.解毒清骨散治疗慢性骨髓炎 20 例[J].山东中医杂志，1994，13(12)：547-548.
② 凌立君，等.白毛夏枯草汤治疗慢性骨髓炎 60 例[J].南京中医学院学报，1994，10(6)：44.
③ 李志初.阳和汤为主治疗慢性骨髓炎 39 例[J].广西中医药，1994，17(3)：19-20.
④ 唐亮."烧鸡丹"治疗慢性骨髓炎[J].浙江中西医结合杂志，1994，4(2)：8.
⑤ 张晓刚，等.黄柏丹参煎剂局部灌洗治疗慢性骨髓炎[J].甘肃中医学院学报，2004，21(1)：22-23.

（症状消失，X线片示骨质破坏修复，死骨、死腔消失，痰道愈合，患肢功能恢复或改善者）159例，显效（症状消失或窦道遗留，X线片示骨质破坏大部分修复，病灶缩小或稳定，患肢功能有一定程度的恢复或改善）33例，有效（症状与局部情况部分好转，但不稳定，X线片显示部分骨质修复，患肢功能有所恢复或改善者）56例，无效（症状、体征、X线片无变化或进一步恶化者）8例，总有效率96.86%。[1]

中 成 药

1. 骨髓炎康丸　组成：黄芪35克、熟地黄25克、党参20克、当归20克、桔梗12克（豫药制字Z04030003）。用法用量：以上诸药由制剂室制备成水丸，每袋6克，每次6克，每日2次，温开水送服。3个月为1个疗程。治疗期间忌食辛辣刺激性食物，忌烟酒。临床应用：王春秋等用上法治疗125例慢性骨髓炎患者。结果：治愈61例，显效26例，有效23例，无效15例，总有效率88%。[2]

2. 骨炎补髓丸　组成：熟地黄18克、肉桂5克、白芥子9克、淫羊藿12克、生黄芪18克、党参12克、当归15克、续断15克、骨碎补15个、杜仲15克、土茯苓18克、山药18克、土鳖虫10克、白芷15克、甘草10克（河南省洛阳正骨医院制剂室提供，洛制字991249）。用法用量：每次6克，每日2次，温开水送服。3个月为1个疗程，连续治疗1个疗程后评定疗效。临床应用：王新卫等用上法治疗300例慢性骨髓炎患者。结果：治愈141例，显效69例，有效54例，无效36例，总有效率88%。[3]

3. 骨炎托毒丸　组成：黄芪、党参、熟地黄、当归、川芎、桔梗、金银花、土茯苓、蒲公英、陈皮、白芷、皂角刺等（河南省洛阳正骨医院制剂室提供，洛卫药制字1345号）。用法用量：制成浓缩水丸，每盒10包，每包6克。每次6克，每日2次，温开水送服，3个月为1个疗程。临床应用：王新卫等用上法治疗260例慢性骨髓炎患者。结果：治愈132例，显效52例，有效48例，无效28例，总有效率89.2%。[4]

4. 仙葫骨炎片及膏药　组成：党参、黄芪、白术、皂角刺、当归、赤芍、丹参、白芍、甲片、桃仁、红花、川芎、蒲公英、金银花、连翘、白花蛇舌草、牡丹皮等（鄂荆卫药制〈1995〉IB－025号）。用法用量：仙葫骨炎片及膏药内服外敷同时应用，1个月为1个疗程，窦道消失，创面愈合后继续服药8周。仙葫骨炎片1号适用于普通型久病体虚者，成人每日3次，每次2～3克；仙葫骨炎片2号适用于普通型和急性发作型，成人每日3次，每次4～6克；仙葫骨炎片3号适用于硬化型，成人每日3次，每次4～6克；仙葫骨炎片4号适用于普通型久病体虚者，成人每日3次，每次1～2克，常与仙葫骨炎片1号同用；仙葫骨炎膏1号适用于皮肤未破溃的各型患者；仙葫骨炎膏2号适用于普通型有窦道者。临床应用：张弩等用上法治疗349例慢性骨髓炎患者。结果：治愈（症状消失，窦道闭合或伤口愈合，X线检查无死骨，骨膜反应明显减轻，病灶骨已修复，密度均匀）305例，显效（症状减轻，窦道闭合或伤口愈合，无明显的肿胀与发热，但可遗留患肢稍粗大与局部低热。X线检查死骨基本消失，骨膜反应减轻，无进一步骨质破坏）22例，有效（症状减轻，窦道或伤口不稳定，骨膜反应稍减轻，有少许骨质破坏）14例，无效（症状无改善，窦道不闭或伤口不愈，X线检查骨膜反应持续存在或加重，无骨质修复征象或骨质破坏加重）8例，总有效率97.7%。[5]

5. 复方甘灵散　组成：土茯苓、野菊花、黄柏、甘草、败酱草、白芷、金银花、丹参等12味。用法用量：将复方甘灵散放入冷水中浸泡半小时，药水比例为1：20，然后煮沸30分钟，待水温将

① 李家伟，等.香黄散外敷治疗慢性骨髓炎256例临床观察[J].湖南中医杂志,1994,10(5)：22－23.
② 王春秋，等.骨髓炎康丸治疗慢性骨髓炎疗效观察[J].陕西中医,2010,31(12)：1621－1622.
③ 王新卫，等.骨炎补髓丸治疗慢性骨髓炎300例临床观察[J].四川中医,2005,23(3)：79－80.
④ 王新卫，等.骨炎托毒丸治疗慢性骨髓炎260例疗效观察[J].中医正骨,2005,17(2)：28－29.
⑤ 张弩，等.仙葫骨炎片及膏药治疗慢性骨髓炎349例临床观察[J].中国中医骨伤科杂志,2002,10(3)：45－46.

至40℃左右时,开始浸泡患处。每次1.5小时,每日2次,两次间隔6小时以上,泡药结束后有伤口者需用无菌辅料包扎,并即刻卧床,抬高患肢,休息30分钟以上,待肿胀反应基本消失后,可下地活动。临床应用:裴元方等用上法治疗300例慢性骨髓炎患者。结果:治愈275例,显效9例,有效4例,总有效率98.6%。[1]

6.甘苓散 组成:土茯苓、甘草、大青盐等

(北京香山医院研制)。制备方法:将甘苓散放入浸泡容器中,以1:40比例加水,煮沸30分钟,水温保持38℃~40℃,每日浸泡2次,每次1~2小时。用法用量:浸泡后患肢套一层棉织品,外用塑料薄膜包裹,直至瑕疵浸泡。临床应用:郭振芳等用上法治疗311例慢性骨髓炎患者。结果:治愈260例,显效26例,有效20例,无效5例,总有效率98.4%。[2]

---

① 裴元方,等.复方甘灵散浸泡治疗慢性骨髓炎300例[J].中国骨伤,1997,10(3):50-51.
② 郭振芳,等.甘苓散浸泡治疗慢性骨髓炎311例临床观察[J].中医杂志,1997,38(4):215-217.

多 骨 疽

概　述

　　多骨疽为中医病名，《医宗金鉴·多骨疽》曰："多骨疽由肾虚源，疮久肿溃复受寒，落草患此胎元结，名为骨胀治一般。"注：此证一名剩骨，一名朽骨。无论老少，皆有生者，多在腮（腭）、牙床、眼胞、颏下、手足、腿膊等处。有因肾虚之人，生疮久溃，肿硬不退，口不收敛，外被寒邪袭入，与脓毒凝结，借人之气血化成多骨者；又有初生落草，身肉之中，按之有如脆骨，由胎元受之，精血交错而致，迨其人长大后，必于脆骨所生之处，突然发肿生疽，及溃破后，多骨脱出，其口方收。有多骨出之不休者，名曰骨胀，难愈。以上二因，治法皆同，俱宜隔附子饼艾灸，以宣寒凝，令骨速脱。盖骨属肾，遇寒则凝，故从热治也。若朽骨内含，或出臭脓，或出涎泡，宜撒黄灵药，陀僧膏盖贴，令朽骨出尽，其口始易敛也。肾虚微寒者，服六味地黄丸；虚而寒甚者，桂附地黄丸，常服可愈。由胎元结成者，禀赋身虚，不可强取多骨，候自破则取之。

　　《证治准绳·疡医·多骨疽》言："多骨疽者，由疮疡久溃，气血不能营于患处，邪气陷袭，久则烂筋腐骨而脱出，属足三阴亏损之症也。用补中益气汤以固根本。若阴火发热者，佐以六味丸，壮水之主以镇阳光。阳气虚寒者，佐以八味丸，益火之源以消阴翳。外以附子饼、葱熨法祛散寒邪，补接荣气，则骨自脱疮自敛也。夫肾主骨，若肾气亏损，其骨渐肿，荏苒岁月溃而出骨，亦用前法。若投以克伐之剂，复伤真气，鲜有不误者。举人于廷器，腿患流注年余，出腐骨少许，午前畏寒，午后发热，口干唾痰，小便频数，予以为足三阴亏损，朝用补中益气汤，夕用六味丸料加黄、当归、五味子，各

三十余剂，外用豆豉饼，诸症渐愈，又以十全大补之类，喜其慎疾而愈。"

　　《证治准绳·疡医·多骨疽（别见）》云："或问足胫生疽，既溃甚，久而不愈，腐烂出骨者何如？曰此名多骨疽，亦名剩骨，又名朽骨。盖因毒瓦斯壅盛，结成此骨，非正骨也。宜服胜金丹，十全大补汤加牛膝、防己，紫金丹、乌金散，人参养荣汤加木瓜、牛膝、防己相间服。此疽因未溃之前，补剂太过，故结毒而不散耳，宜授仙纸黄龙膏贴之。"

　　《外科大成·多骨疽》言："多骨疽一名剩骨，一名朽骨，由疮疡久溃，气血不能荣于患处，骨从疮口而出也。无论腮牙床腿膊手足等处，但肿痛日久不溃。诸药不应者，即此症也细骨由毒瓦斯结聚，化成大骨。由受胎时精血交错，乃三阴经亏损之所致。盖肾主骨，宜肾气丸、十全大补汤、人参养荣汤。先补脾肾，次用艾附饼子灸之祛散寒邪，接补荣气。则腐骨自脱，疮口自敛矣。如骨已出，肿仍不消者，骨未出尽也。仍内用大补，外以神灯照之，蜡饼灸之，则朽骨自出，出尽方愈。再脓白而清稀者，朽骨初脱，肉深难取，脓白而稠者，朽骨将出肉浅可取。取出之骨，而存性。加入生肌散内，以还其原，则收口甚速。"

　　《外科正宗·多骨疽论第三十八》云："多骨疽者，由疮溃久不收口，乃气血不能营运至此，骨无荣养所致。细骨由毒瓦斯结聚化成，大骨由受胎时精血交错而结，日后必成此疽也。但肾主骨，宜服肾气丸、十全大补汤先补脾肾；次用艾附饼灸之令温暖，腐毒朽骨自然脱尽，生肌敛口而愈。"

　　《石室秘录·卷二（乐集）下治法》认为："多骨疽乃生于大腿之中，多生一骨者是，乃湿热而生者也。治之得法，则易易耳，否则变生可畏。方用当归一两，金银花一两，白芍一两，柴胡一钱，茵陈三钱，龙

胆草二钱,白术三钱,生甘草三钱,水煎服即愈。(〔批〕化骨至神丹)苟或失治,即长一骨,横插于皮间作痛,必须取出此骨始愈。以铁铗钳出之,外用前生肌方药膏贴之,两个即愈。此方妙在用白芍。盖白芍能平肝木,又能活筋。多骨疽者,非骨也,筋变为骨,似骨而非骨也。白芍不特平肝木之火,兼能散肝木之邪,邪去则筋舒,筋舒则似骨非骨者尽化,又加金银花原能去毒,此二味之所以相济也"。

"雷公曰:我亦有治多骨之方,用内消之法最奇效。大凡毒至于环跳之穴者,即多骨疽也。用人参三钱,大黄五钱,蒲公英一两,金银花二两,天花粉三钱,薏仁三两,先用水六碗,煎薏仁取汤三碗。煎前药三碗。分作二次服,二日服两剂即消,神方也。若已溃,用天师方法治之。"

"张公曰:下治法尽于此矣,余欲尚赞高深。多骨之生也,虽生于湿热,而成之不由湿热也,必有人喜饮凉水,好食果品而成之。初生多骨疽之时,即用大黄一两,芙蓉叶晒干为末一两,麝香三分,冰片三分,五倍子一两,藤黄三钱,生矾三钱,各为末,米醋调成如浓糊一样。涂于多骨疽之左右四周,以药围其皮肉,中留一头如豆大,以醋用鹅翎不时扫之,若不扫,任其干围,则无益也,一日夜即内消。(〔批〕消毒散)疽生于环跳之间,不用此围药,多成多骨疽。故疽一生,无论其有骨无骨,即以此药敷之,神效。其余痈疽疖毒,亦以此药敷之,无不神效。"

《景岳全书·卷之四十七贤集·外科钤(下)/多骨疽(五十九)》云:"立斋曰:多骨疽者,由疮疡久溃,气血不能营于患处,邪气陷袭,久则烂筋腐骨,而脱出,属足三阴亏损之证也,用补中益气汤,以固根本。若阴火发热者,佐以六味丸,壮水之主,以镇阳光。阳气虚寒者,佐以八味丸,益火之源,以消阴翳。外以附子饼、葱熨法,祛散寒邪,补接营气,则骨自脱,疮自敛也。夫肾主骨,若肾气亏损,其骨渐肿,荏苒岁月,溃而出骨,亦用前法。若投以克伐之剂,复伤真气,鲜有不误者。"

中医古籍中"多骨疽""附骨疽"的概念与现代医学中"急性骨髓炎""急性化脓性骨髓炎""慢性骨髓炎""慢性化脓性骨髓炎"相类似。因此,在运用中医辨证论治,中西医结合内、外治疗对"急性骨髓炎""急性化脓性骨髓炎""慢性骨髓炎""慢性化脓性骨髓炎"等病进行处理时,均运用"多骨疽""附骨疽"的中医辨证治疗方法。

因此,本节辨证施治、经验方、单方、中成药等内容酌情参考"慢性骨髓炎""化脓性骨髓炎"等节的相关内容。

化脓性骨髓炎

概　述

化脓性骨髓炎是骨科常见疾病，病程迁延，主要是由于全身抵抗力降低及化脓性细菌感染引起，多见于金黄色葡萄球菌、溶血性链球菌。本病多发在四肢长骨。儿童患病较多，临床把化脓性骨髓炎分为急性、慢性两种。急性化脓性骨髓炎临床表现为：发病急骤，局部疼痛，全身不适，发冷寒战，体温急剧升高达 39℃～40℃，汗出而热不退，倦怠纳呆，甚至呕吐，恶心，肢体搏动性疼痛加剧，不能活动，呈环状肿胀，皮肤微红微热，骨的干骺端压痛明显，附近肌肉痉挛，关节屈曲，拒绝活动及检查，白细胞达 3 万以上，血沉增快，血培养阳性，舌质红，苔黄腻，脉滑数，X 线检查早期无骨质改变，2～3 周后见骨质疏松，数周后才出现骨破坏，死骨。慢性化脓性骨髓炎临床表现为：急性化脓性骨髓炎治疗不及时或不彻底转化而来，常有一个或多个瘘管，时发时愈，经久不愈，反复排出脓液或死骨，瘘管周围皮肤色素沉着及瘢痕组织，如果引流不畅，局部疼痛加剧，出现发热及全身不适等症状，日久局部肌肉萎缩，全身形体消瘦，面色㿠白，神疲乏力，食欲减退，畏寒肢冷，盗汗头晕，腰膝酸软，舌淡苔白，脉细弱。X 线表现为骨质不规则增厚和硬化，有残留的骨吸收区和空洞，其中可有大小不等的死骨，有时看不到骨髓腔。随着细菌对抗生素的耐药性增强或治疗不当，急性化脓性骨髓炎患者的死亡率有所回升，不少患者复发或转为慢性，后遗畸形、强直、残废，严重影响功能和健康，病程迁延，缠绵难愈。

本病属中医"附骨痛""附骨疽""咬骨疽""多骨疽""骨漏"等范畴。病机特点为热毒结聚，阻滞经络，流窜入里，伏骨而生。临床辨证分型如下。

（1）热盛邪实型：表现萎靡不振，疲乏倦怠，不思饮食，局部红肿热痛，舌红苔黄，脉弦滑有力。治宜清热解毒、活血通络。（2）血虚寒凝型：面色㿠白无华，体倦纳呆，腰膝酸软乏力，小便清长，患处色白漫肿，酸楚疼痛，舌质淡苔薄白，脉沉细而迟。治宜温补解凝、活血通络。（3）久病伤阴型：心神不宁，面红目赤，健忘惊悸，咽干口燥，形疲色悴，皮肤干燥，骨蒸潮热，烦躁易怒，失眠多梦，盗汗，舌少苔或无苔，质红绛，甚则少津。治宜滋阴清热、活血通络。（4）毒热内盛型：症见高热，咽干，便秘尿赤，舌红苔黄，脉洪数或弦滑，脓液黄白，质稠味臭，肉芽红紫。治宜清热解毒。（5）气血两虚型：症见神疲乏力，面色㿠白，舌淡脉细，脓液清稀，肉芽淡红或灰黄。治宜滋补气血。（6）瘀血阻滞型：症见乏力低热，纳差，眼青，舌紫脉沉，伤周紫暗或有肿块，瘘管流脓不畅或脓中夹有血块。治宜活血化瘀。（7）热毒蕴结型：症见发病急骤，患部红肿热痛，功能障碍，伴恶寒高热，烦躁口渴，小便短赤，脉弦滑而数，舌质红，苔黄腻。治宜清热利湿、解毒消肿。（8）风寒夹湿型：症见有外感风寒湿史，初期症状较短，患部筋骨隐隐酸痛，红热肿胀不显著，有全身恶寒发热，苔白腻，脉紧。治宜解表祛邪、温通化滞。（9）损伤瘀阻型：症见患处肿胀疼痛明显，有外伤或开放性骨折史，伴全身发热，苔黄，脉数。治宜活血化瘀、清热解毒。（10）正虚毒盛型：症见局部肿胀，排脓不畅，全身不适，发热口干，舌红苔黄腻，脉数无力。治宜托毒消肿。（11）阳虚寒凝型：症见畏寒肢冷，神疲纳差，小便清利，大便时溏，局部漫肿，其色晦暗，脓液清稀，舌淡苔白，脉沉迟无力。治宜温阳补气、散寒通滞。（12）肾虚精亏型：症见腰膝酸软，头昏耳鸣，神疲乏力，精神萎靡，畏寒肢冷，或失眠，五心烦热，局部淡紫晦滞，舌质淡，脉细弱。治宜补肾益精。

辨 证 施 治

1. 杜吉亮等分2型

（1）湿热壅滞型　症见发病急骤，患部红肿热痛，功能障碍，伴恶寒高热，烦躁口渴，小便短赤，舌质红，苔黄腻，脉弦滑而数。治宜清热利湿、解毒消肿。方用仙方活命饮合黄连解毒汤合五味消毒饮加减：金银花30克、陈皮9克、当归9克、赤芍9克、白芷9克、浙贝母9克、防风9克、甘草9克、皂角刺9克、炮甲片12克、天花粉9克、乳香6克、没药6克、野菊花15克等。

（2）肝肾亏损型　症见腰膝酸软，头昏耳鸣，神疲乏力，精神萎靡，畏寒肢冷，或失眠，五心烦热，局部淡紫晦滞，舌质淡，脉细弱。治宜补益肝肾。药用生黄芪18克、党参18克、枸杞子18克、当归9克、赤芍9克、菟丝子18克、鹿角胶10克、淫羊藿10克、杜仲15克、桑寄生10克、鹿含草15克、千年健15克、白花蛇舌草15克、骨碎补15克、皂角刺15克、甲片5克、肉桂9克、川续断15克、五加皮15克、土茯苓12克、猪苓9克、泽泻9克、红花9克、甘草3克等。

临床观察：杜吉亮等采用中医药配合手术及抗生素治疗56例慢性骨髓炎患者。结果：最终治愈18例，显效13例，有效12例，无效13例，总有效率76.7%。[1]

2. 夏大中分3期

（1）初期　症见患肢红肿热痛，病变干骺端压痛明显，肢体活动障碍，寒战，高热，体温可达39℃以上，口渴，烦躁，小便黄赤，大便干燥，舌红，苔白厚或黄腻，脉洪数或弦滑。治宜清热解毒、通络止痛。方用五味消毒饮加减：金银花20克、黄芪20克、芒硝20克、蒲公英15克、陈皮15克、木香15克、鱼腥草25克、大黄（后下）30克、山楂12克、神曲9克等。随症加减：患肢肿甚者，加甲片、皂角刺；偏于寒者，加羌活、独活、川芎；因跌仆闪挫而致者，可同时配服七厘散；热甚神昏者，吞服安宫牛黄丸或紫雪丹。

（2）成脓期　症见发热，寒战，局部肿胀明显，阵痛或刺痛，皮肤焮红光亮，按之肿硬中有软陷，苔黄厚，脉洪数。治宜清热解毒、和营托毒。方用五味消毒饮加甲片、皂角刺。随症加减：体弱者，加党参、熟地黄、当归等。

（3）溃后期　全身症状较酿脓期轻，局部溃破流脓，脓质稠黄，或稀薄有血性，周围红肿或不红肿，苔黄或白，脉洪数或较弱。治宜托里排脓。方用托里消毒饮加减：当归15克、甲片15克、金银花15克、生黄芪20克、川芎12克、皂角刺9克、白芷9克、甘草6克等。随症加减：正气偏虚者，加用八珍汤。

临床观察：夏大中用上法辨证论治89例急性化脓性骨髓炎患者。结果：治愈76例，无效13例，治愈率85.4%。[2]

3. 湿热内蕴型　症见局部红肿热痛，窦道流脓黄稠，有臭味，血象可升高，体温38℃以上，口渴、心烦、小便黄，舌红，苔黄腻，脉滑数，X线片显示骨质有局限性或广泛性破坏。治宜清热化湿、扶正托毒。方用清热托毒汤：金银花20克、连翘10克、紫花地丁15克、生黄芪15克、蒲公英20克、败酱草10克、当归10克、川续断10克、川黄连10克、黄柏6克、甘草6克等。临床观察：赵明山等用枫柳树皮膏与中医药辨证治疗420例疗附骨疽患者。结果：治愈368例，好转43例，无效9例，总有效率97.86%。[3]

4. 刘玉华分3期

（1）初期　症见局部红肿热痛，全身有毒热症状基本可视为骨髓炎的急性发作。治宜清热解毒、消肿止痛，治法以消法为主。药用金银花30克、蒲公英30克、连翘30克、板蓝根30克、紫花

① 杜吉亮，等.中西医结合治疗慢性骨髓炎56例疗效观察[J].山东中医杂志，2012,31(4)：264-266.
② 夏大中.中西医结合治疗急性化脓性骨髓炎89例[J].湖北中医杂志，2007,29(4)：33-34.
③ 赵明山，等.枫柳树皮膏与中医药辨证治疗附骨疽[J].中医外治杂志，2004,13(3)：30.

地丁 30 克、赤芍 20 克。随症加减：病发于大腿者,加牛膝、黄柏等;气血凝滞而肿硬明显者,药用生黄芪 60 克、丹参 30 克、金银花 30 克、当归 20 克、生乳香 20 克、没药 20 克、透骨草 20 克。随症加减：毒性严重者,加甲片 10 克、全蝎 10 克、蜈蚣 2 条;阴寒凝滞者,药用熟地黄 30 克、鹿角胶 10 克、肉桂 10 克、白芥子 10 克、甘草 10 克、炮姜 6 克。每日 1 剂,水煎早晚服。

(2) 中期　症见溃毒未尽,脓稀肿硬不消者。治法以托法为主。药用皂角刺、当归、桔梗、川芎、党参、白芍、熟地黄、白芷、白术、云茯苓、甘草。正常剂量,水煎服。

(3) 后期　治宜养血补气或健脾和胃。治法以补法为主。气血两虚者,方用当归补血汤或十全大补汤加减。随症加减：食欲不振者,加焦山楂、焦神曲、焦麦芽。肾虚者,方用六味地黄汤加减。随症加减：肾阳虚明显者,加蛇床子、金毛狗脊、菟丝子、淫羊藿等。针灸采用针刺法或灸灸法通经活血,收湿敛浊,散寒化瘀,内外兼治。外敷：将内服方的中药渣滓用布袋装好后趁热敷在肿硬处。祛瘀散寒,活血化瘀,消肿止痛。

临床观察：刘玉华用上法辨证治疗 40 例闭合性化脓性骨髓炎患者。结果：治愈 36 例,治愈率 90%。[1]

5. 杨西检等分 4 型

(1) 湿热瘀阻型　始有寒战高热,患肢疼痛彻骨,不能活动,继则局部肿胀,皮色不变,灼热,有明显的骨压痛和患肢叩击痛,舌红苔黄腻,脉滑数。方用Ⅰ号方加减：金银花、蒲公英、紫花地丁、甲片、丹参、黄柏、贝母、皂角刺、白芷、赤芍、红花、明矾、茯苓、车前子、乳香、没药等。

(2) 热毒炽盛型　起病 1~2 周后,高热持续不退,患肢肿胀,疼痛剧烈,皮肤红、灼热、口渴、尿黄,内已酿脓可穿刺到黄稠脓液,舌红苔黄腻,脉洪数。方用Ⅰ号方加减：金银花、蒲公英、紫花地丁、甲片、丹参、黄柏、贝母、皂角刺、白芷、赤芍、红花、明矾、黄芩、生栀子、大黄、黄连、夏枯草、生地黄、牡丹皮。

(3) 阳虚毒蚀型　症见患部窦道形成,脓水清稀淋漓,局部肌肉萎缩,神疲乏力,畏寒肢冷,腰膝酸软,身体倦怠,舌质淡苔白,脉沉细或沉迟。方用Ⅱ号方加减：黄芪、党参、白术、茯苓、甲片、当归、补骨脂、赤芍、白芍、大枣、川芎、何首乌、金银花、明矾、白芷等、鹿角胶、附子、煨姜、肉苁蓉等。

(4) 气血双亏毒恋型　症见患部窦道经久不愈,脓水清稀,全身形体消瘦,患肢肌肉萎缩,神疲乏力,头晕,纳食减少,面色爪甲少华,心悸,舌淡苔白,脉细弱。方用Ⅱ号方加减：黄芪、党参、白术、茯苓、甲片、当归、补骨脂、赤芍、白芍、大枣、川芎、何首乌、金银花、明矾、白芷、桑椹、鸡血藤、黄精、龟甲等。

临床观察：杨西检等将 68 例化脓性骨髓炎患者随机分成中医组 16 例、西医组 17 例和中西医结合组 35 例。中医组采用中药内治、外敷法;西医组采用西医治法;中西医结合组则在采用中药内治、外敷法的同时,配以西药治疗。10 日为 1 个疗程。结果：中西医结合组治愈 18 例,好转 15 例,无效 2 例;中医组治愈 6 例,好转 3 例,无效 7 例;西医组治愈 7 例,好转 4 例,无效 6 例。经统计学处理结果有显著性差异($P<0.05$),中西医结合组与中医组、西医组比较,有显著性差异($P<0.05$);中医组与西医组比较无明显差异($P>0.05$)。[2]

6. 谢景龙等分 5 型

(1) 瘀热内盛、伤筋腐骨型　症见局部漫肿隐痛或胀痛,边缘不清,无破溃;X 线片显示骨膜增厚或剥离,骨质呈斑片状广泛破坏区,或见少量死骨或病理性骨折。治宜清热解毒、通经活络。早期方用骨炎汤 1 号：蒲公英、紫花地丁、连翘、金银花、当归、生地黄、赤芍、川牛膝、明矾。后期方用骨炎汤 3 号：1 号方基础上加续断、骨碎补。必要时配合应用少量抗生素。外敷金黄散,或用骨

① 刘玉华.药物针灸综合治疗闭合性和化脓性骨髓炎[J].针灸临床杂志,2001,17(8)：21 - 22.
② 杨西检,等.综合治疗化脓性骨髓炎 68 例临床观察总结[J].湖南中医药导报,1999,5(4)：33 - 34.

炎酒(将明矾、雄黄等药加入白酒100毫升,置有盖搪瓷罐内加热煎开,待稍凉,趁热擦患处,每日3次),两者可交替使用。临床观察:谢景龙等用上法治疗517例慢性化脓性骨髓炎患者。结果:痊愈508例,好转9例。

(2)肉腐骨败、溃破成瘘型 症见患肢变粗,由窦道形成,伤口周围皮色紫暗及凹陷,脓液外流,淋漓不止。治宜活血化瘀、除痹通络、补肾养骨。早期方用骨炎汤2号:骨炎汤1号方基础上加川芎、红花、当归、赤芍量加倍。手术后方用骨炎汤3号:骨炎汤1号方中加续断、骨碎补。外治:手术摘除死骨或剔除少量病骨,凿开死腔成杯形,开放换药,并以复方三七丹纱条[红升丹9克、煅石膏21克、血竭花6克、象牙粉(现禁用)6克,共研细末,以30%药粉和70%凡士林比例调匀,涂在纱布上,消毒备用]和复方黄柏液纱条(黄柏700克、金银花500克、蒲公英500克、紫花地丁500克、连翘500克,加水10升,煎40分钟,过滤去渣;在第二次药渣中,加水5000毫升,再煎30分钟,过滤去渣。合并2次滤液,加酒精适量,回收酒精,加蒸馏水制成10升药液,分装消毒,浸纱布备用)外敷,交替使用。临床观察:谢景龙等用上法治疗1477例慢性化脓性骨髓炎患者。结果:痊愈1429例,好转45例,无效3例。

(3)余毒深居、坏骨结石型 症见患肢变粗,皮色如常,疮形凹陷,由少量稀薄液外溢。方用骨炎汤2号:骨炎汤1号方中加川芎、红花、当归、赤芍量加倍。外治法:手术清除死腔或病骨,至骨面渗血为度,或钻眼引用髓腔之血以养欲死之骨;外用复方黄柏液纱条与八宝提毒散(红升丹15克、制乳香15克、制没药15克、儿茶15克、轻粉9克、血竭花9克、冰片6克,上药共研细末,以30%药粉和70%凡士林比例调匀,涂在纱布上,消毒备用),每日1次,交替使用。临床观察:谢景龙等用上法治疗202例慢性化脓性骨髓炎患者。结果:痊愈162例,好转23例,无效17例。

(4)久溃不敛、败骨游离型 症见患部稍粗,皮色如常,疮口较小,有时刺痛,或见有小块死骨排出,并有少量稀薄液外溢,探针可触及松动死骨。外用白六四丹纱条(白降丹18克、煅石膏12克,上药共研细末,以30%和70%凡士林比例调匀,涂在纱布上,消毒备用),扩创,取出死骨,以生肌玉红膏与八宝提毒散交替换药。临床观察:谢景龙等用上法治疗203例慢性化脓性骨髓炎患者。结果:治愈202例,好转1例。

(5)跌打损伤、皮结骨败型 有外伤骨折感染史,在大面积瘢痕中有小窦道口,少量脓液外溢,探针有时可触到小块死骨;X线片显示骨膜增厚,局部骨质破坏,有时见到死骨或骨不愈合。治宜活血化瘀、补肾养骨。方用骨炎汤4号:蒲公英、紫花地丁、连翘、金银花、当归、生地黄、赤芍、川牛膝、川芎、红花、川续断、骨碎补。每日1剂,水煎2次,分2次服。外治法:局部敷以八宝提毒散,外贴生肌玉红膏,待肉芽长满后外敷蛋清散(将鸡蛋清摊于瓦上,晒干,研细末备用)长皮敛口。临床观察:谢景龙等用上法治疗322例慢性化脓性骨髓炎患者。结果:痊愈292例,好转25例,无效5例。[1]

7. 杨文水分4型

(1)热毒蕴结型 症见发病急骤,患部红肿热痛,功能障碍,伴恶寒高热,烦躁口渴,小便短赤,舌质红,苔黄腻,脉弦滑而数。治宜清热利湿、解毒消肿。方用仙方活命饮合黄连解毒汤加减:甲片、皂角刺、当归尾、甘草、金银花、赤芍、乳香、没药、天花粉、陈皮、防风、贝母、白芷、黄连、黄芩、黄柏、栀子等。若热毒内炽,肉腐成脓,灼筋蚀骨。治宜解毒透托。壮实者,方用托脓散:当归、黄芪、甲片、川芎、皂角刺、白芷、金银花、甘草等。虚弱者,方用八珍桔芷皂角刺汤:党参、熟地黄、白术、茯苓、当归、川芎、白芷、桔梗、白芍、皂角刺、甘草等。

(2)风寒夹湿型 有外感风寒史,初期症状较短,患部筋骨隐隐酸痛,红热肿胀不著,有全身恶寒发热,苔白腻,脉紧。治宜解表祛邪、温通化

① 谢景龙,等.中医治疗慢性化脓性骨髓炎2721例[J].中医杂志,1992,33(9):40-42.

滞。方用阳和汤或荆防败毒散。

（3）损伤瘀阻型　症见患处肿胀疼痛明显，有外伤或开放性骨折史，伴全身发热，苔黄，脉数。治宜活血化瘀、清热解毒。方用活血化瘀汤，同时冲服七厘散（朱砂 4 克、冰片 4 克、乳香 4.5 克、没药 4.5 克、红花 4.5 克、麝香 4 克、血竭 30 克、儿茶 4 克，各研细末和匀），每次服 1.5～3 克，温水或米酒送下。

（4）久病正虚型　症见神疲乏力，面色㿠白，脓液清稀，肉芽淡红或灰黄，舌淡脉细。治宜滋补气血阴阳。根据病情分别选用阳和汤加减、十全大补丸、香砂六君子汤或人参健脾丸、右归饮加减、六味地黄丸加减。

临床观察：杨文水用上法辨证论治 8 352 例慢性化脓性骨髓炎患者。结果：临床治愈率为 91.45％。[①]

8. 刘海生等分 4 型

（1）正虚毒盛型　症见局部肿胀，排脓不畅，全身不适，发热口干，舌红苔黄腻，脉数无力。治宜托毒消肿。方用托里消毒散加减：黄芪 30 克、金银花 30 克、党参 15 克、桔梗 15 克、白芷 20 克、白芍 12 克、白术 12 克、川芎 9 克、当归 9 克、茯苓 9 克、皂角刺 9 克等。随症加减：邪毒壅盛，高热不退者，加蒲公英 30 克、紫花地丁 15 克、黄连 9 克以清热解毒；口干舌红乏津者，加生地黄 24 克、牡丹皮 12 克、玄参 30 克、赤芍 12 克，去白芍、白术、川芎以清热凉血解毒；为助活血化瘀之力，加丹参 30 克、乳香 9 克、没药 9 克。

（2）气血双虚型　症见神疲乏力，面色㿠白，脓液清稀，肉芽淡红或灰黄，舌淡脉细。治宜滋补气血。方用人参养荣汤加减：炙黄芪 30 克、党参 15 克、白芍 15 克、熟地黄 24 克、茯苓 12 克、陈皮 12 克、白术 12 克、当归 9 克、肉桂 6 克、五味子 6 克、远志 3 克、炙甘草 3 克、生姜 2 片、大枣 4 枚等。随症加减：食欲不振者，加砂仁 6 克、焦山楂 15 克；血虚甚者，加阿胶（烊化）12 克，或紫河车粉

6 克，每日 3 次吞服。

（3）阳虚寒凝型　症见畏寒肢冷，神疲纳差，小便清利，大便时溏，局部漫肿，其色晦暗，脓液清稀，舌淡苔白，脉沉迟无力。治宜温阳补气、散寒通滞。方用阳和汤加减：熟地黄 15 克、鹿角胶（烊化）12 克、当归 9 克、白芥子 9 克、附子 9 克、肉桂 6 克、炮姜 6 克、炙甘草 3 克等。随症加减：气虚，加黄芪 30 克；食欲不振，加炒白术 12 克、半夏 12 克。

（4）肾虚精亏型　症见腰膝酸软，头昏耳鸣，神疲乏力，精神萎靡，畏寒肢冷，或失眠，五心烦热，局部淡紫晦滞，舌质淡，脉细弱。治宜补肾益精。方用六味二胶丸加减：熟地黄 24 克、山茱萸 12 克、山药 12 克、鹿角胶（烊化）12 克、龟板胶（烊化）12 克、茯苓 9 克、牡丹皮 9 克、泽泻 9 克、海马（为末冲服）6 克。随症加减：偏于肾虚者，加附子 12 克、肉桂 9 克；腰膝酸软甚者，加牛膝 12 克；失眠，加酸枣仁 20 克。

临床观察：刘海生等用上法辨证论治 32 例慢性化脓性骨髓炎患者。结果：痊愈 30 例，显效 2 例，有效率 100％。[②]

9. 孟涛等分 3 型

（1）气血两虚型　症见神疲乏力，面色㿠白，脓液清稀，肉芽淡红或灰黄，舌淡，脉细。治宜滋补气血。药用生黄芪 15 克、党参 15 克、金银花 15 克、熟地黄 15 克、白术 10 克、牛膝 10 克、甲片 7 克、附子 7 克、干姜 9 克等。水煎服。

（2）热毒内盛型　症见高热，咽干，便秘尿赤，脓液黄白，质稠味臭，肉芽红紫，舌红苔黄，脉洪数或弦滑。治宜清热解毒。药用金银花 30 克、蒲公英 30 克、板蓝根 30 克、生地黄 15 克、牡丹皮 15 克、赤芍 15 克、连翘 15 克、乳香 10 克、没药 10 克、桔梗 6 克、姜黄 6 克等。水煎服。

（3）瘀血阻滞型　症见乏力低热，纳差，眼青，伤周紫暗或有肿块，瘘管流脓不畅或脓中夹有血块，舌紫，脉沉。治宜活血化瘀。药用金银花 30

① 杨文水.中医药治疗慢性化脓性骨髓炎 8 352 例报告[J].中医临床与保健,1989(2)：2－5.
② 刘海生,等.辨证治疗慢性化脓性骨髓炎 32 例[J].陕西中医,1989(3)：108－109.

克、野菊花 20 克、紫花地丁 20 克、蒲公英 20 克、当归 10 克、甲片 10 克、牛膝 10 克、赤芍 9 克、川芎 9 克、生地黄 9 克、桃仁 9 克、红花 9 克、皂角刺 6 克等。水煎服。①

10. 万福利等分 3 型

(1) 热盛邪实型　症见萎靡不振，疲乏倦怠，不思饮食，局部红肿热痛，舌红苔黄，脉弦滑有力。治宜清热解毒、活血通络。方用五味消毒饮加减：金银花、野菊花、紫花地丁、天葵子、蒲公英等。

(2) 血虚寒凝型　症见面色㿠白无华，体倦纳呆，腰膝酸软乏力，小便清长，患处色白漫肿，酸楚疼痛，舌质淡苔薄白，脉沉细而迟。治宜温补解凝、活血通络。方用阳和汤加减：麻黄、熟地黄、白芥子、炮姜炭、甘草、肉桂、鹿角胶等。

(3) 久病伤阴型　症见心神不宁，面红目赤，健忘惊悸，咽干口燥，形疲色悴，皮肤干燥，骨蒸潮热，烦躁易怒，失眠多梦，盗汗，舌少苔或无苔，质红绛，甚则少津。治宜滋阴清热、活血通络。方用大补阴丸加减：熟地黄、龟甲、黄柏、知母等。

临床观察：万福利等用上法辨证并结合西药治疗 30 例化脓性骨髓炎患者，结果：痊愈 25 例，有效 4 例，无效 1 例。②

11. 王治军分 2 型

(1) 热毒炽盛型　症见高热，咽干，便秘尿赤，脓液黄白，质稠味臭，肉芽红紫，舌红苔黄，脉洪数或弦滑。治宜清热解毒。方用消炎汤：七叶一枝花 10 克、墨飞 10 克、黄羊草 10 克、岩丰 10 克、追风王 10 克、闭火丹 10 克、当归 10 克、玄参 10 克、泽泻 10 克、大黄 30 克、黄芪 30 克、丹参 30 克、刘寄奴 12 克、红藤 12 克、秦艽 12 克、白薇 12 克、刺椿头 12 克、茯苓 15 克等。随症加减：局部肿硬者，加甲片；痛甚者，加乳香、没药；局部发热者，加地骨皮，重用闭火丹。

(2) 气血两亏型　症见神疲乏力，面色㿠白，脓液清稀，肉芽淡红或灰黄，舌淡脉细。治宜滋补

气血。方用温补汤：山药 30 克、何首乌 30 克、黄芪 30 克、党参 30 克、丹参 30 克、岩丰 12 克、闭火丹 12 克、当归 12 克、熟地黄 12 克、生地黄 12 克、白芍 12 克、玉竹 12 克、地骨皮 12 克、巴戟天 12 克、甜大芸 12 克、黄精 12 克、白及 12 克等。

临床观察：王治军采用上法辨证论治 300 例慢性化脓性骨髓炎患者。结果：痊愈 185 例，好转 102 例，总有效率 95.7％。③

经 验 方

1. 仙方活命饮加减　金银花 18 克、白芷 12 克、当归尾 10 克、皂角刺(炒) 8 克、贝母 9 克、天花粉 9 克、没药 9 克、防风 9 克、陈皮 9 克、赤芍 9 克、甲片(炙) 6 克、乳香 6 克、甘草 6 克。随症加减：热重者，加麦冬 20 克、黄柏 10 克；恶寒、发热者，加荆芥 9 克、羌活 9 克。每剂水煮取汁 300 毫升，每次 100 毫升，每日 3 次。持续用药 1 个月。殷凡彪将 62 例附骨疽患者随机分为对照组和治疗组各 31 例。两组均以烙法治疗，治疗组另联合仙方活命饮加减治疗。结果：治疗组总有效率为 96.77％，高于对照组的 80.65％，两组比较差异有统计学意义($P < 0.05$)；与对照组相比，治疗后治疗组血沉、白细胞、中性粒细胞百分比均较低，两组比较差异有统计学意义(均 $P < 0.05$)；治疗后治疗组创面愈合时间短于对照组，两组比较差异有统计学意义($P < 0.05$)。④

2. 骨髓炎外洗方　生大黄 30 克、黄柏 30 克、黄芪 30 克、当归 30 克、紫花地丁 30 克、川牛膝 30 克、透骨草 20 克、夏枯草 20 克、苍术 20 克、赤芍 15 克。水煎至 500 毫升，在负压封闭引流技术治疗基础上联用，每日 1 剂，7 日为 1 个疗程，连续治疗 4 个疗程。刘永立等将 96 例急性化脓性骨髓炎患者随机分为治疗组与对照组各 48 例。两组均应用负压封闭引流技术治疗，治疗组另联用骨髓炎

① 孟涛，等.辨证治疗慢性化脓性骨髓炎 34 例[J].陕西中医，1988(10)：446.
② 万福利，等.中西医结合治疗化脓性骨髓炎 30 例疗效观察[J].河北中医，1986(1)：46 - 47.
③ 王治军.辨证治疗慢性化脓性骨髓炎 300 例[J].陕西中医，1986(9)：391 - 392.
④ 殷凡彪.烙法联合仙方活命饮加减治疗附骨疽的临床效果[J].河南医学研究，2020，29(16)：3020 - 3022.

外洗方治疗。结果：治疗组总有效率为95.83%，显著高于对照组的77.08%，两组比较差异具有统计学意义（$P<0.05$）；治疗组患儿C反应蛋白（CRP）、红细胞沉降率（ESR）、中性细胞计数以及白细胞（WBC）水平均显著低于对照组，两组比较差异具有统计学意义（$P<0.05$）。[1]

3. 五味消毒饮加减 炮甲片5克、紫花地丁20克、鱼腥草10克、紫背天葵20克、野菊花20克、连翘20克、蒲公英25克、金银花25克。随症加减：气血亏、脉虚弱、血虚寒凝者，加川芎10克、当归15克、白术8克；神疲乏力、面色㿠白、肌肉失养者，加生姜5克、桂枝8克、黄芪20克；疼痛明显者，加白芷15克、没药5克、乳香8克。每日1剂，水煎服，分早中晚3次服用。两组均7日为1个疗程，连续治疗4个疗程。李春阳将88例急性化脓性骨髓炎初期患者随机分为治疗组和对照组各44例。两组均采用常规西药治疗，治疗组另加用五味消毒饮联合治疗。结果：治疗组总有效率高于对照组（$P<0.05$），两组治疗后各项指标均较治疗前改善（$P<0.05$），治疗后治疗组ESR、WBC及中性粒细胞显著低于对照组（$P<0.05$）。[2]

4. 内服外敷方1 （1）连银汤：金银花15克、连翘15克、蒲公英15克、茯苓12克、木香12克、白术7.5克、生地黄7.5克、紫花地丁10克、续断10克、黄芪15克、川芎15克。温水煎服，第一道药汤去掉一半，再次加水，第二道药汤煎至200～250毫升，每日1次，饭前半小时服用。（2）外敷方：桑枝15克、野菊花15克、黄柏15克、大青盐15克、牡丹皮15克、炒白术12克、炙甘草12克。上药加800毫升清水，文火煎至200～300毫升，冷却至40℃，用无菌纱布浸药后外敷患处，隔日1次，每次1小时，治疗21日。熊东武用上法治疗40例外伤化脓性骨髓炎患者。结果：显效27例，有效9例，无效4例。[3]

5. 仙方活命饮合五味消毒饮加味 当归10

克、甲片12克、金银花30克、天花粉10克、白芷10克、防风10克、皂角刺10克、陈皮10克、乳香9克、没药9克、赤芍10克、甘草10克、野菊花15克、紫背天葵10克、蒲公英25克、紫花地丁15克。随症加减：痛剧者，加延胡索10克、三七10克；骨质修复缓慢者，加淫羊藿15克、枸杞子15克、菟丝子15克、补骨脂15克；体质虚弱者，加黄芪18克、党参20克。每日1剂，水煎2次，分2次服。罗妮用上方加减治疗56例化脓性骨髓炎患者。结果：平均治疗35日；治愈54例，好转1例，未愈1例，总有效率98.21%。[4]

6. 五味消毒饮加味 炙甲片5克、蒲公英25克、紫背天葵20克、紫花地丁10克、野菊花20克、金银花25克、鱼腥草10克、连翘20克。随症加减：久病气血亏、脉虚弱、血虚寒凝者，加生姜5克、桂枝8克、黄芪20克；毒热炽盛、红肿疼痛、热盛肉腐者，加牡丹皮10克、生地黄8克、桔梗12克；神疲乏力、面色㿠白、肌肉失养者，加川芎10克、当归15克、白术8克；疼痛明显者，加没药5克、乳香8克。每日1剂，水煎服，分早晚2次服用，以7日为1个疗程，连续治疗8个疗程。李长修将112例慢性化脓性骨髓炎患者随机分为对照组和治疗组各56例。治疗组患者采用五味消毒饮加味方法治疗，对照组患者采用口服抗生素或静脉滴注青霉素。结果：总有效率治疗组为94.64%，对照组为82.14%，两组总有效率比较差异具有统计学意义。[5]

7. 五味消毒饮加味 金银花30克、野菊花30克、蒲公英30克、紫花地丁15克、紫背天葵子15克。随症加减：疼痛明显，患肢肿而不红，灼热，有明显的骨压痛和叩击痛，苔黄，脉滑数，属湿热瘀阻者，加薏苡仁15克、黄柏9克、苍术9克、川芎15克；患肢肿痛剧烈，皮肤焮红，灼热，内已酿脓，苔黄腻，脉洪数，属热毒炽盛者，加连翘15克、黄芩15克、黄连3克、浙贝母12克、白芷15克；

① 刘永立,等.骨髓炎外洗方配合负压封闭引流技术对急性化脓性骨髓炎患儿的影响[J].深圳中西医结合杂志,2018,28(6)：28－29.
② 李春阳.中西医结合治疗急性化脓性骨髓炎初期临床观察[J].实用中医药杂志,2017,33(6)：683－685.
③ 熊东武.连银汤内服联合中药外敷治疗外伤化脓性骨髓炎的临床疗效[J].临床合理用药,2017,10(2C)：113－114.
④ 罗妮.仙方活命饮合五味消毒饮治疗化脓性骨髓炎的疗效观察[J].实用中西医结合临床,2015,15(8)：48.
⑤ 李长修.五味消毒饮加味治疗慢性化脓性骨髓炎疗效观察[J].中国实用医药,2015,10(14)：221－222.

溃后急性症状逐渐缓解,脓水淋漓,久则形成窦道、死骨,畏寒肢冷,流脓清稀,属阳虚者,加制附子10克、菟丝子15克、鹿角胶10克;低热盗汗,苔少或无苔,脉细,属阴虚者,加青蒿12克、鳖甲24克、生地黄15克、牡丹皮12克、地骨皮15克。每日1剂,水煎早晚分2次温服,4周为1个疗程。张沂等收治34例慢性跟骨骨髓炎患者,采用手术清除病灶、敏感抗生素治疗的同时服用五味消毒饮加减。结果:经治痊愈20例,显效9例,好转3例,无效2例,总有效率94.1%;均获随访,随访时间1~4年,中位数2.8年,无复发病例。①

8. 托毒生肌散 黄芪、党参、丹参、当归、川芎、白芍、白术、蒲公英、金银花、紫花地丁。每日1剂,水煎服,早晚分服。陈献韬等使用托毒生肌法治疗78例慢性化脓性骨髓炎患者,内服托毒生肌散,同时骨炎膏(黄芪、土茯苓、紫草、红花、大黄、虎杖、当归、商陆、连翘、大戟、甘遂、龙骨、黄芩等)局部外用。切口周围用碘伏消毒,根据切口大小及局部红肿范围,取足量骨炎膏均匀涂于已叠好的4层消毒纱布上,骨炎膏表面衬以2层消毒纱布,贴敷于切口之上。骨炎膏要足量,覆盖面积大于红肿区,药物涂层厚度大于3毫米。根据切口局部情况决定换药周期:红肿重、渗出多者,每日换药2次;红肿较轻、渗出少者,每日换药1次;红肿轻、稍有渗出者,2日换药1次。结果:痊愈43例,好转28例,无效7例,总有效率88.3%。②

9. 虎撑丸 马钱子(米泔水浸3日,刮去皮,香油炸透成棕红色)120克、大枫子(去壳,土炒后用香油炸透)60克、炮甲片30克、制附子30克。共研细末,加于黄米饭(适量)内,捣匀,为丸,如黄豆大,备用。王文红等使用虎撑丸治疗骨髓炎患者,疗效满意。③

10. 回阳化坚膏 紫荆皮10克、白芷10克、赤芍10克、白及10克、木鳖子10克、麻黄10克、生南星10克、生川乌头10克、生草乌头10克、生

半夏10克、麝香0.5克。共研细末,凡士林调糊状,外敷患处。王文红等使用回阳化坚膏治疗骨髓炎患者,疗效满意。④

11. 祛腐生肌散 炒乳香3克、炒没药3克、儿茶3克、煅龙骨3克、煅珍珠1.2克、象牙(现禁用)1克、轻粉1.8克、麝香0.6克、冰片0.6克。上药共研细末,外涂患处。王文红等使用祛腐生肌散治疗骨髓炎患者,疗效满意。⑤

12. 拔核丹条 水银30克、黑铅8克、火硝30克、白砒霜15克、硼砂18克、白硇砂15克、白矾30克、胆矾30克、大青盐15克。用炼丹的升法,取出升丹,研细,用面糊做成细条状阴干后备用。王文红等使用拔核丹条治疗骨髓炎患者,疗效满意。⑥

13. 黄连解毒汤 黄芩10克、黄柏10克、栀子10克、黄连5克。每日1剂,水煎服,分2次口服。常玉文等以上方收治24例急性化脓性骨髓炎患者,并在病变处开窗减压,实施持续引流术。结果:术后2~4周时,体温恢复正常已10日,疼痛症状和活动障碍均消失,皮肤愈合良好,均为痊愈;随访6个月,无一例复发。⑦

14. 三黄汤 黄芩、黄连、黄柏、金银花、连翘、蒲公英、紫花地丁、红花、白芷、白头翁、夏枯草等。随症加减:根据窦道内分泌物药物敏感试验,选择针对性较好的中药或者增加部分药物用量,金黄色葡萄球菌组,加大金银花、连翘、蒲公英用量至50克;绿脓杆菌组,加大白头翁、夏枯草用量至50克;链球菌感染,增加野菊花、苍耳子、冰片等药。每日1剂,每日2次,头煎后药渣留砂锅中,加水后再煎1次,每次熏洗45分钟左右。吕松峰采用中药熏洗治疗20例慢性骨髓炎患者。结果:17例经熏洗后病灶处均愈合;3例病程迁延,经过积极对症治疗,病情得到控制,伤口愈合,总有效率100%。⑧

15. 自拟方 骨碎补15克、生黄芪18克、党参18克、枸杞子18克、当归9克、赤芍9克、菟丝

① 张沂,胡柏松.五味消毒饮配合抗生素在慢性跟骨骨髓炎手术治疗后的应用[J].中医正骨,2014,26(2):54-55,57.
② 陈献韬,李静,等.托毒生肌法治疗慢性化脓性骨髓炎[J].光明中医,2013,28(3):497-498.
③~⑥ 王文红,等.中医药治疗骨髓炎的经验总结[J].中国民间疗法,2012,20(8):46.
⑦ 常玉文,等.中西医结合治疗急性化脓性骨髓炎[J].中医临床研究,2011,3(18):89-90.
⑧ 吕松峰.中药熏洗治疗慢性骨髓炎的临床体会[J].光明中医,2011,26(3):515-516.

子 18 克、鹿角胶 10 克、淫羊藿 10 克、杜仲 15 克、桑寄生 10 克、鹿衔草 15 克、千年健 15 克、白花蛇舌草 15 克、金银花 15 克、皂角刺 15 克、甲片 5 克、肉桂 9 克、川续断 15 克、五加皮 15 克、土茯苓 12 克、猪苓 9 克、泽泻 9 克、红花 9 克、甘草 3 克。黄民兴采用上方治疗 105 例慢性骨髓炎患者。结果：治愈 49 例，占 46.7%；显效 28 例，占 26.7%；有效 20 例，占 19%；无效 8 例，占 7.6%。总有效率 92.4%。[①]

16. 阳和汤　熟地黄 30 克、鹿角胶 10 克、肉桂 3 克、麻黄 3 克、白芥子 6 克、姜炭 5 克、甘草 5 克。每日 1 剂，水煎内服。刘海帆等将 79 例慢性化脓性骨髓炎患者随机分为对照组 39 例和治疗组 40 例。两组均采用西医常规治疗，治疗组另加用阳和汤口服治疗。两组均以 3 周为 1 个疗程，一般观察 2~3 个疗程。结果：总有效率对照组为 79.5%，治疗组为 95.0%，两组比较差异有统计学意义（P<0.05）。[②]

17. 自拟膏药　黄连 10 克、当归 15 克、黄柏 10 克、生地黄 30 克、独活 10 克、白芷 9 克、甘草 9 克、青黛 30 克、乳香 30 克、没药 30 克、冰片 10 克、蜂蜡 20 克。前 7 味药与蓖麻油、凡士林各 2 500 克同煎，熬至药枯，滤去渣滓，加入后 5 味搅匀再次滤去渣滓，趁热把膏药涂在纱条上消毒冷却备用。于患处每周 1 贴。李想用自制膏药外治与中药汤剂内服治疗 12 例急性化脓性骨髓炎患者。结果：痊愈 9 例，显效 2 例，总有效率 91.67%。[③]

18. 六神祛腐汤　桑枝 25 克、黄芪 25 克、黄柏 25 克、野菊花 25 克、槐角 25 克、大青盐 25 克。上药加水 1 升煎制成药液，直接浸泡伤口患处或用纱布浸药反复外敷患处，每次 1 小时以上，每日 2~3 次，7 日为 1 个疗程，每 2 周复诊 1 次，如有死骨钳出后伤口不包扎，继续药浴。焦丽强等用上法治疗 42 例手部慢性骨髓炎患者，时间 2~12

周。结果：优 28 例，良 11 例，可 2 例，差 1 例，总优良率 92.86%；随访 2 年，无一例复发。[④]

19. 健骨生肌膏　乳香 40 克、没药 20 克、三七 30 克、血竭 20 克、白及 10 克、白芷 10 克、煅龙骨 5 克、煅牡蛎 5 克、麝香 1 克、樟脑 2 克、猪脂 120 克。朱文元等将 200 例慢性化脓性骨髓炎患者随机分为对照组和治疗组各 100 例。治疗组使用健骨生肌膏外敷，对照组使用青霉素 800 万单位加入 0.9%氯化钠注射液 250 毫升中静脉滴注，每日 1 次。结果：治疗组有效率为 99%，对照组有效率为 66%，两组有效率经统计学处理有统计学意义（P<0.01）。[⑤]

20. 附骨疽膏　黄芪、连翘、天花粉、白芷、土茯苓、紫草、樟脑、冰片、血竭、儿茶、松香、锻龙骨、乳香、没药、红花、当归、透骨草、黄蜡等。杜金焕等将 160 例手指及足趾骨髓炎患者随机分为治疗组 100 例和对照组 60 例。两组均予换药、抗生素应用、适当外固定和其他措施治疗，治疗组另加用附骨疽膏贴敷。结果：治疗组治愈 56 例，好转 32 例，总有效率 88%；对照组治愈 12 例，好转 15 例，总有效率 45%。治疗组与对照组疗效比较总有效率明显提高。[⑥]

21. 清骨解毒散　人参 20 克、当归 50 克、鱼鳔 36 克、蜈蚣 14 条、全蝎 12 克、僵蚕 50 克、蛇蜕 10 克、蝉蜕 30 克、夜明砂 50 克、甲片 36 克、鹿角霜 50 克、朱砂 6 克（服 2 料后停朱砂）、金银花 50 克、蒲公英 50 克、丹参 50 克、浙贝母 50 克、七叶一枝花 36 克、赤芍 50 克、黄柏 50 克、神曲 50 克。将上药焙研细末，每日 3 次，5~9 岁每次 3 克，10~15 岁每次 5 克，成人每次 6 克，饭后用黄酒冲服。张汝涛用清骨解毒散治疗 21 例慢性骨髓炎患者。结果：21 例均获痊愈；疗程最短者 45 日，最长者 130 日。[⑦]

① 黄民兴.中医治疗慢性骨髓炎 105 例效果分析[J].海南医学,2010,21(4)：57-58.
② 刘海帆,等.阳和汤结合西医疗法治疗慢性化脓性骨髓炎 40 例临床观察[J].中医药导报,2010,16(1)：39-40.
③ 李想.自制膏药外治与中药汤剂内服治疗急性化脓性骨髓炎[J].中国当代医药,2010,17(25)：88.
④ 焦丽强,等.自制中药六神祛腐汤外敷治疗手部慢性骨髓炎 42 例分析[J].中国中医骨伤科杂志,2010,18(6)：45.
⑤ 朱文元,等.健骨生肌膏治疗慢性化脓性骨髓炎临床观察[J].中国中医药现代远程教育,2009,7(3)：20-21.
⑥ 杜金焕,等.附骨疽膏剂治疗手指及足趾骨髓炎疗效观察[J].时珍国医国药,2007,18(9)：2273-2274.
⑦ 张汝涛.清骨解毒散治疗慢性骨髓炎 21 例[J].实用中医药杂志,2007,23(10)：634-635.

22. 骨髓炎丸　全蝎、蜈蚣、五倍子、山慈菇、乳香、没药、白及、土鳖虫、皂角刺、黄芪、制甲片。共研粉蜜制成丸，每日 3 次，每次 3～5 粒（以患者年龄大小决定给药量）。毛威等用骨髓炎丸治疗 15 例急性化脓性骨髓炎患者，单服此药丸。结果：15 例均治愈；随访 1～5 年，均未见复发；治疗期为 20～45 日，平均 32 日，治愈后仍需继服 30 日以巩固疗效。[1]

23. 托里消毒汤　皂角刺 8 克、金银花 10 克、甘草 6 克、桔梗 5 克、白芷 10 克、川芎 10 克、生黄芪 20 克、当归 10 克、白芍 15 克、白术 15 克、人参 10 克、茯苓 20 克。杨绍文收治 62 例慢性骨髓炎患者，全部采用手术病灶清除、滴注引流术配合内服中药托里消毒汤加减治疗。结果：治愈 58 例，占 93.4％；好转 2 例，占 3.3％；未愈 2 例，占 3.3％。治愈好转率 96.7％。[2]

24. 中药方 1　金银花 20 克、蒲公英 20 克、鱼腥草 30 克、黄芪 20 克、陈皮 15 克、木香 12 克、大黄（后下）40～60 克、芒硝（冲服）30 克、山楂 15 克、神曲 12 克。随症加减：偏于寒者，加羌活、独活、川芎；因跌仆闪挫而致者，可同时配服七厘散；热甚神昏者，吞服安宫牛黄丸或紫雪丹；成脓期肿甚者，加甲片、皂角刺；体弱者，加党参、熟地黄、当归；溃后，可适当加用八珍汤以培补正气，外贴自制骨炎拔毒膏。自制骨炎拔毒膏：将乳香、没药、甲片、寒水石、牛膝、赤芍等按一定比例粉碎，混匀，过 100 目筛，与自降丹一起用醋调成糊状，用毛刷均匀涂于由桐油、麻油和铅丹制成的膏药上，每日 1 次。余志辉等将 65 例胫骨急性化脓性骨髓炎患者随机分为治疗组 42 例和对照组 23 例。治疗组以大剂量清热解毒、泻下攻邪之中药内服为主治疗，对照组予以有效抗生素配合早期开窗引流。结果：治愈率治疗组为 80.95％，对照组为 82.61％，两者比较疗效无明显差异（P＞0.05）；平均疗程治疗组为（32.76±4.67）日，对照组为（30.62±4.07）日，

两者比较亦无明显差异（P＞0.05）。[3]

25. 内服外敷方 2　（1）内服方：金银花 20 克、蒲公英 20 克、鱼腥草 30 克、黄芪 20 克、陈皮 15 克、木香 12 克、大黄（后下）40～60 克、芒硝（冲服）30 克、山楂 15 克、神曲 12 克。随症加减：偏寒者，加羌活、独活、川芎；跌扑闪挫者，配服七厘散；热甚神昏者，吞服安宫牛黄丸或紫雪丹；成脓期肿甚者，加甲片、皂角刺；体弱者，加党参、熟地黄、当归；溃后者，酌加八珍汤。每日 1 剂。（2）骨炎拔毒膏：乳香、没药、甲片、寒水石、牛膝、赤芍按比例粉碎混匀过筛，与自降丹一起用醋调成糊状，涂于由桐油、麻油、铅丹制成的膏药上，每日 1 次。余志辉等用上法治疗 42 例急性化脓性骨髓炎患者。结果：平均疗程 32.76 日，治愈率 80.95％。[4]

26. 内服外敷方 3　（1）神功内托散：当归 10 克、川芎 10 克、白术 10 克、白芍 10 克、党参 10 克、茯苓 10 克、甘草 10 克、炮甲片 10 克、木香 10 克、附子 10 克、黄芪 15 克、陈皮 6 克、煨生姜 5 克、大枣 3 枚。随症加减：脾肾阳虚型，加蒲公英 10 克、没药 10 克；气阴两虚型，去附子、煨生姜、炮甲片，加玄参 20 克、紫丹参 10 克；湿热内蕴型，去附子、煨生姜，加薏苡仁 20 克、泽泻 10 克、黄柏 10 克；瘀血阻滞型，去附子、煨生姜、茯苓、白芍、大枣，加皂角刺 10 克、赤芍 10 克。每日 1 剂。（2）局部创口破溃者外敷蛇葡萄根软膏：取新鲜蛇葡萄根 500 克洗净，取韧皮部捣泥，加鸡蛋清 6 克、75％乙醇 150 毫升、麻油 100 毫升调膏，涂于纱布敷于患处，同时用 26％蒲公英溶液清洗创口，隔日 1 次。陈本立用上法治疗 98 例慢性化脓性骨髓炎患者。若患者死骨过大且在肌肉骨骼深层，可施行死骨清除术。结果：治愈 85 例，痊愈率 86.7％；好转 13 例，好转率 13.3％；平均疗程 111.2 日，2 年后随访 2 例复发，复发率 2.04％。[5]

27. 中药方 2　（1）初期，患肢红肿热痛，病变干髓端压痛明显，肢体活动障碍，寒战，高热，体温

---

① 毛威，等.骨髓炎丸治疗急性化脓性骨髓炎 15 例[J].中国中医急症，2002(3)：189.
② 杨绍文.慢性骨髓炎的治疗体会[J].云南中医中药杂志，2001，22(1)：10－11.
③～④ 余志辉，等.大剂量中药内服为主治疗急性化脓性骨髓炎 42 例[J].中医研究，2001，14(2)：33－34.
⑤ 陈本立.内服外敷治疗慢性化脓性骨髓炎的临床研究[J].湖北中医杂志，2000，22(9)：15－16.

可达39℃以上，口渴，烦躁，小便黄赤，大便干燥，舌红，苔白厚或黄腻，脉洪数或弦滑。治宜清热解毒、通络止痛。方用五味消毒饮加减：金银花20克、黄芪20克、芒硝20克、蒲公英15克、陈皮15克、木香15克、鱼腥草25克、大黄（后下）30克、山楂12克、神曲9克。随症加减：患肢肿甚者，加甲片、皂角刺；偏于寒者，加羌活、独活、川芎；因跌仆闪挫而致者，可同时配服七厘散；热甚神昏者，吞服安宫牛黄丸或紫雪丹。(2) 成脓期，患者发热、寒战，局部肿胀明显，阵痛或刺痛，皮肤焮红光亮，按之肿硬中有软陷，苔黄厚，脉洪数。治宜清热解毒、和营托毒。上方加甲片、皂角刺。体弱者可加党参、熟地黄、当归等。(3) 溃后期，全身症状较酿脓期轻，局部溃破流脓，脓质稠黄，或稀薄有血性，周围红肿或不红肿，苔黄或白，脉洪数或较弱。治溃后而正气旺者，宜托里排脓。方用托里消毒饮加减：当归15克、甲片15克、金银花15克、生黄芪20克、川芎12克、皂角刺9克、白芷9克、甘草6克。随症加减：若正气偏虚者，加用八珍汤。①

28. 附骨疽散　乳香15克、没药15克、血竭15克、海马50克、火硝50克、阿胶15克、黄蜡150克、儿茶15克、桑枝15克。诸药研末，每次服10克，每日2次。杨伟明等收治56例慢性骨髓炎患者，内服附骨疽散，外用中药灌洗方（苍术30克、白芷15克、白及15克、野菊花15克、土茯苓15克、黄柏10克、紫草15克，煎水)，疮口较大者直接倒入冲洗3遍。窦道较小且深者，用注射器抽取上药汁灌入冲洗。再用0.02%呋喃西林纱条换药，每日1次。结果：治愈45例，好转11例；疗程最长6个月，最短1个月；随访半年～3年，仅1例复发。②

29. 复方蜜桶花根方　蜜桶花根、明矾、金银花、连翘、当归、赤芍、生地黄、牛膝、附子、续断等组成。每日1剂，水煎内服。张丽华等用复方蜜桶花根汤治疗98例脓毒蚀骨类附骨疽患者。结果：痊愈89例，占90.8%；好转7例，占7.2%；无效2例，占2%。疗程最长者为318日，最短者为7日，平均162.5日。随访最长者为8年，最短6个月；随访4～8年者3例，1～4年者6例，6个月以上者6例，其中3例复发，2例经治再次痊愈，1例基本好转。③

30. 仙方活命饮加减　金银花12克、防风12克、乳香6克、没药6克、白芷6克、陈皮6克、川贝母6克、甲片6克、天花粉6克、当归10克、甘草3克。随症加减：气虚，加黄芪15克、党参15克。每日1剂，水煎去渣，温服。12剂为1个疗程。曾榕山等用仙方活命饮加减治疗11例慢性骨髓炎患者。结果：服药2个疗程，局部肿痛消失，疮口愈合，X线摄片示无死骨为治愈7例；服药3个疗程，局部肿痛减轻，疮口未全愈合为好转3例。治疗中停药1例为无效。④

31. 银花连芷汤　金银花100克、酒炒黄连20克、白芷15克、当归12克、川芎10克、延胡索12克、蒲公英15克、紫花丁地15克、野菊花15克。随症加减：热毒炽盛者，加牡丹皮、大青叶、连翘；气虚者，加黄芪；血虚者，加杭白芍、鹿角胶（冲服）。每日1剂，水煎服，二煎取汁过滤，装茶壶内，待温，冲洗患部。李传运用银花连芷汤治疗68例附骨疽患者。结果：痊愈56例，占82.35%；显效7例，占10.3%；有效5例，占7.35%。总有效率100%。⑤

32. 还阳熏药卷　肉桂、人参、白蔹等。局部先用温水泡洗10分钟后，再以还阳熏药卷外熏，用时以火点燃，外熏疮面或漏管口，每日1～2次，每次15～20分钟，4周为1个疗程。吕培文等用还阳熏药卷结合八珍丸治疗16例附骨疽患者，均内服八珍丸，早晚各1丸。结果：临床治愈8例，占50%；好转6例，占37%；未愈2例，占12%。总有效率87.5%。⑥

33. 八妙汤　黄柏15克、苍术15克、薏苡仁

① 余智辉，等.中西医结合治疗急性化脓性骨髓炎89例[J].实用中医药杂志，2000,16(11)：32-33.
② 杨伟明，等.附骨疽散内服加中药灌洗治疗慢性骨髓炎[J].中国骨伤，2000,13(8)：507.
③ 张丽华，等.复方蜜桶花根汤治疗脓毒蚀骨类附骨疽98例疗效观察[J].中国民族民间医药杂志，1999(36)：21-23.
④ 曾榕山，等.中医药治疗慢性骨髓炎11例[J].福建中医药，1997,28(5)：23-24.
⑤ 李传运.银花连芷汤治疗附骨疽68例[J].黑龙江中医药，1998(1)：3-5.
⑥ 吕培文.还阳熏药卷结合八珍丸治疗16例附骨疽临床观察[J].北京中医，1997(1)：24-25.

15克、牛膝10克、黄芪15克、金银花30克、当归10克、生甘草10克。随症加减：高热心烦、患处肿痛者，加蒲公英、连翘、野菊花、紫花地丁、栀子；疮肿疼痛未溃者，加皂角刺、甲片；病久体虚者，加重黄芪用量，再加党参、山药、天花粉；患处在上半身者，去牛膝，加桑枝、桔梗。每日1剂，早午晚各服100毫升。曲学英等用八妙汤治疗159例附骨疽患者。结果：治愈145例，占91.2%；转为慢性者14例，占8.8%。[1]

34. 解毒消疽饮 蒲公英30克、连翘15克、黄连6克、栀子10克、黄柏10克、当归12克、赤芍10克、金银花30克、紫花地丁30克、川贝母10克、茯苓15克、生石决明（先煎）30克、生甘草10克。每日1剂，水煎3次，早午晚分服，儿童酌情减量。吕兆松用解毒消疽饮治疗慢性骨髓炎患者，疗效满意。[2]

单 方

1. 三黄粉 组成：生大黄40克、黄芩30克、黄柏20克。随症加减：患处肿胀明显者，加泽兰15克；患处红肿热明显者，加金银花20克、连翘15克；高热伤阴明显者，加生地黄20克；患处有剧烈疼痛者，加白芷15克。制备方法：上药共研为末后，加入清水60毫升、蜂蜜40毫升，搅拌后加热，待熬成糊状后涂抹于35厘米×15厘米的蜡纸上。用法用量：冷却至约40℃时，避开手术切口或溃口2~3厘米，外敷患处，用胶布固定，每日1剂。临床应用：聂亚林将80例急性化脓性骨髓炎患者随机分为对照组和治疗组各40例。对照组行病灶清除联合闭式灌洗术，清除死骨及坏死组织，生理盐水冲洗后充分引流，选用敏感抗生素抗炎，加强营养支持，维持水电解质平衡等常规西医治疗。治疗组在上述常规西医治疗的基础上，术后第1日起即给予自拟三黄粉外敷。7日为1个

疗程，共治疗3个疗程。结果：总有效率治疗组为95.0%，对照组为70.0%，两组比较差异有统计学意义（$P<0.05$），提示治疗组疗效明显高于对照组；且治疗组患者的急性症状消失时间、术后切口感染人数及切口愈合时间和对照组相比亦有显著性差异（$P<0.05$）。[3]

2. 三黄散 组成：黄柏30克、生大黄30克、黄芩30克。随症加减：患处红肿热者，加金银花15克、连翘15克；疼痛剧烈者，加白芷20克；高热伤阴者，加生地黄15克；患处肿胀者，加泽兰20克。用法用量：上药研为粉末后用蜂蜜30毫升、清水50毫升搅拌混匀后加热成糊状，涂于蜡纸上，冷却至40℃，敷贴于患处胶布固定。外敷药贴避开破溃和手术切口2~3厘米，每日1次，7日为1个疗程，共4个疗程。临床应用：冯兴兵等用上法治疗43例急性化脓性骨髓炎患者。根据病情及时开窗减压和持续引流，对症给予消肿止痛处理并选择敏感抗生素治疗。结果：治愈33例，好转8例，未愈2例，总有效率95.3%。[4]

3. 白萝卜双花膏 组成：大白萝卜5 000克、藏红花60克、丁香花30克。制备方法：将萝卜洗净切碎，加1升清水煮沸去渣，加温熬制黑色膏药样，加入二花埋入地下1米，6个月后启用。临床应用：邢陆英等用上法治疗58例化脓性骨髓炎患者。结果：平均疗程2周~30日；治愈32例，显效13例，有效8例，无效5例，总有效率91.38%。[5]

4. 密冰散 组成：密陀僧30克、冰片0.3克。用法用量：将密陀僧研极细末，加入冰片研磨后，倒入适量优质桐油，搅拌成糊状敷于患处，外敷无菌白棉布、牛皮纸，胶布固定，绷带包扎。脓液多，每日外敷1次，脓液少，隔日1次，同时全身应用敏感抗生素。无脓液时，按外科常规换药方法处理，直到伤口愈合。临床应用：刘芝华等用上法治疗33例慢性化脓性骨髓炎患者。结果：治愈

① 曲学英,等.八妙汤治疗附骨疽疗效观察[J].山西中医,1995,11(2)：20-22.
② 吕兆松.解毒消疽饮治疗慢性骨髓炎[J].新疆中医药,1995(4)：56-57.
③ 聂亚林.自拟三黄粉外敷治疗急性化脓性骨髓炎40例临床观察[J].浙江中医杂志,2015,50(4)：280.
④ 冯兴兵,等.中西医结合治疗急性化脓性骨髓炎43例[J].浙江中西医结合杂志,2014,24(6)：545-546.
⑤ 邢陆英,等.白萝卜双花膏治疗化脓性骨髓炎58例[J].中医外治杂志,2014,23(4)：28.

28例,好转3例,无效2例,有效率93.94%。[①]

5.蛇葡萄根软膏　组成:蛇葡萄根500克、明矾100克、冰片60克。用法用量:上药捣碎如泥状,用适量蛋清、酒精、麻油调膏,软膏涂于纱布,敷患处,隔日换药1次。临床应用:杨西检等将68例化脓性骨髓炎患者随机分成中医组16例、西医组17例和中西医结合组35例。中医组只采用中药内治、外敷法,西医组只采用西医治法,中西医结合组则在采用中药内治、外敷法的同时配合西药治疗。10日为1个疗程。结果:中西医结合组治愈18例,好转15例,无效2例;中医组治愈6例,好转3例,无效7例;西医组治愈7例,好转4例,无效6例。经统计学处理结果有显著性差异($P<0.05$),中西医结合组与单纯中医组、西医组比较,有显著性差异($P<0.05$);单纯中医组与西医组比较无明显差异($P>0.05$)。[②]

①　刘芝华,等.密冰散外敷治疗慢性化脓性骨髓炎33例[J].中医外治杂志,2002,11(6):5.
②　杨西检,等.综合治疗化脓性骨髓炎68例临床观察总结[J].湖南中医药导报,1999,5(4):33-34.

化脓性关节炎

概 述

化脓性关节炎是发生在关节部位的化脓性感染，系机体抵抗力低下时细菌入侵关节而发病，可发生于任何年龄，多见于小儿和青少年，最常发生于髋、膝关节，其次为肩、肘、踝、骶髂关节，多由金黄色葡萄球菌感染、溶血性链球菌、肺炎双球菌等引起。急性期表现为四肢关节某一关节或多个关节出现红肿热痛，积脓多时有波动感，同时伴高热、汗出、寒战等急性化脓性感染的全身症状。继发病理性关节脱位时，可出现畸形；化脓时，向外溃破可形成瘘管。其病变实质多由滑膜充血水肿、化脓、整个关节组织受到破坏，治疗困难，致残率高，施治不当，易形成关节功能障碍。

本病属中医"无头疽""关节流注""余毒流注""热痹"等范畴，发生于热毒余邪流注关节，或感受暑湿之邪，或瘀血停滞化热成毒，或开放损伤感染邪毒。发于髋关节者称环跳疽，发于膝关节者称膝疽，症见膝关节肿大，焮赤疼痛，按之浮软如绵，屈伸不利，步履艰难，证属湿热下注，滞留关节，蕴久成脓。明代汪机在《外科理例》指出："或腠理不密，寒邪客于经络，或闪仆，或产后，瘀血流注关节，或伤寒余邪未尽为患，皆因真气不足，邪得乘之，经脉受阻，乃发本病。"中医分期辨证如下。(1) 初期（湿热期、湿热蕴阻型）：初为全身不适，很快出现恶寒发热，随之寒战高热，体温高达 39℃～40℃，汗出，关节疼痛肿胀、压痛，皮温增高；舌苔薄白，脉紧数。治宜清热解毒化湿。(2) 中期（湿热酿脓期、热毒成脓）：全身中毒症状明显，寒战高热，大汗出，体温高达 40℃以上，关节局部红热

肿胀、跳痛、剧痛，拒按，关节屈曲畸形；苔黄腻，脉数或洪数。治宜解毒泄热通里。(3) 后期（脓溃期）：全身症状减退，神情疲惫，面色无华，关节破坏，筋骨受损，关节畸形；舌淡苔少，脉细数。治宜扶正排脓。(4) 康复期（恢复期）：全身情况恢复尚好，关节肿痛基本消失，关节僵直或畸形。治宜舒筋活络、松解粘连。治疗上应分清虚实寒热，辨证施治。

辨 证 施 治

1. 黄桂成等分 4 证

(1) 正虚邪乘证 症见恶寒发热，肢体重着，关节肿痛；苔白腻而滑，脉沉细。治宜清热解毒、渗利化湿。方用五味消毒饮加豆卷、佩兰：金银花、野菊花、蒲公英、紫花地丁、天葵子等。

(2) 余毒流注证 曾患疔疮疖痈或患麻疹、伤寒后毒邪走散，流注于关节，见患处肿胀疼痛。治宜清热解毒、凉血祛瘀。方用犀角地黄汤、黄连解毒汤：水牛角、生地黄、白芍、牡丹皮、黄连、黄芩、黄柏、栀子、连翘、牛蒡子等。

(3) 瘀血化热证 平素积劳过度，肢体经脉受损，或有跌仆闪挫，患处肿痛，疼痛多以刺痛为主，痛有定处；舌紫暗，或有瘀斑，舌下络脉曲张，脉多细涩。治宜活血散瘀、清热解毒。方用活血散瘀汤加味：川芎、当归、赤芍、苏木、牡丹皮、枳壳、槟榔、桃仁、大黄、瓜蒌子、紫花地丁、金银花、蒲公英、栀子等。

(4) 气血两虚证 症见关节肿痛，肢体活动受限，形体消瘦，神疲乏力，面色淡白或萎黄；舌淡，脉细。治宜补益气血。方用八珍汤。若伤口久溃不愈，方用十全大补汤：人参、茯苓、白术、熟

地黄、当归、川芎、白芍、肉桂、黄芪等。①

2. 袁浩分4期

（1）初期　症见全身不适，纳差，关节疼痛，发病于浅表关节可见局部肿胀，伴有红、热。治宜清热解毒、利湿化瘀。方用黄连解毒汤、五神汤：黄连、黄芩、黄柏、栀子、连翘、牛蒡子、茯苓、车前子、金银花、牛膝、紫花地丁等。随症加减：因感受暑湿邪毒者，加佩兰、薏苡仁、六一散等；因热毒余邪发病者，加生地黄、牡丹皮；因蓄瘀化热而成者，加桃仁、红花、丹参、三七等。患肢制动，局部敷药选用拔毒消疽散、玉露膏、金黄膏等。当关节积液有波动时，可行关节穿刺，抽尽渗出液后注入冰黄液或黄连素液，或抗生素。

（2）酿脓期　症见寒战高热，脉紧数，关节肿胀，按之波动，伴有红、热，在膝关节可有浮髌现象。患肢肌肉发生保护性痉挛，肢体多呈屈曲位。治宜清热解毒、凉血利湿。方用五味消毒饮合黄连解毒汤或清营汤：金银花、野菊花、蒲公英、紫花地丁、天葵子、黄连、黄芩、黄柏、栀子、连翘、牛蒡子、麦冬、生地黄、玄参、丹参等。随症加减：湿热重者，加薏苡仁、茯苓、泽泻、车前子；热毒内盛，出现高热神昏、身见出血点者，属危证，加水牛角、生地黄、牡丹皮，并加用醒脑静、紫雪丹等；若炽热伤阴，气阴亏损者，加生脉饮。局部敷药同初期。关节穿刺如抽出液为脓性，应吸尽关节内积液，用冰黄液或抗生素冲洗。患肢制动以牵引制动效果较好。

（3）溃脓期　由于大量黏稠骨膜渗出液积于关节腔内，最终造成感染化脓，使整个关节内充满脓液，压力逐渐增高，甚至破裂，脓液可流入邻近组织。

① 若患处将溃未溃，或初溃泄脓不畅，治宜托里透脓。方用托里消毒饮或透脓散：人参、白术、白芷、金银花、连翘、黄芪、甲片、当归、皂角刺等。随症加减：热毒盛者，加薏苡仁、黄连、蒲公英、败酱草等以清热解毒。

② 若溃后正虚，治宜补益气血。方用八珍汤或十全大补汤或生脉散：人参、茯苓、白术、熟地黄、川芎、当归、白芍、肉桂、黄芪、麦冬、五味子、甘草等。随症加减：脾胃虚弱、纳差者，加四君子汤和陈皮、山楂、鸡内金等；如正气虽虚但热毒未尽，或初溃不久，选用补药不宜过温，以防助热为患。局部敷药局部外用五加皮、白莲、芒硝水湿敷，以促进感染局限和早日溃脓。患肢制动患肢继续牵引制动。

（4）恢复期　经过治疗，炎症消退，病灶愈合，全身情况恢复良好，即应开始进行关节功能锻炼。同时，用五加皮汤或海桐皮汤熏洗，还可用手法、理疗促进血液循环和粘连松解，以早日恢复功能。若关节强直在功能位，关节稳定、不痛，对工作、生活影响不大者，一般不需特殊处理。②

经　验　方

1. 桂独丝地汤　圆桂、独活、桑寄生、丝瓜络、追地风、黄芪、党参、赤芍、金银花、枳壳、蒲公英、藏红花、陈艾叶。舒筋通络，活血化瘀，除痹软节。每日1剂，水煎分2次服用。李长利采用中西医结合治疗103例化脓性膝关节炎患者，予桂独丝地汤。药渣加热膝关节外敷。同时静脉滴注青霉素640万单位，祖师麻针2支每日深部肌内注射2次，2周为1个疗程。结果：91例在1个疗程后关节肿胀消退疼痛消失，膝关节活动自如，治愈占88.35%；2个疗程后治愈7例，占6.8%；3个疗程后治愈3例，占2.91%；3个疗程后2例仍有膝关节活动强硬屈伸困难，好转占1.94%。③

2. 托里透脓汤合五味消毒饮加减　白芷6克、当归9克、黄芪20克、人参6克、白术12克、甲片6克、皂角刺9克、升麻9克、生草6克、蒲公英12克、菊花12克、金银花15克、苦参12克。随症加减：热盛者，酌加石膏20克、知母12克；疼痛明显者，加白芍15克、延胡索12克。每日1

① 黄桂成，王拥军.中医骨伤科学[M].北京：中国中医药出版社，2016：310-311.
② 袁浩.中医骨病学[M].上海：上海科学技术出版社，1998：13-16.
③ 李长利.中西医结合治疗化脓性膝关节炎103例[J].实用医技杂志，2007(34)：4749-4750.

剂,水煎服,共 7 日,同时配合关节穿刺、庆大盐水灌洗治疗,有高热等不适者行对症处理。刘会飞等用上法治疗 20 例化脓性关节炎患者。结果:显效 15 例,有效 3 例,无效 2 例,1 例经手术切开灌注冲洗 2 周,配合抗生素治疗后痊愈,优良率 90%。[1]

3. 外敷内服方 (1)局部外敷野葡萄根药膏:野葡萄根捶取肉质皮、打烂如泥,每 500 克泥状膏中加鸡蛋清 4 个、麻油 100 克搅拌均匀使用。药膏厚度 0.2 厘米,每日换 1 次,如有伤口或手术切口,先用纱条及敷料盖创面,然后外敷药膏。(2)内服清热解毒、活血化瘀中药:玄参 15 克、当归 15 克、丹参 15 克、金银花 15 克、蒲公英 15 克、赤芍 15 克、牡丹皮 10 克、桃仁 10 克、白花蛇舌草 15 克、土鳖虫 7 克、薏苡仁 15 克、甘草 7 克。每日 1 剂,平煎 2 次服用,儿童用量酌减。对毒热证候较甚者,兼用有效抗生素。下肢关节者,使用适量牵引。穿刺查及病灶关节有渗出液或化脓,及时行切排及灌注;病灶累及骨骼及软骨坏死者,予以切除;在髋关节出现骨骺滑脱或股骨颈部骨折者,及时行髋后入路手术复位,用松质骨螺钉从大粗隆处固定。张自强等用上法治疗 65 例化脓性关节炎患者。结果:治疗时间最长 2 个月,最短 15 日,平均 42 日;治愈 40 例,显效 15 例,有效 7 例,无效 3 例,总有效率 95.4%,优良率 84.6%。[2]

4. 内服方 败酱草 30 克、黄芩 9 克、黄连 6 克、栀子 12 克、桔梗 15 克、连翘 12 克、板蓝根 15 克、马勃 9 克、僵蚕 6 克、升麻 9 克、桃仁 9 克、甘草 6 克。水煎分 2 次口服,每日 1 剂。戴珍用上

方治疗 1 例化脓性关节炎患者。服药 1 周后关节肿痛明显减轻,继服 5 日后双膝关节红肿疼痛症状消失,且行动自如,随访 1 年未再复发。[3]

5. 仙方活命饮合五味消毒饮加减 金银花 20 克、连翘 15 克、蒲公英 15 克、紫花地丁 12 克、野菊花 12 克、天花粉 12 克、当归 12 克、赤芍 12 克、薏苡仁 12 克、桔梗 12 克、乳香 10 克、没药 10 克、木香 10 克、白芷 10 克。随症加减:热重者,加黄连 12 克、黄芩 12 克、栀子 12 克;瘀重者,加桃仁 12 克、红花 10 克;脓多者,加制甲片 12 克、皂角刺 12 克;气血两虚者,加黄芪 15 克、党参 15 克、白术 12 克、白芍 12 克。每日 1 剂,水煎服。王全兴用上法治疗 26 例急性化脓性关节炎患者。积脓多者行关节腔穿刺抽脓,生理盐水冲洗,至抽出液澄清后,注入 0.5 克先锋霉素 V 生理盐水溶解液 2~3 毫升,每日 1 次,直至无渗出为止。选用青霉素类、先锋霉素 V、氨基甙类等两联或三联,静脉给药或肌注。结果:疗程最短 10 日,最长 65 日,平均治疗 28 日;全部治愈,经 3 个月至 1 年随访未见复发。[4]

6. 阳和汤 熟地黄、鹿角胶、白芥子、肉桂、甘草、炮姜、麻黄。随症加减:气虚者,加黄芪;血虚者,加当归;食欲不振者,加淮山药、白术;流脓腥臭者,加金银花、白芷。每日 1 剂,水煎,早晚饭前分服,15 日为 1 个疗程,一般 2~4 个疗程。外用方:黄连 20 克、金银花 20 克,煎水,外洗患处,每日 3 次。瘘管用红升丹纱布条引流。刘华家用上法治疗 21 例化脓性关节炎患者。结果:临床治愈 10 例,显效 5 例,有效 4 例,无效 2 例,总有效率 90%。[5]

① 刘会飞,等.托里透脓汤化裁配合关节灌洗治疗化脓性关节炎 20 例[J].现代中医药,2007,27(5):27.
② 张自强,等.中西医结合治疗化脓性关节炎[C].2004 年全国危重病急救医学学术会议论文集,2004(7):285-286.
③ 戴珍.重用败酱草治疗化脓性关节炎[J].中医杂志,2002,43(12):893-894.
④ 王全兴.中西医结合治疗急性化脓性关节炎 26 例报告[J].中医正骨,1993,5(4):28.
⑤ 刘华家.阳和汤加减治疗化脓性关节炎 21 例小结[J].湖南中医杂志,1993,9(1):8-10.

急性化脓性膝关节炎

概　述

急性化脓性膝关节炎为骨伤科常见病之一，以膝关节的化脓感染为特征，多为外伤性感染、手术感染、局部注射感染等所致，常见病原菌85%以上是金黄色葡萄球菌，如治疗不当，后期常致膝关节功能障碍、畸形，严重影响日常生活。临床表现为急性发病，高热，患膝短期内出现关节局部红肿热痛，关节被动活动障碍或功能障碍，查体示关节积液，浮髌试验阳性。

本病属中医"骨痈疽""骨痹"范畴，病机是机体正气不足，卫外不固，邪毒壅滞关节所致，日久肝肾亏虚，营血不足，筋骨失养，痰瘀内着，经脉闭阻，宜标本同治，祛除病邪。临床辨证常为湿热蕴结型，症见寒战、高热，出汗，口干，病变关节疼痛、压痛，活动受限，局部肿胀、灼热，舌质红，苔黄腻，脉数。治宜清热解毒、凉血利湿。

经　验　方

1. 黄连解毒汤合五味消毒饮加减　随症加减：湿热重者，加薏苡仁、茯苓、泽泻；血热者，加生地黄、牡丹皮；炽热伤津者，加麦冬、五味子。每日1剂，水煎服，分2次服。待关节腔穿刺予庆大霉素盐水冲洗治疗结束后，外敷金黄膏，以凡士林：金黄散为8：10的比例调匀成膏涂敷6～7日。同时配合患肢皮肤牵引制动1～2周，期间加强患肢股四头肌收缩锻炼。王波等用上法治疗28例急性化脓性膝关节炎患者。结果：效优17例，效良7例，有效4例，总优良率85.7%。[1]

2. 内服外敷方1　肉桂、独活、桑寄生、丝瓜络、追地风、黄芪、党参、赤芍、金银花、枳壳、蒲公英、藏红花、陈艾叶。每日1剂，温热水煎熬，分2次服用，药渣包裹后加热膝关节外敷。静脉滴注青霉素约640万单位，祖师麻针2支每日深部肌内注射2次，2周为1个疗程。李长利等用上法治疗103例化脓性膝关节炎患者。结果：1个疗程后治愈91例，占88.35%；2个疗程后治愈7例，占6.8%；3个疗程后治愈3例，占2.91%，好转2例，占1.94%。[2]

3. 内服外敷方2　(1)托里败毒散：人参10克、白术10克、白芷10克、甘草10克、白芍12克、金银花12克、连翘15克。每日1剂，水煎服用，分2次服用，10日为1个疗程，服用2个疗程。(2)金黄膏：大黄250克、黄柏250克、姜黄250克、白芷250克、胆南星500克、陈皮500克、苍术500克、川厚朴500克、甘草500克、天花粉350克。上药共研细末，用凡士林8/10、金黄散2/10，调匀成膏涂敷6～7日。在关节镜下用过氧化氢、生理盐水、甲硝唑反复冲洗膝关节腔，置管持续引流冲洗，术后第2日开始内服中药，10日后拔管，外敷金黄膏。杨丽君等用上法治疗100例急性化脓性膝关节炎患者。结果：痊愈38例，显效44例，有效18例，总有效率100%。[3]

4. 外敷方　豨莶草100克、白鲜皮50克、黄柏30克、牛膝20克。将上药加水约2000毫升，煎沸20分钟后，置患处熏洗1小时，每日2次，每日1剂，治疗12日。马建海用上法治疗1例化脓性膝关节炎患者，3个月后随访，未见复发。[4]

① 王波，等.关节腔穿刺冲洗配合中药治疗急性化脓性膝关节炎28例[J].湖南中医杂志，2014,30(3)：66-67.
② 李长利，等.中西医结合治疗化脓性膝关节炎103例[J].实用医技杂志，2007,14(34)：4749-4750.
③ 杨丽君，等.中西医结合治疗急性化脓性膝关节炎100例[J].陕西中医，2007,28(10)：1340-1341.
④ 马建海.豨莶草外用治疗化脓性膝关节炎[J].中医杂志，2001,42(1)：202.

急 性 滑 膜 炎

概　　述

急性滑膜炎是骨伤科常见病,多发于青壮年,发病部位以膝、髋及踝关节最为常见。临床表现为无诱因的关节肿痛,抗生素治疗无效,关节穿刺易复发,少数病例迁延不愈,转化为慢性滑膜炎甚至化脓性缓解炎,影响日常工作生活。

本病属中医"痹证""骨痹"等范畴,好发于夏秋两季。病因多为急性外伤或慢性劳损或外感风湿热邪。病机为湿热蕴结,流注经脉,经脉痹阻,表现为关节肿痛,局部皮温增高,活动受限,舌质红,苔白腻。发病与肝、肾、脾有关,多本虚标实。

经　　验　　方

1. 外敷方　骨炎膏:黄芪、土茯苓、紫草、红花、大黄、虎杖、当归、商陆(醋炙)、甘遂(醋炙)、大戟(醋炙)、白芷、龙骨、黄芩、连翘等。先将患处用盐水擦洗两遍,晾干后将骨炎膏 150 克搅拌成黏稠糊状,均匀涂到肿胀关节处,用医用绷带覆盖。每日 2 次,分别是 9 时及 15 时,敷药时间为 2 小时,治疗 2 周。刘源等用上法治疗 35 例急性膝关节滑膜炎患者。结果:治愈 11 例,显效 17 例,有效 5 例,无效 2 例,总有效率 94.28%。[1]

2. 利水消肿方　苍术 15 克、茯苓皮 30 克、金银花 12 克、醋莪术 7 克、大腹皮 30 克、萆薢 10 克、三棱 7 克、盐车前子 30 克、土茯苓 10 克、川牛膝 15 克、蒲公英 15 克、黄柏 12 克。随症加减:痛

甚者,加川芎 10 克、制草乌 5 克;肿胀甚者,加防己 20 克、木通 6 克;热甚者,加泽泻 10 克、秦艽 10 克。每日 1 剂,水煎服,分早晚服用。五味骨疽拔毒散外敷患膝,将药粉用温开水和蜂蜜调和后敷于患膝,纱布固定,夜间敷上,晨起去除,治疗 14 日。刘洋等用上法治疗 19 例急性膝关节滑膜炎患者。结果:显效 10 例,有效 8 例,无效 1 例,总有效率 94.73%。[2]

3. 独活除湿汤　当归 15 克、白芍 15 克、川芎 10 克、续断 15 克、牡丹皮 10 克、党参 10 克、黄芪 35 克、白术 15 克、苍术 36 克、甘草 5 克、独活 5 克、葛根 10 克、防风 15 克、鸡血藤 10 克、五加皮 10 克、桑寄生 15 克、桂枝 10 克、杜仲炭 15 克、茯苓 10 克、茺蔚子 10 克、薏苡仁 20 克、淫羊藿 10 克、地龙 5 克、忍冬藤 5 克、肉桂 24 克。患者行关节镜下膝关节滑膜清理术后,每日 1 剂,水煎服,早晚分服,服用 7 日。赵廷虎等用上法治疗 48 例膝关节急性滑膜炎患者,同时配合股四头肌等长收缩和直腿抬高锻炼、CPM 锻炼。结果:总有效率为 100%。[3]

4. 加味四妙汤加减　苍术 10 克、白术 10 克、生薏苡仁 15 克、牛膝 10 克、黄柏 10 克、茯苓皮 15 克、忍冬藤 15 克、白芍 15 克、地龙 10 克。随症加减:湿热盛者,加滑石 15 克、车前子 15 克;火热盛者,加栀子 10 克、知母 10 克;血热盛者,加赤芍 15 克、牡丹皮 10 克;血瘀盛者,加制乳香 10 克、制没药 10 克;阴虚内热者,加麦冬 10 克、知母 10 克;关节肿胀明显者,加赤小豆 15~30 克;类风湿因子或抗溶血性链球菌"O"高于正常,或 HLA -

① 刘源,陈利国,等.骨炎膏外敷治疗急性膝关节滑膜炎的临床研究[J].中国中医急症,2018,27(2):263-265.
② 刘洋,等.中药外敷配合利水消肿方治疗急性膝关节滑膜炎临床观察[J].中医药临床杂志,2017,29(11):1898-1900.
③ 赵廷虎,等.关节镜结合独活除湿汤治疗膝关节急性滑膜炎的疗效分析[J].中国中医骨伤科杂志,2016,24(7):53-55.

B27 阳性者,加秦艽 15 克、青风藤 30 克、防己 10 克;血沉快者,加马鞭草 31～45 克。上方每日 1 剂,水煎服,早晚分服。外敷滑膜膏:黄连、黄柏、白矾、五味子、大黄、蒲公英、生栀子、姜黄、生南星、赤芍、甲片、血竭、细辛、薄荷冰等。上述药物经过炮制后,加入凡士林与植物油混合配制而成,呈油剂状软膏,涂于中间夹棉纸的专用纸上,敷于膝关节上,用绷带固定,每 2～3 日 1 次,症状重者 2 日 1 次,症状轻者 3 日 1 次。2 周为 1 个疗程,一般治疗 1～2 个疗程,要求患者减少负重,尽量制动休息。张斌用上法治疗 120 例急性膝关节滑膜炎患者。结果:治愈 48 例,有效 61 例,无效 11 例,总有效率 90.8％。①

5.黄连解毒汤合五味消毒饮加减　随症加减:血热者,加牡丹皮、生地黄;湿热较重者,加泽泻、茯苓、薏苡仁;炽热伤筋者,加五味子、麦冬。每日 1 剂,每日煎煮 1 次,分 3 次服下,服用 1 周。何家强用上方加减治疗 35 例膝关节急性滑膜炎患者,同时配合关节腔持续冲洗引流。结果:显效 24 例,有效 11 例,总有效率 100％。②

6.内服外敷方　(1)宣痹汤加减:防己 15 克、滑石 15 克、连翘 9 克、栀子 9 克、薏苡仁 15 克、蚕沙 9 克、半夏 9 克、赤小豆皮 9 克。随症加减:痛甚者,加姜黄 9 克、海桐皮 9 克。每日 1 剂,水煎早晚分服,5 剂为 1 个疗程。(2)外敷自制黑膏药,隔日 1 次。关节肿胀剧烈者,先行关节穿

刺,局部加压包扎,石膏固定,必要时给予非甾体类抗炎药物、抗生素口服,5 日为 1 个疗程。治疗 1 个疗程不愈者增加 1～2 个疗程。卫建民等用上法治疗 79 例滑膜炎患者。结果:治愈率为 95.6％,有效率为 100％。③

7.逐瘀活膝汤　红花 40 克、艾叶 30 克、侧柏叶 30 克、土茯苓 30 克、伸筋草 20 克、透骨草 20 克、金银花 30 克、蒲公英 30 克。将上方水煎后,取汁 1 500 毫升倒入盆中,将患膝置于盆中浸泡熏洗,水温 70℃～80℃为宜,每日熏洗 1 次,每次约 30 分钟,5 剂为 1 个疗程。王熙勋等用上法治疗 169 例膝关节急性滑膜炎患者。结果:痊愈 135 例,显效 18 例,有效 16 例,总有效率 100％。④

中 成 药

滑膜炎颗粒　组成:夏枯草、防己、薏苡仁、土茯苓、丝瓜络、豨莶草、泽兰、丹参、当归、川牛膝、女贞子、功劳叶、黄芪等(国药准字 H13021981)。功效主治:清热利湿,活血通络;适用于急、慢性滑膜炎及膝关节术后的患者。用法用量:每次 12 克,每日 3 次,温开水冲服,治疗 4 周。临床应用:郑煜新等以滑膜炎颗粒治疗 120 例膝关节滑膜炎湿热阻络证患者。结果:对于膝关节肿胀情况,痊愈 68 例,显效 1 例,有效 33 例,无效 18 例,总有效率 85％。⑤

① 张斌.加味四妙汤配合外敷滑膜膏治疗急性膝关节滑膜炎 120 例[J].四川中医,2015,33(8):133-134.
② 何家强.中西医结合治疗膝关节急性滑膜炎 35 例疗效观察[J].亚太传统医药,2014,10(13):75-76.
③ 卫建民,等.宣痹汤治疗滑膜炎的临床对照分析[J].陕西中医学院学报,2002,25(5):33-34.
④ 王熙勋,等.逐瘀活膝汤熏洗治疗膝关节急性滑膜炎 169 例[J].中医杂志,2000,41(7):398.
⑤ 郑煜新,詹红生,等.滑膜炎颗粒治疗膝关节滑膜炎湿热阻络证的随机、双盲、安慰剂对照、多中心临床研究[J].中医正骨,2015, 27(12):29-36.

其他筋骨病症

骨 关 节 炎

概　述

骨关节炎为骨关节的慢性退行性疾病,好发并多发于中老年人群,主要发生在膝、肘、髋及手部小关节,其关节内软骨发生变形、丢失,关节的边缘、软骨下骨骨质出现再生,发生软骨下骨硬化或囊性改变、关节间隙变窄等,通常临床表现为关节疼痛、压痛、晨僵、关节肿胀、活动受限和关节畸形等。

本病属中医"痹证""骨痹"等范畴,主要因关节内软骨发生变形、丢失,关节的边缘、软骨下骨骨质出现再生跟骨所致。临床辨证分型如下。(1)风寒湿痹证:症见肢体、关节酸痛,关节屈伸不利,局部皮色不红,触之不热,得热痛减,遇寒加重,活动时疼痛加重,舌苔薄白或白滑,脉弦或紧或涩。治宜祛风、散寒、除湿、补肝肾、活血通络止痛。(2)瘀血痹阻证:症见痹痛日久,患处刺痛,疼痛较剧,痛有定处或痛而麻木,屈伸困难,反复发作,骨关节僵硬变形,关节及周围呈暗瘀色,舌体暗紫或有瘀点、瘀斑,脉细涩。治宜活血化瘀、通络止痛。(3)肝肾不足证:症见腰膝酸软,骨节疼痛,屈伸不利,筋肉萎缩,肢体麻木,遇劳加重,且反复发作,可伴面白无华,形寒肢冷,或头晕耳鸣,筋脉拘急,舌质淡苔白,或舌质红苔薄,脉沉弱或沉数。治宜滋肝补肾、舒筋活络止痛。

辨 证 施 治

1. 瘀血痹阻证　方用身痛逐瘀汤加减:川牛膝15克、麸炒苍术(炒)10克、黄柏10克、地龙10克、黄芪30克、香附(炒)5克、羌活5克、秦艽5克、当归10克、川芎10克、醋没药(炙)10克。每日1剂,水煎服,每剂水煎2次,取汁500毫升混匀,分2次温服,4周为1个疗程,连续治疗2个疗程。临床观察:李继超等用上方治疗30例痰瘀互结型膝骨关节炎患者,总有效率为90%。[①]

2. 风寒湿痹证　方用独活寄生汤:甘草9克、独活9克、防风6克、当归6克、杜仲6克、党参6克、川牛膝6克、芍药6克、桑寄生6克、秦艽6克、干地黄6克、茯苓6克、川芎6克、细辛3克、肉桂3克。水煎服,取汁300毫升,分2次服用,2周为1个疗程,治疗2个疗程。临床观察:郭连良用上方治疗50例风寒湿痹型膝骨关节炎患者。结果:显效43例,有效6例,无效1例,总有效率98%。[②]

3. 肝肾不足证　方用补肾强筋汤:干地黄20克、泽泻30克、酒山茱萸15克、茯苓30克、牡丹皮15克、牛蒡子30克、山药15克、千斤拔30克、全蝎6克、黑老虎15克、怀牛膝15克、甘草6克。每日1剂,用水500毫升水煎至200毫升,饭后分2次温服。4周为1个疗程,共12周治疗。临床观察:赖德培用上方治疗60例肝肾不足型膝骨关节炎患者。结果:进行12周的观察发现能对患者症状有明显的治疗作用,且无出现明显的不良反应。[③]

① 李继超,等.身痛逐瘀汤对痰瘀互结型膝骨关节炎患者血清 IL-1β 的调节作用[J].中医药学报,2018,46(2):90-93.
② 郭连良.独活寄生汤治疗风寒湿痹型膝骨关节炎的临床分析[J].医药论坛杂志,2017,38(1):139-140.
③ 赖德培.补肾强筋汤治疗肝肾不足型膝骨关节炎的疗效观察[D].广州:广州中医药大学,2017.

经 验 方

1. **针刺** 以内膝眼和犊鼻为主穴,阳陵泉和血海为辅穴,用 28～30 号毫针针刺主穴,将微波治疗仪的天线套入针炳中,支架固定,接通微波,输出指示调节至患者有针感为止。后针辅穴,可对血海穴酌情拔罐,每日 1 次,每次 20 分钟左右,疗程 1 个月。叶秀英等将 98 例膝关节退行性骨关节炎患者随机分为对照组与观察组各 49 例。对照组予以奈普生胶囊,每次 0.25 克,每日 3 次,疗程 1 个月。观察组用上法治疗。结果:观察组总有效率为 95.92%,高于对照组的 73.47%(P<0.01)。[1]

2. **加味四妙散** 苍术 15 克、牛膝 30 克、焦黄柏 12 克、防己 15 克、薏苡仁 30 克、秦艽 15 克、乳香 10 克、没药 10 克、独活 15 克、全蝎 6 克、甘草炙 10 克、蜈蚣 3 条。上药加水 800 毫升,煮沸 30 分钟,去渣取汁 600 毫升,分为 3 袋,每次 1 袋,每日 3 次温服。1 周为 1 个疗程,共 12 个疗程。魏鹏飞等用上方治疗 31 例风湿热痹型膝骨关节炎患者。结果:总有效率为 90.32%,随访 3 个月后膝关节疼痛复发率为 10.71%。[2]

3. **自拟方** 熟地黄 12 克、山茱萸 12 克、续断 12 克、杜仲 10 克、五加皮 10 克、当归 12 克、白芍 10 克、茯苓 12 克、青皮 5 克、牛膝 10 克。水煎服,每日 2 次,连续 12 周。林木南等用上方治疗 101 例肝肾亏虚型膝骨关节炎患者。结果:优 22 例,良 45 例,中 20 例,差 14 例,优良率 66.34%,总有效率 86.14%。[3]

4. **蠲痹汤** 黄芪 18 克、防风 12 克、当归 12 克、羌活 12 克、制附子(先煎)6 克、炙甘草 6 克、片姜黄 6 克。将上药加水至 1 000 毫升没过饮片,浸泡 30 分钟后,武火煮开后换文火煎煮 30 分钟,得汁液 400 毫升,每次取药液 200 毫升,浸透无菌纱

布块,贴敷于患膝局部,使用中低频电治疗仪行中药离子导入治疗,每次 30 分钟,每日 1 次。何军雷等将 112 例膝骨关节炎患者随机分为试验组 57 例和对照组 55 例。对照组采用中低频电治疗仪和膝关节松动手法治疗。采用 TENS80C 中低频电治疗仪,每次 30 分钟,每日 1 次,2 周为 1 个疗程。关节松动术:患者坐于治疗床上,患肢垂于床边,膝后垫毛棉垫卷,身体后倾,双手支撑在床上,术者双手握小腿远端,将小腿向足端牵拉,约 15 秒,反复 5 次。前向后滑动:患者仰卧位,患肢屈髋屈膝,足平放床上,术者一手置于大腿远端,另一手掌根部置于小腿上端约胫骨结节处将胫骨向后推动。后向前滑动:患者仰卧位,患肢屈髋屈膝,足平放床上,健侧伸直,术者坐于床边,大腿压住患侧足部,双手握住小腿近端,拇指放在髌骨下缘,四指放在腘窝后将胫骨向前推动,约 15 秒,反复 5 次。伸膝摆动:患者仰卧位,患肢稍外展,屈膝,术者将患肢置于上方上肢与躯干之间,双手握小腿远端将小腿向下牵引后向上摆动。旋转摆动:患者坐位,小腿垂于床边,术者坐于患者对面,双手紧握小腿近端稍向下牵引,双手分别向内、向外转动小腿。试验组在对照组治疗的基础上加用蠲痹汤离子导入治疗。2 周为 1 个疗程,两组进行 4 个疗程后统计疗效,每个疗程间隔 2 日。结果:试验组的临床疗效总有效率为 94.74%,优于对照组的 81.82%(P<0.05);治疗后试验组骨性关节炎指数(WOMAC)疼痛、僵硬和关节功能评分和总分均低于对照组(P<0.01);治疗后试验组 VAS 评分和膝关节体征评分均低于对照组(P<0.01);治疗后试验组关节炎生活质量测量量表 2-短卷(AIMS2-SF)量表躯体、症状、影响、社会及工作 5 个维度评分和总分均高于对照组(均 P<0.01)。[4]

5. **活血通络补肾方** 鸡血藤 30 克、川芎 12 克、水蛭 5 克、黄芪 24 克、当归 24 克、熟地黄 24

① 叶秀英,等.微波针灸治疗膝关节退行性骨关节炎的效果[J].交通医学,2018,32(2):143-144,148.
② 魏鹏飞,梁建勋,等.加味四妙散治疗风湿热痹型膝骨关节炎 31 例临床观察[J].中国民族民间医药,2017,26(14):108-109.
③ 林木南,李西海,等.补肾壮筋汤治疗肝肾亏虚型膝骨关节炎的临床研究[J].风湿病与关节炎,2017,6(2):15-17,52.
④ 何军雷,等.蠲痹汤联合关节松动手法治疗膝骨关节炎的临床观察[J].中国实验方剂学杂志,2016,22(2):168-171.

克、怀牛膝 12 克、骨碎补 12 克、补骨脂 10 克、甘草 9 克。每日 1 剂,治疗 28 日为 1 个疗程,治疗 1 个疗程后行疗效评价。李亚平等将 86 例膝骨关节炎患者随机分为治疗组 45 例和对照组 41 例。治疗组采用活血通络补肾方加减治疗,对照组使用西药莫比可治疗。两组均治疗 30 日后行疗效评价。结果:总有效率治疗组为 91.1%,对照组为 70.7%,两组比较差异有统计学意义($P<0.05$);治疗组较对照组的不良反应发生率小($P<0.05$)。[1]

6. 阳和汤加减 熟地黄 10 克、肉桂 10 克、麻黄 10 克、炮姜 6 克、白芥子 15 克、鹿角胶(烊化)10 克、鸡血藤 20 克、木瓜 10 克、汉防己 10 克、甘草 5 克。取水 450 毫升,武火烧开后,文火煎至 200 毫升分早晚空腹温服。每日 1 剂。随症加减:寒甚者,加制川乌(先煎)3 克、桂枝 10 克;关节肿胀明显者,加泽兰 12 克、海桐皮 15 克;关节僵直,屈伸不利者,加伸筋草 15 克、土茯苓 10 克。2 周为 1 个疗程,连用 3 个疗程。王小刚等用上方加减治疗 42 例膝骨性关节炎患者。辅以中药塌渍方(艾叶、桑枝、桂枝、花椒、苦参、牛膝等,打粉装入药袋,使用中药磁疗机)治疗,患处每日 2 次,每次 30 分钟。结果:痊愈 8 例,显效 14 例,有效 16 例,无效 4 例,总有效率 90.4%。[2]

7. 忍冬萆薢汤 忍冬藤 30 克、萆薢 15 克、桑枝 30 克、海桐皮 15 克、丝瓜络 20 克、豨莶草 15 克、秦艽 15 克、赤芍 12 克、威灵仙 12 克。制成 200 毫升水煎剂 2 袋,每次 1 袋,每日 2 次,分早晚饭后服用。疗程为 4 周。老元飞等将 64 例湿热痹型膝骨关节炎患者随机分为治疗组和对照组各 32 例。两组均口服美洛昔康片,每次 2 片,早晚各 1 次。治疗组另加服上方。结果:总有效率治疗组为 93.7%,对照组 78.1%,两组比较差异有统计学意义($P<0.05$)。[3]

8. 推髌按膝手法 患者先取俯卧位,下肢伸直放松,踝关节下垫低枕。(1)治疗者以拿法或擦法施于大腿后侧(腘绳肌)、小腿后侧约 2 分钟;(2)推、揉或一指禅推腘窝部 2 分钟;体位:患者仰卧,下肢伸直放松,膝关节下垫低枕;(3)先以擦法施于患肢阔筋膜张肌、股四头肌、内收肌群约 2 分钟;(4)然后摩、揉或一指禅推法施于内外膝眼、阿是穴,每穴操作约 40 秒;体位:患者仰卧,下肢伸直放松,移去垫枕;(5)推髌骨:向上下内外各方向推动髌骨,先轻柔地推动数次,再将髌骨推至极限位,维持 2～3 秒,反复 3 次;(6)膝关节拔伸牵引:治疗者双手握持小腿远端拔伸并持续 2 秒,力量以有膝关节牵开感为度,反复 5 次;然后以同法作持续牵引约 30 秒(如有助手,可由助手固定大腿远端,再行上述操作);(7)按压、屈伸膝关节,至极限位(以患者能忍受为度),反复 3 次(说明:其中(1)(2)(3)(4)(5)(6)为基本手法;关节活动受限者加手法(7);有明显关节肿胀疼痛者去手法(5),并降低手法强度)。手法力量要求均匀柔和,患者舒适耐受为度。每次约 20 分钟,每周治疗 2 次,8 次为 1 个疗程。张树勇等将 121 例肝肾亏虚型膝骨关节炎患者随机分为治疗组 65 例与对照组 56 例。两组均口服硫酸氨基葡萄糖胶囊,餐后每次 2 粒,每日 3 次,4 周为 1 个疗程。治疗组另加用推髌按膝手法治疗。结果:治疗组疗效优于对照组,两组比较有统计学意义($P<0.001$)。[4]

9. 菱形阻滞结合九步八分法 触痛点局部注射:患者仰卧,患膝稍屈曲,在膝关节周围寻找触痛点并做好标记。其触痛点通常分布在髌骨边缘、胫骨内上髁、内外侧关节缝等处。放射状局部注射 1% 利多卡因和地塞米松的混合液,每处 1～2 毫升。需要注意的是避免刺破骨膜。药物配制:地塞米松注射液 5 毫克、1% 利多卡因 3～6 毫升加生理盐水至 6～12 毫升(根据触痛点个数而定),每处 1～2 毫升。若为双侧,休息 15 分钟后再以同法局部注射另一侧。但总药量不超过上述

① 李亚平,等.活血通络补肾方加减治疗膝骨关节炎 45 例[J].湖南中医杂志,2015,31(6):71-72.
② 王小刚,等.阳和汤加减治疗膝骨性关节炎临床观察[J].陕西中医,2015,36(5):552-553,561.
③ 老元飞,等.忍冬萆薢汤治疗湿热痹型膝骨关节炎的临床疗效观察[J].中医临床研究,2014,6(34):91-92,94.
④ 张树勇,石瑛,等.推髌按膝手法治疗肝肾亏虚型膝骨关节炎临床观察[J].辽宁中医杂志,2014,41(5):1004-1007.

药量。菱形阻滞：触痛点局部注射完毕后，用 10 毫升注射器抽吸 0.5％利多卡因从髌骨上缘中点近侧 5 厘米处刺入到膝关节内侧间隙中点，边退针边注入药物，再从髌骨上缘中点近侧 5 厘米处刺入至膝关节外侧间隙中点，边退针边注入药物，依同法再从髌骨尖远侧 3 厘米处分别至膝关节内、外侧间隙中点进行阻滞，如此形成以膝部为中心的菱形区域阻滞。每次总药量 20 毫升左右。上述治疗每周 1 次，与手法间隔 2～3 日，共 4 次。九步八分法：患者仰卧，医者立于患侧。(1) 医者双掌叠按，由患肢髂前上棘至踝部顺次按拿 3 遍，按至酸胀为度。(2) 五指五穴法。医者一手屈曲的中指、拇指指端分别点按患肢髀关、伏兔，另一手屈曲的拇指、食指、中指指端分别点按鹤顶、内外膝眼。五穴同时点按 30 秒。(3) 一手拇指，另一手食指指端分别点按患肢足三里、三阴交，两穴同时点按 30 秒。(4) 双手拿捏患肢小腿脾胃经共 3 遍，酸胀为度。(5) 患膝周围施用滚法 1 分钟。(6) 捻法、分法、抖法舒理腓肠肌 1 分钟。(7) 两手相对，屈曲的拇指、食指、中指分别点按血海、梁丘、内外膝缝、内外膝眼。六穴同时点按 30 秒。(8) 两手环抱患膝，两拇指点按内外膝眼，余指托抱小腿，推髌屈伸膝关节 6 次。(9) 患膝周围施用归合顺散法 30 秒。每周 2 次，共 8 次。王福等将 80 例膝骨关节炎患者随机分为治疗组与对照组各 40 例。治疗组每周行菱形阻滞与手法治疗各 1 次；对照组仅用手法治疗，每周 2 次。两组均连续治疗 4 周，共 8 次。在第 2、4、6、8 次治疗结束后，评价两组 VAS 疼痛评分及 WOMAC。结果：治疗前后两组 VAS 疼痛评分及 WOMAC 症状评分组内自身比较均有显著性差异（均 $P<0.05$）；治疗后治疗组 VAS 下降值与对照组比较有显著性差异（$P<0.05$）；从第 6 次治疗开始治疗组总有效率明显优于对照组（均 $P<0.05$）。[1]

10. **膝痛消熏洗方** 伸筋草 30 克、透骨草 30 克、防风 15 克、荆芥 15 克、艾叶 15 克、红花 10 克、五加皮 10 克、入骨丹 10 克、牛入石 8 克、制川乌 5 克。煮水后利用药液蒸汽熏洗患膝并用手法按摩，每日早晚各 1 次，稀释液可再重复加热熏洗 1 次，治疗 4 周为 1 个疗程。陈海鹏等用上法治疗 30 例膝骨关节炎患者，能达到较好的治疗效果。[2]

11. **双柏散外敷** 大黄、侧柏叶、黄柏、泽泻、薄荷。上药按 1.5∶1.5∶3∶1.5∶1 的比例，诸药研磨后用蜂蜜调和，对患处外敷，每日 1 次，每次 5 小时，连用 10 次，休息 2 日为 1 个疗程，共 2 个疗程。刘华用上法治疗 34 例膝骨关节炎骨髓水肿患者。结果：治愈 8 例，有效 24 例，无效 2 例，有效率 91％。[3]

12. **手法结合隔姜灸** 首先取俯卧下肢伸直放松，踝关节下垫低枕，在患侧大腿后侧、小腿后侧从上至下施手法约 2 分钟，在患侧委中穴施手拇指按法 2 分钟。其次取仰卧位，下肢伸直放松，膝关节下垫低枕，在患侧阔筋膜张肌、股四头肌、内收肌群施手法约 3 分钟，指揉患侧内外膝眼、阿是穴，每穴操作约 0.5 分钟；再次取仰卧位，下肢伸直放松，移去垫枕，各方向推动髌骨，先轻柔地推动数次，再将髌骨推至极限位，维持 3 秒，反复 3 次（关节肿胀疼痛明显者除外）。最后做被动类手法，膝关节拔伸牵引，被动屈伸，反复 3 次。上述手法要求均匀柔和，术后患者没有明显疼痛，此外在手法操作后在患侧选取内外膝眼、阿是穴这 3 穴位进行隔姜灸，每次治疗 20 分钟，每周 2 次，3 周为 1 个疗程。蒋海鹰等将 80 例膝骨关节炎患者随机分成两组，对照组采取单纯手法操作治疗膝骨关节炎，治疗组除了采取手法操作外配合患侧膝关节内外膝眼、阿是穴隔姜灸。结果：治疗前两组年龄、性别、病程等一般资料无显著性差异（$P>0.05$），具有可比性；经过 2 个疗程治疗后，治疗组与对照组的总有效率进行比较，两组间有非常显著性差异（$P<0.05$）。[4]

① 王福，等.菱形阻滞结合手法治疗膝骨关节炎疗效观察[J].现代中西医结合杂志,2014,23(13)：1418 - 1419.
② 陈海鹏，等.膝痛消熏洗方治疗膝骨关节炎临床疗效评价[J].风湿病与关节炎,2013,2(4)：29 - 31,34.
③ 刘华.双柏散治疗膝骨关节炎骨髓水肿临床观察[J].中医临床研究,2013,5(6)：78 - 79.
④ 蒋海鹰，林俊山.隔姜灸结合手法治疗膝骨关节炎 80 例[J].光明中医,2013,28(1)：128 - 129.

13. 骨科外洗 2 号方　制川乌 10 克、当归 10 克、肉桂 15 克、赤芍 15 克、制草乌 10 克、南星 10 克、干姜 10 克、威灵仙 15 克、独活 20 克、防风 15 克、牛膝 30 克。煮水后外洗,每日 1 次,每次 30～40 分钟,连续外洗 8 周。杨俊兴等将 50 例膝骨性关节炎患者随机分为对照组和中药组各 25 例。中药组予骨科外洗 2 号方外洗,疗程 8 周。治疗前后所有患者均行等速肌力测试及 Lysholm 膝关节功能评分。结果:① 治疗 8 周后,两组患者的等速屈伸肌峰力矩(PT)、Lysholm 膝关节功能评分较前明显提高,差异有统计学意义($P<0.05$);② 治疗后,中药组患者的等速屈伸肌峰力矩(PT)、Lysholm 膝关节功能评分优于对照组,两组比较差异有统计学意义($P<0.05$)。[①]

中 成 药

三色敷药配合牛蒡子汤　三色敷药研制而成新型复方紫荆消伤巴布膏(上海中药制药三厂生产)。按受伤和疼痛肿胀面积敷贴,2 日更换 1 次,每 7 贴为 1 个疗程。牛蒡子汤:牛蒡子 9 克、法半夏 9 克、僵蚕 9 克、白蒺藜 9 克、当归 9 克、川芎 9 克、独活 9 克、秦艽 6 克、白芷 12 克、牛膝 12 克、威灵仙 12 克、甘草 6 克。随症加减:偏风寒者,加制川乌 10 克、桂枝 9 克;偏湿热者,加萆薢 15 克、薏苡仁 20 克;偏肾阳虚者,加淫羊藿 12 克、骨碎补 12 克;偏肾阴虚者,加黄精 15 克、山茱萸 15 克;脾虚者,加炙黄芪 30 克、茯苓 15 克。水煮温服,每日 1 次。2 周为 1 个疗程。临床应用:俞延军等将 266 例膝骨关节炎患者随机分为治疗组 144 例和对照组 122 例。治疗组用上法治疗。对照组外用复方南星止痛膏,选最痛部位,最多贴 3 个部位,贴 24 小时,隔日 1 次,共贴 3 次为 1 个疗程;口服氯诺昔康片,每次 1 片,每日 2 次。结果:治疗组的总有效率为 95.1%,高于对照组的 75.4%,两组比较有非常显著性差异($P<0.01$)。[②]

① 杨俊兴,等.中药外洗对膝骨关节炎等速运动治疗效果的影响[J].中医正骨,2012,24(8):15-17.
② 俞延军,等.三色敷药配合牛蒡子汤治疗膝骨关节炎的临床观察[J].浙江中医杂志,2012,47(5):344.

骨 质 疏 松 症

概　　述

现代医学认为骨质疏松症是由于骨代谢失衡,骨丢失大于骨重建而导致的骨量丢失、骨小梁结构破坏、骨强度下降的全身代谢障碍的退行性骨骼疾病。临床表现以骨痛及腰背痛、驼背、身长变矮、易发骨折为主症。

中医认为其当属"痿证"范畴,许多中医文献有"骨痹""骨痿""骨枯"等类似骨质疏松症的记载。临床辨证分型如下。(1)肾阴不足:症见腰背酸痛,或全身骨痛,下肢无力或伴腿脚抽筋,手足麻木,五心烦热,口咽干燥,形体消瘦,潮热盗汗,舌红少津,少苔或无苔,脉细数。治宜滋补肾阴。(2)肾阳虚衰:症见腰背冷痛,腿膝软弱,少气乏力,不能久坐,面色淡白,畏寒肢冷,夜尿频多,舌淡,苔白,脉沉细无力。治宜温补肾阳。(3)脾肾两虚:腰背酸痛,下肢酸软,神疲乏力,腰弯背驼,不能久立、久行,神疲乏力,下肢酸软,步履艰难,食少腹胀,自汗,易感冒,气短喘促,大便溏泄,面色萎黄,失眠健忘,面色苍白,舌淡,苔薄白,脉弱。治宜补肾健脾。(4)肝肾阴虚:症见腰膝酸软,形体消瘦,肌肉抽筋,头晕耳鸣,五心烦热,口干咽燥,潮热盗汗,失眠多梦,舌质红少津,少苔或无苔,脉细数。治宜滋补肝肾、强筋壮骨。(5)瘀血阻络:症见腰背酸痛,骨痛,刺痛,痛有定处,拒按,肢体痿软麻木,筋肉挛缩,肌肤甲错,口唇爪甲晦暗,肢体麻木或偏瘫,局部感觉异常,舌质紫暗或有瘀斑、瘀点,舌脉粗张,脉涩、无脉或沉弦、弦迟。治宜行气活血、通络止痛。

辨 证 施 治

刘峰等分 4 型

(1)阳虚型　症见腰酸背痛,步履艰难,遇劳更甚,夜尿频多,小便清长,畏寒,四肢不温,少气乏力,舌质淡苔薄白,脉沉细。治宜补肾益阳通痹。方用右归丸加四物汤加减。随症加减:疼痛明显,加延胡索;气虚,则加黄芪、党参。

(2)血瘀型　症见平素腰痛如刺不能久行,或外伤后腰痛或下肢疼痛剧烈,不能直立及行走,痛有定处,痛处拒按,腰背或下肢活动不利,舌质暗紫苔薄白,脉弦细。治宜补肾活血通痹。方用补肾活血汤加减。

(3)风寒湿型　症见腰痛重着,下肢困重,活动不利,遇劳更甚,阴雨天加重,舌质淡苔白腻,脉沉迟缓。治宜补肾除湿通痹。方用独活寄生汤加减。随症加减:偏寒,可加桂枝;肾虚明显,加续断。

(4)阴虚型　症见腰膝酸软、无力,疼痛绵绵,遇劳更甚,心烦失眠,口燥咽干,手足心热,舌红苔少,脉弦细数。治宜补肾养阴通痹。方用左归丸加四物汤加减。随症加减:肾虚明显,则加川续断;有湿,则加独活。每日 1 剂,服药 8 周。

临床观察:刘峰等用上方加减辨证治疗 128 例骨质疏松患者。结果:显效 81 例,好转 40 例,无效 7 例,总有效率 94.6%。[①]

---

① 刘峰,等.中医药辨证治疗骨质疏松症 128 例[J].实用中西医结合临床,2005,5(4):52.

经 验 方

1. 水土双补法　崔氏益脾丸：人参、半夏、茯苓、白术、砂仁、黄芪、当归、益智仁、藿香、丁香、陈皮、甘草。以上诸药共为细末，炼蜜为丸，每丸9克，晨起空腹服1丸。崔氏补肾丸：熟地黄、黄芪、枸杞子、肉苁蓉、淫羊藿、骨碎补、补骨脂、仙茅、杜仲、山药、菟丝子、当归、鹿角胶、龙骨、牡蛎、生地黄、牡丹皮、泽泻、茯苓各等份。上药为细末，炼蜜为丸，每丸9克。晚饭前半小时服用1丸，连续治疗8个月。李红文等将60例老年骨质疏松患者随机分为治疗组和对照组各30例。治疗组用上方治疗；对照组采用仙灵骨葆胶囊治疗，每日2次，连续治疗8个月。结果：治疗组的总有效率（96.7%）明显高于对照组（86.7%），两组对比差异显著（$P < 0.05$）。[①]

2. 骨松灵汤　杜仲18克、熟地黄18克、枸杞子18克、鹿角胶8克、当归8克、菟丝子8克、黄芪8克、川芎5克。水煎熬，每日服用2次。王吉博等选取100例骨质疏松患者随机分成观察组和对照组各50例。对照组采用阿仑膦酸钠进行治疗，每周1次，每次10毫克，清晨空腹用药，用药后不能立刻卧床，应出门走动或者站立，服用半小时后，患者可以食用早餐卧床休息。观察组采用骨松灵汤进行治疗。两组患者各治疗3个月，对患者的治疗效果和产生的不良反应进行分析。结果：观察组的治疗效果明显优于对照组，而且观察组治疗的不良反应明显低于对照组，观察组患者在治疗后的腰椎和股骨颈骨的密度优于对照组，两组比较差异有统计学意义（$P < 0.05$）。[②]

3. 华佗五禽戏　每日清晨在专业五禽戏教练的带领下集体练习，练习时间每周一至周六早晨，每日1次，每次3遍，约45分钟，试验过程中运动强度以每分钟的心率变化为依据，运动的最佳心率范围＝（220－年龄）×（70%～85%），总体以次日不感觉疲劳为前提。沈茂荣将200例老年性骨质疏松患者随机分为试验组与对照组各100例。试验组予以华佗五禽戏锻炼，对照组予以布洛芬缓释胶囊、碳酸钙 D_3 片。分别于试验开始和试验2、6个月后的前1日清晨空腹采静脉血，测定患者的血清骨钙素、钙、磷和碱性磷酸酶含量，并留清晨空腹尿，测定尿吡啶啉，并记录腰背部疼痛VAS评分。结果：试验6个月后试验组腰背痛评分明显低于对照组（$P < 0.05$）；骨代谢相关指标两组差异无统计学意义，但试验组血清骨钙素、碱性磷酸酶水平呈增高趋势，尿吡啶啉含量试验组较对照组呈降低趋势。[③]

4. 补肾活血方　熟地黄、山药、巴戟天、肉苁蓉、杜仲、牛膝、枸杞子、桃仁、红花、赤芍、川芎、当归、血竭等。每日1剂，分早晚2次服用。孟照明等将560例原发性骨质疏松症患者随机分为实验组和对照组各280例。实验组采用上方治疗；对照组口服仙灵骨葆胶囊，每次3粒，每日2次。以2个月为1个疗程，共3个疗程，用药期间均停服其他与本病相关的药物。结果：实验组临床疗效优于对照组（$P < 0.01$）。治疗前后患者亦未发现其他不良反应。[④]

5. 益肾养肝液　丹参20克、黄芪30克、骨碎补20克、淫羊藿20克等。每次口服20毫升，每日3次，连服3个月。郭芳将60例骨质疏松症患者随机分为治疗组和对照组各30例。治疗组用上方；对照组口服葡萄糖酸钙2片，每日3次，连服3个月。结果：治疗组的总有效率（93.3%）明显优于对照组（80%），两组疗效比较有非常显著差异（$P < 0.01$）。[⑤]

6. 生髓饮Ⅰ号　川续断、菟丝子、补骨脂、骨碎补、龟板胶、山茱萸、枸杞子、女贞子、淮山药、茯苓、生龙齿、生海牡蛎。随症加减：肾阳虚者，去枸杞子、龟板胶、女贞子，加肉桂、杜仲、仙茅；肾阴

① 李红文，等.水土双补法治疗老年骨质疏松60例［J］.临床医药文献杂志，2017，4（82）：16139，16142.
② 王吉博，等.骨松灵汤治疗骨质疏松症临床效果体会［J］.中医临床研究，2017，9（20）：87－89.
③ 沈茂荣.华佗五禽戏锻炼对老年性骨质疏松患者骨代谢的影响［J］.中华中医药杂志，2014，29（3）：895－897.
④ 孟照明，等.补肾活血方治疗原发性骨质疏松症的临床研究［J］.中国医学创新，2013，10（1）：22－24.
⑤ 郭芳.益肾养肝液治疗骨质疏松症患者30例临床观察［J］.现代诊断与治疗，2003，14（5）：268－269.

虚者,去补骨脂、骨碎补,加紫河车、黄精。每日 1 剂,水煎分 2 次服,连服 3 个月。齐振熙等将 40 例原发性骨质疏松症患者随机分为治疗组和对照组各 20 例。治疗组用上方;对照组口服钙尔奇 D 片,每次 600 毫克,每日 2 次,连服 3 个月。测定治疗前后腰椎骨密度以及血钙、血磷和碱性磷酸酶的水平,观察临床症状和体征的变化。结果:治疗组疗效明显优于对照组($P < 0.05$),治疗组疼痛症状与体征明显改善,骨密度定量测定有较大幅度升高。[1]

7. 二仙汤 淫羊藿 30 克、仙茅 30 克、巴戟天 15 克、知母 10 克、黄柏 10 克、当归 10 克。随症加减:肾阳虚明显者,加牛膝 10 克;骨密度过低者,加煅龙骨 30 克、煅牡蛎 30 克;女性绝经者,加熟地黄 20 克。每日 1 剂,水煎服。王长海等将 100 例骨质疏松症患者随机分为治疗组和对照组各 50 例。治疗组用上方加减治疗。对照组女性用尼尔雌醇,首剂 4 毫克,以后每 15 日服 2 毫克,2 个月为 1 个疗程,总剂量 12 毫克;男性用丙酸睾丸酮肌注 25 毫克,15 日 1 次,连用 2 个月,总剂量为 100 毫克。两组均治疗 2 个月。结果:治疗组和对照组的有效率(88.0%、86.0%)无显著差异,但对患者的骨密度均有改善。[2]

中 成 药

1. 补肾壮骨丸 组成:巴戟天 15 克、淫羊藿 10 克、紫河车 10 克、刺五加 10 克、丹参 10 克、黄芪 10 克、白术 10 克、熟地黄 12 克、山药 12 克、龙骨 9 克、牡蛎 9 克(河南省奥林特制药厂生产)。

随症加减:兼腰背酸痛,活动受限,遇寒加重,小便频数,乏力气短,不能久坐者,则属肾阳虚,加制附子、肉桂、山茱萸、牡丹皮等;若兼腰背酸痛,膝软乏力,久则活动受限,五心烦热,口干舌燥者,属肾阴虚,加生地黄、菟丝子、枸杞子、黄精、鹿角胶或龟板胶等;兼见腰背酸痛,四肢关节痛或肿胀,面色无华,头晕目眩者,属气血俱虚,肾失所养,则阴阳俱虚,加当归、白芍、党参、茯苓等。用法用量:每日 3 次,每次 10 丸,以 6 个月为 1 个疗程。临床应用:宋红湘将 84 例骨质疏松症患者随机分为治疗组 64 例和对照组 20 例。治疗组用上法治疗,对照组采用有机钙(葡萄糖酸钙、活性钙等)口服,每日 1～2 克。结果:总有效率治疗组为 96.8%,对照组为 85%,两组总有效率比较差异显著($P < 0.05$)。[3]

2. 抗骨松穴位贴剂 组成:熟地黄、透骨草、骨碎补、淫羊藿、泽泻等。用法用量:于足太阳膀胱经肾俞穴和足太阴肾经太溪穴贴药,先清洗穴位,再贴上膏剂,每个穴位用量约含 2 克生药量,每 3 日 1 次,左右交替进行,治疗周期为 3 周。临床应用:武密山等将 90 例骨质疏松患者随机分为抗骨松穴位贴剂、抗骨松冲剂、依普拉封 3 个治疗组(A、B、C 组)各 30 例。A 组用上法治疗。B 组口服抗骨松冲剂[由补肾方药(熟地黄、山药、菟丝子、淫羊藿等)总成分提取],每袋 12 克,每次 12 克,每日 2 次,温开水冲服。C 组口服依普拉封,每次 1 片,每日 3 次。结果:治疗后 A 组、B 组之血清钙(Ca)、雌二醇(E_2)、降钙素(CT)明显升高,甲状旁腺素(PTH)明显降低,治疗前后比较有显著差异(均 $P < 0.05$);对骨痛改善情况 A 组效果最好,总有效率高于其他两组(均 $P < 0.05$)。[4]

① 齐振熙,等.生髓饮 I 号治疗原发性骨质疏松症的临床研究[J].中国中医骨伤科杂志,2000,8(5):21 - 22.
② 王长海,等.二仙汤治疗骨质疏松症 50 例[J].陕西中医,1998,19(5):205.
③ 宋红湘.补肾益精法治疗骨质疏松症 84 例[J].陕西中医,2003,24(12):1075 - 1077.
④ 武密山,等.抗骨松穴位贴剂对原发性骨质疏松防治作用的临床研究[J].中医研究,2001,14(1):26 - 28.

肋 软 骨 炎

概　述

肋软骨炎亦称非化脓性肋软骨炎,通称为泰齐(Tietze)综合征。目前病因不详,多发于青壮年,女性多于男性,多发于2～5肋软骨,以第2肋多见,少数发于8～10肋间。临床一般表现为肋软骨局部隆起肿胀、疼痛、压痛,伴憋气、咳嗽、上肢活动受限等症。

本病属中医"胸肋骨痹""瘀血""胁痛""筋结""痰核""流注"等范畴。病理特点为气滞血瘀,痰瘀邪毒互结于胸肋。临床辨证分型如下。(1)外感型:症见肋软骨局限性隆起、疼痛,咳嗽时痛重,咽喉肿痛,尿黄便秘,舌红,苔薄黄,脉浮数。治宜清热解表,兼以通络。(2)气滞型:症见肋软骨处局限性隆起、疼痛,胸闷不适,舌苔薄白,脉弦或弦紧。治宜疏肝理气散结。(3)血瘀型:症见肋软骨处局限性隆起、刺痛,夜间尤甚,舌质紫暗或有瘀斑,脉涩或弦涩。治宜活血化瘀、通络止痛。(4)阴虚型:症见肋软骨局限性隆起、隐隐作痛,低热,口干咽燥,舌红少苔,脉细数。治宜养血滋阴、软坚散结。(5)痰结型:症见肋软骨处局限性隆起、疼痛,咽干,纳差,舌红,苔薄白腻,脉弦滑。治宜理气化痰、软坚散结。(6)热毒炽盛型:症见局部肿胀隆起、跳痛为主,痛处有灼热感面色红赤,口苦咽干,咽喉肿痛,舌质红,苔黄,脉弦滑。(7)肝郁气结型:症见局部隆起胀痛,胸肋满闷,善太息,头痛目眩,心烦易怒,舌质红,苔白或黄,脉弦或数。(8)气虚血瘀型:症见局部隆起、隐痛或刺痛,短气懒言,面色少华,体倦乏力,憋气纳差,舌质淡红,苔薄白,脉细涩。

辨 证 施 治

1. 段洪超分3型

(1)气滞血瘀型　症见胸肋部肿胀疼痛,痛如针刺,日轻夜重,痛处拒按。轻者上肢过劳即感到胸肋部疼痛,重者牵拉上肢即感到疼痛。或有外伤史。女性者可伴有月经不调,色暗有血块。舌紫暗,或有瘀斑,脉涩。治宜活血化瘀、理气止痛。方用复元活血汤加减:黄芪、柴胡、瓜蒌根、当归、炮甲片、桃仁、红花、生甘草、大黄、川牛膝、白酒50克为引。

(2)肝气郁滞型　症见胸肋部胀闷疼痛,结块不硬。胸闷不舒,多因情志不畅或恼怒而疼痛加重,善太息,大便不畅。或伴女子月经不调。舌淡红,脉弦。治宜疏肝理气止痛。方用柴胡疏肝散加减:柴胡、当归、白芍、香附、枳壳、白术、茯苓、川芎、薄荷、炙甘草。

(3)痰湿阻滞型　症见胸肋部肿胀疼痛。胸脘痞闷不舒,咳吐痰涎,体倦乏力,纳食呆少,短气懒言。舌淡苔白腻,脉弦滑。治宜祛湿化痰、散结定痛。方用二陈汤加减:姜半夏、茯苓、陈皮、柴胡、生牡蛎、海藻、昆布、浙贝母、薤白。

临床观察:段洪超用上方辨证治疗非化脓性肋软骨炎患者,疗效满意。[1]

2. 陈黎鸿分5型

(1)肝气郁结型　多因情志不舒,肝失条达,肝郁气滞,脉络受阻。胸肋为肝经所络属,病在胸肋,根在肝。症见局部肿大,结块不硬,胸闷、胀

①　段洪超.非化脓性肋软骨炎的中医辨证分型与治疗[J].黑龙江中医药,2005(4):21-22.

痛,常因恼怒或情志不畅时疼痛加重,伴暖气不舒,舌质淡红,苔薄白,脉弦或弦细。治宜疏肝理气、散结止痛。方用柴胡疏肝散加减:柴胡12克、枳壳9克、香附9克、川芎9克、生甘草6克、郁金10克、八月札10克、炒延胡索15克、猫人参15克。

(2)瘀血阻滞型 多为气郁日久,痹阻胁络,或闪挫外伤致血瘀阻络。清代林佩琴谓"有形而坚着不移者为积,在脏主阴,属血"。症见局部增粗肿大,结块坚硬,痛有定处,呈持续性刺痛,疼痛难忍,口干,舌质紫暗,苔薄黄,脉弦细涩。治宜活血化瘀、散结定痛。方用血府逐瘀汤加减:炒黄芩10克、炮甲片10克、天花粉10克、红花10克、赤芍10克、柴胡6克、瓜蒌皮12克、丹参15克、炒延胡索15克。

(3)痰湿凝结型 常为脾失健运,运化失司,湿痰内生,痰阻气机,结于胸胁。症见胸胁结肿而痛,肢重倦怠,纳谷不馨,咳吐浊痰,舌质淡,苔滑腻,脉濡。治宜祛湿化痰、散结定痛。方用二陈汤合海藻玉壶汤加减:姜半夏9克、茯苓15克、陈皮6克、桂枝6克、柴胡6克、玄参12克、生牡蛎30克、海藻10克、昆布10克、浙贝母10克、薤白10克。

(4)热毒蕴结型 实为感受热毒之邪,结于胸胁,肺失宣肃,气随热结,血随气滞。症见胁肋灼热疼痛剧烈,局部肿块速成,按之灼手,身热,咽干,口渴,心烦,便燥,溲黄,舌质红,苔薄黄腻,脉弦数。治宜清热解毒、散结定痛。方用五味消毒饮加减:金银花30克、蒲公英30克、板蓝根15克、野菊花15克、当归15克、夏枯草15克、贯众15克、柴胡6克、生甘草6克、天花粉10克、黄芩10克。

(5)气虚血瘀型 多属心脾两虚,运行无力,气血凝滞,瘀阻脉络。症见肿块渐成,隐痛阵阵,偶感刺痛,心悸,体倦乏力,语言气馁,面色无华,舌质暗,苔薄白,脉沉细无力。治宜益气活血、消肿定痛。方用补阳还五汤加减:生黄芪40克、当归15克、党参15克、川芎6克、柴胡6克、桂枝6克、红花6克、赤芍12克、郁金9克、地龙9克。

临床观察:陈黎鸿用上方辨证治疗47例非化脓性肋软骨炎患者。结果:治愈(按之局部无肿块,随访3个月无复发者)29例,有效(临床症状减轻,局部肿块、疼痛次数明显减少,牙痛减轻者)15例,无效(临床症状轻微减轻或无变化者)3例,总有效率93.6％。[1]

3.沈海萍等分4型

(1)气滞血瘀型 症见发病较急,痛性多为刺痛伴有胀感,或有时呈阵发性数秒或数分钟刺痛跳痛加剧,以夜间为重,并向两肋或脊背部放射,局部肿胀隆起,有敏感压痛点。病情程度与情志波动有关,舌质紫暗或有瘀点,苔薄白,脉弦或微涩。内治法药用五灵脂9克、蒲黄(冲服)3克、柴胡9克、枳壳10克、白芍12克、三棱6克、川楝子9克、延胡索9克、甘草6克、红花10克。

(2)痰瘀阻滞型 症见疼痛多呈持续性慢性疼痛,病程较长,局部隆起肿胀明显且坚硬,也有的呈弥漫性肿胀,皮色正常,舌体略胖,舌质淡红,苔白腻,脉弦滑。内治法药用五灵脂9克、蒲黄(冲服)3克、柴胡9克、枳壳10克、赤芍12克、浙贝母12克、白芥子9克、全瓜蒌15克、昆布9克、丹参30克。

(3)热毒瘀滞型 症见发病突然,其痛如同火燎针刺,剧烈难忍,局部肿胀隆起明显,自觉有灼热感,有的局部皮色微红,得热痛重,舌质红,苔薄黄,脉弦涩或微数。此型多与病者感染有关。内治法药用五灵脂9克、蒲黄(冲服)3克、柴胡9克、枳壳10克、赤芍10克、虎杖15克、银藤15克、牡丹皮9克、蒲公英30克、紫花地丁30克。

(4)寒病凝滞型 多于气候寒冷时发病,症见疼痛较剧,咳嗽,深吸气时疼痛加重,疼处不移,局部或有或无肿胀隆起,得热痛减,得寒痛甚,舌淡红,苔薄白,脉微弦或紧。内治法药用五灵脂9克、蒲黄(冲服)3克、柴胡9克、白芍10克、枳壳10克、高良姜10克、薤白10克、桂枝9克、川芎9克、甘草6克。

① 陈黎鸿.辨证分型治疗非化脓性肋软骨炎47例[J].浙江中医杂志,1998(4):171-172.

以上各方均每日1剂,分早晚2次煎服,5日为1个疗程。外治法,按分型各取方药1份调汁调成糊状,敷于疼痛明显部位,盖一层塑料布,用胶布固定,12小时更换1次,5日为1个疗程。临床观察:沈海萍等用上法辨证治疗67例肋软骨炎患者。结果:痊愈(局部肿痛及临床症状完全消失)61例,有效(疼痛缓解,局部肿块缩小,但未消失)6例,无效(局部疼痛肿胀隆起及全身症状无改变)0例,总有效率100%。[①]

经 验 方

1. 柴胡舒肝汤　当归5克、炙甘草10克、薄荷3克、茯苓6克、煨生姜6克、白芍20克、川芎9克、香附9克、枳壳6克、白术9克、柴胡9克。每日1剂,水煎服,早晚服用,7日为1个疗程。外敷双柏散:大黄1 000克、侧柏叶1 000克、薄荷1 000克、黄柏1 000克、泽兰1 000克,开水调和细末后平摊于敷料上,用胶布固定于患处,12~24小时更换1次。彭俊铭将100例肋软骨炎患者随机分为对照组和观察组各50例。对照组仅采用双柏散外敷治疗;观察组采用内服柴胡舒肝汤与外敷双柏散治疗。结果:观察组的总有效率(100%)明显高于对照组(74.00%),两组比较差异有统计学意义(P<0.05)。[②]

2. 加减旋覆花汤　旋覆花15克、茜草15克、当归15克、郁金10克、桃仁10克、紫苏子10克、香附10克、降香10克、延胡索10克、红花10克、鸡血藤20克。随症加减:心烦易怒者,加牡丹皮、栀子;胸胁冷痛、遇寒加重者,加桂枝、吴茱萸、小茴香;热痛者,加黄芩、川楝子;痛甚者,加乳香、没药;神疲乏力者,加党参、白术、黄芪;恶心者,加半夏、生姜;纳差者,加山楂、建曲。每日1剂,水煎服,分2次温服,7剂为1个疗程。外敷通络散:桂枝5克、三七5克、白芷3克、土鳖虫5克、红花

3克、乳香5克、没药5克、血竭5克。按比例共研细末,白酒调成糊状外敷于患处,每日换药1次。张阳将90例非特异性肋软骨炎患者随机分为治疗组和对照组各45例。治疗组给予加减旋覆花汤内服,通络散外敷治疗;对照组给予尼美舒利片口服,麝香壮骨膏外贴治疗。结果:总有效率治疗组为95.55%,对照组为73.33%,两组比较差异有统计学意义(P<0.05)。[③]

3. 红消炎膏　硇砂、朱砂、胆南星、芒硝、冰片、独活、草乌、滑石、麝香、雄黄、饴糖等。上药研末后调制成膏。适量均匀涂抹于纱布上,厚度2~3毫米,范围略大于患病部位,敷于患处,每3日更换1次,6日为1个疗程,3个疗程治疗结束。张嫣等用上法治疗46例非特异性肋软骨炎患者。结果:痊愈(疼痛与肿胀完全消失)33例,好转(疼痛减轻或消失,但局部仍肿胀)12例,无效(症状无明显改变)1例,总有效率97.8%。[④]

4. 血府逐瘀汤加味　土鳖虫10克、制半夏10克、象贝母10克、桔梗10克、柴胡10克、延胡索10克、赤芍10克、桃仁10克、红花10克、甘草10克、当归20克。每日1剂,早晚2次服用。叶承锋将156例肋软骨炎患者随机分为对照组和治疗组各78例。两组均采用扶他林软膏进行治疗,每次2~3厘米,每日3~4次;治疗组另加服血府逐瘀汤加味配合治疗。7日为1个疗程,连续3个疗程后对临床疗效进行评价。结果:对照组的总有效率为76.92%,治疗组的总有效率为91.03%,两组比较差异有统计学意义(P<0.05)。[⑤]

5. 复元活血汤加减　柴胡15克、天花粉15克、当归15克、红花10克、生甘草10克、炮甲片10克、大黄(酒浸)20克、桃仁(酒浸)15克、牛膝15克。随症加减:兼气滞胸闷者,加枳壳、川芎、木香等以助行气;兼胁肋不舒者,加香附、郁金等以助疏肝解郁;兼有嗳气频繁,脘闷不舒者,加枳壳、旋覆花、代赭石以平肝降逆;兼疼痛重者,加乳

① 沈海萍,等.辨证分型治疗肋软骨炎67例观察报告[J].河北中医,1994,16(6):16-17.
② 彭俊铭.柴胡舒肝汤联合外敷治疗肋软骨炎[J].北方药学,2016,13(2):49.
③ 张阳.加减旋覆花汤配合通络散治疗非特异性肋软骨炎临床观察[J].实用中医药杂志,2016,32(6):530.
④ 张嫣,等.红消炎膏外敷治疗非特异性肋软骨炎46例[J].山东中医杂志,2015,34(11):850-851.
⑤ 叶承锋.血府逐瘀汤加味治疗肋软骨炎156例临床观察[J].海峡药学,2011,23(4):109-110.

香、没药、延胡索等以行气活血、化瘀止痛；兼血瘀化热，内扰心神以致心烦失眠者，加栀子、合欢皮以清热安神；伴月经不调，脉弦涩者，加益母草、鸡血藤以调经血；痰湿阻滞者，加二陈汤、海藻、昆布、苍术、厚朴等燥湿化痰；有外伤史者，加刘寄奴、骨碎补、姜黄等以增强活血化瘀之效；气虚血瘀者，加黄芪、党参、白术等补气行血。每日1剂，水煎分早晚2次。预后给予六君子汤调补。吴兴杰等用上法加减治疗32例非化脓性肋软骨炎患者。结果：治愈（症状、体征完全消失，1年内无复发）26例，显效（症状基本消失，体征被控制或部分消失，局部按压可有轻微疼痛）4例，有效（疼痛减轻，压痛仍存在）1例，无效（症状、体征无改善）1例，总有效率96.88%。①

6. **仙方活命饮加减** 金银花20克、防风12克、白芷6克、当归15克、陈皮10克、甲片10克、贝母9克、天花粉15克、乳香10克、没药10克、赤芍12克、皂角刺6克、甘草6克。随症加减：气滞胀痛明显者，加香附12克、郁金12克；血瘀刺痛明显者，加三棱12克、土鳖虫10克；湿盛困痛者，加苍术12克、秦艽10克、萆薢12克；阴雨天痛增怕冷者，加桂枝10克、细辛4克、羌活12克。每日1剂，水酒各半煎分2次服，7日为1个疗程。以上汤药药渣加米醋150毫升拌匀，用文火炒热，趁热布包温熨患部，每日2次，每次10分钟。张虹用上法治疗肋软骨炎患者，疗效显著。②

7. **仙方二活汤** 天花粉15克、当归15克、金银花20克、防风12克、白芷9克、陈皮6克、赤芍15克、贝母12克、乳香10克、没药10克、甲片12克、皂角刺12克、甘草6克、丹参20克。随症加减：气滞胀痛明显者，加香附12克、郁金12克；血瘀刺痛明显者，加三棱12克、土鳖虫10克；湿盛困痛者，加苍术12克、秦艽10克、萆薢12克；阴雨天痛增怕冷者，加桂枝10克、细辛4克、羌活12

克。每日1剂，水酒各半煎分2次服，7日为1个疗程。以上汤药药渣加米醋150毫升拌匀，用文火炒热，趁热布包温熨患部，每日2次，每次10分钟。陈利国用上法治疗40例肋软骨炎患者。结果：治疗时间最短1个疗程，最长4个疗程，平均2个疗程；治愈25例，好转14例，无效1例。③

8. **知柏地黄丸** 知母15克、黄柏15克、生地黄15克、牡丹皮10克、山茱萸12克、山药12克、泽泻10克、浙贝母12克、鳖甲12克。1剂煎2次，合并后分3次服用。李德虎等用上方治疗61例肋软骨炎患者。结果：显效37例，有效21例，无效3例，总有效率96%。④

9. **逍遥散结汤** 白芍15克、茯苓12克、瓜蒌12克、柴胡9克、当归9克、陈皮9克、枳壳9克、浙贝母6克、刺龟甲6克、红花6克、生甘草6克。随症加减：气滞胀痛者，加青皮、郁金；血瘀刺痛者，加莪术、三棱、䗪虫；遇寒痛甚者，加细辛、白芥子；局部烘热者，加焦栀子、牡丹皮；气血不足者，加黄芪、熟地黄。每日1剂，7剂为1个疗程。张贵有用上方治疗89例肋软骨炎患者。结果：服药最长28日，最短7日；治愈56例，好转27例，无效6例，总有效率93.3%。⑤

10. **启胸逐瘀汤** 桃仁10克、红花10克、三棱10克、莪术10克、牛膝10克、当归10克、柴胡10克、川芎10克、瓜蒌10克、丹参30克、蒲公英30克、板蓝根30克。随症加减：痛甚者，加延胡索、川楝子；跌扑者，加赤芍、三七；胸闷明显者，加枳壳、桔梗；体弱者，去三棱、莪术，重用牛膝。每日1剂，水煎服。陈富强用上方加减治疗13例肋软骨炎患者。结果：治愈（疼痛消失且不复发者）6例，占46.2%；显效（疼痛明显减轻，对正常生活无大碍者）3例，占23.1%；好转（疼痛略减轻，但遇受凉或劳累而加重者）3例，占23.1%；未愈（疼痛仍作，缠绵不愈者）1例，占7.6%。总有效率92.4%。⑥

① 吴兴杰，等.复元活血汤加减治疗非化脓性肋软骨炎32例临床观察[J].中国中医药科技，2011，18(6)：511.
② 张虹.仙方活命饮加减治疗肋软骨炎[N].中国中医药报，2010－1－11(004).
③ 陈利国.仙方二活汤治疗肋软骨炎[J].四川中医，2009，27(5)：102－103.
④ 李德虎，等.中医辨证治疗肋软骨炎61例[J].陕西中医，2008，29(9)：1170－1171.
⑤ 张贵有.逍遥散结汤治疗肋软骨炎89例[J].陕西中医，2007，28(8)：1019－1020.
⑥ 陈富强.启胸逐瘀汤治疗肋软骨炎13例[J].四川中医，1998，16(9)：33.

11. 延郁止痛汤　延胡索 12 克、郁金 12 克、柴胡 12 克、赤白芍各 12 克、制香附 12 克、当归 12 克、玳玳花 12 克、枳壳 12 克、大贝母 12 克。随症加减：刺痛甚者，加桃仁、红花、鸡血藤；热痛者，加生地黄、知母、丹参；疼痛影响睡眠者，加龙牡、夜交藤、五味子。上方煎煮 3 次，每次取 150 毫升，每日 1 剂，分 3 次服，6 日为 1 个疗程，2～3 个疗程即可。张志胜用上方加减治疗 38 例肋软骨炎患者。结果：用药最短 6 日，最长 20 日；痊愈 12 例，显效 14 例，有效 10 例，无效 2 例，总有效率 94.7%。①

12. 海藻玉壶汤　海藻 9 克、昆布 9 克、夏枯草 15～45 克、土贝母 15 克、青皮 9 克、陈皮 6 克、半夏 6 克、黄芩 12 克、连翘 12 克、当归 9 克、川芎 9 克、甘草 6 克。重者每日 1 剂，痛轻者隔日 1 剂，水煎分 2 次服，药渣布包局部热敷。程文华等用上方治疗 23 例肋软骨炎患者。结果：治愈（自觉症状消失，肿块完全消散或基本消散）16 例，显效（自觉症状消失，肿块缩小 1/2 以上者）5 例，有效（症状消失，肿块缩小不及 1/2）2 例。②

13. 柴金汤　柴胡 12 克、陈皮 10 克、芍药 15 克、枳壳 15 克、川芎 10 克、香附 10 克、延胡索 15 克、川楝子 15 克。随症加减：瘀血型，方中芍药用赤芍，加丹参 20 克、红花 10 克；偏气滞型，加瓜蒌皮 15 克、枸杞子 15 克，芍药用白芍。每日 1 剂，分 2 次服用，药渣热敷，10 日为 1 个疗程。吴新德用上方加减治疗 26 例肋软骨炎患者。结果：治愈（症状及体征消失，半年内未复发者）19 例，显效（症状及体征消失，半年内又发作者）6 例，无效 1 例；气滞和瘀血型疗效最好，阴虚型疗效稍逊。③

14. 鱼腥贯众汤　鱼腥草 20～30 克、板蓝根 15～30 克、虎杖 10～15 克、贯众 10～15 克、牡丹皮 10～15 克、紫草 10～15 克、茜草 10～15 克、赤

芍 10～15 克、丁香 10 克、枳壳 10 克、生黄芪 30 克、桑寄生 24 克、丹参 15 克、甲片 6 克、生甘草 6 克、鳖甲 15～25 克、龟甲 15～20 克。每日 1 剂，煎三汁，三餐饭后服，10 日为 1 个疗程。陈良巨用上方治疗 60 例肋软骨炎患者。结果：治愈 44 例，有效 16 例，总有效率 100%。④

单　方

1. 全蝎膏　组成：全蝎 20 克、蜈蚣 4 条。制备方法：炕脆研为极细粉末，瓷瓶贮存。用法用量：用时加少许（约 0.3 克）于麝香镇痛膏中心，贴于患处，2 日 1 换，3 次为 1 个疗程，最多不超过 2 个疗程。临床应用：方跃鸣用上方治疗 62 例肋软骨炎患者。结果：治愈（局部疼痛及压痛消失，随访 6 个月未见复发）54 例，占 87%；有效（局部疼痛和压痛明显减轻）8 例，占 13%。有效率 100%。⑤

2. 川芎　组成：川芎 50 克。用法用量：上药研成粉末，每次取 8 克用 75% 乙醇调成糊状敷于患处，以氧化锌胶布或风湿止痛膏固定，每 8 日换药 1 次。临床应用：苏用波等用上法治疗 30 例肋软骨炎患者，收到良好效果。⑥

3. 瓜蒌薤白半夏汤　组成：瓜蒌 20 克、薤白 20 克、半夏 15 克。随症加减：气滞血瘀重者，加赤芍 10 克、乳香 10 克、没药 10 克、木香 10 克；兼痰浊留滞者，加桔梗 15 克、白前 10 克、制天南星 10 克。每日 1 剂，水煎分 2 次服。10 日为 1 个疗程。临床应用：金万斌用上方加减治疗 23 例非化脓性肋软骨炎患者。结果：痊愈（症状体征消失）20 例，显效（肋软骨肿胀基本消失）2 例，好转（肋软骨肿胀基本消失但仍感不适）1 例，总有效率 100%。⑦

① 张志胜.延郁止痛汤治疗肋软骨炎 38 例[J].陕西中医,1997,18(10):446.
② 程文华,等.海藻玉壶汤加减治疗肋软骨炎[J].中国中西医结合外科杂志,1995,1(5):300-301.
③ 吴新德.柴金汤加外敷治肋软骨炎 26 例[J].江西中医药,1995(S2):135-136.
④ 陈良巨.鱼腥贯众汤治疗肋软骨炎[J].四川中医,1992(4):38.
⑤ 方跃鸣.全蝎膏治疗肋软骨炎[J].安徽中医临床杂志,1998,10(5):333.
⑥ 苏用波,等.川芎外敷治肋软骨炎 30 例疗效观察[J].广后医学,1994,8(3):306.
⑦ 金万斌.瓜蒌薤白半夏汤治疗非化脓性肋软骨炎 23 例[J].广西中医药,1993,16(6):16.

中 成 药

1. 七厘散　组成：血竭、制乳香、没药、红花等。用法用量：取七厘散 3 克，用温热的黄酒或白酒调成糊状外敷患处，每日 2 次，3 日为 1 个疗程。临床应用：李爱英等用上法治疗 52 例肋软骨炎患者。结果：1 个疗程治愈（症状体征完全消失，半年内无复发）17 例，2 个疗程治愈 24 例，3 个疗程治愈 8 例，有效（症状基本消失，体征倍控制或部分消失，局部按压时可有轻微疼痛）2 例，无效 1 例。[1]

2. 云南白药　国药准字 Z53020798。功效主治：化瘀止血，活血止痛，解毒消肿；适用于跌打损伤，瘀血肿痛，吐血、咳血、便血、痔血、崩漏下血，手术出血，疮疡肿毒及软组织挫伤，闭合性骨折，支气管扩张及肺结核咳血，溃疡病出血，以及皮肤感染性疾病。用法用量：取云南白药 2～4 克，用 75%乙醇调成糊状，涂于辅料上，贴于患处，胶布固定，隔日换药 1 次，7 日为 1 个疗程。治疗 3 个疗程观察疗效。临床应用：曹峥用上法治疗 100 例肋软骨炎患者。结果：治愈 92 例，有效 6 例，无效 2 例，总有效率 98%。[2]

3. 正清风痛宁片　组成：盐酸青藤碱（白云山正清制药股份有限公司生产）。用法用量：开始 3 日，每日 3 次，每次 2 片，3 日后无不良反应即加量服用，每日 3 次，每次 4 片，服药 7～14 日为 1 个疗程，根据病情可服药 1～3 个疗程。临床应用：武振方等用上法治疗 30 例肋软骨炎患者。结果：痊愈（症状体征消失，无疼痛，肋骨软骨交界处隆起，局部软组织及相邻肋间肿胀消退）21 例，好转（症状及体征明显减轻，软组织肿胀消退）6 例，有效（症状体征有所改善，软组织肿胀减轻，局部仍有轻压痛）2 例，无效（服药 3 周症状及体征无改善）1 例，总有效率 96.7%。[3]

4. 季德胜蛇药片　组成：七叶一枝花、蟾蜍皮、蜈蚣、地锦草等（江苏南通制药厂生产）。功效：清热解毒，消肿止痛。用法用量：取该药片 5～10 片加 50～60 度白酒融化调成稀糊状局部外敷，每日 3 次。临床应用：孙刚等用上法治疗 52 例非化脓性肋软骨炎患者。结果：痊愈（肿痛消失，1～2 年未复发）36 例，显效（肿痛消失，1 年内又有复发者，复用原药疗效仍好）10 例，有效（用药后疼痛消失，肋软骨仍隆起者）6 例；平均疗程 3.5 日。[4]

5. 百宝丹　组成：三七（云南白药厂生产）。用法用量：取 2～4 克三七用黄酒或 75%乙醇调成糊状外敷于患处，用胶布或伤湿止痛膏固定，3～5 日为 1 个疗程。临床应用：许良业等用上法治疗 31 例肋软骨炎患者。结果：治愈 16 例，显效 10 例，有效 5 例，总有效率 100%。[5]

① 李爱英,等.七厘散外敷治疗肋软骨炎 52 例疗效观察[J].中国校医,2010,24(1)：31.
② 曹峥.云南白药外敷治疗肋软骨炎 100 例[J].中医外治杂志,2009,18(6)：19.
③ 武振方,等.正清风痛宁治疗肋软骨炎 30 例临床观察[J].湖南中医杂志,1995,11(5)：34.
④ 孙刚,等.季德胜蛇药片外敷治疗非化脓性肋软骨炎 52 例[J].中医外治杂志,1995(3)：22.
⑤ 许良业,等.百宝丹外敷治疗肋软骨炎 31 例[J].广西中医药,1994,17(3)：24.

纤维肌痛综合征

概　　述

纤维肌痛综合征(FMS)又称为肌纤维织炎，肌肉风湿病。美国风湿病协会指出此病是最常见的风湿病之一，仅次于类风湿性关节炎和骨性关节炎，占第三位。多见于女性，最常见的发病年龄为25～45岁。临床主要症状为全身广泛疼痛或多处疼痛，此外还包括睡眠障碍、疲劳、晨僵、麻木和肿胀。无特殊性的实验室检查异常。

中医无肌纤维织炎的病名，一般将本病归于"痹证""周痹""肌痹"等范畴。临床辨证分型如下。(1)气滞血瘀：身走窜胀痛，随情志变化增减，痛点多，拒按压；胸胁胀闷，或见烦躁易怒，失眠多梦；舌淡暗，脉弦涩。治宜疏肝理气、舒筋通络。(2)痰湿痹阻：腰背四肢筋肌酸痛，困重发僵，阴雨天加重；或见脘闷纳呆，抑郁失眠；舌苔白腻，脉弦滑。治宜除湿蠲痹、化痰理气。(3)肝脾失和：周身筋肌僵痛，倦怠乏力，失眠多梦；或见抑郁心烦，纳差便溏；舌淡红，苔薄白，脉细弦。治宜疏肝健脾、舒筋活络。(4)气血亏虚：周身筋肌隐痛挛急，肢麻倦乏，夜卧多惊；或见抑郁多梦，心悸目眩，面色萎黄；舌质淡，苔薄白，脉细弱或细弦。(5)肝肾不足：周身筋肌烦痛，入夜尤甚，筋脉拘急，屈伸不利；腰膝酸软无力，头晕目眩，虚烦不寐；舌红少苔，脉细数。治宜滋补肝肾、强壮筋骨。

辨　证　施　治

高玉中分5型

(1)气滞血瘀型　常见证型，由情志所伤，肝失条达、气滞血瘀、肝脉痹阻所致。辨证要点为周身走窜胀痛，随情志变化增减，痛点多，拒按压胸胁胀闷，或见烦躁易怒，失眠多梦舌淡暗或有瘀斑，脉弦涩。治宜疏肝理气、祛瘀止痛、舒筋通络。方用柴胡疏肝散合活络效灵丹加减：柴胡、枳壳、白芍、赤芍、当归、川芎、丹参、制乳香、制没药、鸡血藤、夜交藤、木瓜、制香附、酸枣仁、全蝎等。

(2)湿痰痹阻型　多见于继发性纤维肌痛综合征，继发或合并于其他风湿病。因反复感受寒湿或湿热之邪，阻滞经络气血，湿聚津凝成痰，痰湿交结，筋脉痹阻所致，也可因脏腑失调，痰湿内生，与外湿相合而成。辨证要点是腰背四肢筋肌酸痛，困重发僵，阴雨天加重或见脘闷纳呆，抑郁失眠，舌苔白腻，脉弦滑。治宜祛湿蠲痹、化痰理气、舒筋通络。方用蠲痹汤合温胆汤化裁：薏苡仁、羌活、防风、法半夏、制南星、白芥子、茯苓、陈皮、枳实、竹茹、姜黄、当归、川芎、木瓜、威灵仙、炙远志等。

(3)肝脾失和　由于肝郁气滞，横乘脾土，脾失健运或由于脾虚湿蕴，土壅木郁，致肝脾两脏功能失调，筋肌失养而挛急。辨证要点为周身筋肌僵痛，倦怠乏力，失眠多梦或见抑郁心烦，纳差便溏，舌淡红，苔薄白，脉细弦。治宜疏肝健脾、舒筋活络。方用逍遥散加减：柴胡、茯苓、白术、当归、白芍、川芎、郁金、薄荷、酸枣仁、木瓜、羌活、秦艽、葛根、伸筋草等。

(4)气血亏虚型　见于素体虚弱，或病程较久的患者。由于病久、失血、饮食失调，使气血亏虚，肝失所藏，筋脉失濡而致。辨证要点是周身筋肌隐痛挛急，肢麻倦乏，夜卧多惊或见抑郁多梦，心悸目眩，面色萎黄；舌质淡，苔薄白，脉细弱或细弦。治宜益气养血、舒筋活络。方用三痹汤加减：黄芪、党参、茯苓、熟地黄、当归、川芎、川续断、杜仲、秦艽、防风、独活、木瓜、伸筋草、鸡血藤、龙眼肉、酸枣仁等。

（5）肝肾不足型　多见于"年过四十"及处于更年期妇女。肝肾阴虚型，主症见周身筋肌烦痛，入夜尤甚，筋脉拘急，屈伸不利；腰膝酸软无力，头晕目眩，虚烦不寐；舌红少苔，脉细数。治宜滋补肝肾、强壮筋骨。方用景岳大造丸加减：紫河车、龟甲、黄柏、生地黄、熟地黄、天冬、麦冬、五味子、百合、知母、白芍、当归、石斛、枸杞子、杜仲、牛膝等。

临床观察：高玉中用上方辨证治疗纤维肌痛综合征患者，疗效满意。①

经 验 方

1. 揿针　取穴：肝俞、脾俞、膈俞、血海、足三里、三阴交、内关、阿是穴。常规消毒，进行埋针，隔日1换。留置期间每隔3～6小时左右按压埋针部位1～2分钟，以加强刺激，增强疗效。梁艳等将76例纤维肌痛综合征患者随机分为对照组与治疗组各38例。对照组采用普瑞巴林胶囊治疗（75毫克，每日2次，连服14日），治疗组采用揿针治疗。治疗结束后观察两组治疗效果及治疗前后压痛点数和视觉模拟评分（VAS）疼痛指数。结果：治疗结束后，治疗组揿针治疗纤维肌痛综合征患者压痛点数及VAS评分均较治疗前好转，与对照组相比具有统计学意义（P＜0.05）。②

2. 温阳定痛蠲痹方　黄芪60克、制川乌（先煎2小时）9克、桂枝9克、麻黄9克、当归9克、白芍9克、炙甘草18克、细辛3克、通草6克、大枣8枚、白芥子9克、蜈蚣4条、延胡索9克。每日1剂，水煎服，分3次服用，连服6周为1个疗程。治愈率高，不易复发。③

3. 小针刀疗法　对患者痛点进行定位并做好标记，对标记部位进行常规消毒，然后进行麻醉，

注意回抽无回血，持小针刀与肌纤维走向平行，垂直皮肤刺入皮下，根据患者的体质进行局部刺激或切割，术后在创口处敷贴创可贴，并按压两分钟，每周进行1次，3周为1个疗程。龚志梅等将120例纤维肌痛综合征患者随机分为试验组和对照组各60例。两组均予阿米替林（每日1次，每次剂量25～50毫克，睡前半小时服用，1个月为1个疗程）以及心理行为进行治疗，试验组另采用小针刀治疗。经过治疗后比较两组患者的治疗结果。结果：两组患者治疗前后压痛点数比较差异有统计学意义（P＜0.05）；两组的治疗效果比较差异有统计学意义（P＜0.05）。④

4. 温胆汤加减　半夏6克、竹茹6克、枳实6克、橘皮9克、炙甘草3克、茯苓4.5克、生姜5片、大枣1枚。随症加减：伴有严重睡眠障碍者，可以酌情加合欢皮、夜交藤；血郁较重者，加当归尾、桃仁、红花等；气郁较重者，加香附、木香、枳壳。每日1剂，水煎分2次温服，2周为1个疗程。杨克勤将63例原发性纤维肌痛综合征患者随机分为治疗组30例和对照组33例。治疗组予上方治疗，对照组予普瑞巴林治疗（每日75毫克，2次口服，2周为1个疗程）。结果：治疗组的有效率为86.67％，对照组的有效率为60.00％，两组比较差异有统计学意义（P＜0.05）。⑤

5. 逍遥散加减　白芍20克、当归15克、柴胡15克、茯苓20克、白术15克、薄荷10克、羌活15克、独活15克、秦艽15克、防风15克、黄芪30克、郁金20克。随症加减：肝郁甚者，加木香、香附；瘀血阻滞甚者，加桃仁、红花；肾阳虚甚者，加附子、肉桂；风湿热甚者，加忍冬藤；风寒湿甚者，羌活、独活用至30克。冷水浸泡1小时后煎煮，每日1剂，每次150毫升，分早晚2次口服。7日为1个疗程，最短3个疗程，最长10个疗程，平均6个疗程。赵敏等用上方治疗60例肝郁脾虚型纤维肌痛综合征患者。结果：治愈40例，显效17

① 高玉中.纤维肌痛综合征中医分型论治探讨［J］.上海中医药杂志,2010,44（9）：32-33.
② 梁艳,龚正寿,等.揿针治疗纤维肌痛综合征临床疗效分析［J］.辽宁中医杂志,2017,44（9）：1901-1903.
③ 周海核,等.温阳定痛蠲痹方治疗原发性纤维肌痛综合征的机制及组方分析［J］.中国中医药现代远程教育,2017,15（2）：144-146.
④ 龚志梅,等.小针刀疗法治疗纤维肌痛综合征患者的疗效［J］.医疗装备,2016,29（12）：87-88.
⑤ 杨克勤.温胆汤加减治疗原发性纤维肌痛综合征的临床探讨［J］.中外医疗,2016（2）：178-180.

例,无效 3 例,总有效率 95%。①

6. 活血通痹汤　桃仁 15 克、红花 15 克、川芎 12 克、当归 12 克、赤芍 15 克、白芍 15 克、柴胡 12 克、枳壳 15 克、牡丹皮 15 克、乌药 10 克、延胡索 15 克、合欢皮 30 克、牛膝 12 克、香附 12 克、威灵仙 30 克、姜黄 15 克。上方加水 1 000 毫升,煎水取汁 400 毫升,分 2 次饭后服用。4 周为 1 个疗程。陈晖用上方治疗 40 例纤维肌痛综合征患者。结果:治愈 6 例,显效 20 例,有效 10 例,无效 4 例,总有效率 90%。②

7. 柴胡疏肝散加味　柴胡 12 克、陈皮 12 克、川芎 9 克、香附 9 克、枳壳 6 克、白芍 12 克、甘草 6 克、郁金 9 克、白术 9 克、茯苓 12 克、徐长卿 15 克、威灵仙 9 克。随症加减:兼气虚者,加黄芪 12 克、党参 9 克;兼血虚者,加鸡血藤 30 克、当归 9 克;兼血瘀者,加鬼箭羽 12 克、姜黄 12 克;气郁化火者,加牡丹皮 9 克、栀子 9 克;不寐者,加合欢花 9 克、夜交藤 30 克;肝郁化火者,加龙胆草 6 克、夏枯草 6 克。每日 1 剂,水煎分早晚 2 次饭后温服。2 个月为 1 个疗程,连续治疗 3 个疗程,并配合心理安慰治疗。宋彩霞等将 48 例患者随机分为治疗组和对照组各 24 例。治疗组用上方治疗,对照组予阿米替林(10 毫克,每日 3 次)治疗。疗程均为 4 周。结果:总有效率治疗组为 87.5%,对照组为 79.2%,两组疗效比较有显著性差异($P < 0.05$)。③

8. 柴胡加龙骨牡蛎汤加减　柴胡 24 克、黄芩 9 克、法半夏 12 克、党参 9 克、桂枝 15 克、茯苓 15 克、龙骨 30 克、牡蛎 30 克、制大黄 6 克、大枣 9 克、生姜 9 克、甘草 9 克。随症加减:颈项强痛者,加葛根 30 克;失眠甚者,加酸枣仁 30 克;大便秘结者,加制大黄至 9 克;大便溏者,去大黄;腹胀、咽部不适异物感者,加半夏厚朴汤;舌红心烦明显者,加栀子厚朴汤;舌质暗或有瘀者,加桂枝茯苓丸;舌苔黄腻伴恶心欲吐者,加温胆汤。每日 1 剂,水煎服,早晚温服,1 个月为 1 个疗程;连续服药 1～2 个疗程。程晓春用上法治疗 42 例纤维肌痛综合征患者。结果:治愈 8 例,显效 24 例,有效 8 例,无效 2 例,治愈率 19.05%,总有效率 95.24%。④

9. 中频电加半导体激光　先采用北京产 K8832T 电脑调制中频电疗仪,中频 1～10 千赫兹,低频 0.125～150 赫兹,输出峰电压 110 毫安(±10%),最大输出电流 100 毫安(±10%)。10 厘米×20 厘米电极 2 个,单或双通道输出,选择 3 号处方。治疗时电极板置于患病部位的两侧(或穴位上),电流强度以具有明显的麻、颤、震动的最大耐受量为宜。每日 1 次,每次 20 分钟,20 日为 1 个疗程。然后应用上海产 MDC-500 型半导体(GaALAS)激光治疗机,波长 830 纳米,功率 0～500 兆瓦连续可调,光斑直径 3～5 毫米。调整输出功率为 250～350 兆瓦,取腰部阿是穴、肾俞和腰阳关,将激光输出探头与治疗穴位接触,每次治疗 3～5 个穴位,每穴 5 分钟,每日 1 次,15 次为 1 个疗程。2 个疗程间歇 1 周。陈慧娟等将 104 例腰肌纤维织炎患者随机分为治疗组和对照组各 52 例。治疗组用上方治疗;对照组仅采用中频电治疗,所用调制中频电治疗方法与治疗组相同。结果:总有效率治疗组为 98.07%,对照组为 82.65%,两组总有效率比较差异有统计学意义($P < 0.01$)。⑤

10. 热磁　应用 HM-2SC-AhotMagner 热磁治疗仪,输出电压 220～240 伏,频率 60 赫兹,电流 280 微安,温度控制在 40℃～70℃,振动每秒 60～120 次。电极面积 15 厘米×10 厘米,患者取舒适体位,将电极放于疼痛部位,使电极与痛位接触紧密,每次治疗 20 分钟,每日 1 次,5～10 次 1 个疗程。李红玲等用上法治疗 150 例肌纤维织炎患者。结果:痊愈 80 例,显效 62 例,有效 8 例,总有效率 100%。⑥

① 赵敏,等.逍遥散加减治疗肝郁脾虚型纤维肌痛综合征疗效观察[J].风湿病与关节炎,2015,4(9):48,51.
② 陈晖.活血通痹汤治疗纤维肌痛综合征 40 例[J].河南中医,2014,34(12):2444-2445.
③ 宋彩霞,等.柴胡疏肝散加味治疗纤维肌痛综合征 48 例[J].山东中医药大学学报,2013,37(4):311-312.
④ 程晓春.柴胡加龙骨牡蛎汤加减治疗纤维肌痛综合征 42 例[J].四川中医,2011,29(8):103-104.
⑤ 陈慧娟,等.中频电加半导体激光治疗腰肌纤维织炎[J].中华物理医学与康复杂志,2004,26(12):739.
⑥ 李红玲,等.热磁治疗肌纤维织炎[J].中华物理医学与康复杂志,2001,23(3):136.

11. 刺络拔罐　取穴：大椎、双侧肺俞穴。将大椎、肺俞穴常规消毒后，用三棱针浅刺，每穴3～5针，挤出少量血液，每穴0.5～1毫升，再用大号玻璃罐在该处拔罐20分钟，起罐后消毒，隔日1次。李绪领等用上法治疗32例肩背部纤维织炎患者。结果：痊愈25例，显效5例，好转1例，无效1例，总有效率96.9%。[1]

12. 中药方　川乌20克、草乌20克、川芎20克、透骨草20克、艾叶20克、红花20克、威灵仙20克、羌活20克、独活20克、没药20克、桂枝20克。水煎过滤后备用。使用FD-IA型风湿治疗仪，其有效值直流电压为40伏。治疗时将两层8厘米×11厘米×1厘米湿热药布垫置于患处。酌

情调节，每日1次，每次20分钟，10次为1个疗程。对置法：一个药垫、电极板放在人体的一侧；另一个药垫、电极板放在其对侧。此法适于疼痛部位较深的患者。并置法：两个电极板、药垫均放在人体的同一侧，这样电流作用的范围较广，但较浅。适用于疼痛范围较大的患者。薄丽亚等将56例肌纤维织炎患者随机分为治疗组和对照组各28例。治疗组用上法；对照组单纯内服补肾活血、祛风通络中药煎剂（独活、金毛狗脊、羌活、川芎、桑寄生、细辛、丹参、当归、没药、红花、地龙、全蝎），每日1剂，分2次服用。结果：总显效率治疗组为91.1%，对照组为81.6%，对照组明显低于治疗组（$P<0.05$）。[2]

① 李绪领,等.刺络拔罐治疗肩背部纤维织炎32例[J].针灸临床杂志,2000,16(10)：41-42.
② 薄丽亚,等.中药透入治疗肌纤维织炎56例[J].疼痛学杂志,1994,2(1)：25.

股骨头无菌性坏死

概　述

股骨头无菌性坏死(ANHF)又称股骨头缺血性坏死,是股骨头静脉淤滞、动脉血供受损或中断使骨细胞及骨髓成分部分死亡及发生随后的修复,继而引起骨组织坏死,导致股骨头结构改变及塌陷,引起髋关节疼痛及功能障碍的疾病。本病以儿童和青壮年多见,男性多于女性,发病率较高,目前有上升趋势,已成为骨伤科常见病之一。

本病属中医髋部的"骨痹""骨痿""骨蚀"范畴,多顽固难愈。根据本病早、中、晚期不同病理改变,早期以气血不畅、瘀血阻滞为基本病理改变,此时病情较轻,属骨痹、髋骨痹;坏死中期髓减骨枯、筋骨萎软,多有骨痿的表现;坏死晚期有股骨头塌陷等表现,此时病情较重,属骨蚀。临床辨证分型如下。(1)气滞血瘀型:症见髋部胀痛或刺痛,痛有定处,固定不移,夜间痛甚,久坐久卧后加重,适量活动后减轻,髋关节屈伸不利,舌质暗红,苔薄黄,脉弦紧。(2)痰湿阻络型:症见髋部沉重疼痛,痛处不移,关节漫肿,屈伸不利,肌肤麻木,形体肥胖。苔腻,脉滑或濡缓。(3)风寒湿痹型:症见髋部疼痛,关节难以屈伸,喜温热,畏寒怕冷,遇寒加重,并伴有麻木感,舌淡,苔白腻,脉弦。(4)肝肾亏虚型:症见髋部隐痛,缠绵不愈,关节活动不利,有僵硬感,下肢、腰背酸软无力,失眠,健忘,急躁易怒,口干欲饮,面色潮红,舌淡,苔白,脉沉细。(5)气虚血瘀型:症见髋部酸痛,时轻时重,活动加重,夜间痛甚,患肢萎缩,倦怠乏力,舌质暗淡,苔白,脉多沉涩。

辨 证 施 治

1. 张强分5型

(1)肝肾不足型　症见髋部隐痛,缠绵不愈,关节活动不利,有僵硬感,下肢、腰背酸软无力,失眠,健忘,急躁易怒,口干欲饮,面色潮红,舌淡,苔白,脉沉细。治宜滋补肝肾。方用六味地黄丸:熟地黄、山药、山茱萸、泽泻、茯苓、牡丹皮等。核桃、枸杞子、山药、蘑菇、黑木耳、动物肝脏、肾脏等均是补益肝肾的食物,平时多食用。

(2)风寒湿痹型　症见髋部疼痛,关节难以屈伸,喜温热,畏寒怕冷,遇寒加重,并伴有麻木感,舌淡,苔白腻,脉弦。治宜祛风散寒、除湿通痹。方用防风汤加减:防风、麻黄、桂枝、葛根、当归、茯苓、桑寄生、独活、甘草、生姜、大枣。平时多食用具有温补、祛风散寒的食物,如狗肉、羊肉等。

(3)气滞血瘀型　症见髋部疼痛,痛如针刺,时轻时重,痛处固定不移,夜间加剧,关节屈伸不利,髋部活动轻微受限,舌质紫暗,有瘀斑,脉涩。治宜活血化瘀。方用桃红四物汤:桃仁、红花、熟地黄、当归、赤芍、川芎、厚朴、牛膝、木香等。忌食冷饮和油炸食品,饮食以清淡为主,多食用桃仁、柑橘、白萝卜和韭菜等具有活血化瘀作用的蔬菜、水果。

(4)气血虚弱型　症见髋部疼痛,若隐若现,喜揉喜按,肌肉萎缩,下肢痿软无力,筋脉拘急,髋关节明显受限,伴神疲气短、心悸,舌淡红,苔薄白,脉细弱。治宜补血养气。方用归脾汤:白术、党参、黄芪、当归、茯神、远志、酸枣仁、木香、龙眼肉、甘草、生姜、大枣等。日常生活中多食用大枣、香蕉、花生和猪肝等具有补血养气的食物。

（5）痰湿型 症见髋部疼痛、重着，痛处固定，关节肿胀散漫，屈伸不利，伴有肌肤麻木，舌淡，苔白腻，脉濡缓。痰湿型患者多属于身材肥胖的类型，方用薏苡仁汤加减：薏苡仁、苍术、羌活、独活、防风、麻黄、桂枝、半夏、陈皮、甘草等。忌食山药、猪肉、鸡蛋、橘子、大枣等滋腻味厚的食物，忌食辛辣刺激的食物，宜食用绿豆、薏苡仁、梨子等。①

2. 施阳分3型

（1）气滞血瘀型 治宜活血化瘀为主。药用川牛膝10克、续断10克、金毛狗脊10克、鸡血藤12克、天麻10克、泽泻10克、泽兰10克、土鳖虫10克、茯苓12克、地龙10克、丹参12克、淫羊藿10克、骨碎补10克、鹿衔草15克、甘草5克。

（2）肝肾阴虚型 治宜滋补肝肾、活血壮骨为主。药用黄芪15克、当归15克、白术10克、白芍药10克、鸡血藤12克、枸杞子15克、何首乌12克、骨碎补20克、地龙10克、土鳖虫10克、淫羊藿10克、杜仲12克、桑寄生10克、甘草5克。

（3）寒湿阻滞型 治宜祛湿通络、化瘀壮骨为主。药用牛膝10克、桃仁6克、薏苡仁15克、苍术10克、白术10克、茯苓10克、黄柏8克、地龙10克、土鳖虫10克、白芥子6克、淫羊藿10克、女贞子10克、独活10克、桑枝12克、甘草5克。

以上各方均每日1剂，水煎分早晚2次服。654-2针20毫克，脉通500毫升，复方丹参注射液20毫升，每日1次静脉滴注。共用2个月后停药。在此基础上采用上述中医辨证治疗，30日为1个疗程，10个疗程后统计疗效。临床观察：施阳用上法治疗63例股骨头无菌性坏死患者。结果：治愈35例，好转20例，无效8例，总有效率87.3%。②

3. 王峰等分3型

（1）脉络痹阻型 症见以髋部疼痛、活动受限为主；X线片表现为股骨头密度不均匀增高或骨质疏松等改变。主要见于Ⅰ期和Ⅱ期病例。治宜破瘀散结、通络止痛。药用桃仁15克、红花10克、当归10克、赤芍12克、三棱10克、莪术10克、蜈蚣2条、全蝎10克、水蛭5克、枳壳20克。水煎内服，每日2次，1个月为1个疗程。连续服用3个疗程（每个疗程间歇10日）。

（2）气虚血瘀型 症见髋部疼痛不适，活动不利，患肢跛行；X线片表现为坏死区的密度减低，软骨下骨折（碎裂）。多见于Ⅱ期或Ⅲ期患者。治宜活血和营、养血健脾。药用黄芪20克、白芍20克、丹参30克、地龙15克、当归10克、茯苓12克、白术12克、甘草5克。用法同上。

（3）肝肾不足型 症见疼痛加剧，关节活动障碍明显；X线片表现为股骨头塌陷，关节间隙变窄甚至退行性改变。多见于Ⅲ期患者。治宜益气养血、补肾壮骨。药用熟地黄12克、枸杞子20克、山茱萸20克、续断30克、肉桂6克、黄芪20克、牛膝20克、血竭15克。用法同上。连续服用3个疗程，每个疗程间歇10日。

中成药应用：均配合应用颈椎活血胶囊和伤科接骨片口服，其中颈椎活血胶囊每次4粒，每日2次；伤科接骨片每日2次，每次3片。连续服用9~12个月。临床观察：王峰等用上法治疗48例股骨头缺血性坏死患者。结果：治疗时间最少9个月，最多24个月，平均15个月；总优良率为68.7%，有效率为87.5%，无效率为12.5%。③

经 验 方

1. 复方中药液 石菖蒲15克、百草霜15克、延胡索15克、骨碎补30克、续断15克、伸筋草15克、当归15克、川芎15克、续断15克、杜仲15克、威灵仙15克、生黄芪30克、怀牛膝15克、桔梗15克、生地黄15克、金毛狗脊15克、淫羊藿15克、甘草10克。水煎。患者取舒适体位，确定患部无破损、溃疡后，将浸透药液的极板衬垫紧贴患

① 张强.股骨头坏死的中医辨证及治疗现状分析[J].中国医药指南,2015,13(22):47-48.
② 施阳.中医辨证分型配合西药治疗股骨头无菌性坏死63例[J].河北中医,2007,29(9):815.
③ 王峰,等.股骨头缺血性坏死的中医分型和治疗[J].中医正骨,2005,17(7):23-24.

部,通过直流电调节,使药液充分活化进入机体,电流刺激强度以患者耐受频率为宜,每次治疗30分钟,每日1次,3周为1个疗程。林慧娟将132例早期股骨头缺血性坏死患者随机分为治疗组与对照组各66例。治疗组在患侧髋关节周围区域采用复方中药液中药离子导入治疗,对照组在患侧髋关节周围区域采用中药熏洗疗法治疗。结果:治疗后3周,治疗组总有效率为95.45%,高于对照组的83.33%;两组治疗后3周、治疗后3个月及末次随访(治疗后6个月),Harris评分均高于治疗前、VAS评分均低于治疗前,且治疗组变化幅度大于对照组,两组比较差异均有统计学意义($P<0.01$,$P<0.05$)。结论:中药离子导入治疗股骨头坏死综合疗效显著,值得临床推广应用。①

2. 李同生经验方 正骨牡丹皮汤加减:赤芍9克、川芎9克、牡丹皮9克、当归9克、骨碎补15克、红花9克、没药9克、乳香9克、生地黄9克、桃仁9克、五加皮9克、续断9克。随症加减:疼痛剧烈者,酌加延胡索、徐长卿、乌药等;脾虚运化无力者,酌加黄芪、党参、白术等;偏于肝肾亏虚证,加淫羊藿、鹿角片等;心气、心阳不足者,加桂枝、甘草等;痰湿热偏重者,加黄连、竹茹、瓜蒌等。每日1剂,分2次温服,需长时间服用。中药外用祖传秘方紫金酒方:紫荆皮、鹅不食草、紫草、樟脑、细辛、透骨草、川椒等泡酒。外擦于以股骨大转子为中心,而后用一软板(可用一副北京布鞋鞋底代替)在局部进行拍打,强度以患者能够接受为度,效果以局部红润充血为度,时间约每次15分钟。拍打使中药的有效成分更易进入局部软组织,同时也是推拿的一种手法,强刺激以达到刺激深部的股骨头,加速愈合和修复,隔3日1次。另注意激素性股骨头坏死的患者应视局部皮肤脉络情况,决定是否进行拍打。针灸围刺法:以局部取穴为主。以股骨大转子为中心,上下左右各旁开3~5寸处为进针点,根据胖瘦取3~4寸一次

性针灸针直刺使深达髋关节周围,直达病所,行针手法强刺激泻法。隔日1次,每次留针30分钟,每隔10分钟行针1次。②

3. 活血通痹汤 丹参30克、穿山龙30克、当归20克、川牛膝12克、骨碎补12克、熟地黄12克、忍冬藤20克、独活15克、桑寄生15克、延胡索9克、防风12克、泽兰20克、茯苓20克、泽泻12克、秦艽12克、赤芍9克、甘草6克。早晚2次饭后半小时温服。骆帝等将50例酒精性股骨头坏死患者随机分为观察组和对照组各25例。两组均给予基础物理治疗。观察组同时口服自拟活血通痹汤,每日2次;对照组口服骨康胶囊每次3粒,每日3次。4周为1个疗程,共治疗12个疗程。两组均于治疗前后进行髋关节评分,并将两组不同酒精性股骨头坏死分期者的髋关节评分进行比较;评价两组的临床疗效,分为优、良、可、差,计算优良率。结果:两组治疗后髋关节评分均较治疗前升高,且观察组高于对照组(均$P<0.05$);与治疗前比较,两组Ⅰ、Ⅱ期患者髋关节评分均升高,且观察组高于对照组(均$P<0.05$);两组Ⅲ、Ⅳ期患者髋关节评分无明显变化(均$P>0.05$);临床疗效优良率观察组为72.09%,对照组为51.16%,两组比较有显著差异($P<0.05$)。③

4. 推拿手法联合中药 动静结合推拿法,共分为"三步六法"。第一步放松髋关节,包括2个操作手法。(1)松髋解凝法:医者立于患侧,分别按仰卧位、俯卧位进行操作,以滚、按、揉、拿、捏等手法放松髋关节前内外侧肌肉群及腰骶、臀、大腿后侧肌群,一般约10分钟。(2)点穴拨筋法:对髋关节周围的足五里、阴包、髀关、风市、环跳等穴及阿是穴进行点穴按揉,每穴半分钟,以酸沉胀为度;然后再对髋关节周围有粘连条索的筋膜肌腱等进行弹拨,重点在大腿内收肌群、外展肌群起止点处做弹拨,一般10~15分钟。第二步运动髋关节,包括2个操作手法。(1)展筋环摇法:医者对患侧髋关节进行被动的屈伸、展收、内外旋活动

① 林慧娟.中药外用治疗早期股骨头坏死的疗效观察[J].临床合理用药,2016,9(11A):131-132.
② 何伟,等.李同生名老中医治疗股骨头坏死经验浅析[J].时珍国医国药,2015,27(1):207-209.
③ 骆帝,等.自拟活血通痹汤在酒精性股骨头坏死治疗中的应用[J].山东医药,2015,55(34):76-77.

8～10次。(2)抗阻力运髋法：医患配合,在患者主动进行髋关节屈伸、展收、内外旋活动的时候,医者给予一定的阻力,进行髋关节周围肌肉群的抗阻力训练,重点进行患肢的屈曲肌群、内收肌群、外展肌群等肌力训练,8～10次。第三步整理髋关节,包括2个操作手法。(1)理筋舒筋法：医者立于患侧,分别按仰卧位、俯卧位进行患肢的提捏、揉搓、推散、空拳叩击等手法以放松肌肉韧带,一般约10分钟。(2)拔伸牵摇法：医者双手握紧患肢踝关节,水平用力拔伸牵抖患肢半分钟后再做髋关节的顺时针、逆时针摇动8～10次。手法操作时注意忌暴力,以患者能耐受为度。推拿操作每次约40分钟。隔日1次。中药治疗。(1)口服护骨胶囊：制首乌、骨碎补、淫羊藿、当归、巴戟天、山药等(广东东莞万成制药有限公司生产,国药准字Z20040124)。每次4粒,每日3次,饭后1小时温开水送服。(2)中药热敷：药用淫羊藿、骨碎补、鸡血藤、苏木、三棱、千年健、透骨草、伸筋草、秦艽、海桐皮等(全国名老中医马在山创立),每味药各等量切碎制成药袋,由北京鼓楼中医院中药制剂室提供。把药袋用清水喷湿放在蒸锅内,开锅后蒸10～15分钟,取出稍凉后,药袋温度在40℃左右。在床上先铺一块防水布,患者仰卧在布上,将药袋放在患处,如药袋过热时可先不使其接触皮肤,先用蒸气熏,待温度适合时再放在皮肤上。再将热水袋放在药袋上面,以保持恒温,然后用防水布包好,以防热气散失过快或污染衣物。每次热敷40分钟,用完后放冰箱,以后每次将药袋蒸热蒸透即可使用,每剂药可连续使用3次,隔日1次。朱蜀云等用上法治疗187例中晚期股骨头坏死患者。结果：187例302髋中影像表现评估为稳定者有184髋,稳定率60.9%;加重118髋,加重率39.1%。治疗前总体Harris评分为(49.6±5.7)分,治疗后总体Harris评分为(75.4±4.7)分,治疗前后比较差异有统计学意义($P<0.01$),治疗后优于治疗前,且Ⅲ期提高较Ⅳ

期高。结论：推拿加中药治疗由激素和酒精造成的中晚期股骨头坏死具有有效性,能较好改善患者的髋关节疼痛、关节活动、行走及生活能力。[1]

5. 补肾活血壮骨膏方　补骨脂、肉苁蓉、淫羊藿、血竭、土鳖虫、续断、杜仲、丹参、知母、赤芍、当归、石菖蒲、牛膝、生甘草,辅以木糖醇50克,制成中药膏方,制成200毫升瓶装密封,置于8℃左右阴凉处保存(最好于冰箱冷藏室保存)。每次一汤匙(约为15毫升),每日3次,饭后口服。张睿昕等将66例早期创伤性股骨头坏死患者随机分为治疗组44例和对照组22例。治疗组予补肾活血壮骨方制成膏方,对照组服用钙尔奇D片,治疗期间配合康复训练,避免患肢过度负重。两组疗程均为6个月,1～2年后进行随访,并结合成人股骨头缺血性坏死疗效百分评价法及X线影像评价。结果：对照组有效率为63.6%,治疗组有效率为90.9%,两组有效率比较差异具有统计学意义($P<0.05$)。[2]

6. 针灸疗法　主穴：阿是穴。配穴：双肝俞、双肾俞、环跳、秩边、血海、阳陵泉、三阴交配。患者侧卧位,患侧在上,穴位常规消毒,先选择2～5寸毫针在阿是穴周围行扬针法,手法以捻转为主,少用提插。并加强针感令整个髋关节前方及侧方均有明显酸胀感,局部采用温针灸。双肝俞、双肾俞、环跳、秩边、血海、阳陵泉等穴以补法为主,留针30～40分钟,隔日1次,20日为1个疗程。向之明等用上法治疗20例早期股骨头坏死患者,每位患者治疗4个疗程。结果：早期非创伤性股骨头坏死针灸法治疗后患者髋部腹股沟区疼痛减轻,MRI表现改善,治疗前后评分差异有统计学意义($P<0.05$)。结论：针灸法治疗对改善早期非创伤性股骨头坏死有一定疗效。[3]

7. 十味骨蚀散　丹参50克、当归50克、伸筋草80克、透骨草80克、牛膝30克、桑寄生60克、白及50克、木瓜60克、威灵仙30克、淫羊藿80克。上药以粉碎机共为粉末,同时装袋,每袋100

① 朱蜀云,等.推拿加中药治疗由激素和酒精造成的中晚期股骨头坏死的临床观察[J].中国骨质疏松杂志,2015,21(4)：456-459.
② 张睿昕,等.补肾活血壮骨方治疗早期创伤性股骨头坏死66例[J].河南中医,2014,34(5)：863-864.
③ 向之明,等.针灸法治疗早期股骨头坏死的疗效评估[J].实用临床医药杂志,2013,17(19)：69-71.

克,加陈醋 60 克,在锅中蒸 30 分钟取出,稍凉使温度在 40℃～50℃时,温敷双髋疼痛部位,每日 2～3 次,1 次 1 袋。郭立宏将 463 例股骨头坏死患者随机分为对照组 201 例和治疗组 262 例。对照组均口服活血化瘀药物复方丹参片,治疗组外敷十味骨蚀散。结果:总有效率治疗组为 99%,对照组为 69%,两组比较有明显差异(P<0.01)。①

8. 补肾通络汤　川芎 10 克、续断 10 克、金毛狗脊 10 克、桑枝 12 克、独活 12 克、地龙 10 克、土鳖虫 10 克、淫羊藿 15 克、鹿衔草 12 克、秦艽 10 克、蜈蚣 2 条、生甘草 5 克。随症加减:热重者,加黄柏 6 克、知母 10 克;阴虚者,加枸杞子 15 克、生地黄 10 克;湿重者,加苍术 6 克、白术 10 克;气滞者,加陈皮 6 克、炒枳壳 6 克。每日 1 剂,水煎分 2 次服,30 日为 1 个疗程。服药期间,停服其他辅助治疗药物,患髋应严格避免负重。茆军等用上方治疗 40 例非创伤性股骨头坏死患者。结果:经治疗 2～6 个疗程后,显效 26 例,占 65%;有效 12 例,占 30%;无效 2 例,占 5%。②

9. 骨复活汤　熟地黄 30 克、鸡血藤 30 克、丹参 30 克、山茱萸 12 克、仙茅 12 克、淫羊藿 12 克、鹿角胶 15 克、骨碎补 15 克、石菖蒲 15 克、怀牛膝

15 克、续断 15 克、木瓜 15 克、川芎 15 克、土鳖虫 10 克、独活 10 克、水蛭 10 克、全蝎 10 克等药。每日 1 剂,水煎服。连服 30 剂为 1 个疗程,疗程间休息 5 日,3 个疗程后观察疗效。全部病例均去除致病因素,减轻患肢负重。王文智等用上方治疗 60 例成人早期股骨头缺血性坏死患者。结果:治愈 15 例,显效 22 例,好转 18 例,无效 5 例;治愈 15 例全部为 Ⅰ 期股骨头缺血性坏死患者,总有效率 92%。③

中 成 药

丹仙康骨胶囊　组成:丹参、淫羊藿、骨碎补等(贵阳中医学院药厂生产,0.36 克/粒)。用法用量:成人每次 3～4 粒,每日 3 次,用温开水吞服。2 个月为 1 个疗程,连续用药 3～6 个疗程。每个疗程均作 X 线及 CT 检查。治疗的第 1 个疗程内卧床休息,以后的治疗期间避免患肢负重或行走时扶双拐 4～8 个月。临床应用:沈冯君等用上法治疗 160 例股骨头缺血坏死患者。结果:经治疗 12 个月后,疗效优 83 例,良 71 例,可 3 例,差 3 例,总有效率 98.13%。④

① 郭立宏.十味骨蚀散治疗股骨头缺血性坏死 263 例疗效观察[J].河南中医,2008,28(9):53-54.
② 茆军,等.补肾通络汤治疗早期非创伤性股骨头坏死的临床研究[J].河北医学,2002,8(7):672-673.
③ 王文智,等.骨复活汤治疗成人早期股骨头缺血性坏死 60 例[J].陕西中医,2002,23(6):515.
④ 沈冯君,等.丹仙康骨胶囊治疗股骨头缺血坏死 160 例临床观察[J].贵阳中医学院学报,2004,26(1):19-20.

强直性脊柱炎

概　述

强直性脊柱炎(AS)是一种慢性炎症性疾病，以侵犯骶髂关节、脊柱和髋关节等外周大关节为主的自身免疫性疾病，主要表现为腰背、骶髂区疼痛及僵硬，活动后可缓解，晚期可致脊柱强直、畸形以至于严重的功能障碍。

中医无强直性脊柱炎的病名，多归属于"痹证""骨痹""肾痹"等范畴。《灵枢·经脉》对"踝厥"的解释："项如拔，脊痛，腰似折，髀不可以曲，腘如结，踹如裂，是为踝厥。"这些症状均是 AS 的典型表现，但"踝厥"这一病名并未沿用。临床辨证分型如下。(1) 寒湿型：症见腰骶脊柱冷痛，遇寒及阴天加重，肢体沉重僵麻，恶风，舌质淡胖，苔白腻，脉濡缓。治宜温经散寒、除湿通络，佐以助阳行湿止痛。(2) 湿热型：症见腰骶弛痛，痛处伴有热感，热天或雨天疼痛加重，发热烦闷，小便短赤，舌质红，苔黄腻，脉濡数或弦数。治宜利湿清热，佐以舒经通络止痛。(3) 血瘀型：症见腰腿痛，痛如针刺，日轻夜重，畏寒畏热不明显，舌质暗紫，或有瘀斑，脉涩。治宜活血祛瘀，佐以理气疏经止痛。(4) 肝肾阴虚型：症见腰骶项背及足后疼痛，腰膝酸软，五心烦热，溲赤便干，舌质干红，苔薄，脉沉细或弦数。治宜滋补肝肾，佐以养血通络止痛。(5) 阳虚督寒型：症见腰骶脊背部疼痛，痛连颈项，背冷畏寒，手足不温，少气乏力多汗，舌质淡，苔白，脉沉弦。治宜温补肾阳，佐以活血祛风止痛。(6) 痰瘀痹阻型：症见病程较长，关节僵痛麻木，疼痛时轻时重，活动受限，强直变形，舌质紫暗有瘀斑，苔白腻，脉细涩。

辨 证 施 治

1. 冯兴华等分 2 证

(1) 肾虚瘀阻证　治宜温阳补肾、祛瘀通络。方用补肾强脊汤加减：淫羊藿 15 克、骨碎补 10 克、杜仲 10 克、续断 10 克、菟丝子 10 克、怀牛膝 10 克、枸杞子 10 克、丹参 15 克、川芎 15 克、赤芍 15 克、当归 15 克、莪术 10 克、羌活 10 克、细辛 3 克。

(2) 湿热瘀阻证　治宜清热除湿、祛瘀通络。方用清热强脊汤加减：苦参 10 克、金银花 30 克、黄柏 10 克、苍术 10 克、土茯苓 15 克、续断 15 克、川牛膝 15 克、丹参 15 克、莪术 10 克、川芎 15 克、萆薢 15 克、羌活 10 克。随症加减：发热者，加生石膏 15 克、知母 10 克；肢冷畏寒者，加制附子 10 克；肢体困重者，加薏苡仁 15 克、萆薢 15 克；关节肿甚者，加泽泻 30 克、猪苓 15 克；颈痛者，加葛根 15 克；肩痛者，加姜黄 15 克、威灵仙 15 克；胸胁痛者，加柴胡 10 克、姜黄 15 克；疼痛甚者，加全蝎 5 克、蜈蚣 2 条，或加制乳香 5 克、制没药 5 克；大便干者，加玄参 15 克、生地黄 15 克，或加大黄 5 克；口渴者，加天花粉 15 克、黄芩 10 克。

上方均每日 1 剂，水煎 300 毫升，口服，早晚各 1 次。24 周为 1 个疗程。临床观察：冯兴华等用上方加减辨证治疗 234 例强直性脊柱炎患者。结果：治疗 24 周后，强直性脊柱炎评价标准的达标率为 86.75%，中医证候疗效总有效率为 85.47%，能够显著降低患者的中医证候积分。[①]

---

① 冯兴华，等.中医辨证治疗强直性脊柱炎的临床疗效评价[J].中国中西医结合杂志，2013，33(10)：1309－1314.

2. 焦树德分 4 型

(1) 肾虚督寒型　症见腰胯疼痛，喜暖畏寒，膝腿酸软或腰腿疼痛，腰部不能转摇，俯仰受限，见寒加重，得热则舒，或兼男子阴囊寒冷，女子白带寒滑，舌苔薄白或白厚，脉多见沉弦或尺脉沉弦略细，或弱小。方用补肾强督治尪汤加减：骨碎补 18 克、补骨脂 12 克、熟地黄 15 克、淫羊藿 12 克、金毛狗脊 30 克、鹿角胶(或片、霜)6～9 克、羌活 12 克、独活 10 克、续断 18 克、杜仲 20 克、川牛膝 12 克、炙麻黄 6 克。随症加减：寒甚疼重者，加制川乌 3 克、制草乌 3 克；舌苔白厚腻者，去熟地黄，加苍术 10 克、炒白芥子 6 克、茯苓 10～20 克；久病关节强直，不能行走者，可加透骨草 15 克、寻骨风 15 克、自然铜(先煎)6～9 克。

(2) 邪郁化热型　症见腰胯疼痛，性情急躁，五心烦热，膝腿乏力，腰脊僵困，下午(或夜间)低热，喜见凉爽，大便或干，或欠爽，舌苔薄黄或少津口燥，脉多见沉弦细数，或数大有力。方用补肾强督清化汤加减：骨碎补 18 克、生地黄 15 克、炒黄柏 12 克、续断 18 克、杜仲 20 克、苍术 10 克、川牛膝 12 克、金毛狗脊 30 克、鹿角霜 6 克、羌活 10 克、秦艽 15 克、土鳖虫 6～9 克、桑枝 30 克、桂枝 6～9 克、赤芍 12 克、白芍 12 克、知母 15 克。随症加减：下午潮热明显者，加银柴胡 10 克、地骨皮 12 克、青蒿 12 克；腰部怕风明显者，加独活 10 克；口燥咽干(或痛)，加玄参 15 克，生地黄加量至 20 克；兼有腿脚疼痛者，加地龙 6 克、槟榔 10 克、伸筋草 20～30 克；疼痛游走者，加青风藤 15～20 克、独活 10 克、防风 10 克；病久腰背僵曲者，骨碎补加量至 20 克，白僵蚕加量至 15 克，另加炒白芥子 6 克、透骨草 15～18 克、寻骨风 15 克、自然铜(先煎)6～9 克。

(3) 痹阻肢节型　症见除腰脊尻疼痛外，并兼见膝、踝、肩、肘等关节疼痛或上下肢游走串痛，一般痛处喜暖怕凉，女子或兼有痛经、乳少等症。但邪气久郁化热或从阳化热者，则痛处不怕寒反喜凉爽。不化热者舌苔多白，脉多沉弦或弦大，化

热者脉可兼数，舌苔可见薄黄或黄。方用补肾强督利节汤加减：骨碎补 18 克、补骨脂 12 克、金毛狗脊 30 克、鹿角胶(或片、霜)6～10 克、土鳖虫 6～9 克、杜仲 20 克、防风 12 克、羌活 10 克、独活 10 克、川牛膝 12 克、片姜黄 10 克、桂枝 15 克、赤芍 12 克、白芍 12 克、知母 15 克、制附片 12 克、制草乌 3 克、炙麻黄 5 克。随症加减：有化热征象者，去草乌、麻黄，减少附片、桂枝用量，加秦艽 12～15 克、炒黄柏 10 克。若同时关节痛喜凉爽者，可加忍冬藤 30 克、络石藤 30 克；踝关节肿痛喜暖者，可加地龙 6 克；上肢关节痛重者，可改羌活为 12 克，片姜黄为 12 克；上肢关节痛而不怕凉者，加桑枝 20～30 克；关节痛喜暖怕冷明显者，可加制川乌 3 克。余可参考上两方的加减法。

(4) 邪及肝肺型　症见脊背僵痛，胸部憋闷，两胁隐痛，深吸气胁痛，生气时症状加重，舌苔白，脉弦急。方用补肾强督调肝汤加减：骨碎补 18 克、补骨脂 12 克、续断 18～20 克、炒杜仲 20 克、川牛膝 10～12 克、泽兰 15 克、金毛狗脊 30 克、土鳖虫 6～9 克、鹿角片 6～12 克(或胶 6 克、霜 12 克)、白蒺藜 10～12 克、炒枳壳 10～12 克、片姜黄 12 克、桂枝 15 克、赤芍 12 克、白芍 12 克、知母 15 克、防风 12 克、制附片 9～12 克、麻黄 3～6 克、干姜 3～6 克、羌活 12 克、独活 12 克、白僵蚕 12 克。随症加减：兼有胃部胀满、食欲不振者，加厚朴 12 克、枳实(去枳壳)10 克、陈皮 10 克；胸闷明显者，加檀香 9 克、紫苏梗 12 克、槟榔 10 克；有微咳者，可加杏仁 10 克、炒苏子 10 克、紫菀 15 克；有低热者，去麻黄，减少干姜用量，加炒黄柏 10 克、秦艽 10～15 克、玄参 12 克，附片用量可酌减；颈部僵痛明显者，可另加葛根 20 克。

临床观察：焦树德用上方加减辨证治疗 46 例强直性脊柱炎患者。结果：显著好转 26 例，好转 16 例，无效 4 例，总有效率 91.30%。本药对疼痛和指地距疗效最明显。[①]

3. 张思胜等分 6 型

(1) 寒湿型　症见腰骶脊柱冷痛，遇寒及阴

① 焦树德.大尪(强直性脊柱炎)病因病机及辨证论治探讨(下)[J].江苏中医药,2003,24(2)：1-3.

天加重,肢体沉重僵麻,恶风,舌质淡胖,苔白腻,脉濡缓。治宜温经散寒、除湿通络,佐以助阳行湿止痛。方用肾着汤合薏苡仁汤加减:干姜 12 克、炙甘草 10 克、制附子 10 克、桂枝 10 克、薏苡仁 30 克、白芥子 15 克、苍术 15 克、羌活 10 克、独活 10 克、防风 10 克、当归 10 克、川芎 10 克、茯苓 10 克、杜仲 10 克、桑寄生 10 克。

(2)湿热型 症见腰骶弛痛,痛处伴有热感,热天或雨天疼痛加重,发热烦闷,小便短赤,舌质红,苔黄腻,脉濡数或弦数。治宜利湿清热,佐以舒经通络止痛。方用四妙丸加减:黄柏 12 克、苍术 15 克、薏苡仁 20 克、牛膝 15 克、木瓜 15 克、络石藤 10 克、防己 10 克、秦艽 10 克、独活 10 克、徐长卿 10 克、姜黄 10 克、女贞子 10 克、墨旱莲 10 克。

(3)血瘀型 症见腰腿痛,痛如针刺,日轻夜重,畏寒畏热不明显,舌质暗紫,或有瘀斑,脉涩。治宜活血祛瘀,佐以理气疏经止痛。方用身痛逐瘀汤合活络效灵丹加减:丹参 20 克、当归 15 克、川芎 15 克、赤芍 15 克、延胡索 15 克、红花 12 克、没药 10 克、五灵脂 10 克、牛膝 15 克、香附 10 克、细辛 3 克、独活 10 克、桂枝 10 克、熟地黄 10 克、土鳖虫 10 克。

(4)肝肾阴虚型 症见腰骶项背及足后疼痛,腰膝酸软,五心烦热,溲赤便干,舌质干红,苔薄,脉沉细或弦数。治宜滋补肝肾,佐以养血通络止痛。方用左归丸合芍药甘草汤加减:熟地黄 20 克、山茱萸 15 克、菟丝子 15 克、鹿角胶(烊化)10 克、牛膝 15 克、龟甲 10 克、桑枝 15 克、当归 10 克、鸡血藤 10 克、独活 10 克、秦艽 10 克、防己 10 克、白芍 10 克、甘草 3 克、陈皮 10 克。

(5)阳虚督寒型 症见腰骶脊背部疼痛,痛连颈项,背冷畏寒,手足不温,少气乏力多汗,舌质淡,苔白,脉沉弦。治宜温补肾阳,佐以活血祛风止痛。方用右归丸合桂枝汤加减:制附子 10 克、肉桂 10 克、熟地黄 15 克、山药 15 克、山茱萸 15 克、杜仲 15 克、红花 12 克、当归 10 克、川芎 10 克、细辛 3 克、独活 10 克、桂枝 10 克、白芍 10 克、

炙甘草 3 克、陈皮 10 克、茯苓 10 克。

(6)痰瘀痹阻型 症见病程较长,关节僵痛麻木,疼痛时轻时重,活动受限,强直变形,舌质紫暗有瘀斑,苔白腻,脉细涩。治宜化痰祛瘀通络,佐以扶正固本。方用桃红饮加减:白芥子 15 克、胆南星 10 克、桃仁 12 克、红花 12 克、川芎 12 克、当归 15 克、威灵仙 10 克、丹参 12 克、甲片 10 克、地龙 10 克、石菖蒲 10 克、土鳖虫 10 克、全蝎 10 克、党参 12 克、茯苓 10 克、白术 10 克、牛膝 10 克、桑寄生 10 克、续断 10 克。

上述各方均每日 1 剂,水煎,早晚分 2 次温服。1 个月为 1 个疗程。临床观察:张思胜等用上法治疗 83 例强直性脊柱炎患者。结果:治疗时间 1～3 个疗程,随访 6 个月～1 年;优 22 例,良 45 例,可 12 例,差 4 例,有效率 95.2%。[①]

4.张长富分 5 型

(1)寒湿型 症见腰骶疼痛,腰背僵冷,四肢不温,关节肿痛不红,脊尻板硬、屈伸不利,遇寒则剧,得热则舒,面色灰白,舌质淡,苔白腻,脉沉缓。治宜温经散寒、祛风化湿、宣痹止痛。方用蠲痹汤 1 号加减:生川乌 10 克、生草乌 10 克、生甘草 10 克、生黄芪 10 克、姜黄 10 克、羌活 10 克、独活 10 克、木瓜 10 克、牛膝 10 克、通草 9 克、僵蚕 8 克。

(2)湿热型 症见腰背疼痛,脊尻僵硬、屈伸难从,关节肿痛,灼热,心烦口渴,舌红,苔黄腻,脉滑数。治宜清热利湿、宣痹止痛。方用蠲痹汤Ⅱ号加减:黄柏 15 克、天竺黄 15 克、片姜黄 15 克、秦艽 15 克、桑枝 15 克、延胡索 15 克、乌梢蛇 10 克、豨莶草 10 克、木瓜 10 克、牛膝 10 克、通草 9 克、僵蚕 8 克。

(3)肝肾亏损型 症见腰尻疼痛,腰背僵直、畸形、屈伸转摇不得,腰膝酸软,遗精阳痿,耳鸣头晕,视物模糊,舌淡,苔剥脱,脉沉细弱。治宜养血益肾壮督、剔邪除痹。方用蠲痹汤Ⅲ号加减:白蒺藜 12 克、枸杞子 12 克、当归 12 克、淫羊藿 12 克、金毛狗脊 15 克、鹿衔草 15 克、僵蚕 15 克、全蝎 8 克、蜣螂 8 克、蕲蛇 8 克、三七 8 克、制马钱子

① 张思胜,等.中药辨证内服外用结合手法治疗强直性脊柱炎[J].安徽中医临床杂志,2002,14(3):195－197.

0.5克。

（4）肾虚夹邪型　脊尻疼痛，畸形僵硬，屈伸转摇不能，关节灼热，疼痛不定，四肢不温，遗精阳痿，耳鸣头晕，腰膝酸软。治宜益肾壮督蠲痹祛邪、通络止痛。方用蠲痹汤Ⅳ号加减：熟地黄15克、当归15克、仙茅15克、淫羊藿15克、鹿衔草15克、桑寄生15克、续断15克、姜黄12克、羌活12克、独活12克、秦艽10克、僵蚕10克、蕲蛇10克、制马钱子0.5克。

（5）肾虚夹瘀型　腰尻疼痛，痛有定处，或呈针刺样疼痛，四肢抽痛，麻木不仁，颈腰背强直畸形，屈伸不利，形体消瘦，头晕耳鸣，遗精阳痿，舌暗淡有紫斑，少苔，脉沉细涩。治宜益肾壮阳、活血通络除痹。方用蠲痹汤Ⅴ号加减：淫羊藿25克、仙茅25克、巴戟天25克、鹿衔草25克、三七5克、全蝎5克。

临床观察：张长富用上方辨证治疗50例强直性脊柱炎患者。结果：缓解（其中寒湿型11例，湿热型4例，肾虚夹邪型1例）16例，显效（其中寒湿型9例，湿热型2例，肝肾亏损型15例，肾虚夹瘀型2例，肾虚夹邪型3例）31例，无效3例，总有效率94%。[①]

经 验 方

1. 补肾祛瘀方　熟地黄、山药、桑寄生、骨碎补、金毛狗脊、红花、桃仁、当归、黄芪、茯苓、杜仲、白术、人参、白芍、水蛭、鸡血藤、甘草。每日1剂，分早晚2次饭后温口服。观察8周后测量各指标。丁原全等用上方治疗28例强直性脊柱炎患者。结果：缓解8例，显效11例，有效7例，无效2例，总有效率93%。[②]

2. 益易痹通督方　金毛狗脊30克、杜仲15克、怀牛膝15克、黄芪20克、当归15克、青风藤15克、海风藤15克、独活15克、防己10克、延胡

索10克、全蝎10克、蜈蚣3～4条。随症加减：发热者，加知母10克、生石膏15克；关节肿甚者，加猪苓15克、泽泻30克；肩痛者，加姜黄15克、威灵仙15克；颈痛者，加葛根15克；胸胁痛者，加柴胡10克、姜黄15克。每日1剂，水煎服，水煎至300毫升，早晚1次。李连泰等将90例强直性脊柱炎患者随机分为中药组与西药组各45例。中药组采用益易痹通督方加减治疗；西药组予柳氮磺吡啶肠溶片，饭后口服50毫克，每日3次。20周为1个疗程。结果：治疗1个疗程后，中药组患者的脊柱痛评分、夜间痛评分、患者总体评价（PGA）、Bath强直性脊柱炎功能指数（BASFI）、Bath强直性脊柱炎病情活动指数（BASDAI）、Bath强直性脊柱炎测量学指数（BASMI）、中医证候积分明显低于西药组（$P<0.01$）；与西药组同期比较治疗效果，中药组疗效明显增高（$P<0.05$，$P<0.01$）。[③]

3. 复方雷公藤　雷公藤20克、威灵仙15克、生地黄24克、细辛6克、金银花24克、蒲公英24克、独活20克、葛根15克、土鳖虫9克、川牛膝18克、薏苡仁20克、补骨脂15克、白芍20克。雷公藤先煎1小时，每日服用1剂，每服6剂停药1日。谭志斌用上方治疗42例强直性脊椎炎患者。结果：显效24例，有效16例，无效2例，总有效率95.2%。[④]

4. 熏洗3号方　伸筋草、透骨草、艾叶、细辛、防风、桂枝、威灵仙、红花、当归尾、五加皮、川椒、三棱、莪术、川乌、草乌、生姜等。将浓煎萃取液使用北京市金豪商贸有限公司生产的J48B型电脑中频透热治疗仪导入，每日1次，每次20分钟，连续14日。许超尘等将80例强直性脊柱炎患者随机分为对照组和治疗组各40例。对照组给予美洛昔康7.5毫克、奥美拉唑20毫克、柳氮磺胺吡啶1.0克、正清风痛宁缓释片60毫克，每日2次口服，复方丹参针20毫升每日静脉滴注；治疗组在

① 张长富.辨证治疗强直性脊柱炎50例[J].陕西中医,1994,15(2)：54-55,68.
② 丁原全,等.中药复方治疗强直性脊柱炎56例疗效观察[J].山西医药杂志,2017,46(3)：340-342.
③ 李连泰,等.中药治疗强直性脊柱炎的疗效评价[J].中国生化药物杂志,2015,35(1)：116-118.
④ 谭志斌.42例强直性脊椎炎的雷公藤复方治疗观察[J].中医临床研究,2011,3(5)：39-40.

对照组治疗基础上加用熏洗 3 号方离子导入治疗,每次 20 分钟,每日 1 次,连续 14 日。结果:治疗组与对照组的总有效率比较差异无统计学意义(*P*>0.05),但治疗组的显效率明显优于对照组(*P*<0.05)。①

5. 复方雷公藤酒 雷公藤、黄芪、白芍、淫羊藿、地龙、鸡血藤、千年健、续断、杜仲、生甘草等。将雷公藤洗净和以上诸药混合,浸入若干 50 度白酒中搅拌封存备用。成人每次 15~20 毫升,每日 3 次,饭后服。钟明等用上法治疗 80 例强直性脊柱炎患者。结果:显效 60 例,有效 18 例;共 60 例出现不良反应,占 75%,不良反应经对症治疗后均缓解和治愈。②

6. 强脊通丸 淫羊藿 20 克、巴戟天 15 克、寻骨风 15 克、熟地黄 15 克、续断 12 克、怀牛膝 12 克、骨碎补 12 克、威灵仙 10 克、独活 10 克、羌活 10 克、甲片 10 克、桂枝 6 克、麻黄 6 克等。上药制成蜜丸,每丸 9 克,每次服 1 丸,每日 3 次。30 日为 1 个疗程,连用 2 个疗程,观察 6 个月统计疗效。王春秋用上方治疗 53 例强直性脊柱炎患者。结果:显效 26 例,有效 24 例,无效 3 例,总有效率

94.3%。③

7. 复方白花蛇胶丸 蕲蛇 15 克、全蝎 10 克、补骨脂 45 克、淫羊藿 45 克、枸杞子 30 克、续断 30 克、鸡血藤 30 克、生甘草 10 克、马钱子 3 克。将上药粉碎过筛,取 0 号空胶囊装制而成,每次 2 粒,每日 3 次,饭后服,30 日为 1 个疗程,连续服 3 个疗程。张帮雄用上方治疗 22 例强直性脊柱炎患者。结果:随访 6 个月,痊愈 10 例,显效 5 例,好转 3 例,无效 4 例,总有效率 81.81%。④

8. 骨痹汤加减 金毛狗脊 15 克、杜仲 15 克、怀牛膝 15 克、骨碎补 15 克、独活 15 克、陈皮 15 克、淫羊藿 15~30 克、威灵仙 15~30 克、生地黄 15~30 克、枸杞子 15~30 克、僵蚕 12 克、熟地黄 12 克、当归 12 克、桂枝 9~15 克、蜈蚣 2 条。随症加减:阳虚明显者,加鹿角胶 9 克;阴虚明显者,加女贞子 15 克;寒盛者,加制附子 9 克;湿盛者,加薏苡仁 12 克;热盛者,加忍冬藤 15 克。每日 1 剂,水煎服,30 日为 1 个疗程,连用 2 个疗程。刘红丽用上方加减治疗 47 例强直性脊柱炎患者。结果:显著好转 21 例,好转 24 例,无效 2 例,总有效率 95.7%。⑤

① 许超尘,等.中药离子导入治疗强直性脊柱炎 40 例临床疗效观察[J].世界中医药,2010,5(1):26-27.
② 钟明,等.复方雷公藤酒治疗强直性脊柱炎 80 例远期疗效观察[C]//中国中西医结合学会风湿类疾病专业委员会.第六届中国中西医结合风湿病学术会议论文汇编.中国中西医结合学会风湿类疾病专业委员会,2006:181.
③ 王春秋.强脊通丸治疗强直性脊柱炎 53 例[J].陕西中医,2003,24(10):906-907.
④ 张帮雄.复方白花蛇胶丸治疗强直性脊柱炎[J].蛇志,2000,12(2):63-64.
⑤ 刘红丽.骨痹汤治疗强直性脊柱炎 47 例[J].陕西中医,1998,19(11):494-495.

血清阴性脊柱关节病

概　述

血清阴性脊柱关节病,或称脊柱关节病(SpA),是指以中轴和(或)外周关节受累、具家族聚集倾向、血清类风湿因子(RF)阴性以及和 HLA - B27 相关为特点的一组疾病。这类疾病以强直性脊柱炎(AS)为原型,还包括瑞特综合征(RS)、反应性关节炎(ReA)、银屑病性关节炎(PsA)、炎症性肠病关节炎(IBDA)以及白塞病(BD)、Whipple 病(肠道脂质障碍病)、SAPHO 综合征(滑膜炎、痤疮、脓疱、骨肥厚和骨炎综合征)、未分化脊柱关节病(uSpA)等,在所有包含的疾病中,AS 的报道最多,具体临床治疗见前一节。其他疾病的临床报道很少。

本病属中医"痹证"范畴。临床辨证分型如下。(1)肾虚督空:腰膝酸痛,多关节疼痛,头晕耳鸣,失眠多梦,周生乏力。治宜温肾补髓。(2)湿邪痹阻:身重不举,活动不利,骨节酸痛。治宜驱风化湿通络。

辨　证　施　治

幺远等分 2 型

(1)邪热闭阻经络　病变早期,病程较短或急性发作。症见以下肢关节肿痛为主,活动受限或伴晨僵,或伴足跟痛,行走困难,痛处拒按,不怕冷,心烦急躁,口干喜饮,便干溲赤,或有发热,舌质红、苔薄黄或白腻,脉弦数或滑数。血沉增快,骶髂关节 X 线及 CT 均无异常。治宜清热利湿、祛邪通络。药用忍冬藤 30 克、青风藤 30 克、威灵仙 10 克、土茯苓 15 克、虎杖 10 克、桂枝 10 克、豨莶草 10 克、白花蛇舌草 10 克、生薏苡仁 15 克、牛膝 10 克、生黄芪 15 克。随症加减:关节肿胀明显,局部皮温略高,湿热之象偏重者,加知母、黄柏、防己、苍术;关节疼痛较重,触之发凉,寒湿偏盛者,加制附子、细辛、干姜。

(2)肝肾亏虚,筋脉失养　病程已久,或经急性期治疗后,热势已去。症见除下肢关节肿痛外,多伴有腰背酸痛及骶髂疼痛。四肢欠温,疲倦无力,喜卧怠动,面色无华,舌质淡,苔薄白,脉沉细。骶髂关节 X 线及 CT 可有轻微改变或无改变。部分可发展为幼年未分化脊柱关节病(JAS)。治宜补益肝肾、通经活络。药用生黄芪 15 克、桑寄生 30 克、青风藤 30 克、威灵仙 20 克、续断 10 克、杜仲 10 克、桂枝 10 克、鸡血藤 30 克、地龙 10 克、全蝎 5 克、蜈蚣 2 条。随症加减:舌质暗或有瘀斑,脉弦细者属痰瘀阻络,加桃仁、红花、伸筋草。

上方均每日 1 剂,水煎,分 2 次服。30 剂为 1 个疗程。临床观察:幺远等用上方加减辨证治疗 66 例幼年未分化脊柱关节病患者。结果:显效 6 例,有效 50 例,无效 10 例,总有效率 84.5%。[①]

经　验　方

1. 健步通络熏蒸液　制草乌 10 克、制川乌 10 克、秦艽 10 克、伸筋草 30 克、淫羊藿 10 克、桑寄生 30 克、杜仲 30 克、川牛膝 15 克、羌活 20 克、独活 20 克、红花 15 克、当归 10 克、赤芍 10 克、川芎 15 克、乳香 20 克、没药 20 克、生山楂 10 克、生五

---

① 幺远,等.中医辨证治疗幼年未分化脊柱关节病 66 例临床观察[J].中医杂志,2002,43(5):362-363.

味子15克、土鳖虫10克。将上药包入纱袋中,在药罐中浸泡30分钟后煎煮30分钟,再将药液加入蒸汽锅(吉林省亮达多功能电脑中药熏蒸多功能治疗仪)通电加热后产生药液蒸汽,嘱患者躺在熏蒸床上,体位可采取仰卧位、侧卧位或俯卧位,充分暴露患处,持续熏蒸约30分钟,在治疗过程中,可根据患者实际情况适当调节治疗温度(一般在38℃~40℃)、治疗时间。熏蒸后擦干患处,嘱其避风寒,每日1次,10次为1个疗程,每个疗程间隔5日,一般连用4个疗程,配合口服柳氮磺胺吡啶片,每次0.5克,餐中口服,每日2次,连用2个月。陈琛等将60例未分化脊柱关节病患者随机分为对照组与观察组各30例。两组均使用柳氮磺胺吡啶片进行治疗,观察组另加用健步通络熏蒸液。结果:在总体疗效上,观察组与对照组相似,观察组中医生评价与患者评价总有效率均达80%以上;治疗后,观察组对压痛、休息痛、肿胀、关节功能改善优于对照组($P<0.05$)。[1]

2. **雄黄复方** 水飞雄黄(用多层棉纱布包煎)0.02克、苍术10克、黄柏10克、薏苡仁30克、川牛膝10克、丹参30克、赤芍15克、虎杖15克、土茯苓30克、忍冬藤15克、络石藤15克、地龙15克、甘草3克。随症加减:热盛者,加焦栀子10克、石膏20克;瘀阻明显者,加全蝎5克、蜈蚣1条。水煎后,除药渣取汁,温服,每日2次。如患者疼痛较明显,临时加用非甾体抗炎药。徐卫东等将68例反应性关节炎患者随机分为治疗组39例和对照组29例。治疗组给予自拟雄黄复方加减治疗,对照组给予双氯芬酸钠缓释片(每次0.5克,每日2次)、柳氮磺吡啶(每次1.0克,每日3次)、甲氨蝶呤(每次10毫克,每周1次)、叶酸片(每次5毫克,每日1次,每周3次)口服治疗。两组治疗6个月后进行疗效评定。结果:治疗组的有效率为97.44%,对照组的有效率为89.66%,两组有效率比较差异有统计学意义($P<0.05$);两组治疗后临床指标改善比较

差异无统计学意义($P>0.05$);两组不良反应发生率比较差异无统计学意义($P>0.05$)。[2]

3. **柳豆叶合龙胆泻肝汤加减** 柳豆叶20克、龙胆草15克、黄芩6克、栀子9克、车前子(包)15克、当归15克、生地黄15克、柴胡12克、薏苡仁20克、苍术12克、海风藤20克、制半夏12克、甘草6克。随症加减:关节红肿热感者,加白花蛇舌草20克、土茯苓20克;疼痛者,加延胡索20克、细辛6克;四肢关节肿痛明显者,加威灵仙15克、青风藤20克、川牛膝20克、黄柏10克;颈背腰部症状明显者,加槲寄生15克;尿路症状明显者,加金钱草20克、车前草20克;眼部症状明显者,加夏枯草20克;发热者,加生石膏(先煎)30克;皮肤瘙痒者,加赤小豆30克;舌苔厚腻、口臭者,加滑石30克、黄连9克。每日1剂,水煎分3次温服,10剂为1个疗程,连服3个疗程。服药期间注意休息,清淡饮食,禁烟酒、海鲜、烧烤、碳酸饮料等。赫军等用上方加减治疗21例瑞特综合征患者。结果:治愈1例,显效3例,有效13例,无效4例,总有效率81%。结论:中医药经方加味,辨证论治RS有确切疗效。[3]

4. **三藤清痹汤** 青风藤、鸡血藤、忍冬藤、石膏、桑枝、牡丹皮、赤芍、白芍、穿山龙、知母、黄柏、薏苡仁、陈皮、甘草。每日1剂,水煎浓缩为200毫升,早晚各分服100毫升,3周后评定疗效。杨敏用上方治疗80例反应性关节炎患者。结果:临床痊愈16例,显效30例,有效20例,无效14例,总有效率82.5%。[4]

5. **荆芥连翘汤加减** 荆芥10克、连翘20克、柴胡10克、甘草6克、桔梗6克、白芷10克、薄荷6克、黄连10克、黄柏10克、栀子10克、熟地黄15克、当归10克、川芎10克、赤芍10克、黄芩10克、桑枝15克、独活10克。随症加减:伴泌尿系感染者,加白茅根、仙鹤草等。颗粒剂水冲服300毫升,分2次口服,每日1剂,共7剂。王志红等

① 陈琛,等.健步通络熏蒸液治疗未分化脊柱关节病60例体会[J].中医临床研究,2016,8(36):107-108,112.
② 徐卫东,等.自拟雄黄复方治疗反应性关节炎39例临床观察[J].风湿病与关节炎,2014,3(11):23-26.
③ 赫军,等.龙胆泻肝汤加减治疗瑞特综合征21例[J].山东中医药大学学报,2013,37(4):316-317.
④ 杨敏.三藤清痹汤治疗反应性关节炎80例临床观察[J].内蒙古中医药,2013(8):12-13.

用上方治疗24例膝反应性关节炎患者。结果：治愈2例,显效11例,有效9例,无效2例。①

6. 类狐惑汤加减 夏枯草20克、龙胆草12克、白花蛇舌草20克、忍冬藤20克、青风藤15克、红藤15克、黄柏10克、黄连10克、黄芩10克、石韦15克、滑石20克、石泽兰10克。随症加减：关节肿痛显著者,加络石藤20克、宽筋藤20克;目赤肿痛显著者,加木贼草15克、谷精草15克;尿道涩痛显著者,加冬葵子20克、车前子20克。每日1剂,水煎服,每剂煎2遍,分早晚2次服。1个月为1个疗程,根据病情轻重可连续服用1～2个疗程。刘书珍等用上方加减治疗25例瑞特综合征患者。结果：痊愈18例,好转6例,无效1例,总有效率96%。②

7. 解毒通络汤加减 苍术10克、黄柏10克、薏苡仁30克、川牛膝10克、丹参30克、赤芍15克、虎杖15克、土茯苓30克、忍冬藤15克、络石藤15克、地龙15克、桂枝10克、细辛5克、甘草3克、雷公藤多甙片4毫克。随症加减：湿盛者,加泽泻、车前草;热盛者,加焦栀子、防己;瘀阻明显者,加全蝎、蜈蚣。陶锡东用上方加减治疗38例反应性关节炎患者。结果：治愈5例,显效18例,有效9例,无效6例。③

8. 乌头汤加味 桂枝30克、白芍20克、制川乌(先煎1小时)9克、黄芪5克、当归15克、白术12克、牛膝12克、麻黄6克、炙甘草6克、川芎10克。随症加减：上肢痛甚者,加羌活;下肢痛甚者,加独活;痛处游走不定者,加防风;兼发热者,加生石膏、牡丹皮;关节腔积液者,加薏苡仁。每日1剂,水煎服,7日为1个疗程,连用3个疗程。成润枝用上方加减治疗32例未分化脊柱关节病患者。结果：显效12例(其中1个疗程5例,2个疗程6例,3个疗程1例),有效18例,无效2例,总有效率96.7%。④

9. 痹消宁水煎剂 土茯苓30克、金银花30克、黄柏12克、薏苡仁20克、川牛膝20克、青风藤20克、露蜂房12克、虎杖15克、赤芍20克、白芍20克、细辛6克、川芎9克、蜈蚣2条、陈皮9克。随症加减：热象重者,加生石膏、蒲公英、紫花地丁、牡丹皮;瘀血重者,加红花、土鳖虫、全蝎;颈痛重者,加葛根。高燕等用上方治疗42例未分化脊柱关节病患者,分为幼年组15例和成年组27例,每日1剂,水煎剂,早晚分服。1个月为1个疗程,部分病例观察1～2个疗程。幼年组按年龄适当减量。结果：两组患者舌苔、脉象及发热、咽痛等伴随症状治疗前后均有显著性差异($P<0.05$),两组比较无显著性差异($P>0.05$);两组实验室检查指标治疗前后有显著性差异($P<0.05$),两组比较无显著性差异($P>0.05$);幼年组和成年组的总有效率分别为93.33%、92.26%,两组比较无显著性差异($P>0.05$)。⑤

中 成 药

1. 雷公藤药酒 组成：雷公藤等[宁药剂(91)7-68号]。用法用量：每次5～10毫升,每日2次,饭后服用,并用雷公藤药酒涂抹受损关节皮肤处,每日3次,共使用3个月。临床应用：余效福用上法治疗48例银屑病性关节炎患者。结果：优26例,良19例,差3例,优良率93.8%。⑥

2. 克痹康药酒 组成：当归、黄芪、牛膝、地龙、红花、雷公藤等。用法用量：每次8～10毫升,每日2次,饭后服用;每日在受累关节处外擦克痹康药酒4～6次,关节肿痛明显者限制活动。临床应用：赵小江等用上法治疗36例反应性关节炎患者。结果：治愈28例,显效6例,有效2例,总有效率100.0%。⑦

① 王志红,等.荆芥连翘汤治疗膝反应性关节炎24例临床分析[J].中国医药科学,2011,1(17)：120,146.
② 刘书珍,等.类狐惑汤治疗瑞特综合征25例[J].中国中医药信息杂志,2008,15(9)：71.
③ 陶锡东.反应性关节炎65例治疗体会[J].中国中医骨伤科杂志,2008,16(11)：40-41.
④ 成润枝.乌头汤治疗未分化脊柱关节病[J].山西中医,2006,22(3)：10.
⑤ 高燕,等.清热利湿通络法治疗未分化脊柱关节病42例[J].山东中医药大学学报,2002,26(5)：351-353.
⑥ 余效福.雷公藤药酒治疗银屑病性关节炎48例临床探讨[J].中外医疗,2015,(10)：103-104.
⑦ 赵小江,等.克痹康药酒治疗反应性关节炎36例[J].中国临床研究,2010,23(1)：68-69.

松毛虫病骨关节炎

概　述

松毛虫病骨关节炎亦称松毛虫性骨关节病、松毛虫性骨关节炎。该病是指人体直接或间接接触松毛虫活体、尸体、虫毛或接触被虫毛污染的柴草、衣服及水等引起的以侵犯皮肤、骨和关节为主的疾病。该病轻者一般在数天内痊愈，重者病情可持续1～2年，甚至发生永久性的骨和关节损害及不同程度的关节功能障碍。本病在我国南方如福建、广东、湖南、浙江林区较为常见。发病机制尚不清楚，目前有三种推测：中毒学说、变态反应学说、感染学说。

该病没有明确的中医病证归属，与清代《疡医大全》中记载"杨辣""虫辣门"相似，认为"瓦虫即射工，乃树间杂毛虫也。人触之即能放毛射人，初痒次痛，热如火燎，久则外痒内痛，骨肉皆烂，诸药罔效，但用豆豉同清油捣敷，少时则毛出"。根据临床表现，以足踝关节为例，该病可分为如下几类。(1)肌肤型：发病早期，踝关节、足跟部或足背疼痛，肌肤红肿，肤温增高，明显压痛，几乎不能行走，或伴身热畏寒。治宜清热解毒、消肿止痛。(2)筋膜型：病变早期失治或治疗不当，病程迁延，以踝周或足跟部疼痛肿胀为主，行走后加重。治宜舒筋通络、化湿消肿。(3)骨关节型：病程长，踝关节及足跟疼痛，行走及活动疼，X线片示踝关节软骨下骨质或跟骨后缘部位骨质有囊性改变和虫蚀样变。该类型保守治疗效果差，宜行手术治疗。

辨　证　施　治

胡振辉分3型

(1)**肌肤型**　发病早期，踝关节、足跟部或足背疼痛，肌肤红肿，肤温增高，明显压痛，几乎不能行走，或伴身热畏寒。药用黄柏12克、苍术12克、川牛膝12克、薏苡仁15克、赤芍12克、知母12克、秦艽12克、防己15克、紫花地丁15克、金银花24克、连翘12克、生甘草6克。每日1剂，水煎服，并以药渣局部外敷。7日为1个疗程。

(2)**筋膜型**　病变早期失治或治疗不当，病程迁延，以踝周或足跟部疼痛肿胀为主，行走后加重，压痛点在踝内外侧韧带及跟腱附着部，肤温正常。药用黄柏12克、苍术12克、川牛膝12克、薏苡仁15克、秦艽12克、防己15克、制川乌头10克、制草乌头10克、独活10克、伸筋草20克、炙甘草3克。每日1剂，水煎服。3周为1个疗程。

(3)**骨关节型**　病程长，踝关节及跟骨疼痛，行走及活动痛，X线片示踝关节软骨下骨质或跟骨后缘部位骨质有囊性改变和虫蚀样变。保守治疗效果差，行关节融合术或骨病灶切除术。

疗效评价。优：局部肿胀疼痛消失，恢复正常行走功能；良：局部肿胀疼痛基本消失，久行后略有疼痛；可：肿痛好转，一般行走仍有轻度疼痛；差：肿痛及行走痛改善不明显。临床观察：胡振辉用上法辨证治疗22例松毛虫性骨关节病患者。结果：肌肤型5例，全为优；筋膜型14例，其中优9例，良5例；骨关节型3例，经手术治疗，良3例。①

---

① 胡振辉.辨证分型治疗松毛虫性骨关节病22例[J].河北中医,2000,22(12)：911.

经 验 方

1. 中药解毒洗方　淡豆豉 80 克、白芷 15 克、朴硝 15 克、白矾 10 克、雄黄 10 克、黄连 10 克、金银花 30 克、甘草 10 克、紫花地丁 15 克、野菊花 15 克、威灵仙 15 克。煎服汤,待温后频频浸泡熏洗。使用该方早期用橡皮膏(胶布)反复粘贴,以期将未深入皮内的毒毛带出。然后反复用肥皂水或碱水浸泡冲洗。付岳坤等用上法治疗 38 例松毛虫性骨关节病患者。在用该方熏洗后,可同时用扑尔敏 4 毫克、消炎痛 25 毫克、维生素 C 0.1 克、葡萄糖酸钙片 2 克,口服,每日 3 次。严重者封闭治疗。结果:2 周痊愈 2 例,3 周痊愈 6 例,4 周痊愈 14 例,5 周痊愈 16 例。①

2. 传统中药膏药　人参 50 克、桂枝 50 克、半夏 50 克、生姜 10 克、牛膝 15 克、猪苓 30 克、茯苓 30 克、木鳖子 30 克、乳香 30 克、没药 30 克、甲片 20 克、皂角刺 20 克、丁香 20 克、木香 20 克、透骨草 25 克、骨碎补 25 克、血余炭 10 克、苍术 15 克、羌活 15 克、樟丹适量、香油适量。按传统熬药法将膏药熬制成,去火毒后依法使用。王贻青用上法配合手术治疗 1 例急性期松毛虫性骨关节炎患者。使用膏药贴敷前,在患者髌骨上将髌上囊左右两侧切开,放入 20 号硅胶导管贯穿切口两侧,以利分泌物持续性引流。整个关节肿胀处和手术部位均适用膏药以透皮提引式敷贴,初期提引出脓样分泌物多,每日换药 3 次,分泌物减少后,每日换药 2 次,并嘱患者在床上进行蹬腿训练,45 日后每日换药 1 次,在提引出的分泌物为蛋清样且常夹带血性分泌物流出,且整个关节无肿痛时,拔除导管,伤口愈合。②

中 成 药

1. 复方夏天无片　组成:夏天无、草乌、安痛藤、威灵仙、羌活、独活、马钱子、丹参、当归、三七、麝香、冰片、牛膝、川芎等(江西天施康中药股份有限公司生产,国药准字 Z20003105)。功效:祛风逐湿,舒筋活络,行血止痛。用法用量:每次 2 片,每日 3 次。临床应用:罗智忠治疗 36 例松毛虫性骨关节炎(皮型)患者,用复方夏天无片并予地塞米松 0.75 毫克×2 片,每日早餐后 1 次;西替利嗪 10 毫克,每晚睡前 1 次;尼美舒利每次 0.1 克,每日 2 次。结果:治愈率为 86.11%。③

2. 季德胜蛇药片　组成:七叶一枝花、蟾蜍皮、蜈蚣、地锦草等(精华制药集团股份有限公司生产,国药准字 Z32020048)。功效:清热解毒,消肿止痛。用法用量:口服,每次 10 片,每日 4 次,首剂加倍。5 日为 1 个疗程,3 个疗程为一个治疗阶段。同时将部分药片溶于食醋中,涂敷病变周围,每日 4～6 次。一般连续用药 2 个疗程,待痊愈后再维持用药 1 个疗程,对病情较重者,第 1 个疗程可增至每次 20 片。临床应用:吴国正用上法治疗 50 例松毛虫性骨关节病患者。结果:治愈 36 例,好转 7 例,无效 7 例,总有效率 70%。④

① 付岳坤,等.综合治疗松毛虫性骨关节病 38 例[J].中国骨伤,2004,17(12):719.
② 王贻青.传统外治疗法配合手术治愈急性期松毛虫性骨关节炎 1 例报告[J].中医外治杂志,2001,10(6):37.
③ 罗智忠.复方夏天无等药物治疗松毛虫性骨关节炎(皮型)初探[J].中国职业医学,2010,37(1):48-49.
④ 吴国正.季德胜蛇药片治疗松毛虫性骨关节病 50 例临床观察[J].浙江中西医结合杂志,1994,4(1):23,11.

颈部先天性囊肿及瘘管

概　述

　　颈部先天性囊肿及瘘管多发生于儿童及青少年，成人也可罹患，但较少。主要表现为颈部肿块，生长缓慢，无特殊症状。若继发感染，可破溃并形成经久不愈的瘘。常见的颈部先天性囊肿及瘘管有甲状舌管囊肿及瘘管、鳃裂囊肿及瘘管等。

　　甲状舌管囊肿是头颈外科常见的先天性疾病，多由胚胎发育障碍所引起。甲状舌管囊肿虽不是甲状腺组织，但它是由于甲状腺从舌盲孔向下沿甲状舌管下降，如果至胎儿出生时此管未闭合和消失，则可在颈部正中发生先天性甲状舌管囊肿或瘘管。临床常表现为颈部肿物，患者常无明显症状，被别人发现颈前肿大或查体时才发现。肿物逐渐长大，压迫周围组织器官可出现相应症状，如压迫喉返神经引起吞咽困难。甲状舌管囊肿经常合并感染，并易于成瘘，本病一旦确诊，多主张尽早手术，如合并急性感染，应予有效足量抗生素控制感染，炎症消退 2～3 周后再行手术治疗。

　　鳃裂瘘管是由于腮裂闭合不全引起，鳃裂囊肿则是由于腮裂膜残留所引起。临床表现为外瘘口有持续性或间歇性分泌物溢出，部分患者自觉口内有臭味。较大的完全性瘘管者，进食时可有水或奶自瘘孔溢出。继发性感染时可有瘘孔周围红肿，有脓性分泌物溢出。囊肿患者一般无症状，可在无意间发现颈部有颈侧有一无痛性肿块，大小不一，圆形或椭圆形，与皮肤无粘连，可活动，呈囊性感，继发感染时，囊肿迅速增大，局部压痛。手术切除是目前治疗的唯一有效的方法，不主张采用其他方法。若有感染，手术则需在感染控制后进行。

　　手术治疗为颈部先天性囊肿及瘘管最佳且是唯一有效，并能预防复发的治疗手法。故中药治疗仅在术前控制感染有一定作用。

经　验　方

　　二陈汤加减　半夏、陈皮、茯苓、炙甘草。随症加减：痰火郁结者，加贝母、夏枯草、黄芩、连翘、郁金、柴胡以清火化痰、疏肝解郁；偏于痰湿停滞者，加浙贝母、旋覆花、海蛤粉、白芥子以燥湿化痰。彭树文等用上方加减治疗 36 例鳃裂囊肿及瘘管患者，对伴发感染者先行抗感染治疗后再手术。结果：全部患者术后随访 3 年，未见复发。[①]

---

① 彭树文,等.鳃裂囊肿和瘘管的诊断与治疗经验总结[J].湖南中医杂志,2012,28(4)：70 - 71.

大 骨 节 病

概　述

　　大骨节病(KBD)是一种地方性、畸形性骨关节病。对本病的病因研究现代医学迄今尚无定论,提出了许多病因假说,主要有生物地球化学学说(以低硒为代表)、粮食真菌毒素中毒说(主要为T-2毒素)、饮水有机物中毒说等,还有研究者根据大骨节病病理切片的研究结果提出了病毒病因学说。其原发病变是发育期关节软骨、骺板软骨多发对称性变性、坏死和早期骨修复,并继发为变形性骨关节病。临床上表现为四肢关节增粗、变形、肌肉萎缩,严重者出现短指、短肢,身体矮小。大骨节病在我国主要分布在从川藏高原到东北狭长地带,其中甘肃、四川、陕西、青海四省为疾病高发区。

　　大骨节病为多发性、对称性疾病,病变部位多为四肢关节,其中腕、足、踝关节最为常见。X线表现为骺板软骨多发锯齿状凹陷,凹陷底部示不同程度硬化,跟骨变短、距骨变扁。参照大骨节病诊断标准,KBD可分为三度。Ⅰ度重症:在手、腕、膝、踝疼痛,活动受限,多发对称性手指末端屈曲基础上出现多发对称性手指或其他四肢关节增粗、屈伸活动受限、疼痛、肌肉轻度萎缩,干骺端或骨端有不同程度的X线改变。Ⅱ度:在Ⅰ度重症基础上,症状、体征加重,出现短指(趾)畸形,X线改变出现骺早闭。Ⅲ度:在Ⅱ度基础上,症状、体征、X线改变加重,出现短肢和矮小畸形。

　　中医认为,本病致病不外内外两因,内因责之先天禀赋不足,气血两虚,肝肾亏虚,筋骨失养;外因多端,与患者生活的当地水土、气候等自然因素及饮食结构、劳逸失调有密切关系,即所谓本地水质土壤中蕴含着某种特殊的致病因子(暂归浊邪),复合于风寒湿邪之中,风寒湿浊之邪乘虚侵入机体,窜行肌肉筋骨之间,留滞经络,阻碍气血,致使肌肉、关节、经络痹阻,气血运行不畅而成痹,致使关节肿痛,肌肉挛缩,痹阻经络,气滞血瘀,津凝痰结,以致顽痰死血等病理产物留滞经络,胶着不去,风寒湿浊与顽痰死血互结内浸,深入骨骼,凝涩不通,筋骨失养,肌肉不充,关节肿痛反复发作。

辨　证　施　治

　　1.脾肾阳虚、寒湿阻络型　主症:① 关节局部畏寒,冷痛肿胀沉重;② 关节拘急,屈伸不利。次症:① 腰膝酸软无力;② 神疲畏寒肢冷;③ 肢体困重、小便清长;④ 面黄无华;⑤ 遇天寒雨湿之时发作或加重,得热则减,遇寒则增。舌脉:舌淡白,苔白或白腻,脉沉弦或紧。具备主症2项并结合舌脉或主症1项、次症1项及以上,结合舌脉者即可诊断。方用大骨节Ⅰ号:制川乌、制附片、威灵仙、麻黄、细辛、干姜、白芍、山药、川芎、牛膝、秦艽、萆薢等(成都中医药大学附属医院生产)。口服,每次4粒,每日3次,温开水送服,连续服用3个月。临床观察:李庆兵等将110例脾肾阳虚、寒湿阻络型大骨节病患者随机分为治疗组和对照组各55例。治疗组给予大骨节Ⅰ号,对照组给予布洛芬缓释胶囊。均治疗3个月。结果:治疗后两组McGill疼痛问卷表(SF-MPQ)评分比较无显著性差异($P>0.05$),远期疗效SF-MPQ评分两组比较有显著性差异($P<0.05$)。①

---

① 李庆兵,罗才贵,等.大骨节Ⅰ号治疗脾肾阳虚寒湿阻络型大骨节病疼痛的临床研究[J].山东中医药大学学报,2012,36(1):35-37.

2.痰瘀互结型 主症：关节漫肿日久，局部紫暗；关节刺痛或胀痛，固定不移，昼轻夜重。次症：面色暗黧，眼睑浮肿或胸闷痰多；关节僵硬变形，屈伸不利，有硬结、瘀斑；口干不欲饮；形体肥胖。舌脉：舌质紫暗或有瘀斑，苔白腻或黄腻，脉细涩或细滑。具备主症2项并结合舌脉或主症1项、次症1项及以上，结合舌脉者即可诊断。方用大骨节Ⅳ号方胶囊：淫羊藿、木瓜、威灵仙、鸡血藤、延胡索、乳香、没药、白芥子、苍术、白芍、全蝎、甘草等（成都中医药大学附属医院生产）。口服，每次4粒，每日3次，温开水送服，连续服用2个月。临床观察：吉海春等将98例痰瘀互结型大骨节病患者随机分为治疗组48例和对照组50例。治疗组给予大骨节Ⅳ号方胶囊口服，对照组给予布洛芬缓释胶囊联合维生素C片治疗。结果：治疗2个月后总有效率治疗组为89.58%，对照组为92.0%，两组比较差异无显著性意义（$P>0.05$）；治疗结束6个月后，随访95例患者，治疗组47例，对照组48例，总有效率治疗组为82.98%，对照组为31.25%，两组比较差异有显著性意义（$P<0.05$）。[1]

3.肝肾亏虚、气滞血瘀型 主症：① 关节局部紫暗，或发热，或拘急，腰膝酸软无力；② 关节刺痛或胀痛、昼轻夜重、固定不移。次症：① 头晕目眩，形体消瘦，盗汗，五心烦热，口燥咽干，失眠多梦；② 男子遗精，女子月经少；③ 关节僵硬变形，或关节附近有硬结或瘀斑或面色晦暗；④ 神疲乏力，小便黄浊；⑤ 遇劳累时或情志变化时发作或加重。舌脉：舌红或紫暗，或有瘀斑，少苔或无苔，或有裂纹，脉细或细数。具备主症2项并结合舌脉象或主症1项、次症1项及以上，结合舌脉者即可诊断。方用大骨节Ⅱ号方胶囊：淫羊藿15克、肉苁蓉15克、葛根15克、木瓜20克、威灵仙15克、熟地黄15克、鸡血藤20克、骨碎补20克、枸杞子20克、延胡索15克、白芍20克、莱菔子15克、山楂15克、甘草10克等（成都中医药大学附属医院生产）。口服，每次4粒，每粒0.5克，每日

3次，温开水送服，连续服用3个月。临床观察：张红参等用上方治疗61例肝肾亏虚、气滞血瘀型大骨节病患者。结果：3个月后基本治愈35例，好转10例，治愈率57.38%；停药半年后随访，56例病例中基本治愈29例，好转19例，治愈率51.79%。[2]

经 验 方

1.热补针法 以疼痛局部取穴为主加以辨证配穴和循经远端取穴。局部取穴：取阿是穴以及患者受累关节周围腧穴，肘关节取曲池、尺泽；腕关节取合谷、阳池、外关、阳溪、腕骨；指关节取八邪；膝关节取鹤顶、阴陵泉、犊鼻、内膝眼、膝阳关、梁丘、足三里；踝关节取解溪、昆仑、悬钟；趾关节取八风、太冲。随症加减：风邪偏重者，配血海、三阴交；寒邪偏重者，配肾俞、腰阳关；湿邪偏重者，配阴陵泉、足三里、丰隆；热邪偏重者，配大椎、曲池；肝肾不足者，配太溪、三阴交、肝俞、肾俞；另外可根据疼痛部位循经远端取穴。其中曲池、合谷、外关、阴陵泉、梁丘、足三里、昆仑施热补针法，其余各穴施平补平泻法。嘱患者仰卧，穴位常规消毒，用0.30毫米×40毫米一次性毫针，施以热补针法。医者左手食指或拇指紧按针穴，右手将针刺入穴内，候其气至，左手加重压力，右手拇指向前连续捻按5次；针下沉紧后针尖拉着有感应的部位，连续重插轻提5次；拇指再向前连续捻按5次。反复操作1分钟，最后使针下沉紧，留针30分钟。每日针刺1次，连续5日为1个疗程，疗程间休息2日，共治疗4个疗程。袁博等用上法治疗30例寒湿阻络型大骨节病患者。结果：治疗4周后，痊愈4例，显效16例，有效7例，总有效率90.0%；治疗3个月后随访，30例病例中痊愈7例，显效13例，有效9例，总有效率96.7%；治疗6个月后随访，30例病例中痊愈8例，显效9例，有效11例，总有效率93.3%。[3]

① 吉海春，罗才贵，等.大骨节Ⅳ号方治疗痰瘀互结型成人大骨节病疗效观察[J].新中医，2012,44(2)：54-55.
② 张红参，罗才贵，等.大骨节Ⅱ号方治疗肝肾亏虚气滞血瘀型大骨节病的临床观察[J].广西中医药，2011,34(2)：8-11.
③ 袁博，等.热补针法治疗寒湿阻络型大骨节病临床观察[J].中国针灸，2017,37(2)：143-147.

2. 中医药二联疗法　内服汤药治疗以自拟活血散结汤加减：黄芪、细辛、鸡血藤、穿山龙、乳香、没药、土鳖虫、山慈菇、全蝎（研末冲服）、威灵仙、马钱子（带皮炒黄发虚，研末冲服）、麻黄、僵蚕（炒黄）、当归、川牛膝、熟地黄、金毛狗脊（药物用量因患者年龄而异，同时鉴于知识产权，未能列出）。2日1剂，15日为1个疗程，6个疗程后评价。离子导入治疗自拟方：苏木、制川乌、骨碎补、透骨草、麻黄、当归、土鳖虫、独活、补骨脂、生白芍、红花、白芥子等。离子导入以自拟方药煎取汁360毫升，并加入50℃左右食用白酒40毫升，配成导入药液400毫升，分20次以棉纱布垫蘸透后垫于六合治疗仪离子导入的电极片，分组置于膝、肘、踝、腕等肿胀疼痛的关节上，用弹力带固定，通电治疗时间40分钟，电流强度在旋转钮刻度4.5～6.0，以患者有麻刺感但能坚持为度，每日治疗1次，治疗周期和疗效评价与口服汤剂相同。李旗等用上法治疗34例成人大骨节病患者。结果：显效8例，有效19例，总有效率79.41%。[1]

3. 推拿　背部腧穴按摩法：患者取仰卧位，操作者沿患者背部督脉穴区、夹脊穴区和膀胱经穴区采用掌根揉法以每分钟100次的频率往返治疗5次，之后采用滚法以每分钟120次的频率往返治疗5次，采用弹拨手法以每分钟80次的频率广泛而轻柔地对上述穴区治疗3次，采用拇指指腹以每分钟50次的频率自上而下揉按脊椎棘突及椎间部位诸穴1次，每穴揉按1分钟。膝关节松动法：患者取舒适体位，治疗者用双手拇指交替按揉膝关节周围以放松局部肌肉，之后以双手拇指和食指握住髌骨上抬5次，向上下左右各方向滑动5次，之后患者屈髋屈膝，治疗者以臀部抵住患者患肢足部，双手拇指置于胫骨粗隆处，余指置于腘窝处将患者胫骨前后推动各5次，之后治疗者一手托患者足跟，一手位于患者膝关节上方，将患者小腿内旋、外旋各5次，最后屈曲患者膝关

节，之后用力牵拉3次。上述推拿治疗每日进行1次。王绛辉等将120例膝关节大骨节病患者随机分为观察组和对照组各60例。对照组患者采用常规治疗，观察组在对照组治疗的基础上加用中医推拿疗法治疗。结果：观察组共58例患者完成研究，对照组共54例患者完成研究；治疗前两组患者视觉模拟疼痛评分差异无统计学意义（$P>0.05$），治疗后两组患者评分均较治疗前明显下降（$P<0.01$），但观察组评分明显低于对照组（$P<0.01$）；治疗后两组患者膝关节活动度均较治疗前明显提高（$P<0.01$），但观察组患者膝关节活动度明显优于对照组，差异有统计学意义（$P<0.05$）；治疗后两组患者膝关节活动度均较治疗前明显提高（$P<0.01$），但观察组患者膝关节活动度明显优于对照组（$P<0.01$）。[2]

4. 调骨中药　附子20克、川乌15克、白芍25克、麻黄20克、黄芪15克、肉桂10克、山药25克、秦艽10克、干姜25克、川芎20克、细辛25克。利用现代制药工艺将其制成丸剂，每丸20毫克，每日3丸，连续服用20日。曹恩芳将90例成人大骨节病患者随机分为治疗组和对照组各45例。治疗组给予自拟调骨中药治疗，对照组患者给予抗骨增生片治疗。结果：治疗组患者的骨功能相关的各项指标的恢复情况明显优于对照组；治疗组临床有效率为93.3%，远高于对照组的68.9%，两组比较差异具有统计学意义（$P<0.05$）。[3]

中 成 药

1. 马前子丸　吉林市中心医院生产。用法用量：按说明开始以小剂量，在无口唇发麻情况下，逐渐每日增至8～14丸，分早晚2次口服。1个月为1个疗程。临床应用：翟俊民等用上法治疗93例大骨节病患者。结果：3个疗程后停药，治愈12例，明显好转32例，好转21例，总有效率71.43%；停药1年后，85例随访病例治愈15例，

① 李旗，等.中医药二联疗法治疗成人大骨节病临床疗效观察[J].疾病预防控制通报，2016，31(1)：92-94.
② 王绛辉，常红，等.推拿治疗膝关节大骨节病患者的疗效随机对照研究[J].中国地方病防治杂志，2016，31(6)：674-675.
③ 曹恩芳.自拟调骨中药方治疗成人大骨节病90例临床疗效分析[J].中医中药，2013，19(3)：109-110.

明显好转 25 例,好转 17 例,总有效率 69.51％。[1]

2. **大骨节Ⅲ号** 组成:制川乌、肉桂、冰片等(成都中医药大学附属医院制剂室提供)。用法用量:直接贴在患侧膝关节处,每日 1 次,贴处勿有外伤及皮肤、黏膜不完整。连续用药 8 周。临床应用:徐智勇等用上法治疗 36 例大骨节病关节疼痛患者。结果:显效 10 例,有效 15 例,总有效率 73.53％。[2]

---

① 翟俊民,等.马前子丸对大骨节病的治疗效果[J].中国热带医学,2012,12(1):126-127.
② 徐智勇,罗才贵,等.大骨节Ⅲ号治疗大骨节病关节疼痛 36 例[J].河南中医,2012,32(10):1322-1323.

氟 骨 症

概　述

　　氟骨症为地方性氟中毒表现的骨骼病理变化,是由于长期大量摄入过量氟,氟与钙结合为氟化钙而沉积于骨组织中,使骨质、骨膜、韧带及肌腱等硬化,并破坏钙磷代谢以及有关酶的活性等而形成氟骨症。症见关节、肌肉疼痛,手足抽搐,肢体麻木为主要症状,病情轻者无明显体征,随着病情发展,可出现各关节活动受限或关节强直,肢体变形,严重者出现弯腰驼背、瘫痪等。

　　中医无氟骨症的病名,根据其临床表现属"痹证""骨痹""肾痹"等范畴,对于严重的卧床不起、瘫痪患者,和"痿证"也有相似之处。病理特点外因水毒之邪侵袭(风、寒、湿、痰等),内因肾虚正气不足,不能驱邪外出,内害脏腑,损伤筋骨脉络。临床辨证分型如下。(1)肾虚寒凝型:肢体关节疼痛,强直,屈伸不利,难以转则,腰膝酸软,四肢不温,形枯神疲,脊以代头,尻以代踵,舌淡苔白,脉多沉细。治宜补肾壮骨、温经通络止痛。(2)肾虚血瘀型:肢体麻木,关节疼痛如针刺,活动受限,手足拘急,肢冷重著,不思饮食,舌质暗淡,苔薄,脉沉细涩。治宜强筋壮骨、活血通络止痛。(3)肾虚痹痛型:腰困身痛,形弱神疲,疼痛剧烈,四肢拘急,项背强直,屈伸不利,难以转侧,舌淡苔白,脉弦紧。(4)痹痛血瘀型:肢体疼痛剧烈,四肢拘急,项背强直,屈伸不利,难以转侧,舌暗紫,脉涩。(5)痹痛寒湿型:关节疼痛如针刺,活动受限,手足拘急,肢冷重着,舌质暗淡,脉沉涩。(6)肾虚骨空型:主症为骨质密度增高,骨质增生,骨节酸痛,关节僵硬,功能障碍,牙齿着色变形,舌质淡红,脉沉弦。治宜填精益肾、通络止痛。(7)肝肾

阴亏型:主症为骨节酸困乏力,头晕目眩,耳鸣失眠,烦躁不宁,咽干盗汗,骨蒸潮热,舌质红脉细数。治宜滋阴涵阳。(8)痹阻经络型:主症为关节强硬、酸困、沉痛乏力,阴雨天加重,脉弦细,舌暗红有青紫色瘀点。治宜活血化瘀、通痹止痛。(9)脾肾两虚型:主症为腰背酸疼,胸腹胀满,纳呆食减,恶心泛呕,舌质淡体胖,脉细濡。治宜健脾补肾。(10)心脾气虚型:主症为神疲体倦,心悸气短,失眠健忘,胸腹满闷不舒,肢冷不温,脉细弱,舌质淡尖红。治宜健脾益气、补血养心。(11)脾虚湿陷型:主症为身困乏力思眠,腹痛带下,月经不调,舌质淡,脉沉细而滑。治宜健脾固肾。

辨 证 施 治

　　1. 胡晓明等分5型

　　氟病1号:制马钱子12克、乳香1.5克、没药1.5克、川乌1.5克、雄黄1.5克、桂枝1.5克、炮甲片1.5克、僵蚕1.5克、天麻1.5克、全蝎1.5克、麻黄1.5克、牛膝1.5克、蜈蚣1条、木瓜1.5克、当归3克。氟病2号:生地黄15克、川芎10克、当归10克、赤芍10克、桂枝10克、晚蚕沙10克、羌活6克、乳香6克、没药6克、杜仲12克、威灵仙12克、生黄芪30克、鸡血藤35克。氟病3号:熟地黄24克、山茱萸12克、山药12克、当归12克、杜仲12克、威灵仙12克、牡丹皮10克、茯苓10克、泽泻10克、桂枝10克、附子10克、淫羊藿10克、枸杞子8克、牛膝11克、细辛2克。氟病4号:生薏苡仁60克、生黄芪60克、生白术45克、附子12克、木瓜12克、防风3克、杜仲30克、续断15克、当归20克。

　　(1)肾虚血瘀型　早服氟病2号1丸,晚服氟

病 3 号 1 丸。

(2) 肾虚寒湿型　早服氟病 4 号 1 丸,晚服氟病 3 号 1 丸。

(3) 肾虚痹痛型　早服氟病 1 号 4~12 丸,晚服氟病 3 号 1 丸。

(4) 痹痛血瘀型　早服氟病 1 号 4~12 丸,晚服氟病 2 号 1 丸。

(5) 痹痛寒湿型　早服氟病 1 号 4~12 丸,晚服氟病 4 号 1 丸。

临床观察:胡晓明等将 221 例氟骨症患者经辨证分为辨证论治组 179 例、补肾组 25 例和苁蓉组 17 例。辨证论治组及补肾组用自制氟病系列药物,痹痛型服氟病 1 号,血瘀型服氟病 2 号,肾虚型服氟病 3 号,寒湿型服氟病 4 号。苁蓉组早晚各服苁蓉丸(熟地黄 2 份、生姜 1.5 份、鸡血藤 1.5 份、鹿衔草 1 份、肉苁蓉 1 份、川芎 1 份、海桐皮 1 份,上药共为细末,蜜丸 6 克重)1 丸。全部病例均以 3 个月为 1 个疗程,分别治疗 2~8 个疗程。结果:有效率辨证论治组为 85%,补肾组为 88%,苁蓉组为 52%。①

2.王继先分 6 型

(1) 肾虚骨空型　过量氟在体内和大量血钙结合成氟化钙,沉积在骨骼中,使骨骼硬化,骨密度增高,骨纹理变粗。方用骨质增生汤加减:熟地黄 30 克、鹿衔草 30 克、鸡血藤 15 克、梅桐皮 10 克、肉苁蓉 10 克、生姜 10 克、淫羊藿 10 克、牛膝 10 克。水煎服。

(2) 肝肾阴亏型　患者病程多在 10 年以上,久病则体虚,机体抗病能力下降,致使肝肾阴亏,肾阴亏则肾中虚火旺盛,肾主骨,故见骨蒸潮热、盗汗、五心烦热。肾者肝之母,肾中水亏不能涵木,肝木失荣,肝阴不足,肝中虚火上炎,热扰心神,则心悸,气短,烦躁不宁,夜寐不安。热扰神明,则头晕,目眩,耳鸣。肝肾阴亏,虚热内生,热邪耗津,而见口干夜甚,渴不欲饮,脉细数等。方用知柏地黄汤加减。

(3) 痹阻经络型　氟毒长期缓慢进入体内致体虚,同寒之邪乘虚而入,滞塞经络,气血阻隔,运行不畅,气血凝滞,瘀阻关节,则关节酸困沉疼,瘀久关节凝结,则活动不利而功能障碍。血瘀久则入络,滞于血府,则见口唇,舌质暗红,舌边有青紫瘀点,因感受风寒之邪,故阴雨天病情加重。方用身疼逐瘀汤加减。

(4) 脾肾两虚型　脾肾两虚则气血亏损,肾藏精,精生髓,髓生血,髓居骨中,肾虚骨空则髓的生血能力受损。氟入体内与钙离子结合,着于筋骨,使髓腔狭窄,骨髓受压,造血功能障碍。同时,氟与铁离子结合,使生血之源缺乏均能导致血虚。脾为后天之本,气血生化之源,脾统血主运化,肾亏脾虚健运失常,无力输送水谷精微之气以荣周身,症见身困乏力,腰腿酸疼,胸腹胀满,纳呆食减,恶心呕吐,大便稀溏,小便清长,舌体胖大,质淡,苔薄白,脉细濡。脾主四肢,气血金损,四末失荣,故见四肢沉困麻木之症。方用小建中汤合二仙汤加减。

(5) 心脾气虚型　脾主运化,脾气旺盛,输布水谷精微之气而达全身,以荣养五脏六腑,四肢百骸,筋骨皮毛。氟毒着于筋骨,致脾肾虚损,气血亏虚不能上荣于心,症见神疲体倦,心悸健忘,白汗少气,胸闷不舒,面色㿠白,肢冷不温,沉困乏力,脉细弱或结代,舌质淡,苔白。方用归脾汤加减。

(6) 脾虚湿陷型　脾虚运化失职,水湿内停,阻遏清阳之气,清阳不升,湿浊下陷,加之肾虚不固,妇女多有腹胀疼,赤白带下,月经不调,乏力失眠等症。方用六君子汤加山药、芡实、薏苡仁、乌贼骨。

临床观察:王继先用上方辨证治疗氟骨症患者,疗效满意。②

3.张征等分 2 型

(1) 肾虚寒凝型　症见肢体关节疼痛,强直,屈伸不利,难以转侧,腰膝酸软,四肢不温,形枯神疲,脊以代头,尻以代踵,舌淡苔白,脉多沉细。治宜补肾壮骨、温经通络止痛。方用补肾养真丹(简

① 胡晓明,等.中医药治疗氟骨症 221 例[J].陕西中医,2003,24(6):528-529.
② 王继先.氟骨症的中医辨治[J].中医正骨,1991,8(4):22-23.

称氟骨症 4 号）：熟地黄 24 克、山茱萸 12 克、山药 12 克、当归 12 克、杜仲 12 克、牛膝 12 克、威灵仙 12 克、牡丹皮 10 克、泽泻 10 克、茯苓 10 克、枸杞子 10 克、桂枝 10 克、附子 10 克、淫羊藿 10 克、细辛 2 克。按上述药量之比配方，共为细末，制成 10 克重蜜丸，每次服 1 丸，姜汤为引。舒筋止痛散（简称氟骨症 1 号）：制马钱子 12 克、乳香 1.5 克、没药 1.5 克、川乌 1.5 克、草乌 1.5 克、炮甲片 1.5 克、僵蚕 1.5 克、木瓜 1.5 克、桂枝 1.5 克、牛膝 1.5 克、当归 3 克、焙蜈蚣 1 条。按上述药量之比配方，共为细末，每次服 1～3 克，白酒为引，或以面糊为丸，雄黄为衣均可。久服或过量可出现中毒现象需减量服用，或用生黄芪 50 克，每日煎 2 次顿服。服药期间禁食荞面、羊血、忌房事。

（2）肾虚血瘀型　症见肢体麻木，关节疼痛如针刺，活动受限，手足拘急，肢冷重著，不思饮食，舌质暗淡，苔薄，脉沉细涩。治宜强筋壮骨、活血通络止痛。方用补肾壮骨丸（简称氟骨症 3 号）：生薏苡仁 60 克、生黄芪 60 克、生白米 45 克、附子 12 克、金毛狗脊 12 克、木瓜 12 克、防风 3 克、杜仲 30 克、续断 15 克、当归 20 克。按上药比例配方，蜜丸 10 克重，每次服 1 丸。活血舒筋丸（简称氟骨症 2 号）：生地黄 15 克、川芎 16 克、羌活 16 克、当归 12 克、杜仲 12 克、威灵仙 12 克、赤芍 10 克、桂枝 10 克、续断 10 克、晚蚕沙 10 克、生黄芪 30 克、乳香 10 克、没药 10 克、鸡血藤 25 克。按上药比例配方，蜜丸 10 克重，每次服 1 丸再根据疼痛、麻木等症状加减灵活运用。

临床观察：张征用上方辨证治疗 89 例氟骨症患者。结果：临床治愈 44 例，有效 30 例，无效 15 例（包括 10 例因故难以判定疗效者），总有效率 83.1%。[1]

经 验 方

1. 苁蓉片　陈皮 10 克、熟地黄 7.5 克、骨碎补 7.5 克、川芎 5 克、鹿衔草 5 克、肉苁蓉 5 克、鸡血藤 7.5 克、海桐皮 5 克、木瓜 5 克、茯苓 7.5 克。将熟地黄、肉苁蓉、鸡血藤、木瓜、海桐皮、茯苓投入多能提取缸中，水洗，加水水煎 3 次，时间分别为 7 小时、8 小时、7 小时。合并药液，浓缩成膏，备用。将骨碎补、川芎、鹿衔草、陈皮，粉碎备用。将加工过的膏和粉混合搅拌均匀后干燥，粉碎过 100 目筛。药粉加适当辅料（淀粉），用 40%～60% 糖浆制粒，干燥，加润滑剂，用 9 毫米深凹冲头压片，片心干燥后包衣。片心重量定为 0.3 克。[2]

2. 火针疗法　取夹脊穴（颈椎至骶椎）、阿是穴。取穴数量因人、因症而异。刺毕在针孔上加拔竹罐（竹罐置于由 20 余味中草药配方组成的汤剂中煮沸，始终加温，随时取用）。牛文民等将 200 例氟骨症患者随机分为火针组 120 例与对照组 80 例。火针组用上法，对照组取穴同火针组，用毫针按常规治疗加 TDP 治疗仪照射。每日 1 次，7 次为 1 个疗程。两组治疗 2 个疗程共 14 次以后，对其结果进行统计学处理。结果：火针组（95.0%）明显优于对照组（86.2%），两组疗效差异显著（$P<0.01$）。[3]

3. 针灸推拿联合三痹汤合肉苁蓉加减　取穴以华佗夹脊，足太阳膀胱经穴为主，根据病情配以其他经穴或阿是穴。常见穴位：夹脊颈 5～7、胸 2～5、10～12，腰 1～5，肝俞，肾俞，肺俞。随症加减：腰痛者，加委中、命门、腰阳关或局部取穴；胯痛者，加环跳、居髎、秩边、承扶、绝骨、阳陵泉等穴；膝痛者，加犊鼻、梁丘、阳陵泉、膝阳关、阴陵泉等穴；踝部痛者，加申脉、昆仑、照海、丘墟、商丘等穴；肩痛者，加肩髃、肩髎、肩井、肩中俞等穴；肘腕痛者，加曲池、合谷、外关、阳池、腕骨等穴。轻者病在皮肤肌肉，则用毫针泻法浅刺；重者病在筋骨，则深刻留针，痛甚者加灸。每次取 8～10 个穴位，10 日为 1 个疗程，体虚者 7 日为 1 个疗程。推拿：对较重患者，用滚、按、擦、搓、拿等手法，配合针灸进行治疗。对晚期发生畸形或关节僵硬的患

① 张征,等.辨证治疗氟骨症 89 例[J].陕西中医,1990,11(2)：69-70.
② 张志刚,等.苁蓉丸剂型的改良及临床应用[J].地方病通报,2002,17(4)：68-69.
③ 牛文民,等.火针治疗氟骨症 120 例[J].上海针灸杂志,2001,20(2)：28.

者,则严防手法粗暴,避免发生骨折。三痹汤合肉苁蓉加减:肉苁蓉、熟地黄、当归、白芍、川芎、人参、黄芪、茯苓、甘草、防风、独活、杜仲、牛膝、续断、肉桂心、细辛、秦艽、鸡血藤、生姜。随症加减:疼痛以腰脊为主者,重用杜仲、续断,并加桑寄生、老鹤草;疼痛以肩肘为主者,加用羌活、姜黄;疼痛以膝踝为主者,重用牛膝、加木瓜;关节肿大变形或有瘀斑者,加入桃仁、红花、全蝎、甲片等行瘀活血药;气血虚者,以参芪四物为主;肝肾不足者,以肉苁蓉、杜仲、续断为主,并加淫羊藿、山茱萸、仙芽等;虚寒盛者,加鹿角、枸杞子、制附子等。中药熏洗:根据病情分别用祛风、散寒、活血化瘀等药物进行熏洗。吕金华用上法治疗125例氟骨症患者,并用西医治疗口服钙片0.3克,每日3次;维生素C 0.2,每日3次;每日口服氢氧化铝凝胶12毫升。脊髓压迫征明显,诊断明确,长期保守治疗无效者,行椎板切除减压术。结果:总有效率为92.8%。[①]

4.子午流注取穴法　常用穴位有厉兑、大都、中渚、后溪、阳池、神门、通谷、京骨、委中等。于每日中午11点至下午1点期间施针,选取当日当时所开5个穴位左右进行针刺,中等刺激手法,留针2小时,留针期间可行针2~3次,每日针1次或隔日针1次,3个月为1个疗程。陈德荣等运用针刺按子午流注学说治疗氟骨症例,将90例氟骨症患者随机分为针刺组51例与对照组39例。针刺组采用上法,对照组采用饮低氟水的方法。结果:针刺组和对照组的有效率分别为100%、25.6%,两组的有效率比较有显著性差异(P<0.01)。[②]

5.驱氟健骨丸　四硼酸钠15克、盐杜仲粉30克、鸡血藤粉21克、炒川芎粉15克、醋延胡索粉25克、木防己粉15克、甘草粉25克、盐西茴粉5克。上述各药粉碎过筛,混合拌匀炼蜜为丸。每丸含药量3.32克。每日2次,每次1丸。王成林等将66例饮水型氟骨症患者随机分为实验组

36例和对照组30例。实验组用上方治疗;对照组用淀粉制成形态、大小与驱氟健骨丸相同的蜜丸,服用方法同实验组。结果:总有效率实验组为97.22%,对照组为13.33%,两组比较差异显著(P<0.01)。结论:驱氟健骨丸可以减少或消除过量的氟在体内的蓄积,改善全身代谢状况,提高机体抗氟能力。[③]

6.骨痹粉　生马钱子、肉苁蓉、熟地黄、乳香、没药、鸡血藤、麻黄、全蝎、骨碎补、续断各等份。上药研末成粉。采用递增法给药,开始1~5日,每日1次服1克,晚睡前顿服。第6~15日,视病情加量,每日2次。至出现轻微抽搐或轻微苦笑脸,或关节部位微出汗时为骨痹粉的有效剂量。每日药量最少者2克,多者6克。刘甫春等将32例氟骨症患者随机分为观察组和对照组各16例。观察组用上方治疗,辅助给药浓维生素AD胶丸1丸,维丁钙片2片,每日3次;对照组单服维生素AD胶丸2丸,维丁钙片2片,维生素C 200毫克、维生素B₁与维生素B₆各20毫克,每日3次。疗程90日。结果:观察组的总有效率为93.8%,高于对照组的50.0%,两组比较差异显著(P<0.05)。在停药1年后,抽样复查部分患者,观察组11例疗效均较巩固;对照组11例,除1例较巩固外,其余全部复发。[④]

7.抗氟痛膏药　川乌、生姜、乳香、马钱子、硼砂等15味提炼而成。贴在患者功能障碍的穴位上,10日更换1次,4个月为1个疗程。孙金声等选取197例氟骨症患者分为抗氟痛膏药治疗组(用上方治疗)117例、抗氟痛膏药加磁片治疗组(抗氟痛膏药加磁片,在膏药中心加一片钾铁氧体磁片)23例、苁蓉丸对照组(内服苁蓉丸,每日2次,每次2丸,饭前服)12例、祖师麻膏对照组(用山西省永济县制药厂生产的河东祖师麻膏治疗。贴用方法同抗氟痛膏药治疗组)24例、空白膏对照组(用中国中医研究院中药研究所制的空白膏,

① 吕金华.中西医结合治疗氟骨症的临床体会[J].天津医科大学学报,1995,1(2):74-75.
② 陈德荣,等.运用子午流注取穴法针刺治疗氟骨症51例[J].山西中医,1995,11(1):39-40.
③ 王成林,等.驱氟健骨丸治疗氟骨症临床效果观察[J].地方病通报,1993,8(2):104-105.
④ 刘春甫,等.骨痹粉治疗氟骨症的临床效果观察[J].中国地方病防治杂志,1991,6(1):36-37.

贴用方法同抗氟痛膏药治疗组)21例。结果：治疗组氟骨症患者治疗后疼痛减轻或者消失，关节功能活动能力提高，劳动能力改善，在生化检验中血钙增加、血磷降低；抗氟痛膏药治疗组和抗氟痛膏药加磁片治疗组的总有效率分别为94.9％、100％，苁蓉丸对照组、祖师麻膏对照组和空白膏对照组的总有效率分别75.0％、54.2％、19.1％；经过3年的治疗，抗氟痛膏药治疗的总有效率为95.71％，显效率为32.8％。[①]

8. 氟康痛胶囊　蛇纹石、硼砂、维生素C、牡蛎。上药共为细末，按一定比例灌入胶囊。每日2次，每次2丸，口服，3个月为1个疗程。卢振明等用上方治疗85例氟骨症患者。结果：有效率为89.41％，临床主要症状、体征均有不同程度改善，尤以抽搐、麻木、腰痛、摸对侧耳试验等更为明显。[②]

9. 麻芥丸　麻黄3份、乳香3份、没药3份、白芥子2份、牛膝2份、羌活2份、秦艽2份、五灵脂2份、红花2份、桃仁2份、甘草2份、土鳖虫1份、细辛1份、地龙4份、香附4份、全蝎0.5份。上药炼蜜为丸，每丸重6克，每日2次，每次服1丸。康智文等用上方治疗197例氟骨症患者。结果：2个疗程有效150例，总有效率为76.1％。[③]

中 成 药

1. 骨苓通痹丸　组成：麻黄、土茯苓、淫羊藿、羌活、独活、鸡矢藤、骨碎补、肉苁蓉、黄芪、当归、鸡血藤、白芥子等。用法用量：口服，每次22丸，每日3次。临床应用：欧亚龙等将223例地氟病患者随机分为治疗组149例和对照组74例。治疗组予骨苓通痹丸治疗，对照组予维生素钙疗法治疗。观察两组疗效及治疗前后骨、血、粪、尿氟和骨X线片光密度指数的变化。结果：治疗组总有效率为94.6％，总显效率为56.4％，对照组分别为

20.3％、6.8％（均P＜0.01）；两组治疗后骨、血、粪、尿氟及骨X线片光密度指数比较差异有显著性差异（P＜0.05，P＜0.01）。[④]

2. 氟康宁胶囊　组成：马钱子碱为主要成分。用法用量：每粒含0.1克。口服，每日3次，每次2粒，用药总量40～200克。临床应用：郭士权等用上方治疗337例重度氟骨症患者。辅以中药红花、牛膝等组成的汤剂及钙剂、维生素D$_3$。治疗时间38～210日，一般3个月左右治愈或收效。结果：总有效率为70.92％。[⑤]

3. 磁骨膏　组成：骨碎补、生马钱子、甲片等20余味（天津同仁堂制药厂加工成含有磁性的橡皮膏）。配合穴位敷贴，使药物经透皮剂作用于腧穴，通过经络作用于脏腑，调节肝肾功能，在磁场的作用下，疗效得到了增强。用法用量：根据疼痛部位和体征的不同选取大椎、曲池、外关、足三里、肾俞等3～4个穴位贴敷，24小时更换1次，连续用药10日，间隔5日，3个月为1个疗程。临床应用：张兵等将112例氟骨症患者随机分为磁骨膏治疗组65例、苁蓉片对照组32例和消炎止痛膏对照组15例。磁骨膏治疗组使用上法治疗；苁蓉片对照组予苁蓉片（由肉苁蓉、鹿衔草、海桐皮等组成）治疗，每日3次，每次5片口服；消炎止痛膏对照组予消炎止痛膏（由薄荷流浸膏等组成）治疗，用法用量同磁骨膏。结果：磁骨膏治疗组的总有效率为95.38％，同时患者的症状、体征、功能明显改善；苁蓉片对照组的总有效率为81.25％，消炎止痛膏对照组的总有效率为53.33％。磁骨膏治疗组与其他两组比较疗效较好（P＜0.05，P＜0.01）。[⑥]

4. 骨痹丸　组成：熟地黄、肉苁蓉、乳香、鸡血藤、月石等（内蒙古中蒙医院药厂制成水丸）。用法用量：口服，每次2.5克，每日2次。临床应用：周振荣等将121例氟骨症患者随机分为观察

① 孙金声,等.抗氟痛膏药治疗氟骨症的临床研究[J].中国地方病防治杂志,1991,6(6)：355-357.
② 卢振明,等.氟康痛治疗氟骨症效果观察[J].中国地方病防治杂志,1991,6(2)：110,112.
③ 康智文,等.麻芥丸治疗氟骨症197例疗效观察[J].中国地方病防治杂志,1986,7(6)：155.
④ 欧亚龙,等.骨苓通痹丸治疗地氟病临床研究[J].中国中医药信息杂志,2004,11(8)：676-677.
⑤ 郭士权,等.氟康宁胶囊治疗重度氟骨症效果观察[J].中国地方病学杂志,1999,18(1)：54-57.
⑥ 张兵,等.磁骨膏治疗氟骨症65例疗效观察[J].中国地方病防治杂志,1995,10(1)：37-38.

组 61 例和对照组 60 例。观察组服用骨痹丸,配合钙片 2 片(含葡萄糖酸钙 0.3 克)、维生素 AD 胶丸 1 丸。对照组服用对照丸(淀粉、干白菜粉,内蒙古中蒙医院药厂制备)、钙片 2 片、维生素 AD 胶丸 1 丸,均为每日 2 次。两组均服药 6 个月。结果:观察组的尿排氟量、血红蛋白及血钙含量增加,血氟、碱性磷酸酶、血磷值下降,与治疗前比较差异显著($P<0.05$);对照组治疗后血钙增加,血磷下降,其余无明显变化。[1]

5. 氟宁片 组成:二氧化硅 40%、氧化镁 38%、氧化钙 3.9%、铁、铝等,不含石棉及放射性物质(西安医大制药厂生产)。临床应用:胡兴中调查 154 例用上方治疗的氟骨症患者,发现氟宁片组的总有效率为 88.31%,5 年后复查总有效率为 80.80%。结果表明氟宁片对改善氟骨症症状、体征也有长期效果。[2]

① 周振荣,等.骨痹丸加维生素 D 及钙对氟骨症患者生化指标的影响[J].中国中西医结合杂志,1994,14(9):551-552.
② 胡兴中,等.氟宁片治疗氟骨症远期疗效观察[J].中国地方病防治杂志,1991,6(6):370,376.

伤科内伤发热

概　述

伤科内伤发热主要指受伤积瘀或者感受邪毒而热，体温超过正常。根据其病因病理可以分瘀血热、邪毒热、血虚热。瘀血热一般伤后24小时内出现，体温常在38℃～39℃，无恶寒，并有心烦，夜寐不宁、不思饮食、口渴、口苦等症状，舌质红有瘀斑，苔白厚或黄腻，脉多弦数，治以活血祛瘀为主。邪毒热有发热恶寒、头痛、全身不适、病势进一步发展可见邪毒壅于肌肤，局部肿胀、灼热、疼痛，治以疏风清热解毒为主。血虚热常有头晕目眩、视物模糊、有时眼发黑、肢体麻木、喜热畏寒、得热则减、日晡发热、倦怠喜卧、面色无华，脉细芤，治以补气养血为主。

辨 证 施 治

郭维淮分3法

（1）益气清热法　严重创伤，失血过多，血分亏虚，阴不制阳，阳浮于外而发热。症见热势或高或低，伴头晕目眩，疲乏无力，自汗，气短懒言，喜暖畏寒，肢体麻木，面色无华，舌淡，苔白，脉虚细或芤。郭维淮认为此型属血虚兼血瘀，治宜攻补兼施，不能骤用大补，否则易留邪为患，而正气反不受益。方用当归补血汤合四物汤加丹参：当归、黄芪、熟地黄、川芎、芍药、丹参等。随症加减：阴虚阳往乘之，发热自汗，为阳气下陷阴中，加党参、白术、炙甘草、柴胡以健脾益气、升阳举陷；自汗盗汗，为阴阳俱损，加大黄芪用量，以无形之气以补血；心孔一片汗出伴心悸怔忡，夜寐不安，加

白术、茯神、远志、木香、酸枣仁以益气补血、健脾养心，心血得养汗自止。

（2）化痰养阴清热法　瘀血内滞，久郁不化，瘀血不去，新血不生，可引起瘀血兼血虚发热。如《医门法律·虚劳论》曰："血痹则新血不生，并素有之血，亦瘀积不行，血瘀则荣虚，荣虚则发热。"郭维淮认为瘀久必致气虚，气虚则愈致瘀，郁久发热。症见低热或自感发热，气短懒言，口干而不欲饮，舌质淡紫，脉细或细涩。方用补阳还五汤加党参、白术、炙甘草。

（3）舒肝解郁清热法　由于损伤阴血耗伤，肝体失养，肝藏血，疏泄功能失常，木病及土，致肝郁脾虚，郁而发热。郭维淮认为此型好发于素体虚弱，脾胃不健，或伤后肝气不舒，或年幼脏腑娇嫩之人。症见身热心烦，精神抑郁或暴躁易怒，胸胁闷胀，食欲不振，舌质淡，苔薄白或薄黄，脉弦虚或弦细。方用丹栀逍遥散加生地黄。[①]

经 验 方

1. 清瘟败毒饮加减　生石膏30克、生地黄30克、水牛角30克、赤芍15克、牡丹皮10克、郁金10克、胆南星10克、石菖蒲10克、茯苓10克、黄芩10克、知母10克、玄参10克、连翘10克、淡竹叶10克、甘草6克。随症加减：便秘腹胀者，去茯苓、淡竹叶，加生大黄、厚朴泻热通腑；热盛气阴亏虚者，去黄芩、茯苓、淡竹叶，加生晒参、石斛；痰热盛者，去生地黄，加竹茹、天竺黄；脾虚夹湿者，去生地黄、知母、玄参，减少生石膏用量，加苍术、白豆蔻；合应激性溃疡出血者，冲服三七粉；合并抽

---

① 郭艳丝.郭维淮老中医治疗损伤后血虚发热的经验[J].河南中医，1994(2)：81.

搐者,加全蝎、蜈蚣。每日 1 剂,水煎取汁 100 毫升分 2 次鼻饲。丁红生等将 66 例颅脑损伤后急性期发热患者随机分为治疗组 34 例和对照组 32 例。对照组应用脱水剂降低颅内压,气管插管或切开,呼吸机维持呼吸,维持水电解质平衡,营养支持。治疗组在对照组治疗的基础上使用中药汤剂鼻饲。使用上述两种方法进行 1 周治疗,除必需使用的抗生素外,停用一切物理降温措施和退热药物,观察 24 小时,以肛温为标准,24 小时后体温不超过 38℃判定为治疗有效,否则为无效。结果:有效率治疗组为 82.4%,对照组为 59.4%,两组比较差异显著($P<0.05$)。[①]

2. 直肠给药方　红花 20 克、桃仁 20 克、当归 20 克、黄芩 20 克、黄连 20 克、金银花 15 克、赤芍 15 克、大黄 30 克、芒硝(后下)10 克。上药加水约 500 毫升,水煎浓缩为 120 毫升左右,纱布过滤。以 50 毫升注射器抽取 30 毫升,经导尿管注入直肠内,每日早晚各 1 次。李洪用上法治疗 31 例颈脊髓损伤引起的发热症患者。结果:优(连续用药 2 日,体温恢复正常者)9 例,良(连续用药 7 日,体温恢复正常者)21 例,差(用药 7 日以上,体温不降者)4 例,优良率 87.3%。[②]

① 丁红生,等.中药汤剂鼻饲治疗颅脑损伤后急性期发热 34 例[J].浙江中医杂志,2013,48(7):496.
② 李洪.中药直肠给药治疗颈脊髓损伤引起的发热症[J].中医正骨,1992,4(3):42.

骨科术后

在临床中,有部分患者必须使用手术治疗或者手术治疗的疗效要明显优于保守治疗,此时手术治疗是必要的。但手术治疗术后有很多并发症,而中医药在治疗这些并发症方面有明显的优势,现就一些文献报道枚举如下。

术后非感染性发热

辨 证 施 治

龚志贤等分3型

(1)气血两虚型　方用补中益气汤:黄芪30克、当归15克、党参15克、白术10克、陈皮6克、升麻6克、柴胡6克、炙甘草15克。

(2)气虚血瘀型　方用补阳还五汤:生黄芪30克、赤芍10克、当归15克、地龙10克、川芎10克、桃仁10克、红花6克。

(3)阴虚发热型　方用清骨散:柴胡10克、胡黄连3克、秦艽10克、鳖甲15克、地骨皮10克、青蒿10克、知母10克、甘草6克。随症加减:热甚者,酌加柴胡、桂枝10克、白芍10克;大便不通者,加麻子仁10克、大黄6克、厚朴6克。每日1剂,分2次温服。发热时另取小量频饮。

临床观察:龚志贤等将50例骨科术后非感染性发热患者随机分为治疗组28例与对照组22例。治疗组采用中药辨证煎服。对照组根据发热时体温,若<38.5℃时,予酒精擦浴、冰枕处理,半小时后复测体温。若发热未退或升高者,予赖氨匹林0.5克肌注。结果:治疗组体温波动的幅度均小于对照组,两组比较差异有统计学意义($P<$0.05);但两组恢复至正常时间比较差异无统计学意义($P>$0.05)。[1]

经 验 方

1.黄芪汤加减　黄芪15克、人参10克、赤芍10克、远志10克、川芎10克、当归10克、茯苓10克、麦冬10克、薏苡仁12克、天花粉12克、甘草6克。每日1剂,分2次口服,服用3~5日。随症加减:热甚者,加生石膏20克;瘀血症状严重者,加桃仁10克、红花8克;痛甚者,加枳壳10克、延胡索8克。阮成群等将88例骨科术后非感染性发热患者随机分为治疗组58例与对照组30例。治疗组采用内补黄芪汤加减,对照组采用一般术后常规治疗。如患者温度在38℃以上,患者不能耐受者,给予解热镇痛类药物、物理降温等对症治疗。结果:治疗组的总有效率为94.8%,对照组的总有效率为63.8%,两组对比有明显差异性($P<$0.05)。[2]

2.内服方　柴胡30克、羌活30克、水牛角粉30克、青蒿30克。每次选用当中2~4味药。随症加减:湿热者,加杏仁15克、白蔻仁10克、薏苡仁15克、滑石20克、厚朴10克、半夏6克、通草3克、竹叶15克;阴虚者,加鳖甲15克、生地黄15克、知母10克、牡丹皮10克、银柴胡15克、胡黄连15克、秦艽15克、地骨皮15克;气虚者,加黄芪15克、党参15克、白术10克、炙甘草10克、当

① 龚志贤,等.中药辨证治疗骨科术后非感染性发热28例[J].中国中医骨伤科杂志,2013,21(2):46-47.
② 阮成群,等.内补黄芪汤加减治疗骨科术后非感染性发热58例[J].陕西中医,2013,34(8):981-982.

归 10 克、陈皮 6 克、升麻 6 克；血热者，加生地黄 15 克、玄参 15 克、麦冬 10 克、丹参 6 克、黄连 3 克、金银花 15 克、连翘 10 克、竹叶 15 克；外感，基础方加荆芥 10 克、防风 10 克、独活 10 克、前胡 10 克、赤芍 10 克、薄荷 10 克、沙参 40 克、玄参 10 克、青黛 6 克。上述中药水煎口服，采用张仲景桂枝汤服法，即少量频服，服后喝适量热米粥。林禹舜等用上法治疗 30 例骨科术后发热患者。结果：服药后第 1、2、3 日与服药前体温有极显著性差异（$P < 0.01$），服药第 2、3 日体温无统计学差异。起效时间为（13.60 ± 6.00）小时，解热时间为（25.20 ± 19.43）小时。[1]

3. 内服方　柴胡 15 克、天花粉 12 克、当归 10 克、红花 10 克、甘草 6 克、甲片 10 克、酒大黄 10 克、桃仁 12 克。随症加减：血瘀阳明者，加枳实 6 克、厚朴 6 克；血瘀少阳者，加川芎 6 克、牡丹皮 6 克、栀子 6 克；气阴两虚者，加麦冬 10 克、石斛 10 克；血虚发热者，加熟地黄 20 克、白芍 10 克、川芎 10 克；对下肢创伤者，加牛膝 10 克；对上肢创伤者，加桑枝 10 克、姜黄 6 克。每日 1 剂，煎 2 煎，每煎 200 毫升，于早晚餐后顿服，连续服用 7 日，或患者连续 72 小时体温 $< 37.2℃$，则停药。赵雪圆等收治 80 例骨科术后非感染性发热患者，其中股骨粗隆间骨折、股骨干骨折、胫腓骨骨折及脊柱手术各 20 例。每种术后的患者分为治疗组与对照组各 10 例。治疗组用上方治疗；对照组仅做观察，无对症处理。结果：治疗组退热时间明显短于对照组（$P < 0.05$）。[2]

中 成 药

当归补血膏　组成：当归、黄芪（湘潭市中医医院药剂科提供）。每 20 毫升膏剂相当于中药原药材当归 4 克、黄芪 20 克。用法用量：每次 20 毫升，每日 3 次。术前 3 日常规服用，术后第 1 日开始用药至术后疗程 4 日。临床应用：谢进等将 60 例骨科术后血虚发热患者随机分为治疗组和对照组各 30 例。治疗组术前 3 日及术后第 1～4 日常规服用当归补血膏，疗程为 7 日；对照组服用琥珀酸亚铁片，每次 0.2 克，每日 3 次，疗程同治疗组。结果：治疗组术后第 1、3、5 日血红蛋白、红细胞计数测定值均高于对照组（$P < 0.05$）；治疗组术后各时间点体温控制优于对照组（$P < 0.05$）。[3]

术 后 疼 痛

经 验 方

1. 耳穴埋豆　生王不留行子、0.8 厘米×0.8 厘米橡皮胶。分别在术侧耳郭取以下穴位：止痛点、神门、皮质下、肾上腺（止痛点：在颈与枕两穴连线的中央。神门：在三角窝前的上部。皮质下：在对耳屏内侧面下。肾上腺：即下屏尖，在耳屏下部隆起的尖端）。用耳穴探针按压耳穴找出最敏感的痛点作为治疗的穴位。选定穴位后，局部用酒精消毒，将生王不留行子用胶布以压丸法压贴在选用的耳穴上。嘱患者感到疼痛较剧烈时自行每穴按压 3～5 次，每次 30～50 下，以局部酸麻胀感或轻微疼痛为佳。耳穴埋豆可留埋 3 日，3 日后自行取下。陈月峰等用上法治疗 48 例骨科术后疼痛患者。结果：术后 12 小时 VAS 评分最高，术后 72 小时最低，耳穴埋豆能明显降低术后疼痛。[4]

2. 针刺悬钟配阿是穴　选穴：针刺以双侧悬钟（当外踝尖上 3 寸，近腓骨前缘处）为主，如加电针配合同侧阿是穴。患者仰卧位，双下肢自然分开，双侧悬钟穴常规皮肤消毒。术者刺手持 0.40 毫米×50 毫米一次性无菌针灸针，直刺进针 30～40 毫米，得气感以胀麻者居多并放射至足；以每

① 林禹舜，杨国华，等.清热重剂治疗骨科术后发热 30 例的临床疗效观察［J］.中华中医药杂志，2013，28（6）：1910 - 1913.
② 赵雪圆，等.复元活血汤治疗骨科术后非感染性发热［J］.中国骨伤，2007，20（8）：547 - 548.
③ 谢进，等.当归补血膏治疗骨科术后血虚发热的临床观察［J］.中医药导报，2013，19（11）：44 - 46.
④ 陈月峰，等.耳穴埋豆治疗骨科术后疼痛的疗效观察［J］.中医临床研究，2014，6（4）：1 - 3.

分钟200次速度快速行针,幅度360°～720°,留针30分钟。治疗后观察48小时。孙朝辉等将60例骨科术后疼痛患者随机分为针刺组与药物组各30例。针刺组采用针刺悬钟配阿是穴;药物组采用肌内注射平痛新(奈福伴)注射液20毫克(每支20毫克),每8小时1次,每日3次。治疗后观察48小时。结果:针刺组24小时优良率为89.2%,药物组24小时优良率为81.4%;针刺组48小时优良率为100%,药物组48小时优良率为96.3%。针刺组镇痛效果优于药物组($P<0.05$)。[1]

术后尿潴留

经 验 方

1. 回旋灸联合穴位按摩　取石门穴行艾灸和按摩,术后3小时即施治,先用拇指指腹按摩以上穴位5分钟以上,再将食指、中指分别放于穴位两侧,取点燃的艾条行温和灸,直至穴位部皮肤潮红,根据患者感知随时调整艾灸的距离,施灸15～30分钟。黄双英等将收治的94例骨科术后急性尿潴留患者随机分为观察组和对照组各47例。对照组给予常规诱导排尿方法,观察组用上法治疗。结果:观察组治疗后自主排尿时间为(24.2±1.7)分钟,膀胱功能异常患者5例,占比10.6%,膀胱残余尿量为(27.6±12.2)毫升,临床总有效率为95.7%;对照组治疗后自主排尿时间为(39.6±1.9)分钟,膀胱功能异常患者13例,占比27.7%,膀胱残余尿量为(44.3±12.7)毫升,临床总有效率为53.2%。两组临床疗效差异有统计学意义($P<0.05$)。[2]

2. 艾灸盒温灸　取穴:中极、关元、石门、气海。操作者取艾绒制作成艾炷,放于艾灸盒石棉网上方,点燃艾炷,封住灸盒4/5以上开口使艾灸缓慢发热。患者取平卧位,暴露下腹部,注意保暖,取腹前正中线,从脐部下方开始平放艾灸盒,置于中极、关元、石门、气海四穴上方一起施灸,单次艾灸15～20分钟,患者感温热舒适,皮肤略微潮红为宜。黄双英用上法治疗60例骨科术后尿潴留患者。结果:治愈47例,有效7例,无效6例,总有效率90%。[3]

3. 隔姜灸　采用隔姜灸中极穴。主穴:中极穴。随症加减:根据患者的体质选取不同的配穴进行艾灸,如气虚者,取足三里;阳虚者,取关元、气海;血瘀者,取血海、百虫窝;阴虚者,取膏肓、膈俞。取大小约3厘米×4厘米、厚约0.3厘米姜片数片,中间以针穿刺数孔,先将姜片1片置于中极穴上,并在姜片上置一底直径约3厘米、高约3厘米的艾绒,点燃顶端施灸。当艾绒燃尽后,可易炷再灸,以皮肤潮红为度。如灸治过程中患者感到灼热难忍,可在穴位皮肤上逐片添加姜片。在没有特殊状况下,每穴20分钟。每日治疗1次,持续至残余尿量小于50毫升。朱智敏用上法治疗30例骨科术后尿潴留患者。结果:显效15例,有效12例,无效3例,总有效率86.67%。[4]

术后腹胀及便秘

经 验 方

1. 理中汤加味配合中药穴位贴敷　内服理中汤加味:白术30克、党参20克、甘草18克、干姜15克、当归15克、黄芪60克、白蔻仁6克、乌药15克、丹参15克。随症加减:大便秘结者,加火麻仁、郁李仁;大便溏泄、苔白厚者,加厚朴、法半夏;腹痛者,加延胡索、白芍;头痛者,加葛根;失眠者,加合欢花、炒酸枣仁;自汗者,加山茱萸。每日1剂,连煎2次,煎的药液混合后分2次口服,于术

① 孙朝辉,等.针刺悬钟配阿是穴治疗骨科术后疼痛[J].中国针灸,2007,27(12):895-897.
② 黄双英,等.艾灸按摩石门穴治疗骨科术后急性尿潴留的疗效观察[J].中华中医药学刊,2013,31(6):1273-1275.
③ 黄双英.艾灸盒温灸中极关元石门气海穴治疗骨科术后尿潴留的效果观察[J].护理学报,2012,19(8B):67-69.
④ 朱智敏.隔姜灸中极穴干预骨科术后尿潴留30例[J].江西中医药,2012,43(4):59-60.

后8~12小时开始。中药贴敷:肉桂、丁香、吴茱萸、槟榔等。上药研成粉末,用姜汁调匀制成直径2厘米,厚为0.3~0.5厘米的药饼即可。每穴贴1个。穴位选取神阙、中脘、脾俞、章门。选取穴位后,以透气小敷贴将药饼贴于穴位上,每日更换1次,每次贴24小时,术后第1日开始,连用5日。陈细明等用上法治疗65例骨科术后胃肠功能紊乱患者。结果:治愈42例,好转21例,无效2例,总有效率96.92%。[1]

2. 中药敷脐 大黄12克、芒硝15克、牵牛子9克、番泻叶9克、火麻仁15克、郁李仁10克、艾叶9克。以上药物均捣碎研末,取5~6克药粉用恒顺牌镇江醋(加温40℃左右)调成糊状(勿稀),清洁脐部后直接敷于患者脐窝内,填满铺平高出皮肤1~2毫米,直径约2厘米,敷盖纱布,用微孔通气胶带固定,再用39℃~42℃热水袋熨于脐部纱布上30分钟,每日更换药物1次,辅助主动腹部按摩(患者左手掌自然伸直平放在腹壁上,先沿脐周顺时针方向环形掌摩30圈,用中指点按天枢穴2分钟,以指揉法自右下腹开始,沿升结肠、横结肠、降结肠走向,顺时针方向按摩30圈。患者进餐后30分钟,自选适宜时间,早晚各按摩1次)。沈玉莲等用上法治疗75例骨科术后便秘患者。结果:显效38例,有效35例,无效2例,总有效率97.3%。[2]

单 方

1. 大黄芒硝敷脐 组成:大黄、芒硝。用法用量:上药粉碎后各取4克,以白醋调和成糊状,捏制成型如艾炷状。以酒精棉球将患者肚脐消毒,嘱患者平卧,将药物纳入脐眼,以医用胶布固定。大黄、芒硝应现配现用,置于阴凉处密封保存。临床应用:余选锋用上法治疗35例骨科术后便秘患者。结果:显效19例,有效12例,进步4例,有效率88.57%。[3]

2. 莱菔子热敷 组成:莱菔子。用法用量:将中药莱菔子500克装入自制的16厘米×16厘米布袋内,扎紧袋口,放入家用式微波炉(900 W)中加热2~3分钟,取出待温度适宜,置患者脐部热敷,每次治疗20~30分钟,每日2次。辅助主动腹部按摩(手法同上)。临床应用:卢丽琼将120例骨科术后肠蠕动患者随机分为观察组与对照组各60例。对照组采用骨科手术后常规护理;观察组除常规护理外,于术后开始实施莱菔子热敷脐部配合腹部按摩,每日2次,连续3~5日。结果:观察组术后肠鸣音恢复时间、首次排气、排便时间、腹胀发生率与对照组比较,观察组的效果优于对照组(P<0.01)。[4]

术后深静脉血栓

经 验 方

1. 补阳还五汤 黄芪60克、当归12克、桃仁12克、红花12克、地龙12克、川芎12克、赤芍10克。每日1剂,水煎服。周玮将126例骨科术后深静脉血栓患者随机分为观察组与对照组各63例。两组均于术后给予药物、康复治疗及功能锻炼等常规治疗,对照组在此基础上给予低分子肝素钙4 100单位,腹壁皮下注射,每日2次。观察组在对照组治疗的基础上加用补阳还五汤治疗。两组均以连续治疗2周为1个疗程。结果:痊愈率观察组为52.38%,对照组为41.27%,两组比较差异显著(P<0.05);总有效率观察组为95.24%,对照组为79.37%,两组比较差异显著(P<0.05)。[5]

2. 通络散 炙黄芪、当归尾、地龙、厚朴、酒大黄、红花、桃仁、三七、蒲公英、丹参、泽漆、牡丹皮等。上药浓煎后干燥、研末装入0.5克胶囊备用。每次3粒,每日3次,连用2周。杨子函等将264

① 陈细明,等.理中汤加味配合中药穴位贴敷促进骨科术后胃肠功能恢复[J].当代医学,2012,18(7):155-156.
② 沈玉莲,等.中药敷脐加主动腹部按摩预防骨科术后病人便秘的效果观察[J].护理研究,2009,23(5B):1260-1261.
③ 余选锋.大黄芒硝敷脐治疗骨科术后便秘患者临床疗效观察[J].世界中西医结合杂志,2014,9(6):614-616.
④ 卢丽琼.莱菔子热敷配合腹部按摩对骨科术后肠蠕动恢复的影响[J].护理研究,2010,24(8A):2020-2021.
⑤ 周玮.补阳还五汤治疗骨科术后深静脉血栓63例[J].西部中医药,2014,27(8):77-78.

例患者随机分为两组,其中中药组 156 例口服通络散,对照组 108 例皮下注射低分子肝素钙。结果:中药组在临床疗效、临床积分和术刀口引流量等方面均优于对照组,特别在改善临床积分和减少术后刀口引流量两方面效果更为显著(均 $P < 0.01$)。[1]

预 防 用 药

1.活血通脉汤　组成:丹参 15 克、当归 15 克、赤芍 12 克、川芎 10 克、桃仁(打)10 克、红花 6 克、黄芪 20 克、水蛭粉(冲服)4 克、三七粉(冲服)6 克、川牛膝 15 克、忍冬藤 30 克、薏苡仁 30 克。用法用量:每日 1 剂,常规水煎分 2 次服用。连续使用 14 日。临床应用:陈友银等将 160 例骨科术后

患者随机分为对照组 77 例与观察组 83 例。两组均给予常规预防,对照组在此基础上给予低分子肝素钙 4 100 单位,腹壁皮下注射,每日 2 次;观察组在对照组治疗的基础上加用活血通脉汤治疗。结果:术后第 7 日和第 14 日观察组下肢深静脉血栓发生率低于对照组($P < 0.01$,$P < 0.05$),肿胀程度均轻于对照组($P < 0.01$)。[2]

2.益气活血方　组成:水蛭 3 克、三七粉 3 克、黄芪 30 克。用法用量:水煎取汁,早晚各服用 1 次。临床应用:胡江滔将 120 例骨科术后患者随机分为治疗组与对照组各 60 例。治疗组采用上方治疗;对照组采用低分子肝素注射,每次 4 100 单位,每日 2 次。两组患者均从术后次日开始用药,疗程为 7 日。结果:出现血栓率治疗组为 43.3%,对照组为 40.0%。[3]

① 杨子函,韩书明,等.通络散预防骨科术后下肢深静脉血栓形成的临床研究[J].北京中医药大学学报,2010,33(8):571-574.
② 陈友银,等.活血通脉方防治骨科术后下肢深静脉血栓形成临床研究[J].河南中医,2014,34(9):1730-1731.
③ 胡江滔.益气活血法预防骨科术后深静脉血栓疗效观察[J].陕西中医,2013,34(10):1362-1364.

图书在版编目(CIP)数据

中医良方大典. 外科卷 / 严世芸总主编；刘胜本卷主编. —上海：上海科学普及出版社，2022.12
ISBN 978-7-5427-8368-4

Ⅰ. ①中… Ⅱ. ①严… ②刘… Ⅲ. ①外科-疾病-验方-汇编 Ⅳ. ①R289.5

中国版本图书馆 CIP 数据核字(2022)第 237110 号

策划统筹	蒋惠雍	
责任编辑	陈星星	何中辰
	柴日奕	
特约编辑	王永灵	
助理编辑	黄　鑫	郝梓涵
整体设计	姜　明	

中医良方大典·外科卷

总主编　严世芸

本卷主编　刘　胜

上海科学普及出版社出版发行

(上海中山北路 832 号　邮政编码 200070)

http://www.pspsh.com

各地新华书店经销　　苏州市越洋印刷有限公司印刷
开本 889×1194　1/16　印张 90　字数 2 360 000
2022 年 12 月第 1 版　　2022 年 12 月第 1 次印刷

ISBN 978-7-5427-8368-4　定价：698.00 元
本书如有缺页、错装或坏损等严重质量问题
请向工厂联系调换
联系电话：0512-68180628